Parasitologia Veterinária

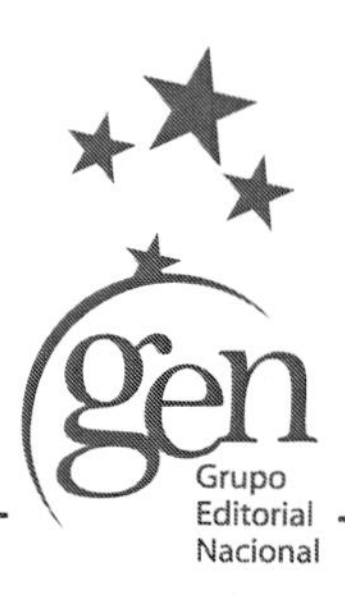

O GEN | Grupo Editorial Nacional – maior plataforma editorial brasileira no segmento científico, técnico e profissional – publica conteúdos nas áreas de ciências da saúde, exatas, humanas, jurídicas e sociais aplicadas, além de prover serviços direcionados à educação continuada e à preparação para concursos.

As editoras que integram o GEN, das mais respeitadas no mercado editorial, construíram catálogos inigualáveis, com obras decisivas para a formação acadêmica e o aperfeiçoamento de várias gerações de profissionais e estudantes, tendo se tornado sinônimo de qualidade e seriedade.

A missão do GEN e dos núcleos de conteúdo que o compõem é prover a melhor informação científica e distribuí-la de maneira flexível e conveniente, a preços justos, gerando benefícios e servindo a autores, docentes, livreiros, funcionários, colaboradores e acionistas.

Nosso comportamento ético incondicional e nossa responsabilidade social e ambiental são reforçados pela natureza educacional de nossa atividade e dão sustentabilidade ao crescimento contínuo e à rentabilidade do grupo.

Parasitologia Veterinária

M.A. Taylor BVMS, PhD, MRCVS, DipEVPC, Dip ECRSHM, CBiol, MRSB

R.L. Coop BSc, PhD

R.L. Wall BSc, MBA, PhD, FRES

Tradução e Revisão Técnica

José Jurandir Fagliari

Professor Titular do Departamento de Clínica e Cirurgia Veterinária – UNESP, Jaboticabal.
Pós-doutorado em Patologia Clínica Veterinária – Universidade de Minnesota (USA).
Membro da American Society for Veterinary Clinical Pathology (USA).
Membro do National Mastitis Council (USA).

Thaís Gomes Rocha

Doutora em Medicina Veterinária (Clínica Médica Veterinária) pela FCAV/UNESP, Jaboticabal.
Mestre em Medicina Veterinária (Clínica Médica Veterinária) pela FCAV/UNESP, Jaboticabal.
Residência em Clínica Médica de Grandes Animais pela FCAV/UNESP, Jaboticabal.
Médica Veterinária pela UFRRJ.

Quarta edição

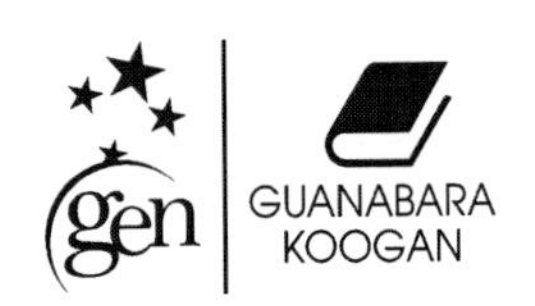

- Os autores deste livro e a editora empenharam seus melhores esforços para assegurar que as informações e os procedimentos apresentados no texto estejam em acordo com os padrões aceitos à época da publicação, *e todos os dados foram atualizados pelos autores até a data do fechamento do livro*. Entretanto, tendo em conta a evolução das ciências, as atualizações legislativas, as mudanças regulamentares governamentais e o constante fluxo de novas informações sobre os temas que constam do livro, recomendamos enfaticamente que os leitores consultem sempre outras fontes fidedignas, de modo a se certificarem de que as informações contidas no texto estão corretas e de que não houve alterações nas recomendações ou na legislação regulamentadora.

- Os autores e a editora se empenharam para citar adequadamente e dar o devido crédito a todos os detentores de direitos autorais de qualquer material utilizado neste livro, dispondo-se a possíveis acertos posteriores caso, inadvertida e involuntariamente, a identificação de algum deles tenha sido omitida.

- **Atendimento ao cliente: (11) 5080-0751 | faleconosco@grupogen.com.br**

- Traduzido de
  VETERINARY PARASITOLOGY, FOURTH EDITION
  This edition first published 2016 © 2016 by M.A. Taylor, R.L. Coop and R.L. Wall
  Third edition published in 2007 © 2007 by M.A. Taylor, R.L. Coop and R.L. Wall
  Second edition published in 1996 © 1996 by Blackwell Scientific Ltd.
  First edition published in 1987 © 1987 by Longman Scientific & Technical

  ISBN 978-0-4706-7162-7

  EDITORA GUANABARA KOOGAN LTDA.
  Uma editora integrante do GEN | Grupo Editorial Nacional
  Travessa do Ouvidor, 11
  Rio de Janeiro – RJ – CEP 20040-040
  www.grupogen.com.br

- Capa: Bruno Sales

- Editoração eletrônica: Adielson Anselme

- Ficha catalográfica

T241p
4. ed.

Taylor, M. A.
Parasitologia veterinária/M. A. Taylor, R. L. Coop, R. L. Wall; tradução José Jurandir Fagliari, Thaís Gomes Rocha. – 4. ed. – [Reimpr.] – Rio de Janeiro : Guanabara Koogan, 2022.
: il.

Tradução de: Veterinary parasitology, fourth edition
ISBN: 978-85-277-3182-9

1. Parasitologia veterinária. 2. Medicina veterinária. I. Coop, R. L. II. Wall, R. L. III. Fagliari, José Jurandir. IV. Rocha , Thaís Gomes. V. Título.

17-41811 CDD: 636.089696
CDU: 636.09:616.993

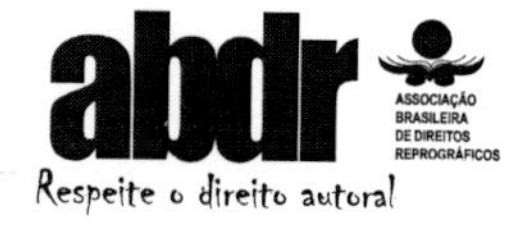

Introdução

A quarta edição de *Parasitologia Veterinária* foi elaborada em duas partes, com ampliação e atualização dos sistemas de classificação taxonômica dos parasitas.

A Parte 1 contém três novos capítulos, com descrições abrangentes sobre o parasita individual e a condição taxonômica: Helmintologia Veterinária (Capítulo 1), Protozoologia Veterinária (Capítulo 2) e Entomologia Veterinária (Capítulo 3). Os capítulos Diagnóstico Laboratorial de Parasitismo (Capítulo 4), Antiparasitários (Capítulo 5), Epidemiologia das Doenças Parasitárias (Capítulo 6) e Resistência do Hospedeiro a Doenças Parasitárias (Capítulo 7) foram revisados e atualizados. Os capítulos referentes às espécies de hospedeiros foram atualizados e inseridos na Parte 2 desta edição. Novas informações sobre ectoparasitas não obrigatórios, que podem ser encontrados em vários hospedeiros, foram adicionadas no capítulo Vetores Artrópodes e Ectoparasitas Facultativos (Capítulo 17). Além disso, esta quarta edição, assim como a anterior, contém amplo índice alfabético e referências bibliográficas em todo o texto.

Há várias definições discretamente diferentes de parasitismo e parasitas. No contexto deste livro, os parasitas são considerados organismos que vivem considerável parte de suas vidas fora (**ectoparasitas**) ou dentro (**endoparasitas**) de um tipo diferente de organismo, o hospedeiro. Além disso, com frequência, os ectoparasitas são vetores de patógenos capazes de causar doenças. Os parasitas dependem do hospedeiro e se beneficiam desta associação, às custas do hospedeiro. Eles obtêm nutrientes do hospedeiro, bem como podem obter outros benefícios, como hábitat protegido, no qual crescem e se reproduzem. Em geral, os parasitas são nocivos aos seus hospedeiros, embora nem sempre seja fácil demonstrar o modo como determinado parasita provoca dano. Com frequência, a doença é um fenômeno populacional; pequeno número de parasitas não provoca impacto perceptível, mas grande número pode exercer efeitos que variam de enfermidade subclínica até doença debilitante fatal. O prejuízo ao hospedeiro também pode resultar de mecanismos de defesa do hospedeiro que reagem à presença de parasitas.

Diversos parasitas são totalmente dependentes de hospedeiros ou de um hospedeiro específico para completar o seu ciclo evolutivo e sobreviver. Esses organismos são denominados parasitas **obrigatórios** daquele hospedeiro particular. Quando um organismo pode sobreviver ou completar o seu ciclo evolutivo independentemente de um hospedeiro, ou pode ter uma vida parasitária, é denominado parasita **facultativo**. Há casos nos quais, por várias razões, os parasitas se instalam em outros hospedeiros – não seu hospedeiro definitivo –, nos quais não são capazes de completar o seu ciclo evolutivo normal. Esses são denominados hospedeiros **acidentais**; no caso de alguns parasitas de importância veterinária, têm-se como exemplo hospedeiros humanos.

Todo parasita deve ter pelo menos um hospedeiro em seu ciclo evolutivo, e diversas espécies apresentam vários hospedeiros. O hospedeiro no qual o parasita melhor se adapta e no qual se desenvolve em parasita adulto ou em estágio sexualmente maduro e se reproduz é denominado hospedeiro **definitivo**, **primário** ou **final**. Se apenas um único hospedeiro participa no ciclo evolutivo, diz-se que a transmissão é **direta** e o parasita apresenta um ciclo evolutivo direto. Muitos parasitas têm ciclos de vida mais complexos com hospedeiros adicionais nos quais ocorre desenvolvimento essencial aos novos estágios de vida. Esses estágios não resultam em reprodução ou, se o fazem, é por meio de reprodução assexuada. Esses hospedeiros são denominados hospedeiros **intermediários** ou de **transição**. Alguns deles também podem ser **vetores** (como carrapatos, mosquitos) que transportam e propagam parasitas causadores de doenças, de um hospedeiro para outro. Estes ciclos evolutivos com a participação de mais de um hospedeiro são denominados ciclos evolutivos **indireto** ou **complexo**. Há alguns parasitas que utilizam hospedeiros adicionais para superar condições ambientais adversas ou para aumentar a probabilidade de que o parasita seja transmitido ao hospedeiro definitivo. Não há desenvolvimento adicional do parasita nestes hospedeiros, e eles são denominados hospedeiros **paratênicos** ou de **transporte**.

Prefácio da Primeira Edição

Este livro se destina aos estudantes de parasitologia veterinária, aos veterinários clínicos e a outros que necessitem de informação sobre algum aspecto da doença parasitária.

Originalmente pretendido como versão modestamente ampliada de anotações impressas para os nossos estudantes do terceiro e do quarto anos do curso, o texto, talvez de modo inevitável, veio a expandir-se. Isso ocorreu devido a três fatores. Primeiramente, a percepção gradual das deficiências em nossas anotações; em segundo lugar, a necessidade de incluir alguns dos comentários normalmente divulgados durante as palestras no curso; e, em terceiro lugar, a sugestão dos editores para a inclusão de determinados aspectos das infecções parasitárias não tratadas com detalhe em nosso curso.

Repete-se, talvez, que o livro é destinado sobretudo àqueles que estão diretamente envolvidos com o diagnóstico, o tratamento e o controle das doenças parasitárias dos animais domésticos. As mais importantes dessas doenças, portanto, foram discutidas com algum detalhe, as menos importantes tratadas de modo mais breve e aquelas raras omitidas ou merecendo menção resumida. Também, como os detalhes da classificação apresentam valor limitado para o veterinário, nós os mantivemos deliberadamente no mínimo suficiente para indicar as correlações entre as várias espécies. Por motivo semelhante, os detalhes taxonômicos só são apresentados para os gêneros e, ocasionalmente, para determinados parasitas, em termos de espécie. Ainda tratamos ligeiramente de algumasoutras áreas, como, por exemplo, da identificação das espécies de carrapatos dos trópicos e da significância especial e epidemiologia de alguns parasitas de importância regional. Nesses casos, percebemos que a instrução é mais bem fornecida por perito consciente da significância de espécies próprias de uma região.

Por todo o texto, em geral nos referimos aos medicamentos mais por seus nomes químicos do que comerciais, tendo em vista a pletora dos últimos pelo mundo. Ainda, como as formulações com frequência diferem, evitamos citar doses; por esse motivo, a referência deve ser feita de acordo com as bulas apresentadas pelos fabricantes. Todavia, em algumas ocasiões, quando o medicamento é recomendado em dose diferente da usual, apresentamos essa anotação no texto.

Nos capítulos do final do livro, tentamos revisar cinco aspectos da parasitologia: epidemiologia, imunidade, anti-helmínticos, ectoparasiticidas e diagnóstico laboratorial. Esperamos que essa perspectiva mais ampla seja valiosa para os estudantes e, particularmente, para aqueles desanimados com as muitas complexidades do assunto.

Não existem referências no texto além daquelas no fim do capítulo sobre diagnóstico. Isso foi decidido com algum pesar e muito alívio, porque implicaria a inclusão, em um livro primariamente destinado a estudantes de graduação, de centenas de referências. Esperamos que nossos colegas no mundo inteiro, ao identificarem os resultados de seu trabalho no texto, aceitem isso como explicação e desculpas.

Gostaríamos, todavia, de certificar nossa gratidão aos autores de vários livros sobre parasitologia veterinária, cujo trabalho frequentemente consultamos. Incluímos aqui *Medical and Veterinary Protozoology*, de Adam, Paul & Zaman; *Veterinaermedizinische Parasitologie*, de Boch & Supperer; *Veterinary Helminthology*, de Dunn; *Les Maladies Vermineuses des Animaux Domestiques*, de Euzéby; *Parasitology for Veterinarians*, de Georgi; *Veterinary Helminthology*, de Reinecke; *A Guide to Medical Entomology*, de Service; e *Helminths, Arthropods and Protozoa of Domesticated Animals*, de Soulsby.

Ao estudante em busca de informações adicionais sobre tópicos específicos, sugerimos consultar os aqui citados ou, alternativamente, inquirir seu orientador sobre a revisão disponível.

O tédio associado a repetidas leituras das provas impressas ocasionalmente pode (esperamos que raramente) ter levado a algumas falhas no texto. A notificação desses lapsos será bem-vinda pelos autores. Finalmente, esperamos que o estresse sofrido pelos autores individualmente nesta aventura conjunta seja compensado por seu valor para os leitores.

G.M. Urquhart
J. Armour
J.L. Duncan
A.M. Dunn
F.W. Jennings
Setembro de 1985

Agradecimentos da Primeira Edição

Gostaríamos de expressar nossa gratidão às pessoas e organizações adiante assinaladas, que nos auxiliaram no preparo deste livro.

Inicialmente, aos Drs. R. Ashford e W. Beesley, de Liverpool; Dr. J. Bogan, Glasgow; Dr. W. Campbell, Rahway, EUA; Dr. R. Dalgleish, Brisbane; Dr. L. Joyner, Weybridge, Inglaterra; Dr. T. Miller, Flórida; Dr. M. Murray, Nairóbi; Dr. R. Purnell, Sandwich, Inglaterra; Dr. S.M. Taylor, Belfast; Professor K. Vickerman, Glasgow. Cada um deles leu o texto e teceu comentários sobre as partes em que é especialista. Quaisquer erros nessas áreas, todavia, são de responsabilidade exclusiva dos autores.

Em seguida, às pessoas e companhias relacionadas, que gentilmente permitiram a utilização de suas fotografias ou material como ilustração ou pranchas: Dr. E. Allonby, Nairóbi (Prancha I d, e, f); Dr. K. Angus, Edimburgo (Fig. 167); Dr. J. Arbuckle, Guildford, Inglaterra (Fig. 61); Dr. E. Batte, North Carolina, EUA (Prancha IIIf); Dr. I. Carmichael, Johannesburg, África do Sul (Fig. 142); Dr. L. Cramer, São Paulo (Fig. 126b); Crown Copyright, Reino Unido (Prancha XIVb); Dr. J. Dunsmore, Murdoch, Oeste da Austrália (Prancha IVd); Professor J. Eckert, Zurique (Fig. 96); Glaxovet, Harefield, Inglaterra (Prancha IIf); Dr. I. Herbert, Bangor, Gales (Fig. 172); Dr. A. Heydorn, Berlim Ocidental (Figs. 170, 171); Professor F. Hörning, Berna (Fig. 82; Prancha Ve); Dr. B. Iovanitti, Balcarce, Argentina (Figs. 22, 23); Dr. D. Jacobs, Londres (Fig. 38); Drs. D. Kelly e A. Longstaffe, Bristol (Figs. 156, 157); o falecido Dr. I. Lauder, Glasgow (Fig. 65; Pranchas XIc, e, XIIb); Drs. B. Lindemann e J. McCall, Georgia, EUA (Fig. 67); Dr. N. McEwan, Glasgow (Pranchas XId, XIIe); Dr. G. Mitchell, Ayr, Escócia (Prancha VIe); Professor M. Murray, Glasgow (Figs. 68, 84, 152); Dr. A. Nash, Glasgow (Fig. 138b, Prancha XIIc); Dra. Julia Nicholls, Adelaide, Austrália (Figs. 6, 14c, d); Dr. R. Purnell, Sandwich, Inglaterra (Fig. 173, Prancha VIIId, e, f); Professor H. Pirie, Glasgow (Fig. 40); Dr. J. Reid, Bruxelas (Prancha XIIa); Dra. Elaine Rose, Houghton, Poultry Research Station, Huntingdon, Inglaterra (Figs. 160, 163b, 164a, b); Professor I. Selman, Glasgow (Prancha XIf); Dr. D. Taylor, Glasgow (Prancha XIVc); Dr. M. Taylor, Londres (Fig. 85); Dr. S. Taylor, Belfast (Prancha IIa); Dr. H. Thompson, Glasgow (Fig. 92; Pranchas IVb, c, VId); Dr. R. Titchener, Ayr, Escócia (Fig. 113b, Prancha VIIIa); Dr. A. Waddell, Brisbane, Austrália (Fig. 66, Prancha IVe); Wellcome Research Laboratories, Berkhamsted, Inglaterra (Prancha VIIIc); Dr. A. Wright, Bristol (Pranchas VIb, XIb, XIId, f). Nesse contexto, somos extremamente gratos à Sra. E. Urquhart, Wrexham, Gales, que preparou muitos dos desenhos.

Também o somos às companhias farmacêuticas Crown Chemical, Kent, Inglaterra; Hoechst, UK, Bucks; Merck Sharp & Dohme, Herts; Pfizer, Kent; Schering, New Jersey; Syntex Agribusiness, Califórnia. A generosidade de todos esses profissionais permitiu que apresentássemos muitas das fotografias coloridas, enriquecendo sobremaneira o texto.

E estendemos nossa gratidão aos membros da Faculty of Veterinary Medicine, Glasgow, cuja cooperação foi essencial na produção do livro. Gostaríamos de agradecer especialmente a Kenneth Bairden, nosso técnico-chefe, que preparou muito domaterial para fotografia, muitas vezes com prazos apertados; Archie Finnie e Allan May, da Photographic Unit, os quais, pacientemente, realizaram trabalho extraordinário de fotografar muitos espécimes; nossas duas secretárias do departamento, Elizabeth Millar e Julie Nybo, sem cuja perícia e atenção aos detalhes este livro certamente não teria sido redigido.

G.M. Urquhart
J. Armour
J.L. Duncan
A.M. Dunn
F.W. Jennings
Setembro de 1985

Prefácio e Agradecimentos da Segunda Edição

A primeira edição deste livro foi publicada em 1987, e os autores consideraram que uma segunda edição é agora necessária por diversos motivos.

Em primeiro lugar, o uso disseminado de medicamentos, como as avermectinas e as milbemicinas, que apresentaram efeito significativo sobre a profilaxia e o controle anti-helmínticos. No momento da primeira edição, apenas um deles, a ivermectina, era comercializado, enquanto atualmente existem vários desses produtos, suplementados por vários dispositivos quimioprofiláticos novos e de ação prolongada.

Em segundo lugar, em muitos países a produção de vários antigos anti-helmínticos e inseticidas foi amplamente interrompida ou muitos deles ficaram difíceis de encontrar.

Em terceiro lugar, diversas doenças parasitárias foram descritas dessa vez, sobre as quais pouco era conhecido ao tempo da primeira edição. Notadamente, essas são representadas pela neosporose e pela doença de Lyme. Também se encontra incluída uma breve descrição do ácaro nasal dos caninos, *Pneumonyssus caninum*, gentilmente fornecida pelo Professor Arvid Uggla, do National Veterinary Institute e da Swedish University of Agricultural Sciences, Uppsala, Suécia.

Em quarto lugar, tivemos a oportunidade de reescrever algumas partes do texto, as quais, após reflexão, estavam menos claras do que esperávamos. Em muitos casos, isso foi suplementado por novos diagramas ou fotografias.

Outra mudança nesta edição é termos adotado a nomenclatura padronizada das doenças parasitárias dos animais (SNOAPAD) proposta por um comitê de especialistas indicados pela World Association for the Advancement of Veterinary

Parasitology (WAAVP), publicada em *Veterinary Parasitology* (1988) 29, 299-326. Conquanto possa apresentar desconforto àqueles que utilizaram determinados termos familiares para as doenças parasitárias dos animais durante muitos anos, a nomenclatura adotada destina-se a melhorar a clareza da comunicação científica pelo uso geral da terminologia uniforme, e deve, em longo prazo, comprovar-se particularmente benéfica para facilitar a recuperação dos dados computadorizados relativos à parasitologia veterinária.

No final da obra, oferecemos uma lista de livros e revistas que devem ser valiosos para aqueles que desejarem aprofundar um assunto específico com mais detalhes. Isso se limita a publicações prontamente disponíveis na maioria das bibliotecas de universidades e de institutos de pesquisa.

Queremos agradecer aos Drs. Ken Bairden, Quintin McKellar e Jacqueline McKeand pelos valiosos comentários sobre o texto, e também ao Sr. Stuart Brown, que auxiliou no preparo de algumas das novas ilustrações, e a Una B. Shanks RSW, responsável pelo preparo de todos os novos desenhos.

Devemos mencionar, com grande pesar, o falecimento, em 1991, de nosso coautor, Dr. Angus M. Dunn, antes que esta revisão tivesse começado; porém, estamos certos de que teria aprovado todas as alterações que realizamos.

No início desta revisão, pretendíamos incluir novas seções sobre doença parasitária de peixes e de animais de laboratório. Entretanto, a revisão subsequente da literatura atualmente disponível sobre esses dois assuntos indicou que ambos estavam adequadamente tratados nas publicações existentes, e pareceu-nos mais sensato incluir esses títulos na lista de leitura sugerida.

Queremos expressar aqui nosso agradecimento pela aceitação da primeira edição pelos revisores, colegas e estudantes; esperamos que esta segunda edição seja igualmente bem recebida.

G.M. Urquhart
J. Armour
J.L. Duncan
A.M. Dunn
F.W. Jennings

Prefácio e Agradecimentos da Terceira Edição

A terceira edição foi preparada para atender a um público mais amplo, contemplando professores e estudantes das escolas de medicina veterinária, grupos de pesquisa nas universidades e nos institutos, veterinários clínicos e nos serviços governamentais, assim como outros profissionais envolvidos com os aspectos da doença parasitária. Para preparar a nova edição de *Parasitologia Veterinária*, os autores estabeleceram diversos objetivos.

O primeiro deles foi preservar o espírito da primeira e da segunda edições, as quais foram compiladas por eminentes e respeitados parasitologistas veterinários em seus campos e que forneceram base sólida em que se consolidaram.

O segundo objetivo foi expandir as seções sobre protozoários e ectoparasitas e incorporar seleção mais ampla de parasitas, os quais apresentam significância veterinária em outras partes do mundo. O livro enfoca principalmente a informação central relativa aos parasitas dos rebanhos e dos animais de companhia; todavia, foram incluídas novas seções sobre parasitas de frangos e aves de caça, de animais de laboratório, de animais de companhia exóticos e de espécies "cultivadas". Em sua maior parte, as doenças parasitárias são agora tratadas em detalhes, utilizando formato padronizado para cada parasita e permitindo fácil referenciamento e comparação entre espécies de um dado gênero. Quando adequado, é feita referência a infecções humanas em que exista a transmissão natural da doença parasitária entre os animais vertebrados e o homem (zoonoses).

O terceiro objetivo foi apresentar a informação em um formato compatível com os módulos de ensino da parasitologia atual, utilizados nas várias escolas de veterinária e nas universidades. Isso levou, inevitavelmente, a algumas concessões, já que as abordagens ao ensino da parasitologia veterinária diferem em todo o mundo; todavia, distribuindo os parasitas por espécies de hospedeiro e por seu local de predileção dentro do hospedeiro, e ainda fornecendo lista de verificação abrangente para cada seção e extensa referência cruzada, espera-se que a informação sobre parasitas em particular possa ser facilmente acessada. A taxonomia dos principais filos e classes de parasitas vem apresentada em um capítulo introdutório, juntamente com descrições genéricas e características anatômicas das ordens e famílias parasitárias. Seções detalhadas adicionais estão presentes no final do livro sobre antiparasitários veterinários, com uma seção sobre diagnóstico laboratorial, incluindo inúmeros quadros e tabelas de identificação. Como nas edições anteriores, foi incluída uma série de breves revisões de tópicos relevantes em parasitologia veterinária para fornecer aos não especialistas informações básicas e também fontes adicionais relevantes de leitura.

A classificação dos parasitas foi atualizada para refletir muitas das alterações sistemáticas introduzidas, como ocorreu particularmente no caso da reorganização taxonômica tendo a genética por base. Por toda a obra, sinônimos foram indicados, refletindo a nomenclatura taxonômica anterior ou quando permanece alguma controvérsia. Como na edição anterior, a descrição das infecções parasitárias segue as diretrizes da Standardised Nomenclature of Animal Parasitic Diseases (SNOAPAD, 1988; *Veterinary Parasitology* **29**, 299-326) [Nomenclatura Padronizada das Doenças Parasitárias dos Animais]. Ao considerarmos o tratamento das infecções parasitárias, utilizamos os nomes genéricos dos medicamentos para evitar a listagem de ampla gama de produtos atualmente comercializados em diferentes países. As dosagens nem sempre são mencionadas, já que muitas variam de um país para outro, influenciadas por fontes reguladoras autorizadas. Em todos os casos, os leitores são aconselhados a consultar os dados constantes nas bulas dos produtos para obter informações atualizadas e regulamentação local.

Os autores são extremamente gratos aos Professores Sir James Armour e James Duncan, pelo interesse e apoio e pela observação dos esboços do texto e seus comentários construtivos. Quaisquer inexatidões no livro são da responsabilidade exclusiva dos autores. Para auxiliar o leitor e oferecer maior clareza ao texto, decidimos produzir grande parte das ilustrações em cores, pelo que agradecemos o generoso suporte financeiro das seguintes empresas, que tornaram possível nossa decisão: Fort Dodge Animal Health; Pfizer Animal Health; Merial Animal Health; Novartis Animal Health; Intervrt UK Ltd.

Finalmente, Agradecemos igualmente o auxílio e o suporte das seguintes pessoas que trabalharam na produção deste livro: Professor Quintin McKellar (Ex-Diretor Científico) e Professora Julie Fitzpatrick (atual Diretora Científica) do Moredun Research Institute, pelo apoio ao Dr. Coop, permitindo livre acesso às instalações da biblioteca depois de sua aposentadoria; Dr. Frank Jackson, pelos comentários e críticas ao original; Michelle Moore, Matthew Carroll e Caroline Chaffer, pela assistência inestimável na organização de grande parte da documentação arquivada inicial, imprescindível para desenvolver a estrutura reorganizada do livro; Ralph Marshall, da Veterinary Laboratories Agency, pela informação sobre as espécies de coccídios dos camelídeos e aves de recreação. O apoio técnico de Shelagh Wall é imensamente reconhecido.

Professor Mike Taylor
Dr. Bob Coop
Professor Richard Wall

Prefácio e Agradecimentos da Quarta Edição

Esta quarta edição de *Parasitologia Veterinária* foi preparada de modo a fornecer descrições detalhadas de parasitas e textos de referência para professores, grupos de pesquisas de universidades e institutos, veterinários clínicos autônomos e veterinários de órgãos governamentais e outros profissionais envolvidos em estudos sobre doenças parasitárias. Durante a elaboração desta nova edição, os autores seguiram três objetivos.

O primeiro foi preservar a essência das duas primeiras edições da obra, a qual foi compilada por parasitologistas veterinários eminentes e respeitados em suas áreas, possibilitando sólido conhecimento e consolidação adicional.

O segundo objetivo foi ampliar e revisar as partes sistemáticas sobre helmintologia, protozoologia e entomologia e as descrições dos parasitas animais de importância veterinária em várias partes do mundo. Esta edição visa principalmente à informação central relativa aos parasitas de animais pecuários e de animais de companhia; todavia, há partes sobre parasitas de aves domésticas e de aves de caça, de animais de laboratório, de animais de companhia exóticos e de espécies "criadas em fazendas". A maior parte das doenças parasitárias são agora apresentadas em detalhes, utilizando formatos padronizados para cada parasita – o que possibilita acesso rápido – e para a comparação entre as espécies pertencentes a determinado gênero. Quando apropriado, faz-se referência a infecções humanas nas quais ocorre transmissão natural da doença parasitária entre os animais vertebrados e os seres humanos (zoonoses).

O terceiro propósito foi apresentar o conteúdo em dois formatos considerados compatíveis com a diversidade de módulos de ensino de parasitologia veterinária atualmente utilizados em várias universidades e escolas de veterinária, tanto para ensinar sistemática de parasitas quanto para ensinar doenças com base no hospedeiro-órgão. Este último é alcançado mediante a organização dos parasitas com base nas espécies hospedeiras e em seus sítios de predileção. Por possibilitar ambas as abordagens e pelo fato de que o ensino de parasitologia veterinária se difere em todo o mundo, espera-se que a informação sobre parasitas particulares possa ser facilmente localizada. A taxonomia dos principais reinos, filos, classes, ordens e gêneros de parasitas agora é apresentada com muito mais detalhes nas subseções e nos capítulos introdutórios, juntamente com características anatômicas e descrições detalhadas das ordens, famílias e espécies de parasitas. Também houve atualização no conteúdo sobre antiparasitários de uso veterinário, bem como uma seção ampliada a respeito de diagnóstico veterinário, inclusive com técnicas moleculares recentemente desenvolvidas, e maior número de tabelas e de esquemas de identificação. Em concordância com as edições anteriores do livro-texto, incluiu-se uma série de resumos concisos de tópicos relevantes em parasitologia veterinária, a fim de possibilitar ao profissional não especialista conhecimento básico e, também, fontes de leitura adicionais relevantes. Outro destaque é a inclusão de diversas ilustrações, diagramas e imagens de parasitas.

A classificação dos parasitas considera várias das modificações de sua sistemática, em especial ao utilizar a reclassificação taxonômica com base em genética molecular. Por todo o texto, os sinônimos mencionados refletem a nomenclatura taxonômica mais antiga, ou quando permanece controvérsia. Assim como nas primeiras edições do livro-texto, as infecções parasitárias são descritas de acordo com as normas do Standardised Nomenclature of Animal Parasitic Diseases (SNOAPAD, 1988; *Veterinary Parasitology* **29**, 299-326). Considerando o tratamento das infecções parasitárias, temos utilizado nomes genéricos de medicamentos, de modo a evitar uma ampla e variada lista de produtos atualmente comercializados em diferentes países. As doses de medicamentos nem sempre são mencionadas, pois variam entre os países, sendo influenciadas por consideráveis órgãos reguladores. Em todos os casos, recomenda-se que os leitores consultem as bulas fornecidas pelo fabricante do medicamento, a fim de obter informação atual e regulamentações locais.

A nova edição preserva a competência dos três autores da terceira edição.

Professor Mike Taylor é graduado em medicina veterinária pela Glasgow University Veterinary College, foi aluno dos autores da primeira e da segunda edições deste livro-texto, cujo entusiasmo pelo assunto muito influenciou seu interesse em parasitologia veterinária. Após 6 anos de prática como clínico geral veterinário, desempenhou grande parte de sua carreira no Central Veterinary Laboratory, Weybridge, posteriormente denominado Veterinary Laboratories Agency (VLA), onde trabalhou com epidemiologia e controle de helmintos, protozoários e ectoparasitas de animais domésticos, em especial, quimioterapia antiparasitária, controle de parasitas e resistência a anti-helmínticos. Durante este período obteve PhD no Royal Veterinary College, Londres, com orientação do Professor Dennis Jacobs. Atuou por mais de 30 anos na área de parasitologia veterinária, publicou 20 capítulos de livros e mais de 250 artigos científicos; ademais, muito contribuiu para a terceira e a atual edição do livro *Parasitologia Veterinária*. Aposentou-se como Chefe de Vigilância Veterinária no Central Science Laboratory York (que, posteriormente, tornou-se FERA), em 2011; contudo, permaneceu como Professor Visitante de Parasitologia no Royal Veterinary College, Londres, como Membro Emérito do FERA. Atualmente tem seu próprio escritório de consultoria em parasitologia veterinária. É diplomado pelo European College of Veterinary Parasitology e pelo European College of Small Ruminant Health and Management. Foi membro da Edinburg University, Redator-chefe do Journal of Veterinary Parasitology e presidente da Bristish Association for Veterinary Parasitology.

Dr. Bob Coop é graduado em bioquímica pela University of Liverpool; obteve seu PhD em parasitologia de grandes animais na University of Wales, Bangor. Atuou como pesquisador em parasitologia veterinária ao longo de 35 anos, inicialmente trabalhando com infecção de suínos por vermes pulmonares e, em seguida, com epidemiologia e patogênese da infecção por nematódeos gastrintestinais em pequenos e grandes ruminantes e, em particular, a interação nutrição-parasita e estratégias de controle sustentáveis. Foi membro da Edinburg University e presidente da British Association for Veterinary Parasitology. Atuou como Chefe da Divisão de Parasitologia do Moredun Foundation Institute, Edinburgo; atualmente é membro da Moredun Foundation. Tem experiência considerável na transferência de conhecimento para grupos de usuários finais e de veterinários clínicos autônomos. Dr. Coop autoriza acesso total ao Information Technology Services do Moredun Research Institute.

Professor Richard Wall é graduado em zoologia pela University of Durham, obteve PhD em ecologia de população de insetos na University of Liverpool. Atualmente é Professor de Zoologia na University of Bristol, onde ensina e chefia grupo de estudo que pesquisa ampla variedade de artrópodes, visando especialmente ectoparasitas de importância veterinária e insetos colonizadores de estrume e de cadáver em decomposição. Sua área de pesquisa é muito variável, de estudos fundamentais sobre fisiologia e taxonomia de artrópodes, até ecologia de população de campo e pesquisas em fazendas a respeito de aplicação de tecnologias de controle sustentável.

Agradecemos o auxílio e o suporte das pessoas mencionadas a seguir na elaboração desta edição. Dr. Philip Skuce, do Moredun Research Institute (MRI) escreveu a seção do Capítulo 4 sobre diagnósticos moleculares, ao qual os autores muito agradecem. Professor James Duncan forneceu sua coleção de diapositivos da Glasgow University Veterinary School, vários deles apresentados como ilustrações ou figuras, tanto nesta edição quanto nas anteriores. Adicionalmente, utilizou-se material fotográfico de uma coleção de imagens digitais sob guarda da British Association of Veterinary Parasitology, ao longo de 20 anos. Várias das figuras e ilustrações mais recentes incluídas nesta edição foram reproduzidas a partir de material de colegas antigos do Parasitology Department do Central Veterinary Laboratory (CVL), Weybridge, os quais lamentavelmente faleceram. Também agradecemos: Dr. Martin Gregory, Dr. Len Joiner, Janet Catchpole, Chris Norton, Ralph e Jackie Marshall, Dr. Mike Peirce, Dr. Richard Cawthorne, Keith Hunt, Colin Hong, Barry Lancaster, Dr. Charles Ollerenshaw, Gordon Graham, Dr. Joe Donnelly, Paul Phipps, Dr. Alan Kirkwood, Dr. David Tarry e Dr. Peter Bates cujo trabalho e dedicação inspiraram uma geração de parasitologistas na Grã-Bretanha e por todo o mundo. Por fim, os autores são gratos a Merial por propiciar suporte financeiro para várias das figuras incluídas nesta edição.

Sumário por Taxonomia

Helmintologia Veterinária

Reino Animalia

Filo	Classe Subclasse	Ordem	Superfamília Família (Subfamília)	Gênero	Capítulos
Nematoda	**Secernentea**	**Strongylida**	**Trichostrongyloidea**		
			Trichostrongylidae	*Trichostrongylus*	1, 8, 9, 10, 11, 12, 14, 15, 16
				Marshallagia	1, 8, 14
				Hyostrongylus	1, 11
				Mecistocirrus	1, 8, 9, 11
				Graphidium	1, 15
				Obeliscoides	1, 15
				Libyostrongylus	1, 16
				Graphinema	1, 14
				Impalaia	1, 14
			(Ostertaginae)	*Ostertagia*	1, 8, 9, 14
				Teladorsagia	1, 9, 14
				Spiculopteragia	1, 14
				Apteragia	1, 14
				Camelostrongylus	1, 14
			(Haemonchinae)	*Haemonchus*	1, 8, 9, 14
			Cooperidae	*Cooperia*	1, 8, 9, 14
			Ornithostrongylidae	*Ornithostrongylus*	1, 16
			Amidostomidae	*Amidostomum*	1, 13
				Epomidiostomum	1, 13
			Molineidae	*Nematodirus*	1, 8, 9, 14
				Nematodirella	1, 14
				Lamanema	1, 14
				Ollulanus	1, 11, 12
			Helligmonellidae	*Nippostrongylus*	1, 15
				Nematospiroides	1, 15
			Dictyocaulidae	*Dictyocaulus*	1, 8, 9, 10, 14
			Strongyloidea		
			Strongylidae	*Strongylus* *Triodontophorus*	1, 10 1, 10
			(Strongylinae)	*Chabertia*	1, 8, 9, 14
				Oesophagostomum	1, 8, 9, 11, 14
				Poteriostomum	1, 10
				Craterostomum	1, 10
				Oesophagodontus	1, 10
				Codiostomum	1, 16
			(Cyathostominae)	*Cyathostomum*	1, 10
				Cylicocyclus	1, 10
				Cylicodontophorus	1, 10
				Cylicostephanus	1, 10

(Continua)

Reino Animalia (*Continuação*)

Filo	Classe Subclasse	Ordem	Superfamília Família (Subfamília)	Gênero	Capítulos
			Syngamidae	*Syngamus*	1, 3, 13, 16
				Cyathostoma	1, 4, 16
				Mammomonogamus	1, 8, 9, 12
				Stephanurus	1, 8, 11
			Deletrocephalidae	*Deletrocephalus*	1, 16
				Paradeletrocephalus	1, 16
			Ancylostomatoidea		
			Ancylostomatidae	*Ancylostoma*	1, 12
				Uncinaria	1, 12
				Bunostomum	1, 8, 9, 14
				Gaigeria	1, 9
				Necator	1
				Globocephalus	1, 11
				Agriostomum	1, 8
			Diaphanocephaloidea	*Kalicephalus*	1, 16
			Metastrongyloidea		
			Metastrongylidae	*Metastrongylus*	1, 11
			Protostrongylidae	*Muellerius*	1, 8, 14
				Protostrongylus	1, 8, 14
				Cystocaulus	1, 8, 14
				Spiculocaulus	1, 8
				Neostrongylus	1, 8
				Varestrongylus	1, 14
				Parelaphostrongylus	1, 14
				Elaphostrongylus	1, 14
			Filaroididae	*Oslerus*	1, 12
				Filaroides	1, 12
				Aelurostrongylus	1, 12
			Angiostrongylidae	*Angiostrongylus*	1, 12, 15
			Crenosomidae	*Crenosoma*	1, 12
		Rhabditida	**Rhabditoidea**		
			Strongyloididae	*Strongyloides*	1, 8, 9, 10, 11, 12, 13, 14, 15, 16
			Panagrolaimidae	*Halicephalobus*	1, 10
			Rhabditidae	*Rhabditis*	1, 10
			Rhabdiasidae	*Rhabdias*	1, 16
		Ascaridida	**Ascaridoidea**		
			Ascarididae	*Ascaris*	1, 11, 16
				Toxocara	1, 8, 12
				Toxascaris	1, 12
				Parascaris	1, 10
				Ascaridia	1, 13,16
				Heterakis	1, 13, 16
				Porrocaecum	1, 13
				Bayliascaris	1, 16
				Polydelphus	1, 16
				Ophidascaris	1, 16
				Angusticaecum	1, 16
			Anisakidae	*Anisakis*	1
				Contracaecum	1, 13
				Hysterothylacium	1
				Pseudoterranova	1
				Sulcascaris	1, 16

Reino Animalia *(Continuação)*

Filo	Classe Subclasse	Ordem	Superfamília Família (Subfamília)	Gênero	Capítulos
			Dioctophymatoidea		
			Dioctophymatidae	*Dioctophyma*	1, 11, 12
				Hystrichis	1, 13
				Eustrongylides	1, 13
		Oxyurida	**Oxyuroidea**		
			Oxyuridae	*Oxyuris*	1, 10
				Skrjabinema	1, 8, 9, 14
				Enterobius	1, 15
				Aspicularis	1, 15
				Syphacia	1, 15
				Passalurus	1, 15
				Dermatoxys	1, 15
			Cosmocercidae	*Probstmayria*	1, 10
			Aspidoderidae	*Paraspidodera*	1, 15
			Pharyngodonidae	*Tachygonetria*	1, 16
		Spirurida	**Spiruroidea**		
			Spirocercidae	*Spirocerca*	1, 12
				Ascarops	1, 11
				Physocephalus	1, 11
				Simondsia	1, 11
			Habronematidae	*Habronema*	1, 10
				Draschia	1, 10
				Parabronema	1, 8, 9, 14
				Histiocephalus	1, 13
			Thelaziidae	*Thelazia*	1, 8, 10, 12, 14
				Oxyspirura	1, 13
			Ganthostomatidae	*Gnathostoma*	1, 11, 12
			Gongylonematidae	*Gongylonema*	1, 8, 9, 11, 13, 14
			Physalopteridae	*Physaloptera*	1, 12
			Spiruridae	*Spirura*	1, 12, 16
				Odontospirura	1, 16
			Tetrameridae	*Tetrameres*	1, 13, 16
			Hartertiidae	*Hartertia*	1, 13
			Pneumospiridae	*Metathelazia*	1
				Vogeloides	1
			Subuluroidea		
			Subuluridae	*Subulura*	1, 13
			Dracunculoidea		
			Dracunculidae	*Dracunculus*	1
				Avioserpens	1, 13
			Acuarioidea		
			Acuriidae	*Echinuria*	1, 13
				Dispharynx	1, 13,16
				Cheilospirura	1, 13
				Streptocara	1, 13
			Filarioidea		
			Filariidae	*Parafilaria*	1, 8, 10
				Stephanofilaria	1, 8
				Brugia	1
				Loa	1
				Suifilaria	1, 11

(Continua)

Reino Animalia (*Continuação*)

Filo	Classe Subclasse	Ordem	Superfamília Família (Subfamília)	Gênero	Capítulos
			Onchocercidae	*Dirofilaria*	1, 12
				Acanthocheilonema	1, 12, 14
				Onchocerca	1, 8, 10, 14
				Pelecitus	1, 16
				Chanderella	1, 16
				Setaria	1, 8, 10
				Elaeophora	1, 8, 9, 10, 14
				Splendidofilaria	1
				Wuchereria	1
				Mansonella	1
				Paronchocerca	1, 16
	Adenophorea	**Enoplida**	**Trichuroidea**		
			Trichuridae	*Trichuris*	1, 8, 9, 11, 12, 14, 15
				Trichosomoides	1, 15
			Capillaridae	*Capillaria*	1, 8, 9, 12, 13, 14, 15, 16
				Eucoleus	1, 13
			Trichinelloidea		
			Trichinellidae	*Trichinella*	1, 10, 11, 12
Acanthocephala			**Oligacanthorhynchidae**	*Macracanthorhynchus*	1, 10, 11
				Oncicola	1, 11
				Prosthenorchis	1, 15
			Polymorphidae	*Polymorphus*	1, 13
				Filicollis	1, 13
				Moniiformis	1
Platyhelminthes	**Trematoda**				
	Digenea	**Echinostomatida**	Fasciolidae	*Fasciola*	1, 8, 9, 10, 11, 12, 14
				Fascioloides	1, 8, 9, 14
				Fasciolopsis	1, 11
			Paramphistomatidae	*Paramphistomum*	1, 8, 9, 14
				Orthocoelium	1, 8, 9, 14
				Cotylophoron	1, 8, 9
				Calicophoron	1, 8, 9
				Gigantocotyle	1
				Bothriophoron	1
				Pseudodiscus	1, 10
			Gastrodiscidae	*Gastrodiscus*	1, 10, 11
				Homalogaster	1, 8
			Gastrothylicidae	*Gastrothylax*	1, 8, 9
				Fischoederius	1, 8, 9
				Carmyerius	1, 8
			Echinostomatidae	*Echinostoma*	1, 12, 13, 16
				Echinoparyphium	1, 13, 16
				Hypoderaeum	1, 13, 16
				Echinochasmus	1, 12
				Euparyphium	1, 12
			Philophthalmidae	*Philophthalmus*	1, 16
			Cyclocoelidae	*Typhlocoelum*	1, 13
				Hyptiasmus	1, 13
			Notocotylidae	*Notocotylus*	1, 13
				Catatropis	1, 13
				Cymbiforma	1, 8, 9
		Plagiorchida	Dicrocoeliidae	*Dicrocoelium*	1, 8, 9, 14
				Eurytrema	1, 8, 9, 11, 12, 14
				Platynosomum	1, 12

Reino Animalia *(Continuação)*

Filo	Classe Subclasse	Ordem	Superfamília Família (Subfamília)	Gênero	Capítulos
			Paragonimidae	*Paragonimus*	1, 14
			Nanophyetidae	*Nanophyetus*	1, 12
			Collyriclidae	*Collyriclum*	1, 13
			Prosthogonimidae	*Prosthogonimus*	1, 13
			Plagiorchiidae	*Plagiorchis*	1, 13
		Opisthorchida	Opisthorchiidae	*Clonorchis*	1, 12
				Opisthorchis	1, 10, 11
				Metorchis	1, 12
				Parametorchis	1, 12
				Pseudamphistomum	1, 12
			Brachylaemidae	*Brachylaemus*	1, 13, 16
				Skrjabinotrema	1, 9
				Postharmostomum	1, 11
			Heterophyidae	*Heterophyes*	1, 12
				Metagonimus	1, 12
				Apophallus	1, 6
				Cryptocotyle	1, 6
				Haplorchis	1, 6
		Strigeidida	Schistosomatidae	*Schistosoma*	1, 8, 9, 10, 11, 12, 14
				Bilharziella	1, 13
				Trichobilharzia	1
				Orientobilharzia	1, 8, 9
				Ornithobilharzia	1
				Heterobilharzia	1
				Austrobilharzia	1
			Diplostomatidae	*Alaria*	1, 12
				Diplostomum	1
			Strigeidae	*Apatemon*	1, 13
				Parastrigea	1, 13
				Cotylurus	1, 13
	Cestoda	**Cyclophyllidea**	Taeniidae	*Taenia*	1, 8, 9, 11, 12, 14, 15
				Echinococcus	1, 8, 9, 10, 11, 12, 14
			Anoplocephalidae	*Anoplocephala*	1, 10
				Paranoplocephala	1, 10
				Moniezia	1, 8, 9, 14
				Cittotaenia	1, 9
				Thysanosoma	1, 8, 9
				Thysaniezia	1, 8, 9, 14
				Stilesia	1, 8, 9, 14
				Avitellina	1, 8, 9, 14
			Dilepididae	*Dipylidium*	1, 12
				Amoebotaenia	1, 13
				Choanotaenia	1, 13
			Paruterinidae	*Metroliasthes*	1, 13
			Davaineidae	*Davainea*	1, 13, 16
				Raillietina	1, 13, 16
				Cotugnia	1, 13
				Houttuynia	1, 16
			Hymenolepididae	*Hymenolepis*	1, 13
				Fimbriaria	1, 13
				Rodentolepis	1, 15
			Mesocestoididae	*Mesocestoides*	1, 12
		Pseudophyllidea	Diphyllobothriidae	*Diphyllobothrium*	1, 12
				Spirometra	1, 12

Protozoologia Veterinária

Reino Protozoa

Filo	Classe	Ordem (Subordem)	Família	Gênero	Capítulos
Amoebozoa	Archamoeba	Amoebida	Entamoebidae	*Entamoeba*	2, 8, 9, 10, 11, 12, 13, 16
				Iodamoeba	2, 10
				Endolimax	2
			Acantamoebidae	*Acanthamoeba*	2
Percolozoa	Heterolobosea	Schizopyrenida	Vahlkampfidae	*Naegleria*	2
Euglenozoa	Kinetoplasta	Trypanosomatida	Trypanosomatidae	*Leishmania*	2, 12
				Trypanosoma	2, 4, 8, 9, 10, 12, 13, 14, 16
Parabasalia	Trichomonadea	Trichomonadida	Trichomonadidae	*Tritrichomonas*	2, 8, 11, 13, 15
				Trichomonas	2, 12, 13, 16
				Tetratrichomonas	2, 8, 9, 11, 12, 13, 15
				Trichomitus	2, 11
				Pentatrichomonas	2, 12, 16
				Cochlosoma	2, 13
			Dientamoebidae	*Histomonas*	2, 13
			Monocercomonadidae	*Monocercomonas*	2, 8, 16
				Chilomitus	2, 15
				Dientamoeba	2, 15
		Honigbergiellida	Hexamastigidae	*Hexamastix*	2, 15
		Proteromonadida	Proteromonadidae	*Proteromonas*	2, 15
Fornicata	Retortamonadea	Retortamonadida	Retortamonadidae	*Retortamonas*	2, 8, 9, 15
				Chilomastix	2, 11, 13, 15, 16
	Trepamonadea	Diplomonadida	Hexamitidae	*Spironucleus*	2, 13, 15, 16
				Caviomonas	2, 15
			Enteromonadidae	*Enteromonas*	2, 15
	Metamonadea	Giardiida	Giardiidae	*Giardia*	2, 8, 9, 10, 11, 12, 15
Preaxostyla	Anaeromonadea	Oxymonadida	Polymastigidae	*Monocercomonoides*	2, 15
Apicomplexa	Conoidasida	Eucoccidiorida			
		(Eimeriorina)	Eimeriidae	*Eimeria*	2, 8, 9, 10, 11, 13, 14, 15, 16
				Cystisospora	2, 11, 12, 14, 16
				Isospora	2
				Cyclospora	2, 16
				Tyzzeria	2, 13, 16
				Wenyonella	2, 13, 16
				Caryospora	2, 16
				Hoarella	2, 16
				Octosporella	2, 16
				Pythonella	2, 16
				Atoxoplasma	2
			Cryptosporidiidae	*Cryptosporidium*	2, 8, 9, 10, 11, 12, 13, 14, 15, 16
			Sarcocystiidae	*Besnoitia*	2, 8, 9, 12, 14, 16
				Hammondia	2, 12
				Sarcocystis	2, 8, 9, 10, 11, 12, 13, 14, 15, 16
				Neospora	2, 8
				Frenkelia	2
				Toxoplasma	2, 8, 9, 10, 11, 12, 13, 14, 15, 16
			Lankesterellidae	*Lankesterella*	2

Reino Protozoa (*Continuação*)

Filo	Classe	Ordem (Subordem)	Família	Gênero	Capítulos
		(Adeleorina)	**Klossiellidae**	*Klossiella*	2, 10, 15, 16
			Haemogregarinidae	*Haemogregarina*	2, 16
			Hepatozoidae	*Hepatozoon*	2, 12, 15, 16
	Aconoidasida	**Haemospororida**	**Plasmodiidae**	*Haemoproteus*	2, 13, 16
				Leucocytozoon	2, 13, 16
				Plasmodium	2, 13, 16
				Hepatocystis	2, 15
		Piroplasmorida	**Babesiidae**	*Babesia*	2, 8, 9, 10, 11, 12, 14
			Theileriidae	*Theileria*	2, 8, 9, 10, 14
				Cytauxzoon	2, 12
Ciliophora	**Litostomatea**	**Trichostomatorida**	**Balantidiidae**	*Balantidium*	2, 11, 16
			Pycnotrichidae	*Buxtonella*	2, 8, 14
			Nyctotheridae	*Nyctotherus*	2, 16

Reino Fungi

Filo	Classe	Ordem	Família	Gênero	Capítulos
Microsporidia	**Microsporea**	**Microspororida**	**Enterocytozoonidae**	*Encephalitozoon*	2, 12, 15
				Enterocytozoon	2
Ascomycota	**Pneumocystidomycetes**	**Pneumocystidales**	**Pneumocystidaceae**	*Pneumocystis*	2, 8

Reino Chromalveolata

Filo	Classe	Ordem	Família	Gênero	Capítulos
Opalinata	**Blastocystae**	**Blastocystida**	**Blastocystidae**	*Blastocystis*	2, 13, 16

Reino Bacteria

Filo	Classe	Ordem	Família	Gênero	Capítulos
Proteobacteria	**Alphaproteobacteria**	**Rickettsiales**	**Rickettsiaceae**	*Rickettsia*	2, 8, 9, 12, 15
			Anaplasmataceae	*Anaplasma*	2, 8, 9, 10, 12, 14
				Ehrlichia	2, 8, 9, 12
				Aegyptianella	2, 13
		Rhizobiales	**Bartonellaceae**	*Rochalimaea*	2
				Bartonella	2
				Grahamella	2
		Legionellales	**Coxiellaceae**	*Coxiella*	2
				Neorickettsia	2, 10, 12
Firmicutes	**Mollicutes**	**Mycoplasmatales**	**Mycoplasmataceae**	*Eperythrozoon*	2, 8, 9, 11
				Haemobartonella	2, 12

Entomologia Veterinária

Reino Animalia

Filo	Classe	Ordem (Subordem)	Família (Subfamília)	Gênero	Capítulos
Arthropoda	**Insecta**	**Hemiptera**	Cimicidae	*Cimex*	3
			Reduviidae	*Triatoma*	3, 17
				Rhodnius	3, 17
				Panstrongylus	3
		Diptera			
		(Nematocera)	Ceratopogonidae	*Culicoides*	3, 17
			Simuliidae	*Simulium*	3, 17
			Psychodidae	*Phlebotomus*	3, 17
				Lutzomyia	3, 17
			Culicidae	*Aedes*	3, 17
				Anopheles	3, 17
				Culex	3, 17
		(Brachycera)	Tabanidae	*Chrysops*	3, 17
				Haematopota	3, 17
				Tabanus	3, 17
			Muscidae	*Musca*	3, 17
				Hydrotaea	3, 17
				Stomoxys	3, 17
				Haematobia	3, 17
			Fanniidae	*Fannia*	3, 17
			Hippoboscidae	*Hippobosca*	3, 17
				Melophagus	3, 9
				Lipoptena	3, 17
				Pseudolynchia	3, 16
			Glossinidae	*Glossina*	3, 17
			Calliphoridae	*Lucilia*	3, 8, 9, 17
				Calliphora	3, 8, 17
				Protophormia	3, 9, 17
				Phormia	3, 9, 17
				Cochliomyia	3, 17
				Chrysomya	3, 17
				Cordylobia	3, 17
			Sarcophagidae	*Sarcophaga*	3, 17
				Wohlfahrtia	3, 17
			Oestridae		
			(Oestrinae)	*Oestrus*	3, 9, 14
				Rhinoestrus	3, 10
				Gedoelstia	3, 9
				Cephenemyia	3, 14
				Cephalopina	3, 14
				Oedemagena	3, 14
				Pharyngomyia	3, 14
			(Gasterophilinae)	*Gasterophilus*	3, 10
			(Hypodermatinae)	*Hypoderma*	3, 8, 14
				Przhevalskiana	3, 9
			(Cuterebrinae)	*Cuterebra*	3, 15
				Dermatobia	3, 17

Reino Animalia *(Continuação)*

Filo	Classe	Ordem (Subordem)	Família (Subfamília)	Gênero	Capítulos
		Phthiraptera			
		(Anoplura)	Haematopinidae	*Haematopinus*	3, 8, 10, 11
			Linognathidae	*Linognathus*	3, 8, 9, 12
				Solenopotes	3, 8
			Microthoraciidae	*Microthoracius*	3, 14
			Polyplacidae	*Polyplax*	3, 15
				Haemodipsus	3
		(Amblycera)	Menoponidae	*Menacanthus*	3, 13
				Menopon	3, 13
				Holomenopon	3, 13
				Ciconiphilus	3, 13
				Trinoton	3, 13
				Amyrsidea	3, 13
				Mecanthus	3, 13
			Boopidae	*Heterodoxus*	3, 12
			Gyropidae	*Gyropus*	3, 15
				Gliricola	3, 15
			Trimenoponidae	*Trimenopon*	3, 15
		(Ischnocera)	Philopteridae	*Cuclotogaster*	3, 13
				Lipeurus	3, 13
				Struthiolipeurus	3, 16
				Meinertzhageniella	3, 16
				Dahlemhornia	3, 16
				Goniodes	3, 13
				Goniocotes	3, 13
				Anaticola	3, 13
				Acidoproctus	3, 13
				Anatoecus	3, 13
				Ornithobius	3, 13
				Columbicola	3, 16
				Lagopoecus	3, 13
			Trichodectidae	*Felicola*	1, 12
				Trichodectes	1, 12
			Bovicolidae	*Bovicola*	1, 8, 9, 10
		Siphonaptera	Ceratophyllidae	*Ceratophyllus*	3, 17
				Nosopsyllus	3, 15, 17
			Pulicidae	*Ctenocephalides*	3, 12, 17
				Spilopsyllus	3, 17
				Echidnophaga	3, 17
				Pulex	3, 17
				Xenopsylla	3, 15, 17
				Archaeopsylla	3, 17
				Tunga	3, 17
			Leptopsyllidae	*Leptopsylla*	3, 17
	Arachnida	**Ixodida**	Ixodidae	*Ixodes*	3, 17
				Dermacentor	3, 17
				Rhipicephalus	3, 17
				(Boophilus)	3, 17
				Haemaphysalis	3, 17
				Amblyomma	3, 17
				Hyalomma	3, 17

(Continua)

Reino Animalia (*Continuação*)

Filo	Classe	Ordem (Subordem)	Família (Subfamília)	Gênero	Capítulos
			Argasidae	*Argas*	3, 17
				Otobius	3, 17
				Ornithodoros	3, 17
		Astigmata	Sarcoptidae	*Sarcoptes*	3, 8, 9, 10, 11, 12, 14
				Notoedres	3, 12, 15
				Trixacarus	3, 15
			Psoroptidae	*Psoroptes*	3, 8, 9, 10, 14
				Chorioptes	3, 8, 9, 10, 14
				Otodectes	3, 12
			Knemidocoptidae	*Knemidocoptes*	3, 13
			Listrophoridae	*Leporacarus*	3, 15
			Myocoptidae	*Mycoptes*	3, 15
			Cytoditidae	*Cytodites*	3, 13, 16
			Laminosioptidae	*Laminosioptes*	3, 13
			Analgidae	*Megninia*	3, 13
			Atopomelidae	*Chirodiscoides*	3, 15
			Dermoglyphidae	*Dermoglyphus*	3, 13
			Freyanidae	*Freyana*	3, 13
			Epidermoptidae	*Epidermoptes*	3, 13
				Microlichus	3, 13
				Promyialges	3, 13
			Pterolichidae	*Pterolichus*	3, 13
				Sideroferus	3, 13
			Gabuciniidae	*Gabucinia*	3, 16
			Hypoderidae	*Hypodectes*	3, 13
		Prostigmata	Demodicidae	*Demodex*	3, 8, 9, 10, 11, 12, 15
			Cheyletidae	*Cheyletiella*	3, 12
			Trombiculidae	*Trombicula*	3, 17
				Neotrombicula	3, 17
				Eutrombicula	3, 17
				Leptotrombidium	3, 15
				Neoschongastia	3, 13
			Psorergatidae	*Psorobia*	3, 8, 9, 15
			Pyemotidae	*Pyemotes*	3, 17
			Myobidae	*Myobia*	3, 15
				Radfordia	3, 15
			Syringophilidae	*Syringophilus*	3, 13
			Cloacaridae	*Cloacarus*	3
			Pterygosomatidae	*Geckobiella*	3, 16
				Pimeliaphilus	3, 16
				Hirstiella	3, 16
				Ixodiderma	3, 16
				Scapothrix	3, 16
				Zonurobia	3, 16
		Mesostigmata	Macronyssidae	*Ornithonyssus*	3, 13, 15
				Neoliponyssus	3, 16
				Ophionyssus	3, 16

Reino Animalia (*Continuação*)

Filo	Classe	Ordem (Subordem)	Família (Subfamília)	Gênero	Capítulos
			Dermanyssidae	*Dermanyssus*	3, 13, 15
				Liponyssoides	3, 15
			Halarachnidae	*Pneumonyssoides*	3, 12
				Pneumonyssus	3
				Raillietia	3, 8, 9
			Entonyssidae	*Entonyssus*	3, 16
				Entophionyssus	3, 16
				Mabuyonysus	3, 16
			Rhinonyssidae	*Sternosoma*	3, 13
			Laelapidae	*Hirstionyssus*	3, 15
				Haemogamasus	3, 16
				Eulaelaps	3, 16
				Laelaps	3, 16
				Androlaelaps	3, 16
	Maxillopoda				
	(Pentastomida)	Porocephalida	Linguatulidae	*Linguatula*	3, 16

Sumário

Encarte

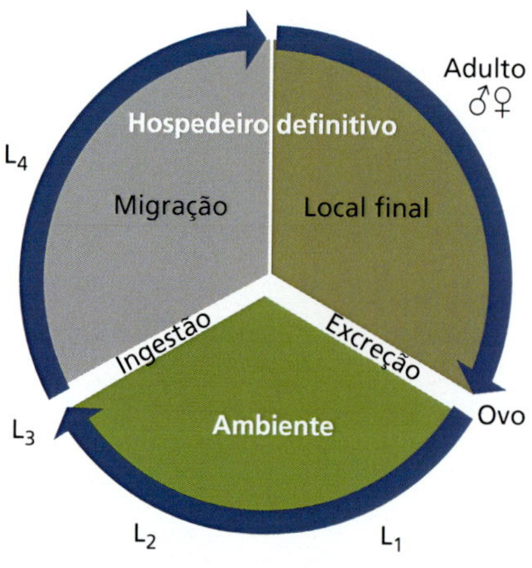

A. Ciclo evolutivo direto

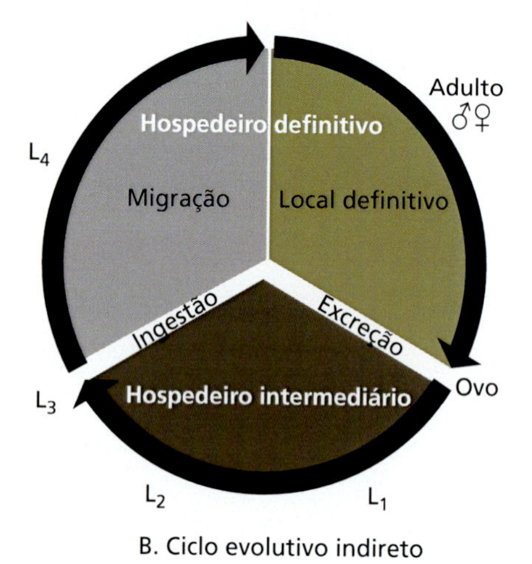

B. Ciclo evolutivo indireto

Figura 1.6 Ciclos evolutivos comuns de nematódeos: direto (**A**); indireto (**B**).

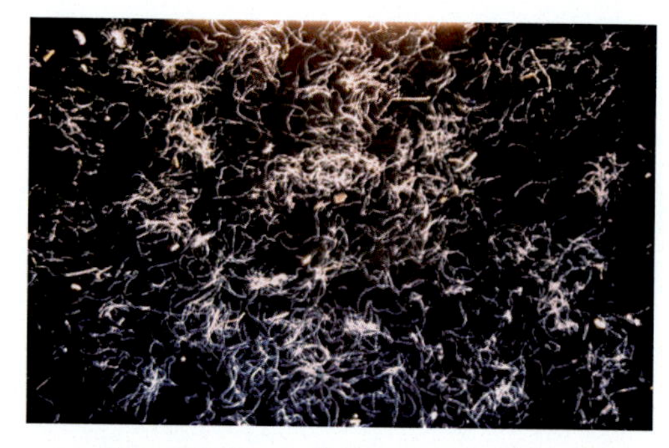

Figura 1.7 Vermes *Trichostrongylus* adultos.

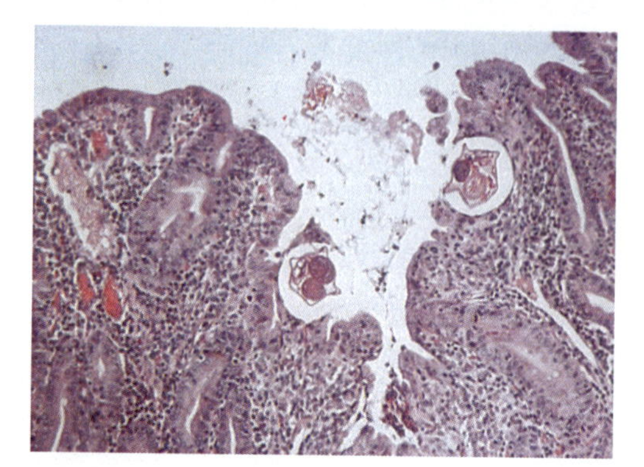

Figura 1.10 *Trichostrongylus vitrinus* em desenvolvimento na mucosa do intestino delgado.

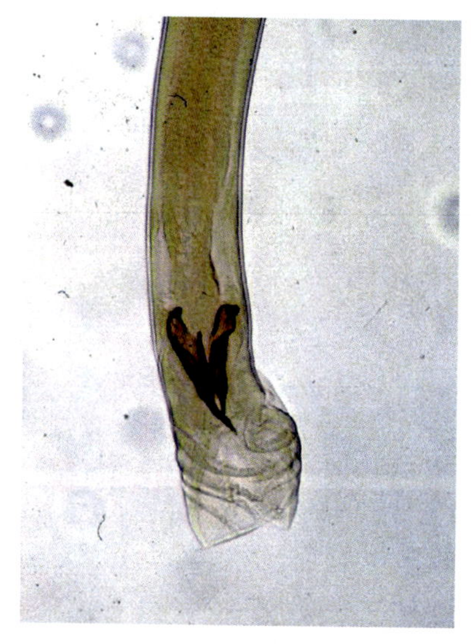

Figura 1.11 Bolsa copulatória e espícula de *Trichostrongylus axei*.

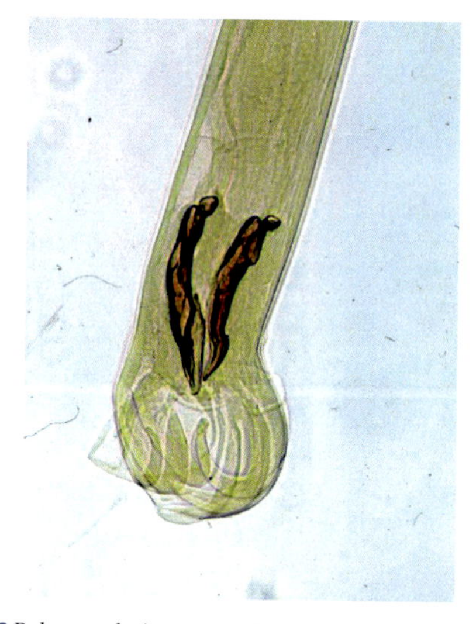

Figura 1.12 Bolsa copulatória e espícula de *Trichostrongylus colubriformis*.

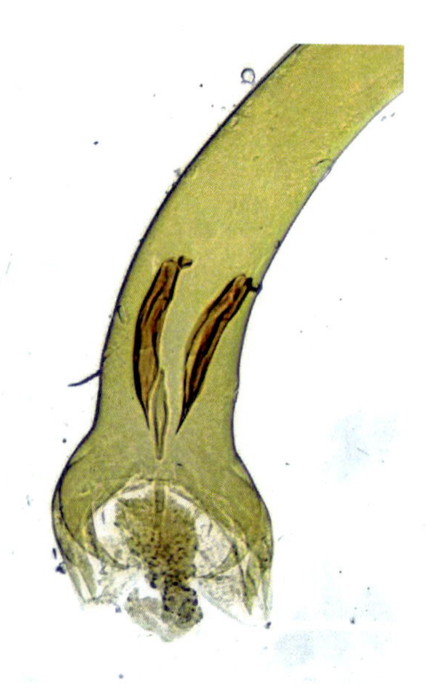

Figura 1.13 Bolsa copulatória e espícula de *Trichostrongylus vitrinus*.

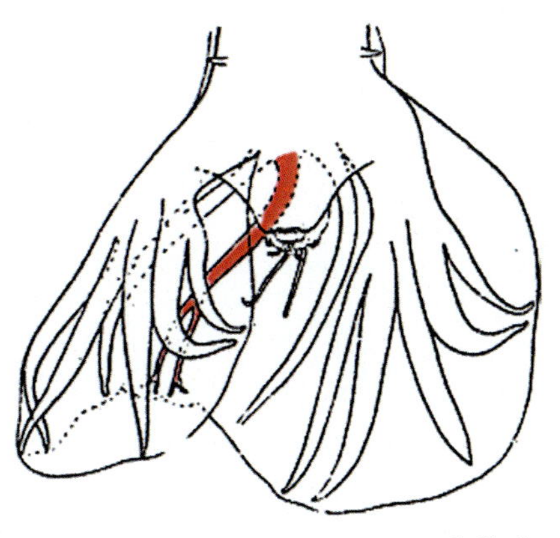

Figura 1.14 Bolsa copulatória de *Marshallagia marshalli*, destacando raio dorsal fino longo bifurcado. (Redesenhada de Ransom, 1907.)

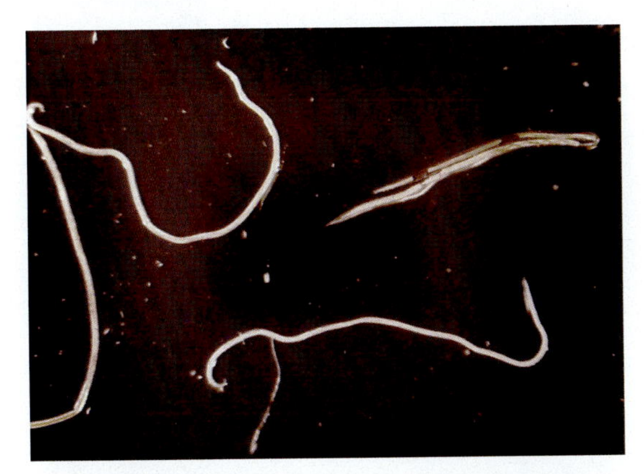

Figura 1.16 Vermes *Hyostrongylus rubidus* adultos.

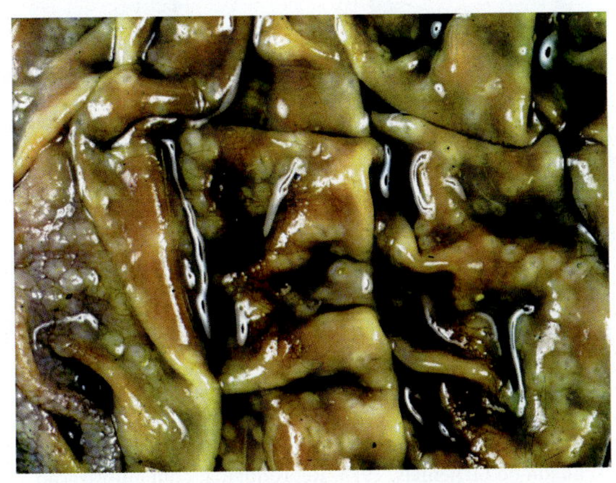

Figura 1.17 *Ostertagia ostertagi* na mucosa do abomaso.

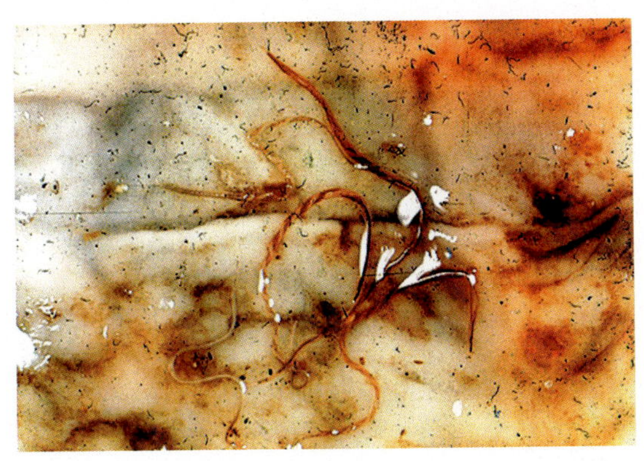

Figura 1.28 Vermes machos e fêmeas adultos de *Haemonchus contortus* na mucosa do abomaso.

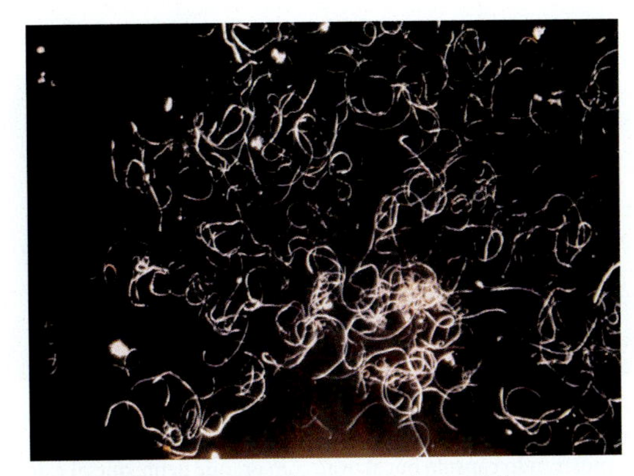

Figura 1.31 *Amidostomum anseris* adultos.

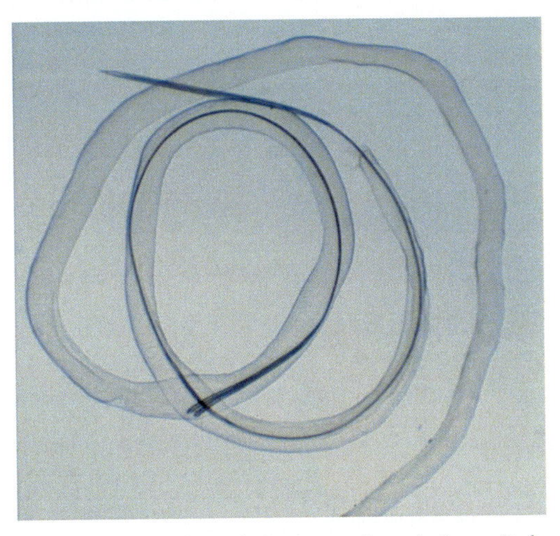

Figura 1.35 *Nematodirus dromedarii*, mostrando espículas muito longas do macho.

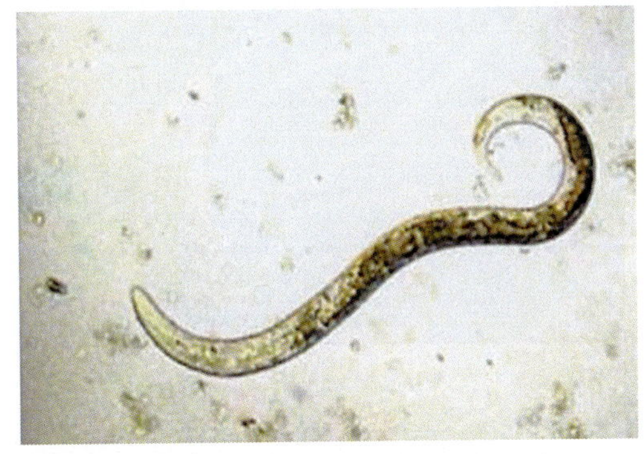

Figura 1.36 Larva de primeiro estágio de *Dictyocaulus viviparus*.

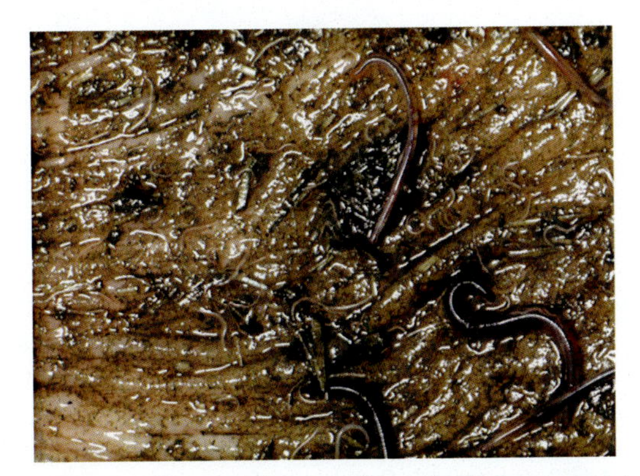

Figura 1.37 *Strongylus* spp. adultos (grandes estrôngilos) na mucosa intestinal; há, também, ciatostomíneos menores (pequenos estrôngilos).

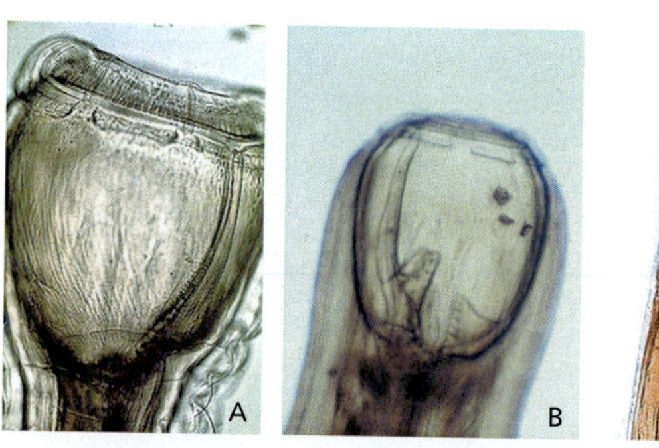

Figura 1.38 A. Parte anterior de *Strongylus edentatus* mostrando a cápsula bucal em formato de cálice, sem dentes. **B.** Parte anterior de *Strongylus equinus* mostrando cápsula bucal oval, com grande dente dorsal e dentes cônicos subventrais menores. **C.** Parte anterior de *Strongylus vulgaris* mostrando dentes arredondados, em formato de orelha, na base da cápsula bucal.

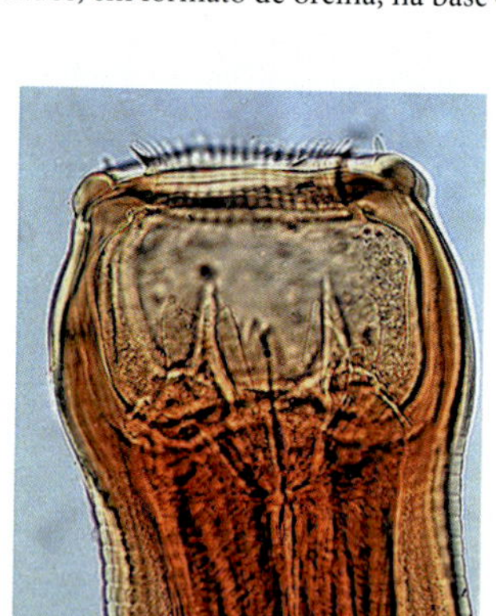

Figura 1.39 Cabeça de *Triodontophorus* spp. mostrando a localização dos dentes na base da cápsula bucal.

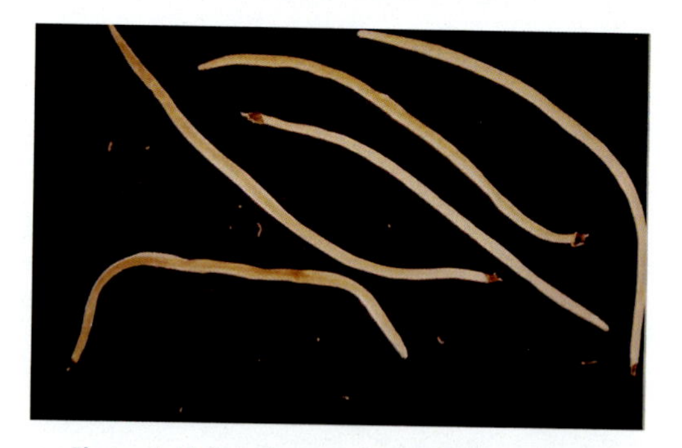

Figura 1.41 *Oesophagostomum venulosum* adultos.

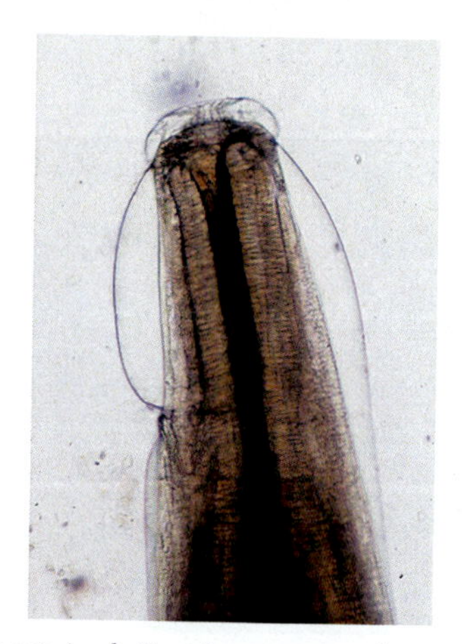

Figura 1.43 Parte anterior de *Oesophagostomum radiatum* mostrando grande vesícula cefálica.

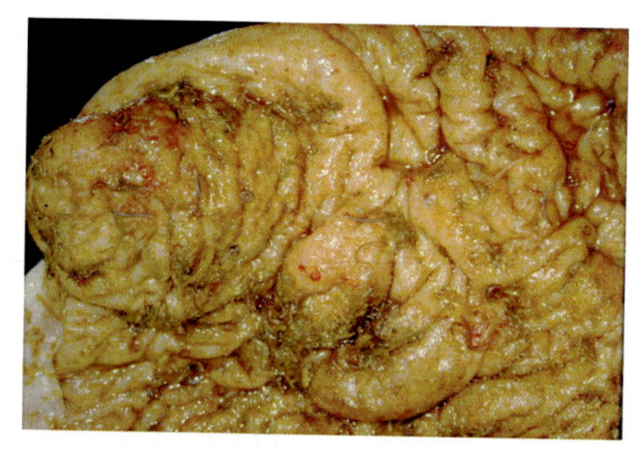

Figura 1.44 Pequenos estrôngilos (ciatostomíneos) na mucosa do cólon ventral.

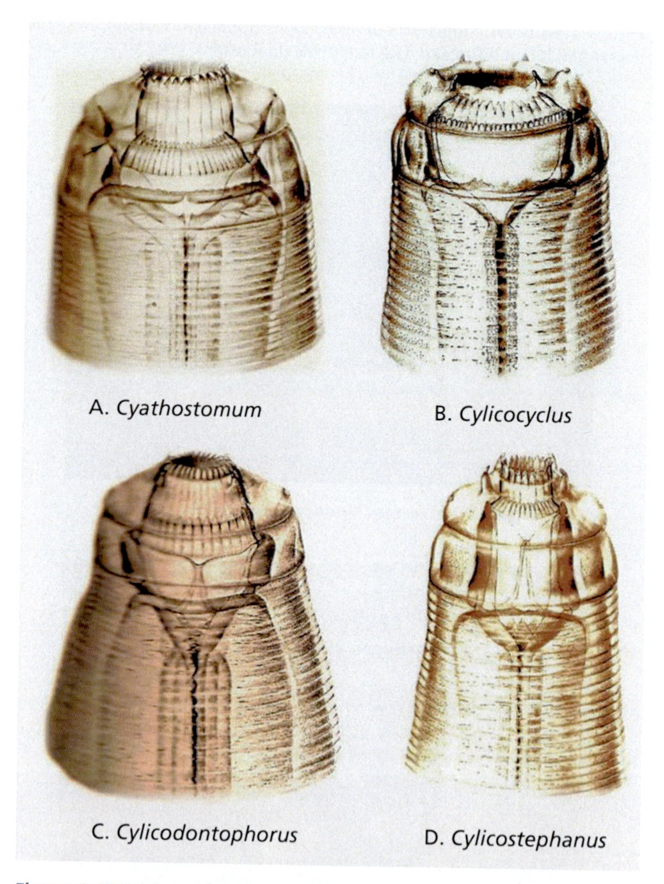

Figura 1.45 Ciastotomíneos mostrando aspectos característicos da cabeça e da cápsula bucal, utilizados na identificação de gêneros e espécies: (**A**) *Cyathostomum*; (**B**) *Cylicocyclus*; (**C**) *Cylicodontophorus*; (**D**) *Cylicostephanus*. (Redesenhada de Lichenfels, 1975. Reproduzida, com autorização, de Helminthological Society of Washington.)

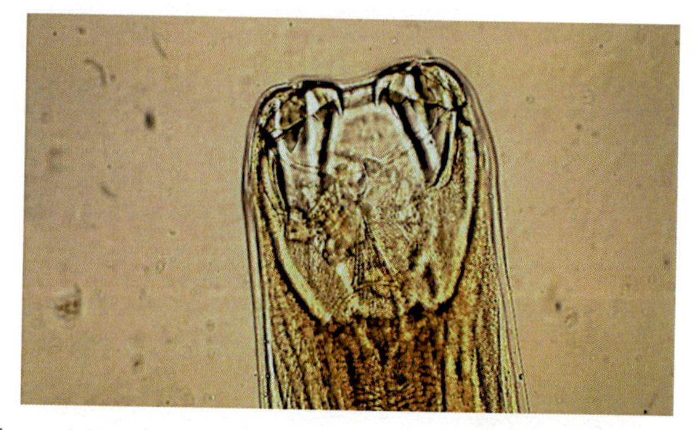

Figura 1.47 Cabeça de *Ancylostoma caninum* mostrando grande cápsula bucal contendo pares de dentes.

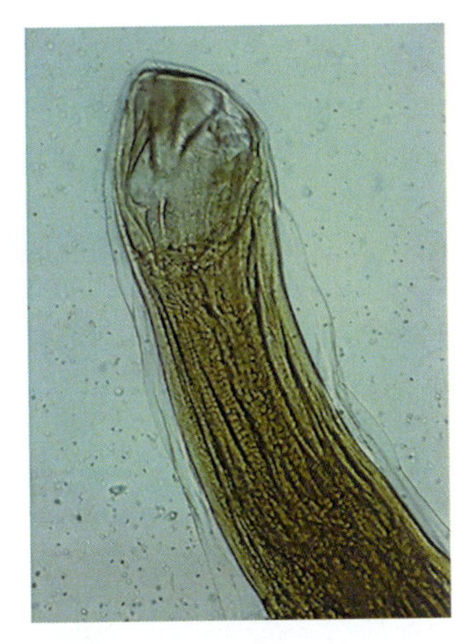

Figura 1.48 Cabeça de *Uncinaria stenocephala* mostrando cápsula bucal em formato de funil e par de placas quitinosas.

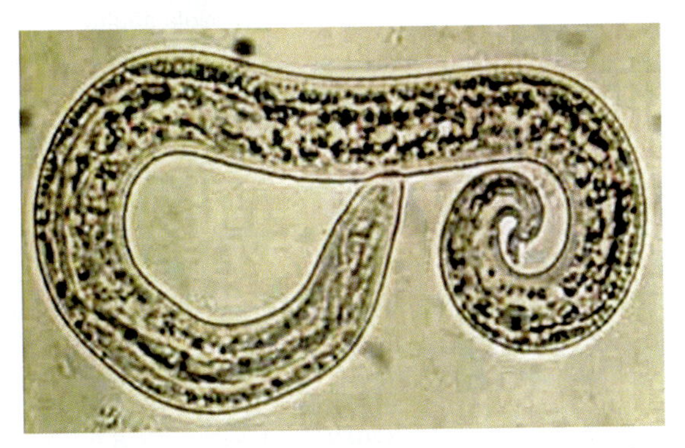

Figura 1.50 L_1 de *Aelurostrongylus abstrusus*: a cauda em formato de S contém um espinho subterminal.

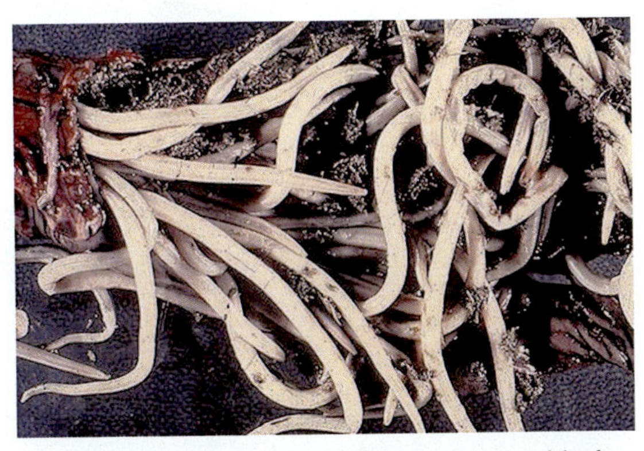

Figura 1.53 *Parascaris equorum* adultos no intestino delgado.

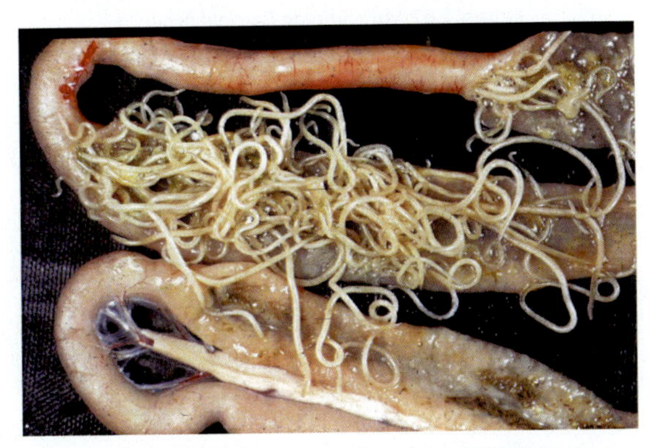

Figura 1.54 *Ascaridia galli* adultos no intestino delgado.

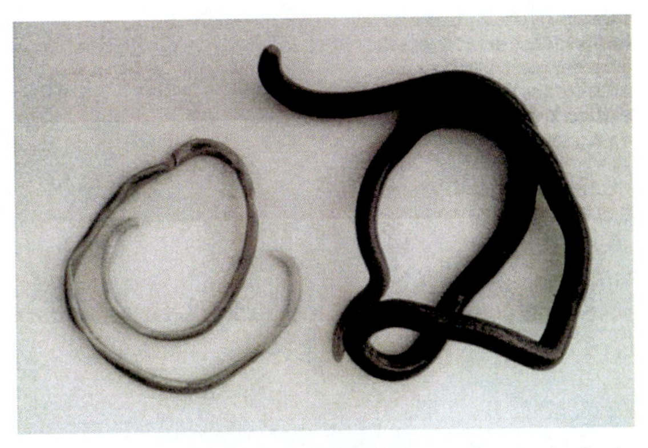

Figura 1.56 Macho e fêmea de *Dioctophyma renale*, parasita de rim.

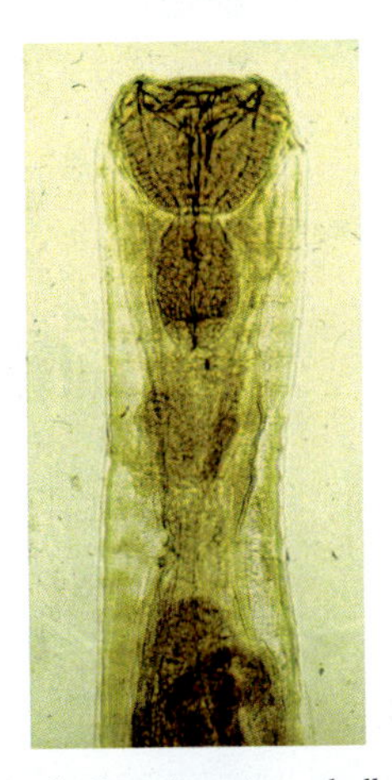

Figura 1.57 Cabeça de *Oxyuris equi* com bulbo esofágico duplo.

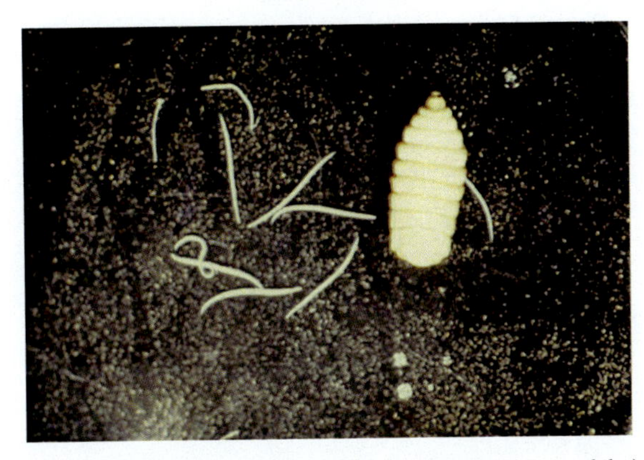

Figura 1.58 *Habronema* adultos ao lado de um berne (*Gastrophilus*).

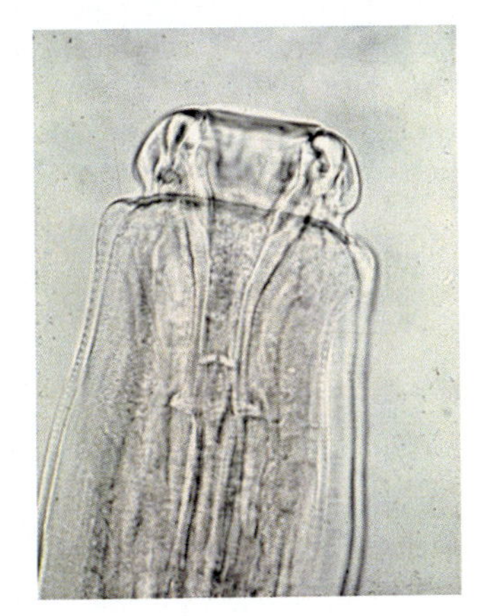

Figura 1.59 Cabeça de *Draschia megastoma*.

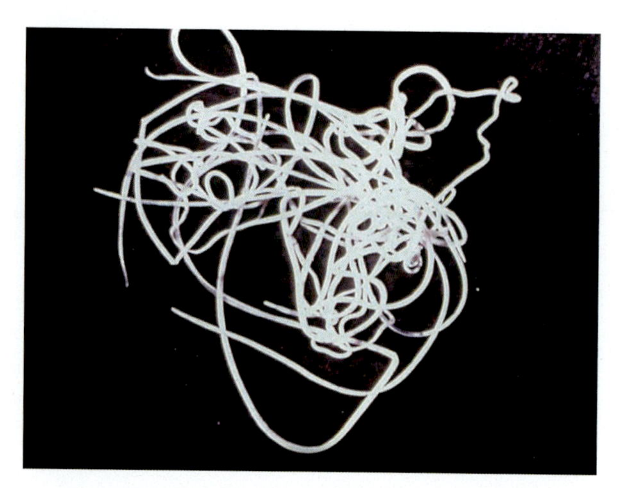

Figura 1.60 *Dirofilaria immitis* (verme do coração) adultas.

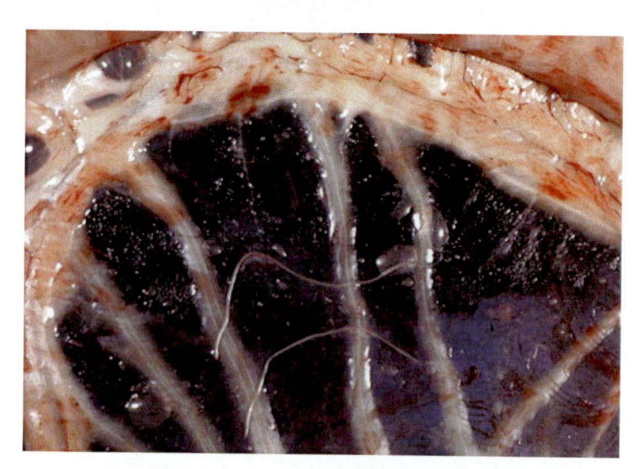

Figura 1.61 *Setaria labiato-papillosa* no mesentério de bovino.

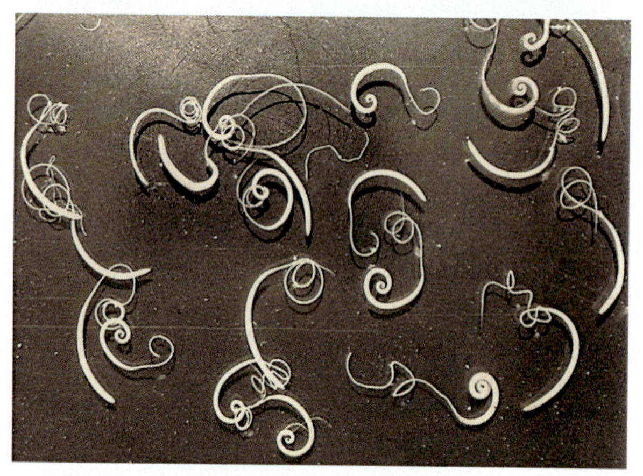

Figura 1.62 *Trichuris suis* adultos.

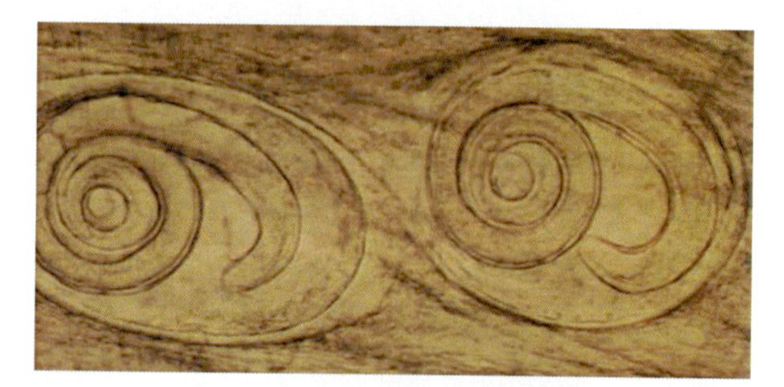

Figura 1.63 Larva infectante espiralada de *Trichinella spiralis* no músculo estriado.

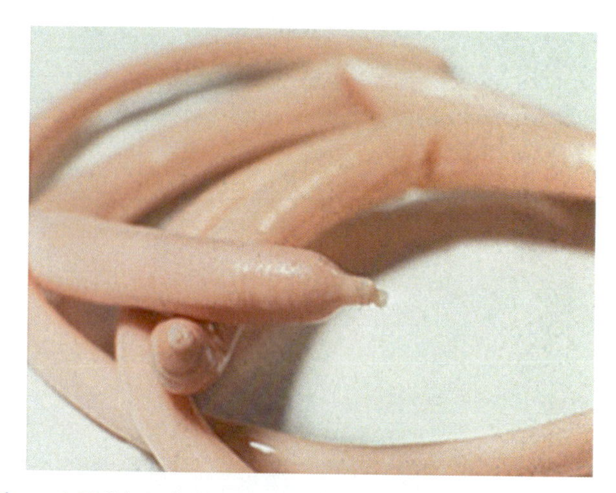

Figura 1.64 Cabeça de *Macracanthorhynchus hirudinaceus* mostrando probóscite retrátil.

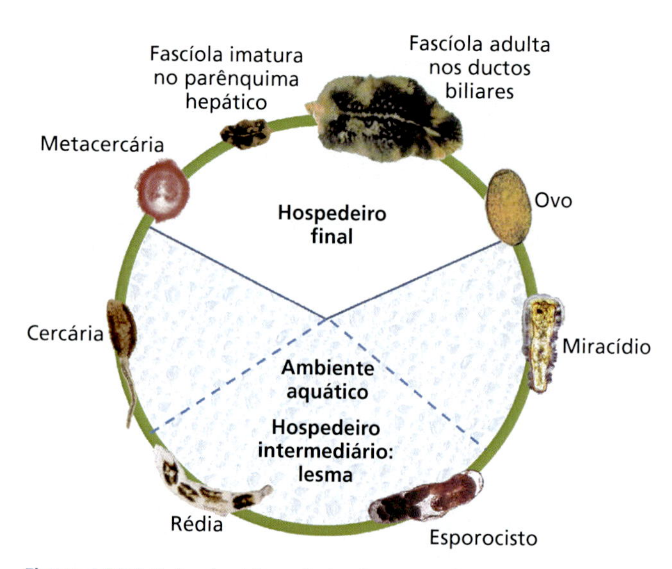

Figura 1.66 Estágios do ciclo evolutivo de trematódeo digenético (*Fasciola hepatica*).

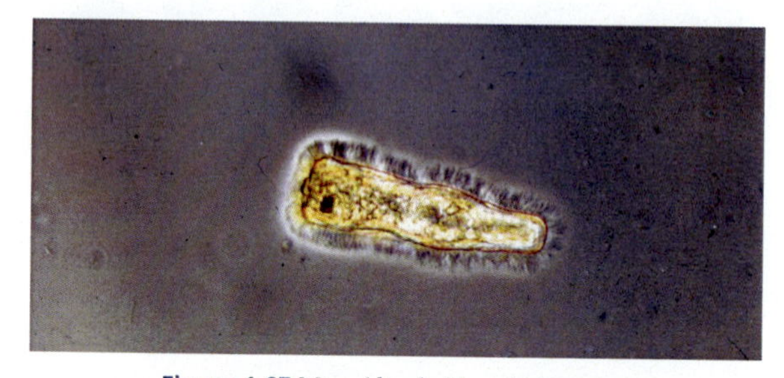

Figura 1.67 Miracídio de *Fasciola hepatica*.

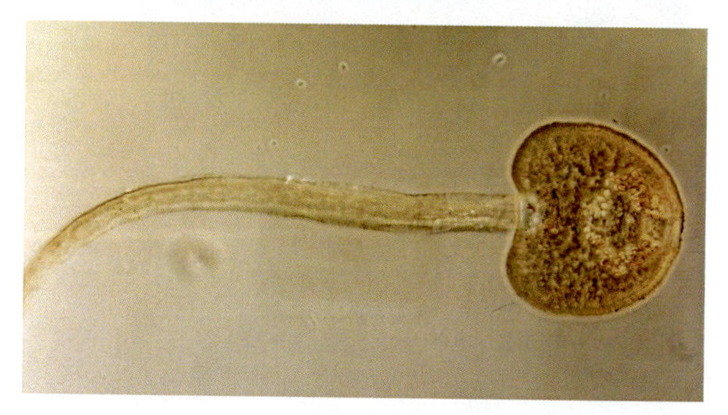

Figura 1.68 Cercária de *Fasciola hepatica*.

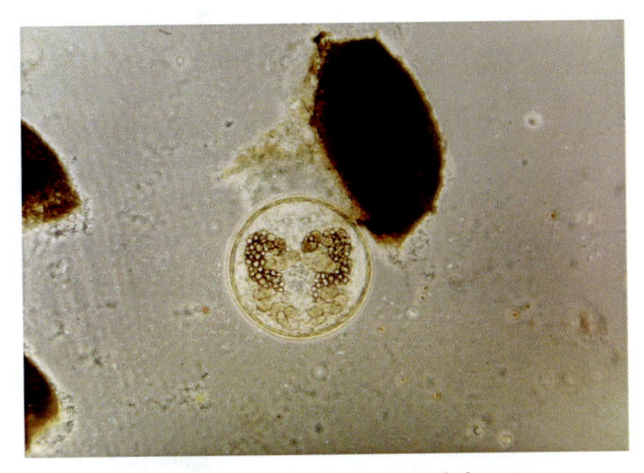

Figura 1.69 Metacercária de *Fasciola hepatica*.

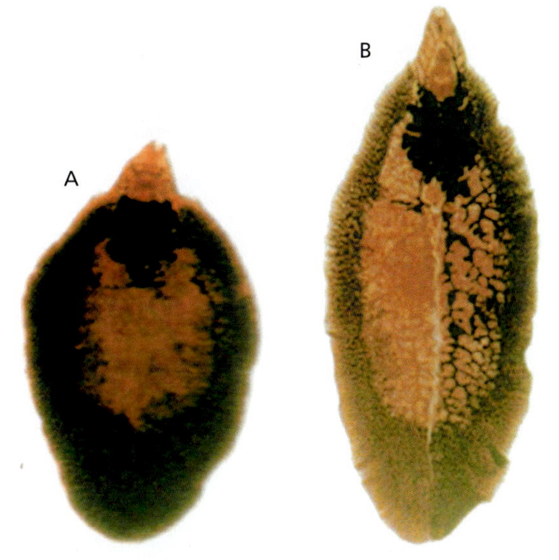

Figura 1.70 Esboço de (**A**) *Fasciola hepatica* e (**B**) *F. gigantica*. A primeira tem "ombros" mais largos e seu comprimento é menor.

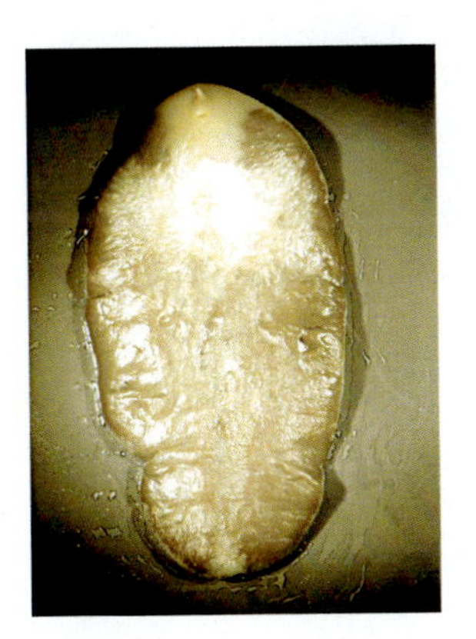

Figura 1.72 *Fascioloides magna*.

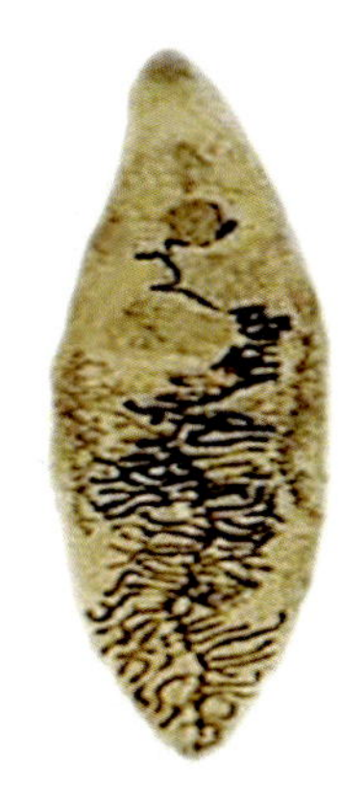

Figura 1.74 *Dicrocoelium dendriticum*.

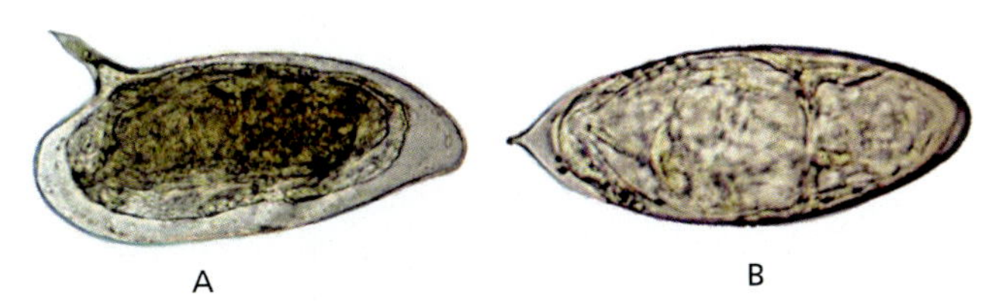

Figura 1.82 Morfologia dos ovos de *Schistosoma*: (**A**) grupo *Mansoni*; (**B**) grupo *haematobium*.

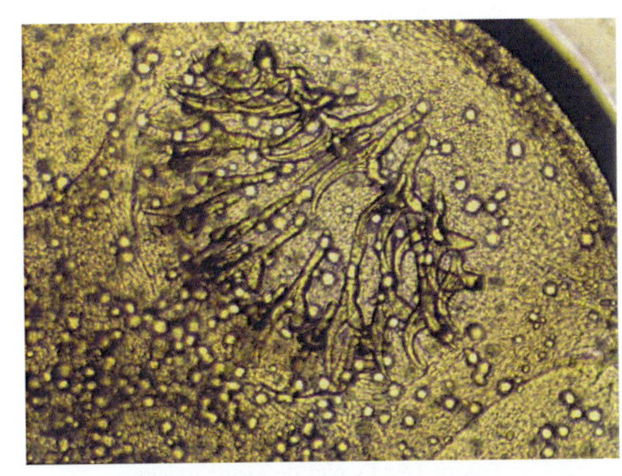

Figura 1.87 Ganchos no rostelo de *Taenia* (*Multiceps*) *multiceps*.

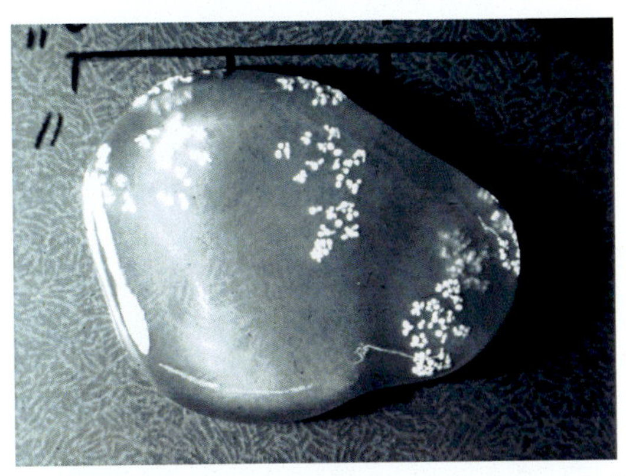

Figura 1.88 Estágio de metacestodo *Coenurus cerebralis* de *Taenia multiceps*.

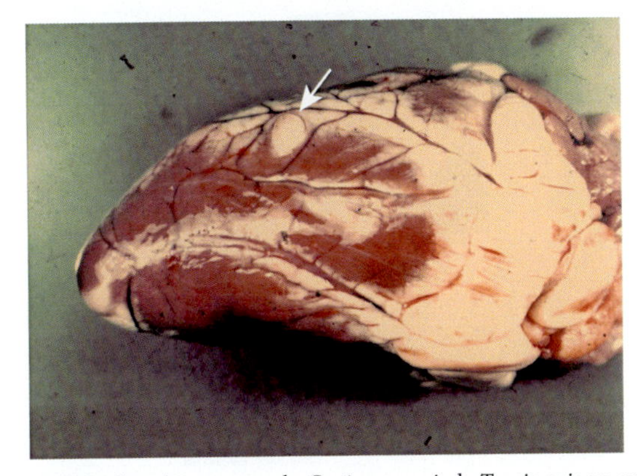

Figura 1.89 Estágio de metacestodo *Cysticercus ovis* de *Taenia ovis* no coração de ovino (seta).

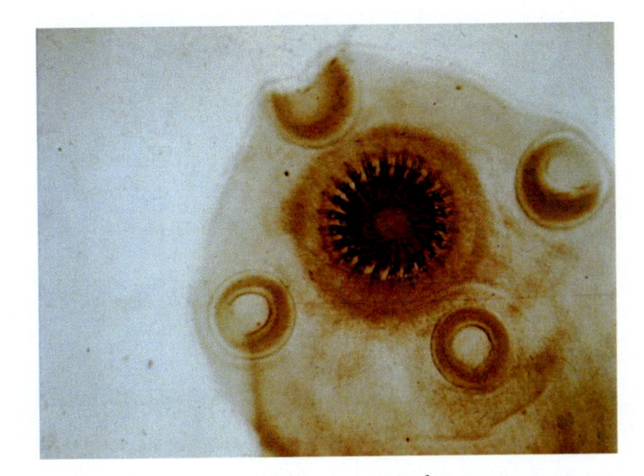

Figura 1.90 Escólex de *Taenia pisiformis* mostrando as quatro ventosas e o rostelo com ganchos.

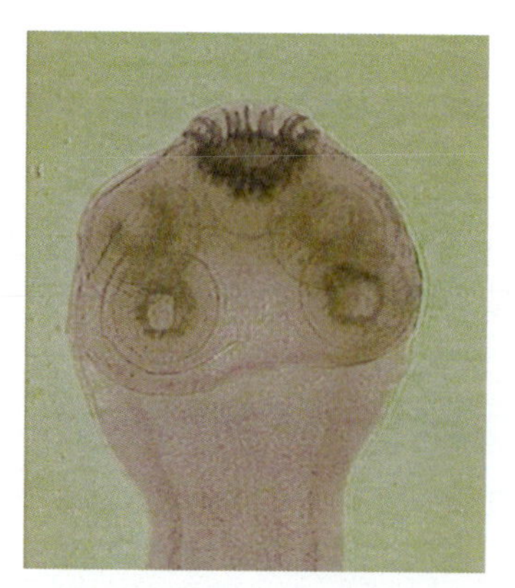

Figura 1.91 Escólex de *Taenia serialis*.

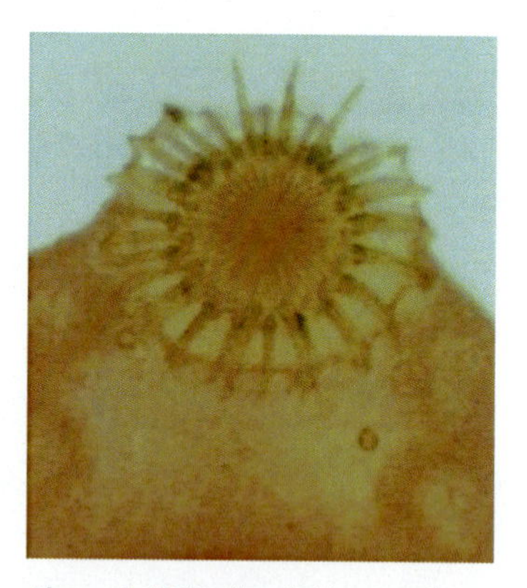

Figura 1.92 Escólex de *Taenia solium*.

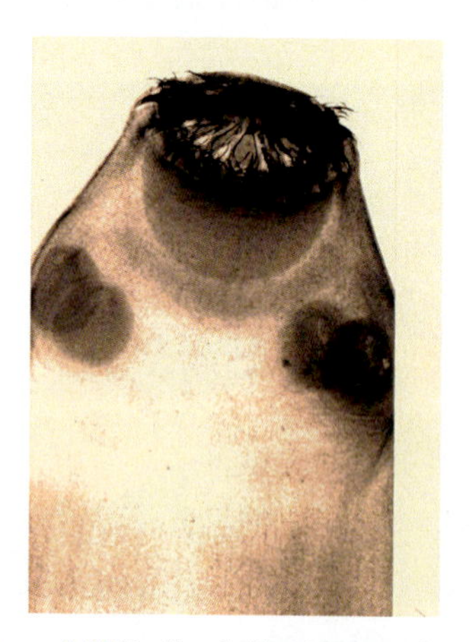

Figura 1.93 Escólex de *Taenia taeniaeformis*.

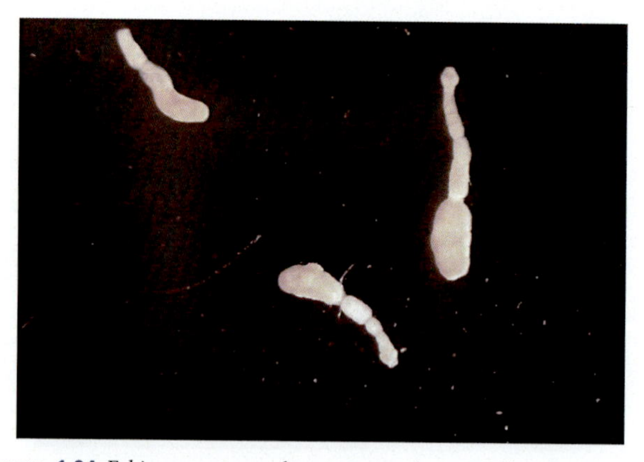

Figura 1.94 *Echinococcus granulosus* mostrando os escóleces e a grande proglote posterior grávida.

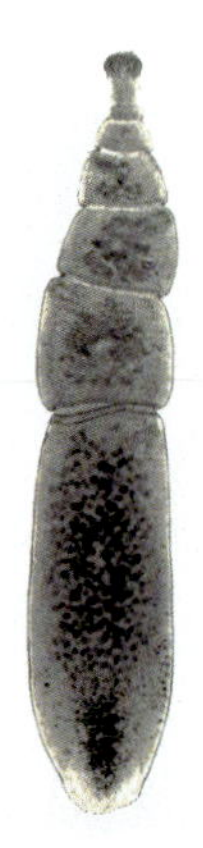

Figura 1.95 *Echinococcus multilocularis*.

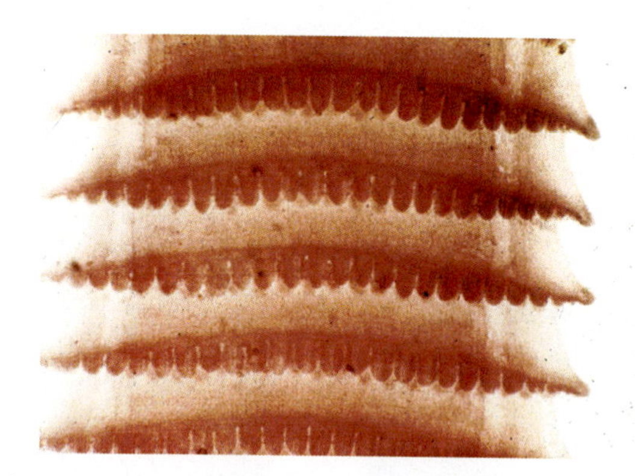

Figura 1.98 *Thisanosoma actinoides* mostrando proglotes "franjadas".

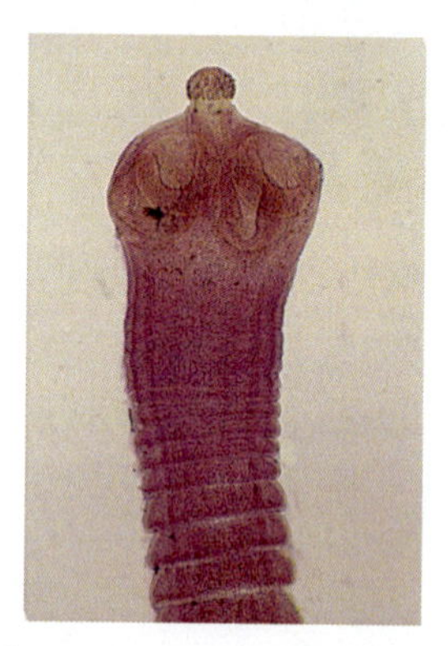

Figura 1.99 Escólex de *Dipylidium caninum* com quatro ventosas e rostelo protrusível.

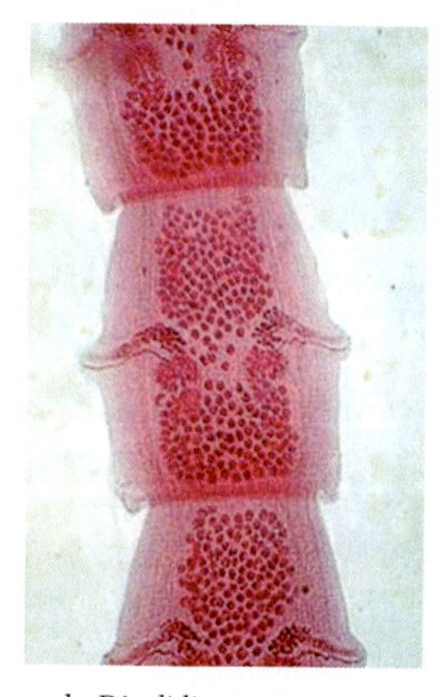

Figura 1.100 Proglotes de *Dipylidium caninum* com dois conjuntos de órgãos genitais.

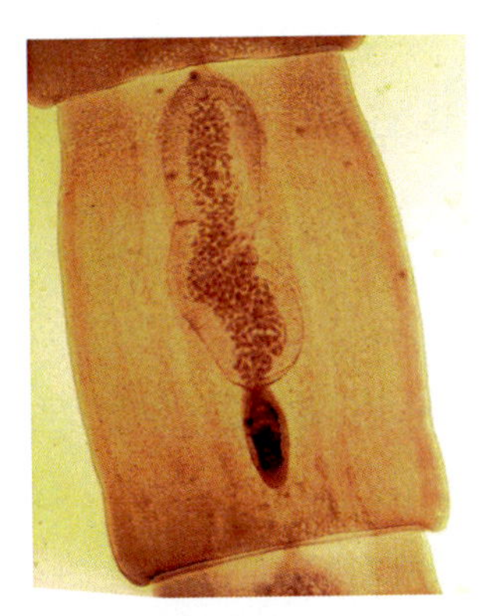

Figura 1.101 Proglotes de *Mesocestoides lineatus* com único conjunto de órgãos genitais central, com abertura dorsal.

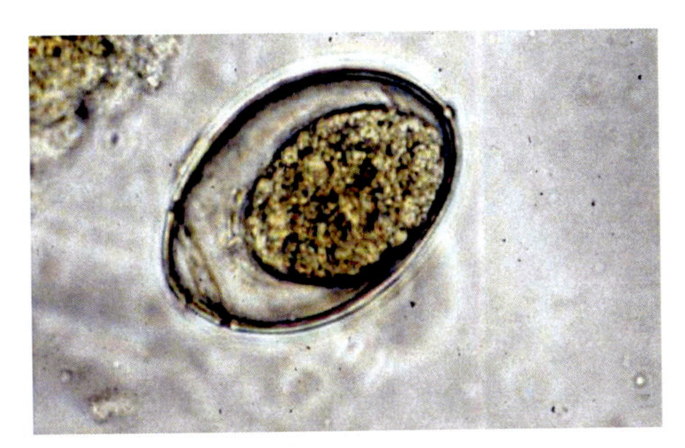

Figura 1.102 Ovo de *Diphyllobothrium latum*.

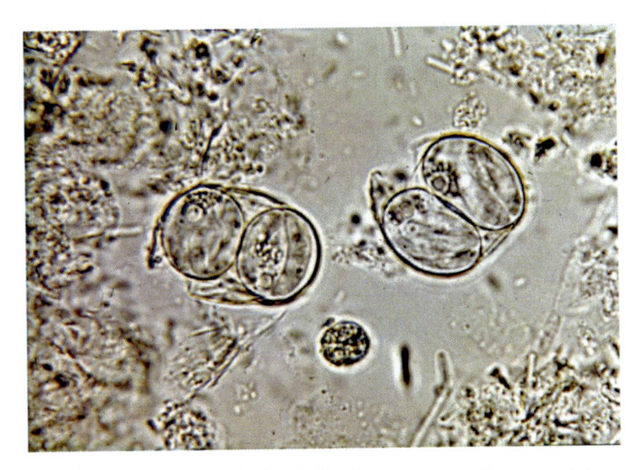

Figura 2.24 Oocisto esporulado de *Cystisospora*, com 2 esporocistos, cada um contendo 4 esporozoítas.

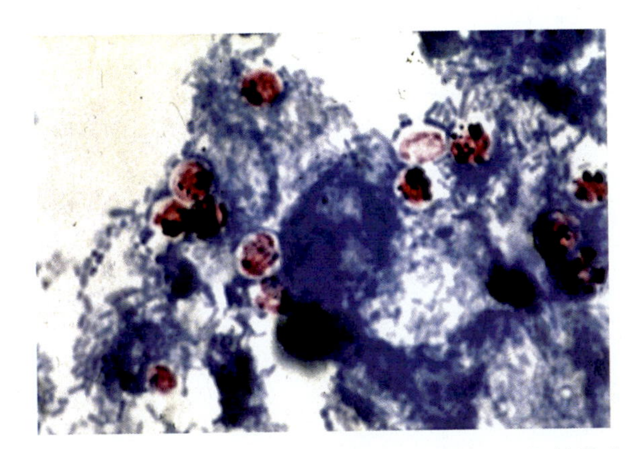

Figura 2.25 Oocistos de *Cryptosporidium parvum* (coloração Ziehl-Neelsen; 1.000 ×).

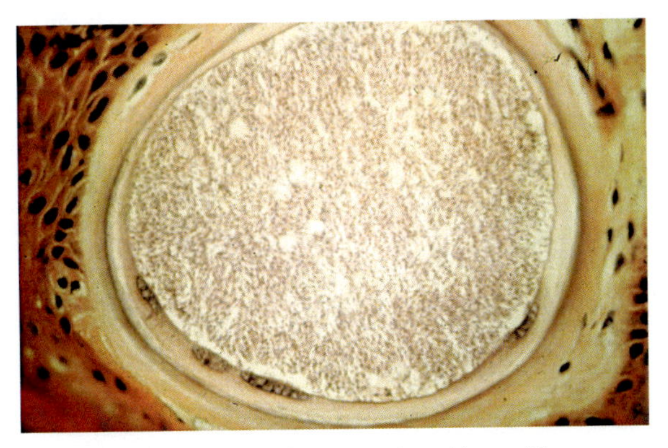

Figura 2.26 Cisto de *Besnoitia besnoiti* no tecido.

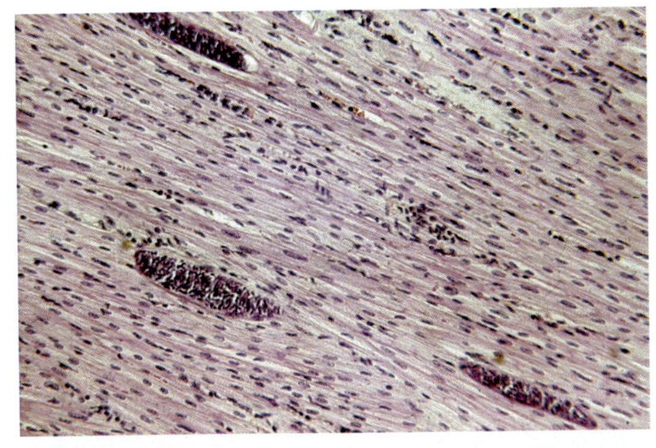

Figura 2.27 Sarcocistos em músculo de bovino.

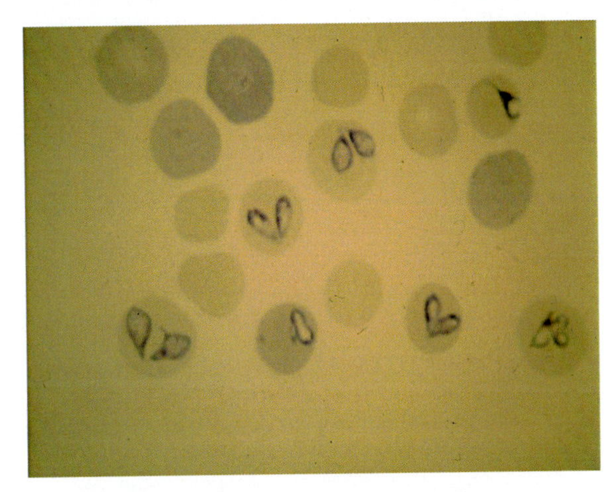

Figura 2.32 Estágios intraeritrocíticos de *Babesia canis*.

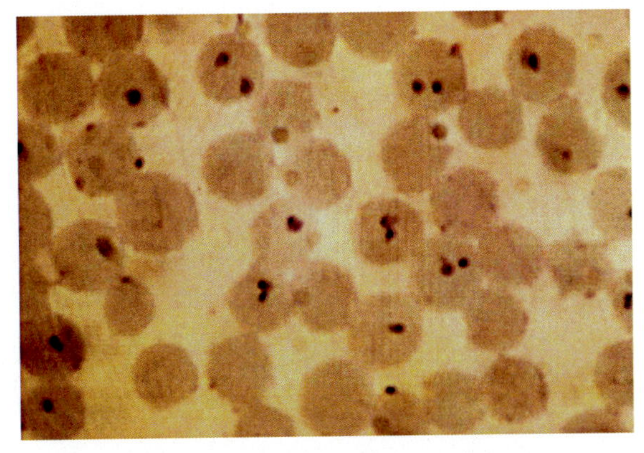

Figura 2.33 Estágios intraeritrocíticos de *Theileria parva*.

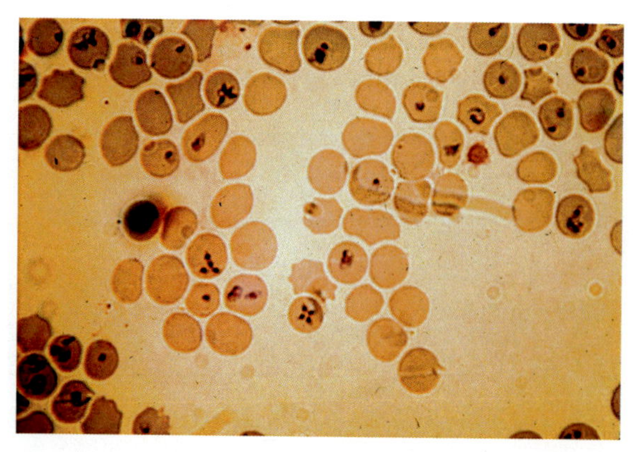

Figura 2.34 Estágios intraeritrocíticos de *Theileria equi*. A cruz de Malta característica de 4 microrganismos pode ser notada no interior do eritrócito (parte inferior central).

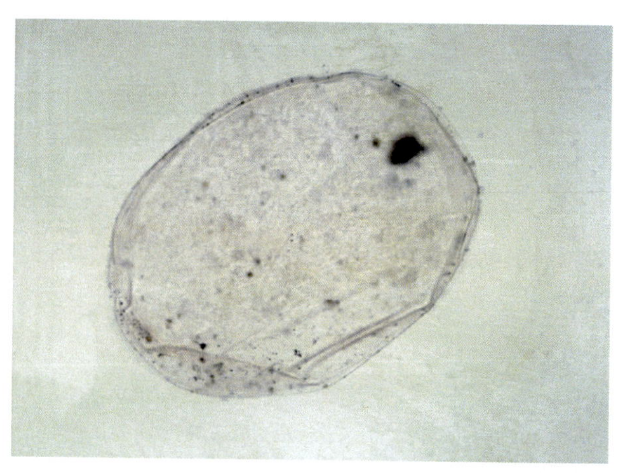

Figura 3.75 Ovo de pulga.

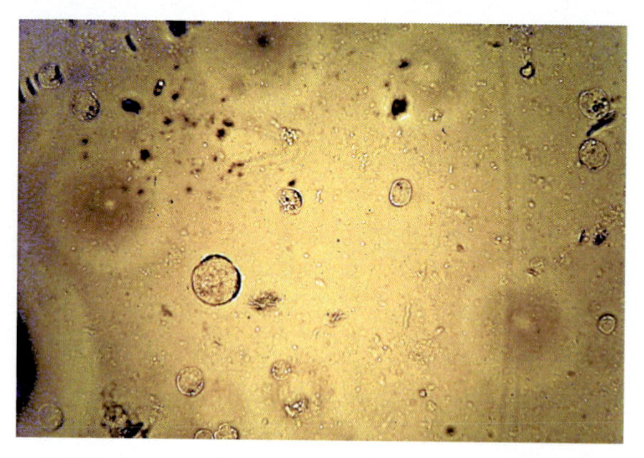

Figura 2.35 Formas vacuolares e císticas de *Blastocystis* spp. nas fezes de perdiz-vermelha.

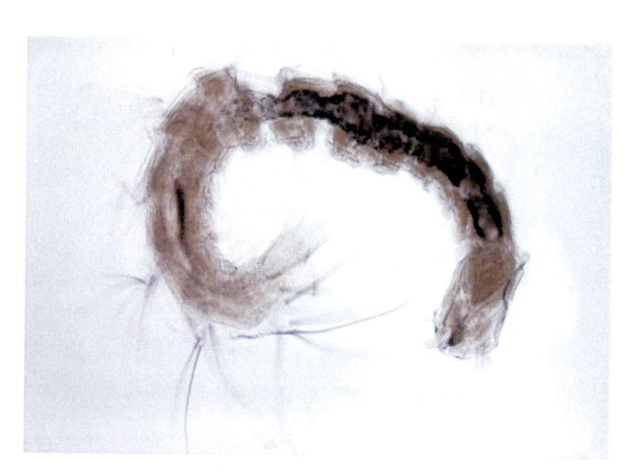

Figura 3.76 Larva de pulga.

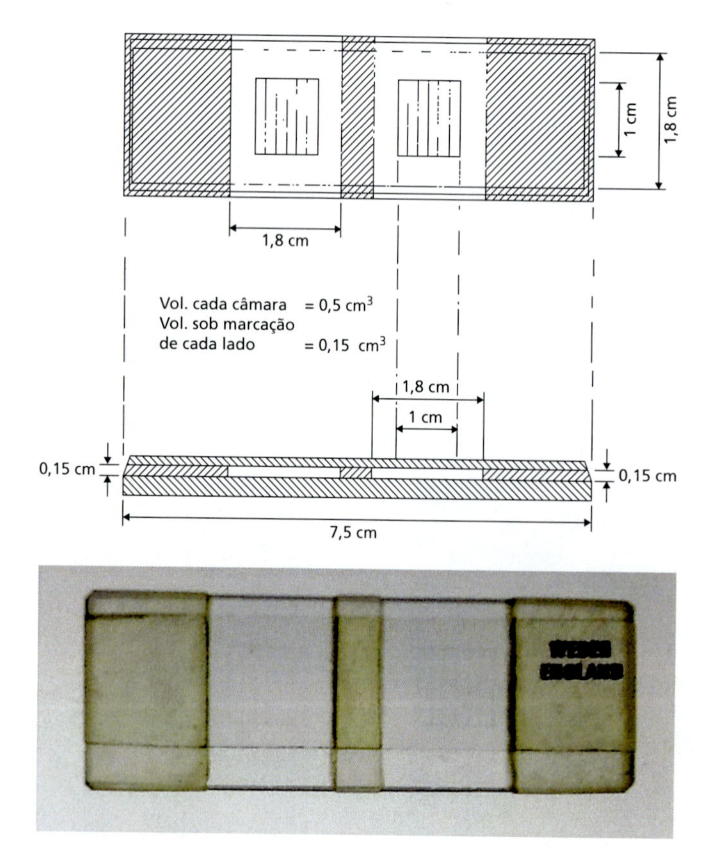

Figura 4.1 Lâmina de McMaster para estimativa do número de ovos de nematódeos nas fezes.

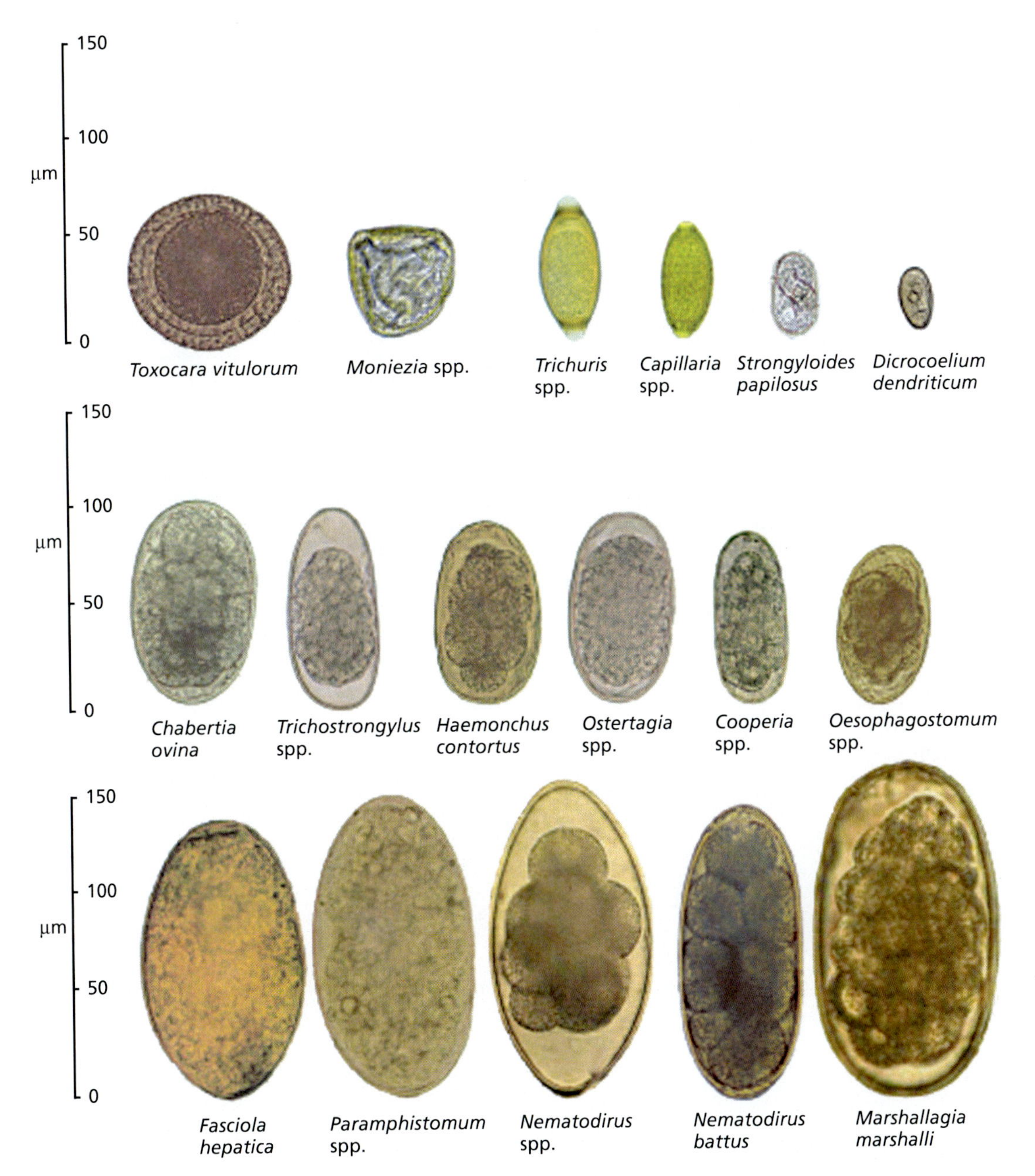

Figura 4.3 Ovos de helmintos de ruminantes.

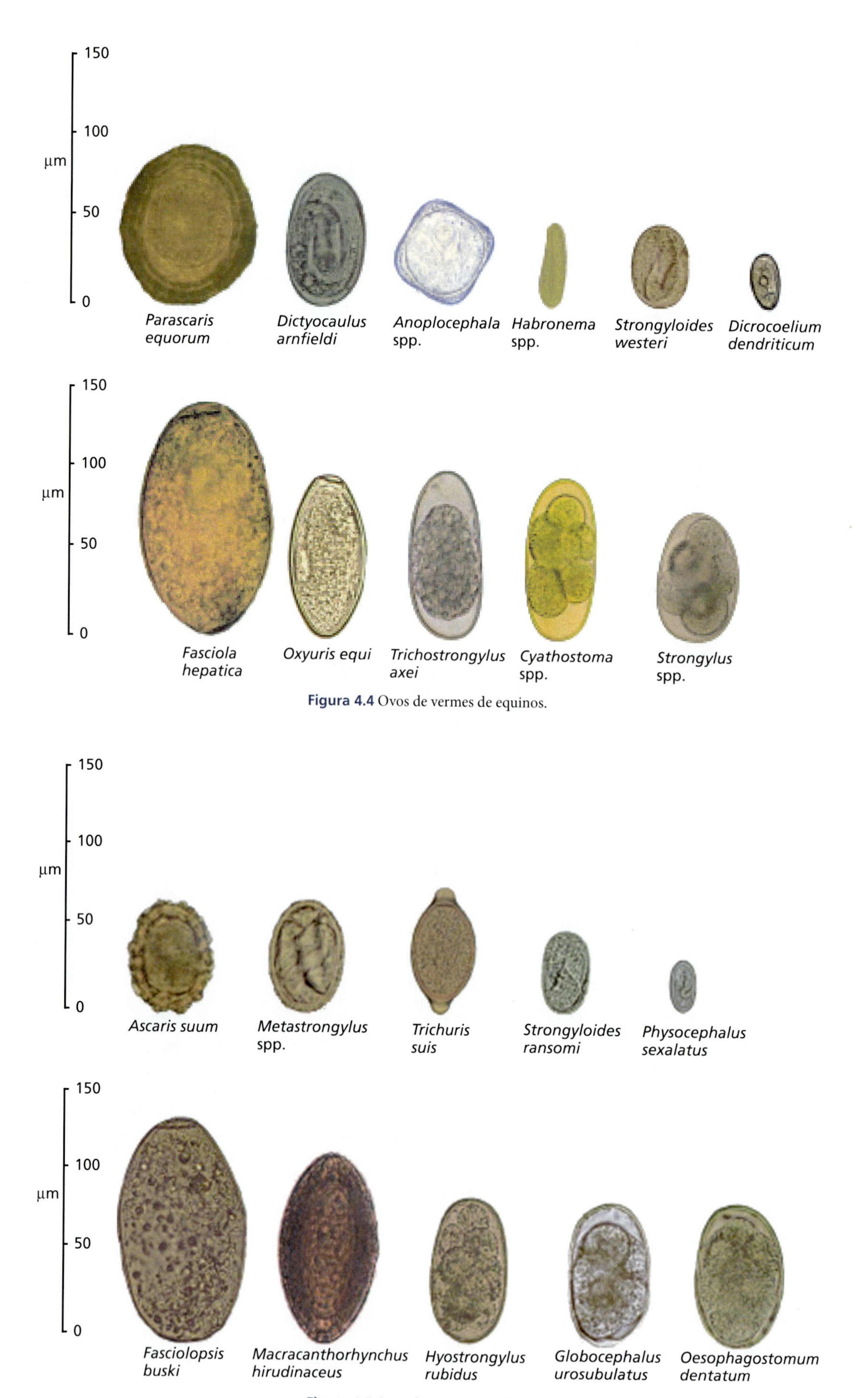

Figura 4.4 Ovos de vermes de equinos.

Figura 4.5 Ovos de vermes de suínos.

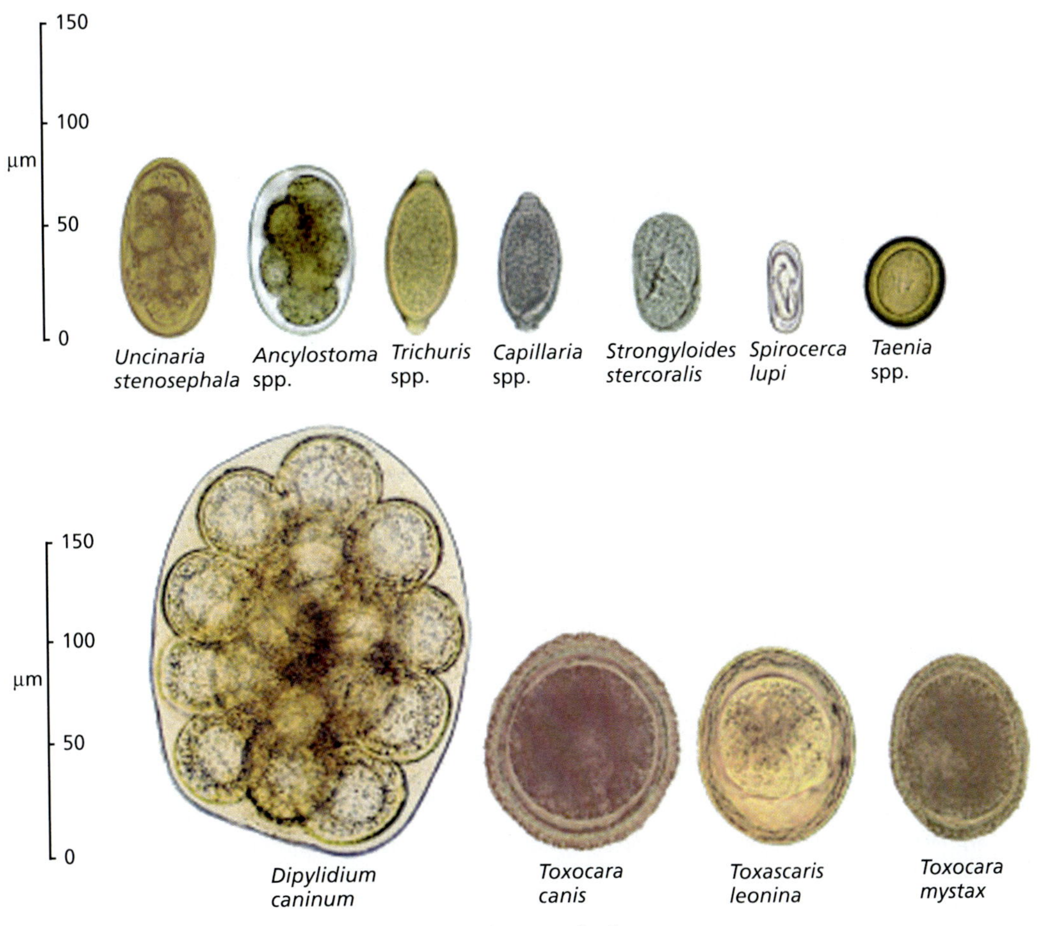

Figura 4.6 Ovos de vermes de cães e gatos.

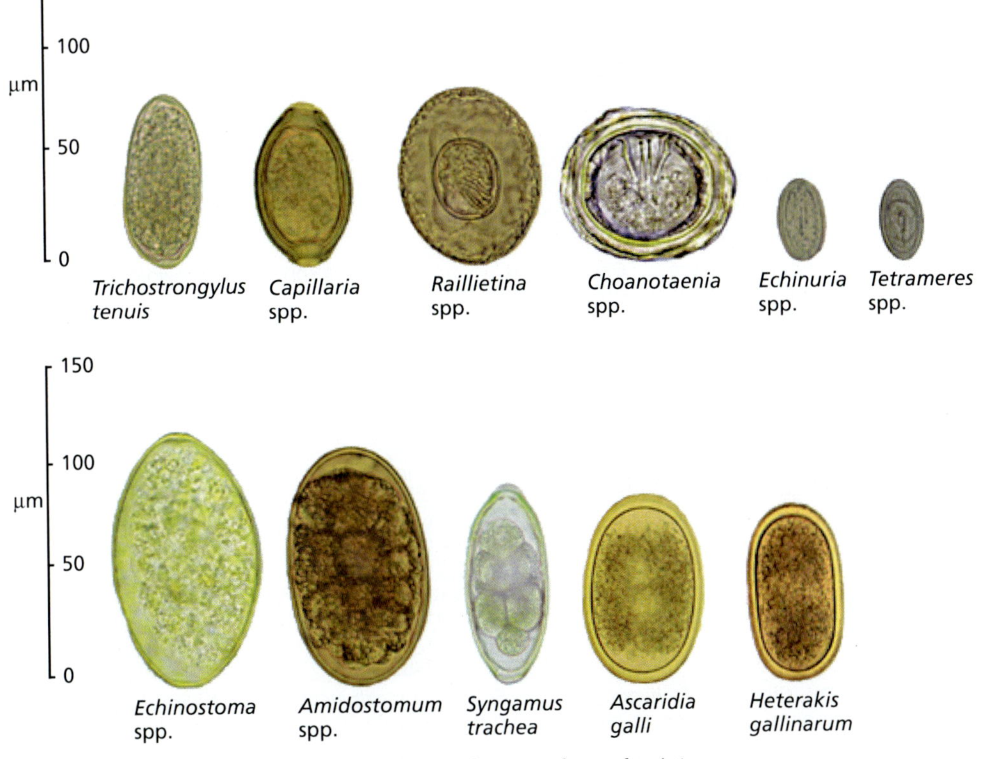

Figura 4.7 Ovos de vermes de aves domésticas.

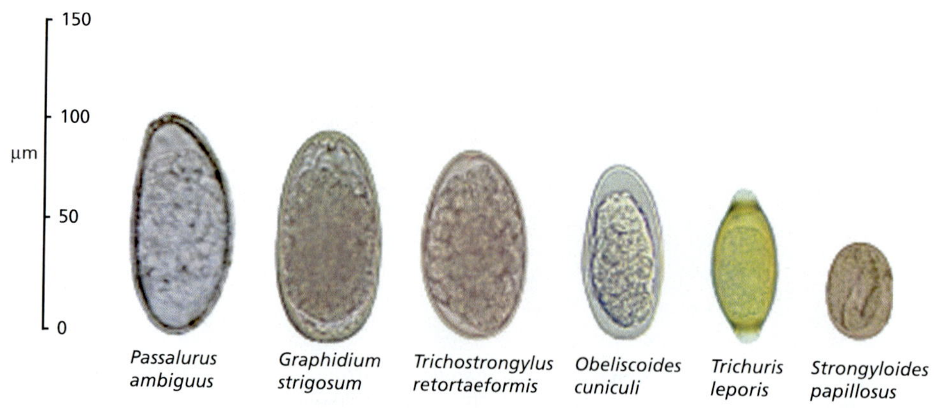

Figura 4.8 Ovos de vermes de coelhos.

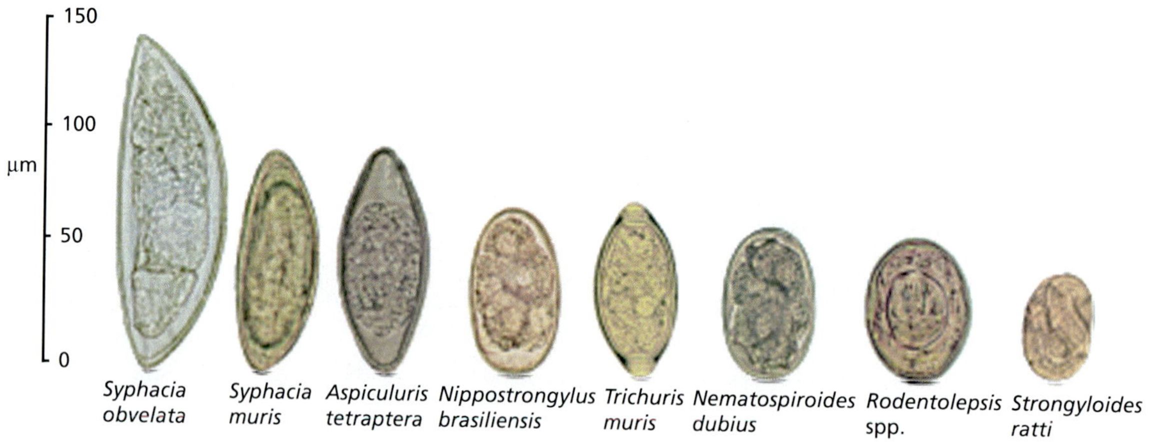

Figura 4.9 Ovos de vermes de roedores.

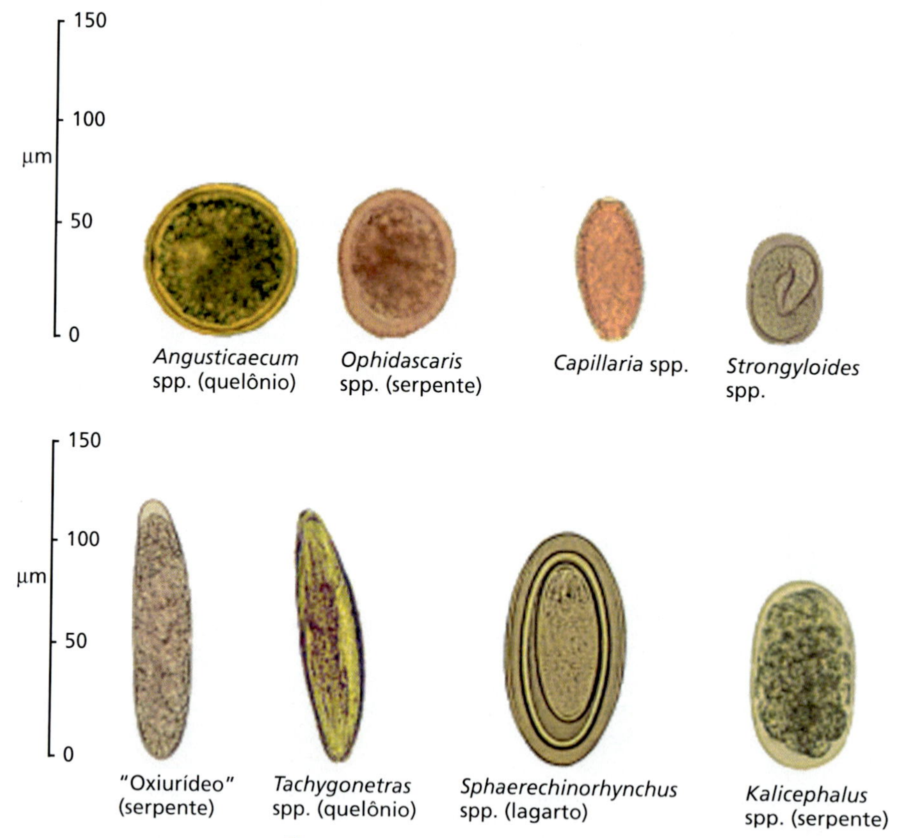

Figura 4.10 Ovos de vermes de répteis.

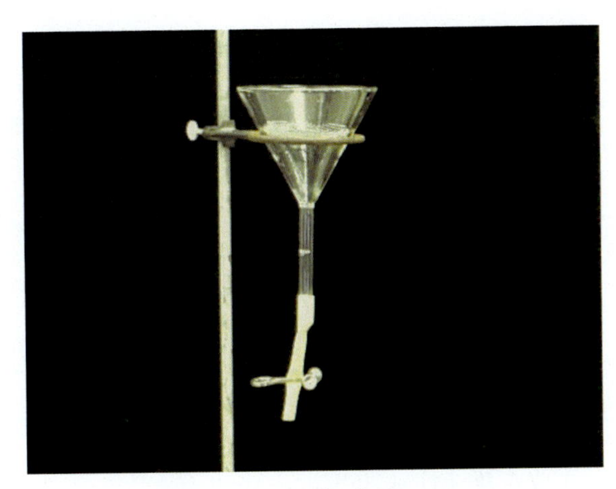

Figura 4.11 Aparelho de Baermann.

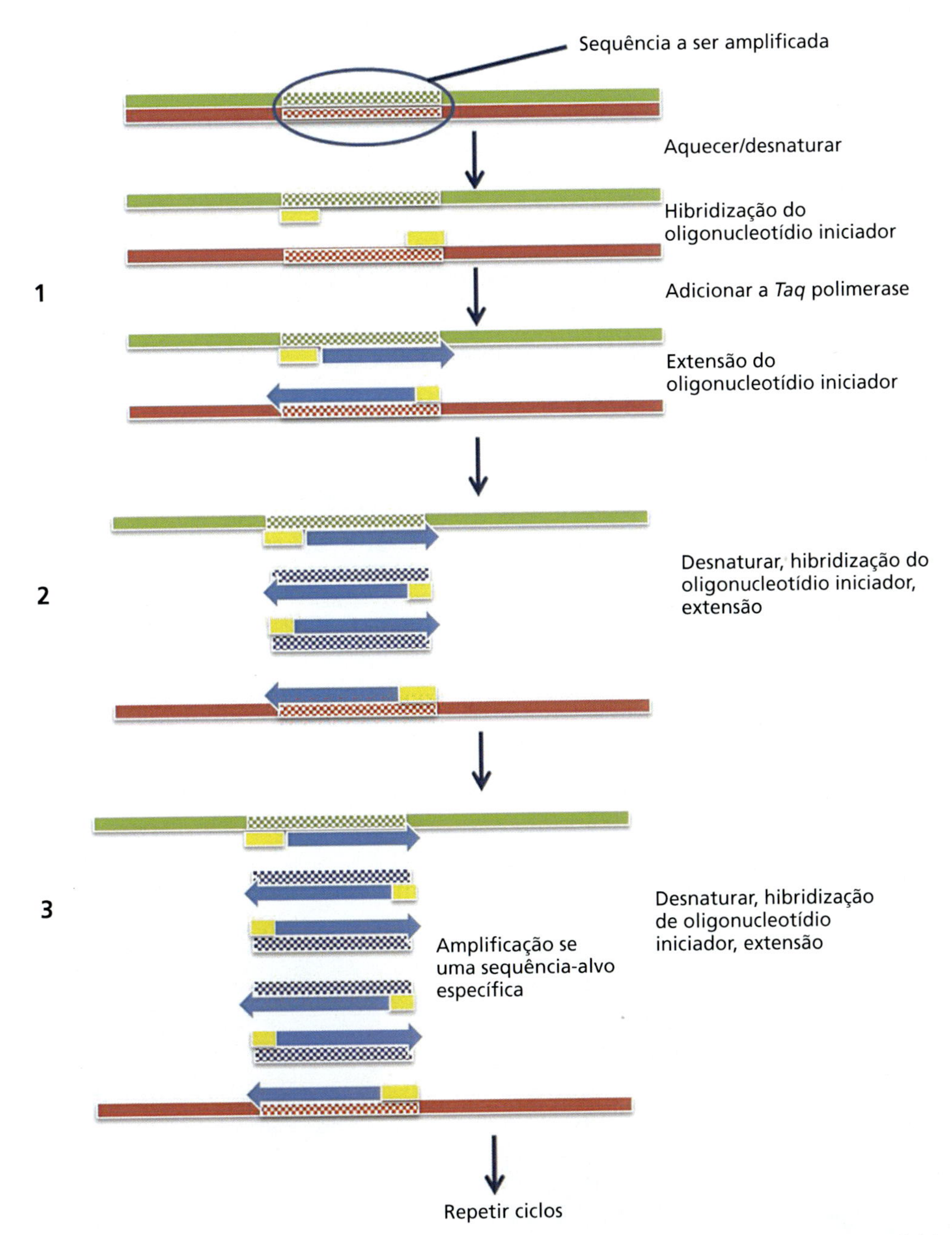

Figura 4.27 Diagrama esquemático da PCR. Cada ciclo de PCR (aquecimento-desnaturação, resfriamento-anelamento e extensão) dobra a quantidade de DNA-alvo, aumentando exponencialmente a concentração de DNA-alvo. (Com agradecimento ao Dr. P. Skuce.)

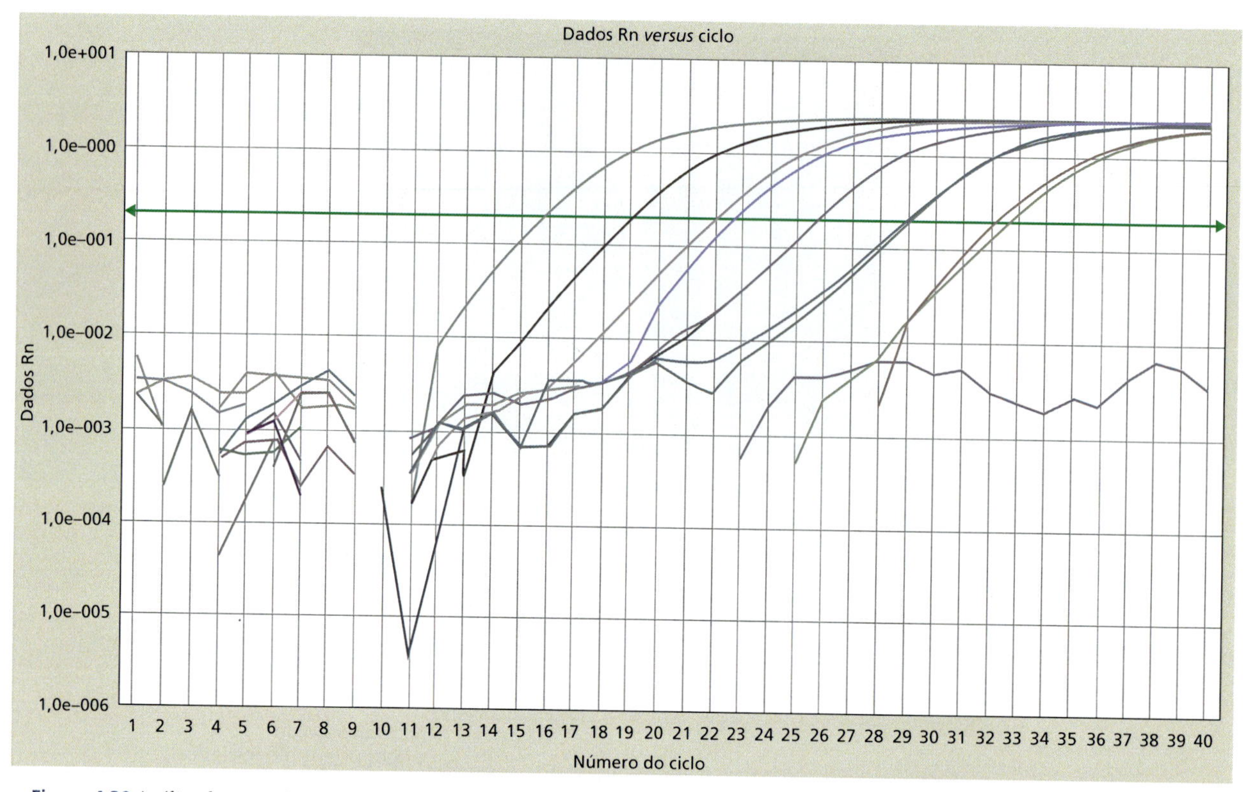

Figura 4.30 Análise de curva de padrão típica para PCR em tempo real. (Cortesia do Dr. A. Dicker, Moredun Research Institute, Reino Unido.)

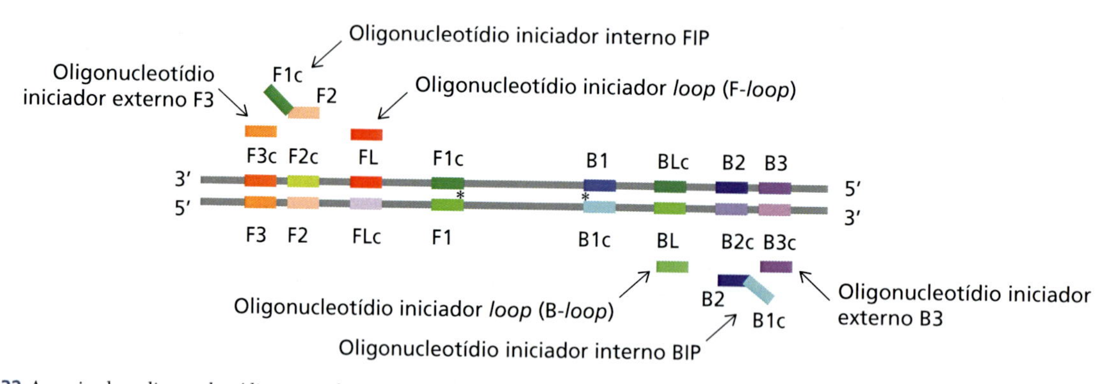

Figura 4.32 Arranjo dos oligonucleotídios iniciadores para amplificação isotérmica mediada por *loop* (LAMP). Oligonucleotídios iniciadores internos (FOP e BIP): cada um tem como alvo dois locais de ligação com oligonucleotídios iniciadores (F1 e F2 e B1 e B2, respectivamente). As discordâncias mais salientes para discriminação entre alvo/não alvo devem ser colocadas nas posições indicadas pelos asteriscos. Fonte: http://loopamp.eiken.co.jp/e/lamp/primer.html (com permissão de Mast Group, Liverpool, Reino Unido. Eiken Chemical Co. Ltd.)

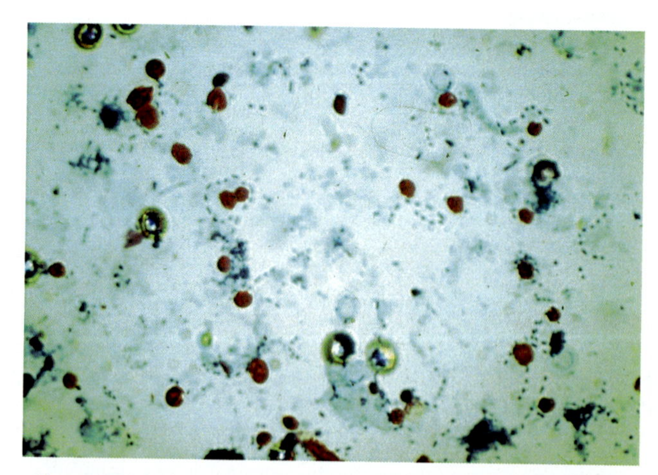

Figura 4.39 Oocistos de *Cryptosporidium* (coloração de Ziehl-Neelsen).

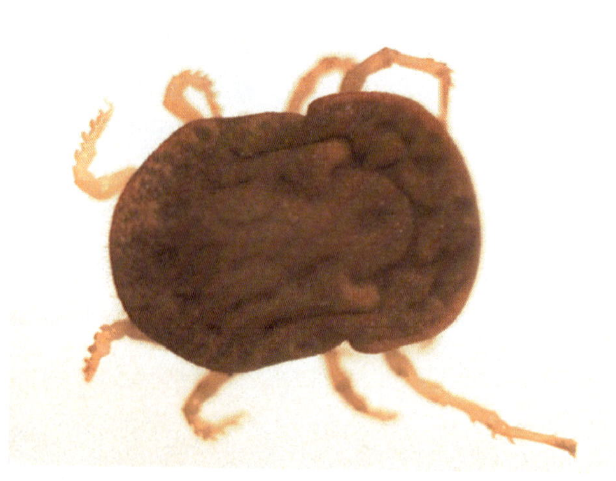

Figura 4.101 Vista dorsal de *Ornithodoros*.

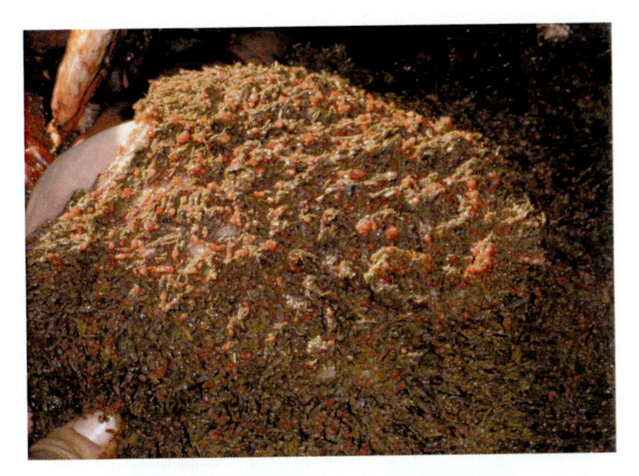

Figura 8.1 Paranfístomos adultos no rúmen.

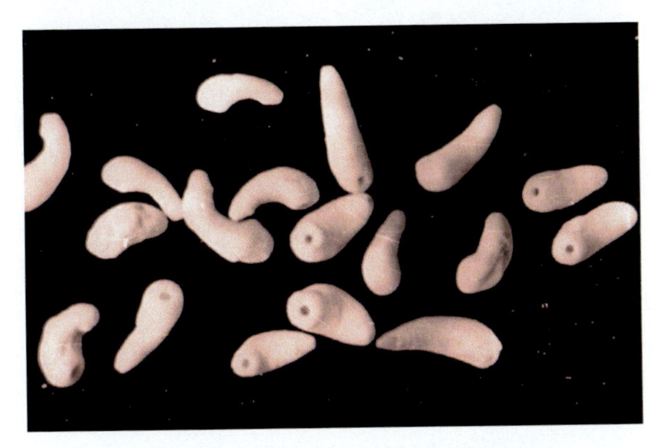

Figura 8.2 Fascíolas adultas de *Paramphistomum*.

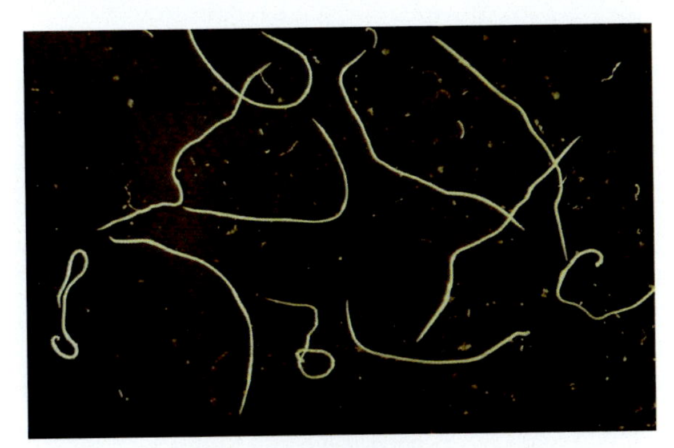

Figura 8.3 Adulto de *Ostertagia ostertagi*.

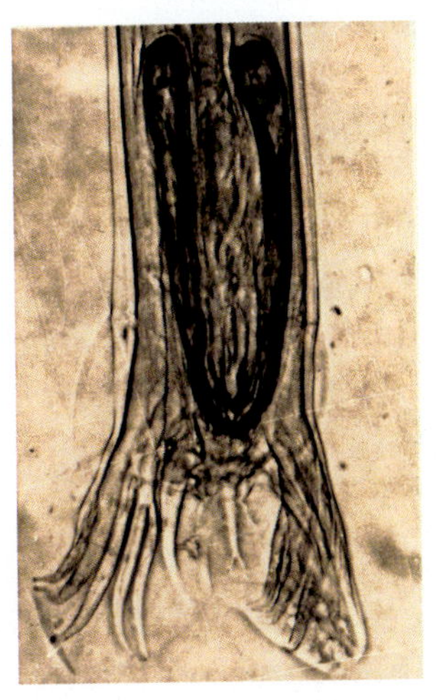

Figura 8.4 Bursa do macho adulto de *Ostertagia ostertagi*.

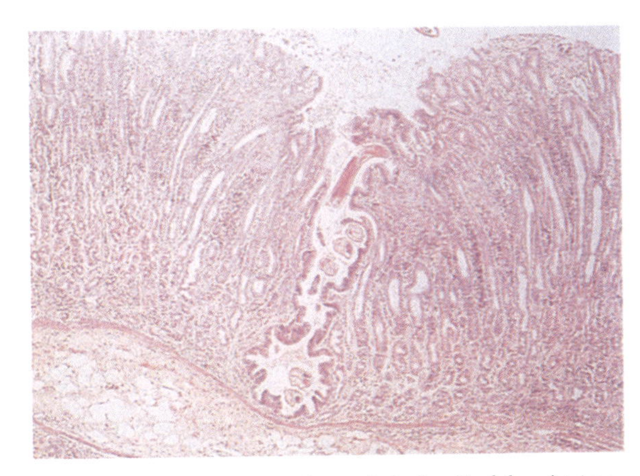

Figura 8.5 *Ostertagia ostertagi* emergindo das glândulas gástricas.

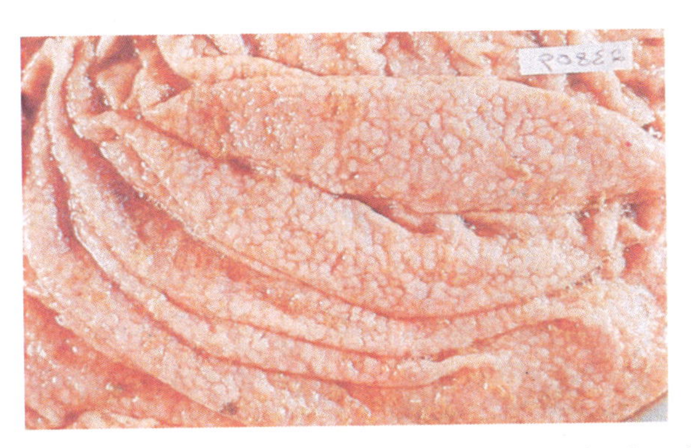

Figura 8.6 Abomaso que mostra nódulos característicos produzidos pelo desenvolvimento de larvas de *O. ostertagi* nas glândulas gástricas.

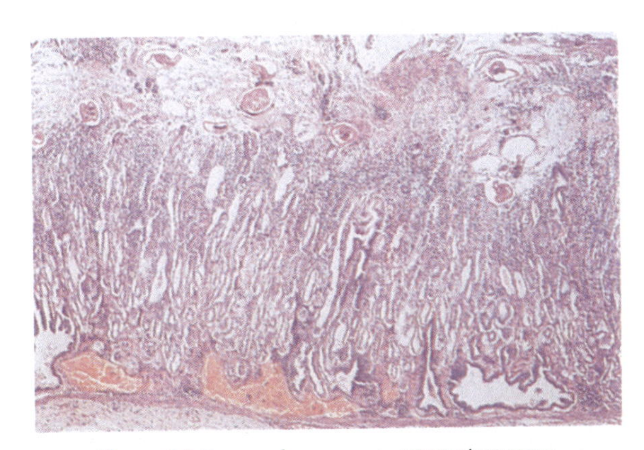

Figura 8.7 Necrose da mucosa na ostertagiose grave.

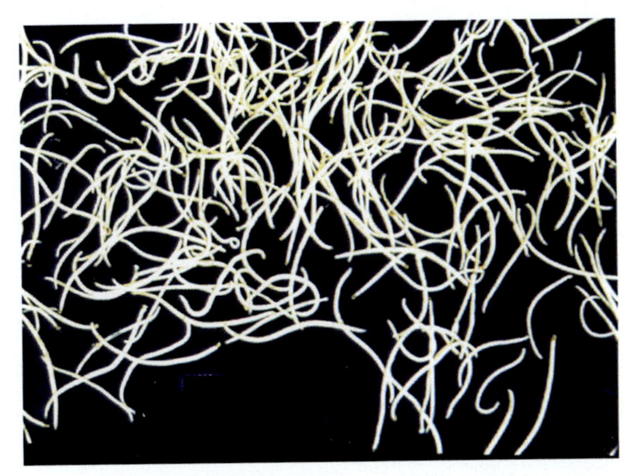

Figura 8.8 *Bunostomum phlebotomum* adulto.

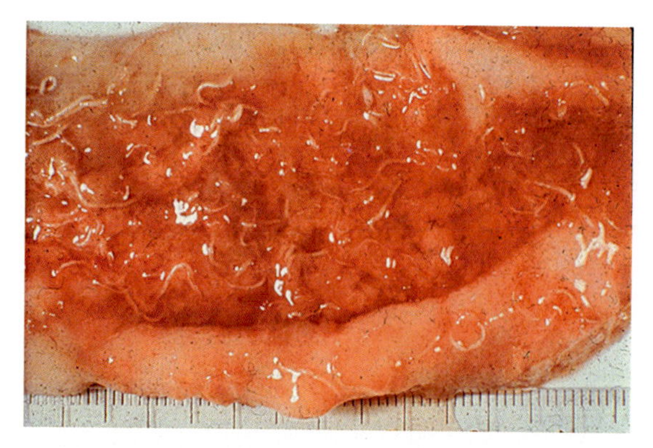

Figura 8.9 Mucosa intestinal inflamada e hemorrágica em decorrência da presença de vermes se alimentando (*Bunostomum phlebotomum*).

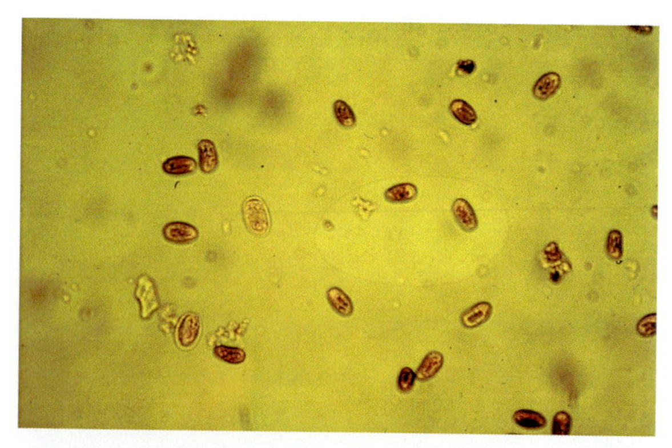

Figura 8.13 Cistos de *Giardia*.

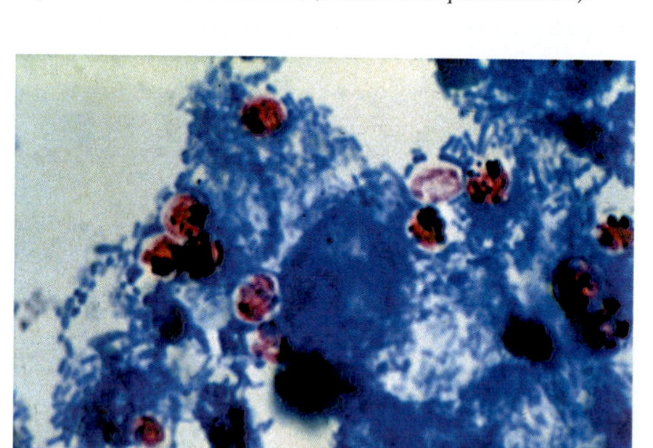

Figura 8.10 Oocistos de *Cryptosporidium parvum* (coloração de Ziehl-Neelsen).

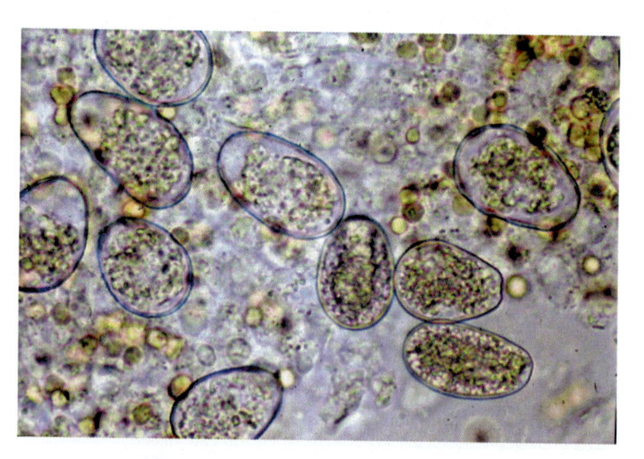

Figura 8.14 Oocistos de *Eimeria bovis*.

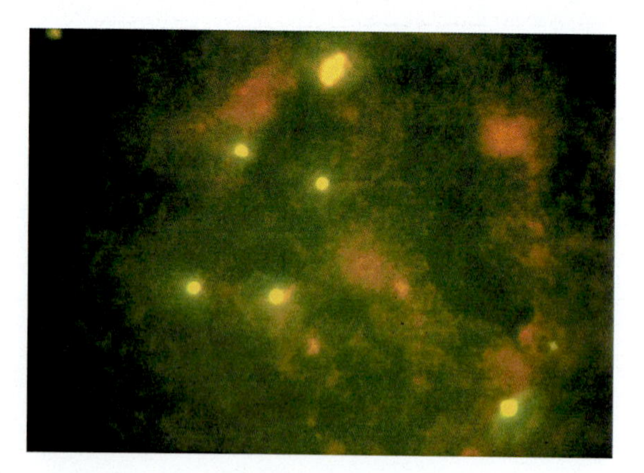

Figura 8.11 Oocistos de *Cryptosporidium parvum* (teste de anticorpos imunofluorescentes).

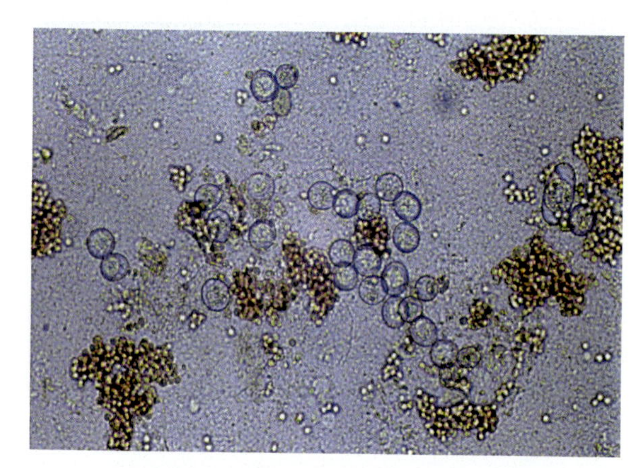

Figura 8.15 Oocistos de *Eimeria zuernii*.

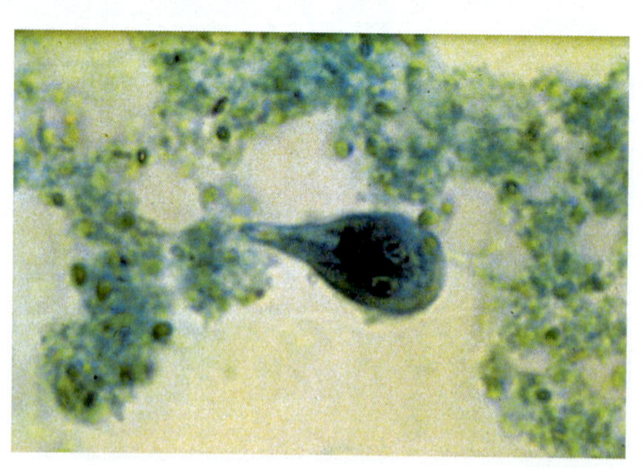

Figura 8.12 Trofozoíta de *Giardia intestinalis*.

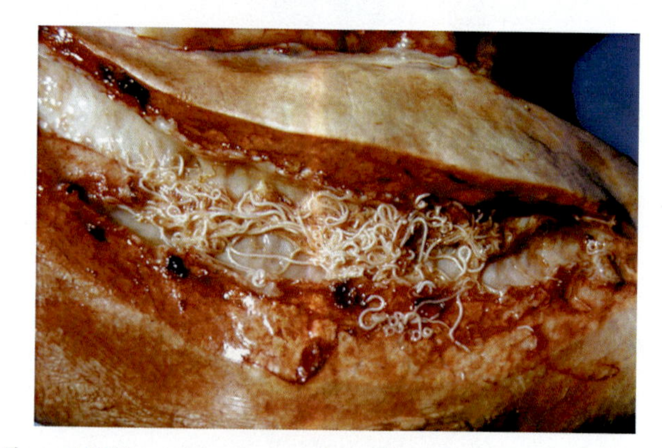

Figura 8.16 Vermes *Dictyocaulus viviparus* nos brônquios abertos de um bezerro infectado.

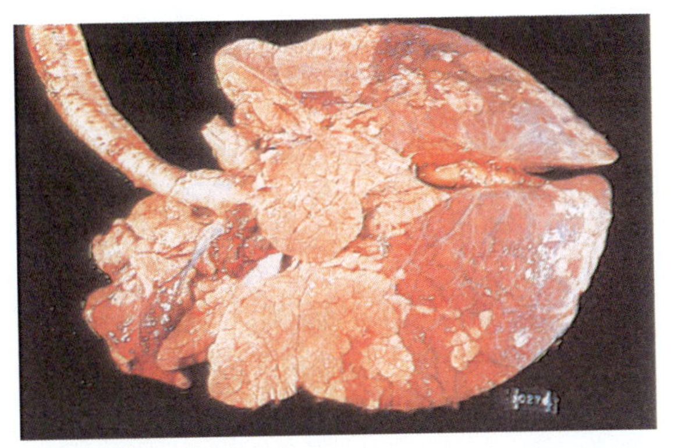

Figura 8.17 Distribuição típica de lesões pneumônicas de bronquite parasitária.

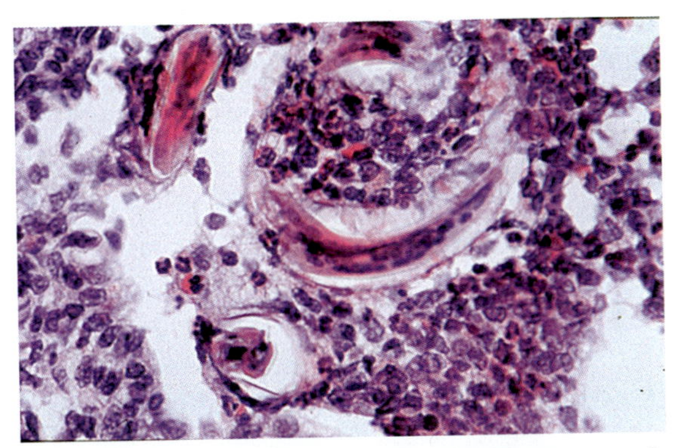

Figura 8.18 Resposta inflamatória decorrente da presença de ovos e larvas aspiradas nos bronquíolos e alvéolos.

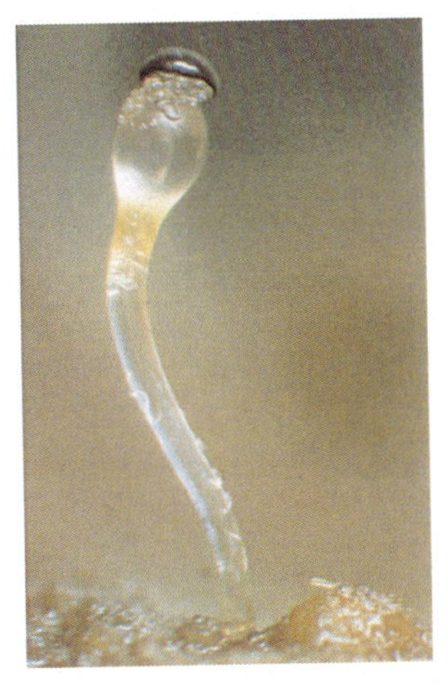

Figura 8.19 Larvas de *Dictyocaulus viviparus* no fungo *Pilobolus*.

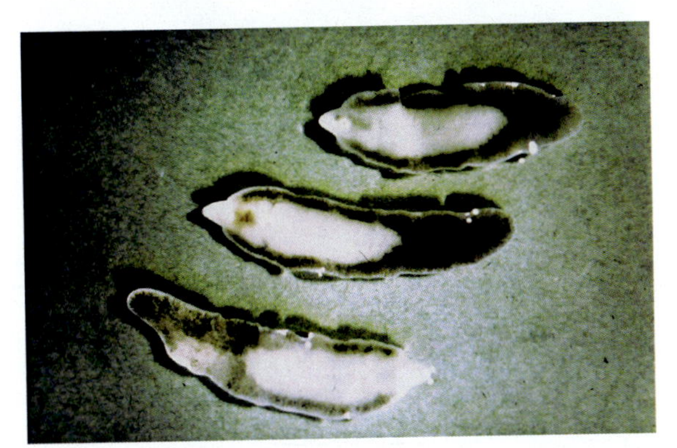

Figura 8.20 Adultos de *Fasciola hepatica*.

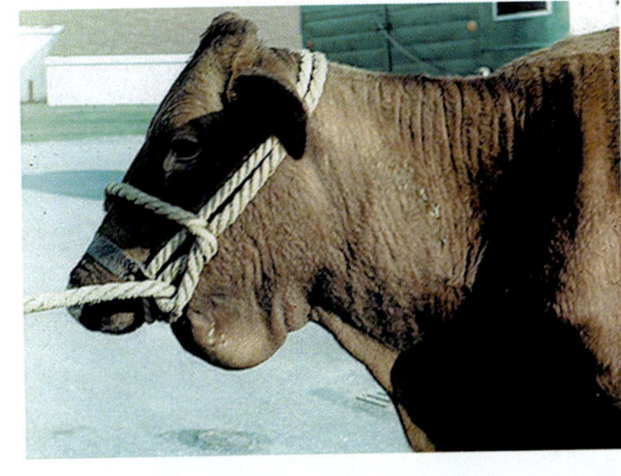

Figura 8.21 Edema submandibular em uma vaca infectada por *Fasciola hepatica*.

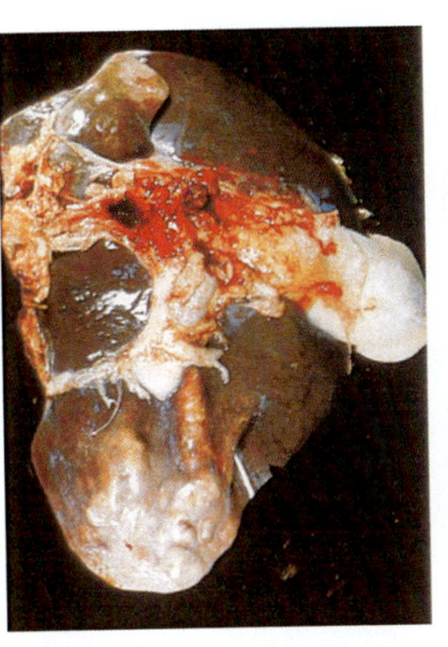

Figura 8.22 Aparência macroscópica do fígado na fasciolose bovina.

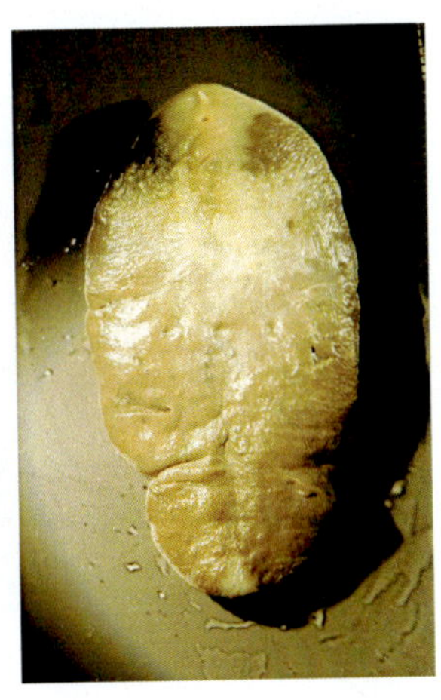

Figura 8.23 *Fascioloides magna*.

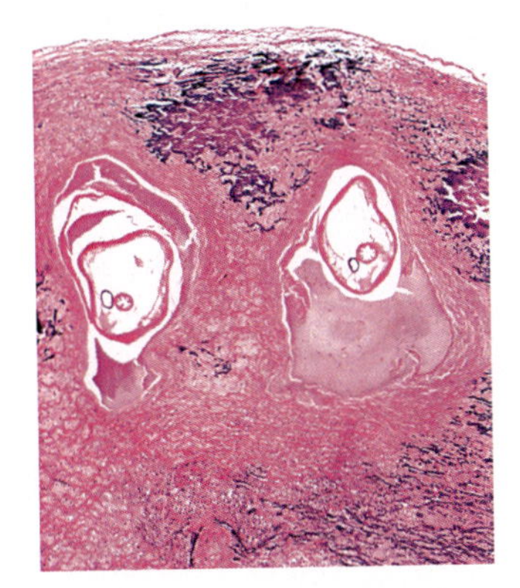

Figura 8.24 *Onchocerca armillata* na aorta.

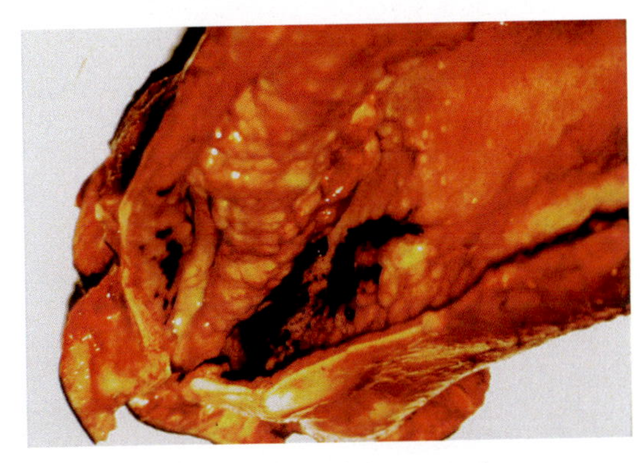

Figura 8.25 Lesões causadas por *Schistosoma nasalis* na mucosa nasal.

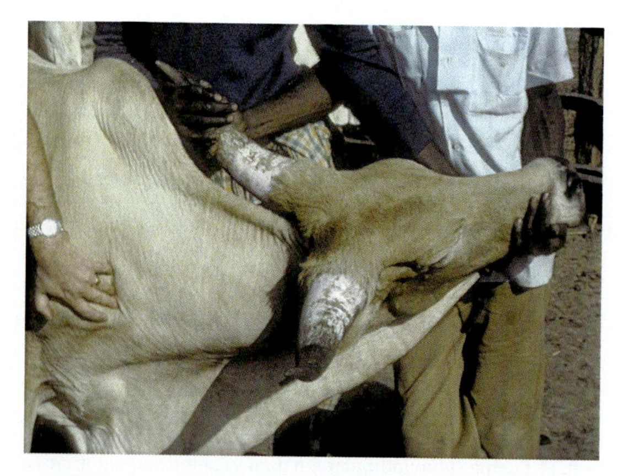

Figura 8.26 Aumento do linfonodo pré-escapular em um Zebu com tripanossomíase.

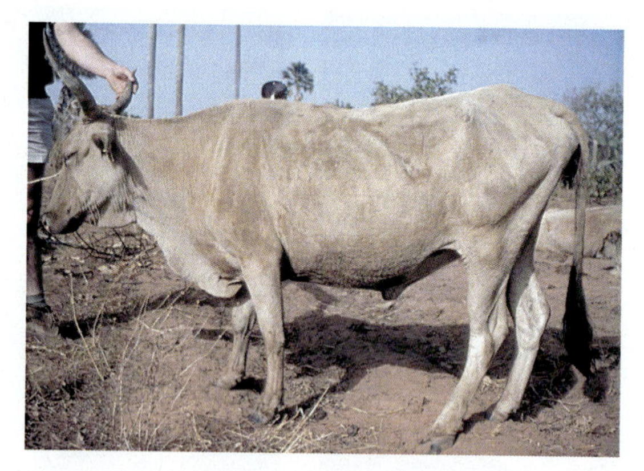

Figura 8.27 Raça N'Dama tripanotolerante no oeste da África.

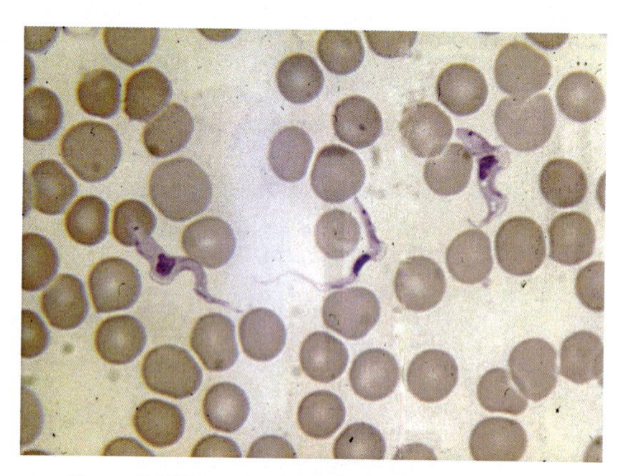

Figura 8.28 Tripomastigotas de *Trypanosoma brucei*.

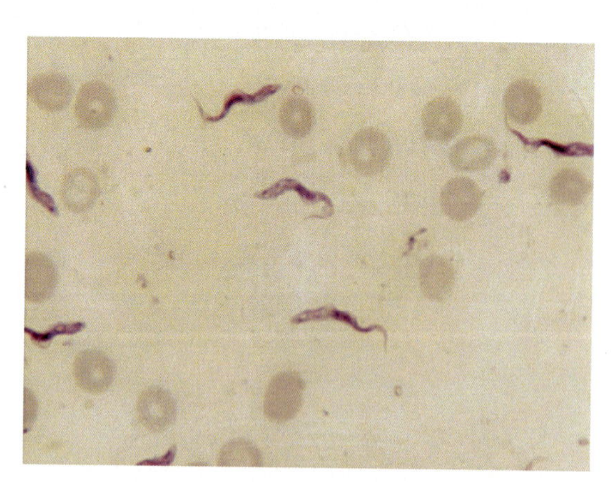

Figura 8.29 Tripomastigotas de *Trypanosoma congolense*.

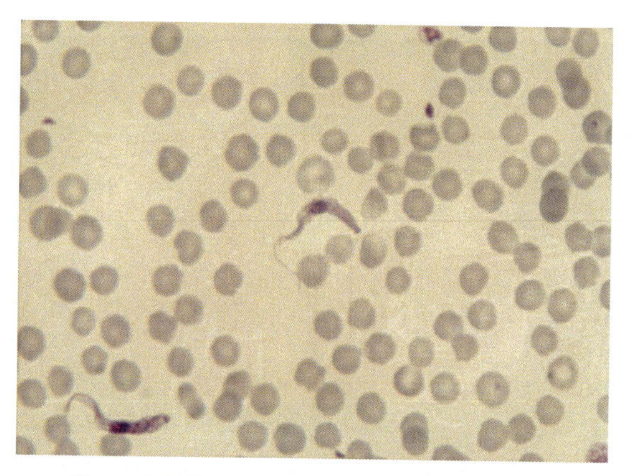

Figura 8.30 Tripomastigotas de *Trypanosoma vivax*.

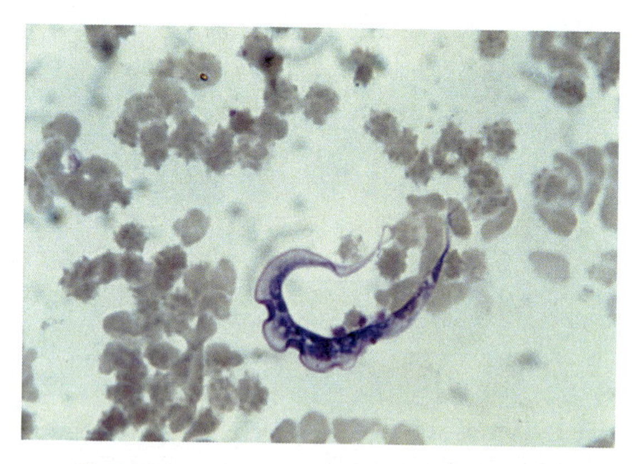

Figura 8.31 Tripomastigota de *Trypanosoma theileri*.

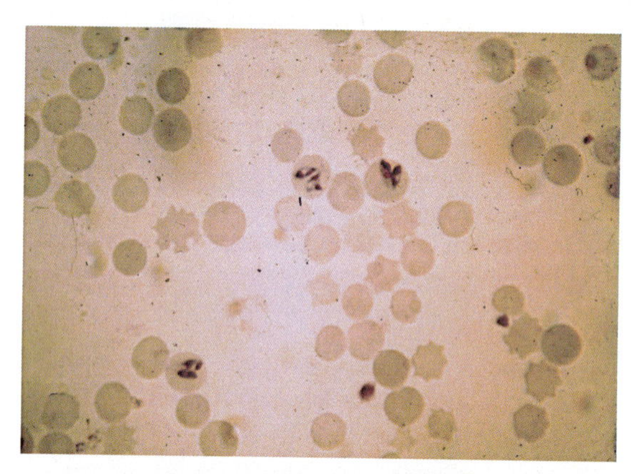

Figura 8.32 Estágios intraeritrocitários de *Babesia bigemina*.

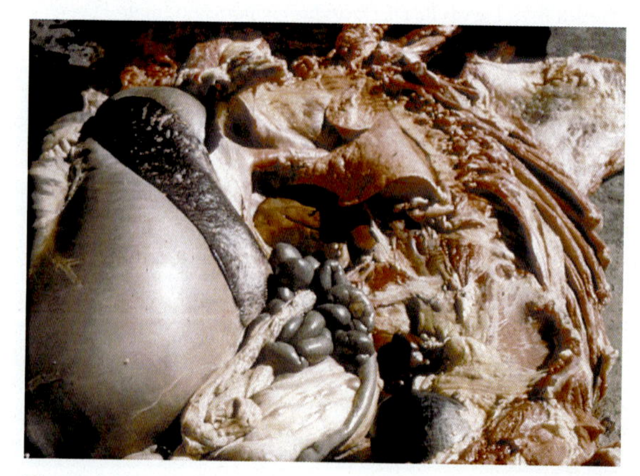

Figura 8.33 Achados *post mortem* de infecções por *Babesia bovis*.

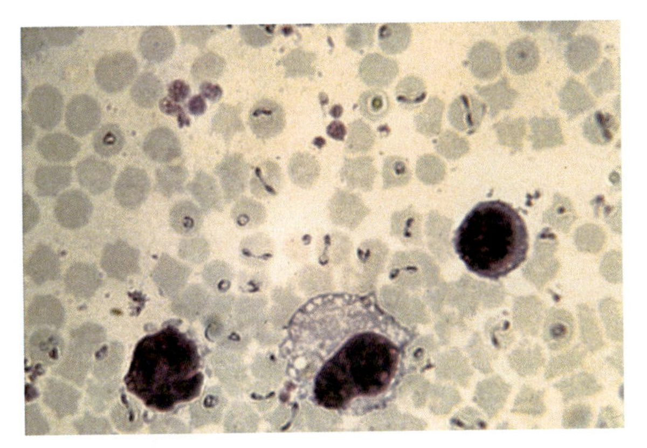

Figura 8.34 Estágios intraeritrocitários de *Babesia divergens*.

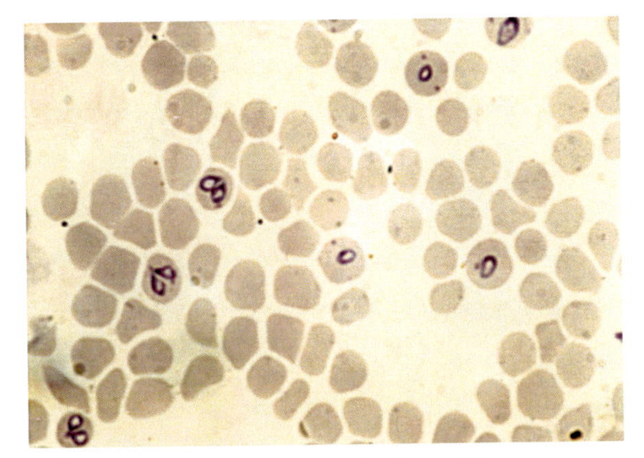

Figura 8.35 Estágios intraeritrocitários de *Babesia major*.

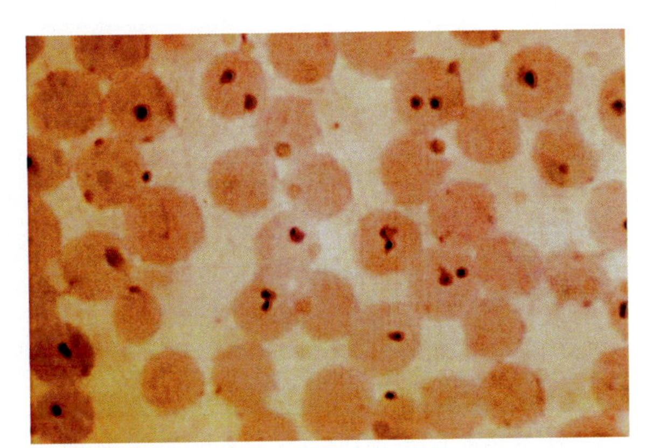

Figura 8.36 Estágios intraeritrocitários de *Theileria parva*.

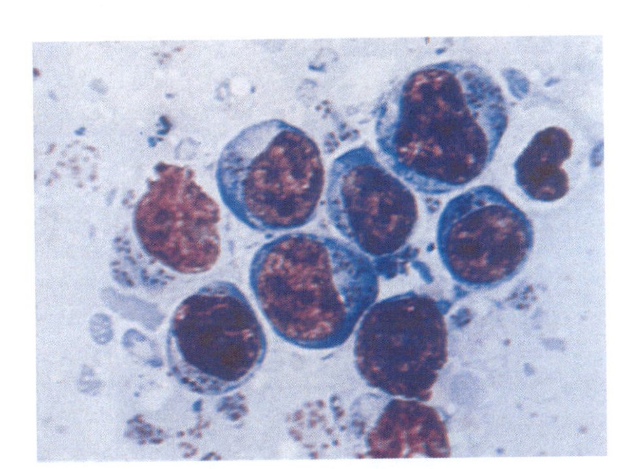

Figura 8.37 Macroesquizontes de *Theileria parva* em esfregaço de linfonodo.

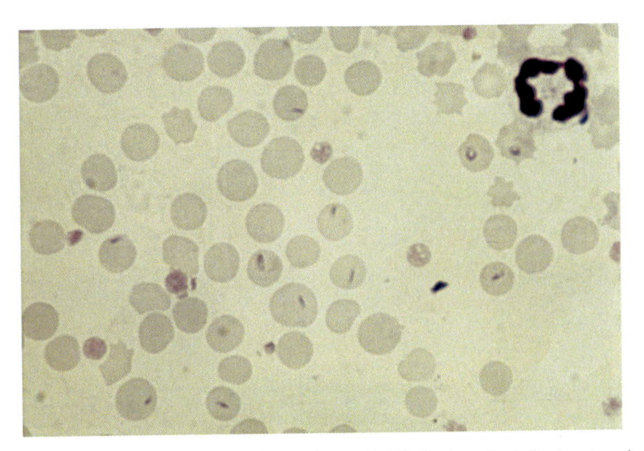

Figura 8.38 Estágios intraeritrocitários de *Theileria orientalis (mutans)*.

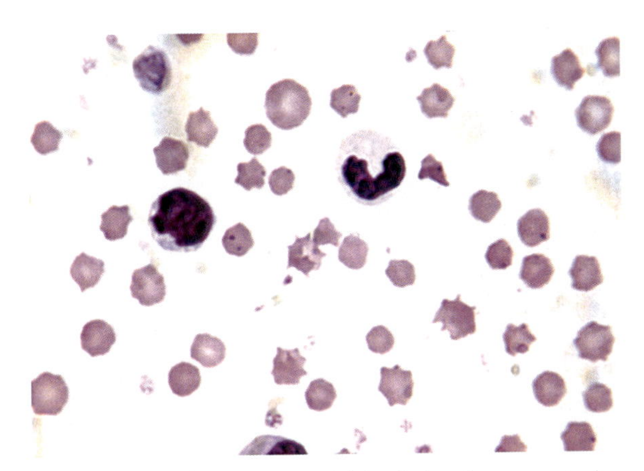

Figura 8.39 Estágios intraeritrocitários de *Anaplasma marginale*.

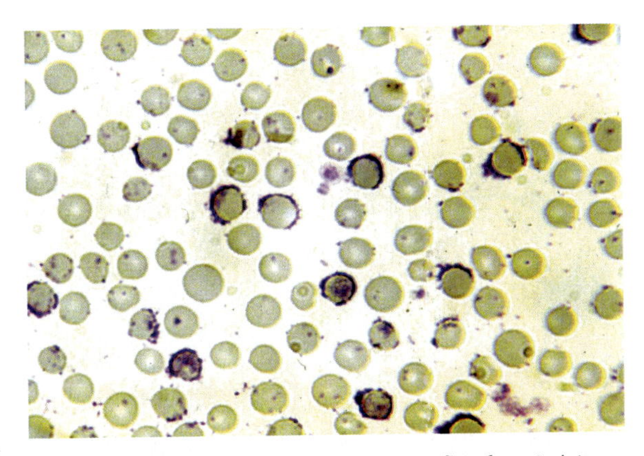

Figura 8.40 *Eperythrozoon wenyonii* na superfície dos eritrócitos.

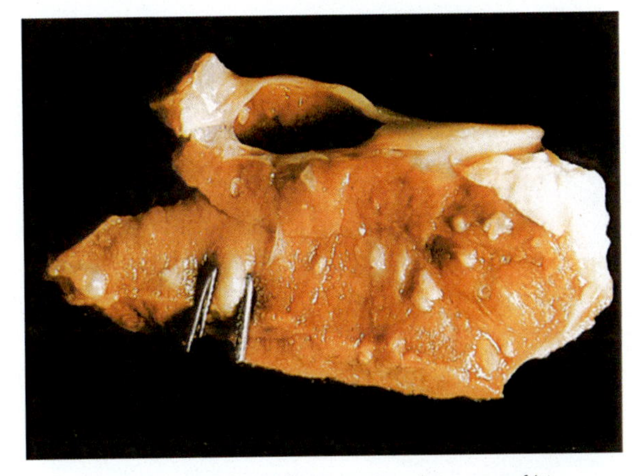

Figura 8.42 *Cysticercus bovis* na musculatura esquelética.

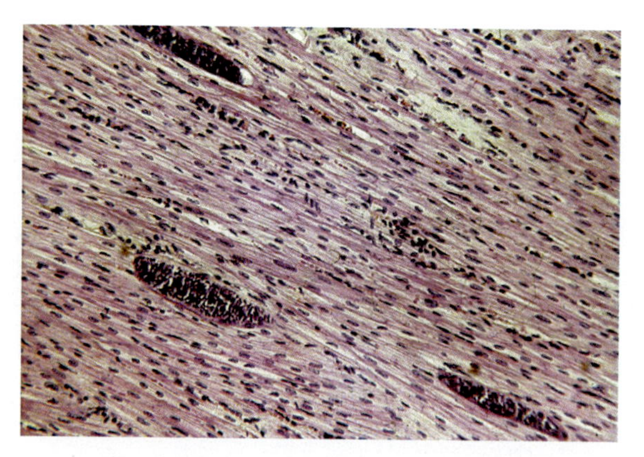

Figura 8.43 Merontes de *Sarcocystis* no músculo.

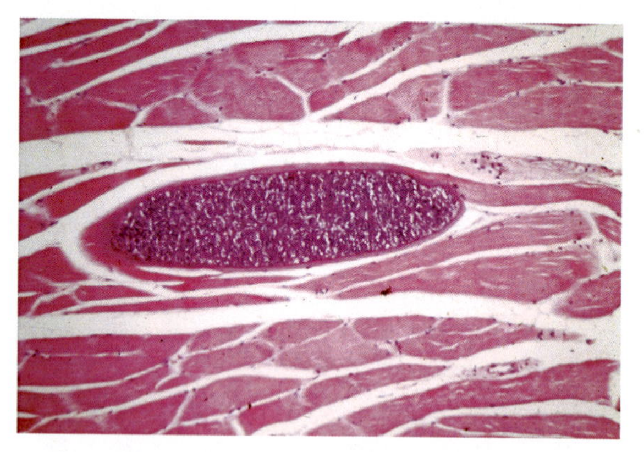

Figura 8.44 *Sarcocystis bovifelis* na musculatura do esôfago.

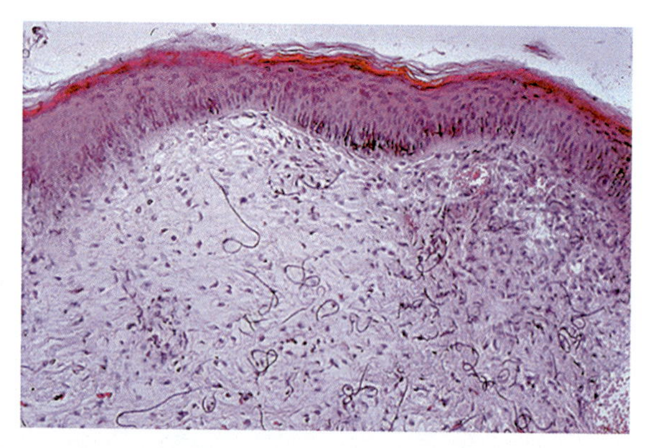

Figura 8.45 Microfilárias de *Onchocerca gutturosa* no tecido conjuntivo subdérmico da região das costas.

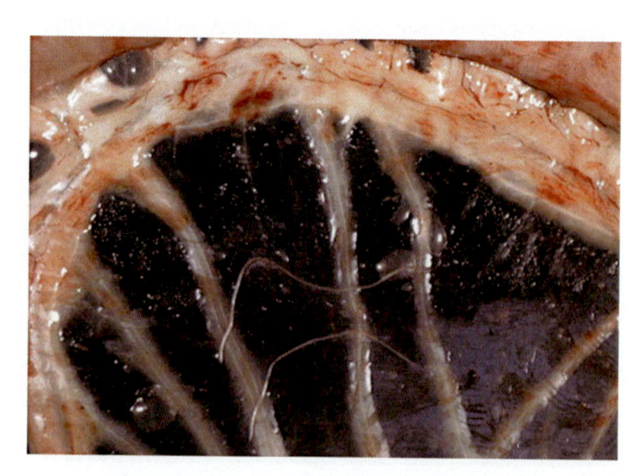

Figura 8.46 Vermes *Setaria* spp. no mesentério.

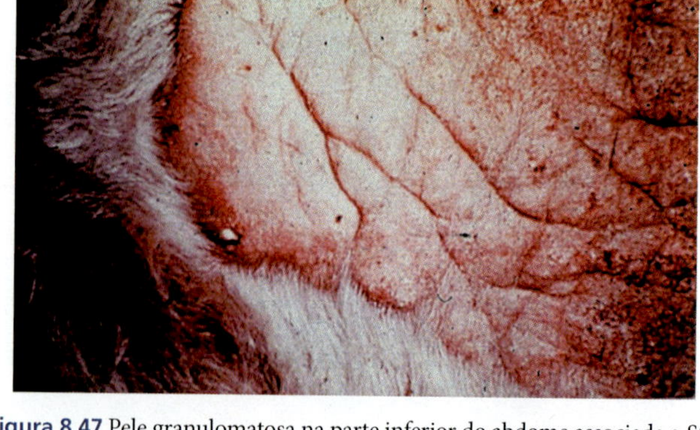

Figura 8.47 Pele granulomatosa na parte inferior do abdome associada a *Stephanofilaria stilesi*.

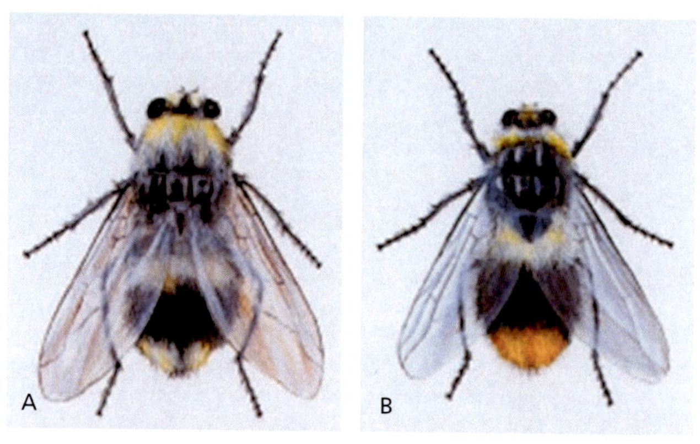

Figura 8.48 A. *Hypoderma bovis*; **B.** *Hypoderma lineatum*.

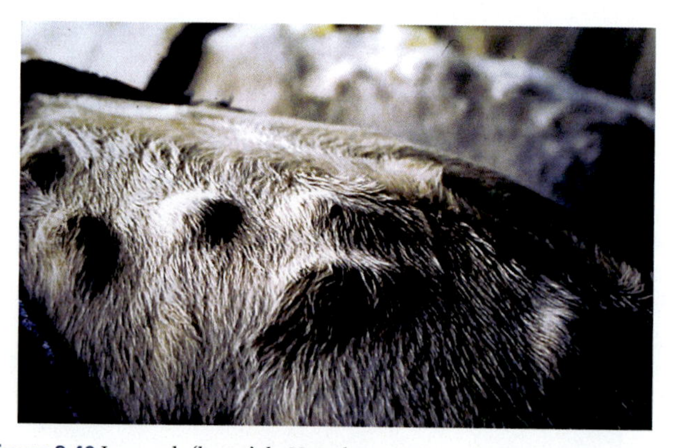

Figura 8.49 Larvas de 'berne' de *Hypoderma* spp. nas costas de um bovino.

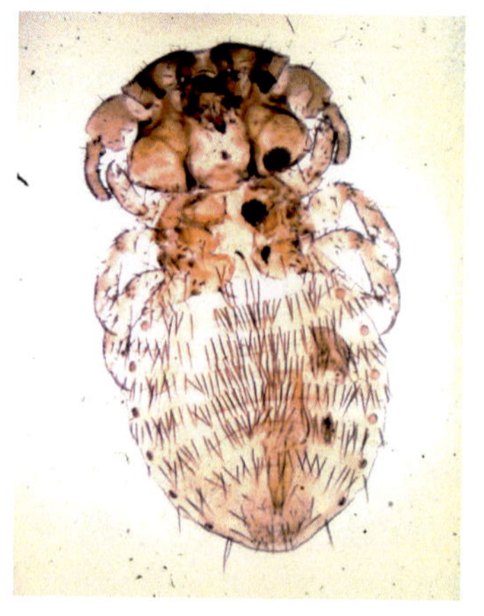

Figura 8.50 Piolho-mastigador, *Bovicola*.

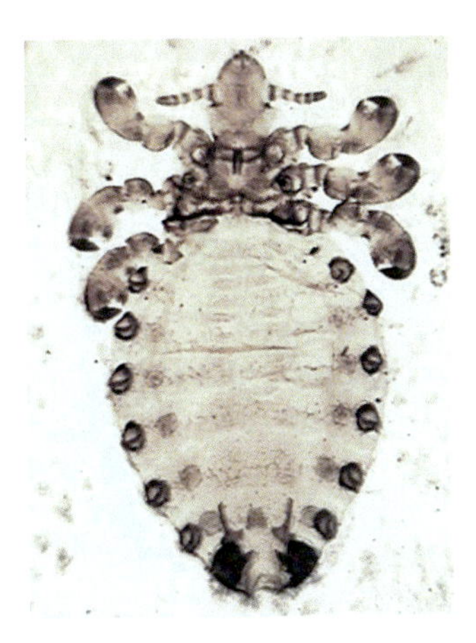

Figura 8.51 Piolho-sugador, *Haematopinus eurysternus.*

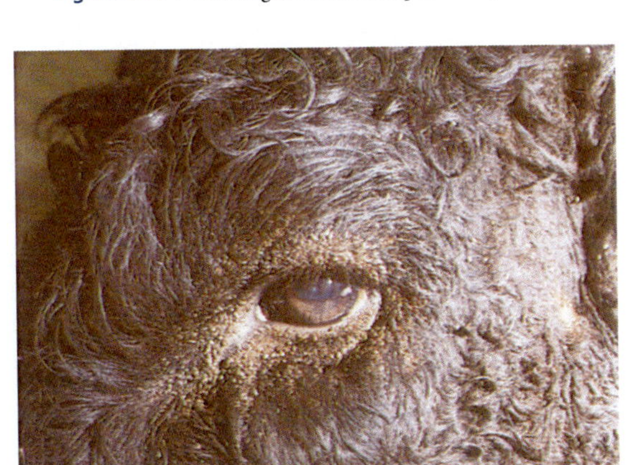

Figura 8.52 Pediculose bovina grave decorrente da infestação por *Haematopinus eurysternus.*

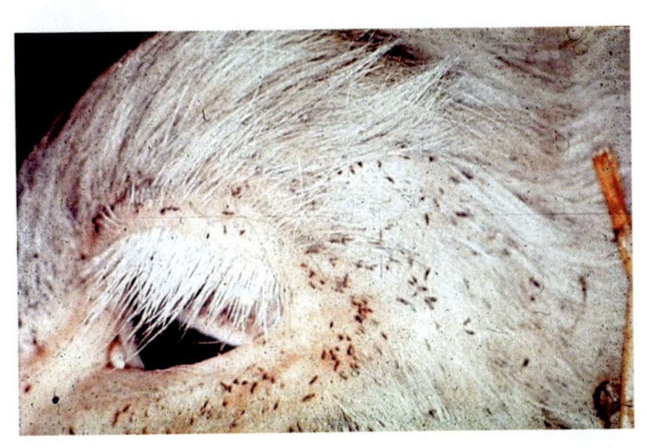

Figura 8.53 Infestação intensa por piolhos *Linognathus vituli.*

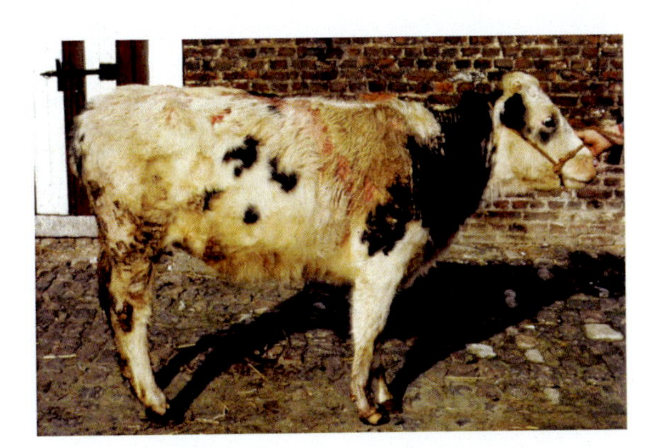

Figura 8.54 Sarna psoróptica em bovino.

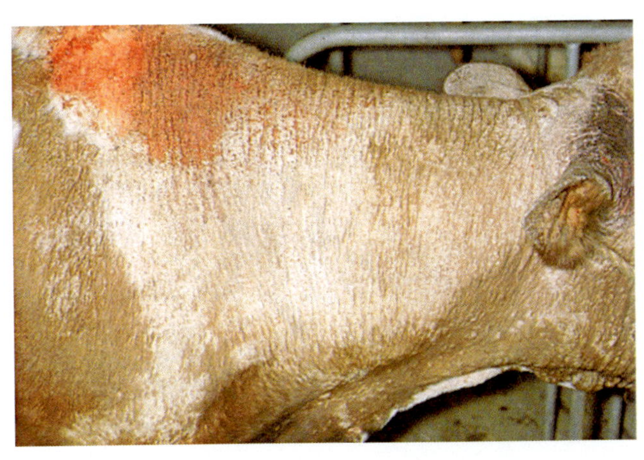

Figura 8.55 Lesões características de sarna sarcóptica bovina.

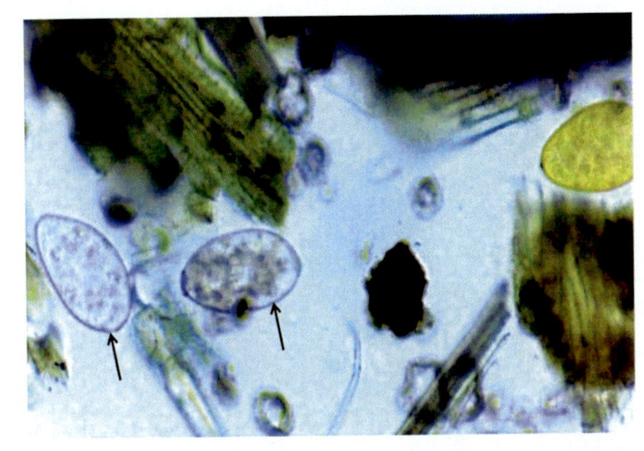

Figura 9.1 Ovos de trematódeos do rúmen (Paramphistomatidae) (setas) com ovo amarelo-amarronzado de *Fasciola hepatica.*

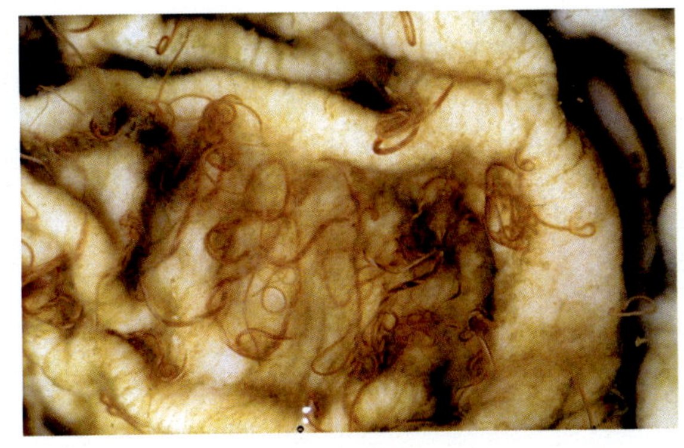

Figura 9.2 *Haemonchus contortus* adultos na superfície do abomaso.

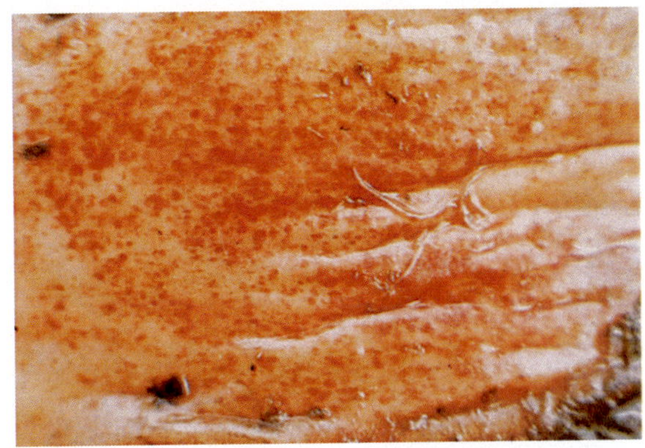

Figura 9.3 Hemorragia de abomaso na hemoncose aguda.

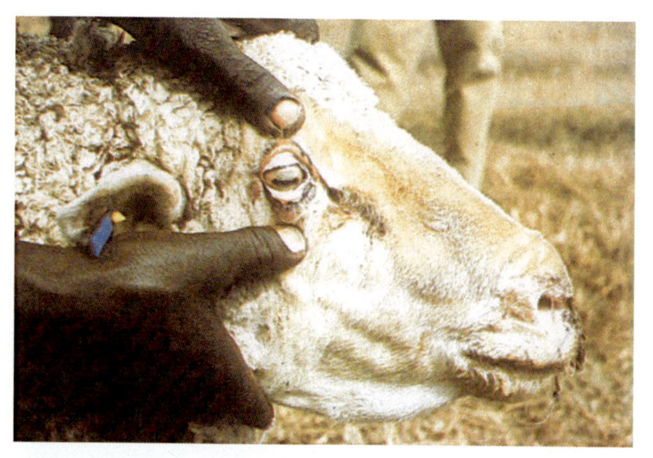

Figura 9.4 Anemia e edema submandibular característicos de hemoncose.

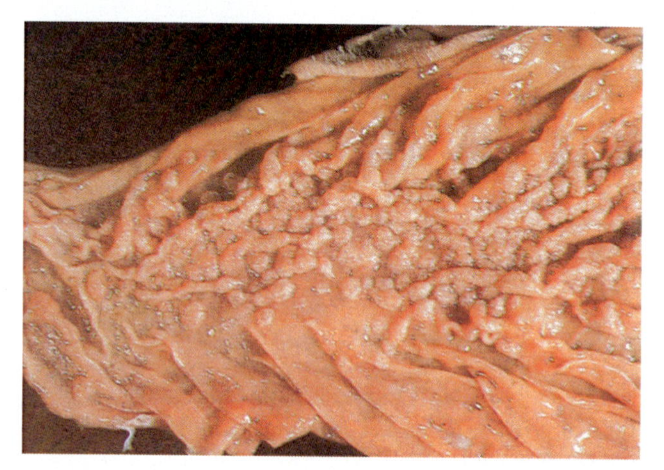

Figura 9.5 Placas proeminentes no abomaso causadas por *Trichostrongylus*.

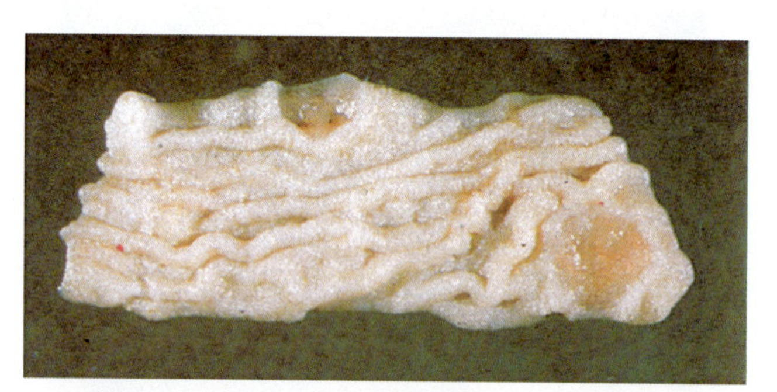

Figura 9.6 Erosões características de tricostrongilose intestinal.

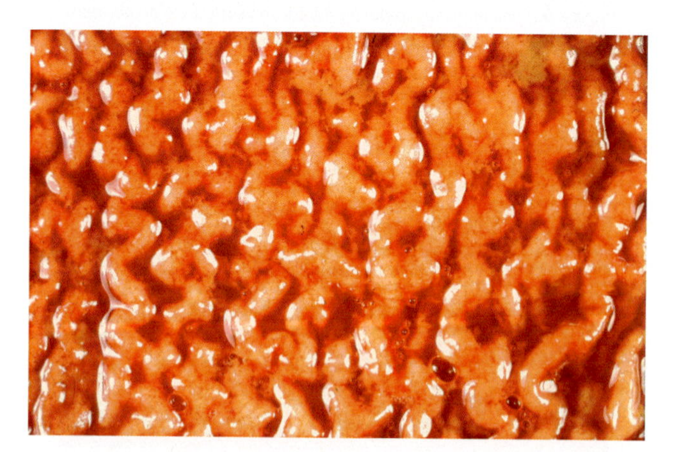

Figura 9.8 Mucosa hemorrágica devido à infecção por *Eimeria ovinoidalis*.

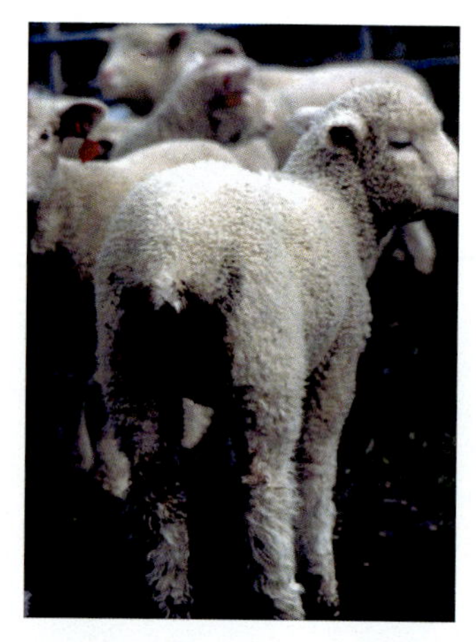

Figura 9.9 Cordeiros com coccidiose clínica.

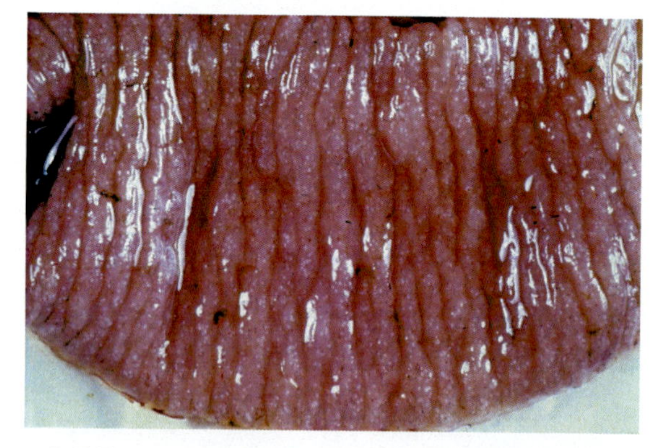

Figura 9.10 *Eimeria ovinoidalis*. Mucosa do intestino grosso com merontes "gigantes" vistos como minúsculas manchas brancas.

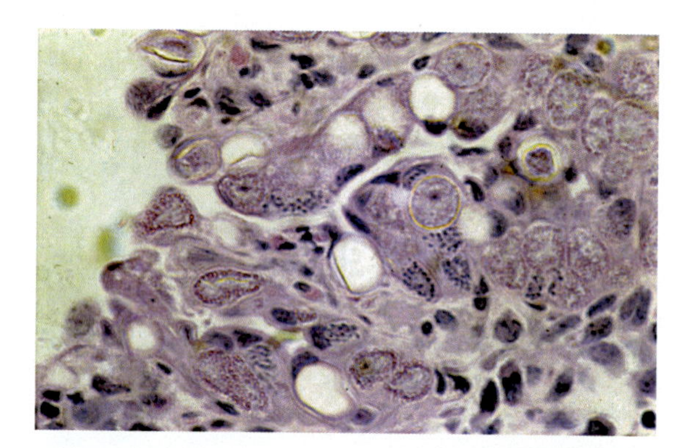

Figura 9.11 Macrogametócitos de *Eimeria ovinoidalis*.

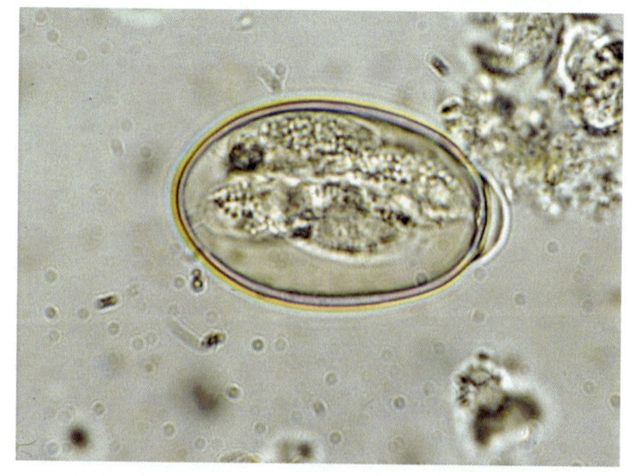

Figura 9.12 Oocisto de *Eimeria ahsata*: ovino.

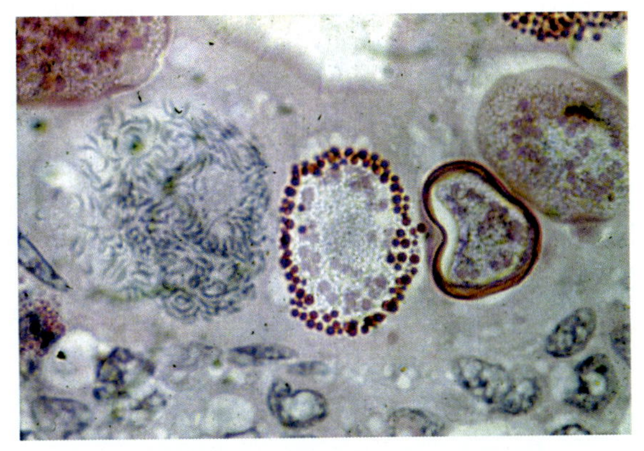

Figura 9.13 Gametócitos de *Eimeria ahsata* em células epiteliais da cripta.

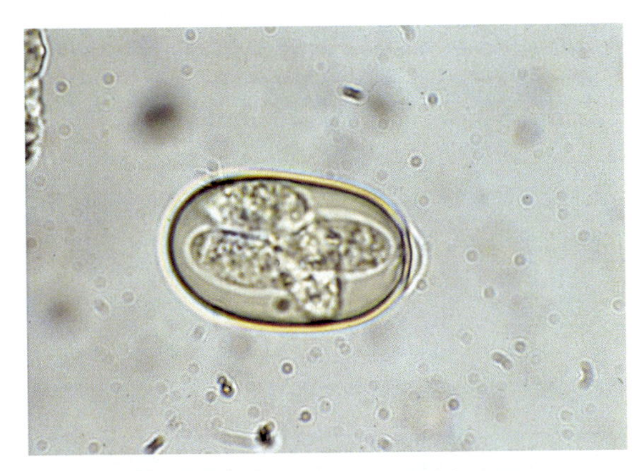

Figura 9.14 Oocisto de *Eimeria bakuensis*: ovino.

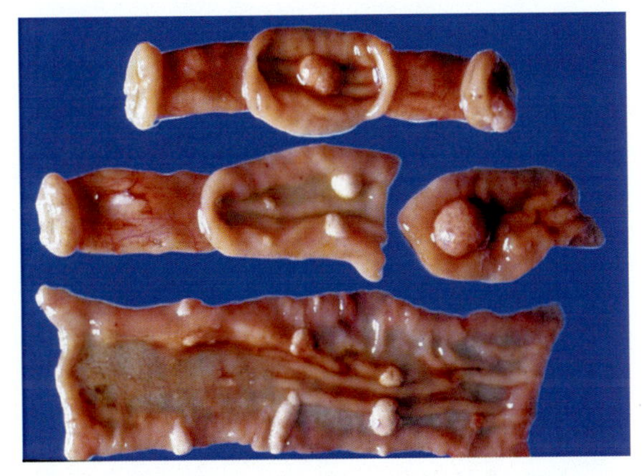

Figura 9.15 Pólipos de *Eimeria bakuensis* no intestino delgado.

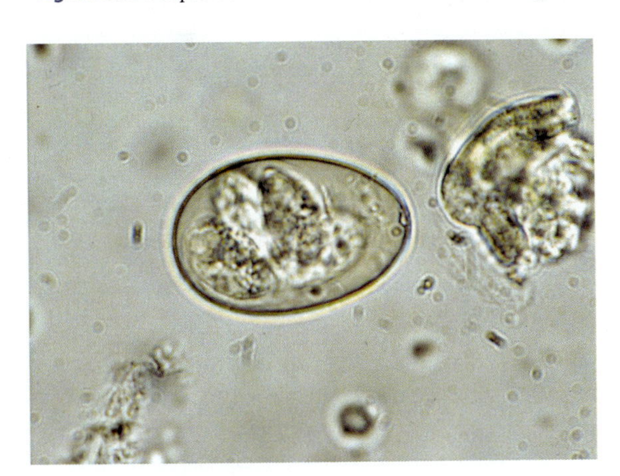

Figura 9.16 Oocisto de *Eimeria faurei*: ovino.

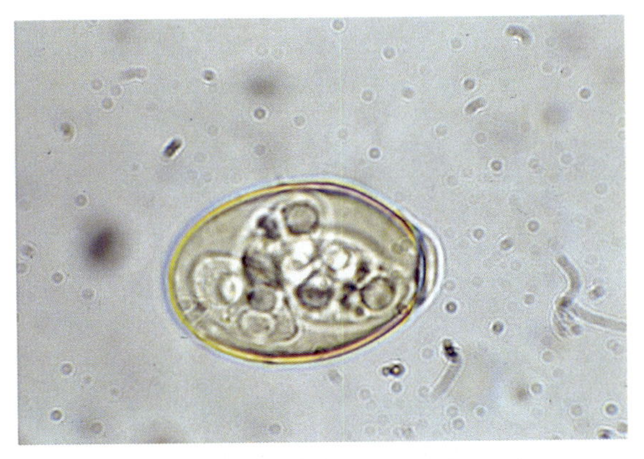

Figura 9.17 Oocisto de *Eimeria granulosa*: ovino.

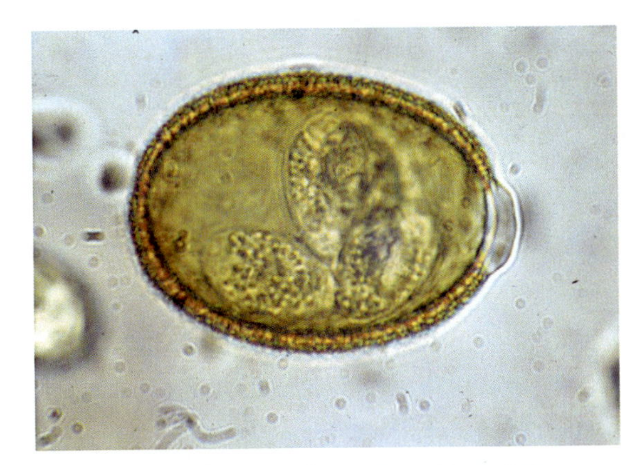

Figura 9.18 Oocisto de *Eimeria intricata*: ovino.

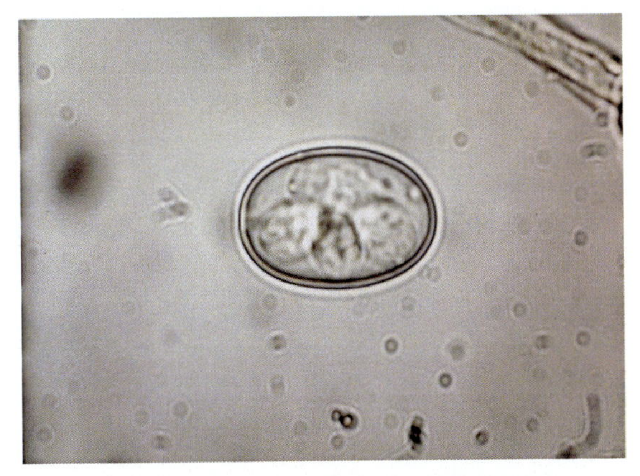

Figura 9.19 Oocisto de *Eimeria marsica*: ovino.

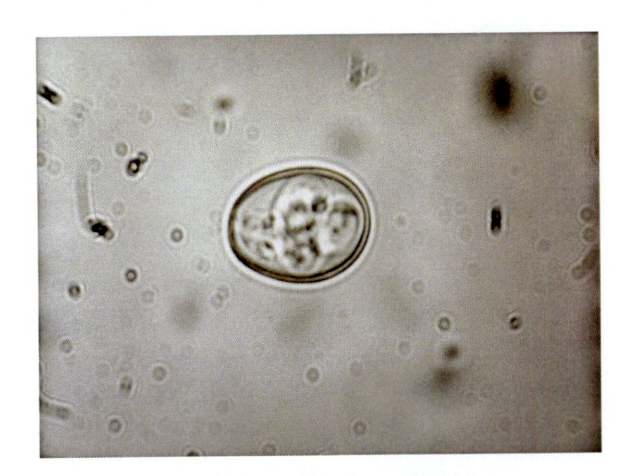

Figura 9.20 Oocisto de *Eimeria pallida*: ovino.

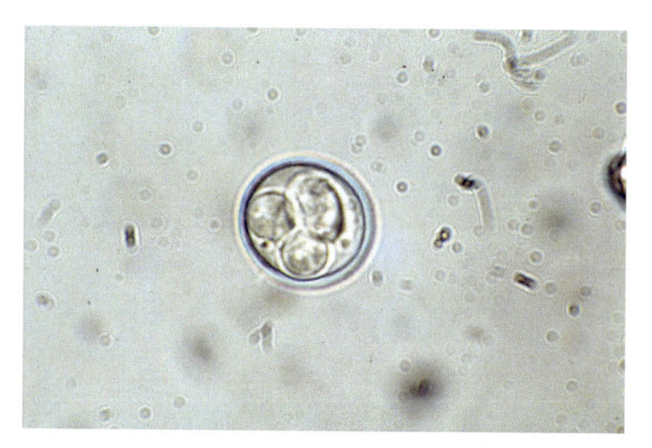

Figura 9.21 Oocisto de *Eimeria parva*: ovino.

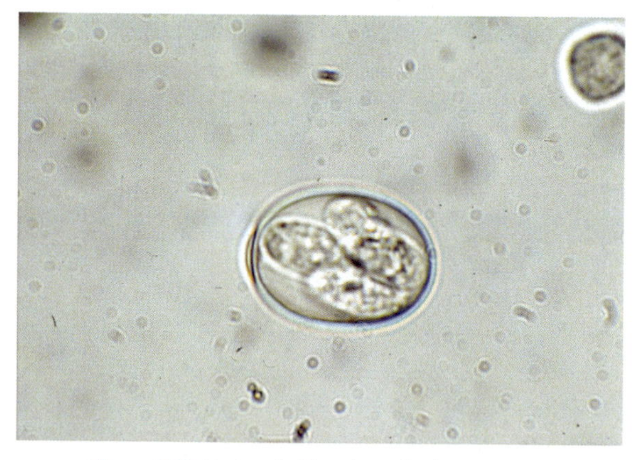

Figura 9.22 Oocisto de *Eimeria weybridgensis*: ovino.

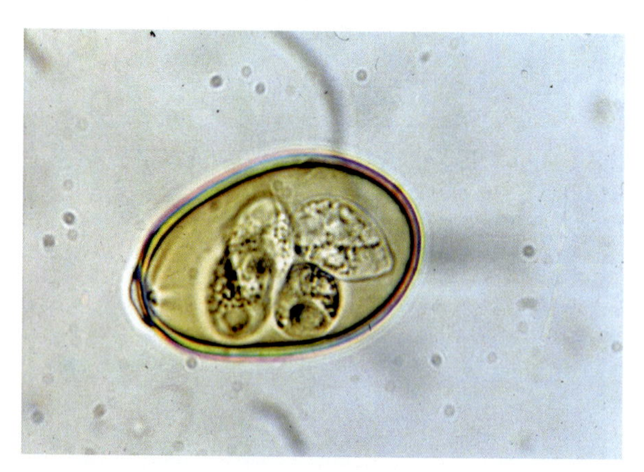

Figura 9.23 Oocisto de *Eimeria christenseni*: caprino.

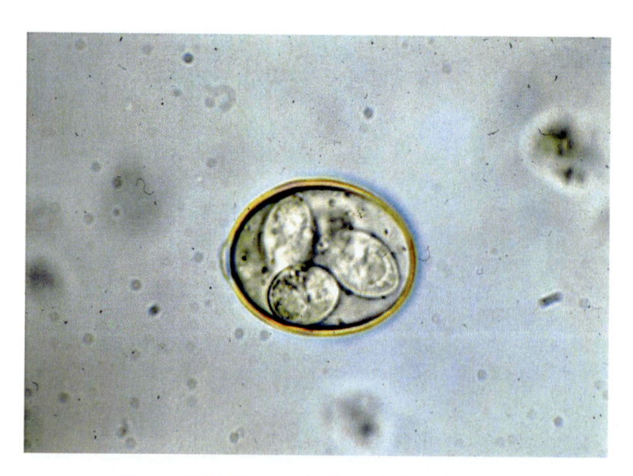

Figura 9.24 Oocisto de *Eimeria hirci*: caprino.

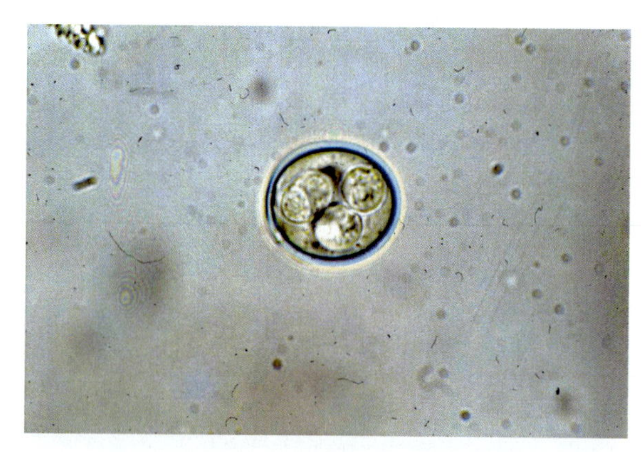

Figura 9.25 Oocisto de *Eimeria alijevi*: caprino.

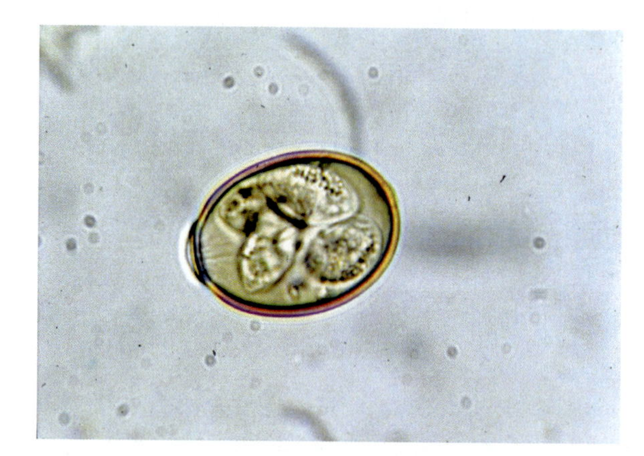

Figura 9.26 Oocisto de *Eimeria arlongi*: caprino.

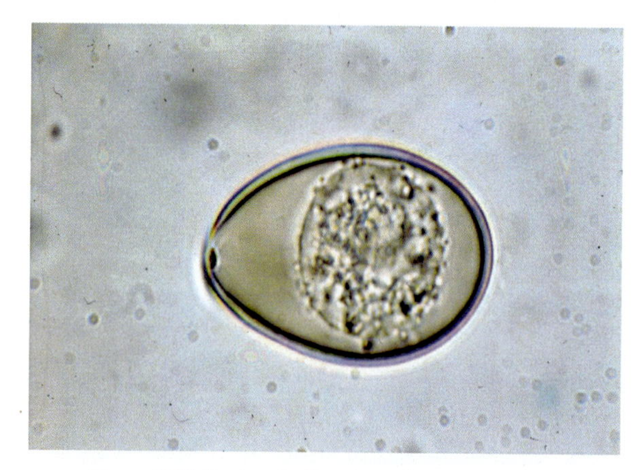

Figura 9.27 Oocisto de *Eimeria aspheronica*: caprino.

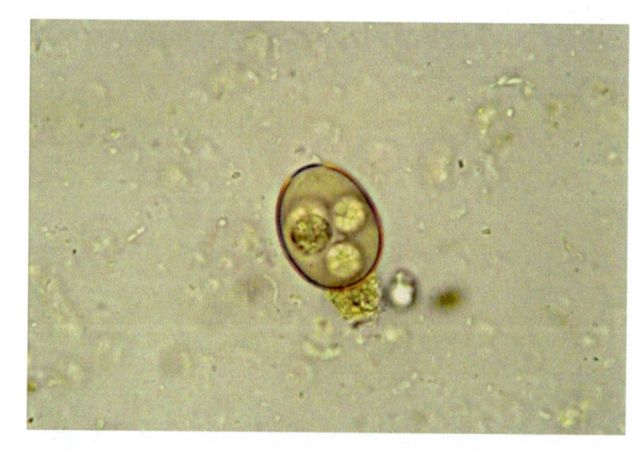

Figura 9.28 Oocisto de *Eimeria caprovina*: caprino. (Cortesia do Professor Antonio Ruiz Reyes da Universidad de Las Palmas, Gran Canaria)

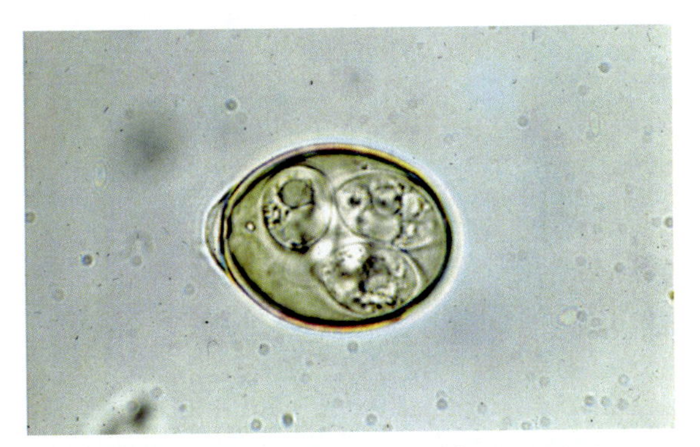

Figura 9.29 Oocisto de *Eimeria jolchijevi*: caprino.

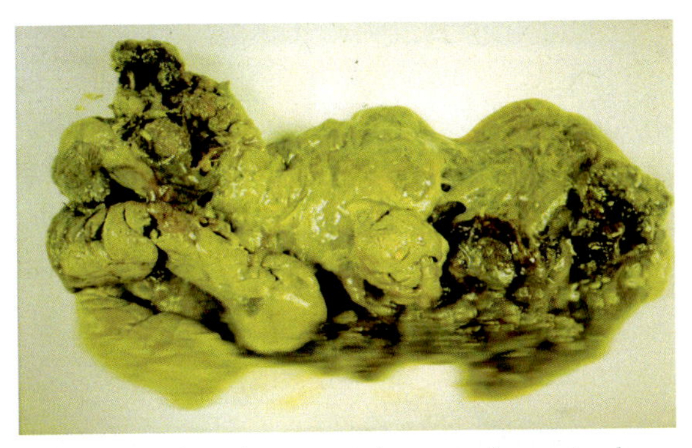

Figura 9.36 Fezes de cordeiros contendo muco e fragmentos de mucosa desprendida.

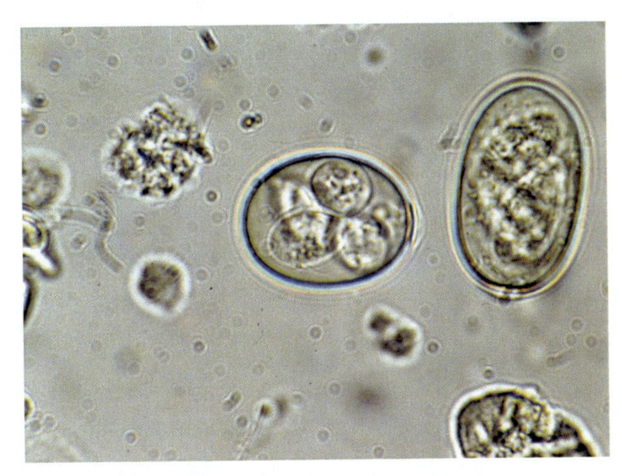

Figura 9.33 Oocisto de *Eimeria crandallis*: ovino.

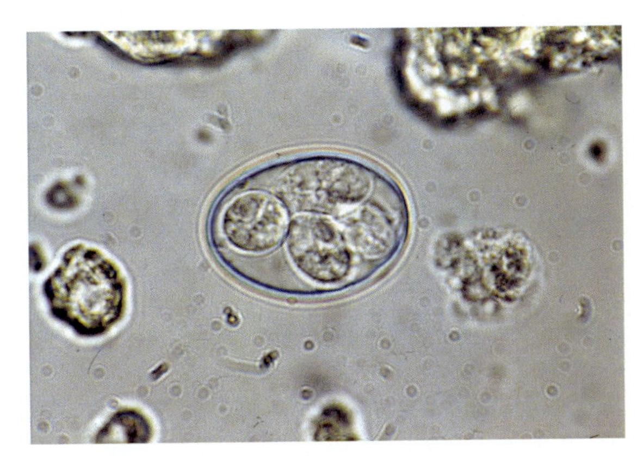

Figura 9.37 Oocisto de *Eimeria ovinoidalis*: ovino.

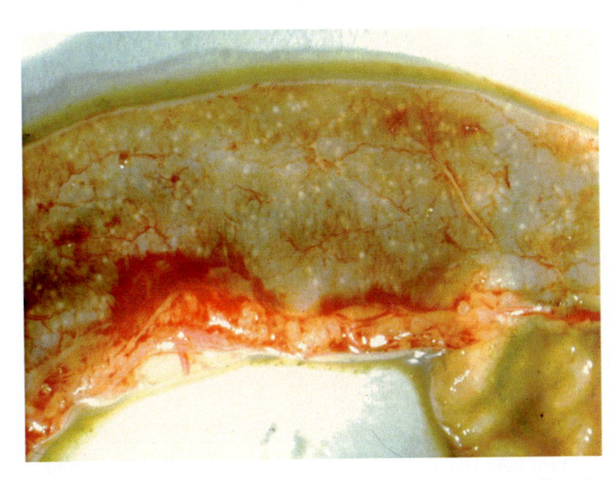

Figura 9.34 Corte de intestino delgado com muitos merontes de primeira geração de *Eimeria crandallis*, vistos por toda a superfície serosa.

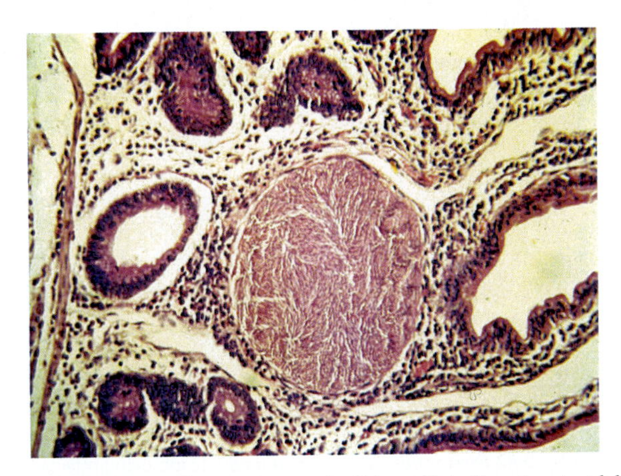

Figura 9.38 Meronte de primeira geração ("gigante") de *Eimeria ovinoidalis*. Cada meronte contém milhares de merozoítas.

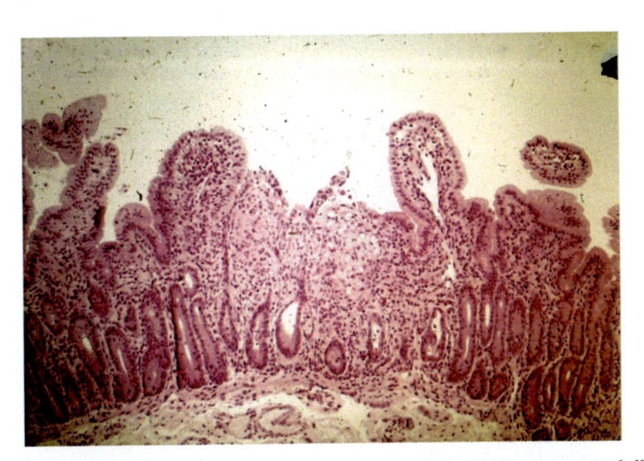

Figura 9.35 Infecção da mucosa intestinal causada por *Eimeria crandallis*, mostrando resposta inflamatória e atrofia de vilosidades.

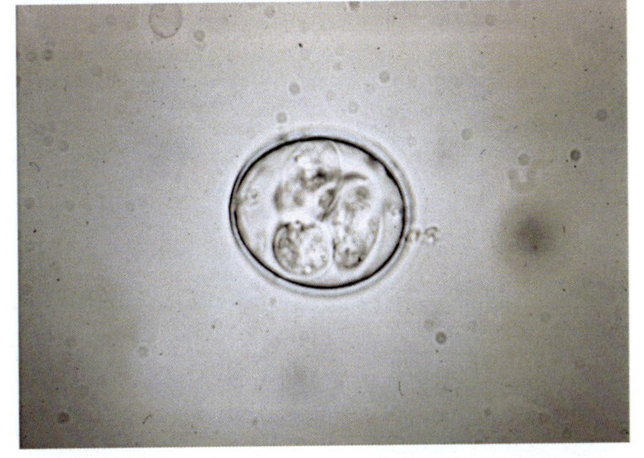

Figura 9.39 Oocisto de *Eimeria ninakohlyakimovae*: caprino.

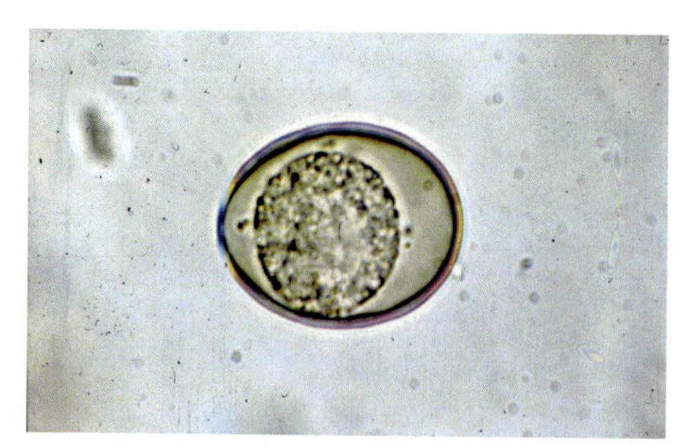

Figura 9.40 Oocisto de *Eimeria caprina*: caprino.

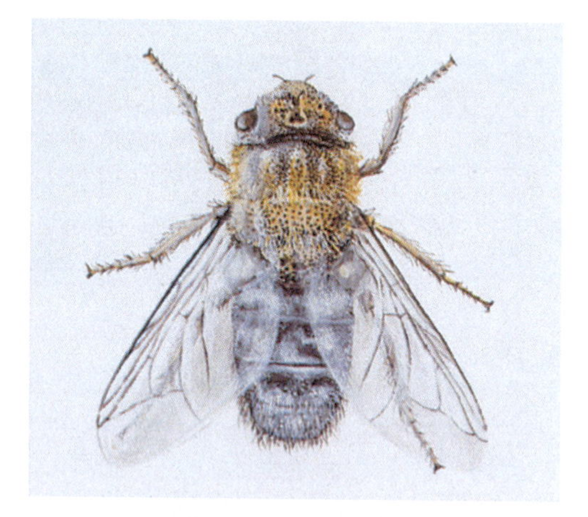

Figura 9.41 *Oestrus ovis*.

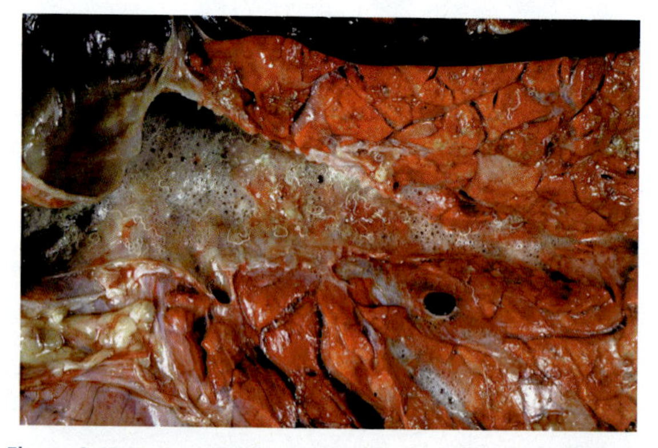

Figura 9.42 *Dictyocaulus filaria* no brônquio de um ovino infectado.

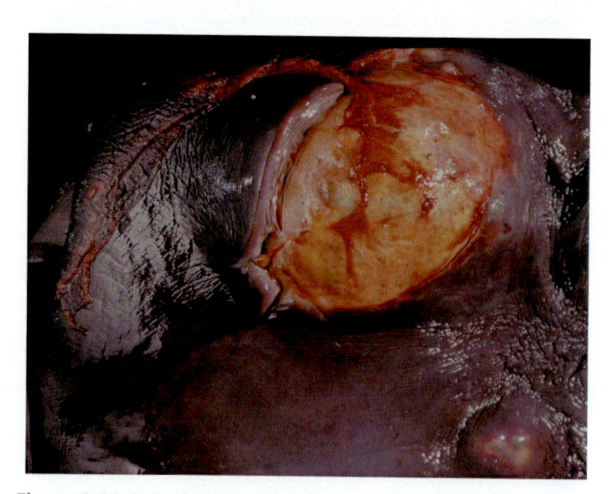

Figura 9.44 Cistos hidáticos de *Echinococcus granulosus* no pulmão.

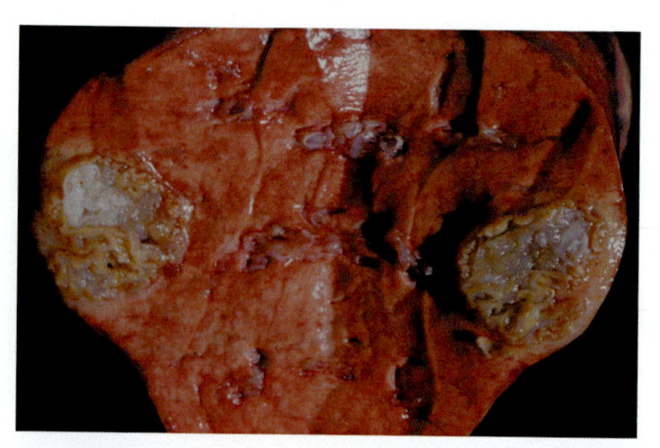

Figura 9.45 Cisto hidático de *Echinococcus granulosus* no fígado.

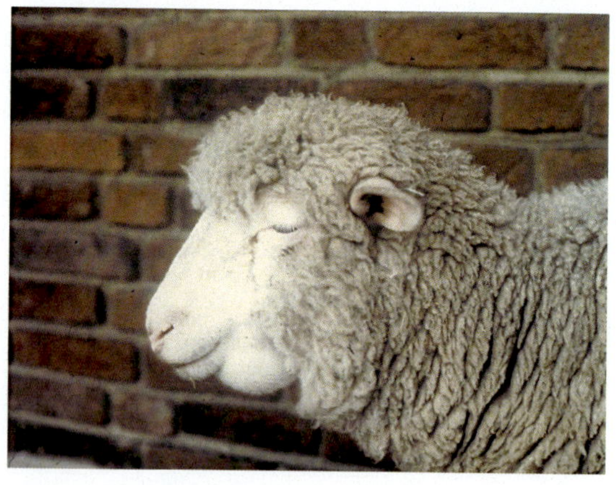

Figura 9.46 Edema submandibular ("mandíbula de garrafa") associado com infecção crônica causada por trematódeos.

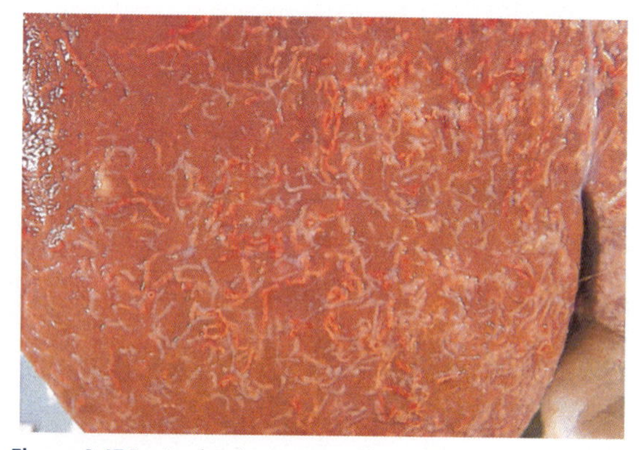

Figura 9.47 Lesões hepáticas associadas à fasciolose ovina aguda.

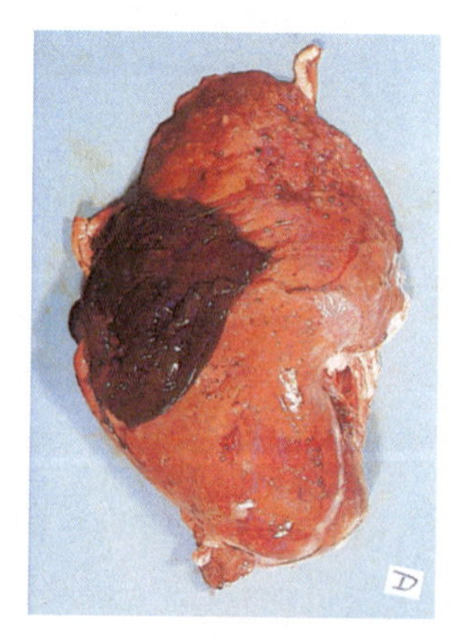

Figura 9.48 Hemorragia subcapsular relevante verificada, frequentemente, na fasciolose ovina aguda.

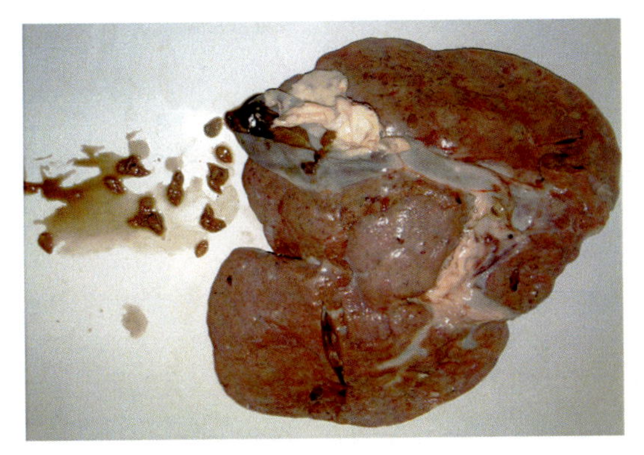

Figura 9.49 Fígado com lesões de fasciolose crônica caracterizadas por fibrose hepática e colangite.

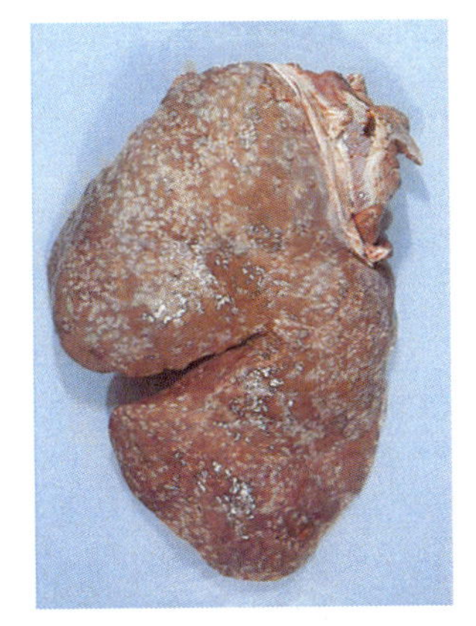

Figura 9.52 Lesões hepáticas causadas por infecção grave por *Dicrocoelium dendriticum*.

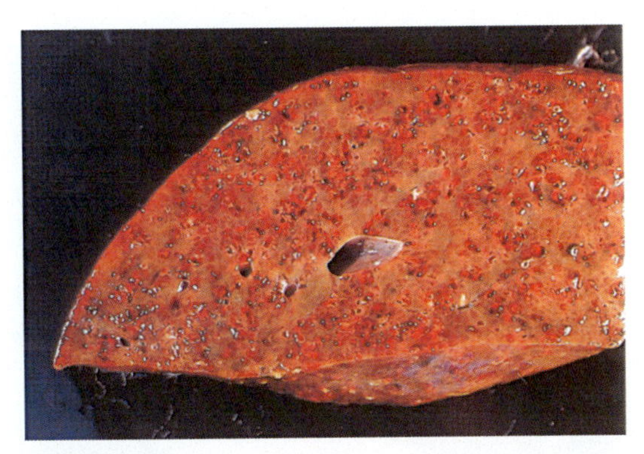

Figura 9.53 Hepatite cisticercosa causada por infecção grave por *Cysticercus tenuicollis*.

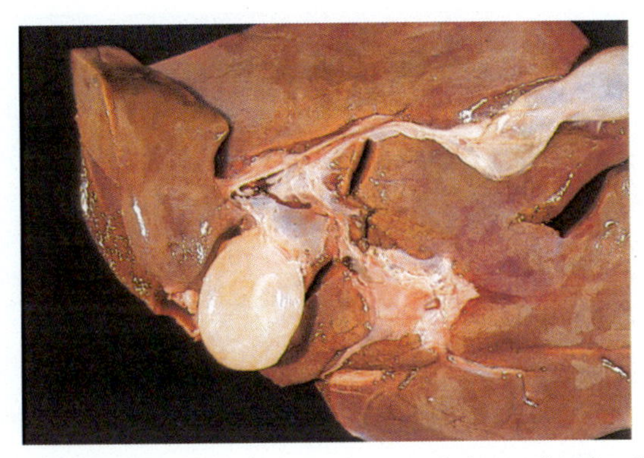

Figura 9.54 Grande *Cysticercus tenuicollis* preenchido com líquido, aderido ao fígado.

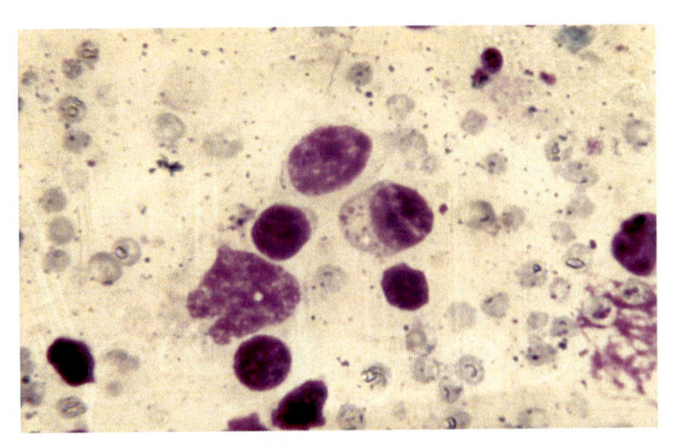

Figura 9.55 Meronte de *Theileria hirci*.

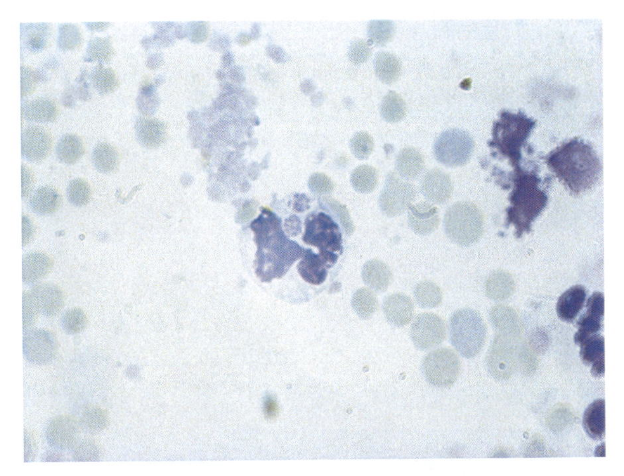

Figura 9.56 Inclusões de *Anaplasma phagocytophilum*.

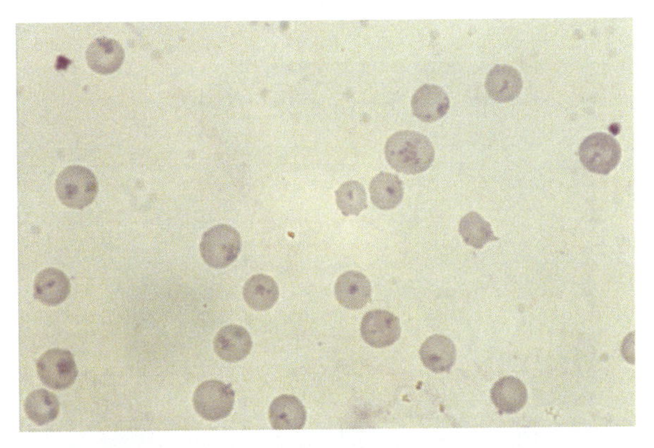

Figura 9.57 Formas intraeritrocitárias de *Eperythrozoon ovis*.

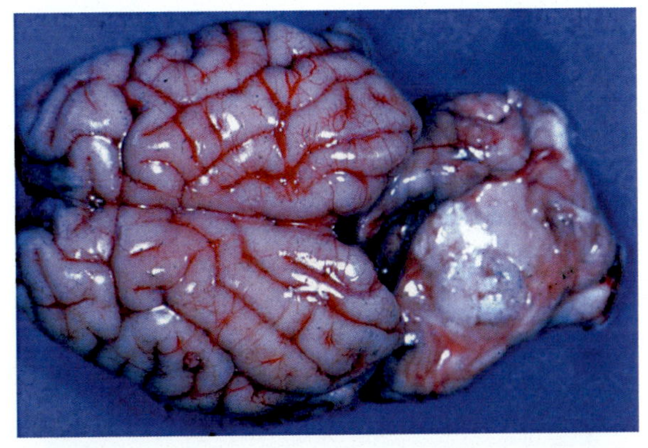

Figura 9.58 Cisto de *Coenurus cerebralis* na superfície do cerebelo de um ovino infectado.

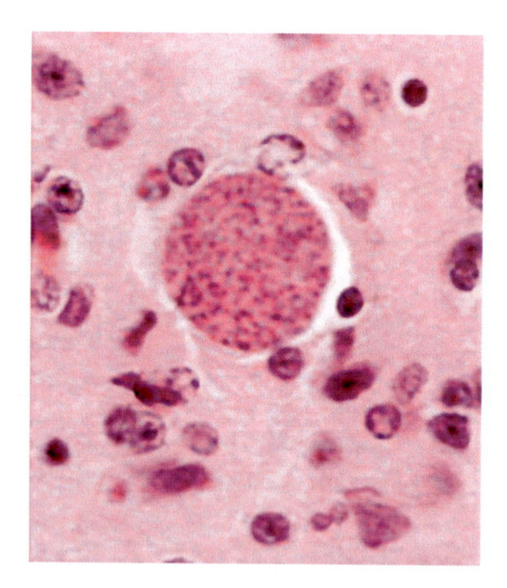

Figura 9.59 Cisto tecidual de *Toxoplasma gondii*.

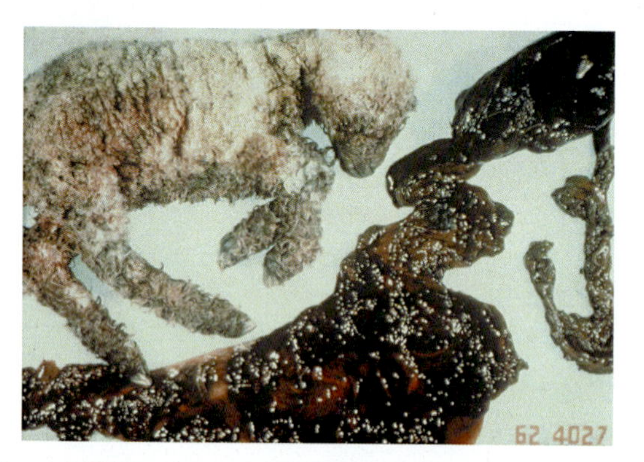

Figura 9.60 *Toxoplasma gondii*: feto abortado e placenta necrosada.

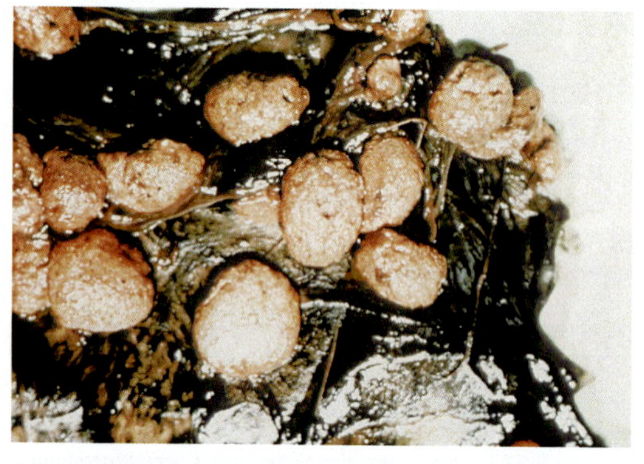

Figura 9.61 Cotilédones de placenta abortada mostrando lesões focais brancas.

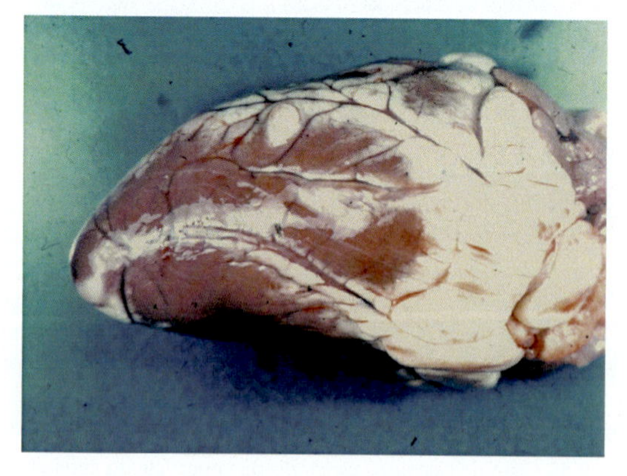

Figura 9.62 "Estágio metacestódio de *Taenia ovis*" em coração de ovino.

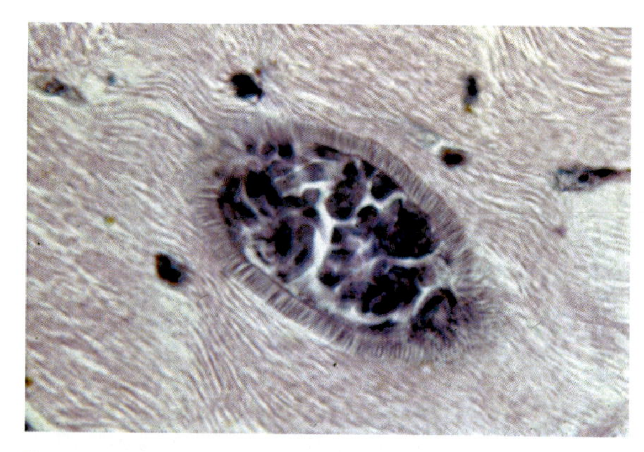

Figura 9.63 Sarcocisto (*Sarcocystis ovicanis*) em músculo de ovino.

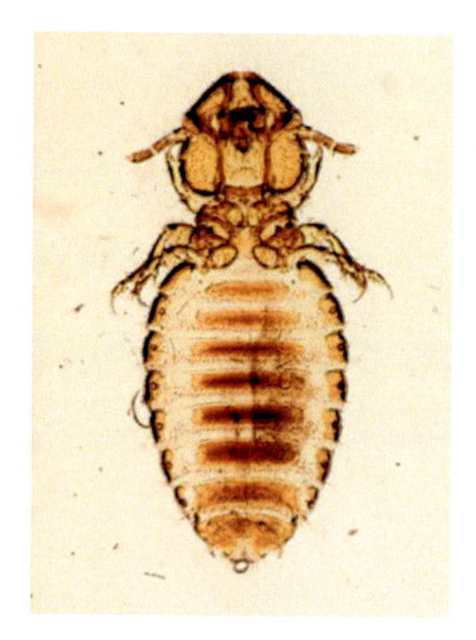

Figura 9.64 O piolho-mastigador, *Bovicola ovis*.

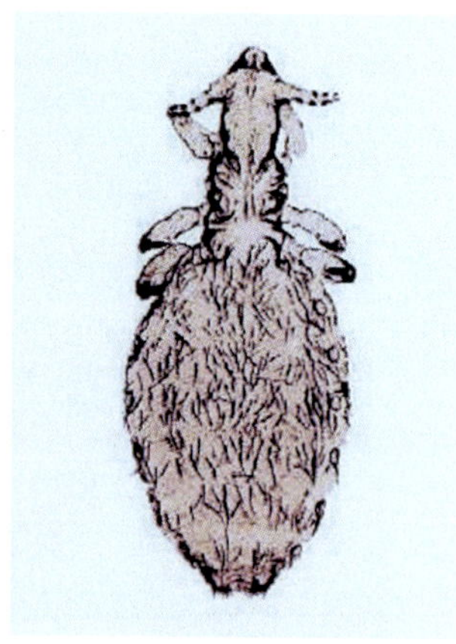

Figura 9.65 Piolho-sugador *Linognathus ovillus*.

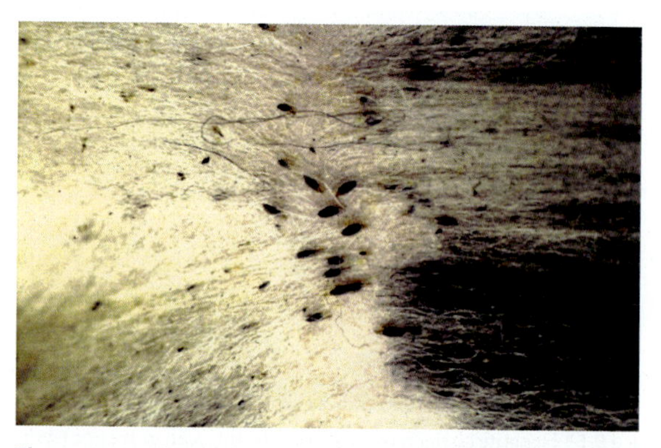

Figura 9.66 Infestação com o piolho-sugador *Linognathus ovillus*.

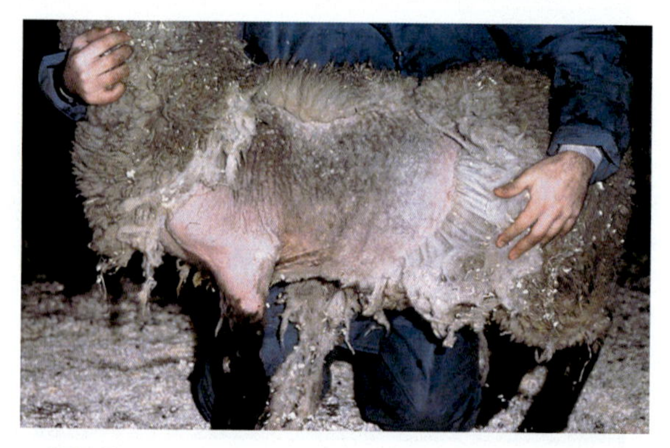

Figura 9.67 Ovino com sarna psoróptica. (Cortesia do Prof. Eduardo Berriatua.)

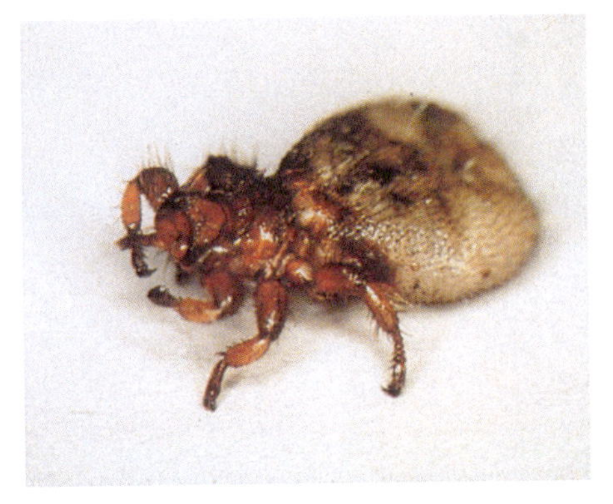

Figura 9.68 Melófago de ovino, *Melophagus ovinus*.

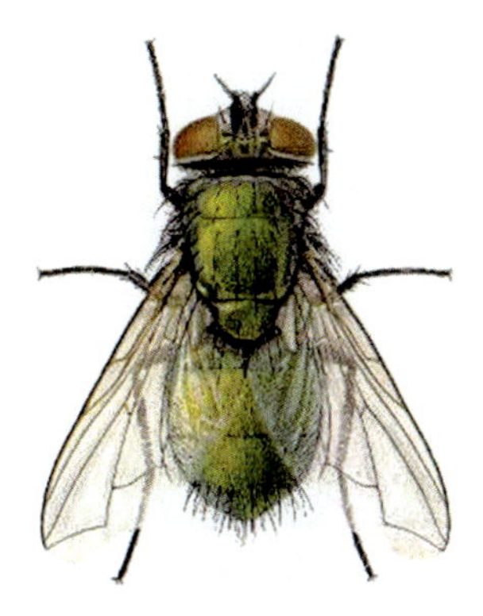

Figura 9.69 Varejeira lucília, *Lucilia sericata*.

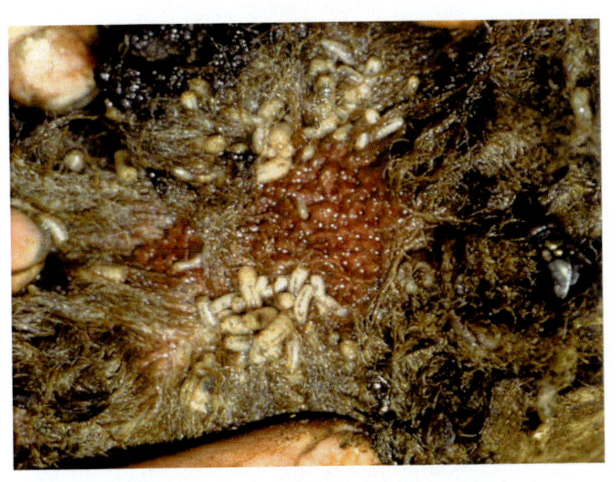

Figura 9.70 Miíase de ovinos causada por larvas de *Lucilia sericata*.

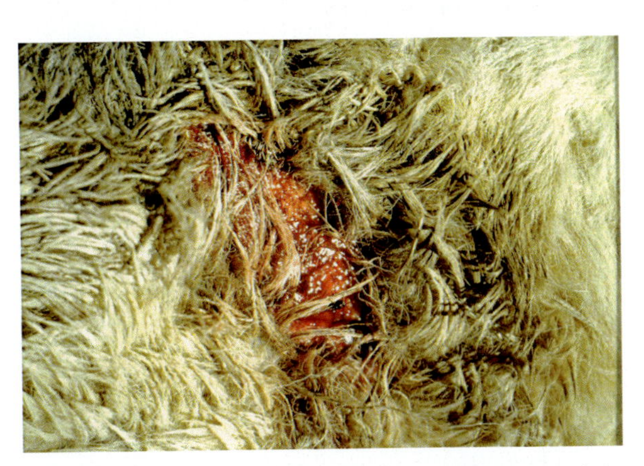

Figura 9.71 Inflamação e lesão cutânea causadas pela alimentação de larvas de moscas-varejeiras.

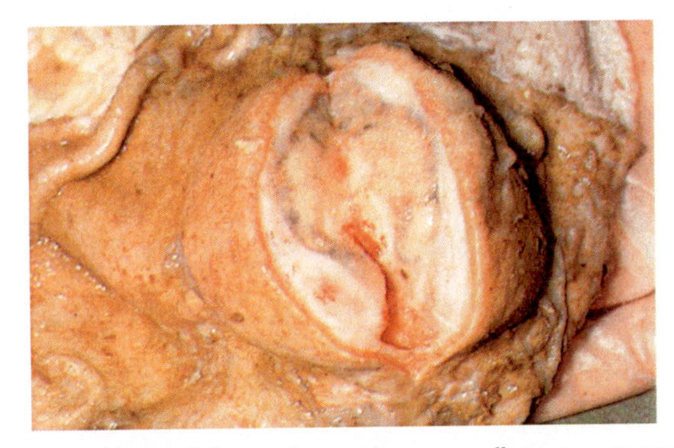

Figura 10.1 Lesão nodular grande no estômago, semelhante a um tumor, induzido pela infecção por *Draschia megastoma*.

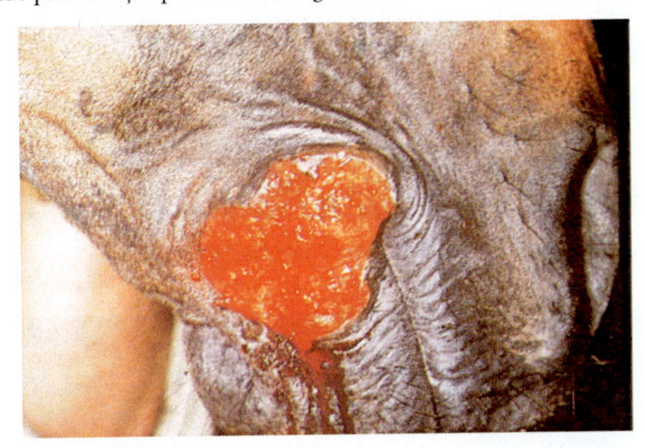

Figura 10.2 Granuloma ulcerado ('ferida de verão') na comissura labial de um equino causado pela habronemose cutânea.

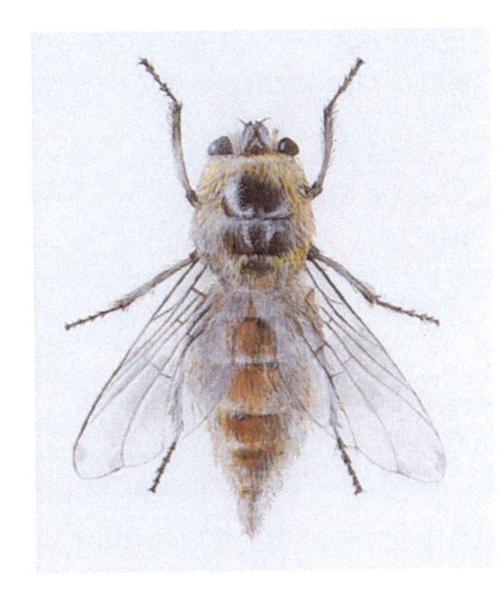

Figura 10.3 *Gasterophilus* spp.

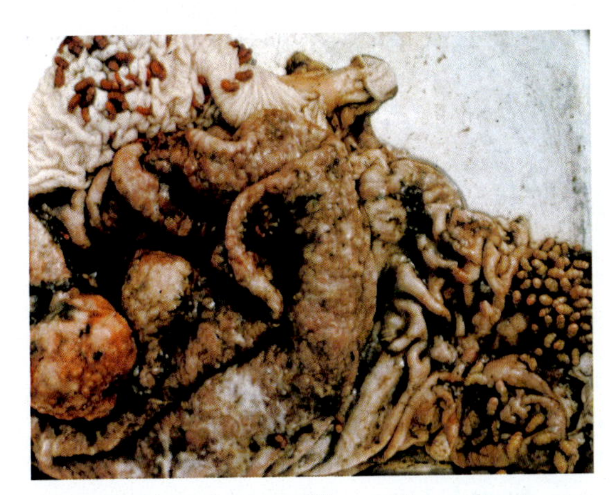

Figura 10.4 Larvas de *Gasterophilus* no estômago de um equino.

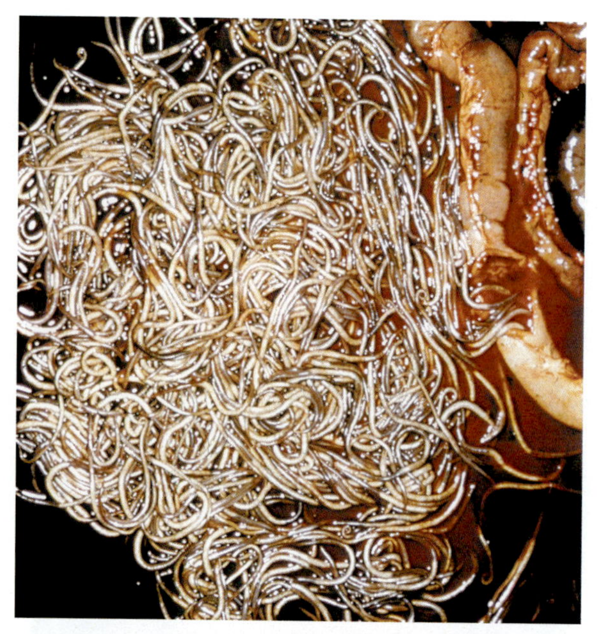

Figura 10.5 *Parascaris equorum* no intestino de um equino infectado.

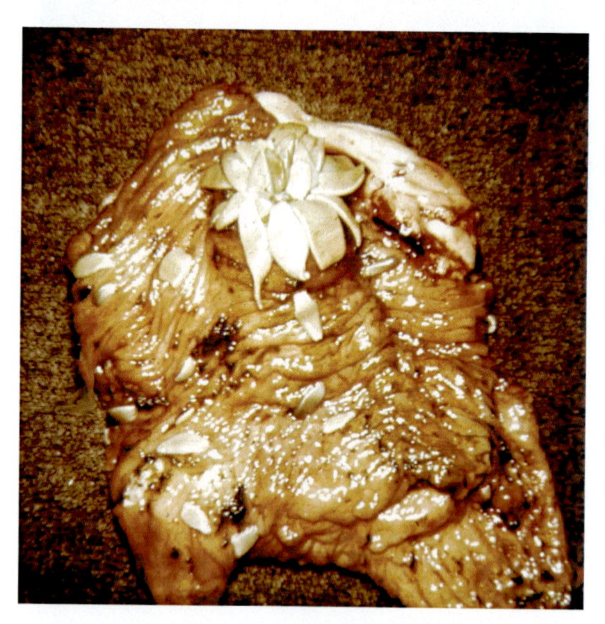

Figura 10.6 Cestódios *Anoplocephala perfoliata* ao redor da junção ileocecal.

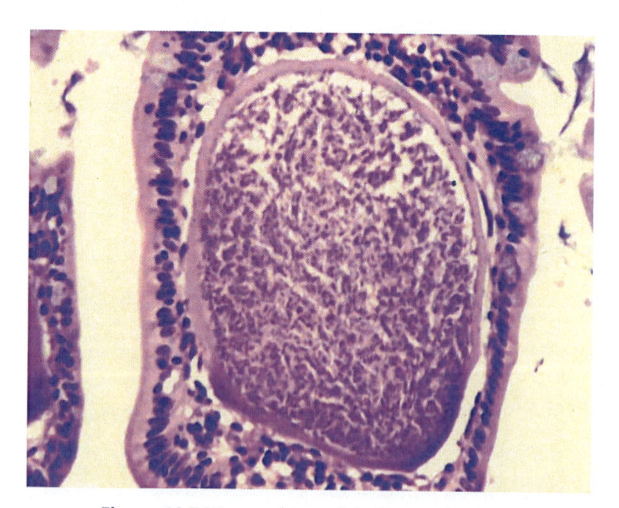

Figura 10.7 Meronte 'gigante' de *Eimeria leuckarti*.

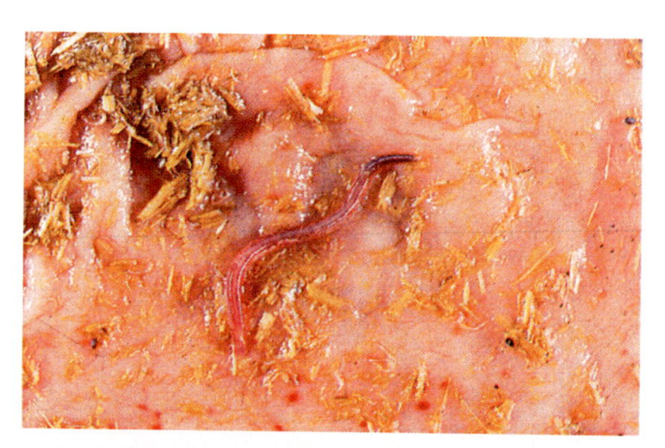

Figura 10.8 *Strongylus edentatus* se alimentando na mucosa do intestino grosso.

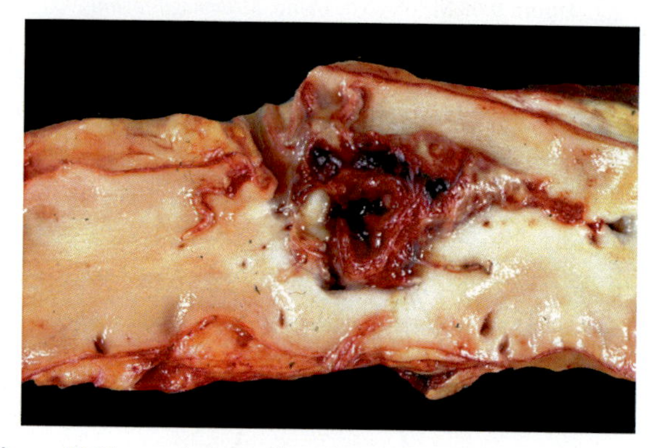

Figura 10.9 Larvas de *Strongylus vulgaris* na artéria mesentérica cranial.

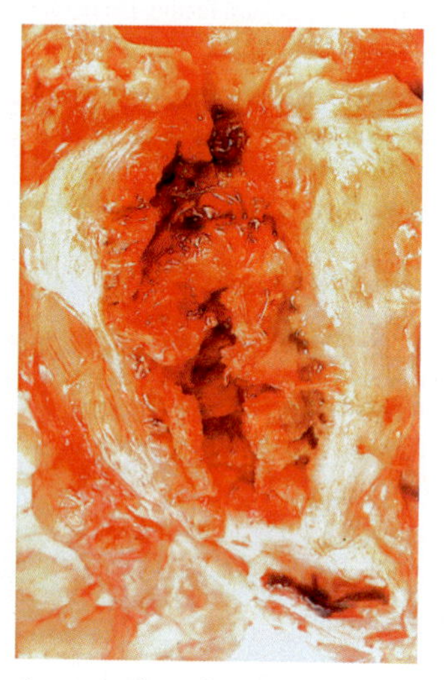

Figura 10.10 Arterite e trombose da artéria mesentérica cranial causada pela infecção por *Strongylus vulgaris*.

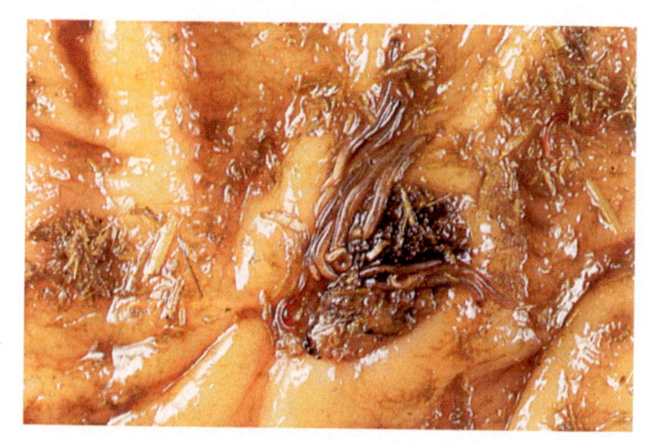

Figura 10.11 *Triodontophorus tenuicollis* adultos se alimentando ao redor da periferia de uma úlcera no cólon ventral.

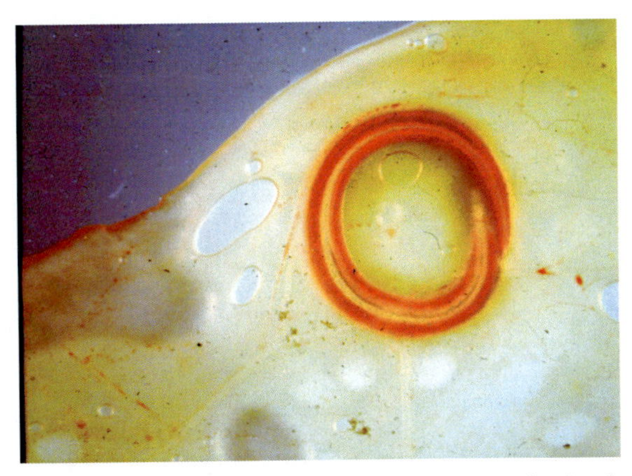

Figura 10.12 Larva de ciatostomíneo na mucosa do ceco visualizada pela técnica de iluminação transmural.

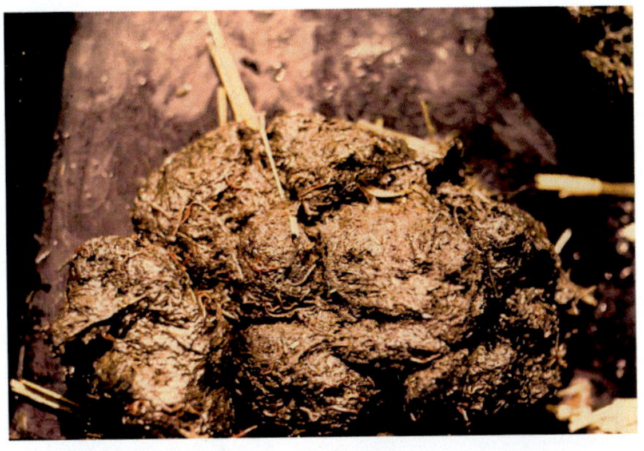

Figura 10.13 Pequenos estrôngilos nas fezes frescas.

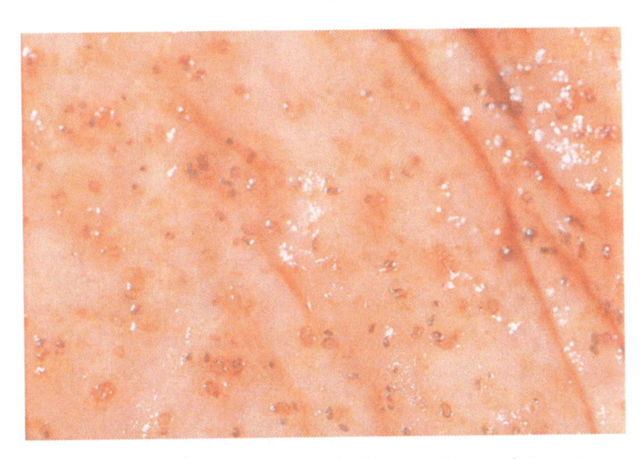

Figura 10.14 Larvas de pequenos estrôngilos em desenvolvimento na mucosa do ceco.

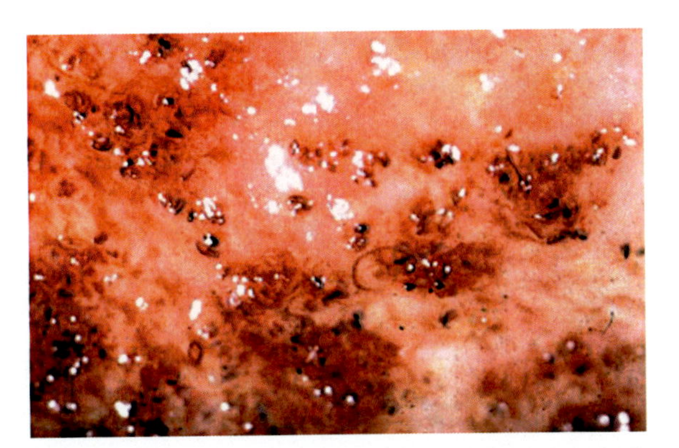

Figura 10.15 Adultos e larvas de pequenos estrôngilos na mucosa do intestino grosso.

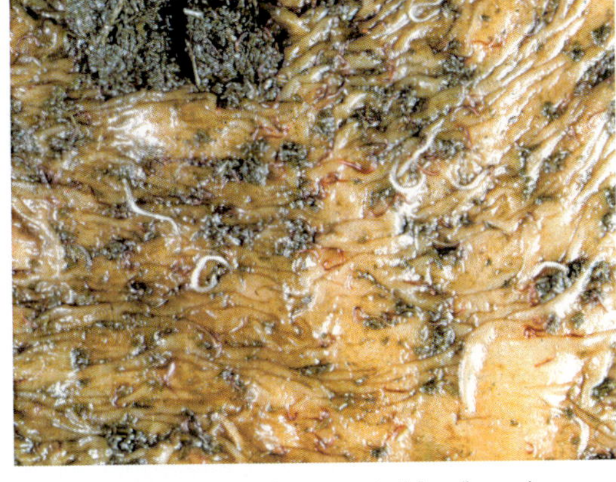

Figura 10.16 Infecção mista por *Oxyuris equi* adultos (branco) e pequenos estrôngilos no cólon.

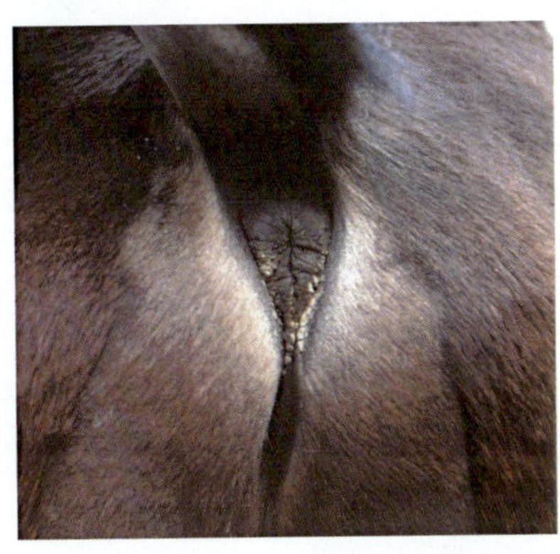

Figura 10.17 Aglomerados de ovos de *Oxyuris equi* ao redor do reto de um equino.

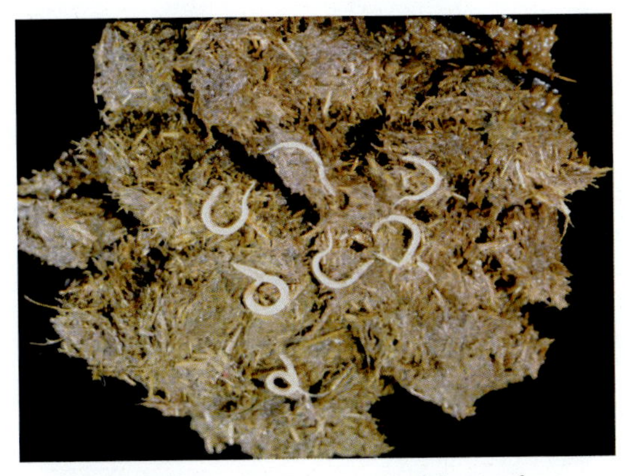

Figura 10.18 Vermes *Oxyuris equi* adultos nas fezes.

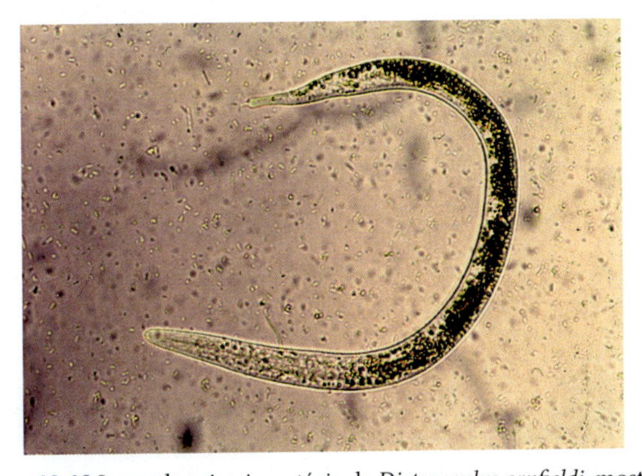

Figura 10.19 Larva de primeiro estágio de *Dictyocaulus arnfieldi*, mostrando a protuberância terminal.

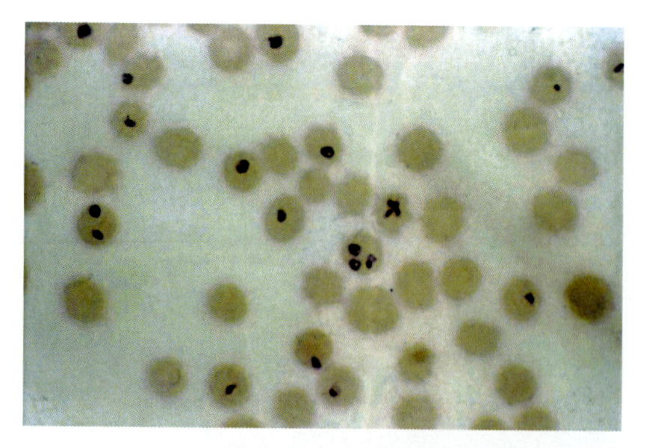

Figura 10.20 Trofozoítas de *Theileria equi.*

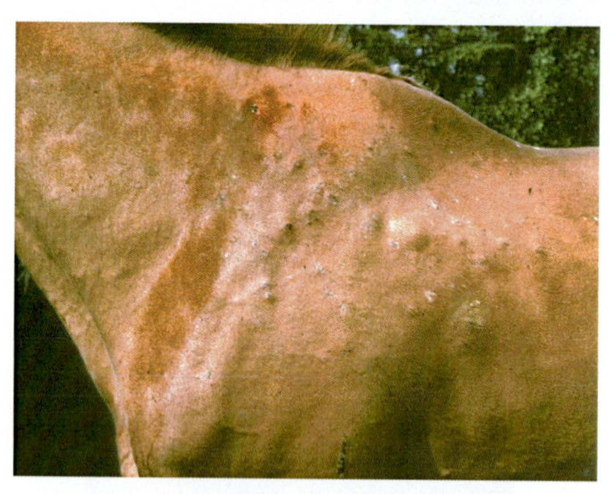

Figura 10.21 Flanco de um equino que mostra nódulos subcutâneos induzidos por *Parafilaria multipapillosa.*

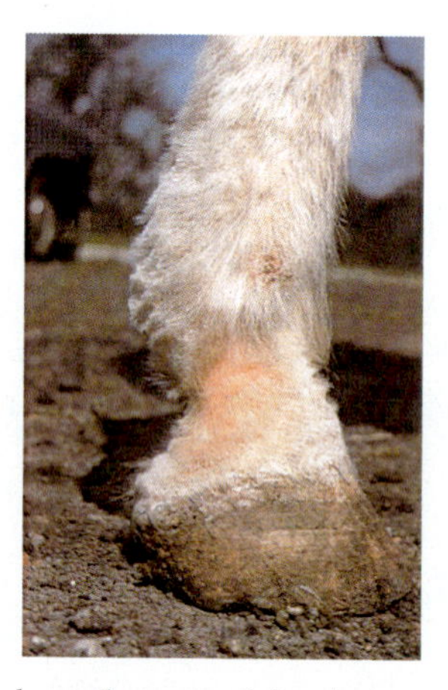

Figura 10.22 Lesões de membro características de sarna corióptica em equino.

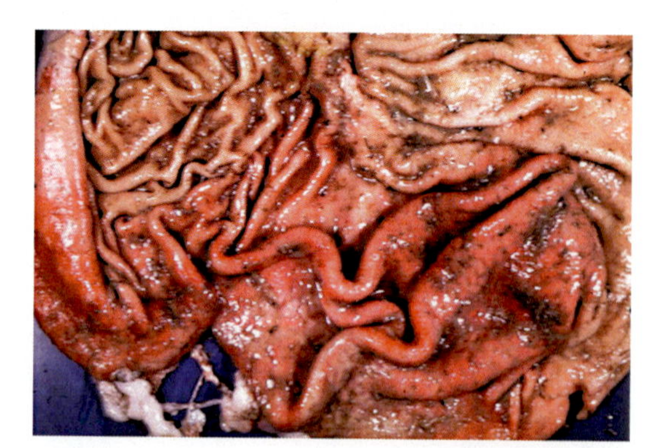

Figura 11.1 Estômago de suíno, inflamado, na infecção causada por *Hyostrongylus rubidus.*

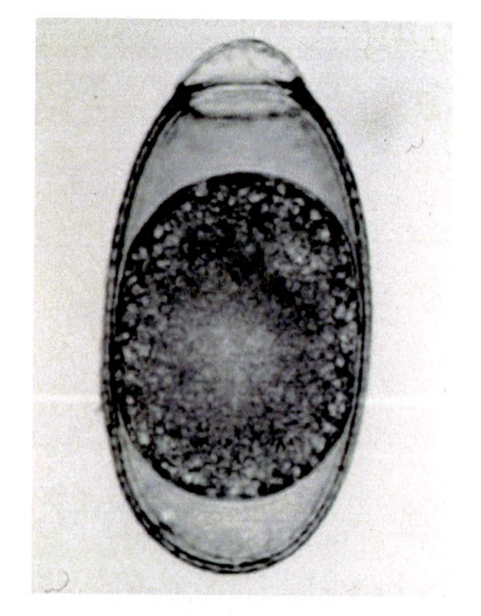

Figura 11.2 Ovo de *Gnathostoma hispidum.*

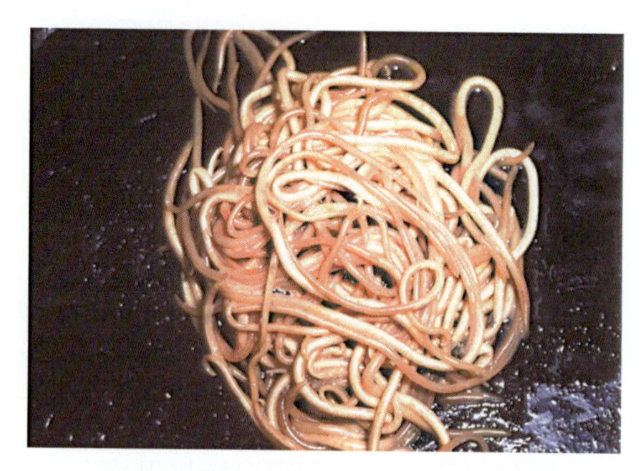

Figura 11.3 Vermes *Ascaris suum* adultos.

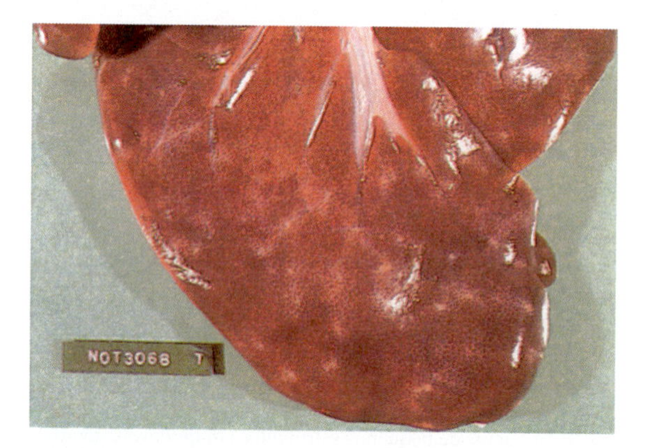

Figura 11.4 Lesões tipo "mancha leitosa" no fígado causadas por *Ascaris suum.*

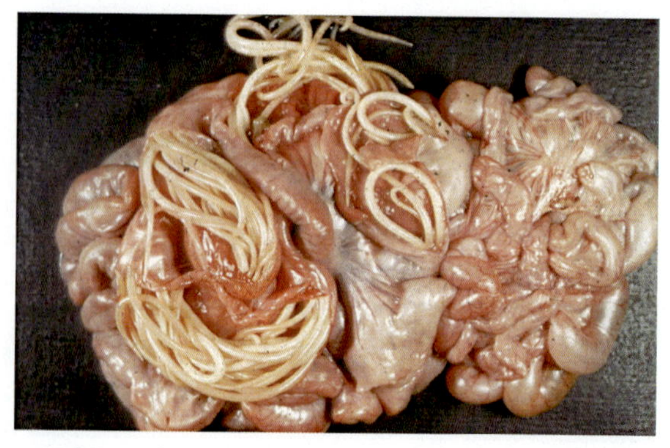

Figura 11.5 Um aglomerado de *Ascaris suum* no intestino delgado de um suíno infectado.

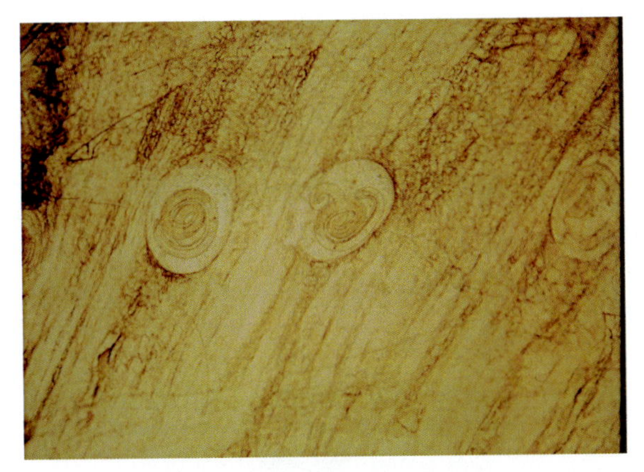

Figura 11.6 Larvas de *Trichinella spiralis* encistadas no músculo.

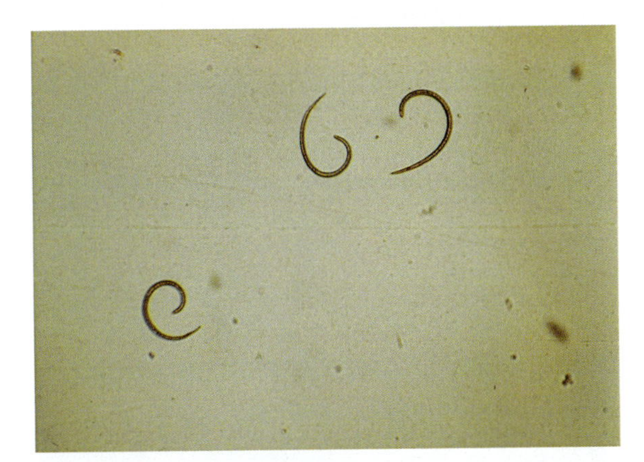

Figura 11.7 Larvas de *Trichinella spiralis* após digestão em pepsina/HCl.

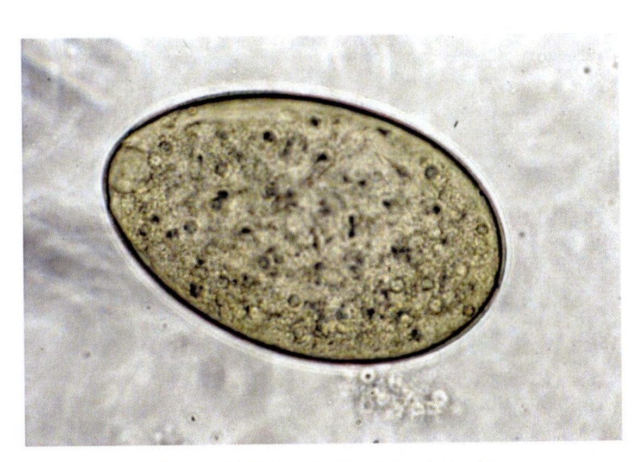

Figura 11.8 Ovo de *Fasciolopsis buski*.

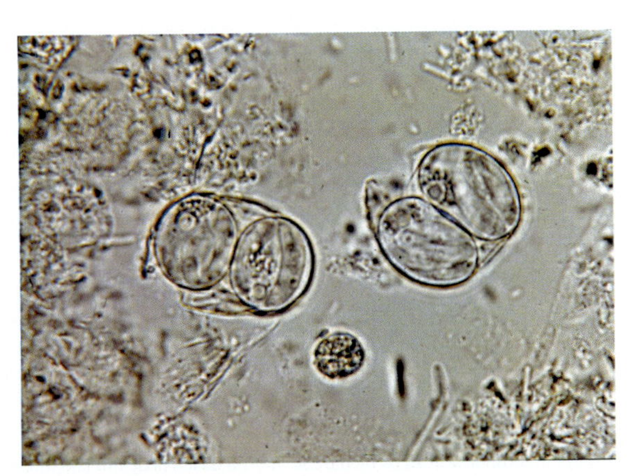

Figura 11.9 Oocistos de *Cystisospora suis*.

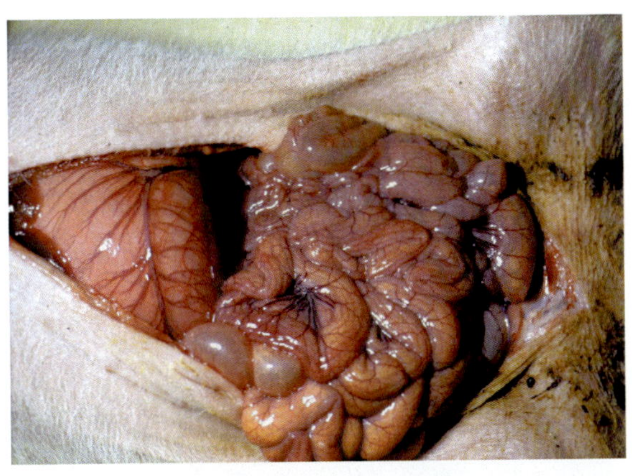

Figura 11.10 Infecção causada por *Cystisospora suis*, em um leitão.

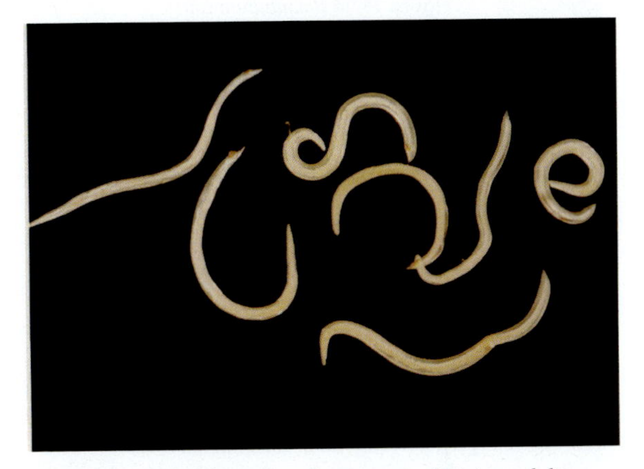

Figura 11.11 Vermes *Oesophagostomum dentatum* adultos.

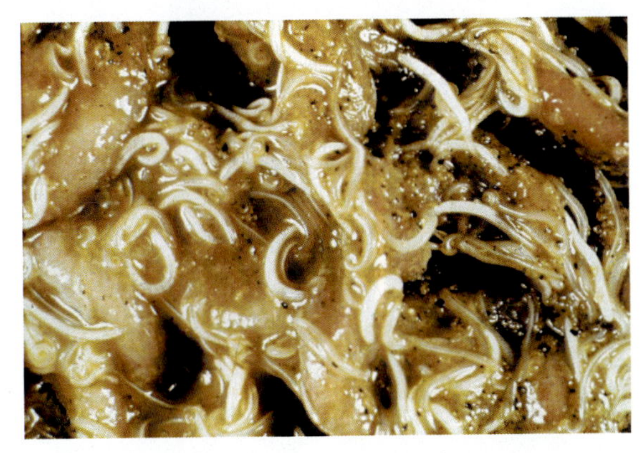

Figura 11.12 *Trichuris suis* na superfície do intestino grosso.

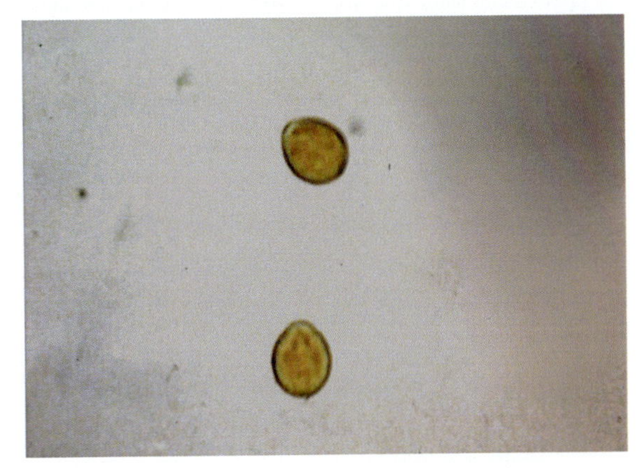

Figura 11.13 Cistos de *Chilomastix mesnili*.

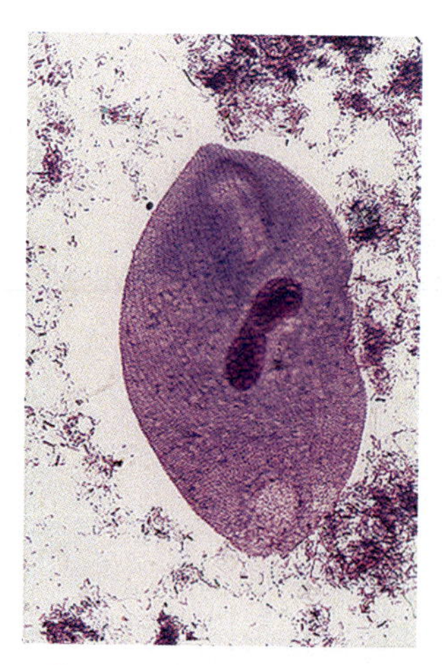

Figura 11.14 *Balantidium coli.*

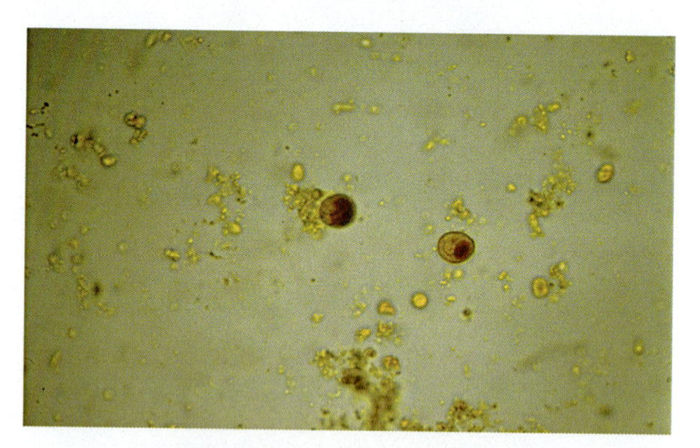

Figura 11.15 Cistos de *Balantidium coli.*

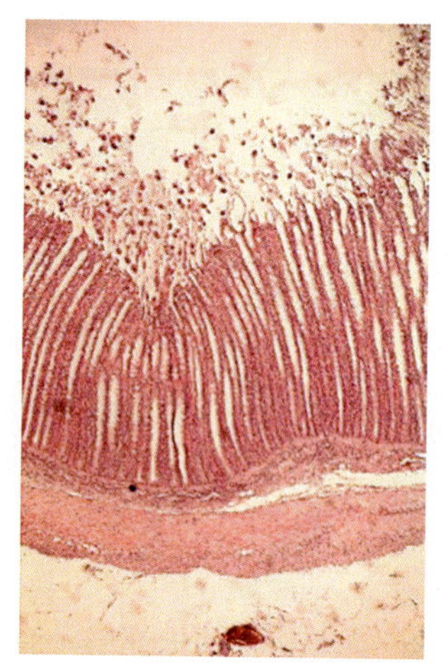

Figura 11.16 Grande número de *Balantidium coli* no lúmen do intestino grosso.

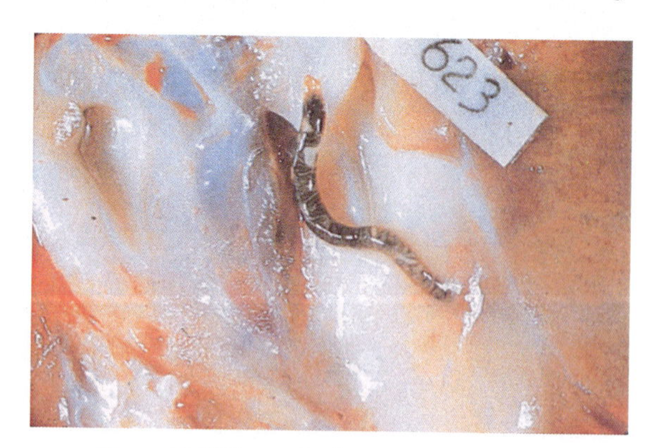

Figura 11.17 Vermes *Stephanurus dentatus* no rim.

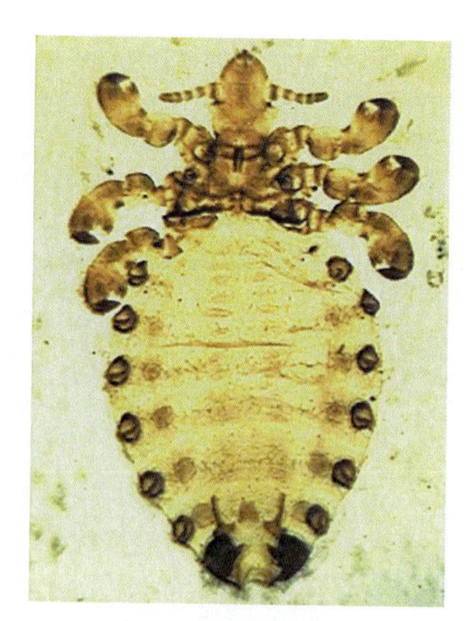

Figura 11.18 *Haematopinus suis.*

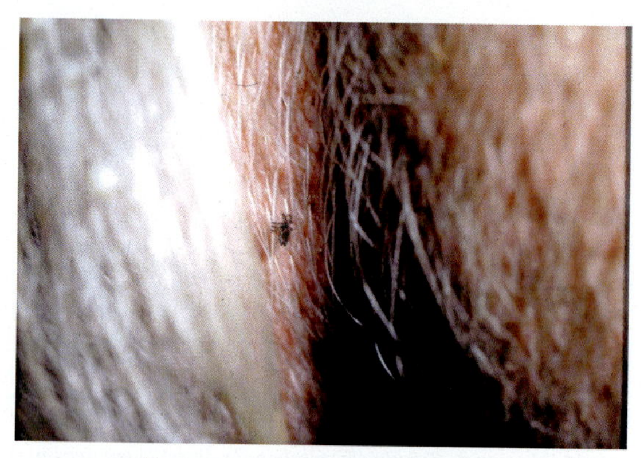

Figura 11.19 Infestação com piolhos.

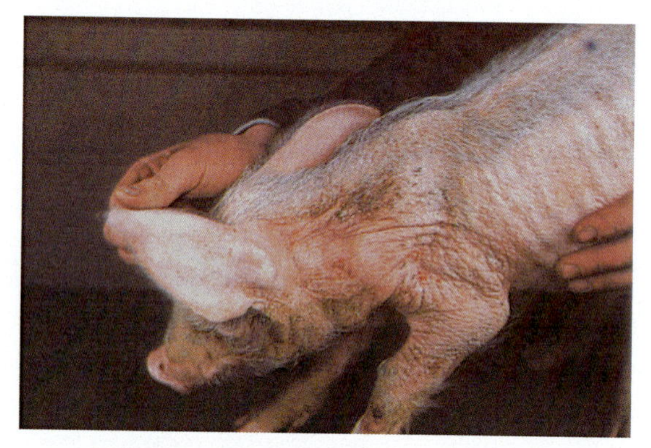

Figura 11.20 Sarna sarcóptica em suíno.

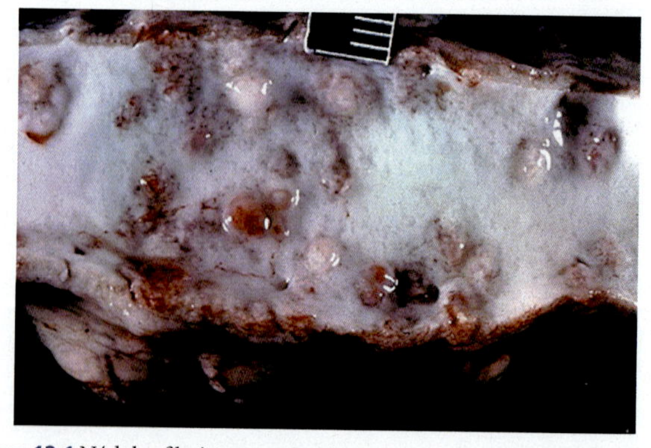

Figura 12.1 Nódulos fibróticos na parede interna da aorta de um cão infectado por *Spirocerca lupi.*

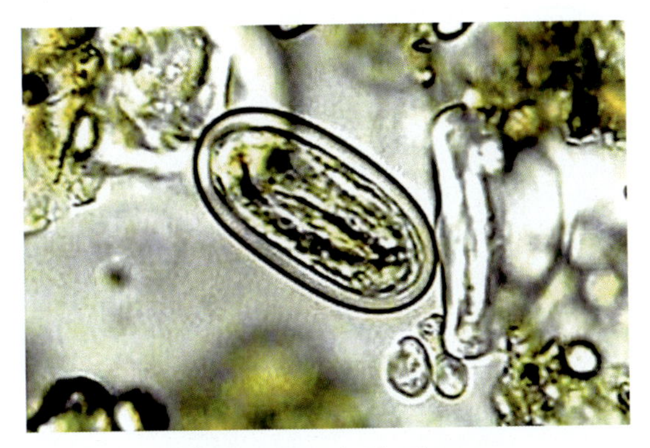

Figura 12.2 Ovo de *Physaloptera*.

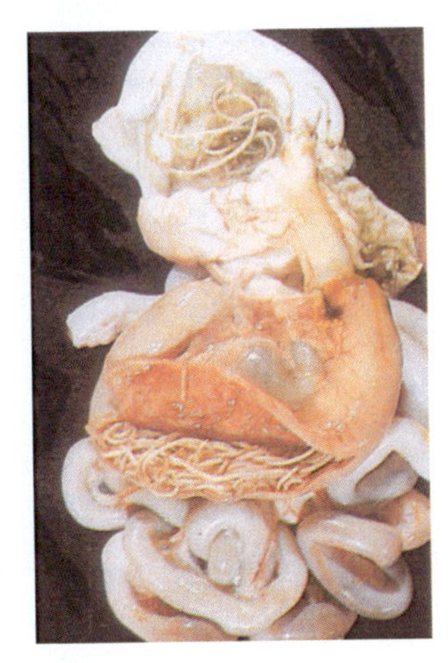

Figura 12.3 Infecção intensa por *Toxocara canis* no intestino delgado de um filhote.

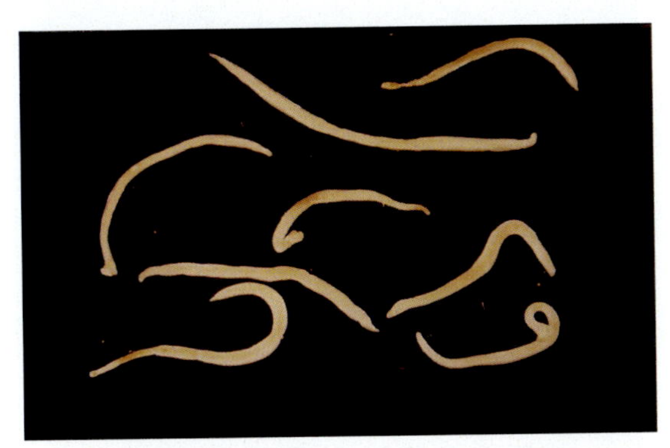

Figura 12.4 *Ancylostoma caninum*, vermes adultos.

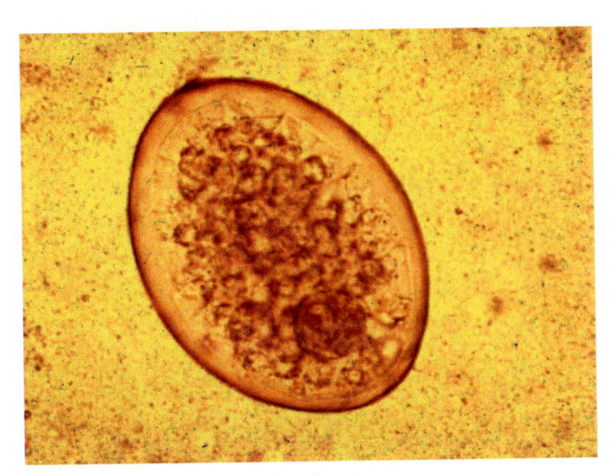

Figura 12.5 Ovo de *Alaria*.

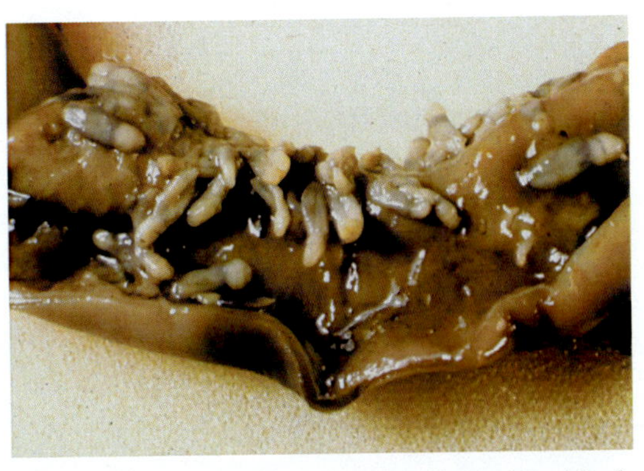

Figura 12.6 *Alaria* spp. aderidas à mucosa do intestino delgado.

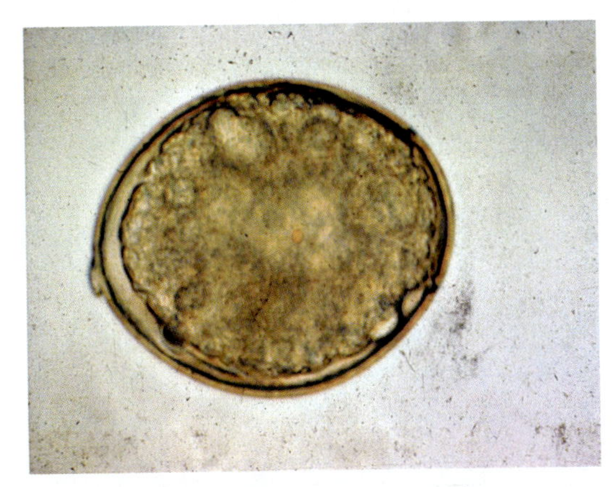

Figura 12.7 Ovo de *Diphyllobothrium latum*.

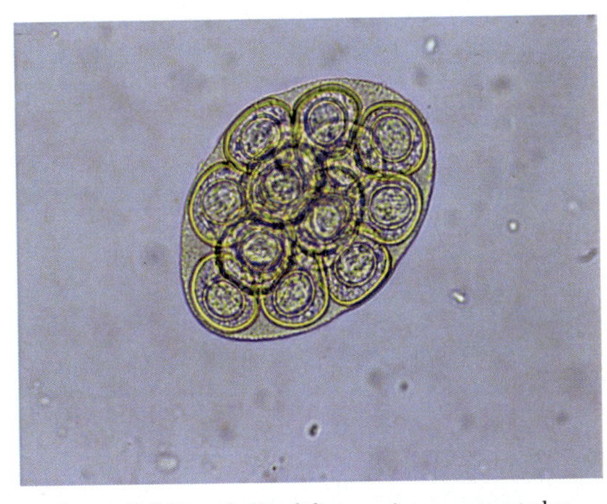

Figura 12.8 Ovos de *Dipylidium caninum* empacotados.

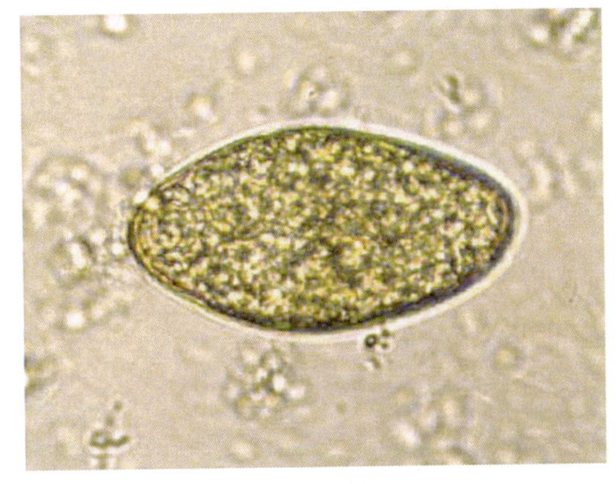

Figura 12.9 Ovo de *Spirometra*.

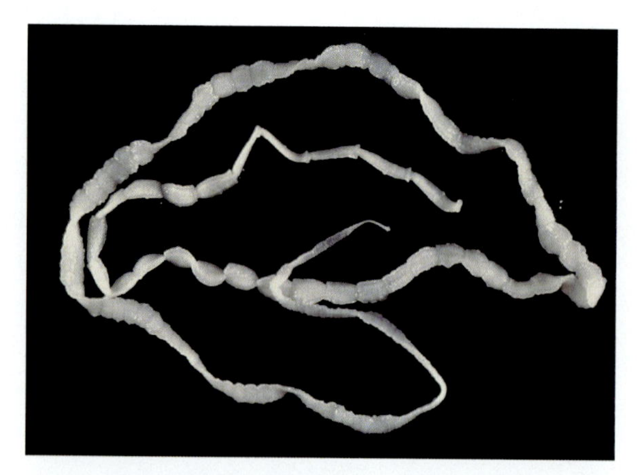

Figura 12.10 Cestódio maduro, *Taenia multiceps*.

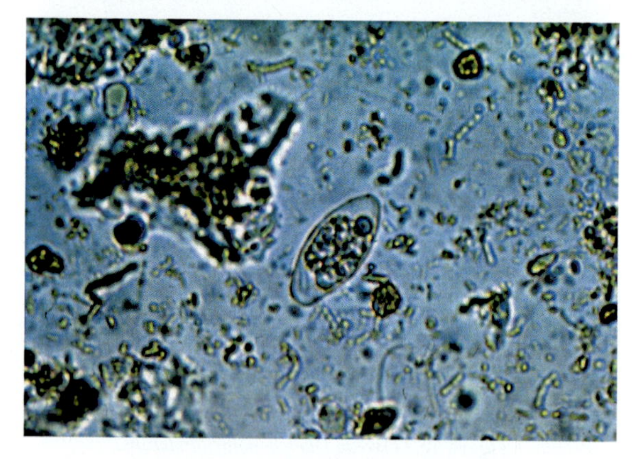

Figura 12.12 Oocistos de *Cystisospora felis*.

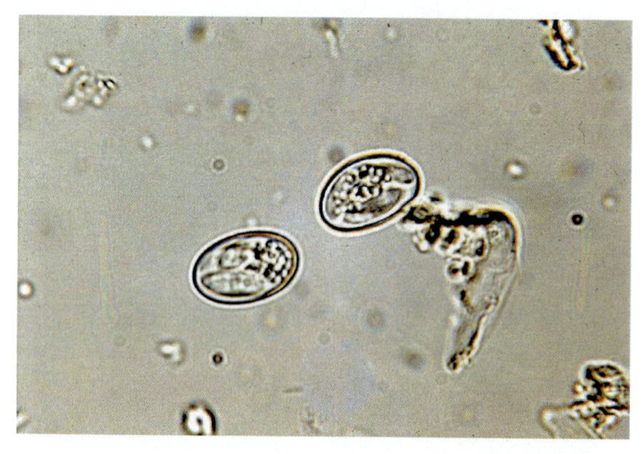

Figura 12.13 Oocistos de *Sarcocystis bovicanis*.

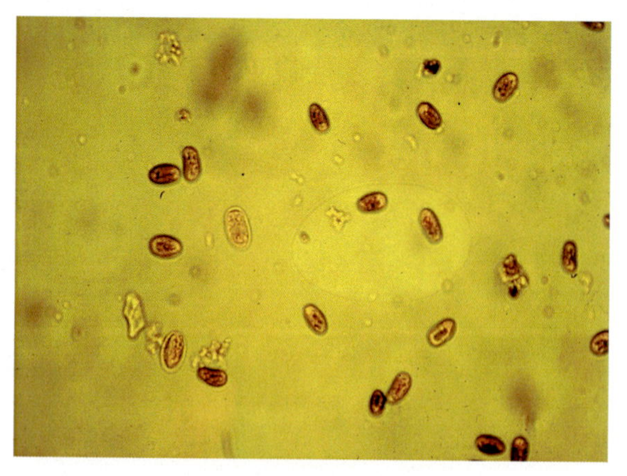

Figura 12.14 Cistos de *Giardia*.

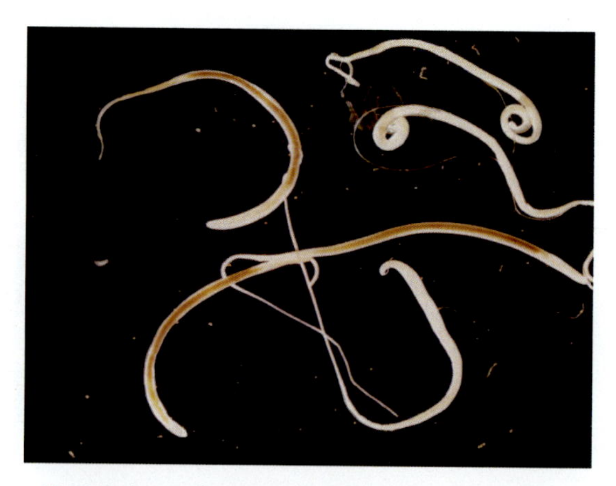

Figura 12.15 *Trichuris vulpis* adultos recuperados de um intestino infectado.

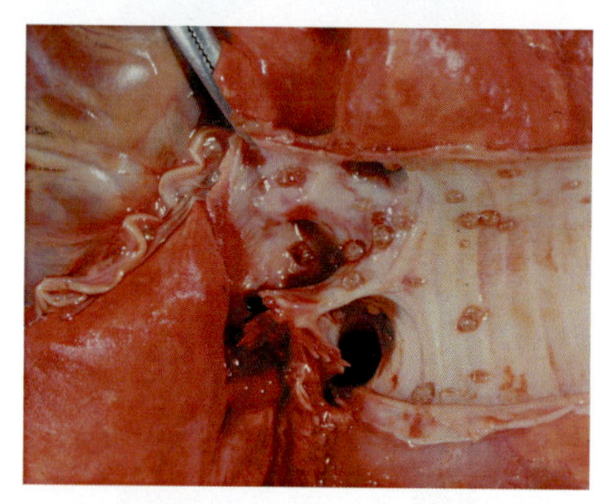

Figura 12.16 Nódulos fibrosos no brônquio causados pela infecção por *Oslerus osleri*.

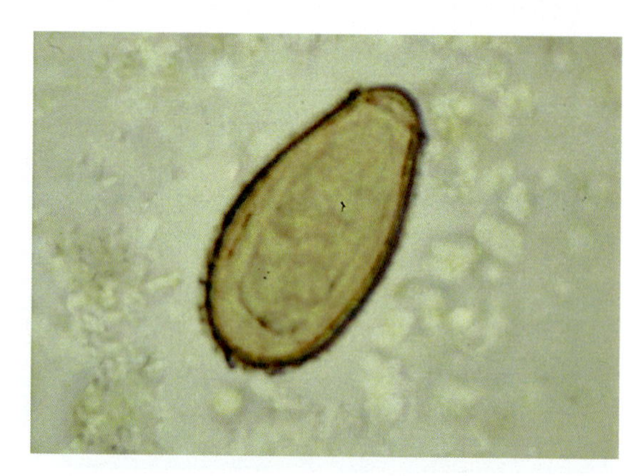

Figura 12.17 Ovo de *Clonorchis sinensis*.

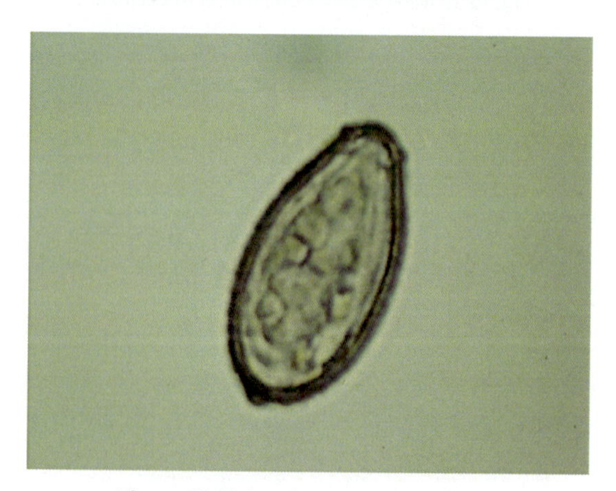

Figura 12.18 Ovo de *Opisthorchis felineus*.

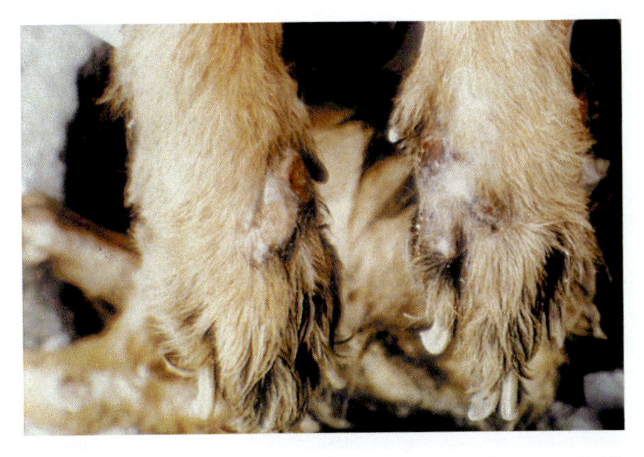

Figura 12.19 Membros torácicos de cão com lesões cutâneas por *Leishmania infantum*.

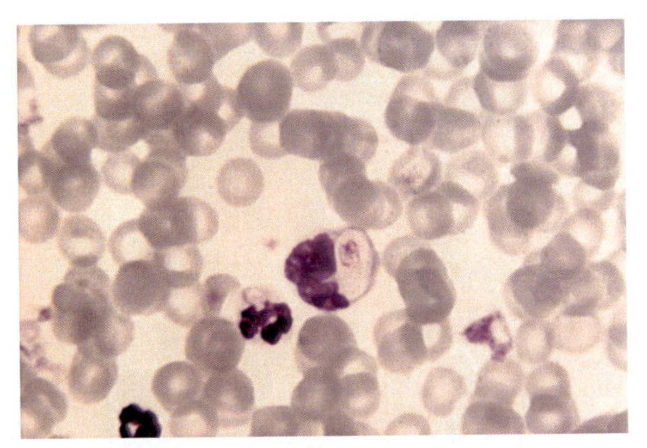

Figura 12.20 Gamonte de *Hepatozoon canis* em neutrófilo circulante.

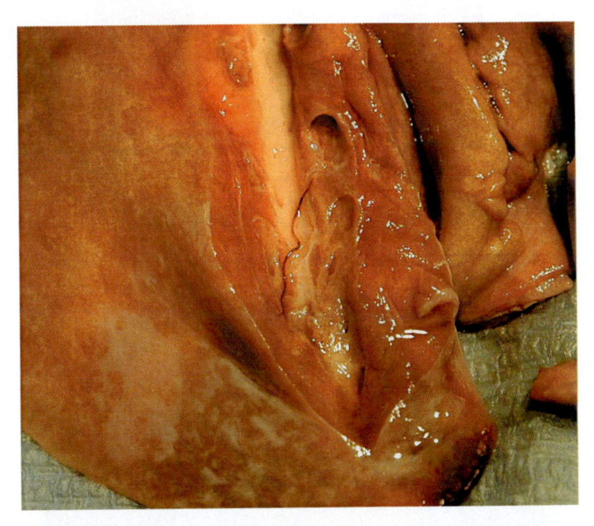

Figura 12.21 Fêmea de *Angiostrongylus vasorum* na artéria pulmonar.

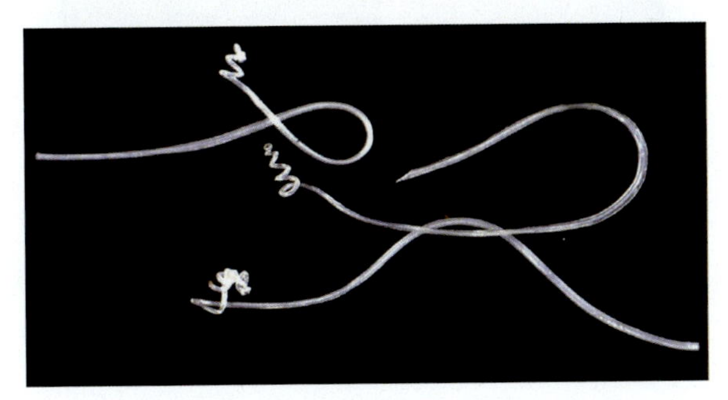

Figura 12.22 Vermes adultos, *Dirofilaria immitis*.

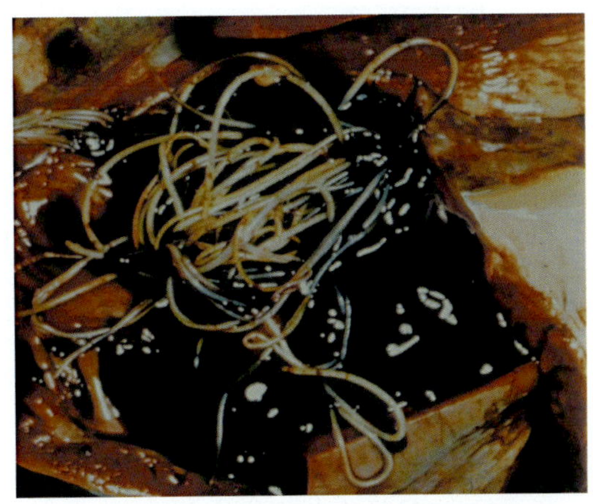

Figura 12.23 *Dirofilaria immitis* em um corte de um coração infectado.

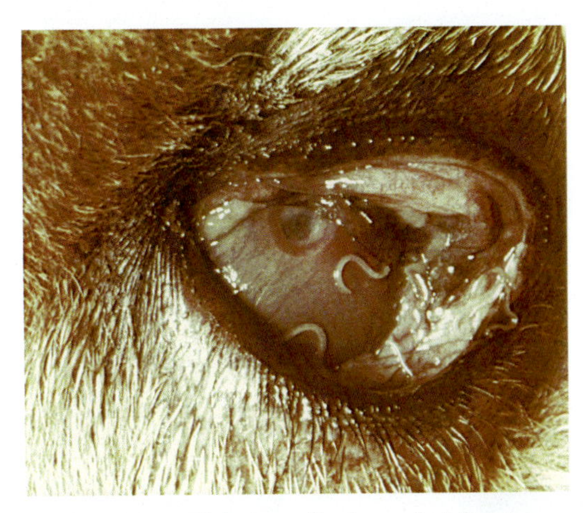

Figura 12.24 *Thelazia* no olho de um cão infectado.

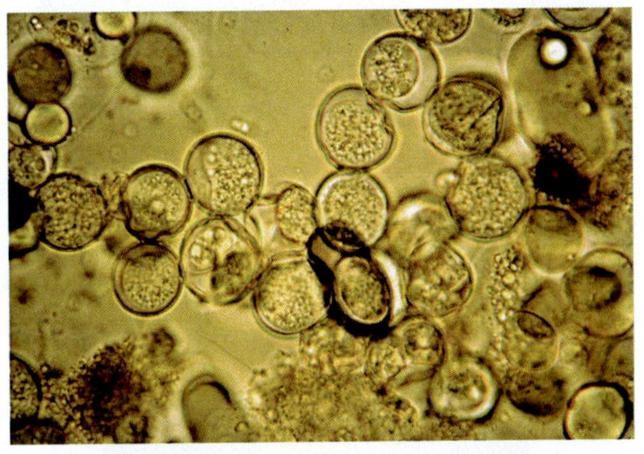

Figura 12.25 Oocistos de *Toxoplasma gondii*.

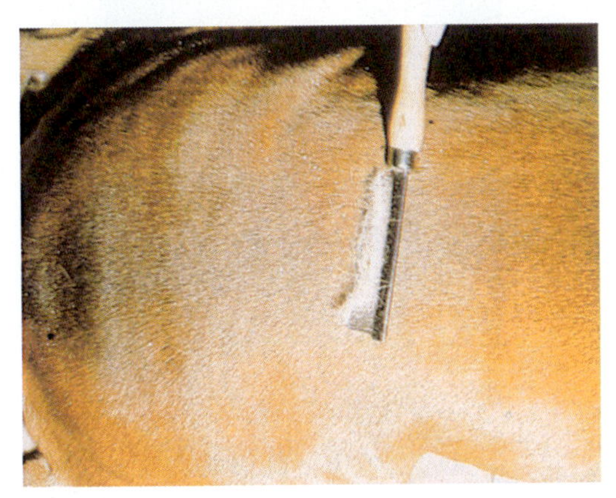

Figura 12.26 "Caspa" acentuada associada à infecção por *Cheyletiella*.

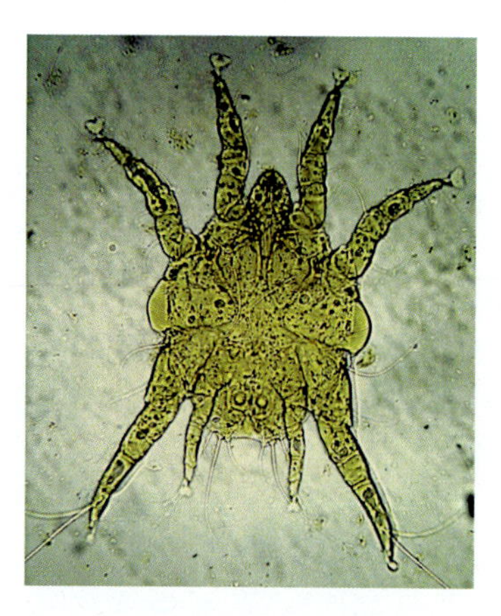

Figura 12.27 Macho de *Otodectes cynotis*.

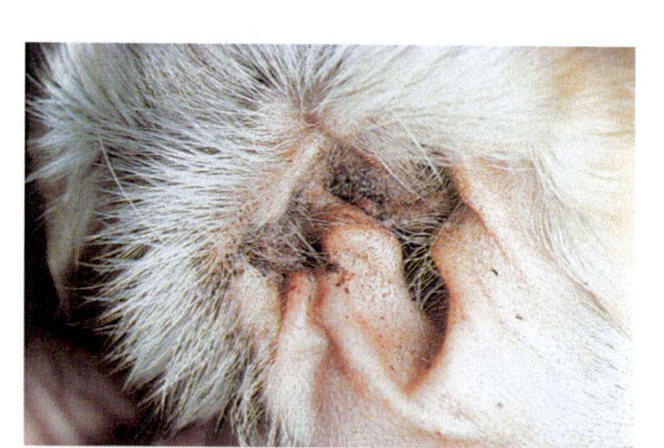

Figura 12.28 Exsudato escuro e ceruminoso causado pela infecção por *Otodectes cynotis* em cão.

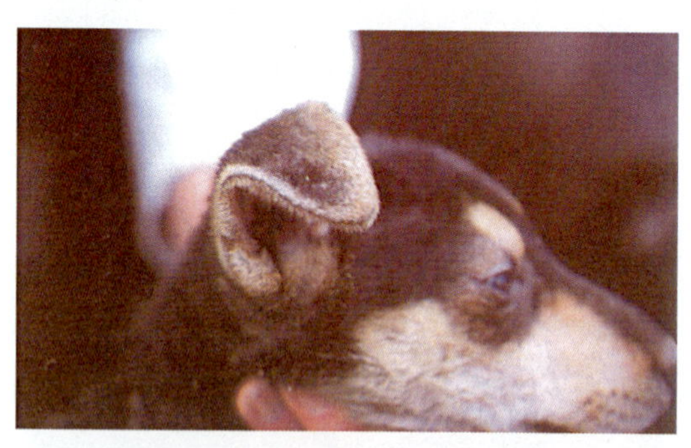

Figura 12.29 Borda espessada da orelha característica de sarna sarcóptica.

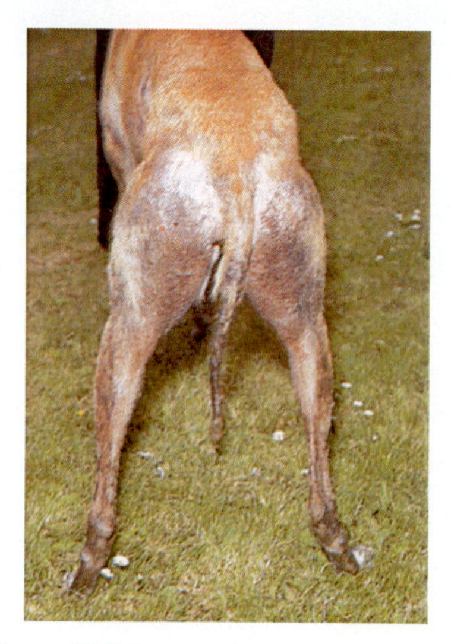

Figura 12.30 Sarna sarcóptica grave em um cão.

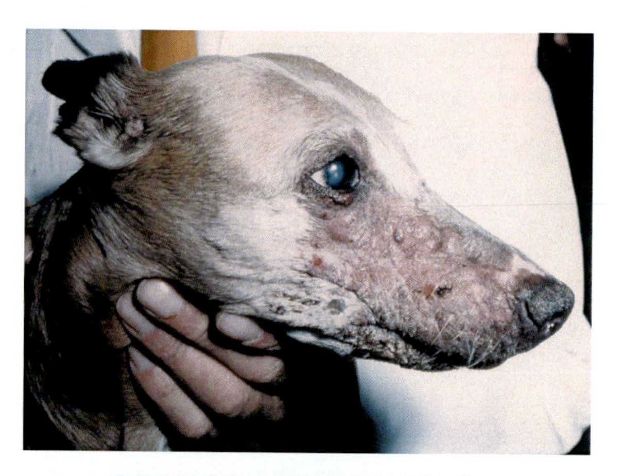

Figura 12.31 Sarna demodécida no focinho de um cão.

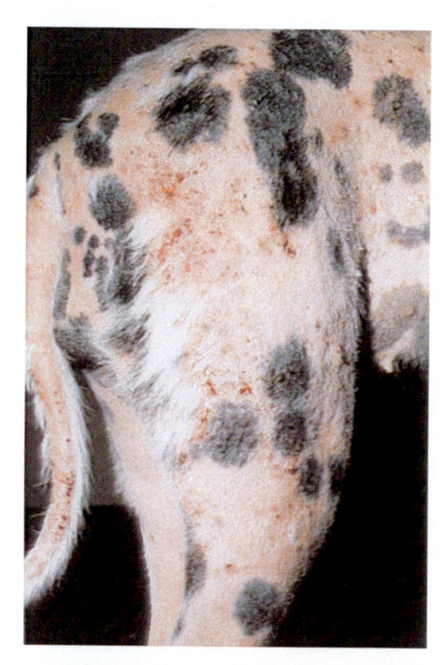

Figura 12.32 Sarna demodécica pustular.

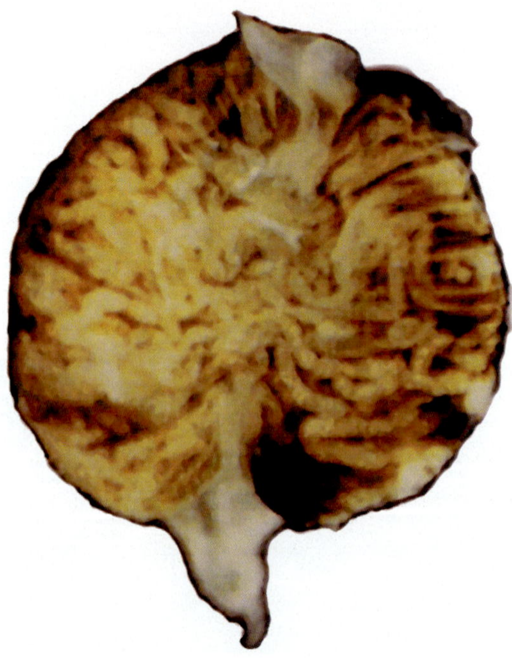

Figura 13.1 Fêmea adulta de *Tetrameres americana*.

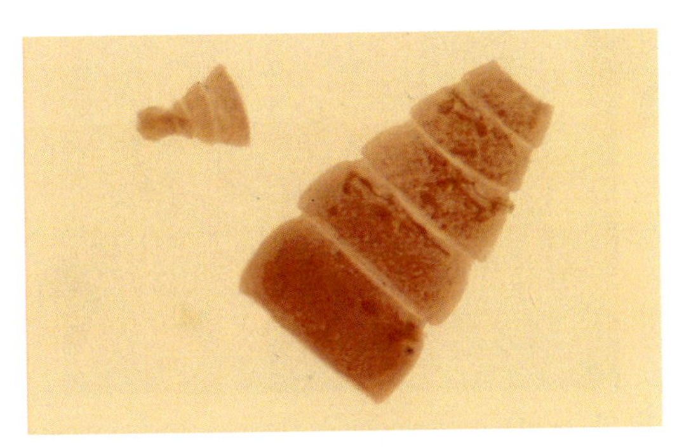

Figura 13.2 *Davainea proglottina*: escólex e proglotes.

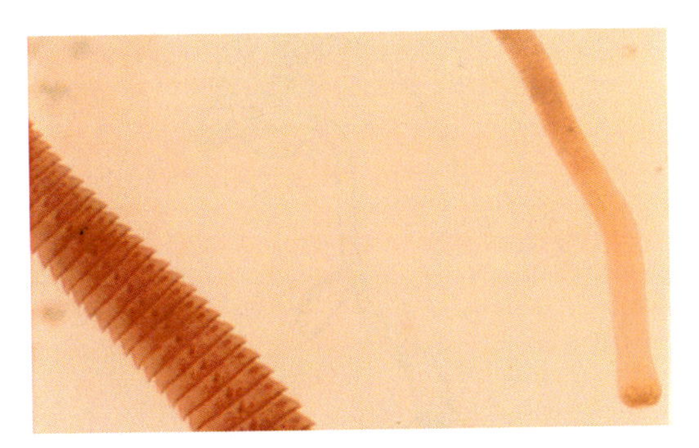

Figura 13.3 *Raillietina tetragona*: escólex e proglotes.

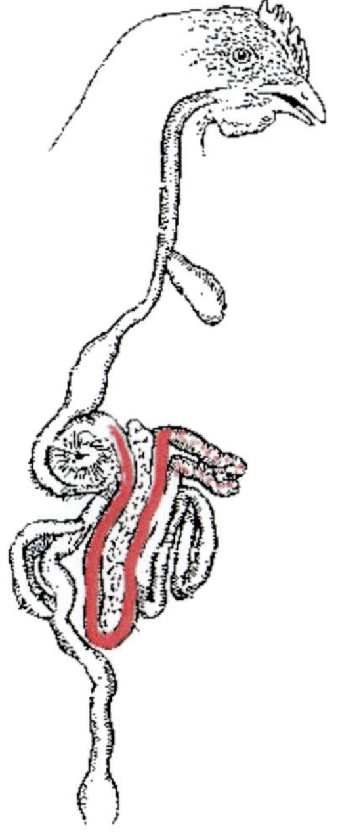

Figura 13.4 Local de predileção de *Eimeria acervulina*.

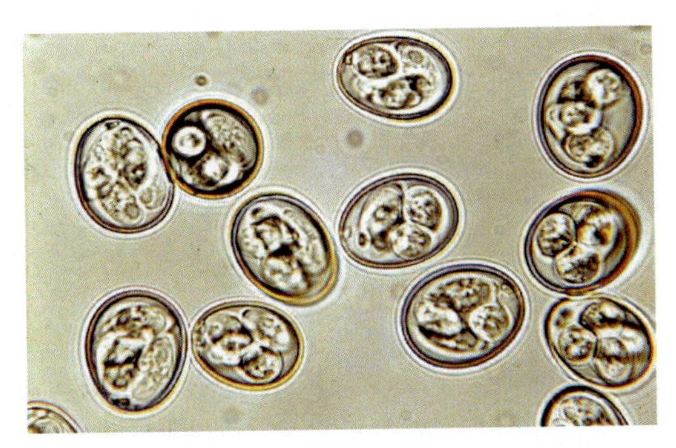

Figura 13.5 Oocistos de *Eimeria acervulina*.

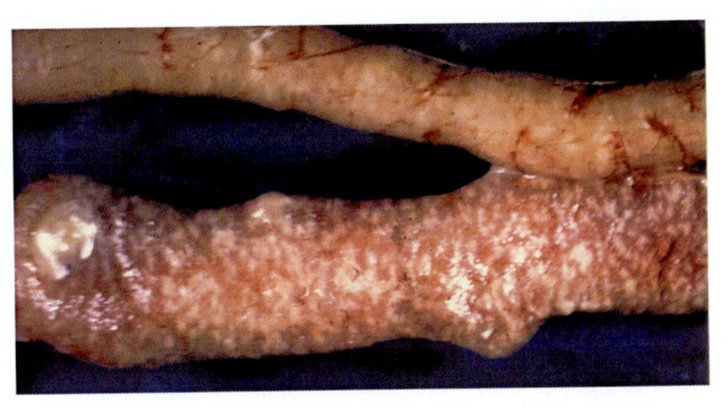

Figura 13.6 Lesões de duodeno causadas por *Eimeria acervulina*.

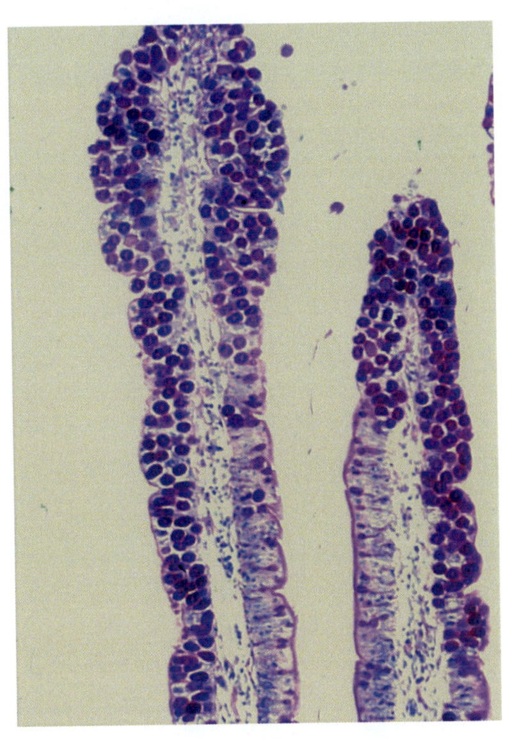

Figura 13.7 Gametócitos de *Eimeria acervulina* em enterócitos de vilosidades do intestino delgado.

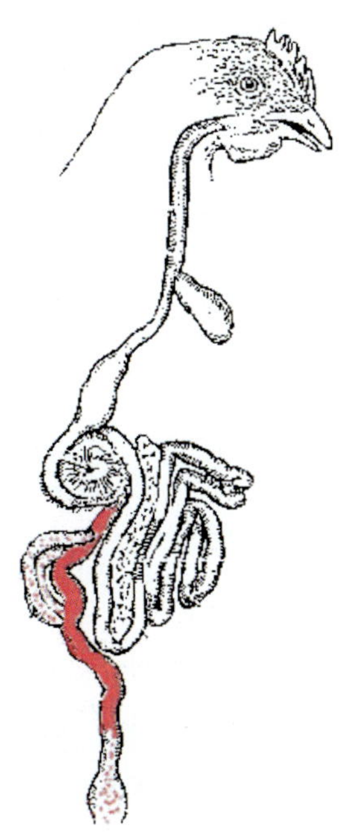

Figura 13.8 Local de predileção de *Eimeria brunetti*.

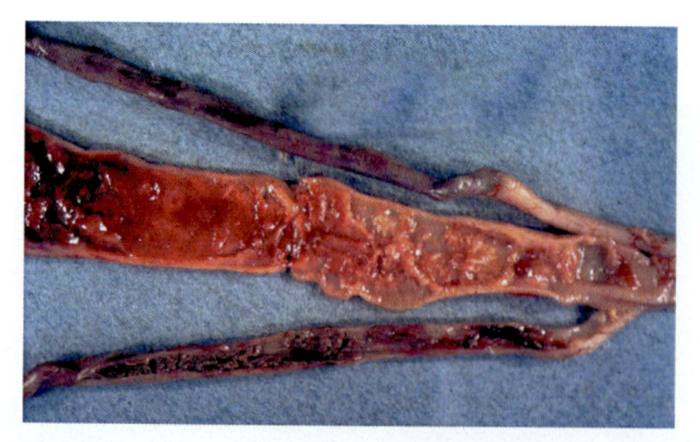

Figura 13.9 Lesões causadas por *Eimeria brunetti* na parte inferior do intestino delgado.

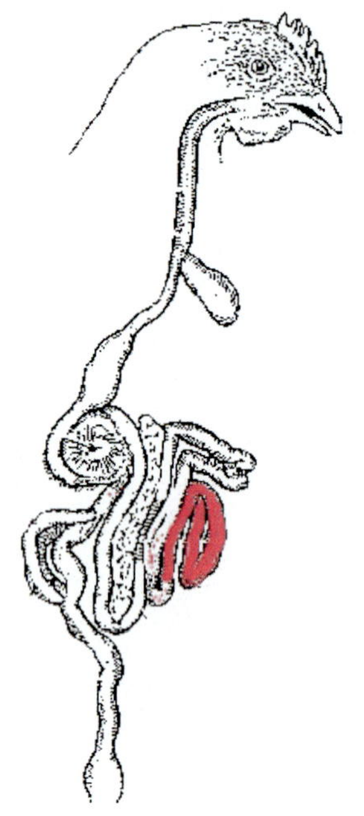

Figura 13.10 Local de predileção de *Eimeria maxima*.

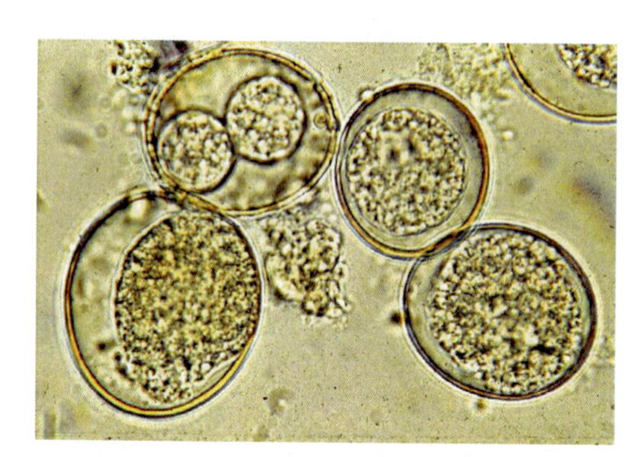

Figura 13.11 Oocistos de *Eimeria maxima*.

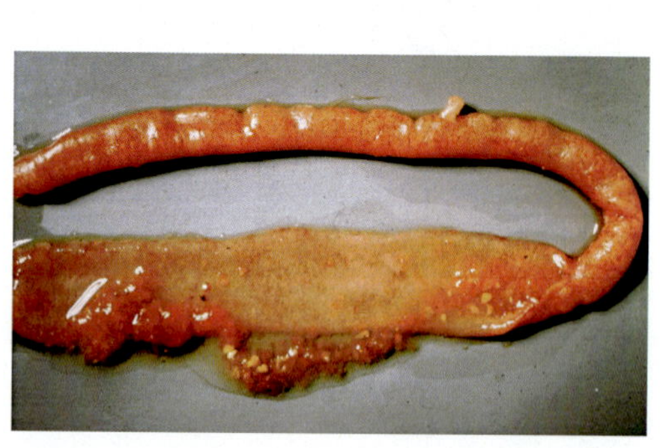

Figura 13.12 Lesões causadas por *Eimeria maxima*: intestino delgado médio.

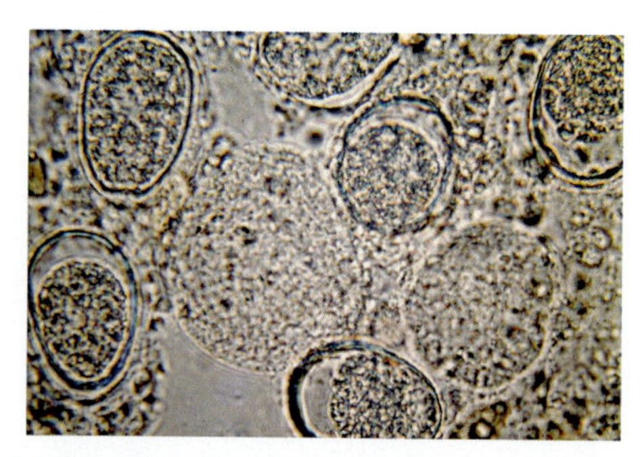

Figura 13.13 Oocistos e gametócitos de *Eimeria maxima* em esfregaço de mucosa do intestino delgado médio.

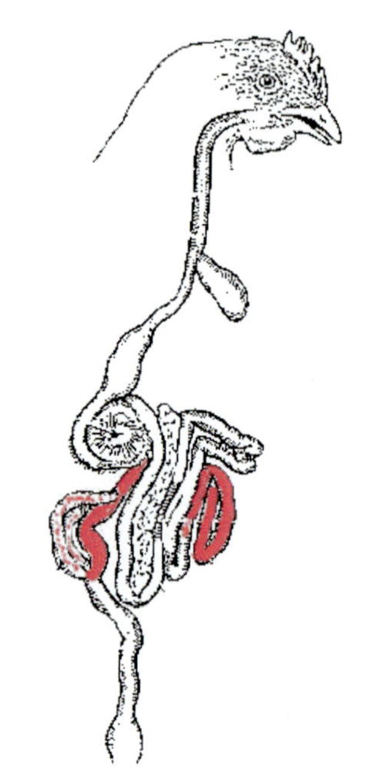

Figura 13.14 Local de predileção de *Eimeria mitis*.

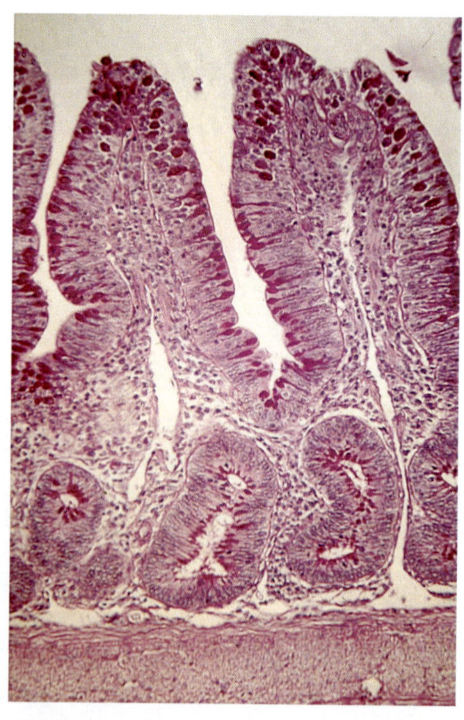

Figura 13.15 Estágios endógenos de *Eimeria mitis* nas vilosidades do intestino delgado.

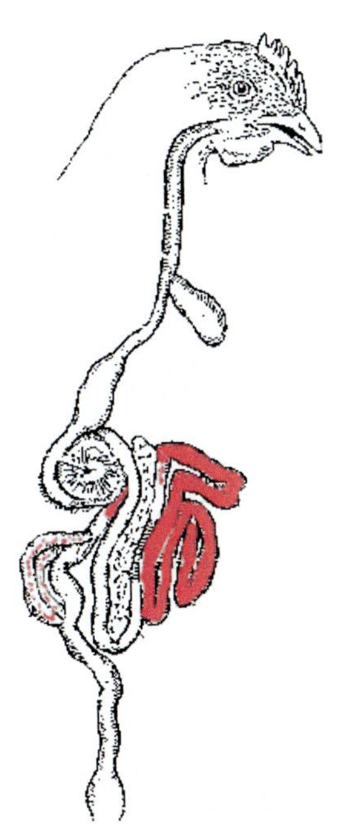

Figura 13.16 Local de predileção de *Eimeria necatrix*.

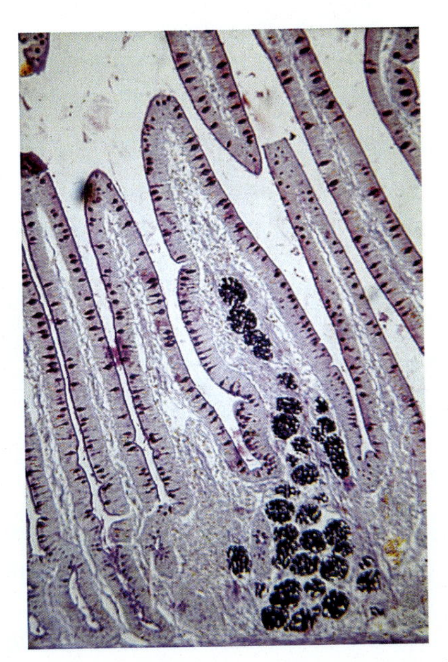

Figura 13.17 Corte histológico mostrando merontes de segunda geração de *Eimeria necatrix*, profundos na mucosa.

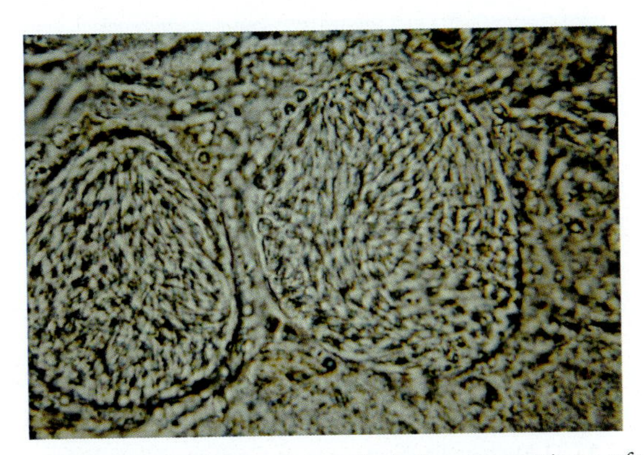

Figura 13.18 Merontes de segunda geração de *Eimeria necatrix* em esfregaço de mucosa do intestino delgado médio.

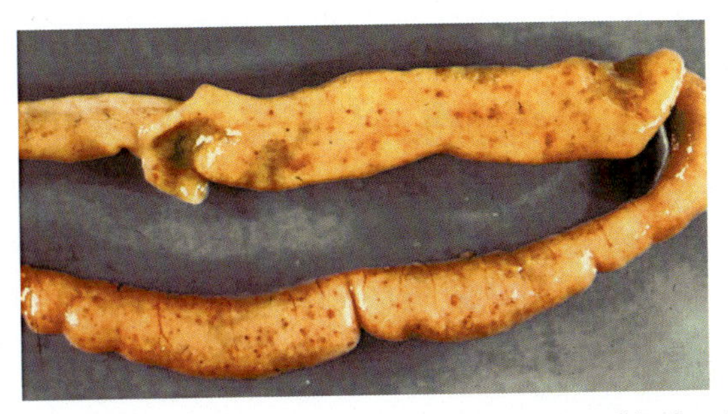

Figura 13.19 Lesões causadas por *Eimeria necatrix*: intestino delgado médio.

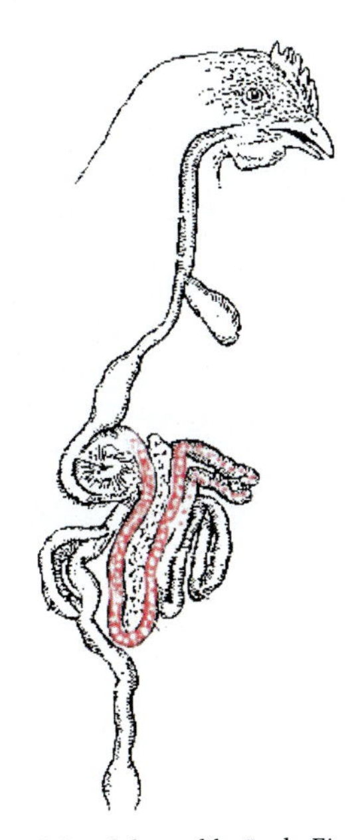

Figura 13.20 Local de predileção de *Eimeria praecox*.

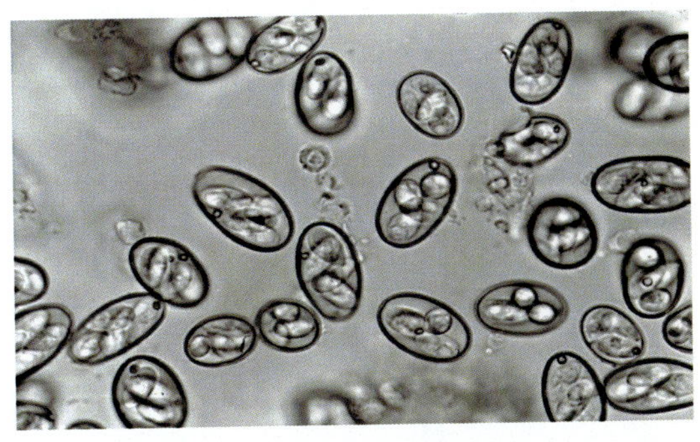

Figura 13.22 Oocistos esporulados de *Eimeria colchici* isolados em fezes.

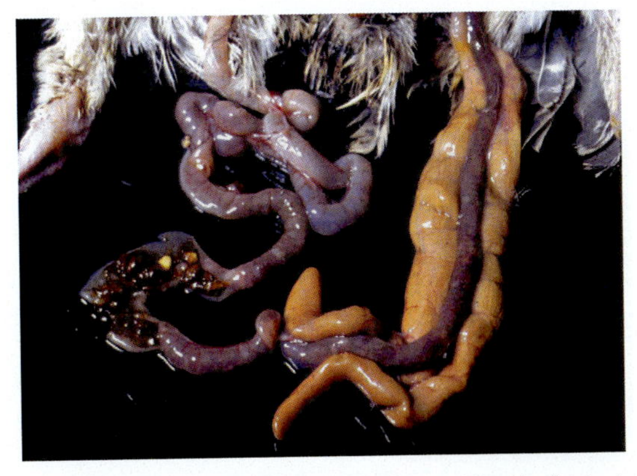

Figura 13.24 Lesões no ceco causadas por *Eimeria phasiani*.

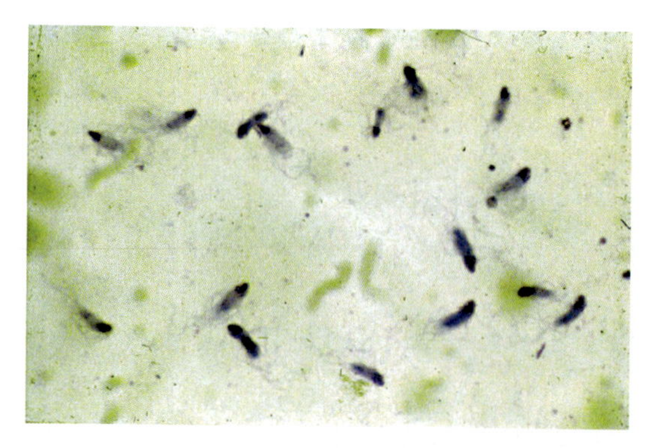

Figura 13.25 Trofozoítas de *Spironucleus meleagridis* (corante de Giemsa).

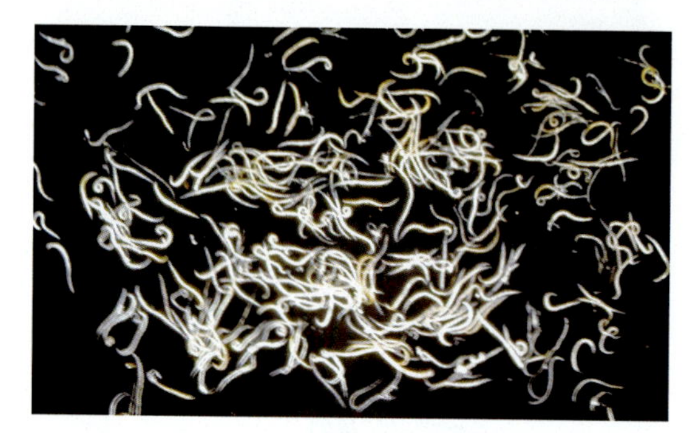

Figura 13.26 Vermes *Heterakis gallinarum* adultos.

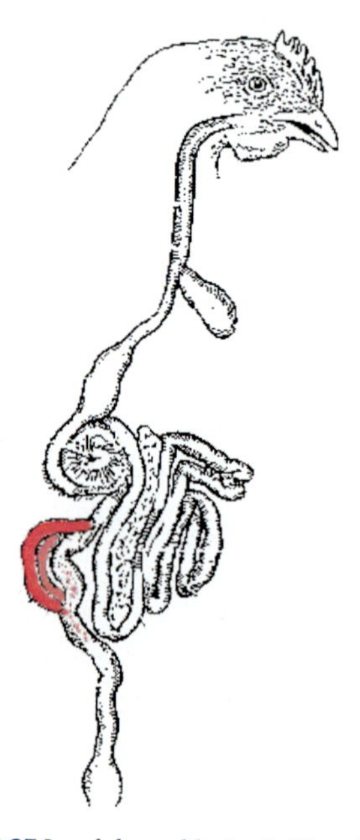

Figura 13.27 Local de predileção de *Eimeria tenella*.

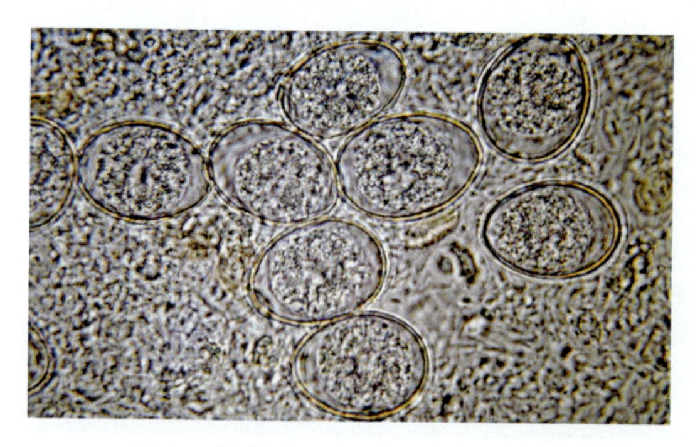

Figura 13.28 Oocistos de *Eimeria tenella*.

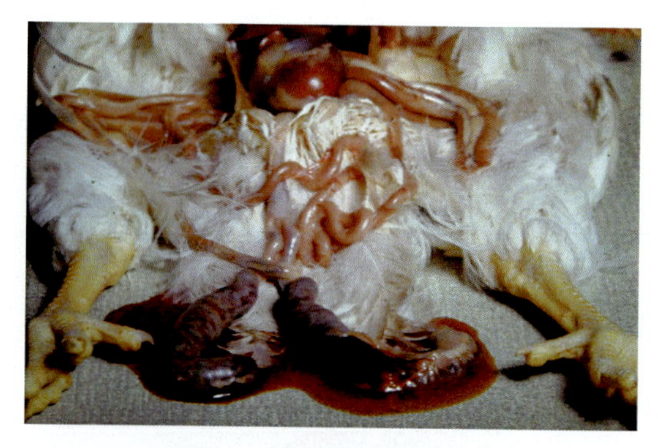

Figura 13.29 Lesões causadas por *Eimeria tenella* no ceco.

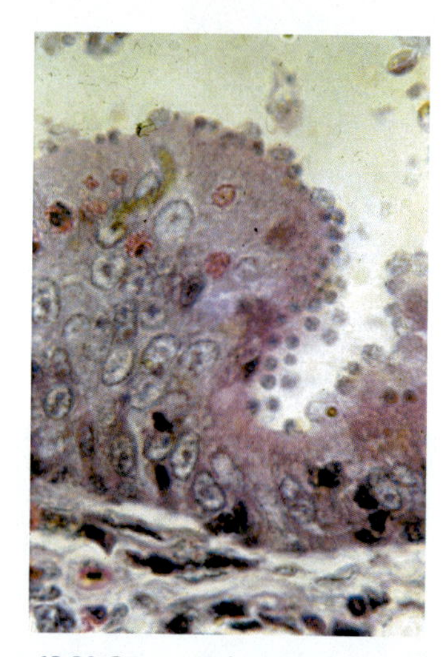

Figura 13.30 *Criptosporidiym baileyi:* bursa cloacal.

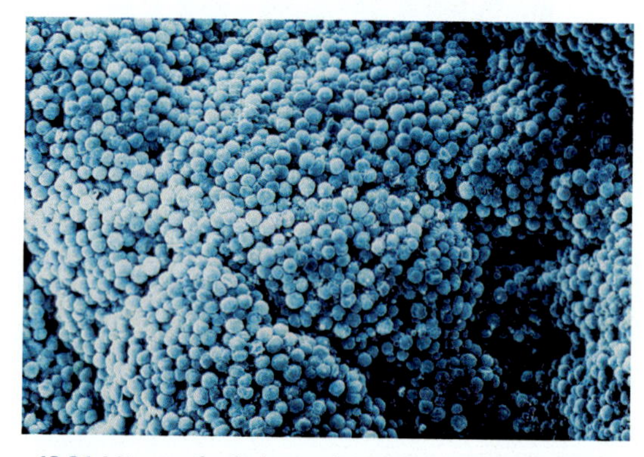

Figura 13.31 Micrografia da bursa cloacal mostrando vários estágios de *Cryptosporidium baileyi*, obtida por meio de escaneamento eletrônico.

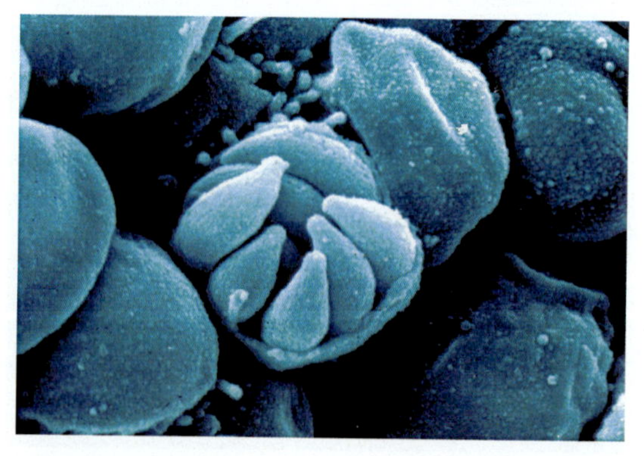

Figura 13.32 Micrografia de meronte de *Cryptosporidium baileyi*, obtida por meio de escaneamento eletrônico.

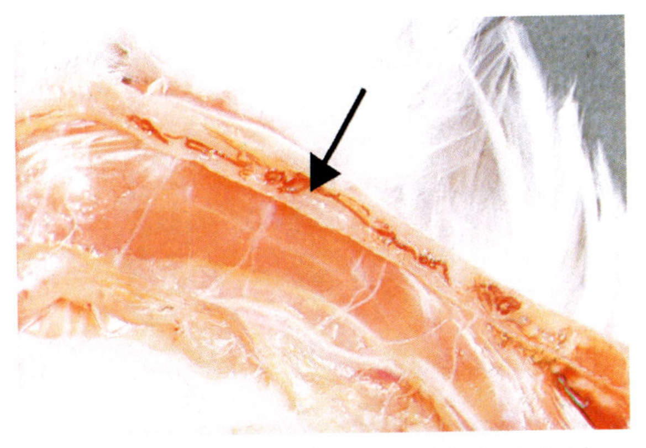

Figura 13.33 *Syngamus trachea:* verme adulto *in situ* (seta).

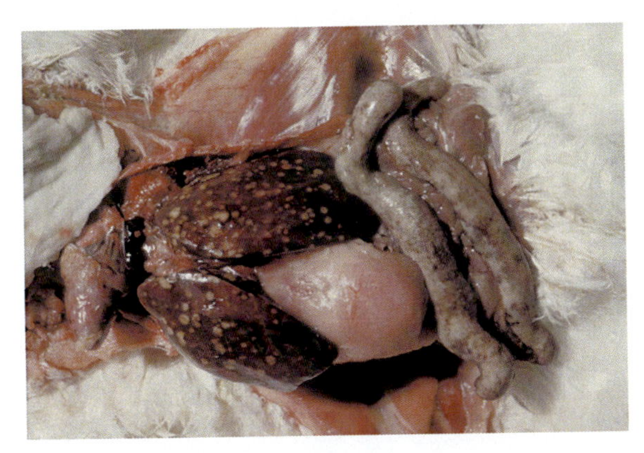

Figura 13.34 Lesões hepáticas causadas por *Histomonas meleagridis*.

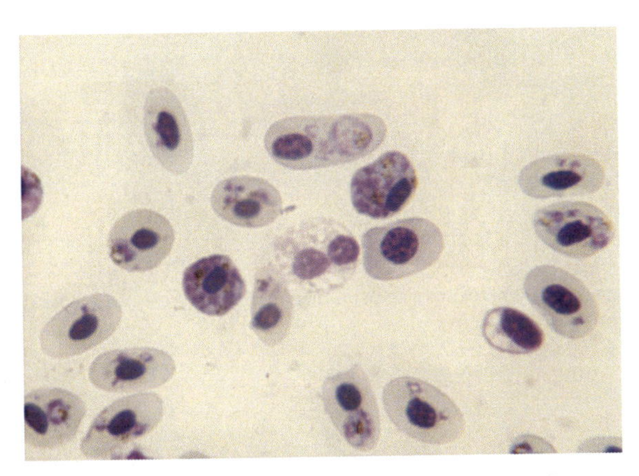

Figura 13.35 Estágios intraeritrocitários de *Plasmodium gallinaceum*.

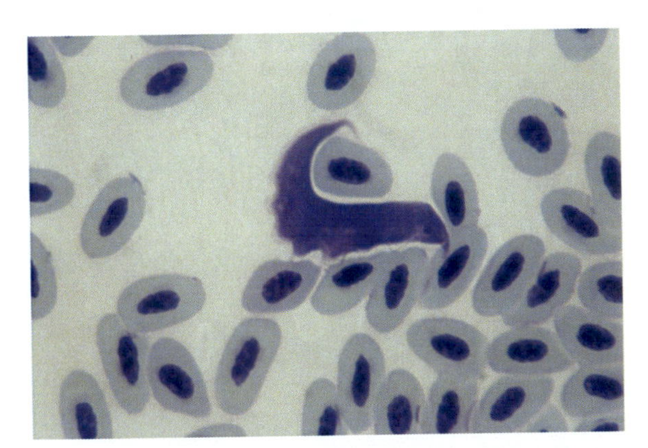

Figura 13.36 Triptomastigota de *Trypanosoma avium*.

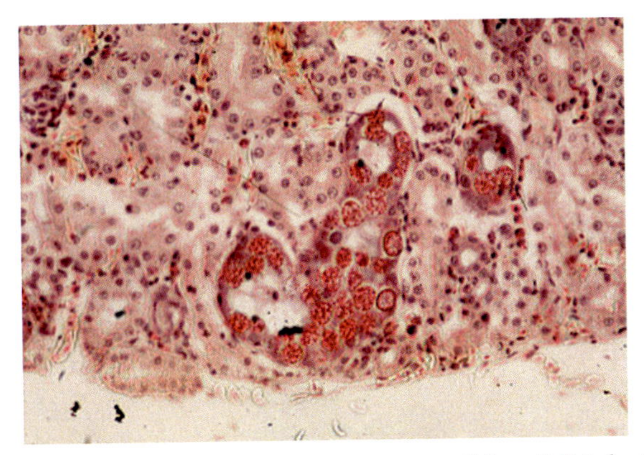

Figura 13.37 Gametócitos de *Eimeria truncata* em células epiteliais do rim.

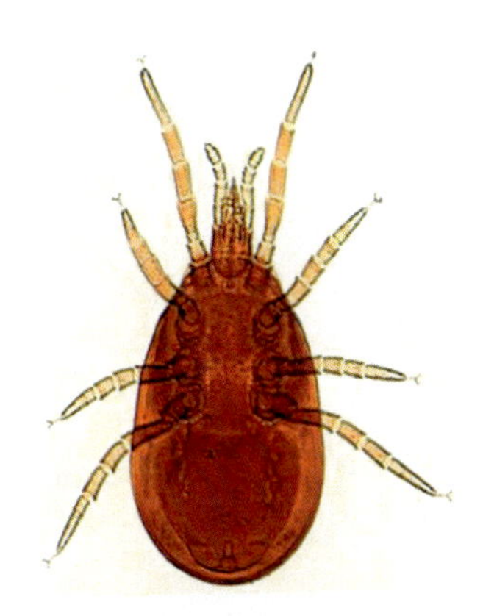

Figura 13.38 *Dermanyssus gallinae*.

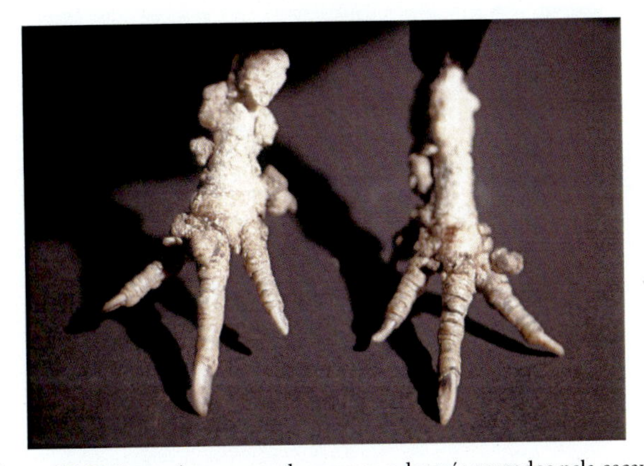

Figura 13.39 Danos às escamas das pernas e dos pés causados pela escavação do ácaro *Knemidocoptes mutans*.

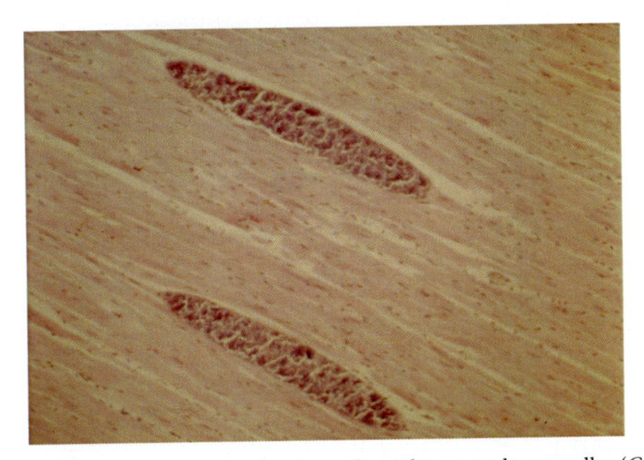

Figura 14.1 Sarcocistos no músculo cardíaco de um veado-vermelho (*Cervus elaphus*).

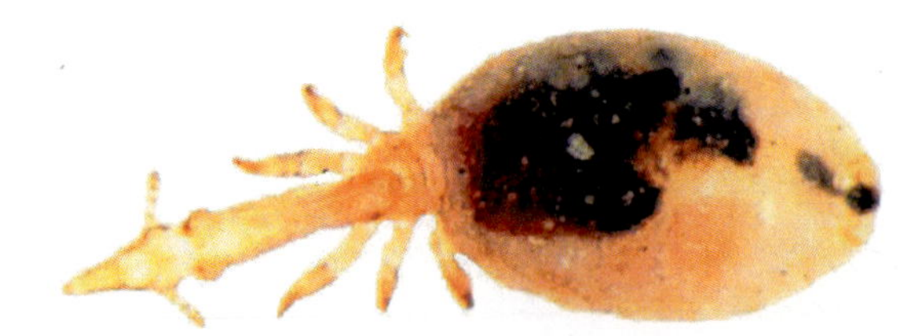

Figura 14.3 *Microthoracius* spp. (Cortesia de K. Floate e R. Spooner, Agriculture and Agri-Food, Canada).

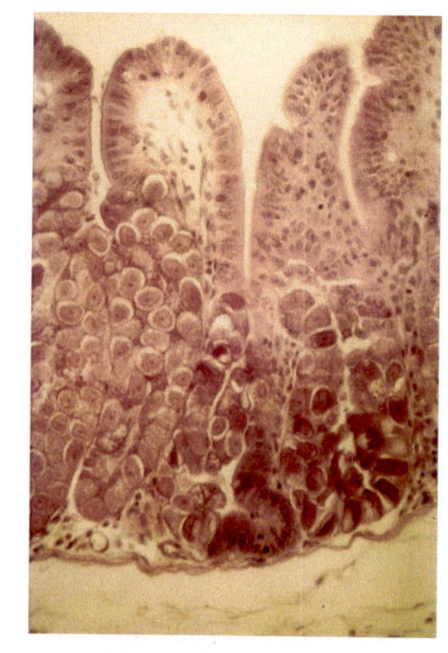

Figura 15.4 Merontes de *Eimeria flavescens* em células epiteliais da cripta do ceco.

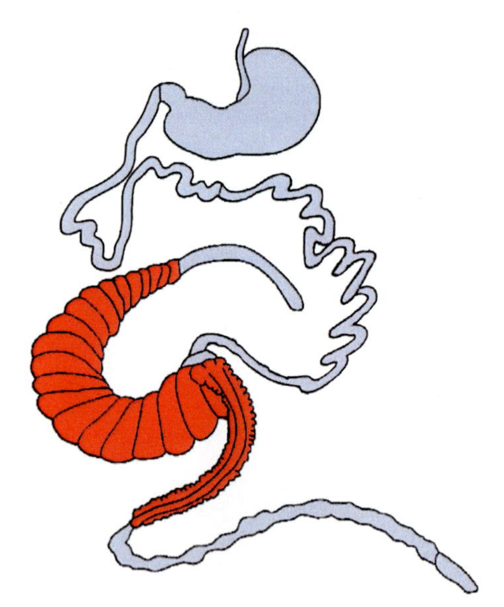

Figura 15.1 Local de predileção de *Eimeria flavescens*.

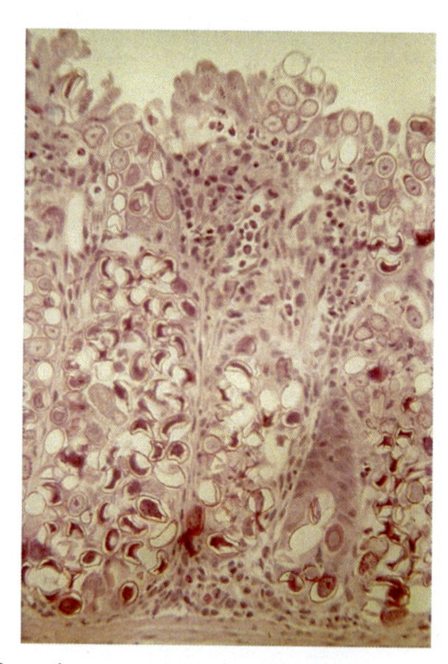

Figura 15.5 Gametócitos e oocistos de *Eimeria flavescens* na mucosa do intestino grosso.

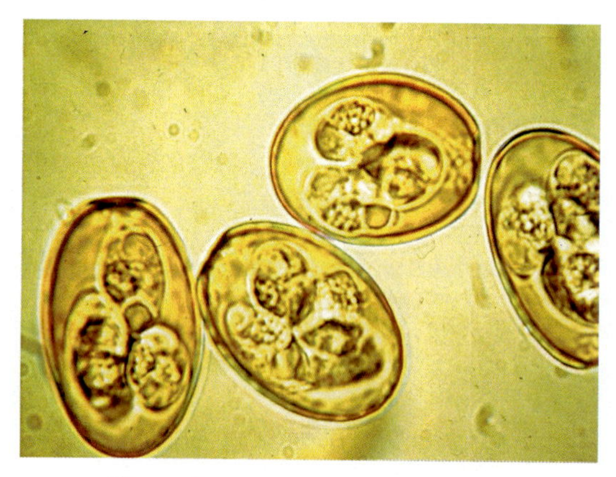

Figura 15.2 Oocistos de *Eimeria flavescens*.

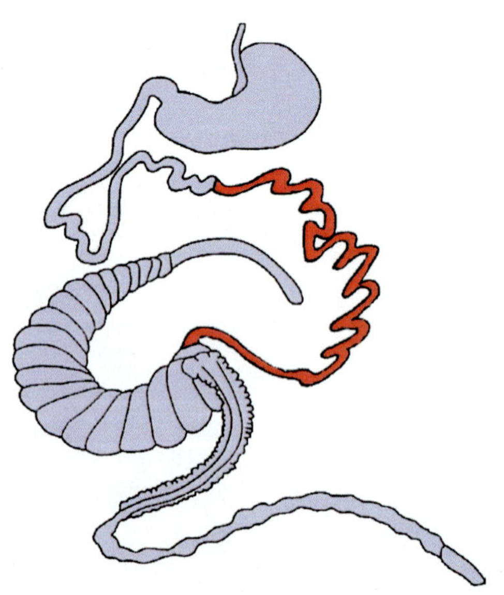

Figura 15.6 Local de predileção de *Eimeria intestinalis*.

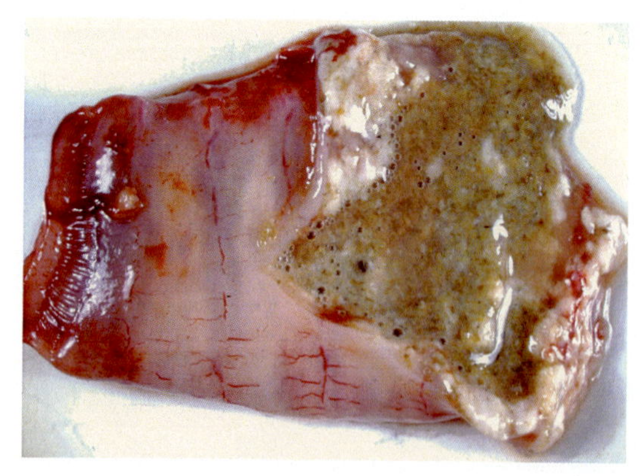

Figura 15.3 Intestino espessado e inflamado devido à presença de *Eimeria flavescens*.

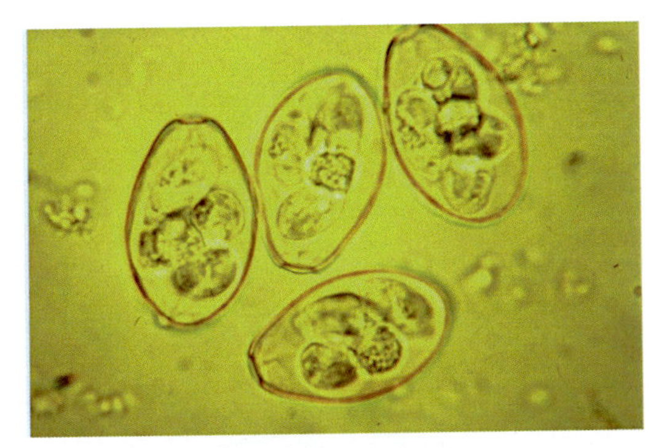

Figura 15.7 Oocistos de *Eimeria intestinalis*.

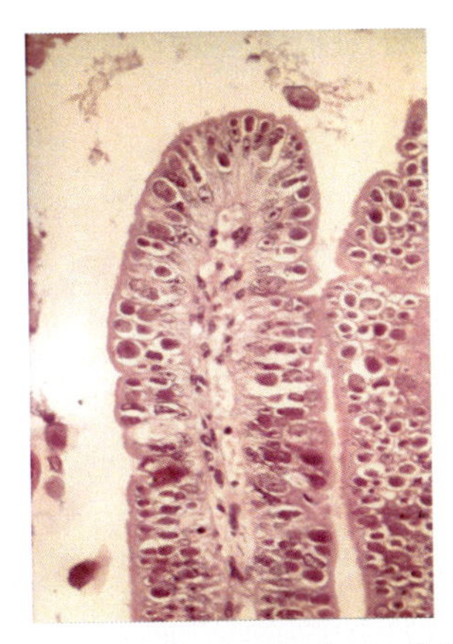

Figura 15.8 Gametócitos de *Eimeria intestinalis* em células epiteliais das vilosidades do intestino delgado.

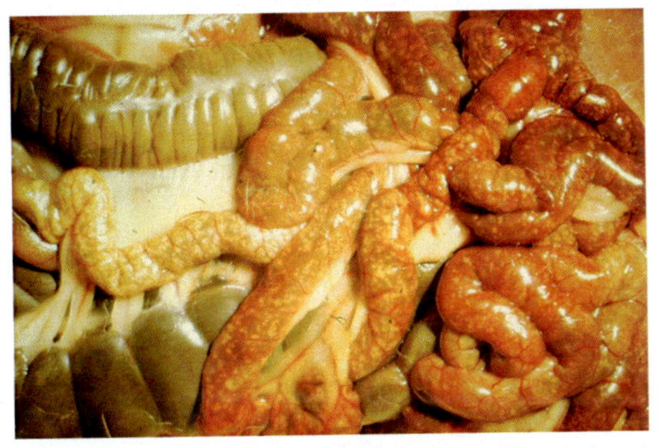

Figura 15.9 Lesões focais associadas com infecção por *Eimeria intestinalis* no intestino delgado.

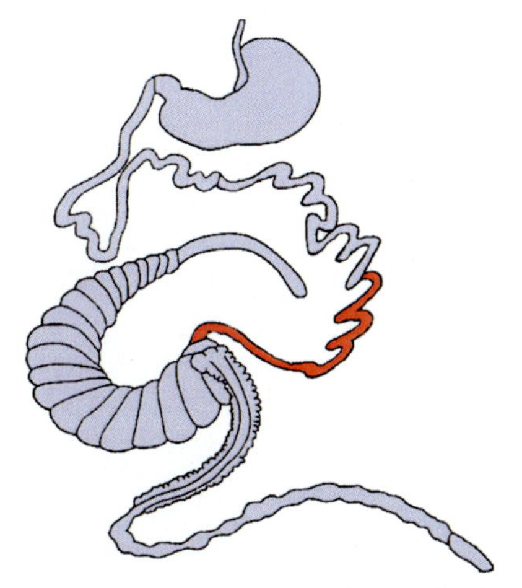

Figura 15.10 Local de predileção de *Eimeria exigua*.

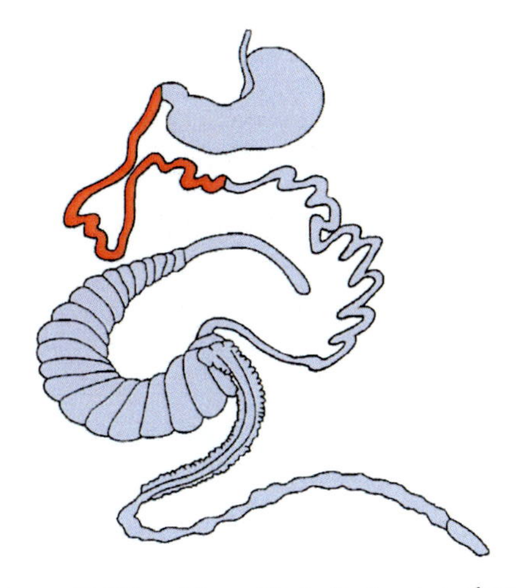

Figura 15.11 Local de predileção de *Eimeria perforans*.

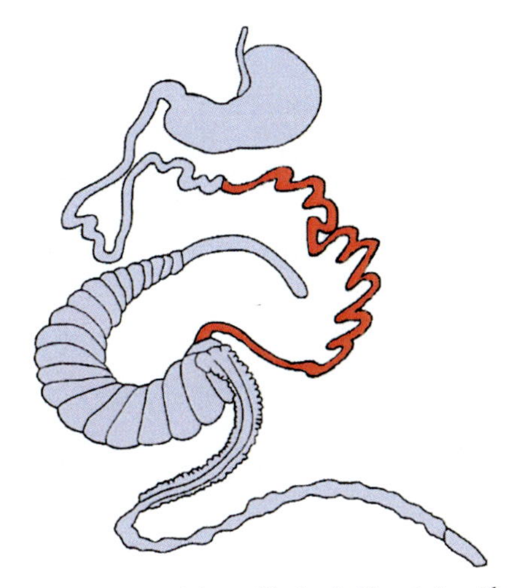

Figura 15.12 Local de predileção de *Eimeria irresidua*.

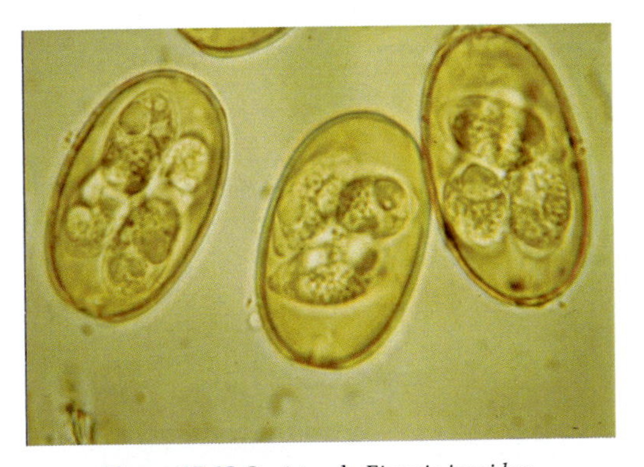

Figura 15.13 Oocistos de *Eimeria irresidua*.

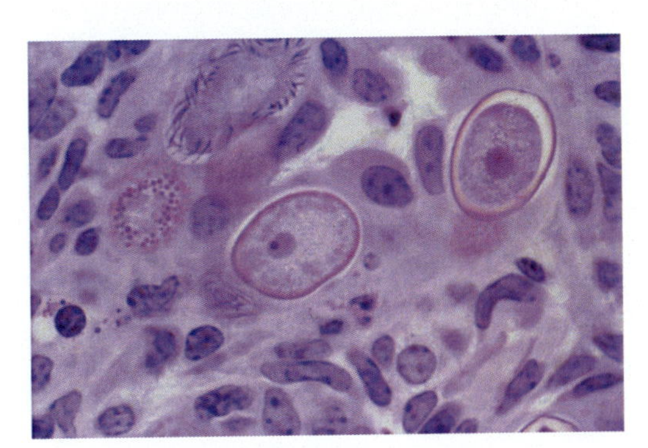

Figura 15.14 Gametócitos de *Eimeria irresidua*.

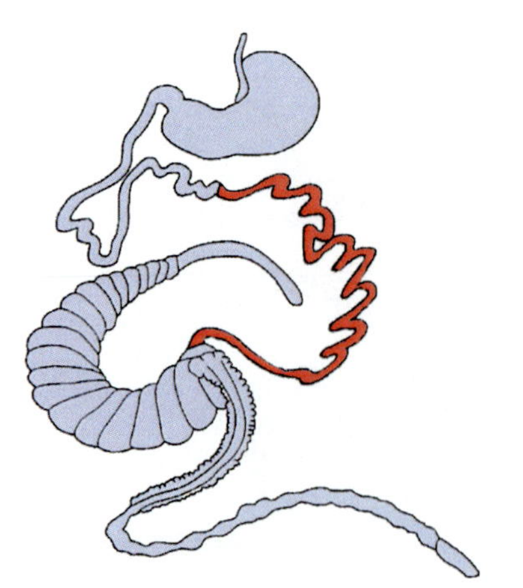

Figura 15.15 Local de predileção de *Eimeria media*.

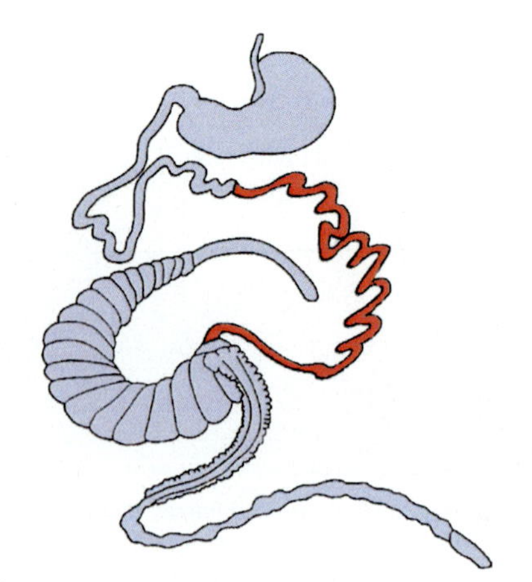

Figura 15.19 Local de predileção de *Eimeria magna*.

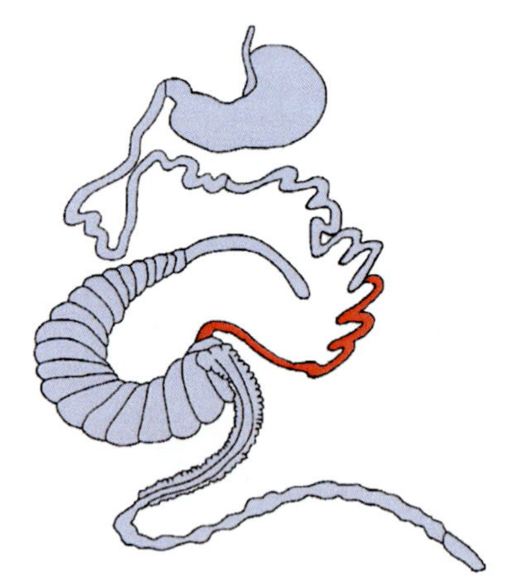

Figura 15.16 Local de predileção de *Eimeria vejdovskyi*.

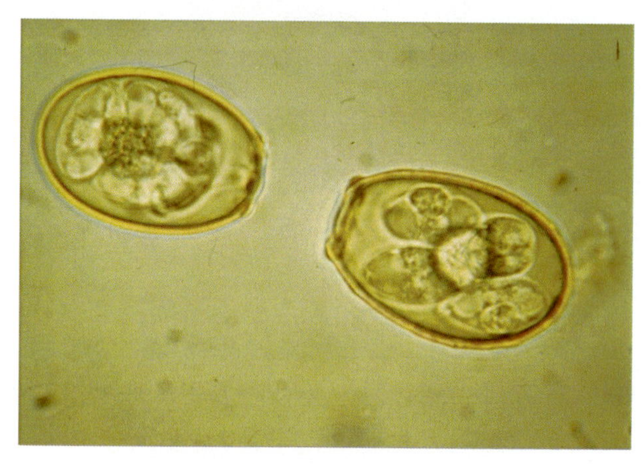

Figura 15.20 Oocistos de *Eimeria magna*.

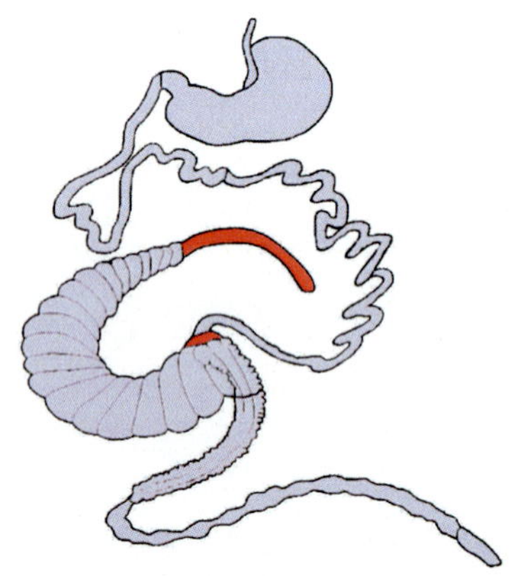

Figura 15.17 Local de predileção de *Eimeria coecicola*.

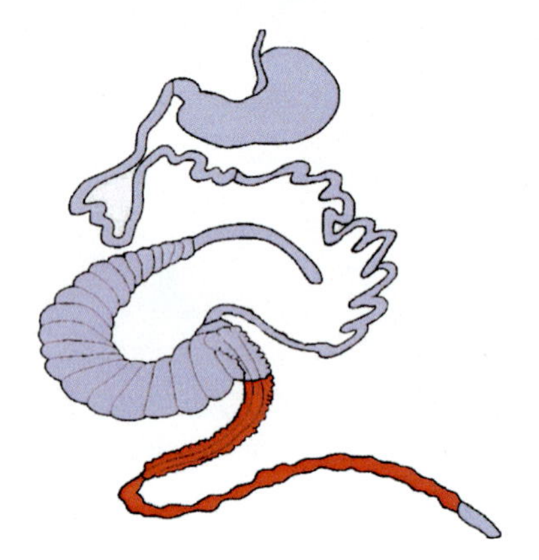

Figura 15.21 Local de predileção de *Eimeria piriformis*.

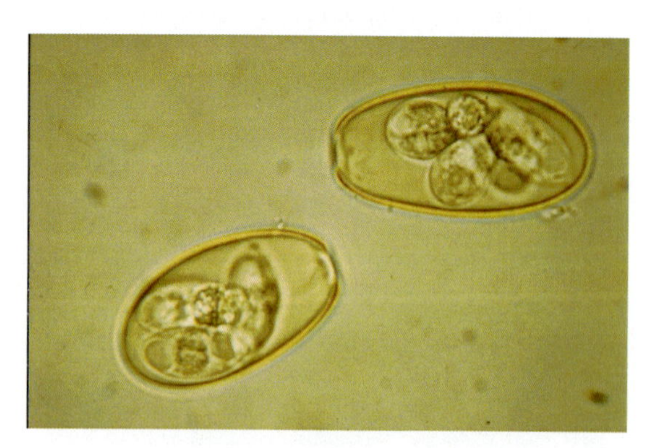

Figura 15.18 Oocistos de *Eimeria coecicola*.

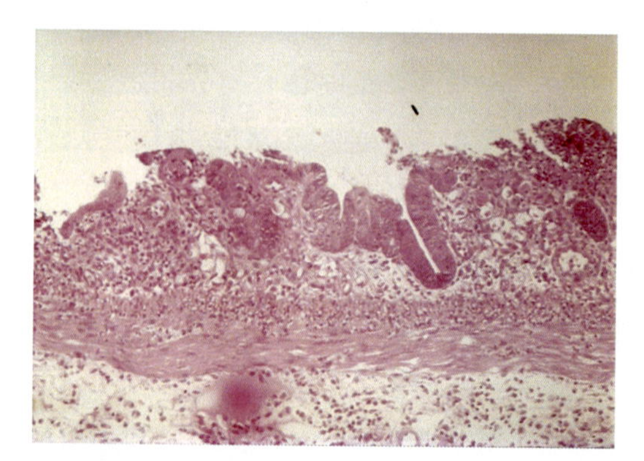

Figura 15.22 Mucosa do cólon infectada com *Eimeria piriformis*.

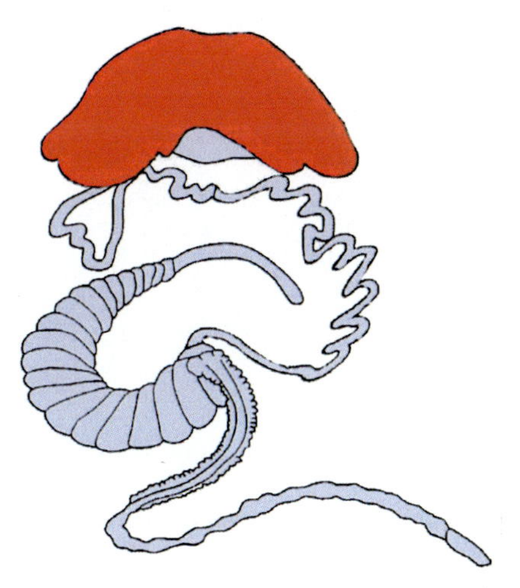

Figura 15.23 Local de predileção de *Eimeria stiedai*.

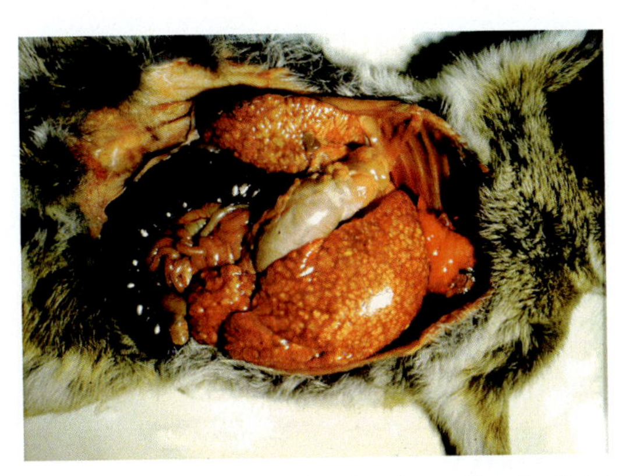

Figura 15.24 Fígado de coelho infectado por *Eimeria stiedai*.

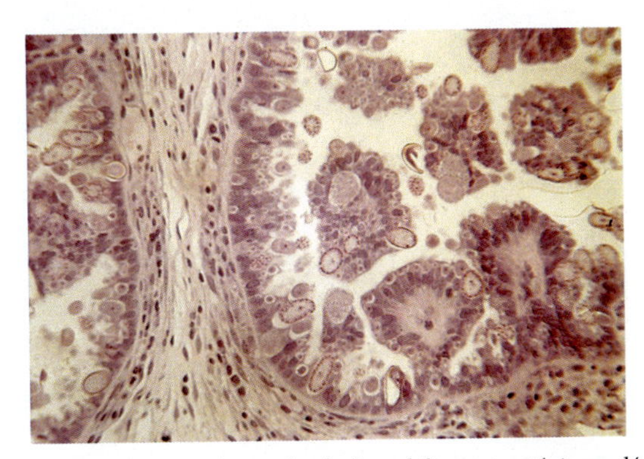

Figura 15.25 Hiperplasia do epitélio de ducto biliar com estágios endógenos de *Eimeria stiedai*.

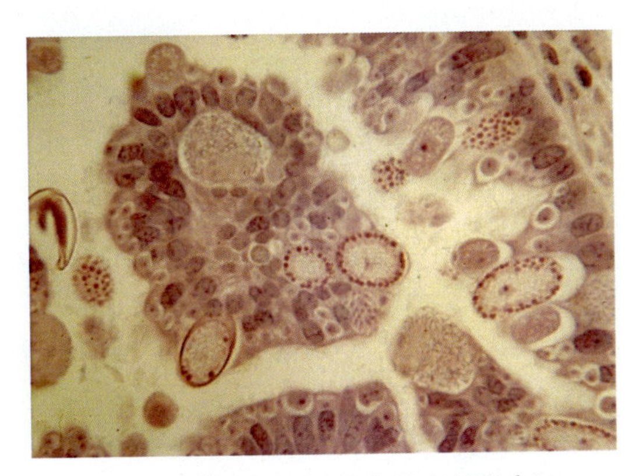

Figura 15.26 Gametócitos de *Eimeria stiedai*.

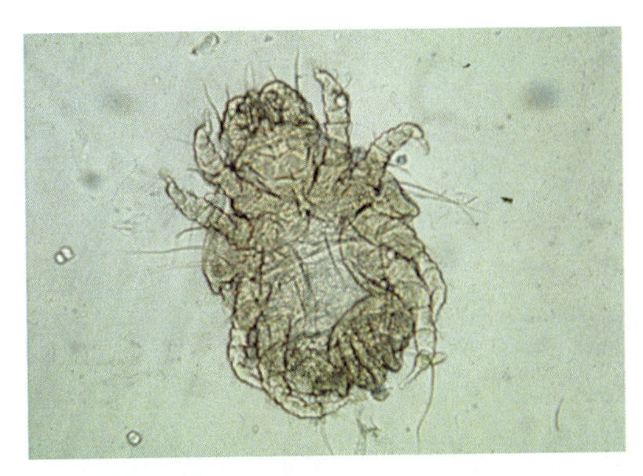

Figura 15.27 *Cheyletiella parasitivorax*.

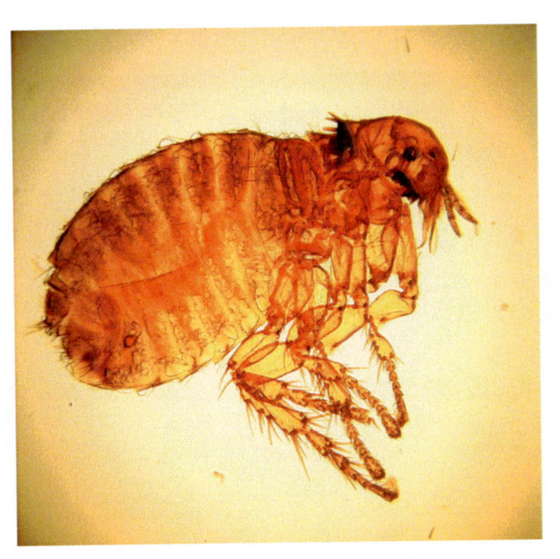

Figura 15.28 *Spilopsylla cuniculi*.

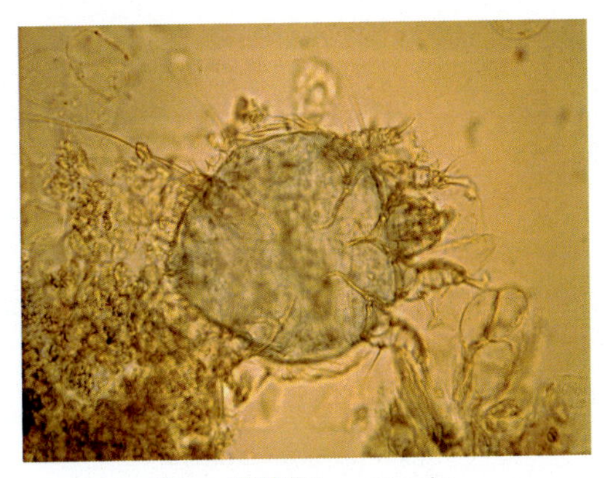

Figura 15.29 *Trixacarus caviae*.

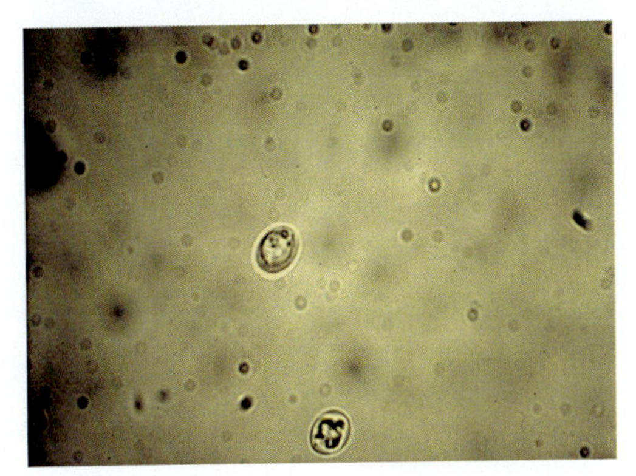

Figura 15.32 Oocistos de *Cryptosporidium muris*.

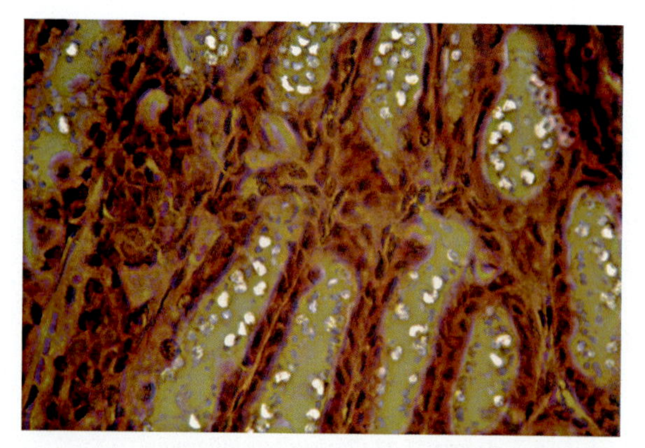

Figura 15.33 *Cryptosporidium muris* na mucosa gástrica de camundongo (contraste de fase).

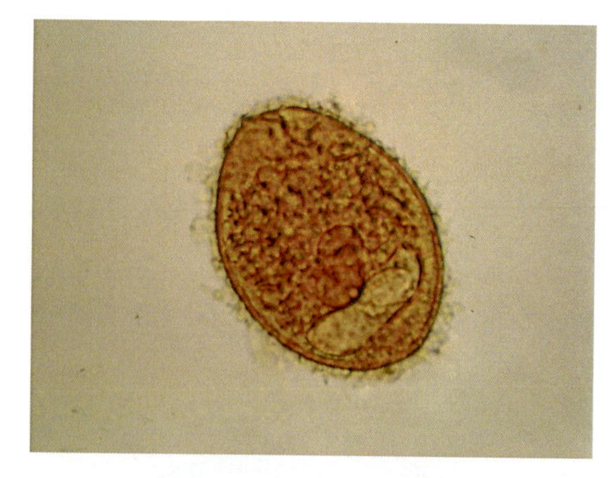

Figura 15.38 Trofozoíta de *Balantidium coli*.

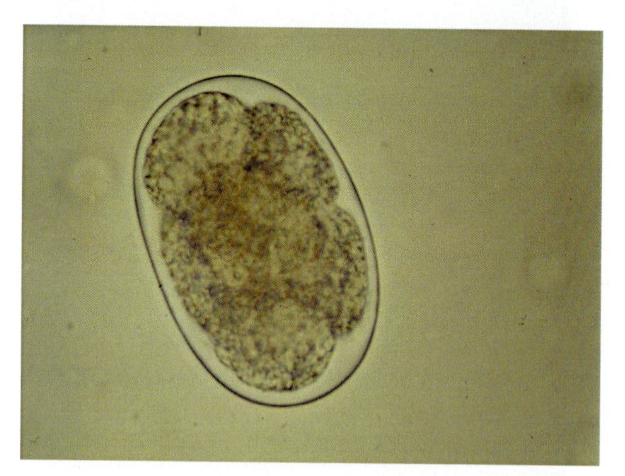

Figura 15.35 Ovo de ancilóstomo.

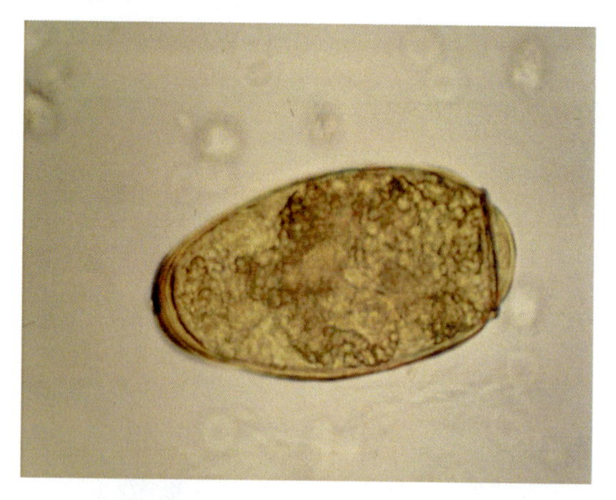

Figura 15.39 Ovo de *Paragonimus westermani*.

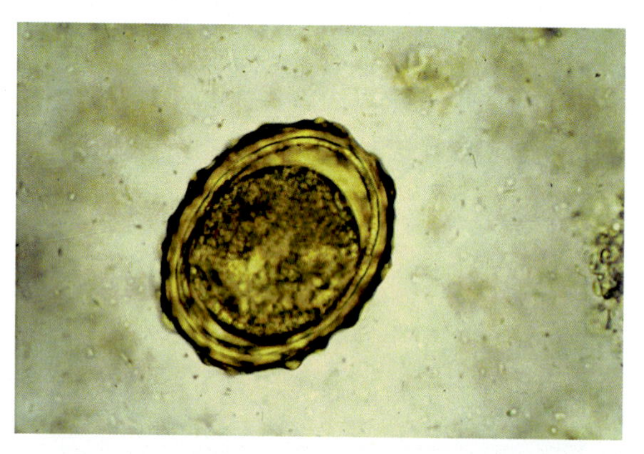

Figura 15.36 Ovo de *Ascaris*.

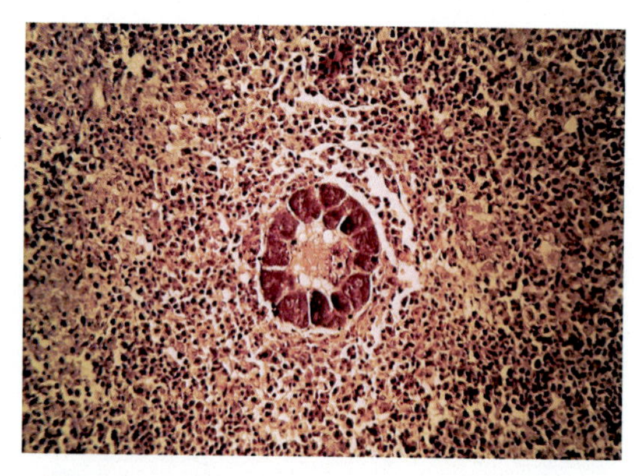

Figura 16.1 Macrogamonte de *Leucocytozoon marchouxi*.

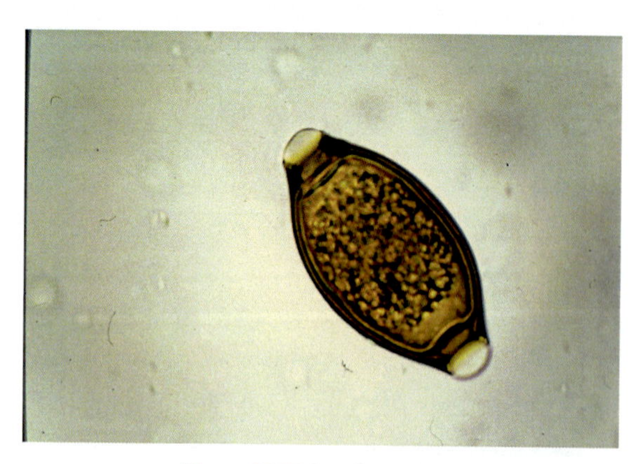

Figura 15.37 Ovo de *Trichuris*.

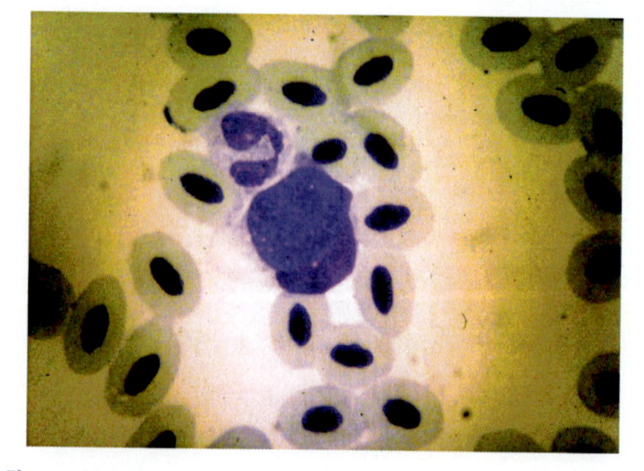

Figura 16.2 Megalomeronte de *Leucocytozoon marchouxi* no baço.

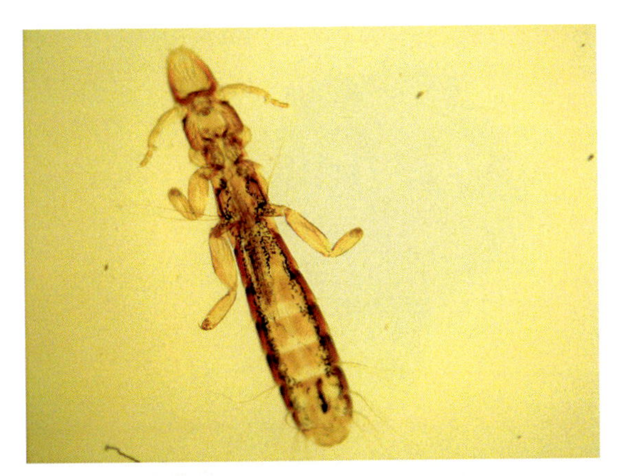

Figura 16.3 *Columbicola columbae.*

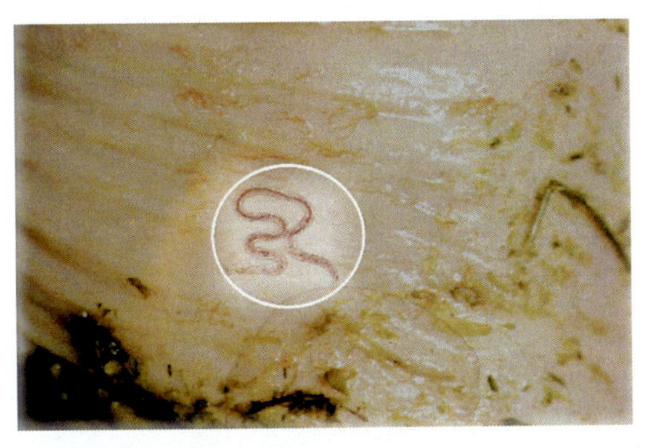

Figura 16.4 *Libyostrongylus douglassi*: superfície mucosa do proventrículo. O detalhe mostra o verme em maior aumento.

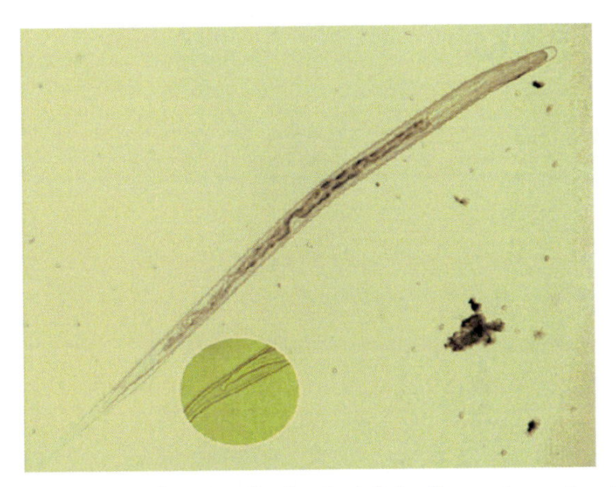

Figura 16.5 L_3 de *Libyostrongylus douglassi*. O detalhe mostra a extremidade da cauda magnificada dentro da terceira cutícula.

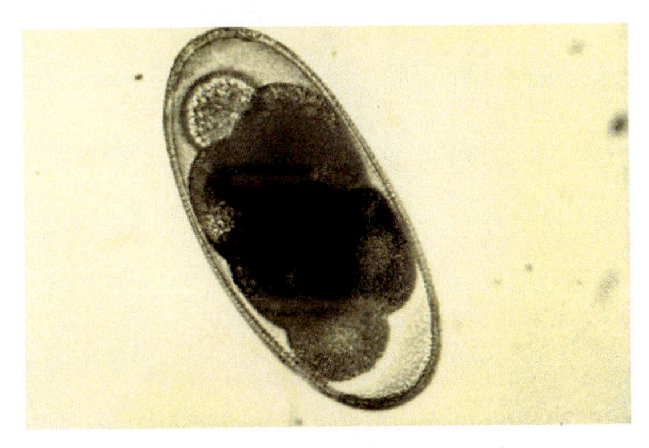

Figura 16.6 Ovo de *Deletrocephalus dimidiatus.*

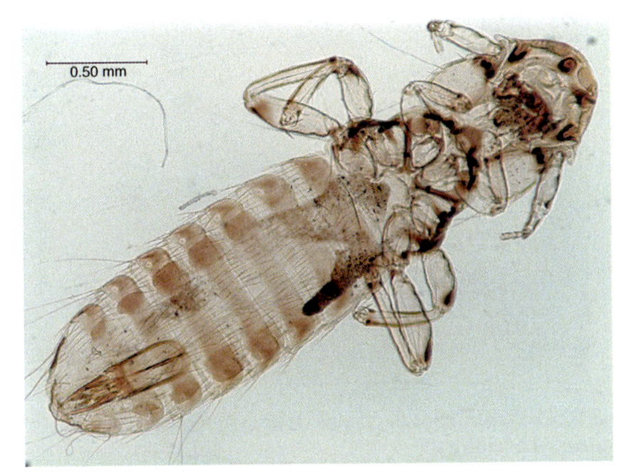

Figura 16.7 *Struthiolipeurus struthionis*. (Cortesia do Dr. Vince Smith.)

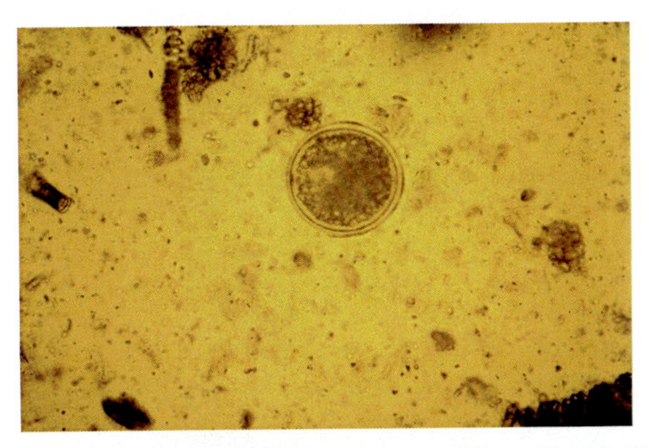

Figura 16.8 Ovos de ascarídeos (*Angusticaecum* spp.) de um jabuti do Mediterrâneo (*Testudo hermanni*).

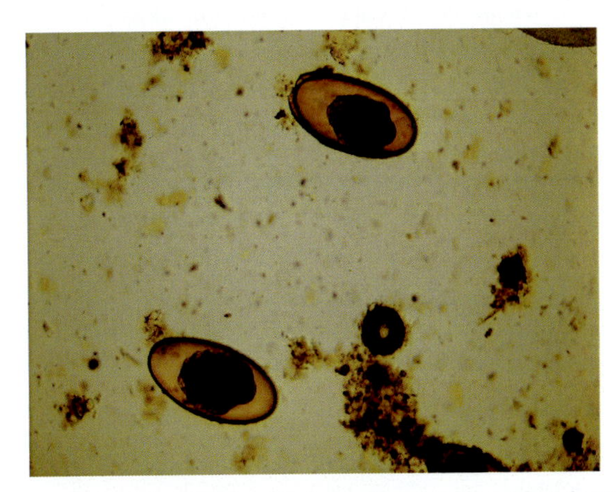

Figura 16.9 Ovos de oxiurídeos (*Tachygonetria* spp.) de um jabuti do Mediterrâneo (*Testudo hermanni*).

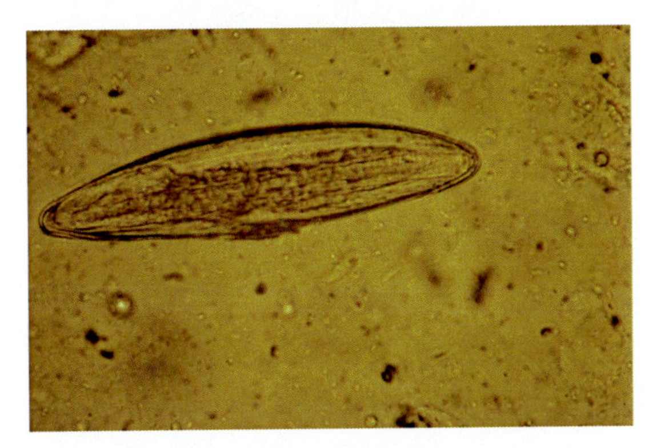

Figura 16.10 Ovo de oxiurídeo de uma cobra.

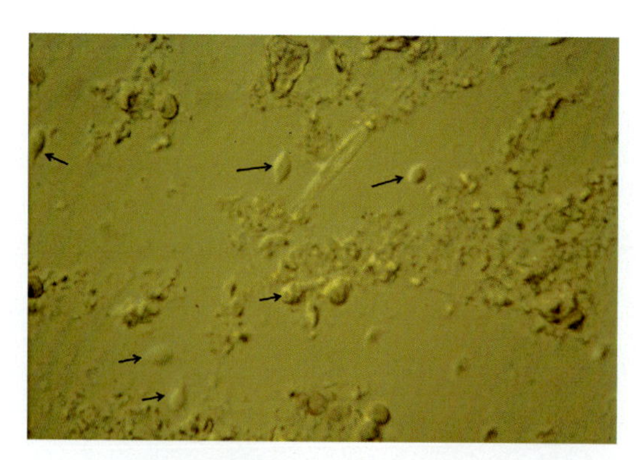

Figura 16.11 Protozoários flagelados (setas) em fezes de cobra (montagem de lâmina em líquido ×400).

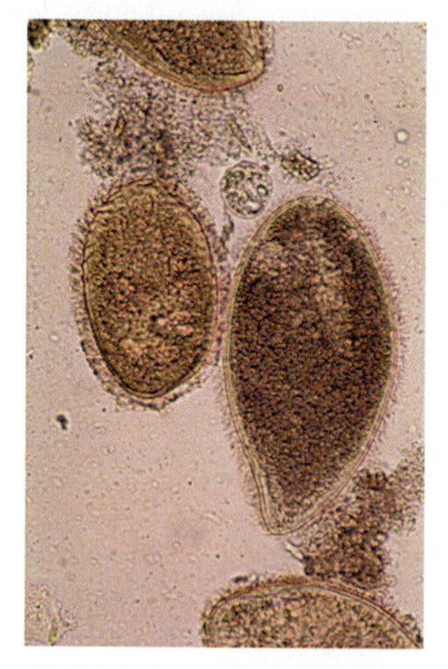

Figura 16.12 Ciliados (*Nyctotherus*) de um iguana.

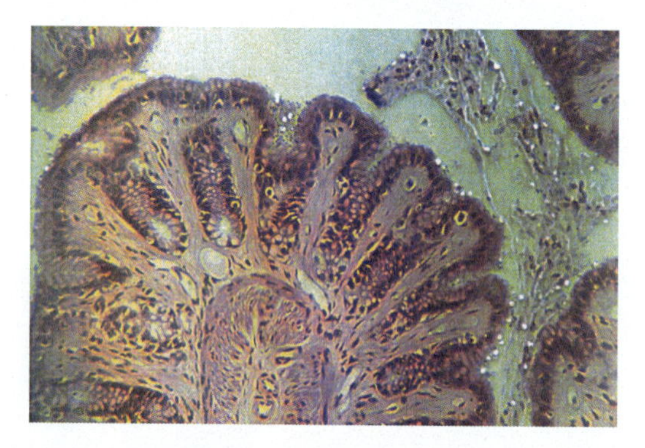

Figura 16.13 *Cryptosporidium saurophilum* no intestino de lagarto (contraste de fase).

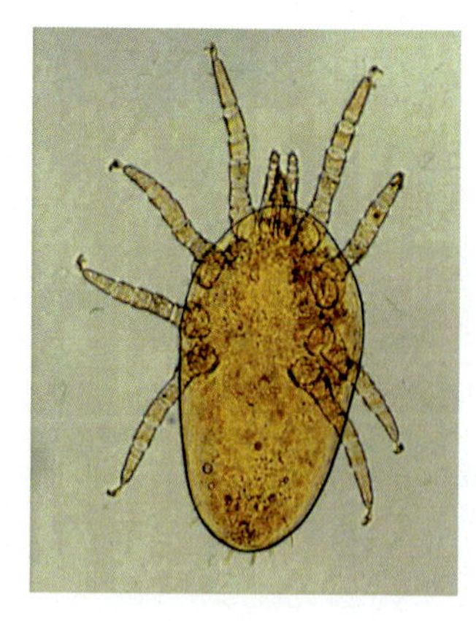

Figura 16.15 *Ophionyssus natricis*.

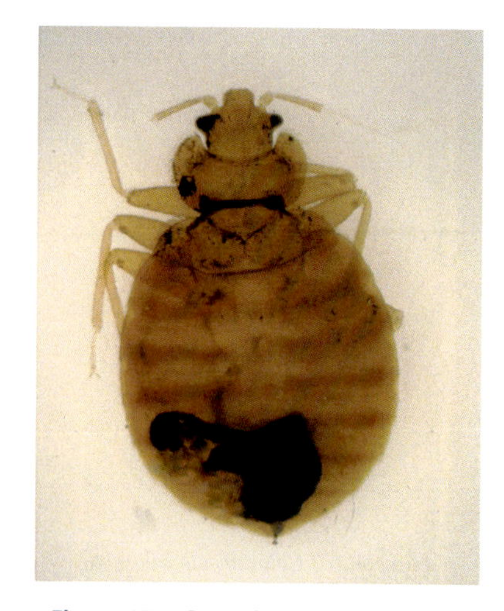

Figura 17.1 *Cimex* (percevejo-de-cama).

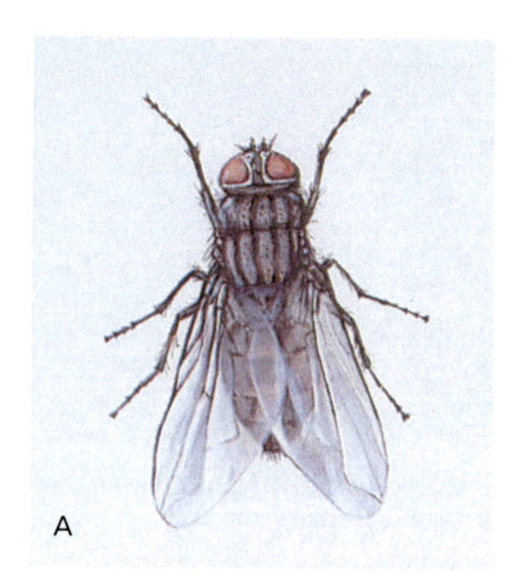

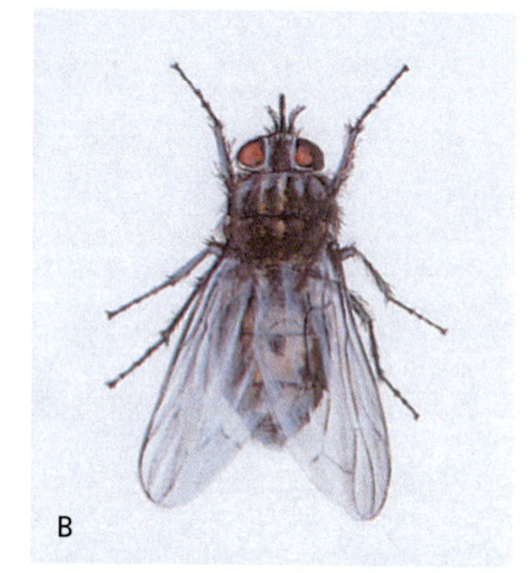

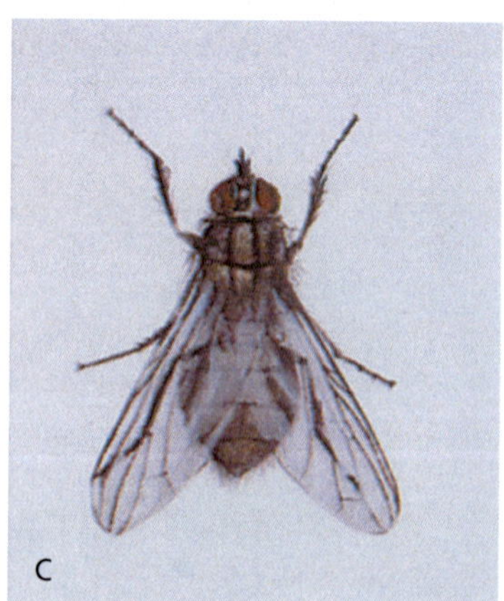

Figura 17.2 Moscas adultas: (**A**) *Musca domestica*; (**B**) *Stomoxys calcitrans*; (**C**) *Haematobia* (*Lyperosia*) spp.

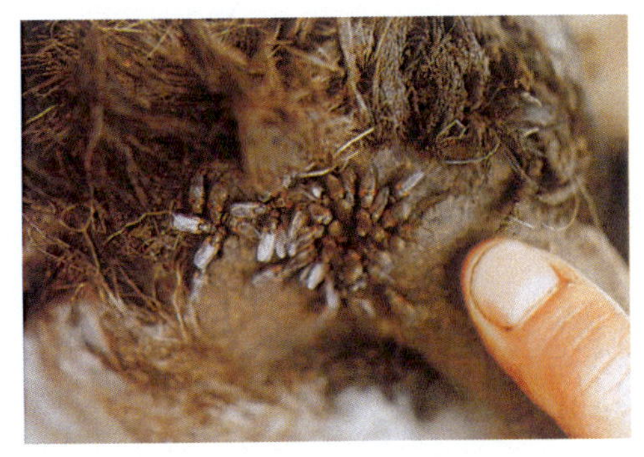

Figura 17.3 Aglomerado de *Hydrotaea irritans* ao redor da base dos chifres de um ovino.

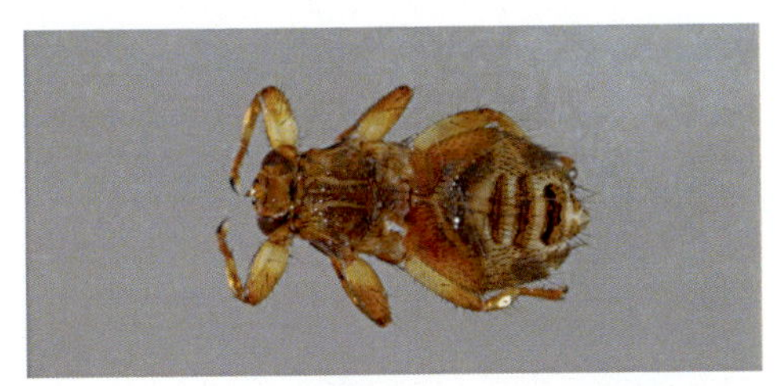

Figura 17.4 Mosca de veado *Lipoptena cervi* (note que já não possui asas).

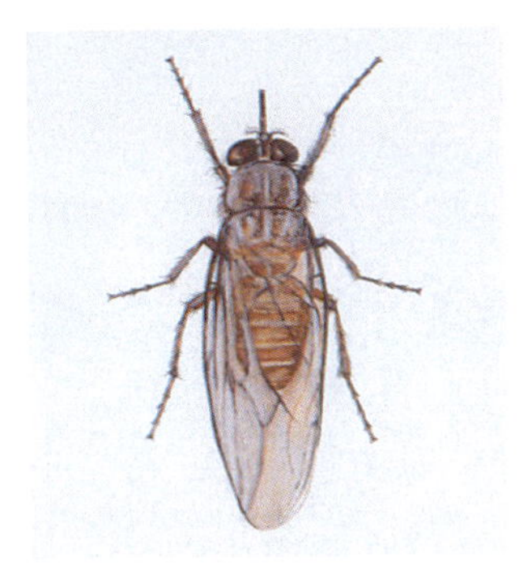

Figura 17.5 *Glossina* spp.

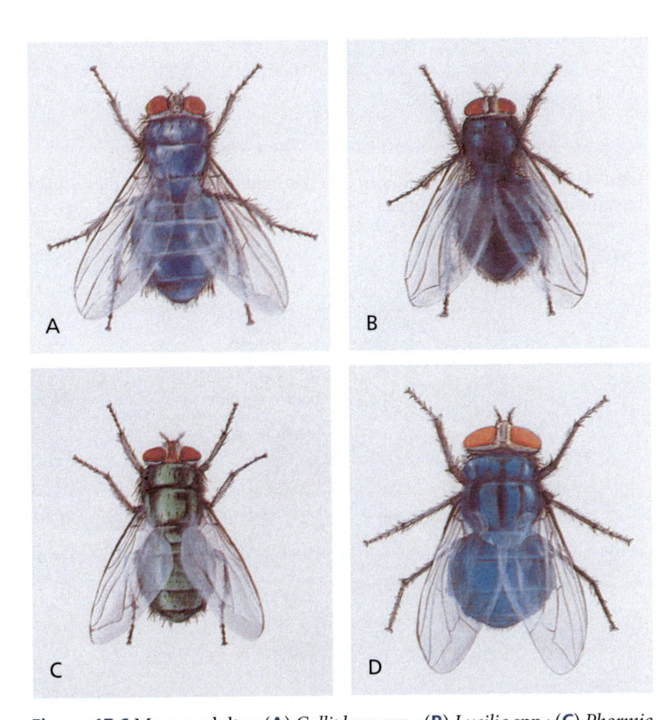

Figura 17.6 Moscas adultas: (**A**) *Calliphora* spp.; (**B**) *Lucilia* spp.; (**C**) *Phormia* spp.; (**D**) *Cochliomyia* spp.

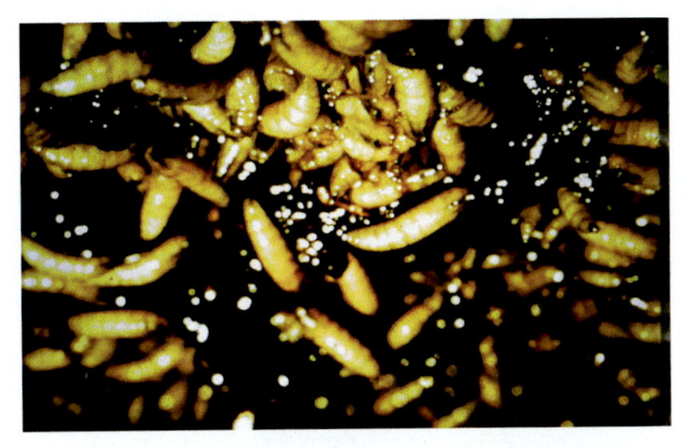

Figura 17.7 Larvas (miíases) da mosca *Lucilia sericata*.

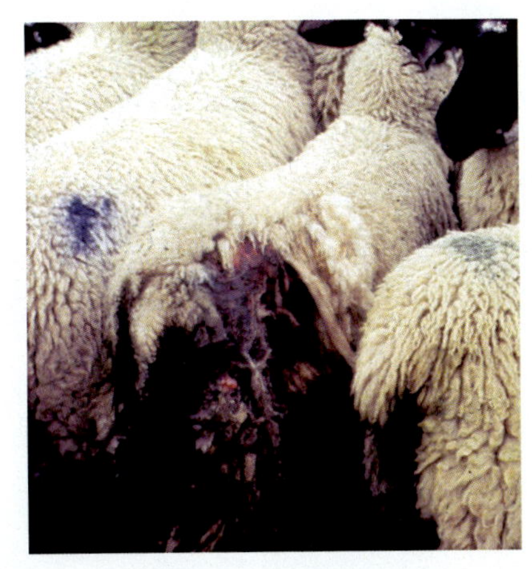

Figura 17.8 Ataque de moscas na nádega devido ao acúmulo de fezes ao redor do ânus e da cauda.

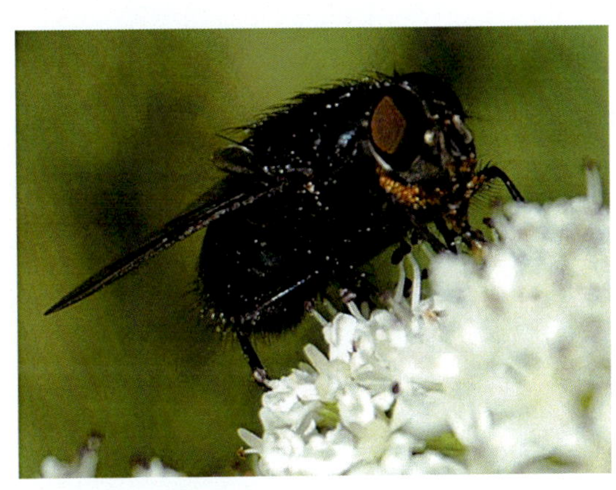

Figura 17.9 Mosca-varejeira *Calliphora vomitoria*.

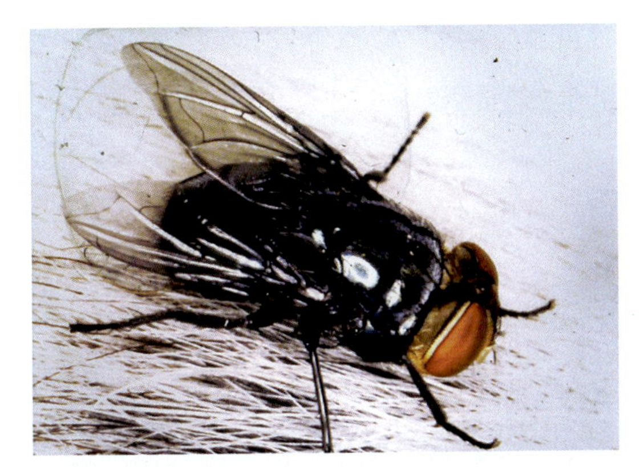

Figura 17.10 Mosca-do-berne *Cochliomyia hominivorax*.

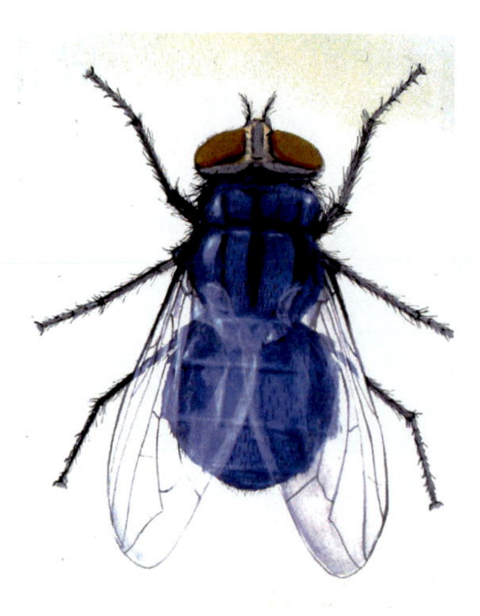

Figura 17.11 Mosca-do-berne do Velho Mundo *Chrysomya bezziana*.

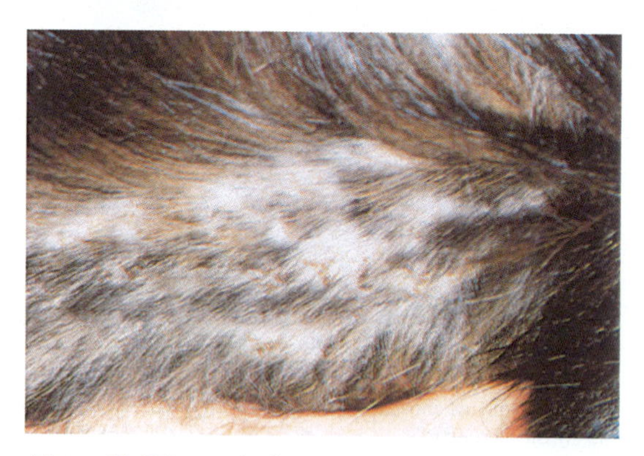

Figura 17.12 Lesões de alergia à picada de pulga em um gato.

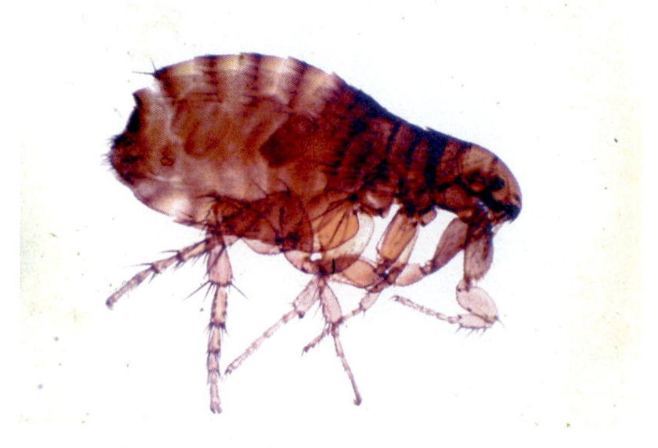

Figura 17.13 Fêmea de *Ctenocephalides canis*.

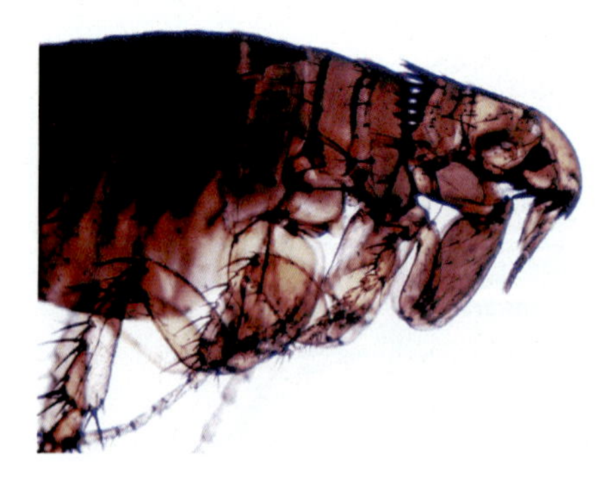

Figura 17.14 Cabeça de *Ctenocephalides canis*, com ctenídios genal e pronotal.

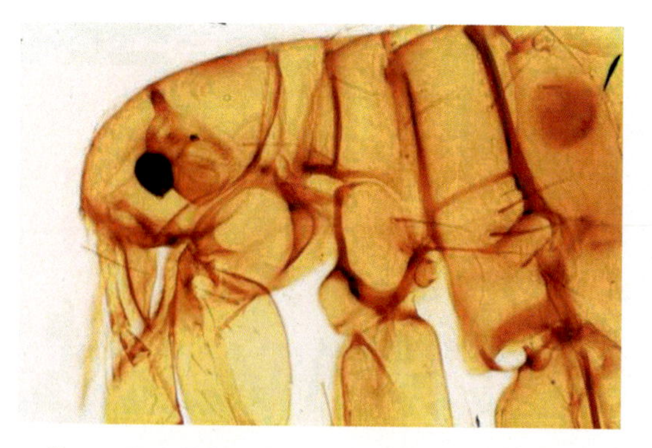

Figura 17.15 Cabeça de *Pulex irritans* sem ctenídios genal e pronatal.

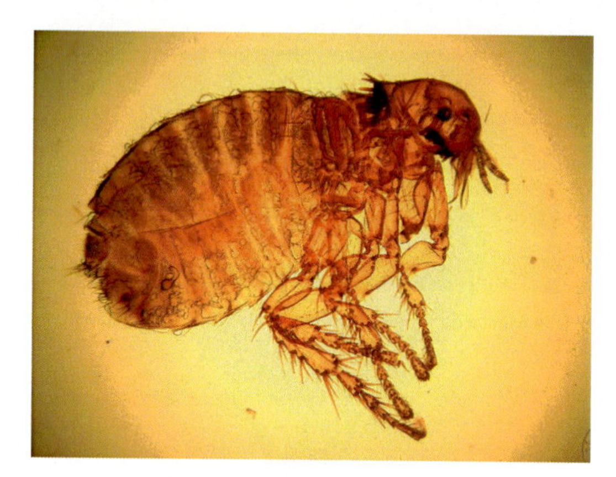

Figura 17.16 *Spilopsyllus cuniculi*.

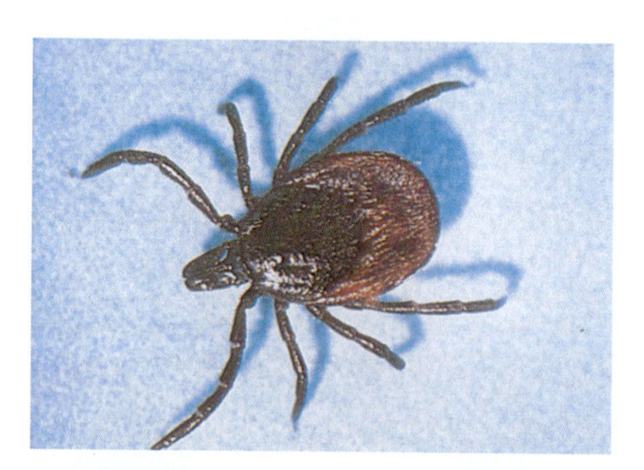

Figura 17.17 Fêmea de *Ixodes ricinus* não ingurgitada. Note que as peças bucais são relativamente longas.

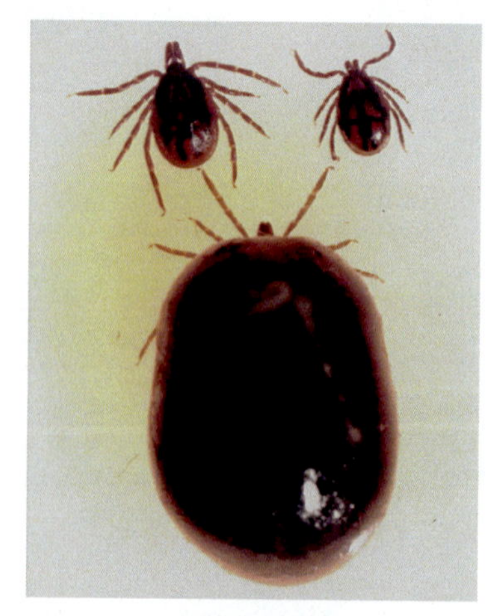

Figura 17.18 *Ixodes ricinus*: fêmea ingurgitada e dois machos (parte superior).

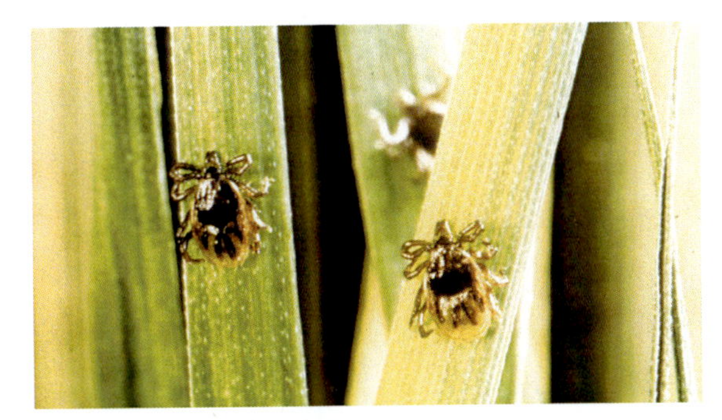

Figura 17.19 Ninfas de *Ixodes ricinus*.

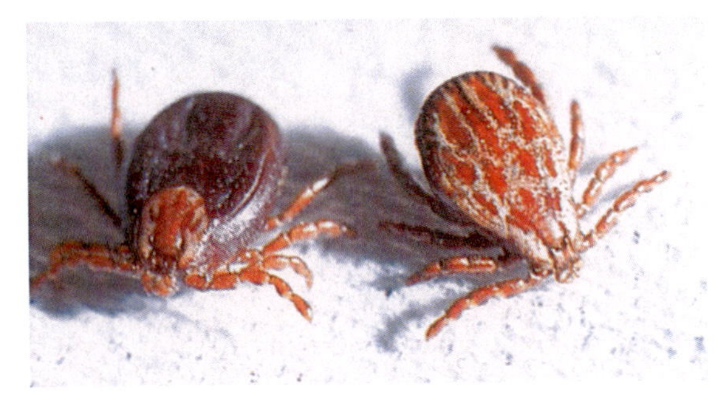

Figura 17.20 Macho e fêmea de *Dermacentor reticulatus*: carrapato com ornamentação e festões.

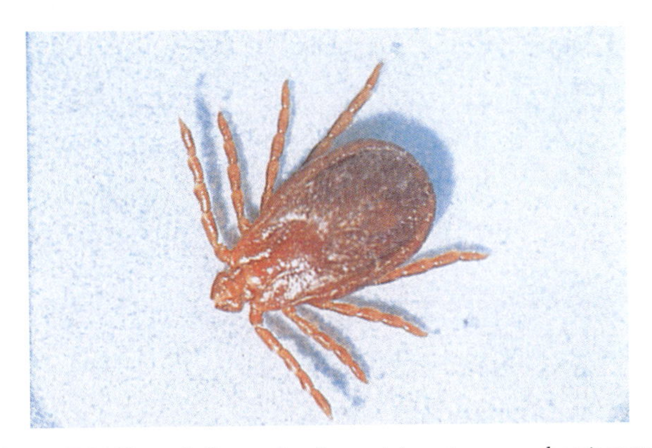

Figura 17.21 Fêmea de *Haemaphysalis punctata*: note as peças bucais curtas.

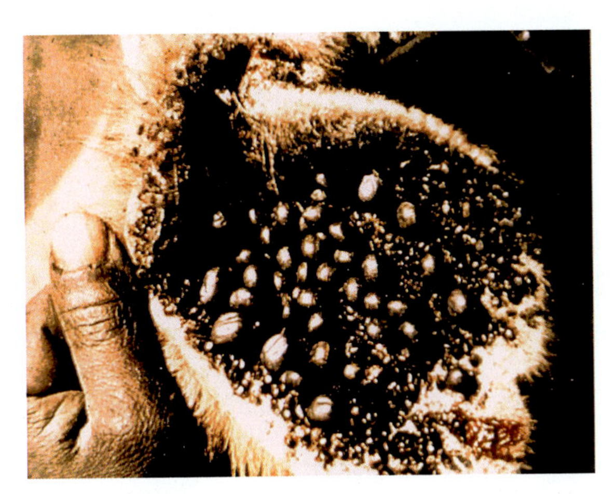

Figura 17.22 Orelha de bovino infestada por *Rhipicephalus appendiculatus*.

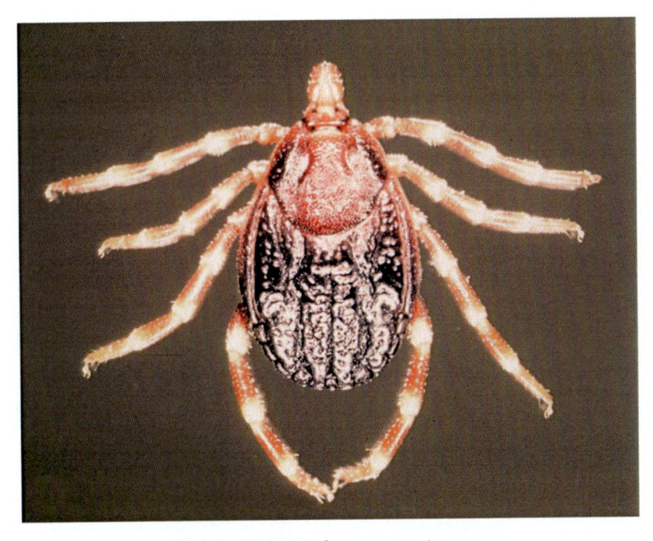

Figura 17.23 *Hyalomma marginatum*.

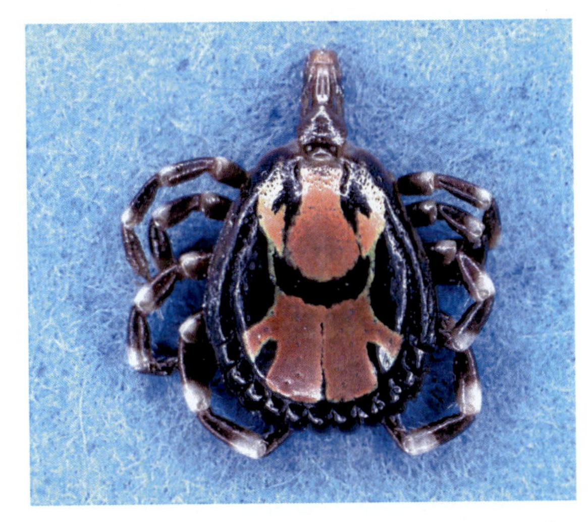

Figura 17.24 Macho de *Amblyomma variegatum* (vista dorsal).

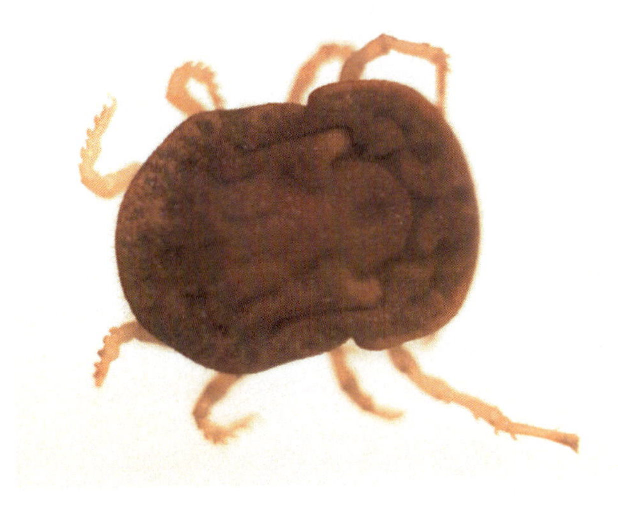

Figura 17.25 Vista dorsal de *Ornithodoros*.

PARTE 1

Parasitologia Geral Incluindo Taxonomia, Diagnóstico e Antiparasitários

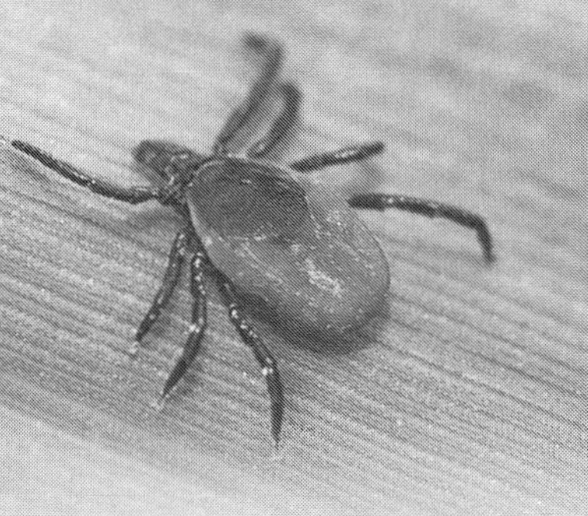

CAPÍTULO 1

Helmintologia Veterinária

PRINCÍPIOS DE CLASSIFICAÇÃO

Quando examinados, é possível notar que os organismos vivos formam grupos naturais, com características comuns. Estas similaridades podem ser morfológicas; contudo, cada vez mais, são baseadas na análise do DNA. Grupos de organismos são reunidos em conjuntos biologicamente significantes, geralmente na tentativa de representar vias evolutivas. Um grupo dessa natureza é denominado **táxon** e o estudo deste aspecto da biologia é conhecido como **taxonomia**. O estudo dos sistemas complexos de inter-relação dos organismos vivos é denominado **sistemática**.

Os táxons em que os organismos são incluídos são reconhecidos por acordo internacional; os principais são **reino, filo, classe, ordem, família, gênero** e **espécie.** Os intervalos entre estes são grandes e alguns organismos não podem ser neles incluídos precisamente; assim, tem-se constituído táxons intermediários, apropriadamente preestabelecidos; exemplos destes são **subordem** e **superfamília.** Como exemplo, pode-se expressar a condição taxonômica de um dos mais comuns parasitas de abomaso de ruminantes, como se segue.

Reino	Animalia
Filo	Nematoda
Classe	Secernentea
Ordem	Strongylida
Subordem	Strongylina
Superfamília	Trichostrongyloidea
Família	Trichostrongylidae
Subfamília	Haemonchinae
Gênero	*Haemonchus*
Espécie	*contortus*

Os nomes dos táxons obedecem obrigatoriamente a um conjunto de normas acordadas internacionalmente, mas é admissível aportuguesar as terminações, de modo que os membros da superfamília Trichostrongyloidea, no exemplo anterior, também podem ser denominados tricostrongilídeos.

Os nomes do gênero e da espécie são expressos em latim; o nome do gênero apresenta letra inicial maiúscula e tem de existir concordância gramatical. É comum que a grafia dos nomes em latim seja em itálico. Não é permitido o uso de acentos. Se a denominação de um organismo for em homenagem a uma pessoa, pode ser necessário ajuste; por exemplo, o nome Müller foi alterado no gênero *Muellerius.*

HELMINTOLOGIA

Helmintos parasitas podem infectar pessoas, animais e plantas; estima-se que haja 75.000 a 300.000 espécies. Os maiores táxons que contêm helmintos de importância veterinária são:

- **De maior importância**
  - Nematoda (vermes cilíndricos)
  - Platyhelminthes (vermes achatados)
    - Trematoda (fascíola)
    - Cestoda (tênia)
- **De menor importância**
  - Acanthocephala (vermes com espinhos na cabeça).

FILO NEMATODA

Os nematódeos (Nematoda), comumente, são denominados **vermes cilíndricos** devido a seu aspecto em corte transversal; são parasitas ou de vida livre. Na maioria dos nematódeos há diferenciação de sexo.

CLASSE SECERNENTEA

O sistema de classificação dos nematódeos de importância veterinária, com base na literatura taxonômica atual, é mostrado na Tabela 1.1. Neste sistema, os gêneros e as espécies de nematódeos da classe Secernentea são agrupados em 16 **superfamílias**, nas quais são encontrados nematódeos de importância veterinária. Na prática, as superfamílias podem ser divididas em grupos **com bolsa** e **sem bolsa**, cujas características mais comuns estão resumidas na Tabela 1.2.

ESTRUTURA E FUNÇÃO

A maioria dos nematódeos apresenta forma cilíndrica não segmentada, afilando-se em cada uma das extremidades; o corpo é recoberto por uma camada incolor, um tanto translúcida: a cutícula.

A cutícula, resistente, é secretada pela hipoderme subjacente, a qual se projeta para a cavidade corporal formando dois cordões laterais, que contêm os canais excretores e um cordão dorsal e um ventral por onde passam os nervos (Figura 1.1). As células musculares, dispostas longitudinalmente, situam-se entre a hipoderme e a cavidade corporal. Esta última contém líquido sob alta pressão, que mantém a turgidez e a forma do corpo (pseudoceloma). A locomoção é realizada por meio de movimentos ondulantes decorrentes de contração e relaxamento musculares, que se alternam nas faces dorsal e ventral do parasita. Os nematódeos não apresentam camada muscular circular. A maior parte dos órgãos internos é filamentar e encontra-se suspensa na cavidade corporal preenchida com líquido (Figura 1.1).

O **sistema digestório** é tubular (Figura 1.2A). Em vários nematódeos, a boca, ou estoma, é um simples orifício, a qual pode ser circundada por 2 ou 3 lábios, indo diretamente ao esôfago. Onde a abertura bucal é grande e bem desenvolvida, com frequência é circundada por uma coroa lamelar. Em outros, como nos estrongiloides, é grande e se abre na **cápsula bucal**, que contém lâminas

Tabela 1.1 Classificação de nematódeos parasitas de importância veterinária.

Reino	Filo	Classe	Ordem	Superfamília	Família (Subfamília) *Gênero*
Animalia	**Nematoda**	**Secernentea**	**Strongylida**	**Trichostrongyloidea**	**Trichostrongylidae** *Trichostrongylus* *Marshallagia* *Hyostrongylus* *Mecistocirrus* *Graphidium* *Obeliscoides* *Libyostrongylus* *Graphinema* *Impalaia* **(Ostertaginae)** *Ostertagia* *Teladorsagia* *Spiculopteragia* *Apteragia* *Camelostrongylus* **(Haemonchinae)** *Haemonchus*
					Cooperidae *Cooperia*
					Ornithostrongylidae *Ornithostrongylus*
					Amidostomidae *Amidostomum* *Epomidiostomum*
					Molineidae *Nematodirus* *Nematodirella* *Lamanema* *Molineus* *Ollulanus* *Tupaiostrongylus*
					Heligmonellidae *Nippostrongylus* *Nematospiroides*
					Dictyocaulidae *Dictyocaulus*
				Strongyloidea	**Strongylidae** **(Strongylinae)** *Strongylus* *Triodontophorus* *Chabertia* *Oesophagostomum* *Poteriostomum* *Craterostomum* *Oesophagodontus* *Codiostomum* **(Cyathostominae)** *Cyathostomum* *Cylicocyclus* *Cylicodonthophorus* *Cylicostephanus* **Syngamidae** *Syngamus* *Cyathostoma* *Mammomonogamus* *Stephanurus*
					Deletrocephalidae *Deletrocephalus* *Paradeletrocephalus*
				Ancylostomatoidea	**Ancylostomatidae** *Ancylostoma* *Uncinaria* *Bunostomum* *Gaigeria* *Necator* *Globocephalus* *Agriostomum*
				Diaphanocephaloidea	**Diaphanocephalidae** *Kalicephalus*

Continua

Tabela 1.1 Classificação de nematódeos parasitas de importância veterinária (*continuação*).

Reino	Filo	Classe	Ordem	Superfamília	Família (Subfamília) *Gênero*
Animalia	**Nematoda**	**Secernentea**		**Metastrongyloidea**	**Metastrongylidae**
					Metastrongylus
					Protostrongylidae
					Muellerius
					Protostrongylus
					Cystocaulus
					Spiculocaulus
					Neostrongylus
					Varestrongylus
					Parelaphostrongylus
					Elaphostrongylus
					Filaroididae
					Oslerus
					Filaroides
					Angiostrongylidae
					Angiostrongylus
					Crenosomidae
					Crenosoma
			Rhabditida	**Rhabditoidea**	**Strongyloididae**
					Strongyloides
					Panagrolaimidae
					Halicephalobus
					Rhabditidae
					Rhabditis
					Rhabdiasidae
					Rhabdias
			Ascaridida	**Ascaridoidea**	**Ascarididae**
					Ascaris
					Toxocara
					Toxascaris
					Parascaris
					Ascaridia
					Heterakis
					Porrocaecum
					Bayliascaris
					Polydelphus
					Ophidascaris
					Angusticaecum
					Anisakidae
					Anisakis
					Contracaecum
					Hysterothylacium
					Pseudoterranova
					Sulcascaris
				Dioctophymatoidea	**Dioctophymatidae**
					Dioctophyma
					Hystrichis
					Eustrongylides
			Oxyurida	**Oxyuroidea**	**Oxyuridae**
					Oxyuris
					Skrjabinema
					Aspicularis
					Syphacia
					Passalurus
					Dermatoxys
					Enterobius
					Cosmocercidae
					Probstmayria
					Aspidoderidae
					Paraspidodera
					Pharyngodonidae
					Tachygonetria
			Spirurida	**Spiruroidea**	**Spirocercidae**
					Spirocerca
					Ascarops
					Physocephalus
					Simondsia
					Streptoparagus
					Habronematidae
					Habronema
					Draschia
					Parabronema
					Histiocephalus

Continua

Tabela 1.1 Classificação de nematódeos parasitas de importância veterinária (*continuação*).

Reino	Filo	Classe	Ordem	Superfamília	Família (Subfamília) *Gênero*
Animalia	**Nematoda**	**Secernentea**			**Thelazidae** *Thelazia* *Oxyspirura*
					Gnathostomatidae *Gnathostoma*
					Gongylonematidae *Gongylonema*
					Physalopteridae *Physaloptera*
					Spiruridae *Spirura* *Odontospirura* *Protospirura* *Pterygodermatities*
					Tetrameridae *Tetrameres*
					Hartertiidae *Hartertia*
					Pneumospiridae *Metathelazia* *Vogeloides*
				Subuluroidea	**Subuluridae** *Subulura*
				Dracunculoidea	**Dracunculidae** *Dracunculus* *Avioserpens*
				Acuarioidea	**Acuaridae** *Echinuria* *Dispharynx* *Cheilospirura* *Streptocara*
				Filarioidea	**Filariidae** *Parafilaria* *Stephanofilaria* *Loa* *Suifilaria*
					Onchocercidae *Dirofilaria* *Acanthocheilonema* *Dipetalonema* *Onchocerca* *Pelecitus* *Chanderella* *Setaria* *Elaeophora* *Splendidofilaria* *Brugia* spp. *Wuchereria* *Mansonella* *Paronchocerca*
		Adenophorea	**Enoplida**	**Trichuroidea**	**Trichuridae** *Trichuris* *Trichosomoides* *Anatrichosoma*
					Capillaridae *Capillaria* *Eucoleus*
				Trichinelloidea	**Trichinellidae** *Trichinella*

ou dentes. Estes parasitas, ao se alimentar, removem um tampão de mucosa para a cápsula bucal, onde é digerido pela ação de enzimas secretadas na cápsula a partir de glândulas adjacentes. Alguns destes vermes também secretam anticoagulantes; e pequenos vasos lesionados durante a digestão do tampão de mucosa podem continuar a sangrar por alguns minutos, depois que o verme se transfere para outro local.

Aqueles nematódeos com cápsula bucal muito pequena, como os tricostrongiloides, ou simples orifício bucal, como os ascaridoides, geralmente se alimentam de líquido da mucosa, de produtos da digestão do hospedeiro e de restos celulares, enquanto outros, como oxiuroides, parecem se alimentar de conteúdo do intestino inferior. Parasitas que vivem na corrente sanguínea ou em espaços teciduais, como os filarioides, se alimentam exclusivamente de líquidos corporais.

O **esôfago** geralmente é muscular e impulsiona o alimento para o intestino. Seu formato é variável (Figura 1.3), sendo uma característica útil para identificação preliminar de grupos de parasitas. Pode ser **filariforme**, simples e ligeiramente espessado na parte posterior, como nos nematódeos com bolsa; pode apresentar **formato de bulbo**, com

Tabela 1.2 Aspectos característicos de nematódeos parasitas de importância veterinária.

Superfamília	Aspectos característicos
Nematódeos com bolsa	
Trichostrongyloidea *Trichostrongylus, Ostertagia, Dictyocaulus, Haemonchus* etc.	Pequena cápsula bucal. Ciclo evolutivo **direto**, infecção por L_3
Strongyloidea *Strongylus, Syngamus* etc.	Cápsula bucal bem desenvolvida; em geral, há coroa lamelar e dentes. Ciclo evolutivo **direto**, infecção por L_3
Ancylostomatoidea *Ancylostoma, Uncinaria* etc.	
Metastrongyloidea *Metastrongylus, Muellerius, Protostrongylus* etc.	Pequena cápsula bucal. Ciclo evolutivo **indireto**, infecção por L_3 no hospedeiro intermediário
Nematódeos sem bolsa	
Rhabditoidea *Strongyloides, Rhabditis* etc.	Vermes muito pequenos; pequena cápsula bucal. Gerações de vida livre e parasitárias. Ciclo evolutivo **direto**, infecção por L_3
Ascaridoidea *Ascaris, Toxocara, Parascaris* etc.	Grandes vermes brancos. Ciclo evolutivo **direto**, infecção por L_2 no ovo
Dioctophymatoidea *Dioctophyma* etc.	Vermes muito grandes. Ciclo evolutivo **indireto**, infecção por L_3 em anelídeos aquáticos
Oxyuroidea *Oxyuris, Skrjabinema* etc.	Fêmeas apresentam longa cauda pontuda. Ciclo evolutivo **direto**, infecção por L_3 no ovo
Spiruroidea *Spirocerca, Habronema, Thelazia* etc.	Cauda espiral no macho. Ciclo evolutivo **indireto**, infecção por L_3 em insetos
Filarioidea *Dirofilaria, Onchocerca, Parafilaria* etc.	Vermes delgados longos. Ciclo evolutivo **indireto**, infecção por L_3 em insetos
Trichuroidea *Trichuris, Capillaria*	Vermes com formato de chicote ou capiliformes. Ciclo evolutivo **direto** ou **indireto**, infecção por L_1
Trichinelloidea *Trichinella* etc.	

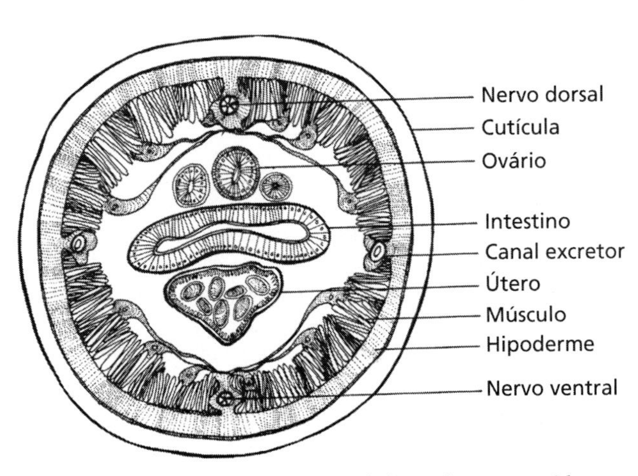

Figura 1.1 Corte transversal comum da fêmea de um nematódeo.

uma grande tumefação posterior, como nos ascaridoides; ou pode ter **formato de bulbo duplo**, como nos oxiuróideos. Em alguns grupos não há esta forma totalmente muscular: os filarioides e os espirudoides apresentam esôfago **mioglandular**, com a face anterior muscular e a face posterior glandular; o esôfago de **tricuroides** apresenta uma forma capilar, atravessando uma única coluna de células, sendo o conjunto denominado esticossomo. Nas larvas pré-parasitárias de vários nematódeos e de nematódeos de vida livre adultos nota-se esôfago **rabditiforme**, com discretas tumefações anterior e posterior.

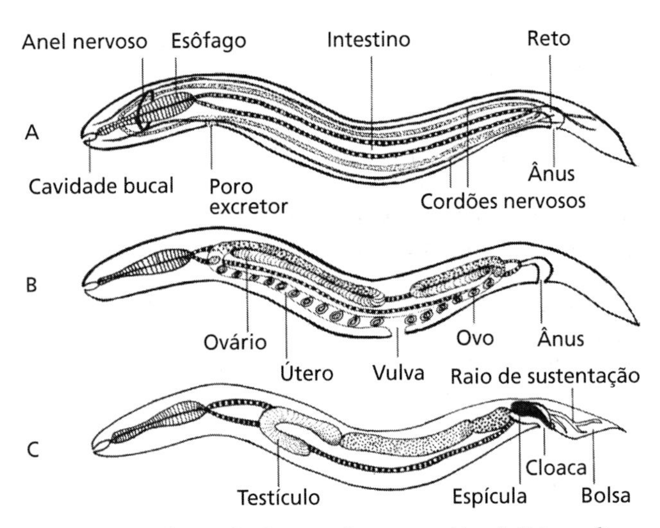

Figura 1.2 Corte longitudinal comum de um nematódeo. **A.** Sistemas digestório, excretor e nervoso. **B.** Sistema reprodutor da fêmea de um nematódeo. **C.** Sistema reprodutor de um macho nematódeo.

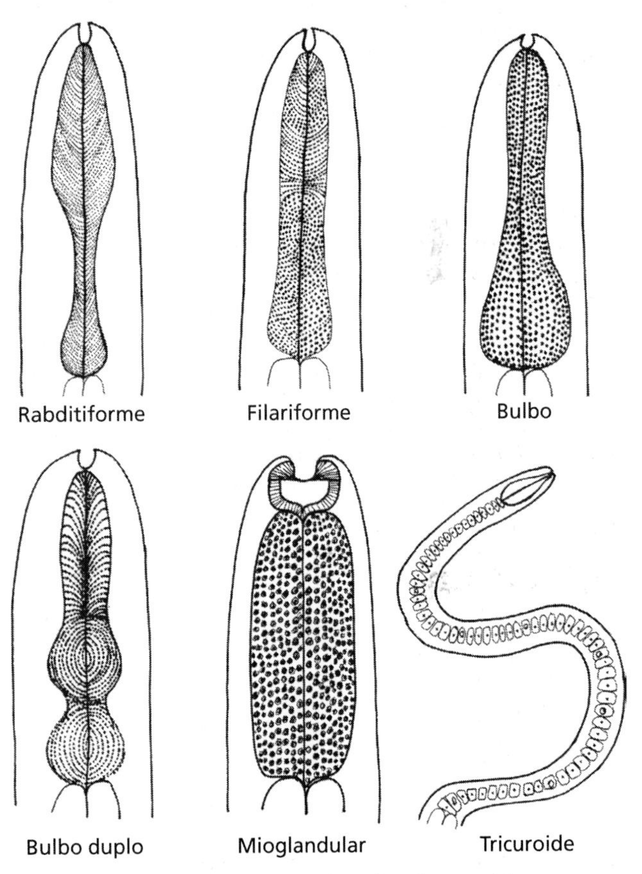

Figura 1.3 Formas básicas do esôfago de nematódeos.

O **intestino** é um tubo descendente simples, a partir do esôfago, cujo lúmen é circundado por uma camada única de células epiteliais ou por um sincício. As superfícies luminais possuem microvilosidades, as quais aumentam a capacidade de absorção das células. Nas fêmeas de parasitas o intestino termina no ânus, enquanto nos machos há uma cloaca que funciona como ânus e na qual se abre o ducto deferente e através da qual as espículas copulatórias são expelidas.

O assim chamado "**sistema excretor**" é muito primitivo, consistindo em um canal no interior de cada cordão lateral, unindo-se no poro excretor, na região esofágica.

O **sistema reprodutor** consiste em tubos filamentares que flutuam na cavidade corporal. Os órgãos femininos consistem em ovário, oviduto e útero, os quais podem ser pareados (didélficos) ou, às vezes, únicos (monodélficos), terminando em uma vagina curta em comum, que se abre na vulva (Figura 1.2B). A localização da vulva pode ser um recurso valioso no diagnóstico, situando-se na terminação anterior (opistodélfica), média (anfidélfica) ou posterior (prodélfica). Em algumas espécies, na junção útero-vagina há um pequeno órgão muscular, o ovojetor, que controla e auxilia na postura de ovos. Também pode existir um retalho vulvar. Os nematódeos podem ser ovíparos, ovovivíparos ou vivíparos.

Os **órgãos masculinos** consistem em testículo contínuo único e ducto deferente, terminando em um ducto muscular ejaculatório na cloaca (Figura 1.2C). Às vezes, os órgãos masculinos acessórios são importantes na identificação de vermes, especialmente de tricostrongiloides, sendo as espículas e o gubernáculo os dois mais importantes (Figura 1.4). As **espículas** são órgãos quitinosos, geralmente pareados, os quais são introduzidos na abertura genital da fêmea durante a cópula. Alguns vermes não apresentam espículas (p. ex., *Trichinella*) ou possuem apenas uma espícula (p. ex., *Trichuris*). O gubernáculo também é quitinoso; é uma pequena estrutura situada na parede dorsal, que atua como guia para as espículas. Quando este guia se localiza na parede ventral é denominado **télamon**. Com os dois sexos em estreita aposição, o esperma ameboide é transferido da cloaca do macho para o útero da fêmea.

A **cutícula** pode ser modificada para formar muitas estruturas (Figura 1.5), das quais as mais importantes são:

- **Coroas lamelares** consistem em fileiras de papilas que formam franjas ao redor da borda da cápsula bucal (coroas lamelares externas) ou na face interna da borda (coroas lamelares internas). São especialmente proeminentes em determinados nematódeos de equinos. Sua função não é conhecida, mas sugere-se que sejam utilizadas para prender uma porção da mucosa em determinada posição durante a alimentação, ou para impedir a entrada de material estranho na cápsula bucal quando o verme se desprende da mucosa
- As **papilas cervicais** situam-se anteriormente na região esofágica e as **papilas caudais** se localizam posteriormente na cauda. São prolongamentos semelhantes a espinhos ou digitiformes e, em geral, situam-se em posições opostas. Sua função pode ser sensorial ou de sustentação

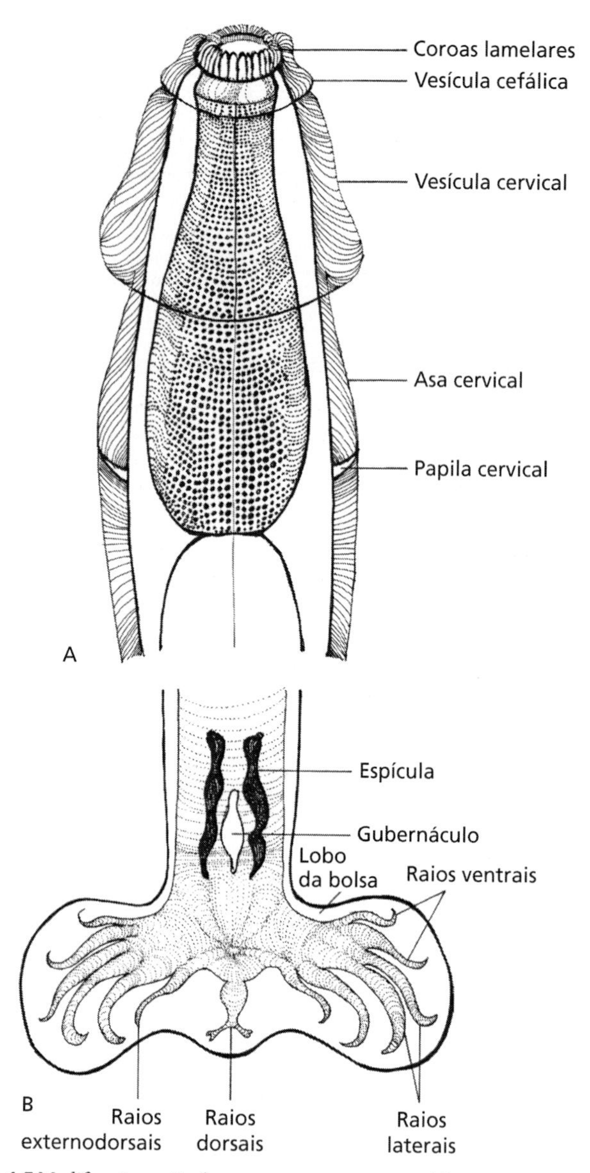

Figura 1.5 Modificações cuticulares comuns em um nematódeo: parte anterior (**A**); parte posterior de um macho (**B**).

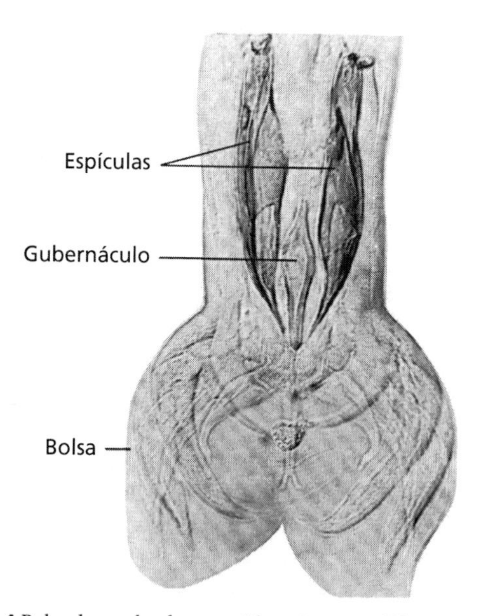

Figura 1.4 Bolsa do macho de nematódeo tricostrongilídeo mostrando espículas e bolsa.

- **Asas cervical** e **caudal** são expansões achatadas semelhantes a asas da cutícula, encontradas nas regiões do esôfago e da cauda, respectivamente
- **Vesículas cefálicas e cervicais** são aumentos da cutícula ao redor da abertura bucal e na região esofágica
- A **bolsa copulatória**, a qual circunda a fêmea durante a cópula, é importante na identificação de alguns nematódeos machos e se origina da asa caudal muito expandida, a qual é sustentada por papilas caudais alongadas denominadas **raios da bolsa**. Consiste em dois lobos laterais e um único lobo dorsal pequeno. É particularmente bem desenvolvida nos estrongilídeos
- **Placas** e **cordões** são estruturas semelhantes a lâminas e cordões, encontrados na cutícula de muitos nematódeos da superfamília Spiruroidea.

CICLO EVOLUTIVO BÁSICO DOS NEMATÓDEOS

No filo Nematoda, os sexos são distintos e, em geral, os machos são menores do que as fêmeas, as quais põem ovos ou larvas. Durante seu desenvolvimento, o nematódeo sofre mudas, em intervalos, perdendo a cutícula. Ao longo do ciclo evolutivo completo ocorrem quatro mudas; os estágios larvários sucessivos são denominados L_1, L_2, L_3, L_4 e, finalmente L_5, que é o adulto imaturo.

Uma característica do ciclo evolutivo básico do nematódeo é que raramente ocorre transferência imediata da infecção de um **hospedeiro final** para outro. Em geral, parte do desenvolvimento acontece no bolo fecal ou em uma espécie animal diferente, denominada hospedeiro **intermediário**, antes que ocorra a infecção.

Na forma comum de ciclo evolutivo **direto** (Figura 1.6A), as larvas de vida livre sofrem duas mudas, após a eclosão, e a infecção ocorre pela ingestão do estágio L_3 livre. No entanto, há algumas importantes exceções; às vezes, ocorre infecção por meio da penetração da larva na pele ou pela ingestão do ovo contendo a larva.

Nos ciclos evolutivos **indiretos** (Figura 1.6B), geralmente as duas primeiras mudas acontecem em um hospedeiro intermediário e a infecção do hospedeiro final ocorre após ingestão do hospedeiro intermediário, ou pela inoculação de L_3 quando o hospedeiro intermediário, como um inseto hematófago, se alimenta.

Após a infecção, ocorrem duas mudas adicionais para originar L_5 ou o parasita adulto imaturo. Após a cópula inicia-se um ciclo evolutivo adicional.

No caso de parasitas gastrintestinais, todo o desenvolvimento pode acontecer no lúmen intestinal ou com apenas um limitado movimento para a mucosa.

No entanto, em muitas espécies, a larva se desloca através do corpo por distâncias consideráveis, antes de se instalar em seu locallocal final (preferido); esta é a forma migratória do ciclo evolutivo.

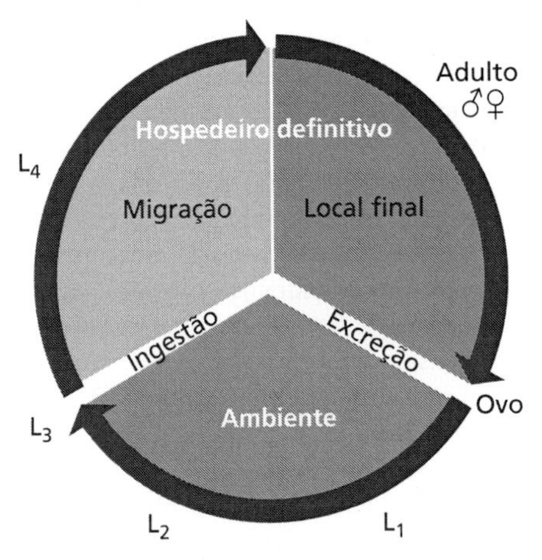

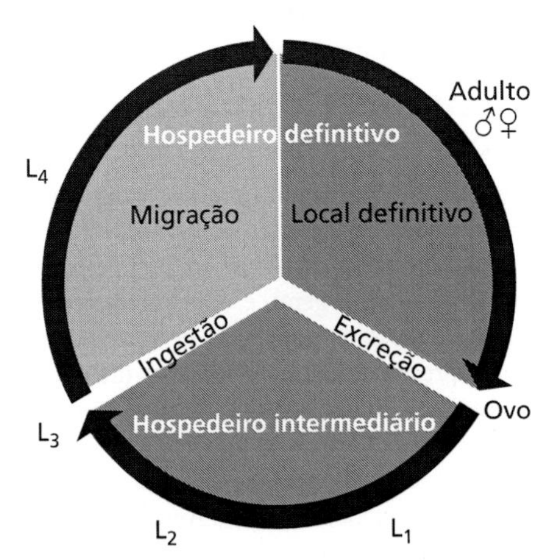

Figura 1.6 Ciclos evolutivos comuns de nematódeos: direto (**A**); indireto (**B**). (Esta figura encontra-se reproduzida em cores no Encarte.)

Uma das vias mais comuns é a **hepaticotraqueal**. Nessa via, estágios de desenvolvimento do **intestino** se deslocam, através do sistema porta, até o **fígado** e, em seguida, pelas veias hepática e cava posterior até ao **coração**, e daí aos pulmões, pela artéria pulmonar. Em seguida, as larvas se deslocam pelos brônquios, traqueia e esôfago, até o **intestino**. Deve-se ressaltar que os dados mencionados representam uma descrição básica do ciclo evolutivo dos nematódeos e existem muitas variações.

DESENVOLVIMENTO DO PARASITA

Ovo

Ovos de nematódeos diferem muito quanto ao tamanho e ao formato e a casca apresenta espessura variável, geralmente constituída de três camadas.

A membrana interna, delgada, apresenta características lipídicas, sendo impermeável. A camada média, que é resistente e quitinosa, propicia rigidez e, quando espessa, confere uma coloração amarelada ao ovo. Em muitas espécies esta camada é interrompida em uma ou ambas as extremidades por um opérculo (cobertura) ou tampão. A terceira camada externa é composta de proteína; nos ascaridoides é muito espessa e pegajosa, sendo importante na epidemiologia desta superfamília.

Por outro lado, em algumas espécies, a casca do ovo é muito delgada e pode se apresentar simplesmente como uma bainha ao redor da larva.

O potencial de sobrevida do ovo fora do corpo é variável, mas parece estar relacionado com a espessura da casca, que protege a larva de dessecação. Desse modo, os parasitas cuja forma infectante é o ovo com larva geralmente têm ovos com casca muito espessa que podem resistir durante anos no solo.

Eclosão

Dependendo da espécie, a eclosão dos ovos pode ocorrer fora do corpo ou após a ingestão.

Fora do corpo, a eclosão é controlada, em parte, por fatores como temperatura e umidade e, em parte, pela própria larva. Durante a eclosão, a membrana da casca impermeável interna é degradada por enzimas secretadas pela larva e pelo seu próprio movimento. A larva consegue, então, absorver água do ambiente e se dilata para romper as camadas restantes e se libertar.

Quando a forma infectante é o ovo com larva, ou ovo larvado, o hospedeiro inicia a eclosão após a ingestão, por propiciar estímulo à larva que, assim, completa o ciclo. Em todas as espécies de nematódeos é importante que a eclosão ocorra em regiões apropriadas do intestino e, então, o estímulo será diferente, embora pareça que dióxido de carbono dissolvido seja um fator constante essencial.

Desenvolvimento e sobrevida da larva

Três das superfamílias importantes – os tricostrongiloides, os estrongiloides e os rabditoides – apresentam uma fase pré-parasitária completamente de vida livre. Em geral, os dois primeiros estágios larvários se alimentam de bactérias, mas L_3, "isolada" do ambiente pela retenção da cutícula da fase L_2, não consegue se alimentar e precisa sobreviver com os nutrientes adquiridos e armazenados nos estágios larvários iniciais. Durante as mudas, o crescimento da larva é interrompido por períodos de letargia, nos quais não se alimenta nem se move.

A cutícula da L_2 é retida como uma bainha ao redor de L_3; isto é importante para a sobrevida da larva, com função protetora semelhante àquela da casca do ovo, em grupos de vermes com ovos infectantes.

Os dois principais componentes do ambiente externo são temperatura e umidade. A temperatura ótima para o desenvolvimento do número máximo de larvas no período de tempo mais curto exequível geralmente varia de 18°C a 26°C. Em temperaturas mais elevadas, o crescimento é mais rápido e as larvas são hiperativas, exaurindo suas reservas lipídicas. Assim, a taxa de mortalidade aumenta, de modo que poucas sobrevivem até L_3. À medida que a temperatura diminui, o processo alentece e, em geral, abaixo de 10°C o ovo não consegue se transformar na larva L_3. Em temperatura inferior a 5°C o movimento e o metabolismo da L_3 são mínimos, condição que em muitas espécies favorece a sobrevida.

A umidade ótima é 100%, embora possa ocorrer algum grau de desenvolvimento em umidade relativa abaixo de 80%. Deve-se ressaltar que, mesmo em clima seco, em que a umidade do ambiente é baixa, a umidade no microclima nas fezes ou na superfície do solo pode ser suficiente para possibilitar a continuação do crescimento da larva.

Nos tricostrongiloides e nos estrongiloides, o ovo embrionado e a L_3 recoberta por bainha estão mais bem equipados para sobreviver em condições adversas, como congelamento ou dessecamento; em contrapartida, L_1 e L_2 são especialmente vulneráveis. Embora, geralmente, considere-se o dessecamento o fator mais letal na sobrevida da larva, há evidências crescentes de que determinadas larvas que entram em estado de anidrobiose conseguem sobreviver à dessecação intensa.

No solo, a maioria das larvas é ativa, embora necessitem de uma película de água para sua movimentação e sejam estimuladas por luminosidade e temperatura. Atualmente, acredita-se que os movimentos das larvas sejam principalmente aleatórios e o encontro com folhas de gramíneas seja acidental.

Infecção

Como mencionado anteriormente, a infecção pode se dever à ingestão de L_3 de vida livre e isto ocorre na maioria dos nematódeos tricostrongiloides e estrongiloides. Nestes, a L_3 desprende a bainha retida da L_2 no sistema digestório do hospedeiro; o estímulo para o desencapsulamento é propiciado pelo hospedeiro, de modo semelhante ao estímulo necessário para a eclosão dos ovos infectantes de nematódeos. Em resposta a esse estímulo a larva libera seu próprio líquido de desencapsulamento que contém uma enzima, a leucina aminopeptidase, que dissolve a bainha a partir do seu interior, seja em um colarinho estreito anteriormente, de modo que um tampão se desprende, ou pela separação longitudinal da bainha. A larva consegue, em seguida, desvencilhar-se da bainha.

Assim como no estágio pré-parasitário, o crescimento da larva durante o desenvolvimento parasitário é interrompido por duas mudas, cada uma delas ocorrendo durante um breve período de letargia.

O período entre o desenvolvimento da infecção e a produção de ovos ou larvas pelos parasitas adultos é denominado **período pré-patente** e este tem duração conhecida para cada espécie de nematódeo.

METABOLISMO

A principal reserva alimentar de larvas nematódeas pré-parasitárias, dentro do ovo ou de vida livre, é lipídio; pode ser visto como gotículas no lúmen intestinal. A infectividade destes estágios frequentemente está relacionada com a quantidade de lipídio presente; as larvas cujas reservas foram exauridas não são tão infectantes como aquelas que ainda retêm algum lipídio.

Além destas reservas, as larvas de vida livre de primeiro e de segundo estágios da maioria dos nematódeos se alimentam de bactérias. No entanto, assim que atingem o terceiro estágio infectante elas são aprisionadas na cutícula do segundo estágio, não conseguem se alimentar e ficam completamente dependentes de suas reservas.

Em contrapartida, o parasita adulto armazena sua energia na forma de glicogênio, principalmente nos músculos e cordões laterais, e isto pode constituir 20% do peso seco do verme.

Os nematódeos de vida livre e em desenvolvimento geralmente apresentam metabolismo aeróbico, enquanto os nematódeos adultos conseguem metabolizar carboidratos por meio de glicólise (via anaeróbica) e descarboxilação oxidativa (via aeróbica). Contudo, nesta última, podem atuar vias não presentes no hospedeiro e é neste nível que alguns medicamentos antiparasitários atuam.

A oxidação de carboidratos exige um sistema de transporte de elétrons que, na maioria dos nematódeos, consegue atuar aerobicamente até tensões de oxigênio de 5,0 mmHg ou menos. Como a tensão de oxigênio na superfície da mucosa intestinal é cerca de 20 mmHg, os nematódeos próximos da mucosa normalmente dispõem de oxigênio suficiente para o metabolismo aeróbico. Em contrapartida, se o nematódeo, temporariamente ou permanentemente, estiver a alguma distância da superfície mucosa, é provável que o metabolismo energético seja basicamente anaeróbico.

Assim como o sistema de transporte de elétrons da flavoproteína e o sistema citocromo convencional, muitos nematódeos têm "hemoglobina" em seus líquidos corporais, o que lhes confere uma pigmentação avermelhada. Esta hemoglobina de nematódeos é quimicamente semelhante à mioglobina e apresenta a maior afinidade pelo oxigênio que qualquer hemoglobina animal conhecida. Acredita-se que a principal função da hemoglobina de nematódeos seja transportar oxigênio, obtido por difusão através da cutícula ou do intestino, para os tecidos; vermes hematófagos possivelmente ingerem quantidade considerável de nutrientes oxigenados em sua dieta.

Os produtos finais do metabolismo de carboidratos, gorduras ou proteínas são excretados através do ânus ou da cloaca, ou por difusão através da parede corporal. A amônia, o produto final do metabolismo proteico, precisa ser rapidamente excretada e diluída a níveis atóxicos nos líquidos adjacentes. Durante períodos de metabolismo anaeróbico de carboidratos os vermes também excretam ácido pirúvico, em vez de retê-lo, para futura oxidação, quando for possível o metabolismo aeróbico.

O "sistema excretor" que termina no poro excretor quase que certamente não está relacionado com a excreção, mas com a osmorregulação e com o equilíbrio de sais.

Dois fatores que influenciam o ciclo evolutivo normal de nematódeos e que apresentam considerável importância biológica e epidemiológica são **inibição do desenvolvimento larvário** e **aumento** da contagem de ovos nas fezes **no periparto.**

INIBIÇÃO DO DESENVOLVIMENTO LARVÁRIO

(Sinônimo: desenvolvimento larvário inibido, hipobiose)

Este fenômeno pode ser definido como a interrupção temporária do desenvolvimento do nematódeo em um momento preciso do crescimento do verme. Em geral, é uma característica facultativa e afeta apenas uma parte da população de vermes. Alguns grupos de nematódeos apresentam alta propensão à interrupção do crescimento, enquanto outros apresentam propensão mais baixa. O estágio em que ocorre interrupção do desenvolvimento da larva é variável entre as espécies de nematódeos; por exemplo, estagio L_3 em *Trichostrongylus*, Cyathostominae e *Ancylostoma*, estágio L_4 em *Ostertagia*, *Teladorsagia*, *Haemonchus* e *Obeliscoides*, ou em vermes adultos imaturos, como acontece com *Dictyocaulus*.

Evidências conclusivas da interrupção do crescimento larvário podem ser obtidas apenas por meio de exame da população de vermes do hospedeiro. Geralmente é detectada pelo achado de numerosas larvas no mesmo estágio de desenvolvimento, em animais que retêm a infecção por um período mais longo do que o necessário para atingir aquele estágio larvário específico.

A natureza do estímulo para interrupção do desenvolvimento larvário e subsequente maturação da larva ainda é motivo de controvérsia. Embora existam circunstâncias aparentemente diferentes que iniciem a interrupção do crescimento larvário, mais comumente o estímulo é ambiental, nos estágios infectantes de vida livre, antes da ingestão do parasita pelo hospedeiro. Pode ser uma maneira de o parasita evitar condições climáticas adversas para sua progênie por permanecer sexualmente imaturo no hospedeiro, até que ocorram condições mais favoráveis. O nome comumente aplicado a esta interrupção sazonal é **hipobiose**. Assim, o acúmulo de larvas com desenvolvimento interrompido frequentemente coincide com o início do clima frio do outono/inverno, no hemisfério norte, ou com clima muito seco nas regiões subtropicais e tropicais. Em contrapartida, a maturação destas larvas coincide com o retorno de condições ambientais apropriadas ao seu crescimento em vida livre, embora não esteja claro o que desencadeia o sinal, e sua transmissão, para o amadurecimento.

O grau de adaptação a estes estímulos sazonais e, portanto, a proporção de larvas cujo crescimento realmente está interrompido parece ser um traço hereditário e influenciado por vários fatores, inclusive sistema de pastejo e grau de adversidade do ambiente. Por exemplo, no Canadá, onde o inverno é extremamente frio, a maioria das larvas de tricostrongiloides ingeridas no final do outono ou no inverno tem seu desenvolvimento interrompido, enquanto no sul da Grã-Bretanha, com invernos moderados, cerca de 50 a 60% apresentam parada de crescimento. Nos trópicos úmidos, onde é possível o desenvolvimento de larvas de vida livre durante o ano todo, relativamente poucas larvas apresentam interrupção do crescimento.

No entanto, a parada de desenvolvimento também pode ser decorrência de imunidade adquirida e imunidade etária do hospedeiro e, embora a proporção de larvas com crescimento interrompido geralmente não seja tão alta como na hipobiose, pode ter uma participação importante na epidemiologia das infecções causadas por nematódeos. A maturação destas larvas com crescimento interrompido parece estar associada com o ciclo reprodutivo do hospedeiro; ocorre por ocasião da parição ou próximo dela.

A importância epidemiológica da interrupção do desenvolvimento larvário, qualquer que seja a causa, é que, primeiramente, assegura a sobrevida do nematódeo durante períodos de adversidade e, segundo, a subsequente maturação de larvas que tiveram parada de crescimento aumenta a contaminação do ambiente e pode, às vezes, resultar em doença clínica.

AUMENTO DA CONTAGEM DE OVOS NAS FEZES NO PERIPARTO

(Sinônimos: aumento da pós-parturiente, aumento durante a primavera)

O aumento da periparturiente (APP) refere-se ao aumento da contagem de ovos de nematódeo nas fezes de animais pouco antes ou depois da parição. Esta ocorrência é mais relevante em ovelhas, cabras e porcas; dados recentes sustentam a hipótese de que há competição pelos nutrientes entre o sistema imune, o feto em rápido crescimento no final da gestação e o úbere durante a lactação, particularmente por proteína metabolizável. Esta redução da imunidade pode ser restabelecida principalmente pela suplementação com proteína não degradável no rúmen e, também, é influenciada pelo conteúdo corporal de proteína da ovelha.

A ocorrência de APP se deve a 3 fatores:

- Maturação das larvas com interrupção do desenvolvimento devido à imunidade do hospedeiro
- Maior número de infecções adquiridas em pastagens e menor renovação de infecções causadas por vermes adultos
- Aumento da fecundidade de populações de vermes adultos.

Concomitantemente, porém não associado com redução da imunidade do hospedeiro, o APP pode ser incrementado pela maturação de larvas que estavam em hipobiose.

A importância do APP é que ocorre quando há aumento de novos hospedeiros suscetíveis e, assim, assegura a sobrevida e a propagação das espécies de vermes. Dependendo da magnitude da infecção, também pode causar queda de produção em animais lactantes e, devido à contaminação do ambiente, provocar doença clínica em rebanhos jovens suscetíveis.

SUPERFAMÍLIAS DE NEMATÓDEOS

SUPERFAMÍLIA TRICHOSTRONGYLOIDEA

Os tricostrongiloides são vermes pequenos, frequentemente piliformes, pertencentes ao grupo de parasitas que apresentam bolsa; com exceção do verme pulmonar *Dictyocaulus*, parasitam o trato alimentar de animais e aves. Estruturalmente, apresentam poucos apêndices cuticulares e a cápsula bucal é vestigial e não possui coroas lamelares. Em geral, não possuem dentes. Os machos apresentam uma bolsa bem desenvolvida, com grandes lobos laterais e duas espículas, cuja forma é utilizada para a diferenciação das espécies. O ciclo evolutivo é direto e em geral não migratório; L_3 encapsulada é o estágio infectante.

Os tricostrongilídeos são responsáveis por considerável taxa de mortalidade e alta taxa de morbidade, especialmente em ruminantes. Os principais gêneros que parasitam o trato alimentar são *Ostergatia* (e outros membros da subfamília Ostertaginae, *Teladorsagia, Spiculopteragia, Apteragia, Camelostrongylus*), *Haemonchus, Trichostrongylus, Cooperia, Nematodirus, Hyostrongylus, Marshallagia* e *Mecistocirrus*. *Dictyocaulus* é um importante gênero que infecta o trato respiratório de ruminantes e de equinos.

Outros gêneros de menor importância são *Graphidium, Obeliscoides, Ollulanus, Libyostrongylus, Graphinema, Impalaia, Ornithostrongylus, Amidostomum, Epomidiostomum, Nematodirella, Lamanema, Nippostrongylus* e *Nematospiroides*.

FAMÍLIA TRICHOSTRONGYLIDAE

Trichostrongylus

Os vermes adultos são pequenos, com coloração ligeiramente avermelhada/amarronzada, delgados e piliformes, cujo comprimento geralmente é inferior a 7,0 mm (Figura 1.7); é difícil sua visualização a olho nu. Os vermes não possuem cápsula bucal evidente; ademais, não apresentam inflações cefálicas. A característica do gênero mais útil é o chanfro excretório distinto na região esofágica (Figura 1.8). A bolsa do macho apresenta longos lobos laterais; o lobo dorsal não é bem definido, com raio dorsal delgado, o qual se bifurca próximo à sua extremidade. O raio ventroventral é bem distinto dos demais raios. As espículas são espessas e sem ramificação; possuem um gubernáculo. A identificação da espécie se baseia na forma e no tamanho das espículas (Tabela 1.3). Na fêmea, a cauda afina abruptamente (Figura 1.9) e não há aba vulvar; a vulva se abre a uma curta distância da metade do corpo. As fêmeas possuem ovoejetores duplos.

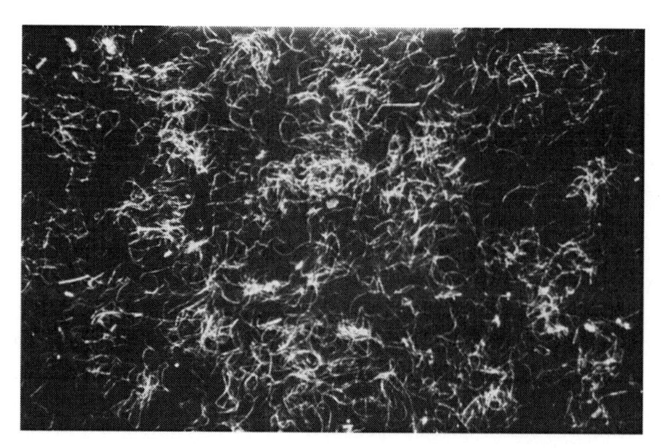

Figura 1.7 Vermes *Trichostrongylus* adultos. (Esta figura encontra-se reproduzida em cores no Encarte.)

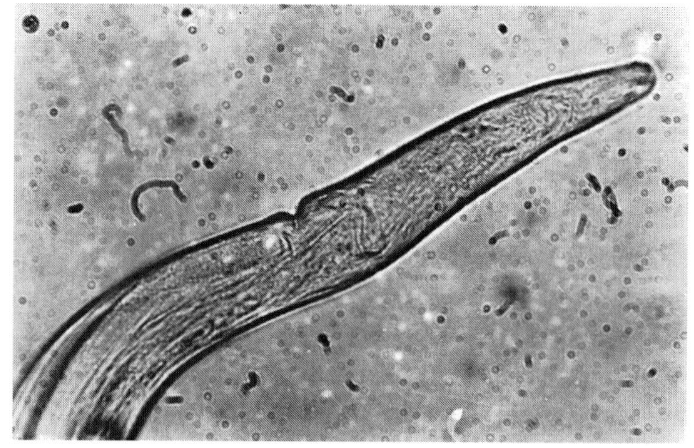

Figura 1.8 Chanfro excretor típico na região esafagiana de *Trichostrongylus*.

Tabela 1.3 Identificação de *Trichostrongylus* spp. com base na morfologia das espículas dos machos.

Espécies	Espículas: descrição	Espículas: morfologia
T. axei	As espículas são diferentes e de comprimentos desiguais (a direita é mais curta que a esquerda)	A
T. colubriformis	Espessas, marrons, não ramificadas, de igual comprimento e terminam em uma extremidade semelhante a farpa	B
T. vitrinus	Espessas, não ramificadas, de igual comprimento e terminam em uma ponta	C
T. longispicularis	As espículas são robustas, marrons, não ramificadas, comprimentos ligeiramente desiguais e terminam afilando-se em uma extremidade romba que apresenta uma protrusão semitransparente	D
T. rugatus	As espículas são desiguais e diferentes, apresentando saliências transversais próximo da extremidade	E
T. falculatus	As espículas são quase iguais – 100 μm de comprimento	F
T. capricola	As espículas apresentam igual comprimento. Mais finas na parte distal do que na anterior e terminam em uma extremidade arredondada	G
T. retortaeformis	As espículas são robustas, de comprimentos desiguais e terminam em uma extremidade semelhante a farpa	H

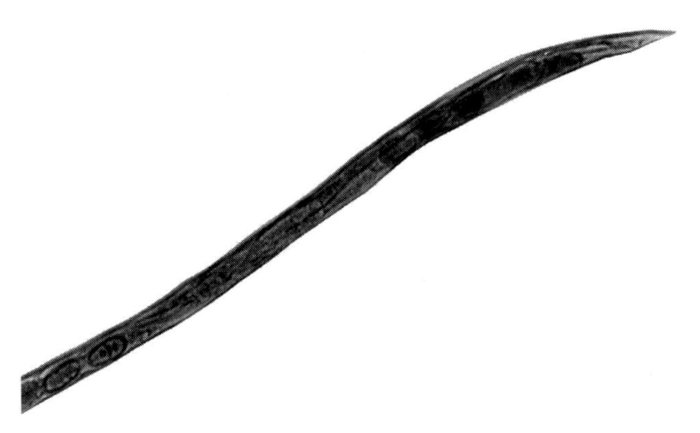

Figura 1.9 Cauda da fêmea adulta de *Trichostrongylus*.

Ciclo evolutivo. O ciclo evolutivo é direto e a fase pré-parasitária é tipicamente tricostrongiloide; os ovos originam L_3 infectantes em cerca de 7 a 10 dias, quando em condições ótimas. Após a ingestão e o desencapsulamento, a larva penetra na mucosa do intestino delgado (Figura 1.10) e após duas mudas os vermes de quinto estágio estão presentes sob o epitélio intestinal ao redor de 2 semanas após o início da infecção. Em geral, o período pré-patente é de 2 a 3 semanas.

Espécies de *Trichostrongylus*

Espécies	Hospedeiros	Locais
Trichostrongylus axei (sin. *Trichostrongylus extenuatus*)	Bovinos, ovinos, caprinos, veados, equinos, suínos	Abomaso ou estômago
Trichostrongylus colubriformis	Bovinos, ovinos, caprinos, camelos, coelhos, suínos, cães, humanos	Duodeno, parte anterior do intestino delgado
Trichostrongylus vitrinus	Ovinos, caprinos, camelos, veados, coelhos	Duodeno, intestino delgado
Trichostrongylus capricola	Ovinos, caprinos	Intestino delgado
Trichostrongylus falculatus	Ovinos, caprinos, antílopes	Intestino delgado
Trichostrongylus longispicularis	Ovinos, bovinos, caprinos, camelos, veados, lhamas	Intestino delgado
Trichostrongylus probolurus	Ovinos, caprinos, camelos, ocasionalmente humanos	Estômago, intestino delgado
Trichostrongylus rugatus	Ovinos, caprinos	Intestino delgado
Trichostrongylus retortaeformis	Coelhos, lebres	Intestino delgado
Trichostrongylus calcaratus	Coelhos, lebres	Intestino delgado
Trichostrongylus affinus	Coelhos, lebres, ocasionalmente humanos	Intestino delgado
Trichostrongylus tenuis	Aves de caça (tetraz, perdiz, faisão), galinhas, patos, gansos, perus, casuares	Intestino delgado, ceco

Trichostrongylus axei

Sinônimo. *Trichostrongylus extenuatus*.

Nome comum. Verme piliforme do estômago.

Descrição macroscópica. O comprimento dos machos varia de 3 a 6 mm e o das fêmeas, de 4 a 8 mm. Os comprimentos das espículas dos machos são heterogêneos e desiguais; o direito é menor do que o esquerdo (Tabela 1.3A e Figura 1.11).

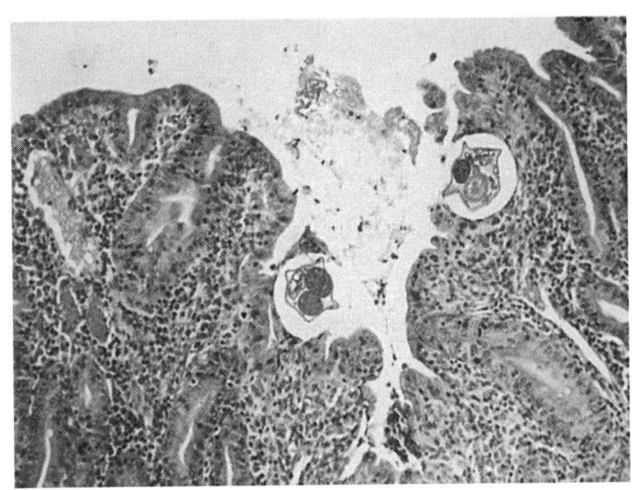

Figura 1.10 *Trichostrongylus vitrinus* em desenvolvimento na mucosa do intestino delgado. (Esta figura encontra-se reproduzida em cores no Encarte.)

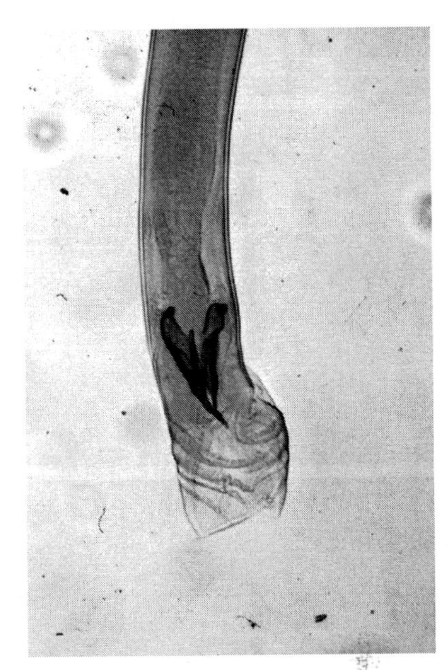

Figura 1.11 Bolsa copulatória e espícula de *Trichostrongylus axei*. (Esta figura encontra-se reproduzida em cores no Encarte.)

Trichostrongylus colubriformis

Sinônimo. *Trichostrongylus instabilis*.

Nome comum. Disenteria negra ou verme *bankrupt*.

Descrição. O comprimento dos machos mede 4,0 a 5,5 mm e o das fêmeas, 5,5 a 7,5 mm. As espículas são espessas, marrons, sem ramificações, de iguais comprimentos e terminam em uma extremidade semelhante a espinho (Tabela 1.3B e Figura 1.12). A fêmea apresenta ovoejetores duplos.

Trichostrongylus vitrinus

Nome comum. Verme da disenteria preta.

Descrição. O comprimento dos machos varia ao redor de 4 a 6 mm e o das fêmeas, de 5 a 8 mm. As espículas são espessas, sem ramificações, de iguais comprimentos e terminam na forma de ponta (Tabela 1.3C e Figura 1.13).

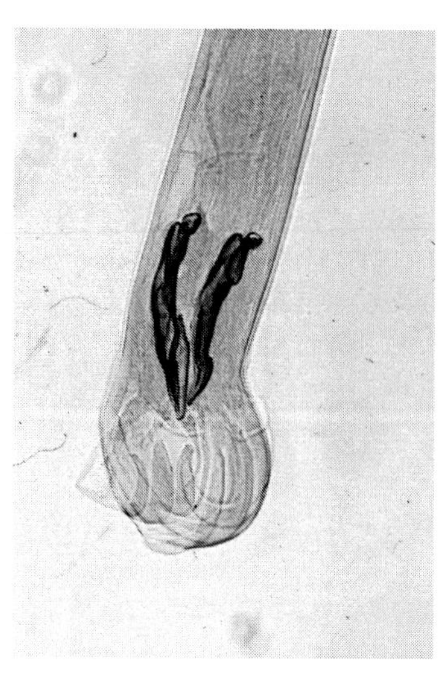

Figura 1.12 Bolsa copulatória e espícula de *Trichostrongylus colubriformis*. (Esta figura encontra-se reproduzida em cores no Encarte.)

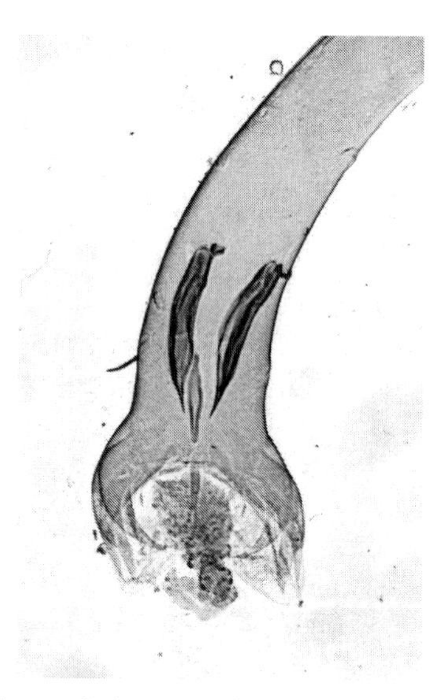

Figura 1.13 Bolsa copulatória e espícula de *Trichostrongylus vitrinus*. (Esta figura encontra-se reproduzida em cores no Encarte.)

Trichostrongylus capricola

Descrição. O comprimento dos machos varia de 4 a 5 mm e o das fêmeas, 6 a 7 mm. As espículas do macho apresentam iguais comprimentos, sendo mais espessas na parte anterior do que na parte distal e terminam em uma extremidade arredondada (Tabela 1.3 G).

Trichostrongylus falculatus

Descrição. Os machos medem cerca de 4,5 a 5,5 mm. As espículas são espessas, marrons, quase do mesmo comprimento, com ramificação em forma de foice (Tabela 1.3F). O gubernáculo é encurvado anteriormente, em ângulos retos.

Trichostrongylus longispicularis

Descrição. Machos apresentam cerca de 5,5 mm de comprimento. As espículas são firmes, marrons, sem ramificação e de comprimento ligeiramente desigual, terminando em uma extremidade cega afilada que possui uma pequena protrusão membranosa semitransparente (Tabela 1.3D).

Trichostrongylus probolurus

Descrição. O comprimento dos machos varia de 4,5 a 6,5 mm e o das fêmeas, 6 a 7,5 mm. As espículas são grandes e de iguais tamanhos, com duas projeções triangulares.

Trichostrongylus rugatus

Descrição. O comprimento dos machos varia de 4,5 a 5,5 mm e o das fêmeas, 4,5 a 7,0 mm. As espículas diferem em tamanho e dimensão e apresentam um contorno complexo, com saliências transversais próximas à extremidade da espícula (Tabela 1.3E).

Trichostrongylus retortaeformis

Descrição. O comprimento dos machos varia de 5,5 a 7,0 mm e o das fêmeas, de 7 a 9 mm. As espículas são curtas, grandes e encurvadas, com duas ramificações finas (Tabela 1.3H)

Trichostrongylus calcaratus

Descrição. Os adultos são pequenos, brancos e piliformes; geralmente o comprimento é inferior a 7,0 mm. Os vermes machos apresentam um raio dorsal assimétrico e duas espículas pequenas quase do mesmo tamanho.

Trichostrongylus affinus

Descrição. O comprimento dos machos varia de 5 a 7,5 mm e o das fêmeas, 8,5 a 9 mm. As espículas do macho são curtas, largas, de mesmo comprimento, encurvadas ventralmente e afiladas distalmente na forma de dois ganchos com terminação cega.

Trichostrongylus tenuis

Descrição. O comprimento dos machos varia de 5,0 a 6,5 mm e o das fêmeas, de 7 a 9 mm. As espículas são encurvadas distalmente e apresentam uma ramificação auricular na parte anterior.

Ciclo evolutivo. O período pré-patente é curto (7 a 10 dias).

Marshallagia

Semelhante a *Ostertagia* spp.; pode ser diferenciada por seu maior comprimento (machos: 10 a 13 mm; fêmeas: 15 a 20 mm).

Ciclo evolutivo. O ciclo evolutivo é semelhante ao de *Ostertagia*, exceto que L_2 pode eclodir a partir do ovo. Após a ingestão, a larva "escava" a mucosa do abomaso e forma pequenos nódulos branco-acinzentados que podem conter vários parasitas em desenvolvimento. A L_5 jovem sai dos nódulos ao redor de 16 dias após a infecção e a postura de ovos geralmente é notada em 3 semanas. Pode haver interrupção do crescimento da larva.

Espécie de *Marshallagia*

Espécie	Hospedeiros	Local
Marshallagia marshalli	Ovinos, caprinos, veados, camelos	Abomaso

Marshallagia marshalli

Sinônimo. *Ostertagia tricuspis*, *Ostertagia marshalli*.

Descrição. A bolsa do macho apresenta um raio dorsal longo delgado que se bifurca próximo à extremidade posterior (Figura 1.14).

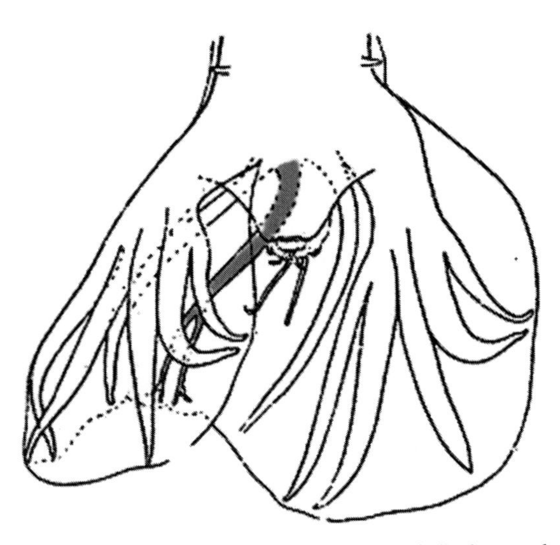

Figura 1.14 Bolsa copulatória de *Marshallagia marshalli*, destacando raio dorsal fino longo bifurcado. (Redesenhada de Ransom, 1907.) (Esta figura encontra-se reproduzida em cores no Encarte.)

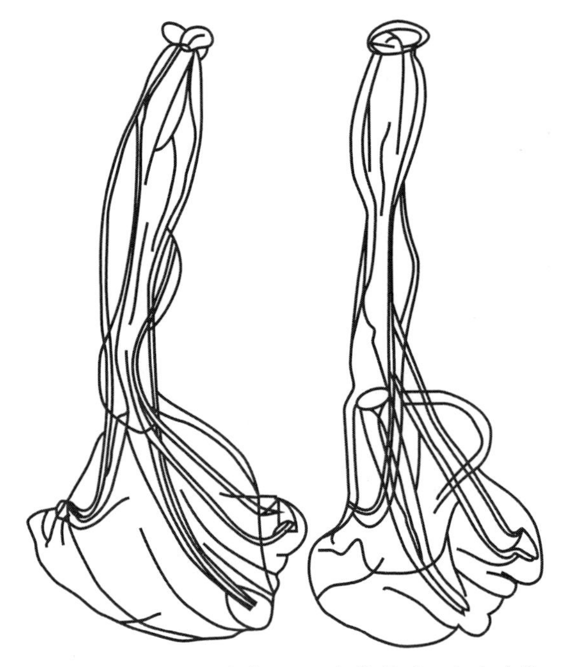

Figura 1.15 Espículas de *Marshallagia marshalli.* (Redesenhada de Ransom, 1907.)

A extremidade da espícula, amarelo-amarronzada, é dividida em três pequenas projeções (Figura 1.15). Os ovos, elipsoides, são muito maiores do que aqueles de outras espécies de tricostrongiloides (> 150 μm) e se assemelham àqueles de *Nematodirus battus* (ver Figura 4.3).

Hyostrongylus

Vermes delgados avermelhados, quando vivos; os machos medem cerca de 5 a 7 mm e as fêmeas, 6 a 10 mm de comprimento (Figura 1.16). A cutícula do corpo é estriada nos sentidos transversal e longitudinal, com 40 a 45 estrias no sentido longitudinal.

Ciclo evolutivo. Os estágios de vida livre e de parasita são semelhantes àqueles de *Ostertagia* em bovinos; a infecção se instala por meio da ingestão de L_3. O período pré-patente é de, aproximadamente, 3 semanas. Pode ocorrer hipobiose de L_4 após repetidas infecções ou ela pode ser induzida por alterações sazonais; com

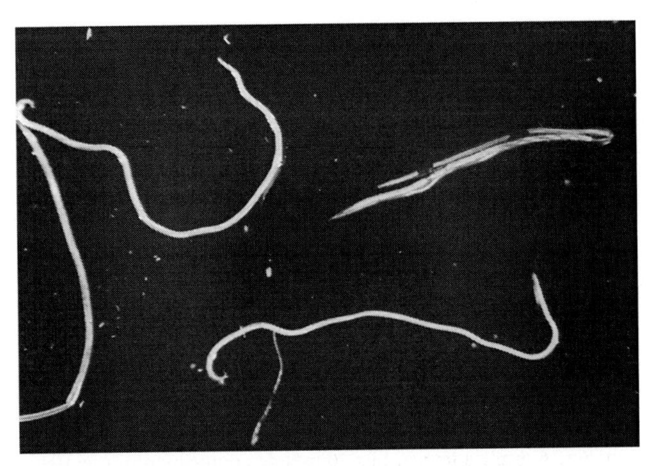

Figura 1.16 Vermes *Hyostrongylus rubidus* adultos. (Esta figura encontra-se reproduzida em cores no Encarte.)

frequência é notada em animais mais velhos. Nas porcas, estas larvas em hipobiose podem voltar a se desenvolver por ocasião da queda de imunidade no periparto e/ou no início da lactação, ocasionando aumento na contagem de ovos nas fezes.

Espécie de *Hyostrongylus*

Espécie	Hospedeiro	Local
Hyostrongylus rubidus	Suínos	Estômago

Hyostrongylus rubidus

Descrição. Apresenta uma pequena vesícula cefálica. A bolsa do macho é bem desenvolvida e o lobo dorsal é pequeno. Há um télamon estreito bem desenvolvido e as espículas são iguais, curtas, adelgaçando-se no sentido distal e se bifurcando em dois ramos. Geralmente é o único nematódeo com bolsa que habita o estômago de suínos.

Mecistocirrus

Vermes deste gênero apresentam aparência semelhante a *Haemonchus contortus*, exceto que na fêmea a vulva sem aba em formato de fenda está localizada próximo ao ânus. Os machos medem até cerca de 30 mm e as fêmeas, 42 mm de comprimento. A cutícula contém várias saliências longitudinais; papilas cervicais pareadas são facilmente vistas. A pequena cápsula bucal é munida de pequena lanceta. Na fêmea, os ovários são espiralados, ao redor do intestino, semelhante a *Haemonchus*. As espículas dos machos são delgadas e longas e, na bolsa, o raio dorsal encontra-se localizado simetricamente.

Ciclo evolutivo. O ciclo evolutivo é direto, semelhante àquele de *Haemonchus*. O período pré-patente é mais longo do que o de *Haemonchus*, de 60 a 80 dias, em parte devido à maior duração do quarto estágio na mucosa do abomaso.

Espécie de *Mecistocirrus*

Espécie	Hospedeiros	Local
Mecistocirrus digitatus	Bovinos, búfalos, ovinos, caprinos, suínos	Abomaso

Mecistocirrus digitatus

Descrição. As espículas são longas e estreitas e se fundem na maior parte de seu comprimento; as extremidades são circundadas por um tubo fusiforme. Na fêmea, a vulva situa-se próximo à extremidade da cauda e não há aba vulvar.

Graphidium

Vermes estomacais de lagomorfos; encontrados em toda a Europa.

Ciclo evolutivo. O ciclo evolutivo é direto. A infecção se instala por meio da ingestão de larvas infectantes, as quais se desenvolvem em verme adulto no estômago em cerca de 12 dias.

Espécie de *Graphidium*

Espécie	Hospedeiros	Locais
Graphidium strigosum	Coelhos, lebres	Estômago, intestino delgado

Graphidium strigosum

Descrição. Os adultos vivos são vermes avermelhados. O macho tem 8 a 16 mm e a fêmea, 11 a 20 mm de comprimento. A cutícula possui 40 a 60 linhas longitudinais e finas estrias transversais. Os lobos laterais da bolsa são grandes e o lobo dorsal, pequeno. As espículas finas alongadas terminam em vários pontos de ramificação.

Obeliscoides

Este gênero compreende diversas espécies de vermes que parasitam muitas espécies de coelhos nos EUA.

Ciclo evolutivo. O ciclo evolutivo é direto. A infecção ocorre por meio da ingestão de larvas infectantes, as quais se desenvolvem até o estágio adulto no estômago, em cerca de 19 dias.

Espécie de *Obeliscoides*

Espécie	Hospedeiros	Local
Obeliscoides cuniculi	Coelhos, lebres, ocasionalmente veados de cauda branca	Estômago

Obeliscoides cuniculi

Descrição. Os vermes adultos apresentam coloração vermelho-amarronzada; os machos medem 10 a 16 mm e as fêmeas, 15 a 18 mm de comprimento. As espículas marrons são bifurcadas em suas extremidades distais e terminam em forma de gancho. A fêmea do parasita se afila a partir de 20% da porção distal do corpo.

Libyostrongylus

Parasita de ratitas (avestruzes), comumente denominado "verme-arame", presente no proventrículo e na moela de aves.

Ciclo evolutivo. O ciclo evolutivo é, tipicamente, de estrôngilos. Após a ingestão, as larvas infectantes escavam as glândulas proventriculares e sob a camada de caulim do proventrículo e da moela, onde se desenvolvem em vermes adultos dentro de 4 a 5 semanas. Os ovos que contêm larvas totalmente desenvolvidas são muito resistentes à dessecação e podem sobreviver por alguns anos.

Espécies de *Libyostrongylus*

Espécies	Hospedeiros	Locais
Libyostrongylus douglassi	Avestruzes	Proventrículo, moela
Libyostrongylus dentatus	Avestruzes	Proventrículo, moela

Libyostrongylus douglassi

Descrição. Nematódeos pequenos amarelo-avermelhados; os machos medem 4 a 6 mm e as fêmeas, 5 a 6 mm de comprimento. A bolsa do macho é bem desenvolvida; o raio dorsal é longo e se divide em sua metade distal, formando três pequenos ramos de cada lado. Cada espícula termina em um pequeno espinho largo.

Libyostrongylus dentatus

Descrição. Os vermes machos medem 6 a 8 mm e as fêmeas, 10 a 12 mm de comprimento. Há um dente esofágico dorsal proeminente. O macho apresenta uma grande bolsa; o raio dorsal é longo e bifurcado, se prolongando até um lobo arredondado da membrana da bolsa. As espículas possuem uma projeção dorsal que se origina a partir de dois terços da haste anterior e da haste principal, terminando em um ponto arredondado recoberto por uma bainha hialina.

Graphinema

Espécie de *Graphinema*

Espécie	Hospedeiros	Local
Graphinema aucheniae	Lhamas, vicunhas	Abomaso

Graphinema aucheniae

Descrição. Os vermes machos medem 5,5 a 8,0 mm e as fêmeas, 9 a 12 mm de comprimento. Estes vermes apresentam pequena cápsula bucal, esôfago claviforme e papilas cervicais. A bolsa do macho apresenta um pequeno raio anteroventral e um raio posteroventral amplamente divergente. O raio dorsal se bifurca próximo à extremidade distal; cada ramo se divide distalmente. As espículas são longas e pontiagudas.

Ciclo evolutivo. Semelhante àquele de outros tricostrôngilos.

Impalaia

Espécies de *Impalaia*

Espécies	Hospedeiros	Locais
Impalaia tuberculata	Camelos	Abomaso
Impalaia nudicollis	Camelos	Abomaso

Impalaia tuberculata

Descrição. Os machos medem 7 a 9 mm e as fêmeas, 14 a 18 mm de comprimento. A cutícula cervical é guarnecida por papilas. As espículas possuem igual comprimento, são delgadas e com terminação fina pontuda.

Impalaia nudicollis

Descrição. Os machos medem 7,5 a 8,2 mm e as fêmeas, 14,8 a 16,7 mm de comprimento. Os machos apresentam longas espículas e um longo gubernáculo.

SUBFAMÍLIA OSTERTAGINAE

As espécies da subfamília Ostertaginae são consideradas conjuntamente, pois formam um grupo grande e complexo, cuja taxonomia não foi totalmente esclarecida. Os nomes de algumas espécies são considerados sinônimos e comumente se relata polimorfismo nas espécies. Os adultos são vermes vermelho-amarronzados delgados, com até 1,0 cm de comprimento, instalados na superfície da mucosa do abomaso e apenas são visíveis em uma inspeção minuciosa (Figura 1.17). Possuem uma pequena cavidade bucal e um par de papilas cervicais muito pequenas. As espículas, curtas,

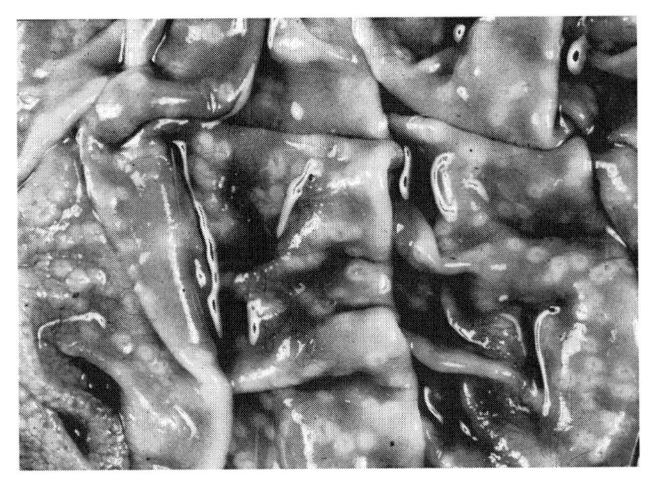

Figura 1.17 *Ostertagia ostertagi* na mucosa do abomaso. (Esta figura encontra-se reproduzida em cores no Encarte.)

são marrons e terminam em duas ou três projeções, dependendo da espécie. Na fêmea, a vulva pode ou não ser recoberta por uma aba e a extremidade da cauda é anelar. Os estágios larvários podem ocorrer nas glândulas gástricas e apenas podem ser notados microscopicamente, após o processamento da mucosa gástrica. Em geral, a diferenciação entre as espécies se baseia na estrutura da espícula do macho. Estes vermes parasitam bovinos, ovinos e outros ruminantes.

Ciclo evolutivo. Os ovos são excretados nas fezes e, em condições ideais, se desenvolvem no bolo fecal até o terceiro estágio, dentro de 2 semanas. Quando prevalecem condições úmidas, a L_3 migra das fezes para a pastagem. Após a ingestão, a L_3 perde a bainha, no rúmen, e ocorre desenvolvimento adicional no lúmen de uma glândula do abomaso. Ocorrem duas mudas do parasita antes que L_5 saia da glândula, cerca de 18 dias após a infecção, e se torna sexualmente madura na superfície da mucosa. Em geral, o ciclo evolutivo completo do parasita demora 3 semanas, mas em alguns casos muitas L_3 ingeridas cessam o crescimento no início do quarto estágio larvário (EL_4) por períodos de até 6 meses (condição também denominada hipobiose).

Ostertagia ostertagi

Espécie morfológica. *Ostertagia* (sin. *Skrjabinagia*) *lyrata*.

Descrição. Os adultos são vermes marrom-avermelhados delgados, com pequena cavidade bucal. Os machos medem 6 a 8 mm e as fêmeas, 8 a 11 mm de comprimento. Na região anterior da cutícula há estrias transversais, enquanto o resto do corpo não possui estrias e contém cerca de 30 saliências longitudinais. Exemplos:

- *Ostertagia ostertagi*: as espículas se dividem na região posterior, onde saem dois finos ramos laterais do tronco principal (Tabela 1.4A). A bolsa é pequena e a membrana da bolsa acessória é sustentada por dois raios divergentes (Figura 1.18). Na fêmea, a vulva situa-se ao redor de 1,5 mm da parte posterior; é recoberta por uma aba (Figura 1.19)

Tabela 1.4 Identificação de Ostertaginae com base na morfologia das espículas dos machos.

Espécies	Espículas: descrição	Espículas: morfologia
Ostertagia ostertagi	As espículas apresentam comprimento e formatos iguais, afinando-se em direção à extremidade distal, nas 3 projeções	A
Ostertagia lyrata	As espículas são robustas e divididas em 3 ramos, na parte posterior. O ramo principal é robusto e termina em uma expansão semelhante a sapato. O ramo lateral é espesso e sólido e termina em uma expansão semelhante a chapéu; o outro ramo é pequeno e pontudo	B
Ostertagia leptospicularis	As espículas são delgadas, de comprimento e formato iguais, afinando-se em direção à extremidade distal, nas 3 projeções, com 2 ramos laterais extremamente finos e pontudos	C
Skrjabinagia kolchida	As espículas apresentam formato e tamanhos iguais, afinando-se em direção distal, em 3 ramos, terminando em uma estrutura semelhante a "patim de gelo". O ramo medial é o mais curto e truncado	D
Teladorsagia circumcincta	O comprimento das espículas é variável, mas normalmente são longas e finas. A extremidade posterior é dividida em 2 ramos de igual tamanho. Um 3º ramo curto, não facilmente visto, situa-se na frente da bifurcação	E
Ostertagia trifurcata	As espículas são curtas e largas; a extremidade posterior está dividida em 3 ramos; um longo e espesso com extremidade truncada e 2 ramos delgados curtos que se afinam e terminam em ponta	F
Spiculopteragia spiculoptera	As espículas apresentam igual tamanho, bifurcando-se na parte distal, onde possuem uma cavidade, e terminando distalmente em uma expansão semelhante a leque	G
Spiculopteragia bohmi	As espículas têm igual tamanho, porém são assimétricas. A espícula direita se divide em 3 ramos e a espícula esquerda, em 2 ramos	H

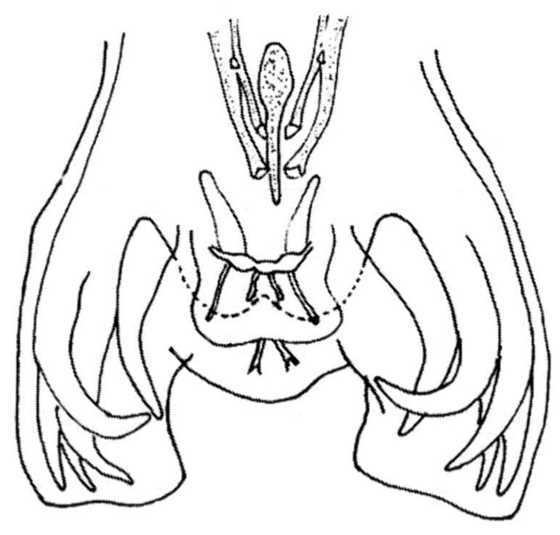

Figura 1.18 Bolsa e espículas do macho de *Ostertagia ostertagi.*

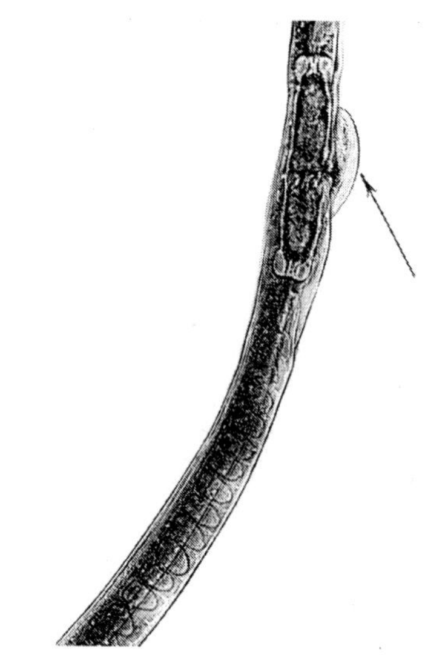

Figura 1.19 Vulva e aba (seta) da fêmea de *Ostertagia ostertagi.*

- *Ostertagia lyrata*: as espículas são firmes e se dividem em três ramos posteriores. O ramo principal é sólido e termina em uma expansão semelhante a sapato. Um ramo lateral é espesso e compacto, terminando em uma expansão semelhante a chapéu; o outro é pequeno e pontudo (Tabela 1.4B e Figura 1.20). O gubernáculo é fusiforme.

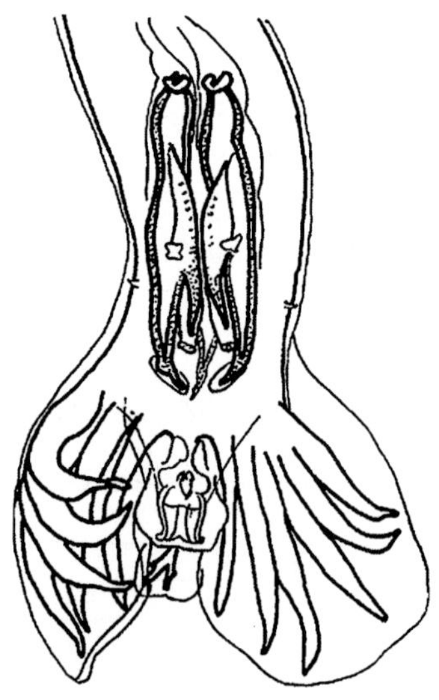

Figura 1.20 Bolsa e espículas do macho de *Ostertagia lyrata.*

Espécies de *Ostertagia* (subfamília Osterginae)

Espécies	Hospedeiros	Locais
Ostertagia ostertagi *Ostertagia* (sin. *Skrjabinagia*) *lyrata*	Bovinos, veados, raramente caprinos	Abomaso
Ostertagia leptospicularis (sin. *Ostertagia crimensis*) *Skrjabinagia (Ostertagia) kolchida* (sin. *Grosspiculagia podjapolskyi*)	Veados, bovinos, ovinos e caprinos	Abomaso
Teladorsagia circumcincta *Ostertagia trifurcata* *Teladorsagia davtiani*	Ovinos, caprinos, veados, camelos, lhamas	Abomaso
Spiculopteragia spiculoptera (sin. *Apteragia spiculoptera, Rinadia spiculoptera, Mazamostrongylus spiculoptera*)	Veados (veado-vermelho, gamo, *roe deer* [pequeno cervo da Ásia e Europa]) bovinos, ovinos, caprinos	Abomaso
Spiculopteragia asymmetrica (sin. *Ostertagia asymmetrica, Apteragia asymmetrica, Rinadia asymetrica, Mazamostrongylus asymmetrica*)	Veados (*roe deer*, veado japonês, gamo)	Abomaso
Apteragia quadrispiculata	Veados (*roe deer*, veado japonês, gamo)	Abomaso
Spiculopteragia (Apteragia) bohmi *Spiculopteragia (Rinadia) mathevossiani*	Muflão, veados (gamo, *roe deer*)	Abomaso
Spiculopteragia peruvianus	Lhamas, vicunhas	Abomaso

Ostertagia leptospicularis

Sinônimo. *Ostertagia crimensis.*

Espécies morfológicas. *Skrjabinagia* (*Ostertagia*) *kolchida* (sin. *Grosspiculagia podjapolskyi*).

Descrição. Os adultos são vermes delgados marrom-avermelhados, com pequena cavidade bucal. Os machos medem 6 a 8 mm e as fêmeas, 8 a 9 mm de comprimento. É distinguível de outras espécies de *Ostertagia* com base no comprimento do esôfago, que é mais longo (0,7 mm em comparação com cerca de 0,6 mm em outras espécies). Em bovinos, os vermes são mais delgados do que *O. ostertagi* e os machos são diferenciados pela morfologia da espícula. Exemplos:

- *Ostertagia leptospicularis*: as espículas apresentam comprimento e formato iguais, afilando-se em direção à extremidade distal nas três projeções (Tabela 1.4C e Figura 1.21). O gubernáculo tem formato de raquete

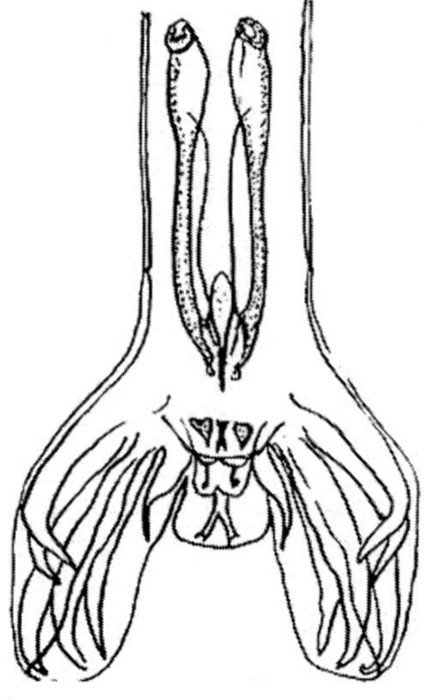

Figura 1.21 Bolsa e espículas do macho de *Ostertagia leptospicularis.*

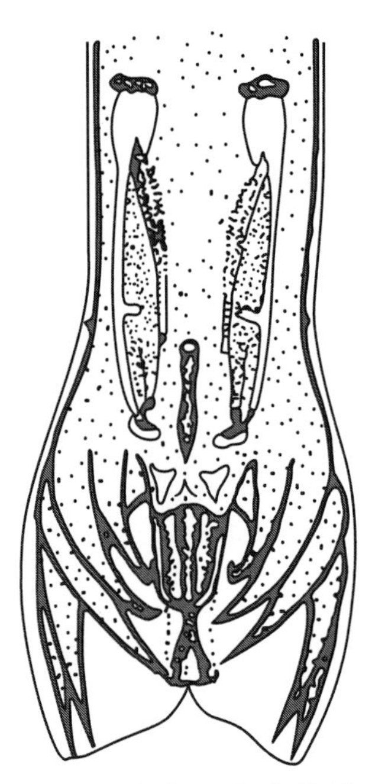

Figura 1.22 Bolsa e espículas do macho de *Skrjabinagia kolchida*.

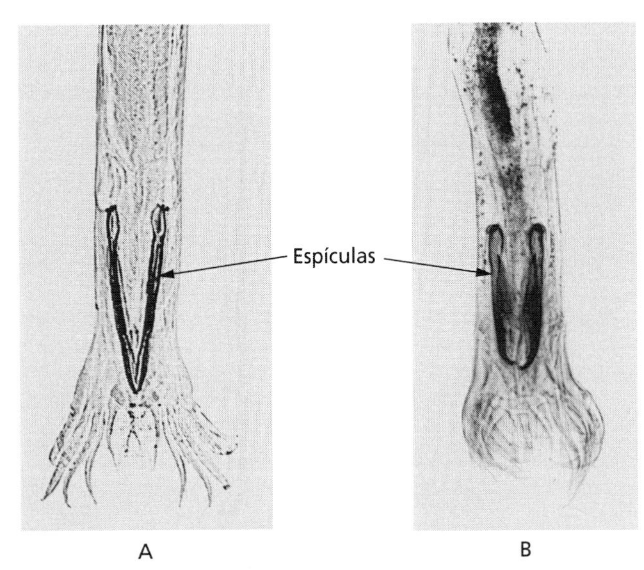

Figura 1.24 Comparação entre espículas de (A) *Teladorsagia circumcincta* e (B) *Ostertagia trifurcata*. As espículas de *T. circumcincta* são longas e finas, enquanto as espículas de *O. trifurcata* são curtas e largas.

- *Skrjabinagia kolchida*: as espículas apresentam comprimento e formato iguais, afilando-se na extremidade distal em três ramificações que terminam em uma estrutura com formato de ferradura (Tabela 1.4D e Figura 1.22). O ramo medial é mais curto e truncado. O gubernáculo é mais longo do que aquele de *O. leptospicularis*; ademais, é torcido.

Teladorsagia circumcincta

Sinônimo. *Ostertagia circumcincta*.

Espécies morfológicas. *Ostertagia trifurcata*, *Teladorsagia davtiani*.

Descrição. Os adultos são vermes delgados marrom-avermelhados, com pequena cavidade bucal. Os machos medem 6 a 8 mm e as fêmeas, 8 a 10 mm de comprimento. Exemplos:

- *Teladorsagia circumcincta*: os lobos laterais da bolsa são bem desenvolvidos, mas o lobo dorsal é pequeno; há um télamon no cone genital; a membrana acessória da bolsa é pequena e sustentada por dois raios divergentes (Figura 1.23). As espículas apresentam comprimento variável, mas normalmente são longas e delgadas (Tabela 1.4E e Figura 1.24A). A extremidade posterior se divide em dois ramos de igual comprimento. Um terceiro ramo curto, não facilmente visto, emerge na frente da bifurcação. O gubernáculo tem formato de raquete. Na fêmea, a vulva geralmente é recoberta por uma grande aba e se abre próximo à parte posterior do corpo
- *Ostertagia trifurcata*: a bolsa é mais longa do que aquela de *T. circumcincta*. Os lobos laterais da bolsa são bem desenvolvidos e o lobo dorsal é pequeno (Figura 1.25). Nota-se um télamon bem desenvolvido no cone genital. A membrana da bolsa acessória é modificada para formar o órgão de Sjoberg, sustentado por dois raios. Os espículas são curtas e largas (Tabela 1.4F e Figura 1.25), com as extremidades posteriores divididas em três projeções, uma longa e espessa com extremidade truncada e dois ramos delgados curtos com extremidade afilada, na forma de ponta. O gubernáculo é, às vezes, fusiforme

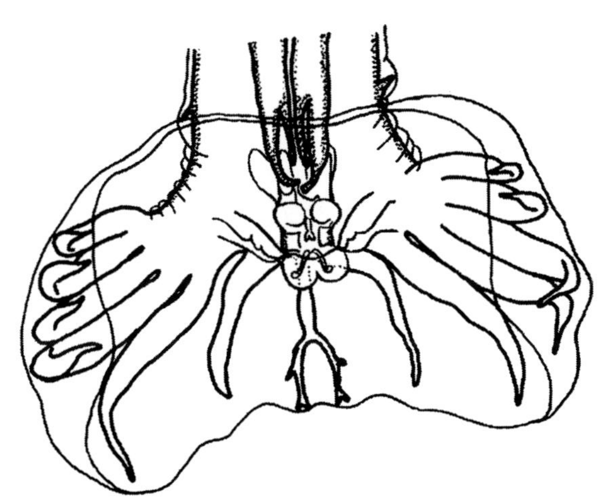

Figura 1.23 Bolsa e espículas do macho de *Teladorsagia circumcincta*.

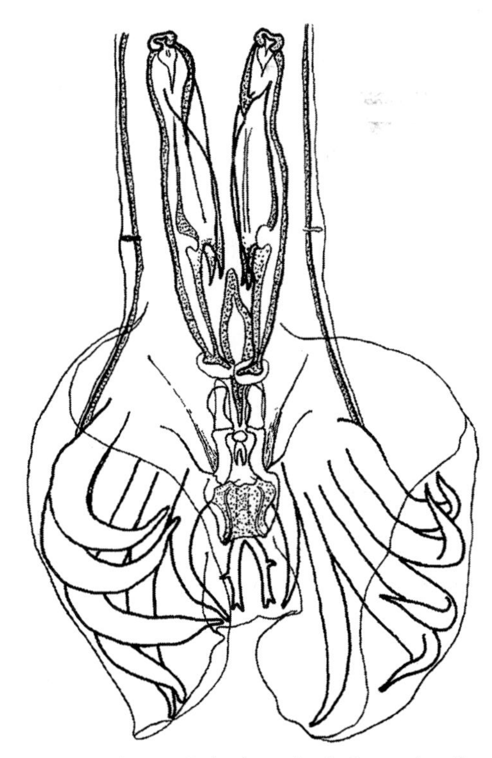

Figura 1.25 Bolsa e espículas do macho de *Ostertagia trifurcata*.

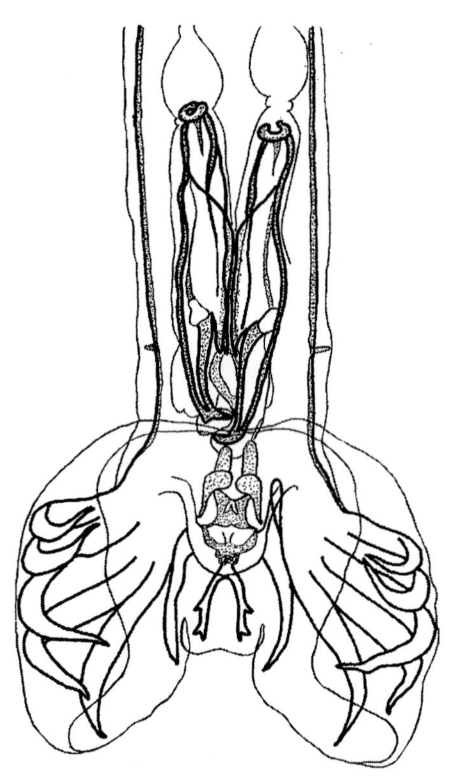

Figura 1.26 Bolsa e espículas do macho de *Teladorsagia davtiani*.

- *Teladorsagia davtiani*: esta espécie tem aparência semelhante a *O. trifurcata*. A membrana da bolsa acessória é modificada para formar o órgão de Sjoberg e se assemelha a um par de papilas sésseis na extremidade posterior do cone genital (Figura 1.26).

Spiculopteragia spiculoptera

Sinônimos. *Apteragia spiculoptera, Rinadia spiculoptera, Mazamostrongylus spiculoptera.*

Descrição. As espículas apresentam iguais comprimentos, bifurcando-se na parte distal, onde possuem uma cavidade; terminam distalmente em uma expansão em formato de leque (Tabela 1.4G). Não apresenta gubernáculo.

Spiculopteragia asymmetrica

Sinônimos. *Ostertagia asymmetrica, Apteragia asymmetrica, Rinadia asymmetrica, Mazamostrongylus asymmetrica.*

Descrição. Os machos medem 4,5 a 6 mm. Na parte distal, as espículas são assimétricas e pontudas, com uma ramificação em formato de T próximo à extremidade distal da espícula direita. O gubernáculo é pequeno e em formato de barco.

Apteragia quadrispiculata

Descrição. Os machos medem 6 a 8,5 mm. As espículas possuem quatro ramos na parte distal.

Spiculopteragia bohmi

Sinônimos. *Apteragia bohmi, Rinadia bohmi, Mazamostrongylus bohmi, Ostertagia bohmi.*

Espécie morfológica. *Spiculoterapia (Rinadia) mathevossiani.*

Descrição. Os machos medem 6 a 7 mm.

Espécies:

- *Spiculopteragia bohmi*: espículas de iguais tamanhos, porém assimétricas. A espícula direita se divide em três ramos e a espícula esquerda em dois ramos (Tabela 1.4H). Não há gubernáculo
- *Spiculopteragia mathevossiani*: as espículas apresentam terço distal assimétrico com terminação em 3 ramificações. Não há gubernáculo.

Spiculopteragia peruvianus

Descrição. Os machos medem 6,5 a 8,0 mm e as fêmeas, 8,5 a 10 mm de comprimento.

Camelostrongylus

Espécie de *Camelostrongylus*

Espécie	Hospedeiros	Locais
Camelostrongylus mentulatus	Camelos, ovinos, caprinos	Abomaso, intestino delgado

Camelostrongylus mentulatus

Sinônimo. *Ostertagia mentulatus.*

Descrição. Os machos medem 6,5 a 7,5 mm. As espículas são longas e estreitas, bifurcando-se em extremidades em formato de torquês, com uma extremidade mais curta e a mais longa formando um gancho com formato de martelo (Figura 1.27).

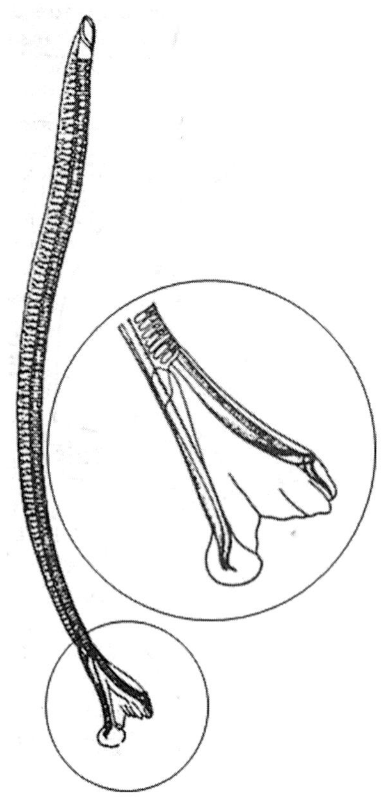

Figura 1.27 Bolsa e espículas do macho de *Camelostrongylus mentulatus*. (Redesenhada de Skrjabin *et al.*, 1954.)

SUBFAMÍLIA HAEMONCHINAE

Haemonchus

Os adultos são facilmente identificados em razão de sua localização específica no abomaso e de seu grande tamanho (2,0 a 3,0 cm). Nas fêmeas vivas, os ovários brancos, enrolados em forma de espiral ao redor do intestino preenchido com sangue, têm aparência de "poste de barbearia" (poste listado de azul, vermelho e branco) (Figura 1.28). A cavidade bucal é pequena e contém um pequeno dente semelhante à lanceta. A parte anterior do corpo possui papilas cervicais proeminentes. Em geral, a vulva é protegida por uma aba cuticular cuja morfologia pode ser variável. No macho, os lobos laterais da bolsa são grandes, enquanto o raio dorsal é pequeno e assimétrico.

Ciclo evolutivo. O ciclo evolutivo é direto e, tipicamente, a fase pré-parasitária é aquela tricostrongiloide. As fêmeas são poedeiras de ovos prolíferas. Os ovos liberam L_1 na pastagem, a qual pode se desenvolver até L_3 em um período de tempo mais curto, como 5 dias; todavia, o desenvolvimento pode ser retardado por semanas ou meses em condições de clima frio. Após a ingestão e a perda da bainha no rúmen, as larvas sofrem duas mudas, em estreita aposição às glândulas gástricas. Imediatamente antes da muda final elas desenvolvem uma lanceta perfurante que as capacita a obter o sangue dos vasos da mucosa. Quando adultos, se movimentam livremente na superfície da mucosa. O período pré-patente é de 2 a 3 semanas, em ovinos, e de 4 semanas em bovinos.

Espécies de *Haemonchus*

Espécie	Hospedeiros	Local
Haemonchus contortus (sin. *Haemonchus placei*)	Ovinos, caprinos, bovinos, veados, camelos, lhamas	Abomaso
Haemonchus similis	Bovinos, veados	Abomaso
Haemonchus longistipes	Camelos, ovinos	Abomaso

Haemonchus contortus

Sinônimo. *Haemonchus placei.*

Descrição. Os machos têm cerca de 10 a 22 mm e as fêmeas, 20 a 30 mm de comprimento. O macho possui um lobo dorsal assimétrico e espículas farpadas (Figura 1.29A); a fêmea geralmente apresenta uma aba vulvar proeminente. Em ambos os sexos há papilas cervicais (Figura 1.29B) e uma fina lanceta na parte interna da cápsula bucal.

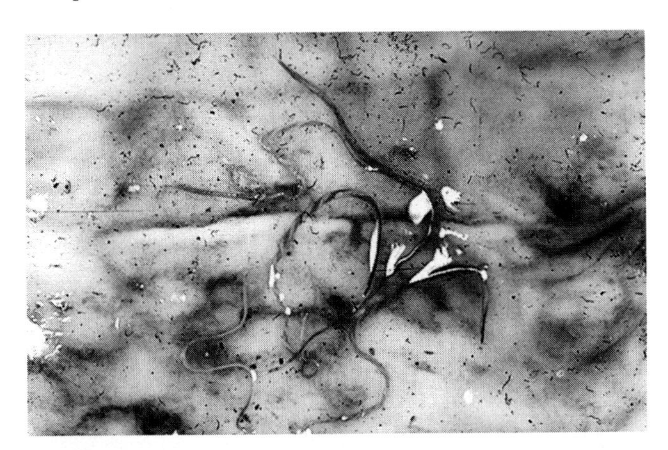

Figura 1.28 Vermes machos e fêmeas adultos de *Haemonchus contortus* na mucosa do abomaso. (Esta figura encontra-se reproduzida em cores no Encarte.)

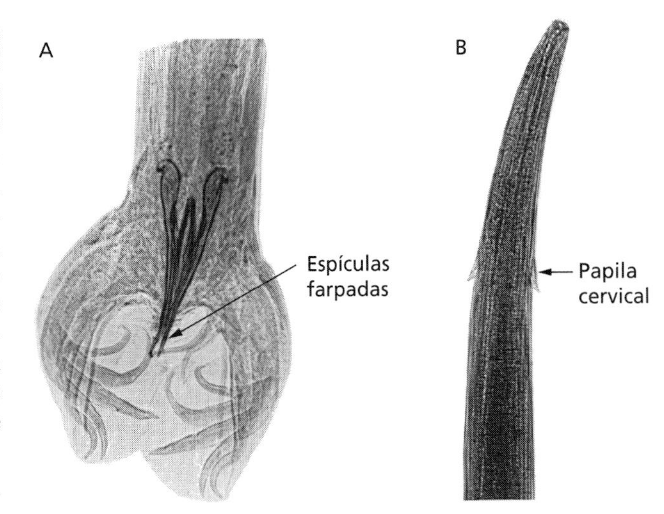

Figura 1.29 A. Espículas farpadas e bolsa de *Haemonchus contortus* macho maduro. **B.** Parte anterior de *H. contortus* mostrando a posição da papila cervical.

Nota. Até recentemente, a espécie ovina era *H. contortus* e a espécie bovina, *H. placei.* No entanto, atualmente há evidência crescente de que estas são espécies únicas de *H. contortus*, apenas com adaptações da cepa para bovinos e ovinos.

Haemonchus similis

Descrição. Os adultos medem 2,0 a 3,0 cm e são avermelhados. O macho possui lobo dorsal assimétrico e espículas farpadas, diferindo de *H. contortus*, o qual tem projeções terminais do raio dorsal mais longas e espículas mais curtas.

Haemonchus longistipes

Descrição. O tamanho dos vermes adultos é cerca de 1 a 3 cm. As espículas são finas, com pequenas projeções laterais nas extremidades distais; são muito mais longas do que nas outras espécies.

FAMÍLIA COOPERIDAE

Cooperia

Vermes relativamente pequenos (em geral, com comprimento inferior a 9 mm), cuja aparência, quando vivos, é róseo-esbranquiçada. As principais características deste gênero são as pequenas vesículas cefálicas e as evidentes estrias cuticulares transversais na região esofágica (Figura 1.30). O corpo apresenta saliências longitudinais. A bolsa do macho é relativamente grande, eem comparação com o tamanho do corpo. Possui um pequeno lobo dorsal e as espículas, amarronzadas, são curtas e firmes, com distintas expansões, semelhantes a asas, na região mediana, as quais frequentemente possuem salientes estrias transversais (exceto *C. surnabada*) (Tabela 1.5). Não há gubernáculo. As fêmeas apresentam uma longa cauda afilada e a vulva pode ser recoberta por uma aba vulvar; está localizada posteriormente ao meio do corpo.

Ciclo evolutivo. O ciclo evolutivo é direto e típico da superfamília. A L_3 ingerida perde a bainha, migra para as criptas do intestino e sofre duas mudas e, em seguida, se desenvolvem em vermes adultos na superfície da mucosa intestinal. O período pré-patente é 2 a 3 semanas. As necessidades bionômicas dos estágios de vida livre são semelhantes àquelas de *Teladorsagia*.

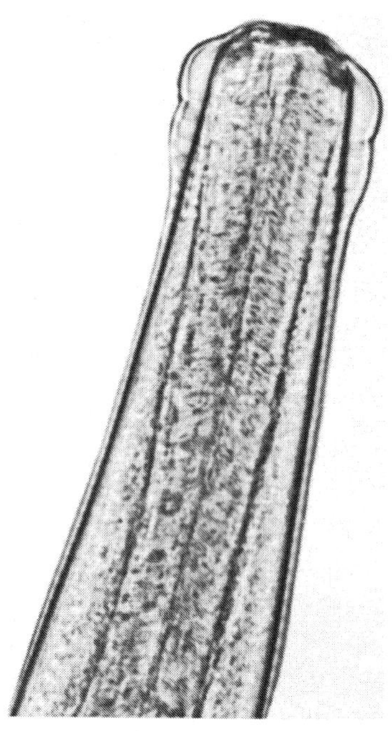

Figura 1.30 Parte anterior de *Cooperia* spp. mostrando vesícula cefálica e estrias cuticulares.

Tabela 1.5 Identificação de *Cooperia* spp. com base na morfologia das espículas dos machos.

Espécies	Espículas: descrição	Espículas: morfologia
Cooperia oncophora	As espículas medem 240 a 300 μm de comprimento e apresentam padrão de linha longitudinal, com extremidade distal arredondada; possuem formações cuticulares	A
Cooperia curticei	As espículas apresentam igual comprimento (135 a 145 μm) e uma protuberância central com estria transversal; terminam em uma estrutura arredondada "discoide"	B
Cooperia surnabada	As espículas medem 270 μm de comprimento; são finas e com bifurcação na parte posterior do ramo externo, com pequenos apêndices cônicos; o ramo interno é mais curto e pontudo	C
Cooperia punctata	As espículas são curtas (120 a 150 μm) e apresentam grande protuberância na metade distal, afinando-se até uma ponta ligeiramente romba	D
Cooperia pectinata	As espículas medem 240 a 280 μm de comprimento; apresentam grande protuberância central e são curvadas ventralmente, com uma superfície interna dobrada	E

Espécies de *Cooperia*

Espécies	Hospedeiros	Local
Cooperia oncophora	Bovinos ovinos, caprinos, veados, camelos	Intestino delgado
Cooperia curticei	Ovinos, caprinos, veados (veado-vermelho, gamo)	Intestino delgado
Cooperia punctata	Bovinos, veados, raramente ovinos	Intestino delgado
Cooperia pectinata	Bovinos, veados, raramente ovinos	Intestino delgado
Cooperia surnabada (sin. *Cooperia mcmasteri*)	Bovinos, ovinos, caprinos, camelos	Intestino delgado

Cooperia oncophora

Descrição. *C. oncophora* apresenta tamanho semelhante ao de *Ostertagia*, mas tem uma grande bolsa. Os machos medem cerca de 5,5 a 9 mm e as fêmeas, 6 a 8 mm de comprimento. As espículas possuem um padrão longitudinal, com extremidade distal arredondada, com formações cuticulares (Tabela 1.5A).

Cooperia curticei

Descrição. *Cooperia curticei* é moderadamente pequena, com uma grande bolsa. Os machos medem ao redor de 4,5 a 6,0 mm e as fêmeas, 6,0 a 8,0 mm de comprimento. A característica mais notável é a posição de "mola espiral". As espículas possuem comprimentos iguais e apresentam uma protuberância central com estrias transversas e terminam em uma estrutura arredondada semelhante a disco (Tabela 1.5B).

Cooperia surnabada

Sinônimo. *Cooperia mcmasteri.*

Descrição. Os machos medem cerca de 7 mm e as fêmeas, 8 mm de comprimento. A aparência é muito semelhante àquela de *C. oncophora,* embora a bolsa seja mais larga e os raios da bolsa tendam a ser mais delgados. As espículas são mais finas, com uma bifuração posterior em um ramo externo, com pequeno apêndice cônico, e um ramo interno mais curto e pontudo (Tabela 1.5C).

Cooperia punctata

Descrição. Os machos medem cerca de 4,5 a 6,0 mm e as fêmeas, 6 a 8 mm de comprimento. As espículas são curtas e possuem uma grande protuberância na metade distal, afilando até que se nota um ponto ligeiramente rombo (Tabela 1.5D).

Cooperia pectinata

Descrição. Os machos medem cerca de 7 a 8 mm e as fêmeas, 7,5 a 10 mm de comprimento. As espículas apresentam uma protuberância central e são curvadas em sentido ventral, com uma superfície mais interna enrugada (Tabela 1.5E).

FAMÍLIA ORNITHOSTRONGYLIDAE

Ornithostrongylus

Os vermes adultos, com até 2,5 cm de comprimento, são hematófagos; são avermelhados e podem ser vistos a olho nu.

Ciclo evolutivo. O ciclo evolutivo é direto e tipicamente de tricostrôngilos.

Espécie de *Ornithostrongylus*

Espécie	Hospedeiros	Locais
Ornithostrongylus quadriradiatus	Pombos, colubiformes	Papo, proventrículo, intestino delgado

Ornithostrongylus quadriradiatus

Descrição. Os machos medem 9 a 12 mm e as fêmeas, 18 a 24 mm de comprimento. A cutícula da cabeça é ligeiramente inflada e o corpo possui saliências cuticulares longitudinais. Na bolsa do macho, os raios ventrais situam-se muito juntos e o raio dorsal é curto; o télamon se assemelha a uma cruz. As espículas terminam em três projeções pontudas. A cauda da fêmea é truncada e termina em um pequeno espinho.

FAMÍLIA AMIDOSTOMIDAE

Amidostomum

Os vermes adultos delgados, vermelho-brilhantes quando vivos e com até 2,5 cm de comprimento, são facilmente reconhecidos durante a necropsia, predominantemente no revestimento córneo da moela (Figura 1.31). Estes vermes apresentam cavidade bucal rasa e não possuem coroas lamelares. O esôfago é revestido por 3 saliências/placas longitudinais.

Ciclo evolutivo. O ciclo evolutivo direto é semelhante àquele de outros estrôngilos. A infecção acontece após a ingestão de L_3 ou a penetração na pele. Os ovos excretados nas fezes já são embrionados e ocorre desenvolvimento de até L_3 no ovo. As larvas ingeridas penetram na submucosa da moela. Em gansos, o período de patência é de 2 a 3 semanas.

Espécies de *Amidostomum*

Espécies	Hospedeiros	Local
Amidostomum anseris (sin. *Amidostomum nodulosum*)	Gansos, patos	Moela
Amidostomum acutum (sin. *Amidostomum skrjabini*)	Patos	Moela

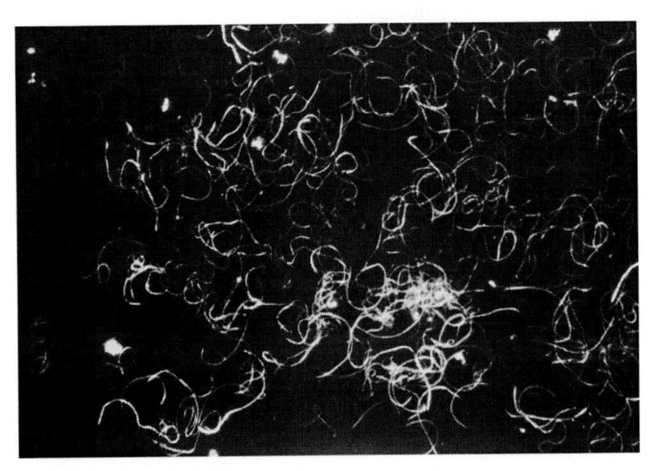

Figura 1.31 *Amidostomum anseris* adultos. (Esta figura encontra-se reproduzida em cores no Encarte.)

Amidostomum anseris

Sinônimo. *Amidostomum nodulosum.*

Descrição. Os machos medem cerca de 10 a 17 mm e as fêmeas, 15 a 25 mm. Os vermes se caracterizam por apresentarem uma cápsula bucal rasa com três dentes pontudos na base, sendo o dente do meio o mais largo. As espículas do macho têm comprimentos iguais e estão divididas em duas ramificações na extremidade distal.

Amidostomum acutum

Sinônimo. *Amidostomum skrjabini.*

Descrição. Caracterizado por uma cápsula bucal rasa, com um dente pontudo. As espículas apresentam duas ou três ramificações na extremidade distal.

Epomidiostomum

Estes vermes são semelhantes a *Amidostomum*, porém menores.

Espécies de *Epomidiostomum*

Espécies	Hospedeiros	Locais
Epomidiostomum uncinatum (sin. *Epomidistomum anatinum, Strongylus uncinatus, Amidostomum anatinum*)	Patos	Moela
Epomidiostomum orispinum (sin. *Strongylus anseris, Strongylus orispinum*)	Patos, gansos, cisnes	Moela, esôfago
Epomidiostomum skrjabini	Gansos	Moela

Epomidiostomum uncinatum

Sinônimos. *Epomidiostomum anatinum, Strongylus uncinatus, Amidostomum anatinum.*

Descrição. Os machos medem cerca de 10 mm e as fêmeas, 15 mm de comprimento. Não há dente na cápsula bucal rudimentar. A cutícula apresenta espessamentos distintos, "dragonas", na extremidade anterior; projeções denticulares formam uma franja ao redor da boca. A parte posterior da fêmea é arredondada e apresenta uma pequena extremidade em formato de botão. Cada espícula contém três ramificações.

Epomidiostomum orispinium

Sinônimos. *Strongylus anseris, Strongylus orispinum.*

Descrição. Os machos medem cerca de 11 mm e as fêmeas, 16 mm de comprimento. A parte anterior do verme possui quatro ramificações pontudas na região posterior, bem como festões laterais com um par de papilas. As espículas são iguais, com três bainhas direcionadas no sentido distal. O corpo da fêmea se afila abruptamente, em direção à cauda digitada.

Epomidiostomum skrjabini

Descrição. O tamanho dos machos e das fêmeas é semelhante àquele de *E. orispinum*. A cabeça do verme possui uma proeminência cuticular contendo quatro espinhos simétricos direcionados lateralmente. Também, há duas formações de dragona. A boca é circundada por quatro pequenos espinhos. A bolsa possui 3 lobos, sendo o lobo central pouco desenvolvido. As espículas são iguais e as extremidades posteriores se dividem em três ramos de pontas afiladas. As extremidades anteriores são rombas. A cauda da fêmea termina em um apêndice semelhante a dedo e se curva ventralmente.

FAMÍLIA MOLINEIDAE

Nematodirus

Os vermes adultos são esbranquiçados, delgados e relativamente longos, com a parte anterior mais fina do que a posterior. Podem ter aparência ligeiramente espiralada. Os machos adultos medem 10 a 15 mm e as fêmeas, 15 a 24 mm de comprimento. Há uma pequena vesícula cefálica, porém distinta (Figura 1.32), e a cutícula contém cerca de 14 a 18 saliências longitudinais. A bolsa do macho possui lobos laterais alongados e as espículas são mais longas e delgadas; as extremidades das espículas se fundem e terminam em uma pequena expansão, cuja forma é variável, sendo uma característica útil na diferenciação das espécies (Tabela 1.6). Os raios ventrais são paralelos e situados muito próximos uns aos outros. A fêmea apresenta cauda curta, com um apêndice terminal delgado. Os ovos são grandes e facilmente distinguíveis de outras espécies de tricostrongilídeos.

Ciclo evolutivo. Nos tricostrongiloides, a fase pré-parasitária é quase única; o desenvolvimento para o estágio de L_3 ocorre no interior do ovo. Há diferença entre as espécies quanto às necessidades críticas para a eclosão.

Espécies de *Nematodirus*

Espécies	Hospedeiros	Local
Nematodirus battus	Ovinos, caprinos, ocasionalmente bovinos	Intestino delgado
Nematodirus filicollis	Ovinos, caprinos, ocasionalmente veados	Intestino delgado
Nematodirus spathiger	Ovinos, caprinos, bovinos	Intestino delgado
Nematodirus helvetianus	Bovinos, ocasionalmente ovinos, caprinos	Intestino delgado
Nematodirus abnormalis	Camelos, ovinos, caprinos	Intestino delgado
Nematodirus mauritanicus	Camelos	Intestino delgado
Nematodirus lamae	Lhamas, alpacas, vicunhas	Intestino delgado
Nematodirus leporis	Coelhos	Intestino delgado

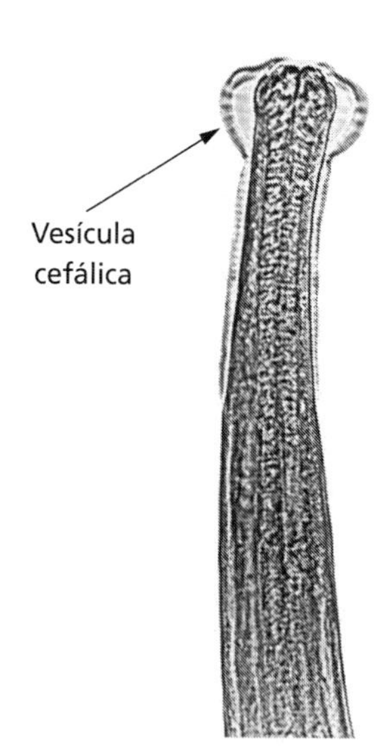

Figura 1.32 Parte anterior de *Nematodirus battus* destacando a pequena vesícula cefálica.

Tabela 1.6 Identificação de espécies de *Nematodirus* com base na morfologia das espículas dos machos.

Espécies	Espículas: descrição	Espículas: morfologia
Nematodirus battus	As espículas são longas e delgadas e as extremidades são fundidas em uma pequena projeção ovoide achatada	A
Nematodirus filicollis	As espículas são longas e delgadas, com extremidades fundidas; terminam em uma tumefação estreita pontuda	B
Nematodirus spathiger	As espículas são longas e delgadas, com extremidades fundidas; terminam em formato de colher	C
Nematodirus helvetianus	As espículas, delgadas e longas, terminam em uma ponta fundida com uma membrana circundante lanceolada	D
Nematodirus abnormalis	As espículas são assimétricas, com extremidade distal curvada, formando uma lanceta assimétrica	E

Nematodirus battus

Descrição. Os machos medem cerca de 10 a 16 mm e as fêmeas, 15 a 25 mm de comprimento e se caracterizam por apresentar apenas um conjunto de raios divergentes em cada lobo da bolsa (Figura 1.33); as extremidades das espículas se fundem em uma pequena projeção oval achatada (Tabela 1.6A). A fêmea do parasita apresenta cauda cônica longa que se afila em formato de ponta. O grande ovo é amarronzado, com lados paralelos.

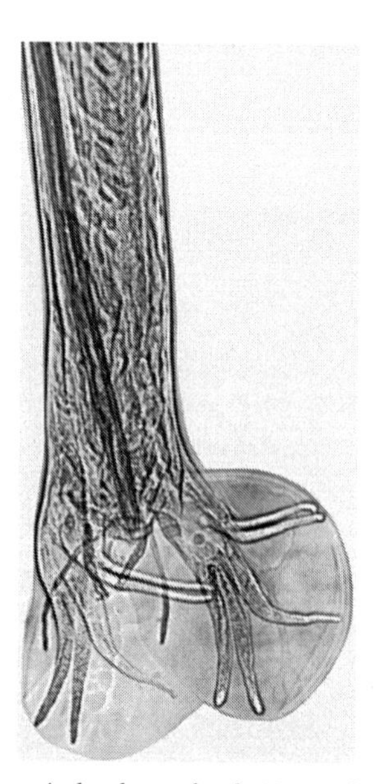

Figura 1.33 Bolsa e espículas do macho de *Nematodirus battus*, com conjuntos individuais de raios paralelos nos lobos dorsais.

Ciclo evolutivo. O desenvolvimento em L_3 ocorre no interior do ovo. A eclosão da maioria dos ovos necessita um período prolongado de frio, seguido de temperatura diurna/noturna média superior a 10°C, condições verificadas no final da primavera, no hemisfério norte. Consequentemente, durante o inverno a maior parte dos ovos da pastagem, em uma estação, permanece no solo sem eclodir e, geralmente, apenas é possível uma geração em cada ano, na grande parte de vermes desta espécie. No entanto, alguns ovos de *N. battus* depositados na primavera são capazes de eclodir no outono do mesmo ano, resultando em quantidade relevante de L_3 na pastagem, nesta época. A L_3 ingerida penetra na mucosa do intestino delgado e sofre muda para o estágio L_4, ao redor do quarto dia. Após a muda para L_5 os parasitas se instalam no lúmen, às vezes enrolados ao redor das superfícies das vilosidades. O período pré-patente é de 14 a 16 dias.

Nematodirus filicollis

Descrição. O macho apresenta dois conjuntos de raios paralelos em cada um dos lobos principais da bolsa (Figura 1.34). As espículas são longas e delgadas, com extremidades fundidas que terminam em uma tumefação pontuda estreita (Tabela 1.6B). A fêmea apresenta cauda romba truncada, com um pequeno espinho (semelhante a *N. spathiger*); o ovo é grande, de casca fina e incolor, com o dobro de tamanho do ovo característico de tricostrôngilos.

Ciclo evolutivo. O desenvolvimento em L_3 ocorre no interior do ovo. *Nematodirus filicollis* não apresenta as mesmas necessidades críticas para eclosão mencionadas para *N. battus*. O período de eclosão é mais prolongado e, assim, com frequência as larvas surgem na pastagem dentro de 2 a 3 meses após a excreção dos ovos nas fezes. A fase parasitária no hospedeiro é semelhante àquela de *N. battus*. O período pré-patente é de 2 a 3 semanas.

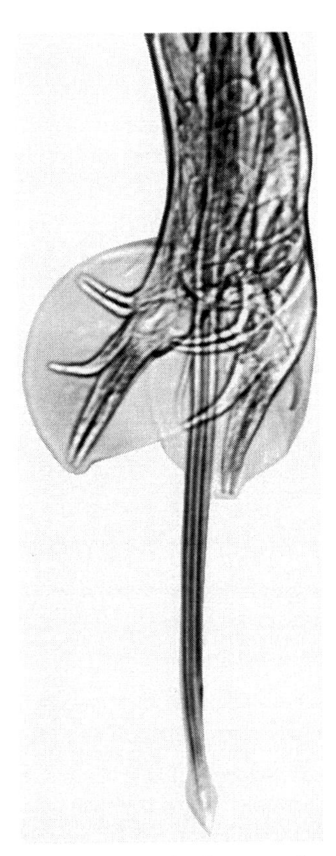

Figura 1.34 Bolsa e espículas do macho de *Nematodirus filicollis*, com dois conjuntos de raios paralelos nos lobos dorsais.

Nematodirus spathiger

Descrição. Os machos medem cerca de 10 a 15 mm e as fêmeas, 15 a 25 mm de comprimento. O macho possui dois conjuntos de raios paralelos em cada um dos lobos principais da bolsa. As espículas são longas e delgadas, com extremidades fundidas, terminando em formato de colher (Tabela 1.6C). A fêmea apresenta cauda romba truncada, com um pequeno espinho (semelhante a *N. filicollis*), e o ovo é grande, ovoide, de casca fina e incolor, cujo tamanho é o dobro daquele do ovo característico de tricostrôngilos.

Ciclo evolutivo. Semelhante àquele de *N. filicollis*.

Nematodirus helvetianus

Descrição. Os machos adultos medem cerca de 11 a 16 mm e as fêmeas, 17 a 24 mm de comprimento. O macho possui dois conjuntos de raios paralelos em cada um dos lobos principais da bolsa e o lobo dorsal não é separado do lobo lateral. As espículas longas e delgadas terminam em um ponto fundido, circundado por uma membrana lanceolada (Tabela 1.6D). A cauda da fêmea é truncada, com um pequeno espinho; o ovo é grande, ovoide e incolor e apresenta o dobro do tamanho característico do ovo de tricostrôngilos.

Ciclo evolutivo. *Nematodirus helvetianus* não apresenta as mesmas necessidades críticas para eclosão mencionadas para *N. battus* e, assim, com frequência a larva surge na pastagem 2 a 3 semanas após a excreção dos ovos nas fezes. Portanto, é possível mais que uma geração ao ano. A fase parasitária no hospedeiro é semelhante àquela citada para *N. battus*. O período pré-patente dura cerca de 3 semanas.

Nematodirus abnormalis

Descrição. Os machos adultos medem cerca de 11 a 17 mm e as fêmeas, 18 a 25 mm. As espículas são assimétricas, com extremidades distais curvadas formando uma lanceta assimétrica (Tabela 1.6E).

Nematodirus mauritanicus

Descrição. As fêmeas adultas medem 21 a 24 mm e os machos, 13 a 15 mm de comprimento. Em parte de seu comprimento, as espículas do macho se unem com as extremidades envolvidas por uma fina membrana lanceolada.

Nematodirus lamae

Descrição. São vermes pequenos; as fêmeas medem 14 a 20 mm e os machos, 10 a 13 mm de comprimento. Os machos apresentam lobo dorsal profundamente entalhado, com dois lobos distintos, e espículas longas com extremidade distal alargada terminando em duas distintas projeções medioventrais bifurcadas.

Nematodirus leporis

Descrição. Os machos apresentam 8 a 15 mm e as fêmeas, 16 a 20 mm de comprimento. A bolsa possui lobos arredondados com raios mediolateral e posterolateral paralelos; as espículas são longas.

Nematodirella

A parte anterior do verme é estreita, à semelhança de *Nematodirus*. As espículas do macho são extremamente longas e delgadas.

Espécies de *Nematodirella*

Espécies	Hospedeiros	Local
Nematodirella dromedarii	Camelos (dromedários)	Intestino delgado
Nematodirella cameli	Camelos (bactrianos), alces, renas	Intestino delgado
Nematodirella alcides (sin. *Nematodirus longispiculata, Nematodirella longissimespiculata*)	Alces	Intestino delgado

Nematodirella dromedarii

Descrição. Os machos medem 10 a 15 mm e as fêmeas, 10 a 30 mm de tamanho. As espículas, muito longas, podem medir até a metade do comprimento do verme; apresentam o mesmo tamanho (Figura 1.35).

Nematodirella cameli

Descrição. Os machos medem 16 a 17 mm e as fêmeas, 21 a 25 mm de comprimento. Nos machos, as espículas são assimétricas, finas, extremamente longas e muito unidas umas às outras em todo o seu comprimento, formando tumefações arredondadas distais a partir das quais se ramificam, com extremidades distais em formato de espinho.

Nematodirella alcides

Sinônimos. *Nematodirus longspiculata, Nematodirella longissimespiculata.*

Descrição. Os machos medem 15 a 17 mm e as fêmeas, 23 a 25 mm. As espículas são longas, finas e filiformes, com extremidade semelhante a lanceta.

Lamanema

Espécie de *Lamanema*

Espécie	Hospedeiros	Local
Lamanema chavezi	Alpacas, vicunhas	Intestino delgado

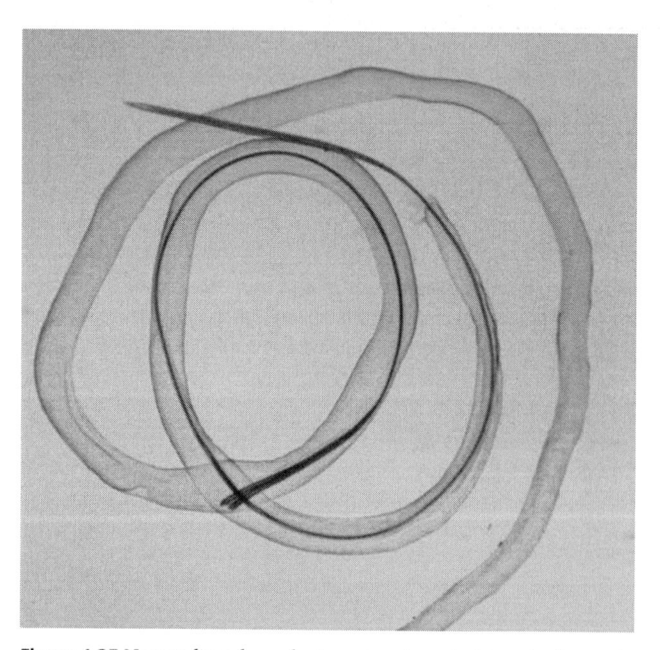

Figura 1.35 *Nematodirus dromedarii*, mostrando espículas muito longas do macho. (Esta figura encontra-se reproduzida em cores no Encarte.)

Lamanema chavezi

Descrição. São vermes pequenos; as fêmeas medem 14 a 18 mm e os machos, 9 a 11 mm de comprimento. Há uma cápsula bucal rasa, com dente dorsal e dois pequenos dentes lateroventral na base. No macho, os lobos laterais são grandes, o lobo dorsal é pequeno e há pequenas espículas e um grande gubernáculo.

Ciclo evolutivo. As larvas infectantes ingeridas penetram na mucosa intestinal e migram para o fígado e o pulmão. A maturação se completa após migração dos vermes de volta ao intestino, através da traqueia.

Ollulanus

São vermes muito minúsculos. Os machos medem 0,7 a 0,8 mm e as fêmeas, 0,8 a 1 mm de comprimento. A cavidade bucal é pequena. A identificação microscópica se baseia na constatação de cabeça espiralada.

Ciclo evolutivo. Os vermes são vivíparos, as larvas se desenvolvem até o estágio de L_3 no útero das fêmeas. Pode ocorrer autoinfecção; o desenvolvimento de L_3 em verme adulto na mucosa gástrica demora cerca de 4 a 5 semanas. O ciclo evolutivo pode se completar em sua totalidade, endogenamente, e acredita-se que a transmissão, ao menos em gatos, ocorra por meio da ingestão de material de vômito contendo L_3. Os vermes vivem sob uma camada de muco na parede do estômago; com frequência, a extremidade anterior do verme situa-se nas criptas gástricas.

Espécie de *Ollulanus*

Espécie	Hospedeiros	Local
Ollulanus tricuspis	Gatos, felídeos selvagens, suínos, cães, raposas	Estômago

Ollulanus tricuspis

Descrição. A bolsa do macho é bem desenvolvida e as espículas são sólidas, cada uma delas dividida em duas, em uma parte considerável de seu comprimento. A fêmea apresenta cauda que termina em três ou quatro cúspides curtas. A vulva situa-se na parte posterior do corpo e há apenas um útero e ovário.

FAMÍLIA HELLIGMONELLIDAE

Nippostrongylus

Espécie de *Nippostrongylus*

Espécie	Hospedeiros	Local
Nippostrongylus brasiliensis (sin. *Nippostrongylus muris, Heligmosomum muris*)	Ratos, camundongos, hamsters, gerbos, coelhos, chinchilas	Intestino delgado

Nippostrongylus brasiliensis

Sinônimos. *Nippostrongylus muris, Heligmosomum muris.*

Descrição. Os vermes adultos são filiformes e avermelhados; os machos medem 2,1 a 4,5 mm e as fêmeas, 2,5 a 6 mm de comprimento.

Ciclo evolutivo. O ciclo evolutivo é direto e, tipicamente, de tricostrongiloides. Em geral, a infecção é percutânea e as larvas migram via pulmão. Os vermes tornam-se adultos em cerca de 5 dias após a infecção e, geralmente, têm vida curta. O período pré-patente é de 5 a 6 dias.

Espécie de *Nematospiroides*

Espécie	Hospedeiros	Local
Nematospiroides dubius (sin. *Heligmosomoides polygyrus*)	Ratos, camundongos	Intestino delgado

Nematospiroides dubius

Descrição. Os vermes adultos são vermelhos e longos, com 0,6 a 1,3 cm de comprimento; possuem cauda enrolada e uma vesícula cefálica.

Ciclo evolutivo. O ciclo evolutivo é, tipicamente, de tricostrongiloides; a infecção é causada por L_3. O período pré-patente é de 9 dias e o período de patência pode durar até 8 meses.

FAMÍLIA DICTYOCAULIDAE

Dictyocaulus

Os adultos são vermes delgados, filamentares e de cor branca/cinza-clara, medindo até 8,0 a 10 cm de comprimento. Sua localização na traqueia e nos brônquios e seu tamanho têm valor diagnóstico. A cápsula bucal e a bolsa são pequenas. As espículas, marrons, são pequenas e com frequência têm aparência ligeiramente granular. Há certa controvérsia quanto à taxonomia das espécies em veados.

Ciclo evolutivo. As fêmeas do parasita são ovovivíparas; produzem ovos que contêm larvas totalmente desenvolvidas, as quais eclodem quase que imediatamente. L_1 migra até a traqueia, é deglutida e excretada nas fezes. As larvas possuem características únicas, pois são encontradas em fezes frescas, são tipicamente lentas e suas células intestinais são preenchidas com grânulos de alimentos marrom-escuros (Figura 1.36). Em consequência, os estágios pré-parasitários do verme não necessitam alimento. Em condições ideais, atinge-se o estágio L_3 em 5 dias, mas no campo, geralmente, é mais demorado. L_3 sai do bolo fecal e alcança a pastagem por sua própria mobilidade ou por meio do fungo ubiquitoso *Pilobolus.* Após sua ingestão, L_3 penetra na mucosa intestinal e passa aos linfonodos mesentéricos, onde sofre muda. Em seguida, L_4 se desloca através da linfa e do sangue até os pulmões e danifica os capilares alveolares dentro de cerca de 1 semana após a infecção. A muda final ocorre nos bronquíolos, alguns dias depois, e, então, os adultos jovens se movem até os brônquios e amadurecem.

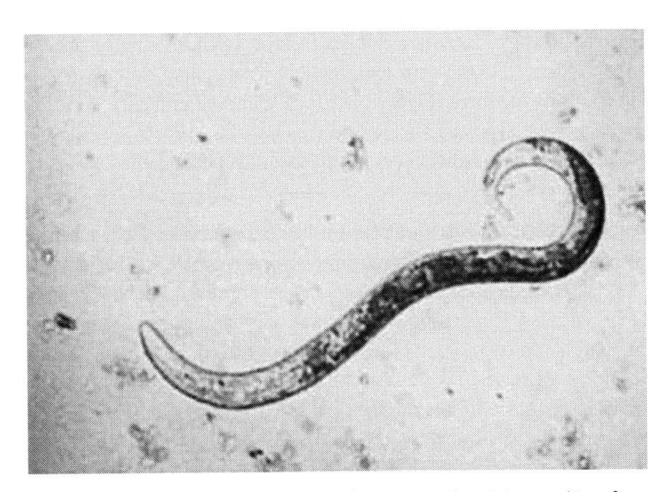

Figura 1.36 Larva de primeiro estágio de *Dictyocaulus viviparus.* (Esta figura encontra-se reproduzida em cores no Encarte.)

Espécies de *Dictyocaulus*

Espécies	Hospedeiros	Local
Dictyocaulus viviparus	Bovinos, búfalos, veados, camelos	Traqueia, pulmões
Dictyocaulus filaria	Ovinos, caprinos, camelídeos	Traqueia, pulmões
Dictyocaulus arnfieldi	Equinos, asininos, zebras	Traqueia, pulmões
Dictyocaulus eckerti (sin. *Dictyocaulus noerneri*)	Veados (*roe deer*, gamo, veado-vermelho), bovinos	Traqueia, pulmões
Dictyocaulus capreolus	Veados (*roe deer*, alce)	Traqueia, pulmões

Dictyocaulus viviparus

Descrição. Os vermes adultos são delgados e filamentares; os machos medem cerca de 4,0 a 5,5 cm e as fêmeas, 6 a 8 cm de comprimento. O anel bucal tem formato triangular. São muito semelhantes a *D. filaria,* mas os raios posterolateral e mediolateral são completamente fundidos.

Ciclo evolutivo. O período pré-patente é cerca de 3 a 4 semanas, em bovinos. O período pré-patente em veados-vermelhos varia de 20 a 24 dias.

Dictyocaulus filaria

Descrição. Os vermes são brancos, com intestino visto como uma banda escura. Os machos medem ao redor de 4 a 8 cm e as fêmeas, 6 a 10 cm de comprimento. Na bolsa, os raios posterolateral e mediolateral se fundem, exceto em suas extremidades. As espículas, marrom-escuras, são sólidas e com formato de bota. A vulva situa-se imediatamente após o meio do verme.

Ciclo evolutivo. O período pré-patente é de cerca de 4 a 5 semanas.

Dictyocaulus arnfieldi

Descrição. Os adultos são delgados, filamentares e esbranquiçados; os machos adultos medem cerca de 3,5 cm e as fêmeas, 6,5 cm de comprimento. Os machos possuem uma pequena bolsa não lobulada, com pequenos raios, sendo que os raios mediolateral e posterolateral se fundem na metade de seu comprimento. As espículas são curtas, de iguais comprimentos e ligeiramente curvadas.

Ciclo evolutivo. O ciclo evolutivo detalhado não é totalmente conhecido, mas é considerado semelhante àquele do verme pulmonar de bovino, *D. viviparus,* exceto nos aspectos mencionados a seguir. Os vermes adultos são mais frequentemente vistos nos brônquios menores e seus ovos, de casca fina, contêm larvas de primeiro estágio, são deglutidos após a tosse, excretados nas fezes e, em seguida, eclodem logo após sua excreção. O período pré-patente é cerca de 2 a 3 meses. Infecções patentes são comuns em asininos de todas as idades; entretanto, em equinos geralmente são verificadas apenas em potros e em animais com 1 ano de idade. Em equinos mais velhos, os vermes pulmonares adultos raramente atingem maturidade sexual.

Dictyocaulus eckerti

Sinônimo. *Dictyocaulus noerneri.*

Descrição. Semelhante a *D. viviparus,* porém a abertura bucal é alongada e o anel bucal tem formato de rim.

Dictyocaulus capreolus

Descrição. É diferenciado de *D. eckerti* com base nas morfologias da cápsula bucal e da bolsa.

SUPERFAMÍLIA STRONGYLOIDEA

Nesta superfamília de nematódeos que apresentam bolsa há vários parasitas importantes de aves e de mamíferos domésticos. A maioria deles se caracteriza por uma grande cápsula bucal que, frequentemente, contém dentes ou placas cortantes e, em alguns, há coroas lamelares proeminentes que circundam a abertura bucal. A bolsa dos machos é bem desenvolvida e, em geral, há um gubernáculo ou télamon. As espículas geralmente apresentam tamanhos iguais. Os adultos se instalam nas superfícies das mucosas dos tratos gastrintestinal e respiratório e, em geral, se alimentam de tampões da mucosa.

Com exceção de 3 gêneros, *Syngamus, Mammomonogamus* e *Cyathostoma*, que são parasitas de traqueia e de brônquios principais, e de *Stephanurus*, presentes na região perirrenal, todos os outros gêneros de importância veterinária desta superfamília habitam o intestino e, na prática, podem ser divididos em dois grupos, **estrôngilos** e **ancilóstomos.**

Os estrôngilos são parasitas de intestino grosso e os gêneros importantes são *Strongylus, Triodontophorus* ("grandes estrôngilos" de equinos), *Chabertia e Oesophagostomum.* Também, neste grupo de pequenos estrôngilos incluem-se os gêneros *Poteriostomum, Craterostomum* e *Oesophagodontus.*

Os ciatostomíneos (ciatóstomos ou triconemas) ou "pequenos estrôngilos" de equinos (subfamília Cyathostominae) incluem os gêneros *Cyathostomum, Cylicocyclus, Cylicodontophorus* e *Cylicostephanus* (anteriormente o único gênero *Trichonema*).

Syngamus e *Cyathostoma* são importantes parasitas do trato respiratório de aves. *Mammomonogamus* são parasitas de trato respiratório de bovinos, ovinos e caprinos.

FAMÍLIA STRONGYLIDAE

SUBFAMÍLIA STRONGYLINAE

Strongylus

Os membros deste gênero habitam o intestino grosso de equinos e asininos. São vermes vermelho-escuros robustos facilmente notados na mucosa intestinal (Figura 1.37). A cápsula bucal do parasita adulto, bem desenvolvida, é proeminente, bem como a bolsa do macho. A borda anterior da cápsula bucal geralmente possui estruturas cuticulares semelhantes a folhas (coroas lamelares ou *corona radiata*). A diferenciação das espécies se baseia no tamanho e na presença e formato dos dentes da base da cápsula bucal.

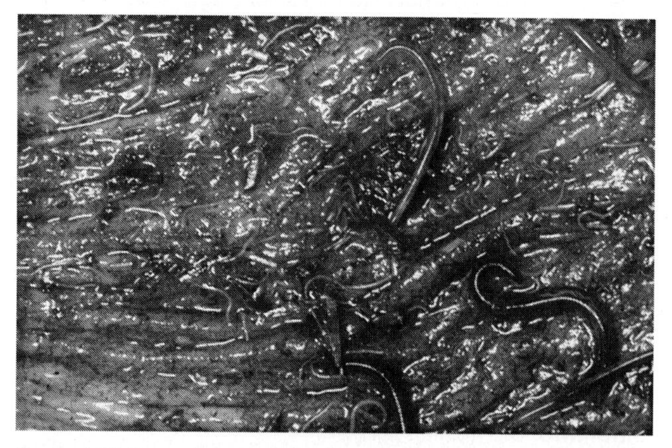

Figura 1.37 *Strongylus* spp. adultos (grandes estrôngilos) na mucosa intestinal; há, também, ciatostomíneos menores (pequenos estrôngilos). (Esta figura encontra-se reproduzida em cores no Encarte.)

Espécies de *Strongylus*

Espécies	Hospedeiros	Local
Strongylus edentatus (sin. *Alfortia edentatus*)	Equinos, asininos	Intestino grosso
Strongylus equinus	Equinos, asininos	Intestino grosso
Strongylus vulgaris (sin. *Delafondia vulgaris*)	Equinos, asininos	Intestino grosso

Strongylus edentatus

Descrição. Os machos medem 2,3 a 2,8 cm e as fêmeas, 3,3 a 4,4 cm de tamanho. A extremidade cefálica truncada é mais larga do que o restante do corpo. A cápsula bucal é mais larga na parte anterior, comparativamente ao seu meio, e não há dente (Figura 1.38A).

Ciclo evolutivo. Ovos semelhantes àqueles de tricostrôngilos, são excretados nas fezes; o desenvolvimento do ovo até L_3, em condições de verão, em clima temperado, demora, aproximadamente, 2 semanas. A infecção se instala após ingestão de L_3. Subsequentemente, o crescimento da larva parasita das três espécies de *Strongylus* difere, sendo discutido separadamente.

Após a penetração na mucosa intestinal, L_3 se desloca pelo sistema porta e alcança o parênquima hepático, dentro de alguns dias. Cerca de 2 semanas depois ocorre a muda para L_4; em seguida, acontece migração adicional no fígado e dentro de 6 a 8 semanas após a infecção as larvas podem ser vistas na região subperitoneal, ao redor do ligamento hepatorrenal. Em seguida, a larva se desloca sob o peritônio até alcançar vários locais, com predileção para os flancos e os ligamentos hepáticos. A muda final acontece após 4 meses e, então, L_5 migra, ainda por via subperitoneal, até a parede do intestino grosso, onde origina grandes nódulos purulentos que, subsequentemente, se rompem e liberam o verme adulto jovem no lúmen. Em geral, o período pré-patente é cerca de 10 a 12 meses; é o mais longo dentre os estrôngilos.

Strongylus equinus

Descrição. Estes vermes robustos (espessura ao redor de 2 mm) geralmente são cinza-escuros. Os machos medem 2,6 a 3,5 cm e as fêmeas, 3,8 a 4,7 cm de comprimento. A extremidade cefálica não é delimitada do resto do corpo. A cápsula bucal, profunda, é oval e possui coroas lamelares interna e externa. A base da cápsula bucal contém grande dente dorsal, com extremidade bífida, além de dois dentes subventrais menores (Figura 1.38B). A glândula esofágica dorsal se conecta com a cápsula bucal por meio de vários poros localizados no sulco dorsal. Esta saliência espessa é formada pela parede da cápsula bucal. O macho tem duas espículas delgadas de aparência similar.

Ciclo evolutivo. Os parasitas adultos habitam o ceco e o cólon. A fase de vida livre é semelhante à mencionada para *S. edentatus.* Das três espécies de *Strongylus*, pouco se sabe sobre a migração da larva de *S. equinus.* Parece que L_3 perde sua bainha durante a penetração na parede do ceco e do cólon ventral e dentro de 1 semana origina nódulos nas camadas muscular e subserosa do intestino. A muda para L_4 acontece nestes nódulos e a larva, então, se desloca através da cavidade peritoneal até o fígado, onde migram no parênquima, durante 6 semanas, ou mais. Após este período, L_4 e L_5 são encontradas no pâncreas e ao redor dele, antes de alcançar o lúmen do intestino grosso. O período pré-patente varia de 8 a 9 meses.

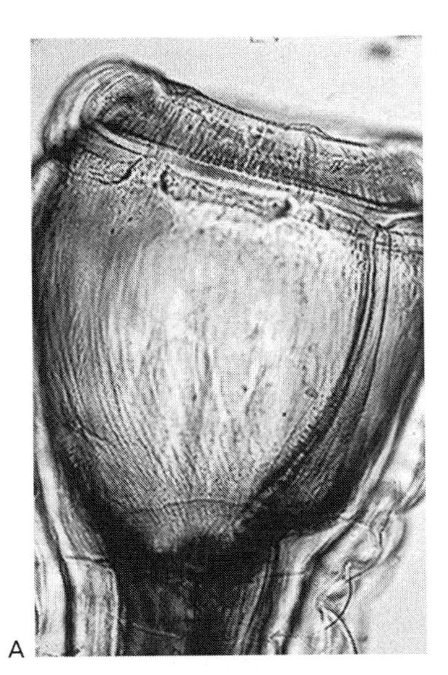

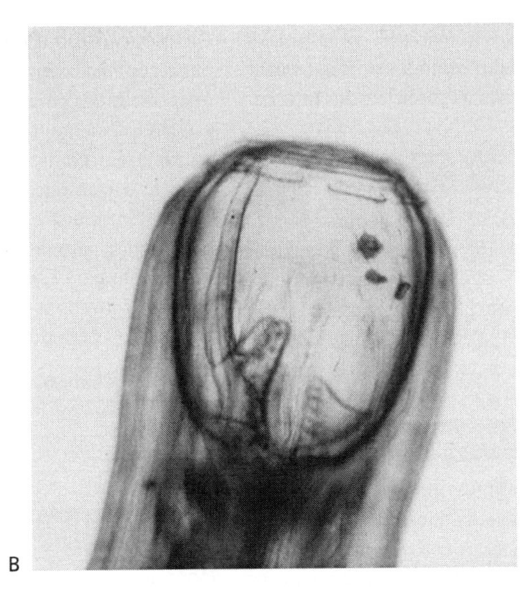

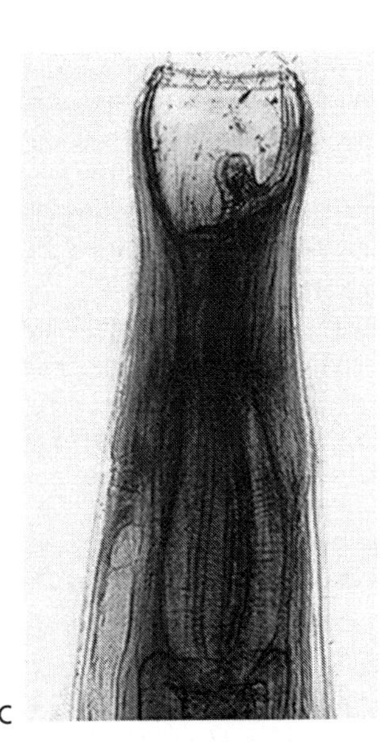

Figura 1.38 A. Parte anterior de *Strongylus edentatus* mostrando a cápsula bucal em formato de cálice, sem dentes. **B.** Parte anterior de *Strongylus equinus* mostrando cápsula bucal oval, com grande dente dorsal e dentes cônicos subventrais menores. **C.** Parte anterior de *Strongylus vulgaris* mostrando dentes arredondados, em formato de orelha, na base da cápsula bucal. (Esta figura encontra-se reproduzida em cores no Encarte.)

Strongylus vulgaris

Descrição. Os vermes adultos desta espécie são menores e mais delgados do que aqueles das outras duas espécies de *Strongylus*; os machos medem 14 a 16 mm e as fêmeas, 20 a 24 mm de tamanho. A extremidade cefálica não é diferenciada do resto do corpo. A cápsula bucal tem contorno oval e possui dois dentes arredondados em sua base (Figura 1.38C). As extremidades distais dos elementos das coroas lamelares se apresentam como franjas.

Ciclo evolutivo. A fase de vida livre é semelhante àquela descrita para as outras duas espécies de *Strongylus*. Após sua ingestão, L_3 penetra na mucosa intestinal e sofre muda para L_4 na submucosa do ceco e do cólon ventral, 7 dias depois. Em seguida, esta penetra em pequenas artérias e em arteríolas e migra pelo endotélio até o seu local predileto, a artéria mesentérica cranial e seus ramos principais. Após um período de desenvolvimento de vários meses a larva sofre muda para L_5 e retorna à parede do intestino através do lúmen arterial. Formam-se nódulos ao redor da larva, principalmente na parede do ceco e do cólon; assim, devido ao seu tamanho, a larva não pode mais se deslocar no interior das artérias; a ruptura subsequente destes nódulos libera vermes adultos jovens no lúmen intestinal. O período pré-patente varia de 6 a 7 meses.

Triodontophorus

Membros do gênero *Triodontophorus* são grandes estrôngilos não migratórios frequentemente notados em grande quantidade no cólon de equinos e asininos. São vermes avermelhados com 1,0 a 2,5 cm de comprimento, facilmente vistos na mucosa do cólon. A cápsula bucal é subglobular, com parede espessa; possui três pares de grandes dentes esofágicos, cada um composto de duas placas, cujas bordas anteriores são espessas e circundadas por seis estruturas semelhantes a lâminas (Figura 1.39). O sulco dorsal é proeminente. As espículas do macho terminam em pequenos ganchos.

Ciclo evolutivo. Há pouca informação disponível sobre o ciclo de desenvolvimento de vermes deste gênero, mas acredita-se que seja semelhante àquele dos ciatóstomos.

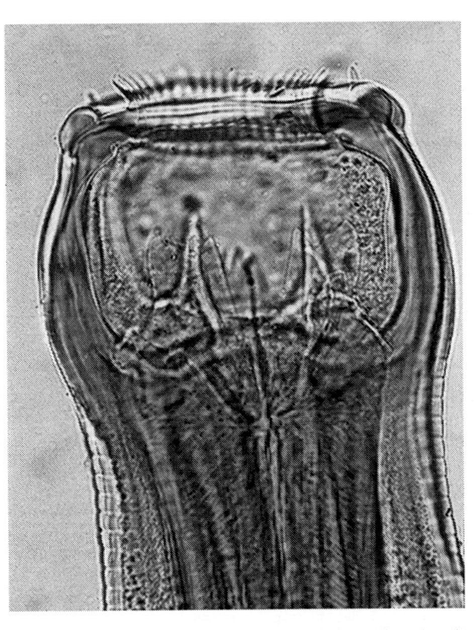

Figura 1.39 Cabeça de *Triodontophorus* spp. mostrando a localização dos dentes na base da cápsula bucal. (Esta figura encontra-se reproduzida em cores no Encarte.)

Espécies de *Triodontophorus*

Espécies	Hospedeiros	Local
Triodontophorus brevicauda	Equinos, asininos	Intestino grosso
Triodontophorus minor	Equinos, asininos	Intestino grosso
Triodontophorus nipponicus	Equinos, asininos	Intestino grosso
Triodontophorus serratus	Equinos, asininos	Intestino grosso
Triodontophorus tenuicollis	Equinos, asininos	Intestino grosso

Triodontophorus brevicauda

Descrição. Os machos medem cerca de 10 a 15 mm e as fêmeas, 20 a 25 mm de comprimento. As placas bucais são lisas, exceto pelas três elevações em cada uma, e se projetam na cápsula bucal.

As papilas submedianas são curtas, largas e cônicas. A coroa lamelar externa contém vários elementos delgados oriundos do colar bucal, com quantidade de elementos igual àquela da coroa lamelar interna.

Triodontophorus minor

Descrição. Os machos medem cerca de 12 mm e as fêmeas, 14 mm de comprimento. As placas bucais são intensamente denticuladas e com protrusão para a cápsula bucal. A cutícula é intensamente serrilhada na região cervical. A coroa lamelar externa possui 44 a 50 elementos delgados oriundos do colar bucal, com igual quantidade de elementos da coroa lamelar interna.

Triodontophorus nipponicus

Descrição. As placas bucais apresentam três grandes distribuições de dentículos, com protrusão para a cápsula bucal. A cutícula é intensamente serrilhada na região cervical. A coroa lamelar externa contém 56 a 69 elementos delgados oriundos do colar bucal, com igual quantidade de elementos da coroa lamelar interna.

Triodontophorus serratus

Descrição. Esta é a maior espécie do gênero. Os machos medem 18 a 20 mm e as fêmeas, 20 a 26 mm de comprimento. O colar bucal se apresenta como um tubo arredondado inflado ao redor da boca. A coroa lamelar externa contém vários elementos delgados oriundos do colar bucal, com igual quantidade de elementos da coroa lamelar interna.

Triodontophorus tenuicollis

Descrição. Os machos medem cerca de 17 mm e as fêmeas, 22 mm de comprimento. A cutícula é intensamente serrilhada na região cervical; o lobo dorsal da bolsa é curto e os dentes são finamente denticulados.

Chabertia

Os vermes deste gênero geralmente são encontrados em pequena quantidade na maior parte dos ovinos e caprinos. Os adultos apresentam 1,5 a 2,0 cm de comprimento e são os maiores nematódeos constatados no cólon de ruminantes. São brancos, com extremidade anterior acentuadamente truncada e alargada em razão da cápsula bucal muito grande. A parte anterior é ligeiramente curvada em sentido ventral (Figura 1.40).

Ciclo evolutivo. O ciclo evolutivo é direto. Os ovos são excretados nas fezes e eclodem no solo, liberando a larva de primeiro estágio, que sofre muda para o segundo estágio e, em seguida, para o terceiro estágio infectante. O hospedeiro é infectado pela ingestão da larva na pastagem. Na fase parasitária, L_3 penetra na mucosa do intestino delgado e, ocasionalmente, do ceco e do cólon; depois de 1 semana elas sofrem muda e surgem os estágios L_4 na superfície da mucosa, que migram para se aglomerarem no ceco, onde se completa o desenvolvimento para L_5 em cerca de 25 dias após a infecção. Em seguida, os adultos jovens se deslocam para o cólon. Não há fase de migração no corpo. O período pré-patente é cerca de 6 a 7 semanas.

Espécie de *Chabertia*

Espécie	Hospedeiros	Local
Chabertia ovina	Ovinos, caprinos, ocasionalmente bovinos	Intestino grosso

Chabertia ovina

Descrição. Os machos medem 13 a 14 mm e as fêmeas, 17 a 20 mm de comprimento. A enorme cápsula bucal, com formato de sino, apresenta uma dupla fileira de pequenas papilas ao redor da borda. Não há dente. Há um sulco cervical ventral raso e anteriormente a ele nota-se uma vesícula cefálica. No macho, a bolsa é bem desenvolvida, com um gubernáculo e espículas de tamanho médio.

Oesophagostomum

Os vermes deste gênero são robustos e esbranquiçados, com uma estreita cápsula bucal cilíndrica; medem 1 a 2 cm de comprimento (Figura 1.41). Com frequência, o corpo se apresenta ligeiramente encurvado. Há um sulco cervical ventral próximo à extremidade anterior do verme; a cutícula anterior encontra-se distendida para formar uma vesícula cervical. Há coroas lamelares.

Ciclo evolutivo. A fase pré-parasitária é, tipicamente, de estrongiloides. O ovo eclode no solo, liberando a larva de primeiro estágio, que sofre muda para o segundo estágio e, em seguida, para o terceiro estágio infectante. A infecção ocorre pela ingestão de L_3. Não há fase de migração no corpo, embora exista evidência limitada de que seja possível a penetração cutânea. A larva sofre outra muda e as larvas de quarto estágio se fixam, ou penetram, na parede intestinal. Em seguida, surge L_4 na superfície da mucosa, a qual migra para o cólon e se transforma em verme adulto. O período pré-patente varia de 5 a 7 semanas. No caso de reinfecção, as larvas podem permanecer em repouso, em estágio de L_4, nos nódulos, por um período de até 1 ano.

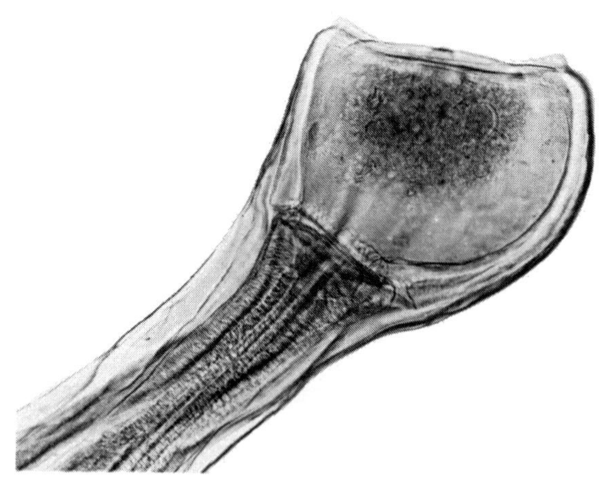

Figura 1.40 Cabeça de *Chabertia ovina* ilustrando a grande cápsula bucal em formato de sino.

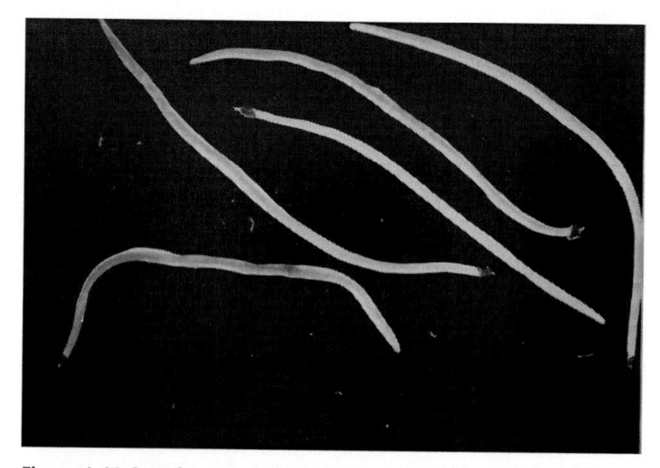

Figura 1.41 *Oesophagostomum venulosum* adultos. (Esta figura encontra-se reproduzida em cores no Encarte.)

Espécies de *Oesophagostomum*

Espécies	Hospedeiros	Local
Oesophagostomum columbianum	Ovinos, caprinos, camelos, ruminantes selvagens	Intestino grosso
Oesophagostomum venulosum (sin. *Oesophagostomum virginimembrum*)	Ovinos, caprinos, veados, camelos	Intestino grosso
Oesophagostomum asperum	Ovinos, caprinos	Intestino grosso
Oesophagostomum multifoliatum	Ovinos, caprinos	Intestino grosso
Oesophagostomum radiatum	Bovinos, búfalos	Intestino grosso
Oesophagostomum dentatum	Suínos	Intestino grosso
Oesophagostomum brevicaudum	Suínos	Intestino grosso
Oesophagostomum longicaudatum	Suínos	Intestino grosso
Oesophagostomum quadrispinulatum	Suínos	Intestino grosso
Oesophagostomum georgianum	Suínos	Intestino grosso
Oesophagostomum granatensis	Suínos	Intestino grosso
Oesophagostomum apiostomum	Primatas	Intestino grosso
Oesophagostomum bifurcum	Primatas	Intestino grosso
Oesophagostomum aculateum	Primatas	Intestino grosso
Oesophagostomum stephanostomum	Primatas	Intestino grosso

Oesophagostomum columbianum

Descrição. Os machos medem 12 a 17 mm e as fêmeas, 15 a 22 mm de comprimento; possuem grande asa cervical que ocasiona uma curvatura dorsal da parte anterior do corpo. A cutícula forma um grande colar bucal semelhante a um cone truncado. Ele é diferenciado do restante do corpo por uma constrição. A vesícula cefálica é anterior a um sulco cervical, atrás do qual surge a asa cervical trespassada pela papila cervical. A coroa lamelar externa possui 20 a 24 elementos e a coroa lamelar interna contém dois pequenos elementos para cada elemento externo. A bolsa do macho é bem desenvolvida, com duas espículas aladas de iguais comprimentos.

Ciclo evolutivo. O período pré-patente é de cerca de 45 dias.

Oesophagostomum venulosum

Sinônimo. *Oesophagostomum virginimembrum.*

Descrição macroscópica. Os machos medem 11 a 16 mm e as fêmeas, 13 a 24 mm de comprimento. Ao redor da parte anterior do esôfago há uma vesícula cefálica cuticular inflada (Figura 1.42).

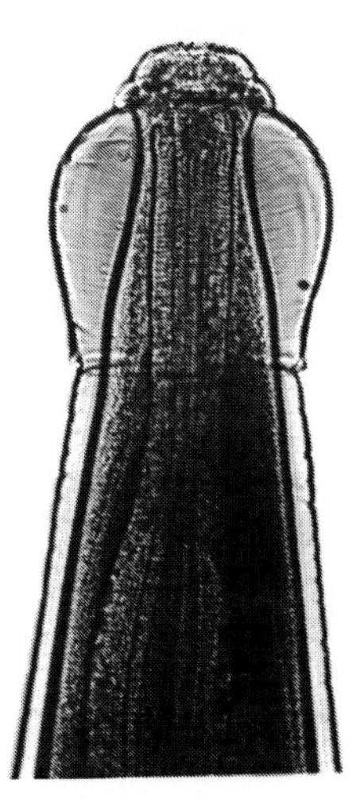

Figura 1.42 Parte anterior de *Oesophagostomum venulosum* mostrando grande vesícula cefálica expandida.

A cabeça apresenta uma cápsula bucal rasa, com coroa lamelar externa composta de 18 elementos. A coroa externa é comprimida e, assim, há apenas uma estreita abertura na cápsula bucal. Não há asa cervical lateral e, assim, os vermes não se apresentam encurvados anteriormente. As papilas cervicais são posteriores ao esôfago.

Ciclo evolutivo. O período pré-patente é de cerca de 5 a 7 semanas.

Oesophagostomum multifolium

Descrição. Os machos medem 12 a 14 mm e as fêmeas, 14 a 17 mm de comprimento.

Oesophagostomum radiatum

Descrição. Os machos adultos medem 12 a 17 mm e as fêmeas, 16 a 22 mm de comprimento. A vesícula cefálica é grande e um sulco anelar raso ocasiona constrição em sua metade (Figura 1.43). A cutícula forma um colar bucal arredondado. Carecem de coroa lamelar externa e o anel interno consiste em 38 a 40 pequenos dentículos triangulares. Há papilas cervicais, situadas logo depois do sulco cervical. A bolsa do macho é bem desenvolvida.

Ciclo evolutivo. O período pré-patente é de cerca de 40 dias.

Oesophagostomum dentatum

Descrição. Os machos adultos medem 8 a 10 mm e as fêmeas, 11 a 14 mm de comprimento. A vesícula cefálica é proeminente, mas praticamente não há asa cervical. Os nove elementos da coroa lamelar se projetam para frente; a coroa lamelar interna contém 18 elementos. A cápsula bucal é rasa, com lados paralelos, e o esôfago é cuboide, com uma extremidade anterior estreita.

Oesophagostomum brevicaudum

Descrição. Os machos medem 6 a 7 mm e as fêmeas, 6,5 a 8,5 mm de comprimento. Na coroa lamelar interna há 28 a 32 elementos e na coroa lamelar externa há 14 a 16 elementos. Na fêmea, a cauda é encurvada no sentido dorsal.

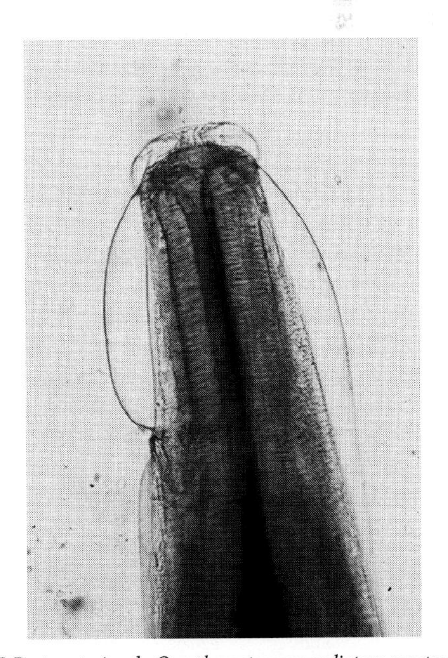

Figura 1.43 Parte anterior de *Oesophagostomum radiatum* mostrando grande vesícula cefálica. (Esta figura encontra-se reproduzida em cores no Encarte.)

Oesophagostomum quadrispinulatum

Descrição. Este verme é semelhante a *O. dentatum*, embora o esôfago seja ligeiramente mais fino e o comprimento da cauda da fêmea seja quase que o dobro.

Poteriostomum

Estes vermes medem cerca de 9 a 21 mm de comprimento. Este gênero está estreitamente relacionado ao gênero *Cylicodontophorus*. Os dois gêneros são facilmente diferenciados com base nas características da cápsula bucal, especialmente no ponto de inserção das coroas lamelares internas, e nas características dos raios dorsais. Neste gênero, o raio externodorsal e o raio dorsal da bolsa se originam de um tronco comum; o raio dorsal origina, quase que em ângulo de 90°, dois ramos laterais próximo da origem do raio externodorsal; há uma fenda no raio dorsal, apenas em cerca de metade do seu comprimento.

Espécies de *Poteriostomum*

Espécies	Hospedeiros	Local
Poteriostomum imparidentatum	Equinos, asininos	Intestino grosso
Poteriostomum ratzii	Equinos, asininos	Intestino grosso
Poteriostomum skrjabini	Equinos, asininos	Intestino grosso

Poteriostomum imparidentatum

Descrição. Os 6 elementos da coroa lamelar interna são muito mais longos do que em outras espécies.

Poteriostomum ratzii

Descrição. Todos os elementos da coroa lamelar interna têm comprimentos iguais.

Poteriostomum skrjabini

Descrição. Diferenciado por apresentar um sulco dorsal pouco definido.

Craterostomum

São vermes relativamente pequenos, com 6 a 11 mm de comprimento, geralmente semelhantes a *Triodontophorus* (não considerando a ausência de protrusão de dentes e, também, a posição mais anterior da vulva da fêmea). A cápsula bucal apresenta maior diâmetro no meio, com a parede espessada atrás da margem anterior. O sulco dorsal é muito desenvolvido. Há um funil esofágico raso, com 3 pequenos dentes triangulares que não se projetam na cavidade bucal. Os elementos da coroa lamelar externa são grandes e transparentes e menos numerosos do que os elementos curtos e largos da coroa lamelar interna, os quais circundam a borda anterior da cápsula bucal. Papilas submedianas se prolongam além do colar bucal achatado. Na fêmea, a cauda é longa e pontuda e a vulva é relativamente distante do ânus.

Espécies de *Craterostomum*

Espécies	Hospedeiros	Local
Craterostomum acuticaudatum (sin. *Craterostomum mucronatum*)	Equinos, outros equídeos	Intestino grosso
Craterostomum tenuicauda	Equinos, zebras	Intestino grosso

Craterostomum acuticaudatum

Descrição. Os machos medem cerca de 6 a 10 mm e as fêmeas, 7 a 11 mm de comprimento. A coroa lamelar interna contém 22 a 26 pequenos elementos e a coroa lamelar externa possui seis a oito elementos em formato de pétala. A superfície inferior da cápsula bucal tem formato de funil e possui uma fileira de papilas que parecem uma coroa lamelar. Não há dente na cavidade bucal.

Craterostomum tenuicauda

Descrição. A coroa lamelar interna tem 18 elementos e a coroa lamelar externa possui 9 elementos.

Oesophagodontus

Este gênero tem apenas uma espécie. Os vermes machos medem 15 a 18 mm e as fêmeas, 19 a 24 mm de tamanho. Há ligeira constrição entre a parte anterior e o restante do corpo.

Espécie de *Oesophagodontus*

Espécie	Hospedeiros	Local
Oesophagodontus robustus	Equinos, asininos	Intestino grosso

Oesophagodontus robustus

Descrição. Os machos medem cerca de 18 mm e as fêmeas, 19 a 22 mm de comprimento. A cápsula bucal tem formato semelhante a funil, com um anel espesso circundando sua borda posterior. O funil esofágico possui três dentes semelhantes a lanceta, os quais não se projetam na cápsula bucal. Há papilas submedianas proeminentes; não há sulco dorsal.

Codiostomum

Espécie de *Codiostomum*

Espécie	Hospedeiros	Locais
Codiostomum struthionis	Avestruzes, emas	Intestino grosso, ceco

Codiostomum struthionis

Descrição. Os vermes adultos medem 13 a 17 mm de comprimento. A grande cápsula bucal é subglobular, com coroa lamelar externa e coroa lamelar interna, porém sem dente. A bolsa do macho tem um grande lobo dorsal proeminente.

Ciclo evolutivo. O ciclo evolutivo é desconhecido, mas considera-se que seja direto.

SUBFAMÍLIA CYATHOSTOMINAE

Os "pequenos estrôngilos" compreendem mais de 50 espécies; são popularmente conhecidos como triconemas, ciatóstomos ou ciatostomíneos. Durante vários anos houve muita confusão sobre a classificação deste grupo de parasitas; em uma nova revisão propôs-se que o gênero *Trichonema* fosse excluído e substituído por quatro gêneros principais, a saber, *Cyathostomum*, *Cylicocyclus*, *Cylicodontophorus* e *Cylicostephanus*, sendo estes coletivamente denominados como ciatóstomos ou, mais recentemente, ciatostomíneos.

Pequenos estrôngilos são pequenos nematódeos (5 a 12 mm de comprimento) que apresentam bolsa, cuja coloração varia de branca

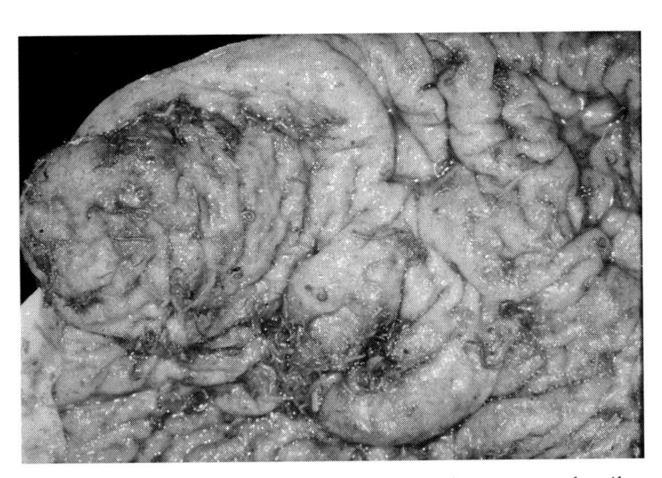

Figura 1.44 Pequenos estrôngilos (ciatostomíneos) na mucosa do cólon ventral. (Esta figura encontra-se reproduzida em cores no Encarte.)

a vermelho-escura, sendo a maior parte deles visível em inspeção cuidadosa da mucosa ou do conteúdo de intestino grosso (Figura 1.44). A curta cápsula bucal, bem desenvolvida, é cilíndrica e não apresenta dente; a diferenciação das espécies se baseia nas características da cápsula bucal e das coroas lamelares interna e externa.

Ciclo evolutivo. A eclosão dos ovos e o desenvolvimento até L_3 demora 2 semanas, no verão, em locais de clima temperado; depois disso a larva migra das fezes para a pastagem circundante. Após sua ingestão, a L_3 perde a bainha e penetra nas paredes do íleo e do intestino grosso, onde se transforma em L_4, antes de surgir no lúmen intestinal e sofrer muda para se tornar verme adulto jovem. Os períodos pré-patentes dos membros deste gênero geralmente variam de 2 a 3 meses, embora possa ser mais prolongado em razão da hipobiose, em algumas espécies.

Cyathostomum

Cyathostomum possui um colar bucal moderadamente grande, com papilas cefálicas não muito proeminentes. A cápsula bucal é mais larga do que profunda, apresenta parede fina e sem sulco dorsal. Os elementos da coroa lamelar externa são maiores, mais largos e em menor quantidade do que os elementos da coroa lamelar interna. A coroa lamelar interna situa-se profundamente na cápsula bucal e contém suportes extraquitinosos esclerosados próximo à borda anterior da cápsula bucal (Figura 1.45A).

O raio dorsal da bolsa do macho se divide, originando os raios externodorsais; as espículas são filiformes, com comprimentos iguais e extremidades em formato de picareta. Na fêmea, a vulva situa-se próximo ao ânus. A cauda pode ser reta ou curvada dorsalmente, com uma protuberância ventral, anterior à vulva.

Espécies de *Cyathostomum*

Espécies	Hospedeiros	Local
Cyathostomum alveatum (sin. *Cylichnostomum alveatum, Cylicostomum alveatum, Trichonema alveatum, Cylicocercus alveatus*)	Equinos, asininos	Intestino grosso
Cyathostomum catinatum (sin. *Cylichnostomum catinatum, Cylicostomum catinatum, Trichonema catinatum, Cylicocercus catinatum*)	Equinos, asininos	Intestino grosso
Cyathostomum coronatum (sin. *Cylichnostomum coronatum, Cylicostomum coronatum, Trichonema coronatum, Cylicostomias coronatum*)	Equinos, asininos	Intestino grosso
Cyathostomum labiatum (sin. *Cyathostomum labratum, Cylichnostomum labiatum, Cylicostomum labiatum, Trichonema labiatum, Cylicostomias labiatum*)	Equinos, asininos	Intestino grosso
Cyathostomum labratum (sin. *Cylichnostomum labratum, Cylicostomum labratum, Trichonema labratum, Cylicostomias labratum*)	Equinos, asininos	Intestino grosso
Cyathostomum montgomeryi (sin. *Cylicostomum montgomeryi, Trichonema labratum, Cylicotoichus montgomeryi*)	Equinos, asininos	Intestino grosso
Cyathostomum pateratum (sin. *Cylicodontophorus pateratum, Cylicostomum pateratum, Trichonema pateratum, Cylicocercus pateratum*)	Equinos, asininos	Intestino grosso
Cyathostomum saginatum (sin. *Cylicostomum sagittatum, Trichonema sagittatum, Cylicostomias sagittatum, Cylicodontophorus sagittatum*)	Equinos, asininos	Intestino grosso
Cyathostomum tetracanthum (sin. *Strongylus tetracanthum, Sclerostomum tetracanthum, Cyclichnostomum tetracanthum, Cylicostomum tetracanthum, Trichonema tetracanthum, Trichonema arcuata, Trichonema aegypticum, Cylicostomum aegypticum*)	Equinos, asininos	Intestino grosso

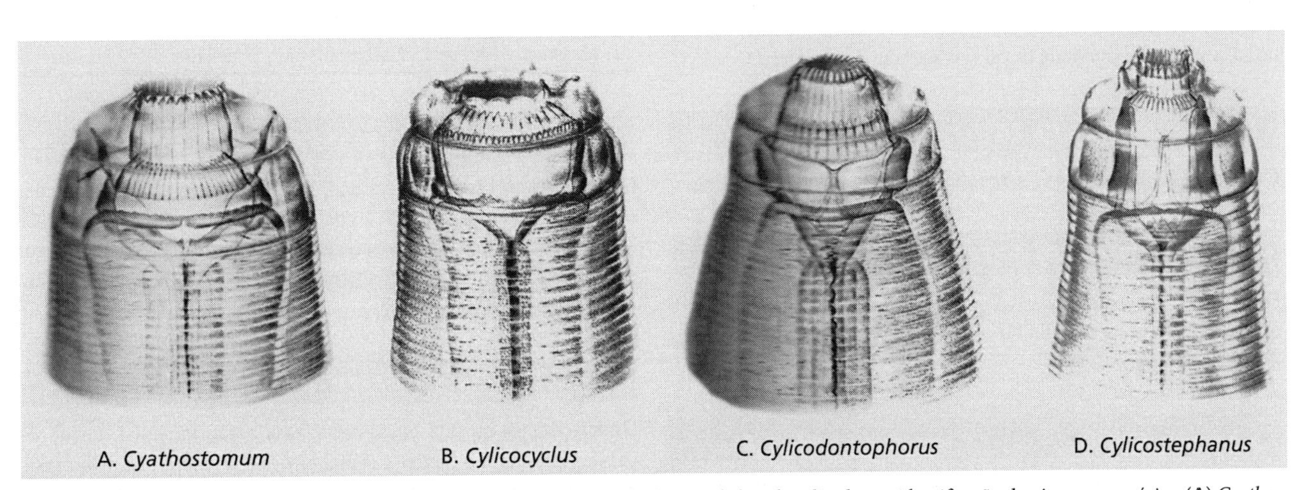

Figura 1.45 Ciastotomíneos mostrando aspectos característicos da cabeça e da cápsula bucal, utilizados na identificação de gêneros e espécies: (**A**) *Cyathostomum*; (**B**) *Cylicocyclus*; (**C**) *Cylicodontophorus*; (**D**) *Cylicostephanus*. (Redesenhada de Lichenfels, 1975. Reproduzida, com autorização, de Helminthological Society of Washington.) (Esta figura encontra-se reproduzida em cores no Encarte.)

Cyathostomum alveatum

Descrição. As paredes da cápsula bucal apresentam um espessamento uniforme posterior à coroa lamelar interna, que corresponde a cerca de um terço da profundidade da cápsula bucal.

Cyathostomum catinatum

Descrição. A coroa lamelar interna é mais anterior nas faces laterais da cápsula bucal, comparativamente às faces dorsal e ventral, porém não em linha sinuosa.

Cyathostomum coronatum

Descrição. Os suportes extraquitinosos são proeminentes e a coroa lamelar interna forma uma linha uniforme ao redor da cavidade bucal, a qual é tão profunda quanto larga, com paredes espessas e curvadas para dentro.

Cyathostomum labiatum

Descrição. O colar bucal é chanfrado e forma quatro lábios distintos; o comprimento dos elementos da coroa lamelar interna corresponde à metade da coroa lamelar externa. Os suportes quitinosos são fusiformes. O poro excretor está situado próximo da junção, do meio ao terço posterior do esôfago.

Cyathostomum labratum

Descrição. O colar bucal não é chanfrado; o comprimento dos elementos da coroa lamelar interna é maior que a metade do comprimento da coroa lamelar externa. Os suportes quitinosos são piriformes e o poro excretor situa-se próximo ao meio do esôfago.

Cyathostomum montgomeryi

Descrição. Semelhante a *C. labiatum*, porém sem lábios bem definidos. A parede da cápsula bucal é mais longa na imagem dorsoventral.

Cyathostomum pateratum

Descrição. A coroa lamelar interna encontra-se em uma profunda linha sinuosa, na cavidade bucal (vista em imagem lateral).

Cyathostomum saginatum

Descrição. Semelhante a *C. coranatum*, porém a cápsula bucal é rasa.

Cyathostomum tetracanthum

Descrição. Os suportes extraquitinosos são quase tão grandes quanto a parede da cápsula bucal e se apresentam como extensões da parede da cápsula bucal.

Cylicocyclus

Estes parasitas medem cerca de 10 a 25 mm de comprimento. *Cylicocylus* apresenta um grande colar bucal, com largas papilas laterais. Os elementos da coroa lamelar externa são maiores, em menor quantidade e mais largos do que os da coroa lamelar interna, sendo os últimos curtos com bastonetes finos na borda anterior da cápsula bucal, ou próximo dela. A cápsula bucal é curta, mais larga do que profunda, com paredes que se afinam anteriormente e com um espessamento em formato de argola ao redor da borda posterior. Em geral, não há sulco dorsal na cápsula bucal (Figura 1.45B). No macho, nota-se uma fenda no raio dorsal até o local de origem dos raios externodorsais; as espículas são filiformes, de comprimentos iguais, com caudas em formato de picareta. Nas fêmeas, a vulva situa-se próximo ao ânus e, em geral, a cauda é reta, mas pode ser ligeiramente curvada no sentido dorsal.

Espécies de *Cylicocyclus*

Espécies	Hospedeiros	Local
Cylicocyclus adersi (sin. *Cylicostomum adersi, Trichonema adersi*)	Equinos, asininos	Intestino grosso
Cylicocyclus auriculatus (sin. *Cylichnostomum auriculatum, Cylicostomum auriculatum, Trichonema auriculatum, Cyathostomum auriculatum*)	Equinos, asininos	Intestino grosso
Cylicocyclus brevicapsulatus (sin. *Cylicostomum brevispiculatum, Cylichobrachytus brevispiculatum, Trichonema brevispiculatum*)	Equinos, asininos	Intestino grosso
Cylicocyclus elongatus (sin. *Cyathostomum elongatum, Cylichnostomum elongatum, Trichonema elongatum, Cylicoostomum elongatum*)	Equinos, asininos	Intestino grosso
Cylicocyclus insigne (sin. *Cylichnostomum insigne, Cylicostomum insigne, Cylicostomum zebra, Trichonema insigne*)	Equinos, asininos	Intestino grosso
Cylicocyclus largocapsulatus (sin. *Trichonema largocapsulatus*)	Equinos, asininos	Intestino grosso
Cylicocyclus leptostomus (sin. *Cylichnostomum leptostomum, Trichonema leptostomum, Schultzitrichonema leptostomum, Cylicotetrapedon leptostomum*)	Equinos, asininos	Intestino grosso
Cylicocyclus maturmurai (sin. *Trichonema maturmurai*)	Equinos, asininos	Intestino grosso
Cylicocyclus nassatus (sin. *Cyathostomum nassatum, Cylichnostomum nassatum, Cylicostomum nassatum, Trichonema nassatum, Cylicocyclus bulbiferus*)	Equinos, asininos	Intestino grosso
Cylicocyclus radiatus (sin. *Cylichnostomum radiatum, Cyathostomum radiatum, Trichonema radiatum, Cylicostomum prionodes*)	Equinos, asininos	Intestino grosso
Cylicocyclus tiramosus (sin. *Cylicostomum triramosum, Trichonema triramosum*)	Equinos, asininos	Intestino grosso
Cylicocyclus ultrajectinus (sin. *Cylicostomum ultrajectinum, Trichonema ultrajectinum*)	Equinos, asininos	Intestino grosso

Cylicocyclus adersi

Descrição. A cápsula bucal não é rasa e a espessura das paredes é uniforme. O sulco dorsal é curto, porém bem desenvolvido. Os elementos da coroa lamelar são em menor quantidade e mais largos do que os elementos da coroa lamelar externa; ademais, apresentam comprimento uniforme.

Cylicocyclus auriculatus

Descrição. A cápsula bucal não é rasa e não há sulco dorsal. As papilas laterais são longas e semelhantes à orelha ou se prolongam no formato de chifre, muito maior do que o colar bucal. O poro excretor e as papilas cervicais situam-se posteriormente à junção esofagointestinal.

Cylicocyclus brevicapsulatus

Descrição. A cápsula bucal é extremamente rasa, com frágeis paredes imperceptíveis.

Cylicocyclus elongatus

Descrição. A cápsula bucal não é rasa, não há sulco dorsal e as papilas laterais não são longas. O poro excretor e a papila cervical situam-se anteriormente à junção esofagointestinal. O funil do esôfago é quase tão grande quanto a cápsula bucal e o esôfago é muito alongado, com sua metade posterior aumentada e cilíndrica.

Cylicocyclus insigne

Descrição. A cápsula bucal não é rasa, não há sulco dorsal e as papilas laterais não são longas. O poro excretor e a papila cervical situam-se anteriormente à junção esofagointestinal. Os elementos da coroa lamelar externa são estreitos; os elementos da coroa lamelar interna são muito menores do que os elementos da coroa lamelar externa e apresentam comprimento uniforme.

Cylicocyclus largocapsulatus

Descrição. A valva esofagointestinal não é alongada, a cápsula bucal é grande e os elementos da coroa lamelar externa são quase que a metade, contanto que a cápsula bucal seja profunda.

Cylicocyclus leptostomus

Descrição. A valva esofagointestinal é alongada, a cápsula bucal é pequena e os elementos da coroa lamelar externa são quase que a metade, contanto que a cápsula bucal seja profunda.

Cylicocyclus maturmurai

Descrição. A cápsula bucal não é rasa e as paredes apresentam espessura uniforme. Os elementos da coroa lamelar interna excedem os elementos da coroa lamelar externa e apresentam comprimento uniforme.

Cylicocyclus nassatus

Descrição. A cápsula bucal não é rasa e as papilas laterais e a coroa lamelar externa se estendem além do colar bucal. Nota-se que a extensão do sulco dorsal corresponde à metade da profundidade da cápsula bucal. As papilas submedianas são longas e se estendem além do colar bucal. A coroa lamelar externa possui 20 elementos. A cápsula bucal apresenta projeção cuticular interna semelhante à saliência.

Cylicocyclus radiatus

Descrição. A valva esofagointestinal não é alongada, a cápsula bucal é grande e os elementos da coroa lamelar externa são quase que um terço, contanto que a cápsula bucal seja profunda.

Cylicocyclus tiramosus

Descrição. A cápsula bucal não é rasa, com extensão das papilas laterais e da coroa lamelar externa além do colar bucal. O sulco dorsal é pequeno e semelhante a botão. As papilas submedianas são curtas e não se prolongam além do colar bucal. A coroa lamelar externa possui 30 elementos. A cápsula bucal não apresenta projeção interna.

Cylicocyclus ultrajectinus

Descrição. A cápsula bucal não é rasa, não há sulco dorsal e as papilas laterais não são longas. O poro excretor e as papilas cervicais situam-se próximo da junção esofagointestinal. Os elementos da coroa lamelar externos são largos; os elementos da coroa lamelar interna são tão longos, ou mais, do que os elementos da coroa lamelar externa.

Cylicodontophorus

São vermes pequenos a médios, com cerca de 7 a 15 mm de comprimento. *Cylicodontophorus* apresenta grande colar bucal, com papilas laterais imperceptíveis e papilas submedianas curtas e cônicas. A cápsula bucal é curta, com parede espessa, com espessura quase uniforme, e mais larga que profunda. Os elementos da coroa lamelar interna são mais longos, mais largos e menos numerosos do que os elementos da coroa lamelar externa e estão inseridos próximo à margem anterior da cápsula bucal (Figura 1.45C).

Nota-se fenda no raio dorsal da bolsa do macho apenas no ramo proximal; as espículas são filiformes, de comprimentos iguais, com extremidades em formato de gancho. Na fêmea, a cauda é curta, com extremidades afiladas; pode-se notar protuberância ventral proeminente anterior à vulva.

Espécies de *Cylicodontophorus*

Espécies	Hospedeiros	Local
Cylicodontophorus bicoronatus (sin. *Cyathostomum bicoranatum, Cylichnostomum bicoronatum, Cylicostomum bicoranatum, Trichonema bicoranatum*)	Equinos, asininos	Intestino grosso
Cylicodontophorus euproctus (sin. *Cylichnostomum euproctus, Cylicostomum euproctus, Trichonema euproctus*)	Equinos, asininos	Intestino grosso
Cylicodontophorus mettami (sin. *Cylicostoma mettami, Cylicostomum mettami, Trichonema mettami, Cylicocercus mettami, Cylicostomum ihlei*)	Equinos, asininos	Intestino grosso

Cylicodontophorus bicoronatus

Descrição. Sulco dorsal bem desenvolvido. Os elementos das coroas lamelares externa e interna apresentam tamanhos quase iguais.

Cylicodontophorus euproctus

Descrição. Não há sulco dorsal. A quantidade de elementos da coroa lamelar interna corresponde ao dobro daquela dos elementos da coroa lamelar externa. O funil esofágico não é bem desenvolvido.

Cylicodontophorus mettami

Descrição. Não há sulco dorsal. A quantidade de elementos da coroa lamelar interna corresponde ao dobro daquela dos elementos da coroa lamelar externa. O funil esofágico é bem desenvolvido.

Cylicostephanus

Estes vermes pequenos apresentam apenas cerca de 4 a 10 mm de comprimento. *Cylicostephanus* apresenta um colar bucal achatado, com papilas laterais imperceptíveis e papilas submedianas proeminentes. A cápsula bucal é ligeiramente estreita na parte anterior, com parede de espessura variável e com sulco dorsal. Os elementos da coroa lamelar externa são mais longos, mais largos e menos numerosos do que os elementos da coroa lamelar interna, os quais são pequenos bastonetes finos próximos à borda anterior da cápsula bucal (Figura 1.45D).

Nota-se uma fenda no raio dorsal da bolsa do macho apenas no ramo proximal; as espículas são filiformes, iguais em comprimento, com extremidades em formato de picareta. Na fêmea, a vulva situa-se próximo ao ânus e a cauda geralmente é reta.

Espécies de *Cylicostephanus*

Espécies	Hospedeiros	Local
Cylicostephanus asymetricus (sin. *Cylicostomum asymetricum, Cylicotrapedon asymetricum, Schulzitrichonema asymetricum*)	Equinos, asininos	Intestino grosso
Cylicostephanus bidentatus (sin. *Cylicostomum bidentatum, Cylicotrapedon bidentatum, Trichonema bidentatum, Schulzitrichonema bidentatum*)	Equinos, asininos	Intestino grosso
Cylicostephanus calicatus (sin. *Cyathostomum calicatum, Cylichnostomum calicatum, Cylicostomum calicatum, Trichonema calicatum, Cylicosthomum barbatum, Trichonema tsengi*)	Equinos, asininos	Intestino grosso
Cylicostephanus goldi (sin. *Cylichnostomum goldi, Cylicostomum goldi, Trichonema goldi, Schulzitrichonema goldi, Cylicostomum tridentatum*)	Equinos, asininos	Intestino grosso
Cylicostephanus hybridus (sin. *Cylicostomum hybridus, Trichonema hybridum, Schulzitrichonema hybridum, Trichonema parvibursatus*)	Equinos, asininos	Intestino grosso
Cylicostephanus longibursatus (sin. *Cylicostomum longibursatum, Trichonema longibursatum, Cyclostomum nanum, Cylicostomum calicatiforme*)	Equinos, asininos	Intestino grosso
Cylicostephanus minutus (sin. *Cylicostomum minutum, Trichonema minutum*)	Equinos, asininos	Intestino grosso
Cylicostephanus ornatus (sin. *Cylicostomum ornatum, Trichonema ornatum, Cylicosthomia ornatum, Cyathostomum ornatum, Cylicodontophorus ornatum*)	Equinos, asininos	Intestino grosso
Cylicostephanus poculatus (sin. *Cyathostomum poculatum, Cylichnostomum poculatum, Cylicostomum poculatum, Trichonema poculatum, Petrovina poculatum*)	Equinos, asininos	Intestino grosso
Cylicostephanus skrjabini (sin. *Trichonema skrjabini, Petrovinema skrjabini*)	Equinos, asininos	Intestino grosso

Cylicostephanus asymetricus

Descrição. As paredes da cápsula bucal são muito mais espessas na parte anterior, os elementos da coroa lamelar externa são tão largos quanto longos e o sulco dorsal se estende até quase a base da coroa lamelar interna. A cápsula bucal é assimétrica, na imagem lateral, e as paredes da cápsula são côncavas. No funil esofágico os dentes não são proeminentes.

Cylicocyclus bidentatus

Descrição. As paredes da cápsula bucal são muito mais espessas na parte anterior, os elementos da coroa lamelar externa são tão largos quanto longos e o sulco dorsal se estende até quase a base da coroa lamelar interna. Na imagem lateral a cápsula bucal é assimétrica e as paredes da cápsula são côncavas. Os dentes do funil esofágico não são proeminentes.

Cylicostephanus calicatus

Descrição. A cápsula bucal é tão ampla quanto profunda e a espessura da parede é uniforme. A coroa lamelar externa possui 8 a 18 elementos triangulares e as papilas submedianas são chanfradas próximo a suas extremidades.

Cylicostephanus goldi

Descrição. As paredes da cápsula bucal apresentam espessura uniforme, os elementos da coroa lamelar externa são duas vezes mais numerosos do que os da coroa lamelar interna e o sulco dorsal se assemelha a um botão. As paredes da cápsula bucal apresentam discreta curvatura, sendo um pouco mais espessas na parte posterior. A cauda da fêmea é curvada no sentido dorsal. Não há dentes proeminentes no funil do esôfago.

Cylicostephanus hybridus

Descrição. As paredes da cápsula bucal apresentam espessura uniforme, os elementos da coroa lamelar externa são duas vezes mais longos do que largos e o sulco dorsal se estende do meio até a base da coroa lamelar interna. As paredes da cápsula bucal são retas e ligeiramente mais espessas na parte posterior, em imagem dorsal.

Cylicostephanus longibursatus

Descrição. As paredes da cápsula bucal apresentam espessura uniforme, os elementos da coroa lamelar externa são duas vezes mais longos do que largos; o sulco dorsal se assemelha a botão. As paredes da cápsula bucal apresentam discreta curvatura e são ligeiramente mais espessas na parte posterior.

Cylicostephanus minutus

Descrição. A cápsula bucal é tão larga quanto profunda e as paredes apresentam espessura uniforme. A coroa lamelar externa possui 8 a 18 elementos triangulares e as papilas submedianas são chanfradas no meio.

Cylicostephanus ornatus

Descrição. As paredes da cápsula bucal são muito mais espessas na parte anterior, os elementos da coroa lamelar externa são tão largos quanto longos e o sulco dorsal se estende quase que até a base da coroa lamelar interna. A cápsula bucal é assimétrica, em imagem lateral, e as paredes da cápsula são côncavas. Os dentes do funil esofágico não são proeminentes.

Cylicostephanus poculatus

Descrição. A cápsula bucal é mais profunda do que larga, em imagem lateral, e as paredes são muito mais espessas na parte posterior. A coroa lamelar possui cerca de 36 elementos.

Cylicostephanus skrjabini

Descrição. A cápsula bucal é mais profunda do que larga, em imagem lateral, e as paredes são muito mais espessas na parte posterior. A coroa lamelar externa contém, aproximadamente, 36 elementos. Não apresenta projeção lateral na parede interna da cápsula bucal e tem uma borda com projeções dentiformes na base da cápsula bucal.

FAMÍLIA SYNGAMIDAE

Syngamus

A fêmea, grande e avermelhada, e o macho, pequeno e esbranquiçado, se apresentam permanentemente em cópula, em formato de "Y" (Figura 1.46). São os únicos parasitas encontrados na traqueia de aves domésticas. Os machos possuem duas espículas.

Ciclo evolutivo. Os ovos são liberados sob a bolsa do macho e transportados até a traqueia, junto com o excesso de muco produzido em resposta à infecção; em seguida, são deglutidos e excretados nas fezes. Diferentemente de outros estrongiloides, L_3 se desenvolve no interior do ovo. A infecção pode se instalar por meio de uma das três vias: a primeira, pela ingestão de L_3 no ovo, a segunda pela ingestão de L_3 liberada e a terceira pela ingestão de um hospedeiro de transporte (ou hospedeiro paratênico) contendo L_3. O hospedeiro paratênico mais comum é a minhoca comum, mas diversos outros invertebrados, como lesma, caramujo, besouros e algumas moscas, podem atuar como hospedeiros de transporte. Após a penetração no intestino do hospedeiro final, L_3 alcança os pulmões, via fígado, provavelmente através do sangue, uma vez que é vista nos alvéolos 4 a 6 h após a infecção experimental. As duas mudas parasitárias ocorrem nos pulmões, dentro de 5 dias, tempo no qual os parasitas apresentam 1,0 a 2,0 mm de comprimento. A cópula ocorre ao redor do sétimo dia, na traqueia ou nos brônquios, após a qual a fêmea cresce rapidamente. O período pré-patente varia de 16 a 20 dias. A longevidade é de, aproximadamente, 9 meses.

Espécie de *Syngamus*

Espécie	Hospedeiros	Local
Syngamus trachea	Galinhas, perus, aves de caça (faisão, perdiz, galinha-d'angola), pombos e diversas aves selvagens	Traqueia

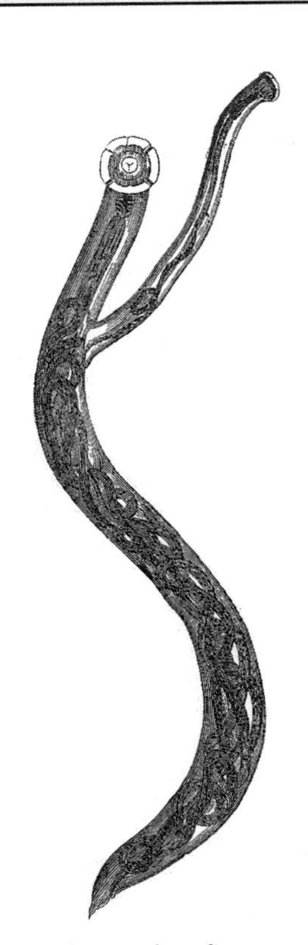

Figura 1.46 *Syngamus trachea*, macho e fêmea, em cópula. (Redesenhada de Neumann, 1892.)

Syngamus trachea

Sinônimos. *Syngamus parvis*, *Syngamus gracilis*.

Descrição. As fêmeas do parasita são avermelhadas e medem de 1 a 3 cm de comprimento; os machos são esbranquiçados e pequenos, medindo até 0,5 cm. Os vermes possuem grande cápsula bucal em formato de xícara rasa, com até 10 dentes em sua base. Não há coroa lamelar. Os raios da bolsa são curtos e espessos e as espículas são longas e de formato simples.

Cyathostoma

A bolsa do macho é bem desenvolvida, mas os vermes desta espécie não se apresentam permanentemente em cópula, como acontece com *Syngamus*.

Ciclo evolutivo. Acredita-se que o ciclo evolutivo seja semelhante àquele de *Syngamus*.

Espécies de *Cyathostoma*

Espécies	Hospedeiros	Locais
Cyathostoma bronchialis	Gansos, patos, cisnes	Traqueia, brônquios
Cyathostoma variegatum	Patos, casuares	Traqueia, brônquios

Cyathostoma bronchialis

Sinônimo. *Syngamus bronchialis*.

Descrição. Os vermes são avermelhados, quando vivos. Os machos adultos medem 4 a 6 mm de comprimento e as fêmeas são muito maiores, com 15 a 30 mm. A cápsula bucal é grande, profunda e em formato de xícara, com seis a sete dentes em sua base. A bolsa do macho é bem desenvolvida, mas os vermes desta espécie não se apresentam permanentemente em cópula, como acontece com *Syngamus trachea*.

Cyathostoma variegatum

Descrição. Os vermes adultos apresentam 0,4 a 3 cm de comprimento; os machos medem 4 a 6 mm e as fêmeas, 16 a 31 mm.

Mammomonogamus

Estes nematódeos são semelhantes a *Syngamus*. Os vermes são avermelhados, com cerca de 0,6 a 2 cm de comprimento. As fêmeas e os machos se apresentam permanentemente em cópula. A grande cápsula bucal carece de coroa cuticular. Há uma papila cervical. Espécies de *Mammomonogamus* constatadas em gatos podem ser sinônimos das espécies verificadas em ruminantes.

Ciclo evolutivo. O ciclo evolutivo é direto, mas o meio de transmissão é desconhecido.

Espécies de *Mammomonogamus*

Espécies	Hospedeiros	Locais
Mammomonogamus nasicola (sin. *Syngamus nasicola*, *Syngamus kingi*)	Ovinos, caprinos, bovinos, veados	Cavidades nasais
Mammomonogamus laryngeus (sin. *Syngamus laryngeus*)	Bovinos, búfalos, caprinos, ovinos, veados, raramente humanos	Laringe
Mammomonogamus auris (sin. *Syngamus auris*)	Gatos	Canais auriculares
Mammomonogamus ierei (sin. *Syngamus ierei*)	Gatos	Cavidades nasais
Mammomonogamus mcgaughei (sin. *Syngamus mcgaughei*)	Gatos	Seios nasais, faringe

Mammomonogamus nasicola

Sinônimos. *Syngamus nasicola, Syngamus kingi.*

Descrição. Os machos medem 4 a 6 mm de comprimento e as fêmeas, 11 a 23 mm.

Mammomonogamus laryngeus

Sinônimo. *Syngamus laryngeus.*

Descrição. Os machos apresentam 3 a 6,3 mm de comprimento; as fêmeas são maiores, com 8,7 a 23,5 mm. Os machos possuem espículas cujos comprimentos variam de 23 a 30 μm; também, apresentam cápsula bucal em formato de xícara que se abre na extremidade anterior. Há 8 a 10 dentes localizados profundamente na cavidade bucal; acredita-se que não sejam utilizados para a fixação do verme.

Mammomonogamus ierei

Sinônimo. *Syngamus ierei.*

Descrição. As fêmeas apresentam cerca de 20 mm de comprimento, enquanto os machos têm 5 a 6,9 mm e sua aparência é mais robusta. Os vermes são vistos com a bolsa do macho fixada na vulva da fêmea. Há grande cápsula bucal com 8 grandes dentes em sua base.

Stephanurus

Grandes vermes encontrados nos rins e nos tecidos perirrenais.

Ciclo evolutivo. O desenvolvimento pré-parasitário, de ovo a L_3, tipicamente é de estrongiloides, ainda que a minhoca possa atuar como hospedeiro de transporte. Há três modos de infecção: pela ingestão de L_3 livre, pela ingestão de minhocas carreadoras de L_3 e pela via percutânea. Após a penetração no corpo, ocorre uma muda imediata e L_4 se desloca para o fígado pela corrente sanguínea, do intestino pela circulação porta ou da pele até os pulmões e circulação sistêmica. No fígado ocorre a muda final e os adultos jovens se movimentam pelo parênquima hepático durante 3 meses, ou mais, antes que perfurem a cápsula e migrem pela cavidade peritoneal, até a região perirrenal. Neste local são circundados por um cisto formado pela reação do hospedeiro e completam seu crescimento. O cisto se comunica diretamente com o ureter ou, se mais distante, por um delgado canal de conexão, possibilitando que os ovos dos vermes sejam excretados na urina. O período pré-patente varia de 6 a 19 meses e os vermes têm longevidade de, aproximadamente, 2 a 3 anos.

Espécie de *Stephanurus*

Espécie	Hospedeiros	Local
Stephanurus dentatus	Suínos	Rim

Stephanurus dentatus

Descrição. Grande verme robusto com até 4,5 cm de comprimento, cápsula bucal proeminente e cutícula transparente, através da qual os órgãos internos podem ser vistos. Os machos medem 2 a 3 cm de comprimento e as fêmeas, 3 a 4,5 cm. Geralmente são róseos. O tamanho e a localização do parasita têm valor diagnóstico. A cápsula bucal apresenta formato de xícara, com coroas lamelares pequenas e seis espessamentos cuticulares externos (dragonas), dos quais o ventral e o dorsal são mais proeminentes, e seis dentes cúspides na base. A bolsa do macho é curta e os duas espículas possuem comprimentos iguais ou diferentes.

FAMILIA DELETROCEPHALIDAE

Deletrocephalus

Espécie de *Deletrocephalus*

Espécie	Hospedeiro	Local
Deletrocephalus dimidiatus	Emas	Intestino delgado

Deletrocephalus dimidiatus

Descrição. Os vermes adultos são vigorosos e robustos, com cápsula bucal bem desenvolvida. Os machos medem 9 a 11 mm de comprimento e as fêmeas, 14 a 16 mm. Os machos apresentam bolsa com longas espículas finas.

Paradeletrocephalus

Espécie de *Paradeletrocephalus*

Espécie	Hospedeiro	Local
Paradeletrocephalus minor	Emas	Intestino delgado

Paradeletrocephalus minor

Descrição. Os vermes adultos apresentam tamanho e aparência de *Deletrocephalus* spp. A cápsula bucal contém saliências verticais e não há anéis coronários externos ou internos.

SUPERFAMÍLIA ANCYLOSTOMATOIDEA

Ancilóstomos são parasitas do intestino delgado e os gêneros de relevância veterinária incluem *Ancylostoma, Uncinaria, Bunostomum* e, de menor importância, *Gaigeria, Globocephalus* e *Agriostomum.* Em humanos, os gêneros de ancilóstomos de importância são *Ancylostoma* e *Necator.*

FAMÍLIA ANCYLOSTOMATIDAE

Ancylostoma

Ancylostoma são vermes cinza-avermelhados, coloração que depende de os vermes se alimentaram; são facilmente identificados com base no tamanho. Em geral, a extremidade anterior é curvada no sentido dorsal. Os vermes apresentam cápsula bucal bem desenvolvida, sem coroas lamelares, mas apresentam dentes ou placas quitinosas cortantes em sua borda ventral.

Espécies de *Ancylostoma*

Espécies	Hospedeiros	Local
Ancylostoma braziliense	Cães, raposas, gatos, canídeos selvagens	Intestino delgado
Ancylostoma caninum	Cães, raposas, canídeos selvagens, ocasionalmente humanos	Intestino delgado
Ancylostoma ceylanicum	Cães, gatos, felídeos selvagens, ocasionalmente humanos	Intestino delgado
Ancylostoma tubaeforme (sin. *Strongylus tubaeforme*)	Gatos	Intestino delgado
Ancylostoma duodenale	Humanos, primatas	Intestino delgado

Ancylostoma caninum

Descrição. É a espécie mais abundante. Os machos medem cerca de 12 mm e as fêmeas, 15 a 20 mm de comprimento. A extremidade anterior é angular no sentido dorsal e a abertura bucal é direcionada

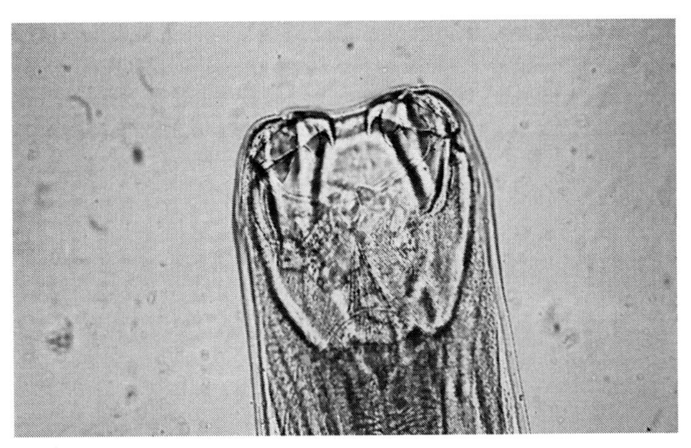

Figura 1.47 Cabeça de *Ancylostoma caninum* mostrando grande cápsula bucal contendo pares de dentes. (Esta figura encontra-se reproduzida em cores no Encarte.)

no sentido anterodorsal. A cápsula bucal é grande, com três pares de dentes marginais e um par de dentes ventrolaterais, e possui um sulco dorsal (Figura 1.47). Não há cone dorsal. A bolsa do macho é bem desenvolvida.

Ciclo evolutivo. O ciclo evolutivo é direto e, em condições ideais, os ovos podem eclodir e se desenvolver até L_3 em tempo tão curto quanto 5 dias. A infecção se instala por meio da penetração na pele ou pela ingestão do parasita; ambos os meios são igualmente efetivos. Os hospedeiros paratênicos também podem ser importantes. No caso de infecção percutânea, as larvas migram pela corrente sanguínea até aos pulmões, onde sofrem muda para L_4, nos brônquios e na traqueia; em seguida, são deglutidas e alcançam o intestino delgado, onde ocorre a muda final. Caso a infecção ocorra por meio de ingestão, as larvas podem penetrar na mucosa bucal e migrar para os pulmões ou podem passar diretamente para o intestino, onde os vermes adultos prendem suas cápsulas bucais na mucosa. Qualquer que seja a via de infecção, o período pré-patente varia de 14 a 21 dias. Os vermes são prolíficos na produção de ovos e um cão infectado pode transmitir milhões de ovos, diariamente, ao longo de várias semanas.

Um aspecto importante da infecção por *A. caninum* é que, em cadelas suscetíveis, uma parte de L_3 que alcança os pulmões migra para os músculos esqueléticos, onde permanece dormente até que esta fêmea fique prenhe. Então, estas larvas são reativadas e, ainda como L_3, são excretadas no leite da cadela durante um período de, aproximadamente, 3 semanas após a parição. Não ocorre transmissão transplacentária.

Ancylostoma braziliense

Descrição. No cão, os machos medem ao redor de 7,5 mm e as fêmeas, 9 a 10 mm de comprimento. A cápsula bucal é profunda, com dois pares de dentes dorsais grandes e dentes ventrais muito pequenos.

Ciclo evolutivo. Em vários aspectos este verme é semelhante a *A. caninum,* com vias de infecção bucal e percutânea; entretanto, não se demonstrou transmissão transmamária. Os roedores podem atuar como hospedeiros paratênicos. Em cães e gatos, o período pré-patente é de cerca de 2 semanas.

Ancylostoma ceylanicum

Descrição. Quase idêntico a *A. braziliense.* A estria cuticular é mais larga que aquela verificada em *A. braziliensi* e o par interno de dentes ventrais na cápsula bucal é maior.

Ciclo evolutivo. Semelhante a *A. braziliensi.* Nos cães, o período pré-patente é de, aproximadamente, 2 semanas.

Ancylostoma tubaeforme

Sinônimo. *Strongylus tubaeforme.*

Descrição. Quase idêntico a *A. caninum*, porém ligeiramente menor; os machos medem cerca de 10 mm e as fêmeas, 12 a 15 mm de comprimento. A cápsula bucal é profunda, com o sulco dorsal terminando em um chanfro profundo na margem dorsal da cápsula, cuja borda ventral possui três dentes em cada lado. A cutícula é mais espessa e os dentes "esofágicos" profundos são pouco maiores do que aqueles de *A. caninum.* A bolsa do macho é bem desenvolvida e as espículas são, aproximadamente, 50% maiores do que as de *A. caninum.*

Ciclo evolutivo. Semelhante ao de *A. braziliensi.* O período pré-patente é de cerca de 3 semanas.

Ancylostoma duodenale

Descrição. Pequeno verme branco-acinzentado cujo comprimento varia de 8 a 13 mm. A cápsula bucal apresenta dois grandes dentes e um par inferior de dentes pequenos.

Ciclo evolutivo. Semelhante a *A. caninum.* No cão, o período pré-patente é de, aproximadamente, 5 semanas.

Uncinaria

O gênero compreende uma única espécie. Os vermes são pequenos, medindo até cerca de 1,0 cm de comprimento; os machos medem 5 a 8,5 mm de comprimento e as fêmeas, 7 a 12 mm.

Ciclo evolutivo. O usual é a infecção por L_3 infectante, por via bucal, sem migração pulmonar. Embora as larvas infectantes possam penetrar na pele, a infecção raramente se desenvolve; ademais, ainda não há evidência de transmissão transmamária ou intrauterina. Os carnívoros podem se infectar por meio do consumo de hospedeiros paratênicos, como camundongos infectados. O período pré-patente é cerca de 15 dias.

Espécie de *Uncinaria*

Espécie	Hospedeiros	Local
Uncinaria stenocephala	Cães, gatos, raposas, outros canídeos e felídeos selvagens	Intestino delgado

Uncinaria stenocephala

Descrição. Os vermes adultos, esbranquiçados, apresentam uma grande cápsula bucal em formato de funil, contendo um par de placas quitinosas; não possui dentes dorsais, mas apresenta um par de dentes subventrais na base (Figura 1.48). O cone dorsal não se projeta na cápsula bucal. O macho possui uma bolsa bem desenvolvida, com um pequeno lobo dorsal e dois grandes lobos laterais, em separado. As espículas são estreitas.

Necator

Em geral, os machos medem 7 a 9 mm de comprimento e as fêmeas, cerca de 9 a 11 mm de comprimento.

Espécie de *Necator*

Espécie	Hospedeiros	Local
Necator americanum	Humanos, primatas, cães, gatos, suínos	Intestino delgado

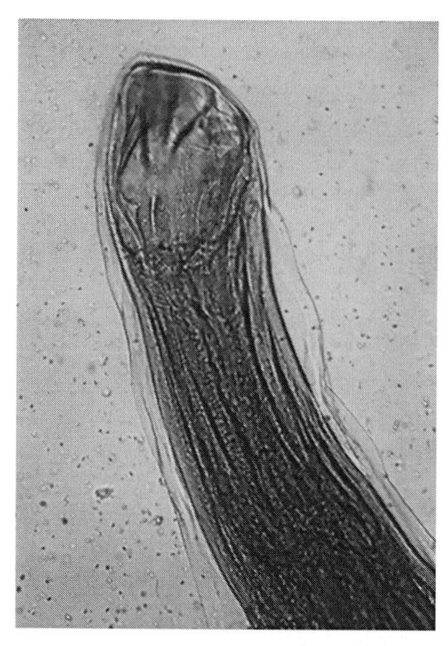

Figura 1.48 Cabeça de *Uncinaria stenocephala* mostrando cápsula bucal em formato de funil e par de placas quitinosas. (Esta figura encontra-se reproduzida em cores no Encarte.)

Necator americanum

Descrição. A cápsula bucal contém duas placas cortantes dorsais e duas ventrais, próximas da margem anterior. Há um par de dentes subdorsais e um par de dentes subventrais localizados próximo ao fundo da cápsula bucal.

Bunostomum

Bunostomum é um dos maiores nematódeos do intestino delgado de ruminantes; mede 1,0 a 3,0 cm de comprimento, é robusto, branco-acinzentado e, tipicamente, apresenta extremidade anterior em forma de gancho, com abertura da cápsula bucal na parte anterodorsal (Figura 1.49). Na região da cápsula bucal há festões cuticulares.

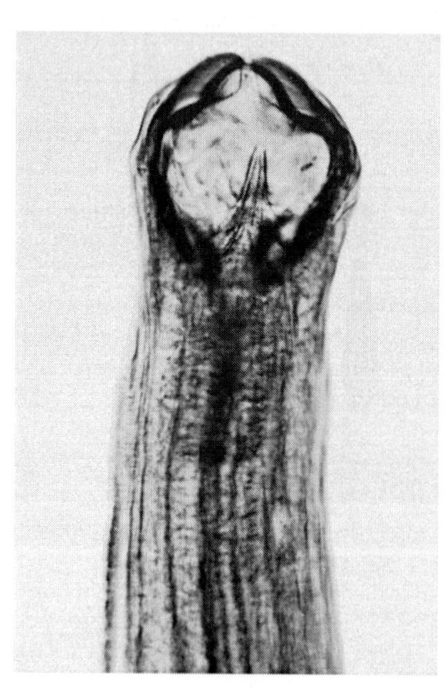

Figura 1.49 Cabeça de *Bunostomum phlebotomum* mostrando grande cápsula bucal e placas cortantes.

Ciclo evolutivo. A infecção por L_3 pode ser percutânea ou bucal. Após a penetração cutânea as larvas se deslocam até os pulmões e sofrem muda para larva de quarto estágio, antes de penetrar novamente no trato gastrintestinal, depois de, aproximadamente, 11 dias. Em geral, as larvas ingeridas se desenvolvem sem migração. No intestino ocorre desenvolvimento adicional.

Espécies de *Bunostomum*

Espécies	Hospedeiros	Local
Bunostomum phlebotomum	Bovinos	Intestino delgado
Bunostomum trigonocephalum	Ovinos, caprinos, veados, camelos	Intestino delgado

Bunostomum phlebotomum

Descrição. Os machos medem 10 a 18 mm e as fêmeas, 24 a 28 mm de comprimento. Esta espécie é muito parecida com *B. trigonocephalum* de ovinos, mas o cone dorsal é mais curto e há dois pares de pequenas lancetas subventrais na base. No macho, a bolsa é bem desenvolvida e há espículas muito longas e delgadas.

Ciclo evolutivo. O período pré-patente é de, aproximadamente, 6 semanas, após a penetração cutânea, e de 7 a 10 semanas após a ingestão.

Bunostomum trigonocephalum

Sinônimo. *Monodontus trigonocephalum.*

Descrição. Os machos medem 12 a 17 mm e as fêmeas, 19 a 26 mm de comprimento. A grande cápsula bucal se abre em posição anterodorsal; na borda ventral há um par de placas quitinosas cortantes e, internamente, um grande cone dorsal. Não há dente dorsal na cápsula bucal, mas há um par de pequenas lancetas subventrais em sua base. No macho, a bolsa é bem desenvolvida e o lobo dorsal é assimétrico. O raio externodorsal direito situa-se acima do tronco dorsal; é mais longo do que o esquerdo. O raio externodorsal esquerdo situa-se próximo da bifurcação do raio dorsal, o qual se divide em dois ramos tridigitados. As espículas são delgadas, espiraladas e relativamente curtas. Na fêmea, a vulva se abre a pequena distância, na frente da metade do corpo.

Ciclo evolutivo. O período pré-patente varia de 4 a 8 semanas.

Gaigeria

A única espécie deste gênero é um ancilóstomo, presente principalmente no duodeno de pequenos ruminantes.

Ciclo evolutivo. Acredita-se que o ciclo evolutivo seja direto; a principal via de infecção é percutânea. A larva L_3 infectante se assemelha àquela de *Bunostomum trigonocephalum*; é suscetível ao dessecamento.

Espécie de *Gaigeria*

Espécie	Hospedeiros	Locais
Gaigeria pachyscelis	Ovinos, caprinos, ruminantes selvagens	Duodeno e intestino delgado

Gaigeria pachyscelis

Descrição. A morfologia e o tamanho dos vermes são muito parecidos aos de *Bunostomum trigonocephalum.* Os machos adultos medem até 2 cm e as fêmeas, até 3 cm de comprimento. A cápsula bucal contém um grande cone dorsal e um par de lancetas subventrais, que possuem várias cúspides cada uma delas. Não há dente dorsal. A bolsa do macho apresenta um grande lobo dorsal e pequenos lobos laterais, unidos na parte ventral. O raio anterolateral é curto e arredondado, bem separado de outros raios laterais. Os raios externo-dorsais se originam do tronco principal do raio dorsal. O raio dorsal apresenta uma fenda em, aproximadamente, 1/4 de seu comprimento; os dois ramos curtos terminam em três digitações minúsculas. As espículas são pequenas e robustas e terminam com extremidades recurvadas sem farpa.

Globocephalus

Muitas espécies deste gênero parasitam o intestino delgado de suínos. Os vermes são robustos e esbranquiçados e medem, aproximadamente, 4 a 8 mm de comprimento. A boca se abre na parte subdorsal e a cápsula bucal tem formato globular, porém sem estruturas quitinosas na cápsula bucal. Não há coroa lamelar. A bolsa do macho é bem desenvolvida e possui um gubernáculo; as espículas são delgadas.

Ciclo evolutivo. O ciclo evolutivo é direto, com ingestão ou penetração percutânea de larvas L_3. Ocorre migração da larva no coração, nos pulmões, na traqueia, no esôfago e no estômago.

Espécie de *Globocephalus*

Espécie	Hospedeiros	Local
Globocephalus urosubulatus (sin. *Globocephalus longemucronatus, Globocephalus samoensis*)	Suínos, javalis	Intestino delgado

Globocephalus urosubulatus

Sinônimos. *Globocephalus longemucronatus, Globocephalus samoensis*

Descrição. São vermes esbranquiçados robustos muito pequenos. Os machos medem 4 a 7 mm e as fêmeas, 6 a 9 mm de comprimento. A boca se abre na parte subdorsal e a cápsula bucal é globular. Há 2 anéis cuticulares salientes próximos da abertura bucal. Há pequenas placas quitinosas triangulares na cápsula bucal. Não há coroa lamelar. A bolsa do macho é bem desenvolvida e as espículas são delgadas.

Agriostomum

São vermes robustos, branco-acinzentados. Os machos medem, aproximadamente, 9 a 11 mm e as fêmeas, 13 a 16 mm de comprimento.

Espécie de *Agriostomum*

Espécie	Hospedeiros	Local
Agriostomum vryburgi	Bovinos, búfalos, bois, zebus	Intestino delgado

Agriostomum vryburgi

Descrição. A cápsula bucal rasa se abre na parte anterodorsal; contém quatro pares de dentes grandes em sua borda e possui uma coroa lamelar rudimentar. A ampla abertura esofágica na base da cápsula bucal aloja duas pequenas lancetas subventrais. A bolsa é bem desenvolvida e os raios ventrais situam-se muito próximos e paralelos. Há um gubernáculo e as espículas apresentam iguais comprimentos.

SUPERFAMÍLIA DIAPHANOCEPHALOIDEA

FAMÍLIA DIAPHANOCEPHALIDAE

Nematódeos do gênero *Kalicephalus* são ancilóstomos de serpentes. O ciclo evolutivo é direto, com período pré-patente de 2 a 4 meses.

SUPERFAMÍLIA METASTRONGYLOIDEA

A maior parte dos vermes desta superfamília habita os pulmões ou os vasos sanguíneos adjacentes a eles. O ciclo evolutivo típico é indireto e o hospedeiro intermediário geralmente é um molusco.

Na prática, podem ser divididos em quatro grupos, com base no hospedeiro: aqueles que infectam **suínos** (Metastrongylidae: *Metastrongylus*); **ovinos** e **caprinos** (Protostrongylidae: *Muellerius, Protostrongylus, Cystocaulus, Spiculocaulus, Neostrongylus* e *Varestrongylus*); **veados** (*Elaphostrongylus, Parelaphostrongylus*); e **carnívoros** domésticos e selvagens (Filaroiidae: *Oslerus, Filaroides, Aelurostrongylus;* Angostrongylidae: *Angiostrongylus;* e Crenosomidae: *Crenosoma*).

FAMÍLIA METASTRONGYLIDAE

Metastrongylus

Membros deste gênero são vermes delgados brancos com até 6,0 cm de comprimento, que parasitam os suínos. O local de infecção e o formato longo e fino são suficientes para a identificação do gênero. Estes vermes apresentam dois lábios laterais trilobados. As espécies individuais são diferenciadas com base no tamanho e no formato das espículas do macho. O raio dorsal da bolsa é pequeno. O ciclo evolutivo envolve a minhoca como hospedeiro intermediário.

Ciclo evolutivo. Em temperaturas frias os ovos são muito resistentes e podem sobreviver durante 1 ano no solo. No entanto, normalmente estes ovos eclodem quase que imediatamente e o hospedeiro intermediário ingere L_1. Na minhoca, o desenvolvimento até L_3 demora cerca de 10 dias, em temperatura ideal de 22°C a 26°C. A longevidade de L_3 na minhoca é semelhante àquela do próprio hospedeiro intermediário e pode ser até de 7 anos. O suíno é infectado pela ingestão de minhoca e a L_3, liberada durante a digestão, desloca-se até aos linfonodos mesentéricos e sofre muda. Em seguida, L_4 alcança os pulmões pela via linfático-sanguínea; a muda final ocorre após a chegada do parasita nas vias respiratórias.

Espécies de *Metastrongylus*

Espécies	Hospedeiro	Local	Hospedeiro intermediário
Metastrongylus apri (sin. *Metastrongylus elongatus*)	Suínos, javalis	Pulmão	Minhocas (*Lumbricus, Dendrobaena, Eisena, Helodrilus* spp.)
Metastrongylus pudendotectus (sin. *Metastrongylus brevivaginatus*)	Suínos, javalis	Pulmão	Minhocas (*Lumbricus, Dendrobaena, Eisena, Helodrilus* spp.)
Metastrongylus salmi	Suínos, javalis	Pulmão	Minhocas (*Lumbricus, Dendrobaena, Eisena, Helodrilus* spp.)

Metastrongylus apri

Sinônimo. *Metastrongylus elongatus.*

Descrição. Os machos adultos, brancos e delgados, medem até 25 mm e as fêmeas até 58 mm de comprimento. Há seis pequenas papilas ao redor da abertura bucal. A bolsa do macho é relativamente pequena e os raios dorsais são reduzidos. As espículas são filiformes e têm, aproximadamente, 4 mm de comprimento; cada uma termina na forma de gancho. A vulva da fêmea situa-se próximo ao ânus e estas duas estruturas são recobertas nas tumefações cuticulares.

Ciclo evolutivo. O período pré-patente é de, aproximadamente, 24 dias.

Metastrongylus pudendotectus

Sinônimo. *Metastrongylus brevivaginatus*.

Descrição. Difere de *M. apri* por ter uma bolsa maior e espículas menores (< 1,5 mm de comprimento), com teminações em ganchos duplos, no macho. Os machos medem cerca de 16 a 18 mm e as fêmeas, 20 a 37 mm de comprimento. A fêmea possui cauda reta.

Ciclo evolutivo. O período pré-patente é de cerca de 4 semanas.

Metastrongylus salmi

Descrição. Semelhante a *M. pudendotectus*, mas com espículas mais longas, com cerca de 2 mm de comprimento.

FAMÍLIA PROTOSTRONGYLIDAE

Muellerius

São vermes delgados cinza-avermelhados capiliformes, com cerca de 1,0 a 4,0 cm de comprimento; embora grandes, com frequência sua visualização a olho nu é difícil, pois ficam incrustados no tecido pulmonar.

Ciclo evolutivo. O ciclo evolutivo é indireto e envolve um molusco como hospedeiro intermediário. Os vermes são ovovivíparos, com excreção de L_1 nas fezes; esta larva penetra no molusco, hospedeiro intermediário, e se desenvolve até L_3, ao longo de, no mínimo, 2 a 3 semanas. Os ovinos ou caprinos se infectam pela ingestão de moluscos. A L_3, liberada durante a digestão, se desloca até os pulmões por via linfático-sanguínea; as mudas parasitárias ocorrem nos linfonodos mesentéricos e nos pulmões. O período pré-patente de *Muellerius* varia de 6 a 10 semanas. O período de patência é muito longo, superior a 2 anos.

Espécie de *Muellerius*

Espécie	Hospedeiro	Local	Hospedeiro intermediário
Muellerius capillaris	Ovinos, caprinos, veados, ruminantes selvagens	Pulmão	Lesmas (*Limax, Agrolima* spp.) e caramujos (*Helix, Succinea* spp.)

Muellerius capillaris

Descrição. Os machos medem 12 a 14 mm e as fêmeas, 19 a 25 mm de comprimento. A extremidade posterior do macho adulto é enrolada, em espiral, e a bolsa é muito pequena e dobrada para dentro. As espículas curvadas possuem uma região alada proximal e dois ramos serrilhados distais, que terminam em ponta. O gubernáculo é constituído de dois bastonetes esclerosados.

Protostrongylus

Os vermes adultos, avermelhados, são delgados, capiliformes e encontrados nos pequenos bronquíolos pulmonares.

Ciclo evolutivo. Os vermes são ovovivíparos, sendo que L_1 é excretada nas fezes; estas larvas penetram no molusco, hospedeiro intermediário, e se desenvolvem até L_3 em um período mínimo de 2 a 3 semanas. O hospedeiro final se infecta pela ingestão do molusco. L_3 é liberada durante a digestão e se desloca até os pulmões, por via linfático-sanguínea, ocorrendo mudas parasitárias nos linfonodos mesentéricos e nos pulmões. O período pré-patente de *Protostrongylus* varia de 5 a 6 semanas. O período de patência é muito longo, superior a 2 anos.

Espécies de *Protostrongylus*

Espécies	Hospedeiros	Local	Hospedeiro intermediário
Protostrongylus rufescens	Ovinos, caprinos, veados, ruminantes selvagens	Pulmão	Lesmas (*Hericella, Theba, Abida, Zebrina* spp.)
Protostrongylus brevispiculum	Ovinos	Pulmão	Lesmas
Protostrongylus stilesi	Ovinos	Pulmão	Lesmas
Protostrongylus skrjabini	Ovinos	Pulmão	Lesmas
Protostrongylus rushi	Ovinos	Pulmão	Lesmas
Protostrongylus davtiani	Ovinos	Pulmão	Lesmas

Protostrongylus rufescens

Descrição. Os machos medem até 4,5 cm e as fêmeas, até 6,5 cm de comprimento. No macho, a bolsa é bem desenvolvida, porém é pequena e reforçada por duas placas quitinosas. O raio dorsal é espesso e globular, com seis papilas na face ventral. As espículas tubulares são quase retas; as extremidades distais possuem duas asas membranosas. O gubernáculo apresenta dois prolongamentos em formato de barco que têm várias nodulações na região posterior. Também, há um télamon. Na fêmea, a vulva está próximo à cauda conoide.

Protostrongylus brevispiculum

Descrição. Os vermes adultos são pequenos e capiliformes. No macho, o raio dorsal é pequeno e arredondado e os raios externo-dorsais são alongados. As espículas são muito mais curtas do que aquelas de *P. rufescens* e o gubernáculo é constituído de duas partes lisas e pontudas e curvadas nos sentidos medial e ventral. O télamon é bem desenvolvido.

Cystocaulus

Os vermes adultos são delgados, filamentares e marrom-escuros; são encontrados nos pequenos bronquíolos pulmonares.

Ciclo evolutivo. Semelhante ao de *Muellerius*. O período pré-patente varia de 5 a 6 semanas.

Espécies de *Cystocaulus*

Espécies	Hospedeiros	Local	Hospedeiro intermediário
Cystocaulus ocreatus	Ovinos, caprinos, veados, ruminantes selvagens	Pulmão	Lesmas (*Helix, Helicella, Theba, Cepaea, Monacha* spp.)
Cystocaulus nigrescens	Ovinos	Pulmão	Lesmas

Cystocaulus ocreatus

Descrição. Os vermes machos medem até 4 a 5 cm e as fêmeas, até 9 cm de comprimento. No macho, a bolsa é pequena; as espículas consistem em uma região proximal cilíndrica distintamente unida à região distal, com formato de lanceta. O gubernáculo tem uma estrutura complexa, sendo a parte posterior constituída de duas estruturas pontudas em formato de bota. Na fêmea, a vulva é protegida por uma expansão da cutícula em formato de sino.

Spiculocaulus

Espécie de *Spiculocaulus*

Espécie	Hospedeiros	Local	Hospedeiro intermediário
Spiculocaulus austriacus	Ovinos, caprinos	Pulmão	Lesmas

Neostrongylus

Pequenos vermes encontrados nos pulmões.

Ciclo evolutivo. Semelhante ao de outros vermes pulmonares metastrongiloides. O período pré-patente em ovinos é de, aproximadamente, 8 a 10 semanas.

Espécie de *Neostrongylus*

Espécie	Hospedeiros	Local	Hospedeiro intermediário
Neostrongylus linearis	Ovinos, caprinos	Pulmão	Lesmas

Neostrongylus linearis

Descrição. Os vermes adultos são pequenos; os machos medem 5 a 8 mm e as fêmeas, 13 a 15 mm de comprimento. No macho, as espículas apresentam diferentes tamanhos.

Varestrongylus

São vermes filamentares encontrados no parênquima e nos bronquíolos pulmonares.

Ciclo evolutivo. As larvas de terceiro estágio ingeridas pelo hospedeiro intermediário migram através da parede intestinal para os linfonodos e, por via linfática e sanguínea, para os pulmões. Em seguida, formam "aglomerados de acasalamento", nos quais crescem até a maturidade sexual. As fêmeas do parasita são ovovivíparas e durante a tosse as larvas de primeiro estágio são deglutidas. Quando ingerida por um molusco, hospedeiro intermediário, a larva se desenvolve até L_3 infectante, em 3 a 4 semanas.

Espécies de *Varestrongylus*

Espécies	Hospedeiros	Local	Hospedeiros intermediários
Varestrongylus schulzi (sin. *Bicaulus schulzi*)	Ovinos, caprinos	Pulmão	Lesma
Varestrongylus sagittatus	Veados-vermelhos, gamos	Pulmão	Caramujo e lesma
Varestrongylus capreoli	Veados-vermelhos, gamos	Pulmão	Lesma

Varestrongylus schulzi

Descrição. Os vermes adultos são pequenos e delgados; os machos medem 12 a 15 mm e as fêmeas, 13 a 15 mm de comprimento.

Varestrongylus sagittatus

Descrição. Vermes são delgados e medem de 14 a 34 mm de comprimento.

Elaphostrongylus

Espécie de *Elaphostrongylus*

Espécie	Hospedeiro	Locais	Hospedeiros intermediários
Elaphostrongylus cervi (sin. *Elaphostrongylus rangiferi*)	Veados (vermelho, *roe*, *sika*, rena)	Tecido conectivo, SNC	Caramujos e lesmas

Elaphostrongylus cervi

Sinônimo. *Elaphostrongylus rangiferi.*

Descrição. Os vermes maduros são avermelhados, longos e delgados. Os machos medem até 40 mm e as fêmeas, até 60 mm de comprimento.

Parelaphostrongylus

Espécie de *Parelaphostrongylus*

Espécie	Hospedeiros	Locais	Hospedeiros intermediários
Parelaphostrongylus tenuis (sin. *Odocoileostrongylus tenuis, Elaphostrongylus tenuis*)	Veados de cauda branca, alces, uapitis, outras espécies de veados, lhamas, guanacos, alpacas	Meninges cranianas, SNC	Caramujos e lesmas

Parelaphostrongylus tenuis

Sinônimos. *Odocoileostrongylus tenuis, Elaphostrongylus tenuis.*

Descrição. Os vermes maduros são avermelhados, longos e filamentares. Os machos medem até 40 mm e as fêmeas, 90 mm de comprimento.

FAMÍLIA FILAROIDIDAE

Oslerus

Este gênero era parte do gênero maior *Filaroides,* mas agora é separado, morfologicamente, de outros membros. Ainda que se tenha feito a distinção morfológica, também é útil, do ponto de vista veterinário, a diferenciação da única espécie nociva, *Oslerus osleri*, que habita as vias respiratórias superiores, daquelas espécies relativamente inofensivas mantidas no gênero *Filaroides* e que habitam o parênquima pulmonar. *Oslerus* e o gênero *Filaroides*, estreitamente relacionados, são excepcionais na superfamília Metastrongyloidea por terem ciclo evolutivo direto.

Ciclo evolutivo. As fêmeas são ovovivíparas e a maior parte dos ovos eclode na traqueia. Durante a tosse várias larvas são deglutidas e excretadas nas fezes, podendo ocorrer infecção pela ingestão destas larvas; mais comumente, instala-se infecção quando uma cadela infectada lambe os filhotes e transfere L_1 recentemente eclodida, presente no esputo. Após a ingestão, a primeira muda ocorre no intestino delgado e L_2 se desloca até os pulmões pela via linfático-sanguínea. O desenvolvimento completo, até L_5, ocorre nos alvéolos e nos brônquios e os vermes adultos migram para seu local de preferência, a bifuração da traqueia. O período pré-patente varia de 10 a 18 semanas.

Espécies de *Oslerus*

Espécies	Hospedeiros	Locais
Oslerus osleri (sin. *Filaroides osleri*)	Cães, canídeos selvagens	Traqueia, brônquios
Oslerus rostratus (sin. *Anafilaroides rostratus, Filaroides rostratus*)	Gatos selvagens, gatos domésticos	Brônquios

Oslerus osleri

Descrição. Os vermes, incrustados em nódulos fibrosos na bifurcação da traqueia e nos brônquios adjacentes, são pequenos, pálidos e delgados; os machos medem 5 mm e as fêmeas, 9 a 15 mm de comprimento, sendo ligeiramente mais grossas. A cauda do macho é arredondada, a bolsa não possui lobos evidentes e tem algumas papilas. As espículas curtas são ligeiramente desiguais. Na fêmea, a vulva situa-se próximo ao ânus.

Oslerus rostratus

Sinônimos. *Anafilaroides rostratus, Filaroides rostratus.*

Descrição. Os machos adultos medem cerca de 28 a 37 mm e as fêmeas adultas, 48 a 64 mm de comprimento. Na fêmea, a vulva situa-se imediatamente anterior ao ânus.

Filaroides

Estes vermes são muito pequenos (0,5 a 1,0 cm de comprimento), delgados, capiliformes e acinzentados; não só é difícil vê-los a olho nu no parênquima pulmonar, mas, também, é improvável que sejam recuperados íntegros no tecido. Estes vermes pulmonares apresentam ciclo evolutivo direto.

Espécies de *Filaroides*

Espécies	Hospedeiros	Local
Filaroides hirthi	Cães	Pulmão
Filaroides milksi (sin. *Andersonstrongylus milksi*)	Cães	Pulmão
Filaroides bronchialis (sin. *Filaroides martis*)	Martas, doninhas, outros Mustelidae	Pulmão

Filaroides hirthi

Descrição. Os vermes são muito pequenos (0,5 a 1,0 cm de comprimento), delgados, capiliformes e acinzentados; não só é difícil vê-los a olho nu no parênquima pulmonar, mas também é improvável que sejam recuperados íntegros no tecido.

Ciclo evolutivo. O ciclo evolutivo é direto. Os vermes são ovovivíparos e a L_1 eclodida é excretada nas fezes ou expelida no esputo. Ainda que a infecção possa ser adquirida mediante a ingestão de larvas fecais, acredita-se que a principal via de infecção por *Oslerus* seja a transferência de L_1 da saliva das cadelas para os filhotes, quando lambidos. O período pré-patente de *F. hirthi* é cerca de 5 semanas.

Filaroides milksi

Descrição. Semelhante a *F. histhi*; *Filaroides milksi* é maior que *F. hirthi*.

Aelurostrongylus

O gênero consiste em uma espécie, *Aelurostrongylus abstrusus*, comum nos pulmões de gatos domésticos.

Ciclo evolutivo. O ciclo evolutivo é indireto. Os vermes são ovovivíparos e L_1 é excretada nas fezes. Estas larvas penetram no molusco, hospedeiro intermediário, e se desenvolvem até L_3 infectantes e, durante esta fase, os hospedeiros paratênicos, como aves e roedores, podem ingerir os moluscos. O gato geralmente se infecta após ingestão destes hospedeiros paratênicos e, menos frequentemente, pela ingestão de hospedeiro intermediário. A L_3 liberada no trato digestório se desloca até os pulmões, pela via linfática ou sanguínea. Após a muda final, os adultos se instalam nos ductos alveolares e nos bronquíolos terminais. O período pré-patente varia de 4 a 6 semanas e o período patente cerca de 4 meses, ainda que alguns vermes possam sobreviver nos pulmões durante vários anos, apesar da ausência de larvas nas fezes.

Espécie de *Aelurostrongylus*

Espécie	Hospedeiro	Local	Hospedeiros intermediários
Aelurostrongylus abstrusus	Gato	Pulmão	Caramujos e lesmas

Aelurostrongylus abstrusus

Descrição. Nota-se agregação de vermes, ovos e larvas por todo o tecido pulmonar. Os vermes, com cerca de 1,0 cm de comprimento, são delgados e frágeis, sendo difícil recuperá-los íntegros durante o exame; uma preparação por compressão (*imprint*) de uma superfície de corte do pulmão mostra o material do verme, inclusive L_1 característica, que possui uma espinha subterminal com formato de S na cauda (Figura 1.50). A bolsa do macho é curta e os lobos são indistintos. As espículas apresentam morfologia simples.

FAMÍLIA ANGIOSTRONGYLIDAE

Angiostrongylus

Espécies de *Angiostrongylus*

Espécies	Hospedeiros	Locais	Hospedeiros intermediários
Angiostrongylus vasorum	Cães, raposas	Coração, vasos pulmonares	Caramujos e lesmas
Angiostrongylus cantonensis	Ratos, humanos	Artéria pulmonar (ratos), meninges (humanos)	Caramujos e lesmas
Angiostrongylus costaricensis	Ratos, humanos	Artéria ileocecal (ratos), intestino (humanos)	Caramujos e lesmas

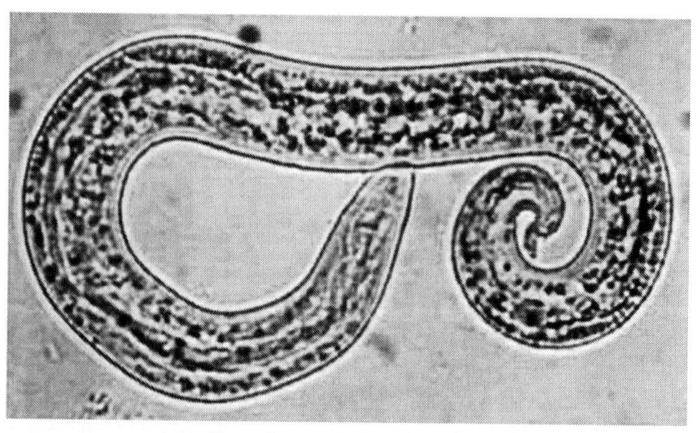

Figura 1.50 L_1 de *Aelurostrongylus abstrusus*: a cauda em formato de S contém um espinho subterminal. (Esta figura encontra-se reproduzida em cores no Encarte.)

Angiostrongylus vasorum

Descrição. Estes vermes são pequenos e avermelhados. Os machos, delgados, medem 14 a 18 mm de comprimento e as fêmeas, mais robustas, medem 18 a 25 mm. Os machos apresentam uma bolsa pequena e a fêmea tem aparência de "poste de barbearia", com ovários brancos enrolados ao redor do intestino vermelho, semelhante aos de *Haemonchus*.

Ciclo evolutivo. Os vermes do gênero são ovovivíparos. Nos vasos pulmonares de maior calibre os parasitas adultos depositam ovos que são transportados aos capilares, onde eclodem. A L_1 presente nos alvéolos migra para a traqueia e, então, para o trato alimentar, sendo excretada nas fezes. Ocorre desenvolvimento adicional após a penetração no hospedeiro intermediário; nota-se o terceiro estágio infectante em 17 dias. Após a ingestão do molusco pelo cão, a L_3 infectante liberada durante a digestão se desloca para os linfonodos adjacentes ao trato alimentar, onde ocorrem ambas as mudas parasitárias e, em seguida, para o local vascular de preferência. Também, tem-se constatado L_5 no fígado. O período pré-patente é de cerca de 7 semanas e os vermes podem sobreviver no cão por mais de 2 anos.

Angiostrongylus cantonensis

Descrição. O corpo é filariforme e afilado em ambas as extremidades. Os machos medem cerca de 18 mm e as fêmeas, 23 mm de comprimento. As fêmeas do parasita vivas têm aparência de "poste de barbearia", pois os túbulos uterinos espirais brancos circurdam o intestino preenchido com sangue. As espículas delgadas apresentam comprimentos iguais e são estriadas. Há um gubernáculo.

Ciclo evolutivo. A infecção é adquirida por meio da ingestão de um molusco contendo a larva L_3. As larvas são liberadas no trato alimentar e migram através do sistema porta hepático e dos pulmões para o sistema nervoso central, onde sofrem duas mudas. Por fim, os vermes jovens migram através da veia cerebral até as artérias pulmonares. Os vermes adultos acasalam e põem ovos, que passam para os capilares; estes ovos embrionados eclodem e as larvas L_1 penetram nos alvéolos e, então, durante a tosse são deglutidas e excretadas nas fezes. Estas larvas medem, aproximadamente, 270 a 300 μm de comprimento. As larvas L_1 são ingeridas pelo hospedeiro intermediário ou nele penetram. O período pré-patente é de cerca de 6 semanas.

Angiostrongylus costaricensis

Descrição. Os vermes são filiformes, afilados em ambas as extremidades. Os machos medem cerca de 20 mm e as fêmeas, 30 a 40 mm de comprimento. As espículas, delgadas e estriadas, apresentam comprimentos iguais. As extremidades cefálicas das espículas são rombas e as extremidades caudais são pontudas. Há um gubernáculo.

Ciclo evolutivo. As larvas são excretadas nas fezes de roedores e ingeridas por um molusco, no qual ocorre o desenvolvimento para o estágio L_3. Após a ingestão do molusco pelos ratos ou a ingestão de vegetação contaminada com muco infectante, L_3 migra através dos linfáticos. Após duas mudas os vermes migram para a artéria ioleocecal onde amadurecem, reproduzem e põem ovos, os quais são transportados até a parede intestinal. Os ovos embrionados eclodem e liberam as larvas L_1 que migram para o lúmen intestinal e são excretadas nas fezes. O período pré-patente varia de 3 a 4 semanas.

FAMÍLIA CRENOSOMATIDAE

Crenosoma

Este gênero compreende muitas espécies parasitas de carnívoros e insetívoros.

Espécie de *Crenosoma*

Espécie	Hospedeiros	Locais	Hospedeiros intermediários
Crenosoma vulpis	Cães, raposas, lobos	Traqueia, brônquios, bronquíolos	Caramujos e lesmas

Crenosoma vulpis

Descrição. Estes vermes brancos, delgados, se caracterizam por apresentar uma cutícula crenada com dobras (18 a 26 dobras circulares sobrepostas) na extremidade anterior, fazendo com que essa parte do verme pareça, superficialmente, segmentada. Os machos medem 4 a 8 mm de comprimento e possuem uma bolsa bem desenvolvida e um gubernáculo. O terço posterior das espículas possuem um esporão delgado dorsal. As fêmeas têm 12 a 16 mm de comprimento; a vulva situa-se próximo ao meio do corpo. *Crenosoma vulpis* é ovovivíparo.

Ciclo evolutivo. As fêmeas adultas depositam ovos de casca fina contendo larvas de primeiro estágio (L_1), que chegam à traqueia e passam ao trato intestinal, sendo excretadas nas fezes. Estas larvas penetram no molusco, hospedeiro intermediário, onde se desenvolvem até larvas de terceiro estágio (L_3) infectantes em, aproximadamente, 3 semanas. Após a ingestão do molusco pelo hospedeiro final, as larvas L_3 são liberadas durante a digestão e se deslocam até os pulmões, através das glândulas linfáticas e da circulação hepática, onde ocorrem duas mudas parasitárias. O período pré-patente é de cerca de 3 semanas.

SUPERFAMÍLIA RHABDITOIDEA

Este é um grupo primitivo de nematódeos, principalmente como verme de vida livre ou como parasitas de vertebrados e invertebrados inferiores. *Rhabdias* são os parasitas de trato repiratório de répteis. Embora alguns gêneros normalmente de vida livre, como *Halicephalobus* (*Micronema*) e *Rhabditis*, ocasionalmente causem problemas em animais, do ponto de vista veterinário o único gênero importante é *Strongyloides.*

FAMÍLIA STRONGYLOIDIDAE

Strongyloides

Os membros deste gênero são parasitas comuns do intestino delgado de animais muito jovens; embora de baixa patogenicidade, em algumas condições eles podem ocasionar enterite grave.

São vermes incolores, delgados, capiliformes, geralmente com menos de 10 mm de comprimento e apenas as fêmeas são parasitas. O esôfago longo cilíndrico (tipicamente com formato rabditiforme) pode ocupar até um terço do comprimento do corpo; o útero, filamentar, é entrelaçado com o intestino, propiciando aparência de filamentos espiralados torcidos (Figura 1.51). Diferentemente de outros parasitas intestinais de tamanho semelhante, a cauda apresenta ponta romba. A identificação da espécie geralmente se baseia na identificação das fêmeas características dos vermes, ou dos ovos, na espécie hospedeira.

Ciclo evolutivo. *Strongyloides* é único dentre os nematódeos de importância veterinária, sendo capaz de ciclos reprodutivos parasitário e de vida livre. A fase parasitária envolve apenas as fêmeas do verme

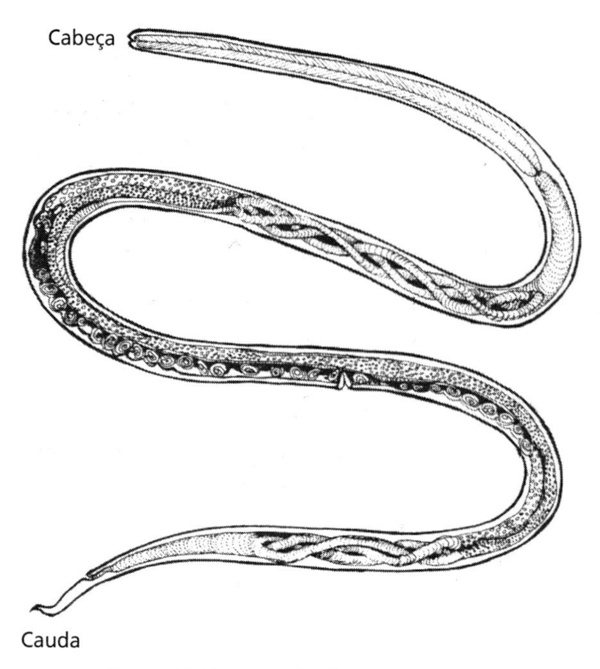

Figura 1.51 Fêmea adulta de *Strongyloides* spp.

no intestino delgado, as quais produzem ovos larvados por meio de partenogênese, ou seja, o desenvolvimento de um ovo não fertilizado. Nos herbívoros, é o ovo larvado que é excretado nas fezes, mas em outros animais ocorre eclosão de L_1. Após a eclosão, as larvas podem se desenvolver até o quatro estágio em vermes machos e fêmeas adultos de vida livre e isto pode ser seguido por uma sucessão de gerações de vida livre. No entanto, em determinadas condições, possivelmente relacionadas à temperatura e à umidade, a larva L_3 pode se tornar parasita, infectando o hospedeiro por meio da penetração na pele ou pela ingestão, migrando, via sistema venoso, aos pulmões e à traqueia, para se desenvolverem em fêmeas adultas no intestino delgado.

Animais jovens podem adquirir a infecção imediatamente após o nascimento pela mobilização de larvas em fase latente dos tecidos da parede abdominal ventral da fêmea, as quais, subsequentemente, são excretadas no leite. Ademais, demonstrou-se experimentalmente a infecção pré-natal em bovinos. Na maioria das espécies, o período pré-patente varia de 8 a 14 dias.

Espécies de *Strongyloides*

Espécies	Hospedeiros	Locais
Strongyloides papillosus	Ovinos, bovinos, caprinos, ruminantes selvagens, coelhos	Intestino delgado
Strongyloides westeri	Equinos, asininos, zebras, raramente suínos	Intestino delgado
Strongyloides ransomi	Suínos	Intestino delgado
Strongyloides avium	Galinhas, perus, gansos, aves selvagens	Intestino delgado, ceco
Strongyloides stercboralis (sin. *Strongyloides canis, Strongyloides intestinalis, Anguillula stercboralis*)	Cães, raposas, gatos, humanos, macacos do Velho Mundo, bugios	Intestino delgado
Strongyloides planiceps	Gatos	Intestino delgado
Strongyloides felis (sin. *Strongyloides cati*)	Gatos	Intestino delgado
Strongyloides tumefaciens	Gatos	Intestino grosso
Strongyloides ratti	Ratos	Intestino delgado
Strongyloides cebus	Macacos do Novo Mundo	Intestino delgado
Strongyloides fulleborni	Macacos do Velho Mundo, bugios	Intestino delgado

Strongyloides papillosus

Descrição. As fêmeas do verme adultas medem 3,5 a 6 mm de comprimento; o esôfago tem 0,6 a 0,8 mm de comprimento.

Strongyloides westeri

Descrição. As fêmeas do verme adultas medem até 9 mm de comprimento; o esôfago tem 1,2 a 1,5 mm de comprimento.

Strongyloides ransomi

Descrição. As fêmeas do parasita medem, aproximadamente, 3,5 a 4,5 mm de comprimento.

Ciclo evolutivo. O período pré-patente varia de 6 a 9 dias.

Strongyloides avium

Descrição. As fêmeas do verme adultas medem, aproximadamente, 2 mm de comprimento; o esôfago tem 0,7 mm de comprimento.

Strongyloides stercoralis

Sinônimos. *Strongyloides canis, Strongyloides intestinalis, Anguillula stercoralis.*

Descrição. A fêmea do parasita mede cerca de 2,2 mm de comprimento. O esôfago tem, aproximadamente, 0,6 mm de comprimento.

Strongyloides planiceps

Descrição. As fêmeas parasitas medem 2,4 a 3,3 mm de comprimento (em média, 2,8 mm). A cauda da fêmea se estreita abruptamente até uma extremidade romba; os vermes possuem ovários com aparência de espiral.

Strongyloides felis

Sinônimo. *Strongyloides cati.*

Descrição. Semelhante a *S. planiceps*. As fêmeas parasitas de *S. felis* têm uma cauda longa que se estreita lentamente até a extremidade. Os ovários são retos.

Strongyloides tumefaciens

Descrição. As fêmeas parasitas medem 5 mm de comprimento e são vistas em tumores do intestino grosso.

FAMÍLIA PANAGROLAIMIDAE

Halicephalobus (sin. *Micronema*)

Há relatos ocasionais de infecção de equinos pelo nematódeo saprófita de vida livre *Halicephalobus deletrix* (sin. *Halicephalobus gingivalis, Micronema deletrix*), em muitas partes do mundo. Nos animais acometidos, os vermes muito pequenos, com menos de 0,5 mm de comprimento, foram encontrados em granulomas de nariz e de maxila, bem como no cérebro e nos rins.

FAMÍLIA RHABDITIDAE

Rhabditis

Vários membros deste gênero de nematódeos de vida livre podem se tornar parasitas casuais; as larvas se instalam na pele e provocam prurido intenso. As larvas não migram, e morrem; assim, não se verifica vermes adultos nos animais. Mais frequentemente, tem-se relatado a infecção em cães mantidos em canis com cama de forragem ou de palha úmida; as lesões, geralmente restritas a áreas do corpo em contato com o solo, incluem alopecia, eritema e pústula, quando há infecção bacteriana. Os vermes, muito pequenos (1,0 a 2,8 mm de comprimento) e com esôfago rabditiforme, podem ser recuperados em raspado de pele. O tratamento é sintomático e a infecção pode ser prevenida mantendo os animais em camas limpas e secas.

Também, a infecção por *Rhabditis* foi associada com a ocorrência de otite externa em bovinos criados em regiões tropicais.

Espécie de *Rhabditis*

Espécie	Hospedeiros	Locais
Rhabditis strongyloides (sin. *Pelodera strongyloides*)	Cães, gatos, equinos	Tecido subcutâneo, pele

FAMÍLIA RHABDIASIDAE

Vermes pulmonares do gênero *Rhabdias* são parasitas comuns de anfíbios e répteis; há relato de cerca de 60 espécies, em todo o mundo.

Ciclo evolutivo. Apenas as fêmeas são parasitas; elas produzem ovos larvados com casca fina. Após a eclosão, as larvas podem passar por quatros estágios de desenvolvimento larvário, em fêmeas e machos adultos de vida livre; isto pode ser seguido por uma sucessão de gerações de vida livre. Em geral, a infecção se instala por via bucal (todavia, também é possível a infecção percutânea); as larvas penetram no tecido esofágico e, em seguida, passa via cavidade corporal e se instalam, principalmente, próximo da parte inferior do pulmão, como vermes adultos não grávidos. A seguir, estes adultos penetram nos pulmões e se alimentam de sangue, tornando-se grávidos e excretando ovos embrionados nas fezes. Geralmente não há envolvimento de hospedeiro intermediário. No entanto, hospedeiros de transporte, como lesmas, minhocas ou rãs, podem estar envolvidos nas infecções causadas por algumas espécies de *Rhabdias*.

SUPERFAMÍLIA ASCARIDOIDEA

Os ascaridoides estão entre os maiores nematódeos e parasitam a maioria dos animais domésticos, sendo ambos, o estágio de larva e o verme adulto, de importância veterinária. Embora os adultos, no intestino, possam ocasionar problema em animais jovens, e obstrução ocasional, uma importante característica do grupo é a consequência patológica do comportamento migratório dos estágios larvários.

Com algumas exceções, o gênero apresenta as características a seguir, em comum. São vermes grandes, brancos ou de coloração creme e opacos, que habitam o intestino delgado. Não possuem cápsula bucal; a boca simplesmente é constituída por pequena abertura circundada por três grandes lábios distintos. Geralmente não há bulbo posterior no esôfago. Os machos apresentam duas espículas, mas não têm bolsa. O meio comum de infecção é a ingestão de ovos com casca espessa contendo L_2. No entanto, o ciclo pode envolver hospedeiros de transporte e hospedeiros paratênicos.

Os gêneros de interesse veterinário incluem *Ascaris, Toxocara, Toxascaris, Parascaris, Ascaridia, Heterakis, Porrocaecum, Bayliascaris, Paraspidodera* e, de menor importância, os anisaquídeos (Anisakidae: *Anisakis, Contracaecum, Hysterothylacium, Pseudoterranova*). Outros ascaridoides parasitam répteis e incluem *Ophidascaris* e *Polydelphus*, em serpentes, e *Angusticaecum* e *Sulcascaris*, em quelônios.

FAMÍLIA ASCARIDIDAE

Ascaris

São vermes grandes, brancos e robustos, com cerca de 15 a 40 cm de comprimento.

Espécies de *Ascaris*

Espécies	Hospedeiros	Local
Ascaris suum	Suínos	Intestino delgado
Ascaris lumbricoides	Humanos (alguns primatas)	Intestino delgado

Ascaris suum

Descrição. As fêmeas, rígidas, apresentam até 40,0 cm de comprimento e 5 mm de largura e os machos têm até 25 cm de comprimento. O lábio dorsal possui duas papilas duplas e cada lábio ventrolateral apresenta uma papila dupla e uma pequena papila lateral. Estes lábios possuem uma série de dentículos, muito pequenos, em sua superfície interna. O esôfago mede cerca de 6,5 mm de comprimento e sua morfologia é simples. As espículas do macho são robustas; ademais, os machos tendem a apresentar a parte posterior ligeiramente encurvada.

Ciclo evolutivo. O ciclo evolutivo é direto. Ainda que as mudas pré-parasitárias ocorram em cerca de 3 semanas após excreção do ovo, é necessário um período de maturação e o ovo geralmente não é infectante até um mínimo de 4 semanas após sua excreção, mesmo na faixa ideal de temperatura de 22°C a 26°C. O ovo é muito resistente a temperaturas extremas e é viável por mais de 4 anos. Após a ingestão, o ovo larvado eclode no intestino delgado, a larva L_3 penetra na mucosa intestinal e, em seguida, segue para o fígado. A larva, então, passa da corrente sanguínea aos pulmões e daí ao intestino delgado, via brônquios, traqueia e faringe. No intestino, sofre muda final e os vermes adultos jovens se instalam no lúmen do intestino delgado. Quando os ovos são ingeridos por minhoca ou por algum inseto estercorário eles eclodem e a L_3 se desloca para os tecidos destes hospedeiros paratênicos, onde podem permanecer, sabidamente infectantes para suínos, por um longo tempo. O período pré-patente varia de 7 a 9 semanas; cada fêmea é capaz de produzir mais de 200.000 ovos por dia. A longevidade é de, aproximadamente, 6 a 9 meses.

Ascaris lumbricoides

Descrição. Os vermes machos medem 15 a 31 cm de comprimento; a parte posterior é curvada ventralmente e apresenta uma cauda com extremidade romba. As fêmeas têm 20 a 49 cm de comprimento; a vulva situa-se na extremidade anterior, que corresponde a cerca de um terço do comprimento corporal.

Toxocara

Nematódeos deste gênero são vermes grandes de cor branca/creme; as fêmeas medem até 18 cm e os machos, até 10 cm de comprimento. Não há interlábio, tampouco ceco.

Espécies de *Toxocara*

Espécies	Hospedeiros	Local
Toxocara canis	Cães, raposas	Intestino delgado
Toxocara mystax (sin. *Toxocara cati*)	Gatos	Intestino delgado
Toxocara malayiensis	Gatos	Intestino delgado
Toxocara vitulorum (sin. *Neoascaris vitulorum*)	Búfalos, bovinos	Intestino delgado

Toxocara canis

Descrição. Os vermes machos adultos medem até 10 cm e as fêmeas, 18 cm de comprimento, embora o tamanho possa variar consideravelmente (ver Figura 12.3). A cabeça do adulto é elíptica devido à presença de um par de grandes asas cervicais lanceoladas; a parte anterior do corpo apresenta curvatura ventral. A boca é circundada por três grandes lábios. Não há cápsula bucal e o esôfago carece de bulbo posterior. A cauda do macho apresenta asas caudais e um estreito apêndice terminal. Os órgãos genitais da fêmea se estendem, anteriormente e posteriormente, até a região vulvar.

Ciclo evolutivo. Esta espécie de verme tem o ciclo evolutivo mais complexo da superfamília, com quatro possíveis modos de infecção. A forma básica é, tipicamente, de ascaridoides; o ovo com L_3 é infectante, em temperaturas ideiais, 4 semanas após sua excreção. Após ingestão e eclosão no intestino delgado, as larvas se deslocam, via corrente sanguínea, do fígado até os pulmões, onde ocorre a segunda muda. As larvas, então, retornam pela traqueia até o intestino, onde acontecem duas mudas finais. Esta forma de migração ascaridoide ocorre regularmente apenas em cães de até, aproximadamente, 2 a 3 meses de idade.

Em cães com mais de 3 meses de idade ocorre migração hepatotraqueal menos frequentemente e ao redor de 4 a 6 meses quase já cessou, sendo substituída pela migração somática, seguida de hipobiose. No entanto, alguns cães apresentam migração hepatotraqueal, quando adultos. Em vez de migração hepatotraqueal, a L_3 se desloca até uma ampla diversidade de tecidos, inclusive fígado, pulmões, cérebro, coração, músculo esquelético e parede do trato alimentar.

Nas cadelas prenhes ocorre infecção pré-natal; o retorno da mobilidade das larvas ocorre em, aproximadamente, 3 semanas antes do parto, migrando até os pulmões do feto, onde sofrem mudas imediatamente antes de seu nascimento. No filhote recém-nascido, o ciclo se completa quando as larvas se deslocam para o intestino através da traqueia e ocorre a muda final. Em geral, uma cadela infectada abriga quantidade de larvas suficiente para infectar todas as suas ninhadas subsequentes, mesmo que ela nunca apresente, novamente, a infecção. Algumas destas larvas móveis, em vez de ir ao útero, completam a migração normal na cadela e os vermes adultos resultantes produzem um aumento transitório, porém marcante, na produção de ovos de *Toxocara* nas fezes, nas semanas subsequentes ao parto.

Os filhotes lactentes também podem ser infectados pela ingestão de L_3 no leite nas três primeiras semanas de lactação. No filhote, após a infecção por esta via não há migração. Hospedeiros paratênicos intermediários, como roedores, ovinos, suínos ou aves, podem ingerir ovos infectantes e a L_3 se desloca até os tecidos, onde permanece até ser ingerida por um cão, quando o desenvolvimento subsequente é aparentemente restrito ao trato gastrintestinal.

Uma complicação final é a recente evidência de que as cadelas podem se reinfectar no final da prenhez ou durante a lactação, ocasionando infecção transmamária direta em filhotes lactentes e, uma vez estabelecida a patência na cadela, contaminar o ambiente com ovos. A cadela pode ser reinfectada mediante a ingestão de estágios larvários presentes em fezes frescas de filhotes, por meio de suas atividades coprofágicas.

Os períodos pré-patentes mínimos conhecidos são:

- Infecção direta após ingestão de ovos ou larvas no hospedeiro paratênico: 4 a 5 semanas
- Infecção pré-natal: 2 a 3 semanas.

Toxocara mystax

Sinônimo. *Toxocara cati.*

Descrição. Os vermes machos medem 3 a 6 cm e as fêmeas, 4 a 10 cm de comprimento. A extremidade anterior do verme é curvada ventralmente. As asas cervicais estriadas têm forma de ponta de flecha larga, com bordas posteriores quase que em ângulo reto ao corpo (Figura 1.52A). A cauda do macho apresenta um estreito apêndice terminal.

Ciclo evolutivo. O ciclo evolutivo de *T. mystax* é migratório, quando ocorre infecção após ingestão de L_2 no ovo, e não migratório, após infecção transmamária por L_3 ou ingestão de um hospedeiro paratênico.

Após a ingestão de ovos contendo larva de segundo estágio infectante, as larvas penetram na parede do estômago e, então, migram, via fígado, pulmões e traqueia, de volta ao estômago e sofrem muda para L_3; o estágio L_4 ocorre no conteúdo estomacal, na parede do intestino e no conteúdo intestinal. Infecções de roedores também têm participação importante no ciclo evolutivo. Nestes, as larvas permanecem em segundo estágio, mas quando um gato ingere um camundongo, as larvas liberadas durante a digestão penetram na parede estomacal do gato e se desenvolvem em L_3. Assim, com os camundongos atuando como "hospedeiros intermediários", L_2 pode ser verificada nos tecidos de minhocas, baratas, galinhas, ovinos e outros animais alimentados com ovos contaminados.

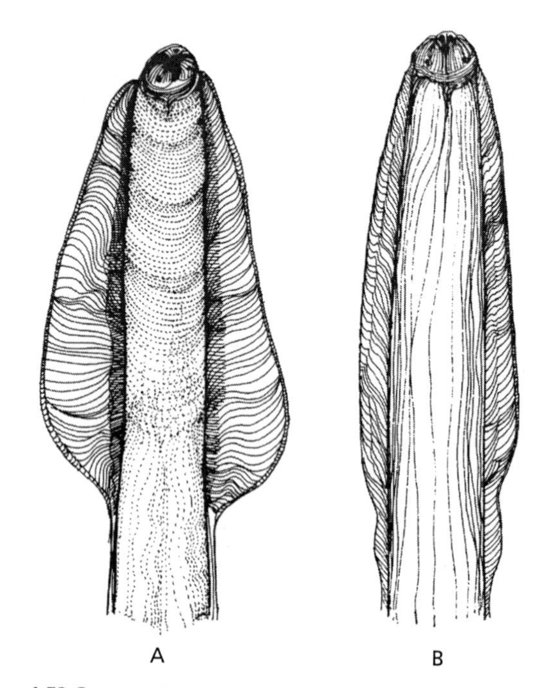

Figura 1.52 Comparação entre as partes anteriores de (**A**) *Toxocara mystax* e (**B**) *Toxascaris leonina.* As asas cervicais de *Toxocara mystax* apresentam formato de seta e aquelas de *Toxascaris leonina* são mais delgadas e com menor protrusão.

Infecção transmamária é comum durante toda a lactação, particularmente em gatos com infecção aguda, e a via de transmissão lactogênica é a mais importante. Não ocorre infecção pré-natal através da placenta, diferentemente de *T. canis*. O período pré-patente, a partir da infecção do ovo é cerca de 8 semanas.

Toxocara malayiensis

Descrição. *Toxocara malayiensis* é um grande verme branco; os machos medem 5,3 a 8,5 cm e as fêmeas, 1,1 a 1,4 cm de comprimento, morfologicamente semelhante a *T. canis*, em cães. Há três lábios bem definidos, cada um com um chanfro de profundidade média contendo dentículos: um lábio dorsal com duas grandes papilas externas e dois lábios subventrais com papila externa. A asa cervical situa-se logo atrás dos lábios, cuja largura aumenta gradativamente até o meio do comprimento e, em seguida, diminui gradativamente na região posterior.

Ciclo evolutivo. O ciclo evolutivo ainda não foi totalmente descrito.

Toxocara vitulorum

Descrição. Os vermes adultos machos medem 20 a 25 cm e as fêmeas, 25 a 30 cm de comprimento. Há três lábios, que são largos na base e estreitos na parte anterior. A cauda do macho tem um pequeno apêndice semelhante a prego. Há quantidade variável de papilas pré-cloacais e cinco papilas pós-cloacais, nas quais o par anterior é grande e duplo.

Ciclo evolutivo. A fonte mais importante de infecção é o leite da mãe, no qual há larvas por até 3 a 4 semanas após a parição. No bezerro, não há migração tecidual após a infecção transmitida pelo leite e o período pré-patente varia de 3 a 4 semanas. A ingestão de ovos larvados por bezerros com mais de 6 meses de idade raramente resulta em patência; as larvas migram para vários tecidos, onde permanecem dormentes; nas fêmeas animais, o recomeço de desenvolvimento no final da prenhez possibilita transmissão transmamária adicional.

Toxascaris

Macroscopicamente, estes vermes são muito semelhantes a *Toxocara canis*, com presença de asas cervicais. Não há bulbo posterior no esôfago. A cauda do macho não possui apêndice terminal estreito, como acontece com *T. cani* e *T. mystax*.

Espécie de *Toxascaris*

Espécie	Hospedeiros	Locais
Toxascaris leonina (sin. *Toxascaris limbata*)	Cães, gatos, raposas, canídeos e felídeos selvagens	Intestino delgado

Toxascaris leonina

Sinônimo. *Toxascaris limbata.*

Descrição. Os machos medem até 7 cm e as fêmeas, até 10 cm de comprimento; a parte anterior de seus corpos é curvada dorsalmente. As asas cervicais são delgadas, afinando na parte posterior como uma seta (Figura 1.52B). A cauda do macho é simples. Os órgãos genitais femininos estão posicionados atrás da vulva.

Ciclo evolutivo. O estágio infectante é o ovo contendo uma larva de segundo estágio ou a larva de terceiro estágio presente em um camundongo, hospedeiro intermediário. Os ovos se desenvolvem rapidamente para o estágio infectante (cerca de 1 semana), comparativamente às espécies de *Toxocara* (ao redor de 4 semanas). Após a ingestão e eclosão, as larvas penetram na parede do intestino delgado e aí permanecem por cerca de 2 semanas. Não ocorre migração de larvas, como acontece com outras espécies de ascarídeos. Larvas do terceiro estágio surgem após cerca de 11 dias, as quais sofrem muda para L_4 cerca de 3 a 5 semanas após a infecção. Estágios adultos surgem, aproximadamente, 6 semanas após a infecção e se instalam no lúmen intestinal. O período pré-patente varia de 10 a 11 semanas.

Parascaris

Este nematódeo esbranquiçado, robusto, rígido, muito grande, com até 40 cm de comprimento, parasita o intestino delgado de equídeos (Figura 1.53).

Ciclo evolutivo. O ciclo evolutivo é direto e migratório, envolvendo uma via hepatopulmonar. Os ovos produzidos pelas fêmeas adultas são excretados nas fezes e podem atingir o estágio infectante, contendo L_2, tão rapidamente quanto 10 a 14 dias, embora o desenvolvimento possa ser retardado em condições de baixa temperatura. Após a ingestão e eclosão dos ovos, as larvas penetram na parede intestinal e dentro de 48 h atingem o fígado. Em 2 semanas chegam aos pulmões e, então, migram para os brônquios e a traqueia, são deglutidos e retornam ao intestino delgado. O local de ocorrência e os momentos das mudas larvárias parasitárias de *P. equorum* não são precisamente conhecidos, mas parece que a muda de L_2 para L_3 ocorre no trajeto entre a mucosa intestinal e o fígado e as duas mudas subsequentes acontecem no intestino delgado. O período pré-patente mínimo de *P. equorum* é de 10 semanas; a longevidade é de até 2 anos. Não há evidência de infecção pré-natal.

Espécie de *Parascaris*

Espécie	Hospedeiros	Local
Parascaris equorum (sin. *Ascaris equorum*, *Ascaris megacephala*)	Equinos, jumentos, zebras	Intestino delgado

Parascaris equorum

Descrição. Os machos medem 15 a 28 cm e as fêmeas, até 40 a 50 cm de comprimento; apresentam cabeça robusta. Nas infecções graves os vermes podem ser menores. Os três lábios principais são separados por três lábios intermediários menores (interlábios) e

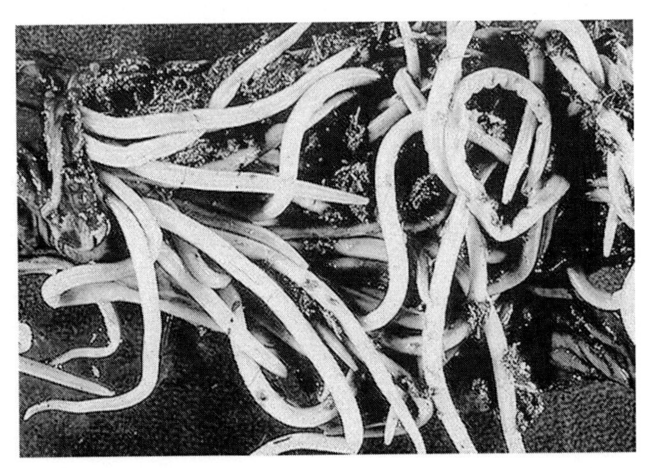

Figura 1.53 *Parascaris equorum* adultos no intestino delgado. (Esta figura encontra-se reproduzida em cores no Encarte.)

são divididos em partes anterior e posterior, por sulcos horizontais. Notam-se pequenas asas laterais na cauda do macho. Há três pares individuais e dois pares duplos de papilas pós-cloacais. Há grande número de papilas pré-cloacais, com uma papila mediana individual na borda anterior da cloaca.

Ascaridia

Estes vermes grandes são robustos e intensamente brancos; as fêmeas medem até 12,0 cm de comprimento (Figura 1.54). Em geral, as asas laterais estreitas não são macroscopicamente aparentes.

Ciclo evolutivo. O ovo torna-se infectante em temperaturas ideiais em, no mínimo, 3 semanas e a fase parasitária não é migratória, consistindo em uma fase histotrópica transitória na mucosa intestinal, após a qual os parasitas adultos se instalam no lúmen intestinal. Às vezes, o ovo é ingerido por minhocas, as quais podem atuar como hospedeiro de transporte. Em condições de clima úmido e frio, os ovos podem permanecer viáveis por vários meses, porém tornam-se inviáveis em ambientes secos e quentes. O período pré-patente varia de 4 a 6 semanas, em pintinhos, e até 8 semanas, ou mais, em aves adultas. Os vermes vivem, aproximadamente, 1 ano.

Espécies de *Ascaridia*

Espécies	Hospedeiros	Local
Ascaridia galli (sin. *Ascaridia lineata*, *Ascaridia perspicillum*)	Galinhas, perus, gansos, patos, galinhas-d'angola e muitas aves galiformes selvagens	Intestino delgado
Ascaridia dissimilis	Perus	Intestino delgado
Ascaridia columbae (sin. *Ascaridia maculosa*)	Pombos	Intestino delgado

Ascaridia galli

Sinônimos. *Ascaridia lineata*, *Ascaridia perspicillum*.

Descrição. Os machos medem 50 a 75 mm e as fêmeas, 70 a 120 mm de comprimento. A extremidade anterior é caracterizada pela presença de uma boca proeminente, circundada por três grandes lábios trilobados. As bordas destes lábios contêm dentículos semelhantes a dentes. Não há bulbo posterior no esôfago. A cauda do macho possui asas pequenas e, também, 10 pares de papilas. Os comprimentos das espículas são quase iguais. Nos machos há uma ventosa pré-cloacal circular, com espessa borda cuticular.

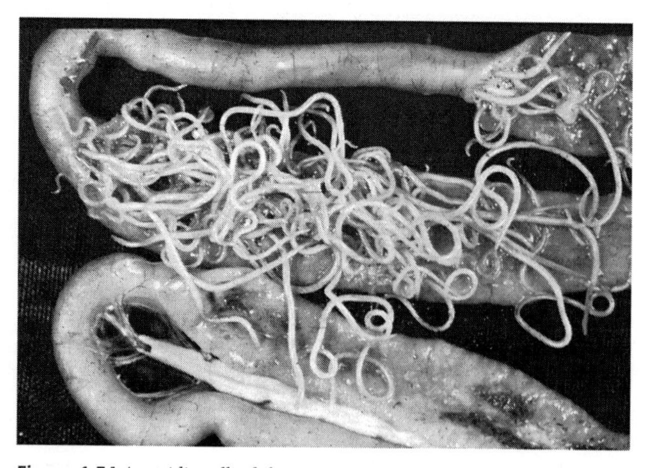

Figura 1.54 *Ascaridia galli* adultos no intestino delgado. (Esta figura encontra-se reproduzida em cores no Encarte.)

Ascaridia dissimilis

Descrição. Os vermes são robustos e intensamente brancos. Os machos medem 35 a 50 mm e as fêmeas, 50 a 75 mm de comprimento. Os machos desta espécie e aqueles de *A. galli* são distinguidos pelas diferentes posições do primeiro e do quarto pares de papilas caudais ventrais e pela morfologia das espículas.

Ascaridia columbae

Sinônimo. *Ascaridia maculosa*.

Descrição. Os vermes são robustos e intensamente brancos; os machos medem 16 a 70 mm e as fêmeas, 20 a 95 mm de comprimento.

Heterakis

São vermes esbranquiçados, pequenos a médios, com até 1,5 cm de comprimento, e com caudas alongadas pontudas. O exame macroscópico prontamente indica o gênero, mas para a identificação específica é necessário exame microscópico, a fim de determinar o formato do esôfago (no *Heterakis*, o esôfago apresenta um grande bulbo posterior) e o tamanho e o formato das espículas. Não há cápsula bucal. A identificação do gênero pode ser confirmada pela presença de uma grande ventosa pré-cloacal circular quitinosa no macho e de asa caudal proeminente contendo 12 pares de papilas caudais (Figura 1.55). A ventosa pré-cloacal é muito menos proeminente nos vermes do gênero *Ascaridia*.

Ciclo evolutivo. O ciclo evolutivo direto é semelhante àquele de *Ascaridia* spp. O ovo é infectante no solo dentro de, aproximadamente, 2 semanas, em temperatura ideal. Os ovos podem permanecer viáveis no solo durante vários meses. Minhocas podem ser hospedeiros de transporte; os ovos simplesmente passam através do intestino ou por hospedeiros paratênicos, nos quais o ovo incuba, e L_3 se desloca aos tecidos, até que seja ingerida pelas aves. O período pré-patente do gênero é de, aproximadamente, 4 semanas. A longevidade é de cerca de 12 meses.

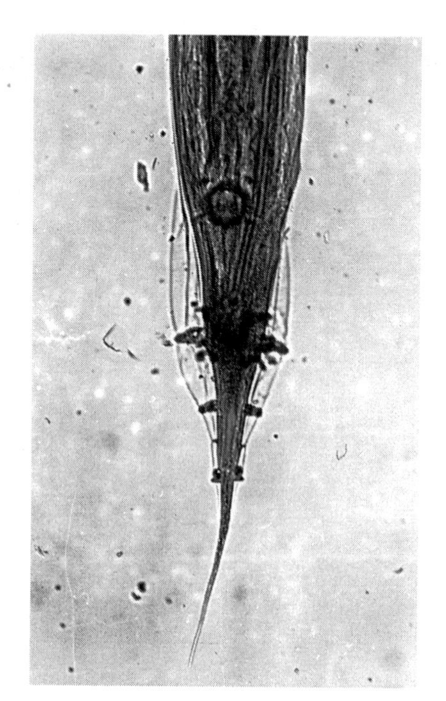

Figura 1.55 Cauda do macho de *Heterakis gallinarum* mostrando asas caudais proeminentes sustentadas por 12 pares de papilas caudais.

Espécies de *Heterakis*

Espécies	Hospedeiros	Local
Heterakis gallinarum (sin. *Heterakis papillosa, Heterakis gallinae, Heterakis vesicularis*)	Galinhas, perus, pombos, faisões, perdizes, tetrazes, codornizes, galinhas-d'angola, patos, gansos e muitas aves galiformes selvagens	Ceco
Heterakis isolonche	Faisões, tetrazes, codornizes, patos, galinhas	Ceco
Heterakis dispar	Patos, gansos, galinhas	Ceco
Heterakis brevispeculum	Patos, gansos, galinhas-d'angola, galinhas	Ceco

Heterakis gallinarum

Descrição. Os machos medem 7 a 13 mm e as fêmeas, 10 a 15 mm de comprimento. O corpo possui grandes asas laterais. As espículas apresentam diferentes comprimentos; o esquerdo (cerca de 0,7 mm de comprimento) possui asa larga e o direito é delgado e mais longo (ao redor de 2 mm).

Heterakis isolonche

Descrição. Os machos medem cerca de 7 a 13 mm e as fêmeas, 10 a 15 mm de comprimento. As espículas são longas e seus comprimentos são iguais.

Heterakis dispar

Descrição. Estes vermes são maiores do que aqueles de outras espécies; os machos medem 11 a 18 mm e as fêmeas, 16 a 23 mm de comprimento. As espículas são curtas e seus comprimentos são iguais (40 a 50 μm).

Heterakis brevispeculum

Descrição. As espículas possuem comprimentos iguais (cerca de 0,5 mm) e uma estrutura semelhante a farpa, próximo à extremidade.

Porrocaecum

As espécies deste gênero são parasitas de diversas aves e de vários mamíferos que se alimentam de peixes.

Ciclo evolutivo. Semelhante àquele de outras espécies de ascarídeos.

Espécie de *Porrocaecum*

Espécie	Hospedeiro	Hospedeiro intermediário	Local
Porrocaecum crassum	Patos	Minhocas	Intestino delgado

Porrocaecum crassum

Descrição. Os vermes são branco-avermelhados; os machos medem 12 a 30 mm e as fêmeas, 40 a 55 mm de comprimento. Não há asa caudal. A cauda do macho é cônica.

Bayliascaris

Espécies do gênero *Bayliascaris* são encontradas em uma ampla variedade de hospedeiros mamíferos. *Bayliascaris procyonis*, cujo hospedeiro definitivo é o *raccoon*, tem importância veterinária em razão de sua capacidade de infectar uma ampla variedade de animais selvagens e domésticos e, ocasionalmente, humanos, ocasionando *larva migrans* visceral.

Ciclo evolutivo. Os hospedeiros definitivos deste parasita são mamíferos, como jaritatacas e *raccoons*, que uma vez infectados excretam ovos nas fezes. Estes ovos podem permanecer viáveis no ambiente durante vários anos. Quando ingeridos por ratita, um hospedeiro paratênico, as larvas se desenvolvem, alcançam a circulação e, por fim, penetram no cérebro e na medula espinal.

Espécie de *Bayliascaris*

Espécie	Hospedeiros	Locais
Bayliascaris procyonis	*Raccoons*, jaritatacas Cães, gatos, roedores, lagomorfos, aves galináceas, avestruzes, ocasionalmente, humanos	Intestino delgado Outros órgãos (p. ex., cérebro)

Bayliascaris procyonis

Descrição. Os vermes adultos são esbranquiçados e medem 15 a 20 cm de comprimento e 1 cm de largura.

Outros ascarídeos encontrados em répteis são brevemente mencionados e abordados no Capítulo 16. Membros dos gêneros *Ophidascaris* e *Polydelphus* são, principalmente, parasitas de serpentes e lagartos e, ocasionalmente, de anfíbios. *Angusticaecum* spp. são ascarídeos de tartarugas.

Espécies de ascarídeos de répteis

Espécies	Hospedeiros	Local
Ophidascaris spp.	Serpentes, lagartos	Intestino
Polydelphus spp.	Serpentes	Intestino
Angusticaecum holopterum	Répteis (quelônios)	Intestino

FAMÍLIA ANISAKIDAE

Membros da família Anisakidae apresentam ciclo evolutivo que envolve mamíferos marinhos e peixes; são importantes principalmente em medicina humana, pois algumas espécies podem provocar doença quando ocorre ingestão de peixe cru ou não cozido. Uma descrição minuciosa não faz parte do escopo deste livro.

Espécies de *Anisakidae*

Espécies	Hospedeiros definitivos	Locais	Hospedeiros intermediários
Anisakis simplex	Baleias, golfinhos, focas	Estômago e intestino	Crustáceos, peixes
Contracaecum spiculigerum	Patos, gansos, cisnes, aves aquáticas	Instestino delgado	Invertebrados (copépodos, crustáceos, insetos etc.) libélulas, peixes, girinos
Contracaecum spp.	Baleias, golfinhos, focas	Estômago e intestino	Copépodos, peixes
Hysterothylacium aduncum	Peixes	Intestino	Crustáceos
Pseduoterranova decipiens (sin. *Phocanema decipiens*)	Focas	Estômago	Crustáceos, peixes
Sulcascaris spp.	Répteis (tartarugas)	Intestino	Moluscos

SUPERFAMÍLIA DIOCTOPHYMATOIDEA

Este grupo compreende três gêneros: *Dioctophyma*, encontrado nos rins de carnívoros, *Hystrichis* e *Eustrongyloides*, que estão presentes em aves aquáticas. O canal alimentar encontra-se fixado à parede abdominal por meio de quatro músculos longitudinais; a cauda do macho apresenta uma bolsa terminal em formato de xícara e carece de raios na bolsa. Há uma única espícula.

FAMÍLIA DIOCTOPHYMATIDAE

Dioctophyma

Dioctophyma renale ("verme do rim") é o maior nematódeo parasita conhecido em animais domésticos; é encontrado nos rins de carnívoros.

Espécie de *Dioctophyma*

Espécie	Hospedeiros	Locais	Hospedeiro intermediário
Dioctophyma renale (sin. *Dictophyme renale, Eustrongylus gigas*)	Cães, raposas, martas, furões, lontras, doninhas, focas e, ocasionalmente, gatos, suínos, equinos, bovinos e humanos	Rins, cavidade abdominal	Oligoquetas aquáticas (anelídeo)

Dioctophyma renale

Sinônimos. *Dictophyme renale, Eustrongylus gigas.*

Descrição. As fêmeas do parasita geralmente medem mais de 60 cm de comprimento e seu diâmetro é de, aproximadamente, 1,0 cm; contudo, ocasionalmente podem ser tão longas quanto 100 cm. O macho mede cerca de 35 a 40 cm de comprimento e apresenta uma bolsa em formato de sino, revestida com papilas, sem raio de sustentação (Figura 1.56). Há uma única espícula marrom. Os vermes apresentam cor vermelho-púrpura intensa. O seu tamanho e o local de preferência são suficientes para sua identificação.

Ciclo evolutivo. Os vermes são ovíparos. Os ovos em estágio de célula única são excretados na urina, na forma de agregados ou cadeias, e ingeridos pelo anelídeo, hospedeiro intermediário, no qual ocorrem as duas mudas pré-parasitárias. O período de desenvolvimento no anelídeo é de, aproximadamente, 2 a 4 meses. O hospedeiro final é infectado por meio da ingestão do anelídeo junto com água ou pela ingestão de hospedeiro paratênico, como rãs ou peixes que ingeriram o anelídeo infectado. No hospedeiro final, a larva infectante penetra na parede do intestino, alcança a cavidade peritoneal e, por fim, penetra no rim. O período pré-patente é de, aproximadamente, 6 meses; todavia, há relato de período tão longo quanto 2 anos.

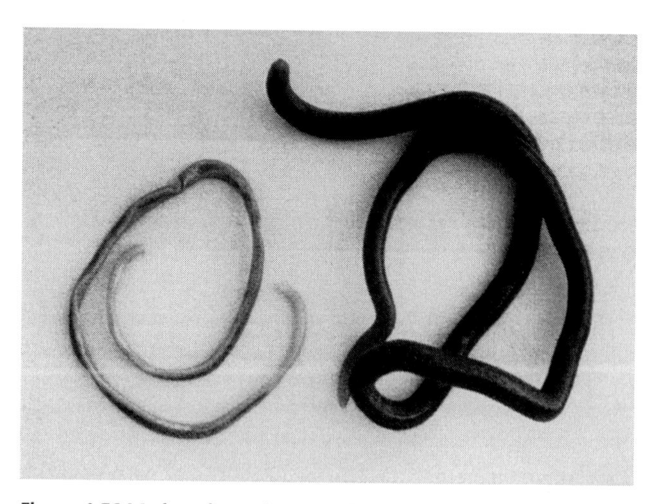

Figura 1.56 Macho e fêmea de *Dioctophyma renale*, parasita de rim. (Esta figura encontra-se reproduzida em cores no Encarte.)

Hystrichis

Espécie de *Hystrichis*

Espécie	Hospedeiros	Locais	Hospedeiro intermediário
Hystrichis tricolor	Patos domésticos e selvagens e aves anatídeas	Proventrículo, esôfago	Oligoquetas aquáticas (anelídeos)

Hystrichis tricolor

Descrição. As fêmeas de parasitas adultas medem até cerca de 4 cm e os machos, 2,5 cm de comprimento. A região cefálica é larga e possui vários espinhos regularmente posicionados.

Ciclo evolutivo. O ciclo evolutivo é indireto. Aves e outros pássaros são parasitados após a ingestão de oligoquetas infectadas. Os vermes adultos são profundamente incrustados na mucosa e suas regiões caudal e cefálica em contato com o lúmen do trato alimentar. O período pré-patente é cerca de 2 semanas.

Eustrongyloides

São parasitas de aves aquáticas encontrados no esôfago e no proventrículo.

Ciclo evolutivo. O ciclo evolutivo das espécies de *Eustrongyloides* não é totalmente conhecido, mas é possível que as oligoquetas estejam envolvidas como hospedeiros intermediários e que vários peixes atuem como hospedeiros paratênicos.

Espécies de *Eustrongyloides*

Espécies	Hospedeiros	Locais	Hospedeiros intermediários
Eustrongyloides papillosus	Patos, gansos	Proventrículo, esôfago	Oligoquetas aquáticas Peixes
Eustrongyloides tubifex (sin. *Strongylus tubifex, Eustrongylus tubifex, Hystrichis tubifex*)	Aves aquáticas	Proventrículo, esôfago	Oligoquetas aquáticas Peixes

Eustrongyloides papillosus

Descrição. As fêmeas medem, aproximadamente, 3 cm de comprimento. Os machos possuem uma bolsa em forma de cálice, com borda em franjas.

Eustrongyloides tubifex

Descrição. Os machos medem cerca de 3,0 a 3,5 cm e as fêmeas, 3,5 a 4,5 cm de comprimento. Este verme apresenta cabeça pequena, sem espinhos. A cutícula é anelada. No macho, a bolsa em forma de cálice tem formato semelhante a trombeta e a espícula é delgada e longa.

SUPERFAMÍLIA OXYUROIDEA

Os oxiuroides adultos de animais vivem no intestino grosso e comumente são denominados "*pinworms*" (oxiúros), em razão da longa cauda pontuda da fêmea do parasita. Com frequência, não há papila ventrolateral e, quando presentes, são muito reduzidas. Nos machos, a quantidade de espículas pode variar, desde nenhuma até uma ou duas, dependendo da espécie. Estes vermes apresentam bulbo esofágico duplo, sendo o bulbo posterior bem desenvolvido. O ciclo evolutivo é direto. Os gêneros de interesse veterinário são *Oxyuris* e *Probstmayria*, ambos parasitas de equinos; *Skrjabinema*, parasitas de ruminantes; *Syphacia* e *Aspicularis*, encontrados em roedores; *Paraspidodera*, parasitas de porquinhos-da-índia; *Passalurus* e *Dermatoxys*, encontrados em coelhos e lebres; e *Tachygonetria*, parasitas de répteis. Os oxiurídeos também incluem *Enterobius*, o oxiúro comum em humanos.

FAMÍLIA OXYURIDAE

Oxyuris

As fêmeas adultas, que podem atingir 10 a 15 cm de comprimento, são encontradas no lúmen do ceco e do cólon maior de equídeos. Na digesta é difícil notar os vermes machos, que são muito menores.

Ciclo evolutivo. O ciclo evolutivo é direto. Notam-se vermes adultos no lúmen do ceco, do cólon menor e do cólon maior. Após fertilização, a fêmea grávida migra para o ânus, se livra de sua extremidade anterior e põe seus ovos em agregados (até 50.000 ovos por fêmea), vistos macroscopicamente como faixas gelatinosas branco-amareladas na pele das regiões perineal ou perianal. O desenvolvimento é rápido e dentro de 4 a 5 dias o ovo contém L_3 infectante. Os ovos se desprendem e contaminam o ambiente. A infecção ocorre por meio da ingestão de ovos embrionados na forragem, gramínea, cama etc. As larvas são liberadas no intestino delgado, se deslocam para o intestino grosso e migram para as criptas da mucosa do ceco e do cólon, onde se transformam em L_4 dentro de 10 dias. Em seguida, surgem as larvas L_4, que se alimentam na mucosa, antes de atingirem o estágio adulto, se instalarem no lúmen e se alimentarem de conteúdo intestinal. O período pré-patente de *O. equi* é de, aproximadamente, 5 meses. A longevidade das fêmeas é de cerca de 6 meses.

Espécie de *Oxyuris*

Espécie	Hospedeiros	Locais
Oxyuris equi	Equinos, asininos	Ceco, cólon, reto

Oxyuris equi

Descrição. As fêmeas maduras são grandes, branco-acinzentadas, opacas, com cauda estreita afilada e muito longa (o comprimento da cauda pode ser o triplo do tamanho do resto do corpo). Em geral, o comprimento dos machos maduros é inferior a 12 mm. Há um bulbo esofágico duplo em ambos os sexos (Figuras 1.3 e 1.57) e os machos, muito pequenos, possuem um par de asas caudais expandidas, cauda romba e uma única espícula em formato de alfinete. Na fêmea, a vulva situa-se na parte anterior.

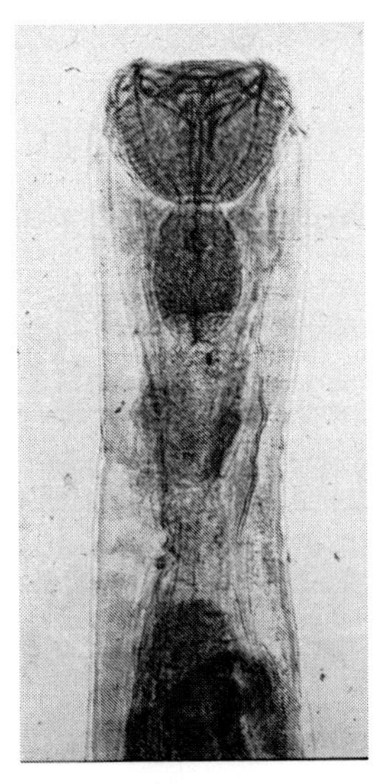

Figura 1.57 Cabeça de *Oxyuris equi* com bulbo esofágico duplo. (Esta figura encontra-se reproduzida em cores no Encarte.)

Skrjabinema

Skrjabinema são oxiúros patogênicos pequenos encontrados no ceco de ruminantes domésticos e selvagens.

Ciclo evolutivo. O ciclo evolutivo é direto. As fêmeas adultas depositam ovos embrionados na pele da região perineal. A infecção ocorre após ingestão destes ovos embrionados.

Espécies de *Skrjabinema*

Espécies	Hospedeiros	Locais
Skrjabinema ovis (sin. *Oxyuris ovis*)	Caprinos, ovinos	Ceco, cólon
Skrjabinema alata	Ovinos	Ceco, cólon
Skrjabinema caprae	Caprinos	Ceco, cólon
Skrjabinema parva	Veados (de cauda branca)	Ceco, cólon

Skrjabinema ovis

Descrição. São vermes pequenos, com até 7 mm de comprimento; os machos medem, aproximadamente, 3 mm e as fêmeas, 6 a 7 mm. Apresentam três grandes lábios complexos e três pequenos lábios intermédiários. O esôfago é cilíndrico, em corte transversal, e termina em um grande bulbo esférico. O macho apresenta uma única espícula e a cauda é arredondada com uma expansão cuticular sustentada por dois pares de projeções.

Ciclo evolutivo. O período pré-patente nesta espécie é de, aproximadamente, 25 dias.

Aspicularis

São pequenos oxiúros de roedores. Os machos medem 2 a 4 mm e as fêmeas, 3 a 4 mm de comprimento.

Ciclo evolutivo. O ciclo evolutivo é direto. As fêmeas depositam ovos embrionados na pele da região perineal. A infecção se instala por 3 diferentes modos:

- Diretamente pela ingestão de ovos embrionados oriundos da região do períneo
- Indiretamente, com o alimento
- Por meio de retroinfecção, quando os ovos eclodem na região e as larvas migram de volta, através do ânus.

Espécie de *Aspicularis*

Espécie	Hospedeiros	Locais
Aspicularis tetraptera	Camundongos, ratos	Ceco, cólon

Aspicularis tetraptera

Descrição. O bulbo esofágico é oval, o esôfago tem formato de clava e a boca apresenta três lábios. A asa cervical é larga e sua borda posterior termina abruptamente. No macho, não há espícula, tampouco gubernáculo.

Syphacia

São pequenos vermes esbranquiçados, com até 6 mm de comprimento. Os machos medem 1,0 a 1,5 mm e as fêmeas, 3,4 a 6 mm. A boca possui três lábios distintos, sem cápsula bucal. O esôfago apresenta uma tumefação pré-bulbar e um bulbo globular posterior. Há pequena asa cervical, com bordas posteriores arredondadas. Os machos apresentam uma única espícula longa e delgada.

Espécies de *Syphacia*

Espécies	Hospedeiros	Locais
Syphacia obvelata	Camundongos, ratos	Ceco, cólon
Syphacia muris	Camundongos, ratos	Ceco, cólon

Syphacia obvelata

Descrição. O macho adulto mede 1,1 a 1,6 mm de comprimento e 125 μm de largura; o comprimento da cauda é quase igual à largura do corpo. As fêmeas medem 3,4 a 5,0 mm.

Syphacia muris

Descrição. O macho adulto mede 1,2 a 1,3 mm de comprimento e 100 μm de largura; o comprimento da cauda é quase o dobro da largura do corpo. As fêmeas medem 2,8 a 3,4 mm. A vulva de *S. muris* é mais posterior, em relação ao bulbo esofágico, comparativamente à de *S. obvelata*.

Passalurus

As espécies de *Passalurus* incluem os oxiúros comuns de coelhos e lebres.

Ciclo evolutivo. O desenvolvimento é direto e a infecção ocorre por meio da ingestão de ovos contaminados. Estágios imaturos são vistos nas mucosas do intestino delgado e do ceco.

Espécies de *Passalurus*

Espécies	Hospedeiros	Locais
Passalurus ambiguus	Coelhos, lebres	Ceco, cólon
Passalurus nonannulatus	Coelhos, lebres	Ceco, cólon

Passalurus ambiguus

Descrição. Os vermes adultos medem 4 a 11 mm de tamanho e são semitransparentes; os machos medem 4 a 5 mm e as fêmeas, 9 a 11 mm. O esôfago apresenta um bulbo esofágico característico de oxiurídeos. A extremidade distal da cauda da fêmea possui, aproximadamente, 40 estrias circulares. A espícula do macho tem morfologia simples e a cauda possui um apêndice em formato de chicote.

Dermatoxys

As espécies de *Dermatoxys* são oxiúros comuns de coelhos e lebres.

Ciclo evolutivo. Não se conhecem detalhes sobre o ciclo evolutivo. É provável que seja direto, semelhante ao de outros oxiúros.

Espécie de *Dermatoxys*

Espécie	Hospedeiros	Locais
Dermatoxys veligera	Coelhos, lebres	Ceco, cólon

Dermatoxys veligera

Descrição. As fêmeas parasitas medem 16 a 17 mm e os machos, de 8 a 11 mm de comprimento. Os machos possuem pequenas espículas. A vulva das fêmeas situa-se na metade cranial de seu corpo.

Enterobius

Este gênero inclui o oxiúro de humanos, *Enterobius vermicularis*, também encontrado em bugios.

Ciclo evolutivo. As fêmeas parasitas grávidas presentes no ceco e no cólon migram para o reto e depositam os ovos na região do períneo. Os ovos tornam-se infectantes dentro de alguns dias e a infecção ocorre via ovo embrionado. O período pré-patente é cerca de 8 semanas.

Espécies de *Enterobius*

Espécies	Hospedeiros	Locais
Enterobius vermicularis	Humanos, chimpanzés	Ceco, cólon
Enterobius anthropopitheci	Chimpanzés	Ceco, cólon

Enterobius vermicularis

Descrição. Os parasitas adultos são delgados, de coloração creme e com cauda longa. Os machos medem 2 a 5 mm e as fêmeas, 8 a 13 mm de comprimento.

FAMÍLIA COSMOCERCIDAE

Probstmayria

São pequenos nematódeos vivíparos, delgados; são parasitas contínuos que vivem de geração a geração no intestino grosso de equinos.

Espécie de *Probstmayria*

Espécie	Hospedeiros	Local
Probstmayria vivipara	Equinos	Cólon

Probstmayria vivipara

Descrição. Os vermes adultos medem 2 a 3 mm de comprimento; sua cauda é longa e filamentar. A boca apresenta seis pequenos lábios e a cápsula bucal é cilíndrica e longa. O esôfago apresenta um bulbo posterior alargado. Há um grande poro secretor semelhante a ventosa. A cauda do macho é curvada em formato de gancho.

Ciclo evolutivo. *Probstmayria vivipara* é um verme incomum, pois é um parasita contínuo que vive de geração a geração no ceco e no cólon de equinos. As fêmeas são vivíparas e geram larvas quase tão grandes quanto os adultos. Ambos, adultos e larvas, podem ser excretados nas fezes.

FAMÍLIA ASPIDODERIDAE

Paraspidodera

Espécie de *Paraspidodera*

Espécie	Hospedeiros	Local
Paraspidodera uncinata	Porquinhos-da-índia	Intestino grosso

Paraspidodera uncinata

Descrição. Os parasitas machos medem 16 a 17 mm e as fêmeas, 18 a 21 mm de comprimento. Ambos os sexos apresentam um grande esôfago em formato de bulbo. Não há asa caudal. As espículas do macho apresentam tamanhos iguais. O macho possui uma ventosa pré-cloacal.

FAMÍLIA PHARYNGODONIDAE

A família Pharyngodonidae inclui vários gêneros que são oxiúros de répteis. O gênero *Tachygonetria* é visto comumente em tartarugas do Mediterrâneo (*Testudo* spp.).

SUPERFAMÍLIA SPIRUROIDEA

A classificação exata de vários gêneros atualmente incluídos nesta superfamília é controversa, mas há alguns de importância em medicina veterinária: *Spirocerca, Habronema, Draschia, Parabronema, Thelazia, Gnathostoma, Gongylonema* e, de menor importância, *Ascarops, Physocephalus, Simondsia, Physaloptera, Spirura, Odontospirura, Tetrameres, Histiocephalus, Hartertia, Oxyspirura, Metathalazia* e *Vogeloides*. Uma característica importante deste grupo é a cauda do macho, enrolada firmemente em forma de espiral. Os ciclos evolutivos são indiretos, envolvendo artrópodes como hospedeiros intermediários.

Membros do gênero *Thelazia* são encontrados principalmente nos olhos de animais, ou ao redor deles; podem causar ceratite. Diferentemente da maioria dos espiruroides, a larva L_1 não é ingerida pelo animal junto com as fezes, mas sim por moscas que se alimentam de secreções oculares.

O gênero *Gongylonema* é incomum dentre os espiruroides por ter uma ampla variação de hospedeiros definitivos, incluindo todos os animais domesticados, ainda que seja mais prevalente em ruminantes. À semelhança da maioria dos espiruroides, o local preferido dos vermes adultos é o trato alimentar superior, no esôfago e nos pré-estômagos e estômago de mamíferos e no papo de aves.

Espécies pertencentes aos gêneros *Cheilospirura, Echinuria, Dispharynx* e *Streptocara* atualmente são consideradas membros da superfamília Acuarioidea.

FAMÍLIA SPIROCERCIDAE

Spirocerca

São vermes avermelhados, robustos, enrolados na forma de espiral, com 3 a 8 cm de comprimento e encontrados em tumores, como nos granulomas das paredes do esôfago e do estômago.

Ciclo evolutivo. O ovo alongado, com casca espessa, contém larvas; é excretado nas fezes ou em material de vômito e não eclode até que ingerido por um besouro estercorário. Neste hospedeiro intermediário, a larva se desenvolve até L_3 e se encista. Também pode haver o envolvimento de hospedeiro paratênico se o estercorário for ingerido por uma variedade de outros animais, inclusive galinha doméstica, aves selvagens e lagartos. Nestes, a larva L_3 se encista nas vísceras. Por ocasião da ingestão do hospedeiro paratênico ou hospedeiro intermediário pelo hospedeiro final, são liberadas larvas L_3, que penetram na parede do estômago e migram, via artéria celíaca, até a artéria aorta torácica. Cerca de 3 meses depois, a maior parte das larvas alcança o esôfago adjacente, onde induz o desenvolvimento de granulomas à medida que se desenvolve em estágio adulto, após 3 meses adicionais. Em geral, os adultos se instalam em nódulos císticos que se comunicam com o lúmen do estômago ou do esôfago por meio de fistula. Portanto, o período pré-patente é de, aproximadamente, 5 a 6 meses. Todavia, os ovos podem não ser visto nas fezes de alguns animais com infecção pelo verme adulto, quando os granulomas não se abrem no lúmen esofágico.

Espécie de *Spirocerca*

Espécie	Hospedeiros	Locais	Hospedeiro intermediário
Spirocera lupi	Cães, raposas, canídeos selvagens; ocasionalmente gatos e felídeos selvagens	Esôfago, estômago, artéria aorta	Besouros coprofágicos

Spirocerca lupi

Descrição. Os vermes adultos machos medem cerca de 30 a 55 mm e as fêmeas, 55 a 80 mm de comprimento. A abertura bucal tem formato hexagonal, a faringe é curta e os lábios são trilobados. A cauda do macho possui asa caudal (quatro pares e uma não pareada), papila pré-cloacal mediana e papilas pós-clocais (dois pares). Há um grupo de papilas minúsculas próximo à extremidade da cauda. A espícula direita corresponde a cerca de 1/4 do tamanho da espícula esquerda. A cauda da fêmea é romba.

Ascarops

Os vermes deste gênero e dos gêneros *Physocephalus* e *Simondsia* vivem na parede do estômago de suínos, sob uma camada de muco.

Ciclo evolutivo. Tipicamente, o ciclo evolutivo é de espiruroides. Os ovos excretados nas fezes do hospedeiro infectado se desenvolvem em larvas infectantes, quando ingeridos por besouros coprofágicos. O ciclo evolutivo se completa quando os suínos ingerem os besouros. O período pré-patente é de, aproximadamente, 4 semanas.

Espécies de *Ascarops*

Espécies	Hospedeiros	Locais	Hospedeiro intermediário
Ascarops strongylina (sin. *Arduenna strongylina*)	Suínos, javalis	Estômago, ocasionalmente intestino delgado	Besouros coprofágicos
Ascarops dentata (sin. *Arduenna dentata*)	Suínos	Estômago, ocasionalmente intestino delgado	Besouros coprofágicos

Ascarops strongylina

Sinônimo. *Arduenna strongylina.*

Descrição. São pequenos vermes filiformes delgados; os machos medem até 15 mm e as fêmeas, avermelhadas, cerca de 22 mm de comprimento. Há uma asa cervical apenas no lado esquerdo do corpo. A parede da faringe contém vários suportes espirais e há um pequeno dente em cada um dos dois lábios. A asa caudal direita do macho é muito maior do que a esquerda; há quatro pares de papilas pré-cloacais assimétricas e um par de papilas caudais. A espícula esquerda é cerca de quatro a cinco vezes mais longa do que a espícula direita.

Ascarops dentata

Sinônimo. *Arduenna dentata.*

Descrição. Semelhante a *A. strongylina*, porém muito maior; os machos medem 35 mm e as fêmeas, 55 mm de comprimento. Na parte anterior da cápsula bucal há dois dentes.

Physocephalus

Vermes pequenos e delgados encontrados na superfície da parede do estômago.

Ciclo evolutivo. Tipicamente, o ciclo evolutivo é de espiruroides. Os ovos excretados nas fezes do hospedeiro infectado se desenvolvem em larvas infectantes, quando ingeridos por besouros coprofágicos. O período pré-patente é de, aproximadamente, 6 semanas.

Espécie de *Physocephalus*

Espécie	Hospedeiros	Local	Hospedeiro intermediário
Physocephalus sexalatus	Suínos, camelos, raramente coelhos, lebres	Estômago	Besouros coprofágicos

Physocephalus sexalatus

Descrição. São pequenos vermes filiformes delgados avermelhados, quando vivos; os machos medem cerca de 10 a 12 mm e as fêmeas, até 22 mm de comprimento. A parte anterior do corpo é mais fina do que a posterior e logo após o vestíbulo há uma tumefação cuticular. Notam-se três asas cervicais em cada lado e as papilas cervicais estão assimetricamente posicionadas. A parede da faringe contém um único suporte espiral. No macho, a asa caudal é estreita e simétrica e há quatro pares de papilas pré-cloacais. A espícula esquerda é cerca de seis a sete vezes mais longa do que a espícula direita.

Simondsia

Os vermes machos se instalam na superfície da mucosa gástrica, mas as fêmeas são encontradas em pequenos cistos das criptas da mucosa, com protrusão de sua extremidade anterior.

Ciclo evolutivo. O ciclo evolutivo é indireto. Os ovos são excretados nas fezes e ingeridos por besouros, nos quais eclodem e se desenvolvem larvas infectantes. Os parasitas continuam a se desenvolver quando o hospedeiro intermediário é ingerido por um suíno.

Espécie de *Simondsia*

Espécie	Hospedeiros	Local	Hospedeiro intermediário
Simondsia paradoxa (sin. *Spiroptera cesticullus*)	Suínos, raramente coelhos, lebres	Estômago	Besouros coprofágicos

Simondsia paradoxa

Sinônimo. *Spiroptera cesticillus.*

Descrição. Os machos são vermes pequenos e delgados, medindo, aproximadamente, 12 a 15 mm de comprimento; possuem uma cauda enrolada na forma de espiral. A fêmea mede até cerca de 15 a 20 mm de comprimento. Estes vermes apresentam grandes asas laterais e um dente ventral e outro dorsal. A fêmea grávida tem morfologia característica; a extremidade posterior do corpo se apresenta como um saco arredondado preenchido de ovos e a extremidade anterior é delgada.

Streptopharagus

Os vermes deste gênero são encontrados no estômago de bugios e de macacos do Velho Mundo.

Espécies de *Streptopharagus*

Espécies	Hospedeiros	Local	Hospedeiro intermediário
Streptopharagus armatus	Macacos *rhesus*, macacos cinomolgos, macacos japoneses, macacos guenon, babuínos, gibões	Estômago	Besouros coprofágicos
Streptopharagus pigmenatus	Macacos *rhesus*, macacos cinomolgos, macacos japoneses, macacos guenon, babuínos, gibões	Estômago	Besouros coprofágicos

FAMÍLIA HABRONEMATIDAE

Habronema

Os membros do gênero *Habronema* são vermes pequenos, delgados, brancos e translúcidos que medem 1,5 a 2,5 cm de comprimento (Figura 1.58). O macho possui ampla asa caudal e a cauda apresenta uma torção espiral. Juntamente com o gênero estreitamente relacionado, *Draschia,* parasitam o estômago de equinos. *Habronema* habita a camada de muco da mucosa gástrica e pode provocar gastrite catarral; no entanto, não é considerado um patógeno relevante. A importância principal destes parasitas é que causam habronematidose cutânea, ou "ferida de verão", em países de clima quente.

Ciclo evolutivo. O ciclo evolutivo é semelhante em todas as espécies. Ovos ou L_1 são excretados nas fezes; as larvas L_1 são ingeridas por estágios larvários de muitas moscas muscídeas, frequentemente presentes nas fezes. O desenvolvimento em L_3 ocorre simultaneamente ao crescimento de maturidade da mosca, hospedeiro intermediário. Quando a mosca se alimenta ao redor da boca, dos lábios, da conjuntiva ocular e das narinas do equino as larvas passam destas partes para a pele e são deglutidas. De modo alternativo, as moscas infectadas podem ser deglutidas inteiras no alimento ou na água. O desenvolvimeno em adulto ocorre no estômago, onde as larvas escavam a região glandular da mucosa e ocasionam a formação de nódulos. Os vermes se desenvolvem em adultos maduros nos nódulos em, aproximadamente, 8 semanas. Quando as larvas são depositadas em uma ferida cutânea ou ao redor dos olhos, elas podem invadir os tecidos; não completam seu desenvolvimento, mas podem provocar lesões cutâneas granulomatosas.

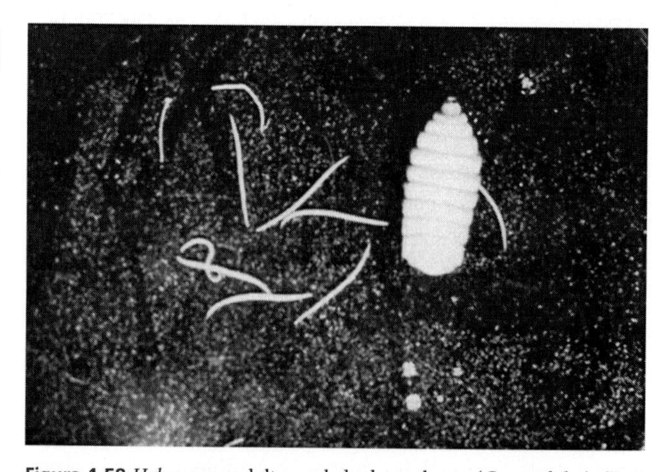

Figura 1.58 *Habronema* adultos ao lado de um berne (*Gastrophilus*). (Esta figura encontra-se reproduzida em cores no Encarte.)

Espécies de *Habronema*

Espécies	Hospedeiros	Local	Hospedeiros intermediários
Habronema microstoma (sin. *Habronema majus*)	Equinos	Estômago	Moscas dípteras, *Musca, Stomoxys, Haematobia (Lyperosia)*
Habronema muscae	Equinos	Estômago	Moscas dípteras, *Musca, Stomoxys, Haematobia (Lyperosia)*

Habronema microstoma

Sinônimo. *Habronema majus.*

Descrição. Os machos adultos medem 16 a 22 mm e as fêmeas, 15 a 25 mm de comprimento. A parte anterior da faringe, cilíndrica, possui um pequeno dente dorsal e outro ventral. No macho, há quatro pares de papilas pré-cloacais. As espículas apresentam diferentes comprimentos, sendo a espícula esquerda (0,8 mm) cerca de duas vezes mais longa do que a direita (0,4 mm).

Habronema muscae

Descrição. Os machos adultos medem 8 a 14 mm e as fêmeas, 13 a 22 mm de comprimento. Há dois lábios trilobados nas laterais; vista em corte transversal, a faringe é cilíndrica e possui revestimento cuticular espesso. O macho tem ampla asa caudal. Há quatro pares de papilas pré-cloacais e uma ou duas papilas atrás da cloaca. Pequenas saliências cuticulares recobrem a região da cloaca. As espículas apresentam diferentes comprimentos, sendo a espícula esquerda longa e delgada (2,5 mm de comprimento) e a espícula direita muito mais curta (0,5 mm) e robusta. A vulva situa-se próximo ao meio do corpo e se abre dorsolateralmente.

Draschia

Estes vermes são muito semelhantes *Habronema*, porém menores e com um colar distinto na região anterior. *Draschia* parasitam a região fúndica da parede do estômago e ocasionam a formação de grandes nódulos fibrosos que, ocasionalmente, são relevantes. As fêmeas parasitas são ovovivíparas.

Espécie de *Draschia*

Espécie	Hospedeiros	Local	Hospedeiros intermediários
Draschia megastoma (sin. *Habronema megastoma*)	Equinos, outros equídeos	Estômago	Moscas dípteras, *Musca, Stomoxys, Haematobia (Lyperiosia)*

Draschia megastoma

Descrição. Os vermes brancos translucentes, delgados, medem 7 a 13 mm de comprimento; os machos adultos medem 7 a 10 mm e as fêmeas, 10 a 13 mm. Os vermes são identificados com base em sua cabeça, a qual apresenta ligeira constrição na junção com o resto do corpo, em decorrência de um sulco profundo que circunda o corpo, logo após a região bucal (Figura 1.59). A faringe apresenta formato de funil. Os machos apresentam quatro pares de papilas pré-cloacais. As espículas são curtas e de diferentes comprimentos, sendo a esquerda (0,5 mm) mais longa do que a direita (0,25 mm).

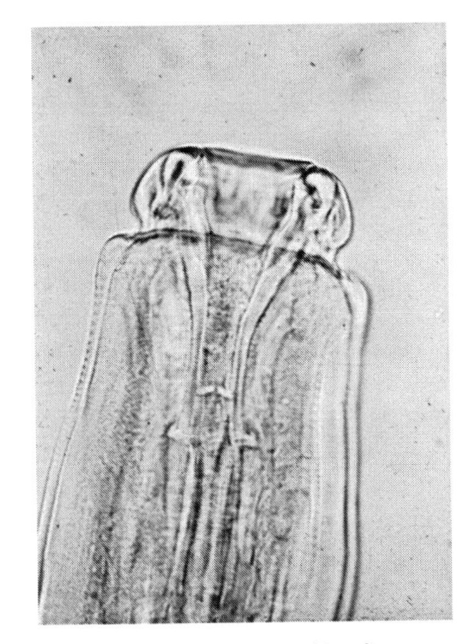

Figura 1.59 Cabeça de *Draschia megastoma*. (Esta figura encontra-se reproduzida em cores no Encarte.)

Parabronema

São vermes encontrados no abomaso de ruminantes. O gênero é facilmente distinguido de outros vermes do abomaso pela presença de grandes escudos e cordões cuticulares na região cefálica.

Ciclo evolutivo. Os ovos ou as larvas L_1 são excretados nas fezes; L_1 são ingeridas por estágios larvários de muitas moscas muscídeas, frequentemente presentes nas fezes. O desenvolvimento até L_3 ocorre simultaneamente com a maturidade da mosca, o hospedeiro intermediário. Quando a mosca se alimenta ao redor da boca, dos lábios e das narinas do hospedeiro as larvas passam daí para a pele e são ingeridas. De modo alternativo, as moscas infectadas podem ser ingeridas inteiras no alimento e na água. O crescimento até verme adulto ocorre na região glandular do abomaso.

Espécie de *Parabronema*

Espécie	Hospedeiros	Local	Hospedeiros intermediários
Parabronema skrjabini	Ovinos, caprinos, bovinos, camelos	Abomaso	Moscas muscídeas dos gêneros *Stomoxys, Lyperosia, Haematobia*

Parabronema skrjabini

Descrição. Os vermes adultos, brancos e delgados, medem até 3,6 cm de comprimento. Os machos medem 15 a 18 mm e possuem cauda em espiral, quatro pares de papilas pré-anais e uma espícula.

Histiocephalus

Espécie de *Histiocephalus*

Espécie	Hospedeiros	Local	Hospedeiros intermediários
Histiocephalus laticaudatus	Galinhas, patos	Moela	Desconhecido

Histiocephalus laticaudatus

Descrição. Os machos medem, aproximadamente, 7 a 7,5 mm e as fêmeas, 13 a 16 mm de comprimento. A boca é circundada por quatro lábios e os pseudolábios são denteados, formando 10 expansões semelhantes a dedos, cada uma com duas ou três pontas. Os vermes adultos possuem estruturas semelhantes a folhas e um colar cervical. A cavidade bucal é cilíndrica. Os machos apresentam duas grandes asas e quatro pares de papilas pré-cloacais. As espículas são longas e de iguais comprimentos. Não há gubernáculo. Na fêmea, a vulva situa-se na parte anterior.

Ciclo evolutivo. Pouco se sabe a respeito do ciclo evolutivo.

FAMÍLIA THELAZIDAE

Thelazia

Os membros deste gênero são parasitas de saco conjuntival e ducto lacrimal; em razão de sua localização, também são conhecidos como "vermes dos olhos". Os vermes deste gênero apresentam um grande vestíbulo, mas não possuem lábios. Há estrias proeminentes na cutícula anterior. Os machos não apresentam asa caudal.

Ciclo evolutivo. Os vermes são vivíparos. As larvas L_1 excretadas pelas fêmeas na secreção lacrimal são ingeridas pela mosca, o hospedeiro intermediário. O desenvolvimento de L_1 até L_3 ocorre nos folículos ovarianos da mosca, em 15 a 30 dias, nos meses do verão. As larvas L_3 migram para partes da mosca e são transferidas para o hospedeiro final, quando a mosca se alimenta. No olho, o crescimento ocorre sem migração adicional.

Espécies de *Thelazia*

Espécies	Hospedeiros	Locais	Hospedeiros intermediários
Thelazia rhodesi	Bovinos, búfalos, ocasionalmente ovinos, caprinos, camelos	Olho, saco conjuntival, ducto lacrimal	Moscas muscídeas, particularmente *Fannia* spp.
Thelazia gulosa (sin. *Thelazia alfortensis*)	Bovinos, ovinos, ruminantes selvagens	Olho, saco conjuntival, ducto lacrimal	Moscas muscídeas (*Musca* spp.)
Thelazia skrjabini	Bovinos, ovinos, ruminantes selvagens	Olho, saco conjuntival, ducto lacrimal	Moscas muscídeas (*Musca* spp.)
Thelazia callipaeda	Cães, gatos, humanos, primatas, coelhos	Olho, saco conjuntival, ducto lacrimal	Moscas muscídeas, moscas frugíveras
Thelazia californiensis	Cães, gatos, ovinos, veados, humanos	Olho, saco conjuntival, ducto lacrimal	Moscas muscídeas
Thelazia lacrymalis	Equinos, bovinos	Olho, saco conjuntival, ducto lacrimal	Moscas da face (*Musca* spp.)
Thelazia leesi	Camelos	Saco conjuntival	Moscas muscídeas

Thelazia rhodesi

Descrição. Parasitas pequenos branco-amarelados finos, com 1,0 a 2,0 cm de comprimento. Os machos medem 8 a 12 mm e as fêmeas, 12 a 20 mm de comprimento. A cutícula apresenta estrias proeminentes na extremidade anterior. Os parasitas machos têm cerca de 14 pares de papilas pré-cloacais e três pares de papilas pós-cloacais.

Ciclo evolutivo. O período pré-patente varia de 20 a 25 dias.

Thelazia gulosa

Sinônimo. *Thelazia alfortensis.*

Descrição. *Thelazia gulosa* são parasitas branco-leitosos, com finas estrias cuticulares transversais (menos evidentes na parte posterior do corpo) e grande cavidade bucal profunda na forma de cálice. Os machos medem 4,8 a 10,9 mm de comprimento e apresentam quantidade variável de papilas pré-cloacais (8 a 33 pares) e três pares de papilas pós-cloacais. Há duas espículas assimétricas. As fêmeas medem 4,8 a 18,8 mm de comprimento, com uma extremidade da cauda afilada.

Thelazia skrjabini

Descrição. Os vermes adultos são esbranquiçados, com finas estrias cuticulares transversais. A cavidade bucal é pequena e rasa. Os machos medem 5 a 11,5 mm de comprimento e, na parte posterior, são curvados, com 16 a 32 pares de papilas pré-cloacais e três pares de papilas pós-cloacais. As espículas apresentam comprimentos desiguais. As fêmeas medem 7,5 a 21 mm de comprimento e a extremidade caudal é truncada.

Thelazia callipaeda

Descrição. Pequenos parasitas delgados brancos, com 1,0 a 1,7 cm de comprimento; os machos medem 7 a 11,5 mm e as fêmeas, 7 a 17 mm de comprimento. A cutícula possui finas estrias transversais. O macho apresenta uma papila individual, 5 pares de papilas pré-cloacais e dois pares de papilas pós-clocais. A espícula esquerda é muito mais longa (cerca de 10 vezes) do que a direita. Na fêmea, a vulva situa-se na região esofágica.

Thelazia californiensis

Descrição. Parasitas pequenos delgados brancos, com 1,0 a 1,5 cm de comprimento. Apresentam cápsula bucal e a cutícula possui estrias proeminentes na extremidade anterior. O macho possui 10 pares de papilas caudais. A espícula esquerda é longa e delgada e a espícula direita é mais curta e robusta.

Thelazia lacrymalis

Descrição. Pequenos parasitas delgados branco-amarelados, com 1,0 a 2,0 cm de comprimento. Os machos medem 8 a 12 mm e as fêmeas, 14 a 18 mm. Apresentam cápsula bucal e a cutícula possui estrias proeminentes na extremidade anterior. No macho, a cauda é romba e encurvada, com asa caudal.

Ciclo evolutivo. O período pré-patente é de, aproximadamente, 3 a 6 semanas.

Oxyspirura

Vermes de olhos de aves que se instalam na conjuntiva, sob a membrana nictitante, ou nos ductos nasolacrimais.

Ciclo evolutivo. O ciclo evolutivo é indireto. Os ovos passam através do canal lacrimal, são deglutidos e excretados nas fezes. Eles são ingeridos por um hospedeiro intermediário, no qual ocorre o desenvolvimento para o estágio infectante. Após o consumo do hospedeiro intermediário por um hospedeiro definitivo a larva migra do esôfago e faringe para o olho, através do ducto lacrimal.

Espécie de *Oxyspirura*

Espécie	Hospedeiros	Locais	Hospedeiro intermediário
Oxyspirura mansoni (sin. *Oxyspirura parvorum*)	Galinhas, perus, galinhas-d'angola, pavões-da-ásia	Olho, saco conjuntival, ducto lacrimal	Baratas, efeméridas (Ephemeroptera)

Oxyspirura mansoni

Sinônimo. *Oxyspirura parvorum.*

Descrição. São vermes delgados com cutícula lisa e faringe globular; na fêmea, a vulva situa-se próximo da cauda. Os machos medem, aproximadamente, 10 a 15 mm e as fêmeas, 14 a 20 mm. A cauda é finamente pontuda, em ambos os sexos. A cauda do macho é curvada ventralmente e não possui asa. As espículas são desiguais, sendo a direita curta e espessa e a esquerda longa (cerca de 15 vezes o tamanho da espícula direita) e delgada.

FAMÍLIA GNATHOSTOMATIDAE

Gnathostoma

São vermes do estômago de carnívoros. A presença de vermes nos nódulos gástricos é suficiente para o diagnóstico do gênero do parasita.

Espécies de *Gnathostoma*

Espécies	Hospedeiros	Local	Hospedeiros intermediários
Gnathostoma spinigerum	Gatos, cães, humanos, martas, gambás e vários carnívoros selvagens	Estômago	Crustáceos de água doce, copépodos
Gnathostoma hispidum	Suínos, raramente humanos	Estômago	Crustáceos de água doce, *Cyclops* spp.
Gnathostoma doloresi	Suínos, javalis	Estômago	Crustáceos de água doce

Gnathostoma spinigerum

Descrição. São vermes curtos robustos, avermelhados na parte anterior e acinzentados na região posterior. Os machos medem 1 a 2,5 cm e as fêmeas, até 3 a 4 cm de comprimento. A cabeça é proeminente e recoberta com fileiras transversais de 6 a 11 pequenos "ganchos", e possui quatro cavidades submedianas; cada uma delas se comunica com um saco cervical. A parte anterior do corpo é recoberta com espinhos cuticulares achatados e a região ventral caudal do macho apresenta pequenos espinhos e quatro pares de grandes papilas pedunculadas. Também, há várias papilas menores sésseis. A espícula esquerda é cerca de três vezes mais longa do que a espícula direita.

Ciclo evolutivo. Os vermes adultos vivem em túneis, em nódulos gástricos, e os ovos passam daí para o lúmen e alcançam a água das fezes, onde eclodem vários dias depois. Os crustáceos (primeiros hospedeiros intermediários) ingerem L_1, que se transforma em L_2. Os crustáceos são ingeridos por vertebrados (segundos hospedeiros intermediários), como peixes, rãs e répteis, nos quais L_2 se desenvolve para L_3 e as larvas tornam-se encistadas. L_3 também pode encistar em vários mamíferos, como camundongos, ratos e cães. O hospedeiro final é infectado pela ingestão do vetor vertebrado; ocorre desenvolvimento adicional na parede do estômago, onde os vermes originam lesões fibrosas.

Gnathostoma hispidum

Descrição. São vermes robustos; os machos medem 1,5 a 2,5 cm e as fêmeas, 2 a 4,5 cm de comprimento. Escamas espinhosas recobrem todo o corpo do verme. A espícula esquerda é cerca de três vezes mais longa do que a espícula direita.

Ciclo evolutivo. Os vermes jovens migram nos órgãos abdominais do hospedeiro, especialmente no fígado. Vermes adultos vivem em túneis, nos nódulos gástricos, e os ovos passam daí para o lúmen e alcançam a água nas fezes, onde se desenvolvem em L_2, antes de eclodir, após vários dias. Os crustáceos ingerem L_2, nos quais se desenvolve em L_3 dentro de, aproximadamente, 10 dias. O hospedeiro final é infectado pela ingestão do crustáceo, o hospedeiro intermediário; ocorre desenvolvimento adicional na parede do estômago, onde os vermes profundamente alojados ocasionam lesões fibrosas. Não há necessidade de um segundo hospedeiro intermediário para *G. hispidum.*

Gnathostoma doloresi

Descrição. Os vermes machos adultos medem 2,6 a 2,8 cm e as fêmeas, 3 a 4 cm de comprimento. Toda a superfície do corpo apresenta várias fileiras transversais de espinhos cuticulares direcionados para trás. Na parte anterior, os espinhos são largos e curtos, com vários dentes desiguais, os quais se tornam gradativamente menores, com espinhos de pontas únicas na parte posterior. As espículas são desiguais, robustas, curvadas e se afinam uniformemente, da raiz à extremidade.

Ciclo evolutivo. O mesmo mencionado para *G. hispidum.*

FAMÍLIA GONGYLONEMATIDAE

Gongylonema

São vermes filamentares de mamíferos e aves, frequentemente denominados "vermes de goela", com relato de mais de 30 espécies. Ambos os sexos apresentam asas cervicais; os machos possuem asas caudais as quais, com frequência, são assimétricas.

Ciclo evolutivo. O ciclo evolutivo é, tipicamente, de espiruroides. Os ovos são excretados nas fezes e, quando ingeridos por um hospedeiro intermediário, eclodem e se desenvolvem para o estágio infectante dentro de 4 semanas. A infecção do hospedeiro definitivo acontece após a ingestão de baratas ou de besouros coprofágicos infectados. Os vermes adultos, espirais (na forma de zíper), se incrustam na mucosa ou na submucosa, com protrusão de sua extremidade anterior e/ou posterior no lúmen. O período pré-patente é de, aproximadamente, 8 semanas.

Espécies de *Gongylonema*

Espécies	Hospedeiros	Locais	Hospedeiros intermediários
Gongylonema ingluvicola	Galinhas, perus, perdizes, faisões, cordonizes	Papo, esôfago	Baratas e besouros coprofágicos
Gongylonema monnigi	Ovinos, caprinos	Rúmen	Baratas e besouros coprofágicos
Gongylonema pulchrum (sin. *Gongylonema scutatum*)	Ovinos, caprinos, bovinos, suínos, zebus, búfalos, equinos, asininos, veados, camelos, humanos, primatas	Esôfago, rúmen	Baratas e besouros coprofágicos
Gongylonema verrucosum	Bovinos, ovinos, caprinos, veados, zebus	Rúmen, retículo, omaso	Baratas e besouros coprofágicos
Gongylonema macrogubernaculum	Macacos do Velho Mundo e do Novo Mundo	Esôfago, língua, cavidade bucal	Baratas e besouros coprofágicos

Gongylonema ingluvicola

Descrição. São vermes longos e delgados. A fêmea mede, aproximadamente, 32 a 55 mm e os machos, cerca de 18 mm de comprimento. A extremidade anterior do corpo apresenta várias fileiras longitudinais de placas cuticulares semelhantes a verrugas, arredondadas ou ovais.

Gongylonema monnigi

Descrição. Verme longo, delgado e esbranquiçado; os machos medem cerca de 4 cm e as fêmeas, até 11 cm de comprimento. Semelhante a *G. verrucosum*, exceto que a asa cervical não é festonada e a forma do gubernáculo é diferente.

Gongylonema pulchrum

Sinônimo. *Gongylonema scutatum*.

Descrição. Verme longo, delgado e esbranquiçado; os machos medem cerca de 5,0 cm e as fêmeas, até ao redor de 14,0 cm de comprimento. As asas cervicais, assimétricas, são proeminentes; a extremidade anterior apresenta fileiras longitudinais de placas cuticulares. A cauda do macho apresenta asas assimétricas, com 10 pares de papilas. A espícula esquerda é longa e delgada, enquanto a espícula direita é curta e robusta. O macho possui gubernáculo.

Gongylonema verrucosum

Descrição. Vermes delgados, longos e avermelhados quando vivos. Os machos medem cerca de 3,5 cm e as fêmeas, 7,0 a 9,5 cm de comprimento. Os adultos apresentam asa cervical festonada e protuberâncias cuticulares apenas no lado esquerdo do corpo. O comprimento das espículas do macho é desigual, sendo a espícula esquerda consideravelmente mais longa do que a espícula direita.

Gongylonema macrogubernaculum

Descrição. São vermes longos, delgados e esbranquiçados; os machos medem cerca de 5 cm e as fêmeas, ao redor de 14 cm de comprimento. A parte anterior do verme possui fileiras longitudinais de protuberâncias cuticulares.

FAMÍLIA PHYSALOPTERIDAE

Physaloptera

O gênero *Physaloptera* inclui muitas espécies de parasitas do estômago de mamíferos e de outros vertebrados.

Ciclo evolutivo. O ciclo evolutivo é, tipicamente, de espiruroides. Os ovos excretados nas fezes do hospedeiro infectado se desenvolvem em larvas infectantes, se ingeridas por besouros coprófagos, grilos e outros insetos. O ciclo evolutivo se completa quando os gatos ingerem o hospedeiro intermediário. Vários hospedeiros de transporte de sangue frio também podem estar envolvidos na transmissão da infecção. O período pré-patente é de cerca de 8 a 10 semanas.

Espécies de *Physaloptera*

Espécies	Hospedeiros	Local	Hospedeiros intermediários
Physaloptera praeputialis	Gatos e felídeos selvagens, raramente cães	Estômago	Besouros, baratas, grilos
Physaloptera rara	Gatos, cães	Estômago	Besouros, baratas, grilos

Physaloptera praeputialis

Descrição. Os vermes adultos são maiores do que a maioria dos espiruroides; são robustos e se assemelham a ascarídeos. Os machos medem 1,0 a 4,5 cm e as fêmeas, 2 a 6 cm de comprimento. Em ambos os sexos, a cutícula se estende posteriormente como uma bainha, além da extremidade do corpo. A boca é circundada por um colar cuticular e possui pseudolábios. Os lábios são simples, triangulares e contêm um conjunto de três pequenos dentes internos achatados e um único dente cônico externo. A parte posterior do macho possui asas laterais assimétricas, unidas anteriormente na superfície ventral. Os comprimentos das espículas são ligeiramente diferentes. Na fêmea, a vulva situa-se um pouco anterior ao meio do corpo.

Physaloptera rara

Descrição. Os vermes machos adultos medem 2,5 a 3,0 cm e as fêmeas, 3 a 6 cm de comprimento. Esta espécie difere da *P. praeputialis* por não apresentar bainha recobrindo a parte posterior do corpo, em ambos os sexos. A vulva situa-se anterior ao meio do corpo.

FAMÍLIA SPIRURIDAE

Nematódeos da família Spiruridae são encontrados na parte superior do trato digestório de mamíferos e aves.

Spirura/Odontospirura

Ciclo evolutivo. O ciclo evolutivo é, tipicamente, de espiruroides. Os ovos se desenvolvem e originam larvas infectantes no hospedeiro intermediário. As larvas podem ser ingeridas por hospedeiros paratênicos, tais como roedores e lagartos, nos quais se tornam encapsuladas. O hospedeiro final se infecta após a ingestão dos insetos ou seus hospedeiros de transporte.

Espécies de *Spirura*

Espécies	Hospedeiros	Locais	Hospedeiros intermediários
Spirura ritypleurites	Gatos; raramente cães, raposas	Estômago	Besouros, baratas
Spirura uncinipenis (sin. *Sicarius uncinipenis*)	Emas	Proventrículo	Besouros, baratas
Spirura zschokkei (sin. *Vaznema zschokkei*)	Emas	Proventrículo	Besouros, baratas
Odontospirura cetiopenis	Emas	Proventrículo, moela	Besouros, baratas

Spirura ritypleurites

Descrição. Vermes brancos, curtos, robustos, com parte posterior mais espessa do que a parte anterior; apresentam forma espiralada. Os machos medem até 26 mm e as fêmeas podem ter até 30 mm de comprimento. A parte anterior da cutícula é expandida na face inferior; as estrias transversais são proeminentes.

Spirura uncinipenis

Sinônimo. *Sicarius uncinipenis*.

Descrição. Os machos medem 15 a 20 mm e as fêmeas, 16 a 26 mm. As espículas são curtas, com diferentes comprimentos.

Spirura zschokkei

Sinônimo. *Vaznema zschokkei.*

Descrição. Os machos medem 16 a 17 mm e as fêmeas, 17 a 25 mm de comprimento. As espículas são longas e filiformes.

Odontospirura cetiopenis

Descrição. O corpo dos vermes é espiralado; os machos medem 15 a 17 mm e as fêmeas, 20 a 23 mm de comprimento. Há quatro pares de papilas cefálicas na base dos lábios. Os machos apresentam asas caudais e espículas longas de iguais comprimentos.

FAMÍLIA TETRAMERIDAE

Tetrameres

Os parasitas deste gênero apresentam dimorfismo sexual. Os machos são pequenos, delgados, branco-pálidos e se instalam no lúmen do proventrículo de aves. As fêmeas são vermelho-brilhantes e quase esféricas; encontram-se incrustadas nas glândulas proventriculares. Não possuem cordões.

Ciclo evolutivo. Os ovos são excretados nas fezes e eclodem, quando ingeridos por um hospedeiro intermediário. O hospedeiro final se infecta após ingestão do hospedeiro intermediário; machos e fêmeas são notados nas glândulas do proventrículo. Os machos vivem na superfície da mucosa e na parte superior das glândulas; no entanto, após o acasalamento os machos deixam as glândulas e morrem. As fêmeas ficam incrustadas profundamente nas glândulas da mucosa.

Espécies de *Tetrameres*

Espécies	Hospedeiros	Local	Hospedeiros intermediários
Tetrameres americana (sin. *Tropisurus americana*)	Galinhas, perus, patos, gansos, tetrazes, cordonizes, pombos	Proventrículo	Baratas, gafanhotos, besouros
Tetrameres fissispina (sin. *Tropisurus fissispina*)	Patos, gansos, galinhas, perus, pombos e aves aquáticas selvagens	Proventrículo	Crustáceos (*Daphnia* e *Gammarus*), gafanhotos, minhocas
Tetrameres crami	Patos domésticos e selvagens	Proventrículo	Crustáceos (*Gammarus* e *Hyalella*), gafanhotos, minhocas
Tetrameres confusa	Galinhas	Proventrículo	?
Tetrameres mohtedai	Galinhas	Proventrículo	?
Tetrameres pattersoni	Cordoniz	Proventrículo	?

Tetrameres americana

Sinônimo. *Tropisurus americana.*

Descrição. Os machos medem 5 a 6 mm de comprimento e as fêmeas, subesféricas, medem 3,5 a 5,0 mm de comprimento por 3 mm de largura (Figura 13.1). Os machos apresentam cutículas espinhosas, mas não possuem cordões; as fêmeas têm quatro sulcos longitudinais profundos, na superfície.

Tetrameres fissispina

Sinônimo. *Tropisurus fissispina.*

Descrição. Os machos medem 5 a 6 mm de comprimento e as fêmeas, 2,5 a 6,0 mm de comprimento e 1 a 3,5 mm de largura.

Tetrameres crami

Descrição. Os machos são brancos, delgados e com, aproximadamente, 4 mm de comprimento. As fêmeas, esféricas/ovoides e vermelhas, medem cerca de 2 mm de comprimento e 1,5 mm de largura.

FAMÍLIA HARTERTIIDAE

Hartertia

Espécie de *Hartetia*

Espécie	Hospedeiros	Local	Hospedeiro intermediário
Hartertia gallinarum	Galinhas, abetarda	Intestino delgado	Cupim

Hartertia gallinarum

Descrição. São vermes delgados e excepcionalmente longos para um espiruroide. Os machos medem até, aproximadamente, 40 mm e as fêmeas, até 110 mm de comprimento. A aparência macroscópica dos parasitas se assemelha muito àquela de *Ascaridia galli*; notam-se dois lábios laterais, cada um dividido, no sentido medial, em três lobos. A parte posterior do macho apresenta asas laterais, protuberâncias cuticulares ventrais, 4 pares de papilas pré-cloacais e 2 pares de papilas pós-cloacais. A espícula esquerda apresenta expansão farpada em sua extremidade; é cerca de quatro vezes maior do que a espícula direita de extremidade romba.

Ciclo evolutivo. Os ovos são excretados nas fezes e, quando ingeridos por cupim, desenvolvem o estágio infectante na cavidade corporal. Após a ingestão de um hospedeiro intermediário infectado, as larvas se desenvolvem até a maturidade no hospedeiro final em, aproximadamente, 3 semanas.

FAMÍLIA PNEUMOSPIRIDAE

Membros desta família compreendem vermes de pulmão de felídeos selvagens e incluem espécies dos gêneros *Metathelazia* e *Vogeloides.*

SUPERFAMÍLIA SUBULUROIDEA

Membros desta superfamília são parasitas, principalmente, de roedores; caracterizam-se por apresentar lábios pouco desenvolvidos com sensílio e um estoma de parede espessa com três dentes. O único gênero de importância veterinária é *Subulura,* cujas espécies são parasitas de aves domésticas.

FAMÍLIA SUBULIRIDAE

Subulura

Espécies deste gênero, encontradas em aves, são pequenos vermes que se instalam no ceco. São semelhantes a *Heterakis,* embora a cauda não seja tão pontuda. Os machos medem cerca de 8 a 10 mm e as fêmeas, até 14 a 18 mm de comprimento.

Ciclo evolutivo. Os ovos excretados nas fezes são ingeridos pelo hospedeiro intermediário, nos quais se desenvolvem até o estágio infectante L_3 depois de, aproximadamente, 2 semanas. Após a ingestão pelo hospedeiro final, as larvas migram para o lúmen do ceco. O período pré-patente varia de 6 a 8 semanas.

Espécies de *Subulura*

Espécie	Hospedeiros	Local	Hospedeiros intermediários
Subulura suctoria (sin. *Subulura brumpti, Subulura differens, Allodapa suctoria*)	Galinhas, perus, porquinhos-da-índia, cordonizes, tetrazes, faisões, patos	Ceco	Besouros, baratas

Subulura suctoria

Sinônimos. *Subulura brumpti, Subulura differens, Allodapa suctoria.*

Descrição. A cápsula bucal é pequena e possui três dentes em sua base. O esôfago é dilatado posteriormente, seguido de um bulbo. A cauda do macho apresenta grandes asas laterais; curva-se ventralmente. Há duas longas espículas finas curvadas. Nota-se uma ventosa pré-cloacal, na forma defenda, circundada por fibras de músculo radiadas. Na fêmea, a vulva situa-se um pouco anterior ao meio do corpo.

SUPERFAMÍLIA DRACUNCULOIDEA

Membros desta superfamília são parasitas de tecidos subcutâneos. Os dois gêneros de importância veterinária são *Dracunculus* e *Avioserpens*. O ciclo evolutivo envolve o desenvolvimento em uma espécie de *Cyclops*, antes de se tornarem infectantes ao hospedeiro final.

FAMÍLIA DRACUNULIDAE

Dracunculus

Este gênero inclui o "verme do porquinho-da-índia", um importante parasita de humanos e porquinhos-da-índia da América do Norte, encontrado em carnívoros. Os vermes machos são muito menores do que as fêmeas e esta é um dos mais longos dos nematódeos comumente vistos em humanos e animais.

Ciclo evolutivo. O ciclo evolutivo é indireto. Os vermes adultos maduros se desenvolvem no tecido conectivo profundo e, em seguida, migram para os tecidos subcutâneos periféricos dentro de, aproximadamente, 9 meses após a infecção inicial. Uma vesícula cutânea se forma ao redor da extremidade cefálica do verme e, quando ela entra em contato com a água, o útero do parasita se rompe e libera grande quantidade de larvas L_1. Caso a lesão seja repetidamente imersa na água, a liberação de larvas pode continuar durante várias semanas. Estas larvas se desenvolvem até o estágio infectante em uma espécie de *Cyclops*. A infecção do hospedeiro final acontece após a ingestão de copépodos, junto com água de beber ou nos hospedeiros paratênicos.

Espécies de *Dracunculus*

Espécies	Hospedeiros	Local	Hospedeiros intermediários
Dracunculus medinensis	Humanos, ocasionalmente bovinos, equinos, cães, gatos e outros mamíferos	Tecido conectivo subcutâneo	Crustáceos copépodes (*Cyclops* spp.)
Dracunculus insignis	Martas, *raccoons*, lontras, carnívoros selvagens, ocasionalmente cães e gatos	Tecido conectivo subcutâneo	Crustáceos copépodes (*Cyclops* spp.) Rãs

Dracunculus medinensis

Descrição. Os machos medem, aproximadamente, 2 a 3 cm; as fêmeas são muito maiores, com cerca de 100 cm de comprimento e 1,5 a 2,0 mm de largura, podendo atingir até 300 cm de comprimento. Na parte anterior do verme há um "capacete". As fêmeas não apresentam vulva.

Ciclo evolutivo. A infecção é causada pela ingestão de água contendo copépodos infectados com larvas de *D. medinensis*. Após a ingestão, os copépodos morrem e liberam a larva, que penetra nas paredes do estômago e do intestino do hospedeiro e alcançam a cavidade abdominal. Após o desenvolvimento em verme adulto maduro e após a cópula, os machos morrem e as fêmeas migram aos tecidos subcutâneos próximos da superfície cutânea, onde as fêmeas parasitas ocasionam vesículas cutâneas que se rompem. Quando esta lesão entra em contato com a água, a fêmea parasita emerge e libera a larva que, se ingerida por um copépodo, se desenvolve em larva infectante depois de, aproximadamente, 2 semanas. O período pré-patente é de cerca de 12 meses.

Dracunculus insignis

Descrição. Os vermes adultos são brancos e cilíndricos, com 17,6 a 23,0 cm de comprimento e, no máximo, 3 a 4 mm de largura. As fêmeas são muito maiores do que os machos e são repletas de larvas de primeiro estágio. Esta espécie pode ser diferenciada de *D. medinensis* com base na quantidade de papilas pré-anais e, também, no comprimento do gubernáculo.

Ciclo evolutivo. Semelhante àquele de *D. medinensis*. O desenvolvimento no copépodo demora, aproximadamente, 3 semanas. Rãs também podem atuar como hospedeiros intermediários paratênicos.

Avioserpens

Avioserpens são parasitas de patos; são encontrados em tumefações subcutâneas.

Ciclo evolutivo. As larvas são liberadas na água e notou-se que os estágios infectantes ocorrem em *Cyclops*. A infecção do hospedeiro final se instala após a ingestão do hospedeiro intermediário.

Espécies de *Avioserpens*

Espécies	Hospedeiro	Local	Hospedeiro intermediário
Avioserpens taiwana	Patos	Tecido subcutâneo	Copépodos (*Cyclops*)
Avioserpens mosgovoyi	Patos	Tecido subcutâneo	Copépodos (*Cyclops*)

Avioserpens taiwana

Sinônimos. *Filaria taiwana, Oshimaia taiwana, Avioserpens denticulophasma, Petroviprocta vigissi.*

Descrição. As fêmeas medem até, aproximadamente, 25 cm de comprimento e 0,8 mm de largura. A extremidade anterior é romba e, circundando a boca, há uma borda quitinosa, com duas papilas laterais proeminentes. Adicionalmente, notam-se quatro papilas menores na parte posterior da cabeça. Os grandes úteros contêm larvas. Ânus, vagina e vulva são atrofiados. A papila cônica situa-se na terminação da cauda. O verme macho é desconhecido.

SUPERFAMÍLIA ACUARIOIDEA

Membros da superfamília Acuarioidea (anteriormente Spiruroidea) são nematódeos pequenos a médios que vivem no trato alimentar superior de aves. As espécies são caracterizadas pela presença de estruturas cefálicas cuticulares peculiares (cordões) que se estendem em sentido posterior e, às vezes, para frente.

FAMÍLIA ACURIDAE

Echinuria

Espécie de *Echinuria*

Espécie	Hospedeiros	Locais	Hospedeiros intermediários
Echinuria uncinata (sin. *Acuaria uncinata*)	Patos, gansos, cisnes e várias aves aquáticas	Esôfago, proventrículo, moela	*Daphnia* e *Gammarus*

Echinuria uncinata

Sinônimo. *Acuaria uncinata.*

Descrição. São pequenos vermes esbranquiçados, com corpo delgado. Os machos medem 8 a 10 mm e as fêmeas, 12 a 18,5 mm de comprimento. A cutícula contém quatro cordões ondulados não recorrentes; fazem anastomose em pares, não se estendem além do esôfago. Na cutícula, há quatro fileiras de espinhos longitudinais. O macho possui 4 pares de papilas pré-cloacais, em 2 grupos de 2 de cada lado, e 4 pares de papiplas pós-cloacais. A espícula esquerda é cerca de 3 a 4 vezes maior do que a espícula direita.

Ciclo evolutivo. Os ovos são excretados nas fezes e ingeridos por pulgas-d'água, nas quais eclodem e se desenvolvem as larvas infectantes. Os parasitas continuam o desenvolvimento quando o hospedeiro intermediário é ingerido por aves aquáticas.

Dispharynx

Espécie de *Dispharynx*

Espécie	Hospedeiros	Locais	Hospedeiros intermediários
Dispharynx nasuta (sin. *Dispharynx spiralis, Acuaria spiralis, Acuaria nasuta*)	Galinhas, perus, pombos, galinhas-d'angola, tetrazes, faisões e outras aves	Esôfago, proventrículo	Isópodos: bicho-de-conta (*Porcellio*) e tatuzinho (de jardim) (*Armadillidium*)

Dispharynx nasuta

Sinônimos. *Dispharynx spiralis, Acuaria spiralis, Acuaria nasuta.*

Descrição. O corpo é delgado e torcido, especialmente na parte posterior do macho. Os machos medem até, aproximadamente, 8 mm e as fêmeas, 10 a 12 mm de comprimento. A cutícula possui quatro cordões ondulados que se curvam na porção anterior e não se fundem. O macho apresenta quatro pares de papilas pré-cloacais e cinco pares de papilas pós-cloacais. A espícula esquerda é delgada e a espícula direita é mais curta e tem formato oval.

Ciclo evolutivo. O hospedeiro intermediário ingere ovos embrionados e o desenvolvimento em L_3 ocorre na cavidade corporal. Quando o isópodo é consumido pelo hospedeiro final os parasitas se desenvolvem até o estágio final, no proventrículo ou no esôfago.

Cheilospirura

Espécie de *Cheilospirura*

Espécie	Hospedeiros	Local	Hospedeiro intermediário
Cheilospirura hamulosa (sin. *Acuaria hamulosa*)	Galinhas, perus	Moela	Ganhafotos (*Melanoplus*), gorgulhos e besouros

Cheilospirura hamulosa

Sinônimo. *Acuaria hamulosa.*

Descrição. Os vermes possuem quatro cordões cuticulares enrugados irregulares, duplamente ondulados, que se estendem por mais da metade do comprimento do corpo. Estes cordões não fazem anastomose, tampouco são recorrentes. Os machos medem até 15 mm e as fêmeas, 30 mm de comprimento. Os machos possuem quatro pares de papilas pré-cloacais e seis pares de pailas pós-cloacais, uma espícula curta achatada, à direita, e uma espícula delgada mais longa à esquerda.

Ciclo evolutivo. Os ovos excretados nas fezes são ingeridos pelo hospedeiro intermediário, no qual se desenvolvem até o estágio infectante em cerca de 3 semanas. O hospedeiro final se infecta após ingerir este hospedeiro intermediário; o período pré-patente é de cerca de 3 semanas.

Streptocara

Estes vermes têm mínima importância em animais domésticos de criação.

Espécie de *Streptocara*

Espécie	Hospedeiros	Local	Hospedeiro intermediário
Streptocara crassicauda	Patos, galinhas	Moela	Crustáceos (*Gammarus*)

Streptocara crassicauda

Descrição. Os machos medem cerca de 5 mm e as fêmeas, até 10 mm de comprimento. As asas cervicais são bem desenvolvidas e há pequenos dentes na margem posterior.

Ciclo evolutivo. Pouco se sabe sobre o ciclo evolutivo.

SUPERFAMÍLIA FILARIOIDEA

Esta superfamília é estreitamente relacionada a superfamília Spiruroidea e, como nesta última, todos os gêneros apresentam ciclos evolutivos indiretos. Nenhum deles habita o trato alimentar e dependem de um inseto vetor para a transmissão.

Na superfamília, notam-se diferenças no comportamento biológico: as formas mais primitivas de postura de ovos, as quais estão acessíveis aos vetores nos exsudatos dérmicos, e as formas de posturas de larvas mais altamente evoluídas, denominadas microfilárias. Estas últimas formas, que podem ser circundadas por uma "casca de ovo" semelhante a uma bainha flexível, são ingeridas por insetos parasitas que se alimentam de sangue e de líquidos teciduais. Em algumas espécies, a microfilária é notada apenas no sangue periférico e nos tecidos, em intervalos regulares; algumas surgem com a luz do dia e outras à noite; este comportamento é denominado periodicidade diurna ou noturna.

Gêneros de interesse em medicina veterinária incluem: Filariidae: *Parafilaria, Stephanofilaria, Suifilaria*; e Onchocercidae: *Onchocerca, Dirofilaria, Acanthocheilonema, Pelecitus, Chandlerella, Setaria, Elaeophora, Splendidofilaria* e *Paronchocerca.*

FAMÍLIA FILARIIDAE

Parafilaria

Vermes adultos deste gênero de filarioides primitivos se instalam sob a pele, onde ocasionam nódulos ou lesões inflamatórias.

Espécies de *Parafilaria*

Espécies	Hospedeiros	Locais	Hospedeiros intermediários
Parafilaria bovicola	Bovinos, búfalos	Tecido conectivo subcutâneo e tecido intermuscular	Moscas muscídeas; *Musca autumnalis*, na Europa
Parafilaria multipapillosa (sin. *Filaria haemorrhagica*)	Equinos, asininos, outros equídeos	Tecido conectivo subcutâneo e tecido intermuscular	Mosca do chifre; *Haematobia* spp., na Europa

Parafilaria bovicola

Descrição. Pequenos vermes brancos delgados com cerca de 3,0 a 6,0 cm de comprimento. Os machos medem 2 a 3 cm e as fêmeas, 4 a 6 cm de comprimento. Na parte anterior do verme, há várias papilas e saliências circulares na cutícula. O restante da cutícula possui estrias transversais. Na fêmea, a vulva situa-se na parte anterior do verme, próximo da abertura bucal simples; a cauda é romba, sem papilas. A cauda do macho é romba e curta. As asas caudais são sustentadas pelas papilas pré-cloacais e pós-cloacais.

Ciclo evolutivo. Ovos ou larvas L_1 livres no exsudato que ocorre em pontos de sangramento, na superfície cutânea, são ingeridos por moscas muscídeas (p. ex., *Musca autummalis,* na Europa, *M. lusoria* e *M. xanthomelas,* na África), nas quais se desenvolvem em L_3, dentro de muitas semanas a meses, dependendo da temperatura do ar. A transmissão acontece quando moscas infectadas se alimentam de secreção lacrimal ou de ferimentos cutâneos em outros bovinos e, então, as larvas L_3 depositadas migram no tecido subcutâneo e se desenvolvem em verme adulto, sob a pele, em 5 a 7 meses. Pontos de sangramento são notados 7 a 9 meses após a infecção, cujo período de patência é, aproximadamente, o mesmo.

Parafilaria multipapillosa

Sinônimo. *Filaria haemorrhagica.*

Descrição. Vermes brancos delgados com 3,0 a 7,0 cm de comprimento. Os machos adultos medem 28 mm e as fêmeas, 40 a 70 mm de comprimento. A extremidade anterior do verme possui grande número de espessamentos papiliformes.

Ciclo evolutivo. Ovos ou larvas L_1 livres no exsudato notado em pontos de sangramento, na superfície cutânea, são ingeridos por moscas-do-chifre (*Haematobia*), nas quais se desenvolvem em L_3, dentro de muitas semanas a meses, dependendo da temperatura do ar. A transmissão acontece quando as moscas infectadas se alimentam de secreção lacrimal ou de ferimentos cutâneos em outros equinos e, então, a L_3 depositada migra no tecido subcutâneo e se desenvolve em verme adulto, sob a pele, em 9 a 12 meses.

Stephanofilaria

Vermes deste gênero habitam a derme e provocam dermatite crônica em bovinos, búfalos, rinocerontes e elefantes de regiões tropicais e subtropicais. O gênero é facilmente identificado porque os vermes são pequenos e a abertura bucal é circundada por vários espinhos.

Ciclo evolutivo. As moscas, vetores, são atraídas até as lesões cutâneas abertas provocadas pelos parasitas adultos e ingerem a microfilária presente no exsudato. O desenvolvimento até L_3 demora cerca de 3 semanas; o hospedeiro final é infectado quando as moscas depositam larvas na pele normal.

Espécies de *Stephanofilaria*

Espécies	Hospedeiros	Locais	Hospedeiros intermediários
Stephanofilaria assamensis	Bovinos, caprinos, búfalos	Pele, dorso	Moscas muscídeas
Stephanofilaria kaeli	Bovinos	Pele, cabeça, membros, tetos	Moscas muscídeas
Stephanofilaria dedoesi	Bovinos	Pele, cabeça, membros, tetos	Moscas muscídeas
Stephanofilaria okinawaensis	Bovinos	Pele, face, tetos	Moscas muscídeas
Stephanofilaria stilesi	Bovinos	Pele do abdome inferior	Moscas-do-chifre (*Haematobia* spp.)
Stephanofilaria zaheeri	Búfalos, bovinos	Pele, orelhas, membros, tetos	Moscas muscídeas

Stephanofilaria dedoesi

Descrição. São pequenos nematódeos; os machos medem 2,3 a 3,2 mm e as fêmeas, 6,1 a 8,5 mm de comprimento. Uma borda cuticular proeminente, com margem denticular, circunda a abertura bucal. A parte anterior dos parasitas apresenta um espessamento circular que possui vários pequenos espinhos cuticulares. As fêmeas não apresentam ânus. Os tamanhos das espículas do macho são diferentes.

Stephanofilaria stilesi

Descrição. São pequenos nematódeos; os machos medem 2,6 a 3,7 mm e as fêmeas, 3,7 a 6,9 mm de comprimento. Apresentam 4 ou 5 espinhos cefálicos e 18 a 19 espinhos peribucais. As espículas do macho são desiguais e as fêmeas não têm ânus.

Stephanofilaria okinawaensis

Descrição. Os parasitas são pequenos, arredondados, esbranquiçados e delgados. As fêmeas medem 7,0 a 8,5 mm e os machos, 2,7 a 3,5 mm de comprimento.

Suifilaria

Estes vermes podem estar associados com a formação de abscessos dérmicos, mas geralmente têm pouca importância veterinária.

Ciclo evolutivo. Não se conhece. Parece que as fêmeas põem ovos na pele de suínos.

Espécie de *Suifilaria*

Espécie	Hospedeiro	Local	Hospedeiro intermediário
Suifilaria suis	Suínos	Tecido conectivo subcutâneo	Não se conhece

Suifilaria suis

Descrição. São vermes delgados. Os machos medem 17 a 25 mm e as fêmeas, 34 a 40 mm de comprimento. A parte posterior do macho é espiralada e as espículas são desiguais, sendo a esquerda cerca de

6 a 8 vezes mais longa que a espícula direita. O macho tem apenas uma asa caudal, localizada à esquerda. A cauda da fêmea possui vários tubérculos pequenos.

FAMÍLIA ONCHOCERCIDAE

Dirofilaria

Das duas espécies que acometem animais domésticos, *Dirofilaria immitis* é, sem dúvida, a mais importante. Os vermes adultos, encontrados no lado direito do coração e nos vasos sanguíneos adjacentes de cães, são as causas de dirofilariose canina.

Espécies de *Dirofilaria*

Espécies	Hospedeiros	Locais	Hospedeiros intermediário
Dirofilaria immitis (sin. *Nochtiella immitis*)	Cães, raposas, canídeos selvagens, ocasionalmente gatos e raramente humanos, primatas	Sistema cardiovascular: ventrículo direito, átrio direito, artéria pulmonar e veia cava posterior	Mosquitos dos gêneros *Aedes*, *Anopheles* e *Culex*
Dirofilaria repens (sin. *Nochtiella repens*)	Cães, gatos, raposas, ursos, ocasionalmente humanos, primatas	Tecido subcutâneo, tecido intermuscular	Mosquitos dos gêneros *Aedes*, *Anopheles* e *Culex*

Dirofilaria immitis

Sinônimo. *Nochtiella immitis.*

Descrição. Vermes longos delgados, brancos/acinzentados, medindo 15 a 30 cm de comprimento, com uma cutícula resistente. As fêmeas adultas medem 25 a 30 cm; os machos medem quase a metade do comprimento. Muitos vermes geralmente são encontrados juntos, em massa entrelaçada (Figura 1.60). O tamanho do verme e os locais de predileção têm valor diagnóstico para *D. immitis.* A cauda do macho tem uma espiral frouxa típica; a cauda possui pequenas asas laterais. Há quatro a seis pares de papilas ovoides. A espícula esquerda é longa e pontuda; a espícula direita é menor (cerca de metade do comprimento) e sua extremidade é romba. Na fêmea, a vulva situa-se logo após a extremidade esofágica.

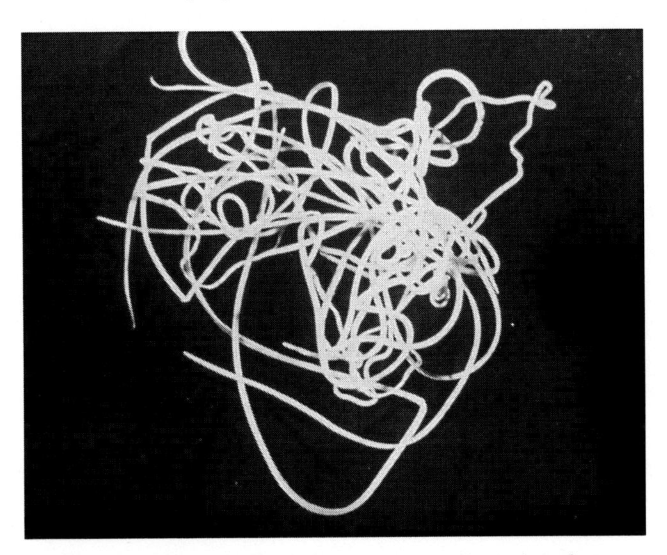

Figura 1.60 *Dirofilaria immitis* (verme do coração) adultas. (Esta figura encontra-se reproduzida em cores no Encarte.)

Ciclo evolutivo. Os adultos se instalam no coração e nos vasos sanguíneos adjacentes; as fêmeas liberam microfilárias diretamente na corrente sanguínea. Estas microfilárias podem viver durante vários meses nos vasos sanguíneos viscerais. As microfilárias são ingeridas por fêmeas de mosquitos durante o repasto sanguíneo. O desenvolvimento em L_3 infectante nos túbulos de Malpighi do mosquito demora cerca de 2 semanas. A L_3 infectante, então, migra para partes da boca e o hospedeiro final é infectado quando o mosquito faz um repasto sanguíneo adicional. No cão, L_3 migra para o tecido subcutâneo ou da subserosa, no tórax ou no abdome, e sofre duas mudas nos próximos meses; apenas após a muda final *D. immitis* jovem passa para o coração, via circulação venosa. O período pré-patente mínimo é de, aproximadamente, 6 meses. Os vermes adultos sobrevivem por vários anos; há relato de período de patência superior a 5 anos.

Dirofilaria repens

Sinônimo. *Nochtiella repens.*

Descrição. Os adultos são vermes delgados que medem cerca de 5 cm até 17 cm de comprimento. Os machos têm 5 a 7 cm e as fêmeas, 13 a 17 cm.

Ciclo evolutivo. Os adultos vivem em nódulos subcutâneos e as fêmeas liberam microfilárias, que migram até o sangue e são ingeridas pelas fêmeas de mosquitos durante a alimentação. O desenvolvimento em L_3 acontece no mosquito e o hospedeiro final é infectado quando o mosquito faz um repasto sanguíneo adicional. No cão, L_3 migra para o tecido subcutâneo ou da subserosa e sofre duas mudas em poucos meses. O período pré-patente varia de 27 a 34 semanas.

Acanthocheilonema

Muitas espécies de *Acanthocheilonema* (antigamente *Dipetalonema*), transmitidas principalmente por carrapatos e pulgas, são encontradas no tecido subcutâneo de cães, em regiões de clima tropical ou subtropical.

Espécies de *Acanthocheilonema*

Espécies	Hospedeiros	Locais	Hospedeiros intermediários
Acanthocheilonema reconditum (sin. *Dipetalonema reconditum*)	Cães e vários canídeos	Tecido subcutâneo, rins e cavidades corporais	Pulgas, carrapatos, piolhos, mosquitos
Acanthocheilonema dracunculoides (sin. *Dipetalonema dracunculoides*)	Cães, hienas	Peritônio	Carrapatos, moscas hipoboscídeas (*louse fly*) e pulgas
Acanthocheilonema grassi (sin. *Dipetalonema grassi, Cercopithifilaria grassi*)	Cães	Tecido subcutâneo e tecido intramuscular	Carrapatos e pulgas

Acanthocheilonema reconditum

Sinônimo. *Dipetalonema reconditum.*

Descrição. Os machos são delgados e têm, em média, 1,5 cm e as fêmeas, aproximadamente 2,5 cm de comprimento. As espículas do macho são desiguais.

Ciclo evolutivo. Após o repasto sanguíneo, as microfilárias se transformam em terceiro estágio infectante em cerca de 7 a 14 dias; em seguida, migram para a cabeça. As larvas passam para o hospedeiro quando o hospedeiro intermediário se alimenta novamente. No cão, o período pré-patente varia de 8 a 10 semanas. *Acanthocheilonema reconditum* tem periodicidade diurna.

Acanthocheilonema dracunculoides

Sinônimo. *Dipetalonema dracunculoides.*

Descrição. Os vermes adultos são pequenos; os machos medem 2,4 a 3 cm e as fêmeas, 3,2 a 6 cm de comprimento. Os machos possuem amplas espículas desiguais.

Acanthocheilonema grassi

Sinônimos. *Dipetalonema grassi, Cercopithifilaria grassi.*

Descrição. Os vermes adultos são pequenos; as fêmeas medem, aproximadamente, 2,5 cm de comprimento.

Ciclo evolutivo. Não há descrição minuciosa do ciclo evolutivo. Após o repasto sanguíneo, as microfilárias se transformam em larvas infectantes, nos hospedeiros intermediários, que são carrapatos e pulgas. As larvas passam para o hospedeiro quando o hospedeiro intermediário se alimenta novamente.

Dipetalonema

Muitas espécies de *Dipetalonema,* transmitidas principalmente por mosquitos, são encontrados no tecido subcutâneo, peritônio, pleura ou vasos sanguíneos de mamíferos, em regiões de clima tropical e subtropical.

Espécie de *Dipetalonema*

Espécie	Hospedeiro	Locais	Hospedeiro intermediário
Dipetalonema evansi (sin. *Deraiophoronema evansi*)	Camelos	Coração, artérias e veias, artérias pulmonares, artérias espermáticas, linfonodos	Mosquitos do gênero *Aedes*

Dipetalonema evansi

Sinônimo. *Deraiophoronema evansi.*

Descrição. São vermes filarioides razoavelmente grandes; os machos adultos medem 8 a 11 cm e as fêmeas adultas, 14,5 a 18,5 cm.

Onchocerca

Ainda que a oncocercose seja uma importante infecção filarioide em medicina humana (*Onchocerca volvulus* causa cegueira do rio), na maior parte das espécies de animais domésticos é uma infecção relativamente benigna.

Ciclo evolutivo. O ciclo evolutivo de *Onchocerca* é, tipicamente, de filarioides, com exceção do fato de que as microfilárias se instalam mais nos espaços teciduais da pele do que na corrente sanguínea periférica. As microfilárias migram no tecido conectivo subdérmico, na pele do dorso e, às vezes, orelhas e pescoço, onde as moscas picam e aí se alimentam, ingerindo as microfilárias, as quais, em seguida, se transformam em estágios infectantes dentro de, aproximadamente, 3 semanas. Quando estes insetos infectados se alimentam em outro animal, ocorre transmissão de L_3 ao hospedeiro.

Espécies de Onchocerca

Espécies	Hospedeiros	Locais	Hospedeiros intermediários
Onchocerca gutturosa (sin. *Onchocerca lienalis*)	Bovinos, camelos	Tecido conectivo, ligamento da nuca, ligamento gastresplênico	Borrachudos (*Simulium*)
Onchocerca gibsoni	Bovinos	Tecido conectivo	Mosquitos-pólvora (*Culicoides*)
Onchocerca ochengi (sin. *Onchocerca dermata*)	Bovinos	Tecido conectivo, escroto e úbere	Desconhecido
Onchocerca armillata	Bovinos, búfalos, ovinos, caprinos, ocasionalmente camelos	Aorta torácica	Mosquitos-pólvora (*Culicoides*), borrachudos (*Simulium*)
Onchocerca dukei	Bovinos	Abdome, tórax, coxa	Desconhecido, mas provavelmente borrachudos
Onchocerca cebei (sin. *Onchocerca sweetae*)	Búfalos	Abdome, tórax, coxa	Mosquitos-pólvora (*Culicoides*)
Onchocerca cervicalis	Equinos	Ligamento cervical	Mosquitos-pólvora (*Culicoides*)
Onchocerca fasciata	Camelos	Tecido conectivo, ligamento da nuca	Desconhecido
Onchocerca tarsicola	Veados	Membros	Borrachudos (*Simulium*)
Onchocerca reticulata	Equinos, asininos	Tecido conectivo, tendões flexores	Mosquitos-pólvora (*Culicoides*)
Onchocerca volvulus	Humanos	Derme, olho	Borrachudos (*Simulium*)

Onchocerca gutturosa

Sinônimo. *Onchocerca lienalis.*

Descrição. Vermes delgados esbranquiçados; os machos medem 2 a 6 cm, enquanto as fêmeas medem até 60 cm de comprimento, ou mais, e encontram-se espiralados nos tecidos fibrosos. A cutícula possui espessamentos espirais que auxiliam na fixação do verme.

Onchocerca gibsoni

Descrição. Os vermes delgados medem de 2 cm a mais que 20 cm de comprimento e se apresentam firmemente espiralados em nódulos teciduais. Os machos medem 3 a 5 cm e as fêmeas, 14 a 20 cm, embora haja relatos de vermes com até 50 cm de comprimento. A cauda do macho é ventralmente curvada e possui asas laterais e seis a nove papilas de cada lado. Os tamanhos das espículas são desiguais.

Onchocerca armillata

Descrição. Vermes delgados esbranquiçados. Os machos medem cerca de 7 cm e as fêmeas, até 70 cm de comprimento.

Onchocerca cervicalis

Descrição. O macho mede cerca de 6 a 7 cm e a fêmea, até 30 cm de comprimento.

Onchocerca reticulata

Descrição. Vermes esbranquiçados delgados; os machos medem até 15 a 20 cm e as fêmeas, mais de 50 cm de comprimento.

Ciclo evolutivo. O período pré-patente é de, aproximadamente, 12 a 16 meses.

Pelecitus

Os membros deste gênero são parasitas filarioides de aves e mamíferos.

Espécies de *Pelecitus*

Espécies	Hospedeiros	Locais	Hospedeiro intermediário
Pelecitus clavus (sin. *Eulimdana clava*)	Pombos, aves selvagens	Tecido conectivo subcutâneo	Desconhecido
Pelecitus mazzanti	Pombos	Tecido conectivo subcutâneo	Desconhecido
Pelecitus scapiceps (sin. *Dirofilaria scapiceps, Loaina scapiceps*)	Coelhos, lebres	Bainhas sinoviais das patas	Espécie de mosquitos

Pelecitus clavus

Sinônimo. *Eulimdana clava.*

Descrição. Vermes pequenos a médios, com formato helicoidal. Os machos medem 6 a 7 mm e as fêmeas, 17 a 20 mm de comprimento. Os comprimentos das espículas do macho são desiguais, sendo a espícula esquerda maior do que a espícula direita.

Ciclo evolutivo. As microfilárias presentes no sangue ou no espaço subcutâneo de aves infectadas são ingeridas durante a picada de ectoparasitas vetores, quando estes se alimentam.

Pelecitus scapiceps

Sinônimo. *Dirofilaria scapiceps, Loaina scapiceps.*

Descrição. Os vermes machos medem 11 a 16 mm de comprimento e possuem espículas de comprimentos desiguais. As fêmeas têm 25 a 30 mm de comprimento.

Ciclo evolutivo. As microfilárias circulam no sangue de hospedeiros lagomorfos infectados (não há periodicidade circadiana). As microfilárias ingeridas por um mosquito se desenvolvem em larvas infectantes de terceiro estágio e, então, estas são inoculadas no hospedeiro definitivo durante o repasto sanguíneo. Estas larvas migram no tecido subcutâneo até um local de maturação, tal como o corpo principal, e se desenvolvem até o início do quinto estágio, antes de migrarem até os jarretes, onde se desenvolvem em vermes adultos maduros. O período pré-patente pode variar ao redor de 130 a 220 dias.

Chandlerella

Membros deste gênero são parasitas filarioides de aves.

Espécie de *Chandlerella*

Espécie	Hospedeiros	Local	Hospedeiro intermediário
Chandlerella quiscali	Casuares, aves selvagens	Cérebro	Mosquitos-pólvora (*Culicoides* spp.)

Chandlerella quiscali

Descrição. São vermes delgados; os machos medem 8 a 15 mm e as fêmeas, 17 a 24 mm de comprimento. No macho, as espículas são espessas e de iguais comprimentos e há 3 ou 4 pares de papilas pós-anais.

Setaria

Os membros deste gênero geralmente são habitantes inofensivos das cavidades peritoneal e pleural. Os vermes são esbranquiçados, delgados e com até 12 cm de comprimento; a extremidade posterior é espiralada. A boca é circundada por um anel cuticular com proeminências dorsais, ventrais e, frequentemente, laterais, as quais propiciam aos vermes uma aparência característica. A cauda do macho tem quatro pares de papilas pré-cloacais e, em geral, quatro pares de papilas pós-cloacais. As espículas são diferentes e de comprimentos desiguais. A cauda da fêmea **geralmente contém espinhos de muitas projeções cônicas grandes**. O locais de predileção e a aparência macroscópica são suficientes para a identificação do gênero do verme (Figura 1.61).

Espécies de *Setaria*

Espécies	Hospedeiros	Locais	Hospedeiro intermediário
Setaria congolensis (sin. *Setaria bernardi*)	Suínos	Peritônio, cavidade pleural	Mosquitos
Setaria equina	Equinos, asininos, outros equídeos	Peritônio, cavidade pleural	Mosquitos
Setaria labiato-papillosa (sin. *Setaria digitata, Setaria altaica, Setaria cervi*)	Bovinos, búfalos, bisões, iaques, veados, antílopes, raramente ovinos	Peritônio, cavidade pleural	Mosquitos
Setaria digitatus	Bovinos, búfalos	Peritônio, cavidade pleural	Mosquitos

Setaria congolensis

Sinônimo. *Setaria bernardi.*

Descrição. Os vermes machos medem 8 cm e as fêmeas, 11 a 14 cm de comprimento. O macho possui três pares de pequenas papilas pré-cloacais e quatro pares de grandes papilas pós-cloacais. A espícula direita é espinhosa e o espícula esquerda é comparativamente mais longa, com flagelo na extremidade.

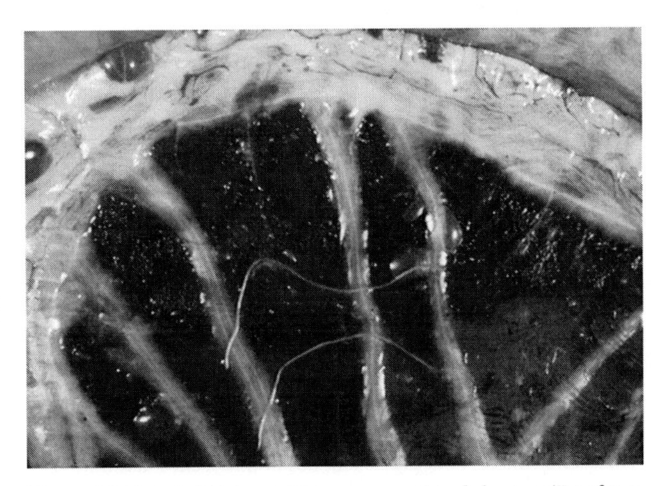

Figura 1.61 *Setaria labiato-papillosa* no mesentério de bovino. (Esta figura encontra-se reproduzida em cores no Encarte.)

Setaria equina

Descrição. Os vermes adultos são longos e delgados, com papilas cefálicas. Os machos medem 8 a 10 cm e as fêmeas, 13 a 15 cm de comprimento. Os vermes apresentam um anel peribucal quitinoso elevado. A cauda espiral da fêmea termina em ponta. As espículas do macho são desiguais; o comprimento da espícula esquerda é o triplo da espícula direita.

Ciclo evolutivo. As larvas liberadas por vermes adultos na cavidade corporal circulam no sangue e são sugadas por mosquitos culicíneos, inclusive pelas espécies *Aedes* e *Culex*. Larvas infectantes se desenvolvem nos músculos do mosquito em 2 semanas e são reintroduzidas em equinos quando os mosquitos fazem repasto sanguíneo. O período pré-patente varia de 8 a 10 meses.

Setaria labiato-papillosa

Sinônimo. *Setaria digitata*, *Setaria altaica*, *Setaria cervi*.

Descrição. Os machos medem 40 a 60 mm e as fêmeas, 60 a 120 mm de comprimento. As proeminências dorsais e ventrais e o anel peribucal são claramente perceptíveis. A cauda da fêmea termina em marcante formato de botão, que é dividido em várias papilas. As espículas dos machos apresentam comprimentos desiguais; a espícula esquerda é, aproximadamente, 2,5 vezes mais longa do que a espícula direita.

Ciclo evolutivo. As larvas liberadas por parasitas adultos na cavidade corporal circulam no sangue e são sugadas por mosquitos culicíneos, inclusive as espécies *Aedes* e *Culex*. Larvas infectantes se desenvolvem nos músculos do mosquito em 12 a 16 dias e são reintroduzidas no hospedeiro final quando os mosquitos fazem o repasto sanguíneo. O período pré-patente varia de 8 a 10 meses.

Elaeophora

Estes vermes longos e delgados habitam os grandes vasos sanguíneos, mas geralmente são de importância local, causando dermatose filarioide provocada pelas microfilárias circulantes.

Espécies de *Elaeophora*

Espécies	Hospedeiros	Locais	Hospedeiro intermediário
Elaeophora poeli	Bovinos, búfalos, zebus	Aorta	Desconhecido
Elaeophora schneideri	Veados, ovinos, caprinos	Vasos sanguíneos	Moscas tabanídeas
Elaeophora bohmi	Equinos	Vasos sanguíneos	Desconhecido

Elaeophora poeli

Descrição. São vermes delgados; os machos medem ao redor de 4 a 7 cm e as fêmeas, até 30 cm de comprimento. O esôfago é muito longo e não há lábios. A cauda do macho possui cinco a sete pares de papilas, das quais dois pares são pré-cloacais. As espículas são muito curtas e robustas.

Ciclo evolutivo. O ciclo evolutivo é indireto. As microfilárias são ingeridas pelo hospedeiro intermediário e L_3, quando desenvolvidas, são liberadas no ferimento provocado pelo inseto durante seu próximo repasto. Os machos são encontrados em nódulos da parede da aorta, enquanto as fêmeas se fixam nos nódulos, em sua extremidade anterior, com o resto do corpo livre no lúmen desta artéria. Microfilárias são encontradas no sangue e no tecido conectivo subcutâneo.

Elaeophora schneideri

Descrição. São vermes delgados; os machos medem, aproximadamente, 5 a 8 cm e as fêmeas, até 12 cm de comprimento; o esôfago é bastante longo. A cauda do macho é espiralada e as espículas são longas, delgadas e desiguais.

Ciclo evolutivo. Semelhante àquele de *E. poeli*. O desenvolvimento inicial parece ocorrer nas artérias da meninge; em seguida, os vermes migram para as artérias carótidas e amadurecem e originam microfilárias ao redor de 4,5 meses após o início da infecção. Os vermes adultos se incrustam na camada íntima da artéria carótida, das artérias mesentéricas e da artéria ilíaca; ocasionalmente, são notados nas artérias digital e tibial, com apenas a parte anterior da fêmea livre no lúmen vascular. O período pré-patente é de, aproximadamente, 4 a 5 meses.

Elaeophora bohmi

Descrição. São vermes delgados; os machos medem 4,5 a 6,0 cm e as fêmeas, 4 a 20 cm de comprimento.

Ciclo evolutivo. As microfilárias são ingeridas pelo hospedeiro intermediário (moscas tabanídeas) durante o repasto sanguíneo e as larvas L_3, quando desenvolvidas, são liberadas no ferimento que surge quando o inseto faz outro repasto. Microfilárias são encontradas no sangue e no tecido conectivo subcutâneo.

Splendidofilaria

São parasitas de aves, que apresentam uma cauda relativamente longa e espículas quase iguais.

Espécie de *Splendidofilaria*

Espécie	Hospedeiro	Local	Hospedeiro intermediário
Splendidofilaria fallisensis (sin. *Ornithofilaria fallisensis*)	Patos	Tecido subcutâneo	Borrachudos (*Simulum*)

Splendidofilaria fallisensis

Sinônimo. *Ornithofilaria fallisensis*.

Descrição. São nematódeos transparentes frágeis; os machos medem 9 a 15 mm e as fêmeas, 24 a 40 mm de comprimento.

Paronchocerca

Este gênero de dirofilária filariana tem pouca importância veterinária. Há relato de *Paronchocerca struthionis* em avestruz; reporta-se que *Paronchocerca ciconarum* provoca degeneração de miocárdio em cegonhas.

Espécies de *Paronchocerca*

Espécies	Hospedeiros	Locais	Hospedeiro intermediário
Paronchocerca struthionis	Avestruzes, emas	Artérias pulmonares, pulmões	Desconhecido
Paronchocerca ciconarum	Cegonhas	Coração, vasos pulmonares	Desconhecido

Paronchocerca struthionis

Descrição. São nematódeos longos, sem bolsa, com 3 a 5 cm de comprimento e extremidades arredondadas rombas. Os comprimentos das espículas dos machos são diferentes; não possuem gubernáculo.

Filariose em humanos

Provavelmente, o grupo de vermes filarioides é o mais importante como causa de infecções helmínticas em humanos, mas em medicina veterinária é apenas uma preocupação marginal, uma vez que os animais domésticos têm pouca importância na epidemiologia destas infecções. De maior importância em medicina humana são os gêneros *Onchocerca*, *Brugia*, *Loa*, *Wuchereria* e *Mansonella*.

Onchocerca volvulus. A oncocercose humana causada por *O. volvulus* é uma doença de ocorrência mundial, em regiões equatoriais; é transmitida por *Similium* spp. (mosquito borrachudo). Os vermes adultos vivem em nódulos subcutâneos e quase todo o efeito patogênico se deve às microfilárias; dermatite e elefantíase são comuns, porém, a principal consequência é a oncocercose ocular ("cegueira do rio"), doença assim denominada em razão de sua distribuição, ao longo dos hábitats de *Simulium* spp. A microfilária, ao morrer, causa ceratite esclerosante e consequente opacidade da córnea e retinocoroidite. Estima-se que na África existam, aproximadamente, 20 milhões de pessoas acometidas por oncocercose. Os outros únicos animais aos quais é transmissível são os primatas maiores, chimpanzés e gorilas. Na infecção por *O. volvulus*, a ivermectina é efetiva na redução da contagem de microfilárias na pele e a repetição do tratamento deve auxiliar na redução da transmissão da doença. Também, o tratamento com ivermectina mostrou reduzir as lesões de olho e pele associadas com oncocercose.

Brugia spp. São vermes carreados por muitas espécies de mosquito; são encontrados no Sudeste Asiático, em especial na Malásia, onde causam elefantíase. A espécie mais importante, *B. malayi*, também é patogênica para macacos e carnívoros domésticos e selvagens; foi transmitida experimentalmente em gatos e cães. A espécie de menor ocorrência em humanos, *B. pahangi*, tem como reservatório muitas espécies de animais domésticos e selvagens, inclusive cães e gatos. Os parasitas adultos se instalam nos linfonodos e nos vasos linfáticos aferentes.

Wuchereria brancofti. Também é transmitido por mosquitos e acomete o sistema linfático, provocando elefantíase, na África, na Ásia e na América do Sul. É exclusivo de humanos. Assim como mencionado para *Brugia* spp., os principais efeitos patogênicos estão associados mais com os vermes adultos do que com as microfilárias.

Loa loa. É transmitido por *Chrysops* spp. (moscas tabanídeas); é encontrado nas regiões oeste, central e leste da África, onde provoca tumefações subcutâneas transitórias denominadas "tumefações de Calabar". É restrita a humanos, bugios e macacos. A longevidade do verme pode ser de até 20 anos.

Mansonella ozzardi. É carreado por *Culoides* spp. e *Simulium* spp.; é encontrado no Caribe, na América Central e na América do Sul. Vive na gordura e na cavidade mesentérica ou na cavidade pleural e, geralmente, não é considerado patogênico, ainda que recentemente tenha sido associado com sintomas alérgicos. A prevalência é extremamente alta nas regiões endêmicas, onde os parasitas se assemelham muito a *M. ozzardi*, comumente constatado em macacos, equinos e bovinos. No entanto, há relutância em inferir que estes animais possam ser hospedeiros reservatórios, até que se faça a identificação positiva.

SUPERFAMÍLIA TRICHUROIDEA

Verificam-se membros desta superfamília em uma ampla variedade de animais domésticos. Uma característica morfológica comum é o esôfago "esticossomo", composto de um tubo semelhante a capilar circundado por uma única coluna de células. O macho apresenta apenas uma espícula na bainha, ou pode não tê-la (p. ex., *Trichinella*).

Há vários gêneros de interesse veterinário na família Trichuridae. Esta família inclui espécies de *Trichuris*, encontrado no ceco e no cólon de mamíferos; espécies de *Capillaria* (*Eucoleus*) estão mais comumente presentes no trato alimentar ou trato respiratório de mamíferos ou aves. Ambas pões ovos com tampões nos dois polos. As espécies de *Trichosomoides* são de pouco interesse; são vermes da bexiga de roedores. *Anatrichosoma* é parasita de primatas e, ocasionalmente, é relatado em humanos; são encontrados na pele e nos condutos nasais.

FAMÍLIA TRICHURIDAE

Trichuris

Os vermes pertencentes a este gênero comumente são denominados "*whipworms*" (tricuros) porque a ampla extremidade posterior espessa se afila abruptamente até a extremidade anterior filamentar longa (comprimento quase que o dobro da parte posterior), tipicamente incrustada na mucosa (Figura 1.62). A parte anterior do verme possui uma pequena ponta. A cauda do macho é firmemente espiralada e possui uma única espícula, em uma bainha protrusível.

Trichuris trichiura, o tricuro de humano e primatas símios, é morfologicamente indistiguível de *T. suis*. No entanto, geralmente considera-se que estes dois parasitas sejam estritamente hospedeiro-específicos. No mundo todo, o número de casos humanos é de várias centenas de milhões com, aproximadamente, 10.000 mortes por ano atribuídas à tricuríase. É mais comum em crianças.

A condição taxonômica das espécies de *Trichuris* é muito confusa porque muitas espécies relatadas podem ser sinônimos, refletindo o fato de que uma espécie aceita foi encontrada em hospedeiro diferente e considerada como uma nova espécie.

Ciclo evolutivo. O estágio infectante é o ovo com L_1, o qual se desenvolve 1 ou 2 meses depois de excretado nas fezes, dependendo da temperatura. Em condições ideais, estes ovos larvados podem sobreviver e permanecer viáveis por vários anos. Após a ingestão, os tampões dos polos dos ovos são digeridos e as larvas L_1 liberadas penetram nas glândulas da mucosa do íleo distal, ceco e cólon. Subsequentemente, todas as quatro mudas acontecem nestas glândulas; os adultos emergem para repousar na superfície da mucosa, com sua extremidade anterior incrustada na mucosa. O período pré-patente é de, aproximadamente, 7 a 10 semanas.

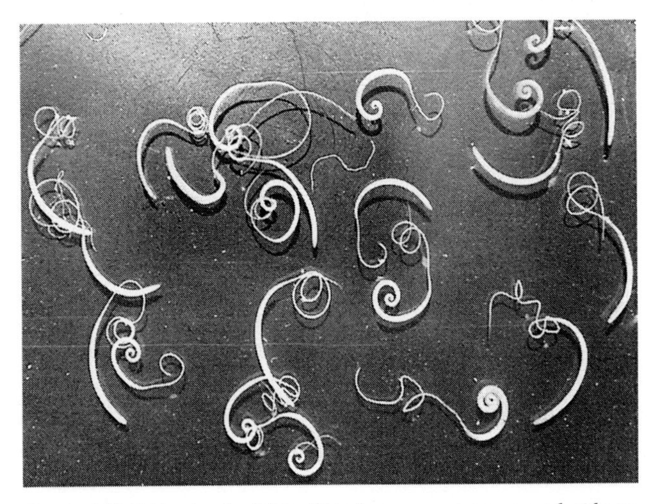

Figura 1.62 *Trichuris suis* adultos. (Esta figura encontra-se reproduzida em cores no Encarte.)

Espécies de *Trichuris*

Espécies	Hospedeiros	Local
Trichuris campanulla	Gatos	Intestino grosso
Trichuris capreoli	Veados	Intestino grosso
Trichuris discolor	Bovinos, búfalos, ocasionalmente ovinos, caprinos	Intestino grosso
Trichuris globulosa	Bovinos, ocasionalmente ovinos, caprinos, camelos, outros ruminantes	Intestino grosso
Trichuris leporis	Coelhos, lebres, ratos-do-banhado	Intestino grosso
Trichuris muris	Ratos, camundongos	Intestino grosso
Trichuris ovis	Ovinos, caprinos, ocasionalmente bovinos e outros ruminantes	Intestino grosso
Trichuris serrata	Gatos	Intestino grosso
Trichuris skrjabini	Ovinos, caprinos, camelos	Intestino grosso
Trichuris suis	Suínos, javalis	Intestino grosso
Trichuris trichiura	Humanos, primatas	Intestino grosso
Trichuris vulpis	Cães, raposas, gatos	Intestino grosso
Trichuris cameli	Camelos	Intestino grosso
Trichuris tenuis	Lhamas, alpacas	Intestino grosso

Trichuris discolor

Descrição. Vermes semelhante a *T. globulosa*, mas as fêmeas são amarelo-alaranjadas.

Trichuris globulosa

Descrição. Os vermes adultos são brancos, longos e medem 4 a 7 cm de comprimento; as fêmeas medem 4 a 6 cm. A bainha da única espícula possui uma expansão esférica terminal, na qual há espinhos maiores do que no resto da bainha.

Trichuris leporis

Descrição. Os vermes machos adultos medem 1,9 a 2,1 cm e as fêmeas adultas, 1,7 a 2,1 cm de comprimento.

Trichuris ovis

Descrição. Os vermes adultos são brancos e longos, com cerca de 4 a 8 cm de comprimento (machos 5 a 8 cm; fêmeas 3,5 a 7 cm). No macho, há apenas uma espícula. A bainha da espícula possui uma tumefação oblonga próximo de sua extremidade distal; é recoberta com espinhos muito pequenos, cujos tamanhos diminuem em direção à extremidade distal.

Trichuris skrjabini

Descrição. Vermes machos de *T. skrjabini* possuem uma espícula curta (0,82 mm), com extremidade arredondada sempre recoberta, totalmente, pela bainha da espícula; também, apresentam grandes papilas caudais cônicas.

Trichuris suis

Descrição. Os vermes adultos são esbranquiçados e medem cerca de 3 a 5 cm de comprimento. A espícula possui uma extremidade romba; o formato da bainha e a quantidade de espinhos em sua superfície são variáveis.

Trichuris trichiura

Descrição. As fêmeas são ligeiramente maiores do que os machos (cerca de 3,5 a 5,0 cm, comparativamente com 3,0 a 4,5 cm). As fêmeas têm uma parte posterior romba arredondada, enquanto os machos apresentam uma extremidade posterior espiralada.

Trichuris vulpis

Descrição. Os vermes adultos são esbranquiçados e medem cerca de 4,5 a 7,5 cm de comprimento. Há somente uma espícula e a bainha possui pequenos espinhos apenas na sua parte anterior.

Trichosomoides

São hiperparasitas permanentes da bexiga de ratos.

Ciclo evolutivo. A infecção se instala após a ingestão de ovos embrionados excretados na urina. Os ovos eclodem no estômago, penetram na parede deste órgão e são transportados, via circulação sanguínea, aos pulmões e a outras partes do corpo. Apenas as larvas que atingem os rins ou a bexiga sobrevivem. O ciclo evolutivo demora 8 a 9 semanas e o período pré-patente varia de 8 a 12 semanas.

Espécie de *Trichosomoides*

Espécie	Hospedeiro	Local
Trichosomoides crassicauda	Ratos	Bexiga

Trichosomoides crassicauda

Descrição. Os machos medem 1,5 a 3,5 mm e as fêmeas, 10 a 19 mm de comprimento. Os vermes machos, pequenos, vivem no interior do útero das fêmeas.

Anatrichosoma

Há relatos de ocorrência de membros deste gênero na pele e mucosa nasal de primatas e na pele e mucosa de roedores selvagens e de marsupiais. Há alguns relatos de infecção por espécies destes parasitas em cães, gatos e humanos.

Capillaria

Os membros pertencentes a este gênero, comumente conhecidos como "vermes capiliformes" ou "vermes filamentares", são muito finos, esbranquiçados e filamentares; possuem esôfago esticossomo estreito que ocupa cerca de um terço a metade do comprimento do corpo. Têm boca simples e não há cápsula bucal. Os machos apresentam espículas únicas longas, finas e incolores e, com frequência, possuem uma estrutura semelhante a uma bolsa primitiva. As fêmeas produzem ovos que se assemelham àqueles de *Trichuris*, por possuírem tampões bipolares.

Ciclo evolutivo. Os ciclos evolutivos geralmente são diretos, mas algumas espécies encontradas em aves apresentam ciclos evolutivos indiretos, nos quais as minhocas atuam como hospedeiros intermediários. A L_1 infectante se desenvolve no ovo em cerca de 3 a 4 semanas. A infecção do hospedeiro final se instala após a ingestão deste estágio infectante embrionado e o desenvolvimento em vermes adultos geralmente se completa sem a fase de migração.

A taxonomia e a sistemática destes parasitas foram modificadas muitas vezes, em razão da dificuldade na definição de características particulares da espécie; neste grupo há vários sinônimos.

Atualmente, algumas espécies de *Capillaria* são listadas sob o nome genérico *Eucoleus*, embora ainda possam, universalmente, ser denominadas *Capillaria*.

Espécies de *Capillaria/Eucoleus*

Espécies	Hospedeiros	Locais
Capilaria anatis (sin. *Capillaria brevicollis, Capillaria collaris, Capillaria mergi, Thornix anatis*)	Galinhas, perus, galináceos, aves (faisão, perdiz), pombos, patos, gansos	Ceco
Capillaria anseris (sin. *Baruscapillaria anseris*)	Gansos, patos	Intestino delgado
Capillaria bovis (sin. *Capillaria brevipes*)	Bovinos	Intestino delgado
Capillaria bilobata	Zebus	Abomaso
Capillaria bursata	Galinhas, perus, faisões, patos e aves selvagens Hospedeiros intermediários: minhocas	Intestino delgado
Capillaria caudinflata (sin. *Aonchotheca caudinflata*)	Galinhas, perus, gansos, pombos e aves selvagens Hospedeiros intermediários: minhocas	Intestino delgado
Capillaria feliscati (sin. *Pearsonema feliscati*)	Gatos	Bexiga
Capillaria hepatica (sin. *Callodium hepatica, Hepaticola hepatica*)	Ratos, camundongos, esquilos, coelhos e mustelídeos criados em fazendas; ocasionalmente, cães, gatos, humanos, primatas	Fígado
Capillaria longipes	Ovinos, caprinos, bovinos	Intestino delgado
Capillaria obsignata (sin. *Baruscapillaria obsignata, Capillaria columbae*)	Pombos, galinhas, perus, faisões e aves selvagens	Intestino delgado
Capillaria phasianina (sin. *Thornix phasianina*)	Faisões, perdizes-cinza	Intestino delgado, ceco
Capillaria philippinensis	Humanos	Intestino delgado
Capillaria plica (sin. *Pearsonema plica*)	Cães, gatos, raposas, lobos	Bexiga
Capillaria putorii (sin. *Aonchotheca putorii*)	Cães, gatos, mustelídeos, ouriços, ursos, *raccoons*	Estômago, intestino delgado
Capillaria uropapillata	Faisões	Esôfago, papo
Eucoleus aerophila (sin. *Capillaria aerophila*)	Raposas, mustelídeos, ocasionalmente cães, coiotes, gatos e humanos	Traqueia, brônquios
Eucoleus boehmi (sin. *Capillaria boehmi*)	Raposas, cães	Seios nasais, frontal e maxilares
Eucoleus annulata (sin. *Capillaria annulata*)	Galinhas, perus, patos e aves selvagens Hospedeiros intermediários: minhocas	Esôfago, papo
Eucoleus contorta (sin. *Capillaria contorta*)	Galinhas, perus, faisões, patos e aves selvagens Hospedeiros intermediários: minhocas	Esôfago, papo
Eucoleus perforans (sin. *Capillaria perforans*)	Faisões, galinhas-d'angola	Esôfago, papo

Capillaria anatis

Sinônimos. *Capillaria brevicollis, Capillaria collaris, Capillaria mergi, Thornix anatis*.

Descrição. Os machos medem ao redor de 16 a 24 mm e as fêmeas, 28 a 38 mm de comprimento.

Ciclo evolutivo. O ciclo evolutivo é direto. L_1 infectante se desenvolve no ovo em, aproximadamente, 3 a 4 semanas. A infecção do hospedeiro final acontece após a ingestão deste estágio infectante embrionado e o desenvolvimento como verme adulto ocorre sem fase de migração. O período pré-patente varia de 3 a 4 semanas.

Capillaria bursata

Descrição. Os machos medem cerca de 6 a 12 mm e as fêmeas, até 25 mm de comprimento.

Ciclo evolutivo. O ciclo evolutivo desta espécie é indireto.

Capillaria bovis

Sinônimo. *Capillaria brevipes*.

Descrição. Os machos medem ao redor de 8 a 9 mm e as fêmeas, até 12 mm de comprimento.

Capillaria caudinflata

Sinônimo. *Aonchotheca caudinflata*.

Descrição. Os machos medem, aproximadamente, 6 a 12 mm e as fêmeas, até 25 mm de comprimento. As fêmeas possuem um apêndice característico que se projeta na vulva e uma cauda cilíndrica que não se afina de modo significativo.

Ciclo evolutivo. O ciclo evolutivo desta espécie é indireto.

Capillaria hepatica

Sinônimo. *Callodium hepatica, Hepaticola hepatica*.

Descrição. Estes vermes são filamentares, muito finos; geralmente medem 10 a 50 mm de comprimento.

Ciclo evolutivo. O ciclo evolutivo é direto e difere daquele de outras espécies de *Capillaria*. Os vermes adultos de *C. hepatica* se reproduzem no fígado e a fêmeas põem agregados de ovos no parênquima, os quais são encapsulados pela reação do hospedeiro. Portanto, estes ovos não são liberados diretamente pelo hospedeiro. A infecção é adquirida após a ingestão de fígado, após predação, canibalismo ou consumo de carcaça, ou de ovos no solo, os quais são liberados durante a decomposição do hospedeiro. No solo, os ovos se tornam embrionados e infectantes em cerca de 4 semanas. Os ovos infectantes ingeridos pelo hospedeiro eclodem no intestino e as larvas penetram na parede intestinal e são transportadas até o fígado, por via linfática e sanguínea.

Capillaria longipes

Descrição. Os machos medem, aproximadamente, 10 a 13 mm e as fêmeas, até 20 mm de comprimento.

Ciclo evolutivo. O período pré-patente varia de 3 a 4 semanas.

Capillaria obsignata

Sinônimos. *Baruscapillaria obsignata, Capillaria columbae*.

Descrição. Os machos medem ao redor de 10 a 12 mm e as fêmeas, até 15 mm de comprimento. A cauda da fêmea se afina na parte posterior.

Ciclo evolutivo. Esta espécie tem ciclo evolutivo direto. L_1 infectante se desenvole no ovo em, aproximadamente, 7 a 10 dias. A infecção do hospedeiro final acontece após a ingestão deste estágio infectante embrionado e ocorre desenvolvimento em verme adulto sem uma fase de migração. O período pré-patente é de, aproximadamente, 3 semanas.

Capillaria plica

Sinônimo. *Pearsonema plica.*

Descrição. Os machos adultos medem 13 a 30 mm e as fêmeas, 30 a 60 mm de comprimento.

Ciclo evolutivo. Este parasita requer um hospedeiro intermediário, a minhoca; os ovos ingeridos se desenvolvem em L_3 infectante em 30 dias. O período pré-patente é de, aproximadamente, 8 semanas.

Capillaria feliscati

Sinônimo. *Pearsonema feliscati.*

Descrição. Os machos adultos medem 13 a 30 mm e as fêmeas, 30 a 60 mm de comprimento.

Capillaria putorii

Sinônimo. *Aonchotheca putorii.*

Descrição. Vermes filamentares finos, com cerca de 10 mm de comprimento; os machos medem 5 a 8 mm e as fêmeas, 9 a 15 mm.

Eucoleus aerophila

Sinônimo. *Capillaria aerofila.*

Descrição. Os machos medem ao redor de 24 mm e as fêmeas, 32 mm de comprimento. O macho possui apenas uma espícula e a bainha da espícula é recoberta com espinhos.

Eucoleus boehmi

Sinônimo. *Capillaria boehmi.*

Descrição. São vermes filamentares finos esbranquiçados; os adultos medem 15 a 40 mm de comprimento. O macho apresenta uma única espícula fina longa.

Eucoleus annulata

Sinônimo. *Capillaria annulata.*

Descrição. Os machos medem ao redor de 15 a 25 mm e as fêmeas, 37 a 80 mm. Esta espécie apresenta tumefação cuticular na parte posterior da cabeça.

Ciclo evolutivo. O ciclo evolutivo é indireto. O ovos excretados nas fezes são ingeridos por minhocas e se desenvolvem em estágio infectante em 2 a 3 semanas. O período pré-patente é de, aproximadamente, 3 a 4 semanas, no hospedeiro final.

Eucoleus contorta

Sinônimo. *Capillaria contorta.*

Descrição. Os machos medem ao redor de 12 a 17 mm e as fêmeas, 27 a 38 mm.

Ciclo evolutivo. *Eucoleus contorta* parece ser capaz de se desenvolver em ciclos evolutivos direto e indireto. No ciclo evolutivo direto, L_1 infectante se desenvolve no ovo em cerca de 3 a 4 semanas. A infecção do hospedeiro final acontece após a ingestão deste estágio infectante embrionado e o desenvolvimento em verme adulto ocorre sem fase de migração. No ciclo evolutivo indireto, o ovo precisa ser ingerido por uma minhoca, na qual eclode; o hospedeiro final é infectado após a ingestão da minhoca. O período pré-patente é de cerca de 3 a 4 semanas, no hospedeiro final.

Capilariose em humanos

Tres espécies de *Capillaria* – *C. philippinensis*, *C. hepatica* e *Eucoleus* (*Capillaria*) *aerophila* – podem infectar humanos. As pessoas adquirem a infecção por *C. hepatica* após a ingestão de solo contendo ovos embrionados ou após a ingestão de alimento ou água contaminada. Em humanos, as infecções graves ocasionam lesões hepáticas semelhantes àquelas notadas em outros hospedeiros mamíferos; geralmente a capilariose hepática é fatal.

Capillaria philippinensis infecta o intestino delgado e provoca grave enteropatia, que pode ser fatal. Ocorre principalmente nas Filipinas e na Tailândia, com surtos esporádicos em outras regiões do Sudeste Asiático, Índia, Oriente Médio e sul da Europa. Os ovos excretados na água se tornam embrionados e ingeridos por peixes de água doce ou de água salgada se desenvolvem até o estágio infectante na mucosa intestinal. A infecção é adquirida pelo consumo de peixe cru ou malcozido. Infecções graves podem induzir autoinfecção. Acredita-se que as aves que se alimentam de peixe sejam os hospedeiros reservatórios. Os sinais clínicos incluem diarreia intermitente, seguida de anorexia, distensão abdominal e perda de peso. Ocorre enteropatia com perda de proteínas. Capilariose humana causada por *E. aerophila* é muito rara.

SUPERFAMÍLIA TRICHINELLOIDEA

FAMÍLIA TRICHINELLIDAE

Trichinella são encontradas no intestino delgado de mamíferos; produzem larvas que invadem imediatamente os tecidos do mesmo hospedeiro.

Trichinella

Havia controvérsia quanto à taxonomia do gênero até muito recentemente. Compreende várias espécies-irmãs, cuja diferenciação morfológica não é possível; no entanto, a tipagem molecular e outros critérios identificaram, atualmente, oito espécies de *Trichinella* (Tabela 1.7).

Nos vermes adultos, muito pequenos (os machos medem 1,4 a 1,6 mm e as fêmeas, 3 a 4 mm de comprimento), o esôfago representa, no mínimo, um terço do comprimento total do corpo; a cauda do macho apresenta duas pequenas abas cônicas na cloaca, em formato de nó, porém nenhuma espícula copulatória, tampouco bainha de espícula. Na fêmea, o útero contém larvas em desenvolvimento. A vulva situa-se na região média do esôfago. A infecção por *Trichinella* é mais facilmente identificada pela presença de larvas espiraladas no músculo estriado (Figura 1.63); é improvável que se encontrem os vermes adultos durante o exame macroscópico do conteúdo intestinal.

Ciclo evolutivo. O ciclo evolutivo é indireto. A presença de parasitas adultos e de larvas infectantes (triquinelas no músculo) é incomum em um único hospedeiro (ou seja, o crescimento de larva a verme adulto e de verme adulto a larva em um único hospedeiro).

Tabela 1.7 Espécies de *Trichinella*.

Espécie	Distribuição	Hospedeiro principal	Resistência ao congelamento
Formadoras de cápsula			
T. spiralis	Cosmopolita	Suínos, ratos, equinos, ampla variedade de mamíferos, humanos	Não
T. nativa	Regiões do Ártico e subártico: América do Norte, Finlândia, Suécia	Carnívoros selvagens, focas, ursos-polares, morsas	Alta
T. nelsoni	África tropical	Carnívoros selvagens e omnívoros	Não
T. britovi	Zona de clima temperado da região paleártica	Carnívoros selvagens, raposas, javalis, equinos, humanos	Baixa
T. murrelli	América do Norte	Animais selvagens, equinos, humanos	Não
Não formadoras de cápsula			
T. pseudospiralis	Cosmopolita	Mamíferos e aves	Não
T. papuae	Papua-Nova Guiné	Suínos selvagens, humanos	Não
T. zimbabwensis	Zimbábue	Crocodilos	Não

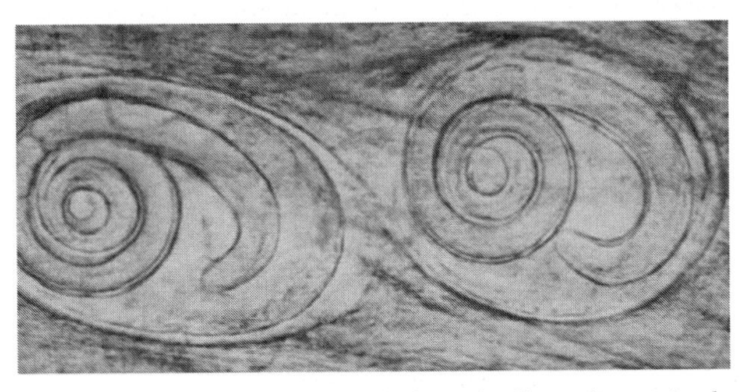

Figura 1.63 Larva infectante espiralada de *Trichinella spiralis* no músculo estriado. (Esta figura encontra-se reproduzida em cores no Encarte.)

Trichinella não tem estágio de vida livre. Os adultos em desenvolvimento, muito pequenos, se instalam nas vilosidades do intestino delgado. Após a fertilização, os machos morrem, enquanto as fêmeas cavam, mais profundamente, na mucosa intestinal. Cerca de 1 semana depois, produzem larvas L_1, que penetram nos vasos linfáticos e são transportadas pela corrente sanguínea até o músculo esquelético. Neste local, ainda que as larvas L_1 penetrem nas células do músculo estriado e sejam encapsuladas pelo hospedeiro, elas crescem e assumem uma posição espiralada característica; a célula muscular parasitada é transformada pela microvascularização em um "trofócito". Este processo se completa em cerca de 3 a 4 semanas, tempo em que as larvas se tornam infectantes e assim podem permanecer por muitos anos. O crescimento é retomado quando o músculo que contém triquinela encistada é ingerido por outro hospedeiro, geralmente em decorrência de predação ou consumo de cadáver em decomposição. L_1 é liberada no estômago; no intestino sofre quatro mudas e se torna sexualmente madura, ao redor de 1 semana. Infecções patentes persistem por apenas algumas semanas, quando muito.

FILO ACANTHOCEPHALA

Este é um filo distinto, estreitamente relacionado ao Nematoda, que contém alguns gêneros de importância veterinária. Geralmente são denominados "vermes de cabeça espinhosa", em razão da presença de uma probóscide recoberta de ganchos em sua porção anterior (Figura 1.64); a maior parte dos vermes parasita o trato alimentar de vertebrados. O corpo geralmente é cilíndrico, embora em alguns vermes seja achatado. A concavidade da probóscide com ganchos recurvados, os quais auxiliam na fixação do verme, é retrátil e aloja-se em um saco. Não há canal alimentar; a absorção acontece através da espessa cutícula que, com frequência, encontra-se dobrada e invaginada, a fim de aumentar a superfície de absorção. Os sexos são distintos, sendo os machos muito menores do que as fêmeas. Na parte posterior, o macho apresenta uma bolsa muscular e um pênis. Após a cópula, os ovos, liberados pelos ovários na cavidade corporal da fêmea, são fertilizados e absorvidos por uma estrutura complexa denominada sino uterino, que possibilita a passagem apenas de ovos maduros. Estes ovos são fusiformes, possuem casca espessa e contêm larva, a qual apresenta um anel anterior de ganchos e espinhos em sua superfície, denominado **acântor**.

Ciclo evolutivo. O ciclo evolutivo é indireto, envolvendo um hospedeiro intermediário, que é um artrópode aquático ou terrestre. Durante a ingestão pelo hospedeiro intermediário o ovo eclode e o acântor migra para a hemocele do artrópode, onde se desenvolve e se torna **cistacanto**, após 1 a 3 meses. O hospedeiro definitivo é infectado pela ingestão do hospedeiro intermediário artrópode e o cistacanto que é, de fato, um adulto jovem, se fixa e cresce até sua maturidade, no canal alimentar. O período pré-patente varia de 5 a 12 semanas.

FAMÍLIA OLIGACANTHORHYNCHIDAE

Os principais gêneros de importância veterinária são *Macracanthorhynchus*, encontrado em suínos, *Oncicola*, constatado em cães e outros canídeos, e *Prosthenorchis* (*Oncicola*), verificado em primatas.

Macracanthorhynchus

Espécie de *Macracanthorhynchus*

Espécie	Hospedeiros	Local	Hospedeiro intermediário
Macracanthorhynchus hirudinaceus	Suínos, javalis	Intestino delgado	Vários besouros estercorários e besouros aquáticos

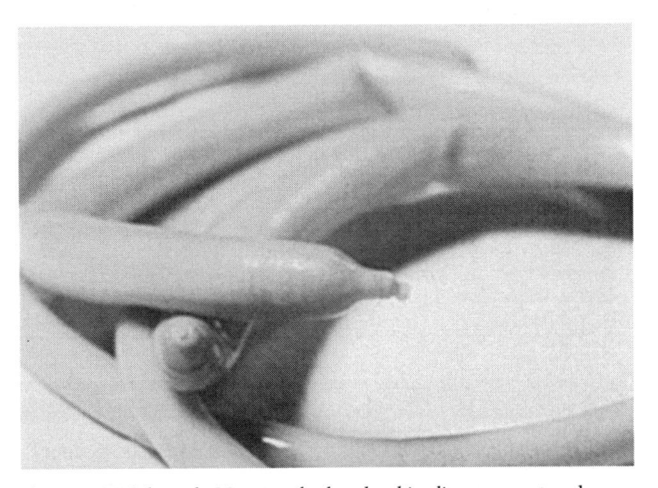

Figura 1.64 Cabeça de *Macracanthorhynchus hirudinaceus* mostrando probóscite retrátil. (Esta figura encontra-se reproduzida em cores no Encarte.)

Macracanthorhynchus hirudinaceus

Descrição. Os machos medem até 10 cm de comprimento e as fêmeas, ao redor de 40 a 60 cm; são ligeiramente curvados e brancos/róseos quando vivos. Os vermes são espessos (5 a 10 mm de largura) e achatados; a cutícula é enrugada transversalmente. Às vezes, esta pseudossegmentação pode induzir à identificação errônea, como se fosse tênia. Não há canal alimentar. A parte anterior do verme possui uma pequena probóscide retrátil recoberta com cerca de seis fileiras transversais de ganchos recurvados. O tamanho dos ganchos diminui em direção à parte posterior do verme.

Ciclo evolutivo. O período pré-patente varia de 2 a 3 meses e a longevidade pode ser de cerca de 1 ano.

Oncicola

Espécie de *Oncicola*

Espécie	Hospedeiros	Local	Hospedeiro intermediário
Oncicola canis	Cães, coiotes, ocasionalmente gatos	Intestino delgado	Besouros

Oncicola canis

Descrição. São vermes largos (ao redor de 2 a 4 mm de largura). Os machos medem 6 a 13 mm e as fêmeas, 7 a 14 mm de comprimento. O corpo, cinza-escuro, é cônico, afinando-se na parte posterior. A probóscide possui seis fileiras transversais, cada uma com seis ganchos. As formas dos ganchos são tenioides, na região anterior, e mais provalmente na forma de espinho de rosa na região posterior.

FAMÍLIA POLYMORPHIDAE

Alguns gêneros são parasitas de roedores (*Moniliforms*), aves aquáticas (*Polymorphus, Filicollis*) e peixes (*Echinorhynchus, Acanthocephalus*). Comumente são vermes pequenos, com corpo cilíndrico, embora as espécies de *Moniliformis* possam ser muito grandes, com até 30 cm de comprimento.

Ciclo evolutivo. O hospedeiro definitivo é infectado após a ingestão de um hospedeiro intermediário que contém um cistacanto infectante. O verme adulto se instala na parte posterior do intestino delgado. O período pré-patente varia de 3 a 4 semanas.

Polymorphus

Espécie de *Polymorphus*

Espécie	Hospedeiros	Local	Hospedeiros intermediários
Polymorphus boschadis (sin. *Polymorphus minutus, Echinorhynchus polymorphus*)	Patos, gansos, galinhas, cisnes e muitas aves aquáticas selvagens	Intestino delgado	Crustáceos: *Gammarus pulex*, camarão de água doce e, às vezes, o lagostim *Potamobius astacus*

Polimorphus boschadis

Sinônimos. *Polymorphus minutus, Echinorhynchus polymorphus.*

Descrição. Os machos medem ao redor de 3 mm e as fêmeas, até 10 mm de comprimento; são alaranjados, quando vivos. A parte anterior possui pequenos espinhos e o corpo cilíndrico apresenta constrição ao longo de seu comprimento, a cerca de um terço da cabeça. A probóscide apresenta 16 fileiras de pequenos ganchos, cujos tamanhos aumentam em sentido anterior.

Filicollis

Espécie de *Filicollis*

Espécie	Hospedeiros	Local	Hospedeiros intermediário
Filicollis anatis	Patos, gansos, cisnes e aves aquáticas selvagens	Intestino delgado	Crustáceos; isopódes, como *Asellus aquaticus*

Filicollis anatis

Descrição. O macho é esbranquiçado e mede cerca de 7 mm de comprimento; a parte anterior possui vários espinhos pequenos. A probóscide ovoide contém 18 fileiras longitudinais de pequenos ganchos. O pescoço da fêmea é alongado, delgado e possui uma probóscide globular, cuja coroa possui 18 fileiras de minúsculos ganchos em forma de estrela.

FILO PLATYHELMINTHES

Este filo compreende duas classes de parasitas achatados, **Trematoda** e **Cestoda.** Uma terceira classe, **Turbellaria** (planárias), que inclui principalmente platelmintos carnívoros de vida livre, não tem importância veterinária.

CLASSE TREMATODA

A classe Trematoda compreende duas subclasses principais, **Monogenea,** que apresenta um ciclo evolutivo direto, e **Digenea,** que requer um hospedeiro intermediário. A subclasse Digenea é verificada exclusivamente em vertebrados e tem importância veterinária considerável. Os trematódeos digenéticos adultos (comumente denominados "fascíolas") instalam-se, principalmente, nos ductos biliares, no trato alimentar e no sistema vascular. A maioria das fascíolas é achatada dorsoventralmente, apresenta um trato alimentar cego, ventosas para fixação e são hermafroditas (exceto Schistosomatidae, em que os sexos são distintos). Dependendo dos locais de predileção, os ovos excretados pelo hospedeiro final, geralmente nas fezes ou na urina, e os estágios larvários, se desenvolvem em um molusco, como hospedeiro intermediário. Em algumas espécies, há envolvimento de um segundo hospedeiro intermediário, mas o molusco é essencial para todos os membros deste grupo.

A subclasse Monogenea não será mais considerada neste livro, pois são principalmente parasitas externos de peixes e de outros anfíbios. Há muitas famílias na subclasse Digenea; aquelas que contemplam parasitas de maior importância veterinária incluem Fasciolidae, Dicrocoeliidae, Paramphistomatidae e Schistosomatidae. De menor importância são Echinostomatidae, Gastrodiscidae, Cyclocoelidae, Opisthorchiidae, Brachylaemidae, Heterophyidae, Diplostomatidae, Strigeidae e Lecithodendriidae. A família mais importante, sem dúvida, é a Fasciolidae e, portanto, a discussão sobre estrutura, função e ciclo evolutivo é basicamente orientada para este grupo (Tabela 1.8).

Tabela 1.8 Classificação dos trematódeos de importância veterinária.

Reino	Filo	Classe Subclasse	Ordem	Família	Gênero
Animalia	Platyhelminthes	Trematoda Digenea	Echinostomatida	Fasciolidae	*Fasciola*
					Fascioloides
					Fasciolopsis
				Paramphistomatidae	*Paramphistomum*
					Orthocoelium
					Cotylophoron
					Calicophoron
					Gigantocotyle
					Bothriophoron
					Pseudodiscus
				Gastrodiscidae	*Gastrodiscus*
					Homologaster
				Gastrothylacidae	*Gastrothylax*
					Fischoederius
					Carmyerius
				Echinostomatidae	*Echinostoma*
					Echinoparyphium
					Hypoderaeum
					Echinochasmus
					Euparyphium
					Isthmiophora
				Philophthalmidae	*Philophthalmus*
				Cyclocoelidae	*Typhloceolum*
					Hyptiasmus
				Notocotylidae	*Notocotylus*
					Catatropis
					Cymbiforma
					Paramonostomum
					Ogmocotyle
			Plagiorchida	Dicrocoeliidae	*Dicrocoelium*
					Eurytrema
					Platynosomum
				Paragonimidae	*Paragonimus*
				Nanophyetidae	*Nanophyetus*
				Collyriclidae	*Collyriclum*
				Prosthogonimidae	*Prosthogonimus*
				Plagiorchiidae	*Plagiorchis*
				Lecithodendriidae	*Novetrema*
					Odeningotrema
					Phaneropsolus
					Primatotrema
			Opisthorchida	Opisthorchiidae	*Clonorchis*
					Opisthorchis
					Metorchis
					Parametorchis
					Pseudamphistomum
				Brachylaemidae	*Brachylaemus*
					Skrjabinotrema
					Postharmostomum
				Heterophyidae	*Heterophyes*
					Metagonimus
					Apophallus
					Cryptocotyle
					Haplorchis
					Pygidiopsis
			Strigeidida	Schistosomatidae	*Schistosoma*
					Bilharziella
					Trichobilharzia
					Orientobilharzia
					Ornithobilharzia
					Heterobilharzia
					Austrobilharzia
				Diplostomatidae	*Alaria*
				Strigeidae	*Apatemon*
					Parastrigea
					Cotylurus

SUBCLASSE DIGENEA

ESTRUTURA E FUNÇÃO DOS TREMATÓDEOS DIGENÉTICOS

O adulto geralmente é achatado e semelhante a uma folha; possui duas ventosas musculares para fixação. A ventosa bucal, na extremidade anterior, circunda a boca, e a ventosa ventral (denominada acetábulo), como o nome indica, situa-se na superfície. A superfície corporal é um tegumento com capacidade de absorção, frequentemente recoberto com espinhos ou escamas. Os músculos localizam-se imediatamente abaixo do tegumento. Não há cavidade corporal e os órgãos estão distribuídos no parênquima (Figura 1.65).

O sistema digestório é simples, a abertura bucal se comunica com a faringe, o esôfago e um par de ceco intestinal ramificado, com terminação cega. Provavelmente, o material não digerido é regurgitado, pois as fascíolas não apresentam ânus. O sistema excretor consiste em um grande número de células em chama ciliadas, as quais impelem os resíduos de produtos metabólicos ao longo de um sistema de túbulos que, por fim, se juntam e se abrem ao exterior ou em uma bexiga excretora. O sistema nervoso é simples, constituído de um par de troncos longitudinais que se conectam, na parte anterior, com dois gânglios.

Os trematódeos geralmente são hermafroditas e pode ocorrer autofertilização e fertilização cruzada. O sistema reprodutor do macho consiste em um par de testículos, simples ou ramificados, cada um se comunicando com um ducto deferente; estes se unem e penetram no saco de cirro, que contém a vesícula seminal e o cirro, um pênis primitivo que termina em um orifício genital comum (Figura 1.65). Em algumas fascíolas há um saco de cirro circundando estes órgãos terminais. O sistema feminino apresenta um único ovário que se comunica com um oviduto (onde os ovos são fertilizados), o qual é expandido distalmente para formar o oótipo. Neste local, o ovo adquire uma gema, a partir da secreção de glândulas vitelinas e, por fim, uma casca. À medida que o ovo passa ao longo do útero, a casca se torna endurecida e fortalecida e, finalmente, é expelido através da abertura genital adjacente à ventosa ventral. Em geral, o ovo maduro é amarelo devido à casca proteica amarronzada; a maioria das espécies possui um opérculo. Os ovos de muitas espécies de fascíola se desenvolvem no útero e, portanto, são capazes de eclodir assim que expelidos.

Os alimentos, geralmente sangue ou restos de tecidos, são ingeridos e alcançam o ceco, onde são digeridos e absorvidos. Parece que o metabolismo é, principalmente, anaeróbico.

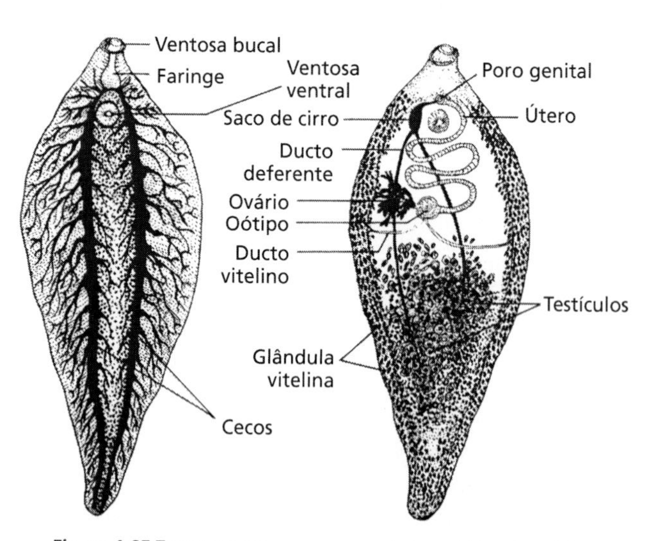

Figura 1.65 Estruturas internas comuns de trematódeo digenético.

CICLO EVOLUTIVO DE TREMATÓDEOS DIGENÉTICOS

Há ampla variação no complexo ciclo evolutivo dos trematódeos digenéticos. Em geral, o ciclo evolutivo pode ter dois ou mais hospedeiros obrigatórios e, às vezes, com hospedeiros de transporte ou paratênicos. Na maioria das espécies, o primeiro hospedeiro intermediário é um molusco, no qual ocorre desenvolvimento adicional de larvas liberadas durante a eclosão (Figura 1.66). O ponto fundamental do ciclo evolutivo é que, enquanto o ovo de nematódeo pode se desenvolver em apenas um adulto, o ovo de trematódeo pode, eventualmente, se desenvolver em centenas de adultos. Isto se deve ao processo de multiplicação assexuada, **partenogonia**, do molusco hospedeiro intermediário; ou seja, a produção de novos indivíduos por formas larvárias simples.

As fascíolas adultas são sempre ovíparas e põem ovos com opérculo ou com tampão em um polo. No ovo, o embrião se desenvolve em uma larva ciliada piriforme denominada **miracídio** (Figura 1.67). Os ovos de algumas fascíolas digenéticas podem ser passivamente ingeridos por lesmas, nas quais eclodem. Em muitas espécies de fascíolas digeneticas (p. ex., *Fasciola hepatica*) o ovo eclode na água e, sob estímulo de luz e temperatura, o miracídio libera uma enzima que fixa o cimento proteináceo, mantendo o opérculo no local. No final da primavera ocorre abertura da estrutura e o miracídio emerge em alguns minutos.

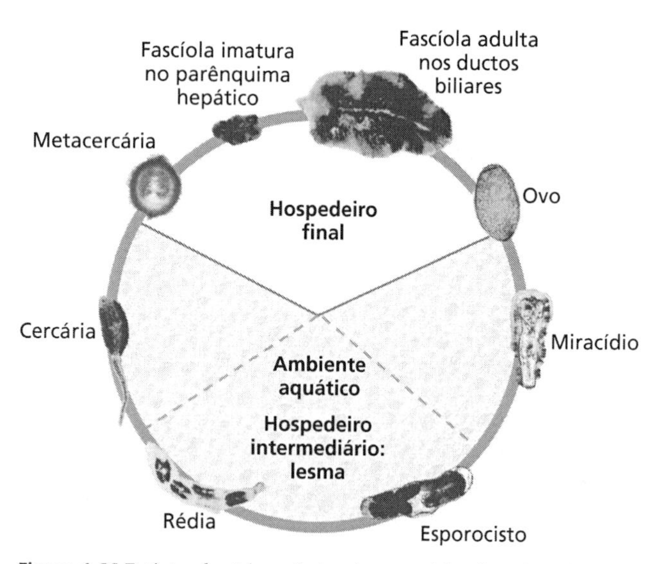

Figura 1.66 Estágios do ciclo evolutivo de trematódeo digenético (*Fasciola hepatica*). (Esta figura encontra-se reproduzida em cores no Encarte.)

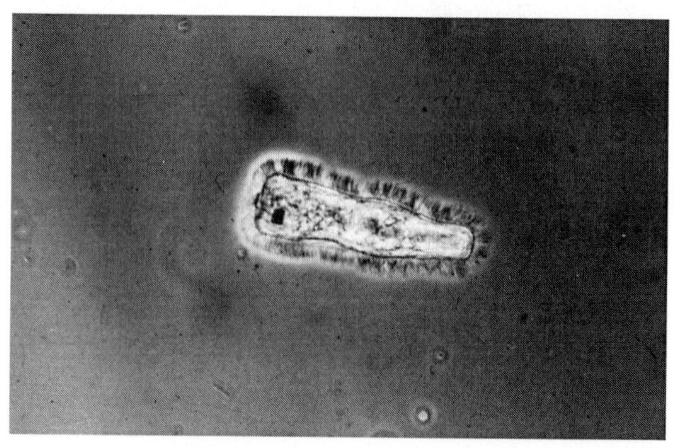

Figura 1.67 Miracídio de *Fasciola hepatica*. (Esta figura encontra-se reproduzida em cores no Encarte.)

O miracídio, impulsionado pela água por seus cílios, não se alimenta e deve, para seu desenvolvimento adicional, encontrar uma lesma apropriada poucas horas antes de exaurir suas reservas de energia. Acredita-se que utilize respostas quimiotáticas para se abrigar na lesma e, em contato, adira por sucção à lesma e penetre em seu tecido mole utilizando sua papila cônica, auxiliado por uma enzima citolítica. O processo de penetração completo dura cerca de 30 min, após o qual os cílios se desprendem e o miracídio se desenvolve em um saco alongado, o **esporocisto**, que contém muitas células germinativas não diferenciadas. Estas células se desenvolvem em **rédias**, que migram para o hepatopâncreas da lesma; as rédias também são formas de larvas que possuem uma ventosa bucal, algumas células em chama e um intestino simples. A partir das células germinativas das rédias surgem os estágios finais, as **cercárias** (Figura 1.68); no entanto, caso as condições ambientais para a lesma sejam impróprias, com frequência é produzida uma segunda geração de rédias ou geração-filha de rédias. As cercárias, em essência as fascíolas adultas jovens com longas caudas, emergem ativamente da lesma, geralmente em quantidade considerável. O estímulo real para seu aparecimento depende da espécie, porém, mais comumente, é alteração de temperatura ou de intensidade da luz. Assim que a lesma se infecta, a produção de cercárias continua indefinidamente, embora a maioria das lesmas infectadas morra prematuramente em decorrência de sua extensa destruição no hepatopâncreas.

Tipicamente, a cercária nada por algum tempo, utilizando um filme de água, e dentro de uma hora, ou mais, se fixa à vegetação, perde sua cauda e se encista. Este estágio é denominado **metacercária** (Figura 1.69), que é o estágio infectante para os animais em pastejo.

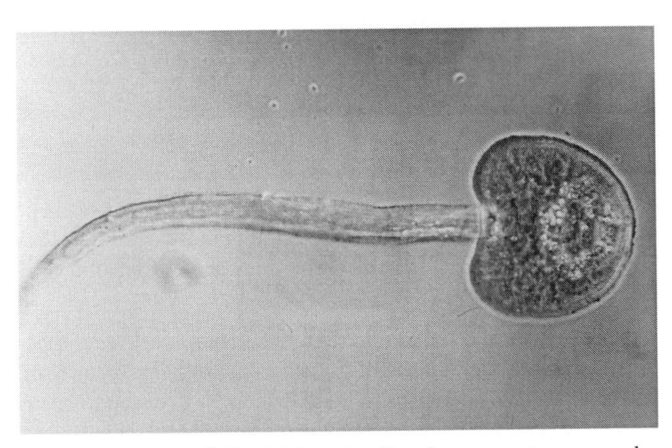

Figura 1.68 Cercária de *Fasciola hepatica*. (Esta figura encontra-se reproduzida em cores no Encarte.)

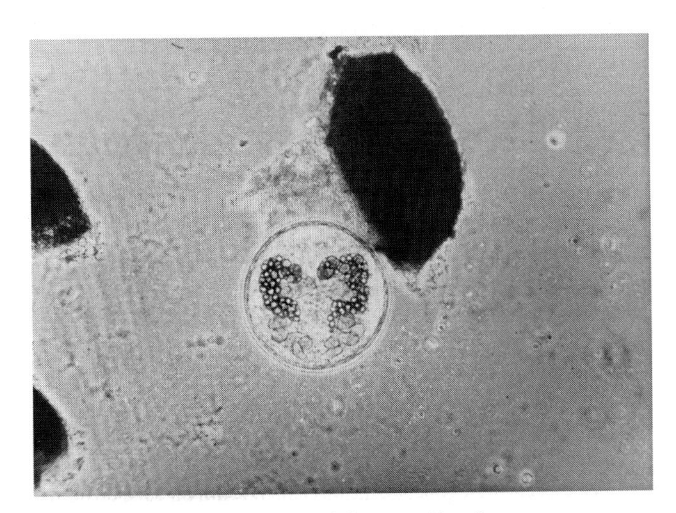

Figura 1.69 Metacercária de *Fasciola hepatica*. (Esta figura encontra-se reproduzida em cores no Encarte.)

As metacercárias encistadas têm grande potencial de sobrevida, que se estende por meses. Uma vez ingeridas, a parede externa do cisto é mecanicamente removida durante a mastigação. Ocorre ruptura do cisto interno no intestino e depende do mecanismo de eclosão, de origem enzimática, estimulado por um potencial de oxirredução apropriado e de um sistema de dióxido de carbono propiciado pelo ambiente intestinal. Assim, a fascíola juvenil emergente, frequentemente denominada **marita**, penetra no intestino e migra para o local predileto, onde se torna adulta após muitas semanas e começa a expelir ovos e, então, o ciclo se completa.

A localização das metacercárias das diferentes fascíolas é variável; contudo, em geral, tem um padrão. Aquelas metacercárias de fasciolídeos e de paranfistomatídeos encistam na forragem. As metacercárias de troglotrematídeos, opistorquídeos e heterofídeos encistam em peixe, caranguejo ou lagostim, que são hospedeiros intermediários, enquanto aquelas de diplosmatídeos preferem anfíbios ou outros hospedeiros vertebrados paratênicos. Esquistossomatídeos não apresentam estágio de metacercária; as cercárias são capazes de penetrar no hospedeiro definitivo por via percutânea.

ORDEM ECHINOSTOMATIDA

FAMÍLIA FASCIOLIDAE

Estas são grandes fascíolas semelhantes a folhas. A extremidade anterior geralmente é alongada, em formato de cone, e a ventosa anterior situa-se na extremidade do cone. A ventosa ventral está localizada na altura dos "ombros" da fascíola. Os órgãos internos são ramificados e a cutícula é recoberta por espinhos. Há três gêneros importantes: *Fasciola*, *Fascioloides* e *Fasciolopsis*.

Fasciola

Os membros deste gênero comumente são conhecidos como fascíola hepática. São responsáveis por altas taxas de morbidade e de mortalidade em ovinos e bovinos. As duas espécies mais importantes são *F. hepatica*, presente em regiões de clima temperado e em regiões mais frias de elevada altitude nos trópicos e regiões subtropicais, e *F. gigantica*, que predomina em regiões tropicais.

Espécies de *Fasciola*

Espécies	Hospedeiros	Local	Hospedeiro intermediário
Fasciola hepatica	Ovinos, bovinos, caprinos, equinos, veados, coelhos, humanos e outros mamíferos	Fígado	Lesmas da família Lymnaeidae (*Galba, Lymnaea, Radix, Stagnicola*)
Fasciola gigantica	Bovinos, búfalos, ovinos, caprinos, suínos, camelos, veados, humanos	Fígado	Lesmas da família Lymnaeidae (*Galba, Lymnaea, Radix, Austropelea*)

Fasciola hepatica

Descrição. Fascíola adulta, cinza-amarronzada, tem formato de folha (sendo mais larga na parte anterior do que na posterior); mede cerca de 2,5 a 3,5 cm de comprimento por 1,0 cm de largura (Figura 1.70A). A extremidade anterior é cônica e evidenciada por "ombros" distintos no corpo. O tegumento é recoberto com espinhos que se projetam para trás. Pode-se notar, facilmente, uma ventosa bucal e outra ventral, na altura dos "ombros". O ceco intestinal possui vários ramos e se estende por uma distância considerável, posteriormente. Os testículos e o ovário são multirramificados. O útero situa-se anterior aos testículos. O cirro é bem desenvolvido.

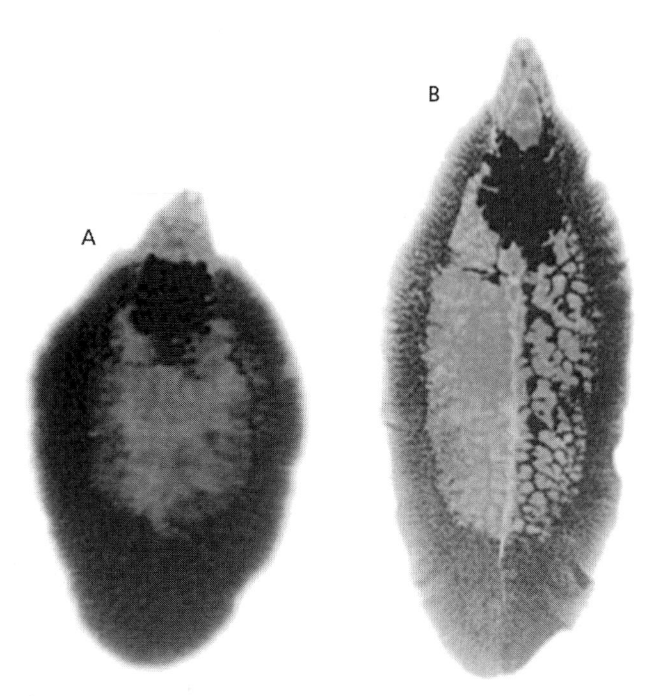

Figura 1.70 Esboço de (**A**) *Fasciola hepatica* e (**B**) *F. gigantica*. A primeira tem "ombros" mais largos e seu comprimento é menor. (Esta figura encontra-se reproduzida em cores no Encarte.)

Por ocasião de sua entrada no fígado, as fascíolas imaturas medem 1,0 a 2,0 mm de comprimento e se assemelham a uma lanceta.

Ciclo evolutivo. Nos ductos biliares, as fascíolas adultas excretam ovos na bile e estes penetram no intestino. Os ovos excretados nas fezes de hospedeiros mamíferos se desenvolvem e eclodem, liberando miracídios ciliados móveis. Esta etapa demora 9 a 10 dias, em temperatura ótima de 22°C a 26°C; em temperatura abaixo de 10°C ocorre baixo desenvolvimento. O miracídio liberado apresenta meia-vida curta e deve se instalar em uma lesma apropriada em cerca de 3 h, se ocorrer penetração apropriada do último. Nas lesmas infectadas, o crescimento prossegue por meio do esporocisto e de estágios de rédias, até o estágio final no hospedeiro intermediário, a cercária; estas cercárias são excretadas pela lesma como formas móveis que se fixam em superfícies firmes, como aparas de gramíneas, onde encistam para originar a metacercária infectante. Demora, no mínimo, 6 a 7 semanas para completar o desenvolvimento de miracídio até metacercária, embora em condições não favoráveis seja necessário um período de vários meses. A infecção de uma lesma com um miracídio pode originar mais de 600 metacercárias. As metacercárias ingeridas pelo hospedeiro final encistam no intestino delgado, migram através da parede intestinal, atravessam o peritônio e penetram a cápsula hepática. As fascíolas jovens escavam túneis no parênquima hepático por 6 a 8 semanas e, em seguida, alcançam os pequenos ductos biliares, migram para os ductos maiores e, ocasionalmente, para a vesícula biliar, e alcançam a maturidade sexual. O período pré-patente varia de 10 a 12 semanas. Portanto, o período mínimo para completar o ciclo evolutivo de *F. hepatica* é de 17 a 18 semanas (Figura 1.71). A longevidade de *F. hepatica* em ovinos não tratados pode ser de anos; em bovinos, geralmente é inferior a 1 ano.

Fasciola gigantica

Descrição. A fascíola adulta é maior do que a *F. hepatica*, alcançando 7,5 cm de comprimento e 1,5 cm de largura; ademais, o corpo é mais transparente. A forma é mais semelhante à de folha, a extremidade anterior cônica é muito curta e os "ombros", típicos de *F. hepatica*, raramente são perceptíveis (Figura 1.70B). O ceco intestinal é mais ramificado do que aquele de *F. hepatica*.

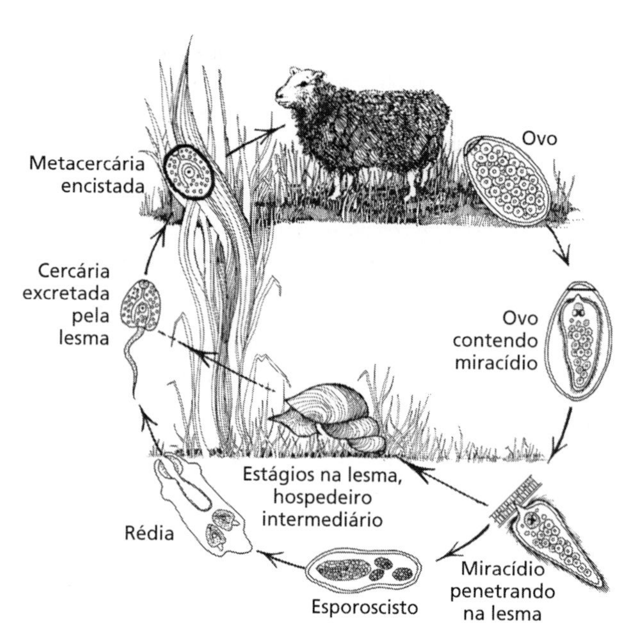

Figura 1.71 Ciclo evolutivo de *Fasciola hepatica*.

Ciclo evolutivo. O ciclo evolutivo é semelhante ao de *F. hepatica*, sendo a principal diferença a escala de tempo do ciclo. Os estágios imaturos migram através do parênquima hepático e as fascíolas adultas alcançam os ductos biliares, cerca de 12 semanas após a infecção. A maioria das fases parasitárias é mais longa e o período pré-patente varia de 13 a 16 semanas.

Fascioloides

O gênero compreende uma única espécie, *Fascioloides magna*, também denominada fascíola hepática gigante, grande fascíola hepática americana ou fascíola de veado. É um dos maiores trematódeos; é facilmente identificada.

Ciclo evolutivo. O ciclo evolutivo é semelhante àquele de *F. hepatica*. Os ovos eclodem e liberam miracídios após 4 semanas, ou mais. Desenvolvimento do parasita na lesma demora 7 a 8 semanas. O período pré-patente em veados é de, aproximadamente, 30 semanas.

Espécie de *Fascioloides*

Espécie	Hospedeiros	Locais	Hospedeiro intermediário
Fascioloides magna	Veados, bovinos, ovinos, caprinos, suínos, equinos, lhamas	Fígado, ocasionalmente ducto biliar	Lesmas da família Lymnaeidae (*Fossaria* spp., *Lymnaea* spp., *Stagnicola* spp.)

Fascioloides magna

Descrição. As fascíolas são grandes e espessas e medem até 10 cm de comprimento, 2,5 cm de largura e ao redor de 3 a 4 mm de espessura. As fascíolas são ovais, com extremidade posterior arredondada. Não possuem projeção no cone anterior e quando vivas apresentam cor de carne (Figura 1.72).

Fasciolopsis

A única espécie deste gênero é, primariamente, um parasita de humanos, na Índia, no Paquistão, no Sudeste Asiático e na China; todavia, pode acometer suínos, que podem atuar como hospedeiro reservatório.

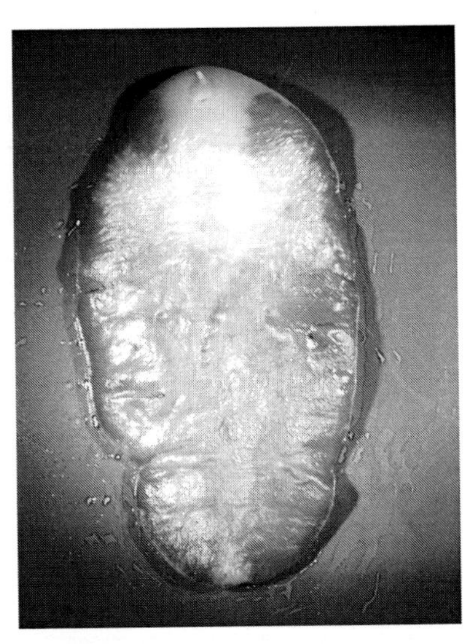

Figura 1.72 *Fascioloides magna.* (Esta figura encontra-se reproduzida em cores no Encarte.)

Ciclo evolutivo. O ciclo evolutivo é semelhante àquele de *F. hepatica.* O hospedeiro final é infectado após a ingestão de metacercárias que se encistam em plantas aquáticas. O período pré-patente varia de 9 a 13 semanas.

Espécie de *Fasciolopsis*

Espécie	Hospedeiros	Local	Hospedeiro intermediário
Fasciolopsis buski	Humanos, suínos, ocasionalmente cães	Intestino delgado	Lesmas de água doce (*Planorbis, Segmentina, Hippeutis*)

Fasciolopsis buski

Descrição. Fascíolas róseas robustas, grandes, espessas, alongadas e ovais, sem "ombros", mais largas na parte posterior e de tamanhos variáveis; em geral, medem 30 a 75 mm de comprimento e 8 a 20 mm de largura. A ventosa ventral situa-se próximo da extremidade anterior; é muito maior do que a ventosa bucal. A cutícula é recoberta por espinhos que, frequentemente, desaparecem quando adultas. O ceco não possui ramificações e se estende até próximo da parte posterior da fascíola. Os testículos são ramificados e agrupados lado a lado; o ovário também é ramificado.

FAMÍLIA PARAMPHISTOMATIDAE

Os paranfístomos adultos (anfístomos) são principalmente parasitas de pré-estômagos de ruminantes, embora *Gigantocotyle* seja constatado no fígado e no duodeno. Seu formato não é típico de trematódeos, sendo cônico e espesso e mais robusto que achatado. Todos necessitam uma lesma aquática como hospedeiro intermediário. Há vários gêneros: *Paramphistomum*, *Cotylophoron*, *Bothriophoron*, *Orthocoelium* e *Gigantocotyle*, dos quais *Paramphistomum* é o mais comum e disseminado em ruminantes. A taxonomia dos paranfístomos é complexa e não ainda definida; muitas espécies relatadas podem ser sinônimos, sendo diferenciadas principalmente pelo tamanho e formato das ventosas.

Paramphistomum

Membros deste gênero (fascíola de rúmen) são encontrados no rúmen e no retículo de ruminantes. Os adultos são pequenos, cônicos (em formato de pera), semelhantes a uma larva de mosca, com cerca de 1,0 cm de comprimento e 3 a 5 mm de largura; quando vivos, sua cor é vermelho-claro. Diferentemente de outras fascíolas, a grande ventosa ventral situa-se na extremidade posterior do corpo; é bem desenvolvida.

Ciclo evolutivo. Ovos excretados nas fezes são subdesenvolvidos. Em ambiente aquático, os miracídios se desenvolvem e eclodem para penetrar em lesmas aquáticas, nas quais se transformam em cercária, após os estágios de esporocisto e de rédia. As cercárias encistam (metacercárias) na vegetação de riachos, de lagoas ou de suas margens. O desenvolvimento na lesma, o hospedeiro intermediário, é semelhante àquele de *Fascíola* e em condições favoráveis (26 a 30°C) pode se completar em 4 semanas. Após a ingestão por um hospedeiro definitivo, a metacercária deixa o cisto, no duodeno, onde as fascíolas jovens aderem e se alimentam por cerca de 6 semanas, antes de migrarem em direção aos pré-estômagos, onde amadurecem. O período pré-patente varia de 7 a 10 semanas.

Espécies de *Paramphistomum* (*Calicophoron, Cotylophoron, Bothriophoron*)

Espécies	Hospedeiros	Locais	Hospedeiros intermediários
Paramphistomum cervi (sin. *Paramphistomum explanatum*)	Bovinos, ovinos, caprinos, veados, búfalos, antílopes	Rúmen	Lesmas de água doce (*Bulinus* spp., *Planorbis* spp.)
Calicophorum daubneyi (sin. *Paramphistomum daubnei, Paramphistomum daubneyi*)	Bovinos, caprinos	Rúmen	Lesmas de água doce (*Omphiscola* spp.)
Paramphistomum microbothrium	Bovinos, ovinos, caprinos, veados, búfalos, antílopes	Rúmen	Lesmas de água doce (*Fossaria* spp., *Bulinus* spp.)
Paramphistomum ichikawa	Ovinos, bovinos	Rúmen	Lesmas planorbídeas (*Gyraulus, Helicorbis, Segnetilia*)
Cotylophoron cotylophorum (sin. *Paramphistomum cotylophorum*)	Ovinos, caprinos, bovinos e ruminantes selvagens	Rúmen, retículo	Lesmas de água doce (*Bulinus* spp.)
Paramphistomum bothriotoron (sin. *Bothriophoron bothriophoron*)	Zebus	Rúmen	Lesmas de água doce (*Bulinus* spp., *Planorbis* spp.)
Paramphistomum streptocoelium (sin. *Ceylonocotyle streptocoelium, Orthocoelium streptocoelium*)	Bovinos, ovinos, caprinos, ruminantes selvagens	Rúmen	Lesmas de água doce (*Glyptanisus* spp.)
Calicophoron calicophorum (sin. *Paramphistomum calicophorum*)	Bovinos, ovinos, outros ruminantes	Rúmen, retículo	Lesmas aquáticas

Paramphistomum cervi

Sinônimo. *Paramphistomum explanatum.*

Descrição. As fascíolas adultas medem cerca de 6 a 13 mm de comprimento e 3 a 5 mm de largura. Nota-se uma ventosa na extremidade do cone e outra na base. O tegumento não possui espinhos. Os testículos situam-se anteriormente ao ovário e são ligeiramente lobulados. Os estágios larvários medem menos de 5,0 mm; quando vivos, apresentam coloração rósea.

Cotylophoron cotylophorum

Sinônimo. *Paramphistomum cotylophorum.*

Descrição. Semelhante a *P. cervi*, mas possui uma ventosa genital que circunda o poro genital.

Gigantocotyle

Gigantocotyle é encontrado no fígado e no duodeno de bovinos e de outros ruminantes. O ciclo evolutivo é semelhante àquele de *F. hepatica* e requer lesmas do gênero *Galba* como hospedeiro intermediário.

Espécie de *Gigantocotyle*

Espécie	Hospedeiros	Locais	Hospedeiro intermediário
Gigantocotyle explanatum (sin. *Explanatum explanatum*, *Paramphistomum explanatum*)	Bovinos, búfalos, outros ruminantes	Fígado, ductos biliares, vesícula biliar, duodeno	Lesmas de água doce

Gigantocotyle explanatum

Sinônimos. *Paramphistomum explanatum*, *Paramphistomum fraturnum*, *Explanatum explanatum.*

Descrição. As fascíolas adultas medem 8 a 10 mm de comprimento e 4,7 a 5,7 mm de largura. O corpo se afila anteriormente; é curvado ventralmente e não apresenta papilas tegumentares.

PSEUDODISCUS

As fascíolas adultas apresentam extremidade anterior cônica que se alarga gradativamente até assumir um formato oval semelhante à de folha.

Espécie de *Pseudodiscus*

Espécie	Hospedeiro	Locais	Hospedeiro intermediário
Pseudodiscus collinsi	Equinos	Ceco, cólon	Lesma de água doce (*Indoplanorbis* spp.)

Pseudodiscus collinsi

Descrição. As fascíolas adultas medem 6 a 12 mm de comprimento e 3 a 7 mm de largura. O corpo cônico se apresenta serrilhado ao longo das bordas laterais anteriores. Há uma ventosa ventral; a ventosa bucal é pareada ao divertículo semelhante a bolsa.

FAMÍLIA GASTRODISCIDAE

Gastrodiscus spp. são constatados no intestino grosso de equinos e suínos. *Homalogaster* é encontrado no intestino grosso de bovinos e búfalos.

Gastrodiscus

Fascíola intestinal com pequena extremidade cônica anterior e grande corpo discoide recoberto ventralmente com papilas grandes.

Ciclo evolutivo. Em geral, o ciclo evolutivo das diferentes espécies é semelhante. Os ovos são excretados nas fezes e, após desenvolvimento, liberam miracídios na água, onde penetram em espécies de lesma aquática. Na lesma, o crescimento prossegue pelos estágios de esporocistos e de rédias, levando à liberação de cercárias, que encistam para formar metacercárias. A infecção do hospedeiro final acontece após a ingestão de metacercárias com a forragem. O cisto se desfaz no intestino, onde os paranfístomos imaturos se desenvolvem até alcançarem a maturidade.

Espécies de *Gastrodiscus*

Espécies	Hospedeiros	Locais	Hospedeiros intermediários
Gastrodiscus aegyptiacus	Equinos, asininos, suínos, javalis africanos	Intestino delgado e grosso	Lesmas de água doce (*Bulinus* spp., *Cleopatra* spp.)
Gastrodiscus hominis (sin. *Gastrodiscoides hominis*)	Suínos, humanos	Ceco, cólon	Lesmas planorbídeas (*Helicorbis* spp.)
Gastrodiscus secundus	Equinos, elefantes	Intestino grosso	Lesmas de água doce (*Bulinus* spp.)

Gastrodiscus aegyptiacus

Descrição. As fascíolas adultas são róseo-avermelhadas, quando vivas; medem 9 a 17 mm de comprimento e 8 a 11 mm de largura. A parte anterior mede até 4 mm por 2,5 mm; é cilíndrica, enquanto o restante do corpo tem formato de pires, com bordas curvadas para dentro (Figura 1.73). Uma grande quantidade de papilas regularmente organizadas recobre a superfície ventral. A ventosa bucal possui duas bolsas posterolaterais; a ventosa posterior é pequena e subterminal.

Gastrodiscus hominis

Sinônimo. *Gastrodiscoides hominis.*

Descrição. As fascíolas adultas são róseas, quando vivas; medem 8 a 14 mm de comprimento e 5 a 8 mm de largura, com a parte anterior do corpo cônica e um grande corpo discoide posterior que carece de papilas tegumentares.

Gastrodiscus secundus

Descrição. Idêntico a *G. aegyptiacus*, mas o poro genital situa-se posterior ao local de origem do ceco e as glândulas vitelinas estão distribuídas por todo o corpo posterior discoide.

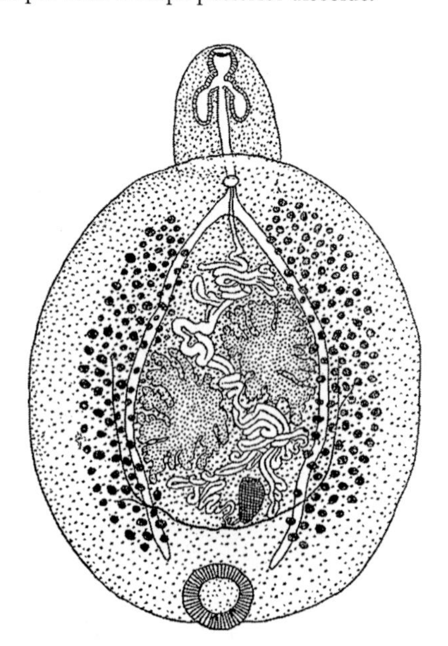

Figura 1.73 *Gastrodiscus aegypticus.* (Redesenhada de Mönnig, 1934.)

Homalogaster

São fascíolas intestinais cujo corpo é dividido em dois, sendo uma grande parte anterior e uma pequena parte posterior cilíndrica.

Ciclo evolutivo. Presume-se que o ciclo evolutivo seja semelhante àquele de outros paranfístomos do rúmen.

Espécie de *Homalogaster*

Espécie	Hospedeiros	Local	Hospedeiro intermediário
Homalogaster paloniae	Bovinos, búfalos	Intestino grosso	Lesmas de água doce (*Hippeutis* spp., *Polypylis* spp.)

Homalogaster paloniae

Descrição. As fascíolas adultas medem 8 a 15 mm de comprimento e 4,5 a 7,5 mm de largura. O parte anterior do corpo é grande, achatada e elipsoidal e abruptamente direcionada anteriormente, com grande quantidade de papilas no tegumento ventral. A parte posterior do corpo é pequena e esférica.

FAMÍLIA GASTROTHYLACIDAE

Anfístomos com bolsa apresentam aparência semelhante aos paranfístomos; muitas espécies pertencem aos gêneros *Gastrothylax*, *Fischoederius* e *Carmyerius* e parasitam ruminantes, por toda a África e Ásia. Estas fascíolas diferem por apresentar uma bolsa ventral extremamente larga que se abre anteriormente e que recobre a superfície ventral da fascíola, até a grande ventosa ventral.

Gastrothylax

Espécie de *Gastrothylax*

Espécie	Hospedeiros	Locais	Hospedeiro intermediário
Gastrothylax crumenifer	Bovinos, búfalos, zebus, ovinos e outros ruminantes	Rúmen, retículo	Lesmas de água doce

Gastrothylax crumenifer

Descrição. É uma fascíola alongada, circular em corte transversal e avermelhada, quando viva. Mede 10 a 16 mm de comprimento e 5 a 8 mm de largura. A bolsa ventral normalmente é triangular, em imagem transversal, com o ápice direcionado dorsalmente. A parte terminal da genitália se abre na bolsa ventral, próximo do meio do comprimento entre a bifurcação intestinal e a faringe. A ventosa oval terminal é pequena.

Fischoederius

Espécies de *Fischoederius*

Espécies	Hospedeiros	Locais	Hospedeiro intermediário
Fischoederius elongatus	Bovinos, búfalos, zebus, ovinos e outros ruminantes, raramente humanos	Rúmen, duodeno	Lesma de água doce
Fischoederius cobboldi	Bovinos, búfalos, zebus, ovinos e outros ruminantes	Rúmen, duodeno	Lesma de água doce

Fischoederius elongatus

Descrição. As fascíolas desta espécie são avermelhadas, quando vivas. Medem 10 a 20 mm de comprimento e 3 a 5 mm de largura. A parte terminal da genitália situa-se na bolsa ventral. O útero posiciona-se na linha média. Os testículos são lobulados e um está situado dorsalmente ao outro.

Fischoederius cobboldi

Descrição. As fascíolas são avermelhadas, quando vivas. Medem 8 a 10 mm de comprimento.

Carmyerius

Espécies de *Carmyerius*

Espécies	Hospedeiros	Local	Hospedeiro intermediário
Carmyerius spatiosus (sin. *Gastrothylax spatiousus*)	Bovinos, zebus, antílopes	Rúmen	Lesma de água doce
Carmyerius gregarius	Bovinos, búfalos	Rúmen	Lesma de água doce

Carmyerius spatiosus

Sinônimo. *Gastrothylax spatiosus*.

Descrição. As fascíolas medem 8,5 a 12 mm de comprimento e 2,5 a 3,0 mm de largura. A ventosa posterior, esférica, é muito pequena. O ceco intestinal se estende para baixo, até o último quarto do corpo. A bolsa ventral é circular ou ligeiramente triangular, com ângulos rombos; a parte terminal da genitália situa-se no interior da bolsa. Os testículos repousam horizontalmente, um em cada lado da linha média, o que difere da sua posição em *Fischoederius*.

Carmyerius gregarius

Descrição. As fascíolas medem 7 a 10 mm de comprimento. O ceco intestinal se estende por apenas uma curta distância abaixo do meio do corpo.

FAMÍLIA ECHINOSTOMATIDAE

A família Echinostomatidae inclui os gêneros *Echinostoma*, *Echinoparyphium* e *Hypoderaeum*, parasitas de aves, e *Echinochasmus*, *Isthmiophora* e *Euparyphium*, parasitas de mamíferos que se alimentam de peixes.

Ciclo evolutivo. O ciclo evolutivo envolve dois hospedeiros intermediários, a saber, lesmas de água doce e peixes ou rãs. Os ovos excretados nas fezes de aves infectadas eclodem e originam miracídios, que infectam o primeiro hospedeiro intermediário, a lesma. Subsequentemente, as cercárias encistam na lesma ou são excretadas e migram para infectar outras lesmas. Cercárias também podem encistar nos rins de girinos e de rãs adultas. O hospedeiro definitivo é infectado após a ingestão do segundo hospedeiro intermediário contendo metacercárias encistadas (mesocercárias). O período pré-patente varia de 1 a 2 semanas.

Echinostoma

Espécies de *Echinostoma*

Espécies	Hospedeiros	Locais	Hospedeiros intermediários
Echinostoma revolotum	Patos, gansos, aves, perdizes, pombos, ocasionalmente humanos	Ceco, cloaca, reto	Lesmas Rãs
Echinostoma paraulum (sin. *Echinoparyphium paraulum*)	Patos, pombos, humanos	Intestino delgado	Lesmas Peixes

Echinostoma revolutum

Descrição. A fascíola mede cerca de 10 a 20 mm de comprimento e até 2 mm de largura. No colar cefálico há, aproximadamente, 37 espinhos, alguns formando grupos de espinhos em um "canto". A porção anterior da cutícula é recoberta de espinhos. O ovário situa-se anteriormente aos testículos agrupados lado a lado.

Echinostoma paraulum

Sinônimo. *Echinoparyphium paraulum*.

Descrição. A fascíola mede 6,0 a 10,5 mm de comprimento e 0,8 a 1,5 mm de largura. Geralmente, o tegumento é quase que completamente recoberto por espinhos; contudo, em alguns casos pode não haver espinhos. No colar cefálico há 37 espinhos, alguns formando uma fileira dupla dorsolateral. Os testículos agrupados lado a lado se localizam no terceiro quarto do corpo.

Echinoparyphium

Espécie de *Echinoparyphium*

Espécie	Hospedeiros	Local	Hospedeiros intermediários
Echinoparyphium recurvatum	Patos, gansos, galinhas, pombos, aves selvagens, humanos	Intestino delgado	Lesmas, peixes, moluscos, girinos

Echinoparyphium recurvatum

Descrição. A fascíola mede cerca de 4 mm de comprimento e 0,7 mm de largura e apresenta-se curvada ventralmente. Há espinhos anteriores à ventosa ventral; a coroa cefálica contém espinhos.

Hypoderaeum

Espécie de *Hypoderaeum*

Espécie	Hospedeiros	Local	Hospedeiros intermediários
Hypoderaeum conoideum	Galinhas, perus, patos, gansos, cisnes, pombos e outras aves aquáticas	Intestino delgado	Lesmas, peixes, moluscos, girinos

Hypoderaeum conoideum

Descrição. A fascíola adulta tem corpo alongado, com 5 a 12 mm de comprimento, que se afina na parte posterior. A parte anterior do corpo contém cerca de 50 pequenos espinhos e apresenta uma grande ventosa ventral. Os testículos são alongados e ligeiramente lobulados, situados logo após a linha média.

Echinochasmus

Espécie de *Echinochasmus*

Espécie	Hospedeiros	Local	Hospedeiros intermediários
Echinochasmus perfoliatus	Cães, gatos, raposas, suínos	Intestino delgado	Lesmas, peixes

Echinoschasmus perfoliatus

Descrição. As fascíolas adultas medem 2 a 4 mm de comprimento; a coroa cefálica possui 24 espinhos organizados em uma única fileira. Os testículos são grandes e situados logo após a linha média; os ovários se posicionam à direita, anteriores aos testículos.

Euparyphium

Espécies de *Euparyphium*

Espécies	Hospedeiros	Local	Hospedeiros intermediários
Euparyphium melis	Gatos, raposas, doninhas, martas, texugos, lontras, ouriços	Intestino delgado	Lesmas, girinos de anfíbios
Euparyphium ilocanum	Humanos, cães, ratos	Intestino delgado	Lesmas

Euparyphium melis

Descrição. As fascíolas adultas apresentam corpo alongado, com 3,5 a 12 mm de comprimento; possuem grande ventosa ventral e colar cefálico dorsal com 27 espinhos. Toda a superfície ventral é recoberta com pequenos espinhos. Os testículos estão situados na linha média, um posterior ao outro. O ovário situa-se anteriormente aos testículos e à direita da linha média.

FAMÍLIA PHILOPHTHALMIDAE

Philophtalmus são fascíolas do olho de aves.

Ciclo evolutivo. Os ovos embrionados são excretados por olhos, boca e narinas e, em contato com a água, eclodem imediatamente. Após a penetração em uma lesma, o hospedeiro intermediário, uma única rédia é liberada. A rédia-mãe penetra no coração da lesma, liberando a rédia-filha que migra para as glândulas digestivas e, após cerca de 95 dias, origina cercárias, que são liberadas da lesma e encistam na vegetação aquática. Após sua ingestão, as metacercárias saem do cisto, na boca ou no papo, e podem ser constatadas fascíolas jovens no esôfago, no condutos nasal, na órbita e na glândula lacrimal, algumas horas após a ingestão.

Philophthalmus

Philophthalmus gralli (fascíola do olho de ave oriental) são fascíolas pequenas encontaradas no saco conjuntival de muitas espécies de aves.

Espécie de *Philophthalmus*

Espécie	Hospedeiros	Local	Hospedeiro intermediário
Philophthalmus gralli	Avestruzes, galinhas, aves selvagens	Saco conjuntival	Lesmas de água doce

Philophthalmus gralli

Descrição. As fascíolas adultas, fusiformes, são muito pequenas (2 a 3 mm). A superfície do corpo é recoberta por pequenos espinhos e as duas ventosas se localizam na boca e na região subterminal. A faringe situa-se um pouco posterior à ventosa bucal.

FAMÍLIA CYCLOCOELIDAE

Estas fascíolas apresentam tamanho médio a grande, são ligeiramente achatadas, parasitam a cavidade corporal de aves aquáticas, sacos aéreos ou cavidades nasais. Não possuem ventosa bucal e, com frequência, não há ventosa ventral. O ceco intestinal é unido, posteriormente, e sua estrutura é simples ou ramificada. O vitelário lateral também se encontra na parte posterior. Os gêneros são *Typhlocoelum*, parasitas do trato respiratório de patos, e *Hyptiasmus*, parasitas dos seios nasais e orbitais de patos e gansos.

Typhlocoelum

Ciclo evolutivo. Ao tossir, os ovos são engolidos e excretados nas fezes. Do ovo eclodido sai um miracídio que contém uma única rédia. A rédia, não o miracídio, penetra na lesma e após 11 dias produz pequena quantidade de cercárias. Não há estágio de esporocisto. As cercárias são retidas no interior da lesma e encistam. As aves são infectadas após a ingestão de lesmas infectadas. A larvas de fascíola alcançam os brônquios via corrente sanguínea.

Espécies de *Typhlocoelum*

Espécies	Hospedeiros	Locais	Hospedeiros intermediários
Typhlocoelum cucumerinum (sin. *Distoma cucumerinium, Typhloceolum obovlae*)	Patos	Traqueia, sacos aéreos, esôfago	Lesmas dos gêneros *Helisoma* e *Planorbids*
Typhlocoelum cymbium (sin. *Tracheophilus sisowi*)	Patos	Traqueia, brônquios	Lesmas dos gêneros *Helisoma* e *Planorbids*

Typhlocoelum cucumerinum

Sinônimos. *Distoma cucumerinum, Typhloceolum obovlae.*

Descrição. As fascíolas adultas medem 6 a 12 mm de comprimento e 2 a 5 mm de largura. O corpo é oval, sendo mais rombo na parte anterior do que na parte posterior. Os testículos são intensamente lobulados e posicionados de modo diagonal um atrás do outro; o ovário não lobulado situa-se na frente do testículo posterior.

Typhlocoelum cymbium

Sinônimo. *Tracheophilus sisowi.*

Descrição. As fascíolas adultas medem 6 a 11,5 mm de comprimento e 3 mm de largura. O corpo apresenta extremidades arredondadas, sendo largo no meio. Os testículos são arredondados, não lobulados e encontram-se em posição diagonal, na parte posterior do corpo; o ovário não lobulado situa-se na frente do testículo anterior.

Hyptiasmus

Espécie de *Hyptiasmus*

Espécie	Hospedeiros	Locais	Hospedeiro intermediário
Hyptiasmus tumidus (sin. *Hyptiasmus arcuatus, Cyclocoelum arcuatum*)	Patos, gansos	Seios nasais e orbitais	Lesmas aquáticas

Hyptiasmus tumidus

Sinônimos. *Hyptiasmus arcuatus, Cyclocoelum arcuatum.*

Descrição. As fascíolas adultas medem 7 a 20 mm de comprimento e 2 a 5 mm de largura. O corpo é piriforme e mais arredondado na parte posterior. As gônadas são organizadas em linha reta.

FAMÍLIA NOTOCOTYLIDAE

A família Notocotylidae inclui os gêneros *Notocotylus, Paramonostomum* e *Catatropis,* parasitas de aves, e *Cymbiforma,* parasitas de ovinos, caprinos e bovinos. Os pequenos ovos se caracterizam por apresentarem longos filamentos nos polos. Os hospedeiros intermediários são as lesmas aquáticas.

Notocotylus

Espécie de *Notocotylus*

Espécie	Hospedeiros	Locais	Hospedeiro intermediário
Notocotylus attenuatus	Galinhas, patos, gansos, aves aquáticas selvagens	Ceco, reto	Lesmas

Notocotylus attenuatus

Descrição. As fascíolas adultas medem 2 a 5 mm de comprimento e 0,7 a 1,5 mm de largura, são estreitas na parte anterior e não apresentam ventosa ventral. Os testículos situam-se posteriormente e o ovário está posicionado entre eles. O útero forma espirais transversais regulares que se estendem da região posterior do ovário até o saco de cirro alongado, situado anteriormente.

Catatropis

Espécie de *Catatropis*

Espécie	Hospedeiros	Local	Hospedeiro intermediário
Catatropis verrucosa	Galinhas, patos, gansos, outras aves aquáticas	Ceco	Lesmas

Catatropis verrucosa

Descrição. A fascíola mede 2 a 6 mm de comprimento; é arredondada nas partes anterior e posterior e não apresenta ventosa ventral. Os testículos situam-se posteriormente e o ovário se posiciona entre eles.

Cymbiforma

Espécie de *Cymbiforma*

Espécie	Hospedeiros	Local	Hospedeiro intermediário
Cymbiforma indica (sin. *Ogmocotyle indica*)	Ovinos, caprinos, bovinos	Intestino delgado	Lesmas

Cymbiforma indica

Sinônimo. *Ogmocotyle indica.*

Descrição. A fascíola adulta é piriforme, côncava na face ventral e mede 0,8 a 2,7 cm de comprimento e 0,3 a 0,9 mm de largura. Não há ventosa ventral e a cutícula contém finos espinhos nas faces ventral e anterior. O ovário apresenta quatro lobos bem delimitados. A fascíola não apresenta faringe e o esôfago é curto.

ORDEM PLAGIORCHIDA

FAMÍLIA DICROCOELIIDAE

Estes trematódeos são pequenas fascíolas que se assemelham a lancetas, encontrados nos ductos biliares e pancreáticos de vertebrados. Os ovos excretados nas fezes contêm miracídios; durante o desenvolvimento na lesma não há estágio de rédia e pode haver o envolvimento de dois ou três hospedeiros intermediários no ciclo evolutivo. Os membros desta família são constatados em ruminantes (*Dicrocoelium, Eurytrema*), gatos e aves (*Platynosomum*).

Dicrocoelium

A única espécie deste gênero é encontrada nos ductos biliares do fígado de ruminantes. Não há possibilidade de confusão com outras fascíolas de ductos biliares de ruminantes, em razão de seu pequeno tamanho e do formato lanceolado distinto.

Ciclo evolutivo. O ovo não eclode até que ingerido pelo primeiro hospedeiro intermediário, uma lesma terrestre, na qual se desenvolvem duas gerações de esporocistos que, então, produzem cercárias. Estas são expelidas em massas cimentadas, juntamente com limo, e aderem à vegetação. Esta fase de desenvolvimento demora, no mínimo, 3 meses. As bolas de limo de cercárias são ingeridas por formigas, nas quais se desenvolvem em metacercárias, principalmente na cavidade corporal e, ocasionalmente, no cérebro. A presença de uma lesão no cérebro da formiga, ocasionada por metacercária, impele a formiga a subir e permanecer nas extremidades de forragem e, assim, aumenta a chance de ingestão pelo hospedeiro final. Esta fase na formiga se completa em apenas 1 mês, em temperatura de verão. A infecção do hospedeiro final acontece após a ingestão passiva de formigas contendo metacercárias. As metacercárias eclodem no intestino delgado de fascíolas jovens e migram até o ducto biliar principal e, então, para os ductos hepáticos menores. Não há migração no parênquima e o período pré-patente varia de 10 a 12 semanas. O ciclo evolutivo completo demora, aproximadamente, 6 meses. As fascíolas têm vida longa e podem sobreviver no hospedeiro final por vários anos.

Espécies de *Dicrocoelium*

Espécies	Hospedeiros	Local	Hospedeiros intermediários
Dicrocoelium dendriticum (sin. *Dicrocoelium lanceolatum*)	Ovinos, caprinos, bovinos, búfalos, veados, camelos, coelhos, ocasionalmente equinos, suínos, cães, humanos	Fígado	Lesmas terrestres de vários gêneros: *Cionella* spp., *Zebrina* spp. Formigas-marrons (*Formica*, frequentemente *F. fusca*)
Dicrocoelium hospes	Bovinos, ocasionalmente ovinos, caprinos	Fígado	Lesmas terrestres Formigas

Dicrocoelium dentriticum

Sinônimo. *Dicrocoelium lanceolatum.*

Descrição. As fascíolas adultas medem 6 a 12 mm de comprimento e 1,5 a 2,5 mm de largura; são distintamente lanceoladas e semitransparentes/translucentes, possibilitando que os órgãos internos sejam facilmente vistos (Figura 1.74). Apresentam formato quase que simétrico e a cutícula é lisa. A ventosa bucal é menor do que a ventosa ventral e se localizam em estreita proximidade. O intestino é simples, constituído de dois ramos, e se assemelha a um diapasão.

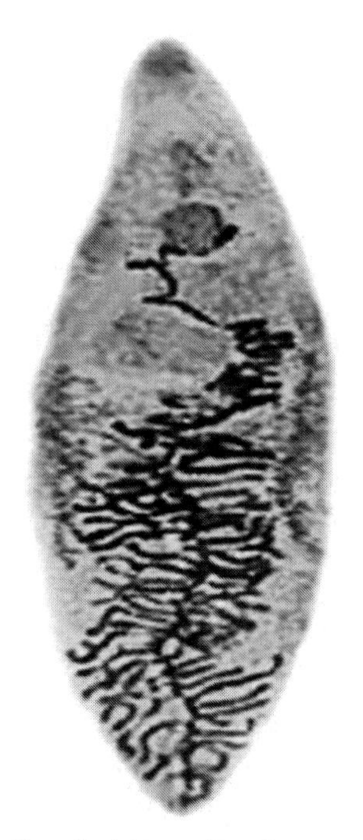

Figura 1.74 *Dicrocoelium dendriticum.* (Esta figura encontra-se reproduzida em cores no Encarte.)

Atrás da ventosa ventral estão os testículos lobulados agrupados lado a lado, com o ovário imediatamente posterior. Em geral, o útero é marrom-escuro e convoluto, preenchendo os espaços atrás da glândula genital. O cirro é pequeno. Não há espinhos na cutícula (cf. *Fasciola*).

Dicrocoelium hospes

Descrição. Os detalhes são essencialmente semelhantes àqueles de *D. dentriticum* e as fascíolas geralmente são encontradas no fígado e na vesícula biliar de bovinos e, ocasionalmente, ovinos e caprinos em partes da África.

Eurytrema

Este gênero é encontrado nos ductos pancreáticos e, às vezes, nos ductos biliares de ruminantes.

Espécies de *Eurytrema*

Espécies	Hospedeiros	Locais	Hospedeiros intermediários
Eurytrema pancreaticum (sin. *Distoma pancreaticum*, *Eurytrema ovis*)	Bovinos, búfalos, ovinos, caprinos, suínos, camelos, humanos, primatas	Pâncreas; raramente ductos biliares Gordura perirrenal	Lesmas terrestres, particularmente do gênero *Bradybaena* Gafanhotos do gênero *Conocephalus* ou grilo de árvore (*Oecanthus*)
Eurytrema coelomaticum (sin. *Distoma coelomaticum*)	Bovinos, ovinos	Pâncreas; raramente ductos biliares	Lesmas terrestres, particularmente do gênero *Bradybaena* Gafanhotos do gênero *Conocephalus* ou grilo de árvore (*Oecanthus*)
Eurytrema procyonis	Bovinos, raposas, *raccoons*	Pâncreas	Lesmas do gênero *Mesodon* Gafanhotos

Eurytrema pancreaticum

Sinônimo. *Distoma pancreaticum, Eutrytrema ovis.*

Descrição. Fascíolas vermelho-amarronzadas ovais, em formato de folha; medem, aproximadamente, 8 a 16 mm de comprimento e 5 a 8,5 mm de largura (Figura 1.75). O corpo é espesso e as fascíolas jovens contêm espinhos, frequentemente ausentes no estágio adulto. A ventosa bucal é mais ampla do que a ventosa ventral e a faringe e o esôfago são curtos. Os testículos são posicionados horizontalmente, logo atrás da ventosa ventral. Há um saco de cirro tubular. O útero ocupa toda a parte posterior do corpo.

Ciclo evolutivo. Os ovos excretados nas fezes são ingeridos por uma lesma, na qual ocorre duas gerações de esporocistos. As cercárias são liberadas na forragem, cerca de 5 meses após o início da infecção, e são ingeridas por gafanhotos. As metacercárias infectantes são produzidas em cerca de 3 semanas. O hospedeiro final se infecta após a ingestão acidental do segundo hospedeiro intermediário. As metacercárias encistam no duodeno e migram para o pâncreas através do ducto pancreático e se instalam nos pequenos ductos do pâncreas. Em bovinos, o período pré-patente varia de 3 a 4 meses.

Eurytrema coelomaticum

Sinônimo. *Distoma coelomaticum.*

Descrição. Fascíola marrom-avermelhada em formato de folha; as adultas medem ao redor de 8 a 12 mm de comprimento e 6 a 7 mm de largura.

Eurytrema procyonis

Descrição. Os adultos medem cerca de 2,9 mm de comprimento e 1,2 mm de largura. A ventosa bucal é subterminal, com uma projeção dorsal semelhante a lábio.

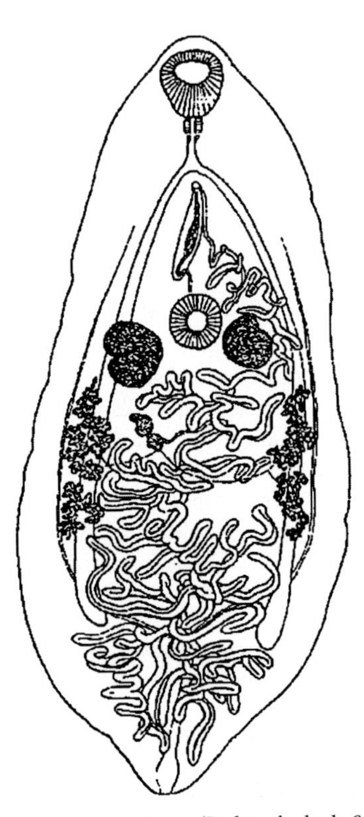

Figura 1.75 *Eurytrema pancreaticum.* (Redesenhada de Soulsby, 1971. Reproduzida, com autorização, de Lord Soulsby of Swaffham Prior.)

Ciclo evolutivo. O ciclo evolutivo é desconhecido, mas acredita-se que envolva lesmas do gênero *Mesodon* como hospedeiros intermediários. Possivelmente, os animais se infectam após a ingestão do hospedeiro intermediário, uma lesma.

Platynosomum

Fascíolas deste gênero são encontradas em aves selvagens; entretanto, algumas espécies também são notadas no fígado de gatos.

Espécies de *Platynosomum*

Espécies	Hospedeiro	Locais	Hospedeiros intermediários
Platynosomum fastosum (sin. *Eurytrema fastosum*)	Gatos	Ductos biliares e pancreáticos	Lesmas terrestres (*Sublima*) e bichos-de-contas Lagartos são hospedeiros paratênicos obrigatórios
Platynosomum concinnum	Gatos	Ductos biliares e pancreáticos	Lesmas terrestres (*Sublima*) e bichos-de-conta Lagartos são hospedeiros paratênicos obrigatórios
Platynosomum illiciens	Gatos	Ductos biliares e pancreáticos	Lesmas terrestres (*Sublima*) e bichos-de-contas Lagartos são hospedeiros paratênicos obrigatórios

Platynosomum fastosum

Descrição. A fascíola adulta é lanceolada e mede 4 a 8 mm de comprimento e 1,5 a 2,5 mm de largura. Os testículos situam-se obliquamente, em posição horizontal.

Ciclo evolutivo. Os ovos excretados nas fezes se desenvolvem em lesmas terrestres (*Sublima*) e em crustáceo (bicho-de-conta). As cercárias encistam quando um lagarto, lagartixa, camaleão ou sapo ingerem o bicho-de-conta. O gato se infecta após a ingestão de lagarto ou outros hospedeiros contendo metacercárias; atua como hospedeiro paratênico obrigatório. O período pré-patente é de, aproximadamente, 2 a 3 meses.

FAMÍLIA PARAGONIMIDAE

Os trematódeos desta família apresentam, principalmente, corpo polpudo achatado e tegumento revestido com espinhos. A ventosa bucal é subterminal e a ventosa ventral está localizada próximo ao meio do corpo. O poro genital situa-se logo abaixo da ventosa central. Vários gêneros são de interesse veterinário local. *Paragonimus*, comumente denominado "fascíola de pulmão", é constatada em gatos, cães e outros carnívoros, bem como em humanos, na América do Norte e na Ásia. Os sintomas pulmonares são comparativamente raros em gatos ou cães; o interesse veterinário se deve ao fato de serem reservatórios potenciais da infecção humana.

Ciclo evolutivo. O ciclo evolutivo envole um anfíbio ou uma lesma aquática e um lagostim ou um caranguejo de água doce. As lesmas dos gêneros *Melania, Ampullaria* e *Pomatiopsis* são infectadas por miracídios, nas quais ocorre desenvolvimento adicional em esporocistos, rédias e cercárias. Após sair da lesma, as cercárias nadam e, em contato com o caranguejo de água doce ou lagostim, nele penetram e encistam. Caranguejos e lagostins também podem se alimentar de lesmas infectadas por cercária. A infecção do hospedeiro final ocorre após a ingestão de metacercárias presentes no fígado ou no músculo do crustáceo. A infecção também pode ser adquirida por meio do consumo de hospedeiros paratênicos que se alimentaram de caranguejo ou de lagostim infectados. As fascíolas jovens migram até os pulmões, onde são encapsuladas por cistos fibrosos conectados aos bronquíolos por meio de fístulas, de modo a facilitar a excreção dos ovos. Os ovos passam dos pulmões ao esputo, que geralmente é deglutido pelo animal e, então, são excretados nas fezes. O período pré-patente varia de 5 a 6 semanas.

Paragonimus

Espécies de *Paragonimus*

Espécies	Hospedeiros	Local	Hospedeiros intermediários
Paragonimus westermani	Cães, gatos, suínos, caprinos, bovinos, raposas, outros carnívoros, humanos e primatas	Pulmão	Lesmas dos gêneros *Melania, Ampullaria, Pomatiopsis* Caranguejo e lagostim
Paragonimus kellicotti	Cães, suínos, gatos	Pulmão	Lesmas dos gêneros *Melania, Ampullaria, Pomatiopsis* Caranguejo e lagostim

Paragonimus westermani

Descrição. O parasita é marrom-avermelhado, arredondado (em formato de limão), espesso (7,5 a 16 mm de comprimento e 4 a 8 mm de largura) e recoberto por espinhos muito pequenos semelhantes a escamas. As ventosas bucal e ventral apresentam tamanhos semelhantes; a ventosa ventral situa-se um pouco antes do meio da fascíola (Figura 1.76). Os testículos se localizam na metade posterior do corpo. A diferenciação das espécies se baseia no formato dos espinhos. Aqueles de *P. westermani* são grandes e apresentam pontas bífidas.

Paragonimus kellicotti

Descrição. As fascíolas adultas geralmente se apresentam em pares, nos cistos pulmonares do hospedeiro final. Os espinhos de *P. kellicotti* são muito grandes e apresentam muitas pontas.

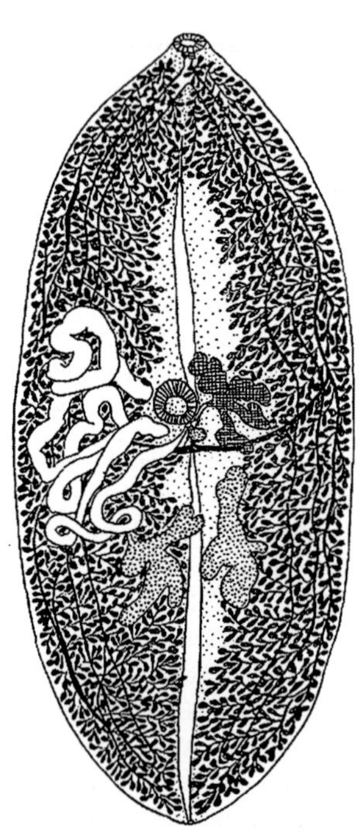

Figura 1.76 *Paragonimus westermani.* (Redesenhada de Mönnig, 1934.)

FAMÍLIA NANOPHYETIDAE

O gênero *Nanophyetus* compreende uma fascíola encontrada principalmente no intestino delgado de cães, martas e outros mamíferos que se alimentam de peixes. Ocorre na região noroeste dos EUA e partes da Sibéria; são importantes porque as fascíolas são vetores da riquétsia *Neorickettsia helminthoeca*, que causa enterite hemorrágica grave em cães, denominada "intoxicação por salmão". Este nome é derivado do ciclo da fascíola, que envolve uma lesma aquática e um peixe que, frequentemente, é um salmonídeo.

Ciclo evolutivo. Ovos subdesenvolvidos são excretados nas fezes do hospedeiro e após a eclosão, que demora cerca de 3 meses, infecta o primeiro hospedeiro intermediário, a lesma, no qual as cercárias se desenvolvem em rédias. As cercárias liberadas nadam por algum tempo antes de penetrar em um peixe, no qual encistam nos rins, nos músculos e em outros órgãos. A infecção do hospedeiro final acontece quando o peixe é ingerido. Em cães, o período pré-patente é tão breve quanto 5 dias.

Nanophyetus

Espécie de *Nanophyetus*

Espécie	Hospedeiros	Locais	Hospedeiro intermediário
Nanophyetus salmincola (sin. *Troglotrema salmincola*)	Cães, raposas, gatos, *raccoons*, martas, ursos, linces, lontras, mamíferos que se alimentam de peixes e raramente humanos	Intestino delgado	Lesmas (*Oxytrema, Goniobasis, Semisulcospira* spp.) Peixes salmonídeos, outros peixes, salamandras

Nanophyetus salmincola

Sinônimo. *Troglotrema salmincola.*

Descrição. Estes trematódeos, brancos ou creme, geralmente são muito pequenos, ovais ou alongados. As fascíolas adultas medem, aproximadamente, 1 a 2,5 mm de comprimento por 0,3 mm de largura. A ventosa bucal é bem desenvolvida e se localiza na porção terminal; a ventosa ventral geralmente está localizada no terço médio do corpo.

FAMÍLIA COLLYRICLIDAE

Parasitas do gênero *Collyriclum* são encontrados em cistos subcutâneos, em galinhas, perus e aves selvagens. Hospedeiros intermediários são lesmas e libélulas.

Ciclo evolutivo. Os cistos em tecidos subcutâneos contêm um par de fascíolas. Os ovos são excretados através da abertura da parede do cisto e eclodem no ambiente, originado miracídios, que penetra na lesma. Estes produzem diretamente cercárias, sem desenvolvimento de rédias; as cercárias são expelidas pela lesma e penetram nas larvas de libélulas, onde encistam até o estágio de metacercária. A infecção do hospedeiro final ocorre após a ingestão da libélula infectada. Em seguida, os trematódeos imaturos migram para os tecidos subcutâneos.

Collyriclum

Espécie de *Collyriclum*

Espécie	Hospedeiros	Locais	Hospedeiros intermediários
Collyriclum faba (sin.*Monotosma faba*)	Galinhas, perus e aves selvagens	Pele, tecido subcutâneo	Lesmas Ninfas de libélulas

Collyriclum faba

Sinônimo. *Monotosma faba.*

Descrição. As fascíolas se apresentam em pares em um cisto tecidual. A fascíola apresenta tegumento espinhoso, é dorsalmente convexa e ventralmente achatada e mede cerca de 4 mm por 5 mm. Não apresenta ventosa ventral e a ventosa bucal é pequena. O ovário é multilobular e o vitelário está localizado na metade anterior do corpo.

FAMÍLIA PROSTHOGONIMIDAE

Prosthogonimus são parasitas encontrados na cloaca e no trato respiratório de aves.

Ciclo evolutivo. Os ovos excretados nas fezes eclodem e originam um miracídio, que penetra na lesma para formar um esporocisto-mãe, o qual gera esporocistos-filhos. Estes originam diretamente cercárias, sem desenvolvimento de rédias; as cercárias são expelidas pela lesma e penetram nas larvas de libélula por meio da câmara respiratória retal onde, por fim, encistam como estágio de metacercária na hemocele. A infecção do hospedeiro final acontece após a ingestão do estágio de ninfa infectada ou de libélula adulta. Em seguida, os trematódeos imaturos migram para cloaca e bolsa de Fabricius ou penetram no oviducto. Depois de cerca de 1 semana a fascíola amadurece.

Prosthogonimus

Espécies de *Prosthogonimus*

Espécies	Hospedeiros	Locais	Hospedeiros intermediários
Prosthogonimus pellucidus (sin. *Prosthogonimus intercalandus, Prosthogonimus cuneatus*)	Frangos, perus, galinhas, gansos, patos	Cloaca, oviducto, bolsa de Fabricius	Lesmas aquáticas (*Bithynia*) Ninfas de libélula
Prosthogonimus macrorchis	Frangos, perus, galinhas, patos	Intestino inferior, cloaca, oviducto, bolsa de Fabricius	Lesmas aquáticas (*Bithynia*) Ninfas de libélula
Prosthogonimus ovatus	Frangos, perus, galinhas, gansos	Cloaca, oviducto, bolsa de Fabricius	Lesmas aquáticas (*Bithynia*) Ninfas de libélula

Prosthogonimus pellucidus

Sinônimo. *Prosthogonimus intercalandus, Prosthogonimus cuneatus.*

Descrição. Fascíolas adultas apresentam formato de pera, são semitransparentes, alaranjado-claras quando vivas e medem ao redor de 9 a 12 mm de comprimento, sendo mais largas na direção posterior. Há duas ventosas. Os testículos ovais irregulares situam-se na linha média, horizontalmente. O ovário lobulado repousa dorsalmente e na linha média aos testículos.

Prosthogonimus macrorchis

Descrição. Estas fascíolas são muito semelhantes a *P. pellucidus*, mas possuem testículos maiores.

Prosthogonimus ovatus

Descrição. As fascíolas adultas são menores do que as das outras duas espécies, medindo 3 a 6 mm. Os testículos são ligeiramente alongados e situam-se lateralmente à linha média.

FAMÍLIA PLAGIORCHIIDAE

Plagiordis são parasitas de aves e se localizam principalmente no intestino. Uma espécie, *P. arcuatus*, apresenta patogênese semelhante a *Prosthogonimus*, acometendo a bolsa de Fabricius, em aves jovens, e o oviducto, em aves mais velhas.

Ciclo evolutivo. O ciclo evolutivo envolve dois hospedeiros intermediários, lesmas de água doce e larvas de libélula. O hospedeiro definitivo é infectado após a ingestão de libélulas ou de suas ninfas contendo metacercárias encistadas.

Plagiorchis

Espécie de *Plagiorchis*

Espécie	Hospedeiros	Locais	Hospedeiros intermediários
Plagiorchis arcuatus	Galinhas, outras aves domésticas	Oviducto e bolsa de Fabricius	Lesmas Crustáceos, insetos

Plagiorchis arcuatus

Descrição. A fascíola é oval, medindo, aproximadamente, 4 a 5 mm de comprimento e 1,5 mm de largura; se afina até formar uma ponta, em ambas as extremidades. A cutícula contém pequenos espinhos, mais numerosos na parte anterior. Os testículos são arredondados ou ovais e situam-se obliquamente, um atrás do outro. O ovário é arredondado, situado próximo da extremidade do saco de cirro e à direita da ventosa ventral.

FAMÍLIA LECITHODENDRIIDAE

Lecithodendriidae inclui os gêneros *Novetrema, Odeningotrema, Phaneropsolus* e *Primatotrema*, que são fascíolas de intestino de primatas.

ORDEM OPISTHORCHIDA

FAMÍLIA OPISTHORCHIIDAE

Os membros desta família necessitam dois hospedeiros intermediários, o primeiro, lesmas aquáticas, e o segundo, uma ampla variedade de peixes, nos quais as metacercárias encistam. Os hospedeiros definitivos são mamíferos que se alimentam de peixe, nos quais se instalam nos ductos biliares. Estas fascíolas, ovais ou fusiformes, apresentam tamanho médio e possuem ventosas pequenas e frágeis localizadas razoavelmente próximas. O ovário e o útero estão posicionados anteriormente aos testículos. Esta característica evita confusão com fascíolas dicrocoelídeas que apresentam tamanho e formato similares, localizadas posteriormente aos testículos.

Clonorchis é, disparado, o gênero mais importante; *Opisthorchis, Metorchis, Parametorchis* e *Pseudamphistomum* são de menor importância.

Clonorchis

Espécie de *Clonorchis*

Espécie	Hospedeiros	Locais	Hospedeiros intermediários
Clonorchis sinensis (sin. *Opisthorchis sinensis*)	Humanos, cães, gatos, suínos, martas, doninhas, texugos	Ductos biliares, ductos pancreáticos, ocasionalmente intestino delgado	Lesmas com opérculos (*Parafossalurus, Bulimus* spp., *Bithynia, Melania* e *Vivipara*) Peixes ciprinídeos

Clonorchis sinensis

Sinônimo. *Opisthorchis sinensis.*

Descrição. A fascíola adulta é achatada, rosa-pálida transparente, larga na parte posterior e afilada na parte anterior; pode atingir 25 mm de comprimento e 5 mm de largura (Figura 1.77). A cutícula das fascíolas jovens contém espinhos, mas é lisa em fascíolas adultas. Os testículos são multirramificados e situam-se na parte posterior do corpo. Não apresenta saco de cirro.

Ciclo evolutivo. Os ovos normalmente eclodem apenas depois de deglutidos pela lesma, o primeiro hospedeiro intermediário. Nas lesmas, os miracídios se desenvolvem em esporocistos, que originam rédias e estas, por sua vez, originam cercárias, que apresentam caudas razoavelmente longas e corpos alongados, com manchas pigmentadas semelhantes a olhos. Após saírem da lesma, as cercárias nadam e, ao encontrar um peixe apropriado, penetram parcial ou totalmente nos tecidos do peixe, perdem a cauda e se encistam no peixe. A infecção do hospedeiro final acontece após a ingestão de peixe contaminado cru. As metacercárias são liberadas no duodeno do hospedeiro final e atingem o fígado, via ducto biliar. O período pré-patente é de 16 dias.

Opisthorchis

Espécie de *Opisthorchis*

Espécie	Hospedeiros	Locais	Hospedeiros intermediários
Opisthorchis felineus (sin. *Opisthorchis tenuicollis, Opisthorchis viverrini*)	Gatos, cães, raposas, suínos, humanos, cetáceos	Fígado, ductos biliares, ocasionalmente ductos pancreáticos	Lesmas de água doce (*Bithynia* spp.) Peixe de água doce

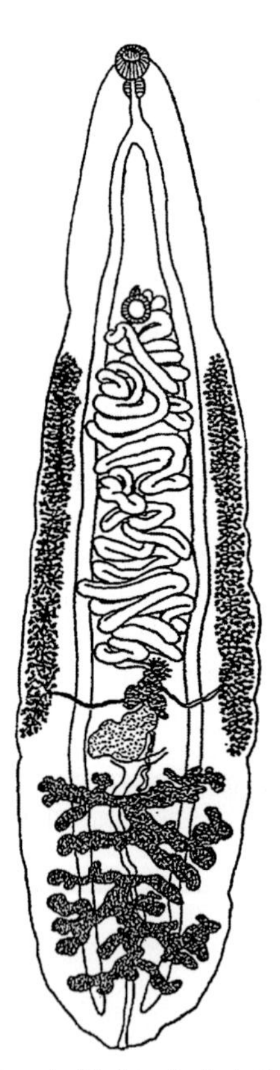

Figura 1.77 *Clonorchis sinensis.* (Redesenhada de Soulsby, 1971. Reproduzida, com autorização, de Lord Soulsby of Swaffham Prior.)

Opisthorchis felineus

Sinônimos. *Opisthorchis tenuicollis, Opisthorchis viverrini.*

Descrição. As fasciolas adultas são avermelhadas, quando vivas, com cutícula lisa; medem 7 a 12 mm de comprimento e 1,5 a 2,5 mm de largura (Figura 1.78). Os testículos são lobulados, sem ramificação; não há saco de cirro, tampouco cirro. O ovário é pequeno. O ceco intestinal ocupa quase toda a extremidade do corpo.

Ciclo evolutivo. O período pré-patente varia de 2 a 3 semanas; os ovos excretados são ingeridos por uma lesma, na qual as cercárias se desenvolvem em rédias. As cercárias encistam em peixes, na forma de metacercárias, e infectam o hospedeiro definitivo, quando ingeridas.

Metorchis

Espécies de *Metorchis*

Espécies	Hospedeiros	Locais	Hospedeiro intermediário
Metorchis albidus (sin. *Distoma albicum, Opisthorchis albidus*)	Cão, gato, raposa, foca, algumas aves domésticas, ocasionalmente humanos	Fígado, ductos biliares, vesícula biliar	Lesmas de água doce Peixes (*Blicca*)
Metorchis conjunctus	Cães, gatos, raposas, martas, *raccoons*	Fígado, ductos biliares	Lesmas de água doce (*Amnicola*) Peixes (*Catostomus*)

Metorchis albidus

Sinônimos. *Distoma albicum, Opisthorchis albidus.*

Descrição. A fascíola apresenta formato de espátula, pontuda em sua parte anterior e arredondada e achatada na parte posterior; medem 2,5 a 6,5 mm de comprimento e 1,0 a 1,6 mm de largura, com cutícula espinhosa na fascíola jovem. O poro genital situa-se na frente

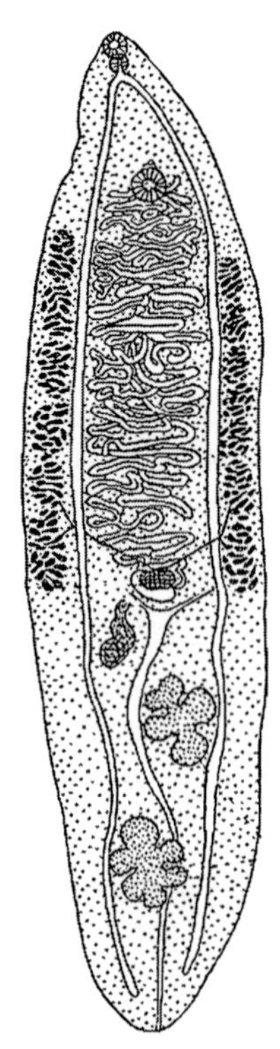

Figura 1.78 *Opisthorchis felineus.* (Redesenhada de Mönnig, 1934.)

da ventosa ventral. Os testículos se localizam, em sentido diagonal, na região posterior do corpo; são lobulados. O ovário é relativamente circular e posiciona-se bem na frente do testículo anterior.

Metorchis conjunctus

Descrição. Os adultos medem 1 a 6,5 mm de comprimento e 0,6 a 2,6 mm de largura. As ventosas apresentam o mesmo diâmetro. O poro genital situa-se na borda anterior do acetábulo. A cutícula da fascíola jovem possui espinhos.

Parametorchis

Espécie de *Parametorchis*

Espécie	Hospedeiros	Locais	Hospedeiro intermediário
Parametorchis complexus	Cães, gatos	Fígado, ductos biliares	Não conhecido, mas provavelmente lesmas de água doce

Parametorchis complexus

Descrição. A fascíola mede 5 a 10 mm de comprimento e 1,5 a 2 mm de largura. O útero forma uma roseta ao redor da ventosa ventral. Os testículos são lobulados e situam-se, juntos, na parte posterior do corpo. As glândulas vitelinas são restritas ao terço anterior da fascíola.

Pseudamphistomum

Espécie de *Pseudamphistomum*

Espécie	Hospedeiros	Locais	Hospedeiros intermediários
Pseudamphistomum truncatum	Cães, gatos, raposas, raramente humanos	Fígado, ductos biliares	Lesmas Peixes

Pseudamphistomum truncatum

Descrição. As fascíolas adultas são pequenas, medindo 2 a 2,5 mm; o corpo espinhoso é truncado na parte posterior. Os testículos são esféricos e situam-se, horizontalmente, na extremidade posterior do corpo (Figura 1.79).

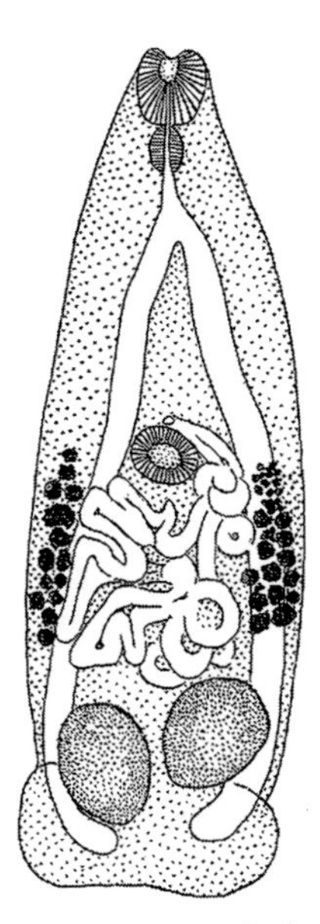

Figura 1.79 *Pseudamphistomum truncatum*. (Redesenhada de Mönnig, 1934.)

FAMÍLIA BRACHYLAEMIDAE

Membros desta família são parasitas de aves (*Brachylaemus*), ovinos (*Skrjabinotrema*) e suínos (*Postharmostomum*). Os hospedeiros intermediários são as lesmas. Sua importância em medicina veterinária é mínima.

Skrjabinotrema

Espécie de *Skrjabinotrema*

Espécie	Hospedeiro	Local	Hospedeiro intermediário
Skrjabinotrema ovis	Ovinos	Intestino delgado	Lesmas

Skrjabinotrema ovis

Descrição. As fascíolas adultas são pequenas, com corpos lisos; medem, aproximadamente, 1 mm de comprimento e 0,3 a 0,7 mm de largura.

Postharmostomum

Espécie de *Postharmostomum*

Espécie	Hospedeiro	Local	Hospedeiro intermediário
Postharmostomum suis	Suínos	Intestino delgado	Lesmas

Postharmostomum suis

Descrição. O corpo é liso, alongado e mede ao redor de 4 a 8 mm de comprimento.

FAMÍLIA HETEROPHYIDAE

São pequenos trematódeos encontrados no intestino de mamíferos e aves. O poro genital e a ventosa ventral situam-se em um saco ventrogenital. Há relato de mais de 10 espécies da família Heterophyidae, em humanos e mamíferos alimentados com peixes. Em geral, o ciclo evolutivo envolve dois hospedeiros intermediários, lesmas de água doce e peixes ou rãs. Os gêneros de interesse veterinário são *Heterophyes*, parasita de cães, gatos, raposas e humanos; *Metagonimus*, parasita de intestino delgado de cães, gatos, suínos e humanos; *Cryptocotyle*, parasita de aves marinhas e relatado em cães e gatos; e *Apophallus* (*Rossicotrema*), normalmente encontrado em aves marinhas ou focas e, também, relatado em gatos, cães e raposas.

Heterophyes

Espécies de *Heterophyes*

Espécies	Hospedeiros	Local	Hospedeiros intermediários
Heterophyes heterophyes	Cães, gatos, raposas, humanos	Intestino delgado	Lesmas (*Pirenella* spp. *Cerithida* spp.) Peixes
Heterophyes nocens	Cães, gatos, raposas, humanos	Intestino delgado	Lesmas (*Pirenella* spp.) Peixes

Heterophyes heterophyes

Descrição. É uma fascíola pequena piriforme, mais larga na parte posterior do que na parte anterior; mede 1 a 1,7 mm de comprimento e 0,3 a 0,7 mm de largura. A ventosa ventral é anterior ao meio do corpo e a ventosa genital situa-se imediatamente atrás e de um dos lados; possui um anel incompleto com 70 a 80 pequenos bastonetes. Os testículos se localizam horizontalmente e apresentam formato oval (Figura 1.80).

Heterophyes nocens

Descrição. Fascíola ovoide pequena; mede 0,8 a 1,0 mm de comprimento e 0,5 a 0,6 mm de largura. A ventosa genital contém 50 a 60 pequenos bastonetes e encontra-se próximo da ventosa ventral.

Metagonimus

Espécie de *Metagonimus*

Espécie	Hospedeiros	Local	Hospedeiros intermediários
Metagonimus yokagawai	Cães, gatos, suínos, humanos	Intestino delgado	Lesmas (*Semisulcospita* spp.) Peixe ciprinídeos, tainhas, trutas

Metagonimus yokagawai

Descrição. Fascíolas pequenas, mais largas na parte posterior do que na parte anterior; medem 1 a 2,5 mm de comprimento e 0,4 a 0,7 mm de largura. A cutícula possui espinhos em toda sua superfície. A ventosa ventral situa-se à direita da linha média e próximo ao poro genital, que se abre anteriormente. Os testículos são ligeiramente oblíquos e o ovário localiza-se em posição mediana.

Apophallus

Espécies de *Apophallus*

Espécies	Hospedeiros	Local	Hospedeiro intermediário
Apophallus muhlingi (sin. *Cotylophallus muhlingi*)	Gaivotas, biguás, cães, gatos	Intestino delgado	Desconhecido Peixe
Apophallus donicum (sin. *Rossicotrema donicum*)	Gatos, cães, raposas, focas	Intestino delgado	Desconhecido Peixe

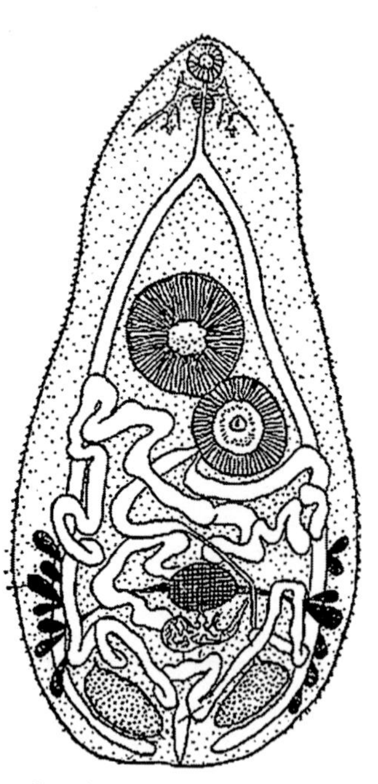

Figura 1.80 *Heterophyes heterophyes* (Redesenhada de Neveu-Lemaire, 1936. Reproduzida, com autorização, de Editions Vigot.)

Apophallus muhlingi

Sinônimo. *Cotylophallus muhlingi.*

Descrição. As fascíolas adultas são pequenas; medem 1,2 a 1,6 mm de comprimento e 0,2 mm de largura. A cutícula é recoberta por finos espinhos. As ventosas são pequenas, de iguais tamanhos, localizadas no meio do corpo. Os testículos são arredondados e situam-se diagonalmente, um atrás do outro. O ovário é arredondado e em oposição ao testículo anterior.

Apophallus donicum

Sinônimo. *Rossicotrema donicum.*

Descrição. São fascíolas pequenas; medem 0,5 a 1,15 mm de comprimento e 0,2 a 0,4 mm de largura. A cutícula é recoberta com espinhos; os testículos são arredondados e grandes, situados na parte posterior do corpo.

Cryptocotyle

Espécie de *Cryptocotyle*

Espécie	Hospedeiros	Local	Hospedeiros intermediários
Cryptocotyle lingua	Gaivotas, andorinhas-do-mar, gaivotas rissas, focas, martas, cães, gatos, humanos	Intestino delgado	Moluscos, lesmas Peixes

Cryptocotyle lingua

Descrição. Corpo em formato de espátula, medindo 0,5 a 2 mm de comprimento e 0,2 a 0,9 mm de largura. A cutícula possui espinhos; as ventosas são pequenas, sendo a ventosa anterior maior do que a ventosa ventral. Os testículos são ligeiramente lobulados e situam-se lado a lado ou, de forma diagonal, na extremidade posterior do corpo. O ovário é trilobado e situa-se na frente dos testículos.

ORDEM STRIGEIDIDA

FAMÍLIA SCHISTOSOMATIDAE

Esta família compreende, principalmente, parasitas de vasos sanguíneo do trato alimentar e da bexiga. Em humanos, com frequência os esquistossomos são causas de doenças debilitantes graves e o interesse veterinário se baseia no fato de que podem provocar doença semelhante em animais; alguns destes podem atuar como reservatórios de infecção humana. Os esquistossomos são diferentes de outras fascíolas, pois os sexos são distintos; a pequena fêmea adulta se instala permanentemente em um sulco longitudinal, o canal ginecofórico, no corpo do macho (Figura 1.81). O gênero mais importante é *Schistosoma*; *Bilharziella*, *Trichobilharzia*, *Orientobilharzia*, *Ornithobilharzia*, *Heterobilharzia* e *Austrobilharzia* são outros gêneros de menor importância.

Schistosoma

Os sexos são diferentes, sendo o macho largo e achatado e com cerca de 2,0 cm de comprimento, transportando a fêmea delgada na concavidade de seu corpo curvado para dentro. Esta característica e o local de predileção vascular são suficientes para a identificação do gênero. Não há ventosas ou são fracas e não há faringe. O gênero, como atualmente definido, é parafilético, de modo que há possibilidade de revisão. O gênero está dividido em quatro grupos: *haematobium*,

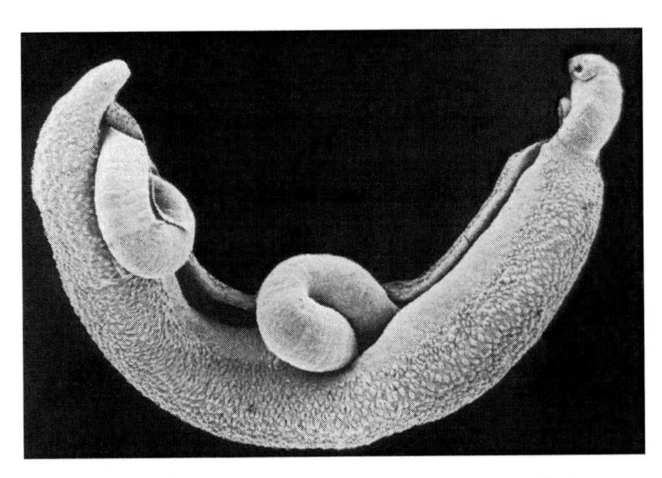

Figura 1.81 Macho e fêmea de *Schistosoma*, em cópula.

indicum, mansoni e *japonicum*. As espécies constatadas na África são divididas em dois grupos: aqueles com um espinho lateral no ovo (grupo *mansoni*) e aqueles com um espinho terminal (grupo *haematobium*) (Figura 1.82).

Espécies de *Schistosoma*

Espécies	Hospedeiros	Locais	Hospedeiros intermediários
Grupo haematobium			
Schistosoma bovis	Bovinos, ovinos, caprinos, camelos	Veias porta, mesentérica e urogenital	Lesmas (*Bulinus* spp. *Physopsis* spp.)
Schistosoma haematobium	Humanos, primatas	Veias de bexiga e uretra	Lesmas (*Bulinus* spp.)
Schistosoma mattheei	Bovinos, ovinos, caprinos, camelos, humanos, primatas	Veias porta, mesentérica e da bexiga	Lesmas (*Physopsis* spp.)
Schistosoma leiperi	Bovinos, antílopes	Veias mesentéricas	Lesmas (*Bulinus* spp.)
Grupo *indicum*			
Schistosoma indicum	Bovinos, búfalos, ovinos, caprinos, equinos, asininos, camelos	Veias porta, pancreática, hepática e mesentérica	Lesmas (*Indoplanorbis*)
Schistosoma nasalis (sin. *Schistosoma nasale*)	Bovinos, caprinos, ovinos, búfalos, equinos	Veias da mucosa nasal	Lesmas (*Lymnaea* spp., *Indoplanorbis* spp.)
Schistosoma spindale	Bovinos, búfalos, equinos, suínos e raramente cães	Veias mesentéricas	Lesmas (*Planorbis* spp., *Indoplanorbis Lymnaea* spp.)
Grupo *mansoni*			
Schistosoma mansoni	Humanos, primatas, animais selvagens	Veias mesentéricas	Lesmas (*Biomphalaria* spp.)
Grupo *japonicum*			
Schistosoma japonicum	Bovinos, equinos, ovinos, caprinos, cães, gatos, coelhos, roedores, suínos, humanos	Veias porta e mesentéricas	Lesmas (*Oncomelania* spp.)
Outras			
Schistosoma incognitum (sin. *Schistosoma suis*)	Suínos, cães	Veias mesentéricas	Lesmas (*Radix* spp.)
Schistosoma turkestanica (sin. *Orientobilharzia turkestanicum*)	Bovinos, búfalos, ovinos, caprinos, camelos, equinos, jumentos, gatos	Veias mesentéricas e pequenas veias do pâncreas e fígado	Lesmas (*Lymnaea* spp.)

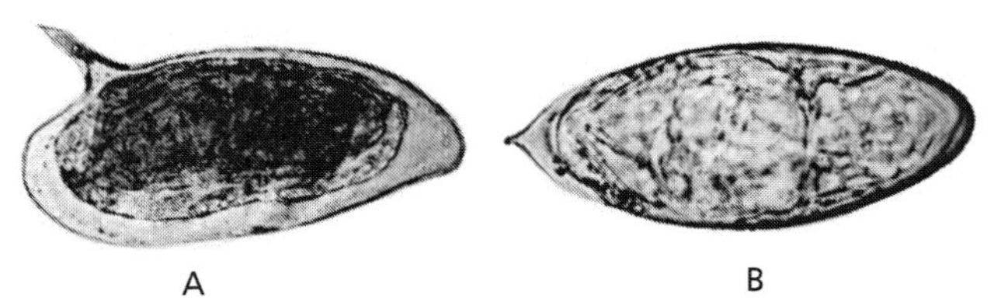

Figura 1.82 Morfologia dos ovos de *Schistosoma*: (**A**) grupo *Mansoni*; (**B**) grupo *haematobium*. (Esta figura encontra-se reproduzida em cores no Encarte.)

Schistosoma bovis

Descrição. O macho mede 9 a 22 mm de comprimento e 1 a 2 mm de largura; as fêmeas medem 12 a 28 mm de comprimento. Nos machos, as ventosas e o tegumento atrás delas contêm minúsculos espinhos, enquanto a superfície dorsal do tegumento possui pequenos tubérculos cuticulares. A fêmea, delgada, situa-se permanentemente em um sulco ventral no largo corpo achatado do macho.

Ciclo evolutivo. A fêmea, ovígera, penetra profundamente nos pequenos vasos da mucosa ou da submucosa do intestino e introduz sua cauda em uma pequena vênula. Como o poro genital é terminal, os ovos são depositados, ou mesmo empurrados na vênula. Aí, auxiliada por seus espinhos e pelas enzimas proteolíticas secretadas pelos miracídios não eclodidos, penetra no endotélio e alcança a submucosa intestinal e, por fim, o lúmen do intestino; em seguida, são excretados nas fezes. Os parasitas presentes nas veias vesicais penetram no revestimento endotelial da bexiga e os ovos podem ser excretados na urina. Alguns ovos são carreados na corrente sanguínea e depositados em outros órgãos, como o fígado. Os ovos eclodem na água e os miracídios penetram no hospedeiro intermediário, a lesma. As cercárias se desenvolvem a partir de esporocistos-filhos, substituindo o estágio de rédias, e não há fase de metacercária; a penetração no hospedeiro final ocorre na forma de cercárias móveis, através da pele ou pela ingestão junto com a água. Após penetração ou ingestão, as cercárias perdem a cauda ramificada, se transformam em esquistossômulo, ou fascíolas jovens, e são transportadas via corrente sanguínea, do coração e pulmões para a circulação sistêmica. No fígado, se instalam nas veias do sistema porta e se tornam sexualmente maduras, antes de migrarem para o seu local final, as veias mesentéricas. O período pré-patente varia de 6 a 7 semanas.

Schistosoma mattheei

Descrição. Os machos de fascíolas medem, aproximadamente, 9 a 22 mm de comprimento e cerca de 1 a 2 mm de largura. O comprimento das fêmeas varia de 12 a 28 mm. O corpo do macho, atrás das ventosas, possui espinhos muito longos, à semelhança das ventosas. A superfície dorsal contém pequenos tubérculos cuticulares.

Schistosoma indicum

Descrição. Os sexos são distintos; os machos medem 5 a 19 mm e as fêmeas, 6 a 22 mm de comprimento.

Schistosoma spindale

Descrição. O macho mede 5 a 16 mm e a fêmea, 7,2 a 16,2 mm de comprimento.

Schistosoma nasalis

Sinônimo. *Schistosoma nasale.*

Descrição. O macho mede 6,3 a 11 mm e a fêmea, 5 a 11 mm de comprimento.

Ciclo evolutivo. Detalhes do ciclo evolutivo não são totalmente conhecidos. A fêmea põe ovos nas veias da mucosa nasal, os quais, possivelmente, penetram nos seios nasais e são excretados durante espirros. Na água, os ovos eclodem em minutos e os miracídios penetram no hospedeiro intermediário, a lesma. Ocorre desenvolvimento até estágio de cercária sem uma forma de rédia; ademais, não há fase de metacercária. Após penetração ou ingestão a cercária se transforma em esquistossômula, ou fascíola jovem, e se desloca até o seu local final, as veias nasais.

Schistosoma mansoni

Descrição. O macho de *S. mansoni* tem, aproximadamente, 1 cm de comprimento, com uma ventosa bucal em formato de funil em sua extremidade anterior seguida de uma segunda ventosa pediculada. A fêmea apresenta corpo cilíndrico, mais escuro, mais longo e mais fino do que o do macho (12 a 16 mm de comprimento).

Schistosoma japonicum

Descrição. O macho é largo e achatado e tem 9,5 a 20 mm de comprimento; transporta a fêmea (12 a 26 mm de comprimento) na concavidade de seu corpo curvado para dentro. As ventosas, juntas, situam-se próximo da extremidade anterior. Nas ventosas e no canal ginecofórico a cutícula é espinhosa. Esta característica e os locais de predileção vascular são suficientes para a identificação do gênero.

Ciclo evolutivo. É semelhante àquele de *S. bovis*. O desenvolvimento até o estágio de cercária ocorre através de duas gerações de esporocistos, sem o estágio de rédias, e não há fase de metacercária; a penetração no hospedeiro final pela cercária móvel ocorre através da pele. O período de desenvolvimento na lesma pode ser tão curto quanto 5 semanas. Esquistossômulos, ou fascíolas jovens, alcançam os vasos abdominais e passam para as veias do sistema porta e tornam-se sexualmente maduros em cerca de 4 semanas.

Schistosoma turkestanica

Sinônimo. *Orientobilharzia turkstanicum.*

Descrição. É uma espécie pequena; o macho mede 4,2 a 8 mm e a fêmea, 3,4 a 8 mm de comprimento. O útero da fêmea contém apenas um ovo por vez.

Outros esquistossomos

Espécie de outros *esquistossomos*

Espécie	Hospedeiros	Locais	Hospedeiro intermediário
Bilharziella polonica	Patos	Veias mesentérica e pélvica	Lesmas do gênero *Planorbis*

Bilharziella polonica

Descrição. A parte posterior do corpo tem formato de lanceta e os sexos são distintos. Os machos medem cerca de 4 mm e as fêmeas, 2 mm. O poro genital da fêmea situa-se logo atrás da ventosa ventral e o útero, curto, contém um ovo por vez.

Ciclo evolutivo. Os ovos são depositados em pequenos vasos da parede intestinal, através dos quais penetram e são excretados nas fezes. O desenvolvimento ocorre na lesma, o hospedeiro intermediário, ocasionando a liberação de cercárias, que infectam o hospedeiro intermediário por via percutânea ou após a ingestão.

FAMÍLIA DIPLOSTOMATIDAE

A família Diplostomatidae inclui os gêneros *Alaria* e *Diplostomum*, que são fascíolas de mamíferos e aves. Apenas o primeiro gênero tem importância veterinária. O ciclo evolutivo envolve dois hospedeiros intermediários, ou seja, lesma de água doce e rãs. O hospedeiro definitivo é infectado após a ingestão de rãs infectadas contendo metacercárias encistadas (mesocercárias).

Alaria

Alaria são encontradas no intestino delgado de cães, gatos, raposas e martas. A parte anterior do corpo da fascíola é achatada ou em formato de colher e a parte posterior é cônica e contém os órgãos reprodutivos. As ventosas bucal e ventral se localizam na parte anterior. O ciclo evolutivo envolve lesmas de água doce, como primeiro hospedeiro intermediário, e anfíbios ou répteis como segundo hospedeiro intermediário.

Ciclo evolutivo. Ovos não embrionados são excretados nas fezes, a partir dos quais, eventualmente, os miracídios são liberados e penetram em lesmas de água doce (*Planorbis*). Os esporocistos originam cercárias com caudas bifurcadas. Estas deixam a lesma e infectam girinos ou rãs, e neles as cercárias encistam nos músculos, originando mesocercárias. Se uma rã, serpente ou camundongo ingere um girino, a mesocercária se encista e estes animais atuam como hospedeiros paratênicos. Cães e raposas podem se infectar pela ingestão de roedores infectados com mesocercárias. Uma vez infectados, as mesocercárias migram extensivamente, inclusive pelos pulmões e diafragma, se tornando metacercárias, antes de retornar ao intestino delgado, e se tornam fascíolas maduras. O período pré-patente varia de 2 a 4 semanas.

Espécies de *Alaria*

Espécies	Hospedeiros	Local	Hospedeiros intermediários
Alaria alata	Cães, gatos, raposas, martas, carnívoros selvagens e, raramente, humanos	Intestino delgado	Lesmas (*Planorbis* spp.) Rãs, sapos Paratênicos: serpentes, roedores
Alaria americana	Cães, raposas e outros canídeos	Intestino delgado	Lesmas (*Planorbis* spp.) Rãs, sapos
Alaria canis	Cães, raposas	Intestino delgado	Lesmas (*Heliosoma* spp.) Rãs, sapos
Alaria marcianae	Gatos, *raccoons*	Intestino delgado	Lesmas (*Heliosoma* spp.) Rãs, sapos Paratênicos: serpentes, roedores
Alaria michiganensis	Cães, raposas, coiotes	Intestino delgado	Lesmas (*Planorbis* spp.) Rãs, sapos

Alaria alata

Descrição. As fascíolas adultas medem 2 a 6 mm de comprimento e a parte anterior do corpo, achatada e em forma de espátula, é muito mais longa do que a parte posterior cilíndrica. Nos cantos laterais anteriores da parte anterior há duas projeções semelhantes a tentáculos (Figura 1.83). As ventosas são muito pequenas e o órgão aderente consiste em duas dobras tubulares longas, com bordas laterais distintas.

Alaria americana

Descrição. As fascíolas adultas medem 2,5 a 4,0 mm de comprimento. O poro genital se localiza no meio da parte posterior do corpo. Esta espécie é adicionalmente caracterizada pela presença de projeções pontudas na lateral da ventosa bucal.

Alaria canis

Descrição. As fascíolas adultas medem 2,5 a 4,2 mm de comprimento. Possuem um apêndice cônico semelhante a tentáculo, em cada lado da ventosa bucal. Têm um órgão em forma de barrilete oval, com uma depressão mediana longitudinal que se estende desde a ventosa ventral até a constrição entre as partes anterior e posterior do corpo. Os testículos são lobulados; o posterior é muito maior.

FAMÍLIA STRIGEIDAE

Estas fascíolas se caracterizam pela presença de uma constrição que divide o corpo em órgão aderente achatado anterior e uma parte oval ou cilíndrica posterior, que contém o sistema reprodutor. Possuem um órgão aderente em formato de cálice, na região anterior. São parasitas do trato alimentar de aves. O ciclo evolutivo envolve dois hospedeiros intermediários, lesmas de água doce de vários gêneros, e um segundo hospedeiro que pode ser peixe ou sanguessuga. Inclui os gêneros *Apatemon* e *Cotylurus*, encontrado no intestino de pombos e patos, e *Parastrigea* em patos.

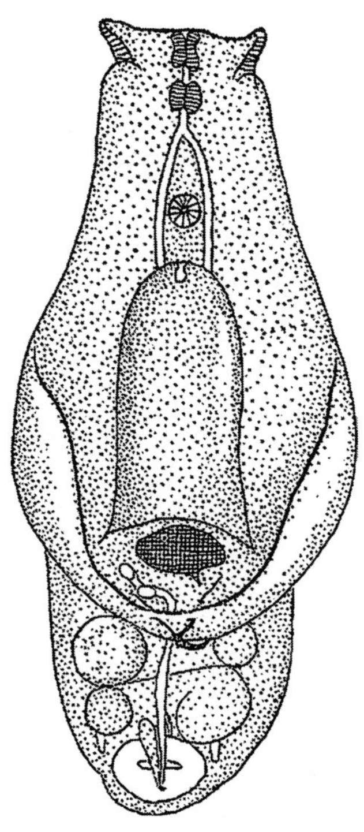

Figura 1.83 *Alaria alata*. (Adaptada de Baylis, 1929.)

Apatemon

Espécie de *Apatemon*

Espécie	Hospedeiros	Local	Hospedeiros intermediários
Apatemon gracilis	Patos, pombos, aves selvagens	Intestino	Lesmas Sanguessugas

Apatemon gracilis

Descrição. As fascíolas adultas apresentam uma parte anterior semelhante a cálice, contendo um órgão aderente, e uma parte posterior cilíndrica; medem 1,5 a 2,5 mm de comprimento e 0,4 mm de largura. As ventosas são relaticamente bem desenvolvidas e os testículos e o ovário estão posicionados um atrás do outro, sendo os ovários mais anterior. O vitelário se limita à parte posterior do corpo.

Parastrigea

Espécie de *Parastrigea*

Espécie	Hospedeiro	Local	Hospedeiro intermediário
Parastrigea robusta	Patos	Intestino	Desconhecido

Parastrigea robusta

Descrição. As fascíolas medem 2 a 2,5 mm de comprimento e são mais largas na parte anterior (1,5 mm) do que na parte posterior (1 mm). A papila genital é grande e oviforme e os testículos são compactos e ligeiramente lobulados. Os vitelários se localizam principalmente no órgão aderente e nas expansões laterais, embora alguns se estendam na parte posterior do corpo.

Cotylurus

Espécie de *Cotylurus*

Espécie	Hospedeiros	Local	Hospedeiro intermediário
Cotylurus cornutus	Patos, pombos, aves selvagens	Intestino	Lesmas

Cotylurus cornutus

Descrição. As fascíolas adultas são arredondadas, medem 1,2 a 1,5 mm de comprimento e 0,5 mm de largura e apresentam uma parte anterior arredondada e uma parte posterior ovoide. A ventosa bucal é menor do que a ventosa ventral e os testículos e o ovário estão posicionados um atrás do outro. São muito semelhantes às espécies de *Apatemon*, mas há um firme órgão copulatório na bolsa.

CLASSE CESTODA

Esta classe difere da classe Trematoda por ter um corpo semelhante a fita, sem cavidade corporal ou canal alimentar. Há uma ampla variação no comprimento, desde poucos milímetros a vários metros. O corpo é segmentado e cada segmento contém um ou, às vezes, dois conjuntos de órgãos reprodutores, masculino e feminino. Quase todas as tênias de importância veterinária pertencem à ordem Cyclophyllidea, sendo as duas exceções da ordem Pseudophyllidea (Tabela 1.9).

ORDEM CYCLOPHYLLIDEA

ESTRUTURA E FUNÇÃO

O cestódio adulto (Figura 1.84) possui uma cabeça globular, ou **escólex (ou escólece)**, que sustenta os órgãos de fixação, um pescoço curto não segmentado e uma cadeia de segmentos. A cadeia é conhecida como **estróbilo** e cada segmento é denominado **proglote**.

Os órgãos de fixação são 4 ventosas nas laterais do escólex e estes podem possuir ganchos. Escólex geralmente possui anteriormente um cone proeminente ou rostelo e em algumas espécies este também pode apresentar uma ou mais fileiras de ganchos concêntricos, que auxiliam na fixação.

Os proglotes são continuamente produzidos a partir da região do pescoço, se tornando sexualmente maduros à medida que passam do estróbilo para a extremidade distal da tênia. A proglote é hermafrodita e possui um ou dois conjuntos de órgãos reprodutores; em geral, os poros genitais se abrem na borda lateral ou nas margens do segmento (Figura 1.85); entre as proglotes

Tabela 1.9 Classificação dos cestódios de importância veterinária.

Reino	Filo	Classe Subclasse	Ordem	Família	Gênero
Animalia	Platyhelminthes	Cestoda	Cyclophyllidea	Taeniidae	*Taenia* *Echinococcus*
				Anoplocephalidae	*Anoplocephala* *Paranoplocephala* *Moniezia* *Cittotaenia* *Thysanosoma* *Thysaniezia* *Stilesia* *Avitellina*
				Dilepididae	*Dipylidium* *Amoebotaenia* *Choanotaenia* *Joyeuxiella* *Diplopylidium*
				Paruterinidae	*Metroliasthes*
				Davaineidae	*Davainea* *Raillietina* *Cotugnia* *Houttuynia*
				Hymenolepididae	*Hymenolepis* *Fimbriaria* *Rodentolepis*
				Mesocestoididae	*Mesocestoides*
			Pseudophyllidea	Diphyllobothridae	*Diphyllobothrium* *Spirometra*

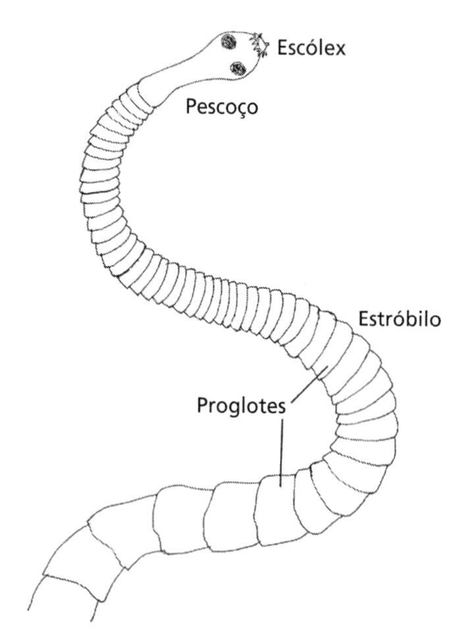

Figura 1.84 Estrutura de um cestódio ciclofilidiano típico.

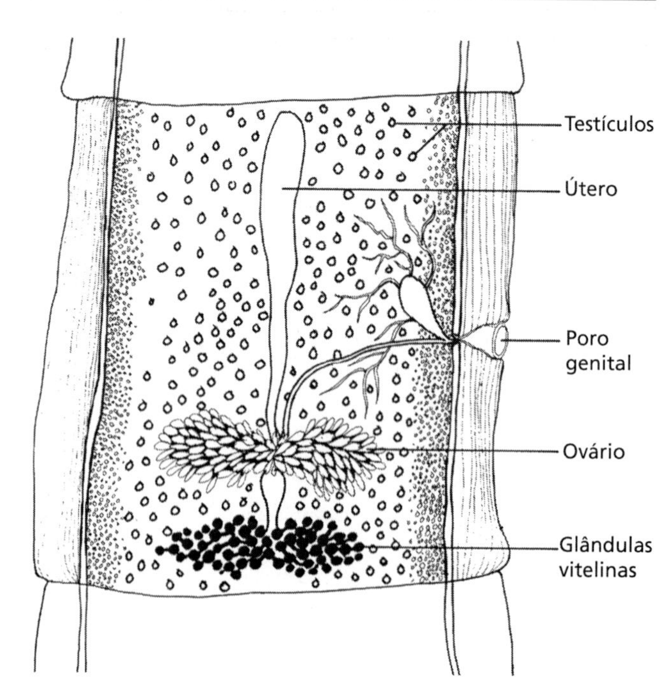

Figura 1.85 Segmento maduro ilustrando os órgãos reprodutores.

pode haver tanto autofertilização quanto fertilização cruzada. Geralmente, a estrutura do sistema genital é semelhante àquela de trematódeos. À medida que o segmento amadurece, sua estrutura interna praticamente desaparece e a proglote totalmente madura ou grávida, por fim, contém apenas restos do útero ramificado compactado com ovos. Os segmentos grávidos geralmente se desprendem do estróbilo intactos e são excretados nas fezes, sozinhos ou, ocasionalmente, em cadeias. Fora do corpo, os ovos são liberados pela desintegração do segmento ou são excretados através do poro genital.

O ovo completamente embrionado consiste em:

- Embrião hexacântico (6 ganchos) ou **oncosfera**
- "Casca" espessa, escura, radialmente estriada, denominada **embrióforo** (em vermes Mesocestoididae se apresenta como uma fina membrana celular)
- Casca verdadeira, que é uma membrana frágil que, frequentemente, é perdida ainda no útero.

O tegumento da tênia adulta tem alta capacidade de absorção; o parasita obtém todos os seus nutrientes através desta estrutura. Abaixo do tegumento há células musculares e parênquima, sendo este último um sincício de células, que preenche o espaço entre os órgãos. O sistema nervoso é constituído de gânglios no escólex, a partir dos quais saem os nervos que se estendem posteriormente e penetram no estróbilo. O sistema excretor, como acontece em vermes Trematodea, é composto de células em chama que levam aos canais eferentes, que passam através do estróbilo para inervar o segmento terminal.

CICLO EVOLUTIVO

O ciclo evolutivo característico destes cestódios é indireto, com um ou mais hospedeiros intermediários. Com poucas exceções, a tênia adulta é encontrada no intestino delgado do hospedeiro final; os ovos e segmentos são excretados para o exterior pelas fezes.

Quando o ovo é ingerido através de um hospedeiro intermediário, as secreções gástricas e intestinais digerem o embrióforo e ativam a oncosfera. Utilizando seus ganchos, a tênia rompe a mucosa e alcança a corrente sanguínea ou linfática ou, no caso de invertebrados, a cavidade corporal. Uma vez em seu local predileto, a oncoesfera perde seus ganchos e se desenvolve, dependendo da espécie, em um dos seguintes estágios larvários, frequentemente denominados **metacestodos** (Figura 1.86):

- **Cisticerco**: cisto ou vesícula única preenchida por líquido contendo um único escólex invaginado aderido, às vezes denominado protoescólex
- **Cenuro**: cisto grande semelhante a cisticerco, mas com vários escóleces invaginados aderidos à parede do cisto
- **Estrobilocerco**: o escólex é evaginado e está aderido ao cisto por meio de uma cadeia de proglotes assexuadas segmentadas. Esta últimas são digeridas após a ingestão pelo hospedeiro final, liberando apenas o escólex
- **Hidátide**: é um cisto grande e complexo, preenchido por líquido, revestido de epitélio germinativo, a partir do qual são originados escóleces invaginados, livres ou em feixes, circundados pelo epitélio germinativo (cápsulas "chocas"). Os conteúdos dos cistos, exceto o líquido (ou seja, escóleces e cápsulas "chocas"), frequentemente são descritos como "areia hidática". Também, ocasionalmente, se formam cistos-filhos completos, com cutícula e camada germinativa, endogenamente, ou, se a parede do cisto se rompe, exogenamente

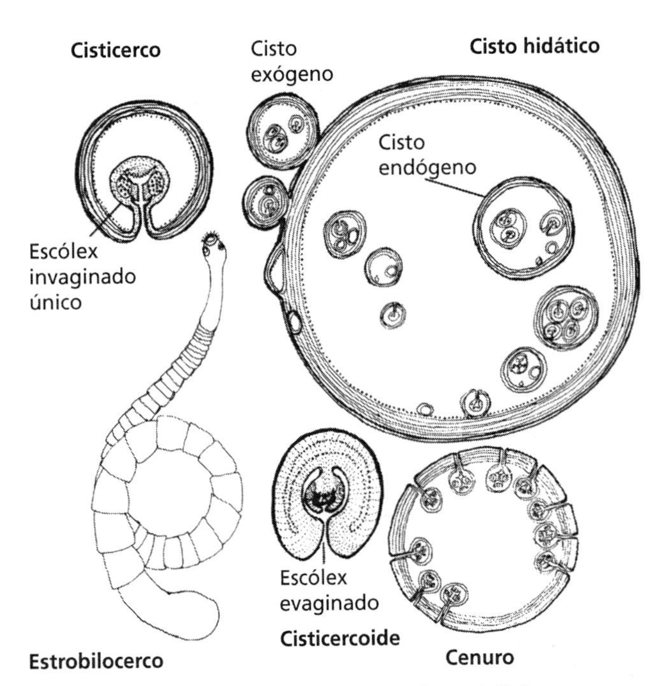

Figura 1.86 Estágios larvários de cestódeos ciclofilidianos.

- **Cisticercoide**: é um único escólex evaginado incrustado em pequeno cisto sólido. Tipicamente, é verificado em hospedeiros intermediários muito pequenos, como os artrópodes
- **Tetratirídio**: larva alongada e achatada, semelhante a um verme, com escólex acetabular invaginado; encontrados apenas em vermes Mesocestoididae.

Quando o metacestodo é ingerido pelo hospedeiro final o escólex se fixa à mucosa; o restante da estrutura é digerida e uma cadeia de proglotes começa a crescer a partir da base do escólex.

As sete principais famílias da ordem Cyclophyllidea de interesse veterinário são Taeniidae, Anoplocephalidae, Dilepididae, Davaineidae, Hymenolepididae, Mesocestoididae e Paruterinidae.

FAMÍLIA TAENIIDAE

Na maioria dos casos os adultos são tênias grandes encontradas no intestino delgado de carnívoros domésticos e de humanos. Os gêneros de importância são *Taenia* (sin. *Multiceps*) e *Echinococcus*. O escólex possui um rostelo com uma fileira dupla concêntrica de ganchos (exceção importante é *Taenia saginata*, cujo escólex não possui ganchos). Os segmentos grávidos são mais longos do que largos.

O estágio intermediário é um cisticerco, estrobilocerco, cenuro ou cisto hidático, verificados somente em mamíferos. Historicamente, o estágio intermediário é denominado de acordo com o tipo de estágio de metacestodo notado no hospedeiro intermediário. Assim, *Cysticercus tenuicollis* constatado em hospedeiro ruminante é o estágio metacestodo de *Taenia hydatigena* no cão. Atualmente, na nomenclatura correta o estágio no hospedeiro intermediário é denominado "estágio metacestodo" das espécies adultas de *Taenia*.

Taenia

Membros do gênero *Taenia* são grandes tênias que compreendem uma variedade de espécies. Em geral a diferenciação se baseia no tamanho do escólex, no tamanho do rostelo e quantidade de ganchos e na morfologia do sistema genital de proglotes maduras. Os adultos de *Taenia* geralmente têm menor importância em animais domesticados; os estágios larvários é que são de interesse veterinário.

Espécies de *Taenia*

Espécies	Hospedeiros definitivos	Hospedeiros intermediários (estágios larvários)	Locais
Taenia asiatica (sin. *Taenia saginata asiatica*)	Humanos	Bovinos	Músculos
Taenia crassiceps	Raposas, coiotes	Roedores	Cavidade abdominal, vários tecidos
Taenia hydatigena (sin. *Taenia marginata*)	Cães, raposas, canídeos selvagens, mustelídeos	Bovinos, ovinos, caprinos, suínos (*Cystecercus tenuicollis*)	Cavidade abdominal, fígado
Taenia multiceps (sin. *Multiceps multiceps*)	Cães, raposas, canídeos selvagens	Ovinos, bovinos, caprinos, suínos, equinos, veados, camelos, humanos (*Coenurus cerebralis*)	Cérebro, medula espinal
Taenia skrjabini		Ovinos (*Coenurus skrjabini*)	Músculos, tecido subcutâneo
Taenia (*multiceps*) *gaigeri*		Caprinos (*Coenurus gaigeri*)	
Taenia ovis (sin. *Taenia cervi*, *Taenia krabbei*, *Taenia hyaenae*)	Cães, raposas, canídeos selvagens	Ovinos, caprinos (*Cysticercus ovis*) Veados (*Cystecercus cervi*) Renas (*Cystercus tarandi*) Camelos (*Cystercecus dromedarii*, *Cystercus cameli*)	Músculo
Taenia pisiformis	Cães, raposas, canídeos selvagens	Coelhos, lebres (*Cystecercus pisiformis*)	Peritônio, fígado
Taenia saginata (sin. *Taeniarhynchus saginata*)	Humanos	Bovinos, ocasionalmente outros ruminantes (*Cysticercus bovis*)	Músculo
Taenia serialis (sin. *Multiceps serialis*)	Cães	Coelhos, lebres (*Coenurus serialis*)	Tecido conectivo
Taenia solium	Humanos	Suínos, javalis (*Cystercus cellulosae*)	Músculo
Taenia taeniaeformis (sin. *Hydatigera taeniaeformis*, *Taenia crassicollis*)	Gatos, felídeos selvagens	Pequenos roedores (*Strobilocercus fasciolaris*; sin. *Strobilocercus crassicolis*)	Fígado

Taenia asiatica

Sinônimo. *Taenia saginata asiatica.*

Descrição. Semelhante a *T. saginata*. A tênia adulta mede cerca de 3,5 m de comprimento; o escólex possui quatro ventosas simples e o rostelo, geralmente, é circundado por duas fileiras de pequenos ganchos rudimentares. É única por apresentar protuberância posterior na proglote grávida, ausente nos outros tenídeos, inclusive em *T. saginata*. O metacestodo difere morfologicamente daquele de *T. saginata* por ter formações semelhantes a verrugas na superfície externa da parede da bexiga.

Taenia hydatigena

Sinônimos. *Taenia marginata, Cysticercus tenuicollis.*

Descrição. *Taenia hydatigena* é uma tênia grande, medindo até 5 m de comprimento. O escólex é grande e apresenta duas fileiras de 26 a 46 ganchos no rostelo. As proglotes grávidas medem 12 mm de comprimento e 6 mm de largura; o útero contém 5 a 10 ramos laterais. O cisterco, semitransparente, pode ter até 5 a 7 cm de tamanho (ver Figura 9.54); possui um líquido aquoso e escólex invaginado, com um longo pescoço.

Ciclo evolutivo. Cães e canídeos selvagens são infectados após a ingestão de cisticerco contido no hospedeiro intermediário. O hospedeiro intermediário se infecta após a ingestão de ovos de tênia, os quais eclodem no intestino. As oncosferas, infectantes para ovinos, caprinos, bovinos e suínos, são carreadas via corrente sanguínea até o fígado, no qual migram por, aproximadamente, 4 semanas antes de emergir na superfície deste órgão e se fixar no peritônio. Depois de outras 4 semanas, cada uma se desenvolve em metacestodo tipicamente grande, *Cystecercus tenuicollis*. O ciclo evolutivo completo desta tênia é de, aproximadamente, 7 a 8 meses.

Taenia multiceps

Sinônimos. *Multiceps multiceps, Coenurus cerebralis, Taenia skrjabini, Coenurus skarjabini, Taenia (Multiceps) gaigeri, Coenurus gaigeri.*

Descrição. As tênias adultas medem 40 a 100 cm de comprimento; a cabeça pequena, com cerca de 0,8 mm de diâmetro, apresenta quatro ventosas. No rostelo, há um anel duplo com 22 a 32 ganchos (Figura 1.87). Os segmentos grávidos medem 8 a 12 mm de comprimento e 3 a 4 mm de largura e o útero tem 18 a 26 ramos laterais, que contêm ovos de tenídeos. O estágio larvário de metacestodo (*Coenurus cerebralis*) é facilmente reconhecido, quando maduro, pois nota-se um grande cisto preenchido com líquido, de até 5,0 cm de diâmetro, ou mais, contendo agregados aleatórios de escóleces invaginados, às vezes até várias centenas, em sua parede interna (Figura 1.88).

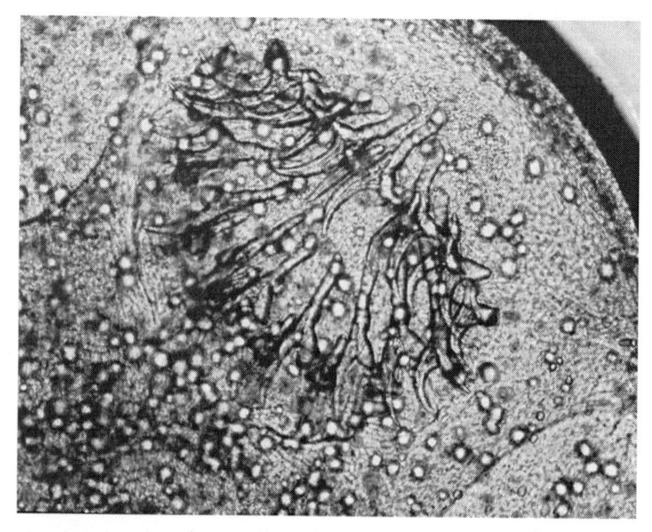

Figura 1.87 Ganchos no rostelo de *Taenia* (*Multiceps*) *multiceps*. (Esta figura encontra-se reproduzida em cores no Encarte.)

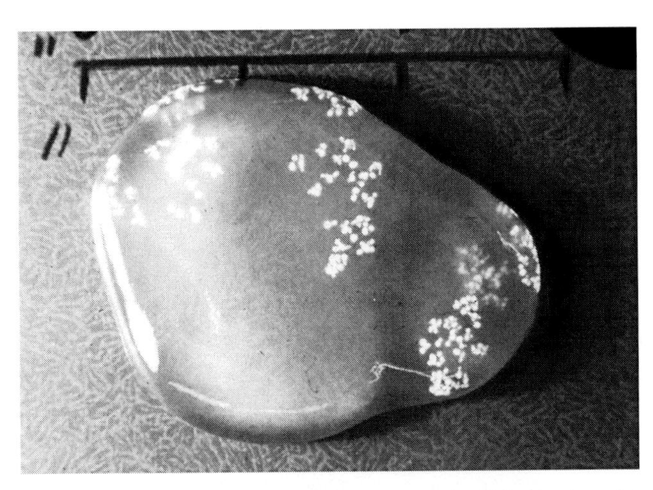

Figura 1.88 Estágio de metacestodo *Coenurus cerebralis* de *Taenia multiceps*. (Esta figura encontra-se reproduzida em cores no Encarte.)

Ciclo evolutivo. O hospedeiro intermediário é infectado após a ingestão de ovos de *T. multiceps*. Cada ovo contém uma oncosfera que eclode e é ativada no intestino delgado. Em seguida, a oncosfera penetra na mucosa intestinal e é transportada pelo sangue até o cérebro ou a medula espinal, onde cada oncosfera se desenvolve em estágio larvário de metacestodo (*Coenurus cerebralis*). Em caprinos, os cistos também podem amadurecer nos locais subcutâneo e intramuscular. Com frequência, em ovinos e caprinos, os cistos persistem por toda a vida do animal. O ciclo evolutivo se completa quando o hospedeiro final, cão ou canídeo selvagem, se alimenta com cérebro ou medula espinal de ovino infectado.

Taenia ovis

Sinônimos. *Cystecercus ovis*, *Taenia cervi* (*Cystecercus cervi*), *Taenia krabbei* (*Cystecercus tarandi*), *Taenia hyaenae* (*Cystecercus dromedarii*, *Cystecercus cameli*).

Descrição. A tênia adulta é grande, medindo 0,5 a 1,5 m de comprimento. O rostelo apresenta 24 a 36 ganchos. O estróbilo apresenta borda em formato de concha de vieira, frequentemente torcida em espiral. As proglotes maduras apresentam um esfíncter vaginal e ovário e vagina se cruzam entre si. O útero das proglotes grávidas tem 20 a 25 ramos laterais de cada lado. Cada cistecero está contido um pequeno cisto que mede cerca de 4 mm de comprimento, ou menos (Figura 1.89).

Ciclo evolutivo. Cães e canídeos selvagens se infestam após ingestão do hospedeiro intermediário que contém cisticerco. O hospedeiro intermediário se infecta após a ingestão de ovos de tênia, que eclodem no intestino. O estágio de metacestodo (*Cysticercus ovis*) infecta os músculos e os cistos, geralmente, se localizam no músculo esquelético, no coração, no diafragma e no tecido conectivo intermuscular. O cisto se torna infectante ao redor de 2 a 3 meses após a infecção do hospedeiro. Em cães, o período pré-patente é de, aproximadamente, 6 a 9 semanas.

Taenia pisiformis

Sinônimo. *Cystecercus pisiformis*.

Descrição. A tênia adulta pode medir até 2 m de comprimento. Apresenta um escólex amplo com estróbilo estreito e rostelo com 34 a 48 ganchos, distribuídos em duas fileiras (Figura 1.90). Os segmentos grávidos apresentam útero com 8 a 14 ramos, em cada lado. O cisticerco é um pequeno cisto piriforme transparente e, em geral, se apresenta em agregados.

Ciclo evolutivo. A infecção do hospedeiro intermediário ocorre após a ingestão de ovos de tênia excretados por cães. Os ovos ingeridos eclodem no intestino delgado do hospedeiro intermediário e penetram na parede intestinal e passam, via sistema porta, para o fígado. Os estágios jovens migram pelo parênquima hepático e se instalam, depois de 2 a 4 semanas, na cavidade abdominal, onde se desenvolvem em cistos (*Cysticercus pisiformis*) aderidos à parede do mesentério e ao omento. Os cistos podem sobreviver por toda a vida do hospedeiro. O hospedeiro final é infectado após a ingestão de cisticerco. No cão, o período pré-patente é de cerca de 6 a 8 semanas.

Taenia saginata

Sinônimos. *Taeniarhynchus saginata*, *Cysticercus bovis*.

Descrição. Em geral, a tênia adulta mede 5 a 8 m de comprimento; raramente, até 15 m. O escólex não tem rostelo, tampouco ganchos. Segmentos grávidos têm 16 a 20 mm de comprimento e 4 a 7 mm de largura; o útero possui 15 a 35 ramos de cada lado. Em bovinos, o cisticerco maduro, *C. bovis*, é branco-acinzentado, oval e com cerca de 0,5 a 1,0 de comprimento e 0,5 cm de largura, preenchido com líquido, no qual, em geral, o escólex é claramente visível. À semelhança da tênia adulta, não tem rostelo, tampouco ganchos.

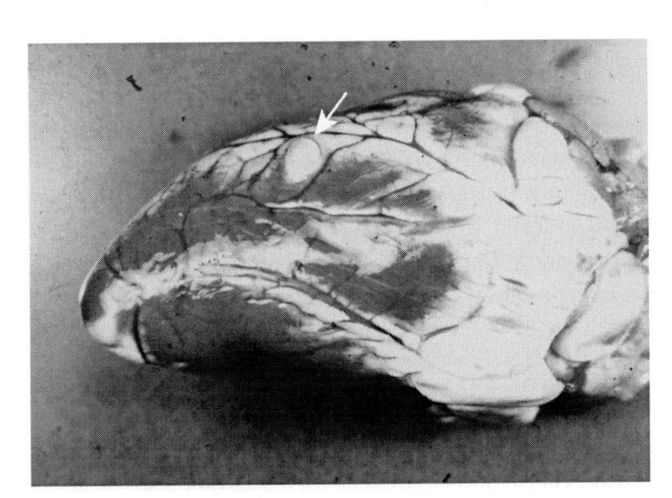

Figura 1.89 Estágio de metacestodo *Cysticercus ovis* de *Taenia ovis* no coração de ovino (seta). (Esta figura encontra-se reproduzida em cores no Encarte.)

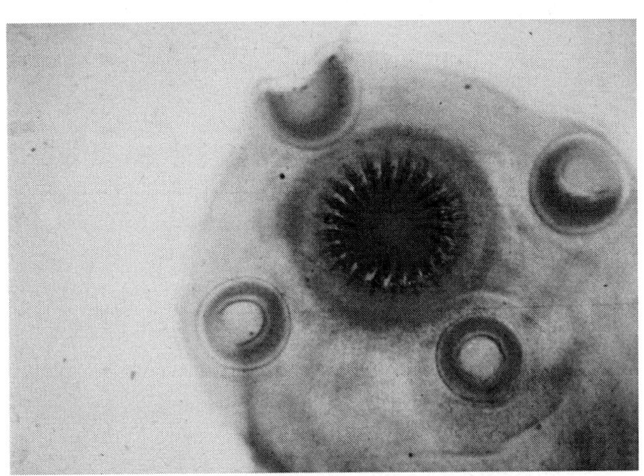

Figura 1.90 Escólex de *Taenia pisiformis* mostrando as quatro ventosas e o rostelo com ganchos. (Esta figura encontra-se reproduzida em cores no Encarte.)

Ciclo evolutivo. Uma pessoa infectada pode excretar milhões de ovos por dia, livres nas fezes ou como segmentos intactos, cada um contendo cerca de 250.000 ovos; estes podem sobreviver na pastagem por vários meses. Após a ingestão por um bovino suscetível, a oncosfera se desloca pelo sangue até o músculo estriado. É inicialmente visível macroscopicamente cerca de 2 semanas depois, como mancha pálida semitransparente com cerca de 1,0 mm de diâmetro, mas não é infectante aos humanos até, aproximadamente, 12 semanas depois, quando alcança seu tamanho total, ao redor de 1,0 cm. Até lá, é encapsulada pelo hospedeiro em uma fina cápsula fibrosa; todavia, apesar disto geralmente ainda é possível ver o escólex. A longevidade dos cistos varia de semanas a anos. Quando morrem, em geral são substituídos por massa friável caseosa, que pode se tornar calcificada. Com frequência, ambos os cistos, vivos e mortos, estão presentes na mesma carcaça. As pessoas se infectam após a ingestão de carne malcozida ou crua. Desenvolvimento para patência demora 2 a 3 meses.

Taenia serialis

Sinônimos. *Multiceps serialis, Coenurus serialis.*

Descrição. A tênia adulta apresenta tamanho médio, ao redor de 0,5 a 0,7 m de comprimento. O escólex contém duas fileiras de 26 a 32 ganchos (Figura 1.91). O útero grávido possui 20 a 25 ramos em cada lado. Os cistos metacestodos podem ter 4 a 6 cm de tamanho e os escóleces são distribuídos em fileiras compactas, no interior dos cistos.

Ciclo evolutivo. A infecção do hospedeiro intermediário acontece após a ingestão de ovos de tênia excretados pelos cães. O estágio intermediário, *Coenurus serialis,* é encontrado nos coelhos, geralmente no tecido subcutâneo ou no tecido conectivo intermuscular. O hospedeiro final é infectado após a ingestão do estágio de metacestodo.

Taenia solium

Sinônimo. *Cysticercus solium.*

Descrição. A tênia adulta mede 3 a 5 m de comprimento, raramente até 8 m. O rostelo apresenta quatro ventosas posicionadas em sentido radial e possui quatro ventosas e 22 a 32 ganchos, em duas fileiras (Figura 1.92); uma fileira de grandes ganchos medindo 0,14 a 0,18 mm e uma fileira de ganchos menores medindo 0,11 a 0,14 mm. Segmentos grávidos têm 10 a 12 mm de comprimento e 5 a 6 mm de largura. O ovário situa-se no terço posterior da proglote e tem dois lobos, com um terceiro lobo acessório. O útero apresenta 7 a 12 ramos de cada lado.

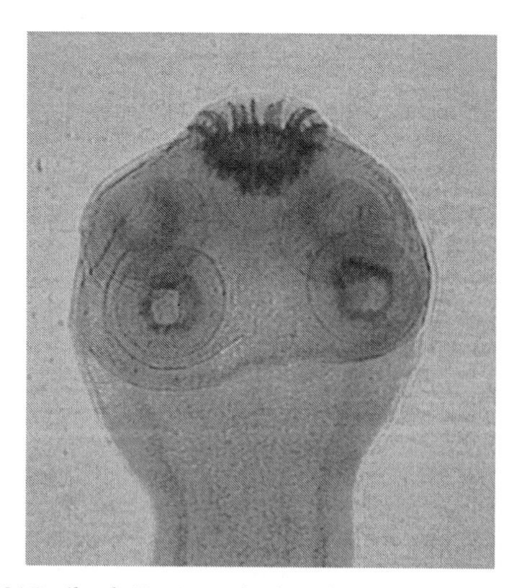

Figura 1.91 Escólex de *Taenia serialis*. (Esta figura encontra-se reproduzida em cores no Encarte.)

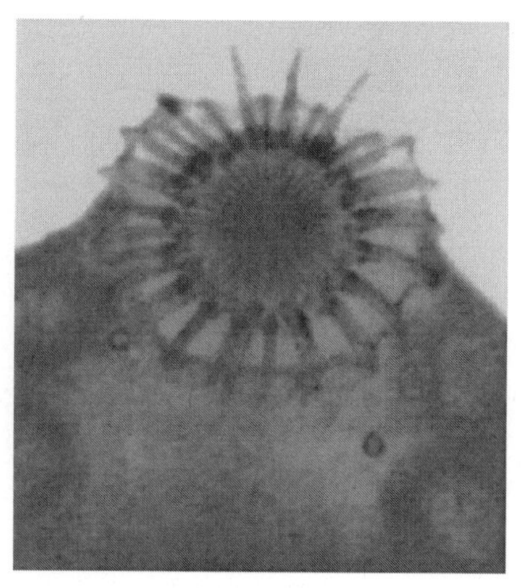

Figura 1.92 Escólex de *Taenia solium*. (Esta figura encontra-se reproduzida em cores no Encarte.)

Os cisticercos apresentam tipos morfologicamente distintos. O mais comum é o cisticerco "celulose", que apresenta bexiga preenchida com líquido, de 0,5 a 1,5 cm de comprimento, com escólex invaginado. A forma "racemosa" não possui escólex evidente, mas é maior e com até 20 cm de comprimento.

Ciclo evolutivo. Os segmentos grávidos são excretados nas fezes, frequentemente em cadeias; cada um contém ao redor de 40.000 ovos e, como não são móveis, eles tendem a se concentrar em uma pequena área. Os ovos também podem resistir à destruição por um tempo relativamente longo. Após a ingestão por um suíno suscetível a oncosfera se desloca, via sangue, até os músculos estriados. O principal local é o músculo estriado, mas os cisticercos também podem se desenvolver em outros órgãos, como pulmões, fígado, rins e cérebro. As pessoas se infectam após a ingestão de carne de porco malcozida ou crua, contendo cisticercos viáveis. O hospedeiro humano final também pode atuar como hospedeiro intermediário e tornar-se infectado com cisticercos. Isto ocorre mais provavelmente em razão da ingestão acidental de ovos de *T. solium* por meio de mãos sujas ou de alimento contaminado. Também, aparentemente, há uma via de menor importância de autoinfecção em uma pessoa com tênia adulta, a partir da liberação de oncosferas após a digestão do segmento grávido que alcançou o estômago, oriundo do duodeno, por meio de peristalse reversa. O período pré-patente varia de 2 a 3 meses.

Taenia taeniaeformis

Sinônimos. *Hydatigera taeniaeformis, Taenia crassicollis, Strobilocercus fasciolaris, Strobilocerus crassicollis.*

Descrição. A tênia adulta apresenta tamanho médio de até 70 cm de comprimento. O escólex é grande, com uma fileira dupla de ganchos no rostelo; não há região de colo (Figura 1.93). O útero possui cinco a nove ramos laterais e as proglotes posteriores apresentam formato de sino. O estágio de metacestodo é um estrobilocerco (*Strobilocercus fasciolaris*), que é um pequeno cisto conectado a um escólex evaginado por um estróbilo juvenil segmentado.

Ciclo evolutivo. O metacestodo (*Cysticercus fasciolaris*) se desenvolve no fígado de roedores e torna-se infectante para gatos após cerca de 9 semanas. Quando um gato ingere o metacestodo, o escólex

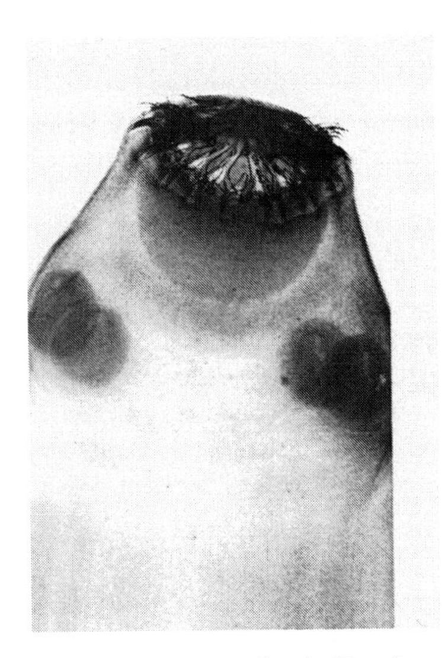

Figura 1.93 Escólex de *Taenia taeniaeformis*. (Esta figura encontra-se reproduzida em cores no Encarte.)

adere à parede do intestino. Em gatos, a tênia torna-se patente ao redor de 6 semanas e os ovos são ingeridos por um hospedeiro intermediário. Os gatos podem permanecer infectados por até, aproximadamente, 2 anos.

Echinococcus

O gênero *Echinococcus* compreende muitas espécies que utilizam os sistemas predador-caça entre carnívoros (principalmente canídeos), como hospedeiros principais e hospedeiros intermediários, que variam de roedores até animais pecuários, dependendo da espécie. Atualmente são reconhecidas seis espécies do gênero *Echinococcus*; um sétimo, *Echinococcus shiquicus*, foi recentemente descrito. Nas espécies de *E. granulosus* tem-se verificado variabilidade fenotípica e genética considerável; várias cepas foram identificadas com base na genotipagem molecular. Novos dados mostram que "*E. granulosus*" é um conjunto de muitas cepas e genótipos distintos (designados G1 a G10) que apresentam diferenças fundamentais, não apenas em sua epidemiologia mas também em sua patogenicidade aos humanos. Antigamente, *Echinococcus equinus* era conhecido como a cepa equina (G4) de *E. granulosus*. *Echinococcus orteleppi*, a cepa anterior de bovinos (G5) é adaptada para transmissão por bovinos. Há *Echinococcus oligarthus* e *E. vogeli* nos ciclos evolutivos de vida selvagem; são morfologicamente semelhantes a *E. multilocularis* e causam equinococose policística em humanos.

Espécies de *Echinococcus*

Espécies	Hospedeiros	Hospedeiros intermediários	Locais
Echinococcus granulosus	Cães, raposas, canídeos selvagens	Ovinos, bovinos, camelos, suínos, búfalos, veados, humanos	Fígado, pulmões
Echinococcus equinus (G4)	Cães	Equinos, asininos	Fígado
Echinococcus orteleppi (G5)	Cães	Bovinos	Fígado
Echinococcus multilocularis	Cães, raposas, gatos, canídeos selvagens, humanos	Roedores, suínos	Fígado
Echinococcus vogeli	Canídeos selvagens	Roedores	Fígado
Echinococcus oligarthus	Felídeos selvagens	Roedores	Fígado

Echinococcus granulosus (*Echinococcus equinus*, *Echinococcus orteleppi*)

Descrição. O cestódio todo tem apenas cerca de 6,0 mm de comprimento e, portanto, é difícil encontrá-lo no intestino recentemente aberto. Contém um escólex e, geralmente, três ou quatro segmentos; o segmento grávido terminal ocupa cerca de metade do comprimento total da tênia (Figura 1.94). O escólex é, tipicamente de tenídeos e o rostelo apresenta duas fileiras de ganchos, cuja quantidade varia de 30 a 60. Cada segmento apresenta uma única abertura genital, sendo o penúltimo segmento sexualmente maduro e o último segmento grávido. Os poros genitais se alternam irregularmente. A proglote grávida normalmente se desintegra no trato alimentar e apenas os ovos são expelidos nas fezes.

Cistos hidáticos são grandes vesículas preenchidas com líquido; medem 5 a 10 cm de diâmetro e têm uma espessa cutícula concentricamente laminada e uma camada germinativa interna. A camada germinativa origina muitas vesículas pequenas ou cápsulas "chocas", cada uma com até 40 escóleces, com partes do pescoço invaginadas e aderidas à parede por meio de pedúnculo. As cápsulas "chocas" podem se desprender da parede da vesícula e flutuar livremente no líquido vesicular, formando "areia hidática".

Ciclo evolutivo. O período pré-patente no hospedeiro final é de, aproximadamente, 40 a 50 dias, após o qual apenas um segmento grávido é excretado por semana. As oncosferas são capazes de prolongar a vida fora do hospedeiro, permanecendo viáveis no solo ao redor de 2 anos. Após a ingestão pelo hospedeiro intermediário, as oncosferas penetram na parede intestinal e se deslocam, pelo sangue, até ao fígado ou aos linfonodos dos pulmões. Estes são os dois locais mais comuns de desenvolvimento larvário; entretanto, ocasionalmente as oncosferas alcançam a circulação sistêmica geral e se desenvolvem em outros órgãos e tecidos. O crescimento da hidátide é lento, atingindo maturidade em 6 a 12 meses. No fígado e nos pulmões, o cisto pode ter diâmetro de até 20 cm, mas nos locais mais raros, como a cavidade abdominal, onde é possível crescimento irrestrito, o cisto pode ser muito grande e conter vários litros de líquido. A cápsula do cisto consiste em uma membrana externa e um epitélio germinativo interno, a partir do qual, quando o crescimento do cisto está quase completo, as cápsulas "chocas" contendo, cada uma, vários escóleces, se desprendem. Muitas destas cápsulas se desprendem e permanecem livres no líquido hidático; coletivamente, estas e os escóleces frequentemente são denominados "areia

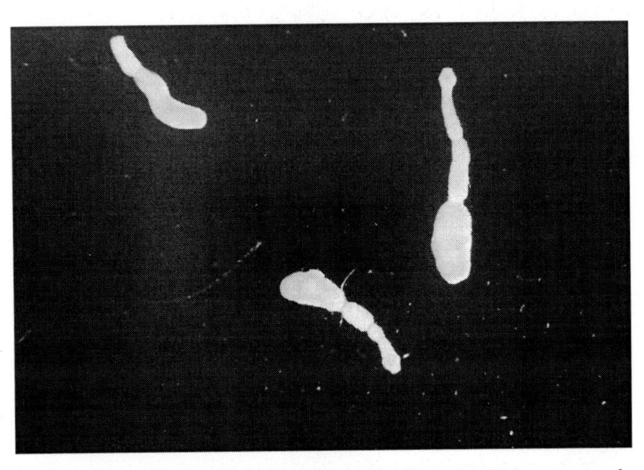

Figura 1.94 *Echinococcus granulosus* mostrando os escóleces e a grande proglote posterior grávida. (Esta figura encontra-se reproduzida em cores no Encarte.)

hidática". Às vezes, formam-se cistos-filhos completos no interior do cisto-mãe ou externamente; no último caso, eles podem ser transportados para outras partes do corpo e originar novas hidátides.

Echinococcus multilocularis

Descrição. *Echinococcus multilocularis* é uma tênia muito pequena (2 a 4 mm) e, normalmente, é semelhante a *E. granulosus*, mas, em geral, com 3 a 5 segmentos, sendo que o terminal mede menos da metade do comprimento total do verme (Figura 1.95). O escólex contém 4 ventosas e possui uma fileira dupla de ganchos grandes e pequenos (cerca de 14 a 34). O terceiro segmento da tênia adulta é sexualmente maduro e os poros genitais ficam na frente de cada segmento médio. O útero se assemelha a saco, porém sem saculações laterais na proglote terminal. Os segmentos grávidos possuem ao redor de 200 a 300 ovos esféricos. O diâmetro dos ovos excretados é, cerca de, 30 a 40 μm. A estrutura do metacestodo consiste em matriz gelatinosa germinativa, formando uma estrutura cística com cápsula "choca" interna e protoescóleces que formam massas proliferativas racemosas de metacestodos no interior do fígado infectado dos hospedeiros intermediários.

Ciclo evolutivo. *Echinococcus multilocularis* é mantido, tipicamente, em um ciclo selvático (vida selvagem), embora em algumas comunidades rurais ocorra um ciclo sinantrópico, com o cão doméstico atuando como hospedeiro definitivo. O hospedeiro intermediário é infectado após a ingestão de oncosfera e subsequente transferência, pelo sistema circulatório, ao fígado, onde se desenvolve em cisto multilocular ou alveolar (estágio metacestodo). O ciclo se completa quando o hospedeiro definitivo ingere um hospedeiro intermediário infectado; a tênia madura se desenvolve em cerca de 5 semanas. As tênias adultas apresentam vida relativamente curta, de cerca de 6 meses.

Echinococcus vogeli

Descrição. *Echinococcus vogeli* é uma tênia muito pequena (4 a 6 mm) e, em geral, possui 3 segmentos, sendo o segmento grávido terminal muito longo, em comparação ao resto da tênia. O útero é semelhante a um saco, com formato longo e tubular. O metacestodo apresenta estrutura policística.

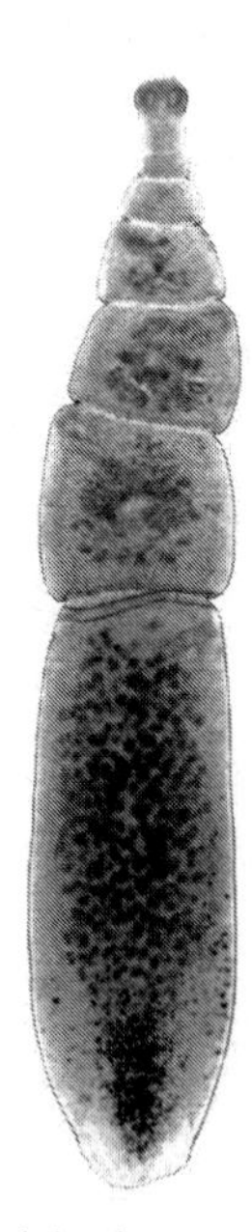

Figura 1.95 *Echinococcus multilocularis*. (Esta figura encontra-se reproduzida em cores no Encarte.)

Echinococcus oligarthus

Descrição. *Echinococcus oligarthus* é uma tênia extremamente pequena (2,5 a 3,0 mm) e, em geral, apresenta três segmentos.

FAMÍLIA ANOPLOCEPHALIDAE

São tênias essencialmente de equinos (*Anoplocephala, Paranoplecephala*) e ruminantes (*Moniezia, Stilesia, Thyanosoma, Thysaniezia* e *Avitellina*). As espécies de *Cittotaenia* são encontradas em lagomorfos. O escólex não apresenta rostelo, nem ganchos; os segmentos grávidos são mais largos do que longos. O estágio intermediário é um cisticercoide presente em ácaros de forragem, da família Oribatidae.

Ciclo evolutivo. Os segmentos maduros são excretados nas fezes e se desintegram, liberando os ovos. Estes ovos são ingeridos por ácaros de forragem, nos quais se desenvolvem até o estágio de cisticercoide, em 2 a 4 meses. As tênias adultas são encontradas no intestino de equídeos, 1 a 2 meses após a ingestão de ácaros infectados, na forragem.

Anoplocephala

Espécies de *Anoplocephala*

Espécies	Hospedeiros	Locais	Hospedeiro intermediário
Anoplocephala perfoliata	Equinos, asininos, outros equídeos	Íleo terminal, raramente ceco	Ácaro de forragem (Oribatidae)
Anoplocephala magna	Equinos, asininos, outros equídeos	Intestino delgado	Ácaro de forragem (Oribatidae)

Anoplocephala perfoliata

Descrição. As tênias adultas medem 4 a 8 cm de comprimento e 1,2 cm de largura. Possuem um pequeno escólex arredondado, 2 a 3 mm de diâmetro, com um par de "abas" logo atrás das 4 ventosas; no entanto, não apresentam rostelo, nem ganchos. Possuem colo muito curto e o estróbilo se alarga rapidamente; as proglotes são muito mais largas do que longas e contêm apenas um único conjunto de órgãos reprodutores. O útero grávido, grande, é lobulado e com formato semelhante a saco.

Anoplocephala magna

Descrição. *Anoplocephala magna* é morfologicamente semelhante a *A. perfoliata*, porém muito mais longa, com até 80 cm de comprimento e 2,5 cm de largura; é semelhante a uma fita larga. O escólex é largo, com 4 a 6 mm de largura, e apresenta aberturas de ventosas em sentido anterior e não contém abas. O colo é curto e segmentado. Os órgãos genitais são únicos e os poros são unilaterais.

Paranoplocephala

Espécies de *Paranoplocephala*

Espécies	Hospedeiros	Locais	Hospedeiro intermediário
Paranoplocephala mamillana (sin. *Anoplocephaloides mamillana*)	Equinos, asininos	Intestino delgado	Ácaro de forragem (Oribatidae)
Paranoplocephala cunniculi	Coelhos	Intestino delgado	Ácaro de forragem (Oribatidae)

Paranoplocephala mamillana

Sinônimo. *Anoplocephaloides mamillana.*

Descrição. *Paranoplocephala mamillana* tem apenas 10 a 50 mm de comprimento e 4 a 6 mm de largura; com frequência, é denominado "tênia anã" de equinos. Não há abas no estreito escólex e as ventosas se assemelham a fendas e situam-se nas regiões ventral e dorsal. O escólex é largo e não contém rostelo, tampouco ganchos. Os segmentos grávidos são mais largos do que longos.

Ciclo evolutivo. Proglotes maduras ou ovos são excretados nas fezes, e nas pastagens, onde as oncosferas são ingeridas por ácaros de forragem. As oncosferas são infectantes aos ácaros apenas por cerca de 3 meses. Os embriões migram na cavidade corporal do ácaro, onde se desenvolvem em cistercoides dentro de 1 a 4 meses; a infecção do hospedeiro final acontece após a ingestão de ácaros infectados, durante o pastejo. O período pré-patente é de, aproximadamente, 6 semanas, mas os vermes adultos parecem ter vida curta; as infecções patentes persistem por apenas 3 meses.

Moniezia

Espécies de *Moniezia*

Espécies	Hospedeiros	Locais	Hospedeiro intermediário
Moniezia expansa	Ovinos, caprinos	Intestino delgado	Ácaro de forragem (Oribatidae)
Moniezia benedeni	Bovinos, búfalos	Intestino delgado	Ácaro de forragem (Oribatidae)

Moniezia expansa

Descrição. São tênias longas, com até 600 cm de comprimento, ou mais, possuem escólex sem ganchos e apresentam 4 ventosas proeminentes (Figura 1.96). Os segmentos são mais largos do que longos (até 1,5 cm de largura) e contêm 2 conjuntos de órgãos genitais macroscopicamente visíveis ao longo da borda lateral de cada segmento (Tabela 1.10 e Figura 1.97). Possuem uma fileira de glândulas interproglotes que se estende por toda a largura da borda posterior de cada segmento, a qual pode ser utilizada na diferenciação das espécies.

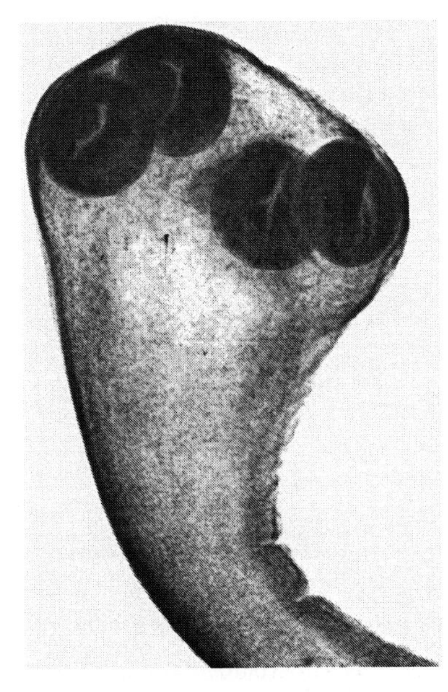

Figura 1.96 Escólex de *Moniezia expansa* com quatro ventosas proeminentes.

Tabela 1.10 Tênias de ruminantes.

Tênia	Descrição
Moniezia	Tênias longas, com até 600 cm de comprimento. Os segmentos são mais largos do que longos e apresentam 2 conjuntos de órgãos genitais
M. expansa	Fileira de glândulas interproglotes em toda a largura da borda posterior
M. benedeni	Glândulas interproglotes restritas a uma curta fileira, próximo do meio da borda posterior
Thysanosoma actinoides	Tênias curtas, de até 30 cm de comprimento. Os segmentos são curtos e franjados na parte posterior; contêm 2 conjuntos de órgãos genitais
Thysaniezia ovilla	Tênias longas, com até 200 cm de comprimento. Segmentos mais largos do que longos, com único poro genital que se alterna irregularmente
Stilesia globipunctata	Tênias finas e curtas, com até 60 cm de comprimento. Poro genital único que se alterna irregularmente. Notam-se 2 conjuntos distintos de testículos
Avitellina centripunctata	Tênias finas e longas, com até 300 cm de comprimento. Segmentos mais largos do que longos e indistintos, exceto em alguns últimos. Poro genital único que se alterna irregularmente

Fonte: ilustrações reproduzidas de Ramson (1911) e Soulsby (1971). Reproduzido, com autorização, de Lord Soulsby of Swaffham Prior.

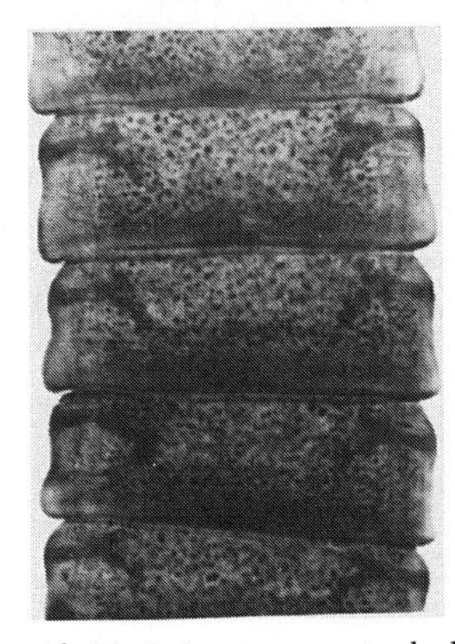

Figura 1.97 Proglotes de *Moniezia expansa* contendo dois conjuntos de órgãos genitais.

Moniezia benedeni

Descrição. Macroscopicamente semelhante a *M. expansa*. Os segmentos são mais largos do que longos (até 2,5 cm de largura). Em *M. benedeni*, as glândulas interproglotes se limitam a uma curta fileira, próximo à metade da borda posterior do segmento (Tabela 1.10).

Thysanosoma

Espécie de *Thysanosoma*

Espécie	Hospedeiros	Locais	Hospedeiros intermediários
Thysanosoma actinoides	Ovinos, bovinos, veados	Intestino delgado, ductos biliares e pancreáticos	Ácaro de forragem (*Galuma, Scheloribates*) e psocídeos (piolho de casca de árvore, piolho de poeira)

Thysanosoma actinoides

Descrição. As tênias 'franjadas' adultas medem 15 a 30 cm de comprimento e 8 mm de largura. O escólex tem até 1,5 mm de largura; os segmentos são curtos e posteriormente franjados. Na parte distal das tênias as "franjas" são tão longas quanto as proglotes (Tabela 1.10 e Figura 1.98). Cada proglote contém dois conjuntos de órgãos genitais, com testículos em posição mediana. Há vários órgãos paruterinos em cada proglote.

Ciclo evolutivo. Segmentos maduros são excretados nas fezes do hospedeiro infectado, na pastagem, onde os ácaros de forragem ingerem oncosferas. Os cistecircoides se desenvolvem em um hospedeiro intermediário oribatídeo e a infecção do hospedeiro final ocorre após a ingestão de ácaros infectados, durante o pastejo.

Thysaniezia

Espécie de *Thysaniezia*

Espécie	Hospedeiros	Locais	Hospedeiros intermediários
Thysaniezia ovilla (sin. *Thysaniezia giardia, Helictometra giardi*)	Bovinos, ovinos, caprinos, camelos e ruminantes selvagens, ocasionalmente suínos	Intestino delgado	Ácaro de forragem (*Galuma, Scheloribates*) e psocídeos (piolho de casca de árvore, piolho de poeira)

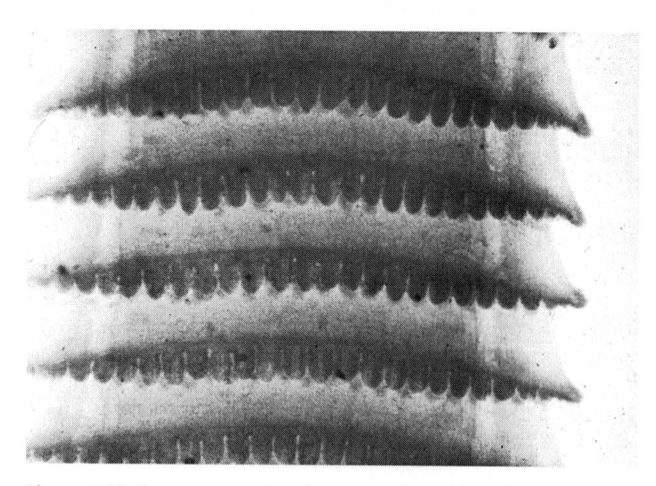

Figura 1.98 *Thisanosoma actinoides* mostrando proglotes "franjadas". (Esta figura encontra-se reproduzida em cores no Encarte.)

Thysaniezia ovilla

Sinônimos. *Thysaniezia Giardia, Helictometra giardi*.

Descrição. Os vermes adultos atingem 200 cm de comprimento e largura de até 12 mm. O escólex é pequeno, medindo até 1 mm de diâmetro, e as ventosas têm aparência semelhante a fendas. Os segmentos são curtos, com protuberância externa, propiciando à borda do verme uma aparência irregular; contém um único conjunto de órgãos genitais, raramente dois, com poros genitais se alternando irregularmente. Os segmentos maduros apresentam útero ondulante (Tabela 1.10).

Stilesia

Espécies de *Stilesia*

Espécies	Hospedeiros	Locais	Hospedeiros intermediários
Stilesia globipunctata	Ovinos, caprinos, bovinos e outros ruminantes	Intestino delgado	Ácaros de forragem, piolhos psocídeos
Stilesia hepatica	Ovinos, caprinos, bovinos e ruminantes selvagens	Fígado, ductos biliares	Ácaro de forragem?
Stilesia vittata	Camelos	Intestino delgado	Ácaro de forragem?

Stilesia globipunctata

Descrição. Os vermes adultos medem 45 a 60 cm de comprimento e 3 a 4 mm de largura. O escólex, estreito, apresenta quatro ventosas grandes, porém nenhum gancho. O estróbilo é mais largo do que longo. Há um único conjunto de órgãos genitais e os poros genitais se alternam irregularmente (Tabela 1.10). Há dois conjuntos distintos de testículos em cada segmento, um de cada lado, mas nenhum testículo na linha média.

Stilesia hepatica

Descrição. A tênia adulta mede 20 a 50 cm de comprimento e 2 a 3 mm de largura. O colo é estreito e escólex é largo, com ventosas proeminentes. Os órgãos genitais são individuais e os poros de abertura se alternam de modo irregular. Há 10 a 12 testículos em cada lado, dorsal ao canal ventral. As proglotes são curtas.

Ciclo evolutivo. O ciclo evolutivo é desconhecido; provavelmente envolve ácaros oribatídeos.

Stilesia vittata

Descrição. Os vermes adultos medem 18 a 23 cm de comprimento. As proglotes maduras contém cinco a sete testículos situados lateralmente ao canal ventral.

Avitellina

Espécies deste gênero são encontradas no intestino delgado de ruminantes, em partes da África, Europa e Índia.

Ciclo evolutivo. O ciclo evolutivo é semelhante àquele de *Moniezia*.

Espécies de *Avitellina*

Espécies	Hospedeiros	Local	Hospedeiros intermediários
Avitellina centripunctata (sin. *Avitellina woodlandi*)	Ovinos, caprinos, camelos e outros ruminantes	Intestino delgado	Ácaros de forragem ou piolhos psocídeos
Avitellina goughi	Ovinos	Intestino delgado	Ácaros de forragem ou piolhos psocídeos
Avitellina chalmersi	Ovinos	Intestino delgado	Ácaros de forragem ou piolhos psocídeos
Avitellina tatia	Caprinos	Intestino delgado	Ácaros de forragem ou piolhos psocídeos

Avitellina centripunctata

Sinônimo. *Avitellina woodlandi.*

Descrição. Na inspeção macroscópica, esta tênia se assemelha a *Moniezia*, exceto que a segmentação é muito fracamente marcada e parece algo como uma fita. Pode atingir 3 m de comprimento e cerca de 3 a 4 mm de largura; a extremidade posterior tem uma aparência quase que cilíndrica. As proglotes são curtas, com segmentação indistinta, e a genitália individual se apresenta com poros que se alternam irregularmente (Tabela 1.10).

Cittotaenia

Parasitas deste gênero são encontrados em coelhos e lebres.

Ciclo evolutivo. Proglotes maduras ou ovos são excretados nas fezes, e na pastagem, onde as oncosferas são ingeridas por ácaros de forragem. Os embriões migram na cavidade corporal do ácaro, onde se desenvolvem em cisticercoides. A infecção do hospedeiro final se instala após a ingestão de ácaros infectantes, durante o pastejo.

Espécies de *Cittotaenia*

Espécies	Hospedeiros	Local	Hospedeiro intermediário
Cittotaenia ctenoides	Coelhos	Intestino delgado	Ácaro de forragem
Cittotaenia denticulata	Coelhos	Intestino delgado	Ácaro de forragem
Cittotaenia pectinata	Coelhos, lebres	Intestino delgado	Ácaro de forragem

Cittotaenia ctenoides

Descrição. As tênias maduras medem até 80 cm de comprimento e 1 cm de largura. O escólex tem cerca de 0,5 mm de largura e possui colo curto. As proglotes são muito mais largas do que longas e cada uma abriga dois conjuntos de órgãos genitais contendo 60 a 80 testículos, atrás do ovário, de cada lado.

Cittotaenia denticulata

Descrição. Difere de *C. ctenoides* por ter um escólex mais largo (0,8 mm) e não apresentar colo.

Cittotaenia pectinata

Descrição. Muito semelhante a *C. ctenoides*, porém com escólex menor (0,25 mm), mas, também, apresenta colo curto.

FAMÍLIA DILEPIDIDAE

São tênias de tamanho pequeno a médio, de cães, gatos (*Dipylidium*) e aves (*Amoebotaenia, Choanotaenia*). Em geral, o escólex tem um rostelo contendo muitas fileiras de ganchos. As ventosas também podem possuir finos ganchos. O útero grávido é preservado como um saco transversal. O estágio intermediário é um cisticercoide.

Dipylidium

É o gênero de tênia mais comum em cães e gatos domésticos. *Dipylidium* é uma tênia muito mais curta do que *Taenia*, sendo o comprimento máximo de, aproximadamente, 50 cm.

Ciclo evolutivo. Os segmentos recentemente eliminados são ativos e podem se arrastar pela região da cauda do animal. As oncosferas estão contidas em agregados ou cápsulas de ovos, cada uma com, aproximadamente, 20 ovos; estes são expelidos pelo segmento ativo ou liberados por sua desintegração.

Após a ingestão pelo hospedeiro intermediário, as oncosferas passam para a cavidade abdominal, onde se desenvolvem em cisticercoides. Todos os estágios de piolhos mordedores podem ingerir oncosferas, mas as pulgas adultas, com suas partes bucais adaptadas para perfurar, não; assim, a infecção somente é adquirida durante o estágio larvário, o qual tem estruturas bucais para mastigar. O desenvolvimento no piolho, que é permanentemente parasitário e, portanto, requer um hábitat quente, demora cerca de 30 dias; contudo, na larva da pulga e no crescimento do adulto no casulo, ambos no solo, pode se estender por vários meses. O hospedeiro final é infectado após a ingestão de pulga ou de piolho contendo o cisticercoide, geralmente quando se lambem. O desenvolvimento da patência, quando os primeiros segmentos grávidos são excretados, demora 3 semanas.

Espécie de *Dipylidium*

Espécie	Hospedeiros	Local	Hospedeiros intermediários
Dipylidium caninum	Cães, raposas e gatos; raramente humanos	Intestino delgado	Pulgas (*Ctenocephalides* spp., *Pulex irritans*) e piolhos (*Trichodectes canis*)

Dipylidium caninum

Descrição. Esta tênia de tamanho médio pode ter até 50 cm de comprimento. O escólex, pequeno, apresenta quatro ventosas e um rostelo protrusível que contém três ou quatro fileiras de pequenos ganchos em formato de espinhos de rosa (Figura 1.99). As proglotes maduras grávidas são facilmente identificadas; são ovais/alongadas como um grande grão de arroz e apresentam dois conjuntos de órgãos genitais, com uma abertura de poro em cada borda (Figura 1.100). Cada cápsula contém 5 a 30 ovos (ver Figura 12.8).

Amoebotaenia

São tênias pequenas encontradas no duodeno de galinhas; as minhocas são os hospedeiros intermediários.

Ciclo evolutivo. Veja *Raillietina cesticillus.* O período pré-patente é de, aproximadamente, 4 a 5 semanas.

Espécie de *Amoebotaenia*

Espécie	Hospedeiro	Local	Hospedeiro intermediário
Amoebotaenia sphenoides (sin. *Amoebotaenia cuneata*)	Galinhas	Intestino delgado	Minhocas

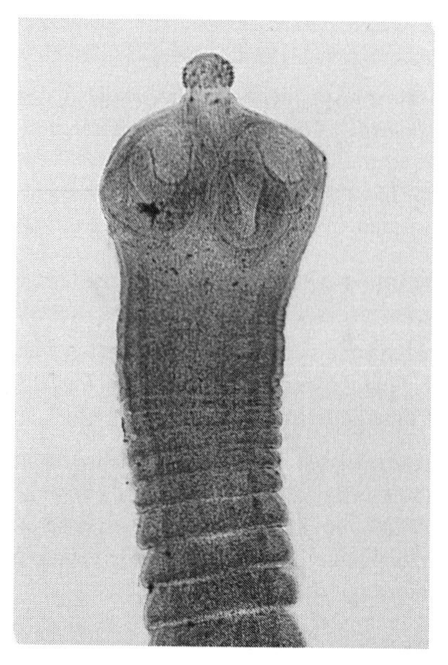

Figura 1.99 Escólex de *Dipylidium caninum* com quatro ventosas e rostelo protrusível. (Esta figura encontra-se reproduzida em cores no Encarte.)

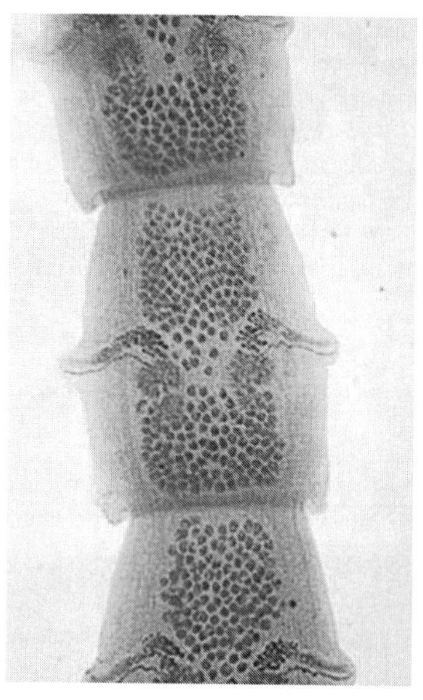

Figura 1.100 Proglotes de *Dipylidium caninum* com dois conjuntos de órgãos genitais. (Esta figura encontra-se reproduzida em cores no Encarte.)

Amoebotaenia sphenoides

Sinônimo. *Amoebotaenia cuneata.*

Descrição. Tênia muito pequena, com cerca de até 4,0 mm de comprimento e 1 mm de largura, com até 20 proglotes, mais largas do que longas. Estas proglotes têm formato quase que triangular, embora os últimos poucos segmentos apresentem menor tamanho. Sua aparência geral é um pouco similar à da fascíola. O rostelo possui uma única fileira circular de 12 a 14 ganchos. No órgão reprodutor individual, os poros genitais se alternam regularmente.

Choanotaenia

São grandes tênias, robustas, com até 20 cm de comprimento, encontradas em galinhas, perus e outras galináceas.

Espécie de *Choanotaenia*

Espécie	Hospedeiros	Local	Hospedeiros intermediários
Choanotaenia infundibulum	Galinhas, perus, aves de caça	Intestino delgado	Mosca-doméstica (*Musca domestica*), besouros (*Aphodius, Calathus, Geotrupes, Tribolium*) e gafanhotos

Choanotaenia infundibulum

Tênias relativamente grandes, com até 20 cm de comprimento e 1,5 a 3 mm de largura. Os segmentos são mais largos posteriormente, conferindo à borda da tênia uma aparência "serrilhada". O escólex é triangular, direcionado anteriormente, com rostelo distinto circundado por 18 ganchos delgados. Há um único conjunto de órgãos reprodutores em cada uma das proglotes e os poros genitais se alternam regularmente.

Joyeuxiella e Diplopylidium

Estes dois gêneros contêm algumas espécies de limitada importância veterinária. Nestas tênias as aberturas genitais situam-se na parte anterior, no meio da proglote. Cada cápsula contém apenas um ovo.

Joyeuxiella pasquale foi encontrada em gatos e cães, na África, no Oriente Médio e na Austrália. É muito semelhante a *Dipylidium*. Necessita dois hospedeiros intermediários: o primeiro, vários besouros, e o segundo, um réptil ou pequenos mamíferos.

Diplopylidium nolleri e ***D. trinchesi*** são encontrados em gatos e cães, no Oriente Médio. Dois hospedeiros intermediários estão envolvidos: o primeiro, vários besouros, e o segundo, réptil ou pequeno mamífero.

FAMÍLIA PARUTERINIDAE

Membros desta família, parasitas de aves, estão estreitamente relacionados aos vermes Dilepididae, mas possuem um órgão parauterino.

Metroliasthes

Espécie de *Metroliasthes*

Espécie	Hospedeiros	Local	Hospedeiros intermediários
Metroliasthes lucida (sin. *Hexaparuterins lucida*)	Perus, galinhas	Intestino delgado	Gafanhotos (*Chortippus, Paroxya, Melanopus*)

Metroliasthes lucida

Sinônimo. *Hexaparuterins lucida.*

Descrição. A tênia mede cerca de 20 cm de comprimento e 1,5 a 2,0 mm de largura. O escólex não tem rostelo ou ganchos e as ventosas são destituídas de espinhos. Os poros genitais individuais se alternam irregularmente e podem ser proeminentes. Cada proglote grávida possui um único órgão paruterino contendo um ovo.

FAMÍLIA DAVAINEIDAE

São parasitas, principalmente, de aves (*Davainea, Raillietina, Cotugnia, Houttuynia*). Em geral, estas tênias apresentam fileiras de ganchos em ambos, no rostelo e nas ventosas. Nesta família, as cápsulas de ovos substituem o útero. O estágio intermediário é um cisticercoide.

Davainea

O gênero contém *Davainea proglottina*, o cestódio mais patogênico de aves domésticas.

Ciclo evolutivo. As proglotes grávidas são excretadas nas fezes e os ovos são ingeridos por vários moluscos gastrópodes, nos quais se desenvolvem em estágio cisticercoide, após cerca de 3 semanas. Após a ingestão do molusco pelo hospedeiro final, os cisticerdoides se transformam em tênias adultas depois de cerca de 2 semanas.

Espécie de *Davainea*

Espécie	Hospedeiros	Local	Hospedeiros intermediários
Davainea proglottina	Galinhas, perus, pombos e outras galináceas	Intestino delgado	Lesmas (*Agriolimax, Arion, Cepaea* e *Limax*) e lesmas terrestres

Davainea proglottina

Descrição. *Davaiena proglottina* é um cestódio extremamente pequeno, com até 1 a 4 mm de comprimento; em geral, possui apenas quatro a nove segmentos. O rostelo tem 80 a 94 ganchos, organizados em fileira dupla, e as ventosas apresentam algumas fileiras de pequenos ganchos. Cada segmento contém um único conjunto de órgãos reprodutores. Os poros genitais se alternam regularmente. Os ovos se localizam indivualmente em cápsulas, no segmento grávido.

Raillietina

Espécies deste gênero são encontradas no intestino delgado de galinhas e perus e de outras aves com o estágio intermediário cisticercoide; dependendo da espécie, em formigas ou besouros.

Ciclo evolutivo. As proglotes grávidas são excretadas nas fezes e os ovos são ingeridos por vários hospedeiros intermediários. O ovo eclode e libera o embrião no intestino; em seguida, se transforma em cisticercoide na cavidade corporal. Após a ingestão pelo hospedeiro final, o cisticercoide ativado adere à mucosa da parte anterior ou média do intestino delgado. O período pré-patente é de, aproximadamente, 2 a 3 semanas.

Espécies de *Raillietina*

Espécies	Hospedeiros	Local	Hospedeiro intermediário
Raillietina cesticillus (sin. *Skrjabinia cesticillus*)	Galinhas, perus, galinhas-d'angola	Intestino delgado	Vários gêneros de besouros, baratas, *Musca domestica*
Raillietina echinobothrida	Galinhas, perus	Intestino delgado	Formigas do gênero *Pheidole* e *Tetramorium*
Raillietina tetragona	Galinhas, galinhas-d'angola, pavões-da-ásia e pombos	Intestino delgado	Mosca-doméstica (*Musca domestica*) e formigas dos gêneros *Pheidole, Tetramorium* e *Ontophagus*
Raillietina georgiensis	Perus	Intestino delgado	Formigas dos gêneros *Pheidole* e *Tetramorium*

Raillietina cesticillus

Descrição. É uma pequena tênia que pode atingir cerca de 10 a 14 cm de comprimento, mas frequentemente é muito mais curta, cerca de 4 a 5 cm de comprimento. O escólex, largo, é grande e o rostelo é amplo. As ventosas, sem ganchos, não são proeminentes e o rostelo contém várias centenas de pequenos ganchos em formato de martelo, distribuídos em fileira dupla. As proglotes grávidas possuem muitas cápsulas de ovos de parede fina, cada uma contendo um único ovo.

Raillietina echinobothrida

Descrição. Tênias desta espécie podem ter até 20 a 25 cm de comprimento, com formato semelhante a *R. tetragona*. As ventosas são circulares e providas de várias fileiras de pequenos ganchos e o rostelo é robusto, contendo duas fileiras de, aproximadamente, 200 ganchos (estas características possibilitam sua diferenciação de *R. tetragona*). Não há colo posterior ao escólex. A proglote grávida apresenta muitas cápsulas de ovos com paredes fibrosas, cada uma contendo vários ovos (aproximadamente, 6 a 12).

Raillietina tetragona

Descrição. Com frequência, é a maior tênia de aves; atinge ao redor de 20 a 25 cm de comprimento. O escólex é menor do que aquele de *R. echinobothrida* e o "colo" é muito proeminente. As ventosas ovais são ligeiramente revestidas com várias fileiras de finos e pequenos ganchos e o rostelo possui uma, ou às vezes duas, fileira com, aproximadamente, 100 ganchos. As proglotes grávidas contêm muitas cápsulas de ovos de parede fibrosa, cada uma contendo vários ovos (cerca de 8 a 14).

Raillietina georgiensis

Descrição. O comprimento desta tênia é de cerca de 15 a 35 cm. O rostelo é recoberto com cerca de 100 ganchos.

Cotugnia

Espécies de *Cotugnia*

Espécies	Hospedeiros	Local	Hospedeiros intermediários
Cotugnia digonopora	Galinhas	Intestino delgado	Formigas, besouros?
Cotugnia fastigata	Patos, gansos	Intestino delgado	Desconhecido
Cotugnia cuneata	Pombos	Intestino delgado	Desconhecido

Cotugnia digonopora

Descrição. Esta tênia possui até 10 cm de comprimento. A cabeça é grande, com pequeno rostelo retrátil rudimentar que apresenta duas fileiras de pequenos ganchos. As ventosas são largas e sem ganchos e as proglotes são mais largas do que longas. Os segmentos possuem um conjunto duplo de orgãos genitais.

Ciclo evolutivo. O ciclo evolutivo é desconhecido, mas acredita-se que envolva formigas e besouros.

Houttuynia

Espécie de *Houttuynia*

Espécie	Hospedeiros	Local	Hospedeiro intermediário
Houttuynia struthionis	Avestruzes, emas	Intestino delgado	Desconhecido

Houttuynia struthionis

Descrição. São tênias brancas, segmentadas, achatadas, largas e grandes (60 a 120 cm de comprimento e 9 mm de largura). O escólex tem 1 a 2 mm de largura e possui uma fileira dupla com cerca de 160 ganchos, grandes e pequenos. Os ovos são contidos em cápsulas parenquimatosas, na proglote grávida. Há cerca de 15 a 25 ovos em cada cápsula. Os poros genitais são unilaterais.

Ciclo evolutivo. O ciclo evolutivo é desconhecido.

FAMÍLIA HYMENOLEPIDIDAE

Estes parasitas, pequenos a médios, têm mínima importância em medicina veterinária. Os membros desta família, que apresentam estróbilo delgado tipicamente com rostelo cônico, infectam aves, humanos e roedores (*Hyenolepis*, *Rodentolepis*, *Fimbriaria*). O estágio intermediário é um cisticercoide, presente em um hospedeiro artrópodo.

Hymenolepis

Este gênero contempla grande quantidade de espécies, encontradas principalmente em aves domésticas e selvagens. Em geral, as tênias são estreitas e com aparência filamentar, com três testículos em cada segmento.

Espécies de *Hymenolepis*

Espécies	Hospedeiros	Local	Hospedeiros intermediários
Hymenolepis cantaniana (sin. *Stephylepis cantaniana*)	Galinhas, perus, faisões, cordonizes e outras aves	Intestino delgado	Besouros (Scarabeidae)
Hymenolepis carioca (sin. *Echinolepis carioca*)	Galinhas, perus e outras aves	Intestino delgado	Besouro-do-esterco e besouro de farinha; ocasionalmente, *Stomoxys* spp.
Hymenolepis lanceolata (sin. *Drepanidotaenia lanceolatum*)	Patos, gansos	Intestino delgado	Crustáceos de água doce (copépodos)

Hymenolepis cantaniana

Sinônimo. *Stephylepis cantaniana.*

Descrição. Tênia delgada, que atinge até 2 cm de comprimento. O rostelo é rudimentar e as ventosas não apresentam ganchos.

Hymenolepis carioca

Sinônimo. *Echinolepis carioca.*

Descrição. É uma tênia delgada filamentar que atinge até 8 cm de comprimento. O escólex não possui ganchos. Apresentam 500 a 1.100 proglotes, mais largas do que longas.

Hymenolepis lanceolata

Sinônimo. *Drepanidotaenia lanceolatum.*

Descrição. Tênia delgada com até 15 a 20 cm de comprimento. As proglotes são muito mais largas do que longas.

Fimbriaria

Espécie de *Fimbriaria*

Espécie	Hospedeiros	Local	Hospedeiro intermediário
Fimbriaria fasciolaris	Galinhas, patos, gansos e aves anseriformes selvagens	Intestino delgado	Copépodos (*Cyclops* spp. e *Diaptomus* spp.)

Fimbriaria fasciolaris

Descrição. Não é um cestódio comum. O comprimento da tênia adulta varia de 2,5 cm a cerca de 40 cm. O escólex é pequeno, com 10 ganchos, mas a parte anterior do corpo possui um "pseudoescólex" (uma expansão corporal dobrada) para fixação ao hospedeiro. A presença desta expansão auxilia no diagnóstico. O útero é um tubo contínuo que se separa em pequenos túbulos na parte posterior do verme. Estes túbulos contêm ovos que preservam a casca externa, em formato de fuso, e embrióforos ovais. Os poros genitais são unilaterais, com três testículos em cada conjunto de órgãos genitais.

Rodentolepis

Parasitas de ratos (antigamente denominados *Hymenolepis*); incluem a tênia anã (*Rodentolepis nana*) e a tênia de ratos (*Rodentolepis diminuta*), as quais podem infectar humanos.

Espécies de *Rodentolepis*

Espécies	Hospedeiros	Local	Hospedeiros intermediários
Rodentolepis nana (sin. *Hymenolepis nana*, *Hymenolepis fraterna*, *Vampirolepis nana*)	Ratos, camundongos, humanos	Intestino delgado	Besouros de farinha (*Tenebrio*) ou pulgas
Rodentolepis diminuta (sin. *Hymenolepis diminuta*)	Ratos, camundongos, humanos	Intestino delgado	Traças, baratas, pulgas, besouros, diplópodos

Rodentolepis nana

Sinônimos. *Hymenolepis nana*, *Hymenolepis fraterna*, *Vampirolepis nana.*

Descrição. A tênia é pequena, com 2,5 a 4 cm de comprimento; apresenta estróbilo tipicamente delgado, com cerca de 200 segmentos. O escólex apresenta quatro ventosas e contém rostelo retrátil com uma fileira de 20 a 30 ganchos. A genitália é única e os segmentos são mais largos do que longos.

Ciclo evolutivo. O ciclo evolutivo pode ser direto, com os cisticercoides se desenvolvendo nas vilosidades do intestino delgado do hospedeiro final e, em seguida, emergindo para se transformar em tênia adulta no lúmen intestinal. Os besouros de farinha ou as pulgas podem atuar como hospedeiros intermediários.

Rodentolepis diminuta

Sinônimo. *Hymenolepis diminuta.*

Descrição. Pequena tênia, com cerca de 20 a 60 mm de comprimento. O rostelo não possui ganchos.

FAMÍLIA MESOCESTOIDIDAE

Também tem mínima importância em medicina veterinária; estes cestódios de animais carnívoros e aves apresentam 2 estágios de metacestodo. O primeiro é um cisticercoide em um inseto ou ácaro e o segundo uma forma larvária de corpo sólido, um tetratirídio, em um vertebrado. Gêneros incluem *Mesocestoides*, encontrado em cães, gatos e mamíferos selvagens, e *Dithyridium*, em galinhas, perus e aves selvagens.

Mesocestoides

As tênias adultas são encontradas no intestino delgado de cães, gatos e carnívoros selvagens. O segundo estágio intermediário (tetratirídio) é verificado na cavidade peritoneal ou nos tecidos subcutâneos de uma ampla variedade de hospedeiros vertebrados (*Dithyridium*, *Tetrahyridium*).

Ciclo evolutivo. O ciclo evolutivo requer dois hospedeiros intermediários. Um cisticercoide é produzido no primeiro hospedeiro intermediário que, ao ser ingerido pelo segundo hospedeiro intermediário, origina um tetratirídio; este pode permanecer encapsulado por algum tempo. O tetratirídio se localiza na cavidade peritoneal de répteis e mamíferos e nos pulmões de aves. Cães e gatos iniciam a excreção fecal dos segmentos da tênia tão precocemente quanto 3 semanas após a infecção.

Espécie de *Mesocestoides*

Espécie	Hospedeiros	Locais	Hospedeiro intermediário
Mesocestoides lineatus	Cães, gatos, raposas, martas e carnívoros selvagens; ocasionalmente humanos	Intestino delgado	Ácaros oribatídeos (cisticercoide) Besouros coprofágicos Aves, anfíbios, répteis, mamíferos (tetratirídio)

Mesocestoides lineatus

Sinônimos. *Dithyridium variable*, *Tetrathyridium bailetti*, *Tetrathyridium elongatum*.

Descrição. A tênia adulta mede 30 a 250 cm de comprimento e até 3 mm de largura. O escólex é grande, sem ganchos e sem rostelo; as quatro ventosas são alongadas e ovais. O estróbilo é fino e estreito, com até 1,5 cm de comprimento. Os segmentos maduros são mais longos do que largos e cada um contém um único conjunto de órgão reprodutores central e a abertura do poro genital central é verificada na superfície dorsal (Figura 1.101). O ovário e as glândulas vitelinas são bilobados e há vários testículos. Nos segmentos grávidos, a oncosfera avança do útero para um órgão paruterino.

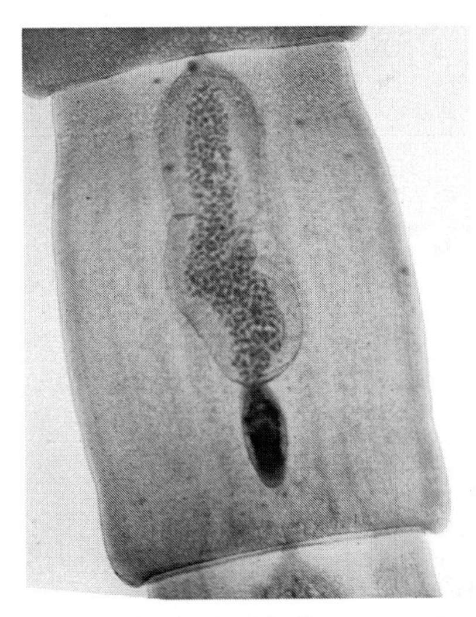

Figura 1.101 Proglotes de *Mesocestoides lineatus* com único conjunto de órgãos genitais central, com abertura dorsal. (Esta figura encontra-se reproduzida em cores no Encarte.)

ORDEM PSEUDOPHYLLIDEA

Em geral, a morfologia dos vermes Pseudophyllidea é semelhante àquela de Cyclophyllidea, porém há 3 aspectos distintos. Primeiro, o escólex, sem ganchos, não apresenta ventosa, mas tem dois sulcos logitudinais fracamente musculares, ou **bótrios**, que se achatam para formar órgãos de fixação. Segundo, as proglotes possuem um poro uterino que possibilita que os ovos sejam expelidos por uma longa extensão do estróbilo. As proglotes terminais não são grávidas e, em geral, são exauridas e podem se desprender em cadeias curtas. Terceiro, a casca do ovo é fina, amarelo-amarronzada e contém opérculo e o **coracídio**, que emerge após a eclosão, é uma oncosfera com embriósforo ciliado, que possibilita mobilidade na água.

O ciclo evolutivo de pseudofilídeos requer dois hospedeiros intermediários. O coracidio deve ser primeiramente ingerido por um crustáceo, em cuja cavidade corporal há desenvolvimento de um **procercoide** larvário. Subsequentemente, se o crustáceo é ingerido por um peixe de água doce, um anfíbio ou um réptil, o procercoide é liberado nos músculos do novo hospedeiro, na forma de um segundo estágio larvário, o **plerocercoide**, que possui escólex típico; é apenas neste estágio que se torna infectante ao hospedeiro final.

Esta ordem contém apenas dois gêneros de importância em medicina veterinária, *Siphylobothrium* e *Spirometra*.

FAMÍLIA DIPHYLLOBOTHRIIDAE

Parasitas de cetáceos, de mamíferos que se alimentam de peixes e de outros vertebrados, com bótrios bem desenvolvidos.

Diphyllobothrium

O gênero *Diphyllobothrium* é um importante cestódio de humanos e de mamíferos que se alimentam de peixes. São tênias longas, com escólex sem ganchos e com dois bótrios musculares.

Ciclo evolutivo. Os ovos são continuamente excretados pelos poros genitais de segmentos grávidos do estróbilo aderidos, sendo excretados ao exterior pelas fezes. São amarelos e com opérculo, semelhantes a ovos de *F. hepatica*, mas têm cerca de metade do tamanho (Figura 1.102). Os ovos precisam se desenvolver na água; dentro de poucas semanas eclodem e liberam um coracídio ciliado móvel que, se ingerido por um copépodo, se desenvolve em um

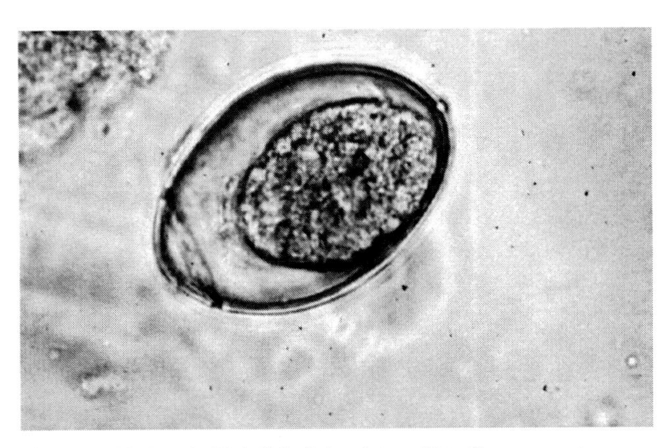

Figura 1.102 Ovo de *Diphyllobothrium latum*. (Esta figura encontra-se reproduzida em cores no Encarte.)

primeiro estágio larvário, procercoide, semelhante a verme. Quando o copépodo é ingerido por peixes de água doce, o procercoide migra para os músculos ou vísceras para originar o segundo estágio larvário, o plerocercoide; este metacestodo larvário sólido tem cerca de 5,0 mm de comprimento e possui escólex típico. O ciclo evolutivo se completa quando o peixe infectado é ingerido cru ou malcozido, pelo hospedeiro final. O desenvolvimento para patência é rápido, em 3 a 4 semanas após a ingestão do plerocercoide. No entanto, se o peixe infectado for consumido por um peixe maior, o plerocercoide é capaz de se instalar neste novo hospedeiro.

Espécie de *Diphyllobothrium*

Espécie	Hospedeiros	Local	Hospedeiros intermediários
Diphyllobothrium latum (sin. *Dibotriocephalus latus*)	Humanos e mamíferos que se alimentam de peixes, como cães, gatos, suínos, ursos-polares	Intestino delgado	Copépodos: *Cyclops* spp. e *Diaptomum* spp. (**procercoide**) Peixes de água doce: lúcio, truta, perca (**plerocercoide**)

Diphyllobothrium latum

Sinônimo. *Dibothriocephalus latus.*

Descrição. Tênia muito longa de coloração marfim, mede 10 a 15 cm de comprimento, ou mais, e com várias centenas ou, em alguns casos, alguns milhares de proglotes. O escólex não possui ganchos e tem dois discretos sulcos musculares longitudinais, ou bótrios, como órgãos de fixação. As proglotes anteriores são mais largas do que longas, embora os segmentos maduros grávidos sejam retangulares e com um poro genital central. O útero situa-se no centro e tem formato de roseta.

Spirometra

Spirometra são tênias de tamanho pequeno a médio encontradas em cães, gatos e carnívoros selvagens e, ocasionalmente, causa zoonose (esparganose). Muitas características possibilitam a diferenciação do gênero, muito semelhante a *Diphyllobothrium:* a vagina e o útero saem separadamente em uma superfície ventral da proglote e o útero apresenta forma espiral, enquanto em vermes *Diphyllobothrium* a forma é de roseta.

Ciclo evolutivo. A morfologia e o ciclo evolutivo destas tênias é semelhante àqueles de *D. latum*; os procercoides são encontrados em crustáceos, como *Cyclops*, e os plerocercoides em uma ampla variedade de hospedeiros. Estes também podem atuar como hospedeiros paratênicos. Os plerocercoides também podem ser transferidos entre os hospedeiros intermediários. O período pré-patente é cerca de 20 a 30 dias.

Espécies de *Spirometra*

Espécies	Hospedeiros	Local	Hospedeiros intermediários
Spirometra mansoni	Cães, gatos, carnívoros selvagens; ocasionalmente humanos	Intestino delgado	Copépodos: *Cyclops* spp. (**procercoide**) Anfíbios, répteis, aves (**plerocercoide**)
Spirometra mansonoides (sin. *Diphyllobothrium mansonoides*)	Gatos, linces, *raccoons*; ocasionalmente cães	Intestino delgado	Crustáceos (**procercoide**) Ratos, serpentes, camundongos (**plerocercoide** ou **espargana**)
Spirometra erinacei (sin. *Spirometra erinaceieuropaei*)	Gatos, cães, raposas	Intestino delgado	Crustáceos (**procercoide**) Rãs (**plerocercoide**)

Spirometra mansoni

Descrição. As tênias adultas são muito semelhantes a *Diphyllobothrium*, medindo cerca de 6 a 35 cm de comprimento. As proglotes possuem um poro uterino e um poro vaginal e o útero apresenta formato espiral.

Spirometra mansonoides

Sinônimo. *Diphyllobothrium mansonoides.*

Descrição. Os vermes adultos apresentam coloração rósea e as proglotes grávidas possuem útero fortemente espiralado, cheio de ovos marrons.

Spirometra erinacei

Sinônimo. *Spirometra erinaceieuropaei.*

Descrição. As tênias adultas podem atingir 1,5 m de comprimento e apresentam escólex semelhante a dedo, com um bótrio esmaecido no estróbilo. As proglotes contêm útero espiralado, com 2 ou 3 espirais, e ovário em formato de haltere, longo em sentido transversal.

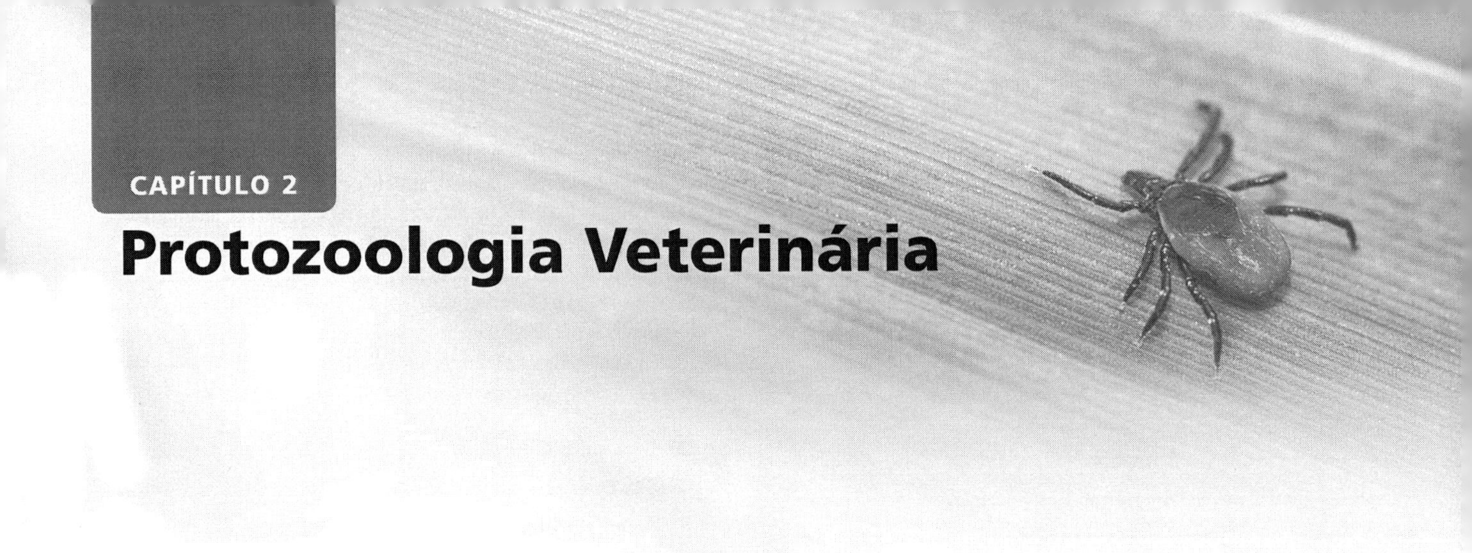

CAPÍTULO 2

Protozoologia Veterinária

REINO PROTOZOA

Protozoários são organismos unicelulares mais primitivos do que os animais e não importa quão complexo seja o seu corpo, todas as diferentes estruturas estão contidas em uma única célula.

Os protozoários, à semelhança da maioria dos microrganismos, são **eucarióticos**, ou seja, sua informação genética está armazenada nos cromossomos contidos em um envelope nuclear. Deste modo, eles se diferenciam das bactérias, as quais não apresentam núcleo e seu único cromossomo é espiralado, como uma meada de lã, no citoplasma. Este arranjo primitivo, verificado apenas em bactérias, riquétsias e em algumas algas, é denominado procariótico e tais microrganismos podem não ser considerados animais nem vegetais, mas sim como um reino distinto de organismos procarióticos, o reino Monera.

ESTRUTURA E FUNÇÃO DOS PROTOZOÁRIOS

Os protozoários, à semelhança de outras células eucarióticas, apresentam núcleo, retículo endoplasmático, mitocôndria, corpúsculo de Golgi e lisossomos. Além disso, como sua existência é independente, possuem diversas outras estruturas subcelulares ou organelas, com distintas características de organização e funções.

Assim, por exemplo, no gênero *Trypanosoma* (Figura 2.1) a locomoção é facilitada por um único **flagelo** e em alguns outros protozoários é facilitada por vários flagelos. O flagelo é uma fibra contrátil oriundo de uma estrutura denominada corpo basal; em algumas espécies encontra-se aderido ao corpo do protozoário, ao longo de seu comprimento, de modo que quando o flagelo se movimenta a membrana celular (película) é empurrada e forma uma **membrana ondulante.** Às vezes, também se projeta além do corpo do protozoário como um flagelo livre. Durante a movimentação a morfologia destes microrganismos é mantida por microtúbulos da película.

Outros protozoários, como *Balantidium* (Figura 2.2), se movimentam por meio de cílios, que são pelos curtos e finos; cada um se origina de um corpo basal; estes recobrem grande parte da superfície corporal e se movimentam em concordância para ocasionar o movimento. Nestas espécies, há uma boca, ou **citóstoma**, e o movimento ciliar também é utilizado para levar alimento em direção a esta abertura.

Um terceiro meio de locomoção, utilizado por protozoários como *Entamoeba* (Figura 2.3), envolve **pseudópodes**, que são prolongamentos citoplasmáticos. O movimento ocorre à medida que o resto do citoplasma flui neste prolongamento. Os pseudópodes também possuem capacidade fagocítica e podem atuar como um cálice, que se fecha, envelopando alimento particulado em um vacúolo.

Por fim, alguns protozoários, à semelhança de estágios extracelulares de *Eimeria*, não apresentam meios evidentes de locomoção; contudo, são capazes de realizar movimentos por deslizamento.

Em geral, a alimentação do protozoário parasita ocorre por meio de pinocitose ou de fagocitose, dependendo se os materiais que alcançam a célula são minúsculas gotículas de líquidos ou pequenos

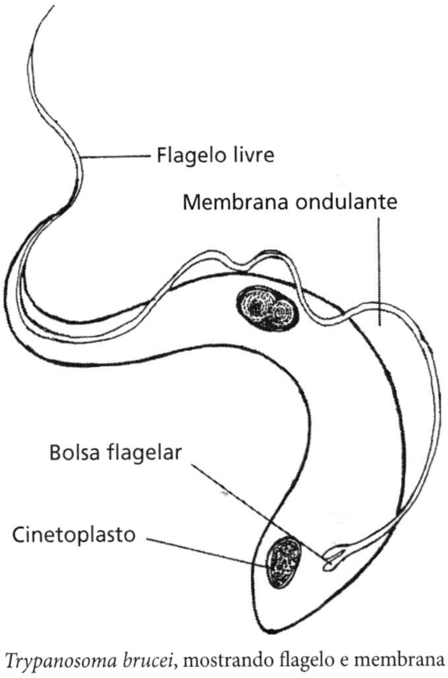

Flagelo livre
Membrana ondulante
Bolsa flagelar
Cinetoplasto

Figura 2.1 *Trypanosoma brucei*, mostrando flagelo e membrana ondulante.

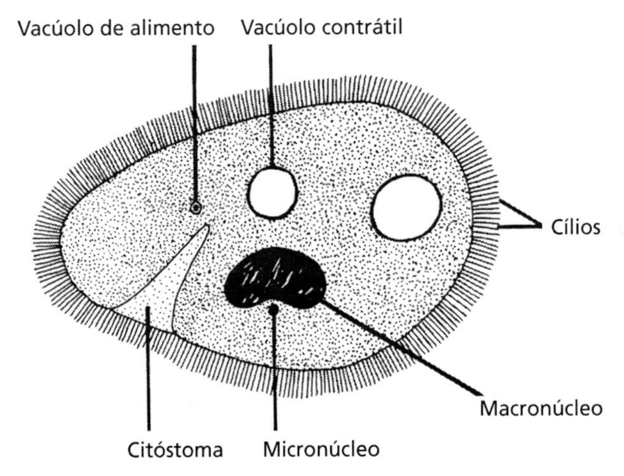

Figura 2.2 Morfologia do protozoário intestinal *Balantidium*.

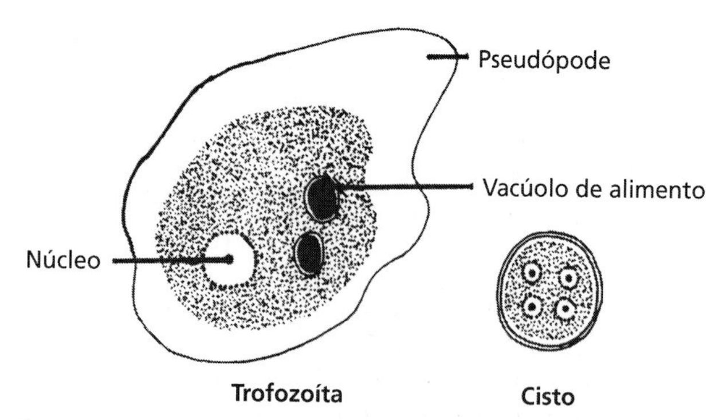

Figura 2.3 *Entamoeba histolytica* apresenta um estágio trofozoíta ameboide e um estágio cístico não móvel com quatro núcleos.

objetos macromoleculares. Em ambos os casos, o mecanismo é o mesmo; a membrana celular engloba gradativamente a gotícula ou o objeto, os quais aderem a sua superfície externa. Depois disso, a partícula é transportada para o interior da célula, onde a fusão com lisossomos ocasiona sua digestão. Por fim, o material não digerido é expelido da célula. Como mencionado anteriormente, alguns protozoários ciliados e, também, alguns estágios dos microrganismos que causam malária, obtêm alimento por meio de citoestoma. Na base do citoestoma o alimento penetra em um vacúolo para digestão no interior da célula. Produtos metabólicos são excretados por difusão através da membrana celular.

O estágio infectante de alguns protozoários é denominado **esporozoíta,** enquanto o termo **trofozoíta** se aplica ao estágio do protozoário no hospedeiro, que se alimenta e cresce até que inicia a divisão. Na maioria dos protozoários, a reprodução é assexuada e envolve divisão binária ou, no caso de *Babesia* nos eritrócitos, por meio de brotamento. Outra forma de reprodução assexuada, notada no subfilo Sporozoa, é **merogonia (esquizogonia).** Nesta última forma, a trofozoíta cresce até alcançar um grande tamanho, enquanto o núcleo se divide repetidamente. Esta estrutura é denominada **meronte (esquizonte)** e, quando maduro, cada núcleo adquire uma porção do citoplasma, de modo que o meronte fica preenchido com grande quantidade de microrganismos distintos alongados, denominados **merozoítas**. Por fim, o meronte se rompe e libera merozoítas individuais.

Em geral, os protozoários que se dividem apenas de forma assexuada têm um curto período de geração e como não podem trocar material genético contam com mutantes para prover as variantes necessárias para a seleção natural. No entanto, a maioria dos protozoários do subfilo Sporozoa, em alguns estágios do seu ciclo evolutivo, também apresenta uma fase de reprodução sexuada denominada **gametogonia**, que pode ser seguida de uma fase de maturação de vida livre, ou **esporogonia**. Às vezes, como acontece com *Eimeria,* ocorrem ambas as fases, assexuada e sexuada, no mesmo hospedeiro, enquanto em outros, como *Plasmodium,* ocorre a fase assexuada nos hospedeiros vertebrados e a fase sexuada no vetor artrópode.

Por fim, deve-se ressaltar que embora, esta seção se ocupe de protozoários patogênicos de importância veterinária, há muitas outras espécies de protozoários, especialmente no rúmen, que são simplesmente comensais ou simbióticos. Estes protozoários auxiliam na digestão da celulose e, uma vez no abomaso, atuam como fonte de proteína para o hospedeiro.

CLASSIFICAÇÃO

A classificação do reino Protozoa é extremamente complexa e em constante revisão. A classificação descrita a seguir tem o intuito de fornecer um esboço das diferenças básicas nas estruturas e nos ciclos evolutivos dos principais grupos.

Atualmente, a mais recente classificação de protozoários reconhece 13 filos. No sistema mais antigo de classificação, como descrito na maioria dos livros-texto de medicina veterinária, incluíam-se quatro filos que continham parasitas de interesse veterinário: Sarcomastigophora (incluindo Sarcodina e Mastigophora), Apicomplexa, Microspora e Ciliophora.

No novo sistema de classificação, listado na Tabela 2.1, há nove filos contendo os gêneros de importância veterinária. O antigo filo Microspora foi transferido para o reino Fungi, como filo Microsporidia.

FILO AMOEBOZOA

Membros do filo Amoebozoa se movimentam por meio de pseudópodes, também utilizados para alimentação. Seu citoplasma se divide em endoplasma, contendo núcleo e vacúolos de alimento, e ectoplasma relativamente claro. A reprodução é assexuada, por meio de divisão binária. Apenas algumas espécies de Sarcodina são patogênicas.

ORDEM AMOEBIDA

FAMÍLIA ENDAMOEBIDAE

Membros desta família são parasitas de trato digestório de vertebrados e invertebrados. Três gêneros contêm parasitas de animais e humanos (*Entamoeba, Iodamoeba, Endolimax*), mas apenas *Entamoeba* contém espécies patogênicas de importância veterinária. Os gêneros são diferenciados com base em sua estrutura nuclear. A única espécie sabidamente patogênica aos mamíferos é *Entamoeba histolytica.*

Entamoeba

Os membros deste gênero podem ser divididos em tipos distintos com base nas estruturas dos cistos e das trofozoítas; as espécies destes grupos são diferenciadas com base no tamanho e nos hospedeiros infectados. Muitas espécies, provavelmente, são sinônimo.

Ciclo evolutivo. A trofozoíta se divide por meio de divisão binária. Antes do encistamento as amebas se agregam, tornam-se menores e se instalam na parede do cisto. As amebas emergem dos cistos e se desenvolvem em trofozoítas.

O gênero *Entamoeba*, encontrado em humanos e animais, foi arbitrariamente dividido em quatro grupos, com base na estrutura do cisto e da trofozoíta:

- Grupo Hystolitica (*E. histolytica, E. hartmanni, E.equi, E. anatis*), cujo núcleo apresenta um pequeno endossoma central, com alguns grânulos de cromatina dispersos. Os cistos, quando maduros, apresentam quatro núcleos
- Grupo Coli (*E. coli, E. wenyoni, E. muris, E. caviae, E. cuniculi, E. gallinarum*), que apresenta um núcleo maior e excêntrico com um anel de grânulos periféricos grosseiros e grânulos de cromatina dispersos entre eles. Os cistos têm oito núcleos
- Grupo Bovis (*E. bovis, E. ovis, E. suis, E. chattoni*), no qual o tamanho do endossoma nuclear é variável e o anel de grânulos periféricos é fino ou grosseiro. Os cistos apresentam um núcleo, quando maduros
- Grupo Gingivalis (*E. gingivalis, E. equibuccalis, E. suigingivalis*), cujo núcleo apresenta um pequeno endossoma central e um anel de pequenos grânulos periféricos. Não há cisto
- Outros (*E. dedoelsti, E. invadens*).

Tabela 2.1 Classificação dos protozoários.

Reino	Filo	Classe	Ordem	Família	Gênero
Protozoa	Amoebozoa	Archamoeba	Amoebida	Entamoebidae	*Entamoeba*
					Iodamoeba
					Endolimax
				Acanthamoebidae	*Acanthamoeba*
	Percolozoa	Heterolobosea	Schizopyrenida	Vahlkampfidae	*Naegleria*
	Euglenozoa	Kinetoplasta	Trypanosomatida	Trypanosomatidae	*Leishmania*
					Trypanosoma
	Parabasalia	Trichomonadea	Trichomonadida	Trichomonadidae	*Tritrichomonas*
					Trichomonas
					Tetratrichomonas
					Trichomitus
					Pentatrichomonas
					Cochlosoma
				Dientamoebidae	*Histomonas*
				Monocercomonadidae	*Monocercomonas*
					Chilomitus
					Dientamoeba
			Honigbergiellida	Hexamastigidae	*Hexamastix*
			Proteromonadida	Proteromonadidae	*Proteromonas*
	Fornicata	Retortamonadea	Retortamonadida	Retortamonadorididae	*Retortamonas*
					Chilomastix
		Trepamonadea	Diplomonadida	Hexamitidae	*Spironucleus*
					Caviomonas
				Enteromonadidae	*Enteromonas*
	Metamonada	Trepomanadea	Giardiida	Giardiidae	*Giardia*
	Preaxostyla	Anaeromonadea	Oxymonadida	Polymastigidae	*Monocercomonoides*
	Apicomplexa	Conoidasida	Eucoccidiorida	Eimeriidae	*Eimeria*
					Isospora
					Cyclospora
					Tyzzeria
					Wenyonella
					Caryospora
					Hoarella
					Octosporella
					Pythonella
					Atoxoplasma
				Cryptosporidiidae	*Cryptosporidium*
				Sarcocystiidae	*Besnoitia*
					Hammondia
					Sarcocystis
					Neospora
					Frankelia
					Toxoplasma
				Lankesterellidae	*Lankesterella*
				Klossiellidae	*Klossiella*
				Hepatozoidae	*Hepatozoon*
				Haemogregarinidae	*Haemogregarina*
		Aconoidasida	Haemospororida	Plasmodiidae	*Haemoproteus*
					Hepatocystis
					Leucocytozoon
					Plasmodium
			Piroplasmorida	Babesiidae	*Babesia*
				Theileridae	*Theileria*
					Cytauxzoon
	Ciliophora	Litostomatea	Trichostomatorida	Balantidiidae	*Balantidium*
				Pycnotrichidae	*Buxtonella*
				Nyctotheridae	*Nyctotherus*

Espécies de *Entamoeba*

Espécies	Hospedeiros	Locais
Grupo Histolytica		
Entamoeba histolytica (sin. *Entamoeba dysenteriae, Endamoeba histolytica*)	Humanos, bugios, macacos, cães, gatos, suínos, ratos	Intestino grosso, fígado, pulmões; raramente cérebro, baço
Entamoeba hartmanni	Humanos, bugios, macacos	Ceco, cólon
Entamoeba equi	Equinos	Ceco, cólon
Entamoeba anatis	Patos	Ceco
Grupo Coli		
Entamoeba coli (sin. *Amoeba coli, Endamoeba hominis, Entamoeba cynocephalusae*)	Humanos, bugios, macacos, relatada em suínos e veados (veado de cauda branca)	Ceco, cólon
Entamoeba wenyoni	Caprinos	Ceco, cólon
Entamoeba muris	Ratos, camundongos	Ceco, cólon
Entamoeba caviae	Porquinhos-da-índia	Ceco
Entamoeba cuniculi	Coelhos	Ceco
Entamoeba gallinarum	Galinhas, perus, patos, gansos, galinhas-d'angola	Ceco
Grupo Bovis		
Entamoeba bovis	Ovinos, veados	Rúmen
Entamoeba ovis	Ovinos, caprinos	Intestino grosso
Entamoeba suis	Suínos	Ceco, cólon
Entamoeba chattoni	Macacos; raramente humanos	Ceco, cólon
Grupo Gingivalis		
Entamoeba gingivalis (sin. *Amoeba gingivalis, Amoeba buccalis, Amoeba dentalis, Entamoeba buccalis, Entamoeba maxillaris, Entamoeba canibuccalis*)	Humanos, chimpanzés, macacas, babuínos	Boca
Entamoeba equibuccalis	Equinos	Boca
Entamoeba suigingivalis	Suínos	Boca, dentes
Outros		
Entamoeba gedoelsti	Equinos	Ceco, cólon
Entamoeba invadens	Répteis	Intestino

Entamoeba histolytica

Descrição. Há duas formas de parasitas. As trofozoítas grandes têm 20 a 30 μm de diâmetro e aquelas pequenas apresentam 12 a 15 μm. O núcleo, quando corado, apresenta um pequeno endossomo central, com um anel de pequenos grânulos periféricos. Nas formas de ambos os tamanhos, os cistos medem 10 a 12 μm e contêm quatro núcleos, quando maduros; com frequência, apresentam corpúsculos de cromatina semelhantes a bastões com extremidades arredondadas.

Entamoeba bovis, Entamoeba ovis, Entamoeba suis

Descrição. O diâmetro das trofozoítas varia de 5 a 25 μm. O tamanho do endossoma do núcleo é variável, com um anel de grânulos periféricos de tamanhos variáveis em sua periferia. Os cistos têm 4 a 17 μm de diâmetro e contêm um único núcleo, quando maduros. Pode ou não haver um grande grânulo de glicogênio.

Entamoeba coli, Entamoeba muris, Entamoeba caviae, Entamoeba cuniculi

Descrição. O núcleo é grande e excêntrico e apresenta um anel de grânulos periféricos grosseiros, com grânulos de cromatina dispersos. Os cistos apresentam oito núcleos e grânulos de cromatina semelhantes a lascas. Os grânulos de glicogênio, quando presentes, são razoavelmente bem definidos.

Entamoeba gingivalis, Entamoeba equibuccalis, Entamoeba suingingivalis

Descrição. As trofozoítas apresentam tamanho variável (10 a 20 μm) e não possuem cistos. O núcleo apresenta um pequeno endossoma central e um anel de pequenos grânulos periféricos.

Entamoeba gedoelsti

Descrição. O diâmetro das trofozoítas varia de 7 a 13 μm. O núcleo apresenta um endossoma excêntrico e uma fileira de grânulos de cromatina relativamente grosseiros em sua periferia. Não há relato de cistos.

Entamoeba invadens

Descrição. As trofozoítas medem 11 a 20 μm e os cistos, aproximadamente, 16 μm.

Iodamoeba

Uma única espécie é identificada; apresenta um grande endossoma nuclear rico em cromatina, circundado por uma camada de glóbulos. Os cistos contêm um grande corpúsculo de glicogênio.

Espécie de *Iodamoeba*

Espécie	Hospedeiros	Locais
Iodamoeba buetschlli	Suínos, humanos, bugios, macacos	Ceco e cólon

Iodamoeba buetschlii

Descrição. As trofozoítas medem 4 a 20 μm, com pseudópodes rombos que se crescem lentamente. O núcleo é grande e contém grande quantidade de endossoma nuclear rico em cromatina, circundado por uma camada de glóbulos. Os cistos apresentam forma irregular que varia de 5 a 14 μm; contêm um único núcleo e um grande corpúsculo de glicogênio.

Endolimax

Pequena ameba com 6 a 15 μm de diâmetro, com núcleo vesicular que contém um grande endossoma de formato irregular composto de grânulos de cromatina. Em geral, os cistos maduros são ovais e contêm quatro núcleos.

Espécies de *Endolimax*

Espécies	Hospedeiros	Locais
Endolimax nana (sin. *Amoeba limax, Entamoeba nana, Endolimax intestinalis, Endolimax suis, Endolimax ratti*)	Humanos, suínos, bugios, macacos, ratos	Ceco, cólon
Endolimax caviae	Porquinhos-da-índia	Ceco
Endolimax gregariniformis	Galinhas, perus, galinhas-d'angola, faisões, gansos, patos, aves selvagens	Ceco

Endolimax nana

Descrição. As trofozoítas medem 6 a 15 μm, apresentam citoplasma vacuolizado granular e um núcleo com endossoma irregular composto de grânulos de cromatina. Os cistos maduros são ovais, com 8 a 10 μm de comprimento, e contêm quatro núcleos.

FAMÍLIA ACANTHAMOEBIDAE

Membros desta família são encontrados no solo e na água e apresentam uma forma específica de pseudópodes (acantópodes), os quais são continuamente formados e reabsorvidos para induzir a locomoção. A maioria das espécies é de vida livre, mas algumas espécies de *Acanthamoeba* são patógenos oportunistas de animais e humanos.

FILO PERCOLOZOA

Membros deste filo são amebas de vida livre encontradas no solo, na água e nas fezes; podem se apresentar na forma ameboide ou flagelada.

ORDEM SCHIZOPYRENIDA

FAMÍLIA VAHLKAMPFIDAE

Inclui o gênero *Naegleria*, o qual é patógeno oportunista de animais e humanos.

Naegleria

Descrição. As trofozoítas são caracterizadas por apresentar um núcleo e um halo circundante. Elas se deslocam por meio de pseudópodes, projeções arredondadas temporárias preenchidas com citoplasma granular. Os pseudópodes se formam em diferentes pontos, ao longo da célula, e, assim, possibilita à trofozoíta alterar sua direção.

Espécie de *Naegleria*

Espécie	Hospedeiros	Locais
Naegleria fowleri	Humanos, vários animais, incluindo bovinos, macacos, répteis	Membrana mucosa nasal, SNC

FILO EUGLENOZOA

São protozoários flagelados que apresentam um ou mais flagelos. A multiplicação é principalmente assexuada, por meio de divisão binária; algumas espécies produzem cistos.

CLASSE KINETOPLASTA

ORDEM TRYPANOSOMATIDA

Todos os hemoflagelados pertencem à família Trypanosomatidae e incluem os tripanossomas e leishmânias.

FAMÍLIA TRYPANOSOMATIDAE

Membros do gênero *Trypanosoma* são encontrados na corrente sanguínea e nos tecidos de vertebrados, em todo o mundo. No entanto, poucas espécies são de importância relevante como causa séria de morbidade e mortalidade em animais e humanos, em regiões tropicais. Com uma exceção, *T. equiperdum*, que é transmitido por via venérea – todos apresentam um vetor artrópode. A tripanossomíase é uma das doenças de animais e humanos mais importantes no mundo. A maior parte das espécies africanas é transmitida pelas moscas-tsé-tsé (*Glossina*).

MORFOLOGIA

Os tripanossomas apresentam corpo arredondado ou semelhante à folha, contendo um núcleo vesicular e quantidade variável de microtúbulos subpeliculares situados sob a membrana externa. Possuem um único flagelo oriundo de um **cinetossoma** ou grânulo basal. Alguns gêneros têm membrana ondulante e o flagelo posiciona-se em sua margem externa. Posterior ao cinetossoma há um **cinetoplasto** esférico, ou em formato de bastão, que contém DNA. Originalmente, os membros desta família eram parasitas do trato intestinal de insetos; vários deles ainda são encontrados em insetos. Outros são heteroxenos, passando parte de seu ciclo evolutivo em um hospedeiro vertebrado e parte em um hospedeiro invertebrado.

Membros do gênero *Trypanosoma* são heteroxenos e durante os ciclos evolutivos passam pelos estágios de amastigota, promastigota, epimastigota e triptomastigota. Em algumas espécies, apenas a forma triptomastigota é constatada no hospedeiro vertebrado; em outras, possivelmente espécies mais primitivas, verificam-se ambas as formas, amastigota e triptomastigota:

- Na forma **triptomastigota,** o cinetoplasto e o cinetossoma situam-se próximo da extremidade posterior e o flagelo forma margem de uma membrana ondulante que se estende ao longo da lateral do corpo, até a extremidade anterior
- Na forma **epimastigota,** o cinetoplasto e o cinetossoma situam-se imediatamente posterior ao núcleo e a membrana ondulante se inicia a partir daí
- Na forma **promastigota,** o cinetoplasto e o cinetossoma situam-se em uma parte ainda mais anterior do corpo e não há membrana ondulante
- Na forma **amastigota,** o corpo é arredondado e o flagelo dele emerge através de um amplo reservatório em formato de funil.

TRANSMISSÃO DE INFECÇÃO POR TRIPANOSSOMA EM ANIMAIS

Com uma exceção, todos os tripanossomas têm vetores artrópodes nos quais a transmissão é cíclica ou não cíclica.

Na **transmissão cíclica** o artrópode é o hospedeiro intermediário necessário, no qual os tripanossomas se multiplicam e sofrem uma série de transformações morfológicas, antes que sejam produzidas as formas infectantes para o próximo mamífero. Quando a multiplicação ocorre no trato digestório e probóscida, de modo que a nova infecção é transmitida quando eles se alimentam, o processo é denominado **desenvolvimento de estação anterior**; muitas espécies de tripanossomas que utilizam este processo frequentemente são consideradas como um grupo, **Salivaria.** Todos são tripanossomas transmitidos pelas moscas-tsé-tsé, sendo as principais espécies *Trypanosoma congolense* (subgênero *Nanomonas*), *T. vivax* (subgênero *Dutonella*) e *T. brucei* (subgênero *Trypanozoon*).

Em outros tripanossomas, a multiplicação e a transformação acontecem no intestino e as formas infectantes migram para o reto e são excretados nas fezes; este é o **desenvolvimento de estação posterior** e, as espécies de tripanossomas são agrupadas como **Stercoraria.** Em animais domésticos, todos estes tripanossomas são relativamente não patogênicos, como *T. theileri e T. melophagium*, transmitidos por moscas tabanídeas e por melófagos de ovinos, respectivamente. Isto, certamente, não é o caso em humanos, nos quais *T. cruzi*, a causa da séria doença de Chagas na América do Sul, é transmitido pelas fezes de insetos reduvídeos.

A **transmissão não cíclica** é essencialmente mecânica, em que os tripanossomas são transferidos de um hospedeiro mamífero para outro pela alimentação interrompida de insetos picadores, notavelmente tabanídeos e *Stomoxys*. O tripanossoma presente no interior da probóscida contaminada, ou sobre ela, não se multiplica e morre rapidamente, de modo que a transmissão cruzada somente é possível por poucas horas. *Trypanosoma evansi*, amplamente disseminado nos rebanhos da África e da Ásia, é transmitido mecanicamente por moscas picadoras. No entanto, na América Central e na América do Sul, *T. evansi* também é transmitido pela mordida de morcegos, nos quais o parasita é capaz de se multiplicar e sobreviver por longo tempo. No sentido preciso, isto é, mais do que uma mera transmissão mecânica, uma vez que o morcego também é hospedeiro, apesar de, certamente, não cíclico, pois os tripanosomas que se multiplicam no sangue do morcego não sofrem qualquer transformação morfológica antes de migrar para a cavidade bucal.

É importante ressaltar que os tripanosomas salivarianos, normalmente transmitidos de modo cíclico pelas moscas-tsé-tsé, às vezes podem ser transmitidos mecanicamente. Assim, na América do Sul, *T. vivax* se estabeleceu, provavelmente, mediante a importação de bovinos infectados e acredita-se que seja transmitido mecanicamente por moscas picadoras.

Por fim, além das transmissões cíclica e não cíclica clássicas, cães, gatos e carnívoros selvagens podem se infectar após ingestão de carcaças recentes ou órgãos de animais que morreram em decorrência de tripanossomíase, por meio da penetração de parasitas em lesões bucais.

As tripanossomíases importantes em animais domésticos diferem consideravelmente em vários aspectos e são mais bem tratadas separadamente. As espécies africanas responsáveis pelas "tripanossomíases transmitidas pela mosca-tsé-tsé" (ou seja, Salivaria), geralmente são consideradas como as mais importantes.

Trypanosoma

Muitas espécies do gênero *Trypanosoma* encontradas em animais domésticos e selvagens são transmitidas, de forma cíclica, por *Glossina*, em parte da África Subsaariana. A reprodução no mamífero hospedeiro é contínua, ocorrendo no estágio triptomastigota. Os tripanossomas salivarianos são altamente patogênicos para alguns mamíferos, de modo que a presença de tripanossomíase impede a criação de rebanhos em muitas áreas, enquanto em outras, onde os vetores não são tão numerosos, a tripanossomíase, com frequência, é um problema sério, particularmente em bovinos. A doença, às vezes denominada nagana, caracteriza-se por linfadenopatia e anemia, acompanhadas de emaciação progressiva e, frequentemente, morte.

Os tripanossomas salivarianos são protozoários fusiformes alongados, com 8,0 a 39 μm de comprimento; em geral, a extremidade posterior do corpo é romba. Todos possuem um flagelo, que emerge na extremidade posterior do tripanossoma, a partir do corpo basal, na base de uma bolsa flagelar. O flagelo se segue para a extremidade anterior do corpo e se fixa à película por toda a sua extensão, formando uma membrana ondulante. Daí em diante, o flagelo pode continuar como um flagelo livre. Em uma amostra corada é possível notar um único núcleo central e adjacente à bolsa flagelar há uma pequena estrutura, o cinetoplasto, que contém o DNA da única mitocôndria.

Em tripanossomas estercorarianos, sempre há um flagelo livre na forma triptomastigota e o cinetoplasto é grande e não terminal. A extremidade posterior do corpo é pontiaguda. A multiplicação no hospedeiro mamífero é interrompida, tipicamente ocorrendo no estágio epimastigota ou amastigota, com o estágio triptomastigota tipicamente não patogênico.

Espécies de *Trypanosoma*

Espécies	Subgêneros	Hospedeiros	Vetores
Salivarianos			
Trypanosoma vivax	*Duttonella*	Bovinos, ovinos, caprinos, equinos, camelos, ruminantes selvagens	Moscas-tsé-tsé
Trypanosoma congolense	*Nannomonas*	Bovinos, ovinos, caprinos, equinos, camelos, suínos, ruminantes selvagens	Moscas-tsé-tsé
Trypanosoma simiae	*Nannomonas*	Suínos, camelos, ovinos, caprinos	Moscas-tsé-tsé
Trypanosoma brucei *T. brucei brucei* *T. brucei evansi*	*Trypanozoon*	Bovinos, ovinos, caprinos, equinos, asininos, camelos, suínos, cães, gatos, animais de caça selvagens	Mosca-tsé-tsé (*T. b. evansi; Tabanus, Stomoxys, Haematopota, Stomoxys*)
T. brucei gambiense *T. brucei rhodesiense*		Humanos	Moscas-tsé-tsé
T. brucei equiperdum		Equinos	Nenhum (coito)
Trypanosoma suis	*Pycnomonas*	Suínos	Moscas-tsé-tsé
Trypanosoma avium	*Trypanomorpha*	Aves	Insetos picadores, ácaros vermelhos
Trypanosoma gallinarum	*Trypanomorpha*	Galinhas	Insetos picadores
Stercorarian			
Trypanosoma theileiri	*Megatrypanum*	Bovinos, ruminantes selvagens	Moscas tabanídeas, hipoboscídeas
Trypanosoma melophagium	*Megatrypanum*	Ovinos	Melófagos de ovinos
Trypanosoma cervi	*Megatrypanum*	Veados	Moscas tabanídeas, hipoboscídeas
Trypanosoma lewsii	*Herpetosoma*	Ratos	Pulgas
Trypanosoma musculi	*Herpetosoma*	Camundongos	Pulgas
Trypanosoma cruzi	*Schizotrypanum*	Humanos, primatas, cães, gatos	Insetos reduvídeos

TRIPANOSSOMAS SALIVARES

Subgênero *Duttonella*

São tripanossomas monomórficos com um flagelo livre e grande cinetoplasto, geralmente terminal. O desenvolvimento na mosca-tsé-tsé vetor ocorre apenas na probóscida.

Trypanosoma vivax

Descrição. *Trypanosoma vivax* é monomórfico, com 20 a 27 μm de tamanho. A membrana ondulante não é facilmente perceptível, o grande cinetoplasto é terminal e a extremidade posterior é larga e arredondada. Possui um flagelo livre curto (Figura 2.4). Em esfregaços de sangue fresco, *T. vivax* se movimenta rapidamente no campo microscópico.

Ciclo evolutivo. O desenvolvimento no inseto vetor ocorre apenas na probóscida. Os tripanossomas se transformam, inicialmente, na forma epimastigota e, então, em tripanossomas infectantes metacíclicos, que passam para a hipofaringe e infectam novos hospedeiros quando as moscas-tsé-tsé picam e se alimentam.

Subgênero *Nannomonas*

São formas pequenas, geralmente sem flagelo livre e com cinetoplasto de tamanho médio, tipicamente marginal. O desenvolvimento na mosca-tsé-tsé vetor ocorre no intestino médio e na probóscida.

Trypanosoma congolense

Descrição. *Trypanosoma congolense* é pequeno, monomórfico e com 8 a 20 μm de comprimento. A membrana ondulante não é facilmente perceptível, o cinetoplasto de tamanho médio é marginal e a extremidade posterior é romba. Não há flagelo livre (Figura 2.5). Em esfregaço de sangue fresco o microrganismo se movimenta lentamente e, com frequência, parece aderido aos eritrócitos.

Ciclo evolutivo. Os tripanossomas se dividem por meio de divisão binária longitudinal, no hospedeiro vertebrado. Após a ingestão pela mosca-tsé-tsé se desenvolvem no intestino médio como triptomastigotas longos e sem flagelo livre. Primeiramente eles se fixam na parede da probóscida, onde se multiplicam, antes de passar para a hipofaringe e se desenvolverem em triptomastigotas metacíclicos infectantes, cuja aparência é semelhante àquela das formas verificadas no sangue. Estes são inoculados no vertebrado quando a mosca pica. O desenvolvimento até o estágio infectante em *Glossina* demora 15 ou até mais de 20 dias, em temperatura de 23°C a 34°C.

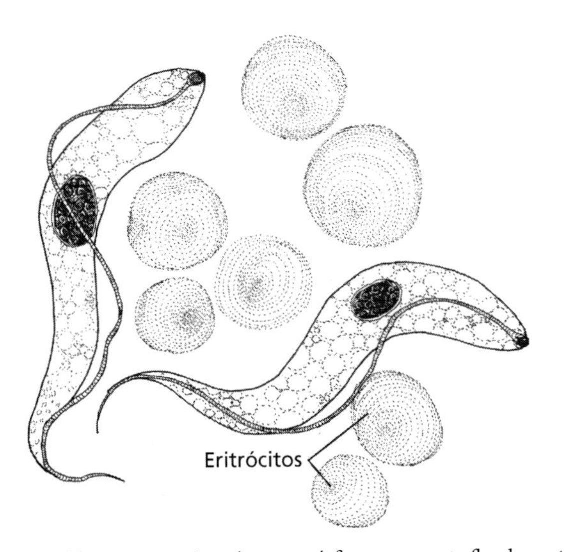

Figura 2.4 *Trypanosoma vivax* é monomórfico e apresenta flagelo curto e cinetoplasto terminal.

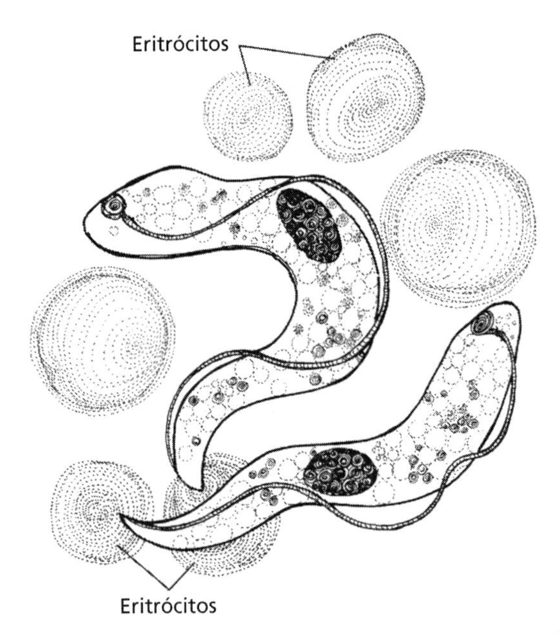

Figura 2.5 *Trypanosoma congolense* é monomórfico e possui cinetoplasto marginal.

Subgênero *Trypanozoon*

São formas pleomórficas (delgadas a robustas), com ou sem flagelo livre, e com pequeno cinetoplasto subterminal. O crescimento ocorre no intestino médio e nas glândulas salivares do vetor, a mosca-tsé-tsé. Algumas formas são transmitidas mecanicamente por vetores tabanídeos ou por contato.

Trypanosoma brucei

Descrição. *Trypanosoma brucei* tem forma pleomórfica, e varia de longo e delgado, com até 42 μm (em média, 29 μm), até curto e robusto, com 12 a 26 μm (em média, 18 μm); com frequência, estas duas formas estão presentes na mesma amostra de sangue. A membrana ondulante é proeminente, o cinetoplasto é pequeno e subterminal e a extremidade posterior é pontiaguda. Na forma delgada, o cinetoplasto situa-se até a 4 μm da extremidade posterior, que geralmente é direcionada para fora, afinando-se quase que como uma ponta, e tem um flagelo livre bem desenvolvido; na forma robusta, o flagelo é curto ou ausente e a extremidade posterior é larga e arredondada, com um cinetoplasto quase terminal. O comprimento médio das formas intermediárias é 23 μm e possuem extremidade posterior romba e flagelo moderadamente longo (Figura 2.6). Uma quarta forma, com núcleo posterior, pode ser verificada em animais de laboratório. Em esfregaços de sangue fresco não fixados o microrganismo se movimenta rapidamente em pequenas áreas do campo microscópico.

Ciclo evolutivo. As moscas-tsé-tsé ingerem tripanossomas presentes no sangue ou na linfa quando se alimentam em um hospedeiro infectado. Depois disso, os tripanossomas perdem seu revestimento glicoproteico da superfície e tornam-se alongados e se multiplicam no intestino médio, antes de migrarem em direção às

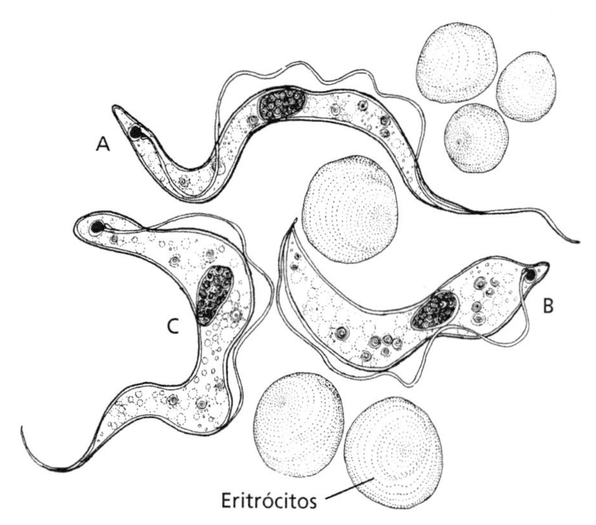

Figura 2.6 *Trypanosoma brucei* pleomórfico, mostrando formas (**A**) delgada longa, (**B**) robusta curta e (**C**) intermediária.

glândulas salivares. Nestas, sofrem uma transformação, perdendo sua forma típica de tripanossoma, ou triptomastigota, e adquire uma forma epimastigota, caracterizada pelo fato de que o cinetoplasto situa-se bem na frente do núcleo. Após a multiplicação adicional dos epimastigotas, eles se transformam novamente na forma triptomastigota tipicamente pequena, com um revestimento glicoproteico na superfície. Estas são as formas infectantes para o próximo hospedeiro e são denominados tripanossomas **metacíclicos**. O processo todo demora, pelo menos, 2 a 3 semanas e os tripanossomas metacíclicos são inoculados em um novo hospedeiro quando a mosca-tsé-tsé nele se alimenta. No local de inoculação as formas metacíclicas se multiplicam localmente como formas sanguíneas típicas, ocasionando dentro de poucos dias uma tumefação inflamatória cutânea denominada **cancro**. Depois disso, penetram na corrente sanguínea e se multiplicam; parasitemia detectável no sangue periférico geralmente se torna aparente 1 a 3 semanas após. Subsequentemente, a parasitemia pode persistir por vários meses, embora seu nível possa aumentar e diminuir devido à resposta imune do hospedeiro.

Trypanosoma equiperdum

Descrição. É idêntico a *T. brucei evansi* e estruturalmente suas aparências são indistinguíveis. O microrganismo é polimórfico, com formas delgadas, intermediárias e robustas. O comprimento médio varia consideravelmente, com formas típicas de 15 a 34 μm (em média, 24 μm). A membrana ondulante é evidente e o cinetoplasto é pequeno e terminal. Cepas carentes de cinetoplasto, visíveis em microscópio óptico, às vezes surgem espontaneamente ou podem ser produzidas pelo tratamento com determinados corantes e drogas ou pelo armazenamento sob congelamento.

Ciclo evolutivo. O tripanossoma é transmitido durante o coito. O microrganismo se multiplica por meio de divisão binária longitudinal em vários líquidos teciduais, particularmente em lâminas urticarianas subcutâneas, e no sistema reprodutor.

Subgênero *Pycnomonas*

São formas monomórficas robustas, com flagelo livre curto e pequeno cinetoplasto subterminal. O desenvolvimento no vetor, a mosca-tsé-tsé, ocorre no intestino médio e nas glândulas salivares.

Trypanosoma suis

Descrição. Triptomastigotas são monomórficos, robustos, com 14 a 19 μm de comprimento, com um pequeno cinetoplasto marginal e um flagelo livre curto.

Subgênero *Trypanomorpha*

São pleomórficos, frequentemente grandes tripanossomas, com um flagelo longo. O desenvolvimento ocorre em moscas picadoras.

Trypanosoma gallinarum

Descrição. Microrganismos pleomórficos com 26 a 29 μm de comprimento, ou mais longos, com um flagelo livre.

Ciclo evolutivo. A multiplicação ocorre no hospedeiro aviário por meio de divisão binária longitudinal da forma epimastigota, em vários tecidos. Após a ingestão pelo hospedeiro invertebrado se multiplicam no intestino médio antes de migrarem para as glândulas salivares, onde formam triptomastigotas. Os tripanossomas metacíclicos são inoculados no novo hospedeiro quando o artrópode se alimenta.

TRIPANOSSOMAS ESTERCORÁRIOS

Subgênero *Megatrypanum*

São grandes tripanossomas de mamíferos e, tipicamente, o cinetoplasto situa-se próximo do núcleo e distante da extremidade posterior do corpo. Os vetores conhecidos são moscas hipoboscídeas ou moscas tabanídeas.

Trypanosoma theileri

Descrição. Tripanossoma grande, com 60 a 70 μm de comprimento, embora possam medir até 120 μm, com extremidade posterior longa e pontiaguda (Figura 2.7). Possui um cinetoplasto de tamanho médio, com membrana ondulante proeminente e um flagelo livre. Ambas as formas, triptomastigota e epimastigota, podem ser vistas no sangue.

Ciclo evolutivo. A multiplicação ocorre no hospedeiro vertebrado por meio de divisão binária longitudinal da forma epimastigota nos linfonodos e em vários tecidos. Os tripanossomas se desenvolvem em pequenos triptomastigotas metacíclicos no intestino

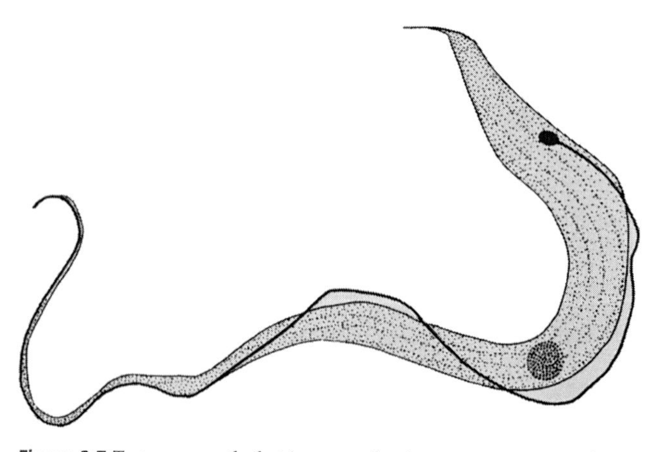

Figura 2.7 *Trypanosoma theileri* é um grande tripanossoma com membrana ondulante proeminente.

posterior de moscas tabanídeas (desenvolvimento estercorariano). A transmissão, novamente para o hospedeiro vertebrado, ocorre através das fezes das moscas contendo o parasita, depositada nas membranas mucosas.

Subgênero *Herpetosoma*

Estes tripanossomas apresentam tamanho médio, com cinetoplasto subterminal situado a certa distância da extremidade pontiaguda do corpo. A reprodução no mamífero hospedeiro ocorre nos estágios amastigota e/ou epimastigota. As pulgas são os principais vetores.

Subgênero *Schizotrypanum*

São tripanossomas relativamente pequenos, tipicamente em formato de "C", com grande cinetoplasto próximo da extremidade posterior pontiaguda curta do corpo. Tipicamente, a multiplicação no mamífero hospedeiro é intracelular, principalmente na forma amastigota e, secundariamente, na forma epimastigota. Vetores conhecidos são os insetos reduvídeos.

Trypanosoma cruzi

Descrição. Este tripanossoma é monomórfico, mede 16 a 20 μm de comprimento e possui extremidade posterior pontiaguda, um corpo robusto curvado e uma membrana ondulante estreita com um flagelo *trailing*. O cinetoplasto é grande e subterminal, o que faz com que o corpo se torne proeminente ao redor dele. As formas amastigotas medem 1,5 a 4 μm de diâmetro e se apresentam em grupos.

Ciclo evolutivo. As formas triptomastigotas penetram nas células do sistema reticuloendotelial, dos músculos e, especialmente, do coração, onde formam amastigotas arredondados. Estes se multiplicam por meio de divisão binária, formando grupos de parasitas que voltam à forma triptomastigota e penetram novamente na corrente sanguínea. Os vetores de *T. cruzi* são os barbeiros (Reduviidae), uma vez ingeridos, os triptomastigotas alcançam o intestino médio onde se transformam em formas amastigotas. Estas se multiplicam por meio de divisão binária e se transformam em triptomastigotas metacíclicos ou epimastigotas. As formas epimastigotas se multiplicam, adicionalmente, e alcançam o reto, onde se transformam em triptomastigotas metacíclicos, excretados nas fezes. Os triptomastigotas infectantes podem penetrar ativamente na membrana mucosa ou na pele do hospedeiro final.

Leishmania

Leishmania são organismos ovoides que se instalm no interior dos macrófagos; possuem cinetoplasto em formato de bastão associado a um flagelo rudimentar. Os parasitas são encontrados no estágio amastigota, nas células do vertebrado hospedeiro, e no estágio promastigota no intestino do mosquito-pólvora.

No hospedeiro vertebrado, encontra-se *Leishmania* nos macrófagos e em outras células do sistema reticuloendotelial, na pele, no baço, no fígado, na medula óssea, nos linfonodos e nas membranas mucosas. Também, podem ser vistas em leucócitos, no sangue.

Ciclo evolutivo. Após a ingestão por um mosquito-pólvora, a forma de leishmânia ou de amastigota se transforma, no intestino do inseto, em uma forma promastigota, na qual o cinetoplasto situa-se na extremidade posterior do corpo (Figura 2.8A). Esta se multiplica repetidamente por meio de divisão binária, migra para a probóscida e, quando o inseto subsequentemente se alimenta, é inoculada em um novo hospedeiro. Uma vez no macrófago, o promastigota se reverte para a forma amastigota (Figura 2.8B) e, novamente, começa a se multiplicar.

Leishmania é encontrada, principalmente, nos mamíferos, embora tenham sido descritas dez espécies em lagartos do Velho Mundo. Provoca doença em humanos, cães e vários roedores. *Leishmania* tem um ciclo evolutivo heteróxeno, sendo transmitida por mosquito-pólvora do gênero *Phlebotomus*, no Velho Mundo, e por *Lutzomyia*, no Novo Mundo.

Hipopilaria são espécies primitivas encontradas em lagartos do Velho Mundo, os quais se infectam após a ingestão de mosquito-pólvora. O desenvolvimento ocorre no intestino posterior do mosquito-pólvora.

Peripilaria se desenvolve no intestino posterior e no intestino anterior de mosquito-pólvora e infecta lagartos e mamíferos. Nos mamíferos, a transmissão ocorre pela picada de mosquito-pólvora.

Suprapilaria se desenvolve no intestino médio e no intestino anterior de mosquito-pólvora e acomete apenas mamíferos; a transmissão acontece por meio da picada desses mosquitos.

Espécies de *Leishmania*

Espécies	Hospedeiros	Locais	Vetores
Complexo *Leishmania donovani* *Leishmania infantum* (sin. *Leishmania chagasi*)	Humanos, cães, raposas, canídeos selvagens, roedores	Pele, fígado, baço	Mosquito-pólvora (*Phlebotomus* spp., *Lutzomyia* spp.)
Complexo *Leishmania tropica* *Leishmania major* *Leishmania aethiopica*	Humanos, cães, damão-do-cabo	Pele	Mosquito-pólvora (*Phlebotomus* spp.)
Leishmania peruviana	Cães, humanos	Pele	Mosquito-pólvora (*Lutzomyia* spp.)

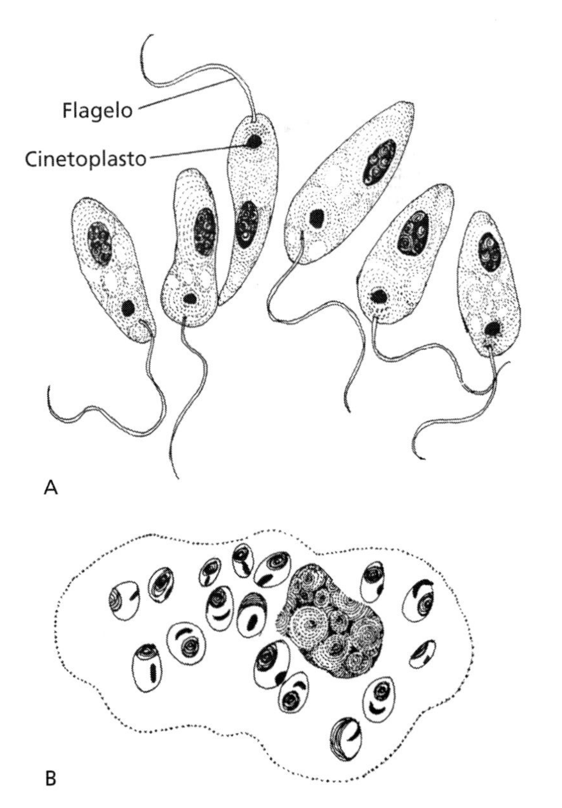

Figura 2.8 *Leishmania:* (**A**) forma promastigota; (**B**) forma amastigota.

FILO PARABASALIA

CLASSE TRICHOMONADEA

ORDEM TRICHOMONADIDA

Membros das famílias Trichomonadidae, Dientamoebidae e Monocercomonadidae são encontrados predominantemente no trato gastrintestinal de vertebrados. Embora muitos destes organismos sejam considerados comensais, alguns podem ser importantes causas de enterite e diarreia.

FAMÍLIA TRICHOMONADIDAE

A família Trichomonadidae ("tricômonas") inclui vários gêneros de interesse médico e veterinário: *Tritrichomonas, Trichomonas, Tetratrichomonas, Trichomitus* e *Pentatrichomonas.* Tricômonas apresentam três a cinco flagelos, dos quais um em geral é recorrente e aderido a uma membrana ondulante; tem sido encontrado no ceco e no cólon de praticamente todas as espécies de mamíferos e aves, bem como em répteis, anfíbios, peixes e invertebrados. A identificação da espécie e a relação hospedeiro-parasita de muitas espécies ainda são desconhecidas e acredita-se que várias espécies sejam sinônimas.

Em bovinos, *Tritrichomonas* é importante causa de doença venérea, que provoca infertilidade e aborto.

Tritrichomonas

Membros deste gênero apresentam três flagelos anteriores e um flagelo posterior e não possuem pelta.

Ciclo evolutivo. Os tricômonas se reproduzem por meio de divisão binária longitudinal. Não se conhecem estágios sexuados e não há cisto.

Espécies de *Tritrichomonas*

Espécies	Hospedeiros	Locais
Tritrichomonas eberthi (sin. *Trichomonas eberthi*)	Galinhas, perus	Ceco
Tritrichomonas foetus (sin. *Trichomonas foetus*)	Bovinos Gatos	Prepúcio, útero Intestino delgado
Tritrichomonas muris (sin. *Trichomonas criceti*)	Camundongos, ratos, ratos-silvestres	Intestino grosso
Tritrichomonas suis (sin. *Trichomonas suis*) (considerado sinônimo de *T. foetus*)	Suínos	Conductos nasais, estômago, ceco, cólon
Tritrichomonas enteris (sin. *Trichomonas enteris*)	Bovinos, zebus	Ceco, cólon
Tritrichomonas minuta	Ratos, camundongos, hamsters	Intestino grosso
Tritrichomonas wenyoni (sin. *Trichomitus wenyoni*)	Ratos, camundongos, hamsters, macacos	Intestino grosso
Tritrichomonas caviae	Porquinhos-da-índia	Ceco

Tritrichomonas eberthi

Descrição. O corpo é longo, medindo 8 a 14 × 4 a 7 μm, com citoplasma vacuolizado e três flagelos anteriores. A membrana ondulante é proeminente e se estende por todo o comprimento do organismo. O flagelo posterior se estende até a metade do comprimento do corpo, além da membrana ondulante (Figura 2.9). Possui um filamento acessório. O blefaroplasto é composto de quatro grânulos; o axóstilo é compacto e hialino e sua extremidade anterior é alargada para formar um capítulo; há um anel de grânulos de cromatina no local em que o axóstilo emerge do corpo. O corpo parabasal tem formato semelhante a um bastão achatado; o seu comprimento é variável.

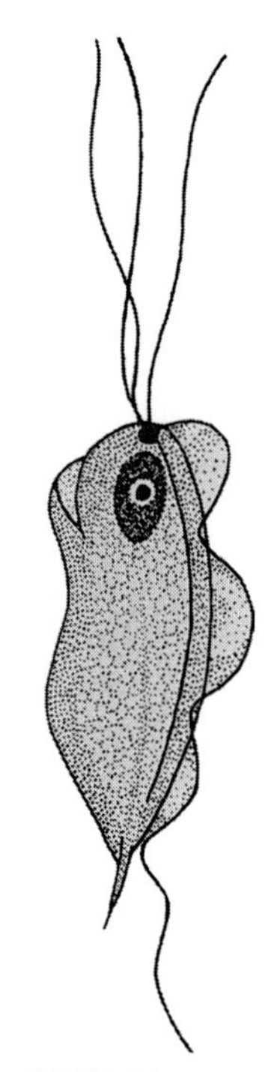

Figura 2.9 *Tritrichomonas eberthi.*

Tritrichomonas foetus

Descrição. O microrganismo é piriforme, com cerca de 10 a 25 μm de comprimento e 3 a 15 mm de largura; apresenta um único núcleo e quatro flagelos, cada um se originando de um corpo basal situado na extremidade anterior, arredondada. Três dos flagelos anteriores são livres, enquanto o quarto flagelo se estende para trás e forma uma membrana ondulante ao longo do comprimento do microrganismo; em seguida, continua posteriormente como um flagelo livre (Figura 2.10). O axóstilo, um bastão hialino com função esquelética, se estende pelo comprimento da célula e, em geral, se projeta em direção posterior. O bastão basal é proeminente, mas não há pelta.

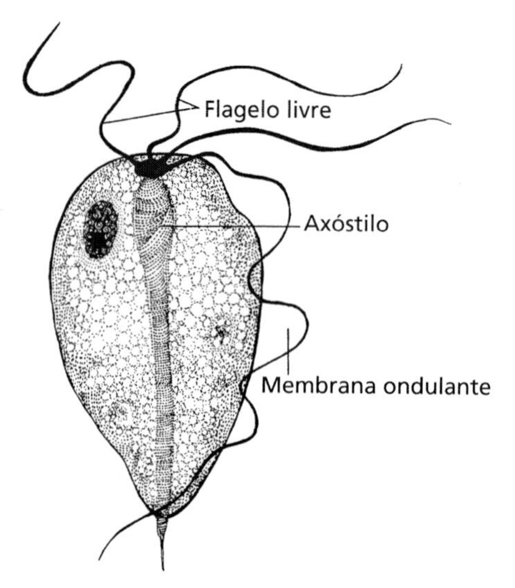

Figura 2.10 *Tritrichomonas foetus.*

Tritrichomonas muris

Descrição. O corpo é piriforme, mede 12 a 20 μm de comprimento e possui três flagelos anteriores oriundos de um blefaroplasto distinto. A membrana ondulante é proeminente e se estende pelo comprimento do corpo, em dobras semelhantes a fitas ligadas por um filamento marginal espesso, que se estende além do corpo como um flagelo *trailing* livre. O bastão basal é bem desenvolvido e o axóstilo se apresenta como uma estrutura tubular espessa, com curta extensão posterior.

Tritrichomonas suis

Descrição. O corpo é tipicamente alongado ou fusiforme, mas às vezes pode ser piriforme ou arredondado, com 9 a 16 × 2 a 6 μm (em média, 11 × 3 μm), com 3 flagelos anteriores de comprimentos quase iguais, cada um terminando em uma tumefação arredondada ou em formato de espátula. A membrana ondulante passa por todo o comprimento do corpo e possui quatro a seis dobras, o seu filamento marginal continua em sentido posterior como um flagelo livre (Figura 2.11). Tem um filamento acessório. O bastão basal passa por todo o comprimento do corpo e tem finos grânulos subcostais. O axóstilo é um bastão hialino, com um capítulo bulboso, e se estende além do corpo como uma projeção em formato de cone, que se estreita abruptamente até uma extremidade curta. Há um anel de cromatina ao redor de seu ponto de saída. Em geral, o corpo parabasal é uma única estrutura delgada tubular e o núcleo é ovoide ou alongado e apresenta um grande endossoma proeminente circundado por um halo relativamente claro.

Tritrichomonas enteris

Descrição. O corpo mede 6 a 12 × 5 a 6 μm e possui três flagelos anteriores de igual comprimento oriundos de um único blefaroplasto. O flagelo da margem da membrana ondulante é único e carece de um filamento acessório. A membrana ondulante se estende por 3/4 do comprimento do corpo e um flagelo livre se estende além da membrana ondulante. O axóstilo é reto e delgado, curvando-se ao redor do núcleo, propiciando um formato de colher, e se estende, no máximo, ao correspondente a um quarto do comprimento do organismo, para além do corpo.

Tritrichomonas minuta

Descrição. O corpo mede 4 a 9 μm de comprimento e possui três flagelos anteriores. A membrana ondulante se estende quase que pelo comprimento do corpo e possui um flagelo posterior *trailing*.

Tritrichomonas wenyoni

Descrição. O corpo mede 4 a 16 μm de comprimento e possui três flagelos anteriores. A membrana ondulante se estende pelo comprimento do corpo e tem um longo flagelo posterior *trailing*. O axóstilo é amplo e hialino.

Tritrichomonas caviae

Descrição. O corpo mede 10 a 22 μm de comprimento; possui núcleo cilíndrico achatado, 3 flagelos anteriores e uma membrana ondulante proeminente que se estende pelo comprimento do corpo (Figura 2.12). O axóstilo é bem definido, com um bastão basal saliente.

Trichomonas

Descrição. Membros deste gênero possuem quatro flagelos anteriores, uma membrana ondulante, mas nenhum flagelo *trailing*.

Espécie de *Trichomonas*

Espécie	Hospedeiros	Locais
Trichomonas gallinae (sin. *Cercomonas gallinae*, *Trichomonas columbae*)	Pombos, perus, aves de rapina (falcão, águia)	Faringe, esôfago, papo, proventrículo

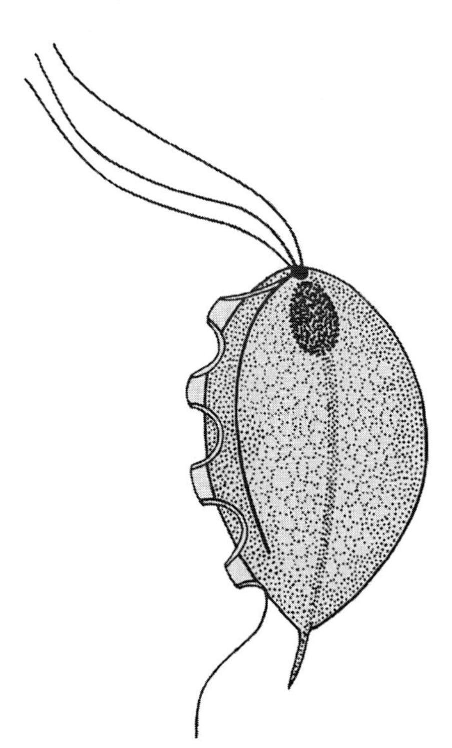

Figura 2.11 *Tritrichomonas suis.*

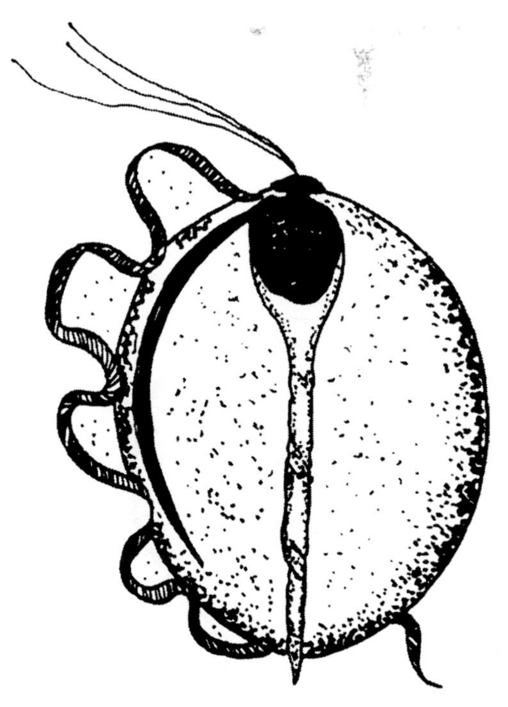

Figura 2.12 *Tritrichomonas caviae.*

Trichomonas gallinae

Descrição. O corpo é alongado, elipsoidal ou piriforme, com 5 a 19 × 2 a 9 μm; possui quatro flagelos anteriores oriundos do blefaroplasto. A membrana ondulante não alcança a extremidade posterior do corpo e não há flagelo posterior livre (Figura 2.13). Há um filamento acessório. O axóstilo é estreito, com protrusão de 2 a 8 μm do corpo e sua parte anterior é achatada no capítulo espatulado. Possui uma pelta em formato de lua crescente anterior ao axóstilo e não há anel cromático no local em que emerge. O corpo parabasal tem formato de gancho e um filamento parabasal e o bastão basal é muito fino e percorre três quartos do comprimento do corpo.

Tetratrichomonas

Membros deste gênero possuem quatro flagelos, um flagelo posterior (*trailing*), membrana ondulante e pelta.

Ciclo evolutivo. A reprodução ocorre por meio de divisão binária longitudinal. Não há conhecimento de qualquer estágio sexuado e não há cisto.

Espécies de *Tetratrichomonas*

Espécies	Hospedeiros	Locais
Tetratrichomonas anatis (sin. *Trichomonas anatis*)	Patos	Intestinos delgado e grosso
Tetratrichomonas anseris (sin. *Trichomonas anseris*)	Gansos	Ceco
Tetratrichomonas buttreyi (sin. *Trichomonas buttreyi*)	Bovinos, suínos	Ceco, cólon
Tetratrichomonas canistomae	Cães	Boca
Tetratrichomonas felistomae	Gatos	Boca
Tetratrichomonas gallinarum (sin. *Trichomonas gallinarum*, *Trichomonas pullorum*)	Galinhas, perus, galinhas-d'angola, cordoniz, faisões	Ceco
Tetratrichomonas microti (sin. *Trichomonas microti*)	Ratos, camundongos, hamsters, ratos-silvestres	Intestino grosso
Tetratrichomonas ovis (sin. *Trichomonas ovis*, *Ditrichomonas ovis*)	Ovinos	Ceco, rúmen
Tetratrichomonas pavlovi (sin. *Trichomonas pavlovi*, *Trichomonas bovis*)	Bovinos	Intestino grosso

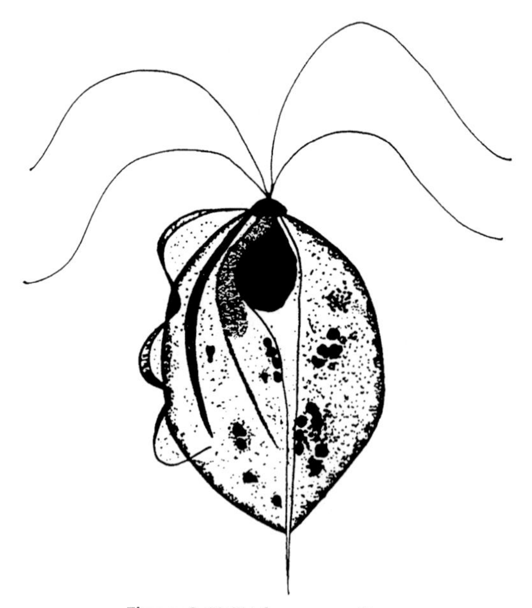

Figura 2.13 *Trichomonas gallinae.*

Tetratrichomonas anatis

Descrição. O corpo é amplo, em formato de beterraba, com 13 a 27 × 8 a 18 μm; possui 4 flagelos anteriores e membrana ondulante que se estende na maior parte do comprimento do corpo e termina em um flagelo livre posterior. Possui bastão basal e axóstilo fibrilar delgado.

Tetratrichomonas anseris

Descrição. O corpo é alongado, 8 a 14 × 4 a 7 μm, com citoplasma vacuolizado e 3 flagelos anteriores. A membrana ondulante é proeminente e se estende por todo o comprimento do corpo. O flagelo posterior se estende cerca de metade do comprimento do corpo além da membrana ondulante. Há um filamento acessório. O blefaroplasto é composto de 4 grânulos; o axóstilo é compacto e hialino e sua extremidade anterior é alargada para formar um capítulo. Há um anel de grânulos de cromatina no ponto em que a axóstilo emerge do corpo. O corpo parabasal tem formato semelhante a bastão achatado e seu comprimento é variável.

Tetratrichomonas buttreyi

Descrição. O corpo é ovoide ou elipsoidal, medindo 4 a 7 × 2 a 5 μm (em média, 6 × 3 μm). Com frequência, há inclusões citoplasmáticas. Possui três ou quatro flagelos anteriores, cujos comprimentos variam de um coto curto até mais de duas vezes o comprimento do corpo e cada um termina em uma estrutura espatulada ou nodular. A membrana ondulante percorre todo o comprimento do corpo e tem três a cinco terminações ondulantes em um flagelo livre posterior. O filamento acessório é proeminente e o bastão basal é relativamente frágil. O axóstilo é um tanto estreito, possui um capítulo espatulado e se estende 3 a 6 μm além do corpo. Não há anel cromático no ponto de saída. Possui pelta. Com frequência, o núcleo é ovoide (2 a 3 × 1 a 2 μm), mas seu formato é variável e apresenta um pequeno endossoma.

Tetratrichomonas canistomae

Descrição. O corpo é piriforme, medindo 7 a 12 × 3 a 4 μm. Os 4 flagelos anteriores são quase tão longos quanto o corpo e se originam em pares a partir de um grande blefaroplasto. A membrana ondulante se estende por quase todo o comprimento do corpo e termina em um flagelo posterior livre, que tem cerca de metade do tamanho do corpo (Figura 2.14). O axóstilo é filamentoso e se estende por uma extensão considerável além do corpo.

Tetratrichomonas felistomae

Descrição. O corpo é piriforme, medindo 6 a 11 × 3 a 4 μm (em média, 8 × 3 μm). Possui 4 flagelos anteriores, mais longos do que o corpo. A membrana ondulante se estende pela maior parte do comprimento do parasita e termina em um flagelo posterior livre; o axóstilo se estende por distância considerável além do corpo.

Tetratrichomonas gallinarum

Descrição. O corpo é piriforme e mede 7 a 15 × 3 a 9 μm. Possui quatro flagelos anteriores e um flagelo posterior ao longo da membrana ondulante e se estende para além dela. Há um filamento acessório. O axóstilo é longo, pontiagudo e delgado e carece de um anel cromático em seu ponto de surgimento. Há grânulos supracostais, mas não há grânulos subcostais ou endoaxostilares. A pelta é

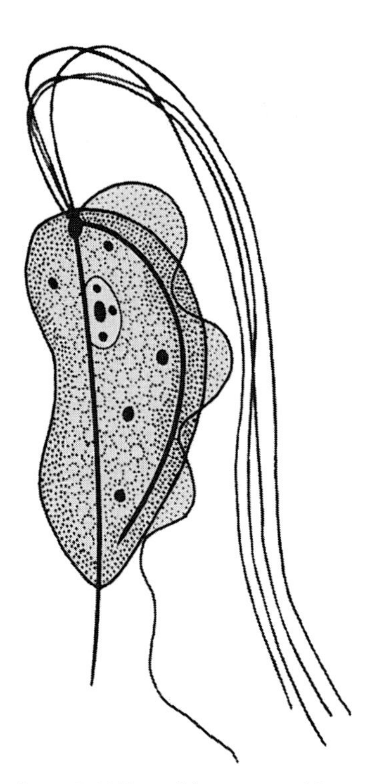

Figura 2.14 *Tetratrichomonas canistomae.*

elaborada e termina em uma curta extensão ventral, mais ou menos livre, na margem ventral do axóstilo. O corpo parabasal geralmente consiste em um anel de grânulos variavelmente espaçados, além de uma ou duas fibrilas ou ramos.

Tetratrichomonas microti

Descrição. O corpo mede 4 a 9 μm de comprimento e possui quatro flagelos anteriores. A membrana ondulante se estende por quase todo o comprimento do corpo e há um flagelo posterior *trailing* (Figura 2.15). O axóstilo é delgado.

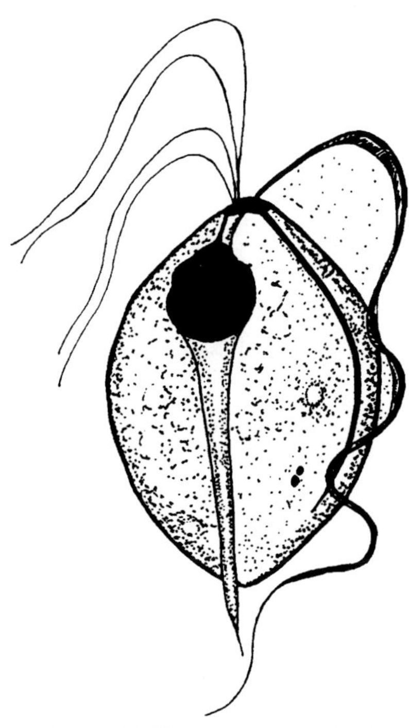

Figura 2.15 *Tetratrichomonas microti.*

Tetratrichomonas ovis

Descrição. O corpo é piriforme, medindo 6 a 9 × 4 a 8 μm (em média, 7 × 6 μm); os 4 flagelos anteriores apresentam comprimentos desiguais. Possui um axóstilo hialino delgado que se estende por cerca de 5 μm além do corpo e se afina gradativamente até formar uma ponta. Não há anel cromático no ponto em que o axóstilo deixa o corpo. Há um núcleo anterior e uma pelta proeminente na extremidade anterior. Possui uma membrana ondulante proeminente que se estende por 75 a 100% do comprimento do corpo, a qual continua como um flagelo posterior livre. O bastão basal é proeminente e há muitas fileiras irregulares de grânulos paracostais e um corpo parabasal ovoide ou em formato de clava, com um corpo intensamente cromofílico, e um filamento parabasal.

Tetratrichomonas pavlovi

Descrição. O corpo é piriforme e geralmente mede 11 a 12 × 6 a 7 μm. Possui 4 flagelos anteriores, os quais tem quase o mesmo comprimento do corpo. A membrana ondulante é bem desenvolvida e tem 2 a 4 ondas que se estendem quase que até a extremidade posterior do corpo. Há um flagelo posterior livre, um filamento acessório e um bastão basal. O núcleo é arredondado ou ovoide. O axóstilo é delgado, alargando-se para formar um capítulo na extremidade anterior.

Trichomitus

Membros deste gênero possuem três flagelos anteriores, membrana ondulante, pelta e flagelo posterior (*trailing*).

Espécie de *Trichomitus*

Espécie	Hospedeiro	Locais
Trichomitus rotunda	Suínos	Ceco, cólon

Trichomitus rotunda

Descrição. Tipicamente, o corpo é amplamente piriforme, mas ocasionalmente pode ser ovoide ou elipsoidal. Mede 7 a 11 × 5 a 7 μm (em média, 9 × 6 μm). Com frequência, há inclusões citoplasmáticas. Os comprimentos dos três flagelos anteriores são quase iguais; cada um termina em uma estrutura espatulada ou nodular. O blefaroplasto parece conter um único grânulo. A membrana ondulante, juntamente com o bastão basal, se estende por cerca de 50 a 75% do comprimento do corpo. O flagelo posterior livre geralmente é mais curto do que o corpo. O axóstilo é um bastão estreito, reto, não hialino e com capítulo em forma de lua crescente ou em formato de foice que se estende por cerca de 4 μm além do corpo.

Pentatrichomonas

Descrição. Membros deste gênero possuem cinco flagelos anteriores, membrana ondulante, pelta e um sexto flagelo *trailing.*

Ciclo evolutivo. Os tricômonas se reproduzem por meio de divisão binária longitudinal. Não se conhece fase sexuada e não há cisto.

Espécies de *Pentatrichomonas*

Espécies	Hospedeiros	Locais
Pentatrichomonas hominis (sin. *Pentatrichomonas felis, Cercomonas hominis, Monocercomonas hominis, Trichomonas intestinalis, Trichomonas felis*)	Humanos, macacos, cães, gatos, ratos, camundongos, hamsters, porquinhos-da-índia	Intestino grosso
Pentatrichomonas gallinarum	Galinhas, perus, galinhas-d'angola	Ceco, fígado

Pentatrichomonas hominis

Sinônimos. *Pentatrichomonas felis, Cercomonas hominis, Monocercomonas hominis, Trichomonas intestinalis, Trichonomas felis.*

Descrição. O corpo é piriforme, medindo 8 × 20 μm e geralmente possui cinco flagelos anteriores. Quatros destes flagelos se juntam e o quinto é separado e direcionado para a parte posterior do parasita. Um sexto flagelo percorre toda a membrana ondulante e se estende para além do corpo como um flagelo livre *trailing*. A membrana ondulante se estende por todo o comprimento do organismo. O axóstilo é espesso e hialino, com extremidade finamente pontiaguda. A pelta tem formato de lua crescente.

Pentatrichomonas gallinarum

Descrição. Em geral, o corpo é esférico, medindo 7 × 5 μm, com cinco flagelos anteriores e membrana ondulante que se estende ao longo do corpo com um flagelo livre em sua extremidade. O axóstilo é delgado e se projeta a partir da extremidade posterior (Figura 2.16).

Cochlosoma

Espécie de *Cochlosoma*

Espécie	Hospedeiro	Locais
Cochlosoma anatis (sin. *Cochlosoma rostratum*)	Patos	Intestino grosso, cloaca, ceco

Cochlosoma anatis

Sinônimo. *Cochlosoma rostratum.*

Descrição. O corpo tem formato de beterraba, com 6 a 12 × 4 a 7 μm, e núcleo na porção média do corpo. Possui seis flagelos de comprimentos desiguais oriundos de um blefaroplasto da extremidade anterior e dois flagelos *trailing* situados em um sulco longitudinal. Uma ventosa recobre um terço à metade do comprimento do corpo.

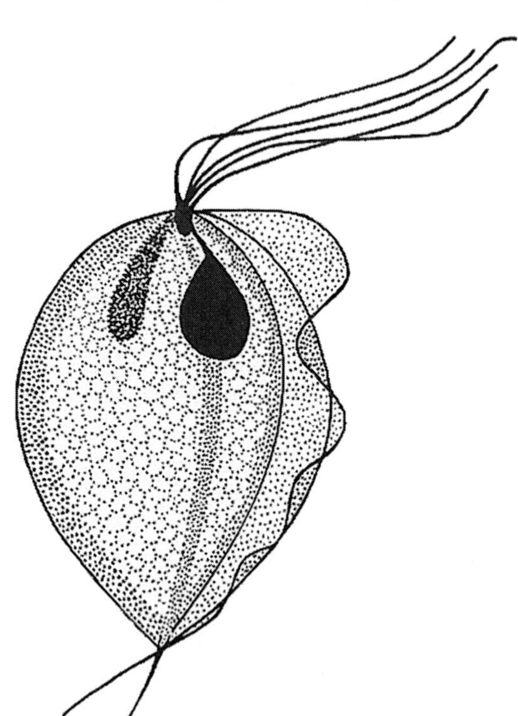

Figura 2.16 *Pentatrichomonas gallinarum.*

FAMÍLIA DIENTAMOEBIDAE

Histomonas

É reconhecida uma única espécie, *Histomonas meleagridis*. O corpo é ativamente ameboide, com um único flagelo oriundo de um grânulo basal próximo do núcleo.

Ciclo evolutivo. As aves se infectam após a ingestão de ovos embrionados do parasita de ceco, *Heterakis gallinarum*, sendo o flagelado transportado na larva não eclodida. Quando o ovo eclode, os histomonas são liberados da larva e penetram na mucosa do ceco, onde provocam ulceração e necrose. Os parasitas alcançam o fígado, via circulação porta, e colonizam o parênquima hepático, ocasionando focos necróticos circulares, cujos tamanhos aumentam à medida que o parasita se multiplica na periferia da lesão. A próxima fase do ciclo evolutivo não está clara, mas acredita-se que *Heterakis* se infecte com histomonas presentes no ceco, possivelmente pela ingestão, e que estes, em seguida, alcançam o ovário do verme. Está seguramente estabelecido que os histomonas incorporam-se a certa quantidade de ovos de *Heterakis* e, desse modo, alcançam o meio externo. A infecção de aves também pode ser decorrente da ingestão de minhocas, que são hospedeiras de transporte para ovos e larvas de *Heterakis*.

Espécie de *Histomonas*

Espécie	Hospedeiros	Locais
Histomonas meleagridis	Perus, faisões, perdizes, galinhas	Ceco, fígado

Histomonas meleagridis

Descrição. Microrganismo pleomórfico, cuja morfologia depende da localização no órgão e do estágio da doença. No ceco, o parasita é redondo ou oval, ameboide, com ectoplasma claro, endoplasma granular e diâmetro de 6,0 a 20 μm; possui um único flagelo (Figura 2.17), embora este pareça se perder quando no tecido de membrana mucosa ou no fígado. O núcleo é vesicular e um flagelo se origina a partir de um pequeno blefaroplasto próximo do núcleo. Na mucosa do ceco e no fígado o microrganismo é verificado isoladamente ou em aglomerado; é ameboide, com diâmetro de 8 a 15 μm, sem flagelo.

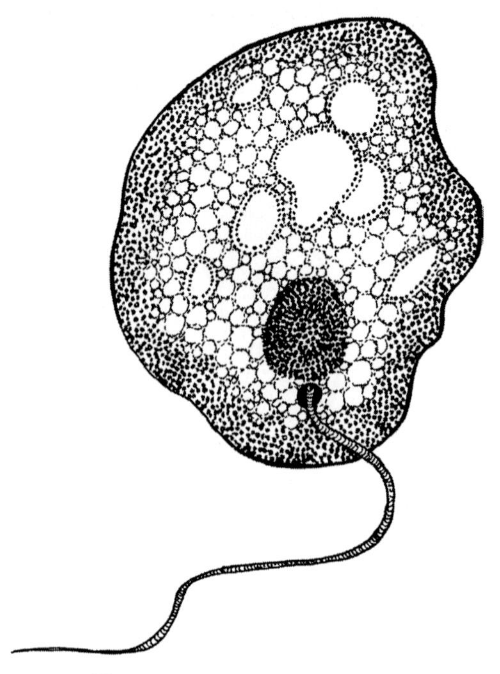

Figura 2.17 *Histomonas meleagridis.*

FAMÍLIA MONOCERCOMONADIDAE

A aparência é semelhante àquela dos tricômonas, exceto que não há membrana ondulante. O gênero *Histomonas* é importante em medicina veterinária, pois ocasiona importantes perdas em perus e aves de caça. *Monocercomonas* é encontrado em uma ampla variedade de mamíferos, aves, répteis, anfíbios e peixes e, em geral, não é considerado patogênico. Antigamente, acreditava-se que os microrganismos da única espécie de *Dientamoeba* fossem amebas, mas atualmente são classificados como tricômonas.

Monocercomonas

Os membros deste gênero apresentam três flagelos anteriores, um flagelo *trailing* sem membrana ondulante e, geralmente, o axóstilo se projeta além da extremidade posterior do corpo.

Ciclo evolutivo. O ciclo evolutivo é simples; as trofozoítas se multiplicam por meio de divisão binária. Não se conhece qualquer estágio sexuado e não há cisto.

Espécies de *Monocercomonas*

Espécies	Hospedeiros	Locais
Monocercomonas ruminantium (sin. *Trichomonas ruminantium, Tritrichomonas ruminantium*)	Bovinos, ovinos	Rúmen
Monocercomonas cuniculi (sin. *Trichomastix cuniculi*)	Coelhos	Ceco

Monocercomonas ruminantium

Sinônimos. *Trichomonas ruminantium, Tritrichomonas ruminantium.*

Descrição. A trofozoíta é subesférica (3 a 8 × 3 a 7 μm), com extremidade anterior arredondada. O axóstilo é curvado e pode, ou não, se estender para além do corpo. Possui pelta e corpo parabasal. O citóstoma e o núcleo anterior estão situados na parte anterior. Possui três flagelos anteriores e um flagelo *trailing* (Figura 2.18).

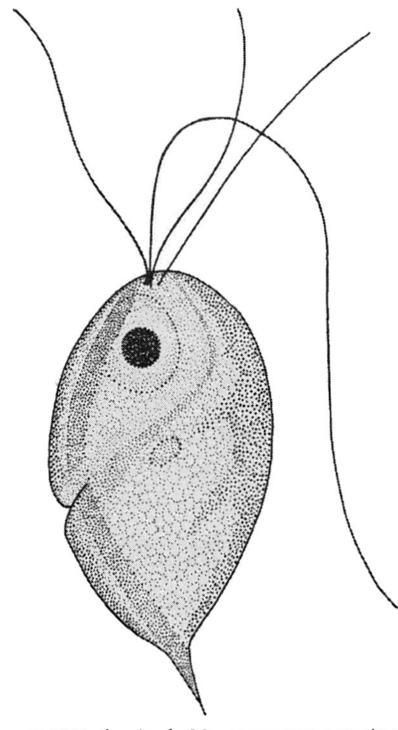

Figura 2.18 Trofozoíta de *Monocercomonas ruminantium.*

Monocercomonas cuniculi

Sinônimo. *Trichomastix cuniculi.*

Descrição. O corpo é piriforme, mede 5 a 14 μm de comprimento e o axóstilo hialino e delgado se projeta do corpo.

Chilomitus

As trofozoítas apresentam corpo alongado, núcleo anterior, axóstilo rudimentar e citóstoma semelhante a cálice na extremidade anterior, do qual surgem quatro flagelos.

Espécies de *Chilomitus*

Espécies	Hospedeiro	Local
Chilomitus caviae	Porquinhos-da-índia	Ceco
Chilomitus conexus	Porquinhos-da-índia	Ceco

Chilomitus caviae

Descrição. As trofozoítas medem 6 a 14 μm de comprimento e 3 a 5 μm de largura.

Chilomitus conexus

Descrição. As trofozoítas medem 4 a 7 μm de comprimento e 1 a 2 μm de largura.

Dientamoeba

Há uma única espécie, *D. fragilis,* encontrada no ceco e no cólon de humanos e de algumas espécies de macacos. Há descrição apenas de trofozoítas; estas têm 3 a 22 μm de diâmetro e possuem um ou dois núcleos vesiculares conectados por um filamento ou desmose.

Espécie de *Dientamoeba*

Espécie	Hospedeiros	Local
Dientamoeba fragilis	Humanos, macacos	Ceco, cólon

ORDEM HONIGBERGIELLIDA

FAMÍLIA HEXAMASTIGIDAE

Hexamastix

Hexamastix apresenta corpo piriforme, com núcleo anterior e citóstoma, pelta, axóstilo proeminente, cinco flagelos anteriores e um flagelo *trailing.*

Espécies de *Hexamastix*

Espécies	Hospedeiros	Local
Hexamastix caviae (sin. *Pentatrichomastix caviae*)	Porquinhos-da-índia	Ceco
Hexamastix robustus (sin. *Pentatrichomastix robustus*)	Porquinhos-da-índia	Ceco
Hexamastix muris (sin. *Pentatrichomastix muris*)	Ratos	Ceco

Hexamastix caviae

Sinônimo. *Pentatrichomastix caviae.*

Descrição. As trofozoítas têm 4 a 10 μm de comprimento e 3 a 5 μm de largura.

Hexamastix robustus

Sinônimo. *Pentatrichomastix robustus.*

Descrição. As trofozoítas têm 7 a 14 μm de comprimento e 3 a 8 μm de largura.

Hexamastix muris

Sinônimo. *Pentatrichomastix robustus.*

Descrição. As trofozoítas têm 5 a 12 μm de comprimento.

ORDEM PROTEROMONADIDA

FAMÍLIA PROTEROMONADIDAE

Proteromonas

As trofozoítas são fusiformes e possuem um flagelo anterior e um flagelo posterior *trailing* livre. O núcleo localiza-se na parte anterior do corpo e situa-se próximo do corpo paranuclear, de tamanho similar.

Espécie de *Proteromonas*

Espécie	Hospedeiro	Local
Proteromonas brevifilia	Porquinhos-da-índia	Ceco

Proteromonas brevifilia

Descrição. As trofozoítas têm 4 a 9 μm de comprimento e 2 a 4 μm de largura.

FILO FORNICATA

CLASSE RETORTAMONADEA

ORDEM RETORTAMONADIDA

FAMÍLIA RETORTAMONADIDAE

Estes protozoários habitam, predominantemente, água parada; são encontrados em uma ampla variedade de mamíferos, aves, répteis e insetos e, em geral, não são considerados patogênicos. Espécies de *Retortamonas* e *Chilomastix* são encontradas em humanos, macacos, bovinos, ovinos, coelhos e porquinhos-da-índia, bem como em anfíbios, répteis e insetos.

Retortamonas

Retortamonas apresenta corpo piriforme, com grande citóstoma e dois flagelos.

Espécies de *Retortamonas*

Espécies	Hospedeiros	Local
Retortamonas ovis (sin. *Embadomonas ovis, Embadomonas ruminantium*)	Ovinos, bovinos	Ceco
Retortamonas cuniculi (sin. *Embadomonas cuniculi*)	Coelhos	Ceco
Retortamonas caviae	Porquinhos-da-índia	Ceco
Retortamonas intestinalis (sin. *Embadomonas intestinalis, Waskia intestinalis*)	Humanos, chimpanzés, macacos	Ceco

Retortamonas ovis

Sinônimos. *Embadomonas ovis, Embadomonas ruminantium.*

Descrição. As trofozoítas são piriformes, com tamanho médio de 5,2 × 3,4 μm. Possuem um grande citóstoma próximo à extremidade anterior, contendo uma fibrila citostomal que se estende de lado da extremidade anterior e, posteriormente, ao longo de cada lado. Um flagelo anterior e um flagelo *trailing* posterior emergem do sulco citostomal. Os cistos são piriformes e ovoides, contendo um ou dois núcleos e retêm a fibrila citostomal.

Retortamonas cuniculi

Sinônimo. *Embadomonas cuniculi.*

Descrição. As trofozoítas são ovoides, medem 7 a 13 × 5 a 10 μm, possuem um flagelo anterior e um flagelo *trailing* posterior que emergem do sulco citostomal. Os cistos são piriformes ou ovoides, com 5 a 7 × 3 a 4 μm.

Retortamonas caviae

Descrição. As trofozoítas têm 4 a 8 μm de comprimento e 4 μm de largura, com cistos que medem 4 a 6 μm de comprimento e 3 a 4 μm de largura.

Retortamonas intestinalis

Sinônimos. *Embadomonas intestinalis, Waskia intestinalis.*

Descrição. As trofozoítas são pequenas, medindo 4 a 9 μm de comprimento e 4 a 7 μm de largura, com dois flagelos anteriores e um citóstoma proeminente. Possuem núcleo relativamente grande na extremidade anterior, com um pequeno cariossoma compacto.

Chilomastix

As trofozoítas são piriformes e apresentam um grande sulco citostomal próximo da extremidade anterior. Possuem três flagelos anteriores e um quarto flagelo curto na fenda do citóstoma. As espécies deste gênero são encontradas em mamíferos, aves, répteis, anfíbios, peixes e insetos; não são consideradas patogênicas.

Espécies de *Chilomastix*

Espécies	Hospedeiros	Locais
Chilomastix mesnili (sin. *Chilomastix suis, Chilomastix hominis, Macrostoma mesnili*)	Humanos, bugios, macacos, suínos	Ceco, cólon
Chilomastix gallinarum	Galinhas, perus	Ceco
Chilomastix equi	Equinos	Intestino
Chilomastix caprae	Caprinos	Rúmen
Chilomastix cuniculi	Coelhos	Ceco
Chilomastix intestinalis	Porquinhos-da-índia	Ceco
Chilomastix wenrichi	Porquinhos-da-índia	Ceco
Chilomastix bettencourti	Ratos, camundongos, hamsters	Ceco

Chilomastix mesnili

Sinônimos. *Chilomastix suis, Chilomastix hominis, Macrostoma mesnili.*

Descrição. As trofozoítas são piriformes, medem 6 a 24 × 3 a 10 μm e apresentam um sulco espiral atravessando o meio do corpo e três flagelos anteriores. Um citoestoma semelhante a fenda, circundando um quarto flagelo, situa-se na parte anterior do corpo. Os cistos, em formato de limão, medem 6 a 10 μm de diâmetro e contêm um único núcleo e citóstoma.

Chilomastix gallinarum

Descrição. O corpo é piriforme, mede 11 a 20 × 5 a 12 μm e apresenta um núcleo na extremidade anterior do corpo. Há três flagelos anteriores e um quarto flagelo curto que se apresenta ondulado na fenda citostomal, com formato semelhante à figura do 8, situado na face ventral do corpo e que se movimenta em forma de espiral para a esquerda e se estende por metade a dois terços do comprimento do corpo (Figura 2.19). Os cistos têm formato de limão (7 a 9 × 4 a 6 μm), com núcleo único.

Chilomastix equi

Descrição. As trofozoítas são piriformes, medem 16 a 32 × 6 a 16 μm, com uma ponta posterior.

Chilomastix caprae

Descrição. As trofozoítas são piriformes e medem 8 a 10 × 4 a 6 μm.

Chilomastix cuniculi

Descrição. As trofozoítas são piriformes, com 10 a 15 μm de comprimento.

Chilomastix intestinalis

Descrição. As trofozoítas são piriformes e medem 9 a 28 μm de comprimento e 7 a 11 μm de largura. Os cistos têm 9 a 11 × 7 a 10 μm.

Chilomastix wenrichi

Descrição. As trofozoítas são piriformes, com 7,5 a 12 μm de comprimento.

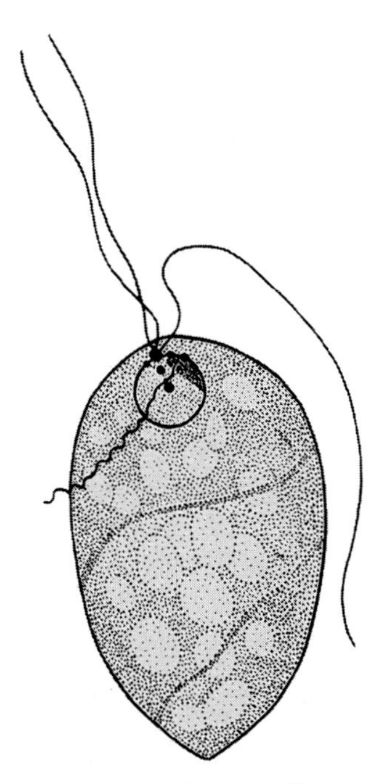

Figura 2.19 *Chilomastix gallinarum.*

Chilomastix bettencourti

Descrição. As trofozoítas são piriformes e medem 6 a 24 × 3 a 10 μm.

ORDEM DIPLOMONADIDA

FAMÍLIA HEXAMITIDAE

A família Hexamitidae inclui um importante gênero de interesse veterinária, *Spironucleus,* bem como alguns gêneros de menor interesse não considerados patogênicos aos animais. *Spironucleus* (*Hexamita*) causa enterite e diarreia em aves (particularmente em aves domésticas, aves de caça e pombos) e em roedores. Outros membros da família incluem *Caviomonas,* encontradas no ceco de porquinhos-da-índia.

Spironucleus

As trofozoítas são bilateralmente simétricas e possuem dois núcleos, dois conjuntos de três flagelos anteriores e dois flagelos que passam através do corpo para emergir na região posterior do organismo. Estes parasitas são referidos como *Hexamita,* mas geralmente os membros deste gênero têm vida livre.

Espécies de *Spironucleus*

Espécies	Hospedeiros	Locais
Spironucleus columbae (sin. *Hexamita columbae, Octomitus columbae*)	Pombos	Intestino delgado
Spironucleus meleagridis (sin. *Hexamita meleagridis*)	Perus, aves de caça (faisão, cordoniz, perdiz)	Intestino delgado, ceco
Spironucleus muris (sin. *Hexamita muris, Octomitus muris, Syndyomita muris*)	Camundongos, ratos, hamsters	Intestino delgado, ceco
Spironucleus pitheci	Macacos	Intestino grosso

Spironucleus columbae

Sinônimos. *Hexamita columbae, Octomitus columbae.*

Descrição. As trofozoítas são pequenas; medem 5 a 9 × 2,5 a 7 μm.

Spironucleus meleagridis

Sinônimo. *Hexamita meleagridis.*

Descrição. As trofozoítas são bilateralmente simétricas, com 6 a 12 × 2 a 5 μm, e possuem 2 núcleos, 2 conjuntos de 3 flagelos anteriores e 2 flagelos que passam através do corpo para emergir na parte posterior do organismo (Figura 2.20).

Spironucleus muris

Sinônimos. *Hexamita muris, Octomitus muris, Syndyomita muris.*

Descrição. O corpo é piriforme, mede 7 a 9 × 2 a 3 μm, e possui dois núcleos próximos à extremidade anterior e seis flagelos anteriores e dois posteriores. Não há citóstoma.

Caviomonas

As trofozoítas têm um único flagelo e não apresentam citóstoma.

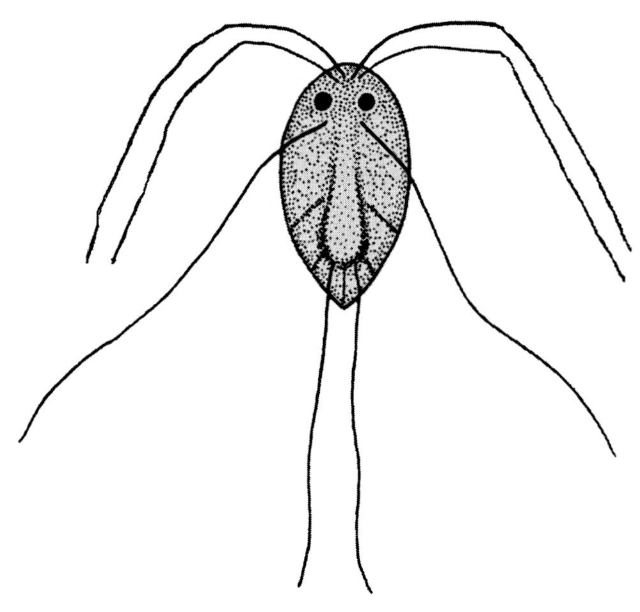

Figura 2.20 *Spironucleus meleagridis.*

Espécie de *Caviomonas*

Espécie	Hospedeiros	Local
Caviomonas mobilis	Porquinhos-da-índia, hamsters	Ceco

Caviomonas mobilis

Descrição. As trofozoítas têm um corpo ovoide a formato de cenoura, com 2 a 7 μm de comprimento e 2 a 3 μm de largura e extremidade posterior pontiaguda. Um único flagelo se origina do núcleo, na extremidade anterior, e se estende posteriormente ao longo da periferia da superfície corporal.

FAMÍLIA ENTEROMONADIDAE

Enteromonas

As trofozoítas são esféricas ou piriformes e possuem um núcleo anterior, um cordão semelhante a fio, 3 flagelos anteriores curtos e um quarto flagelo longo que se estende posteriormente além do corpo.

Espécies de *Enteromonas*

Espécies	Hospedeiros	Local
Enteromonas caviae	Porquinhos-da-índia	Ceco
Enteromonas hominis (sin. *Octomitus hominis, Tricercomonas intestinalis, Enteromonas bengalensis*)	Ratos, hamsters, humanos, primatas (chimpanzés, macacos)	Ceco

Enteromonas caviae

Descrição. As trofozoítas medem 3 a 5 μm de comprimento e 2 a 4 μm de largura.

Enteromonas hominis

Sinônimos. *Octomitus hominis, Tricercomonas intestinalis, Enteromonas bengalensis.*

Descrição. As trofozoítas medem 4 a 10 μm de comprimento e 3 a 6 μm de largura e contêm numerosos vacúolos de alimento.

FILO METAMONADA

ORDEM GIARDIIDA

De acordo com a nova sistemática, baseada em dados genéticos, estruturais e bioquímicos, *Giardia*, que pertencia à família Hexamatidae, atualmente está incluída no filo Metamonada, classe Trepamonadea, subclasse Diplozoa, ordem Giardiida e família Giardiidae.

FAMÍLIA GIARDIIDAE

Giardia é causa comum de diarreia crônica em humanos e, também, infecta animais domésticos e selvagens. O microrganismo é bilateralmente simétrico e possui oito flagelos, seis dos quais emergem como flagelos livres, espaçados, ao redor do corpo. É único por apresentar um grande disco aderente na superfície ventral achatada do corpo, que facilita sua fixação às células epiteliais da mucosa intestinal.

Giardia

As trofozoítas de *Giardia* apresentam corpo piriforme a elipsoidal, bilateralmente simétrico, com 12 a 15 μm de comprimento e 5 a 9 μm de largura. A parte dorsal é convexa e há um grande disco de sucção na face ventral. Possuem dois núcleos anteriores, dois axóstilos delgados, oito flagelos em quatro pares e um par de corpúsculos medianos escuros (Figura 2.21).

Foram diferenciadas pelo menos dez espécies, com base em características verificadas em microscopia óptica (forma da trofozoíta e corpo mediano) e, mais recentemente, com base em métodos moleculares, os quais agrupam as espécies em conjunto; este sistema ainda está em desenvolvimento.

Ciclo evolutivo. O ciclo evolutivo é simples e direto, o estágio trofozoíta se multiplica por meio de divisão binária e produz novas trofozoítas. De modo intermitente, as trofozoítas se encistam originando estágios de cistos resistentes que são excretados pelo hospedeiro, nas fezes.

Espécies de *Giardia*

Espécies	Grupos	Hospedeiros	Local
Giardia duodenalis (sin. *Giardia intestinalis*)	A	Humanos, primatas, cães, gatos, animais pecuários, roedores, mamíferos selvagens	Intestino delgado
Giardia enterica	B	Humanos, primatas, cães, gatos, alguns mamíferos selvagens	Intestino delgado
Giardia canis	C, D	Cães, outros canídeos	Intestino delgado
Giardia bovis	E	Bovinos, outros ungulados	Intestino delgado
Giardia cati	F	Gatos	Intestino delgado
Giardia simondi	G	Ratos	Intestino delgado
Giardia spp.	H	Focas	Intestino delgado
Giardia muris		Roedores	Intestino delgado
Giardia microti		Roedores	Intestino delgado
Giardia psittaci		Aves	Intestino delgado
Giardia ardeae		Aves	Intestino delgado

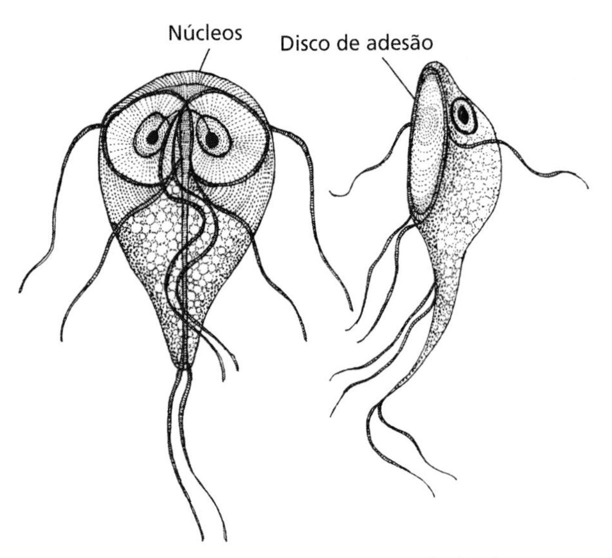

Figura 2.21 Trofozoíta de *Giardia duodenalis*.

FILO PREAXOSTYLA

CLASSE ANAERONONADEA

ORDEM OXYMONADIDA

FAMÍLIA POLYMASTIGIDAE

Monocercomonoides

As espécies deste gênero apresentam núcleo anterior, dois pares de flagelos anteriores, pelta e axóstilo filamentoso. Possuem 1 a 4 estruturas semelhantes a bastão basal (cordões) que se estendem para trás, abaixo da superfície corporal. Os membros deste gênero são encontrados em mamíferos, anfíbios, répteis e insetos e não são considerados patogênicos.

Espécies de *Monocercomonoides*

Espécies	Hospedeiros	Locais
Monocercomonoides caviae	Porquinhos-da-índia	Ceco
Monocercomonoides wenrichi	Porquinhos-da-índia	Ceco
Monocercomonoides quadrifunilis	Porquinhos-da-índia	Ceco
Monocercomonoides exilis	Porquinhos-da-índia	Ceco
Monocercomonoides caprae (sin. *Monocercomonas caprae, Monocercomonoides sayeedi*)	Caprinos	Rúmen

Monocercomonoides caviae

Descrição. As trofozoítas são ovoides, medem 4 a 8 μm de comprimento e 3 a 7 μm de largura e apresentam três cordões.

Monocercomonoides wenrichi

Descrição. As trofozoítas medem 3 a 12 μm de comprimento e 3 a 8 μm de largura e têm um único cordão espesso sinuoso.

Monocercomonoides quadrifunilis

Descrição. As trofozoítas medem 3 a 13 μm de comprimento e 3 a 11 μm de largura e possuem quatro cordões.

Monocercomonoides exilis

Descrição. As trofozoítas medem 4 a 9 μm de comprimento e 3 a 6 μm de largura e têm um único cordão curto.

Monocercomonoides caprae

Sinônimos. *Monocercomonas caprae, Monocercomonoides sayeedi.*

Descrição. As trofozoítas são ovoides e medem 6 a 12 μm de comprimento e 4 a 8 μm de largura.

FILO APICOMPLEXA

Protozoários do filo Apicomplexa (Sporozoa) são caracterizados por apresentarem vida intracelular e possuírem um complexo apical em alguns estágios de seu desenvolvimento. As trofozoítas não possuem cílio, tampouco flagelo. A reprodução envolve ambas as fases, assexuada (meregonia ou esquizogonia) e sexuada (gametogonia). Após gametogonia, um zigoto é formado e se multiplica para produzir esporos (esporogonia).

Na classe Conoidasida há uma ordem de importância veterinária, a Eucoccidiorida, a qual compreende esporozoas intestinais. Na classe Aconoidasida, há dois gêneros de interesse veterinário, Haemospororida e Piroplasmorida, que são esporozoas encontrados no sangue.

ORDEM EUCOCCIDIORIDA

SUBORDEM EIMERIORINA

A subordem Eimeriorina compreende parasitas que infectam, principalmente, vertebrados. Aqueles de maior importância em medicina veterinária estão incluídos em três famílias, Eimeriidae, Cryptosporidiidae e Sarcocystiidae. Outras famílias de menor importância são Lankesterellidae, Klossiellidae e Hepatozoidae.

CICLO EVOLUTIVO GERAL

O ciclo evolutivo compreende três fases: esporulação, infecção e merogonia (esquizogonia) e, por fim, gametogonia e formação de oocistos, como representado pelo ciclo evolutivo do gênero *Eimeria* (Figura 2.22).

Esporulação

Oocistos não esporulados, consistindo em massa nucleada de protoplasma circundada por uma parede resistente, são excretados nas fezes. Em condições apropriadas de oxigenação, umidade elevada e temperatura ideal, ao redor de 27°C, o núcleo se divide duas vezes e a massa protoplasmática forma 4 corpúsculos cônicos que se irradiam a partir da massa central. Cada um destes cones nucleados se torna arredondado para formar um **esporoblasto**; em algumas espécies, o protoplasma remanescente forma o corpo residual do oocisto. Cada esporoblasto produz uma parede de material refrangente denominado **esporocisto**, enquanto o protoplasma se divide em dois **esporozoítas** em forma de duas bananas. Em algumas espécies, o protoplasma remanescente no interior do esporocisto forma um corpo residual do esporocisto; ademais, o esporocisto pode possuir uma nodulação em uma extremidade, o **corpo de Stieda**. O tempo gasto para que ocorram estas alterações varia dependendo da temperatura, mas em condições ideais geralmente varia de 2 a 4 dias. O oocisto, agora constituído de uma parede externa que circunda os **esporocistos** e cada um contendo **esporozoítas**, é denominado **oocisto esporulado**; é o estágio infectante.

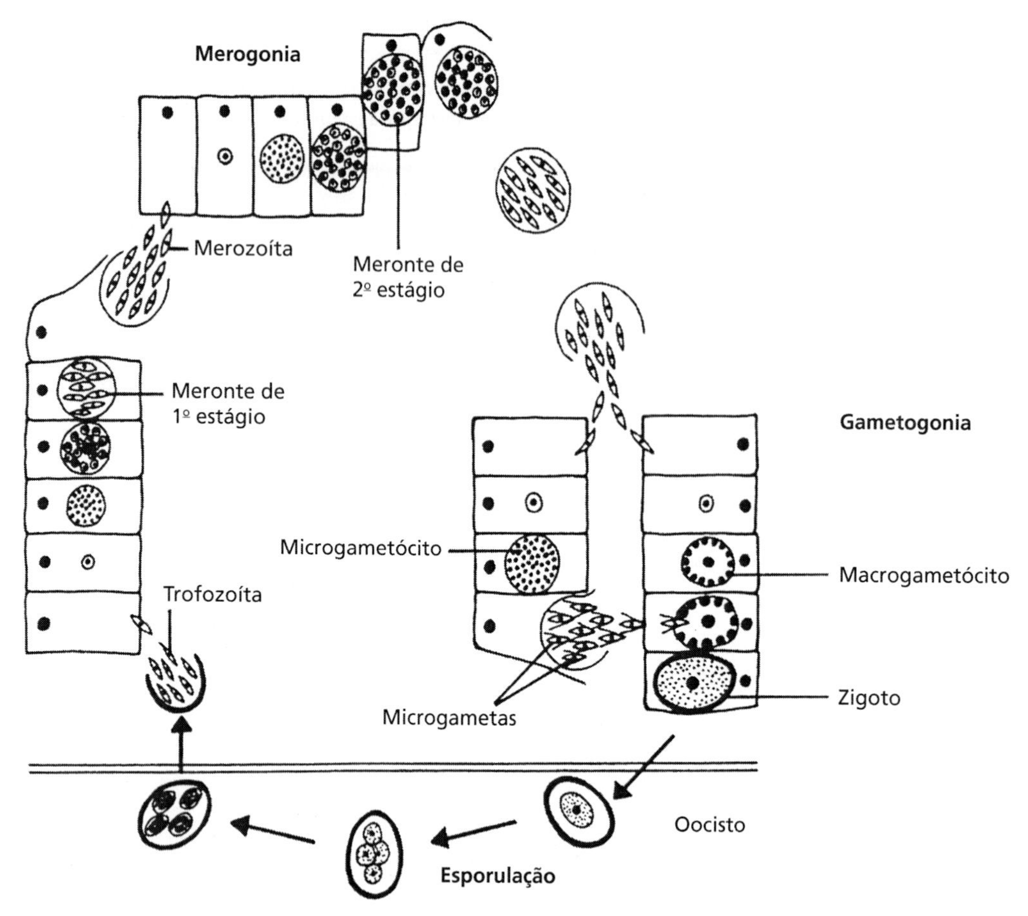

Figura 2.22 Ciclo evolutivo de *Eimeria*.

Infecção e merogonia (reprodução assexuada)

O hospedeiro se infecta após a ingestão de oocisto esporulado. Em seguida, os esporocistos são liberados, mecanicamente ou pelo dióxido de carbono, e os esporozoítas, ativados pela tripsina e pela bile, deixam o esporocisto. Na maioria das espécies, cada esporozoíta penetra em uma célula epitelial, se ajuntam, e, então, é denominado **trofozoíta**. Após alguns dias, cada trofozoíta sofre múltiplas divisões para formar um **meronte** (esquizonte), uma estrutura composta de grande número de microrganismos nucleados alongados denominados **merozoítas.** Quando a divisão se completa e o meronte amadurece, a célula hospedeira e o meronte se rompem e as merozoítas escapam e invadem as células vizinhas. Merogonia pode repetir-se e o número de gerações de meronte dependerá da espécie.

Gametogonia e formação de oocisto (reprodução sexuada)

A merogonia termina quando as merozoítas originam gametócitos masculinos e femininos. Os fatores responsáveis por esta mudança para gametogonia não são totalmente conhecidos. Os **macrogametócitos** são fêmeas e permanecem unicelulares, porém o seu tamanho aumenta para preencher a célula parasitada. Podem ser diferenciados de trofozoítas ou de merontes em desenvolvimento pelo fato de que apresentam um único núcleo grande. Cada **microgametócito**, macho, sofre repetidas divisões para formar uma grande quantidade de microrganismos uninucleados flagelados, os **microgametas**. É apenas durante esta breve fase que os coccídios possuem órgãos de locomoção. Os microgametas são liberados após a ruptura da célula hospedeira, penetra em um macrogameta e, em seguida, ocorre a fusão do núcleo do microgameta com o núcleo do macrogameta. Uma parede cística se forma ao redor do **zigoto** resultante, agora denominado oocisto, e não há qualquer crescimento adicional até que este **oocisto não esporulado** seja liberado do corpo, nas fezes.

FAMÍLIA EIMERIIDAE

Esta família contém 16 gêneros e cerca de 1.340 espécies, dos quais os mais importantes são *Eimeria* e *Isospora* (*Cystisospora*); a infecção causada por membros destes gêneros frequentemente é denominada "coccidiose". Os gêneros são diferenciados com base na quantidade de esporocistos em cada oocisto e no número de esporozoítas em cada esporocisto (Tabela 2.2). Membros desta família são parasitas

Tabela 2.2 Identificação genérica de parasitas coccídios.

Gêneros	Esporocistos por oocisto	Esporozoítas por esporocistos	Total de esporozoítas por oocisto
Eimeria	4	2	8
Isospora/Cystisospora	2	4	8
Caryospora	1	8	8
Cyclospora	2	2	4
Hoarella	16	2	32
Octosporella	8	2	16
Pythonella	16	4	64
Wenyonella	4	4	16
Dorisiella	2	8	16
Tyzzeria	0	8	8

intracelulares e a maioria sofre merogonia nas células intestinais de seus hospedeiros. O ciclo evolutivo geralmente é homoxeno (ocorre em um hospedeiro) e a maior parte das espécies é altamente específica ao hospedeiro.

Eimeria é o maior gênero da família, contendo mais de 1.000 espécies, com muitas espécies importantes que infectam mamíferos e aves domésticas. Os oocistos contêm quatro esporocistos, cada um com 2 esporozoítas. Os oocistos não são esporulados quando excretados nas fezes e requerem um período de desenvolvimento antes de se tornarem infectantes. Espécies de *Eimeria* são capazes de causar taxas de morbidade e de mortalidade significantes e são discutidas, em detalhes, em seus respectivos hospedeiros.

Isospora/*Cystisospora* compreende cerca de 200 espécies, embora em algumas espécies a especificidade ao hospedeiro seja variável. Os oocistos contêm dois esporocistos, cada um com quatro esporozoítas. Espécies de *Cystisospora* podem causar doença em suínos, cães, gatos, camelos e macacos. Espécies de *Isospora* podem causar doença em aves de cativeiro.

Há relato de ocorrência de *Cyclospora* em macacos, répteis e insetívoros e tem sido incriminado como causa de doença gastrintestinal transmitida por alimento, em humanos. Os oocistos possuem dois esporocistos, cada um com dois esporozoítas.

Caryospora é encontrado principalmente em aves e serpentes; o seu ciclo evolutivo envolve dois hospedeiros, e os hospedeiros estabelecem uma relação predador-presa. Os oocistos contêm um único esporocisto com oito esporozoítas.

O gênero *Atoxoplasma* infecta em aves; são conhecidas cerca de 17 espécies. A transmissão ocorre após a ingestão de oocistos espurolados.

Outros gêneros desta família incluem *Tyzzeria* e *Wenyonella*, em aves, e *Hoarella, Octosporella, Pythonella* e *Dorisiella*, em répteis.

Eimeria

Neste gênero, os oocistos contêm quatro esporocistos, cada um com 4 esporozoítas (Figura 2.23). Ambas as características, estruturais e biológicas, são utilizadas para diferenciar as espécies de *Eimeria*. Em geral, a identificação se baseia no tamanho do oocisto, na morfologia e no conhecimento do animal hospedeiro, uma vez que os estágios endógenos de vários coccídios são desconhecidos.

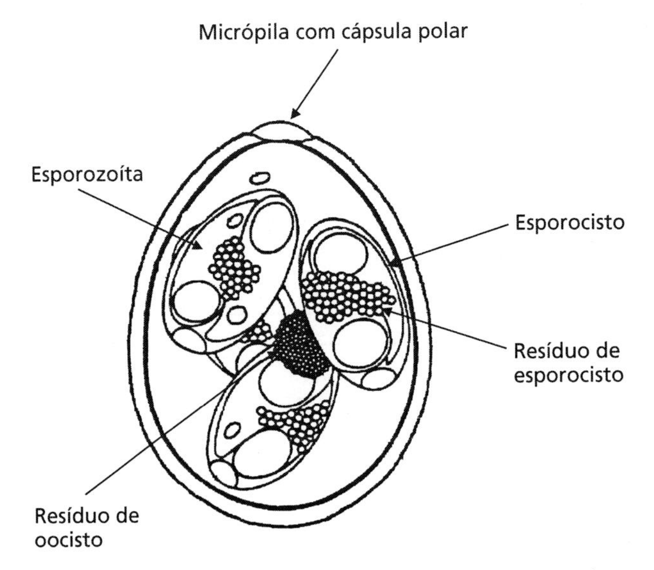

Figura 2.23 Oocisto esporulado de *Eimeria* com 4 esporocistos, cada um contendo 2 esporozoítas.

Espécies de *Eimeria*

Espécies	Hospedeiros	Locais
Eimeria acervulina	Galinhas	Duodeno
Eimeria adenoides	Perus	Intestino delgado inferior, ceco
Eimeria ahsata	Ovinos	Intestino delgado
Eimeria alabamensis	Bovinos, búfalos	Intestinos delgado e grosso
Eimeria alijevi	Caprinos	Intestinos delgado e grosso
Eimeria alpacae	Alpacas	Desconhecido
Eimeria anatis	Patos	Intestino delgado
Eimeria anseris	Gansos	Intestinos delgado e grosso
Eimeria ankarensis	Búfalos	Desconhecido
Eimeria arctica	Renas	Desconhecido
Eimeria arloingi	Caprinos	Intestino delgado
Eimeria asymmetrica	Veados (veado-vermelho)	Desconhecido
Eimeria aspheronica	Caprinos	Desconhecido
Eimeria auburnensis	Bovinos, búfalos	Intestino delgado
Eimeria austriaca	Veados (veado-vermelho)	Desconhecido
Eimeria bactriani (sin. *E. nolleri*)	Camelos	Intestino delgado
Eimeria bakuensis	Ovinos	Intestino delgado
Eimeria bateri	Cordoniz (japonesa, *Cortunix*)	Desconhecido
Eimeria bareillyi	Búfalos	Intestino delgado
Eimeria bovis	Bovinos, búfalos	Intestinos delgado e grosso
Eimeria brasiliensis	Bovinos, búfalos	Desconhecido
Eimeria brunetti	Galinhas	Intestino delgado inferior, ceco, reto
Eimeria bukidnonensis	Bovinos, búfalos	Desconhecido
Eimeria cameli	Camelos	Intestinos delgado e grosso
Eimeria canadensis	Bovinos, búfalos	Desconhecido
Eimeria capralis	Caprinos	Desconhecido
Eimeria capreoli	Veados (corça)	Desconhecido
Eimeria caprina	Caprinos	Intestino delgado e grosso
Eimeria caprovina	Caprinos	Desconhecido
Eimeria catubrina	Veados (corça)	Desconhecido
Eimeria caucasica	Perdiz (grega)	Desconhecido
Eimeria caviae	Porquinhos-da-índia	Intestino grosso
Eimeria cervi	Veados (veado-vermelho)	Desconhecido
Eimeria charlestoni	Caprinos	Desconhecido
Eimeria christenseni	Caprinos	Intestino delgado
Eimeria coecicola	Coelhos	Intestino delgado
Eimeria colchici	Faisões	Ceco
Eimeria colini	Cordoniz (*Colinus*)	Desconhecido
Eimeria columbae	Pombos	Desconhecido
Eimeria coturnicus	Cordoniz (*Cortunix*)	Desconhecido
Eimeria crandallis	Ovinos	Intestinos delgado e grosso
Eimeria cylindrica	Bovinos	Desconhecido
Eimeria debliecki	Suínos	Intestino delgado
Eimeria dispersa	Perus	Duodeno
Eimeria dromedarii	Camelos	Intestino delgado
Eimeria duodenalis	Faisões	Intestino delgado
Eimeria elaphi	Veados (veado-vermelho)	Desconhecido
Eimeria ellipsoidalis	Bovinos, búfalos	Intestino delgado
Eimeria exigua	Coelhos	Intestino delgado
Eimeria falciformis	Camundongos	Intestinos delgado e grosso
Eimeria faurei	Ovinos	Intestinos delgado e grosso
Eimeria ferruginea	Primatas (prossímios)	Desconhecido

Continua

Espécies	Hospedeiros	Locais
Eimeria flavescens	Coelhos	Intestinos delgado e grosso
Eimeria galago	Primatas (prossímios)	Desconhecido
Eimeria gokaki	Búfalos	Desconhecido
Eimeria gallapovonis	Perus	Íleo, ceco, reto
Eimeria gilruthi	Ovinos, caprinos	Abomaso
Eimeria granulosa	Ovinos	Desconhecido
Eimeria grenieri	Galinhas-d'angola	Intestino delgado
Eimeria hasei	Ratos	Desconhecido
Eimeria hindlei	Camundongos	Desconhecido
Eimeria hirci	Caprinos	Desconhecido
Eimeria innocua	Perus	Intestino delgado
Eimeria intestinalis	Coelhos	Intestino delgado
Eimeria intricata	Ovinos	Intestinos delgado e grosso
Eimeria irresidua	Coelhos	Intestino delgado
Eimeria ivitaensis	Alpacas	Desconhecido
Eimeria jolchijevi	Caprinos	Desconhecido
Eimeria keilini	Camundongos	Desconhecido
Eimeria koifoidi	Perdiz (cinza, chucar, grega)	Intestino delgado
Eimeria krijgsmanni	Camundongos	Desconhecido
Eimeria labbaena (sin. *E. peifferi*, *E. columbarum*)	Pombos, columbídeos (comum, de colarinho)	Intestino delgado
Eimeria lamae	Alpacas	Desconhecido
Eimeria legionensis	Perdiz (vermelho, grega)	Intestino delgado
Eimeria lemuris	Primatas (prossímios)	Desconhecido
Eimeria leuckarti (sin. *Globidium leuckarti*)	Equinos, asininos	Intestino delgado
Eimeria macusaniensis	Alpacas	Desconhecido
Eimeria magna	Coelhos	Intestino delgado
Eimeria marsica	Ovinos	Desconhecido
Eimeria masseyensis	Caprinos	Desconhecido
Eimeria maxima	Galinhas	Intestino delgado médio
Eimeria mayeri	Renas	Desconhecido
Eimeria media	Coelhos	Intestino delgado
Eimeria megalostoma	Faisão	Desconhecido
Eimeria meleagridis	Perus	Ceco
Eimeria meleagrimitis	Perus	Duodeno
Eimeria mitis	Galinhas	Intestinos delgado e grosso
Eimeria modesta	Primatas (prossímios)	Desconhecido
Eimeria musculi	Camundongos	Desconhecido
Eimeria necatrix	Galinhas	Intestino delgado
Eimeria neodebliecki	Suínos	Desconhecido
Eimeria nieschulzi	Ratos	Intestino delgado
Eimeria ninakohlyakimovae	Caprinos	Intestinos delgado e grosso
Eimeria nocens	Gansos	Intestino delgado
Eimeria nochti	Ratos	Desconhecido
Eimeria numidae	Galinhas-d'angola	Intestinos delgado e grosso
Eimeria otolicni	Primatas (prossímios)	Desconhecido
Eimeria ovinoidalis	Ovinos	Intestinos delgado e grosso
Eimeria ovoidalis	Búfalos	Desconhecido
Eimeria pachylepyron	Primatas (prossímios)	Desconhecido
Eimeria pacifica	Faisão	Intestino delgado, ceco
Eimeria pallida	Ovinos, caprinos	Desconhecido
Eimeria panda	Veados (corça)	Desconhecido
Eimeria parva	Ovinos	Intestinos delgado e grosso
Eimeria patavina	Veados (corça)	Desconhecido
Eimeria pellerdyi	Camelos	Desconhecido
Eimeria pellita	Bovinos	Desconhecido
Eimeria perforans	Coelhos	Intestino delgado
Eimeria perminuta	Suínos	Desconhecido
Eimeria peruviana	Lhamas, alpacas	Desconhecido
Eimeria phasiani	Faisão	Intestinos delgado e grosso
Eimeria piriformis	Coelhos	Cólon
Eimeria polita	Suínos	Intestino delgado
Eimeria ponderosa	Veados (corça)	Desconhecido
Eimeria porci	Suínos	Intestino delgado
Eimeria praecox	Galinhas	Intestino delgado
Eimeria procera	Perdiz (rapinante)	Desconhecido
Eimeria punctata	Ovinos, ocasionalmente caprinos (?)	Desconhecido
Eimeria punonensis	Alpacas	Desconhecido
Eimeria rajasthani	Camelos	Desconhecido
Eimeria ratti	Ratos	Desconhecido
Eimeria robusta	Veados (veado-vermelho)	Desconhecido
Eimeria rotunda	Veados (corça)	Desconhecido
Eimeria scabra	Suínos	Intestinos delgado e grosso
Eimeria scheuffneri	Camundongos	Desconhecido
Eimeria separata	Ratos	Intestino grosso
Eimeria solipedum	Equinos, asininos	Intestino delgado
Eimeria sordida	Veados (veado-vermelho)	Desconhecido
Eimeria spinosa	Suínos	Intestino delgado
Eimeria stiedai	Coelhos	Fígado, ductos biliares
Eimeria subrotunda	Perus	Intestino delgado
Eimeria subspherica	Bovinos	Desconhecido
Eimeria suis	Suínos	Desconhecido
Eimeria superba	Veados (corça)	Desconhecido
Eimeria taldykurganica	Cordoniz (japonesa, *Cortunix*)	Desconhecido
Eimeria tarandi	Renas	Desconhecido
Eimeria tenella	Galinhas	Intestino delgado
Eimeria thianethi	Búfalos	Desconhecido
Eimeria truncata	Gansos	Rim
Eimeria tsunodai	Cordoniz (japonesa)	Ceco
Eimeria tupaiae	Primatas (prossímios)	Desconhecido
Eimeria uniungulata	Equinos, asininos	Intestino delgado
Eimeria uzura	Cordoniz (japonsea)	Desconhecido
Eimeria vejdovsyi	Coelhos	Intestino delgado
Eimeria weybridgensis	Ovinos	Intestino delgado
Eimeria wapiti	Veados (uapiti)	Desconhecido
Eimeria wyomingensis	Bovinos, búfalos	Desconhecido
Eimeria zuernii	Bovinos, búfalos	Intestinos delgado e grosso

Em razão do grande número de espécies de *Eimeria* e da especificidade ao hospedeiro, a descrição dos oocistos por hospedeiro é detalhada nas Tabelas 2.3, 2.4, 2.5, 2.6, 2.7, 2.8, 2.9, 2.10, 2.11, 2.12, 2.13, 2.14, 2.15, 2.16, 2.17, 2.18, 2.19, 2.20, 2.21 e 2.22. Descrições mais detalhadas, inclusive os estágios do ciclo evolutivo, estão contidas nos capítulos dos respectivos hospedeiros.

Tabela 2.3 Espécies de *Eimeria* (bovinos).

Espécies	Descrição do oocisto	Tamanho médio (µm)
Eimeria bovis	Ovoide ou esférico, incolor, parede lisa com micrópila imperceptível, sem grânulo polar ou resíduo de oocisto	28 × 20
Eimeria zuernii	Subesférico, incolor, sem micrópila ou resíduo de oocisto	18 × 16
Eimeria alabamensis	Geralmente ovoide, com parede lisa incolor, sem micrópila, corpo polar ou resíduo	19 × 13
Eimeria auburmensis	Ovoide, alongado, amarelo-amarronzado, com parede lisa ou intensamente granulada, com micrópila e grânulo polar, mas sem resíduo de oocisto	38 × 23
Eimeria brasiliensis	Elipsoidal, amarelo-amarronzado, com micrópila recoberta por uma cápsula polar distinta. Também, pode conter grânulos polares, mas não há resíduo de oocisto	37 × 27
Eimeria bukidonensis	Oval ou piriforme, afinando-se em um dos polos, amarelo-amarronzado, com parede espessa, radialmente estriada e com micrópila. Pode conter grânulo polar, mas não resíduo de oocisto	49 × 35
Eimeria canadensis	Ovoide ou elipsoidal, incolor ou amarelo-claro, com micrópila imperceptível, um ou mais grânulos polares e resíduo de oocisto	33 × 23
Eimeria cylindrica	Alongado, cilíndrico, com parede lisa incolor, sem micrópila e sem resíduo de oocisto	23 × 12
Eimeria ellipsoidalis	Elipsoidal a ligeiramente ovoide, incolor, sem micrópila discernível, grânulo polar ou resíduo de oocisto	23 × 16
Eimeria pellita	Ovoide, parede marrom muito espessa com protuberâncias uniformemente distribuídas, com micrópila e grânulo polar composto de vários corpúsculos semelhantes a bastão, mas sem resíduo de oocisto	40 × 28
Eimeria subspherica	Arredondado ou subesférico, incolor, sem micrópila, grânulo polar ou resíduo de oocisto	11 × 10
Eimeria wyomingensis	Ovoide, amarelo-amarronzado, parede espessa, ampla micrópila, mas sem grânulo polar ou resíduo de oocisto	40 × 28

Tabela 2.4 Espécies de *Eimeria* (ovinos).

Espécies	Descrição do oocisto	Tamanho médio (µm)
Eimeria crandallis	Largamente elipsoidal ou subesférico, com ou sem cápsula polar, sem resíduo de oocisto, esporocisto muito amplo com resíduo de esporocisto	22 × 19
Eimeria ovinoidalis	Elipsoidal, micrópila indistinta, incolor ou amarelo-pálido, sem resíduo de oocisto, com resíduo de esporocisto	23 × 18
Eimeria ahsata	Ovoide, com cápsula polar distinta, amarelo-amarronzado, sem resíduo de oocisto	33 × 23
Eimeria bakuensis	Elipsoidal, com cápsula polar, amarelo pálido-amarronzado, sem resíduo de oocisto, com resíduo de esporocisto	31 × 20
Eimeria faurei	Ovoide, amarelo pálido-amarronzado, sem resíduo de oocisto ou de esporocisto	32 × 23
Eimeria granulosa	Formato de urna, com grande cápsula micropolar na extremidade larga, amarelo-amarronzado, sem resíduo de oocisto	29 × 21
Eimeria intricata	Elipsoidal, parede espessa e estriada, marrom, sem resíduo de oocisto	48 × 34
Eimeria marsica	Elipsoidal com micrópila imperceptível, incolor ou amarelo-claro, sem oocisto ou resíduo de esporocisto	19 × 13
Eimeria pallida	Elipsoidal, parede fina, incolor a amarelo-claro, sem resíduo de oocisto, mas com resíduo de esporocisto	14 × 10
Eimeria parva	Esférico a subesférico, incolor, sem resíduo de oocisto, resíduo de esporocisto composto de alguns grânulos	17 × 14
Eimeria weybridgensis	Amplamente elipsoidal ou subesférico, micrópila com ou sem cápsula polar, sem oocisto ou resíduo de esporocisto	24 × 17
Eimeria punctata	Oocistos são elipsoidais a ovoides, micrópila com ou sem cápsula polar, com resíduo de oocisto, esporocistos alongados ovoides com resíduo	24 × 18

Tabela 2.5 Espécies de *Eimeria* (caprinos).

Espécies	Descrição do oocisto	Tamanho médio (µm)
Eimeria caprina	Elipsoidal, marrom-escuro a marrom-amarelado, com micrópila sem resíduo de oocisto, mas com resíduo de esporocisto	32 × 23
Eimeria ninakohlyakimovae	Elipsoidal, parede fina, incolor, micrópila ausente ou indistinta, sem resíduo de oocisto, mas com resíduo de esporocisto	21 × 15
Eimeria christenseni	Ovoide, parede espessa, incolor a amarelo-pálido, com micrópila e cápsula polar, sem resíduo de oocisto, mas com resíduo de esporocisto	38 × 25
Eimeria hirci	Oval, arredondado, amarelo-claro, com micrópila e cápsula polar, sem resíduo de oocisto, esporocistos largamente ovais com pequenos resíduos	21 × 16
Eimeria alijevi	Ovoide ou elipsoidal, com micrópila imperceptível, incolor ou amarelo-claro, sem resíduo de oocisto, mas com resíduo de esporocisto	17 × 15
Eimeria arloingi	Parede espessa elipsoidal com micrópila e cápsula polar, sem resíduo de oocisto, mas com resíduo de esporocisto	27 × 18
Eimeria aspheronica	Ovoide, esverdeado a amarelo-amarronzado, com micrópila, sem resíduo de oocisto, mas com resíduo de esporocisto	31 × 32
Eimeria caprovina	Elipsoidal a subesférico, incolor, com micrópila sem resíduo de oocisto, mas com resíduo de esporocisto	30 × 24
Eimeria jolchijevi	Elipsoidal ou oval, amarelo-pálido, com micrópila e cápsula polar, sem resíduo de oocisto, mas com resíduo de esporocisto	31 × 22
Eimeria capralis	Elipsoidal, com cápsula micropilar distinta, com corpo de Stieda e resíduo de esporocisto	29 × 20
Eimeria masseyensis	Elipsoidal a ovoide, com corpo de Stieda e cápsula micropilar distinta	22 × 17
Eimeria charlestoni	Elipsoidal, sem cápsula micropilar. Esporocistos alongados distintos contendo corpúsculos refractíveis proeminentes	23 × 17

Tabela 2.6 Espécies de *Eimeria* (equinos).

Espécies	Descrição do oocisto	Tamanho médio (μm)
Eimeria leuckarti	Oocistos ovoides ou piriformes, achatados nas pequenas extremidades e muito largos, com espessa casca escura e micrópila distinta	80 × 60
Eimeria solipedum	Oocisto esférico, alaranjado a amarelo-amarronzado, sem resíduo de oocisto ou micrópila	22 × 10
Eimeria uniungulata	Oocisto oval a elipsoidal, alaranjado-claro, sem resíduo de oocisto ou micrópila	20 × 15

Tabela 2.7 Espécies de *Eimeria* (suínos).

Espécies	Descrição do oocisto	Tamanho médio (μm)
Eimeria perminuta	Ovoide a esférico, amarelo e parede de superfície rugosa. Contém um grânulo polar, mas não micrópila ou resíduo de oocisto	13 × 12
Eimeria suis	Elipsoidal, parede lisa e incolor, com grânulo polar, mas sem micrópila ou resíduo de oocisto	18 × 14
Eimeria spinosa	Ovoide, com parede rugosa espessa marrom com longos espinhos. Possui grânulo polar, mas não micrópila ou resíduo de oocisto	21 × 16
Eimeria neodebliecki	Elipsoidal, parede lisa e incolor, sem micrópila ou resíduo de oocisto, mas com grânulo polar	21 × 16
Eimeria deblieki	Elipsoidal ou ovoide, parede lisa e incolor, sem micrópila ou resíduo de oocisto, mas com grânulo polar	19 × 14
Eimeria polita	Elipsoidal ou ovoide, largo, com parede discretamente rugosa amarelo-amarronzada, sem micrópila, resíduo de oocisto, embora possa haver grânulo polar	26 × 18
Eimeria porci	Ovoide, incolor amarelo-amarronzada, com micrópila indistinta, grânulo polar, mas sem resíduo de oocisto	22 × 16
Eimeria scabra	Ovoide ou elipsoidal, com espessa parede estriada rugosa, amarelo-amarronzado, com micrópila e grânulo polar, mas sem resíduo de oocisto	32 × 23

Tabela 2.8 Espécies de *Eimeria* (camelos).

Espécies	Descrição do oocisto	Tamanho médio (μm)
Eimeria bactriani	Esférico a elipsoidal, amarelo pálido-amarronzado, liso, com micrópila, mas sem cápsula micropilar e resíduo de oocisto. Esporocistos são esféricos ou alongados, com resíduo	28 × 24
Eimeria cameli	Largos, piriformes, com parede rugosa marrom, micrópila, com ou sem cápsula micropilar e sem resíduo de oocisto. Esporocistos são alongados ou elipsoidais, pontiagudos em ambas as extremidades, sem corpo de Stieda, mas com resíduo. Esporozoítas têm formato de vírgula, situam-se longitudinalmente da cabeça até a cauda, no esporocisto, e têm um glóbulo claro na extremidade larga	90 × 75
Eimeria dromederii	Ovoide, com parede marrom, cápsula micropilar, mas sem grânulo polar ou resíduo de oocisto. Esporocistos são ovoides, com pequeno corpo de Stieda ou resíduo. Esporozoítas têm formato de clava, com um ou dois glóbulos claros	28 × 22
Eimeria pellerdyi	Ovoide ou elipsoidal, liso, incolor, sem micrópila, grânulo polar ou resíduo de oocisto. Esporocistos são ovoides, com um pequeno corpo de Stieda e resíduo. Esporozoítas têm formato de clava, com um glóbulo claro na extremidade maior	23 × 13
Eimeria rajasthani	Elipsoidal, amarelo claro-esverdeados, com cápsula micropilar, mas sem grânulo polar ou resíduo de oocisto. Esporocistos são ovoides, com corpo de Stieda e resíduo. Esporozoítas são alongados, com dois ou mais glóbulos claros	36 × 26

Tabela 2.9 Espécies de *Eimeria* (camelídeos).

Espécies	Descrição do oocisto	Tamanho médio (μm)
Eimeria lamae	Elipsoidal a ovoide, liso, azul a amarelo-esverdeado, com micrópila e cápsula micropilar, com ou sem grânulo polar, mas sem resíduo de oocisto. Esporocistos são ovoides, alongados, com corpo de Stieda e resíduo. Esporozoítas são alongados, com um ou três glóbulos claros	35 × 25
Eimeria alpacae	Elipsoidal, raramente ovoide, liso, verde a azul-claro, com micrópila e cápsula micropilar, com ou sem grânulo polar e sem resíduo de oocisto. Esporocistos são ovoides, com corpo de Stieda indistinto e resíduo. Esporozoítas são alongados e situam-se, longitudinalmente, da cabeça até a cauda, no esporocisto, com um a três grânulos claros	24 × 19
Eimeria punonensis	Elipsoidal, liso, com micrópila, cápsula micropilar e grânulo polar. Esporocistos são alongados, com corpo de Stieda indistinto e resíduo de esporocisto	20 × 16
Eimeria macusaniensis	Ovoide, às vezes, piriforme, marrom, com parede espessa, micrópila e cápsula micropilar, mas sem grânulo polar ou resíduo de oocisto. Esporozoítas são ovoides, alongados, com corpo de Stieda indistinto e resíduo. Esporozoítas são alongados, com um glóbulo claro na extremidade maior e um pequeno na extremidade menor	94 × 70
Eimeria ivitaensis	Marrom-escuro, elipsoidal, com micrópila. Os esporozoítas são alongados, com resíduo, com um glóbulo claro na extremidade maior e um glóbulo pequeno na extremidade menor	89 × 52
Eimeria peruviana	Ovoide e carece de micrópila	32 × 19

Tabela 2.10 Espécies de *Eimeria* (coelhos).

Espécies	Descrição do oocisto	Tamanho médio (μm)
Eimeria coecicola	Elipsoidal, amarelo-claro a marrom-claro, com parede lisa, micrópila distinta com discreta protrusão semelhante a colar, resíduo de oocisto, mas sem grânulo polar	34 × 20
Eimeria exigua	Esférico a subesférico, incolor, sem micrópila, grânulo polar ou resíduo de oocisto	15 × 14
Eimeria flavescens	Ovoide, amarelado, com micrópila proeminente na extremidade larga. Não há grânulo polar ou resíduo de oocisto	30 × 21
Eimeria intestinalis	Piriforme, amarelo-amarronzado, com micrópila na extremidade estreita e resíduo de oocisto grande, mas sem grânulo polar	27 × 19
Eimeria irresidua	Ovoide, formato de barril, liso, amarelo, com micrópila ampla; pode conter resíduo, mas não há grânulos polares	39 × 23
Eimeria magna	Ovoide, amarelo-escuro, truncado na extremidade micropilar, com marcante espessamento semelhante a colar ao redor da micrópila, resíduo de oocisto muito grande, mas sem grânulo polar	36 × 24
Eimeria media	Ovoide ou elipsoidal, liso, róseo-claro, micrópila com protuberância em formato de pirâmide, resíduo de oocisto médio a grande e sem grânulo polar	31 × 17
Eimeria perforans	Elipsoidal a sub-retangular, liso, incolor, parede uniformemente fina. Possui micrópila imperceptível e resíduo de oocisto, sem grânulo polar	22 × 14
Eimeria piriformis	Piriforme, frequentemente assimétrico, amarelo-amarronzado, com micrópila proeminente, mas sem grânulo polar ou resíduo de oocisto	30 × 18
Eimeria stiedai	Ligeiramente elipsoidal, incolor ou róseo-alaranjado, com micrópila inaparente e sem resíduo de oocisto	37 × 20
Eimeria vejdovsyi	Alongado ou ovoide, micrópila sem protrusão semelhante a colar e com resíduo de oocisto de tamanho médio	32 × 19

Tabela 2.11 Espécie de *Eimeria* (porquinhos-da-índia).

Espécies	Descrição do oocisto	Tamanho médio (μm)
Eimeria caviae	Elipsoidal ou ovoide, liso, marrom, sem micrópila ou grânulo polar, mas com resíduo	19 × 17

Tabela 2.12 Espécies de *Eimeria* (camundongos).

Espécies	Descrição do oocisto	Tamanho médio (μm)
Eimeria falciformis	Amplamente elipsoidal, liso, incolor, sem micrópila ou resíduo de oocisto	20 × 19
Eimeria musculi	Esférico, liso, esverdeado, sem micrópila ou resíduo de oocisto	23 × 23
Eimeria scheuffneri	Elipsoidal, liso, incolor ou amarelado, sem micrópila ou resíduo de oocisto	21 × 15
Eimeria krijgsmani	Cilíndrico, liso, incolor, sem micrópila ou resíduo de oocisto	22 × 16
Eimeria keilini	Elipsoidal, liso, amarelado, sem micrópila ou resíduo de oocisto	28 × 20
Eimeria hindlei	Ovoide, liso, esverdeado, sem micrópila ou resíduo de oocisto	25 × 20

Tabela 2.13 Espécies de *Eimeria* (ratos).

Espécies	Descrição do oocisto	Tamanho médio (μm)
Eimeria nieschulzi	Elipsoidal ou ovoide, liso, incolor ou amarelado, sem micrópila ou resíduo de oocisto, mas com grânulo polar	21 × 17
Eimeria hasei	Elipsoidal ou ovoide, sem micrópila ou resíduo de oocisto, mas com grânulo polar	18 × 14
Eimeria nochti	Ovoide, sem micrópila, resíduo de oocisto ou grânulo polar	18 × 17
Eimeria ratti	Cilíndrico a ovoide, sem micrópila ou resíduo de oocisto, mas com grânulo polar	22 × 16

Tabela 2.14 Espécies de *Eimeria* (galinhas).

Espécies	Descrição do oocisto	Tamanho médio (μm)
Eimeria acervulina	Ovoide, liso, sem micrópila ou resíduo, mas com grânulo polar	18 × 14
Eimeria brunetti	Ovoide, liso, sem micrópila ou resíduo, mas com grânulo polar	26 × 22
Eimeria maxima	Ovoide, amarelo, liso, sem micrópila ou resíduo, mas com grânulo polar	30 × 20
Eimeria mitis	Subesférico, liso, sem micrópila ou resíduo, mas com grânulo polar	16 × 15
Eimeria necatrix	Ovoide, liso, incolor, sem micrópila ou resíduo, mas com grânulo polar	20 × 17
Eimeria praecox	Ovoide, liso, incolor, sem micrópila ou resíduo, mas com grânulo polar	21 × 17
Eimeria tenella	Ovoide, liso, incolor, sem micrópila ou resíduo, mas com grânulo polar	25 × 19

Tabela 2.15 Espécies de *Eimeria* (perus).

Espécies	Descrição do oocisto	Tamanho médio (μm)
Eimeria adenoides	Elipsoidal ou ovoide, liso, incolor, sem micrópila, 1 a 3 grânulos polares, mas sem resíduo de oocisto	26 × 17
Eimeria dispersa	Ovoide, liso, sem micrópila, grânulo polar ou resíduo de oocisto	26 × 21
Eimeria meleagridis	Elipsoidal, liso, sem micrópila e sem resíduo de oocisto, mas com um ou dois grânulos polares	23 × 16
Eimeria meleagrimitis	Subesférico, liso, incolor, sem micrópila e sem resíduo de oocisto, mas com um a três grânulos polares	19 × 16
Eimeria gallapovonis	Elipsoidal, liso, incolor, sem micrópila e sem resíduo de oocisto, mas com grânulo polar	27 × 17
Eimeria innocua	Subesférico, liso, sem micrópila ou grânulo polar	22 × 21
Eimeria subrotunda	Subesférico, liso, sem micrópila ou grânulo polar	22 × 21

Tabela 2.16 Espécies de *Eimeria* (patos).

Espécies	Descrição do oocisto	Tamanho médio (μm)
Eimeria anatis	Ovoide, liso, incolor, com anel espesso ao redor da micrópila e sem grânulo polar ou resíduo	17 × 14
Eimeria truncata	Ovoide, liso, com pequena extremidade truncada estreita, com micrópila e cápsula micropilar e, às vezes, com resíduo	20 × 17

Tabela 2.17 Espécies de *Eimeria* (gansos).

Espécies	Descrição do oocisto	Tamanho médio (μm)
Eimeria anseris	Pequeno, piriforme com um cone truncado, liso, incolor, com micrópila e sem grânulo polar, mas com resíduo logo abaixo da micrópila	21 × 17
Eimeria nocens	Elipsoidal ou ovoide, parede espessa, marrom, com micrópila distinta recoberta pela camada externa da parede do oocisto	29 × 20

Tabela 2.18 Espécies de *Eimeria* (faisões).

Espécies	Descrição do oocisto	Tamanho médio (μm)
Eimeria colchici	Alongado, elipsoidal, com um lado menos arredondado do que o outro, incolor, com micrópila imperceptível, grânulo polar, mas sem resíduo de oocisto	27 × 17
Eimeria duodenalis	Subesférico a amplamente elipsoidal, liso, incolor a amarelo pálido a amarronzado, sem micrópila e sem resíduo de oocisto	21 × 19
Eimeria megalostoma	Ovoide, amarelo-amarronzado, parede espessa e micrópila proeminente	24 × 19
Eimeria pacifica	Ovoide, com parede mamilada	22 × 17
Eimeria phasiani	Elipsoidal, liso, amarelado, sem micrópila e sem resíduo de oocisto, mas com 1 a 3 grânulos polares	25 × 17

Tabela 2.19 Espécies de *Eimeria* (perdizes).

Espécies	Descrição do oocisto	Tamanho médio (μm)
Eimeria caucasica	Alongado, raramente ovoide	33 × 19
Eimeria procera	Alongado-elíptico	30 × 17
Eimeria koifoidi	Ovoide	20 × 18
Eimeria legionensis	Elíptico, quase simétrico, às vezes ligeiramente achatado	21 × 15

Tabela 2.20 Espécies de *Eimeria* (cordonizes).

Espécies	Descrição do oocisto	Tamanho médio (μm)
Eimeria bateri	Elipsoidal, ovoide ou raramente arredondado. Grânulo polar individual refrativo, mas ausência de micrópila no corpo residual	23 × 18
Eimeria colini	Amplamente elipsoidal, com resíduo de esporocisto, corpo de Stieda e micrópila imperceptível, sem resíduo de oocisto e grânulo polar	25 × 21
Eimeria coturnicus	Oval	33 × 23
Eimeria taldykurganica	Ovoide, com um ou dois grânulos polares, mas ausência de micrópila e corpo residual	24 × 13
Eimeria tsunodai	Ovoide	19 × 18
Eimeria uzura	Amplamente elíptico ou ovoide, com 2 a5 grânulos polares, mas sem micrópila e corpo residual	22 × 16

Tabela 2.21 Espécies de *Eimeria* (galinhas-d'angola).

Espécies	Descrição do oocisto	Tamanho médio (μm)
Eimeria grenieri	Elipsoidal, liso, com micrópila e grânulo polar, mas sem resíduo	21 × 15
Eimeria numidae	Elipsoidal, liso, com micrópila em formato de botão, grânulo polar, mas sem resíduo	18 × 15

Tabela 2.22 Espécie de *Eimeria* (pombos).

Espécie	Descrição do oocisto	Tamanho médio (μm)
Eimeria labbeana (sin. *Eimeria columbarum*)	Subesférico a esférico, liso, incolor ou ligeiramente amarelo-amarronzado, sem micrópila ou resíduo, mas com grânulo polar	19 × 18

Isospora/Cystisospora

Os gêneros *Isospora e Cystisospora* contêm muitas espécies que parasitam ampla variedade de hospedeiros. As espécies de *Isospora* de mamíferos foram reclassificadas como *Cystisospora*, com base na ausência de corpo de Stieda em seus esporocistos. Os ciclos evolutivos das espécies de *Isospora/Cystisospora* diferem daqueles de *Eimeria*, em 3 aspectos. Primeiro, o oocisto esporulado contém dois esporocistos, cada um com quatro esporozoítas (Figura 2.24). Segundo, os estágios extraintestinais que ocorrem no baço, no fígado e nos linfonodos, como encontrado, por exemplo, em suínos, podem penetrar, novamente, na mucosa intestinal e provocar sinais clínicos. Terceiro, após a ingestão de oocistos de cães e gatos os roedores podem ser infectados com estágios assexuados e atuar como reservatórios.

Espécies de *Cystisospora*

Espécies	Hospedeiros	Local
Cystisospora canis (sin. *Isospora canis*)	Cães	Intestino delgado
Cystisospora felis (sin. *Isospora felis*)	Gatos	Intestino delgado
Cystisospora ohioensis (sin. *Isospora ohioensis*)	Cães	Intestino delgado
Cystisospora burrowsi (sin. *Isospora burrowsi*)	Cães	Intestino delgado
Cystisospora rivolta (sin. *Isospora rivolta*)	Gatos	Intestino delgado
Cystisospora suis (sin. *Isospora suis*)	Suínos	Intestino delgado
Cystisospora orlovi	Camelos	Desconhecido
Cystisospora belli	Humanos	Intestino delgado
Cystisospora aectopitheci	Primatas	Intestino delgado
Cystisospora callimico	Primatas	Intestino delgado
Cystisospora papionis	Primatas	Intestino delgado

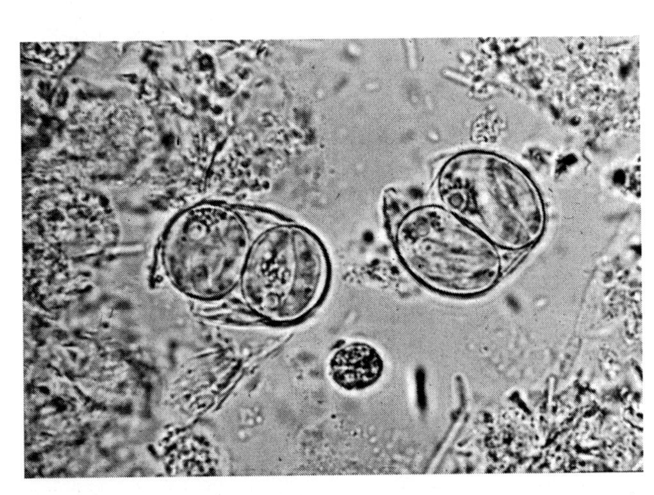

Figura 2.24 Oocisto esporulado de *Cystisospora*, com 2 esporocistos, cada um contendo 4 esporozoítas. (Esta figura encontra-se reproduzida em cores no Encarte.)

Cystisospora canis

Sinônimo. *Isospora canis.*

Descrição. Os oocistos são elipsoidais a ligeiramente ovoides, com 34 a 42 × 23 a 36 μm (em média, 38 × 30 μm); apresentam parede lisa e pálida, sem micrópila, resíduo ou grânulo polar, mas com uma fina bolha aderida à parede do oocisto, na extremidade alargada. Os dois esporocistos são elipsoidais (18 a 28 × 15 a 19 μm), com parede lisa incolor e resíduo proeminente, cada um contendo quatro esporozoítas em formato de salsicha com glóbulos subcentrais claros.

Cystisospora felis

Sinônimo. *Isospora felis.*

Descrição. Os oocistos são ovoides, medindo 32 a 53 × 26 a 43 μm (em média, 43 × 32 μm), com parede lisa amarela a marrom-clara, sem micrópila, resíduo ou grânulo polar. Os 2 esporocistos são elipsoidais (20 a 27 × 17 a 22 μm), com parede lisa incolor e um resíduo proeminente, cada um contendo 4 esporozoítas em formato de salsicha, com glóbulos subcentrais claros.

Cystisospora ohioensis

Sinônimo. *Isospora ohioensis.*

Descrição. Os oocistos são elipsoidais a ovais, medindo 20 a 27 por 14 a 24 μm (em média, 23 × 19 μm), com parede lisa incolor a amarelo-pálida, sem micrópila, resíduo ou grânulo polar. Os dois esporocistos são elipsoidais, medindo 12 a 19 × 9 a 13 μm (em média, 14,5 × 10 μm), com um resíduo e 4 esporozoítas com um ou mais glóbulos claros.

Cystisospora orlovi

Sinônimo. *Isospora orlovi.*

Descrição. Os oocistos são elipsoidais, ovais, cilíndricos ou como uma figura em formato de 8, lisa, de 27 a 35 por 15 a 20 μm, sem um grânulo polar, micrópila ou resíduo. Os esporocistos são elipsoidais, ovoides (15 a 20 × 13 a 17 μm) ou esféricos (13 a 15 μm de diâmetro), sem corpo de Stieda, mas com um resíduo.

Cystisospora rivolta

Sinônimo. *Isospora rivolta.*

Descrição. Os oocistos são elipsoidais a ovoides, medindo 21 a 29 × 18 a 26 μm (em média, 25 × 21 μm), com parede lisa incolor a marrom-clara, sem micrópila, grânulo polar ou resíduo.

Os dois esporocistos são elipsoidais (14 a 16 × 10 a 13 μm), com um resíduo e quatro esporozoítas, cada um com glóbulos subcentrais claros.

Cystisospora suis

Sinônimo. *Isospora suis.*

Descrição. Os oocistos são esféricos a subesféricos, com paredes finas incolores, medindo 17 a 25 × 16 a 22 μm (em média, 20,6 × 18,1 μm), sem micrópila ou resíduo. Os dois esporocistos são elipsoidais (13 a 14 × 8 a 11 μm), sem corpo de Stieda, mas com um resíduo de esporocisto. Os quatro esporozoítas, em cada esporocisto, têm formato de salsicha com uma extremidade pontiaguda.

Tyzzeria

Parasitas de aves; os oocistos possuem oito esporozoítas e nenhum esporocisto.

Espécies de *Tyzzeria*

Espécies	Hospedeiros	Local
Tyzzeria perniciosa	Patos	Intestino delgado
Tyzzeria anseris	Gansos	Intestino delgado

Tyzzeria perniciosa

Descrição. Os oocistos são elipsoidais, incolores, medem 10 a 13 × 9 a 11 μm (em média, 12 × 10 μm), sem micrópila e com um resíduo; contêm oito esporozoítas livres.

Tyzzeria anseris

Descrição. Os oocistos são elipsoidais, incolores, medindo 10 a 16 × 9 a 14 μm, sem micrópila ou resíduo e com 8 esporozoítas livres.

Wenyonella

Parasitas de aves; os oocistos contêm 4 esporocistos, cada um com quatro esporozoítas.

Espécies de *Wenyonella*

Espécies	Hospedeiros	Locais
Wenyonella gallinae	Galinhas	Ceco, reto
Wenyonella columbae	Pombos	Intestino delgado

Wenyonella gallinae

Descrição. Os oocistos são ovoides, rugosos, pontilhados e medem 29 a 34 × 20 a 23 μm (em média, 31 × 21 μm). Possuem 4 esporocistos em formato de cantil (19 × 8 μm) e cada um contém 4 esporozoítas.

Ciclo evolutivo. Não há relato de detalhes sobre o ciclo evolutivo. O período pré-patente é de 7 a 8 dias e o período patente, de 3 dias. O tempo de esporulação é de 4 a 6 dias.

Wenyonella columbae

Descrição. Os oocistos são esféricos ou ligeiramente ovoides, medindo 21 a 27 × 21 a 26 μm, sem micrópila, grânulo polar ou resíduo de oocistos.

Caryospora

As espécies deste gênero infectam aves e répteis; relata-se que a maioria das espécies descritas infecta serpentes. Os oocistos esporulados possuem um esporocisto que contém oito esporozoítas.

FAMÍLIA CRYPTOSPORIDIIDAE

Esta família contém um único gênero, *Cryptosporidium*; infecta mamíferos, aves, répteis e peixes. Membros desta família são pequenos parasitas que infectam o bordo em escova das células epiteliais, principalmente no trato gastrintestinal.

Ciclo evolutivo. O ciclo evolutivo é monoxeno, mas algumas espécies são capazes de infectar vários hospedeiros vertebrados. Os oocistos, cada um com quatro esporozoítas, são liberados nas fezes (Figura 2.25). O desenvolvimento é intracelular, porém extracitoplasmático, e os oocistos carecem de esporocistos. Após uma ou duas gerações de merontes ocorre gametogonia, ocasionando a produção de ooscistos. A esporulação acontece no hospedeiro, de modo que os oocistos são imediatamente infectantes. Também, há evidência de que em algumas espécies são produzidos 2 tipos de oocistos. O primeiro, a maioria, apresenta parede espessa e é excretado nas fezes. Os outros ooscistos têm parede fina e liberam seus esporozoítas no intestino, causando autoinfecção.

Cryptosporidium

Cryptospordium é um conjunto, fenotipicamente e genotipicamente, heterogêneo de espécies e genótipos praticamente com morfologia idêntica. A diferenciação da espécie é determinada basicamente por meio de genotipagem e subtipagem molecular.

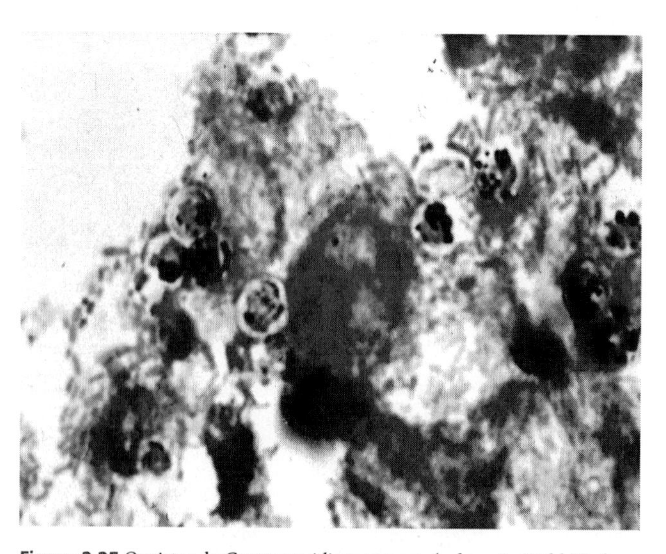

Figura 2.25 Oocistos de *Cryptosporidium parvum* (coloração Ziehl-Neelsen; 1.000 ×). (Esta figura encontra-se reproduzida em cores no Encarte.)

Espécies de *Cryptosporidium*

Espécies	Hospedeiros	Locais	Tamanho do oocisto (μm)
Cryptosporidium parvum	Bovinos, ovinos, caprinos, equinos, suínos, veados, humanos	Intestino delgado	5,0 × 4,5
Cryptosporidium hominis	Humanos, ovinos, dugongos	Intestino delgado	5,5 × 4,5
Cryptosporidium bovis	Bovinos, ovinos	Intestino delgado	5,0 × 4,5
Cryptosporidium andersoni	Bovinos, camelos	Abomaso	7,4 × 5,5
Cryptosporidium ryanae	Bovinos, veados	Intestino delgado	3,2 × 3,7
Cryptosporidium muris	Roedores, humanos, damão-do-cabro	Estômago	6,1 × 8,4
Cryptosporidium wrairi	Porquinhos-da-índia	Intestino delgado	5,40 × 4,6
Cryptosporidium canis	Cães, humanos	Intestino delgado	4,7 × 5,0
Cryptosporidium fayeri	Marsupiais	Intestino delgado	4,9 × 4,3
Cryptosporidium felis	Gatos	Intestino delgado	4,5 × 5,0
Cryptosporidium suis	Suínos	Intestinos delgado e grosso	5,2 × 4,1
Cryptosporidium xiaoi	Ovinos, caprinos	Intestino delgado	4,0 × 3,4
Cryptosporidium ubiquitum	Veados, ruminantes, roedores, carnívoros	Intestino delgado	5,0 × 4,7
Cryptosporidium baileyi	Galinhas, papagaios, patos, avestruzes	Bursa, conjuntiva, traqueia	4,6 × 6,2
Cryptosporidium meleagridis	Perus, galinhas, patos e outras aves; raramente cães, humanos	Intestino delgado	4,7 × 4,9
Cryptosporidium galli	Tentilhão, papagaios, canários e outras espécies de aves	Proventrículo	8,3 × 6,3
Cryptosporidium serpentis	Serpentes	Estômago	6,2 × 5,3
Cryptosporidium saurophilum	Lagartos	Estômago e intestino delgado	4,7 × 5
Cryptosporidium molnari	Peixes	Estômago e intestino	4,7 × 4,5

Cryptosporidium parvum

Descrição. Os oocistos são ovoides ou esferoidais, medindo 5,0 × 4,5 μm de tamanho (variando de 4,6 a 5,4 × 3,8 a 4,7 μm); proporção comprimento:largura de 1,19.

Cryptosporidium andersoni

Descrição. Os oocistos são elipsoidais, medindo 7,4 × 5,5 μm de tamanho (variando de 6,0 a 8,1 × 5,0 a 6,0 μm); proporção comprimento:largura de 1,35.

Cryptosporidium baileyi

Descrição. Os oocistos são elipsoidais, medindo 6,2 × 4,6 μm de tamanho (variando de 5,6 a 6,3 × 4,5 a 4,8 μm); proporção comprimento:largura de 1,3.

Cryptosporidium meleagridis

Descrição. Os oocistos são esféricos, medindo 4,9 × 5,4 μm de tamanho (variando de 4,5 a 6,0 × 5,0 a 6,0 μm); proporção comprimento:largura de 1,1.

Cryptosporidium muris

Descrição. Os oocistos são ovoides, medindo 6,1 × 8,4 μm de tamanho (variando de 5,6 a 6,4 × 8,0 a 9,0 μm); proporção comprimento:largura de 1,38.

Cryptosporidium ryanae

Descrição. Os oocistos medem 2,94 a 4,41 × 2,94 a 3,68 μm (em média, 3,16 × 3,73 μm); índice morfológico comprimento:largura de 1,18.

Cryptosporidium wrairi

Descrição. Os oocistos maduros são ovoides, medindo 4,8 a 5,6 × 4,0 a 5,0 μm (em média, 5,40 × 4,6 μm); proporção comprimento:largura de 1,17.

Cryptosporidium fayeri

Descrição. Os oocistos maduros são ovoides e medem 4,5 a 5,1 × 3,8 a 5,0 μm (em média, 4,9 × 4,3 μm); proporção comprimento:largura de 1,02 a 1,18 (em média, 1,14).

Cryptosporidium xiaoi

Descrição. Os oocistos medem 3,94 × 3,44 μm (variando de 2,94 a 4,41 × 2,94 a 4,41 μm); índice morfológico comprimento:largura de 1,15.

Cryptosporidium ubiquitum

Descrição. Os oocistos medem 5,04 × 4,66 μm (variando de 4,71 a 5,32 × 4,33 a 4,98 μm); índice morfológico comprimento:largura de 1,08.

Cryptosporidium serpentis

Descrição. Os oocistos medem 6,2 × 5,3 μm (variando de 5,6 a 6,6 × 4,8 a 5,6 μm); índice morfológico comprimento:largura de 1,16.

FAMÍLIA SARCOCYSTIIDAE

Contém 6 gêneros – *Besnoitia, Hammondia, Sarcocystis, Neospora, Frenkelia* e *Toxoplasma* – de interesse veterinário. Seus ciclos evolutivos são semelhantes àqueles de *Eimeria* e *Isospora*, exceto que os estágios assexuados e sexuados ocorrem nos hospedeiros intermediário e final, respectivamente. Os oocistos possuem 2 esporocistos, cada um com quatro esporozoítas. Com exceção do gênero *Toxoplasma*, normalmente são não patogênicos aos seus hospedeiros finais e sua importância se deve aos estágios teciduais císticos nos hospedeiros intermediários, que incluem ruminantes, suínos, equinos e humanos. A fase tecidual no hospedeiro intermediário é obrigatória, exceto para *Toxoplasma*, em que é facultativa.

Besnoitia

Espécies de *Besnoitia* foram verificadas em bovinos, equinos, veados, roedores, primatas e répteis. Os gatos são os hospedeiros definitivos. Os parasitas se desenvolvem em tecido conectivo, especialmente na pele, provocando espessamento cutâneo e alopecia.

Ciclo evolutivo. Os membros deste gênero são heteroxenos, reproduzindo-se de modo sexuado e produzindo oocistos não esporulados em felídeos; multiplicam-se por meio de merogonia em diversos animais rapinantes.

Espécies de *Besnoitia*

Espécies	Hospedeiros	Hospedeiros intermediários	Locais
Besnoitia besnoiti (sin. *Sarcocystis besnioti*)	Gatos, felídeos selvagens (leão, chita, leopardo)	Bovinos, caprinos, ruminantes selvagens (gnu, impala, antílope africano)	Pele, conjuntiva
Besnoitia bennetti	Desconhecido	Equinos, asininos	Pele, conjuntiva
Besnoitia tarandi	Desconhecido	Renas, caribus	Pele, conjuntiva

Besnoitia besnoiti

Sinônimo. *Sarcocystis besnoiti.*

Descrição. Nos hospedeiros definitivos, os oocistos são ovoides e medem 14 a 16 × 12 a 14 μm; após a esporulação possuem dois esporocistos, cada um com 4 esporozoítas. Nos hospedeiros intermediários, os pseudocistos não são septados e têm cerca de 100 a 600 μm de diâmetro; a parede, espessa, contém milhares de merozoítas, mas não metrócitos (Figura 2.26).

Besnoitia bennetti

Descrição. Não há relato de oocisto. Nos hospedeiros intermediários, os pseudocistos não são septados e medem cerca de 100 a 1.000 μm de diâmetro.

Hammondia

Este gênero é estreitamente relacionado ao gênero *Toxoplasma*; apresenta ciclo evolutivo heteróxeno, com um hospedeiro definitivo carnívoro e um hospedeiro intermediário (animais rapinantes).

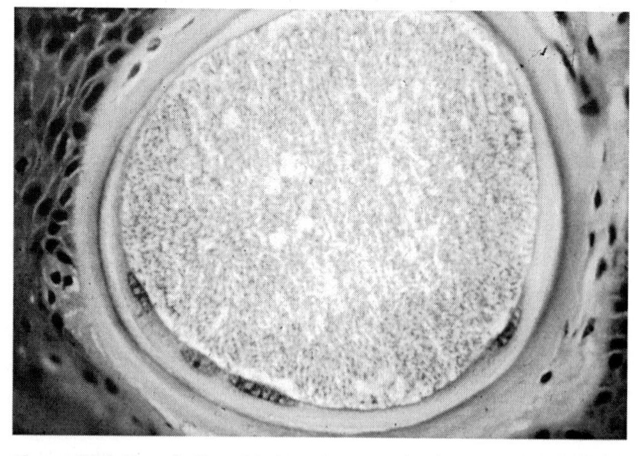

Figura 2.26 Cisto de *Besnoitia besnoiti* no tecido. (Esta figura encontra-se reproduzida em cores no Encarte.)

A reprodução (gametogonia) ocorre no intestino delgado do hospedeiro final. No músculo esquelético de hospedeiros rapinantes há cistos contendo bradizoítos.

Espécies de *Hammondia*

Espécies	Hospedeiros	Hospedeiros intermediários	Local
Hammondia hammondi (sin. *Isospora hammondi, Toxoplasma hammondi*)	Gato e outros felídeos	Roedores	Músculo esquelético
Hammondia heydorni	Cães e outros canídeos	Bovinos, ovinos, caprinos, roedores, porquinhos-da-índia	Músculo esquelético

Hammondia hammondi

Sinônimos. *Isospora hammondi, Toxoplasma hammondi.*

Descrição. Os oocistos não esporulados são incolores, esféricos a subesféricos, medindo 11 a 13 × 10 a 13 μm, sem micrópila ou resíduo; após a esporulação se apresentam subesféricos a elipsoidais, medindo 13 a 14 × 10 a 11 μm (em média, 13 × 11 μm). Os esporocistos são elipsoidais, com 8 a 11 × 6 a 8 μm (em média, 10 × 6,5 μm), e não possuem corpo de Stieda; contudo, apresentam um resíduo. Os esporozoítas são alongados e curvados, com núcleo próximo do centro.

Ciclo evolutivo. O gato é infectado após a ingestão de roedores infectados com merontes. Após a ingestão ocorre multiplicação do parasita no epitélio do intestino delgado, seguida de gametogonia. Nos gatos, o período pré-patente é de 15 a 16 dias e o período patente pode ser tão longo quanto 136 dias.

Hammondia heydorni

Sinônimos. *Isospora heydorni, Toxoplasma heydorni.*

Descrição. Os oocistos não esporulados são incolores, esféricos a subesféricos, medindo 11 a 13 × 10 a 13 μm, sem micrópila ou resíduo; após a esporulação se apresentam subesféricos a elipsoidais, com 13 a 14 × 10 a 11 μm (em média, 13 × 11 μm). Os esporocistos são elipsoidais, medindo 8 a 11 × 6 a 8 μm (em média, 10 × 6,5 μm); não possuem corpo de Stieda, mas têm resíduo. Os esporozoítas são alongados e curvados, com núcleo próximo do centro.

Ciclo evolutivo. Os oocistos não esporulados são produzidos nas fezes; após a infecção dos hospedeiros intermediários, a multiplicação de taquizoítas na lâmina própria da parede intestinal é seguida de produção de cistos contendo bradizoítos no músculo esquelético. O período pré-patente é de 6 a 7 dias. O tempo de esporulação é de 3 dias.

Sarcocystis

Neste gênero há cerca de 130 espécies reconhecidas encontradas nos músculos estriados de mamíferos, aves, répteis e humanos. *Sarcocystis* é um dos parasitas mais prevalentes em rebanhos; infecta mamíferos, inclusive humanos, aves e vertebrados inferiores. Os nomes dos parasitas são derivados do estágio intramuscular do cisto (sarcocisto) no hospedeiro intermediário (animal rapinante) (Figura 2.27). A maioria das espécies de *Sarcocystis* que infecta humanos e animais domésticos é espécie-específica para seus hospedeiros intermediários e família-específica para seus hospedeiros finais. Em geral, no hospedeiro intermediário as infecções por *Sarcocystis* são assintomáticas. Ocasionalmente, relata-se doença gastrintestinal em humanos.

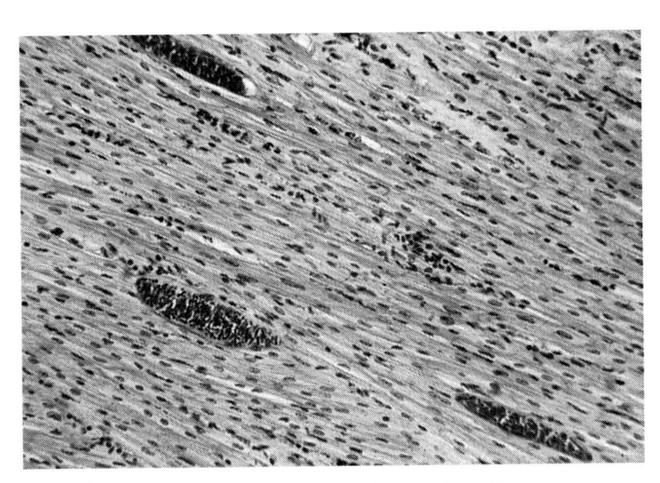

Figura 2.27 Sarcocistos em músculo de bovino. (Esta figura encontra-se reproduzida em cores no Encarte.)

Sarcocistos são encontrados nos músculos estriados e no coração e podem ser microscópicos ou visíveis a olho nu; inicialmente, possuem metrócitos e, quando maduros, contêm bradizoítos. Os oocistos esporulam no hospedeiro predador e são excretados nas fezes. A revisão taxonômica do gênero é contínua; muitas espécies atualmente identificadas podem ser sinônimo de espécies que podem infectar múltiplos hospedeiros.

Ciclo evolutivo. Em todas as espécies o ciclo evolutivo é heteroxeno. No predador ocorrem estágios sexuados e os oocistos são excretados nas fezes. Em cães e gatos a infecção ocorre após a ingestão de músculos de hospedeiros intermediários infectados que contêm cistos com bradizoítos. Os bradizoítos são liberados no intestino e os zoítas livres passam para a lâmina própria subepitelial e se diferenciam em microgametócitos e macrogametócitos. Após a união dos gametas, se formam oocistos de parede fina que, diferentemente daqueles da maioria dos outros protozoários entéricos, esporulam no corpo. Dois esporocistos se formam, cada um com quatro esporozoítas. Em geral, a frágil parede do oocisto se rompe e libera os esporocistos que são excretados nas fezes.

Espécies de *Sarcocystis*

Espécies	Hospedeiros finais	Hospedeiros intermediários	Locais
Sarcocystis alceslatranis	Cães, coiotes	Veados (alces)	Músculo
Sarcocystis aucheniae (sin. *Sarcocystis tilopodi*, *Sarcocystis guanicocanis*)	Cães	Lhamas, guanacos, alpacas	Músculo
Sarcocystis bovicanis (sin. *Sarcocystis cruzi*, *Sarcocystis fusiformis*)	Cães, raposas, lobos, coiotes	Bovinos	Músculo
Sarcocystis bovifelis (sin. *Sarcocystis hirsuta*, *Sarcocystis fusiformis*)	Gatos	Bovinos	Músculo
Sarcocystis bovihominis (sin. *Sarcocystis hominis*)	Humanos, primatas	Bovinos	Músculo
Sarcocystis cameli	Cães	Camelos (bactriano, dromedário)	Músculo
Sarcocystis capracanis	Cães	Caprinos	Músculo
Sarcocystis capreolicanis	Cães, raposas	Veados (corça)	Músculo
Sarcocystis cervicanis	Cães	Veados (veado-vermelho)	Músculo
Sarcocystis cuniculi	Gatos	Coelhos	Músculo
Sarcocystis equicanis (sin. *Sarcocystis bertrami*)	Cães	Equinos	Músculo
Sarcocystis fayeri	Cães	Equinos	Músculo
Sarcocystis gracilis	Cães	Veados (corça)	Músculo
Sarcocystis grueneri	Cães, raposas, coiotes	Veados (veado-vermelho, rena)	Músculo
Sarcocystis hircicanis	Cães	Caprinos	Músculo
Sarcocystis hircifelis (sin. *Sarcocystis moulei*)	Gatos	Caprinos	Músculo
Sarcocystis hofmani	Cães, cão-guaxinim	Veados (veado-vermelho, corça, gamo, cervo sica)	Músculo
Sarcocystis hovarthi (sin. *Sarcocystis gollinarum*)	Cães	Galinhas	Músculo
Sarcocystis ippeni	Desconhecido	Camelos (dromedários)	Músculo
Sarcocystis jorrini	Desconhecido	Veados (gamo)	Músculo
Sarcocystis lamacenis	Desconhecido	Lhamas	Músculo
Sarcocystis muris	Gatos	Camundongos	Músculo
Sarcocystis neurona	Equinos	Gambás	Cérebro, medula espinal
Sarcocystis ovicanis (sin. *Sarcocystis tenella*)	Cães	Ovinos	Músculo
Sarcocystis ovifelis (sin. *Sarcocystis tenella*, *Sarcocystis gigantea*, *Sarcocystis medusiformis*)	Gatos	Ovinos	Músculo
Sarcocystis porcifelis (sin. *Sarcocystis suifelis*)	Gatos	Suínos	Músculo
Sarcocystis randiferi	Desconhecido	Veados (rena)	Músculo
Sarcocystis rangi	Cães	Veados (rena)	Músculo
Sarcocystis sinensis	Desconhecido	Búfalos	Músculo
Sarcocystis suicanis (sin. *Sarcocystis porcicanis*, *Sarcocystis miescheriana*)	Cães	Suínos	Músculo
Sarcocystis suihominis (sin. *Sarcocystis porcihominis*)	Humanos, primatas	Suínos	Músculo
Sarcocystis sybillensis	Cães	Veados (veado-vermelho, corça)	Músculo
Sarcocystis tarandi	Desconhecido	Veados (rena)	Músculo
Sarcocystis tarandivulpis	Cães, raposas, cão-guaxinim	Veados (rena)	Músculo
Sarcocystis wapiti	Cães, coiotes	Veados (veado-vermelho, corça)	Músculo

Sarcocystis bovicanis

Sinônimos. *Sarcocystis cruzi*, *Sarcocystis fusiformis*.

Descrição. Os merontes encontrados nas células endoteliais são muito pequenos, medindo 2 a 8 μm de diâmetro. Os cistos com bradizoítos podem ser largos e visíveis a olho nu como estrias esbranquiçadas que passam em direção às fibras musculares. Há relatos de que alcançam vários centímetros de comprimento, porém mais comumente seu tamanho varia de 0,5 a 5,0 mm. A parede do cisto é fina e lisa e tem pequena quantidade de protrusões achatadas de 0,3 a 0,6 μm de comprimento, sem fibrilas.

Os oocistos esporulados são totalmente preenchidos com esporos, em formato de haltere, se excretado nas fezes; medem 19 a 21 × 15 a 18 μm, com uma parede do oocisto fina embutida entre dois esporocistos; não apresentam micrópila, grânulos polares ou resíduo do oocisto. No entanto, geralmente é o esporocisto esporulado que é constatado livre nas fezes. Os esporocistos são elipsoidais, medindo 14,3 a 17,4 × 8,7 a 13,3 μm (em média, 16,3 × 10,8 μm), lisos, incolores, sem corpo de Stieda, mas com um resíduo, e cada um tem quatro esporozoítas.

Sarcocystis bovifelis

Sinônimos. *Sarcocystis hirsuta, Sarcocystis fusiformis.*

Descrição. Os merontes de primeira geração medem 37 × 22 μm e contêm mais de 100 taquizoítas. Os merontes de segunda geração, quando maduros, medem 14 × 6,5 μm e possuem até 35 taquizoítas. Os sarcocistos têm até 8 mm de comprimento, com parede estriada, e 7 μm de espessura, podendo ser vistos a olho nu.

Os oocistos são lisos, incolores, medem 12 a 18 × 11 a 14 μm e contêm dois esporocistos, cada um com quatro esporozoítas; aparentam formato de haltere e não possuem micrópila, grânulo polar ou resíduo de oocisto. Os esporocistos são elipsoidais, medindo 11 a 14 × 7 a 9 μm (em média, 12,5 × 7,8 μm), e não apresentam corpo de Stieda, mas têm resíduo.

Sarcocystis bovihominis

Sinônimo. *Sarcocystis hominis.*

Descrição. Os merontes de primeira geração medem 37 × 22 μm e contêm mais de 100 taquizoítas. Os merontes de segunda geração, quando maduros, medem 14 × 6,5 μm e contêm até 35 taquizoítas. Os sarcocistos tem até 8 mm de comprimento e parede estriada com 7 μm de espessura.

Sarcocystis ovicanis

Sinônimos. *Sarcocystis tenella, Isospora bigemina.*

Descrição. Os merontes de primeira geração, encontrados nas células endoteliais, medem 19 a 29 × 7,5 a 24 μm e contêm 120 a 280 merozoítas. Os cistos teciduais apresentam tamanho microscópico (500 × 60 a 100 μm) e são verificados nos músculos esquelético e cardíaco. A parede do cisto se apresenta espessa (até 2,5 μm) e radialmente estriada, com longas protrusões semelhantes a paliçadas, sem fibrilas visíveis em microscópio eletrônico. Os oocistos são esporulados quando excretados nas fezes e contêm dois esporocistos, cada um com 4 esporozoítas; geralmente o esporocisto esporulado é constatado livre nas fezes. No caso de *S. ovicanis,* os esporocistos esporulados medem, aproximadamente, 13,1 a 16,1 × 8,5 a 10,8 μm (em média, 14,8 × 9,9 μm).

Ciclo evolutivo. Os ovinos se infectam após a ingestão de esporocistos excretados nas fezes do cão. Uma vez ingeridos, ocorrem 3 gerações assexuadas. Na primeira, os esporozoítas liberados pelos esporocistos penetram na parede intestinal e alcançam os capilares, onde se instalam nas células endoteliais, em vários órgãos, e sofrem 2 ciclos de merogonia. Um 3º ciclo assexuado ocorre nos linfócitos circulantes e as merozoítas produzidas penetram nas células musculares. Nelas se encistam e, em seguida, se multiplicam por meio de um mecanismo de brotamento ou endodiogenia, originando amplos bradizoítos em formato de banana, contidos em um cisto; este é o sarcocisto maduro, que é o estágio infectante para o cão, hospedeiro final.

Sarcocystis ovifelis

Sinônimos. *Sarcocystis tenella, Sarcocystis gigantea, Sarcocystis medusiformis, Isospora bigemina.*

Descrição. Os merontes encontrados nas células endoteliais são muito pequenos, medindo 2 a 8 μm de diâmetro. Relata-se que os cistos com bradizoítos alcançam vários centímetros de comprimento, porém mais comumente até 1,5 cm × 0,2 a 5 mm. A parede do cisto tem muitas protrusões semelhantes à couve-flor, com 1 a 4,5 μm de comprimento, cada uma contendo numerosas fibrilas. A célula hospedeira parasitada é circundada por tecido conectivo que forma uma segunda parede no cisto. Os esporocistos esporulados são elipsoidais e medem 10,8 a 13,9 × 7,7 a 9,3 μm (em média, 12,4 × 8,1 μm).

Ciclo evolutivo. A infecção se instala após a ingestão de esporocistos e esta é seguida por uma única geração assexuada nos capilares e nas arteríolas do pulmão, dos rins e do cérebro, a partir das quais as merozoítas resultantes penetram nas células musculares. Neste local, eles se encistam e, em seguida, se dividem por um mecanismo de brotamento ou endodiogenia, originando bradizoítos grandes em formato de banana, contidos no interior dos sarcocistos. Os sarcocistos são encontrados principalmente nos músculos do esôfago, da laringe, da língua e, em menor número, no diafragma e nos músculos esqueléticos. Os gatos são os hospedeiros finais.

Sarcocystis capracanis

Descrição. Os cistos teciduais apresentam tamanho microscópico (130 a 800 × 50 a 70 μm) e são encontrados nos músculos esquelético e cardíaco. A parede do cisto se apresenta espessa (até 2,6 μm) e radialmente estriada, com longas protrusões semelhantes a dedos. Não há relato de oocisto. Os esporocistos esporulados são elipsoidais e medem, aproximadamente, 12 a 15 × 8 a 10 μm.

Ciclo evolutivo. Semelhante àquele descrito para as espécies de ovinos. Ocorrem três ciclos de merogonia.

Sarcocystis hircicanis

Descrição. Os cistos teciduais medem até 2,5 μm de tamanho e são encontrados nos músculos esquelético e cardíaco. A parede do cisto é fina, lisa e estriada, com longas protrusões semelhantes a fio de cabelo. Não há relato de oocisto. Os esporocistos esporulados são elipsoidais e medem, aproximadamente, 15 a 17,3 × 10,5 a 11,3 μm.

Ciclo evolutivo. Semelhante àquele descrito para *S. capranis.* O número de estágios de merogonia é desconhecido.

Sarcocystis hircifelis

Sinônimo. *Sarcocystis moulei.*

Descrição. Os sarcocistos são alongados, compartimentados e com até 12 mm de comprimento; apresentam uma parede estriada espessa. Os esporocistos medem 12,4 × 9,1 μm.

Ciclo evolutivo. Semelhante àquele descrito para *S. hircicanis,* exceto que o gato é o hospedeiro final. O número de estágios de meregonia é desconhecido.

Sarcocystis equicanis

Sinônimo. *Sarcocystis bertrami.*

Descrição. Os cistos teciduais são segmentados, medindo até 10 mm de comprimento, com parede lisa com menos de 1 μm de espessura, sem estrias radiais. Em microscópio eletrônico nota-se pequena quantidade de protrusões evidentes, de 0,4 a 2,0 μm. Os esporocistos esporulados medem 15 a 16,3 × 8,8 a 11,3 μm (em média, 10 a 15,2 μm).

Sarcocystis fayeri

Descrição. Os cistos teciduais medem até 900 μm de comprimento e 70 mm de largura. A parede do cisto tem 1 a 2 μm de espessura; é radialmente estriada. Os esporocistos esporulados medem 11 a 13 × 7 a 8,5 μm (em média, 12,0 × 7,9 μm).

Sarcocystis neurona

Descrição. Os merontes presentes no citoplasma de células nervosas, de leucócitos e de células gigantes das substâncias cinza e branca do cérebro e da medula espinal medem 5 a 35 × 5 a 20 mm e contêm 4 a 40 merozoítas, quando maduros.

Ciclo evolutivo. Detalhes do ciclo evolutivo não são totalmente conhecidos. Acredita-se que o gambá da América do Norte seja um hospedeiro definitivo, com transmissão aos equinos por meio de esporocistos nas fezes. O ciclo evolutivo pode, também, envolver gambás que reviram carcaças de aves que albergam um microrganismo idêntico, *Sarcocystis falcatula,* parasita de muitas espécies de aves da América do Norte. Nesta condição, os equinos podem atuar como hospedeiro aberrante anormal.

Sarcocystis suicanis

Sinônimos. *Sarcocystis porcianis, Sarcocystis miescheriana.*

Descrição. Os cistos teciduais são compartimentados; medem até 0,5 a 1,5 μm de comprimento e 15 a 100 μm de largura. A parede do cisto tem muitas projeções semelhantes a paliçadas, com filamentos arranjados aleatoriamente, vistos em microscópio eletrônico. Os esporocistos esporulados encontrados livres nas fezes medem, aproximadamente, 12,7 × 10,1 μm.

Ciclo evolutivo. A infecção se instala após a ingestão de esporocistos e isto é seguido por três gerações assexuadas. Na primeira, os esporozoítas liberados dos esporocistos invadem as vênulas do fígado, onde se instalam nas células endoteliais. Os merontes de segunda geração são encontrados nas células endoteliais de capilares, em todos os órgãos, e as merozoítas resultantes penetram nas células musculares. Nestas, encistam-se e, em seguida, se dividem por meio de um mecanismo de brotamento ou endodiogenia, originando largos bradizoítos em formato de banana, contidos em um cisto; este é o sarcocisto maduro e representa o estágio infectante para o hospedeiro carnívoro final. Os cistos são encontrados nos músculos esquelético e cardíaco.

Sarcocystis porcifelis

Sinônimo. *Sarcocystis suifelis.*

Descrição. Os esporocistos esporulados são elipsoidais e medem 13,2 a 13,5 × 7,2 a 8 μm; não possuem corpo de Stieda, mas têm um resíduo.

Sarcocystis suihominis

Sinônimo. *Sarcocystis porcihominis.*

Descrição. Os sarcocistos maduros têm paredes finas compartimentadas, com até 1,5 mm de comprimento, e apresentam protrusões de até 13 μm de comprimento, dobradas próximo à superfície.

Ciclo evolutivo. A infecção se instala após a ingestão de esporocistos e isto é seguido de, pelo menos, 3 gerações assexuadas. Na primeira, os esporozoítas liberados dos esporocistos penetram na parede intestinal e nas células endoteliais dos vasos sanguíneos do fígado, onde sofrem 2 ciclos de merogonia. Os sarcocistos podem ser encontrados nos músculos estriados, no coração e no cérebro. No início eles contêm apenas metrócitos, mas se dividem rapidamente para formar bradizoítos, contidos em um cisto de parede fina. Este é o sarcocisto maduro e representa o estágio infectante para o hospedeiro final. O período pré-patente é de, aproximadamente, 12 a 14 dias e o período patente é de, no mínimo, 18 dias.

Sarcocystis hovarthi

Sinônimo. *Sarcocystis gallinarum.*

Descrição. Os cistos teciduais medem 1 a 10 mm de comprimento; apresentam parede estriada e são encontrados nos músculos esqueléticos do peito, da coxa, do pescoço e do esôfago. Não há relato de oocisto. Os esporocistos esporulados são elipsoidais e medem, aproximadamente, 10 a 13 × 7 a 9 μm.

Frenkelia

O gênero estreitamente relacionado, *Frenkelia,* difere de *Sarcocystis* já que sua última geração de merontes ocorre mais no cérebro do que nos músculos. Os protozoários deste gênero infectam o trato gastrintestinal de aves de rapina (hospedeiros definitivos) e os tecidos de pequenos roedores (hospedeiros intermediários).

Neospora

A única espécie deste gênero, *Neospora caninum,* é um importante patógeno de bovinos e cães. *Neospora* causa paralisia em cães e aborto em vacas. Evidência recente indica que os membros da família canina são os hospedeiros finais.

Espécie de *Neospora*

Espécie	Hospedeiros finais	Hospedeiro intermediário	Locais
Neospora caninum	Cães, outros canídeos	Bovinos	Cérebro, coração, fígado, placenta

Neospora caninum

Descrição. Relata-se que, em cães, os oocistos não esporulados medem 11,7 × 11,3 μm (10,6 a 12,4 × 10,6 a 12,0 μm). Os taquizoítas medem 6 × 2 μm e, em geral, instalam-se no citoplasma das células. Os cistos teciduais são ovais, com 107 μm de comprimento, e apresentam parede espessa (até 4 μm); são encontrados apenas nos tecidos nervosos.

Ciclo evolutivo. O ciclo evolutivo completo de *Neospora caninum* foi esclarecido apenas recentemente. Os oocistos são excretados nas fezes do hospedeiro definitivo 8 a 23 dias após a infecção. Quando ingeridos por hospedeiros intermediários, como bovinos, estes se tornam permanentemente infectados e formam-se cistos teciduais. A prenhez ativa estes cistos e pode ocorrer aborto espontâneo. Caso o feto e a placenta abortados sejam consumidos pelo hospedeiro carnívoro final, este se infecta e o ciclo evolutivo se completa.

Relata-se a ocorrência de infecção transplacentária em bovinos, ovinos, cães e gatos. Também, cães e raposas podem atuar como hospedeiros intermediários.

Toxoplasma

O gênero *Toxoplasma* contém uma única espécie. Os oocistos não esporulados são excretados nas fezes de gatos e de outros felídeos. *Toxoplasma* mostra uma carência total de especificidade da espécie pelo hospedeiro intermediário, sendo capaz de infectar todo animal de sangue quente; é uma importante zoonose.

Ciclo evolutivo. O hospedeiro final é o gato, no qual ocorre gametogonia. Vários mamíferos (e aves) atuam como hospedeiros intermediários, nos quais o ciclo é extraintestinal e resulta na produção de taquizoítas e de bradizoítos, as quais são as únicas formas encontradas nos hospedeiros não felinos. Em geral, a infecção se instala após a ingestão de oocistos esporulados. O esporozoíta liberado penetra rapidamente na parede intestinal e se dissemina por via hematógena. Este estágio invasivo e proliferativo é denominado taquizoíta, o qual, ao penetrar na célula, se multiplica de modo assexuado em um vacúolo, por meio do mecanismo de brotamento ou endodiogenia, no qual dois indivíduos são formados no interior da célula-mãe, sendo a película da última utilizada pelas células-filha. Quando se acumulam 8 a 16 taquizoítas a célula se rompe e novas células são infectadas. Esta é a fase aguda da toxoplasmose. Na maior parte dos casos, o hospedeiro sobrevive e produz anticorpo, o que limita a invasão de taquizoítas e resulta na formação de cistos contendo milhares de microrganismos, os quais, devido à lentidão da endodiogenia e do crescimento, são denominados bradizoítos. O cisto contendo bradizoítos é a forma latente, sendo a multiplicação refreada pela imunidade adquirida pelo hospedeiro. Se esta imunidade diminui, o cisto pode se romper e liberar bradizoítos, que se tornam ativos e retornam às características invasivas dos taquizoítas.

Espécie de *Toxoplasma*

Espécie	Hospedeiros finais	Hospedeiros intermediários	Locais
Toxoplasma gondii	Gatos, outros felídeos	Todo mamífero, inclusive humanos, ou aves	Músculo, pulmão, fígado, sistema reprodutor, sistema nervoso central

Toxoplasma gondii

Descrição. Os oocistos são arredondados a ligeiramente ovais e medem 11 a 15 μm (em média, 13 μm) por 8 a 12 μm (em média, 11 μm). Os oocistos esporulados contêm dois esporocistos elipsoidais (8,5 × 6 μm), cada um contendo quatro esporozoítas. Os taquizoítas são encontrados em fase de desenvolvimento em vacúolos, em vários tipos celulares como, por exemplo, fibroblastos, hepatócitos, células reticulares e células do miocárdio. Em qualquer uma das células pode haver 8 a 16 microrganismos, cada um medindo 6,0 a 8,0 μm. Os cistos teciduais, com até 100 μm de diâmetro, são encontrados principalmente no músculo, no fígado, no pulmão e no cérebro e podem conter vários milhares de bradizoítos em formato de lanceta.

FAMÍLIA LANKESTERELLIDAE

Lankesterella é encontrado em anfíbios; *Schellakia* é encontrado em répteis. A transmissão ocorre por meio de sanguessugas, ácaros e insetos.

SUBORDEM ADELEORINA

FAMÍLIA KLOSSIELLIDAE

Klossiella é o único gênero desta família. Seus membros são essencialmente não patogênicos e a maioria das espécies é encontrada nos rins. Os oocistos se instalam nos túbulos renais; contêm tanto quanto 40 esporocistos, cada um com 8 a 15 esporozoítas. Os esporocistos excretados na urina infectam novos hospedeiros, quando ingeridos.

Klossiella

Os membros deste gênero são homoxenos, com merontes e merozoítas presentes na cápsula de Bowman e com gametócitos nos túbulos renais.

Ciclo evolutivo. O ciclo evolutivo não está totalmente esclarecido. Nas células epiteliais dos túbulos renais, as trofozoítas formam merontes e merozoítas que, por sua vez, originam gametócitos. Acredita-se que os gametas fertilizados se desenvolvem em esporontos, que brotam para formar esporoblastos. Cada um destes esporoblastos sofre sucessivas divisões para formar esporocistos, que contêm esporozoítas. Os esporocistos maduros são circundados por uma parede espessa e excretados do corpo juntamente com a urina. Quando ingeridos por outro hospedeiro, os esporozoítas são liberados pelos esporocistos e se deslocam para os rins, onde penetram nas células epiteliais e iniciam o ciclo.

Espécies de *Klossiella*

Espécies	Hospedeiros	Local
Klossiela equi	Equinos, asininos, zebras	Rim
Klossiela cobayae	Porquinhos-da-índia	Rim
Klossiela muris	Camundongos	Rim
Klossiela boae	Serpentes	Rim

Klossiella equi

Descrição. Os merontes constatados nas células endoteliais da cápsula de Bowman, nos rins, têm 8 a 12 μm de diâmetro, com 20 a 30 núcleos. Os merontes de segunda geração encontrados nas células epiteliais dos túbulos contorcidos proximais medem 15 a 23 μm de diâmetro e contêm 15 a 20 merozoítas. Gametogonia e esporogonia ocorrem nas células epiteliais do ramo espesso (ascendente) da alça de Henle. Os esporocistos maduros são circundados por uma parede espessa e cada um contém 10 a 15 esporozoítas.

FAMÍLIA HAEMOGREGARINIDAE

Parasitas do gênero *Haemogregorina* foram descritos em estudos com eritrócitos de quelônios e geralmente são considerados não patogênicos. Os hospedeiros definitivos são sanguessugas.

FAMÍLIA HEPATOZOIDAE

O gênero *Hepatozoon* foi relatado em mamíferos, répteis e aves; tem importância em cães. Os hospedeiros definitivos incluem carrapatos, ácaros, mosquitos-pólvora, moscas-tsé-tsé, mosquitos, pulgas, piolhos, insetos reduvídeos e sanguessugas.

Hepatozoon

Parasitas deste gênero compartilham um ciclo evolutivo básico que inclui desenvolvimento sexuado e esporogonia em um hospedeiro definitivo invertebrado hematófago e merogonia seguida de gametogonia em um hospedeiro intermediário vertebrado. A transmissão ocorre por meio da ingestão do hospedeiro definitivo, um invertebrado contendo oocistos de *Hepatozoon*, pelo hospedeiro intermediário.

Espécies de *Hepatozoon*

Espécies	Hospedeiros	Hospedeiros intermediários	Locais
Hepatozoon canis	Carrapatos (*Rhipicephalus*)	Cão	Sangue, fígado, rim
Hepatozoon americanum	Carrapatos (*Amblyomma*)	Cão	Sangue, músculo
Hepatozoon spp.	Desconhecido	Gato	Miocárdio, músculo esquelético
Hepatozoon cuniculi	Desconhecido	Coelho	Baço
Hepatozoon muris	Ácaro espinhoso de rato (*Echinolaelaps*)	Rato	Sangue, fígado

Hepatozoon canis

Descrição. Os gametócitos encontrados nos neutrófilos circulantes apresentam forma elipsoidal, com cerca de 11 × 4 μm, e são revestidos por uma membrana espessa. Em geral, os merontes são arredondados a ovais com, aproximadamente, 30 μm de diâmetro e incluem micromerozoítas alongadas com núcleos definidos que, em corte transversal, têm aparência de "raio de roda".

Ciclo evolutivo. O ciclo evolutivo envolve dois hospedeiros. O carrapato é um hospedeiro final, no qual ocorre singamia, e o cão é um hospedeiro intermediário, no qual ocorre a reprodução assexuada. Ninfas de carrapatos engorgitam-se com leucócitos infectados por gametócitos, em um cão infectado. Após a ingestão, os gametócitos são liberados dos leucócitos, associados em pares, e se transformam em gametas masculino e feminino, originando zigotos e oocistos. Cada oocisto maduro contém vários esporocistos, cada um com 10 a 26 esporozoítas. Após as mudas do carrapato os oocistos são encontrados na hemocele e cada carrapato pode carrear milhares de esporozoítas infectantes. Como os esporozoítas permanecem na cavidade corporal, parece que o cão é infectado após a ingestão do carrapato. Uma vez ingeridos, os esporozoítas são liberados dos oocistos, penetram na parede intestinal e são transportados aos tecidos e órgãos-alvo, pelo sangue e pela linfa. Eles infectam principalmente o baço, os linfonodos e a medula óssea, onde ocorre merogonia nos macrófagos e nas células endoteliais. Duas formas de merontes são encontradas nos tecidos infectados; ums delas contém 2 a 4 macromerozoítas e a outra contém 20 micromerozoítas alongadas. Quando os merontes amadurecem e se rompem as merozoítas são liberadas e penetram nos neutrófilos circulantes, nos quais se desenvolvem em gametócitos que circulam no sangue periférico. O ciclo se completa quando o carrapato se alimenta do sangue. O período de desenvolvimento no cão, desde a contaminação até o aparecimento dos gametócitos, é de, aproximadamente, 28 dias.

Hepatozoon americanum

Descrição. Os gametócitos presentes nos neutrófilos são elipsoidais, medem 8,8 × 3,9 μm e possuem um núcleo central compacto e revestido por uma membrana espessa. O citoplasma se cora de azul-claro e o núcleo de vermelho-escuro, quando se emprega o corante de Giemsa. Nos músculos, os cistos são arredondados a ovais, com 250 a 500 μm de diâmetro, com a parte externa composta de camadas concêntricas de membranas laminares finas pálidas que dão ao cisto uma aparência de "casca de cebola".

Ciclo evolutivo. Semelhante àquele de *H. canis*. O parasita infecta os músculos esquelético e cardíaco, onde se desenvolve entre os miócitos, no interior das células hospedeiras de origem indeterminada. Camadas mucopolissacarídeas encistam as células infectadas no músculo, onde o parasita sofre merogonia. Quando amadurece, o cisto se rompe, liberando merozoítas no tecido adjacente. Neutrófilos e macrófagos são recrutados para o local e vários deles são infectados, induzindo à formação de piogranuloma com maior vascularização, possibilitando que os leucócitos infectados contendo gametócitos penetrem na circulação e repitam a fase reprodutiva assexuada em outros locais. O ciclo se completa quando o carrapato ingere sangue infectado. O período de desenvolvimento no cão, desde a infecção até o aparecimento de gametócitos, é de, aproximadamente, 32 dias.

Hepatozoon cuniculi

Descrição. Os merocistos podem apresentar 4 a 6 mm de diâmetro.

Ciclo evolutivo. O ciclo evolutivo é desconhecido. Os merontes são encontrados no baço e os gametócitos no interior dos leucócitos.

Hepatozoon muris

Sinônimos. *Hepatozoon perniciosum, Leucocytozoon muris, Leucocytozoon ratti.*

Descrição. Os merontes, no fígado, têm 10 a 30 μm de diâmetro. Os gametócitos nos linfócitos são vistos nos esfregaços como corpúsculos ovais alongados, medindo 8 a 12 × 3 a 6 μm.

Ciclo evolutivo. Os ratos se infectam após a ingestão do hospedeiro invertebrado, o ácaro espinhoso de ratos *Echinolaelaps echidninus*. Os esporozoítas são liberados no intestino, penetram no sistema porta hepático e são transportados ao fígado. Ocorre merogonia nas células do parenquima hepático. As merozoítas penetram nos linfócitos do sangue e tornam-se gametócitos. Fertilização e esporogonia acontecem no vetor artrópode, após a ingestão.

ORDEM HAEMOSPORORIDA

Uma única família, a Plasmodiidae, contém vários dos gêneros de interesse médico e veterinário. Todas as espécies são heteróxenas; ocorre merogonia em um hospedeiro vertebrado e esporogonia em um hospedeiro invertebrado. Não há esporocisto; os esporozoítas ficam livres no interior dos oocistos.

FAMÍLIA PLASMODIIDAE

Na família Plasmodiidae são incluídas as espécies de *Plasmodium* que provocam malária em pessoas, uma das doenças humanas mais prevalentes no mundo. Os esporozoítas são inoculados nas pessoas pelas fêmeas de mosquitos anofelinos. *Plasmodium falciparum* causa malária terçã maligna ou malária falcípara; *P. vivax* causa malária benigna; *P. malariae* causa malária quartã ou febre quartã; e *P. ovale* causa um tipo de malária terçã. Também, a malária é uma das doenças parasitárias causadas por hemoprotozoários mais comuns em primatas de regiões tropicais e semitropicais. Os parasitas da malária que infectam o bugio são diferentes daqueles que infectam os macacos e são homólogos aos parasitas da malária humana e morfologicamente indistinguíveis (Tabela 2.23).

Tabela 2.23 Espécies de *Plasmodium* de primatas não humanos.

Prossímios	Macacos do Velho Mundo	Macacos do Novo Mundo	Bugios
Cotidiana			
	Plasmodium knowlesi		
Terçã			
Plasmodium lemuris	*Plasmodium cynomolgi* *Plasmodium coatneyi* *Plasmodium fragile* *Plasmodium siminovale* *Plasmodium fieldi* *Plasmodium gonderi* *Plasmodium eylesi* *Plasmodium jefferyi* *Plasmodium youngi*	*Plasmodium simium*	*Plasmodium pitheci* *Plasmodium reichenowi* *Plasmodium schwetzi* *Plasmodium silvaticum*
Quartã			
Plasmodium girardi	*Plasmodium inui* *Plasmodium hylobati* *Plasmodium shortii*	*Plasmodium brazilianum*	*Plasmodium malariae* (sin. *Plasmodium rodhaini*)

Três gêneros distintos desta família, *Plasmodium, Haemoproteus* e *Leucocytozoon,* causam "malária" aviária em aves domésticas e selvagens, uma doença mais comum nos trópicos, transmitida pela picada de moscas dípteras. Os vetores são diferentes, pois as espécies aviárias de *Plasmodium* são transmitidas por mosquitos, *Haemoproteus* pelo mosquito-pólvora ou por moscas hipoboscídeas e *Leucocytozoon* é transmitido por *Simulium* spp.

Plasmodium

Malária aviária é uma doença comum de aves selvagens; é transmitida por mosquitos que infectam aves domésticas e aves engaioladas, quando há hospedeiro reservatório selvagem e vetor apropriados. Há mais de 30 espécies de *Plasmodium* que infectam aves e que diferem amplamente quanto aos hospedeiros, à distribuição geográfica, aos vetores e à patogenicidade. As espécies aviárias de malária se enquadram em dois grupos, com gametócitos arredondados ou alongados no interior dos eritrócitos, e podem ser agrupados em 5 subgêneros (Tabela 2.24), de acordo com as características morfológicas, incluindo tamanho e forma dos gametócitos e dos merontes. As espécies que infectam aves domésticas se incluem em quatro dos cinco subgêneros.

Plasmodium spp. são diferenciados dos gêneros *Haemoproteus* e *Leucocytozoon* pela ocorrência de merogonia nos eritrócitos circulantes. Os merontes, na maioria das espécies de *Plasmodium* aviário, são encontrados no interior de células endoteliais do sistema linfoide-macrofágico. Com uma exceção, todas as espécies de *Plasmodium* são transmitidas por mosquitos culicídeos. Os merontes pré-eritrocíticos se desenvolvem no fígado e produzem merozoítas, que penetram nos eritrócitos e produzem gametócitos. A merogonia intraeritrocítica pode continuar indefinidamente, induzindo infecção persistente com frequentes recidivas.

Tabela 2.24 Subgêneros aviários de *Plasmodium*.

Descrição	Subgênero
Parasitas sem pigmento	
Gametócitos e merontes grandes que, quando maduros, saem do núcleo da célula hospedeira; presentes apenas em leucócitos circulantes	*Plasmodioides*
Parasitas com pigmentos	
Gametócitos arredondados se deslocam do núcleo da célula hospedeira em direção ao polo	*Haemamoeba*
Gametócitos alongados; não saem do núcleo da célula hospedeira; merontes apenas nos precursores de eritrócitos circulantes	*Huffia*
Gametócitos alongados; sem saída do núcleo da célula hospedeira; merontes apenas nos eritrócitos maduros; maiores do que os núcleos das células hospedeiras, contendo grande quantidade de citoplasma	*Giovannolaia*
Merontes apenas nos eritrócitos maduros; menores do que o núcleo da célula hospedeira, com pouco citoplasma	*Novyella*

Espécies de *Plasmodium* aviário

Espécies	Subgêneros	Hospedeiros
Plasmodium gallinaceum	*Haemamoeba*	Galinhas, galinhas-d'angola
Plasmodium relictum	*Haemamoeba*	Columbídeos, patos, aves selvagens
Plasmodium hermani	*Huffia*	Perus, aves selvagens
Plasmodium durae	*Giovannolaia*	Perus, pavão-da-china
Plasmodium juxtanucleare	*Novyella*	Galinhas, outras aves galináceas
Plasmodium struthionis	?	Avestruz

Plasmodium gallinaceum

Sinônimo. *Haemamoeba*

Descrição. A trofozoíta é uma pequena estrutura arredondada que contém um grande vacúolo, o qual desloca o citoplasma do parasita até a periferia do eritrócito (Figura 2.28). O núcleo situa-se em um dos polos, dando à forma jovem uma aparência de "anel de sinete", quando corada pelo Giemsa. Ambos, gametócitos e merontes, podem ter forma arredondada, oval ou irregular. O núcleo das células hospedeiras raramente é expelido durante a infecção, mas pode ser deslocado pelo parasita. Cada meronte produz 8 a 36 merozoítas e, em média, há 16 a 20 merozoítas nos merontes eritrocíticos.

Ciclo evolutivo. Após a introdução dos esporozoítas por mosquitos infectados, são encontrados vários merontes pré-eritrocíticos (criptozoítos) nos macrófagos e nos fibroblastos, na pele próxima do ponto de entrada. As merozoítas desta primeira geração de merontes pré-eritrocíticos originam uma segunda geração de merontes pré-eritrocíticos, os metacriptozoítos, que atingem a maturidade dentro de, aproximadamente, 72 h. As merozoítas dos metacriptozoítos penetram nos eritrócitos e nas células do sistema linfoide-macrofágico da pele, do baço, dos pulmões e das células endoteliais de capilares dos principais órgãos. Nesta espécie, os estágios de desenvolvimento exoeritrocítico podem ser acrescidos pelas formas que se originam em decorrência do ciclo eritrocítico. Estas são conhecidas como fanerozoítas, oriundas de merozoítas dos merontes no ciclo eritrocítico.

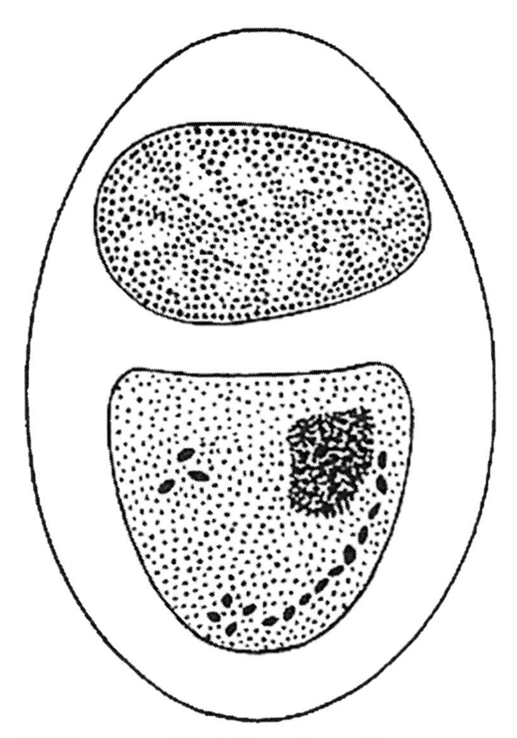

Figura 2.28 Macrogametócito de *Plasmodium gallinaceum* em um eritrócito, localizado abaixo do núcleo celular.

O ciclo eritrocítico se inicia 7 a 10 dias após a infecção por merozoítas dos metacriptozoítos e, em outras vezes, por merozoítas oriundas de merontes exoeritrocíticos localizados, dependendo da espécie, nas células endoteliais ou nas células hemopoéticas. Uma vez no eritrócito, as merozoítas se agregam para formar a trofozoíta. A trofozoíta inicial sofre merogonia para produzir merozoítas, que são liberadas dos merontes sincronicamente. Após a produção de muitas gerações assexuadas, algumas merozoítas sofrem desenvolvimento sexuado, com formação de microgametócitos e macrogametócitos, sendo estes últimos, geralmente, mais numerosos e de cor azul mais intensa quando corado pelo Giemsa, comparativamente aos microgametócitos. Crescimento adicional dos estágios gametócitos pode ocorrer apenas quando o mosquito hospedeiro apropriado ingere sangue contaminado. O desenvolvimento no mosquito é rápido. Após a ingestão, o núcleo do microgametócito se divide e, por meio de um mecanismo de exflagelação, microgametas com 6 a 8 μm de comprimento, delgados e semelhantes a flagelo, são expelidos da célula-mãe, se desprendem e se deslocam para encontrar e fertilizar o macrogameta. O zigoto resultante (oocineto) é móvel, penetra na mucosa do intestino médio e se instala na superfície externa do estômago, formando um oocisto inicial com, aproximadamente, 50 a 60 μm de diâmetro. O núcleo do oocisto se divide repetidamente para produzir grande quantidade de esporozoítas. A maturação do oocisto demora um tempo variável, dependendo das espécies do parasita, da temperatura e das espécies de mosquitos, mas, em geral, é de 10 a 20 dias. Quando maduros, os oocistos se rompem, liberando esporozoítas na cavidade corporal do mosquito que, em seguida, migram por todo o corpo do mosquito e, eventualmente, alcançam as glândulas salivares e, então, são infectantes ao novo hospedeiro; a infecção ocorre quando o mosquito faz o repasto sanguíneo. Um mosquito permanece infectado por toda a vida, transmitindo parasitas da malária toda vez que faz um repasto sanguíneo.

Plasmodium relictum

Subgênero. *Haemamoeba.*

Descrição. Os gametócitos são arredondados ou irregulares; as formas maiores deslocam ou expelem o núcleo da célula hospedeira. Grânulos de pigmentos são relativamente finos. Os merontes produzem 8 a 32 merozoítas.

Plasmodium hermani

Subgênero. *Huffia.*

Descrição. Merontes são ovais ou arredondados, contêm 6 a 14 merozoítas e apenas estão presentes nos eritrócitos imaturos. Os gametócitos são alongados e presentes nos eritrócitos maduros.

Plasmodium juxtanucleare

Subgênero. *Novyella.*

Descrição. Os merontes são pequenos, arredondados, ovoides ou irregulares e, geralmente, em contato com o núcleo do eritrócito da célula hospedeira; produzem 2 a 7 (em média, 4) merozoítas. Os gametócitos são arredondados, ovoides, irregulares ou piriformes alongados e, com frequência, tornam o eritrócito do hospedeiro "torcido".

Ciclo evolutivo. Não se conhecem detalhes sobre o desenvolvimento pré-eritrocítico, após a inoculação por um mosquito vetor. Relata-se a presença de merontes extraeritrocíticos em células do sistema linfoide-macrofágico do baço, do fígado, dos rins, do coração, do pulmão, da medula óssea, dos testículos, do pâncreas e do cérebro, sendo mais comum no baço. Ciclos eritrocíticos atingem o máximo em 6 a 8 dias. As merozoítas apresentam crescimento sexuado, com formação de microgametócitos e de macrogametócitos; estes últimos, geralmente mais numerosos, se coram de azul mais intenso pelo Giemsa, comparativamente aos microgametócitos. Desenvolvimento adicional de estágios de gametócito pode ocorrer apenas quando um mosquito hospedeiro apropriado ingere o sangue. O crescimento no mosquito é semelhante àquele que ocorre em outras espécies.

Plasmodium durae

Subgênero. *Giovannolaia.*

Descrição. As trofozoítas têm aparência ameboide. Os merontes maduros raramente deslocam o núcleo da célula hospedeira e contêm 6 a 14 (em média, 8) merozoítas. Os gametócitos são alongados, situam-se na extremidade ou ao lado da célula hospedeira, e, com frequência, deslocam o núcleo desta célula, embora geralmente não ocorra aumento da célula hospedeira. Em geral, os grânulos de pigmento são grandes, arredondados e pretos.

Ciclo evolutivo. O ciclo evolutivo detalhado ainda não foi descrito. Merontes exoeritrocíticos foram encontrados em células de capilares endoteliais dos pulmões, do fígado, do baço e do tecido cerebral, mas são especialmente numerosos no cérebro. Em perus, a parasitemia atinge o máximo entre 15 e 25 dias após a infecção. Nos eritrócitos, as merozoítas se agregam para formar trofozoítas. As trofozoítas iniciais sofrem merogonia e originam merozoítas, as quais são liberadas dos merontes, sincronicamente. Após muitas gerações assexuadas, algumas merozoítas apresentam desenvolvimento sexuado, com formação de microgametócitos e de macrogametócitos. Crescimento adicional de estágios de gametócito pode ocorrer apenas quando um mosquito hospedeiro apropriado ingere sangue contaminado. O desenvolvimento no mosquito é semelhante àquele que ocorre em outras espécies.

Hepatocystis

Hepatocystis parasitam mamíferos tropicais arborícolas, como esquilos, morcegos frugíveros e macacos; são transmitidos por mosquito-pólvora (*Culicoides* spp.). *Hepatocystis* spp. está disseminado por todo o subcontinente da Índia e no sul do Sahara, na África.

Ciclo evolutivo. O ciclo evolutivo se assemelha àquele de *Plasmodium*, com a principal exceção de que a esquizogonia ocorre no fígado, produzindo cistos visíveis macroscopicamente (merocistos). Os macrogametócitos e os microgametócitos se desenvolvem nos eritrócitos e, após a ingestão pelo vetor hospedeiro, formam-se microgametas e, então, ocorre fertilização e esporogonia.

Espécies de *Hepatocystis*

Espécies	Hospedeiros	Vetor
Hepatocystis kochi (sin. *Hepatocystis simiae*)	Macacos	Mosquito-pólvora (*Culicoides*)
Hepatocystis semnopitheci	Macacos	Mosquito-pólvora (*Culicoides*)
Hepatocystis taiwanensis	Macacos	Mosquito-pólvora (*Culicoides*)
Hepatocystis bouillezi	Macacos	Mosquito-pólvora (*Culicoides*)
Hepatocystis cercopitheci	Macacos	Mosquito-pólvora (*Culicoides*)
Hepatocystis foleyi	Macacos	Mosquito-pólvora (*Culicoides*)

Haemoproteus

Em geral, os gametócitos presentes nos eritrócitos são alongados e curvados (formato de haltere) e situam-se ao redor do núcleo da célula hospedeira (Figura 2.29). Merogonia acontece nas células endoteliais dos vasos sanguíneos, especialmente nos pulmões. Membros deste gênero são parasitas de aves, répteis e alguns anfíbios e são muito comuns em pombos domésticos, patos e perus. Os vetores conhecidos são moscas hipoboscídeas (Hippoboscidae) e mosquito-pólvora (*Culicoides*).

Espécies de *Haemoproteus*

Espécies	Hospedeiros	Vetores
Haemoproteus meleagridis	Perus	Mosquito-pólvora ou moscas hipoboscídeas?
Haemoproteus nettionis (sin. *Haemoproteus anatis, Haemoproteus anseris, Haemoproteus hermani*)	Patos, patos selvagens, gansos, cisnes	Mosquito-pólvora ou moscas hipoboscídeas?
Haemoproteus columbae	Columbídeos	Moscas hipoboscídeas
Haemoproteus sacharovi	Columbídeos	Moscas hipoboscídeas?

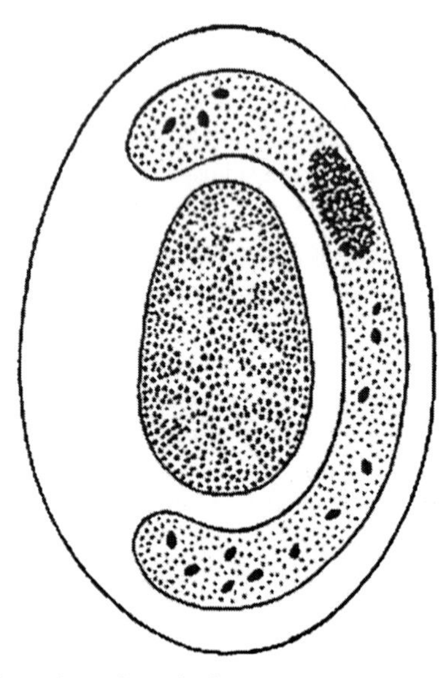

Figura 2.29 Gametócito alongado de Haemoproteus columbae circundando o núcleo do eritrócito.

Haemoproteus meleagridis

Descrição. Os macrogametas e microgametas presentes nos eritrócitos são alongados e curvos, ao redor do núcleo da célula hospedeira, ocupando cerca de metade a três quartos desta célula. Em geral, o núcleo do macrogametócito é mais compacto, o citoplasma mais denso e os grânulos de melanina uniformemente distribuídos, comparativamente à aglomeração polar vista no microgametócito.

Ciclo evolutivo. Os detalhes do ciclo evolutivo são incompletos. Os esporozoítas presentes na glândula salivar de vetores insetos penetram na circulação do hospedeiro quando picado pelo inseto. Notam-se merontes no epitélio vascular do pulmão, do fígado, dos rins e do baço. As merozoítas se desenvolvem no interior de merontes, em aglomerados; quando maduras, são liberadas na circulação como finos corpúsculos arredondados que se transformam em macrogametas e microgametas, nos eritrócitos.

Haemoproteus nettionis

Sinônimo. *Haemoproteus anatis, Haemoproteus anseris, Haemoproteus hermani.*

Descrição. Os macrogametas e os microgametas são alongados e curvos, ao redor do núcleo da célula eritrocítica, circundando parcialmente o núcleo da célula hospedeira e, com frequência, deslocando-a. Contêm um pouco a 30, ou mais, grânulos de pigmento, geralmente grosseiros e arredondados e, em geral, agregados nas extremidades das células. Não ocorre aumento da célula hospedeira.

Ciclo evolutivo. Detalhes semelhantes àqueles mencionados para *H. meleagridis*.

Haemoproteus columbae

Descrição. Os macrogametas e microgametas presentes nos eritrócitos variam desde formas de anéis minúsculos até formato de lua crescente alongado, que se curvam ao redor do núcleo da célula hospedeira, na forma de um haltere. Os macrogametas se coram de azul-escuro pelo Giemsa, o núcleo se apresenta vermelho a púrpura-escuro e compacto e há grânulos de pigmento dispersos por todo o citoplasma.

Ciclo evolutivo. Os esporozoítas presentes na glândula salivar das moscas alcançam a circulação do hospedeiro durante a picada do inseto e penetram nas células endoteliais dos vasos sanguíneos, onde se desenvolvem em merontes e originam 15 ou mais citômeros, cada um produzindo grande quantidade de merozoítas. Quando as merozoítas amadurecem são liberadas na circulação como finos corpúsculos arredondados que se transformam em macrogametas e microgametas, nos eritrócitos. Ocorre desenvolvimento adicional no hospedeiro inseto depois do repasto sanguíneo. Após a fertilização, forma-se um zigoto no intestino médio do inseto, onde ocorre esporogonia, com produção de esporozoítas. Estes são liberados na cavidade corporal e passam para as glândulas salivares.

Haemoproteus sacharovi

Descrição. Os macrogametas e microgametas preenchem totalmente os eritrócitos, quando maduros, torcendo-o e empurrando o núcleo para um dos lados. Grânulos de pigmento são esparsos, em comparação com outras espécies.

Leucocytozoon

Leucocytozoon são parasitas de aves. Os macrogametas e microgametas habitam leucócitos ou, ocasionalmente, algumas espécies se instalam em eritrócitos. Ocorre merogonia no parênquima hepático, no coração, nos rins e em outros órgãos, com os merontes formando grandes corpúsculos (megalomerontes) divididos em citômeros. Não ocorre merogonia nos eritrócitos, tampouco nos leucócitos. Os vetores conhecidos são mosquito-borrachudo (*Simulium*) ou mosquito-pólvora (*Culicoides*).

Espécies de *Leucocytozoon*

Espécies	Hospedeiros	Vetores
Leucocytozoon caulleryi	Galinhas, galinhas-d'angola	Mosquito-pólvora (*Culicoides*)
Leucocytozoon sabrezesi	Galinhas, galinhas-d'angola	Mosquito-pólvora (*Culicoides*)
Leucocytozoon smithi (sin. *Leucocytozoon schueffneri*, *Leucocytozoon macleani*)	Perus	Mosquito-borrachudo (*Simulium*)
Leucocytozoon simondi	Patos, gansos	Mosquito-borrachudo (*Simulium*)
Leucocytozoon marchouxi (sin. *Leucocytozoon turtur*)	Columbídeos	Mosquito-borrachudo (*Simulium*)
Leucocytozoon struthionis	Avestruz	Mosquito-borrachudo (*Simulium*)

Leucocytozoon caulleryi

Descrição. Os gametócitos presentes nos eritrócitos, quando maduros, são arredondados, medem 15,5 × 15 μm e "torcem" a célula hospedeira, fazendo com que o núcleo desta célula forme uma banda escura estreita que se estende por, aproximadamente, um terço ao redor do parasita. Os megalomerontes presentes nos tecidos têm 26 a 300 μm de diâmetro.

Ciclo evolutivo. Os esporozoítas são inoculados em um novo hospedeiro durante a alimentação dos insetos. Os parasitas sofrem merogonia nas células endoteliais do fígado, do coração, dos rins, do baço, do timo, do pâncreas e de outros órgãos da ave hospedeira. Os merontes são esféricos ou lobulados e se dividem, primeiramente, em citômeros e, por fim, se fundem formando megalomerontes, os quais produzem grande quantidade de merozoítas. Os gametócitos surgem no sangue cerca de 14 dias após a infecção e são encontrados nos eritrócitos ou, às vezes, nos eritroblastos; as células hospedeiras infectadas se modificam e se apresentam fusiformes. Quando maduros, os parasitas danificam as células hospedeiras e ficam livres no plasma. Quando ingeridos durante o repasto sanguíneo pelo inseto vetor, *Culicoides* spp., um zigoto é formado, o qual se alonga dentro de um oocineto, cerca de 21 μm de comprimento, passando através da parede do intestino médio para formar oocistos subesféricos na parede externa do intestino médio. Os esporozoítas produzidos passam para as glândulas salivares e são inoculados em novo hospedeiro quando picado por mosquito-pólvora.

Leucocytozoon sabrezesi

Descrição. Os gametócitos, quando maduros, são alongados, medindo 22 a 24 × 4 a 7 μm, e "torcem" o eritrócito, que se torna fusiforme (67 × 6 μm), com longas projeções citoplasmásticas que se estendem para além do tamanho dos parasitas. O núcleo da célula hospedeira forma uma banda estreita de cor escura ao longo do lado do parasita.

Ciclo evolutivo. Semelhante àquele de *L. caulleryi*.

Leucocytozoon smithi

Sinônimos. *Leucocytozoon schueffneri*, *Leucocytozoon macleani*.

Descrição. Inicialmente, os gametócitos maduros são arredondados, mas depois se tornam alongados, com comprimento médio de 20 a 22 μm. As células hospedeiras são alongadas, em média 45 × 14 μm, com projeções citoplasmáticas pálidas que se estendem para além do parasita circundado. O núcleo da célula hospedeira é alongado, formando uma fina banda escura ao longo de um dos lados do parasita (Figura 2.30), com frequência se dividindo para formar uma banda de cada lado do parasita. Os merontes, nos hepatócitos, medem 10 a 20 × 7 a 14 μm (em média, 13,5 × 10,5 μm).

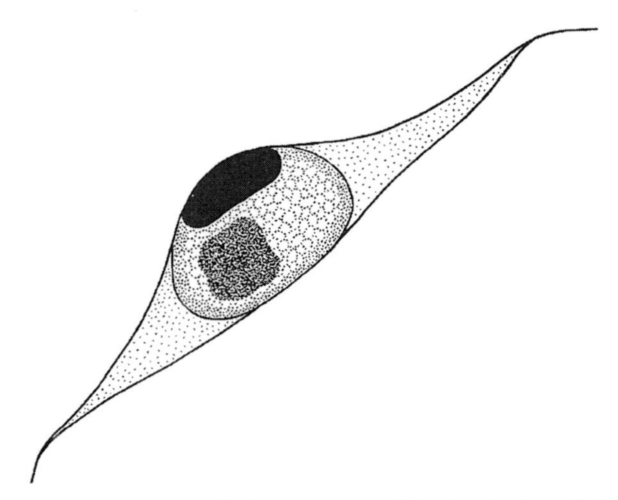

Figura 2.30 Gametócitos de *Leucocytozoon smithi* no interior de um linfócito alongado.

Ciclo evolutivo. As aves se infectam quando picadas por um mosquito-borrachudo vetor. Os esporozoítas alcançam a corrente sanguínea, invadem células de vários tecidos, se agregam e transformam-se em merontes. Os merontes hepáticos são encontrados nas células hepáticas; o estágio inicial contém citômeros basofílicos arredondados e em formato de lua crescente, que se desenvolvem em massas de merozoítas que se coram intensamente e que preenchem totalmente o citoplasma da célula hospedeira. Não se constatam megalomerontes; entretanto, eventualmente as merozoítas penetram nas células sanguíneas e originam gametócitos. No intestino médio do mosquito-borrachudo, formam-se microgametas que se desenvolvem em oocistos para produzir esporozoítas, que danificam os oocistos e passam para as glândulas salivares, onde se acumulam. O período pré-patente é de 9 dias.

Leucocytozoon simondi

Descrição. Os macrogametas e microgametas maduros são alongados, às vezes arredondados, medindo 14 a 22 μm de comprimento; estão presentes em eritrócitos ou leucócitos, os quais se tornam alongados, com até 45 a 55 μm de comprimento, com seu núcleo formando uma banda longa, fina e escura em um dos lados. As células hospedeiras infectadas apresentam projeções citoplasmáticas claras que se estendem além do tamanho do parasita, bem como núcleo. Os merontes hepáticos medem 11 a 18 μm de diâmetro; os megalomerontes vistos em vários tecidos corporais medem 6 a 164 μm de diâmetro, quando maduros.

Ciclo evolutivo. As aves se infectam quando picadas por um mosquito-borrachudo vetor. Os esporozoítas penetram na corrente sanguínea, invadem células de vários tecidos, se agregam e tornam-se merontes. Nos patos, há dois tipos de merontes. Merontes hepáticos são notados nas células hepáticas, formando vários citômeros que, por sua vez, originam pequenas merozoítas por meio de múltiplas divisões. Megalomerontes são encontrados no cérebro, no pulmão, no fígado, no coração, nos rins, na moela, no intestino e nos tecidos linfoides, 4 a 6 dias após a exposição. São mais comuns do que os merontes hepáticos. Cada megalomeronte produz vários milhares de merozoítas bipolares. As merozoítas penetram nas células sanguíneas e originam gametócitos. A merogonia continua nos órgãos internos por um tempo indefinido, porém longo, embora em taxa muito reduzida. Durante esta fase de recidiva as aves adultas não são seriamente acometidas, mas representam fontes de infecção para o novo lote de patinhos. No intestino médio do mosquito-borrachudo, são formados quatro a oito microgametas por meio da exflagelação dos microgametócitos. Estes fertilizam os macrogametas para formar um oocineto ou zigoto móvel medindo cerca de 33 × 5 μm. Os oocinetos se instalam no intestino médio do mosquito- borrachudo 2 a 6 h após a ingestão de sangue infectado. Eles se desenvolvem em oocistos, tanto na parede do intestino médio quanto no próprio intestino médio e originam vários esporozoítas delgados, com 5 a 10 μm de comprimento, com uma extremidade arredondada e outra pontiaguda. Se liberam dos oocistos e passam para as glândulas salivares, onde se acumulam. Os esporozoítas viáveis podem ser encontrados até, pelo menos, 18 dias após a contaminação pela ingestão de refeição infectante.

Leucocytozoon marchouxi

Descrição. Os macrogametas são arredondados ou elípticos, se coram de azul-escuro pela Giemsa e têm um núcleo avermelhado compacto. Esta espécie forma megalomerontes arredondados em quase todos os órgãos internos.

Ciclo evolutivo. Os esporozoítas são inoculados em um novo hospedeiro quando o inseto vetor se alimenta. Os parasitas sofrem merogonia nas células endoteliais dos órgãos internos, originando megalosquizontes. Estes induzem a produção de gametócitos no sangue que, após a ingestão por um inseto vetor, formam zigoto e oocistos. Estes sofrem esporogonia, com formação de esporozoítas, que passam para as glândulas salivares e são inoculados no novo hospedeiro quando o inseto vetor se alimenta.

Leucocytozoon struthionis

Descrição. Os gametócitos são arredondados e estão presentes nos eritrócitos.

FAMÍLIA HEPATOZOIDAE

Hepatocystis kochi

Descrição. Os parasitas intraeritrocíticos apresentam um núcleo incomum que, quando corado pelo Giemsa, exibe um grande nucleoplasma róseo oval que ocupa um terço, ou mais, do parasita. No interior do núcleo há vários grânulos de cromatina vermelhos.

ORDEM PIROPLASMORIDA

Frequentemente denominados "piroplasmas", estes parasitas são encontrados principalmente nos eritrócitos ou nos leucócitos de vertebrados. Não há formação de oocistos e a reprodução no hospedeiro vertebrado é assexuada; ocorre reprodução sexuada no hospedeiro invertebrado. Os piroplasmas são heteróxenos; os vetores conhecidos são carrapatos ixodídeos ou argasídeos.

FAMÍLIA BABESIIDAE

Babesia

O gênero *Babesia* inclui parasitas intraeritrocíticos de animais domésticos, transmitidos por carrapatos, que são contaminados pelo protozoário por via transovariana, através dos ovos e de uma geração de carrapatos para a outra. A doença, babesiose, é particularmente grave em animais sem contato prévio com o parasita, introduzidos em áreas endêmicas; é uma enfermidade que ocasiona considerável restrição ao desenvolvimento dos rebanhos, em muitas partes do mundo.

Ciclo evolutivo. Esporozoítas infectantes presentes no carrapato são inoculados no hospedeiro, junto com a saliva, quando o carrapato se alimenta. A multiplicação no hospedeiro vertebrado acontece nos eritrócitos, por meio de divisão binária, endodiogenia, endopoliogenia (brotamento) ou merogonia, originando merozoítas. Os eritrócitos se rompem durante os repetidos ciclos de merogonia, com liberação de merozoítas que invadem outros eritrócitos. Nas infecções crônicas, os parasitas são sequestrados na rede de capilares do baço, do fígado e de outros órgãos, a partir de onde são liberados periodicamente na circulação. Após a ingestão pelo carrapato estas formas tornam-se vermiformes e penetram na cavidade corporal e, em seguida, no ovário e nos ovos, onde se agregam e se dividem para formar pequenos microrganismos redondos. Quando os carrapatos sofrem mudas de estágio larvário para o estágio de ninfa, o parasita alcança a glândula salivar, sofre uma série de divisões binárias e penetra nas células da glândula salivar. Eles se multiplicam até que as células hospedeiras sejam preenchidas com milhares de parasitas minúsculos. Estes se tornam vermiformes, danificam a célula hospedeira, se instalam no lúmen da glândula e são inoculados no mamífero hospedeiro quando o carrapato se alimenta.

Espécies de *Babesia*

Espécies	Hospedeiros	Vetores
Babesia bigemina	Bovinos, búfalos	*Rhicephalus (Boophilus) annulatus, R. (B) microplus* e *R. (B) decoloratus*
Babesia bovis (sin. *Babesia argentina*)	Bovinos, búfalos, veados	*Rhicephalus (Boophilus) annulatus, R. (B) microplus*
Babesia caballi	Equinos, asininos	*Dermatocentor reticulatus, D. variabilis, D. albipictus, D. silvarum, D. nitens, Hyalomma anatolicum excavatum, H. scupense, H. detritum Rhipicephalus bursa, R. sanguineus*
Babesia canis subesp. *B. canis canis* *B. canis rossi* *B. canis vogeli*	Cães	*Dermacentor reticulatus Haemaphysalis leachi Rhipicephalus sanguineus*
Babesia divergens	Bovinos	*Ixodes ricinus*
Babesia equi (sin. *Theileria equi, Nuttalia equi*) (atualmente *Theileria equi*)	Equinos, asininos	*Dermacentor reticulatus, D. albipictus, D. variabilis, D. nitens, Hyalomma marginatum, H. scupense, H. detritum, H. anatolicum, H. dromedarii, Rhipencephalus bursa, R. evertsi, R. sanguineus*
Babesia felis (sin. *Nuttalia felis, Babesia cati*)	Gatos	Desconhecido, possivelmente *Haemaphysalis leachi*
Babesia gibsoni	Cães	*Haemaphysalis longicornis, H. bispinosa, Rhipicephalus sanguineus*
Babesia major	Bovinos	*Haemaphysalis punctata*
Babesia motasi	Ovinos, caprinos	*Haemaphysalis punctata, Dermacentor silvarum, Rhipicephalus bursa*
Babesia occultans	Bovinos	*Hyalomma marginatum rufipes*
Babesia orientalis	Búfalos	*Rhipicephalus haemaphysaloides*
Babesia ovata	Bovinos	*Haemaphysalis longicornis*
Babesia ovis	Ovinos, caprinos	*Rhipicephalus bursa*, possivelmente *Ixodes ricinus, I. persulcatus* e *Dermacentor reticulatus*

Espécies	Hospedeiros	Vetores
Babesia perroncitoi	Suínos	*Rhipicephalus appendiculatus, R. sanguineus, Dermacentor reticulatus*
Babesia trautmanni	Suínos	*Rhipicephalus appendiculatus, R. sanguineus, Dermacentor reticulatus, Rhipicephalus (Boophilus) decloratus*
Babesia pitheci	Macacos	Desconhecido

Babesia bigemina

Descrição. *Babesia bigemina* é uma grande *Babesia* pleomórfica, tipicamente vista e identificada pelos corpúsculos em formato de pera unidos em um ângulo reto, no interior do eritrócito maduro. As formas arredondadas medem 2 µm e as formas piriformes alongadas medem 4 a 5 µm. Os estágios eritrocíticos carecem de conoide, microporos e mitocôndria típica, mas apresentam anéis polares anterior e posterior e, tipicamente, duas roptrias.

Babesia bovis

Sinônimo. *Babesia argentina.*

Descrição. *Babesia bovis* é um microrganismo pleomórfico pequeno, tipicamente identificado como um único corpúsculo, como pequenos corpúsculos arredondados ou como corpúsculos pareados em formato de pera, em um ângulo obtuso, no centro do eritrócito maduro. A forma arredondada mede 1 a 1,5 µm e o corpúsculo piriforme mede 1,5 × 2,4 µm de tamanho. As formas de "anel de sinete" vacuolizadas são especialmente comuns.

Babesia divergens

Descrição. No interior dos eritrócitos, os microrganismos se apresentam quase sempre isolados ou em pares, com frequência organizados em um ângulo característico com suas extremidades estreitas opostas. Tipicamente, são piriformes, mas podem ser arredondados, alongados ou em formato de charuto. *Babesia divergens* é uma "*Babesia* pequena"; nos esfregaços sanguíneos tipicamente aparecem como microrganismos amplamente divergentes, pareados, com 1,5 × 0,4 µm de tamanho e situados próximo à margem do eritrócito. Outras formas podem estar presentes, medindo 2 × 1 µm; algumas são circulares, com até 2 µm de diâmetro, e outras podem ser vacuolizadas (Figura 2.31).

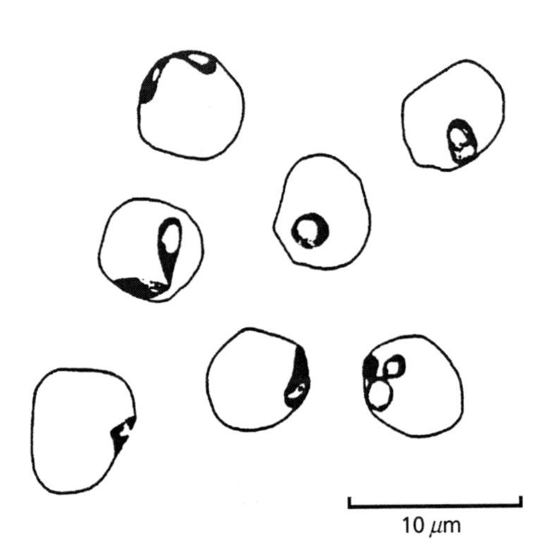

Figura 2.31 Diversas formas de *Babesia divergens* em eritrócitos de bovino.

Babesia major

Descrição. Esta é uma "*Babesia* grande", com corpúsculos piriformes medindo 2,6 × 1,5 µm, tipicamente pareadas em um ângulo agudo menor que 90° e situada no centro do eritrócito; todavia, também é possível encontrar formas arredondadas com cerca de 1,8 µm.

Babesia motasi

Descrição. *Babesia motasi* é uma espécie grande, medindo 2,5 a 4 × 2 µm, geralmente piriforme. As merozoítas se apresentam isoladamente ou em pares e o ângulo entre os membros de um par geralmente é agudo.

Babesia ovis

Descrição. *Babesia ovis* é uma espécie pequena, medindo 1 a 2,5 µm de comprimento, principalmente arredondada e localizada na margem dos eritrócitos hospedeiros, com trofozoítas piriformes pareadas, em geral, em um ângulo obtuso.

Babesia caballi

Descrição. Nos eritrócitos, as trofozoítas são piriformes, medindo 2 a 5 µm de comprimento, geralmente em pares unidos nas extremidades posteriores, com ângulo agudo entre os microrganismos. Também, notam-se formas arredondadas ou ovais com 1,5 a 3,0 µm de diâmetro.

Babesia perroncitoi

Descrição. Uma "pequena *Babesia*" que se apresenta mais comumente na forma anelar, medindo 0,7 a 2 µm, embora formas ovais a piriformes, com 1 a 3 × 1 a 2 µm de tamanho, também possam ser verificadas. Em geral, as merozoítas se apresentam isoladamente nos eritrócitos, mas às vezes pode haver duas ou mais.

Babesia trautmanni

Descrição. Uma "grande *Babesia*" oval, piriforme e, menos comumente, arredondada. As merozoítas medem 2,5 a 4 × 1,5 a 2 µm, geralmente em pares nos eritrócitos, mas às vezes pode haver 4 ou mais.

Babesia canis

Subespécies. *Babesia canis canis, Babesia canis rossi, Babesia canis vogeli.*

Descrição. Piroplasmas grandes, piriformes, com 4 a 5 µm de comprimento, pontiagudos em uma extremidade e arredondados na outra (Figura 2.32). Há relato de formas ameboides com 2 a 4 µm de diâmetro, geralmente com um vacúolo.

Babesia gibsoni

Descrição. Um pequeno piroplasma, anelar ou oval, não mais do que um oitavo do diâmetro do eritrócito hospedeiro.

Babesia felis

Sinônimos. *Nuttalia felis, Babesia cati.*

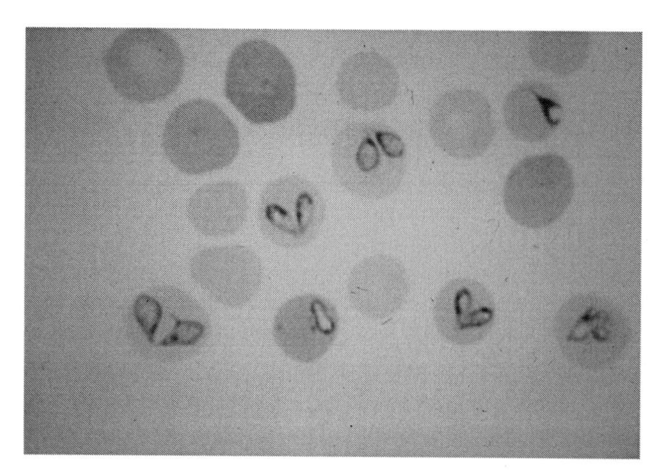

Figura 2.32 Estágios intraeritrocíticos de *Babesia canis*. (Esta figura encontra-se reproduzida em cores no Encarte.)

Descrição. Pequenos piroplasmas, com a maioria das merozoítas presentes nos eritrócitos, arredondadas, irregularmente redondas e medindo 1,5 a 2 μm de diâmetro; algumas são alongadas, com 2 a 3 μm de comprimento e podem originar merontes cruciformes.

Babesia pitheci

Descrição. Os piroplasmas são piriformes e medem 2 a 6 μm de comprimento. Há relato de formas arredondada, oval e lanceolada.

FAMÍLIA THEILERIIDAE

As doenças causadas por muitas espécies de *Theileria* representam séria restrição ao desenvolvimento de rebanhos na África, na Ásia e no Oriente Médio. Os parasitas, transmitidos por carrapatos, sofrem repetidos ciclos de esquizogonia nos linfócitos e, por fim, liberam pequenas merozoítas que penetram nos eritrócitos e se transformam em piroplasmas. Espécies de *Theileria* estão amplamente disseminadas em bovinos e ovinos na África, na Ásia, na Europa e na Austrália, e há uma variedade de carrapatos vetores; estão associadas com infecções que variam desde clinicamente inaparente a rapidamente fatal.

Muitas espécies de *Cytauxzoon* se apresentam como piroplasmas semelhantes a *Theileria*, nos eritrócitos de animais selvagens. O gênero difere de *Theileria*, pelo fato de ocorrer esquizogonia mais nas células reticuloendoteliais do que nos linfócitos. No sudeste dos EUA, *Cytauxzoon* causa doença fatal em gatos domésticos, caracterizada por febre, anemia e icterícia. Os gatos selvagens são os hospedeiros reservatórios.

Theileria

Ciclo evolutivo. O ciclo evolutivo de *Theileria* spp. envolve merozoítas eritrocíticas, que são ingeridas por um carrapato hospedeiro intermediário e originam macrogametócitos e microgametócitos para a produção de zigotos. Estes se desenvolvem e alcançam a hemolinfa, onde se tornam cinetos, e, em seguida, penetram nas glândulas salivares e se transformam em corpúsculos de fissão. Nos carrapatos adultos, os corpúsculos de fissão primários resultam em corpúsculos secundários (esporoblastos primários) e terciários (esporoblastos secundários) e produzem esporozoítas que são liberados na saliva. Os animais são infectados quando os carrapatos sugam o sangue. As espécies deste gênero sofrem merogonia exoeritrocítica nos linfócitos, nos histiócitos, nos eritroblastos e em outras células de órgãos internos. Os leucócitos preenchidos com merontes (esquizontes) são denominados corpúsculos de Koch. Ocorrem ambos, macromerontes e micromerontes, que produzem micromerozoítas que penetram nos eritrócitos, onde geralmente acontece outra série de divisões, produzindo uma geração de merozoítas que, por sua vez, infectam novos eritrócitos. A multiplicação nos eritrócitos resulta em quatro merozoítas (raramente duas) que formam tétrades características (cruz de Malta). Algumas espécies (*T. parva*) não se multiplicam nos eritrócitos e a divisão assexuada se limita aos linfócitos. Gametogonia ocorre no intestino dos carrapatos vetores e esporogonia acontece nas glândulas salivares.

Espécies de *Theileria*

Espécies	Hospedeiros	Vetores
Theileria annae (sin. *Babesia annae*)	Cães	*Ixodes hexagonus*? *I. ricinus*?
Theileria annulata	Bovinos, búfalos	*Hyalomma detritum*, *H. anatolicum excavatum*, *H. truncatum*, *H. dromedarii*, *H. turanicum*, *H. marginatum*
Theileria cervi (sin. *Theileria tarandi*)	Veados (gamo, veado-vermelho, corça sica, veado-da-cauda-branca, rena)	Desconhecido
Theileria camelensis	Camelos	*Hyalomma dromedarii*
Theileria equi (sin. *Babesia equi*, *Nuttalia equi*)	Equinos, asininos	*Dermacentor reticulatus*, *D. albipictus*, *D. variabilis*, *D. nitens*, *Hyalomma marginatum*, *H. scupense* (sin. *H. detritum*), *H. anatolicum*, *H. dromedarii*, *Rhipicephalus bursa*, *R. evertsi*, *R. sanguineus*
Theileria hirci (sin. *Theileria lestoquardi*)	Ovinos, caprinos	*Rhipicephalus bursa*, *Hyalomma anatolicum*
Complexo *Theileria orientalis* *Theileria mutans* *Theileria buffeli* *Theileria sergenti*	Bovinos, búfalos	*Amblyomma variegatum*, *A. cohaerens*, *A. hebraeum*, *Haemaphysalis bispinosa*
Theileria ovis	Ovinos, caprinos	*Rhipicephalus bursa*, *R. evertsi*
Theileria recondita	Ovinos, caprinos, veados	*Haemaphysalis punctata*
Theileria separata	Ovinos, caprinos	*Rhipicephalus evertsi*
Theileria parva (subesp. *Theileria parva lawrencei*, *Theileria parva parva*)	Bovinos, búfalos	*Rhipicephalus appendiculatus*
Theileria taurotragi (sin. *Cytauxzoon taurotragi*)	Bovinos, antílopes, particularmente elã	*Rhipicephalus appendiculatus*, *R. pulchellus*
Theileria velifera (sin. *Haematoxenus veliferus*)	Bovinos, zebus	*Amblyomma variegatum*, *A. lepidum*, *A. hebraeum*

Theileria annae

Sinônimos. *Babesia annae*, *Babesia* semelhante a *B. microti*.

Descrição. As merozoítas são pequenas, geralmente singulares, medindo 1 × 2,5 μm.

Ciclo evolutivo. O ciclo evolutivo não foi descrito, mas acredita-se que *T. annae* seja transmitido pelo carrapato do ouriço, *Ixodes hexagonus*.

Theileria parva

Sinônimos. *Theileria parva lawrenci, Theileria parva parva.*

Descrição. No eritrócito, as trofozoítas se apresentam, predominantemente, na forma de bastão (1,5 a 2,0 × 0,1 a 1,0 μm); contudo, também podem ser arredondadas, ovais e em formato de vírgula (Figura 2.33). Corpúsculos de Koch são encontrados nos linfócitos e nas células endoteliais do baço ou dos linfonodos, onde são muito numerosos e medem, em média, 8 μm, podendo alcançar 12 μm, ou mais. São descritos dois tipos: macroesquizontes, contendo grânulos de cromatina de 0,4 a 2,0 μm de diâmetro; estes se dividem, novamente, e originam microesquizontes, que contêm grânulos de cromatina com 0,3 a 0,8 μm de diâmetro e produzem merozoítas com 0,7 a 1,0 μm de diâmetro.

Ciclo evolutivo. As merozoítas eritrocíticas são ingeridas pelo hospedeiro intermediário, o carrapato *Rhipicephalus appendiculatus* (carrapato marrom de orelha), e se desenvolvem em macrogametócitos e microgametócitos para produzirem zigotos. Estes se desenvolvem e alcançam a hemolinfa para se tornarem cinetos. Estes penetram nas glândulas salivares e se tornam corpúsculos de fissão. Nos carrapatos adultos, o corpúsculo de fissão primário se divide em corpúsculos de fissão secundários (esporoblastos primários) e terciários (esporoblastos secundários) e produzem esporozoítas que são liberados na saliva.

Os bovinos são infectados quando os carrapatos sugam sangue. Os esporozoítas são inoculados em bovinos e rapidamente alcançam os linfócitos, em uma glândula linfática associada, geralmente a glândula parótida. O linfócito parasitado se transforma em linfoblasto, que se divide rapidamente à medida que o macroesquizonte se desenvolve. Aparentemente, esta divisão é estimulada pelo parasita, que se divide de modo sincrônico com o linfoblasto para produzir duas células infectadas. A taxa de proliferação é tal que pode ocorrer aumento de 10 vezes nas células infectadas, a cada 3 dias. Cerca de 12 dias após a infecção, uma parte dos macroesquizontes se desenvolve em microesquizontes e, dentro de um dia ou mais, estes originam micromerozoítas que penetram nos eritrócitos que, após poucas divisões binárias, produzem as diferentes formas presentes nos eritrócitos.

Para completar o ciclo evolutivo, os piroplasmas precisam ser ingeridos por estágios larvários ou de ninfa do vetor de três hospedeiros, *R. appendiculatus*. Nestes, a fase sexuada descrita anteriormente ocorre no intestino do carrapato, seguida da formação de esporoblastos nas glândulas salivares. Não ocorre crescimento adicional até o estágio seguinte, em que o carrapato começa a se alimentar, quando os esporoblastos produzem esporozoítas infectantes a partir de, aproximadamente, o quarto dia em diante. Como as fêmeas de carrapatos se alimentam continuamente durante cerca de 10 dias e os machos se alimentam de modo intermitente por um período maior, isto possibilita amplo tempo para a infecção do hospedeiro. A transmissão ocorre durante ou entre os estágios de desenvolvimento, ou seja, para o estágio seguinte do carrapato; não ocorre transmissão transovariana. O período de incubação após a transmissão pelo carrapato varia de 8 a 24 dias.

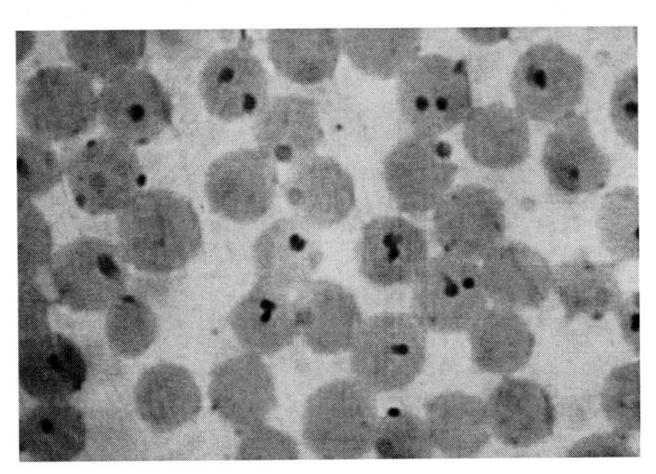

Figura 2.33 Estágios intraeritrocíticos de *Theileria parva*. (Esta figura encontra-se reproduzida em cores no Encarte.)

Theileria annulata

Descrição. Nos eritrócitos, as formas de trofozoítas são, predominantemente, arredondadas (0,5 a 2,7 μm) a ovais (2 × 0,6 μm); contudo, também podem ser em forma de bastão ou de de vírgula (1,2 × 0,5 μm). A divisão binária pode originar duas ou quatro células-filhas, estas últimas no formato de cruz. Notam-se corpúsculos de Koch nos linfócitos do baço ou dos linfonodos, ou mesmo livres nos órgãos. Em média, medem 8 μm, mas podem ter até 27 μm. Foram descritos dois tipos: macromerontes contendo grânulos de cromatina, com 0,4 a 1,9 μm de diâmetro; estes se dividem adicionalmente para se tornarem micromerontes, que possuem grânulos de cromatina com 0,3 a 0,8 μm de diâmetro e produzem merozoítas de 0,7 a 1 μm de diâmetro.

Ciclo evolutivo. As merozoítas eritrocíticas, ingeridas por um carrapato hospedeiro intermediário, se desenvolvem em macrogametócitos e microgametócitos, para produzirem zigotos. Estes se desenvolvem e alcançam a hemolinfa para se tornarem cinetos, os quais, em seguida, penetram nas glândulas salivares e se tornam corpúsculos de fissão. Nos carrapatos adultos, os corpúsculos de fissão primários se dividem em corpúsculos de fissão secundários (esporoblastos primários) e terciários (esporoblastos secundários) e produzem esporozoítas, que são liberados na saliva. Os bovinos se infectam durante o repasto sanguíneo dos carrapatos. Os esporozoítas penetram nos linfócitos e se transformam em merontes, inicialmente macromerontes e, em seguida, micromerontes. Micromerozoítas penetram nos eritrócitos e após algumas divisões binárias produzem as formas variadas que contaminam outros carrapatos. O período de incubação após a transmissão pelo carrapato varia de 9 a 25 dias (em média, 15 dias).

Theileria equi

Descrição. Nos eritrócitos, as merozoítas são relativamente pequenas, com 2 a 3 μm, arredondadas, ameboides ou, mais frequentemente, piriformes; nos casos agudos são facilmente identificadas em esfregaços sanguíneos, visto que, à parte do tamanho, os piroplasmas formam, tipicamente, uma "cruz de Malta" de quatro microrganismos (Figura 2.34).

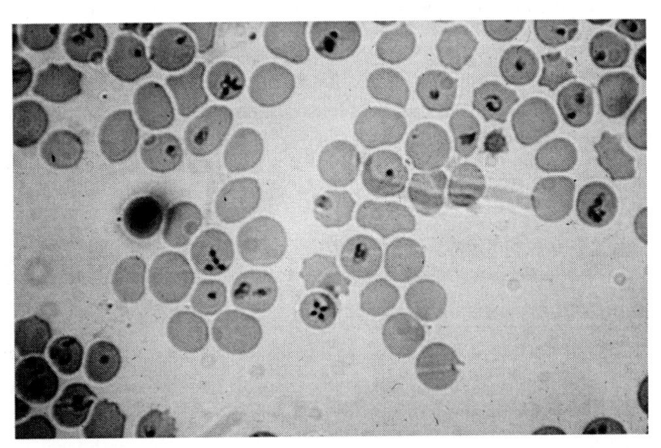

Figura 2.34 Estágios intraeritrocíticos de *Theileria equi*. A cruz de Malta característica de 4 microrganismos pode ser notada no interior do eritrócito (parte inferior central). (Esta figura encontra-se reproduzida em cores no Encarte.)

Theileria camelensis

Descrição. Nos eritrócitos, as trofozoítas são predominantemente arredondadas.

Theileria hirci

Sinônimo. *Theileria lestoquardi.*

Descrição. As trofozoítas são encontradas nos linfócitos e nos eritrócitos, na forma arredondada (0,6 a 2,0 μm de diâmetro), oval ou em bastão (1,6 μm de comprimento). A divisão binária ou quádrupla ocorre nos eritrócitos. Merontes (corpúsculos de Koch) com diâmetro médio de 8 μm, variando até 10 a 20 μm, e com 1 a 80 grânulos são comuns nos linfócitos do baço e dos linfonodos.

Complexo *Theileria orientalis*

Sinônimos. *Theileria mutans, Theileria buffeli, Theileria sergenti.*

Descrição. As trofozoítas são arredondadas (1 a 2 μm de diâmetro), ovais (1,5 × 0,6 μm), piriformes ou na forma de vírgula. A divisão binária produz duas ou quatro células-filhas. Há quantidade relativamente pequena de corpúsculos de Koch (8 a 20 μm) nos linfócitos do baço e dos linfonodos e estes contêm 1 a 80 grânulos de cromatina (1 a 2 μm de diâmetro).

Ciclo evolutivo. Semelhante àquele descrito para *T. annulata.*

Theileria ovis

Descrição. Os estágios eritrocíticos apresentam aparência semelhante àquela de *T. hirci* e são encontrados nos linfócitos e nos eritrócitos, em forma arredondada (0,6 a 2,0 μm de diâmetro), oval ou de bastão (1,6 μm de comprimento); contudo, são mais esparsos, com menos de 2% de eritrócitos infectados.

Theileria recondita

Descrição. Nos eritrócitos, as merozoítas são relativamente pequenas, predominantente arredondados (2 μm) ou anelares (1,22 μm de diâmetro).

Theileria taurotragi

Sinônimo. *Cytauxzoon taurotragi.*

Descrição. A aparência das formas eritrocíticas é semelhante àquela de *T. parva.* Nos eritrócitos, as trofozoítas são predominantemente arredondadas a ovais, mas também podem ter formato de bastão ou de vírgula (1,2 × 0,5 μm).

Ciclo evolutivo. Semelhante àquele descrito para *T. annulata.*

Theileria velifera

Sinônimo. *Haemotexenus veliferus.*

Descrição. Nos eritrócitos, as trofozoítas são pleomorfas, porém, mais frequentemente, se apresentam como pequenos bastões com 1 a 2 μm de comprimento. A grande maioria apresenta um "véu" retangular de 1 a 3,5 μm que se estende para além da lateral da trofozoíta.

Ciclo evolutivo. Semelhante àquele descrito para *T. annulata.*

Cytauxzoon

Espécie de *Cytauxzoon*

Espécie	Hospedeiro	Vetor
Cytauxzoon felis (sin. *Theileria felis*)	Gatos	*Dermacentor variabilis*

Cytauxzoon felis

Sinônimo. *Theileria felis.*

Descrição. As formas isoladas, com formato de "anel de sinete", presentes nos eritrócitos, apresentam 1 a 1,2 μm de diâmetro. Também, podem ser notadas formas ovais bipolares, tétrades e com "pontos" escuros.

Ciclo evolutivo. O ciclo evolutivo é pouco compreendido. Esporozoítas infectantes são inoculados no gato a partir das glândulas salivares de um carrapato infectado. Os merontes se desenvolvem principalmente nos histiócitos teciduais, em vários órgãos, e liberam merozoítas que penetram em monócitos e eritrócitos.

FILO CILIOPHORA

Todos os ciliados de animais domésticos pertencem ao filo Ciliophora. O microrganismo possui um **micronúcleo** que contém um conjunto normal de cromossomos, os quais participam ativamente na reprodução, e um **macronúcleo** poliploide, envolvido em funções vegetativas. Os ciliados apresentam **cílios** simples ou compostos em, pelo menos, um estágio de seu ciclo evolutivo. Nota-se infraciliatura no córtex abaixo da película, composta de grânulos basais ciliares (**cinetossomas**) e fibrilas associadas (**cinetodesmas**). A reprodução ocorre por meio de divisão binária transversa e reprodução sexuada por conjugação, na qual ocorre transferência de material micronuclear entre os indivíduos. Muitas espécies de ciliados são comensais inofensivos presentes no rúmen e no retículo de ruminantes e no intestino grosso de equídeos. O único ciliado de importância veterinária pertence à família Balantidiidae.

FAMÍLIA BALANTIDIIDAE

O único gênero de importância é *Balantidium,* que apresenta um corpo elipsoidal, ovoide, com macronúcleo alongado e um único micronúcleo com citoplasma, na base de um vestíbulo anterior (conforme Figura 2.2). *Balantidium* tem distribuição cosmopolita; é encontrado em suínos, macacos e humanos.

Ciclo evolutivo. A reprodução ocorre por meio de divisão binária. Também ocorre conjugação, uma fixação temporária de dois indivíduos durante a qual acontece troca de material nuclear, após a qual ambas as células se separam. Por fim, são formados cistos, excretados nas fezes; estes têm uma parede espessa amarelada, através da qual o parasita pode ser visto e permanecem viáveis por 2 semanas, em temperatura ambiente. A infecção de um novo hospedeiro ocorre pela ingestão do cisto.

Balantidium

Espécie de *Balantidium*

Espécie	Hospedeiros	Local
Balantidium coli	Suínos, humanos, camelos, macacos, cães (raramente), ratos	Intestino grosso

Balantidium coli

Descrição. É um microrganismo de movimentação ativa, com até 300 μg, cuja película possui fileiras de cílios dispostos longitudinalmente. Na extremidade anterior há uma depressão em forma de funil, o perístoma, que leva ao citóstoma, ou boca; a partir deste, as partículas de alimento passam para os vacúolos do citoplasma e são digeridas. Internamente, há 2 núcleos, um macronúcleo e um micronúcleo adjacente, e dois vacúolos contráteis que regulam a pressão osmótica. Os cistos são esféricos a ovoides, com 40 a 60 μm de diâmetro.

FAMÍLIA PYCNOTRICHIDAE

Esta família contém o gênero *Buxtonella*, que apresenta um corpo ovoide uniformemente ciliado, com um sulco curvado proeminente e um citóstoma próximo da extremidade anterior. *Buxtonella* tem distribuição cosmopolita, sendo encontrado no ceco de bovinos.

Ciclo evolutivo. Não há relato do ciclo evolutivo.

Buxtonella

Espécie de *Buxtonella*

Espécie	Hospedeiros	Local
Buxtonella sulcata	Bovinos, búfalos, caprinos, ovinos, veados, camelos, raramente humanos	Intestino grosso

Buxtonella sulcata

Descrição. O corpo é ovoide, medindo 100 × 72 μm, uniformemente ciliado, com um sulco proeminente curvado margeado por duas cristas de uma extremidade à outra, com citóstoma na extremidade anterior e um macronúcleo oval ou em formato de feijão, com 28 × 14 μm de tamanho.

FAMÍLIA NYCTOTHERIDAE

O gênero *Nyctotherus* compreende protozoários ciliados coprofílicos, com perístoma na extremidade anterior, terminando em um citóstoma na metade do corpo. *Nyctotherus* é encontrado nas fezes de muitas espécies de quelônios e lagartos vegetarianos, como o iguana.

MISCELÂNEA DE ORGANISMOS "PROTOZOÁRIOS"

Tradicionalmente, os organismos descritos nesta seção foram incluídos nos livros-texto de parasitologia veterinária. A taxonomia de muitos destes organismos ainda é complicada e confusa. Sua inclusão neste texto objetiva complementar e auxiliar na diferenciação de organismos morfologicamente semelhantes a protozoários.

REINO FUNGI

FILO MICROSPORIDIA

Todos os microsporos são parasitas intracelulares obrigatórios, com esporos unicelulares; os esporos possuem um aparato de extrusão e um tubo polar enrolado, tipicamente filamentoso, que se estende para trás, para formar uma cápsula polar. A maior parte destes microrganismos é parasita de insetos.

ORDEM MICROSPORIDA

FAMÍLIA ENTEROCYTOZOONIDAE

Microrganismos da família Enterocytozoonidae apresentam esporos elipsoidais ou ovais, composto de parede externa, esporoplasma, tubo polar enrolado e cápsula polar.

Encephalitozoon

O gênero *Encephalitozoon* é de menor relevância em medicina veterinária; causa doença em cães, coelhos e outros mamíferos, bem como em humanos. Foram identificadas três cepas de *Encephalitozoon*: Cepa I ("cepa de coelho"), cepa II ("cepa de roedores") e cepa III ("cepa de cão"). Estas três cepas foram relatadas em humanos; portanto, infecções em animais podem representar risco potencial de zoonoses.

Ciclo evolutivo. Os estágios de esporos infectantes são altamente resistentes e podem sobreviver durante vários anos. Quando os esporos são ingeridos, o tubo polar é desenrolado e, uma vez totalmente estendido, o esporoplasma passa através do tubo, sendo inoculado no citoplasma da célula hospedeira. Em seguida, nela segue uma fase de multiplicação por meio de divisão binária ou múltipla (merogonia). Esta é seguida de esporogonia para formar esporoblastos, que amadurecem nos esporos.

Espécie de *Encephalitozoon*

Espécie	Hospedeiros	Locais
Encephalitozoon cuniculi (sin. *Nosema cuniculi*)	Coelhos, cães, raposa-vermelha, raposa-azul, raposa-prata, gato, camundongo, rato, humanos, macacos	Cérebro, rins, coração, pulmões

Encephalitozoon cuniculi

Sinônimo. *Nossema cuniculi.*

Descrição. As trofozoítas medem 2 a 2,5 × 0,8 a 1,2 μm, em cortes teciduais, ou 4 × 2,5 μm, em esfregaços sanguíneos. Os esporos medem cerca de 2 μm de comprimento e contêm um filamento polar espiralado, com 4 ou 5 espirais.

Enterocytozoon

Enterocytozoon é um microesporídio intestinal frequentemente constatado em humanos; contudo, também foi relatado em cães, gatos, bovinos, suínos e outros animais domésticos. Sua importância em hospedeiros animais é desconhecida.

Espécie de *Enterocytozoon*

Espécie	Hospedeiros	Local
Enterocytozoon bieneusi	Cães, gatos, bovinos, suínos, coelhos, galinhas, perus	Intestino delgado

Enterocytozoon bieneusi

Descrição. O tamanho das trofozoítas varia de 1 a 1,5 μm. Os esporos têm uma fileira dupla de túbulos polares espirais.

FILO ASCOMYCOTA

FAMÍLIA PNEUMOCYSTIDACEAE

Pneumocystis

Pneumocystis jiroveci (antigo *carinii)* é amplamente distribuído em uma grande variedade de animais sadios, domésticos ou selvagens. Atualmente, considera-se que a infecção seja uma micose oportunista causada por membros da família Pneumocystidaceae (filo Ascomycota, classe Pneumocystidomycetes) que acomete humanos, primatas não humanos e macacos, particularmente pacientes com sistema imune comprometido. Sua importância em outros hospedeiros não é conhecida.

Ciclo evolutivo. O ciclo evolutivo de *Pneumocystis* ainda permanece pouco entendido. A informação é decorrente, principalmente, de exames histoquímicos e ultraestruturais do tecido pulmonar de roedores e de humanos infectados. O conhecimento atual sugere que as formas tróficas (trofozoítas) são produzidas durante o desenvolvimento assexuado. Em geral, estas formas são pleomórficas e encontradas em agregados. Parece que são capazes de se replicarem de modo assexuado, por meio de divisão binária, bem como de modo sexuado, mediante conjungação, produzindo um zigoto diploide, que sofre meiose e subsequente mitose, resultando, inicialmente, na formação de um pré-cisto e, em seguida, de um cisto inicial e, por fim, de um cisto maduro. Durante a diferenciação do microrganismo, do pré-cisto ao cisto maduro, são produzidos oito esporos intracísticos, ou "células-filhas". Subsequentemente, estes esporos intracísticos são liberados como cistos maduros que se rompem e se desenvolvem em formas tróficas.

REINO CHROMALVEOLATA

FILO HETEROKONTOPHYTA

FAMÍLIA BLASTOCYTIDAE

Blastocystis

Durante vários anos *Blastocystis* foi descrito como uma levedura, em seguida foi considerado um protozoário do subfilo Blastocysta e, mais recentemente, foi considerado um organismo pertencente a um grupo de microrganismos conhecidos como heterocontes (Stramenopiles), do filo Heterokontophyta (Reino Chromalveolata). O microrganismo é encontrado no trato intestinal de humanos e de vários animais, inclusive macacos, suínos, aves, roedores, serpentes e invertebrados. Parece haver pouca especificidade quanto ao hospedeiro, de modo que os nomes das espécies atualmente são considerados redundantes e são, em vez disso, denominados como subtipos (ST1-ST10).

Espécies de *Blastocystis*

Espécies	Hospedeiros	Locais
Blastocystis spp. (sin. *Blastocystis hominis*)	Humanos	Intestino delgado e intestino grosso
Blastocystis spp. (sin. *Blastocystis galli*)	Galinhas, aves galináceas (faisão, perdiz)	Intestino grosso, ceco

Blastocystis spp.

Descrição. As formas vacuolares são claramente refractíveis, com diâmetro amplamente variável (4 a 15 μm) e com uma banda fina de citoplasma central circundando um vacúolo central (Figura 2.35). Em geral, o tamanho da forma cística é menor, tem uma parede cística espessa com multicamadas e carece de vacúolo central.

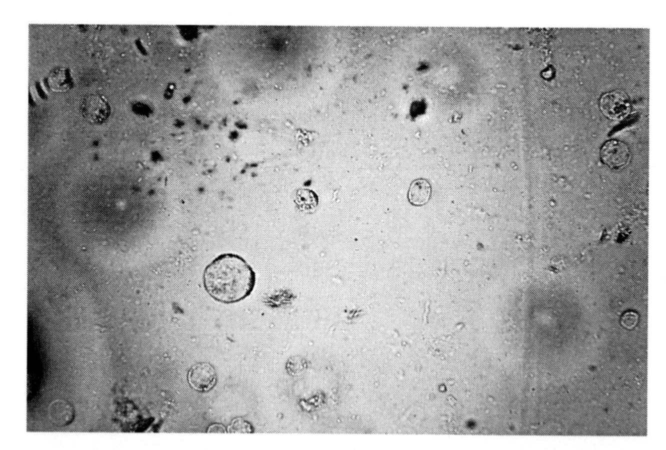

Figura 2.35 Formas vacuolares e císticas de *Blastocystis* spp. nas fezes de perdiz-vermelha. (Esta figura encontra-se reproduzida em cores no Encarte.)

REINO BACTERIA

FILO PROTEOBACTERIA

ORDEM RICKETTSIALES

As riquétsias são microrganismos gram-negativos parasitas associados com artrópode, que podem atuar como vetores ou hospedeiros primários. Embora atualmente *Rickettsia* seja incluída no Reino Bacteria, por motivos históricos elas são incluídas nos textos de parasitologia e por isso faz-se referência a alguns gêneros (Tabela 2.25).

FAMÍLIA RICKETTSIACEAE

Esta é a família mais importante; nos vertebrados são parasitas de células teciduais, exceto eritrócitos, transmitidos por artrópodes. As riquétsias são capazes de infectar hospedeiros verterbrados apropriados, inclusive pessoas, que podem atuar como hospedeiros primários; todavia, mais frequentemente são hospedeiros casuais.

Espécies de *Rickettsia* são importantes patógenos humanos, mas algumas espécies podem infectar cães e gatos; ademais, pode haver um reservatório de vida selvagem. Exceto o tifo e a febre da trincheira, doenças transmitidas por piolhos, todas as infecções humanas são zoonoses, não ocorrendo transmissão entre pessoas ou de uma pessoa para um animal. Neste gênero podem ser diferenciados três grupos: grupo do tifo, grupo da febre maculosa e grupo do tifo rural.

Rickettsia conorii

Descrição. São pequenos microrganismos gram-negativos intracelulares obrigatórios, cocoides e pleomórficos que infectam as células endoteliais de vasos sanguíneos de menor calibre.

Ciclo evolutivo. Os carrapatos se infectam com *R. conorii* pelo repasto sanguíneo em pequenos roedores infectados, que são os principais reservatórios da doença. Os carrapatos imaturos se infectam e a infecção é transmitida durante ou entre os estágios de desenvolvimento e por via transovariana para estágios posteriores do carrapato que se alimentam em mamíferos maiores.

Rickettsia felis

Descrição. São pequenos organismos gram-negativos intracelulares obrigatórios, cocoides e pleomórficos que infectam as células endoteliais de vasos sanguíneos de menor calibre.

Tabela 2.25 Riquétsias de importância veterinária.

Gênero/espécie	Vetor	Hospedeiro	Distribuição geográfica
Aegyptianella	**Carrapatos**		
Aegyptianella pullorum	*Argas persicus*	Galinhas, patos, gansos	Sudeste da Europa, África, Ásia
Aegyptianella moshkovskii	*Argas persicus*	Galinhas, perus, faisões, aves selvagens	África, Índia, Sudeste Asiático, Egito, Rússia
Anaplasma	**Carrapatos e moscas picadoras**		
Anaplasma centrale	*Dermacentor* spp., *Tabanus*, *Chrysops* spp., *Stomoxys*, *Psorophora* spp.	Bovinos	África, Ásia, Austrália, sul da Europa, América do Norte, América Central e América do Sul
Anaplasma marginale		Bovinos	
Anaplasma ovis		Ovinos e caprinos	
Anaplasma phagocytophilum (febre transmitida por carrapato)	*Ixodes ricinus*	Ovinos, bovinos, cães, equinos, veados, roedores, humanos	Provavelmente cosmopolita. Europa, EUA, América do Sul, Austrália
Anaplasma ruminantium (sin. *Cowdria ruminantium*) (cowdriose)	Carrapatos *Amblyomma* spp.	Bovinos, ovinos, caprinos e outros ruminantes	África, Ásia, Caribe
Ehrlichia	**Carrapatos**		
Ehrlichia bovis	*Hyaloma* spp., *Amblyomma* spp., *Rhipicephalus* spp.	Bovinos, búfalos	África, Ásia e América do Sul
Ehrlichia canis	*Rhipicephalus sanguineus*	Cães	Ásia, Europa, África, Austrália e América
Ehrlichia chaffensis	*Rhipicephalus sanguineus*	Cães, veados, humanos	EUA
Ehrlichia ewingii	*Rhipicephalus sanguineus*	Cães	EUA
Ehrlichia equi	Carrapatos/moscas?	Equinos	Índia, Sri-Lanka
Ehrlichia ovina	*Rhipicephalus* spp.	Ovinos	América do Norte
Ehrlichia risticii (febre do cavalo Potomac; ehrlichiose monocítica equina)	Desconhecido. Metacercária de trematódeo/lesma/insetos aquáticos?	Equinos	EUA
Neorickettsia			
Neorickettsia helminthoeca (doença da intoxicação por salmão)	Trematódeos (*Nanophyetus salmincola*)	Cães, mamíferos que se alimentam de peixes, humanos	América do Norte
Rickettsia	**Piolho/pulga/carrapato/ácaro**		
Rickettsia akari	*Liponyssoides sanguineus*	Camundongos, humanos	América do Norte, Rússia, Sudeste Asiático
Rickettsia australis (tifo por carrapato de Queensland)	*Ixodes holocyclus*	Humanos	Austrália
Rickettsia conorii (febre maculosa do Mediterrâneo)	*Amblyomma*, *Hyalomma*, *Rhipicephalus* spp.	Cães, ratos, humanos	África, Oriente Médio, sul da Europa
Rickettsia prowazekii (tipo epidêmico)	*Pediculus* spp.	Humanos, esquilos voadores	Cosmopolita
Rickettsia rickettsii (febre maculosa das Montanhas Rochosas)	*Amblyomma* spp., *Dermacentor* spp., *Ixodes* spp., *Rhipicephalus* spp.	Cães, raposas, *raccoons*, humanos	América do Norte e América do Sul
Rickettsia tsutsugamushi	Ácaros (*Leptotrombidium*)	Ratos, pequenos mamíferos, aves	Ásia, Austrália
Rickettsia felis	Pulgas	Gatos, cães, humanos	América do Norte, América do Sul, Europa
Rickettsia typhi (tifo murino)	Pulgas (*Xenopsylla cheopis*)	Ratos, humanos	Cosmopolita

Ciclo evolutivo. As pulgas se infectam com *R. felis* durante o repasto sanguíneo em animais infectados. A infecção da pulga é transmitida de modo transestadial e por via transovariana para estágios posteriores; a transmissão ocorre quando a pulga adulta se alimenta.

Rickettsia rickettsii

Descrição. Pequenos microrganismos gram-negativos intracelulares obrigatórios, cocoides e pleomórficos que infectam células endoteliais de vasos sanguíneos de menor calibre.

Ciclo evolutivo. Os carrapatos se infectam com *R. rickettsii* durante o repasto sanguíneo em pequenos roedores infectados, que são os principais reservatórios da doença. Carrapatos imaturos se infectam e a infecção é transmitida durante ou entre os estágios de desenvolvimento e por via transovariana para os estágios de crescimento posteriores dos carrapatos que se alimentam em mamíferos maiores.

Espécies de *Rochalimaea* são causas de febre da trincheira em humanos; a doença é transmitida por piolhos.

FAMÍLIA ANAPLASMATACEAE

Os membros da família Anaplasmataceae são partículas muito pequenas, semelhantes a riquétsias, presentes na superfície ou no interior dos eritrócitos de vertebrados; são transmitidos por artrópodes. Três gêneros são importantes patógenos de animais domésticos: *Anaplasma*, *Ehrlichia* e *Aegyptianella*.

Anaplasma

Espécies de *Anaplasma* são parasitas muito pequenos (0,3 a 1,0 μm de diâmetro) de eritrócitos de ruminantes e são transmitidos biologicamente por carrapatos e mecanicamente por moscas sugadoras, especialmente tabanídeas. *Anaplasma phagocytophylum* combo nov. (antigamente considerada como 3 ehrlichias distintas, *E. phagocytophila*, *E. equi* e *Anaplasma platys* [anteriormente denominado *Ehrlichia platys*]) causa ehrlichiose granulocítica humana, canina e equina.

Ciclo evolutivo. *Anaplasma* são microrganismos intracelulares obrigatórios que infectam granulócitos, predominantemente neutrófilos, visto no citoplasma como vacúolos ligados à membrana; pode ser transmitido por carrapatos e, também, de forma mecânica, por moscas picadoras ou instrumentos cirúrgicos contaminados. Uma vez no sangue, o microrganismo penetra na hemácia por meio de invaginação da membrana celular, de modo a formar um vacúolo; depois disso, se divide para formar um corpúsculo de inclusão que contém até oito "corpúsculos iniciais" compactados (mórula). Os corpúsculos de inclusão são mais numerosos durante a fase aguda da infecção, mas alguns persistem por anos. Os microrganismos passam parte de seu ciclo evolutivo normal no carrapato e são transmitidos durante ou entre os estágios de desenvolvimento. Como o carrapato vetor se alimenta em uma ampla variedade de animais vertebrados, a transmissão do microrganismo infeccioso pode envolver muitas espécies de hospedeiros.

Anaplasma phagocytophilum

Descrição. Esfregaços sanguíneos corados com corante de Giemsa ou de Wright mostram um ou mais agregados frouxos (mórula ou corpúsculos de inclusão, com 1,5 a 5 mm de diâmetro) de microrganismos cocobacilares ou pleomórficos, cocoides, azul-acinzentados a azul-escuros, no citoplasma de neutrófilos.

Anaplasma marginale

Descrição. Em esfregaços sanguíneos corados com o corante de Giemsa, *A. marginale* são vistos como pequenos "corpúsculos de inclusão" arredondados vermelho-escuros com, aproximadamente, 0,3 a 1,0 μm, no eritrócito (ver Figura 8.39). Com frequência, há apenas um microrganismo no eritrócito e, tipicamente, ele se situa na margem externa; contudo, estas duas características não são constantes.

Anaplasma centrale

Descrição. Semelhante à de *A. marginale,* exceto que os microrganismos comumente são encontrados no centro do eritrócito.

Ehrlichia

Ehrlichia spp. são encontradas em leucócitos do sangue circulante e são transmitidas por carrapatos ixodídeos. Muitas espécies de *Ehrlichia* são verificadas em bovinos e ovinos. *Ehrlichia ruminantium,* causa de cowdriose em ruminantes, é transmitida por, pelo menos, cinco espécies de carrapatos *Amblyomma.*

Três espécies de *Ehrlichia* são importantes patógenos em cães. *Ehrlichia canis* e *Ehrlichia chaffensis* causam ehrlichiose monocítica canina ou pancitopenia canina tropical; *Ehrlichia ewingii* causa ehrlichiose granulocítica canina. *Ehrlichia risticii* é a causa da febre do cavalo Potomac.

Ehrlichia bovis

Descrição. Microrganismos intracitoplasmáticos arredondados, com formato irregular (2 a 10 μm de diâmetro), presentes nas células mononucleares, especialmente nos monócitos.

Ciclo evolutivo. A infecção é transmitida pela picada de um carrapato infectado. As riquétsias se multiplicam nos monócitos, originando mórulas. O período de incubação relatado é de 15 a 18 dias.

Ehrlichia canis (ehrlichiose monocítica anina, pancitopenia canina tropical)

Descrição. *Ehrlichia canis* é uma pequena bactéria gram-negativa intracelular obrigatória, cocoide, pleomórfica, que parasita monócitos circulantes; no citoplasma os microrganismos se apresentam como aglomerado (mórula). Os estágios iniciais são pequenos corpúsculos elementares com 0,2 a 0,4 μm de diâmetro, seguidos de corpúsculos iniciais ligeiramente maiores, com 0,5 a 4 μm, e, por fim, corpúsculos de inclusão maiores com 4 a 6 μm de diâmetro. Os microrganismos se coram de azul com corante do tipo Romanowsky, de vermelho-claro com corante de Machiavello, e de marrom a preto com corante de prata.

Ciclo evolutivo. A infecção é transmitida ao cão pela picada do carrapato *Rhipicephalus sanguineus.* A transmissão no carrapato ocorre durante ou entre os estágios de desenvolvimento, porém não por via transovariana. Larvas e ninfas se infectam quando se alimentam em cães com riquetsiemia e transmitem a infecção para o hospedeiro, após sofrer muda para ninfa e adulto, respectivamente.

Ehrlichia chaffensis (ehrlichiose monocítica canina)

Descrição. *Ehrlichia chaffensis* é uma pequena bactéria gram-negativa intracelular obrigatória, cocoide, pleomórfica que parasita monócitos e macrófagos circulantes; no citoplasma os microrganismos se apresentam como aglomerado (mórula).

Ehrlichia ewingii

Descrição. *Ehrlichia ewingii* é uma pequena bactéria Gram-negativa intracelular obrigatória, cocoide, pleomórfica que parasita neutródilos e eosinófilos circulantes; no citoplasma os microrganismos se apresentam como aglomerado (mórula).

Ciclo evolutivo. A infecção é transmitida ao cão pela picada do carrapato *Amblyomma americanum* infectado. No carrapato a transmissão ocorre durante e entre os estágios de desenvolvimento, mas não por via transovariana. As larvas e ninfas se infectam quando se alimentam em cães com riquetsiemia e transmitem a infecção ao hospedeiro após sofrer mudas para os estágios de ninfa e adulto, respectivamente.

Ehrlichia ruminantium (cowdriose)

Sinônimo. *Cowdria ruminantium.*

Descrição. Os microrganismos se apresentam como colônias bem compactadas contendo menos de dez até muitas centenas de cocos. O tamanho do microrganismo varia de 0,2 até mais de 1,5 μm. O diâmetro do microrganismo, individual, em determinado aglomerado é mais uniforme, mas os grupos são muito pleomórficos. Os pequenos grânulos tendem a ser cocoides, com alguns maiores se assemelhando a anéis, ferraduras, bastões e massas irregulares.

Ciclo evolutivo. *Ehrlichia ruminantium* é transmitida por, no mínimo, cinco espécies de carrapatos *Amblyomma.* No hospedeiro ruminante, inicialmente, é encontrado nas células reticuloendoteliais e, em seguida, parasita as células do endotélio vascular. A divisão ocorre por meio de divisão binária e origina colônias semelhantes à mórula, no citoplasma de células infectadas.

Ehrlichia risticii (febre do cavalo Potomac)

Sinônimo. *Neorickettsia risticii.*

Descrição. *Ehrlichia risticii* é uma bactéria gram-negativa intracelular obrigatória, com 0,6 a 1,5 μm de tamanho, com tropismo para monócitos. O microrganismo não é visível nos monócitos de esfregaços sanguíneos de casos clínicos.

Ciclo evolutivo. Detalhes do ciclo evolutivo são incompletos, mas a infecção em equinos parece envolver a ingestão de estágios de metacercárias de trematódeos ou a ingestão acidental de estágios de insetos aquáticos.

Aegyptianella

Aegyptianella infecta ampla variedade de aves selvagens e domésticas em regiões mais quentes do mundo; foi relatada na África, na Ásia e no sul da Europa.

Ciclo evolutivo. O ciclo evolutivo é simples e a multiplicação dos microrganismos ocorre nos eritrócitos. Os principais vetores são carrapatos do gênero *Argas.*

Aegyptianella pullorum

Descrição. São corpúsculos semelhantes a *Anaplasma*, de vários tamanhos, encontrados no citoplasma de eritrócitos. Os microrganismos se apresentam como corpúsculos iniciais, seguido de formas de desenvolvimento e de corpúsculos marginais ("anel de sinete"), no citoplasma de eritrócitos. As trofozoítas iniciais ou corpúsculos iniciais são vistos em eritrócitos; são pequenos (0,5 a 1,0 μm) e arredondados a ovais. É possível notar corpúsculos esféricos de até 4 μm, contendo até 25 pequenos grânulos.

Aegyptianella moshkovskii

Descrição. Em geral, os microrganismos produzem 4 a 6 trofozoítas. Nos eritrócitos, as trofozoítas iniciais são pequenos (0,2 a 0,6 μm). As formas maiores maduras medem 2,1 × 1,4 μm, com formas irregulares e ovais grandes (0,9 a 5,3 μm).

ORDEM RHIZOBILAES

FAMÍLIA BARTONELLACEAE

Os membros da família Bartonellaceae são microrganismos polimórficos, frequentemente em forma de bastão, distinguidos dos membros da família Anaplasmataceae por características estruturais e de cultura. A família Bartonellaceae inclui 2 gêneros, *Bartonella* e *Grahamella.* Muitas espécies de *Bartonella* são relatadas em cães e gatos, das quais uma, *B. henselae*, é importante zoonose.

ORDEM LEGIONELLALES

FAMÍLIA COXIELLACEAE

O gênero *Coxiella* tem uma única espécie, com distribuição cosmopolita, causadora da febre Q. A infecção é enzoótica em bovinos, ovinos e caprinos e pode provocar grave doença em humanos. O microrganismo encontra-se amplamente disseminado entre mamíferos e aves selvagens e foi constatado em carrapatos ixodídeos e argasídeos, em ácaros gamasídeos e em piolhos de humanos (*Pediculus*).

Neorickettsia helminthoeca é a causa da "intoxicação por salmão" que, frequentemente, ocasiona infecção grave e fatal em cães, raposas e outros animais.

FILO FIRMICUTES

ORDEM MYCOPLASMATALES

FAMÍLIA MYCOPLASMATACEAE

Contém dois gêneros, *Eperythrozoon* e *Haemobartonella,* os quais costumam ser classificados como riquétsia, família Anaplasmataceae; no entanto, recentemente estes gêneros foram reclassificados e incluídos na família de bactérias Mycoplasmataceae (classe Mollicutes), com base na análise filogenética e na sequência genética do16S rRNA.

Haemobartonella felis (sin. *Mycoplasma haemofelis*) causa anemia e febre em gatos; é transmitida por piolho, pulgas ou carrapatos. Também, é possível a transmissão vertical.

Eperythrozoon

Ocasionalmente, espécies de *Eperythrozoon* são responsáveis por um quadro de febre, anemia e perda de peso em ruminantes e suínos.

Ciclo evolutivo. Os microrganismos são transmitidos por insetos picadores e por carrapatos. A replicação ocorre por meio de divisão binária ou de brotamento.

Eperythrozoon wenyonii

Sinônimo. *Mycoplasma wenyonii.*

Descrição. Estruturas cocoides em form de bastão ou anel na superfície dos eritrócitos, de cor azul a púrpura quando coradas com o corante de Giemsa.

Eperythrozoon ovis

Sinônimo. *Mycoplasma ovis.*

Descrição. Cocobacilos pleomórficos que se apresentam como microrganismos eritrocíticos nas depressões da superfície celular ou livres no plasma (ver Figura 9.57). Cocos individuais em formato de vírgula ou de anel predominam nas infecções discretas a moderadas, mas notam-se corpúsculos complexos irregulares nas parasitemias graves. Os cocos apresentam-se de cor azul-clara quando corados com o corante de Giemsa ou com corante do tipo Romanowsky.

Eperythrozoon suis

Sinônimo. *Mycoplasma haemosuis.*

Descrição. Cocobacilos pleomórficos encontrados em depressões da superfície celular de eritrócitos ou livres no plasma. Os cocos coram-se de azul-claro com o corante de Giemsa ou com corante do tipo Romanowsky.

CAPÍTULO 3

Entomologia Veterinária

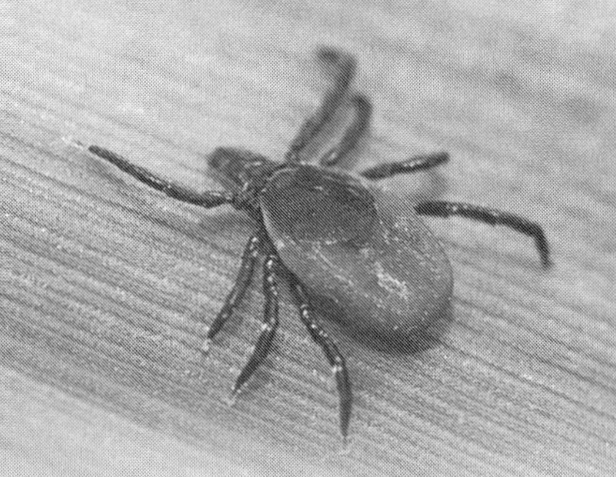

Entomologia veterinária, em sua definição literal, significa o estudo de insetos de importância veterinária. Esse termo, no entanto, é usado com frequência para descrever o estudo mais amplo de todos os artrópodes que parasitam animais (ectoparasitas), incluindo aracnídeos, tais como carrapatos e ácaros.

A associação entre um ectoparasita artrópode e um hospedeiro vertebrado pode assumir muitas formas. Parasitas **facultativos** são aqueles que não necessitam viver ou se alimentar no hospedeiro para completarem seu ciclo evolutivo, ou que o fazem apenas quando um hospedeiro adequado está disponível. Os parasitas facultativos podem ter contato apenas intermitente com seus hospedeiros, são menos hospedeiro-específicos e, em geral, são de vida livre durante a maior parte do seu ciclo evolutivo. Já os parasitas **obrigatórios** são totalmente dependentes do hospedeiro para completarem seu ciclo evolutivo, vivem em associação contínua com seu hospedeiro e, em muitos casos, são altamente hospedeiro-específicos.

Ectoparasitas facultativos serão abordados em maiores detalhes no Capítulo 17. Ectoparasitas obrigatórios serão descritos em detalhe nos capítulos relacionados aos seus hospedeiros animais específicos.

FILO ARTHROPODA

O filo Arthropoda contém mais de 80% de todas as espécies animais conhecidas, com quase um milhão de espécies descritas, e consiste em invertebrados cujas principais características são um exoesqueleto quitinoso duro, corpo segmentado e membros articulados.

CLASSIFICAÇÃO

Há duas classes principais de artrópodes de importância veterinária, denominadas Insecta e Aracnida; as ordens importantes nessas classes estão resumidas nas Figuras 3.1 e 3.2. Famílias e gêneros estão listados na Tabela 3.1. As duas classes principais podem ser diferenciadas pelas seguintes características gerais:

- **Insecta**: Apresentam três pares de pernas, a cabeça, o tórax e o abdome são distintos e possuem um único par de antenas
- **Arachnida**: Os adultos apresentam quatro pernas de pernas e o corpo é dividido em gnatossoma (peças bucais) e idiossoma (cefalotórax e abdome fundidos); não possuem antenas.

Uma terceira classe de artrópodes, a **Pentastomida**, apresenta menor importância veterinária. Os adultos são encontrados nas vias respiratórias de vertebrados e, morfologicamente, assemelham-se mais a vermes anelídeos do que a artrópodes.

ESTRUTURA E FUNÇÃO

Segmentação

Os artrópodes são **metaméricos**, ou seja, seu corpo é dividido em segmentos. No entanto, em algumas classes de artrópodes, em especial nos aracnídeos, tem havido uma grande tendência à diminuição da segmentação e, em muitos dos ácaros, por exemplo, essa segmentação quase desapareceu. Os segmentos têm se fundido em conjuntos, como a cabeça, o tórax e, em menor extensão, o abdome. Cada grupo de segmentos é especializado em funções diferentes daquelas de outras partes do corpo.

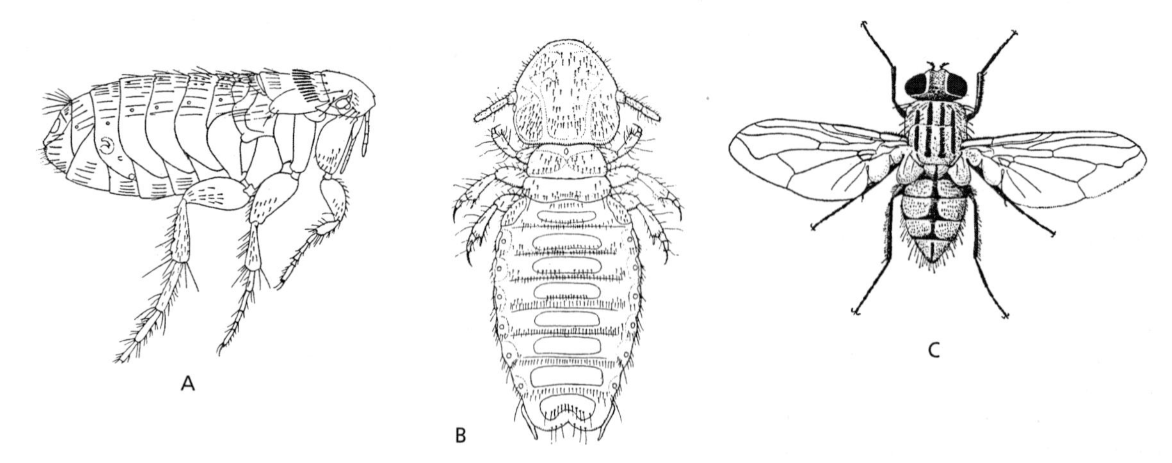

Figura 3.1 Pulga (Siphonaptera) (**A**); piolho (Phthiraptera) (**B**) e mosca adulta (Diptera) (**C**) mostrando as características morfológicas gerais dos insetos ectoparasitas.

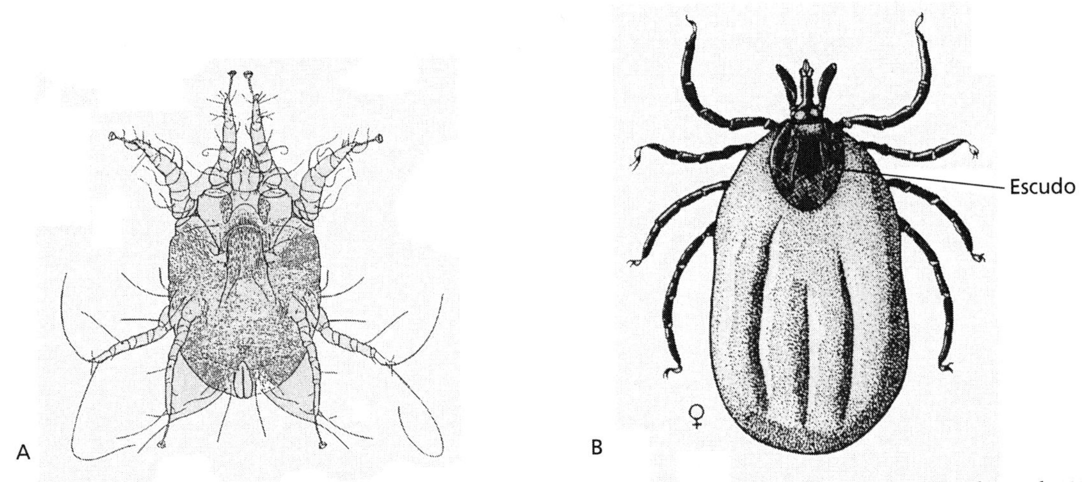

Figura 3.2 Um ácaro (**A**) e um carrapato (**B**) mostrando as características gerais dos ectoparasitas aracnídeos. (Fonte: Baker *et al.*, 1956.)

Tabela 3.1 Classificação dos artrópodes de importância veterinária.

Reino	Filo	Classe	Ordem	Subordem	Família	Gênero
Animalia	Arthropoda	Arachnida	Hemiptera		Cimicidae	*Cimex*
					Reduviidae	*Triatoma* *Rhodnius*
			Diptera	Nematocera	Ceratopogonidae	*Culicoides*
					Simuliidae	*Simulium*
					Psychodidae	*Phlebotomus* *Lutzomyia*
					Culicidae	*Aedes* *Anopheles* *Culex*
				Brachycera	Tabanidae	*Chrysops* *Haematopota* *Tabanus*
					Muscidae	*Musca* *Hydrotaea* *Stomoxys* *Haematobia*
					Fanniidae	*Fannia*
					Hippoboscidae	*Hippobosca* *Melophagus* *Lipoptena* *Pseudolynchia*
					Glossinidae	*Glossina*
					Calliphoridae	*Lucilia* *Calliphora* *Protophormia* *Phormia* *Cochliomyia* *Chrysomya* *Cordylobia*
					Sarcophagidae	*Sarcophaga* *Wohlfahrtia*
					Oestridae	*Oestrus* *Rhinoestrus* *Gedoelstia* *Cephenemyia* *Cephalopina* *Oedemagena* *Pharyngomyia* *Gasterophilus* *Hypoderma* *Przhevalskiana* *Cuterebra* *Dermatobia*

Continua

Tabela 3.1 Classificação dos artrópodes de importância veterinária (*continuação*).

Reino	Filo	Classe	Ordem	Subordem	Família	Gênero
Animalia	Arthropoda	Insecta	Phthiraptera	Anoplura	Haematopinidae	*Haematopinus*
					Lignognathidae	*Linognathus* *Solenopotes*
					Microthoraciidae	*Microthoracius*
					Polyplacidae	*Polyplax*
					Pedicinidae	*Pedicinus*
					Pediculidae	*Pediculus*
					Ptheridae	*Pthirus*
				Amblycera	Menoponidae	*Menacanthus* *Menopon* *Holomenopon* *Ciconiphilus* *Trinoton* *Amyrsidea*
					Boopidae	*Heterodoxus*
					Gyropidae	*Gyropus* *Gliricola* *Aotiella*
					Trimenoponidae	*Trimenopon*
				Ischnocera	Philopteridae	*Cuclotogaster* *Lipeurus* *Goniodes* *Columbicola* *Struthiolipeurus* *Meinertzhageniella* *Dahlemornia* *Tricholipeurus* *Anaticola* *Acidoproctus* *Anatoecus* *Ornithobius* *Lagopoecus* *Trichophilopterus*
					Trichodectidae	*Felicola* *Trichodectes* *Eutrichophilus* *Cebidicola*
					Bovicolidae	*Bovicola*
			Siphonaptera		Ceratophyllidae	*Ceratophyllus* *Nosopsyllus*
					Pulicidae	*Ctenocephalides* *Spilopsyllus* *Echidnophaga* *Pulex* *Xenopsylla* *Archaeopsylla* *Tunga*
					Leptopsyllidae	*Leptopsylla*
		Arachnida	Astigmata		Sarcoptidae	*Sarcoptes* *Notoedres* *Trixacarus*
					Psoroptidae	*Psoroptes* *Chorioptes* *Otodectes*
					Knemidocoptidae	*Knemidocoptes*
					Listrophoridae	*Leporacarus*
					Myocoptidae	*Myocoptes*
					Cytoditidae	*Cytodites*
					Laminosioptidae	*Laminosioptes*
					Analgidae	*Megninia*
					Atopomelidae	*Chirodiscoides* *Listrocarpus*
					Dermoglyphidae	*Dermoglyphus*

Continua

Tabela 3.1 Classificação dos artrópodes de importância veterinária (*continuação*).

Reino	Filo	Classe	Ordem	Subordem	Família	Gênero
					Freyanitidae	*Freyana*
					Epidermoptidae	*Epidermoptes* *Rivoltasia* *Microlichus* *Promyialges*
					Pterolichidae	*Pterolichus* *Sideroferus*
					Gabuciniidae	*Gabucinia*
					Hypoderidae	*Hypodectes*
			Prostigmata		Demodecidae	*Demodex*
					Cheyletidae	*Cheyletiella*
					Trombiculidae	*Trombicula* *Neotrombicula* *Eutrombicula* *Leptotrombidium* *Neoschongastia*
					Psorergatidae	*Psorobia*
					Pyemotidae	*Pyemotes*
					Myobidae	*Myobia* *Radfordia*
					Syringophilidae	*Syringophilus*
					Cloacaridae	*Cloacarus*
					Pterygosomatidae	*Geckobiella* *Pimeliaphilus* *Hirstiella* *Ixodiderma* *Scapothrix* *Zonurobia*
			Mesostigmata		Macronyssidae	*Ornithonyssus* *Ophionyssus*
					Demanyssidae	*Dermanyssus* *Liponyssoides*
					Halarachnidae	*Pneumonyssoides* *Pneumonyssus* *Rhinophaga* *Raillietia*
					Entonyssidae	*Entonyssus* *Entophionyssus* *Mabuyonyssus*
					Rhinonyssidae	*Sternosoma*
					Laelapidae	*Haemogamasus* *Laelaps* *Androlaelaps*
			Ixodida		Ixodidae	*Ixodes* *Dermacentor* *Haemaphysalis* *Rhipicephalus* *Amblyomma* *Hyalomma*
					Argasidae	*Argas* *Otobius* *Ornithodoros*
		Maxillopoda	Procephalida		Linguatulidae	*Linguatula*
					Armilliferidae	*Armillifer*
					Porocephalidae	*Porocephalus*

Exoesqueleto

O exoesqueleto é a cobertura externa do corpo, que fornece suporte e proteção aos tecidos vivos dos artrópodes. Trata-se de uma estrutura acelular, composta por várias camadas de **cutícula**, que são secretadas por uma única camada celular externa do corpo, conhecida como **epiderme** (Figura 3.3). A camada externa da cutícula, a **epicutícula**, é composta principalmente por proteínas e, em muitos artrópodes, é coberta por uma camada cérea. As duas próximas camadas são a **exocutícula** externa e a **endocutícula** interna. Ambas são compostas por proteínas e um polissacarídeo chamado **quitina**, que apresenta moléculas fibrosas longas que contêm nitrogênio. Para fornecer força extra, a exocutícula pode apresentar pigmentos ou pode passar por um processo de **esclerotização**. É nessa região que as proteínas, entremeadas entre os feixes quitinosos, tornam-se fortemente entrelaçadas, fornecendo então força extra a esta estrutura. A cutícula esclerotizada é rígida e de coloração escura.

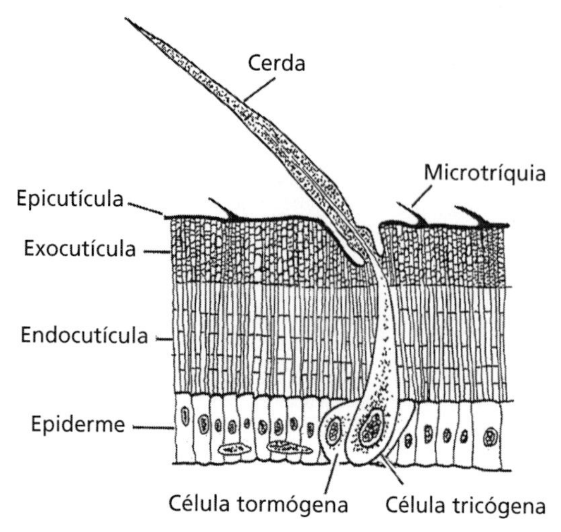

Figura 3.3 Diagrama de um corte do tegumento de um artrópode.

A cutícula, em geral, apresenta canais porosos finos que permitem a passagem de secreções da epiderme para a superfície, bem como apresenta muitos apêndices na forma de escamas, espinhos, pelos e cerdas.

A movimentação do corpo é possível graças a divisão da cutícula em placas separadas, chamadas **escleritos.** As lâminas são conectadas por **membranas intersegmentares** ou **articulares**, onde a cutícula é macia e flexível (Figura 3.4). Os músculos se ligam na parte interna do exoesqueleto a invaginações semicirculares da cutícula chamadas **apódemas**. A cutícula de muitos artrópodes em estágio larval também é predominantemente macia, flexível, pálida e não esclerotizada.

Apêndices

Cada segmento do artrópode apresenta um par de apêndices semelhantes a pernas. No entanto, o número de apêndices tem se modificado com frequência por meio de perda ou diferenciação estrutural. Insetos em estágio adulto sempre apresentam três pares de pernas. Em ácaros e carrapatos, há três pares de pernas no estágio de larva e quatro pares de pernas nos estágios de ninfa e adulto. O exoesqueleto cuticular das pernas é dividido em segmentos tubulares conectados entre si por membranas macias, criando articulações em cada junção.

Trocas gasosas

Em alguns artrópodes pequenos, o exoesqueleto é fino e não apresenta uma epicutícula cérea. Nesses animais, o oxigênio e o dióxido de carbono simplesmente se difundem através da cutícula. No entanto, esse método de trocas gasosas só é funcional em distâncias

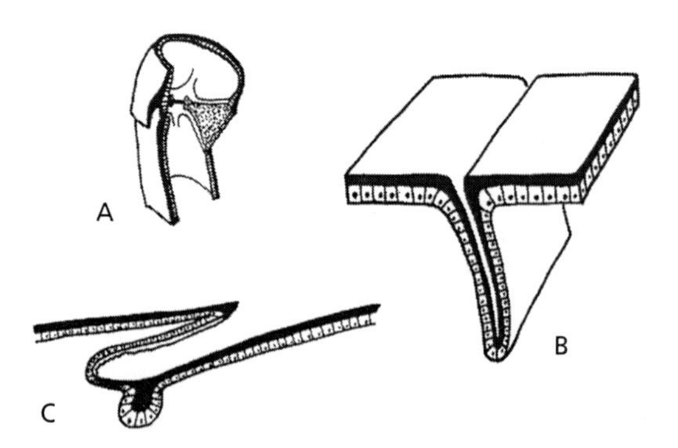

Figura 3.4 A. Articulação da perna de um artrópode. **B.** Apódema multicelular. **C.** Articulação intersegmentar, mostrando membrana intersegmentar dobrada sob o exoesqueleto. (Adaptada de Snodgrass, 1935.)

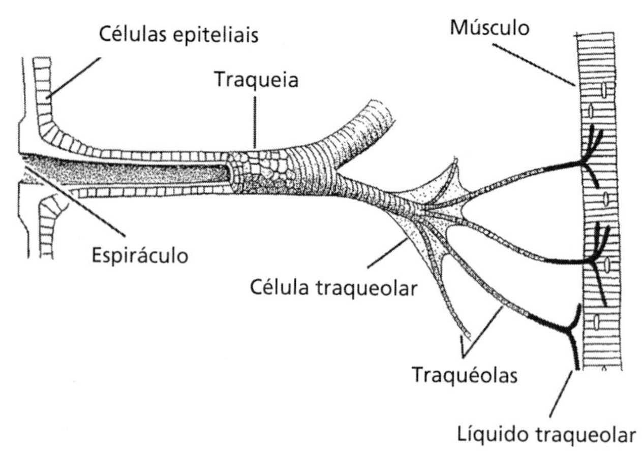

Figura 3.5 Espiráculo, traqueia e traquéolas. (Adaptada de Snodgrass, 1935.)

muito curtas e em animais muito pequenos. Na maioria dos grupos terrestres de ectoparasitas artrópodes, a cutícula protetora possui muitas aberturas, chamadas de **espiráculos** nos insetos, e de **estigmas** nos ácaros e carrapatos (Figura 3.5).

Tipicamente, espiráculos ou estigmas abrem-se em tubos condutores de ar revestidos por cutícula chamados **traqueias**, que formam troncos traqueais longitudinais e transversais que se interconectam entre os segmentos. As traqueias ramificam-se repetidamente conforme se estendem para todas as partes do corpo. Os ramos das traqueias terminam nas células dos músculos e de outros tecidos em **traquéolas** extremamente finas, que constituem os principais locais de troca gasosa. As extremidades das traquéolas contêm líquido e, em geral, têm menos de 1 μm de diâmetro. As traquéolas são particularmente numerosas em tecidos com alto consumo de oxigênio.

O oxigênio entra pelas aberturas respiratórias e passa pelas traqueias, em geral, por difusão ao longo de um gradiente de concentração. Dióxido de carbono e (em insetos terrestres) vapor de água movem-se no sentido oposto. A diminuição da perda de água é uma questão importante para a maioria dos artrópodes terrestres, nos quais as trocas gasosas, com frequência, requerem um equilíbrio entre fornecer oxigênio suficiente para os tecidos do corpo sem que ocorra, simultaneamente, dessecação. Dessa forma, em períodos de inatividade, as aberturas respiratórias são mantidas fechadas por válvulas que se abrem apenas periodicamente. Em insetos grandes e de alta mobilidade, movimentos de bombeamento ativos do tórax e/ou abdome são usados para ajudar a ventilar as partes externas do sistema traqueal.

Sistema circulatório

O sistema circulatório dos artrópodes é relativamente simples, e consiste em uma série de cavidades ou seios centrais, chamados **hemocele** (Figura 3.6). A hemocele contém sangue, chamado **hemolinfa**, na qual os hormônios são transportados, os nutrientes distribuídos a partir do intestino e os dejetos são removidos por meio dos órgãos excretores. Em geral, a hemolinfa não participa nas trocas gasosas e, na maioria dos artrópodes parasitas, não há pigmento respiratório (no entanto, existem algumas exceções, como por exemplo, as larvas de *Gasterophilus*, que vivem no intestino do hospedeiro, um ambiente extremamente deficiente em oxigênio).

Na maioria dos ácaros, o sistema circulatório consiste apenas em uma rede de seios e a circulação, provavelmente, resulta da contração dos músculos do corpo. Os insetos, em contrapartida, apresentam um equivalente funcional ao coração, o **vaso dorsal**, que é essencialmente, um tubo que corre através do comprimento do corpo. O vaso dorsal é aberto na sua parte anterior e fechado na

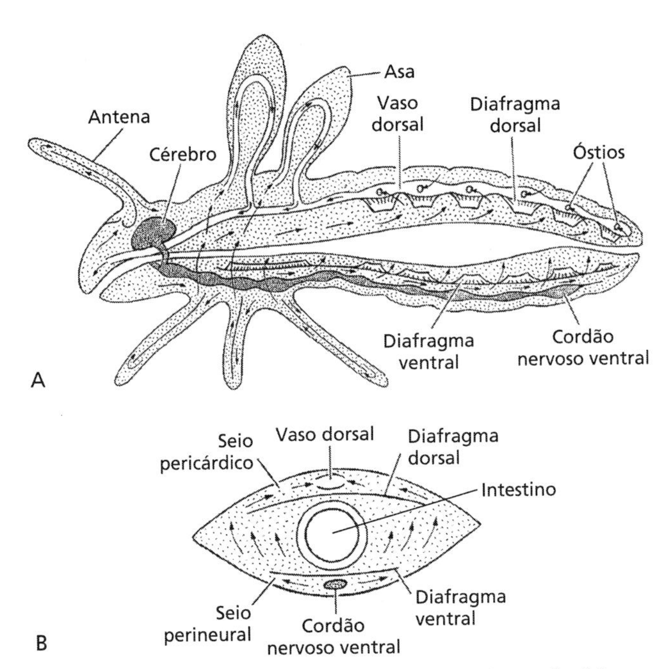

Figura 3.6 Sistema circulatório de artrópodes. **A.** Corte longitudinal do corpo. **B.** Corte transversal através do abdome. (Adaptada de Gullan e Cranston, 1994, por Wigglesworth, 1972.)

sua parte posterior, sendo perfurado por pares de aberturas laterais chamadas de **óstios**, cuja função é permitir apenas o fluxo unidirecional de hemolinfa para dentro do vaso dorsal. O vaso dorsal bombeia hemolinfa para frente e, por fim, para os seios da hemocele, na cabeça. A hemolinfa então permeia-se de volta através da hemocele, até que seja direcionada novamente para o vaso dorsal através dos óstios.

Sistema nervoso

Os artrópodes apresentam um sistema nervoso complexo associado a órgãos sensoriais bem desenvolvidos, como olhos e antenas, e comportamento que, com frequência, é bastante elaborado. O sistema nervoso central consiste em um cérebro dorsal na cabeça, que se conecta por um par de nervos que circundam o intestino anterior a vários gânglios nervosos ventrais.

Sistema digestório

O intestino de um artrópode é, essencialmente, um tubo simples que corre da boca ao ânus. O formato preciso do intestino varia entre os artrópodes, dependendo da natureza da sua dieta.

O intestino é dividido em três seções: o intestino anterior, o intestino médio e o intestino posterior (Figura 3.7). Os intestinos anterior e posterior são revestidos por cutícula. Em artrópodes que se alimentam de líquido, há músculos proeminentes que se ligam às paredes da faringe para formarem uma bomba. O intestino anterior é responsável, principalmente, pela ingestão e pelo armazenamento de alimentos, sendo que essa segunda função, em geral, ocorre no **papo**. Entre o intestino anterior e o intestino médio há uma válvula chamada de **proventrículo**. O intestino médio é o principal local para digestão e absorção, sendo revestido por uma camada de células que secretam enzimas digestivas. A absorção ocorre, principalmente, no intestino médio, em cavidades chamadas de **cecos gástricos**. O intestino posterior termina em uma dilatação chamada **reto**, que funciona para a absorção de água e formação das fezes. Excretas nitrogenadas são eliminadas pela hemolinfa por projeções longas e finas chamadas de **túbulos de Malpighi**, que se estendem para a

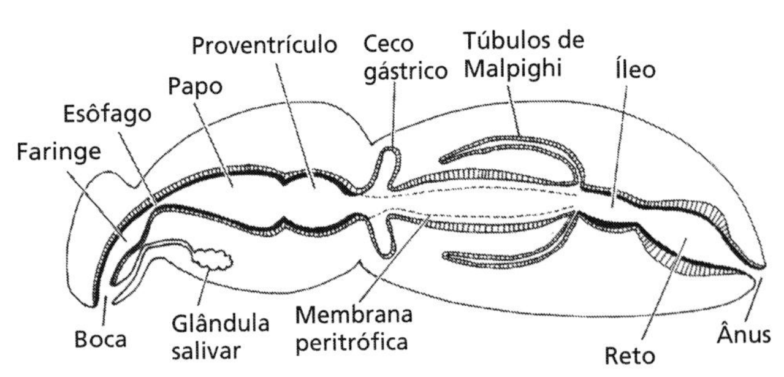

Figura 3.7 Sistema digestório de um artrópode, mostrando os intestinos anterior, médio e posterior. Os revestimentos cuticulares dos intestinos anterior e posterior são indicados pelas linhas mais grossas.

hemocele e se abrem no intestino, na junção entre o intestino médio e o intestino posterior. Em ácaros e carrapatos, o intestino segue um trajeto bastante similar, mas pode ser mais simples, com frequência apresentando apenas um par de túbulos de Malpighi.

Órgãos dos sentidos dos artrópodes

Os receptores sensoriais dos artrópodes, em geral, são associados a modificações do exoesqueleto quitinoso. O tipo mais comum de receptor é associado aos pelos, cerdas e espículas. As cerdas atuam como mecanorreceptores, com movimentos acionando os receptores na sua base. De forma alternativa, as cerdas podem carrear uma gama de quimiorreceptores, que podem ser sensíveis a estímulos específicos, como dióxido de carbono ou temperatura. Os pelos sensoriais e as cerdas são distribuídas de forma mais densa em regiões específicas, como as antenas ou pernas.

A maioria dos artrópodes apresenta olhos, cujo grau de complexidade pode variar amplamente. Olhos simples, conhecidos como **estemas**, consistem apenas em algumas células sensoriais, e são encontrados nos estágios larvais de muitos insetos. Os **ocelos** apresentam maior complexidade, possuem entre 1 e 1.000 células sensoriais cobertas por uma lente corneal, são encontrados em alguns estágios larvais e em muitos insetos adultos. Esses olhos simples não formam imagens, mas são muito sensíveis à luz de baixa intensidade e às mudanças na luminosidade. O tipo de olho mais complexo dos artrópodes, que é conhecido como olho composto, é grande e apresenta milhares de unidades cilíndricas longas chamadas **omatídeos**, cada uma delas coberta por uma córnea translúcida, chamada **faceta**. Não há mecanismo de acomodação, o olho composto não forma uma imagem efetiva e sua função principal é detectar movimento. Em fêmeas de algumas espécies de insetos, os olhos são distintamente separados (**dicóptico**) enquanto nos machos eles são muito próximos um ao outro (**holóptico**). Ambos, os ocelos e os olhos compostos, podem estar presentes em um mesmo animal. Em alguns artrópodes, como em ácaros, carrapatos e piolhos, os olhos podem ser muito pequenos ou ausentes. Em outros, como em moscas hematófagas, nas quais a visão é importante para localizar o hospedeiro, os olhos são bem desenvolvidos.

Sistema reprodutor

Na maioria dos artrópodes, os sexos são separados e o acasalamento, em geral, é necessário para a produção de ovos férteis. O sistema reprodutor feminino é composto por um par de **ovários**. Cada ovário é dividido em **ovaríolos**. Os ovaríolos levam, por meio do **oviduto**, a um **ovipositor**. A maioria dos artrópodes põe ovos, mas alguns retêm os ovos que chocam dentro do oviduto e as larvas vivas podem ser depositadas em vários estágios de desenvolvimento.

O sistema reprodutor do macho, normalmente é composto por um par de **testículos**, cada qual subdividido em um conjunto de tubos espermáticos, que levam aos vasos deferentes e à genitália externa, com pênis ou **edeago**. Glândulas acessórias produzem secreção que pode formar um envoltório chamado **espermatóforo**, que envolve os espermatozoides e os protege durante a inseminação.

O esperma pode ser depositado diretamente na fêmea durante a cópula ou, em algumas espécies de ácaros, o espermatóforo é depositado no solo e a fêmea é induzida a andar sobre ele e a capturar o espermatóforo com sua abertura genital. O esperma, em geral, é armazenado em órgãos femininos chamados **espermatecas**. Conforme um óvulo passa pelo oviduto, ele é fertilizado pelo esperma liberado da espermateca.

Muda

Para crescerem, os artrópodes devem mudar seu exoesqueleto periodicamente; esse processo é descrito como **muda** ou, de forma mais apropriada, **ecdise**. Antes da perda do exoesqueleto antigo, a epiderme secreta uma nova epicutícula, que é macia e enrugada nesse estágio. Quando o exoesqueleto antigo é liberado, o exoesqueleto esbranquiçado e macio do animal que recém sofreu muda se estica, com frequência, pela ingestão de ar ou de água. Uma vez expandido, ocorre esclerotização, o que resulta em endurecimento e escurecimento da cutícula. As formas que ocorrem entre mudas são chamadas de **estádios** ou **estágios** e distinguem morfologicamente estágios do ciclo evolutivo, conhecidos como **instares**.

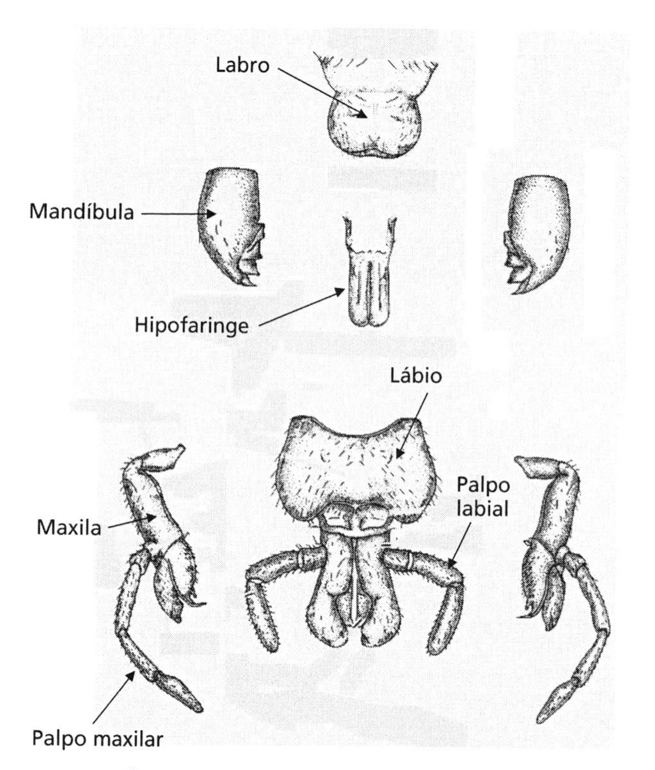

Figura 3.8 Aparelho bucal de um inseto onívoro.

CLASSE INSECTA

MORFOLOGIA GERAL E CICLO EVOLUTIVO

Membros da classe Insecta podem ser distinguidos dos outros artrópodes pela presença de apenas três pares de pernas nos adultos e pela divisão do corpo em três segmentos: cabeça, tórax e abdome.

Na cabeça encontram-se os principais órgãos sensoriais: um único par de antenas, um par de olhos compostos e, com frequência, alguns ocelos. A boca é circundada pelo aparelho bucal, cuja forma é bastante variável. Na sua forma ancestral, representada por insetos como baratas e gafanhotos, o aparelho bucal é composto pelos seguintes elementos (Figura 3.8): o **labro** é uma placa articulada ligada à região frontal da cabeça pelo clípeo. Pares de **mandíbulas** e **maxilas** (mandíbula secundária) apresentam áreas da sua superfície adaptadas para cortar, picar ou moer. As maxilas também podem conter palpos maxilares, que apresentam função sensorial e são usados para procurar alimentos. Pode-se considerar que a **hipofaringe**, que tem origem no assoalho da boca, tenha função semelhante à da língua. Por fim, no **lábio** ou lábio inferior, em geral, há dois palpos labiais sensoriais, que podem apresentar-se profundamente modificados, em especial nas moscas. O aparelho bucal dos insetos apresenta notável variedade de especialização, relacionada à sua dieta.

O tórax é composto por três segmentos fundidos: o **protórax**, o **mesotórax** e o **metatórax** e, em cada um desses segmentos, há um único par de pernas. Cada perna é composta por seis segmentos. A seção basal da perna, que se articula com o corpo, é a **coxa**, que é seguida por um **trocânter** curto e triangular. Seguem-se então o **fêmur**, a **tíbia**, um a cinco segmentos do **tarso** (tarsômeros) e, por fim, o **pré-tarso**, composto pelas garras e garras tarsais. Entre as garras, pode haver duas estruturas semelhantes a almofadas, os **pulvilos**, que cercam a cerda ou almofada central, conhecida como **empódio** (Figura 3.9). As pernas dos insetos, em geral, são adaptadas para andar ou correr, mas algumas são modificadas para funções especializadas, como pular (pulgas) ou agarrar aos cabelos dos seus hospedeiros (piolhos).

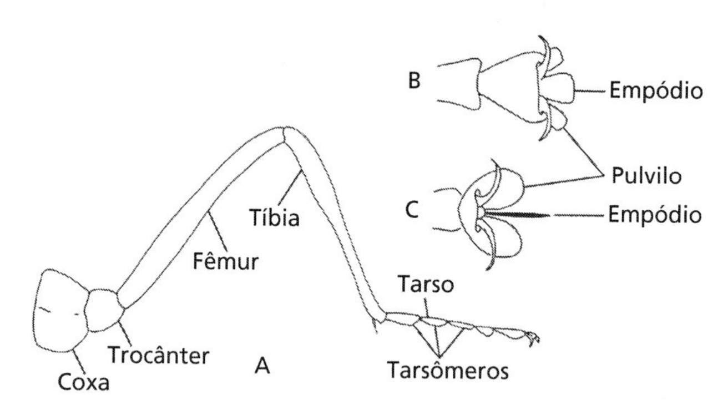

Figura 3.9 Segmentos da perna (**A**), empódio e pulvilo de Diptera Brachycera adultos (**B**) e Cyclorrhapha (**C**).

A maioria das ordens de insetos apresenta dois pares de asas que se articulam ao mesotórax e ao metatórax (pterigotos). Algumas ordens de insetos primitivos nunca desenvolveram asas (apterigotos), enquanto outras, como pulgas e piolhos, já apresentaram asas, mas as perderam completamente. Em outras, como em algumas das Hippoboscidae, as asas estão presentes apenas por um período de tempo mais curto nos adultos, que as perdem posteriormente. As asas consistem em uma rede de veias esclerotizadas, que cercam regiões chamadas células, formadas por uma cutícula fina e transparente. As veias atuam como molduras que estabilizam a asa e podem carrear hemolinfa e nervos. O arranjo das veias tende a ser característico de alguns grupos de espécies de insetos, de maneira que sua morfologia é importante para a identificação e taxonomia (Figura 3.10). Em vários grupos de insetos, tais como besouros, as asas frontais foram modificadas em graus variados, formando coberturas protetoras para as asas posteriores e abdome, conhecidas como **élitros**. Nas moscas verdadeiras (Diptera), as asas posteriores foram reduzidas para formarem um par de estruturas clavadas chamadas **halteres**, que são usados como órgãos de estabilização que auxiliam no voo.

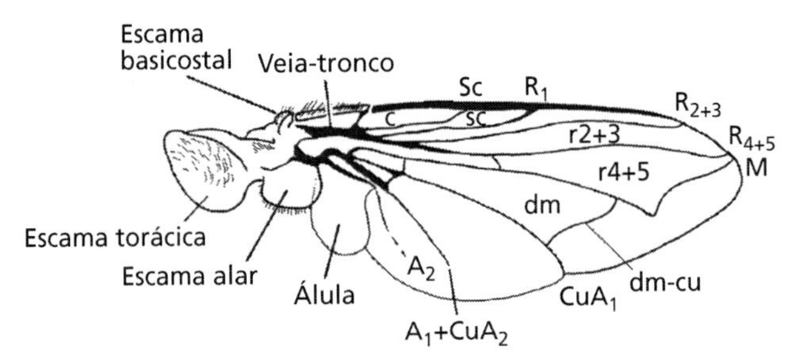

Figura 3.10 Veias e células da asa de um inseto típico, o díptero calíptero *Calliphora vicina*.

A princípio, o abdome é composto por 11 segmentos, embora o décimo e décimo primeiro segmentos, em geral, sejam pequenos e não visíveis externamente, e o décimo primeiro segmento tenha sido perdido na maioria dos grupos avançados. Os ductos genitais abrem-se ventralmente no oitavo ou nono segmento do abdome, e esses segmentos, em geral, contêm órgãos externos que auxiliam na reprodução. A genitália é composta por estruturas que, provavelmente, tiveram origem em um apêndice abdominal simples. Nos machos, a genitália externa básica consiste em dois pares de clásperes, que seguram a fêmea durante a cópula, e o pênis (edeago). No entanto, há considerável variação quanto ao formato preciso da genitália externa dos machos em vários grupos de insetos, e essas diferenças podem ser importantes na identificação das espécies. Nas fêmeas, pode haver um ovipositor pedunculado especializado, composto por apêndices nos segmentos terminais do abdome, ou a ponta do abdome pode ser alongada no momento da oviposição para formar um substituto mais simples ao ovipositor.

Dentro da classe Insecta, considera-se que existam 30 ordens (embora o número preciso possa variar, dependendo de qual sistema de classificação é usado), das quais apenas três, moscas (Diptera), pulgas (Siphonaptera) e piolhos (Phthiraptera), apresentam importância veterinária.

Ciclo evolutivo dos insetos

Na maioria das ordens dos insetos, o estágio juvenil assemelha-se ao adulto, exceto pela genitália e asas (naquelas espécies que as possuem), que não estão desenvolvidas. Os jovens, normalmente chamados **ninfas**, formam uma nova cutícula e liberam a cutícula antiga em intervalos durante o seu crescimento, tipicamente por quatro a cinco vezes, aumentando de tamanho antes de emergirem como adultos. Esse processo, com frequência, é descrito como um ciclo evolutivo simples com metamorfose incompleta ou parcial, conhecido como **desenvolvimento hemimetábolo** (Figura 3.11).

Em outros insetos mais evoluídos, os estágios juvenil e adulto são dissimilares. O instar juvenil, que pode ser conhecido como **larva, gusano** ou **lagarta**, ocupa-se principalmente de alimentar-se e crescer. Contrariamente, o adulto ou **imago** tornou-se o estágio do ciclo evolutivo especializado na reprodução e dispersão. Para chegar à forma adulta, a larva deve passar por metamorfose completa, durante a qual todo o corpo é reorganizado e reconstruído. A transformação entre as fases juvenil e adulta ocorre em razão da incorporação do estágio de **pupa**, que atua como uma ponte entre os estágios juvenil e adulto. A pupa não se alimenta e, em geral (mas nem sempre), é imóvel. No entanto, ela é metabolicamente muito ativa, uma vez que tecidos e órgãos larvais antigos são perdidos ou remodelados e substituídos por órgãos adultos. Esse padrão de crescimento é descrito como **ciclo evolutivo complexo** com **desenvolvimento holometabólico** (Figura 3.12).

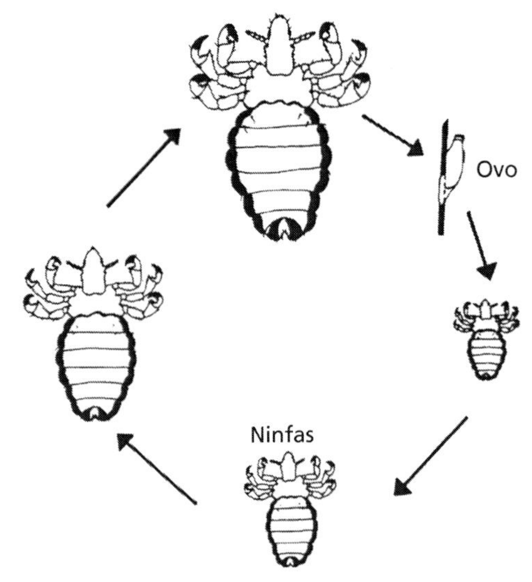

Figura 3.11 Ciclo evolutivo de um piolho mostrando a metamorfose hemimetabólica e a passagem por três estágios de ninfa antes de emergir um adulto com capacidade reprodutiva.

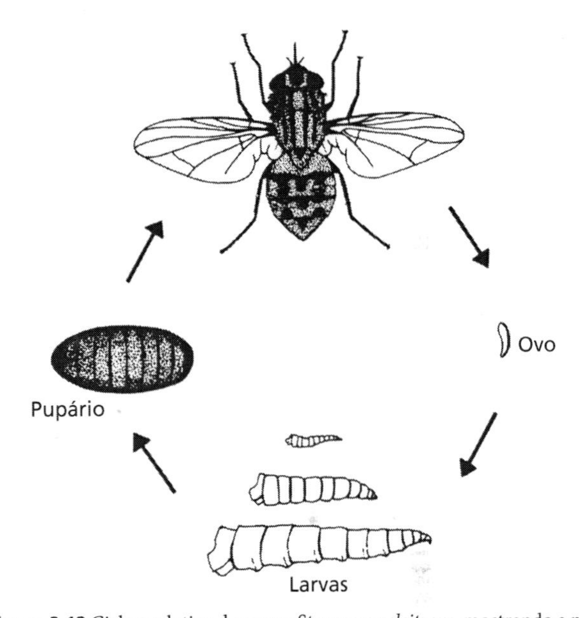

Figura 3.12 Ciclo evolutivo da mosca *Stomoxys calcitrans*, mostrando a metamorfose holometabólica, com os ovos dando origem às larvas, pupa e, por fim, o adulto com capacidade reprodutiva.

ORDEM HEMIPTERA

Essa ordem inclui vários piolhos de plantas e insetos considerados de importância econômica. Apenas um número pequeno de espécies apresenta importância veterinária.

FAMÍLIA CIMICIDAE

Cimex

Percevejos ("*bed bugs*") do gênero *Cimex* alimentam-se do sangue de humanos e de uma ampla variedade de animais. Duas espécies apresentam importância particular: *Cimex lectularius* é uma espécie cosmopolita de regiões temperadas e subtropicais que se alimenta em humanos, morcegos, galinhas e outros animais domésticos; *Cimex hemipterus* é tropicopolitano e subtropical, e se alimenta em humanos e galinhas.

Descrição. Esses percevejos apresentam corpo oval achatado. As asas anteriores são reduzidas a hemiélitros e as asas posteriores estão ausentes. O adulto mede cerca de 5 a 7 mm quando não alimentado, com as fêmeas sendo um pouco maiores do que os machos. Em geral, eles apresentam coloração vermelho-acastanhada, embora possam parecer mais escuros após a ingestão de sangue (ver Figura 17.1). A cabeça possui antenas longas com quatro segmentos, dos quais os três últimos são longos e delgados, e um par de olhos compostos muito separados, dispostos lateralmente na cabeça; não há ocelos. O lábio apresenta três segmentos óbvios e é fletido para trás, sob a cabeça, alcançando as coxas do primeiro par de pernas. O abdome possui 11 segmentos, com os segmentos 2 a 9 sendo facilmente reconhecidos dorsalmente. Quando ingurgitados, o abdome apresenta um grande aumento de volume. Há sete pares de espiráculos localizados ventralmente nos segmentos abdominais 2 a 8. As ninfas são menores que os adultos, não apresentam genitália madura, mas também são hematófagas.

Ciclo evolutivo. Há algumas pequenas diferenças entre as espécies. Para *C. lectularius*, a postura é realizada preferencialmente em superfícies ásperas, e não macias, e, em geral, inseridos em rachaduras ou fendas. Os ovos são colocados individualmente e mantidos no lugar por um cimento transparente; sua coloração é creme e medem, aproximadamente, 1 mm de comprimento e menos de 0,5 mm de largura. Os ovos são fertilizados enquanto ainda no ovário, e os embriões passam por alguns estágios de crescimento antes da postura. A 22°C, os ovos levam 10 a 12 dias para eclodirem, sendo que a temperaturas de 30 a 35°C, o tempo de desenvolvimento é mais curto, chegando a 4 a 5 dias. A eclosão não ocorre a 37°C ou a temperaturas mais altas, bem como a temperaturas abaixo de 13°C, embora os ovos possam permanecer viáveis por períodos curtos (menos de 3 meses) conforme a temperatura se aproxima de 0°C. Em climas temperados, é provável que ovos colocados no outono morram antes de a temperatura se elevar acima do limiar na primavera, exceto em casas que possuem aquecimento.

Há cinco estágios juvenis, com cada estágio requerendo ao menos um repasto sanguíneo (com frequência dois) para sofrer a muda para o próximo estágio. As ninfas se alimentarão 24 h após emergirem ou sofrerem muda para o próximo instar. O tempo para o crescimento através dos instares é muito similar entre os primeiros quatro estágios, mas o quinto estágio é mais longo. A duração do ciclo evolutivo é altamente dependente da temperatura ambiente. Todo o crescimento do estágio de ninfa pode levar de 6 a 8 semanas a 22°C e, após esse período, os adultos podem viver por até 6 meses. Já em temperaturas de 30°C, o desenvolvimento de ovo a adulto pode se completar em 3 semanas e o tempo de vida total é mais curto.

FAMÍLIA REDUVIIDAE

Triatomas ou percevejos com nariz em formato de cone dos gêneros *Rhodnius*, *Triatoma* e *Panstrongylus*, algumas vezes chamados de percevejos beijadores ou assassinos, são hematófagos e alimentam-se em uma ampla variedade de animais, além de em humanos. Eles são vetores do protozoário parasita *Trypanosoma cruzi*, que causa a doença de Chagas na América do Sul. Espécies importantes incluem *Triatoma infestans* e *Rhodnius prolixus*.

Descrição. Os reduvídeos adultos variam de 10 a 40 mm de comprimento; a maioria das espécies tem 20 a 30 mm de comprimento. Em geral, eles apresentam coloração castanho-escura a preta, com desenhos de cor contrastante em vermelho, laranja ou amarelo nas bordas do abdome. O corpo é achatado e alongado. As asas anteriores apresentam uma seção basal endurecida e uma seção distal membranosa que recobre completamente as asas posteriores membranosas. As antenas são geniculadas e com quatro segmentos. Eles também têm probóscide perfurante que apresenta três segmentos, sendo afunilada, delgada e retrofletida sob o corpo quando não está sendo utilizada. As ninfas são menores que os adultos, não possuem genitália madura ou asas, mas também são hematófagas.

Ciclo evolutivo. Todas as espécies têm hábitos noturnos e são hematófagas obrigatórias. Fêmeas grávidas começam a oviposição aproximadamente 2 semanas após a cópula. Elas colocam então, um a dois ovos por dia, sendo que cada fêmea produz 200 ovos no total. Cada ovo tem, aproximadamente, 2 mm de comprimento. Os ovos eclodem 2 semanas após a oviposição, embora sejam dependentes da temperatura. Há cinco estágios de ninfa, todos hematófagos. O ciclo completo de ovo a adulto pode levar de 2 a 3 meses, mas, em geral, é de 1 a 2 anos.

A alimentação é deflagrada por sinalizadores físicos e químicos. O dióxido de carbono causa aumento da sua atividade e o calor estimula a alimentação. Quando a alimentação tem início, o rostro move-se para frente e os estiletes mandibulares são usados para perfurar a pele e ancorar o aparelho bucal. Os estiletes maxilares perfuram um vaso sanguíneo e a saliva, que contém anticoagulante, passa através do canal salivar enquanto o sangue é bombeado para o canal alimentar. A alimentação pode durar entre 3 e 30 min. Após o ingurgitamento, o rostro é removido do hospedeiro, o percevejo defeca e arrasta-se para procurar abrigo.

ORDEM DIPTERA

Os Diptera são as moscas verdadeiras; essa ordem é uma das maiores da classe Insecta, com mais de 120.000 espécies descritas. Elas apresentam apenas um par de asas, uma vez que o par posterior foi reduzido aos halteres, que ajudam o inseto a se manter estável durante o voo. Todas as espécies de Diptera apresentam ciclo evolutivo complexo, com metamorfose completa. Como resultado, as moscas podem ser parasitas enquanto larvas ou adultos, mas raramente são parasitas em ambos os estágios do ciclo evolutivo. Os adultos de muitos membros dessa ordem também são vetores importantes de enfermidades.

A ordem Diptera, tradicionalmente, é dividida em três subordens, **Cyclorrhapha**, **Brachycera** e **Nematocera**, distintas morfologicamente pela venação da asa (Figura 3.13) e estrutura das antenas (Figura 3.14), embora, em estudos recentes, a subordem Cyclorrhapha, em

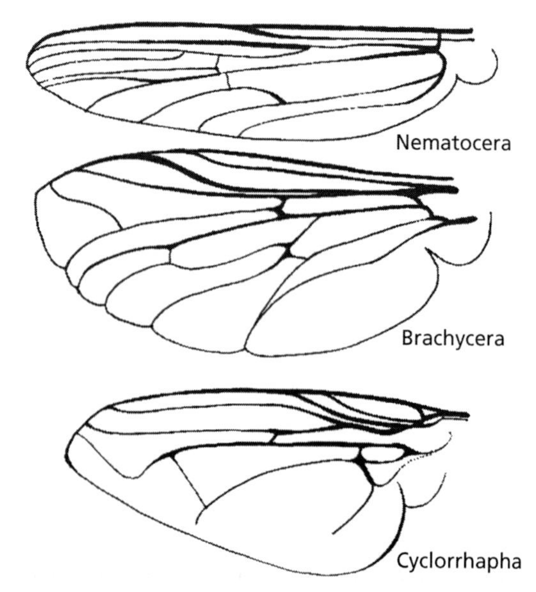

Figura 3.13 Variações na venação típica das asas das três subordens de Diptera.

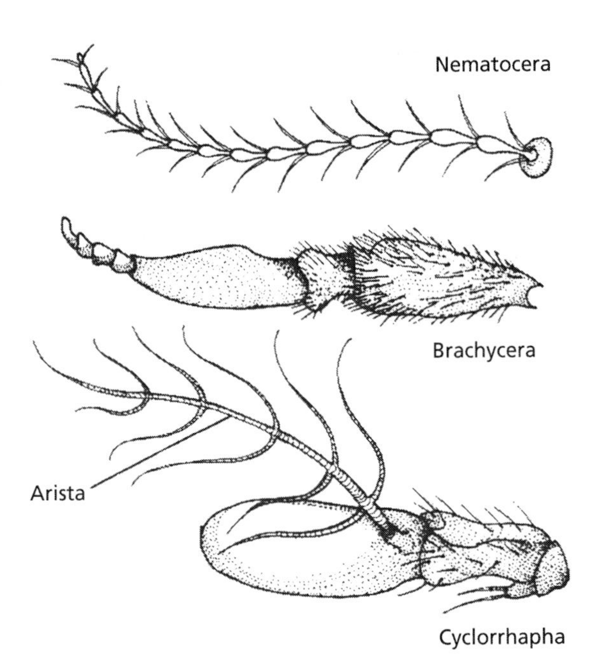

Figura 3.14 Variações das antenas encontradas nas três subordens de Diptera.

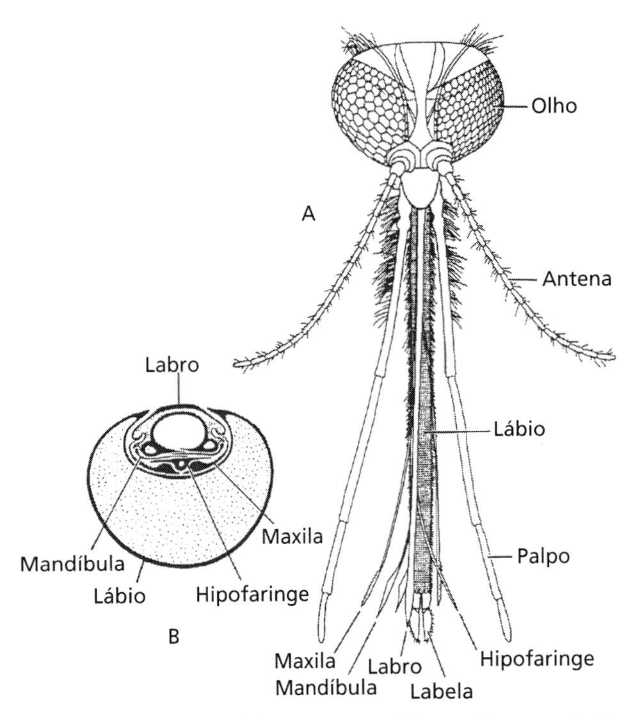

Figura 3.15 Aparelho bucal de um mosquito (Diptera: Nematocera): vista anterior (**A**); corte transversal (**B**). (Fonte: Gullan e Cranston, 1994.)

geral, tenha sido substituída por uma infraordem conhecida como Muscomorpha, dentro de uma subordem Brachycera maior. Essa nomenclatura é conhecida como "Classificação McAlpine".

SUBORDEM NEMATOCERA

Moscas da subordem Nematocera, em geral, são pequenas, delgadas e delicadas, com antenas longas e filamentosas compostas por muitos segmentos articulados (Figura 3.14). As asas, com frequência, são longas e estreitas, com veias longitudinais conspícuas (Figura 3.13). Os palpos, em geral, são pendulosos, embora não nos mosquitos, e, em geral, são compostos por quatro segmentos. Apenas as fêmeas são parasitas e apresentam aparelho bucal picador-sugador. A oviposição é realizada dentro ou próximo à água e os ovos desenvolvem-se a larvas aquáticas e pupas; ambos os estágios apresentam cabeça facilmente identificável e são móveis.

O lábio forma uma bainha protetora para as demais partes do aparelho bucal, conhecidos coletivamente como estiletes, e termina em duas labelas sensoriais pequenas (Figura 3.15). Dentro do lábio está localizado o labro, cujas bordas são curvadas para dentro de maneira a formar um tubo quase completo. O espaço no labro é fechado por um par muito fino de mandíbulas que formam o canal alimentar. Por trás da mandíbula está a hipofaringe delgada, que contém o canal salivar, e, por trás dessa estrutura está o par de maxilas (lacínia). Ambas as mandíbulas e maxilas apresentam sua ponta finamente dentada. Na base do aparelho bucal há um único par de palpos maxilares sensoriais. As estruturas que formam esse aparelho bucal são essencialmente similares em todas as famílias de Nematocera hematófagas, embora sejam muito alongadas nos mosquitos.

FAMÍLIA CERATOPOGONIDAE

Essa família consiste em mosquitos muito pequenos, conhecidos comumente como "mosquitos-pólvora". As fêmeas alimentam-se em humanos e animais e são conhecidas por transmitirem vários vírus, protozoários e helmintos. O único gênero de importância veterinária é o gênero *Culicoides*, no qual há mais de 1.000 espécies descritas. Esses mosquitos alimentam-se em aves e mamíferos, sua picada é muito dolorosa e eles transmitem muitos patógenos causadores de enfermidades. Mais importante ainda, eles são vetores de mais de 50 arbovírus.

Culicoides

Descrição. Mosquitos *Culicoides* adultos apresentam 1,5 a 5 mm de comprimento, com o tórax projetado sobre uma cabeça pequena (Figura 3.16). As asas, em geral, apresentam padrão mosqueado e, quando em repouso, são mantidas como uma tesoura fechada sobre o abdome, que tem coloração cinza ou preto-acastanhada. As pernas são relativamente curtas, em especial os membros anteriores, e o aparelho bucal é pequeno e posicionado verticalmente. A probóscide picadora consiste em um labro afiado, duas maxilas, duas mandíbulas, hipofaringe e um lábio carnudo, que não penetra na pele durante a alimentação da fêmea adulta. No macho, as antenas são longas e emplumadas, enquanto nas fêmeas, elas possuem apenas pelos curtos e são conhecidas como antenas pilosas. Pelos microscópicos cobrem as asas. Ceratopogonídeos apresentam a veia medial bifurcada (M_1, M_2) e as espécies do gênero *Culicoides*, em geral, apresentam um padrão distinto de células radiais em suas asas (Figura 3.16).

Ciclo evolutivo. Os ovos, que são castanhos ou pretos, são cilíndricos ou em formato de banana, e têm 0,5 mm de comprimento. A oviposição é realizada em solos úmidos e alagadiços ou em matéria orgânica vegetal próximo à água. A eclosão ocorre em 2 a 9 dias, dependendo da espécie e da temperatura, mas os ovos de espécies que vivem em regiões temperadas podem resistir ao inverno. Há quatro estágios larvais, que são caracterizados por apresentarem cabeças pequenas e de coloração preta, corpos segmentados e brânquias anais terminais. Elas apresentam movimentos natatórios sinuosos e alimentam-se de vegetação em decomposição. Em locais de clima quente, o desenvolvimento larval se completa em 14 a 25 dias, mas em regiões temperadas pode ocorrer em até 7 meses. As pupas, que apresentam coloração castanha, são menos ativas, têm 2 a 4 mm de comprimento e são encontradas na superfície ou beira da água, sendo caracterizadas por um par de trombetas respiratórias no

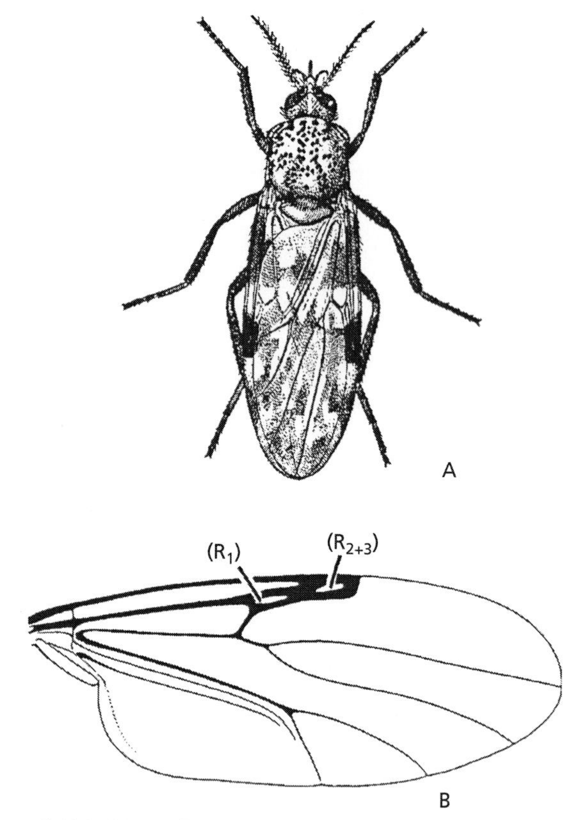

Figura 3.16 A. Fêmea adulta de *Culicoides nubeculosus* em repouso. **B.** Venação da asa típica das espécies de *Culicoides*, mostrando as duas células radiais longilíneas. (Fonte: Edwards *et al.*, 1939.)

cefalotórax e um par de espinhos terminais que garantem sua movimentação. As moscas adultas emergem da pupa em 3 a 10 dias. Apenas as fêmeas são hematófagas e sua picada é dolorosa. *Culicoides* adultos não apresentam uma grande habilidade para voar e, em geral, são encontrados próximo ao hábitat das larvas, em pequenos enxames. Os *Culicoides* adultos alimentam-se, em especial, quando o tempo está nublado e úmido, e tendem a apresentar comportamento crepuscular ou noturno. As fêmeas são atraídas pelo odor e calor dos seus hospedeiros e espécies diferentes podem apresentar graus variados de especificidade quanto ao hospedeiro.

FAMÍLIA SIMULIIDAE

Dos 12 gêneros que pertencem a essa família de moscas pequenas, o gênero *Simulium* é o mais importante. Comumente conhecido como "borrachudos" ou "piuns" ("moscas negras" ou "moscas dos búfalos" na América do Norte), eles apresentam uma grande variedade de hospedeiros, alimentam-se em uma ampla gama de mamíferos e aves e causam irritação em razão da sua picada dolorosa. Em humanos, no entanto, eles são mais importantes como vetores de *Onchocerca volvulus*, o nematoide filarídeo que causa a "cegueira dos rios" ou "mal do garimpeiro" na África Central e na América do Sul, respectivamente. Mais de 1.700 espécies de borrachudos foram descritas em todo o mundo, embora apenas 10 a 20% sejam considerados pestes para humanos e seus animais.

Simulium

Descrição. Como seu nome vulgar indica, essas moscas, em geral, têm coloração negra e um tórax abaulado. Os adultos têm 1,5 a 5 mm de comprimento e são relativamente corpulentos, com asas largas e incolores que apresentam venação indistinta e que, quando em repouso, são mantidas fechadas como as lâminas de uma tesoura. As asas são curtas, tipicamente com 1,5 a 6,5 mm de comprimento, largas e com um grande lobo anal, e as veias da margem anterior são grossas (Figura 3.17). O primeiro tergito abdominal é modificado para formar uma escama basal proeminente, que possui uma franja de pelos finos. Morfologicamente, os machos e fêmeas adultos são similares, mas podem ser diferenciados pelo fato de que, na fêmea, os olhos são distintamente separados (dicópticos), enquanto nos machos, eles são muito próximos (holópticos), com omátides alargadas características na parte superior dos olhos. Esse recurso pode ajudar os machos a localizar fêmeas contra o fundo azul do céu. Comparadas a outras moscas, as antenas, embora segmentadas, são relativamente curtas, fortes e sem cerdas. O aparelho bucal lembra aquele de moscas picadoras, exceto pela presença de palpos maxilares notadamente segmentados. O corpo é coberto por pelos curtos dourados ou prateados.

Ciclo evolutivo. Os ovos, que têm 0,1 a 0,4 mm de comprimento, são postos em massas pegajosas de 150 a 600 ovos em pedras ou vegetação parcialmente submersa, em locais com águas de fluxo rápido. A eclosão leva apenas alguns dias em climas quentes, mas pode demorar semanas em áreas temperadas e, em algumas espécies, os ovos podem resistir ao inverno. Pode haver até oito estágios larvais. As larvas maduras têm 5 a 13 mm de comprimento, coloração clara e são pobremente segmentadas, distinguindo-se por sua cabeça de coloração enegrecida, que apresenta um par de

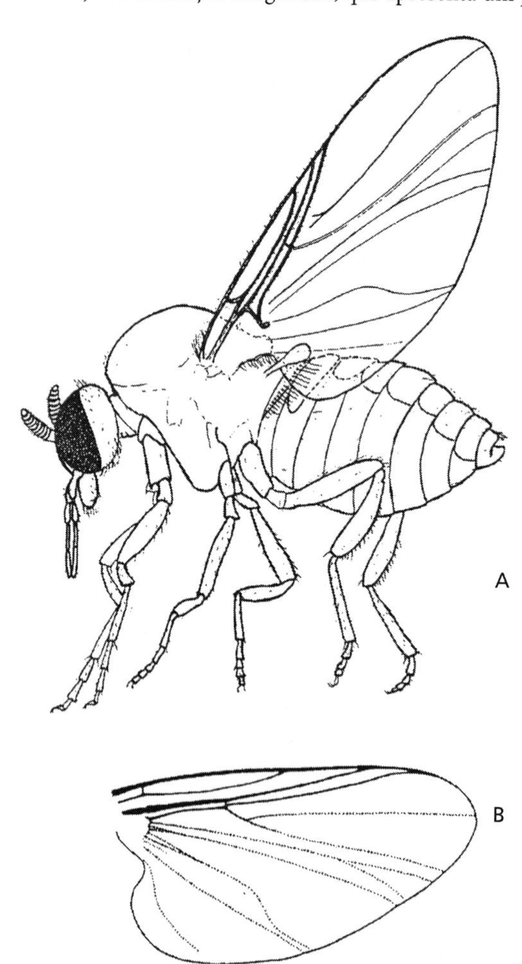

Figura 3.17 A. Fêmea adulta de *Simulium*. **B.** Venação da asa típica de *Simulium*, mostrando o lobo anal grande e veias que se agrupam na margem da asa. (Fonte: Smart, 1943.)

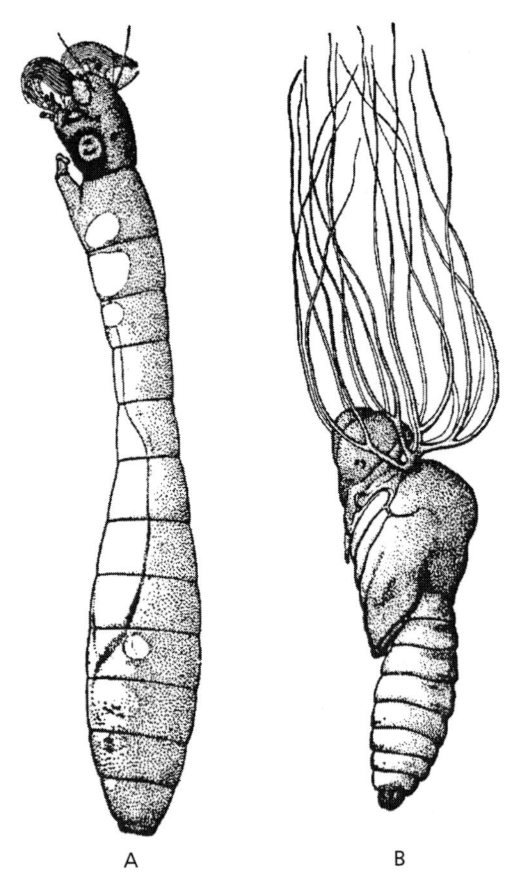

Figura 3.18 Estágios imaturos de Simuliidae: larva (**A**); pupa (**B**). (Fonte: Castellani e Chalmers, 1910.)

leques cefálicos (Figura 3.18). A região posterior do corpo é mais larga, e logo abaixo da cabeça há um apêndice chamado falsa perna, que apresenta ganchos. As larvas, em geral, permanecem aderidas à vegetação ou a pedras submersas por um círculo de ganchos posteriores, mas podem mudar de posição, alternando o uso da falsa perna e dos ganchos posteriores. As larvas permanecem em áreas de corrente de águas rápidas, uma vez que necessitam de água com alta oxigenação para sobreviverem. Elas usam a água corrente para alimentarem-se passivamente por filtração de restos em suspensão e bactérias. Em água sem oxigenação, as larvas soltam-se da seda que secretaram para sua aderência ao substrato e são levadas pela corrente de água. A maturação da larva pode levar muitas semanas a vários meses, e, em algumas espécies, as larvas podem sobreviver ao inverno. Larvas maduras tornam-se pupas em um casulo em forma de chinelo, de coloração acastanhada, que se fixa a objetos submersos. A pupa possui brânquias respiratórias proeminentes que se projetam para fora do casulo. No estágio final de pupação, um filme de ar é secretado entre o adulto em desenvolvimento e a cutícula pupal. Quando o casulo se rompe, o adulto emerge para a superfície em uma bolha de ar e é capaz de voar imediatamente para fora da água. O período pupal, em geral, varia de 2 a 6 dias e uma característica de muitas espécies é que as moscas adultas podem emergir em massa da superfície da água. A duração do ciclo evolutivo de ovo a adulto é variável, dependendo da espécie e da temperatura da água. A longevidade típica de moscas adultas varia de 2 a 3 semanas a até 85 dias. Os adultos podem se alimentar do néctar de plantas, mas na maioria das espécies, as fêmeas requerem um repasto sanguíneo para obterem a quantidade de proteína necessária para o amadurecimento dos seus ovos.

FAMÍLIA PSYCHODIDAE

As moscas dessa família são chamadas de "mosquito-palha", com o gênero *Phlebotomus* sendo o de maior importância veterinária. No Novo Mundo, o gênero *Lutzomyia* apresenta importância médica. Ambos os gêneros são importantes como vetores de *Leishmania*. Em outras regiões do mundo, essas moscas são conhecidas como "moscas da areia" e, uma vez que, em algumas regiões, esse termo se refere também algumas espécies de moscas picadoras e moscas negras, um termo mais apropriado seria "mosca flebotomínea da areia".

Phlebotomus e *Lutzomyia*

Descrição, adulto. Essas moscas pequenas têm até 5 mm de comprimento e são caracterizadas por seu aspecto piloso, olhos grandes e negros e pernas longas (Figura 3.19). As asas que, diferentemente daquelas de outras moscas picadoras, apresentam bordas lanceoladas, são também cobertas por pelos e são mantidas eretas quando em repouso. Como em muitos outros Nematocera, o aparelho bucal tem comprimento curto a médio, pende para baixo e é adaptado para picar e sugar. Os palpos maxilares são relativamente evidentes e consistem em cinco segmentos. Em ambos os sexos, as antenas são longas, com 16 segmentos, filamentosas e cobertas por cerdas finas.

Descrição, larvas. A larva madura apresenta coloração branco-acinzentada com a cabeça preta. O aparelho bucal é do tipo mastigador e é utilizado para se alimentar de matéria orgânica. As antenas são pequenas. Os segmentos abdominais apresentam pelos e estruturas não segmentadas semelhantes a pernas (pseudópodes) que são usados para locomoção. Um atributo característico das larvas de flebotomíneos é a presença de cerdas caudais longas, sendo um par nas larvas de primeiro estágio e dois pares nas larvas de segundo, terceiro e quarto estágios.

Ciclo evolutivo. Em cada postura, até 100 ovos com 0,3 a 0,4 mm de comprimento, formato ovoide, de coloração castanha ou preta podem ser colocados em pequenas fendas ou rachaduras no

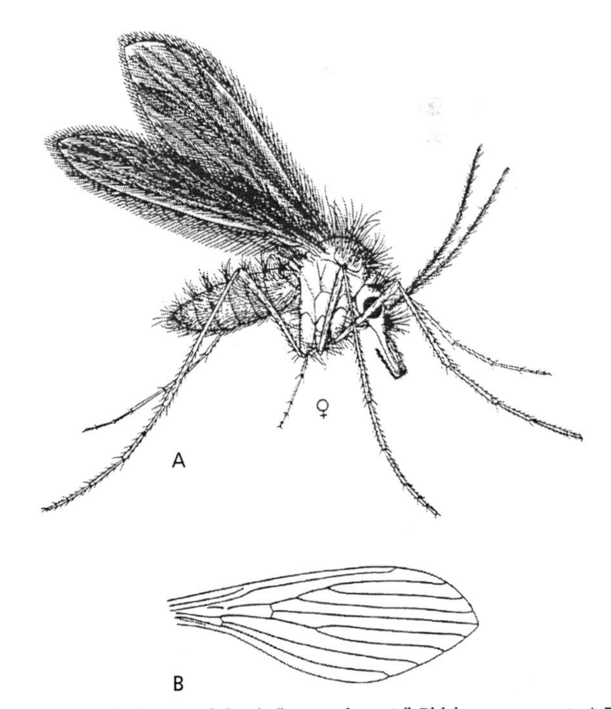

Figura 3.19 A. Fêmea adulta da "mosca da areia" *Phlebotomus papatasi*. **B.** Venação da asa típica de espécies de *Phlebotomus* (Psychodidae). (Fonte: Smart, 1943.)

solo, piso de casas de animais ou em folhas secas. Embora não sejam colocados na água, os ovos precisam de um ambiente úmido para sobreviverem, assim como a larva e a pupa. Uma temperatura mínima de 15°C é necessária para o desenvolvimento dos ovos. Sob condições ótimas, os ovos podem eclodir em 1 a 2 semanas, mas esse tempo pode ser mais longo em clima frio. As larvas, que se assemelham a pequenas lagartas, cavam a matéria orgânica e podem sobreviver a alagamentos. Há quatro estágios larvais, a maturação leva cerca de 3 semanas a vários meses, dependendo da espécie, da temperatura e da disponibilidade de alimento. Em regiões temperadas, os estágios de larva madura dessas moscas podem sobreviver ao inverno. As larvas maduras apresentam 4 a 6 mm de comprimento, têm uma cabeça de coloração preta bem desenvolvida com olhos, e corpo segmentado de coloração acinzentada e coberto por cerdas. As pupas aderem ao substrato em posição ereta, com a pele do último instar larval aderida à sua região caudal. Os adultos emergem da pupa após 1 a 2 semanas. O ciclo evolutivo completo leva 30 a 100 dias, mas pode ser mais longo em locais de clima frio.

FAMÍLIA CULICIDAE

Já foram descritas mais de 3.000 espécies de mosquitos da família Culicidae. Trata de moscas menores e mais delgadas, com pernas longas. Os principais gêneros de importância são *Anopheles, Aedes* e *Culex*.

Sua picada constitui um verdadeiro incômodo tanto para humanos quanto para animais, comumente causando reações inflamatórias cutâneas e resposta alérgica leve à sua secreção salivar e, embora reações alérgicas mais graves tenham sido relatadas, anafilaxia é rara. Eles também têm grande impacto em rebanhos de animais atacados por números extraordinários de mosquitos hematófagos à procura de alimento. No entanto, sua importância médica e veterinária principal reside no seu papel como vetor de patógenos causadores de enfermidades como malária (*Plasmodium* spp.), nematódeos filarídeos e vírus. A transmissão do verme do coração canino *Dirofilaria immitis* pode ser de particular importância, em especial nos trópicos e regiões subtropicais, onde infesta cães, outros canídeos e, raramente, gatos. Alguns patógenos podem ser transmitidos mecanicamente por mosquitos, sendo o principal exemplo o vírus da mixomatose, que, na Austrália, espalhou-se entre coelhos por meio da ação de mosquitos (embora na Europa o principal vetor da mixomatose seja a mosca *Spilopsyllus cuniculi*). Embora sejam de grande relevância como vetores da malária humana, havendo assim uma vasta literatura a respeito da sua classificação, comportamento e controle, essa família apresenta importância veterinária relativamente pequena.

Descrição. Os mosquitos variam de 2 a 10 mm de comprimento e os adultos possuem corpos delgados, olhos proeminentes e pernas longas (Figura 3.20C). As asas longas e estreitas são mantidas apoiadas sobre o abdome quando em repouso e apresentam escamas que se projetam da margem posterior como franjas. O aparelho bucal consiste em uma probóscide conspícua, projetada para frente, alongada e adaptada para picar e sugar. Elementos individuais formam um lábio carnudo em forma de U que contém um par de maxilas, mandíbulas e hipofaringe, a qual carreia os ductos salivares e injeta anticoagulante nos tecidos do hospedeiro. O labro forma o teto da probóscide. Todos os elementos, com exceção do lábio, penetram na pele do hospedeiro durante o repasto sanguíneo pelas fêmeas, formando um tubo através do qual o sangue é sugado. Nos machos não parasitas, a maxila e as mandíbulas são diminutas ou ausentes. Os palpos maxilares de diferentes espécies apresentam comprimento e morfologia variáveis. Ambos os sexos apresentam antenas longas e filamentosas, pilosas nas fêmeas e plumosas nos machos.

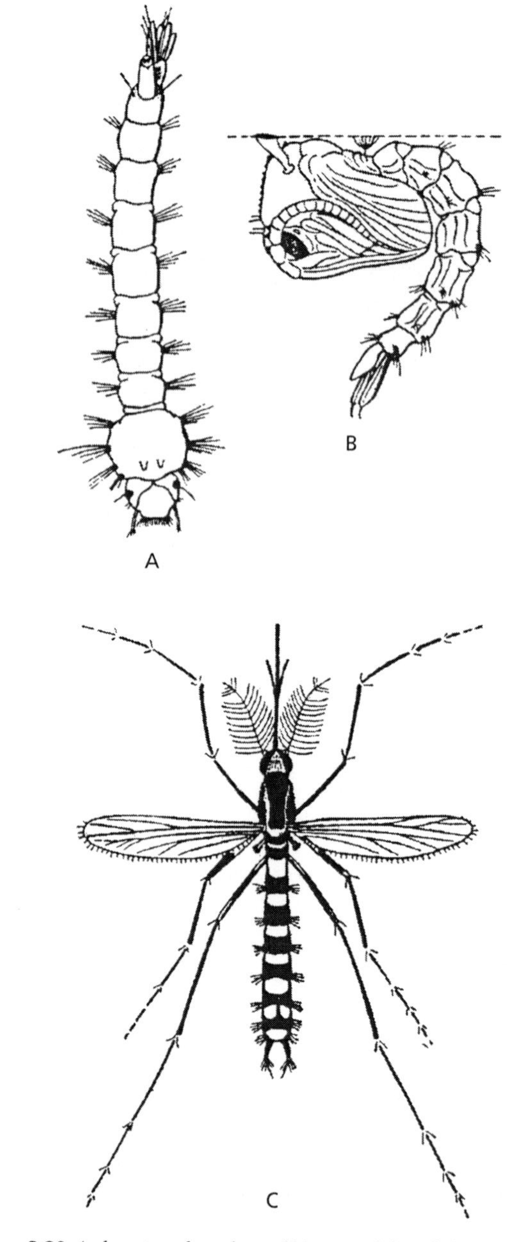

Figura 3.20 *Aedes atropalpus*: larva (**A**); pupa (**B**); Adulto (**C**). (Fonte: Eidmann e Kuhlhorn, 1970.)

Ciclo evolutivo geral. As larvas de todas as espécies são aquáticas e podem estar presentes em muitos tipos de hábitats, variando de áreas extensas como pântanos, a áreas menores como a borda de piscinas permanentes, alagados, charcos, buracos de árvores repletos de água e até mesmo, para algumas espécies, recipientes preenchidos temporariamente por água (Figura 3.21). No entanto, em geral, eles não estão presentes em locais com fluxo ininterrupto de água, como lagos, riachos com fluxo de água rápido ou rios. As larvas dos mosquitos requerem 3 a 20 dias para se desenvolverem através de quatro estágios. A eclosão depende da temperatura e ocorre após vários dias ou semanas, mas em algumas espécies que vivem em regiões temperadas, os ovos podem resistir ao inverno. Todos os quatro estágios larvais são aquáticos. Há uma cabeça distinta com um par de antenas, olhos compostos e leques cefálicos proeminentes, usados para se alimentarem de matéria orgânica (Figura 3.20A).

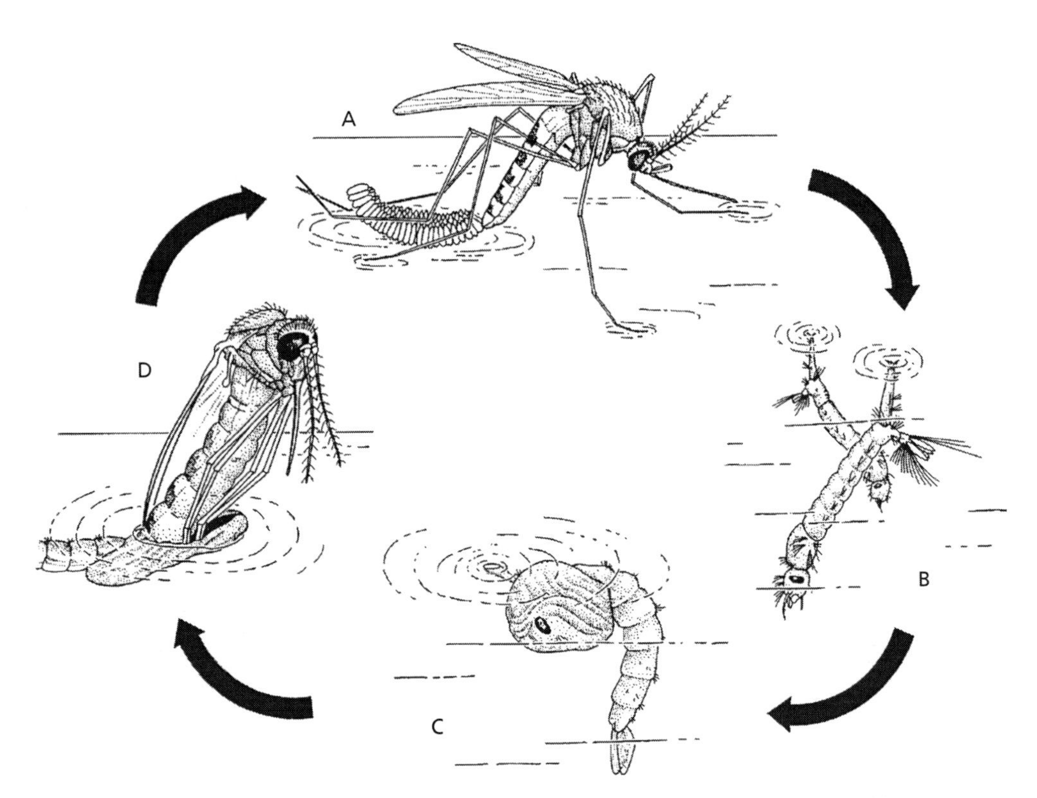

Figura 3.21 Ciclo evolutivo do mosquito *Culex pipiens*: adulto realizando oviposição (**A**); larvas na superfície da água (**B**); pupa suspensa na superfície da água (**C**); adulto emergindo de seu casulo pupal na superfície da água (**D**). (Fonte: Gullan e Cranston, 1994.)

A maturação das larvas pode estender-se de 1 semana a vários meses, e a forma larval de muitas espécies sobrevive ao inverno em áreas de clima temperado.

Com o final da muda larval, ocorre o estágio pupal. A pupa do mosquito (conhecida como 'acrobata'), em geral, permanece na superfície da água, mas quando perturbada pode apresentar alta mobilidade. Todas as pupas dos mosquitos são aquáticas, móveis e com formato de vírgula, com um cefalotórax distinto que contém um par de trombetas respiratórias (Figura 3.20B). O tegumento do cefalotórax é transparente e os olhos, pernas e outras estruturas do adulto em desenvolvimento são prontamente visíveis. Os segmentos abdominais vão se afunilando e apresentam pelos curtos, havendo um par de extensões semelhantes a remos, que permitem à pupa movimentar-se para cima e para baixo na água. Em geral, o estágio pupal é curto, de apenas alguns dias nos trópicos e de muitas semanas ou mais em regiões temperadas. Os adultos emergem através de uma abertura dorsal no tegumento pupal e, em geral, voam apenas a algumas centenas de metros do seu local de nascimento, mas podem ser dispersados a longas distâncias pelo vento. Embora, em geral, o tempo de vida das moscas adultas seja curto, algumas espécies podem sobreviver ao inverno por meio da hibernação.

Quando os mosquitos adultos emergem do casulo pupal, eles arrastam-se para um objeto próximo, onde endurecem sua cutícula e inflam suas asas. O acasalamento, em geral, ocorre 24 h após emergirem e se completa durante o voo. Normalmente, uma inseminação é suficiente para a fertilização de todos os ovos. Para atividade normal e voo, os mosquitos alimentam-se de néctar e secreções de plantas, mas as fêmeas são anautógenas – elas precisam de um repasto sanguíneo para desenvolverem os ovários e devem se alimentar novamente a cada nova rodada de ovos maduros. Uma fêmea de mosquito vive, em média, de 2 a 3 semanas, enquanto a expectativa de vida de um macho é menor.

Os mosquitos apresentam hábitos alimentares noturnos ou crepusculares, com uma ampla variedade de hospedeiros. Eles são extremamente oportunistas quanto à seleção de hospedeiros, que é amplamente influenciada pela abundância hospedeiros encontrados no hábitat. A localização de hospedeiros é realizada por meio de uma série de estímulos olfatórios e visuais, orientação do vento e calor do corpo. A oviposição começa tão logo um local adequado seja encontrado. Mosquitos adultos têm grande habilidade para o voo.

SUBFAMÍLIA CULICINAE

Aedes e Culex

Descrição. Os adultos Culicinae repousam com o corpo em ângulo e seu abdome posicionado em direção à superfície (Figura 3.22). Os palpos das fêmeas de mosquitos Culicinae, em geral, apresentam apenas um quarto do comprimento da probóscide.

Ciclo evolutivo. Após o repasto sanguíneo, a fêmea grávida pode pôr até 300 ovos individualmente na superfície da água. Os ovos têm coloração escura, formato alongado ou ovoide e não resistem à dessecação. Em sua maioria, as espécies de *Aedes* preferem realizar a postura em substratos úmidos e não propriamente na água, onde eles amadurecem e esperam por um novo contato com a água para estimular a eclosão. Em alguns casos, os ovos podem permanecer viáveis por até 3 anos. Apesar de algum grau de tolerância à temperatura, o congelamento e temperaturas acima de 40°C matarão a maioria dos ovos.

Em espécies do gênero *Culex*, a oviposição é feita em grupos que formam 'jangadas'. A fêmea do mosquito *Culex* pode pôr uma jangada de ovos a cada três noites durante sua vida; dessa forma, a oviposição tipicamente ocorre seis a sete vezes. Quando os ovos estão maduros, eles eclodem em larvas, independente da disponibilidade

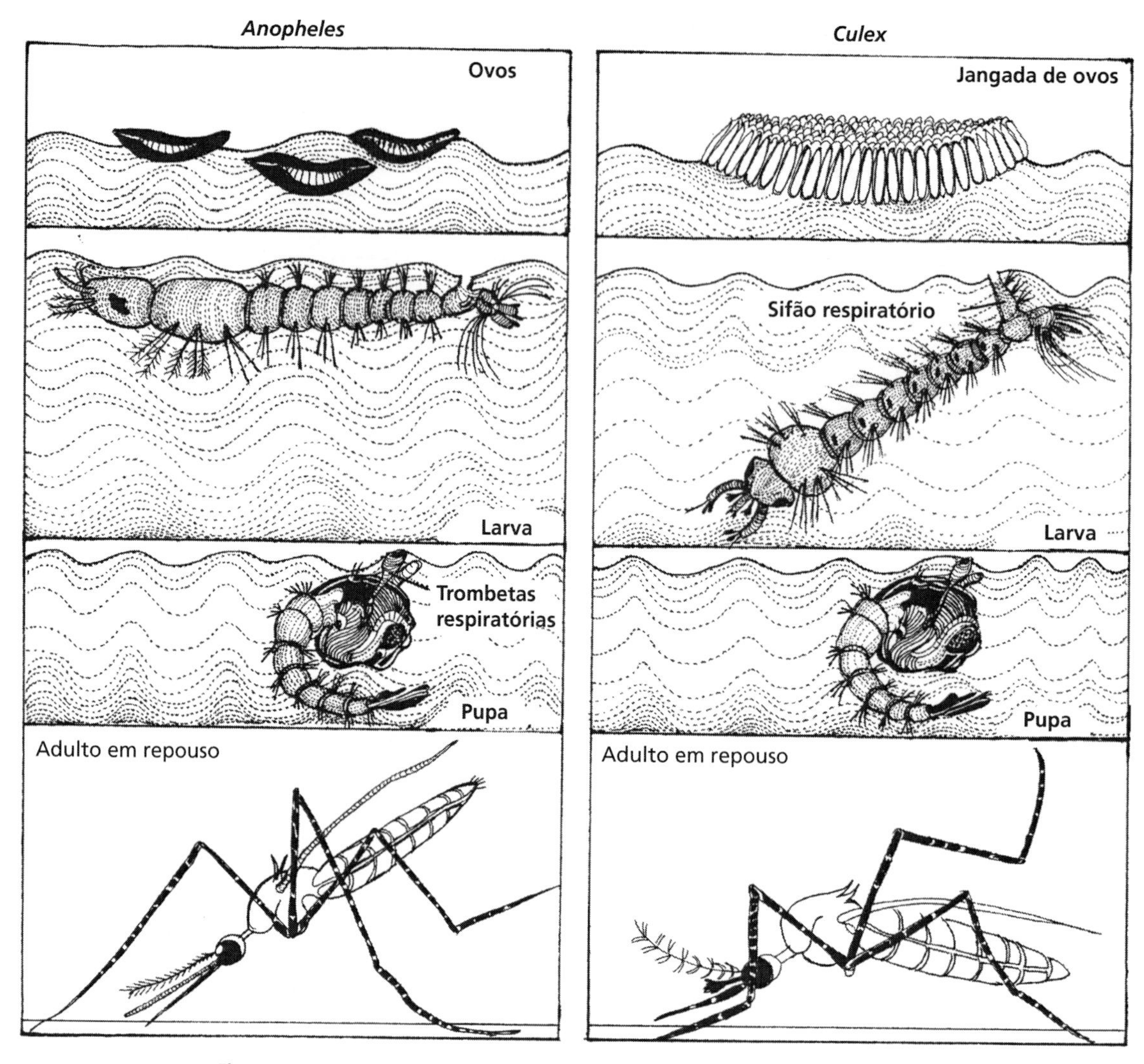

Figura 3.22 Comparativo entre os ciclos evolutivos de mosquitos anófeles e culicíneos.

de água. A eclosão depende da temperatura e ocorre após vários dias ou semanas, mas em algumas espécies de regiões temperadas, os ovos podem sobreviver ao inverno.

Todos os quatro estágios larvais são aquáticos e as larvas respiram por meio de um par de espiráculos situados ao final do sifão respiratório.

SUBFAMÍLIA ANOPHELINAE

Anopheles spp.

Descrição. Adultos vivos dessa subfamília podem ser prontamente distinguidos de Culicinae, como *Aedes* e *Culex*, quando em repouso sobre uma superfície plana. Ao pousarem, mosquitos anófeles mantêm probóscide, cabeça, tórax e abdome em uma linha reta e em ângulo com a superfície (Figura 3.22). Os palpos de fêmeas de mosquitos anófeles são longos e retos, assim como as probóscides. O abdome de *Anopheles* tem pelos, mas não escamas.

Ciclo evolutivo. Os ovos têm coloração escura e formato de canoa, e têm flutuadores laterais característicos que os impedem de afundar e mantêm sua orientação na água. A eclosão, em geral, ocorre em 2 ou 3 dias e os ovos não sobrevivem à dessecação. A maioria das larvas de *Anopheles* fica paralela à superfície da água e respira por meio de um par de espiráculos no penúltimo segmento abdominal.

SUBORDEM BRACHYCERA

Os Brachycera são a maior subclasse dos Diptera e consistem em, aproximadamente, 120 famílias. Sua característica mais marcante é a menor segmentação da antena. A organização de subgrupos dentro da subordem Brachycera é fonte de muita confusão e controvérsia, com muitos nomes que eram usados historicamente caindo em desuso.

A família Tabanidae é uma das maiores da ordem Diptera, tendo, aproximadamente, 8.000 espécies distribuídas em 30 gêneros, sendo que desses, apenas três são de importância veterinária: *Tabanus* (mosca-de-cavalos), *Haematopota* e *Chrysops* (mosca dos cervos). Espécies do gênero *Tabanus* são encontradas em todo o mundo; *Haematopota* apresenta distribuição paleártica, tropical africana e oriental; espécies do gênero *Chrysops* são amplamente holoárticas e orientais.

Outros grupos de moscas de importância veterinária nessa ordem são distribuídas em três superfamílias: **Muscoidea**, **Hippoboscoidea** e **Oestroidea**. Cada uma das superfamílias Muscoidea e Hippoboscoidea contêm duas famílias de importância veterinária, **Muscidae** e **Faniidae** e **Hippoboscidae** e **Glossinidae**, respectivamente. A superfamília Oestroidea contém três famílias de interesse veterinário, **Oestridae**, **Calliphoridae** e **Sarcophagidae**, espécies que, a princípio, são associadas a **miíases**, ou seja, à infestação dos tecidos de um hospedeiro vivo por larvas de mosca.

Há dois tipos básicos de aparelho bucal funcional presentes em moscas adultas de interesse veterinário. O aparelho bucal esponjoso é usado para alimentação em filmes líquidos, sendo encontrado em grupos como a mosca-doméstica, mosca-varejeira e 'mosca da face'. Aparelho bucal picador é usado para perfurar a pele e beber o sangue, estando presente em grupos como a mosca-dos-estábulos, mosca dos chifres e mosca-tsé-tsé.

No aparelho bucal do tipo esponjoso, como visto na mosca-doméstica, a probóscide é um tubo alimentar alongado, composto por um **rostro** basal que sustenta os palpos maxilares, um **haustelo** mediano flexível composto por um lábio e labro semelhante a abas, além da **labela** apical (Figura 3.23). Mandíbulas e maxila estão ausentes. O labro e a hipofaringe localizam-se dentro de um sulco flexível anterior no lábio. As labelas são órgãos que atuam como esponjas, e cuja superfície interna é composta por sulcos chamados **pseudotraqueias**. Os sulcos estão posicionados em direção à **abertura oral**, conhecida como **prestomum**. Ao se alimentarem, a labela se expande pela pressão do sangue e se abre para expor sua superfície interna, sendo então aplicada ao filme líquido. O líquido flui para dentro dos sulcos por capilaridade e, então, é puxado para dentro do canal alimentar por ação de bombeamento muscular. Em repouso, as superfícies internas da labela estão em contato íntimo e são mantidas úmidas por secreções das glândulas salivares labiais.

A probóscide da mosca-doméstica é articulada, e pode ser recolhida para dentro da cápsula da cabeça quando não está sendo usada por meio da retração do rostro. Há alguns dentes diminutos que cercam o prestomum, e que podem ser usados para raspar diretamente o alimento. Esses dentes podem ser bem desenvolvidos e importantes para a alimentação de muitas espécies de Muscidae, por exemplo, *Hydrotaea irritans*. Os Diptera ancestrais, provavelmente, apresentavam aparelho bucal esponjoso como descrito anteriormente, sem mandíbulas e maxilas. No entanto, algumas espécies, tais como a mosca-dos-estábulos e a mosca-tsé-tsé evoluíram para apresentarem capacidade de sugar sangue e mostram modificações do aparelho bucal básico da mosca-doméstica que refletem esse comportamento.

Em Muscidae que se alimentam de sangue, a labela diminuiu de tamanho e a pseudotraqueia foi substituída por dentes afiados. O lábio alongou-se e circunda o labro e a hipofaringe (Figura 3.24). O rostro é menor e o haustelo rígido não pode ser retraído. Na alimentação, os dentes da labela perfuram a pele. Todo o lábio e labro-hipofaringe, que formam o canal alimentar, são inseridos na pele do hospedeiro. A saliva passa através de um ducto na hipofaringe e

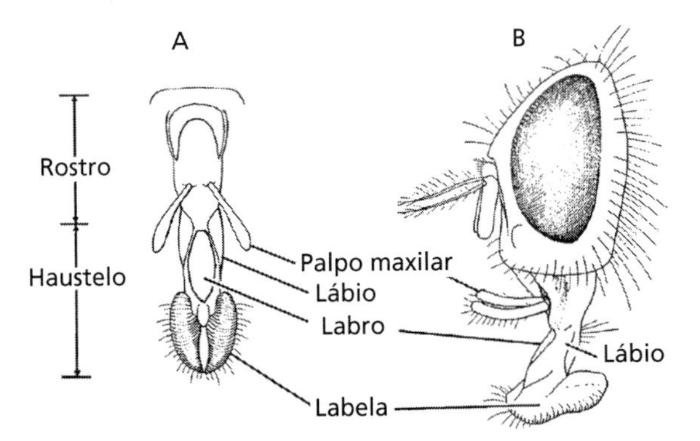

Figura 3.23 Cabeça e aparelho bucal de uma mosca-doméstica adulta em vista anterior (**A**) e vista lateral (**B**). As mandíbulas e maxilas foram perdidas, o labro diminuiu, e os palpos labiais expandiram-se para formar duas labelas carnudas. A labela é coberta por uma série de sulcos, chamados pseudotraqueias, ao longo das quais o líquido flui para a abertura oral por capilaridade. O lábio é flexível e o aparelho bucal pode ser retraído para dentro da cabeça. (Adaptada de Snodgrass, 1935.)

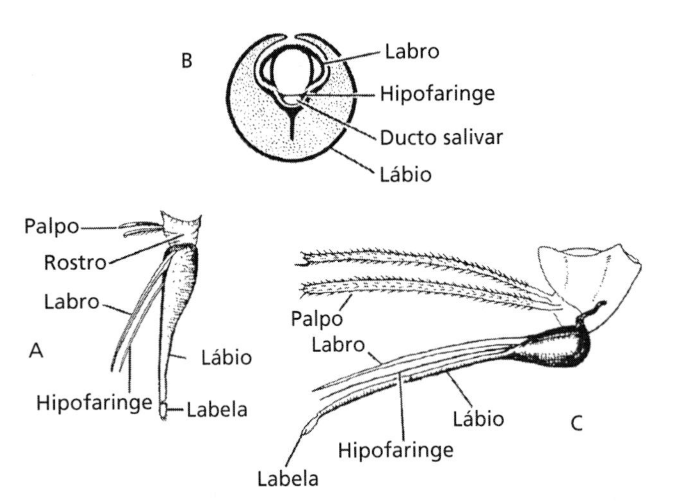

Figura 3.24 Aparelho bucal de uma mosca dos estábulos em vista lateral (**A**) e corte transversal (**B**). Probóscide e palpos de mosca-tsé-tsé (**C**). (Fonte: Newstead *et al.*, 1924.)

o sangue é sugado para dentro do canal alimentar. Variações desse padrão geral oscilam de aparelhos bucais robustos da mosca-dos-estábulos a aparelhos bucais delicados, como da mosca-tsé-tsé.

As larvas apresentam cabeça pobremente definida, são móveis e assemelham-se a vermes, com frequência sendo chamadas de gusanos (Figura 3.25). A larva madura sofre muda e torna-se pupa sobre ou dentro do solo, em um casulo pupal duro formado pelo último tegumento larval que não é liberado, e que é conhecido como pupário. A pupa, em geral, é imóvel.

FAMÍLIA TABANIDAE

Espécies da família Tabanidae são também conhecidas como mosca-de-cavalos, mosca dos cervos ou mutuca. A dor infligida por sua picada ocasiona alimentação interrompida e, como consequência,

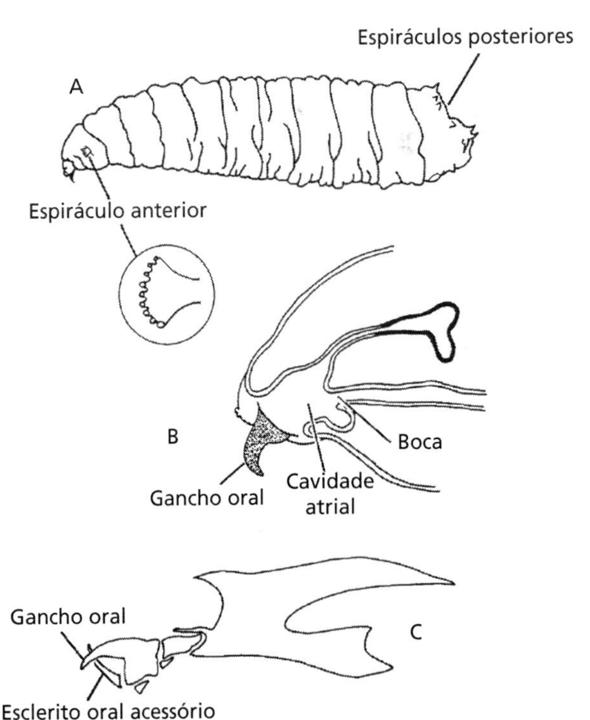

Figura 3.25 Estrutura de larva de mosca Cyclorrhapha. **A.** Vista lateral com detalhes do espiráculo anterior. (Adaptada de Hall e Smith, 1993.) **B.** Corte transversal através da cabeça e aparelho bucal. **C.** Esqueleto cefalofaríngeo.

as moscas podem se alimentar de uma sucessão de hospedeiros e, dessa forma, atuarem como importantes vetores mecânicos de patógenos como os tripanosomas.

Essas moscas são grandes e possuem antenas grossas que, em geral, consistem em apenas três segmentos, sendo que o último, com frequência, apresenta anéis (Figura 3.14). Os palpos maxilares, em geral, são posicionados rostralmente e as asas apresentam veias cruzadas. As fêmeas usam seu aparelho bucal picador-sugador para perfurarem a pele do hospedeiro e se alimentarem do *pool* de sangue que se acumula na região. Os ovos são postos na vegetação sobre lama ou água rasa, e eclodem em grandes larvas carnívoras com cabeça pouco definida, porém retrátil. Assim como os Nematocera, tanto a larva quanto a pupa são móveis e aquáticas e, com frequência, são encontradas na lama.

Tabanus, *Chrysops* e *Haematopota*

Descrição, adulto. São moscas picadoras de tamanho médio a grande, com até 25 mm de comprimento e envergadura de até 65 mm. A cabeça é grande e a probóscide, proeminente. Em geral, elas têm coloração escura, mas podem apresentar muitas listras ou manchas coloridas no abdome ou tórax e, mesmo os grandes olhos, que são dicópticos nas fêmeas e holópticos nos machos, podem ser coloridos. A coloração das asas e as antenas curtas, robustas e com três segmentos e que não possuem arista, são úteis na diferenciação dos três principais gêneros dos Tabanidae (Figura 3.26).

O aparelho bucal, que é adaptado para picar/sugar, é curto e forte e sempre aponta para baixo (Figura 3.27). O lábio robusto é mais proeminente, e é encaixado dorsalmente para incorporar as demais partes do aparelho bucal, coletivamente chamado de fascículo picador. O lábio também apresenta uma expansão terminal como um par de labelas grandes, que carreiam tubos chamados pseudotraqueias, através dos quais o sangue ou líquidos das feridas são aspirados. O fascículo picador, que cria a ferida, consiste em seis elementos: o labro superior afiado, a hipofaringe com seu ducto salivar, um par de maxilas semelhantes a uma lima e um par de mandíbulas de ponta grossa. Moscas-machos não apresentam mandíbulas e, dessa forma, não conseguem ingerir sangue, se alimentando assim de melado e sucos das flores.

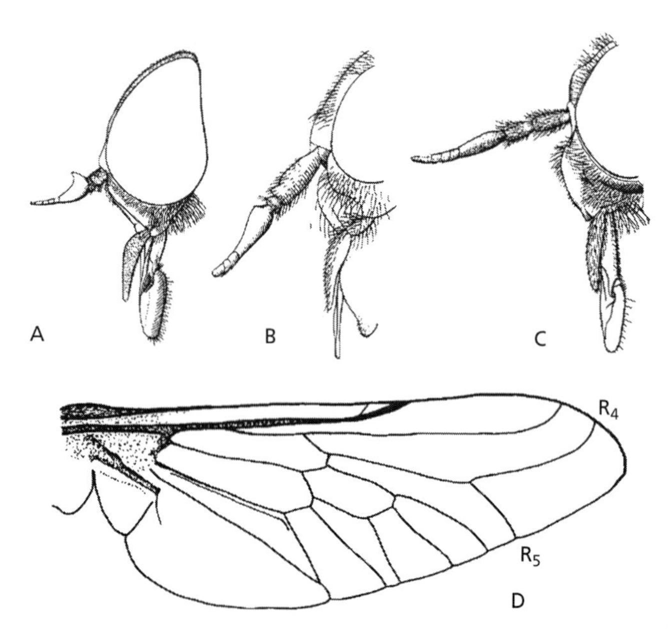

Figura 3.26 Antenas de *Tabanus* (**A**), *Haematopota* (**B**) e *Chrysops* (**C**). Venação da asa de Tabanidae (**D**). (Fonte: Smart, 1943.)

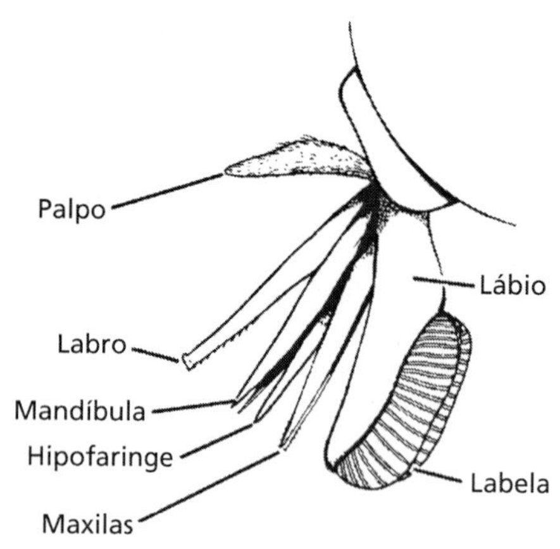

Figura 3.27 Aparelho bucal picador e sugador de uma fêmea de mosca tabanídea.

Descrição, larvas. As larvas têm formato de fuso, de coloração esbranquiçada e são claramente segmentadas. A cutícula apresenta estrias longitudinais distintas. As larvas maduras podem ter de 15 a 30 mm de comprimento. Há uma cápsula cefálica distinta e mandíbulas mordedoras fortes. Segmentos abdominais apresentam estruturas não segmentadas semelhantes a pernas (pseudópodes) para locomoção (quatro pares em *Tabanus* e três pares em *Chrysops*). Um sifão respiratório posterior distinto, em geral, está presente, e pode ser muito alongado.

Ciclo evolutivo. Após o repasto sanguíneo, as fêmeas realizam postura de lotes de 100 a 1.000 ovos de coloração creme a acinzentada, com formato de charuto, medindo 1 a 2,5 mm de comprimento sob a vegetação ou em pedras, em geral, em áreas enlameadas ou pantanosas. Os ovos eclodem em 1 a 2 semanas, e as larvas de formato cilíndrico usam um espinho especial para saírem da casca do ovo. As larvas pobremente diferenciadas caem na lama ou na água; têm 1 a 60 mm de comprimento e apresentam 11 segmentos. Elas são reconhecidas como tabanídeos pela sua pequena cabeça negra retrátil e pelos anéis proeminentes ao redor dos segmentos do corpo, sendo que, em sua maioria, esses segmentos apresentam pseudópodes. Elas também apresentam uma estrutura em seu último segmento que ocorre exclusivamente em larvas de tabanídeos, conhecida como órgão de Graber, cuja função é, provavelmente, sensorial. Elas são vagarosas e se alimentam de matéria orgânica ou por predação de pequenos artrópodes, incluindo outras larvas de tabanídeos. Em condições ótimas, o desenvolvimento das larvas ocorre em 3 meses, mas, se o inverno tiver início, esse crescimento pode se estender por até 3 anos. A pupa subcilíndrica tem coloração castanha, os segmentos abdominais são móveis e a parte anterior dos apêndices do adulto pode ser distinguida. Larvas maduras pupam enquanto parcialmente enterradas na lama ou no solo e as moscas adultas emergem após 1 a 3 semanas. Na maioria das espécies, os machos completam o estágio de pupa antes das fêmeas. Após emergirem, os machos perseguem as fêmeas e o acasalamento, que tem início no ar, se completa no solo. Moscas adultas apresentam grande capacidade para voo e, em geral, têm hábitos diurnos. Todo o ciclo evolutivo leva, no mínimo, 4 a 5 meses ou mais, caso o crescimento larval se prolongue.

Populações de moscas adultas apresentam flutuação sazonal tanto em áreas temperadas quanto tropicais. Em clima temperado, os adultos morrem no outono e são substituídos por novas populações na primavera e verão seguintes, enquanto em áreas tropicais seu número é apenas reduzido na estação seca, com aumento no início da estação chuvosa.

Embora as fêmeas adultas se alimentem principalmente de sangue dos seus hospedeiros, se um hospedeiro apropriado não estiver disponível, elas consomem seiva de plantas (que constitui a principal fonte de alimento para os machos, que não possuem mandíbulas). Tipicamente, elas picam algumas vezes em regiões diferentes antes de se saciarem, e as feridas criadas continuam a sangrar, podendo atrair outras moscas. Os adultos alimentam-se, aproximadamente, a cada 3 h durante o dia e, entre repastos, descansam sob folhas ou em pedras e árvores.

Tabanus (mosca-de-cavalos)

Espécies do gênero *Tabanus* apresentam asas transparentes. A presença de antenas características – curtas, robustas, com três segmentos e que não contêm arista, também é útil na diferenciação dos gêneros. Os dois primeiros segmentos da antena são pequenos, o segmento terminal apresenta projeções semelhantes a dentes na sua parte basal e quatro anéis (Figura 3.26A).

Chrysops (mosca-de-cavalos, mosca dos cervos)

Chrysops apresentam asas com faixas escuras, que são divergentes quando em repouso. A venação da asa é característica, em especial a ramificação da quarta veia longitudinal (Figura 3.26D).

Haematopota (mosca-de-cavalos, mutuca)

Haematopota apresenta, caracteristicamente, asas mosqueadas que ficam em posição divergente quando em repouso. O primeiro segmento da antena é grande e o segundo é mais estreito, enquanto o segmento terminal apresenta três anéis (Figura 3.26B).

FAMÍLIA MUSCIDAE

Essa família contém muitos gêneros de moscas picadoras e não picadoras, sendo os últimos, em geral, conhecidos como moscas irritantes. Como grupo, elas podem ser responsáveis por "ataques de moscas" em animais de produção e algumas espécies são vetores importantes de doenças bacterianas, bem como de helmintos e protozoários para animais. Os principais gêneros de importância veterinária são *Musca* (mosca-doméstica e moscas relacionadas), *Stomoxys* (mosca-dos-estábulos), *Haematobia* (mosca dos chifres, mosca dos búfalos) e *Hydrotaea* (mosca do suor e da cabeça).

Musca

O gênero *Musca* contém, aproximadamente, 60 espécies, das quais a mosca-doméstica, *Musca domestica*, e a mosca da face, *Musca autumnalis*, são de particular importância. *Musca sorbens*, a mosca da feira, está espalhada por toda a África e Ásia, e a *Musca vetustissima*, a mosca dos arbustos, é uma peste importante na Austrália. Os adultos apresentam coloração não metálica, preto fosco, cinza ou castanho. A venação detalhada da asa tem importância taxonômica na diferenciação entre *Musca* e moscas similares que pertencem a outros gêneros, como *Fannia*, *Morellia* e *Muscina* e na identificação de espécies diferentes de *Musca*. Em moscas desse gênero, a veia M da asa desvia-se para frente em uma curva acentuada e termina na borda da asa, próximo ao final da veia R_{4+5}, com a distância entre os dois finais não sendo maior que o comprimento da veia transversal r-m (Figura 3.28B).

Musca domestica (mosca-doméstica)

Descrição. Fêmeas adultas de *Musca domestica* têm 6 a 8 mm de comprimento, machos adultos têm 5 a 6 mm, e sua coloração varia de cinza claro a cinza escuro. O tórax, em geral, é cinza com quatro listras longitudinais escuras, e há uma curva acentuada para cima na quarta veia longitudinal da asa (Figura 3.28A). O abdome tem cor de fundo amarelo-acastanhado com uma listra preta longitudinal mediana. Os olhos são avermelhados e o espaço entre eles pode ser usado para determinar o sexo do espécime, uma vez que, em fêmeas, esse espaço é quase duas vezes maior que em machos. A ponta das aristas é plumosa bilateralmente.

Ciclo evolutivo. As moscas-fêmeas realizam postura de lotes de até 150 ovos de coloração creme com, aproximadamente, 1 mm de comprimento, formato de banana, em fezes úmidas ou matéria orgânica apodrecida. A superfície dorsal dos ovos apresenta dois espessamentos curvos semelhantes a costelas. Lotes de ovos são colocados a intervalos de 3 a 4 dias por toda a vida. Em temperatura ótima, os ovos eclodem em 12 a 24 h, produzindo larvas esbranquiçadas, segmentadas, cilíndricas com um par de pequenos ganchos orais anteriores. A presença de alta umidade no esterco favorece sua sobrevida. Na borda posterior da larva há um par de espiráculos respiratórios cujo formato e estrutura permitem diferenciação de gênero e espécie (Figura 3.28C). Os três estágios larvais alimentam-se de matéria orgânica em decomposição e crescem até 10 a 15 mm de comprimento em 3 a 7 dias sob condições favoráveis. Temperaturas de 30 a 37°C são ótimas para o desenvolvimento larval, embora, conforme as larvas amadurecem, sua tolerância à temperatura aumente. Larvas maduras movem-se então para áreas mais secas ao redor do seu hábitat e pupam, formando um "casulo" ou pupário rígido e de coloração castanho-escura com formato de barril. A mosca adulta emerge após 3 a 26 dias, dependendo da

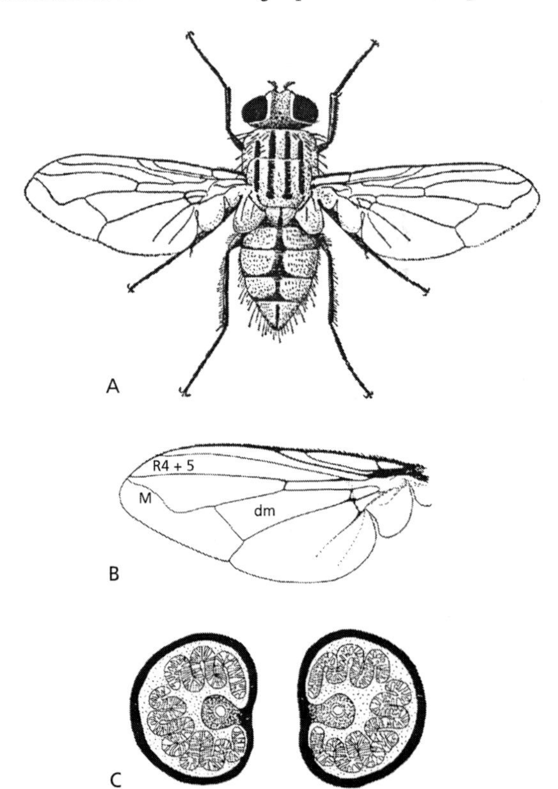

Figura 3.28 A. Fêmea de mosca-doméstica. **B.** *Musca domestica*. **C.** Venação da asa típica de espécies de *Musca*, mostrando a curva acentuada da veia M, que termina próximo a R_{4+5}. **D.** Espiráculos posteriores da larva de terceiro estágio. (Adaptada de Smart, 1943.)

temperatura; o acasalamento e a oviposição ocorrem alguns dias após. O tempo total de crescimento de ovo a mosca adulta pode ser tão curto quanto 8 dias a temperaturas de 35°C, mas é mais longo a temperaturas mais baixas. Em regiões temperadas, uma pequena proporção de pupas ou larvas pode sobreviver ao inverno, mas, com maior frequência, as moscas adultas sobrevivem ao inverno por meio da hibernação.

Musca autumnalis (mosca da face)

Descrição. *Musca autumnalis* é muito similar à *M. domestica* em tamanho e aparência, embora o abdome da fêmea seja mais escuro, enquanto, no macho, os tergitos 2 e 3 sejam tipicamente amarelo-alaranjados lateralmente. As fêmeas adultas de *Musca autumnalis* têm 6 a 8 mm de comprimento, e os machos adultos, 5 a 6 mm, e sua coloração varia de cinza claro a cinza escuro. O tórax, em geral, é cinza com quatro listras longitudinais e há uma curva acentuada para cima na quarta veia longitudinal da asa. O abdome tem coloração de fundo castanho-amarelado com uma listra preta longitudinal mediana. Os olhos são avermelhados e o espaço entre eles pode ser usado para determinar o sexo do espécime, uma vez que, em fêmeas, esse espaço é quase duas vezes maior que em machos. A ponta das aristas é plumosa bilateralmente. Os ovos de *M. autumnalis* apresentam um corno respiratório terminal.

Ciclo evolutivo. As moscas da face *Musca autumnalis* reúnem-se em grandes grupos na face de bovinos. Elas se alimentam de secreções oculares, nasais e orais, bem como de sangue de feridas deixadas por outras moscas, como tabanídeos. Elas ovipõem logo abaixo da superfície de esterco de bovinos em até 15 min após a defecação. Os ovos de *M. autumnalis* têm, aproximadamente, 3 mm de comprimento e possuem um pequeno orifício respiratório. Eles são depositados de forma que o orifício respiratório e cada ovo se projete acima da superfície do esterco. Assim como a *M. domestica*, as larvas passam por três estágios em, aproximadamente, 1 semana, antes de penetrarem no solo e puparem, formando um pupário de coloração esbranquiçada. Gerações que nascem no verão requerem, aproximadamente, 2 semanas para completarem seu ciclo evolutivo, o que permite muitas gerações por estação. As moscas da face preferem a luz solar e, em geral, não acompanham o gado até os estábulos ou áreas de sombra. Os adultos apresentam grande capacidade de voo e podem se mover entre rebanhos muito distantes. As moscas da face adultas sobrevivem ao inverno agrupando-se no interior de instalações das fazendas em resposta ao fotoperíodo curto.

Musca sorbens e *Musca vetustissima*

Descrição. Moscas adultas apresentam duas listras longitudinais largas no tórax e o primeiro segmento abdominal é preto.

Musca crassirostris

Descrição. Moscas adultas têm 5,5 a 7,5 mm de comprimento e sua coloração varia de cinza claro a cinza escuro. Há quatro listras longitudinais escuras distintas no tórax e o abdome acinzentado tem muitas manchas claras e escuras.

Ciclo evolutivo. *Musca crassirostris* não é um parasita obrigatório, mas pode se alimentar de uma ampla variedade de secreções e é atraída especialmente por feridas. As fêmeas realizam postura de lotes de até 100 ovos nas fezes ou matéria orgânica em decomposição. Os ovos eclodem para produzir larvas esbranquiçadas, segmentadas e cilíndricas (gusanos). Os três estágios larvais alimentam-se de matéria orgânica em decomposição e amadurecem em 3 a 7 dias sob condições apropriadas. As larvas então movem-se para áreas mais secas ao redor do seu hábitat e pupam. As moscas adultas emergem após 3 a 26 dias, dependendo da temperatura.

Stomoxys

Esse gênero contém, aproximadamente, 18 espécies, das quais a mais comum é *Stomoxys calcitrans*. *Stomoxys niger* e *Stomoxys sitiens* podem substituir *S. calcitrans* como pragas importantes em regiões da África tropical e em partes da Ásia. Embora elas possam ser pragas em algumas regiões, não atuam como vetores importantes de doenças. Ainda assim, sua picada é dolorosa, elas atacam cães e podem ter enorme impacto econômico na saúde e produtividade de bovinos, constituindo uma das pragas disseminadas mundialmente a atacar essa espécie com maior relevância econômica.

Ciclo evolutivo. Tanto a fêmea quanto o macho alimentam-se de sangue. A fêmea realiza postura de lotes de 25 a 50 ovos, que se assemelham aos ovos de mosca-doméstica, no esterco e em matéria orgânica vegetal no solo, como feno e palha contaminados com urina. Os ovos têm coloração branco-amarelada, com um sulco longitudinal de um lado e medem, aproximadamente, 1 mm de comprimento. Os ovos eclodem em 1 a 4 dias, ou em mais tempo em locais de clima frio, e as larvas se desenvolvem em 6 a 30 dias. O estágio de pupa ocorre em locais mais secos e leva de 6 a 9 dias, podendo demorar mais tempo em locais mais frios. Condições ótimas para a pupação envolvem escuridão total e temperatura de, aproximadamente, 27°C. O pupário é castanho e tem, aproximadamente, 6 mm de comprimento. O ciclo evolutivo completo de ovo a mosca adulta pode levar de 12 a 60 dias, dependendo principalmente da temperatura.

Após emergirem, as fêmeas adultas requerem vários repastos sanguíneos antes que a maturação dos ovários e a oviposição tenham início (em geral, após 9 dias). Se privadas de repasto sanguíneo nos primeiros dias após emergirem, o desenvolvimento ovariano é retardado e as fêmeas produzem menos ovos e de tamanho menor. Em regiões temperadas, as moscas podem sobreviver ao inverno como larvas ou pupas, enquanto em regiões tropicais, a reprodução ocorre continuamente ao longo do ano.

Moscas-dos-estábulos podem dobrar seu peso corporal durante a alimentação. Após um repasto sanguíneo, as moscas movem-se para locais de descanso, como parede de celeiros, cercas ou árvores.

Stomoxys calcitrans (mosca-dos-estábulos)

Descrição, adulto. Superficialmente, *Stomoxys calcitrans* assemelha-se à mosca-doméstica *M. domestica*, apresentando tamanho similar (aproximadamente 7 a 8 mm de comprimento) e tórax cinza com quatro listras longitudinais escuras. Seu abdome, no entanto, é mais curto e mais largo que o de *M. domestica*, com três pontos escuros no segundo e terceiro segmentos abdominais. A veia da asa M_{1+2} curva-se sutilmente para frente e a célula R é aberta, terminando sobre ou atrás do ápice da asa. Provavelmente, o método mais simples para distinguir a mosca-dos-estábulos da *M. domestica* e de outros gêneros de muscídeos não picadores é pela avaliação da probóscide, que em *Stomoxys* é conspícua e projetada para frente (Figura 3.29A). Moscas-dos-estábulos podem ser distinguidas de muscídeos picadores do gênero *Haematobia* por seu tamanho maior e palpos muito menores.

Descrição, larvas. As larvas de *Stomoxys* podem ser identificadas pela avaliação dos espiráculos posteriores, que são relativamente bem separados; cada um apresenta três fendas em formato de S.

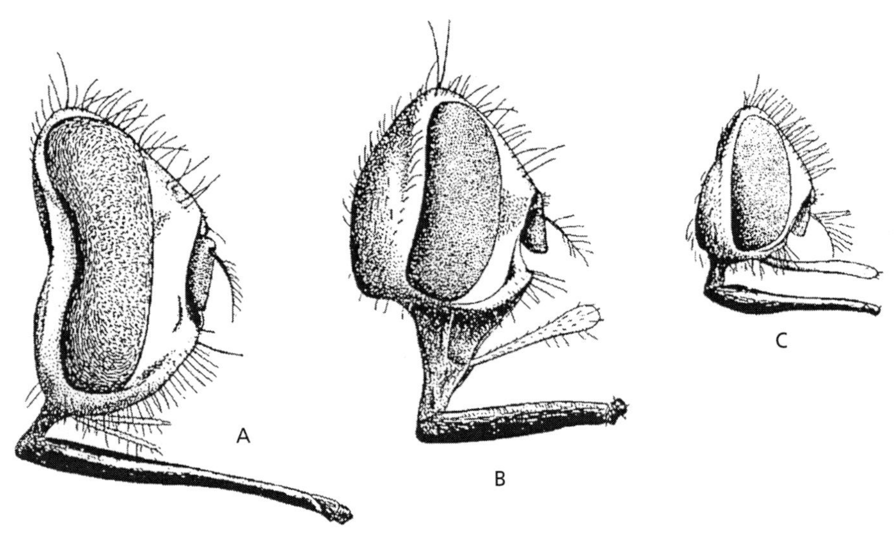

Figura 3.29 Vista lateral da cabeça de Muscidae hematófagos: *Stomoxys calcitrans* (**A**); *Haematobia stimulans* (**B**); *Haematobia irritans* (**C**). (Fonte: Edwards *et al.*, 1939.)

Haematobia

Moscas preto-acinzentadas hematófagas com aparência semelhante à da mosca-dos-estábulos. Há duas espécies comuns em regiões temperadas, a mosca dos chifres, *Haematobia irritans* (sin. *Lyperosia irritans*), encontrada na Europa e nos EUA, e a *Haematobia stimulans*, apenas na Europa. *Haematobia irritans exigua* (mosca dos búfalos) ocorre na Ásia e Austrália, e *Haematobia minuta* na África. O gênero *Lyperosia* é um sinônimo. Elas podem ter um impacto econômico enorme na saúde e produtividade de bovinos, sendo uma das pragas de maior importância econômica disseminadas pelo mundo para essa espécie.

Ciclo evolutivo. Contrariamente a outros muscídeos, essas moscas, em geral, permanecem em seu hospedeiro, deixando-o apenas para voarem para outro hospedeiro ou, no caso das fêmeas, realizarem postura em fezes frescas. A postura é realizada em grupos de quatro a seis ovos, em geral em fezes frescas ou no solo imediatamente abaixo delas. Esses ovos eclodem rapidamente se a umidade for suficientemente alta; as larvas podem amadurecer em períodos tão curtos quanto 4 dias quando a umidade é adequada e a temperatura encontra-se por volta dos 27°C. Temperaturas baixas e o clima seco retardam o desenvolvimento das larvas e matam os ovos. O período de pupa é de, aproximadamente 6 a 8 dias e, ao emergirem, as moscas adultas procuram por seu hospedeiro e nele permanecem. Moscas dos chifres sobrevivem ao inverno como pupas no solo, abaixo do estrume, e emergem como adultos na primavera seguinte.

Haematobia irritans

Subespécies. *Haematobia irritans irritans*, *Haematobia irritans exigua*.

Sinônimo. *Lyperosia irritans*.

Descrição, adulto. Os adultos têm 3 a 4 mm de comprimento e, em geral, são de cor cinza com muitas listras escuras no tórax. Diferentemente de *Musca*, a probóscide é mantida para frente e, diferentemente de *Stomoxys*, os palpos são robustos e tão longos quanto a probóscide (Figura 3.29C). Em *Haematobia irritans*, os palpos são cinza escuro. Ovos têm 1 a 1,5 mm de comprimento e são colocados em fezes frescas.

Descrição, larvas. As larvas cilíndricas são branco-amareladas e, em geral, têm 7 mm de comprimento e dois espiráculos posteriores em formato de D. O pupário é fosco, castanho-avermelhado e com 3 a 4 mm de comprimento.

Haematobia minuta

Sinônimo. *Lyperosia minuta*.

Descrição. Os adultos têm até 4 mm de comprimento. Em geral, eles apresentam coloração cinza, com muitas listras escuras no tórax.

Haematobia stimulans

Sinônimo. *Haematobosca irritans*.

Descrição. Assim como a *Haematobia irritans*, exceto pelos palpos que são amarelos (Figura 3.29B).

Hydrotaea

A mosca do suor ou da cabeça é bastante semelhante a *Musca*. O gênero contém uma espécie importante, *Hydrotaea irritans*, a mosca da cabeça dos ovinos.

Ciclo evolutivo. Moscas adultas preferem locais calmos e são encontradas próximo a bosques e plantações, com o pico do número de moscas ocorrendo no alto verão. A postura é realizada em matéria orgânica vegetal ou fezes; os ovos eclodem e desenvolvem-se em larvas maduras na chegada do outono. Cada fêmea produz um ou dois lotes de, aproximadamente, 30 ovos durante a vida. Larvas de terceiro estágio podem ser predatórias de outras larvas. Essas larvas entram em diapausa (parada temporária no desenvolvimento) até a primavera seguinte, quando a pupação ocorre e o crescimento se completa, e uma nova geração de adultos emerge no início do verão. Dessa forma, há apenas uma geração de moscas da cabeça a cada ano, com pico de populações ocorrendo no verão.

Hydrotaea irritans (mosca da cabeça)

Descrição. *Hydrotaea irritans*, em geral, apresenta tamanho e aparência similares a muitas espécies de *Musca*, com os adultos medindo

4 a 7 mm de comprimento. Ela é caracterizada por abdome verde-oliva e coloração laranja-amarelada na base das asas. O tórax é preto com manchas cinza.

FAMÍLIA FANIIDAE

Essa família contém, aproximadamente, 250 espécies, das quais as espécies do gênero *Fannia* são importantes como pragas que estressam os rebanhos.

Fannia

Espécies de *Fannia*, em geral, têm aparência semelhante à da mosca-doméstica, mas são mais delgadas e menores, com 4 a 6 mm de comprimento. A quarta veia longitudinal da asa é reta (e não curvada, como na mosca-doméstica) (Figura 3.30A).

Ciclo evolutivo. *Fannia* se reproduz em uma ampla variedade de matéria orgânica em decomposição, especificamente excrementos de galinhas, humanos, equinos e bovinos. O ciclo evolutivo é típico, com três estágios larvais, seguidos de pupa e adulto. O ciclo evolutivo completo requer 15 a 30 dias.

Fannia canicularis

Descrição. *Fannia canicularis* tem coloração acinzentada a quase preta, com três listras longitudinais escuras no dorso do tórax. Os palpos são pretos, e as aristas são lisas.

Fannia scalaris

Descrição. Assim como a *F. canicularis*, exceto pelos halteres, que são amarelos.

Fannia benjamini

Descrição. Assim como a *F. canicularis*, exceto pelos palpos, que são amarelos.

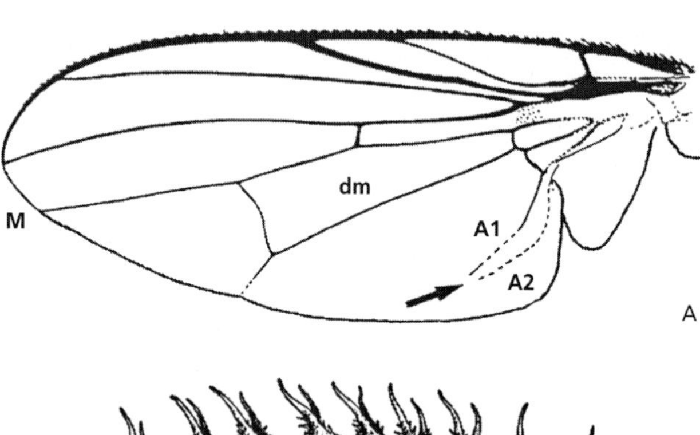

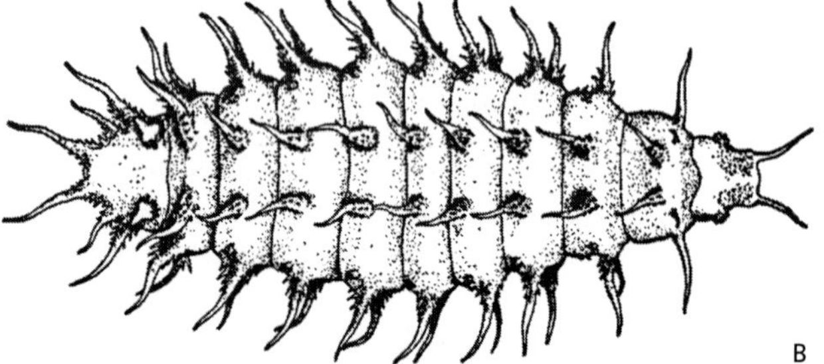

Figura 3.30 A. Venação da asa típica de espécies de *Fannia*, mostrando a convergência característica das veias anais. **B.** Larva de terceiro estágio da mosca *Fannia canicularis*. (Fonte: Zumpt, 1965.)

FAMÍLIA HIPPOBOSCIDAE

Os Hippoboscidae (falsos carrapatos e moscas da floresta) são diferentes, apresentando corpo achatado dorsoventralmente e abdome com segmentos pouco distintos que, em geral, também é macio e coriáceo. Eles apresentam aparelho bucal picador-sugador, são parasitas de mamíferos e aves e apresentam uma garra forte nos seus pés, permitindo que eles se agarrem aos pelos ou penas dos hospedeiros. Há, aproximadamente, 200 espécies na família e elas tendem a ser ectoparasitas permanentes ou permanecerem em seus hospedeiros por períodos longos. Os quatro principais gêneros de importância veterinária são *Hippobosca, Melophagus, Lipoptena* e *Pseudolynchia*. Os Hippoboscidae apresentam pernas relativamente robustas, que consistem em um fêmur largo, tíbia achatada e tarsos curtos e compactos, com um ou mais dentes basais. Espécies que parasitam mamíferos podem ser distinguidas daquelas que parasitam aves por suas pernas mais curtas e robustas e garras tarsais mais pesadas.

Hippobosca

Muitas espécies desse gênero são parasitas comuns de bovinos e equinos em muitas regiões do mundo, onde sua atividade hematófaga pode ser extremamente prejudicial. As moscas têm, aproximadamente, 1 cm de comprimento e coloração castanho-avermelhada. Há duas asas, nas quais as veias distribuem-se muito próximo à borda anterior.

Espécies de *Hippobosca* de importância veterinária

Espécies	Nomes vulgares	Hospedeiros
Hippobosca equina	Mosca da floresta, mosca-piolho do cavalo	Principalmente equinos e bovinos, mas outros animais domésticos e aves podem ser atacados
Hippobosca camelina	Mosca do camelo	Camelos
Hippobosca maculata	Mosca-piolho dos cavalos e dos bovinos	Principalmente equinos e bovinos
Hippobosca variegata	Mosca-piolho do cavalo	Equinos e bovinos
Hippobosca rufipes	Mosca-piolho dos bovinos	Bovinos
Hippobosca longipennis	Mosca do cão	Cães e carnívoros silvestres

Hippobosca equina (mosca da floresta, mosca-piolho)

Descrição. Moscas adultas têm, aproximadamente, 10 mm de comprimento e, em geral, têm coloração de um tom castanho-avermelhado pálido com manchas amarelas sobre o abdome indistintamente segmentado. Elas apresentam um par de asas, nas quais as veias distribuem-se muito próximo à borda anterior (Figura 3.31). A maior parte da probóscide perfurante, em geral, permanece retraída sob a cabeça, exceto durante a alimentação. Moscas da floresta permanecem em seus hospedeiros por longos períodos, e seus locais preferidos de alimentação são o períneo e a região entre os membros pélvicos. Adultos de ambos os sexos são hematófagos. As larvas raramente são vistas e medem, aproximadamente, 5 mm de comprimento.

Ciclo evolutivo. Fêmeas grávidas deixam seu hospedeiro e depositam larvas maduras apenas no solo seco ou em húmus. Cada fêmea pode produzir apenas cinco a seis larvas durante sua vida. Essas larvas pupam quase imediatamente e, quando a pupação se completa, os adultos alados que recém-emergiram localizam

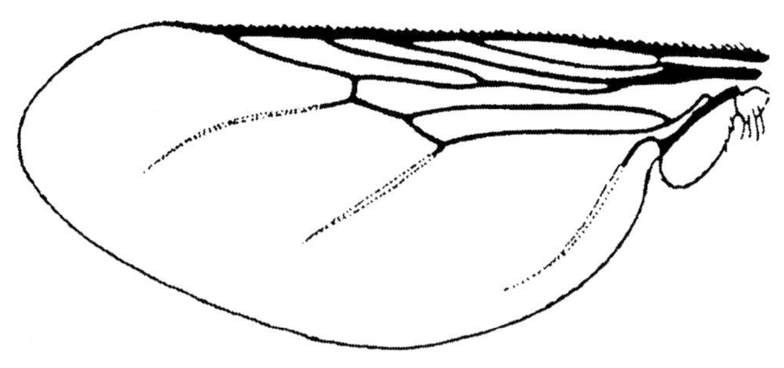

Figura 3.31 Venação da asa típica de espécies de *Hippobosca*, mostrando a característica de veias agrupadas na metade anterior das asas. (Fonte: Smart, 1943.)

um hospedeiro animal apropriado no qual eles se alimentam de sangue, permanecendo no hospedeiro por longos períodos. Em regiões temperadas, as moscas são mais abundantes nos meses de verão.

Hippobosca camelina

Descrição. Moscas adultas medem, aproximadamente, 10 mm de comprimento e, em geral, têm coloração de um tom castanho-avermelhado pálido com manchas amarelas sobre o abdome indistintamente segmentado. Elas apresentam um par de asas, nas quais as veias distribuem-se muito próximo à borda anterior. Adultos de ambos os sexos são hematófagos.

Ciclo evolutivo. Fêmeas grávidas maturam uma única larva dentro do oviduto. Quando plenamente desenvolvida, a larva de terceiro estágio é depositada sobre o hospedeiro. Essas larvas caem no solo e pupam quase imediatamente e, quando a pupação se completa, os adultos alados que recém-emergiram localizam um hospedeiro animal apropriado no qual eles se alimentam de sangue, permanecendo aí por longos períodos. Cada fêmea pode produzir apenas cinco a seis larvas durante sua vida.

Melophagus

Membros do gênero *Melophagus* são moscas picadoras sem asas, das quais *Melophagus ovinus* (falso carrapato das ovelhas) é a espécie mais importante.

Ciclo evolutivo. Esses insetos são ectoparasitas permanentes que vivem por vários meses alimentando-se do sangue de ovinos e, algumas vezes, de caprinos. Um único ovo é ovulado por vez. O ovo eclode dentro do corpo da fêmea e a larva é retida e nutrida dentro da fêmea durante os três estágios larvais, até que complete seu desenvolvimento. A larva madura produzida pela fêmea adere à lã, é imóvel e pupa imediatamente. A pupa apresenta 3 a 4 mm de comprimento, coloração castanha e é facilmente visível sobre o velo do animal. As pupas estarão completamente formadas em 12 h após a larviposição e são resistentes a tratamentos. No verão, os adultos emergem em, aproximadamente, 3 semanas, mas esse período pode ser consideravelmente mais longo no inverno. A cópula ocorre 3 a 4 dias após os adultos emergirem da pupa, e as fêmeas são capazes de produzir crias 14 dias após emergirem. Embora um acasalamento forneça esperma suficiente para toda a vida, normalmente ocorrem acasalamentos repetidos quando vários machos estão presentes. Uma fêmea produz entre 10 e 20 larvas durante sua vida. Populações de falso carrapato dos ovinos aumentam lentamente, uma vez que cada fêmea produz larvas a cada 10 a 12 dias, até um total de 15. Os adultos vivem apenas por períodos curtos fora de seus hospedeiros.

Espécie de *Melophagus* de importância veterinária

Espécie	Nome vulgar	Hospedeiro
Melophagus ovinus	Falso carrapato das ovelhas	Ovinos

Melophagus ovinus (falso carrapato das ovelhas)

Descrição. Moscas pilosas, castanhas, sem asas, com aproximadamente 5 a 8 mm de comprimento e com cabeça curta e larga, corpo achatado dorsoventralmente, tórax e abdome acastanhados (Figura 3.32; ver também Figura 9.68). O abdome é indistintamente segmentado e, em geral, é macio e coriáceo. Ambos os sexos são completamente ápteros e mesmo os halteres estão ausentes. Eles apresentam aparelho bucal picador-sugador e pernas fortes com garras que permitem que eles se agarrem à lã e aos pelos do hospedeiro.

Lipoptena

Os falsos carrapatos dos cervos, *Lipoptena cervi* na Europa e *Lipoptena depressa* na América do Norte, são parasitas comuns de cervos. Os adultos são alados ao emergirem, mas perdem suas asas ao encontrarem um hospedeiro apropriado (ver Figura 17.4). Os adultos ápteros podem ser diferenciados de *Melophagus* pela presença de halteres.

Ciclo evolutivo. Como todos os hipoboscídeos, as fêmeas adultas depositam uma única larva de terceiro estágio completamente desenvolvida enquanto sobre o hospedeiro. As pupas caem no solo e, após a pupação, os adultos que recém-emergiram devem encontrar um hospedeiro apropriado, alimentarem-se e acasalarem. Ambos os sexos são hematófagos.

Pseudolynchia

Um gênero de mosca-piolho que parasita aves.

Ciclo evolutivo. Fêmeas grávidas maturam larvas uma a uma. Cada fêmea pode produzir apenas cinco a seis larvas durante sua vida. Essas larvas pupam quase imediatamente após a larviposição

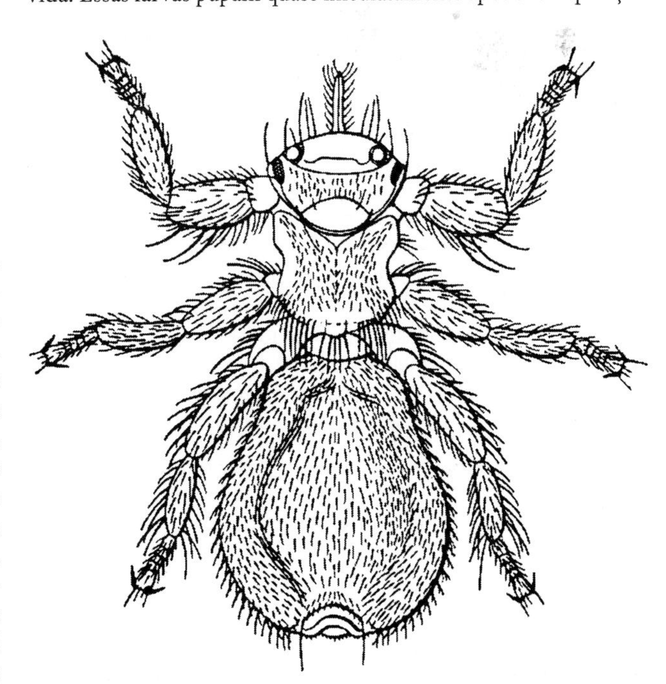

Figura 3.32 O falso carrapato das ovelhas, *Melophagus ovinus*.

e, quando a pupação se completa, os adultos alados que recém-emergiram localizam um hospedeiro animal apropriado no qual eles se alimentam de sangue, permanecendo aí por longos períodos. Em regiões temperadas, as moscas são mais abundantes nos meses de verão.

Espécie de *Pseudolynchia* de importância veterinária

Espécie	Nome vulgar	Hospedeiros
Pseudolynchia canariensis	Mosca-piolho dos pombos	Pombos e outras aves

Pseudolynchia canariensis

Descrição. Moscas adultas medem, aproximadamente, 10 mm de comprimento e, em geral, têm coloração de um tom castanho-avermelhado pálido com manchas amarelas sobre o abdome indistintamente segmentado. Elas apresentam um par de asas, nas quais as veias distribuem-se muito próximo à borda anterior. Adultos de ambos os sexos são hematófagos.

FAMÍLIA GLOSSINIDAE

O único gênero dessa família é o gênero *Glossina*, cujas espécies são conhecidas como moscas-tsé-tsé. Moscas-tsé-tsé são inteiramente restritas à África Subsaariana, e ambos os sexos se alimentam exclusivamente do sangue de vertebrados, sendo vetores importantes de tripanossomíase em animais e em humanos.

As 23 espécies conhecidas e oito subespécies de tsé-tsé podem ser distribuídas em três grupos, cada qual com hábitos e necessidades diferentes. O grupo *Glossina palpalis* inclui espécies ribeirinhas que se alimentam principalmente em répteis e ungulados. Moscas do grupo *G. morsitans* são espécies que vivem em áreas de savana e que se alimentam principalmente de animais de grande porte. Membros do grupo *G. fusca* vivem em regiões de floresta tropical, preferindo áreas sombreadas de vegetação densa e ribeirinhas. Espécies-chave dos grupos *fusca* e *palpalis* incluem *G. palpalis*, *G. austeni*, *G. fuscipes* e *G. tachinoides*, enquanto espécies-chave do grupo *morsitans* incluem *G. morsitans* e *G. palidipes*.

Glossina spp. (mosca-tsé-tsé)

Descrição. Em geral, moscas-tsé-tsé adultas apresentam corpo estreito, de coloração amarela a castanho-escuro, com 6 a 15 mm de comprimento e têm probóscide longa, rígida e projetada para frente (Figura 3.33; ver também Figura 17.5). Quando em repouso, as asas são mantidas sobre o abdome como lâminas de uma tesoura fechada. O tórax tem coloração castanho-esverdeado fosco e é marcado por listras e manchas pouco evidentes. O abdome é castanho, com seis segmentos que são visíveis dorsalmente (ver Figura 17.5). Moscas-tsé-tsé são facilmente distinguíveis de todas as outras moscas em razão do formato de cutelo característico da célula medial da asa (Figura 3.33B). As antenas têm três segmentos grandes, com arista que contém 17 a 29 pelos dorsais.

Não há maxilas ou mandíbulas no aparelho bucal de moscas-tsé-tsé e a longa probóscide é adaptada para picar e sugar. A probóscide é composta por um lábio inferior com formato de U, com labelas semelhantes a uma lima terminalmente e um labro superior mais estreito, que juntos criam o canal alimentar. Dentro desse canal alimentar está a hipofaringe delgada que carreia saliva e anticoagulante para dentro da ferida formada durante a alimentação. A probóscide é mantida horizontalmente entre palpos longos, que são de espessura igual por toda a sua extensão.

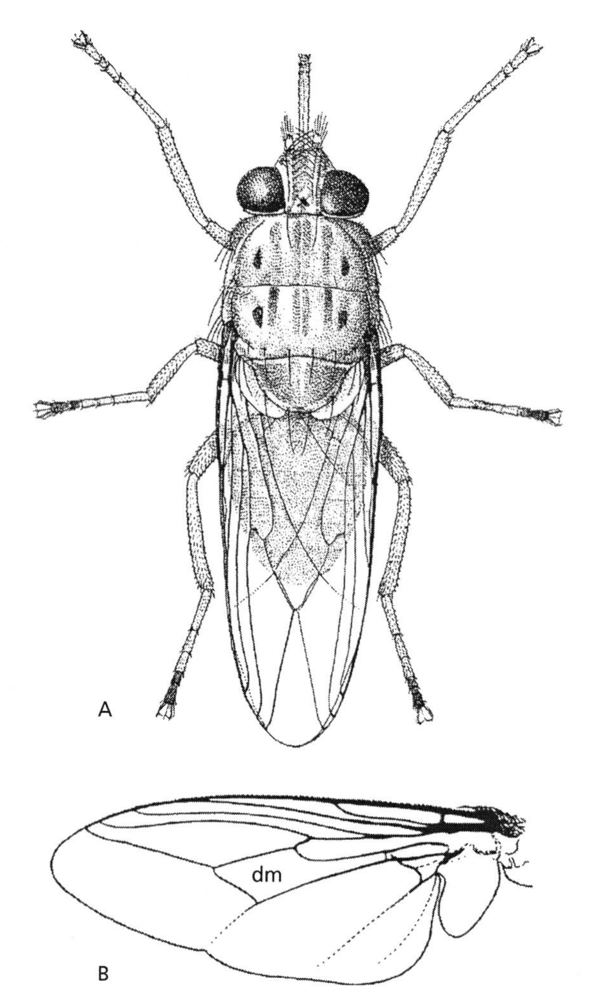

Figura 3.33 A. Mosca-tsé-tsé-macho, *Glossina longipennis*. **B.** Venação da asa típica de espécies de *Glossina*, mostrando o formato de cutelo característico da célula dm. (Fonte: Smart, 1943.)

Ciclo evolutivo. Tanto os machos quanto as fêmeas são hematófagos, e, embora as várias espécies de moscas-tsé-tsé possam apresentar preferências quanto ao hospedeiro, em geral, elas se alimentam em uma ampla variedade de animais.

As fêmeas, contrariamente a outros muscídeos, são vivíparas. Elas ovulam um único ovo por vez, e o ovo fertilizado é retido no oviduto, onde eclode após, aproximadamente, 4 dias a 25°C. A larva é retida no oviduto comum (útero), onde se nutre com secreções das glândulas acessórias altamente especializadas. A maturação de ovo fertilizado no útero até uma larva móvel de terceiro estágio, com 8 a 10 mm de comprimento, leva, aproximadamente, 10 dias. Nesse estágio, a larva tem coloração creme, é segmentada e possui um par de protuberâncias proeminentes de coloração escura e formato de orelha na sua região posterior, conhecidas como lobos polipnêusticos. Durante o desenvolvimento das larvas de terceiro estágio, esses lobos protraem do abdome posterior da fêmea adulta e apresentam função respiratória similar aos espiráculos posteriores das larvas de outros muscídeos.

Quando madura, a larva é depositada no solo pela fêmea adulta, em geral em áreas características de solo arenoso e sob a sombra. Após a deposição, a larva se enterra no solo solto a uma profundidade de centímetros e, em 1 a 2 h, forma um pupário rígido, castanho-escuro, com formato de barril. O período pupal é relativamente longo, levando 4 a 5 semanas, ou até mais em locais de clima mais frio. Ao emergirem, os adultos são incapazes de voar até que suas asas tenham se expandido. O tempo necessário para que a endocutícula completa seja secretada e para que a exocutícula endureça totalmente é de, aproximadamente, 1 semana. Pode ser necessário que a mosca-fêmea realize vários repastos sanguíneos em um período de 16 a 20 dias, antes de produzir sua primeira larva. Uma vez completamente ativa, a mosca adulta se alimenta a cada 2 a 3 dias, e a primeira larviposição ocorre em 9 a 12 dias após a fêmea emergir.

O acasalamento, em geral, ocorre ao longo de todo o ano, com pico de número de moscas ao final da estação chuvosa. A longevidade das moscas adultas na natureza é variável, podendo ir de alguns dias a vários meses.

Grupo *Glossina fusca*

Descrição. Os machos são caracterizados por clásperes superiores livres, sem membrana entre eles. As fêmeas apresentam cinco lâminas genitais: um par dorsal, um par anal e uma única placa esternal mediana.

Grupo *Glossina palpalis*

Descrição. Os clásperes superiores nos machos são ligados por membrana fina dividida medialmente de forma profunda. As fêmeas apresentam seis lâminas genitais: um par dorsal, um par anal, uma única placa esternal mediana e uma placa mediodorsal pequena.

Grupo *Glossina morsitans*

Descrição. Os clásperes superiores nos machos são completamente unidos por membrana e são fusionados distalmente. Nas fêmeas, há um par de lâminas anais, fusionadas, e uma placa esternal mediana, mas as placas dorsais, em geral, estão ausentes.

FAMÍLIA CALLIPHORIDAE

Os Calliphoridae, conhecidos como moscas-varejeiras, são uma família grande, composta por mais de 1.000 espécies distribuídas em 150 gêneros. Ao menos 80 espécies foram relatadas como causando miíase traumática (infestação de tecidos de um hospedeiro vertebrado vivo). Essas espécies são amplamente encontradas em cinco gêneros importantes: *Cochliomyia*, *Chrysomya*, *Cordylobia*, *Lucilia* e *Calliphora*. Os gêneros *Protophormia* e *Phormia* também apresentam uma espécie de importância cada. A maioria dessas espécies é invasora primária ou secundária facultativa. A bicheira causada por *Chrysomya bezziana* e *Cochliomyia hominivorax*, e as moscas do gênero *Cordylobia* (*Cordylobia anthropophaga* e *Cordylobia rodhaini*) são as únicas espécies que são agentes obrigatórios de miíases.

Membros dessa família são moscas médias a grandes, a maioria das quais apresenta corpo metálico azul ou verde. As larvas, em geral, têm corpo claramente segmentado, pontiagudo na região anterior e truncado na região posterior. No entanto, esse formato pode ser diferente, com as larvas de algumas espécies apresentando formato de barril ou, ocasionalmente sendo achatadas. A cutícula, tipicamente, é pálida e macia, mas é coberta por espinhos distribuídos em bandas circulares. Embora não tenham pernas, em algumas espécies o corpo pode apresentar muitas protuberâncias carnosas, que auxiliam na locomoção. A cabeça verdadeira é completamente invaginada no tórax. A boca funcional localiza-se na extremidade interna da cavidade pré-oral, da qual um par de ganchos orais escuros protrai. Os ganchos orais são parte de uma estrutura complexa conhecida como exoesqueleto cefalofaríngeo, ao qual estão ligados músculos. Há um par de espiráculos anteriores no segmento protorácico, imediatamente atrás da cabeça, e um par de espiráculos posteriores no 12º segmento. A estrutura dos espiráculos posteriores apresenta grande importância taxonômica. Em geral, ela consiste em um par de placas espiraculares esclerotizadas com aberturas ou poros na superfície para realizar trocas gasosas.

Ciclo evolutivo. Poucas espécies são agentes obrigatórios de miíases, isto é, elas requerem um hospedeiro vivo para o desenvolvimento larval. Fêmeas adultas depositam, aproximadamente, 200 ovos por vez no hospedeiro e os ovos eclodem após 12 a 24 h, sofrem muda uma vez após 12 a 18 h e uma segunda muda após, aproximadamente, 30 h. Elas se alimentam por 3 a 4 dias e então, movem-se para o solo para puparem por 7 dias a muitas semanas, dependendo da temperatura. No entanto, a vasta maioria das espécies é de agentes facultativos de miíase. No segundo caso, as moscas adultas realizam postura principalmente em carcaças, mas podem também atuar como invasores secundários de miíases em mamíferos vivos. O ciclo evolutivo é idêntico ao de espécies obrigatórias, com três estágios larvais que migram do local de alimentação antes da pupação.

Cochliomyia hominivorax

Sinônimo. *Callitroga hominivorax*.

Descrição, adulto. A mosca adulta apresenta coloração azul-escuro esverdeado metálico, com face amarela, laranja ou avermelhada e três listras escuras na superfície dorsal do tórax (ver Figura 17.10).

Descrição, larvas. As larvas maduras medem 15 mm de comprimento e apresentam bandas de espinhos ao redor dos segmentos do corpo. Os troncos traqueais que levam ao espiráculo posterior apresentam pigmentação escura que se estende para frente até o nono ou décimo segmentos (Figura 3.34). Essa pigmentação é mais conspícua em espécimes frescos.

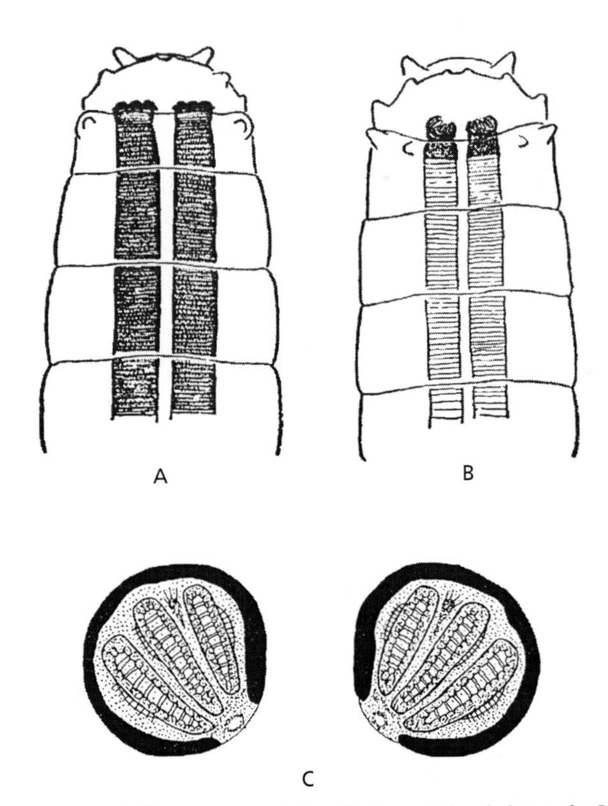

Figura 3.34 A. Troncos traqueais dorsais pigmentados de larvas de *Cochliomyia hominivorax*. **B.** Troncos traqueais dorsais despigmentados. **C.** Espiráculos posteriores de *Cochliomyia macellaria*. (Fonte: Zumpt, 1965.)

Ciclo evolutivo. *Cochliomyia hominivorax* é um parasita obrigatório e não é capaz de completar seu ciclo evolutivo em carcaças. As fêmeas realizam postura nas bordas de feridas ou em orifícios naturais do corpo, em lotes de 150 a 300 ovos. Feridas causadas por tosquia, castração ou descorna são locais comuns de oviposição, assim como o umbigo de bezerros neonatos. Relata-se que mesmo feridas tão pequenas quanto a picada de um carrapato são suficientes para atraírem a postura de ovos. As moscas realizam posturas desse tamanho a cada 2 a 3 dias durante a vida adulta, que é de, em média, 7 a 10 dias. Os ovos eclodem em 10 a 12 h e as larvas penetram nos tecidos, que são liquefeitos, aumentando substancialmente o tamanho das lesões. A ferida pode começar a exsudar um líquido malcheiroso que atrai outras fêmeas de *C. hominivorax* e agentes secundários de miíases. As larvas amadurecem em 5 a 7 dias, deixando então o hospedeiro para puparem no solo. O período de pupa dura entre 3 dias e muitas semanas, dependendo da temperatura. Não há estágio de diapausa verdadeiro e a *C. hominivorax* não sobrevive ao inverno em hábitats de temperatura fria. Em condições ótimas, o ciclo evolutivo pode se completar em 24 dias.

Cochliomyia macellaria

Sinônimo. *Callitroga macellaria.*

Descrição, adulto. Essas moscas de coloração azul-esverdeada apresentam listras longitudinais no tórax e olhos castanho-alaranjados. Os adultos têm aparência extremamente similar à de *C. hominivorax*, mas possuem alguns pontos brancos no último segmento do abdome.

Descrição, larvas. As larvas podem ser distinguidas daquelas de *C. hominivorax* pela ausência de troncos traqueais dorsais pigmentados que saem de pequenos espiráculos posteriores (Figura 3.34).

Ciclo evolutivo. *Cochliomyia macellaria* reproduz-se amplamente em carcaças. No entanto, ela pode agir como invasora secundária de miíases, e é conhecida como mosca-bicheira secundária.

Chrysomya bezziana

Descrição, adulto. Essas moscas robustas de coloração azul-esverdeada apresentam quatro listras longitudinais pretas no prescuto, olhos castanho-alaranjados e face de coloração clara (ver Figura 17.11). As moscas têm pernas pretas e escamas torácicas brancas. O espiráculo anterior é laranja-escuro ou preto-acastanhado. As moscas adultas medem 8 a 10 mm de comprimento.

Descrição, larvas. As larvas de primeiro estágio têm coloração creme e medem, aproximadamente, 1,5 mm de comprimento. As larvas de segundo e terceiro estágios têm 4 a 9 mm e 18 mm de comprimento, respectivamente, e têm aparência similar, com cada segmento contendo uma faixa larga de espinhos bem desenvolvidos (Figura 3.35).

Ciclo evolutivo. *Chrysomya bezziana* é um agente causador de miíase obrigatório. Fêmeas grávidas são atraídas por feridas recém-abertas e orifícios naturais de qualquer animal de sangue quente. Mesmo feridas pequenas que resultam de arranhões e picadas de carrapato podem ser suficientes para atraírem a oviposição. *Chrysomya bezziana* infesta comumente o umbigo de bezerros neonatos. As fêmeas realizam postura de lotes de 100 a 300 ovos na periferia seca de feridas. Cada fêmea produz vários lotes de ovos no decorrer de sua vida de, aproximadamente, 9 dias. Os ovos eclodem em 10 a 20 h a 37°C, e as larvas de primeiro estágio começam a se alimentar na ferida aberta ou de tecidos úmidos, com frequência penetrando profundamente nos tecidos do hospedeiro.

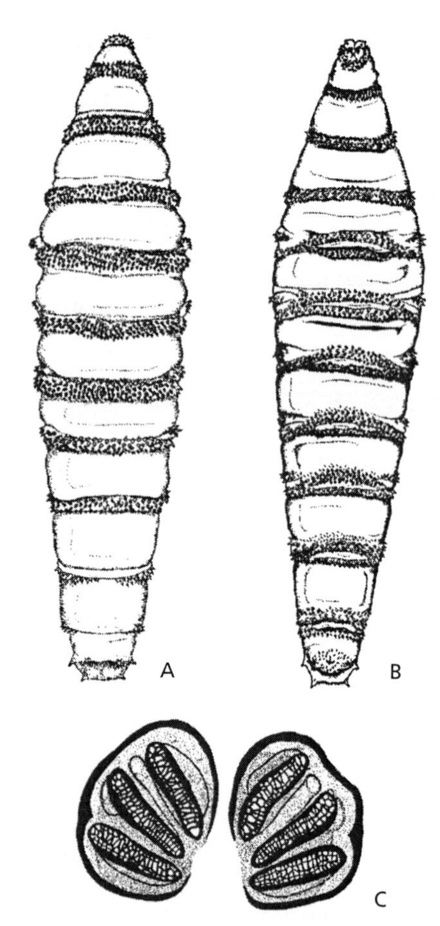

Figura 3.35 Terceiro estágio larval de *Chrysomya bezziana*: vista dorsal (**A**); vista ventral (**B**); peritremas posteriores (**C**). (Fonte: Zumpt, 1965.)

Chrysomya megacephala

Descrição, adulto. Os adultos são moscas de tamanho médio, corpo robusto, coloração azul-esverdeada com listras longitudinais no tórax e olhos castanho-alaranjados. *Chrysomya megacephala* pode ser distinguida de *Lucilia* pelas amplas bandas no seu abdome mais arredondado e por suas pernas anteriores pretas (Figura 3.36). A face tem coloração pálida. O espiráculo anterior do tórax dos adultos tem coloração escura.

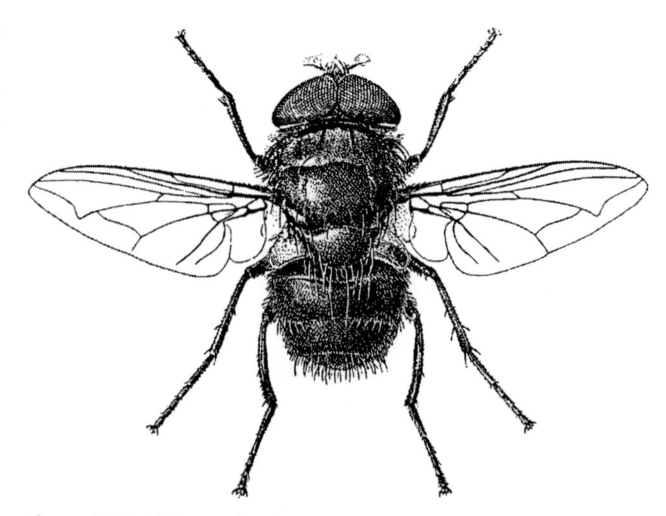

Figura 3.36 Adulto macho de *Chrysomya megacephala*. (Fonte: Shtakelbergh, 1956.)

Descrição, larvas. As larvas medem, aproximadamente, 18 mm de comprimento. Elas apresentam aparelho bucal com ganchos e pequenas bandas de espinhos pequenos em cada segmento. Há quatro a seis projeções nos espiráculos anteriores com projeções carnosas apenas no último segmento do corpo.

Ciclo evolutivo. As moscas realizam oviposição principalmente em carcaças, mas também atuam como invasores secundários de miíases em mamíferos vivos. As fêmeas põem lotes de 250 a 300 ovos em carcaças, fezes e outros materiais em decomposição. O ciclo completo de ovo a adulto leva, aproximadamente, 8 dias a 30°C. *Chrysomya megacephala* é comumente chamada de mosca da latrina oriental, em razão dos seus hábitos de acasalamento em fezes, bem como em carcaças e outras matérias orgânicas em decomposição. Ela pode ocorrer em grades números ao redor de latrinas e também podem se tornar um incômodo em abatedouros, recintos de animais confinados e mercados de carne e peixe a céu aberto.

Chrysomya rufifacies

Descrição, adulto. Essas moscas de coloração verde-azulada apresentam listras longitudinais no tórax e olhos castanho-alaranjados. A margem posterior dos segmentos abdominais apresenta bandas enegrecidas e o espiráculo anterior é branco a amarelo-claro.

Descrição, larvas. As larvas apresentam algumas projeções carnosas semelhantes a espinhos na maioria dos segmentos do corpo, o que dá a essa espécie seu nome vulgar de "larva de bicheira cabeluda". Essas projeções tornam-se mais longas nas regiões dorsal e lateral do corpo e apresentam pequenos espinhos nas suas pontas, o que difere as larvas de *Chrysomya rufifacies* daquelas de *C. albiceps* (Figura 3.37).

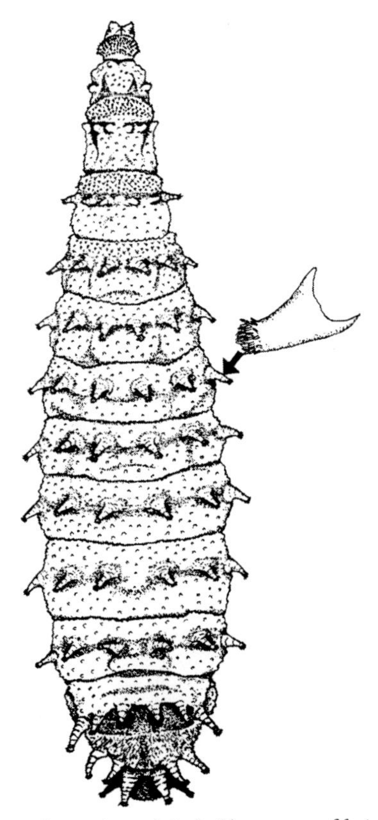

Figura 3.37 Larva de terceiro estágio de *Chrysomya rufifacies*. A figura mostra em destaque os pequenos espinhos presentes na ponta das projeções. (Fonte: Zumpt, 1965.)

Ciclo evolutivo. As moscas realizam postura principalmente em carcaças, mas também podem agir como invasores secundários de miíases em mamíferos vivos. As larvas dessa espécie irão se alimentar ativamente de outras larvas presentes nas carcaças.

Chrysomya albiceps

Descrição, adulto. Essas moscas de coloração verde-azulada apresentam listras longitudinais no tórax e olhos castanho-alaranjados. As margens posteriores dos segmentos abdominais apresentam bandas enegrecidas e o espiráculo anterior é branco a amarelo-claro.

Descrição, larvas. As larvas são similares àquelas de *C. rufifacies*, mas podem ser distinguidas pela ausência de pequenos espinhos na ponta das projeções.

Ciclo evolutivo. As moscas realizam postura principalmente em carcaças, mas também podem agir como invasores secundários de miíases em mamíferos vivos. Essa espécie prospera em condições úmidas e quentes, a temperaturas acima de 17°C, mas abaixo de 38°C.

Cordylobia anthropophaga

Descrição, adulto. A mosca adulta (conhecida como tumbu) é robusta, de coloração castanho-amarelada, e mede de 8 a 12 mm de comprimento. Ela apresenta face e pernas amarelas e duas marcas pretas sobre o tórax. As moscas adultas alimentam-se de frutas, carcaças e fezes, apresentam aparelho bucal grande e completamente desenvolvido. A arista das antenas apresenta cerdas em ambos os lados. As escamas torácicas, bem como a veia tronco da asa não apresentam cerdas.

Descrição, larvas. As larvas de terceiro estágio apresentam 12 a 28 mm de comprimento e são densamente, mas não completamente, cobertas por espinhos denteados pequenos, direcionados para trás. Os espiráculo posteriores apresentam três aberturas levemente sinuosas e um peritrema fracamente esclerotizado (Figura 3.38).

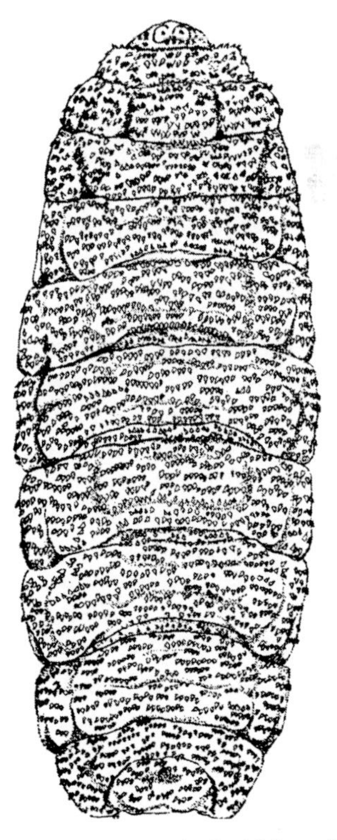

Figura 3.38 Larva de terceiro estágio de *Cordyloba anthropophaga*. (Fonte: Zumpt, 1965.)

Ciclo evolutivo. Os ovos são depositados unicamente em áreas secas, arenosas e sombreadas onde os animais se deitam, especificamente em áreas contaminadas por fezes e urina dos hospedeiros. As fêmeas também podem ser atraídas por roupas secas contaminadas por urina. Cada fêmea coloca até 500 ovos no decorrer da sua vida, que dura 2 a 3 semanas. Os ovos eclodem após 2 a 4 dias e as larvas de primeiro estágio aguardam por um hospedeiro no substrato seco. As larvas podem permanecer vivas, sem se alimentarem, por 9 a 15 dias, escondidas logo abaixo da superfície do solo. Um aumento súbito na temperatura, vibração ou dióxido de carbono, que pode significar a presença de um hospedeiro, ativa as larvas. Elas aderem ao hospedeiro e se enterram imediatamente na pele. As larvas desenvolvem-se sob a pele e produzem um aumento de volume de, aproximadamente, 10 mm de diâmetro no ponto de entrada. Há um orifício no centro desse aumento de volume através do qual a larva respira. Os aumentos de volume podem ser encontrados em qualquer lugar do corpo do hospedeiro, mas ocorrem com maior frequência na região ventral do corpo. Os três estágios larvais se completam no hospedeiro e, quando maduras (7 a 15 dias após a infecção), as larvas emergem pelo orifício e pupam sob restos no solo. As moscas adultas emergem da pupa após 3 a 4 semanas.

Cordylobia rodhaini

Descrição, adulto. A mosca Lund assemelha-se bastante a *C. anthropophaga*, mas é maior, medindo 12,5 mm de comprimento. A mosca adulta é robusta, de coloração castanho-amarelada, com face e pernas amarelas e duas marcas pretas sobre o tórax. As moscas adultas alimentam-se de frutas, carcaças e fezes, apresentam aparelho bucal grande e completamente desenvolvido. A arista das antenas apresenta cerdas em ambos os lados. As escamas torácicas, bem como a veia tronco da asa, não apresentam cerdas.

Descrição, larvas. As larvas de terceiro estágio apresentam 12 a 28 mm de comprimento e são densamente, mas não completamente, cobertas por espinhos denteados pequenos, direcionados para trás. Os espiráculos posteriores são marcadamente sinuosos.

Lucilia

Há pelo menos 27 espécies de *Lucilia*, conhecidas coloquialmente como "moscas-varejeiras"; no entanto, apenas duas espécies apresentam maior importância clínica como agentes principais de miíases cutâneas, em especial em ovinos.

Lucilia sericata e *Lucilia cuprina*

Descrição, adulto. Adultos de moscas-varejeiras *Lucilia* medem até 10 mm de comprimento e são caracterizados por uma coloração metálica esverdeada a bronze (Figura 3.39; ver também Figura 17.6B). Os adultos são caracterizados pela presença de veia-tronco e escamas sem cerdas, e pela presença de três pares de cerdas pós-suturais dorsocentrais sobre o tórax. Os sexos têm aparência muito similar, mas podem ser distinguidos pela distância entre os olhos, que quase se tocam anteriormente nos machos, e são separados nas fêmeas.

Lucilia sericata e *L. cuprina* adultos podem ser distinguidos da maioria das outras espécies de *Lucilia* pela presença de escamas basicostais de coloração creme-esbranquiçada na base das asas, três cerdas acrósticas pós-suturais no tórax e uma cerda anterodorsal na tíbia da perna média. No entanto, a identificação definitiva da espécie pode ser confirmada apenas usando um pequeno número de características morfológicas sutis, como a coloração do fêmur anterior, o número de setas paraverticais presentes na parte de trás da cabeça e, de forma mais confiável, o formato da genitália masculina (Figura 3.39).

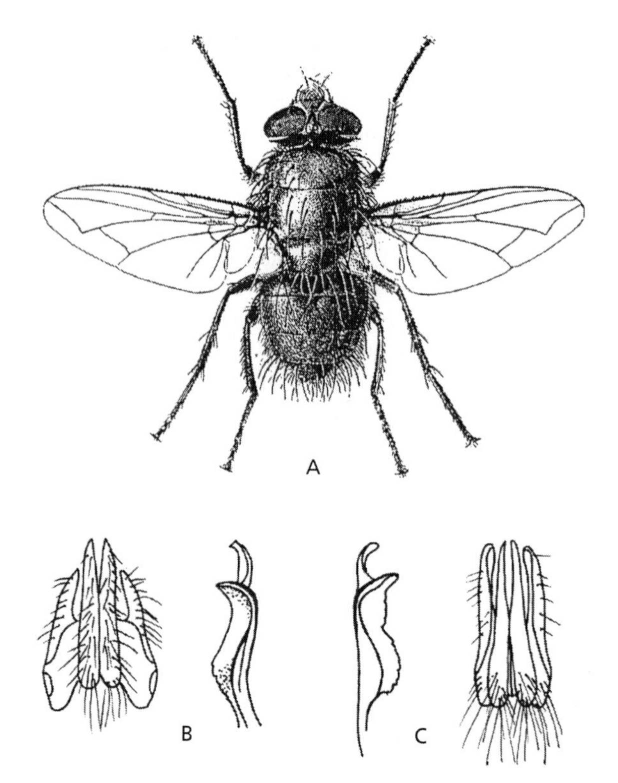

Figura 3.39 A. Adulto de *Lucilia sericata* (Shtakelbergh, 1956). **B** e **C.** Genitália masculina (edeago em vista lateral e fórceps em vista dorsal) de *Lucilia sericata* (**B**) e *Lucilia cuprina* (**C**). (Fonte: Aubertin, 1933. Reproduzida, com autorização, de John Wiley & Sons.)

Descrição, larvas. As larvas são lisas, segmentadas e medem 10 a 14 mm de comprimento (ver Figura 17.7). Elas possuem um par de ganchos orais na extremidade anterior, e os peritremas posteriores apresentam espiráculo (Figura 3.40).

Ciclo evolutivo. *Lucilia* é anautógena e as fêmeas devem obter uma refeição proteica antes de maturarem seus ovos. Quando proteína está livremente disponível, a fêmea de mosca-varejeira grávida põe lotes de 225 a 250 ovos de coloração creme-amarelada

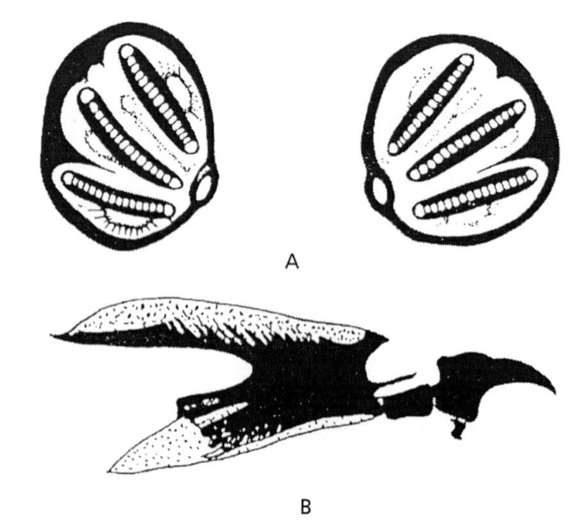

Figura 3.40 *Lucilia sericata*: peritremas posteriores (**A**); esqueleto cefalofaríngeo (**B**). (Fonte: Zumpt, 1965.)

em feridas, lã suja ou animais mortos, atraída pelo odor dos tecidos em decomposição. As larvas eclodem dos ovos em, aproximadamente, 12 h, e então se alimentam, crescem rapidamente e sofrem duas mudas, tornando-se larvas maduras em 3 dias. As larvas, em geral, alimentam-se superficialmente na epiderme e exsudatos linfáticos, ou em tecidos necróticos. Elas começarão a se alimentar de tecidos sadios apenas em situações de superlotação. Os ganchos orais são usados para macerar os tecidos, e a digestão ocorre extraoralmente por meio da ação da amilase da saliva e de enzimas proteolíticas presentes na excreta das larvas. Larvas maduras caem no solo e pupam. O estágio de pupa se completa em 3 a 7 dias no verão. Moscas adultas podem viver por até 7 dias. O tempo necessário para completar o ciclo evolutivo de ovo a adulto é altamente dependente da temperatura ambiente, mas, em geral, é de 4 a 6 semanas.

Calliphora

Há muitas espécies nesse gênero, conhecido coloquialmente como "varejeiras azuis". As duas espécies mais importantes são *Calliphora vicina* e *Calliphora vomitoria*.

Ciclo evolutivo. As moscas realizam oviposição principalmente em carcaças, mas também podem atuar como invasores de miíases em animais vivos. As fêmeas grávidas põem lotes de 100 a 200 ovos de coloração creme-amarelada. Os ovos eclodem em larvas que então se alimentam, crescem rapidamente e sofrem duas mudas para tornarem-se larvas maduras. Quando completam sua alimentação, larvas de terceiro estágio migram para o solo e pupam. Após a pupação, as fêmeas adultas devem obter uma refeição proteica e acasalar.

Calliphora vicina

Sinônimo. *Calliphora erythrocephala.*

Descrição, adulto. Varejeiras azuis são robustas e caracterizadas por um brilho metálico azul no seu corpo (ver Figura 17.6A). As escamas torácicas apresentam um pelo longo e escuro na superfície superior. *Calliphora vicina* apresenta bochechas amarelo-alaranjadas com pelos pretos.

Descrição, larvas. As larvas são lisas, segmentadas e medem 10 a 14 mm de comprimento. Os espiráculos posteriores estão em um peritrema fechado (Figura 3.41A).

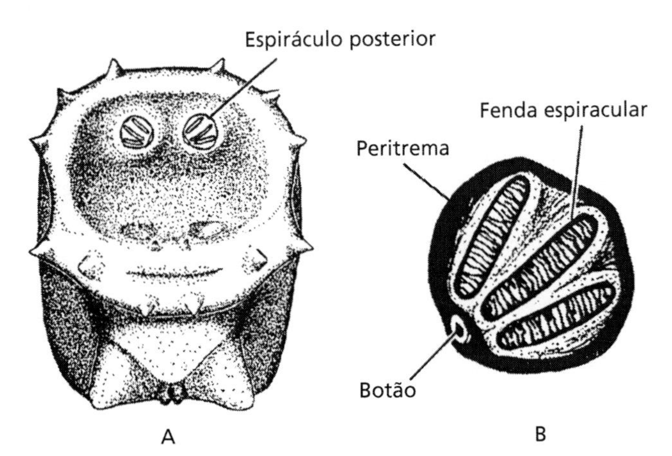

Figura 3.41 A. Vista posterior do último segmento abdominal de *Calliphora vicina*. **B.** Detalhe dos espiráculos posteriores de uma larva de terceiro estágio de *Calliphora vomitoria*. (Fonte: Zumpt, 1965.)

Calliphora vomitoria

Descrição, adulto. Assim como a *Calliphora vicina*, mas pode ser distinguida por apresentar bochechas pretas com pelos predominantemente avermelhados (ver Figura 17.9).

Calliphora augur

Descrição, adulto. Adultos de *Calliphora augur* apresentam coloração predominantemente castanha a castanho-amarelada com uma área de coloração azul metálico no abdome medial. O corpo do adulto tem, aproximadamente, 11 mm de comprimento.

Calliphora albifrontalis

Sinônimo. *Calliphora australis.*

Descrição, adulto. Nos adultos de *Calliphora albifrontalis*, o tórax tem coloração azul-escura não metálica, mas o abdome é predominantemente castanho-amarelado.

Calliphora nociva

Sinônimo. *Calliphora dubia.*

Descrição, adulto. Adultos de *Calliphora nociva* apresentam coloração predominantemente castanha a castanho-amarelada e assemelham-se a *C. augur*, exceto pela coloração da área do abdome, que é de um azul bem mais brilhante em *C. nociva* que em *C. augur*. *Calliphora nociva* substituiu *C. augur* no oeste da Austrália.

Calliphora stygia

Sinônimos. *Pollenia stygia*, *Calliphora laemica.*

Descrição, adulto. Adultos de *Calliphora stygia* são grandes moscas-varejeiras nativas da Australásia com tórax cinza e abdome castanho-amarelado mosqueado.

Phormia e *Protophormia*

Esses dois gêneros são intimamente relacionados e cada um contém uma única espécie de interesse, *Phormia regina* e *Protophormia terraenovae*. Moscas adultas têm coloração preta com brilho metálico azul-esverdeado sobrejacente e podem ser conhecidas coloquialmente como "varejeiras pretas". As larvas de terceiro estágio de ambas as espécies são caracterizadas por tubérculos fortemente desenvolvidos, levemente pontiagudos na face posterior do último segmento.

Phormia regina

Descrição, adultos. *Phormia regina* é uma mosca-varejeira de coloração preta com brilho metálico azul-esverdeado sobrejacente. Essa espécie tem aparência muito similar à de *Protophormia terraenovae*. Em *Phormia regina*, o espiráculo anterior é amarelo a laranja e destaca-se claramente contra a coloração escura do tórax.

Descrição, larvas. As larvas de terceiro estágio de *P. regina* são caracterizadas por tubérculos fortemente desenvolvidos, levemente pontiagudos na face posterior do último segmento abdominal. Nas larvas de terceiro estágio de *P. regina*, os tubérculos na margem superior do último segmento são mais curtos que aqueles de *P. terraenovae*, e seu comprimento corresponde a menos da metade da largura do espiráculo posterior (Figura 3.42B). Não há espinhos dorsais na margem posterior do décimo segmento.

Ciclo evolutivo. As moscas realizam oviposição principalmente em carcaças, mas também podem atuar como invasores de miíases em mamíferos vivos. As fêmeas grávidas põem lotes de 100 a 200 ovos de coloração creme-amarelada. Os ovos eclodem em larvas, que então se alimentam, crescem rapidamente e sofrem duas mudas para tornarem-se larvas maduras. Elas então migram para o solo e pupam. Após a pupação, as fêmeas adultas devem obter uma refeição proteica e acasalar. Moscas adultas podem viver por, aproximadamente, 30 dias.

Protophormia terraenovae

Descrição, adulto. *Protophormia terraenovae* é uma mosca-varejeira de coloração preta com brilho metálico azul-esverdeado sobrejacente. Essa espécie tem aparência muito similar à de *Phormia regina.* Em *P. terraenovae*, o espiráculo torácico anterior é preto ou preto-acastanhado, e é difícil distingui-lo da coloração do restante do corpo.

Descrição, larvas. As larvas de terceiro estágio de *P. terraenovae* (assim como as de *P. regina*) são caracterizadas por tubérculos fortemente desenvolvidos, levemente pontiagudos na face posterior do último segmento abdominal. Nas larvas de terceiro estágio de *P. terraenovae*, os tubérculos na margem superior do último segmento são mais longos que a metade da largura do espiráculo posterior (Figura 3.42A). As larvas de *P. terraenovae* também apresentam espinhos dorsais na margem posterior do décimo segmento (Figura 3.42C).

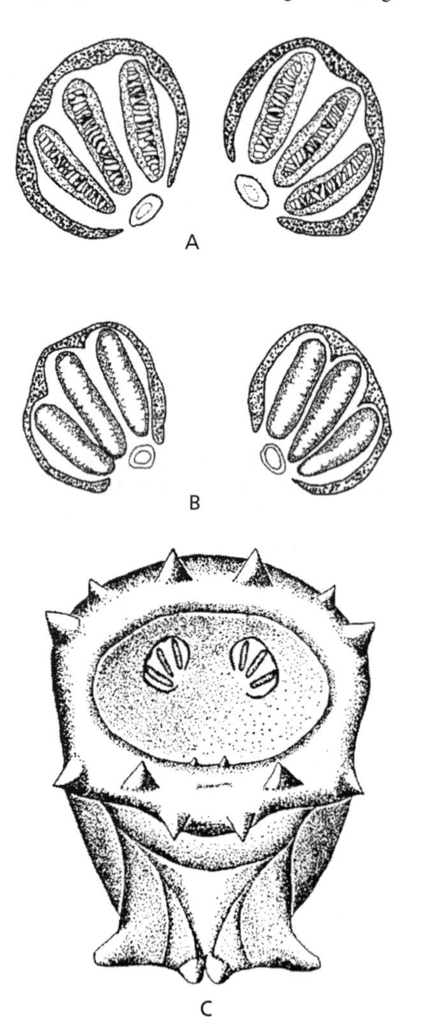

Figura 3.42 Espiráculos posteriores das larvas de terceiro estágio de *Protophormia terraenovae* (**A**) e *Phormia regina* (**B**). Tubérculos na face posterior do último segmento de larvas de terceiro estágio de *Protophormia terraenovae* (**C**). (Fonte: Zumpt, 1965.)

FAMÍLIA SARCOPHAGIDAE

Essa família, conhecida como moscas-da-carne, contém mais de 2.000 espécies distribuídas em 400 gêneros. A maioria das espécies de Sarcophagidae não apresenta importância veterinária, reproduzindo-se em excremento, carcaças e outras matérias orgânicas em decomposição. O principal gênero que contém espécies que atuam como agentes importantes em miíases em animais é *Wohlfahrtia.* Membros do gênero *Sarcophaga* podem ocasionalmente infestar feridas; a espécie mais amplamente distribuída é a *Sarcophaga haemorrhoidalis.*

Wohlfahrtia

A espécie mais importante economicamente é *Wohlfahrtia magnifica*, encontrada em toda a bacia do Mediterrâneo, regiões leste e central da Europa e parte da Ásia. Ela é um agente obrigatório de miíase traumática. Outras espécies incluem *Wohlfahrtia vigil*, na América do Norte, e *Wohlfahrtia nuba*, que é uma espécie facultativa que se reproduz em carniça ou em hospedeiros vivos na América do Norte e Oriente Médio, onde ela pode apresentar importância localmente, em especial em camelos. *Wohlfahrtia opaca* (anteriormente *W. meigeni*) comporta-se na América do Norte de forma similar a *W. vigil*, causando miíases furunculares em animais menores.

Wohlfahrtia magnifica

Descrição, adulto. As moscas adultas são grandes, medindo de 8 a 14 mm de comprimento, com corpos alongados. Elas apresentam coloração cinza e têm três listras longitudinais torácicas distintas. O abdome é claramente marcado com manchas pretas (Figura 3.43C). Essas moscas apresentam muitas cerdas cobrindo o corpo e pernas longas e pretas. A arista das antenas não possui cerdas.

Descrição, larvas. As larvas possuem ganchos orais fortemente desenvolvidos.

Ciclo evolutivo. *Wohlfahrtia magnifica* é um agente obrigatório de miíase. Moscas-fêmeas depositam 120 a 170 larvas de primeiro estágio no hospedeiro, em feridas ou próximo a aberturas naturais. As larvas se alimentam e maturam em 5 a 7 dias, sofrendo duas mudas antes de deixarem a ferida e caírem no solo, onde pupam.

Wohlfahrtia nuba

Descrição, adulto. As moscas adultas são grandes, têm 8 a 14 mm de comprimento, com corpos alongados, listras pretas longitudinais torácicas e abdome tesselado cinza e preto.

Ciclo evolutivo. *Wohlfahrtia nuba* realiza oviposição principalmente em carcaças, mas pode atuar também como invasora secundária de miíases em mamíferos vivos no Norte da África e Oriente Próximo. Moscas fêmeas depositam larvas de primeiro estágio e não ovos. Quando completamente maduras, as larvas de terceiro estágio deixam o local de alimentação e pupam no solo.

Wohlfahrtia vigil

Descrição, adulto. As moscas adultas são grandes, têm 8 a 14 mm de comprimento, com corpos alongados, listras pretas longitudinais torácicas e abdome tesselado cinza e preto.

Ciclo evolutivo. Fêmeas adultas de *Wohlfahrtia vigil* depositam larvas ativas no hospedeiro, com frequência em feridas, orifícios naturais ou miíases preexistentes. No entanto, as larvas podem

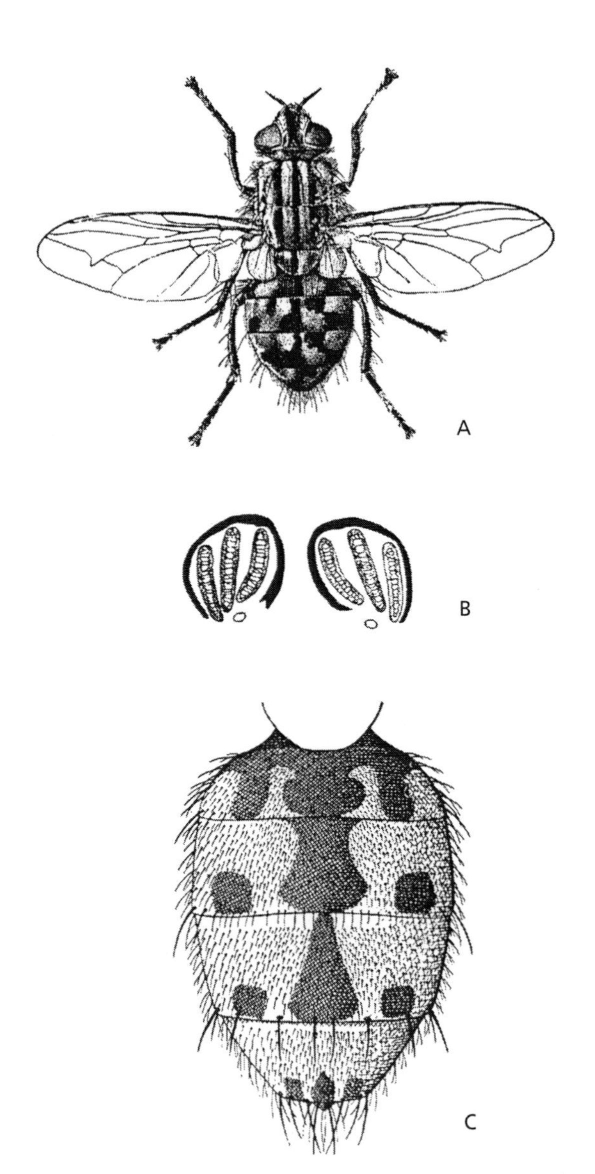

Figura 3.43 A. Adulto da mosca-da-carne *Sarcophaga carnaria*. (Fonte: Castellani e Chalmers, 1910.) B e C. *Wohlfahrtia magnifica*: espiráculos posteriores profundamente inseridos na cavidade (B) e abdome do adulto (C). (Fonte: Stuart, 1943.)

penetrar na pele intacta se ela for fina e macia; dessa forma, animais jovens tendem a ser mais afetados. Grupos de larvas podem ser observados em aumentos de volume semelhantes a abscessos sob a pele. As larvas se alimentam e crescem, sofrendo duas mudas antes de deixarem o hospedeiro e caírem ao solo, onde pupam.

Wohlfahrtia meigeni

Descrição, adulto. As moscas adultas são grandes, têm 8 a 14 mm de comprimento, com corpos alongados, listras pretas longitudinais torácicas e abdome tesselado cinza e preto.

Sarcophaga

Há mais de 2.000 espécies na família, distribuídas em 400 gêneros. A maioria das espécies do gênero *Sarcophaga* não apresenta importância veterinária, reproduzindo-se em excremento, carniça e outras matérias orgânicas em decomposição, mas algumas espécies podem, ocasionalmente, infestar feridas. Uma das espécies mais amplamente distribuídas é a *Sarcophaga haemorrhoidalis*.

Ciclo evolutivo. Todas as Sarcophagidae são larvíparas: os ovos ovulados são retidos dentro do oviduto da fêmea adulta e lotes de 30 a 200 larvas são depositados pouco tempo após a sua eclosão. As larvas de *Sarcophaga*, normalmente, são associadas à carniça, mas podem, ocasionalmente, infestar feridas. Elas podem estender a lesão, aumentando a gravidade da infestação.

Sarcophaga haemorrhoidalis

Descrição, adulto. As moscas adultas apresentam coloração cinza escura, não metálica, de tamanho médio a grande, com listras proeminentes no tórax e abdome com um padrão quadriculado.

FAMÍLIA OESTRIDAE

Essa é uma família importante, que consiste em vários gêneros de moscas grandes, normalmente pilosas, cujas larvas são parasitas obrigatórios de animais. Todos são agentes obrigatórios de miíases, apresentando um alto grau de especificidade quanto ao hospedeiro. Os adultos apresentam aparelho bucal primitivo e afuncional. No entanto, suas larvas passam todo o período de crescimento e desenvolvimento larval em seus hospedeiros vertebrados, causando miíases nasofaríngeas, do trato digestório ou dermofurunculares. As larvas são caracterizadas por placas espiraculares posteriores que contêm vários poros pequenos.

A família Oestridae contém, aproximadamente, 150 espécies, conhecidas como bernes. Há quatro subfamílias de importância: **Oestrinae**, **Gasterophilinae**, **Hypodermatinae** e **Cuterebrinae**.

SUBFAMÍLIA OESTRINAE

A subfamília Oestrinae contém um gênero de maior importância, *Oestrus*, e quatro gêneros de menor importância, *Gedoelstia*, *Rhinoestrus*, *Cephenomyia* e *Cephalopina*.

Espécies de Oestrinae de importância veterinária

Espécies	Hospedeiros	Locais
Oestrus ovis	Ovinos e caprinos, íbex, camelos, raramente humanos	Passagens nasais
Gedoelstia hassleri	Ruminantes selvagens, ocasionalmente ovinos e bovinos	Nasofaringe
Rhinoestrus purpureus	Equinos, jumentos e, raramente, humanos	Passagens nasais
Pharyngomyia picta	Veado-vermelho (*Cervus elaphus*), cervo sica (*Cervus nippon*), cervo-gamo (*Dama dama*), corça (*Capreolus capreolus*)	Passagens nasais
Cephenemyia trompe	Renas (*Rangifer tarandus*), alces, caribus	Nasofaringe
Cephenemyia auribarbis	Renas, caribus, cervo-vermelho; cervo-gamo, veado-mula (*Odocoileus hemionus*), cervo da cauda branca (*Odocoileus* spp.)	Nasofaringe
Cephenemyia phobifer	Veado-mula	Nasofaringe
Cephenemyia stimulator	Corças	Nasofaringe
Cephenemyia jellisoni	Alces (*Alces alces*), veado-vermelho (*Cervus elaphus*)	Nasofaringe
Cephalopina titillator	Camelos	Nasofaringe

Oestrus ovis (mosca-do-berne nasal)

Descrição, adulto. Moscas de coloração castanho-acinzentada, medindo aproximadamente 12 mm de comprimento, com pequenos pontos pretos no abdome e corpo coberto por pelos castanhos curtos (Figura 3.44; ver também Figura 9.41). A cabeça é larga, com olhos pequenos e fronte, escutelo e tórax dorsal apresentam protuberâncias pequenas semelhantes a verrugas. Os segmentos da antena são pequenos e a arista não tem cerdas. O aparelho bucal é reduzido e afuncional. A venação característica da asa apresenta uma veia M acentuadamente curvada, que se une à veia R_{4+5} antes da borda da asa.

Descrição, larvas. Larvas maduras nas passagens nasais têm, aproximadamente 30 mm de comprimento, coloração branco-amarelada e afunilam-se na região anterior do corpo. Cada segmento apresenta bandas escuras transversais dorsalmente (Figura 3.45). Elas têm grandes ganchos orais, conectados a um exoesqueleto cefalofaríngeo interno. A superfície ventral apresenta fileiras de pequenos espinhos.

Ciclo evolutivo. As fêmeas são vivíparas e infectam ovinos lançando em suas narinas, durante o voo, um jato de líquido que contém larvas, sendo liberadas até 25 larvas por vez. As L_1 recém-depositadas têm, aproximadamente, 1 mm de comprimento, e migram pelas passagens nasais para os seios frontais, alimentando-se do muco que é secretado em resposta ao estímulo da movimentação das larvas. As larvas se conectam às membranas mucosas usando ganchos orais, o que causa irritação. A primeira muda ocorre nas passagens nasais, e as L_2 arrastam-se para dentro dos seios frontais onde ocorre a muda final para o terceiro estágio larval. Nos seios, as larvas completam seu crescimento e migram de volta às narinas, de onde elas são espirradas para o solo. As larvas pupam no solo e esse estágio dura entre 3 e 9 semanas.

As larvas permanecem nas passagens nasais por um período de tempo variável, que vai de 2 semanas no verão a 9 meses durante estações mais frias. Nos locais onde as moscas são ativas por todo o ano, duas a três gerações podem ocorrer, mas em locais frios, as pequenas L_1 e L_2 tornam-se dormentes e permanecem no recesso das passagens nasais durante o inverno. Elas se movem para os seios frontais apenas na primavera, com o aumento da temperatura ambiente, quando então completam seu desenvolvimento para L_3, que emerge das narinas e pupa no solo para dar origem às próximas gerações de adultos. As fêmeas sobrevivem apenas 2 semanas, mas durante esse período, depositam até 500 larvas nas passagens nasais de ovinos.

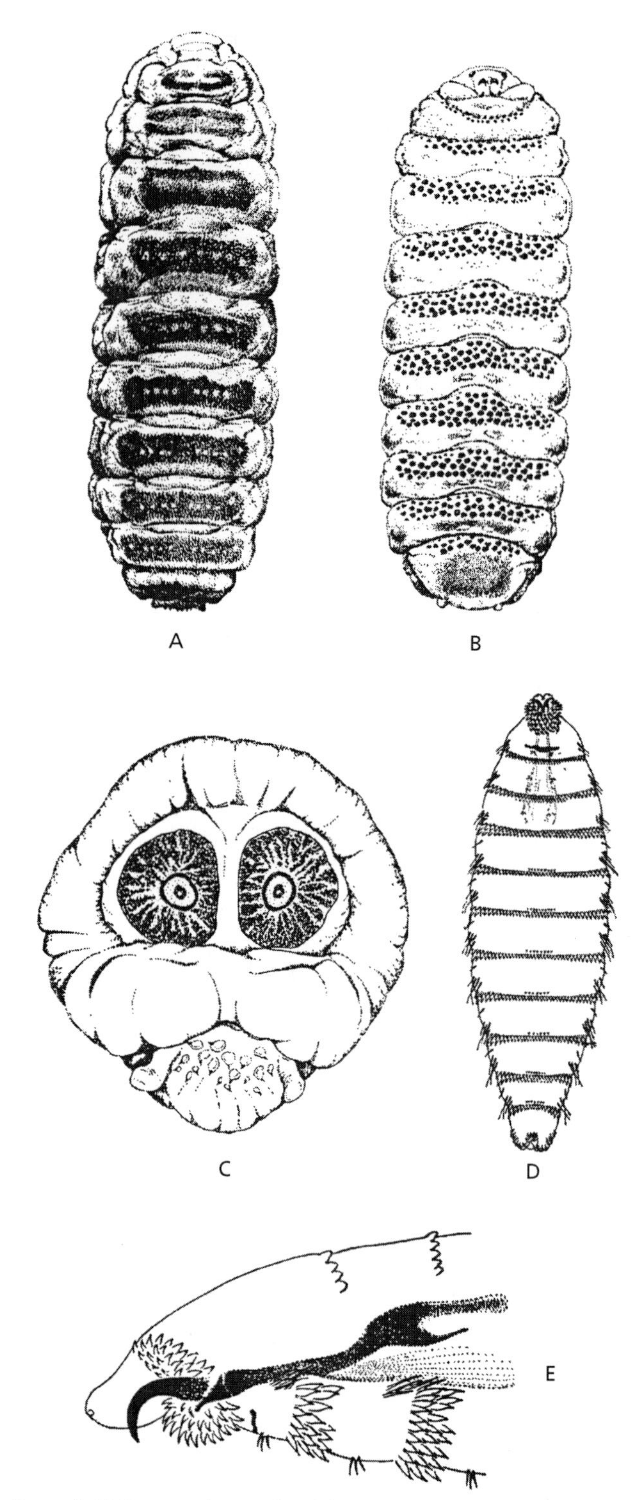

Figura 3.45 *Oestrus ovis*: vista dorsal (**A**); vista ventral da larva de terceiro estágio (**B**); vista posterior da larva de terceiro estágio (**C**); larva de primeiro estágio (**D**); aparelho bucal da larva de primeiro estágio em vista lateral (**E**). (Fonte: Zumpt, 1965.)

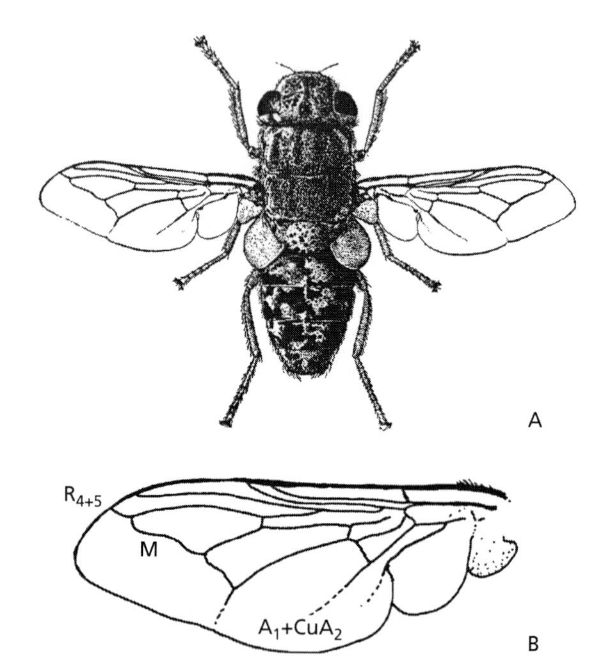

Figura 3.44 A. Fêmea adulta de *Oestrus ovis*. **B.** Venação da asa típica de *Oestrus*, mostrando a veia M acentuadamente curvada que se une à R_{4+5} antes da borda da asa. (Fonte: Castellani e Chalmers, 1910.)

Gedoelstia hassleri e *Gedoelstia cristata*

Descrição, adulto. Moscas grandes e robustas com até 18 mm de comprimento. A cabeça do adulto tem coloração amarelo-avermelhada com pontos castanho-escuros. O tórax tem coloração castanho-ferrugem com padrão de listras pretas brilhosas. O abdome é castanho com grandes áreas laterais de coloração preta e uma série de tubérculos grandes com pontas afiadas.

Descrição, larvas. As larvas de terceiro estágio são ovoides, com até 20 mm de comprimento e podem ser distinguidas de todos os outros oestrídeos por uma fenda vertical nos peritremas posteriores ou uma sutura vertical se o espiráculo estiver fechado.

Ciclo evolutivo. As larvas são depositadas pelas fêmeas adultas na órbita dos seus hospedeiros naturais, os antílopes, e viajam por via vascular até a nasofaringe, onde amadurecem, mostrando então alguma afinidade com *Cephenemyia*. Algumas larvas parecem incluir também os pulmões em sua rota de migração.

Rhinoestrus purpureus

Descrição, adulto. São moscas relativamente pequenas, com 8 a 11 mm de comprimento. O tórax anterior é caracterizado por algumas listras pretas brilhosas. Cabeça, tórax e abdome são cobertos por pequenas protuberâncias semelhantes a verrugas e também por pelos castanho-amarelados curtos. A cabeça é larga, com olhos pequenos. As pernas são vermelhas e castanho-amareladas. O aparelho bucal é diminuto.

Descrição, larvas. As larvas assemelham-se àquelas de *Oestrus ovis*, exceto pela presença de ganchos orais fortemente recurvados e uma única fileira de 8 a 12 pequenos ganchos terminais. Há três estágios larvais, com comprimentos de, aproximadamente, 1, 3,5 e 20 mm, respectivamente.

Ciclo evolutivo. A mosca fêmea produz 700 a 800 larvas que são expelidas em lotes de até 40 dentro das narinas dos hospedeiros. Larvas de primeiro estágio permanecem nas cavidades nasais antes de se moverem para a região faríngea, onde sofrem muda para tornarem-se larvas de segundo, e então de terceiro estágio. A taxa de desenvolvimento varia consideravelmente, dependendo da localização. Larvas de terceiro estágio são expelidas e pupam no solo.

Cephenemyia trompe (berne da garganta das renas)

Descrição, adulto. Os adultos têm aparência de abelha, com 14 a 16 mm de comprimento, e são cobertos por pelos longos amarelados e pretos sobre um corpo preto brilhante.

Descrição, larvas. As larvas em desenvolvimento são brancas, enquanto as larvas completamente desenvolvidas apresentam, aproximadamente, 25 a 40 mm de comprimento e têm coloração castanho-amarelada. Todo o corpo da larva, que é afunilado na região posterior, é coberto por bandas de espinhos curtos em ambos os lados.

Ciclo evolutivo. As moscas adultas são ativas de junho a setembro e, como em *Oestrus*, as fêmeas são vivíparas. A mosca paira sobre o animal, lança-se para próximo dele e ejeta líquido nas narinas do hospedeiro. As larvas migram para as bolsas retrofaríngeas, onde se agrupam e se desenvolvem. O restante do desenvolvimento ocorre na nasofaringe, conforme as larvas migram e se acumulam nas bolsas retrofaríngeas, que se localizam de ambos os lados da garganta, na base da língua. Larvas de terceiro estágio completamente desenvolvidas, que podem ter até 40 mm de comprimento, arrastam-se para as passagens nasais anteriores e são eliminadas por meio de espirros. A pupação ocorre no solo sob a matéria orgânica da superfície, e dura, aproximadamente, 4 semanas. As moscas adultas não possuem aparelho bucal para se alimentarem, portanto, vivem por pouco tempo e acasalam logo após emergirem.

Cephalopina titillator

Descrição, adulto. A mosca adulta mede 8 a 10 mm de comprimento. Ela é relativamente robusta e tem aparência cinza pulverulenta. A cabeça é grande, e sua parte superior tem coloração laranja, enquanto a parte inferior tem coloração amarela. Os olhos são bastante separados, principalmente nas fêmeas. O tórax é castanho-avermelhado, com padrões em preto. O abdome apresenta manchas pretas irregulares e pelos brancos e as pernas têm coloração amarela.

Descrição, larvas. As larvas de primeiro estágio medem aproximadamente 0,7 mm de comprimento a apresentam espinhos longos nas bordas laterais dos segmentos. Larvas de terceiro estágio têm, aproximadamente, 25 a 35 mm de comprimento, e são caracterizadas por lobos lisos e carnudos em cada segmento do corpo e ganchos bucais grandes.

Ciclo evolutivo. A oviposição é realizada ao redor da região nasal. Os ovos eclodem e as larvas migram para a cavidade nasal, seios frontais e faringe de seu hospedeiro, onde passam muitos meses se alimentando e sofrendo mudas. Quando maduras, as larvas voltam às narinas, causando irritação considerável ao hospedeiro (normalmente camelos) no processo. Como resultado, elas são eliminadas através de espirros, caindo ao solo onde se enterram para puparem. A pupação leva, aproximadamente, 25 dias.

SUBFAMÍLIA GASTEROPHILINAE

A subfamília Gasterophilinae contém um único gênero de importância, *Gasterophilus*, que é um parasita obrigatório de equinos, burros, zebras, elefantes e rinocerontes. Oito espécies são reconhecidas no total, das quais seis apresentam interesse veterinário como parasitas de equídeos.

Descrição, adulto. As moscas são robustas, de coloração negra, 10 a 15 mm de comprimento e com o corpo densamente coberto por pelos amarelados. Nas fêmeas, o ovipositor é forte e protuberante. As asas dos *Gasterophilus* adultos caracteristicamente não apresentam a veia transversal dm-cu (Figura 3.46).

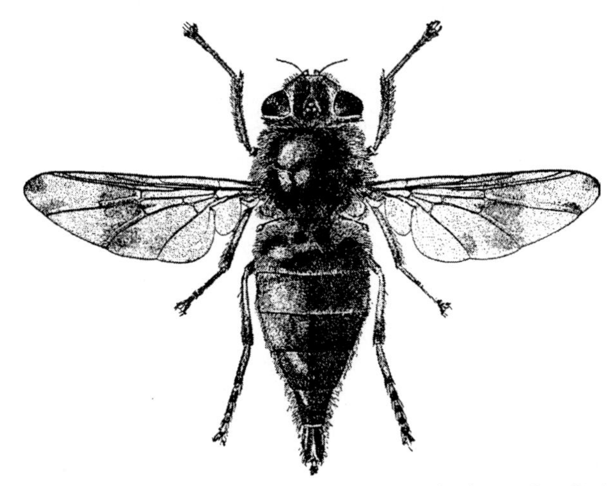

Figura 3.46 Fêmea adulta de *Gasterophilus intestinalis*. (Fonte: Castellani e Chalmers, 1910.)

Descrição, larvas. Quando maduras e presentes no estômago ou eliminadas nas fezes, as larvas são cilíndricas, com 16 a 20 mm de comprimento, coloração laranja-avermelhada e com espiráculo posteriores (Figura 3.47). A diferenciação entre as larvas maduras das muitas espécies é feita pelos ganchos orais e pelo número e distribuição de espinhos presentes nos vários segmentos (Figura 3.48).

Ciclo evolutivo. O ciclo evolutivo das muitas espécies apresenta apenas pequenas diferenças; os pontos-chave dessas diferenças estão apontados nas seções a seguir.

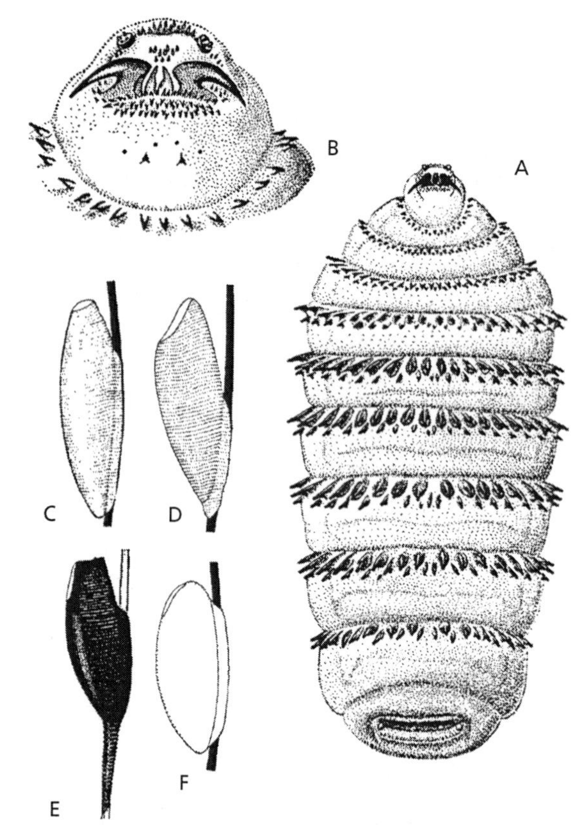

Figura 3.47 A. Larva de terceiro estágio de *Gasterophilus intestinalis*. **B.** Vista ventral do pseudocéfalo de *G. pecorum*. **C.** Ovos de *G. nasalis*. **D.** *G. intestinalis*. **E.** *G. haemorrhoidalis*. **F.** *G. inermis*. (Fonte: Zumpt, 1965.)

Gasterophilus haemorrhoidalis

Descrição, larvas. Os espinhos na superfície ventral dos segmentos das larvas estão dispostos em duas fileiras. O segmento da cabeça apresenta apenas grupos laterais de dentículos e a fileira dorsal de espinhos no oitavo segmento não é, em geral, interrompida medialmente. Os ganchos orais são uniformemente curvados dorsalmente e direcionados lateralmente, e os espinhos do corpo têm pontas afiadas (Figura 3.48D).

Ciclo evolutivo. *Gasterophilus haemorrhoidalis* põe lotes de 150 a 200 ovos ao redor dos lábios do hospedeiro. As moscas adultas apresentam tempo de vida curto e as fêmeas podem depositar todos os seus ovos em 2 a 3 h após emergirem, se a temperatura estiver amena e houver um hospedeiro adequado disponível. Os ovos são vistos facilmente (têm 1 a 2 mm de comprimento) e, em geral, têm coloração preta (Figura 3.47E). Ou os ovos eclodem espontaneamente em, aproximadamente, 5 dias, ou são estimulados a fazê-lo pelo calor, que pode ser gerado durante a lambedura e autolimpeza. As larvas então rastejam para dentro da boca ou são transferidas para a língua durante a lambedura. As larvas podem se enterrar na epiderme do lábio e, daí, migrarem para dentro da boca. Elas então penetram na língua ou mucosa bucal e enterram-se nesses tecidos por muitas semanas enquanto se alimentam, antes de sofrerem muda e passarem, via faringe e esôfago, para o estômago, onde aderem ao epitélio gástrico.

As larvas permanecem e se desenvolvem no estômago por períodos de 10 a 12 meses. Quando maduras, na primavera ou início do verão seguintes, elas se soltam e são eliminadas nas fezes. Nessa espécie, as larvas aderem novamente ao reto por alguns dias antes de serem eliminadas. A pupação ocorre no solo e, após 1 a 2 meses, as moscas adultas emergem. Os adultos não se alimentam, e vivem apenas por alguns dias ou semanas, tempo durante o qual acasalam e ovipõem. Se hospedeiros adequados não estiverem disponíveis, as moscas se movem para regiões altas, se agregam e acasalam, e as fêmeas começam então uma busca a maiores distâncias por hospedeiros. Há, portanto, apenas uma geração de moscas por ano em regiões temperadas.

Gasterophilus inermis

Descrição, larvas. Os espinhos na superfície ventral dos segmentos do corpo da larva estão dispostos em duas fileiras. O segmento da cabeça apresenta apenas grupos laterais de dentículos e a fileira dorsal de espinhos no oitavo segmento não é, em geral, interrompida medialmente. Os ganchos orais são fortemente curvados, com suas pontas direcionadas para trás e alcançando a sua base; os espinhos do corpo têm pontas afiadas (Figura 3.48B). O terceiro segmento do corpo apresenta três fileiras completas de espinhos, e o 11º segmento do corpo apresenta uma fileira de espinhos interrompida por um amplo espaço mediano.

Ciclo evolutivo. As fêmeas adultas põem até 300 ovos nas bochechas e ao redor da boca do hospedeiro. Cada um deles é aderido individualmente à base dos pelos dessa região. Os ovos têm 1 a 2 mm de comprimento e, em geral, apresentam coloração creme-esbranquiçada (Figura 3.47F). O ciclo evolutivo é essencialmente similar ao de *G. haemorrhoidalis*.

Gasterophilus intestinalis

Descrição, larvas. Os ganchos orais não são uniformemente curvados dorsalmente, e apresentam uma depressão rasa. Os espinhos do corpo apresentam pontas rombas.

Ciclo evolutivo. Os ovos de *Gasterophilus intestinalis* são colocados em pelos dos membros torácicos e ombros. Vários ovos podem ser colados a cada pelo e, durante a sua vida, que dura apenas alguns dias, uma fêmea de *G. intestinalis* pode depositar até 1.000 ovos. Os ovos medem 1 a 2 mm de comprimento e, em geral, têm coloração creme-esbranquiçada (Figura 3.47D). As larvas penetram na língua e mucosa oral na região anterior da base da língua, onde escavam galerias na camada subepitelial da membrana mucosa. As larvas vagam nesses tecidos por muitas semanas antes de deixarem a língua para sofrerem muda. Larvas de segundo estágio aderem por alguns dias às laterais da faringe, antes de se moverem para a porção esofágica do estômago, onde se agrupam no limite entre as porções glandular e aglandular do epitélio. As larvas permanecem e se desenvolvem nesse local por períodos de 10 a 12 meses.

Gasterophilus nasalis

Descrição, larvas. Larvas de *Gasterophilus nasalis* apresentam espinhos dispostos em uma única fileira na superfície ventral dos segmentos larvais. Os três primeiros segmentos do corpo são relativamente cônicos e o terceiro segmento apresenta uma fileira dorsal de espinhos e, algumas vezes, espinhos ventrais (Figura 3.48C).

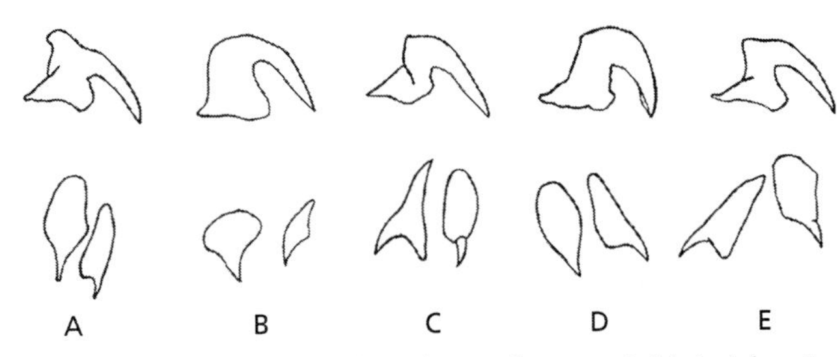

Figura 3.48 A. Ganchos orais (acima) e espinhos ventrais (abaixo) do quinto segmento de *Gasterophilus intestinalis*; **B.** *G. inermis*; **C.** *G. nasalis*; **D.** *G. haemorrhoidalis*; **E.** *G. pecorum*. (Fonte: Zumpt, 1965.)

Ciclo evolutivo. A mosca do berne-da-garganta, *G. nasalis*, ovipõe na região intermandibular. Os ovos são colocados em lotes de até 500, em geral, com um ovo aderido a cada pelo (Figura 3.47C). As larvas enterram-se nos espaços entre os dentes e a gengiva. Isso pode resultar no desenvolvimento de bolsas de pus e necrose da gengiva. O primeiro estágio larval dura 18 a 24 dias, seguido pela muda para segundo estágio larval, que se move via faringe e esôfago para o estômago, onde adere ao epitélio gástrico. No estômago, as larvas amarelas de *G. nasalis* aderem ao redor do piloro e, algumas vezes, no duodeno, onde podem permanecer por 10 a 12 meses.

Gasterophilus nigricornis

Descrição, larvas. Espinhos na superfície ventral dos segmentos da larva são dispostos em uma única fileira. Os três primeiros segmentos do corpo são relativamente cilíndricos, apresentando uma constrição posterior evidente, e o terceiro segmento não apresenta espinhos dorsal ou ventralmente.

Ciclo evolutivo. Moscas fêmeas pousam na bochecha dos hospedeiros para realizarem oviposição. As larvas eclodem em 3 a 9 dias e atravessam diretamente a pele. Elas então se enterram na comissura do lábio e penetram na membrana mucosa dentro da bochecha. Uma vez que tenham chegado à região central da bochecha (aproximadamente 20 a 30 dias após a eclosão), elas sofrem muda e deixam as membranas mucosas. As larvas de segundo estágio são então engolidas, e se ligam à parede do duodeno, onde permanecem por 10 a 12 meses.

Gasterophilus pecorum

Descrição, larvas. As larvas apresentam espinhos na superfície ventral dos segmentos do corpo, que são dispostos em duas fileiras. O segmento da cabeça apresenta dois grupos laterais de dentículos e um grupo central, o segundo situado entre os lobos antenais e os ganchos orais. A fileira dorsal de espinhos é, em geral, interrompida medialmente no sétimo e oitavo segmentos do corpo. Os segmentos 10 e 11 não apresentam espinhos (Figura 3.48E).

Ciclo evolutivo. Os adultos de *G. pecorum* são mais ativos no final do verão e, diferentemente das outras espécies, os ovos de coloração negra são colocados na vegetação e ingeridos por equinos durante o pastejo. Até 2.000 ovos são colocados em lotes de 10 a 115. Os ovos são altamente resistentes e a larva desenvolvida pode permanecer viável por meses dentro do ovo até ser ingerida por um equino. Na boca, os ovos eclodem em 3 a 5 min. Larvas de primeiro estágio penetram imediatamente nas membranas mucosas dos lábios, gengivas, língua, palato duro e cavam em direção à base da língua e palato mole, onde podem permanecer por 9 a 10 meses, até se desenvolverem completamente. Elas também podem ser engolidas e permanecer nas paredes da faringe, esôfago e estômago. Quando maduras na primavera a início do verão seguintes, as larvas se soltam e são eliminadas nas fezes.

SUBFAMÍLIA HYPODERMATINAE

A subfamília Hypodermatinae contém um gênero de maior importância, *Hypoderma* (mosca-do-berne ou berne dos bovinos), e um segundo gênero menos disseminado, *Przhevalskiana* (berne das cabras). A subfamília Hypodermatinae contém seis espécies de importância veterinária no gênero *Hypoderma*. Duas espécies, *H. bovis* e *H. lineatum*, são parasitas principalmente de bovinos, enquanto *H. diana*, *H. actaeon*, *H. tarandi* e *H. sinense* afetam corças, veado-vermelho, rena e iaque, respectivamente.

Hypoderma

Descrição, adulto. Os adultos são moscas grandes cujo abdome é coberto por pelos amarelo-alaranjados, dando a eles a aparência de abelhas (Figura 3.49, ver também Figura 8.48). Os adultos não apresentam aparelho bucal funcional.

Descrição, larvas. As larvas maduras são espessas e com formato de barril, afunilando-se na região anterior do corpo. Quando maduras, elas apresentam 25 a 30 mm de comprimento, e a maioria dos segmentos apresenta espinhos curtos. A coloração é branco sujo quando as larvas recém-emergiram do hospedeiro, mas rapidamente torna-se castanho-escura; a pupa tem coloração quase preta. As larvas de terceiro estágio das duas espécies de Hypoderma que normalmente parasitam bovinos (*H. bovis* e *H. lineatum*) podem ser distinguidas de outras espécies de Hypoderma pela avaliação da placa espiracular posterior, que é completamente circundada por pequenos espinhos. As espécies que parasitam bovinos podem ser distinguidas entre si da seguinte forma: em *H. bovis*, a placa

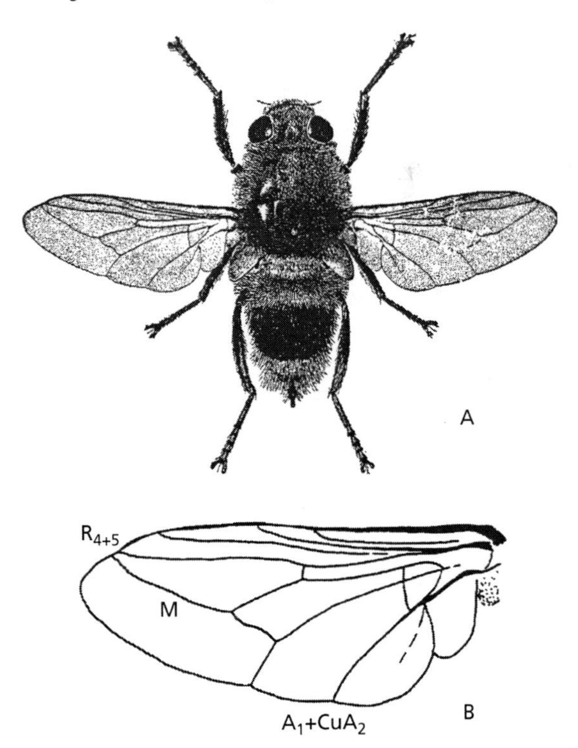

Figura 3.49 A. Fêmea adulta de *Hypoderma bovis*. (Fonte: Castellani e Chalmers, 1910.) **B.** Venação da asa típica de *Hypoderma*, mostrando a curva acentuada da veia M, que não se une a R_{4+5} antes da borda da asa e a veia A_1+CuA_2, que alcança a margem da asa.

espiracular posterior que circunda o botão apresenta um canal estreito afunilado, enquanto em *H. lineatum*, o canal é amplo (Figura 3.50 e Tabela 3.2).

Ciclo evolutivo. As moscas adultas são ativas apenas em climas quentes e, no hemisfério norte, o pico de atividade ocorre, normalmente, em junho e julho. As fêmeas colocam seus ovos em pelos na região inferior do corpo dos hospedeiros e nos membros, acima dos jarretes. Os ovos têm 1 mm de comprimento e são fixos aos pelos usando garras terminais (Figura 3.50). Uma fêmea pode colocar até 100 ou mais ovos em um único hospedeiro. Abaixo de temperaturas de, aproximadamente, 18°C, as moscas não são ativas.

Os ovos eclodem em alguns dias, liberando as larvas de primeiro estágio, que têm menos de 1 mm de comprimento, e essas larvas rastejam pelos pelos, penetram no folículo piloso e migram pelo corpo, seguindo vias espécie-específicas (ver seções a seguir). O uso de um par de ganchos orais e a secreção de enzimas proteolíticas ajudam na migração. As larvas se alimentam conforme migram para os locais de descanso, que são espécie-específicos, onde elas chegam no final do outono, e permanecem aí durante o inverno. A muda para o segundo estágio ocorre nesse local de descanso. Durante esse estágio, elas crescem para 12 a 16 mm de comprimento. Em fevereiro e março (no hemisfério norte), a migração cessa e as L_2 chegam ao subcutâneo das costas do hospedeiro. Lá, elas sofrem muda para L_3, que podem ser palpadas como aumentos de volume distintos (bernes). As L_3 realizam a perfuração cutânea e as larvas respiram posicionando seu espiráculo nessa abertura. Uma larva de terceiro estágio cujo crescimento terminou mede 27 a 28 mm de comprimento. Após, aproximadamente, 4 a 6 semanas nesse local, as larvas emergem em maio-junho e caem no solo, onde pupam por, aproximadamente, 5 semanas sob folhas e vegetação solta. Os adultos então emergem, copulam e as fêmeas põem seus ovos e morrem, tudo isso em 1 a 2 semanas. A oviposição pode ocorrer tão cedo quanto 24 h após os adultos emergirem do pupário. O momento exato e a duração desses eventos do ciclo evolutivo podem variar, dependendo da latitude e da temperatura ambiente.

***Hypoderma* de importância veterinária**

Espécies	Hospedeiros	Locais
Hypoderma bovis	Bovinos	L_1 – gordura epidural; L_3 – subcutâneo
Hypoderma lineatum	Bovinos	L_1 – esôfago; L_3 – subcutâneo
Hypoderma diana	Cervos, ocasionalmente equinos, ovinos	L_1 – gordura epidural; L_3 – subcutâneo
Hypoderma tarandi (sin. *Oedemagena tarandi*)	Renas, caribus, raramente cães e equinos	Todos os estágios larvais no tecido conjuntivo subcutâneo
Hypoderma actaeon	Cervos	Desconhecido
Hypoderma sinense	Iaques	Desconhecido

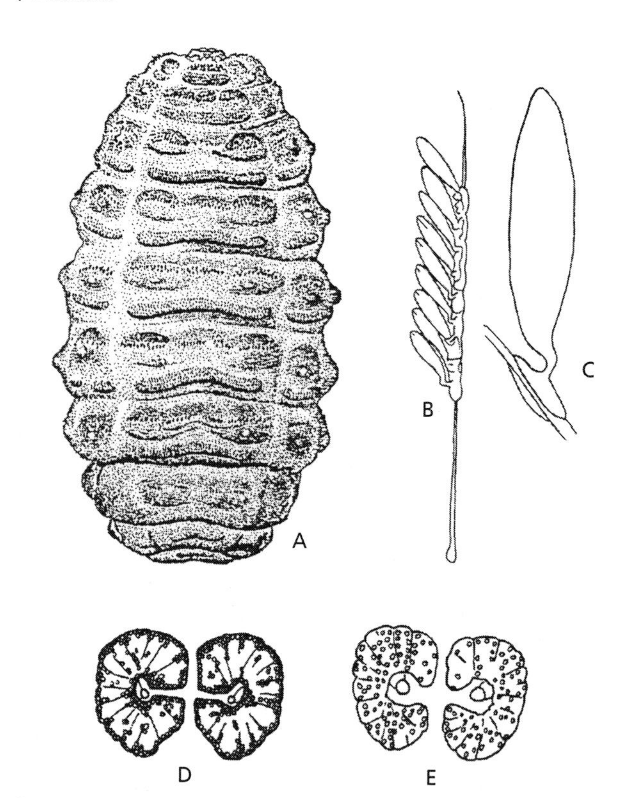

Figura 3.50 Larva de terceiro estágio de *Hypoderma bovis* (**A**); ovos de *H. lineatum* (**B**) e *H. bovis* (**C**). Espiráculos posteriores das larvas de terceiro estágio de *H. bovis* (**D**) e *H. lineatum* (**E**). (Fonte: Zumpt, 1965.)

Tabela 3.2 Resumo das diferenças entre espécies de *Hypoderma* que parasitam bovinos.

Característica	*Hypoderma bovis*	*Hypoderma lineatum*
Comprimento do adulto	15 mm	13 mm
Ovos colocados	Individualmente	Em lotes
Morfologia da larva	Placa espiracular posterior que cerca o botão apresenta um canal estreito afunilado	Placa espiracular posterior que cerca o botão apresenta canal largo
Via de migração	Junto aos nervos	Entre os planos fasciais dos músculos e ao longo do tecido conjuntivo
Local onde passam o inverno	Gordura epidural da medula espinal	Submucosa do esôfago

Hypoderma bovis (mosca-do-berne)

Descrição, adulto. Fêmeas adultas de *Hypoderma bovis* têm, aproximadamente, 15 mm de comprimento e aparência de abelhas; o abdome é coberto por pelos de coloração amarelo-alaranjado com uma banda larga de pelos pretos ao redor da região central do abdome. Os pelos da cabeça e região anterior do tórax têm coloração amarelo-esverdeada.

Ciclo evolutivo. Aspectos característicos do ciclo evolutivo de *H. bovis* são que seus ovos são colocados individualmente nos pelos da região inferior do corpo (Figura 3.50C). Após a penetração pela pele, as larvas migram junto aos nervos até chegarem à gordura epidural na região das vértebras torácicas e lombares, onde sobrevivem ao inverno.

Hypoderma lineatum (mosca-do-berne, mosca dos calcanhares)

Descrição, adulto. Fêmeas adultas de *Hypoderma lineatum* têm, aproximadamente, 13 mm de comprimento e aparência de abelhas; o abdome é coberto por pelos de coloração amarelo-alaranjada com uma banda larga de pelos pretos ao redor da região central do abdome. Os pelos da cabeça e região anterior do tórax têm coloração branco-amarelada.

Ciclo evolutivo. Aspectos característicos do ciclo evolutivo de *H. lineatum* são que seus ovos são colocados em fileiras de seis ou mais em pelos individuais, abaixo dos jarretes (Figura 3.50B). Após a penetração pela pele, as larvas migram entre os planos fasciais e ao longo do tecido conjuntivo, até a região do diafragma. Eventualmente, elas chegam à submucosa do esôfago, onde sobrevivem ao inverno. Adultos de *H. lineatum*, em geral, também emergem, aproximadamente, 1 mês antes dos adultos de *H. bovis*.

Hypoderma diana

Descrição, adulto. Fêmeas adultas de *Hypoderma diana* têm, aproximadamente, 15 mm de comprimento e aparência similar à de moscas-do-berne de bovinos.

Descrição, larvas. As larvas são relativamente hospedeiro-específicas e vivem como parasitas subcutâneos de cervos. Larvas maduras medem 25 a 30 mm de comprimento, são espessas e apresentam formato de barril, afunilando-se na região anterior do corpo. A maioria dos segmentos do corpo apresenta espinhos curtos e as margens internas dos canais dos peritremas posteriores são divergentes. As larvas são de coloração branco-sujo quando recém-emergiram do hospedeiro, mas tornam-se castanho-escuras rapidamente. A pupa tem coloração quase preta.

Ciclo evolutivo. As fêmeas emergem com todos os seus ovos completamente desenvolvidos. Elas apresentam um tempo de vida relativamente curto, no qual não se alimentam, e são capazes de acasalar e realizar oviposição pouco tempo após emergirem. O acasalamento ocorre fora do hospedeiro, em pontos de agregação onde as fêmeas são interceptadas durante o voo. A mosca-fêmea põe entre 300 e 600 ovos nas regiões inferiores dos membros e do corpo do hospedeiro, onde eles são colados aos pelos.

Os ovos eclodem em 1 semana, e as larvas de primeiro estágio, que medem menos de 1 mm de comprimento, rastejam pelos pelos, enterrando-se diretamente na pele ou penetrando no folículo piloso. As larvas então continuam a escavar sob a pele. *Hypoderma diana* migra pelo tecido subcutâneo junto aos nervos em direção à medula espinal. Após, aproximadamente, 4 meses, normalmente no outono, as larvas chegam à gordura epidural da medula na região das vértebras torácicas e lombares, onde sobrevivem ao inverno.

A migração não termina até, aproximadamente, 9 meses após a oviposição, quando as larvas chegam à pele das costas do hospedeiro, na primavera seguinte. Um pequeno aumento de volume característico (o berne) se forma e um pequeno orifício é escavado para a superfície. Um nódulo cístico então começa a se formar ao redor da larva. A larva reverte sua posição e repousa com os dois espiráculos posteriores próximo à abertura na pele, o que permite que ela respire. Nessa localização, a larva sofre duas mudas e, durante esse período, cresce rapidamente, chegando a mais de duas vezes o seu comprimento original. A migração e crescimento larvais ocorrem no hospedeiro até abril. As larvas então caem do corpo do hospedeiro e pupam no solo. A mosca emerge após, aproximadamente, 36 dias. A duração da pupação depende da temperatura ambiente e da cobertura do solo; as pupas têm maiores chances de sobrevida quando há, ao menos, alguma grama cobrindo o solo e onde o solo não congela.

Hypoderma tarandi (mosca-do-berne das renas)

Sinônimo. *Oedemagena tarandi*.

Descrição, adulto. Moscas grandes com, aproximadamente, 15 a 18 mm de comprimento, com aparência similar à de *H. bovis*.

Descrição, larvas. As larvas maduras medem até 3 cm de comprimento. Os peritremas posteriores são acentuadamente esclerotizados, e apresentam um canal interior largo, que leva ao lúmen.

Ciclo evolutivo. O ciclo evolutivo de *Hypoderma tarandi* assemelha-se ao de outras espécies do gênero *Hypoderma*. Elas são ativas em julho e agosto, e cada fêmea põe entre 500 e 700 ovos, que são aderidos ao subpelo macio, e não ao sobrepelo. Os flancos, membros e garupa são os locais de oviposição preferidos. Após, aproximadamente, 6 dias, os ovos eclodem sobre a pele e a larva escava por sob a pele. No entanto, diferentemente de *Hypoderma*, as L_1 migram diretamente para o tecido conjuntivo subcutâneo das costas do hospedeiro pela coluna espinal. Quando a larva chega ao local de repouso, em setembro ou outubro, um aumento de volume (berne) é criado ao redor da larva, onde ela se alimenta do sangue e líquidos corporais do hospedeiro. As L_3 perfuram a pele e a larva respira posicionando seus espiráculos nessa abertura. Quando o crescimento se completa na primavera, as larvas deixam a rena pelo orifício respiratório e caem no solo para puparem. Elas então emergem como moscas adultas, completando o ciclo.

Przhevalskiana

O berne das cabras, *Przhevalskiana silenus*, é comum nos países mediterrâneos.

Przhevalskiana silenus

Descrição, adulto. As moscas adultas têm 8 a 14 mm de comprimento, apresentam olhos grandes, tórax cinza e abdome cinza tesselado.

Descrição, larvas. As larvas de terceiro estágio são grandes (até 25 mm de comprimento), claviformes, afunilando-se em direção à extremidade posterior, com um par de espiráculos posteriores. O corpo é composto por 11 segmentos com pequenos espinhos na junção entre esses segmentos.

Ciclo evolutivo. Em muitos aspectos, o ciclo evolutivo dessa espécie é similar ao ciclo de *Hypoderma*; as larvas de terceiro estágio ficam sob a pele das costas. Após acasalarem, as fêmeas adultas põem, aproximadamente, 100 ovos pretos de formato ovalado com, aproximadamente, 0,8 mm de comprimento. Um a quatro ovos são colados a cada pelo. Os ovos eclodem em 5 a 6 dias, e as larvas de primeiro estágio penetram na pele do hospedeiro até o tecido subcutâneo, por onde migram até a região das costas. No entanto, não há local de repouso como verificado para *Hypoderma*. As larvas chegam ao tecido subcutâneo das costas e garupa do hospedeiro entre o final de dezembro e o início de fevereiro, e lá se alimentam, crescem e sofrem muda para o segundo e terceiro estágios, o que causa o aumento de volume característico do berne na superfície da pele. As larvas de terceiro estágio podem ter entre 15 e 18 mm de comprimento, com coloração escura. As L_3 perfuram a pele, e através desse orifício elas respiram, posicionando seus espiráculos nessa abertura. Quando completamente maduras, aproximadamente entre fevereiro e abril, as L_3 caem no solo e pupam. O período necessário para a pupação depende das condições climáticas. Os adultos são ativos de abril a junho, não apresentam aparelho bucal e sobrevivem apenas por 5 a 10 dias por meio do consumo de recursos acumulados durante o período larval.

SUBFAMÍLIA CUTEREBRINAE

A subfamília Cuterebrinae apresenta dois gêneros de interesse, *Cuterebra* e *Dermatobia*.

Cuterebra spp.

Espécies do gênero *Cuterebra* são, principalmente, parasitas de roedores e coelhos, mas, ocasionalmente, infestam cães e gatos.

Descrição, adulto. Os adultos são moscas grandes (com até 30 mm de comprimento), com o corpo densamente coberto por pelos curtos, e que apresentam abdome de coloração preto-azulada. Eles apresentam aparelho bucal pequeno e afuncional, e não se alimentam enquanto adultos.

Descrição, larvas. As larvas apresentam ganchos orais acentuadamente curvados e vários espinhos no corpo.

Ciclo evolutivo. As fêmeas põem ovos no solo, próximo ou sobre a entrada do ninho dos hospedeiros, ou mesmo na grama, próximo às trilhas usadas pelos animais, e os ovos então aderem aos hospedeiros que estão de passagem. As larvas entram no corpo diretamente através da pele ou por orifícios, como narinas, e migram por via subdérmica. Por fim, em locais de repouso espécie-específicos, as larvas, por fim, formarão aumentos de volume semelhantes a bernes. Em roedores, os bernes, com frequência, se formam próximo ao ânus, escroto ou cauda. O desenvolvimento larval pode levar entre 3 e 7 semanas. Quando maduras, as larvas deixam o hospedeiro e caem no solo, onde pupam.

Dermatobia

O gênero *Dermatobia* apresenta uma única espécie de importância, *Dermatobia hominis*, que infesta animais domésticos e humanos. Trata-se de uma espécie neotropical, e se distribui do sul do México até a Argentina, e habita áreas de bosques e florestas que margeiam vales de rios e planícies. Ela é conhecida como *torsalo*, berne de humanos ou mosca-do-berne americana.

Dermatobia hominis (mosca-do-berne)

Descrição, adulto. A mosca *Dermatobia* adulta assemelha-se a *Calliphora*, com abdome curto e largo, que apresenta brilho azul metálico, mas o aparelho bucal é apenas vestigial, coberto por uma aba. A fêmea mede, aproximadamente, 12 mm de comprimento. Os adultos apresentam cabeça e pernas amarelo-alaranjadas, e o tórax é esparsamente coberto por cerdas curtas. A arista das antenas apresenta cerdas apenas na margem externa.

Descrição, larvas. As larvas maduras medem até 25 mm de comprimento e têm formato oval. Elas apresentam duas a três fileiras de espinhos robustos na maioria dos segmentos do corpo. O corpo das larvas, em especial de segundo estágio, afunila-se na extremidade posterior. As larvas de terceiro estágio têm formato mais oval, com espiráculos anteriores proeminentes e com formato de flor, e espiráculos posteriores localizados em uma fenda pequena e profunda (Figura 3.51).

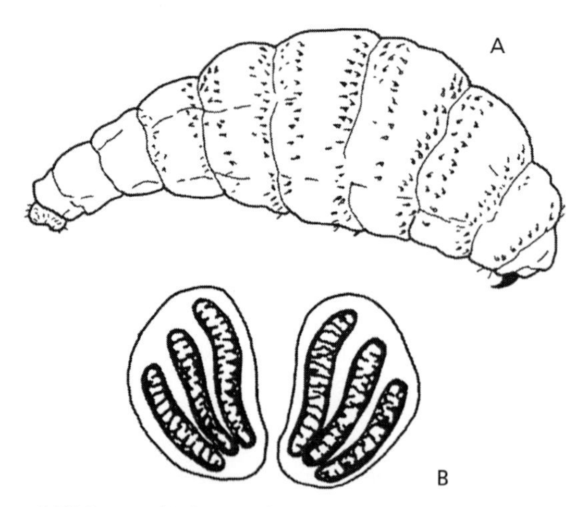

Figura 3.51 *Dermatobia hominis*: larva de terceiro estágio (**A**); espiráculos posteriores (**B**).

Ciclo evolutivo. Dermatobia é mais comum em regiões com florestas e arbustos, sendo essas últimas conhecidas em muitas partes da América do Sul como "monte". As moscas adultas não se alimentam; sua nutrição é derivada de reservas acumuladas durante os estágios larvais. As fêmeas têm hábitos sedentários, repousando em folhas até que a oviposição seja iminente, quando elas então capturam outro inseto (em geral um mosquito ou mosca) e colocam na região inferior do seu abdome ou tórax um lote de até 25 ovos. Enquanto aderidas ao seu hospedeiro de transporte, as L_1 se desenvolvem dentro dos ovos em, aproximadamente, 1 semana, mas os ovos não eclodem até que o inseto carreador pouse em um animal de sangue quente para se alimentar. As larvas de primeiro estágio saem dos ovos em resposta ao aumento súbito de temperatura próximo ao corpo do hospedeiro, e então penetram na pele (com frequência através da abertura feita pelo hospedeiro de transporte) e migram para o tecido subcutâneo, onde se desenvolvem até L_3, respirando através de orifícios na pele, da mesma maneira que *Hypoderma*. As larvas não migram. A larva madura emerge após, aproximadamente, 3 meses e pupa no solo por mais 1 mês, antes de as moscas adultas emergirem. Pode haver até três gerações de moscas por ano.

ORDEM PHTHIRAPTERA

Os piolhos (ordem Phthiraptera) são ectoparasitas permanentes obrigatórios altamente hospedeiro-específicos, sendo que muitas espécies, inclusive, localizam-se em regiões anatômicas específicas do corpo do hospedeiro. Em geral, eles deixam um hospedeiro apenas para se transferirem para um novo hospedeiro. São insetos pequenos, com, aproximadamente 0,5 a 8 mm de comprimento, com corpo achatado dorsoventralmente e possuem pernas robustas e garras para agarrarem firmemente os pelos, cabelos ou penas. Todos os piolhos são ápteros, mas essa é uma adaptação secundária ao estilo de vida parasitário, e acredita-se que os piolhos sejam oriundos de ancestrais alados. Eles se alimentam se restos de tecido epitelial, partes de penas, secreções sebáceas e sangue. Em geral, sua coloração varia de bege pálido a cinza escuro, mas eles podem ficar consideravelmente mais escuros quando se alimentam. A maioria das espécies de piolho é cega, mas algumas delas apresentam manchas oculares simples sensíveis à luz.

Os Phthiraptera são uma ordem pequena, com, aproximadamente, 3.500 espécies descritas, das quais apenas 20 ou 30 apresentam importância econômica relevante. Essa ordem é dividida em quatro subordens: **Anoplura**, **Amblycera**, **Ischnocera** e **Rhynchophthirina**. No entanto, Rhynchophthirina é uma subordem muito pequena, que inclui apenas duas espécies africanas, uma das quais é parasita de elefantes e outra que parasita javalis.

Os Anoplura, conhecidos como piolhos-sugadores, em geral, são grandes, com até 5 mm de comprimento, com cabeças pequenas e pontiagudas e aparelho bucal terminal (Figura 3.52). Em geral, eles se movem de maneira lenta e apresentam pernas fortes, cada qual com uma única garra grande. Eles ocorrem exclusivamente em mamíferos.

Na literatura veterinária, os Amblycera e Ischnocera, em geral, são discutidos em conjunto e descritos como **Mallophaga** que, em livros-texto mais antigos, é classificada como uma subordem propriamente dita. No entanto, Mallophaga não é um grupo monofilético. Mallophaga, literalmente, significa "comedor de lã" e, juntamente com Amblycera e Ischnocera, são conhecidos como **piolhos mastigadores**. A descrição de 'piolhos picadores' é uma denominação incorreta, e deve ser evitada, uma vez que todos os piolhos picam.

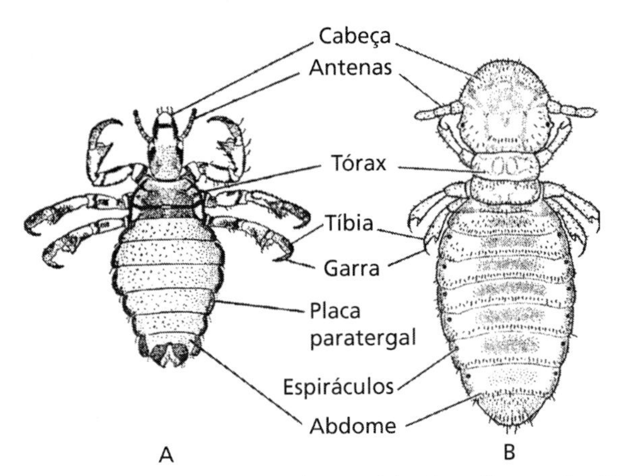

Figura 3.52 Vista dorsal de uma fêmea adulta de piolho-sugador *Haematpinus* (**A**) (Fonte: Smart, 1943) e piolho mastigador *Bovicola* (**B**). (Fonte: Gullan e Cranston, 1994.)

CICLO EVOLUTIVO DOS PIOLHOS

Piolhos-sugadores e mastigadores apresentam ciclos evolutivos muito similares. Durante seu tempo de vida de aproximadamente 1 mês, a fêmea põe 20 a 200 ovos operculados (lêndeas). Em geral, as lêndeas têm coloração esbranquiçada e são coladas aos cabelos ou penas, onde podem ser vistas a olho nu (Figura 3.53). Do ovo eclode a ninfa, que é similar ao adulto, embora muito menor. Após três mudas, o adulto plenamente desenvolvido estará presente. Todo o ciclo de ovo a adulto, em geral, leva 2 a 3 semanas.

Piolhos-sugadores, com seu aparelho bucal picador, alimentam-se de sangue, mas os piolhos mastigadores são equipados com aparelho bucal que corta e tritura, e apresentam uma dieta mais variada. Aqueles que parasitam mamíferos, ingerem as camadas externas dos cabelos, escamas dérmicas e crostas de sangue; os piolhos de aves também se alimentam de escamas de pele e crostas, mas, diferentemente dos piolhos de mamíferos, eles podem digerir queratina, de forma que se alimentam de penas e plumas.

Infestações maciças por piolhos, em geral, são conhecidas como **pediculose** (embora, originalmente, esse termo se refira especificamente à infestação por piolhos do gênero *Pediculus* em humanos). Algumas espécies de piolhos podem atuar como hospedeiros intermediários do cestódio *Dipylidium caninum*. No entanto, apesar disso, os piolhos são de interesse veterinário predominantemente em razão do dano direto que causam a seus hospedeiros, mais do que por sua ação como vetores. Portanto, o efeito da infestação por piolhos, em geral, é função da sua densidade populacional. Um pequeno número de piolhos pode não representar, de fato, um problema, podendo ser considerado como parte normal da fauna

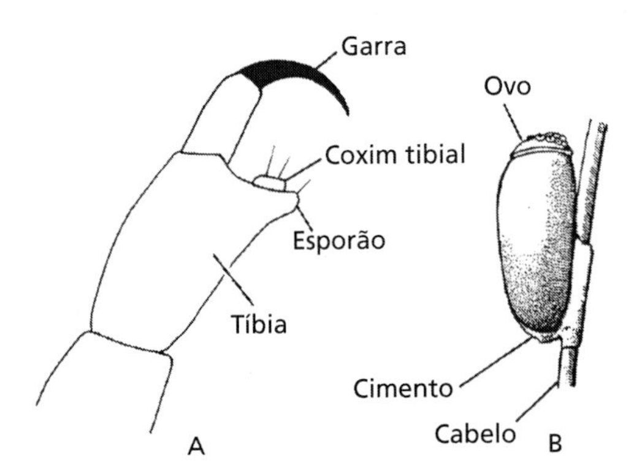

Figura 3.53 Piolho Anoplura, *Haematopinus*: detalhe do tarso e garra (**A**) e ovo aderido ao cabelo (**B**). (Fonte: Smart, 1943.)

da pele. No entanto, populações de piolhos podem aumentar dramaticamente, chegando a densidades altas. Tal infestação maciça por piolhos pode causar prurido, alopecia, escoriações e automutilação. O distúrbio causado pode resultar em letargia e diminuição do ganho de peso ou diminuição na produção de ovos em aves. Infestações graves por piolhos-sugadores podem causar anemia. Infestações maciças, em geral, estão associadas a animais jovens ou idosos em condições ruins de saúde, ou em animais criados em condições ruins de higiene.

A transferência de piolhos de um animal a outro ou de um rebanho a outro, em geral, ocorre por contato físico direto. Uma vez que os piolhos não sobrevivem por muito tempo fora do hospedeiro, o potencial para que os animais adquiram infestação por contato com estábulos sujos é limitado, no entanto, não pode ser ignorado. Ocasionalmente, piolhos podem ser transferidos entre animais transportados por moscas (forésia).

Em hábitats temperados, as populações de piolhos são dinâmicas e exibem flutuação sazonal marcante. O aumento sazonal em populações de piolhos pode ser exacerbado pela estabulação de inverno, se os animais estiverem em condição ruim, e, especificamente, se os animais forem privados de oportunidade de se limparem apropriadamente. Infestações por piolhos podem também ser indicativas de outros problemas subjacentes, como desnutrição ou doença crônica.

SUBORDEM ANOPLURA

Anoplura são insetos pequenos, cujo comprimento varia de menos de 0,5 a 8 mm quando adultos; o comprimento médio é de, aproximadamente, 2 mm. As antenas, em geral, apresentam cinco segmentos; os olhos são reduzidos ou, em geral, ausentes, e não há ocelos. Os três segmentos torácicos são fusionados. As pernas apresentam apenas um segmento tarsal e uma única garra; quando a garra é retraída, ela faz contato com um processo semelhante a um dedão na tíbia (o espaço formado apresenta o diâmetro do cabelo do hospedeiro) e permite que o piolho se mantenha firmemente agarrado a um hospedeiro ativo. Há um par de espiráculos (mesotorácicos) no tórax e seis pares (segmentos 3 a 8) no abdome, que apresenta nove segmentos no total.

O aparelho bucal é altamente especializado e não é visível externamente, sendo altamente adaptado para picar a pele do hospedeiro. É composto por três estiletes em uma bolsa ventral, que forma um conjunto de estruturas cortantes finas. Durante a alimentação, os estiletes são usados para perfurar a pele e o sangue é sugado para dentro da boca. O aparelho bucal não apresenta palpos e, em geral, é retraído para dentro da cabeça quando não está em uso, de maneira que tudo o que pode ser visto é seu contorno na cabeça ou sua ponta protraída.

A subordem Anoplura contém muitas famílias, duas das quais são de maior importância em Medicina Veterinária, a Haematopinidae e a Lignognathidae. A família Microthoraciidae contém espécies que são de importância em camelídeos. As famílias Polyplacidae e Hoploperidae contêm espécies que são parasitas de roedores. A Echinophthiridae contém espécies que são parasitas de mamíferos marinhos e a Neolinagnathidae, na qual há apenas duas espécies, parasita musaranho-elefante. Duas outras famílias de importância médica são Pediculidae e Pthiridae.

FAMÍLIA HAEMATOPINIDAE

A família Haematopinidae contém o gênero *Haematopinus*, que é um dos principais gêneros de importância veterinária, espécie que está entre os maiores piolhos de animais domésticos, com até 0,5 cm de comprimento, encontrados em bovinos, suínos e equinos.

Haematopinus

Vinte e seis espécies foram descritas no gênero *Haematopinus*. Todas as espécies são piolhos grandes, com, aproximadamente 4 a 5 mm, e possuem processos angulares proeminentes (pontas oculares ou ângulos temporais) atrás das antenas. As pernas são de tamanho similar, cada qual terminando em uma única garra grande que se opõe ao esporão tibial. Placas paratergais esclerotizadas distintas são visíveis nos segmentos abdominais 2 ou 3 a 8.

Espécies de *Haematopinus* de importância veterinária

Espécies	Hospedeiros	Locais
Haematopinus eurysternus	Bovinos	Pele, base do chifre, orelhas, olhos, narinas, ocasionalmente vassoura da cauda
Haematopinus quadripertusus	Zebus, bovinos	Cauda e períneo
Haematopinus tuberculatus (sin. *Haematopinus bufalieuropaei*)	Búfalos, bovinos	Pele, costas, pescoço, base dos chifres
Haematopinus suis	Suínos	Pele, dobras de pele do pescoço e queixada, flancos, parte interna das pernas
Haematopinus asini	Equinos, jumentos	Pele da cabeça, pescoço, costas, peito e entre as pernas

Haematopinus eurysternus (piolho do nariz curto)

Descrição. *Haematopinus eurysternus* é um dos maiores piolhos de mamíferos domésticos, medindo 3,4 a 4,8 mm de comprimento. Seu corpo tem formato largo e a cabeça é pequena e pontiaguda (Figura 3.54). A cabeça e o tórax têm coloração amarela ou castanho-acinzentada, e o abdome azul-acinzentado com uma listra escura de cada lado. Os ovos de casca dura são opacos e brancos e têm a base pontiaguda.

Ciclo evolutivo. Os piolhos adultos vivem por 10 a 15 dias e, quando maduros, as fêmeas realizam postura de um ovo por dia por, aproximadamente, 2 semanas. Os ovos são colados aos cabelos ou cerdas do hospedeiro e eclodem em 1 a 2 semanas. As ninfas que emergem assemelham-se aos adultos, exceto pelo tamanho. A muda de ninfa para adulto ocorre, aproximadamente, 14 dias após a eclosão dos ovos. As fêmeas começam a oviposição após se alimentarem e acasalarem.

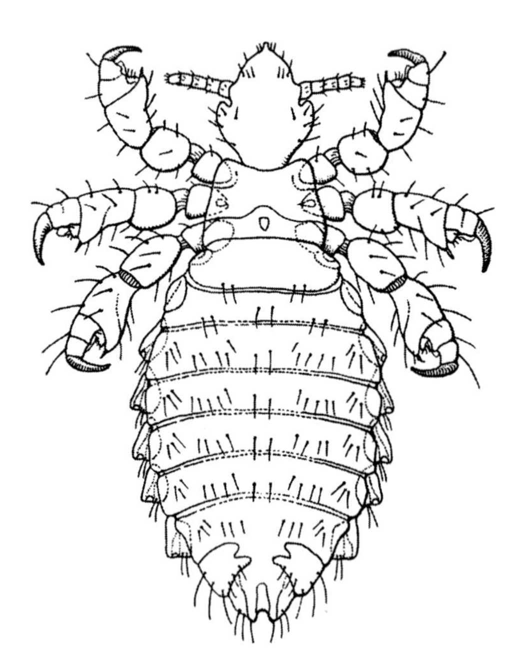

Figura 3.54 Vista dorsal de um adulto de *Haematopinus*. (Fonte: Séguy, 1944.)

Haematopinus quadripertusus (piolho da cauda)

Descrição. *Haematopinus quadripertusus* é um piolho grande, sem olhos, que mede, aproximadamente, 4 a 5 mm de comprimento. Sua placa esternal torácica tem coloração escura e é bem desenvolvida. Suas pernas têm tamanho similar, cada qual terminando em uma única garra grande que se opõe ao esporão tibial.

Ciclo evolutivo. Durante seu período de vida de, aproximadamente, 1 mês, as fêmeas põem 50 a 100 ovos operculados (lêndeas) a uma taxa de um a seis ovos por dia. Em geral, esses ovos têm coloração esbranquiçada e são colados aos pelos ou penas, onde podem ser vistos a olho nu. Os ovos desse piolho, normalmente, são depositados nos pelos da cauda, que se tornam embaraçados em infestações maciças. Em casos muito graves, os pelos da base da cauda podem se quebrar. Os ovos eclodem após 9 a 25 dias, dependendo das condições climáticas. As ninfas se dispersam sobre toda a superfície do corpo do hospedeiro, mas os adultos são encontrados com maior frequência na base da cauda. Após três mudas das ninfas, no decorrer de um período de 12 dias, os adultos plenamente maduros reprodutivamente estarão presentes. Em 4 dias, após se alimentarem e acasalarem, as fêmeas adultas começam a pôr ovos. O ciclo completo de ovo a adulto leva entre 2 e 3 semanas.

Haematopinus tuberculatus (piolho dos búfalos)

Sinônimo. *Haematopinus bufalieuropaei.*

Descrição. Um piolho grande, que mede, aproximadamente, 5,5 mm de comprimento, com pontas oculares proeminentes, mas sem olhos.

Haematopinus suis (piolho dos suínos)

Descrição. *Haematopinus suis* é um piolho grande, castanho-acinzentado, com marcas castanhas ou pretas, que mede 5 a 6 mm de comprimento (ver Figura 11.19). A cabeça é longa, assim como o aparelho bucal, que é adaptado para sugar sangue. Esse piolho apresenta processos angulares proeminentes, conhecidos como pontas oculares ou ângulos temporais, localizados atrás das antenas. Os olhos estão ausentes. A placa esternal torácica é escura e bem desenvolvida.

Ciclo evolutivo. Piolhos-fêmeas realizam postura de um a seis ovos por dia. Eles são depositados individualmente, e são colados aos pelos da região inferior do corpo, nas dobras de pele do pescoço e sobre ou dentro das orelhas, onde podem ser vistos a olho nu. Os ovos eclodem em 13 a 15 dias. As ninfas que emergem assemelham-se aos piolhos adultos, exceto pelo tamanho. Em, aproximadamente 12 dias, as ninfas amadurecem em adultos e, em 4 dias, após se alimentarem e acasalarem, as fêmeas começam a pôr ovos. O ciclo completo de ovo a adulto ocorre sobre o hospedeiro e se completa em 2 a 3 semanas. Os adultos podem viver por até 40 dias, mas não sobrevivem por mais que alguns dias fora do hospedeiro. Entre seis e quinze gerações completas podem ocorrer por ano, dependendo das condições ambientais.

Haematopinus asini (piolho-sugador dos equinos)

Descrição. *Haematopinus asini* é um piolho que mede 3 a 3,5 mm de comprimento, com adultos de coloração castanho-amarelada. Os piolhos apresentam três pares de pernas e uma cabeça longa e estreita com aparelho bucal picador adaptado para sugar sangue e líquidos teciduais. Os piolhos são encontrados apenas em equinos.

Ciclo evolutivo. O tempo de vida do piolho adulto é de, aproximadamente, 1 mês, durante o qual a fêmea põe ovos operculados a uma taxa de um a seis ovos por dia. Esses, em geral, são esbranquiçados e são colados ao pelo, onde podem ser vistos a olho nu. Os ovos eclodem em 1 a 2 semanas. As ninfas crescem e sofrem muda por um período de, aproximadamente, 12 dias até darem origem a adultos plenamente desenvolvidos. Após se alimentarem e acasalarem, as fêmeas podem começar a oviposição. Os adultos morrem, aproximadamente, 10 a 15 dias após a oviposição, e cada fêmea põe, em média, 24 ovos. O ciclo completo de ovo a adulto se completa em 3 a 4 semanas.

FAMÍLIA LINOGNATHIDAE

Há dois gêneros de importância veterinária na família Linognathidae, *Linognathus* e *Solenoptes*. Os membros dessa família são distinguidos pela ausência de olhos e de pontos oculares. A maioria das espécies de *Linognathus* é encontrada em Artiodactyla, e alguns em carnívoros.

Linognathus

Mais de 60 espécies de *Linognathus* foram descritas, das quais seis são encontradas em animais domésticos. Piolhos que pertencem a esse gênero não apresentam olhos ou pontos oculares. O segundo e terceiro pares de pernas são maiores que o primeiro par e terminam em garras robustas. A placa esternal torácica é fracamente desenvolvida ou ausente. A diferenciação entre espécies, em geral, é baseada no hospedeiro e na localização no corpo.

Espécies de *Linognathus* de importância veterinária

Espécies	Hospedeiros	Locais
Linognathus vituli	Bovinos	Pele, cabeça, pescoço, papo
Linognathus africanus	Caprinos, ocasionalmente ovinos	Pele, face
Linognathus ovillus	Ovinos	Pele, principalmente na face
Linognathus pedalis	Ovinos	Pele, abdome, membros, pés, escroto
Linognathus stenopsis	Caprinos	Pele, cabeça, pescoço, corpo
Linognathus setosus	Cães	Pele, cabeça, pescoço, orelhas

Linognathus vituli (piolho "de nariz longo" dos bovinos)

Descrição. Piolhos preto-azulados, de tamanho médio, com cabeça e corpo alongados e pontiagudos, que medem, aproximadamente, 2,5 mm de comprimento (Figura 3.55). Não há olhos ou pontos oculares. Os membros anteriores são pequenos; os membros médios e posteriores são maiores, com uma garra grande e esporão tibial. Há duas fileiras de cerdas em cada segmento. A placa esternal torácica é pouco desenvolvida ou ausente. Esses piolhos apresentam hábitos gregários, e formam grupos densos isolados. Enquanto se alimentam, eles estendem seus corpos em posição ereta.

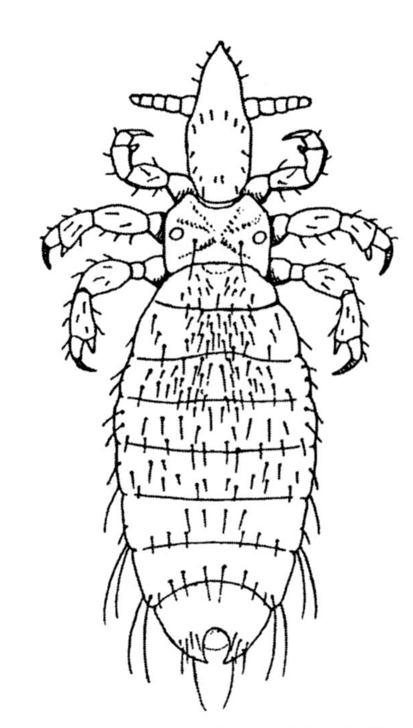

Figura 3.55 Vista dorsal de uma fêmea adulta de *Linognathus*. (Fonte: Séguy, 1944.)

Ciclo evolutivo. Durante sua vida, que dura por volta de 1 mês, as fêmeas põem alguns ovos operculados a uma taxa de, aproximadamente, um ovo por dia. Em geral, esses ovos são esbranquiçados e são colados aos pelos, onde podem ser vistos a olho nu. Os ovos eclodem em 10 a 15 dias. As ninfas apresentam aparência similar à dos adultos, embora sejam de tamanho muito menor. As ninfas aumentam de tamanho e, conforme sofrem muda por três instares elas, por fim, tornam-se adultas. O ciclo completo de ovo a adulto se completa em 2 a 3 semanas.

Linognathus ovillus (piolho "de nariz longo" das ovelhas)

Descrição. Esse piolho sugador tem coloração preto-azulada, com cabeça longa e estreita e corpo delgado. Mede, aproximadamente 2,5 mm de comprimento.

Ciclo evolutivo. Fêmeas adultas põem um ovo por dia. Os ovos eclodem em 10 a 15 dias, dando origem às ninfas, que requerem, aproximadamente, 2 semanas para passarem pelos três estágios ninfais. O ciclo completo de ovo a adulto se completa em 20 a 40 dias.

Linognathus pedalis (piolho do pé das ovelhas)

Descrição. O piolho do pé das ovelhas *Linognathus pedalis* tem coloração cinza-azulada, com cabeça longa e pontiaguda, e pode chegar a até 2 mm de comprimento quando completamente ingurgitado.

Ciclo evolutivo. Ver *L. ovillus*.

Linognathus stenopsis (piolho-sugador das cabras)

Descrição. *Linognathus stepnosis* mede até 2 mm de comprimento quando completamente ingurgitado e apresenta cabeça longa e pontiaguda.

Ciclo evolutivo. Ver *L. ovillus*.

Linognathus africanus (piolho africano das ovelhas)

Descrição. As fêmeas apresentam até 2,2 mm de comprimento, e os machos, até 1,7 mm.

Linognathus setosus (piolho-sugador dos cães)

Descrição. Essa espécie de piolho tem até 2 mm de comprimento quando completamente ingurgitada, com cabeça longa e pontiaguda. Eles não apresentam olhos ou pontos oculares. O segundo e terceiro pares de pernas são maiores que o primeiro par e terminam em garras robustas. A placa esternal torácica está ausente ou, se presente, é fracamente desenvolvida. Não há lâminas paratergais no abdome.

Ciclo evolutivo. Fêmeas adultas põem um único ovo por dia. Os ovos eclodem em 10 a 15 dias, dando origem a ninfas que requerem, aproximadamente, 2 semanas para passarem pelos três estágios ninfais. O ciclo completo de ovo a adulto se completa em, aproximadamente, 20 a 40 dias.

Solenopotes

Descrição. Olhos e pontos oculares estão ausentes, e os piolhos apresentam um rostro curto. Não há placas paratergais no abdome. O segundo e terceiro pares de pernas são maiores que o primeiro par e terminam em garras robustas. Esses piolhos podem ser distinguidos daqueles do gênero *Linognathus* pela presença de espiráculos abdominais posicionados em tubérculos pouco esclerotizados, que se projetam levemente de cada segmento abdominal (Figura 3.56). Também, em contraste com as espécies de *Linognathus*, a placa esternal torácica é distinta.

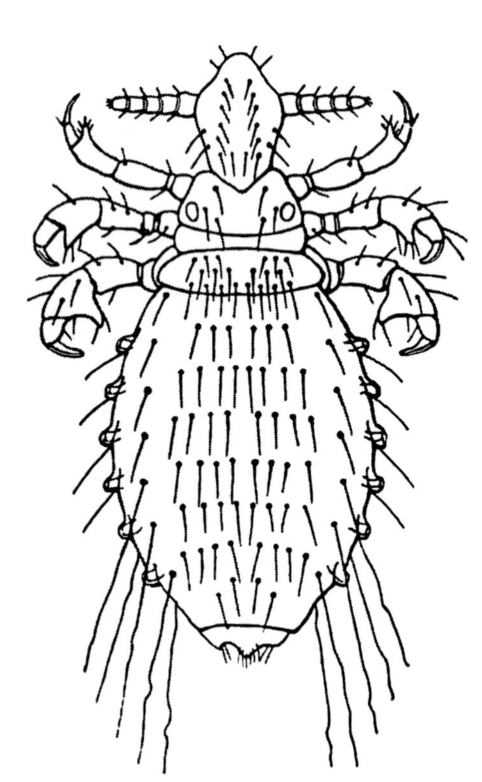

Figura 3.56 Vista dorsal da fêmea adulta de *Solenopotes*. (Fonte: Séguy, 1944.)

Espécies de *Solenopotes* de importância veterinária

Espécies	Hospedeiros	Locais
Solenopotes capillatus	Bovinos	Pele, pescoço, cabeça, ombros, barbela, costas, cauda
Solenopotes burmeisteri	Veado-vermelho, cervo sica	Pele, cabeça, pescoço, ombros
Solenopotes ferrisi	Uapitis	Pele, cabeça, pescoço, ombros
Solenopotes capreoli	Corças	Pele, cabeça, pescoço, ombros
Solenopotes muntiacus	Muntiacus	Pele, cabeça, pescoço, ombros
Solenopotes tarandi	Renas, caribus	Pele, cabeça, pescoço, ombros
Solenopotes binipilosus	Veado da cauda branca, veado-mula	Pele, cabeça, pescoço, ombros

Solenopotes capillatus

Descrição. Piolho pequeno de coloração azulada, tende a permanecer em grupos sobre o pescoço, cabeça, ombros, barbela, costas e cauda. Com 1,2 a 1,5 mm de comprimento, *Solenopotes capillatus* é o menor piolho anopluro encontrado em bovinos.

Ciclo evolutivo. As fêmeas põem um a dois ovos por dia, e a oviposição, em geral, faz com que o pelo no qual o ovo foi colado se dobre. Os ovos eclodem após, aproximadamente, 10 dias e os piolhos sofrem três mudas antes de chegarem ao estágio adulto, 11 dias após. O ciclo completo de ovo a adulto se completa em, aproximadamente, 5 semanas.

FAMÍLIA MICROTHORACIIDAE

Essa família contém quatro espécies do gênero *Microthoracius*, três das quais parasitam lhamas, e a quarta espécie parasita camelos.

Microthoracius

Os membros dessa família apresentam cabeça longa com formato de fuso, com segmentos clipeais muito mais curtos que os segmentos antena-oculares. Os olhos são evidentes e as antenas, em geral, apresentam cinco segmentos. As pernas têm formato e tamanho similares, com garras pontiagudas e uma cerda apical espessa.

Ciclo evolutivo. O ciclo evolutivo é típico, com os ovos dando origem a três estágios ninfais, seguidos pelo adulto reprodutor. O ciclo evolutivo pode ser tão curto quanto 2 semanas, e os adultos podem viver por até 6 semanas.

Espécies de *Microthoracius* de importância veterinária

Espécies	Hospedeiros	Locais
Microthoracius mazzai	Lhamas, alpacas	Pele, pescoço
Microthoracius animor	Guanacos, lhamas, vicunhas	Pele, pescoço
Microthoracius praelongiceps	Guanacos, lhamas, vicunhas	Pele, pescoço
Microthoracius cameli	Camelos	Pele, flancos, cabeça, pescoço, cernelha

Microthoracius mazzai (piolho da lhama)

Descrição. *Microthoracius mazzai* apresenta cabeça alongada e com formato de fuso bastante característica, sendo quase tão longa quanto seu abdome arredondado. O corpo inteiro te 1 a 2 mm de comprimento.

Ciclo evolutivo. O ciclo evolutivo é típico, com os ovos dando origem a três estágios ninfais, seguidos pelo adulto reprodutor. O ciclo evolutivo pode ser tão curto quanto 2 semanas, e os adultos podem viver por até 6 semanas.

Microthoracius cameli (piolho-sugador dos camelos)

Descrição. *Microthoracius cameli* apresenta cabeça alongada e com formato de fuso bastante característica, sendo quase tão longa quanto seu abdome arredondado. O corpo inteiro tem 1 a 2 mm de comprimento.

Ciclo evolutivo. O ciclo evolutivo é típico, com os ovos dando origem a três estágios ninfais, seguidos pelo adulto reprodutor. No entanto, poucos detalhes precisos são conhecidos.

FAMÍLIA POLYPLACIDAE

Piolhos do gênero *Polyplax* infestam roedores e podem causar problemas em colônias de laboratório. *Haemodipsus* é encontrado em coelhos e lebres, e pode estar envolvido na transmissão de tularemia em lagomorfos selvagens.

Polyplax

Esses piolhos são delgados, com 0,6 a 1,5 mm de comprimento e coloração castanho-amarelada (Figura 3.57). A cabeça apresenta antenas com cinco segmentos proeminentes, e não há olhos ou pontos oculares. Há uma placa esternal distinta na superfície ventral do tórax. As pernas anteriores são pequenas e as pernas posteriores são maiores, com garras grandes e esporão tibial. O abdome apresenta 7 a 13 placas dorsais e, aproximadamente, sete lâminas laterais de cada lado.

Ciclo evolutivo. O piolho passa toda a sua vida no hospedeiro e a transmissão ocorre por contato direto. Os ovos eclodem em, aproximadamente, 5 a 6 dias e dão origem a três estágios ninfais, seguido pelo adulto reprodutor. O primeiro estágio ninfal é encontrado em todo o corpo, enquanto os estágios mais maduros são encontrados, predominantemente na parte anterior do corpo. O ciclo total se completa em, aproximadamente, 2 semanas.

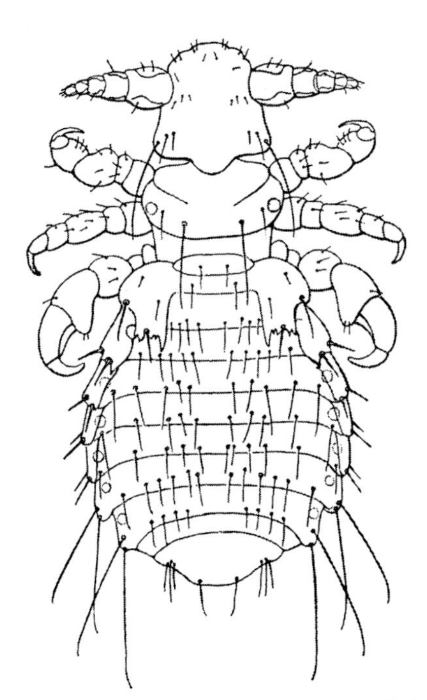

Figura 3.57 Vista dorsal de fêmea adulta de *Polyplax*.

***Polyplax* de importância veterinária**

Espécies	Hospedeiros	Local
Polyplax spinulosa	Rato	Pelos
Polyplax serrata	Camundongos	Pelos

Polyplax spinulosa e *Polyplax serrata*

Descrição. As espécies são diferenciadas pelo formato da placa torácica ventral. Em *P. spinulosa*, a placa ventral é triangular, enquanto em *P. serrata*, ela apresenta formato pentagonal.

FAMÍLIA PEDICINIDAE

Piolhos do gênero *Pedicinus* são encontrados em espécies de macacos do Velho Mundo.

FAMÍLIA PEDICULIDAE

Piolhos do gênero *Pediculus*, que incluem os piolhos-do-corpo de humanos (*P. humanus humanus*) e piolhos-da-cabeça (*P. humanus capitis*) são encontrados em primatas.

FAMÍLIA PTHIRIDAE

Piolhos do gênero *Pthirus*, que incluem os piolhos-do-púbis (chato) de humanos (*P. pubis*) são encontrados em primatas.

SUBORDEM AMBLYCERA

Os Amblycera são ectoparasitas de aves, marsupiais e mamíferos do Novo Mundo. Os adultos são piolhos de tamanho médio a relativamente grande, normalmente com 2 a 3 mm de comprimento. Eles apresentam cabeça grande e arredondada, na qual os olhos têm tamanho reduzido ou estão ausentes. São piolhos-mastigadores com aparelho bucal que consiste em mandíbulas distintas na superfície ventral e um par de palpos maxilares com dois a quatro segmentos. As antenas de quatro segmentos são protegidas pelos sulcos antenais, de forma que apenas o último segmento é visível. A subordem Amblycera contém seis famílias, das quais a Menoponidae, Boopidae, Gyropidae e Trimenoponidae apresentam relevância em Medicina Veterinária.

FAMÍLIA MENOPONIDAE

Vários gêneros que parasitam aves apresentam importância veterinária. *Menacanthus* pode causar anemia grave e é o piolho mais patogênico de frangos domésticos adultos e de aves em cativeiro, em especial canários. *Menopon* é encontrado principalmente em frangos domésticos, mas pode se espalhar para outras aves domésticas contactantes, como perus e patos. *Holomenopon*, *Ciconiphilus* e *Trinoton* são encontrados em patos; *Amyrsidea* e *Mecanthus* são encontrados em aves de caça.

Menacanthus

A taxonomia desse gênero é altamente incerta, com mais de 100 espécies descritas, embora estudos recentes tenham mostrado que dúzias dessas espécies sejam sinônimas. Esse gênero inclui o piolho-do-corpo das galinhas, ou piolho amarelo do corpo, *Menacanthus stramineus*, que é uma espécie relativamente patogênica.

Espécies de *Menacanthus* de importância veterinária

Espécies	Hospedeiros	Locais
Menacanthus stramineus	Galinhas, perus, galinhas-d'angola, pavões, faisões, codornas, aves de cativeiro (canário)	Pele, peito, coxas, cloaca, asas e cabeça
Menacanthus layali	Aves de caça	Pele, corpo

Menacanthus stramineus (piolho-amarelo-do-corpo, piolho-do-corpo das galinhas)

Descrição. Machos adultos medem, aproximadamente, 2,8 mm de comprimento, e as fêmeas, 3,3 mm. A cabeça tem formato quase triangular e a porção ventral da parte anterior da cabeça é armada com um par de processos semelhantes a espinhos. Os palpos e a antena com quatro segmentos são distintos. As antenas têm formato claviforme e ficam quase completamente escondidas por baixo da cabeça. O abdome achatado é alongado e arredondado na sua região posterior, com duas fileiras dorsais de cerdas em cada segmento abdominal. Há três pares de pernas curtas, com duas garras em cada uma (Figura 3.58). Os ovos apresentam filamentos característicos na metade anterior da casca e no opérculo.

Menopon

Espécies do gênero *Menopon* são piolhos de penas encontrados em galinhas e outras aves domésticas.

Espécies de *Menopon* com importância veterinária

Espécies	Hospedeiros	Locais
Menopon gallinae	Galinhas, perus, patos, pombos	Penas das coxas e peito
Menopon leucoxanthum (sin. *Holomenopon leucoxanthum*)	Patos	Penas, em especial na glândula uropigiana
Menopon pallens	Aves de caça	Penas das coxas e peito

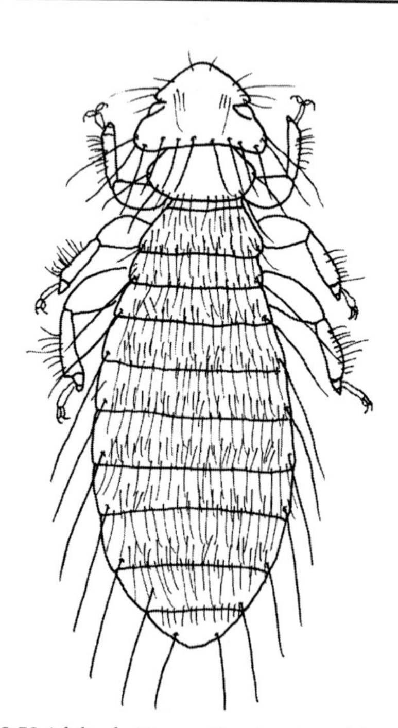

Figura 3.58 Adulto de *Menacanthus stramineus* (vista dorsal).

Menopon gallinae (piolho da haste)

Descrição. Sua coloração é amarelo-pálida, e eles se movimentam rapidamente. São piolhos pequenos: os adultos medem, aproximadamente, 2 mm de comprimento. *Menopon gallinae* apresenta palpos pequenos e um par de antenas com quatro segmentos, que fica dobrada inserida em sulcos na cabeça. O abdome afunila-se na região posterior na fêmea e é arredondado no macho, com cobertura esparsa por cerdas de comprimento médio na sua superfície dorsal (Figura 3.59).

Menopon leucoxanthum

Descrição. É um piolho pequeno, de movimentação rápida, que tem preferência pela glândula uropigiana, inibindo a produção de secreção oleosa, o que leva a 'penas molhadas'.

Ciclo evolutivo. A ninfa sofre três mudas no decorrer de 2 a 3 semanas, antes de dar origem ao adulto reprodutor. Os indivíduos são altamente móveis e também são rápidos.

FAMÍLIA BOOPIDAE

Membros dessa família parasitam marsupiais. *Heterodoxus* pode ser de importância em cães e outros Canidae.

Heterodoxus

Espécies do gênero *Heterodoxus* são parasitas, principalmente, de cangurus e cangurus pequenos na Austrália e Nova Guiné. O ancestral do piolho do cão, *Heterodoxus spiniger*, presumivelmente colonizou dingos após seu transporte para a Austrália pelos primeiros humanos. Do dingo, o piolho foi transferido para os cães domésticos e daí os piolhos se espalharam para outras partes do mundo.

Espécie de *Heterodoxus* de importância veterinária

Espécie	Hospedeiros	Locais
Heterodoxus spiniger	Cães, outros canídeos	Pele, corpo

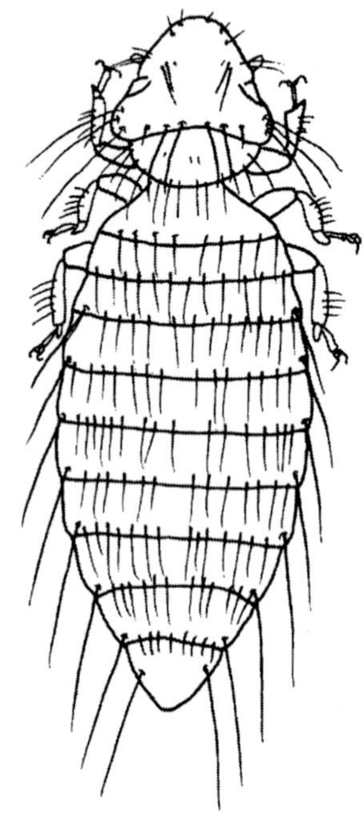

Figura 3.59 *Menopon gallinae* adulto (vista dorsal).

Heterodoxus spiniger

Descrição. *Heterodoxus spiniger* é um piolho grande, delgado, de coloração amarelada. Os adultos medem, aproximadamente, 5 mm de comprimento, com uma densa cobertura por cerdas grossas, de tamanho médio a longo (Figura 3.60). Ele pode facilmente ser distinguido de outros piolhos que infestam mamíferos domésticos, uma vez que os tarsos terminam em duas garras, diferentemente dos Anoplura e Trichodectidae.

Ciclo evolutivo. O ciclo evolutivo é típico, com os ovos dando origem a três estágios ninfais, seguidos pelo adulto reprodutor. No entanto, poucos detalhes são conhecidos.

FAMÍLIA GYROPIDAE

Gyropus e *Gliricola* podem ser importantes em porquinhos-da-índia; *Aotiella* é encontrado em primatas. Espécies dessa família podem ser distinguidos de outras famílias de piolhos mastigadores em razão dos seus tarsos das pernas médias e posteriores, que apresentam uma ou nenhuma garra.

Gyropus

Espécie de *Gyropus* de importância veterinária

Espécie	Hospedeiro	Local
Gyropus ovalis	Cobaias	Pele, em especial orelhas e pescoço

Gyropus ovalis (piolho da cobaia)

Descrição. *Gyropus ovalis* é um piolho-mastigador com antenas em formato claviforme que ficam posicionadas dentro de fendas na cabeça. A cabeça é larga e arredondada, com palpos maxilares com quatro segmentos e mandíbula robusta. O corpo tem coloração amarelo-pálida, formato oval e 1 a 1,5 mm de comprimento, com oito segmentos abdominais (Figura 3.61).

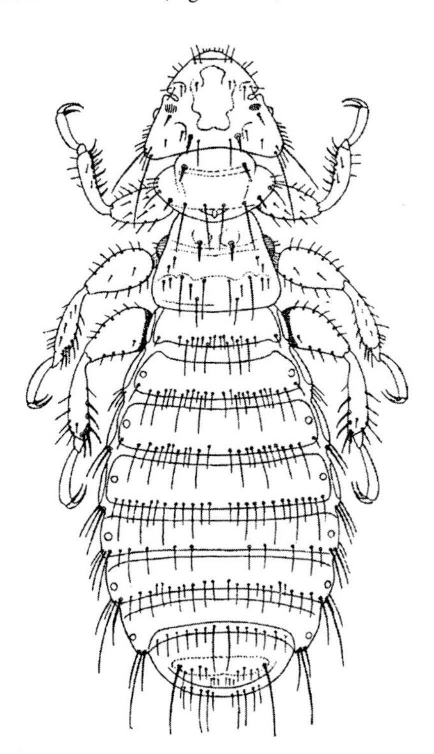

Figura 3.60 Vista ventral de fêmea adulta de *Heterodoxus*. (Fonte: Séguy, 1944.)

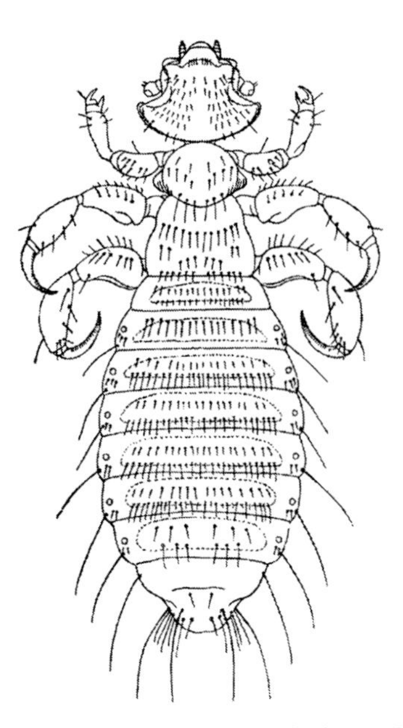

Figura 3.61 Fêmea adulta de *Gyropus ovalis*. (Fonte: Séguy, 1944.)

Ciclo evolutivo. O ciclo evolutivo é típico, com os ovos dando origem a três estágios ninfais, seguidos pelo adulto reprodutor. No entanto, poucos detalhes são conhecidos.

Gliricola

Espécie de *Gliricola* de importância veterinária

Espécie	Hospedeiro	Local
Gliricola porcelli	Cobaias	Pelagem

Gliricola porcelli (piolho da cobaia)

Descrição. Uma espécie muito similar a *Gyropus ovalis*, no entanto, *G. porcelli* é um piolho mais delgado, de coloração amarela, que mede, tipicamente, 1 a 2 mm de comprimento e 0,3 a 0,4 mm de largura (Figura 3.62). A cabeça é mais longa que larga, e sua porção posterior

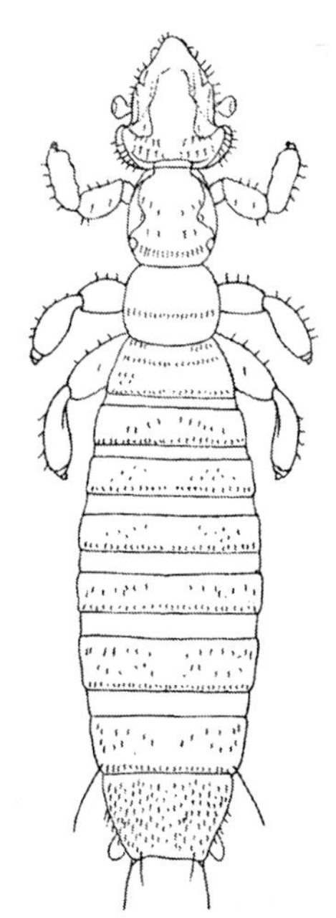

Figura 3.62 Fêmea adulta de *Gliricola porcelli*. (Fonte: Séguy, 1944.)

é arredondada. Os palpos maxilares apresentam dois segmentos. As antenas têm quatro segmentos, com segmento terminal pedicelado, e ficam quase ocultas nas fossas antenais. Os cinco pares de espiráculos abdominais são localizados ventralmente dentro de placas espiraculares esclerotizadas. As pernas robustas são modificadas para agarrarem-se aos pelos, mas não apresentam garras tarsais. Um sulco ventral no abdome ajuda o piolho a se agarrar aos pelos.

FAMÍLIA TRIMENOPONIDAE

Trimenopon é encontrado em porquinhos-da-índia.

Trimenopon

Espécie de *Trimenopon* de importância veterinária

Espécie	Hospedeiro	Local
Trimenopon hispidum	Cobaia	Pelagem

Trimenopon hispidum

Descrição. Aparência similar à de *Gyropus ovalis*, porém, *Trimenopon hispidum* apresenta cinco segmentos abdominais, enquanto *G. ovalis* apresenta oito segmentos.

SUBORDEM ISCHNOCERA

A subordem Ischnocera inclui cinco famílias, sendo que três delas apresentam maior importância veterinária: Philopteridae em aves domésticas e mamíferos, e Trichodectidae e Bovicoliidae em mamíferos.

FAMÍLIA PHILOPTERIDAE

A família Philopteridae contém os gêneros *Cuclotogaster, Lipeurus, Goniodes, Goniocotes* e *Columbicola,* espécies que são parasitas importantes de aves domésticas. Outras espécies de menor importância pertencem aos gêneros *Anaticola, Acidoproctus, Anatoecus* e *Ornithobius*, que são encontrados em patos, gansos e outras aves aquáticas; *Lagopoecus*, que é encontrado em aves de caça; *Struthiolipeurus*, encontrado em avestruzes; *Tricholipeurus*, encontrado em veados; e *Trichophilopterus*, encontrado em primatas. Os Philopteridae apresentam antenas com cinco segmentos e tarso com um par de garras.

Cuclotogaster

Piolhos-da-cabeça de aves, que inclui também o piolho-da-cabeça de frangos, *Cuclotogaster heterographus*.

Espécies de *Cuclotogaster* de importância veterinária

Espécies	Hospedeiros	Locais
Cuclotogaster heterographus	Galinhas, outras aves domésticas	Pele, plumas, cabeça e pescoço
Cuclotogaster obsuricor	Aves de caça	Pele, plumas, cabeça e pescoço

Cuclotogaster heterographus (piolho da cabeça)

Descrição. *Cuclotogaster heterographus* é um piolho de corpo arredondado, com cabeça grande e delgada, cuja região anterior é arredondada (Figura 3.63). Os machos adultos medem, aproximadamente, 2,5 mm e as fêmeas, 2,6 mm de comprimento. O primeiro segmento das antenas de machos é longo e grosso, e apresenta processos posteriores. O abdome é alongado no macho e com formato de barril na fêmea, com placas tergais laterais de coloração castanho-escura. Três cerdas longas se projetam de cada lado da superfície dorsal da cabeça e antenas com cinco segmentos são completamente expostas. Cada perna apresenta duas garras tarsais.

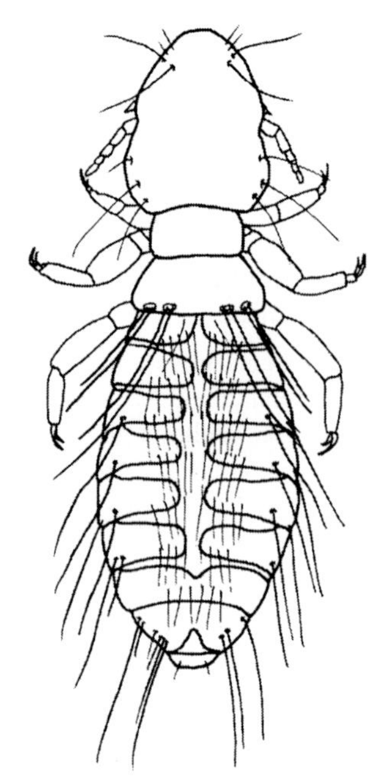

Figura 3.63 Fêmea adulta de *Cuclotogaster heterographus* (vista dorsal).

Lipeurus

Piolhos de coloração cinza e que se movimentam lentamente, encontrados próximo à pele na região inferior das grandes penas da asa.

Espécies de *Lipeurus* de importância veterinária

Espécies	Hospedeiros	Locais
Lipeurus caponis	Galinhas, faisões	Pele, penas da asa e da cauda
Lipeurus maculosus	Aves de caça	Pele, penas da asa e da cauda

Lipeurus caponis (piolho da asa)

Descrição. *Lipeurus caponis* é uma espécie de corpo alongado e delgado, com, aproximadamente, 2,2 mm de comprimento e 0,3 mm de largura (Figura 3.64). A cabeça é longa e arredondada na região anterior, e as antenas apresentam cinco segmentos completamente expostos. As pernas são finas e apresentam duas garras tarsais. Caracteristicamente, as pernas posteriores são, aproximadamente, duas vezes mais longas que os dois primeiros pares de pernas. Há pequenas projeções angulares características na cabeça, à frente das antenas. Esses piolhos possuem relativamente poucos pelos dorsais no abdome.

Struthiolipeurus

Piolhos encontrados próximo à pele na região inferior das grandes penas da asa dos avestruzes.

Ciclo evolutivo. A biologia desses piolhos não foi completamente elucidada, mas acredita-se que seu ciclo seja típico: ovos, vários estágios ninfais e um adulto, sendo necessário, aproximadamente, 1 mês para o ciclo completo. Os ovos são depositados nas barbas das plumas.

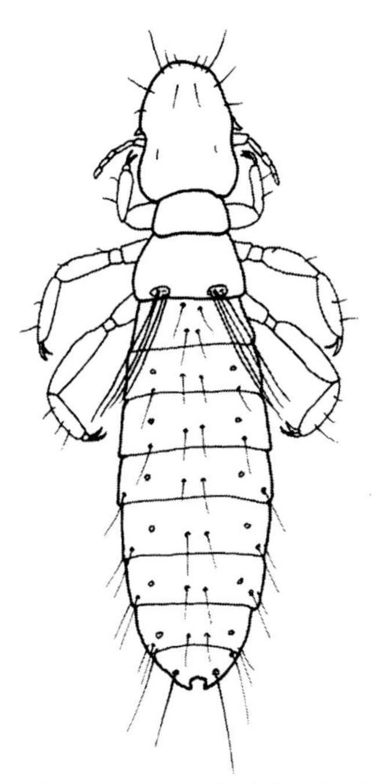

Figura 3.64 *Lipeurus caponis* adulto (vista dorsal).

Espécies de *Struthiolipeurus* de importância veterinária

Espécies	Hospedeiro	Locais
Struthiolipeurus struthionis	Avestruzes	Pele, penas da asa e da cauda
Struthiolipeurus nandu	Avestruzes	Pele, penas da asa e da cauda
Struthiolipeurus stresmanni	Avestruzes	Pele, penas da asa e da cauda
Struthiolipeurus rheae	Avestruzes	Pele, penas da asa e da cauda

Struthiolipeurus struthionis

Descrição. Piolho de corpo delgado e cabeça grande.

Meinertzhageniella

Espécies de *Meinertzhageniella* de importância veterinária

Espécies	Hospedeiro	Locais
Meinertzhageniella lata	Emas	Pele, penas da asa e da cauda
Meinertzhageniella schubarti	Emas	Pele, penas da asa e da cauda

Dahlemhornia

Espécie de *Dahlemhornia* de importância veterinária

Espécie	Hospedeiro	Locais
Dahlemhornia asymmetrica	Emus	Pele, penas da asa e da cauda

Goniodes

Descrição. Esses piolhos têm tamanho muito grande e coloração castanha, com machos que medem 3 a 4 mm e fêmeas com, aproximadamente, 5 mm de comprimento. Eles apresentam cabeça larga, que tem a região posterior côncava, o que produz margem posterior com bordas angulares marcantes. A cabeça apresenta duas cerdas grandes, que se projetam de cada lado da sua superfície dorsal. As antenas apresentam cinco segmentos que são completamente expostos. Cada perna apresenta duas garras tarsais.

Ciclo evolutivo. Durante um período de vida que dura, aproximadamente, 1 mês, as fêmeas põem 200 a 300 ovos operculados. Em geral, eles têm coloração esbranquiçada e são colados aos cabelos ou plumas, onde podem ser vistos a olho nu. Os ovos eclodem em 4 a 7 dias e os piolhos passam todo o seu ciclo evolutivo sobre o hospedeiro, se alimentando de restos de plumas. A ninfa que eclode do ovo é similar ao adulto, embora de tamanho muito menor. A ninfa sofre muda três vezes, no decorrer de 2 a 3 semanas, antes de dar origem ao adulto reprodutor.

Espécies de *Goniodes* de importância veterinária

Espécies	Hospedeiros	Locais
Goniodes gigas	Galinhas, faisões, galinhas-d'angola	Pele, plumas do corpo
Goniodes dissimilis	Galinhas	Pele, plumas do corpo
Goniodes meleagridis	Perus	Pele, plumas do corpo
Goniodes colchici	Aves de caça	Pele, plumas do corpo
Goniodes dispar	Aves de caça	Pele, plumas do corpo
Goniodes pavonis	Pavões	Pele, plumas do corpo

Goniodes gigas (piolho grande das galinhas)

Descrição. Piolho muito grande, de coloração castanha, que permanece sobre o corpo e plumas dos frangos. Os machos medem 3 a 4 mm e as fêmeas, 5 mm de comprimento.

Goniodes dissimilis (piolho marrom das galinhas)

Descrição. *Goniodes dissimilis* é um piolho grande, com, aproximadamente, 3 mm de comprimento e coloração castanha (Figura 3.65).

Goniodes meleagridis

Descrição. Esses piolhos são caracterizados por mandíbulas amplas localizadas ventralmente sob a cabeça, antenas curtas (três a cinco segmentos) e corpo achatado dorsoventralmente. São piolhos grandes, com os adultos chegando a até 5 mm de comprimento.

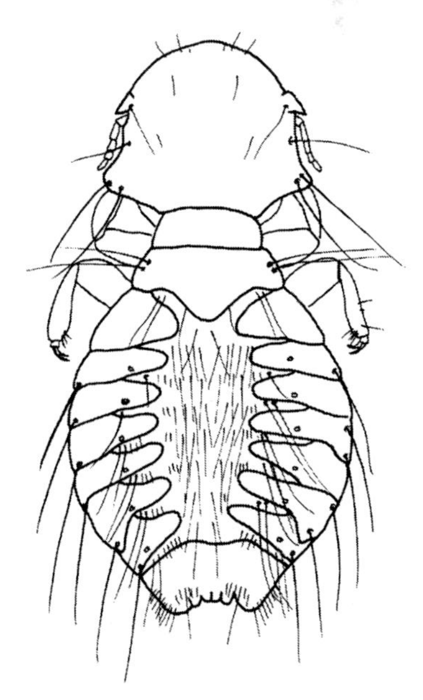

Figura 3.65 Fêmea adulta de *Goniodes dissimilis* (vista dorsal).

Goniocotes

Esse gênero inclui o piolho da penugem das aves domésticas, *Goniocotes gallinae*.

Espécies de *Goniocotes* de importância veterinária

Espécies	Hospedeiros	Local
Goniocotes gallinae	Galinhas	Plumas
Goniocotes chryocephalus	Aves de caça	Plumas
Goniocotes obscurus	Aves de caça	Plumas
Goniocotes microthorax	Aves de caça	Plumas

Goniocotes gallinae (piolho da penugem)

Descrição. *Goniocotes gallinae* é um dos menores piolhos encontrados em aves domésticas, com, aproximadamente, 0,7 a 1,3 mm de comprimento. Ele apresenta coloração amarelo-pálido, com corpo de formato quase circular (Figura 3.66). A cabeça é arredondada e carrega duas cerdas grandes que se projetam de cada lado da sua superfície dorsal. As antenas apresentam cinco segmentos, são totalmente expostas e de aparência igual tanto em machos quanto em fêmeas. Apresentam duas garras tarsais em cada perna e poucos pelos no dorso do abdome.

Columbicola

O gênero *Columbicola* inclui 82 espécies que afetam pombos e rolas. Os membros desse gênero são piolhos delgados e alongados, com a maioria das espécies apresentando dimorfismo sexual das antenas; nos machos, o escapo é grande e o terceiro segmento é expandido distalmente. A cabeça apresenta uma placa cefálica dorsoanterior bilobada distinta, com um par de cerdas medioanteriores largas direcionadas para frente.

Ciclo evolutivo. Ovos dessa espécie, em geral, são colados às plumas próximas à pele. Há três estágios ninfais que se assemelham aos adultos, embora sejam muito menores. O desenvolvimento do estágio final dá origem a adultos reprodutores maduros.

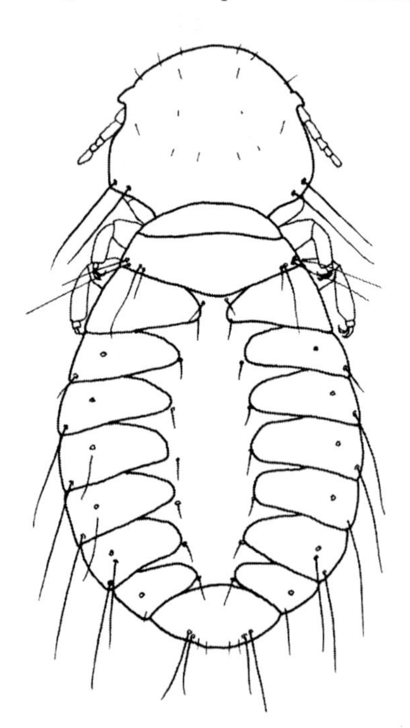

Figura 3.66 Fêmea adulta de *Goniocotes gallinae* (vista dorsal).

Espécie de *Columbicola* de importância veterinária

Espécie	Hospedeiros	Locais
Columbicola columbae	Pombos, rolas	Pele, asas, cabeça, pescoço

Columbicola columbae

Descrição. Um piolho delgado, de coloração amarelo-pálido que mede, em geral, com 2 a 3 mm de comprimento. A cabeça dos machos apresenta um longo par de cerdas medioposteriores que se estendem além da margem posterior.

FAMÍLIA TRICHODECTIDAE

A família Trichodectidae contém os gêneros *Felicola*, a única espécie de piolho encontrada em gatos; *Trichodectes*, encontrado em cães e primatas, e *Eutrichophilus* e *Cebidicola*, encontrados em primatas.

Felicola

Espécies que pertencem a esse gênero são encontradas em membros da família dos gatos, e incluem *Felicola subrostratus*, a única espécie que ocorre comumente em gatos.

Ciclo evolutivo. A oviposição é realizada na pele dos gatos e os ovos eclodem em 10 a 20 dias. Em 2 a 3 semanas, eles chegam ao estágio adulto e o ciclo completo de ovo a adulto requer, aproximadamente, 30 a 40 dias.

Espécie de *Felicola* de importância veterinária

Espécie	Hospedeiro	Locais
Felicola subrostratus	Gatos	Pele, face, orelhas, costas

Felicola subrostratus (piolho picador dos gatos)

Descrição. Esse piolho apresenta coloração bege a amarela, com bandas castanhas transversais. Os adultos medem, aproximadamente, 1 a 1,5 mm de comprimento. O formato da cabeça é muito característico, sendo triangular e pontiagudo na sua região anterior (Figura 3.67). Ventralmente, a cabeça apresenta um sulco

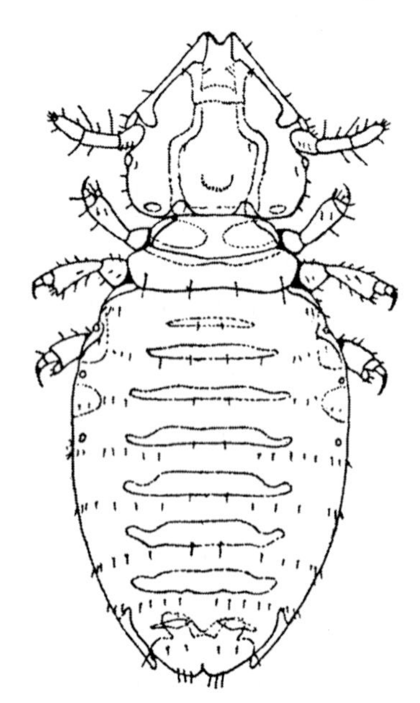

Figura 3.67 Vista ventral de fêmea adulta de *Felicola*. (Fonte: Séguy, 1944.)

longitudinal mediano, que se encaixa ao redor dos pelos individuais do hospedeiro. As antenas apresentam três segmentos, são completamente expostas e são similares em ambos os sexos. As pernas são pequenas, delgadas e terminam em uma única garra. O abdome apresenta apenas três pares de espiráculos e é liso, com poucas cerdas.

Trichodectes

Espécies que pertencem a esse gênero são encontradas em membros da família dos cães. A única espécie de importância veterinária, *Trichodectes canis*, é encontrada comumente em cães domésticos.

Espécie de *Trichodectes* de importância veterinária

Espécie	Hospedeiros	Locais
Trichodectes canis	Cães, canídeos selvagens	Pele, cabeça, regiões do pescoço e cauda

Trichodectes canis (piolho picador dos cães)

Descrição. *Trichodectes canis* é um piolho pequeno, largo, de coloração amarelada (Figura 3.68), apresentando 1 a 2 mm de comprimento e com marcas escuras sobre o corpo. A cabeça é mais larga que longa, e as antenas, que apresentam três segmentos, são curtas e expostas. As pernas são robustas e seus tarsos apresentam apenas uma garra, com a qual eles se agarram fortemente aos pelos do hospedeiro. O abdome apresenta seis pares de espiráculos nos segmentos 2 a 6, e muitas fileiras de cerdas grandes e grossas.

Ciclo evolutivo. *Trichodectes canis*, normalmente, infestam a cabeça e as regiões do pescoço e da cauda, onde aderem à base dos pelos usando suas garras ou mandíbulas. As fêmeas realizam postura de vários ovos por dia por, aproximadamente, 30 dias. Os ovos eclodem em 1 a 2 semanas e dão origem a três estágios ninfais. As ninfas amadurecem em adultos reprodutores, em média, dentro de 2 semanas. O ciclo completo de ovo a adulto requer, em geral, 30 a 40 dias.

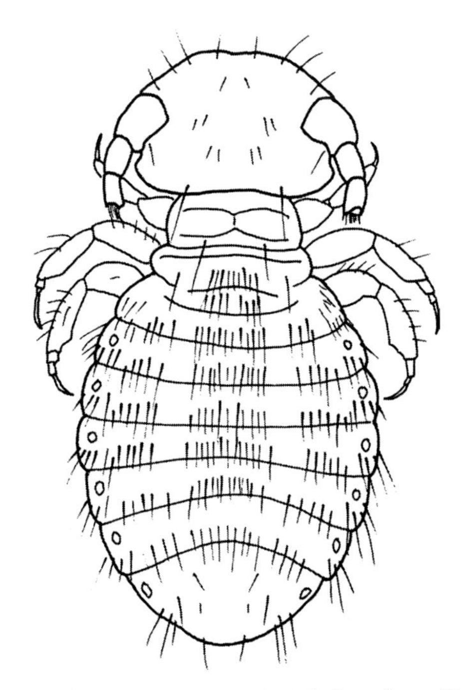

Figura 3.68 Vista ventral de fêmea adulta de *Trichodectes*. (Fonte: Séguy, 1944.).

FAMÍLIA BOVICOLIDAE

A família Bovicolidae contém o gênero *Bovicola* (antes chamado *Damalinia*), encontrado em bovinos, ovinos, equinos e veados. *Werneckiella*, algumas vezes descrito como um gênero, mas aqui descrito como um subgênero de *Bovicola*, contém a espécie *Bovicola* (*Werneckiella*) *ocellatus*, encontrado em jumentos.

Bovicola

Esse gênero inclui algumas espécies morfologicamente similares, espécie-específicas, de piolhos dos animais domésticos.

Espécies de *Bovicola* de importância veterinária

Espécies	Hospedeiros	Locais
Bovicola ovis (sin. *Damalinia ovis*)	Ovinos	Pele, principalmente das costas e regiões superiores do corpo
Bovicola caprae (sin. *Damalinia caprae*)	Caprinos	Pele, cabeça, costas e flancos
Bovicola limbata (sin. *Damalinia limbata*)	Caprinos (angorá)	Pele, costas e flancos
Bovicola bovis (sin. *Damalinia bovis*)	Bovinos	Pele, cabeça, cornos, testa, pescoço, ombros, costas, garupa e, ocasionalmente, vassoura da cauda
Bovicola equi (sin. *Damalinia equi, Trichodectes parumpilosus, Werneckiella equi equi*)	Equinos	Pele, pescoço, flancos, base da cauda
Bovicola (Werneckiella) ocellatus	Jumentos	Pele, face, pescoço, costas, flancos
Bovicola tibialis	Veados (gamo)	Pele, pescoço, costas, flancos
Bovicola mayeri	Veados (corça)	Pele, pescoço, costas, flancos
Bovicola maai	Veados (sica)	Pele, pescoço, costas, flancos
Bovicola forticula	Veados (muntiacus)	Pele, pescoço, costas, flancos

Bovicola ovis

Sinônimo. *Damalinia ovis.*

Descrição. Esses piolhos-mastigadores de até 3 mm de comprimento, apresentam coloração castanho-avermelhada. Sua cabeça é relativamente grande, e tão larga quanto o corpo, cuja região anterior é arredondada. O aparelho bucal é ventral. *Bovicola* apresenta antenas com três segmentos e uma única garra em cada tarso.

Ciclo evolutivo. Os piolhos fêmeas vivem por, aproximadamente, 1 mês e põem um a três ovos operculados por dia. Os ovos, em geral, apresentam coloração esbranquiçada e são colados aos pelos, onde podem ser vistos a olho nu. *Bovicola ovis* preferem áreas próximas à pele, como as costas, pescoço e ombros, mas eles são altamente móveis e infestações maciças podem se espalhar por todo o corpo. Estima-se que leve, aproximadamente, 20 semanas para que uma população de *B. ovis* em uma ovelha cresça de 5.000 para meio milhão, sob condições favoráveis. Os ovos eclodem e as ninfas têm aparência similar à dos adultos, embora sejam muito menores. As ninfas sofrem duas mudas a intervalos de 5 a 9 dias até, por fim, sofrerem muda para o estágio adulto. O ciclo completo de ovo a adulto leva por volta de 2 a 3 semanas.

O aparelho bucal desses piolhos é adaptado para picar e mastigar as camadas externas da haste dos fios de cabelo, escamas dérmicas e crostas de sangue. Populações de *Bovicola ovis* podem se expandir rapidamente e, acredita-se que esse fenômeno seja decorrente da sua capacidade de mudar de reprodução sexuada para assexuada por meio de partenogênese (embora isso ainda não tenha sido demonstrado em definitivo). Dessa forma, é comum encontrar uma alta proporção de fêmeas em populações em crescimento.

Bovicola bovis (piolho-vermelho, piolho-mastigador dos bovinos)

Sinônimo. *Damalinia bovis.*

Descrição. *Bovicola bovis* são piolhos de coloração castanho-avermelhada, com bandas transversais escuras no abdome. Piolhos adultos medem até 2 mm de comprimento e 0,35 a 0,55 mm de largura. Sua cabeça é relativamente grande, e tão larga quanto o corpo, cuja região anterior é arredondada (Figura 3.69). O aparelho bucal é ventral e adaptado para mastigação. As pernas são delgadas e adaptadas para movimentação entre os pelos. Garras pequenas estão presentes em cada perna. As ninfas apresentam esclerotização mais leve e bandas menos distintas que os piolhos adultos. As ninfas têm aparência similar à dos adultos, embora sejam muito menores.

Ciclo evolutivo. Durante um período de vida que dura, aproximadamente, 1 mês, as fêmeas põem, em média, um ovo a cada 2 dias. Esses ovos, em geral, têm coloração esbranquiçada e são colados individualmente na haste dos pelos, onde podem ser vistos a olho nu. Os ovos eclodem em 7 a 10 dias e cada instar ninfal dura 5 a 6 dias. Após três estágios ninfais, a ninfa sofre muda novamente e se torna adulto. O ciclo completo, de ovo a adulto leva 2 a 3 semanas. Os adultos podem viver por até 10 semanas. Acredita-se que *Bovicola bovis* também seja capaz de grandes aumentos na taxa de crescimento populacional por meio de partenogênese. Como resultado, é comum encontrarmos uma alta proporção de fêmeas em populações em crescimento.

Bovicola equi (piolho dos cavalos)

Sinônimos. *Damalinia equi, Trichodectes parumpilosus, Werneckiella equi equi.*

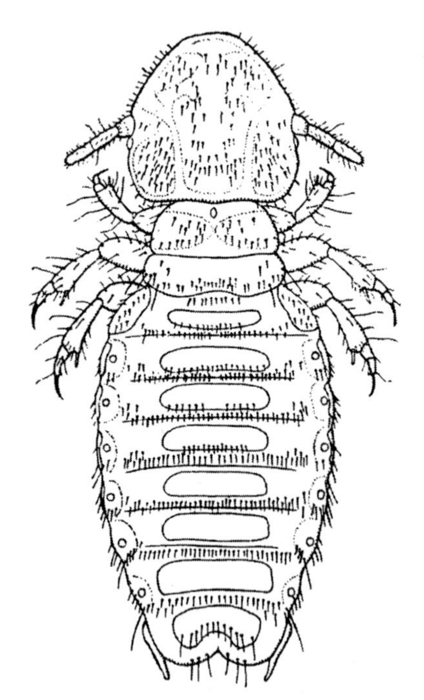

Figura 3.69 Vista dorsal de fêmea adulta de *Bovicola*. (Fonte: Séguy, 1944.)

Descrição. Esses piolhos têm até 1 a 2 mm de comprimento e coloração castanho-avermelhada. A cabeça é relativamente grande, sua região anterior é arredondada e ela é tão larga quanto o seu corpo sem asas. O aparelho bucal fica localizado ventralmente. Essa espécie apresenta antenas com três segmentos e uma única garra em cada tarso.

Ciclo evolutivo. Piolhos-fêmeas põem, aproximadamente, um ovo por dia, que é colado individualmente à haste dos pelos. Os ovos, em geral, têm coloração esbranquiçada e podem ser vistos a olho nu. As fêmeas evitam realizar oviposição nos pelos grossos da crina e da cauda, preferindo os pelos mais finos das laterais do pescoço, flancos, e base da cauda. Em casos graves, a infestação pode cobrir a maior parte do corpo. Os ovos eclodem em ninfas, que apresentam aparência similar à dos adultos, embora sejam muito menores, com esclerotização mais clara e bandas menos distintas. O ciclo de ovo a adulto leva 3 a 4 semanas.

SUBORDEM RHYNCHOPHTHIRINA

A subordem Rhynchophthirina é muito pequena, e inclui apenas duas espécies, que são parasitas de elefantes e javalis.

ORDEM SIPHONAPTERA

Pulgas (Siphonaptera) são insetos pequenos, ápteros e hematófagos obrigatórios. Ambos os sexos se alimentam de sangue e apenas os adultos são parasitas. Essa ordem é relativamente pequena, com, aproximadamente, 2.500 espécies descritas, sendo praticamente todas extremamente similares morfologicamente. Mais de 95% das espécies de pulgas são ectoparasitas de mamíferos, enquanto as outras são parasitas de aves.

Pulgas (Figura 3.70) são insetos de coloração castanho-escura, sem asas, em geral, com tamanho entre 1 e 6 mm de comprimento, com as fêmeas sendo maiores que os machos. A coloração do corpo pode variar de castanho-claro a preta. O corpo é achatado lateralmente, com superfície brilhosa, o que permite movimentação fácil entre os pelos e penas. Os olhos, quando presentes, são apenas pontos escuros fotossensíveis, e as antenas, que são curtas e com formato semelhante ao de tacos de golfe, ficam em recessos dentro da cabeça. O terceiro par de pernas é muito mais longo que os demais, uma adaptação para saltar. A cabeça e o primeiro segmento do tórax (pronoto) podem apresentar fileiras ventrais (genais) ou posteriores (pronotais) de cerdas escuras chamadas ctenídeos ou 'pentes', que são características importantes usadas para a identificação (Tabela 3.3).

Muitas espécies de pulgas são capazes de parasitar uma ampla variedade de hospedeiros. Esse fator, combinado à sua mobilidade, que permite que se movam facilmente entre hospedeiros, as torna

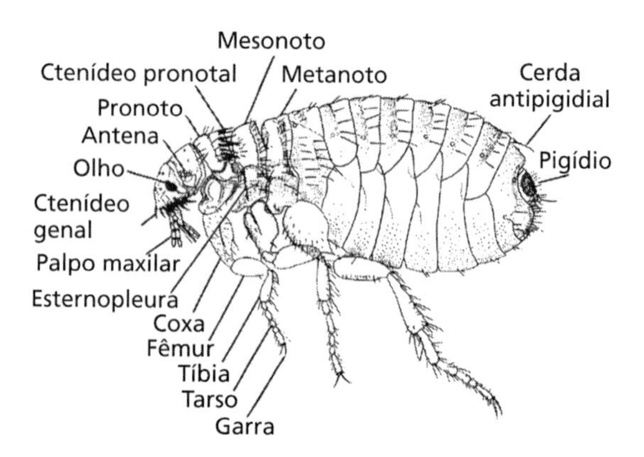

Figura 3.70 Características morfológicas de uma pulga adulta. (Fonte: Gullan e Cranston, 1994.)

Tabela 3.3 Diferenciação morfológica de pulgas com base na presença ou ausência de ctenídeo pronotal e genal.

Sem ctenídeos	Apenas ctenídeos pronotais	Ctenídeos tanto pronotais quanto genais	
		Poucos ctenídeos	Vários ctenídeos
Xenopsylla cheopis	*Nosopsyllus fasciatus*	*Archaeopsylla erinacei*	*Ctenocephalides felis*
Pulex irritans	*Ceratophyllus gallinae*		*Ctenocephalides canis*
Echidnophaga gallinacea			*Spilopsyllus cuniculi*
			Leptopsylla segnis

parasitas de importância médica e veterinária considerável, e torna o seu controle difícil. Uma vez em seu hospedeiro, as pulgas se alimentam diariamente, ou em dias alternados. As fêmeas requerem significativamente mais sangue que os machos e um repasto sanguíneo inicial é necessário para dar início à produção de ovos. O repasto sanguíneo pode ter uma ampla gama de efeitos deletérios sobre o animal hospedeiro, causando inflamação, prurido ou anemia. As pulgas podem também atuar como vetores de bactérias, protozoários, vírus e vermes chatos. No entanto, na entomologia veterinária, as pulgas, provavelmente, são mais importantes como causa de reações de hipersensibilidade cutânea. Embora mais importantes em cães, gatos e aves domésticas, sua disposição para parasitarem humanos como hospedeiros alternativos faz com que as pulgas desses mamíferos domésticos apresentem grande relevância em saúde pública. Ruminantes, equinos e suínos não apresentam espécies próprias de pulgas.

CICLO EVOLUTIVO DAS PULGAS

As pulgas são holometabólicas e passam por quatro estágios no seu ciclo evolutivo: ovo, larva, pupa e adulto (Figura 3.71). Os ovos têm formato ovoide e superfície lisa, e podem ser colocados no solo ou sobre o hospedeiro, do qual caem pouco tempo depois. A eclosão ocorre em 2 dias a 2 semanas, e depende da temperatura do entorno. As larvas são semelhantes a vermes, com cabeça acastanhada distinta, e segmentos do corpo que apresentam um círculo de cerdas direcionadas para trás que, junto às cerdas anais, permitem que a larva se mova. Não há apêndices. Elas apresentam aparelho bucal mastigador e se alimentam de restos de matéria orgânica (pele, pelos ou penas) mas também, especificamente, das fezes das pulgas adultas, que contêm sangue e dão às larvas uma

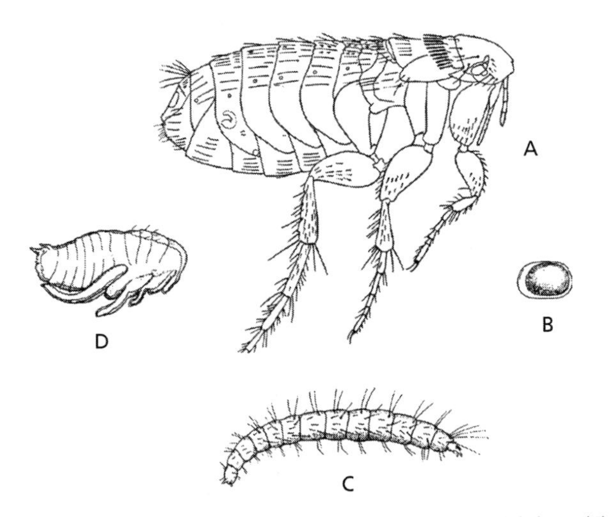

Figura 3.71 Ciclo evolutivo típico de pulgas: adulto (**A**); ovo (**B**); larva (**C**); pupa (**D**). (Adaptada de Séguy, 1944.)

coloração avermelhada. As larvas sofrem duas mudas, sendo que o estágio final, que apresenta, aproximadamente, 5 a 10 mm de comprimento, forma então um casulo, do qual o adulto emerge. A muda e a pupação dependem da temperatura e da umidade do ambiente. Sob condições ideais, o ciclo completo pode levar apenas 18 dias, embora possa variar de 6 a 12 meses.

Considera-se que existam duas tendências amplas no ciclo evolutivo das pulgas. Uma associação simples com o hábitat do ninho é preservada em muitos grupos da família Ceratophyllidae, sendo caracterizada pela infrequente e rápida associação entre as pulgas e seu hospedeiro e, com frequência, movimento considerável do adulto entre o hospedeiro e o ninho. Contrariamente, muitos grupos da família Pulicidae apresentam associação prolongada entre os adultos e o hospedeiro. No entanto, dentro dessas categorias amplas, há um alto grau de variação. Alguns gêneros permanecem no hospedeiro por toda a sua vida adulta; essas são as pulgas conhecidas como penetrantes, cujas fêmeas ficam inseridas na pele, dentro de nódulos. Apenas a parte posterior dessas pulgas se comunica com a superfície, o que permite que os ovos ou larvas caiam no chão e de desenvolvam de forma habitual.

Considera-se, em geral, que existam 15 ou 16 famílias e 239 gêneros. Apenas duas famílias contêm espécies de importância veterinária: a **Ceratophyllidae** e a **Pulicidae**.

FAMÍLIA CERATOPHYLLIDAE

É uma família grande, que contém mais de 500 espécies, das quais aproximadamente 80 são parasitas de aves e as demais são parasitas de roedores.

Nosopsyllus

As espécies desse gênero são parasitas de roedores, inclusive esquilos, com uma única espécie cosmopolita de importância veterinária, a pulga-do-rato do norte, *Nosopsyllus fasciatus*.

***Nosopsyllus* de importância veterinária**

Espécie	Hospedeiros	Locais
Nosopsyllus fasciatus	Ratos, camundongos, humanos	Pele e pelos

Nosopsyllus fasciatus (pulga-do-rato do norte)

Descrição. A pulga tem o corpo alongado, com, aproximadamente, 3 a 4 mm de comprimento e apresenta ctenídeo pronotal com 18 a 20 dentes. Não possui ctenídeo genal (Figura 3.72). Possui olhos, e a cabeça apresenta uma fileira de três cerdas abaixo dos olhos. O tubérculo frontal na cabeça é conspícuo em ambos os sexos. Há três ou quatro cerdas na superfície interna do fêmur das pernas posteriores.

Ciclo evolutivo. Seu ciclo evolutivo é típico: ovo, três estágios larvais, pupa e adulto. O ciclo de vida pode não se completar em temperaturas abaixo de 5°C. Os estágios larvais são encontrados apenas no ninho ou em tocas. As larvas dessa espécie podem procurar ou solicitar fezes oriundas de refeições com sangue das pulgas adultas. As larvas se agarram aos adultos na região do pigídio usando suas grandes mandíbulas. Os adultos respondem por meio da defecação de sangue semilíquido estocado, que é então ingerido pela larva diretamente do ânus.

Ceratophyllus

Ceratophyllus parasita principalmente esquilos e outros roedores, mas contém duas espécies de importância veterinária em razão de se alimentarem em aves domésticas e outros pássaros.

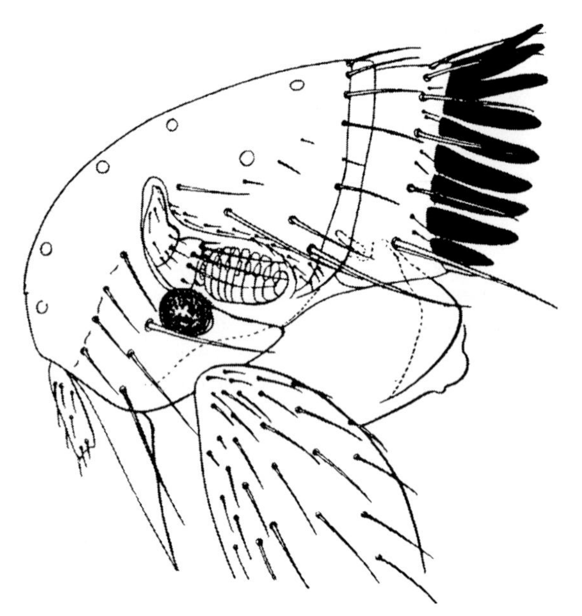

Figura 3.72 Cabeça de um macho da pulga-do-rato do norte, *Nosopsyllus fasciatus*. (Adaptada de Smart, 1943.)

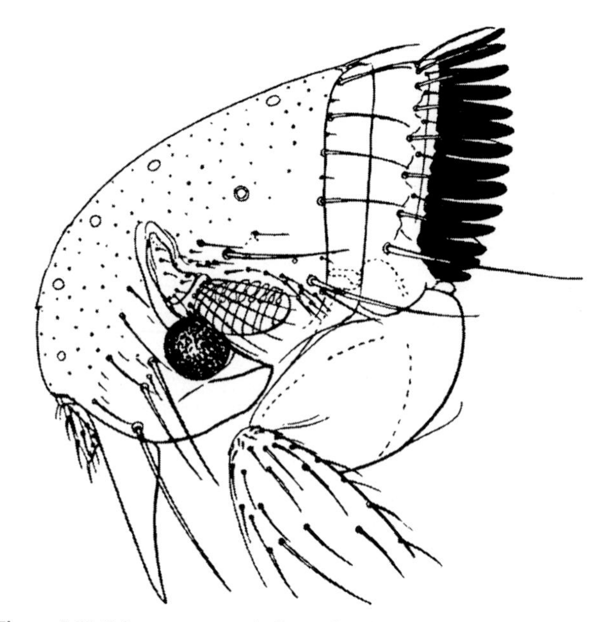

Figura 3.73 Cabeça e pronoto de fêmea da pulga-de-galinha, *Ceratophyllus*. (Adaptada de Smart, 1943.)

Ciclo evolutivo. O ciclo evolutivo é típico: ovo, três estágios larvais, pupa e adulto. Diferentemente das outras pulgas que, com frequência, permanecem no hospedeiro e se alimentam por períodos longos, pulgas que parasitam galinhas e pombos passam a maior parte do tempo no ninho do hospedeiro e apenas vão aos hospedeiros por períodos curtos para se alimentarem. As larvas se alimentam de detritos entre o material do ninho, pingos de sangue e sangue não digerido proveniente das fezes dos adultos. Os estágios larvais se completam em algumas semanas, antes de tecerem o casulo da pupa. As pulgas sobrevivem ao inverno no casulo e emergem em um ninho velho na primavera, conforme a temperatura aumenta. Grandes números de pulgas podem ser encontrados em ninhos de passeriformes e podem completar seu ciclo evolutivo durante o período de ocupação do ninho por esses pássaros. Trabalhos mostraram correlação negativa entre a abundância de pulgas e a massa corporal média da ninhada que está sendo parasitada.

Se o ninho for reutilizado pelos pássaros no ano seguinte, os adultos que recém-emergiram irão localizar o novo hospedeiro, se alimentar e continuar seu ciclo evolutivo. Se o ninho não for reutilizado, os adultos que recém-emergiram irão se encaminhar para a entrada do ninho, onde são capazes de se ligarem a pássaros que estejam examinando esse ninho velho como local potencial para nidificarem. De maneira alternativa, elas podem escalar árvores e arbustos, onde param periodicamente e se viram para a fonte de luz mais brilhante, saltando em resposta às sombras que passam em frente a essa luz.

***Ceratophyllus* de importância veterinária**

Espécies	Hospedeiros	Local
Ceratophyllus gallinae	Aves domésticas, aves selvagens	Pele
Ceratophyllus niger	Aves domésticas, cães, gatos, ratos, humanos	Pele
Ceratophyllus columbae	Pombos	Pele

Ceratophyllus gallinae

Descrição. Adultos de *Ceratophyllus gallinae*, tipicamente, medem 2 a 2,5 mm de comprimento, sem fossa antenal. Os olhos estão presentes. Há ctenídeo pronotal, com mais de 24 dentes, enquanto o ctenídeo genal está ausente (Figura 3.73). Há uma fileira lateral de quatro a seis cerdas na superfície interna do fêmur das pernas posteriores e não há cerdas na seção basal das pernas.

Ceratophyllus niger

Descrição. O ctenídeo genal está ausente, o ctenídeo pronotal possui mais de 24 dentes. Os olhos estão presentes e a cabeça apresenta uma fileira de três cerdas fortes abaixo dos olhos.

FAMÍLIA PULICIDAE

Os Pulicidae são parasitas de uma ampla variedade de mamíferos e apresentam distribuição mundial. Os gêneros de importância veterinária incluem *Ctenocephalides* (pulgas dos cães e dos gatos), *Spilopsyllus*, *Echidnophaga*, *Pulex*, *Xenopsylla*, *Archaeopsylla* e *Tunga*.

Ctenocephalides

O gênero contém 11 espécies que são, principalmente, parasitas de carnívoros, embora algumas espécies sejam encontradas em lebres e esquilos. Pulgas *Ctenocephalides* podem ser vetores de pragas e são hospedeiros intermediários do cestódio *Dipylidium caninum*.

Espécies de *Ctenocephalides* de importância veterinária

Espécies	Hospedeiros	Locais
Ctenocephalides felis	Gatos, cães, humanos	Pele, pelos
Ctenocephalides canis	Cães, gatos, ratos, coelhos, raposas, humanos	Pele, pelos

Ctenocephalides felis

Subespécies. *Ctenocephalides felis felis*, *Ctenocephalides felis strongylus*, *Ctenocephalides felis damarensi*, *Ctenocephalides felis orientalis*.

Descrição. As pulgas dos gatos têm coloração castanho-escura/preta, com corpo achatado lateralmente e superfície brilhosa. As fêmeas, tipicamente, medem 2,5 mm de comprimento; os machos são menores, algumas vezes com menos de 1 mm de comprimento. Os olhos são simplesmente pontos escuros fotossensíveis, e as antenas, que são curtas e apresentam formato claviforme, estão dentro de recessos na cabeça. Em *C. f. felis* fêmea, a cabeça é duas vezes mais comprida que alta, e pontiaguda em sentido anterior (Figura 3.74). No macho de *C. f. felis*, a cabeça é tão longa quanto larga, mas também é bastante alongada em sentido anterior. O terceiro par de pernas é muito mais comprido que os outros e, juntamente a uma musculatura interna elaborada, fornece adaptação para saltar procurando por hospedeiros. O ctenídeo genal consiste em sete a oito dentes e o ctenídeo pronotal possui, aproximadamente, 16 dentes. Os dentes do ctenídeo genal têm o mesmo comprimento. Na borda dorsal das tíbias posteriores (metatorácicas) de ambos os sexos de *C. f. felis*, há apenas seis fendas com cerdas. Entre as cerdas longas pós-medianas e apicais, há um espinho subapical curto.

Ciclo evolutivo. Ambos os sexos se alimentam de sangue, e apenas os adultos são parasitas. Uma vez no hospedeiro, *C. f. felis* tende a se tornar um residente permanente. 24 a 48 h após a ingestão de sangue do hospedeiro, as fêmeas começam a oviposição. Os ovos de coloração branco-perolada e formato ovoide (Figura 3.75), que medem 0,5 mm de comprimento, apresentam superfície lisa e podem ser colocados no solo ou sobre o hospedeiro, de onde eles caem em pouco tempo. No laboratório, uma fêmea adulta de *C. f. felis* pode produzir, em média, 30 ovos por dia e um máximo de 50 ovos por dia, durante um período de vida de, aproximadamente, 50 a 100 dias. No entanto, em gatos, o tempo de vida, provavelmente, é substancialmente mais curto que esse, possivelmente de menos de 1 semana. A taxa de oviposição é maior em momentos do dia no qual os gatos, normalmente, descansam, como início da manhã e final da tarde. Como resultado, os ovos de pulga ficam concentrados em locais de descanso do hospedeiro, e não espalhados por grandes áreas por onde eles circulam. Os ovos não resistem a grandes variações climáticas, em especial de temperatura e de umidade. Apenas aqueles ovos que caem em um ambiente apropriado irão se desenvolver em adultos. A 70% de umidade relativa e 35°C, 50% dos ovos eclodem em 1,5 dia. A 70% de umidade relativa e 15°C, leva, aproximadamente, 6 dias para que 50% dos ovos eclodam. Os ovos não sobrevivem a umidades relativas inferiores a 50%.

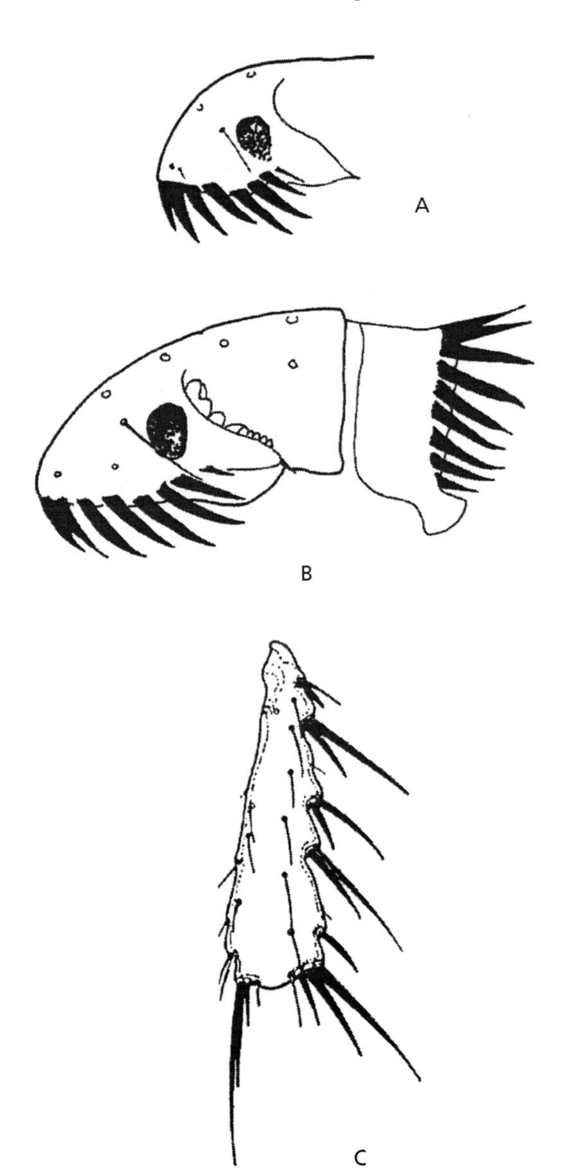

Figura 3.74 A pulga dos gatos, *Ctenocephalides felis felis*: frente da cabeça de um macho (**A**); frente da cabeça e pronoto de uma fêmea (**B**); Tíbia posterior (**C**).

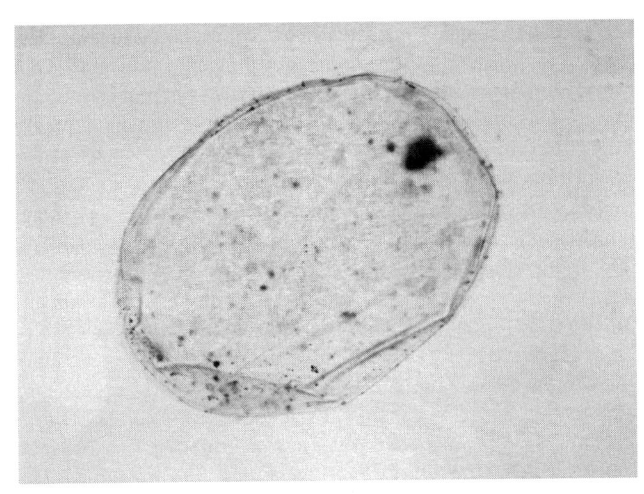

Figura 3.75 Ovo de pulga. (Esta figura encontra-se reproduzida em cores no Encarte.)

A eclosão ocorre em 2 dias a 2 semanas, dependendo da temperatura do entorno. As larvas de coloração creme têm formato alongado, delgado e são semelhantes a gusanos (Figura 3.76); cada segmento possui um anel e cerdas. O último segmento abdominal possui dois processos em formato de ganchos chamados cerdas anais, que são usadas para fixação durante a locomoção. Elas apresentam aparelho bucal mastigador e se alimentam de restos e de fezes das pulgas adultas, que contêm sangue e conferem às larvas coloração avermelhada.

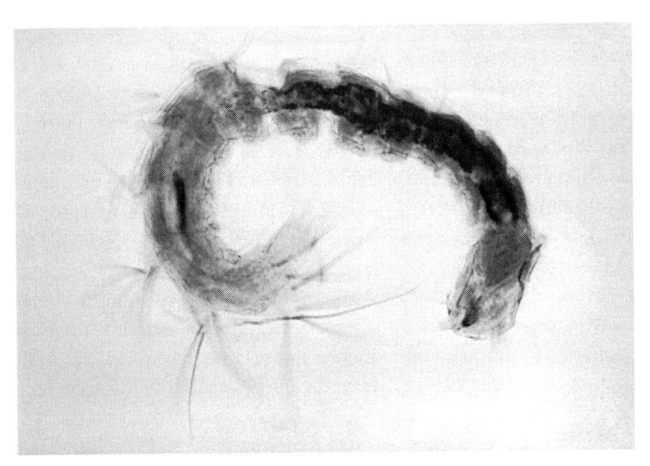

Figura 3.76 Larva de pulga. (Esta figura encontra-se reproduzida em cores no Encarte.)

Dentro da cama do hospedeiro, o esconderijo ou toca das larvas de *C. f. felis* é localizado em um ambiente protegido, com umidade relativa alta, protegido de variações extremas na temperatura e com aporte de detritos e uma fonte de sangue proveniente das fezes das pulgas adultas. As larvas apresentam poder de locomoção limitado (provavelmente, menos de 20 cm antes da pupação) e rastejam pelo seu ambiente, em geral, de forma aleatória, embora sejam fototáticas negativas e geotáticas positivas. No ambiente doméstico, esse comportamento, com frequência, leva essas larvas para a base de carpetes, onde elas encontram alimento e são protegidas da luz e de danos mecânicos. A larva sofre duas mudas, e o estágio final apresenta 5 mm de comprimento. A 24°C e a 75% de umidade relativa, a duração dos três estágios larvais é de, aproximadamente, 1 semana, mas em condições desfavoráveis, as larvas podem se desenvolver de forma mais lenta. A 13°C e a 75% de umidade relativa, o desenvolvimento das larvas leva, aproximadamente, 5 semanas, embora o ciclo das larvas possa demorar até 200 dias. As larvas sobreviverão apenas a temperaturas entre 13 e 35°C, além de serem extremamente suscetíveis à dissecação, com mortalidade alta em locais com umidade relativa inferior a 50%.

Quando completamente desenvolvida, a larva de terceiro estágio madura esvazia seu intestino e tece um casulo fino de seda. Esse processo requer uma superfície vertical na qual as larvas possam se alinhar. Fragmentos de detritos aderem ao casulo, deixando-o, de certa forma, camuflado. A larva pupa dentro do seu casulo. A 24°C e a 78% de umidade relativa do ar, a duração do estágio pupal é de, aproximadamente, 8 a 9 dias. Se o estágio pupal for perturbado, ou a larva tecerá outro casulo ou se desenvolverá como uma pupa nua, o que mostra que o casulo não é essencial para o desenvolvimento no estágio adulto. Quando completamente desenvolvidos, os adultos emergem da cutícula pupal, mas podem permanecer dentro do casulo. Os adultos podem permanecer por até 140 dias a 11°C e 75% de umidade relativa do ar. Em temperaturas mais frias, as pulgas completamente formadas podem permanecer dentro de seus casulos por até 12 meses.

Há um número limitado de áreas dentro de uma construção com a umidade necessária para o crescimento de ovos e larvas. Áreas externas são ainda menos comuns, e as larvas de pulgas não se desenvolvem em áreas áridas expostas ao sol quente. Se encontradas em áreas externas, elas tipicamente habitam os poucos milímetros superiores do solo.

O adulto emerge do casulo estimulado pela pressão mecânica, vibrações e calor. Os adultos podem emergir extremamente rápido, quando existem condições apropriadas. A capacidade de permanecerem dentro do casulo por períodos prolongados é essencial para espécies como *C. f. felis*, uma vez que seu hospedeiro móvel pode retornar para seu esconderijo ou cama apenas a intervalos infrequentes. Uma vez sobre o hospedeiro, os adultos completamente formados começam a se alimentar quase imediatamente, embora possam sobreviver por vários dias sem se alimentarem, desde que a umidade relativa esteja acima de 60%. Trinta e seis horas após os adultos emergirem, a maioria das fêmeas já terá acasalado. As fêmeas acasalam com vários machos e a oviposição começa em 24 a 48 h após a primeira ingestão de sangue.

Dentro de 10 min após a ingestão de sangue, os adultos começam a produzir fezes. O sangue parcialmente digerido do hospedeiro forma um componente importante das fezes das pulgas. As fezes secarão rapidamente em pelotas fecais de coloração preto-avermelhada.

É importante reconhecer que a maior parte do ciclo evolutivo das pulgas ocorre fora do hospedeiro. Isso inclui não apenas os ovos, larvas e casulo da pupa, mas também, se necessário, pulgas adultas.

Ctenocephalides canis

Descrição. A pulga dos cães, *C. canis*, é muito próxima e semelhante morfologicamente à pulga dos gatos, *C. f. felis*, embora elas não possam acasalar entre si e sejam, portanto, espécies diferentes de fato. A cabeça da fêmea da pulga dos cães é mais redonda em suas superfícies superior e anterior que a pulga dos gatos e o comprimento da sua cabeça corresponde a menos de duas vezes a altura. Como *C. f. felis*, a pulga dos cães apresenta tanto ctenídeos genais quanto pronotais. O ctenídeo genal consiste em sete a oito dentes e o ctenídeo pronotal, aproximadamente, 16 dentes. Entretanto, tanto em fêmeas quanto em machos de *C. canis*, o primeiro dente do ctenídeo genal é mais curto que os demais. Na superfície dorsal da tíbia das pernas posteriores (metatorácicas) em ambos os sexos de *C. canis*, há oito fendas que contêm cerdas robustas (Figura 3.77).

Ciclo evolutivo. O ciclo evolutivo de *C. canis* (ovo, larva vermiforme, pupa e adulto) é muito similar ao de *C. f. felis*. A produção de ovos começa 2 dias após o macho e a fêmea chegarem ao cão hospedeiro. Os ovos e larvas não sobrevivem a temperaturas superiores a 35°C, preferindo uma faixa de temperatura entre 13 e 32°C

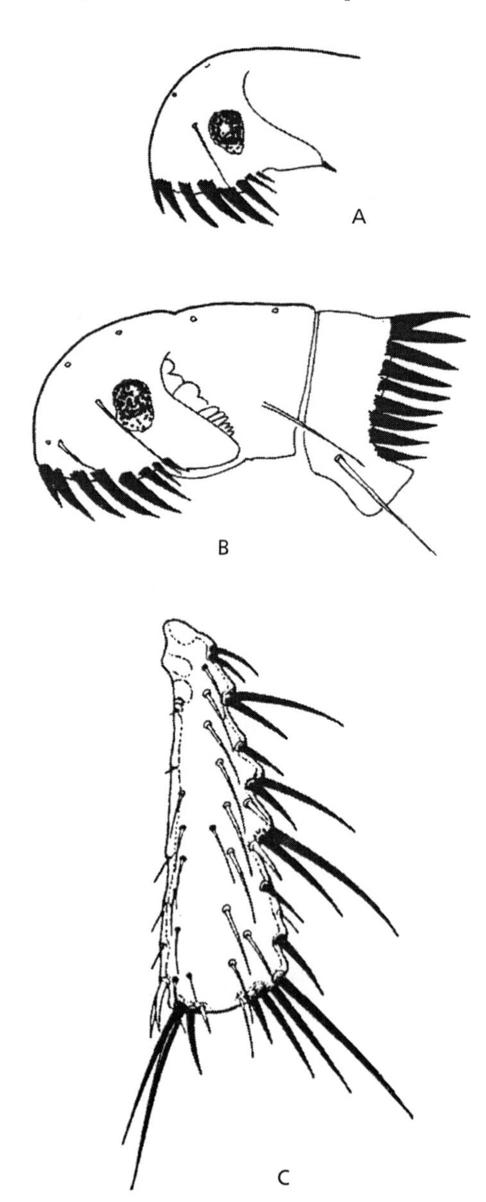

Figura 3.77 A pulga dos cães, *Ctenocephalides canis*: frente da cabeça de um macho (**A**); cabeça e pronoto de uma fêmea (**B**); tíbia da perna posterior (**C**).

e umidade relativa entre 50 e 90%. Nessas condições, mesmo adultos que não se alimentaram podem sobreviver por muitas semanas. As pupas podem permanecem dormentes por 1 ano ou mais, ainda assim são capazes de eclodir em 30 s quando estímulos, como vibração, indicam a presença de um hospedeiro adequado. Em um ambiente apropriado, o ciclo evolutivo completo pode ser tão curto quanto 3 semanas.

Spilopsyllus

Esse gênero inclui a pulga dos coelhos *Spilopsyllus cuniculi*, que é um vetor comum de mixomatose.

Espécie de *Spilopsyllus* de importância veterinária

Espécie	Hospedeiros	Local
Spilopsyllus cuniculi	Coelhos, lebres, cães, gatos	Orelhas

Spilopsyllus cuniculi (pulga dos coelhos)

Descrição. A pulga dos coelhos, *S. cuniculi*, apresenta tanto ctenídeos pronotais quanto genais, sendo o segundo grupo composto por quatro a seis dentes oblíquos. Os adultos apresentam coloração castanho-escura, e as fêmeas têm, em média, 1 mm de comprimento; os machos são um pouco menores. Essas pulgas apresentam olhos e a testa, na região frontal da cabeça, é arredondada com um tubérculo frontal conspícuo. Há duas cerdas robustas abaixo dos olhos (Figura 3.78).

Ciclo evolutivo. A pulga dos coelhos, *S. cuniculi*, permanece, em geral, nas orelhas. Ela é mais sedentária que a maioria das outras espécies de pulgas e permanece por longos períodos com seu aparelho bucal inserido no hospedeiro. Acredita-se que o ciclo evolutivo dessa espécie seja mediado por hormônios do hospedeiro absorvidos da sua corrente sanguínea. A presença de progesterona inibe ou retarda a maturação das pulgas. Após o acasalamento, as coelhas fêmeas adultas ovulam e, aproximadamente 10 dias antes do parto, as concentrações de estrógenos e corticosteroides no sangue aumentam. Esses hormônios fazem com que as pulgas se liguem fortemente aos seus hospedeiros e estimulam o crescimento dos ovos das pulgas fêmeas. Hormônios reprodutivos da hospedeira fêmea prenhe estimulam a maturação dos ovários e os oócitos das

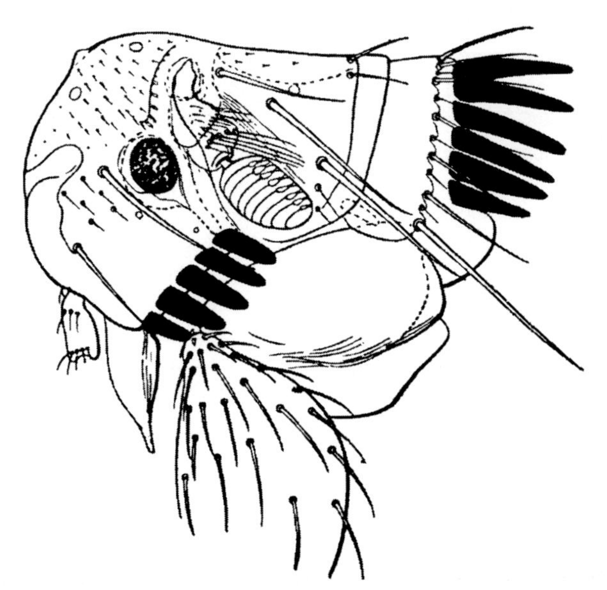

Figura 3.78 Cabeça e pronoto da pulga dos coelhos, *Spilopsyllus cuniculi*.

pulgas-fêmeas e o desenvolvimento testicular dos machos. Essas pulgas podem se reproduzir apenas após se alimentarem em uma coelha prenhe. Isso atua como sincronização dos ciclos evolutivos da pulga e de seu hospedeiro e resulta em adultos que emergem no mesmo momento em que os filhotes do hospedeiro nascem. As pulgas adultas tornam-se prontas para acasalar quando a ninhada do hospedeiro nasce: um cairomônio que emana de um coelho neonato, bem como a sua urina, estimulam o acasalamento das pulgas. Os hormônios do hospedeiro também causam o aumento das taxas de alimentação e de defecação das pulgas adultas, em, aproximadamente, cinco vezes. Isso fornece abundância de alimento na toca para as larvas que recém-eclodiram dos ovos. A oviposição ocorre pouco após os adultos serem transferidos para o neonato. As larvas se alimentam de matéria orgânica e de restos do ninho e amadurecem 15 a 45 dias após, quando infestam a ninhada do hospedeiro antes de se dispersarem da toca. Populações de *S. cuniculi* podem aumentar drasticamente durante a época de reprodução dos coelhos. Fêmeas de pulgas adultas em grupos de coelhas não prenhas são mais móveis e, se tiverem a chance, se mudarão para hospedeiras prenhas. O aumento na temperatura das orelhas durante o acasalamento dos coelhos irá estimular o movimento das pulgas de um coelho a outro.

Echidnophaga

O gênero *Echidnophaga* inclui 21 espécies de pulgas e inclui também a cosmopolita pulga penetrante das galinhas, *Echidnophaga gallinacea*, que ocorre em uma ampla variedade de aves e mamíferos.

Espécie de *Echidnophaga* de importância veterinária

Espécie	Hospedeiros	Local
Echidnophaga gallinacea	Aves domésticas, também gatos, cães, coelhos, equinos e humanos	Pele

Echidnophaga gallinacea (pulga-penetrante)

Descrição. A pulga-penetrante das galinhas, *E. gallinacea*, é uma pulga-penetrante importante, em especial, em aves domésticas. A pulga adulta é pequena: as fêmeas, em geral, têm 2 mm de comprimento e os machos têm menos de 1 mm. A cabeça é nitidamente angulada na região da fronte. Não há ctenídeos genais ou pronotais (Figura 3.79). Na cabeça, atrás das antenas, há duas cerdas e, na fêmea, o lobo occipital, em geral, é bem desenvolvido. Os segmentos torácicos são estreitos dorsalmente. Espiráculos estão presentes no segundo e terceiro segmentos abdominais. O aparelho bucal parece ser grande, o que estende o comprimento das coxas anteriores, e se projeta da cabeça de forma conspícua. As lacínias maxilares são largas e grosseiramente serreadas. Na superfície anteroventral de cada coxa dos membros posteriores há três fileiras de cerdas pequenas semelhantes a espinhos.

Ciclo evolutivo. Após localizarem o hospedeiro, as fêmeas se agregam em áreas sem plumagem, em geral na cabeça, na crista ou no papo. Adultos que recém-emergiram são ativos e se movimentam em direção à luz do sol, o que contribui para que eles se acumulem na crista de galos e galinhas. Após se alimentarem, as fêmeas se enterram na pele, onde se ligam firmemente com seu aparelho bucal. Cada fêmea pode permanecer assim ligada ao seu hospedeiro por 2 a 6 semanas. A cópula então ocorre. A pele ao redor do ponto de penetração pode se tornar ulcerada. A fêmea inicia a oviposição, em média, 6 a 10 dias após penetrar na pele do hospedeiro, a uma taxa de, aproximadamente, um a quatro ovos por dia. Os ovos são

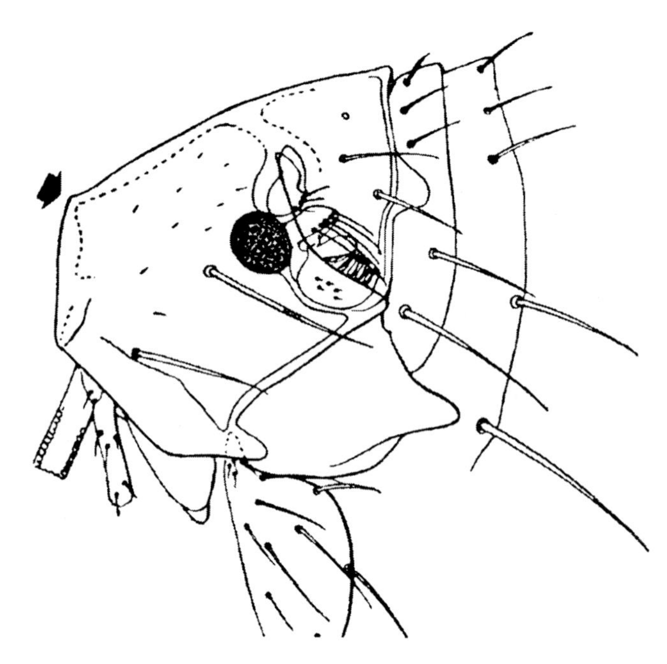

Figura 3.79 Cabeça e tórax da fêmea de pulga-penetrante, *Echidnophaga gallinacea* (a seta marca a angulação da fronte). (Adaptada de Smart, 1943.)

postos na ulceração adjacente ou caem no solo. Se a postura for realizada na ulceração, os ovos eclodem e as larvas emergem da pele e caem no solo para completarem seu desenvolvimento. O período de incubação pode durar de 4 a 14 dias, embora, tipicamente, leve entre 6 e 8 dias. Os ovos não sobrevivem em temperaturas superiores a 43°C. As larvas se alimentam de fezes de galinha e se desenvolvem por três estágios no decorrer de um período de 14 a 31 dias. O período pupal, em geral, requer entre 9 e 19 dias, e o ciclo evolutivo, de ovo a adulto, pode se completar em 30 a 60 dias. Os adultos, em geral, localizam um novo hospedeiro e se ligam a ele, aproximadamente, 5 a 8 dias após emergirem.

Pulex

Esse gênero contém seis espécies, das quais a mais importante é *Pulex irritans*, a pulga de humanos, que é comum em suínos.

Espécies de *Pulex* de importância veterinária

Espécie	Hospedeiros	Local
Pulex irritans	Humanos e suínos; pode também acometer cães, gatos, ratos e texugos	Pele
Pulex simulans	Cães, gatos, mamíferos selvagens	Pele

Pulex irritans

Descrição. A pulga de humanos, *Pulex irritans*, não apresenta ctenídeos genais nem pronotais. A margem externa da cabeça é levemente arredondada e há um par de olhos (Figura 3.80). Essa espécie pode ser distinguida de *Xenopsylla cheopis* pela presença de uma única cerda ocular abaixo dos olhos e pela ausência de uma fileira de cerdas ao longo da margem posterior da cabeça. A região interna das metacoxas apresenta espinhos curtos. As lacínias maxilares se estendem, aproximadamente, até a metade das coxas anteriores.

Ciclo evolutivo. O ciclo evolutivo é típico: ovo, três estágios larvais, pupa e adulto. Acredita-se que, originalmente, os suínos fossem os hospedeiros principais dessa espécie de pulga. Cada fêmea adulta de *P. irritans* põe, aproximadamente, 400 ovos.

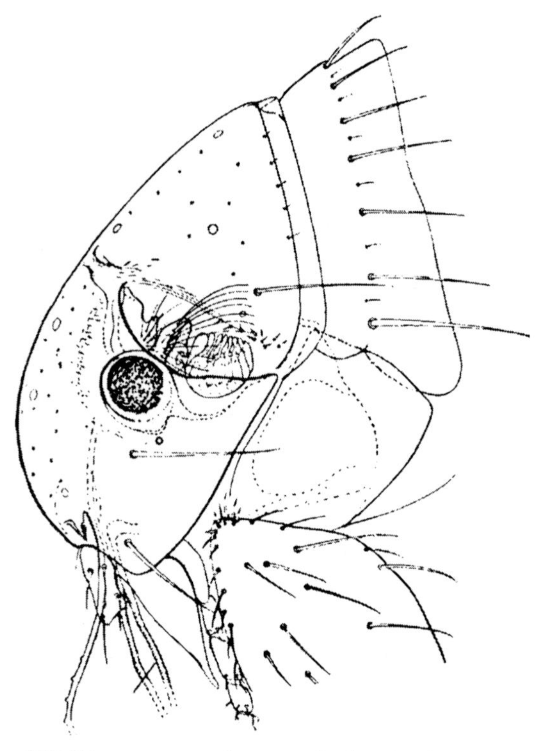

Figura 3.80 Cabeça e pronoto de um macho da pulga de humanos, *Pulex irritans*. (Adaptada de Smart, 1943.)

Pulex simulans

Descrição. Similar a *P. irritans*, exceto pela lacínia, que se estende por, pelo menos, três quartos do comprimento das coxas anteriores.

Xenopsylla

O gênero *Xenopsylla* contém mais de 77 espécies, as quais são pulgas de ratos. A pulga-do-rato oriental, *Xenopsylla cheopis*, é o principal vetor de *Yersinia pestis*, o agente causador da peste negra em humanos.

Espécie de *Xenopsylla* de importância veterinária

Espécie	Hospedeiros	Local
Xenopsylla cheopis	Roedores, primatas, humanos	Pele

Xenopsylla cheopis (pulga-do-rato oriental)

Descrição. *Xenopsylla cheopis* assemelha-se a *Pulex irritans* em razão da ausência de ctenídeos genal e pronotal (Figura 3.81). A margem anterior da cabeça é suavemente arredondada. A pulga apresenta coloração âmbar clara. A lacínia maxilar chega quase até o final das coxas anteriores. Os olhos estão presentes, embora as pulgas consigam enxergar apenas luz muito forte. Imediatamente atrás dos olhos, há duas antenas curtas. Os segmentos do tórax parecem relativamente grandes e a crista pleural está presente na mesopleura do tórax. Há uma fileira conspícua de cerdas ao longo da margem posterior da cabeça e uma cerda ocular robusta em frente ao olho.

Ciclo evolutivo. O ciclo evolutivo de *X. cheopis* é típico: ovo, três estágios larvais, pupa e adulto. Os ovos, em geral, são colocados preferencialmente no ambiente, e não sobre o animal hospedeiro. Os ovos são colocados em lotes de, aproximadamente, 3 a 25 por dia, com uma fêmea colocando entre 300 e 1.000 ovos no decorrer de um período de vida que pode variar de 10 dias a mais de 1 ano. Os ovos eclodem

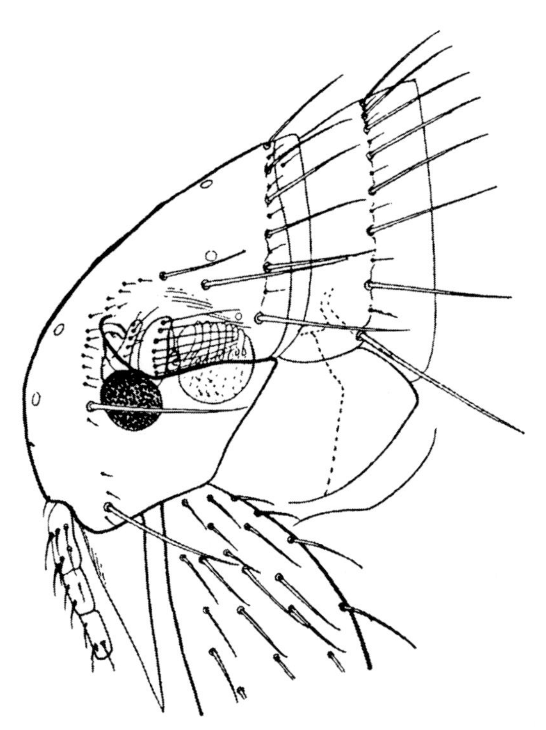

Figura 3.81 Cabeça de um macho da pulga do rato oriental, *Xenopsylla cheopis*. (Adaptada de Smart, 1943.)

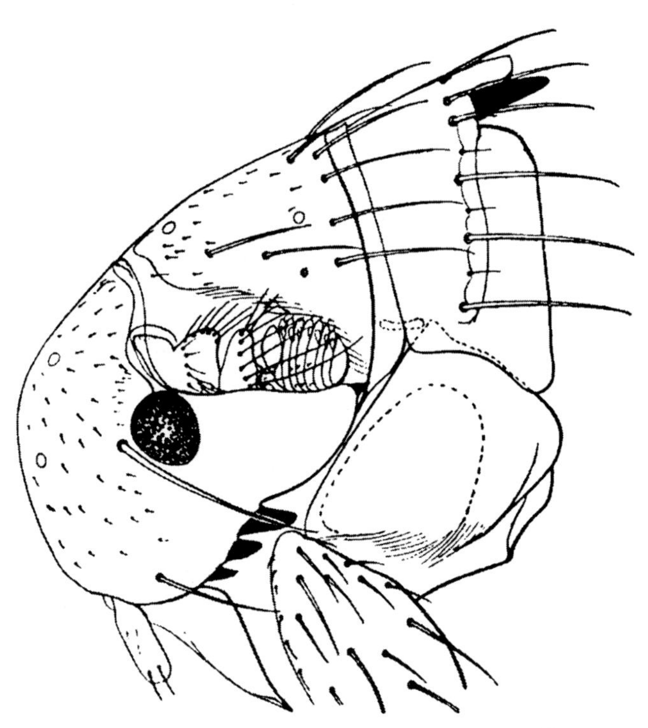

Figura 3.82 Cabeça de fêmea da pulga do ouriço, *Archaeopsylla erinacei*. (Adaptada de Smart, 1943.)

após, aproximadamente, 5 dias (variando de 2 a 14 dias, dependendo das condições locais). A larva que emerge evita a luz e se alimenta ativamente de restos de matéria orgânica. A duração do período larval depende das condições locais. A variável ambiental mais importante é a umidade e as larvas podem morrer, caso se movam além de um limite estreito. Umidades acima de 60 a 70% e temperaturas acima de 12°C são necessárias para o desenvolvimento do ciclo evolutivo nessa espécie. O período larval pode durar 12 a 84 dias, e o estágio pupal e adulto pronto para emergir do casulo (farato), de 7 a 182 dias, dependendo da disponibilidade de um hospedeiro apropriado. Os adultos podem sobreviver por até 100 dias se um hospedeiro estiver disponível, e por até 38 dias sem se alimentarem, caso a umidade seja alta. Machos e fêmeas adultas podem realizar vários repastos sanguíneos por dia. Se o hospedeiro morrer, as pulgas se movem quase que imediatamente para encontrarem outro hospedeiro.

Archaeopsylla

A única espécie *Archaeopsylla erinacei* é uma espécie comum em ouriços e pode parasitar cães e gatos.

Espécie de *Archaeopsylla* de importância veterinária

Espécie	Hospedeiros	Local
Archaeopsylla erinacei	Ouriços, cães, gatos	Pele

Archaeopsylla erinacei (pulga dos ouriços)

Descrição. Os adultos são reconhecidos facilmente, apresentando 2 a 3,5 mm de comprimento, com ctenídeo genal com um a três dentes curtos e ctenídeo pronotal com um dente curto (Figura 3.82).

Ciclo evolutivo. O ciclo evolutivo é típico: ovo, três estágios larvais, pupa e adulto. Antes que a fêmea comece a oviposição, é necessário que ela se alimente no hospedeiro muitas vezes. Uma vez no hospedeiro, *A. erinacei* tende a se tornar um residente permanente.

Tunga

As espécies desse gênero, com frequência designadas em sua própria família Tungidae, dentro da superfamília Pulicoidea, são parasitas de edentados (tatus, tamanduás), animais de produção, roedores e humanos. *Tunga penetrans*, conhecida no Brasil como "bicho-de-pé", causa tungose em humanos.

Espécie de *Tunga* de importância veterinária

Espécie	Hospedeiros	Local
Tunga penetrans	Humanos, suínos, bovinos, ovinos, equinos, asininos, ratos, camundongos, cães e outros animais selvagens	Pele

Tunga penetrans

Descrição. *Tunga penetrans* não apresenta ctenídeos ou cerdas espiniformes nas coxas metatorácicas. A cabeça apresenta um ângulo agudo frontal. O tórax tem coloração castanho-avermelhada. A fêmea apresenta, aproximadamente, 1 mm antes de ingerir sangue, mas pode aumentar a um comprimento de até 7 mm quando grávida. O macho é menor, com aproximadamente 0,5 mm de comprimento, e nunca penetra na pele do hospedeiro.

Ciclo evolutivo. As fêmeas fertilizadas cortam a pele do hospedeiro com seu aparelho bucal e penetram na ferida, inserindo sua cabeça e corpo até que apenas os dois últimos segmentos abdominais estejam expostos. A pele do hospedeiro prolifera e cobre a pulga, exceto pelo último segmento abdominal. Os machos adultos, que são de vida livre e móveis, acasalam com as fêmeas inseridas na pele do hospedeiro. O macho possui um dos órgãos reprodutivos mais longos, se comparado ao tamanho corporal, no reino animal, e se reproduz em posição invertida. A fêmea permanece dentro da pele do hospedeiro, se alimenta de líquidos corporais e aumenta significativamente o tamanho do seu abdome, com frequência, chegando a até 80 vezes seu tamanho original, podendo apresentar o tamanho de uma ervilha após 8 a 10 dias. A fêmea produz um aumento de volume nodular e deixa apenas uma pequena abertura para o exterior através da qual 200 ovos são expelidos e caem no solo. Os ovos eclodem em 3 a 4 dias e as pulgas passam por duas mudas no estágio larval. O ciclo evolutivo completo requer, aproximadamente, 17 dias.

FAMÍLIA LEPTOPSYLLIDAE

Leptopsylla

A pulga do camundongo europeu, *Leptopsylla segnis*, é encontrada no camundongo doméstico, ratos e outros roedores selvagens e, ocasionalmente, foi relatada em gatos e em cães.

Espécie de *Leptopsylla* de importância veterinária

Espécie	Hospedeiros	Local
Leptopsylla segnis	Camundongos, ratos e, raramente, cães e gatos	Pele

Leptopsylla segnis (pulga do camundongo)

Descrição. As pulgas adultas apresentam tanto ctenídeos genais quanto pronotais, sendo que os ctenídeos genais apresentam apenas quatro dentes.

Ciclo evolutivo. O ciclo evolutivo é típico: ovo, três estágios larvais, pupa e adulto. Ovos e larvas são encontrados no ninho do hospedeiro e os adultos são hematófagos obrigatórios. As pulgas adultas vivem por, aproximadamente, 20 dias no hospedeiro. O ciclo evolutivo pode se completar em 3 a 4 semanas sob condições ideais ou em 2 anos em condições adversas.

CLASSE ARACHNIDA

Os membros da classe Arachnida constituem um grupo altamente diverso de artrópodes terrestres predominantemente carnívoros. Os aracnídeos não apresentam antenas ou asas e têm apenas olhos simples. Nessa classe, há apenas um grupo de maior importância veterinária, a subclasse Acari (algumas vezes também chamada de Acarina), que contém ácaros e carrapatos.

A subclasse Acari é extremamente diversa e abundante; mais de 25.000 espécies já foram descritas até os dias de hoje. Em geral, eles são pequenos, apresentando, em média, 1 mm de comprimento. No entanto, alguns carrapatos podem apresentar até 3 cm de comprimento. A segmentação do corpo não é conspícua ou está ausente e as seções do corpo são amplamente fundidas, de maneira que o corpo parece simples, com formato de saco.

O primeiro par de apêndices, chamados **quelíceras**, é posicionado na frente da boca e é usado para alimentação. O segundo par de apêndices, localizado atrás da boca, é composto pelos **palpos**. Sua estrutura e função precisas variam entre as diferentes ordens. Os palpos, em geral, são estruturas curtas e sensoriais associadas às quelíceras. Juntos, quelíceras e palpos formam uma estrutura chamada **gnatossoma**. A região do corpo posterior ao gnatossoma é conhecida como **idiossoma** (Figura 3.83). Nos adultos, o idiossoma é subdividido entre a região que contém as pernas, chamada podossoma, e a área atrás do último par de pernas, o opistossoma. As pernas apresentam seis segmentos e cada uma delas está ligada ao podossoma pela coxa, também conhecida como epímero, que é então seguido pelo trocânter, fêmur, genu ('joelho'), tíbia e tarso, que termina em um par de garras e pulvilo semelhante a uma almofada (Figura 3.84).

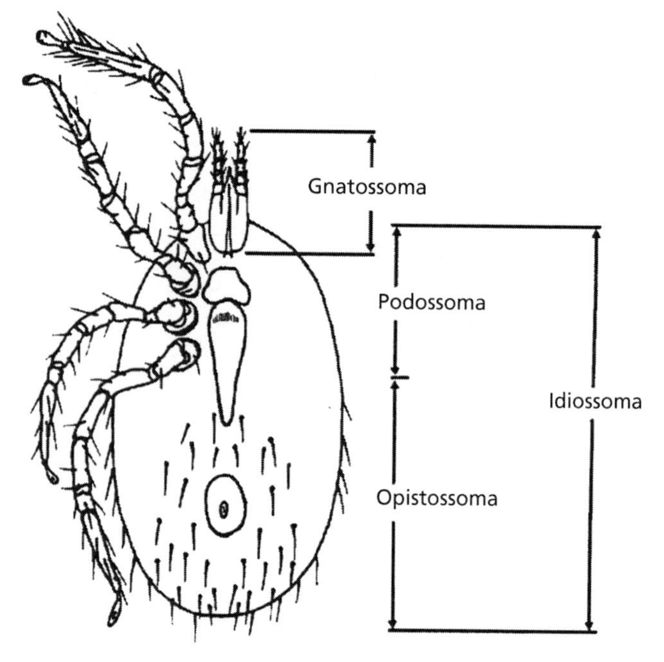

Figura 3.83 Divisão do corpo de um ácaro.

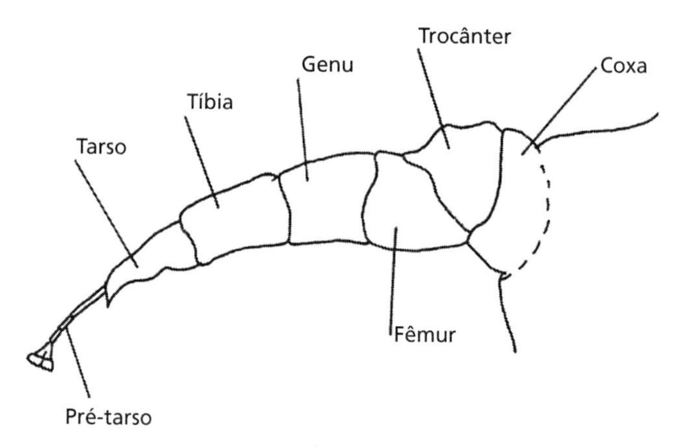

Figura 3.84 Divisões da perna de um carrapato.

ÁCAROS

Existem três linhagens principais de ácaros: os Opiloacariformes, os Parasitiformes e os Acariformes. Acredita-se que os Opiloacariformes sejam os mais primitivos dentre os ácaros vivos e eles não são parasitas. Os Parasitiformes apresentam um a quatro pares de estigmas laterais posteriores às coxas do segundo par de pernas e as coxas, em geral, são livres. Os Parasitiformes incluem os carrapatos, descritos como os Ixodida ou Metastigmata, e os ácaros gamesídeos ou Mesostigmata. Os Acariformes não apresentam estigmas visíveis na região posterior às coxas do segundo par de pernas e as coxas, em geral, são fusionadas à região ventral do corpo. Os Acariformes incluem os ácaros Sarcoptiformes e Trombidiformes, com frequência descritos como Astigmata e Prostigmata, respectivamente. Os termos 'metastigmata', 'mesostigmata', 'astigmata' e 'prostigmata' estão relacionados à posição das aberturas respiratórias no corpo e fornecem uma forma conveniente de distinguir as quatro subordens de importância parasitária.

Os ácaros ectoparasitas de mamíferos e aves habitam amplamente a pele, onde se alimentam de sangue, linfa, restos de pele ou secreções sebáceas, que eles ingerem perfurando a pele, escavando a sua superfície ou embebendo em lesões epidérmicas. A maioria dos ácaros ectoparasitas passa toda a sua vida em contato íntimo com seu hospedeiro, de forma que a transmissão de um hospedeiro a outro ocorre, principalmente, por contato físico. A infestação por ácaros é chamada **acaríase** e pode resultar em dermatite grave, conhecida como **sarna**, que pode causar problemas sérios de bem-estar, bem como perdas econômicas. Alguns ácaros podem ser hospedeiros intermediários de cestódios anoplocefalídeos, incluindo *Anoplocephala*, *Moniezia* e *Stilesia*.

Ácaros parasitas são pequenos, sendo que a maioria deles apresentam menos de 0,5 mm de comprimento, embora algumas espécies hematófagas possam apresentar vários milímetros quando totalmente ingurgitadas. O corpo não é segmentado, mas pode mostrar muitas suturas e sulcos. O corpo é dividido em duas seções, o gnatossoma e o idiossoma. O idiossoma pode ser macio, enrugado e não esclerotizado. Entretanto, muitos ácaros podem apresentar dois ou mais escudos dorsais esclerotizados ou três escudos ventrais: os escudos **esternal**, **genitoventral** e **anal** (Figura 3.85). Esses podem representar características importantes para a identificação dos ácaros. O escudo genitoventral, localizado entre os dois últimos pares de pernas posteriores, possui o orifício genital.

O gnatossoma é um aparelho bucal altamente especializado que apresenta um par de palpos sensoriais e um par de quelíceras, sendo que essas, algumas vezes, apresentam **quelas** com formato de garra ou de estilete em suas pontas (Figura 3.86). O **cone bucal** está localizado entre as quelíceras, sendo que ambos ficam encaixados em uma câmara semelhante a uma tomada formada pelas coxas amplas dos palpos, ventralmente e lateralmente pela projeção dorsal da parede do corpo chamada de **rostro**.

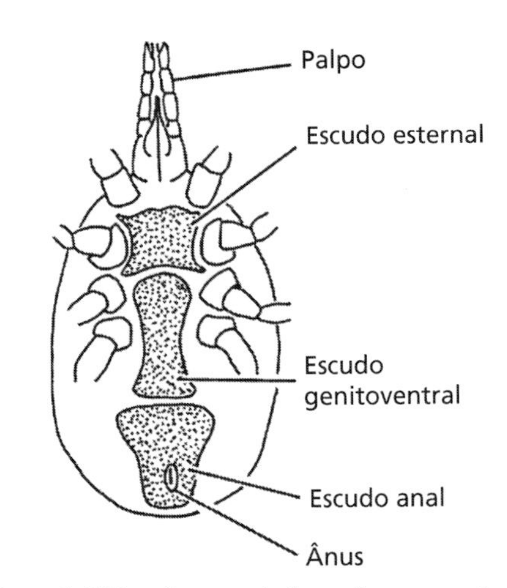

Figura 3.85 Escudos ventrais de um ácaro mesostigmata.

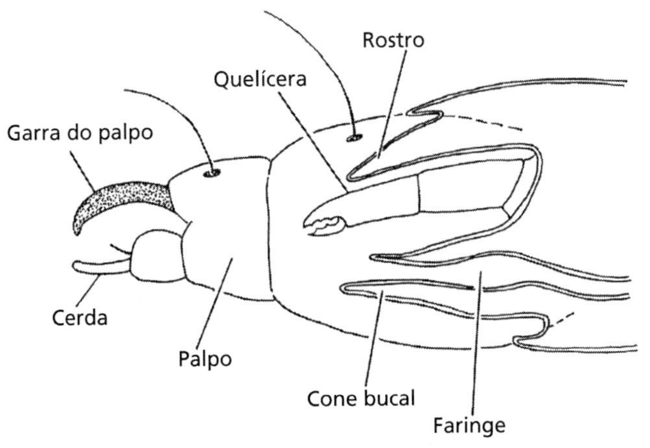

Figura 3.86 Corte longitudinal através do gnatossoma de um ácaro.

Nos ácaros mesostigmata, os segmentos coxais dos palpos, que são expandidos e fusionados na base do gnatossoma, são conhecidos como **capítulo basal**, do qual protraem o hipóstoma (mas que não apresenta dentes, como nos carrapatos). Os palpos possuem um ou dois segmentos na maioria dos ácaros Astigmata ou Prostigmata, e cinco ou seis segmentos nos Mesostigmata. O último segmento de palpos, em geral, apresenta uma **garra palpal** ou **apotele**.

Ácaros ninfas e adultos apresentam quatro pares de pernas dispostas em dois pares de pernas anteriores e dois pares posteriores. As larvas dos ácaros apresentam três pares de pernas. O primeiro par de pernas, em geral, é modificado para formar estruturas sensoriais e, com frequência, é mais longo e delgado. Ao final do tarso, pode haver um pré-tarso que pode conter um **ambulacro**, em geral, composto por um par de garras e um **empódio**, que apresenta forma variável e pode assemelhar-se a uma almofada, ventosa, garra ou pelo filamentoso. Em alguns parasitas Astigmata, as garras podem estar ausentes ou podem ter sido substituídas por **pré-tarsos** pedunculados, que podem ser expandidos terminalmente com **pulvilos** em formato de sino ou ventosa (Figuras 3.84 e 3.87).

Em muitos ácaros, especificamente nos Astigmata, a troca de gases ocorre através do tegumento. Em outros ácaros, a troca de gases ocorre através de um a quatro pares de estigmas encontrados no idiossoma. A presença ou ausência de estigmas pode ser usada com propósitos taxonômicos. Os estigmas nos ácaros Mesostigmata podem ser associados a processos alongados chamados **peritremas**.

Em geral, os ácaros não possuem olhos, sendo, portanto, cegos. Entretanto, naqueles ácaros nos quais estão presentes, como nos trombidiformes, os olhos são simples. Pelos ou cerdas, muitos dos quais apresentam função sensorial, cobrem o idiossoma de muitas espécies de ácaros. O número, posição e tamanho das cerdas são extremamente importantes na identificação das espécies de ácaros.

Ciclos evolutivos

Há quatro estágios básicos no ciclo evolutivo: o ovo, a larva com seis pernas, a ninfa com oito pernas, e o adulto com oito pernas (Figura 3.88). Esses estágios podem ainda ser divididos em pré-larva, larva, protoninfa, deutoninfa, tritoninfa e adulto. Pode haver mais de uma muda em cada um desses instares. Em muitos Acari, os instares pré-larval e larval ocorrem dentro do ovo ou foram perdidos. Em outros, um ou mais dos instares ninfais podem ter sido omitidos.

Embora os ácaros, assim como os carrapatos, sejam parasitas obrigatórios, eles diferem em um aspecto importante, uma vez que a maioria das espécies de ácaros passa todo o seu ciclo evolutivo, de ovo a adulto, no hospedeiro, a transmissão ocorre principalmente por contato. O ciclo evolutivo de muitas espécies de parasitas pode se completar em menos de 4 semanas em algumas espécies ou pode ser tão curto quanto 8 dias em outras. Diferentemente dos carrapatos, uma vez estabelecida a infecção, as populações patogênicas podem aumentar rapidamente em um animal sem novas reinfestações. Fêmeas adultas produzem ovos relativamente grandes, dos quais uma pequena larva de seis pernas emerge. A larva sofre muda para tornar-se uma ninfa de oito pernas. Pode haver entre um e três estágios ninfais, conhecidos, respectivamente, como protoninfa, deutoninfa e tritoninfa. Em muitos grupos de ácaros, especificamente nos Astigmata, um desses instares ninfais, normalmente a deutoninfa, é um estágio inativo facultativo, disperso e protetor, e pode ser inteiramente omitido do ciclo evolutivo. A tritoninfa então sofre muda para se tornar o adulto de oito pernas.

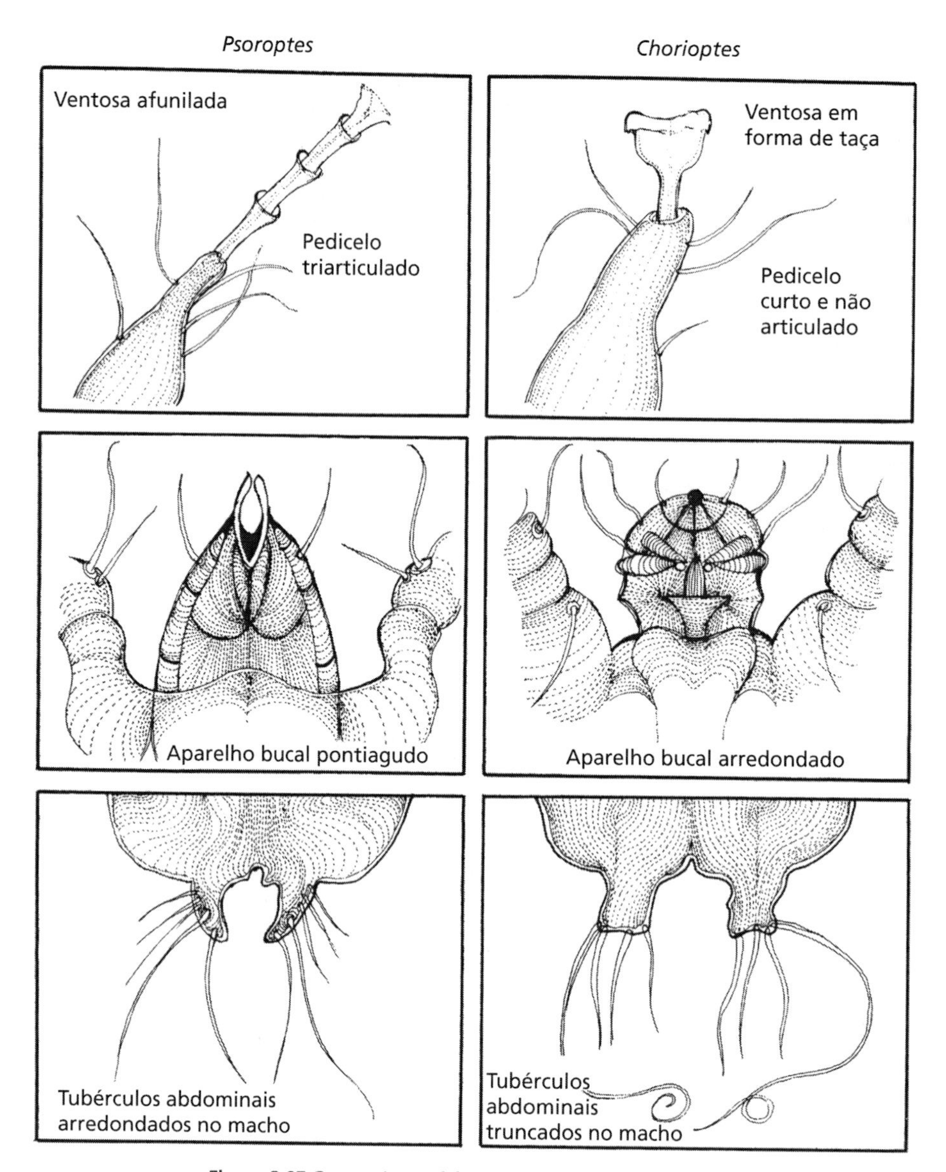

Figura 3.87 Características diferenciais de *Psoroptes* e *Chorioptes*.

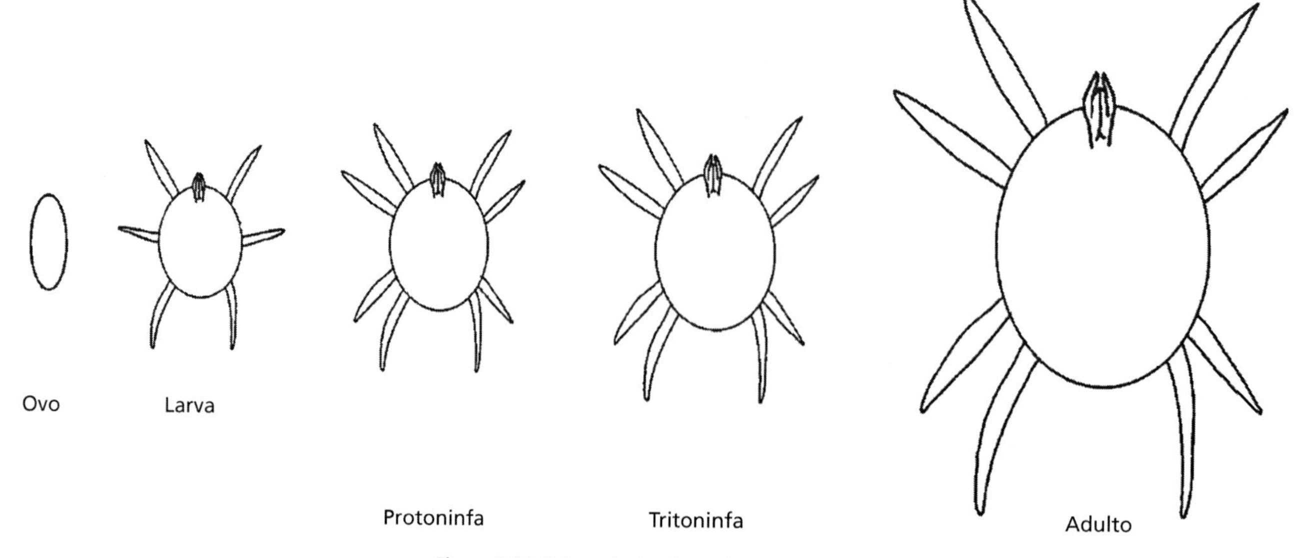

Figura 3.88 Ciclo evolutivo de um ácaro psoróptide.

ORDEM ASTIGMATA (SARCOPTIFORMES)

Os Astigmata (Sarcoptiformes) são um grupo grande de ácaros relativamente similares. Eles são fracamente esclerotizados; os estigmas e as traqueias estão ausentes, e a respiração ocorre diretamente através da cutícula. A ordem inclui as famílias **Sarcoptidae**, **Psoroptidae** e **Knemidocoptidae**, que são aquelas de maior importância veterinária em razão de conterem as espécies mais comuns de ácaros que causam sarna e crostas. Espécies de muitas outras famílias podem ser ectoparasitas importantes e espécies de **Cytoditidae** e **Laminosioptidae** vivem no trato e músculos respiratórios de aves e mamíferos.

FAMÍLIA SARCOPTIDAE

Esses são ácaros escavadores Astigmata com corpos circulares achatados ventralmente e cutícula coberta por estriações finas. As coxas se projetam escassamente do corpo, o que cria uma aparência de 'pernas curtas' com o terceiro e quarto pares de pernas, em geral, não sendo visíveis dorsalmente. As pernas apresentam um empódio semelhante a garra, com o pulvilo originado em um pré-tarso pedunculado. Não há um par de garras no tarso. Os três gêneros de importância veterinária são *Sarcoptes*, *Notoedres* e *Trixacarus*.

Sarcoptes

Mais de 30 espécies de *Sarcoptes* foram descritas, embora, atualmente, em geral, aceite-se que haja apenas uma espécie, *Sarcoptes scabiei*, com uma variedade de cepas adaptadas a hospedeiros. Ácaros sarcoptídeos apresentam o corpo globoso, com superfície ventral achatada, cutícula finamente estriada e as quelíceras adaptadas para cortar. Caracteristicamente, o ânus é posterior nos ácaros *Sarcoptes*.

Espécie de *Sarcoptes* de importância veterinária

Espécie	Hospedeiros	Local
Sarcoptes scabiei	Todos os mamíferos domésticos e humanos	Pele

Sarcoptes scabiei (sarna sarcóptica, sarna)

Descrição. Os adultos dessa espécie apresentam corpo arredondado, achatado ventralmente e convexo dorsalmente (Figura 3.89). Fêmeas adultas têm 0,3 a 0,6 mm de comprimento e 0,25 a 0,4 mm de largura, enquanto os machos são menores, tipicamente com até 0,3 mm de comprimento e 0,1 a 0,2 mm de largura. Os dois pares de pernas posteriores não se projetam além dos limites do corpo. Em ambos os sexos, os pré-tarsos dos dois primeiros pares de pernas apresentam garras no empódio e pulvilo em ventosa, ligado a um pré-tarso longo e pedunculado. O pulvilo em ventosa ajuda o ácaro a se agarrar ao substrato conforme se move. O terceiro e quarto pares de pernas na fêmea e o terceiro par de pernas no macho terminam em cerdas longas e não apresentam pulvilos pedunculados. O aparelho bucal tem aparência arredondada. Esses ácaros não possuem olhos ou estigmas. A superfície dorsal do corpo de *S. scabiei* é coberta por cristas transversais, mas também apresenta uma área central de escamas triangulares. As cerdas dorsais são fortes e semelhantes a espinhos. O ânus é terminal e apenas ligeiramente dorsal. Há uma série de variedades de *S. scabiei* adaptadas a hospedeiros que diferem sutilmente em sua morfologia.

Ciclo evolutivo. Todo o ciclo evolutivo ocorre no hospedeiro. Após o acasalamento, que provavelmente ocorre na superfície da pele, a fêmea cria um túnel ou galeria permanente, paralelo à superfície da pele, usando suas quelíceras e o empódio semelhante a uma garra na frente das suas pernas frontais. Esse túnel pode apresentar até 1 cm de comprimento e a escavação da pele pode ocorrer a até 5 mm/dia. Cada túnel contém apenas uma fêmea, seus ovos e suas fezes. A maturação dos ovos leva 3 ou 4 dias e, após, as fêmeas começam a ovipor um a três ovos por dia, durante um período reprodutivo de, aproximadamente, 2 meses. Os ovos, que são ovais e apresentam por volta de metade do comprimento do adulto, são colocados individualmente no final de ramificações encontradas no decorrer das galerias escavadas pelo ácaro. Três ou 4 dias após a oviposição, as larvas de seis pernas eclodem dos ovos. A maioria das larvas irá se arrastar para fora dos túneis para a superfície da pele, enquanto algumas permanecem dentro dos túneis, onde continuam seu desenvolvimento. Dois a 3 dias depois, a larva sofre muda e torna-se uma protoninfa. Durante esse tempo, a larva e a ninfa encontram abrigo e comida nos folículos pilosos. A protoninfa sofre muda e torna-se tritoninfa e, após alguns dias, uma nova muda para tornar-se um adulto.

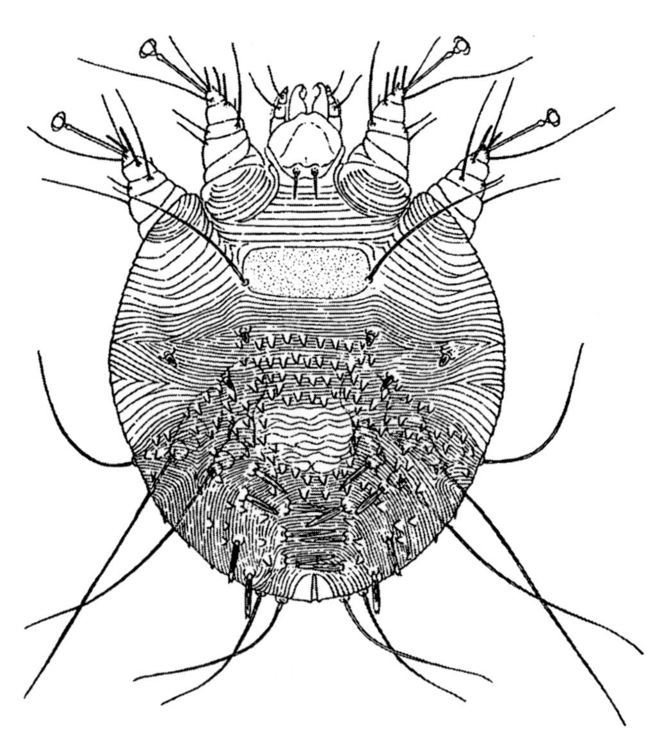

Figura 3.89 Fêmea adulta de *Sarcoptes scabiei*. (Fonte: Baker *et al.*, 1956.)

Os adultos de ambos os sexos começam a se alimentar e escavar a superfície da pele, o que cria pequenas bolsas de até 1 mm de comprimento na pele. O acasalamento ocorre sobre a pele, e o macho morre pouco tempo depois da cópula. Após a fertilização, as fêmeas se movimentam pela pelagem do hospedeiro à procura de um local apropriado para escavarem um túnel permanente. Apesar de suas pernas curtas, os adultos são altamente móveis e capazes de se percorrer até 2,5 cm/minuto. Uma hora após o acasalamento, a fêmea começa a escavar seu túnel. As fêmeas escavam sem direção, comendo a pele e líquidos teciduais que resultam da sua escavação. A oviposição começa 4 a 5 dias após completarem a escavação de um túnel sinuoso permanente. As fêmeas raramente deixam suas galerias e, se removidas pelo hospedeiro enquanto se coça, tentarão escavar um novo túnel. O ciclo evolutivo completo, de ovo a adulto, leva entre 17 e 21 dias, mas pode ser tão curto quanto 14 dias. Durante esse período, as taxas de mortalidade são altas, com apenas 10% dos ácaros que eclodem dos ovos completando seu desenvolvimento. Durante uma infecção, o número de ácaros aumenta rapidamente, e então declina, deixando uma população relativamente estável de ácaros.

Notoedres

Ácaros desse gênero são encontrados nas orelhas dos mamíferos. Mais de 20 espécies de *Notoedres* foram descritas, a maioria delas sendo parasitas de morcegos tropicais. Três espécies são de interesse veterinário e um, *N. cati*, é importante. *Notoedres muris* ocorre em ratos por todo o mundo, incluindo colônias de laboratório, e *N. musculi* infesta o camundongo doméstico na Europa. O ânus nesse gênero tem localização dorsal.

Espécies de *Notoedres* de importância veterinária

Espécies	Hospedeiros	Locais
Notoedres cati (sin. *Notoedres cuniculi*)	Gatos, coelhos, mas podem infestar cães, gatos selvagens, raposas, canídeos e civetas, humanos	Orelhas
Notoedres muris	Ratos, roedores selvagens	Orelhas, nariz, cauda, genitália, membros
Notoedres musculi	Camundongos domésticos	Orelhas, nariz, cauda, genitália, membros

Notoedres cati (ácaro-da-sarna notoédrica)

Descrição. *Notoedres* se assemelha bastante a *Sarcoptes*, com corpo de formato circular e pernas curtas, com pedicelos longos e não articulados, mas é distinguido por suas estriações concêntricas semelhantes a uma digital e ausência de espinhos (Figura 3.90). As escamas dorsais são arredondadas e dispostas transversalmente. Essa espécie também é menor que o *S. scabiei*; fêmeas apresentam, aproximadamente, 225 μm de comprimento, e os machos, aproximadamente, 150 μm, com rostro curto e quadrado. A abertura anal é nitidamente dorsal, e não posterior. As fêmeas apresentam ventosas nas pernas 1 e 2.

Ciclo evolutivo. Similar ao de *Sarcoptes*, exceto pelo fato de que as fêmeas na derme, normalmente, são encontradas agrupadas. A fêmea fertilizada escava um túnel nas camadas superiores da epiderme, se alimentando de líquido que extravasa dos tecidos lesionados. Os ovos são colocados dentro desses túneis, eclodem em 3 a 5 dias, e a larva de seis pernas rasteja até a superfície da pele. Essas larvas, por sua vez, escavam as camadas superficiais da pele para criarem pequenas 'bolsas de muda', nas quais as mudas para os estágios de ninfa e adulto se completam. O desenvolvimento de ovo a adulto leva entre 6 e 10 dias. Os machos adultos então emergem e procuram pela fêmea na superfície da pele ou em uma bolsa de muda.

Após a fertilização, as fêmeas ou produzem novos túneis, ou ampliam sua bolsa de muda. Novos hospedeiros são infectados por contato, presumivelmente por transferência de larvas, que estão presentes em regiões mais superficiais da pele que os demais estágios.

Notoedres muris (ácaro-da-sarna da orelha de ratos)

Descrição. Ácaros-fêmeas são maiores que *N. cati* (330 a 440 μm) e não possuem dentículos dorsais no idiossoma.

Trixacarus

A única espécie, *Trixacarus caviae*, é encontrada comumente em cobaias.

Espécie de *Trixacarus* de importância veterinária

Espécie	Hospedeiro	Locais
Trixacarus caviae (sin. *Caviacoptes caviae*)	Cobaias	Pele, corpo

Trixacarus caviae (ácaro da cobaia)

Sinônimo. *Caviacoptes caviae.*

Descrição. *Trixacarus caviae* assemelha-se um pouco a *S. scabiei*. As estriações dorsais no idiossoma de *T. caviae* são similares àquelas de *S. scabiei*. Entretanto, as escamas dorsais, que interrompem as estriações, são mais pontiagudas e as cerdas dorsais são simples, e não semelhantes a espinhos. Assim como *N. cati*, o ânus é localizado na superfície dorsal. *Trixacarus caviae* também é menor que *S. scabiei* e de tamanho similar a *N. cati*; as fêmeas apresentam, aproximadamente, 240 μm de comprimento e 230 μm de largura (Figura 3.91).

Ciclo evolutivo. Acredita-se que o ciclo evolutivo seja similar ao de *S. scabiei*.

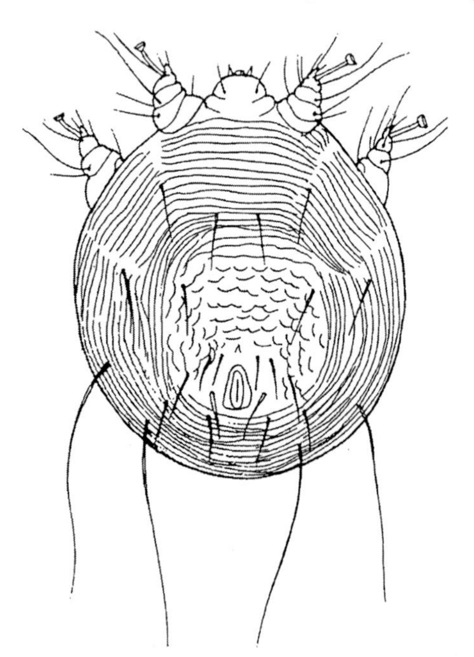

Figura 3.90 Vista dorsal de fêmea adulta de *Notoedres cati*.

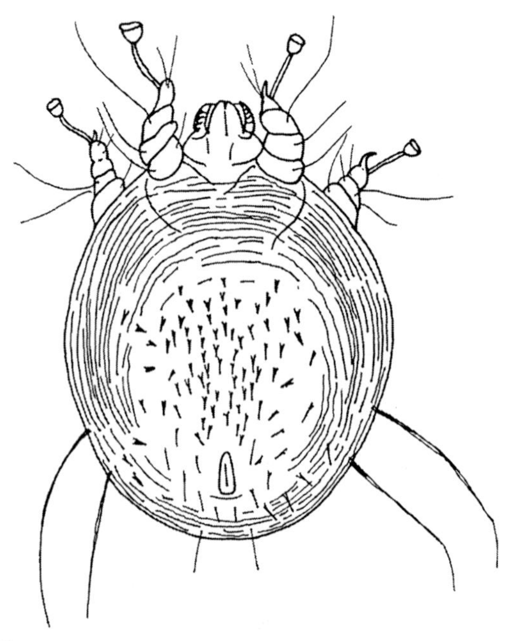

Figura 3.91 Vista dorsal de fêmea adulta de *Trixacarus caviae*.

FAMÍLIA PSOROPTIDAE

Esses ácaros apresentam corpo oval, são não escavadores e pertencem à ordem Astigmata. As pernas são mais longas que aquelas dos ácaros escavadores e o terceiro e quarto pares de pernas, em geral, são visíveis dorsalmente. Os machos apresentam um par de ventosas copulatórias, que engatam nos tubículos copulatórios das tritoninfas fêmeas. Os três gêneros de importância veterinária são *Psoroptes*, *Chorioptes* e *Otodectes*.

Psoroptes

Ácaros do gênero *Psoroptes* são não escavadores, com as fêmeas adultas apresentando até 0,75 mm de comprimento e os machos adultos, 0,55 mm de comprimento. O corpo é oval e as pernas se projetam além das margens do corpo. A característica mais importante a ser reconhecida é o aparelho bucal pontiagudo e o pré-tarso triarticulado (pedicelos) que apresenta ventosas afuniladas (pulvilos). A taxonomia dos ácaros desse gênero é confusa, com ácaros classificados em diferentes partes do corpo ou em hospedeiros diferentes, tradicionalmente, recebendo nomes de espécies diferentes; no entanto, não há muitas evidências que deem suporte a essa nomenclatura. Apesar de, aqui, *P. cuniculi* ser descrito em separado, aparentemente trata-se de uma adaptação de *Psoroptes ovis* a populações de coelhos.

Espécies de *Psoroptes* de importância veterinária

Espécies	Hospedeiros	Locais
Psoroptes ovis (sin. *Psoroptes aucheniae*, *Psoroptes bovis*, *Psoroptes cervinus*, *Psoroptes communis* var. *ovis*, *Psoroptes equi*)	Ovinos, bovinos, caprinos, equinos, coelhos, camelídeos	Pele, corpo, pescoço, ombros, flancos, axilas, virilhas, orelhas, fossa infraorbital
Psoroptes cuniculi	Coelhos, ovinos, equinos	Orelha, pavilhão auricular
Psoroptes natalensis	Bovinos, búfalos	Pele, ombros, dorso, base da cauda

Psoroptes ovis (sarna psoróptica)

Sinônimos. *Psoroptes aucheniae, Psoroptes bovis, Psoroptes cervinus, Psoroptes communis* var. *ovis, Psoroptes equi.*

Descrição. Ácaros do gênero *Psoroptes* são não escavadores, com até 0,75 mm de comprimento e formato oval (Figura 3.92). Todas as pernas se projetam além das margens do corpo. A característica mais importante a ser reconhecida é o aparelho bucal pontiagudo e o pré-tarso triarticulado (pedicelos) que apresenta ventosas afuniladas (pulvilos) (Figura 3.87). Fêmeas adultas apresentam pré-tarsos articulados e pulvilos no primeiro, segundo e quarto pares de pernas, bem como cerdas longas semelhantes a chicotes no terceiro par de pernas. Em contraste, os machos adultos são menores, e são reconhecidos por suas ventosas copulatórias e lobos posteriores em par, apresentam pulvilo nos três primeiros pares de pernas e cerdas no quarto par. As pernas das fêmeas adultas apresentam, aproximadamente, o mesmo comprimento, enquanto nos machos, o quarto par é extremamente curto.

Ciclo evolutivo. Os ovos de *P. ovis* são relativamente grandes, com, aproximadamente, 250 μm de comprimento e formato oval. As larvas hexápodes que eclodem dos ovos apresentam, aproximadamente, 330 μm de comprimento. A larva sofre muda para protoninfa, a protoninfa para tritoninfa e a tritoninfa para adulto. É necessário um período mínimo de 2 dias para que cada um dos estágios de ovo, larva, protoninfa e tritoninfa, além do adulto no período pré-oviposição, completem essas fases do ciclo, o que determina um período de tempo de ovo até adulto de, aproximadamente, 10 dias.

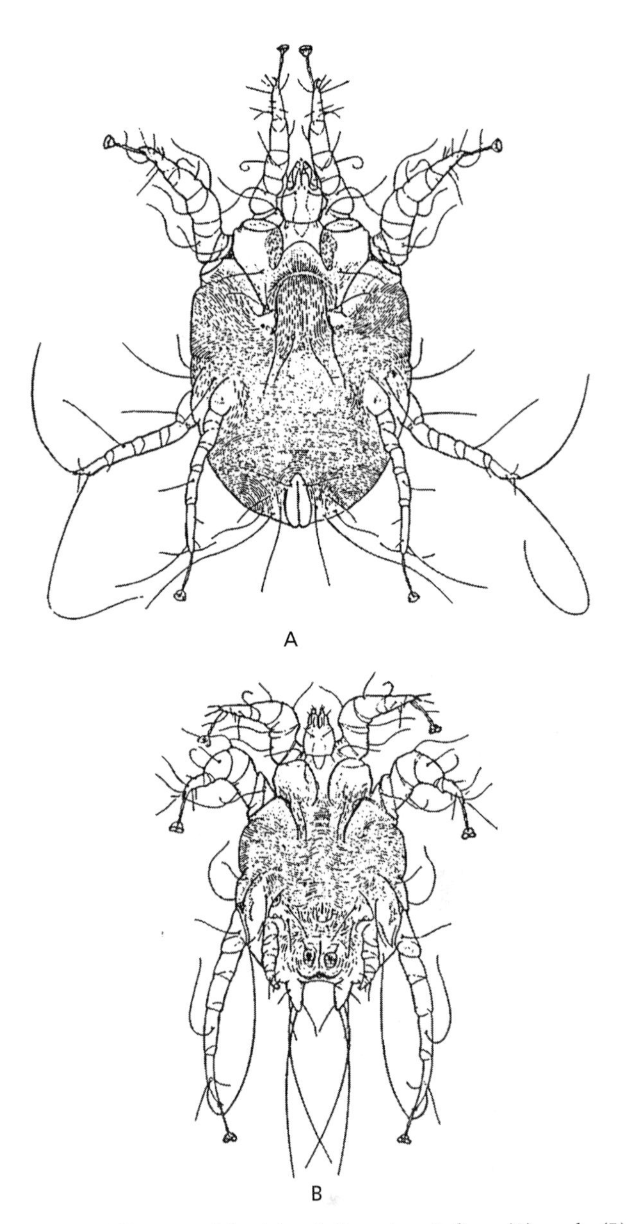

Figura 3.92 Vista ventral de adultos de *Psoroptes ovis*: fêmea (**A**); macho (**B**). (Fonte: Baker *et al.*, 1956.)

Os machos adultos se agarram às tritoninfas fêmeas e, ocasionalmente, às protoninfas, e permanecem agarrados a elas até que as fêmeas sofram muda uma última vez, momento no qual ocorre a inseminação.

As fêmeas adultas produzem ovos a uma taxa de dois a três por dia, em média. A expectativa de vida média de uma fêmea adulta de *P. ovis* é de, aproximadamente, 16 dias, período durante o qual ela realizará oviposição de, aproximadamente, 40 a 50 ovos. Dessa forma, populações de *P. ovis* em um hospedeiro podem aumentar rapidamente, dobrando a cada 6 dias.

Psoroptes cuniculi (sarna da orelha)

Descrição. A classificação da espécie *P. cuniculi* permanece questionável e já foi levantada a questão de que ela deveria ser sinônimo de *P. ovis*. Em ácaros adultos descritos como *P. cuniculi*, as cerdas opistomais externas são, em média, ligeiramente mais curtas que as verificadas em *P. ovis*. Ainda assim, a utilidade dessa característica é questionável, uma vez que há considerável variação e sobreposição no comprimento das cerdas entre os dois grupos, e que reconhece-se que o comprimento médio das cerdas dos ácaros diminui com a idade da lesão. Os ácaros descritos como *P. cuniculi* são encontrados apenas na orelha dos seus hospedeiros.

Ciclo evolutivo. Os ovos de *P. cuniculi* são relativamente grandes (aproximadamente, 250 μm de comprimento), e são ovais. A larva hexápode, que eclode do ovo, apresenta, aproximadamente, 330 μm de comprimento. A larva sofre muda para protoninfa, a protoninfa para tritoninfa e a tritoninfa para adulto. É necessário um período mínimo de 2 dias para que cada um dos estágios de ovo, larva, protoninfa e tritoninfa, além do adulto no período pré-oviposição, completem essas fases do ciclo, o que determina um período de tempo de ovo até adulto de, aproximadamente, 10 dias.

Psoroptes natalensis

Descrição. Muito similar a *P. ovis*, no entanto, acredita-se que *P. natalensis* possa ser distinguido morfologicamente pelo comprimento e formato espatulado da quarta cerda opistomal externa no macho. Entretanto, a classificação precisa da espécie *P. natalensis* ainda precisa ser confirmada.

Chorioptes

A sarna corióptica é a forma de sarna mais comum em equinos e bovinos; ela também pode ser comum em caprinos, lhamas e alpacas. Estudos detalhados de *Chorioptes* sugeriram que existem duas espécies distintas: *Chorioptes bovis* e *Chorioptes texanus*, separadas por diferenças no comprimento das cerdas posteriores dos machos adultos. Ambas são encontradas infestando o corpo do hospedeiro, mas, aparentemente, não há preferência por hospedeiro nas duas espécies. Nenhuma diferença entre espécies foi relatada quanto ao seu comportamento parasitário. Pode existir uma terceira espécie, encontrada no pavilhão auricular de renas e alces, no entanto, ela ainda não foi nomeada. Acredita-se que os nomes *Chorioptes ovis*, *Chorioptes equi*, *Chorioptes caprae* e *Chorioptes cuniculi*, usados para descrever ácaros corióticos encontrados em ovinos, equinos, caprinos e coelhos, respectivamente, sejam todos sinônimos de *C. bovis* ou *C. texanus*. Fêmeas adultas de *Chorioptes* apresentam, aproximadamente, 300 μm de comprimento, sendo consideravelmente menores que *Psoroptes ovis*. *Chorioptes* não apresentam pré-tarso articulado; seu pré-tarso é mais curto que o de *Psoroptes* e o pulvilo em ventosa apresenta formato de taça (Figura 3.87), ao contrário do formato de trompete encontrado em *Psoroptes*.

Espécies de *Chorioptes* de importância veterinária

Espécies	Hospedeiros	Locais
Chorioptes bovis (sin. *Chorioptes caprae, Chorioptes cuniculi, Chorioptes equi, Chorioptes ovis, Chorioptes japonensis*)	Bovinos, ovinos, equinos, caprinos, coelhos, camelos, lhamas, alpacas	Pele, pernas, pés, base da cauda, úbere
Chorioptes texanus	Bovinos	Pele, pernas, pés, base da cauda, úbere

Chorioptes bovis (sarna corióptica)

Sinônimos. *Chorioptes caprae, Chorioptes cuniculi, Chorioptes equi, Chorioptes ovis, Chorioptes japonensis.*

Descrição. Na fêmea adulta, os tarsos I, II e IV apresentam pré-tarsos curtos e pedunculados e o tarso III apresenta um par de cerdas terminais longas semelhantes a um chicote.

O primeiro e segundo pares de pernas são mais fortes que os demais e o quarto par apresenta tarso longo e delgado. No macho, todas as pernas apresentam pré-tarsos curtos e pedunculados e pulvilos. Entretanto, o quarto par é extremamente curto, não se projetando além da margem do corpo. *C. bovis* machos são caracterizados por uma cerda opistomal muito longa 1 (ae) e cerdas espatuladas curtas (l4 e d5), em lobos posteriores bem desenvolvidos (Figura 3.93). O aparelho bucal é nitidamente arredondado, e os tubérculos abdominais do macho são notavelmente mais truncados que os de *Psoroptes*.

Ciclo evolutivo. O ciclo evolutivo é típico: ovo, larva hexápode, seguido por protoninfa, tritoninfa e adulto octópodes. Todos os estágios de desenvolvimento ocorrem no hospedeiro. O ciclo completo de ovo a adulto leva, aproximadamente, 3 semanas. Os ovos são depositados a uma taxa de um por dia e são grudados à pele do hospedeiro. As fêmeas adultas produzem 15 a 20 ovos e vivem por 2 a 3 semanas. *Chorioptes bovis* apresenta aparelho bucal que é adaptado para mastigação de restos de pele. Os ácaros podem sobreviver por até 3 semanas fora do hospedeiro, o que permite a transmissão tanto pela cama e alojamento, quanto por contato direto.

Chorioptes texanus (sarna corióptica)

Descrição. Idêntico ao *C. bovis*, exceto por apresentar cerdas opistomais de comprimentos diferentes; em *C. texanus*, as cerdas 2 (l4 e d5) são mais longas e delgadas que em *C. bovis*, mas a maioria das outras cerdas é mais curta e, especificamente, esse é o caso da cerda 1 (ae).

Ciclo evolutivo. Acredita-se que seja idêntico ao de *C. bovis*.

Otodectes

Contém uma única espécie, *Otodectes cynotis*, que é o ácaro da orelha de cães, gatos e outros animais.

Ciclo evolutivo. O ciclo evolutivo é típico: ovo, larva hexápode, seguido por protoninfa, tritoninfa e adulto octópodes. Todos os estágios de desenvolvimento ocorrem no hospedeiro. O ciclo completo de ovo a adulto leva, aproximadamente, 3 semanas. Os ovos são depositados

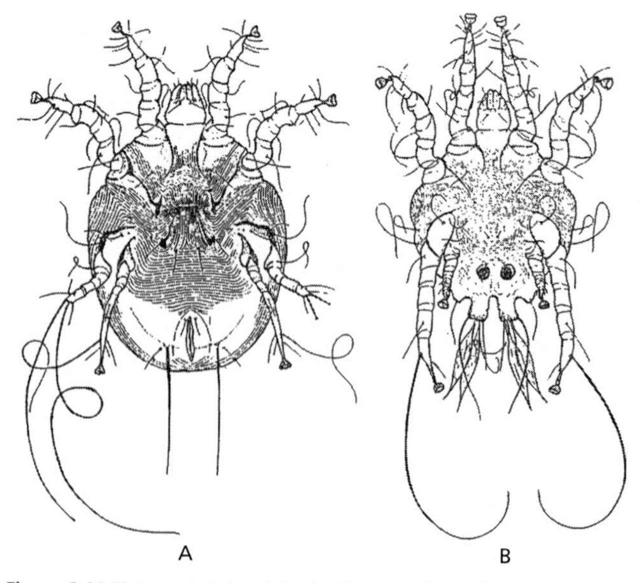

Figura 3.93 Vista ventral de adulto de *Chorioptes bovis*: fêmea (**A**); macho (**B**). (Fonte: Baker *et al.*, 1956.)

a uma taxa de um por dia e são grudados à pele do hospedeiro. As fêmeas adultas produzem 15 a 20 ovos e vivem por 2 a 3 semanas. Como *Chorioptes*, esse ácaro se alimenta superficialmente de restos de pele.

Espécie de *Otodectes* de importância veterinária

Espécie	Hospedeiros	Locais
Otodectes cynotis	Gatos, cães, furões, raposas, pequenos mamíferos	Canal auricular externo, ocasionalmente cabeça, costas, ponta da cauda e pés

Otodectes cynotis (ácaro da orelha)

Descrição. A conformação geral de *Otodectes* assemelha-se à de *Psoroptes* e *Chorioptes*, apresentando corpo oval e pernas que se projetam além dos limites do corpo (Figura 3.94). Entretanto, assim como *Chorioptes*, ele é menor que *Psoroptes* e não apresenta pré-tarsos articulados. O pulvilo semelhante a ventosas apresenta formato de taça, diferentemente do pulvilo em formato de trompete de *Psoroptes*. Na fêmea adulta, os dois primeiros pares de pernas apresentam pré-tarsos curtos e pedunculados, enquanto o terceiro e quarto pares apresentam um par de cerdas terminais com formato de chicote. O quarto par é muito pequeno. A abertura genital é transversal. Em machos, todos os quatro pares de pernas apresentam pré-tarsos curtos e pedunculados e pulvilos, mas os processos posteriores são menores.

FAMÍLIA KNEMIDOCOPTIDAE

Doze espécies do gênero *Knemidocoptes* (*Neocnemidocoptes*) foram descritas, das quais cinco apresentam importância veterinária em aves e pássaros domésticos.

Knemidocoptes

Esse é o único gênero de ácaro escavador que parasita aves domésticas, e assemelha-se a *Sarcoptes* em muitos aspectos.

Ciclo evolutivo. A fêmea fertilizada cria uma galeria ou túnel nas camadas superiores da epiderme, e se alimenta de líquido que extravasa dos tecidos lesionados. As fêmeas são ovovivíparas, e dão origem a larvas hexápodes, que rastejam para a superfície da pele. Essas larvas, por sua vez, escavam as camadas superficiais de pele e criam pequenas 'bolsas de muda', nas quais as mudas para protoninfa, tritoninfa e adultos se completam. O macho adulto então emerge e procura pela fêmea na superfície da pele ou em uma bolsa de muda. Após a fertilização, as fêmeas ou produzem novos túneis ou ampliam sua bolsa de muda. O ciclo de vida completo ocorre no hospedeiro e se completa em 17 a 21 dias.

Espécies de *Knemidocoptes* de importância veterinária

Espécies	Hospedeiros	Locais
Knemidocoptes gallinae (sin. *Cnemidocoptes gallinae*)	Galinhas, perus, faisões, gansos	Plumas
Neocnemidocoptes laevis gallinae (sin. *Knemidocoptes laevis gallinae*)	Galinhas, faisões, perdizes	Plumas
Knemidocoptes mutans (sin. *Cnemidocoptes mutans*)	Galinhas, perus	Pele, escamas da pata e pernas
Knemidocoptes pilae (sin. *Cnemidocoptes pilae*)	Psitacíneos (periquito-australiano)	Pele, folículos das plumas na face, pernas e jarrete
Knemidocoptes jamaicensis	Canários	Pernas

Knemidocoptes gallinae (sarna desplumante)

Sinônimo. *Cnemidocoptes gallinae*.

Descrição. O corpo circular, as pernas curtas e atarracadas e o hospedeiro ave, em geral, são suficientes para um diagnóstico do gênero envolvido (Figura 3.95). Embora de aparência similar a *Knemidocoptes mutans*, os indivíduos são tipicamente menores, e o padrão de estriações dorsais é contínuo.

Neocnemidocoptes laevis gallinae (sarna desplumante)

Sinônimo. *Knemidocoptes laevis gallinae*.

Descrição. Distinguido de *Knemidocoptes* por apresentar estriações serreadas na superfície dorsal do idiossoma e as pernas III e IV da fêmea apresentarem cerdas terminais que são mais longas que a

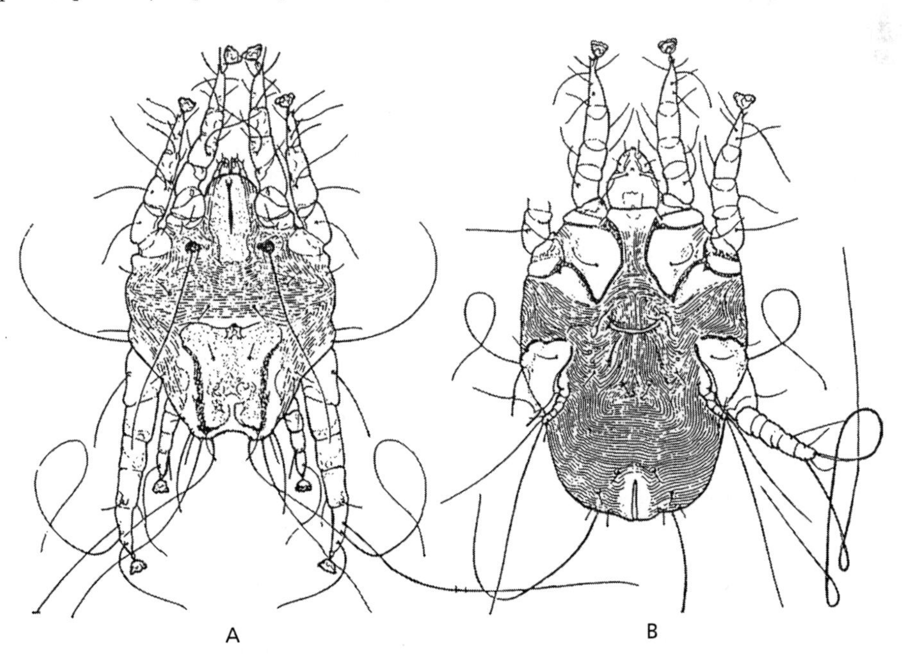

Figura 3.94 Adultos de *Otodectes cynotis*: macho, vista dorsal (**A**); fêmea, vista ventral (**B**). (Fonte: Baker *et al.*, 1956.)

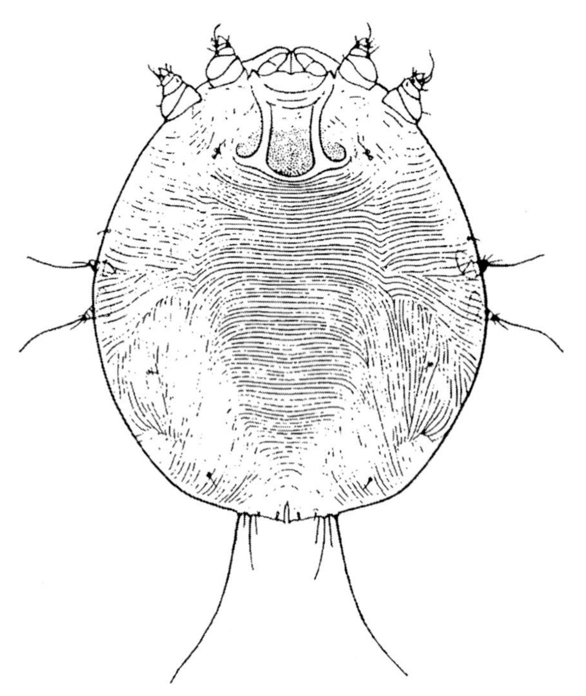

Figura 3.95 Vista dorsal de fêmea adulta de *Knemidocoptes gallinae*. (Fonte: Hirst, 1922.)

perna. O macho apresenta um par de ventosas ao lado do ânus, os limites posteriores dos apódemas I e II são divergentes, e os apódemas III e IV não são conectados.

Knemidocoptes mutans (sarna da perna escamosa)

Sinônimo. *Cnemidocoptes mutans.*

Descrição. A morfologia geral e a localização no hospedeiro, em geral, são suficientes para o diagnóstico.

Knemidocoptes pilae (sarna da face escamosa)

Sinônimo. *Cnemidocoptes pilae.*

Descrição. A morfologia geral e a localização no hospedeiro, em geral, são suficientes para o diagnóstico. Os ácaros-fêmeas de *K. pilae* apresentam escudos dorsolaterais e bases fusionadas ou contínuas das cerdas laterais para o escudo dorsal anterior. *K. pilae* machos são caracterizados por seu pulvilo bilobado.

FAMÍLIA LISTROPHORIDAE

São parasitas de mamíferos utilizados para produção de pele, e apresentam escudo dorsal distinto, e aparelho bucal e pernas modificadas para segurarem-se aos pelos. O gênero de importância veterinária é *Leporacarus* (*Listrophorus*).

Leporacarus

Espécie de *Leporacarus* de importância veterinária

Espécie	Hospedeiros	Local
Leporacarus gibbus (sin. *Listrophorus gibbus, Listracarus gibbus*)	Coelhos, lebres	Pele

Leporacarus gibbus (ácaro da pele de coelhos)

Sinônimos. *Listrophorus gibbus, Listracarus gibbus.*

Descrição. Ácaros dessa espécie apresentam o corpo achatado lateralmente, coloração castanha com pernas curtas e escudo pré-escapular, com margem anterior reta que se estende sobre o gnatossoma. A coxa dos palpos se expande em duas abas fracamente estriadas que se sobrepõem. As penas não apresentam adaptações para segurar, de forma que os ácaros se prendem aos pelos por meio de abas membranosas que surgem do primeiro par de coxas. As fêmeas são grandes e ovais com um padrão de impressão digital sobre o corpo. Os machos são um pouco menores que as fêmeas e apresentam dois processos adanais longos, bem como ventosas anais distintas.

Ciclo evolutivo. Um parasita obrigatório, que completa todos os estágios do ciclo evolutivo (ovo, larva, ninfa e adulto) sobre o hospedeiro.

FAMÍLIA MYOCOPTIDAE

Ácaros dessa família eram originariamente uma subfamília de Listrophoridae, mas atualmente são considerados como uma família separada. O gênero de importância veterinária é *Myocoptes.*

Myocoptes

Espécie de *Myocoptes* de importância veterinária

Espécie	Hospedeiros	Local
Myocoptes musculinus	Camundongos, cobaias	Pele

Myocoptes musculinus (sarna miocóptica)

Descrição. Esses ácaros apresentam corpo delicado, fortemente estriado com escudo dorsal distinto, e possuem aparelho bucal e pernas modificados para se agarrarem aos pelos (Figura 3.96). Fêmeas adultas de *Myocoptes musculinus* são alongadas ventralmente, com, aproximadamente 300 μm de comprimento e as estriações propodossomais do corpo apresentam projeções semelhantes a espinhos. A abertura genital é uma fenda transversal. A abertura anal é posterior e ventral. As pernas I e II são normais, e possuem pré-tarsos curtos, pedunculados e semelhantes a abas. As pernas III e IV são altamente modificadas para se agarrarem aos pelos. A tíbia e o tarso das pernas III e IV (fêmea) ou apenas III (macho) dobram-se para trás sobre um fêmur e genu aumentados. Os machos são menores que as fêmeas, com, aproximadamente, 190 μm de comprimento, com estriações menos evidentes e o quarto par de pernas muito maior para agarrarem-se à fêmea durante a cópula. A região posterior do corpo do macho é bilobada.

Ciclo evolutivo. *Myocoptes musculinus* passa toda a sua vida nos pelos do hospedeiro e não em sua pele, se alimenta da base do pelo e cola seus ovos aos pelos. O ciclo evolutivo é típico: ovo, larva hexápode, seguido por protoninfa, tritoninfa e adulto octópodes. Todos os estágios de desenvolvimento ocorrem no hospedeiro. O ciclo completo de ovo a adulto leva, aproximadamente, 14 dias.

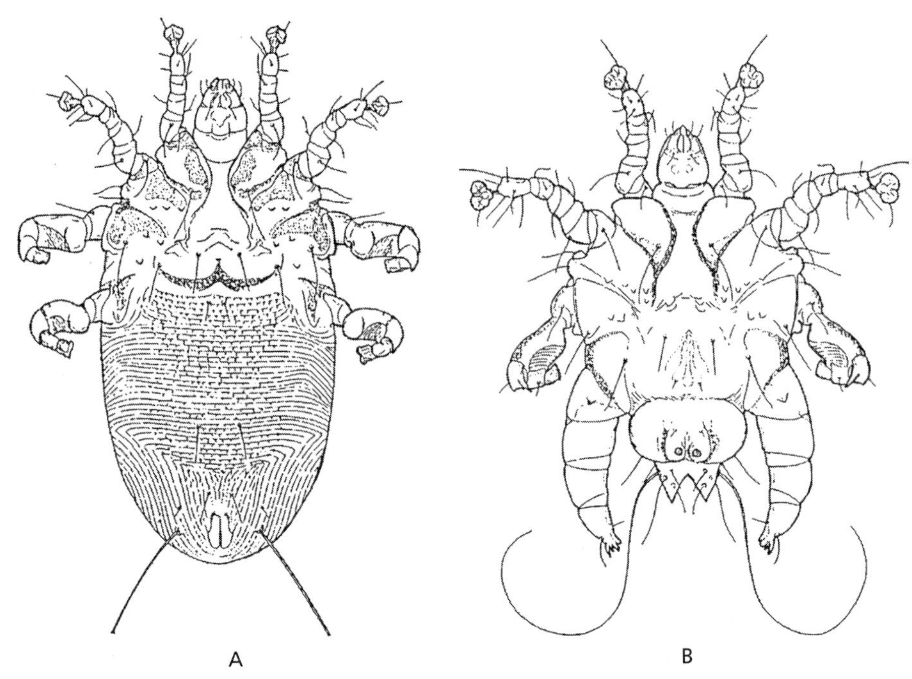

Figura 3.96 Adultos de *Myocoptes musculinus*: fêmea, vista ventral (**A**); macho, vista ventral (**B**). (Fonte: Baker *et al.*, 1956.)

FAMÍLIA CYTODITIDAE

Membros do gênero *Cytodites* são encontrados no aparelho respiratório, pulmões e sacos aéreos de galinhas, perus, canários e uma ampla variedade de aves selvagens, bem como em roedores e morcegos.

Cytodites

Espécies que pertencem a esse gênero são endoparasitas, principalmente do trato respiratório, de aves.

Espécie de *Cytodites* de importância veterinária

Espécie	Hospedeiros	Locais
Cytodites nudus	Galinhas, perus, canários, aves selvagens	Pulmão, sacos aéreos

Cytodites nudus (ácaro dos sacos aéreos)

Descrição. O ácaro é oval e apresenta, aproximadamente, 500 μm de comprimento, com idiossoma amplamente oval e cutícula lisa (Figura 3.97). Não possui quelíceras e os palpos são fusionados para formar um órgão macio de sucção. As pernas são robustas e não são modificadas, terminando em um par de ventosas pedunculadas e um par de garras pequenas.

Ciclo evolutivo. Os estágios de larva, ninfa e adulto ocorrem na superfície do trato respiratório do hospedeiro, com ciclo evolutivo completo do ácaro requerendo 14 a 21 dias.

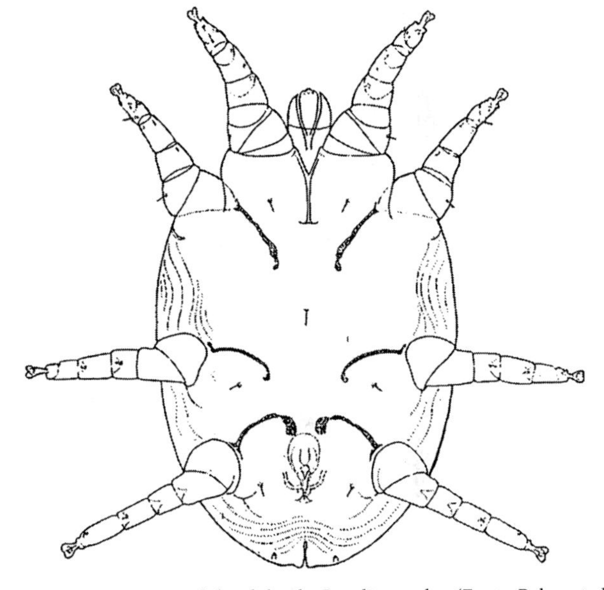

Figura 3.97 Vista ventral de adulto de *Cytodites nudus*. (Fonte: Baker *et al.*, 1956.)

FAMÍLIA LAMINOSIOPTIDAE

Laminosioptes

Laminosioptes são ácaros relativamente pequenos com corpo alongado e liso, com poucas cerdas e são parasitas subcutâneos de pássaros.

Espécie de *Laminosioptes* de importância veterinária

Espécie	Hospedeiros	Locais
Laminosioptes cysticola	Galinhas, perus, gansos, pombos, aves selvagens	Tecidos subcutâneos, pulmão, peritônio

Laminosioptes cysticola (ácaro dos cistos das aves)

Descrição. Esse ácaro é pequeno, com, aproximadamente 250 μm de comprimento, com corpo liso e alongado e poucas cerdas. O gnatossoma é pequeno e não é visível quando observado por cima. Os dois pares de pernas posteriores terminam em garras e pedicelos com ventosas, enquanto os dois pares de pernas anteriores terminam em garras (Figura 3.98). Os apódemas da coxa II encontram-se na linha média do idiossoma, e então divergem em sentido posterior.

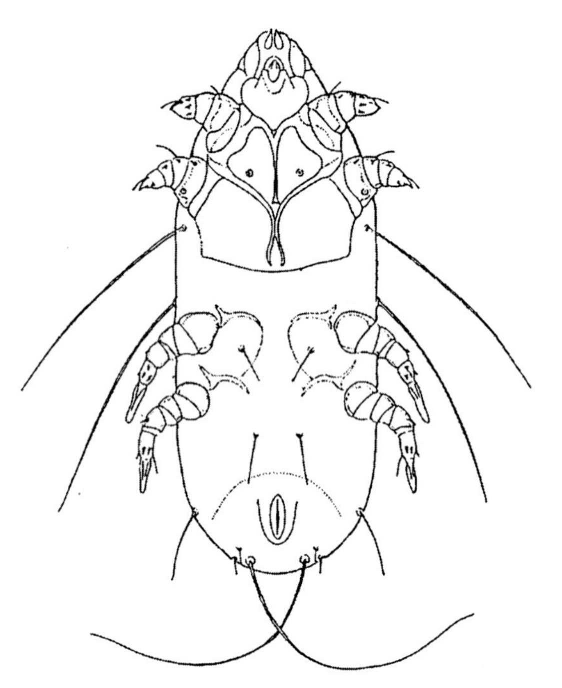

Figura 3.98 Vista ventral de fêmea adulta de *Laminosioptes cysticola*. (Fonte: Baker *et al.*, 1956.)

Ciclo evolutivo. O ciclo evolutivo é típico: ovo, larva hexápode, seguido por protoninfa, tritoninfa e adulto octópodes. Todos os estágios de desenvolvimento ocorrem no hospedeiro, embora detalhes a respeito do ciclo evolutivo completo ainda não sejam conhecidos.

FAMÍLIA ANALGIDAE

Ácaros das plumas do gênero *Megninia* são encontrados nas plumas e tetrizes (penas de contorno) de galinhas e outros galiformes cativos.

Megninia

Espécies de *Megninia* de importância veterinária

Espécies	Hospedeiros	Locais
Megninia gingylmura	Galinhas, aves galiformes, pombos, aves selvagens	Penas do corpo e asas
Megninia cubitalis	Galinhas, aves selvagens	Penas do corpo e asas
Megninia ortari	Galinhas, aves selvagens	Penas do corpo e asas

Megninia gingylmura (ácaro das plumas)

Descrição. O escudo dorsal anterior é estreito, com duas barras longitudinais largas que convergem em sentido anterior. O macho apresenta a terceira perna muito maior e os lobos posteriores com ventosas copulatórias. Todas as pernas da fêmea apresentam tamanho similar. A tíbia das pernas I e II apresentam uma cerda anterior longa.

Megninia cubitalis (ácaro das plumas)

Descrição. Similar a *M. gingylmura*, exceto pela fêmea, que apresenta um esclerito pregenital em formato de crescente, localizado entre os apódemas II. Também, os pares de cerdas laterais posteriores e medianos próximos à abertura genital, apresentam o mesmo comprimento. Nos machos, os apódemas I são fundidos em formato de Y e, ao lado das ventosas anais, há um par de escleritos.

Megninia ortari (ácaro das plumas)

Descrição. Nas fêmeas, o esclerito pregenital ocupa uma posição anterior, entre a parte posterior do apódema I. No macho, os apódemas I são fusionados em formato de Y, mas não há escleritos ao lado das ventosas anais.

FAMÍLIA ATOPOMELIDAE

Uma espécie de *Chirodiscoides* foi relatada em cobaias. Ácaros do gênero *Listrocarpus* spp. foram relatados em primatas.

Chirodiscoides

Membros desse gênero são confinados principalmente às regiões tropicais. Originalmente, eles eram uma subfamília de Listrophoridae, mas agora são considerados como uma família separada. *Chirodiscoides caviae* foi encontrado na pelagem de cobaias.

Espécie de *Chirodiscoides* de importância veterinária

Espécie	Hospedeiros	Local
Chirodiscoides caviae (sin. *Campylochirus caviae*)	Cobaias	Pelos

Chirodiscoides caviae (ácaro da pelagem de cobaias)

Descrição. Fêmeas de *Chirodiscoides caviae* apresentam, aproximadamente, 500 μm e os machos por volta de 400 μm de comprimento (Figura 3.99). O gnatossoma é nitidamente triangular. O escudo esternal propodossomal é fortemente estriado e usado para se agarrar aos pelos. O corpo é achatado dorsoventralmente. Todas as pernas são delgadas e bem desenvolvidas, com as pernas I e II fortemente modificadas para se agarrarem aos pelos.

Ciclo evolutivo. *Chirodiscoides caviae* passa toda a sua vida nos pelos do hospedeiro e não em sua pele, se alimenta da base do pelo e cola seus ovos aos pelos. O ciclo evolutivo é típico: ovo, larva hexápode, seguido por protoninfa, tritoninfa e adulto octópodes. Todos os estágios de desenvolvimento ocorrem no hospedeiro. O ciclo completo de ovo a adulto leva, aproximadamente, 14 dias.

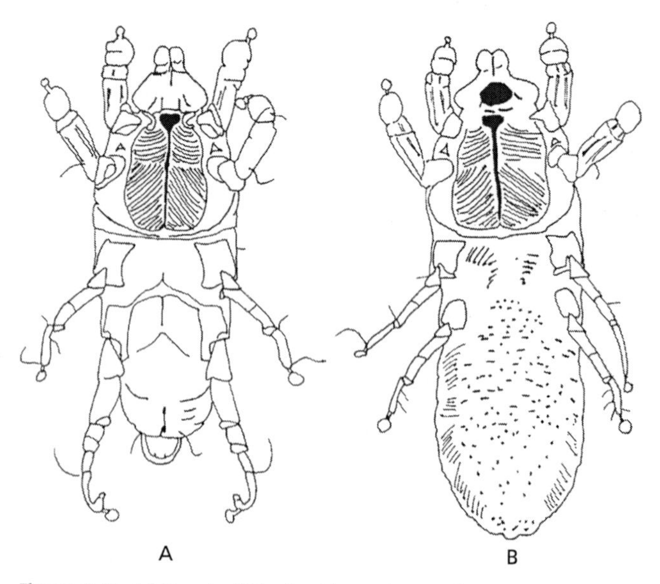

Figura 3.99 Adultos de *Chirodiscoides caviae*: macho, vista ventral (**A**); fêmea, vista ventral (**B**).

FAMÍLIA DERMOGLYPHIDAE

Membros do gênero *Dermoglyphus* são encontrados nos cálamos das penas de galinhas e aves cativas.

Dermoglyphus

Espécies de *Dermoglyphus* de importância veterinária

Espécies	Hospedeiros	Local
Dermoglyphus elongatus	Galinhas	Cálamo das penas
Dermoglyphus passerinus	Aves cativas, canários, passeriformes selvagens	Cálamo das penas

Dermoglyphus elongatus (ácaro do cálamo)

Descrição. Ácaros pequenos e alongados, o macho não possui lobos posteriores ou ventosas anais no idiossoma. Os apódemas de I e II são fusionados e o ápice da perna IV não se estende além do limite posterior do idiossoma. *Dermoglyphus elongatus* possui um escudo dorsal cujo comprimento é o dobro da largura, apresenta duas barras esclerotizadas delgadas que se curvam sutilmente para fora posteriormente, e apresenta cerdas internas com bases separadas.

Dermoglyphus passerinus (ácaro do cálamo)

Descrição. Similar a *D. elongatus*, exceto pelo escudo dorsal que é aproximadamente retangular (comprimento de 1,7 vez a largura), as barras esclerotizadas se curvam sutilmente para dentro e as cerdas internas apresentam bases contíguas.

FAMÍLIA FREYANITIDAE

Membros do gênero *Freyana* são encontrados nos cálamos de galinhas e aves cativas, especificamente nas penas de perus.

FREYANA

Espécies de *Freyana* de importância veterinária

Espécies	Hospedeiros	Locais
Freyana largifolia	Patos	Pele
Freyana anatina	Patos	Pele
Freyana chanayi	Perus	Pele, penas

FAMÍLIA EPIDERMOPTIDAE

Ácaros das aves (ácaro do falso carrapato) causam sarna desplumante. Os gêneros de interesse são *Epidermoptes* e *Rivoltasia*, encontrados em galinhas; *Microlichus*, encontrado no cálamo das penas, e *Promyialges*, encontrado em passeriformes cativos e pássaros em aviários. Esses ácaros também afetam hipoboscídeos que parasitam a ave hospedeira.

Epidermoptes

Espécie de *Epidermoptes* de interesse veterinário

Espécie	Hospedeiros	Local
Epidermoptes bilobatus	Galinhas, patos	Pele

Epidermoptes bilobatus (ácaro do falso carrapato)

Descrição. São ácaros pequenos, com, aproximadamente 0,4 mm de comprimento, e corpo circular macio. O idiossoma apresenta escudo dorsal anterior triangular e um escudo dorsal posterior, que na fêmea é aproximadamente quadrado, com margem posterior côncava. O idiossoma na fêmea apresenta margem posterior arredondada com um par de cerdas adanais longas. Os machos apresentam escudo dorsal posterior triangular e um par de ventosas adanais.

Rivoltasia

Espécie de *Rivoltasia* de importância veterinária

Espécie	Hospedeiro	Local
Rivoltasia bifurcata	Galinhas	Pele

Rivoltasia bifurcata

Descrição. Os machos apresentam lobos posteriores membranosos e as fêmeas apresentam escleritos pré-genitais fusionados e apódemas I em formato de U. Ambos os sexos apresentam processos direcionados para trás nos fêmures III e IV.

Microlichus

Espécie de *Microlichus* de interesse veterinário

Espécie	Hospedeiro	Local
Microlichus americanus	Codornas	Pele

Microlichus americanus (ácaro do falso carrapato)

Descrição. Ácaros pequenos e arredondados com escudo dorsal anterior triangular e pernas curtas que terminam em processos terminais recurvados, semelhantes a garras nas pernas I e II. O trocânter das pernas III e IV apresenta borda ventral. Nos ácaros fêmeas, a margem posterior do idiossoma é redonda com dois pares de cerdas longas. O escudo posterior no macho é triangular e fortemente denteado, a margem posterior do idiossoma apresenta dois lobos separados bem formados e há duas ventosas adanais.

Promyialges

Espécie de *Promyialges* de interesse veterinário

Espécie	Hospedeiros	Local
Promyialges macdonaldi (sin. *Myialges macdonaldi*)	Aves cativas, passeriformes selvagens	Pele

Promyialges macdonaldi (ácaro do falso carrapato)

Sinônimo. *Myialges macdonaldi.*

Descrição. Similar a *Microlichus*, mas o macho não apresenta lobos posteriores e ventosas anais. Na fêmea, há um grande processo semelhante a uma garra na perna I e o idiossoma se estreita para margem posterior reta com quatro pares de cerdas longas, grossas e semelhantes a espinhos. Os tarsos das pernas II-IV na fêmea e I-IV no macho apresentam pequenos processos pontiagudos terminais.

FAMÍLIA PTEROLICHIDAE

Os dois gêneros de importância veterinária são *Pterolichus*, encontrado nas penas da cauda e de voo de galinhas, e *Sideroferus*, encontrado no periquito-australiano.

Pterolichus

Espécie de *Pterolichus* de importância veterinária

Espécie	Hospedeiro	Local
Pterolichus obtusus	Galinhas	Pele

Pterolichus obtusus (ácaro das penas)

Descrição. Similar a *Sideroferus*, exceto pelos apódemas I, que são livres; o esclerito pregenital da fêmea é em formato de U invertido e os machos apresentam um opistossoma fracamente dividido posteriormente, e todas as pernas apresentam tamanho semelhante.

Sideroferus

Espécie de *Sideroferus* de importância veterinária

Espécie	Hospedeiros	Locais
Sideroferus lunula (sin. *Pterolichus lunula, Protolichus lunula, Megninia lunula*)	Aves cativas, periquitos-australianos	Pele, penas da cauda e asa

Sideroferus lunula (ácaro das penas)

Sinônimos. *Pterolichus lunula, Protolichus lunula, Megninia lunula.*

Descrição. Os ácaros são alongados e ambos os sexos são fortemente esclerotizados. Os machos apresentam tarsos bifurcados no primeiro par de pernas e dois apódemas paragenitais longos que se estendem da região genital até as margens posterolaterais do corpo.

FAMÍLIA GABUCINIIDAE

Há muitas espécies nesse gênero, que infesta uma ampla variedade de aves selvagens. Duas espécies de *Gabucinia* são ácaros do cálamo das penas de avestruzes. Esses ácaros são pálidos e alongados, com, aproximadamente 0,5 μm de comprimento. O idiossoma dorsal parece modelado ou esculpido. Os dois primeiros pares de pernas protraem anteriormente.

Ciclo evolutivo. Típico: ovo, estágios ninfais e adulto reprodutor. O conhecimento da biologia desses ácaros do cálamo é muito limitado. Sob condições intensivas, esse parasita é capaz de se multiplicar rapidamente em avestruzes, chegando a infestações de alta intensidade.

Espécies de *Gabucinia* de importância veterinária

Espécies	Hospedeiros	Local
Gabucinia sculpturata	Avestruzes	Penas
Gabucinia bicaudatus (sin. *Pterolichus bicaudatus*)	Avestruzes	Penas

FAMÍLIA HYPODERIDAE

O gênero *Hypodectes* é importante em pombos, rolas e outras aves selvagens e cativas. Seu ciclo evolutivo não é típico, uma vez que os adultos são de vida livre e não se alimentam e a deutoninfa é a principal forma parasitária presente em cistos subcutâneos.

Hypodectes

Espécie de *Hypodectes* de importância veterinária

Espécie	Hospedeiros	Local
Hypodectes propus	Pombos, rolas	Cistos subcutâneos

Hypodectes propus

Descrição. A deutoninfa (*hypopus*) presente em cistos subcutâneos é alongada (cerca de 1,5 mm de comprimento) com lados paralelos e pernas muito curtas. Os adultos presentes no ninho têm palpos e gnatossoma diminutos e, na fêmea, quelíceras reduzidas.

Ciclo evolutivo. Ácaros de vida livre, que habitam o ninho e se desenvolvem em um *hypopus* que invade transitoriamente a pele de pássaros. Após deixar o hospedeiro, o *hypopus* sofre muda diretamente em ácaro adulto.

ORDEM PROSTIGMATA (TROMBIDIFORMES)

Os Prostigmata (Trombidiformes) são um grupo grande e diverso de ácaros que existem em uma ampla variedade de formas, e ocupam vários hábitats ecológicos. Esses ácaros Prostigmata, em geral, apresentam estigmas que se abrem no gnatossoma ou na parte anterior do idiossoma, conhecido como propodossoma. Há mais de 50 famílias, das quais quatro contêm espécies de importância veterinária: Demodicidae, Cheyletiellidae, Trombiculidae e Psorergatidae. Outras famílias podem ter menor importância, não como parasitas, mas em razão da resposta alérgica que induzem.

FAMÍLIA DEMODICIDAE

Demodicidae é uma família de ácaros Prostigmata, que contém um único gênero de interesse veterinário, *Demodex*, cujas espécie são encontradas em uma ampla variedade de animais, inclusive em humanos.

Espécies do gênero *Demodex* são ácaros altamente especializados que vivem nos folículos pilosos e glândulas sebáceas de uma ampla variedade de animais domésticos e selvagens, incluindo humanos. Acredita-se que eles formem um grupo de espécies-irmãs intimamente relacionadas, que são altamente específicas para hospedeiros particulares: *Demodex phylloides* (porco), *Demodex canis* (cão), *Demodex bovis* (bovinos), *Demodex equi* (equinos), *Demodex musculi* (camundongo), *Demodex ratticola* (rato), *Demodex caviae* (cobaia), *Demodex cati* (gato) e *Demodex folliculorum* e *Demodex brevis* em humanos.

Demodex

São ácaros pequenos com corpo alongado com formato de charuto, e que medem até 0,1 a 0,4 mm de comprimento, com quatro pares de pernas atarracadas que terminam em garras pequenas e rombas nos adultos (Figura 3.100). Não apresenta cerdas nas pernas e no corpo. As pernas estão localizadas na parte anterior do corpo e, dessa forma, o opistossoma estriado forma, ao menos, metade do comprimento do corpo.

Ciclo evolutivo. *Demodex* spp., em geral, vivem como comensais na pele e são altamente específicos quanto à sua localização, ocupando os folículos pilosos e glândulas sebáceas. As fêmeas põem 20 a 24 ovos fusiformes nos folículos pilosos, que dão origem a larvas hexápodes, nas quais as pernas curtas terminam em uma única garra tridenteada. De forma atípica, pode haver um segundo estágio de larva hexápode, no qual a perna termina em um par de garras

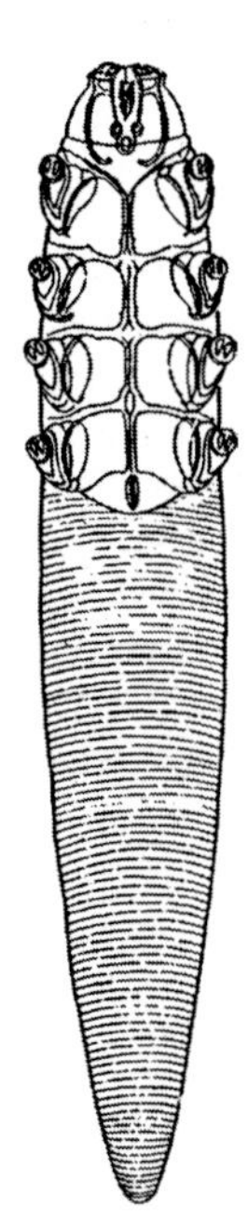

Figura 3.100 Vista ventral de adulto de *Demodex* spp. (Fonte: Baker *et al.*, 1956.).

tridenteadas. Seguem-se então os estágios octópodes de protoninfa, tritoninfa e adulto. Esses migram mais profundamente na derme. Um folículo pode abrigar todos os estágios do ciclo evolutivo concomitantemente. O ciclo evolutivo se completa em 18 a 24 dias. Os ácaros podem estar presentes em grandes números em cada folículo ou glândula, em uma postura de cabeça para baixo característica. No neonato e em animais muito jovens, esses locais apresentam estrutura simples, porém, mais tarde, podem se tornar compostos pelo excesso de crescimento. A presença de ácaros *Demodex* mais profundamente na derme, quando comparados aos sarcoptídeos, significa que eles são muito menos suscetíveis a acaricidas que atuam na superfície. Espécies de *Demodex* não são capazes de sobreviver fora do hospedeiro.

Espécies de *Demodex* de importância veterinária

Espécies	Hospedeiros	Local
Demodex bovis	Bovinos	Pele
Demodex ovis (sin. *Demodex aries*)	Ovinos	Pele
Demodex caprae	Caprinos	Pele
Demodex equi (sin. *Demodex caballi*)	Equinos	Pele
Demodex phylloides	Suínos	Pele
Demodex canis	Cães	Pele
Demodex cati	Gatos	Pele
Demodex gatoi	Gatos	Pele
Demodex musculi	Camundongos	Pele
Demodex ratticola	Ratos	Pele
Demodex caviae	Cobaias	Pele
Demodex folliculorum	Humanos	Pele
Demodex brevis	Humanos	Pele

FAMÍLIA CHEYLETIDAE

A maioria dos ácaros dessa família é predatória, mas muitas espécies de ácaros do gênero *Cheyletiella* são de importância veterinária e médica como ectoparasitas de cães, gatos ou coelhos, que podem ser transferidos para humanos. O corpo desse ácaro, que apresenta até 0,4 mm de comprimento, tem uma 'cintura' e palpos muito grandes, o que dá a eles aparência de um par de pernas extra. As pernas terminam em 'pentes' em vez de em garras ou ventosas.

Cheyletiella

Três espécies muito similares de *Cheyletiella* apresentam importância veterinária e são comuns: *Cheyletiella yasguri* em cães, *C. blakei* em gatos e *C. parasitivorax* em coelhos. Todas as três espécies são muito similares morfologicamente; o solenídeo, no genu do primeiro par de pernas, é descrito como globoso em *C. parasitivorax*, cônico em *C. blakei* e em formato de coração em *C. yasguri* (Figura 3.101). Ainda assim, essa característica pode variar entre indivíduos e entre estágios do ciclo evolutivo, o que dificulta a sua identificação precisa. A identificação do gênero e o conhecimento a respeito do hospedeiro, em geral, são suficientes para o diagnóstico, mas é importante estar ciente quanto ao potencial para transmissão cruzada de muitas espécies de *Cheyletiella* de outros hospedeiros contactantes.

Ciclo evolutivo. Todos os estágios de desenvolvimento ocorrem no animal hospedeiro. Os ovos são colados aos pelos, 2 a 3 mm acima da pele. A pré-larva, e depois a larva, se desenvolvem dentro do ovo, com ninfas octópodes plenamente desenvolvidas, emergindo, por fim, dos ovos. Os ácaros podem então sofrer muda por dois estágios ninfais antes de chegarem ao estágio adulto. O ciclo evolutivo se completa em, aproximadamente, 2 semanas. Os ácaros vivem no pelo e pelagem, visitando a pele apenas para se alimentarem de linfa e outros líquidos teciduais. Eles se alimentam desses líquidos perfurando a epiderme com suas quelíceras em forma de estilete. Os adultos podem sobreviver por, pelo menos, 10 dias fora do hospedeiro sem se alimentarem, ou por mais tempo em ambientes frios.

Espécies de *Cheyletiella* de importância veterinária

Espécies	Hospedeiros	Local
Cheyletiella parasitivorax	Coelhos, humanos	Pelagem
Cheyletiella yasguri	Cães, humanos	Pelagem
Cheyletiella blakei	Gatos, humanos	Pelagem

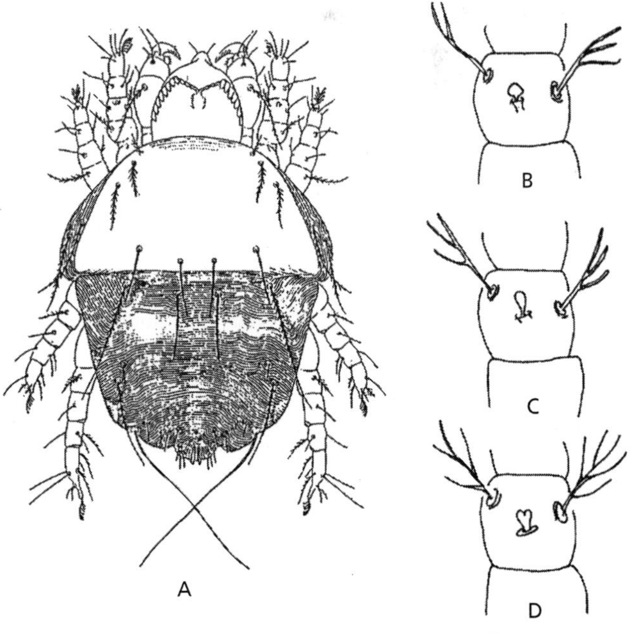

Figura 3.101 A. Vista dorsal de fêmea adulta de *Cheyletiella parasitivorax*. (Fonte: Baker *et al.*, 1956.). **B** a **D.** Genu do primeiro par de pernas de fêmeas adultas de *Cheyletiella parasitivorax* (**B**), *Cheyletiella blakei* (**C**) e *Cheyletiella yasguri* (**D**).

Cheyletiella parasitivorax (ácaro da pelagem de coelhos)

Descrição. Adultos apresentam, aproximadamente, 400 μm de comprimento, são ovoides e têm quelíceras semelhantes a lâminas que são usadas para perfurar o hospedeiro, e palpos curtos, robustos e opositores com garras palpais curvadas. O fêmur do palpo possui uma cerda dorsal longa e serreada. O corpo tende a ser ligeiramente alongado, com uma 'cintura'. As pernas são curtas; não possuem garras tarsais e o empódio consiste em uma almofada delgada com pulvilo em formato de pente ao final das pernas. Os adultos são altamente móveis e são capazes de perambular rapidamente. O solenídeo, no genu do primeiro par de pernas, é descrito como globoso em *C. parasitivorax*.

Cheyletiella yasguri

Descrição. Essa espécie é mais facilmente diferenciada de outras espécies pelo solenídeo dorsal em formato de coração do genu I. Ácaros fêmeas apresentam dois escudos pequenos atrás do escudo dorsal anterior. O solenídeo, no genu do primeiro par de pernas, apresenta formato de coração.

Cheyletiella blakei

Descrição. O solenídeo, no genu do primeiro par de pernas, é cônico em *C. blakei*. Entretanto, essa característica pode variar entre indivíduos e entre estágios do ciclo evolutivo, tornando a identificação difícil.

FAMÍLIA TROMBICULIDAE

Espécies da família Trombiculidae são comumente conhecidas como bichos-de-pé, ácaros vermelhos, ácaros da colheita. Os ácaros dessa família são parasitas apenas no estágio larval, as ninfas e os adultos são de vida livre. Mais de 1.500 espécies foram descritas. As principais espécies de interesse veterinário estão no gênero *Trombicula*. Outros gêneros de menor importância incluem *Leptotrombidium*, um vetor do tifo do mato (febre de tsutsugamushi), na Ásia e Oceania, e *Neoschongastia*, que pode afetar galinhas, codornas e perus nas Américas do Norte e Central.

Trombicula

O gênero *Trombicula* é dividido em vários subgêneros, dos quais *Neotrombicula* (ácaro da coleta), que apresenta uma ampla distribuição no Velho Mundo, e *Eutrombicula*, que ocorre nas Américas do Norte e do Sul e cujas larvas são conhecidas como bicho-de-pé, apresentam importância veterinária. As larvas de ambos os gêneros são parasitas de animais, incluindo humanos.

Espécies de *Trombicula* de importância veterinária

Espécies	Hospedeiros	Locais
Trombicula (Neotrombicula) autumnalis	Cães, gatos, bovinos, equinos, coelhos, aves, humanos	Pele, pés, pernas, cabeça
Trombicula (Eutrombicula) alfreddugesi	Cães, gatos, bovinos, equinos, coelho e aves	Pele, comumente face, focinho, coxa e barriga
Trombicula (Eutrombicula) splendens	Mamíferos selvagens, aves, répteis, aves domésticas, humanos	Pele, face, pés, pernas
Trombicula (Eutrombicula) sarcina	Cangurus, ovinos	Pele, face, pés, pernas

Trombicula (Neotrombicula) autumnalis (ácaros da colheita)

Descrição. A larva hexápode é arredondada, de coloração vermelha a laranja e mede, aproximadamente, 0,2 mm de comprimento (Figura 3.102). O escudo apresenta um par de sensílios e cinco cerdas. Em *N. autumnalis*, o escudo tem formato quase pentagonal e apresenta vários pontos pequenos. Há dois olhos simples de cada lado do escudo. O corpo é coberto dorsalmente com 25 a 50 cerdas relativamente longas, ciliadas, semelhantes a plumas. Ao lado das quelíceras, há palpos robustos com cinco segmentos. Há uma única cerda no fêmur do palpo e no genu. A tíbia dos palpos apresenta três cerdas e uma garra terminal semelhante a um polegar, que se opõe ao tarso do palpo. A garra do palpo apresenta três dentes (trifurcada). Os adultos e ninfas apresentam formato de oito evidente. Eles apresentam estigmas, que se abrem na base das quelíceras, e seu corpo é coberto por cerdas. Os adultos apresentam, aproximadamente, 1 mm de comprimento.

Ciclo evolutivo. Apenas o estágio larval é parasita. As fêmeas adultas põem ovos esféricos em solo úmido, mas bem drenado. Após, aproximadamente, 1 semana, a larva hexápode eclode do ovo e começa a rastejar pelo solo, escalando, por fim, objetos como a haste de gramíneas. Lá, elas aguardam que um hospedeiro passe. As larvas das espécies de interesse veterinário não são altamente hospedeiro-específicas e podem se ligar a uma variedade de animais domésticos. A larva se liga ao hospedeiro por meio de quelíceras semelhantes a lâminas e se alimenta de secreções serosas teciduais do hospedeiro por vários dias antes de cair no solo. Após se alimentarem, as larvas entram em um estágio quiescente por alguns dias como ninfocrisálidas, antes da muda para se tornarem ninfas octópodes ativas. Após um período inativo como estágio imagocrisálide ninfal, o adulto emerge. Os estágios ninfal e adulto são de vida livre, móveis e predatórios. O ciclo evolutivo, tipicamente, requer 50 a 70 dias. *Neotrombicula autumnalis* passa apenas por uma geração por ano e sua população, em geral, apresenta caráter altamente sazonal.

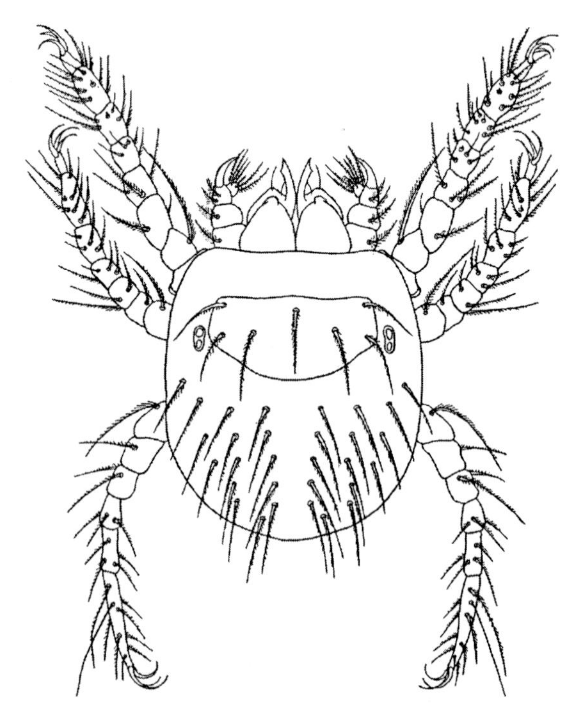

Figura 3.102 Estágio larval parasita do ácaro da colheita *Trombicula (Neotrombicula) autumnalis*. (Fonte: Savory, 1935.)

Trombicula (Eutrombicula) alfreddugesi (bicho-do-pé)

Descrição. As larvas de *Eutrombicula alfreddugesi*, conhecidas como bicho-do-pé, apresentam aparência similar àquela de *N. autumnalis*. Elas têm coloração vermelho-alaranjada e variam em comprimento, entre 0,15 mm quando não estão ingurgitadas, até 0,6 mm quando completamente ingurgitadas. Entretanto, para as larvas de *E. alfreddugesi*, a garra palpal apresenta dois dentes (bifurcada), o escudo é aproximadamente retangular e possui 22 cerdas dorsais.

Ciclo evolutivo. O ciclo evolutivo é similar ao descrito para *N. autumnalis*. Os ácaros adultos são de vida livre, enquanto os estágios imaturos são parasitas. A infestação é mais comum ao redor da face, focinho, coxas e barriga. O prurido resultante pode persistir por vários dias e, em geral, decorre de reação de hipersensibilidade à saliva do ácaro, ocorrendo após o ácaro se soltar da pele.

Trombicula (Eutrombicula) splendens (bicho-do-pé)

Descrição. *Eutrombicula splendens* é similar morfologicamente e, com frequência, simpátrico com *E. alfreddugesi*.

Trombicula (Eutrombicula) sarcina (ácaro-da-sarna, ácaro-da-sarna do solo negro)

Descrição. As larvas parasitas são pequenas (0,2 mm de comprimento), redondas e apresentam muitas cerdas.

Leptotrombidium

As larvas se alimentam em roedores, mas também, ocasionalmente, afetam humanos e outros mamíferos de grande porte. Os ácaros são tanto vetores quanto reservatórios do tifo do mato (*Orientia tsutsugamushi*).

Espécies de *Leptotrombidium* de importância veterinária

Espécies	Localização geográfica
Leptotrombidium akamushi	Japão
Leptotrombidium deliense	China, Tailândia, Território Norte da Austrália
Leptotrombidium pallidum	Japão
Leptotrombidium scutellare	Japão

Neoschongastia

Larvas desses ácaros pequenos, em geral, se alimentam em animais selvagens, aves e répteis, mas também atacam aves domésticas causando dermatite, em especial sob as asas.

Espécie de *Neoschongastia* de importância veterinária

Espécie	Hospedeiros	Locais
Neoschongastia americana	Perus, galinhas, codornas	Pele, penas sob as asas

Neoschongastia americana (ácaro dos perus)

Descrição. Diferenciada de outros ácaros pela presença de um único dente dorsal em cada quelícera, um escudo dorsal posterior rebaixado coberto por estriações e pelo formato dos sensílios que são bulbosos.

FAMÍLIA PSORERGATIDAE

Duas espécies do gênero *Psorobia* são encontrados em bovinos e ovinos; as espécies encontradas em ovinos são o principal ectoparasita nos países do hemisfério sul. O corpo é quase circular e as pernas apresentam posições equidistantes ao redor da circunferência do corpo, com dois pares de cerdas posteriores alongadas na fêmea adulta e um único par no macho. O fêmur de cada perna apresenta um espinho grande, curvado, direcionado para dentro.

Ciclo evolutivo. O ciclo evolutivo é típico: ovo, larva hexápode, seguido por protoninfa, tritoninfa e adulto octópodes. Todos os estágios de desenvolvimento ocorrem no hospedeiro. O ciclo completo de ovo a adulto leva, aproximadamente, 35 dias.

Psorobia

Espécies de *Psorobia* de importância veterinária

Espécies	Hospedeiros	Local
Psorobia ovis (sin. *Psorergates ovis*)	Ovinos	Pele
Psorobia bovis (sin. *Psorergates bos*)	Bovinos	Pele

Psorobia ovis (ácaro-da-sarna dos ovinos)

Sinônimo. *Psorergates ovis*.

Descrição. *Psorobia ovis* é um ácaro pequeno, com corpo de formato aproximadamente circular e que mede menos de 0,2 mm de diâmetro (Figura 3.103). As pernas estão dispostas mais ou menos equidistantes ao redor da circunferência do corpo, o que dá ao ácaro um formato grosseiro de estrela. As larvas de *P. ovis* apresentam pernas curtas e atarracadas. As pernas tornam-se progressivamente mais longas durante os estágios ninfais até que, no adulto, as pernas estão bem desenvolvidas e os ácaros tornam-se móveis. Os adultos apresentam, aproximadamente, 190 μm de comprimento e 160 μm de largura. As garras tarsais são simples e o empódio tem forma de almofada. O fêmur de cada perna apresenta um espinho grande, curvado e direcionado para dentro. Nas fêmeas adultas, dois pares de cerdas longas semelhantes a chicotes estão presentes na região posterior; nos machos, há apenas um par.

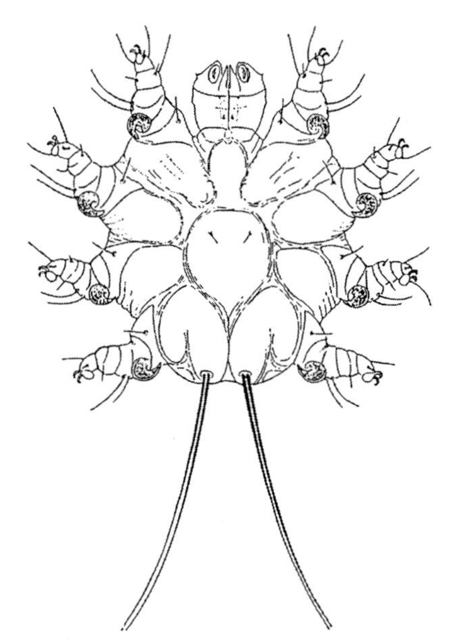

Figura 3.103 Fêmeas adultas de *Psorobia*. (Fonte: Baker *et al.*, 1956.)

Psorobia bovis (ácaro-da-sarna dos bovinos)

Sinônimo. *Psorergates bos*.

Descrição. Morfologicamente similar a *Psorobia ovis*, mas de tamanho menor (fêmea 135 a 145 μm; macho 160 μm).

FAMÍLIA PYEMOTIDAE

Esses são ácaros das forragens encontrados no feno e grãos, e que predam larvas de insetos, mas podem causar dermatite em animais e em humanos. Os ácaros do gênero *Pyemotes* são pequenos, com corpo alongado, a fêmea dá à luz a adultos completamente formados.

Pyemotes

Espécie de *Pyemotes* de importância veterinária

Espécie	Hospedeiros	Local
Pyemotes tritici	Equinos, humanos	Pele

Pyemotes tritici (ácaro-da-sarna da palha)

Descrição. Ácaros alongados a ovais, coloração cinza ou amarelada; as fêmeas têm 220 a 250 μm de comprimento, mas podem chegar a até 2 mm de diâmetro quando grávidas. As pernas são longas, com II e III sendo amplamente separadas. O tarso I termina em uma garra em gancho.

FAMÍLIA MYOBIDAE

São ácaros pequenos, que se alimentam de sangue, encontrados em roedores, morcegos e insetívoros. Espécies do gênero *Myobia* e *Radfordia* podem causar dermatite branda em camundongos de laboratório e ratos, respectivamente.

Myobia

Espécie de *Myobia* de importância veterinária

Espécie	Hospedeiro	Local
Myobia musculi	Camundongos	Pelagem

Myobia musculi (ácaro da pelagem de camundongos)

Descrição. O ácaro dos camundongos, *Myobia musculi*, é um ácaro pequeno e translúcido, que mede, em geral, aproximadamente 300 μm de comprimento e 190 μm de largura. A região posterior do corpo é arredondada com estriações transversais no tegumento (Figura 3.104). O gnatossoma é pequeno e simples, com quelíceras semelhantes a estiletes. Entre o segundo, terceiro e quarto pares de pernas, há protuberâncias laterais e cada tarso possui uma garra empodial. O ânus é dorsal e, lateralmente a ele, há um par de cerdas longas.

Ciclo evolutivo. A fêmea ovipõe na pelagem, cimentando os ovos à base dos pelos. O ovo eclode em 8 dias, e a larva sofre muda 4 dias após. O ciclo de ovo a adulto requer, no mínimo, um período de 12 dias. Todos os estágios se alimentam de líquidos extracelulares.

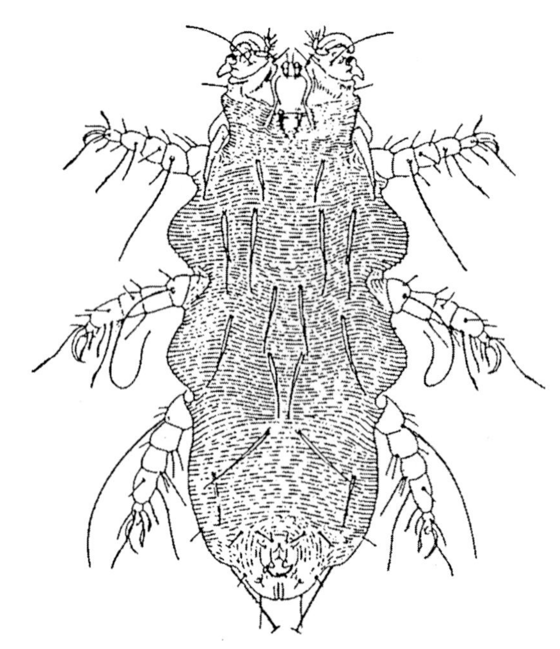

Figura 3.104 Vista dorsal de fêmea adulta de *Myobia musculi*. (Fonte: Baker *et al.*, 1956.)

Radfordia

Ácaros desse gênero são morfologicamente similares a *M. musculi*, mas podem ser distinguidos pela presença de duas garras tarsais, e não apenas uma (Figura 3.105).

Espécies de *Radfordia* de importância veterinária

Espécies	Hospedeiros	Locais
Radfordia affinis	Camundongos	Pelagem, ombros, pescoço, face
Radfordia ensifera	Ratos	Pelagem

Radfordia affinis

Descrição. Encontrada em ratos e identificada por garras no tarso II, que apresentam o mesmo tamanho.

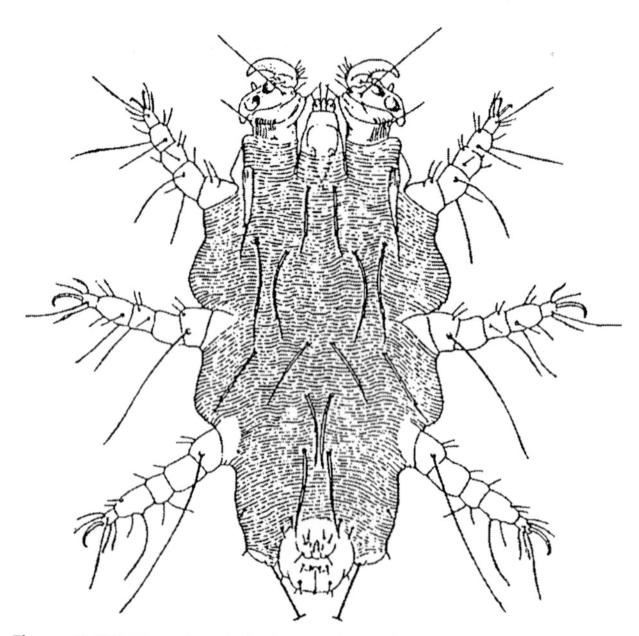

Figura 3.105 Vista dorsal de fêmea adulta de *Radfordia ensifera*. (Fonte: Baker *et al.*, 1956.)

Radfordia ensifera

Descrição. Encontrada em camundongos e apresenta garras de tamanho desigual no tarso II.

FAMÍLIA SYRINGOPHILIDAE

Ácaros do cálamo das penas de aves domésticas, *Syringophilus* se alimenta de tecidos de folículos das penas, e causa a perda dessas.

Syringophilus

Espécie de *Syringophilus* de importância veterinária

Espécie	Hospedeiros	Locais
Syringophilus bipectinatus	Galinhas, outros galiniformes	Cálamo das penas de voo e do corpo

Syringophilus bipectinatus (ácaro do cálamo)

Descrição. Ácaros alongados, as fêmeas apresentam, aproximadamente 600 μm de comprimento e os machos, 500 μm de comprimento; as quelíceras são fusionadas para formar um estilóforo com margem posterior pontiaguda.

FAMÍLIA OPHIOPTIDAE

Esses ácaros são encontrados abaixo das escamas de cobras.

FAMÍLIA CLOACARIDAE

Esses ácaros são encontrados na mucosa cloacal de répteis. *Cloacarus* é encontrado em cágados aquáticos.

FAMÍLIA PTERYGOSOMATIDAE

Esses são parasitas de lagartos e incluem o gênero *Geckobiella, Hirstiella, Ixodiderma, Pimeliaphilus, Scapothrix* e *Zonurobia*.

ORDEM MESOSTIGMATA

Os Mesostigmata (ácaros gamesídeos) constituem um grande grupo de ácaros, a maioria dos quais é predatória, mas um pequeno número de espécies compõe ectoparasitas importantes de pássaros e mamíferos. Ácaros Mesostigmata apresentam estigmas localizados acima das coxas do segundo, terceiro e quarto pares de pernas. Em geral, eles são grandes, com, normalmente, um escudo grande esclerotizado na superfície dorsal, e uma série de escudos menores na linha média da superfície ventral. As pernas são longas e posicionadas anteriormente. Algumas espécies são hospedeiro-específicas, mas a maioria delas parasita uma variedade de hospedeiros. Há duas famílias principais de interesse veterinário, os Dermanyssidae e Macronyssidae, e quatro famílias de menor interesse: Laelapidae, Halarachinidae, Entonyssidae e Rhinonyssidae.

FAMÍLIA MACRONYSSIDAE

São ectoparasitas hematófagos relativamente grandes, que parasitam aves e mamíferos, dos quais *Ornithonyssus* em aves, e *Ophionyssus* em répteis, apresentam importância veterinária. Apenas a protoninfa e os estágios adultos são hematófagos. Esses ácaros apresentam pernas relativamente longas e podem ser vistos a olho nu. O escudo genital da fêmea e o escudo holoventral do macho afunilam-se posteriormente em direção às coxas IV.

Ornithonyssus

Incluem o 'ácaro do norte' das aves domésticas, *Ornithonyssus sylviarum*, que é capaz de transmitir muitas doenças virais importantes, e *O. bacoti* (o 'ácaro tropical' do rato).

Espécies de *Ornithonyssus* de importância veterinária

Espécies	Hospedeiros	Locais
Ornithonyssus sylviarum (sin. *Liponyssus sylviarum, Macronyssus sylviarum*)	Galinhas, aves domésticas, pombos, aves selvagens e, ocasionalmente, mamíferos e humanos	Base das penas, especificamente próximo à cloaca
Ornithonyssus bursa (sin. *Macronyssus bursa, Leiognathus bursa*)	Aves domésticas, aves selvagens	Pele, penas
Ornithonyssus bacoti (sin. *Liponyssus bacoti, Macronyssus bacoti*)	Roedores, gatos, humanos, galinhas, aves selvagens	Pele

Ornithonyssus sylviarum ("ácaro do norte" das aves)

Sinônimo. *Liponyssus sylviarum, Macronyssus sylviarum*.

Descrição. Os adultos são relativamente grandes, com formato oval e 0,75 a 1 mm de comprimento, com pernas longas que permitem movimentação rápida (Figura 3.106). O corpo, em geral, tem coloração branco-acinzentada, tornando-se vermelho a preto quando ingurgitado. Um único escudo dorsal apresenta largura relativa a dois terços do seu comprimento, e então afunila-se posteriormente para apresentar metade da sua largura, e é truncado na sua margem posterior. A fêmea, tipicamente, apresenta apenas dois pares de cerdas em seu escudo esternal. O escudo anal é relativamente grande e ao menos tão largo quanto a placa genitoventral. Três cerdas anais estão presentes. As quelíceras são alongadas e com formato de estilete. O corpo apresenta muitas cerdas longas e é muito mais peludo que *Dermanyssus*.

Ciclo evolutivo. Diferentemente de *Dermanyssus*, *Ornithonyssus* passa toda a sua vida na ave e sobrevive por apenas 10 dias fora de um hospedeiro. A fêmea ovipõe sobre o hospedeiro de um a cinco ovos pegajosos, de coloração esbranquiçada, na base das penas, principalmente na região da cloaca, após um repasto sanguíneo. Os ovos eclodem em, aproximadamente, um dia, produzindo uma

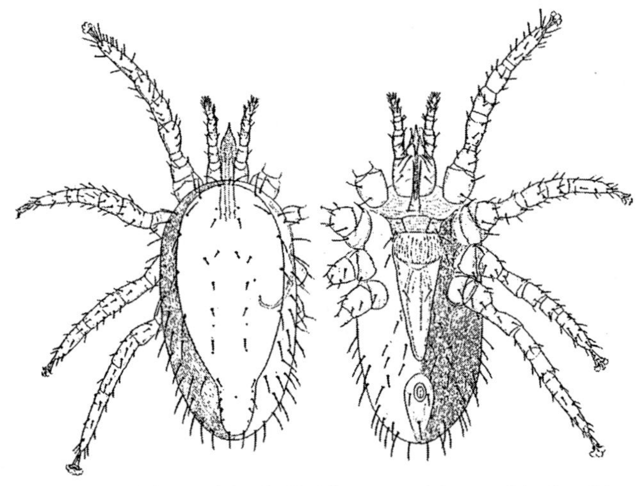

Figura 3.106 Fêmea adulta de *Ornithonyssus sylviarum*: vista dorsal (esquerda); vista ventral (direita). (Fonte: Baker *et al.*, 1956.)

larva hexápode. As larvas não se alimentam, e sofrem muda para se tornarem protoninfas. As protoninfas se alimentam de sangue do hospedeiro, antes da muda para tritoninfa. As tritoninfas não se alimentam, e mudam para o estágio adulto. O ciclo evolutivo pode se completar em 5 a 12 dias sob condições ótimas, mas, em geral, leva mais tempo. Em razão do tempo curto entre as gerações, grandes populações podem se desenvolver rapidamente nos pássaros.

Ornithonyssus bursa ("ácaro tropical" das aves)

Sinônimos. *Macronyssus bursa, Leiognathus bursa.*

Descrição. Similar a *O. sylviarum*. Entretanto, a placa ventral apresenta três pares de cerdas, enquanto em *O. sylviarum* e *Dermanyssus gallinae* há apenas dois pares de cerdas.

Ciclo evolutivo. Similar ao de *O. sylviarum*.

Ornithonyssus bacoti ("ácaro tropical" do rato)

Sinônimo. *Liponyssus bacoti, Macronyssus bacoti.*

Descrição. Esse ácaro de pernas longas e movimentação rápida apresenta corpo de formato oval, aproximadamente 1 mm de comprimento. Ambos os sexos se alimentam de sangue. A coloração varia de branca a preto-avermelhado, dependendo da quantidade de sangue ingerido. Apresenta aparência e ciclo evolutivo similares ao do ácaro das aves, *Ornithonyssus sylviarum*. Entretanto, as fêmeas apresentam três pares de cerdas no escudo esternal, e as cerdas no escudo dorsal são longas, ou mais longas, que aquelas sobre a cutícula circundante. No macho, o escudo holoventral apresenta lados paralelos, posterior às coxas IV. O corpo possui muitas cerdas longas e é muito mais peludo que o do ácaro vermelho das aves, *Dermanyssus gallinae*. A fêmea adulta sobrevive por, aproximadamente, 70 dias, durante os quais ela se alimenta a cada 2 a 3 dias e põe, aproximadamente, 100 ovos.

Ciclo evolutivo. *Ornithonyssus bacoti* passa toda a sua vida sobre o hospedeiro e sobrevive por apenas, aproximadamente, 10 dias fora de um hospedeiro.

Ophionyssus

Parasitas de répteis, sendo que a espécie mais importante, *Ophionyssus natricis* (o ácaro dos répteis), é encontrado comumente em cobras, lagartos, tartarugas e crocodilos de cativeiro, bem como em outros répteis.

Espécies de *Ophionyssus* de importância veterinária

Espécie	Hospedeiros	Locais
Ophionyssus natricis (sin. *Ophionyssus serpentium, Serpenticola serpentium*)	Cobras, lagartos	Pele, escamas

Ophionyssus natricis (ácaro dos répteis)

Sinônimo. *Ophionyssus serpentium, Serpenticola serpentium.*

Descrição. Os adultos apresentam 0,6 a 1,3 mm de comprimento. As fêmeas que não se alimentaram apresentam coloração castanho-amarelada; as fêmeas ingurgitadas têm coloração vermelho-escura, castanha ou preta. A cutícula apresenta apenas alguns poucos pelos semelhantes a cerdas (Figura 3.107).

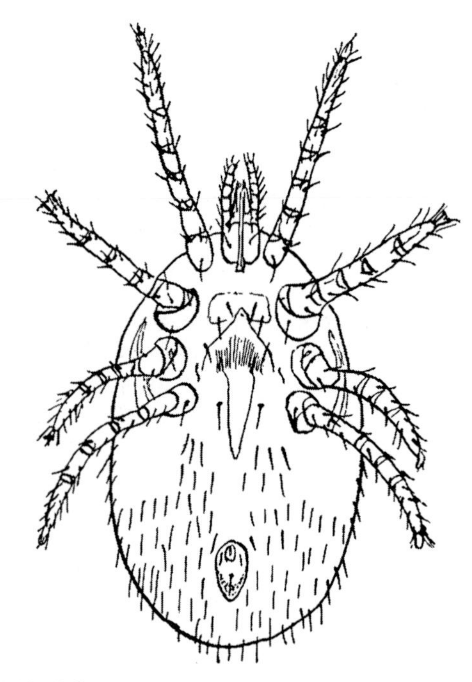

Figura 3.107 *Ophionyssus natricis*. (Redesenhada de Reichenhack-Klinke e Elkan, 1965. Reproduzida, com autorização, de Elsevier.)

Ciclo evolutivo. A fêmea ingurgitada deixa o hospedeiro e deposita ovos em fendas e rachaduras. Os ovos eclodem em 1 a 4 dias, e se desenvolvem em estágios de larva, protoninfa, deutoninfa e adulto. As larvas não se alimentam, mas as ninfas devem se alimentar antes de sofrerem muda para o próximo estágio. O ciclo evolutivo leva de 13 a 19 dias.

FAMÍLIA DERMANYSSIDAE

Espécies do gênero *Dermanyssus* são ectoparasitas hematófagos de aves e mamíferos. São ácaros grandes, com pernas longas e coloração branco-acinzentada, tornando-se vermelhos quando ingurgitados. *Liponyssoides*, que afeta roedores, são de menor importância veterinária, mas podem atuar como vetores de enfermidades como febre Q e varíola por riquétsias.

Dermanyssus

O ácaro vermelho ou ácaro das galinhas, *Dermanyssus gallinae*, é um dos ácaros mais comuns em aves domésticas. Ele se alimenta do sangue das aves domésticas, pombos, pássaros em cativeiro e muitos outros pássaros selvagens. Ocasionalmente, ele acomete mamíferos, inclusive humanos, caso o hospedeiro habitual não esteja disponível.

Espécie de *Dermanyssus* de importância veterinária

Espécie	Hospedeiros	Local
Dermanyssus gallinae	Galinhas, perus, patos, pombos, canários, aves selvagens; ocasionalmente mamíferos, humanos	Pele

Dermanyssus gallinae (ácaro vermelho das aves domésticas)

Descrição. Ácaros adultos são relativamente grandes, com 0,75 a 1 mm de comprimento, e pernas longas (Figura 3.108). O corpo, em geral, presenta coloração branco-acinzentada, tornando-se vermelho a preto quando ingurgitado. As quelíceras são alongadas e com

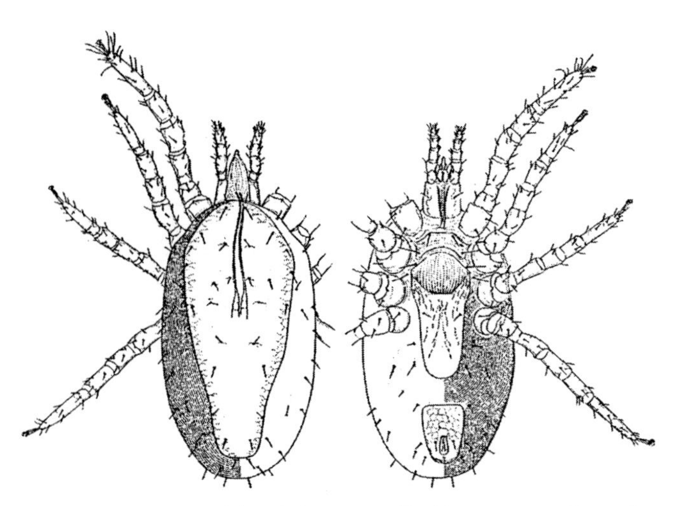

Figura 3.108 Fêmeas adultas do ácaro vermelho, *Dermanyssus gallinae*: vista dorsal (esquerda); vista ventral (direita). (Fonte: Baker *et al.*, 1956.)

formato de estilete, e o segmento médio em fêmeas é muito delgado. Há um único escudo dorsal, que se afunila posteriormente, mas apresenta margem posterior truncada. O escudo anal é relativamente grande e é pelo menos tão largo quanto a placa genitoventral. Há três cerdas anais. No macho, há pequenas projeções semelhantes a ventosas em posição subterminal nos tarsos III e IV.

Ciclo evolutivo. Esse ácaro passa grande parte do ciclo evolutivo fora do seu hospedeiro, o adulto e a ninfa visitam as aves apenas para se alimentarem, em especial à noite. Os hábitats preferidos são galinheiros, em geral aqueles construídos com madeira, nas frestas onde a postura dos ovos dos ácaros é realizada. O ciclo evolutivo pode se completar em, no mínimo, 1 semana, o que permite que grandes populações se desenvolvam rapidamente, embora durante as estações frias, o ciclo evolutivo se complete em um período maior de tempo. Aproximadamente 1 dia após se alimentarem, lotes de ovos são colocados em esconderijos, detritos ou próximo a ninhos e poleiros. Em 2 a 3 dias, larvas de seis pernas eclodem dos ovos. As larvas não se alimentam antes de sofrerem muda, e tornam-se protoninfas octópodes 1 a 2 dias após. Em mais 2 dias, elas sofrem uma nova muda, e logo após, completam sua muda final para tornarem-se adultos. Ambos os estágios ninfais se alimentam, assim como os ácaros adultos. Os adultos podem sobreviver por vários meses sem se alimentarem, de maneira que uma população reserva pode persistir em galinheiros desocupados e aviários.

FAMÍLIA HALARACHNIDAE

Ácaros da subfamília Halarachinae são parasitas obrigatórios encontrados no trato respiratório de mamíferos. *Pneumonyssoides* é encontrado nos seios nasais e passagens nasais de cães. *Pneumonyssus* e *Rhinophaga* são encontrados no trato respiratório de macacos. Membros da subfamília Raillietiinae são parasitas obrigatórios da orelha externa de mamíferos.

Pneumonyssoides

Espécie de *Pneumonyssoides* de importância veterinária

Espécie	Hospedeiros	Local
Pneumonyssoides caninum (sin. *Pneumonyssus caninum*)	Cães	Cavidade nasal, seios paranasais

Pneumonyssoides caninum (ácaro nasal)

Sinônimo. *Pneumonyssus caninum.*

Descrição. Esses ácaros têm formato oval e coloração amarelo pálido, com adultos que medem, aproximadamente, 1 a 1,5 por 0,6 a 0,9 mm de comprimento. Eles apresentam cutícula lisa, com relativamente poucas cerdas. Os ácaros apresentam uma única placa dorsal de formato irregular e uma pequena placa esternal. As lâminas genitais estão ausentes nessa espécie e a abertura genital consiste em uma fenda transversal entre as coxas do quarto par de pernas. Elas apresentam pernas longas, quando comparadas ao tamanho do seu corpo, que terminam em garras e pequenas quelíceras.

Ciclo evolutivo. Os detalhes do ciclo evolutivo desses ácaros não são completamente conhecidos. Parece haver dois estágios de vida principais: o adulto e o estágio larval com seis pernas. Não há estágio ninfal no ciclo evolutivo desse parasita. A fêmea é ovovivípara e as fêmeas maduras, com frequência, contêm ovos, sendo provável que elas deem à luz larvas.

Raillietia

Espécies de *Raillietia* são encontradas nas orelhas de bovinos domesticados e em pequenos ruminantes.

Espécies de *Raillietia* de importância veterinária

Espécies	Hospedeiros	Local
Raillietia caprae	Caprinos, ovinos	Canal auditivo
Raillietia auris	Bovinos	Canal auditivo

Raillietia caprae

Descrição. Similar a *Pneumonyssoides*, com escudo holodorsal fortemente estampado, mas com um tritoesterno bem desenvolvido, peritremas mais longos e a presença de escudos tanto genital quando esternal na fêmea. Essa espécie apresenta um escudo dorsal curto (500 a 600 μm), com 17 pares de cerdas.

Ciclo evolutivo. Os detalhes do ciclo evolutivo desses ácaros não são completamente conhecidos. Parece haver dois estágios de vida principais: o adulto e o estágio larval com seis pernas. Não há estágio ninfal no ciclo evolutivo desse parasita. A fêmea é ovovivípara e as fêmeas maduras, com frequência, contêm ovos, sendo provável que elas deem à luz a larvas.

Raillietia auris

Descrição. Similar a *R. caprae*, mas com escudo dorsal mais longo (700 a 800 μm) e 12 pares de cerdas.

FAMÍLIA ENTONYSSIDAE

Ácaros da família Entonyssidae são encontrados no trato respiratório de répteis. *Entonyssus*, *Entophionyssus* e *Mabuyonyssus* são encontrados nas traqueias e pulmões de cobras.

FAMÍLIA RHINONYSSIDAE

A maioria das espécies parasita a nasofaringe de aves. *Sternostoma* tem distribuição mundial e é encontrado em uma ampla variedade de aves domésticas e selvagens, incluindo canários e periquitos-australianos.

Sternostoma

O ácaro do pulmão dos canários, *Sternostoma tracheacolum*, causa pneumonia e inflamação do sistema respiratório em aves selvagens e de cativeiro.

Espécie de *Sternostoma* de importância veterinária

Espécie	Hospedeiros	Local
Sternostoma tracheacolum	Aves cativas, periquitos-australianos, canários, aves selvagens	Traqueia, sacos aéreos, pulmões, fígado, cavidades nasais

Sternostoma tracheacolum (ácaro dos sacos aéreos)

Descrição. Ácaros de corpo alongado, com até 1 mm de comprimento, com um pequeno gnatossoma e pernas grossas com garras nas pernas II a IV.

FAMÍLIA LAELAPIDAE

Espécies do gênero *Haemogamasus, Laelaps, Androlaelaps, Haemolaelaps, Echinolaelaps* e *Hirstionyssus* são parasitas hematófagos de roedores e apresentam distribuição mundial.

Haemogamasus

Espécies de *Haemogamasus* de importância veterinária

Espécie	Hospedeiros	Local
Haemogamasus pontiger (sin. *Eupaelaps pontiger*)	Roedores	Pelagem, vida livre

Haemogamasus pontiger

Descrição. Os ácaros têm coloração castanha, mais de 1 mm de comprimento, são cobertos com muitas cerdas curtas e apresentam pernas longas e delgadas. Ambos os sexos apresentam escudo dorsal grande, e na fêmea, há um escudo esternal com margem posterior profundamente côncavo. O escudo anal nos ácaros-fêmeas é em formato de pera invertida, com duas papilas medianas pequenas na margem anterior.

Laelaps

Espécies de *Laelaps* de importância veterinária

Espécie	Hospedeiros	Local
Laelaps echidnina	Roedores, humanos	Pele

Laelaps echidnina (ácaro espinhoso dos ratos)

Descrição. Similar a *Haemogamasus*, mas com idiossoma de formato mais circular e cerdas e pernas mais grossas. Nas fêmeas, há um escudo opistogenital, com região posterior côncava.

Androlaelaps

Androlaelaps casalis, o ácaro da ninhada de aves domésticas, pode ocorrer em grandes números em ninhadas de galinhas.

Espécie de *Androlaelaps* de importância veterinária

Espécie	Hospedeiro	Local
Androlaelaps casalis (sin. *Haemolaelaps casalis*)	Aves domésticas	Pele, vida livre

Androlaelaps casalis (ácaro da ninhada de aves domésticas)

Descrição. Similar a *Haemogamasus*, mas apresenta menor número de cerdas, que, em sua maioria, estão em número par no escudo dorsal e escudo genital com formato de língua, que apresenta apenas um par de cerdas. O escudo holoventral dos machos apresenta 15 cerdas, todas em número par, exceto pelas mais posteriores.

ORDEM IXODIDA (METASTIGMATA)

Os carrapatos são ectoparasitas hematófagos obrigatórios que acometem vertebrados, em especial mamíferos e aves. Eles são relativamente grandes e vivem por bastante tempo, alimentando-se periodicamente de grandes repastos sanguíneos, com frequência com intervalos longos entre refeições. A picada de carrapatos pode causar lesão direta nos animais em decorrência da irritação, inflamação e hipersensibilidade, e, quando presentes em grande número, podem também ocasionar anemia e diminuição na produção. As secreções salivares de alguns carrapatos podem causar toxicidade e paralisia; entretanto, mais importante, quando aderidos e se alimentando, eles são capazes de transmitir vários vírus, bactérias, riquétsias e protozoários patogênicos.

Os carrapatos pertencem a duas famílias principais: **Ixodidae** e **Argasidae**. A mais importante é a Ixodidae, com frequência conhecidos como **carrapatos duros**, em razão da presença de um escudo rígido quitinoso, que cobre toda a superfície dorsal do macho adulto. Na fêmea adulta e nas larvas e ninfas, ela se estende apenas por uma pequena área, que permite que o abdome se expanda após uma refeição. A outra família é a Argasidae, ou **carrapatos moles**, assim conhecidos em razão da ausência do escudo; incluídos nessa família estão os carrapatos de aves e os "carrapatos-do-chão".

FAMÍLIA IXODIDAE

Os Ixodidae são carrapatos relativamente grandes, apresentando entre 2 e 20 mm de comprimento, e têm corpo achatado dorsoventralmente. As **coxas** dos palpos são grandes e fusionadas, sendo conhecidas como **base do capítulo**, cujo formato varia entre gêneros diferentes. Sua parede ventromedial se estende anteriormente para formar o **hipóstoma**, que repousa abaixo das quelíceras (Figura 3.109). O hipóstoma é armado com fileiras de dentículos direcionados para trás, e é usado para ancorar o aparelho bucal quando o carrapato de alimenta. A estrutura do hipóstoma e as quelíceras permitem o fluxo de saliva para fora e o fluxo de sangue do hospedeiro para dentro. Os **palpos** sensoriais com quatro segmentos e as **quelíceras** fortemente esclerotizadas são anteriores e visíveis a partir da superfície dorsal. Na superfície dorsal da base do capítulo de ixodídeos fêmeas há um par de depressões preenchidas por pequenos poros, conhecidas como **área porosa**. Projetando-se das bordas posteriores da base do capítulo pode haver um par de projeções, chamados **córnua**, na superfície dorsal, e **aurículas**, na superfície ventral. A presença e o formato dessas projeções pode ser importante na identificação das espécies de carrapatos.

Carrapatos ixodídeos apresentam placa ou **escudo** dorsal quitinoso (Figura 3.110), que se estende sobre toda a superfície dorsal nos machos, mas que cobre apenas uma pequena área posterior ao gnatossoma na larva, na ninfa ou na fêmea. Outras características

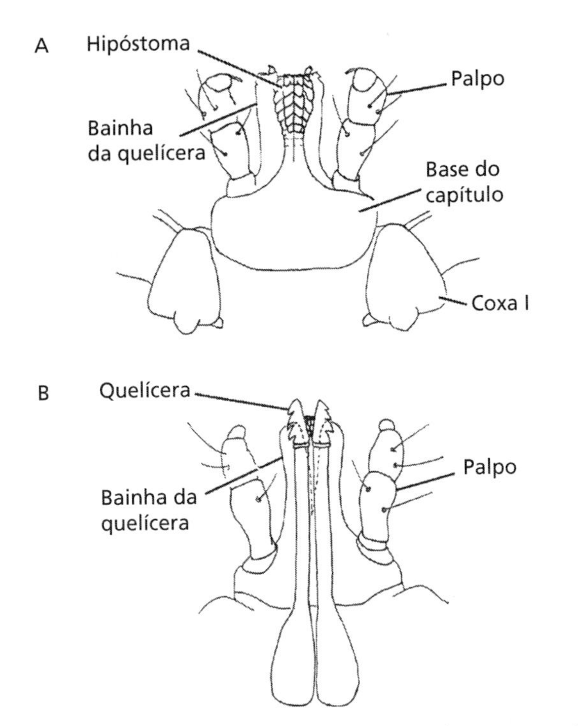

Figura 3.109 Aparelho bucal de carrapatos: vista ventral, que mostra o hipóstoma denteado (**A**); vista dorsal, que mostra as quelíceras por baixo da bainha da quelícera (**B**).

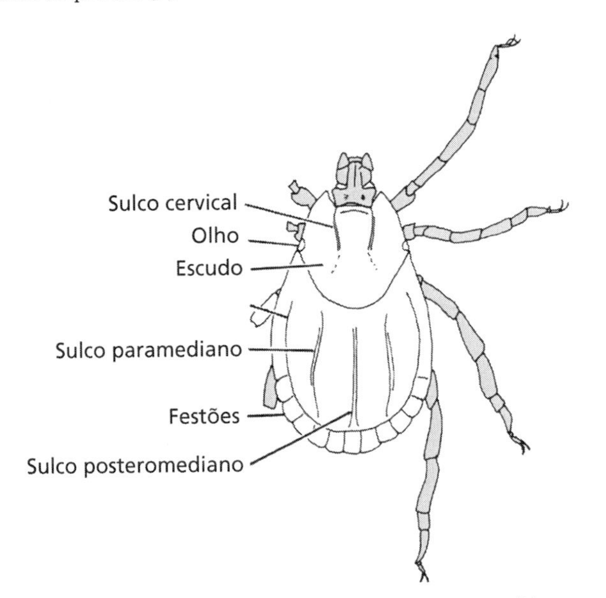

Figura 3.110 Vista dorsal de uma fêmea de carrapato ixodídeo.

que distinguem essa família são uma série de sulcos no escudo e corpo e, em algumas espécies, uma fileira de dentes, chamados **festões**, na superfície posterior do corpo. Algumas vezes, lâminas quitinosas estão presentes na superfície ventral dos machos. Alguns carrapatos apresentam áreas pigmentadas no corpo, semelhantes a esmalte; são os chamados 'carrapatos **ornamentados**'.

As coxas das pernas podem ser armadas com **espinhos ventrais** internos ou externos; seu número e tamanho podem ser importantes para a identificação das espécies (Figura 3.111). Localizado nos tarsos do primeiro par de pernas, está o órgão de Haller, que apresenta quimiorreceptores usados para localização de hospedeiros potenciais. Os olhos, quando presentes, estão situados na margem externa do escudo. Os carrapatos adultos e ninfas apresentam um par de aberturas respiratórias, os **estigmas**, que levam às traqueias.

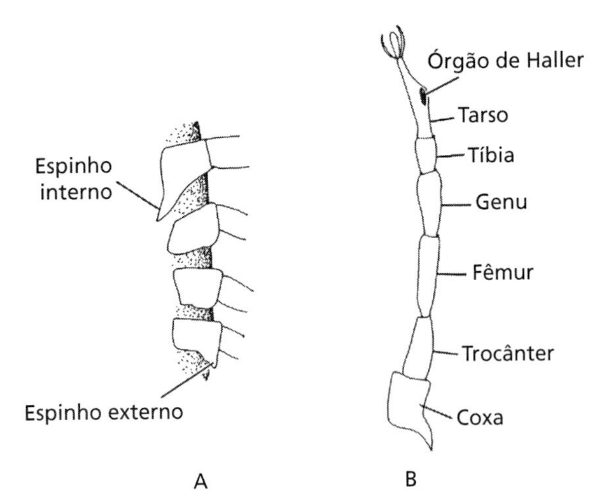

Figura 3.111 A. Vista ventral da coxa, mostrando os esporões interno e externo. **B.** Segmentos da perna de um carrapato ixodídeo.

Os estigmas são grandes e posicionados posteriormente às coxas do quarto par de pernas. Nos adultos, a abertura genital, o **gonóporo**, está situado ventralmente, atrás do gnatossoma, em geral, no mesmo nível do segundo par de pernas, e é circundado pelo **avental genital**. Um par de sulcos genitais se estende para trás do gonóporo para o sulco anal, localizado ventralmente, e, em geral, posterior ao quarto par de pernas (Figura 3.112).

Os carrapatos duros são parasitas temporários e a maioria das espécies passa períodos relativamente curtos no hospedeiro. Há apenas um estágio de larva hexápode, um único estágio de ninfa octópode que leva ao estágio de adulto reprodutor com oito pernas (Figura 3.113).

Durante a passagem por esses estágios, os carrapatos ixodídeos fazem um grande número de repastos sanguíneos, intercalados por períodos longos de vida livre. Eles vivem por um período relativamente longo e cada fêmea pode produzir vários milhares de ovos. A maioria dos carrapatos duros é relativamente imóvel e, em vez de caçarem ativamente seu hospedeiro, muitos deles adotam uma estratégia conhecida como emboscada, na qual eles aguardam na ponta da vegetação por um hospedeiro apropriado que os leve ao passar. Uma vez feito o contato, os carrapatos são transferidos para o hospedeiro, e então se movem pela sua superfície para encontrarem seus locais de aderência prediletos, como as orelhas. Os locais prediletos podem ser altamente específicos para uma espécie particular de carrapato.

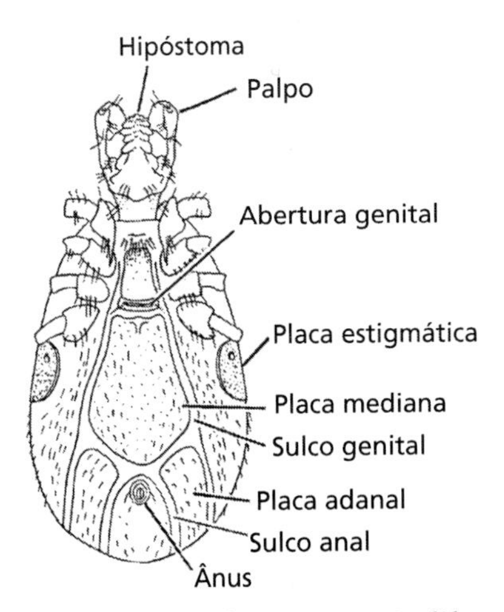

Figura 3.112 Vista ventral de um carrapato ixodídeo macho.

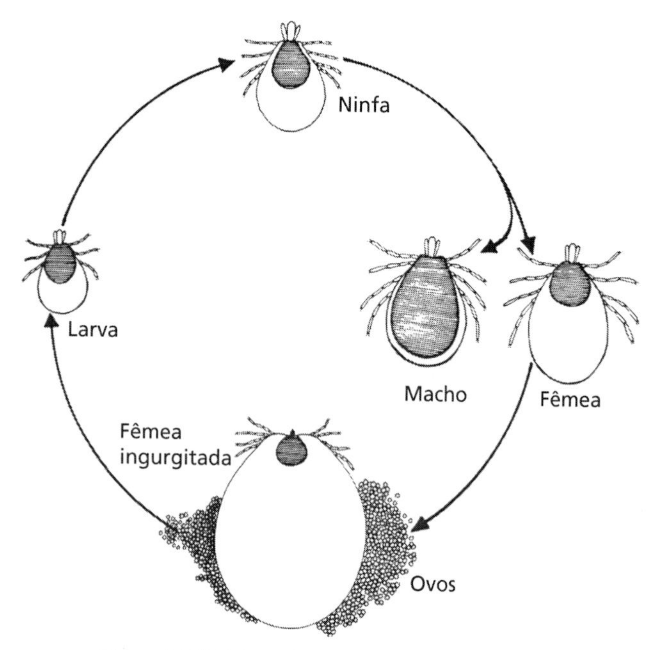

Figura 3.113 Ciclo evolutivo de um carrapato ixodídeo.

Os carrapatos desenvolveram uma variedade complexa de ciclos evolutivos e de estratégias de alimentação, que refletem a natureza do hábitat no qual as muitas espécies de carrapatos habitam e, provavelmente, o contato com um hospedeiro apropriado. O número de hospedeiros aos quais os carrapatos aderem durante sua vida parasitária pode variar de um a três. Com base nisso, eles são classificados como segue:

- **Carrapatos de um hospedeiro**, cujo crescimento parasitário completo, de larva a adulto, ocorre em um único hospedeiro
- **Carrapatos de dois hospedeiros**, nos quais a larva e a ninfa ocorrem em um hospedeiro e o adulto em outro
- **Carrapatos de três hospedeiros**, nos quais cada estágio de desenvolvimento ocorre em um hospedeiro diferente.

A maioria das espécies possui ciclo de três hospedeiros: larvas, ninfas e adultos se alimentam em hospedeiros diferentes. A hematofagia, em geral, ocorre durante 4 a 6 dias, período após o qual eles caem no solo e, ou sofrem muda para o próximo estágio evolutivo, ou ovipõem. Os carrapatos devem então se realocar em um hospedeiro apropriado para se alimentarem e sofrerem muda novamente ou iniciarem a oviposição. Estratégias de alimentação em dois ou em um hospedeiro se desenvolveram para um número relativamente pequeno de carrapatos ixodídeos, aproximadamente 50 espécies, que habitam áreas nas quais os hospedeiros são escassos e nas quais ocorrem períodos prolongados de condições climáticas impróprias ao seu desenvolvimento.

Em hábitats temperados, a alimentação e gerações de ciclos de carrapatos duros são intimamente sincronizadas com os períodos de temperatura e umidade apropriadas. Os carrapatos, especificamente os estágios imaturos, são muito suscetíveis à dissecação, em especial quando os carrapatos são ativos. Para minimizar o ressecamento, eles começam a emboscada quando saturados com água e retornam ao nível do chão, que é mais úmido, quando desidratados. Eles também podem se tornar embebidos ingerindo a água.

Os carrapatos ixodídeos são vetores importantes de doenças causadas por protozoários, bactérias, vírus e riquétsias. A família Ixodidae contém, aproximadamente, 650 espécies de carrapatos. A filogenia das famílias de carrapatos e os gêneros estão sob revisão e ainda não estão completamente definidos, e alguns gêneros, recentemente, passaram a ser considerados sinônimos. *Ixodes* é o maior gênero, e contém 217 espécies. Outros gêneros de importância veterinária incluem *Dermacentor*, *Haemaphysalis*, *Rhipicephalus* (que agora inclui também o gênero sinônimo *Boophilus*), *Hyalomma* e *Amblyomma* (sinônimo do gênero *Aponomma*).

Ixodes

Ixodes é o maior gênero da família Ixodidae, com, aproximadamente 250 espécies. Eles são carrapatos pequenos, não ornamentados, que não apresentam olhos ou festões. O aparelho bucal é longo, sendo mais comprido nas fêmeas que nos machos. O quarto segmento dos palpos é muito pequeno e apresenta sensílios quimiorreceptores. O segundo segmento dos palpos pode ser restrito à base, o que cria um espaço entre o palpo e as quelíceras (Figura 3.114A). Os machos apresentam placas ventrais que cobrem quase completamente a superfície ventral. *Ixodes* pode ser distinguido de outros carrapatos ixodídeos pela posição anterior do sulco anal. Em outros gêneros da família Ixodidae, o sulco anal está ausente ou é posterior ao ânus.

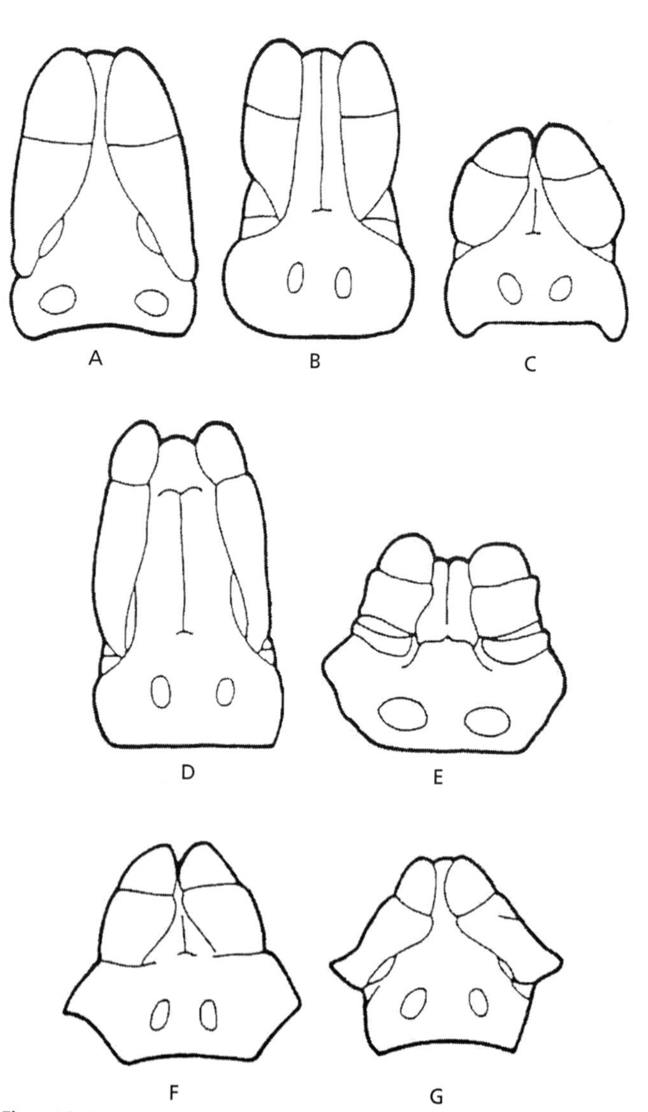

Figura 3.114 Diagrama da vista dorsal do gnatossoma de seis gêneros de carrapatos ixodídeos: *Ixodes* (**A**); *Hyalomma* (**B**); *Dermacentor* (**C**); *Amblyomma* (**D**); *Rhipicephalus* (*Boophilus*) (**E**); *Rhipicephalus* (**F**); *Haemaphysalis* (**G**). (Fonte: Smart, 1943.)

Espécies de *Ixodes* de importância veterinária

Espécies	Hospedeiros	Local
Ixodes ricinus	Ovinos, bovinos, caprinos, mas podem se alimentar em todos os mamíferos e aves; estágios juvenis podem também se alimentar em lagartos	Pele
Ixodes canisuga	Cães, raposas, ovinos, equinos e mulas	Pele
Ixodes hexagonus	Ouriços; cães, gatos, raposas, ovinos, equinos, toupeira	Pele
Ixodes holocyclus	Bovinos, ovinos, caprinos, cães, gatos, todos os mamíferos e aves	Pele
Ixodes persulcatus	Ovinos, bovinos, caprinos, equinos, cães, outros mamíferos, aves e humanos	Pele
Ixodes rubicundus	Ovinos, caprinos, bovinos e ungulados selvagens	Pele
Ixodes scapularis (sin. *Ixodes dammini*)	Mamíferos e aves	Pele
Ixodes pacificus	Roedores, lagartos e grandes mamíferos, como equinos, cervos e cães	Pele
Ixodes pilosus	Bovinos, ovinos, caprinos, equinos, cães, gatos e ungulados selvagens	Pele
Ixodes angustus	Mamíferos selvagens, cães	Pele
Ixodes cookei	Mamíferos selvagens, cães	Pele
Ixodes kingi	Mamíferos selvagens, cães	Pele
Ixodes rugosus	Mamíferos selvagens, cães	Pele
Ixodes sculptus	Mamíferos selvagens, cães	Pele
Ixodes muris	Mamíferos selvagens, cães	Pele
Ixodes texanus	Mamíferos selvagens, cães	Pele

Ixodes ricinus (carrapato das ovelhas, carrapato do rícino)

Descrição. A fêmea adulta ingurgitada tem coloração cinza claro, mede até 1 cm de comprimento e tem formato de fava (Figura 3.115). Entretanto, quando ingurgitada, as penas não são visíveis quando vista por cima. Machos adultos de *Ixodes ricinus* apresentam apenas 2 a 3 mm de comprimento, e, uma vez que eles têm menor tamanho, alimentando-se de repastos sanguíneos menores do que as fêmeas; seus quatro pares de pernas são prontamente visíveis quando vistos de cima. As ninfas assemelham-se aos adultos, mas têm menos de 2 mm de comprimento. As larvas, com frequência descritas como 'carrapatos-semente' ou 'carrapatos-pimenta', têm menos de 1 mm de comprimento e, em geral, têm coloração amarelada. Os tarsos afunilam-se (Figura 3.116A) e o ângulo posterior interno das primeiras coxas apresentam um espinho, que, em geral, sobrepõe à segunda coxa (Figura 3.117A).

Ciclo evolutivo. *Ixodes ricinus* é um carrapato de três hospedeiros e o ciclo evolutivo requer 3 anos. O carrapato se alimenta apenas alguns dias por ano, como larva no primeiro ano, ninfa no segundo ano e adulto no terceiro ano. O acasalamento ocorre no hospedeiro. Após aderir, a fêmea é inseminada uma vez e, subsequentemente, completa um único repasto sanguíneo grande; em contraste, os machos se alimentam de forma intermitente e acasalam repetidamente. Durante o acasalamento, o macho rasteja sob a fêmea e, após manipular a abertura genital feminina com seu aparelho bucal, transfere o espermatóforo, um saco que contém os espermatozoides, dentro da abertura com o auxílio das pernas anteriores e do gnatossoma. Uma vez fertilizada, a fêmea subsequentemente se alimenta por, aproximadamente, 14 dias, e então cai ao solo para realizar a postura de vários milhares de ovos no solo, em locais abrigados, no decorrer de um período de aproximadamente 30 dias, após os quais ela morre.

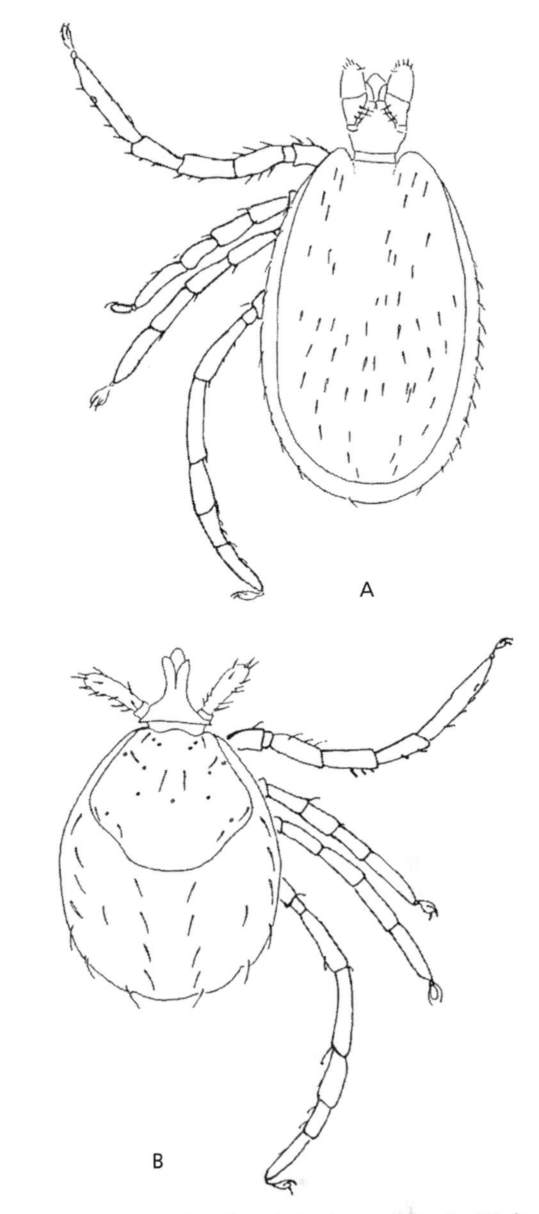

Figura 3.115 Vista dorsal de adulto de *Ixodes ricinus*: macho (**A**); fêmea (**B**). (Fonte: Arthur, 1962.)

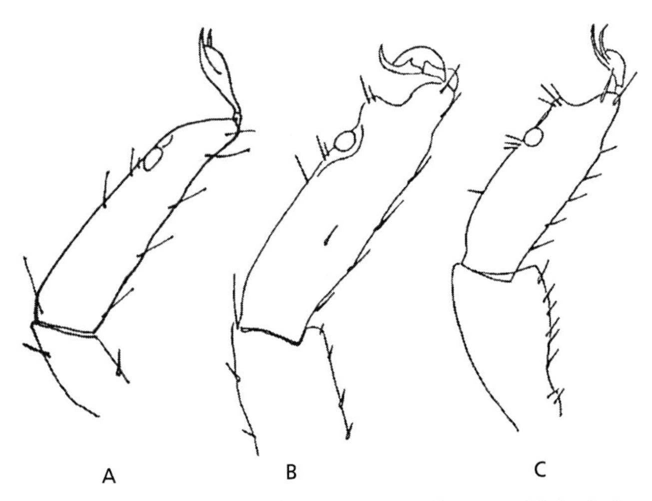

Figura 3.116 O tarso de machos adultos: (**A**) *Ixodes ricinus*, (**B**) *Ixodes hexagonus* e (**C**) *Ixodes canisuga*. (Fonte: Arthur, 1962.)

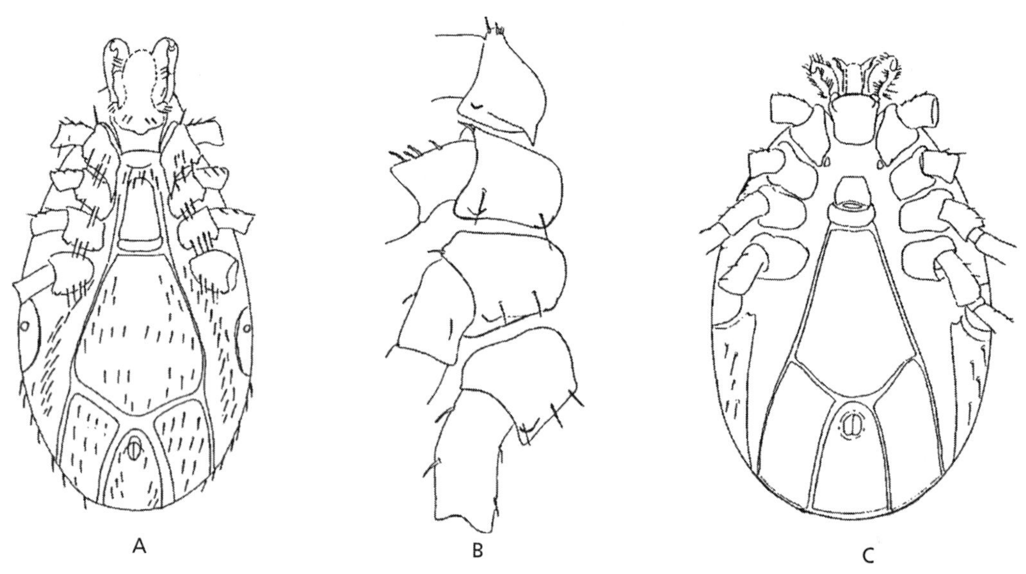

Figura 3.117 Vista ventral das coxas de machos adultos: *Ixodes ricinus* (**A**), *Ixodes hexagonus* (**B**) e *Ixodes canisuga* (**C**). (Fonte: Arthur, 1962.)

Os ovos eclodem, produzindo larvas. As lavas começam a emboscada vários dias a muitas semanas após a eclosão, sendo que o momento preciso depende da temperatura e umidade. As larvas escalam o ramo de vegetais prontas para aderirem a um hospedeiro transeunte. Uma vez que o hospedeiro tenha sido localizado, as larvas se alimentam por 3 a 5 dias, aumentando seu peso corporal em 10 a 20 vezes, e então caem de novo na vegetação, onde digerem seu repasto sanguíneo e sofrem muda para se tornarem ninfas. No ano seguinte, as ninfas começam a procurar por novos hospedeiros, alimentando-se novamente por 3 a 5 dias, antes de caírem no solo e sofrerem muda para o estágio adulto.

O hospedeiro no qual as ninfas se alimentam, em geral, é maior que aquele no qual as larvas se alimentam, tipicamente pássaros, coelhos ou esquilos. Doze meses depois, os adultos começam sua busca por um hospedeiro, no qual eles se alimentam e acasalam. Os adultos se alimentam por 8 a 10 dias em mamíferos de maior porte, como ovinos, bovinos ou cervos, e realizam essa seleção escalando a diferentes níveis na vegetação, enquanto em emboscada.

Embora o ciclo evolutivo completo leve 3 anos, as larvas, ninfas e adultos se alimentam por um total de, apenas, 15 a 20 dias, e *I. ricinus* é, portanto, um parasita temporário. Larvas, ninfas e adultos que não se alimentaram podem sobreviver por muitos meses, entrando em um estado de diapausa para conseguirem sobreviver ao inverno, mas o período preciso durante o qual eles podem sobreviver sem repastos sanguíneos depende da temperatura e umidade.

Ixodes hexagonus (carrapato-do-ouriço)

Descrição. Carrapatos adultos têm coloração castanho-avermelhada, com pernas que podem apresentar faixas de cores. O escudo tem formato hexagonal (daí o nome *hexagonus*) e, assim como *I. ricinus*, as coxas do primeiro par de pernas apresentam espinho. Entretanto, o espinho é menor que em *I. ricinus* e não se sobrepõe à coxa do segundo par de pernas (Figura 3.117B). Quando ingurgitada, a fêmea pode ter até 8 mm de comprimento. Os machos têm 3,5 a 4 mm de comprimento. Os tarsos são longos (0,8 mm na fêmea e 0,5 mm no macho) e nitidamente curvos na região apical (Figura 3.116B).

Ciclo evolutivo. *Ixodes hexagonus* é um carrapato de três hospedeiros adaptado a viver em hospedeiros que usam tocas ou ninhos. É, principalmente, um parasita de ouriços, mas também pode ser encontrado em cães e outros mamíferos pequenos. O ciclo evolutivo é similar ao de *I. ricinus*: ovo, larva hexápode, ninfa e adulto octópodes, se desenvolvendo no decorrer de 3 anos. Todos os estágios do ciclo se alimentam no mesmo hospedeiro por períodos de, aproximadamente, 8 dias. Após caírem ao solo, as fêmeas adultas produzem 1.000 a 1.500 ovos por um período de 19 a 25 dias, antes de morrerem. Os carrapatos podem ser ativos do início da primavera até o final do outono, mas, provavelmente, são mais ativos durante o período de abril a maio (no hemisfério norte). Essa espécie vive em hábitats protegidos e em canis e, caso sejam expostos, podem ocorrer infestações maciças em animais de estimação.

Ixodes canisuga (carrapato do cão)

Descrição. *Ixodes canisuga* é um carrapato não ornamentado, sem festões ou olhos. Os palpos são longos e a superfície ventral do macho é quase completamente coberta por uma série de placas ventrais. O sulco anal é anterior ao ânus. A fêmea adulta ingurgitada tem coloração cinza claro, com até 10 mm de comprimento e formato de fava, com quatro pares de pernas. O macho adulto tem apenas 2 a 3 mm de comprimento, e quatro pares de pernas que são prontamente visíveis. *Ixodes canisuga* pode ser diferenciado de *I. ricinus* pela presença de tarsos curvos na região apical (Figura 3.116C) e pela ausência de um espinho no ângulo posterior interno da primeira coxa (Figura 3.117C). As ninfas assemelham-se aos adultos e também apresentam quatro pares de patas, mas têm menos de 2 mm de comprimento. As larvas ('carrapatos-pimenta') têm menos de 1 mm, em geral sua coloração é amarelada e têm apenas três pares de pernas.

Ciclo evolutivo. *Ixodes canisuga* é um carrapato de três hospedeiros e o ciclo evolutivo requer, aproximadamente, 3 anos. O carrapato se alimenta apenas alguns dias a cada ano, como larva no primeiro ano, ninfa no segundo ano e adulto no terceiro ano. O ciclo evolutivo é adaptado para a vida em um covil ou toca. O acasalamento ocorre na toca e os machos adultos são encontrados sobre o hospedeiro apenas em ocasiões raras. As fêmeas adultas põem um número relativamente pequeno de ovos, provavelmente por volta de 400.

Ixodes holocyclus (carrapato da paralisia)

Descrição. O carrapato da paralisia australiano é encontrado ao longo da costa leste da Austrália. Fêmeas adultas não alimentadas têm corpo de formato oval, achatado e de coloração amarelada e 2 a 4 mm de comprimento. Os palpos são longos e delgados. O sulco anal forma uma volta completa ao redor do ânus; essa característica dá ao carrapato o nome da sua espécie, *holocyclus* ou 'círculo completo'. O sulco marginal é bem desenvolvido e contínuo; as cerdas do corpo são pequenas, dispersas e mais numerosas na região da aba marginal. Fêmeas adultas completamente ingurgitadas podem apresentar até 14 mm de comprimento. O primeiro e último pares de pernas são distintamente mais escuros que os dois pares de pernas centrais.

Ciclo evolutivo. Essa espécie é um carrapato de três hospedeiros. O carrapato se alimenta apenas alguns dias a cada ano, como larva no primeiro ano, ninfa no segundo ano e adulto no terceiro ano. O acasalamento ocorre no hospedeiro. Após aderir, a fêmea é inseminada uma vez e, subsequentemente, completa um único repasto sanguíneo grande; em contraste, os machos se alimentam de forma intermitente e acasalam repetidamente. Uma vez fertilizada, a fêmea subsequentemente se alimenta por, aproximadamente, 14 dias, e então cai ao solo para realizar a postura de vários milhares de ovos no solo, em locais abrigados e, após esse evento, ela morre. As larvas que eclodem do ovo irão se alimentar por, aproximadamente, 6 dias no ano subsequente, e então caem no solo e sofrem muda para o estágio ninfal. No terceiro ano, esse estágio se alimenta, cai e torna-se adulto. Embora o ciclo evolutivo completo leve 3 anos, as larvas, ninfas e adultos se alimentam por um total de, apenas, 26 a 28 dias.

Ixodes persulcatus (carrapato da taiga)

Descrição. O carrapato da taiga é, morfologicamente, muito similar a *I. ricinus*; é um carrapato não ornamentado, de coloração castanho-avermelhada, sem festões ou olhos. Os palpos são longos e a superfície ventral do macho é quase completamente coberta por uma série de placas. A fêmea adulta ingurgitada tem coloração cinza claro e mede até 10 mm de comprimento. A principal diferença é que a fêmea adulta de *I. persulcatus* apresenta abertura genital reta ou ondulada, enquanto em *I. ricinus* ela é arqueada.

Ciclo evolutivo. O carrapato da taiga tem ciclo evolutivo similar ao de *I. ricinus*, embora os adultos raramente sejam ativos durante o outono.

Ixodes rubicundus (carrapato da paralisia de Karoo)

Descrição. Carrapatos adultos têm um espinho interno pequeno na coxa I e uma aba posterior de cutícula fracamente esclerotizada nas coxas I-III. Nos machos, a crista ventral na base do capítulo tem um lobo central e dois lobos laterais menores e há dois dentes hipostomais basais grandes. O escudo da fêmea apresenta margem posterior pouco arredondada e áreas porosas ovais achatadas.

Ciclo evolutivo. Essa espécie é um carrapato de três hospedeiros. O carrapato se alimenta apenas alguns dias como larva, ninfa e adulto. O ciclo evolutivo dessa espécie leva, aproximadamente, 2 anos. O acasalamento ocorre no hospedeiro. Após aderir, a fêmea é inseminada uma vez e, subsequentemente, completa um único repasto sanguíneo grande; em contraste, os machos se alimentam de forma intermitente e acasalam repetidamente. Uma vez fertilizada, a fêmea subsequentemente se alimenta por, aproximadamente, 14 dias, e então cai ao solo para realizar a postura de vários milhares de ovos no solo, em locais abrigados e, após esse evento, ela morre.

Ixodes scapularis (carrapato dos cervos, carrapato das penas pretas)

Sinônimo. *Ixodes dammini.*

Descrição. As características de identificação são as pernas, o escudo e o capítulo longo, todos de coloração preta.

Ciclo evolutivo. Essa espécie é um carrapato de três hospedeiros. O carrapato se alimenta apenas alguns dias a cada ano, como larva no primeiro ano, ninfa no segundo ano e adulto no terceiro ano. O acasalamento, normalmente, ocorre no hospedeiro. Após aderir, a fêmea é inseminada uma vez e, subsequentemente, completa um único repasto sanguíneo grande; em contraste, os machos se alimentam de forma intermitente e acasalam repetidamente. Uma vez fertilizada, a fêmea subsequentemente se alimenta por, aproximadamente, 14 dias, e então cai ao solo para realizar a postura de vários milhares de ovos, em locais abrigados e, após esse evento, ela morre. No ano seguinte, o pico de atividade larval ocorre em agosto, quando as larvas aderem e se alimentam em uma ampla variedade de mamíferos e aves, especificamente no camundongo-de-patas-brancas (*Peromyscus leucopus*). Após se alimentarem por 3 a 5 dias, as larvas ingurgitadas caem do hospedeiro no solo, onde sobrevivem ao inverno, antes de sofrerem muda para se tornarem ninfas. Em maio do ano seguinte, as larvas sofrem muda e se tornam ninfas, que se alimentam em uma variedade de hospedeiros por 3 a 4 dias. As ninfas ingurgitadas então se soltam e caem no solo da floresta, onde sofrem muda para o estágio adulto, que se torna ativo em outubro. Os carrapatos adultos permanecem ativos por todo o inverno nos dias nos quais o solo e a temperatura ambiente estiverem a temperaturas acima do congelamento. Os carrapatos adultos se alimentam em mamíferos grandes, principalmente no veado da cauda branca, *Odocoileus virginianus*. Embora o ciclo evolutivo completo leve 3 anos, as larvas, ninfas e adultos se alimentam por um total de, apenas, 26 a 28 dias.

Ixodes pacificus (carrapato de pernas pretas ocidental)

Descrição. Uma espécie muito similar a *Ixodes scapularis*. Carrapatos adultos têm coloração castanho-avermelhada e, aproximadamente, 3 mm de comprimento. As larvas e ninfas são menores e de coloração pálida.

Dermacentor

Carrapatos do gênero *Dermacentor* têm tamanho médio a grande e, em geral, apresentam padrão de ornamentação. Os palpos e aparelho bucal são curtos e a base do capítulo é retangular (Figura 3.114C), Festões e olhos estão presentes. As coxas do primeiro par de pernas são divididas em duas seções em ambos os sexos. As coxas aumentam de tamanho progressivamente de I a IV. Os machos não apresentam placas ventrais e, no macho adulto, as coxas do quarto par de pernas são muito aumentadas. A maioria das espécies de *Dermacentor* é de carrapatos de três hospedeiros, mas algumas espécies apresentam apenas um hospedeiro. O gênero é pequeno, com, aproximadamente, 30 espécies, a maioria das quais é encontrada no Novo Mundo.

Espécies de *Dermacentor* de importância veterinária

Espécies	Hospedeiros	Local
Dermacentor andersoni (sin. *Dermacentor venustus*)	Roedores, ruminantes selvagens e domésticos	Pele
Dermacentor variabilis	Roedores, cães, equinos, bovinos, humanos, animais selvagens	Pele
Dermacentor albipictus	Alces, cervos, mamíferos selvagens, bovinos, equinos, humanos	Pele
Dermacentor reticulatus	Ovinos, bovinos, cães, equinos, suínos, humanos; ninfas e larvas se alimentam em roedores, morcegos insetívoros e, ocasionalmente, pássaros	Pele
Dermacentor marginatus	Ovinos, bovinos, cervos, cães, humanos, lebres e ouriços; ninfas e larvas se alimentam em roedores, morcegos insetívoros e pássaros	Pele
Dermacentor nitens	Equinos, bovinos, humanos, muitos mamíferos domésticos e selvagens	Pele
Dermacentor silvarum	Bovinos, ovinos, equinos, cães, humanos	Pele
Dermacentor nuttalli	Roedores, humanos	Pele
Dermacentor ocidentalis	Bovinos, equinos, mamíferos selvagens	Pele

Dermacentor andersoni (carrapato da madeira das Montanhas Rochosas)

Sinônimo. *Dermacentor venustus.*

Descrição. *Dermacentor andersoni* é um carrapato ornamentado, com cor base castanha e ornamentações em cinza (Figura 3.118). Os machos têm, aproximadamente, 2 a 6 mm de comprimento e as fêmeas, 3 a 5 mm de comprimento quando não alimentadas e 10 a 11 mm de comprimento quando ingurgitadas. O aparelho bucal é curto. A base do capítulo é curta e larga (Figura 3.114C). As pernas apresentam ornamentações, da mesma forma que o corpo. As coxas do primeiro par de pernas apresentam espinhos interno e externo bem desenvolvidos.

Ciclo evolutivo. *Dermacentor andersoni* é um carrapato de três hospedeiros. Os estágios imaturos se alimentam principalmente em pequenos roedores, enquanto os adultos se alimentam amplamente em herbívoros selvagens e domésticos. O acasalamento ocorre no hospedeiro, após o qual as fêmeas põem até 6.500 ovos no decorrer de 3 semanas. Os ovos eclodem em, aproximadamente, 1 mês e as larvas começam a emboscada. As larvas se alimentam por aproximadamente 5 dias, antes de caírem ao solo e sofrerem muda para o estágio de ninfa octópode. Podem ocorrer ciclos de populações de 1 e 2 anos. Os ovos eclodem no início da primavera e os indivíduos que têm sucesso em encontrar hospedeiros transeuntes durante seu estágio larval na primavera, e em seu estágio ninfal ao final do verão, sobrevivem ao inverno como adultos em um ciclo de 1 ano. As ninfas que falham em se alimentar precisam sobreviver ao inverno, e formam uma geração de ninfas que se alimentam na primavera do ano seguinte. As ninfas não alimentadas podem sobreviver por até 1 ano. *Dermacentor andersoni* é mais comum em áreas de vegetação raquítica, uma vez que essas atraem tanto os mamíferos pequenos necessários aos estágios imaturos, quanto grandes herbívoros necessários para os carrapatos adultos.

Dermacentor variabilis (carrapato do cachorro americano, carrapato da madeira)

Descrição. São carrapatos ornamentados, de coloração castanho-pálida e cinza, com olhos e festões (Figura 3.119). A base do capítulo é retangular e os palpos são curtos. Os machos adultos medem, aproximadamente, 3 a 4 mm de comprimento e as fêmeas adultas têm, aproximadamente 4 mm de comprimento quando não alimentadas e 15 mm de comprimento quando ingurgitadas. *Dermacentor variabilis* pode ser distinguido pela ausência de espinho posterodorsal no segmento II do palpo.

Ciclo evolutivo. *Dermacentor variabilis* é um carrapato de três hospedeiros que se alimenta uma vez em cada estágio do ciclo evolutivo: larval, ninfal e adulto. Após cada alimentação, ele cai do hospedeiro no solo. O acasalamento ocorre no hospedeiro. Uma vez fertilizada, a fêmea adulta se alimenta por 5 a 27 dias antes de cair ao solo para colocar 4.000 a 6.000 ovos em locais protegidos, evento após o qual ela morre. A oviposição pode durar 14 a 32 dias, dependendo da temperatura e umidade. As larvas eclodem dos ovos após 20 a 57 dias e se alimentam entre 2 e 13 dias no hospedeiro, e então caem ao solo e sofrem muda para o estágio ninfal. Esse estágio se alimenta por um período de vários dias, então cai e sofre muda para se tornar adulto. As larvas não alimentadas, ninfas e adultos podem sobreviver por

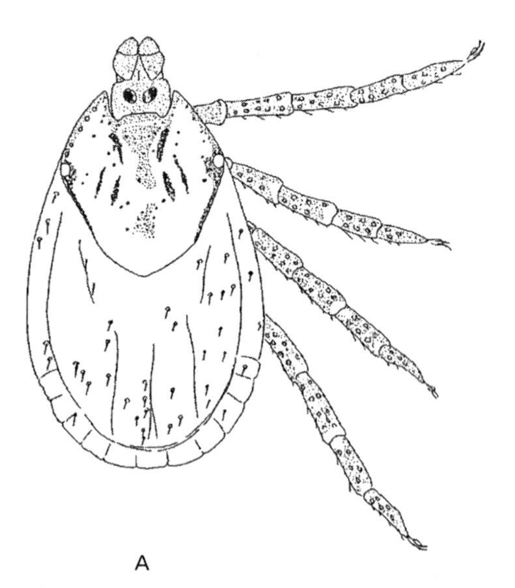

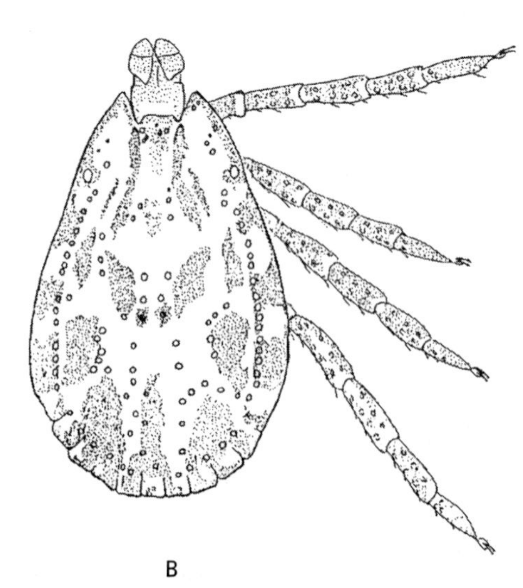

Figura 3.118 Adulto de *Dermacentor andersoni*: vista dorsal da fêmea (**A**); vista dorsal do macho (**B**). (Fonte: Arthur, 1962.)

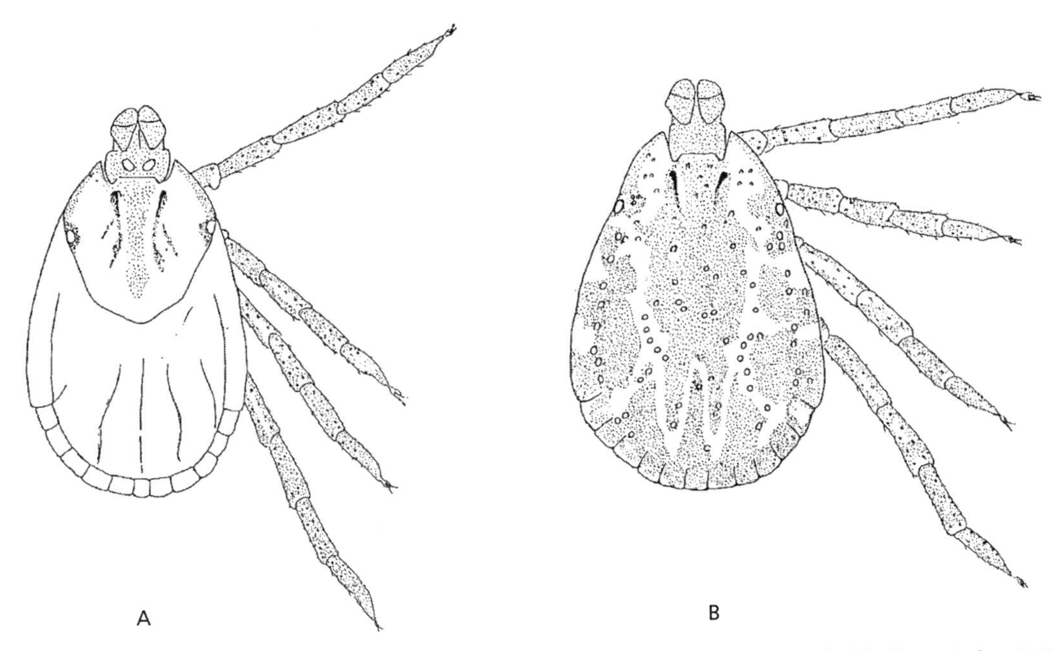

Figura 3.119 *Dermacentor variabilis* adulto: vista dorsal de uma fêmea (**A**); vista dorsal de um macho (**B**). (Fonte: Arthur, 1962.)

períodos muito longos sob condições ambientais apropriadas. Os estágios larval e ninfal se alimentam em roedores selvagens, em especial no camundongo de cauda curta da campina (*Microtus* spp.), enquanto os adultos têm preferência por mamíferos maiores como hospedeiros, principalmente carnívoros selvagens e domésticos.

Dermacentor albipictus (carrapato do inverno, carrapato do alce)

Descrição. Os adultos apresentam padrão ornamentado com olhos e festões presentes. A base do capítulo é retangular e os palpos, curtos. Os machos não apresentam placas ventrais e as coxas do quarto par de pernas são maiores. Nos adultos de ambos os sexos, as coxas do primeiro par de pernas apresentam um espinho grande (bidenteado), e no macho, as coxas apresentam tamanho crescente de I a IV.

Ciclo evolutivo. Essa é uma espécie de carrapato de um hospedeiro. A larva, a ninfa e o adulto aderem e se desenvolvem em um único hospedeiro. Essa espécie se alimenta apenas no inverno, em geral, entre outubro e março/abril (no hemisfério norte), em equinos, cervos e mamíferos de grande porte relacionados. A fêmea ingurgitada cai do hospedeiro na primavera e põe entre 1.500 e 4.400 ovos no decorrer de um período de 19 a 42 dias. Os ovos eclodem em 33 a 71 dias. As larvas permanecem inativas até o outono, quando elas então aderem ao hospedeiro e sofrem muda para o estágio ninfal em 10 a 76 dias. As ninfas ingurgitam e sofrem muda para o estágio adulto em 10 a 76 dias. O acasalamento ocorre no hospedeiro. O período completo no hospedeiro pode variar entre 28 e 60 dias, embora larvas não alimentadas possam sobreviver por até 12 meses antes de aderirem ao hospedeiro. Sob condições normais, essa espécie de carrapato produz uma geração por ano.

Dermacentor reticulatus (carrapato ornamentado do cachorro, carrapato do prado)

Sinônimo. *Dermacentor pictus.*

Descrição. Essa espécie é um carrapato ornamentado com olhos e festões presentes (Figura 3.120; ver também Figura 17.20). Em ambos os sexos, o escudo, em geral, é pálido com manchas castanhas (mas a coloração pode ser altamente variável). A base do capítulo é retangular e os palpos são curtos. A fêmea adulta tem 3,8 a 4,2 mm de comprimento quando não alimentada e 10 mm de comprimento quando ingurgitada. O macho adulto tem, aproximadamente, 4,2 a 4,8 mm de comprimento. Os machos não apresentam placas ventrais e as coxas do quarto segmento de pernas são maiores, com um espinho externo delgado e afunilado. Nos adultos de ambos os sexos, as coxas do primeiro par de pernas apresentam um espinho aumentado (bidenteado). As outras coxas apresentam espinho interno curto que se torna progressivamente menor nas pernas II a IV.

Ciclo evolutivo. *Dermacentor reticulatus* é um carrapato de três hospedeiros, cujo ciclo evolutivo pode se completar em apenas 1 a 2 anos, dependendo das condições ambientais. Essa espécie se

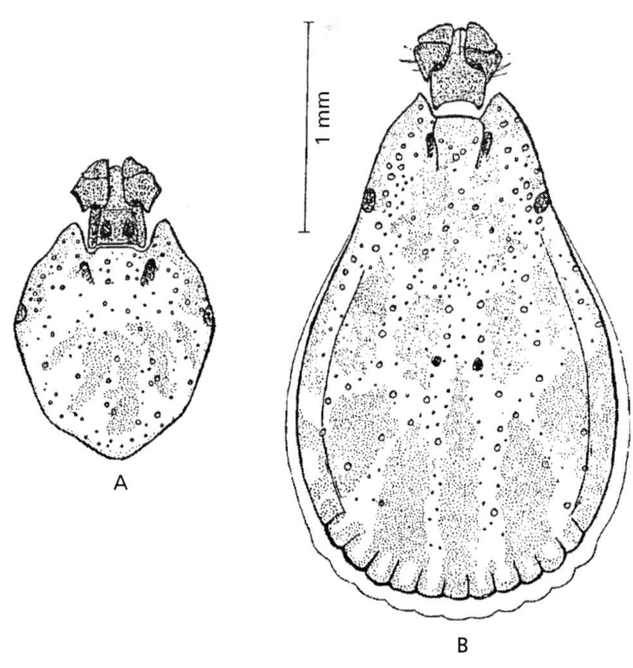

Figura 3.120 Vista dorsal do gnatossoma e escudo de um adulto (**A**) fêmea e (**B**) macho de *Dermacentor reticulatus*. (Fonte: Arthur, 1962.)

alimenta uma vez em cada estágio do ciclo evolutivo: larval, ninfal e adulto, caindo do hospedeiro, sofrendo muda e readquirindo um novo hospedeiro entre repastos sanguíneos. O acasalamento ocorre no hospedeiro e, uma vez fertilizada, a fêmea adulta se alimenta por 9 a 15 dias antes de cair ao solo para colocar, aproximadamente, 4.000 ovos em locais protegidos, evento após o qual ela morre. A oviposição pode durar 6 a 40 dias, dependendo da temperatura e umidade, e o pico da taxa de oviposição ocorre por volta do quinto dia. As larvas eclodem dos ovos após 2 a 3 semanas e se alimentam por, aproximadamente, 2 dias no hospedeiro, e então caem ao solo e sofrem muda para o estágio ninfal. Esse estágio se alimenta por um período de vários dias, então cai e sofre muda para se tornar adulto.

Dermacentor marginatus (carrapato ornamentado das ovelhas)

Descrição. *Dermacentor marginatus* se distingue das demais espécies de *Dermacentor* pelo espessamento esclerotizado na base do prolongamento dorsal da placa espiracular. No adulto, um espinho interno e um externo estão presentes na coxa I, o espinho externo sendo um pouco mais curto que o espinho interno. Nas fêmeas, a abertura genital tem formato de V estreito. A fêmea adulta ingurgitada pode apresentar até 15 mm de comprimento.

Ciclo evolutivo. Trata-se de um carrapato de três hospedeiros.

Dermacentor nitens (carrapato tropical do cavalo)

Descrição. Carrapatos-machos têm 2 a 4 mm de comprimento, não são ornamentados e apresentam coloração castanho-amarelada. As fêmeas têm 2 a 5 mm de comprimento. O escudo dos carrapatos-fêmeas é castanho-amarelado, mais longo que largo, sem padrão discernível, mas tem aparência brilhante.

Ciclo evolutivo. Essa é uma espécie de carrapato de um hospedeiro; a larva, a ninfa e o adulto aderem e se desenvolvem em um único hospedeiro. A fêmea ingurgitada cai do hospedeiro e põe até 3.500 ovos no decorrer de um período de 15 a 37 dias. Os ovos eclodem dentro de 19 a 39 dias. As larvas então aderem ao hospedeiro, se alimentam e sofrem muda para o estágio de ninfa em 8 a 16 dias. As ninfas ingurgitam e sofrem muda para o estágio adulto em 7 a 29 dias. O acasalamento ocorre no hospedeiro. O período completo sobre o hospedeiro é de 26 a 41 dias, embora as larvas não alimentadas possam sobreviver por até 117 dias antes de aderirem ao hospedeiro. Sob condições favoráveis, essa espécie de carrapato pode produzir muitas gerações por ano.

Dermacentor nuttalli

Descrição. A base do capítulo no macho é mais larga que longa e não há espinho ventral no terceiro segmento palpal. Na fêmea, a base do capítulo é quase duas vezes mais larga que longa. O primeiro par de coxas é pequeno, com espinho relativamente largo e de ponta arredondada e cega. Os espinhos externos nas coxas II-IV apresentam comprimento aproximadamente igual e aqueles das coxas IV não se estendem além da margem posterior do corpo do carrapato.

Dermacentor occidentalis (carrapato da costa do Pacífico)

Descrição. A base do capítulo é mais longa que larga, com os cornos tão longos quanto largos. O tamanho do pontilhado no escudo não é díspar e a coloração cinza perolado do escudo é mais ampla que a coloração castanha.

Ciclo evolutivo. *Dermacentor occidentalis* é um carrapato de três hospedeiros. O carrapato se alimenta apenas por alguns dias como larva, ninfa e adulto, cada qual em um hospedeiro diferente. O acasalamento ocorre sobre o hospedeiro. Após aderir ao hospedeiro, a fêmea é inseminada uma vez e, subsequentemente, completa seu único repasto sanguíneo grande, cai ao solo e ovipõe.

Haemaphysalis

Carrapatos do gênero *Haemaphysalis* vivem em hábitats com vegetação abundante na Eurásia e África tropical. Eles são carrapatos de três hospedeiros, com as larvas e ninfas que se alimentam em pequenos mamíferos e aves e adultos que infestam mamíferos de maior porte e, mais importante, animais de produção. São, aproximadamente, 150 espécies encontradas amplamente no Velho Mundo, com apenas duas espécies encontradas no Novo Mundo. A maioria das espécies do gênero é pequena, com aparelho bucal curto e base do capítulo retangular (Figura 3.114G). Os palpos são curtos e largos e, em geral, apresentam projeções laterais na base. As placas ventrais não estão presentes no macho. As placas espiraculares são arredondadas ou ovais em fêmeas e arredondadas com em formato de vírgula nos machos. Assim como *Ixodes* spp., esses carrapatos não apresentam olhos, mas diferem por apresentarem festões e sulco anal posterior. A identificação além das espécies principais está além do escopo deste texto, e os leitores interessados deverão consultar um especialista em taxonomia reconhecido.

Espécies de *Haemaphysalis* de importância veterinária

Espécies	Hospedeiros	Local
Haemaphysalis punctata	Bovinos, ovinos, caprinos, equinos, cervos, lobos, ursos, morcegos, aves, coelhos Larvas: aves, ouriços, roedores e répteis como lagartos e cobras	Pele
Haemaphysalis leachi	Cães, carnívoros domésticos e selvagens, pequenos roedores e, ocasionalmente, bovinos	Pele
Haemaphysalis longicornis	Bovinos. Todos os mamíferos e aves	Pele
Haemaphysalis spinigera	Macacos, aves e bovinos. Larvas e ninfas: pequenos mamíferos, humanos	Pele
Haemaphysalis bispinosa	Ampla variedade de mamíferos, ovinos e bovinos	Pele
Haemaphysalis concinna	Vários mamíferos, ovinos	Pele
Haemaphysalis cinnabarina	Vários ruminantes	Pele
Haemaphysalis leporispalustris	Coelhos, lebre-americana, aves, raramente se alimentam em humanos	Pele

Haemaphysalis punctata

Descrição. Carrapatos pequenos e não ornamentados com festões; olhos ausentes (Figura 3.121; ver também Figura 17.21). Os palpos e o hipóstoma são curtos. Os adultos de ambos os sexos têm, aproximadamente 3 mm de comprimento, a fêmea chega a até 12 mm de comprimento quando ingurgitada. Entretanto, o dimorfismo não é acentuado. A base do capítulo é retangular, aproximadamente duas vezes mais larga que longa. Os palpos sensoriais são curtos e largos, com o segundo segmento que se estende

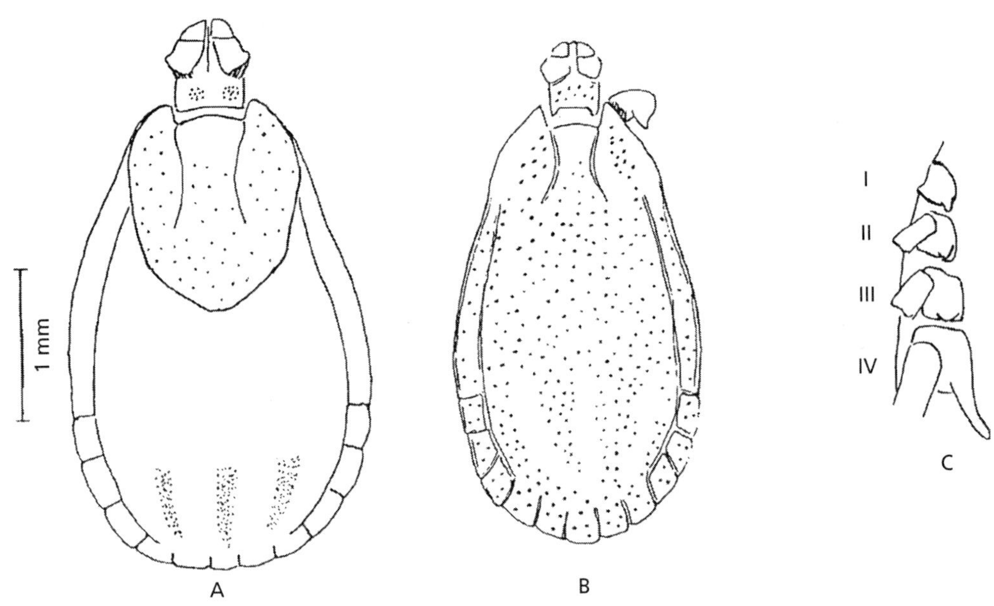

Figura 3.121 Vista dorsal do gnatossoma e escudo de adulto (**A**) fêmea e (**B**) macho de *Haemaphysalis punctata*. Vista ventral das coxas de um macho adulto (**C**). (Fonte: Arthur, 1962.)

além da base do capítulo. O sulco anal é posterior ao ânus. As coxas do primeiro par de pernas apresentam um espinho interno curto e rombo, que também está presente nas coxas do segundo e terceiro pares de pernas e que são mais largos, afunilando-se na coxa do quarto par de pernas. Nos machos, o espinho pode ser tão longo quando a coxa.

Ciclo evolutivo. *Haemaphysalis punctata* é um carrapato de três hospedeiros, que se alimenta uma vez em cada estágio do ciclo evolutivo: larval, ninfal e adulto. Após cada repasto sanguíneo, ele cai do hospedeiro. O ingurgitamento no hospedeiro pode levar entre 6 e 30 dias para se completar. Uma vez alimentada, cada fêmea adulta põe 3.000 a 5.000 ovos no solo, no decorrer de um período de 10 dias a 7 meses. As larvas não alimentadas podem sobreviver por até 10 meses, as ninfas e os adultos não alimentados, por 8,5 meses.

Haemaphysalis leachi (carrapato-amarelo-do-cão)

Descrição. Carrapatos não ornamentados e alongados, com 11 festões e sem olhos. Os palpos são amplamente triangulares, com um espinho basal no segmento II.

Ciclo evolutivo. *Haemaphysalis leachi* é um é um carrapato de três hospedeiros, que se alimenta uma vez em cada estágio do ciclo evolutivo: larval, ninfal e adulto. Após cada repasto sanguíneo, ele cai do hospedeiro. O ingurgitamento no hospedeiro pode levar entre 6 e 30 dias para se completar. Uma vez alimentada, cada fêmea adulta põe 3.000 a 5.000 ovos no solo, no decorrer de um período de 10 dias a 7 meses. As larvas não alimentadas podem sobreviver por até 10 meses, as ninfas e os adultos não alimentados, por 8,5 meses.

Haemaphysalis longicornis (carrapato-do-mato, carrapato dos bovinos da Nova Zelândia)

Descrição. Carrapatos-machos apresentam espinho interno pequeno na coxa IV e ambos os sexos têm espinho interno longo na coxa I.

Ciclo evolutivo. Um carrapato de três hospedeiros. As larvas e ninfas se alimentam principalmente em mamíferos pequenos e aves, enquanto os adultos infestam mamíferos de porte maior.

Haemaphysalis concinna (carrapato dos arbustos)

Descrição. Similar a *H. punctata*, mas as fêmeas não apresentam cornos e os machos têm espinho longo e pontiagudo na coxa IV.

Haemaphysalis bispinosa (carrapato dos arbustos)

Descrição. Similar a *H. punctata*, mas apresenta espinho dorsal proeminente na margem posterior do segmento II dos palpos.

Ciclo evolutivo. Um carrapato de três hospedeiros. De interesse, é a sugestão de que esse carrapato pode se reproduzir por partenogênese.

Rhipicephalus

Esse gênero é composto por, aproximadamente 60 espécies, todas originalmente endêmicas no Velho Mundo e, em grande parte, distribuídos por toda a África Subsaariana. Entretanto, muitas espécies foram introduzidas em uma ampla variedade de novos hábitats pelo mundo. Eles atuam como vetores importantes de um grande número de patógenos. Eles infestam uma variedade de mamíferos, e, raramente, aves e répteis. A maioria das espécies é de carrapatos de três hospedeiros, mas algumas espécies do gênero são carrapatos de dois hospedeiros.

A base do capítulo é hexagonal (Figura 3.114F) e, nos machos, um par de lâminas é encontrado de cada lado do ânus. Eles não são ornamentados. Os palpos são curtos e os olhos e festões, em geral, estão presentes. As placas espiraculares apresentam formato de vírgula. A identificação além das espécies principais está além do escopo deste texto, e os leitores interessados deverão consultar um especialista em taxonomia reconhecido.

Espécies de *Rhipicephalus* de importância veterinária

Espécies	Hospedeiros	Local
Rhipicephalus appendiculatus	Bovinos, equinos, ovinos, caprinos, cervos, antílopes, cães, roedores e uma ampla variedade de mamíferos e aves	Pele, orelhas
Rhipicephalus bursa	Bovinos, ovinos, equinos, cães e uma ampla variedade de mamíferos e aves	Pele
Rhipicephalus capensis	Bovinos, equinos, ovinos, caprinos, cervos, antílopes, cães e uma ampla variedade de mamíferos e aves	Pele
Rhipicephalus evertsi	Bovinos, ovinos, caprinos, equinos, cães e uma ampla variedade de mamíferos e aves	Pele
Rhipicephalus sanguineus	Cães e outros mamíferos e aves	Pele, orelhas, dedos
Rhipicephalus pulchellus	Zebra, também infesta animais de produção e animais de caça	Pele, orelhas, abdome inferior
Rhipicephalus simus	Cães, carnívoros selvagens, animais de produção, animais de caça e humanos. Larvas e ninfas: roedores que vivem em tocas	Pele, orelhas, abdome inferior

Rhipicephalus appendiculatus (carrapato-marrom da orelha)

Descrição. Machos adultos de *R. appendiculatus* têm coloração acastanhada, castanho-avermelhada ou muito escura, com pernas castanho-avermelhadas. Eles variam de 1,8 a 4,4 mm de comprimento. Os pontos sobre o escudo são dispersos e de tamanho moderado; eles são dispersos igualmente no centro do escudo, mas apenas alguns ou nenhum podem ser encontrados além dos sulcos laterais e nos campos laterais. Os sulcos cervicais são moderadamente reticulados ou não reticulados. Os sulcos posteromedianos e paramedianos são estreitos e distintos. Os escudos adanais apresentam ângulos levemente arredondados, mas podem ser variáveis. As fêmeas adultas também têm coloração castanha, castanho-avermelhada ou muito escura. Os pontos são de tamanho pequeno a moderado e são similares àqueles encontrados nos machos. O escudo apresenta, aproximadamente, comprimento igual à largura; sua margem posterior estreita levemente ou é abruptamente arredondada. Os sulcos laterais são curtos, pobremente definidos ou ausentes. Os sulcos cervicais são longos e rasos e quase alcançam as margens posterolaterais.

Ciclo evolutivo. É um carrapato de três hospedeiros.

Rhipicephalus bursa

Descrição. Uma espécie altamente distinta. O macho apresenta uma combinação de espinho anterior na coxa I, que é visível dorsalmente, sulcos lateral e posterior distintos e escudo densamente pontuado, com placas adanais amplas. O escudo da fêmea é similar ao escudo dorsal do macho no nível das pernas anteriores, sendo densamente pontuado e sem campos cervicais aparentes. Ambos os sexos apresentam um grande número de cerdas ao redor dos espiráculos.

Ciclo evolutivo. É um carrapato de três hospedeiros, que se alimenta uma vez em cada estágio do ciclo evolutivo: larval, ninfal e adulto. Após o ingurgitamento como larva e ninfa, ele cai ao solo e então sofre muda, antes de localizar o próximo hospedeiro. Após o ingurgitamento, as fêmeas adultas caem no solo, realizam a postura e então morrem.

Rhipicephalus capensis (carrapato-marrom do Cabo)

Descrição. Os carrapatos têm coloração castanho-avermelhada, com sulcos cervicais relativamente longos, largos e que se expandem e sulcos medianos e paramedianos distintos.

Ciclo evolutivo. É uma espécie de carrapato de três hospedeiros. Após localizarem o hospedeiro, as fêmeas adultas ingurgitam em 4 a 21 dias. Elas então caem ao solo, onde realizam a postura de 3.000 a 7.000 ovos, antes de morrerem. Os ovos eclodem em 28 dias a 3 meses, dependendo da temperatura e das condições climáticas. Subsequentemente, as larvas hexápodes localizam um hospedeiro apropriado e ingurgitam no decorrer de um período de 3 a 6 dias. Elas então caem ao solo antes de sofrerem muda 5 a 29 dias depois, para se tornarem ninfas. As ninfas localizam outro hospedeiro no qual ingurgitam no decorrer de um período de 3 a 9 dias. As ninfas então caem ao solo e mudam 10 a 61 dias depois, para se tornarem adultos.

Rhipicephalus evertsi (carrapato das pernas vermelhas)

Descrição. Essa espécie pode ser distinguida dos demais membros do gênero por suas pernas de coloração vermelha. Apresenta escudo preto, que é densamente rugoso, e o macho deixa descoberta uma margem vermelha do opistossoma.

Ciclo evolutivo. É um carrapato de dois hospedeiros. Os estágios larval e ninfal realizam repasto sanguíneo no mesmo hospedeiro. A fêmea realiza postura de, aproximadamente, 5.000 a 7.000 ovos no decorrer de 6 a 24 dias. Esses ovos eclodem em 4 a 10 semanas, dependendo da temperatura e das condições climáticas. As larvas e ninfas permanecem no hospedeiro entre 10 e 15 dias antes de caírem ao solo. As ninfas sofrem muda após 42 a 56 dias. Subsequentemente, os adultos localizam um segundo hospedeiro, quando as fêmeas adultas ingurgitam em 6 a 10 dias. As larvas e ninfas são comumente encontradas nas orelhas e região inguinal, enquanto os adultos são encontrados principalmente sob a cauda. As larvas não alimentadas podem sobreviver por 7 meses, enquanto os adultos não alimentados podem sobreviver por 14 meses.

Rhipicephalus sanguineus (carrapato-marrom-do-cão, carrapato dos canis)

Descrição. Essa espécie tem coloração amarela, avermelhada ou castanho-escura e os adultos não alimentados podem apresentar 3 a 4,5 mm de comprimento, embora o tamanho seja altamente variável e as fêmeas ingurgitadas possam chegar ao comprimento de 12 mm (Figura 3.122). Os palpos e o hipóstoma são curtos e a base do capítulo é hexagonal dorsalmente. A coxa do primeiro par de pernas apresenta dois espinhos. As pernas podem se tornar sucessivamente maiores do par anterior para o par posterior. Os tarsos do quarto par de pernas apresentam um gancho tarsal ventral marcante. O sulco anal circunda apenas a metade posterior do ânus e então se estende para o sulco mediano. Os machos apresentam placas adanais e escudos acessórios. As larvas de seis pernas são pequenas e de coloração castanho-clara enquanto as ninfas de oito pernas têm coloração castanho-avermelhada. Estudos taxonômicos recentes sugerem que *Rhipicephalus sanguineus*, em sentido amplo, possa ser uma espécie complexa, com tipos morfologicamente similares, mas geneticamente distintos.

Ciclo evolutivo. É uma espécie com ciclo evolutivo de três hospedeiros. O acasalamento ocorre no hospedeiro. Uma vez fertilizadas,

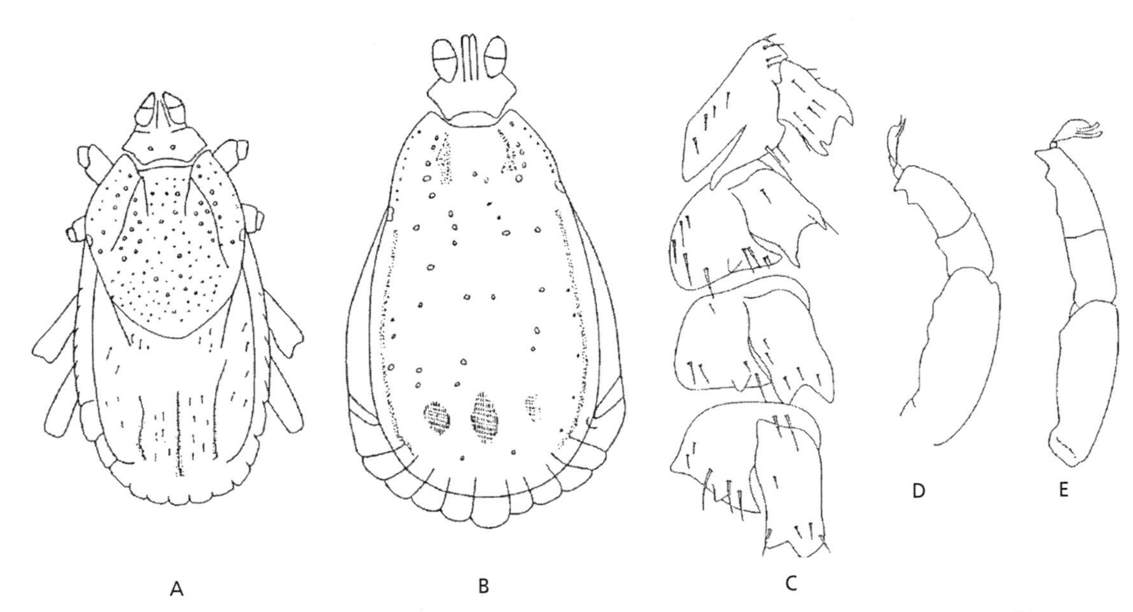

Figura 3.122 Vista dorsal do gnatossoma e do escudo de adultos (**A**) fêmea e (**B**) macho de *Rhipicephalus sanguineus*. Vista ventral das coxas e trocânteres de um macho adulto (**C**). Tarso e metatarso do quarto par de pernas de um adulto (**D**) macho e (**E**) fêmea. (Fonte: Arthur, 1962.)

as fêmeas se alimentam por, aproximadamente, 14 dias e então caem ao solo para realizarem postura de, aproximadamente, 4.000 ovos em locais abrigados, evento após o qual a fêmea morre. As massas de ovos, provavelmente, serão encontradas acima do solo, em fendas e rachaduras (p. ex., teto do canil), em razão da tendência comportamental das fêmeas de escalarem para o alto. Os ovos eclodem após 17 a 30 dias. As larvas, que eclodem dos ovos, irão se alimentar por, aproximadamente, 6 dias no ano seguinte, e então cairão no solo e sofrerão muda para o estágio ninfal no decorrer de um período de 5 a 23 dias. No terceiro ano, esse estágio se alimenta por 4 a 9 dias, cai ao solo e sofre muda para o estágio adulto. Sob condições favoráveis, o ciclo evolutivo pode requerer tão pouco quanto 63 dias, portanto, muitas gerações podem ocorrer em cada ano. Entretanto, sob condições adversas, as larvas não alimentadas podem sobreviver por até 9 meses, ninfas não alimentadas podem sobreviver por 6 meses e adultos não alimentados, por até 19 meses.

Rhipicephalus pulchellus (carrapato-marfim ornamentado, carrapato das zebras)

Descrição. Carrapatos-machos apresentam padrão listrado de esmalte branco sobre um fundo castanho-escuro em todo o seu escudo dorsal.

Ciclo evolutivo. Adultos e estágios imaturos, em geral, infestam o mesmo hospedeiro; entretanto, os estágios imaturos também se alimentam em mamíferos pequenos.

Rhipicephalus simus (carrapato brilhoso)

Descrição. Caracterizado por uma coloração preta brilhante, escudo amplamente liso, que no macho apresenta uma fileira de pontos grandes no sulco marginal profundo.

Rhipicephalus (Boophilus)

Carrapatos do gênero *Boophilus* ('carrapatos-azuis') atualmente são considerados um subgênero de *Rhipicephalus*, e o nome *Rhipicephalus* (*Boophilus*) é usado para as cinco espécies no subgênero, para o qual há uma grande disponibilidade de literatura. Espécies de *Rhipicephalus* (*Boophilus*) são vetores importantes de *Babesia* spp. e *Anaplasma marginale* em bovinos em países de regiões subtropicais e tropicais. Os machos apresentam escudo ventral adanal ou acessório. A base do capítulo é hexagonal dorsalmente. O aparelho bucal é curto e compacto e os palpos apresentam uma crista dorsal e lateral (Figura 3.114E). Os adultos não alimentados podem apresentar apenas 2 ou 3 mm de comprimento a até 12 mm quando ingurgitados. A identificação além das espécies principais está além do escopo deste texto, e os leitores interessados deverão consultar um especialista em taxonomia reconhecido.

Espécies de *Rhipicephalus* (*Boophilus*) de importância veterinária

Espécies	Hospedeiros	Local
Rhipicephalus (Boophilus) annulatus	Bovinos, equinos, caprinos, ovinos, camelos, cães e uma ampla variedade de mamíferos e aves	Pele
Rhipicephalus (Boophilus) microplus	Bovinos, ovinos, caprinos, ungulados selvagens	Pele
Rhipicephalus (Boophilus) calcaratus	Bovinos, ovinos, caprinos, ungulados selvagens	Pele
Rhipicephalus (Boophilus) decoloratus	Bovinos, equinos, jumentos, ovinos, caprinos, cães, ungulados selvagens	Pele

Rhipicephalus (Boophilus) annulatus (carrapato-azul dos bovinos, carrapato da febre do Texas dos bovinos)

Descrição. A margem interna da primeira articulação do palpo é longa e levemente côncava, e os espinhos e a fenda entre os espinhos na primeira coxa das fêmeas são menos distintos que aqueles das fêmeas de *Rhipicephalus* (*Boophilus*) *microplus*. A segunda coxa nas fêmeas não apresenta espinho e os machos não possuem apêndice caudal.

Ciclo evolutivo. Essa é uma espécie de carrapato de um hospedeiro. A larva, ninfa e adulto aderem e se desenvolvem em um único hospedeiro. As fêmeas ingurgitadas caem do hospedeiro e realizam postura de 2.000 a 3.000 ovos no decorrer de um período de 14 a 59 dias. As larvas eclodem após 23 a 159 dias, dependendo das condições climáticas. As larvas então aderem ao hospedeiro, se alimentam e sofrem muda para ninfas e então para o estágio adulto. O acasalamento ocorre sobre o hospedeiro. O período total sobre o hospedeiro varia de 15 a 55 dias, embora as larvas não alimentadas possam sobreviver por até 8 meses antes de aderirem ao hospedeiro. Duas a quatro gerações podem ocorrer por ano, dependendo das condições climáticas; o ciclo evolutivo dessa espécie, de ovo a adulto, pode se completar em 6 semanas.

Rhipicephalus (Boophilus) microplus (carrapato tropical dos bovinos, carrapato do sul dos bovinos)

Descrição. Os carrapatos adultos apresentam gnatossoma curto e reto. As pernas têm coloração creme clara. O corpo é oval a retangular e o escudo é oval e mais amplo na região frontal. O sulco anal é obsoleto na fêmea e é tênue no macho, e circunda a região posterior do ânus. A coxa I é bífida. Os espiráculos são circulares ou ovais. As ninfas dessa espécie apresentam escudo castanho-alaranjado. O corpo é oval e mais largo na região frontal. A coloração do corpo é castanha a azul-esverdeada, com branco na região frontal e nas laterais.

Ciclo evolutivo. Essa espécie é um carrapato de um hospedeiro. A larva, ninfa e adulto aderem e se desenvolvem em um único hospedeiro. As fêmeas ingurgitadas caem do hospedeiro e realizam postura de 2.000 a 4.500 ovos no decorrer de um período de 4 a 44 dias. As larvas eclodem após 14 a 146 dias, dependendo das condições climáticas. As larvas então aderem ao hospedeiro, se alimentam e sofrem muda para ninfas e então para o estágio adulto. Da aderência das larvas ao ingurgitamento das fêmeas adultas, são necessárias 3 semanas. Após o ingurgitamento, as fêmeas podem pesar até 250 vezes mais que quando não alimentadas. O acasalamento ocorre sobre o hospedeiro. O período total sobre o hospedeiro varia de 17 a 52 dias, e o ciclo evolutivo pode se completar em 2 meses, embora as larvas não alimentadas possam sobreviver por até 20 semanas antes de aderirem ao hospedeiro. Embora presentes no decorrer de todo o ano, as populações atingem seu pico no verão.

Rhipicephalus (Boophilus) decoloratus (carrapato-azul)

Descrição. As fêmeas ingurgitadas apresentam corpo de coloração azul-ardósia, com pernas amarelo-claro.

Ciclo evolutivo. Essa espécie é um carrapato de um hospedeiro. A larva, ninfa e adulto aderem e se desenvolvem em um único hospedeiro. As fêmeas ingurgitadas caem do hospedeiro e realizam postura e incubação de, aproximadamente, 2.500 ovos no decorrer de um período de 3 a 6 semanas. As larvas então aderem ao hospedeiro, se alimentam e sofrem muda para ninfas e então para o estágio adulto. O acasalamento ocorre sobre o hospedeiro. O período total sobre o hospedeiro varia de 21 a 25 dias, embora as larvas não alimentadas possam sobreviver por até 7 meses antes de aderirem ao hospedeiro.

Hyalomma

Sugeriu-se que os carrapatos na família Hyalomminae devem ser considerados sinônimos de Rhipicephalinae, mas uma vez que isso ainda não é universalmente aceito, carrapatos do gênero *Hyalomma* serão considerados separadamente neste texto. *Hyalomma* spp., em geral, são carrapatos de dois hospedeiros, embora algumas espécies possam apresentar três hospedeiros. Eles são encontrados mais comumente em pernas, úbere e cauda, ou região perianal. Há, aproximadamente, 20 espécies, encontradas normalmente em regiões de baixadas semidesérticas da Ásia central, sul da Europa e norte da África. Eles podem sobreviver a condições excepcionalmente frias e secas. As espécies de *Hyalomma* apresentam tamanho médio a grande, normalmente não são ornamentados, mas suas pernas são listradas (o que dá a eles o nome vulgar de carrapatos das pernas listradas). Os palpos e o hipóstoma são longos (Figura 3.114B), os olhos estão presentes e os festões, algumas vezes, também estão presentes. Os machos apresentam placas ventrais de cada lado do ânus.

Espécies de *Hyalomma* de importância veterinária

Espécies	Hospedeiros	Local
Hyalomma anatolicum *H. anatolicum anatolicum* *H. anatolicum excavatum* (carrapato-marrom das orelhas)	Bovinos, equinos, uma ampla variedade de mamíferos e aves. Roedores; adultos em ruminantes, equinos	Pele, axila, região inguinal, face, orelhas
Hyalomma aegyptium	Jabutis (*Testudo* spp.), lagartos, cães, equinos	Pele
Hyalomma detritum *H. detritum detritum* *H. detritum scupense* *H. detritum mauretanicum*	Bovinos, ovinos, caprinos, equinos, uma ampla variedade de mamíferos e aves	Pele, axila, região inguinal, face, orelhas
Hyalomma dromedarii	Camelos, ruminantes, equinos	Pele, axila, região inguinal, face, orelhas
Hyalomma marginatum *H. marginatum marginatum* *H. marginatum rufipes* *H. marginatum turanicum* *H. marginatum isaaci*	Herbívoros selvagens, ruminantes, equinos. Larvas e ninfas: pequenos mamíferos, lagartos e aves	Pele, axila, região inguinal, face, orelhas
Hyalomma truncatum	Bovinos, ovinos, caprinos, suínos, equinos, uma ampla variedade de mamíferos e aves	Pele, axila, região inguinal, face, orelhas
Hyalomma impressum	Bovinos, ovinos, grandes mamíferos africanos	Pele, axila, região inguinal, face, orelhas

Hyalomma anatolicum (carrapato das pernas listradas)

Subespécies. *Hyalomma anatolicum anatolicum, Hyalomma anatolicum excavatum.*

Descrição. Normalmente apresentam pernas listradas, os olhos estão presentes e os festões, algumas vezes, também estão presentes. Os palpos e o hipóstoma são longos. O gnatossoma e as coxas são escuros, avermelhados ou castanho-escuros. Os machos apresentam escudos adanais. O segundo segmento dos palpos tem menos de duas vezes o comprimento do terceiro segmento, e o escudo não apresenta ornamentos.

Ciclo evolutivo. Essa espécie é um carrapato de dois ou três hospedeiros. As larvas aderem a um hospedeiro, se alimentam e sofrem muda. As ninfas voltam a aderir ao mesmo hospedeiro logo após a muda. Após o ingurgitamento, as ninfas caem do hospedeiro, sofrem muda para o estágio adulto e então adquirem um novo segundo hospedeiro onde se alimentam. Após aderirem, ocorre o acasalamento e a fêmea completa seu único grande repasto sanguíneo. Os machos se alimentam de forma intermitente e acasalam repetidamente. Uma vez fertilizadas, as fêmeas se alimentam por, aproximadamente 14 dias e então caem ao solo para realizarem postura de vários milhares de ovos em locais abrigados, e após esse evento, elas morrem. As larvas e ninfas se alimentam em aves e pequenos mamíferos, e os adultos em ruminantes e equinos. Quando as larvas e ninfas infestam mamíferos menores, aves e répteis, o ciclo evolutivo pode se tornar o modelo de três hospedeiros.

Hyalomma aegyptium (carrapato do jabuti)

Descrição. Esses carrapatos grandes de coloração castanha têm olhos e aparelho bucal grande. As fêmeas apresentam 5,5 a 20 mm; os machos, 3 a 6 mm de comprimento. A coxa I apresenta um espinho grande divergente nas fêmeas e um espinho pontiagudo e proeminente nos machos.

Ciclo evolutivo. Essa espécie é um carrapato de dois hospedeiros. Os estágios larval e ninfal se ingurgitam no mesmo hospedeiro.

Hyalomma detritum (carrapato das pernas listradas)

Subespécies. *Hyalomma detritum detritum, Hyalomma detritum scupense, Hyalomma detritum mauretanicum.*

Sinônimos. *Hyalomma volgense, Hyalomma uralense.*

Descrição. *Hyalomma detritum detritum* é similar à subespécie *Hyalomma detritum scupense* e ambos são relativamente pequenos e sem pontos quando comparados a outras espécies de *Hyalomma*. Ambas as subespécies não apresentam anéis pálidos nas pernas. As pernas têm coloração amarela a laranja em *H. d. detritum* e são relativamente longas, enquanto em *H. d. scupense*, sua coloração é castanha e elas são curtas. A espessura relativa do final das placas espiraculares são distintas em ambos os sexos; estreitas em *H. d. detritum*, e largas em *H. d. scupense*.

Ciclo evolutivo. Essa espécie é um carrapato de dois hospedeiros. Os estágios larval e ninfal se ingurgitam no mesmo hospedeiro. A fêmea realiza postura de 5.000 a 7.000 ovos no decorrer de um período de 37 a 59 dias. Esses ovos eclodem em 34 a 66 dias, dependendo da temperatura e das condições climáticas. As larvas e ninfas permanecem no primeiro hospedeiro por 13 a 45 dias. As ninfas caem do hospedeiro e então sofrem muda para se tornarem adultos. Subsequentemente, os adultos encontram um segundo hospedeiro, onde as fêmeas adultas se ingurgitam em 5 a 6 dias. As larvas não alimentadas podem sobreviver por 12 meses, as ninfas não alimentadas, por 3 meses, e os adultos não alimentados, por 14 meses.

Hyalomma dromedarii (carrapato dos camelos)

Descrição. *Hyalomma dromedarii*, normalmente, é um carrapato não ornamentado, mas com pernas listradas; os olhos estão presentes e festões, algumas vezes, também estão presentes. O segundo segmento dos palpos, em geral, apresenta menos do dobro do comprimento do terceiro segmento, e o escudo não apresenta ornamentação.

Ciclo evolutivo. Essa é, predominantemente, uma espécie de carrapato de dois hospedeiros. As larvas aderem a um hospedeiro, se alimentam e sofrem muda. As ninfas voltam a aderir ao mesmo hospedeiro logo após a muda. Após o ingurgitamento, as ninfas caem do hospedeiro, sofrem muda para o estágio adulto e então adquirem um novo segundo hospedeiro onde se alimentam. Após aderirem, ocorre o acasalamento e a fêmea completa seu único grande repasto sanguíneo. Os machos se alimentam de forma intermitente e acasalam repetidamente. Uma vez fertilizadas, as fêmeas se alimentam por, aproximadamente, 14 dias e então caem ao solo para realizarem postura de vários milhares de ovos em locais abrigados, e após esse evento, elas morrem. Em algumas circunstâncias, um ciclo evolutivo variável foi relatado para *H. dromedarii*, com um ciclo de três hospedeiros sendo observado em ovinos e bovinos. Aparentemente, o tipo de hospedeiro, o tipo de criação, a densidade e a idade das larvas podem influenciar o ciclo evolutivo adotado por essa espécie.

Hyalomma marginatum (carrapato do Mediterrâneo)

Subespécies. *Hyalomma marginatum marginatum, Hyalomma marginatum rufipes, Hyalomma marginatum turanicum, Hyalomma marginatum isaaci.*

Descrição. Carrapatos de coloração castanho-escura ou avermelhada, com pernas listradas (ver Figura 17.23). Os olhos estão presentes e festões, algumas vezes, também estão presentes. Os palpos e o hipóstoma são longos. Os machos apresentam escudos adanais. O segundo segmento de palpos apresenta menos do dobro do comprimento do terceiro segmento, e o escudo não apresenta ornamentações. Os carrapatos-fêmeas têm áreas porosas grandes e o pontilhado no escudo é pequeno e esparso. Em ambos os sexos, a coxa I apresenta espinho externo longo e delgado.

Ciclo evolutivo. Os membros desse complexo de espécies apresentam um ciclo evolutivo de dois hospedeiros: as larvas e as ninfas permanecem e se alimentam no mesmo hospedeiro. As ninfas ingurgitadas caem no solo e sofrem muda para se tornarem adultos. Subsequentemente, os adultos se alimentam e ingurgitam em um segundo hospedeiro. O ciclo de vida de ovo a adulto leva, no mínimo, 14 semanas.

Hyalomma truncatum (carrapato das pernas listradas)

Descrição. Carrapatos de coloração castanho-avermelhada a quase pretos. Os espinhos posteromedianos e posterolaterais na coxa I são longos e desiguais em comprimento em ambos os sexos. Nas fêmeas, a abertura genital é ampla e profundamente arredondada.

Ciclo evolutivo. Essa espécie é um carrapato de dois hospedeiros.

Amblyomma

Membros desse gênero são grandes, com frequência altamente ornamentados, com pernas longas que, com frequência, são listradas. As fêmeas não alimentadas têm até 8 mm de comprimento, mas quando ingurgitadas podem chegar a 20 mm de comprimento. Os olhos e festões estão presentes. Os machos não apresentam placas ventrais. Eles apresentam aparelho bucal longo (Figura 3.114D), com o qual infligem uma picada dolorosa que pode se tornar infeccionada secundariamente. Há, aproximadamente, 100 espécies de *Amblyomma*, amplamente distribuídos em regiões tropicais e subtropicais da África. Entretanto, uma espécie importante é encontrada na região temperada da América do Norte. A identificação além das espécies principais está além do escopo deste texto, e os leitores interessados deverão consultar um especialista em taxonomia reconhecido.

Espécies de *Amblyomma* de importância veterinária

Espécies	Hospedeiros	Locais
Amblyomma americanum	Animais selvagens e domésticos, em especial bovinos, aves. Larvas: pequenos mamíferos	Pele, orelhas, flancos, cabeça e abdome ventral
Amblyomma variegatum	Ampla variedade de mamíferos, principalmente bovinos	Pele
Amblyomma cajennense	Ampla variedade de mamíferos, principalmente equinos	Pele, superfície inferior do corpo, axila, virilha
Amblyomma hebraeum	Ampla variedade de mamíferos e aves	Pele
Amblyomma gemma	Ampla variedade de mamíferos, especificamente bovinos, camelos, grandes herbívoros	Pele
Amblyomma maculatum	Ampla variedade de mamíferos e aves	Pele, orelhas
Amblyomma pomposum	Mamíferos, principalmente bovinos, ovinos e caprinos	Pele
Amblyomma lepidum	Ovinos, caprinos, bovinos	Pele
Amblyomma astrion	Búfalos, bovinos	Pele
Amblyomma sparsum	Répteis, jabutis	Pele
Amblyomma marmorium	Jabutis	Pele

Amblyomma americanum (carrapato-estrela)

Descrição. O carrapato-estrela, *Amblyomma americanum*, é assim chamado em decorrência de um único ponto branco no escudo da fêmea (Figura 3.123). Eles são carrapatos grandes, normalmente ornamentados, cujas pernas apresentam listras. Os olhos e festões estão presentes. Os palpos e o hipóstoma são longos, as placas ventrais estão ausentes nos machos. A fêmea ingurgitada tem até 10 mm de comprimento, formato de fava e apresenta quatro pares de pernas. A fêmea tem coloração castanho-avermelhada, tornando-se cinza claro quando ingurgitada. No escudo há dois sulcos cervicais paralelos profundos e um grande ponto pálido na sua margem posterior. O macho é pequeno, com dois pontos pálidos simétricos próximos à margem posterior do corpo, uma listra pálida de cada lado e uma listra curta e oblíqua atrás de cada olho. Os machos apresentam apenas 2 a 3 mm de comprimento e, em razão do seu pequeno idiossoma, os quatro pares de pernas são prontamente visíveis. Em ambos os sexos, a coxa I apresenta um espinho externo longo e um espinho interno curto, e o aparelho bucal é muito mais comprido que a base do capítulo.

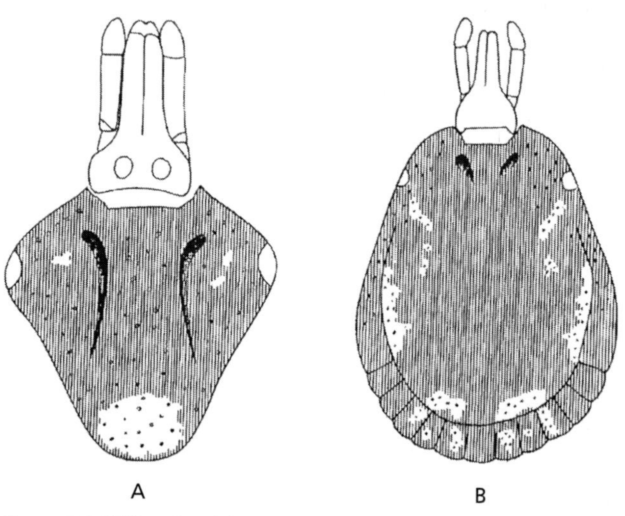

Figura 3.123 Vista dorsal do gnatossoma e escudo do adulto (**A**) fêmea e (**B**) macho de *Amblyomma americanum*. (Fonte: Arthur, 1963.)

As ninfas assemelham-se aos adultos e também apresentam quatro pares de pernas, mas medem menos de 2 mm de comprimento, enquanto as larvas (micuins) apresentam menos de 1 mm de comprimento, normalmente têm coloração amarelada e apenas três pares de pernas.

Ciclo evolutivo. O ciclo evolutivo é típico de um carrapato de três hospedeiros. As fêmeas adultas aderem ao hospedeiro e realizam apenas um grande repasto sanguíneo no decorrer de um período de 3 a 4 semanas, ingerindo de 0,5 a 2 mℓ de sangue e, durante esse período, elas acasalam uma única vez. Contrariamente, os machos se alimentam de forma intermitente e acasalam repetidamente. Uma vez fertilizada, a fêmea cai ao solo e realiza a postura de vários milhares de ovos em locais abrigados, e, após esse evento, ela morre. As larvas que eclodem dos ovos se alimentarão por, aproximadamente, 6 dias no ano subsequente, e então cairão ao solo para sofrerem muda para o estágio ninfal. No terceiro ano, esse estágio se alimenta, cai ao solo e se torna adulto. Embora o ciclo evolutivo leve 3 anos para se completar, as larvas, as ninfas e os adultos se alimentam por um total de, apenas 26 a 28 dias. As larvas e ninfas se alimentam em roedores, coelhos e aves que habitam o solo. Os adultos se alimentam em mamíferos maiores, como cervos, bovinos, equinos e ovinos.

Amblyomma variegatum (carrapato pintado, carrapato tropical listrado)

Descrição. As fêmeas de *A. variegatum* têm coloração castanha com mancha branca grande na região posterior do escudo, enquanto os machos apresentam coloração laranja e ornamentações brilhosas com a borda do idiossoma castanho-escura (ver Figura 17.24). Ambos os sexos de *A. variegatum* apresentam olhos semiesféricos. *Amblyomma variegatum* (e *A. hebraeum*) podem ser distinguidos de *A. americanum* e *A. cajennense* pelo espinho externo mais curto na coxa I, que é próximo ao espinho interno. Os lados do escudo são retos e o ângulo do escudo posterior é amplo. A abertura genital tem ângulo amplo em formato de U.

Amblyomma cajennense (carrapato cayeno)

Descrição. Em adultos, o escudo, em geral é ornamentado, com padrão entrelaçado, com frequência com padrões brilhosos multicoloridos iridescentes. Pode haver manchas claras nos festões.

Amblyomma hebraeum (carrapato listrado)

Descrição. *Amblyomma hebraeum* é um carrapato com ornamentação rosa a laranja e anéis pálidos nas pernas. Os olhos são levemente convexos e próximos à margem do escudo. As laterais do escudo são convexas e o seu ângulo posterior é amplo. A espécie apresenta um espinho externo curto na coxa I, que é próximo ao espinho interno.

Amblyomma gemma

Descrição. Um carrapato com uma grande quantidade de ornamentações vistosas de coloração rosa a laranja na superfície dorsal.

O escudo tem lados retos e um ângulo posterior amplo. As pernas apresentam anéis de coloração clara. Os olhos são planos e próximos às margens do escudo. Nos carrapatos-fêmeas, o pontilhado principal no escudo é localizado e de tamanho pequeno a médio. Tanto nos carrapatos-machos quanto nas fêmeas, o espinho externo na coxa I tem comprimento médio e os espinhos internos são curtos. No macho, há uma listra posteromediana ampla.

Amblyomma maculatum (carrapato da Costa do Golfo)

Descrição. Similar a *A. americanum*, mas com espinhos no segundo, terceiro e quarto pares de pernas e manchas claras mais difusas nas fêmeas.

Aponomma

O gênero *Aponomma* atualmente é considerado sinônimo e *Amblyomma* (*Aponomma*). Quase todas as espécies de carrapatos *Amblyomma* (*Aponomma*) parasitam répteis, como cobras, lagartos e tuataras. Quatro espécies são adaptadas a se alimentar em mamíferos australianos primitivos, os monotremados e marsupiais.

FAMÍLIA ARGASIDAE

Carrapatos moles apresentam corpo coriáceo e não esclerotizado com superfície texturizada (Figura 3.124), que, em carrapatos não alimentados, podem apresentar pregas ou sulcos marcantes. O tegumento é **não ornamentado.** Os palpos parecem pernas, com terceiro e quarto segmentos de tamanho igual. O gnatossoma é localizado ventralmente e não é visível dorsalmente em ninfas e adultos. Quando presentes, os olhos são encontrados em pregas laterais acima das pernas. Os estigmas são pequenos e anteriores às coxas do quarto par de pernas. As pernas são similares àquelas dos carrapatos duros; os pulvilos, em geral, são ausentes ou rudimentares em ninfas e adultos, mas podem ser bem desenvolvidos nas larvas.

Os carrapatos moles apresentam ciclo evolutivo com vários hospedeiros. O estágio larval se alimenta uma vez antes de sofrer muda e se tornar ninfa de primeiro estágio. Há entre dois e sete estágios ninfais, que se alimentam e então deixam o hospedeiro antes de sofrerem muda para o próximo estágio. As fêmeas adultas põem pequenos lotes de ovos após cada pequeno repasto sanguíneo, que dura apenas alguns minutos.

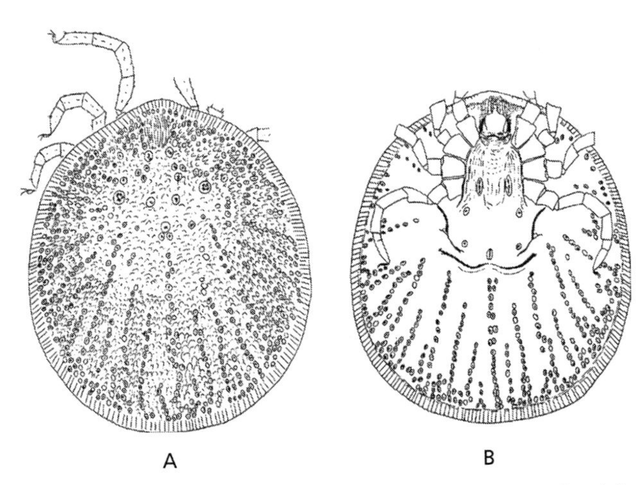

Figura 3.124 Um carrapato argasídeo, *Argas vespertilonis*: vista dorsal da fêmea (**A**); vista ventral da fêmea (**B**). (Fonte: Arthur, 1963.)

Esses carrapatos, diferentemente dos Ixodidae, são resistentes à seca e capazes de viver por vários anos, e são encontrados, predominantemente, em desertos ou condições secas, contanto que vivam próximo aos seus hospedeiros. Há três gêneros de importância veterinária, *Argas*, *Otobius* e *Ornithodoros*.

Argas

Espécies do gênero *Argas*, em geral, são achatadas dorsoventralmente, com margens definidas, que podem ser vistas mesmo quando o carrapato está ingurgitado. A cutícula é enrugada e coriácea. A maioria das espécies tem hábito noturno. Sessenta e uma espécies foram descritas no gênero *Argas*, e elas estão alocadas em sete subgêneros. Dois subgêneros, *Argas* e *Persicargas*, parasitam aves; outros subgêneros estão associados a morcegos e um pequeno número de outros mamíferos, enquanto *Argas* (*Microargas*) *transversus* é um ectoparasita permanente da tartaruga-gigante de Galápagos (*Geochelone elephantopus*). A maioria das espécies raramente ataca humanos. Espécies desse gênero, em geral, são encontradas em hábitats secos e áridos. As descrições apenas das principais espécies de importância veterinária são apresentadas.

Espécies de *Argas* de importância veterinária

Espécies	Hospedeiros	Local
Argas persicus	Galinha, peru e aves selvagens	Pele
Argas reflexus	Pombo	Pele
Argas walkerae (sin. *Persicargas walkerae*)	Galinhas	Pele, comum abaixo das asas
Argas miniatus	Aves selvagens	Pele
Argas radiatus	Aves selvagens	Pele
Argas robertsi	Aves selvagens	Pele
Argas snachezi	Aves selvagens	Pele

Argas persicus (carrapato das aves domésticas, carrapato-das-galinhas)

Argas persicus tem importância veterinária considerável como o carrapato argasídeo mais disseminado que parasita aves domésticas.

Descrição. Os adultos não alimentados têm coloração amarelo-clara a castanho-avermelhada, tornando-se azul-ardósia quando alimentados. A fêmea tem, aproximadamente, 8 mm de comprimento e o macho tem 5 mm de comprimento. A margem do corpo parece composta por placas irregulares quadrangulares ou células, e não há escudo. Diferentemente dos carrapatos duros, os quatro segmentos dos pedipalpos têm comprimento igual. Os estigmas são situados nas laterais do corpo acima do terceiro e quarto pares de pernas. O tegumento é granulado, coriáceo e enrugado. A ponta do hipóstoma é denteada (Figura 3.125F), e o aparelho bucal não é visível quando o carrapato é visto por cima.

Ciclo evolutivo. *Argas persicus* tem hábito noturno e acasala e se abriga em fendas e rachaduras na estrutura dos galinheiros. As fêmeas depositam lotes de 25 a 100 ovos nessas fendas e rachaduras. Até 700 ovos podem ser produzidos, em intervalos, por uma única fêmea; cada oviposição é precedida por um repasto sanguíneo. Após a eclosão, as larvas localizam o hospedeiro e permanecem aderidas a ele por vários dias. Após se alimentarem, elas se soltam, deixam o hospedeiro e se abrigam na estrutura do galinheiro. Vários dias após, elas sofrem muda e se tornam ninfas de primeiro estágio. Elas então passam por mais dois a três estágios ninfais, intercalados por repastos sanguíneos noturnos frequentes, antes de sofrerem muda para o estágio adulto. Os machos e fêmeas adultos se alimentam, aproximadamente, uma vez por mês, mas podem sobreviver por períodos longos sem um repasto sanguíneo. As fêmeas podem se tornar completamente ingurgitadas em 30 a 45 min. Em condições favoráveis, o ciclo evolutivo pode se completar em, aproximadamente, 30 dias. Todos esses estágios permanecem próximo à área do poleiro das aves, quiescentes durante o dia e se alimentando ativamente à noite. *Argas persicus* pode sobreviver em galinheiros vazios por anos, e pode viajar longas distâncias para encontrar seus hospedeiros. Esse carrapato pode passar por rápidos aumentos de população, chegando a uma a dez gerações por ano, em especial em áreas onde aves estão presentes durante todo o ano.

Argas reflexus (carrapato do pombo)

Descrição. Os adultos de *Argas reflexus* têm entre 6 e 11 mm de comprimento e podem ser distinguidos do carrapato das aves domésticas, *Argas persicus*, por sua margem do corpo, que é composta por sulcos irregulares e pelo hipóstoma, que não apresenta dentes apicais (Figura 3.125E). Ele tem coloração castanho-avermelhada e pernas claras.

Ciclo evolutivo. O ciclo evolutivo é similar ao de *A. persicus*. *Argas reflexus* tem hábito noturno e acasala e se abriga em fendas e rachaduras na estrutura dos poleiros. As fêmeas depositam lotes de 50 a 100 ovos nessas fendas e rachaduras. Após a eclosão, as larvas localizam o hospedeiro, aderem a ele e se alimentam por vários dias. Após se alimentarem, elas se soltam, deixam o hospedeiro e se abrigam nos abrigos dos pombos. Vários dias depois desse evento, elas sofrem muda e se tornam ninfas de primeiro estágio. Elas então passam por mais dois a quatro estágios ninfais (com o número menor ocorrendo em locais de temperatura baixa), intercalados por repastos sanguíneos frequentes, antes de sofrerem muda para o estágio adulto. Os machos e fêmeas adultos se alimentam, aproximadamente, uma vez por mês. As fêmeas podem se tornar completamente ingurgitadas em 30 a 45 min. Todos os estágios desse carrapato permanecem próximo à área do poleiro das aves, quiescentes durante o dia e se alimentando ativamente à noite. *Argas reflexus* pode sobreviver em poleiros vazios por mais de 1 ano. O ciclo evolutivo de ovo a adulto pode levar até 11 anos. As fêmeas ingurgitadas fazem diapausa durante os meses de verão. Se a oviposição já tiver começado, ela é interrompida e retorna no ano seguinte, sem a necessidade de outro repasto sanguíneo.

Argas walkerae (carrapato-das-galinhas, carrapato do sul das aves domésticas)

Descrição. Nos adultos, os discos idiossomais dorsais são dispostos de forma mais aleatória que em *A. persicus*, as células na estrutura lateral variam em formato, e o ápice do hipóstoma é arredondado.

Ciclo evolutivo. Assim como a maioria das espécies desse gênero: ovo, larva, três estágios ninfais e adulto. Eles vivem em fendas nos galinheiros ou no ninho, se movendo para o hospedeiro para se alimentarem.

Ornithodoros

Esse gênero inclui 113 espécies, quase todas são encontradas em hábitats nos trópicos e regiões subtropicais, tanto no Velho Mundo quanto no Novo Mundo. A maioria das espécies de *Ornithodoros* é

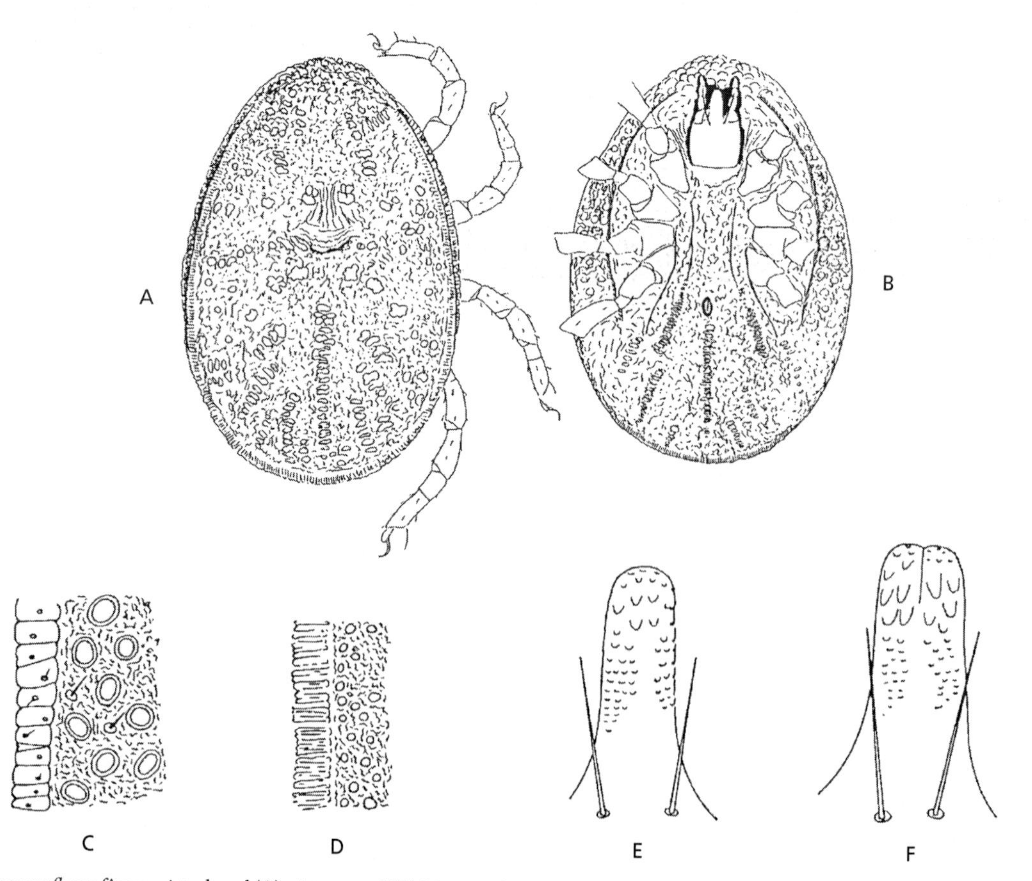

Figura 3.125 *Argas reflexus* fêmea: vista dorsal (**A**); vista ventral (**B**). Margem de *Argas reflexus* (**C**) e *Argas persicus* (**D**). Hipóstoma da fêmea *Argas reflexus* (**E**) e *Argas persicus* (**F**). (Fonte: Arthur, 1962.)

encontrada na África, comumente nos esconderijos de javalis e porcos-dos-arbustos (potamóquero-comum), embora outras espécies sejam encontradas nas Américas Central e do Sul e nas Montanhas Rochosas nos EUA. Eles têm hábitos noturnos e o aparelho bucal é bem desenvolvido. O tegumento apresenta padrão enrugado, que corre continuamente sobre as superfícies dorsal e ventral (ver Figura 17.25). Não há margem lateral distinta no corpo, que tem aparência de saco. As espécies desse gênero estão amplamente distribuídas em hábitats como tocas, cavernas, grutas, ninhos e esconderijos, de forma que, em geral, não constituem um problema para a maioria dos animais domésticos. Apenas as ninfas e os adultos são parasitas e podem ser responsáveis por irritação considerável; infestações maciças podem levar a mortalidade nos rebanhos em decorrência da perda de sangue. Muitas espécies de *Ornithodoros* infligem picadas dolorosas e podem ser vetores principais de patógenos responsáveis pela febre recorrente. São apresentadas as descrições das principais espécies de importância veterinária.

Espécies de *Ornithodoros* de importância veterinária

Espécies	Hospedeiros	Local
Ornithodoros savignyi	Principalmente mamíferos, em especial camelos, mas também bovinos, aves domésticas, humanos	Pele
Ornithodoros moubata (subesp. *O. moubata porcinus*)	Ampla variedade de mamíferos: javalis, porco-dos-arbustos, suínos	Pele
Ornithodoros erraticus (sin. *Ornithodoros marocanus*)	Pequenos mamíferos, animais de produção domésticos, suínos, humanos	Pele
Ornithodoros hermsi	Ampla variedade de mamíferos, em especial roedores	Pele
Ornithodoros parkeri	Ampla variedade de mamíferos, em especial roedores	Pele
Ornithodoros tholozani	Principalmente mamíferos, aves e alguns répteis	Pele
Ornithodoros turicata	Ampla variedade de mamíferos, em especial roedores	Pele
Ornithodoros rudis	Ampla variedade de mamíferos, em especial roedores, humanos	Pele
Ornithodoros lahorensis	Ovinos selvagens, ovinos domésticos e caprinos	Pele
Ornithodoros coriaceus	Bovinos, cervos, humanos	Pele

Ornithodoros savignyi (carrapato da areia, carrapato com olhos)

Descrição. As fêmeas têm 10 a 13 mm e os machos, 8 a 12 mm de comprimento, e ambos têm formato arredondado quando ingurgitados. A cutícula é coberta por mamilos de tamanho igual e as superfícies dorsal e ventral são separadas por um sulco. O carrapato da areia apresenta dois pares de olhos semiesféricos escuros e localizados dorsalmente às coxas I até as coxas III e IV. Os tarsos e as tíbias das pernas apresentam elevações dorsais distintas e a coxa das pernas decresce de tamanho posteriormente.

Ornithodoros moubata (carrapato sem olhos, carrapato da cabana)

Subespécies. *Ornithodoros moubata porcinus, Ornithodoros moubata moubata.*

Descrição. Membros do complexo *O. moubata* são um pouco menores que *O. savignyi*; as fêmeas apresentam 8 a 11 mm de comprimento, mas a diferenciação entre espécies é feita de forma mais prática pela ausência de olhos. A posição taxonômica da(s) espécie(s) mais conhecida(s) de *O. moubata* ainda não está definida de forma satisfatória. *Ornithodoros moubata moubata* é um carrapato que vive abrigado em cabanas e que se alimenta em galinhas e em pessoas, e *O. moubata porcinus* vive em esconderijos e se alimenta dos seus ocupantes (javalis, orictéropos e porcos-espinhos).

Ornithodoros hermsi

Descrição. *Ornithodoros hermsi* é um carrapato mole, de coloração areia clara que fica de cor azul-acinzentada quando ingurgitado. A fêmea adulta de *O. hermsi* apresenta, tipicamente, 5 a 6 mm de comprimento e 3 a 4 mm de largura. O macho é morfologicamente similar, embora um pouco menor.

Ciclo evolutivo. As fêmeas põem lotes de, aproximadamente, 100 ovos na areia da toca, caverna, ninho ou esconderijo do hospedeiro, e permanecem com eles até que eclodam e produzam larvas, vários dias após. As larvas permanecem quiescentes até que elas sofram muda para o estágio ninfal. Há vários estágios ninfais. Tanto ninfas quanto adultos se alimentam em seus hospedeiros apenas por períodos curtos de tempo, tipicamente, 15 a 30 min. Essa espécie é capaz de sobreviver por períodos longos sem se alimentar; os estágios juvenis podem viver por tanto tempo quanto 95 dias sem se alimentarem, e os adultos, mais de 7 meses.

Otobius

Esse gênero pequeno contém apenas duas espécies, *Otobius megnini* e *Otobius lagophilus*, que infestam o canal auditivo de mamíferos.

Espécies de *Otobius* de importância veterinária

Espécies	Hospedeiros	Local
Otobius megnini	Bovinos, equinos, ovinos, caprinos, cães, cervos, humanos, ruminantes selvagens	Canal auditivo
Otobius lagophilus	Coelhos, lebres	Canal auditivo

Otobius megnini (carrapato espinhoso da orelha)

Descrição. O corpo dos adultos é arredondado na região posterior e levemente pontiagudo na região anterior (Figura 3.126). As fêmeas adultas variam de 5 a 8 mm de comprimento; os machos são um pouco menores. Eles não apresentam linha de sutura lateral, e nenhuma margem distinta no corpo. As ninfas apresentam espinhos. Nos adultos, o hipóstoma é muito pequeno e o tegumento é granular. O corpo apresenta coloração cinza azulada com pernas e aparelho bucal amarelo-claros. As larvas medem 2 a 3 mm de comprimento, e as ninfas totalmente ingurgitadas medem 7 a 10 mm.

Ciclo evolutivo. Essa espécie é um carrapato de um hospedeiro. A larva e a ninfa são parasitas de uma ampla variedade de mamíferos, mas os adultos não são parasitas. O acasalamento ocorre fora do hospedeiro, e lotes de ovos são colocados em locais abrigados, como fendas e rachaduras nas paredes de esconderijos de animais, sob pedras ou na casca de árvores. As larvas eclodem dos ovos em 3 a 8 semanas e aderem ao animal hospedeiro. Elas podem sobreviver sem alimento por 2 a 4 meses. A localização preferencial das larvas é profundamente no canal auditivo. As larvas sofrem muda nas orelhas e as ninfas permanecem lá por 1 a 7 meses. Quando completamente desenvolvidas e ingurgitadas, as ninfas caem do hospedeiro e procuram por locais secos e abrigados, onde sofrem muda após alguns dias, para se tornarem adultos. Os adultos não se alimentam, e as fêmeas que não

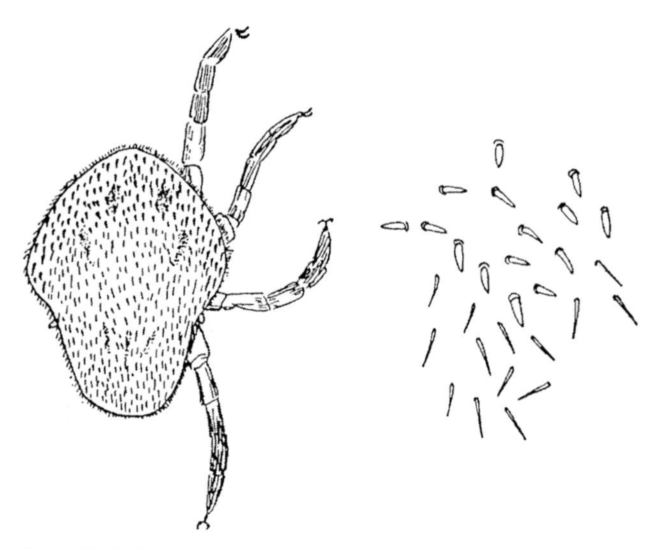

Figura 3.126 Vista dorsal de uma ninfa de *Otobius megnini* e parte do tegumento que mostra pelos e espinhos. (Fonte: Arthur, 1962.)

acasalaram podem sobreviver em abrigos vazios e estábulos por mais de 1 ano. As fêmeas realizam postura de 500 a 600 ovos no decorrer de um período de até 6 meses.

Otobius lagophilus (carrapato da orelha do coelho)

Descrição. O corpo é arredondado e ambas as extremidades são levemente estreitas após as pernas IV. O tegumento é granular com vários caroços circulares tanto dorsalmente quanto ventralmente, que são dispostos mais densamente que em *O. megnini*. Os espinhos anterodorsais nas ninfas são espessos e com estrutura semelhante a alfinetes.

Ciclo evolutivo. Essa espécie é um carrapato de um hospedeiro. Apenas larva e ninfa são parasitas.

CLASSE PENTASTOMIDA

Os adultos dessa classe estranha de artrópodes aberrantes são encontrados nas passagens aéreas e vísceras de vertebrados e assemelham-se mais a vermes anelídeos que a artrópodes. O gênero *Linguatula* apresenta algum grau de importância veterinária, com os adultos parasitas estando presentes nas passagens nasais e seios de cães, gatos, raposas e primatas. *Armillifer* é encontrado nos pulmões de grandes cobras, mas também já foi relatado nas vísceras de primatas

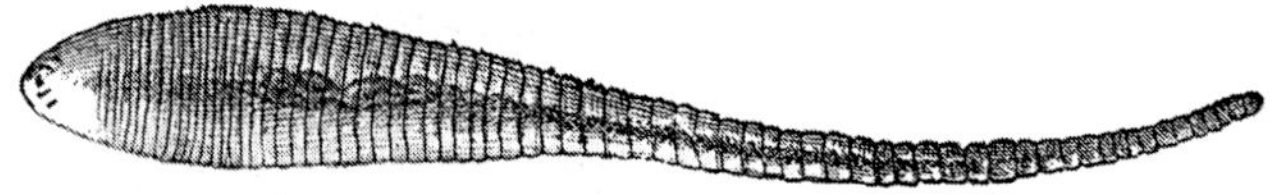

Figura 3.127 Pentastomida: *Linguatula serrata* fêmea. (Redesenhada de Soulsby, 1971. Reproduzida, com autorização, de Lord Soulsby of Swaffham Prior.)

e humanos. Os pentastomídeos têm até 2 cm de comprimento, apresentam estriações transversais e formato semelhante ao de uma língua longa (Figura 3.127), com uma boca pequena e garras pequenas na ponta da extremidade anterior, que é espessa.

Linguatula

Espécie de *Linguatula* de importância veterinária

Espécie	Hospedeiros finais	Hospedeiros intermediários	Locais
Linguatula serrata	Cães, gatos, raposas	Ovinos, bovinos, equinos, coelhos, primatas	Cavidade nasal, seios, linfonodos mesentéricos

Linguatula serrata (verme-língua)

Descrição. Os machos medem até 20 mm de comprimento, enquanto as fêmeas têm 30 a 130 mm de comprimento. Ambos os sexos apresentam estriações transversais, corpo com formato expandido anteriormente assemelhando-se ao formato de uma língua mais comprida. Na região anterior, há cinco protuberâncias pequenas, uma que apresenta boca pequena na sua extremidade, e as outras que possuem pequenas garras.

Ciclo evolutivo. Para a maior parte das espécies de pentastomídeos, o ciclo evolutivo requer um hospedeiro intermediário. No caso de *Linguatula serrata*, os ovos são expelidos das passagens aéreas do hospedeiro por tosse ou espirro. Os ovos são ingeridos por hospedeiros intermediários herbívoros, normalmente ovinos ou bovinos ou coelhos, e passam para o intestino, onde eclodem. As larvas escavam a parede intestinal até terem acesso às glândulas mesentéricas, fígado e pulmões. Nesses locais ocorre desenvolvimento larval, que envolve muitas mudas. As larvas então formam cistos e se desenvolvem no estágio infectivo de ninfa. Os cistos com, aproximadamente, 1 mm de diâmetro podem ser visíveis na superfície de corte das glândulas mesentéricas. O hospedeiro final é infectado pela ingestão de vísceras cruas. Após a ingestão, as ninfas migram para as passagens nasais, onde sofrem a muda final, acasalam e a produção de ovos tem início.

CAPÍTULO 4

Diagnóstico Laboratorial de Parasitismo

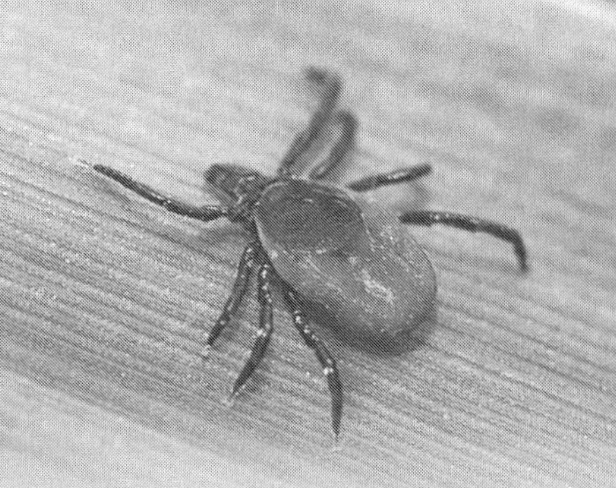

INFECÇÕES POR HELMINTOS

EXAME DE FEZES

Embora, atualmente, haja bastante interesse no uso de sorologia e métodos moleculares como recurso ao diagnóstico de helmintoses, o exame de fezes para a pesquisa quanto à presença de ovos ou larvas de vermes permanece como o método auxiliar de rotina mais comumente empregado para o diagnóstico.

COLETA DE FEZES

Amostras de fezes de grandes animais devem ser coletadas, preferencialmente, do reto e examinadas ainda frescas. Se houver dificuldade em coletar amostras do reto, então fezes frescas podem ser coletadas do campo ou do chão, o ideal é que a coleta seja realizada apenas se foi observado o momento em que o animal defecou. Uma luva de plástico é adequada para a coleta, e deve ser virada do avesso para atuar como receptáculo. Amostras individuais são necessárias e, para ruminantes, devem ser coletadas, no mínimo, 10 amostras por rebanho. A ampla variação na contagem de ovos nas fezes (COF) entre animais que pastam juntos no mesmo piquete significa que o efeito da amostragem aleatória tem impacto significativo sobre os limites de confiança acerca da estimativa da média da COF para o grupo. O ideal é que aproximadamente 5 g de fezes sejam coletadas, uma vez que essa é a quantidade necessária para alguns exames pelo método de concentração.

Para aves, amostras representativas de um número de animais devem ser coletadas de áreas diferentes do galpão. Para animais de estimação menores, um termômetro ou bastão de vidro podem ser usados, ou as fezes podem ser coletadas da gaiola ou do espaço onde esses animais vivem.

Uma vez que os ovos se tornam embrionados rapidamente, as fezes devem ser armazenadas em um refrigerador, a não ser que o exame seja realizado no mesmo dia. Para amostras enviadas por correio, um sistema de armazenamento anaeróbio em um recipiente a vácuo que contenha água da torneira irá minimizar o desenvolvimento e a eclosão.

MÉTODOS DE EXAME DE FEZES

Vários métodos estão disponíveis para a preparação de fezes visando à avaliação microscópica para a detecção da presença de ovos ou de larvas. Entretanto, seja qual for o método de preparação utilizado, as lâminas devem, primeiramente, ser examinadas sob um aumento menor, uma vez que a maioria dos ovos pode ser detectada nessa magnificação. Se necessário, maior magnificação pode então ser utilizada para mensuração dos ovos ou para diferenciação morfológica de forma mais detalhada. Um micrômetro monocular é muito útil para dimensionar populações de ovos ou larvas.

Método do esfregaço direto

Algumas gotas de água e uma quantidade equivalente de fezes são misturadas a uma lâmina de microscópio. A inclinação da lâmina permite que os ovos, mais leves, flutuem para longe das partículas mais pesadas. Uma lamínula é colocada sobre o líquido e a preparação é então examinada microscopicamente. É possível detectar a maioria dos ovos e larvas por esse método, mas em razão da pequena quantidade de fezes usada, ela pode detectar apenas infecções relativamente intensas.

Métodos de flutuação

A base para qualquer método de flutuação é que, quando os ovos dos vermes são suspensos em um líquido com densidade maior que aquela dos ovos, esses últimos flutuarão para a superfície. Os ovos dos nematódeos e cestódios flutuam em um líquido com densidade de 1,10 a 1,20; para os ovos de trematódeos, que são muito mais pesados, é necessária uma densidade de 1,30 a 1,35.

As soluções de flutuação usadas para ovos de nematódeos e cestódios consistem, principalmente em cloreto de sódio (NaCl) ou, algumas vezes, sulfato de magnésio ($MgSO_4$). Uma solução saturada desses sais é preparada e armazenada por alguns dias e a densidade é verificada antes do uso. Alguns laboratórios preferem empregar uma solução de açúcar com densidade de 1,20. Para ovos de trematódeos, soluções saturadas de cloreto de zinco ($ZnCl_2$) ou sulfato de zinco ($ZnSO_4$) são amplamente utilizadas. Alguns laboratórios usam a solução mais cara e tóxica de potássio, mercúrio e iodo.

Qualquer que seja a solução utilizada, a densidade deve ser verificada regularmente e a avaliação da solução que contém os ovos ou larvas deve ser feita rapidamente, caso contrário, podem ocorrer distorções.

Flutuação direta

Uma pequena quantidade de fezes frescas (p. ex., aproximadamente 2,0 g) é acrescentada a 10 mℓ de solução de flutuação e, após homogeneização vigorosa, a suspensão é colocada sobre um tubo teste e mais solução de flutuação é acrescentada para preencher o tubo até a superfície. Uma lamínula é então colocada sobre a superfície do líquido e ambos são deixados de pé por 10 a 15 min. A lamínula é então removida verticalmente, colocada sobre uma lâmina e examinada sob microscópio. Se uma centrífuga estiver disponível, a flutuação dos ovos na solução de flutuação pode ser acelerada pela centrifugação. Vários sistemas disponíveis comercialmente nos EUA, como o Ovassay® ou Ovatec Plus®, usam esse método para exame qualitativo de amostras de fezes quanto à presença de ovos de helmintos.

Método de McMaster modificado melhorado

Essa técnica quantitativa é utilizada quando se deseja estimar a carga parasitária por meio da contagem do número de ovos ou larvas por grama de fezes. Vários métodos de McMaster foram descritos, e um dos métodos utilizados com maior frequência está descrito a seguir:

- Pesar 3,0 g de fezes ou, se as fezes estiverem diarreicas, 3 mℓ
- Homogeneizar vigorosamente em 42 mℓ de água em um recipiente de plástico. Isso pode ser feito utilizando um homogeneizador, se disponível, ou em um frasco com tampa que contenha pérolas de vidro
- Passar a solução por uma peneira fina (abertura de 150 μm, ou 100 aberturas em 2,5 cm)
- Coletar o filtrado, agitar e preencher um tubo teste de 15 mℓ
- Centrifugar a 1.500 rpm por 2 min
- Desprezar o sobrenadante, agitar o sedimento e preencher o tubo até o nível anterior com a solução de flutuação
- Inverter o tubo seis vezes e remover o líquido com uma pipeta para encher ambas as câmaras da lâmina de McMaster (Figura 4.1). Não deixar líquido na pipeta ou preencher novamente a pipeta rapidamente, uma vez que os ovos irão emergir rapidamente no líquido de flutuação
- Examinar uma câmara e multiplicar o número de ovos ou larvas sob uma marcação por 100, ou examinar as duas câmaras e multiplicar por 50, para chegar ao número de ovos por grama de fezes (opg):
  - Se 3 g de fezes são diluídos em 42 mℓ
  - Volume total de diluição é 45 mℓ
  - Portanto, 1 g para 15 mℓ
  - O volume sob a marcação 0,15 mℓ
  - Dessa forma, o número de ovos é multiplicado por 100. Se duas câmaras forem examinadas, multiplicar por 50.
- Se o número total de ovos em uma câmara for contado, então multiplicar por 30. Se ambas as câmaras forem contadas, multiplicar por 15.

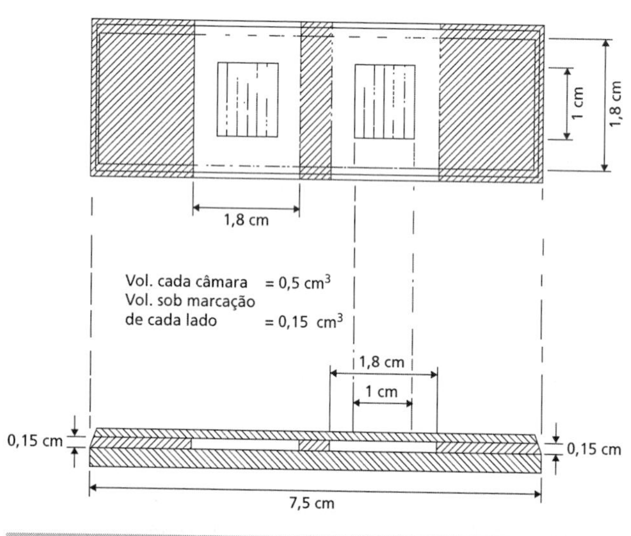

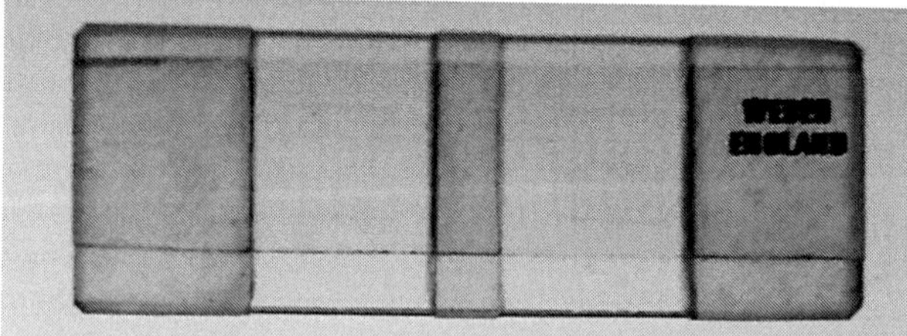

Figura 4.1 Lâmina de McMaster para estimativa do número de ovos de nematódeos nas fezes. (Esta figura encontra-se reproduzida em cores no Encarte.)

Uma versão abreviada dessa técnica (McMaster modificada) consiste em homogeneizar os 3 g de fezes em 42 mℓ de solução com sal, peneirar e pipetar o filtrado diretamente dentro da lâmina de McMaster. Embora seja um processo mais rápido, é mais difícil "ler" o conteúdo da lâmina em razão da sua coloração mais escura. Nos EUA, existe um sistema disponível comercialmente para a preparação das amostras para uso pelo método de McMaster (Parasep Veterinary®).

Métodos com sensibilidade melhorada

Técnica sensível de centrifugo-flutuação

Essa técnica segue os mesmos passos iniciais descritos para o método de McMaster modificado melhorado:

- Pesar 3,0 g de fezes e homogeneizar vigorosamente em 42 mℓ de água em um recipiente de plástico
- Passar a solução por uma peneira fina (abertura de 150 μm)
- Coletar o filtrado, agitar e preencher um tubo teste de 15 mℓ
- Centrifugar a 1.500 rpm por 2 min
- Desprezar o sobrenadante, agitar o sedimento e preencher o tubo até o nível anterior com a solução saturada de NaCl
- Colocar o tubo em uma centrífuga e adicionar mais solução saturada de sal até a formação de um menisco positivo
- Colocar então uma lamínula grossa de 19 × 19 mm sobre o tubo, assegurando-se que nenhuma bolha de ar ficará presa abaixo dela
- Centrifugar o tubo a 1.000 rpm por 2 min
- Remover a lamínula erguendo-a verticalmente com um movimento deliberado
- Posicionar a lamínula sobre uma lâmina de vidro e contar todos os ovos
- Ao adicionar 15 mℓ de filtrado ao tubo de centrifugação, ele conterá os ovos de 1 g de fezes, e, caso todos eles sejam recuperados, então o número de ovos contados é igual ao número de ovos por grama de fezes. Entretanto, aproximadamente um sexto dos ovos são perdidos durante o processo de flutuação e um fator de correção de × 1,2 deve ser aplicado.

Se x é a capacidade do tubo e y o número de ovos visualizados, então o opg = $y \times 15/x \times 1{,}2$.

Sistema FLOTAC

Um novo método de COF foi descrito, a técnica FLOTAC®. A realização desse método é mais simples em razão do aparelho de FLOTAC®, que foi desenvolvido para realizar flutuação em uma centrífuga, seguido por um corte transversal (*i. e.*, translação) da porção apical da suspensão de flutuação. A técnica FLOTAC® permite a quantificação de ovos de nematódeos (assim como ovos de trematódeos, cistos e oocistos de protozoários intestinais) em até 1 g de fezes, ou ainda mais. O aparelho FLOTAC® é um dispositivo de formato cilíndrico integrado por três componentes físicos principais: o corpo, o disco de translação, o disco de leitura e outros componentes físicos auxiliares. O aparelho FLOTAC® apresenta duas câmaras de flutuação da amostra, cada qual com 5 mℓ, para um volume total de 10 mℓ, com duas grades graduadas. Cada grade (18 × 18 mm) contém 12 linhas equidistantes que são transparentes e, dessa forma, permitem que os ovos sob elas sejam contados. Quando a diluição das fezes é de 1 para 10, a leitura das duas grades (volume total de 10 mℓ = 1,0 g de fezes) apresenta uma sensibilidade de 1 opg; a leitura de uma grade (volume total de 5 mℓ = 0,5 g de fezes) possui uma sensibilidade de 2 opg.

Outros sistemas disponíveis comercialmente nos EUA para o método de McMaster modificado melhorado que incluem a etapa de centrifugação são Parasep Veterinary® e StatSpin Ovatube®.

IDENTIFICAÇÃO DE OVOS DE NEMATÓDEOS

A pesquisa quanto à presença de ovos de nematódeos nas fezes é um recurso útil para diagnóstico de infecções por vermes, uma vez que eles podem ser identificados e contados nas amostras de fezes (Figuras 4.2, 4.3, 4.4, 4.5, 4.6, 4.7, 4.8, 4.9 e 4.10). Ovos de estrôngilos têm, aproximadamente, 60 a 80 μm de comprimento, formato oval, parede fina que contém 4 a 16 células e não são diferenciados com facilidade; entretanto, ovos de *Trichuris*, *Nematodirus* spp. e *Strongyloides* podem ser identificados, contados, e relacionados separadamente.

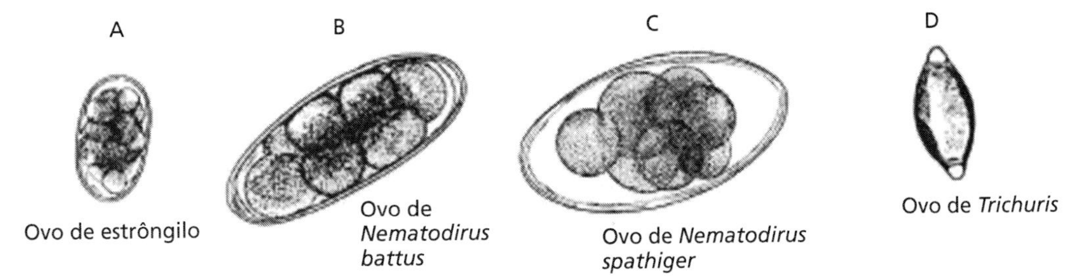

Figura 4.2 Ovos de nematódeos.

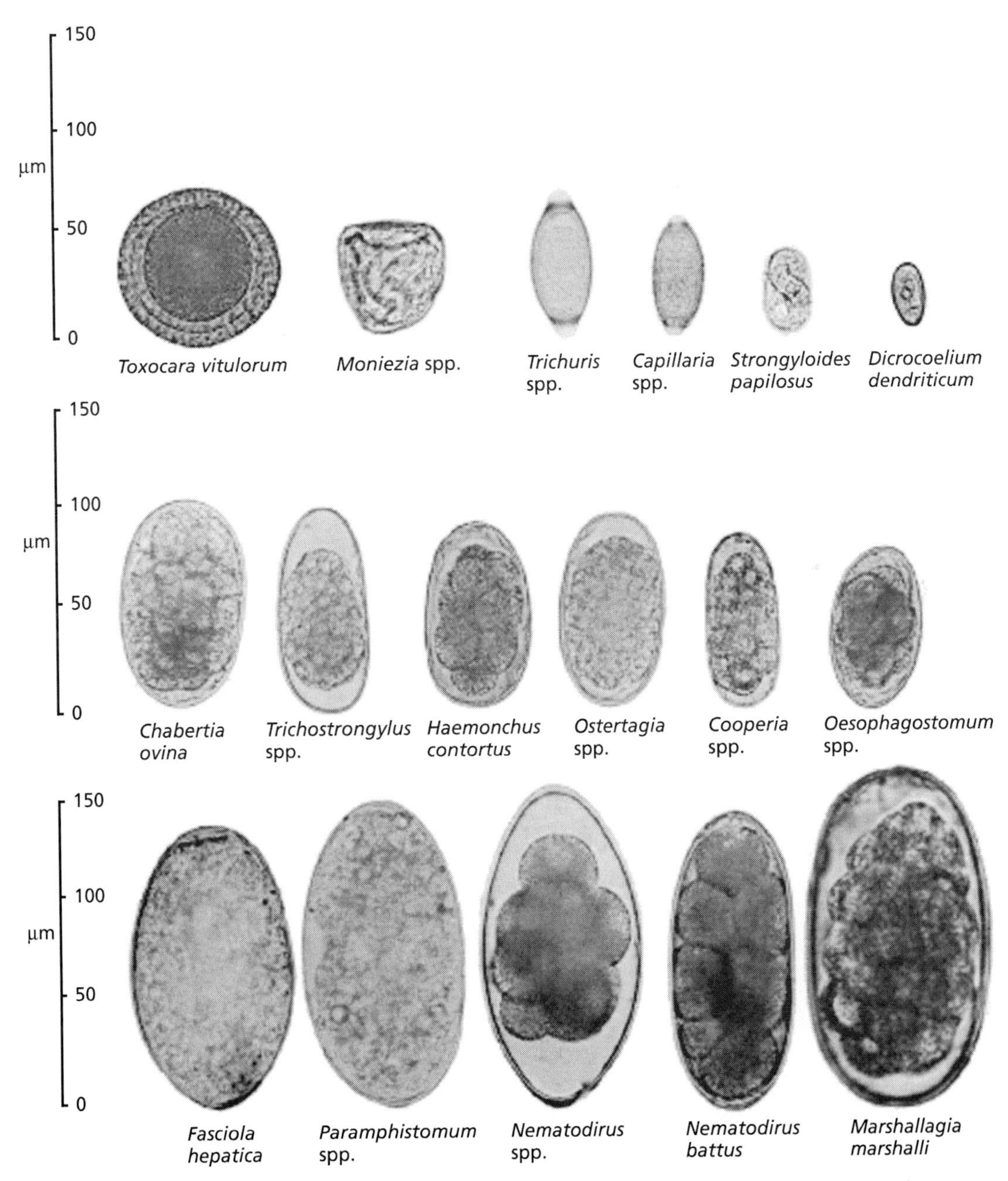

Figura 4.3 Ovos de helmintos de ruminantes. (Esta figura encontra-se reproduzida em cores no Encarte.)

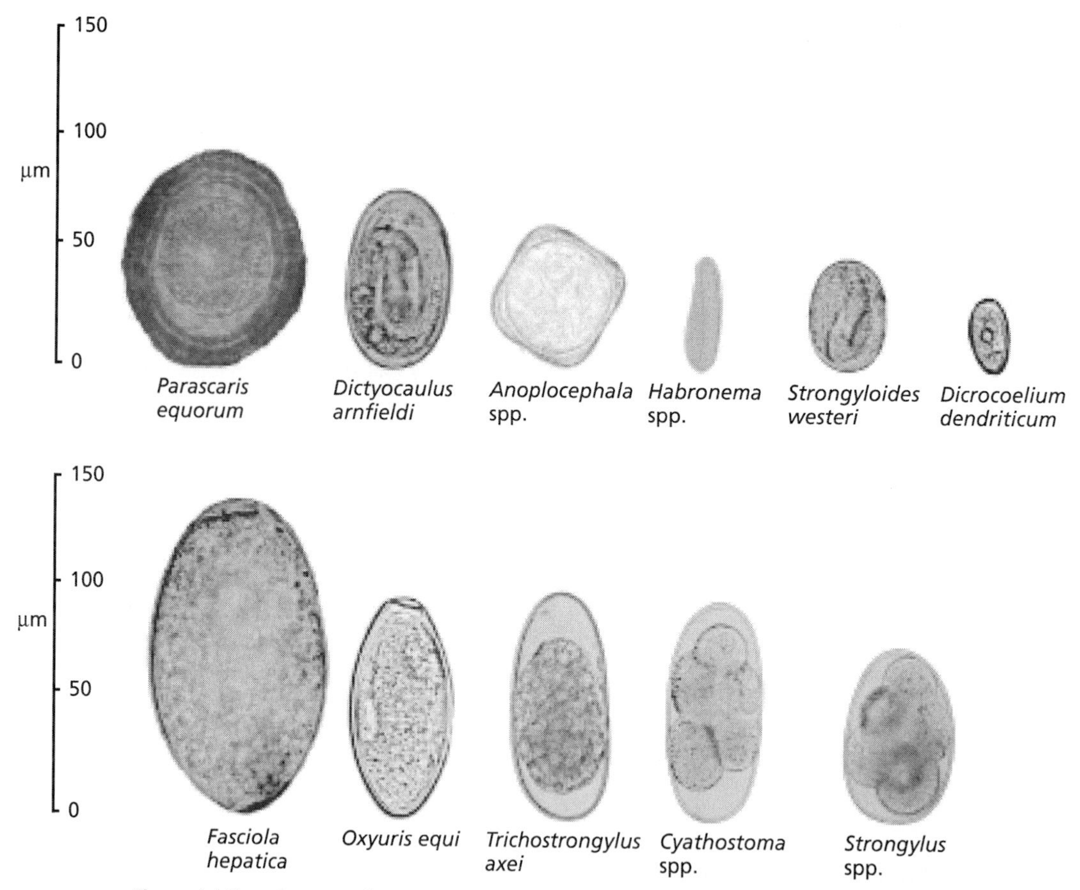

Figura 4.4 Ovos de vermes de equinos. (Esta figura encontra-se reproduzida em cores no Encarte.)

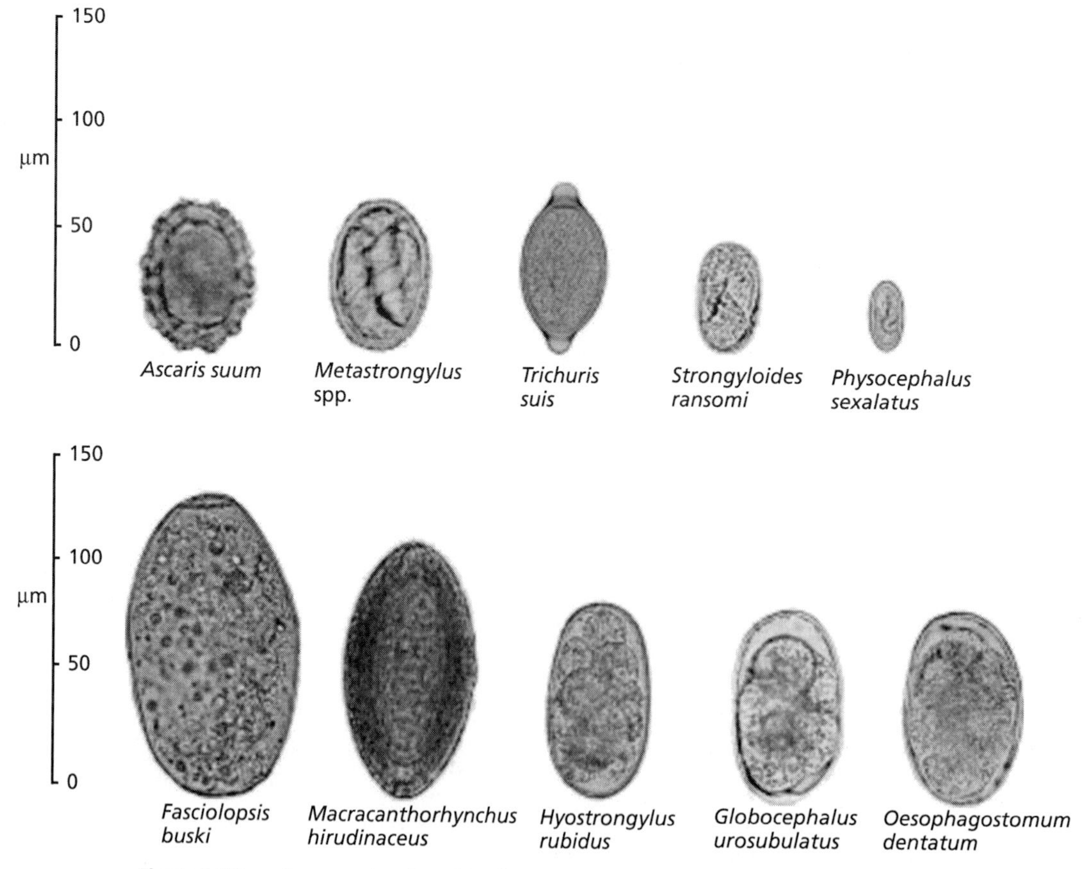

Figura 4.5 Ovos de vermes de suínos. (Esta figura encontra-se reproduzida em cores no Encarte.)

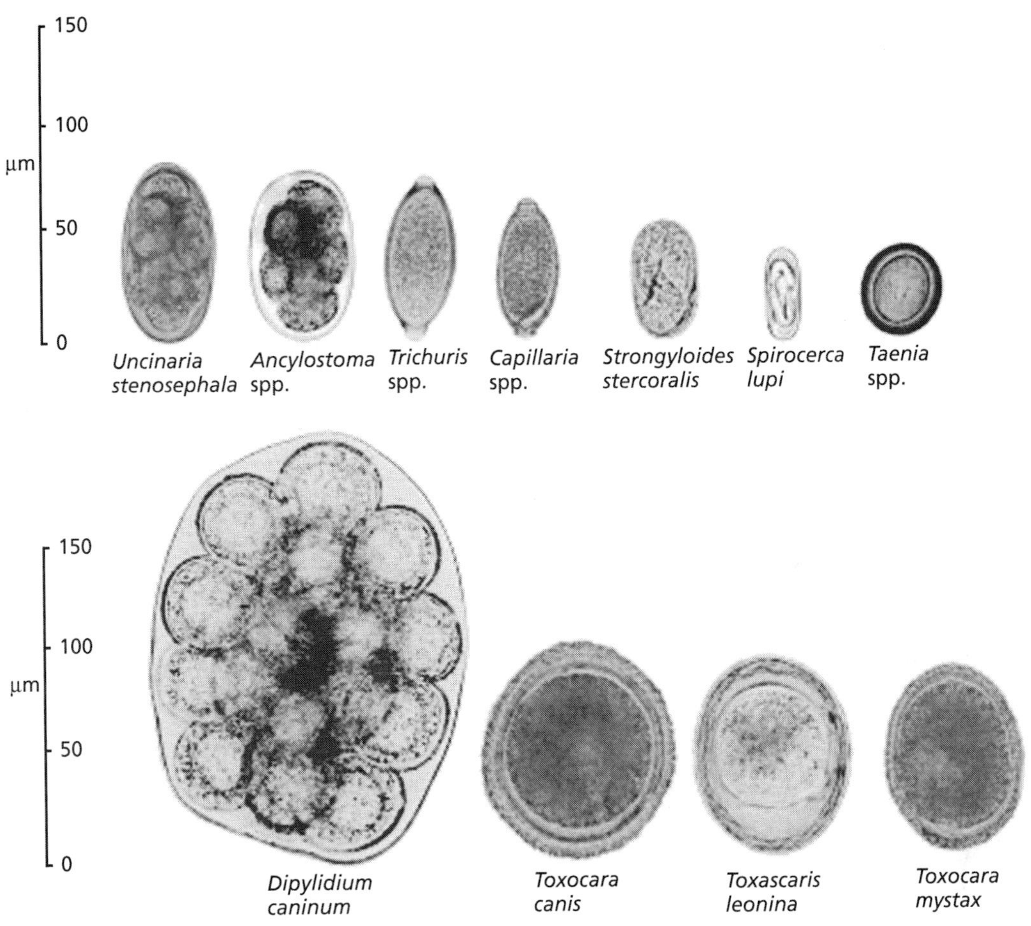

Figura 4.6 Ovos de vermes de cães e gatos. (Esta figura encontra-se reproduzida em cores no Encarte.)

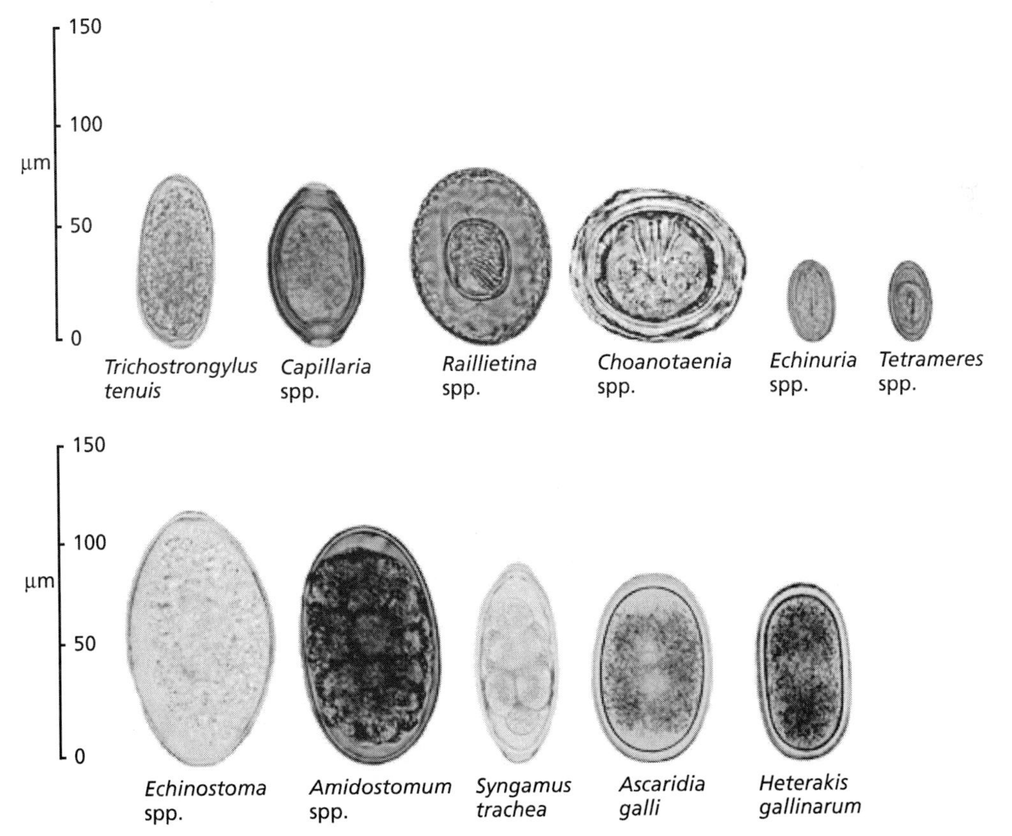

Figura 4.7 Ovos de vermes de aves domésticas. (Esta figura encontra-se reproduzida em cores no Encarte.)

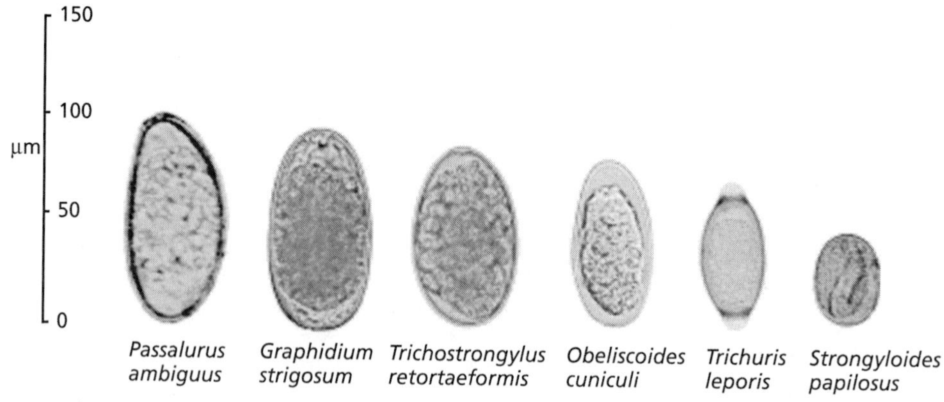

Figura 4.8 Ovos de vermes de coelhos. (Esta figura encontra-se reproduzida em cores no Encarte.)

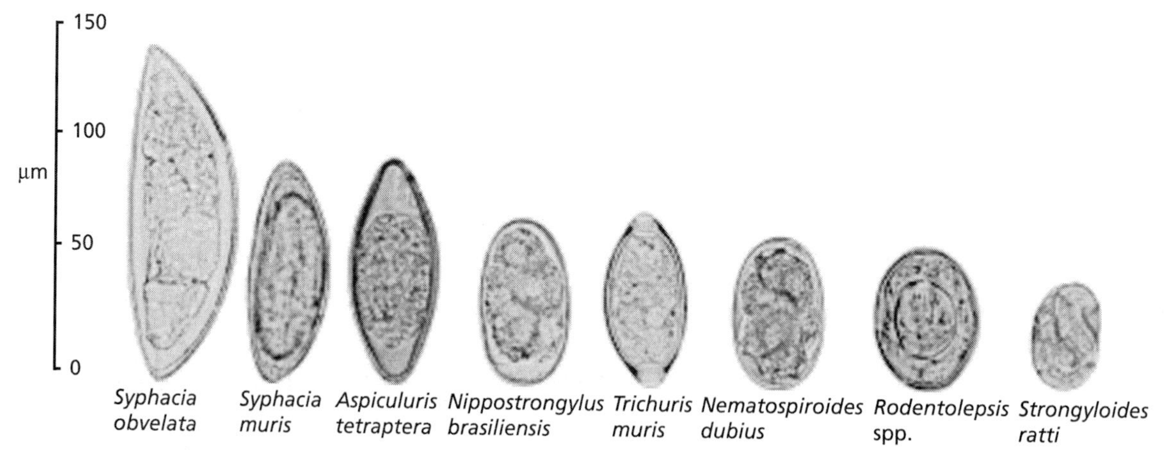

Figura 4.9 Ovos de vermes de roedores. (Esta figura encontra-se reproduzida em cores no Encarte.)

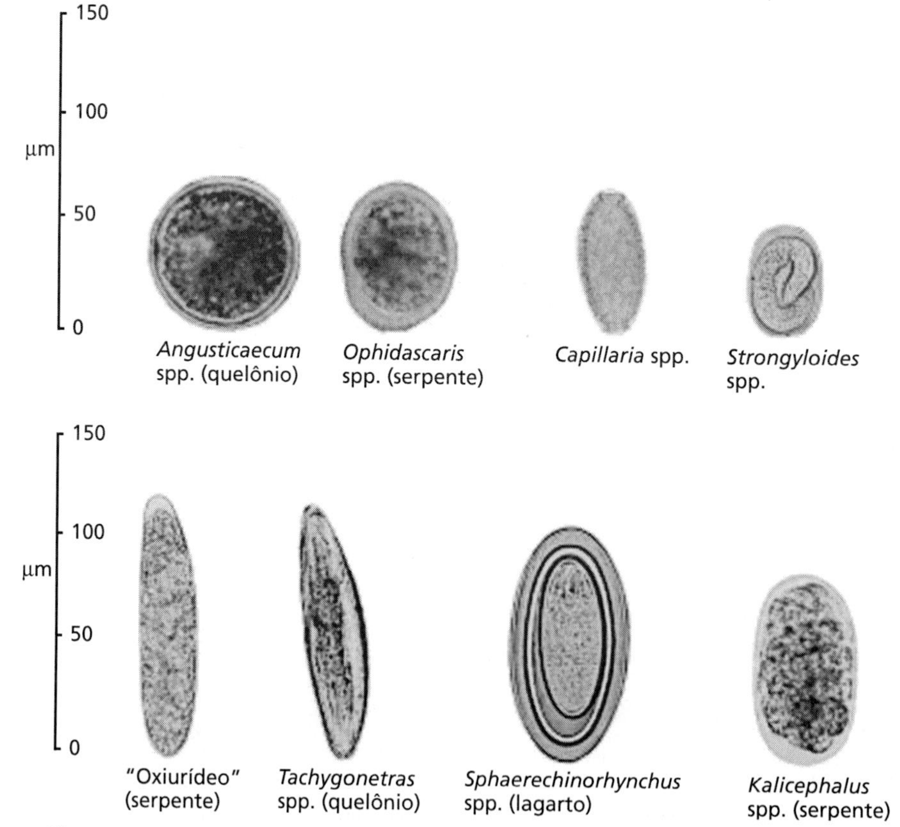

Figura 4.10 Ovos de vermes de répteis. (Esta figura encontra-se reproduzida em cores no Encarte.)

Guia para interpretação da contagem de ovos em ruminantes

É impossível calcular a partir da COF a população verdadeira de vermes no hospedeiro, uma vez que muitos fatores influenciam a produção de ovos de parasitas e o número de ovos também varia de acordo com a espécie. Ainda assim, em ruminantes, por exemplo, a contagem de ovos acima de 1.000 opg, em geral, é considerada indicativa de infecções maciças e aquela acima de 500 opg é considerada como infecção moderada (Tabelas 4.1 e 4.2). Entretanto, um opg baixo não é necessariamente indicativo de infecções muito baixas, já que o período de patência pode ter acabado de se estabelecer; de maneira alternativa, o opg pode ser afetado pela imunidade em desenvolvimento. Os ovos de algumas espécies, tais como determinados ascarídeos, *Strongyloides*, *Oxyuris*, *Trichuris* e *Capillaria*, podem ser reconhecidos morfologicamente com facilidade. Entretanto, com exceção de *Nematodirus* spp., é necessário mensurar os ovos de tricostrongilídeos comuns para diferenciação.

IDENTIFICAÇÃO DE OVOS DE TREMATÓDEOS

Enquanto as técnicas descritas detectarão os ovos e as larvas da maioria dos nematódeos, cestódios e coccídios, elas não demonstrarão os ovos de trematódeos, que apresentam densidade maior. Para esses, um líquido de flutuação de densidade maior, tal como uma solução saturada de sulfato de zinco ($ZnSO_4$), precisa ser usado, ou um método de sedimentação deve ser empregado.

Ovos de trematódeos são grandes, ovais e apresentam um opérculo em uma extremidade. Ovos de fascíolas hepáticas (*Fasciola*) têm coloração castanha e pode ser necessário diferenciá-los de ovos de trematódeos ruminais (*Paramphistomum*, *Cotylophoron* etc.), cujos ovos têm coloração muito mais clara (Figura 4.3).

Tabela 4.1 Contagem de ovos de vermes de bovinos: guia para interpretação.

Espécie de parasita	Grau de infestação		
	Leve	Moderada	Intensa
Infecção mista	100	200 a 700	+ 700
Haemonchus	200	200 a 500	+ 500
Ostertagia ostertagi	150		+ 500
Trichostrongylus spp.	50	50 a 300	+ 500
Bunostomum	20	20 a 100	+ 100
Cooperia	500	500 a 3.000	3.000

Tabela 4.2 Contagem de ovos de vermes de ovinos: guia para interpretação.

Espécie de parasita	Grau de infestação		
	Leve	Moderada	Intensa
Infecção mista	< 250	1.000	+ 2.000
Infecção mista (*H. contortus* ausente)	< 150	500	1.000
Haemonchus contortus	100 a 2.500	2.500 a 8.000	+ 8.000
Teladorsagia (Ostertagia) circumcincta	50 a 200	200 a 2.000	+ 2.000
Trichostrongylus spp.	100 a 500	500 a 2.000	+ 2.000
Nematodirus spp.	50 a 100	100 a 600	+ 600
Strongyloides			10.000

Método de flutuação do sulfato de zinco para contagem de ovos de trematódeos

Ovos de fascíolas hepáticas não flutuarão em solução de NaCl saturada, mas flutuarão em solução de $ZnSO_4$ saturada, que apresenta densidade maior. O procedimento é exatamente o mesmo daquele descrito para o método de McMaster modificado melhorado, com $ZnSO_4$ substituindo NaCl:

- Pesar 3,0 g de fezes e homogeneizar vigorosamente em 42 mℓ de água em um recipiente de plástico
- Passar a solução por uma peneira fina (abertura de 250 μm)
- Coletar o filtrado, agitar e preencher um tubo teste de 15 mℓ
- Centrifugar a 1.500 rpm por 2 min
- Desprezar o sobrenadante, agitar o sedimento e preencher o tubo até o nível anterior com a solução saturada de $ZnSO_4$
- Inverter o tubo seis vezes e remover o líquido com uma pipeta para preencher ambas as câmaras da lâmina de McMaster
  (Um inconveniente desse método é que os ovos colapsam, o que torna a sua identificação mais difícil, e o colapso pode fazer com que os ovos voltem a afundar. Isso pode ser evitado com os passos a seguir.)
- Inverter o tubo seis vezes e então colocá-lo em uma centrífuga e adicionar mais solução saturada de $ZnSO_4$ até a formação de um menisco positivo
- Colocar então uma lamínula grossa de 19 × 19 mm sobre o tubo, assegurando-se que nenhuma bolha de ar ficará presa abaixo dela
- Centrifugar o tubo a 1.000 rpm por 2 min
- Remover a lamínula erguendo-a verticalmente com um movimento deliberado e lavá-la em tubo cônico com, aproximadamente, 10 mℓ de água
- Centrifugar o tubo a 1.500 rpm por 2 min e sifonar o sobrenadante, descartando-o
- Transferir o sedimento para um volume total de, aproximadamente, 0,1 mℓ em uma lâmina de microscópio. Enxaguar o tubo com mais 0,1 mℓ de água e transferir para a lâmina
- Posicionar uma lamínula de 22 × 40 mm sobre o líquido e contar todos os ovos. Cada ovo visto representa 1 opg.

Método de sedimentação fecal para ovos de trematódeos

- Homogeneizar 3 g (ovinos, caprinos) ou 6 g (bovinos) de fezes com 50 a 60 mℓ de água em um béquer. Agitar ou misturar as fezes por, aproximadamente, 30 s até que estejam homogeneizadas
- A sensibilidade pode ser melhorada aumentando a quantidade de fezes examinadas
- Adicionar duas gotas de detergente Teepol® para melhorar a liberação dos ovos do material fecal
- Despejar por uma peneira e coletar o filtrado em um béquer ou coletor
- Passar o filtrado por um segundo filtro (cerca de 250 μm de abertura) em um balão cônico
- Encher metade do béquer com água e lavar a lâmina no balão cônico
- Permitir que o filtrado sedimente no balão cônico por 3 min
- Sifonar o sobrenadante com uma bomba de sucção, ou manualmente com uma pipeta grande, com o cuidado de não movimentar o sedimento
- A antepenúltima etapa deve ser repetida por meio da adição de mais água ao sedimento para limpar mais a amostra
- A diferenciação dos ovos pode ser melhorada pela adição de duas gotas de azul de metileno ao sedimento final
- O sedimento pode ser examinado em uma placa de Petri ou por meio do uso de um microscópio de dissecção ou sob um micros-

cópio composto, mediante da pipetagem de um volume pequeno em uma lâmina de microscópio comum coberta com uma lamínula (40 × 22 mm) e repetindo a operação até que todo o sedimento tenha sido examinado
- Avaliar a placa de Petri, ou as lâminas, sistematicamente quanto à presença de ovos de trematódeos.

RECUPERAÇÃO DE LARVAS

Larvas de vermes pulmonares podem ser recuperadas de fezes frescas com o aparelho de Baermann, que consiste em um funil de vidro suspenso por uma haste (Figura 4.11). Um tubo de borracha, acoplado à parte inferior do funil, é obstruído com um grampo. Uma peneira (abertura de 250 μm), ou duas camadas de gaze, são colocados na parte mais larga do funil, que foi parcialmente preenchido com água, e duas camadas de gaze são colocadas sobre a peneira. As fezes são colocadas sobre a gaze e o funil é lentamente preenchido com água até que as fezes estejam imersas. De forma alternativa, as fezes são espalhadas sobre um filtro de papel, que então é invertido e colocado sobre a peneira. O aparelho é deixado à temperatura ambiente durante a noite e, nesse período, as larvas migram para fora das fezes e através da peneira, sedimentando no colo do funil. Então, o grampo na borracha é removido e a água no colo do funil é coletada em um béquer pequeno para a avaliação microscópica em uma placa de Petri.

Método de Baermann

- Pesar 10 g de fezes
- As fezes são colocadas no centro de uma peneira (150 μm). (De forma alternativa, colocar as fezes em uma camada dupla de gaze que é dobrada para formar uma bolsa e é fechada com um elástico ou barbante. Colocar um palito para coquetel ou bastão sob o elástico ou barbante e suspender a bolsa no funil)
- Preencher lentamente o funil com água morna até que as fezes estejam imersas
- Deixar o aparelho à temperatura ambiente durante a noite, período durante o qual as larvas irão migrar para fora das fezes e através da peneira para sedimentarem no colo do funil
- Liberar o grampo da borracha e coletar a água no colo do funil para exame microscópico
- Examinar o sedimento retirando alguns milímetros e deixando sedimentar por 30 min

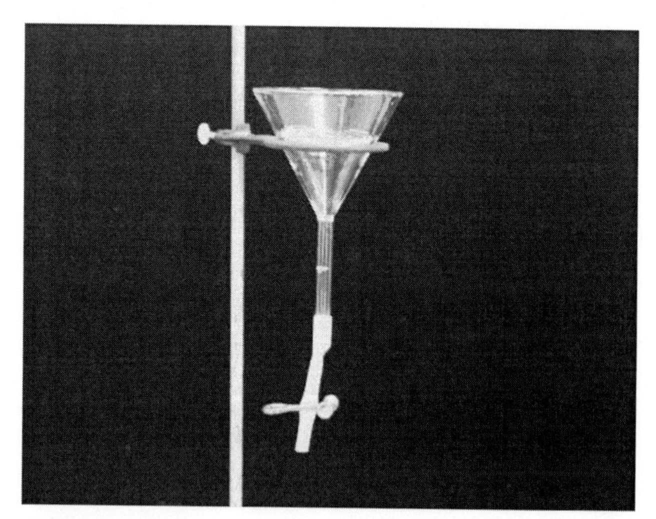

Figura 4.11 Aparelho de Baermann. (Esta figura encontra-se reproduzida em cores no Encarte.)

- De forma alternativa, 5 a 10 mℓ podem ser retirados, colocados em um tubo de centrifugação e centrifugados a 1.500 rpm por 2 min
- Sifonar o sobrenadante e transferir o sedimento para uma lâmina de microscópio
- As gotas sobre a lâmina podem ser examinadas sem uma lamínula, para avaliar a presença de larvas móveis.

Uma adaptação simples do método descrito anteriormente é suspender as fezes envoltas em gaze em uma taça preenchida com água e deixar em repouso durante a noite. As larvas deixarão as fezes, migrarão através da gaze e se assentarão no fundo da taça. Após sifonar o sobrenadante, o sedimento é examinado em baixa magnificação no microscópio.

Técnica para estimar o número de larvas de vermes pulmonares nas fezes

A técnica para estimar o número de larvas de vermes pulmores nas fezes encontra-se na Figura 4.12 e descrita nas seguintes etapas:

- Homogeneizar 10 g de fezes em, aproximadamente, 70 mℓ de água
- Filtrar através de uma peneira fina (abertura de 150 μm) e lavar em um frasco de coleta até que contenha 500 a 600 mℓ de filtrado
- Transferir o filtrado para um béquer cônico e permitir a sedimentação por, pelo menos, 3 h (preferencialmente a 4°C)
- Sifonar o sobrenadante e deixar o sedimento em um volume total de, aproximadamente, 60 mℓ
- Dividir o sedimento igualmente entre quatro tubos de centrifugação e centrifugar a 1.500 rpm por 2 min

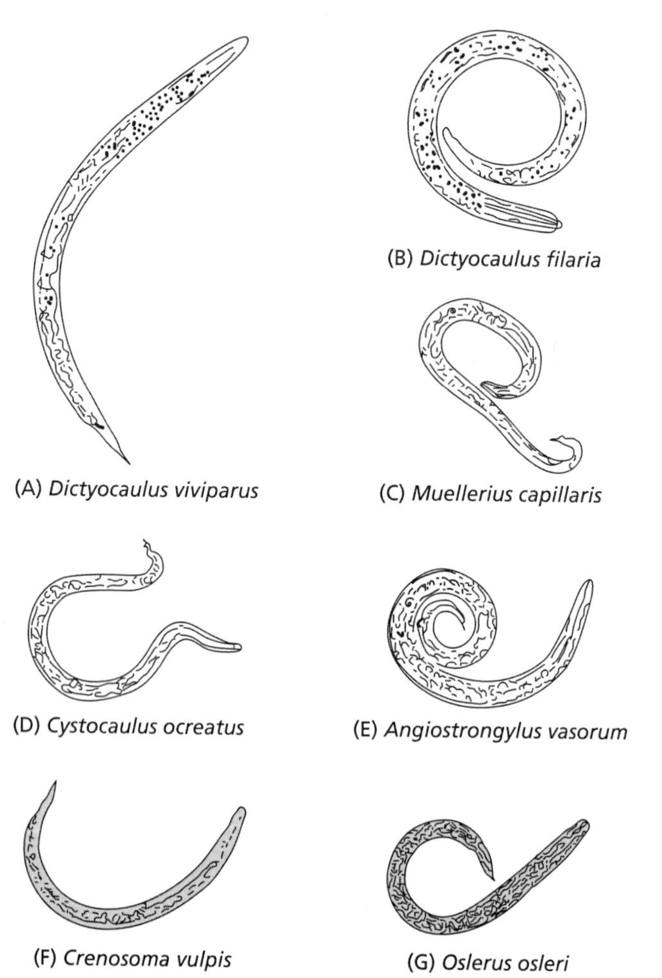

Figura 4.12 Larvas de primeiro estágio de vermes pulmonares.

- Descartar o sobrenadante e deixar o sedimento, que é então liberado por agitação leve
- Preencher os tubos até, aproximadamente, 10 mm do topo com NaCl saturada e inverter cada tubo várias vezes com o dedão sobre a abertura, até que o sedimento esteja suspenso igualmente. Evite agitar, o que pode levar à formação de bolhas
- Colocar os tubos na centrífuga e adicionar solução se NaCl saturada em cada tubo até que um menisco positivo se forme acima do topo. Colocar uma lamínula quadrada grossa de 19 × 19 mm em cada tubo, assegurando que não haja bolhas presas abaixo dela
- Centrifugar por 2 min a 1.000 rpm
- Remover cada lamínula, levantando-as verticalmente com um movimento rápido e lavar qualquer larva aderida com 2 a 3 mℓ de água em um tubo de centrifugação cônico utilizando uma pipeta ou garrafa plástica. Esse procedimento é repetido com as outras três lamínulas, removendo as larvas para dentro do mesmo tubo cônico
- Centrifugar o tubo cônico por 2 min a 1.500 rpm e então sifonar cuidadosamente o sobrenadante e descartar
- Transferir o sedimento, que deve estar em um volume total de, aproximadamente, 0,1 mℓ, utilizando uma pipeta, para uma lâmina de microscópio. Enxaguar o tubo com mais 0,1 mℓ de água e transferir para a lâmina
- Cobrir com uma lamínula de 22 × 40 mm e examinar sistematicamente a lâmina. Em razão da perda de, aproximadamente, 40% durante a execução da técnica, cada larva encontrada é interpretada como representando 0,17 larva por grama de fezes.

Cultura e identificação de larvas infectantes de terceiro estágio

O método padrão para identificação de ovos de nematódeos tricostrongilídeos nas fezes é realizar cultura das fezes por 7 a 10 dias e então isolar as larvas de terceiro estágio (L_3) das fezes. As L_3 podem então ser identificadas até gênero ou, em alguns casos, até a espécie. Duas técnicas são amplamente utilizadas para a cultura de larvas infectantes a partir de ovos de nematódeos.

Na primeira técnica, as fezes são colocadas em uma jarra com tampa e armazenadas no escuro a temperatura de 21 a 24°C. A cobertura deve ser feita com papel filtro úmido e não deve ser apertada. Após 7 a 10 dias de incubação, a jarra é preenchida com água e deixada em repouso por 2 a 3 h. As larvas irão migrar para a água e, essa é então colocada em um cilindro para sedimentação. A suspensão larval pode ser limpa e concentrada utilizando o aparelho de Baermann conforme descrito, e então as larvas são mortas utilizando uma solução de lugol para posterior exame microscópico.

Um método alternativo consiste em espalhar as fezes no terço médio do papel-filtro colocado sobre uma placa de Petri umedecida. Após o armazenamento a 21 a 24°C por 7 a 10 dias, a placa é preenchida com água e as larvas são recolhidas como descrito anteriormente.

Identificação das larvas de terceiro estágio de vermes de ruminantes

Com frequência, é útil saber se a COF é dominada por vermes de um gênero específico, em especial em propriedades nas quais existem parasitas com um alto potencial biótico, tais como infecções por *Haemonchus* em ovinos. Em caso afirmativo, a cultura e a diferenciação das larvas podem ser realizadas, em geral, utilizando fezes de COF. Essa técnica leva mais 7 a 10 dias, de forma que os resultados não estarão disponíveis por algum tempo após a realização da COF.

A diferenciação das larvas (Tabela 4.3; Figuras 4.13 e 4.14) requer a eclosão dos ovos da amostra, a cultura (conforme descrito anteriormente) e a subsequente identificação das larvas de terceiro estágio desenvolvidas. Normalmente, 50 a 100 larvas são contadas, e a porcentagem de cada gênero é relatada. Deve-se notar que os ovos de cada gênero nem sempre eclodem na mesma taxa em razão de diferentes necessidades quanto à temperatura para gêneros diferentes. Os resultados da cultura de larvas devem, portanto, ser usados como indicação geral do gênero de larva presente, mais do que para a identificação precisa da proporção da contribuição de cada gênero para a COF. As larvas podem ser identificadas de maneira similar em amostras de pasto (ver adiante).

A técnica usada é a seguinte: uma pequena gota de suspensão de larvas é colocada sobre uma lâmina de microscópio, uma gota de iodo de Gram é adicionada, uma lamínula é colocada sobre as gotas. O iodo mata as larvas e permite a melhor identificação de características proeminentes (Figura 4.14).

Tabela 4.3 Características-chave utilizadas na identificação de larvas de terceiro estágio de vermes de ruminantes (Figuras 4.13 e 4.14).

Gênero	Número de células intestinais	Características da cabeça	Características da bainha da cauda
Nematodirus	8	Ampla, arredondada	Bainha filamentosa. Espécies diferenciadas pelo formato da cauda da larva
Ostertagia/ Teladorsagia	16	Quadrada	Bainha curta
Trichostrongylus	16	Afunilada	Bainha curta
Haemonchus	16	Estreita e arredondada	Bainha média compensada
Cooperia	16	Quadrada com corpos refratários	Bainha média afunilada ou discretamente pontiaguda
Bunostomum	16	-	Filamentosa e curta
Oesophagostomum	32	Larga, arredondada	Bainha filamentosa
Chabertia	32	Larga, arredondada	Bainha filamentosa

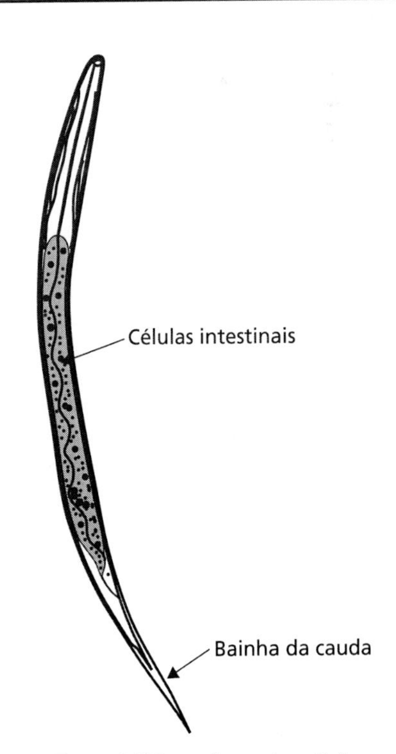

Figura 4.13 Larva de terceiro estágio.

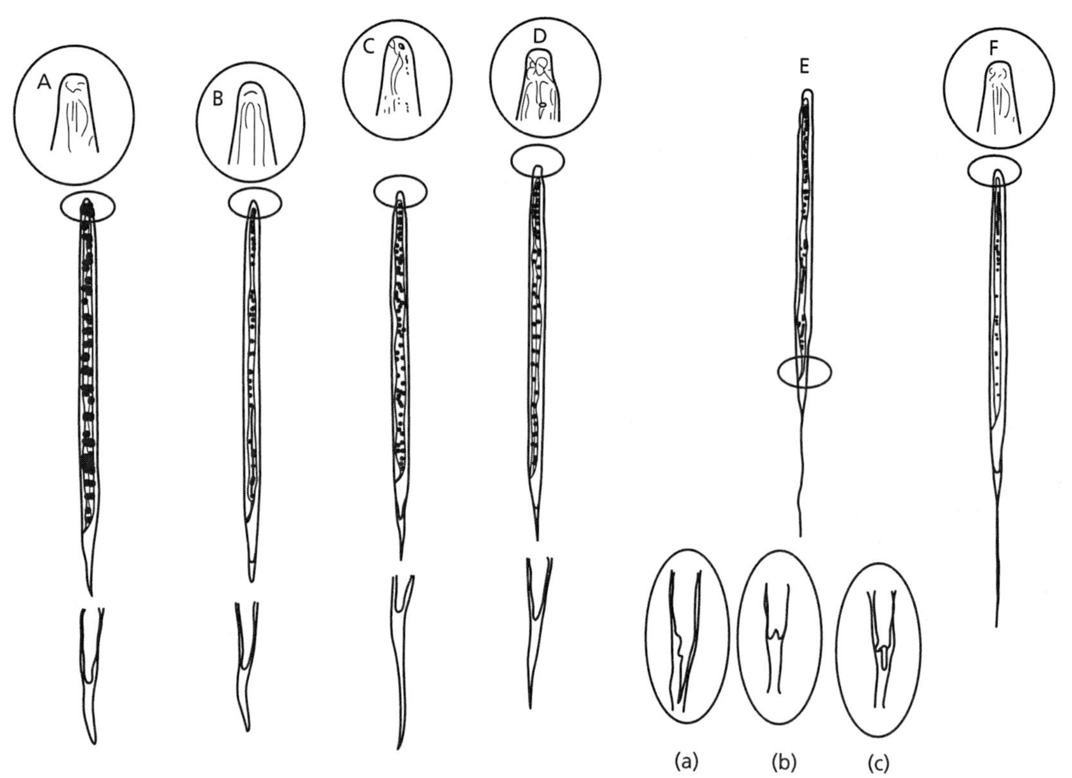

Figura 4.14 Chave para a identificação de larvas de terceiro estágio de nematódeos gastrintestinais de ovinos: *Teladorsagia circumcincta* (**A**); *Trichostrongylus* spp. (**B**); *Haemonchus contortus* (**C**); *Cooperia* spp. (**D**); *Nematodirus* (**E**): *battus* (**a**), *filicollis* (**b**), *spathiger* (**c**); *Oesophagostomum* spp. (**F**).

RECUPERAÇÃO DE NEMATÓDEOS DO TRATO ALIMENTAR

A técnica para coleta, contagem e identificação dos nematódeos do trato alimentar de ruminantes é descrita na lista seguinte. O procedimento é similar para outras espécies de hospedeiros, e informações quanto à identificação estão disponíveis ao longo do texto:

- Tão logo seja possível após a remoção do trato digestório da cavidade corporal, a junção abomaso-duodenal deve ser ligada para evitar a transferência de parasitas de um local ao outro
- Separar o abomaso, o intestino delgado e o intestino grosso
- Abrir o abomaso ao longo da parte lateral da curvatura maior, lavar o conteúdo em um balde sob água corrente e completar o volume até 2 a 4 ℓ
- Após a mistura completa, transferir amostras em duplicadas de 200 mℓ para frascos apropriados identificados e conservar em formalina a 10%
- Raspar a mucosa do abomaso e digeri-la em uma solução de pepsina/HCl a 42°C por 6 h; 200 g de mucosa necessitarão de 1 ℓ de solução. Completar o volume até 2 ou 4 ℓ com água fria e, novamente, coletar amostras em duplicatas de 200 mℓ. De forma alternativa, a técnica de Williams pode ser usada. Nela, o abomaso lavado é posicionado com a superfície mucosa para baixo em um balde que contém vários litros de solução salina normal e mantido a 40°C por 4 h. Subsequentemente, o abomaso é gentilmente raspado em um segundo balde com solução salina morna. A solução salina de ambos os baldes é despejada por uma peneira (abertura de 38 μm, aproximadamente 600 aberturas a cada 2,5 cm) e o resíduo é examinado
- Abrir o intestino delgado ao longo de todo o seu comprimento e lavar o conteúdo em um balde. Tratar da mesma forma que o conteúdo do abomaso, mas a digestão do raspado de mucosa, em geral, não é necessária
- O conteúdo do intestino grosso é lavado em um balde, passado através de uma peneira de malha grossa (abertura de 2 a 3 mm) e qualquer parasita presente é coletado e colocado em formalina.

Procedimento de contagem de vermes

- Adicionar 2 a 3 mℓ de solução de iodo a uma das amostras de 200 mℓ
- Após misturar completamente, transferir 4 mℓ de suspensão para uma placa de Petri marcada com linhas para facilitar a contagem; adicionar 2 a 3 mℓ de solução de tiossulfato de sódio para descolorir os detritos. Se necessário, os vermes podem ser preservados em solução aquosa de formalina a 10% ou em álcool 70%. Para limpar vermes grandes para exame microscópico, realizar imersão em lactofenol por um período apropriado antes da avaliação
- Examinar quanto à presença de parasitas usando um microscópio estereoscópico (objetiva de 12×) e identificar e contar os parasitas como machos, fêmeas e estágios larvais.

CHAVE PARA A IDENTIFICAÇÃO DE NEMATÓDEOS GASTRINTESTINAIS DE RUMINANTES

Com base nas características descritas na Tabela 4.4 (**A** a **C**), a chave seguinte pode ser utilizada para diferenciar microscopicamente os gêneros de alguns nematódeos gastrintestinais comuns de ruminantes:

Corpo composto por uma região anterior longa e filamentosa e uma região posterior curta e larga .... ***Trichuris***

Corpo não tão dividido, esôfago que corresponde a, aproximadamente, um terço do comprimento do corpo (Figura 4.15) .... ***Strongyloides***

Esôfago curto e cápsula bucal rudimentar ..... **Trichostrongyloidea (A)**

Esôfago curto e cápsula bucal bem desenvolvida .... **Strongyloidea (B)**

Tabela 4.4 Guia para a identificação de nematódeos do trato digestório de ruminantes.

Tabela 4.4 A. Vermes abomasais.

	Ostertagia spp.	*Trichostrongylus axei*	*Haemonchus contortus*
Tamanho quando maduro	Delgado, castanho-avermelhado quando fresco	Vermes muito pequenos, < 0,5 cm de comprimento, acinzentados quando frescos, afunilando-se para uma extremidade anterior muito delgada	Vermes grandes, avermelhados quando frescos; vistos com facilidade, bursa visível a olho nu
	Macho 7 a 8 mm	Macho 3 a 6 mm	Macho 10 a 20 mm
	Fêmea 9 a 12 mm	Fêmea 4 a 8 mm	Fêmea 18 a 30 mm
Cabeça	Papilas cervicais pequenas dispostas na região posterior; distância da margem anterior de, aproximadamente, cinco vezes o diâmetro entre as papilas Estriações da cutícula são longitudinais	Sem papilas cervicais Fenda excretora visível na região esofágica Estriações da cutícula são anulares	Papilas cervicais grandes e proeminentes; distância da extremidade anterior de, aproximadamente três vezes o diâmetro entre as papilas
Fêmea	Apêndice vulvar pequeno ou ausente. Sob magnificação maior, a extremidade da cauda possui anéis. Em bovinos, as fêmeas apresentam apêndice vulvar e tamanho variável, mas, em geral, assemelha-se a uma saia	Abertura genital simples, apêndice vulvar ausente; verme grávido contém quatro ou cinco ovos, polo a polo	Em ovinos, apêndice vulvar, em geral, linguiforme; verme grávido contém várias centenas de ovos; ovário enrolado ao redor do intestino assemelhando-se ao "bastão da propaganda do barbeiro" nos EUA. Em bovinos, o apêndice vulvar, com frequência, tem formato de bulbo ou é vestigial
Cauda do macho	Lobos bursais são simétricos	Lobos bursais são simétricos	Raio dorsal da bursa é assimétrico
	Espículas variam com a espécie. Nas espécies que acometem ovinos, espículas delgadas semelhantes a um bastão (*T. circumcincta*) ou robustas com ramificação próxima ao meio (*O. trifurcata*). Em bovinos, os machos têm espículas robustas semelhantes a bastões, com extremidades expandidas (*O. ostertagi*) ou espículas muito robustas, em geral, retangulares (*O. lyrata*)	Espículas de comprimento desigual	Espículas pontiagudas próximas à extremidade

Tabela 4.4 B. Vermes do intestino delgado.

	Trichostrongylus	*Cooperia*	*Nematodirus*	*Strongyloides*	*Bunostomum*
Tamanho quando maduro	Vermes muito pequenos, cerca de 0,5 cm de comprimento, acinzentados quando frescos, afunilam-se para uma região anterior muito delgada	Aproximadamente 0,5 cm de comprimento; delgado, acinzentado, formato de vírgula ou de pêndulo; enrolado em uma ou duas espirais estreitas	Aproximadamente 2 cm de comprimento; delgado; muito enovelado e quase sempre entrelaçado como um novelo de lã em razão da torção do 'pescoço fino'	Apenas fêmeas presentes	Aproximadamente 2 cm de comprimento; vermes brancos robustos; cabeça ligeiramente inclinada
	Macho 4 a 5 mm	Macho 4 a 6 mm	Macho 10 a 15 mm	-	Macho 12 a 17 mm
	Fêmea 5 a 7 mm	Fêmea 5 a 7 mm	Fêmea 15 a 25 mm	Fêmea 3 a 6 mm	Fêmea 19 a 26 mm
Outras características	Fenda excretora presente na região esofágica. Apêndice vulvar ausente	Vesícula cefálica pequena, presente, dando à extremidade anterior uma aparência cilíndrica; estriações cuticulares proeminentes na região esofágica	Vesícula cefálica presente	Esôfago muito longo, que corresponde a um terço à metade do comprimento total do verme	Cavidade bucal grande apresenta dentes proeminentes; *B. trigonocephalum* de ovinos e caprinos apresenta um dente grande e dois pequenos; *B. phlebotomum* de bovinos apresenta dois pares de dentes subventrais
Fêmea	Ovojectores presentes	Corpo da fêmea tumefato na região da vulva	Cauda da fêmea tem um espinho proeminente que protrai de uma região posterior romba. Ponta da cauda é pontiaguda (*N. battus*) ou truncada com um espinho pequeno (outras espécies). Ovos grandes presentes	Ovário e útero mostram aspecto filiforme em espiral atrás do esôfago; ovojectores ausentes. Ovos expelidos pelas fêmeas contêm uma larva completamente desenvolvida	
Cauda do macho	Espículas em formato de folha (*T. vitrinus*) ou com "degrau" próximo à extremidade (*T. colubriformis*)	Cauda do macho apresenta espículas curtas e robustas; 'asa' na região média, apresentando estriações (*C. curticei*). Espículas de *C. oncophora* apresentam aparência robusta semelhante a arcos, com expansões terminais pequenas em formato de 'pés'	Cauda do macho apresenta espículas muito longas e delgadas, que, em geral, se estendem além da bursa. A bursa apresenta dois pares de raios paralelos (*N. battus*) ou quatro pares (outras espécies). Espículas longas, delgadas e fusionadas, com extremidade expandida que apresenta formato de coração (*N. battus*); lanceolada (*N. filicollis*), romba (*N. spathiger*) (ovinos). Em bovinos, as espículas de *N. helvetianus* apresentam expansão da extremidade em formato de lança		*B. trigonocephalum* apresenta espículas curtas enroladas; *B. phlebotomum* apresenta espículas longas e delgadas

Tabela 4.4 C. Vermes do intestino grosso.

	Trichuris	*Chabertia*	*Oesophagostomum*	*Skrjabinema*
Tamanho quando maduros	Até 8 cm de comprimento; formato de chicote, com região anterior longa e filamentosa e que mede duas vezes o comprimento da região posterior. Chamado 'verme chicote' em razão da sua forma	1,5 a 2 cm de comprimento; cápsula bucal grande	Até 2 cm de comprimento, aproximadamente	Verme pequeno em formato fusiforme que é facilmente omitido quando avaliando o conteúdo
	Macho 50 a 80 mm	Macho 13 a 14 mm	Macho 11 a 16 mm	Macho 3 mm
	Fêmea 35 a 70 mm	Fêmea 17 a 20 mm	Fêmea 13 a 24 mm	Fêmea 6 a 7 mm
Outras características	-	*Chabertia* apresenta uma cavidade bucal grande em formato de sino que é visível a olho nu em espécimes frescos. Não apresenta dentes na cavidade bucal e coroas lamelares rudimentares	Cavidade bucal pequena circundada por coroa lamelar. Por trás da vesícula cefálica há uma fenda cervical. Coroas lamelares e asas cervicais quase sempre presentes. Papilas cervicais estão situadas posteriormente ao esôfago	Bulbo esférico proeminente na região posterior do esôfago
Fêmea	Fêmeas produzem ovos em formato de barril com opérculos transparentes em cada extremidade	Cauda da fêmea tem formato de arco	-	-
Cauda do macho	Macho apresenta uma única espícula em uma bainha coberta por espinhos e retrátil	Cauda do macho enovelada em espiral com uma espícula	-	-

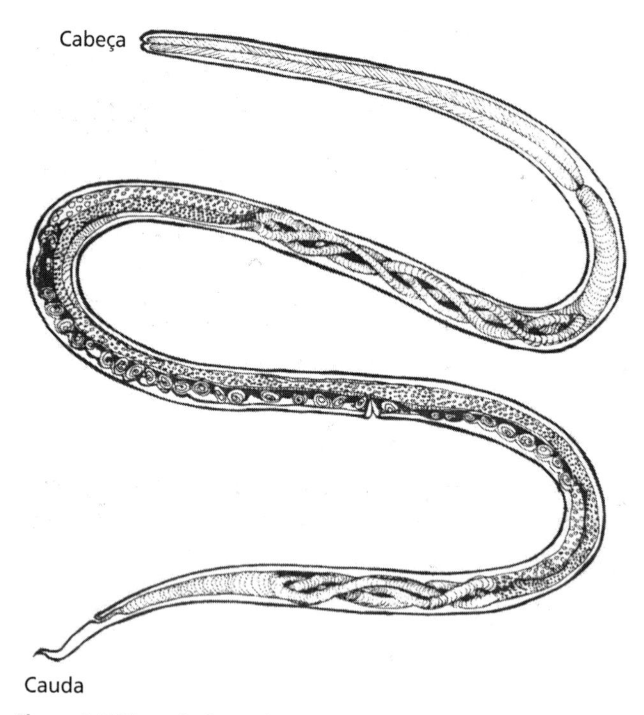

Figura 4.15 Fêmea de *Strongyloides*, mostrando o esôfago que ocupa, aproximadamente, um terço do comprimento do corpo.

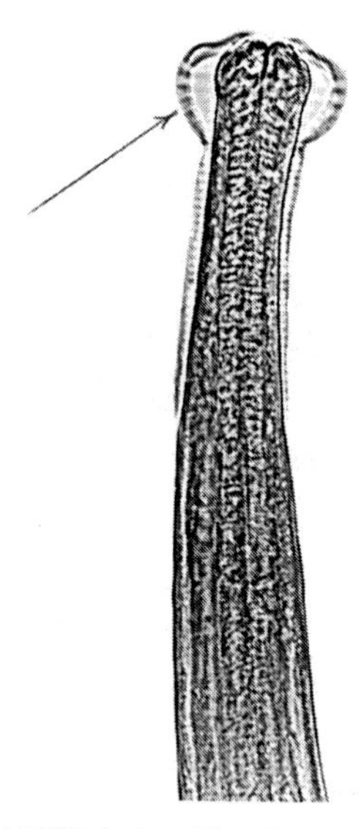

Figura 4.16 Vesícula cefálica de *Nematodirus*.

Trichostrongyloidea (A)

- Vesícula cefálica distinta (Figura 4.16). Espículas muito longas que se unem em uma membrana na extremidade (Figura 4.17) .... ***Nematodirus***

  Vesícula cefálica pequena (Figura 4.18). Espículas relativamente curtas e não unidas na região posterior .... ***Cooperia***
- Sem vesícula cefálica. Fenda excretora presente em ambos os sexos (Figura 4.19) .... ***Trichostrongylus***

  Ausência de fenda excretora 3
- Lobo dorsal da bursa assimétrico, espículas pontiagudas (Figura 4.20). Apêndice vulvar grande e proeminente na fêmea (Figura 4.21) .... ***Haemonchus***

  Lobo dorsal da bursa é simétrico (Figura 4.22). Apêndice vulvar pequeno ou ausente .... ***Ostertagia***

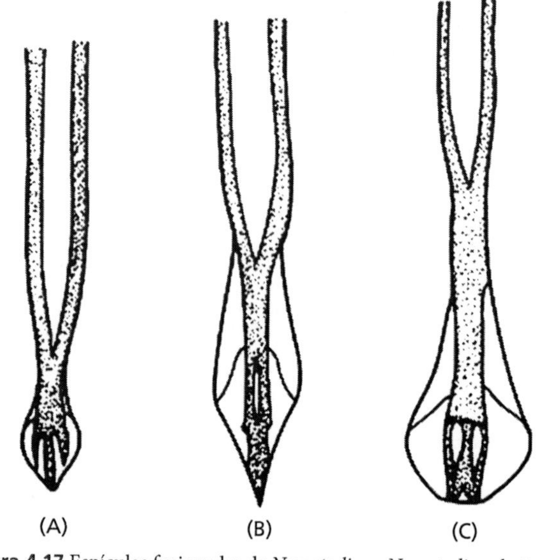

Figura 4.17 Espículas fusionadas de *Nematodirus*: *Nematodirus battus* (**A**); *Nematodirus filicollis* (**B**); *Nematodirus spathiger* de ovinos (**C**).

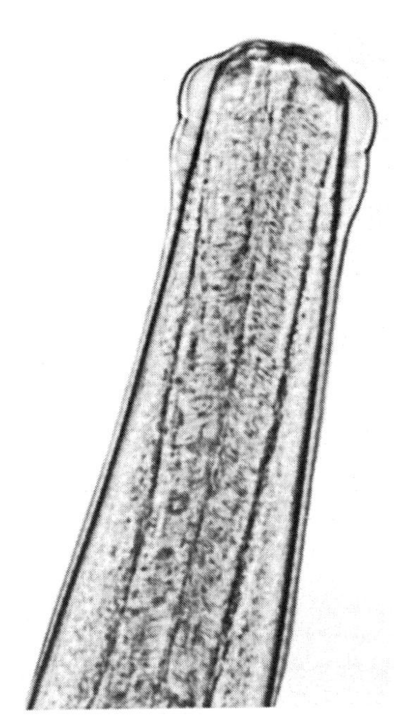

Figura 4.18 *Cooperia*: cabeça com vesícula cefálica pequena.

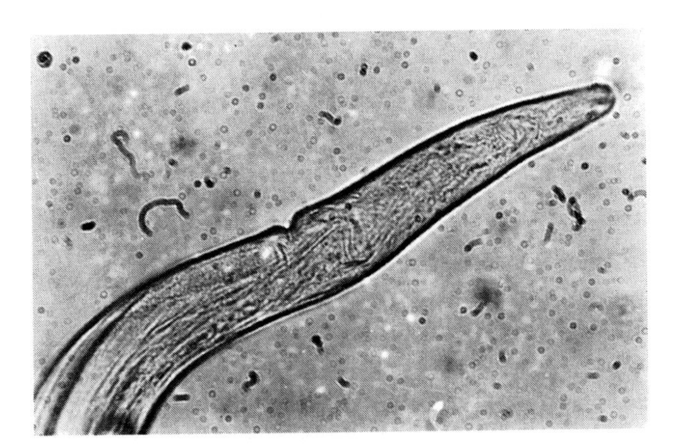

Figura 4.19 *Trichostrongylus*: cabeça com fenda excretora.

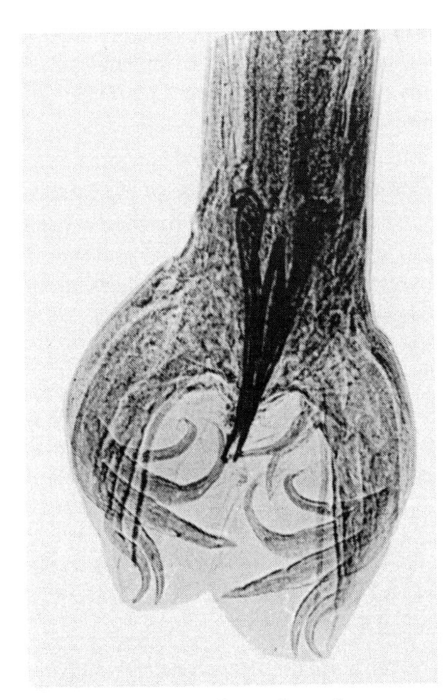

Figura 4.20 *Haemonchus contortus*: bursa do macho que mostra lobo dorsal assimétrico e espículas pontiagudas.

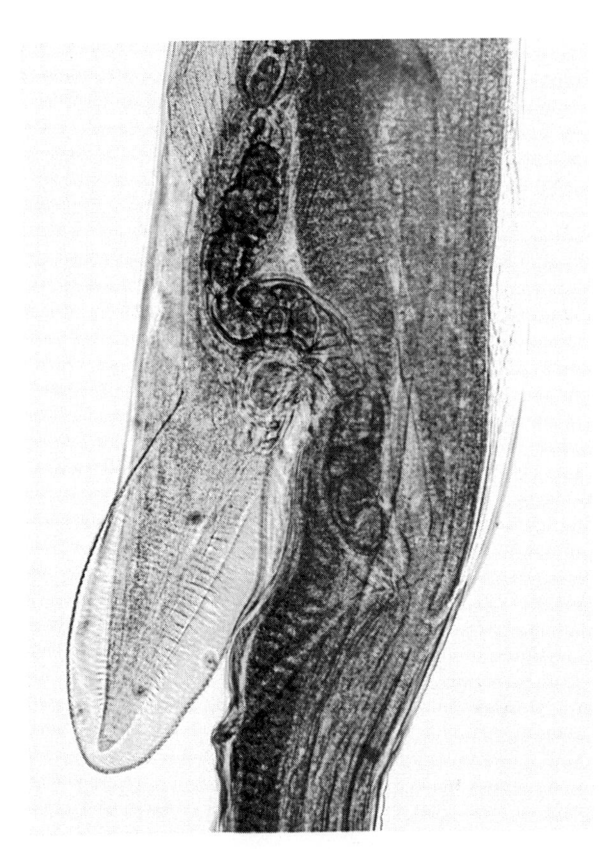

Figura 4.21 *Haemonchus contortus*: apêndice vulvar da fêmea.

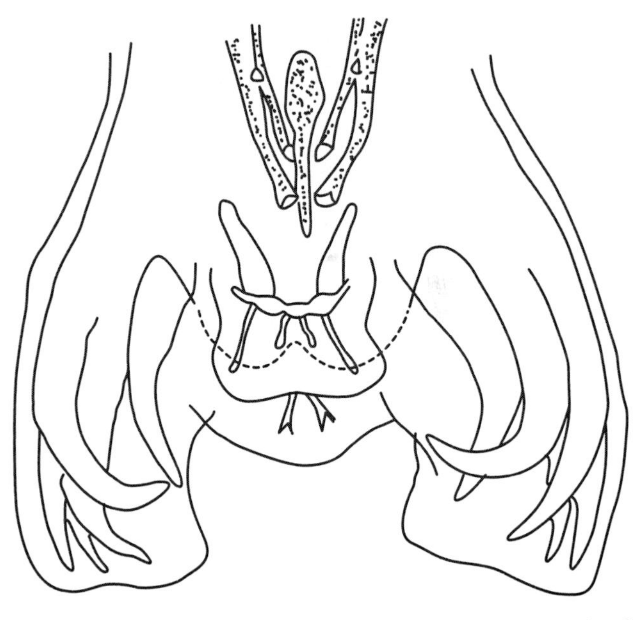

Figura 4.22 *Ostertagia ostertagi*: bursa do macho que mostra lobo dorsal simétrico.

Strongyloidea (B)

- Cápsula bucal cilíndrica (Figura 4.23) .... ***Oesophagostomum***

Cápsula bucal bem desenvolvida 5

- Curvatura dorsal discreta da cabeça e presença de placas cortantes (Figura 4.24) .... ***Bunostomum***

Ausência de dentes, coroas lamelares rudimentares presentes (Figura 4.25) .... ***Chabertia***

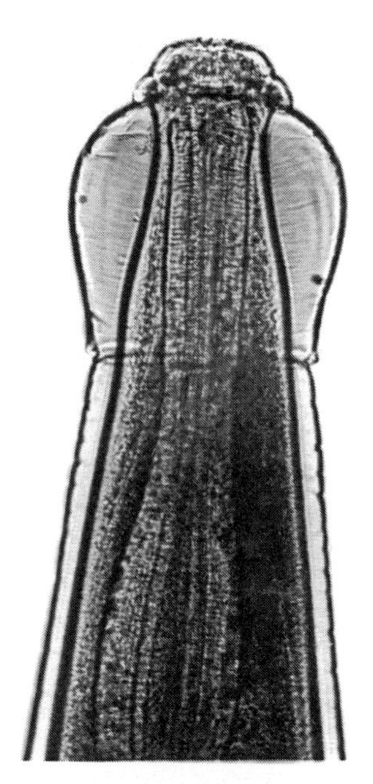

Figura 4.23 Cápsula bucal de *Oesophagostomum*.

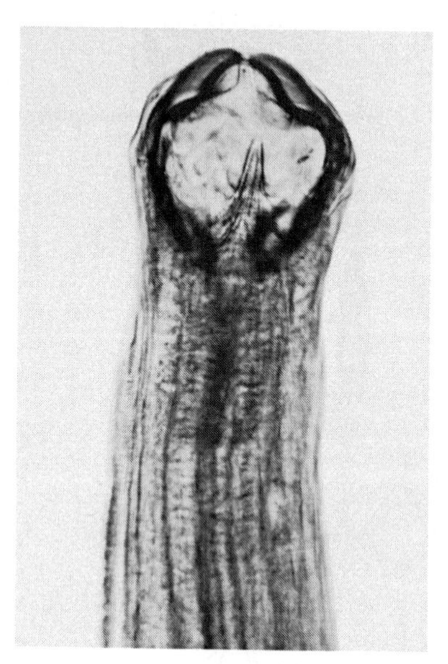

Figura 4.24 Cabeça de *Bunostomum*.

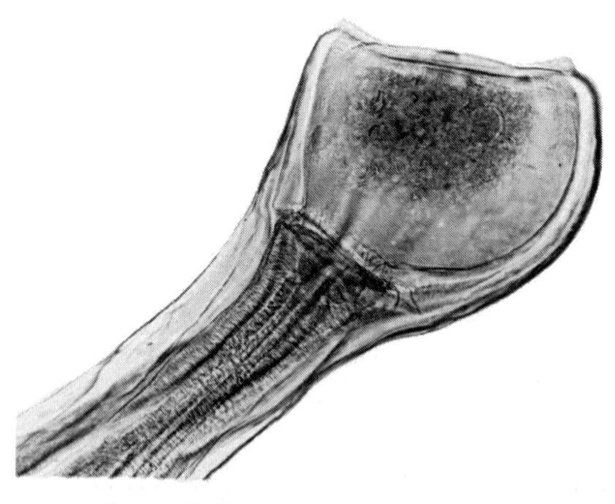

Figura 4.25 Cápsula bucal grande de *Chabertia*.

RECUPERAÇÃO DE VERMES PULMONARES ADULTOS

Para *Dictyocaulus*, ela é realizada de forma mais apropriada por meio da abertura das vias respiratórias começando pela traqueia e descendo até os pequenos brônquios com uma tesoura fina de ponta romba. Os vermes visíveis são então removidos dos pulmões abertos e transferidos para béqueres de vidro que contêm solução salina. O ideal é realizar a contagem dos vermes imediatamente, caso não seja possível, eles devem pernoitar a 4°C para reduzir a formação de aglomerados. Mais vermes podem ser recuperados se os pulmões abertos forem submersos em solução salina morna durante a noite.

Outro método é a técnica de perfusão modificada de Inderbitzen na qual os pulmões são perfundidos. O saco pericárdico é aberto e fletido para expor a artéria pulmonar, na qual uma incisão de 2 cm é realizada. Um tubo de borracha é introduzido dentro da artéria e fixado *in situ* por ligaduras duplas. Os demais vasos sanguíneos de maior calibre são ligados, permitindo-se a entrada de água pela artéria pulmonar. A água rompe as paredes alveolares e bronquiolares, sai pelo lúmen dos brônquios e é expelida pela traqueia. O líquido é coletado e seu conteúdo é concentrado pela passagem por uma peneira fina (abertura de 38 μm). Assim como citado anteriormente, o ideal é realizar a avaliação do conteúdo quanto à presença de vermes adultos e larvas imediatamente.

Os gêneros menores de vermes pulmonares de pequenos ruminantes são difíceis de recuperar e contar, embora a técnica de Inderbitzen possa ter valor.

RECUPERAÇÃO DE PARASITAS TREMATÓDEOS E CESTÓDIOS

Tanto para *Fasciola* quanto para *Dicrocoelium*, os fígados devem ser removidos e cortados em fatias de, aproximadamente, 1 cm de espessura. Ao pressionar as fatias de fígado, qualquer trematódeo visto macroscopicamente é removido e colocado em formalina e as fatias de fígado são deixadas a pernoitar em água morna. A vesícula biliar também deve ser aberta e lavada, e qualquer trematódeo, removido.

Após o pernoite, as fatias de fígado são pressionadas novamente, enxaguadas com água limpa e descartadas. Ambas as lavagens são passadas através de uma peneira fina (abertura de 100 μm) e o material retido é colocado em formalina. No caso de paranfístomos intestinais, os primeiros 4 m de duodeno devem ser ligados, abertos, lavados e examinados quanto à aderência de trematódeos.

As contagens são realizadas microscopicamente, o número de trematódeos inteiros mais o número de cabeças e caudas são relacionados. O maior número de cabeças ou de caudas é somado ao número de trematódeos inteiros para fornecer o resultado da contagem total.

Os cestódios, em geral, são vistos imediatamente no intestino ou fígado, mas sempre que possível eles devem ser removidos intactos de maneira que, se necessário, e cabeça e os segmentos maduros grávidos estejam disponíveis para a avaliação por um especialista. Entretanto, no caso de *Echinococcus* em canídeos, os vermes são tão pequenos que a avaliação mais detalhada descrita no Capítulo 12 deve ser realizada.

OUTROS MÉTODOS AUXILIARES PARA O DIAGNÓSTICO DE NEMATÓDEOS DE RUMINANTES

Muitas outras técnicas são úteis para o recurso diagnóstico de infecções por tricostrôngilos em ruminantes. Todas essas técnicas devem ser realizadas por um laboratório especializado em parasitologia, mas uma breve relação do material necessário para a realização desses testes, a base da técnica e a interpretação dos resultados são fornecidas aqui.

Ensaio de ligação da lectina

O método padrão para a identificação de ovos de nematódeos tricostrongilídeos foi descrito na seção de cultura e identificação das larvas infectantes de terceiro estágio, na qual é realizada cultura dos ovos até larvas de terceiro estágio (L_3), que são então identificadas até gênero após 7 a 10 dias de cultura. Embora essa seja a técnica mais amplamente utilizada e o melhor método disponível atualmente, ele apresenta várias desvantagens: é trabalhoso, requer tempo e treinamento especial para a identificação correta das diferenças morfológicas entre os gêneros.

Um ensaio de ligação da lectina foi desenvolvido especificamente para distinguir ovos de *Haemonchus* de outros gêneros de vermes redondos. Nesse ensaio, aglutinina de amendoim se liga especificamente aos ovos de *Haemonchus* e não aos das demais espécies de tricostrongilídeos. Por meio do uso do isotiocianato de fluoresceína (*FITC*) conjugado à lectina, a ligação aos ovos de *Haemonchus* pode ser visualizada sob luz ultravioleta (UV), sem ser necessário recorrer a cultura de larvas para a diferenciação, com a adoção das seguintes medidas:

- Extrair os ovos de nematódeos das fezes utilizando a técnica sensível de centrifugo-flutuação descrita na seção de métodos com sensibilidade melhorada
- Limpar os ovos por meio da remoção da lamínula e lavar as gotículas aderidas, que contêm os ovos, em um tubo cônico de centrifugação com solução salina fosfato tamponada (PBS)
- Completar o volume até 10 mℓ com PBS e centrifugar a solução novamente a 1.500 rpm por 2 min
- Descartar o sobrenadante e ressuspender o *pellet* em 1 mℓ de PNA-FITC (Sigma)
- Incubar os ovos por 1 h sob agitação constante à temperatura ambiente
- Lavar as amostras duas vezes em PBS (conforme descrito acima), e transferir 5 μℓ do sedimento com ovos para uma lâmina de vidro com 3 μℓ de líquido fluorescente, cobrindo então com uma lamínula
- Examinar os espécimes em microscópio de fluorescência usando filtros FITC. Ovos de *Haemonchus* apresentam superfície externa fluorescente brilhante.

Teste do pepsinogênio plasmático

A estimativa do teor de pepsinogênio circulante é importante para o diagnóstico de lesão abomasal, e está especialmente elevado em casos de ostertagiose. As elevações também ocorrem pela presença de outros parasitas gástricos, tais como *Trichostrongylus axei*, *Haemonchus contortus* e, nos suínos, *Hyostrongylus rubidus*.

O princípio desse teste, que é melhor realizado por laboratórios diagnósticos, é que a amostra de soro ou plasma é acidificada para pH 2,0, ativando assim o zimogênio inativo - pepsinogênio - para a enzima proteolítica ativa – a pepsina. A pepsina ativada reage então com o substrato proteico (em geral, albumina sérica bovina) e a concentração da enzima é calculada em unidades internacionais (μmol de tirosina liberada para cada 100 mℓ de soro por minuto). A tirosina liberada do substrato proteico pela pepsina é estimada pela coloração azul, que se forma quando os compostos fenólicos reagem com o reagente de Folin-Ciocalteu. A necessidade mínima para o teste, conforme realizado na maioria dos laboratórios, é de 1,5 mℓ de soro ou plasma. O anticoagulante usado para a coleta de amostras de plasma é o EDTA ou a heparina.

Nas gastrites parasitárias dos ruminantes decorrentes da infecção por *Ostertagia* spp. e *T. axei*, os teores plasmáticos de pepsinogênio tornam-se elevados. Em animais livres de parasitas, essa concentração é inferior a 1,0 UI de tirosina, em animais moderadamente infectados, ela varia entre 1,0 e 2,0 UI e em animais com infecções intensas, ela, em geral, excede 3,0 UI, chegando a valores tão altos quanto 10,0 UI ou mais em algumas ocasiões. A interpretação é simples em animais durante seus primeiros 18 meses de vida, porém, posteriormente, torna-se difícil uma vez que o teor pode se tornar mais elevado em animais mais velhos e imunes que estejam sob desafio. Em tais casos, a ausência de sinais clínicos clássicos de diarreia e perda de peso indica que existem poucos parasitas adultos presentes.

Contagem de larvas nas pastagens

Para essa técnica, amostras de capim são coletadas do pasto e colocadas em uma bolsa de polietileno, que é então selada e enviada ao laboratório para processamento. É importante coletar um número razoável de amostras aleatórias, e um método consiste em atravessar o pasto e remover quatro amostras de capim a intervalos de, aproximadamente, quatro passos até que, aproximadamente 400 amostras tenham sido coletadas (Figura 4.26). Outro método, em especial para larvas de vermes pulmonares, consiste em coletar um número similar de amostras próximas a bolos fecais. No laboratório, o capim é totalmente embebido, lavado e seco e as lavagens que contêm larvas são passadas através de peneiras (abertura de 38 μm; 600 em 2,5 cm) para remover sujidades finas. O material retido na peneira é então processado pelo método de Baermann e as larvas infectantes são identificadas e contadas em microscópio sob alta magnificação. O número presente é expresso como L_3 por kg de forragem seca.

Quando as contagens excedem 1.000 L_3/kg de tricostrongilídeos gastrintestinais de ruminantes, o pasto pode ser considerado como moderadamente infectado, enquanto pode-se esperar que valores acima de 5.000 L_3/kg correspondam a doença clínica em animais jovens durante sua primeira estação a pasto.

Embora seja uma técnica útil para detecção de níveis de L_3 de nematódeos gastrintestinais no pasto, ela é menos útil para a detecção de vermes pulmonares, em razão da flutuação rápida dessas larvas no pasto.

Uma técnica mais sofisticada, o método Jorgensen, que depende da migração de larvas através de um meio de ágar que contém bile, é usado em alguns laboratórios para estimativa das populações de larvas de *Dictyocaulus* no pasto; uma vez que a maioria das larvas de vermes pulmonares se concentra próximo às fezes, amostras de

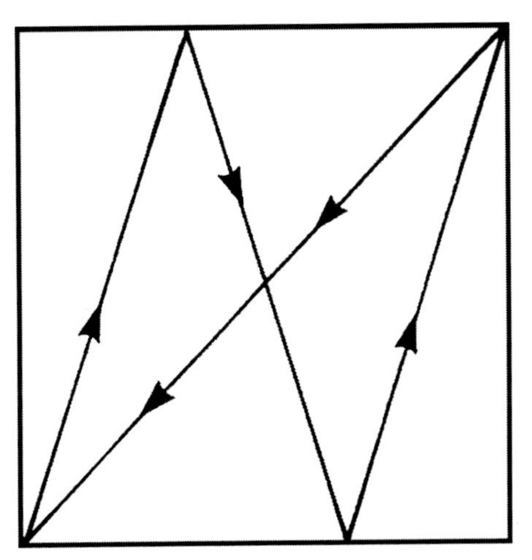

Figura 4.26 Caminho em forma de borboleta.

forragem devem ser coletadas ao redor dos bolos fecais. No estado de conhecimento atual, a detecção de qualquer larva de vermes pulmonares nas amostras de forragem deve ser considerada como suspeita, e mesmo os achados negativos não necessariamente implicam que o pasto esteja livre de infecção.

Testes em tanque de expansão de leite

O monitoramento das infecções por vermes e trematódeos em bovinos adultos pode ser usado para avaliar a efetividade das medidas de controle e para indicar tratamento anti-helmíntico onde for necessário. Um teste no tanque de expansão pode ser usado como guia para identificar aqueles rebanhos leiteiros com potencial para aumento na produção de leite em resposta ao tratamento com anti-helmínticos.

Testes em tanque de expansão de leite para Ostertagia

Esse teste mensura o nível de desafio dos vermes estomacais (*Ostertagia*) para o rebanho. Estudos mostraram o seguinte:

- Os vermes reduzem a produção de leite por meio da diminuição do apetite e da capacidade das vacas de digerirem o volumoso
- A resposta de produção de leite após o tratamento é de, aproximadamente, 1 kg/vaca/dia
- O benefício financeiro da vermifugação é maximizado quando o tratamento é ampliado para o período periparto em decorrência de:
  - Maior resposta de produção de leite diária
  - Duração maior da resposta de produção de leite
  - Oportunidade para melhorar o desempenho reprodutivo
  - Potencial para aumentar a concentração de IgG no colostro.

Em geral, o momento mais apropriado para a coleta de amostras do tanque de expansão do leite para testes de vermes estomacais é no outono, antes da estabulação (no hemisfério norte). Uma resposta positiva ao tratamento pode ocorrer com valores da razão da densidade óptica (RDO) maiores que o ponto de corte de 0,5. Entretanto, respostas mais apropriadas na produção de leite, em geral, ocorrem em rebanhos com RDO de 0,8 ou mais.

Testes em tanque de expansão de leite para fascíolas

Em bovinos, a infecção por fascíolas, em geral, é subclínica, mas considera-se que produza um efeito econômico marcante. Poucos estudos foram conduzidos para estimar seu efeito sobre a produtividade em animais adultos e o controle deve ter como objetivo a redução da infecção até níveis que minimizam a interferência na produtividade de bovinos. Mostrou-se uma correlação positiva entre os teores de anticorpos específicos anti-*Fasciola* no tanque de expansão de leite e a soroprevalência no rebanho, o que fornece uma base para o monitoramento do estado de infecção do rebanho.

Estudos com fascíolas mostraram que:

- Acima do valor de corte de RDO de 0,5, há uma perda média na produção de leite de 0,11 kg/vaca/dia para cada 0,1 unidade de aumento no resultado de ELISA no tanque de expansão de leite
- Quando o valor da RDO do tanque de expansão de leite excede 0,8:
  - Estima-se que em 50% das vacas, o número de inseminações aumente em 75%
  - A média de intervalo entre partos do rebanho é prolongada em 4 a 5 dias.

Os resultados devem ser interpretados no contexto dos fatores relacionados ao manejo específicos para cada propriedade, tais como extensão da estação de pastejo, tratamentos anti-helmínticos prévios e risco de outros parasitas. Perceba também que os resultados variam entre laboratórios diferentes, de maneira que os resultados devem ser interpretados de acordo com as recomendações fornecidas pelo laboratório em questão. A Tabela 4.5 fornece apenas algumas recomendações gerais.

MÉTODOS BASEADOS EM DNA

Os principais objetivos do diagnóstico em parasitologia veterinária são determinar a presença ou a ausência de espécies patogênicas-chave; e determinar a composição das espécies e o estado de resistência de uma dada população de parasitas a um fármaco antiparasitário. Os testes diagnósticos para alcançar esses objetivos precisam ser simples, de custo baixo, com alto rendimento e rápidos, de maneira a encorajar seu uso a campo. Entretanto, a maioria, senão todos os testes diagnósticos disponíveis atualmente, apresentam limitações.

Com helmintos de interesse veterinário, o diagnóstico de rotina ainda se baseia fortemente na COF e na avaliação microscópica de ovos e/ou larvas extraídas de amostras fecais. A identificação morfológica de ovos e larvas de nematódeos, mesmo no nível de gênero, apresenta um desafio diagnóstico significativo. Em ruminantes, por exemplo, possivelmente com exceção de *Nematodirus*, cujos ovos são distintos morfologicamente (ver Figuras 4.2 e 4.3) e ovos de *Haemonchus* corados especificamente com fluoresceína PNA lectina, a maioria dos ovos de tricostrongilídeos são indistinguíveis uns dos outros e requerem coprocultura, que demora 7 a 10 dias até o desenvolvimento de larvas de terceiro estágio, para facilitar sua identificação. Tais métodos, com frequência, são trabalhosos e requerem pessoal treinado e experiente, o que torna seu custo proibitivo como avaliação de rotina, seja para uso em propriedades de animais de produção, seja para propósitos de vigilância epidemiológica veterinária

Tabela 4.5 Guia para a interpretação de ELISA para *Ostertagia* e fascíolas no tanque de expansão de leite.

Resultado do teste para *Ostertagia*	Resultado do teste para *Fasciola*	Nível de infecção	O que isso significa?	Ações recomendadas
RDO > 0,70	RDO > 0,70 (3+)	Intenso	Exposição moderada a alta de vacas em lactação, com efeitos subclínicos prováveis sobre a saúde e produção	Controle de parasitas nesses rebanhos devem ser revisados. Provavelmente haverá uma resposta positiva substancial ao tratamento com anti-helmínticos no rebanho leiteiro
RDO 0,50 a 0,69	RDO 0,50 a 0,69 (2+)	Médio	Exposição limitada a moderada das vacas em lactação à infecção, a níveis que têm menores chances de apresentar impacto significativo no rebanho leiteiro como um todo	Vacas individuais podem apresentar um nível de infecção médio maior, com efeitos associados sobre a saúde e produção, e o tratamento com anti-helmínticos pode ser benéfico para esses animais
RDO < 0,50	RDO < 0,50 (– ou +)	Baixo	A exposição de vacas adultas à fascíola hepática ou ao verme estomacal é relativamente baixa	Não é necessária nenhuma alteração quanto à política de controle parasitário. É improvável que a saúde ou a produção do rebanho respondam ao tratamento com anti-helmínticos

de larga escala. Mais recentemente, vários testes imunológicos foram desenvolvidos, tais como ensaio imunoabsorvente ligado à enzima (ELISA), mas muitos desses são capazes de detectar ou mensurar apenas uma única espécie de parasita por teste. Infecções parasitárias, com frequência, envolvem múltiplas espécies, gêneros e mesmo taxos, seja simultaneamente ou como infecções concomitantes ao longo do curso de uma estação parasitária. A especificidade quanto à espécie, em geral, não constitui um problema para testes com base imunológica; sua principal limitação é quanto à capacidade de identificar infecções atuais, uma vez que os títulos de anticorpos podem persistir por muito tempo após a infecção, mesmo após a remoção do parasita por meio de tratamento anti-helmíntico bem-sucedido. Um outro obstáculo aos testes de base imunológica é que, com exceção do ELISA no tanque de expansão de leite, eles envolvem procedimentos invasivos, tais como coleta de sangue, que, em geral, requerem supervisão médico-veterinária para o fornecimento de uma amostra apropriada para o teste. Como resultado, a amostra de sangue para o diagnóstico de parasitas não é prática de rotina em propriedades de criação de animais de produção e, certamente, não é viável economicamente para muitos proprietários. Qualquer melhoria nos testes disponíveis atualmente deve lançar mão do material para teste mais simples e conveniente, que seja capaz de superar infecções por múltiplas espécies, seja muito mais rápido no tempo necessário para o resultado, seja suficientemente barato para encorajar o seu uso e, de forma ideal, apresente potencial para uso a campo.

Potencial de testes com base no DNA

Testes com base no DNA apresentam potencial considerável para o diagnóstico de vários parasitas, mais especificamente detecção e quantificação, identificação de espécies e detecção de resistência, o que representaria um avanço considerável sobre as metodologias existentes. Dito isso, as aplicações de diagnósticos veterinários com base no DNA ainda são incipientes e, atualmente, nenhum deles é amplamente utilizado na prática ou está verdadeiramente disponível comercialmente. Métodos baseados no DNA com *design* ótimo podem ser extremamente sensíveis e específicos e podem ser aplicados a qualquer estágio do ciclo evolutivo do parasita do qual seja possível extrair o DNA (ovos, larvas, adultos). Além disso, tais métodos podem ser aplicados imediatamente a pequenas quantidades de material, assim como a *pools* de amostras de fontes relativamente pouco processadas (p. ex., fezes de animais), e elas podem operar em um formato genuíno de multiespécies/multiplex.

Reação da polimerase em cadeia

Até o advento da reação da polimerase em cadeia (PCR) nos anos 1980, a maioria dos trabalhos diagnósticos com base no DNA era realizado por meio de oligonucleotídio iniciador radioativo/hibridização de sondas para alvos de DNA imobilizados em suportes sólidos (p. ex., membranas de náilon modificadas) e envolvia a eletroforese em gel, sondas radioativas e/ou filmes de raios X para a detecção e quantificação. Desde então, a PCR e os métodos baseados na PCR revolucionaram de maneira efetiva nossa capacidade diagnóstica, em especial nos campos de virologia e bacteriologia médicas. A aplicação rotineira de PCR na parasitologia médica permanece um pouco atrás dessas duas disciplinas, e sua aplicação na parasitologia veterinária, ainda mais.

Os métodos de PCR básicos utilizam uma DNA polimerase termoestável, normalmente a *Taq* polimerase, para amplificar especificamente a região-alvo do DNA, como definido por dois oligonucleotídios iniciadores opostos. Sob condições ótimas, ciclos sequenciais de desnaturação de moldes de DNA, anelamento e extensão dos oligonucleotídios iniciadores, conseguidos por meio do uso de um aparelho de aquecimento controlado ou máquina de PCR (termociclador), resultam na amplificação exponencial da sequência-alvo (Figura 4.27), de tal forma que o(s) produto(s) da PCR possa(m) ser visualizado(s) através de um gel de eletroforese ou metodologias similares.

Uma reação de PCR típica inclui o uso de uma Taq polimerase patenteada que contenha íons Mg^{2+} em concentração apropriada (isso é importante para o anelamento eficiente do oligonucleotídio iniciador/alvo e pode ser titulado na otimização do ensaio inicial de PCR). A reação também contém os respectivos oligonucleotídios iniciadores senso e antissenso, os nucleotídios necessários (A, C, G e T) e a *Taq* polimerase propriamente dita. A reação de PCR, em geral, é montada como 'misturas mestras' e colocada em um número necessário de tubos de PCR para assegurar a mistura adequada dos reagentes para evitar problemas inerentes à pipetagem de volumes pequenos. A maioria dos pesquisadores agora utiliza *kits* de PCR disponíveis comercialmente com o intuito de reduzir a variabilidade entre ensaios e de melhorar a qualidade do controle. O método de PCR básico pode ser menos trabalhoso e chegar a maiores taxas de transferência por meio do uso de pipetas multicanal e placas de microtitulação, por exemplo.

Misturas para reações e ensaios de PCR são montadas e personalizadas para propósitos específicos, mas o protocolo de reação de PCR convencional típico está descrito aqui.

Materiais ou equipamentos necessários

- Máquina de PCR (termociclador)
- Pipetas e ponteiras de pipetas (capazes de dispensar volumes variáveis, por exemplo, até 20 μℓ, 200 μℓ, 1 mℓ, idealmente com filtros para evitar a contaminação do DNA em aerossol)
- Tubos de PCR: do tipo Eppendorf de parede fina
- Enzima *Taq* polimerase e tampão apropriado (10×)
- 50 mmol/ℓ de solução estoque de $MgCl_2$
- 10 μmol/ℓ de oligonucleotídios iniciadores senso e antissenso
- 25 μmol/ℓ dNTPs (A, C, G, T)
- Molde de DNA
- H_2O estéril e livre de nuclease.

Os oligonucleotídios iniciadores tipicamente são desenhados usando um *software* patenteado de desenho de oligonucleotídios iniciadores ou algoritmos similares disponíveis gratuitamente *on-line*. Dependendo da aplicação, esses programas procuram por intervalos únicos de sequências de DNA na fita oposta de DNA e selecionam pares de oligonucleotídios iniciadores senso e antissenso que são calculados para funcionar de maneira ótima sob as mesmas condições de PCR. Fatores que afetam os oligonucleotídios iniciadores, e, portanto, a sensibilidade e a especificidade da PCR incluem a temperatura de derretimento (ou T_m, a temperatura na qual o DNA de fita dupla se 'derrete' em fitas individuais), o comprimento do oligonucleotídio iniciador (tipicamente de 18 a 22 nucleotídios), a quantidade de GC (idealmente cerca de 50%), a estrutura secundária (*i. e.*, espirais e/ou grampos que podem interferir na ligação entre oligonucleotídios iniciadores e o alvo), dímeros de oligonucleotídios iniciadores (onde o oligonucleotídio iniciador pode se ligar ao oligonucleotídio iniciador parceiro) e a presença de sequências repetitivas (que devem ser evitadas, se possível).

Uma vez que os oligonucleotídios iniciadores tenham sido desenhados, a PCR básica deve ser otimizada quanto à concentração de reagentes e as condições da PCR, em especial a temperatura de anelamento do oligonucleotídio iniciador e a concentração de $MgCl_2$, que devem ser testados empiricamente. As reações da PCR devem ser realizadas em estações de trabalho separadas dedicadas à extração do molde de DNA, reação da mistura mestra da PCR, adição do molde do DNA, ciclamento térmico e análise pós-amplificação,

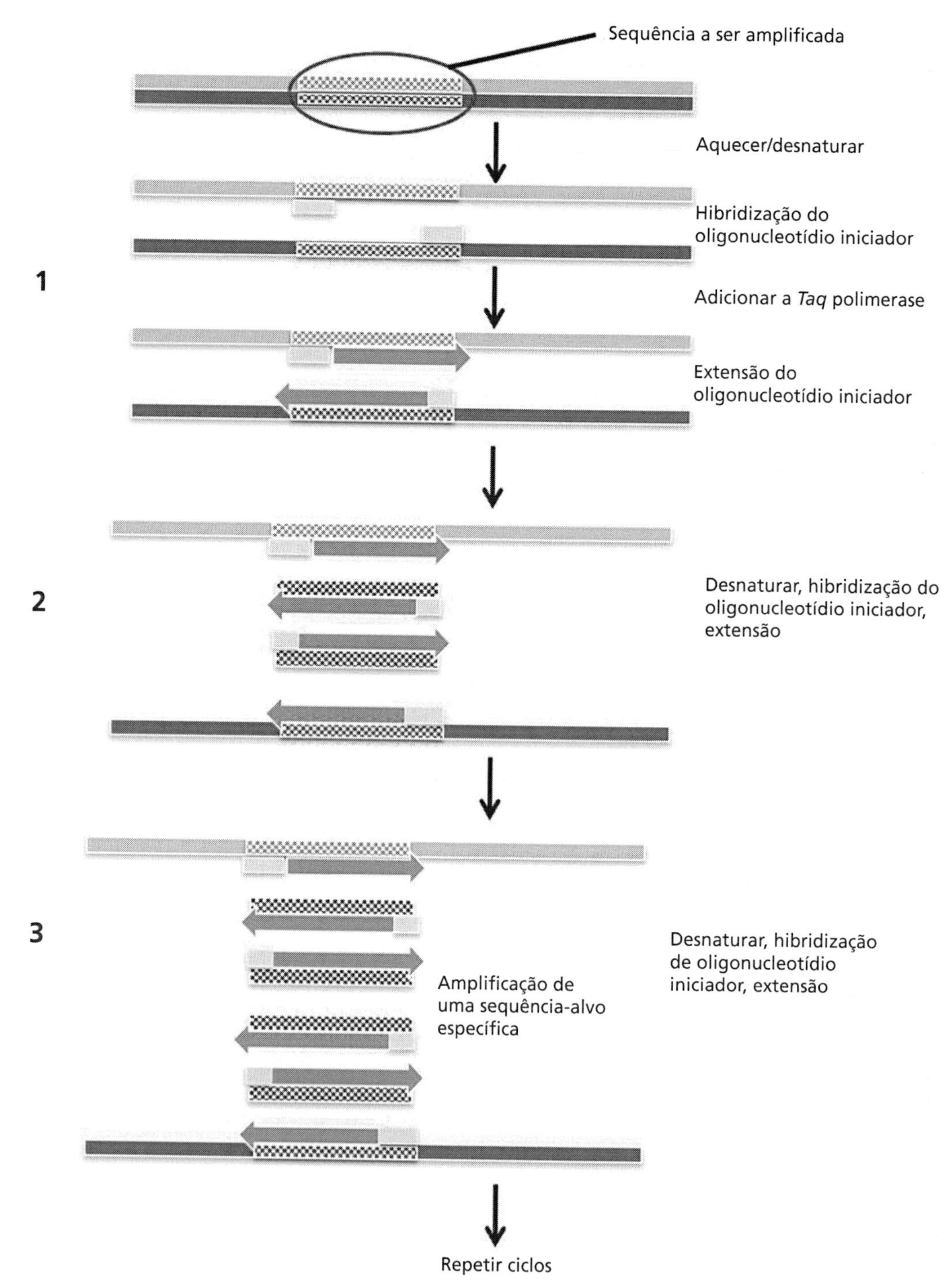

Figura 4.27 Diagrama esquemático da PCR. Cada ciclo de PCR (aquecimento-desnaturação, resfriamento-anelamento e extensão) dobra a quantidade de DNA-alvo, aumentando exponencialmente a concentração de DNA-alvo. (Com agradecimento ao Dr. P. Skuce.) (Esta figura encontra-se reproduzida em cores no Encarte.)

respectivamente. Isso é necessário para evitar a contaminação de reagentes de PCR e misturas mestras com DNA previamente amplificado, que podem requerer longos e caros problemas a resolver. Uma mistura de reação de PCR típica de 25 μℓ é mostrada na Tabela 4.6, juntamente com a mistura mestra para cobrir 10 reações de 25 μℓ.

Montagem da PCR

- Os reagentes são acondicionados em tubos de PCR de parede fina, conforme a necessidade. Os tubos são fechados e os conteúdos, centrifugados rapidamente. Esse procedimento é mais bem realizado em gelo para evitar o anelamento dos oligonucleotídios iniciadores no molde à temperatura subótima. Esse problema foi contornado por meio do desenvolvimento de polimerases deflagradas pelo calor (*hot start*), que são protegidas por um anticorpo até que sejam ativadas a temperaturas altas, normalmente cerca de 94°C. Isso, normalmente, resulta em sensibilidade, especificidade e produção maiores
- Os tubos são incubados em um termociclador programado com as condições de ciclos térmicos apropriadas. Uma reação típica requer 94°C por 2 min para a desnaturação inicial do molde, seguida por 25 a 40 ciclos de amplificação da PCR, por exemplo,

Tabela 4.6 Mistura típica de 25 μℓ de reação de PCR.

Reagente	PCR teste (μℓ)	Mistura mestra de 10 × 25 μℓ	Concentrações finais
Tampão 10 × ($MgCl_2$)	2,5	25	1 ×
50 mmol/ℓ $MgCl_2$	1	10	2 mmol/ℓ
Oligonucleotídio iniciador senso (10 μmol/ℓ)	1	10	0,4 μmol/ℓ
Oligonucleotídio iniciador antissenso (10 μmol/ℓ)	1	10	0,4 μMol/ℓ
dNTPs (A, C, G, T) 2,5 mmol/ℓ	2	20	0,2 mmol/ℓ cada
Taq polimerase	0,2	2,0	1,0 unidade*
Molde de DNA	1	10 (*i. e.*, 10 × 1 μℓ)	N/A
ddH_2O	16,3 (*i. e.*, para 25 μℓ)	163,0	N/A
Total	25	250	N/A

*1,0 unidade de atividade de polimerase é suficiente para amplificar a maioria dos ácidos nucleicos-alvo.

desnaturação a 94°C por 30 s, anelamento a 55°C por 30 s, extensão a 72°C por 1 min, seguido por um embebimento a 4°C após os ciclos térmicos

- Após a PCR, alíquotas pequenas (p. ex., 5 μℓ) dos respectivos produtos de PCR são tipicamente submetidos à eletroforese em gel de agarose com um marcador de peso molecular conhecido e fotografados sob iluminação UV. Géis de PCR típicos são mostrados nas Figuras 4.28 e 4.29.

PCR em tempo real

Muitas modificações no método básico da PCR e o desenvolvimento de tecnologias com base nessa técnica ocorreram nos últimos anos. A mais notável delas está relacionada às aplicações quantitativas de PCR, nas quais a amplificação dos produtos da PCR é monitorada durante a fase exponencial em tempo real (daí o nome), e não a PCR semiquantitativa de ponto final padrão. Esse advento foi facilitado pelo crescimento de oligonucleotídios iniciadores de DNA e química de sondas, de forma que os produtos específicos da PCR são marcados com fluorescência, podendo ser quantificados com precisão por *laser* no decorrer de todo o curso do processo de PCR. A PCR em tempo real tornou-se referência para a detecção precisa e sensível de ácidos nucleicos, e sobrepôs muitos dos problemas inerentes às abordagens genéticas moleculares anteriores. A PCR em tempo real pode ser realizada por meio do monitoramento da concentração de produtos intercalando um corante fluorocromo como Sybr-Green®. De maneira alternativa, uma combinação de oligonucleotídios

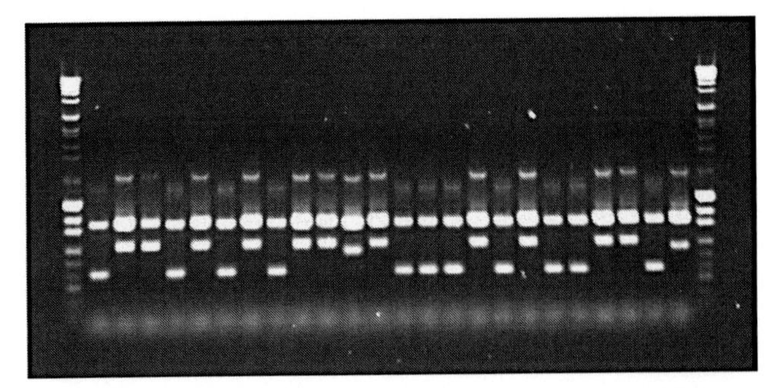

Figura 4.29 PCR multiplex para identificação de espécies de nematódeos gastrintestinais de ovinos: o padrão das bandas indica a identidade da espécie das larvas individuais. (Cortesia Dr. S. A. Bissett, AgResearch, Nova Zelândia.)

iniciadores/sonda pode ser usada, como na PCR em tempo real TaqMan®. Resumidamente, uma sonda de oligonucleotídio, marcada com dois corantes fluorescentes, é designada para se ligar à amplificação especificada pelos oligonucleotídios iniciadores flanqueadores. Contanto que a sonda permaneça intacta, a emissão do corante na extremidade 5′ da sonda é suprimida pelo corante fluorescente da extremidade 3′. Entretanto, conforme a fase exponencial da PCR progride, a polimerase cliva a sonda, o que resulta na liberação do corante. Esse será detectado na máquina de PCR de tempo real e comparado a um padrão de referência. A máquina de PCR em tempo real então calcula o limiar no qual a fluorescência basal é excedida. Isso é definido como o limiar do ciclo ou C_t, e é diretamente relacionado à quantidade inicial do molde de DNA, isto é, quanto mais precocemente o sinal de fluorescência cruzar o limiar calculado, maior a quantidade de molde de DNA na amostra. A eficiência das combinações entre oligonucleotídio iniciador e sonda para PCR em tempo real deve ser estabelecida e a quantificação e sensibilidade relativas determinadas por meio da análise de uma curva padrão usando diluições seriadas de molde de DNA (Figura 4.30). A TaqMan® aliada ao método de PCR em tempo real tem sido utilizada extensivamente não apenas para quantificar a expressão de genes e o número de cópias, mas também para detectar e quantificar os patógenos (ver Navarro *et al.*, 2015 para uma revisão detalhada).

Desafios do diagnóstico baseado no DNA

Métodos baseados em PCR apresentam consideráveis aplicações potenciais no campo da parasitologia veterinária, mas ainda apresentam seus desafios particulares. Um dos principais desafios é a preparação de moldes de DNA. Quantidades pequenas de DNA amplificável por PCR podem ser extraídas de ovos ou larvas. Esses podem ser extraídos por meio de tampões de lise SDS/NaOH relativamente simples. Entretanto, esse passo requer a extração de ovos individuais ou cistos de amostras de fezes e/ou cultura e excistação e a coleta de

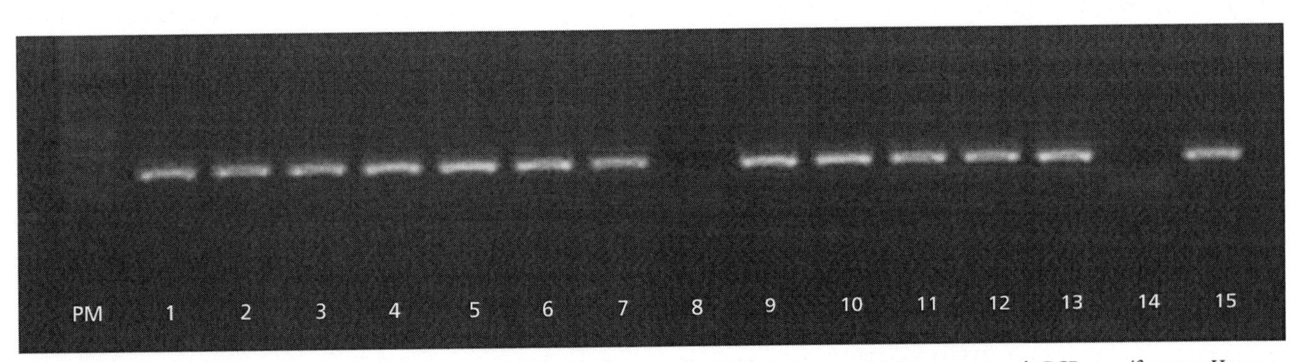

Figura 4.28 PCR para uma única espécie de nematódeo gastrintestinal de ovinos: avaliação de larvas individuais empregando PCR específico para *Haemonchus contortus*. (Cortesia de L. Melville, Moredun Research Institute, Reino Unido.)

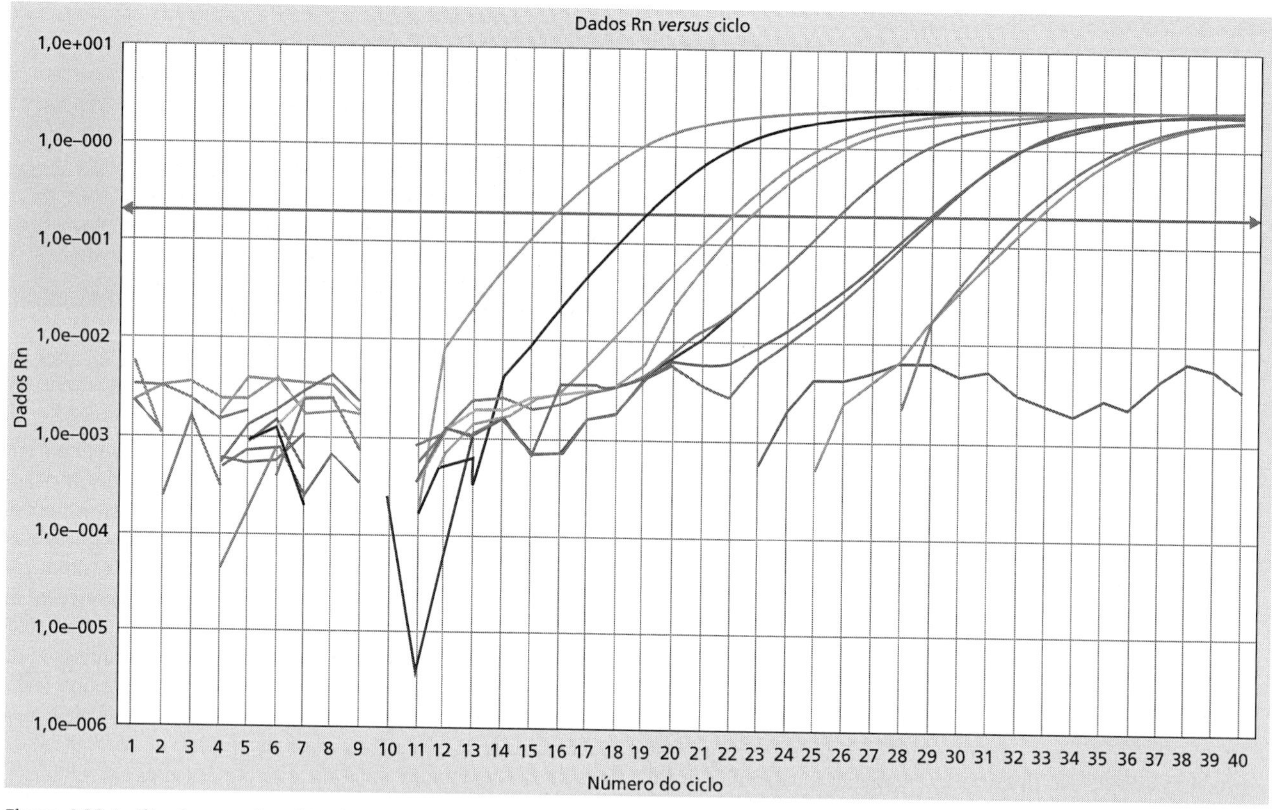

Figura 4.30 Análise de curva de padrão típica para PCR em tempo real. (Cortesia do Dr. A. Dicker, Moredun Research Institute, Reino Unido.) (Esta figura encontra-se reproduzida em cores no Encarte.)

parasitas individuais em poços/tubos separados por meio de lise, o que consome muito tempo e é bastante trabalhoso. Seria preferível extrair o DNA diretamente da amostra de fezes sem qualquer extração prévia do material do parasita. Vários *kits* comerciais de extração de DNA apresentam a capacidade de extrair e amplificar o DNA de amostras de fezes, mas, tipicamente, a quantidade de DNA na amostra é tão pequena e/ou a quantidade de material fecal é tão grande, que, atualmente, o método é menos sensível que alguns dos métodos de contagem dos ovos nas fezes estabelecidos (p. ex., McMaster, FLOTAC®). Isso decorre do fato de que a *Taq* polimerase é notadamente sensível à presença de inibidores da PCR no material fecal. Um possível meio-termo que tem sido avaliado recentemente é o uso da Phusion® Hot Start, uma geração nova de enzimas polimerases que são menos sensíveis aos inibidores fecais, em combinação com ovos de parasitas extraídos como subprodutos de COF de rotina. Esses ovos requerem pouca ou nenhuma purificação, apenas uma série de ciclos de congelamento-descongelamento, para liberar o molde de DNA. Esse método foi utilizado com sucesso para detectar e quantificar ovos de nematódeos gastrintestinais de preparações com fezes frescas de muitas espécies de hospedeiros diferentes.

Adicionalmente a esses desafios tecnológicos, a natureza das infecções parasitárias em animais de produção e de companhia, com múltiplas espécies, é um desafio significativo para o diagnóstico com base no DNA. Essa característica, associada à extrema variabilidade genética inerente aos parasitas, tanto entre quanto intraespécies, pode ser tanto uma dádiva quanto uma maldição na tentativa de desenvolver testes espécie-específicos ou 'genéricos' com base no DNA. Isso é contrabalançado, em parte, pelo uso de alvos moleculares tais como subunidades dentro e espaçadores entre os genes do RNA ribossômico (rRNA) de helmintos parasitas-chave, por exemplo, o espaçador interno transcrito-1 (ITS-1) ou o ITS-2. Tais alvos compreendem uma série de regiões altamente conservadas, ideais para o posicionamento de grupos de oligonucleotídios iniciadores flanqueadores universais, associado a regiões que são altamente variáveis dentro e entre espécies para a determinação de oligonucleotídios iniciadores internos espécie-específicos e/ou sondas.

Progresso até o momento

Mostrou-se que os métodos com base na PCR a partir de material proveniente de helmintos parasitas fornecem resultados diagnósticos confiáveis, sensíveis, robustos e que podem ser reproduzidos, além de apresentarem potencial para dar suporte ou mesmo substituir ensaios coprológicos convencionais. Os primeiros ensaios com base na PCR foram desenhados para possibilitar a detecção espécie-específica individual de ovos, larvas e/ou adultos de nematódeos parasitas gastrintestinais de ovinos, e foram aplicados a múltiplas amostras de cada vez. O posicionamento cuidadoso de oligonucleotídios iniciadores espécie-específicos forneceu uma variedade de tamanhos de produtos, que puderam ser agrupados e otimizados por eletroforese capilar, fornecendo uma leitura multiplex 'virtual'. Entretanto, esse não foi um ensaio multiplex genuíno uma vez que muitas espécies não puderam ser detectadas simultaneamente na mesma reação. Os ensaios *multiplex* genuínos foram desenvolvidos subsequentemente para identificar os estágios de nematódeos gastrintestinais de ovinos até o nível de espécie, no entanto, esses ensaios só puderam ser aplicados de maneira realista a amostras múltiplas de parasitas individuais, o que, em parte, prejudica seu propósito inicial. As tentativas de analisar *pools* de amostras, seja por eletroforese em gel ou por capilar, invariavelmente resultam em perda de produtos de PCR de determinadas espécies individuais. Um ensaio equivalente realizado para discriminar entre nematódeos gastrintestinais de bovinos obteve muito mais sucesso nesse quesito, possivelmente em razão do número menor de espécies envolvidas.

Estado da arte atual

O desenho cuidadoso de oligonucleotídios iniciadores e de sondas levou ao desenvolvimento de um painel de ensaios de PCR em tempo real espécie-específicos para nematódeos-chave de ovinos, incluindo um ensaio de PCR em tempo real multiplex capaz de detectar e quantificar *Haemonchus contortus* e *Teladorsagia circumcincta* na mesma reação. Entretanto, tentativas de incluir outras espécies de nematódeos-chave não obtiveram sucesso. Esse obstáculo ao progresso estimulou o crescimento de um sistema de testes com base na aplicação simultânea de múltiplos ensaios espécie-específicos em um formato 'paralelo-plex'. A velocidade alta e o rendimento do método são melhorados por meio da aplicação de sistemas robotizados de extração do DNA e etapas da PCR, com a vantagem adicional de que esse processo pode ser supervisionado por funcionários relativamente pouco experientes do laboratório. O método oferece potencial verdadeiro para substituir ensaios coprológicos em ovinos e, atualmente, tem sido oferecido como serviço comercial para o setor de animais de produção na Austrália.

Metodologias disponíveis/aplicáveis com base no DNA

Pirossequenciamento

O pirossequenciamento foi desenvolvido em meados da década de 1990, e usa uma abordagem flexível de 'sequenciamento por síntese' para realizar genotipagem ou fornecer dados de sequências curtas de DNA. O pirossequenciamento pode realizar detecção rápida e precisa de polimorfismos em nucleotídios únicos (SNPs) de muitas amostras individuais ou determinar a frequência quantitativa de alelos de materiais provenientes de um *pool*. Ele também pode fornecer informações a respeito de sequências de DNA curtas (20 a 30 bases). O método requer amplificação inicial por PCR da região de interesse do DNA, por meio do uso de oligonucleotídios iniciadores flanqueadores, um dos quais é biotinilado para facilitar a purificação subsequente do molde do DNA. Essa etapa é seguida pela desnaturação de produtos de PCR purificados em fitas únicas para permitir o anelamento de um oligonucleotídio iniciador pirossequenciador específico. Tipicamente, ele é desenhado como alvo de um SNP específico ou uma sequência polimórfica, que, normalmente, é alocada em, aproximadamente, 10 bases da extremidade 3′ do oligonucleotídio iniciador do pirossequenciamento. Durante a reação de pirossequenciamento, os nucleotídios respectivos (A, C, G e T) são dispensados sucessivamente (ou em ordem, se ela for conhecida). Se um nucleotídio for incorporado com sucesso, o pirofosfato é liberado, o que desencadeia uma cascata de reações enzimáticas, levando à detecção de um sinal fluorescente por câmera na presença do pirossequenciador propriamente dito. Nucleotídios não incorporados são digeridos por uma enzima apirese dentro da mistura de reação do pirossequenciamento. A altura dos picos no pirograma resultante fornece uma leitura quantitativa da sequência de nucleotídios *downstream* do oligonucleotídio iniciador do pirossequenciamento e/ou dos genótipos de indivíduos ou *pools* sob teste (Figura 4.31).

Até o momento, o pirossequenciamento foi aplicado principalmente para a detecção de resistência a anti-helmínticos, especificamente sobrevida de nematódeos gastrintestinais de equinos e animais de produção aos benzimidazóis. Isso decorre do fato de que a resistência aos anti-helmínticos apresenta um componente genético e os principais determinantes genéticos da sobrevida aos benzimidazóis são razoavelmente bem compreendidos em nível molecular. Possivelmente, com exceção do novo derivado da amino-acetonitrila, o monepantel, nós ainda não compreendemos as alterações genéticas específicas associadas à resistência a qualquer outra classe de anti-helmínticos. Na maioria, senão em todos, os nematódeos parasitas, a sobrevida aos benzimidazóis parece ser conferida pela seleção de mutações específicas (ou SNPs) na sequência de codificação do gene de β-tubulina do parasita. Com maior frequência, trata-se de uma mutação no códon 200 de TTC para TAC, que resulta na substituição de uma fenilalanina por tirosina, o chamado F200Y SNP. Outros SNPs foram identificados no códon 198 (A198E) e 167 (F167Y), mas esses parecem ser menos importantes. Os ensaios de pirossequenciamento espécie-específicos de sobrevida aos benzimidazóis foram desenvolvidos para um grande número de nematódeos-chave de ovinos (p. ex., *Haemonchus contortus*, *Teladorsagia circumcincta*, *Trichostrongylus* spp., *Nematodirus battus*), nematódeos de bovinos (p. ex., *Ostertagia ostertagi*, *Cooperia oncophora*), bem como para algumas espécies de nematódeos de equinos. Os ensaios de pirossequenciamento têm sido utilizados a campo: por exemplo, um ensaio F200Y foi usado para genotipar populações de *Haemonchus contortus* em ovinos na Suécia, e mostrou boa

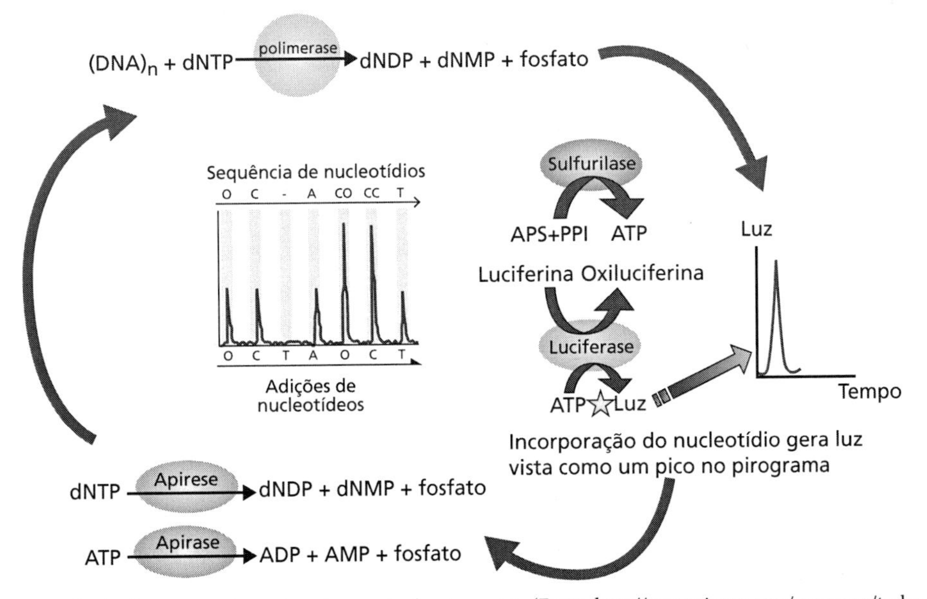

Figura 4.31 A química por trás do pirossequenciamento e da geração do pirograma. (Fonte: http://www.qiagen.com/resources/technologies/pyrosequencing-resource-center/technology-overview. [QIAGEN, 2014© QIAGEN, todos os direitos reservados.])

correlação com o teste de redução da COF (TRCOF) equivalente. Tais ensaios apresentam o potencial de detectar o surgimento de sobrevida a anti-helmínticos quando a frequência de alelos que conferem resistência é extremamente baixa, embora, até o momento, não tenha havido concordância quanto aos limiares que disparam qualquer intervenção subsequente no manejo. Eles também representam ferramentas de pesquisa excelentes para demonstrar as consequências genéticas das estratégias de manejo (p. ex., vermifugação e mudança de pasto, tratamento seletivo direcionado) que têm como objetivo diminuir a velocidade de difusão de sobrevida a anti-helmínticos. Entretanto, se tais ensaios forem considerados como genuinamente úteis a campo, como substitutos aos testes de TRCOF, eles devem ser capazes de fornecer dados relativos à frequência dos alelos de infecções por múltiplas espécies. Isso permanece um desafio tecnológico significativo.

Amplificação isotérmica mediada por loop

A amplificação isotérmica mediada por *loop* (LAMP) é um método de amplificação relativamente novo que se baseia no DNA, e que apresenta algumas vantagens potenciais quando comparado aos métodos de PCR. Esse método se baseia na atividade de deslocamento da fita de DNA pela *Bst* polimerase e enzimas relacionadas, de forma que a reação não requer uso do termociclador, e pode ser realizada a uma temperatura isotérmica estável (Figura 4.32). Isso também significa a necessidade de menos equipamentos sofisticados, tais como eletroforese em gel ou termocicladores. Essas características tornam a LAMP uma opção atraente para diagnóstico/estudos epidemiológicos a campo ou para a aplicação em países menos desenvolvidos. A enzima propriamente dita também é significativamente menos sensível aos inibidores presentes nas fezes que a *Taq* polimerase e pode ser muitas ordens de magnitude mais sensível que a PCR equivalente. Além disso, em razão de a reação típica de LAMP requerer um total de seis oligonucleotídios iniciadores, os ensaios de LAMP podem ser considerados mais específicos que a PCR equivalente. O produto exponencial formado pode ser avaliado visualmente, por meio de testes de turbidimetria na mistura de reação, ou por meio de alterações na cor após a adição de determinados corantes ou detectados por meio da fluorescência sob luz UV. Sob condições ótimas, os ensaios LAMP podem produzir resultados visíveis em 15 a 30 min, o que dá ao método potencial real como teste diagnóstico a campo. Ademais, a química do LAMP pode ser prontamente traduzida em uma fita ou aparelho de fluxo lateral (difusão). O produto também pode ser quantificado por meio da leitura da turbidimetria, em um escâner colorimétrico e/ou plataforma de PCR em tempo real. Relatou-se o uso de ensaios LAMP para o diagnóstico de muitas espécies de helmintos, tais como *Fasciola hepatica*, *Clonorchis sinensis*, *Opisthorchis viverrini* e *Trichinella spiralis*. O desenho cuidadoso do ensaio também permite a detecção quanto à presença/ausência ou análise quantitativa de SNP para estudos da frequência de alelos que conferem resistência a anti-helmínticos. Um possível obstáculo é que o ensaio LAMP atualmente está disponível apenas em isoplex (*i. e.* formato apenas para uma única espécie), mas pesquisas estão sendo realizadas para utilizar sua capacidade de realizar avaliações multiplex.

Sistemas de detecção com base em micropérolas

Um exemplo é o Luminex® que foi desenvolvido relativamente recentemente, por meio da combinação dos avanços na microfluídica, óptica e processamento de sinais digitais para fornecer uma plataforma de diagnóstico *multiplex* flexível. O método usa pérolas (ou microesferas) microscópicas com código de cores, que podem ser revestidas com reagentes específicos para um determinado alvo, com o intuito de permitir a captura e detecção a *laser* de componentes específicos em uma amostra. Tal sistema é extremamente versátil e pode ser usado para detectar e quantificar interações anticorpo-antígeno, reações enzima-substrato e a ligação entre oligonucleotídio de ácido nucleico-sonda. Eles podem acomodar múltiplos componentes (atualmente, até 500) em uma única amostra, e processar múltiplas amostras simultaneamente em um formato de placa de microtitulação. Atualmente, sistemas baseados em micropérolas são amplamente utilizados nos laboratórios de diagnóstico médico e vários ensaios diagnósticos patenteados estão disponíveis comercialmente. Sua utilidade foi demonstrada recentemente na detecção e quantificação simultâneas de sete parasitas intestinais de humanos provenientes de amostras fecais. Tais sistemas ainda não foram empregados no diagnóstico parasitológico veterinário, mas seu potencial para realização de ensaios rápidos, com alto rendimento multiplex atualmente está sob avaliação.

Diagnóstico com base no DNA na parasitologia veterinária | Exemplos específicos

Identificação de espécies de fascíolas ruminais

Por décadas, assumiu-se que as espécies de fascíolas ruminais que infectavam predominantemente os rebanhos britânicos e irlandeses eram *Paramphistomum cervi*, cujo hospedeiro de vida selvagem, acredita-se, seja um cervídeo e que os hospedeiros intermediários sejam moluscos, mais especificamente lesmas planorbídeas aquáticas

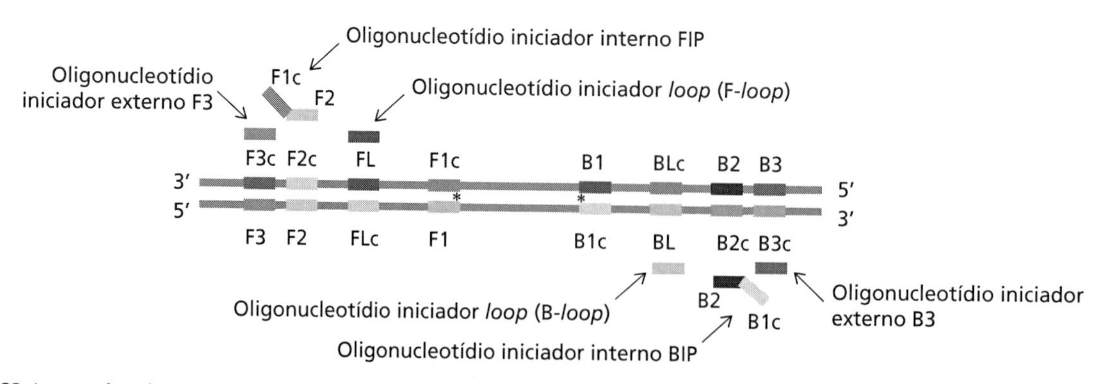

Figura 4.32 Arranjo dos oligonucleotídios iniciadores para amplificação isotérmica mediada por *loop* (LAMP). Oligonucleotídios iniciadores internos (FOP e BIP): cada um tem como alvo dois locais de ligação com oligonucleotídios iniciadores (F1 e F2 e B1 e B2, respectivamente). As discordâncias mais salientes para discriminação entre alvo/não alvo devem ser colocadas nas posições indicadas pelos asteriscos. Fonte: http://loopamp.eiken.co.jp/e/lamp/primer.html (com permissão de Mast Group, Liverpool, Reino Unido. Eiken Chemical Co. Ltd.) (Esta figura encontra-se reproduzida em cores no Encarte.)

(ver Capítulo 1). O DNA genômico extraído dos adultos, larvas ou ovos de fascíolas ruminais coletadas de amostras fecais ou de material *post mortem* foi submetido a PCR, cujo alvo foi o ITS-2 do gene rRNA, e foi submetido à análise de sequenciamento do DNA. Em todos os casos, as sequências de DNA obtidas eram 100% idênticas a *Calicophoron daubneyi*, a espécie de fascíola ruminal predominantemente encontrada nos rebanhos de animais de produção da Europa continental. Esse achado pode ter implicações quanto à epidemiologia das fascíolas ruminais em Inglaterra e Irlanda, uma vez que *C. daubneyi* é conhecida por preferir o mesmo hospedeiro intermediário, a lesma da lama *Galba truncatula*, que a fascíola hepática.

Detecção de fascíolas hepáticas nas fezes

A detecção de fasciolose hepática aguda, causada pela migração em massa dos estágios imaturos causadores de lesões, representa um desafio diagnóstico significativo, em especial em ovinos. O diagnóstico de fasciolose se baseia principalmente em testes sanguíneos invasivos, pesquisa por evidências bioquímicas de lesão hepática e/ou aos ductos biliares, ou presença de anticorpos antifascíola. Esses métodos são relativamente inespecíficos e podem ser de interpretação difícil. Ademais, o período pré-patente longo das fascíolas, tipicamente de 8 a 12 semanas após a infecção, significa que a contagem de ovos de fascíolas não é prática em casos agudos. Mostrou-se que o ELISAc, citado anteriormente, detecta a infecção por fascíolas muitas semanas antes da COF em modelos de desafio experimental, mas isso ainda não foi observado a campo. Entretanto, evidências publicadas sugerem que o DNA da fascíola, que, possivelmente, se origina do conteúdo intestinal do parasita e/ou do material tegumentar liberado, pode ser detectado nas fezes tão precocemente quanto 2 semanas após a infecção. O método envolve o gene mitocondrial como alvo, utilizando uma abordagem sensível por PCR *nested* e com processamento mínimo das amostras de fezes. Subsequentemente, um segundo ensaio específico para fascíolas hepáticas foi desenvolvido, com base na sequência ITS-2, que se mostra promissora quanto à sensibilidade para a detecção de populações de *Fasciola* resistentes aos fasciolicidas.

INFECÇÕES POR PROTOZOÁRIOS

O diagnóstico laboratorial de doenças causadas por protozoários, com frequência, é relativamente direto e encontra-se dentro do escopo do clínico geral, embora, em algumas ocasiões, possa ser necessário lançar mão de técnicas especializadas e de uma longa experiência. Essa seção é direcionada principalmente para os diagnósticos mais simples e diretos, e suplementa as informações já fornecidas no texto geral.

EXAME DE AMOSTRAS DE FEZES PARA DETECÇÃO DE COCCÍDIOS

A contagem de oocistos nas fezes pode ajudar a dar suporte diagnóstico à coccidiose, mas é importante identificar as espécies presentes, uma vez que nem todas as espécies de coccídios são patogênicas. O método de McMaster modificado é a técnica mais simples para detecção da presença e estimativa do número de oocistos de coccídios nas fezes. A técnica é exatamente a mesma descrita para o diagnóstico de helmintos, embora o tamanho pequeno dos oocistos prolongue o tempo necessário para o exame microscópico. Se o animal apresentar sinais clínicos agudos de coccidiose, tais como identificação de sangue nas fezes, e muitos milhares de oocistos estiverem presentes, pode-se considerar que o diagnóstico foi confirmado. Infelizmente, para as espécies mais patogênicas de coccídios, os sinais clínicos podem aparecer durante a fase de merogonia ou quando a produção de oocistos teve início, de maneira que uma contagem negativa ou baixa de oocistos não necessariamente indica que o diagnóstico clínico estava errado. A contagem de oocistos também é de pouco valor nas infecções por coccídios de curso menos agudo, associadas às perdas de produção. Em geral, em razão das limitações quanto à contagem do número de oocistos, um exame *post mortem*, ao menos em aves domésticas, é sempre aconselhado. Termos descritivos utilizados na identificação de oocistos são mostrados na Figura 4.33. Os guias para o diagnóstico morfológico de oocistos esporulados de bovinos (Figura 4.34 e Tabela 4.7), ovinos (Figura 4.35 e Tabela 4.8), caprinos (Figura 4.36 e Tabela 4.9), suínos (Figura 4.37 e Tabela 4.10), coelhos (Figura 4.38 e Tabela 4.11) e galinhas e perus (Tabelas 4.12 e 4.13) são mostrados adiante.

EXAME DE AMOSTRAS DE FEZES PARA PESQUISA DE OUTROS PROTOZOÁRIOS

Para a detecção de protozoários intestinais tais como *Entamoeba*, *Giardia* ou *Balantidium*, uma pequena quantidade de fezes frescas pode ser misturada com salina morna e examinada sob microscópio com aquecimento quanto à presença de trofozoítas ou cistos. Entretanto, sua identificação requer experiência considerável e amostras de fezes conservadas em formalina ou álcool polivinílico devem ser enviadas a um laboratório especializado para confirmação.

O diagnóstico de uma suspeita de infecção por *Cryptosporidium* baseia-se no exame direto de amostras de fezes, ou na concentração fecal e no exame microscópico. Muitas colorações são usadas para diferenciar oocistos de outras partículas presentes nas fezes. Uma estimativa qualitativa do número de oocistos pode ser obtida por meio da avaliação de esfregaços secos ao ar corados utilizando o método de Ziehl-Neelsen modificado. O limite de detecção (sensibilidade) desse método é maior que 100.000 oocistos por grama de fezes. Adicionalmente, alguns *kits* comerciais de ELISA para a detecção de coproantígenos também estão disponíveis.

Método de Ziehl-Neelsen modificado para detecção de *Cryptosporidium*

- Colocar uma gota de solução salina no centro de uma lâmina limpa (lâmina lavada com álcool desnaturado e seca ao ar)
- Adicionar uma pequena amostra de fezes e emulsificar a amostra em solução salina por mistura vigorosa. Para fezes líquidas, colocar uma gota diretamente sobre a lâmina
- Semear as fezes sobre a lâmina de forma ondulada para assegurar que existam áreas finas e espessas
- Fixar o esfregaço passando-o por um bico de Bunsen duas vezes, ou, de maneira alternativa, secar ao ar a temperatura ambiente e então fixar em metanol por 3 min

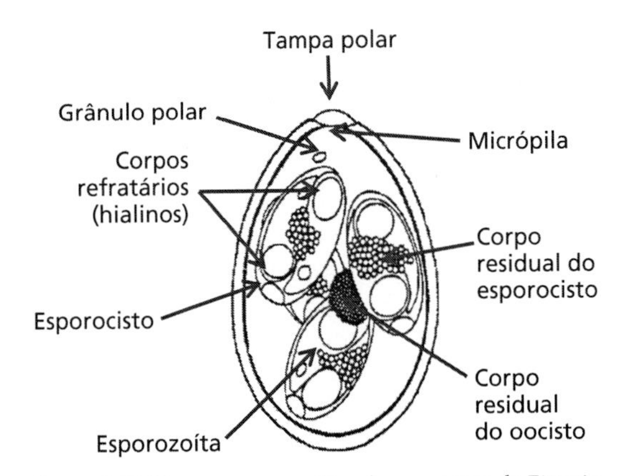

Figura 4.33 Diagrama esquemático de um oocisto de *Eimeria*.

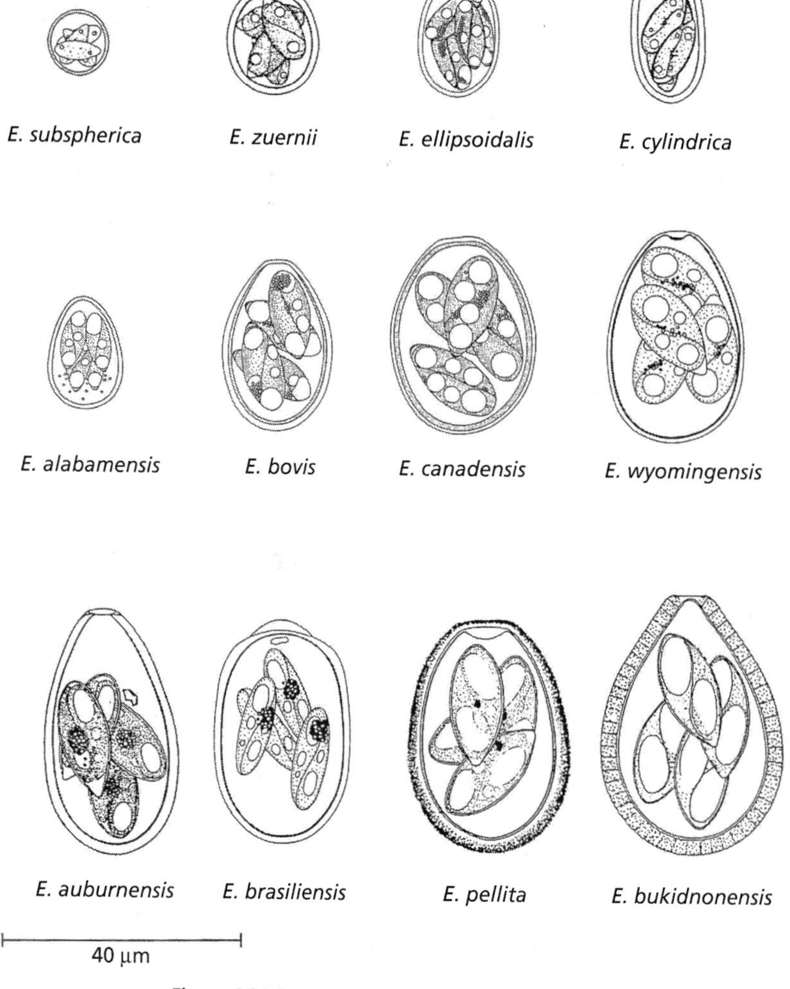

Figura 4.34 Oocistos esporulados obtidos de bovinos.

Tabela 4.7 Chave de identificação de oocistos esporulados de *Eimeria* de bovinos (ver Figura 4.34).

Espécie	Descrição dos oocistos	Tamanho médio (μm)	Tempo de esporulação (dias)
Espécies patogênicas			
Eimeria bovis	Ovoide ou subesférico, incolor, parede lisa com micrópila discreta, sem grânulo polar ou resíduo do oocisto	28 × 20	2 a 3
E. zuernii	Subesférico, incolor, sem micrópila ou resíduo do oocisto	18 × 16	2 a 3
E. alabamensis	Normalmente ovoide, com parede lisa e incolor, sem micrópila, sem corpo polar e sem resíduos	19 × 13	5 a 8
Espécies não patogênicas			
E. auburnensis	Alongado, ovoide, castanho-amarelado, com parede lisa ou muito granulada, com micrópila e grânulo polar, mas sem resíduo de oocisto	38 × 23	2 a 3
E. brasiliensis	Elipsoide, castanho-amarelado, com micrópila coberta por uma tampa polar distinta. Grânulos polares também podem estar presentes, mas não há resíduo de oocisto	37 × 27	12 a 14
E. bukidnonensis	Piriforme ou oval, afunila-se em um polo, castanho-amarelado, parede grossa com estrias radiais e micrópila. Um grânulo polar pode estar presente, mas não há resíduo de oocisto	49 × 35	4 a 7
E. canadensis	Ovoide ou elipsoide, incolor ou amarelo-claro, com micrópilas discretas, um ou mais grânulos polares e um resíduo de oocisto	33 × 23	3 a 4
E. cylindrica	Cilíndrico alongado, parede lisa e transparente, sem micrópilas, sem resíduo de oocisto	23 × 12	2 a 3
E. ellipsoidalis	Elipsoide a discretamente ovoide, incolor, sem micrópilas discerníveis, sem grânulo polar e sem resíduo de oocisto	23 × 16	2 a 3
E. pellita	Ovoide, parede muito grossa e castanha, com protuberâncias distribuídas uniformemente, com uma micrópila e grânulo polar que consiste em vários corpos semelhantes a bastões, mas sem resíduo de oocisto	40 × 28	10 a 12
E. subspherica	Redondo ou subesférico, incolor, sem micrópila, sem grânulo polar e sem resíduo de oocisto	11 × 10	4 a 5
E. wyomingensis	Ovoide, castanho-amarelado, com parede grossa e micrópila larga, mas sem grânulo polar ou resíduo de oocisto	40 × 28	5 a 7

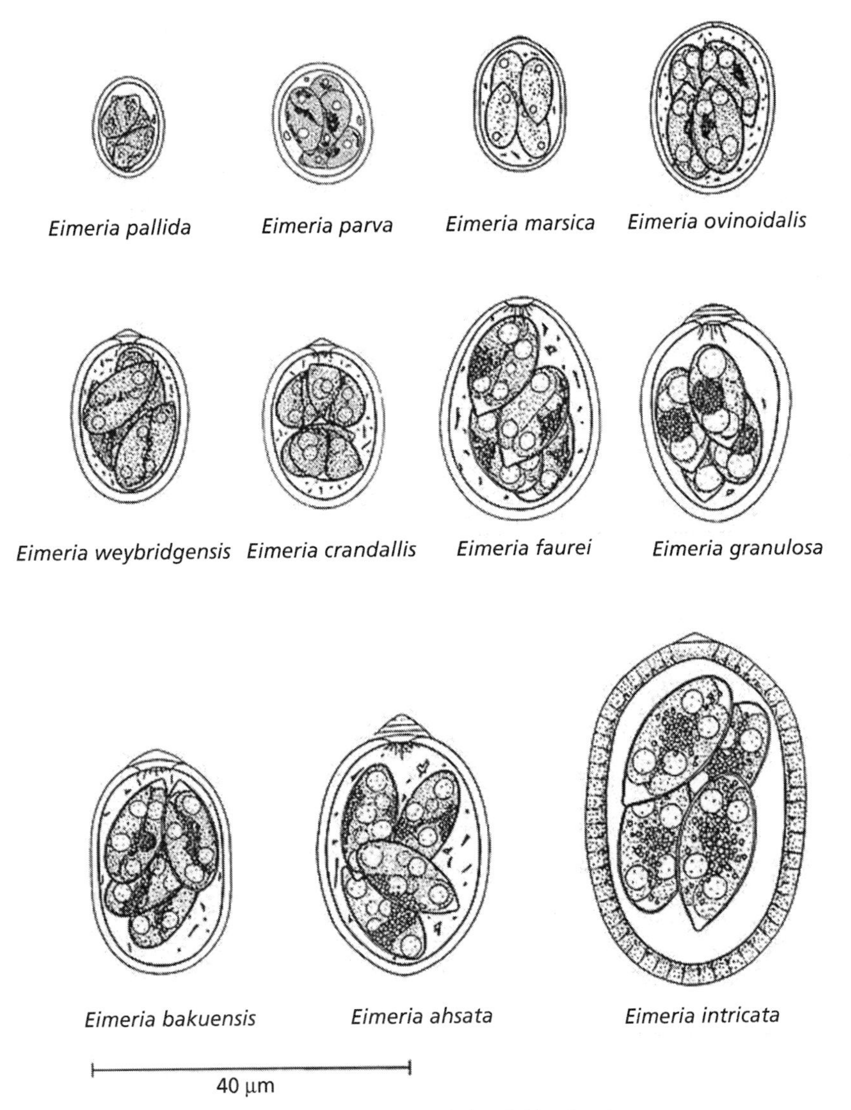

Figura 4.35 Oocistos esporulados obtidos de ovinos.

Tabela 4.8 Chave de identificação de oocistos esporulados de *Eimeria* de ovinos (ver Figura 4.35).

Espécie	Descrição dos oocistos	Tamanho médio (μm)	Tempo de esporulação (dias)
Espécies patogênicas			
Eimeria crandallis	Elipsoide largo ou subesférico, com ou sem tampa polar, sem resíduo de oocisto, esporocistos muito largos, com resíduo de esporocisto	22 × 19	1 a 3
E. ovinoidalis	Elipsoide com micrópilas indistintas, incolor a amarelo-claro, sem resíduo de oocisto, com resíduo de esporocisto	23 × 18	1 a 3
E. ahsata	Ovoide, com tampa polar indistinta, castanho-amarelado, sem resíduo de oocisto	33 × 23	2 a 3
Espécies não patogênicas			
E. bakuensis	Elipsoide, com tampa polar, castanho-amarelado claro, sem resíduo de oocisto, com resíduo de esporocisto	31 × 20	2 a 4
E. faurei	Ovoide, castanho-amarelado claro, sem resíduo de oocisto e sem resíduo de esporocisto	32 × 23	1 a 3
E. granulosa	Formato de urna, tampa micropolar grande em uma extremidade larga, castanho-amarelado, sem resíduo de oocisto	29 × 21	3 a 4
E. intricata	Elipsoide, parede espessa e estriada, castanho, sem resíduo de oocisto	48 × 34	3 a 7
E. marsica	Elipsoide, com micrópilas discretas, incolor a amarelo-claro, sem resíduos de oocistos ou de esporocistos	19 × 13	3
E. pallida	Elipsoide, de parede fina, incolor a amarelo-claro, sem resíduo de oocisto, mas com resíduo de esporocisto	14 × 10	1 a 3
E. parva	Esférico a subesférico, incolor, sem resíduo de oocisto, resíduo de esporocisto composto por poucos grânulos	17 × 14	3 a 5
E. weybridgensis	Elipsoide largo ou subesférico, micrópilas com ou sem tampa polar, sem resíduos de oocisto ou esporocisto	24 × 17	1 a 3

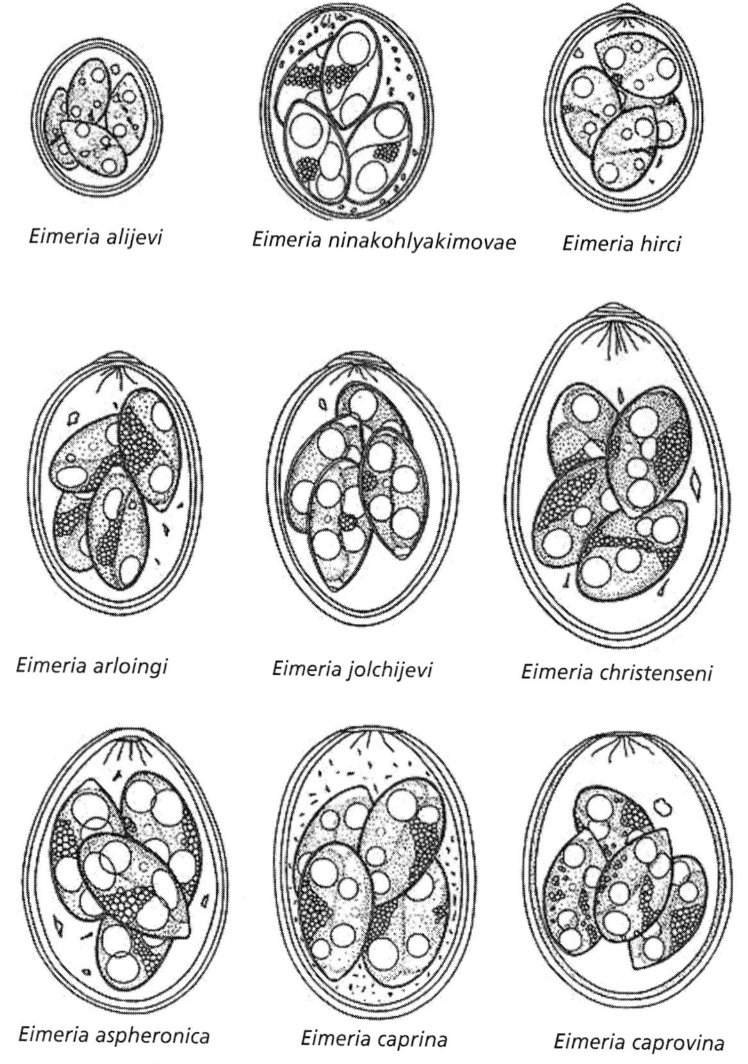

Figura 4.36 Oocistos esporulados obtidos de caprinos.

Tabela 4.9 Chave de identificação de oocistos esporulados de *Eimeria* de caprinos (ver Figura 4.36).

Espécie	Descrição dos oocistos	Tamanho médio (μm)	Tempo de esporulação (dias)
Espécies patogênicas			
Eimeria caprina	Elipsoide, castanho-escuro a castanho-amarelado, com micrópilas, sem resíduo de oocistos, mas com resíduo de esporocistos	32 × 23	2 a 3
E. ninakohlyakimovae	Elipsoide, parede fina, incolor, micrópilas ausentes ou indistintas, sem resíduo de oocisto, mas com resíduo de esporocisto	21 × 15	1 a 4
E. christenseni	Ovoide, parede grossa, incolor a amarelo-claro, com micrópilas e tampa polar, sem resíduo de oocisto, mas com resíduo de esporocisto	38 × 25	6
E. hirci	Oval arredondado, amarelo-claro, com micrópilas e tampa polar, sem resíduo de oocisto, esporocistos grosseiramente ovais com resíduos pequenos	21 × 16	2 a 3
Espécies não patogênicas			
E. alijevi	Ovoide a elipsoide, com micrópilas discretas, incolor ou amarelo-claro, sem resíduo de oocistos, mas com resíduo de esporocisto	17 × 15	1 a 5
E. arloingi	Elipsoide, parede grossa com micrópila e tampa polar, sem resíduo de oocisto, mas com resíduo de esporocisto	27 × 18	1 a 2
E. aspheronica	Ovoide, esverdeado a castanho-amarelado, com micrópila, sem resíduo de oocisto, mas com resíduo de esporocisto	31 × 32	1 a 2
E. caprovina	Elipsoide a subesférico, incolor, com micrópilas, sem resíduo de oocistos, mas com resíduo de esporocisto	30 × 24	2 a 3
E. jolchijevi	Elipsoide ou oval, amarelo-claro, com micrópilas e tampa polar, sem resíduo de oocistos, mas com resíduo de esporocisto	31 × 22	2 a 4

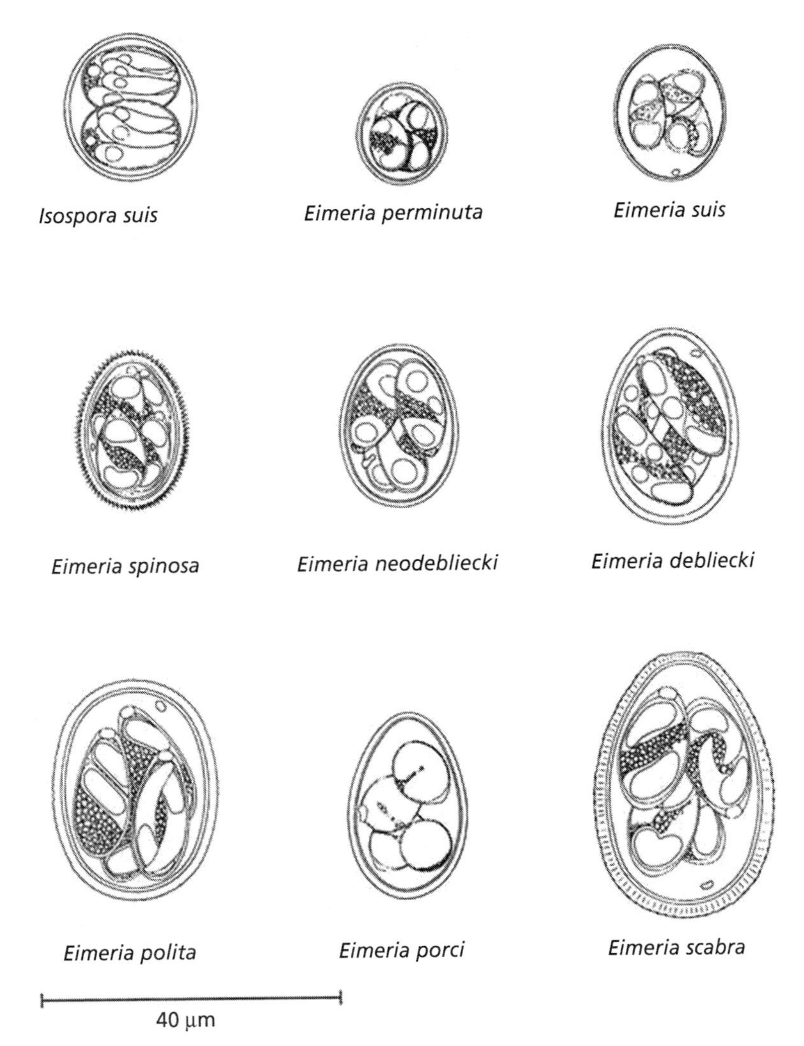

Figura 4.37 Oocistos esporulados obtidos de suínos.

Tabela 4.10 Chave de identificação de oocistos esporulados de suínos (ver Figura 4.37).

Espécie	Descrição dos oocistos	Tamanho médio (μm)	Tempo de esporulação (dias)
Isospora suis	Oocistos esféricos a subesféricos, parede incolor e fina, sem micrópilas ou resíduo e, quando esporulados, contêm dois esporocistos, com quatro esporozoítas cada	21 × 18	1 a 2
Eimeria perminuta	Ovoide a subesférico, cor amarela, com parede de superfície rugosa. Um grânulo polar está presente, mas não há micrópilas ou resíduo de oocistos	13 × 12	10 a 12
E. suis	Elipsoide, parede lisa e incolor, com grânulo polar, mas sem micrópila ou resíduo de oocisto	18 × 14	5 a 6
E. spinosa	Ovoide com parede grossa, rugosa, castanha com espinhos longos. Há grânulo polar, mas não há micrópila ou resíduo de oocisto	21 × 16	9 a 10
E. neodebliecki	Elipsoide, parede lisa e incolor, sem micrópila ou resíduo de oocisto, mas com grânulo polar	21 × 16	13
E. deblieki	Elipsoide ou ovoide, parede lisa e incolor sem micrópila ou resíduo de oocisto, mas com grânulo polar	19 × 14	5 a 7
E. polita	Elipsoide ou ovoide largo com parede discretamente rugosa de coloração castanho-amarelada sem micrópila, resíduo de oocisto, embora um grânulo polar possa estar presente	26 × 18	8 a 9
E. porci	Ovoide, incolor a castanho-amarelado, com micrópila indistinta, um grânulo polar, mas sem resíduo de oocisto	22 × 16	9
E. scabra	Ovoide a elipsoide, com parede grossa, rugosa e estriada, coloração castanho-amarelada com micrópila e grânulo polar, mas sem resíduo de oocisto	32 × 23	9 a 12

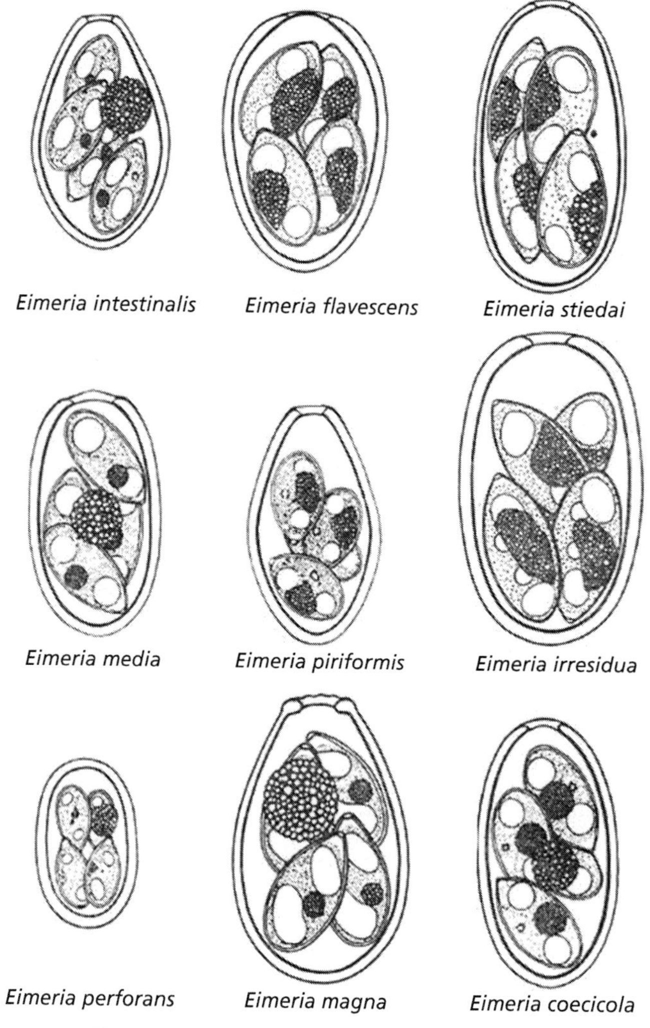

Figura 4.38 Oocistos esporulados obtidos de coelhos.

Tabela 4.11 Chave de identificação de oocistos esporulados de *Eimeria* de coelhos (ver Figura 4.38).

Espécie	Descrição dos oocistos	Tamanho médio (µm)	Tempo de esporulação (dias)
Altamente patogênicas			
Eimeria flavescens	Ovoide, amarelado, com micrópila proeminente na extremidade posterior. Não há grânulos polares ou resíduo de oocisto	30 × 21	4
E. intestinalis	Piriforme, castanho-amarelado, com micrópilas na extremidade mais estreita, resíduo de oocisto grande, mas sem grânulo polar	27 × 19	3
Patogênicas			
E. stiedai	Discretamente elipsoide, incolor ou laranja-rosado, com micrópilas inaparentes e sem resíduo de oocisto	37 × 20	2 a 3
E. media	Ovoide ou elipsoide, liso, rosa-claro com micrópila com protuberância em forma piramidal, um resíduo de oocisto médio a grande e sem grânulo polar	31 × 17	2
E. piriformis	Piriforme, com frequência assimétrica, castanho-amarelado, com micrópila proeminente, mas sem grânulo polar ou resíduo de oocisto	30 × 18	4
E. irresidua	Ovoide, com formato de barril, liso, amarelado, com micrópila grande, um resíduo pode estar presente, mas não há grânulos polares	39 × 23	4
E. magna	Ovoide, amarelo-escuro, truncado na extremidade micropilar com espessamentos semelhantes a colares ao redor da micrópila, com resíduo de oocisto muito grande, mas sem grânulos polares	36 × 24	2 a 3
Levemente ou não patogênicas			
E. perforans	Elipsoide a sub-retangular, liso, incolor com parede fina uniforme. Há micrópilas discretas e um resíduo de oocisto, mas sem grânulo polar	22 × 14	1,5 a 2
E. exigua	Esférico ou subesférico, incolor, sem micrópila, sem grânulos polares e sem resíduo de oocisto	15 × 14	1
E. vejdovsyi	Alongado ou ovoide, micrópila presente sem protrusões semelhantes a um colar e com resíduo de oocistos de tamanho médio	32 × 19	2
E. coecicola	Elipsoide, de coloração amarelo-claro a castanho-claro, com parede lisa e micrópila distinta com discreta protrusão semelhante a colar, um resíduo de oocisto, mas sem grânulo polar	34 × 20	4

Tabela 4.12 Chave de identificação de oocistos esporulados de *Eimeria* de galinhas.

Espécie	Descrição dos oocistos	Tamanho médio (µm)	Tempo de esporulação (dias)
Eimeria acervulina	Ovoide, liso, sem micrópila ou resíduo, mas com grânulo polar	18 × 14	24
E. brunetti	Ovoide, liso, sem micrópila ou resíduo, mas com grânulo polar	26 × 22	24 a 48
E. maxima	Ovoide, amarelado e liso, sem micrópila ou resíduo, mas com grânulo polar	30 × 20	30 a 48
E. mitis	Subesférico, liso, sem micrópila ou resíduo, mas com grânulo polar	16 × 15	18 a 24
E. necatrix	Ovoide, liso, incolor, sem micrópila ou resíduo, mas com grânulo polar	20 × 17	18 a 24
E. praecox	Ovoide, liso, incolor, sem micrópila ou resíduo, mas com grânulo polar	21 × 17	48
E. tenella	Ovoide, liso, incolor, sem micrópila ou resíduo, mas com grânulo polar	25 × 19	18 a 48

Tabela 4.13 Chave de identificação de oocistos esporulados de *Eimeria* de perus.

Espécie	Descrição dos oocistos	Tamanho médio (µm)	Tempo de esporulação (dias)
Eimeria adenoides	Elipsoide ou ovoide, liso, incolor, com micrópila, um a três pares de grânulos polares, mas com resíduo de oocisto	26 × 17	24
E. dispersa	Ovoide, liso, sem micrópila ou grânulo polar ou resíduo de oocisto	26 × 21	48
E. meleagridis	Elipsoide, liso, sem micrópila ou resíduo de oocisto, mas com um ou dois pares de grânulos polares	23 × 16	15 a 72
E. meleagrimitis	Subesférico, liso, incolor, sem micrópila ou resíduo de oocisto, mas com um a três grânulos polares	19 × 16	24 a 72
E. gallapovonis	Elipsoide, liso, incolor, sem micrópila ou resíduo de oocisto, mas com um grânulo polar	27 × 17	24
E. innocua	Subesférico, liso, sem micrópila ou grânulos polares	22 × 21	48
E. subrotunda	Subesférico, liso, sem micrópila ou grânulos polares	22 × 21	48

- Imergir a lâmina em carbol-fucsina 3% e corar por 15 min (usar uma cuba de coloração Coplin ou uma bandeja de coloração)
- Enxaguar a lâmina em água corrente
- Descolorir em metanol ácido 1% por 15 a 20 s
- Enxaguar a lâmina em água corrente
- Realizar a contracoloração em verde de malaquita 0,4% por 30 s
- Enxaguar a lâmina em água corrente
- Secar a lâmina ao ar e examinar utilizando a objetiva de 40 × em um microscópio de campo claro
- Para auxiliar na identificação dos oocistos, o esfregaço pode ser examinado com a lente objetiva com óleo de imersão
- Examinar o tamanho e a forma dos corpos corados em vermelho. Oocistos de *Cryptosporidium* spp. se coram em vermelho sobre um fundo verde-claro (Figura 4.39). O grau e a proporção de coloração variam entre os oocistos individuais. Ademais, as estruturas internas são coradas em graus diferentes pelo corante. Algumas podem parecer amorfas, enquanto outras podem apresentar formato de crescente característico dos esporozoítas
- Oocistos de *Cryptosporidium parvum* apresentam 4 a 6 µm de diâmetro

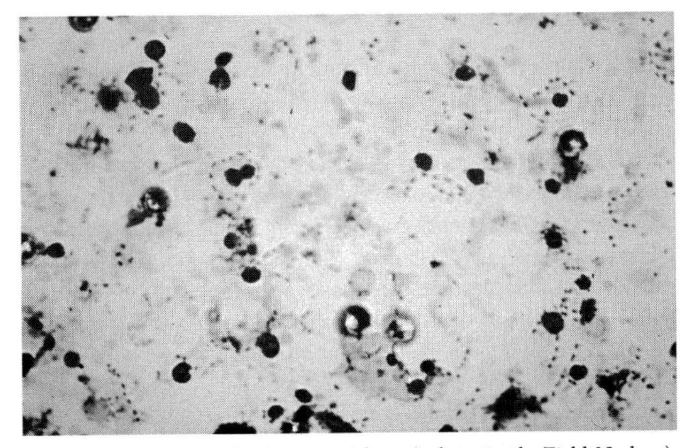

Figura 4.39 Oocistos de *Cryptosporidium* (coloração de Ziehl-Neelsen). (Esta figura encontra-se reproduzida em cores no Encarte.)

- Hifas e restos de fezes se coram de um vermelho-claro. Alguns esporos de bactérias também podem se corar em vermelho, mas eles são pequenos demais para causarem confusão
- Um escore semiquantitativo pode ser usado com base no número de oocistos vistos. A maioria das infecções clínicas em bezerros apresenta escores 3+ a 4+.

EXAME DO SANGUE E DA LINFA

Esfregaços de sangue finos corados com o corante de Romanowsky, como o Giemsa ou Leishmann, e examinados sob lente de imersão são usados comumente para a detecção de tripanossomas, babésias e theilérias, bem como infecções por riquétsias, tais como anaplasmose, ehrlichiose e eperitrozoonose.

Em outras ocasiões, biopsias por agulha de linfonodos aumentados podem ser coradas de forma similar para a detecção de tripanossomas (em especial *Trypanosoma brucei* ou *T. vivax*) ou merontes de theiléria.

Método de Giemsa

- Fazer um esfregaço de sangue fino e permitir que ele seque
- Fixar o esfregaço de sangue com metanol por 2 min
- Corar o esfregaço com Giemsa 15% (em água destilada tamponada, pH 7,2) por 45 min
- Enxaguar o esfregaço delicadamente sob água corrente fria, escorrer e secar ao ar
- Examinar sob a objetiva de 100×, utilizando óleo de imersão.

Método Diff-Quick

- Fazer um esfregaço de sangue fino e permitir que ele seque
- Fixar o esfregaço de sangue em metanol por 2 min
- Corar da seguinte forma: mergulhar o esfregaço em um recipiente com o corante A (de cor laranja) 15 vezes, cada mergulho com duração de 1 s; mudar imediatamente para o corante B (de cor azul) e realizar também 15 mergulhos, por 1 s cada (ver Químicos e Soluções ao final do capítulo para detalhes quanto aos corantes)

- Enxaguar o esfregaço delicadamente sob água corrente fria para limpar a lâmina, escorrer, retirar o excesso de umidade da parte inferior da lâmina e permitir que ela seque ao ar
- Examinar sob a objetiva de 100×, utilizando óleo de imersão.

Na tripanossomíase, a parasitemia pode ser leve e a probabilidade de um diagnóstico positivo aumenta ao se utilizar um esfregaço grosso de sangue que foi desemoglobinizado por imersão da lâmina em água, antes da coloração com eosina. Para tanto, uma gota de sangue fresco sem anticoagulante é delicadamente espalhada sobre uma lâmina para cobrir uma área de, aproximadamente, 10 mm de diâmetro e deixada secar. Subsequentemente, ela pode ser corada pela técnica de Field descrita adiante.

Técnica de Field

Ver a seção Químicos e Soluções ao final deste capítulo para detalhes quanto às soluções.

As etapas para a realização da técnica de Field são:

- Mergulhar a lâmina na solução A por 1 a 3 s
- Enxaguar na solução B por 2 a 3 s
- Mergulhar a lâmina na solução C por 1 a 3 s
- Enxaguar em água corrente por 2 a 3 s
- Colocar a lâmina em posição vertical para escorrer e secar.

Essa técnica é comumente usada em trabalhos de levantamento de larga escala a campo.

Uma técnica de diagnóstico particularmente eficiente para tripanossomíase, descrita anteriormente no texto, é a avaliação da camada leucoplaquetária de um tubo de micro-hematócrito, sob iluminação de fundo escuro, para a detecção de tripanossomas móveis.

A inoculação em camundongos com sangue fresco de animais suspeitos de infecção por *Trypanosoma congolense* ou *T. brucei* é outra técnica comum praticada a campo. Três dias após, o sangue da cauda de tais camundongos deve ser examinado e, nos dias subsequentes, essa avaliação é realizada diariamente por, aproximadamente, 3 a 4 semanas para estabelecer se os tripanossomas estão presentes.

A detecção de anticorpos específicos em um laboratório especializado também pode ser útil no diagnóstico de várias enfermidades causadas por protozoários, tais como theileriose, tripanossomíase (inclusive infecção por *T. cruzi*), babesiose, criptosporidiose e infecções por riquétsias, tais como as anaplasmose e ehrlichiose. Entretanto, um resultado positivo não necessariamente implica a presença de infecção ativa, mas significa simplesmente que o animal foi, em algum momento, exposto ao patógeno. Uma exceção a essa interpretação é o diagnóstico de casos suspeitos de toxoplasmose em ovinos, nas quais o aumento do teor de anticorpos no decorrer de um período de muitas semanas é uma evidência razoável de infecção recente e ativa.

EXAME DA PELE

O exame histológico de biopsias de pele ou raspados da borda de úlceras de pele suspeitas de serem causadas por leishmaniose podem ser usados para demonstrar a presença da forma amastigota dos parasitas nos macrófagos.

Na durina, causada pelo *Trypanosoma equiperdum*, o líquido extraído de placas cutâneas, em geral, oferece uma possibilidade maior de detecção do tripanossoma que os esfregaços sanguíneos.

XENODIAGNÓSTICO

Por fim, embora não esteja dentro das competências do clínico geral, o uso do xenodiagnóstico como técnica diagnóstica deve ser citado. Ele é usado para a detecção de infecções por protozoários, tais como *Babesia* spp., *Theileria* spp. e *Trypanosoma cruzi*, nas quais os parasitas não são encontrados com facilidade. Essa técnica envolve permitir que o hospedeiro intermediário apropriado, como um carrapato ou besouro hematófago, se alimente no animal. Esses artrópodes vetores devem, é claro, ser criados em laboratório, de maneira que sejam livres de infecção. Após se alimentarem, os hospedeiros artrópodes são mantidos por várias semanas, de maneira a permitir que os organismos ingeridos se multipliquem, e, após esse período, os artrópodes são mortos e examinados quanto às evidências de infecção. Embora seja uma técnica importante, em especial para a detecção do estado portador, o método apresenta a desvantagem de levar muitas semanas até que o diagnóstico possa ser definido.

ECTOPARASITAS

Os artrópodes de interesse veterinário são alocados em dois grupos principais: Insecta e Arachnida. Em sua maioria, eles são ectoparasitas temporários ou permanentes, encontrados dentro ou sobre a pele, com exceção de algumas moscas, cujos estágios larvais podem ser encontrados em tecidos somáticos do hospedeiro. Insetos parasitas incluem moscas, piolhos e pulgas, enquanto os dois grupos de aracnídeos de importância veterinária são os carrapatos e os ácaros. Em todos os casos, o diagnóstico de infecção depende da coleta e identificação do(s) parasita(s) em questão.

INSETOS

Moscas

Dípteros adultos que visitam os animais, em geral, são coletados em redes ou após serem mortos por inseticidas. Os insetos voadores podem ser capturados com uma rede de mão, mas a técnica depende do comportamento da espécie-alvo. Moscas que repousam em construções, nos animais ou sobre plantas são capturadas com maior facilidade em redes de varredura única.

Em algumas situações, é necessário coletar amostras continuamente, e as moscas podem ser capturadas em grande número por meio da armadilha do tipo Manitoba, que consiste em uma tenda mantida a 1 m acima do solo, abaixo da qual há uma esfera de cor vermelha ou preta suspensa sobre uma caixa que contém blocos de 'gelo seco', que libera dióxido de carbono de forma lenta. As moscas que se alimentam ou realizam oviposição em carcaças ou esterco podem ser capturadas em armadilhas de luz.

As larvas dos insetos podem ser coletadas em áreas nas quais há animais abrigados ou diretamente de animais nos quais os estágios larvais sejam parasitas. Métodos especiais são úteis em alguns casos; larvas da mosca-do-berne, por exemplo, podem ser obtidas apertando cuidadosamente a pele de animais vivos ou da pele fresca de animais recém-abatidos. Quando os insetos (ou ácaros) apresentam estágios do ciclo evolutivo no solo, lixo ou fezes, podem ser usadas muitas modificações do funil de Berlese. Essa técnica consiste no uso de um funil de metal com uma tela perfurada dentro que contenha uma amostra de detritos. O funil é aquecido e, em razão do aumento da sua atividade, as larvas dos insetos, ácaros e outros artrópodes caem através da tela no recipiente posicionado abaixo do funil. A técnica pode ser mais simples, como forma de adaptação às grandes amostras de campo (p. ex., grama ou esterco) por meio da colocação dessas amostras em telas de arame sobre a água. Uma lâmpada elétrica posicionada alguns centímetros acima da tela fornece então a luz e o calor e repele os artrópodes que se movem, e, então, caem através da tela, para dentro da água.

A identificação das moscas comuns de interesse veterinário, ao menos em nível de gênero, é bastante simples, sendo as características-chave descritas no guia a seguir. A identificação de larvas em nível de gênero e espécie é mais especializada, e depende da avaliação de determinadas características, tais como a estrutura dos espiráculos posteriores. Publicações a respeito dessas características podem ser encontradas nas Referências e nas demais seções do livro.

Guia para identificação de famílias de Diptera adultos de importância veterinária

1 Insetos com um par de asas no mesotórax e um par de halteres claviformes no metatórax 2

Insetos sem asas; podem apresentar ou não halteres; corpo claramente dividido em cabeça, tórax e abdome; três pares de pernas; achatados dorsoventralmente; coloração castanha; 5 a 8 mm de comprimento; residem em ovinos, equinos, veados, caprinos ou aves selvagens (Figura 4.40) 5

2 Antenas compostas por três segmentos; terceiro segmento normalmente com uma arista; pé com duas almofadas (Figura 4.41) .... **Brachycera (Cyclorrhapha)**

Antenas compostas por três seções; terceira seção da antena larga e composta por quatro a oito segmentos; palpos biarticulados, com o segundo segmento mais largo; pés com três almofadas; veia R_{4+5} bifurcada que forma um "Y" grande na extremidade da asa (Figura 4.42); moscas grandes com corpo robusto e olhos grandes .... **Tabanidae 12**

Antenas longas, delgadas e compostas por muitos segmentos articulados, palpos compostos por quatro a cinco segmentos; mosquitos pequenos e delgados com asas longas e estreitas .... **Nematocera 13**

3 Fronte com sutura ptilinal (Figura 4.43) .... Série **Schizophora 4**

4 Segundo segmento da antena, normalmente, com um sulco (Figura 4.43); sutura torácica transversal forte (Figura 4.44); escamas torácicas, em geral, bem desenvolvidas (Figura 4.45) .... **Calypterae 5**

Segundo segmento da antena, em geral, sem sulco; sutura torácica transversal fraca; escamas torácicas, com frequência, vestigiais .... **Acalypterae**

5 Tórax largo e achatado dorsoventralmente; pode se assemelhar a uma aranha ou carrapato; com frequência, áptero (Figura 4.39); asas, quando presentes, com venação anormal, com veias aglomeradas na metade anterior da asa .... **Hippoboscidae**

Asas com veias que não estão aglomeradas na borda anterior; tórax não é achatado dorsoventralmente 6

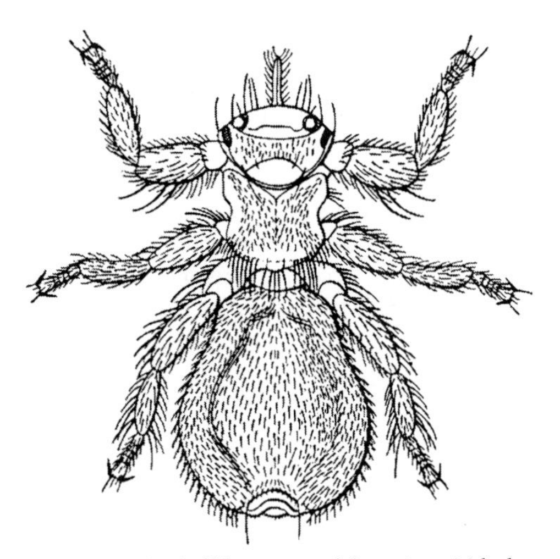

Figura 4.40 Forma adulta do 'falso carrapato' dos ovinos, *Melophagus ovinus*.

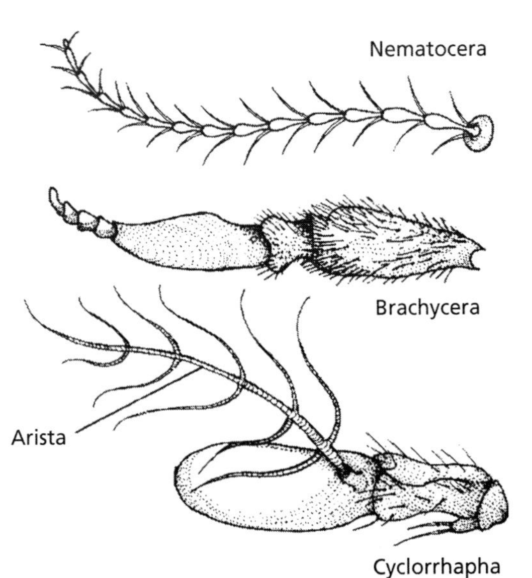

Figura 4.41 Variações nas antenas encontradas nas três subordens de Diptera.

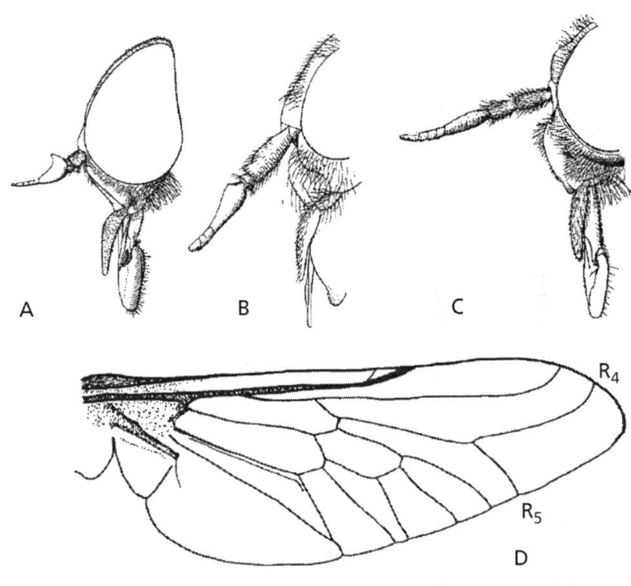

Figura 4.42 Antenas de *Chrysops* (**A**), *Haematopota* (**B**) e Tabanus (**C**). Venação da asa de Tabanidae (**D**). (Fonte: Smart, 1943.)

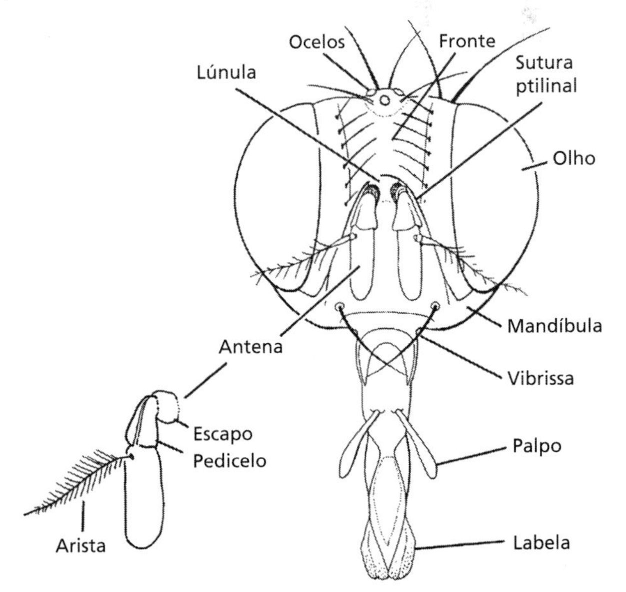

Figura 4.43 Características principais da cabeça dicóptica de um díptero ciclorrafo calipterado adulto típico (que mostra a fronte com a sutura ptilinal). (Redesenhada de Smart, 1943.)

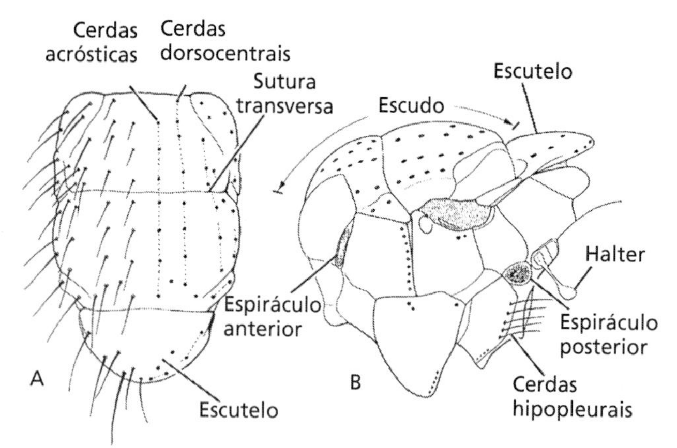

Figura 4.44 Características principais do tórax de um díptero ciclorrafo calipterado adulto: vista dorsal (**A**); vista lateral (**B**). (Redesenhada de Smart, 1943.)

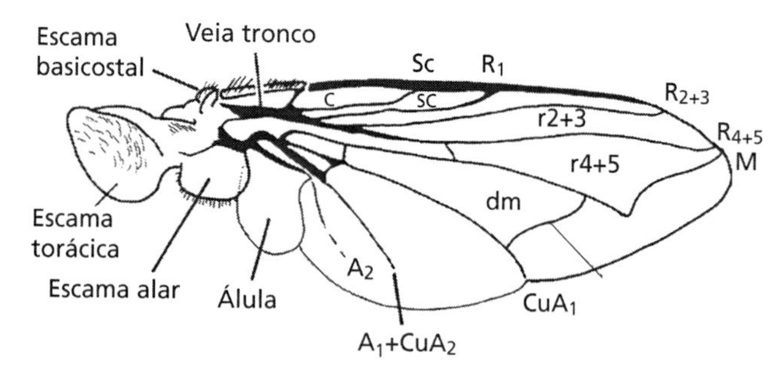

Figura 4.45 As veias e células da asa de um díptero calipterado típico, *Calliphora vicina*.

6 Probóscide longa, direcionada anteriormente e circundada por palpos longos; arista com cerdas curtas e plumosas presentes apenas na superfície dorsal; célula discal medial da asa, com formato característico de cutelo (Figura 4.46); encontrada apenas na África Subsaariana .... **Glossinidae**

Célula discal medial das asas alargando-se gradualmente e de forma aproximadamente regular a partir da base 7

7 Aparelho bucal pequeno, em geral, afuncional; cabeça bulbosa; antenas pequenas; moscas mais ou menos cobertas por cerdas macias; parasitas larvais de vertebrados .... **Oestridae**

Aparelho bucal normalmente bem desenvolvido; antenas não são pequenas; moscas com cerdas grossas 8

8 Cerdas hipopleurais presentes (Figura 4.44) 9

Cerdas hipopleurais ausentes 11

9 Pós-escutelo fortemente desenvolvido; larvas parasitoides de insetos .... **Tachinidae 3**

Pós-escutelo fraco ou ausente 10

10 Aparência cinza fosca; três listras pretas sobre o escudo; abdome, em geral, com padrão xadrez ou mosqueado (Figura 4.47); larvas parasitas de vertebrados .... **Sarcophagidae**

Aparência metálica iridescente (cinza-escuro, azul-violeta, verde); larvas parasitas de vertebrados .... **Calliphoridae**

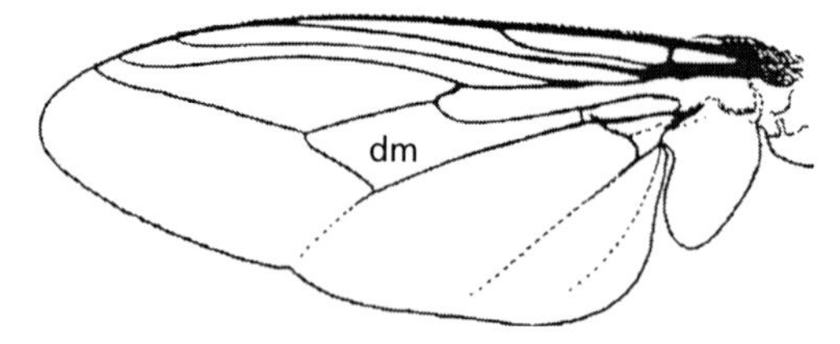

Figura 4.46 Venação da asa típica da espécie *Glossina*, que mostra o formato de cutelo característico da célula dm.

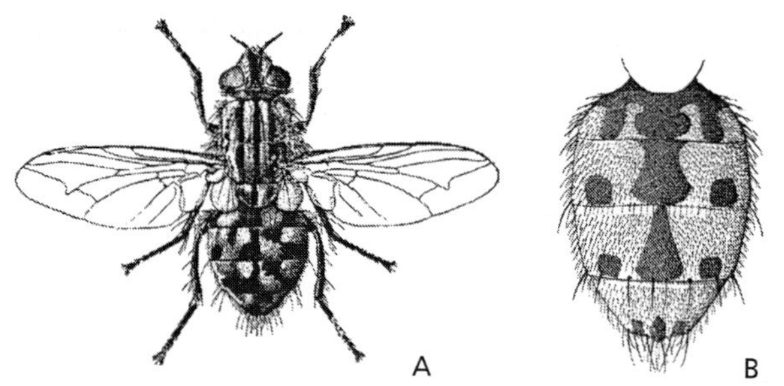

Figura 4.47 A. Adulto da mosca da carne *Sarcophaga carnaria* (Fonte: Castellani e Chalmers, 1910). **B.** *Wohlfahrtia magnifica*, abdome do adulto (Fonte: Smart, 1943.)

11 Asas com veia A_1 que não chega à extremidade da asa; veia A_2 acentuadamente curvada na extremidade que se aproxima de A_1 (Figura 4.48); arista desnuda .... **Fanniidae**

Asas com veia A_1 que não chega à extremidade da asa; veia A_2 não é acentuadamente curvada (Figura 4.49); aristas plumosas bilateralmente até a ponta .... **Muscidae**

12 Flagelo da antena com quatro segmentos (Figura 4.42B); asas mosqueadas; probóscide mais curta que a cabeça .... ***Haematopota* (Tabanidae)**

Flagelo antenal com cinco segmentos (Figura 4.42A); esporões apicais na tíbia são pequenos e podem ser escondidos por pelos; as asas, em geral, apresentam região costal escura e uma única banda transversal larga e escura; probóscide mais curta que a cabeça .... ***Chrysops* (Tabanidae)**

Flagelo da antena com cinco segmentos (Figura 4.42C); sem esporão apical nas tíbias posteriores; as asas, em geral, são transparentes, mas podem ser escuras de listradas; probóscide mais curta que a cabeça .... ***Tabanus* (Tabanidae)**

13 Moscas pequenas, peludas e semelhantes a mariposas; veias das asas numerosas e paralelas que correm em direção às margens; asas com extremidade pontiaguda .... **Psychodidae 14**

Diferente desta **15**

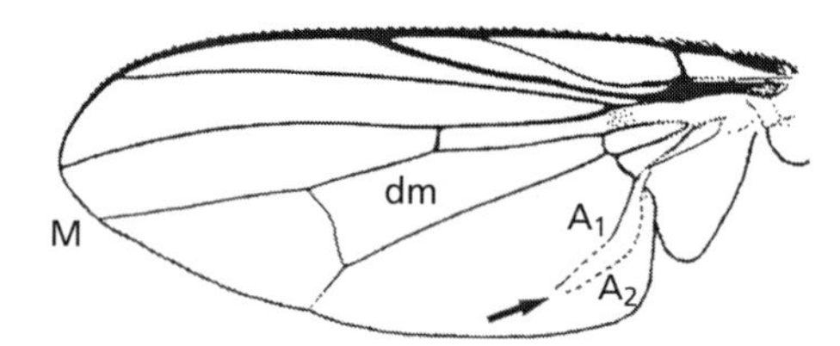

Figura 4.48 Venação da asa típica da espécie de *Fannia*, que mostra a convergência característica das veias anais.

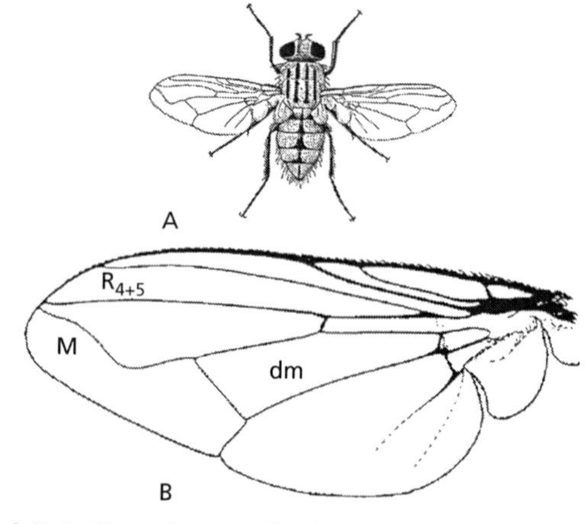

Figura 4.49 A. Fêmea de mosca-doméstica, *Musca domestica*. **B.** Venação da asa típica de espécies de *Musca*, que mostra a veia M acentuadamente curvada, que termina próxima a R_{4+5}. (Adaptada de Smart, 1943.)

14 Palpos com cinco segmentos; aparelho bucal picador, pelo menos tão longo quanto a cabeça; segmentos da antena quase cilíndricos; duas veias longitudinais da asa entre as bifurcações radial e medial (Figura 4.50) .... **Phlebotominae**

15 Dez ou mais veias que chegam à margem da asa **16**

Não mais do que oito veias que chegam à margem da asa .. **17**

16 Veias da asa e margens posteriores das asas cobertas por escamas (Figura 4.51); probóscide evidente que se projeta para frente .... **Culicidae**

17 Asas largas; veias das asas grossas na margem anterior; antenas não são pilosas; tórax com saliência arredondada; antenas, em geral, com 11 segmentos arredondados; palpos longos com cinco segmentos que se estendem além da probóscide; primeiro tergito abdominal com escama basal proeminente franjada com pelos (Figura 4.52) .... **Simuliidae**

Asas não são particularmente largas, antenas pilosas **18**

18 Pernas anteriores, com frequência, mais longas que as demais; veia mediana não é bifurcada (mosquitos não picadores) ....
.... **Chironomidae**

Pernas anteriores não são mais longas que as demais; asas com veia mediana bifurcada; antenas com 14 a 15 segmentos visíveis; palpos com cinco segmentos; aparelho bucal das fêmeas é curto; pernas curtas e robustas; duas células radiais e veia cruzada r-m acentuadamente angulada em relação à veia média; quando em repouso, as asas se fecham sobre o abdome (Figura 4.53) .... ***Culicoides* (Ceratopogonidae)**

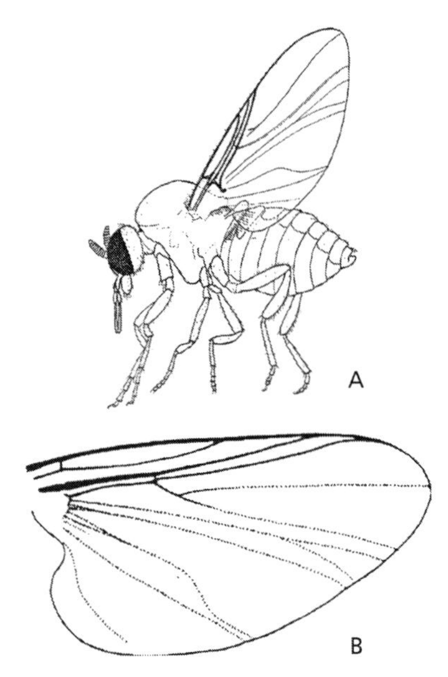

Figura 4.52 A. Fêmea adulta de *Simulium*. **B.** Venação da asa típica de *Simulium*, que mostra o lobo anal grande e o agrupamento de veias na extremidade da asa. (Fonte: Smart, 1943.)

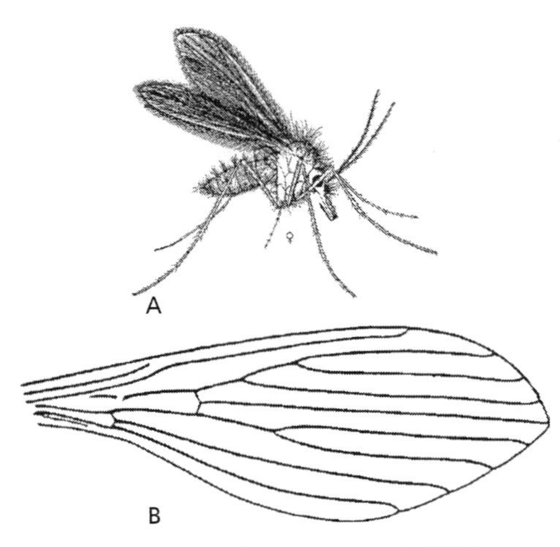

Figura 4.50 A. Fêmea adulta de mosquito-areia, *Phlebotomus papatasi*. **B.** Venação da asa típica de espécies de *Phlebotomus* (Psychodidae). (Fonte: Smart, 1943.)

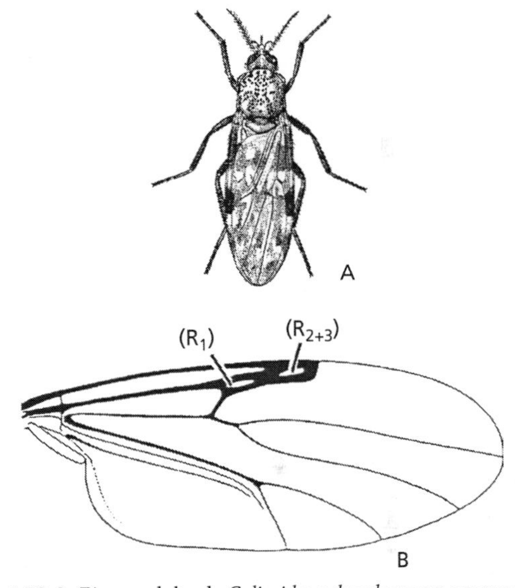

Figura 4.53 A. Fêmea adulta de *Culicoides nebeculosus* em repouso. **B.** Venação da asa típica de espécies de *Culicoides* que mostra duas células radiais alinhadas. (Fonte: Edwards *et al.*, 1939.)

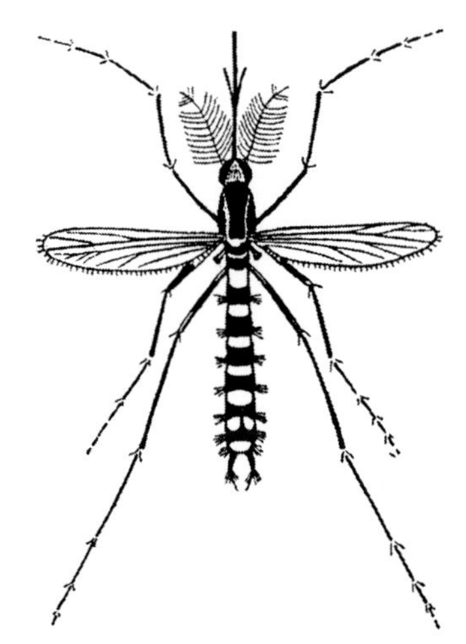

Figura 4.51 Adulto de *Aedes atropalpus*. (Fonte: Eidmann e Kuhlhorn, 1970).

Guia para identificação de larvas de terceiro estágio que causam miíases em animais domésticos

O guia para identificação de larvas apresentado a seguir aplica-se especificamente ao reconhecimento do terceiro estágio. Normalmente, esse estágio tem maior duração e, uma vez que as larvas chegam ao seu tamanho máximo ou começam a se movimentar, em geral, é o estágio no qual elas são mais comumente observadas. Deve-se ter em mente que, em razão de as estruturas externas da larva se modificarem durante o curso do seu crescimento e desenvolvimento, larvas de primeiro e segundo estágios podem não ser identificadas de forma apropriada.

1 Corpo mais ou menos cilíndrico; sem cápsula cefálica evidente .. **2**

Larvas de moscas com cápsula cefálica evidente; raramente encontradas associadas à miíase em animais de produção ....
.... **Diptera, Nematocera ou Brachycera**

2 Corpo com processos cuticulares evidentes 3
Corpo sem processos cuticulares evidentes 4
3 Larva de terceiro estágio grande, até 18 mm de comprimento; processos cuticulares pontiagudos lateralmente e dorsalmente (Figura 4.54); placa espiracular posterior sem botão (Figura 4.55); peritremas com uma abertura estreita; em carcaças ou como miíase cutânea secundária em ovinos; distribuição: Afrotropical, Australásia e Oriental ...... ***Chrysomya albiceps* e *C. rufifacies* (Calliphoridae)**
Larvas de terceiro estágio com 7 a 8 mm de comprimento; corpo achatado, com processos longos (Figura 4.56); espiráculos posteriores em pedúnculos pequenos no segmento terminal; incomum como miíase em animais de produção ...... **Fanniidae**
4 Espiráculos posteriores com número grande de poros pequenos ou muitas fendas curtas entrelaçadas dispostas em três grupos em cada placa espiracular (p. ex., Figura 4.57) 5
Espiráculos posteriores com até três fendas retas ou curvas (p. ex., Figura 4.58) 7
5 Ganchos orais bem desenvolvidos, fortemente curvados 6
Ganchos orais pobremente desenvolvidos; larvas de terceiro estágio com 20 a 30 mm de comprimento (Figura 4.59); em aumentos de volume subcutâneos ou bernes; em bovinos ou cervídeos .... ***Hypoderma* spp. (Oestridae)**

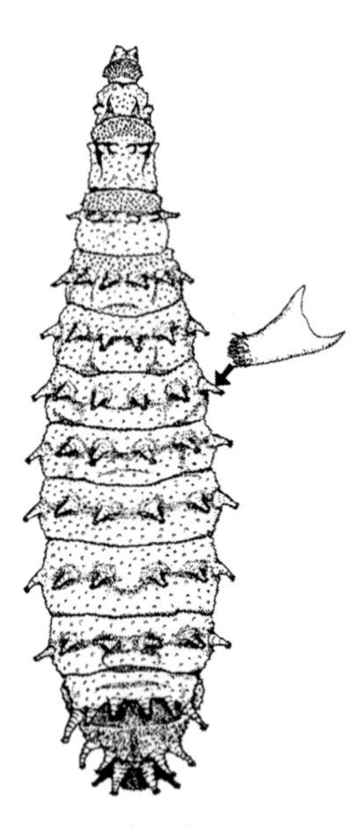

Figura 4.54 Larva de terceiro estágio de *Chrysomya albiceps*. (Fonte: Zumpt, 1965.)

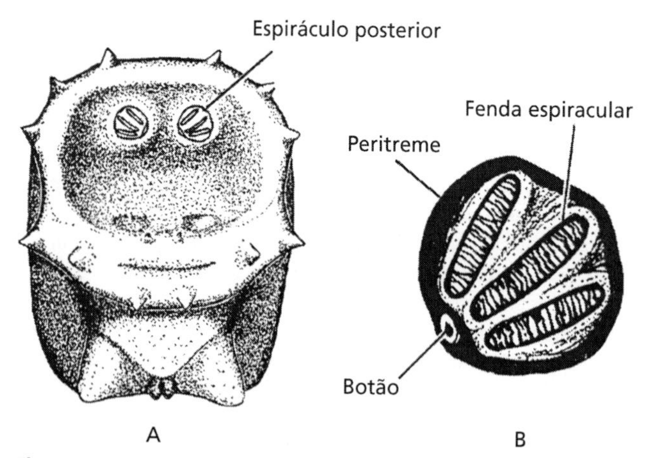

Figura 4.55 Vista posterior do último segmento abdominal de *Calliphora vicina* (**A**) e detalhe dos espiráculos posteriores de uma larva de terceiro estágio de *Calliphora vomitoria* (**B**). (Fonte: Zumpt, 1965.)

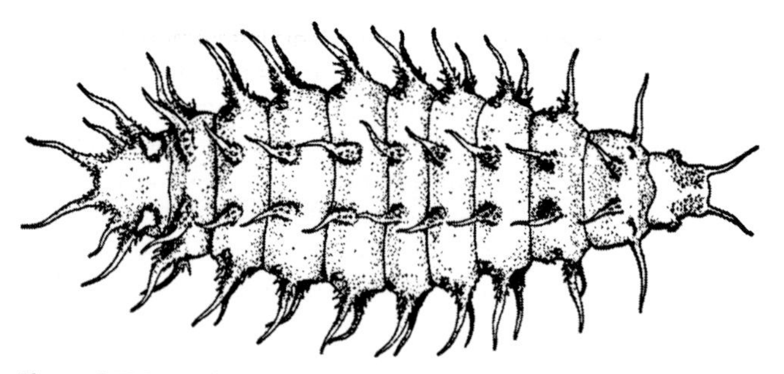

Figura 4.56 Larva de terceiro estágio da mosca-doméstica pequena, *Fannia canicularis*. (Fonte: Zumpt, 1965.)

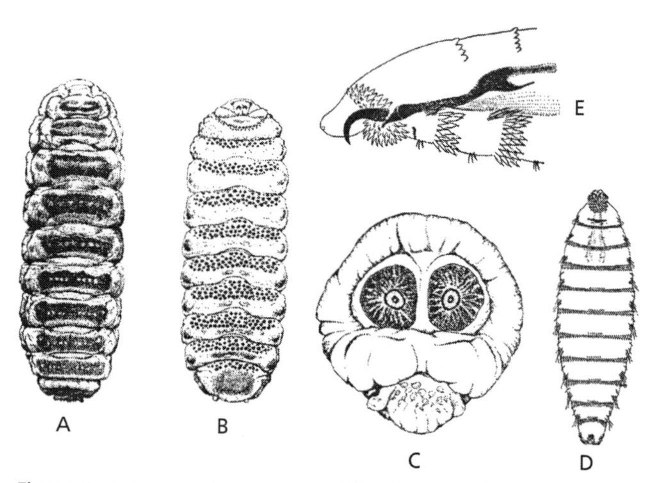

Figura 4.57 *Oestrus ovis*: vista ventral (**A**); vista dorsal da larva de terceiro estágio (**B**); vista posterior da larva de terceiro estágio (**C**); larva de primeiro estágio (**D**); aparelho bucal da larva de primeiro estágio em vista lateral (**E**). (Fonte: Zumpt, 1965.)

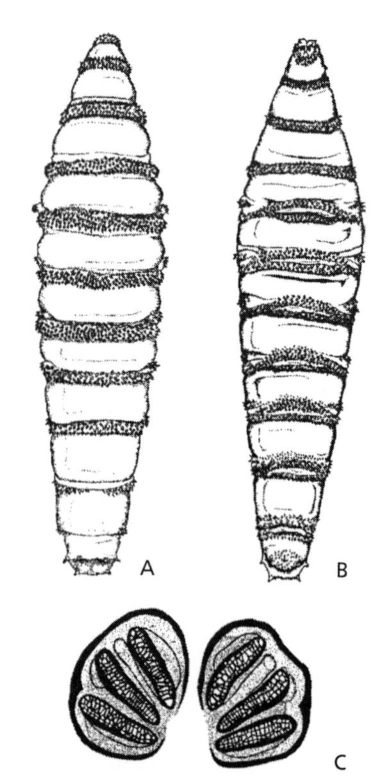

Figura 4.58 Larva de terceiro estágio de *Chrysomya bezziana*: vista dorsal (**A**); vista ventral (**B**); espiráculos posteriores (**C**). (Fonte: Zumpt, 1965.)

6 Corpo com espinhos fracos em regiões distintas; espiráculos posteriores com muitos poros pequenos (Figura 4.57); em miíases nasais em ovinos; distribuição mundial .... ***Oestrus ovis* (Oestridae)**
Espinhos corporais mais fortes e distribuídos de maneira mais uniforme; espiráculos posteriores com muitas fendas pequenas; encontrados em miíases dérmicas; em roedores e coelhos; distribuição: Novo Mundo .... ***Cuterebra* spp. (Oestridae)**
7 Espiráculos posteriores com fendas retas ou curvas 8
Espiráculos posteriores com fendas sinuosas; espiráculos anteriores em forma de pedúnculos membranosos que apresentam processos digitiformes; corpo com espinhos evidentes; miíase furuncular de cães, ratos e seres humanos; distribuição: África subsaariana .... ***Cordylobia* spp. (Calliphoridae)**
Espiráculos posteriores com fendas sinuosas (Figura 4.60); espiráculos anteriores diferentes dos supracitados; incomum como causa de miíase em animais de produção .... **Muscidae**
8 Espiráculos posteriores inseridos em uma cavidade profunda que pode contê-los (Figura 4.61); fendas mais ou menos paralelas ... 9
Espiráculos posteriores visíveis, sejam expostos na superfície ou dispostos em um anel de tubérculos 11
9 Corpo com espinhos fortes 10
Corpo com espinhos curtos; agente obrigatório de miíases cutâneas; principalmente em ovinos e caprinos; distribuição mundial .... ***Wohlfahrtia* spp. (Sarcophagidae)**
10 Espiráculos posteriores com fendas arqueadas para fora na região média; corpo oval; encontradas na faringe ou trato digestório de equídeos .... ***Gasterophilus* spp. (Oestridae)**

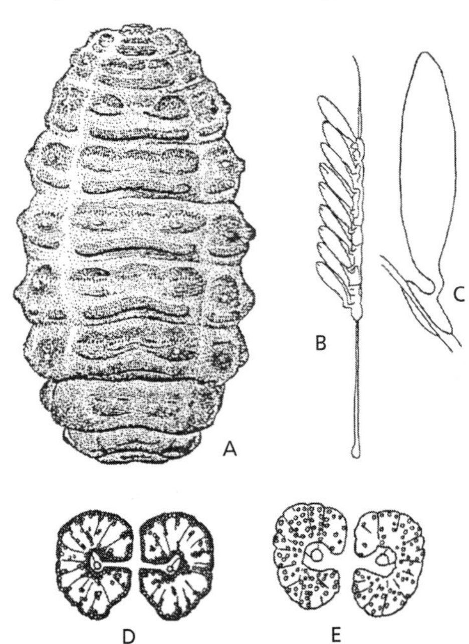

Figura 4.59 Larva de terceiro estágio de *Hypoderma bovis* (**A**); ovos de *H. lineatum* (**B**) e de *H. bovis* (**C**). Espiráculos posteriores de larvas de terceiro estágio de *H. bovis* (**D**) e de *H. lineatum* (**E**). (Fonte: Zumpt, 1965.)

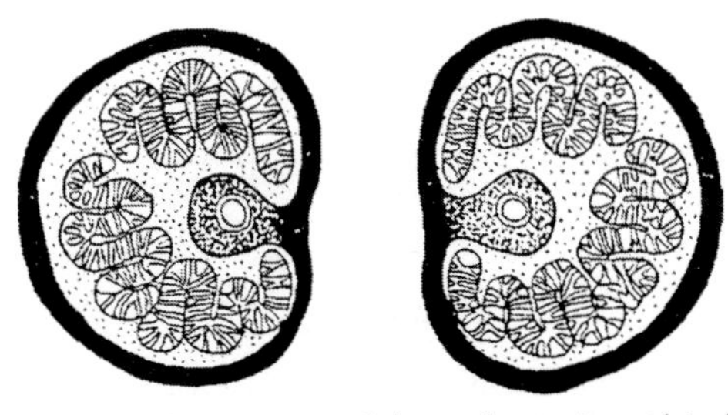

Figura 4.60 Espiráculos posteriores de larvas de terceiro estágio da mosca-doméstica, *Musca domestica*. (Adaptada de Smart, 1943.)

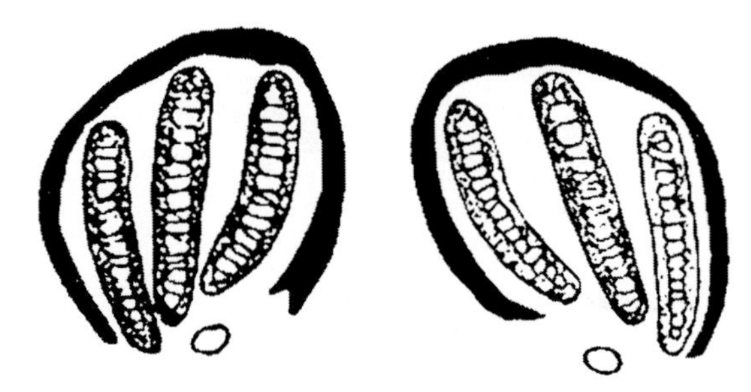

Figura 4.61 *Wohlfahrtia magnifica*: espiráculos posteriores inseridos profundamente em uma cavidade.

Espiráculos posteriores com fendas relativamente retas; corpo com região anterior mais larga e afunilando-se na região posterior (Figura 4.62); distribuição: Novo Mundo .... ***Dermatobia hominis* (Oestridae)**
11 Espiráculos posteriores com fendas retas 12
Espiráculos posteriores com fendas curvas; incomum como miíase em animais de produção .... **Muscidae**
12 Espiráculos posteriores com anel do peritrema completamente fechado (Figura 4.63) 13
Espiráculos posteriores com anel do peritrema aberto (Figura 4.64) 14
13 Exoesqueleto cefalofaríngeo com esclérito oral acessório pigmentado (Figura 4.65B); distribuição: mundial ....***Calliphora* spp. (Calliphoridae)**
Exoesqueleto cefalofaríngeo sem esclérito oral acessório pigmentado (Figura 4.65A); distribuição: mundial .... ***Lucilia* spp. (Calliphoridae)**

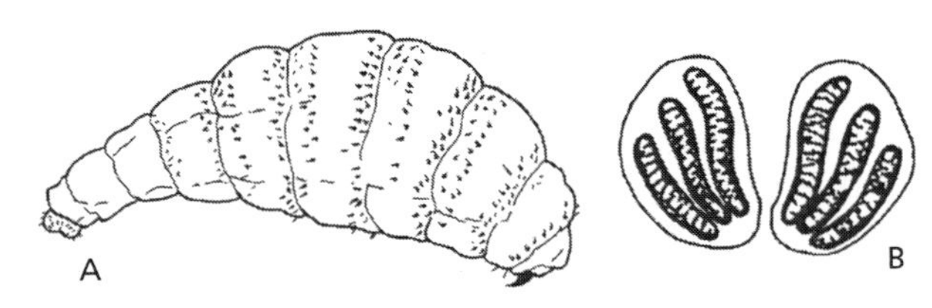

Figura 4.62 *Dermatobia hominis*: larva de terceiro estágio (**A**); espiráculos posteriores (**B**).

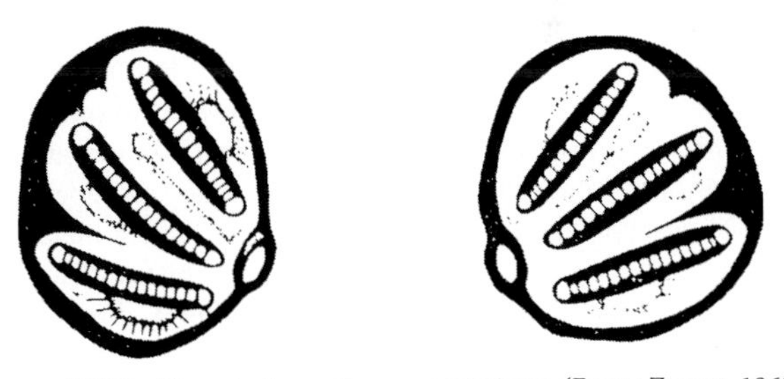

Figura 4.63 *Lucilia sericata*: peritremas posteriores. (Fonte: Zumpt, 1965.)

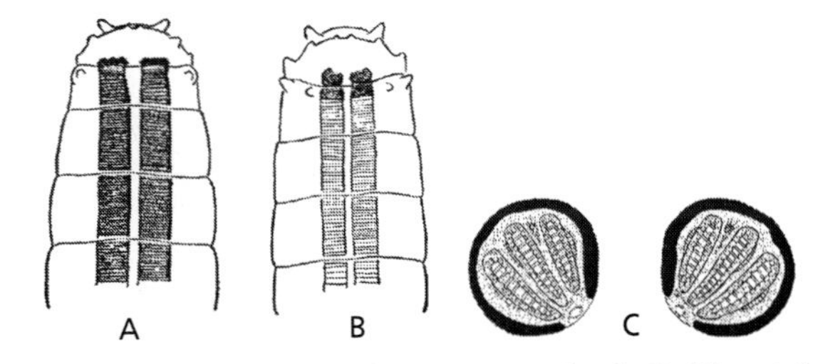

Figura 4.64 Troncos traqueais dorsais pigmentados de *Cochliomyia hominivorax* (**A**), troncos traqueais (**B**) e espiráculos posteriores de *Cochliomyia macellaria* (**C**). (Fonte: Zumpt, 1965.)

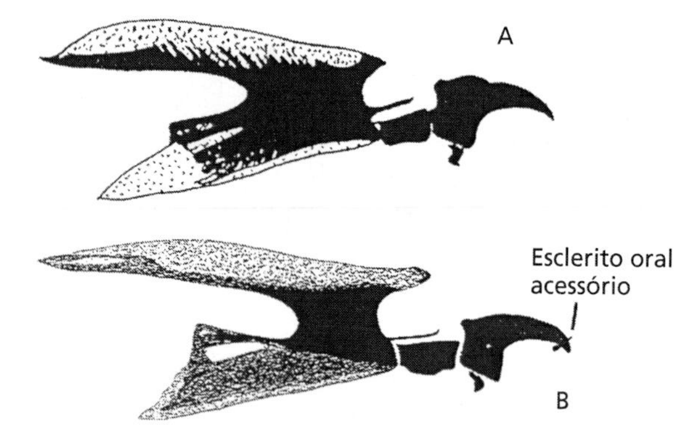

Figura 4.65 Exoesqueleto cefalofaríngeo de *Lucilia sericata* (A) e *Calliphora vicina* (B).

14 Troncos traqueais que levam aos espiráculos posteriores sem pigmentação escura 15

Troncos traqueais que levam aos espiráculos posteriores com pigmentação escura evidente, que se estende para frente até os segmentos 9 ou 10 (Figura 4.64); agente primário obrigatório em miíases traumáticas em animais de produção; distribuição: Neotropical e Neártica ... ***Cochliomyia hominivorax*** **(Calliphoridae)**

15 Margem posterior do segmento 11 com espinhos dorsais 16

Margem posterior do segmento 11 sem espinho dorsal; agente facultativo secundário de miíases cutâneas em animais de produção; distribuição: Neotropical e Neártica .... ***Cochliomyia macellaria*** **(Calliphoridae)**

16 Espiráculos posteriores com botão nítido 18

Espiráculos posteriores sem botão nítido 17

17 Corpo sem processos cuticulares; segmentos com anéis de espinhos fortemente desenvolvidos (Figura 4.58); espiráculo anterior com quatro a seis ramificações; um agente primário obrigatório de miíase cutânea em animais de produção; distribuição: Afrotropical e Oriental .... ***Chrysomya bezziana*** **(Calliphoridae)**

Espiráculo anterior com 11 a 13 ramificações; amplamente saprófaga; um ectoparasita facultativo ocasional que causa miíase cutânea; distribuição: Oriental e Australásia .... ***Chrysomya megacephala*** **(Calliphoridae)**

18 Margens posteriores do segmento 10 com espinhos dorsais; comprimento dos tubérculos maiores na margem superior da face posterior do segmento terminal maior que a metade da largura do espiráculo posterior; causa miíase cutânea facultativa em bovinos, ovinos e renas (Figura 4.66A); distribuição: norte do Holártico .... ***Protophormia terranovae*** **(Calliphoridae)**

Margens posteriores do segmento 10 sem espinhos dorsais; comprimento dos tubérculos maiores na margem superior da face posterior do segmento terminal menor que a metade da largura do espiráculo posterior (Figura 4.66B); distribuição: Holártico .... ***Phormia regina*** **(Calliphoridae)**

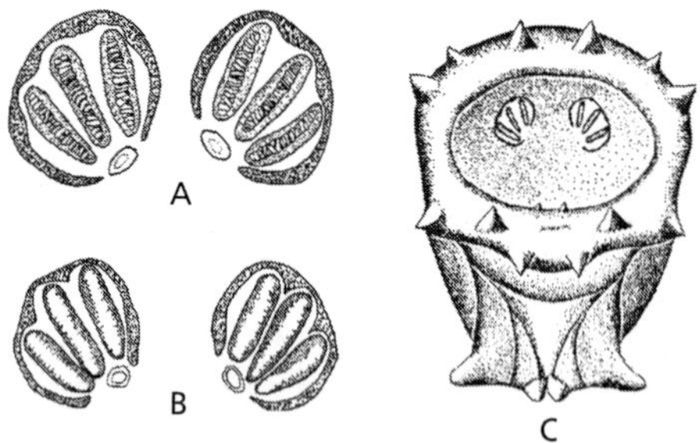

Figura 4.66 Espiráculos posteriores de larvas de terceiro estágio de *Protophormia terranovae* (A) e de *Phormia regina* (B). Tubérculos na face posterior do último segmento do terceiro estágio de *Protophormia terranovae* (C). (Fonte: Zumpt, 1965.)

Guia para identificação de Diptera adultos que causam miíase em animais domésticos

1 Insetos com um par de asas no mesotórax e um par de halteres claviformes no metatórax (Figura 4.44); antenas compostas por três segmentos, terceiro segmento, em geral, com uma arista (Figura 4.43); patas com duas almofadas; fronte com sutura ptilinal; segundo segmento da antena, em geral, com sulco; sutura torácica transversa forte; escamas torácicas, em geral, bem desenvolvidas (Figura 4.45) .... **Diptera Calypterados 2**

2 Aparelho bucal pequeno, em geral afuncional; cabeça bulbosa; antenas pequenas; moscas mais ou menos cobertas por pelos macios 3

Aparelho bucal, em geral, bem desenvolvido; antenas não são pequenas; moscas com cerdas fortes; cerdas hipopleurais presentes (Figura 4.44); pós-escutelo fraco ou ausente 7

3 Veia M curva em direção à veia R_{4+5} 4

Veia M não se curva em direção à veia R_{4+5}; escamas pequenas; veia cruzada dm-cu ausente; ovipositor fortemente desenvolvido na fêmea (Figura 4.67) .... **Gasterophilinae spp. (Oestridae)**

4 Curvatura acentuada da veia M em direção à veia R_{4+5}, mas as duas não se encontram antes da margem da asa 5

Veia M une-se à veia R_{4+5} antes da margem; veia dm-cu alinhada com deflexão da veia M; veia A_1+CuA_2 não alcança a margem (Figura 4.68); fronte grande; fronte, escutelo e tórax dorsal com protuberâncias semelhantes a verrugas; olhos pequenos; abdômen castanho-escuro .... **Oestrinae spp. (Oestridae)**

5 Coloração azul-escura .... **Cuterebrinae spp.**

Não é azul escura 6

6 Veia A_1+CuA_2 alcança a margem; veia dm-cu alinhada com a deflexão da veia M (Figura 4.69); moscas peludas assemelhando-se

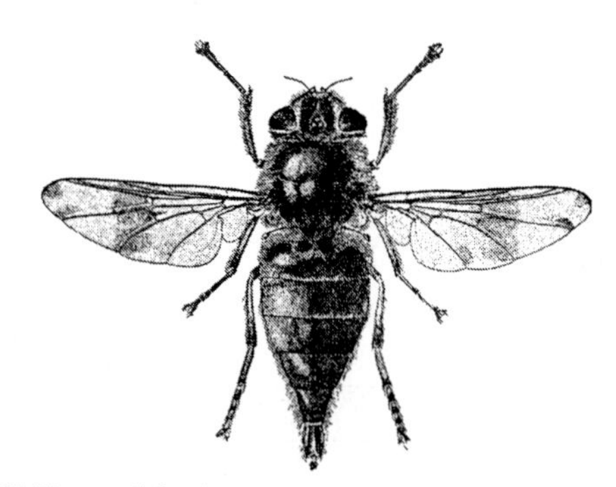

Figura 4.67 Fêmea adulta de *Gasterophilus intestinalis*. (Fonte: Castellani e Chalmers, 1910.)

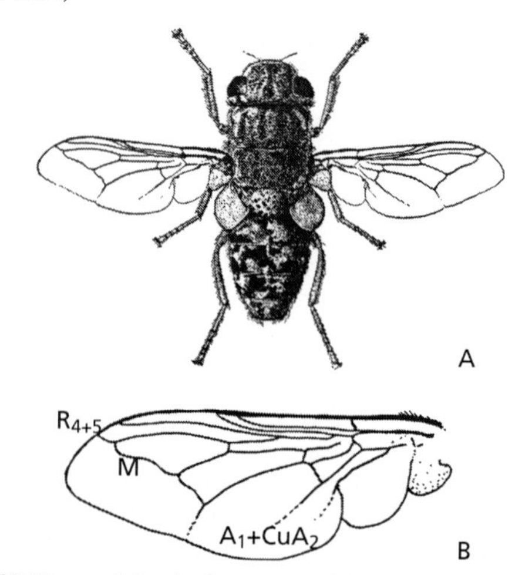

Figura 4.68 Fêmea adulta de *Oestrus ovis* (A) e venação da asa típica de *Oestrus* (B), que mostra a veia M acentuadamente curvada, unindo-se a R_{4+5} antes da margem da asa. (Fonte: Castellani e Chalmers, 1910.)

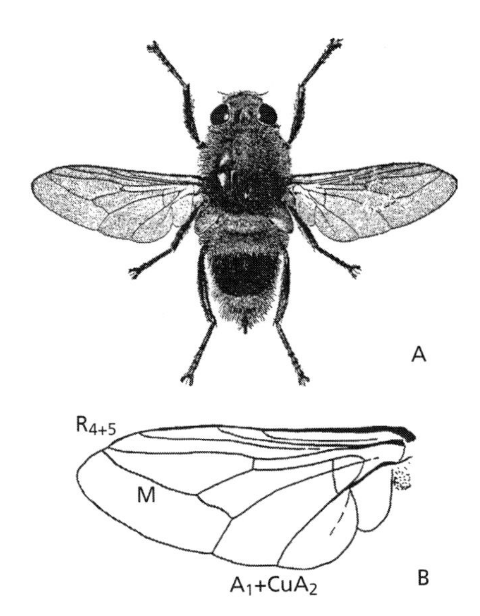

Figura 4.69 Fêmea adulta de *Hypoderma bovis* (**A**). (Fonte: Castellani e Chalmers, 1910). Venação da asa típica de *Hypoderma* que mostra a veia M acentuadamente curvada (**B**), que não se une a R_{4+5} antes da margem da asa e a veia A_1+CuA_2, que chega até a margem da asa.

a abelhas com padrão de cor claro e escuro; leque de pelos hipopleurais amarelos; palpos ausentes .... **Hypodermatinae spp. (Oestridae)**

7 Aparência metálica iridescente (azul-escuro, azul-violeta, verde) . **8**
Aparência cinza-fosca; três listras escuras no escudo; abdome, em geral, com padrão mosqueado ou xadrez **13**
Moscas de coloração predominantemente amarelo-avermelhada ou castanho-avermelhada, não são metálicas; distribuição: África tropical .... ***Cordylobia* spp. (Calliphoridae)**

8 Asa com veia tronco (base de R) completamente sem cerdas (Figura 4.45) **9**
Asa com cerdas finas ao longo da margem da veia tronco .. **10**

9 Moscas com tórax e abdome verde ou cobre metálicos (ver Figura 17.6B); escamas torácicas nuas; encontrada em miíases cutâneas, principalmente em ovinos; distribuição mundial .... ***Lucilia* spp. (Calliphoridae)**
Moscas com tórax azul-escuro e abdome azul ou castanho (ver Figura 17.6A); escamas torácicas com pelos pretos e longos na superfície superior; podem ser invasores secundários de miíases cutâneas; distribuição mundial .... ***Calliphora* spp. (Calliphoridae)**

10 Cabeça com cor de fundo quase completamente preta e pelos pretos; escamas torácicas nuas; escamas alares pilosas na metade externa ou na superfície dorsal **12**
Cabeça com cor de fundo, ao menos na metade inferior, inteiramente laranja ou laranja-avermelhado e com pelos brancos, amarelos ou laranja; escamas torácicas nuas na superfície dorsal **11**

11 Escamas torácicas pilosas em toda a superfície dorsal; escudo do tórax sem listras pretas grossas (ver Figura 4.36); distribuição: Afrotropical, Oriental, Australásia, Paleártico do sul .... ***Chrysomya* spp. (Calliphoridae)**
Escamas torácicas pilosas apenas na base, em geral, ocultas pelas escamas alares; escudo do tórax com três listras pretas grossas (ver Figura 4.6D); distribuição: Neártico e Neotropical .... ***Cochliomyia* spp. (Calliphoridae)**

12 Tórax com espiráculo anterior preto ou castanho-avermelhado; escamas alares com pelos pretos evidentes dorsalmente; distribuição: Paleártico e Neártico apenas .... **Protophormia spp. (Calliphoridae)**
Tórax com espiráculo anterior amarelo ou laranja; escamas torácicas com pelos branco-amarelados dorsalmente; distribuição: paleártico e Neártico apenas .... ***Phormia* spp. (Calliphoridae)**

13 Arista quase nua; abdome com padrão de manchas pretas (Figura 4.47B) .... ***Wohlfahrtia* spp. (Sarcophagidae)**
Arista com pelos longos e evidentes, ao menos na metade basal; abdome com padrão xadrez claro e escuro (Figura 4.47A) ... . ***Sarcophaga* spp. (Sarcophagidae)**

Piolhos e pulgas

A detecção de ectoparasitas pequenos como piolhos e pulgas depende do exame cuidadoso; no caso de piolhos, os ovos, comumente conhecidos como 'lêndeas', também podem ser encontrados grudados aos pelos ou penas. As pulgas podem ser mais difíceis de detectar, mas, encontrar fezes de pulgas sobre os pelos, que se assemelham a pequenos grânulos e que, em contato com a umidade da lã ou tecido, produzem uma coloração vermelha em razão da ingestão de sangue, permite a confirmação da infestação. A coleta pode ser direta, como no caso de muitos piolhos, que podem ser escovados da pelagem ou removidos por meio da tosa dos pelos ou penas. As pulgas podem ser removidas por escovação ou limpeza a vácuo. De forma alternativa, no caso de animais de pequeno porte, os ectoparasitas podem ser recuperados imediatamente se o hospedeiro for colocado sobre uma folha de papel ou plástico e for aspergido com inseticida.

As características macroscópicas dos piolhos picadores e sugadores e a chave de identificação de pulgas comumente encontradas em animais domésticos estão descritas nas seções que se seguem.

Guia para o reconhecimento de piolhos comuns de importância veterinária

A identificação de piolhos é complexa e as características utilizadas para descrever muitos gêneros são obscuras. Entretanto, em razão de os piolhos, em geral, serem altamente gênero-específicos, em muitos casos as informações relacionadas à espécie de hospedeiro e ao local de infestação fornecerão um guia inicial confiável para identificação. As muitas espécies de piolhos, em geral, são encontradas em todas as regiões geográficas do mundo nas quais seus hospedeiros estão presentes.

1 Cabeça larga, com largura igual ou quase igual à do abdome .. **2**
Cabeça alongada, muito mais estreita que o abdome **12**

2 Antenas ocultas nos sulcos antenais; antenas com quatro segmentos; palpos maxilares presentes .... **Amblycera 3**
Antenas não estão ocultas nos sulcos; antenas com três a cinco segmentos; palpos maxilares ausentes .... **Ischnocera 6**

3 Em aves **4**
Em mamíferos **5**

4 Piolhos pequenos, adultos medem, aproximadamente, 2 mm de comprimento; abdome com cobertura esparsa de cerdas de comprimento médio (Figura 4.70); encontrados nas penas das coxas ou das asas; em aves, em especial em aves domésticas .... ***Menopon* spp. (Menoponidae)**
Piolhos grandes, adultos, medem aproximadamente 3,5 mm de comprimento; abdome com cobertura densa de cerdas de comprimento médio (Figura 4.71); encontrados no peito, coxas e ao redor da cloaca; em aves, em especial aves de produção .... ***Menacanthus* spp. (Menoponidae)**

5 Em cobaias; abdome oval, largo na região média; seis pares de espiráculos abdominais estão localizados ventrolateralmente em placas espiraculares fracamente definidas (Figura 4.72) .... ***Gyropus* spp. (Gyropidae)**

Em cobaias; corpo delgado, com lados do abdome paralelos; cinco pares de espiráculos abdominais localizados ventralmente em placas espiraculares esclerotizadas distintas (Figura 4.73) .... ***Gliricola*** **spp. (Gyropidae)**

Em cães; relativamente grandes, adultos com, aproximadamente, 3 mm de comprimento; abdome com cobertura densa de cerdas grossas, de comprimento médio a longo (Figura 4.74) .... ***Heterodoxus*** **spp. (Boopidae)**

6 Em aves, antenas com cinco segmentos; tarso com par de garras .... **Philopteridae 7**

Em mamíferos, antenas com três segmentos; tarso com uma única garra .... **Trichodectidae 10**

7 Pernas posteriores de comprimento similar ao dos dois primeiros pares **8**

Pernas posteriores com o comprimento pelo menos duas vezes maior que os dois pares anteriores; corpo longo e estreito; cabeça com projeções pequenas e delgadas na frente das antenas; primeiro segmento das antenas consideravelmente mais longo que os demais quatro segmentos (Figura 4.75); em aves domésticas; distribuição mundial ...... ***Lipeurus*** **(Philopteridae)**

8 Três cerdas longas que se projetam de cada lado da superfície dorsal da cabeça; adultos com, aproximadamente, 2 mm de comprimento (Figura 4.76); em aves domésticas .... ***Cuclotogaster*** **(Philopteridae)**

Duas cerdas longas que se projetam de cada lado da superfície dorsal da cabeça **9**

9 Cabeça com ângulos proeminentes e margem posterior oca distinta para as antenas; adultos com, aproximadamente 5 mm de comprimento (Figura 4.77); em aves domésticas .... ***Goniodes*** **spp. (Philopteridae)**

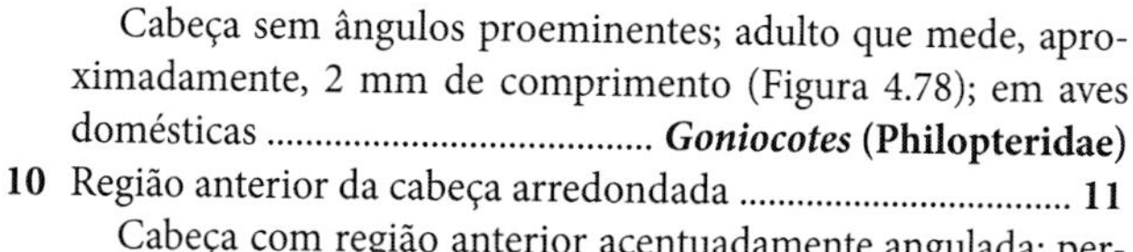

Cabeça sem ângulos proeminentes; adulto que mede, aproximadamente, 2 mm de comprimento (Figura 4.78); em aves domésticas .... ***Goniocotes*** **(Philopteridae)**

10 Região anterior da cabeça arredondada **11**

Cabeça com região anterior acentuadamente angulada; pernas pequenas; abdome liso, com apenas três pares de espiráculos (Figura 4.79); em gatos .... ***Felicola*** **spp. (Trichodectidae)**

11 Cerdas do abdome grandes e espessas (Figura 4.80); em cães .... ***Trichodectes*** **spp. (Trichodectidae)**

Cerdas do abdome de comprimento pequeno ou médio (Figura 4.81); em mamíferos .... **Bovicola spp. (Trichodectidae)**

12 Pontos oculares distintos presentes atrás das antenas; todas as pernas de tamanho similar; adultos com até 5 mm de comprimento; placas paratergais distintas visíveis nos segmentos abdominais; superfície ventral do tórax com placa de coloração preta (Figura 4.82) .... ***Haematopinus*** **spp. (Haematopinidae)**

Sem pontos oculares atrás das antenas; pernas anteriores pequenas **13**

13 Duas fileiras de cerdas ventrais em cada segmento abdominal .. **14**

Uma fileira de cerdas ventrais em cada segmento abdominal; placas paratergais ausentes; espiráculos nos tubérculos que protraem do abdome; placas esternais distintas com cinco lados na superfície ventral do tórax (Figura 4.83); em bovinos .... ***Solenopotes*** **spp. (Linognathidae)**

14 Placas paratergais ausentes; placa esternal ventral do tórax é estreita ou ausente (Figura 4.84); em bovinos, ovinos, caprinos e cães .... ***Linognathus*** **spp. (Linognathidae)**

Placas paratergais presentes; placa esternal ovoide na superfície ventral do tórax (Figura 4.85); em roedores .... ***Polyplax*** **spp. (Polyplacidae)**

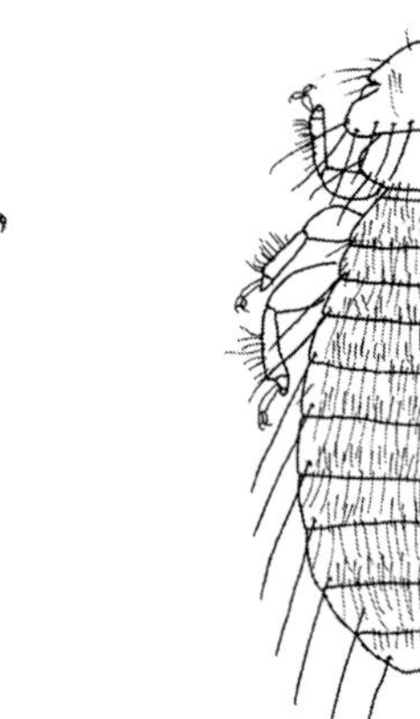

Figura 4.70 *Menopon gallinae* adulto (vista dorsal).

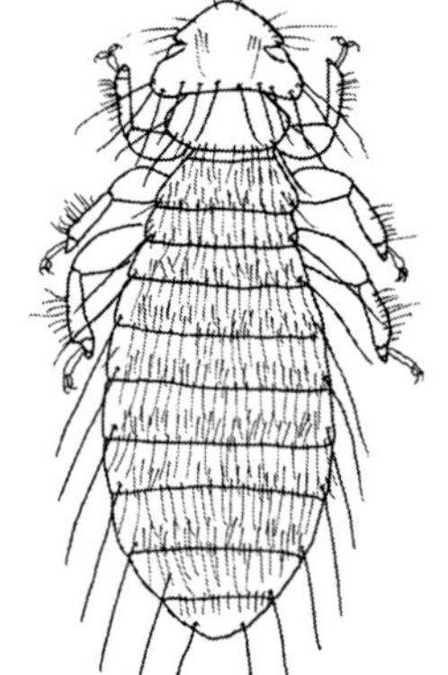

Figura 4.71 *Menacanthus stramineus* adulto (vista dorsal).

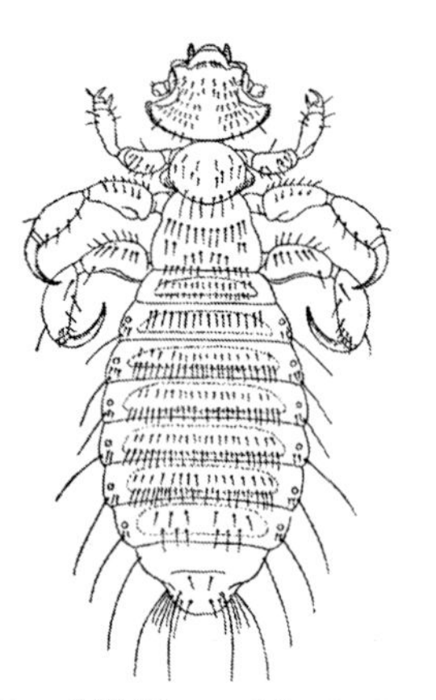

Figura 4.72 Fêmea adulta de *Gyropus ovalis*. (Fonte: Séguy, 1944.)

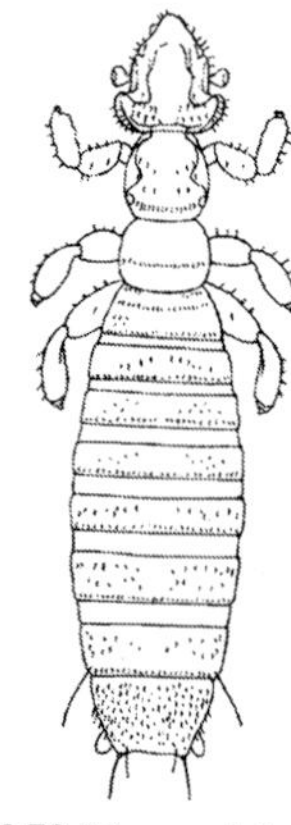

Figura 4.73 Fêmea adulta de *Gliricola porcelli*. (Fonte: Séguy, 1944.)

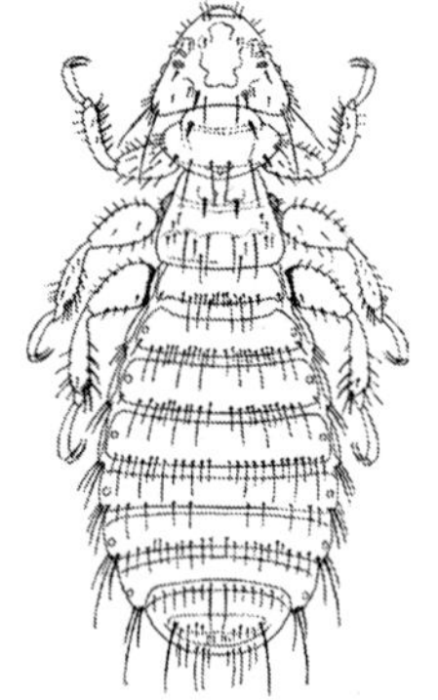

Figura 4.74 Fêmea adulta de *Heterodoxus* em vista ventral. (Fonte: Séguy, 1944.)

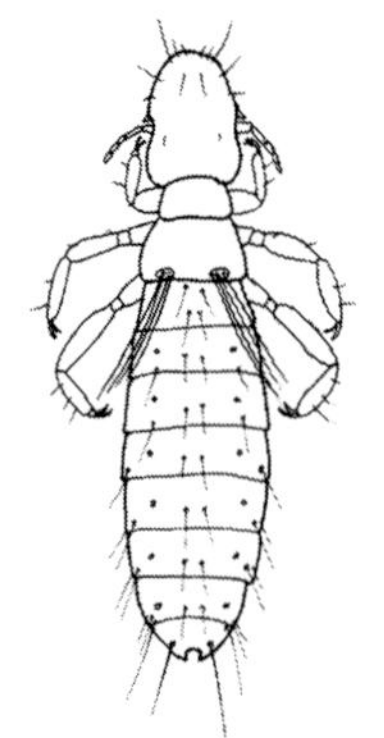

Figura 4.75 *Lipeurus caponis* adulto (vista dorsal).

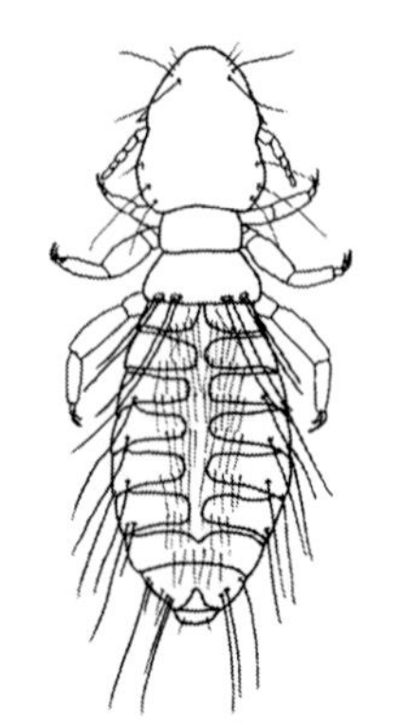

Figura 4.76 Fêmea adulta de *Cuclotogaster heterographus* (vista dorsal).

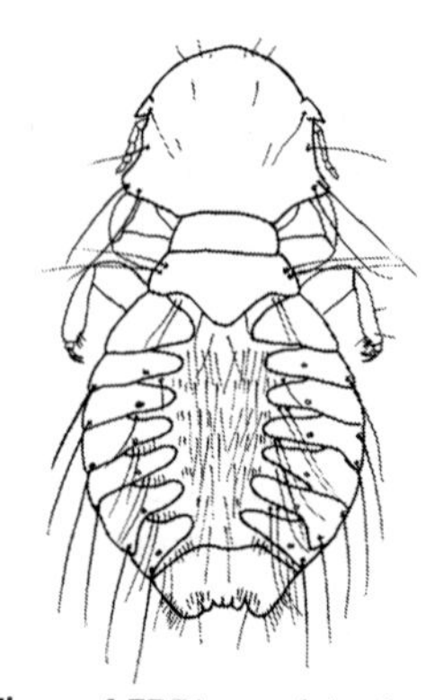

Figura 4.77 Fêmea adulta de *Goniodes dissimilis* (vista dorsal).

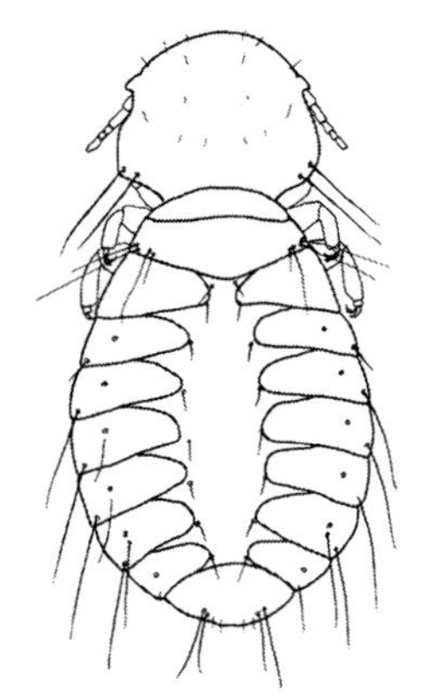

Figura 4.78 Fêmea adulta de *Goniocotes gallinae* (vista dorsal).

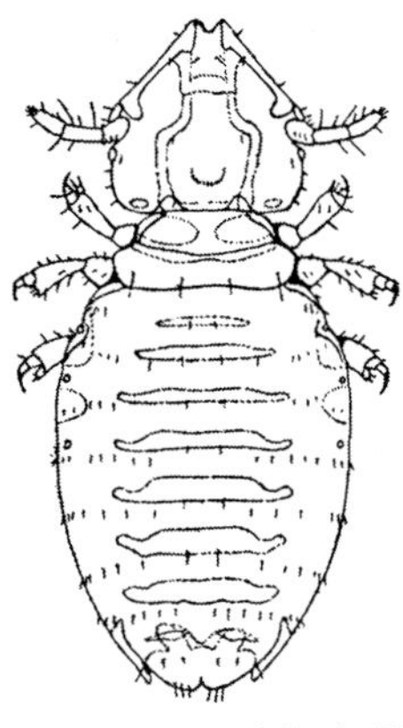

Figura 4.79 Fêmea adulta de *Felicola* em vista ventral. (Fonte: Séguy, 1944.)

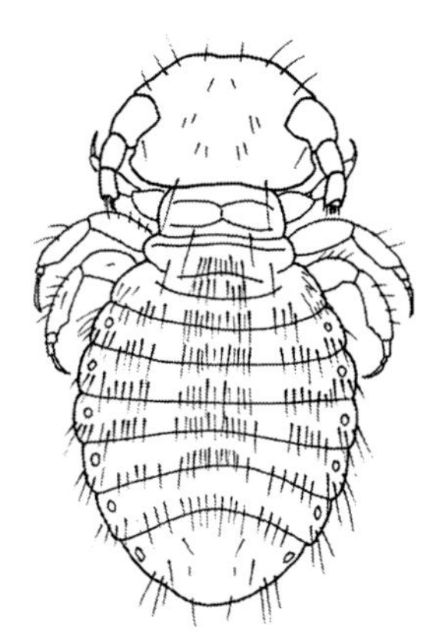

Figura 4.80 Fêmea adulta de *Trichodectes* em vista ventral. (Fonte: Séguy, 1944.)

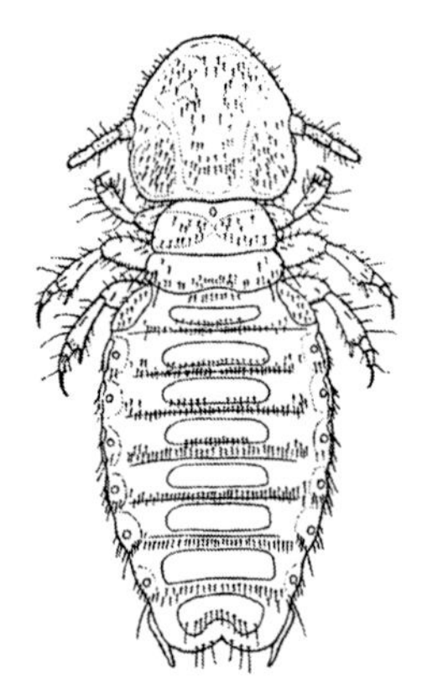

Figura 4.81 Vista dorsal de fêmea adulta de *Bovicola*. (Fonte: Séguy, 1944.)

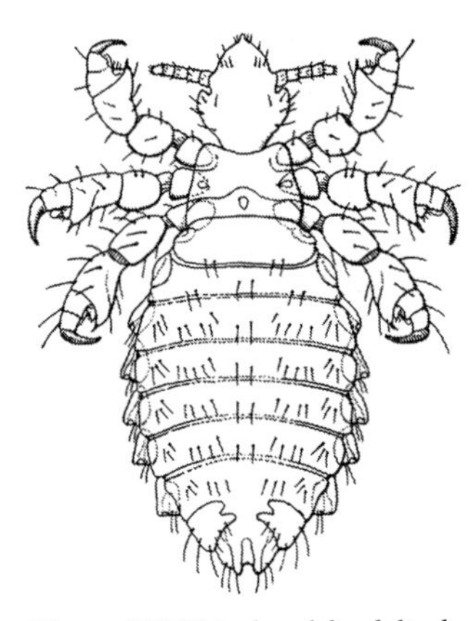

Figura 4.82 Vista dorsal de adulto de *Haematopinus*. (Fonte: Séguy, 1944.)

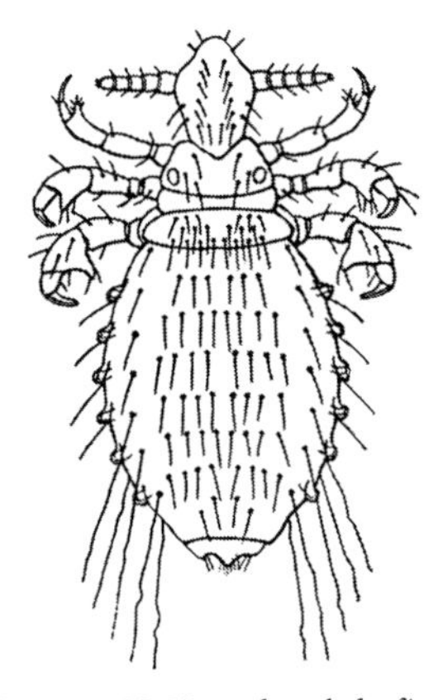

Figura 4.83 Vista dorsal de fêmea adulta de *Solenopotes*. (Fonte: Séguy, 1944.)

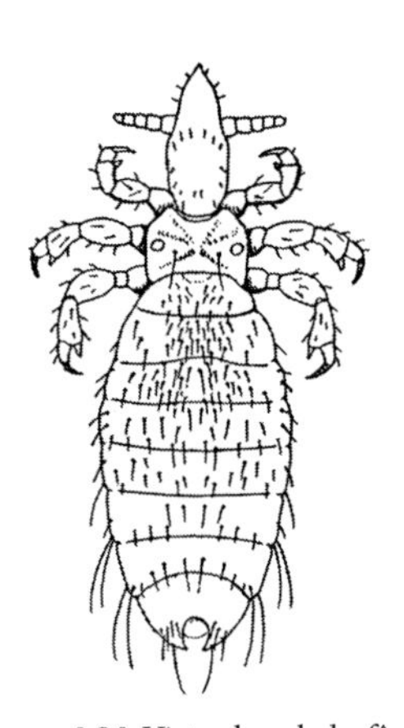

Figura 4.84 Vista dorsal de fêmea adulta de *Linognathus*. (Fonte: Séguy, 1944.)

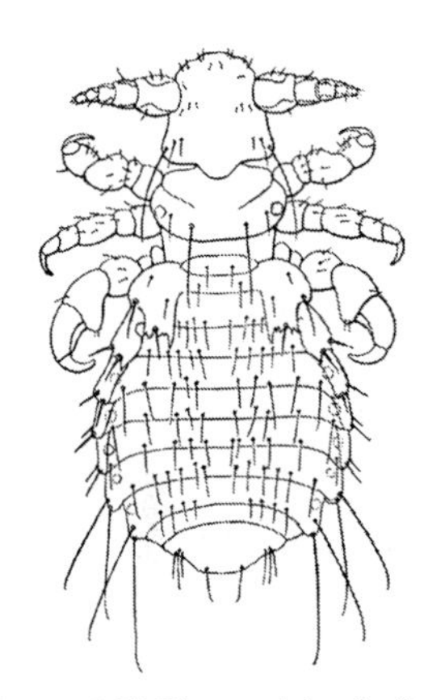

Figura 4.85 Fêmea adulta de *Polyplax* em vista dorsal.

Guia para a identificação de espécies de pulgas de importância veterinária

As diferenças físicas entre as espécies de pulgas e mesmo entre as famílias, tendem a ser pequenas e podem existir variações consideráveis entre indivíduos dentro de uma mesma espécie. A identificação, portanto, com frequência é difícil. O que se segue é um guia diagnóstico geral para identificação dos adultos da maioria das espécies de importância veterinária encontradas como parasitas de animais domésticos e de companhia.

1 Ctenídeos ausentes 2
Ctenídeos presentes, ao menos no pronoto 4

2 Crista pleural ausente 3
Crista pleural presente .... ***Xenopsylla cheopis***

3 Fronte nitidamente angulada (Figura 4.86); duas cerdas na cabeça, atrás das antenas e, nas fêmeas, em geral, o lobo occipital é bem desenvolvido; as lacíneas maxilares são largas e grosseiramente serreadas; fêmeas adultas penetram na pele em agregações em áreas sem pelos; encontradas em aves, em especial aves domésticas, também em gatos, cães, coelhos e seres humanos .... ***Echidnophaga gallinacea***
Fronte discretamente arredondada; a cabeça na região atrás das antenas com apenas uma cerda grossa; cerdas oculares evidentes abaixo do olho; um único espinho muito pequeno na margem genal (Figura 4.87); em suínos, texugos e humanos .... ***Pulex irritans***

4 Ctenídeo genal presente 5
Ctenídeo genal ausente; ctenídeo pronotal com 18 a 20 dentes; cabeça com uma fileira de três cerdas grossas abaixo do olho (Figura 4.88); tubérculo frontal na cabeça de ambos os sexos é evidente; três a quatro cerdas evidentes na superfície interna do fêmur posterior; em roedores .... ***Nosopsyllus fasciatus***
Ctenídeo genal ausente; ctenídeo pronotal com mais que 24 dentes; cabeça com uma fileira de três cerdas grossas abaixo do olho (Figura 4.89); em aves domésticas .... ***Ceratophyllus* spp.**

5 Ctenídeo genal formado por oito ou nove dentes orientados verticalmente 6
Ctenídeo genal com quatro a seis espinhos oblíquos; tubérculo frontal conspícuo na cabeça de ambos os sexos (Figura 4.90); em coelhos .... ***Spilopsyllus cuniculi***
Ctenídeo genal com três dentes oblíquos muito curtos; um único dente vestigial no lobo genal; um único dente pronotal curto (Figura 4.91); em ouriços, cães e gatos .... ***Archaeopsylla erinacei***

6 Cabeça acentuadamente convexa anteriormente em ambos os sexos e não é notavelmente alongada; tíbia posterior com oito fendas que apresentam cerdas ao longo da margem dorsal (Figura 4.92); em cães e gatos .... ***Ctenocephalides canis***
Cabeça não é acentuadamente convexa anteriormente e é distintamente alongada, em especial em fêmeas; tíbia posterior com seis fendas que apresentam cerdas ao longo da margem dorsal (Figura 4.93); em gatos e cães .... ***Ctenocephalides felis***

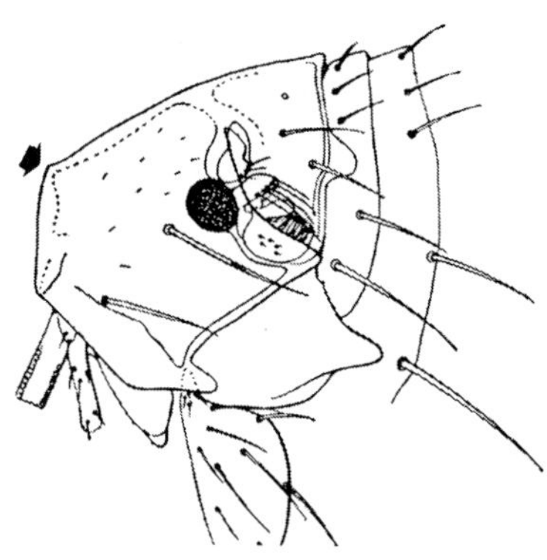

Figura 4.86 A pulga *Echidnophaga gallinacea*: cabeça e tórax de uma fêmea (a seta mostra a angulação na fronte). (Adaptada de Smart, 1943.)

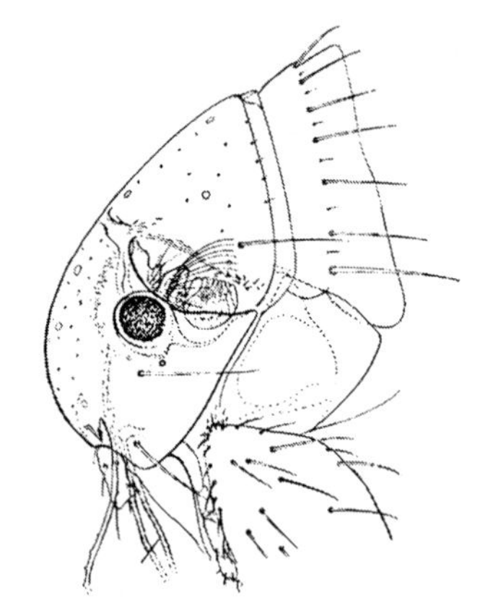

Figura 4.87 A pulga de humanos, *Pulex irritans*: cabeça e pronoto de um macho. (Adaptada de Smart, 1943.)

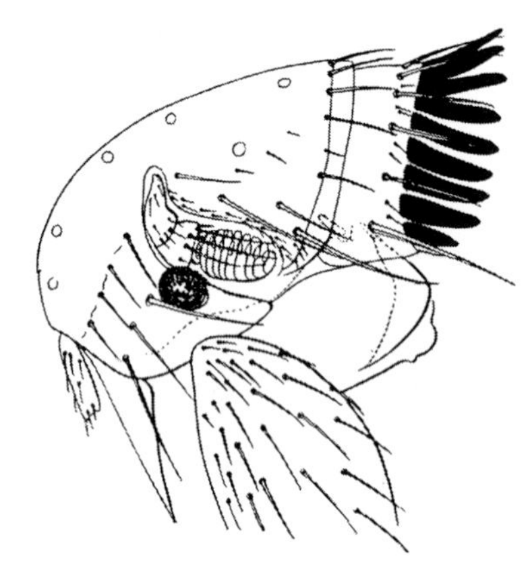

Figura 4.88 A pulga do rato setentrional, *Nosopsyllus fasciatus*: cabeça do macho. (Adaptada de Smart, 1943.)

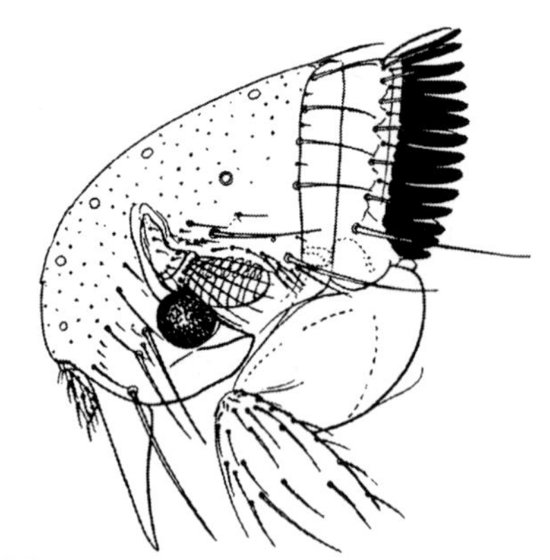

Figura 4.89 Cabeça e pronoto de fêmea de pulga aviária, *Ceratophyllus*. (Adaptada de Smart, 1943.)

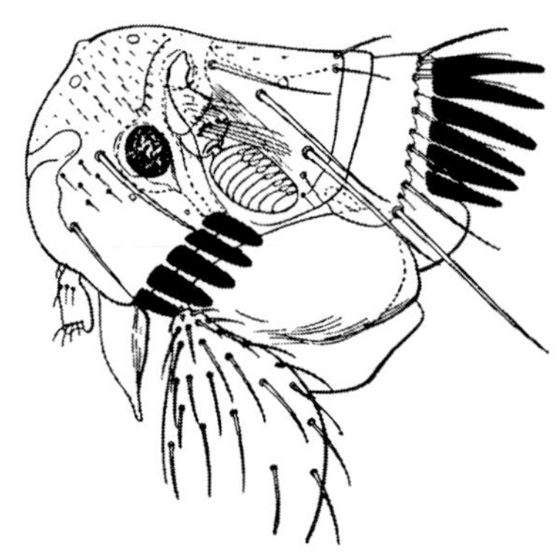

Figura 4.90 Cabeça e pronoto da pulga dos coelhos, *Spilopsyllus cuniculi*.

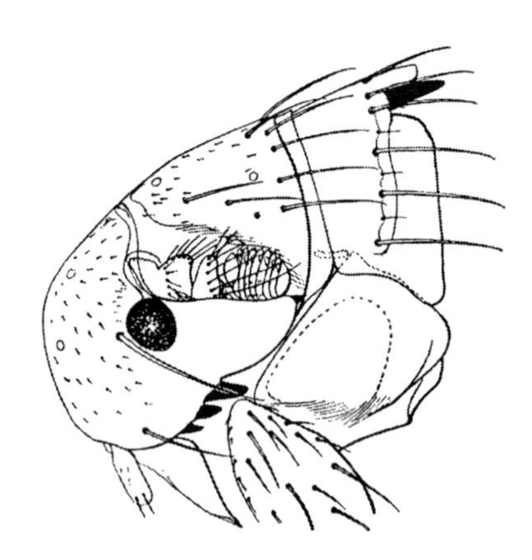

Figura 4.91 A pulga do ouriço, *Archaeopsylla erinacei*: cabeça de uma fêmea. (Adaptada de Smart, 1943.)

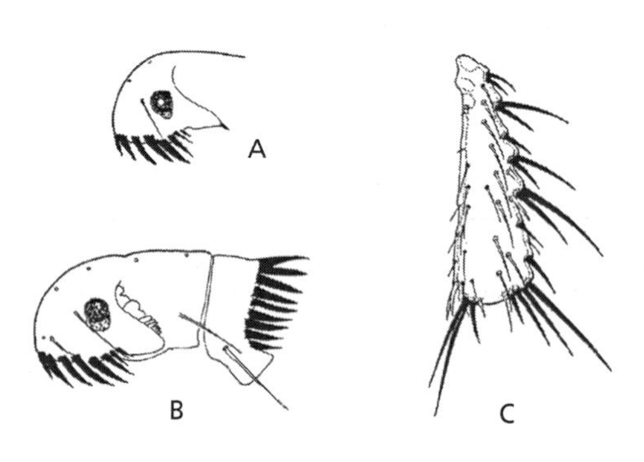

Figura 4.92 A pulga dos cães, *Ctenocephalides canis*: fronte da cabeça de um macho (**A**); cabeça e pronoto de uma fêmea (**B**); tíbia posterior (**C**).

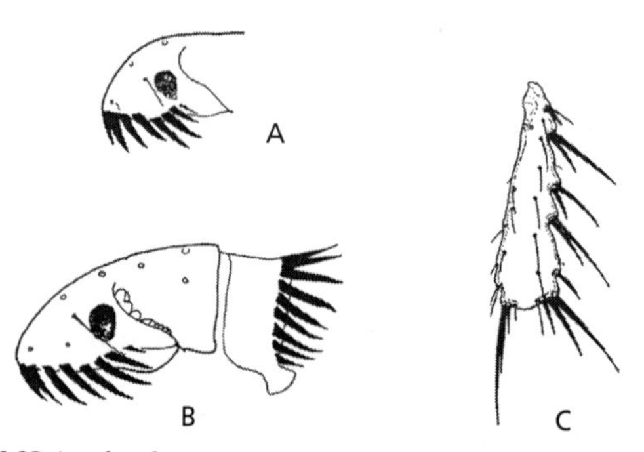

Figura 4.93 A pulga dos gatos, *Ctenocephalides felis felis*: fronte da cabeça de um macho (**A**); fronte da cabeça e pronoto de uma fêmea (**B**); tíbia posterior (**C**).

CARRAPATOS E ÁCAROS

Carrapatos e ácaros pertencem à classe Arachnida, subclasse **Acari** (algumas vezes também chamada Acarina).

Guia para identificação das subordens de Acari

1 Hipóstoma do gnatossoma sem cerdas direcionadas para trás. Estigmas presentes ou ausentes; quando presentes, não se abrem nas placas estigmais; se os estigmas forem laterais às coxas 2 e 3, então apresentam peritremas. Tarsos do primeiro par de pernas com fossa sensorial 2

Hipóstoma do gnatossoma com cerdas direcionadas para trás. Escudos estigmais presentes atrás das coxas do quarto par de pernas ou lateralmente acima das coxas das pernas 2 ou 3; estigmas sem peritremas. Tarsos do primeiro par de pernas com fossa sensorial .... **Ixodida (Metastigmata)**

2 Idiossoma sem escudos evidentes. Pernas com coxas fusionadas à parede do corpo. Palpos sem apotele 3

Idiossoma com áreas esclerotizadas que formam escudos distintos (coloração castanho-escura). Pernas com coxas livres articuladas ao idiossoma. Palpos com um apotele .... **Ácaros gamesídeos (Mesostigmata)**

3 Estigmas ausentes. Palpos pequenos, discretos e pressionados contra as laterais do hipóstoma. As pernas, em geral, com três garras e com pulvilos complexos (que variam de semelhante a almofadas a semelhantes a trompetes). O corpo nunca é vermiforme .... **Sarcoptiformes (Astigmatas)**

Palpos normalmente bem desenvolvidos. Quelíceras, em geral, bem adaptadas para perfurar, algumas vezes semelhantes a pinças. Pernas com uma ou duas garras, sem pulvilos complexos. Corpo algumas vezes vermiforme. Estigmas presentes ou ausentes; quando presentes, posicionados entre as bases das quelíceras ou na superfície superior do propodossoma .... **Trombidiformes (Prostigmata)**

Carrapatos

Carrapatos de todos os três estágios (larva, ninfa e adulto), que estão se alimentando ou que estão ingurgitados, podem ser coletados por remoção cuidadosa do hospedeiro. Deve-se ter cuidado na sua remoção, uma vez que seu aparelho bucal, normalmente, está firmemente inserido na pele. Um método útil consiste em segurar o capítulo firmemente, mas de forma leve, utilizando uma pinça, girar o carrapato sobre suas costas e então puxar em um movimento firme e contínuo, perpendicularmente à pele. O carrapato pode ser persuadido a remover seu aparelho bucal da pele se um pedaço de algodão embebido em anestésico for colocado ao seu redor, ou se algo quente for mantido próximo ao seu corpo. Em ovinos ou bovinos, os carrapatos são, com frequência, encontrados nas regiões axilar e inguinal e sobre o pescoço ou peito.

Um dos métodos mais simples usados para recuperar carrapatos do pasto é arrastar um tecido sobre o solo, ao qual os carrapatos não alimentados se tornarão aderidos, assim como eles fariam com um hospedeiro. A cada 45 m, o tecido deve ser virado e avaliado quanto à presença de carrapatos. Um tecido de cor branca ou creme é mais apropriado do que um de cor escura, uma vez que será mais fácil encontrar os carrapatos no material de fundo mais claro. Os carrapatos que serão mantidos vivos para criação devem ser confinados em um ambiente com atmosfera saturada de umidade. Um pequeno pedaço de algodão embebido em água, colocado dentro do frasco com os carrapatos é adequado para esse propósito. Os carrapatos, mesmo em um tubo cheio de água até a metade, podem sobreviver por períodos de até 48 h.

Guia para a identificação de carrapatos de importância veterinária

A identificação das espécies de uma grande variedade de carrapatos que parasitam animais domésticos é uma tarefa especializada. O guia apresentado aqui e a descrição das espécies fornecidos nas páginas a seguir têm como intenção serem um guia geral apenas para os carrapatos de interesse veterinário. Textos especializados são necessários para descrições mais detalhadas das espécies e seus estágios imaturos.

1 Hipóstoma com cerdas direcionadas para trás; escudos estigmais presentes atrás das coxas do quarto par de pernas ou lateralmente acima das coxas das pernas 2 e 3; estigmas sem peritremas; tarso do primeiro par de pernas com fossa sensorial .... **Metastigmata (Ixodida)**

Gnatossoma projetado anteriormente e visível quando o espécime é visto por cima; escudo que cobre a superfície dorsal completamente presente (macho) ou apenas a porção anterior (fêmeas); placas estigmais grandes, situadas posteriormente às coxas do quarto par de pernas (Figuras 4.94 e 4.95) ... **Ixodidae 2**

Gnatossoma ventral que não é visível quando os adultos são vistos por cima; escudo ausente; tegumento dorsal coriáceo; placas estigmais pequenas, situadas anteriormente às coxas do quarto par de pernas; olhos, se presentes, em pregas laterais ...... **Argasidae 11**

2 Sulco anal distinto que circunda o ânus, tantos anteriormente quanto posteriormente (Figuras 4.94 e 4.95) .... ***Ixodes***

Sulco anal inteiramente posterior ao ânus 3

3 Olhos ausentes 4

Olhos presentes 5

4 Palpos curtos e largos, aproximadamente, duas vezes mais largos que o segmento 2, com angulação externa óbvia na base (Figuras 4.96G e 4.97) .... ***Haemaphysalis***

5 Palpos mais largos que longos ou, no máximo, apenas discretamente mais longos que sua largura 6

Palpos muito mais longos que largos 10

6 Base do capítulo normalmente hexagonal dorsalmente (Figura 4.96); carrapatos de tamanho médio ou pequeno, normalmente sem padrão de cores 7

Base do capítulo retangular dorsalmente (Figura 4.96C); carrapatos grandes com padrão de cores definido (Figura 4.98) .... ***Dermacentor***

7 Festões ausentes; placas estigmáticas arredondadas ou ovais; sulco anal tênue ou obsoleto 8

Festões presentes; placas estigmáticas com protrusão semelhante a uma cauda; sulco anal distinto 9

8 Palpos com cristas dorsal e lateral; machos com pernas normais .... ***Rhipicephalus* (*Boophilus*)**

9 Base do capítulo sem ângulos laterais acentuados (Figura 4.96F); machos com placas ventrais; machos com coxas do quarto par de pernas normais (Figura 4.99D) .... ***Rhipicephalus***

10 Palpos com segundo segmento com comprimento menor que duas vezes o comprimento do terceiro segmento (Figura 4.96B); escudo sem ornamentação .... ***Hyalomma***

Palpos com segundo segmento maior que duas vezes o comprimento do terceiro segmento (Figura 4.96D); escudo com ornamentação; machos sem placas ventrais .... ***Amblyomma***

11 Periferia do corpo indiferenciada, sem uma sutura definida que distinga a superfície dorsal da superfície ventral 12

Superfície do corpo achatada e, em geral, diferenciada estruturalmente da superfície dorsal, com uma sutura definida que distingue a superfície dorsal da superfície ventral (Figura 4.100) ... ***Argas***

12 Tegumento do adulto é granular; hipóstoma vestigial; tegumento ninfal espinhoso; hipóstoma bem desenvolvido .... ***Otobius***

Adulto e ninfa com tegumento coriáceo (Figura 4.101); hipóstoma bem desenvolvido .... ***Ornithodoros***

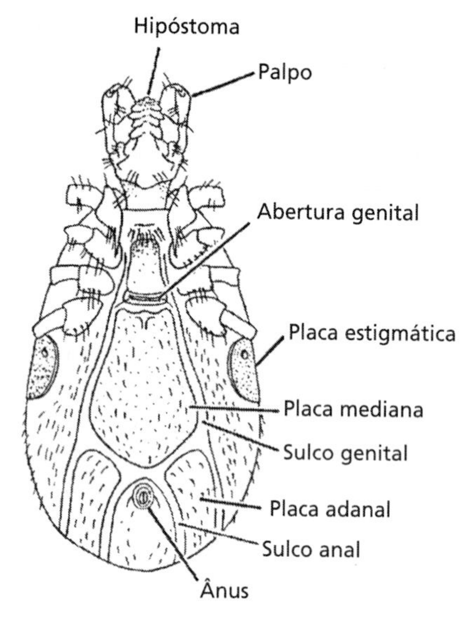

Figura 4.94 Vista geral de um carrapato ixodídeo macho.

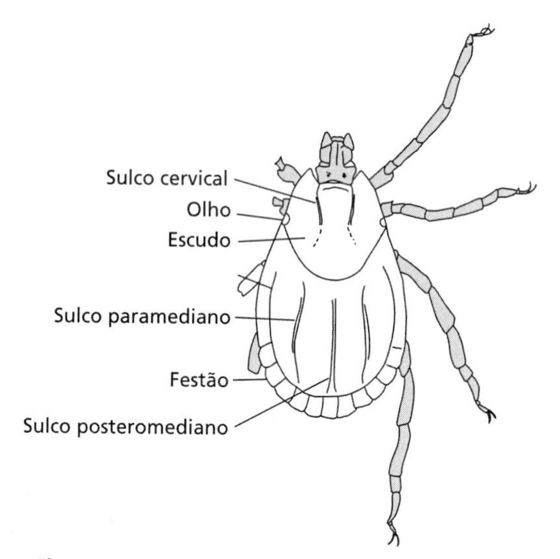

Figura 4.95 Vista dorsal de um carrapato ixodídeo fêmea.

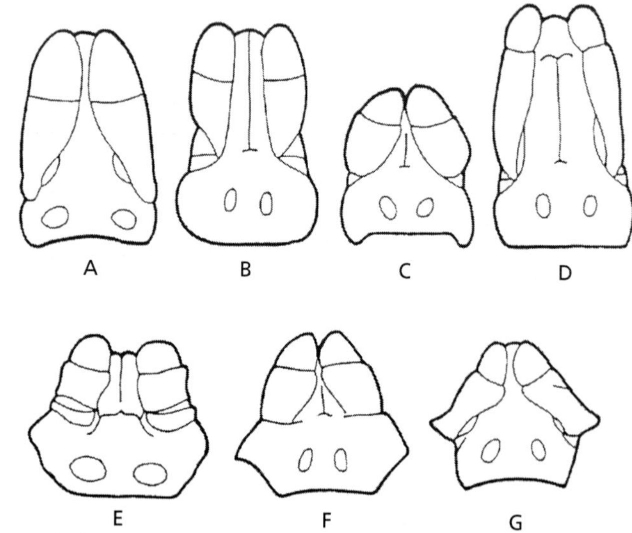

Figura 4.96 Vista dorsal diagramática do gnatossoma de sete gêneros de carrapatos ixodídeos: *Ixodes* (**A**); *Hyalomma* (**B**); *Dermacentor* (**C**); *Amblyomma* (**D**); *Rhipicephalus* (*Boophilus*) (**E**); *Rhipicephalus* (**F**); *Haemophysalis* (**G**). (Fonte: Smart, 1943.)

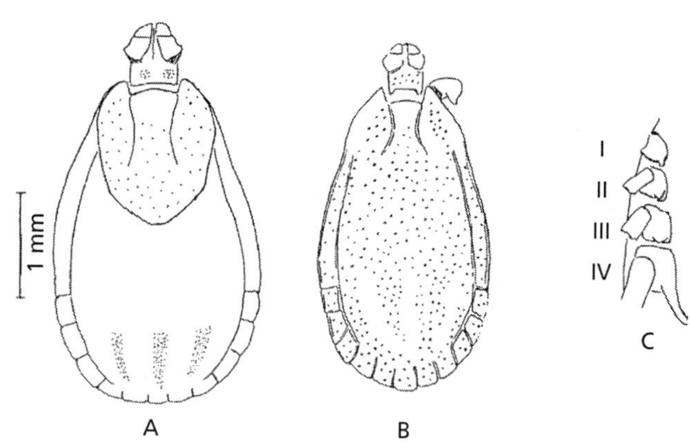

Figura 4.97 Vista dorsal do gnatossoma e escudo de um adulto (**A**) fêmea e (**B**) macho *Haemophysalis punctata*. Vista ventral das coxas de um macho adulto (**C**). (Adaptada de Arthur, 1962.)

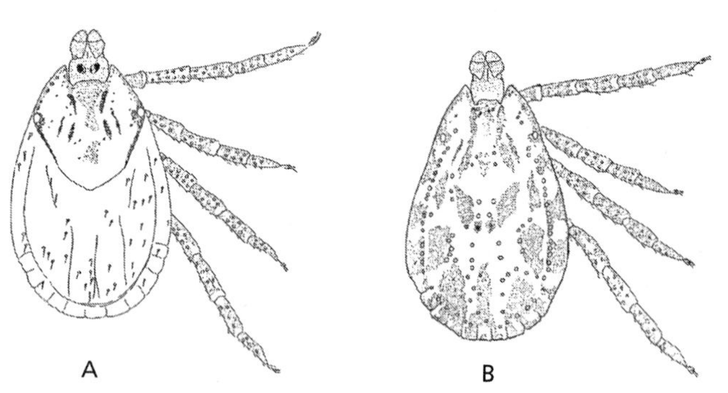

Figura 4.98 Adulto de *Dermacentor andersoni*: vista dorsal de uma fêmea (**A**); vista dorsal de um macho (**B**). (Fonte: Arthur, 1962.)

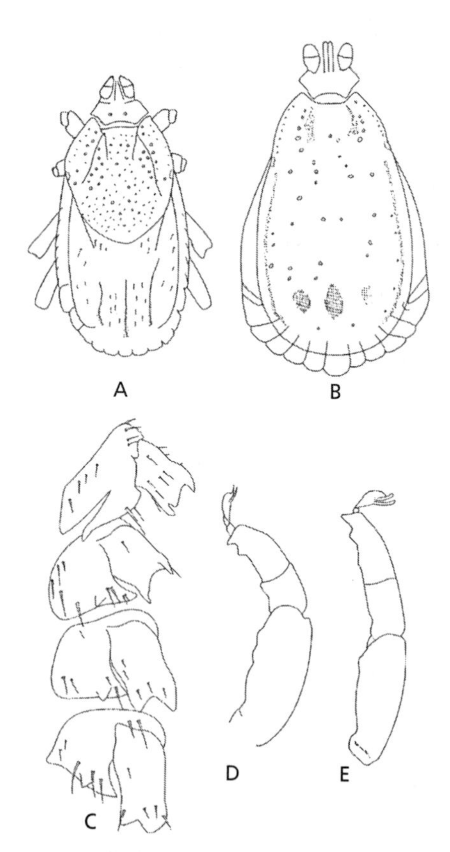

Figura 4.99 Vista dorsal do gnatossoma e escudo de um adulto fêmea (**A**) e macho (**B**) de *Rhipicephalus sanguineus*. Vista ventral das coxas e trocânteres de um macho adulto (**C**). Tarso e metatarso do quarto par de pernas de um adulto macho (**D**) e fêmea (**E**). (Fonte: Arthur, 1962.)

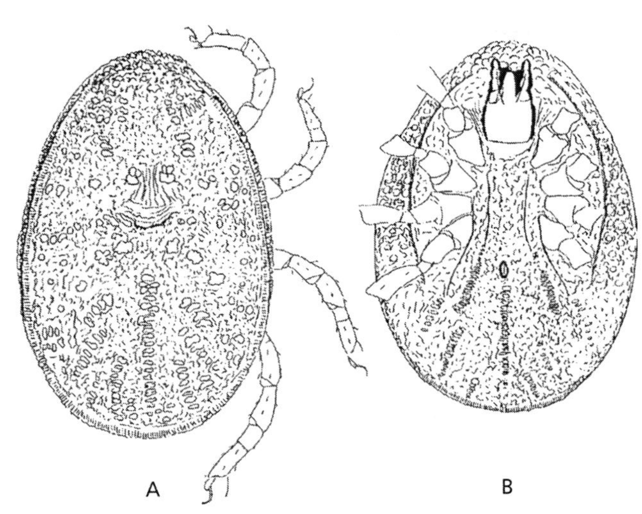

Figura 4.100 Fêmea de *Argas reflexus*: vista dorsal (**A**); vista ventral (**B**). (Fonte: Arthur, 1962.)

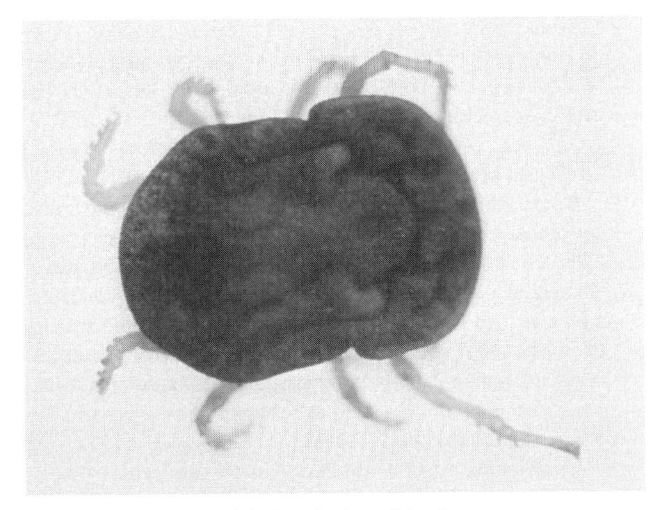

Figura 4.101 Vista dorsal de *Ornithodoros*. (Esta figura encontra-se reproduzida em cores no Encarte.)

Ácaros

Ácaros de vida livre são encontrados com frequência sobre os pelos de animais e, em geral, têm origem nos alimentos ou poeira das instalações nas quais os animais vivem. Os ácaros podem ser vistos sob a menor magnificação do microscópio e podem ser recuperados por uma técnica de peneiração descrita para insetos.

Para ácaros ectoparasitas presentes sobre os animais, o exame visual dos pelos ou lã podem revelar os ácaros maiores tais como *Psoroptes*, mas, na maioria dos casos, é necessário realizar raspados para o exame em laboratório. Uma indicação da presença de ácaros é a reação do hospedeiro à ação do examinador que, uma vez que coce ou esfregue a pele afetada, incita a resposta de mordiscamento ou coçar do hospedeiro. São realizados raspados das áreas afetadas. As áreas selecionadas para raspado devem ser na borda de uma lesão visível e os pelos sobre essa área devem ser tosados. A presença de pelos desnecessários atrapalha, mas, em algumas ocasiões, pode ser útil para avaliar a presença dos ácaros ou outros parasitas. A área da pele selecionada deve ser a região úmida, ou a borda da lesão. Na sarna sarcóptica, os raspados devem ser feitos da borda das lesões sem pelos ou onde o prurido ou acne forem vistos. Uma gota de óleo lubrificante como parafina líquida é colocada sobre uma lâmina de microscópio e uma lâmina de bisturi limpa mergulhada no óleo antes do uso é empregada para raspar a superfície de uma dobra de pele afetada. Os raspados devem ser feitos até que uma pequena quantidade de sangue extravase da superfície da pele e o material obtido é então transferido para o óleo sobre a lâmina. Em animais com suspeita de sarna corióptica ou psoróptica, uma lâmina de bisturi afiada deve ser usada, com a lâmina mantida em ângulo agudo, raspando os pelos e a camada superior da epiderme junto a pequenos cotos de pelos. O espécime deve ser transferido ou raspado em um tubo pequeno que possa ser coberto com segurança, ou para um saco de polietileno autovedante.

No laboratório, os raspados são transferidos para uma lâmina, uma lamínula é então aplicada e a amostra é examinada sob a menor magnificação (100×). Se, durante o exame inicial nenhum ácaro for detectado, uma nova amostra pode ser aquecida em uma lâmina com uma gota de potassa cáustica 10%. Após permitir que essa preparação clareie por 5 a 10 min, ela deve ser novamente examinada.

Alguns ácaros não escavadores, tais como *Otodectes* e *Cheyletiella*, podem ser encontrados realizando-se um exame criterioso. Por exemplo, *Otodectes* pode ser visto tanto no exame do canal auditivo externo usando um otoscópio como pelo exame microscópico da secreção do ouvido removida pelo uso de um *swab*; da mesma forma, a escovação rigorosa da pelagem e o exame microscópico subsequente desse material, em geral, confirmam a infecção por *Cheyletiella*. Na sarna demodécica pustular, os ácaros, em geral, são abundantes e podem ser mostrados no exame do conteúdo purulento liberado ou espremido de uma pústula. No caso de lesões escamosas, é necessário um raspado profundo.

Guia para a identificação de espécies e famílias de ácaros de importância veterinária

A identificação de ácaros pode ser difícil. Entretanto, uma vez que os ácaros têm a tendência geral de serem relativamente hospedeiro-específicos, uma boa indicação inicial prática da identidade provável de qualquer espécie em questão pode ser a espécie de hospedeiro e a localização do ácaro naquele hospedeiro. O guia geral que segue deve ser utilizado para a identificação dos adultos das espécies e gêneros mais comumente encontrados como ácaros ectoparasitas. É importante ter em mente que o guia não é detalhado e, em caso de dúvida, mais chaves de identificação de especialistas devem ser usadas.

1 Estigmas ausentes posteriores ao segundo par de pernas 2
Estigmas presentes como um par lateral entre as bases das pernas II e IV 3

2 Pernas sem garras; palpos com dois segmentos; estigmas ausentes 14
Algumas ou todas as pernas com garras; palpos com mais de dois segmentos; estigmas presentes ou ausentes, quando presentes, abrem-se no gnatossoma ou parte anterior do idiossoma (Figura 4.102) 20

3 Placa genital rudimentar ou ausente 4
Placa genital bem definida 5

4 Placa genital presente, embora rudimentar; nos pulmões de canários .... ***Sternostoma tracheacolum*** **(Rhinonyssidae)**
Placa genital ausente; palpos alongados com cinco segmentos; na passagem nasal de cães .... ***Pneumonyssoides caninum*** **(Halarachnidae)**

5 Quelíceras longas e com forma de chicote; quelas na extremidade ausentes ou muito pequenas 6
Quelíceras não são longas e com forma de chicote, mais curtas e mais fortes; quelas em forma de lâmina nas extremidades 7

6 Superfície dorsal do corpo com um escudo; escudo anal não tem formato ovoide e com abertura anal na extremidade posterior (Figura 4.103); parasita de aves .... ***Dermanyssus gallinae*** **(Dermanyssidae)**

7 Escudo dorsal não cobre quase completamente a superfície dorsal do corpo; escudo genitoventral se estreita posteriormente; quelíceras com quelas sem dentes 8

Escudo dorsal que cobre virtualmente a superfície do corpo; escudo genitoventral não se estreita posteriormente; quelíceras normalmente com quelas dentadas 10

8 Escudo dorsal largo, suas cerdas são curtas 9

Escudo dorsal se estreita e afunila posteriormente; suas cerdas são longas; parasitam ratos, camundongos, *hamsters* .... ***Ornithonyssus bacoti*** **(Macronyssidae)**

9 Escudo esternal com dois pares de cerdas (Figura 4.104); parasita de aves .... ***Ornithonyssus sylviarum*** **(Macronyssidae)**

Escudo esternal com três pares de cerdas; parasita de aves .... ***Ornithonyssus bursa*** **(Macronyssidae)**

10 Escudo genitoventral que se alarga posteriormente; com mais de um par de cerdas 11

Escudo genitoventral não se alarga posteriormente, um par de cerdas; em roedores pequenos, doninhas e toupeiras .... ***Hirstionyssus isabellinus*** **(Laelapidae)**

11 Corpo densamente coberto por cerdas 12

Corpo com algumas cerdas (dispostas em fileiras transversais) 13

12 Escudo genitoventral com bordas de formato piriforme; em roedores .... ***Haemogamasus pontiger*** **(Laelapidae)**

Escudo genitoventral com borda subcircular grande; em roedores .... ***Eulaelaps stabularis*** **(Laelapidae)**

13 Escudo genitoventral com borda posterior côncava, margeando a parte anterior do escudo anal; em roedores .... ***Laelaps echidninus*** **(Laelapidae)**

14 Pernas curtas e atarracadas; abertura genital da fêmea é uma fenda transversal, paralela às estriações do corpo, interrompida por escamas pontiagudas fortes; cerdas dorsais fortes e semelhantes a espinhos; ânus terminal (Figura 4.105); em mamíferos .... ***Sarcoptes scabiei*** **(Sarcoptidae)**

Cerdas dorsais não se assemelham a espinhos 15

Pernas não são curtas e atarracadas 17

15 Ânus terminal; tarsos semelhantes a garras, com cerdas terminais 16

Ânus dorsal; estriações dorsais interrompidas por muitas escamas pontiagudas; cerdas dorsais simples, não são semelhantes a espinhos (Figura 4.106); em ratos e cobaias .... ***Trixacarus caviae*** **(Sarcoptidae)**

Ânus dorsal; estriações não são interrompidas por escamas pontiagudas; cerdas dorsais simples, não se assemelham a espinhos; tarsos com pré-tarsos longos nas pernas I e II (Figura 4.107); em gatos .... ***Notoedres cati*** **(Sarcoptidae)**

16 Estriações transversais simples, não interrompidas (Figura 4.108); em aves domésticas .... ***Knemidocoptes gallinae*** **(Knemidocoptidae)**

Estriações dorsais interrompidas, que formam um padrão semelhante a escamas; em aves de produção .... ***Knemidocoptes mutans*** **(Knemidocoptidae)**

Estriações dorsais interrompidas, que formam um padrão semelhante a escamas; em aves cativas .... ***Knemidocoptes pilae*** **(Knemidocoptidae)**

17 Pré-tarsos com pedúnculos curtos 18

Em fêmeas adultas, pré-tarsos das pernas I, II e IV com pedúnculos triarticulados longos; tarsos III com duas cerdas terminais longas semelhantes a chicotes; pernas de tamanho igual; abertura genital em 'U' invertido. Nos machos adultos, os pré-tarsos das pernas I, II e III com pedúnculos triarticulados longos; cerdas longas nas pernas IV, que são menores que as demais (Figura 4.109); em mamíferos domésticos .... ***Psoroptes*** **spp. (Psoroptidae)**

18 Na fêmea adulta, tarsos I, II e IV com pré-tarsos curtos e pedunculados; tarso III com um par de cerdas terminais semelhantes a um chicote; pernas I e II mais fortes que as demais; pernas III mais curtas; pernas IV com tarso longo e delgado; abertura genital em uma fenda quase transversal. Em machos adultos, todas as pernas com pré-tarsos curtos e pedunculados; quarto par de pernas curto (Figura 4.110); em animais domésticos .... ***Chorioptes*** **spp. (Psoroptidae)**

Pernas I e II com pré-tarsos curtos e pedunculados; pernas III e IV com um par de cerdas terminais semelhantes a chicotes; pernas IV muito pequenas; abertura genital transversal (Figura 4.111); encontrado na orelha de gatos e cães .... ***Otodectes cynotis*** **(Psoroptidae)**

19 Aparelho bucal não é bem desenvolvido, reduzido; ácaros pequenos, ovais e nus; todos os tarsos com pré-tarsos (Figura 4.112); nos tecidos de aves .... ***Cytodites nudus*** **(Cytoditidae)**

Aparelho bucal bem desenvolvido; ácaros alongados; cerdas do corpo longas; tarsos I e II semelhantes a garras distalmente; tarsos III e IV com pré-tarsos espatulados longos (Figura 4.113); nos tecidos de aves .... ***Laminosioptes cysticola*** **(Laminosioptidae)**

20 Corpo, em geral, é alongado, com cerdas 21

Corpo, em geral, não é alongado e semelhante a crocodilo, com anulações, sem cerdas (Figura 4.114); nos poros da pele de mamíferos .... ***Demodex*** **spp. (Demodicidae)**

21 Gnatossoma e palpos evidentes; corpo com cerdas semelhantes a plumas; três pares de pernas quando aderido ao hospedeiro (forma larval) (Figura 4.115) .... espécies de **Trombiculidae**

Gnatossoma e palpos evidentes; corpo não apresenta cerdas semelhantes a plumas; estigmas se abrem na base das quelíceras 22

Gnatossoma e palpos discretos; corpo com cerdas simples que não se assemelham a plumas; não é ectoparasita .... ***Pyemotes tritici*** **(Pyemotidae)**

22 Palpos com complexo polegar-garra 23

Palpos sem complexo polegar-garra 24

23 Quelíceras fusionadas com o rostro para formarem o cone; palpos opositores, com garras distais grandes; peritrema óbvio, gnatossoma com formato de M (Figura 4.116)

Em coelhos ..... ***Cheyletiella parasitivorax*** **(Cheyletiellidae)**

Em gatos .... ***Cheyletiella blakei*** **(Cheyletiellidae)**

Em cães .... ***Cheyletiella yasguri*** **(Cheyletiellidae)**

24 Pernas normais, para caminhar 25

Primeiro par de pernas altamente modificadas para se agarrar a pelos do hospedeiro; corpo alongado, com estriações transversais; em camundongos e ratos .... **Myobidae**

Pernas I e II e tarso IV adaptado para agarrar os pelos (Figura 4.117); em cobaias .... ***Chirodiscoides caviae*** **(Listrophoridae)**

Pernas II e IV das fêmeas modificadas para se agarrarem em pelos (Figura 4.118); em camundongos .... ***Myocoptes musculinus*** **(Listrophoridae)**

25 Ácaros pequenos e redondos com pernas curtas, atarracadas e dispostas radialmente no corpo, cada uma com um gancho forte; fêmeas com dois pares de cerdas posteriores, machos com um único par de cerdas posteriores (Figura 4.119)

Em ovinos .... ***Psorobia ovis*** **(Psorergatidae)**

Em bovinos .... ***Psorobia bovis*** **(Psorergatidae)**

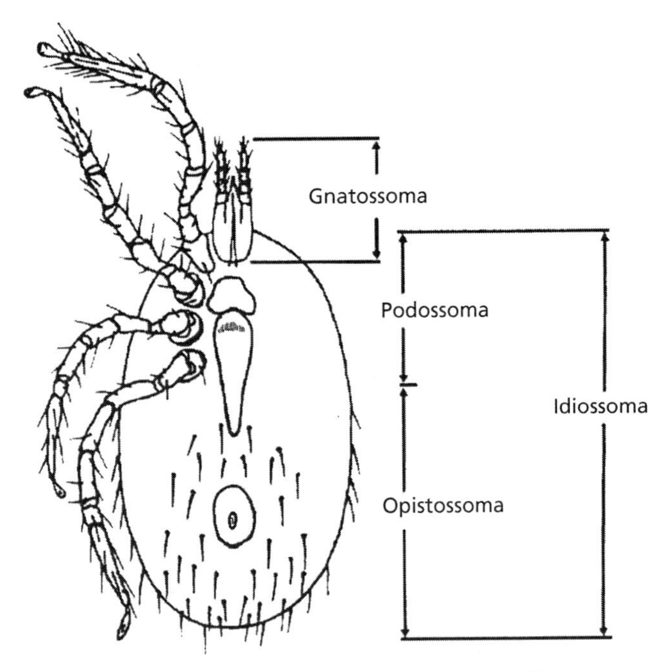

Figura 4.102 O corpo de um ácaro, vista ventral.

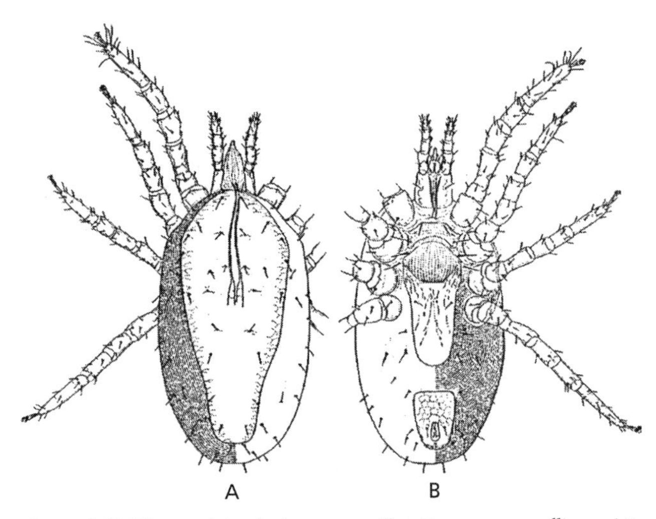

Figura 4.103 Fêmea adulta do ácaro-vermelho, *Dermanyssus gallinae*: vista dorsal (**A**); vista ventral (**B**). (Fonte: Baker *et al.*, 1956.)

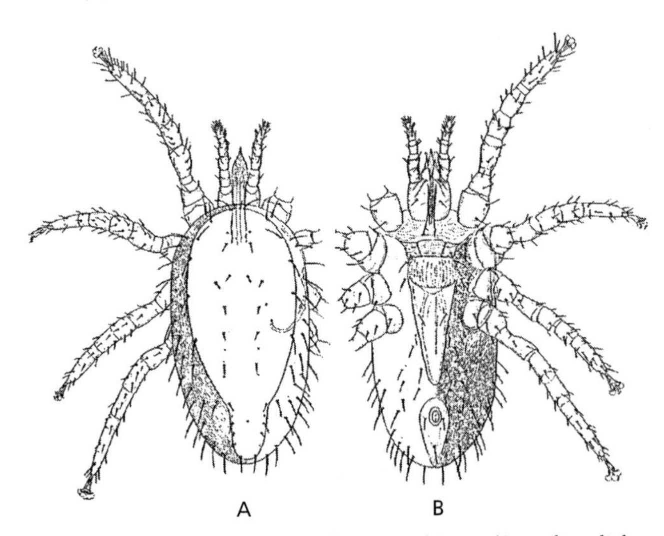

Figura 4.104 Fêmea adulta de *Ornithonyssus sylviarum* (ácaro das galinhas do norte): vista dorsal (**A**); vista ventral (**B**). (Fonte: Baker *et al.*, 1956.)

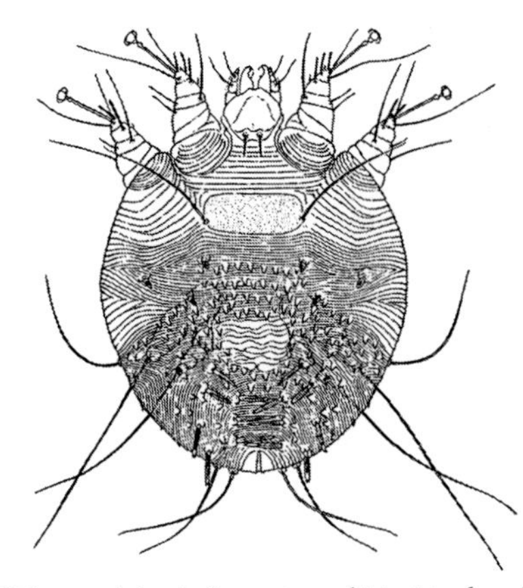

Figura 4.105 Fêmea adulta de *Sarcoptes scabiei*, vista dorsal. (Fonte: Baker *et al.*, 1956.)

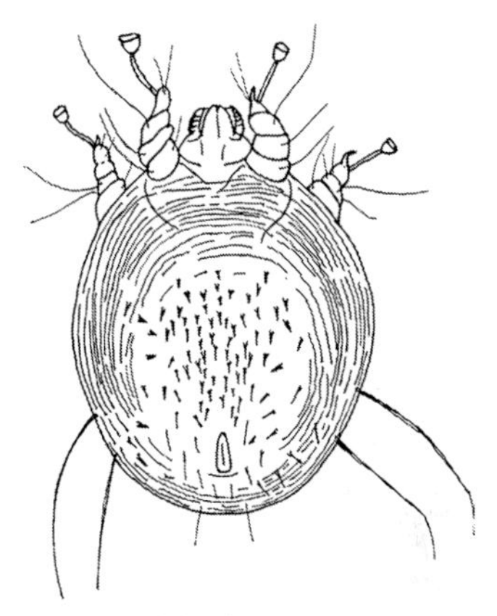

Figura 4.106 Fêmea adulta de *Trixacarus caviae*, vista dorsal.

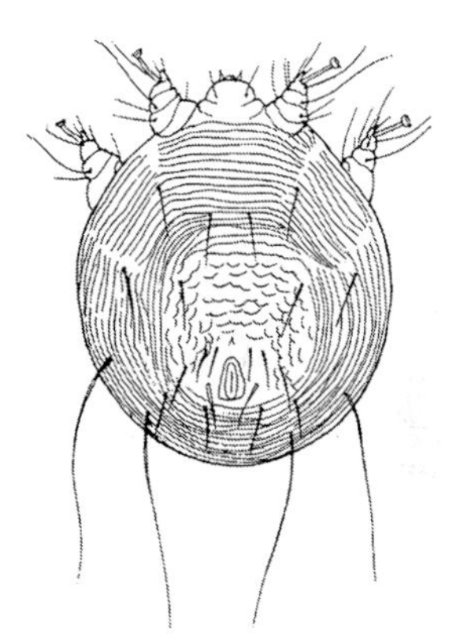

Figura 4.107 Fêmea adulta de *Notoedres cati*, vista dorsal.

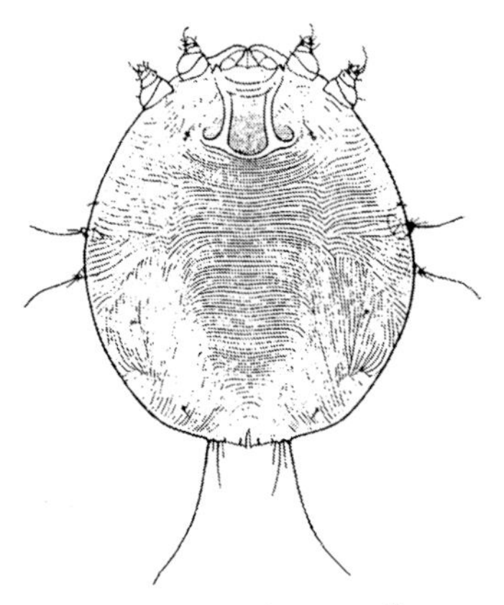

Figura 4.108 Fêmea adulta de *Knemidocoptes gallinae*, vista dorsal. (Fonte: Hirst, 1922.)

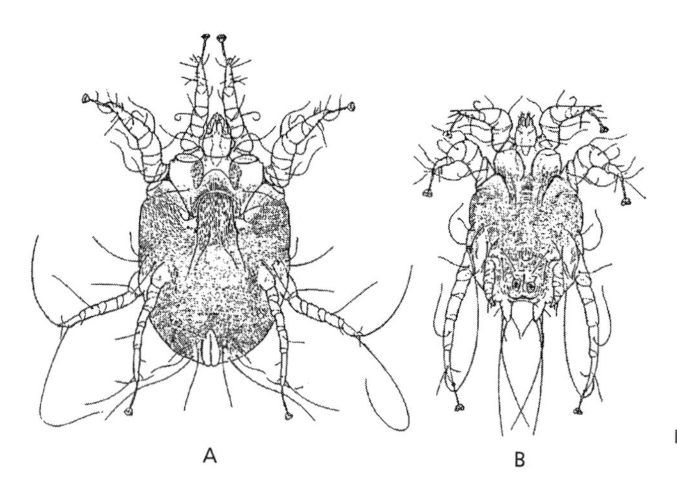

Figura 4.109 Adulto de *Psoroptes ovis*, vista ventral: fêmea (**A**); macho (**B**). (Fonte: Baker *et al.*, 1956.)

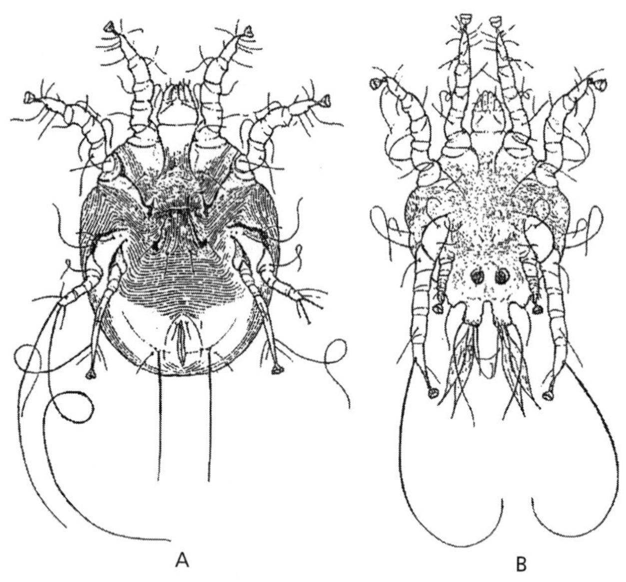

Figura 4.110 Adulto de *Chorioptes bovis*, vista ventral: fêmea (**A**); macho (**B**). (Fonte: Baker *et al.*, 1956.)

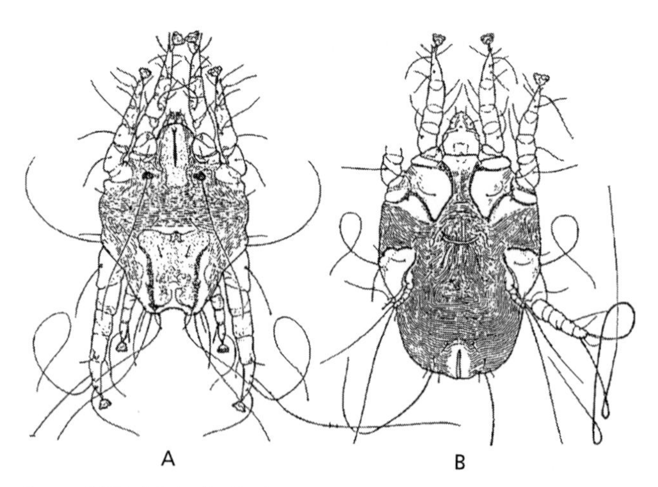

Figura 4.111 Adulto de *Otodectes cynotis*: macho, vista dorsal (**A**); fêmea, vista ventral (**B**). (Fonte: Baker *et al.*, 1956.)

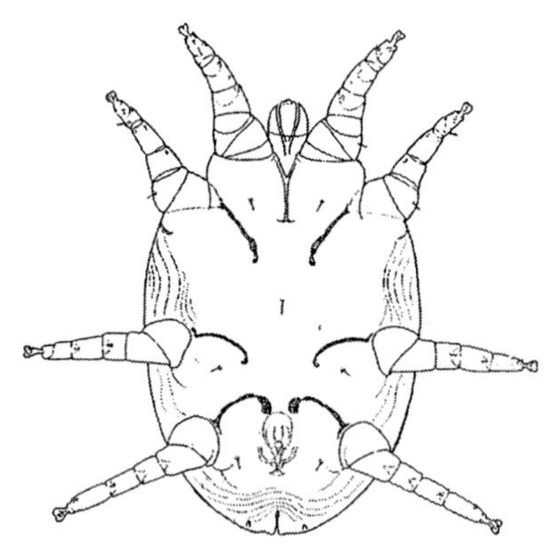

Figura 4.112 Adulto de *Cytodites nudus*, vista ventral. (Fonte: Baker *et al.*, 1956.)

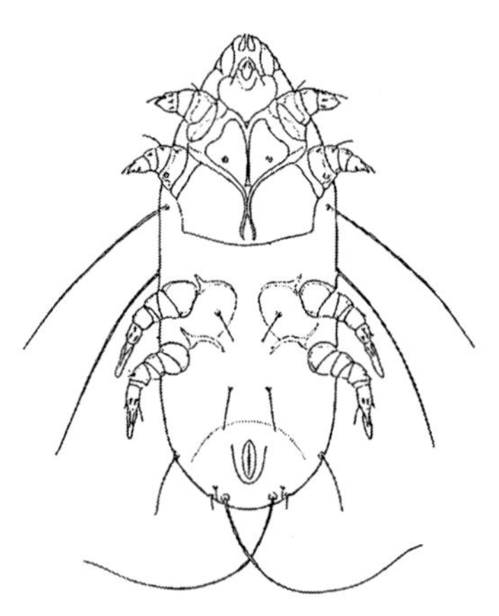

Figura 4.113 Fêmea adulta de *Laminosioptes cysticola*, vista ventral. (Fonte: Baker *et al.*, 1956.)

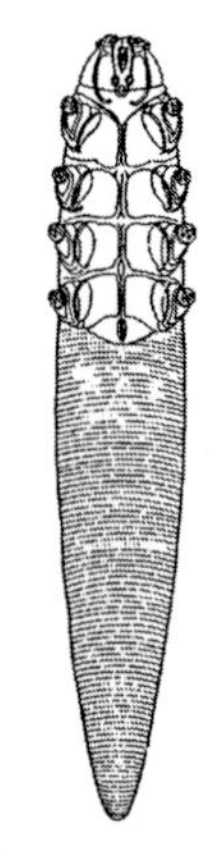

Figura 4.114 Adulto de *Demodex* spp., vista ventral. (Fonte: Baker *et al.*, 1956.)

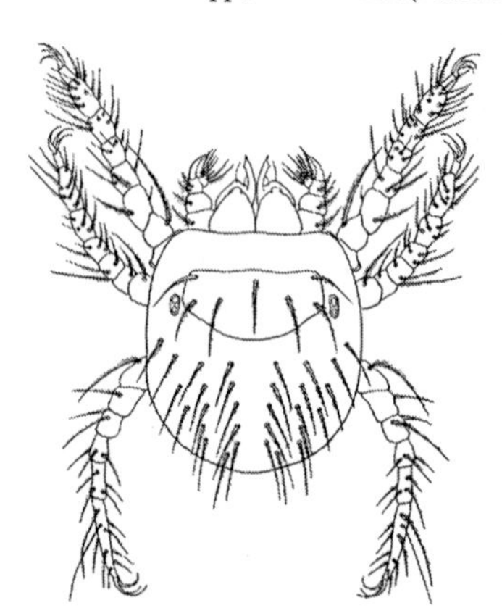

Figura 4.115 Estágio larval parasitário do ácaro da colheita, *Neotrombicula* (*Trombicula*) *autumnalis*. (Fonte: Savory, 1935.)

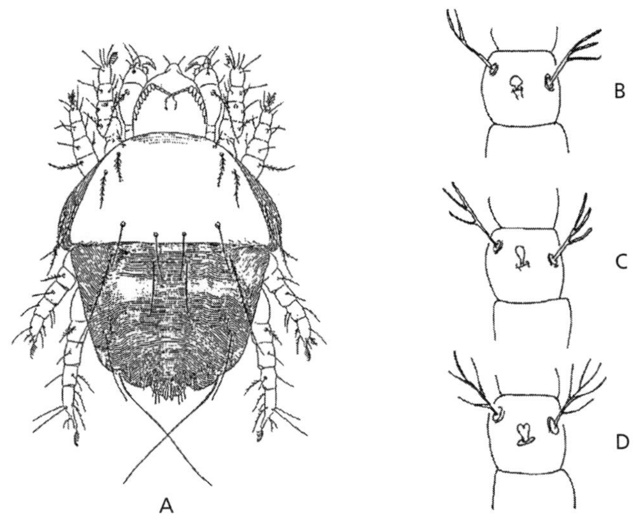

Figura 4.116 Fêmea adulta de *Cheyletiella parasitivorax*, (**A**) vista dorsal (Fonte: Baker *et al.*, 1956). Genu do primeiro par de pernas de fêmeas adultas de (**B**) *Cheyletiella parasitivorax*, (**C**) *Cheyletiella blakei* e (**D**) *Cheyletiella yasguri*.

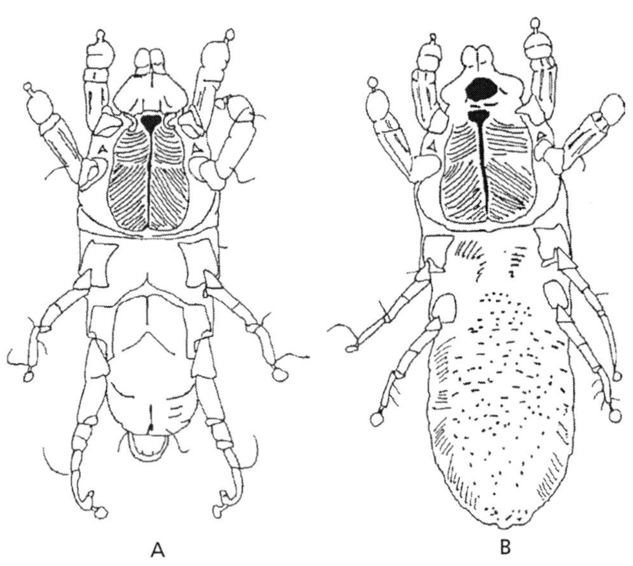

Figura 4.117 *Chirodiscoides caviae* adulto: macho, vista ventral (**A**); fêmea, vista ventral (**B**).

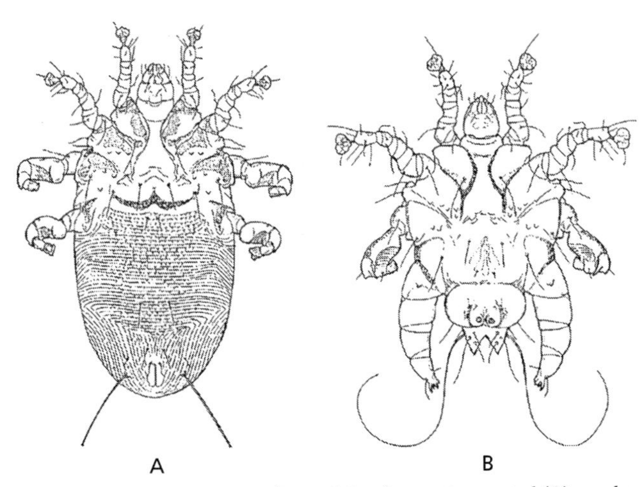

Figura 4.118 *Myocoptes musculinus* adulto: fêmea, vista ventral (**A**); macho, vista ventral (**B**).

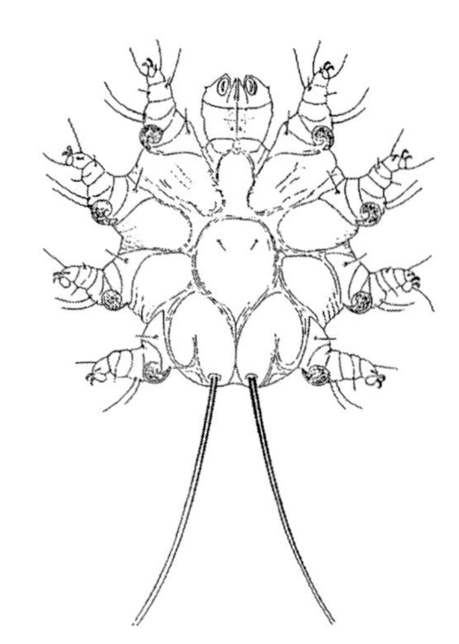

Figura 4.119 *Psorobia* fêmea adulta. (Fonte: Baker *et al.*, 1956.)

MONTAGEM E PRESERVAÇÃO

É importante que os detalhes quanto à coleta (hábitat, localização, data, hora e identificação) sejam anotados no momento da coleta e colocados em uma etiqueta padrão no alfinete principal. Insetos grandes devem ser montados corretamente em uma caixa de armazenamento entomológica, e não devem ser deixados em tubos de plástico ou de vidro por mais de 24 a 48 h, uma vez que sua condição se deteriora rapidamente em condições úmidas. Se for permitido que eles sequem em um recipiente aberto, tentativas subsequentes de alfinetá-los irão resultar em danos excessivos e fragmentação. Entretanto, os espécimes secos podem obter algum grau de relaxamento acondicionando-os em uma atmosfera úmida. Um receptáculo que contenha cortiça ou algodão molhados, com um agente antifúngico (p. ex., mertiolate), são suficientes. Insetos grandes, normalmente, são alfinetados pelo tórax usando alfinetes entomológicos finos. Insetos menores são posicionados por um alfinete fino inserido em um bloco de isopor, mantido no lugar por um alfinete principal robusto. A maioria das moscas pequenas, incluindo muscídeos (mosca-doméstica, mosca-dos-estábulos) são montadas dessa forma. Um método alternativo, essencial para insetos muito pequenos tais como mosquitos picadores (*Simulium*, *Culicoides*), é colocá-los na ponta de um cartão usando cola solúvel.

Espécimes pequenos de corpo duro e não montados (p. ex., moscas pequenas e várias larvas de insetos), com frequência, são melhor preservados para propósitos de diagnóstico e identificação se forem mantidos em álcool 70% (com 5% de glicerina); formalina 10% ou salina formolizada 10% são preferíveis se apresentarem o corpo macio. Embora eles possam morrer lentamente, o uso de álcool 90% pode ser suficiente para matar e preservar larvas de insetos de corpo macio (p. ex., bernes) de coleções gerais de insetos que se reproduzem no solo ou no esterco. Vários líquidos que matam foram sugeridos para sobrepor esses problemas. Uma mistura de quatro partes de álcool etílico 90% e uma parte de acetato etílico é efetiva para matar e relaxar larvas de corpo macio. A adição de um pouco de ácido acético glacial melhora a fixação e retém a cor. Outro agente fixador que pode ser usado para matar e fixar larvas macias sem contração grave é o líquido KAA de Peterson (10 partes de álcool etílico, 2 partes de ácido acético glacial e 1 parte de querosene). Por fim, a preservação deve ser feita em álcool 70%.

Artrópodes pequenos para exame microscópico em lâmina devem ser montados da seguinte forma:

- Geleia de glicerina derretida, e selados com esmalte de unha
- Líquido de Berlese. Ele limpa os espécimes, mas insetos delicados podem se deteriorar após um período curto.

Se poucos detalhes puderem ser distinguidos, o espécime pode ser primeiro limpo colocando-o em potassa cáustica a 10% em uma lâmina e aquecendo por alguns minutos ou em um tubo em banho-maria a 70°C. Uma ação mais gentil pode ser obtida deixando o espécime em solução cáustica a 37° por muitas horas.

QUÍMICOS E SOLUÇÕES

Salina fosfato tamponada (10 mMol/ℓ)

- Dissolver o seguinte em 800 mℓ de H_2O destilada:
  - 8 g de NaCl
  - 0,2 g de KCl
  - 1,44 g de Na_2HPO_4
  - 0,24 g de KH_2PO_4
- Ajustar o pH para 7,4 com HCl
- Ajustar o volume para 1 ℓ com água destilada adicional
- Esterilizar por autoclavagem.

Bicromato de potássio

Dissolver 1 g de bicromato de potássio em 100 mℓ de água destilada.

SOLUÇÕES DE FLUTUAÇÃO

Solução de sal saturado (NaCl), densidade de 1,20

- Dissolver 400 g de NaCl em 1.000 mℓ de água, aquecer e permitir que esfrie
- Decantar a solução para remover qualquer precipitado.

Solução de sulfato de magnésio ($MgSO_4$), densidade de 1,28

- Dissolver 400 g de $MgSO_4$ em 1.000 mℓ de água fervente
- Adicionar 20 g de bicromato de potássio para evitar a cristalização.

Solução de açúcar (de Sheather), densidade de 1,27

- Dissolver 500 g de açúcar em 1.000 mℓ de água fervente
- Adicionar, aproximadamente, 6 mℓ de formaldeído a 37% ou cristais de fenol para evitar a formação de mofo.

Solução de sulfato de zinco ($ZnSO_4$) saturada, densidade 1,36

Adicionar 700 g de $ZnSO_4$ a 1.000 mℓ de água de fervura lenta e permitir que a solução esfrie.

Solução de sulfato de zinco ($ZnSO_4$), densidade 1,20

Adicionar 330 g de $ZnSO_4$ a 1.000 mℓ de água.

SOLUÇÕES PARA CONTAGEM DE VERMES

Pepsina/ácido clorídrico (HCl)

- Dissolver 80 g de pepsina em pó em 3 ℓ de água fria
- Adicionar 240 mℓ de HCl concentrado lentamente e agitar bem
- Completar o volume final para 8 ℓ. Armazenar a 4°C.

Solução de iodo

- Dissolver 907 g de iodeto de potássio em 650 mℓ de água fervente
- Adicionar 510 g de cristais de iodeto e completar o volume para 1 ℓ.

Solução de tiossulfato de sódio

Dissolver 100 g de tiossulfato de sódio em 5 ℓ de água.

CORANTES

Técnica de coloração de Field

Solução A

Azul de metileno	0,4 g
Azure I	0,25 g
Solução B	250 mℓ

Solução B

$Na_2HPO_4 \cdot 12H_2O$	25,2 g
KH_2PO_4	12,5 g
Água destilada	1.000 mℓ

Solução C

Eosina	0,5 g
Solução B	250 mℓ

Essas soluções não se conservam e devem ser preparadas a fresco a cada dia.

Corante ácido rápido de Ziehl-Neelsen para Cryptosporidium

Fucsina-carbol forte

Dissolver 20 g de fucsina básica em 200 mℓ de metanol absoluto. Adicionar 125 mℓ de fenol líquido (GPR*[80% p/p em água destilada]) cuidadosamente até que esteja bem misturado. O reagente estoque deve ser armazenado em um ambiente escuro a temperatura ambiente. Com frequência, a concentração de fucsina básica pode variar com uma faixa aceitável de 1 a 3%.

Metanol ácido 1%

Adicionar 20 mℓ de ácido clorídrico (GPR/SLR) a 1.980 mℓ de metanol absoluto.

Verde malaquita 0,4%

Adicionar 2 g de verde malaquita em 480 mℓ de água deionizada.

Aglutinina de amendoim-isotiocianato de fluoresceína (PNA-FITC)

Sigma Cat. nº L-7381. Lectina de *Arachis hypogaea*, reconstituído a 5 mg em 1 mℓ de PBS.

Corante Diff-Quick®

Diff-Quick® é um corante tipo Romanowsky disponível comercialmente de vários fornecedores. Os *kits*, em geral, contêm:

- Fixador: metanol
- Corante A: Corante de eosina tamponada (eosinofílico)
- Corante B: Corante azure B (basofílico).

---

*N.R.T.: *General purpose reagent* – reagente de uso geral.

CAPÍTULO 5

Antiparasitários

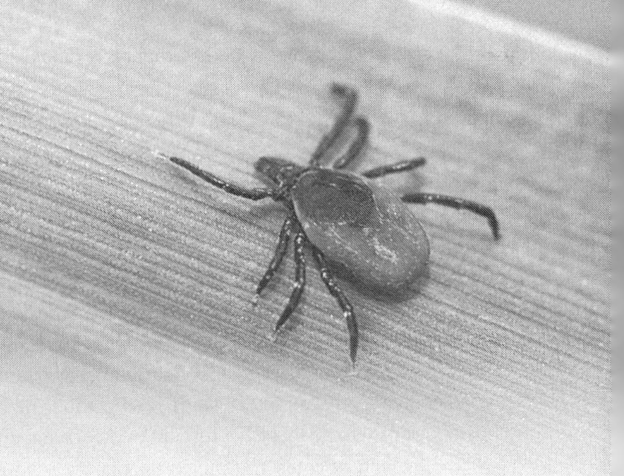

Não é fácil fornecer dados de eficácia completos e métodos de aplicação do grande número de medicamentos atualmente disponíveis para o tratamento de infecções causadas pela ampla variedade de parasitas de animais domésticos. Como a quantidade de drogas e de suas muitas formulações se modificam continuamente, talvez seja mais apropriado discutir o uso de antiparasitários, em termos gerais, de acordo com os grupos de parasitas que se pretende tratar. Como objetivo deste capítulo, os antiparasitários são agrupados em **anti-helmínticos**, **antiprotozoários** e **ectoparasiticidas**. Os detalhes de seu uso contra grupos ou espécies individuais de parasitas são descritos nas seções apropriadas, nos capítulos referentes aos hospedeiros.

ANTI-HELMÍNTICO

O controle de helmintos parasitas em animais domésticos praticamente se baseia no uso de drogas anti-helmínticas, administradas como quimioterapia ou como quimioprofilaxia. Embora os anti-helmínticos sejam utilizados em todas as espécies domésticas, o maior mercado, sem dúvida, é aquele de ruminantes, em especial de bovinos, em que se gastam milhões, anualmente, na tentativa de reduzir os prejuízos ocasionados por parasitismo.

ANTI-HELMÍNTICOS E MODOS DE AÇÃO

Os modos de ação de vários anti-helmínticos dependem da interferência com os processos bioquímicos essenciais do parasita ou da integridade da célula, mas não, ou em menor grau, daqueles do hospedeiro. Muitos dos medicamentos atuam no sistema nervoso do parasita, resultando em paralisia e, em consequência, na sua expulsão do hospedeiro. O sistema nervoso é bem conservado entre as espécies, sendo muito complexo, em termos de componentes neuroquímicos, possuindo vários receptores e interações de transmissores, não constatados nos hospedeiros mamíferos. Em alguns casos, as propriedades farmacocinéticas da droga no hospedeiro resultam na exposição do parasita a maior concentração da droga do que nas células do hospedeiro.

A Tabela 5.1 contém os principais grupos de anti-helmínticos atualmente utilizados no tratamento de infecções causadas por nematódeos, trematódeos e cestódios.

Benzimidazóis/pró-benzimidazóis (grupo 1-BZ)

Os benzimidazóis incluem **tiabendazol, parbendazol, oxibendazol, fembendazol, oxfendazol, albendazol, triclabendazol e ricobendazol** (óxido de albendazol). Três outros compostos químicos, **febantel**, **netobimina** e **tiofanato** (pró-benzimidazóis), também são incluídos neste grupo porque, no corpo, originam metabólitos benzimidazóis ativos. A modificação de determinado benzimidazol pode influenciar a ação farmacocinética do medicamento em razão de alterações na insolubilidade relativa, retardando a excreção da droga-mãe e/ou de metabólitos ativos. A maior eficácia e o espectro de ação mais amplo dos benzimidazóis mais recentemente introduzidos (segunda geração) parecem ser decorrências da insolubilidade relativa destes compostos químicos, que influencia a absorção, o transporte e a excreção da droga anti-helmíntica do hospedeiro.

Tabela 5.1 Grupos de anti-helmínticos.

Grupo químico	Código do grupo	Nematódeos	Trematódeos	Cestódios	Ectoparasitas
Amplo espectro					
Benzimidazóis e pró-benzimidazóis	1-BZ	+	±	±	–
Imidazotiazóis	2-LV	+	–	–	–
Tetraidropirimidinas		+	–	–	–
Avermectinas/milbemicinas	3-ML	+	–	–	+
Derivados de aminoacetil	4-AD	+	–	–	–
Espiroindóis	5-SI	+	–	–	–
Espectro estreito					
Salicilanilidas e fenóis substituídos		±	+	±	±
Piperazinas		±	–	–	–
Organofosforados		+	–	–	+
Arsenicais		+	–	–	–
Outros		+	–	+	–

Benzimidazóis são pouco solúveis e geralmente administrados por via oral, na forma de suspensão. A netobimina pode ser solubilizada e administrada junto com a água de bebida. Os benzimidazóis também são incluídos em vários aparatos de liberação controlada, para uso em bovinos. Todos estes medicamentos são efetivos contra nematódeos que infectam os animais domésticos; ademais, são ovicidas. A maioria deles também é efetiva contra tênia; alguns, em doses maiores, são efetivos contra fascíola hepática adulta (*Fasciola*), em ruminantes.

Todos os membros da classe benzimidazol apresentam modo de ação semelhante e atuam interferindo no metabolismo energético dos parasitas, por meio da ligação à tubulina do parasita, um constituinte proteico presente nos microtúbulos, no plasma e na membrana da mitocôndria. A formação de microtúbulos é um processo dinâmico que envolve a polimerização de anéis de tubulina em uma extremidade e a despolimerização na outra extremidade. Os anti-helmínticos benzimidazóis se ligam à β-tubulina, ocasionando o capeamento e a inibição da formação adicional de microtúbulo. O efeito resultante é a inanição do parasita devido à inibição da absorção de glicose, à secreção de proteína e à produção de microtúbulo. Também, ocorre redução da atividade enzimática, como a secreção de acetilcolinesterase e o catabolismo de carboidrato pelo sistema fumarato redutase. Como o modo de ação de todos os benzimidazóis mencionados é semelhante (todos interferem na proteína receptora de β-tubulina), ocorre ampla reação cruzada entre os membros deste grupo de drogas. Até o momento, o modo de ação do triclabendazol na *Fasciola hepatica* é desconhecido. Parece não ocorrer ligação à tubulina, diferentemente do que acontece com outros compostos deste grupo e, portanto, deve atuar em vias alternativas.

Os benzimidazóis apresentam baixa toxicidade e, em alguns casos, é possível utilizar dose até 10 vezes acima daquela recomendada. A resistência do parasita aos anti-helmínticos está mais frequentemente associada a repetidas administrações destes medicamentos contra nematódeos de ovinos, caprinos e equinos e, em muitos países, isto tem limitado sua eficácia e uso.

Imidazotiazóis/tetraidropirimidinas (grupo 2-LV)

O grupo imidazotiazol contém dois compostos, **tetramisol** e **levamisol**. O tetramisol é uma mistura racêmica das formas dextro e levo. O levamisol é levoisômero, sendo esta a forma com a qual se estabelece a potência anti-helmíntica. Assim, a dose de levamisol é metade daquela do tetramisol; ademais, é duas vezes mais segura.

Levamisol é utilizado principalmente em ovinos e bovinos e tem boa eficácia contra vários nematódeos gastrintestinais; também, é muito efetivo contra vermes pulmonares. O levamisol pode ser administrado por via oral, por via injetável ou *pour-on*, combinado em vários produtos com um fasciolocida específico (oxiclozanida ou triclabendazol) para formar uma preparação oral de amplo espectro para vermes, inclusive para fascíola. Diferentemente de benzimidazóis, não é ovicida. Levamisol não é teratogênico e, portanto, é seguro para o uso em fêmeas prenhes. Contudo, o índice terapêutico em relação a outros anti-helmínticos é baixo. Animais tratados com levamisol podem manifestar hiperatividade por alguns minutos, após receberem a dose terapêutica recomendada. É possível a manifestação de sinais tóxicos decorrentes do efeito estimulante no gânglio nervoso, como salivação, bradicardia, tremores musculares e, em casos extremos, morte por insuficiência respiratória. A forma injetável de levamisol pode provocar inflamação no local da aplicação.

A droga é rapidamente absorvida e excretada; a maior parte da dose é eliminada em 24 h após a administração. Devido ao modo de ação destes compostos, a paralisia do nematódeo é imediata e a eliminação dos vermes é rápida. Além de suas propriedades anti-helmínticas, relata-se que o levamisol estimula o sistema imune de mamíferos, mediante aumento da atividade celular. A relação entre as propriedades imunoestimuladoras e nematocida do levamisol é desconhecida.

Pirantel e **morantel** são membros do grupo tetraidropirimidina. **Morantel** é utilizado no tratamento de vermes gastrintestinais de bovinos e ovinos, mas não é efetivo contra os estágios do parasita na mucosa ou em estágio em latência, tampouco contra infecções por vermes pulmonares já estabelecidas. À semelhança do levamisol, não é efetivo no tratamento de infecções por tênia e fascíola. **Pirantel** é utilizado no tratamento e controle de nematódeos, bem como nas infecções causadas por tênias, em equinos, e por nematódeos em cães. Também, é efetivo contra nematódeos de ruminantes e suínos. Sais de pirantel (tartarato ou pamoato) são efetivos contra vermes adultos e estágios larvários de grandes e pequenos estrôngilos, ascarídeos e tênias (*Anoplocephala*), quando se utiliza o dobro da dose regular, e contra cepas de ciatostomídeos resistentes ao benzimidazol, em equinos. Nenhuma destas drogas é particularmente tóxica; podem ser utilizadas, com segurança, em fêmeas prenhes e em animais jovens.

O modo de ação dos derivados de imidazotiazóis e tetraidropirimidina é semelhante a um agonista colinérgico seletivo, atuando nos receptores nicotínicos da acetilcolina dos nematódeos provocando, inicialmente, contrações musculares sustentadas, seguidas de despolarização neuromuscular, resultando em rápida paralisia espástica reversível. Os vermes paralisados são expelidos por meio dos movimentos peristálticos normais do intestino. Como estes receptores nicotínicos de acetilcolina diferem quanto à localização nos nematódeos (junção neuromuscular, anel nervoso e faringe) e quanto à farmacologia, isto pode explicar por que a resistência a uma droga não necessariamente induz sobrevida cruzada a outras drogas relacionadas. Estudos relacionados aos receptores neuromusculares nicotínicos da acetilcolina de *Haemonchus contortus* e *Ascaris suum* indicam que a resistência ao levamisol pode aumentar a suscetibilidade ao pirantel e vice-versa.

Avermectinas/milbemicinas (grupo 3-ML)

É um grupo derivado de lactona macrocíclica, cujos componentes são produtos da fermentação do actinomiceto *Streptomyces avermitilis* (avermectinas) e *Streptomyces cyanogriseus* (milbemicinas). As avermectinas diferem quimicamente, com substituições na cadeia lateral do anel lactona; em contrapartida, as milbemicinas diferem das avermectinas pela ausência de uma molécula de açúcar na estrutura da lactona. As avermectinas incluem **abamectina**, **doramectina**, **eprinomectina**, **selamectina** e **ivermectina** e são efetivas contra uma ampla variedade de nematódeos e artrópodes. A **moxidectina** é uma milbemicina e tem semelhante espectro de atividade.

As lactonas macrocíclicas mostraram excelente atividade, em dose muito baixa, não apenas contra uma ampla variedade de nematódeos, mas também contra alguns artrópodes parasitas e, em consequência, às vezes são denominadas endectocidas. São efetivas contra estágios adultos e larvários de nematelmintos gastrintestinais e vermes pulmonares de ruminantes, equinos e suínos; contudo, nenhum destes compostos tem atividade contra tênia ou fascíola hepática. Eprinomectina apresenta período de carência zero para o consumo de carne e leite e, com frequência, é a droga de escolha para vacas leiteiras em lactação. As avermectinas também são efetivas contra filárias (*Parafilaria*), em bovinos, contra microfilárias que causam dirofilariose canina (*Dirofilaria*), em cães e gatos, e contra vermes espiruroides, inclusive *Habronema* e *Draschia*, em equinos.

Estes compostos apresentam ação ectoparasitária inclusive contra bernes (*Hypoderma* spp.), em bovinos, contra piolhos-sugadores (*Haematopinus, Linognathus, Selenopotes* spp.) e contra ácaros da sarna (*Psoroptes, Sarcoptes, Chorioptes*), em bovinos, ovinos e suínos. Na seção sobre ectoparasiticidas há informações mais detalhadas sobre a eficácia dos endectocidas contra ectoparasitas.

Selamectina é utilizada na prevenção de dirofilariose, em cães; ademais, é efetiva contra ancilóstomos (*Ancylostoma, Uncinaria*) e nematelmintos ascarídeos (*Toxocara, Toxascaris*), em cães e gatos. A selamectina foi desenvolvida especificamente para uso em cães e gatos; também, é efetiva contra pulgas e ácaros nestes hospedeiros (ver Seção sobre Ectoparasiticidas). Nas doses recomendadas, parece não ocasionar toxicidade em cães da raça Collie, sensíveis à ivermectina.

As lactonas macrocíclicas são altamente lipofílicas e, após a administração, são armazenadas no tecido adiposo, a partir do qual são lentamente liberadas, metabolizadas e excretadas. A ivermectina á absorvida sistemicamente após administração oral, subcutânea ou dérmica, mas é absorvida em maior grau e tem meia-vida mais longa quando administrada por via subcutânea ou dérmica. Parece ocorrer depósito temporário na gordura e no fígado, a partir do qual ocorre liberação lenta. A excreção da molécula inalterada acontece principalmente pelas fezes; menos de 2% é excretada na urina. Em ruminantes, as baixas absorção e biodisponibilidade da ivermectina, quando administrada por via oral, pode ser decorrência de sua metabolização no rúmen. A afinidade destes compostos pela gordura explica sua persistência no corpo, bem como o longo período de proteção propiciado contra vermes pulmonares e de estômago, em bovinos e ovinos. As variações individuais neste período de proteção refletem as diferenças na distribuição, na metabolização e na excreção de drogas. Em bovinos, preparações injetáveis e *pour-on* propiciam proteção por até 42 dias contra vermes pulmonares e por 35 dias contra vermes de estômago, dependendo do produto e da formulação. A longa meia-vida destes compostos também determina os teores de resíduos na carne e no leite e subsequentes períodos de carência obrigatórios após o tratamento. Com exceção da eprinomectina, que não requer período de carência para o consumo de leite, o tratamento com esta classe de compostos não pode ser realizado em vacas lactantes ou nos últimos 2 meses de gestação.

Seu modo de ação foi avaliado, mas ainda não completamente esclarecido. Sabe-se que a ivermectina atua na neurotransmissão do ácido γ-aminobutírico (GABA) em dois ou mais locais, nos nematódeos, bloqueando o estímulo interneuronal de neurônios motores excitatórios e, assim, ocasionando paralisia flácida. Isto parece ser obtido pelo estímulo à liberação do GABA pelas terminações nervosas e à exacerbação da ligação do GABA a seus receptores na membrana pós-sináptica de um neurônio motor excitatório. A exacerbação da ligação do GABA resulta em maior fluxo de íons cloreto (Cl^-) na célula, ocasionando hiperpolarização. Nos mamíferos, a neurotransmissão do GABA se limita ao sistema nervoso central; a ausência de efeito da avermectina no sistema nervoso de mamíferos, em concentrações terapêuticas, se deve, provavelmente, ao fato de ser ela uma grande molécula que não cruza facilmente a barreira hematencefálica. Evidência mais recente sugere que as lactonas macrocíclicas hidrofóbicas se dissolvem na membrana plasmática das células e se ligam aos receptores de canal de cloreto controlados pelo glutamato na região do poro do receptor. Esta ligação abre o canal e possibilita o influxo de íons cloreto e a resultante hiperpolarização da célula provoca uma paralisia flácida. Esta paralisia pode ocorrer no músculo da parede corporal, no músculo uterino e no músculo da faringe.

Derivados do aminoacetonitrilo (grupo 4-AD)

O novo anti-helmíntico **monepantel** está disponível desde 2010. Seu modo de ação é semelhante à paralisia provocada pelo grupo de anti-helmínticos 2-LV; todavia, ele atua em um local do receptor de acetilcolina nicotínico neuronal (MPTL-1), antigamente desconhecido, que é específico de nematódeos. Quando o monepantel interfere com esta subunidade, o receptor possibilita que os cátions Na^+ e K^+ livres passem através da parede celular, ocasionando paralisia do nematódeo. Há alguma evidência de que o receptor ligante-alvo possa não ser acetilcolina, mas sim a colina. A paralisia pode ser decorrência da ativação de neurônios que controlam os movimentos do nematódeo ou porque também há receptor de colina nas células musculares. O monepantel tem se mostrado efetivo contra parasitas resistentes a outras drogas nicotínicas. O índice de segurança é alto.

Espiroindóis (grupo 5-SI)

Derquantel é um derivado semissintético da para-herquamida (2-desoxopara-herquamida), que pertence à família dos espiroindóis. Derquantel foi lançado no mercado em 2012 como um produto "duplo efeito", em combinação com abamectina (grupo 3-ML). Ambos os componentes ativos apresentam características farmacocinéticas similares. O derquantel interfere com receptores de acetilcolina nicotínicos subtipo β, que ocasionam paralisia flácida de nematódeos. Este modo de ação é diferente daquele de outros grupos químicos e, assim, são efetivos contra cepas de parasitas resistentes. Um estudo mostrou que a abamectina e o derquantel parecem interagir com receptores de acetilcolina nicotínicos e que a eficácia da combinação é significativamente maior do que o efeito aditivo previsto de ambas as drogas em concentrações de acetilcolina maiores, sugerindo que pode haver sinergismo. A combinação em preparação líquida é mais efetiva na morte dos vermes, inclusive daqueles resistentes aos anti-helmínticos benzimidazóis (1-BZ), levamisol (2-LV) e lactonas macrocíclicas (3-ML).

Salicilanilidas/fenóis substituídos

Salicilanilidas/fenóis substituídos podem ser considerados análogos estritos e incluem **bromossalanos, clioxanida, oxiclozanida, brotianida, niclosamida, rafoxanida** e **closantel** (salicilanilidas) e **nitroxinila, disofenol, bitionol, hexaclorofeno** e **niclofolana** (derivados fenólicos). Com exceção da niclosamida, as salicilanilidas e os fenóis substituídos geralmente são comercializados como fasciolicidas para bovinos e ovinos, sendo altamente efetivos contra a forma adulta e, em menor extensão, contra trematódeos imaturos (*Fasciola*). Alguns destes compostos também são efetivos contra nematódeos hematófagos, como *Haemonchus*. O **disofenol** tem sido utilizado para tratamento de cães infectados com ancilóstomos e também é efetivo contra a forma madura de *H. contortus*; ademais, pode ser utilizado para tratamento de infecções por *H. contortus* resistentes aos benzimidazóis, em ovinos. A **niclosamida** é altamente efetiva contra tênia, em bovinos, ovinos, equinos, aves domésticas e, possivelmente, contra formas imaturas de *Paramphistomum*, em ruminantes. Em vários países, é utilizado principalmente no tratamento de tênia, em cães e gatos.

Parece que as salicilanilidas e os fenóis substituídos se ligam fortemente a proteínas plasmáticas (> 99%), fato que pode explicar sua alta eficácia contra parasitas hematófagos. A atividade fasciolicida depende do tempo em que estas drogas permanecem no plasma. Rafoxanida e closantel apresentam meia-vida plasmática longa, comparativamente à oxiclozanida. Evidência sugere que a aparente eficácia destas drogas, particularmente contra as formas imaturas de trematódeos (*Fasciola*), pode ser decorrência mais de sua persistência no plasma e do efeito que têm na maturação de trematódeos adultos quando estes alcançam os ductos biliares, do que o efeito que tem nos próprios estágios imaturos. É provável que os trematódeos jovens ingiram principalmente células hepáticas, que contêm baixo teor de anti-helmíntico. À medida que crescem e migram através do fígado eles causam hemorragia extensa e entram em contato com o anti-helmíntico. Por fim, quando os trematódeos alcançam os ductos biliares eles entram em contato com concentrações maiores de anti-helmínticos, visto que os ductos biliares são importantes vias de excreção destes compostos, como evidenciado pela alta concentração destes e de seus metabólitos excretados, mais nas fezes do que na urina.

As salicilanilidas e os fenóis substituídos desacoplam a fosforilação oxidativa e, portanto, reduzem a disponibilidade de compostos de fosfato altamente energéticos, como trifosfato de adenosina (ATP) e dinucleotídio de adenina-nicotinamida reduzido ($NADH^-$), nas mitocôndrias. Elas atuam como protonóforos, possibilitando que íons hidrogênio atravessem a membrana interna das mitocôndrias. Também, mostrou-se que inibem a atividade da succinato desidrogenase e do sistema fumarato redutase, que está associado com a fosforilação oxidativa. Em razão da longa meia-vida das moléculas ligadas a proteínas plasmáticas, os parasitas são expostos por longo tempo às drogas, o que reduz a disponibilidade de energia aos parasitas.

A ligação plasmática reduz a penetração das drogas nos tecidos do hospedeiro e é responsável pela toxicidade seletiva ao parasita. Em alguns animais, é possível notar amolecimento das fezes e discreta inapetência, após o tratamento com as doses recomendadas. Altas doses podem ocasionar cegueira e sintomas de desacoplamento da fosforilação oxidativa, como hiperventilação, hipertermia, convulsões, taquicardia e, por fim, morte.

Diclorofeno é um fenol clorado, efetivo contra cestódios (*Dipylidium, Taenia*), em cães e gatos. Acredita-se que seu modo de ação seja similar àquele das salicilanilidas, interferindo na fosforilação oxidativa.

Piperazinas

Os sais de **piperazina** apresentam um estreito espectro de ação e têm sido amplamente utilizados contra ascarídeos, especialmente em cães e gatos; atuam como agonistas nos receptores GABA, bloqueando a transmissão neuromuscular por hiperpolarização da membrana nervosa e, assim, ocasionando paralisia flácida. Também, a piperazina inibe a produção de succinato pelo parasita, condição que leva à depleção de energia. O adipato de piperazina foi amplamente utilizado em equinos; é efetivo contra os estágios adultos de pequenos estrôngilos e *Parascaris*. Em suínos, a droga é efetiva contra *Ascaris* e contra o verme nodular *Oesophagostomum* spp., após um único tratamento. Também, foi amplamente utilizada em aves domésticas, cães e gatos.

A **dietilcarbamazina** ainda é comercializada em alguns países como tratamento de infecções causadas por vermes pulmonares, em bovinos. É efetiva principalmente contra as formas imaturas de vermes pulmonares; como deve ser administrada durante 3 dias para obter o efeito desejado, tem sido substituída por anti-helmínticos mais recentes. Acredita-se que a ação da dietilcarbamazina nas larvas imaturas de vermes pulmonares induza paralisia flácida em decorrência da hiperpolarização de membranas pós-sinápticas neuronais, resultante de maior fluxo de Cl^- à célula. Pode ser utilizada na prevenção de dirofilariose, quando administrada para cães em baixas doses diárias durante toda a estação de mosquito e por 2 meses subsequentes. O modo de ação não está totalmente esclarecido, mas acredita-se que exacerbe a fagocitose de microfilárias pelo sistema imune do hospedeiro. No entanto, é estritamente contraindicada a cães positivos para microfilárias devido a sua rara, mas possível, reação do tipo choque, às vezes fatal, induzida pela liberação de substâncias por microfilárias mortas ou que estão morrendo, após o tratamento. Também, relata-se que são efetivas contra o verme pulmonar *Crenosoma vulpi*, encontrado em cães e em raposas criadas em fazendas.

Organofosforados

Vários compostos organofosforados (ver seção Ectoparasiticidas) são efetivos contra nematódeos, mas a sua disponibilidade está diminuindo amplamente em vários países. Os compostos utilizados no tratamento de infecções causadas por nematódeos incluem **cumafós, triclorfon, haloxon e diclorvós.** Atuam inibindo a colinesterase, via fosforilação de locais de esterificação, resultando em acúmulo de acetilcolina, que causa paralisia neuromuscular espástica de nematódeos e sua expulsão. Este grupo de drogas é relativamente tóxico e tem sido utilizado mais frequentemente em equinos, devido à ação inseticida adicional contra larva de bernes de equinos.

Cumafós tem sido amplamente utilizado como ectoparasita em animais de fazenda. Apresenta efeito cumulativo em nematódeos tricostrongilídeos, se administrado no alimento, diariamente, durante 1 semana; tem boa eficácia contra *Haemonchus* spp. e *Cooperia* spp., em bovinos e ovinos, porém é menos efetivo contra *Trichostrongylus, Ostertagia* spp. e *Oesophagostomum* spp. A atividade anti-helmíntica pode ser exacerbada pela introdução de uma preparação líquida, através do sulco esofágico fechado, diretamente ao abomaso, tanto com bicarbonato de sódio, em bovinos, quanto com sulfato de cobre, em ovinos. Também, é efetivo contra *Capillaria, Ascaridis* e *Heterakis*, em galinhas. A droga é tóxica e pode causar morte de ruminantes. As raças coloridas de galinhas poedeiras são mais suscetíveis à droga do que as raças brancas; as aves não devem ser tratadas durante o período de postura.

O **haloxon** ainda é utilizado no tratamento de nematódeos, em vários países. Em bovinos, ovinos e caprinos, tem boa atividade contra *Haemonchus* adultos; também, é efetivo contra *Cooperia* spp., em ovinos, e *Neoascaris*, em bovinos. Tem atividades moderada contra *Ostertagia, Bunostomum, Trichostrongylus* e *Oesophagostomum* e pouca eficácia contra *Nematodirus, Trichuris* e *Chabertia.* É muito efetivo contra os estágios adultos de *Strongylus vulgaris*, principalmente de pequenos estrôngilos (também as cepas resistentes aos benzimidazóis), *Parascaris* e *Oxyuris*, em equinos. O haloxon também é efetivo contra infecções causadas por *Capillaria*, em aves (galinha, perus, cordonizes e pombos), mas não é efetiva contra *Heterakis.* Em suínos, é efetivo contra formas adultas de *Ascaris* e *Oesophagostomum* spp., mas pode causar neurotoxicidade retardada (paralisia posterior). Em alguns países, é utilizado em galinhas, perus, cordonizes e pombos, no tratamento de infecções por *Capillaria.* A dose recomendada para aves (50 a 100 mg/kg) é letal para gansos e, possivelmente, para aves aquáticas.

O **triclorfon** é efetivo contra as formas imaturas e adultas de *Parascaris* e a forma adulta de oxiurídeos (*Oxyuris*) e contra larvas (larvas de *Gasterophilus*) e, em doses maiores, contra grandes estrôngilos (*S. vulgaris*) e pequenos estrôngilos, em equinos. Em alguns países, o triclorfon é utilizado em combinação com vários benzimidazóis, com pamoato de pirantel ou com piperazina/fenotiazina, a fim de eliminar ascarídeos, oxiurídeos, pequenos estrôngilos (ciatostomídeos) e as três espécies de grandes estrôngilos. Apresenta boa eficácia contra as formas adultas de *Ascaris, Trichuris* e *Hyostrongylus*, em suínos. Em doses terapêuticas, é possível a ocorrência de discretas reações adversas, como amolecimento transitório das fezes e cólica branda por muitas horas.

Diclorvós é um organofosforado alifático. Apresenta um espectro de ação semelhante ao do triclorfon, em equinos e suínos; a formulação em resina de liberação lenta aumenta a eficácia contra grandes e pequenos estrôngilos e a segurança em suínos. No entanto, os grânulos de resina presentes nas fezes são tóxicos a outros animais, especialmente às galinhas.

Arsenicais

A **tiacertamina** é um composto arsenical que foi utilizado por vários anos como uma droga adulticida, no tratamento de dirofilariose (*Dirofilaria*), em cães. Sua eficácia varia dependendo do sexo e da idade do verme; há risco de embolia pulmonar nos animais tratados, no primeiro mês subsequente ao tratamento. A droga é altamente irritante aos tecidos subcutâneos, bem como hepatotóxica e nefrotóxica, com morte durante ou após a terapia, dependendo do grau de manifestação clínica de dirofilariose. Atualmente não está mais disponível.

O **di-hidrocloridrato de melarsomina** é uma nova geração de compostos arsenicais adulticidas que podem ser utilizados no tratamento de dirofilariose canina. É menos nefrotóxica e hepatotóxica do que a tiacetarsamida e a eficácia é maior quando se utilizam duas doses. Em geral, é bem tolerada e provoca apenas reações teciduais mínimas; normalmente é administrada por via intramuscular, nos músculos lombares.

Outras drogas

A **fenotiazina** foi o primeiro anti-helmíntico de amplo espectro; foi utilizado durante muitos anos, mas agora praticamente desapareceu do mercado. Em alguns países, ainda está disponível em associação com triclorfon e piperazina e pode ser utilizado contra cepas de pequenos estrôngilos resistentes aos benzimidazóis. A droga é efetiva contra estágios adultos de pequenos estrôngilos, mas tem pouca ou nenhuma atividade contra grandes estrôngilos e formas imaturas de pequenos estrôngilos e *Parascaris*. Em doses terapêuticas, podem ocorrer efeitos colaterais, como anorexia, fraqueza muscular, icterícia ou anemia e, raramente, morte.

O **epsiprantel** é um anti-helmíntico isoquinolina-pirazina efetivo contra infecções por cestódios, em cães e gatos. Geralmente é formulado e administrado com pamoato de pirantel, a fim de propiciar uma faixa mais ampla de ação contra nematelmintos e contra tênias, em cães e gatos. Não deve ser utilizado em filhotes de gatos e cães com menos de 7 semanas de idade.

O **praziquantel** é uma quinolina-pirazina acetilada efetiva contra uma ampla variedade de trematódeos, adultos e em estágio larvário, em cães e gatos; em doses maiores é efetivo contra cestódios de ruminantes. É a droga de escolha para o tratamento de equinococose multilocular (*Echinococcus multilocularis*); também é efetivo contra trematódeo pulmonar (*Paragonimus*) e trematódeo intestinal (*Nanophyetus*) em cães. O praziquantel modula a permeabilidade da membrana celular, provocando paralisia espástica de células musculares do parasita e, à semelhança de outras drogas cestodicidas, causa lesão no tegumento do parasita. Também, é efetivo contra trematódeos do gênero *Schistosoma.*

O **nitroscanato** é comercializado para tratamento de infecções causadas por nematelmintos e cestódios comuns de cães. Embora efetivo em gatos, seu uso nesta espécie é contraindicado devido às reações colaterais adversas, inclusive paralisia posterior, inapetência e vômito.

A **emodepsida** é um composto semissintético pertencente a um novo grupo de substâncias químicas denominadas depsipeptídeos. Para sua atividade, este anti-helmíntico requer um canal iônico dependente de voltagem. Os efeitos se manifestam por meio da ativação do gene *SLO-1*, que codifica um canal de cálcio e potássio de voltagem ativada. Os receptores de latrofilina também podem ser um alvo da emodepsida, em alguns parasitas. Com frequência, os efeitos são múltiplos, influenciando a alimentação, a locomoção e a postura de ovos pelo parasita, causando paralisia e morte. Isto sugere que pode ativar mais de um alvo. A emodepsida é ativa contra nemaltemintos, ancilóstomos e alguns cestódios de cães e gatos.

Clorsulon é um composto sulfonamida benzeno utilizado no tratamento de infecções causadas pela forma adulta madura de trematódeos hepáticos (*Fasciola hepatica*), em bovinos e ovinos. Não é efetivo contra estágios imaturos jovens, mas é efetivo contra trematódeos adultos ou imaturos com mais de 8 semanas de idade. Tem-se mostrado que inibe a enzima glicolítica fosfogliceromutase e o 2,3-difosfoglicerato, ocasionando supressão gradativa da motilidade e paralisia.

PROPRIEDADES DE COMPOSTOS ANTI-HELMÍNTICOS

Um anti-helmíntico ideal deve apresentar as seguintes propriedades:

- **Deve ser eficiente contra todos os estágios parasitários de uma determinada espécie.** Também, geralmente é desejável que o espectro de ação inclua membros de diferentes gêneros como, por exemplo, estrôngilos de equinos e *Parascaris equorum.* No entanto, em algumas condições, as drogas devem ser utilizadas separadamente em diferentes épocas do ano, a fim de controlar infecções por helmintos não relacionados; os tricostrongilídeos responsáveis pela ocorrência de gastrenterite parasitária em ovinos e o trematódeo hepático *Fasciola hepatica* são exemplos
- É importante que qualquer anti-helmíntico **não seja tóxico ao hospedeiro** ou que, pelo menos, tenha ampla margem de segurança. Isto é especialmente mais importante no tratamento de grupos de animais, como rebanhos de ovinos, nos quais não se consegue obter facilmente o peso corporal individual, do que no tratamento individual de animais de companhia, como gatos ou cães
- Em geral, um anti-helmíntico **deve ser rapidamente metabolizado e excretado pelo hospedeiro**; caso contrário, em animais produtores de carne e leite deve ser respeitado um longo período de carência. No entanto, em algumas condições e em determinadas classes de animais, a persistência da droga é utilizada como vantagem profilática como, por exemplo, o uso de closantel para controlar a infestação de *Haemonchus* em ovinos
- O anti-helmíntico **deve ser facilmente administrado**; caso contrário, não são prontamente aceitos pelos proprietários; há diferentes formulações disponíveis para diferentes espécies de animais domésticos. Produtos administrados por via oral e por via injetável são amplamente utilizados em ruminantes; há disponibilidade de preparações para aplicação *pour-on* em bovinos. Também, há disponibilidade de *bolus* de anti-helmínticos para bovinos e ovinos. Formulações palatáveis fornecidas no alimento e na forma de pasta são práticas para uso em equinos; geralmente, para cães e gatos, há disponibilidade de anti-helmínticos na forma de comprimidos
- **O preço de um anti-helmíntico deve ser razoável.** Isto é de importância especial em suínos e aves domésticas, em que a margem de lucro pode ser limitada.

USO DE ANTI-HELMÍNTICO

Em geral, os anti-helmínticos são utilizados de duas maneiras: terapeuticamente, para tratamento de infecções existentes ou de surtos clínicos, ou profilaticamente, em que a época de tratamento se baseia no conhecimento da epidemiologia. Evidentemente, o uso profilático é preferível, em que a administração de uma droga em intervalos selecionados ou continuamente durante um período pode prevenir a ocorrência da doença.

Uso terapêutico

Quando o anti-helmíntico é utilizado terapeuticamente devem ser considerados os seguintes fatores:

- Se a droga não é efetiva contra todos os estágios parasitários ela deve ser efetiva contra o estágio patogênico do parasita

- O uso de anti-helmíntico deve eliminar o parasita com êxito, cessar os sinais clínicos da infecção, como diarreia e angústia respiratória; em outras palavras, deve haver melhora clínica marcante e rápida recuperação após o tratamento.

Uso profilático

Quando os anti-helmínticos são utilizados de modo profilático devem-se considerar vários pontos:

- O custo do tratamento profilático deve ser economicamente justificável, pela maior produtividade de animais destinados à produção de alimento, ou pela prevenção da ocorrência de doença clínica ou subclínica em, por exemplo, equinos com estrongilose ou cães com dirofilariose
- O custo-benefício da profilaxia com anti-helmínticos deve ser comparado com um controle, que pode ser obtido por outros métodos, como manejo das pastagens ou, por exemplo, no caso de dictiocaulose, pela vacinação
- É desejável que o uso de anti-helmínticos não interfira no desenvolvimento de imunidade adquirida, pois há relatos de surtos da doença em rebanhos mais velhos que se encontram protegidos por medidas de controle durante seus primeiros anos
- Também, é importante que se conheça a condição de resistência ao anti-helmíntico na propriedade, bem como as estratégias de tratamento adotadas para manter uma parte da população de vermes *in refugia*
- Deve-se evitar o uso profilático prolongado de uma droga porque tal procedimento pode induzir o desenvolvimento de resistência ao anti-helmíntico.

MÉTODOS DE ADMINISTRAÇÃO

Tradicionalmente, os anti-helmínticos têm sido administrados por via oral ou via parenteral, geralmente mediante injeção subcutânea. É comum a administração oral por meio de preparação líquida ou suspensão, ou pela inclusão da droga no alimento ou na água disponibilizada aos animais de fazenda e pela administração na forma de comprimidos aos pequenos animais. Mais recentemente, foram introduzidas formulações na forma de pasta especial para equinos e atualmente há vários compostos que apresentam ação sistêmica quando aplicados como formulação *pour-on* ou *spot-on*, na pele. Também têm sido comercializados medicamentos para introdução diretamente no rúmen de bovinos. Há disponibilidade de diversas preparações na forma de *bolus* de liberação lenta, de uso intrarruminal, principalmente para bovinos e, em menor extensão, para ovinos. Estes são preparados de modo a liberar doses terapêuticas de anti-helmínticos em intervalos (liberação em pulso) ou em baixas doses por período prolongado (liberação sustentada); ambos impedem a instalação de populações de parasitas adultos maduros e, desse modo, limitam a contaminação de pastagens e a ocorrência de doença. Também, foi desenvolvido um dispositivo para a liberação de anti-helmíntico na água fornecida aos animais, diariamente ou em intervalos periódicos.

Combinação de produtos

Alguns produtos são comercializados para bovinos e ovinos e consistem em uma mistura de anti-helmínticos para nematelmintos, a fim de controlar nematódeos multirresistentes. Como alternativa, pode-se administrar uma combinação de uma droga para nematelminto e outra para trematódeos, mas a época de tratamento para nematelmintos ou para trematódeos, seja curativo ou profilático, frequentemente é diferente e, portanto, a necessidade desta combinação de drogas se limita a situações em que ambos os tipos de parasitas estão presentes.

Em cães, uma combinação de dois ou três anti-helmínticos com diferentes espectros de ação (contra nematelmintos, ancilóstomos, dirofilária, cestódios) tem-se mostrado útil.

Produtos ativos múltiplos

O termo "ativos múltiplos" refere-se a formulações que contêm a mistura de duas ou mais classes de diferentes anti-helmínticos, com espectro de ação similar apenas contra nematelmintos. Vários produtos ativos podem ser utilizados em ovinos ou em bovinos, na tentativa de retardar o aumento de resistência anti-helmíntica nas condições em que a prevalência de parasitas resistentes se encontra em baixo nível. A administração de combinações de anti-helmínticos com espectro de ação similar e com diferentes mecanismos de ação e sobrevida tem sido sugerida como uma maneira de retardar, potencialmente, o desenvolvimento de sobrevida ao anti-helmíntico. Os ativos múltiplos estão disponíveis para comercialização em vários países, como Austrália e Nova Zelândia, e incluem ativos duplos ou mesmo ativos triplos.

Há duas principais justificativas para o uso de ativos múltiplos: (I) possibilitar o controle efetivo de nematódeos quando há resistência a uma única ou a múltiplas drogas; e (II) reduzir o desenvolvimento de sobrevida ao anti-helmíntico às classes dos anti-helmínticos componentes. A base racional para utilizar formulações de ativos múltiplos para retardar o crescimento da resistência foi inicialmente baseada na pesquisa de sobrevida a inseticidas. Os resultados de vários estudos de modelos com inseticida sugeriram que os ativos múltiplos sempre eram mais efetivos no retardamento do desenvolvimento de resistência do que o uso dos mesmos ativos em diferentes padrões de rotação (alternando o uso de diferentes classes de produtos químicos) ou sequencialmente (em que uma classe de composto químico é utilizada exclusivamente, até o crescimento da sobrevida; em seguida, este é substituído por uma classe diferente de composto químico), contanto que satisfaça algumas condições.

Interações farmacodinâmicas potenciais entre anti-helmínticos administrados simultaneamente incluem neutralidade, antagonismo, efeito cumulativo e sinergia. Ocorre efeito aditivo quando a combinação de duas drogas é igual à soma de suas atividades independentes, mensuradas separadamente. Por exemplo, se os produtos ativos administrados simultaneamente apresentam modos de ação e mecanismos de resistência independentes, os nematódeos que sobrevivem a uma droga são mortos pela outra, desde que não sejam multirresistentes. A eficácia esperada de uma formulação anti-helmíntica ativa múltipla pode se aproximar do seguinte: se dois anti-helmínticos têm eficácias a e b, respectivamente, em que a eficácia é expressa como quantidade de vermes mortos, a eficácia esperada da combinação das drogas, supondo os efeitos aditivos dos anti-helmínticos, é dada pela equação:

$$\text{Eficácia (A+B)} = \{1 - [(1-a)(1-b)]\} \times 100$$

O uso de múltiplas formulações ativas no controle de resistência não é uma panaceia e, como acontece com todos os produtos anti-helmínticos, o benefício máximo é notado quando são introduzidos antes que ocorra sobrevida e quando são utilizados de acordo com as normas para controle parasitário sustentável.

ANTIPROTOZOÁRIOS

Diferentemente de outros medicamentos antiparasitários, para os quais poucas classes de estruturas químicas apresentam um amplo espectro de ação biológica, nota-se atividade antiprotozoária em uma ampla variedade de classes de compostos químicos, cada uma das quais possui apenas um estreito espectro de ação.

A classificação dos compostos antiprotozoários é complexa e, para o propósito deste capítulo, estes são divididos em oito grupos principais; cada um deles pode ser subdividido, adicionalmente, com base em suas similaridades estruturais.

ANTIPROTOZOÁRIOS E SEU MODO DE AÇÃO

Antimoniais e arsenicais

Antimoniais contêm o metal antimônio, do grupo V, e têm sido amplamente utilizados no tratamento de leishmaniose. Os antimônios inibem seletivamente as enzimas necessárias para a oxidação glicolítica e de ácidos graxos em amastigotas teciduais encontrados no interior de macrófagos.

Tártaro emético (tártaro potássico de antimônio) foi o primeiro antimonial utilizado para esta finalidade, em casos de leishmaniose humana. Também, foi empregado no tratamento de infecções causadas por *Trypanosoma congolense congolense* e *Trypanosoma vivax vivax*, em bovinos, e de infecções por *Trypanosoma brucei evansi*, em camelos. Sua injeção extravascular causa necrose grave e tais compostos apresentam um estreito índice quimioterápico, resultando em cerca de 6% de mortalidade durante o tratamento de rotina.

Os compostos antimoniais pentavalentes **antimoniato de meglumina** (**Glucantima** ou antimoniato de *N*-metilglucamina), **gliconato de antimônio sódico** e **estibogliconato de sódio** (**Pentostam**) são as drogas de primeira linha para o tratamento de leishmaniose humana e são os principais antimoniais utilizados no tratamento de leishmaniose canina. É difícil a identificação precisa da estrutura química destas drogas. É conhecida a tolerância medicamentosa aos antimoniais, nos casos de leishmaniose humana e canina, e pode haver considerável taxa de falha de tratamento e de recidivas. Estas drogas podem causar efeitos tóxicos marcantes, como artralgia, nefrotoxicidade e cardiotoxicidade; raramente provocam morte súbita. Os antimoniais são administrados por meio de infiltração no interior da lesão, no caso de ferida cutânea única simples, ou mediante injeção intramuscular, em todos os casos em que há envolvimento sistêmico. O antimônio é rapidamente excretado do corpo, de modo que há necessidade de administração diária durante cada curso do tratamento. Relata-se que a administração simultânea de antimoniato de meglumina e de alupurinol mantém os cães em remissão clínica.

Arsenicais são ésteres ou sais do ácido arsônico com benzeno substituído e têm sido utilizados no tratamento de tripanossomíase (**triparsamida, melarsomina**) e de coccidiose (**ácido arsenílico, roxarsona**). A **melarsomina** é efetiva contra tripanossomos do grupo *T. brucei* (*T. b. evansi*). A **roxarsona** foi utilizada principalmente como promotor de crescimento, mas mostrou alguma atividade contra *Eimeria tenella* e *E. brunetti*, em galinhas, quando utilizada sozinha ou em associação com nitromida ou dinitolmida. Os arsenicais apresentam baixo índice de segurança e têm sido substituídos por compostos comparativamente menos tóxicos.

Aromáticos substituídos

Amidinas e diamidinas

A **pentamidina** tem o maior espectro de ação do grupo, sendo efetiva contra *Leishmania*, *Trypanosoma*, *Babesia* e *Pneumocystis*, sendo utilizada principalmente em medicina humana. A **estilbamidina** tem sido utilizada no tratamento de leishmaniose. A **amicarbalida** é efetiva contra *Babesia* e o **aceturato de diminazeno** é efetivo contra *Babesia* e *Trypanosoma*. Sabe-se muito pouco sobre o modo de ação desta classe de compostos. A atividade antiparasitária pode estar relacionada com a interferência na glicólise aeróbica, bem como na síntese do DNA do parasita.

O **diminazeno** é muito efetivo contra babesiose, em bovinos, ovinos, suínos, equinos e cães, embora as pequenas espécies de *Babesia* geralmente sejam mais refratárias ao tratamento do que as grandes espécies. Parece haver ampla variação na tolerância individual dos animais ao medicamento; na dose recomendada é bem tolerado pelos equinos, embora doses maiores possam ocasionar graves efeitos colaterais. Vários protocolos de tratamento são utilizados no tratamento de babesiose em bovinos, equinos e cães. Na maioria dos casos, a dose recomendada é administrada de modo fracionado; para eliminar a infecção por *Babesia* spp. em equinos utiliza-se, por exemplo, 5 mg/kg, duas vezes, em intervalo de 24 h; ou 1,75 mg/kg, duas vezes, em intervalo de 24 h, a fim de reduzir ou evitar os efeitos colaterais neurotóxicos em equinos (letargia, incoordenação e convulsões) e cães (ataxia, opistótono, nistagmo, rigidez do ligamento extensor, coma e mesmo morte). Pode ocorrer reação local em bovinos; em equinos, pode haver desprendimento da pele e formação de abscesso após a injeção. Em camelos é possível a morte do animal quando se utiliza a dose recomendada.

Diminazeno também é efetivo contra infecções causadas por *T. c. congolense* e *T. v. vivax*, mas é menos efetivo contra infecções por *T. b. brucei* e *T. b. evansi* e não é efetivo contra *T. c. simiae*. O uso disseminado pode induzir o surgimento de cepas de *T. v. vivax* e *T. c. congolense* resistentes ao diminazeno. Como regra, as cepas resistentes ao diminazeno são suscetíveis ao isometamídio. Os tripanossomos resistentes a outras drogas (exceto à quinapiramina) comumente são suscetíveis ao diminazeno.

A **fenamidina** é utilizada no tratamento de babesiose canina e equina e, também, tem sido utilizada nas infecções por *Babesia bigemina* em bovinos. Pode haver recidivas frequentes das infecções por *B. gibsoni* em cães. O modo de ação da droga não é conhecido, mas pode ser similar àquele da pentamidina e do diminazeno.

Arilamidas e derivados da ureia

Nitolmida e **dinitolmida** são arilamidas (nitrobenzamidas) utilizadas como coccidiostáticos em aves domésticas e parecem agir em merontes de primeira geração; são efetivas nas infecções causadas por *Eimeria tenella* e *E. necatrix*; entretanto, apresentam eficácia limitada contra *E. acervulina*. Ambas as drogas têm sido utilizadas em combinação com roxarsona, como coccidiostáticas, adicionadas ao alimento de frangos.

A **nicarbazina** (fenilureia) também é utilizada como coccidiostático, para o controle de coccidiose em galinhas e perus, em programa terapêutico rotativo (apenas na ração de iniciação), geralmente no inverno, e por esta razão a resistência dos coccídios à nicarbazina não tem sido disseminada. Também, é utilizada em combinação com a narasina, pois ocorre sinergismo quando associada a ionóforos. Atua nos merontes de segunda geração, comprometendo a formação de oocistos e possibilitando que as aves tratadas desenvolvam imunidade contra os coccídios. Pode ocasionar problemas em decorrência dos efeitos colaterais, já que pode induzir maior sensibilidade ao estresse pelo calor durante o verão, o que resulta na redução do crescimento e morte de frangos jovens. A droga não deve ser fornecida a galinhas poedeiras em razão dos efeitos colaterais tóxicos (redução da capacidade de chocar, interrupção da postura).

Dipropionato de imidocarb é uma fenilureia; é a droga de escolha para o tratamento de babesiose em bovinos, equinos e cães. Parece atuar diretamente no parasita, provocando alteração em sua morfologia; é efetivo no tratamento e na prevenção, sem interferir no desenvolvimento de imunidade.

Etopabato é uma arilamida com modo de ação similar àquele das sulfonamidas, atuando como agonista do ácido *para*-aminobenzoico (PABA), impedindo o uso de PABA na síntese de aminoácidos e de

DNA. Tem sido administrado em combinação com o amprólio, a fim de obter um espectro de ação mais amplo na profilaxia e tratamento de coccidiose em galinhas e perus. No caso de coccidiose em galinhas, tem boa atividade inata contra *Eimeria acervulina*, é menos efetivo contra *E. maxima* e *E. brunetti* e não é efetivo contra *E. tenella*.

Durante muitos anos, o **sulfato de quinurônio** foi a droga de escolha no tratamento de babesiose bovina (*B. bigemina*, *B. bovis*, *B. divergens*); também é efetivo contra grandes espécies de *Babesia* de suínos, equinos e cães. A droga apresenta baixo índice terapêutico e pode estimular o sistema nervoso parassimpático, resultando em salivação excessiva, micção frequente ou dispneia, em decorrência da atividade anticolinesterase. O modo de ação é desconhecido.

Estes compostos apresentam modo de ação semelhante e atuam desacoplando a fosforilação oxidativa por meio da inibição das enzimas glicerol-fosfato oxidase e glicerol-fosfato desidrogenase, que impedem a reoxidação de NADH e diminuem a síntese de ATP.

Ácidos sulfônicos

Suramina e **azul de tripano** estão entre os primeiros antiprotozoários. A **suramina** foi uma das primeiras drogas desenvolvida como antitripanossomas, sendo altamente efetiva contra tripanossomas do subgênero *Trypanozoon* (*T. b. brucei*, *T. b. evansi*, *T. equiperdum*); é a droga de escolha nas infecções por *T. b. evansi* (surra) em camelos e equinos. O medicamento inibe enzimas envolvidas no metabolismo da glicose, impedindo a reoxidação de NADH e reduzindo a síntese de ATP. Pode ser tóxica aos equinos, ocasionando edema de órgãos sexuais, lábios e pálpebras ou dor nas patas. A administração intramuscular pode provocar grave necrose no local da injeção e o emprego de subdose (< 1 g por 100 kg de peso corporal) pode tornar as cepas resistentes à suramina.

O **azul de tripano** é um corante azonaftaleno utilizado no tratamento de babesiose; foi a primeira droga específica efetiva no tratamento da infecção causada por *B. bigemina* em bovinos, mas o seu uso ocasiona carne e leite de cor azulada e tem sido amplamente substituído pelas diamidinas.

Naftoquinonas

Menoctona, **parvaquona** e **buparvaquona** são naftoquinonas com alta eficácia na infecção causada por *Theileria*. Parece que impedem o transporte de elétrons na ubiquinona. O mecanismo de toxicidade seletiva pode ser decorrência da diferença entre a ubiquinona dos parasitas e aquela dos mamíferos.

Menoctona foi a primeira droga com alta eficácia na infecção causada por *Theileria*, provocando degeneração marcante da morfologia dos macroesquizontes e supressão da parasitemia nas infecções já instaladas causadas por *Theileria parva parva* em bovinos. Atualmente seu uso foi descontinuado.

Parvaquona é altamente efetiva contra teileriose (*Theileria p. parva* e *T. annulata*), em bovinos, quando o tratamento é realizado no estágio inicial da infecção, possibilitando o desenvolvimento de imunidade protetora sem sinais clínicos aparentes.

Buparvaquona é um análogo da parvaquona, com um grupo alquil substituído, o que torna mais lenta a degradação metabólica do composto de origem, aumentando a eficácia contra estas espécies.

Miscelânea de difenis

Robenidina é um derivado da guanidina que compromete os merontes de primeira geração em fase final de desenvolvimento e os merontes de segundo estágio de *Eimeria*. Atua como coccidiostático e coccidiocida, sendo utilizada no tratamento de coccidiose em galinhas, perus e coelhos. Apresenta amplo espectro de ação, mas em coelhos é efetiva apenas contra espécies intestinais de *Eimeria*. Acredita-se que interfira no metabolismo energético pela inibição da fosforilação da cadeia respiratória e da atividade da ATPase.

Dapsona e **acedapsona** são sulfonas efetivas contra *Plasmodium* e, geralmente, são utilizadas em produtos de combinação, apenas para tratamento de malária humana. Seu modo de ação é semelhante àquele das sulfonamidas e atuam como drogas antifolato, bloqueando a incorporação de PABA para formar ácido di-hidrofólico.

Derivados da piridina

Decoquinato e **metilbenzoquato** são 4-hidroxiquinolonas que atuam nos esporozoítas e merontes de primeira geração de *Eimeria*, interferindo no transporte de elétrons no citocromo B e no metabolismo das mitocôndrias. Hidroxiquinolinas são quase que totalmente coccidiostáticas, sendo efetivas contra esporozoítas e trofozoítas de todas as espécies de *Eimeria*. Individualmente, têm eficácia limitada em consequência da intensa e imediata resistência à droga no campo, de modo que *Eimeria* resistente ao metilbenzoquato não pode ser controlada pela droga, em qualquer nível.

O **decoquinato** tem sido utilizado no controle de coccidiose em aves domésticas, sendo utilizado em prevenção e controle de coccidiose em bovinos e ovinos. Não deve ser administrado às fêmeas lactantes, tampouco às aves domésticas em período de postura.

Em geral, o **metilbenzoquato** é administrado em combinação com clopidol ou meticlorpindol, principalmente em programa terapêutico rotativo, de modo a se obter um espectro maior de ação para profilaxia e tratamento de coccidiose em galinhas e perus.

Iodoquinol é uma 4-hidroxiquinolona efetiva contra *Entamoeba*.

Quinina, cloroquina, hidroxicloroquina, primaquina e **mefloquina** são quinolonas utilizadas principalmente no tratamento de malária humana, inibindo os mecanismos de transporte de elétrons por inibição da síntese de pirimidina.

O **difosfato de primaquina** é efetivo contra os estágios teciduais de *Plasmodium*, mas é muito menos efetivo contra os estágios eritrocíticos. Tem-se mostrado efetivo contra *Babesia felis*, em gatos, na dose de 0,5 mg/kg, IM; todavia, dose acima de 1 mg/kg causa morte. Também, tem sido utilizado no tratamento ou prevenção de malária avícola (100 mg/kg VO).

Clopidol e **meticlorpindol** são piridinóis efetivos contra merontes de primeira geração, esporozoítas em latência e trofozoítas em desenvolvimento; são efetivos contra todas as espécies de *Eimeria* de galinhas, embora os problemas relacionados à resistência limitem seu uso a programa terapêutico rotativo. Ambos os compostos devem ser administrados antes ou imediatamente após a exposição; são utilizados como coccidiostáticos. O clopidol é empregado na prevenção de coccidiose em galinhas, perdizes, galinhas-d'angola, faisões e coelhos, com alto índice de segurança.

Emetina e **desidroemetina** são isoquinolonas efetivas contra *Entamoeba*. A **quinacrina**, derivada da acridina, é efetiva contra *Plasmodium* e *Giardia*. O cloridrato de **acriflavina** é efetivo contra *Babesia bigemina* e outras grandes espécies de *Babesia*.

Derivados da pirimidina

O **amprólio** é estruturalmente semelhante à tiamina (vitamina B_1) e um antagonista competitivo da tiamina. Em razão da necessidade relativamente alta de tiamina das células de coccídios em fase de rápida multiplicação, comparativamente à maioria das células do hospedeiro, a droga apresenta uma alta margem de segurança. O amprólio atua nos merontes de primeira geração, impedindo a diferenciação em merozoítas; contudo, é pouco efetivo contra algumas espécies de *Eimeria*. Com frequência, é utilizada em associação com etopabato, mas em vários países o seu uso tem diminuído por motivos de segurança e tolerância, em animais destinados à produção de alimento. O amprólio e a combinação amprólio-etopabato têm sido utilizados como aditivos em alimentos fornecidos para galinhas, galinhas-d'angola e perus, na prevenção de coccidiose, mostrando-se efetivos contra *Eimeria tenella* e *E. necatrix* e, em menor grau, contra *E. maxima*, em galinhas, bem como contra espécies de *Eimeria* patogênicas para perus.

A combinação amprólio-etopabato tem sido associada com sulfaquinoxalina e pirimetamina, com intuito de aumentar o espectro de ação e melhorar a eficácia contra espécies de *Eimeria* resistentes ao amprólio, mas o emprego de tais combinações foi descontinuado em alguns países em razão de problemas com resíduo.

Amprólio e a combinação amprólio-etopabato têm sido utilizados no tratamento e controle de coccidiose em faisões (mas não são efetivos contra todas as espécies de *Eimeria*), cordeiros e bezerros; em porcas, no controle da doença em leitões lactentes, antes e após a parição; e em coelhos, no controle de espécies intestinais de *Eimeria*, mas não são efetivos contra coccidiose hepática em coelhos.

Pirimetamina e **trimetoprima** são antagonistas do folato efetivos contra *Pneumocystis*; são úteis no tratamento de vários tipos de coccidiose (eimerose, toxoplasmose, sarcocistiose, neosporose), malária e infecções bacterianas. Estes compostos atuam na enzima di-hidrofolato redutase, inibindo a biossíntese de pirimidina e o metabolismo de DNA e, geralmente, são utilizados em associação com sulfonamidas de longa duração. Como antifolatos, têm efeito sinérgico na ação anticoccídio das sulfonamidas, bloqueando a mesma via de biossíntese.

Halofuginona é uma quinazolina que compromete os merontes de primeira e segunda gerações de *Eimeria* utilizada no controle de coccidiose em galinhas e perus. A droga também tem se mostrado muito efetiva contra *Theileria* em bovinos; em alguns países está disponível para prevenção e tratamento de criptospoporidiose em bezerros. Também, tem se mostrado efetiva contra sarcosporidiose aguda em caprinos e ovinos (*Sarcocystis capracanis* e *S. ovicanis*, respectivamente, na dose de 0,67 mg/kg, em 2 dias consecutivos). O índice terapêutico da halofuginona é baixo e dose excessiva pode causar diarreia intensa e caquexia.

O **alopurinol** é uma pirazolpirimidina que inibe a xantina oxidase; é utilizado sozinho ou em combinação com o antimoniato de meglumina no tratamento de leishmaniose canina.

A **aprinocida** não está mais disponível devido ao rápido surgimento de cepas resistentes; foi utilizada como aditivo alimentar para prevenção de coccidiose em frangos jovens, com um amplo espectro de ação, exceto contra *Eimeria tenella*. O composto inibe a esporulação do oocisto e pode ser coccidiostático, após curto período de medicação, ou coccidiocida, após longo período de medicação. A aprinocida atua contra coccídios, inibindo o transporte de hipoxantina.

Fenantridinas

Este grupo de compostos, que inclui **isometamídio, homídio** e **quinapiramina**, tem sido utilizado exclusivamente no tratamento de tripanossomíase. Quanto ao modo de ação, parece que compromete a síntese de ácido nucleico por ligação intercalada ao DNA. Outras drogas deste grupo – **piritídio**, **cloreto de fenídio** e **brometo de dimídio** – foram substituídas em razão da alta ocorrência de toxicidade retardada, inclusive lesão hepática marcante e intensa reação no local da injeção.

Isometamídio é um híbrido sintético da porção *p*-aminobenzamidina diazotada da molécula de diminazeno ligada com cloreto de homídio. A droga é altamente efetiva nas infecções causadas por *T. v. vivax* em ruminantes e equinos, bem como nas infecções por *T. c. congolense* em ruminantes, equinos e cães. É menos efetiva nas infecções por *T. b. brucei* e *T. b. evansi* em equinos, ruminantes, camelos e cães. Em geral, a dose recomendada é bem tolerada pelos bovinos. Entretanto, a injeção intramuscular pode causar reação local intensa no local da injeção. A administração intravenosa em equinos e camelos pode evitar a reação local, mas pode causar toxicidade sistêmica (salivação, taquicardia, diarreia profusa, fraqueza de membros pélvicos e colapso, devido à liberação de histamina).

Sais de **homídio** (brometo ou cloreto) são efetivos nas infecções causadas por *T. v. vivax* em bovinos, porém não tanto nas infecções por *T. c. congolense* e *T. b. brucei*. Sua atividade protetora limitada em bovinos depende da gravidade do desafio e pode durar 3 a 5 semanas. Homídio também pode ser utilizado no tratamento de infecções por *T. v. vivax* e *T. c. congolense* em equinos e cães. O uso disseminado em bovinos resultou no surgimento de cepas de *T. c. congolense* resistentes no leste e no oeste da África. Os tripanossomos resistentes ao homídio podem ser controlados com diminazeno ou isometamídio, em dose maior. Em geral, a droga é bem tolerada quando empregada na dose recomendada e, também, em doses maiores, mas pode ser irritante no local da injeção. A aplicação intramuscular profunda reduz efetivamente a irritação local. Em equinos, é possível a ocorrência de reação intensa após a injeção intramuscular; em contrapartida, a injeção intravenosa parece bem tolerada.

Quinapiramina é muito efetiva contra *T. c. congolense, T. v. vivax, T. b. brucei* e *T. b. evansi* e rapidamente atinge níveis terapêuticos. O alvo de ação da quinapiramina é a síntese proteica, desalojando íons magnésio (Mg^{2+}) e poliaminas dos ribossomos citoplasmáticos, induzindo extensa perda de ribossomos e condensação de DNA do cinetoplasto. A droga pode provocar reações locais e sistêmicas (salivação, agitação, tremores, diarreia e colapso) em bovinos, equinos, cães e suínos, minutos após o tratamento. A intoxicação aguda inesperada e o rápido surgimento de cepas de *T. c. congolense* resistentes à droga limita sua eficácia no tratamento de tripanossomíase bovina. No entanto, o medicamento parece ser seguro e eficiente no tratamento de surra (*T. b. evansi*), em camelos e equinos, bem como na infecção causada por *T. b. evansi* em suínos. Cepas resistentes à quinapiramina geralmente são controladas com o uso de isometamídio. A quinapiramina é efetiva contra cepas de *T. b. evansi* e *T. b. brucei* resistentes à suramina.

Triazonas

Triazonas assimétricas

Diclazurila e **clazurila** são triazonas assimétricas de amplo espectro de ação contra vários coccídios de aves e outros animais, em baixas concentrações (0,5 a 2 ppm, no alimento). A **diclazurila** apresenta potente atividade anticoccídica e foi desenvolvida como aditiva alimentar para prevenção de coccidiose em galinhas e perus. É efetiva contra o crescimento de gametócitos e merontes de primeira e segunda gerações de *Eimeria tenella* e de outras espécies patogênicas de *Eimeria* de galinhas; no entanto, os estágios de crescimento mais afetados pelo diclazurila variam em função da espécie de *Eimeria*. É muito efetiva contra todos os estágios de *E. tenella*, mas somente contra o estágio de gametócito de *E. maxima*. Em razão do desenvolvimento de resistência, com frequência a droga é utilizada em programas terapêuticos rotativos. A diclazurila também é utilizada no tratamento de coccidiose de coelhos, mostrando alta eficácia na coccidiose hepática e intestinal e no tratamento e prevenção de coccidiose em ovinos e bovinos.

A **clazurila** tem ação apenas limitada contra alguns coccídios de galinhas, mas é muito efetiva contra coccidiose de pombos.

Triazonas simétricas

Toltrazurila é um composto triazona simétrico efetivo contra todos os estágios intracelulares de coccídios de galinhas, gansos, patos, bovinos, ovinos, caprinos e suínos. Em geral, terapeuticamente a toltrazurila é utilizada no tratamento de surtos de coccidiose. Em algumas espécies, pode ser administrada junto com a água de beber; em razão de sua longa atividade residual pode ser utilizada de modo intermitente, possibilitando o desenvolvimento de imunidade protetora.

Benzimidazóis

Na seção sobre anti-helmínticos, no início deste capítulo, há descrição minuciosa dos benzimidazóis.

Benzimidazóis como **mebendazol, fembendazol** e **albendazol** são efetivos nas infecções causadas por *Giardia* em humanos, animais de fazenda e cães; no entanto, em razão da ocorrência de reinfecção pode ser necessária a repetição do tratamento para eliminar o parasita.

Antibacterianos

Sulfonamidas

Sulfonamidas, como **sulfadimidina, sulfametoxipiridazina, sulfaguanidina, sulfaquinoxalina** e **sulfacloropirazina,** são antagonistas estruturais do ácido *para*-aminobenzoico (PABA), que é incorporado ao ácido fólico. Inibem a conversão de ácido di-hidrofólico em ácido tetraidrofólico na etapa da di-hidropteroato-sintase. O tetraidrofolato é um importante cofator em muitas reações de transferência de carbono simples ativos, essenciais para a síntese de alguns aminoácidos, de purinas e, especialmente, de desoxitimidilato, necessário para a síntese de DNA. Com frequência, as altas doses utilizadas para fins terapêuticos causam toxicidade (síndrome hemorrágica, lesão renal e redução do crescimento).

As sulfonamidas foram os primeiros agentes anticoccídios; são efetivas contra merontes de primeiro e segundo estágios, sendo coccidiostáticas em baixas doses e coccidiocidas em doses maiores. Vários dos compostos utilizados em galinhas apresentam amplo espectro de ação contra espécies intestinais de *Eimeria*, porém eficácia apenas moderada em *E. tenella* de galinhas; entretanto, em vários países o seu uso foi descontinuado. As sulfonamidas também são utilizadas no tratamento de coccidiose em bovinos, ovinos, suínos, cães, gatos e coelhos. Quando administradas em combinação com pirimetamina e outras diaminopirimidinas, as sulfonamidas de longa ação (p. ex., sulfadoxina ou sulfametoxina) atuam como anticoccídicos, antimaláricos e antibacterianos altamente efetivos.

Nitroimidazóis

Os nitroimidazóis incluem **dimetridazol**, **ornidazol**, **ronidazol**, **tinadazol**, **carnidazol** e **metronidazol**, os quais parecem interferir na síntese de RNA, e **nifursol**, que danifica os lipídios e o DNA no interior das células.

Estes compostos apresentam potente ação contra tricômonas, *Histomonas, Spironucleus* e *Giardia*; foram as drogas de escolha para tais infecções em perus e aves de caça. Ronidazol, dimetridazol e nifursol foram utilizados no tratamento de infecções causadas por *Histomonas* em perus e aves de caça (faisões, perdizes); no entanto, devido à preocupação relacionada à mutagenicidade o seu uso foi suspenso em vários países. O carnidazol é empregado no tratamento de tricomoníase em pombos. Metronidazol, ornidazol e tinazol são utilizados no tratamento de giardíase e amebíase, em humanos.

Nitrofuranos

Os nitrofuranos, que incluem **furazolidona, nitrofurazona** e **nitrofurantoína**, são drogas bactericidas com espectro de ação relativamente amplo e apresentam atividade coccidiostática; preocupações relativas a toxicidade e carcinogenicidade têm limitado o seu amplo uso, proibido em vários países. A **furazolidona** tem sido utilizada na prevenção e tratamento de coccidiose em galinhas, perus e suínos e no tratamento de infecções bacterianas do trato digestório e de giardíase. A **nitrofurazona** é ativa contra merontes de segunda geração, nas infecções causadas por *Eimeria tenella* e *E. necatrix* em aves domésticas; ademais, tem sido utilizada no controle de coccidiose em cordeiros e cabritos.

Ionóforos

Os ionóforos poliéteres são produtos da fermentação de *Streptomyces* ou de *Actinomadura*. Atualmente são os compostos anticoccídicos mais amplamente utilizados, principalmente no controle de coccidiose em aves domésticas. **Monensina, narasina, salinomicina, maduramicina** e **senduramicina** são ionóforos "monovalentes" que, preferencialmente, se ligam aos íons monovalentes sódio e potássio (Na^+, K^+), embora também se liguem a cátions divalentes. O **lasalocid** é capaz de formar complexos com cátions divalentes (Ca^{2+}, Mg^{2+}); é denominado ionóforo "divalente". O seu efeito é destruir os gradientes iônicos através da membrana. Também, podem impedir o transporte de carboidrato do hospedeiro e, assim, privar o suprimento de carboidrato para os parasitas intracelulares.

Os ionóforos atuam nas formas livres intestinais de estágios coccídicos (esporozoítas, merozoítas e gametócitos) quando a droga entra em contato com eles no lúmen intestinal.

Estes compostos são extremamente tóxicos aos equinos. Ionóforos como monensina, narasina e salinomicina podem causar grave retardo no desenvolvimento, quando administrados com tiamulina; ademais, a maior parte dos ionóforos pode interagir com sulfonamidas, cloranfenicol e eritromicina.

A monensina tem sido amplamente utilizada na indústria avícola, mas a tolerância a esta droga, como acontece com outros ionóforos, limita seu uso a programas terapêuticos rotativos. É efetiva contra coccídios de bovinos, ovinos e coelhos, quando utilizada como profilático no alimento.

Narasina é administrada em combinação com a nicarbazina, a fim de melhorar o controle de coccidiose e a combinação das drogas pode ser utilizada na fase de dieta inicial de um programa terapêutico rotativo, seguido de um ionóforo diferente na fase de crescimento-terminação.

A salinomicina tem amplo espectro de ação e melhor atividade contra *Eimeria tenella* e *E. acervulina*, inclusive espécies de *Eimeria* tolerantes à droga no campo, comparativamente a outros ionóforos relacionados. Em perus, pode causar grave toxicidade com redução do crescimento, excitação, paralisia de cabeça e membros e morte, se o alimento contendo doses recomendadas ou doses menores for fornecido por longo tempo.

O lasalocid pode alterar a excreção de água em aves tratadas com eletrólitos na dieta, uma vez que a cama úmida pode ser um problema quando se utiliza maior concentração do medicamento. Na concentração de 75 ppm a eficácia contra *E. tenella* é boa, mas insuficiente contra *E. acervulina*. No campo, o lasalocid pode melhorar o controle de coccidiose quando as cepas de *E. tenella* mostram tolerância a outros ionóforos.

Antibióticos macrolídios e lincosamidas

Este grupo de compostos é melhor conhecido e mais amplamente utilizado no tratamento de infecções bacterianas e fúngicas. O modo de ação parece ser a inibição da síntese proteica. A **espiramicina** inibe a síntese proteica por inibição da translocação do peptidil-tRNA. Tem sido utilizada no tratamento de infecções causadas por *Toxoplasma*. A **clindamicina** é uma lincosamida de modo de ação similar e tem sido utilizada no tratamento de infecções causadas por *Plasmodium*, *Babesia* e *Toxoplasma*. É considerada o antiparasitário de escolha para o tratamento de toxoplasmose clínica, em gatos e cães.

A **anfotericina B** é um antibiótico macrolídio poliênico utilizado, principalmente, como antifúngico; contudo, também é utilizado como droga de segunda linha no tratamento de infecção causada por *Leishmania*. O medicamento é extremamente nefrotóxico, mas foram desenvolvidas formulações lipídicas e lipossômicas unilamelares menos tóxicas.

Antibióticos aminoglicosídeos

Os antibióticos aminoglicosídeos são bactericidas amplamente utilizados no tratamento de infecções causadas por bactérias gram-negativas. Os aminoglicosídeos não são absorvidos no intestino e o tratamento por esta via é reservado às infecções gastrintestinais. A **paromomicina** é efetiva contra *Entamoeba*, *Giardia*, *Balantidium* e *Leishmania*.

Antibióticos do grupo das tetraciclinas

As tetraciclinas são antibacterianos de amplo espectro, efetivos contra uma variedade de bactérias gram-positivas e gram-negativas, bem como contra riquétsias (*Rickettsia*, *Ehrlichia*, *Anaplasma*), *Mycoplasma* e *Chlamydia*. Acredita-se que o modo de ação envolva a inibição de síntese proteica.

Oxitetraciclina, tetraciclina e **clortetraciclina** apresentam propriedades similares e podem ser administradas por via oral ou IM. **Doxiciclina** é mais lipofílica do que as demais tetraciclinas; é melhor absorvida VO e penetra melhor no pulmão e no líquido cerebroespinal. Drogas deste grupo apresentam a mais ampla atividade antiprotozoária e têm sido utilizadas no tratamento de infecções causadas por *Plasmodium*, *Balantidium*, *Theileria* e *Entamoeba*. A oxitetraciclina tem se mostrado efetiva no controle de infecções ativas por *Babesia divergens* em bovinos, mediante administração contínua de 20 mg/kg a cada 4 dias.

USO DE ANTIPROTOZOÁRIOS

O uso de antiprotozoários, como agentes terapêuticos ou profiláticos, é semelhante àquele mencionado para anti-helmínticos (Tabela 5.2).

MÉTODOS DE ADMINISTRAÇÃO

Os anticoccídicos utilizados no controle de coccídios intestinais, em especial aqueles do gênero *Eimeria*, são administrados principalmente junto com alimento. Na indústria avícola é comum o emprego de anticoccídicos no alimento fornecido a frangos jovens, continuamente, até pouco antes do abate. No grupo de reposição de poedeiras, as frangas são medicadas continuamente até o início da postura. O uso contínuo de anticoccídicos pode ocasionar falha de tratamento em razão da resistência à droga; em consequência, vários programas terapêuticos rotativos foram desenvolvidos pela indústria avícola, a fim de reduzir ou evitar este problema.

Em geral, os antiprotozoários são utilizados de duas maneiras: terapeuticamente, no tratamento de infecções existentes ou de surtos clínicos, ou profilaticamente, em que o momento do tratamento se baseia no conhecimento da epidemiologia. Evidentemente, o uso profilático é preferível visto que a administração de uma droga em determinados intervalos ou continuamente durante um período pode prevenir a ocorrência de doença.

Tabela 5.2 Drogas tripanocidas.

Nome genérico	Dose (mg/kg)	Via	Comentários
Sumarina	10	IV	Utilizada principalmente contra *T. evansi*, em camelos. Alguma atividade contra *T. brucei*, em camelos, e contra *T. equiperdum*, em equinos
Aceturato de diminazeno	3,5 a 7	IM	Utilizado principalmente contra *T. vivax*, *T. congolense* e *T. brucei*, em bovinos e pequenos ruminantes
Brometo de homídio	1	IM	Utilizado principalmente contra *T. vivax*, *T. congolense* e *T. brucei*, em bovinos e pequenos ruminantes. Deve ser dissolvido em água quente. Potencialmente carcinogênico
Cloreto de homídio	1	IM	Utilizado principalmente contra *T. vivax*, *T. congolense* e *T. brucei*, em bovinos e pequenos ruminantes; é solúvel em água fria
Metilsulfato de quipiramina	5	SC	Efetivo contra *T. vivax*, *T. congolense* e *T. brucei*, em bovinos. Atualmente é utilizado, em especial, contra *T. evansi* e *T. brucei*, em camelos e cavalos; é efetivo contra *T. equiperdum*, em cavalos
Cloreto de isometamídio	0,25 a 0,5	IM	Utilizado principalmente em bovinos (*T. vivax*, *T. congolense*), em doses menores como curativo e em doses maiores como profilático. Também contém homídio e, portanto, é considerado uma droga potencialmente carcinogênica

A maior parte dos demais antiprotozoários, particularmente aqueles utilizados nas infecções por hemoprotozoários, é administrada por via parenteral, mediante injeção subcutânea ou intramuscular (p. ex., veja Tabela 5.2, Drogas tripanocidas).

Nem todos os tripanocidas estão disponíveis em todos os países e, também, não há garantia de que a produção de todos ou alguns deles continue, por motivos econômicos.

ECTOPARASITICIDAS (INSETICIDAS/ACARICIDAS)

Em animais, o controle de ectoparasitas, inclusive de pulgas, piolhos, carrapatos, ácaros-da-sarna, moscas-do-berne e moscas que causam incômodo aos animais, praticamente se baseia no uso de produtos químicos. Há um vasto mercado mundial destas substâncias químicas, com consumo crescente de produtos destinados ao controle de pulgas em animais de companhia.

ECTOPARASITICIDAS E SEU MODO DE AÇÃO

Três principais grupos de produtos químicos são utilizados como a base para os ectoparasiticidas comuns: os organoclorados, os organofosforados e os piretroides sintéticos. Outros grupos, também utilizados, incluem os carbamatos (principalmente em aves domésticas), as formamidinas, as triazinas, os benzilbenzoatos e os produtos vegetais naturais, como a piretrina. Avermectinas e milbemicinas também têm mostrado alta atividade contra uma variedade de ectoparasitas e estes são cada vez mais utilizados no controle de ectoparasitas como, por exemplo, sarna em ovinos, bovinos e suínos. Também, há compostos que interferem no crescimento e desenvolvimento de insetos. Com base em seu modo de ação, podem ser classificados como inibidores quitinosos, inibidores da síntese quitinosa e análogos do hormônio juvenil. Os reguladores do crescimento de insetos (RCI) são amplamente utilizados no controle de pulgas em animais domésticos de estimação e no controle de moscas-varejeiras em ovinos, mas seu emprego é limitado em outras espécies de hospedeiro. Por exemplo, o lufenuron impede a formação quitinosa nas larvas de pulgas e a ciromazina compromete a regulação do crescimento em larvas de mosca-varejeira em ovinos.

Organoclorados

Atualmente, o uso de organoclorados é proibido em vários países, em razão de segurança para humanos e para o ambiente. Os organoclorados são incluídos em três principais grupos:

- *Derivados do etano clorado.* Incluem DDT (diclorodifeniltricloroetano), DDE (diclorodifenildicloroetano) e DDD (dicofol, metoxiclor). Os etanos clorados inibem a condutância de sódio ao longo das fibras nervosas sensitivas e motoras por manter abertos os canais de sódio, resultando no retardo da repolarização da membrana do axônio. Esta condição torna o nervo vulnerável a descargas repetitivas decorrentes de pequenos estímulos que normalmente causariam um potencial de ação em um neurônio totalmente repolarizado
- *Ciclodienos.* Os ciclodienos incluem clordano, aldrin, dieldrina, hepatoclor, endrina e tozafeno. Parece que apresentam, no mínimo, dois modos de ação: inibição do fluxo de Cl^- estimulado por GABA e interferência no fluxo do íon cálcio (Ca^{2+}). O potencial pós-sináptico inibitório resultante induz um estado de despolarização parcial da membrana pós-sináptica e vulnerabilidade a descargas repetidas
- *Hexaclorocicloexanos.* Incluem hexacloreto de benzeno (BHC) e seu isômero gama, lindano. O modo de ação é semelhante àquele dos ciclodienos, ou seja, a droga se liga à picrotoxina lateral do receptor de GABA, resultando na inibição do fluxo de Cl^- dependente do GABA, ao neurônio.

DDT e BHC foram extensivamente utilizados para o controle de ataque de moscas, mas subsequentemente foram substituídos, em vários países, por compostos ciclodienos mais efetivos, como dieldrina e aldrin. O DDT e o lindano (BHC) foram amplamente utilizados em formulações de imersão para o controle de sarna em ovinos, mas os organofosforados e os piretroides sintéticos praticamente os substituíram. Têm a vantagem de que o efeito da droga persiste por um tempo mais longo na pelagem ou na lã do animal; contudo, a desvantagem, pelo menos nos animais destinados à produção de alimento, é que persistem nos tecidos do animal. Caso ocorra toxicidade, os sinais são aqueles de estimulação do sistema nervoso central (SNC), com hipersensibilidade, seguida de espasmos musculares que progridem para convulsões.

Organofosforados

Os organofosforados incluem grande número de compostos, dos quais clorfenvinfós, cumafós, crotoxifós, crufomato, citioato, diazinon, diclofention, diclorvós, fention, iodofenfós, malation, fosmet, propetanfós, ronel, tetraclorvinfós e triclorfon são os mais comumente utilizados. Estes compostos podem persistir na pelagem ou na lã dos animais por períodos razoáveis, mas o tempo de permanência de resíduos nos tecidos animais é curto. Alguns são capazes de agir sistemicamente, administrados por via parenteral, oral ou na forma de *pour-on*, mas os teores sanguíneos efetivos destes compostos são mantidos por apenas 24 h. Os organofosforados inibem a colinesterase; caso ocorra intoxicação aguda, os sinais clínicos são salivação, dispneia, incoordenação, tremores musculares e, às vezes, diarreia. Também, há preocupação quanto à intoxicação crônica, que pode estar associada com o uso destes compostos e a qual, acredita-se, resulte da inibição da enzima neurotóxica esterase.

Piretroides sintéticos

Os piretroides sintéticos mais comumente utilizados são **deltametrina, permetrina, cipermetrina, flumetrina** e **fenvalerato**. A principal utilidade destes compostos refere-se ao seu efeito repelente e como persistem bem na pelagem ou na pele, mas não nos tecidos, eles têm importância particular contra parasitas que se alimentam na superfície cutânea, como os piolhos, alguns ácaros e moscas que causam incômodo aos animais. Os piretroides atuam como neurotoxinas nos nervos sensitivos e motores do sistema neuroendócrino e no SNC de insetos. Todos os piretroides são lipofílicos e esta propriedade os auxilia a atuar como inseticidas de contato. Alguns são capazes de repelir e "aniquilar" os insetos, ou seja, comprometem o voo e o equilíbrio sem causar paralisia total. Como os piretroides sintéticos apresentam alta afinidade pela secreção de glândulas sebáceas da pele, esta propriedade tem sido aproveitada para sua incorporação em brincos ou em tiras na cauda. Os piretroides sintéticos são razoavelmente seguros, mas caso ocorra intoxicação ela se manifesta com sinais relacionados ao sistema nervoso periférico, como hipersensibilidade e tremores musculares. Os piretroides sintéticos também são extremamente tóxicos para peixes e invertebrados aquáticos e há preocupação ambiental quanto ao seu uso.

Carbamatos

Inseticidas carbamatos são estreitamente relacionados aos organofosforados e são anticolinesterásicos; no entanto, diferentemente dos organofosforados, eles parecem induzir um bloqueio espontaneamente reversível da enzima acetilcolinesterase, sem alterá-la. Os dois principais carbamatos utilizados em medicina veterinária são **carbarila** e **propoxur**; **butocarb** e **carbanolato** também são empregados no controle de ectoparasitas em aves domésticas. O carbazil apresenta baixa toxicidade aos mamíferos, mas pode ser carcinogênico e, com frequência, é associado a outros princípios ativos. O **fenoxicarb** é utilizado no controle de pulgas e parece ter modo de ação estreitamente relacionado aos análogos do hormônio juvenil, impedindo o desenvolvimento embrionário em ovos de pulgas, o crescimento larvário e o surgimento de adultos (ver seção Reguladores do crescimento do inseto). Foram formulados produtos à base de permetrina ou clorpirifós, para uso em animais, ou na forma concentrada líquida, para o controle de pulgas no ambiente.

Avermectinas/milbemicinas

São efetivas, em doses muito baixas, contra alguns ectoparasitas, quando administradas por via parenteral e mediante aplicação *pour-on*. São particularmente efetivas contra ectoparasitas com estágios teciduais, como bernes, miíases e ácaros; ademais, apresentam boa atividade contra parasitas hematófagos, como piolhos e carrapatos de um único hospedeiro. Como mencionado para nematódeos, acredita-se que interfiram na função celular por ação direta nos canais de Cl^-. Apresentam margem de segurança muito ampla. Algumas avermectinas têm efeito residual marcante e uma única administração parenteral é efetiva contra piolhos ou ácaros, que surgem dos ovos, 3 a 4 semanas depois.

A **selamectina** tem alta atividade contra pulgas de gatos e cães (*Ctnocephalides*) e impede a infestação de pulgas em cães e gatos durante um período de 30 dias. É segura e efetiva no controle de infestações por ácaros (*Otodectes, Sarcoptes*) e carrapatos (*Rhipicephalus*).

Formamidinas

O principal composto deste grupo é o **amitraz**, que atua em locais receptores de octopamina dos ectoparasitas, resultando em hiperexcitabilidade neuronal e morte. Encontra-se disponível na forma de *spray* ou como solução para banho de imersão, para uso contra ácaros, piolhos e carrapatos, em rebanhos domésticos. Em bovinos, por exemplo, tem sido amplamente utilizado como preparação para imersão, aspersão ou uso *pour-on*, no controle de espécies de carrapatos de único hospedeiro e de hospedeiros múltiplos. Em banhos de imersão, pode ser estabilizado pela adição de hidróxido de cálcio e mantido por método de reabastecimento padrão, no controle de rotina de carrapatos. Um método alternativo é o emprego de formulação para reabastecimento total, por meio do qual o tanque de imersão é reabastecido com concentração total de amitraz, em intervalos semanais, antes do uso. O amitraz também tem se mostrado capaz de desprender os carrapatos aderidos ao animal. Tem-se mostrado efetivo no controle de piolhos e ácaros, em suínos, e de sarna psoróptica em ovinos.

Aos pequenos animais, o amitraz está disponível para uso tópico, para o tratamento e controle de carrapatos e para demodicose canina (*Demodex*) e sarna sarcóptica (*Sarcoptes*). O amitraz é contraindicado aos equinos e às gatas e cadelas prenhes ou lactantes, embora tenha sido utilizado em baixa concentração no tratamento de demodicose felina. O amitraz também está disponível na forma de coleira, para controle de carrapatos em cães.

Fenilpirazóis

Fipronil é um composto fenilpirazol que bloqueia a transmissão de sinais pelo neurotransmissor inibidor GABA, presente nos insetos. O composto se liga dentro do canal de Cl^- e, consequentemente, inibe o fluxo de íons Cl^- na célula nervosa, resultando em hiperexcitabilidade do sistema nervoso do inseto. O fipronil é utilizado no mundo todo para o tratamento e controle de infestações por pulgas e carrapatos em cães e gatos e relata-se atividade contra ácaros-da-sarna (*Sarcoptes*), ácaros de orelha (*Otodectes*), ácaros de forragem (*Trombicula, Cheyletiella*) e piolhos de cães (*Trichodectes*). É altamente lipofílico e se difunde nas glândulas sebáceas dos folículos pilosos que, então, atuam como reservatório da droga, propiciando uma longa atividade residual. Luz solar, imersão em água e banho não interferem significativamente na ação de produtos que contêm este composto. Há evidência de que o fipronil apresenta um efeito aniquilador no parasita extremamente rápido, antes que as pulgas tenham tempo de se alimentar e, assim, pode ser especialmente útil nos casos de dermatite alérgica à pulga.

Nitroguanidinas e espinosinas

Imidacloprid é um inseticida cloronicotinil, um derivado clorado da nicotina sintética. Especificamente, se liga aos receptores de acetilcolina nicotínicos do SNC dos insetos, inibindo a transmissão colinérgica e resultando em paralisia e morte. Este modo de ação é o mesmo daquele da nicotina, que foi utilizada como inseticida natural durante séculos. Acredita-se que a toxicidade seletiva favorável do imidacloprid se deva ao fato de que parece se ligar apenas aos receptores de acetilcolina dos insetos, não atuando neste tipo de receptores em mamíferos. Sua atividade parece se limitar, principalmente, aos insetos parasitas e está disponível como produto de uso *spot-on* em vários países, para cães e gatos, no controle de pulgas adultas, propiciando proteção contra nova infestação por até 4 a 5 semanas.

Spinosad é um produto de fermentação do actinomiceto de solo *Saccharopolyspora spinosa*; foi desenvolvido em alguns países para uso em ovinos, no controle de ataques de moscas-varejeiras e piolhos.

Oxadiazinas

Indoxacarb é um pró-inseticida que requer ativação biológica ou metabólica no inseto hospedeiro-alvo para originar um metabólito inseticida ativo. O metabólito ativo induz à hiperpolarização irreversível da membrana da célula nervosa do inseto, pela ligação aos canais de Na^+ dependentes de voltagem, com comprometimento da função nervosa do inseto, interrupção da alimentação, paralisia e morte de insetos suscetíveis. O indoxacarb é utilizado no controle de pulgas, em cães e gatos.

Isoxazolinas

Afoxolaner e **fluralaner** são isoxazóis, uma nova classe de inseticidas; atuam como agonistas não competitivos do receptor GABA, ligando-se aos canais de Cl^- das células nervosas e musculares dos parasitas-alvo. Afoxolaner e fluralaner são administrados por via oral e utilizados no controle de pulgas e carrapatos, em cães.

Reguladores do crescimento do inseto

Vários reguladores do crescimento do inseto (RCI) são utilizados em todo o mundo e representam uma categoria relativamente nova de compostos utilizados no controle de insetos. Constituem um grupo de compostos químicos que não matam, diretamente, o parasita-alvo, mas interferem com o seu crescimento e desenvolvimento. Os RCI atuam principalmente nos estágios imaturos do parasita e, assim, geralmente não são apropriados para o rápido controle de populações de parasitas adultos já estabelecidas. Nas regiões em que os parasitas mostram evidente padrão sazonal, os RCI podem ser utilizados antes de qualquer desafio previsto, como medida preventiva.

Com base em seu modo de ação, podem ser classificados em inibidores da síntese quitinosa (ureias benzoilfenílicas), inibidores quitinosos (derivados de triazina/pirimidina) e análogos do hormônio juvenil. Os RCI são amplamente utilizados no controle de pulgas, em animais de estimação domésticos, e no controle de moscas-varejeiras, em ovinos; todavia, o seu uso é limitado em outras espécies de hospedeiros.

Ureias benzoilfenílicas

As ureias benzoilfenílicas (**diflubenzuron**, **flufenoxuron**, **fluaxuron**, **lufenuron** e **triflumuron**) são inibidores quitinosos, dos quais vários foram introduzidos para o controle de ectoparasitas de importância veterinária. A quitina é um aminopolissacarídeo complexo e importante componente da cutícula dos insetos. Durante cada muda deve ser novamente formada pela polimerização de moléculas de açúcar individuais. As moléculas quitinosas, juntamente com proteínas, se agregam em cadeias, as quais, por sua vez, se agrupam em microfibrilas. O modo preciso de ação das ureias benzoilfenílicas não está totalmente esclarecido. Elas inibem a síntese quitinosa, mas não interferem na atividade da enzima quitina-sintetase; sugere-se que comprometam o agrupamento das cadeias quitinosas nas microfibrilas. Quando os estágios imaturos dos insetos são expostos a estes compostos eles não são capazes de completar a ecdise e, em consequência, morrem durante o processo de muda. Parece que as ureias benzofenílicas também apresentam um efeito transovariano. As fêmeas de insetos adultas expostas produzem ovos nos quais o composto é incorporado aos nutrientes dos ovos. O desenvolvimento dos ovos prossegue normalmente, mas a larva recém-desenvolvida não é capaz de eclodir. Ureias benzoilfenílicas apresentam amplo espectro de ação contra insetos, mas têm eficácia relativamente baixa contra carrapatos e ácaros. A exceção é o fluazuron, que apresenta maior atividade contra carrapatos e algumas espécies de ácaros.

As ureias benzoilfenílicas são moléculas altamente lipofílicas e, quando administradas ao hospedeiro, se acumulam na gordura corporal, de onde são lentamente liberadas para a corrente sanguínea e excretadas de forma praticamente inalterada.

Diflubenzuron e **flufenoxuron** são utilizados na prevenção de ataque de moscas-varejeiras em ovinos. O diflubenzuron está disponível em alguns países como um concentrado emulsificante para uso como imersão ou aspersão. É mais efetivo contra larvas de primeiro estágio do que contra aquelas de segundo e terceiro estágios e, portanto, recomendado como preventivo, propiciando 12 a 14 semanas de proteção. Também, pode atuar no controle de vários insetos nocivos, como moscas-tsé-tsé. Em alguns países, o fluazuron está disponível para uso em bovinos, como inibidor do desenvolvimento de carrapatos. Quando aplicado na forma *pour-on* propicia proteção de longa duração contra carrapato de único hospedeiro *Rhipicephalus* (*Boophilus*) *microplus*.

Lufenuron é administrado por via oral; é utilizado no controle de pulgas de cães e gatos. A droga se acumula no tecido adiposo e, em seguida, é lentamente liberada. As pulgas absorvem a droga do sangue e transferem para os seus ovos, os quais não são viáveis depois de 24 h da administração da droga. A formação de estruturas quitinosas da larva é bloqueada e, por isso, inibe o crescimento de larvas de pulgas e possibilita o controle da população de pulgas no ambiente. A administração oral da droga deve ser feita no alimento, possibilitando tempo suficiente para a absorção estomacal. O tratamento injetável é realizado em intervalos de 6 meses, enquanto o tratamento oral é feito uma vez por mês, durante o verão, iniciando 2 meses antes que as pulgas se tornem ativas. Como o lufenuron não é efetivo contra pulgas adultas, pode ser necessário um tratamento com inseticida, caso haja infestação inicial intensa ou casos de hipersensibilidade grave.

Triflumuron é efetivo contra piolhos e pulgas, em cães.

Derivados de triazina ou pirimidina

Derivados de triazina e pirimidina são compostos estreitamente relacionados que são, também, inibidores quitinosos. Diferem de ureias benzoilfenílicas tanto quanto à estrutura química quanto ao modo de ação, pois mais parece que alteram a deposição quitinosa na cutícula do que sua síntese.

Ciromazina, um derivado de triazina, é efetiva contra larvas de moscas-varejeiras em carneiros e cordeiros, bem como contra outros dípteros, como moscas-domésticas e mosquitos. Na dose recomendada, a ciromazina apresenta atividade apenas limitada contra ataques estabelecidos e, portanto, deve ser utilizada profilaticamente, antes de ataques previstos. Em geral, as moscas-varejeiras depositam ovos na lã úmida de ovinos tratados. Embora as larvas sejam capazes de eclodir, as larvas jovens entram imediatamente em contato com a ciromazina, que impede a muda para segundo estágio. O uso *pour-on* de preparação de ciromazina tem a vantagem de que a eficácia não depende de fatores como clima, comprimento da lã e da condição da lã, úmida ou seca. Além disso, a persistência da droga é tal que é possível manter o controle por até 13 semanas após uma única aplicação *pour-on*, ou por um período maior se aplicada na forma de imersão ou aspersão.

Diciclanil, um derivado da pirimidina, é altamente efetivo contra larvas de dípteros e, em alguns países, encontra-se disponível na forma de suspensão para aplicação *pour-on* no controle de moscas-varejeiras em ovinos, propiciando até 20 semanas de proteção.

Análogos do hormônio juvenil

Os análogos do hormônio juvenil mimetizam a atividade do hormônio juvenil de ocorrência natural e impedem a transformação para o estágio adulto. Uma vez a larva totalmente desenvolvida, as enzimas presentes no sistema circulatório dos insetos destroem o hormônio juvenil endógeno e ocorre o desenvolvimento final para o estágio adulto. Os análogos do hormônio juvenil se ligam aos locais receptores do hormônio juvenil, mas, como são estruturalmente diferentes, não são destruídos pelas esterases dos insetos. Em consequência, não ocorrem metamorfose e crescimento adicional para o estágio adulto.

Metopreno é um composto terpenoide de toxicidade muito baixa aos mamíferos; simula o hormônio juvenil do inseto e é regularmente utilizado no controle de pulgas. É sensível à luz e não persiste em ambiente externo. Tem sido amplamente utilizado, com êxito, em ambientes internos e em animais de estimação, na forma de coleira, xampu, *spray* e solução para banho de imersão, bem como larvicida no alimento para o controle de moscas do chifre (*Haematobia*), em bovinos. O outro composto deste grupo, o **piriproxifeno**, é utilizado no controle de pulgas em cães e gatos.

Óleos essenciais

Há forte evidência do valor potencial de óleos essenciais no controle de uma variedade de ectoparasitas artrópodes, particularmente piolhos, ácaros e carrapatos. Óleos essenciais são misturas que contêm, aproximadamente, 20 a 80 diferentes metabólitos vegetais geralmente extraídos de plantas por meio de destilação por arraste de vapor. Estes metabólitos são moléculas voláteis de baixo peso molecular. Em geral, os óleos essenciais contêm dois ou três componentes terpenos ou terpenoides principais, que representam até 30% do óleo. Com frequência, sua eficácia é atribuída a importante(s) componente(s) do óleo, embora também haja evidência de que vários componentes do óleo possam atuar em sinergia. Isto acontece porque alguns componentes do óleo contribuem no acúmulo celular e na absorção de outros componentes tóxicos. Todavia, o modo de ação de vários óleos essenciais ou de seus componentes é praticamente desconhecido, embora haja evidência de efeito tóxico no sistema nervoso do inseto. Tem-se demonstrado toxicidade após banho de imersão e contato físico com as superfícies tratadas e, também, após a exposição ao vapor destes óleos; este último implica que há mais neurotoxicidade do que simplesmente uma via mecânica, em seu modo de ação. No entanto, em razão da natureza volátil dos óleos essenciais, sua atividade residual pode ser breve. Relata-se algum efeito ovicida, embora não esteja claro se este resulta de neurotoxicidade ou de sufocação mecânica.

Miscelânea de compostos

Butóxido de piperonila (PBO) é um composto metilenodioxifenil amplamente utilizado como aditivo sinérgico no controle de artrópodes nocivos. É comumente utilizado como agente sinérgico com piretrinas naturais; a combinação tem um efeito inseticida muito maior do que o uso do produto natural isoladamente. O grau de potencialização do efeito inseticida está relacionado à proporção dos componentes na mistura; à medida que aumenta a quantidade de PBO, menor é a quantidade de piretrinas naturais necessária para induzir a mesma taxa de morte. A atividade inseticida de outros piretroides, particularmente de agentes debilitantes, também pode ser exacerbada pela adição de PBO. A intensificação da atividade dos piretroides sintéticos normalmente é menos intensa, mas o PBO pode ser incluído em muitas formulações. O PBO inibe o sistema enzimático microssomal de alguns artrópodes e tem se mostrado efetivo contra alguns ácaros. Além de sua baixa toxicidade aos mamíferos e de um longo registro de segurança, o PBO se degrada rapidamente no ambiente.

Vários produtos de origem natural, bem como compostos sintéticos, têm sido utilizados como repelentes de insetos. Tais compostos incluem cinerinas, piretrinas, jasmolinas (ver Piretroides), citronela, indalona, óleo de alho, MGK-264, butoxipolipropilenoglicol, **DEET** (*N,N*-dietil-meta-toluamida) e **DMP** (dimetilftalato). O uso de repelentes é vantajoso, pois as autoridades reguladoras e legislativas restringem o uso de pesticidas convencionais.

MÉTODOS DE APLICAÇÃO E USO DE PESTICIDAS

Animais de fazenda

Tradicionalmente, os ectoparasiticidas têm sido aplicados na forma de pulverização, aspersão, nebulização, banho, imersão e, ocasionalmente, como isca para aprisionar insetos. No entanto, com o advento das formulações de uso *pour-on* e *spont-on* de efeito sistêmico, a administração parenteral de drogas, como avermectinas e closantel, e o uso de brinco, coleira e tira da cauda impregnados, tem-se alterado a metodologia de aplicação de produtos no controle de ectoparasitas em animais.

Métodos tradicionais

Para ser bem-sucedido, em geral, o uso de inseticidas na forma de pulverização, aspersão ou banhos requer dois ou mais tratamentos, pois mesmo com a aplicação cuidadosa é improvável que todas as partes do corpo do animal recebam a concentração apropriada destas formulações. O intervalo entre os tratamentos deve levar em conta a persistência do produto químico na pele, nos pelos ou na lã, bem como o ciclo evolutivo do parasita, pois o tratamento adicional deve ser aplicado antes que se complete outro ciclo.

Banhos de imersão ou aspersão, utilizando-se a concentração necessária de inseticida, são utilizados no controle de ácaros, piolhos e carrapatos e de alguns dípteros como moscas-varejeiras em ovinos, em todo o mundo, e em bovinos nas regiões tropicais. Esta técnica é mais bem-sucedida em ovinos, nos quais a persistência do inseticida é maior na lã, comparativamente ao pelame de bovinos. É importante ressaltar que, comumente, a concentração do inseticida na solução do banho de imersão diminui à medida que os ovinos ou bovinos são imersos e, assim, deve ser reabastecida com solução de maior concentração do que aquela da concentração inicial, de modo que seja suficiente para manter uma concentração adequada do ingrediente ativo. Na maioria dos banhos de imersão utilizam-se compostos organofosforados e piretroides sintéticos. Apesar dos problemas quanto à segurança humana e ambiental, alguns países reintroduziram organoclorados, em razão do surgimento de resistência aos organofosforados.

O controle de insetos em rebanhos leiteiros ou em estábulos pode ser facilitado pelo uso de muitas tiras de resina impregnadas com inseticida; com frequência, para este propósito são utilizados diclorvós e triclorfon. Às vezes, são espalhadas iscas contendo ferormônios sintéticos, açúcares ou leveduras hidrolisadas, além de inseticidas, ao redor das instalações, a fim de atrair e matar os dípteros.

Aplicação pour-on, spot-on ou spray-on

Os produtos atualmente disponíveis contêm organofosforados de ação sistêmica como fention ou fosmet, avermectinas/milbemicinas ou piretroides sintéticos. São recomendados no controle de bernes e piolhos, em bovinos, e de piolhos e melofagídeos, em ovinos. Um progresso importante foi o desenvolvimento de fosmet de uso *pour-on* para o controle de sarna sarcóptica em suínos e bovinos. Um único tratamento em suínos propicia resultado muito bom e, se utilizado em porcas antes da parição, impede a transmissão aos seus leitões; em bovinos, são necessários dois tratamentos, com intervalo de 14 dias. Também, há disponibilidade de piretroides sintéticos na forma de *spray*, *pour-on* ou *spot-on* para o tratamento de infestação por piolhos e o controle de moscas picadoras e moscas que causam desconforto, em bovinos, ovinos e caprinos.

Brincos

Os brincos contêm, principalmente, piretroides sintéticos e, às vezes, organofosforados. São recomendados para proteger os bovinos contra o ataque de moscas que causam, a eles, desconforto. Em geral, os brincos são feitos com polivinilcloreto impregnado com inseticida. Quando colocado na orelha do animal, o inseticida é liberado da superfície, dissolve-se na secreção de glândulas sebáceas da pele e, então, se espalha por todo o corpo, durante o comportamento normal de *grooming* ou de abano das orelhas e da cauda, bem como pelo contato corporal entre os bovinos. Como o inseticida se liga rapidamente à secreção sebácea do pelame do animal, o tratamento resiste à chuva; também, o brinco ou a tira da cauda continua a liberar o produto químico em quaisquer condições climáticas. Como as drogas se ligam à secreção sebácea, elas não são absorvidas pelos tecidos e, assim, não há necessidade de período de carência antes do abate, tampouco é necessário o descarte de leite. Os piretroides sintéticos comumente comercializados para este fim são cipermetrina e permetrina. Nas condições de alta população de moscas deve-se colocar um brinco em cada orelha, possivelmente associado a uma tira na cauda.

Tratamento parenteral

As avermectinas/milbemicinas e o closantel podem ser administrados por via parenteral, no controle de alguns ectoparasitas. Por exemplo, os endectocidas apresentam boa eficácia contra bernes, piolhos, diversos ácaros e, também, contra o carrapato de único hospedeiro *Boophilus*. Em alguns países tropicais, o closantel está disponível para uso contra carrapato de único hospedeiro e piolhos-sugadores.

Animais de companhia ou de estimação

Os ectoparasitas são utilizados principalmente como preparações para pulverização, aerossóis, soluções para banho/xampus, preparações de uso *spot-on* e coleiras impregnadas, enquanto outros estão disponíveis para uso oral. São utilizados principalmente no controle de pulgas, piolhos e ácaros, em cães e gatos, e de piolhos, ácaros e moscas que causam desconforto aos animais, em equinos.

Preparações para pulverização

Estas preparações devem ser bem pulverizadas na pele ou no pelame do animal e, no caso de animais domésticos mantidos na residência, na cama. Os pós comumente utilizados contêm inseticidas à base de piretroide, com ou sem o PBO, como agente sinérgico. São particularmente úteis contra pulgas e piolhos e, em geral, recomenda-se a repetição do tratamento, a cada 2 a 3 semanas.

Aerossóis

Embora de fácil uso, alguns *sprays* mais barulhentos podem incomodar os animais de estimação. A aspersão excessiva em espaços restritos, como um cesto de gato, pode causar intoxicação. Em geral, os *sprays* disponíveis contêm piretroides e carbamatos, uma mistura de organofosforado, como diclorvós, com fenitrotiona, ou uma mistura de PBO sinérgico com organosfoforado ou piretroide. Dependendo do *spray*, o frasco do aerossol deve ser mantido 15 a 30 cm distante do animal e aspergido por até 5 s, em gatos, e um pouco mais em cães. Com frequência, recomenda-se a repetição do tratamento após 7 a 14 dias; no entanto, uma única aplicação de *spray* de fipronil pode proteger por até 3 meses contra nova infestação por pulgas, em cães e gatos. O aerossol é muito efetivo contra pulgas e piolhos, mas podem ser necessários vários tratamentos para ácaros-da-sarna. Os piretroides sintéticos também estão disponíveis como solução para banho ou para uso *spot-on*, em equinos, para o controle de moscas, inclusive mosquitos-pólvora, que são responsáveis pela dermatite alérgica equina.

Há disponibilidade de aerossóis contendo o regulador de crescimento do inseto metopreno para o controle de populações de larvas de pulgas no ambiente.

Banhos

Há disponibilidade de xampus, concentrados emulsificantes, agentes umidificantes ou cremes, para o controle de pulgas, piolhos e ácaros-da-sarna. A maioria das preparações é destinada aos cães; é preciso ter cuidado quando utilizadas em gatos. Os componentes comuns são carbarila, propoxur e o organofosforado fosmet; o amitraz é particularmente útil no tratamento de sarna demodécica, em cães. As instruções para o banho devem ser rigorosamente seguidas e, quando necessário, deve-se ter o cuidado de verificar se o inseticida foi adequadamente enxaguado, no pelame. Não se deve utilizar xampu à base de organofosforado quando o cão usa coleira com inseticida.

Coleiras com inseticida

São utilizadas principalmente no controle de pulgas e contêm, como princípios ativos, organofosforados, carbamatos e piretroides sintéticos. Relata-se período de proteção de 3 a 4 meses, mas o sucesso deste método de aplicação é variável. Às vezes, surgem problemas, como dermatite de contato; ademais, deve-se ter cuidado para que os animais não recebam outros tratamentos com organofosforados. Em alguns países, além de coleiras, também há disponibilidade de medalhões impregnados com inseticida. Deve-se ter cuidado com o uso de coleiras em gatos de pelos longos e em cães Greyhound, em razão da suscetibilidade individual à intoxicação por organofosforados.

Também, têm-se disponibilizado coleiras que contêm deltametrina, para o controle de moscas picadoras, inclusive mosquito-pólvora, como uma maneira de prevenir a infecção de doenças transmissíveis, como leishmaniose.

Preparações de uso oral

Um organofosforado, o citioato, é comercializado como preparação de uso oral. É especificamente utilizado no tratamento de sarna demodécica e de infestação por pulgas, em cães, e de infestação por pulgas em gatos; a administração diária de comprimido é recomendada como uma suplementação à aplicação tópica.

Outras preparações (spot-on)

Atualmente há disponibilidade de preparações de uso *spot-on* à base de fentiol, deltametrina, fipronil, imidocloprid, emodepsida e selamectina, para o controle de pulgas e, em alguns casos, de carrapatos, em cães e gatos. Nas criações de equinos, a infestação de piolhos e os locais de infestação por ácaro da sarna podem ser tratados topicamente, mas o problema com moscas de pastagem ou com moscas que causam desconforto aos animais persiste. Há recomendação de colocação de brinco impregnado com cipermetrina na sela ou na crina, como uma possível maneira de incorporação do piretroide sintético na secreção das glândulas sebáceas da pele.

Ectoparasitas de aves domésticas

Os carbamatos e o organofosforado malation são os mais comumente utilizados. Aves são pulverizadas, individualmente, e o inseticida é aplicado nas instalações, nos ninhos e nas caixas de excrementos. A cipermetrina está disponível para tratamento do ambiente contaminado com ácaros vermelhos de aves domésticas (*Dermanyssus*).

RESISTÊNCIA AOS PARASITICIDAS

RESISTÊNCIA AOS ANTI-HELMÍNTICOS

A resistência aos medicamentos é hereditária e, assim, doses repetidas selecionam uma quantidade cada vez maior de indivíduos resistentes. O mecanismo envolve diferenças na metabolização da droga no parasita e/ou mutações no local de ligação da droga. A prevalência e a gravidade da resistência aos anti-helmínticos está aumentando e ocasionando perda descontrolada da produção.

Resistência aos anti-helmínticos em pequenos ruminantes

A resistência aos anti-helmínticos é mais frequentemente relatada em ovinos e caprinos (relacionada principalmente a *Haemonchus* spp. e *Trichostrongylus* spp., em regiões tropicais e subtropicais, e *Teladorsagia* e, ocasionalmente, *Cooperia* e *Nematodirus* spp., em regiões de clima temperado). Inicialmente, isto envolveu o grupo de compostos benzimidazóis (1-BZ, benzimidazóis e pró-benzimidazóis) e, sem seguida, o grupo levamisol (2-LV, levamisol/morantel); mais recentemente, surgiu sobrevida às lactonas macrocíclicas (3-ML, avermectinas/milbemicinas). Esta sequência de eventos reflete a época em que estas drogas foram disponibilizadas. A gravidade e prevalência de resistência difere entre as diversas regiões geográficas e entre as diferentes espécies de helmintos e de animais hospedeiros. A sobrevida pode ser particularmente relevante em caprinos. Os maiores graus de resistência são relatados na Austrália, na América do Sul, na África do Sul, em parte do sudeste dos EUA e na Nova Zelândia. A sobrevida aos benzimidazóis, ao levamisol e a algumas lactonas macrocíclicas está disseminada e há vermes resistentes às três classes de anti-helmínticos; em alguns países, também há resistência a algumas drogas de estreito espectro de ação. Ademais, há relato de sobrevida a algumas combinações de drogas em determinado produto. Estudos recentes disponíveis sobre prevalência mostram que o nível de sobrevida a alguns anti-helmínticos tem aumentado. Uma preocupação particular atual é a ocorrência de falha anti-helmíntica total em regiões do Brasil. A situação na Europa é diferente; embora a resistência aos benzimidazóis seja alta, a sobrevida ao levamisol e às lactonas macrocíclicas ainda é comparativamente baixa. No entanto, há relatos recentes de isolados de parasitas resistentes, simultaneamente, a 1-BZ, 2-LV e à ivermectina (3-ML), mas há apenas poucos relatos de sobrevida à moxidectina. As diferenças nas taxas de surgimento de resistência aos anti-helmínticos entre estas zonas agroclimáticas são consideradas decorrências do número de gerações de parasitas e do potencial biótico das espécies parasitas envolvidas e, também, da proporção da população total não exposta à droga (*i. e.*, deixada *in refugia*). Frequência de tratamento e subdose são consideradas as principais causas de sobrevida de *Haemonchus* e *Teladorsagia* aos benzimidazóis e ao levamisol. O período de tratamento e a presença de larva *in refugia* podem ser particularmente importantes no desenvolvimento de resistência às lactonas macrocíclicas. Atualmente, a sobrevida de trematódeos aos trematocidas é menor, embora tenha-se relatado aumento da resistência ao triclabendazol em trematódeos hepáticos (*Fasciola*), em alguns países.

Resistência dos nematódeos aos anti-helmínticos, em bovinos

Embora a resistência anti-helmíntica seja um problema menor em bovinos do que em ovinos e caprinos, relatos de sobrevida aumentaram na última década e a maior parte dos casos envolve sobrevida aos compostos macrocíclicos (3-ML). Há pouca informação para uma estimativa do problema global, pois poucos estudos foram conduzidos sobre a prevalência de resistência em bovinos. As principais espécies envolvidas na resistência aos benzimidazóis são espécies de *Cooperia*, embora em alguns casos também haja envolvimento de *Ostertagia ostertagi*, *Trichostrongylus axei* e espécies de *Haemonchus*. Os relatos de sobrevida às lactonas macrocíclicas envolvem principalmente espécies de *Cooperia*, nas quais a resistência a esta classe de compostos é dose-limitante. Atualmente não é comum verificar resistência ao levamisol, em bovinos. A sobrevida dos trematódeos aos trematocidas é considerada baixa e, possivelmente, surgiu em ovinos e foi transferida aos bovinos, durante o pastejo misto, em áreas comuns.

Resistência dos nematódeos aos anti-helmínticos, em equinos

A maior parte das informações é oriunda dos EUA; os estudos sobre prevalência de sobrevida são limitados. Em equinos, há relatos de alto grau de resistência aos benzimidazóis (1-BZ) e menor grau ao pirantel (2-LV) e os parasitas envolvidos são, principalmente, ciatostomíneos e *Parascaris equorum*. Há evidência recente de desenvolvimento de resistência às lactonas macrocíclicas (3-ML) em ciatostomíneos e de ocorrência cada vez maior, e disseminada, de sobrevida em *P. equorum*.

Estratégias de controle de resistência

Estudos mostraram mínima reversão à suscetibilidade em isolados homozigotos altamente selecionados, após a suspensão do uso da droga selecionada e, em consequência, uma vez presentes em criações pecuárias os vermes resistentes podem ser considerados como permanentes. Portanto, é importante detectar precocemente o surgimento de isolados resistentes. Infelizmente, o teste de redução da contagem de ovos nas fezes, *in vivo*, o teste de eclosão de ovos, *in vitro*, o teste de crescimento larvário e o teste de inibição larvária, utilizados para detectar a presença de isolados resistentes, são demorados, carecem de sensibilidade e detectam apenas parasitas resistentes quando estes representam cerca de 25% da população total. O uso de uma dose de anti-helmíntico distintiva pode aumentar a sensibilidade. Há necessidade de testes mais práticos e de normas de interpretação rigorosas, de modo a possibilitar a compreensão pelo usuário final. Testes moleculares recentes são mais sensíveis, mas atualmente estão disponíveis apenas para benzimidazóis e são utilizados principalmente em pesquisa.

A crescente gravidade e prevalência de resistência anti-helmíntica destaca a importância de estratégias de controle de resistência para o manejo de infecções causadas por nematódeos em rebanhos pecuários. Há necessidade urgente de modificação de muitas estratégias de tratamento medicamentoso que, sabidamente, ocasionam alto nível de seleção para sobrevida e, desse modo, preservar a eficácia de anti-helmínticos recentes, em especial as duas novas drogas utilizadas em ovinos, o monepantel (4-AD) e o derquantel (5-SI) (em combinação com abamectina 3-ML). As estratégias para retardar o desenvolvimento/transferência de resistência anti-helmíntica são discutidas nas seções sobre Tratamento, prevenção e controle de gastrenterite parasitária, nos Capítulos 8 e 9, mas o conceito de *refugia* é aqui considerado.

Recentemente, o procedimento que consiste em manter uma quantidade suficiente de parasitas no ambiente, não expostos ao tratamento anti-helmíntico (o princípio de *refugia*), tem recebido mais atenção. Este princípio se baseia no conceito de que, para reduzir a pressão de seleção para resistência anti-helmíntica, quaisquer ovos de vermes resistentes que sobrevivem ao tratamento devem ser diluídos em um *pool* de larvas infectantes não resistentes. Esta estratégia reduz a contribuição relativa de parasitas resistentes às futuras populações de vermes. A aplicação do conceito de *refugia* requer algumas modificações nas estratégias de manejo utilizadas no controle de nematelmintos em rebanhos pecuários e, dependendo das condições individuais, geralmente implicam tratamento de todos os animais de um grupo ou tratamento direcionado a apenas uma parte do rebanho. Estas abordagens de tratamento objetivam estabelecer um equilíbrio entre a manutenção de larvas suficientes para permanecer não expostas ao tratamento com a droga e a consequência inevitável na *performance* de produção de uma carga parasitária maior em alguns animais.

Tratamento de todo o rebanho/grupo de animais

Nos casos em que o tratamento de todo o rebanho é inevitável, o protocolo de dosagem deve levar em conta aqueles períodos em que há mínima sobrevivência de larvas na pastagem. O tratamento dos animais nesta época impõe maior seleção para resistência anti-helmíntica. É possível retardar o tratamento estratégico para aqueles períodos da estação de pastejo, quando é mais provável que os ovos de animais não tratados originem larvas infectantes na pastagem. Também, é possível propiciar *refugia* em um rebanho mediante a retirada dos animais da pastagem "suja" após o tratamento, durante um período que possibilita que alguns ovos de vermes que sobreviveram ao tratamento sejam diluídos. Isto pode ser conseguido mais efetivamente pela transferência de animais adultos tratados, mais resilientes, para pastagem "verminosa", do que a transferência de animais jovens, mais suscetíveis. O tratamento direcionado também pode ser efetivo. Nesta abordagem, emprega-se uma indicação do nível de parasitismo no rebanho, como o monitoramento regular de ovos de vermes nas fezes, e todo o rebanho é tratado quando estes animais atingem um nível predeterminado. Uma redução na frequência de tratamento leva a uma condição de *refugia* benéfica, particularmente quando os animais ficam expostos a contato contínuo com larvas na pastagem. Um potencial benefício adicional deste monitoramento regular é que se registra a informação adicional sobre as espécies de parasitas presentes e sua epidemiologia.

Tratamento de uma parte do rebanho ou grupo de animais

Uma abordagem é o emprego de índices de desempenho animal e parasitismo, a fim de detectar aqueles animais do rebanho que seriam beneficiados pelo tratamento anti-helmíntico (ou seja, tratamento seletivo direcionado), em vez de tratar todo o grupo de animais. Esta abordagem maximiza a quantidade de parasitas não expostos ao tratamento e, assim, mantém um reservatório de vermes "suscetíveis" na população total de parasitas na pastagem, desse modo, reduzindo a taxa de resistência à droga. Os índices utilizados são variáveis, mas incluem contagem de ovos nas fezes, o sistema FAMACHA para avaliar a anemia nas infecções por *Haemonchus*, a concentração sérica de pepsinogênio em bezerros estabulados na primeira estação de pastejo e os parâmetros de produção como ganho de peso, escore da condição corporal ou produção de leite. Recentemente, foi desenvolvido um modelo que prediz a taxa de crescimento a partir da condição nutricional da pastagem e do tamanho do animal e indica todos animais subdesenvolvidos que podem se beneficiar do tratamento. Pesquisas recentes comprovaram o benefício da abordagem terapêutica seletiva direcionada na redução da taxa de desenvolvimento de resistência aos anti-helmínticos. A adoção de estratégias baseadas em *refugia*, por proprietários de rebanhos pecuários, a fim de reduzir a pressão de seleção para resistência a anti-helmínticos é essencial para os programas de controle parasitário sustentáveis, por longo período.

Em um futuro próximo, é improvável a aprovação de novos grupos de anti-helmínticos para uso em ruminantes, em parte devido ao custo e em parte, pelo menos, em razão do limitado mercado global da indústria de ovinos. No mercado de rebanhos pecuários passaram-se três décadas entre o lançamento dos dois mais recentes grupos de anti-helmínticos (4-AD e 5-SI) e aqueles da classe anterior de anti-helmínticos (3-ML). Portanto, é essencial que as indústrias pecuárias adotem estratégias de controle que conservem a eficácia daqueles compostos que ainda são efetivos e das novas drogas das classes 4-AD e 5-SI utilizadas em ovinos. Fato encorajador é a indicação de um modelo recente em que, em situações nas quais os anti-helmínticos mais antigos ainda têm eficácia razoavelmente alta, a introdução de uma nova classe de anti-helmíntico pode auxiliar no retardo do desenvolvimento de sobrevida a estas drogas mais antigas. Outras estratégias direcionadas ao aumento da resposta imune natural efetiva, como vacinação, seleção de rebanho mais resistente ou introdução de suplementação nutricional, minimizam a dependência total aos anti-helmínticos.

Controle não químico

Abordagens não químicas incluem os itens listados adiante, apesar de alguns ainda estarem em fase de pesquisa de aplicação:

- Acasalamento de animais que são capazes de resistir ou tolerar infecções por vermes
- Fornecimento de fungos nematófagos capazes de aprisionar larvas nas fezes e, desse modo, reduzir a contaminação da pastagem
- Suplementação dietética com proteínas que escapam da fermentação ruminal ou com forragens ricas em taninos condensados, que podem aumentar o aporte proteico ao intestino delgado e, assim, aumentar a taxa de aquisição de imunidade. Plantas taniníferas bioativas também apresentam atividade anti-helmíntica direta contra alguns nematódeos gastrintestinais de pequenos ruminantes
- Pastejo periódico em pastagens que contêm espécies de forrageiras com propriedades anti-helmínticas
- Administração de partículas metálicas de óxido de cobre
- Aplicação de novas vacinas moleculares. Inicialmente, estas novas abordagens podem necessitar introdução juntamente com quimioterapia limitada, a fim de propiciar uma estratégia integrada para o controle de gastrenterite parasitária. As vacinas são discutidas mais detalhadamente no Capítulo 7
- Emprego de abordagens físicas, envolvendo frequentemente a modificação do hábitat, a fim de reduzir as populações de insetos nocivos e vetores (particularmente a remoção de locais de acasalamento, como montes de estrume, bem como uso de barreiras e de armadilhas).

Seleção genética de animais com maior resiliência e resistência à infecção parasitária

Uma abordagem complementar a outras medidas de controle sustentáveis de parasitas em rebanhos pecuários é a seleção de animais que apresentam graus significativamente maiores de resistência aos parasitas, comparativamente à média de resposta da população, e inclui esta característica nos critérios de seleção. Há evidência considerável de ampla variação genética de resistência aos parasitas internos e externos, tanto entre raças quanto entre populações de animais. Em ovinos, a variação de sobrevida entre rebanhos frequentemente é menor, em comparação com a variação dentro do rebanho. A resistência é hereditária, como uma característica dominante, e a herdabilidade, com frequência, excede 0,3. A maior sobrevida às infecções gastrintestinais causadas por nematódeos frequentemente está associada com maior resposta de anticorpos, maior proliferação de células T e resposta inflamatória mais intensa.

Na última década houve considerável progresso no emprego de esquemas de registros do desempenho e de índices de seleção que detectam aqueles animais de alta produção que também exibem maior resistência aos parasitas internos. O índice de seleção combina características de produção (p. ex., taxa de crescimento, escore da condição corporal), em condições de desafio ao parasita, com indicadores de infestação parasitária, como contagem de ovos nas fezes (OPG) (em alguns países há disponibilidade de um serviço de OPG, de vermes) ou índice FAMACHA (para aqueles parasitas que causam anemia, como *Haemonchus*). Em geral, a sobrevida é avaliada em animais machos jovens, visto que são os principais colaboradores no avanço genético, e a variação genética dentro da raça geralmente é mais recomendada do que a substituição da raça. Exemplos de pequenos ruminantes criados seletivamente para resistência aos nematódeos gastrintestinais incluem rebanhos de ovinos da raça Merino resistentes a *Haemonchus*, em Nova Gales do Sul, Austrália; da raça Rylington Merino, adaptado ao clima de inverno chuvoso do oeste da Austrália; e ovinos de uma linhagem da raça Romney, na Nova Zelândia. O uso destes animais resistentes reduz a contaminação da pastagem com ovos de vermes e, em consequência, o desafio larvário e a infestação parasitária diminuem em todos os animais da pastagem, com benefício para todo o rebanho. Como resultado, tem-se redução no efeito do parasitismo na produção e diminuição na frequência de administração oral de anti-helmínticos necessária para o controle do parasitismo.

Inicialmente, havia dúvida se a seleção para aumentar a resistência aos parasitas reduziria os ganhos genéticos em outras características de produção. Evidência sugere que a maioria dos rebanhos pecuários constituídos de raças resistentes aos nematódeos gastrintestinais é igualmente produtiva durante a estação de pastejo, comparativamente aos rebanhos compostos de animais não selecionados. Ademais, há evidência de que os animais resistentes a determinada espécie de nematódeo parecem mostrar resposta favorável a outras espécies deste grupo de parasita e, também, que esta resistência aos nematódeos não foi obtida em detrimento à sobrevida a outras doenças.

É importante que o acasalamento de animais resistentes aos parasitas seja considerado um componente do programa de controle sustentável contínuo de parasitas e não deve ser considerado isoladamente.

Fornecimento de fungos nematófagos

Uma potencial abordagem para estratégias integradas de controle é o controle biológico utilizando o microfungo *Duddingtonia flagrans*, que mata nematódeos. É um fungo predador de nematódeos de ocorrência natural encontrado no solo e os seus abundantes esporos esféricos de parede resistente (clamidosporos) são capazes de sobreviver à passagem pelo intestino de animais pecuários durante o pastejo. Após a excreção de esporos do fungo nas fezes e sua presença no estrume, juntamente com ovos de nematódeos, estes esporos germinam e originam redes de hifas tridimensionais de filamentos pegajosos e aderentes durante o seu crescimento, as quais aprisionam os estágios larvários de vida livre recém-eclodidos, de nematódeos parasitas, nas fezes ou ao redor delas ou no bolo fecal. O fungo gradativamente penetra no nematódeo aprisionado e o digere. A vantagem do *D. flagrans* é que os esporos viáveis germinam rapidamente, colonizam as fezes e capturam os estágios larvários de vida livre antes que tenham tempo para sair do bolo fecal para a pastagem. Pesquisas mostraram que quando os esporos (clamidosporos) deste fungo são administrados diariamente ao rebanho durante o pastejo, por muitas semanas ou meses, a capacidade infectante da pastagem é significativamente reduzida e, em consequência, a ingestão de larvas é limitada e a infestação parasitária dos animais em pastejo é menor. Estes efeitos foram demonstrados em uma ampla variedade de condições climáticas e, também, em muitas espécies de animais pecuários, inclusive em bovinos, ovinos, caprinos, equinos e suínos. Pesquisas nas quais o fungo foi administrado continuamente mostraram aumento significativo no ganho de peso de animais tratados e nos benefícios da produção, comparativamente àqueles que não receberam o fungo. A dose de clamidosporos necessária para obter adequado controle de parasitas varia em função da espécie dos animais pecuários. Recentemente, relataram-se alguns resultados encorajadores mostrando o potencial de *D. flagrans* em aprisionar larvas infectantes de *Ancylostoma* spp., de cães, no solo. Atualmente, as pesquisas sobre controle biológico objetivam determinar os mecanismos mais efetivos para a liberação consistente dos esporos do fungo, como blocos de alimentos, dispositivos de liberação lenta e incorporação a grânulos de alginato de sódio. Há evidência crescente de que esta maneira de fornecimento de fungos nematófagos pode ser um procedimento útil, em combinação com outros sistemas de controle não químicos (anteriormente destacados), na redução da perda de produtividade atribuída à gastrenterite parasitária, particularmente em regiões onde a prevalência de nematódeos resistentes aos anti-helmínticos é alta. Em termos de condição ambiental, a administração de *D. flagrans* parece não ter impacto detectável em outros microrganismos das pastagens e do solo, como outros nematódeos de vida livre, microartrópodes ou minhocas. É importante ressaltar que o fornecimento de partículas metálicas de óxido de cobre (ver seção adiante), como um procedimento não quimioterápico de controle de vermes em ruminantes, parece não influenciar significativamente a capacidade de *D. flagrans* em aprisionar os estágios larvários de vida livre e, assim, esses dois procedimentos se completariam, quando utilizados em uma estratégia de controle sustentável.

Controle de parasitismo com uso de suplementação dietética

Os nematódeos gastrintestinais podem provocar graves danos fisiopatológicos, como redução do apetite, baixa eficiência no uso de nutrientes e alteração no metabolismo de nutrientes. Desenvolveu-se uma proposta básica cuja hipótese era de que há prioridade na distribuição de nutrientes nos hospedeiros parasitados e que a suplementação com proteínas que escapam da fermentação ruminal traz benefícios, particularmente na resiliência do hospedeiro à infecção. A suplementação proteica de ovelhas próximo à parição pode reduzir ou inibir o fenômeno do relaxamento periparturiente na imunidade. A suplementação proteica é uma opção cara; pesquisas em regiões subtropicais e tropicais mostraram benefícios na produtividade em rebanhos pecuários que receberam blocos de alimento, com ureia e melaço como fontes de nitrogênio não proteico. Este procedimento é de particular relevância aos pequenos proprietários que criam ovinos e caprinos em regime de pastagem. No Capítulo 6 há maiores informações sobre a suplementação nutricional.

Uso de ervas/plantas ou extratos vegetais como vermífugos

Donos de pequenas propriedades, em muitas regiões subtropicais/tropicais do mundo, utilizam ampla variedade de plantas/ervas como vermífugos (produtos etnoveterinários ou fitoterápicos). Em geral, estão disponíveis localmente e podem ter baixo custo. No entanto, na maior parte dos casos há carência de validação científica dos efeitos anti-helmínticos atribuídos a estas plantas e extratos. Fontes destes materiais incluem líquen, samambaias, arbustos e árvores (*Salix* spp., *Azadirachta indica* ou neem, *Celosia laxa*). A maior parte deste material tem sido utilizada no tratamento de infecções parasitárias em humanos e há relatos mais limitados do uso em animais. Em contrapartida, há ampla variedade de plantas herbáceas ou de seus extratos utilizadas como vermífugos em rebanhos pecuários. Alguns exemplos (com os princípios ativos nos parênteses) incluem óleo de quenopódio (ascaridol), membros das famílias Asteraceae, como *Artemisia* (santonina), e Fumariaceae, como *Fumaria parviflora,* a tanásia comum *Tanacetum vulgare* (tujona), as plantas de fumo *Nicotiana tabacum* e *N. rustica* (nicotina) e sementes de pepino (cucurbitina). Também, frutos ou látex de vegetais, como papaia, abacaxi e figo, contêm cistina-proteases que podem interferir negativamente na cutícula dos nematódeos. Alguns destes potenciais anti-helmínticos são tóxicos em concentrações maiores e, para validar o seu uso, é fundamental que se isolem, caracterizem e avaliem rigorosamente os princípios ativos, em testes de eficácia clínica e de segurança. Na verdade, onde estes procedimentos têm sido aplicados verificou-se que vários destes remédios não corresponderam à expectativa inicial. Futura comercialização destes anti-helmínticos não sintéticos pode ser limitada pela dificuldade de se obter patente para os extratos, cuja natureza encontra-se amplamente disponível na literatura e, também, pelo mercado global relativamente pequeno.

Criação de rebanhos pecuários em pastagens que contenham forrageiras ou nutracêuticos "bioativos"

Nos últimos anos tem aumentado o interesse no uso de culturas com crescimento apropriado para o controle de infecções por nematódeos, em ruminantes criados em pastagens. Embora a inclusão de vegetais, como alcaravia, salsa, chicória, cerefólio, tomilho, aneto, tanásia e absinto em pastagens de alta qualidade tenha sido, principalmente, de interesse de donos de pequenas propriedades, há interesse maior no uso de forragens taniníferas para o controle de infecções causadas por nematódeos parasitas em pequenos ruminantes e, mais recentemente, em bovinos. Estas forragens/plantas ou nutracêuticos bioativos contêm metabólitos secundários, particularmente pró-antocianidinas (taninos condensados) e flavanoides, que mostraram efeito positivo na resiliência e na resistência do hospedeiro e considera-se que, possivelmente, atuem em populações de parasitas em diferentes estágios de seus ciclos evolutivos. Exemplos destas forragens taniníferas adaptadas a temperatura e/ou clima do Mediterrâneo são as leguminosas (Fabaceae), sula (*Hedysarum coronarium*), lótus (*Lotus pedunculatus*), cornichão (*Lotus corniculatus*) e sanfeno (*Onobrychis viciifolia*). Chicória (*Cichorium intybus*) não é uma planta rica em tanino, mas possui lactonas sesquiterpenas, as quais, considera-se, têm propriedades anti-helmínticas. Forragens taniníferas subtropicais e tropicais incluem *Sericea lespedeza* (*Lespedeza cuneata*), cultivada no sudeste dos EUA; *Lysiloma latisiliquum* (tamarindo selvagem); *Havardia albicans; Acacia gaumeri*, no Caribe, na América Central e na América do Sul; e *Leucaena leucocephala* e *Zanthoxylum zanthoxyloides,* aclimatadas em muitas regiões tropicais. Quebracho, um tanino condensado extraído de cascas de árvores (*Schinopsis* spp.) da América do Sul, também tem mostrado propriedades anti-helmínticas e tem sido utilizado como modelo para estudo com tanino, em pesquisas *in vitro.* Essas plantas e seus extratos têm a propriedade de reduzir a contagem de ovos nas fezes (OPG), a infestação parasitária e/ou a fecundidade de fêmeas de parasitas, em ruminantes parasitados. Também, em algumas pesquisas em ovinos e caprinos tem-se verificado menor ocorrência de larvas infectantes. Os extratos de algumas destas plantas podem influenciar negativamente o comportamento alimentar da larva, a sua mobilidade ou o seu desembainhamento ou reduzir a eclosão de ovos, em testes *in vitro*. No entanto, tem-se constatado variação considerável na atividade anti-helmíntica destas plantas e extratos vegetais contra nematódeos de ruminantes, em parte devido às dificuldades de padronização dos polímeros taniníferos ou dos compostos ativos na matéria vegetal. Além disso, a concentração dos compostos ativos pode variar dependendo de como as plantas são cultivadas, da estação de crescimento e das condições climáticas, bem como das condições que prevalecem no trato digestório.

As plantas/extratos taniníferos podem atuar nos parasitas por meio de vários mecanismos:

- Taninos condensados se ligam a proteínas e, portanto, podem protegê-las da digestão no rúmen e, desse modo, aumentam a disponibilidade e a absorção de proteína digestíveis. Este aporte adicional de proteínas pode melhorar a resiliência e a resistência do hospedeiro às infecções causadas por nematódeos
- Tem-se demonstrado que alguns taninos podem ter efeito anti-helmíntico direto nas infecções por nematódeos já estabelecidas, *in vivo*. Isto pode acontecer devido a sua capacidade em formar complexos com proteínas da cutícula, do trato digestório ou do trato reprodutivo de parasitas e, assim, influenciar os processos biológicos essenciais
- Tem-se mostrado que a presença de taninos e/ou de seus metabólitos nas fezes influencia negativamente os estágios de desenvolvimento dos parasitas.

É necessária pesquisa adicional para quantificar estes efeitos e, também, o isolamento e a caracterização dos compostos ativos e de seus modos de ação na integridade dos parasitas.

Embora estes dados sobre plantas ou extratos vegetais representem potenciais procedimentos alternativos à quimioterapia convencional para reduzir o impacto do parasitismo no desempenho do animal, há vários aspectos que precisam ser considerados. É possível o cultivo de algumas destas plantas em uma variedade de diferentes ambientes? Elas podem resistir à pressão de pastagem contínua pelos animais pecuários e como competem com gramíneas e forragens que constituem esta pastagem? Como é a palatabilidade e seu potencial tóxico (particularmente aquelas plantas que contêm alcaloides, glicosídeos e oxalatos)? Qual é o modo mais apropriado de uso destas plantas/extratos, de modo curativo ou preventivo? Períodos de pastejo exclusivo em forragens bioativas poderiam ser utilizados em pastejo a curto prazo, como parte de uma estratégia de vermifugação rotacional. Também, elas poderiam ser colhidas, desidratadas e fornecidas estrategicamente como alimento aos animais estabulados/confinados, diretamente ou incorporadas em suprimentos alimentares; contudo, é importante avaliar a biodegradabilidade dos componentes ativos durante o processamento. Estas opções teriam uso particular em um nicho de mercado de produção orgânica.

É necessário desenvolvimento adicional, pois embora os testes experimentais tenham mostrado alguns resultados encorajadores com forragens, muitas plantas efetivas não resistem à pressão do pastejo intenso ou apresentam uma exigência agroclimática limitada.

Uso de partículas metálicas de óxido de cobre

No início, as cápsulas contendo partículas metálicas de óxido de cobre (PMOC) foram desenvolvidas como suplemento alimentar para tratamento de deficiência de cobre em pequenos ruminantes; entretanto, nas últimas décadas suas propriedades anti-helmínticas contra nematódeos foram reconhecidas e investigadas, como estratégia adicional de controle em que a prevalência de nematódeos resistentes aos anti-helmínticos é alta. Após a administração aos ruminantes, as PMOC passam pelo rúmen e se alojam nas dobras do abomaso, onde o baixo pH induz à liberação de alta concentração de cobre solúvel na digesta, afetando adversamente os parasitas. Os efeitos na população de parasitas são variáveis, mas incluem menor instalação de vermes, redução da infestação estabelecida e/ou diminuição da fecundidade das fêmeas de parasitas e, consequentemente, menor OPG. Estes efeitos parecem ser mais marcantes em *Haemonchus contortus* do que em *Teladorsagia circumcincta* ou em *Trichostrongylus colubriformis* e a maioria dos resultados de testes em ovinos e caprinos se referem ao primeiro parasita. Os efeitos na instalação e na fecundidade dos parasitas podem persistir por cerca de 6 a 8 semanas após a administração de PMOC. Os dados são variáveis, particularmente em animais adultos, e são influenciados por alterações no pH do abomaso, as quais frequentemente acompanham as infestações intensas, especialmente em pastagem de regiões tropicais.

O cobre pode ser potencialmente tóxico aos pequenos ruminantes; a dose de PMOC que induz efeito anti-helmíntico e também é considerada de baixa toxicidade é, aproximadamente, 2 a 3 g. Dose superior a 4 g, administrada a ovelhas no final da gestação, pode interferir negativamente em cordeiros oriundos de gestação múltipla. Além disso, há consideráveis diferenças entre as raças quanto à suscetibilidade à suplementação com cobre. Portanto, quando se utilizam estas cápsulas como método auxiliar de controle de nematódeos em pequenos ruminantes deve-se, inicialmente, avaliar os teores de cobre dos animais e da pastagem. Também, seria de bom senso limitar o número de tratamentos empregados durante o ano (provavelmente, uma dose).

Abordagens físicas

Modificação ambiental. A simples modificação do ambiente pode reduzir significativamente a quantidade de parasitas. Por exemplo, muitas moscas nocivas aos bovinos e equinos apresentam estágios larvários que se desenvolvem no excremento dos animais ou em matéria orgânica em decomposição. Portanto, o manejo do esterco é de fundamental importância no seu controle e pode-se obter sucesso considerável simplesmente removendo regularmente os excrementos da pastagem ou dos estábulos, tratando-o de modo que não mais atraia moscas para a postura de ovos. Moscas picadoras e não picadoras também podem ser efetivamente controladas por meio de procedimentos simples, como a remoção de palha e de cama úmida, de amontoados de gramíneas e de restos vegetais nos quais as moscas podem procriar.

De modo semelhante, a alteração no adequado ambiente do hospedeiro pode auxiliar na redução da suscetibilidade do hospedeiro ao ataque de insetos nocivos. Por exemplo, no caso de ovinos a redução da infestação de vermes na pastagem reduz a ocorrência de diarreia, corte de cauda e tosquia regular de lã suja ao redor da região anal podem minimizar a ocorrência de miíases de moscas-varejeiras. Esses procedimentos reduzem a sujidade da lã e a umidade do ambiente do hospedeiro e, assim, reduzem a disponibilidade de locais de postura de ovos e o ambiente da lã adequado à sobrevivência de larvas de moscas.

A abundância de insetos nocivos, no espaço ou tempo, pode ser evitada mediante práticas de pastejo apropriadas que reduzem o contato com os insetos nocivos. Por exemplo, evitando-se o acamamento da pastagem em épocas particulares do ano ou simplesmente mantendo os equinos estabulados durante a manhã e no anoitecer pode prevenir ou reduzir os efeitos dos mosquitos-pólvora durante períodos de atividade e abundância destes insetos.

Barreiras. Vários tipos de barreiras físicas podem ser empregados para proteger o rebanho de insetos nocivos. Podem ser empregadas telas de malha fina nas janelas, fitas plásticas nas paredes da sala de ordenha ou apêndice na cabeça para proteger e auxiliar na expulsão de insetos do hospedeiro. Com frequência, tais técnicas podem ser utilizadas juntamente com um inseticida.

Aprisionamento. Os insetos utilizam uma interação complexa de percepções olfatória, visual e tátil para localizar seus hospedeiros. Se estas percepções podem ser identificadas e isoladas, elas podem ser seletivamente incluídas em um dispositivo de aprisionamento em níveis que provocam respostas exageradas das espécies de insetos nocivos. Foram desenvolvidas armadilhas "por travessia" para o controle de *Haematobia irritans,* mosca-de-estábulo e *Myospila meditabunda.* Tem-se utilizado um sistema de supressão de moscas-varejeiras adultas (SSMVA) para atrair a mosca-varejeira do Novo Mundo *Cochliomyia hominivorax,* na América do Norte. É uma combinação de um inseticida (diclorvós 2%) com um coquetel de odores sintéticos conhecido como "Swormlure", que atrai e mata moscas adultas. Testes de campo com SSMVA indicaram redução de 65 a 85% na população de um isolado silvestre de *C. hominivorax,* dentro de 3 meses. Entretanto, as preocupações ambientais quanto à liberação de grande quantidade de diclorvós resultaram em amplo abandono do uso do SSMVA como uma técnica de controle. O desenvolvimento de armadilhas para moscas-tsé-tsé, o vetor da tripanossomíase na África, foi altamente efetivo, identificando e aproveitando apropriadamente formas visuais e cores, em combinação com odores químicos que mimetizam o hospedeiro, a fim de atrair e capturar moscas. Armadilhas com isca à base de produtos químicos sintéticos também estão disponíveis no mercado para o controle de mosca-varejeira, na Austrália. As técnicas de captura continuam sendo consideravelmente promissoras, para futuro crescimento.

RESISTÊNCIA AOS ANTIPROTOZOÁRIOS

Uso contínuo de antiprotozoários também tem ocasionado ineficácia do tratamento devido à sobrevida à droga nas populações de parasitas-alvo. Isto talvez seja melhor exemplificado pelo que ocorre com compostos anticoccídicos.

O controle de coccidiose avícola (ver Capítulo 13) se baseia quase que exclusivamente em quimioterapia, como evidenciada pelo fato de que a maioria das galinhas criadas intensivamente recebem uma droga anticoccídica adicionada à dieta, durante toda a sua fase de crescimento. A adição de medicamento no alimento é um método prático, com relação custo/benefício favorável, que possibilita que grande número de galinhas sejam criadas em condições intensivas. A prática de incluir drogas no alimento durante toda a vida das aves tem assegurado que poucos parasitas escapem da ação do medicamento. Em tais ambientes, os parasitas são expostos a drogas destinadas à sua remoção durante todo o seu ciclo evolutivo e isto tem resultado, inevitavelmente, no desenvolvimento de resistência aos medicamentos.

Uma sucessão de compostos químicos foi introduzida e isto tem sido crucial no controle efetivo de coccidiose nas criações aviárias, em rápida expansão por todo o mundo. No entanto, o surgimento de sobrevida foi rápido e tem limitado a vida útil de vários anticoccídicos químicos, embora a velocidade na qual a resistência se desenvolve seja muito variável entre as drogas. No caso dos antibióticos ionóforos, que dominaram o cenário nas últimas três décadas, o desenvolvimento de sobrevida foi consideravelmente mais lento. Todavia, há relatos de resistência a este grupo de compostos na Europa e nos EUA, com ocorrência de resistência cruzada notavelmente dentro do grupo do cátion monovalente. Embora possa haver cepas resistentes aos ionóforos, é possível que a quantidade de oocistos não seja suficiente para provocar coccidiose clínica. Portanto, a pressão de seleção provavelmente é menor do que aquela de vários outros anticoccídicos químicos. Tem-se sugerido que este controle incompleto do crescimento parasitário estimule a imunidade do hospedeiro e isto pode ser um fator importante na eficácia dos ionóforos, no campo.

É necessário saber o modo de ação dos compostos anticoccídicos para compreender os mecanismos de resistência. Embora haja disponibilidade de algumas informações a respeito das vias bioquímicas inibidas por algumas drogas anticoccídicas, as explicações para sua seletividade são circunstanciais ou desconhecidas. Como acontece com outros parasitas, muito provavelmente os mecanismos de resistência envolvem modificação do receptor-alvo, de modo que sua sensibilidade à inibição é menor. Compostos que compartilham modo de ação similar também podem compartilhar resistência (resistência cruzada). Isto deve ser diferenciado de resistência múltipla, na qual pode haver sobrevida a muitas drogas com diferentes modos de ação.

Tem-se mostrado que os parasitas resistentes a doses recomendadas de algumas drogas anticoccídicas podem ser eliminados quando se aumenta a dose do medicamento. No entanto, é provável que a resistência a esta maior concentração se desenvolva rapidamente após seleção adicional. Portanto, a maior dose de uma droga pode ser utilizada apenas a curto prazo; ademais, isto não seria prático porque a maioria das drogas anticoccídicas é utilizada em dose próxima àquela dose tóxica às galinhas.

Podem surgir cepas resistentes quando as drogas anticoccídicas são empregadas em concentrações menores do que aquela normalmente recomendada para o controle dos parasitas. Portanto, parece ser importante manter adequada a dose do medicamento no campo, a fim de reduzir a possibilidade de seleção de cepas resistentes. A redução no uso de drogas é desejável, uma vez que geralmente aceita-se que a seleção de genes para resistência é mais rápida à medida que aumenta a frequência de tratamentos. Pode-se obter controle da coccidiose mediante administração intermitente de medicamento, com objetivo de prevenir a ocorrência de infecção em uma granja. No entanto, tal procedimento seria inaceitável para a indústria avícola porque, por exemplo, provavelmente resultaria em prejuízo da conversão alimentar.

Os fatores genéticos de resistência de *Eimeria* aos anticoccídicos são pouco conhecidos. A maior parte das drogas inibe os estágios assexuados do ciclo evolutivo. Muitas das complexidades envolvidas na seleção de sobrevida em organismos diploides, tais como o grau de dominância de genes resistentes, estão ausentes porque estes estágios são haploides. Portanto, quaisquer mutantes resistentes serão imediatamente selecionados à custa de formas sensíveis. A divisão assexuada possibilitará sua rápida multiplicação e a resistência se tornará prontamente o fenótipo dominante. Tem se mostrado que a sobrevida a algumas drogas (p. ex., decoquinato, metilbenzoquato) se desenvolve rapidamente, em uma única etapa, e pode ser decorrência de uma única mutação, enquanto a sobrevida a outras drogas, como amprólio e robenidina, se desenvolve de modo mais lento, possivelmente devido a uma série de pequenas etapas discretas envolvendo sucessivas mutações. Informação sobre a dose na qual se desenvolve resistência pode ser valiosa para a escolha das drogas mais apropriadas para uso no campo.

É provável que o controle de coccidiose continue a depender de quimioterapia, embora alternativas, como imunoprofilaxia, hoje estejam estabelecidas e possibilitem uma prática alternativa. Atualmente, como houve desenvolvimento de sobrevida a compostos mais antigos, novos produtos foram obtidos para substituí-los.

Portanto, para se obter o melhor uso das drogas existentes é importante que as estratégias sejam planejadas.

Alternância de drogas (rotação) de diferentes modos de ação tem sido amplamente defendida na indústria avícola, mas isto foi fundamentado mais em base empírica do que em base científica. Não se sabe por quanto tempo (número de lotes de aves finalizados) determinada droga deve ser utilizada antes de ser substituída por outro medicamento anticoccídico. A alternância de drogas dentro de um único lote de aves (programa de procedimentos terapêuticos alternados) também tem sido amplamente praticada. Relata-se que isto pode reduzir o desenvolvimento de resistência, mas não há evidência que sustente esta afirmação. O período de uso de medicamentos em um programa de alternância terapêutica pode ser muito curto para eliminar quaisquer formas resistentes. Parasitas resistentes podem sobreviver nos excrementos das aves durante a vida do lote e o uso subsequente das mesmas drogas resultaria em pressão de seleção adicional para sobrevida. Um resultado provável de períodos curtos de alternância entre as drogas é o crescimento de cepas resistentes a muitas drogas (resistência múltipla). Atualmente, são utilizadas vacinas contendo parasitas vivos atenuados como alternativa à terapia medicamentosa, para o controle de coccidiose. Ciclos alternados de imunização e quimioterapia, planejados, podem resultar na substituição de parasitas resistentes a drogas por cepas sensíveis a esta droga, com menor patogenicidade.

Por fim, pode ocorrer reversão à sensibilidade aos compostos químicos mais antigos, induzindo sua reintrodução nos programas de controle. No entanto, é possível que o intervalo de tempo necessário para uma população recuperar a suscetibilidade a uma droga seja consideravelmente mais longo do que o período necessário para adquirir resistência. Também, é provável que a sobrevida ressurja mais rapidamente, se compostos mais antigos forem reintroduzidos. Muitas combinações de drogas têm sido empregadas para ampliar o espectro de ação contra diferentes espécies de *Eimeria*, em vez de prevenir o crescimento da resistência (p. ex., amprólio e etopabato). As combinações também têm sido utilizadas para reduzir o risco de toxicidade, pois em alguns casos pode-se obter efeito adequado com doses menores do que se as drogas forem utilizadas sozinhas (p. ex., naracin e nicarbazina). Mesmo quando esta combinação de drogas foi utilizada houve desenvolvimento de sobrevida.

Outra condição na qual a resistência tem se tornado um problema é o controle de tripanossomíase. A resistência medicamentosa foi inicialmente constatada em tripanossomas resistentes a compostos aromáticos e arsenicais. Por exemplo, atualmente a sobrevida de cepas de *T. v. vivax* e de *T. c. congolense* ao diminazeno encontra-se disseminada. Como regra, as cepas resistentes ao diminazeno são suscetíveis ao isometamídio. O uso difundido de homídio e quinapiridina em bovinos resultou no surgimento de cepas de *T. c. congolense* resistentes, no leste e no oeste da África. Os tripanossomas resistentes ao homídio podem ser controlados pelo emprego de diminazeno ou isometamídio, em doses maiores. Cepas resistentes à quinapiramina geralmente são controladas por isometamídio. A quinapiramina também é efetiva contra cepas de *T. b. evansi* e de *T. b. brucei* resistentes à suramina.

RESISTÊNCIA AOS PESTICIDAS

Nas doses recomendadas, os inseticidas mais recentes são altamente efetivos na eliminação de vermes suscetíveis, mas podem impor forte pressão de seleção para o crescimento da resistência. O desenvolvimento de resistência pode reduzir a eficácia do tratamento empregado e, consequentemente, aumentar a frequência de aplicação e a dose necessária e, assim, elevar o custo e aumentar o impacto ambiental.

Há duas importantes variáveis que determinam a taxa na qual a sobrevida provavelmente se propague por toda a população: seu mecanismo de herança e a intensidade da pressão de seleção (porcentagem de vermes suscetíveis que sobrevive em cada geração). Em geral, a resistência se dissemina mais rapidamente por toda a população quando é adquirida como um único alelo dominante e a pressão de seleção é alta (significa que muito poucos vermes suscetíveis sobrevivem e se reproduzem).

Quando uma população de insetos desenvolve sobrevida a um pesticida, também pode ser resistente a compostos similares que apresentam o mesmo modo de ação. Este fenômeno, conhecido como resistência à classe, ocorre frequentemente nas populações de insetos nocivos que desenvolvem resistência aos inseticidas organosfoforados, carbamatos ou piretroides. Em alguns casos, uma população pode desenvolver uma forma de sobrevida que a protege de compostos de mais de uma classe de produtos químicos. Isto é denominado resistência cruzada e pode resultar em uma população de ectoparasitas que não mais pode ser controlada com inseticidas químicos. Em geral, na maioria das espécies de ectoparasitas a sobrevida não é um problema tão grave ou disseminado, como aquele notado nos endoparasitas (Tabela 5.3).

Há três procedimentos gerais que podem ser utilizados para reduzir a taxa de desenvolvimento de resistência:

- **Controle por saturação** envolve uso intenso ou frequente de um pesticida que se destina a não deixar absolutamente nenhum sobrevivente. É mais efetivo quando o gene resistente é dominante e a população-alvo é pequena, isolada ou vive em hábitat limitado
- **Controle por moderação** utiliza apenas o controle mínimo necessário para reduzir uma população abaixo do nível aceitável. Esta estratégia tenta assegurar que os genes suscetíveis nunca sejam eliminados da população. Funciona bem melhor quando a característica de suscetibilidade é dominante, em relação à característica de sobrevida
- **Controle por ataques múltiplos** envolve o uso de muitas táticas de controle que atuam de diferentes maneiras. Mediante o uso rotacional de inseticidas com diferentes modos de ação ou pela alternância de táticas de controle químico com táticas de controle não químico, uma população de insetos nocivos é exposta a pressões seletivas que se modificam de geração para geração.

Evidentemente, o procedimento adotado também depende do parasita em questão, da epidemiologia de transmissão e do ambiente da propriedade. Ectoparasitas permanentes ou espécies altamente específicas de hospedeiros que permanecem longos períodos no hospedeiro e que apresentam taxas de transmissão relativamente baixas, como moscas-varejeiras e moscas-do-berne, podem ser suscetíveis aos programas coordenados de controle por saturação porque populações inteiras podem ser atingidas e eliminadas simultaneamente. No entanto, em geral, para a maioria dos ectoparasitas, recomendam-se o controle por moderação e o controle por ataques múltiplos. Além disso, é essencial assegurar que as recomendações do fabricante sejam seguidas com rigor e que todo o equipamento seja calibrado de modo correto e que funcione efetivamente.

No caso de proprietários que desejam reduzir a dependência aos inseticidas sintéticos pode-se empregar uma variedade de práticas de controle e de métodos não químicos, de modo integrado, a fim de reduzir a ocorrência de ectoparasitas. Uma ou muitas técnicas podem ser utilizadas, mas é importante que sejam integradas entre si para constituírem componentes de um programa de controle

Tabela 5.3 Resistência a inseticidas na maioria dos ectoparasitas de importância em bovinos e ovinos.

Família	Espécie	Hospedeiro principal	Resistência conhecida
Ácaros (Acari: Astigmata)	*Sarcoptes scabiei*	Suínos	Resistência à ivermectina, em humanos; ainda desconhecida em parasitas de animais
	Psoroptes ovis	Ovinos (ocasionalmente bovinos)	Gama-hexacloroexano (OC), diazinon (OF), propetanfós (OF), flumetrina (PS), high-*cis*-cipermetrina (PS)
	Chorioptes bovis	Ovinos	Não relatada
Carrapatos (Acari: Ixodidae)	*Ixodes ricinus*	Ovinos e bovinos	Não relatada
	Ixodes persulcatus	Ovinos e bovinos	Não relatada
	Grupo *Rhipicephalus sanguineus, R. bursa, R. turanicus, R. appendiculatus*	Ovinos e bovinos	Amitraz (formamidina), diclorfenvinfós (OF), cipermetrina (PS)
	Hyalomma marginatum	Ovinos e bovinos	Não relatada
	Boophilus annulatus	Ovinos e bovinos	Não relatada
	Dermacentor reticulatus, D. marginatus	Ovinos e bovinos	Não relatada
	Haemaphysalis punctata	Ovinos e bovinos	Não relatada
Piolhos-sugadores (Phthiraptera: Anoplura)	*Linognathus vituli* *Linognathus pedalis, L. ovillus* *Haematopinus eurysternus* *Haematopinus quadripertusus* *Solenopotes capillatus*	Bovinos Ovinos Bovinos Bovinos Bovinos	Não relatada Não relatada Não relatada Não relatada Não relatada
Piolhos-mastigadores (Phthiraptera: Mallophaga)	*Bovicola bovis, B. ovis*	Bovinos, ovinos	Aldrin (OC), Dieldrina (OC), gama-hexacloroexano (OC), diazinon (OF), deltametrina (PS), high-*cis*-cipermetrina (PS)
Miíase (Diptera: Calliphoridae)	*Lucilia* spp.	Ovinos	Na Austrália: dieldrina (OC), diazinon (OF), diflubenzuron (RCI)
Miíase (Diptera: Sarcophagidae)	*Wohlfahrtia magnifica*	Ovinos	Não relatada
Miíase (Diptera: Oestridae)	*Oestrus ovis* *Hypoderma lineatum, H. bovis*	Ovinos Bovinos	Não relatada Não relatada
Pulgas (Siphonaptera: Pulicidae)	*Ctenocephalides felis*	Ovinos	Há suspeita, porém não confirmada

RCI: regulador do crescimento do inseto; OC: organoclorado; OF: organofosforado; PS: piretroide sintético.

geral de ectoparasitas em rebanhos pecuários. Em geral, tal controle se baseia no emprego de tecnologias de controle que modificam algumas características do ambiente do parasita, no hospedeiro ou fora dele, a fim de aumentar a mortalidade de insetos nocivos, reduzir a fecundidade ou reduzir o contato entre os insetos nocivos e o hospedeiro (Tabela 5.3).

Pode haver pouca dúvida de que é improvável que a resistência aos produtos químicos existentes seja revertida e que, de fato, se tornará mais disseminada e de que novos compostos desenvolvidos no futuro também irão selecionar insetos resistentes. Provavelmente, a maioria dos prognósticos mais otimistas é de que o controle apropriado possibilitará que a taxa de desenvolvimento da sobrevida seja menor.

CAPÍTULO 6

Epidemiologia das Doenças Parasitárias

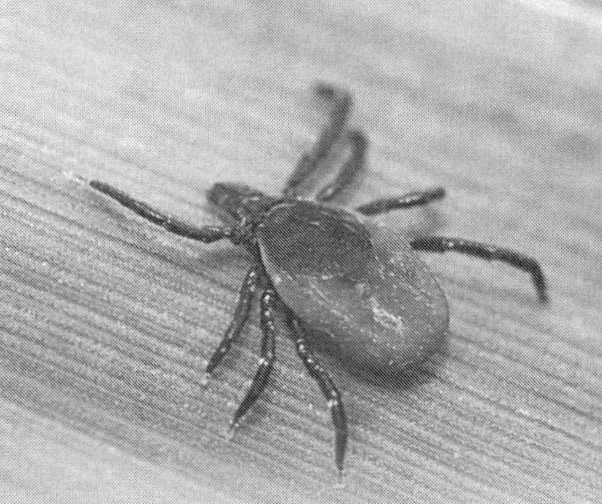

Embora existam múltiplas razões pelas quais as doenças parasitárias ocorrem e, com frequência, essas razões interajam entre si, a grande maioria delas ocorre por uma de quatro razões básicas:

- Aumento no número de estágios infectantes
- Alteração na suscetibilidade do hospedeiro
- Introdução de uma categoria suscetível
- Introdução da infecção em um ambiente livre.

Cada uma delas será discutida individualmente, dando exemplos.

AUMENTO NO NÚMERO DE ESTÁGIOS INFECTANTES

Essa categoria envolve doenças parasitárias que ocorrem sazonalmente. Embora mais evidentes em regiões com variações climáticas amplas, as doenças parasitárias também podem ser observadas em regiões com variações climáticas mínimas, tais como nos trópicos úmidos.

Muitas causas são responsáveis pela flutuação sazonal nos números e na disponibilidade dos estágios infectantes, e essas causas podem ser agrupadas de maneira conveniente como fatores que afetam a contaminação do ambiente e aqueles que controlam o crescimento e a sobrevida dos estágios de vida livre dos parasitas, bem como, onde aplicável, dos seus hospedeiros intermediários.

CONTAMINAÇÃO DO AMBIENTE

O nível de contaminação é influenciado por muitos fatores.

Potencial biótico

Ele pode ser definido como a capacidade de sucesso biológico de um organismo, mensurado por sua fecundidade. Dessa forma, alguns nematódeos, tais como *Haemonchus contortus* e *Ascaris suum*, produzem muitos milhares de ovos diariamente, enquanto outros, como *Trichostrongylus* e *Ostertagia*, produzem apenas algumas centenas. A produção de ovos por alguns parasitas externos, tais como a mosca-varejeira *Lucilia sericata*, e o carrapato *Ixodes ricinus*, também é muito alta, enquanto *Glossina* spp. produz relativamente poucos herdeiros.

O potencial biótico dos parasitas que se multiplicam tanto dentro do seu hospedeiro intermediário quanto do hospedeiro final também é considerável. Por exemplo, a infecção da *Galba* (*Lymnaea*) por um miracídio do trematódeo *Fasciola hepatica* pode dar origem a muitas centenas de cercárias. Dentro do hospedeiro final, protozoários parasitas, tais como *Eimeria*, em razão da merogonia e da gametogonia, também causam um aumento rápido na contaminação do ambiente.

Manejo do rebanho

A densidade populacional do rebanho pode influenciar o nível de contaminação, e isso é particularmente importante em infecções por nematódeos e cestódios, nos quais nenhuma multiplicação dos parasitas ocorre fora do hospedeiro final. O manejo apresenta a maior influência quando as condições climáticas são ótimas para o desenvolvimento dos ovos e larvas infectantes, tais como na primavera e no verão no hemisfério norte.

A densidade alta do rebanho também irá favorecer a propagação de ectoparasitoses, tais como pediculose e sarna sarcóptica, nas quais o contato próximo entre os animais facilita a disseminação da infecção. Isso pode ocorrer sob condições de lotação em confinamentos de gado, ou da mãe para os filhotes onde, por exemplo, porcas e suas ninhadas estejam em contato íntimo.

Na coccidiose, na qual um grande número de oocistos se dissemina, procedimentos de manejo que encorajam o agrupamento do rebanho, tais como a reunião de cordeiros ao redor dos cochos de alimentação, podem levar a uma contaminação maciça rapidamente.

Em países de clima temperado, nos quais os rebanhos são estabulados durante o inverno, o momento no qual os animais terão acesso novamente ao pasto na primavera irá influenciar a contaminação do pasto com ovos de helmintos. Uma vez que os estágios infectantes de muitos helmintos que sobreviveram ao inverno sucumbem durante o final da primavera, manter os animais confinados até esse momento irá minimizar infecções subsequentes. Exceções podem ocorrer, como no caso do nematódeo intestinal *Nematodirus battus*. Os ovos dessa espécie depositados no pasto durante a estação de pastejo anterior requerem um período de congelamento seguido pelo aumento na temperatura na primavera, quando a eclosão maciça de larvas infectantes ocorre. Essa característica se desenvolveu para coincidir com a disponibilidade de cordeiros suscetíveis no pasto.

Estado imune do hospedeiro

Claramente, a influência da densidade do rebanho será maior se todo o rebanho for completamente suscetível, ou se a proporção de animais suscetíveis para animais imunes for alta, como em rebanhos de ovinos com uma grande porcentagem de gêmeos ou em rebanhos de bezerros de corte com múltiplos.

Entretanto, mesmo quando a proporção de adultos para jovens é baixa, deve-se ter em mente que ovelhas, porcas, cabras e, em menor proporção, vacas, tornam-se mais suscetíveis a muitos helmintos durante o final da gestação e início da lactação, em razão da diminuição da imunidade que ocorre no periparto. Na maioria das regiões do mundo, o parto de animais a pasto, que é sincronizado para ocorrer com o clima mais favorável para o crescimento do pasto, também é o mais apropriado para o crescimento dos estágios de vida livre da maioria dos helmintos. Dessa forma, a relevância epidemiológica da diminuição da imunidade no periparto reside no fato de que ela assegura o aumento da contaminação do ambiente quando o número de animais suscetíveis está aumentando.

Há evidências de que a resistência a infecções por protozoários intestinais tais como coccídios e *Toxoplasma* também diminui durante a gestação e lactação e, dessa forma, aumenta a disseminação dessas infecções importantes.

Em contrapartida, a imunidade do hospedeiro irá limitar o nível de contaminação por meio da modificação do desenvolvimento de novas infecções, seja por sua destruição ou por interrupção dos estágios larvais, enquanto os vermes adultos existentes serão expelidos ou sua produção de ovos será fortemente limitada.

Apesar de a imunidade contra ectoparasitas não ser tão bem definida, em bovinos ela se desenvolve contra a maioria das espécies de carrapatos, embora em um rebanho essa expressão de resistência, com frequência, resulte de maneira inadvertida em uma população excessivamente dispersa de carrapatos, com os animais jovens suscetíveis albergando a maioria dos carrapatos.

Nas doenças causadas por protozoários, tais como babesiose ou theileriose, a presença de adultos imunes também limita a probabilidade de os carrapatos tornarem-se infectados; entretanto, esse efeito não é absoluto, uma vez que tais animais, com frequência, são carreadores silenciosos dessas infecções por protozoários.

Hipobiose/diapausa

Esses termos são usados para descrever a interrupção no crescimento do parasita em um estágio específico e por períodos que podem se estender por muitos meses.

A hipobiose se refere ao retardo no crescimento de larvas de nematódeos dentro do hospedeiro e ocorre sazonalmente, em geral, no momento no qual as condições são adversas para o crescimento dos estágios de vida livre. A importância epidemiológica da hipobiose é que a retomada do crescimento das larvas hipobióticas, em geral, ocorre quando as condições são ótimas para o crescimento dos estágios de vida livre e, dessa forma, resulta em um aumento na contaminação do ambiente. Há muitos exemplos de hipobiose sazonal em nematódeos, incluindo infecções por *Ostertagia*/*Teladorsagia* em ruminantes, *Hyostrongylus rubidus* em suínos e *ciatostomíneos* em equinos.

A diapausa em artrópodes, assim como a hipobiose em nematódeos, também é considerada uma adaptação, na medida em que os ectoparasitas sobrevivem a condições adversas por meio da interrupção do crescimento e do metabolismo em um estágio específico. É mais comum em artrópodes parasitas temporários, em regiões de clima temperado. Neles, a atividade de alimentação é restrita aos meses de temperatura mais amena do ano e a sobrevida no inverno, com frequência, é conseguida por meio de um período de diapausa. Dependendo das latitudes norte ou sul extremas, isso pode ocorrer após uma ou muitas gerações. Por exemplo, a mosca da cabeça *Hydrotoea irritans* em latitudes ao norte apresenta apenas um ciclo anual e sobrevive ao inverno como larva madura na diapausa. Outros insetos, tais como *Stomoxys calcitrans* ou moscas-varejeiras que vivem nessas latitudes, apresentam muitos ciclos de gerações antes de entrarem em diapausa. A diapausa ocorre com menor frequência em parasitas que afetam continuamente seus hospedeiros, tais como ácaros de sarna ou piolhos.

Até o momento, fenômenos similares não foram descritos em protozoários, embora haja um relato de coccidiose latente ocorrendo em bovinos para a qual uma hipótese similar foi proposta.

CRESCIMENTO E SOBREVIDA DOS ESTÁGIOS INFECTANTES

Os fatores que afetam o crescimento e a sobrevida são, principalmente, ambientais, em especial as mudanças climáticas sazonais, bem como determinadas práticas de manejo. Acredita-se que as mudanças atuais no clima global influenciem os estágios infectantes de muitos parasitas e/ou a prevalência de alguns hospedeiros intermediários. Por exemplo, a tendência a estações do ano com climas mais quentes tem sido um fator atribuído ao aumento na prevalência de infecção por *Fasciola hepatica* em ruminantes em algumas regiões temperadas.

Micro-hábitat

Muitos fatores ambientais que afetam os micro-hábitats dos estágios de vida livre dos parasitas são vitais ao seu crescimento e sobrevida. Dessa forma, temperaturas moderadas e umidade alta favorecem o crescimento da maioria dos parasitas, enquanto temperaturas mais frias prolongam sua sobrevida. A umidade do microclima depende, é claro, não apenas da precipitação pluviométrica e da temperatura, mas também de outros elementos tais como estrutura do solo, tipo de vegetação e drenagem. O tipo de solo influencia o crescimento e a composição de espécies de forragens, e isso, por sua vez, determina o grau no qual a camada de 'tapete' se forma entre o solo e a forragem. O tapete é abundante em pastos mais velhos e mantém um armazenamento permanente de umidade, que permanece alta mesmo após semanas de estiagem. A presença dessa umidade e de bolsões de ar presos no tapete limita a taxa de mudança de temperatura e esses fatores favorecem o crescimento e a sobrevida de larvas de helmintos, carrapatos, estágios larvais de insetos e oocistos de coccídios. Em contrapartida, o uso de pastejo rotacionado reduz a influência do 'tapete' e, dessa forma, a sobrevida dos parasitas. Nos trópicos áridos, o crescimento das pastagens, em geral, é insignificante, o que causa um efeito similar. Da mesma forma, uma mesa d'água alta é importante para o crescimento e sobrevida dos caramujos que atuam como vetores intermediários de trematódeos, tais como as fascíolas hepáticas e ruminais.

O crescimento e a sobrevida dos ovos de helmintos e larvas nas fezes também dependem da temperatura e da umidade. As espécies de hospedeiros também podem influenciar essa situação, uma vez que o bolo fecal formado por fezes normais de bovinos permanece na sua forma original por períodos mais longos que, por exemplo, fezes de ovinos ou caprinos. Dessa forma, a umidade contida no centro de um bolo fecal de bovinos permanece alta por muitas semanas ou mesmo meses e, dessa forma, fornece abrigo para as larvas em crescimento até que o ambiente externo esteja apropriado.

Larvas de *Dictyocaulus* também podem ser distribuídas com os esporos de fungos *Pilobolus*, que crescem nas fezes de bovinos, enquanto larvas de nematódeos de muitas espécies, incluindo *Oesophagostomum* spp. de suínos, são conhecidas por se disseminarem mecanicamente por meio de algumas moscas.

Crescimento sazonal

Em países de clima temperado com estações de verão e inverno distintas, há um número limitado de gerações e o mesmo é verdadeiro em países com estações seca e chuvosa distintas. Na Grã-Bretanha, por exemplo, em geral, há apenas uma, ou no máximo duas, gerações de tricostrôngilos parasitas comuns que infectam ruminantes, uma vez que o crescimento larval no pasto ocorre apenas do final da primavera até o início do outono, com pico dos níveis de larvas infectantes presentes de julho a setembro. Esse padrão de eventos se modificou recentemente com as mudanças climáticas para estações mais amenas e mais longas. Em climas tropicais, há muitas gerações por ano, mas mesmo nesses casos, há momentos nos quais as condições para o crescimento e a sobrevida dos estágios de vida livre são ótimos.

O desenvolvimento de um grande número de estágios infectantes de parasitas em estações específicas, normalmente, é seguido por taxa de mortalidade alta dentro de algumas semanas. Entretanto, números consideráveis sobrevivem por um período muito maior do que se acredita normalmente. Por exemplo, na Grã-Bretanha, números significativos de metacercárias de *Fasciola hepatica* e larvas infectantes de tricostrôngilos são capazes de sobreviver por, pelo menos, 9 meses.

Populações de dípteros (moscas) também variam em número de gerações por ano. Usando moscas-varejeiras como exemplo, há 3 a 4 gerações e, portanto, populações maiores, no sul da Grã-Bretanha, enquanto na Escócia, normalmente há apenas 2, sendo a temperatura o fator limitante. Nos países tropicais e subtropicais úmidos, o crescimento de larvas de tricostrôngilos ou de populações de moscas ocorre durante a maior parte do ano e, embora possa ser mais lenta em determinados momentos, haverá muitas gerações por ano.

Embora os ectoparasitas permanentes, tais como piolhos e ácaros da sarna, vivam sobre a pele de animais e, portanto, em um ambiente aparentemente estável, esse não é realmente o caso, uma vez que os pelos ou a lã mudam de comprimento em razão de fatores ambientais ou da intervenção do homem. No hemisfério norte, o crescimento desses parasitas é ótimo no inverno, quando o pelame é longo e o microambiente é úmido e temperado.

Além dos estágios de vida livre dos coccídios parasitas, que apresentam necessidades sazonais similares àquelas dos tricostrôngilos, a prevalência de outras infecções por protozoários está relacionada à atividade de alimentação dos seus hospedeiros artrópodes. Por exemplo, na Grã-Bretanha, a babesiose em bovinos tem seu pico de ocorrência na primavera e no outono, embora, mais uma vez, nos últimos anos, as mudanças climáticas tenham afetado as estações do ano de maneira que a atividade dos carrapatos se tornou menos restrita a essa época do ano.

Manejo do rebanho

A disponibilidade de estágios infectantes de helmintos também é afetada por determinadas práticas de manejo. Dessa forma, a densidade alta do rebanho aumenta os níveis de contaminação e, por meio da diminuição da altura da pastagem, aumenta a disponibilidade dos estágios larvais altamente concentrados na parte mais baixa da forragem. Também, a escassez de gramíneas pode induzir os animais a pastarem mais próximo às fezes do que anteriormente. Entretanto, contra essa hipótese, o microclima de um pasto mais baixo é mais suscetível a mudanças na temperatura e umidade, de maneira que os estágios de vida livre podem, em condições adversas, ser particularmente vulneráveis. Isso pode explicar por que as cargas de helmintos em ruminantes que pastam em piquetes com a pastagem mais curta, com frequência, são menores que naqueles animais em pastos rotacionados.

De maneira similar, muitos esquemas de melhoria das pastagens tiveram efeito direto ou indireto sobre as populações de artrópodes. A melhoria na nutrição dos hospedeiros resultou da melhoria nas pastagens e ajuda a manter a resistência do hospedeiro ao parasitismo. Entretanto, a melhoria das pastagens, especificamente nos trópicos, pode aumentar o sucesso na reprodução de ectoparasitas tais como carrapatos. Além disso, o aumento do número de animais nos rebanhos ou a melhoria nos pastos pode aumentar as chances de os ectoparasitas encontrarem hospedeiros.

A data de parto em um rebanho também pode influenciar a probabilidade de infecção por parasitas. Nos locais onde os animais nascem fora da estação, o número de estágios infectantes de tricostrongilídeos, normalmente, é menor e a chance de infecção é adiada até que os animais mais jovens estejam maiores ou mais fortes.

ALTERAÇÃO NA SUSCETIBILIDADE DO HOSPEDEIRO

Isso pode se referir a infecções existentes ou à aquisição de novas infecções.

EFEITOS ALTERADOS SOBRE UMA INFECÇÃO EXISTENTE

Isso é observado principalmente em rebanhos de adolescentes e adultos que albergam populações de parasitas abaixo do limiar que, normalmente, é associado à doença, e pode ser explicado por muitos fatores relacionados à dieta e ao hospedeiro.

Dieta

Mostrou-se que animais alimentados adequadamente apresentam maior capacidade de tolerar o parasitismo que animais em baixos planos nutricionais. Dessa forma, ruminantes afetados por helmintos hematófagos, tais como *Haemonchus contortus* ou *Fasciola hepatica*, podem ser capazes de manter seus teores de hemoglobina, contanto que a ingestão de ferro seja adequada. Entretanto, se suas reservas de ferro se tornarem baixas, seu sistema hematopoético pode se exaurir e, dessa forma, eles podem morrer. De forma similar, bovinos podem crescer a uma taxa razoável com cargas parasitárias moderadas de tricostrongilídeos, embora algum grau de perda de proteínas ocorra por meio da mucosa do trato alimentar. Entretanto, se houver mudança na dieta que reduza a ingestão de proteínas, eles serão incapazes de compensar a perda de proteínas e perderão peso. Esses efeitos deletérios do parasitismo sem qualquer alteração no nível de infecção não são incomuns em rebanhos que não são confinados no inverno ou nos trópicos, durante o período de estiagem.

Aliás, o mesmo efeito é produzido quando a ingestão de alimento não é aumentada durante a gestação e a lactação. Bons exemplos disso são o acúmulo de piolhos em animais pobremente alimentados durante o inverno e o fato de que a anemia causada por carrapatos é maior em animais em planos nutricionais ruins.

Além da proteína e do ferro, deficiências dietéticas em microelementos também são relevantes. Dessa forma, a infecção por tricostrongilídeos em ruminantes é conhecida por prejudicar a absorção tanto de cálcio quanto de fósforo e, quando a ingestão dietética desses elementos é subótima, pode ocorrer osteoporose. Também, os efeitos deletérios de alguns parasitas abomasais em ovinos são maiores quando há deficiência de cobalto e, em tais animais, níveis de parasitismo que, em geral, não são considerados patogênicos podem estar associados a diarreia grave e perda de peso.

Impacto da nutrição sobre infecções por parasitas

Ao considerar a resposta do hospedeiro a desafios por parasitas, é conveniente discutir os efeitos sob os títulos 'resiliência' e 'resistência', embora, na prática, ambos estejam relacionados. A resiliência se refere à capacidade do hospedeiro em manter um nível aceitável de produtividade quando submetido a desafio por larvas ou quando carreando uma carga parasitária significativa. A resistência descreve a capacidade do hospedeiro em limitar o estabelecimento, o tamanho ou a fecundidade e/ou a persistência de sua população parasitária. Um animal que é parasitado apresenta como problema ter que alocar nutrientes dietéticos escassos entre funções corporais essenciais, tais como manutenção, crescimento e reprodução, e funções induzidas pela invasão parasitária, tais como reparo de barreiras mucosas/teciduais lesionadas, substituição de proteínas endógenas perdidas e montagem de uma resposta imune efetiva na tentativa de limitar as populações de parasitas. Um sistema de partição de nutrientes foi desenvolvido levando em consideração as diferentes necessidades do hospedeiro durante sua vida e para prever as respostas prováveis ao fornecimento de suplementação adicional de nutrientes durante desafios parasitários.

Animais jovens em crescimento

Resiliência. Animais em um bom plano nutricional, em geral, apresentam maior capacidade de manter sua produtividade quando submetidos a desafios por parasitas. Mostrou-se um aumento marcante na resiliência de ruminantes em crescimento por meio da adição de proteínas não degradáveis no rúmen, quando esses animais são submetidos a desafios com nematódeos gastrintestinais. O aumento no fornecimento de proteína metabolizável (PM) alivia, em parte, as consequências fisiopatológicas da infecção. Esses efeitos, normalmente, são mais dramáticos na infecção de animais jovens não imunes, nos quais o parasitismo resulta, com frequência, em alterações fisiopatológicas graves e em lesão tecidual extensa. Outros estudos investigaram o uso de fontes de proteína não nitrogenada. A suplementação apenas com blocos de alimentação de ureia e melado, com frequência, não será capaz de suplantar os efeitos adversos do parasitismo, enquanto a suplementação com proteína mais esses blocos de alimentação pode aumentar a resiliência do hospedeiro.

Macrominerais também podem influenciar a resiliência de ovinos ao parasitismo. A infecção por nematódeos gastrintestinais induz à deficiência de fósforo, e a taxa de crescimento de cordeiros afetados pode ser melhorada de forma marcante quando são oferecidas dietas com alto teor de fósforo.

Resistência

Fase de aquisição. Essa fase ocorre quando o hospedeiro encontra pela primeira vez o parasita, e seu sistema imune reconhece a invasão antes que ele possa montar uma resposta imune efetiva. Sua duração varia de alguns dias, no caso de alguns protozoários, a muitas semanas ou mesmo meses, quando as infecções são causadas por helmintos. Nos animais jovens e não imunes, diante de fontes escassas de nutrientes, a prioridade será direcionada para a manutenção das proteínas do corpo (incluindo a manutenção e o reparo do intestino, a regulação das proteínas do sangue e do plasma e a aquisição de imunidade), uma vez que essas funções apresentam prioridade alta e assegurarão que os animais suscetíveis sobrevivam. Atualmente, há evidências que indicam que o fornecimento de proteína dietética adicional a animais em crescimento parasitados tenha pouca influência sobre a taxa de estabelecimento inicial de infecções por nematódeos gastrintestinais, embora as consequências fisiopatológicas, em geral, sejam mais graves em animais em planos de ingestão proteica baixos.

Fase de expressão. Essa fase ocorre quando o sistema imune do hospedeiro está respondendo para limitar a população de parasitas existente e/ou limitar o estabelecimento de novas infecções. Durante a fase de expressão da imunidade adquirida a parasitas, o sistema de partição prevê que a manutenção da proteína corporal, as necessidades para o ganho de proteína corporal (em animais em crescimento), a manutenção da proteína corporal e o esforço reprodutivo (em animais gestantes ou em lactação) serão de maior prioridade quando diante de fontes escassas de nutrientes. Nesse caso, acredita-se que os benefícios da suplementação adicional com PM sobre a resposta imune sejam mais aparentes durante a fase de expressão. De fato, o efeito principal da suplementação proteica é aumentar a taxa de aquisição de imunidade e aumentar a resistência à reinfecção e isso tem sido associado a um aumento na resposta imune celular na mucosa gastrintestinal. Está claro que o fornecimento de PM adicional pode reduzir o estabelecimento de novas larvas e reduzir a fecundidade e/ou sobrevida de populações de vermes em ruminantes jovens suscetíveis. Há evidências de que a magnitude do efeito sobre a sobrevida do hospedeiro é influenciada pelo nível de PM fornecido e, conforme previsto pelo sistema de partição, é maior em animais jovens em crescimento, nos quais a demanda por proteína é superior à demanda por energia metabolizável.

Detalhes a respeito de como o aumento no fornecimento de PM afeta a resposta imune do hospedeiro a infecções parasitárias são pouco compreendidos. Entretanto, a suplementação com proteínas não degradáveis no rúmen pode melhorar o número de células efetoras periféricas/mucosas envolvidas na resposta imune de ovelhas jovens infectadas por nematódeos gastrintestinais.

Tanto macronutrientes (fósforo) quanto micronutrientes (molibdênio, cobre, cobalto, selênio) também podem influenciar a resistência de animais de produção a infecções por nematódeos gastrintestinais.

Animais maduros em reprodução e/ou lactação

Quando os animais de produção são sobreanos, em geral, eles apresentam um nível de proteção imune. Entretanto, em ovinos e, em menor extensão, em bovinos, essa imunidade é reduzida ao final da gestação e durante a lactação (relaxamento periparto da imunidade – RPPI) sendo restaurada no momento em que os cordeiros são desmamados.

Resistência. Por volta do período periparto, as ovelhas apresentam uma demanda por proteína maior que a demanda por energia, e o sistema de partição sugere que o estado imune poderia se beneficiar do fornecimento adicional de proteína não degradável no rúmen. Há evidências de que a manipulação direta ou indireta da nutrição pode influenciar a resposta de ovelhas à infecção por nematódeos nesse momento. O fornecimento de PM mostrou ser mais importante que a disponibilidade de energia na influência da resposta da ovelha periparturiente sobre a infecção por nematódeos. A remoção de cordeiros ao nascimento ou durante a lactação, que reduz as demandas de proteína, mostrou restaurar parcialmente a expressão de imunidade contra o parasitismo abomasal. A adição de proteínas não degradáveis no rúmen ao final da gestação e início da lactação em ovelhas parasitadas por nematódeos gastrintestinais pode reduzir a fecundidade e/ou as populações de vermes e aumentar a resposta imune local, sendo os efeitos mais pronunciados em ovelhas prenhas de gêmeos ou que amamentam gêmeos, nas quais as demandas por proteína são maiores que para aquelas com cordeiros únicos. Como previsto, a composição do corpo de ovelhas mostrou influenciar essas relações. Atualmente, há evidências consideráveis para dar suporte à visão de que, sob condições nas quais há escassez de PM ou RPPI na ovelha, as infecções por nematódeos abomasais podem ser aliviadas parcialmente pelo aumento do fornecimento de PM ou pela redução da sua demanda. A competição por nutrientes, especificamente proteínas, entre os processos reprodutivos e a expressão de imunidade são considerados como fatores principais no fenômeno de RPPI em ovelhas parasitadas.

Influência da nutrição na expressão do genótipo

Ruminantes sob planos nutricionais similares mostram variação considerável na suscetibilidade ao parasitismo como resultado da variação genética. Estudos com infecções por parasitas abomasais em ovelhas mostraram que a expressão da superioridade genética em termos de resistência do hospedeiro à infecção (normalmente mensurada como diminuição na contagem de ovos de parasitas) não é comprometida pela nutrição deficiente. É em situações nas quais a disponibilidade de nutrientes é baixa que as diferenças entre os genótipos estão, com frequência, no seu auge, e tanto genótipos suscetíveis quanto resistentes, normalmente, irão responder à suplementação proteica mostrando evidências de aumento dos níveis de sobrevida à infecção. A capacidade de uma suplementação adicional com proteínas reduzir as consequências fisiopatológicas da infecção por parasitas em animais que apresentam uma ingestão calórica moderada a alta é maior em animais de produção suscetíveis geneticamente que em animais de produção resistentes geneticamente. Estudos realizados na Austrália com linhagens de ovinos selecionadas para resistência a *H. contortus* sugeriram que essas linhagens que mostram sobrevida apresentam probabilidade maior de direcionar seu suprimento proteico para a resposta imune contra a infecções à custa do direcionamento das proteínas para os processos de produção, tais como ganho de peso vivo e crescimento da lã. Esses efeitos dependentes do genótipo irão influenciar a abordagem para a suplementação nutricional.

Gestação e lactação

O período de gestação em animais de produção a pasto, com frequência, coincide com o período de nutrição inadequada e é direcionado para se completar no momento em que a pastagem em crescimento pleno se tornar disponível para a progênie recém-nascida. Em animais de produção confinados ou criados a pasto durante o inverno, o custo de manutenção de uma ingestão nutricional adequada durante a gestação, com frequência, é alto e, como resultado, os níveis nutricionais geralmente são subótimos. Se isso ocorrer, cargas parasitárias bastante baixas poderão apresentar efeitos deletérios sobre a conversão alimentar da fêmea que, por sua vez, influencia o crescimento fetal e, subsequentemente, o crescimento do neonato por meio da baixa produção de leite pela fêmea. Isso foi claramente ilustrado em porcas infectadas por cargas parasitárias moderadas de *Oesophagostomum dentatum* e em ovelhas infectadas por helmintos tais como *Haemonchus* ou *Fasciola*.

Terapia com esteroides

Esteroides são amplamente utilizados na terapia tanto de humanos quanto de animais e são conhecidos por alterarem a suscetibilidade ao parasitismo. Um bom exemplo é em gatos infectados por *Toxoplasma gondii*; a excreção de oocistos normalmente ocorre por apenas 2 semanas, mas pode reaparecer e ser prolongada após a administração de esteroides. A produção de ovos por nematódeos também é conhecida por aumentar após o tratamento com esteroides, de maneira que a contaminação do pasto aumenta.

ALTERAÇÃO DA SUSCETIBILIDADE À AQUISIÇÃO DE NOVAS INFECÇÕES

Papel das infecções intercorrentes

A interação de muitos parasitas com outros patógenos, o que resulta na exacerbação da doença clínica, foi relatada em muitas ocasiões. Por exemplo, em cordeiros, o nematódeo *Nematodirus battus* e o protozoário *Eimeria*; em bovinos, o trematódeo *Fasciola hepatica* e a bactéria *Salmonella* dublin, e também *Fasciola hepatica* e o ácaro da sarna *Sarcoptes*; em suínos, o nematódeo *Trichuris suis* e o espiroqueta *Serpula* (*Treponema*) *hyodysenteriae*.

Efeito da quimioterapia

Em determinadas ocasiões, a imunidade a parasitas parece depender da manutenção da presença de um limiar de infecção baixo, normalmente chamado premunidade. Se o equilíbrio entre o hospedeiro e a infecção imunizante for perturbado pelo tratamento, então a reinfecção do hospedeiro pode ocorrer ou, no caso dos helmintos, a população larval que antes estava em hipobiose pode se desenvolver até a maturidade, a partir do reservatório de infecção no hospedeiro. Dessa forma, o uso de anti-helmínticos conhecidos por serem efetivos contra parasitas adultos, mas não contra larvas de nematódeos em crescimento, pode deflagrar o desenvolvimento dessas, uma vez que os adultos sejam eliminados; esse evento é conhecido em infecções por *Hyostrongylus rubidus* em suínos. Algumas vezes também, o excesso de zelo na aplicação de anti-helmínticos em animais a pasto resultará no estabelecimento eventual de números maiores de tricostrôngilos que o número presente antes do tratamento. A aplicação excessiva de acaricidas para controlar carrapatos pode também diminuir a imunidade do rebanho a infecções por babésia e theiléria, chamada de 'instabilidade enzoótica'.

Hipersensibilidade

Em muitas situações, ao menos parte da resposta imune aos parasitas é associada ao aumento marcante na resposta da IgE e à reação de hipersensibilidade. Quando esses eventos ocorrem no intestino, como em infecções por nematódeos intestinais, a reação é associada ao aumento na permeabilidade intestinal a macromoléculas, tais como proteínas, e isso pode ser um fator relevante em animais imunes sob um desafio por larvas intenso. Em ovinos, por exemplo, consequências desses eventos podem ser taxas de crescimento relativamente baixas e baixa produção de lã.

Um efeito de inibição também foi observado em animais resistentes a carrapatos que estão sob desafio constante, enquanto animais de companhia expostos repetidamente a infestações por ácaros podem apresentar pele gravemente espessada, hiperêmica e sensível, embora apenas números insignificantes de ácaros estejam presentes.

INTRODUÇÃO DE UM REBANHO SUSCETÍVEL

O parasitismo pode resultar do movimento de um rebanho suscetível em um ambiente contaminado em razão dos fatores citados adiante.

AUSÊNCIA DE IMUNIDADE ADQUIRIDA

As doenças comuns de ruminantes causadas por nematódeos fornecem os melhores exemplos de surtos de doenças parasitárias após a alocação de bezerros em áreas infectadas. Por exemplo, na Europa ocidental, o verme pulmonar dos bovinos, *Dictyocaulus viviparus* é endêmico; os surtos mais graves são verificados em bezerros que nasceram no início da primavera e foram soltos no final do verão para pastarem ao lado de lotes de bezerros mais velhos, que estão a pasto desde o início da primavera. Populações de larvas que sobreviveram ao inverno completaram seu ciclo nos bezerros mais velhos e, quando populações novas de larvas infectantes, que se desenvolveram a partir dessas infecções, se acumulam no pasto, os bezerros mais novos, que não apresentaram infecções prévias, são extremamente suscetíveis.

A ocorrência de 'tempestades de cisticercose' em bovinos adultos, que pastam em campos contaminados com ovos do verme chato de humanos *Taenia saginata*, ou que são manejados por funcionários infectados, são relatados ocasionalmente na Europa e nos EUA. Esse alto grau de suscetibilidade decorre da falta de exposição prévia à infecção. Em contrapartida, em áreas nas quais a cisticercose é endêmica, os bovinos são repetidamente infectados e logo adquirem resistência sólida à reinfecção; apenas os cistos adquiridos no início da vida persistem nos músculos.

Com enfermidades causadas por protozoários, tais como babesiose, theileriose, coccidiose e toxoplasmose, deve-se ter cuidado na introdução de animais não imunes em áreas infectadas. No caso da toxoplasmose, a introdução de ovelhas fêmeas em um rebanho no qual a doença é endêmica tem que ser controlada com cuidado e esses animais não devem ser gestantes quando comprados e colocados para pastar com o rebanho por alguns meses antes do acasalamento.

AUSÊNCIA DE IMUNIDADE PELA IDADE

Uma imunidade significativa pela idade se desenvolve apenas contra alguns poucos parasitas, e rebanhos de animais adultos que não foram expostos previamente à infecção por muitos helmintos e protozoários estão sob risco se alocados em uma área endêmica. Esse evento pode ser exacerbado se animais de produção estiverem em uma condição corporal ruim ou em um plano nutricional baixo.

LONGEVIDADE DOS ESTÁGIOS INFECTANTES

Em especial em regiões temperadas e em partes das regiões subtropicais, os estágios de vida livre da maioria dos parasitas sobreviverão no ambiente ou em um hospedeiro intermediário por períodos suficientemente longos para reinfectar lotes de animais jovens suscetíveis, e podem causar doença nesses animais em algumas semanas após a exposição.

INFLUÊNCIA DE FATORES GENÉTICOS

Entre espécies de hospedeiros

A maioria dos parasitas é hospedeiro-específica e essa especificidade tem sido utilizada em programas integrados de controle de nematódeos gastrintestinais, tais como o pastejo misto de ovinos e bovinos. Entretanto, alguns parasitas importantes economicamente são capazes de infectar uma ampla variedade de hospedeiros, que, por sua vez, variam na sua suscetibilidade aos efeitos do parasita. Por exemplo, bovinos parecem capazes de superar infestações por fascíolas que causariam a morte de ovinos, e caprinos parecem ser muito mais suscetíveis que bovinos ou ovinos aos seus tricostrongilídeos gastrintestinais comuns.

Entre raças

Há cada vez mais evidências de que a suscetibilidade de muitas raças de animais aos parasitas varia e é determinada geneticamente. Por exemplo, algumas raças de ovinos são mais suscetíveis ao nematódeo abomasal *Haemonchus contortus* que outras; raças de bovinos *Bos indicus* são mais resistentes aos carrapatos e a outros insetos hematófagos que raças de *Bos taurus*. Na Dinamarca, bovinos Frísio-Holandês apresentam resposta imune celular deficiente, e são, comprovadamente, mais suscetíveis a fascíolas hepáticas, enquanto a raça N'dama de bovinos na África Ocidental é conhecida por ser tolerante à tripanossomíase.

Mesmo entre rebanhos, normalmente são encontrados indivíduos responsivos e não responsivos, quanto à sua capacidade de desenvolverem resistência a parasitas internos e externos, e alguns especialistas recomendam o descarte dos animais com resposta pior.

Sexo

Há evidências de que animais machos inteiros são mais suscetíveis que fêmeas a algumas infecções por helmintos. Isso pode ser importante em países nos quais a castração não é praticada rotineiramente, ou onde os andrógenos são utilizados para a engorda de animais castrados ou de vacas de descarte.

CEPA DO PARASITA

Embora esse aspecto tenha recebido pouca atenção, exceto em infecções por protozoários, atualmente há evidência de que há cepas de helmintos e de alguns ectoparasitas, tais como ácaros *Psoroptes*, variam em sua infectividade e patogenicidade. Em alguns casos, isso pode decorrer da presença de mais populações de hospedeiros adaptadas. O aumento na prevalência de isolados resistentes a fármacos de muitos parasitas é outro ponto que deve ser considerado quando surtos de doença ocorrem em rebanhos nos quais as medidas de controle são aplicadas rotineiramente.

INTRODUÇÃO DA INFECÇÃO EM UM AMBIENTE LIVRE

Há muitas formas pelas quais os parasitas podem ser introduzidos em um ambiente do qual eles haviam sido erradicados ou onde eles nunca haviam sido encontrados.

INTRODUÇÃO DE UM NOVO REBANHO

Uma das tendências atuais no cenário internacional de criação de animais é o movimento de reprodutores entre países. As restrições de quarentena e as necessidades de vacinação são estritas em relação às doenças epidêmicas, mas são limitadas ou inexistentes para doenças parasitárias. Quando os animais infectados são movidos para uma área previamente livre de qualquer parasita, a infecção pode ocorrer, desde que as condições adequadas existam, e as consequências para o rebanho indígena podem ser extremamente graves. Exemplos dessa categoria incluem a introdução de *Toxocara vitulorum* na Grã-Bretanha e na Irlanda, cuja fonte de infecção eram novilhos Charoleses originários da Europa Continental, com a transmissão ocorrendo por meio do leite das vacas; e a disseminação de *Parafilaria bovicola* na Suécia, presumivelmente introduzida com bovinos ou pelo transporte inadvertido de muscídeos hospedeiros intermediários do sul da Europa. Nos EUA, Austrália e Grã-Bretanha, o aumento do movimento de populações humanas e de seus animais de estimação tem disseminado muitas doenças de cães, incluindo o verme do coração, babesiose canina e ehrlichiose, infecções previamente limitadas a regiões mais tropicais. Em algumas dessas situações, artrópodes vetores competentes, adequados para a transmissão, podem já estar presentes em algumas áreas. A sarna psoróptica em bovinos, originalmente confinada ao sul da Europa, agora é endêmica na Bélgica e Alemanha em razão da permuta de raças de bovinos. Doenças causadas por protozoários, tais como toxoplasmose, foram introduzidas em rebanhos de ovinos em países nos quais elas não estavam presentes anteriormente, por meio da importação de ovinos infectados. A babesiose também se espalhou onde animais que carreavam carrapatos infectados foram deslocados para áreas não endêmicas, nas quais os carrapatos foram capazes de se estabelecer.

PAPEL DOS EFLUENTES

A transferência da infecção de uma propriedade a outra por meio do esterco também foi relatada. Dessa forma, surtos de ostertagiose ocorreram em propriedades após a aplicação de esterco bovino como fertilizante, enquanto 'tempestades' de cisticercose decorrentes da infecção por *Cysticercus bovis* ocorreram em bovinos após a aplicação de detritos de humanos em pastos. Por fim, a aplicação de fezes de suínos que continham ovos de ascarídeos a pastos que foram consumidos subsequentemente por ovinos resultou em pneumonia em razão da migração das larvas de ascarídeos.

PAPEL DE VETORES INFECTADOS

Insetos alados transmitem muitas infecções causadas por helmintos e protozoários e podem atuar na introdução da infecção em áreas livres previamente. Aves migratórias são conhecidas por carrearem estágios larvais ou ninfais de carrapatos potencialmente infectados. Ocasionalmente, aves também podem transportar mecanicamente estágios infectantes de parasitas a um ambiente novo. Isso ocorreu na Holanda, onde as valas e os diques que cercam as terras foram colonizados por caramujos *Galba* (*Lymnaea*) transportadas por aves selvagens. A introdução de animais de produção com infecção leve por *Fasciola hepatica* resultou na infecção dos caramujos e, subsequentemente, em surtos de fasciolose clínica.

CAPÍTULO 7

Resistência do Hospedeiro a Doenças Parasitárias

Em geral, a resistência a infecções parasitárias se enquadra em duas categorias. A primeira delas, frequentemente denominada resistência inata, inclui resistência relacionada à espécie, resistência relacionada à idade e, em alguns casos, resistência relacionada à raça, as quais, em geral, não são de origem imunológica. A segunda categoria, imunidade adquirida, depende de estímulo antigênico e subsequentes respostas humoral e celular. Embora, por motivos explicados neste capítulo, haja poucas vacinas disponíveis contra doenças parasitárias, a expressão natural de imunidade adquirida tem participação altamente significativa na proteção de animais contra infecções e na modulação da epidemiologia de muitas doenças parasitárias.

RESISTÊNCIA RELACIONADA À ESPÉCIE

Por diversas razões, parasitológicas, fisiológicas e bioquímicas, muitos parasitas não crescem por completo, a não ser em seus hospedeiros naturais; isto é mostrado, por exemplo, pela notável especificidade ao hospedeiro de muitas espécies de *Eimeria*. No entanto, muitas vezes ocorre um grau limitado de crescimento, embora isto geralmente não esteja associado a sinais clínicos; por exemplo, algumas larvas do parasita de bovinos *Ostertagia ostertagi* se desenvolvem em ovinos, mas muito poucas atingem o estágio adulto. Todavia, nestes hospedeiros não naturais ou aberrantes, e em especial no caso de parasitas que migram nos tecidos, ocasionalmente ocorrem graves consequências, especificamente se a via migratória se torna errática. Um exemplo disso é a *larva migrans* visceral em crianças, decorrente de *Toxocara canis*, que está associada com hepatomegalia e, ocasionalmente, com envolvimento ocular e cerebral.

Evidentemente, alguns parasitas apresentam uma faixa muito ampla de hospedeiros, sendo *Trichinella spiralis*, *Fasciola hepatica*, *Cryptosporidium parvum* e os estágios assexuados de *Toxoplasma* quatro exemplos.

RESISTÊNCIA RELACIONADA À IDADE

Vários animais tornam-se mais resistentes a infecções primárias causadas por alguns parasitas à medida que atingem a maturidade. Por exemplo, é mais provável que as infecções de animais por ascarídeos se desenvolvam para a condição de patência quando os hospedeiros apresentam poucos meses de idade. Se os hospedeiros se infectam em idade mais avançada, os parasitas não crescem ou permanecem como estágio larvário nos tecidos; do mesmo modo, infecções patentes de ruminantes e equinos por *Strongyloides* são mais comumente constatadas nos animais muito jovens. Ovinos com mais do que 3 meses de idade são relativamente resistentes a *Nematodirus battus* e, de modo similar, os cães gradativamente desenvolvem sobrevida à infecção por *Ancylostoma* no primeiro ano de vida.

As principais razões de resistência relacionada à idade são desconhecidas, embora tenha-se sugerido que o fenômeno seja uma indicação de que a relação hospedeiro-parasita ainda não foi totalmente desenvolvida. Desse modo, embora o parasita possa se desenvolver em animais jovens, não foi totalmente adaptado ao adulto.

Em contrapartida, quando se nota resistência relacionada à idade, a maioria das espécies de parasitas parece ter desenvolvido um contramecanismo efetivo. Assim, *Ancylostoma caninum*, *Toxocara canis*, *Toxocara mystax*, *Toxocara vitulorum e Strongyloides* spp. sobrevivem como estágios larvários nos tecidos do hospedeiro e somente se tornam ativos no final da prenhez para infectar os novos hospedeiros no útero ou por via transmamária. No caso de *Nematodirus battus*, as necessidades essenciais para a eclosão do ovo, ou seja, frio prolongado seguido de temperatura superior a 10°C, asseguram a sobrevida dos parasitas na forma de uma infecção entre cordeiros, de uma estação a outra.

Curiosamente, na infecção de bovinos por *Babesia* e *Anaplasma*, geralmente acredita-se que ocorra uma resistência inversa relacionada à idade, em que os animais jovens são mais resistentes do que os animais mais velhos não expostos ao parasita.

RESISTÊNCIA RELACIONADA À RAÇA

Nos últimos anos, houve considerável interesse prático no fato de que algumas raças de ruminantes domésticos são mais resistentes a determinadas infecções parasitárias, como aquelas causadas por coccídios, nematódeos, carrapatos e moscas, comparativamente a outras raças.

É provável que o melhor exemplo disto seja a tolerância a tripanossoma verificada em bovinos que não apresentam cupim da África ocidental, como aqueles das raças N'dama e West African Shorthorn, que vivem em regiões de intenso desafio por tripanossomas. O mecanismo pelo qual estes bovinos controlam sua parasitemia ainda não está totalmente esclarecido, embora se acredite que haja envolvimento das respostas imunológicas.

Nas infecções por helmintos, mostrou-se que ovinos da raça Red Masai, nativos da África oriental, são mais resistentes à infecção por *Haemonchus contortus* do que algumas raças importadas examinadas nesta região, enquanto há relatos de que na África do Sul os ovinos da raça Merino são menos suscetíveis à tricostrongilose do que algumas outras raças. Nos EUA, as raças de ovinos Florida Native (Gulf Coast), Barbados Blackbelly e St. Croix são consideravelmente mais resistentes a *H. contortus* do que a raça Merino ou as raças europeias.

Dentro das raças, verificou-se que os genótipos da hemoglobina refletem diferenças na suscetibilidade à infecção por *H. contortus*, pois ovinos das raças Merino, Scottish Blackface e Finn Dorset, os quais são homozigotos para a hemoglobina A, desenvolvem menor carga parasitária após a infecção, comparativamente àqueles homozigotos ou heterozigotos para a hemoglobina B. Infelizmente, estas diferenças genotípicas na suscetibilidade, com frequência, falham em condição de intenso desafio.

Na Austrália, estudo dentro de uma única raça mostrou que cordeiros da raça Merino podem ser individualmente classificados como responsivos e não responsivos, com base em sua resposta imunológica à infecção por *Trichostrongylus colubriformis* e que estas diferenças são transferidas, geneticamente, à geração seguinte.

A seleção de animais resistentes poderia ser de grande importância, em especial em diversas partes dos países em desenvolvimento, mas na prática seria mais fácil se baseada em alguma característica mais prontamente identificável, como a cor da pelagem, e não em exames laboratoriais.

Na Austrália, mostrou-se que a resistência aos carrapatos, particularmente *Rhipicephalus* (*Boophilus*), é influenciada por fatores genéticos, sendo alta em bovinos *Bos indicus*, da raça Zebu, com cupim, e baixa nas raças europeias de *Bos taurus*. No entanto, quando a constituição genética dos bovinos tem 50% da raça Zebu, ou mais, ainda é possível um alto grau de sobrevida, propiciando o uso limitado de acaricidas.

IMUNIDADE ADQUIRIDA CONTRA INFECÇÕES POR HELMINTOS

Os parasitas multicelulares, como os helmintos, são organismos geneticamente muito complexos e em razão de seu tamanho físico eles não são capturados por células fagocíticas, tampouco destruídos pelas células T citotóxicas clássicas. O sistema imune do hospedeiro desenvolve novos mecanismos de combate à invasão destes parasitas. Em geral, estes mecanismos são denominados respostas imunes tipo 2 (célula T-*helper* 2 ou Th2) ou respostas imunes do tipo alergia. Com frequência, são caracterizadas pelo aumento das concentrações de interleucina (IL)-4 e de outras citocinas do tipo Th2, como IL-5, IL-9, IL-13 e IL-21. Geralmente, estas respostas são caraterizadas pelo recrutamento e ativação de células efetoras, como eosinófilos, basófilos e mastócitos, que podem produzir muitas citocinas do tipo 2. Há contínua comunicação entre os componentes inatos e os componentes adaptativos de uma resposta imune efetiva contra a invasão de parasita, com as células T enviando sinais que aumentam e modificam a função das células efetoras inatas. As células efetoras específicas e as classes de anticorpos que atuam como mediadores de proteção nas respostas imunes do hospedeiro variam consideravelmente entre os diferentes parasitas. Os tipos de células efetoras individuais também podem apresentar múltiplas funções. Com frequência, a infestação parasitária provoca infecções crônicas e a resposta imune que se desenvolve durante um período prolongado pode induzir alterações patológicas nos tecidos. Por exemplo, nas infecções por esquistossoma os antígenos oriundos dos ovos podem induzir uma resposta marcante do tipo Th2, que estimula o aparecimento de lesões granulomatosas no parênquima hepático. As respostas imunes aos helmintos são complexas e, possivelmente, dependem de estímulo antigênico por produtos secretores ou excretores liberados durante o crescimento de L_3 até o estágio adulto. Por esta razão, tem sido possível desenvolver apenas um ou dois métodos práticos de imunização artificial, dos quais a vacina contra *Dictyocaulus viviparus* atenuada por radiação talvez seja o melhor exemplo.

Apesar disto, não há dúvida de que o sucesso de vários sistemas de manejo de pastagem depende do crescimento gradativo pelos bovinos e ovinos de um grau de imunidade naturalmente adquirido contra nematódeos gastrintestinais. Por exemplo, achados experimentais mostraram que um ovino adulto imune pode ingerir cerca de 50.000 larvas L_3 de *Teladorsagia* (*Ostertagia*), diariamente, sem manifestar sinais clínicos de gastrite parasitária.

EFEITO DA RESPOSTA IMUNE

Considerando-se primeiramente os nematódeos gastrintestinais e pulmonares, os efeitos da resposta imune podem ser agrupados em três categorias, cuja sequência reflete a progressão usual da imunidade adquirida:

- Inicialmente, o hospedeiro pode tentar limitar a reinfecção impedindo a migração e a instalação de larvas e a penetração na barreira da mucosa ou, às vezes, interrompendo o seu desenvolvimento em um estágio larvário. Este tipo de inibição do crescimento não deve ser confundido com hipobiose, mais comum, desencadeada por efeitos ambientais nas larvas infectantes da pastagem ou, no presente estado de conhecimento, com o crescimento larvário interrompido associado à resistência relacionada à idade, por exemplo, nos ascarídeos
- Adultos que crescem podem apresentar tamanho reduzido ou menor capacidade de fecundação. O aspecto prático importante deste mecanismo talvez nem seja tanto a menor patogenicidade destes vermes, mas a grande redução na contaminação da pastagem por ovos e larvas que, por sua vez, reduz a possibilidade de subsequente reinfecção
- Após uma infecção primária, o desenvolvimento de imunidade pode estar associado à capacidade de matar ou expelir os nematódeos adultos.

Cada um destes mecanismos é exemplificado em infecções de ratos com o nematódeo tricostrongilídeo *Nippostrongylus brasiliensis*, um modelo laboratorial muito estudado e que tem contribuído muito para a compreensão dos mecanismos de imunidade do hospedeiro, na infecção causada por helminto. O estágio infectante deste parasita normalmente envolve a penetração cutânea, mas na prática laboratorial é injetado SC. As larvas se deslocam através da corrente sanguínea até os pulmões, onde sofrem mudas, alcançam a parte alta das traqueias e são deglutidas. Ao chegarem ao intestino delgado elas sofrem nova muda e tornam-se adultas; o período entre a infecção e o desenvolvimento até a forma adulta, com postura de ovos, é de 5 a 6 dias. A população adulta permanece inalterada por cerca de mais 5 dias. Após este período a produção de ovos de vermes nas fezes diminui rapidamente e a maioria dos vermes é prontamente expelida do intestino. Mostrou-se que esta expulsão de vermes adultos, antigamente conhecida como fenômeno da "autocura", ser deve à resposta imune.

Quando os ratos são reinfectados, menor quantidade de larvas chega ao intestino, ou seja, sua migração é interrompida. Os poucos vermes adultos que se desenvolvem no intestino permanecem subdesenvolvidos e são relativamente inférteis e a expulsão do verme começa mais precocemente e continua em uma taxa mais rápida.

Em condições de pastejo natural as infecções larvárias de bovinos e ovinos são adquiridas durante determinado período, mas ocorre uma série de eventos quase que similares. Por exemplo, os bezerros expostos a *Dictyocaulus viviparus* muito rapidamente adquirem infecções patentes, rapidamente detectáveis pelos sinais clínicos. Após um período de algumas semanas, desenvolvem imunidade e os vermes adultos são expelidos. Na exposição subsequente, nos anos seguintes, estes animais são altamente resistentes à infecção, embora se esta for intensa podem-se notar sinais clínicos associados à síndrome da reinfecção (ou seja, destruição imunológica das larvas invasoras nos pulmões). Nas infecções por *Ostertagia* e *Trichostrongylus*, o padrão é o mesmo, com ocorrência de infestação por vermes adultos, seguindo-se sua expulsão e subsequente imunidade; posteriormente na vida, ocorrem apenas infecções de curta duração por vermes adultos pequenos e, por fim, as larvas infectantes são expelidas sem que cresçam. No entanto, nas infecções gastrintestinais em ruminantes, com frequência a capacidade para desenvolver boa resposta imune é retardada em alguns meses em razão da carência de resposta imune.

O mecanismo de imunidade aos parasitas de lúmen ainda não está totalmente esclarecido, apesar do volume considerável de pesquisas. Esta resposta inclui tanto os componentes inatos quanto os adaptativos. No entanto, geralmente concorda-se que estas infecções induzem uma resposta tipo Th2 e originam uma condição de hipersensibilidade intestinal associada com o aumento de mastócitos na mucosa da lâmina própria e produção de IgE específicas para o verme, muitas das quais se ligam à superfície dos mastócitos. A reação do antígeno do verme, de uma infecção existente ou de uma infecção subsequente, com estes mastócitos sensibilizados ocasiona a liberação de aminas vasoativas que causam aumento da permeabilidade capilar e epitelial e produção excessiva de muco. Alguns pesquisadores concluíram que estas alterações fisiológicas simplesmente afetam o "bem-estar" dos vermes por meio de, por exemplo, redução da tensão de oxigênio do ambiente, de modo que eles se desprendem da mucosa e, em seguida, são expelidos. Outros pesquisadores defendem que, adicionalmente, a mucosa permeável possibilita o "extravasamento" de anticorpos IgG antiparasitários do plasma para o lúmen intestinal, onde entram em contato com os parasitas. Embora a maior parte dos helmintos induza respostas marcantes dos mastócitos, sua participação como mediador de resistência à infecção varia consideravelmente em função das infecções parasitárias. Por exemplo, nos modelos com roedores, a presença de mastócitos é necessária para a expulsão de *Trichinella spiralis*; em contrapartida, estas células não são essenciais para a expulsão de *Nippostrongylus brasiliensis*.

Atualmente também há estudo sobre fatores adicionais, como secreção de IgA específicas contra parasitas na superfície da mucosa e relevância das células T sensibilizadas, que, sabidamente, promovem a diferenciação entre mastócitos, eosinófilos e células secretoras de muco.

Com relação a helmintos invasores de tecidos, os mais cuidadosamente estudados foram os esquistossomas. Esquistossômulos de *Schistosoma mansoni* podem ser destruídos por eosinófilos e macrófagos, os quais aderem ao parasita revestido por anticorpos. Os eosinófilos, em especial, aderem intimamente aos parasitas, cujas secreções danificam a membrana subjacente do parasita. Os eosinófilos liberam uma proteína granular secundária e, também, produzem citocinas (IL-4, IL-13) que podem ter função reguladora. Tentativas para saber se há um mecanismo semelhante contra *Fasciola hepatica* indicaram que, embora os eosinófilos se fixem a partes do tegumento do trematódeo jovem, o último parece ser capaz de modificar sua camada superficial para evitar lesão.

Nas infecções causadas por *Schistosoma* há uma resposta inicial do tipo Th1, na infecção aguda, contra parasitas adultos, mas após a patência e a deposição de ovos nos tecidos a resposta se modifica e torna-se predominantemente uma resposta tipo Th2. Nos casos em que não há uma resposta efetiva do tipo Th2 após a deposição de ovos, com frequência ocorre aumento da reação inflamatória granulomatosa nos tecidos e no parênquima hepático, induzida pela resposta primária do tipo Th1. Desse modo, a resposta protetora do tipo Th2 minimiza as consequências patológicas de uma resposta do tipo Th1 e, frequentemente, a consequência é um granuloma discreto que contém macrófagos, linfócitos e eosinófilos.

EVASÃO DA RESPOSTA IMUNE DO HOSPEDEIRO

Apesar da evidência de que os animais são capazes de desenvolver respostas imunes potentes a muitas infecções por helmintos, atualmente está claro que os parasitas, no curso da doença, acumularam alguns defeitos neste arsenal. Este aspecto da parasitologia ainda está em seu início, mas quatro exemplos de evasão imune são descritos neste capítulo.

Ausência de resposta imune em neonatos

Tal condição é a incapacidade de animais jovens em desenvolver uma resposta imune apropriada contra algumas infecções parasitárias. Por exemplo, bezerros e cordeiros são incapazes de apresentar qualquer grau de imunidade protetora contra reinfecção por *Ostertagia* spp., até que eles tenham sido expostos a constantes reinfecções durante toda estação de pastejo. De modo semelhante, os cordeiros permanecem suscetíveis à infecção por *H. contortus* até que completem 6 a 12 meses de idade. A causa dessa ausência de resposta é desconhecida. No entanto, enquanto bezerros e cordeiros, enfim, desenvolvem boa resposta imune à infecção por *Ostertagia* ou *Teladorsagia*, no sistema de ovino/*H. contortus* a incapacidade de resposta do neonato é, com frequência, aparentemente seguida de um longo período de ausência de resposta imune adquirida; por exemplo, ovinos da raça Merino criados desde o nascimento em um ambiente endêmico para *Haemonchus* permanecem suscetíveis à reinfecção por toda sua vida.

Imunidade concomitante

Este termo é utilizado para descrever uma imunidade que atua contra os estágios larvários invasores, mas não contra uma infecção já instalada. Desse modo, um hospedeiro pode ser infectado por parasitas adultos, mas tem certo grau de imunidade para uma infecção adicional. Talvez o melhor exemplo seja aquele constatado em esquistossomas, que são recobertos por um sincício citoplasmático que, diferentemente da cutícula de nematódeos semelhante à quitina, à primeira vista pareceria vulnerável à ação de anticorpos ou de células. No entanto, foi constatado que esquistossomas adultos são capazes de incorporar antígenos do hospedeiro, como os antígenos de grupos sanguíneos, ou imunoglobulina do hospedeiro, na superfície da membrana para ocultar os seus próprios antígenos estranhos.

Em ovinos, parece que a imunidade concomitante não atua em *F. hepatica*, pois eles permanecem suscetíveis à reinfecção. Em contrapartida, os bovinos não apenas expelem sua carga primária de adultos de *F. hepatica*, como também desenvolvem resistência marcante à reinfecção. A imunidade concomitante também inclui a situação em que as larvas de cestódios instaladas podem sobreviver durante anos nos tecidos do hospedeiro, embora o último seja totalmente imune à reinfecção. O mecanismo é desconhecido, mas acredita-se que o cisto formado pode ser "ocultado" por antígeno do hospedeiro ou, talvez, secretar uma substância "anticomplemento" que bloqueia o efeito de uma reação imune.

Estimulação policlonal de imunoglobulina

Os helmintos, assim como estimulam a produção de anticorpos IgE específicos, eles induzem à produção de grande quantidade de IgE inespecíficas. Isto pode auxiliar o parasita de duas maneiras. Primeira, se os mastócitos são revestidos por IgE não específica, é menos provável que atraiam IgE específica do parasita e, desse modo, não ocorre degranulação quando expostos ao antígeno do parasita. Segundo, o fato de que o hospedeiro está produzindo imunoglobulina não específica significa que é menos provável a produção de quantidade apropriada de anticorpo específico contra o helminto.

Imunomodulação parasitária

Apesar da diversidade de helmintos parasitas, todos apresentam modos comuns de evasão ou de interferência na resposta imune do hospedeiro, em seu benefício. Eles suprimem a imunopatologia por meio da modulação da atividade de células efetoras imunes (diferentes tipos de célula B e T) e a expressão de uma variedade de citocinas. Assim, parasitas distantemente relacionados têm se desenvolvido independentemente, a fim de aproveitarem uma variedade de mecanismos imunorreguladores do hospedeiro em seu próprio benefício; ademais, por meio da participação de vias supressoras genéricas podem, também, suprimir respostas *bystander* contra alergênios e autoantígenos. *Fasciola hepatica,* o trematódeo do fígado, é um parasita comum de bovinos, constatado na maior parte do mundo; suprime a resposta da interferona (IFN)-γ em bovinos com tuberculose. A determinação dos teores sanguíneos de IFN-γ é importante nos programas de detecção de tuberculose e tem-se sugerido que a presença de *F. hepatica* nos animais infectados poderia interferir acentuadamente em programas de erradicação de tuberculose nos rebanhos em que a prevalência de tuberculose e de infecção por *F. hepatica* é alta.

CONSEQUÊNCIAS INDESEJÁVEIS DA RESPOSTA IMUNE

Às vezes, as respostas imunes estão associadas com ocorrência de lesões prejudiciais ao hospedeiro. Por exemplo, com frequência, os efeitos patogênicos da esofagostomose são atribuíveis aos nódulos intestinais ocasionados por *Oesophagostomum columbianum*; de modo semelhante, os efeitos patogênicos da esquistossomose se devem aos granulomas ocasionados pelos ovos, o resultado de reações mediadas por célula, no fígado e na bexiga.

Em alguns estudos há evidência de interação genética negativa entre as características de produção e a resistência ao parasitismo. Em ovinos que foram selecionados por sua resistência às infecções gastrintestinais causadas por nematódeos a prevalência de diarreia é maior. Isto pode ser resultado de maior hipersensibilidade às larvas ingeridas. Na verdade, atualmente há consenso geral de que as respostas imunes do hospedeiro e a doença imune contribuem diretamente para a queda de produtividade observada em rebanhos pecuários parasitados.

No desenvolvimento e implementação de uma resposta imune efetiva potente contra a invasão de parasitas, a instalação ou subsequente reinfecção utiliza fontes essenciais do hospedeiro, especificamente proteínas, uma vez que os anticorpos, as citocinas, os leucotrienos e as respostas de células efetoras são altamente proteináceos. Estes efeitos são mais prejudiciais em situações nas quais o suprimento de nutrientes é limitado. Desse modo, em animais de alta produção submetidos à dieta de baixa qualidade pode não ser desejável induzir uma resposta imune potente. No entanto, estas consequências devem ser ponderadas frente à necessidade de se manter proteção contra os efeitos patogênicos potenciais da infecção parasitária. Uma das características consistentes de muitas infecções gastrintestinais de ruminantes é a redução da ingestão voluntária de alimento (anorexia induzida por parasita), embora dados recentes mostrem que o apetite de cordeiros parasitados imunossuprimidos é semelhante àquele de animais não infectados, controles. Esta constatação pode sugerir que a cascata de eventos envolvida na montagem de uma resposta imune efetiva contra a infecção pode ser, em parte, responsável pela menor ingestão de alimento induzida por parasita. Assim, em algumas situações o prejuízo da montagem de uma resposta imune efetiva pode superar os benefícios obtidos, embora seja necessário cautela, pois estes efeitos podem variar entre as espécies de parasitas, as espécies de hospedeiros e os genótipos. Estudos de longa duração sugerem que a diminuição do desempenho produtivo em rebanhos pecuários mais jovens, que frequentemente ocorre na medida em que adquirem resposta imune protetora inicial contra infecção gastrintestinal parasitária, pode ser compensada pela redução na suscetibilidade ao desafio de larvas, notada em animais mais velhos e, também, pela menor infectividade das pastagens, resultante da menor contaminação por ovos de nematódeos. Agora que esta relação complexa entre parasita, dieta nutricional e aquisição de imunidade é melhor compreendida, espera-se que no futuro se possa esclarecer a dúvida quanto ao custo de nutrientes para desenvolvimento de uma reposta imune efetiva e o benefício econômico de manter um nível aceitável de desempenho, a fim de manter a condição nutricional do animal parasitado, particularmente em situações em que o suprimento de nutrientes é limitado.

IMUNIDADE ADQUIRIDA CONTRA INFECÇÕES CAUSADAS POR PROTOZOÁRIOS

Como era de se esperar, em razão de seu tamanho microscópico e de sua condição unicelular, as respostas imunológicas contra protozoários são semelhantes àquelas direcionadas contra as bactérias. No entanto, o tema é muito complexo e as considerações mencionadas a seguir são, essencialmente, um sumário das informações atuais sobre alguns dos patógenos mais importantes. Assim como acontece nas infecções bacterianas, as respostas imunes são tipicamente do tipo humoral ou mediadas por célula e, ocasionalmente, há envolvimento de ambas. As respostas mediadas por célula são tipicamente respostas do tipo Th1, IFN-γ-dominante, as quais estão associadas com aumento de células T CD8+ citotóxicas, células Th1, macrófagos e neutrófilos.

A tripanossomíase é um bom exemplo de uma doença causada por protozoário cuja imunidade é principalmente humoral. Desse modo, é possível mostrar que, *in vitro*, tanto IgG quanto IgM ocasionam lise ou aglutinação de tripanossomas e que, *in vivo*, mesmo uma pequena quantidade de soro imune elimina tripanossomas da circulação, aparentemente facilitando sua fagocitose, por meio de opsonização, por células fagocíticas. Infelizmente, o fenômeno de variação antigênica, outro método de evasão imune, impede que estas infecções sejam eliminadas por completo e, tipicamente, possibilita que a doença progrida em um curso característico de remissões e exacerbações de parasitemia contínuas. Também, é provável que a imunossupressão generalizada induzida por esta doença possa, mas cedo ou mais tarde, limitar as respostas do hospedeiro.

Também, é importante ressaltar que se acredita que algumas das lesões importantes que ocorrem na tripanossomíase, como anemia, miocardite e lesão de músculo esquelético, sejam decorrências da deposição de antígeno de tripanossoma ou de imunocomplexos nestas células, resultando em sua destruição por macrófagos ou linfócitos, um possível efeito prejudicial da resposta imune.

A imunidade adquirida contra babesiose também parece ser mediada por anticorpos, talvez atuando com uma opsonina e facilitando a fagocitose de hemácias infectadas por macrófagos esplênicos. Os anticorpos também são transferidos, pelo colostro da mãe, ao animal recém-nascido e propiciam um período de proteção contra a infecção.

Por fim, na tricomonose, anticorpos possivelmente produzidos por plasmócitos da lâmina própria do útero e da vagina estão presentes no muco secretado por estes órgãos e, em menor grau, no plasma. Estes, *in vitro,* matam ou aglutinam tricômonas e, provavelmente, sejam os principais responsáveis pela ocorrência de infecções autolimitantes notadas, tipicamente, em vacas.

Dentre as infecções causadas por protozoários, às quais a imunidade é mediada principalmente por célula, leishmaniose é de interesse particular porque os amastigotas invadem e proliferam nos macrófagos, cuja função, paradoxalmente, é fagocitar e destruir microrganismos estranhos. Não se sabe como elas sobrevivem nos macrófagos, embora tenha se sugerido que podem liberar substâncias que inibem a atividade enzimática de lisossomos ou que o revestimento da superfície dos amastigotas é refratário à ação das enzimas lisossomais. A imunidade que se desenvolve parece ser mediada por célula, talvez por células T citotóxicas, que destroem macrófagos infectados, ou por produtos solúveis das células T sensibilizadas que "ativam" os macrófagos, até o ponto em que são capazes de destruir seus parasitas intracelulares. Infelizmente, em muitos casos a eficácia da resposta imune e a consequente recuperação são retardadas ou impedidas por graus variáveis de imunossupressão de etiologia desconhecida.

Como mencionado em parágrafos antecedentes, às vezes, tanto a reação humoral quanto aquela mediada por célula estão envolvidas na imunidade e esta parece ser a situação que ocorre nos casos de coccidiose, theileriose e toxoplasmose.

Na coccidiose, os antígenos protetores estão associados com os estágios de desenvolvimento assexuado e a expressão da imunidade depende da atividade da célula T. Acredita-se que esta atue de duas maneiras: primeiro como célula auxiliadora (célula *helper*), para produzir anticorpos neutralizantes contra merozoítas e esporozoítas extracelulares e, segundo, de um modo mediado por célula, mediante a liberação de substâncias, como linfocinas, que inibem a multiplicação de estágios intracelulares. O efeito resultante destas duas repostas imunes se manifesta como redução dos sinais clínicos e menor produção de oocistos.

Como mencionado anteriormente, os estágios proliferativos de infecções causadas por *Theileria* são os estágios de merogonia, que se desenvolvem em linfoblastos e se multiplicam simultaneamente com estas células para produzir duas células-filhas infectadas. Durante o curso da infecção e desde que não seja rapidamente fatal, as respostas mediadas por célula são estimuladas por meio de células T citotóxicas que têm como alvos os linfoblastos infectados, pelo reconhecimento de dois antígenos de superfície do hospedeiro. Um deles é oriundo do parasita *Theileria* e o outro é um antígeno de histocompatibilidade da célula hospedeira. O papel dos anticorpos na proteção é menos conhecido, embora recentemente tenha se demonstrado, em teste *in vitro*, que um anticorpo contra esporozoítas inoculados pelo carrapato possa propiciar proteção altamente efetiva.

Também, na toxoplasmose os componentes tanto humorais quanto mediados por célula parecem estar envolvidos na resposta imune. No entanto, a importância relativa de suas funções ainda não foi esclarecida, embora geralmente acredite-se que a produção de anticorpos pelo hospedeiro resulte na interrupção da produção de taquizoítas e no desenvolvimento de cisto de bradizoíto latente. Ademais, acredita-se que possa ocorrer recrudescência na atividade de taquizoítas, se o hospedeiro se torna imunossuprimido em consequência de terapia ou de alguma outra doença.

IMUNIDADE ADQUIRIDA CONTRA INFECÇÕES CAUSADAS POR ARTRÓPODES

Sabe-se que os animais expostos a repetidos ataques de alguns insetos gradativamente apresentam um grau de imunidade adquirida. Por exemplo, ao menos em humanos, ao longo do tempo geralmente a gravidade das reações cutâneas às picadas de *Culicoides* e de mosquitos diminui. Do mesmo modo, sabe-se que após muitas infestações repetidas de larvas de moscas-varejeiras os ovinos desenvolvem um grau de resistência a outras infestações, embora esta resposta seja de curta duração.

Uma sequência semelhante de eventos foi constatada em infestações de vários carrapatos e ácaros. A reação imune contra carrapatos depende dos componentes humorais e daqueles mediados por célula contra as secreções orais dos carrapatos, impede o ingurgitamento apropriado dos parasitas e ocasiona sérias consequências em sua fertilidade subsequente; cães que se recuperaram de sarna sarcóptica geralmente são imunes a nova infecção. Alguns ovinos com sarna psoróptica (escabiose ovina) e que se recuperaram podem ter algum grau de imunidade protetora à reinfecção subsequente.

Embora estas respostas imunes possam abrandar a relevância clínica de algumas infecções causadas por ectoparasitas, a resposta imune à infestação pode resultar em consequências indesejáveis que, frequentemente, ocorrem quando o animal se torna sensibilizado a antígenos de artrópodes. Exemplos disso são a dermatite por picada de pulga em cães e gatos; o prurido e o eritema associados com sarna sarcóptica, em cães e suínos, e com sarna psoróptica, em ovinos e bovinos; e a "dermatite alérgica" de equinos causada por hipersensibilidade cutânea a picadas de *Culicoides.*

FUTURO DAS VACINAS CONTRA PARASITAS

Pesquisas anteriores sobre o uso de vacinas contendo parasitas vivos atenuados por radiação, as quais induziram um alto grau de proteção contra infestação de larvas, resultou em vacinas comercialmente disponíveis contra o verme pulmonar de bovinos, *Dictyocaulus viviparus,* e, também, contra infecções causadas por *Eimeria* em aves domésticas. À exceção de *D. viviparus*, não há vacina produzida para comercialização destinada ao controle de infecções por helmintos em ruminantes. Estes resultados encorajadores foram experimentalmente aplicados a outros nematódeos de importância econômica para ruminantes (particularmente *T. colubriformis* e *H. contortus*); no entanto, embora parcialmente efetivas em animais mais velhos, as vacinas propiciaram grau insuficiente de proteção ou resposta muito variável em animais jovens, em condições de campo. Foi desenvolvida uma vacina com larva irradiada contra o ancilóstomo de cães, *Ancylostoma caninum*, que propicia um alto nível de proteção no campo, mas a vacina foi retirada de comércio em razão da preocupação com a eficácia e a viabilidade de armazenagem. Estudos iniciais relacionados à produção de uma vacina contra cestódio hepático foram prejudicados pela constatação de que estes parasitas parecem não induzir imunidade significante no hospedeiro ruminante natural, mesmo após repetidas exposições à infecção. A maior prevalência de parasitas resistentes à quimioterapia resultou em investimentos adicionais na produção de vacinas, particularmente aquelas à base de componentes parasitários recombinantes, e obteve-se progresso considerável nas duas últimas décadas na identificação de antígenos candidatos em muitas espécies importantes de parasitas.

Foram produzidas vacinas experimentais, por exemplo, contra infecção causada por *Taenia ovis*, em ovinos, contra *Babesia canis*, em cães, e contra *Babesia bovis* e *Rhipicephalus* (*Boophilus*) *microplus*, em bovinos. O sucesso comercial das recentes vacinas recombinantes experimentais depende não apenas de sua eficácia em desafios a campo, mas também de fatores como sistemas de distribuição de baixo custo efetivos que confiram proteção de longa duração.

Dois principais procedimentos foram adotados na produção de vacinas: aquele à base de "antígenos naturais" de superfície do parasita ou excretados/secretados pelo parasita, os quais são reconhecidos pelo hospedeiro durante o curso da infecção, e aquele à base de antígenos "ocultos" ou "escondidos". O último procedimento ignora os mecanismos de imunidade natural e envia respostas para moléculas secretadas ou localizadas internamente. Na última década ocorreram avanços encorajadores no sentido de produzir vacinas para o controle de muitas doenças parasitárias. Pesquisas recentes identificaram frações de antígenos protetores, os quais têm sido melhorados e caracterizados; ademais, os genes que codificam os componentes ativos de muitas destas têm sido clonados.

HELMINTOS

Antígenos naturais

Antígenos naturais são aqueles reconhecidos pelo sistema imune do hospedeiro após uma infecção. As informações a seguir não pretendem contemplar uma lista abrangente, mas principalmente destacar alguns antígenos naturais relevantes de parasitas de interesse veterinário.

Antígenos somáticos e de superfície

Constatou-se alto grau de imunidade protetora em ovinos vacinados com frações derivadas de estágio larvário infectante contido nas oncosferas dos cestódios dos gêneros *Taenia* e *Echinococcus* e a identificação destas proteínas protetoras levou, inicialmente, a antígenos recombinantes efetivos contra *T. ovis* e *E. granulosus*. Subsequentemente foram disponibilizadas vacinas recombinantes altamente efetivas para uso em hospedeiros intermediários contra infecções causadas por *Echinococcus multilocularis*, *Taenia solium* e *Taenia saginata*. No entanto, a produção comercial de vacinas contra *T. ovis* e *T. saginata* não foi totalmente viável, pois estas infecções por tênia são principalmente um problema zoonótico em países pouco desenvolvidos e, em geral, apresentam mínima importância econômica. O retorno econômico e as fontes de recursos financeiros requerem avaliação adicional.

Antígenos excretores/secretores

Helmintos parasitas produzem e secretam uma variedade de proteínas com diversas funções. Algumas delas possibilitam ao parasita penetrar no tecido do hospedeiro, enquanto outras estão envolvidas na digestão de nutrientes ou na evasão da resposta imune do hospedeiro. Tem-se mostrado que a resposta imune do hospedeiro pode prejudicar a função destas proteínas e, assim, expulsar o verme, de modo que receberam considerável atenção como antígenos de vacinas. Há relatos de efeitos altamente protetores contra *H. contortus* quando foram utilizados produtos de excreção/secreção (ES) de verme adulto, incluindo duas proteínas de 15 kDa e 24 kDa. No entanto, as versões recombinantes destas proteínas não são protetoras. Pesquisas realizadas nas últimas duas décadas mostraram que proteases ES, particularmente cisteína-proteases, associadas à superfície intestinal de nematódeos de ovinos, como *H. contortus*, ou *Ostertagia ostertagi*, de bovinos, são os componentes vacinais mais efetivos. Outras proteases que podem mediar a imunidade protetora induzida por vacina em ruminantes são proteases aspárticas, metaloproteases, dipeptidilpeptidases e aminopeptidases, bem como as frações ligadoras de tiol. O modo de ação envolve, principalmente, a indução de anticorpos que inibem a atividade enzimática, resultando na expulsão dos vermes ou em prejuízo à fecundidade. No entanto, a expressão destes promissores candidatos a proteases nativas como vacinas recombinantes não tem sido bem-sucedida, provavelmente devido ao dobramento inapropriado e/ou glicosilação das proteínas.

Recentemente foram identificados antígenos protetores contra *Teladorsagia circumcincta*, o principal patógeno causador de gastrenterite parasitária em pequenos ruminantes, em regiões de clima temperado, mediante estudo das respostas de IgA direcionadas a proteínas específicas contra larvas pós-infectantes, bem como em estudos baseados no seu potencial de ação imunomodulador na interface hospedeiro-parasita. Foram administradas versões recombinantes de oito moléculas identificadas com base em imunoproteomas, homologia com candidatos a vacinas em outros nematódeos e/ou com atividades imunorreguladoras potenciais para ovinos, na forma de vacina individual com um adjuvante; subsequentemente, os animais foram submetidos à infecção com repetidos desafios, de modo a simular as condições de campo. A pesquisa foi realizada em duas ocasiões. Em ambos os estudos os animais vacinados apresentavam média de ovos de parasitas excretados nas fezes muito menor e a carga de vermes adultos foi reduzida em tanto quanto 75%, comparativamente aos animais do grupo-controle, no exame *post mortem*. Estes graus de proteção indicam que o controle de helmintos parasitas mediante vacinação com coquetel de vacinas contendo subunidades recombinantes pode, de fato, ser uma alternativa, em razão da resistência a múltiplas drogas.

Vacinas promissoras contra *F. hepatica* têm sido produzidas, principalmente, com antígenos como cisteína-protease, leucina aminopeptidase e glutationa S-transferase. Catepsina L-cisteína-proteases são produtos de secreção de trematódeos hepáticos liberados durante todo o ciclo evolutivo do hospedeiro; facilitam a penetração dos parasitas nos tecidos do hospedeiro e são os alvos da vacinação. Em ovinos e bovinos, tem-se obtido alto nível de proteção (redução da carga de trematódeos e menor número de trematódeos que se desenvolvem até a maturidade) contra *F. hepatica* utilizando estas enzimas cisteína-proteases naturais, em testes vacinais. A eficácia foi adicionalmente melhorada em experimentos com bovinos, quando se utilizou catepsina L2 em combinação com a hemoglobina de trematódeo, em comparação com o que se verificou com o uso do antígeno isoladamente. Recentemente, testes de campo com uma catepsina L1 recombinante (rFhCL1) contra *F. hepatica*, em bovinos, mostraram redução de 48% na carga de trematódeos, comparativamente àquela de animais não vacinados, controles. Catepsina B proteases de *Fasciola*, que são predominantemente liberadas no estágio jovem do ciclo evolutivo, também têm mostrado que são alvos promissores de vacina. Outras candidatas potenciais para vacina contra trematódeo são as proteínas ligadoras de ácido graxo (FABP), as quais, acredita-se, desempenham importante função na captação de ácidos graxos da corrente sanguínea do mamífero hospedeiro. FABP de *F. hepatica* exibem proteção cruzada e reação cruzada contra *Schistosoma mansoni*. Uma versão recombinante de uma FABP (Sm14) de *S. mansoni* reduziu a quantidade de trematódeos hepáticos e restringiu a lesão histopatológica ao fígado, em experimentos com vacinação de ovinos contra um desafio com *F. hepatica*.

Leucina aminopeptidase, uma protease associada ao intestino, isolada de extrato de trematódeos adultos solúvel em detergente, foi utilizada com êxito como vacina contra *F. hepatica*, em ovinos. Administrada sozinha, com adjuvante, ou em combinação com catepsina L proteases secretadas por um estágio adulto específico, induziu elevados níveis de proteção em ovinos receptores; nos animais vacinados verificou-se redução de 89% na carga de trematódeos, em comparação com ovinos não vacinados, controles. Este bom resultado foi duplicado quando se utilizou uma vacina com versão recombinante da proteína produzida por bactéria.

Tem-se obtido progresso considerável na definição de alvos antigênicos de potenciais vacinas contra ancilóstomos. Uma proteína hemoglobinase recombinante, protease aspártica (Ac-APR-1), do ancilóstomo *Ancylostoma caninum*, induz proteção em cães por meios de anticorpos que neutralizam a atividade enzimática e, desse modo, interfere na atividade hematófaga, resultando em menor carga parasitária e redução na perda de sangue. Uma glutationa S-transferase recombinante (Ac-GT-1) também é potencial candidato à vacina. Outro produto recombinante, uma proteína secretada por *Ancylostoma* (Ac-ASP-2), propiciou boa proteção a cães. O mecanismo de proteção parece ser direcionado contra os estágios larvários do ancilóstomo. No futuro, o procedimento pode ser a incorporação de vários antígenos vacinais potenciais, inclusive os candidatos promissores aqui discutidos, a fim de atingir os estágios de larva e adulto do ancilóstomo.

Antígenos ocultos

Este procedimento utiliza principalmente proteínas de membrana do intestino de parasitas e estas, normalmente, não são expostas ao sistema imune natural do hospedeiro. A injeção destas proteínas em um hospedeiro ocasiona alto título de anticorpos circulantes. Quando um parasita hematófago ingere sangue estes anticorpos se ligam à superfície do intestino do parasita e prejudicam a digestão/absorção de nutrientes e o parasita, enfraquecido, é expelido do hospedeiro. Este procedimento que envolve a membrana intestinal foi a base para a vacina recombinante contra *Rhipicephalus* (*Boophilus*) *microplus*, o carrapato de bovinos australianos (ver detalhes na seção Ectoparasitas). Estudos experimentais iniciais com *H. contortus* em ovinos, utilizando frações naturais destas proteínas intestinais, mostraram que a redução na quantidade de ovos excretados nas fezes pode ser superior a 80% e que a carga de vermes pode ser reduzida em mais de 50%, em animais vacinados, comparativamente aos animais não vacinados, controles. O fracionamento destas proteínas de adultos de *H. contortus* mostrou que há envolvimento de dois componentes principais: H11 (também denominado aminopeptidase N), que contém aminopeptidades microssomais, e H-gal-GP, uma proteína complexa associada à membrana intestinal que contém metaloproteases e aspartilproteases. Vários experimentos realizados nas últimas duas décadas com ovinos confinados confirmaram a eficácia deste procedimento utilizando proteínas de membrana intestinal nativas. Obteve-se sucesso parcial na aplicação deste antígeno "oculto" contra parasitas não hematófagos, como *Ostertagia ostertagi* e *Teladortsagia circumcincta*. Apesar desses resultados encorajadores com o uso de proteínas naturais e a caracterização dos antígenos protetores, as pesquisas com versões recombinantes destas proteínas de membrana intestinal não foram bem-sucedidas em testes vacinais, indicando que, provavelmente, epítopos estruturais sejam importantes para conferir proteção. A situação é semelhante em experimentos com vacina contra trematódeos hepáticos. Uma fração de membrana intestinal natural enriquecida com glutationa S-transferases mostrou redução na excreção de ovos de trematódeos nas fezes, bem como diminuição da carga de trematódeos tanto em ovinos quanto em bovinos, embora com taxas variáveis. No entanto, as tentativas de vacinação de animais com versões recombinantes destas proteínas não foram bem-sucedidas. Uma importante vantagem do uso de antígenos "escondidos" ou ocultos em programas vacinais é que eles devem ser efetivos nas infecções em que a imunidade natural é pouco desenvolvida ou não é efetiva. Uma possível desvantagem é que a imunidade não é exacerbada pela infecção. No entanto, mostrou-se que na infecção causada por *H. contortus*, em cordeiros, a vacinação com antígenos ocultos de membrana intestinal, que são predominantemente proteases e que normalmente não são reconhecidos pelo hospedeiro durante a infecção, propicia proteção e, à medida que esta diminui, adquire-se imunidade natural suficiente. Embora tenha se verificado progresso considerável na produção experimental de algumas vacinas monovalentes, é provável que sejam necessários vários anos para que haja disponibilidade de vacinas recombinantes, no comércio.

Considerando os problemas encontrados na expressão de proteínas naturais em uma forma recombinante imunologicamente ativa e protetora, a atenção tem se voltado para a possibilidade de uso de proteínas naturais como vacinas. Um dos problemas verificados com este procedimento foi que há necessidade de grande número de parasitas frescos para produzir quantidade suficiente de frações ativas. No entanto, uma vez estabelecido que a dose de antígeno natural necessária para induzir um nível significativo de proteção era, na verdade, muito pequena (tão pouco quanto 5 μg), ela tornou-se factível e com possibilidade comercial, com extração de importantes proteínas da membrana intestinal íntegra de parasitas adultos coletados de animais que tiveram sua proteção reforçada por infecções. Um exemplo foi o teste de campo em que os ovinos desmamados eram mantidos em pastagens contaminadas com *H. contortus*, vacinados em três ocasiões, com intervalos de 3 semanas, com as glicoproteínas naturais de membrana intestinal H11 e H-gal-GP, em combinação. Os animais vacinados tiveram importante redução na contagem de ovos nas fezes e na gravidade da anemia, em comparação com aquela constatada em ovinos não vacinados, controles. Uma vacina experimental composta de proteínas naturais de membrana intestinal íntegra de *H. contortus* conferiu proteção cruzada contra uma infecção-desafio por *H. placei*, em bezerros. Recentemente, a técnica para a rápida recuperação de massa de parasitas de ovinos com proteção reforçada por infecção foi muito melhorada e este procedimento tem sido a base para a produção de uma vacina comercial que utiliza pequena quantidade de proteínas de *H. contortus* naturais, purificadas a partir do revestimento intestinal de vermes. A vacina Barbervax foi registrada para uso na Austrália, em 2014. Esta é a primeira vacina contra parasitas nematódeos de ovinos, no mundo, e representa uma nova abordagem no controle de hemoncose. Atualmente, os testes têm se ampliado em outros países, a fim de confirmar o potencial comercial desta vacina contra *Haemonchus*.

É importante ressaltar que esta estratégia vacinal não induz proteção estéril, mas reduz a carga de parasitas e a excreção de ovos nas fezes, em grau suficiente para ser considerado um procedimento muito útil para reduzir e manter um baixo nível de contaminação na pastagem. Modelo matemático de vacinas que utilizam o procedimento com antígeno oculto estima um nível de proteção com cerca de 80% de eficácia, em 80% do rebanho de ovinos ou bovinos, propiciando um melhor controle do que aquele obtido com o uso de anti-helmínticos.

Concluindo toda esta discussão sobre vacinação contra parasitas helmintos, considera-se que a ineficiência aparente de diversas vacinas experimentalmente testadas contra infecções por helmintos pode ser, em parte, devido ao fato de se focar apenas em um ou dois antígenos, e isto induz, invariavelmente, uma resposta de anticorpos razoavelmente estreita. As vacinas mais eficientes, sem dúvida, precisam estimular intensas respostas tipo Th2, incluindo potentes constituintes humorais e aqueles mediados por célula.

PROTOZOÁRIOS

Diversas vacinas foram comercializadas durante vários anos ou décadas, com intuito de reduzir o impacto de doenças causadas por protozoárias aos rebanhos pecuários e ao setor avícola. A maior parte destas vacinas é composta de organismos vivos, embora mais recentemente tenha aumentado o foco na produção de vacinas com subunidades e organismos mortos. É mais provável que as vacinas à base de organismos vivos induzam respostas imunes mediadas por células T e uma imunidade protetora mais potente e duradoura contra uma infecção-desafio. Sua desvantagem é que muitas delas têm vida útil razoavelmente curta; ademais, o uso de vacinas com organismo vivo pode representar um problema de segurança. Também, com frequência requerem uma instalação refrigerada para o armazenamento das vacinas e sua administração.

Vacinas com organismos vivos

Vários procedimentos têm sido empregados para induzir uma resposta imune protetora, inclusive o uso de protozoários nativos, de cepas atenuadas, de ciclo de vida truncado e de infecções quimicamente abreviadas.

Vacinas com organismos não atenuados que causam infecções por todo o ciclo evolutivo

Um exemplo é o controle de coccidiose em aves domésticas, utilizando pequenas doses de espécies de *Eimeria*, suficientemente baixas para causar sinais clínicos mínimos, mas capazes de induzir um grau significante de proteção. A primeira vacina comercial (CocciVac) continha oocistos de cepas selvagens de *Eimeria tenella*; ao longo de muitas décadas outras espécies de *Eimeria* foram introduzidas, de modo a ampliar a eficácia da vacina. Uma desvantagem deste procedimento diz respeito aos diferentes graus de patogenicidade induzida em hospedeiros inoculados com parasitas vivos.

Vacinas com cepas de virulência atenuada

A segurança da vacina com organismo não atenuado aumentou com a inclusão de oocistos de cepas de *Eimeria* "precoce" natural que apresentam menor quantidade de ciclos merogênicos e, consequentemente, propiciam menor risco de indução de doença. Parasitas "precoces" completam seu ciclo evolutivo mais rapidamente e exibem menor virulência, com alta imunogenicidade; foram desenvolvidas vacinas contra sete espécies de *Eimeria* de aves domésticas (p. ex., Paracox, para proteger galinhas reprodutoras e poedeiras, e, mais recentemente, Eimeriavax 4m, para galinhas poedeiras e frangos). Estas vacinas devem ser administradas, simultaneamente, em todas as aves e incluem os principais tipos de vacina com organismos vivos atenuados em uso para o controle de coccidiose em aves domésticas.

Outro exemplo é a inoculação de bovinos com uma cepa atenuada de *Theileria annulata* para o controle de theileriose tropical. Passagens sucessivas, *in vitro*, do estágio de macroesquizonte intracelular de *T. annulata* em linhagem celulares de cultura de tecido resultaram em uma vacina com organismo vivo atenuado, a qual tem sido utilizada em vários países (China, Índia, norte da África e Oriente Médio). Passagens contínuas atenuam as células infectadas com esquizontes, de modo que sua patogenicidade diminui, mas sua infectividade é conservada. A imunização com linhagem celular não foi bem-sucedida contra *Theileria parva* devido à histoincompatibilidade entre a linhagem celular e o animal receptor e ao fato de que *T. parva e T. annulata* infectam populações distintas de leucócitos bovinos. De modo semelhante, passagens dos piroplasmas *Babesia bigemina* e *Babesia bovis* em bezerros submetidos a esplenectomia resultaram em cepa atenuada, a qual é utilizada na forma de vacina congelada para reduzir a patogenicidade da infecção em bovinos inoculados.

Vacinas com organismos infecciosos atenuados por drogas

Este procedimento (iniciado nos anos de 1970) foi empregado em bovinos para limitar as perdas ocasionadas pela febre da costa leste, no leste e na região central da África. Os bovinos são vacinados com determinada dose de esporozoíta de *Theileria parva* selvagem, criopreservada, estabilizada e administrada concomitantemente com uma tetraciclina de longa duração. O antibiótico reduz a taxa de esquizogonia e possibilita tempo para o desenvolvimento de resposta imune. A imunidade induzida é altamente específica para a cepa. A principal desvantagem é que este procedimento é oneroso aos proprietários de poucos recursos. No entanto, uma recente colaboração entre uma pequena empresa privada e criadores de bovinos da raça Maasai, na Tanzânia, possibilitou tratamento e vacinação bem-sucedida contra a febre da costa leste em cerca de 500.000 bovinos, o que reduziu a taxa de mortalidade nos rebanhos em até 95%, em alguns casos. Em parte, o sucesso se deve à melhora do controle de qualidade da vacina estabilizada e dos processos de produção.

Vacinas com parasitas que apresentam ciclo evolutivo truncado

Este procedimento é particularmente relevante para aqueles parasitas que produzem cistos nos hospedeiros intermediários. Um exemplo é *Toxoplasma gondii*, em ovinos e caprinos. A vacina viva contém taquizoítas atenuados por meio de repetidas passagens em camundongos. Esta cepa atenuada (S48) não forma cistos (os quais contêm bradizoítos) nos tecidos do hospedeiro intermediário e não é capaz de causar infecção persistente. Também, não é capaz de formar oocistos no hospedeiro definitivo, o gato. Desse modo, a cepa S48 é incompleta e tem multiplicação limitada no hospedeiro intermediário, mas ainda é capaz de estimular respostas imunes protetoras. Esta vacina com organismo vivo confere imunidade de longa duração (proteção efetiva mesmo depois de 18 meses da inoculação, na ausência de outro desafio com *T. gondii*) contra aborto induzido pela infecção por *Toxoplasma*, em ovelhas reprodutoras, e encontra-se disponível com o nome comercial Toxovax. Atualmente, é a única vacina disponível no comércio, para auxiliar na prevenção de toxoplasmose.

Vacinas com subunidade e organismo morto

Em geral, estas vacinas são menos efetivas do que aquelas que contêm organismos vivos, pois se baseiam principalmente na indução de anticorpos neutralizantes; contudo, podem reduzir a taxa de transmissão de doenças e, com frequência, também reduzem os efeitos patogênicos da infecção natural. O principal desafio é ser capaz de reconhecer e, então, apresentar importantes antígenos do parasita ao sistema imune do hospedeiro, de modo que possam ser processados para induzir respostas imunes protetoras.

Vacinas com parasitas inativados

Bovilis Neoguard® era uma vacina comercial desenvolvida para diminuir a ocorrência de aborto em vacas prenhes causado pela infecção por *Neospora caninum* e encontra-se disponível nos EUA, na Nova Zelândia e em alguns outros países. Esta vacina continha taquizoítas inteiros inativados e o seu uso visava reduzir a transmissão do parasita ao feto em crescimento. Recentemente, a vacina foi retirada do comércio pelo fabricante. Embora se tenha obtido progresso na redução do impacto da neosporose em bovinos, há necessidade de uma vacina altamente efetiva para prevenir a doença, em uma exposição primária, para reduzir a taxa de transmissão vertical e para abolir os sinais clínicos de infecção.

No comércio há disponibilidade de uma vacina (GiardiaVax®), destinada a reduzir os sinais clínicos e a patogênese da infeção causada por *Giardia intestinalis* (sin. *G. duodenalis*), em cães e gatos. Também, reduz a excreção fecal de oocistos em animais jovens vacinados, bem como o tempo de diarreia. A base desta vacina são trofozoítas cultivadas e alteradas axenicamente, a partir de um isolado de ovinos.

Foi desenvolvida uma vacina para reduzir a patogênese da mieloencefalite protozoária equina causada, principalmente, pela infecção por *Sarcocystis neurona.* A base da vacina são merofozoítas cultivados e quimicamente inativados; tem-se mostrado promissora no sentido de reduzir os efeitos neurológicos da infecção.

Vacinas com subunidades

Foi produzida uma vacina com subunidade que bloqueia a transmissão, a qual tem como alvos os estágios de macrogametócito sexuado e, assim, diminui a eliminação de oocistos; é destinada ao controle de coccidiose em aves domésticas. A vacina (CoxAbic®) contém antígenos purificados por afinidade, oriundos dos estágios de gametócitos de *Eimeria maxima.* Propicia um bom nível de proteção contra três espécies de *Eimeria* (*E. maxima*, *E. tenella* e *E. acervulina*); é administrado a galinhas poedeiras que, por meio da gema do ovo, transmite proteção a sua ninhada. Infelizmente, a fabricação da vacina envolve alto custo e há trabalho contínuo para avaliar se as formas recombinantes das proteínas dos gametócitos são tão efetivas na resposta antigênica quanto aquela induzida por proteínas naturais.

Há disponibilidade de uma vacina com subunidade, com intuito de reduzir a gravidade da doença clínica resultante da babesiose canina. Contém proteínas de superfície solúveis expressas em cultura de *Babesia canis canis.* A imunidade cepa-específica foi ampliada em uma vacina semelhante, mediante a inclusão de antígenos de *Babesia canis rossi.*

Na América do Sul, foi desenvolvida uma vacina contendo subunidade, com intuito de controlar leishmaniose visceral em cães, causada por *Leishmania donovani infantum.* Esta vacina contém um antígeno complexo que se liga à fucose-manose de superfície. CaniLeish® é uma vacina liofilizada contra o parasita, comercialmente disponível na Europa, contendo proteínas ES de *Leishmania infantum*, destinada à imunização de cães.

ECTOPARASITAS

A primeira vacina recombinante contra o carrapato de bovinos *Rhipicephalus* (*Boophilus*) *microplus*, e disponibilizada comercialmente na Austrália, foi produzida em 1994, utilizando-se o procedimento de antígeno oculto. Posteriormente, a vacina tornou-se disponível em Cuba e em algumas regiões da América do Sul. O antígeno ativo é uma proteína ligada à membrana (BM86), do intestino do carrapato. Em testes de campo controlados realizados em Cuba, no Brasil, na Argentina e no México, esta vacina mostrou eficácia de 55 a 100% no controle das infestações por *B. microplus*, em bovinos mantidos em pastagem por 12 a 36 semanas após a primeira vacinação. No entanto, para manter altos teores de anticorpos circulantes em bovinos, a vacina deve ser administrada repetidas vezes.

PARTE 2

Doenças Hospedeiro-Parasita

CAPÍTULO 8

Parasitas de Bovinos

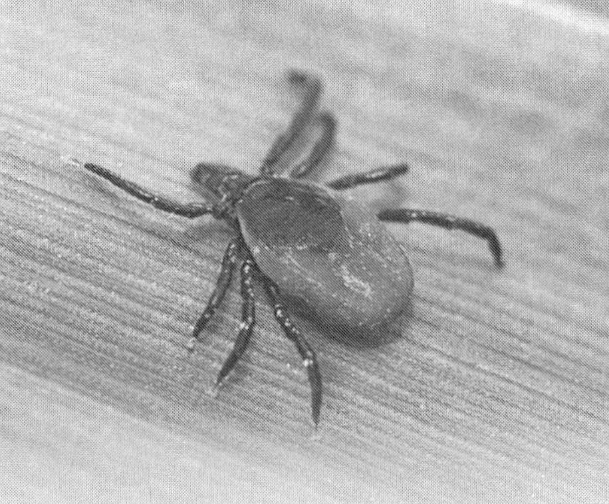

ENDOPARASITAS

■ Parasitas do sistema digestório

ESÔFAGO

Gongylonema pulchrum

Sinônimo. *G. scutatum*.

Nome comum. Verme do esôfago.

Locais de predileção. Esôfago, rúmen.

Filo. Nematoda.

Classe. Secernentea.

Superfamília. Spiruroidea.

Descrição macroscópica. Um verme longo, delgado, esbranquiçado, os machos têm, aproximadamente, 5 cm e as fêmeas até, aproximadamente, 14 cm de comprimento.

Descrição microscópica. Os vermes são facilmente distinguidos microscopicamente pela presença de fileiras longitudinais de projeções cuticulares na região anterior do corpo. As asas cervicais são assimétricas e proeminentes. Os ovos têm casca grossa e possuem dois opérculos. Eles medem 50-70 × 25-37 μm e contêm L_1 quando eliminados nas fezes.

Hospedeiros definitivos. Ovinos, caprinos, bovinos, suínos, búfalos, equinos, jumentos, veados, camelos, humanos.

Hospedeiros intermediários. Besouros coprófagos, baratas.

Distribuição geográfica. Provavelmente cosmopolita.

Para mais detalhes veja o Capítulo 9 (Ovinos e caprinos).

Hypoderma bovis

Para mais detalhes veja Parasitas do tegumento.

Hypoderma lineatum

Para mais detalhes veja Parasitas do tegumento.

RÚMEN E RETÍCULO

Gongylonema verrucosum

Nome comum. Verme do esôfago e do rúmen.

Locais de predileção. Rúmen, retículo, omaso.

Filo. Nematoda.

Classe. Secernentea.

Superfamília. Spiruroidea.

Descrição macroscópica. Vermes longos, delgados, avermelhados quando estão frescos. Os machos têm, aproximadamente, 3,5 cm e as fêmeas, 7,0 a 9,5 cm de comprimento.

Descrição microscópica. Os endoparasitas adultos apresentam asas cervicais festonadas e projeções cuticulares apenas do lado esquerdo do corpo. As espículas dos machos apresentam comprimento desigual, com a espícula esquerda mais longa que a direita.

Hospedeiros definitivos. Bovinos, ovinos, caprinos, veados, zebu.

Hospedeiros intermediários. Besouros coprófagos e baratas.

Distribuição geográfica. Índia, África do Sul, EUA.

Patogênese. Normalmente é considerado como não patogênico.

Sinais clínicos. A infecção normalmente é assintomática.

Diagnóstico. Normalmente é um achado acidental no exame *post mortem*.

Patologia. Vermes adultos se enterram no epitélio dos pré-estômagos e produzem tratos brancos ou vermelhos na mucosa, preenchidos por sangue, em formato de zigue-zague.

Epidemiologia. A infecção é muito dependente da presença e da abundância de hospedeiros intermediários, principalmente de besouros coprófagos dos gêneros *Aphodius*, *Onthophagus*, *Blaps* e *Caccobius*.

Tratamento. Não é relatado.

Controle. O controle não é prático nem necessário.

Paramphistomum e outros trematódeos ruminais

Os trematódeos ruminais, como seu nome indica, são endoparasitas principalmente dos pré-estômagos dos ruminantes. Seu formato não é típico dos trematódeos, sendo cônicos, espessos e carnudos, e não achatados. Todos requerem o caramujo da água como hospedeiro intermediário. Há vários gêneros: *Paramphistomum*, *Cotylophoron*, *Bothriophoron*, *Orthocoelium* e *Giganocotyle*, dos quais o *Paramphistomum* é o mais comum e disseminado em ruminantes.

A taxonomia dos paranfístomos é complexa e não está determinada. Muitas das espécies descritas podem ser sinônimos, sendo diferenciadas principalmente pelo tamanho e formato das ventosas.

Patogênese. Os endoparasitas adultos nos pré-estômagos são, em geral, bem tolerados, mesmo quando muitos milhares estão presentes e se alimentando na parede do rúmen ou do retículo (Figura. 8.1).

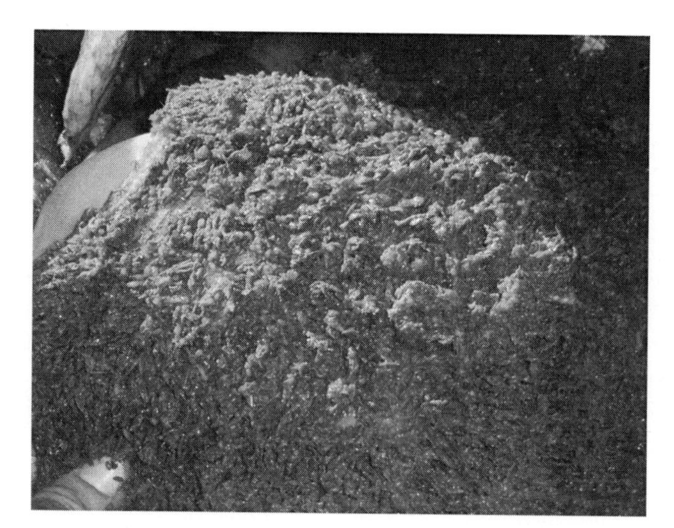

Figura 8.1 Paranfístomos adultos no rúmen. (Esta figura encontra-se reproduzida em cores no Encarte.)

Qualquer efeito patogênico está associado principalmente com a fase intestinal da infecção, embora a presença de adultos no rúmen tenha sido relatada como causando efeitos na ruminação e levando à perda de peso e ao subdesenvolvimento.

Sinais clínicos. Em infecções duodenais intensas, o sinal mais óbvio é a diarreia, acompanhada por anorexia e sede intensa. Algumas vezes, em bovinos, há hemorragia retal após um período prolongado de tenesmo. A mortalidade em surtos agudos pode ser tão alta quanto 90%.

Diagnóstico. Se baseia nos sinais clínicos, que normalmente envolvem animais jovens no rebanho, e o histórico de pastejo próximo aos hábitats de caramujos durante o período de seca. O exame fecal tem valor limitado, uma vez que a doença aguda ocorre durante o período pré-patente. Entretanto, grandes números de ovos de paranfístomos, algumas vezes, podem estar presentes nas fezes durante a doença aguda, uma vez que a fase intestinal também pode ser acompanhada por um grande número de fascíolas adultas nos pré-estômagos. A confirmação pode ser obtida pelo exame *post mortem* e pela recuperação dos trematódeos imaturos pequenos e de coloração rosa da mucosa do duodeno e do conteúdo do íleo.

Patologia. Os trematódeos imaturos ficam enterrados na mucosa do íleo superior e do duodeno e perfuram a mucosa para se alimentarem, o que pode causar erosões graves na mucosa duodenal. Em infecções intensas, elas causam enterite caracterizada por edema, hemorragia e ulceração, associadas a anemia e hipoproteinemia. Na necropsia, os trematódeos jovens podem ser vistos como agregados de endoparasitas de coloração rosa-acastanhada aderidos à mucosa duodenal e, ocasionalmente, também no jejuno e abomaso.

Epidemiologia. A paranfistomose com frequência depende, para a sua endemicidade contínua, de massas de água permanentes, tais como lagos e reservatórios de água, dos quais os caramujos se dispersam para áreas previamente secas quando ocorrem enchentes durante períodos de chuva intensa. Os ovos dos paranfístomos eliminados por animais que pastam nessas áreas eclodem e infectam os caramujos. A produção subsequente de cercárias, com frequência, coincide com a diminuição dos níveis de água, tornando-as acessíveis aos ruminantes que estão pastando. Em outras áreas, a situação é complicada pela habilidade dos caramujos em entrarem em um estado de hibernação em pastos secos e serem reativados quando há o retorno das chuvas. Uma boa imunidade se desenvolve em bovinos, e surtos, em geral, são confinados a animais jovens. Entretanto, adultos continuam a albergar baixas cargas de endoparasitas adultos e são reservatórios importantes para a infecção dos caramujos. Em contrapartida, ovinos e caprinos são relativamente suscetíveis por toda a sua vida.

Tratamento. Resorantel e oxiclozanida são considerados os anti-helmínticos de escolha contra fascíolas ruminais adultas, tanto em bovinos quanto em ovinos. Estudos recentes mostraram que o closantel também é efetivo em bovinos, na dose de 10 mg/kg.

Controle. Assim como nos casos de infecção por *Fasciola gigantica*, o controle é conseguido por meio do fornecimento de água encanada para os bebedouros, e evitando o acesso dos animais a coleções naturais de água. Mesmo assim, os caramujos podem ter acesso aos bebedouros de água e a aplicação regular de moluscicidas na fonte de água ou a remoção manual dos caramujos podem ser necessárias.

Paramphistomum cervi

Sinônimo. *Paramphistomum explanatum.*

Nome comum. Fascíola ruminal.

Local de predileção. Rúmen.

Filo. Platyhelminthes.

Classe. Trematoda.

Família. Paramphistomatidae.

Descrição macroscópica. Os adultos são fascíolas pequenas, cônicas (piriformes), semelhantes a bernes com, aproximadamente, 1 cm de comprimento e coloração vermelho-clara quando frescos (Figura 8.2).

Descrição microscópica. Uma ventosa é visível na extremidade do cone e a outra ventosa bem desenvolvida está na base. O tegumento não apresenta espinhos. Os estágios larvais apresentam menos de 5 mm, e os espécimes frescos têm coloração rosa. Os ovos assemelham-se aos de *Fasciola hepatica*, sendo grandes (aproximadamente 115-175 × 75-100 μm) e operculados, mas são transparentes ou ligeiramente esverdeados, e não castanho-amarelados, e um pouco menores que os ovos de *F. hepatica* (ver Figura 9.1). Nos estágios iniciais de segmentação, os ovos contêm quatro a oito blastômeros cercados por células vitelínicas.

Hospedeiros definitivos. Bovinos, ovinos, caprinos, veados, búfalos, antílopes.

Hospedeiros intermediários. Caramujos aquáticos, principalmente *Planorbis* e *Bulinus*.

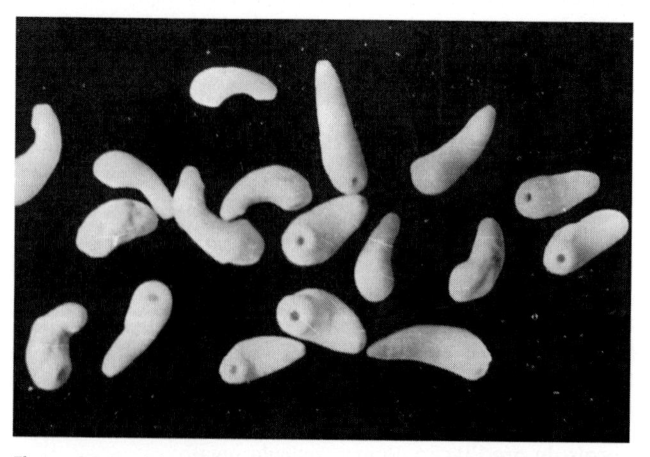

Figura 8.2 Fascíolas adultas de *Paramphistomum*. (Esta figura encontra-se reproduzida em cores no Encarte.)

Distribuição geográfica. Cosmopolita. Elas têm pouca importância veterinária na Europa e na América, mas, ocasionalmente, são a causa de enfermidades em regiões tropicais e subtropicais.

Paramphistomum microbothrium

Nome comum. Fascíola ruminal.

Local de predileção. Rúmen.

Filo. Platyhelminthes.

Classe. Trematoda.

Família. Paramphistomatidae.

Hospedeiros definitivos. Bovinos, ovinos, caprinos, veados, búfalos, antílopes.

Hospedeiros intermediários. Caramujos de água doce (*Fossaria* spp., *Bulinus* spp.).

Distribuição geográfica. África.

Paramphistomum ichikawa

Nome comum. Fascíola ruminal.

Local de predileção. Rúmen.

Filo. Platyhelminthes.

Classe. Trematoda.

Família. Paramphistomatidae.

Hospedeiro definitivo. Ovinos, bovinos.

Hospedeiros intermediários. Caramujos planorbídeos (*Gyraulus*, *Helicorbis*, *Segnetilia*).

Distribuição geográfica. Sudeste Asiático.

Paramphistomum streptocoelium

Sinônimos. *Ceylonocotyle streptocoelium*, *Orthocoelium streptocoelium*.

Nome comum. Fascíola ruminal.

Local de predileção. Rúmen.

Filo. Platyhelminthes.

Classe. Trematoda.

Família. Paramphistomatidae.

Hospedeiros definitivos. Bovinos, ovinos, caprinos e ruminantes selvagens.

Hospedeiros intermediários. Caramujos de água doce (*Glyptanisus* spp.).

Distribuição geográfica. África.

Calicophoron daubneyi

Sinônimos. *Paramphistomum daubnei*, *Paramphistomum daubneyi*.

Nome comum. Fascíola ruminal.

Local de predileção. Rúmen.

Filo. Platyhelminthes.

Classe. Trematoda.

Família. Paramphistomatidae.

Descrição. Assemelha-se a *P. cervi*, mas há uma ventosa genital que circunda o poro genital.

Hospedeiros definitivos. Bovinos, caprinos.

Hospedeiros intermediários. Caramujos de água doce (*Omphiscola* spp.), *Galba truncatula*.

Distribuição geográfica. Europa (principalmente nas áreas do Mediterrâneo, mas também já foi relatada no Reino Unido e Irlanda), partes da Ásia.

Cotylophoron cotylophorum

Sinônimo. *Paramphistomum cotylophorum*.

Nome comum. Fascíola ruminal.

Local de predileção. Rúmen, retículo.

Filo. Platyhelminthes.

Classe. Trematoda.

Família. Paramphistomatidae.

Descrição microscópica. A fascíola é muito similar ao *Paramphistomum cervi*, mas o poro genital é circundado pela ventosa genital. Os ovos medem 125-135 × 60-68 μm.

Hospedeiros definitivos. Bovinos, ovinos e muitos outros ruminantes.

Hospedeiros intermediários. Caramujos de água doce (*Bulinus* spp.).

Distribuição geográfica. Subcontinente indiano, Austrália e muitos outros países, com exceção das regiões temperadas ao Norte.

Calicophoron calicophorum

Sinônimo. *Paramphistomum calicophorum*.

Nome comum. Fascíola ruminal.

Locais de predileção. Rúmen, retículo.

Filo. Platyhelminthes.

Classe. Trematoda.

Família. Paramphistomatidae.

Descrição microscópica. O corpo mede 7,5-14,8 × 3-4 mm, e o poro genital localiza-se após a bifurcação. Os ovos medem 110-150 × 60-90 μm.

Hospedeiros definitivos. Bovinos, ovinos e muitos outros ruminantes.

Hospedeiros intermediários. Caramujos de água doce.

Distribuição geográfica. Subcontinente indiano, Sudeste Asiático, Australásia e África do Sul.

Carmyerius spatiosus

Nome comum. Fascíola ruminal.

Sinônimo. *Gastrothylax spatiosus*.

Local de predileção. Rúmen.

Filo. Platyhelminthes.

Classe. Trematoda.

Família. Gastrothylacidae.

Descrição macroscópica. Os trematódeos medem 8,5-12 × 2,5-3,0 mm.

Descrição microscópica. A ventosa posterior é bastante pequena e é esférica. O ceco intestinal se estende para baixo no último 1/4 do corpo. A bolsa ventral é circular ou ligeiramente triangular, com ângulos rombos e a genitália terminal localiza-se dentro da bolsa. Os testículos localizam-se horizontalmente, um de cada lado da linha mediana, o que difere da posição em *Fischoederius*. Os ovos medem 115-125 × 60-65 μm.

Hospedeiros definitivos. Bovinos, zebu, antílope.

Hospedeiros intermediários. Caramujos de água doce.

Distribuição geográfica. Sudeste Asiático, Índia, África e América.

Carmyerius gregarius

Nome comum. Fascíola ruminal.

Local de predileção. Rúmen.

Filo. Platyhelminthes.

Classe. Trematoda.

Família. Gastrothylacidae.

Descrição macroscópica. Os trematódeos medem 7 a 10 mm de comprimento.

Descrição microscópica. O ceco intestinal se estende apenas um pouco abaixo da metade do corpo.

Hospedeiros definitivos. Bovinos, búfalos.

Hospedeiros intermediários. Caramujos aquáticos.

Distribuição geográfica. Índia, África.

Gastrothylax crumenifer

Nome comum. Fascíola ruminal.

Local de predileção. Rúmen, retículo.

Filo. Platyhelminthes.

Classe. Trematoda.

Família. Gastrothylacidae.

Descrição macroscópica. Trata-se de uma fascíola alongada, com corte transversal de formato circular e coloração avermelhada quando fresca. O corpo mede 10-16 × 5-8 mm.

Descrição microscópica. Esses trematódeos diferem por apresentarem uma bolsa ventral extremamente grande, que se abre anteriormente e que cobre a superfície ventral do trematódeo até a grande ventosa ventral. A bolsa ventral normalmente é triangular no corte transversal com o ápice direcionado dorsalmente. A genitália terminal se abre dentro da bolsa ventral, aproximadamente, a meio caminho entre a bifurcação intestinal e a faringe. A ventosa terminal é oval e pequena. Os ovos medem 115-135 × 66-70 μm.

Hospedeiros definitivos. Bovinos, búfalos, zebu, ovinos e muitos outros ruminantes.

Distribuição geográfica. Subcontinente indiano, China, Oriente Médio, África e partes da Rússia asiática e Europa.

Patogênese. A fascíola causa principalmente anemia.

Fischoederius elongatus

Locais de predileção. Rúmen, duodeno ou parte anterior do intestino delgado.

Filo. Platyhelminthes.

Classe. Trematoda.

Família. Gastrothylacidae.

Descrição macroscópica. Os trematódeos são avermelhados quando frescos. O corpo mede 10-20 × 3-5 mm.

Descrição microscópica. A genitália terminal encontra-se dentro da bolsa ventral. O útero está situado ao longo da linha média. Os testículos são lobulados e um está situado dorsalmente ao outro. Os ovos medem 125-150 × 65-75 μm.

Hospedeiros definitivos. Bovinos, búfalos, zebu, ovinos e muitos outros ruminantes. Podem infectar humanos acidentalmente.

Distribuição geográfica. Ásia.

Patogênese. Os trematódeos no rúmen, em geral, causam apenas congestão leve, mas aqueles aderidos ao duodeno podem resultar em espessamento da mucosa.

Fischoederius cobboldi

Locais de predileção. Rúmen, duodeno ou parte anterior do intestino delgado.

Filo. Platyhelminthes.

Classe. Trematoda.

Família. Gastrothylacidae.

Descrição macroscópica. Os trematódeos apresentam coloração avermelhada quando frescos. O corpo mede 8 a 10 mm de comprimento.

Descrição microscópica. Os ovos medem 110-120 × 60-75 μm.

Hospedeiros definitivos. Bovinos, búfalo, zebu, ovinos e muitos outros ruminantes.

Distribuição geográfica. Ásia.

Patogênese. Similar a *F. elongatus*.

Monocercomonas ruminantium

Sinônimos. *Trichomonas ruminantium*, *Tritrichomonas ruminantium*.

Local de predileção. Rúmen.

Filo. Preaxostyla.

Classe. Tritrichomonadea.

Família. Monocercomonadidae.

Descrição. As trofozoítas são subesféricas, medem 3-8 × 3-7 μm, com extremidade anterior arredondada. O axóstilo é curvo e pode ou não se estender além da extremidade do corpo. Tanto a pelta quanto o corpo parabasal estão presentes. O citossomo e o núcleo anterior são anteriores. Há três flagelos anteriores e um direcionado posteriormente (ver Figura 2.18).

Hospedeiros. Bovinos, ovinos.

Ciclo evolutivo. O ciclo evolutivo é simples, com as trofozoítas se dividindo por fissão binária. Não há estágios sexuais conhecidos e não há cistos.

Distribuição geográfica. Cosmopolita.

Patogênese. Não é considerado patogênico.

Diagnóstico. Identificação das trofozoítas com base no exame morfológico.

Epidemiologia. A transmissão, presumivelmente, ocorre pela ingestão de trofozoítas nas fezes ou no conteúdo ruminal.

Tratamento e controle. Não são necessários.

Entamoeba bovis

Local de predileção. Rúmen.

Filo. Amoebozoa.

Classe. Archamoebae.

Família. Entamoebidae.

Descrição. As trofozoítas medem 5 a 20 μm de diâmetro. O citoplasma finamente granular é preenchido por vacúolos de vários tamanhos. O núcleo é grande, com um endossoma central grande formado por grânulos compactos, com uma fileira de grânulos de cromatina de tamanhos variados ao redor da sua periferia. Os cistos têm 4 a 14 μm de diâmetro e contêm um único núcleo quando maduros, com agregados irregulares de grânulos de cromatina. Um grande grânulo de glicogênio pode ou não estar presente.

Hospedeiros. Bovinos.

Distribuição. Cosmopolita.

Patogenicidade. Não patogênico.

Diagnóstico. Identificação das trofozoítas ou cistos no conteúdo do intestino grosso ou fezes.

Tratamento e controle. Não são necessários.

ABOMASO

Os bovinos podem ser parasitados por mais de 18 espécies de nematódeos gastrintestinais, cuja infecção causa gastrenterite parasitária. O nematódeo gastrintestinal de maior importância econômica em bovinos é a *Ostertagia ostertagi* e, embora o diagnóstico, a epidemiologia, o tratamento e o controle sejam descritos em detalhes para esse endoparasita, os detalhes são similares para outros nematódeos gastrintestinais. Embora o tratamento para nematódeos gastrintestinais seja direcionado principalmente para animais suscetíveis no seu primeiro ano de pastejo, recentemente tem surgido uma tendência para também tratar bovinos na sua segunda estação de pastejo e, em algumas circunstâncias, mesmo animais adultos, principalmente onde outros helmintos tais como fascíolas hepáticas e vermes pulmonares estejam presentes.

Ostertagia ostertagi

Sinônimos. *Ostertagia lyrata, Skrjabinagia lyrata.*

Nome comum. Verme marrom do estômago.

Local de predileção. Abomaso.

Filo. Nematoda.

Classe. Secernentea.

Superfamília. Trichostrongyloidea.

Descrição macroscópica. Os adultos são vermes pequenos, delgados, de coloração castanho-avermelhada com cavidade bucal curta que não é muito pronunciada. Os machos medem 6 a 8 mm e as fêmeas, 8 a 11 mm de comprimento (Figura 8.3).

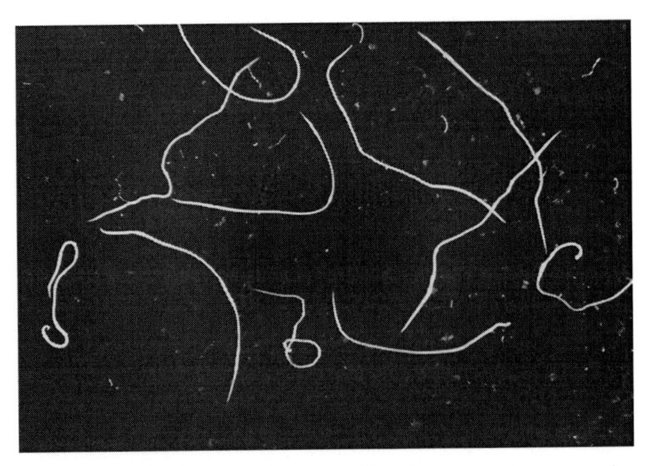

Figura 8.3 Adulto de *Ostertagia ostertagi*. (Esta figura encontra-se reproduzida em cores no Encarte.)

Descrição microscópica. A cutícula na região anterior é estriada transversalmente, enquanto o restante do corpo não é estriado e apresenta, aproximadamente, 30 cristas longitudinais. Um par de papilas cervicais muito pequenas está presente em ambos os sexos. As espículas são divididas na região posterior, na qual duas ramificações laterais finas brotam do eixo principal (ver Tabela 1.4A). A bursa é pequena e a membrana bursal acessória é sustentada por dois raios divergentes (Figura 8.4; ver também Figura 1.18). Nas fêmeas, a vulva é situada a, aproximadamente, 1,5 mm da extremidade posterior e é coberta por uma aba. Os vermes-fêmeas apresentam ovojectores duplos. A cauda se afunila gradualmente e termina em uma extremidade delgada e arredondada que, com frequência, apresenta vários anéis cuticulares refratores. Os ovos têm tamanho médio e medem, aproximadamente, 75-90 × 38-45 μm. Eles são elípticos e simétricos com a parede ligeiramente em formato de barril e a casca quitinosa fina apresenta superfície lisa. O ovo é preenchido por muitos blastômeros que são difíceis de distinguir.

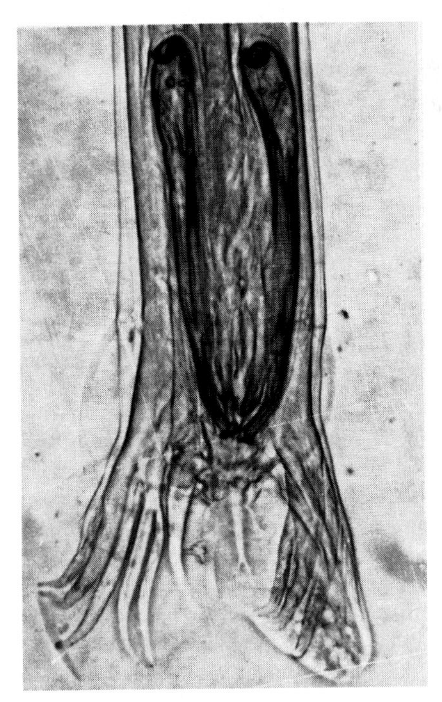

Figura 8.4 Bursa do macho adulto de *Ostertagia ostertagi*. (Esta figura encontra-se reproduzida em cores no Encarte.)

Na espécie morfológica *Ostertagia lyrata*, as espículas são robustas e divididas em três ramos posteriormente. O ramo principal é sólido e termina em uma expansão semelhante a um sapato. Um ramo lateral é espesso e maciço, terminando em uma extensão semelhante a um chapéu; o outro é pequeno e pontiagudo. O gubernáculo é fusiforme.

Hospedeiros. Bovinos, veados e muito ocasionalmente caprinos.

Distribuição geográfica. Cosmopolita. *Ostertagia* é especialmente importante em regiões de clima temperado e em regiões subtropicais com chuvas de inverno.

Patogênese. Grandes populações de *O. ostertagi* podem induzir alterações patológicas e bioquímicas graves e essas são máximas quando o endoparasita está emergindo das glândulas gástricas (aproximadamente 18 dias após a infecção), mas podem ser atrasadas por vários meses quando há retardo do desenvolvimento das larvas.

Em infecções intensas com 40.000 ou mais vermes adultos, os efeitos principais dessas alterações são os seguintes:

- Diminuição na acidez do líquido abomasal, o pH aumenta de 2,0 para 7,0. Isso resulta em falha na ativação do pepsinogênio para pepsina. Há também perda do efeito bacteriostático no abomaso
- Aumento da permeabilidade do epitélio abomasal às macromoléculas.

Os resultados dessas alterações são o extravasamento de pepsinogênio para a circulação, o que leva a um aumento na sua concentração plasmática e perda de proteínas plasmáticas para o lúmen do intestino, o que, por fim, leva à hipoalbuminemia. Adicionalmente, em resposta à presença de endoparasitas adultos, as células zimogênicas secretam uma quantidade maior de pepsina diretamente na circulação.

Embora a diminuição no consumo de alimentos e a diarreia afetem o ganho de peso vivo, elas não são as únicas responsáveis pela perda de produção. Evidências atuais sugerem que ela ocorra principalmente em virtude do extravasamento substancial de proteínas endógenas para dentro do trato gastrintestinal. Apesar de alguma reabsorção, isso leva a distúrbios no metabolismo pós-absortivo de nitrogênio e energia, em razão do aumento da demanda para a síntese de proteínas vitais, tais como albumina e imunoglobulinas, que ocorrem à custa de proteínas musculares e dos depósitos de gordura.

Sinais clínicos. A ostertagiose bovina ocorre em duas formas clínicas. Em climas temperados com invernos frios, a ocorrência sazonal é como se segue:

- A doença do tipo I, normalmente, é vista em bezerros que pastam intensivamente durante sua primeira estação de pastejo, como resultado da ingestão das larvas nas 3 a 4 semanas anteriores; no hemisfério Norte, isso normalmente ocorre a partir de meados de julho. Na doença tipo I, a morbidade normalmente é alta, excedendo 75%, mas a mortalidade é rara, uma vez que o tratamento seja instituído precocemente
- A doença tipo II ocorre em sobreanos, normalmente no final do inverno ou na primavera, após sua primeira estação de pastejo, e resulta da maturação de larvas que foram ingeridas no outono anterior e que, subsequentemente, tornaram-se latentes no seu desenvolvimento no estágio EL_4. A hipoalbuminemia é mais marcante, com frequência levando ao edema submandibular. Na doença do tipo II, a prevalência da doença clínica é comparativamente baixa e, com frequência, apenas uma proporção dos animais em cada grupo são afetados; a mortalidade nesses animais pode ser alta, a não ser que o tratamento precoce com anti-helmínticos efetivos tanto contra as larvas latentes quanto contra as larvas em desenvolvimento seja instituído.

O principal sinal clínico em ambos o tipo I e o tipo II é uma diarreia aquosa profusa; na doença do tipo I, na qual os bezerros estão a pasto, ela normalmente persiste e tem como característica a coloração verde-clara. Em contrapartida, na maioria dos animais com doença do tipo II, a diarreia, com frequência, é intermitente e a anorexia e a sede normalmente estão presentes. Em ambas as formas da doença, a perda de peso corporal é considerável durante a fase clínica e pode chegar a 20% em 7 a 10 dias.

Diagnóstico. Em animais jovens, ele se baseia no seguinte:

- Sinais clínicos de inapetência, perda de peso e diarreia
- A estação do ano, por exemplo, na Europa, o tipo I ocorre de julho até setembro e o tipo II de março até maio
- O histórico de pastejo. Na doença do tipo I, os bezerros, em geral, foram alocados em uma área por vários meses; em contrapartida, na doença do tipo II, com frequência há um histórico típico dos bezerros sendo alocados em pastos da primavera até o meio do verão, e então movidos de volta ao pasto original no outono. As fazendas afetadas normalmente também apresentam histórico de ostertagiose nos anos anteriores
- Contagem de ovos nas fezes. Na doença do tipo I, normalmente há mais que 1.000 ovos por grama (opg) de fezes, e esse, normalmente, é um auxiliar útil para o diagnóstico; na doença do tipo II, a contagem é altamente variável, e pode mesmo ser negativa, apresentando, assim, valor limitado
- Teores de pepsinogênio plasmático. Em animais clinicamente afetados com até 2 anos de idade, esses teores normalmente excedem 3,0 UI de tirosina (os teores normais são de até 1,0 UI em bezerros não parasitados). O teste é menos confiável em bezerros mais velhos nos quais valores altos não são necessariamente correlacionados a grandes cargas por endoparasitas adultos, mas, em vez disso, podem refletir o extravasamento de plasma de mucosa hipersensível sob alto desafio por larvas
- Exame *post mortem*. Vermes adultos podem ser vistos na inspeção da superfície abomasal. Cargas de endoparasitas adultos, tipicamente, encontram-se acima de 40.000, embora números menores, com frequência, sejam encontrados em animais que apresentaram diarreia por vários dias antes da necropsia. A diferenciação das espécies se baseia na estrutura das espículas dos machos (ver Tabela 1.4).

Em animais mais velhos, o diagnóstico laboratorial é mais difícil, uma vez que a contagem de ovos nas fezes e os teores de pepsinogênio plasmático são menos confiáveis.

Um teste de ensaio imunoabsorvente ligado à enzima (ELISA) sérico para detecção de *Ostertagia* foi desenvolvido, e pode detectar infecções por endoparasitas em bovinos leiteiros adultos, o que pode ter efeito potencial sobre a produção de leite. Entretanto, esse ensaio pode sofrer pela desvantagem de reações cruzadas com outros helmintos tais como *Dictyocaulus viviparus* e *Fasciola hepatica* nos locais onde essas infecções coexistem. Um teste de ELISA para o leite também foi desenvolvido para monitorar os teores de anticorpos anti-*Ostertagia* em bovinos adultos, em amostras individuais ou no tanque de expansão do leite, com bom nível de repetibilidade. Entretanto, os teores de anticorpos no leite podem ser influenciados por fatores tais como idade da vaca, estágio de lactação e produção de leite. A avaliação a campo, atualmente, está em desenvolvimento em alguns países.

Patologia. Os endoparasitas em crescimento causam a diminuição na massa funcional de glândulas gástricas; especificamente nas células parietais que produzem ácido clorídrico, que são substituídas por células de divisão rápida, indiferenciadas e não secretórias. Inicialmente, essas alterações celulares ocorrem em glândulas parasitadas (Figura 8.5), mas, conforme elas se tornam distendidas pelo crescimento dos vermes, essas alterações se disseminam para as glândulas adjacentes não parasitadas. O resultado final é mucosa gástrica espessada e hiperplásica.

Macroscopicamente, a lesão é um nódulo elevado com orifício central visível; em infecções intensas, esses nódulos coalescem para produzirem um efeito reminiscente de couro marroquino (Figura 8.6). Os folhetos abomasais estão, com frequência, edemaciados e hiperêmicos e, algumas vezes, ocorrem necrose e esfacelamento da superfície mucosa (Figura 8.7); os linfonodos regionais estão aumentados e reativos.

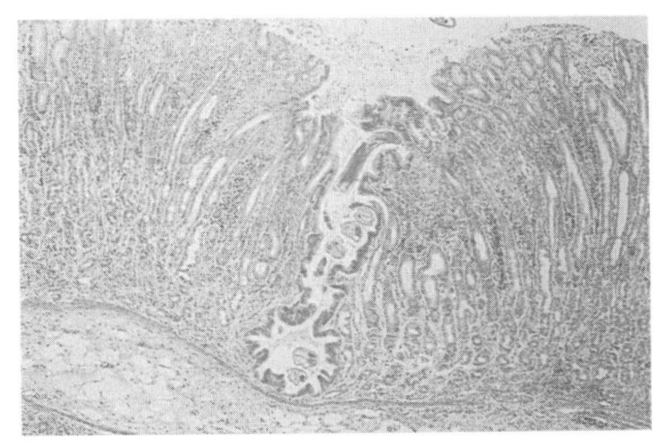

Figura 8.5 *Ostertagia ostertagi* emergindo das glândulas gástricas. (Esta figura encontra-se reproduzida em cores no Encarte.)

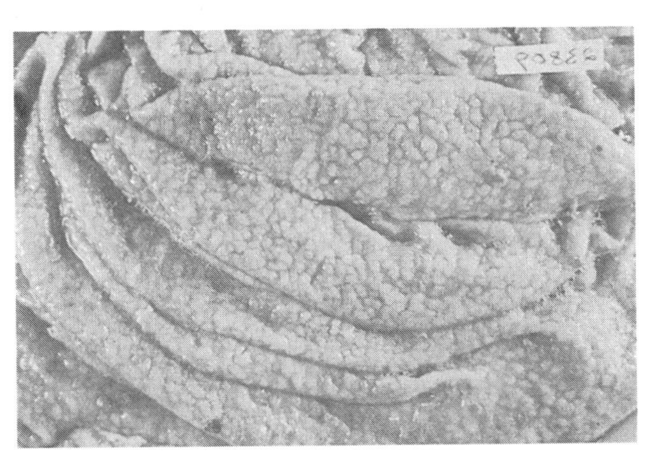

Figura 8.6 Abomaso que mostra nódulos característicos produzidos pelo desenvolvimento de larvas de *O. ostertagi* nas glândulas gástricas. (Esta figura encontra-se reproduzida em cores no Encarte.)

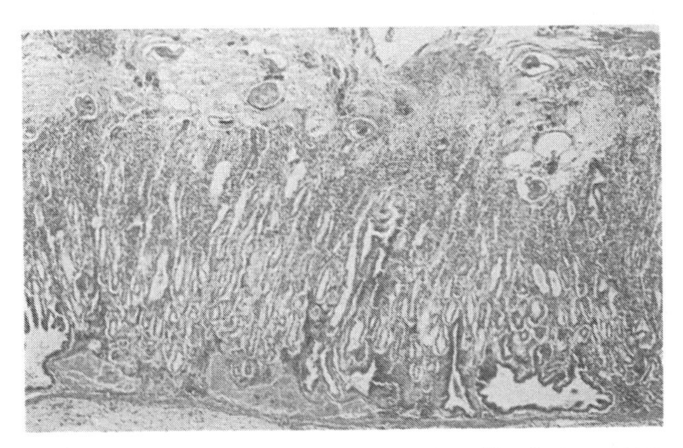

Figura 8.7 Necrose da mucosa na ostertagiose grave. (Esta figura encontra-se reproduzida em cores no Encarte.)

Epidemiologia da ostertagiose em países temperados no hemisfério norte

Rebanhos leiteiros

- Um número considerável de L_3 pode sobreviver ao inverno em pastos e no solo. Algumas vezes, os números são suficientes para precipitar a doença do tipo I em bezerros 3 a 4 semanas após eles serem soltos no pasto durante a primavera. Entretanto, isso é incomum e o papel das L_3 que sobrevivem é mais o de infectar bezerros a níveis que produzem infecção subclínica patente e asseguram a contaminação dos pastos pelo restante da estação de pastejo
- Mortalidade alta em L_3 que sobreviveram ao inverno no pasto ocorre na primavera e apenas números insignificantes podem, em geral, ser detectados no mês de junho. A mortalidade combinada ao efeito de diluição causado pela pastagem de crescimento rápido ocasiona que, a maioria dos pastos que não foram utilizados durante o inverno são seguros para pastagem após meados do verão. Entretanto, algumas L_3 podem sobreviver no solo por pelo menos mais 1 ano e podem migrar subsequentemente na forragem
- Ovos depositados na primavera desenvolvem-se lentamente até L_3; e essa taxa de desenvolvimento torna-se mais rápida em meados do verão, conforme as temperaturas aumentam e, como resultado, a maioria dos ovos depositados durante o período de abril a junho chega ao estágio infectante de meados de julho em diante. Se um número suficiente dessas L_3 for ingerido, a doença do tipo I ocorre a qualquer momento entre julho e outubro. O crescimento de ovo a L_3 fica mais lento durante o outono
- Conforme o outono progride e as temperaturas caem, uma proporção maior (até 80%) das L_3 ingeridas tornam-se inibidas no início do quarto estágio larval (EL_4). No final do outono, os bezerros podem, portanto, albergar muitos milhares de EL_4, mas poucas formas em desenvolvimento ou adultos. Essas infecções, em geral, são assintomáticas até a maturação das EL_4, que ocorre durante o inverno e início da primavera, quando a doença do tipo II pode começar a ocorrer. Nos locais onde a maturação não é sincronizada, os sinais clínicos podem não ocorrer, mas as cargas de endoparasitas adultos que se desenvolvem têm um papel epidemiológico significativo, contribuindo para a contaminação do pasto na primavera.

Dois fatores, um relacionado ao manejo, e outro climático, parecem aumentar a prevalência da ostertagiose do tipo II:

- A prática de os bezerros pastarem de maio até o final de julho em pastos permanentes, e então serem movidos para alimentação com feno ou silagem antes de retorná-los aos pastos originais no final do outono. Tais pastos ainda conterão muitas L_3 e, quando ingeridas, irão se tornar latentes
- Em verões secos, as L_3 ficam retidas no bolo fecal ressecado e não conseguem migrar para o pasto até que haja precipitação pluviométrica suficiente. Se a precipitação pluviométrica for atrasada até o final do outono, muitas larvas liberadas no pasto irão se tornar latentes após a ingestão e também aumentarão a chance de desenvolvimento da doença do tipo II.

Embora seja principalmente uma doença de bovinos leiteiros jovens, a ostertagiose pode, ainda assim, afetar grupos de animais mais velhos no rebanho, em especial se esses tiveram pouca exposição prévia ao endoparasita.

A imunidade adquirida se desenvolve lentamente e os bezerros não chegam a níveis de proteção significativos até o final da sua primeira estação de pastejo. O confinamento durante o inverno permite que a imunidade diminua até a primavera seguinte e os sobreanos que têm acesso ao pasto nesse momento são parcialmente suscetíveis à reinfecção, de maneira que contaminam o pasto com um número pequeno de ovos. Entretanto, a imunidade é rapidamente restabelecida e qualquer sinal clínico que ocorra, normalmente, é de natureza transitória. No segundo ou terceiro anos de pastejo, animais adultos em áreas endêmicas, normalmente, são altamente imunes à reinfecção e têm papel pouco significativo na epidemiologia. Entretanto, por volta do período periparto, quando a imunidade diminui, especificamente em novilhas, há relatos de doença clínica após o parto. Cargas de *Ostertagia* spp. adultos em vacas de leite, normalmente, são baixas e o tratamento rotineiro dos rebanhos no parto não deve ser necessário.

Rebanhos de corte. Embora a epidemiologia básica dos rebanhos de corte seja similar àquela dos rebanhos leiteiros, a influência dos animais adultos imunes que pastam ao lado de bezerros suscetíveis deve ser considerada. Dessa forma, em rebanhos de corte nos quais o nascimento de bezerros ocorre na primavera, a ostertagiose é incomum, uma vez que a produção de ovos por adultos imunes é baixa, e a mortalidade das L_3 que sobreviveram ao inverno na primavera ocorre antes que os bezerros lactentes ingiram uma quantidade significativa de pasto. Consequentemente, apenas um pequeno número de L_3 tornam-se disponíveis no pasto posteriormente naquele mesmo ano. Entretanto, nos locais onde o nascimento de bezerros ocorre no outono ou inverno, a ostertagiose pode ser um problema em bezerros durante a estação de pastejo seguinte, uma vez que eles sejam desmamados, e a epidemiologia então é similar àquela de bezerros leiteiros.

Epidemiologia da ostertagiose em países subtropicais e temperados no hemisfério sul

Em países com clima temperado, tais como Nova Zelândia, o padrão sazonal é similar àquele relatado na Europa, com o tipo I da doença ocorrendo no verão e cargas de larvas que não se desenvolveram se acumulando no outono. Naqueles países com clima subtropical e chuvas de inverno, tais como partes do sul da Austrália, sudoeste da África e algumas regiões da Argentina, Chile e Brasil, o aumento na população de L_3 ocorre durante o inverno e surtos do tipo I da doença ocorrem no final do período de inverno. As larvas não desenvolvidas se acumulam durante a primavera e onde o tipo II da doença foi relatado, ela ocorre no final do verão e início do outono. Um padrão basicamente similar de infecção é visto em alguns estados do sul dos EUA com chuva não sazonal, tais como Louisiana e Texas. Lá, as larvas se acumulam no pasto durante o inverno e o retardo no desenvolvimento ocorre no final do inverno e início da primavera, com surtos da doença do tipo II ocorrendo no final do verão e início do outono.

Os fatores ambientais que podem produzir retardo no crescimento das larvas em zonas subtropicais ainda não são completamente conhecidos.

Tratamento. A doença do tipo I responde bem ao tratamento nas doses padrão com qualquer benzimidazol moderno, os pró-benzimidazóis (febantel, netobimina, tiofanato), levamisol ou avermectinas/milbemicinas. Todos esses fármacos são efetivos contra as larvas em desenvolvimento e os estágios adultos. Após o tratamento, os bezerros devem ser movidos para um pasto que não foi utilizado por bovinos naquele mesmo ano.

Para o sucesso no tratamento da doença do tipo II, é necessário usar fármacos que sejam efetivos contra larvas hipobióticas, bem como contra larvas em crescimento e estágios adultos. Apenas os benzimidazóis modernos (tais como albendazol, fenbendazol ou oxfendazol) ou as avermectinas/milbemicinas são efetivos no tratamento da doença do tipo II quando usando doses padrão, embora os pró-benzimidazóis também sejam efetivos em doses maiores.

O pasto onde se originou o surto pode ser utilizado por ovinos ou deixado em descanso até junho do ano seguinte.

Em vacas leiteiras em lactação, eprinomectina tópica apresenta como vantagem não ter período de carência para o leite.

Controle. Tradicionalmente, a ostertagiose tem sido prevenida por meio do tratamento rotineiro de bovinos jovens com anti-helmínticos no decorrer do período no qual os níveis de larvas no pasto estão aumentando. Entretanto, essa abordagem tem como desvantagem o fato de que os bezerros estão sob desafio contínuo por larvas e, assim, seu desempenho pode ser prejudicado. Com esse sistema, o tratamento anti-helmíntico efetivo no confinamento também é necessário, usando um fármaco efetivo contra larvas hipobióticas, com o intuito de prevenir a doença do tipo II.

A prevenção da ostertagiose por meio da limitação da exposição à infecção é o método mais eficiente de controle. Isso pode ser conseguido por meio da permissão para que bovinos jovens tenham exposição suficiente à infecção por larvas para estimular a imunidade, mas não o suficiente para causar perda na produção. O provimento desse "pasto seguro" pode ser conseguido de duas formas:

- Por meio do uso de anti-helmínticos que limitem a contaminação do pasto com ovos durante os períodos nos quais o clima é ótimo para o desenvolvimento dos estágios larvais de vida livre, isto é, primavera e verão em climas temperados, ou outono e inverno nas regiões subtropicais
- De maneira alternativa, por meio do descanso do pasto ou pastejo com outro hospedeiro, tais como ovinos, que não são suscetíveis a *O. ostertagi*, até que a maioria das L_3 existentes no pasto tenha morrido.

Algumas vezes, a combinação desses métodos pode ser empregada. A escolha do momento de utilização dos eventos nos sistemas descritos na Tabela 8.1 é aplicável ao calendário do hemisfério norte.

Medicação anti-helmíntica profilática. Uma vez que o período crucial de contaminação do pasto com ovos de *O. ostertagi* é o período até meados de julho, um anti-helmíntico moderno eficiente pode ser administrado em duas ou três ocasiões entre a soltura no pasto na primavera e o mês de julho, para minimizar os números de ovos depositados no pasto. Para bezerros que têm acesso ao pasto no início de maio, dois tratamentos, 3 e 6 semanas após, são usados, enquanto bezerros que são soltos em abril requerem três tratamentos a intervalos de 3 semanas. Nos locais onde as lactonas macrocíclicas em *pour-on* ou parenterais são usadas, o intervalo após o primeiro tratamento pode ser estendido por 5 ou 8 semanas (o intervalo depende do anti-helmíntico usado) em razão da atividade

Tabela 8.1 Fatores de risco relacionados ao manejo das pastagens.

	Alto	Médio	Baixo
Primavera	Ocupado no ano anterior por bezerros no primeiro ano de vida	Ocupado no ano anterior apenas por adultos ou sobreanos Ocupado no ano anterior por vacas de corte (com ou sem bezerro ao pé)	Novas mudas/sementes ou cultivo de forragens Ovinos ou conservação no ano anterior
A partir de meados de julho	Ocupado na primavera por bezerros no primeiro ano de vida	Bovinos adultos ou conservação na primavera Pasto limpo no início do ano e ocupado por bezerros livres de parasitas	Ocupado por ovinos ou conservação apenas na primeira metade da estação de pastejo Cultivo de forragens ou de coprodutos aráveis

residual contra larvas ingeridas. Uma formulação injetável de moxidectina de longa ação está disponível em alguns países com a atividade persistente contra *O. ostertagi* por, aproximadamente, 120 dias.

Vários *bolus* ruminais estão disponíveis, e podem tanto fornecer fármacos anti-helmínticos de liberação prolongada a um nível constante no decorrer de um período de 3 a 5 meses, quanto liberar doses terapêuticas de um anti-helmíntico de forma intermitente a intervalos de 3 semanas no decorrer do período da estação de pastejo. Esses *bolus* são administrados em bezerros na primeira estação de pastejo, embora alguns possam ser administrados mais tardiamente na estação, e efetivamente evitam a contaminação do pasto e o acúmulo subsequente de larvas infectantes. Embora ofereçam um grau alto de controle de nematódeos gastrintestinais, há evidências que sugerem que bovinos jovens protegidos por esses *bolus*, ou outros regimes terapêuticos profiláticos altamente efetivos, são mais suscetíveis à infecção no seu segundo ano de pastejo. Os *bolus* também podem ser usados na segunda estação de pastejo. Uma vantagem do uso de *bolus* é a diminuição do manejo e, portanto, dos custos com trabalho.

A profilaxia anti-helmíntica tem a vantagem de que os animais podem pastar ao longo do ano na mesma pastagem e é particularmente vantajosa para propriedades pequenas com alta densidade populacional, nas quais o acesso ao pasto é limitado.

Tratamento anti-helmíntico e mudança para um pasto seguro em meados de julho. Esse sistema, normalmente conhecido como "tratar e mudar", se baseia no fato de que o aumento anual de L_3 ocorre após meados de julho. Dessa forma, se os bezerros que ficam a pasto do início da primavera receberem um tratamento anti-helmíntico no início de julho e forem levados imediatamente para um segundo pasto no qual receberão silagem ou feno, o nível de infecção que se desenvolverá no segundo pasto será baixo. A única ressalva quanto a essa técnica é que, em determinados anos, o número de L_3 que sobrevivem ao inverno é suficiente para causar infecções na primavera, e a ostertagiose clínica pode ocorrer em bezerros em abril e maio. Entretanto, uma vez que o sistema tratar e mudar tenha sido utilizado por alguns anos, é improvável que esse problema ocorra. Em alguns países europeus, o mesmo efeito foi obtido por meio do retardo na liberação dos bezerros para pastarem até o meio do verão.

Considera-se que a estratégia tratar e mudar selecione fortemente para resistência e a recomendação atual para ovinos é retardar a mudança após o tratamento. Em termos práticos, entretanto, isso é difícil de fazer com bezerros em razão da variação na persistência de atividade das lactonas macrocíclicas e o momento entre os intervalos de tratamento. A intenção ao retardar o tratamento é permitir que qualquer bezerro tratado se torne 'ligeiramente' reinfectado com vermes suscetíveis antes de permitir que eles tenham acesso a pastos de 'baixo risco'. Isso irá assegurar que logo após os animais serem alocados no pasto, a contaminação da pastagem 'limpa' com os ovos de vermes suscetíveis irá recomeçar, diminuindo a vantagem reprodutiva oferecida a qualquer endoparasita resistente que sobreviva ao tratamento. Entretanto, deve ser possível planejar a disponibilidade de avaliações após a soltura dos animais no pasto e a necessidade de planos de vermifugação estratégica no início da estação como parte das iniciativas de planejamento sanitário da propriedade.

Pastejo alternado de bovinos e ovinos. Esse sistema, de maneira ideal, utiliza ciclos de rotação de 3 anos entre bovinos, ovinos e plantio. Uma vez que o tempo de vida efetivo da maioria das L_3 de *O. ostertagi* é de menos de 1 ano, e a infecção cruzada entre bovinos e ovinos em áreas temperadas é amplamente limitada para *O. leptospicularis*, *Trichostrongylus axei* e, ocasionalmente, *C. oncophora*, deve ser possível conseguir, em tese, um bom controle da ostertagiose bovina. Essa estratégia é particularmente aplicável em propriedades com uma proporção alta de terras disponíveis para o plantio e conservação de pradarias. Em terras marginais ou planaltos, um controle razoável tem sido relatado utilizando rotação anual de bovinos e ovinos. A desvantagem do uso de sistemas de pastejo alternados é que eles impõem um regime rigoroso e inflexível sobre o uso da terra. Ademais, em locais de clima mais quente nos quais *Haemonchus* spp. são prevalentes, esse sistema pode se mostrar perigoso uma vez que esse gênero muito patogênico se estabelece tanto em bovinos quanto em ovinos.

Pastejo rotacionado de animais adultos e jovens. Esse sistema envolve a rotação contínua de piquetes nos quais os animais jovens, mais suscetíveis, pastam antes dos adultos, que são imunes, e permanecem tempo suficiente em cada piquete apenas para removerem a parte superior da forragem. Os adultos imunes que vêm em seguida então pastam apenas a parte inferior e mais fibrosa da forragem, que contém a maioria das L_3. Uma vez que as fezes produzidas pelos adultos imunes contêm alguns, ou nenhum, ovo de *O. ostertagi*, a contaminação do pasto diminui muito. A utilização ótima de pastagens permanentes e o controle dos endoparasitas sem recorrer à terapia torna essa estratégia uma opção para os sistemas orgânicos de produção. Em sistemas de produção de gado de corte nos quais os bezerros mamam apenas 1 vez/dia, o pastejo de vacas imunes com seus bezerros irá diminuir os níveis de infectividade do pasto para os bezerros suscetíveis.

Influência dos sistemas de produção. Em regiões temperadas ao norte, as vacas de corte, normalmente, parem da primavera até o outono. As vacas leiteiras podem seguir um padrão semelhante de partos, embora, em muitos rebanhos, os partos ocorram ao longo de todo o ano. O controle de endoparasitas em rebanhos leiteiros reflete o manejo dos bezerros, que, em geral, são separados das mães logo após o nascimento e são criados em abrigos até o desmame, como novilhas de reposição. A idade e o momento de soltura desses animais no pasto será, portanto, influenciado pela disponibilidade de pastagem. O nascimento dos bezerros, tipicamente, ocorre no final do inverno/início da primavera em rebanhos cujos nascimentos ocorrem na primavera e os bezerros desmamados terão acesso ao pasto tão jovens quanto aos 2 meses de idade, em abril ou maio, adquirindo a infecção por larvas infectantes que sobreviveram ao inverno e, subsequentemente, contaminarão o pasto. Com períodos de parto mais longos, os bezerros podem ser confinados até depois do desmame, e então serem liberados nos pastos no meio do verão. Se o pasto foi utilizado por bezerros mais velhos, eles podem então ser expostos a níveis altos de desafio por larvas. Os bezerros que nascem no final do verão ou no outono podem ser confinados e, então, entrarem no seu segundo ano como um rebanho predominantemente suscetível aos endoparasitas, sendo suscetíveis à infecção após serem soltos no pasto.

Resistência a anti-helmínticos. Há relatos esporádicos em vários países de nematódeos gastrintestinais de bovinos que apresentam alguma resistência aos benzimidazóis e alguns relatos isolados de resistência às lactonas macrocíclicas, principalmente em espécies de *Cooperia*. Entretanto, a resistência aos anti-helmínticos é considerada um problema muito menor em bovinos, quando comparado à situação em ovinos e caprinos. Isso pode decorrer da frequência de tratamento menor em bovinos e também à persistência de bolos fecais, que prolongam a sobrevivência dos estágios larvais de vida livre. Apesar do nível atualmente baixo de sobrevida dos nematódeos de bovinos aos anti-helmínticos, é recomendável seguir as orientações (tais como aquelas listadas na Tabela 8.2) direcionadas à limitação do desenvolvimento de sobrevida em bovinos.

Tabela 8.2 Orientações para o controle de nematódeos gastrintestinais e uso de anti-helmínticos em bovinos (Recomendações UK COWS).

Orientação	Comentário
1. Trabalhe em uma estratégia de controle com o seu médico-veterinário ou técnico	Consulta com especialistas como parte do planejamento sanitário do rebanho é uma necessidade crescente nas propriedades. Os programas de controle de endoparasitas para bovinos requerem consultas contínuas
2. Uso efetivo de estratégias de quarentena para evitar a importação de vermes resistentes em animais recém-introduzidos	Animais adquiridos podem ser uma via potencial de introdução de alelos de resistência em um rebanho aberto
3. Teste a eficácia dos anti-helmínticos na sua propriedade	Apesar de a resistência ainda ser rara em nematódeos de bovinos, as falhas no tratamento ainda ocorrem. É importante monitorar continuamente a eficácia, uma vez que as subdoses podem selecionar para a resistência aos anti-helmínticos
4. Administre os anti-helmínticos de maneira efetiva	Administração da dose certa e da forma correta seguindo as recomendações do fabricante
5. Use anti-helmínticos apenas quando necessário	Compreenda o equilíbrio entre tolerar algum nível de parasitismo e minimizar a seleção para resistência aos anti-helmínticos. O monitoramento da COF tem um papel importante
6. Selecione o anti-helmíntico apropriado para a tarefa	Selecione o tratamento de acordo com os parasitas (e seus estágios) presentes, com base na época do ano
7. Adote estratégias para preservar parasitas suscetíveis na propriedade	Tenha como objetivo diminuir a seleção para resistência a anti-helmínticos ao tratar bovinos adultos, animais mais velhos imunes ou quando tratando animais que ficam em pastos com baixa contaminação
8. Diminua a dependência dos anti-helmínticos	Medidas de controle alternativas incluem o manejo das pastagens usando ovinos ou animais mais velhos imunes

Notas. *Ostertagia ostertagi* talvez seja a causa mais comum de gastrite parasitária em bovinos. A enfermidade, com frequência conhecida como ostertagiose, afeta tipicamente bovinos jovens durante sua primeira estação de pastejo, embora surtos em rebanhos e casos individuais esporádicos também tenham sido relatados em bovinos adultos. *Ostertagia ostertagi* é considerada uma espécie polimórfica com *Ostertagia lyrata* (sin. *Skrjabinagia*).

Ostertagia leptospicularis

Sinônimos. *Ostertagia crimensis, Skrjabinagia kolchida, Grosspiculagia podjapolskyi.*

Local de predileção. Abomaso.

Filo. Nematoda.

Classe. Secernentea.

Superfamília. Trichostrongyloidea.

Descrição macroscópica. Os adultos são vermes delgados e de cor castanho-avermelhada e cavidade bucal curta. Os machos medem 6 a 8 mm e as fêmeas, 8 a 9 mm de comprimento.

Descrição microscópica. Distinguido de outras espécies de *Ostertagia* pelo comprimento do esôfago, que é mais longo que em outras espécies (0,7 mm, comparado a, aproximadamente, 0,6 mm). Em bovinos, os vermes são mais delgados que *Ostertagia ostertagi* e os vermes-machos são diferenciados pela morfologia da espícula (ver Tabela 1.4).

Hospedeiros. Veado (corça), bovinos, ovinos, caprinos.

Distribuição geográfica. Muitas regiões do mundo, particularmente Europa e Nova Zelândia.

Notas. Considerado como uma espécie pleomórfica com duas formas de machos, *Ostertagia leptospicularis* e *Skrjabinagia kolchida* (*Grosspiculagia podjapolskyi*).

Detalhes quanto a patogênese, sinais clínicos, diagnóstico, patologia, epidemiologia, tratamento e controle são como para *O. ostertagi*.

Spiculopteragia spiculoptera

Sinônimos. *Apteragia spiculoptera, Rinadia spiculoptera, Mazamostrongylus spiculoptera.*

Local de predileção. Abomaso.

Filo. Nematoda.

Classe. Secernentea.

Superfamília. Trichostrongyloidea.

Descrição microscópica. As espículas são de comprimento igual, se bifurcam distalmente onde contêm uma cavidade e terminam distalmente em uma expansão com formato de ventilador (ver Tabela 1.4G). O gubernáculo está ausente.

Hospedeiros. Veado (veado-vermelho, gamo, corça), bovinos, ovinos, caprinos.

Haemonchus contortus

Sinônimo. *Haemonchus placei* (ver Notas).

Nome comum. Verme do poste do barbeiro.

Local de predileção. Abomaso.

Filo. Nematoda.

Classe. Secernentea.

Superfamília. Trichostrongyloidea.

Notas. Até recentemente, a espécie de ovinos era chamada *H. contortus* e a espécie de bovinos, *H. placei*. Entretanto, há cada vez mais evidências de que exista apenas uma espécie, *H. contortus*, apenas com adaptações de estirpes para bovinos e ovinos.

Para mais detalhes, ver Capítulo 9.

Haemonchus similis

Local de predileção. Abomaso.

Filo. Nematoda.

Classe. Secernentea.

Superfamília. Trichostrongyloidea.

Descrição macroscópica. Os adultos têm 2,0 a 3,0 cm de comprimento e têm coloração avermelhada.

Descrição microscópica. Os machos têm um lobo dorsal assimétrico e espículas com farpas que diferem daquelas de *H. contortus*, pois o processo terminal do raio dorsal é mais comprido e as espículas são mais curtas.

Hospedeiros. Bovinos, veados.

Distribuição geográfica. América do Norte, Europa.

Patogênese. Como para *H. contortus*.

Trichostrongylus axei

Sinônimo. *Trichostrongylus extenuatus.*

Locais de predileção. Abomaso ou estômago.

Filo. Nematoda.

Classe. Secernentea.

Superfamília. Trichostrongyloidea.

Para mais detalhes, ver Capítulo 9.

Mecistocirrus digitatus

Local de predileção. Abomaso.

Filo. Nematoda.

Classe. Secernentea.

Superfamília. Trichostrongyloidea.

Descrição macroscópica. A olho nu, o verme não é distinguível de *Haemonchus contortus*, embora seja muito próximo ao *Nematodirus*. O ovário branco está enovelado ao redor dos intestinos preenchidos por sangue, o que dá a ele a aparência de 'poste do barbeiro'. Os machos medem até, aproximadamente, 30 mm e as fêmeas, 42 mm de comprimento.

Descrição microscópica. Os machos são distinguidos de *Haemonchus* pela presença de espículas longas e delgadas que são fusionadas por quase todo o seu comprimento e a extremidade fica sob um apêndice em formato de fuso (em *Haemonchus*, as espículas são mais grossas, separadas e com a extremidade farpada). O raio dorsal é simetricamente localizado na bursa, enquanto em *Haemonchus*, o raio dorsal é assimétrico. A fêmea se diferencia de *Haemonchus*, pois sua vulva em formato de fenda é posicionada mais próximo à extremidade da cauda e não há aba vulvar. A cutícula contém muitas cristas longitudinais e as papilas cervicais são prontamente aparentes. A cápsula bucal pequena é armada com uma lanceta. Os ovos são grandes e, diferentemente de *Nematodirus*, tipicamente são larvados e medem, aproximadamente, 100 μm de comprimento.

Hospedeiros. Bovinos, búfalos, zebu, ovinos, caprinos; ocasionalmente no estômago de suínos e, raramente, em humanos.

Distribuição geográfica. Regiões tropicais e subtropicais, especificamente na América Central e partes da Ásia.

Patogênese. Em áreas endêmicas, a patogênese desse endoparasita hematófago é similar à de *H. contortus* e apresenta importância econômica similar.

Sinais clínicos. Similar a *H. contortus*, induzindo anemia, perda de peso e emaciação.

Diagnóstico. Ver descrição do endoparasita.

Tratamento e controle. Ver *H. contortus* para detalhes.

Parabronema skrjabini

Local de predileção. Abomaso.

Filo. Nematoda.

Classe. Secernentea.

Superfamília. Spiruroidea.

Distribuição geográfica. África central e leste da África, Ásia e alguns países do Mediterrâneo, notavelmente Chipre.

Para mais detalhes, ver Capítulo 9.

Capillaria bilobata

Local de predileção. Abomaso.

Filo. Nematoda.

Classe. Secernentea.

Superfamília. Trichuroidea.

Descrição. Os vermes adultos medem 10 a 16 mm e as fêmeas, 14 a 21 mm de comprimento. Os ovos, com formato de limão, medem 33-53 × 14-21 μm e apresentam duas coberturas polares ligeiramente protraídas.

Hospedeiro. Zebu.

Distribuição geográfica. Subcontinente indiano.

Cryptosporidium andersoni

Sinônimo. *Cryptosporidium muris.*

Local de predileção. Abomaso.

Filo. Apicomplexa.

Classe. Conoidasida.

Família. Cryptosporidiidae.

Descrição. Os oocistos são eliminados completamente esporulados, têm formato elipsoide, medindo 6,0-8,1 × 5,0-6,5 μm (média 7,5 × 5,5 μm), com razão comprimento/largura de 1,35.

Hospedeiro. Bovinos.

Distribuição geográfica. Relatado em EUA, Brasil, Reino Unido, República Tcheca, Alemanha, França, Japão e Irã.

Patogênese. Em geral, não é considerado patogênico.

Sinais clínicos. Normalmente é assintomático, embora diminuição do ganho de peso em bezerros e de produção de leite em vacas leiteiras tenham sido relatados.

Diagnóstico. Os oocistos podem ser demonstrados nas fezes usando a técnica de esfregaço fecal e a coloração de Ziehl-Neelsen, na qual os esporozoítas aparecem como grânulos vermelho-claros. A determinação da espécie de *Cryptosporidium* é difícil, se não impossível, usando técnicas convencionais. Uma variedade de técnicas moleculares e imunológicas foi desenvolvida, que inclui o uso de imunofluorescência ou ELISA. Mais recentemente, técnicas com base no DNA foram usadas para caracterização molecular de espécies de *Cryptosporidium*.

Patologia. A presença de estágios endógenos do endoparasita leva à destruição dos microvilos das glândulas pépticas, o que ocasiona aumento nas concentrações de pepsinogênio plasmático.

Epidemiologia. A epidemiologia da infecção não foi estudada, embora, provavelmente, seja similar à de *Cryptosporidium parvum* em bovinos. Muitos bezerros provavelmente se infectarão sem mostrar sinais clínicos, mas se tornam fontes de infecção para os bezerros mais jovens. A via principal de infecção é direta, de animal para animal, por meio da via oral-fecal. Dessa forma, em bezerros por exemplo, a superlotação, o estresse do desmame precoce, o transporte e a venda, juntamente a níveis baixos de higiene, aumentarão as chances de infecções intensas.

Tratamento e controle. Não há tratamento relatado. Boas práticas de higiene e de manejo são importantes para evitar a doença causada pela criptosporidiose. Cochos de água e comida devem ser altos o suficiente para evitarem a contaminação fecal. Os animais jovens devem receber colostro nas primeiras 24 h após o nascimento e a superlotação deve ser evitada. Bezerros leiteiros devem ser isolados em abrigos individuais ou mantidos com grupos de faixas etárias similares e o recinto deve ser limpo diariamente.

Notas. Com base na morfologia do oocisto, oocistos semelhantes aos de *C. muris* foram encontrados em bovinos em vários países ao redor do mundo. A caracterização molecular recente indicou que todos os isolados de bovinos eram *C. andersoni*.

INTESTINO DELGADO

Trichostrongylus colubriformis

Sinônimo. *Trichostrongylus instabilis*.

Nome comum. Diarreia negra ou verme sem boca.

Locais de predileção. Duodeno e intestino delgado anterior.

Filo. Nematoda.

Classe. Secernentea.

Superfamília. Trichostrongyloidea.

Para mais detalhes, ver Capítulo 9.

Trichostrongylus longispicularis

Local de predileção. Intestino delgado.

Filo. Nematoda.

Classe. Secernentea.

Superfamília. Trichostrongyloidea.

Descrição macroscópica. Os adultos têm tamanho similar ao de *T. colubriformis*.

Descrição microscópica. As espículas são robustas, castanhas, não ramificadas e ligeiramente desiguais em comprimento, terminando em uma extremidade que se afunila ligeiramente e que apresenta uma protrusão semitransparente.

Hospedeiros. Bovinos, ovinos, caprinos, veados, camelos, lhamas.

Distribuição geográfica. Ruminantes na Austrália, bovinos na América e em partes da Europa.

Detalhes quanto à patogênese, sinais clínicos, diagnóstico, patologia, epidemiologia, tratamento e controle são os mesmos que para *T. colubriformis*.

Cooperia oncophora

Local de predileção. Intestino delgado.

Filo. Nematoda.

Classe. Secernentea.

Superfamília. Trichostrongyloidea.

Descrição macroscópica. Em tamanho, *C. oncophora* é similar a *Ostertagia*, mas com uma bursa grande. Os machos medem, aproximadamente, 5,5 a 9 mm e as fêmeas, 6 a 8 mm de comprimento. Quando frescos, os vermes parecem branco-rosados.

Descrição microscópica. A principal característica do gênero é a vesícula cefálica pequena e as estriações cuticulares transversais na região esofágica. O corpo apresenta cristas longitudinais. As espículas apresentam uma expansão distinta semelhante a uma asa na região média e, com frequência, cristas nuas (ver Tabela 1.5A); não há gubernáculo. As fêmeas têm cauda longa e afunilada. Os ovos, de tamanho médio, são ovais, com casca fina e superfície lisa e medem 74-95 × 36-44 μm. Os ovos contêm muitos blastômeros e não são facilmente distinguidos. Os polos pequenos são muito similares e as paredes laterais são paralelas. Essa característica permite que os ovos sejam diferenciados daqueles de *Ostertagia*, que apresentam polos maiores e paredes mais esféricas.

Hospedeiros. Bovinos, ovinos, caprinos, veados, camelos.

Distribuição geográfica. Cosmopolita.

Patogênese. *Cooperia oncophora*, em geral, é considerada como pouco patogênica para bezerros, embora em alguns estudos, ela tenha sido associada a inapetência e baixo ganho de peso. A imunidade à reinfecção se desenvolve após, aproximadamente, 8 a 12 meses da exposição às larvas infectantes.

Sinais clínicos. Incluem perda de apetite e ganho de peso ruim. Ocasionalmente, uma infecção intensa pode induzir diarreia intermitente.

Diagnóstico. Os ovos de *Cooperia* spp. são muito similares morfologicamente. A cultura fecal permite a identificação de larvas infectantes.

Patologia. Infecções moderadas a intensas podem induzir enterite catarral com atrofia vilosa localizada e edema da mucosa intestinal.

Epidemiologia. Em regiões temperadas, ela é similar à de *Ostertagia*. O retardo no desenvolvimento (hipobiose) do estágio EL_4 é uma característica regular durante o final do outono e inverno no hemisfério norte, e na primavera e verão no hemisfério sul. Animais adultos, em geral, mostram poucos sinais de infecção, mas atuam como carreadores, eliminando número pequeno de ovos nas fezes.

Em regiões subtropicais, a epidemiologia é similar à de *Haemonchus*, embora *Cooperia* não apresente o mesmo potencial biótico alto e as L_3 sobrevivam melhor em condições áridas. A hipobiose também é uma característica durante estações secas prolongadas.

Tratamento. Os princípios são similares àqueles aplicados na ostertagiose bovina. *Cooperia* é uma das espécies dose-limitantes e deve-se considerar consultar a bula dos medicamentos quanto à eficácia anti-helmíntica contra os estágios L_4 e adultos.

Controle. Similar ao descrito para *Ostertagia*.

Notas. Em regiões temperadas, os membros do gênero *Cooperia*, normalmente, apresentam papel secundário na patogênese das gastrenterites parasitárias de ruminantes, embora eles possam ser os tricostrongilídeos presentes em maior número. Entretanto, em algumas regiões tropicais e subtropicais, algumas espécies são responsáveis por enterite grave em bezerros.

Outras três espécies de *Cooperia* são encontradas em bovinos. Detalhes quanto ao diagnóstico, a epidemiologia, o tratamento e o controle são os mesmos que para *C. oncophora*.

Cooperia punctata

Nome comum. Verme bovino em 'mola de relógio'.

Local de predileção. Intestino delgado.

Filo. Nematoda.

Classe. Secernentea.

Superfamília. Trichostrongyloidea.

Descrição macroscópica. Similar a *C. oncophora*. Os machos medem, aproximadamente, 4,5 a 6,0 mm, e as fêmeas, 6 a 8 mm de comprimento.

Descrição microscópica. Ver *C. oncophora* e Tabela 1.5B para mais detalhes. Os ovos, de tamanho médio, casca fina e formato oval, têm superfície lisa e medem, aproximadamente, 69-83 × 29-34 μm. Os ovos contêm muitos blastômeros que não são facilmente distinguidos.

Hospedeiros. Bovinos, veados.

Distribuição geográfica. Cosmopolita.

Patogênese. *Cooperia punctata* é um endoparasita patogênico, uma vez que penetra a superfície epitelial do intestino delgado e causa ruptura similar à de outras espécies de tricostrongilídeos intestinais, o que leva a atrofia vilosa e diminuição da área disponível para absorção. Em infecções intensas, foi relatada diarreia.

Sinais clínicos. Há perda de apetite, diminuição do ganho de peso, diarreia e pode haver edema submandibular.

Cooperia pectinata

Local de predileção. Intestino delgado.

Filo. Nematoda.

Classe. Secernentea.

Superfamília. Trichostrongyloidea.

Descrição macroscópica. Similar a *C. oncophora*. Os machos medem, aproximadamente, 7 a 8 mm, e as fêmeas, 7,5 a 10 mm de comprimento.

Descrição microscópica. Ver *C. oncophora* e a Tabela 1.5E para mais detalhes.

Hospedeiros. Bovinos, veados.

Distribuição geográfica. Cosmopolita.

Patogênese e sinais clínicos. Similar a *C. punctata*. Uma enterite catarral, com frequência, está presente com perda do apetite, diminuição do ganho de peso, diarreia e, em alguns casos, edema submandibular.

Cooperia surnabada

Sinônimo. *Cooperia mcmasteri.*

Local de predileção. Intestino delgado.

Filo. Nematoda.

Classe. Secernentea.

Superfamília. Trichostrongyloidea.

Descrição macroscópica. Os machos medem, aproximadamente, 7 mm e as fêmeas, 8 mm de comprimento.

Descrição microscópica. A aparência é muito similar à de *C. oncophora*, embora a bursa seja maior e os raios bursais apresentem tendência a serem mais finos. As espículas são mais delgadas, com bifurcação posterior, e a extremidade possui um apêndice cônico pequeno (ver Tabela 1.5C).

Hospedeiros. Bovinos, ovinos, camelos.

Distribuição geográfica. Partes da Europa, América do Norte e Austrália.

Patogênese. Patogenicidade moderada, uma vez que os vermes penetram a superfície do intestino delgado e podem induzir atrofia vilosa.

Sinais clínicos. Ver *C. punctata*.

Diagnóstico. Ver *C. oncophora*.

Tratamento e controle. Ver *C. oncophora*.

Nematodirus helvetianus

Nome comum. Verme do pescoço rosqueado.

Local de predileção. Intestino delgado.

Filo. Nematoda.

Classe. Secernentea.

Superfamília. Trichostrongyloidea.

Descrição macroscópica. Os adultos são delgados, os machos medem, aproximadamente, 11 a 16 mm e as fêmeas, 17 a 24 mm de comprimento.

Descrição microscópica. Uma vesícula cefálica pequena, porém distinta, está presente. Os machos apresentam dois pares de raios paralelos em cada um dos lobos bursais principais e espículas longas e finas que terminam em extremidades fusionadas com a membrana circundante lanceolada (ver Tabela 1.6D). A fêmea apresenta cauda truncada com um espinho pequeno. O ovo é grande (160-233 × 81-121 μm), ovoide com polos ligeiramente afiados e claros, e duas vezes o tamanho do ovo dos tricostrongilídeos típicos. A casca quitinosa do ovo é fina, com superfície lisa, e contém dois a oito blastômeros escuros, que são separados da membrana vitelínica por uma cavidade grande preenchida por líquido.

Hospedeiros. Bovinos, ocasionalmente ovinos, caprinos e outros ruminantes.

Distribuição geográfica. Cosmopolita.

Patogênese. Embora similar à de *Nematodirus battus*, há alguma controvérsia quanto à extensão do efeito patogênico. *Nematodirus helvetianus* foi incriminado em surtos de gastrenterite parasitária bovina, mas as tentativas de reproduzir experimentalmente a doença não obtiveram sucesso.

Sinais clínicos. Infecções leves a moderadas podem não produzir manifestações clínicas óbvias. Em infecções intensas, diarreia pode ocorrer durante o período pré-patente e animais jovens podem se tornar desidratados.

Diagnóstico. O exame de fezes permitirá que os ovos grandes e incolores sejam diferenciados daqueles de *N. spathiger*. Na necropsia, a extremidade das espículas dos machos permitirá o diagnóstico de outras espécies de *Nematodirus*.

Patologia. Aumento da produção de muco, compressão focal e arredondamento dos velos podem ocorrer no intestino delgado.

Epidemiologia. Os ovos, normalmente, mostram retardo na eclosão. O padrão de infecção é similar ao de espécies de *Trichostrongylus*.

Tratamento. Vários fármacos são efetivos contra infecções por *Nematodirus*: levamisol e avermectina/milbemicina ou um dos benzimidazóis modernos. Entretanto, *Nematodirus* é uma espécie dose-limitante e as recomendações do fabricante devem ser consultadas, uma vez que há diferenças quanto à eficácia contra os estágios de adulto e de L_4 entre as vias de administração oral e parenteral para algumas lactonas macrocíclicas. A resposta ao tratamento, normalmente, é rápida e, caso a diarreia persista, deve-se considerar coccidiose como um fator complicante.

Controle. A doença decorrente da infecção monoespecífica por *Nematodirus* raramente é vista. Normalmente ela é parte de uma alta taxa de infecção por espécies de tricostrongilídeos que são responsáveis pela síndrome da gastrenterite parasitária em bovinos e, assim, pode ser controlada pelas medidas indicadas anteriormente.

Nematodirus battus

Nome comum. Verme do pescoço rosqueado.

Local de predileção. Intestino delgado.

Filo. Nematoda.

Classe. Secernentea.

Superfamília. Trichostrongyloidea.

Notas. *Nematodirus battus* foi relatado apenas raramente em bovinos.

Nematodirus spathiger

Nome comum. Verme do pescoço rosqueado.

Local de predileção. Intestino delgado.

Filo. Nematoda.

Classe. Secernentea.

Superfamília. Trichostrongyloidea.

Notas. *Nematodirus spathiger* foi relatado apenas ocasionalmente em bovinos. Os ovos são similares em aparência e podem ser confundidos com os de *N. helvetianus*.

Para mais detalhes quanto a ambas as espécies, ver Capítulo 9.

Bunostomum phlebotomum

Sinônimo. *Monodontus phlebotomum*.

Nome comum. Verme gancho dos bovinos.

Locais de predileção. Intestino delgado, em especial o jejuno anterior e/ou duodeno.

Filo. Nematoda.

Classe. Secernentea.

Superfamília. Ancylostomatoidea.

Descrição macroscópica. *Bunostomum* é um dos maiores nematódeos do intestino delgado de ruminantes (ver Figura 8.8), apresentando 1 a 3 cm de comprimento, é robusto, com coloração branco-acinzentada e extremidade anterior caracteristicamente em gancho, com abertura anterodorsal da cápsula bucal.

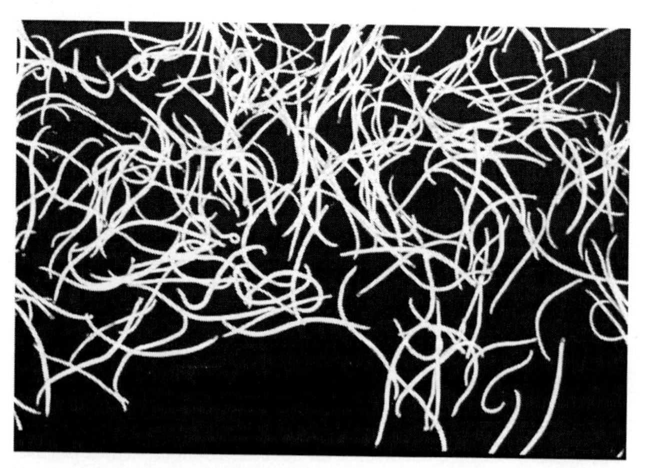

Figura 8.8 *Bunostomum phlebotomum* adulto. (Esta figura encontra-se reproduzida em cores no Encarte.)

Descrição microscópica. A cápsula bucal grande se abre anterodorsalmente e apresenta um par de lâminas cortantes quitinosas na margem ventral e, internamente, um cone dorsal grande. Não há dentes dorsais na cápsula bucal, mas há dois pares de lancetas pequenas subventrais na sua base. No macho, a bursa é bem desenvolvida e apresenta um lobo dorsal assimétrico. O raio dorsal externo direito surge mais alto no tronco dorsal e é mais longo que o esquerdo. Ele surge próximo à bifurcação do raio dorsal, que se divide em dois ramos com três dígitos. As espículas são muito longas e delgadas. Nas fêmeas, a vulva se abre a uma distância curta à frente da metade do corpo.

As larvas infectantes são pequenas, com 16 células intestinais e uma cauda curta filamentosa. Os ovos têm tamanho médio (97-106 × 45-55 μm), casca fina, elipse larga e irregular com extremidade romba e paredes laterais dissimilares, sendo uma delas achatada. Ele contém quatro a oito blastômeros com pigmentação escura.

Hospedeiros. Bovinos.

Distribuição geográfica. Cosmopolita.

Patogênese. Os adultos são hematófagos e a infecção com 100 a 500 vermes pode produzir anemia progressiva, hipoalbuminemia, perda de peso e, ocasionalmente, diarreia. As cargas parasitárias de, aproximadamente 2.000 endoparasitas levam à morte em bovinos. Há relatos de prurido nos membros em animais estabulados, provavelmente causado pela penetração de larvas.

Sinais clínicos. Pode haver inapetência, diarreia e emaciação, mais frequentes em animais jovens. Infecções graves também podem induzir edema submandibular ('mandíbula de garrafa'). O exame *post mortem*, com frequência, revela hidrotórax e hidropericárdio. Animais de produção mais velhos normalmente desenvolvem imunidade suficiente para limitar a reinfecção e, em muitos casos, *Bunostomum* está presente assintomaticamente. Em bezerros, bater o pé e sinais de prurido podem acompanhar a penetração das larvas pela pele.

Diagnóstico. Os sinais clínicos de anemia e, talvez, diarreia em bezerros não são, por si sós, patognomônicos de bunostomose. Entretanto, em regiões temperadas, o histórico epidemiológico pode ser útil para eliminar a possibilidade de infecção por *Fasciola hepatica*. Nos trópicos, haemonchose deve ser considerada, possivelmente se originando de larvas hipobióticas. A contagem de ovos nas fezes é útil uma vez que, em geral, ela é menor em infecções por *Haemonchus*, enquanto os ovos são mais arredondados, com casca relativamente mais grossa e pegajosa, à qual os detritos normalmente ficam grudados. Para diferenciação confiável, deve-se preparar cultura de larvas.

Patologia. A carcaça está anêmica e caquética. Edema e ascite são vistos. O fígado está castanho-claro e mostra alterações gordurosas. O conteúdo intestinal está hemorrágico e a mucosa, normalmente, está edemaciada, coberta por muco e mostra numerosas lesões que resultam da alimentação dos vermes (Figura 8.9). Os endoparasitas podem ser vistos ainda grudados à mucosa ou livres no lúmen.

Epidemiologia. Infecções patogênicas são mais comuns nas regiões tropicais e subtropicais e, em algumas áreas, tais como Nigéria, as maiores cargas parasitárias são encontradas ao final da estação seca, aparentemente em decorrência da maturação de larvas hipobióticas. Rebanhos de animais jovens são mais suscetíveis. *Bunostomum phlebotomum*, com frequência, é um patógeno grave em muitas regiões, tais como o sul e meio-oeste dos EUA, Austrália e partes da África. Em países de clima temperado, altas cargas parasitárias não costumam ser comuns. Os regimes de administração profilática adotados para o controle de tricostrongilídeos contribuíram para a baixa prevalência de *Bunostomum*.

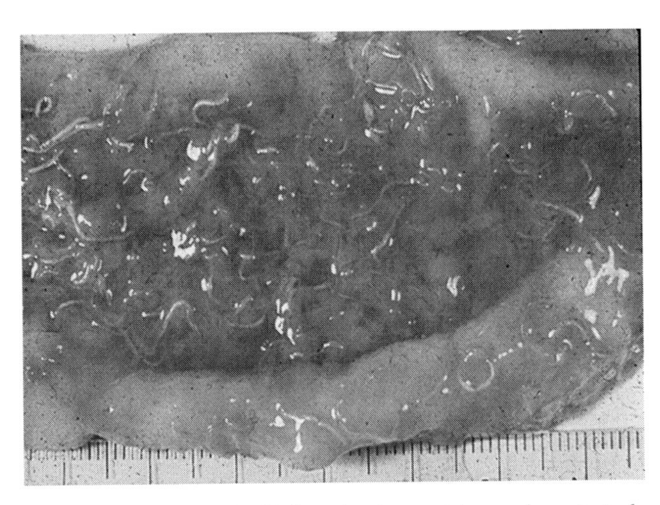

Figura 8.9 Mucosa intestinal inflamada e hemorrágica em decorrência da presença de vermes se alimentando (*Bunostomum phlebotomum*). (Esta figura encontra-se reproduzida em cores no Encarte.)

Tratamento. Os anti-helmínticos listados para *O. ostertagi* são efetivos.

Controle. Uma combinação da administração estratégica de anti-helmínticos e manejo das pastagens é utilizada para o controle das larvas, uma vez que elas são suscetíveis à dissecação, e a infecção é encontrada principalmente em pastagens permanentes que, ocasionalmente, ficam úmidas. Evitar ou drenar essas pastagens pode ser medida de controle eficaz. O solo ao redor dos cursos de água deve ser mantido duro e seco, ou tratado com aplicações de sal. O gado confinado deve ser protegido para assegurar que o chão e a cama sejam mantidos secos e as fezes sejam removidas com frequência, e não seja permitido que eles contaminem o alimento e a água.

Agriostomum vryburgi

Local de predileção. Intestino delgado.

Filo. Nematoda.

Classe. Secernentea.

Superfamília. Ancylostomatoidea.

Descrição macroscópica. Os vermes são robustos e de coloração branco-esverdeada. Os machos medem, aproximadamente, 9 a 11 mm e as fêmeas, 13 a 16 mm de comprimento. As espículas têm tamanho igual e o gubernáculo está presente.

Descrição microscópica. A cápsula bucal rasa contém quatro pares de dentes grandes na sua margem e apresenta uma coroa lamelar rudimentar. A abertura esofágica grande alberga duas lancetas subventrais pequenas. Os ovos medem, aproximadamente, 130-190 × 60-90 μm.

Hospedeiros. Bovinos, búfalos e zebus.

Distribuição geográfica. Ásia e América do Sul.

Patogênese. Os vermes gancho aderem à mucosa do intestino delgado anterior. A patogenicidade, embora desconhecida, presumivelmente depende dos seus hábitos hematófagos, que induzem anemia.

Notas. *Agriostomum vryburgi* é um verme gancho comum do intestino grosso por toda a sua área de distribuição. Detalhes quanto ao diagnóstico, tratamento e controle são, provavelmente, similares àqueles de *B. phlebotomum*.

Strongyloides papillosus

Local de predileção. Intestino delgado.

Filo. Nematoda.

Classe. Secernentea.

Superfamília. Rhabditoidea.

Descrição macroscópica. Vermes delgados, semelhantes a cabelos, em geral, com menos de 1,0 cm de comprimento.

Descrição microscópica. Apenas as fêmeas são parasitas. O esôfago longo ocupa até um terço do comprimento do corpo e o útero é entrelaçado com o intestino, dando uma aparência de fios entrelaçados. Diferentemente de outros endoparasitas intestinais de tamanho similar, a cauda apresenta extremidade romba. Os ovos de *Strongyloides* são ovais com polos obtusos e paredes laterais ligeiramente com formato de barril, casca fina e são pequenos, apresentando metade do tamanho dos ovos de estrôngilos típicos. Esses ovos incolores têm uma casca lisa e medem, aproximadamente, 43-60 × 20-25 μm, e contêm uma larva L_1. As larvas infectantes medem, aproximadamente, 600 μm.

Hospedeiros. Bovinos, ovinos, caprinos e outros ruminantes, suínos e coelhos.

Distribuição geográfica. Cosmopolita.

Patogênese. A penetração das larvas infectantes pela pele pode causar uma reação eritematosa. Mostrou-se experimentalmente que a passagem das larvas através dos pulmões resulta em múltiplas hemorragias pequenas, visíveis sobre a maior parte da superfície dos pulmões. Os endoparasitas maduros são encontrados no duodeno e jejuno proximal e, se presentes em grandes números, podem causar inflamação com edema e erosão do epitélio. Isso resulta em enterite catarral, com prejuízo à digestão e à absorção.

Sinais clínicos. Os sinais clínicos comuns, observados normalmente apenas em animais muito jovens, são diarreia, desidratação, anorexia, depressão, perda de peso ou diminuição da taxa de crescimento.

Diagnóstico. Os sinais clínicos em animais muito jovens, normalmente nas primeiras semanas de vida, juntamente aos achados de um grande número de ovos característicos ou larvas nas fezes, são sugestivos de estrongiloidose. Entretanto, deve-se enfatizar que uma alta contagem fecal pode ser encontrada em animais aparentemente sadios.

Patologia. Os vermes adultos estabelecem túneis no epitélio na base dos vilos do intestino delgado. Em grandes números, eles podem causar atrofia vilosa, com infiltração de células inflamatórias mononucleares mistas na lâmina própria. O epitélio da cripta é hiperplásico e há achatamento de vilos.

Epidemiologia. As larvas infectantes de *Strongyloides* não são embainhadas e são suscetíveis a condições climáticas extremas. Entretanto, calor e umidade favorecem o desenvolvimento e permitem o acúmulo de um grande número de estágios infectantes. Por esse motivo, pode-se ter um problema sério em bezerros estabulados com até 6 meses de vida em alguns países do Mediterrâneo. Uma segunda fonte principal de infecção para animais muito jovens é a reserva de larvas nos tecidos das suas mães e isso pode levar à estrongiloidose clínica nas primeiras semanas de vida. Progênies sucessivas da mesma fêmea, com frequência, apresentam infecções intensas.

Tratamento. Medidas de controle específicas para infecção por *Strongyloides* raramente são necessárias. Os benzimidazóis e as avermectinas/milbemicinas podem ser usadas para o tratamento dos casos clínicos.

Controle. A diminuição no número de larvas de vida livre pela remoção das fezes e o fornecimento de cama e áreas secas podem limitar o seu número e a sua transmissão. Bezerros lactantes devem ser mantidos em áreas limpas para evitar infecção por penetração cutânea.

Toxocara vitulorum

Sinônimo. *Neoascaris vitulorum.*

Local de predileção. Intestino delgado.

Filo. Nematoda.

Classe. Secernentea.

Superfamília. Ascaridoidea.

Descrição macroscópica. Trata-se de um verme esbranquiçado muito grande. O macho adulto mede até 25 cm e a fêmea, 30 cm de comprimento.

Descrição microscópica. A cutícula é menos espessa do que a de outros ascarídeos, e ligeiramente macia e translúcida. Há três lábios largos na base que se estreitam anteriormente. O esôfago tem 3 a 4,5 mm de comprimento e apresenta um ventrículo posterior e granular. A cauda do macho normalmente forma um apêndice semelhante a um espinho. Há, aproximadamente, 5 pares de papilas pós-cloacais; o par anterior é grande e duplo. Há um número variável de papilas pré-cloacais. A vulva está situada a, aproximadamente, 1/8 do comprimento do corpo a partir da extremidade anterior. O ovo de tamanho médio de *T. vitulorum* é subglobular, com uma casca albuminosa espessa e finamente encaroçada, e é quase incolor (75-95 × 60-74 μm) (ver Figura 4.3). O ovo não é segmentado e o conteúdo granular, com frequência, ocupa parte do volume interno.

Hospedeiros. Bovinos, búfalos e zebus, raramente ovinos e caprinos.

Distribuição geográfica. África, Índia, Ásia.

Patogênese. Os principais efeitos da infecção por *T. vitulorum* parecem ser causados pelos vermes adultos no intestino de bezerros com até 6 meses de idade. Infecções intensas, com frequência, são associadas a subdesenvolvimento, enterite catarral e diarreia intermitente e, em bezerros bubalinos, fatalidades particulares podem ocorrer. Infecções maciças também podem ser associadas à obstrução intestinal e, ocasionalmente, perfuração pode ocorrer, causando peritonite e morte.

Sinais clínicos. Diarreia, condição corporal ruim.

Diagnóstico. Em algumas ocasiões, bezerros intensamente parasitados podem exalar um odor semelhante ao da acetona. Os ovos subglobulares, com casca espessa e encaroçada, são característicos nas fezes de bovinos. A eliminação de ovos em bezerros jovens pode ser muito alta (> 50.000 opg), mas o período de patência é curto, e bezerros com, aproximadamente, 4 a 6 meses de idade já expeliram a maior parte da sua população de vermes adultos.

Patologia. Os efeitos patológicos dos vermes adultos no intestino delgado são pobremente definidos. Infecções intensas podem obstruir o intestino e levar à sua perfuração. A migração até o ducto pancreático ou biliar pode levar a obstrução biliar e colangite.

Epidemiologia. A característica mais importante é a reserva de larvas nos tecidos da vaca, com transmissão subsequente pelo leite, o que assegura que os bezerros sejam expostos à infecção a partir do primeiro dia de vida. A maioria das infecções patentes ocorre em bezerros com menos de 6 meses de idade.

Tratamento. Os vermes adultos são suscetíveis a uma ampla variedade de anti-helmínticos, incluindo piperazina, levamisol, lactonas macrocíclicas e benzimidazóis. Muitos desses fármacos também são efetivos contra os estágios intestinais em desenvolvimento.

Controle. A prevalência da infecção pode ser diminuída dramaticamente por meio do tratamento de bezerros com 3 a 6 semanas de idade, evitando que os vermes em crescimento cheguem à patência.

Capillaria bovis

Sinônimo. *Capillaria brevipes.*

Local de predileção. Intestino delgado.

Filo. Nematoda.

Classe. Secernentea.

Superfamília. Trichuroidea.

Descrição macroscópica. Trata-se de vermes muito finos e filamentosos, com o esôfago delgado que ocupa, aproximadamente, 1/3 a 1/2 do comprimento do corpo. Os machos medem, aproximadamente, 8 a 9 mm e as fêmeas, até 12 mm.

Descrição microscópica. Os machos apresentam uma única espícula longa e fina, com, aproximadamente, 0,9 mm de comprimento e que, com frequência, possui uma estrutura primitiva semelhante a uma bursa. Os ovos pequenos têm formato semelhante a um limão (similar a *Trichuris*), mas as paredes laterais são quase paralelas. Eles medem 45-50 × 22-25 μm, são incolores e apresentam paredes grossas que são ligeiramente estriadas com duas coberturas transparentes bipolares que protraem. O conteúdo é granular, sem blastômeros.

Hospedeiros. Bovinos, ovinos e caprinos.

Distribuição geográfica. Cosmopolita.

Patogênese. Considerado como de baixa patogenicidade e de pouca importância veterinária.

Sinais clínicos. Nenhum sinal clínico foi atribuído à infecção por esse endoparasita.

Diagnóstico. Em razão da natureza inespecífica dos sinais clínicos e do fato de que, em infecções intensas, eles podem surgir antes de os ovos estarem presentes nas fezes, o diagnóstico depende da necropsia e do exame cuidadoso do intestino delgado quanto à presença de vermes. Isso pode ser feito pela avaliação microscópica de raspados de mucosa colocados entre duas lâminas de vidro; de maneira alternativa, o conteúdo pode ser lavado gentilmente e passado através de uma peneira fina e o material retido pode ser ressuspendido em água e examinado contra um fundo preto.

Patologia. Não há alterações patológicas associadas.

Epidemiologia. A infecção ocorre por meio da ingestão dos ovos larvados. A infecção é comum em ovinos, embora não seja significativa.

Tratamento. Normalmente não é necessário.

Controle. Não é necessário.

Moniezia benedeni

Local de predileção. Intestino delgado.

Filo. Platyhelminthes.

Classe. Cestoda.

Família. Anoplocephalidae.

Descrição macroscópica. Esses vermes chatos longos (2 m ou mais) são desarmados e possuem ventosas proeminentes.

Descrição microscópica. Os segmentos são mais largos que longos (até 2,5 cm de largura) e contêm dois pares de órgãos genitais visíveis macroscopicamente ao longo da margem lateral de cada segmento. Há uma fileira de glândulas interproglotídeas na margem posterior de cada segmento, que pode ser utilizada para a diferenciação entre espécies; em *M. benedeni*, elas são restritas a uma fileira curta próxima ao meio do segmento (ver Tabela 1.10). Os ovos de tamanho médio, irregularmente quadrangulares, apresentam um aparato piriforme bem definido e variam de 89 a 90 μm de diâmetro. Os ovos têm casca espessa e lisa e contêm um embrião.

Hospedeiros definitivos. Bovinos, búfalos.

Hospedeiros intermediários. Ácaros da forragem, principalmente da Família Oribatidae.

Distribuição geográfica. Cosmopolita.

Patogênese. Em geral, considerado como apresentando pouca relevância patogênica.

Sinais clínicos. Nenhum sinal clínico foi atribuído à infecção por esse endoparasita.

Diagnóstico. Se baseia amplamente na presença de proglótides nas fezes e no formato característico dos ovos de *Moniezia* (triangulares, *M. expansa*; quadrangulares, *M. benedeni*) que contêm a oncosfera. Os ovos de *M. benedeni* são ligeiramente maiores que os de *M. expansa* em ovinos.

Patologia. Não há alterações patológicas relatadas.

Epidemiologia. A infecção é comum em bezerros durante seu primeiro ano de vida e é menos comum em animais mais velhos. Uma flutuação sazonal na incidência de *Moniezia* pode, aparentemente, estar relacionada aos períodos ativos dos ácaros das forragens vetores durante o verão em regiões temperadas. Os cisticercoides podem sobreviver ao inverno dentro dos ácaros.

Tratamento. Em muitos países, uma variedade de fármacos, incluindo niclosamida, praziquantel, bunamidina e vários compostos benzimidazólicos de amplo espectro, que apresentam como vantagem também serem ativos contra nematódeos gastrintestinais, estão disponíveis para o tratamento de infecção por *Moniezia*. Se o tratamento for realizado em bezerros ao final da primavera em regiões temperadas, o número de ácaros recém-infectados no pasto será menor.

Controle. Arar e ressemear, ou evitar usar o mesmo pasto para animais jovens em anos consecutivos, pode ser benéfico.

Notas. Esse gênero de cestódio é comum em ruminantes e assemelha-se, em vários aspectos, a *Anoplocephala* de equinos. *Moniezia* spp. são os únicos vermes chatos de ruminantes em muitos países da Europa ocidental.

Thysaniezia ovilla

Sinônimos. *Thysaniezia giardi, Helictometra giardi.*

Local de predileção. Intestino delgado.

Filo. Platyhelminthes.

Classe. Cestoda.

Família. Anoplocephalidae.

Descrição macroscópica. Os adultos chegam a 200 cm de comprimento, variando em até 12 mm largura.

Descrição microscópica. O escólex é pequeno, medindo até 1 mm de diâmetro. Os segmentos são curtos, projetam-se para fora, dando à margem do verme uma aparência irregular, e contêm um único par de órgãos genitais, raramente dois, com poros genitais que se alternam irregularmente (ver Tabela 1.10). Os ovos têm formato oval (medindo até 27 por 19 μm), não apresentam o aparato piriforme e têm uma casca grossa e cinza e uma protuberância na extremidade. Eles são encontrados em grupos de 10 a 15 em numerosos órgãos parauterinos alongados (100 μm de comprimento) em cada proglótide.

Hospedeiros definitivos. Bovinos, ovinos, caprinos, camelos e ruminantes selvagens.

Hospedeiros intermediários. Ácaros oribatídeos (*Galuma*, *Scheloribates*) e psocídeos (piolho da cortiça, piolho da poeira).

Ciclo evolutivo. Os segmentos maduros são eliminados nas fezes do hospedeiro infectado no pasto, onde os ácaros da forragem ingerem as oncosferas. Os cisticercos se desenvolvem dentro dos hospedeiros intermediários oribatídeos e a infecção do hospedeiro definitivo ocorre por ingestão dos ácaros infectados durante o pastejo.

Distribuição geográfica. Sul da África.

Patogênese. Não é considerado patogênico.

Diagnóstico. Os segmentos maduros encontrados nas fezes são prontamente distinguidos daqueles de *Moniezia*.

Epidemiologia. A infecção é encontrada muito comumente em bovinos adultos no sul da África.

Tratamento e controle. Assim como para *Moniezia*.

As espécies seguintes também foram relatadas em bovinos. Para mais detalhes, ver Capítulo 9.

Moniezia expansa

Local de predileção. Intestino delgado.

Filo. Platyhelminthes.

Classe. Cestoda.

Família. Anoplocephalidae.

Descrição macroscópica. Esses vermes chatos longos (2 m ou mais) não são armados e apresentam ventosas proeminentes.

Descrição microscópica. Os segmentos são mais largos que compridos (até 1,5 cm de largura) e contêm dois conjuntos de órgãos genitais visíveis macroscopicamente na margem lateral de cada segmento (ver Tabela 1.10). Há uma fileira de glândulas interproglotídeas na borda posterior de cada segmento, que pode ser utilizada para a diferenciação entre espécies. Em *M. expansa*, elas se estendem ao longo de toda a largura do segmento.

Hospedeiros definitivos. Ovinos, caprinos, ocasionalmente bovinos.

Hospedeiros intermediários. Ácaros das forragens, principalmente da família Oribatidae.

Avitellina centripunctata

Local de predileção. Intestino delgado.

Filo. Platyhelminthes.

Classe. Cestoda.

Família. Anoplocephalidae.

Descrição macroscópica. Esses vermes chatos assemelham-se a *Moniezia* à inspeção macroscópica, exceto pelo fato de que a segmentação é tão pouco marcante que eles se parecem com fitas. Podem chegar a até 3 m de comprimento por, aproximadamente, 3 a 4 mm de largura, e a extremidade posterior tem aparência quase cilíndrica.

Descrição microscópica. Genitálias únicas estão presentes, com os poros se alternando de forma irregular (ver Tabela 1.10). As proglótides são curtas. Os ovos não contêm um aparelho piriforme e medem, aproximadamente, 20 a 45 μm.

Hospedeiros definitivos. Ovinos, caprinos, camelos e outros ruminantes.

Hospedeiros intermediários. Acredita-se que sejam os ácaros oribatídeos ou piolhos psocídeos.

Distribuição geográfica. Europa, África e Ásia.

Patogênese. A patogenicidade é irrelevante, similar à de *Moniezia* spp.

Sinais clínicos. Normalmente assintomático.

Stilesia globipunctata

Local de predileção. Intestino delgado.

Filo. Platyhelminthes.

Classe. Cestoda.

Família. Anoplocephalidae.

Descrição macroscópica. Os adultos medem, aproximadamente, 0,5 m de comprimento por 3 a 4 mm de largura.

Descrição microscópica. Um único conjunto de órgão genitais está presente.

Hospedeiros definitivos. Ovinos, bovinos e outros ruminantes.

Hospedeiros intermediários. Como para *Avitellina centripunctata.*

Thysanosoma actinoides

Nome comum. Verme chato franjado.

Locais de predileção. Intestino delgado, bile e ductos pancreáticos.

Filo. Platyhelminthes.

Classe. Cestoda.

Família. Anoplocephalidae.

Descrição macroscópica. Vermes chatos adultos medem 15 a 30 cm de comprimento por, aproximadamente, 8 mm de largura.

Descrição microscópica. O escólex tem até 1,5 mm; os segmentos são curtos e com franjas na região posterior. Nas regiões distais dos vermes chatos, as "franjas" são tão longas quanto as proglótides (ver Figura 1.98 e Tabela 1.10). Cada proglótide contém dois conjuntos de órgãos genitais, com os testículos localizados medialmente. Vários órgãos parauterinos estão presentes em cada proglótide e os ovos não apresentam o aparato piriforme.

Hospedeiros definitivos. Ovinos, bovinos, veados.

Hospedeiros intermediários. Como para *Thysaniezia ovilla.*

Distribuição geográfica. Américas do Norte e do Sul.

Cymbiforma indica

Local de predileção. Trato gastrintestinal.

Filo. Platyhelminthes.

Classe. Trematoda.

Família. Notocotylidae.

Hospedeiros definitivos. Ovinos, caprinos, bovinos.

Hospedeiros intermediários. Caramujos.

Descrição macroscópica. Os trematódeos adultos têm formato piriforme, são côncavos ventralmente e medem 0,8-2,7 cm × 0,3-0,9 mm de comprimento.

Descrição microscópica. Não há ventosa ventral e a cutícula é armada com espinhos finos ventralmente e anteriormente. O ovário apresenta quatro lobos demarcados. O trematódeo não apresenta faringe e o esôfago é curto.

Distribuição geográfica. Índia.

Coccidiose bovina. Ao menos 20 espécies diferentes de *Eimeria* são conhecidas por infectarem bovinos, das quais 13 espécies são encontradas mais comumente. Os sinais clínicos de diarreia são associados à presença de *E. zuernii* ou *E. bovis*, que ocorrem no intestino delgado inferior, ceco e cólon. Há relatos de que *Eimeria alabamensis* causa enterite em bezerros sobreanos em alguns países da Europa. Os animais afetados desenvolvem diarreia aquosa pouco tempo depois de serem soltos no pasto na primavera, em pastagens intensamente contaminadas utilizadas previamente por bezerros.

O ciclo evolutivo das espécies de *Eimeria* é típico dos coccídios e o ciclo evolutivo geral é descrito em detalhes no Capítulo 2. Variações nos locais de desenvolvimento dos estágios meronte e gamonte e nos períodos pré-patentes ocorrem, e, quando conhecidos, estão descritos sob as respectivas espécies.

Prevalência. A maioria dos bovinos é infectada por coccídios durante sua vida e, em sua maioria, os parasitas coexistem com os animais e causam lesões mínimas. A doença normalmente ocorre apenas em animais que são submetidos a infecções intensas, ou se sua resistência é reduzida pelo estresse, nutrição ruim ou doenças concomitantes. A presença de infecção não leva, necessariamente, ao desenvolvimento dos sinais clínicos da enfermidade e, em muitas situações, níveis baixos de desafio podem, na realidade, ser benéficos por estimularem a imunidade protetora no hospedeiro.

Patogênese. As espécies de coccídios mais patogênicas são aquelas que infectam e destroem as células das criptas da mucosa do intestino grosso (Tabela 8.3). Isso decorre do fato de que o intestino delgado dos ruminantes é muito longo, fornecendo um número grande de células do hospedeiro e o potencial para grande replicação dos parasitas com lesões mínimas. Se a absorção de

Tabela 8.3 Locais de predileção e período pré-patente de espécies de *Eimeria* em bovinos.

Espécie	Local de predileção	Período pré-patente (dias)
E. alabamensis	Intestinos delgado e grosso	6 a 11
E. auburnensis	Intestino delgado	16 a 24
E. bovis	Intestinos delgado e grosso	16 a 21
E. brasiliensis	Desconhecido	?
E. bukidnonensis	Desconhecido	?
E. canadensis	Desconhecido	?
E. cylindrica	Desconhecido	?
E. ellipsoidalis	Intestino delgado	8 a 13
E. pellita	Desconhecido	?
E. subspherica	Desconhecido	7 a 18
E. wyomingensis	Desconhecido	13 a 15
E. zuernii	Intestinos delgado e grosso	15 a 17

nutrientes for prejudicada, o intestino grosso, em algum grau, é capaz de compensar. Aquelas espécies que invadem o intestino grosso apresentam maior probabilidade de causar alterações patológicas, especificamente se um grande número de oocistos for ingerido no decorrer de um período de tempo mais curto. Aqui, a taxa de renovação celular é muito menor e não há efeito de compensação de outras regiões do intestino. Em bezerros que se tornam intensamente infectados, a mucosa torna-se completamente desnudada, o que resulta em hemorragia grave e prejuízo à reabsorção de água, levando a diarreia, desidratação e morte. Em infecções mais leves, o efeito sobre a mucosa intestinal é o prejuízo à absorção local. As espécies que se desenvolvem mais superficialmente no intestino delgado causam uma alteração na arquitetura dos vilos, com diminuição da altura das células epiteliais e diminuição da borda em escova, o que dá aparência de mucosa 'achatada'. Essas alterações resultam na diminuição da área de superfície disponível para a absorção e, consequentemente, reduzem a eficiência alimentar.

Sinais clínicos e patológicos. Os sinais clínicos são associados à presença de espécies patogênicas *E. zuernii* ou *E. bovis*, que ocorrem no intestino delgado inferior, ceco e cólon. *Eimeria alabamensis* foi relatada como causa de enterite em bezerros na primeira semana após serem soltos na sua primeira estação de pastejo em alguns países da Europa. Alguns animais com coccidiose desenvolvem sinais nervosos concomitantes, incluindo tremores, nistagmo, opistótono e convulsões. A causa desses sintomas não é conhecida, embora a possibilidade de sinais neurológicos serem induzidos pela toxina tenha sido sugerida.

Os sinais clínicos de coccidiose incluem perda de peso, anorexia e diarreia, com frequência hemorrágica. No exame *post mortem*, pode haver poucos achados além do espessamento e petéquias no intestino, mas raspados de mucosa podem revelar massas de gamontes e oocistos. Merontes gigantes podem ser vistos na mucosa do intestino delgado como pontos brancos do tamanho de pontas de alfinete, mas, a não ser que eles estejam presentes em grandes números, causam pouco prejuízo. Os estágios mais patogênicos são os gamontes.

Resistência do hospedeiro. Embora animais de muitas faixas etárias sejam suscetíveis à infecção, animais mais jovens, em geral, são mais suscetíveis à doença. Ocasionalmente, entretanto, a coccidiose aguda ocorre em animais muito mais velhos, ou mesmo em bovino adultos com prejuízo da imunidade celular ou naqueles que foram submetidos a estresse, tal como transporte, superlotação em áreas de confinamento, extremos de temperatura e de condições climáticas, mudanças no ambiente e infecção concomitante grave.

Epidemiologia. A coccidiose bovina é uma enfermidade principalmente de animais jovens, ocorrendo normalmente em bezerros entre 3 semanas e 6 meses de idade, mas foi relatada em bovinos com idade de 1 ano ou mais velhos. A doença, normalmente, está associada a situações estressantes anteriores, tais como transporte, superlotação, alterações na alimentação, condições climáticas extremas ou infecção concomitante por parvovírus.

Bovinos adultos, embora possivelmente sejam a fonte original de oocistos infectantes no ambiente, em geral não são responsáveis pelos altos níveis de contaminação encontrados. Com frequência, a fonte são os próprios animais jovens, que, após uma infecção inicial, normalmente nos primeiros dias de vida, podem eliminar milhões de oocistos em seu próprio ambiente. Os animais em crescimento podem então enfrentar doses potencialmente letais de oocistos infectantes 3 semanas após, quando sua resistência natural está no nível mais baixo. Bezerros nascidos posteriormente, introduzidos no mesmo ambiente, são imediatamente expostos ao desafio com altas cargas de oocistos. Sob condições superlotação com higiene precária, os bezerros jovens serão expostos e ingerirão grande proporção dessa infecção, e irão desenvolver doença grave, podendo mesmo vir a óbito em decorrência da infecção. Se as condições forem de menor superlotação e maior higiene, a dose infectante ingerida será menor, e eles podem apresentar sinais clínicos moderados, leves ou não apresentarem sinais clínicos, desenvolvendo imunidade à reinfecção, entretanto, esses animais terão multiplicado a infecção um milhão de vezes.

Fatores estressantes, tais como fornecimento de baixo volume de leite, desmame, clima frio e transporte, reduzirão qualquer resistência adquirida e exacerbarão a condição. Um problema importante em rebanhos leiteiros (bovinos) é que, na tentativa de assegurar um fornecimento constante de leite no decorrer do ano, os nascimentos, com frequência, acontecem no decorrer de um período de tempo prolongado. Se os mesmos currais são usados constantemente por lotes sucessivos, ou se animais jovens são alocados em um curral que já abriga bezerros mais velhos, então os animais que nasceram depois serão imediatamente expostos a um alto desafio e podem apresentar coccidiose grave nas primeiras poucas semanas de vida.

A idade, portanto, é um dos principais fatores de risco. Durante suas primeiras semanas de vida, os ruminantes jovens, normalmente, são protegidos pela imunidade passiva proveniente do colostro. Animais neonatos que recebem um volume insuficiente de colostro e de leite, ou que passam por períodos de estresse, podem começar a apresentar sinais clínicos da doença a partir de, aproximadamente, 18 dias de vida.

Os bovinos adultos, em geral, são altamente resistentes à doença, mas não são totalmente resistentes à infecção. Como resultado, um pequeno número de parasitas consegue completar seu ciclo evolutivo e, em geral, não causa lesões detectáveis. Na natureza ou sob condições mais extensivas de criação, os bezerros suscetíveis são expostos a apenas pequenos números de oocistos, e adquirem imunidade protetora. O pastejo extensivo, como ocorre sob condições normais na natureza, limita o nível de exposição a oocistos infectantes. Sob condições dos sistemas de produção modernos, entretanto, os bezerros nascem em ambientes que contêm, potencialmente, altas cargas de contaminação, e onde os números de oocistos esporulados são altos, assim, a doença ocorre com frequência. Tradicionalmente, a estabulação em áreas cobertas corresponde a um período de alto risco, em especial onde bezerros jovens são alojados com altas taxas de lotação e em condições que favorecem a esporulação rápida e de um grande número de oocistos no ambiente. Três fatores de manejo são associados ao desenvolvimento da doença e de altos níveis de infecção: currais que não são limpos regularmente, superlotação nos currais e currais utilizados para abrigar diferentes faixas etárias.

A estação do ano pode também ter um papel na ocorrência da coccidiose. A coccidiose é comum na primavera, quando bezerros jovens nascem e são soltos em pastos permanentes próximos às instalações da fazenda. O tempo inclemente nesse momento pode causar estresse nesse estágio, diminuindo a imunidade e precipitando a ocorrência da enfermidade. Invernos frios favorecem o desenvolvimento de oocistos que sobrevivem ao inverno em número grande o suficiente para representarem desafio aos animais a serem soltos no pasto na primavera; em contrapartida, primaveras úmidas e com temperaturas amenas favorecem a esporulação e o acúmulo rápido de uma grande quantidade de oocistos infectantes. Bezerros que nascem no outono podem ser alojados em ambientes já intensamente contaminados.

Os efeitos das infecções por coccídios podem ser exacerbados se espécies que afetam partes diferentes do intestino estiverem presentes simultaneamente. De forma similar, infecções concomitantes com outros agentes produtores de doenças tais como helmintos, bactérias e vírus também podem afetar a gravidade da doença. Acredita-se que a interação de coccídios e parvovírus agrave a coccidiose em bezerros.

Diagnóstico. O diagnóstico deve se basear no histórico, sinais clínicos (diarreia grave em bezerros jovens), achados do exame *post mortem* (inflamação, hiperemia e espessamento do ceco, com massas de gamontes e oocistos nos raspados), respaldado pela contagem de oocistos e identificação das espécies patogênicas. As contagens de oocistos nas fezes, identificados até a espécie, podem colaborar para a determinação do diagnóstico, mas o número de oocistos pode ser grosseiramente enganoso quando considerado isoladamente. Bovinos sadios podem eliminar mais de 1 milhão de oocistos por grama de fezes, enquanto em animais que vêm a óbito por coccidiose, a contagem pode ser de menos de 10.000 oocistos por grama de fezes. Por exemplo, contagens altas de espécies não patogênicas podem mascarar números significativos de espécies mais patogênicas, e darem a impressão de que a espécie mais abundante foi a causa. Uma chave para a identificação de oocistos esporulados em bovinos é fornecida no Capítulo 4 (ver Figura 4.33 e Tabela 4.7).

Tratamento. Surtos de coccidiose clínica podem surgir subitamente e podem se mostrar um problema a ser resolvido, uma vez que eles, com frequência, ocorrem em fazendas com altas taxas de lotação, especificamente onde faltam bons procedimentos de criação e manejo. Se estiverem ocorrendo mortes, a confirmação precoce do diagnóstico é vital. Bovinos afetados devem ser tratados e alocados em currais não contaminados ou pastos tão logo seja possível.

Normalmente, todos os bovinos em um grupo devem ser tratados, uma vez que mesmo aqueles que não mostram sintomas, provavelmente, estão infectados. Em bezerros, o tratamento normalmente consiste em um único *drench* com diclazurila ou toltrazurila, em países nos quais esses produtos estão disponíveis e são licenciados para uso. O decoquinato pode ser administrado nos alimentos, mantendo em mente que nem todos os animais podem consumir os alimentos, em especial animais gravemente afetados que podem estar anoréxicos e desidratados. Nos locais onde esses produtos não estão disponíveis ou não são licenciados, o tratamento com sulfonamidas tais como sulfadimidina ou sulfametoxipiridazina pode ser considerado.

Animais gravemente afetados que apresentam diarreia e desidratação podem requerer reidratação oral ou intravenosa. Animais infectados por coccidiose podem também apresentar infecções bacterianas ou parasitárias concomitantes que precisam ser diagnosticadas e tratadas com antibacterianos ou com anti-helmínticos.

Nos locais nos quais os sintomas inespecíficos de perda de peso e diminuição da taxa de crescimento estão presentes, é importante investigar todas as causas potenciais e buscar confirmação laboratorial. Se a coccidiose for considerada significativa, muito pode ser feito por meio de orientações quanto ao manejo e medidas preventivas. Formar lotes de animais de idades similares limita o aumento e disseminação de oocistos e permite que o tratamento seja direcionado aos grupos de faixas etárias suscetíveis durante os períodos de risco.

Prevenção e controle. Infecções por coccídios podem ser reduzidas evitando-se a superlotação e o estresse, e dando-se atenção à higiene. Elevar os cochos de comida e de água, por exemplo, pode ajudar a evitar a contaminação e, dessa forma, diminuir os níveis de infecção. Animais jovens devem ser mantidos fora de pastos com contaminação intensa quando eles são mais suscetíveis.

O controle de surtos de coccidiose consiste no equilíbrio entre controlar a enfermidade e permitir o desenvolvimento de imunidade protetora contra desafios subsequentes por oocistos. Deve-se também ter em mente que nem todas as espécies são patogênicas, e que a imunidade é espécie-específica, de maneira que a exposição a uma espécie de coccídio não confere resistência a outra espécie. Também, a exposição a um único desafio infectante pode conferir forte imunidade protetora contra algumas espécies de coccídios, enquanto, contra outras, a exposição repetida pode ser necessária antes que a imunidade protetora total seja adquirida.

Assim, o momento de qualquer intervenção terapêutica é crucial tanto para a prevenção de surtos de doença grave e, ao mesmo tempo, permitindo a imunidade protetora por meio da exposição adequada ao parasita. Para conseguir isso, é importante compreender a epidemiologia das infecções por coccídios em relação aos diferentes hospedeiros ruminantes e aos diferentes sistemas de produção ao redor do mundo. Usando essa abordagem, é possível identificar, dentro de sistemas de manejo e criação, períodos de estresse que podem precipitar surtos de doença. Enquanto métodos adequados de prevenção de doença devem ser considerados e instigados sempre que possível, uma abordagem mais estratégica para o tratamento anticoccidiano deve ser aplicada com base na avaliação do risco de doença.

Eimeria bovis

Locais de predileção. Intestinos delgado e grosso.

Eimeria zuernii

Locais de predileção. Intestinos delgado e grosso.

Para mais detalhes, ver Parasitas do intestino grosso.

Eimeria alabamensis

Locais de predileção. Intestinos delgado e grosso.

Filo. Apicomplexa.

Classe. Conoidasida.

Família. Eimeriidae.

Descrição. Os oocistos normalmente são ovoides, medindo 13-24 × 11-16 μm (média de 18,9 por 13,4 μm) com parede lisa e incolor, sem micrópilas, corpo polar ou resíduo. Os esporocistos são elipsoides, medindo 10-16 × 4-6 μm com um pequeno corpo de Stieda e resíduo de esporocisto. Os esporozoítas estão dispostos longitudinalmente, da cabeça para a cauda nos esporocistos, e têm um a três glóbulos claros. Merontes de primeira geração normalmente são ovoides, medindo 7-9 × 5,5-8 μm, e contêm 8 a 16 merozoítas. Merontes de segunda geração medem 9-12 × 6-9 μm, têm formato ovoide ou elipsoide e contêm 18 a 26 merozoítas.

Ciclo evolutivo. O ciclo evolutivo é típico de um coccídio, com os estágios de desenvolvimento ocorrendo no núcleo das células epiteliais. Os esporozoítas penetram nas células intestinais tão cedo quanto 2 dias após a infecção, e os merontes são visíveis no núcleo 2 a 8 dias após a infecção. As células parasitadas normalmente são aquelas localizadas na extremidade dos vilos, e podem ocorrer múltiplas invasões do núcleo. Duas gerações de merontes foram encontradas. merontes maduros de primeira geração são vistos 2 a 7 dias após a infecção, e merontes maduros de segunda geração, 4 a 7 dias após a infecção. Os gametócitos são encontrados no terço posterior do intestino delgado e podem ocorrer também na membrana mucosa do ceco e cólon em infecções intensas. Os oocistos podem ser vistos nas células do íleo inferior tão cedo quanto 6 dias após a infecção. O período pré-patente é de 6 a 11 dias, com um período patente de 1 a 13 dias. A esporulação leva 4 a 8 dias.

Distribuição geográfica. Presume-se cosmopolita, na Europa principalmente.

Patogênese. Particularmente patogênica, ataca as células epiteliais do jejuno, íleo e, em infecções intensas, o ceco e o cólon.

Patologia. A infecção causa enterite catarral no jejuno, íleo e ceco com hemorragias petequiais. Histologicamente, há inflamação necrótica e destruição das células epiteliais. Há resposta inflamatória que consiste predominantemente em células mononucleares com poucos eosinófilos e neutrófilos. Vários merontes são vistos no núcleo de células epiteliais dos vilos, com merontes presentes ocasionalmente no cólon superior. Os linfonodos mesentéricos estão aumentados e os estágios parasitários são observados nos linfonodos.

Sinais clínicos. Diarreia em bezerros que foram soltos recentemente em pastos permanentes. Os bezerros tornam-se deprimidos e relutantes em se levantar. A partir de 8 dias após serem soltos no pasto, 850.000 a vários milhões de oocistos por grama de fezes são excretados. A taxa de crescimento de bezerros é afetada adversamente. A morbidade varia de 5 a 100% (média de 64%), mas a mortalidade, em geral, é baixa.

Tratamento. Sulfonamidas podem ser usadas para tratar a infecção. Decoquinato tem ação profilática contra o parasita.

Controle. Quando há suspeita de que a infecção decorre da sobrevivência de oocistos no pasto após o inverno, os pastos devem ser rotacionados para assegurar que os bezerros não sejam soltos em piquetes com potencial infecção intensa.

A infecção pelas seguintes espécies de coccídios presentes no intestino delgado normalmente não é associada a sinais clínicos. O tratamento específico e as medidas de controle, em geral, não são indicadas para essas espécies, embora, com frequência, elas estejam presentes como infecções mistas. A diferenciação se baseia na morfologia dos oocistos (ver Tabelas 2.3 e 4.7 e Figura 4.33).

Eimeria aubernensis

Local de predileção. Intestino delgado.

Filo. Apicomplexa.

Classe. Conoidasida.

Família. Eimeriidae.

Descrição. Os oocistos são alongados, ovoides, medindo 20-46 × 20-25 μm (média de 38,4 × 23,1 μm), de coloração castanho-amarelada, com parede lisa ou intensamente granulada, com micrópila e grânulo polar, mas sem resíduo de oocisto. Os esporocistos são ovoides alongados, quase elipsoides, medindo 15-23 × 6-11 μm, com um corpo de Stieda e um resíduo. Os esporozoítas estão alongados, quase com formato de vírgula, medindo 15-18 × 3-5 μm, dispostos longitudinalmente, da cabeça para a cauda no esporocisto, e apresentam um glóbulo claro na extremidade maior e, algumas vezes, um a dois glóbulos pequenos dispostos aleatoriamente.

Ciclo evolutivo. Os merontes de primeira geração ocorrem por todo o intestino delgado na lâmina própria, próximo à muscular da mucosa. Merontes de segunda geração e gamontes ocorrem no subepitélio na parte distal dos vilos, no jejuno e no íleo. Os macrogamontes têm, aproximadamente, 18 μm de diâmetro quando maduros. O período pré-patente é de 16 a 24 dias, com um período patente normalmente de 2 a 8 dias. A esporulação leva 2 a 3 dias.

Distribuição geográfica. Cosmopolita.

Eimeria brasiliensis

Local de predileção. Desconhecido.

Filo. Apicomplexa.

Classe. Conoidasida.

Família. Eimeriidae.

Descrição. Os oocistos são elipsoides, de coloração castanho-amarelada, medindo 33-44 × 24-30 μm (média de 37 × 27 μm), com uma micrópila revestida por uma cobertura polar distinta. Grânulos polares podem também estar presentes, mas não há resíduo de oocistos. Os esporocistos são elipsoides, medindo 16-22 × 7-10 μm, com resíduo e, algumas vezes, um pequeno corpo de Stieda escuro. Os esporozoítas são alongados e dispostos longitudinalmente, da cabeça para a cauda, nos esporocistos, e têm um glóbulo transparente posterior grande e um glóbulo claro anterior pequeno.

Ciclo evolutivo. Detalhes do ciclo evolutivo não são conhecidos. O tempo de esporulação é de 12 a 14 dias.

Distribuição geográfica. Cosmopolita.

Eimeria bukidnonensis

Locais de predileção. Intestinos delgado e grosso.

Filo. Apicomplexa.

Classe. Conoidasida.

Família. Eimeriidae.

Descrição. Os oocistos são piriformes ou ovais, afunilando-se em um polo, medindo 47-50 × 33-38 μm (média de 48,6 × 35,4 μm), com coloração castanho-amarelada, com parede grossa, estriada radialmente e micrópila. Um grânulo polar pode estar presente, mas não há resíduo de oocistos. Esporozoítas são alongados e dispostos longitudinalmente, da cabeça para a cauda nos esporocistos, com um glóbulo claro em cada extremidade.

Ciclo evolutivo. Detalhes do ciclo evolutivo não são conhecidos. O tempo de esporulação é de 4 a 7 dias.

Distribuição geográfica. Cosmopolita.

Eimeria canadensis

Local de predileção. Desconhecido.

Filo. Apicomplexa.

Classe. Conoidasida.

Família. Eimeriidae.

Descrição. Os oocistos são ovoides ou elipsoides, incolores ou amarelo-claros, medem 28-37 × 20-22 μm (média de 32,5 × 23,4 μm), com uma micrópila inconspícua, um ou mais grânulos polares e um resíduo de oocisto. Os esporocistos são ovoides e alongados, medindo 15-22 × 6-10 μm, com um corpo de Stieda inconspícuo e um resíduo. Os esporozoítas são alongados, dispostos longitudinalmente da cabeça para a cauda no esporocisto, e têm dois a três glóbulos claros cada.

Ciclo evolutivo. Detalhes do ciclo evolutivo não são conhecidos. O tempo de esporulação é de 3 a 4 dias.

Distribuição geográfica. Cosmopolita.

Eimeria cylindrica

Local de predileção. Desconhecido.

Filo. Apicomplexa.

Classe. Conoidasida.

Família. Eimeriidae.

Descrição. Os oocistos são alongados, cilíndricos, medindo 16-27 × 12-15 μm (média de 23,3 × 12,3 μm), com uma parede lisa e incolor, sem micrópila e sem resíduo de oocisto. Os esporocistos são alongados e elipsoides, medindo 12-16 × 4-6 μm, com um corpo de Stieda inconspícuo ou ausente e um resíduo. Os esporozoítas são alongados, dispostos longitudinalmente, da cabeça para a cauda nos esporocistos e têm um ou mais glóbulos claros indistintos.

Ciclo evolutivo. Detalhes do ciclo evolutivo não são conhecidos. Tanto o período patente quanto pré-patente são de 10 dias. O tempo de esporulação é de 2 a 3 dias.

Distribuição geográfica. Cosmopolita.

Eimeria ellipsoidalis

Local de predileção. Intestino delgado.

Filo. Apicomplexa.

Classe. Conoidasida.

Família. Eimeriidae.

Descrição. Os oocistos são elipsoides a ligeiramente ovoides, incolores, medem 20-26 × 12-17 μm (média de 23,4 × 15,9 μm), sem uma micrópila discernível, grânulo polar ou resíduo de oocisto. Os esporocistos são ovoides, medem 11-17 × 5-7 μm, e podem ter um corpo de Stieda conspícuo, cada qual com um resíduo. Os esporozoítas são alongados, medem 11-14 × 2-3 μm e estão dispostos longitudinalmente, da cabeça para a cauda no esporocisto, e têm dois glóbulos claros.

Ciclo evolutivo. Os gamontes maduros estão dispostos na seção terminal do íleo, e são vistos em 10 dias após a infecção das células epiteliais próximas à base das criptas. O período pré-patente é de 8 a 13 dias. O tempo de esporulação é de 3 dias.

Distribuição geográfica. Cosmopolita.

Eimeria pellita

Local de predileção. Desconhecido.

Filo. Apicomplexa.

Classe. Conoidasida.

Família. Eimeriidae.

Descrição. Os oocistos são ovoides, com uma parede muito grossa e castanha com protuberâncias distribuídas uniformemente, medem 36-41 × 26-30 μm (média de 40 × 28 μm), com uma micrópila e grânulo polar que consiste em vários corpos semelhantes a bacilos, mas sem resíduo de oocisto. Os esporocistos são elipsoides, medem 17-20 × 7-9 μm (média de 18,5 × 8 μm), cada um com um corpo de Stieda pequeno e um pequeno resíduo de esporocisto. Os esporozoítas são alongados e cada um tem dois glóbulos claros.

Ciclo evolutivo. Detalhes do ciclo evolutivo não são conhecidos. O tempo de esporulação é de 10 a 12 dias.

Distribuição geográfica. Presumivelmente cosmopolita.

Eimeria subspherica

Local de predileção. Desconhecido.

Filo. Apicomplexa.

Classe. Conoidasida.

Família. Eimeriidae.

Descrição. Os oocistos são redondos ou subesféricos, incolores, medem 9-14 × 8-13 μm (média de 11 × 10,4 μm), sem micrópila, grânulo polar ou resíduo de oocisto. Os esporocistos são ovoides alongados, medindo 6-10 × 2-5 μm, cada um com um pequeno corpo de Stieda, mas normalmente sem resíduo de esporocisto. Os esporozoítas são alongados e dispostos longitudinalmente, da cabeça para a cauda nos esporocistos, e cada um apresenta um glóbulo claro na extremidade maior.

Ciclo evolutivo. Detalhes do ciclo evolutivo não são conhecidos. O período pré-patente é de 7 a 18 dias e o período patente é de 4 a 15 dias. O tempo de esporulação é de 4 a 5 dias.

Distribuição geográfica. Cosmopolita.

Eimeria wyomingensis

Local de predileção. Desconhecido.

Filo. Apicomplexa.

Classe. Conoidasida.

Família. Eimeriidae.

Descrição. Os oocistos são ovoides, de coloração castanho-amarelada, medem 37-45 × 26-31 μm (média de 40,3 × 28,1 μm), com uma parede grossa, uma micrópila larga, mas sem grânulo polar ou resíduo de oocisto. Os esporocistos são elipsoides com extremidades estreitas (18 × 9 μm), e cada um tem um corpo de Stieda pequeno e o resíduo, em geral, pequeno ou ausente. Os esporozoítas são alongados, com aproximadamente 7 a 8 por 5 μm, e dispostos longitudinalmente, da cabeça para a cauda nos esporocistos, cada um com um glóbulo claro grande.

Ciclo evolutivo. Detalhes do ciclo evolutivo não são conhecidos. O período pré-patente é de 13 a 15 dias e o período patente é de 1 a 7 dias. O tempo de esporulação é de 5 a 7 dias.

Distribuição geográfica. Cosmopolita.

Cryptosporidium parvum

Local de predileção. Intestino delgado.

Filo. Apicomplexa.

Classe. Conoidasida.

Família. Cryptosporidiidae.

Descrição. Oocistos maduros são ovoides ou esferoides, medem 5 por 4,5 μm (variam de 4,6-5,4 × 3,8-4,7 μm); razão comprimento/largura de 1,19.

Hospedeiros. Bovinos, ovinos, caprinos, equinos, veados, humanos.

Distribuição geográfica. Cosmopolita.

Patogênese. A criptosporidiose é comum em bezerros jovens, embora a patogênese da infecção não esteja esclarecida. Ela é marcante em decorrência do fato de que, diferentemente de outros membros de Eimeriidae, *Cryptosporidium* não entra nas células do hospedeiro e não apresenta especificidade quanto ao hospedeiro, de maneira que a infecção cruzada pode ocorrer entre animais domésticos e humanos.

Sinais clínicos. Clinicamente, a doença se caracteriza por anorexia e diarreia, com frequência intermitente, que pode resultar em taxas de crescimento ruins.

Diagnóstico. Os oocistos podem ser mostrados usando esfregaços fecais corados por Ziehl-Neelsen nos quais os esporozoítas aparecem como grânulos vermelho vivo (Figura 8.10). A determinação da espécie de *Cryptosporidium* é difícil, se não impossível, usando técnicas convencionais. Uma variedade de técnicas moleculares e imunológicas foi desenvolvida, e incluem o uso de imunofluorescência (Figura 8.11) ou ELISA. Mais recentemente, técnicas baseadas no DNA foram utilizadas para caracterização molecular de espécies de *Cryptosporidium*.

Patologia. Os merontes e gamontes se desenvolvem em envelopes parasitóforos, aparentemente derivados dos microvilos, de forma que a ruptura da célula verificada em infecções por outros coccídios aparentemente não ocorre. Entretanto, as mudanças na mucosa são óbvias no íleo, onde há lesão, inchaço e, por fim, fusão dos vilos. Há um efeito marcante sobre a atividade de algumas enzimas ligadas à membrana.

Epidemiologia. Uma variedade de mamíferos atua como hospedeiro para *C. parvum*, mas pouco se sabe a respeito da importância do seu envolvimento na transmissão da infecção para, ou na manutenção da infecção em animais de produção domésticos. Em bezerros jovens, a infecção aparenta ser relacionada à idade, com picos sazonais de doença relatados como coincidindo com os picos de nascimento na primavera e outono. Os primeiros bezerros a nascerem, com frequência, tornam-se infectados sem mostrar sinais clínicos, mas tornam-se fontes de infecção para os próximos bezerros a nascerem. A infecção se espalha rapidamente, e os bezerros que nascem mais tardiamente podem ser tornar tão intensamente infectados que ocorre doença clínica. Em muitas situações nas quais *Cryptosporidium* é diagnosticado em animais, aparentemente a infecção se origina da mesma espécie hospedeira. A via principal de infecção é principalmente por meio do contato animal-animal pela via fecal-oral. Dessa forma, em bezerros, por exemplo, superlotação, estresse do desmame precoce, transporte e comercialização, juntamente com níveis inadequados de higiene, aumentarão o risco de infecções clínicas. Em cordeiros, o resfriamento decorrente de condições climáticas adversas no período neonatal, infecções intercorrentes ou deficiências nutricionais ou minerais podem exacerbar ou aumentar a probabilidade da doença. A infecção, nesses casos, provavelmente ocorre pelo hábito de lamber a pelagem e aninhar-se, por coprofagia ou pelo contato direto com fezes de animais infectados. A infecção também pode ocorrer indiretamente, por meio do consumo de alimentos contaminados ou fontes ambientais, incluindo pastos ou água.

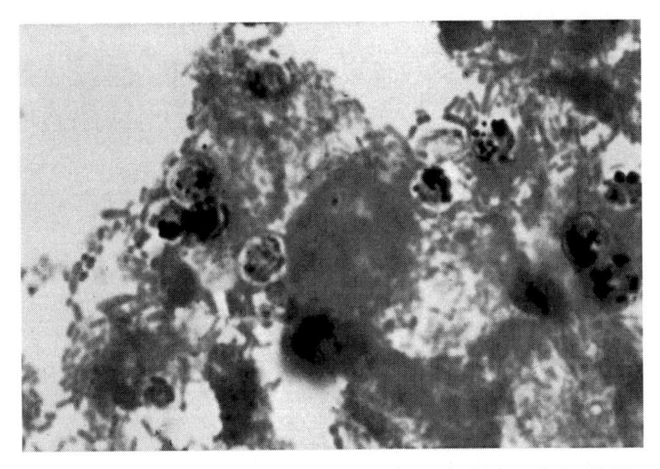

Figura 8.10 Oocistos de *Cryptosporidium parvum* (coloração de Ziehl-Neelsen). (Esta figura encontra-se reproduzida em cores no Encarte.)

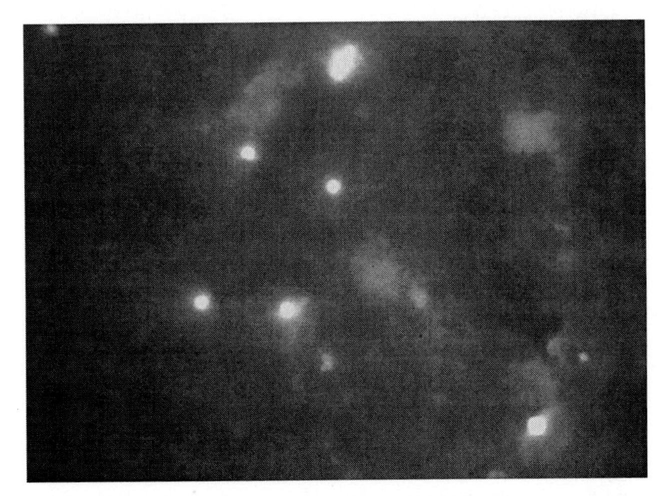

Figura 8.11 Oocistos de *Cryptosporidium parvum* (teste de anticorpos imunofluorescentes). (Esta figura encontra-se reproduzida em cores no Encarte.)

Tratamento. Não há tratamento conhecido, embora espiramicina possa ter algum valor. A infecção é de difícil controle, uma vez que os oocistos são altamente resistentes à maioria dos desinfetantes, exceto formol-salina e amônia. Halofuginona está disponível para a prevenção de criptosporidiose em bezerros em doses de 1 mg para cada 10 kg de peso vivo. O tratamento sintomático pode ser feito na forma de antidiarreicos e terapia de reposição de líquidos.

Controle. Higiene e manejo adequados são importantes na prevenção da doença causada pela criptosporidiose. Os cochos de comida e água devem ser altos o suficiente para evitar a contaminação fecal. Animais jovens devem receber colostro nas primeiras 24 h de vida e a superlotação deve ser evitada. Bezerros leiteiros devem ser isolados em baias individuais ou mantidos em grupos de idades similares em ambientes limpos diariamente. Em fazendas de cria de bezerros com problemas recorrentes, o uso profilático de halofuginona pode ser considerado para o tratamento por 7 dias consecutivos, iniciando 24 a 48 h após o nascimento.

Notas. A caracterização molecular recente mostrou que há extensa adaptação do *Cryptosporidium* à evolução do hospedeiro, e muitos grupos de mamíferos apresentam genótipos de *Cryptosporidium* adaptados ao hospedeiro, que diferem uns dos outros tanto nas sequências de DNA quanto na infectividade. Esses genótipos são agora delineados como espécies distintas e incluem, em bovinos, *C. parvum*, *C. bovis* (também chamado de genótipo bovino ou genótipo 2), *C. ryanae* e *C. ubiquitum*.

Giardia intestinalis

Sinônimos. *Giardia duodenalis*, *Giardia lamblia*, *Lamblia lamblia*.

Local de predileção. Intestino delgado.

Filo. Fornicata.

Classe. Trepomonadea.

Família. Giardiidae.

Descrição. As trofozoítas apresentam corpo piriforme a elipsoide, simétrico bilateralmente, que mede 12 a 15 μm de comprimento por 5 a 9 μm de largura (Figura 8.12). O lado dorsal é convexo e há uma grande ventosa discoidal do lado ventral. Há dois núcleos anteriores, dois axóstilos delgados, oito flagelos em quatro pares e um par de corpos medianos de coloração escura. Os corpos medianos são barras curvas que se assemelham a garras de um martelo. Os cistos são ovoides, medem 8-12 × 7-10 μm e contêm quatro núcleos (Figura 8.13).

Hospedeiros. Humanos, bovinos, ovinos, caprinos, suínos, equinos, alpacas, cães, gatos, cobaias, chinchilas.

Distribuição geográfica. Cosmopolita.

Patogênese. As infecções em bovinos, com frequência, são assintomáticas, mas foram relatadas como causa de diarreia em bezerros jovens.

Sinais clínicos. Quando a enfermidade acontece, os sinais, com frequência, incluem diarreia crônica pastosa, perda de peso, letargia e falha em crescer. A diarreia pode ser contínua ou intermitente.

Diagnóstico. Cistos de *Giardia* podem ser detectados nas fezes por meio de vários métodos. Métodos tradicionais de identificação envolvem o exame direto de esfregaços de fezes, ou a concentração de fezes pelos métodos da formalina-etil acetato ou sulfato de zinco e exame microscópico subsequente. Em geral, as recomendações são de coleta de amostras em 3 dias consecutivos, uma vez que a excreção dos cistos é intermitente.

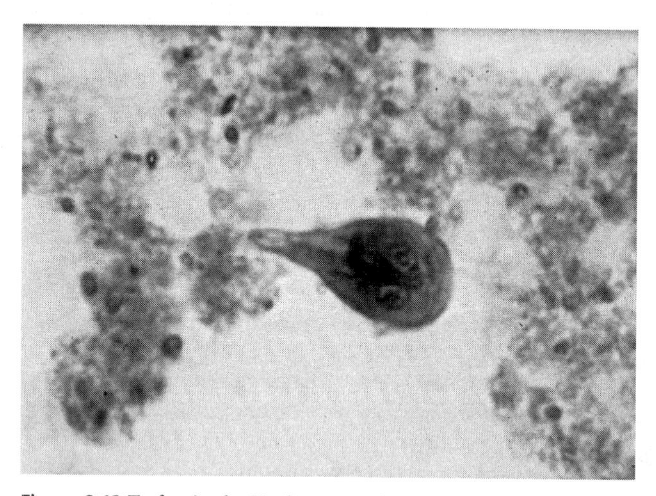

Figura 8.12 Trofozoíta de *Giardia intestinalis*. (Esta figura encontra-se reproduzida em cores no Encarte.)

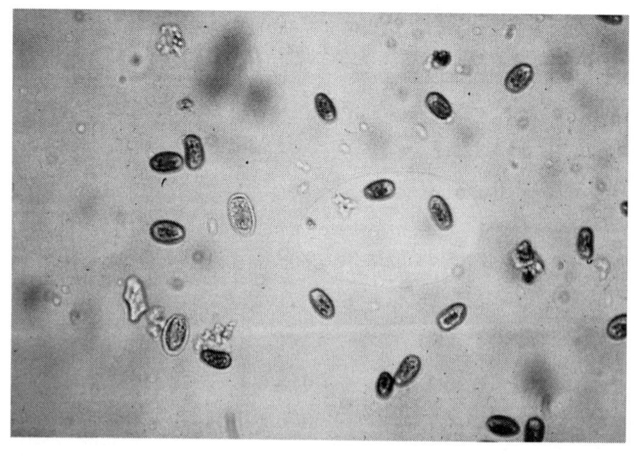

Figura 8.13 Cistos de *Giardia*. (Esta figura encontra-se reproduzida em cores no Encarte.)

Patologia. Pode haver atrofia vilosa, hipertrofia de criptas e aumento do número de linfócitos intraepiteliais. As trofozoítas podem ser vistas entre os vilos, aderidas por sua superfície côncava à borda em escova das células epiteliais.

Epidemiologia. Estudos moleculares revelaram um nível substancial de diversidade genética de isolados de *G. intestinalis*. Os isolados de humanos são classificados em dois grupos maiores (conjuntos A e B) com uma ampla variedade de hospedeiros em outros mamíferos e alguns nomes de espécies separadas podem ser aplicáveis. Outros conjuntos também podem representar espécies distintas. Poucos estudos epidemiológicos sugerem que, em isolados de animais, o contato animal-animal direto e a ocorrência de diarreia sejam os métodos de transmissão mais prováveis, embora a contaminação da água também possa ser considerada como uma via possível. A incidência desses parasitas varia, mas assume-se que seja maior em algumas espécies do que o que é relatado. Estudos realizados no Canadá e nos EUA indicam níveis de infecção de até 20% em bovinos clinicamente normais e taxa de infecção de 100% em bezerros jovens diarreicos.

Tratamento. Não há tratamento recomendado para a infecção em bezerros. Vários anti-helmínticos benzimidazólicos (p. ex., albendazol, fembendazol) são efetivos e podem se mostrar benéficos.

Controle. Uma vez que a infecção é transmitida pela via fecal-oral, boa higiene e prevenção de contaminação fecal dos alimentos e da água são essenciais.

Notas. O parasita é importante em decorrência de surtos com origem em fontes de água que acometeram populações de humanos. Dados filogenéticos sugerem que *G. intestinalis* é um complexo de espécies, composto por muitas espécies que são hospedeiro-específicas. Ainda há controvérsias quanto à classificação de *Giardia* spp. A classificação molecular atual coloca os isolados em oito categorias distintas. Alguns autores dão nomes separados às espécies de *Giardia* isolados de bovinos, como por exemplo, *Giardia enterica* (conjunto B), *Giardia bovis* (conjunto E), embora a especificidade quanto à espécie de muitos isolados ainda não seja conhecida.

INTESTINO GROSSO

Oesophagostomum radiatum

Nome comum. Verme nodular.

Local de predileção. Intestino grosso.

Filo. Nematoda.

Classe. Secernentea.

Superfamília. Strongyloidea.

Descrição macroscópica. Os adultos são vermes delgados e esbranquiçados, com tamanho de 1 a 2 cm, com machos medindo 12 a 17 mm e as fêmeas medindo 16 a 22 mm de comprimento.

Descrição microscópica. A cutícula forma um colar oral arredondado e uma vesícula cefálica grande, estreitada por volta da metade do corpo do verme por um sulco anular raso (ver Figura 1.43). Coroas lamelares externas estão ausentes e o anel interno consiste em 38 a 40 pequenos dentículos triangulares. Papilas cervicais estão presentes, imediatamente posteriores ao sulco cervical. A bursa do macho é bem desenvolvida. Os ovos têm tamanho médio (75-98 × 46-54 μm), são regulares, com formato elipsoide largo, com paredes laterais em formato de barril e polos redondos, e contêm 16 a 32 blastômeros quando eliminados nas fezes. A casca quitinosa incolor é fina, com superfície lisa. As larvas infectantes (L_3) apresentam caudas longas e filamentosas, 32 células intestinais e cabeça redonda.

Hospedeiros. Bovinos, búfalos.

Distribuição geográfica. Cosmopolita.

Patogênese. Em infecções por *O. radiatum* em bovinos, o efeito patogênico é atribuído aos nódulos (com até 5,0 mm de diâmetro) no intestino e trata-se de um dos vermes mais prejudiciais a bovinos quando presente em grandes números, com > 200 vermes adultos em bezerros e > 1.000 vermes adultos em bovinos adultos sendo suficientes para produzirem sinais clínicos. Nos estágios tardios da doença, anemia e hipoalbuminemia se desenvolvem em decorrência dos efeitos combinados de perda de proteínas e extravasamento de sangue através da mucosa lesionada.

Sinais clínicos. Em infecções agudas, há anemia, edema e diarreia.

Diagnóstico. Se baseia nos sinais clínicos e exame *post mortem*. A presença de nódulos piriformes na parede intestinal no exame *post mortem* indica a infecção pelo verme nodular. Na doença crônica, os ovos estão presentes e as L_3 podem ser identificadas após a cultura das fezes.

Patologia. No exame *post mortem*, os animais podem estar pálidos em decorrência da anemia, e edemaciados em razão da hipoproteinemia. Os linfonodos do cólon estão aumentados e a mucosa do cólon está macroscopicamente espessada e pregueada em razão de edema e aumento do número de células inflamatórias mistas infiltradas na lâmina própria. Os folículos linfoides da submucosa do cólon estão aumentados e ativos. Efusão de líquidos teciduais e de células sanguíneas pode estar evidente como pequenos extravasamentos entre as células, pela erosão nas glândulas ou na superfície. Embora a exposição repetida às larvas infectantes possa resultar no acúmulo de grandes números de vermes de quarto estágio nos nódulos, a formação dos nódulos tem pouco significado patogênico em bovinos.

Epidemiologia. Ainda não se sabe se ocorre hipobiose em *O. radiatum*. Esse verme também é capaz de sobreviver ao inverno em pastos como L_3. Em áreas tropicais e subtropicais, *O. radiatum* em bovinos é especialmente importante. Os bovinos desenvolvem uma boa imunidade, particularmente em decorrência da idade e parcialmente em decorrência de exposição prévia, de maneira que esse é um problema principalmente de bezerros desmamados.

Tratamento. A terapia com anti-helmínticos de amplo espectro (benzimidazol, levamisol e avermectinas/milbemicinas) é altamente eficaz.

Controle. Apesar de, em geral, não ser considerado altamente patogênico, uma combinação de tratamento estratégico com anti-helmínticos e manejo do pasto, como usado para o controle de outros nematódeos, ajudará a controlar *O. radiatum*.

Trichuris globulosa

Sinônimo. *Trichocephalus globulosa*.

Nome comum. Verme-chicote.

Local de predileção. Intestino grosso.

Filo. Nematoda.

Classe. Secernentea.

Superfamília. Trichuroidea.

Descrição macroscópica. Os adultos são vermes longos e brancos (com, aproximadamente 4,0 a 7,0 cm) com extremidade posterior grossa e larga, afunilando-se rapidamente para uma extremidade anterior longa e filamentosa que é caracteristicamente embutida na mucosa.

Descrição microscópica. A cauda do macho tem formato de mola e apresenta uma única espícula em uma bainha protrátil. A bainha é coberta por espinhos diminutos e apresenta um apêndice esférico; a cauda da fêmea é apenas curvada. Os ovos de tamanho médio característicos têm formato de limão, medem 70-80 × 30-40 μm, com uma casca grossa e lisa e uma cobertura polar (opérculo) transparente conspícua que protrai, em ambas as extremidades. O conteúdo dos ovos é granular, não apresentando blastômeros. Nas fezes, esses ovos têm coloração amarelada ou castanha.

Hospedeiros. Bovinos, ocasionalmente ovinos, caprinos, camelos e outros ruminantes.

Distribuição geográfica. Cosmopolita.

Patogênese. A maioria das infecções é branda e assintomática. Ocasionalmente, quando grandes números de vermes estão presentes, eles causam inflamação diftérica da mucosa cecal.

Sinais clínicos. Embora os ruminantes apresentem uma alta incidência de infecções brandas, a relevância clínica desse gênero, em especial em ruminantes, em geral é insignificante, embora surtos isolados tenham sido relatados.

Diagnóstico. Uma vez que os sinais clínicos não são patognomônicos, o diagnóstico depende da identificação dos ovos de *Trichuris*, que têm formato de limão, nas fezes. A eliminação de ovos, com frequência, é baixa em infecções por *Trichuris*.

Patologia. Em casos graves, a mucosa do intestino grosso está inflamada e hemorrágica, com ulceração e formação de membranas diftéricas.

Epidemiologia. A característica mais importante é a longevidade dos ovos, que podem sobreviver por 3 a 4 anos. No pasto, isso é menos provável, uma vez que os ovos tendem a penetrar no solo pela ação da chuva.

Tratamento. Em ruminantes, os benzimidazóis, as avermectinas/milbemicinas ou o levamisol injetável são muito efetivos contra *Trichuris* adultos, mas são menos efetivos contra os estágios larvais.

Controle. A profilaxia raramente é necessária em ruminantes.

Notas. Os adultos normalmente são encontrados no ceco, mas apenas ocasionalmente estão presentes em número suficiente para serem clinicamente significativos.

Trichuris discolor

Nome comum. Verme-chicote.

Local de predileção. Intestino grosso.

Filo. Nematoda.

Classe. Secernentea.

Superfamília. Trichuroidea.

Descrição macroscópica. Os vermes são similares a *T. globulosa*, mas as fêmeas têm coloração amarelo-alaranjada.

Descrição microscópica. Os ovos medem, aproximadamente, 65 por 30 μm.

Hospedeiros. Bovinos, búfalos, ocasionalmente ovinos, caprinos.

Distribuição geográfica. Europa, Ásia, EUA.

Detalhes do ciclo de vida, patogênese, sinais clínicos, diagnóstico, patologia, epidemiologia, tratamento e controle são semelhantes aos descritos para *T. globulosa*.

Homalogaster paloniae

Local de predileção. Intestino grosso.

Filo. Platyhelminthes.

Classe. Trematoda.

Família. Gastrodiscidae.

Descrição macroscópica. O corpo é dividido em dois, com uma região anterior grande e uma região posterior pequena e cilíndrica.

Hospedeiros. Búfalos e bovinos.

Hospedeiros intermediários. Caramujos aquáticos.

Distribuição geográfica. Ásia, Australásia.

Patogênese. Em geral, são considerados como não patogênicos.

Tratamento e controle. Não são necessários.

Eimeria bovis

Locais de predileção. Intestinos delgado e grosso.

Filo. Apicomplexa.

Classe. Conoidasida.

Família. Eimeriidae.

Descrição. Os oocistos são ovoides ou subesféricos, incolores, medem 23-34 × 17-23 µm (média de 27,7 × 20,3 µm) e apresentam parede lisa com micrópilas inconspícuas, sem grânulo polar ou resíduo de oocisto (Figura 8.14). Os esporocistos são ovoides alongados, medem 13-18 × 5-8 µm, e apresentam corpo de Stieda inconspícuo e um resíduo de esporocisto. Os esporozoítas são alongados e dispostos longitudinalmente, da cabeça para a cauda nos esporocistos e, normalmente, apresentam glóbulo claro em cada extremidade.

Ciclo evolutivo. Há duas gerações assexuadas. Os merontes de primeira geração ficam nas células endoteliais dos lácteos (capilares linfáticos) dos vilos na metade posterior do intestino delgado, maturam 14 a 18 dias após a infecção e podem ser vistos macroscopicamente como manchas esbranquiçadas na mucosa. Merontes de segunda geração ocorrem nas células epiteliais do ceco e do cólon, mas podem se estender até o último metro do intestino delgado em infecções intensas. Os estágios sexuais, em geral, ocorrem no ceco e no cólon, mas podem se estender até o íleo em infecções intensas; eles aparecem 17 dias após a infecção. O período pré-patente é de 16 a 21 dias, e o período patente, em geral, é de 5 a 15 dias. O tempo de esporulação é de 2 a 3 dias.

Distribuição geográfica. Cosmopolita.

Patogênese. Particularmente patogênico, atacando o ceco e o cólon, e causando esfacelamento da mucosa e hemorragia.

Patologia. As alterações patológicas mais graves ocorrem no ceco, cólon e 30 cm terminais do íleo, e são decorrentes da presença dos gamontes. A mucosa parece congesta, edemaciada e espessada, com uma grande quantidade de sangue. Posteriormente na infecção, a mucosa é destruída e se esfacela. A submucosa também pode ser perdida. Se o animal sobreviver, tanto a mucosa quanto a submucosa se regeneram.

Sinais clínicos. Enterite grave e diarreia, ou disenteria com tenesmo em infecções intensas. O animal pode apresentar pirexia, fraqueza e desidratação e, se não tratado, perde peso e pode morrer.

Epidemiologia. A doença depende das condições que precipitam a ingestão maciça de oocistos, tais como superlotação e piquetes e currais sujos. Ela também pode ocorrer em pastos nos quais os animais se agrupam próximo às fontes de água.

Eimeria zuernii

Locais de predileção. Intestinos delgado e grosso.

Filo. Apicomplexa.

Classe. Conoidasida.

Família. Eimeriidae.

Descrição. Os oocistos são subesféricos, incolores, medem 15-22 × 13-18 µm (média de 17,8 × 15,6 µm), sem micrópila ou resíduo de oocisto (Figura 8.15). Os esporocistos são ovoides, medem 7-14 × 4-8 µm, cada um com um pequeno corpo de Stieda, e o resíduo de esporocisto, em geral, está ausente. Os esporozoítas são alongados e dispostos da cabeça para a cauda nos esporocistos; cada um apresenta um glóbulo claro na extremidade mais larga.

Ciclo evolutivo. Merontes de primeira geração são merontes gigantes, encontrados na lâmina própria do íleo inferior, e maturam 14 a 16 dias após a infecção, são visíveis como manchas esbranquiçadas na mucosa; merontes de segunda geração ocorrem nas células epiteliais do ceco e do cólon proximal, aproximadamente 16 dias após a infecção. Os estágios sexuais, em geral, ocorrem dentro das células epiteliais do ceco e do cólon, mas podem se estender até o íleo em infecções intensas; eles aparecem 16 dias após a infecção. O período pré-patente é de 15 a 17 dias, e o período patente, em geral, é de 5 a 17 dias. O tempo de esporulação é de 2 a 10 dias.

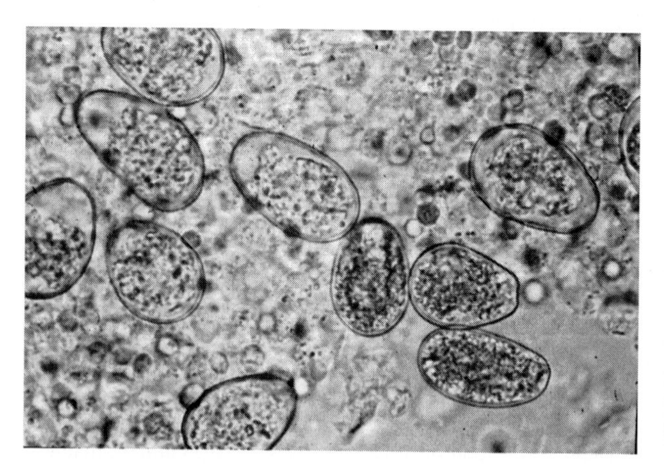

Figura 8.14 Oocistos de *Eimeria bovis*. (Esta figura encontra-se reproduzida em cores no Encarte.)

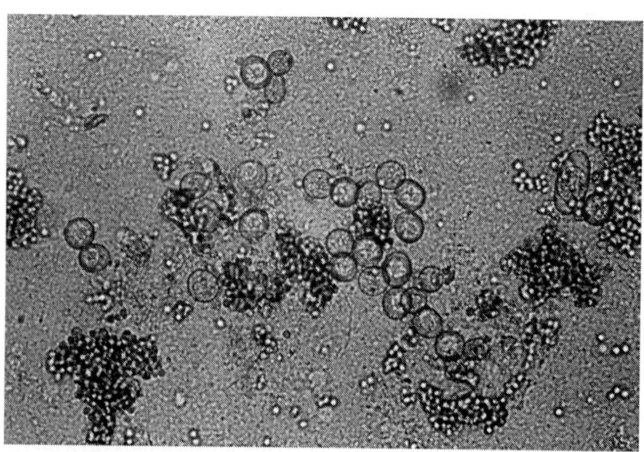

Figura 8.15 Oocistos de *Eimeria zuernii*. (Esta figura encontra-se reproduzida em cores no Encarte.)

Distribuição geográfica. Cosmopolita.

Patogênese. Essa é a espécie mais patogênica, causando diarreia hemorrágica por meio de erosão e destruição de grandes áreas de mucosa intestinal. *Eimeria zuernii* é a causa mais comum de 'coccidiose de inverno', que ocorre principalmente em bezerros durante ou após os meses de inverno frios e tempestuosos. A etiologia exata dessa síndrome é incerta.

Patologia. Enterite catarral generalizada que envolve tanto o intestino delgado quanto o intestino grosso está presente. O intestino delgado inferior, ceco e cólon podem estar preenchidos por um material semilíquido hemorrágico. Áreas grandes ou pequenas de mucosa intestinal podem estar erodidas e destruídas. A membrana mucosa pode estar espessada com cristas irregulares esbranquiçadas no intestino grosso ou áreas de coloração cinza opaca e lisas do intestino delgado e do ceco. Hemorragias difusas estão presentes nos intestinos nos casos agudos, e hemorragias petequiais são vistas em casos mais brandos.

Sinais clínicos. Em infecções agudas, *E. zuernii* causa diarreia hemorrágica em bezerros. Inicialmente, as fezes contêm estrias de sangue, mas, conforme a diarreia torna-se mais grave, um líquido sanguinolento, coágulos de sangue e fezes líquidas são eliminados. Tenesmo e tosse podem resultar na eliminação de fezes diarreicas a uma distância de 2 a 3 m. Os membros pélvicos dos animais são manchados de diarreia vermelha. Infecções secundárias, em especial pneumonia, são comuns. A fase aguda pode continuar por 3 a 4 dias. Se o bezerro não morrer em 7 a 10 dias, ele provavelmente se recuperará.

Eimeria zuernii também pode causar uma forma de doença mais crônica. A diarreia está presente, mas há pouco ou nenhum sangue nas fezes. O animal está emaciado, desidratado, fraco e apático. Sua pelagem está grossa, os globos oculares retraídos e as orelhas caídas.

Tratamento. O tratamento tanto de *E. bovis* quanto de *E. zuernii* é realizado com sulfonamidas, tais como sulfadimidina ou sulfametoxipiridazina, administradas por via oral ou parenteral, e repetindo a metade da dose inicial nos próximos 2 dias. De forma alternativa, decoquinato na alimentação ou diclazurila e toltrazurila administrados por via oral podem ser usados.

Controle. A prevenção se baseia em um bom manejo, especificamente os cochos de comida e água devem ser limpos regularmente e a cama deve ser mantida seca.

Protozoários flagelados

O ciclo evolutivo dos seguintes protozoários flagelados é similar para todas as espécies encontradas em bovinos. As trofozoítas se reproduzem por fissão binária longitudinal, nenhum estágio sexual é conhecido e não há cistos. Acredita-se que a transmissão ocorra por meio da ingestão de trofozoítas nas fezes. Todos são considerados não patogênicos e, em geral, são identificados em esfregaços do intestino grosso de carcaças frescas.

Tetratrichomonas buttreyi

Sinônimo. *Trichomonas buttreyi.*

Locais de predileção. Ceco, cólon.

Filo. Parabasalia.

Classe. Trichomonadea.

Família. Trichomonadidae.

Descrição. O corpo é ovoide ou elipsoide, mede 4-7 × 2-5 μm (média de tamanho de 6 × 3 μm). Inclusões citoplasmáticas, com frequência, estão presentes. Há três a quatro flagelos anteriores, que variam em comprimento de curto a mais de duas vezes o comprimento do corpo, e cada extremidade termina em uma protuberância ou estrutura espatulada. A membrana ondulante, que percorre todo o comprimento do corpo, apresenta três a cinco ondulações que terminam em um flagelo livre posterior. O filamento acessório é proeminente, e o bastão basal é relativamente delicado. O axóstilo é relativamente estreito, apresenta capítulo espatulado e se estende 3 a 6 μm além do corpo. Não há anel cromático no seu ponto de saída. Uma pelta está presente. O núcleo, com frequência, é ovoide (2-3 × 1-2 μm), mas é variável em formato e apresenta um endossoma pequeno.

Hospedeiros. Bovinos, suínos.

Distribuição geográfica. Cosmopolita.

Tritrichomonas enteris

Local de predileção. Cólon.

Filo. Parabasalia.

Classe. Trichomonadea.

Família. Trichomonadidae.

Descrição. O corpo mede 6-12 × 5-6 μm e há três flagelos anteriores, de comprimento igual, que têm origem em um único blefaroplasto. O flagelo na extremidade da membrana ondulante é único e não apresenta um filamento acessório. A membrana ondulante se estende a 3/4 do comprimento do corpo e um flagelo livre se estende além da membrana ondulante. O axóstilo é reto e delgado, curvando-se ao redor do núcleo, dando um formato de colher e se estendendo, no máximo, a 1/4 do comprimento do corpo além da sua extremidade.

Distribuição geográfica. Cosmopolita.

Tetratrichomonas pavlovi

Sinônimos. *Trichomonas bovis, Trichomonas pavlovi.*

Local de predileção. Ceco.

Filo. Parabasalia.

Classe. Trichomonadea.

Família. Trichomonadidae.

Descrição. O corpo é piriforme e, normalmente, mede 11-12 × 6-7 μm. Apresenta quatro flagelos anteriores, que têm, aproximadamente, o mesmo comprimento do corpo. A membrana ondulante é bem desenvolvida e apresenta duas a quatro ondas que se estendem quase até a extremidade posterior do corpo. Há um flagelo livre posterior, um filamento acessório e um bastão basal. O núcleo é redondo a ovoide. O axóstilo é delgado, alargando-se do capítulo até a extremidade anterior.

Distribuição geográfica. Desconhecida.

Retortamonas ovis

Local de predileção. Intestino grosso.

Filo. Fornicata.

Classe. Retortamonadea.

Família. Retortamonadorididae.

Descrição. As trofozoítas são piriformes e, em média, medem 5,2 por 3,4 μm. Há um citóstomo próximo à extremidade anterior, que contém uma fibrila citostomal que se estende através da extremidade anterior e posteriormente, ao longo de cada lado. Um flagelo anterior e um flagelo rastejador posterior emergem da fenda cistostomal. Os cistos são piriformes e ovoides, e contêm um ou dois núcleos que retêm a fibrila citostomal.

Distribuição geográfica. Cosmopolita.

Buxtonella sulcata

Local de predileção. Intestino grosso.

Filo. Ciliophora.

Classe. Litostomatea.

Família. Pycnotrichidae.

Descrição. O corpo é ovoide, mede 100 por 72 μm, e é uniformemente ciliado com sulco curvado proeminente margeado por duas cristas que se estendem de fora a fora, com um ciatóstoma na extremidade anterior e um macronúcleo de formato oval ou em formato de feijão, que mede 28 por 14 μm de comprimento.

Distribuição geográfica. Cosmopolita.

Parasitas do sistema respiratório

Mammomonogamus laryngeus

Sinônimo. *Syngamus laryngeus.*

Nome comum. Verme do bocejo.

Local de predileção. Laringe.

Filo. Nematoda.

Classe. Secernentea.

Superfamília. Strongyloidea.

Descrição macroscópica. Os vermes são avermelhados e medem, aproximadamente, 0,5 a 2 cm de comprimento. As fêmeas e os machos são encontrados em copulação permanente. A cápsula bucal não apresenta coroa lamelar.

Descrição microscópica. Os ovos são elipsoides, medem 42-45 × 75-85 μm, sem opérculo nas duas extremidades.

Hospedeiros. Bovinos, búfalos, caprinos, ovinos, veados e raramente humanos.

Distribuição geográfica. Ásia, África central, América do Sul e ilhas do Caribe.

Patogênese. *Mammomonogamus laryngeus* não é muito patogênico para bovinos. Os endoparasitas ficam aderidos à mucosa da laringe e podem causar laringite e bronquite.

Sinais clínicos. As infecções, em geral, são assintomáticas, mas os animais afetados podem tossir e emagrecer. Bezerros podem desenvolver bronquite e pneumonia aspirativa foi relatada.

Diagnóstico. Se baseia nos sinais clínicos e na detecção da presença de ovos nas fezes. A doença, provavelmente, é mais bem confirmada pelo exame *post mortem* em casos selecionados, quando os vermes avermelhados são encontrados aderidos à mucosa traqueal. A traqueia infectada, com frequência, contém uma quantidade maior de muco.

Patologia. Não é descrita.

Epidemiologia. Desconhecida.

Tratamento. O tratamento bem-sucedido não foi relatado. Benzimidazóis e lactonas macrocíclicas provavelmente são efetivos.

Controle. Medidas preventivas ou de controle não foram descritas.

Notas. Esse gênero, relacionado a *Syngamus*, é parasita das passagens respiratórias de mamíferos. A infecção foi relatada em humanos, causando síndrome laringofaringiana.

Mammomonogamus nasicola

Sinônimos. *Syngamus nasicola, Syngamus kingi.*

Local de predileção. Cavidades nasais.

Filo. Nematoda.

Classe. Secernentea.

Superfamília. Strongyloidea.

Descrição macroscópica. Os vermes são avermelhados e medem, aproximadamente, 0,5 a 2 cm de comprimento. Os machos têm 4 a 6 mm e as fêmeas, 11 a 23 mm de comprimento, e são encontrados em copulação permanente. A cápsula bucal não apresenta coroa lamelar.

Descrição microscópica. Os ovos são elipsoides, medem 54 a 98 μm, sem opérculo nas duas extremidades.

Hospedeiros. Ovinos, caprinos, bovinos, veados.

Distribuição geográfica. Américas Central e do Sul, África central e ilhas do Caribe.

Para mais detalhes quanto a essa espécie, ver Capítulo 9.

Dictyocaulus viviparus

Nomes comuns. Verme pulmonar bovino, *husk*, *hoose*, pneumonia verminótica, bronquite parasitária.

Locais de predileção. Brônquios, traqueia.

Filo. Nematoda.

Classe. Secernentea.

Superfamília. Trichostrongyloidea.

Descrição macroscópica. Os adultos são vermes delgados semelhantes a linhas; os machos medem, aproximadamente, 4,0 a 5,5 cm e as fêmeas, 6 a 8 cm de comprimento.

Descrição microscópica. As larvas de primeiro estágio presentes em fezes frescas têm, aproximadamente, 300 a 450 μm de comprimento e 25 μm de largura, as células intestinais contêm numerosos grânulos de cromatina acastanhados (ver Figura 1.36). A cabeça é arredondada, sem protuberância arredondada anterior protraindo (cf. *D. filaria* em ovinos e caprinos). O esôfago é simples e a cauda termina em uma ponta romba.

Hospedeiros. Bovinos, búfalos, veados e camelos.

Distribuição geográfica. Cosmopolita, mas é especialmente importante em climas temperados com alta pluviosidade.

Patogênese. A dictiocaulose é caracterizada por bronquite e pneumonia e, tipicamente, afeta bovinos jovens durante sua primeira estação de pastejo em pastos permanentes ou semipermanentes. A patogênese pode ser dividida em três fases:

- Fase pré-patente: por volta dos dias 8 a 25. Essa fase começa com o surgimento das larvas dentro dos alvéolos, onde elas causam alveolite. Isso é seguido por bronquiolite e, por fim, bronquite, conforme as larvas se tornam adultos imaturos e se movem para os brônquios. Ao final dessa fase, desenvolve-se bronquite, caracterizada pela presença de vermes pulmonares imaturos nas vias respiratórias e por infiltração celular do epitélio. Animais intensamente infectados, cujos pulmões contêm vários milhares de vermes em crescimento, podem morrer a partir do 15º dia em razão de insuficiência respiratória seguida do desenvolvimento de enfisema intersticial grave e edema pulmonar

- Fase patente: por volta dos dias 26 a 60. Essa fase é associada a duas lesões principais: a primeira é uma bronquite parasitária caracterizada pela presença de centenas ou mesmo milhares de vermes adultos no muco espumoso e branco, no lúmen dos brônquios (Figura 8.16); e a segunda é a presença de áreas vermelho-escuras colapsadas ao redor dos brônquios infectados (Figura 8.17). Trata-se de pneumonia parasitária causada pela aspiração de ovos e de L_1 para os alvéolos
- Fase pós-patente: por volta dos dias 61 a 90. Em bezerros não tratados essa, normalmente, é a fase de recuperação após os vermes adultos terem sido expelidos. Embora os sinais clínicos estejam diminuindo, os brônquios ainda estão inflamados e lesões residuais, tais como fibrose bronquial e peribronquial podem persistir por muitas semanas ou meses. Por fim, o sistema broncopulmonar torna-se completamente normal e a tosse cessa. Entretanto, em aproximadamente 25% dos animais que foram intensamente infectados, pode haver um aumento nos sinais clínicos durante essa fase, que, com frequência, é fatal. Isso é causado por uma de duas entidades. Mais comumente, há uma lesão proliferativa, de maneira que grande parte do pulmão está rosa e com aspecto emborrachado, e não colapsa quando o tórax é aberto. Essa alteração, com frequência, é descrita como 'epitelialização', e decorre da proliferação de pneumócitos do tipo 2 nos alvéolos, o que dá uma aparência de órgão glandular. As trocas gasosas na superfície alveolar são acentuadamente prejudicadas e a lesão, com frequência, é acompanhada por enfisema intersticial e edema pulmonar. A etiologia não é conhecida, mas acredita-se que decorra da dissolução e aspiração de vermes mortos ou que estejam morrendo para dentro dos alvéolos. A síndrome clínica, com frequência, é chamada 'bronquite parasitária pós-patente'. A outra causa, normalmente em animais convalescentes em ambientes fechados, é a sobreposição de infecção bacteriana dos pulmões imperfeitamente curados, o que leva a pneumonia intersticial aguda.

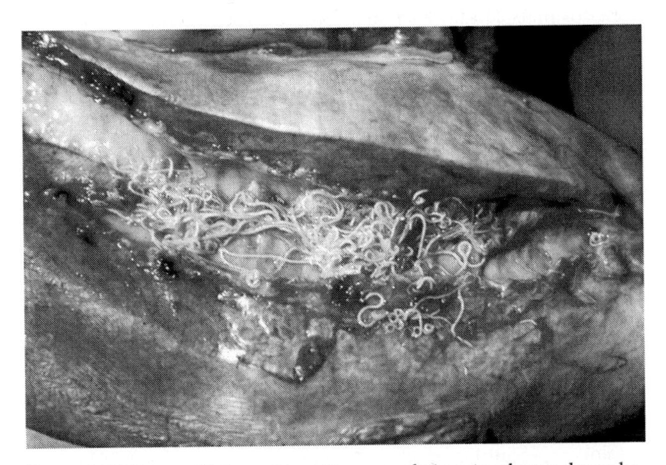

Figura 8.16 Vermes *Dictyocaulus viviparus* nos brônquios abertos de um bezerro infectado. (Esta figura encontra-se reproduzida em cores no Encarte.)

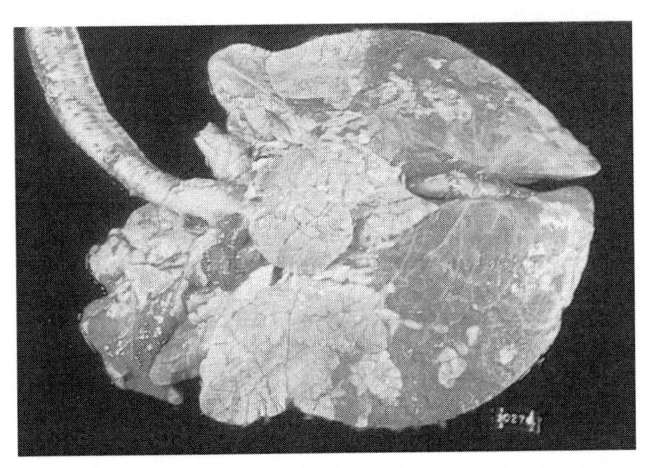

Figura 8.17 Distribuição típica de lesões pneumônicas de bronquite parasitária. (Esta figura encontra-se reproduzida em cores no Encarte.)

Sinais clínicos. Dentro dos grupos afetados, normalmente há graus diferentes de gravidade clínica. Animais pouco afetados tossem de forma intermitente, especificamente quando exercitados. Animais moderadamente afetados apresentam recidivas frequentes de tosse em repouso, taquipneia (60 respirações por minuto) e hiperpneia. Com frequência são auscultados sibilos e crepitações sobre os lobos posteriores dos pulmões. Animais gravemente afetados mostram taquipneia grave (80 respirações por minuto) e dispneia e, com frequência, adotam a posição de 'buscar o ar' de respiração bucal com a cabeça e o pescoço estendidos. Normalmente, há tosse profunda e seca, sibilos e crepitações sobre os lobos posteriores dos pulmões, salivação, anorexia e, algumas vezes, pirexia leve. Com frequência, os bezerros menores são os mais gravemente afetados.

Os bezerros podem apresentar sinais clínicos no decorrer do período pré-patente e, ocasionalmente, infecções maciças podem causar dispneia grave de início súbito, normalmente seguida por morte em 24 a 48 h.

A maioria dos animais se recupera gradualmente, embora o retorno completo à normalidade possa levar semanas a meses. Entretanto, uma proporção de bezerros convalescentes desenvolve subitamente sinais respiratórios, não associados à pirexia, que normalmente culmina com a morte 1 a 4 dias após (bronquite parasitária pós-patente).

Diagnóstico. Normalmente, sinais clínicos, época do ano e histórico de pastejo em piquetes permanentes ou semipermanentes são suficientes para permitir a realização do diagnóstico.

As larvas são encontradas (50 a 1.000/g) apenas nas fezes dos casos patentes, de forma que amostras fecais devem ser obtidas do reto de um número de indivíduos afetados. Na necropsia, os vermes, com frequência, irão aparecer nos brônquios abertos e seu tamanho é diagnóstico. Um ELISA para vermes pulmonares pode ser usado para detectar anticorpos para *D. viviparus*. A soroconversão leva 4 a 6 semanas e a titulação persiste por 4 a 7 meses. A sorologia pode auxiliar em casos de reinfecção, uma vez que, com frequência, ela conseguirá detectar os estágios larvais. A reatividade cruzada pode ocorrer com espécies de nematódeos intestinais, de maneira que, ao interpretar os resultados, os testes de sensibilidade e especificidade requerem a validação e a determinação de um ponto de corte adequado para a densidade óptica (DO).

Patologia. Duas fases são reconhecidas:

- Fase pré-patente: Infiltrados de células inflamatórias ocluem temporariamente a lâmina dos bronquíolos e causam colapso de outros grupos de alvéolos. Essa lesão é amplamente responsável pelos primeiros sinais clínicos de taquipneia e tosse
- Fase patente: O epitélio bronquial é hiperplásico e intensamente infiltrado por células inflamatórias, em especial eosinófilos. Ovos e larvas aspirados rapidamente provocam infiltrados densos de polimorfonucleares, macrófagos e células gigantes multinucleadas ao seu redor (Figura 8.18). Pode haver graus variados de enfisema intersticial e edema.

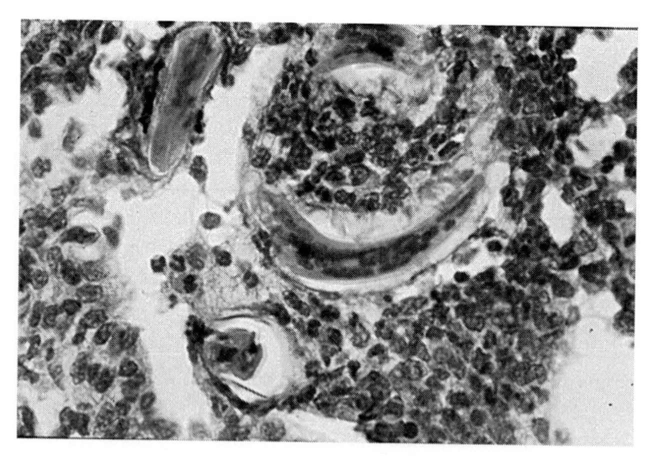

Figura 8.18 Resposta inflamatória decorrente da presença de ovos e larvas aspiradas nos bronquíolos e alvéolos. (Esta figura encontra-se reproduzida em cores no Encarte.)

Epidemiologia. Em geral, apenas bezerros na sua primeira estação de pastejo são afetados clinicamente, uma vez que em propriedades nas quais a doença é endêmica, animais mais velhos apresentam imunidade adquirida forte. Em áreas endêmicas no hemisfério norte, a infecção pode persistir de ano a ano de duas formas:

- Larvas que sobreviveram ao inverno: L_3 podem sobreviver no pasto do outono até o final da primavera em número suficiente para dar início à infecção ou, ocasionalmente, para causar doença
- Animais portadores: um pequeno número de vermes adultos pode persistir nos brônquios, em especial em sobreanos, até a próxima estação de pastejo. O congelamento de larvas infectantes antes da administração em bezerros produzirá L_5 tardias; hipobiose nesse estágio também foi observada em bezerros naturalmente infectados na Suíça, Áustria e Canadá, embora a extensão na qual isso ocorre naturalmente após a ingestão de larvas no final do outono, e sua relevância na transmissão da infecção, ainda não tenham sido completamente estabelecidos.

A dispersão de larvas do bolo fecal parece ser realizada por fungos mais do que por uma simples migração de larvas infectantes, uma vez que as larvas infectantes são relativamente inativas. Esse fungo, o *Pilobolus*, é comumente encontrado crescendo na superfície de bolos fecais de bovinos, aproximadamente 1 semana após a deposição. As larvas de *D. viviparus* migram em grandes números até a haste do fungo, sobre ou até dentro do esporângio ou da cápsula do bulbo (Figura 8.19). Quando o esporângio é ejetado, elas são projetadas a distâncias de até 3 m no ar, pousando na pastagem adjacente.

A bronquite parasitária é um problema predominantemente em áreas tais como norte da Europa, que apresenta um clima ameno, alta pluviosidade e pastos permanentes abundantes. Surtos da doença ocorrem de junho até novembro, mas são mais comuns de julho a setembro. Ainda não foi esclarecido porque a doença normalmente não é aparente até que os bezerros, soltos para pastarem na primavera, estejam soltos na pastagem há 2 a 5 meses. Uma explicação é que a infecção inicial, adquirida por meio da ingestão de larvas que sobreviveram ao inverno em maio, envolve tão poucos vermes que nem os sinais clínicos nem a imunidade são produzidos; entretanto, um número suficiente de larvas está espalhado nas pastagens por volta do mês de julho, de maneira que o número de L_3 é suficiente para produzir doença clínica. Bezerros jovens, adicionados a esse lote na pastagem em julho, podem desenvolver doença clínica em 2 a 3 semanas. Uma explicação alternativa é que as L_3 que sobreviveram ao inverno no solo, possivelmente, só migraram na pastagem em algum momento entre junho e outubro.

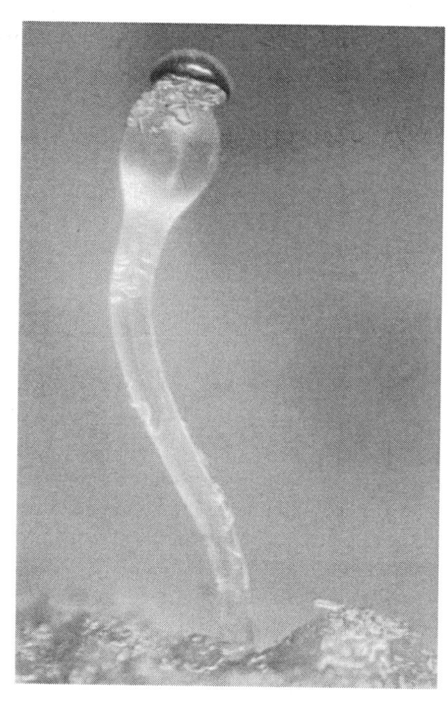

Figura 8.19 Larvas de *Dictyocaulus viviparus* no fungo *Pilobolus*. (Esta figura encontra-se reproduzida em cores no Encarte.)

Embora bezerros leiteiros ou mestiços de raças leiteiras sejam afetados mais comumente, bezerros de corte lactentes nascidos no outono são tão suscetíveis quanto, quando soltos no pasto no início do verão. Bezerros de corte lactentes que pastam com suas mães até serem confinados ou vendidos, normalmente, não desenvolvem sinais clínicos, embora tosse decorrente de infecções leves seja comum. Entretanto, a doença típica pode ocorrer em bezerros desmamados que pastam até o final do outono.

Bovinos adultos podem ser afetados por bronquite parasitária, caso não tenham exposição suficiente ao verme pulmonar nos anos anteriores para desenvolverem imunidade adequada, e sejam soltos subsequentemente em pastos intensamente contaminados. Algumas vezes, isso é visto inicialmente como uma diminuição da produção de leite com tosse subsequente.

Em países tropicais, nos quais a doença decorrente da infecção por *D. viviparus* pode ocorrer de forma intermitente, a epidemiologia, presumivelmente, é bastante diferente e, provavelmente, depende mais da contaminação do pasto por animais carreadores, tal como pode ocorrer durante enchentes, quando o gado se aglomera em áreas úmidas altas, mais do que pela sobrevivência prolongada de larvas infectantes.

Tratamento. Os benzimidazóis modernos, levamisol ou as avermectinas/milbemicinas mostraram ser altamente efetivos contra todos os estágios de vermes pulmonares, com melhora subsequente dos sinais clínicos. Para eficácia máxima, todos esses fármacos devem ser usados o mais precocemente possível no tratamento da doença. Nos locais onde a doença é grave e bem estabelecida em um número de bezerros, deve-se ter consciência de que o tratamento anti-helmíntico, embora seja o único tratamento disponível, pode exacerbar os sinais clínicos em um ou mais animais, com resultado possivelmente fatal. Seja qual for o tratamento selecionado, é aconselhável dividir os bezerros afetados em dois grupos, uma vez que o prognóstico dependerá da gravidade da doença. Aqueles bezerros que apresentam apenas tosse e/ou taquipneia, em geral, encontram-se no período pré-patente da doença, ou apresentam uma carga leve de endoparasitas adultos e o tratamento desses animais deve resultar em recuperação rápida. Os bezerros nessa categoria podem não desenvolver uma imunidade forte e, após o tratamento, não devem ser retornados para o pasto que foi a fonte de infecção; se isso não for possível, ivermectina parenteral, doramectina ou moxidectina podem ser usadas, uma vez que seus efeitos residuais evitam a reinfecção por um período prolongado de tempo.

Qualquer bezerro que esteja dispneico, anoréxico e, possivelmente, com pirexia, deve ser mantido confinado para o tratamento e posterior observação. O prognóstico deve ser reservado, uma vez que alguns desses animais podem não se recuperar, enquanto outros podem permanecer permanentemente magros. Adicionalmente aos anti-helmínticos, animais gravemente afetados podem requerer antibióticos se apresentarem febre, e pode ser necessário realizar fluidoterapia se não estiverem ingerindo água.

Controle. O melhor método preventivo para bronquite parasitária é imunizar todos os bezerros jovens com vacina contra o verme pulmonar. Essa vacina viva atenuada está disponível atualmente em partes da Europa e é administrada por via oral a bezerros com 8 semanas de vida ou mais. Duas doses da vacina são administradas a um intervalo de 4 semanas e, para permitir o desenvolvimento de um alto nível de imunidade, os bezerros vacinados devem ser protegidos do desafio até 2 semanas após a segunda dose. Bezerros leiteiros ou lactentes podem ser vacinados com sucesso na pastagem, contanto que a vacina seja administrada antes do contato com um desafio larval significativo.

Embora a vacinação seja efetiva para a prevenção da doença clínica, ela não evita completamente o estabelecimento de um número pequeno de vermes pulmonares. Consequentemente, os pastos podem permanecer contaminados, apesar de em um nível muito baixo. Por essa razão, é importante que todos os bezerros em qualquer propriedade sejam vacinados, sejam eles soltos na pastagem na primavera ou mais tardiamente naquele ano, e um programa de vacinação deve ser mantido anualmente para cada lote de bezerros.

O controle da bronquite parasitária em bezerros na primeira estação de pastejo é conseguido por meio do uso de um regime de anti-helmínticos profiláticos, seja por tratamentos estratégicos no início da estação ou pela administração de *bolus* ruminais, conforme recomendado para o controle de ostertagiose bovina. O risco de tais medidas, no entanto, é que por meio do controle rigoroso na primeira estação de pastejo, a exposição às larvas dos vermes pulmonares é tão restrita, que os bovinos podem permanecer suscetíveis à bronquite parasitária durante a segunda estação de pastejo; em tais situações, é aconselhável considerar a vacinação antes do segundo ano de pastejo.

Em razão da sua epidemiologia imprevisível, a técnica utilizada comumente na ostertagiose de 'tratar e mudar' no meio do verão não evita a bronquite parasitária.

Bronquite parasitária em bovinos adultos. A bronquite parasitária é vista apenas em bovinos adultos sob duas circunstâncias:

- Como um fenômeno de rebanho, ou em um grupo etário específico dentro de um rebanho, se eles falharam em adquirir imunidade por meio do desafio natural nos anos anteriores. Tais animais podem desenvolver a doença, se expostos a desafios larvais intensos, como pode ocorrer em pastos recentemente utilizados por bezerros acometidos por bronquite parasitária
- A doença é vista, ocasionalmente, onde indivíduos adultos são confinados em um curral de bezerros intensamente contaminado.

A doença é encontrada mais comumente na fase patente, embora as outras formas tenham sido relatadas. Adicionalmente à tosse e à taquipneia, a diminuição da produção de leite em vacas é um sinal comumente presente.

Ao selecionar um anti-helmíntico para o tratamento, deve-se considerar o período de carência de leite para consumo humano. Eprinomectina não apresenta período de carência para o leite.

Síndrome da reinfecção na bronquite parasitária. Normalmente, o desafio natural de bovinos adultos, sobreanos ou bezerros que adquiriram imunidade a *D. viviparus*, seja por exposição natural ou por vacinação, não é associado a sinais clínicos. Ocasionalmente, no entanto, os sinais clínicos ocorrem e produzem a 'síndrome de reinfecção', que normalmente é leve, mas algumas vezes pode ser grave. Ela surge quando um animal imune é exposto subitamente a um desafio intenso por larvas que chegam aos pulmões, e migram para os bronquíolos, onde as larvas são mortas pela resposta imune. A proliferação de células linforreticulares ao redor das larvas mortas causa obstrução bronquiolar e, por fim, a formação de nódulos linfáticos vistos macroscopicamente, de coloração cinza-esverdeada, com, aproximadamente, 5 mm de diâmetro. Normalmente, a síndrome é associada a tosse frequente e taquipneia leve no decorrer de um período de alguns dias; com menor frequência, há taquipneia acentuada, hiperpneia e, em vacas leiteiras, diminuição da produção de leite. A ocorrência de mortes é rara. Pode ser difícil diferenciar a síndrome dos estágios iniciais de uma infecção primária grave. A única intervenção é o tratamento com anti-helmínticos e a mudança de pasto.

Echinococcus granulosus

Para mais detalhes, ver Parasitas do fígado.

Pneumocystis carinii

Sinônimo. *Pneumocystis jiroveci.*

Nome comum. Pneumocistose.

Local de predileção. Pulmões.

Reino. Fungi.

Filo. Ascomycota.

Classe. Pneumocystidomycetes.

Família. Pneumocystidaceae.

Descrição. Duas formas principais de *P. carinii* foram consistentemente identificadas por meio de análises histológicas e ultraestruturais de organismos encontrados em pulmões de humanos e de ratos. Essas são a forma trófica e um estágio de cistos maiores que contêm oito estágios intracísticos.

Hospedeiros. Humanos, bovinos, ratos, furões, camundongos, cães, equinos, suínos e coelhos.

Distribuição geográfica. Cosmopolita.

Patogênese. *Pneumocystis* é uma das principais causas de micoses oportunistas em indivíduos imunocomprometidos, incluindo aqueles com imunodeficiências congênitas, infecções por retrovírus tais como AIDS, e casos que recebem terapia imunossupressora.

Sinais clínicos. Infecções em animais, em geral, são assintomáticas. Em humanos, pneumocistose é observada em quatro formas clínicas. infecções assintomáticas, pneumonia infantil (plasmócitos intersticiais), pneumonia em hospedeiros imunocomprometidos e infecções extrapulmonares.

Diagnóstico. Colorações com prata metanamina de Gomori (GMS) e Giemsa podem ser usadas para visualização macroscópica de *Pneumocystis*. Azul de toluidina é mais efetivo para estágios de cisto, enquanto a coloração de Giemsa é usada para mostrar trofozoítas. Métodos de cultura axênica foram descritos; entretanto, o cultivo *in vitro*, em especial de amostras clínicas, nem sempre obtém sucesso. Coloração com técnicas de anticorpos fluorescentes pode ser usada para detectar tanto o estágio de cisto quanto o de trofozoítas de *P. carinii*. Vários testes de reação da polimerase em cadeia (PCR) foram relatados, que amplificam regiões específicas do DNA de *P. carinii* e são, aproximadamente, 100 vezes mais sensíveis que as técnicas de coloração convencionais.

Patologia. As lesões são caracterizadas por infiltração intensa de plasmócitos ou histiócitos nos alvéolos, nos quais os organismos podem ser detectados por coloração com prata. Um material espumoso eosinofílico é observado nos pulmões durante a infecção. Esse material é composto por massas de organismos, macrófagos alveolares, células epiteliais alveolares descamadas, leucócitos polimorfonucleares e outras células do hospedeiro.

Epidemiologia. Os organismos, aparentemente, são amplamente distribuídos na forma latente em indivíduos (humanos) sadios, assim como em uma ampla variedade de animais domésticos e selvagens. Acredita-se que o organismo seja transmitido por aerossol, embora hábitats naturais e modos de transmissão da infecção em humanos sejam áreas atuais de pesquisa. O DNA de *Pneumocystis* foi detectado no ar e na água, o que sugere que as formas livres do organismo sobrevivem no ambiente por tempo suficiente para infectar hospedeiros suscetíveis. Entretanto, atualmente existem poucas informações quanto ao modo de transmissão. Em humanos, as infecções parecem se disseminar entre pacientes imunossuprimidos colonizados por *Pneumocystis* e indivíduos imunocompetentes parasitados transitoriamente pelo organismo. Mostrou-se que espécies de *Pneumocystis* que afetam humanos e não humanos são diferentes e hospedeiro-específicas, o que sugere que a transmissão zoonótica não ocorre.

O organismo foi relatado em uma ampla variedade de animais. Na Dinamarca, o exame dos pulmões de carcaças selecionadas aleatoriamente em um abatedouro detectou pneumocistos de *P. carinii* em 3,8% dos bezerros, 3,6% dos ovinos e 6,7% dos suínos. Estudos no Japão detectaram *P. carinii* em bovinos e em uma ampla variedade de outros animais. O organismo também foi relatado como causa de pneumonia em leitões desmamados.

Tratamento. Trimetoprima-sulfametaxazol é o medicamento de escolha para o tratamento e profilaxia de infecções por *Pneumocystis*. Pentamidina e atovaquona são agentes terapêuticos alternativos em humanos.

Controle. O controle é difícil em decorrência do desconhecimento a respeito das vias de transmissão. A infecção, em geral, é assintomática em animais e possivelmente, só será detectada em indivíduos imunocomprometidos.

Notas. Relatado inicialmente como uma forma morfológica de *Trypanosoma cruzi*, esse microrganismo posteriormente mostrou ser um gênero separado e foi chamado de *Pneumocystis carinii* e classificado como um protozoário, até o final dos anos de 1980. Após mais revisões taxonômicas, *Pneumocystis* agora é classificado como fungo, e não como protozoário. A taxonomia ainda é complicada, uma vez que *Pneumocystis* de humanos e outros animais é bastante diferente e parece haver muitas espécies nesse gênero. Variações genéticas e polimorfismo de sequências do DNA são observados com frequência, o que sugere a existência de muitas estirpes, mesmo em uma mesma espécie de *Pneumocystis*.

Parasitas do fígado

Fasciola hepatica

Nome comum. Fascíola.

Local de predileção. Fígado.

Filo. Platyhelminthes.

Classe. Trematoda.

Família. Fasciolidae.

Descrição macroscópica. Os trematódeos jovens no momento de entrada no fígado têm 1 a 2 mm de comprimento e formato lanceolado. Quando se tornam completamente maduros nos ductos biliares, apresentam formato de folha, coloração castanho-acinzentada e, aproximadamente, 2,5 a 3,5 cm de comprimento e 1 cm de largura. A extremidade anterior é marcada por ombros distintos do corpo (Figura 8.20; ver também Figura 1.70A).

Descrição microscópica. O tegumento é coberto por espinhos projetados posteriormente. Uma ventosa oral ventral pode ser prontamente vista. O ovo tem casca fina, é oval com paredes laterais simétricas com formato de barril, operculado, castanho-amarelado e grande (130-150 × 65-90 μm) e, aproximadamente, duas vezes o tamanho de um ovo de tricostrongilídeos (ver Figuras 4.3 e 9.1). Conteúdo granular preenche todo o ovo.

Hospedeiros definitivos. Ovinos, bovinos, caprinos, equinos, veados, humanos e outros mamíferos.

Hospedeiros intermediários. Caramujos do gênero *Galba* (*Lymnea*). O mais comum, *Galba* (sin. *Lymnaea*) *truncatula*, é um caramujo anfíbio com ampla distribuição ao redor do mundo. Outros vetores importantes de *F. hepatica* fora da Europa são:

- *L. tomentosa*: Austrália, Nova Zelândia
- *L. columela*: América Central e do Norte e Austrália, Nova Zelândia
- *L. bulimoides*: EUA setentrional e meridional e Caribe
- *L. humilis*: América do Norte
- *L. viator*: América do Sul
- *L. diaphena*: América do Sul
- *L. cubensis*: América do Sul
- *L. viridis*: China, Papua-Nova Guiné.

Distribuição geográfica. Cosmopolita.

Patogênese. Varia de acordo com o número de metacercárias ingeridas, a fase do desenvolvimento parasitário no fígado e a espécie de hospedeiro envolvida. Essencialmente, a patogênese é duplicada. A primeira fase ocorre durante a migração no parênquima do fígado e é

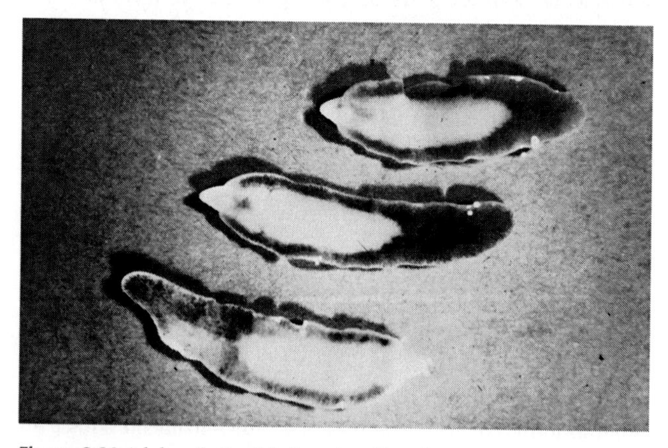

Figura 8.20 Adultos de *Fasciola hepatica*. (Esta figura encontra-se reproduzida em cores no Encarte.)

associada a lesões hepáticas e hemorragia. A segunda, ocorre quando o endoparasita está nos ductos biliares, e resulta da atividade hematofágica dos trematódeos adultos e da lesão à mucosa biliar pelos seus espinhos cuticulares. A maioria dos estudos foi realizada em ovinos e a doença nesse hospedeiro é discutida com mais detalhes no Capítulo 9. A sazonalidade dos surtos descrita é a que ocorre na Europa ocidental.

Embora as doenças aguda e subaguda possam ocorrer ocasionalmente sob condições de desafio intenso, em especial em bezerros jovens, a forma crônica da doença é, de longe, a mais importante e, assim como em ovinos, é vista no final do inverno/início da primavera.

A patogênese é similar àquela em ovinos, mas acrescentam-se a isso as características de calcificação dos ductos biliares e aumento da vesícula biliar. Os ductos biliares calcificados, com frequência, protraem da superfície do fígado, e dão origem ao termo 'fígado de forma de haste de cachimbo'. A migração aberrante desses trematódeos é mais comum em bovinos e os endoparasitas encapsulados são encontrados com frequência nos pulmões. Na reinfecção de vacas adultas, a migração para o feto foi relatada, o que resultou em infecção pré-natal. Há alguma evidência experimental de que a fasciolose aumente a suscetibilidade dos bovinos à infecção por *Salmonella dublin*.

Infecções por *Fasciola* podem causar perda de produção de vacas leiteiras durante o inverno. Clinicamente, elas são de difícil detecção, uma vez que as cargas de trematódeos normalmente são baixas e a anemia não é aparente. Os principais efeitos são a diminuição da produção de leite e da sua qualidade, especialmente de componentes sólidos não gordurosos.

Sinais clínicos. Em infecções intensas em bovinos, nos quais a anemia e a hipoalbuminemia são graves, edema submandibular ocorre com frequência (Figura 8.21). Com menores cargas de trematódeos, os efeitos clínicos são mínimos e a perda de produtividade é de difícil diferenciação da nutrição inadequada. Deve-se enfatizar que diarreia não é uma característica da fasciolose bovina, a não ser que complicada pela presença de *Ostertagia* spp. A infecção combinada por esses dois endoparasitas tem sido denominada como o complexo fasciolose/ostertagiose.

Diagnóstico. Se baseia principalmente nos sinais clínicos, ocorrência sazonal, padrões de tempo predominantes e histórico prévio de fasciolose na propriedade ou a identificação de hábitats de caramujos. Enquanto o diagnóstico da fasciolose em ovinos pode apresentar apenas algumas dificuldades, em especial quando o exame *post mortem* for possível, o diagnóstico de fasciolose bovina pode, algumas vezes, se mostrar difícil. Nesse contexto, testes hematológicos de rotina e exame das fezes para detecção de ovos dos trematódeos (note que os ovos de *Fasciola* são castanho-amarelados e os ovos de Paramphistomidae são incolores) são úteis e podem ser suplementados por outras avaliações laboratoriais.

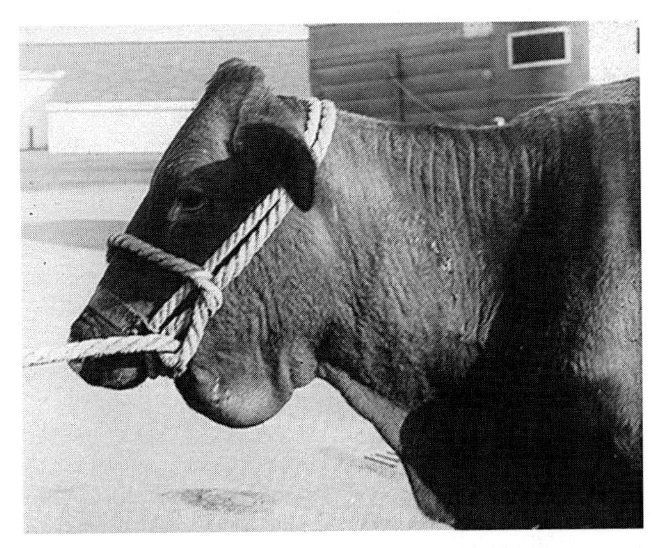

Figura 8.21 Edema submandibular em uma vaca infectada por *Fasciola hepatica*. (Esta figura encontra-se reproduzida em cores no Encarte.)

A hematologia de rotina, com frequência, mostrará a presença de anemia (normocítica e normocrômica) como resultado de hemorragia resultante da alimentação direta dos trematódeos. O volume globular (VG) também está diminuído. A infecção por fascíolas também leva a eosinofilia (Tabela 8.4).

A infecção por fascíolas leva a diminuição da razão albumina/globulina. A hipoalbuminemia decorre de perda de proteínas durante o estágio parenquimatoso da infecção por trematódeos imaturos, e também da presença de fascíolas adultas nos ductos biliares. Os teores de globulinas aumentam como resultado do incremento da síntese de globulinas.

Atividades séricas de enzimas hepáticas específicas, em geral, são mais altas na doença hepática aguda que na doença hepática crônica, e podem estar dentro dos limites normais nos estágios tardios da doença hepática subaguda ou crônica. Glutamato desidrogenase (GLDH) é liberada quando as células do parênquima são lesionadas e se torna elevada nas primeiras poucas semanas de infecção. Outra enzima, a gamaglutamil transpeptidase (GGT), indica lesão das células epiteliais que recobrem os ductos biliares; a elevação dessa enzima ocorre principalmente após os trematódeos chegarem aos ductos biliares e a atividade aumentada se mantém por um período prolongado. A interpretação do aumento da atividade das enzimas hepáticas pode ser difícil, e a análise cuidadosa dos valores dos exames laboratoriais em conjunto com os achados clínicos é essencial.

A detecção de anticorpos contra componentes dos trematódeos em amostras de soro ou leite também pode ser realizada, sendo o ELISA e o teste de hemaglutinação passiva os mais confiáveis. Anticorpos contra fascíolas hepáticas podem ser detectados no soro 2 a 4 semanas após a infecção, mas os teores podem aumentar ou diminuir com o passar do tempo. Um resultado positivo não indica, necessariamente, a infecção concomitante, mas um histórico de exposição. Testes sorológicos não estão amplamente disponíveis e podem variar de país para país quanto à disponibilidade, tanto para bovinos quanto para ovinos. Um teste de ELISA para o tanque de expansão de leite em bovinos dá um resultado positivo quando a prevalência no rebanho é maior que 25%. A interpretação pode ser difícil, uma vez que podem ocorrer falso-positivos. Um teste com coproantígenos, que detecta a proteína da fascíola nas fezes, também está disponível.

Patologia. Em bovinos, a patogênese é similar à vista em ovinos, com as características adicionais de calcificação dos ductos biliares e aumento da vesícula biliar. Os ductos biliares calcificados, com frequência, protraem na superfície do fígado, dando origem ao termo 'fígado em forma de haste de cachimbo' (Figura 8.22). Migração aberrante de fascíolas é mais comum em bovinos e os trematódeos encapsulados, com frequência, são vistos nos pulmões.

Tabela 8.4 Parâmetros hematológicos/bioquímicos em bovinos normais e infectados por fascíola.

Parâmetro	Normal	Infectado por fascíola
VG (%)	32 (24 a 40)	≥ 20
Eosinófilos (%) (× $10^3/\mu\ell$)	2 a 20 0 a 2,4	> 20%
Glutamato desidrogenase (GLDH) (UI/ℓ)	2 a 23	5 × o normal (50 a 120) Elevado ≥ 6 semanas após a infecção
Gamaglutamil transpeptidase (GGT) (UI/ℓ)	20 a 46	Até 10 × a atividade normal em fasciolose crônica

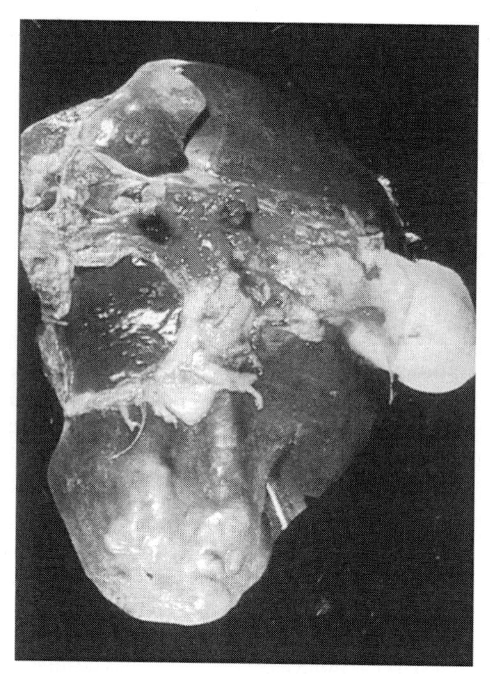

Figura 8.22 Aparência macroscópica do fígado na fasciolose bovina. (Esta figura encontra-se reproduzida em cores no Encarte.)

Epidemiologia. Para uma descrição mais detalhada, ver apontamento no Capítulo 9.

Tratamento. Os fármacos mais antigos, como tetracloreto de carbono, hexacloretano e hexaclorofeno, ainda podem ser usados em alguns países, mas foram amplamente substituídos por compostos mais eficientes e menos tóxicos, e apenas esses são discutidos.

Atualmente, há apenas um composto, o triclabendazol, que remove o estágio imaturo (por volta das 2 semanas de idade em bovinos) do parênquima. Além do triclabendazol, os outros compostos mais comumente utilizados para fasciolose subaguda ou crônica são o closantel, a nitroxinila e a oxiclozanida, e vários outros, tais como clorsulon, rofoxanide e niclofan, também são comercializados em alguns países. Albendazol, ricobendazol e netobimina também são efetivos contra fascíolas adultas em uma dose maior. Em vacas em lactação cujo leite é usado para consumo humano, os medicamentos supracitados são banidos ou têm período de carência mais longo, e, em geral, são administrados durante o período seco. Uma exceção é a oxiclozanida, que é licenciada para uso em animais em lactação em muitos países e apresenta período de carência para o leite nulo ou muito curto. Em alguns momentos da estação, quando a carga de trematódeos inclui predominantemente adultos, o uso de fasciolicidas de espectro estreito com atividade contra os estágios adultos apenas auxiliará a redução da pressão de seleção de fármacos tais como o triclabendazol. A combinação de produtos com atividade contra fascíolas e nematódeos gastrintestinais deve ser usada apenas onde ambos estejam presentes. A resistência aos fasciolicidas foi relatada com o uso de triclabendazol em ovinos, mas atualmente não é considerada um problema significativo com fascíolas em bovinos.

Controle. O controle da fasciolose pode ser abordado de duas formas: diminuindo as populações de caramujos hospedeiros intermediários ou pelo uso de anti-helmínticos (para uma descrição mais detalhada, ver apontamento no Capítulo 9). O momento do tratamento dependerá do espectro de atividade do fasciolicida e também é importante monitorar a necessidade de tratamento. O uso de previsão meteorológica para fasciolose é descrito em detalhes no Capítulo 9.

Um esquema de tratamento típico para vacas secas no hemisfério norte em uma estação com precipitação pluviométrica média deve ser como segue:

- Tratar os bovinos no outono com fasciolicidas que sejam efetivos contra fascíolas jovens imaturas para reduzir a lesão hepática decorrente da migração dos trematódeos. Isso independente se os bovinos serão confinados ou mantidos a pasto
- Tratar os bovinos a pasto no inverno com um fasciolicida que seja efetivo contra fascíolas adultas e estágios imaturos. Os bovinos confinados no inverno necessitam ser tratados após o confinamento (o momento do tratamento varia, dependendo do fasciolicida utilizado)
- Na primavera, tratar os bovinos que ficaram a pasto no inverno com um fasciolicida que seja efetivo contra os estágios adultos. Isso irá remover as cargas de fascíolas e diminuir a contaminação dos pastos com ovos de fascíolas e, portanto, diminuir a infecção dos caramujos no verão.

Vacas leiteiras podem ser tratadas na secagem, mas deve-se ter atenção especial às contraindicações relacionadas tanto ao estágio de gestação quanto de lactação.

Fasciola gigantica

Nome comum. Fascíola hepática tropical grande.

Local de predileção. Fígado.

Filo. Platyhelminthes.

Classe. Trematoda.

Família. Fasciolidae.

Descrição macroscópica. A fascíola adulta é maior que a *F. hepatica*, o corpo é mais transparente e elas podem chegar a 7,5 cm de comprimento e 1,5 cm de largura. O formato é mais parecido com o de uma folha, a extremidade anterior cônica é muito curta e os ombros, característicos da *F. hepatica*, são quase imperceptíveis (ver Figura 1.70B).

Descrição microscópica. Os ovos são maiores que os de *F. hepatica*, medindo 170-190 × 90-100 μm.

Hospedeiros definitivos. Bovinos, búfalos, ovinos, caprinos, suínos, camelos, veados, humanos.

Hospedeiros intermediários. Caramujos do gênero *Lymnaea* (sin. *Galba*); no sul da Europa, é *L. auricularia*, que também é uma espécie importante no sul dos EUA, no Oriente Médio e nas ilhas do Pacífico. Outros vetores importantes de *F. gigantica* são:

- *L. natalensis*: África
- *L. rufescens*: Subcontinente indiano
- *L. acuminata*: Subcontinente indiano
- *L. rubiginosa*: Sudeste Asiático
- *L. viridis*: China e Japão.

Todos esses caramujos são principalmente aquáticos, e são encontrados em riachos, canais de irrigação e pântanos alagadiços.

Distribuição geográfica. África, Ásia, Europa e EUA.

Sinais clínicos. Os sinais clínicos são similares aos de *F. hepatica*.

Diagnóstico. Baseia-se principalmente em sinais clínicos, ocorrência sazonal, padrões de tempo predominantes e histórico prévio de fasciolose na propriedade ou identificação de hábitats de caramujos. O diagnóstico pode ser confirmado pela identificação dos ovos operculados típicos nas amostras de fezes.

Patogênese. Em ovinos, ocorrem infecções agudas e crônicas, mas em bovinos predomina apenas a forma crônica. Assim como *F. hepatica*, *F. gigantica* é capaz de infectar humanos.

Patologia. A patologia é similar à descrita para *F. hepatica*. Em bovinos, a patologia é similar à vista em ovinos, com as características adicionais de calcificação dos ductos biliares e aumento da vesícula biliar. Os ductos biliares calcificados, com frequência, protraem na superfície do fígado, dando origem ao termo 'fígado de piteira do cachimbo'.

Epidemiologia. Os caramujos que albergam os estágios larvais de *F. gigantica* são principalmente aquáticos e, como resultado, a doença é associada a animais que pastam em áreas naturalmente ou artificialmente alagadas ou ao redor de canais de água ou represas. Em países subtropicais ou tropicais, com estações chuvosa e seca distintas, aparentemente o desenvolvimento ótimo dos ovos em miracídios ocorre no início da estação chuvosa e o crescimento dentro dos caramujos se completa ao final da estação chuvosa. A liberação de cercárias então começa no início da estação seca, quando os níveis de água continuam altos, e continua conforme o nível de água desce. Sob condições laboratoriais, um grande número de metacercárias simplesmente encistam na superfície da água, e não na pastagem e, sob condições naturais, isso pode ter um efeito significativo na disseminação da infecção. As metacercárias são adquiridas pelos animais que utilizam tais áreas durante a estação seca e os problemas clínicos, dependendo da taxa de infecção, ocorrem ao final da estação ou no início da estação chuvosa seguinte. As metacercárias encistam em plantas sob a água, tais como pés de arroz, e podem sobreviver por até 4 meses em plantas estocadas, tais como palha de arroz.

Tratamento. Os fármacos e doses administrados para o tratamento contra *F. hepatica*, em geral, também são aplicáveis ao tratamento de *F. gigantica*. Triclabendazol é efetivo tanto contra as formas maduras quanto contra os estágios imaturos de *F. gigantica* em bovinos.

Controle. Os princípios são os mesmos para o controle de *F. hepatica* e têm como base a utilização rotineira de anti-helmínticos juntamente com medidas para reduzir as populações de caramujos hospedeiros intermediários. Entretanto, há uma diferença importante, uma vez que os últimos são caramujos aquáticos cujo controle depende de uma abordagem diferente daquela para caramujos da lama *G.* (*Lymnaea*) *truncatula*.

O tratamento de rotina com anti-helmínticos em animais nas estações nas quais infecções intensas por trematódeos adultos se acumulam no hospedeiro é recomendado, usando um composto efetivo contra fascíolas adultas e imaturas. Isso deve evitar perdas graves na produção, mas para benefício ótimo, deve ser acompanhado por controle dos caramujos.

Quando o suprimento de água para um rebanho é proveniente de um reservatório ou curso de água, o controle completo pode ser obtido cercando a fonte de água e usando canos para levar a água aos cochos. Para fazer isso de forma efetiva, a água pode precisar ser bombeada e, em áreas remotas, bombas de água simples cuja fonte de energia depende do fluxo da água têm sido consideradas úteis. É importante que os cochos de água sejam limpos regularmente, uma vez que eles podem se tornar colonizados por caramujos.

Nos locais onde o pastejo depende do uso de áreas alagadiças na estação seca, ao redor do leito de lagos, o controle de caramujos é difícil. Moluscicidas normalmente não são práticos em razão do grande volume de água envolvido e seu efeito possível sobre peixes, que podem formar uma parte importante do suprimento de alimentos local. Além da repetição do tratamento com anti-helmínticos para evitar a patência de infecções adquiridas de *F. gigantica*, com frequência, há pouco que se possa fazer. De maneira ideal, tais áreas, com frequência, são mais adequadas à irrigação e ao crescimento de coleta, cujo lucro pode ser usado para melhorar a alimentação na estação seca e o suprimento de água para o gado.

Fascioloides magna

Nome comum. Fascíola hepática americana grande.

Locais de predileção. Fígado e ductos biliares.

Filo. Platyhelminthes.

Classe. Trematoda.

Família. Fasciolidae.

Descrição macroscópica. Os trematódeos são grandes e grossos e medem até 10 por 2,5 cm. Têm formato oval, com extremidade posterior arredondada. Eles não possuem cone anterior e, quando frescos, têm cor de carne (Figura 8.23).

Descrição microscópica. Os ovos são grandes, operculados, medem 109-168 × 75-96 μm e têm apêndice protoplasmático no polo oposto ao opérculo.

Hospedeiros definitivos. Veados, bovinos, ovinos, caprinos, suínos, equinos, lhama.

Hospedeiros intermediários. Uma variedade de caramujos de água doce, *Fossaria* spp., *Lymnaea* spp., *Stagnicola* spp.

Distribuição geográfica. Ocorre principalmente na América do Norte, centro, leste e sudoeste da Europa, África do Sul e México.

Patogênese. Em veados e bovinos, os trematódeos são frequentemente encapsulados em cistos fibrosos de parede fina no parênquima hepático e essa migração restrita resulta em baixa patogenicidade. Em bovinos e suínos, esses endoparasitas podem ficar presos em cápsulas fibrosas de parede grossa e não há conexão aos ductos biliares e, consequentemente, é raro encontrar os ovos dos trematódeos nas fezes nesses animais de produção. Algumas vezes, os trematódeos também podem ser encontrados em cistos calcificados. Embora hemorragia e fibrose possam estar presentes no fígado, normalmente não há sinais clínicos óbvios de infecção.

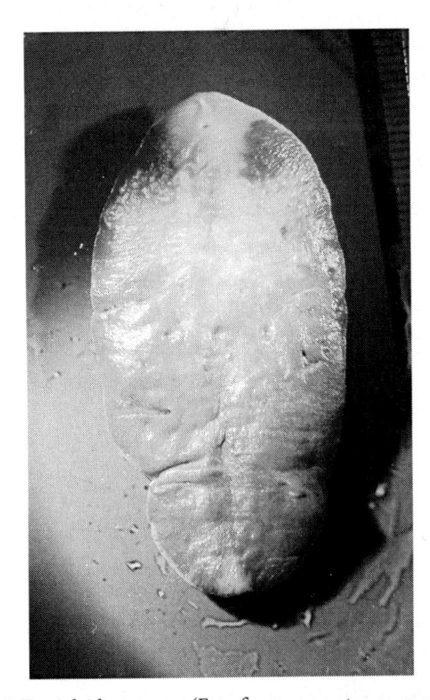

Figura 8.23 *Fascioloides magna*. (Esta figura encontra-se reproduzida em cores no Encarte.)

Sinais clínicos. Em veados e bovinos, os endoparasitas podem causar lesão hepática ao chegarem ao fígado, mas, uma vez que os trematódeos se tornam encapsulados rapidamente pela reação do hospedeiro, os sinais clínicos são mínimos.

Diagnóstico. Baseia-se principalmente nos sinais clínicos e histórico de contato com veados que pastam em áreas endêmicas conhecidas. Os cistos e as fascíolas grandes normalmente são vistos no exame *post mortem*. O exame de fezes para a presença de ovos de fascíolas é um recurso útil ao diagnóstico.

Patologia. Em bovinos e em suínos, cistos de parede grossa com cápsulas fibrosas ou calcificadas podem estar presentes no fígado.

Epidemiologia. Os vários caramujos hospedeiros intermediários tendem a ocorrer em águas estagnadas semipermanentes que contêm uma grande quantidade de vegetação morrendo, áreas de pântano ou poças e riachos. *Fascioloides magna* é indígena da América do Norte e é comum no Canadá e área dos Grandes Lagos, onde o veado de cauda branca e uapitis são comumente infectados. Bovinos e ovinos domésticos tornam-se infectados quando pastam em pastagens nas quais os veados parasitados estão presentes.

Tratamento. Para bovinos e ovinos, os fasciolicidas comumente utilizados, tais como triclabendazol, closantel, clorsulon e albendazol, são efetivos. *F. magna* maduras são suscetíveis a oxiclosanida.

Controle. Evitar que ovinos e bovinos pastem em áreas que são frequentadas por veados. A eliminação dos caramujos hospedeiros intermediários é difícil, em razão do seu hábitat variado. De maneira similar, a remoção de cervídeos pode não ser prática. Em razão desses fatores, a criação de ovinos, especificamente, é difícil em áreas nas quais esse endoparasita é prevalente.

Nota. *Fascioloides magna* é um endoparasita principalmente de veados (Cervidae) e é encontrado comumente em veados da cauda branca, uapitis e alces. Para mais detalhes, ver Capítulo 14.

Dicrocoelium dendriticum

Sinônimo. *Dicrocoelium lanceolatum.*

Nome comum. Fascíola lanceolada pequena.

Local de predileção. Fígado.

Filo. Platyhelminthes.

Classe. Trematoda.

Família. Dicrocoeliidae.

Descrição macroscópica. Não há possibilidade de confundir esse trematódeo com outros presentes nos ductos biliares de ruminantes, uma vez que *Dicrocoelium* tem 0,6 a 1 cm de comprimento e 1,5 a 2,5 mm de largura, é distintamente lanceolado e semitransparente. A ventosa oral é menor que a ventosa ventral (ver Figura 1.74).

Descrição microscópica. O intestino é simples, e consiste em dois ramos que se assemelham a um diapasão. Por trás da ventosa ventral, os testículos estão dispostos lado a lado com o ovário imediatamente posterior. Não há espinhos na cutícula (cf. *Fasciola*). Os ovos de casca grossa são pequenos, 35 a 45 μm de comprimento e 22 a 30 μm de largura, são castanho-escuros com polos redondos pequenos e parede ligeiramente em forma de barril, sendo operculados, normalmente com um lado achatado. Com frequência, é difícil ver o opérculo. Eles contêm um miracídio que preenche completamente o ovo quando eliminado nas fezes.

Hospedeiros definitivos. Ovinos, caprinos, bovinos, veados e coelhos, ocasionalmente equinos, cães e suínos.

Hospedeiros intermediários. São necessários dois:

- Caramujos terrestres de muitos gêneros, principalmente *Cionella lubrica* na América do Norte e *Zebrina detrita* na Europa. Outras 29 espécies foram relatadas atuando como primeiros hospedeiros intermediários, incluindo os gêneros *Abida*, *Theba*, *Helicella* e *Xerophila*
- Formigas marrons do gênero *Formica*, com frequência *F. fusca*.

Distribuição geográfica. Cosmopolita, exceto pela África do Sul e Austrália. Na Europa, a prevalência é alta, mas nas Ilhas Britânicas, a prevalência é baixa, sendo confinada a focos pequenos espalhados pelo país.

Para mais informações sobre a patogênese, epidemiologia, tratamento e controle, ver Capítulo 9.

Dicrocoelium hospes

Local de predileção. Fígado.

Filo. Platyhelminthes.

Classe. Trematoda.

Família. Dicrocoeliidae.

Hospedeiros. Bovinos, e ocasionalmente ovinos e caprinos.

Descrição. Os detalhes são essencialmente similares aos de *D. dendriticum* e os trematódeos normalmente são encontrados no fígado e na vesícula biliar.

Distribuição geográfica. Partes da África.

Gigantocotyle explanatum

Sinônimos. *Explanatum explanatum, Paramphistomum explanatum.*

Locais de predileção. Fígado, ductos intra-hepáticos, ductos biliares, vesícula biliar, duodeno.

Filo. Platyhelminthes.

Classe. Trematoda.

Família. Paramphistomatidae.

Descrição macroscópica. São fascíolas cônicas e de coloração rosa quando frescas. Os trematódeos adultos medem 8 a 10 mm de comprimento por 4,7 a 5,7 mm de largura.

Descrição microscópica. O corpo afunila-se anteriormente e é curvado ventralmente, sem papilas tegumentais. O acetábulo é muito grande, e o poro genital se bifurca. Os ovos têm formato oval e medem 180-200 × 110-130 μm, são incolores e têm um opérculo.

Hospedeiros definitivos. Bovinos, búfalos e outros ruminantes.

Hospedeiros intermediários. Caramujos.

Distribuição geográfica. Subcontinente indiano, Sudeste Asiático, regiões tropicais e subtropicais do Oriente Médio e África.

Patogênese. Grandes números de fascíolas imaturas podem causar anfistomose com enterite que, em alguns casos, em especial em búfalos jovens, pode ser fatal para o hospedeiro. Os trematódeos podem causar proliferação de tecido conjuntivo e hemorragias no local de fixação.

Sinais clínicos. Perda de condição corporal geral, diarreia e perda de peso.

Patologia. Há fibrose extensa e hiperplasia dos ductos biliares e nódulos granulomatosos multifocais podem ocorrer sobre toda a superfície luminal.

Echinococcus granulosus, *Echinococcus orteleppi* (G5)

Nomes comuns. Verme chato anão dos cães, hidatidose.

Locais de predileção. Principalmente fígado e pulmões (hospedeiros intermediários); intestino delgado (hospedeiro definitivo).

Filo. Platyhelminthes.

Classe. Cestoda.

Família. Taeniidae.

Descrição macroscópica. Cistos hidatígeros são vesículas grandes, preenchidas por líquido, com 5 a 10 cm de diâmetro, com cutícula espessa laminada concentricamente e uma camada germinativa interna.

Descrição microscópica. A camada germinativa produz muitas vesículas pequenas ou cápsulas-filhas, que contêm até 40 escólices, invaginados na sua região do colo, ligados à parede por pedúnculos. As cápsulas-filhas podem se soltar da parede da vesícula e flutuar livremente no líquido vesicular, formando a 'areia hidática'.

Hospedeiros definitivos. Cães e muitos canídeos selvagens.

Hospedeiros intermediários. Bovinos (G5), ovinos, camelos, suínos, búfalos, veados, humanos.

Distribuição geográfica. Cosmopolita.

Notas. *Echinococcus granulosus* possui um alto grau de divergência genética, e muitas estirpes (G1-G10) foram descritas, que mostram diferenças quanto a sua morfologia, variedade de hospedeiros, patogenicidade e distribuição geográfica. *Echinococcus orteleppi* (anteriormente chamado de estirpe G5 dos bovinos), agora é reconhecido como uma espécie individual.

Para mais detalhes quanto à patologia, tratamento e controle, ver Capítulo 9.

Stilesia hepatica

Local de predileção. Ductos biliares.

Filo. Platyhelminthes.

Classe. Cestoda.

Família. Anoplocephalidae.

Descrição. O verme chato adulto mede 20 a 50 cm de comprimento por 2 a 3 mm de largura. O colo é estreito e o escólex é grande, com ventosas proeminentes. Os órgãos genitais são simples e a abertura dos poros se alterna de forma irregular. Há 10 a 12 testículos de cada lado, dispostos dorsalmente ao canal ventral. As proglótides são curtas.

Hospedeiros definitivos. Ovinos, bovinos e outros ruminantes.

Hospedeiros intermediários. Os hospedeiros intermediários, provavelmente, são ácaros oribatídeos.

Distribuição geográfica. África e Ásia.

Para mais detalhes, ver Capítulo 9.

Taenia hydatigena

Sinônimos. *Taenia marginata*, *Cysticercus tenuicollis*.

Locais de predileção. Cavidade abdominal, fígado (hospedeiros intermediários); intestino delgado (hospedeiro definitivo).

Filo. Platyhelminthes.

Classe. Cestoda.

Família. Taeniidae.

Descrição. O cisticerco semitransparente pode ter até 5 a 7 cm de tamanho e contém líquido semelhante a água e um escólex invaginado com colo longo.

Hospedeiros definitivos. Cães, raposas, doninhas, arminhos, lobos, hienas.

Hospedeiros intermediários. Ovinos, bovinos, veados, suínos, equinos.

Distribuição geográfica. Cosmopolita.

Notas. A nomenclatura correta para o estágio no hospedeiro intermediário é o 'estágio metacestódio de *Taenia hydatigena*', e não '*Cysticercus tenuicolis*'.

Para mais detalhes, ver Capítulo 9.

Thysanosoma actinioides

Para mais detalhes, ver Parasitas do intestino delgado.

Parasitas do pâncreas

Eurytrema pancreaticum

Sinônimos. *Distoma pancreaticum*, *Eurytrema ovis*.

Nome comum. Fascíola pancreática.

Locais de predileção. Ductos pancreáticos, raramente ductos biliares.

Filo. Platyhelminthes.

Classe. Trematoda.

Família. Dicrocoeliidae.

Descrição macroscópica. Fascíolas ovais, com formato de folha, de coloração castanho-avermelhada, que medem, aproximadamente, 8-16 × 5-8,5 mm.

Descrição microscópica. O corpo é grosso e os trematódeos jovens são armados com espinhos, que, com frequência, estão ausentes nos estágios adultos. A ventosa oral é maior que a ventosa ventral e a faringe e o esôfago são curtos. Os testículos estão posicionados horizontalmente, logo atrás da ventosa ventral. Um saco tubular está presente. O útero ocupa completamente a região posterior do corpo. Os ovos medem, aproximadamente, 40-50 × 25-35 μm e são similares aos de *Dicrocoelium*.

Hospedeiros definitivos. Bovinos, búfalos, ovinos, caprinos, suínos, camelos e humanos.

Hospedeiros intermediários. São necessários dois:

- Caramujos terrestres, particularmente do gênero *Bradybaena*
- Gafanhotos do gênero *Conocephalus* ou grilos das árvores (*Oecanthus*).

Distribuição geográfica. América do Sul, Ásia e Europa.

Patogênese. Infecções leves a moderadas produzem pouco efeito no hospedeiro. Infecções intensas podem causar síndrome do emagrecimento esporádico e emaciação.

Sinais clínicos. Nenhum sinal clínico específico, mas a perda de peso geral pode ocorrer em infecções intensas.

Diagnóstico. Normalmente relatado como um achado acidental na necropsia.

Patologia. Grandes números de trematódeos podem causar dilatação e espessamento dos ductos pancreáticos e fibrose extensa. Esses endoparasitas também podem penetrar no parênquima pancreático, causando pancreatite intersticial crônica e, algumas vezes, há uma reação granulomatosa ao redor dos ovos dos trematódeos que penetraram nas paredes dos ductos.

Epidemiologia. A infecção é influenciada pela disponibilidade de hospedeiros intermediários invertebrados.

Tratamento. Não há tratamento específico para euritrematose, embora praziquantel 20 mg/kg por 2 dias, ou albendazol 7 a 10 mg/kg tenham sido relatados como efetivos.

Controle. Não é aplicável onde os hospedeiros intermediários são endêmicos.

Eurytrema coelomaticum

Sinônimo. *Distoma coelomaticum.*

Nome comum. Fascíola pancreática.

Locais de predileção. Ductos pancreáticos, ocasionalmente ductos biliares e duodeno.

Filo. Platyhelminthes.

Classe. Trematoda.

Família. Dicrocoeliidae.

Descrição macroscópica. Trematódeos com formato de folha, de coloração castanho-avermelhada, cujos adultos medem 8-12 × 6-7 mm.

Distribuição geográfica. Leste da Ásia e América do Sul.

Detalhes quanto ao ciclo de vida, hospedeiros, patogênese, sinais clínicos, diagnóstico, patologia, epidemiologia, tratamento e controle são os mesmos que para *E. pancreaticum*.

Thysanosoma actinioides

Para mais detalhes, ver Parasitas do intestino delgado.

Parasitas do sistema circulatório

Elaeophora poeli

Nome comum. Grande filariose aórtica.

Local de predileção. Vasos sanguíneos.

Filo. Nematoda.

Classe. Secernentea.

Superfamília. Filarioidea.

Descrição macroscópica. Vermes delgados, os machos medem, aproximadamente, 4 a 7 cm e as fêmeas, até 30 cm de comprimento.

Descrição microscópica. Não há lábios e o esôfago é muito longo. A cauda do macho apresenta 5 a 7 pares de papilas, sendo dois pares pré-cloacais. As microfilárias têm 340 a 360 μm.

Hospedeiros definitivos. Bovinos, búfalos, zebus.

Hospedeiros intermediários. Não são conhecidos, possivelmente moscas tabanídeas.

Distribuição geográfica. Partes da África, Ásia e Extremo Oriente.

Patogênese. Em bovinos, nódulos dos quais os vermes fêmeas protraem se formam na camada íntima dos vasos, mas em outras espécies de animais, os adultos parecem provocar poucas reações.

Sinais clínicos. A infecção normalmente é assintomática.

Diagnóstico. Normalmente não é necessário. A infecção, em geral, é diagnosticada acidentalmente no exame *post mortem* de vasos sanguíneos espessados, ou naqueles que contêm nódulos.

Patologia. A principal área afetada é a região torácica da aorta. Em infecções leves, as lesões são encontradas principalmente na parede dorsal da aorta, próximo às aberturas das artérias intercostais. Em infecções intensas, as artérias tornam-se edemaciadas, as paredes espessadas e a íntima contém tratos fibrosos. Os nódulos podem medir até 1 cm de diâmetro.

Epidemiologia. Em razão da natureza inócua da infecção em bovinos, a distribuição da espécie nesses hospedeiros não é completamente conhecida.

Tratamento. O tratamento não é indicado.

Controle. Qualquer redução no número de vetores irá diminuir a transmissão.

Onchocerca armillata

Nome comum. Filariose aórtica.

Local de predileção. Aorta.

Filo. Nematoda.

Classe. Secernentea.

Superfamília. Filarioidea.

Descrição macroscópica. Vermes delgados esbranquiçados. Os vermes-machos têm, aproximadamente, 7 cm e as fêmeas medem até 70 cm de comprimento.

Descrição microscópica. Microfilárias são desembainhadas e medem 346 a 382 μm.

Hospedeiros definitivos. Bovinos, búfalos, ovinos, caprinos, raramente camelos.

Hospedeiros intermediários. Mosquitos-pólvora (*Culicoides*), borrachudos (*Simulium*).

Distribuição geográfica. África, Oriente Médio, Índia.

Patogênese. É interessante que *O. armillata*, embora ocorra em um local estrategicamente importante na aorta de bovinos, normalmente não seja associado a sinais clínicos. Normalmente ele é descoberto apenas no abatedouro, sendo que levantamentos no Oriente Médio mostraram que a prevalência é tão alta quanto 90%.

Sinais clínicos. A infecção, em geral, é inaparente.

Diagnóstico. Lesão nodular típica pode ser encontrada na parede da aorta no exame *post mortem*. Microfilárias também podem ser encontradas em amostras de biopsia de pele coletadas de áreas afetadas. O pedaço de pele é colocado em solução salina morna e estimulada para permitir que as microfilárias saiam, e é então incubada por, aproximadamente, 8 a 12 h. As microfilárias são reconhecidas imediatamente por seus movimentos sinuosos em uma amostra de solução salina centrifugada. Outra opção é escarificar a pele de um local de predileção e examinar o exsudato quanto à presença de microfilárias.

Patologia. *Onchocerca armillata* é encontrada em nódulos visíveis macroscopicamente na íntima, média e adventícia da aorta (Figura 8.24),

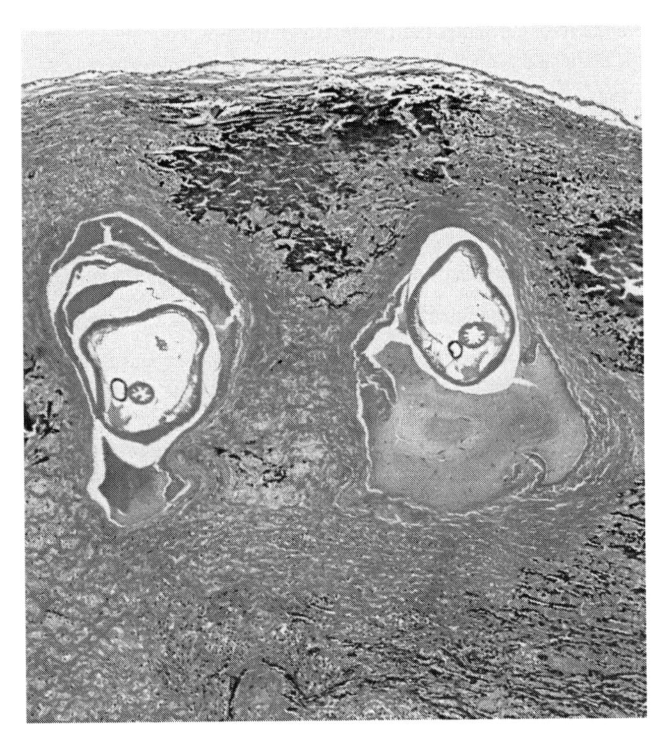

Figura 8.24 *Onchocerca armillata* na aorta. (Esta figura encontra-se reproduzida em cores no Encarte.)

e placas ateromatosas são comumente vistas na íntima. Em infecções crônicas, a parede aórtica está espessada e a íntima mostra túneis tortuosos com vários nódulos que contêm um líquido amarelo caseoso e vermes espiralados. Aneurismas aórticos foram notados em, aproximadamente, 1/4 das infecções.

Epidemiologia. A prevalência é muito alta; em algumas regiões, 80 a 90% dos animais estão infectados.

Tratamento. Raramente é indicado. A administração diária de dietilcarbamazina por um período de 21 dias atua como microfilaricida, e uma única dose de ivermectina é altamente eficiente para isso, embora as microfilárias mortas possam causar reações teciduais locais.

Controle. Com a ubiquidade dos insetos vetores, há pouca possibilidade de controle eficiente, embora o uso de microfilaricidas reduza o número de mosquitos infectados. De qualquer forma, em razão da natureza relativamente inócua da infecção, provavelmente não haverá demanda pelo controle.

Schistosomas

Schistosomas são trematódeos encontrados no sistema circulatório nos quais os sexos são separados, a pequena fêmea adulta fica permanentemente em um sulco longitudinal, o canal ginecóforo, no corpo do macho. Esse gênero é dividido em quatro grupos – *haematobium*, *indicum*, *mansoni* e *japonicum* – mas o gênero foi indicado recentemente como parafilético, então, provavelmente serão necessárias revisões.

Grupo *haematobium*

Schistosoma bovis

Nome comum. Trematódeo sanguíneo, bilharziose.

Locais de predileção. Veias portais e mesentéricas, veias urogenitais.

Filo. Platyhelminthes.

Classe. Trematoda.

Família. Schistosomatidae.

Descrição macroscópica. Os sexos são separados; os machos têm 9 a 22 mm de comprimento e 1 a 2 mm de largura, e as fêmeas têm 12 a 28 mm de comprimento. As ventosas e o corpo do macho atrás das ventosas são armados com espinhos diminutos, enquanto a superfície dorsal dos machos apresenta pequenos tubérculos cuticulares. A fêmea delgada localiza-se permanentemente em um sulco ventral, no corpo largo e achatado do macho.

Descrição microscópica. Os ovos normalmente têm formato fusiforme, mas ovos menores podem ser ovais e apresentarem tamanho médio de 187 por 65 μm quando eliminados nas fezes. Não há opérculo.

Hospedeiros definitivos. Bovinos, ovinos, caprinos, camelos.

Hospedeiros intermediários. Caramujos (*Bulinus contortus*, *B. truncates*, *Physopsis africana*, *P. nasuta*).

Distribuição geográfica. África, Oriente Médio, Sudeste Asiático, sul da Europa.

Patogênese. Os trematódeos jovens causam algum dano durante a migração, mas as lesões mais graves são causadas pela irritação produzida pelos ovos do endoparasita no intestino e o hábito hematófago do verme. A doença aguda é caracterizada por diarreia e anorexia em decorrência da resposta à deposição de ovos nas veias mesentéricas e sua infiltração subsequente na mucosa intestinal. A presença dos vermes nas veias da bexiga em bovinos pode causar lesão à parede de bexiga e hematúria.

Sinais clínicos. Diarreia, algumas vezes com sangue e que contém muco, anorexia, sede, anemia, emaciação. Em bovinos, a presença de vermes nas veias vesicais pode causar hematúria.

Diagnóstico. Baseia-se principalmente nos achados clinicopatológicos de diarreia, perda de peso e anemia, associados ao histórico de acesso a fontes de água natural. A diarreia relativamente persistente, com frequência com presença de sangue e com muco, pode ajudar a diferenciar essa síndrome da fasciolose.

A demonstração dos ovos característicos nas fezes ou em preparações por esmagamento do sangue e muco das fezes pode ser útil no período após a patência, mas é menos útil uma vez que a produção de ovos diminua nos estágios mais tardios da infecção.

Em geral, quando há suspeita de esquistossomose, o diagnóstico é mais bem confirmado por um exame *post mortem* detalhado, que revelará as lesões e, se o mesentério for esticado, a verificação da presença de numerosos esquistossomos nas veias. Em levantamentos epidemiológicos, testes sorológicos podem ser importantes.

Patologia. Na necropsia, durante a fase aguda da doença, há lesões hemorrágicas marcantes na mucosa do intestino, mas, conforme a doença progride, a parede do intestino parece acinzentada, espessada, edematosa em razão da confluência de granulomas que contêm os ovos e das alterações inflamatórias associadas. O fígado pode estar maior que o normal, dependendo do estágio da doença, e pode estar acentuadamente cirrótico em infecções de curso longo. Ao exame microscópico, há pigmentação do fígado e vários ovos podem ser encontrados, cercados por infiltração celular e tecido fibroso. O baço pode estar ligeiramente aumentado e os nódulos linfáticos normalmente estão pigmentados.

Epidemiologia. A epidemiologia é totalmente dependente da água como meio de infecção, tanto para o hospedeiro intermediário quanto para o hospedeiro definitivo. Cursos pequenos de água, canais de irrigação, savanas úmidas e áreas alagadas ou pantanosas são os principais hábitats dos caramujos. Ovos, miracídios e cercárias têm vida curta, com a transmissão sazonal diretamente relacionada à precipitação pluviométrica e temperatura. O fato de que a infecção percutânea pode ocorrer encoraja a infecção nos locais onde o rebanho é obrigado a caminhar na água. Em bovinos, a alta prevalência normalmente está associada a baixos números de vermes, embora as cargas parasitárias aumentem com a idade, enquanto a excreção de ovos diminui acentuadamente em animais com mais de 2 anos de idade em razão do desenvolvimento de imunidade parcial.

Tratamento. Por motivos econômicos, quimioterapia não é adequada para o controle de esquistossomose em rebanhos de animais domésticos, exceto durante surtos clínicos graves. Deve-se ter cuidado ao tratar casos clínicos de esquistossomose, uma vez que o desalojamento dos trematódeos lesados pode resultar na formação de êmbolos e na oclusão subsequente dos vasos mesentéricos principais e vasos sanguíneos portais, com consequências fatais. Fármacos mais antigos ainda usados em algumas regiões são as preparações antimoniais, tártaro emético, antimosan e estibofeno e niridazol e triclorfon, todos tendo que ser administrados no decorrer de um período de dias, em doses altas. Fatalidades associadas ao uso desses compostos não são incomuns. O praziquantel, que é o medicamento de escolha para o tratamento de esquistossomose humana, também é efetivo em ruminantes a 15 a 20 mg/kg VO, mas pode ter custo proibitivo.

Controle. É similar ao descrito para infecções por *F. gigantica* e *Paramphistomum*. Uma vez que a prevalência de populações de caramujos varia de acordo com a temperatura, esforços locais devem ser feitos para identificar os meses de população máxima de caramujos, e o movimento dos bovinos deve ser planejado para evitar sua exposição a locais com água perigosos nesses períodos.

Quando o suprimento de água para um rebanho é proveniente de um reservatório ou curso de água, o controle pode ser obtido cercando a fonte de água e usando canos para levar a água aos cochos. Para fazer isso de forma efetiva, a água pode precisar ser bombeada e, em áreas remotas, bombas de água simples cuja fonte de energia depende do fluxo da água têm sido consideradas úteis. É importante que os cochos de água sejam limpos regularmente, uma vez que eles podem se tornar colonizados por caramujos.

Nos locais onde o pastejo depende do uso de áreas alagadiças na estação seca, ao redor do leito de lagos, o controle de caramujos é difícil. Moluscicidas normalmente não são práticos em razão do grande volume de água envolvido e seu efeito possível sobre peixes, que podem formar uma parte importante do suprimento de alimentos local. Além da repetição do tratamento com anti-helmínticos para evitar a patência de infecções adquiridas de *Schistosoma*, com frequência, há pouco que se possa fazer. De maneira ideal, tais áreas, com frequência, são mais adequadas à irrigação e ao crescimento de colheita, cujo lucro pode ser usado para melhorar a alimentação na estação seca e o suprimento de água para o gado.

Schistosoma mattheei

Locais de predileção. Veias portais, mesentéricas e da bexiga.

Filo. Platyhelminthes.

Classe. Trematoda.

Família. Schistosomatidae.

Descrição macroscópica. Os sexos são separados; os machos têm 9 a 22 mm de comprimento e 1 a 2 mm de largura, e as fêmeas têm 12 a 28 mm de comprimento. As ventosas e o corpo do macho atrás das ventosas são armados com espinhos diminutos, enquanto a superfície dorsal dos machos apresenta pequenos tubérculos cuticulares.

Descrição microscópica. Os ovos eliminados nas fezes normalmente têm formato fusiforme, mas ovos menores podem ser ovais. Eles medem 170-280 × 72-84 μm. Não há opérculo.

Hospedeiros definitivos. Bovinos, ovinos, caprinos, camelos, roedores, humanos.

Hospedeiros intermediários. Caramujos (*Bulinus* e *Physopsis* spp.).

Distribuição geográfica. África do Sul e central, Oriente Médio.

Notas. Acredita-se que seja sinônimo de *S. bovis*, mas difere nas bases morfológicas e patológicas e é restrito ao canal alimentar.

Schistosoma leiperi

Local de predileção. Vasos mesentéricos.

Filo. Platyhelminthes.

Classe. Trematoda.

Família. Schistosomatidae.

Descrição macroscópica. Similar a *S. spindale*. Os ovos são grandes e assemelham-se aos de *S. spindale*, medindo 240-300 × 40-60 μm.

Hospedeiros definitivos. Antílopes, bovinos.

Hospedeiros intermediários. Caramujos (*Bulinus*).

Distribuição geográfica. África.

Grupo *indicum*

Schistosoma indicum

Locais de predileção. Veias portais, pancreáticas, hepáticas e mesentéricas.

Filo. Platyhelminthes.

Classe. Trematoda.

Família. Schistosomatidae.

Descrição macroscópica. Os sexos são separados; os machos medem 5 a 19 mm e as fêmeas, 6 a 22 mm de comprimento.

Descrição microscópica. Os ovos são ovais com espinho terminal e medem 57-140 × 18-72 μm.

Hospedeiros definitivos. Bovinos, ovinos, caprinos, equinos, asininos, camelos, búfalos.

Hospedeiros intermediários. Caramujos (*Indoplanorbis*).

Distribuição geográfica. Índia.

Schistosoma nasale

Nome comum. Doença do ronco.

Local de predileção. Veias da mucosa nasal.

Filo. Platyhelminthes.

Classe. Trematoda.

Família. Schistosomatidae.

Descrição macroscópica. Os sexos são separados; os machos, que são largos e achatados, medem aproximadamente 6 a 11 mm de comprimento e carregam as fêmeas (5 a 11 mm) em um orifício de seu corpo curvado para dentro. Os trematódeos assemelham-se a *S. spindale*.

Descrição microscópica. Os ovos medem 350-380 × 50-80 μm e têm formato de bumerangue, com espinho terminal.

Hospedeiros definitivos. Bovinos, caprinos, ovinos, búfalos, equinos.

Hospedeiros intermediários. Caramujos (*Lymnaea luteola, L. acuminata, Indoplanorbis exustus*).

Distribuição geográfica. Índia, Paquistão, Sudeste Asiático.

Patogênese. Em infecções intensas, há secreção mucopurulenta copiosa, ronco e dispneia. Os principais efeitos patogênicos são associados aos ovos, que causam a formação de abscessos na mucosa. Aumentos de volume fibrogranulomatosos ocorrem, e podem ocluir as passagens nasais.

Sinais clínicos. Coriza, espirros, dispneia e roncos.

Diagnóstico. A infecção é confirmada pela presença de ovos em formato fusiforme na secreção nasal.

Patologia. A mucosa dos seios nasais está pontilhada com pequenos abscessos que contêm os ovos dos vermes, e posteriormente apresentam tecido fibroso e proliferação do epitélio (Figura 8.25).

Epidemiologia. A epidemiologia é totalmente dependente da água como meio de infecção, tanto para os hospedeiros intermediários quanto definitivos.

Tratamento e controle. Como para *S. bovis*.

Muitas outras espécies de *Schistosoma* foram relatadas em bovinos. Detalhes quanto ao ciclo de vida, patogênese, epidemiologia, tratamento e controle são essencialmente similares àqueles para *S. bovis*.

Schistosoma spindale

Local de predileção. Veias mesentéricas.

Filo. Platyhelminthes.

Classe. Trematoda.

Família. Schistosomatidae.

Descrição macroscópica. Os sexos são separados; com os machos, que são largos e achatados, medindo até, aproximadamente, 1,5 cm de comprimento e carregando as fêmeas em um orifício de seu corpo curvado para dentro.

Descrição microscópica. Os ovos são fusiformes, medem 200-300 × 70-90 μm e têm um espinho lateral ou terminal. Não há opérculo.

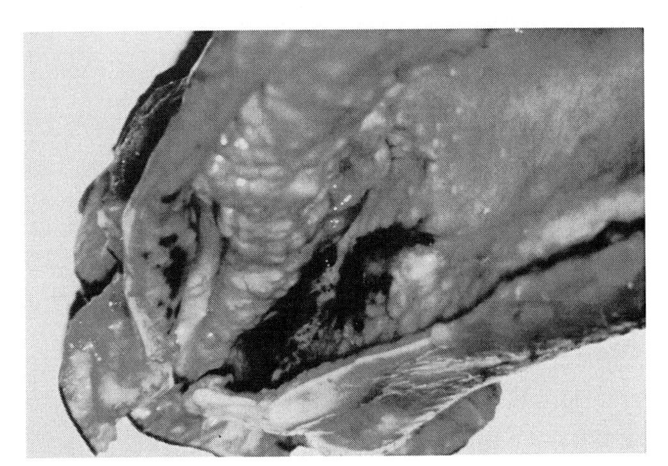

Figura 8.25 Lesões causadas por *Schistosoma nasalis* na mucosa nasal. (Esta figura encontra-se reproduzida em cores no Encarte.)

Hospedeiros. Bovinos, búfalos, equinos, suínos e, ocasionalmente, cães.

Distribuição geográfica. Partes da Ásia e do Extremo Oriente.

Grupo *japonicum*

Schistosoma japonicum

Nome comum. Trematódeo do sangue, bilharziose.

Locais de predileção. Veias portais e mesentéricas.

Filo. Platyhelminthes.

Classe. Trematoda.

Família. Schistosomatidae.

Descrição macroscópica. Os sexos são separados; os machos, que são largos e achatados, medem 9,5 a 20 mm de comprimento, carregando as fêmeas (12 a 26 mm de comprimento) em um orifício de seu corpo curvado para dentro. As ventosas estão juntas, dispostas próximas à extremidade anterior. A cutícula é espinhosa nas ventosas e no canal ginecóforo. Essa característica e a predileção por vasos são suficientes para a identificação do gênero.

Descrição microscópica. Os ovos são curtos e ovais, medindo 70-100 × 50-80 μm, e podem apresentar um pequeno espinho lateral subterminal. Não há opérculo.

Hospedeiros definitivos. Bovinos, equinos, ovinos, caprinos, cães, gatos, coelhos, suínos, roedores, humanos.

Hospedeiros intermediários. Caramujos que pertencem ao gênero *Oncomelania*.

Distribuição geográfica. Sul e leste da Ásia.

Patogênese. A penetração das cercárias através da pele causa dermatite, que fica evidente após, aproximadamente, 24 h de infecção. A passagem através dos pulmões pode causar pneumonia em infecções intensas e os órgãos abdominais tais como o fígado podem ser tornar congestos durante os primeiros estágios da doença, em razão da chegada de vermes imaturos nos vasos sanguíneos portais intra-hepáticos. A lesão mais grave é causada por endoparasitas adultos no estágio de oviposição, em razão da irritação causada pelos ovos alojados nos tecidos, que são forçados a encontrar seu caminho para o epitélio e lúmen do intestino por vênulas pequenas. As massas de ovos se tornam circundadas por áreas inflamadas e uma infiltração de leucócitos, em especial eosinófilos, dá origem um tipo de abscesso característico. Os abscessos na parede intestinal normalmente rompem, eliminando seu conteúdo no lúmen do intestino e, por fim cicatrizam, formando tecido cicatricial. No fígado, o abscesso se torna encapsulado e, por fim se torna calcificado, sendo que um número maior de tais focos leva ao aumento do fígado, cirrose e ascite.

A doença aguda é caracterizada por diarreia e anorexia, ocorre 7 a 8 semanas após infecções intensas e resulta inteiramente da resposta inflamatória e granulomatosa à deposição dos ovos nas veias mesentéricas e sua infiltração subsequente na mucosa intestinal. Após infecção intensa, a morte pode ocorrer rapidamente, porém, mais comumente, os sinais clínicos diminuem lentamente, conforme a infecção progride. Enquanto isso ocorre, parece haver migração dos vermes para longe da mucosa intestinal e reações a esses endoparasitas que migram e a seus ovos podem ocorrer no fígado.

A esquistossomose, em geral, é considerada uma infecção muito mais grave e importante em ovinos que em ruminantes maiores, e mesmo onde a prevalência alta do endoparasita é detectada em bovinos abatidos, os sinais clínicos da doença são verificados apenas raramente. Em ovinos, mostrou-se que a anemia e hipoalbuminemia são marcantes durante a fase clínica, aparentemente como resultado da hemorragia da mucosa, disemopoese e expansão do volume plasmático. A relevância da infecção leve não é conhecida, mas sugeriu-se que ela possa ter um efeito considerável na produtividade.

Há evidências experimentais de que ocorre resistência adquirida à reinfecção por espécies homólogas e, há evidências por infecções naturais de que resistência pode ser desenvolver como resultado de exposição prévia a espécies heterólogas.

Patologia. É similar ao visto em *S. bovis.* O tecido cicatricial e crescimentos papilomatosos frequentes podem ser vistos na mucosa intestinal. Em seções do fígado, há evidências de granulomas causados por ovos e fibrose portal provocada por ovos que entraram inadvertidamente nos vasos portais. Mesentério, linfonodos mesentéricos e baço, com frequência, estão alterados em razão da presença de quantidades anormais de tecido conjuntivo.

Detalhes quanto aos sinais clínicos, diagnóstico, epidemiologia, tratamento e controle são os mesmos que para *S. bovis.*

Outros schistosomas

Schistosoma turkestanica

Sinônimo. *Orientobilharzia turkestanicum.*

Locais de predileção. Veias mesentéricas e veias pequenas do pâncreas e do fígado.

Filo. Platyhelminthes.

Classe. Trematoda.

Família. Schistosomatidae.

Descrição macroscópica. É uma espécie pequena, os machos medem 4,2 a 8 mm e as fêmeas, 3,4 a 8 mm de comprimento.

Descrição microscópica. O ovário enovelado em forma de espiral é posicionado na parte anterior do corpo. Nos machos, há, aproximadamente 70 a 80 testículos. O útero da fêmea é curto e contém apenas um ovo por vez, que mede 72-77 × 16-26 μm, com espinho terminal e apêndice curto na extremidade oposta.

Hospedeiros definitivos. Bovinos, búfalos, ovinos, caprinos, camelos, equinos, asininos, mulas e gatos.

Hospedeiros intermediários. Caramujos (*Lymnaea euphratica*).

Distribuição geográfica. Ásia, Oriente Médio e partes da Europa.

Patogênese. De pouca relevância em bovinos, mas pode produzir debilidade acentuada em ovinos e caprinos, causando cirrose hepática e nódulos na parede dos intestinos. Com frequência, esses são acompanhados por perda de peso em pequenos ruminantes.

Tripanossomas

Membros do gênero *Trypanosoma* são hemoflagelados de enorme importância em bovinos na África Subsaariana como causa de tripanossomíase. Ver Capítulo 2 para descrições gerais.

Tripanossomas salivares

Muitas espécies de *Trypanosoma* encontradas em animais domésticos e selvagens são transmitidas ciclicamente por *Glossina* em grande parte da África Subsaariana. A presença de tripanossomíase impossibilita a criação de animais de produção em muitas áreas, enquanto em outras nas quais os vetores não são tão numerosos, a tripanossomíase e, com frequência, um problema grave, em especial em bovinos. A doença, algumas vezes conhecida como nagana, é caracterizada por linfadenopatia e anemia, acompanhadas por emaciação progressiva e, com frequência, morte.

Patogênese. Os sinais e efeitos dos vários tripanossomas encontrados em animais domésticos são mais ou menos similares. A patogênese da tripanossomíase pode ser considerada sob três aspectos principais:

- Desenvolvimento de **aumento linfoide** e **esplenomegalia.** Esse quadro é associado a hiperplasia de plasmócitos e hipergamaglobulinemia, que decorre principalmente do aumento da IgM. Concomitantemente, há um grau variável de supressão da resposta imune a outros antígenos, tais como patógenos microbianos ou vacinas. Em última instância, em infecções de longa duração, os órgãos linfoides e baço se tornam retraídos em razão da exaustão dos seus elementos celulares
- A **anemia** é uma característica cardinal da doença, em especial em bovinos e, inicialmente, é proporcional ao grau de parasitemia. A anemia é causada principalmente por hemólise extravascular pela eritrofagocitose no sistema fagocitário mononuclear do baço, fígado e pulmões, mas, conforme a doença se torna crônica, pode haver diminuição da síntese de hemoglobina. Leucopenia e trombocitopenia são causadas por mecanismos que predispõem os leucócitos e as plaquetas à fagocitose. Mecanismos imunológicos na patogênese levam a proliferação intensa de macrófagos ativados, que engolfam ou destroem eritrócitos, leucócitos, plaquetas e células hematopoéticas. Posteriormente, em infecções com vários meses de duração, quando a parasitemia com frequência se torna baixa e intermitente, a anemia pode se resolver em um grau variável. Entretanto, em alguns casos crônicos, ela pode persistir apesar da quimioterapia
- Degeneração celular e infiltrados inflamatórios ocorrem em muitos órgãos, tais como músculo esquelético e sistema nervoso central (SNC), mas talvez, mais significativamente no miocárdio, onde há separação e degeneração das fibras musculares. Os mecanismos subjacentes dessas alterações ainda estão sendo estudados.

Sinais clínicos. Em bovinos, os sinais principais são anemia, aumento generalizado dos linfonodos superficiais (Figura 8.26), letargia e perda progressiva de condição corporal. Febre e perda de apetite ocorrem de forma intermitente durante os picos de parasitemia, sendo esse último marcante nos estágios terminais da doença. Tipicamente, a enfermidade é crônica, e se estende por vários meses,

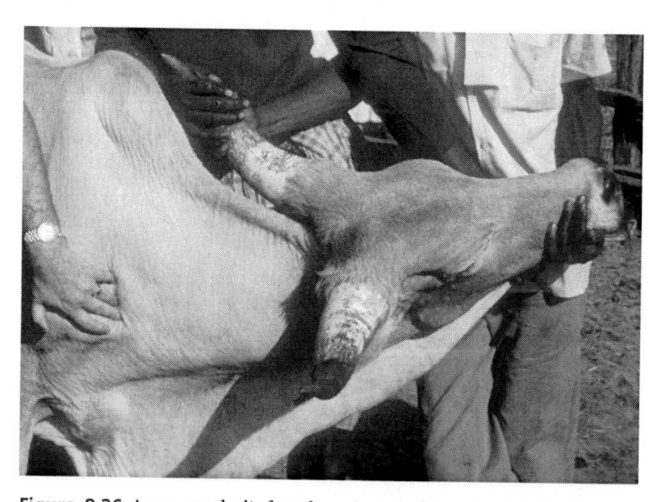

Figura 8.26 Aumento do linfonodo pré-escapular em um Zebu com tripanossomíase. (Esta figura encontra-se reproduzida em cores no Encarte.)

tendo resultado normalmente fatal, se não tratada. Como problema de rebanho, o crescimento dos animais jovens é prejudicado, enquanto os animais adultos mostram diminuição da fertilidade e, se as fêmeas estiverem prenhes, podem abortar ou parir bezerros fracos. Nos estágios terminais, os animais tornam-se extremamente fracos, os linfonodos estão diminuídos de tamanho e, com frequência, há pulso jugular. A morte é associada à insuficiência cardíaca congestiva decorrente da anemia e miocardite. Ocasionalmente, a doença é aguda e a morte ocorre 2 a 3 semanas após a infecção, sendo precedida por febre, anemia e hemorragias disseminadas.

Diagnóstico. Os sinais clínicos da doença, embora indicativos, não são patognomônicos. A confirmação do diagnóstico clínico depende da demonstração de tripanossomas no sangue. Se um rebanho estiver envolvido, um número representativo de amostras de sangue deve ser examinado, uma vez que em alguns indivíduos, a parasitemia pode estar em remissão ou, em casos de curso prolongado, pode ser extremamente escassa. Ocasionalmente, quando a parasitemia for intensa, é possível detectar tripanossomas móveis em esfregaços frescos de sangue. Mais em geral, tanto esfregaços espessos quanto finos são secos ao ar e examinados posteriormente. Esfregaços espessos, desemoglobinizados antes da coloração com corante de Giemsa ou de Leishman, oferecem maior chance de encontrar tripanossomas, enquanto o esfregaço fino corado é usado para a diferenciação entre as espécies desse hemoparasita.

Técnicas mais sensíveis utilizam centrifugação em um tubo de micro-hematócrito, seguido pelo exame microscópico da interface entre a camada celular e o plasma; de forma alternativa, o tubo pode ser quebrado, a camada celular pode ser colocada sobre uma lâmina e examinada sob microscopia de fundo escuro ou contraste de fase para detecção de tripanossomas móveis. Com essas técnicas, o VG também é obtido, que é de valor indireto para o diagnóstico, caso seja possível eliminar outras causas de anemia, em especial helmintoses.

Vários testes sorológicos foram descritos e incluem o teste de anticorpos fluorescentes indireto e o ELISA e têm sido parcialmente validados, mas requerem mais avaliações e padronização.

Patologia. A carcaça, com frequência, está pálida e emaciada e pode haver aumento de volume edematoso nas partes inferiores do abdome e órgão genital com atrofia serosa da gordura. Fígado, linfonodos e baço estão aumentados e as vísceras estão congestas. Petéquias podem estar presentes em linfonodos, pericárdio e mucosa intestinal. O fígado está hipertrofiado e congesto, com degeneração e necrose dos hepatócitos, dilatação dos vasos sanguíneos e infiltração do parênquima com células mononucleares. Uma miocardite não supurativa, algumas vezes associada a hidropericardite, foi relatada acompanhada de degeneração e necrose do tecido miocárdico. Outras lesões podem incluir glomerulonefrite, necrose tubular renal, meningoencefalite não supurativa, polioencefalomalacia focal, ceratite, oftalmite, orquite, pneumonia intersticial e atrofia de medula óssea. Hipertrofia esplênica e de linfonodos ocorre durante a fase aguda, mas os tecidos linfoides, normalmente, estão exauridos e fibróticos no estágio crônico.

Epidemiologia. Os vetores são muitas espécies de *Glossina*, incluindo *G. morsitans*, *G. palpalis*, *G. longipalpis*, *G. pallidipes* e *G. austeni*. *Trypanosoma congolense* também pode ser transmitido mecanicamente por outras moscas picadoras em áreas livres de moscas-tsé-tsé, embora isso seja incomum. Uma vez que o ciclo de vida de *T. vivax* é curto, ele é transmitido de forma mais imediata que outras espécies e a transmissão mecânica de *T. vivax* por tabanídeos permite sua disseminação fora da área na qual as moscas-tsé-tsé estão presentes. A doença pode também ser transmitida mecanicamente por agulhas e instrumentos contaminados.

A epidemiologia depende de três fatores: a distribuição dos vetores, a virulência do parasita e a resposta do hospedeiro:

- **Os vetores**: Dos três grupos de moscas-tsé-tsé (ver *Glossina*), a das savanas e a ribeirinha são as mais importantes, uma vez que habitam áreas apropriadas para os animais pastarem e beberem água. Embora a taxa de infecção de *Glossina* por tripanossomas normalmente seja baixa, variando de 1 a 20% das moscas, cada uma é infectada por toda a vida, e sua presença em qualquer número torna a criação de bovinos, suínos e equinos extremamente difícil. Moscas picadoras podem atuar como vetores mecânicos, mas sua relevância na África ainda não foi definida
- **Os parasitas**: Uma vez que animais parasitêmicos comumente sobrevivem por períodos de tempo prolongados, há amplas oportunidades de transmissão pelas moscas. Talvez o aspecto mais importante da tripanossomíase que contribua para a parasitemia persistente seja a maneira pela qual o parasita evade a resposta imune do hospedeiro. Conforme indicado anteriormente, tripanossomas metacíclicos e na corrente sanguínea possuem uma camada de glicoproteínas que é antigênica e provoca a formação de anticorpos que causam opsonização e lise dos tripanossomas. Infelizmente, até a chegada do momento no qual os anticorpos são produzidos, uma parte dos tripanossomas alterou a composição química da sua camada de glicoproteínas e, agora, mostra uma superfície antigênica diferente, que não é afetada pelos anticorpos. Esses tripanossomas que possuem uma nova variante antigênica se multiplicam e produzem uma segunda onda de parasitemia; o hospedeiro produz um segundo anticorpo, mas novamente a camada de glicoproteínas se altera em alguns tripanossomas, de maneira que a terceira onda de parasitemia ocorre. Esse processo de variação antigênica, associado a ondas e remissões de parasitemia, com frequência a intervalos semanais, pode continuar por meses, normalmente com resultado fatal. Atualmente, sabe-se que a troca repetida da camada de glicoproteínas depende de uma expressão fracamente ordenada da sequência de um número indefinido de genes, cada qual codificando uma camada glicoproteica diferente. Isso, juntamente com o achado de que os tripanossomas metacíclicos podem ser uma mistura de tipos antigênicos, cada qual expressando um repertório genético diferente, explica o porquê de animais domésticos, mesmo tratados com sucesso, com frequência serem imediatamente suscetíveis à reinfecção. A complexidade de antígenos potencialmente envolvidos também derrotou tentativas de vacinação
- **Os hospedeiros**: A tripanossomíase é basicamente uma infecção de animais selvagens em que, geralmente, ela chegou a um *modus vivendi* no qual animais hospedeiros são parasitêmicos por períodos prolongados, mas, em geral, permanecem com boa saúde. Essa situação é conhecida como **tripanotolerância**. Em contrapartida, a criação de animais domésticos de produção em áreas endêmicas tem sido associada a morbidade excessiva e mortalidade, embora haja evidência de que ocorreu um grau de adaptação ou seleção em muitas raças. Dessa forma, no oeste da África, bovinos pequenos e sem cupim tipo *Bos taurus*, a raça N'Dama, sobrevivem e se reproduzem em áreas nas quais há um desafio pesado por tripanossomas, apesar da ausência de medidas de controle (Figura 8.27). Entretanto, sua resistência não é absoluta e a tripanossomíase exerce um efeito marcante, principalmente na produtividade. Em outras áreas da África, raças indígenas de ovinos e caprinos são conhecidas por serem tripanotolerantes, embora isso possa decorrer, em parte, do fato de serem hospedeiros relativamente pouco atraentes para *Glossina*. Ainda não se sabe precisamente como os animais tripanotolerantes superam as variações antigênicas. Acredita-se que o controle e eliminação gradual da sua parasitemia possam depender da presença de uma resposta humoral particularmente rápida e efetiva, embora outros fatores também possam estar envolvidos.

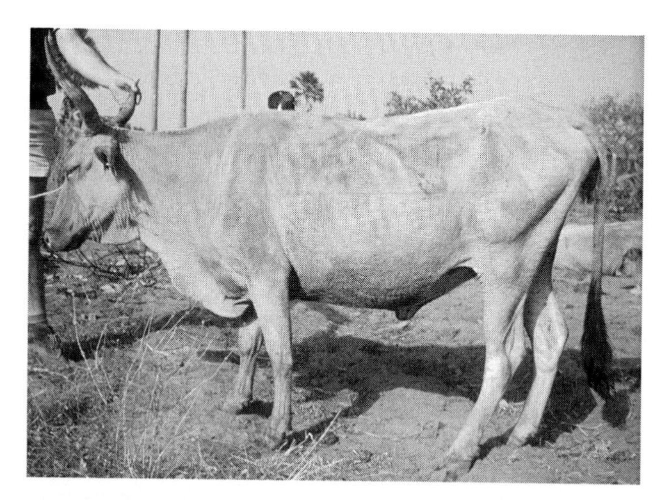

Figura 8.27 Raça N'Dama tripanotolerante no oeste da África. (Esta figura encontra-se reproduzida em cores no Encarte.)

Trypanosoma brucei brucei

Nome comum. Nagana.

Local de predileção. Sangue. *Trypanosoma brucei brucei* também é encontrado extravascularmente, por exemplo, no miocárdio, SNC e trato reprodutivo.

Filo. Euglenozoa.

Classe. Kinetoplastea.

Família. Trypanosomatidae.

Subgênero. *Trypanozoon.*

Descrição. *Trypanosoma brucei brucei* é pleomórfico em forma, e varia de longo e delgado, até 42 µm (média de 29 µm), a curto e robusto, medindo 12 a 26 µm (média de 18 µm); as duas formas, com frequência, estão presentes na mesma amostra de sangue. A membrana ondulante é conspícua, o cinetoplasto é pequeno e subterminal e a extremidade posterior é pontiaguda. Na forma delgada, o cinetoplasto está a até 4 µm da extremidade posterior, que normalmente é virada para fora, afinando-se quase em ponta, e apresenta um flagelo livre bem desenvolvido; na forma robusta, o flagelo é curto ou ausente e a extremidade posterior é larga e arredondada, com o cinetoplasto quase terminal. As formas intermediárias têm, em média, de 23 µm de comprimento e têm extremidade posterior romba e flagelo moderadamente longo (Figura 8.28; ver também Figura 2.6). Uma quarta forma com núcleo posterior pode ser vista em animais de laboratório. Em esfregaços de sangue frescos e não fixados, o organismo se move rapidamente dentro de áreas pequenas do campo do microscópio.

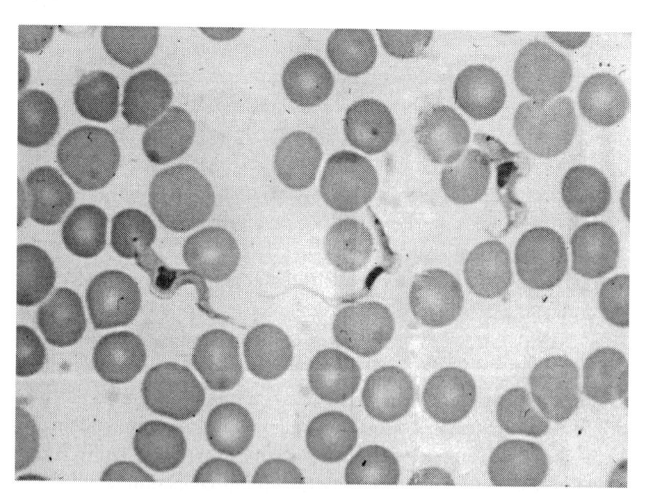

Figura 8.28 Tripomastigotas de *Trypanosoma brucei*. (Esta figura encontra-se reproduzida em cores no Encarte.)

Hospedeiros. Bovinos, equinos, jumentos, zebu, ovinos, caprinos, camelos, suínos, cães, gatos, espécies de caça selvagens, especificamente o antílope.

Distribuição geográfica. Aproximadamente 10 milhões de km^2 de África Subsaariana, entre as latitudes 14° N e 29° S.

Patogênese. Em infecções por *T. brucei brucei*, a doença normalmente é mais crônica em bovinos e os animais podem sobreviver por vários meses e podem se recuperar.

Tratamento. Dois fármacos de uso comum são o isometamídio e o aceturato de diminazeno. Esses, em geral, obtêm sucesso, exceto quando os tripanossomas desenvolveram resistência ao medicamento ou em alguns casos muito crônicos. O tratamento deve ser seguido por vigilância, uma vez que a reinfecção, seguida por sinais clínicos e parasitemia, pode ocorrer dentro de 1 a 2 semanas. De maneira alternativa, os animais podem apresentar recidiva após a quimioterapia em razão de um foco de infecção persistente nos tecidos ou em decorrência da sobrevida dos tripanossomas aos medicamentos.

Notas. Antílopes são a espécie hospedeira natural e são reservatórios de infecção para os animais domésticos. Equinos, mulas e jumentos são muito suscetíveis, e a doença é muito grave em ovinos, caprinos, camelos e cães (ver os hospedeiros respectivos).

Outras subespécies de *T. brucei* – *T. brucei evansi* e *T. brucei equiperdum* – são descritas separadamente sob suas respectivas subespécies e hospedeiros definitivos.

Outras duas subespécies, *T. brucei gambiense* e *T. brucei rhodesiense*, são causas importantes da 'doença do sono' em humanos.

Trypanosoma brucei evansi

Sinônimos. *Trypanosoma evansi, Trypanosoma equinum.*

Nomes comuns. Surra, *el debab*, *mbori*, murrina, *mal de Caderas*, *doucana*, *dioufar*, *thaga*.

Local de predileção. Sangue.

Filo. Euglenozoa.

Classe. Kinetoplastea.

Família. Trypanosomatidae.

Subgênero. *Trypanozoon.*

Hospedeiros. Equinos, jumentos, camelos, bovinos, zebu, caprinos, suínos, cães, búfalo d'água, elefante, capivara, anta, fuinha, jaguatirica, veado e outros animais selvagens. Muitos animais de laboratório e selvagens podem ser infectados experimentalmente.

Distribuição geográfica. Norte da África, América Central e do Sul, centro e sul da Rússia, partes da Ásia (Índia, Birmânia, Malásia, sul da China, Indonésia, Filipinas).

Patogênese. Espécies domésticas tais como bovinos, búfalos e suínos são infectados comumente, mas a doença clínica é incomum, e sua relevância principal é como reservatórios da infecção.

Tratamento e controle. Suramina ou quinapiramina (Trypacide®) são os fármacos de escolha para o tratamento e também conferem um período mais curto de profilaxia. Para uma proteção mais prolongada, uma quinapiramina modificada, conhecida como

Trypacide® Pro-Salt, também está disponível. Infelizmente, a resistência aos fármacos, ao menos à suramina, não é incomum.

Notas. A distribuição original desse parasita coincide com a do camelo, e, com frequência, está associada a desertos áridos e estepes semiáridas.

Para mais detalhes, ver Capítulo 10.

Trypanosoma congolense

Nomes comuns. Nagana, paranagana, febre do Gâmbia, *ghindi*, *gobial*.

Local de predileção. Sangue.

Filo. Euglenozoa.

Classe. Kinetoplastea.

Família. Trypanosomatidae.

Subgênero. *Nannomonas*.

Descrição. *Trypanosoma congolense* é pequeno, monomórfico em forma, e mede 8 a 20 μm de comprimento. A membrana ondulante é inconspícua, o cinetoplasto de tamanho médio é marginal e a extremidade posterior é romba. Não há flagelo livre (Figura 8.29; ver também Figura 2.5). Em esfregaços sanguíneos frescos, o organismo se move lentamente, com frequência, aparentemente ligado a hemácias.

Hospedeiros. Bovinos, ovinos, caprinos, equinos, camelos, cães, suínos. Hospedeiros reservatórios incluem antílope, girafa, zebra, elefante e javali.

Distribuição geográfica. Amplamente distribuído na África tropical entre as latitudes 15° N e 25° S.

Patogênese. Com *T. congolense*, há muitas estirpes que se diferenciam de forma marcante quanto à virulência. Em bovinos, o parasita pode causar uma doença aguda fatal, que resulta em morte em, aproximadamente, 10 semanas; uma forma crônica com recuperação em aproximadamente 1 ano; ou uma forma leve, quase assintomática. Os sinais causados por essa espécie são similares àqueles causados por outros tripanossomas, mas o SNC não é afetado.

Tratamento e controle. Em bovinos infectados, dois fármacos de uso comum são o aceturato de diminazeno (Berenil®) e sais de homidium (Ethidium® e Novidium®). Assim como para *T. brucei*, esses medicamentos normalmente têm sucesso, exceto quando os tripanossomas desenvolveram resistência ao fármaco ou em alguns casos muito crônicos.

Comentários adicionais quanto ao tratamento e controle de infecções por *T. brucei* também se aplicam a *T. congolense*.

Notas. *Trypanosoma congolense, congolense* é o tripanossoma mais importante em bovinos na África tropical. A doença africana nagana é causada por *T. congolense*, com frequência em infecção mista com *T. brucei* e *T. vivax*.

Trypanosoma vivax

Nomes comuns. Nagana, souma.

Local de predileção. Sangue.

Filo. Euglenozoa.

Classe. Kinetoplastea.

Família. Trypanosomatidae.

Subgênero. *Duttonella*.

Descrição. *Trypanosoma vivax* é monomórfico, variando de 20 a 27 μm. A membrana ondulante é inconspícua, o grande cinetoplasto é terminal e a extremidade posterior é larga e arredondada. Um flagelo livre curto está presente (Figura 8.30; ver também Figura 2.4). Em esfregaços sanguíneos frescos, *T. vivax* se move rapidamente através do campo microscópico.

Hospedeiros. Bovinos, ovinos, caprinos, camelos, equinos; antílope e girafa são reservatórios.

Distribuição geográfica. África central, oeste das Índias, Américas Central e do Sul (Brasil, Venezuela, Bolívia, Colômbia, Guiana, Guiana Francesa), Ilhas Maurício.

Patogênese. *Trypanosoma vivax* é mais importante em bovinos. Em geral, estirpes de *T. vivax* do oeste da África são mais patogênicas que aquelas do leste da África, exceto por uma estirpe do leste da África que causa doença hemorrágica aguda que é muito patogênica.

Tratamento. Como para *T. congolense*.

Notas. Há três subespécies:

- *Trypanosoma vivax vivax* causa a doença souma na África e é encontrado em infecções mistas com *T. congolense* e *T. brucei*
- *Trypanosoma vivax viennei* ocorre no Novo Mundo e é transmitido por moscas-de-cavalos. Essa subespécie ocorre em bovinos, equinos, ovinos e caprinos no norte da América do Sul, América Central, Índia ocidental e Ilhas Maurício
- *Trypanosoma vivax uniforme* é similar a *T. vivax vivax*, mas é menor, medindo 12 a 20 μm de comprimento (média de 16 μm). Ele ocorre em bovinos, ovinos, caprinos e antílopes na Uganda e Zaire, causando uma doença similar à de *T. vivax vivax*.

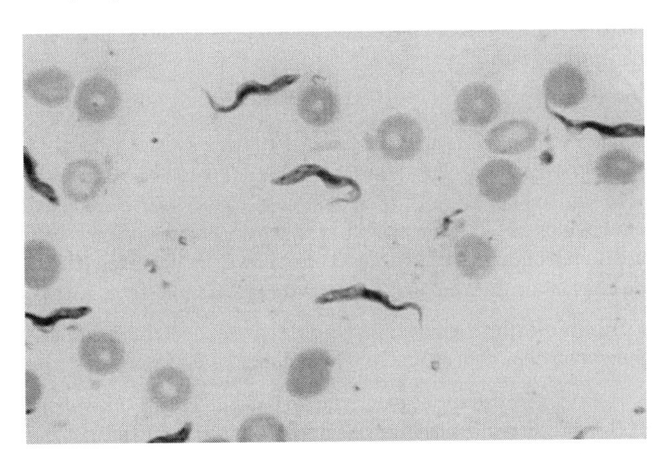

Figura 8.29 Tripomastigotas de *Trypanosoma congolense*. (Esta figura encontra-se reproduzida em cores no Encarte.)

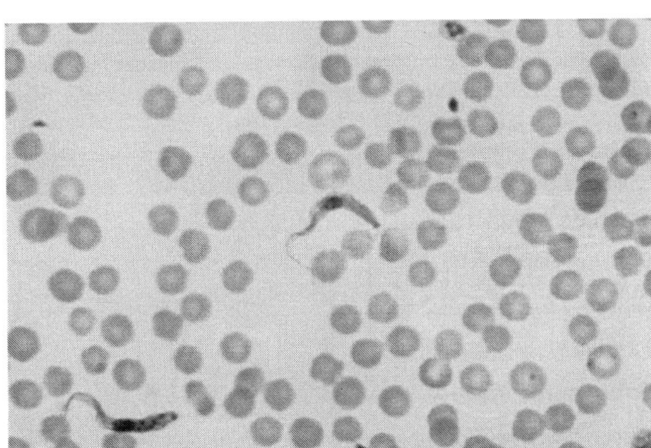

Figura 8.30 Tripomastigotas de *Trypanosoma vivax*. (Esta figura encontra-se reproduzida em cores no Encarte.)

Tabela 8.5 Medicamentos usados no tratamento e controle de Nagana em bovinos.

Medicamento	Dose recomendada	Comentários
Aceturato de diminazeno	3 a 10 mg/kg, IM	*T. brucei*, *T. congolense*, *T. vivax*
Isometamídio	0,25 a 1 mg/kg, IM	*T. brucei*, *T. congolense*, *T. vivax*. Reação local
Brometo de homídio Cloreto de homídio	1 mg/kg SC	*T. congolense*, *T. vivax* Profilaxia por 6 semanas
Brometo de piritídeo	2 a 2,5 mg/kg	*T. congolense*, *T. vivax* Profilaxia por 4 meses

Controle da tripanossomíase salivar. Atualmente, ele depende do controle das moscas-tsé-tsé, discutido sob o tópico Moscas-tsé-tsé (*Glossina* spp.) no Capítulo 17, e do uso de medicamentos (Tabela 8.5).

Em bovinos e, se necessário, em ovinos e caprinos, isometamídio é o medicamento de escolha, uma vez que ele permanece nos tecidos e tem um efeito profilático por 2 a 6 meses. Em contrapartida, diminazeno pode ser usado conforme os casos clínicos se manifestem, sendo selecionados pelo exame clínico ou pela detecção hematológica de animais anêmicos. Para diminuir o possível desenvolvimento de resistência aos medicamentos, é aconselhável trocar periodicamente de um tripanocida para outro. Para aumentar ainda mais o uso eficaz de fármacos tripanocidas, eles podem ser usados como medidas curativas e o tratamento deve ser restrito a animais individuais clinicamente afetados.

Dois aspectos importantes do controle são:

- A necessidade de proteger os bovinos originários de uma zona livre de moscas-tsé-tsé enquanto transportados para comercialização por uma área endêmica para tripanossomíase
- Conhecimento quanto aos perigos de introduzir gado de uma área onde a tripanossomíase está presente em uma propriedade livre de moscas-tsé-tsé, uma vez que a transmissão mecânica pode causar um surto da doença.

Em ambos os casos, é aconselhável tratar com um medicamento tripanocida em um momento apropriado.

Uma abordagem alternativa, usando raças de ruminantes tripanotolerantes, talvez combinados com o uso cauteloso de medicamentos, pode, posteriormente, oferecer uma solução realista para muitas áreas nas quais a doença é endêmica e esse aspecto, atualmente, está sob intenso estudo.

Tripanossomas estercorários

Esses são tripanossomas relativamente grandes encontrados no sangue de bovinos, com transmissão fecal por moscas tabanídeas (*Tabanus*, *Haematopota*).

Trypanosoma theileri

Local de predileção. Sangue.

Filo. Euglenozoa.

Classe. Kinetoplastea.

Família. Trypanosomatidae.

Subgênero. *Megatrypanum*.

Descrição. Tripanossomas grandes, medindo 60 a 70 μm de comprimento, embora possam ter até 120 μm com extremidade posterior longa e pontiaguda (Figura 8.31; ver também Figura 2.7).

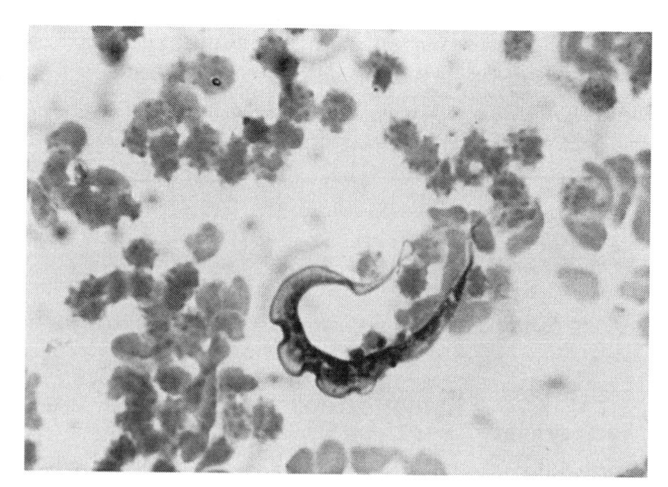

Figura 8.31 Tripomastigota de *Trypanosoma theileri*. (Esta figura encontra-se reproduzida em cores no Encarte.)

Há um cinetoplasto de tamanho médio, com membrana ondulante proeminente e um flagelo livre. Tanto as formas tripomastigota quanto epimastigota podem aparecer no sangue.

Hospedeiros. Bovinos.

Distribuição geográfica. Cosmopolita.

Patogênese. A infecção produz parasitemias transitórias, mas, em geral, é considerada não patogênica. Sob condições de estresse, pode causar aborto e mesmo morte.

Sinais clínicos. As infecções, em geral, são assintomáticas.

Diagnóstico. Normalmente, pode ser diagnosticado apenas incubando o sangue em meio de cultura apropriado para a multiplicação de tripanossomas.

Epidemiologia. *Trypanosoma theileri* é transmitido por moscas tabanídeas (*Tabanus*, *Haematopota*); a distribuição cosmopolita dos tripanossomas corresponde à área de prevalência do seu hospedeiro intermediário. Os tripomastigotas metacíclicos, presentes nas fezes dos vetores, ganham acesso ao sangue dos seus hospedeiros mamíferos por meio da penetração na pele lesionada, por contaminação de membranas mucosas, ou após a ingestão do vetor, quando os tripanossomas liberados penetram na mucosa. Infecção intrauterina foi relatada.

Tratamento e controle. Normalmente não são necessários, embora medidas de controle gerais de moscas possam ajudar a limitar a transmissão potencial de moscas tabanídeas.

Notas. Normalmente conhecidos como 'tripanossomas não patogênicos'.

Babesiose

Babesia são parasitas intraeritrocitários de animais domésticos e são transmitidos por carrapatos. A babesiose é particularmente grave em bovinos que não têm contato com o patógeno introduzidos em áreas endêmicas e é um entrave considerável ao desenvolvimento de criações de gado em muitas partes do mundo.

Epidemiologia. A epidemiologia das espécies de *Babesia* que acometem bovinos depende da interação de vários fatores:

- A virulência da espécie particular de *Babesia*. *Babesia bigemina* e *B. bovis* em regiões tropicais e subtropicais são altamente patogênicas, *B. divergens* no norte da Europa é relativamente patogênica, enquanto *B. major* produz apenas anemia transitória

- A idade do hospedeiro: Afirma-se frequentemente que há uma relação inversa entre a idade e a resistência à infecção por *Babesia*, de maneira que os animais jovens são menos suscetíveis à babesiose que os animais mais velhos. A razão para isso não é conhecida
- O estado imune do hospedeiro: Em áreas endêmicas, os animais jovens primeiro adquirem imunidade passivamente, a partir do colostro das suas mães. Como resultado, com frequência sofrem apenas infecções transitórias com sinais clínicos leves. Entretanto, essas infecções aparentemente são suficientes para estimular a imunidade ativa, embora a recuperação seja seguida por um longo período durante o qual eles são carreadores, ou seja, embora não apresentando sinais clínicos, seu sangue permanece infectante para carrapatos por muitos meses. Acreditava-se que a imunidade ativa dependesse da persistência do estado carreador e o fenômeno era conhecido como 'premunidade'. Entretanto, parece pouco provável que esse seja o caso, uma vez que se sabe atualmente que tais animais podem perder sua infecção, seja naturalmente, seja por quimioterapia, mas ainda reter imunidade sólida
- O nível de desafio por carrapatos: Em áreas endêmicas, nas quais há muitos carrapatos infectados, a imunidade do hospedeiro é mantida a um nível alto por meio de desafios repetidos e a doença clínica é rara. Em contrapartida, nos locais onde há poucos carrapatos infectados ou quando eles são confinados a áreas restritas, o estado imune da população é baixo e os animais jovens recebem pouca ou nenhuma proteção colostral. Se, sob essas circunstâncias, o número de carrapatos aumentar subitamente em razão de condições climáticas favoráveis ou por uma diminuição da frequência de banhos, a incidência de casos clínicos pode aumentar rapidamente. Essa situação é conhecida como instabilidade enzoótica
- Estresse: Em áreas endêmicas, surtos ocasionais de doença clínica, em especial em animais adultos, com frequência estão associados a alguma forma de estresse, tal como parto, ou a presença de outra enfermidade, como a febre do carrapato.

Babesia bigemina

Nome comum. Febre do Texas.

Local de predileção. Sangue.

Filo. Apicomplexa.

Classe. Aconoidasida.

Família. Babesiidae.

Descrição. *Babesia bigemina* é uma babésia grande e pleomórfica, mas caracteristicamente é vista e identificada por seus corpos em formato piriforme, unidos em um ângulo agudo dentro do eritrócito maduro (Figura 8.32). As formas redondas medem 2 μm e as piriformes alongadas medem 4 a 5 μm.

Hospedeiros. Bovinos, búfalos.

Distribuição geográfica. Austrália, África, América do Norte, América Central e América do Sul, Ásia e sul da Europa.

Patogênese. O parasita se divide rapidamente nos eritrócitos e produz a destruição rápida dessas células, cursando com hemoglobinemia, hemoglobinúria e febre.

Em geral, a infecção por *B. bigemina* não é tão virulenta quanto a infecção por *B. bovis*, embora os parasitas possam infectar 40% dos eritrócitos. Além disso, a doença é tipicamente bifásica, com a crise hemolítica aguda, se não for fatal, sendo seguida por um período prolongado de recuperação.

Sinais clínicos. Os bezerros são relativamente resistentes à infecção e, em geral, não manifestam a doença clínica. Em animais mais velhos, os sinais clínicos podem ser muito graves; entretanto, as diferenças quanto à patogenicidade podem ocorrer com vários isolados de *B. bigemina* associados a diferentes áreas geográficas. O primeiro sinal, em geral, é febre alta com temperatura retal chegando a 41,5°C. Há anorexia e atonia ruminal. Com frequência, o primeiro sinal visível da doença é que o animal se isola do rebanho, torna-se inquieto, procura pela sombra e pode se deitar. Os bovinos podem permanecer em posição quadrupedal, com as costas arqueadas, apresentar pelos ásperos e evidências de dispneia e taquicardia. As membranas mucosas inicialmente estão inflamadas e avermelhadas, mas conforme a lise de eritrócitos ocorre, elas se tornam pálidas e há sinais de anemia. A anemia é um fator contribuinte para a fraqueza e perda de condição corporal vistos em bovinos que sobrevivem à fase aguda da doença. A anemia pode ocorrer muito rapidamente, com 75% ou mais dos eritrócitos sendo destruídos em apenas alguns dias. Isso normalmente é associado a hemoglobinemia e hemoglobinúria graves. Após o início da febre, a crise, em geral, passa dentro de 1 semana, e, se o animal sobrevive, normalmente há perda de peso grave, queda na produção de leite, possivelmente aborto e recuperação prolongada. A mortalidade é extremamente variável e pode chegar a 50% ou mais, mas na ausência de estresse exagerado, a maioria dos animais sobrevive.

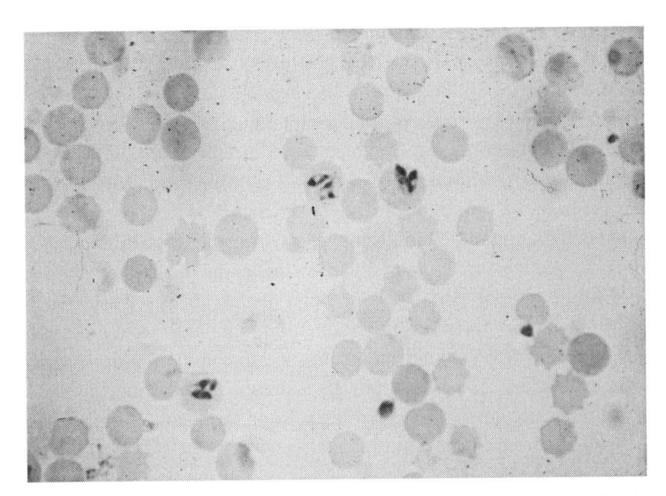

Figura 8.32 Estágios intraeritrocitários de *Babesia bigemina*. (Esta figura encontra-se reproduzida em cores no Encarte.)

Diagnóstico. Como para *B. bovis*.

Patologia. Infecções agudas são como descrito em *B. bovis*. Em bovinos que sofreram doença mais prolongada, as lesões agudas são muito menos evidentes. Hemorragias petequiais subepicárdicas podem estar presentes, a carcaça normalmente está emaciada e ictérica, o sangue é fino e aguado, a fáscia intermuscular é edematosa, o fígado tem coloração castanho-amarelada, e a bile pode conter flocos de material semissólido. Os rins estão pálidos e, com frequência, edematosos, e a bexiga pode conter urina normal, dependendo de quanto tempo depois da crise hemolítica a necropsia foi realizada. Embora o baço esteja aumentado, a polpa está mais firme que na babesiose aguda.

Epidemiologia. *Rhipicephalus* (*Boophilus*) *annulatus*, *Rhipicephalus* (*Boophilus*) *microplus* e *Rhipicephalus* (*Boophilus*) *decoloratus* são os principais vetores de *B. bigemina*. A transmissão mecânica é possível, mas ela não é eficiente o suficiente para manter a infecção na ausência de carrapatos vetores específicos.

Tratamento. Assim como para *B. bovis*, o sucesso no tratamento de *B. bigemina* depende do diagnóstico precoce e da administração imediata de fármacos efetivos. Se a medicação for administrada precocemente, normalmente há sucesso, uma vez que muitos compostos são efetivos. Um dos primeiros tratamentos bem-sucedidos foi o azul de tripan. Esse tratamento pode ser usado para determinar o tipo de infecção presente. *B. bigemina* é suscetível ao tratamento com azul de tripan, enquanto *B. bovis* não é. Em geral, as babésias pequenas são mais resistentes à quimioterapia. Os compostos usados mais comumente para o tratamento são diceturato de diminazeno (3 a 5 mg/kg), imidocarb (1 a 3 mg/kg) e amicarbalida (5 a 10 mg/kg); entretanto, o quinuronídeo e os derivados da acridina também são efetivos, quando estão disponíveis. O tratamento para *B. bigemina* é tão efetivo em algumas situações, que curas radicais ocorrem e, por fim, o animal torna-se suscetível à reinfecção. Por essa razão, a diminuição das doses dos medicamentos algumas vezes é indicada. O imidocarb tem sido utilizado com sucesso como quimioprofilaxia que evita a infecção clínica por até 2 meses, mas permite infecção subclínica leve conforme a concentração do fármaco diminui, o que resulta em premunição e imunidade.

Controle. Medidas específicas de controle normalmente não são necessárias para animais que nasceram de mães que vivem em áreas endêmicas, uma vez que a sua imunidade adquirida por meio da ingestão de colostro é reforçada gradualmente pela exposição repetida à infecção. De fato, a importância veterinária da babesiose decorre, principalmente, do seu papel como limitador à introdução de animais de produção melhorados provenientes de outras áreas. Áreas de instabilidade enzoótica também criam problemas quando o número de carrapatos aumenta subitamente, ou quando os animais, por alguma razão, são forçados a usar áreas adjacentes infestadas por carrapatos.

A imunização, usando o sangue de animais portadores, foi praticada por muitos anos em regiões tropicais, e mais recentemente na Austrália; estirpes de *Babesia* que foram passadas rapidamente, e que são relativamente não patogênicas, foram amplamente utilizadas em vacinas vivas. Em um futuro próximo, essas podem ser substituídas por vacinas com adjuvantes preparadas a partir de muitos antígenos recombinantes de *Babesia*. Em contrapartida, o controle da babesiose em animais suscetíveis introduzidos em áreas endêmicas depende da vigilância pelos primeiros poucos meses após sua chegada e, se necessário, tratamento.

A vacinação de bovinos contra infecção por *B. bigemina* é praticada comumente em muitos países por meio da inoculação de sangue de um animal doador. Esse sangue normalmente é obtido de um caso recuperado recentemente, sendo que qualquer reação à 'vacina' é controlada por meio do uso de medicamentos babesicidas. Na Austrália, o procedimento é mais sofisticado, de maneira que as vacinas são produzidas a partir de infecções agudas induzidas em doadores esplenectomizados. Por motivos econômicos, o sangue é coletado por transfusão, e não por exsanguinação. É interessante observar que a passagem rápida do parasita pelo sangue por inoculação de bezerros esplenectomizados teve o efeito desejável de diminuir a virulência da infecção em bezerros não esplenectomizados, de maneira que levantamentos pós-vacinais em bovinos, com frequência, não são realizados. A contagem dos parasitas no sangue determina a diluição desse último, que é coletado em recipientes plásticos, acondicionado em gelo e armazenado em recipientes isolados. Cada dose de vacina contém, aproximadamente, 10 milhões de parasitas. A maioria das vacinas é usada em bovinos com menos de 12 meses de idade, que vivem em condições de instabilidade enzoótica. O grau de proteção induzido é tal que apenas 1% dos bovinos vacinados desenvolvem babesiose clínica a partir de desafios a campo, comparado a 18% dos bovinos não vacinados.

A principal desvantagem das vacinas de eritrócitos é sua instabilidade e o fato de que, a não ser que a preparação seja supervisionada cuidadosamente, elas podem disseminar doenças tais como a leucose bovina enzoótica. Obviamente, não haverá tal problema com vacinas com base em antígenos recombinantes.

Um regime de quatro injeções de oxitetraciclina de longa ação, administrada a intervalos semanais em bovinos que não tiveram contato com o agente durante seu primeiro mês de pastejo em piquetes infestados por carrapatos, mostrou conferir profilaxia contra *B. bigemina* durante esse período, depois do qual os bovinos ficaram imunes ao desafio subsequente.

Notas. *Babesia bigemina*, uma babésia grande, é de especial interesse historicamente, uma vez que foi a primeira infecção causada por protozoário em humanos ou animais na qual foi demonstrada a presença de um artrópode hospedeiro intermediário. Isso foi demonstrado em 1893 por Smith e Kilborne, enquanto investigavam a causa da doença conhecida localmente como 'febre do Texas' em bovinos nos EUA. Desde então, a doença foi erradicada nesse país.

Babesia bovis

Sinônimo. *Babesia argentina*.

Local de predileção. Sangue.

Filo. Apicomplexa.

Classe. Aconoidasida.

Família. Babesiidae.

Descrição. *Babesia bovis* é uma babésia pequena pleomórfica, tipicamente identificada como um corpo único, como corpos redondos ou como um par de corpos piriformes unidos por um ângulo obtuso no centro do eritrócito maduro. As formas redondas medem 1 a 1,5 μm e os corpos piriformes medem 1,5 por 2,4 μm de tamanho. Formas vacuolizadas em anel são especialmente comuns.

Hospedeiros. Bovinos, búfalos, veados.

Distribuição geográfica. Austrália, África, América Central e do Sul, Ásia e sul da Europa.

Patogênese. *Babesia bovis*, em geral, é considerada a babésia bovina mais patogênica. Embora os sinais clássicos de febre, anemia e hemoglobinúria ocorram, o grau de anemia é desproporcional à parasitemia, uma vez que a diminuição do hematócrito a níveis abaixo de 20% pode ser associada a infecções de menos de 1% dos eritrócitos. A razão para isso não é conhecida. Adicionalmente, a infecção por *B. bovis* é associada à deposição de hemácias nos capilares pequenos. No cérebro, isso é causado pelo bloqueio dos vasos por coágulos de hemácias infectadas, o que leva à anoxia e lesão tecidual. Os sinais clínicos resultantes de agressão, incoordenação, convulsão e depressão são invariavelmente fatais. Por fim, trabalhos recentes indicaram que parte da gravidade da infecção por *B. bovis* pode ser associada à atividade de certos componentes plasmáticos, o que leva a estase circulatória, choque e coagulação intravascular.

Sinais clínicos. Incoordenação, convulsões, depressão e morte.

Diagnóstico. O histórico e os sinais clínicos de febre, anemia, icterícia e hemoglobinúria em bovinos localizados em áreas enzoóticas onde carrapatos *Rhipicephalus* (*Boophilus*) ocorrem normalmente são suficientes para justificar o diagnóstico de babesiose. Para confirmação, o exame de esfregaços sanguíneos corados com Giemsa revela os parasitas nos eritrócitos. Entretanto, uma vez que a fase febril aguda tenha cedido, esses hemoparasitas, normalmente, são impossíveis de encontrar, uma vez que eles são removidos da circulação rapidamente. Ademais, a técnica de biopsia cerebral que foi descrita provou-se muito útil na detecção e no diagnóstico de infecções por *B. bovis*. As parasitemias caracteristicamente baixas no sangue circulante tornam essa técnica muito útil para melhorar as chances de visualizar o organismo. Há uma concentração marcante de eritrócitos infectados nos capilares do cérebro.

Seis esfregaços sanguíneos devem ser realizados de cada animal, sendo secos ao ar e fixados em metanol e/ou amostras de sangue total em um anticoagulante e soro devem ser coletadas. Em casos de infecção crônica, o diagnóstico normalmente é confirmado usando uma variedade de testes sorológicos para a detecção de anticorpos específicos, uma vez que os organismos desaparecem ou estão presentes em números extremamente baixos logo após a infecção aguda. Atualmente, o ensaio de imunofluorescência é o teste de escolha para o diagnóstico sorológico de *B. bovis*.

Outras condições que devem ser consideradas e que podem se assemelhar à babesiose são anaplasmose, tripanossomíase, theileriose, leptospirose, hemoglobinúria bacilar, hemobartonelose e eperitrozoonose.

Patologia. Na necropsia, a carcaça está pálida e ictérica e os pulmões podem estar edemaciados e congestos em bovinos que morreram precocemente no curso da doença. O saco pericárdico pode conter líquido sero-hemorrágico e hemorragias petequiais subepicárdicas e subendocárdicas. O fígado está aumentado e ictérico, e a vesícula biliar pode estar hemorrágica na superfície mucosa, distendida e conter bile espessa e verde-escura. O baço acentuadamente aumentado, e apresenta consistência escura e polposa. As mucosas abomasal e intestinal podem estar ictéricas, com placas de hemorragia subserosas (Figura 8.33). O sangue está fino e aquoso. A bexiga urinária frequentemente está distendida, com urina castanho-avermelhada escura. Icterícia comumente está distribuída no tecido conjuntivo. Os linfonodos estão edematosos e, com frequência, apresentam petéquias.

Epidemiologia. *Babesia bovis* é transmitida pelos mesmos carrapatos que transmitem *B. bigemina*, isto é, *Rhipicephalus* (*Boophilus*) *annulatus* e *Rhipicephalus* (*Boophilus*) *microplus*. O carrapato *Rhipicephalus* (*Boophilus*) *decoloratus*, que é amplamente distribuído na África, não parece transmitir *B. bovis*, embora ele transmita imediatamente *B. bigemina*. Há relatos de *B. bovis* na Europa, para a qual acredita-se que o vetor seja *Ixodes ricinus*.

Tratamento. O tratamento bem-sucedido depende do diagnóstico precoce e da administração imediata de fármacos efetivos. Há menor probabilidade de sucesso no tratamento se esse for retardado até que o animal já esteja fraco pela febre e pela anemia. A quimioterapia, em geral, é efetiva, embora *B. bovis* normalmente seja mais difícil de tratar que outras espécies de *Babesia*, e um segundo tratamento, ou discreto aumento das doses, pode ser desejável. Os compostos usados mais comumente para o tratamento de babesiose são diaceturato de diminazeno (3 a 5 mg/kg), imidocarb (1 a 3 mg/kg) e amicarbalida (5 a 10 mg/kg); entretanto, o quinurônio e os derivados da acridina também são efetivos, quando estão disponíveis. Azul de tripan não é efetivo contra *B. bovis*.

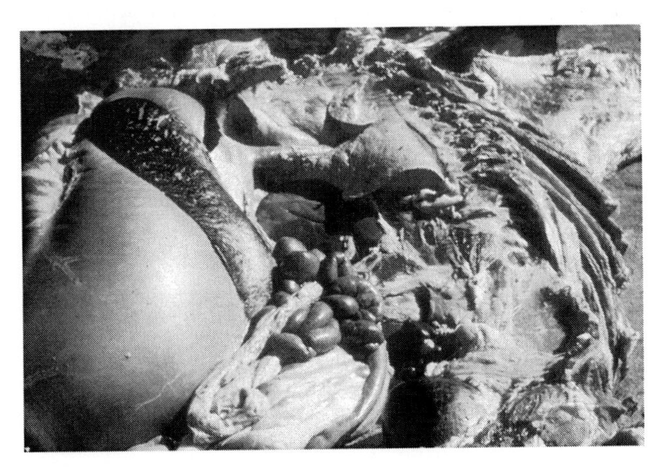

Figura 8.33 Achados *post mortem* de infecções por *Babesia bovis*. (Esta figura encontra-se reproduzida em cores no Encarte.)

Controle. O número de carrapatos e, portanto, o grau de infecção por *Babesia* pode ser diminuído por meio da pulverização ou banho regulares com acaricidas. Adicionalmente, a seleção e a reprodução de bovinos que adquirem um alto grau de resistência aos carrapatos são praticadas, em especial na Austrália. O uso disseminado de vacinas para carrapatos pode também ter influenciado de forma significativa a incidência de infecções em bovinos (ver Controle de *B. bigemina*).

A passagem repetida de *B. bovis* em bezerros esplenectomizados resulta na atenuação do organismo e, por muitos anos, essa vacina atenuada foi produzida e usada com sucesso na Austrália para a prevenção de *B. bovis*. Em alguns bovinos mais velhos (vacas leiteiras mais velhas e em produção), a quimioterapia pode ser indicada, mas normalmente a vacina pode ser usada sem o tratamento.

O desenvolvimento de técnicas *in vitro* para o cultivo de *B. bovis* em eritrócitos bovinos levou ao isolamento de antígenos solúveis que, quando combinados aos adjuvantes, se mostraram imunogênicos. Embora eles não evitem a infecção, essas vacinas não infecciosas parecem ser responsáveis por moderar os efeitos da infecção. Elas não produzem um nível de proteção tão alto quanto visto em vacinas de premunização, mas são seguras e não formam carreadores. Em algumas situações, essas vacinas, embora protetoras contra desafios homólogos, podem não proteger contra variantes imunológicas. Foi mostrado que a passagem *in vitro* contínua de *B. bovis* induz um nível de atenuação similar àquele visto com a passagem do organismo em bezerros esplenectomizados e relatou-se que a infecção por esses organismos atenuados evita a infecção clínica após desafio com *B. bovis* virulenta. A principal desvantagem das vacinas de eritrócitos é sua instabilidade e o fato de que, a não ser que a preparação seja supervisionada cuidadosamente, elas podem disseminar doenças tais como a leucose bovina enzoótica. Obviamente, não haverá tal problema com vacinas com base em antígenos recombinantes.

Babesia divergens

Nome comum. Febre da urina vermelha.

Local de predileção. Sangue.

Filo. Apicomplexa.

Classe. Aconoidasida.

Família. Babesiidae.

Descrição. O exame de esfregaços sanguíneos corados mostra os organismos dentro dos eritrócitos, quase sempre isoladamente ou em pares, frequentemente dispostos em um ângulo característico com suas extremidades estreitas opostas. Tipicamente, eles são piriformes, mas podem ser redondos, alongados ou em forma de charuto. *Babesia divergens* é uma 'pequena babésia' e, em esfregaços sanguíneos, tipicamente se apresenta como microrganismos pares, amplamente divergentes, que medem 1,5 por 0,4 μm, localizando-se próximo às bordas dos eritrócitos (ver Figura 2.31). Outras formas podem estar presentes, medindo 2 por 1 μm, algumas têm formato circular, com até 2 μm de diâmetro e poucas podem ser vacuoladas.

Hospedeiros. Bovinos.

Distribuição geográfica. Norte da Europa.

Patogênese. Os hemoparasitas, que se dividem rapidamente nos eritrócitos, produzem destruição dos mesmos, cursando com hemoglobinemia, hemoglobinúria e febre. Esse quadro pode ser tão agudo que causa morte em alguns dias, durante os quais o VG diminui para menos de 20%. A parasitemia, que normalmente é detectável apenas quando os sinais clínicos aparecem, pode envolver entre 0,2 e 45% das hemácias. Formas mais brandas da doença, associadas a hospedeiros relativamente resistentes, são caracterizadas por febre, anorexia e, talvez, icterícia branda por um período de vários dias.

Sinais clínicos. Tipicamente, a doença aguda ocorre 1 a 2 semanas após os carrapatos começarem a se alimentar e é caracterizada por febre e hemoglobinúria ('urina vermelha'). As membranas mucosas, inicialmente congestas, tornam-se ictéricas, as frequências cardíaca e respiratória aumentam, os batimentos cardíacos, em geral, são muito audíveis e, em bovinos, os movimentos ruminais cessam e pode ocorrer aborto. Se não tratados, a morte comumente ocorre nessa fase. Ademais, o período de convalescença é prolongado, há perda de peso e diminuição da produção de leite e diarreia seguida por constipação intestinal é comum. Em animais previamente expostos à infecção, os sinais clínicos podem ser leves ou mesmo inaparentes.

Diagnóstico. O histórico e os sinais clínicos normalmente são suficientes para justificar o diagnóstico de babesiose. Para confirmação, a avaliação de esfregaços sanguíneos corados com Giemsa revelará o parasita dentro dos eritrócitos (Figura 8.34). Entretanto, uma vez que a fase aguda febril tenha cedido, normalmente é impossível encontrar os parasitas, uma vez que eles são rapidamente removidos da circulação.

Patologia. Na necropsia, a carcaça está pálida e ictérica, a bile está espessa e granular e pode haver hemorragia petequial subepicárdica e subendocárdica.

Epidemiologia. *Babesia divergens* é transmitida por *Ixodes ricinus*, e é disseminada e patogênica, com casos clínicos ocorrendo durante os períodos de atividade dos carrapatos, principalmente na primavera e outono. A infecção pelo carrapato é transmitida por via transovariana e as larvas, ninfas e adultos da próxima geração são todos capazes de transmitir a infecção para bovinos.

Tratamento. Amicarbalida, diceturato de diminazeno e imidocarb são os fármacos mais comumente utilizados. Recentemente, preparações de ação prolongada de oxitetraciclina mostraram efeito profilático contra infecção por *B. divergens*. O imidocarb, em razão da sua persistência nos tecidos, tem efeito profilático por muitas semanas. Durante o período de convalescença da doença, transfusões de sangue podem ser valiosas, assim como os medicamentos usados para estimular a ingestão de água e alimentos.

Controle. Normalmente, nenhum esforço é feito para controlar a infecção em áreas endêmicas, embora bovinos introduzidos recentemente necessitem de vigilância por alguns meses, uma vez que, em média, um em cada quatro animais desenvolverá a doença e, desses, um em cada seis morrerá se não tratado. Entretanto, em algumas partes da Europa continental, tais como Holanda, onde os carrapatos são confinados, à vegetação grosseira nas margens do pasto e beira de estradas, com frequência é possível tomar medidas evasivas. Acredita-se que os veados-vermelhos e as corças não sejam hospedeiros reservatórios importantes, uma vez que apenas infecções leves foram produzidas experimentalmente em veados esplenectomizados.

Notas. Desde 1957, vários casos de babesiose fatal decorrentes da infecção por *B. divergens* ocorreram em humanos na antiga Iugoslávia, Rússia, Irlanda e Escócia. Nesses casos, o indivíduo foi esplenectomizado em algum momento antes da infecção, ou estava recebendo tratamento imunossupressor concomitante.

Babesia major

Local de predileção. Sangue.

Filo. Apicomplexa.

Classe. Aconoidasida.

Família. Babesiidae.

Descrição. Uma 'grande babésia', com corpos piriformes medindo 2,6 por 1,5 μm, sendo caracteristicamente pareada a um ângulo agudo menor que 90° e encontrada no centro dos eritrócitos (Figura 8.35). Formas redondas que medem, aproximadamente, 1,8 μm de diâmetro podem se formar.

Hospedeiros. Bovinos.

Distribuição geográfica. Europa, norte da África, América do Sul.

Patogênese. *Babesia major* é pouco patogênica.

Sinais clínicos. Os sinais clínicos de *B. major*, em geral, são inaparentes, mas quando os sintomas ocorrem, eles são caracterizados por uma síndrome hemolítica com temperatura elevada, anemia branda e hemoglobinúria.

Diagnóstico. O exame do esfregaço sanguíneo corado com Giemsa irá revelar os parasitas nos eritrócitos.

Epidemiologia. *Babesia major* é transmitida pelo carrapato de três hospedeiros *Haemophysalis punctata*.

Tratamento. Normalmente não é necessário, mas amicarbalida, diceturato de diminazeno e imidocarb são efetivos.

Controle. Medidas de controle específicas, normalmente, não são necessárias para animais nascidos de mães que vivem em áreas endêmicas, uma vez que, como dito anteriormente, a imunidade

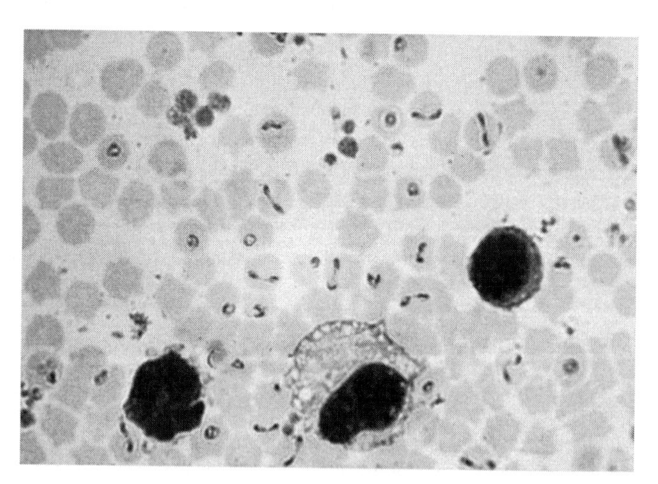

Figura 8.34 Estágios intraeritrocitários de *Babesia divergens*. (Esta figura encontra-se reproduzida em cores no Encarte.)

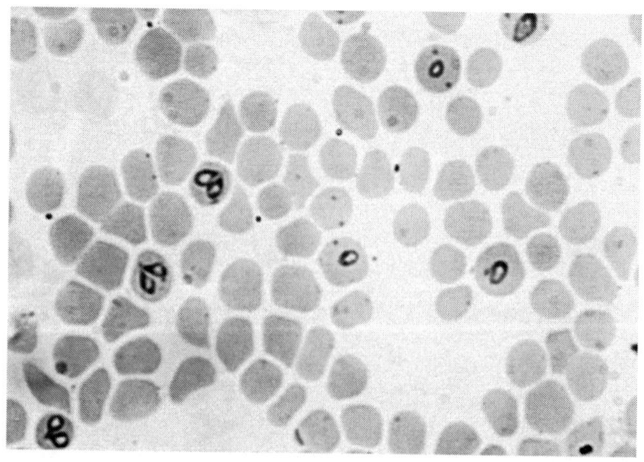

Figura 8.35 Estágios intraeritrocitários de *Babesia major*. (Esta figura encontra-se reproduzida em cores no Encarte.)

adquirida por meio da ingestão de colostro é reforçada gradualmente pela exposição repetida à infecção. O número de carrapatos pode ser reduzido pela aspersão ou banhos regulares com acaricidas. O controle da infecção em animais suscetíveis introduzidos em áreas endêmicas depende da vigilância pelos primeiros meses após sua chegada e, se necessário, tratamento.

Outras espécies de Babesia em bovinos

Ver Tabela 8.6.

Theileriose

As doenças causadas por muitas espécies de *Theileria* (theileriose) são responsáveis por uma restrição grave à produção de bovinos em África, Ásia e Oriente Médio. Os parasitas, que são transmitidos por carrapato, passam por merogonia repetida nos linfócitos, liberando, em última instância, merozoítas pequenas que invadem as hemácias para se tornarem piroplasmas.

Theileria é amplamente distribuída em bovinos em África, Ásia, Europa e Austrália, tem muitos carrapatos vetores e está associada a infecções que variam de clinicamente inaparentes a rapidamente fatais. Embora a determinação a espécie de muitas *Theileria* ainda seja controversa, muito em razão da sua similaridade morfológica, há duas espécies de importância veterinária maior em bovinos. Espécies de menor importância e moderadamente patogênicas que infectam bovinos incluem *T. velifera* e *T. taurotragi* na África. *T. mutans* e o complexo *T. sergenti/orientalis/buffeli*.

Theileria parva

Subespécies. *Theileria parva parva*, *Theileria parva lawrencei*.

Nomes comuns. Febre da costa leste, febre do corredor.

Locais de predileção. Sangue e vasos linfáticos.

Filo. Apicomplexa.

Classe. Aconoidasida.

Família. Theileriidae.

Descrição. As trofozoítas no eritrócito têm formato predominantemente de bastonete (1,5-2,0 × 0,1-1,0 μm), mas também podem ser redondas, ovais ou em formato de vírgula (Figura 8.36). Corpos de Koch estão presentes nos linfócitos e nas células endoteliais do baço ou linfonodos, onde eles são muito numerosos e têm, em média, 8 μm, mas podem chegar a até 12 μm ou mais. Dois tipos foram descritos: macroesquizontes que contêm grânulos de cromatina de 0,4 a 2,0 μm de diâmetro (Figura 8.37), que se dividem posteriormente para se tornarem microesquizontes, que contêm grânulos e cromatina de 0,3 a 0,8 μm de diâmetro e produzem merozoítas de 0,7 a 1 μm de diâmetro.

Hospedeiros. Bovinos, búfalos.

Distribuição geográfica. Regiões leste e central da África.

Tabela 8.6 Outras espécies de *Babesia* em bovinos.

Espécie	Hospedeiros	Vetores	Distribuição
Babesia jakimovi	Bovinos, veados (corças, alces, renas)	*Ixodes ricinus*	Norte da Europa (Sibéria)
Babesia ovata	Bovinos	*Hyalomma longicornis*	Japão, China
Babesia occultans	Bovinos	*Hyalomma marginatum rufipes*	Sul da África

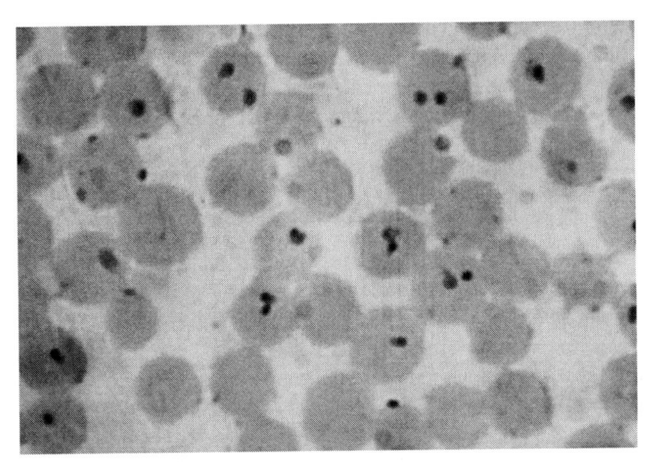

Figura 8.36 Estágios intraeritrocitários de *Theileria parva*. (Esta figura encontra-se reproduzida em cores no Encarte.)

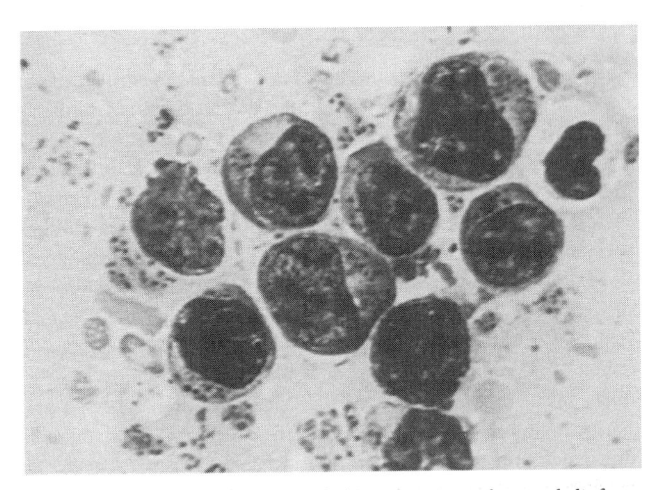

Figura 8.37 Macroesquizontes de *Theileria parva* em esfregaço de linfonodo. (Esta figura encontra-se reproduzida em cores no Encarte.)

Patogênese. A sequência de eventos em uma infecção aguda e fatal típica progride por três fases, cada uma com duração de, aproximadamente, 1 semana. A primeira fase é o período de incubação de, aproximadamente, 1 semana, quando nem o parasita nem as lesões podem ser detectados. Essa fase é seguida, durante a segunda semana, por hiperplasia marcante e expansão das populações de linfoblastos infectadas, inicialmente nos linfonodos regionais que drenam o local onde o carrapato se fixou e, em última instância, por todo o corpo. Durante a terceira semana, há uma fase de depleção linfoide e desorganização associadas a linfocitólise intensa e diminuição da leucopoese. A causa da linfocitólise não é conhecida, mas, provavelmente, decorre da ativação de células matadoras naturais como os macrófagos.

Theileria parva lawrencei é transmitida pelo búfalo-africano e apresenta comportamento indistinguível daquele de *T. parva parva* após muitas passagens em bovinos.

Sinais clínicos. Aproximadamente 1 semana após a infecção em um animal completamente suscetível, o linfonodo que drena a área que o carrapato picou, normalmente o parotídeo, se torna aumentado e o animal desenvolve pirexia (40 a 41,7°C). Em poucos dias, desenvolve-se aumento generalizado dos linfonodos superficiais, orelhas, olhos e região submandibular. O animal se torna anoréxico, há diminuição da produção de leite e perda rápida da condição corporal, a ruminação cessa e o animal se torna fraco, com batimentos cardíacos rápidos; hemorragias petequiais podem ocorrer sob a língua e na vulva. Os animais afetados tornam-se emaciados e dispneicos e há diarreia terminal, com frequência com presença de sangue. Decúbito e morte ocorrem quase invariavelmente, normalmente 3 semanas após o início da infecção. Ocasionalmente, sinais nervosos, o chamado 'andar em círculos' ou 'doença da virada' foram relatados e atribuídos à presença de merontes nos capilares cerebrais.

Infecções mais leves causam febre moderada que dura 3 a 7 dias, apatia e aumento de volume dos linfonodos superficiais.

Diagnóstico. A febre da costa leste ocorre onde *R. appendiculatus* está presente, embora, ocasionalmente, surtos fora dessas áreas tenham sido relatados em razão da introdução de bovinos infectados por carrapatos provenientes de áreas enzoóticas. Em animais doentes, os macroesquizontes são imediatamente detectados em esfregaços de biopsias dos linfonodos e, em animais mortos, em impressões sobre lâmina dos linfonodos e do baço. Em casos avançados, esfregaços de sangue corados com Giemsa mostram piroplasmas em eritrócitos, sendo que até 80% dessas células podem estar parasitadas.

O teste de anticorpos fluorescentes indiretos é valioso na detecção de bovinos que se recuperaram da febre da costa leste.

Patologia. A necropsia durante a fase terminal mostra aumento de volume dos linfonodos, com atrofia do seu conteúdo celular e hiperemia variável. O baço, em geral, está aumentado, com a polpa macia e corpúsculos de Malpighi proeminentes. O fígado está aumentado, friável, castanho-amarelado, com degeneração parenquimatosa. Os rins estão congestos ou castanho-pálidos, com número variado de infartos. As meninges podem estar ligeiramente congestas. O coração está flácido, com petéquias no epicárdio e endocárdio. Os pulmões, com frequência, estão congestos e edemaciados. Pode haver hidrotórax e hidropericárdio, a cápsula dos rins pode conter uma grande quantidade de líquido seroso. Pode haver petéquias nas pleuras visceral e parietal, córtex da adrenal, bexiga urinária e mediastino. Há úlceras características com 2 a 5 mm ou mais de diâmetro no abomaso e intestinos delgado e grosso. As placas de Peyer estão edemaciadas, e o conteúdo intestinal está amarelado.

Epidemiologia. Uma vez que o carrapato vetor *Rhipicephalus appendiculatus* é mais ativo após o início da estação chuvosa, surtos de febre da costa leste podem ser sazonais ou, nos locais onde a precipitação pluviométrica é relativamente constante, podem ocorrer a qualquer momento. Felizmente, bovinos nativos criados em áreas endêmicas mostram um alto grau de resistência e, embora infecção transitória leve ocorra por toda a sua vida, a mortalidade é insignificante. O mecanismo dessa resistência não é conhecido. Entretanto, tais bovinos podem permanecer portadores e atuar como reservatórios da infecção para carrapatos. Bovinos suscetíveis introduzidos em tais áreas sofrem alta mortalidade, independentemente da idade ou raça, a não ser que precauções rígidas sejam observadas.

Em áreas nas quais a sobrevivência do carrapato vetor é marginal, o desafio é baixo e os bovinos indígenas podem apresentar imunidade mínima. Tais áreas, durante um período prolongado de chuva, podem se tornar ecologicamente apropriadas para a sobrevivência e a proliferação de carrapatos, resultando, por fim, em surtos desastrosos de febre da costa leste. Em algumas partes do leste e do centro da África nas quais as populações de bovinos e de búfalos-africanos selvagens se sobrepõem, há uma complicação epidemiológica adicional decorrente da presença de estirpe de *T. parva* conhecida como *T. parva lawrencei*. Esse hemoparasita ocorre naturalmente em búfalos-africanos, muitos dos quais permanecem carreadores. O carrapato vetor também é o *R. appendiculatus* e, em bovinos, a doença causa mortalidade maior. Uma vez que carrapatos infectados podem sobreviver por quase 2 anos, o contato físico entre os búfalos e os bovinos não precisa ser próximo.

Tratamento. Embora as tetraciclinas apresentem efeito terapêutico se administradas no momento da infecção, elas não têm valor no tratamento de casos clínicos. Os fármacos de escolha nos casos clínicos de febre da costa leste são os compostos de naftaquinona: parvaquona e buparvaquona e o fármaco anticoccidiano halofunginona.

Controle. Tradicionalmente, o controle da febre da costa leste em áreas nas quais bovinos de maior produtividade são criados é fundamentado na legislação para controlar o movimento de bovinos, na colocação de cercas para evitar o acesso de bovinos e búfalos nômades e a repetição do tratamento de bovinos com acaricidas. Em áreas nas quais o desafio é alto, pode ser necessário que tais tratamentos sejam realizados 2 vezes/semana, para matar os carrapatos antes do crescimento dos esporozoítas infectantes nas glândulas salivares. Essa abordagem não é apenas cara, mas cria uma população de bovinos totalmente suscetíveis; se o acaricida falhar, por erro humano ou pelo desenvolvimento de resistência dos carrapatos ao acaricida, as consequências podem ser desastrosas.

Um grande esforço tem sido feito para desenvolver uma vacina adequada, mas esses têm sido frustrados pelos mecanismos imunológicos complexos envolvidos na imunidade à febre da costa leste e pela descoberta de estirpes imunologicamente diferentes de *T. parva* a campo. Entretanto, o regime de 'infecção e tratamento' que envolve a administração concomitante de um estabilato virulento de *T. parva* e tetraciclina de longa duração mostrou-se bem-sucedido, embora ainda não tenha sido usado em larga escala. Aparentemente, as tetraciclinas diminuem a taxa de esquizogonia, o que dá tempo para o desenvolvimento da resposta imune.

Notas. Em razão da ampla distribuição do seu carrapato vetor, *Rhipicephalus*, e do fato de que a infecção em bovinos introduzidos em áreas enzoóticas pode estar associada a mortalidade de 100%, a infecção por *T. parva* é um obstáculo imenso à melhoria dos rebanhos bovinos.

Theileria annulata

Nomes comuns. Theileriose do Mediterrâneo, febre da costa do Mediterrâneo.

Locais de predileção. Sangue e vasos linfáticos.

Filo. Apicomplexa.

Classe. Aconoidasida.

Família. Theileriidae.

Descrição. As trofozoítas no eritrócito têm formato predominantemente arredondado (0,5 × 2,7 μm) a oval (2 × 0,6 μm), mas também podem ter formato de bastonete ou formato de vírgula (1,2 × 0,5 μm). A divisão por fissão binária pode formar duas ou quatro células-filhas, a segunda em formato de cruz. Corpos de Koch estão presentes nos linfócitos do baço ou linfonodos ou mesmo livres nesses órgãos. Eles têm, em média, 8 μm, mas podem chegar a até 27 μm ou mais. Dois tipos foram descritos. macromerontes que contêm grânulos de cromatina de 0,4 a 1,9 μm de diâmetro, que se dividem posteriormente para se tornarem micromerontes, que contêm grânulos de cromatina de 0,3 a 0,8 μm de diâmetro e produzem merozoítas de 0,7 a 1 μm de diâmetro.

Hospedeiros. Bovinos, búfalos domésticos.

Distribuição geográfica. países do Mediterrâneo (Portugal e Espanha, Bálcãs), Oriente Médio, subcontinente indiano e China.

Patogênese. A patogênese e os sinais clínicos são, inicialmente, similares àqueles da febre da costa leste, com pirexia e aumento dos linfonodos, mas nos estágios tardios, há anemia hemolítica e, com frequência, icterícia. O período de convalescença é prolongado naqueles casos nos quais há recuperação.

Sinais clínicos. Na forma aguda, há febre (40 a 41,7°C), inapetência, a ruminação cessa, com batimentos cardíacos rápidos, fraqueza, diminuição da produção de leite, aumento de volume dos linfonodos superficiais e das pálpebras, diarreia (que contém sangue e muco), icterícia e hemorragias petequiais. Os animais afetados tornam-se emaciados, e a morte pode ocorrer. Na forma mais crônica, há febre intermitente, inapetência, emaciação, anemia e icterícia.

Diagnóstico. O diagnóstico depende da detecção dos merontes, tanto nos linfonodos em esfregaços de biopsias dos linfonodos quanto, diferentemente de *T. parva*, em esfregaços sanguíneos. Uma parasitemia de baixo grau, na ausência de esquizontes, normalmente é indicativa de recuperação do animal carreador.

Patologia. Os linfonodos, com frequência, mas nem sempre, estão aumentados; o baço normalmente está muito aumentado e infartos, em geral, estão presentes nos rins. Os pulmões normalmente estão edemaciados; úlceras características estão presentes no abomaso e intestinos delgado e grosso.

Epidemiologia. *Theileria annulata* é transmitida transestadialmente por carrapatos do gênero *Hyalomma*: *H. detritum* no norte da África, *H. detritum* e *H. excavatum* nos antigos Estados soviéticos; *H. truncatum* em partes da África; *H. dromedarii* na Ásia central; *H. excavatum*, *H. turanicum* e *H. marginatum* na Ásia menor; *H. marginatum* na Índia, e *H. longicornis* na Sibéria e Extremo Oriente. Assim como a febre da costa leste, os bovinos indígenas em áreas endêmicas são relativamente resistentes, enquanto bovinos de maior produção, em especial raças europeias, são altamente suscetíveis. Entretanto, diferentemente da febre da costa leste, a doença em tais bovinos não é uniformemente fatal, embora a taxa de mortalidade possa chegar a 70%.

Infecção congênita pode ocorrer ocasionalmente em bezerros.

Tratamento. Ver *T. parva*.

Controle. Em muitas regiões, a prevenção de infecção por *T. annulata* em bovinos leiteiros importados se baseia no confinamento permanente. Entretanto, essa prática tem custo alto e sempre há a possibilidade de carrapatos infectados serem trazidos na cama, causando doença e colonizando frestas nas instalações onde estão os bovinos. Em alguns países, a imunização com merontes atenuados por cultura *in vitro* prolongada deu excelentes resultados.

Complexo *Theileria orientalis*

Sinônimos. *Theileria mutans*, *Theileria buffeli*, *Theileria sergenti*.

Nome comum. Theileriose benigna.

Local de predileção. Sangue.

Filo. Apicomplexa.

Classe. Aconoidasida.

Família. Theileriidae.

Descrição. As trofozoítas no eritrócito são redondas (1 a 2 μm de diâmetro), ovais (1,5 × 0,6 μm), piriformes ou em formato de vírgula (Figura 8.38). A fissão binária produz duas a quatro células-filhas. Há relativamente poucos corpos de Koch (8 a 20 μm) nos linfócitos do baço e linfonodos, que contêm 1 a 80 grânulos de cromatina (1 a 2 μm de diâmetro).

Hospedeiros. Bovinos, búfalos.

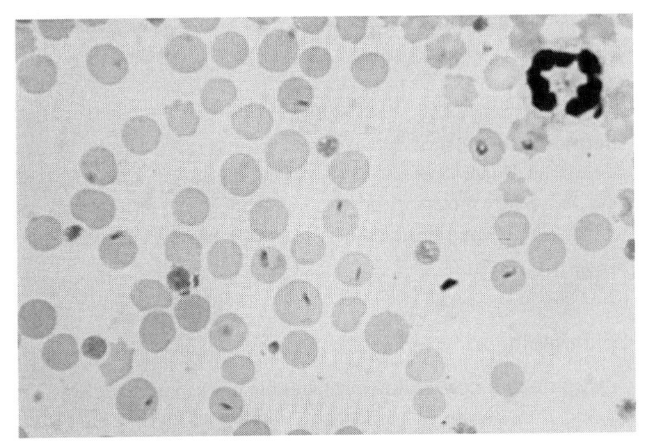

Figura 8.38 Estágios intraeritrocitários de *Theileria orientalis (mutans)*. (Esta figura encontra-se reproduzida em cores no Encarte.)

Distribuição geográfica. Sul da Europa, Oriente Médio, Ásia e Austrália.

Patogênese. Pouco patogênico.

Sinais clínicos. Aparência similar à forma branda de *T. annulata*, causando anemia com icterícia; linfadenopatia presente ocasionalmente.

Diagnóstico. Esfregaços sanguíneos corados com Giemsa podem mostrar piroplasmas nos eritrócitos, ou macroesquizontes podem ser detectados no esfregaço feito a partir de biopsias de linfonodos.

Patologia. Em casos agudos, há aumento de volume do baço e do fígado, os pulmões podem se apresentar edematosos e há úlceras características no abomaso; infartos podem estar presentes nos rins. Macroesquizontes também podem ser encontrados em impressões dos linfonodos e baço obtidos de animais mortos.

Epidemiologia. Os vetores são *Amblyomma variegatum*, *A. cohaerens* e *A. hebraeum*. *Haemophysalis bispinosa* e *H. bancrofti* são os vetores prováveis na Austrália.

Tratamento. Poucas informações sobre o tratamento estão disponíveis, embora os medicamentos de escolha em casos clínicos provavelmente sejam parvaquona e buparvaquona.

Controle. Os métodos de controle de carrapatos podem ser considerados, incluindo colocação de cercas e banhos ou limpeza dos carrapatos dos bovinos, mas esses, normalmente, não são necessários.

Notas. A taxonomia das espécies benignas de *Theileria* é complicada e, atualmente, considera-se que *T. orientalis* seja parte de um complexo com *T. sergenti*, *T. buffeli* e *T. mutans*.

Theileria taurotragi

Sinônimo. *Cytauxzoon taurotragi*.

Local de predileção. Sangue.

Filo. Apicomplexa.

Classe. Aconoidasida.

Família. Theileriidae.

Descrição. As formas eritrocitárias têm aparência similar a *T. parva*. As trofozoítas no eritrócito têm formato predominantemente arredondado a oval, mas também podem ter forma de bastonete ou formato de vírgula (1,2 × 0,5 μm).

Hospedeiros. Bovinos, antílopes, em especial o elande (*Taurotragi oryx*).

Distribuição geográfica. África.

Patogênese. Pouco patogênico.

Sinais clínicos. Febre discreta transitória e anemia.

Diagnóstico. Presença das formas eritrocitárias nos esfregaços sanguíneos, ou de merontes nos espécimes de biopsia de linfonodos. *Theileria taurotragi* é morfologicamente indistinguível de formas mais patogênicas, mas, em geral, diferencia-se pelos sinais clínicos e histórico.

Patologia. Estágios de meronte foram relatados no fígado, pulmão e linfonodos.

Epidemiologia. Os vetores são *R. appendiculatus* e *R. pulchellus*.

Tratamento e controle. Normalmente não são necessários.

Theileria velifera

Sinônimo. *Haematoxenus veliferus*.

Local de predileção. Sangue.

Filo. Apicomplexa.

Classe. Aconoidasida.

Família. Theileriidae.

Descrição. As trofozoítas no eritrócito são plemórficas e quase sempre aparecem como formas de pequenos bastonetes, com 1 a 2 μm de comprimento. A grande maioria apresenta um 'véu' retangular de 1 a 3,5 μm de comprimento, que se estende lateralmente.

Hospedeiros. Bovinos, zebu.

Distribuição geográfica. África.

Patogênese. Não é patogênico.

Sinais clínicos. Não são relatados.

Diagnóstico. Esfregaços sanguíneos corados com Giemsa podem mostrar os piroplasmas com o 'véu' característico nos eritrócitos.

Patologia. Não há patologia associada.

Epidemiologia. Vetores conhecidos são *Amblyomma variegatum*, *A. lepidu* e *A. hebraeum*.

Tratamento e controle. Normalmente não são necessários.

Riquétsias

Embora as riquétsias atualmente sejam consideradas pertencentes ao Reino Bacteria, por motivos histológicos elas são incluídas nos textos parasitológicos e, por essa razão, alguns gêneros e espécies de importância em bovinos são mencionados.

Anaplasma marginale

Local de predileção. Sangue.

Reino. Bacteria.

Filo. Proteobacteria.

Classe. Alphaproteobacteria.

Ordem. Rickettsiales.

Família. Anaplasmataceae.

Descrição. Em esfregaços sanguíneos corados com Giemsa, os organismos de *A. marginale* são vistos como 'corpúsculos de inclusão' de coloração vermelho-escura, que medem, aproximadamente 0,3 a 1,0 μm, localizados dentro da célula (Figura 8.39). Com frequência, há apenas um organismo por eritrócito e, caracteristicamente, ele se dispõe na margem externa da célula; entretanto, essas duas características não são constantes.

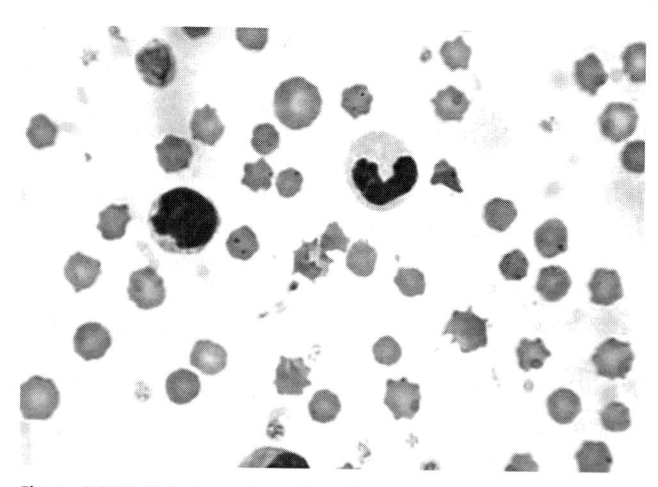

Figura 8.39 Estágios intraeritrocitários de *Anaplasma marginale*. (Esta figura encontra-se reproduzida em cores no Encarte.)

Hospedeiros. Bovinos, ruminantes selvagens.

Distribuição geográfica. África, sul da Europa, Austrália, América do Sul, Ásia, antiga União Soviética e EUA.

Patogênese. Tipicamente, as alterações ocorrem como uma reação febril aguda acompanhada por anemia hemolítica grave. Após um período de incubação de, aproximadamente, 4 semanas, aparecem febre e parasitemia e, conforme a segunda se desenvolve, a anemia se torna mais grave, de maneira que em 1 semana ou mais, até 70% dos eritrócitos são destruídos. Os sinais clínicos normalmente são bastante brandos em bovinos não expostos que têm menos de 1 ano de idade. A partir daí a suscetibilidade aumenta, de maneira que bovinos que têm 2 a 3 anos de idade desenvolvem anaplasmose típica e, com frequência, fatal, enquanto em bovinos com mais de 3 anos de idade, a doença em geral é hiperaguda e frequentemente fatal.

Sinais clínicos. Os sinais clínicos são atribuídos à anemia grave e incluem depressão, fraqueza, respiração laboriosa, inapetência, desidratação, constipação intestinal e icterícia. O estágio agudo da doença é caracterizado por febre (39,4 a 41,7°C) que persiste por 3 a 7 dias. Durante a fase febril, há diminuição da ruminação, muflo seco, perda de apetite, apatia e depressão. Vacas em lactação apresentam diminuição da produção de leite e o aborto é uma característica comum em animais em gestação avançada. A gravidade da doença aumenta com a idade, com animais com mais de 3 anos de idade apresentando a doença hiperaguda e possivelmente fatal.

Diagnóstico. Os sinais clínicos, suplementados, se possível, pela estimativa do hematócrito e demonstração de inclusões de *Anaplasma* nos eritrócitos, são suficientes para o diagnóstico. Para a detecção de portadores imunes, a fixação de complemento e testes de aglutinação estão disponíveis; um teste de anticorpos imunofluorescentes indireto e sonda de DNA também foram desenvolvidos.

Patologia. Lesões patológicas macroscópicas são aquelas normalmente associadas à anemia. As membranas mucosas estão ictéricas e há palidez de tecidos. O baço, com frequência, está muito tumefato com aumento dos folículos esplênicos. O fígado pode estar aumentado, com bordas arredondadas. A vesícula biliar está aumentada e obstruída com bile espessa e escura. Petéquias podem ser observadas no epicárdio, pericárdio, pleura e diafragma. Os nódulos linfáticos estão aumentados. Microscopicamente, há hiperplasia da medula óssea.

O baço apresenta diminuição dos linfoblastos e aumento da vacuolização e degeneração das células reticulares, há diminuição da polpa branca e acúmulo de pigmento que se assemelha à hemossiderina.

Epidemiologia. O organismo é distribuído pelos trópicos, correspondendo à distribuição dos principais carrapatos vetores, *Rhipicephalus (Boophilus) annulatus*, *Rhipicephalus (Boophilus) decoloratus* e *Rhipicephalus (Boophilus) microplus*. Nos EUA, os principais carrapatos vetores são *Dermacentor andersoni*, *D. occidentalis* e *D. variabilis*. Moscas-de-cavalos (Tabanidae), moscas-dos-estábulos (*Stomoxys*), moscas dos veados (*Chrysops*), mosca dos chifres e mosquitos também já foram incriminados como vetores potenciais. Reservatórios da infecção são mantidos em bovinos carreadores e em ruminantes selvagens, tais como veados. Bovinos, em especial os adultos, introduzidos em áreas endêmicas, são particularmente suscetíveis, com a taxa de mortalidade nesses animais chegando a até 80%. Em contrapartida, os bovinos criados em áreas endêmicas são muito menos suscetíveis, presumivelmente em razão da exposição prévia quando jovens, embora sua imunidade adquirida normalmente coexista com o estado de carreador. Esse equilíbrio pode, em algumas ocasiões, ser perturbado e a anaplasmose clínica sobrevém quando os bovinos são estressados por outras enfermidades, tais como babesiose.

Tratamento. Compostos de tetraciclina são um tratamento efetivo se administrados precocemente no curso da doença, em especial antes de a parasitemia ter chegado a seu pico. Mais recentemente, o imidocarb se mostrou efetivo, podendo também ser usado para esterilizar animais carreadores.

Controle. A vacinação de animais suscetíveis com pequena quantidade de sangue que contém *A. centrale* pouco patogênico ou uma estirpe relativamente apatogênica de *A. marginale* é praticada em vários países, com controle de qualquer sinal de doença clínica em adultos por meio do uso de fármacos. Nos EUA, uma vacina de *A. marginale* morto que contém estroma de eritrócitos também está disponível. Embora todos, em geral, sejam bem-sucedidos no aspecto clínico, bovinos desafiados tornam-se carreadores e, dessa forma, perpetuam a transmissão. A vacina morta tem a desvantagem de que os anticorpos produzidos contra o estroma dos eritrócitos, se transferidos no colostro, podem produzir isoeritrólise em bezerros lactentes. Atualmente, vacinas inativadas melhoradas estão sendo desenvolvidas. Ademais, nos dias atuais, o controle depende amplamente da diminuição de populações de carrapatos e moscas picadoras.

Anaplasma centrale

Local de predileção. Sangue.

Reino. Bacteria.

Filo. Proteobacteria.

Classe. Alphaproteobacteria.

Ordem. Rickettsiales.

Família. Anaplasmataceae.

Descrição. Assim como para *A. marginale*, exceto pelo fato de que o organismo é encontrado comumente no cento dos eritrócitos.

Hospedeiros. Bovinos, ruminantes selvagens (e talvez ovinos possam atuar como reservatórios da infecção).

Distribuição geográfica. Cosmopolita em regiões tropicais e subtropicais, incluindo sul da Europa. Ele também está presente em algumas regiões temperadas, incluindo partes dos EUA.

Patogênese. Similar a *A. marginale*, mas, em geral, é considerado menos patogênico.

Sinais clínicos. As características clínicas incluem pirexia, anemia e, com frequência, icterícia, anorexia, respiração laboriosa e, em vacas, diminuição grave da produção de leite e aborto. Ocasionalmente ocorrem casos hiperagudos, que normalmente morrem em 1 dia a partir do início da manifestação dos sinais clínicos.

Patologia. A necropsia nesse momento, com frequência, mostra icterícia da carcaça, vesícula biliar notadamente aumentada e, no corte transversal, o fígado apresenta sufusão biliar. Baço e linfonodos estão aumentados e congestos e há hemorragias petequiais no músculo cardíaco. A urina, diferentemente daquela na babesiose, tem coloração normal. Em sobreviventes, a recuperação é prolongada.

Epidemiologia. Exceto pelas muitas formas de transmissão descritas previamente, poucas informações estão disponíveis. Reservatórios da infecção são mantidos em bovinos carreadores e, talvez, em ruminantes selvagens ou ovinos. Bovinos, em especial os adultos, introduzidos em áreas endêmicas, são particularmente suscetíveis, com a taxa de mortalidade nesses animais chegando a até 80%. Em contrapartida, os bovinos criados em áreas endêmicas são muito menos suscetíveis, presumivelmente em razão da exposição prévia quando jovens, embora sua imunidade adquirida normalmente coexista com o estado de carreador. Esse equilíbrio pode, em algumas ocasiões, ser perturbado e a anaplasmose clínica sobrevém quando os bovinos são estressados por outras enfermidades, tais como babesiose.

Detalhes quanto ao ciclo evolutivo, diagnóstico, tratamento e controle são como para *A. marginale*.

Anaplasma phagocytophilum

Sinônimos. *Anaplasma phagocytophila*, *Ehrlichia phagocytophila*, *Cytoecetes phagocytophila*.

Nomes comuns. Febre do carrapato, febre do pasto, ehrlichiose granulocítica canina, ehrlichiose granulocítica humana, ehrlichiose granulocítica equina.

Local de predileção. Sangue.

Reino. Bacteria.

Filo. Proteobacteria.

Classe. Alphaproteobacteria.

Ordem. Rickettsiales.

Família. Anaplasmataceae.

Descrição. Esfregaços sanguíneos corados com Giemsa ou corante de Wright revelam um ou mais agregados frouxos (mórulas ou corpúsculos de inclusão, 1,5 a 5 μm de diâmetro) de organismos cocoides, cocobacilos ou pleomórficos, de coloração azul-acinzentada ou azul-escura, dentro do citoplasma dos neutrófilos (ver Figura 9.56).

Para descrição mais detalhada da patogênese, epidemiologia, tratamento e controle, ver Capítulo 9.

Ehrlichia bovis

Local de predileção. Sangue.

Reino. Bacteria.

Filo. Proteobacteria.

Classe. Alphaproteobacteria.

Ordem. Rickettsiales.

Família. Anaplasmataceae.

Descrição. Organismos intracitoplasmáticos redondos ou de formato irregular (2 a 10 μm de diâmetro) presentes em células mononucleares, em especial monócitos.

Hospedeiros. Bovinos.

Distribuição geográfica. África, Oriente Médio (Turquia, Irã), Índia, Sri-Lanka.

Patogênese. Foi associado a doença aguda fatal em algumas regiões da África.

Sinais clínicos. Os animais afetados manifestam anorexia, fraqueza, tremores musculares, andar cambaleante e olhos arregalados.

Diagnóstico. As riquétsias podem ser mostradas em esfregaços de sangue corados ou em esfregaços de órgãos por coloração de Giemsa.

Patologia. Em casos fatais, há hidropericárdio, hidrotórax, esplenomegalia e tumefação de linfonodos. Monocitose pode ocorrer em infecções terminais.

Epidemiologia. Transmitida por carrapatos dos gêneros *Hyalomma*, *Rhipicephalus* e *Amblyomma*. Vetores conhecidos são *Hyalomma anatolicum*, *Rhipicephalus appendiculatus*, *Amblyomma cajennense* e, possivelmente, *A. variegatum*.

Tratamento. Poucas informações estão disponíveis, embora, como com outros membros desse grupo, tetraciclinas possam ser efetivas.

Controle. Medidas de controle específicas não foram relatadas, mas o controle de carrapatos pode colaborar na prevenção da infecção por *E. bovis*.

Ehrlichia ruminantium

Sinônimo. *Cowdria ruminantium*.

Nomes comuns. Coração de água (*heartwater*), cowdriose, *malkopsiekte* (africânder).

Local de predileção. Sangue.

Reino. Bacteria.

Filo. Proteobacteria.

Classe. Alphaproteobacteria.

Ordem. Rickettsiales.

Família. Anaplasmataceae.

Descrição. Os organismos são vistos como colônias aglomeradas que consistem em menos de dez a muitas centenas de cocos. O organismo varia em tamanho de 0,2 a mais de 1,5 μm. O diâmetro de organismos individuais em um determinado grupo é bastante uniforme, mas os grupos são muito pleomórficos. Os grânulos pequenos tendem a ser cocoides, e os maiores assemelham-se a anéis, ferraduras, bastonetes e massas irregulares.

Hospedeiros. Bovinos, ovinos, caprinos, búfalos e ruminantes selvagens.

Distribuição geográfica. África, sul do Saara; Caribe (Guadalupe, Marie-Galante e Antígua).

Patogênese. No hospedeiro ruminante, o organismo é encontrado primeiramente nas células reticuloendoteliais e então parasita as células do endotélio vascular. A divisão é por fissão binária, e produz colônias semelhantes a mórulas no citoplasma das células infectadas. A patogênese da doença está longe de ser elucidada. Hidropericárdio pode levar a insuficiência cardíaca e hidrotórax e edema pulmonar, à dificuldade respiratória. O edema, com frequência, é tão pronunciado na doença hiperaguda que ele é responsável por morte súbita por asfixia. A diminuição súbita no volume plasmático que antecede a morte foi associada ao desenvolvimento de transudatos. As lesões cerebrais não são suficientemente consistentes para explicar os sintomas nervosos.

Sinais clínicos. O período de incubação natural médio é de 2 semanas, mas pode variar de 10 dias a 1 mês. Na maioria dos casos, a doença é aguda e febril, com aumento súbito da temperatura corporal; a temperatura pode exceder 41°C em 1 a 2 dias. Ela permanece alta, com pequenas flutuações, e diminui pouco antes da morte.

A forma hiperaguda ocorre em raças exóticas introduzidas em uma região endêmica. O animal parece clinicamente normal, mas, se examinado, apresentará pirexia marcante. Os animais podem entrar em colapso subitamente, apresentar convulsões e morrerem. A auscultação torácica, normalmente, irá revelar edema nos pulmões e brônquios.

Na forma aguda, a febre é seguida por inapetência, algumas vezes inquietação, diarreia (em especial em bovinos) e dispneia, indicando edema pulmonar. O curso da infecção é de 3 a 6 dias e consiste em pirexia (com frequência superior a 41°C). Tosse branda pode ser ouvida e, à auscultação, hidrotórax, Hidropericárdio e edema pulmonar são notados. Uma diarreia profusa, com frequência, está presente, ou pode haver sangue nas fezes. Sinais nervosos se desenvolvem gradualmente. O animal fica inquieto, anda em círculos, faz movimentos de sucção e se mantém em posição quadrupedal rigidamente, com tremores dos músculos superficiais. Os bovinos podem pressionar a cabeça contra a parede ou apresentarem comportamento agressivo ou ansioso. Por fim, o animal cai no solo, faz movimentos de pedalagem e manifesta opistótono, nistagmo e movimentos de mastigação. O animal, com frequência, morre durante ou após tais manifestações nervosas.

Na forma subaguda, os sinais assemelham-se aos da forma aguda, mas são muito menos graves, com uma febre transitória e, algumas vezes, diarreia. A doença pode durar mais de 1 semana e o animal, normalmente, melhora gradualmente, mas alguns casos progridem para colapso e morte. Essa é, com frequência, a forma mais grave vista em bovinos indígenas e naqueles previamente infectados. Nesses animais, os sintomas normalmente estão ausentes.

Diagnóstico. Não há método específico para o diagnóstico em animais vivos. Uma tentativa de diagnóstico da doença se baseia na presença de vetores *Amblyomma*, dos sinais clínicos nervosos e do transudato no pericárdio e tórax ao exame *post mortem*. Uma indicação provisória pode ser obtida a partir do histórico e dos sinais clínicos. Material pode ser aspirado dos linfonodos e examinado quanto à presença de vacúolos que contenham o organismo no citoplasma das células reticulares. O soro pode ser examinado usando o teste de floculação capilar. Muitos testes sorológicos foram descritos, mas todos apresentam reações falso-positivas em razão da reação cruzada com outras espécies de *Ehrlichia*.

O diagnóstico é mais fácil *post mortem*, uma vez que o organismo pode ser identificado nos capilares do tecido cerebral que foram fixados em álcool metílico e corados com Giemsa. Colônias típicas de *E. ruminantium* podem ser observadas em esfregaços do cérebro realizados após a morte. As lâminas são examinadas quanto à presença de colônias características. É necessário ter experiência para diferenciar esse de outros hemoparasitas (*Babesia bovis*), de algumas células sanguíneas (trombócitos, granulócitos), estruturas subcelulares normais (mitocôndria, grânulos de mastócitos) ou artefatos de coloração (precipitados de corante). A especificidade da leitura pode ser melhorada pela coloração de secções de cérebro fixadas em formalina usando técnicas de imunoperoxidase.

A microscopia eletrônica de transmissão pode ser usada para mostrar o organismo dentro de estruturas semelhantes a vacúolos, que são circundadas por membranas no citoplasma das células endoteliais.

O diagnóstico diferencial clínico deve ser feito com antraz, theileriose, anaplasmose, botulismo e, em casos de manifestação neurológica, raiva, tétano, envenenamento por estricnina, theileriose cerebral, babesiose cerebral e hipomagnesemia.

Patologia. As lesões presentes são muito variáveis e não são patognomônicas. Na forma hiperaguda, há poucas lesões macroscópicas, mas em alguns casos, há edema pulmonar pronunciado com presença de líquido na traqueia e brônquios. Na forma aguda, as lesões macroscópicas mais comuns são hidropericárdio, hidrotórax, edema pulmonar, congestão intestinal, edema dos linfonodos mediastínicos e bronquiais, petéquias no epicárdio e endocárdio, congestão cerebral e esplenomegalia moderada. O fígado, com frequência, está aumentado, e a vesícula biliar, distendida. O baço ocasionalmente está aumentado. Pode haver congestão dos vasos sanguíneos das meninges.

Epidemiologia. A distribuição da doença coincide com a distribuição dos carrapatos *Amblyomma*, que requerem clima úmido e a presença de gramíneas cerradas. Muitas espécies africanas do gênero *Amblyomma* (*A. hebraeum*, *A. variegatum*, *A. pomposum*, *A. gemma*, *A. lepidum*, *A. tholloni*, *A. sparsum*, *A. astrion*, *A. cohaerens*, *A. marmoreum*) e espécies americanas de *Amblyomma* (*A. maculatum*, *A. cajennense*, *A. dissimile*) são capazes de transmitir a infecção. A transmissão, normalmente, parece ser transestadial, embora a transmissão transovariana possa ocorrer mais raramente. O nível de infecção, com frequência, não é conhecido, de maneira que animais domésticos indígenas e animais selvagens, com frequência, não apresentam sinais clínicos. É apenas quando espécies exóticas suscetíveis são introduzidas que a infecção se torna aparente. Além de bovinos, ovinos, caprinos, búfalos asiáticos, antílopes e veados são suscetíveis à infecção e doença. Bovinos indígenas apresentam infecção inaparente. Bezerros com menos de 3 semanas de idade, mesmo provenientes de rebanhos suscetíveis, são difíceis de infectar. A enfermidade pode ocorrer durante todo o ano, mas a incidência diminui na estação seca em razão da diminuição da atividade do carrapato. O período de incubação varia de 7 a 28 dias com a febre tendo início, em média, após 18 dias. A mortalidade pode chegar a até 60% em raças exóticas, mas é menor que 5% em bovinos locais.

Tratamento. O tratamento é mais eficiente quando realizado no início da doença. As tetraciclinas podem ser usadas e não interferem no desenvolvimento de imunidade.

Controle. A prevenção tem como objetivo o controle do carrapato vetor por meio de banhos nos bovinos, a intervalos semanais, com acaricidas confiáveis. Entretanto, os carrapatos do gênero *Amblyomma* são menos suscetíveis que aqueles de outros gêneros. Uma vez que os carrapatos transmitem a infecção após 24 h no hospedeiro, o controle é mais bem obtido por meio da aplicação de banhos acaricidas ou por aspersão a cada 3 dias. A resistência a organofosforados e arsênico foi relatada. Deve-se ter cuidado para não introduzir *Amblyomma* em animais infectados ou na forragem para animais não infectados.

Em áreas nas quais a doença é endêmica, a maioria dos bovinos é imune. Um estado carreador se desenvolve após a infecção e permanece por muitas semanas. A resistência dos não infectados permanece por um período de tempo variável, durando de alguns poucos meses a muitos anos. Após esse período, a reinfecção pode ocorrer.

O único método de imunização é a infecção e o tratamento usando sangue infectado ou carrapatos pré-alimentados infectados homogeneizados, seguido por tratamento com oxitetraciclina tão logo a pirexia se desenvolva.

Notas. A doença do coração de água é um dos principais obstáculos à melhoria da produtividade de bovinos na África Subsaariana. Ela foi reconhecida inicialmente como uma das principais enfermidades no sul da África após a introdução de raças exóticas. Sua importância depende, em grande parte, do tipo de rebanho presente. Há poucas informações confiáveis a respeito da sua importância em raças locais em áreas endêmicas. Entretanto, não há dúvida de que, em áreas endêmicas, bovinos indígenas são muito mais resistentes que os bovinos exóticos ou mestiços, presumivelmente em razão da seleção natural. Em contrapartida, pequenos ruminantes em geral, e caprinos especificamente, nem sempre são muito resistentes.

O nome coração de água era usado pois hidropericárdio era considerado como uma lesão patognomônica da doença. A doença ainda é conhecida como cowdriose.

Eperythrozoon wenyonii

Sinônimo. *Mycoplasma wenyonii.*

Local de predileção. Sangue.

Reino. Bacteria.

Filo. Firmicutes.

Ordem. Mycoplasmatales.

Família. Mycoplasmataceae.

Descrição. Estruturas cocoides, em formato de anel ou de bastonete na superfície dos eritrócitos, de coloração azul a roxa quando corados (ver Diagnóstico).

Hospedeiros. Bovinos.

Distribuição geográfica. Cosmopolita.

Patogênese. Tipicamente presente nos eritrócitos, produz infecções leves e clinicamente inaparentes em muitos mamíferos domésticos em todo o mundo.

Sinais clínicos. *Eperythrozoon wenyonii* ocasionalmente é responsável por febre, anemia e perda de peso.

Diagnóstico. A diferenciação entre os hemoparasitas e artefatos de coloração requer um esfregaço sanguíneo de boa qualidade e o uso de corante de Giemsa filtrado. Eles aparecem como cocos ou bastonetes curtos na superfície dos eritrócitos, com frequência completamente cercados pelas bordas das hemácias (Figura 8.40). Entretanto, os organismos *Eperythrozoon* são relativamente pouco aderidos à superfície dos eritrócitos e são encontrados livres no plasma.

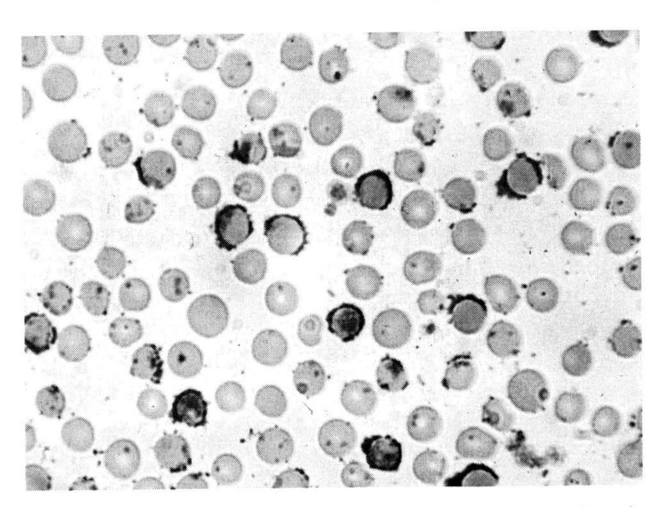

Figura 8.40 *Eperythrozoon wenyonii* na superfície dos eritrócitos. (Esta figura encontra-se reproduzida em cores no Encarte.)

Epidemiologia. Acredita-se que vetores estejam envolvidos na transmissão, mas detalhes precisos não são conhecidos.

Tratamento. Suscetíveis a tetraciclinas.

Controle. A falta de conhecimento detalhado quanto aos vetores limita qualquer medida para o seu controle.

Notas. A taxonomia dessa espécie está sujeita a muito debate e existe uma proposta para reclassificá-la no gênero de bactérias *Mycoplasma* (classe Mollicutes) com base na sequência do gene 16S rRNA e análise filogenética.

Rickettsia conorii

Nome comum. Febre botonosa, febre maculosa do Mediterrâneo, tifo do carrapato indiano, tifo do carrapato do leste da África.

Local de predileção. Sangue.

Reino. Bacteria.

Filo. Proteobacteria.

Classe. Alphaproteobacteria.

Ordem. Rickettsiales.

Família. Rickettsiaceae.

Descrição. Organismos intracelulares obrigatórios, pequenos, pleomórficos, cocoides, gram-negativos que infectam células endoteliais dos vasos sanguíneos menores.

Para descrição mais detalhada quanto à patogênese, epidemiologia, tratamento e controle, ver Capítulo 12.

Parasitas do sistema nervoso

Taenia multiceps

Para mais detalhes, ver Capítulo 12.

Thelazia rhodesi

Nome comum. Verme do olho dos bovinos.

Locais de predileção. Olhos, saco conjuntival, ducto lacrimal.

Filo. Nematoda.

Classe. Secernentea.

Superfamília. Spiruroidea.

Descrição macroscópica. Vermes pequenos e delgados, de coloração branco-amarelada, que medem 1,0 a 2,0 cm de comprimento. Os machos têm 8 a 12 mm e as fêmeas, 12 a 20 mm.

Descrição microscópica. A cápsula bucal está presente e a cutícula apresenta estriações proeminentes na extremidade anterior. Os vermes-machos têm, aproximadamente, 14 pares de papilas pré-cloacais e 3 pares de papilas pós-cloacais.

Hospedeiros definitivos. Bovinos, búfalos, ocasionalmente ovinos, caprinos, camelos.

Hospedeiros intermediários. Moscas muscídeas, em especial *Fannia* spp.

Distribuição geográfica. Cosmopolita.

Patogênese. As lesões são causadas pela cutícula serreada no parasita e a maioria das lesões resulta do movimento dos adultos jovens ativos, o que causa lacrimejamento, seguido por conjuntivite. Em infecções maciças, a córnea pode se tornar opaca e ulcerada. Normalmente há recuperação completa em, aproximadamente 2 meses, embora em alguns casos, áreas de opacidade corneal possam persistir. As infecções podem predispor à ceratoconjuntivite infecciosa ('olho rosa') causada por *Moraxella*.

Sinais clínicos. Lacrimejamento, conjuntivite e fotofobia. As moscas normalmente agrupam-se ao redor dos olhos em razão do excesso de secreção. Em casos graves, toda a córnea pode estar opaca e, sem tratamento, ceratite progressiva e ulceração da córnea podem ocorrer.

Diagnóstico. A presença de conjuntivite que coincide com a estação de atividade das moscas é uma indicação de possível infecção. Em alguns casos de infecção por *Thelazia*, os vermes podem ser vistos na superfície da conjuntiva ou no saco conjuntival. Algumas vezes, os ovos ou larvas podem ser recuperados das secreções lacrimais. Pode ser necessário instilar algumas gotas de anestésico local para facilitar a manipulação da terceira pálpebra.

Patologia. A invasão da glândula e dos ductos lacrimais pode causar inflamação e exsudação necrótica, o que leva a oclusão e diminuição da produção de lágrimas. A irritação mecânica da conjuntiva produz inflamação, enquanto a lesão à córnea causa opacidade, ceratite e ulceração de córnea.

Epidemiologia. Infecções por *Thelazia* ocorrem sazonalmente e são ligadas a períodos de atividade máxima das moscas. O parasita pode sobreviver nos olhos por vários anos, mas, uma vez que são apenas os adultos jovens que são patogênicos, um reservatório da infecção pode persistir em bovinos portadores assintomáticos. A sobrevivência de larvas também ocorre nos estágios de pupa das moscas durante o inverno.

Tratamento. O tratamento já foi baseado na remoção manual dos vermes sob anestesia local, mas atualmente ele foi substituído pela administração de um anti-helmíntico efetivo como levamisol ou uma avermectina; o primeiro pode ser aplicado por via tópica como uma solução aquosa a 1%.

Controle. A prevenção é difícil em razão da natureza ubíqua das moscas vetoras. Medidas de controle das moscas direcionadas à proteção da face, tais como brincos impregnados com inseticidas, ajudam a controlar a infecção pelo verme do olho.

Outras duas espécies de verme do olho (*T. gulosa* e *T. skrjabini*) são encontradas em bovinos. Os detalhes são essencialmente similares aos de *T. rhodesii*.

Thelazia gulosa

Sinônimo. *Thelazia alfortensis*.

Nome comum. Verme do olho dos bovinos.

Locais de predileção. Olhos, saco conjuntival, ducto lacrimal.

Filo. Nematoda.

Classe. Secernentea.

Superfamília. Spiruroidea.

Descrição. *Thelazia gulosa* são vermes de coloração branco-leitosa, com estriações cuticulares transversais delgadas (menos evidentes na região posterior do corpo) e apresentam uma cavidade bucal grande, profunda, em formato de taça. Os machos têm 4,8 a 10,9 mm de comprimento e apresentam número variável de papilas pré-cloacais (de 8 a 33 pares) e três pares de papilas pós-cloacais. Há duas espículas assimétricas. As fêmeas têm 4,8 a 18,8 mm de comprimento, com extremidade caudal afunilada.

Distribuição geográfica. Provavelmente cosmopolita.

Thelazia skrjabini

Nome comum. Verme do olho dos bovinos.

Locais de predileção. Olhos, saco conjuntival, ducto lacrimal.

Filo. Nematoda.

Classe. Secernentea.

Superfamília. Spiruroidea.

Descrição. Os vermes adultos têm coloração esbranquiçada, com estriações cuticulares transversais delgadas. A cavidade bucal é pequena e rasa. Os machos têm 5 a 11,5 mm de comprimento e apresentam a região posterior curvada, com 16 a 32 pares de papilas pré-cloacais e três pares de papilas pós-cloacais. As espículas apresentam comprimento desigual. As fêmeas têm 7,5 a 21 mm de comprimento, com extremidade caudal truncada.

Distribuição geográfica. América do Norte, partes da Ásia e Europa.

Raillietia auris

Locais de predileção. Canal auricular.

Classe. Arachnida.

Subclasse. Acari.

Ordem. Mesostigmata.

Família. Halarachnidae.

Descrição macroscópica. Os ácaros são ovais e amarelo-pálidos, os adultos medem aproximadamente, 1 mm de comprimento. Eles apresentam cutícula lisa com relativamente poucas cerdas.

Descrição microscópica. O escudo holodorsal é intensamente ornamentado, mas com tritoesterno bem desenvolvido, peritremas mais longos e a presença de ambos os escudos genital e esternal na fêmea. Essa espécie apresenta escudo dorsal longo (700 a 800 μm) com 12 pares de cerdas.

Hospedeiros definitivos. Bovinos.

Sinais clínicos. As infestações em geral são inaparentes, mas a presença dos ácaros no canal auricular pode ocasionar otite média e otite interna, com balançar de cabeça, rotação de cabeça, andar em círculos e incoordenação.

Hypoderma bovis

Para mais detalhes, ver Parasitas do tegumento.

Toxoplasma gondii

Para mais detalhes, ver Parasitas do sistema locomotor.

Trypanosoma brucei brucei

Para mais detalhes, ver Parasitas do sistema circulatório.

Parasitas dos sistemas reprodutor/urogenital

Stephanurus dentatus

Nome comum. Verme do rim do porco.

Local de predileção. Rim, gordura perirrenal.

Filo. Nematoda.

Classe. Secernentea.

Superfamília. Strongyloidea.

Descrição. Um verme grande e robusto, com até 4,5 cm de comprimento, com cápsula bocal proeminente e cutícula transparente através da qual os órgãos internos podem ser vistos. Os machos têm 2 a 3 cm e as fêmeas, 3 a 4,5 cm de comprimento. A coloração, em geral, é rósea. O tamanho e a localização são diagnósticos. A cápsula bucal tem formato de taça, com coroa lamelar pequena e seis espessamentos cuticulares externos (epauletes) dos quais o ventral e o dorsal são os mais proeminentes, e seis dentes em cúspide na base. A bursa do macho é curta e apresenta duas espículas, que podem ou não ter comprimento igual.

Hospedeiros. Suínos, javali selvagem, raramente bovinos.

Patogênese. *Stephanurus* pode ocasionalmente causar lesão hepática grave em bezerros que pastam em solo contaminado.

Para uma descrição mais detalhada, ver Capítulo 11.

Tritrichomonas foetus

Sinônimo. *Trichomonas foetus.*

Locais de predileção. Prepúcio, útero.

Filo. Parabasalia.

Classe. Trichomonadea.

Família. Trichomonadidae.

Descrição. O organismo é piriforme, mede, aproximadamente, 10 a 25 μm de comprimento e tem 3 a 15 μm de largura, tem apenas um núcleo e quatro flagelos, que emergem cada um de um corpo basal situado na extremidade anterior arredondada. Três dos flagelos são livres anteriormente, enquanto o quarto se estende para trás para formar uma membrana ondulante ao longo do comprimento do organismo, e então continua posteriormente como um flagelo livre (Figura 8.41; ver também Figura 2.10). O axóstilo, um bastão hialino com função esquelética, estende o comprimento da célula e, normalmente, se projeta posteriormente. O bastão basal é proeminente, mas não há pelta.

Em preparações frescas, o organismo é móvel e progride por movimentos de rolamento, com a movimentação dos flagelos e os movimentos da membrana ondulante sendo percebidos imediatamente. Ocasionalmente, formas redondas imóveis são observadas e, provavelmente, essas formas são estéreis.

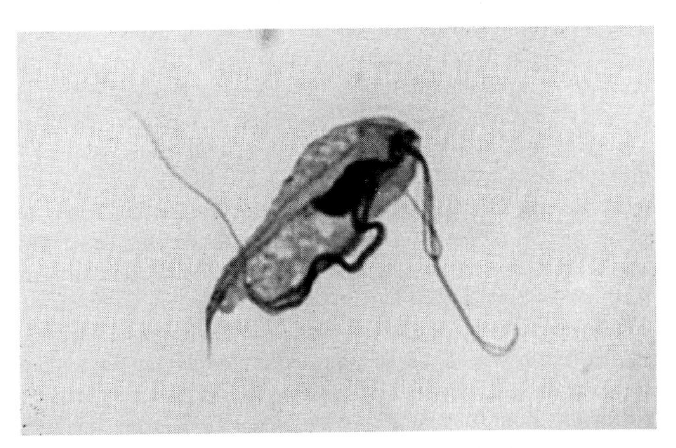

Figura 8.41 *Tritrichomonas foetus* que mostra três flagelos anteriores e o flagelo posterior.

Hospedeiros. Bovinos.

Distribuição geográfica. Cosmopolita. Entretanto, a prevalência atualmente tem diminuído dramaticamente em áreas nas quais a inseminação artificial é amplamente praticada e no Reino Unido, por exemplo, a doença provavelmente está extinta.

Patogênese. No touro, uma secreção prepucial associada a pequenos nódulos nas membranas prepucial e peniana pode se desenvolver pouco após a infecção. Os organismos estão presentes em pequenos números na cavidade prepucial de touros, com alguma concentração no fórnix ao redor da glande peniana. Os touros afetados cronicamente não apresentam lesões macroscópicas.

Na vaca, a lesão inicial é vaginite, que pode ser seguida nos animais que se tornam prenhes por invasão da cérvice e do útero. Muitas sequelas podem resultar, incluindo placentite, que leva a aborto precoce (1 a 16 semanas), secreção uterina e piometra. O aborto antes do quarto mês de gestação é a sequela comum e, normalmente é seguido por recuperação. Ocasionalmente, as membranas fetais em desenvolvimento são retidas, o que leva a endometrite purulenta, secreção uterina persistente; de maneira infrequente, o corpo lúteo é retido e o tampão cervical permanece fechado, quando uma piometra maciça se desenvolve que, visualmente, simula a aparência de uma gestação. Em alguns casos, apesar da infecção, a gestação não é interrompida por aborto e nasce um bezerro normal a termo.

Sinais clínicos. No touro, não há sinais clínicos, uma vez que a infecção esteja estabelecida. Na vaca, o aborto precoce é um achado característico, embora, normalmente, ele não seja detectado em razão do pequeno tamanho do feto, e o caso pode se apresentar como um ou mais ciclos estrais irregulares. Outros sinais clínicos são os de endometrite purulenta ou piometra fechada e, nesses casos, a vaca pode se tornar permanentemente estéril. Em nível de rebanho, as vacas apresentam ciclos estrais irregulares, secreção uterina, piometra e aborto precoce. A vaca normalmente se recupera e, em geral, se torna imune após a infecção e o aborto, ao menos por aquela estação de reprodução.

Diagnóstico. Um diagnóstico presuntivo de tricomonose se baseia no histórico clínico, sinais de aborto precoce, retornos repetidos ao estro ou ciclos estrais irregulares. A confirmação depende da demonstração do organismo no líquido placentário, conteúdo estomacal do feto abortado, lavados uterinos, piometra ou muco vaginal. Além do problema da infertilidade, que normalmente ocorre após a compra de um touro maduro, a confirmação do diagnóstico depende da demonstração do organismo. O muco vaginal coletado da porção anterior da vagina por sucção em um tubo estéril, ou lavado prepucial do touro, podem ser examinados usando um microscópio de contraste de fase quanto à presença do organismo. O número de organismos varia em situações diferentes. Eles são numerosos nos fetos abortados, no útero vários dias após o aborto e, em vacas infectadas recentemente, eles são numerosos no muco vaginal 12 a 20 dias após a infecção. Ademais, o número de organismos varia de acordo com a fase do ciclo estral, sendo maior 3 a 7 dias após a ovulação. Em touros infectados, organismos de *T. foetus* estão presentes em maiores números na mucosa do prepúcio e do pênis, aparentemente não invadindo os tecidos da submucosa. Em geral, recomenda-se permitir 1 semana após a última cobertura antes de coletar uma amostra do prepúcio. Uma vez que o organismo com frequência está presente apenas de forma intermitente, pode ser necessário repetir o exame muitas vezes. Sob iluminação com contraste de fase, o número de flagelos observados é uma característica importante que pode ajudar a diferenciar *T. foetus* de alguns flagelados que acometem bovinos e têm aparência similar. Os organismos podem ser cultivados *in vitro*, em meio de Diamond, meio de Clausen ou em meio *Trichomonas*, que está disponível comercialmente. Um teste de cultura a campo que permite o crescimento de tricômonas e o exame microscópico direto sem aspiração do inóculo foi desenvolvido nos EUA (InPouch TF).

De maneira alternativa, em se tratando de um rebanho, amostras de muco vaginal podem ser examinadas no laboratório quanto à presença de aglutininas específicas contra culturas de laboratório de *T. foetus*.

Patologia. A infecção de fêmeas causa cervicite e endometrite, o que leva a infertilidade, aborto e piometra. As alterações inflamatórias no endométrio e na cérvice são relativamente brandas e inespecíficas, embora possa haver secreção mucopurulenta copiosa. O exsudato pode ser eliminado de forma contínua ou intermitente, e o número e a atividade de tricomonadídeos podem variar consideravelmente. Os abortos podem ocorrer a qualquer momento, mas principalmente na primeira metade da gestação. Não há lesões fetais específicas, mas grandes números de protozoários podem ser encontrados no líquido fetal e no estômago. A placenta pode ser coberta por um exsudato amarelado floculento em pequenas quantidades, e espessamento e hemorragia sem necrose podem ser evidentes nos cotilédones. Piometra, quando se desenvolve, pode ser copiosa com exsudato aquoso que contém flocos que podem ter coloração acastanhada e consistência pegajosa e conter aglomerados de tricomonadídeos.

Epidemiologia. Touros, uma vez infectados, permanecem assim permanentemente. Os organismos habitam a cavidade prepucial e a transmissão para a vaca ocorre durante o coito. Da vagina, os tricomonadídeos chegam ao útero através da cérvice e produzem endometrite de branda. De maneira intermitente, os organismos são eliminados para a vagina, com frequência, 2 ou 3 dias antes do estro. A infecção normalmente é seguida por aborto precoce, sendo os organismos encontrados no líquido amniótico e alantoide. Subsequentemente, a vaca parece se 'autocurar' e, na maioria dos casos, parece desenvolver imunidade estéril.

Tratamento. Uma vez que a doença é autolimitante na fêmea, normalmente apenas o tratamento sintomático e repouso sexual por 3 meses são necessários. No touro, o abate é a melhor alternativa, embora o tratamento com dimetridazol oral ou intravenoso tenha sido relatado como efetivo.

Controle. A inseminação artificial de doadores não infectados é o único método de controle completamente satisfatório. Se o retorno para a monta natural for considerado, as vacas recuperadas devem ser descartadas, uma vez que podem ser carreadoras.

Notas. Normalmente, espera-se que a prevalência de tricomoníase seja alta, uma vez que se trata de uma doença venérea transmitida por touros, que são assintomáticos. De fato, o advento de esquemas supervisionados de inseminação artificial erradicou amplamente a doença, que atualmente é limitada a áreas nas quais há muitas propriedades pequenas, cada qual com o seu touro, ou em países nos quais a supervisão veterinária é limitada.

Em alguns estudos iniciais, três sorotipos eram reconhecidos, com base na aglutinação: a estirpe *'Belfast'*, predominante na Europa, África e EUA; a estirpe *'Brisbane'* na Austrália; e a estirpe *'Manley'*, que foi relatada apenas em alguns surtos.

Um organismo idêntico morfologicamente (*T. suis*) foi identificado em suínos, nos quais comumente causa infecção assintomática da cavidade nasal, estômago e intestino (ver Capítulo 11). Esse organismo atualmente é considerado sinônimo de *T. foetus*. O organismo também foi relatado em gatos, associado a diarreia do intestino grosso (ver Capítulo 12).

Neospora caninum

Local de predileção. Sangue.

Filo. Apicomplexa.

Classe. Conoidasida.

Família. Sarcocystiidae.

Descrição. Os taquizoítos medem 6 × 2 μm e, normalmente, estão localizados no citoplasma das células. Os cistos teciduais são ovais, medem 107 μm de comprimento, apresentam parede grossa (até 4 μm) e são encontrados apenas em tecido neural.

Hospedeiros intermediários. Bovinos, ovinos, caprinos, veados, equinos, cães, raposas, galinhas, aves selvagens.

Hospedeiros definitivos. Cães, coiotes, lobos, dingos.

Distribuição geográfica. Cosmopolita.

Patogênese. *Neospora caninum* é uma causa importante de aborto tanto em vacas leiteiras quanto de corte. As vacas de qualquer idade podem abortar de 3 meses de gestação até o final da gestação, embora a maioria dos abortos ocorra aos 5 a 6 meses de gestação. Os fetos podem nascer vivos ou podem morrer no útero e serem mumificados ou reabsorvidos. Os bezerros que são infectados podem nascer magros, fracos ou manifestando sintomas neurológicos tais como ataxia, diminuição dos reflexos e exoftalmia. Acredita-se que a infecção diminua a produção de leite em vacas leiteiras adultas, por meio do seu efeito sobre a fertilidade.

Sinais clínicos. Aborto, mumificação, bezerros fracos com ataxia, exoftalmia.

Diagnóstico. O diagnóstico se baseia no exame histológico de fetos frescos abortados. As lesões no coração e no SNC são significativamente características para o diagnóstico, mas podem ser confirmadas por imunocitoquímica. Um teste de ELISA está disponível comercialmente e pode ser usado para testar amostras de soro quanto a anticorpos específicos contra *Neospora* e vários testes baseados em PCR foram relatados. Amostras do tanque de expansão do leite também podem ser usadas, mas, em geral, são úteis apenas onde mais de 10 a 20% das vacas estão infectadas.

Patologia. Taquizoítos e cistos teciduais são encontrados intracelularmente no SNC e na retina de bovinos afetados. Embora a infecção possa ser encontrada em muitos órgãos, o local mais comum é o cérebro. Lesões microscópicas de encefalite não supurativa e miocardite podem ser vistas no cérebro, medula espinal e coração de fetos abortados. Hepatite também pode ser encontrada em abortos epidêmicos.

Epidemiologia. O cão e outros canídeos são os hospedeiros definitivos, e podem também atuar como hospedeiros intermediários em infecções pré-natais. Em bovinos, a infecção pode ser transmitida tanto verticalmente da mãe para o bezerro *in utero* quanto por via lactogênica e por ingestão natural de alimentos e água contaminados com fezes de cães que contêm oocistos de *Neospora caninum*. *Neospora caninum* é um dos parasitas transmitidos com maior eficiência por via transplacentária e, em determinados rebanhos, verificou-se que, virtualmente, todos os bezerros nascidos vivos nascem infectados, mas não manifestam sintomas de infecção. Acredita-se que a transmissão por touros infectados não ocorra. A presença de aves nos pastos foi correlacionada com maiores taxas de infecção em bovinos, e as aves podem ser um elo importante na transmissão de *N. caninum* a outros animais.

Em alguns países, parece haver um aumento na taxa de aborto associado às estações chuvosas. As infecções por outros agentes patológicos, tais como diarreia viral bovina, leptospirose e *Salmonella*, parecem aumentar o risco de recrudescência das infecções latentes e, provavelmente, estão associadas ao maior risco de aborto em vacas infectadas. É possível que bovinos que abortaram previamente em razão da infecção por *Neospora* apresentem novos abortos, de maneira que vacas infectadas têm maiores chances de abortarem novamente que as vacas não infectadas. Os descendentes nascidos vivos provavelmente se infectam e apresentam maior risco de aborto.

Tratamento. Não há tratamento efetivo em bovinos.

Controle. O controle de aborto induzido por *Neospora* em bovinos depende da proteção dos alimentos e das fontes de água de uma possível contaminação com as fezes de qualquer animal, e do descarte de fetos abortados e placentas por incineração. A falta de conhecimento completo, tanto do ciclo evolutivo quanto da variedade de hospedeiros definitivos, tem limitado as medidas de controle efetivo, mas há um forte argumento para o descarte de animais soropositivos de um rebanho. Tem sido demonstrado que os animais soropositivos apresentam maior risco de aborto que os animais soronegativos no rebanho. Não se deve permitir que os cães comam fetos abortados ou membranas fetais, e deve-se evitar que as suas fezes contaminem os alimentos dos bovinos.

Nos locais onde *Neospora* não foi isolado previamente dos rebanhos, há muitas medidas que podem ser tomadas para reduzir o risco da entrada da doença no rebanho:

- Quarentena e teste de todos os animais de reposição antes de entrarem no rebanho para assegurar que o rebanho esteja livre da infecção
- Evitar a transmissão mantendo os cães afastados de alimentos, e assegurando que os cães não tenham acesso a placentas ou fetos abortados
- Diminuir o risco de transmissão pelas fontes de água por meio do uso de suprimento de água encanada, evitando que os bovinos ingiram água estagnada de fontes tais como reservatórios
- Manter um bom controle de roedores, uma vez que alguns estudos implicaram os roedores na disseminação da doença.

Em rebanhos nos quais *Neospora* está presente, outros métodos podem ser usados para ajudar a diminuir o risco de aborto nos animais:

- Teste e descarte: vacas infectadas com *N. caninum* devem ser consideradas um reservatório da infecção com potencial para transmissão da infecção para outras vacas. Isso pode ocorrer por parto de bezerros vivos infectados ou pela contaminação ambiental. Embora esse método de controle seja efetivo, ele nem sempre é realista economicamente. Ele pode ser aplicado como segue:
  - Testar e descartar tanto vacas soropositivas quanto vacas soropositivas que abortaram
  - Testar e inseminar vacas soropositivas apenas com sêmen de animais de corte ou
  - Testar e excluir a progênie de vacas soropositivas da reprodução.

Se o teste das vacas for realizado e os animais forem descartados com base nesses resultados, é importante assegurar que esses passos também sejam seguidos para evitar a infecção a partir do ambiente.

Uma vacina comercial (Bovilis Neoguard) foi desenvolvida para diminuir o aborto que resulta da infecção com *N. caninum* em vacas gestantes, e estava disponível nos EUA, na Nova Zelândia e em alguns outros países. Essa vacina incluía taquizoítos completos inativados e a inoculação tinha como objetivo diminuir a transmissão do parasita ao feto em desenvolvimento. Entretanto, a vacina foi retirada do mercado pelo fabricante.

Trypanosoma brucei brucei

Para mais detalhes, ver Parasitas do sistema circulatório.

Parasitas do sistema locomotor

Taenia saginata

Sinônimos. *Cysticercus bovis, Taeniarhynchus saginata.*

Nomes comuns. Cestódio da carne, 'sarampo da carne'.

Locais de predileção. Intestino delgado (hospedeiro definitivo); músculo, fígado, rins (hospedeiro intermediário).

Filo. Platyhelminthes.

Classe. Cestoda.

Família. Taeniidae.

Descrição macroscópica. O verme chato adulto é encontrado apenas em humanos e varia de 5 a 15 m de comprimento.

Descrição microscópica. O escólex, excepcionalmente entre as espécies de *Taenia*, não apresenta rostelo nem ganchos.

Em bovinos, os cisticercos maduros, *C. bovis*, têm coloração branco-acinzentada, são ovais e medem, aproximadamente, 0,5-1 por 0,5 cm de comprimento e são preenchidos por líquido no qual o escólex é claramente visível. Como no verme adulto, eles não apresentam rostelo nem ganchos.

Uma subespécie, *Taenia saginata asiatica*, apresenta rostelo e protuberâncias posteriores nos segmentos e 11 a 32 botões uterinos. Os metacestódios são pequenos, com aproximadamente 2 mm, e apresentam rostelo e duas fileiras de ganchos primitivos, aqueles da fileira externa são pequenos e numerosos.

Hospedeiros definitivos. Humanos.

Hospedeiros intermediários. Bovinos, embora outros ruminantes possam atuar como hospedeiros intermediários.

Distribuição geográfica. Cosmopolita. Particularmente importante na África e na América do Sul.

Patogênese. Embora *C. bovis* possa ocorrer em qualquer lugar na musculatura estriada, os locais de predileção, ao menos do ponto de vista da inspeção de carne rotineira, são o coração, a língua, o masseter e os músculos intercostais (Figura 8.42). Sob condições naturais, a presença de cisticercos na musculatura dos bovinos não é associada a sinais clínicos, exceto experimentalmente, quando os bezerros que receberam infecções maciças por ovos de *T. saginata* desenvolveram miocardite grave e insuficiência cardíaca associada ao desenvolvimento de cisticercos no coração.

Sinais clínicos. Em humanos, o verme chato adulto pode produzir diarreia e dores abdominais, mas a infecção normalmente é assintomática e é condenável principalmente do ponto de vista estético.

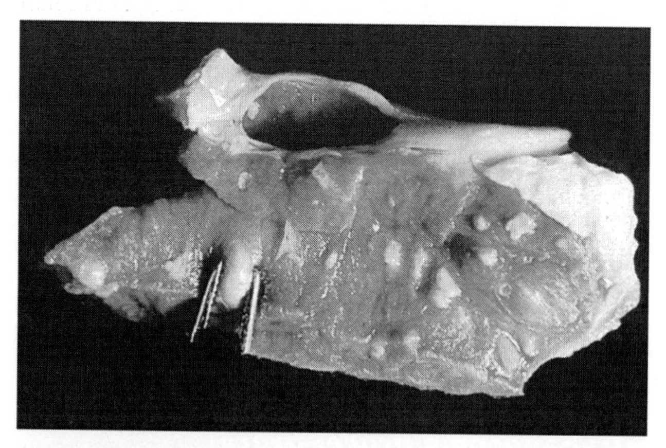

Figura 8.42 *Cysticercus bovis* na musculatura esquelética. (Esta figura encontra-se reproduzida em cores no Encarte.)

Diagnóstico. Países individuais têm regulamentos diferentes quanto à inspeção de carcaças, mas, invariavelmente, o músculo masseter, a língua e o coração são incisados e examinados e os músculos intercostais e o diafragma são inspecionados; o músculo tríceps também é incisado em muitos países. A inspeção consiste, inevitavelmente, em um consenso entre a detecção de cisticercos e a preservação do valor econômico da carcaça.

A imunossorologia tem alguma utilidade para avaliação de rebanhos infectados. Em humanos, a presença de vermes chatos é reconhecida pela eliminação de proglótides e/ou ovos nas fezes.

Patologia. Os cisticercos começam a degenerar 4 a 6 meses após a infecção e, aos 9 meses, uma quantidade substancial deve estar morta. Em infecções brandas, os cisticercos podem permanecer viáveis por 2 anos ou mais.

Epidemiologia. Há dois padrões epidemiológicos bastante distintos encontrados em países em desenvolvimento e em países desenvolvidos, respectivamente:

- Países em desenvolvimento: em muitas regiões da África, Ásia e América Latina, os bovinos são criados em escala extensiva, o saneamento humano é pouco desenvolvido e o combustível para o cozimento é caro. Com base nessas circunstâncias, a incidência de infecções por *T. saginata* em humanos é alta, chegando a mais de 20% em certas áreas. Em razão disso, os bezerros normalmente são infectados precocemente durante suas vidas, com frequência nos primeiros dias após o nascimento, por tratadores infectados cujas mãos estão contaminadas com ovos de *Taenia saginata*. A infecção pré-natal de bezerros também pode ocorrer, mas é rara. Dos cistos que se desenvolvem, uma proporção persiste por anos, ainda que o hospedeiro tenha desenvolvido uma imunidade adquirida e seja completamente resistente às infecções futuras. Com base na inspeção de rotina das carcaças, a taxa de infecção é de, aproximadamente, 30 a 60%, embora a prevalência real seja consideravelmente maior
- Países desenvolvidos: em áreas tais como Europa, América do Norte, Austrália e Nova Zelândia, os padrões de saneamento são altos e a carne é inspecionada cuidadosamente e, em geral, cozida completamente antes do consumo. Em tais países, a prevalência de cisticercose é baixa, sendo inferior a 1% nas carcaças inspecionadas. Ocasionalmente, entretanto, uma 'tempestade' de cisticercose, na qual uma alta proporção dos bovinos está infectada, é relatada em propriedades específicas. No Grã-Bretanha e na Austrália, ela foi associada ao uso de detritos humanos na pastagem como fertilizante na forma de sedimento, isto é fezes sedimentadas ou digeridas por bactérias. Uma vez que os ovos de *T. saginata* podem sobreviver por mais de 200 dias no lodo, a ocorrência dessas 'tempestades' talvez, não seja surpreendente. Outras causas de incidência alta repentina de infecção em propriedades específicas resulta da infecção por vermes chatos em um tratador, ocorrendo como um evento ao acaso ou, como foi relatado em rebanhos de algumas regiões do sul dos EUA, como resultado do trabalho de imigrantes provenientes de países nos quais a prevalência da infecção é alta. Diferentemente dessas 'tempestades', a causa da prevalência baixa, mas persistente em bovinos é obscura, mas acredita-se que decorra do acesso dos bovinos a água contaminada com efluentes de sedimentos, do transporte e da dispersão de ovos de *T. saginata* por pássaros que têm acesso frequente a esses sedimentos ou se alimentam em regiões de rios ou mar onde deságuam esses efluentes e de contaminação ocasional de pastagens por indivíduos itinerantes infectados. Em contrapartida à epidemiologia em países em desenvolvimento, bovinos de qualquer idade são suscetíveis a infecção, uma vez

que, em geral, eles não possuem imunidade adquirida. Também há evidências de que, quando os bovinos são infectados pela primeira vez já adultos, a longevidade dos cisticercos seja limitada, com a maioria morrendo em até 9 meses.

Tratamento. Ainda não existem medicamentos licenciados disponíveis que destruam efetivamente todos os cisticercos nos músculos, embora o praziquantel tenha mostrado eficácia em situações experimentais.

Controle. Em países desenvolvidos, o controle da cisticercose bovina depende do alto padrão de saneamento humano, da prática comum de cozimento completo da carne (o ponto de morte térmica dos cisticercos é de 57°C) e na inspeção compulsória da carne. Regulamentações normalmente requerem que as carcaças infectadas sejam congeladas a –10°C por, ao menos, 10 dias, o que é suficiente para matar os cisticercos, embora o processo diminua o valor econômico da carne. Nos locais onde infecções relativamente intensas de mais de 25 cisticercos são detectadas, normalmente a carcaça é destruída. Na prática agrícola, o uso de excrementos humanos como fertilizante deve ser confinado a campos de plantio ou àqueles nos quais os bovinos não irão pastar por, pelo menos, 2 anos. Nos países em desenvolvimento, as mesmas medidas são necessárias, mas nem sempre elas são economicamente viáveis e, no presente momento, o passo mais útil parece ser a educação das comunidades quanto aos aspectos de saneamento e higiene, além do cozimento completo da carne.

Notas. Os estágios intermediários desse verme chato, encontrados nos músculos dos bovinos, com frequência representam um problema econômico para a indústria da carne e são um risco para a saúde pública.

Onchocerca dukei

Local de predileção. Tecido conjuntivo dos músculos.

Filo. Nematoda.

Classe. Secernentea.

Superfamília. Filarioidea.

Descrição macroscópica. Vermes esbranquiçados e delgados; os machos medem 2 a 6 cm, enquanto as fêmeas têm até 60 cm de comprimento ou mais.

Descrição microscópica. As microfilárias têm 250 a 265 μm de comprimento e não apresentam bainha.

Hospedeiros definitivos. Bovinos.

Hospedeiros intermediários. Provavelmente borrachudos (*Simulium*).

Distribuição geográfica. África.

Patogênese. *Onchocerca dukei* tem pouca importância clínica ou econômica. Podem ocorrer perdas por condenação de áreas localizadas na inspeção de carne causada por lesões nodulares.

Sinais clínicos. A infecção em bovinos é assintomática.

Diagnóstico. O diagnóstico com frequência é feito na inspeção da carne. Os nódulos são encontrados particularmente no tórax e abdome e pode ser necessário diferenciá-los de *Cysticercus bovis*. As microfilárias podem ser identificadas após imersão de fragmentos de biopsia de pele em solução salina fisiológica por 12 h e coloração com Giemsa.

Epidemiologia. A incidência de infecção pode ser muito alta em áreas endêmicas, embora os parasitas raramente sejam detectados.

Tratamento e controle. Não são necessários.

Sarcocistose

A nomenclatura anteriormente complexa do grande número de *Sarcocystis* spp. tem sido amplamente dispensada por muitos pesquisadores, favorecendo um sistema novo que se baseia na sua biologia. Os novos nomes, em geral, incorporam aqueles do **hospedeiro intermediário** e do **hospedeiro definitivo**, nessa ordem. Embora inaceitável para sistematizadores, essa prática tem como vantagem a simplicidade. As três espécies de *Sarcocystis* relatadas em bovinos são resumidas na Tabela 8.7 e descritas a seguir. Maiores detalhes são fornecidos no Capítulo 2.

Diagnóstico. A maioria dos casos de infecção por *Sarcocystis* é diagnosticada apenas na inspeção de carnes, quando os sarcocistes visíveis macroscopicamente são descobertos nos músculos. Entretanto, em infecções intensas em bovinos, o diagnóstico se baseia nos sinais clínicos e na demonstração histológica de merontes nos vasos sanguíneos de órgãos tais como rins, coração e na presença de cistos nos músculos à necropsia ou biopsia. Um teste de hemaglutinação indireta, usando bradizoítos como antígeno, também é um recurso útil para o diagnóstico, no entanto, a presença de um título não implica necessariamente infecção ativa por *Sarcocystis*. Ademais, os animais podem morrer antes de apresentarem resposta humoral detectável. Em bovinos, as alterações degenerativas nos músculos assemelham-se bastante àquelas decorrentes da deficiência de vitamina E/selênio, embora, na segunda, não haja resposta celular inflamatória. O exame das fezes de cães ou de gatos na fazenda quanto à presença de esporocistos pode ser útil no diagnóstico.

Epidemiologia. Pouco se conhece a respeito da epidemiologia, mas pela alta prevalência de infecções assintomáticas observadas em abatedouros, está claro que em locais nos quais os cães ou gatos são mantidos em relação próxima a animais de fazenda ou seu alimento, a transmissão é provável. Cães pastores são conhecidos por terem um papel importante na transmissão de *S. bovicanis*, e gatos de fazenda na transmissão de *S. bovifelis*, de maneira que se deve ter o cuidado de fornecer apenas carne cozida a cães e gatos. Surtos agudos são mais prováveis quando os animais de produção, que foram criados sem contato com cães ou gatos, são expostos subsequentemente a um grande número de esporocistos nas fezes de cães ou de gatos. A longevidade dos esporocistos eliminados nas fezes não é conhecida.

Tratamento e controle. Não há tratamento efetivo para a infecção, tanto no hospedeiro definitivo quanto no hospedeiro intermediário. Nos locais onde os surtos ocorrem em bovinos, sugeriu-se que a introdução de amprólio (100 mg/kg VO, diariamente por 30 dias) na dieta dos animais tenha efeito profilático.

As únicas medidas de controle possíveis são aquelas relacionadas à higiene. Cães e gatos de fazenda não devem ser mantidos dentro das instalações nem seu acesso deve ser permitido a locais de armazenamento de alimentos, e eles também não devem defecar em currais nos quais os animais de produção estão estabulados. Também é importante que eles não ingiram carne crua.

Tabela 8.7 Espécies de *Sarcocystis* encontradas na musculatura de bovinos.

Espécie	Sinônimo	Hospedeiro definitivo	Patogenicidade (bovinos)	Patogenicidade (hospedeiro definitivo)
Sarcocystis bovicanis	*S. cruzi, S. fusiformis*	Cães, coiotes, lobos	+++	0
Sarcocystis bovifelis	*S. hirsuto*	Gatos	0	0
Sarcocystis bovihominis	*S. hominis*	Humanos, primatas	0	+

0: não patogênico; +: patogenicidade branda; +++: patogenicidade grave.

Sarcocystis bovicanis

Sinônimos. *Sarcocystis cruzi*, *Sarcocystis fusiformis*.

Local de predileção. Músculo.

Filo. Apicomplexa.

Classe. Conoidasida.

Família. Sarcocystiidae.

Descrição. Em bovinos, os merontes encontrados nas células endoteliais são bastante pequenos, medindo 2 a 8 μm de diâmetro. Em contrapartida, os cistos de bradizoítos podem ser muito grandes e visíveis a olho nu como estrias esbranquiçadas dispostas na mesma direção que as fibras dos músculos. Relatou-se que eles podem chegar a muitos centímetros de comprimento, porém, mais comumente, eles variam de 0,5 a 5,0 mm (Figura 8.43). A parede do cisto é fina e lisa e apresenta um pequeno número de protrusões achatadas de 0,3 a 0,6 μm de comprimento, sem fibrilas.

Hospedeiros intermediários. Bovinos.

Hospedeiros definitivos. Cães, raposas, lobos, coiotes.

Distribuição geográfica. Cosmopolita.

Patogênese. A infecção no hospedeiro definitivo normalmente é apatogênica, embora diarreia branda tenha sido relatada ocasionalmente. O principal efeito patogênico é atribuído à merogonia de segundo estágio que ocorre no endotélio vascular. Infecções experimentais intensas de bezerros com *S. bovicanis* resultaram em mortalidade 1 mês após, com a necropsia mostrando hemorragias petequiais em quase todos os órgãos, incluindo o coração, juntamente com linfadenopatia generalizada. A infecção experimental de vacas adultas resultou em aborto.

Uma doença crônica de ocorrência natural em bovinos, a doença de Dalmeny, foi descrita no Canadá, nos EUA e na Grã-Bretanha. Ela é caracterizada por emaciação, edema submandibular, decúbito e exoftalmia; no exame *post mortem*, muitos merontes são encontrados nas células endoteliais, e sarcocistes em desenvolvimento em regiões de miosite degenerativa.

Sinais clínicos. Em infecções intensas, há anorexia, febre, anemia, perda de peso, relutância em se movimentar e, algumas vezes, decúbito. Em bovinos, com frequência há perda acentuada de pelos da extremidade da cauda. Esses sinais podem ser acompanhados por edema submandibular, exoftalmia e aumento dos linfonodos. Os abortos podem ocorrer em rebanhos de reprodução.

Patologia. Os merontes presentes nas células endoteliais dos capilares de muitos órgãos levam à destruição dessas células. Conforme os organismos entram nos músculos, uma ampla variedade de alterações pode ser encontrada. A inspeção microscópica de músculos infectados por sarcocistes com frequência revela cistos parasitários degenerados cercados por um número variável de células inflamatórias (muito poucas das quais são eosinófilos) ou, em estágios mais tardios, macrófagos e tecido de granulação. Normalmente não há degeneração das fibras do músculo, mas pode haver coleções lineares finas de linfócitos entre as fibras naquela região. A extensão das mudanças tem pouca relação com o número de cistos em desenvolvimento, mas, em geral, números muito pequenos de *Sarcocystis* não produzem nenhuma reação. Conforme os cistos amadurecem, sua cápsula dentro da fibra muscular aumentada se torna mais grossa e mais claramente diferenciada do sarcoplasma muscular.

Sarcocystis bovifelis

Sinônimo. *Sarcocystis hirsuta*.

Local de predileção. Músculo.

Filo. Apicomplexa.

Classe. Conoidasida.

Família. Sarcocystiidae.

Descrição. Os merontes de primeira geração medem 37 × 22 μm e contêm mais de 100 taquizoítos. Os merontes de segunda geração, quando maduros, medem 14 × 6,5 μm e contêm até 35 taquizoítos. Os sarcocistes têm até 8 mm de comprimento, com parede estriada, 7 μm de espessura, e podem ser visíveis a olho nu como estrias esbranquiçadas dispostas na mesma direção que as fibras dos músculos.

Hospedeiro intermediário. Bovinos.

Hospedeiro definitivo. Gato.

Distribuição geográfica. Cosmopolita.

Patogênese. As infecções, em geral, são apatogênicas; qualquer efeito patogênico é atribuído à merogonia de segundo estágio que ocorre no endotélio vascular.

Sinais clínicos. As infecções, em geral, são assintomáticas. Infecções intensas podem, ocasionalmente, causar anorexia, febre, anemia, diarreia, anemia e perda de peso.

Patologia. Em bovinos, os cistos teciduais podem ser visíveis a olho nu, em especial no esôfago, porém é mais provável que sejam detectados na histopatologia (Figura 8.44).

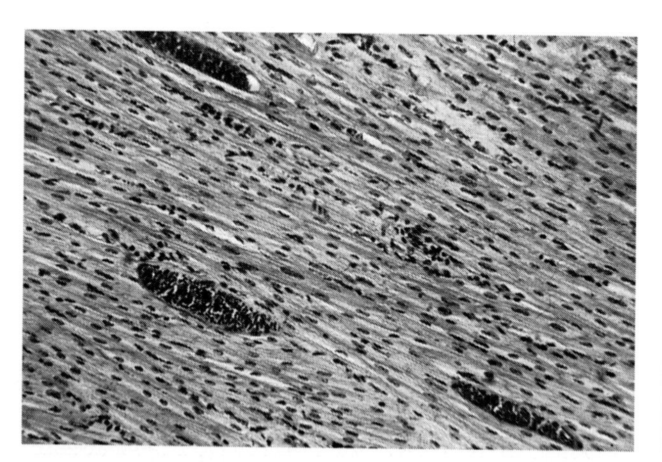

Figura 8.43 Merontes de *Sarcocystis* no músculo. (Esta figura encontra-se reproduzida em cores no Encarte.)

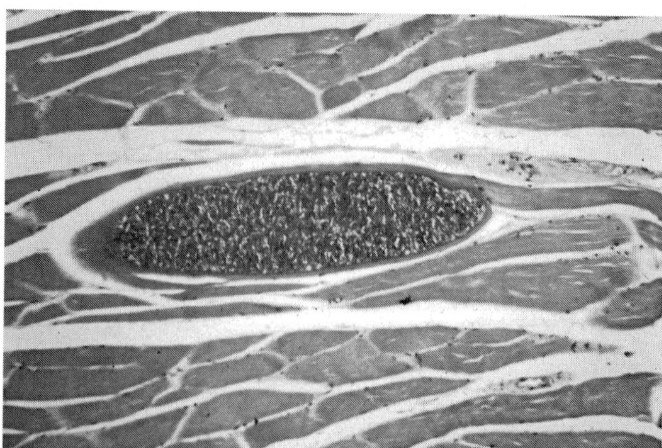

Figura 8.44 *Sarcocystis bovifelis* na musculatura do esôfago. (Esta figura encontra-se reproduzida em cores no Encarte.)

Sarcocystis bovihominis

Sinônimo. *Sarcocystis hominis.*

Local de predileção. Músculo.

Filo. Apicomplexa.

Classe. Conoidasida.

Família. Sarcocystiidae.

Descrição. No hospedeiro intermediário, os sarcocistes são compartimentalizados com a parede estriada radialmente de, aproximadamente, 6 µm de espessura.

Hospedeiros intermediários. Bovinos.

Hospedeiros definitivos. Humanos, primatas.

Distribuição geográfica. Cosmopolita.

Patogênese. Essa espécie é pouco patogênica, se for, para bezerros.

Sinais clínicos. A infecção normalmente é assintomática em bezerros.

Patologia. Os sarcocistes estão presentes na musculatura estriada. Normalmente não há degeneração da fibra muscular, mas pode haver uma coleção linear fina de linfócitos entre as fibras na região.

Toxoplasma gondii

Locais de predileção. Músculo, pulmões, fígado, sistema reprodutor, SNC.

Filo. Apicomplexa.

Classe. Conoidasida.

Família. Sarcocystiidae.

Hospedeiros intermediários. Qualquer mamífero, incluindo humanos, ou aves. Note que o hospedeiro definitivo, o gato, também pode ser um hospedeiro intermediário e albergar estágios extraintestinais.

Hospedeiros definitivos. Gatos, outros felídeos.

Distribuição geográfica. Cosmopolita.

Patogênese. A maioria das infecções em bovinos é branda e, consequentemente, assintomática. As infecções normalmente são adquiridas por meio do trato digestório, de maneira que os organismos são disseminados pelos vasos linfáticos e sistema porta, com invasão subsequente de muitos órgãos e tecidos. Os efeitos patogênicos são sempre relatados na fase extraintestinal de desenvolvimento. Em infecções intensas, os taquizoítos em multiplicação podem produzir áreas de necrose dos órgãos vitais, tais como miocárdio, pulmões, fígado e cérebro e, durante essa fase, o hospedeiro pode se tornar febril e linfadenopatia pode ocorrer. Conforme a enfermidade progride, os bradizoítos são formados, e essa fase crônica, normalmente, é assintomática.

Sinais clínicos. Há apenas alguns relatos de toxoplasmose clínica associada a febre, dispneia, sinais neurológicos e aborto em bovinos.

Patologia. Em infecções intensas, os taquizoítos em multiplicação podem produzir áreas de necrose de órgãos vitais, tais como miocárdio, pulmões, fígado e cérebro.

Epidemiologia. Os gatos têm papel central na epidemiologia da toxoplasmose e a doença é virtualmente ausente em áreas nas quais não há gatos. Comparados a ovinos, a toxoplasmose em bovinos é relativamente incomum e raramente causa sinais clínicos.

Tratamento. Não é indicado.

Controle. O controle em fazendas é mais difícil, mas onde for possível, os alimentos dos animais devem ser cobertos para evitar o acesso de gatos.

Para uma descrição mais detalhada, ver Capítulo 9.

Trypanosoma brucei brucei

Para mais detalhes, ver Parasitas do sistema circulatório.

Parasitas do tecido conjuntivo

Muitas espécies de *Onchocerca* são encontradas no tecido conjuntivo de bovinos e estão resumidas na Tabela 8.8.

Onchocerca gutturosa

Sinônimo. *Onchocerca lienalis.*

Nome comum. Oncocercose ligamentar.

Locais de predileção. Tecido conjuntivo, ligamento nucal, ligamento gastresplênico.

Filo. Nematoda.

Classe. Secernentea.

Superfamília. Filarioidea.

Descrição macroscópica. Vermes delgados e esbranquiçados; os machos medem 2 a 6 cm, enquanto as fêmeas têm até 60 cm de comprimento ou mais.

Tabela 8.8 Oncocercose bovina.

Espécie	Local	Distribuição	Vetor	Significância
Onchocerca gutturosa (sin. *O. lienalis*)	Ligamento nucal e outras partes do corpo	Grande parte do mundo	*Simulium* spp.	Sem significância econômica
	Ligamento gastresplênico	Muitas partes do mundo	*Simulium* spp.	Sem significância econômica
Onchocerca gibsoni	Nódulos subcutâneos e intermusculares	África, Ásia, Australásia	*Culicoides* spp.	Perda de partes da carcaça
Onchocerca ochengi (sin. *O. dermata*)	Escroto, úbere, tecido conjuntivo	Leste e oeste da África	Desconhecido	Manchas no couro
Onchocerca armillata	Parede da aorta torácica	Oriente Médio, África, Índia	*Culicoides*, *Simulium*	Sem significância econômica
Onchocerca dukei	Abdome, tórax, coxas	Oeste da África	Desconhecido *Simulium*?	Confundido com *Cysticercus bovis* na inspeção de carnes
Onchocerca cebei (sin. *O. sweetae*)	Abdome, tórax, coxas	Extremo Oriente, Austrália	*Culicoides* spp.	Manchas no couro

Descrição microscópica. As microfilárias têm 250 a 265 μm de comprimento e não têm bainha.

Hospedeiros definitivos. Bovinos.

Hospedeiros intermediários. Borrachudos (*Simulium*).

Distribuição geográfica. Cosmopolita. Na Austrália e América do Norte, o parasita *O. lienalis* (considerado como sinônimo) é encontrado no ligamento gastresplênico.

Patogênese. *Onchocerca gutturosa* tem pouca importância econômica ou clínica.

Sinais clínicos. A infecção em bovinos é assintomática.

Diagnóstico. O diagnóstico raramente é realizado e depende de encontrar as microfilárias na biopsia de pele realizada em áreas afetadas (Figura 8.45). As microfilárias são concentradas nos locais preferidos de alimentação do vetor, que são costas, orelhas e pescoço. O fragmento de pele é colocado em solução salina morna e estimulado para permitir que as microfilárias emerjam, e então é incubado por, aproximadamente, 8 a 12 h. As microfilárias são prontamente reconhecidas por seu movimento sinuoso na amostra de solução salina centrifugada. Outra opção é escarificar a pele do local de predileção e examinar o líquido quanto à presença de microfilárias.

Patologia. Os vermes adultos, que são encontrados em pares, são localizados com maior frequência no ligamento nucal adjacente à espinha torácica e, com menor frequência, no tecido conjuntivo de escápula, úmero e fêmur. Os vermes não estimulam a formação de nódulos, mas dispõem-se frouxamente no tecido conjuntivo e podem não causar doença ou reação.

Epidemiologia. A incidência de infecção pode ser muito alta em áreas endêmicas, embora o parasita raramente seja detectado.

Tratamento. Não é necessário.

Controle. Com a ubiquidade dos insetos vetores, há pouca possibilidade de controle eficiente, embora o uso de microfilaricidas diminua o número de moscas infectadas. De qualquer forma, com a natureza relativamente inócua da infecção, é pouco provável que haja qualquer necessidade de controle.

Notas. Alguns consideram esse parasita como sinônimo de *O. linealis*.

Onchocerca gibsoni

Local de predileção. Tecido conjuntivo.

Filo. Nematoda.

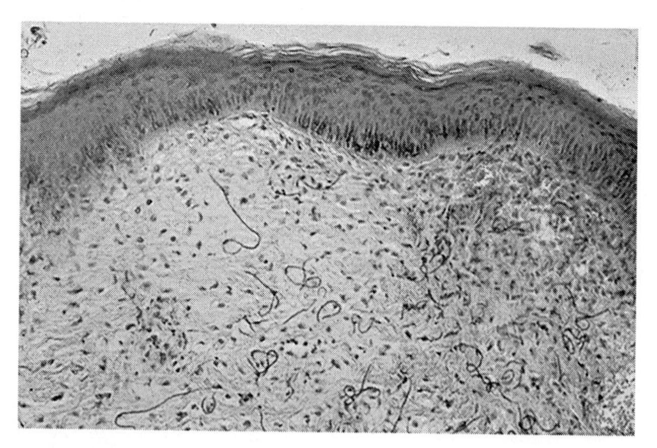

Figura 8.45 Microfilárias de *Onchocerca gutturosa* no tecido conjuntivo subdérmico da região das costas. (Esta figura encontra-se reproduzida em cores no Encarte.)

Classe. Secernentea.

Superfamília. Filarioidea.

Descrição macroscópica. Esses vermes delgados variam de 2 a mais de 20 cm de comprimento e dispõem-se firmemente enrolados em nódulos nos tecidos. Os machos têm 3 a 5 cm e as fêmeas, 14 a 20 cm, embora existam relatos de vermes com até 50 cm de comprimento.

Descrição microscópica. A cauda do macho é curvada e possui asas laterais, com seis a nove papilas de cada lado. As espículas têm tamanho desigual. As microfilárias não apresentam bainha e têm 240 a 280 μm de comprimento, sendo encontradas principalmente na região do peito. A cutícula possui estriações transversais.

Hospedeiros definitivos. Bovinos, zebu.

Hospedeiros intermediários. Mosquitos-pólvora (*Culicoides*).

Distribuição geográfica. África, Ásia e Australásia.

Patogênese. Os vermes são encontrados em grupos ('ninhos de vermes') e provocam uma reação fibrosa ao seu redor, estando enrolados no tecido muscular (os nódulos podem chegar a até 5 cm de diâmetro). Os nódulos, com frequência, estão localizados na área do peito e podem ser responsáveis por perdas econômicas em razão da perda de partes da carcaça.

Sinais clínicos. Os animais afetados não ficam doentes clinicamente e não manifestam outros sinais além de nódulos subcutâneos nos locais de predileção.

Diagnóstico. Nas lesões ativas, a presença de vermes é estabelecida imediatamente pelo corte dos nódulos subcutâneos. As microfilárias também podem ser encontradas em biopsias de pele coletadas de áreas afetadas com coleções de linfa no subcutâneo. As microfilárias estão concentradas nos locais preferidos de alimentação dos vetores, que para *Culicoides* spp. normalmente são as áreas baixas sombreadas do tronco, e normalmente recomenda-se que as amostras sejam coletadas da região da linha alba. O fragmento de pele é colocado em solução salina morna e estimulado para permitir que as microfilárias emerjam, e então é incubado por, aproximadamente, 8 a 12 h. As microfilárias são prontamente reconhecidas por seu movimento sinuoso na amostra de solução salina centrifugada. Outra opção é escarificar a pele do local de predileção e examinar o líquido quanto à presença de microfilárias.

Patologia. Um nódulo se forma ao redor dos vermes com a cabeça se tornando fixa e cercada por fibroblastos. Porções sucessivas do verme são incluídas nos nódulos, onde eles, por fim, se dispõem enrolados e cercados por uma cápsula de tecido fibroso, cuja espessura aumenta conforme a lesão fica mais velha. Em nódulos mais velhos, a degeneração dos tecidos e a calcificação dos vermes ocorrem com frequência. A cápsula consiste em tecido fibroso denso que contém vasos sanguíneos e espaços linfáticos. As microfilárias são comuns e movimentam-se nos espaços linfáticos. Sua presença pode levar ao espessamento da derme.

Epidemiologia. A incidência de infecção pode ser muito alta em áreas endêmicas.

Tratamento. No passado, o tratamento consistia na administração diária de dietilcarbamazina por um período como microfilaricida, mas, atualmente, parece que uma única dose de ivermectina é altamente eficiente para esse propósito, embora as microfilárias que estão morrendo possam provocar reações teciduais locais. As carcaças afetadas devem ser aparadas para remover os nódulos.

Controle. Com a ubiquidade dos insetos vetores, há pouca possibilidade de controle eficiente, embora repelentes de insetos ajudem a reduzir o ataque de insetos. De qualquer forma, com a natureza relativamente inócuada infecção, é improvável que haja qualquer necessidade de controle.

Onchocerca ochengi

Sinônimo. *Onchocerca dermata.*

Locais de predileção. Tecido conjuntivo, escroto, úbere.

Filo. Nematoda.

Classe. Secernentea.

Superfamília. Filarioidea.

Descrição. Esses vermes delgados variam de 2,0 a 6,0 cm de comprimento e dispõem-se firmemente enrolados em nódulos nos tecidos. Em lesões ativas, a presença de vermes é prontamente estabelecida pelo corte dos nódulos. Hospedeiro definitivo. Bovinos.

Hospedeiros definitivos. Bovinos.

Hospedeiro intermediário. Desconhecido.

Distribuição geográfica. Partes da África Oriental e Ociental.

Patogênese. *Onchocerca ochengi* na pele causa alguma perda econômica por provocar manchas no couro.

Sinais clínicos. Os animais afetados não ficam doentes clinicamente e não manifestam outros sinais além de nódulos subcutâneos nos locais de predileção.

Diagnóstico. Como para *O. gibsoni.*

Patologia. Não é relatada.

Epidemiologia. A incidência de infecção pode ser muito alta em áreas endêmicas.

Tratamento e controle. Como para *O. gibsoni.*

Parafilaria bovicola

Nomes comuns. 'Doença do sangramento' do verão, nódulos verminóticos.

Local de predileção. Tecido conjuntivo subcutâneo e intermuscular.

Filo. Nematoda.

Classe. Secernentea.

Superfamília. Filarioidea.

Descrição macroscópica. Vermes delgados e brancos, com 3,0 a 6,0 cm de comprimento. Os machos têm 2 a 3 cm e as fêmeas, 4 a 6 cm.

Descrição microscópica. Anteriormente, há inúmeras papilas e cristas circulares na cutícula. Nas fêmeas, a vulva é situada anteriormente, próximo à abertura da boca simples. Ovos pequenos embrionados, com 45 × 30 μm, que apresentam casca fina e flexível são colocados na superfície da pele, onde eles eclodem para liberar as microfilárias ou L_1, que têm, aproximadamente, 200 μm de comprimento.

Hospedeiros definitivos. Bovinos, búfalos.

Hospedeiros intermediários. Moscas muscídeas, *Musca autumnalis* na Europa.

Distribuição geográfica. África, Ásia, sul da Europa e Suécia.

Patogênese. Os vermes adultos no tecido conjuntivo subcutâneo induzem pequenas lesões inflamatórias e nódulos hemorrágicos, normalmente nas regiões superiores do corpo. Quando a fêmea grávida perfura a pele para colocar seus ovos, há um exsudato hemorrágico ou 'ponto de sangramento' que exsuda e mancha os pelos adjacentes e atrai moscas. Lesões individuais sangram apenas por um período curto de tempo e cicatrizam rapidamente. Há alguma evidência de que a exposição à luz do sol seja necessária para iniciar o sangramento dos nódulos.

Nos locais de infecção, que são predominantemente nos ombros, cernelha e região torácica, há inflamação e edema que, na inspeção da carne, assemelham-se a hematoma subcutâneo no início da lesão e apresentam uma aparência amarelo-esverdeada gelatinosa com odor metálico em casos de curso mais longo. Algumas vezes, as lesões se estendem para a fáscia intermuscular. As áreas afetadas têm que ser descartadas no mercado e perdas econômicas futuras são geradas pela rejeição ou pior classificação do couro.

Sinais clínicos. Os sinais de parafilariose, tais como 'pontos de sangramento' durante as estações mais quentes, são patognomônicos. Lesões por sangramento ativo são vistas mais comumente em locais de clima mais quente, uma aparente adaptação que coincide com a presença de moscas hospedeiras intermediárias. O exsudato hemorrágico com frequência suja os pelos e pode levar a manchas focais.

Diagnóstico. Normalmente se baseia nos sinais clínicos, mas se a confirmação laboratorial for necessária, os pequenos ovos embrionados ou as microfilárias podem ser encontrados ao exame do exsudato fresco de pontos de sangramento. A demonstração de eosinófilos em esfregaços realizados a partir das lesões também é considerada uma característica diagnóstica constante. O sorodiagnóstico usando a técnica de ELISA foi desenvolvido.

Patologia. Os nódulos formados no tecido conjuntivo cutâneo e intermuscular têm 1 a 2 cm de diâmetro, aumentam de tamanho nos meses de verão, rompem, há hemorragia e eles cicatrizam com formação de cicatriz.

Epidemiologia. Na Europa, a parafilariose bovina ocorre na primavera e no verão, desaparecendo no inverno, enquanto em regiões tropicais, ela é vista principalmente após a estação chuvosa. Uma prevalência alta, de 36% em bovinos, foi relatada em algumas áreas endêmicas na África do Sul e a doença atualmente está presente na Suécia, uma área anteriormente livre da infecção. A infecção por *Parafilaria* pode ser introduzida por importação de bovinos de áreas endêmicas, mas sua disseminação dependerá da presença de moscas vetoras específicas. Estimou-se que, na Suécia, uma vaca com 'sangramento' atuará como fonte de infecção para outros três animais.

Tratamento. Infecções patentes em bovinos de corte e em vacas leiteiras no período de transição podem ser tratadas com ivermectina, moxidectina e nitroxinila. Os dois primeiros fármacos são administrados por via parenteral como dose única, enquanto duas doses de nitroxinila são necessárias a um intervalo de 3 dias. Nenhum desses medicamentos é licenciado para uso em vacas em lactação, quando o levamisol, que é menos efetivo como tratamento, pode ser tentado. Esses fármacos produzem uma diminuição marcante nos pontos de sangramento e, em razão da resolução das lesões musculares, há diminuição significativa da condenação da carne se o abate for prorrogado por 70 dias após o tratamento.

Controle. É difícil em razão do período pré-patente longo durante o qual, acredita-se, os fármacos não são efetivos. Na Suécia, os bovinos de leite e, em especial, as novilhas a pasto são as principais fontes de infecção para *M. autumnalis*, que é uma mosca de ambientes externos, ativa na primavera e verão. Entretanto, a infecção em bovinos de corte jovens é a principal causa de perdas econômicas em razão das lesões na carcaça.

Uma vez que nem a ivermectina nem a nitroxinila são efetivas contra os vermes imaturos, o tratamento só é útil para infecções patentes reconhecidas por meio dos sinais clínicos. Entretanto, em razão da restrição ao uso de ivermectina e nitroxinila em vacas em lactação, elas raramente são tratadas, em vez disso, são mantidas estabuladas durante o período de atividade das moscas.

Em áreas endêmicas, bovinos de corte jovens podem ser tratados com um anti-helmíntico antes do abate, conforme descrito anteriormente. Na Suécia, o uso de brincos impregnados com inseticidas foi recomendado para o controle de vetores.

Notas. Os adultos desse gênero de filarídeos primitivos vivem sob a pele, onde produzem lesões inflamatórias ou nódulos e, durante a postura de ovos, exsudatos hemorrágicos ou 'pontos de sangramento' na superfície da pele.

Setaria labiato-papillosa

Sinônimos. *Setaria cervi, Setaria altaica, Setaria digitata.*

Nome comum. Filariose abdominal bovina.

Locais de predileção. Peritônio, cavidade pleural.

Filo. Nematoda.

Classe. Secernentea.

Superfamília. Filarioidea.

Descrição macroscópica. Vermes longos e delgados, de coloração esbranquiçada, com até 12 cm de comprimento, e nos quais a extremidade posterior é enrolada em espiral. O local e a aparência macroscópica são suficientes para a identificação do gênero (Figura 8.46). Os machos têm 40 a 60 mm e as fêmeas, 60 a 120 mm de comprimento.

Descrição microscópica. A extremidade da cauda das fêmeas termina em um botão marcante, que é dividido em algumas papilas. As microfilárias são embainhadas e medem 240 a 260 μm.

Hospedeiros definitivos. Bovinos, búfalos, bisões, iaques e vários veados e antílopes, raramente ovinos.

Hospedeiros intermediários. Mosquitos (*Aedes, Culex*).

Distribuição geográfica. Cosmopolita.

Patogênese. Os vermes, na sua localização normal, em geral não causam problemas, induzindo ocasionalmente peritonite fibrinosa branda, e são descobertos apenas na necropsia. *Setaria labiato-papillosa* pode apresentar migração errática em ovinos e caprinos e entrar no canal espinal, causando setariose cerebrospinal ('paralisia lombar'), que é irreversível e, com frequência, fatal; a condição tem sido relatada apenas no Oriente Médio e no Extremo Oriente.

Sinais clínicos. Não há sinais clínicos quando os vermes estão em sua localização normal, mas quando os tecidos nervosos são envolvidos, há distúrbios locomotores, normalmente dos membros pélvicos, e se o parasita se localiza na porção superior do canal espinal, pode haver paraplegia.

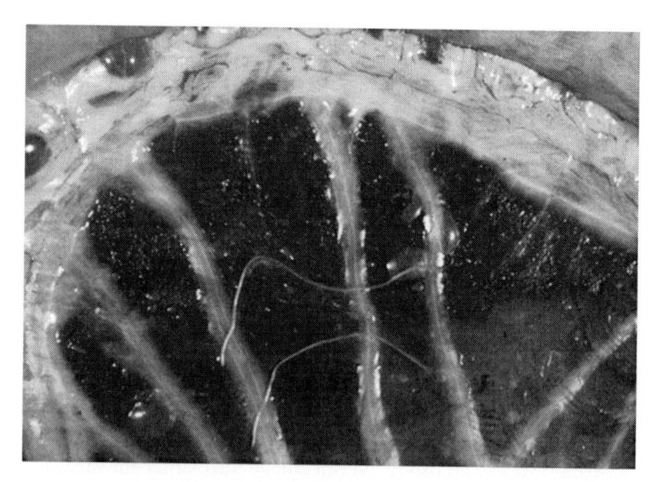

Figura 8.46 Vermes *Setaria* spp. no mesentério. (Esta figura encontra-se reproduzida em cores no Encarte.)

Diagnóstico. A infecção por vermes adultos é descoberta acidentalmente em animais vivos encontrando-se as microfilárias em esfregaços sanguíneos de rotina. Em casos de nematodíase cerebrospinal, a confirmação do diagnóstico é possível apenas por exame microscópico da medula espinal, uma vez que os parasitas existem apenas como formas larvais no seu local de migração aberrante.

Patologia. Uma peritonite fibrinosa branda pode ser encontrada no exame *post mortem*. A migração de larvas que afetam o SNC causa áreas de lesão vistas como focos de coloração castanha ou estrias macroscópicas. A lesão apresenta microcavitações e hemorragia variável. Há perda de mielina e fragmentação dos axônios com eosinófilos, neutrófilos e macrófagos presentes juntamente com meningite e inchaço vascular.

Epidemiologia. Uma vez que os vermes normalmente são inócuos, sua epidemiologia não foi muito estudada. A prevalência é maior em países de clima mais quente, nos quais a atividade sazonal do mosquito vetor é mais longa.

Tratamento. Não há tratamento para a paralisia por *Setaria*.

Controle. Depende do controle dos mosquitos vetores, cuja aplicação é improvável especificamente para esse parasita.

Nota. *Setaria labiato-papillosa* é conhecida comumente como *S. cervi*, embora a segunda espécie seja considerada um endoparasita do cervo áxis (*Cervus axis*). O endoparasita também é considerado idêntico a *S. digitata*, embora alguns considerem o segundo como sendo uma espécie distinta válida.

Setaria digitatus

Nome comum. Kumri.

Local de predileção. Peritônio, cavidade pleural.

Filo. Nematoda.

Classe. Secernentea.

Superfamília. Filarioidea.

Descrição macroscópica. Assim como para *S. labiato-papillosa*. Os machos têm 40 a 50 mm e as fêmeas, 60 a 80 mm de comprimento.

Descrição microscópica. A cauda das fêmeas termina em um botão simples.

Hospedeiros definitivos. Bovinos, búfalos.

Hospedeiros intermediários. Mosquitos (*Armigeres, Aedes, Anopheles, Culex*).

Distribuição geográfica. Ásia.

Patogênese. Os endoparasitas habitam as cavidades torácica e peritoneal, causando poucos problemas. As formas imaturas foram relatadas no SNC de ovinos, caprinos e equinos, causando nematodíase cerebrospinal epizoótica. Os animais afetados sofrem encefalomielomalacia aguda focal, que causa tetraplegia aguda ou subaguda ou paraplegia dos membros pélvicos.

Patologia. Em hospedeiros aberrantes, a migração de larvas que afetam o SNC causa áreas de lesão vistas como focos de coloração castanha ou estrias macroscópicas. Malacia aguda ocorre ao longo do caminho percorrido pelo verme, de maneira que a lesão mostra microcavitação e hemorragia variável. Há perda de mielina e fragmentação dos axônios localmente, com eosinófilos, neutrófilos e macrófagos presentes juntamente com meningite branda e inchaço vascular.

Detalhes quanto ao ciclo evolutivo, epidemiologia, tratamento e controle são como para *S. labiato-papillosa*.

Parasitas do tegumento

Stephanofilaria stilesi

Local de predileção. Pele.

Filo. Nematoda.

Classe. Secernentea.

Superfamília. Filarioidea.

Descrição macroscópica. São nematódeos pequenos, os machos medem 2,6 a 3,7 mm e as fêmeas, 3,7 a 6,9 mm de comprimento.

Descrição microscópica. Há quatro a cinco espinhos cefálicos e 18 a 19 espinhos peribucais. As espículas dos machos são desiguais e as fêmeas não têm ânus. Os ovos de casca fina têm 58-72 × 42-55 μm de comprimento. As microfilárias têm 45 a 60 μm de comprimento e são caracterizadas por uma elevação peribucal com um único espinho e cauda curta e arredondada.

Hospedeiros definitivos. Bovinos.

Hospedeiros intermediários. Mosca dos chifres (*Haematobia irritans, H. titillans*).

Distribuição geográfica. EUA, Japão, Comunidade dos Estados Independentes (CEI).

Patogênese. As lesões começam a aparecer 2 semanas após a infecção. Nessa espécie, as lesões normalmente estão localizadas nas áreas de mordedura preferidas pelos vetores, na parte inferior do abdome, comumente ao longo da linha média ventral, entre o peito e o umbigo, mas também em úbere, escroto, flancos e orelhas. As moscas se alimentam predominantemente ao longo da linha média ventral do hospedeiro e suas picadas criam lesões que permitem que as microfilárias invadam a pele. Essas lesões são atraentes para ambas as espécies de moscas dos chifres, bem como para muscídeos não picadores. Os nematódeos adultos ocorrem na derme e as microfilárias nas papilas dérmicas das lesões, mas não no tecido sadio adjacente.

Sinais clínicos. Nas regiões endêmicas, lesões ulcerativas e granulomatosas podem ser vistas na pele, em especial na linha média ventral, entre o peito e o umbigo (Figura 8.47). A dermatite pode ser exsudativa e hemorrágica.

Diagnóstico. Embora os parasitas adultos e microfilárias estejam presentes nas lesões, com frequência eles são escassos e muitos raspados podem ser negativos. O diagnóstico, dessa forma, normalmente é presuntivo em áreas endêmicas, e se baseia na aparência e no local das lesões. Raspados profundos de pele macerados em salina liberarão microfilárias e vermes adultos. Fragmentos de biopsia revelam imediatamente microfilárias e adultos.

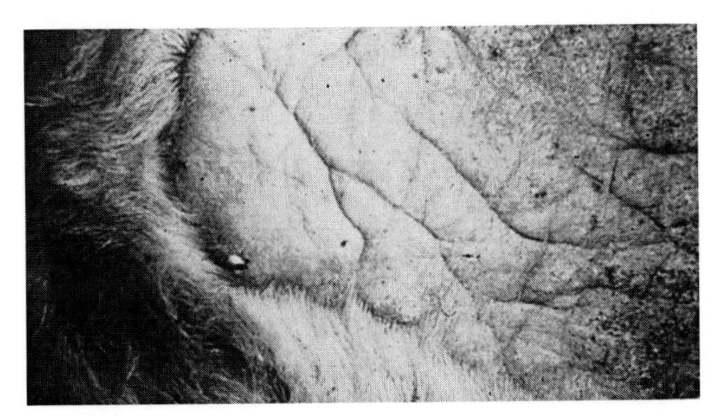

Figura 8.47 Pele granulomatosa na parte inferior do abdome associada a *Stephanofilaria stilesi*. (Esta figura encontra-se reproduzida em cores no Encarte.)

Patologia. A pele inicialmente encontra-se nodular, mas posteriormente ocorrem erupções papulares com um exsudato de sangue e pus. No centro da lesão, pode haver o descolamento da pele, mas na margem normalmente há hiperqueratose e alopecia. A condição é essencialmente uma dermatite exsudativa, frequentemente hemorrágica, que atrai as moscas vetoras. Algumas vezes, as lesões são exacerbadas por infecção bacteriana secundária.

Epidemiologia. Em áreas endêmicas, a incidência de infecção pode ser tão alta quanto 90% e a ocorrência é, em grande parte, influenciada pelo tipo de forragem. Pastos suculentos produzem fezes macias e úmidas, que são locais de reprodução mais apropriados para as moscas que fezes secas e farelentas depositadas em pasto esparso e seco. Dessa forma, a irrigação do pasto pode resultar no aumento da stephanofilariose. Embora as lesões cedam em temperaturas mais frias, a lesão ao couro é permanente e pode resultar em considerável perda econômica. A produção de leite pode diminuir significativamente em razão da dor da lesão e pela irritação dos bovinos pelas moscas.

Tratamento. Compostos organofosforados, tais como triclorfon, aplicados topicamente como uma pomada se mostraram efetivos. Levamisol a 9 a 12 mg/kg injetável seguido por aplicação diária de pomada de óxido de zinco também foi relatada como efetiva. Há relatos de que as avermectinas têm atividade contra os estágios larvais, mas não apresentam efeito relevante contra os estágios adultos.

Controle. O controle das moscas dos chifres é possível pelo manejo apropriado do esterco e pelo uso de inseticidas. Lactonas macrocíclicas aplicadas topicamente protegem contra as moscas dos chifres por períodos de até 5 semanas.

Stephanofilaria dedoesi

Local de predileção. Pele.

Filo. Nematoda.

Classe. Secernentea.

Superfamília. Filarioidea.

Descrição macroscópica. São nematódeos pequenos, os machos medem 2,3 a 3,2 mm e as fêmeas, 6,1 a 8,5 mm de comprimento.

Descrição microscópica. A abertura oral é circundada por um aro cuticular que protrai, cuja borda é denticulada. A extremidade anterior apresenta um espessamento circular, que contém muitos espinhos cuticulares pequenos. As espículas dos machos são desiguais e as fêmeas não têm ânus.

Distribuição geográfica. Indonésia.

Sinais clínicos. Com *S. dodesi*, as lesões ocorrem principalmente na cabeça, pernas e tetos dos bovinos. A dermatite pode ser exsudativa e hemorrágica.

Outras espécies de filarídeos foram relatadas em bovinos e em búfalos na Índia e em partes da Ásia. A identificação de espécies individuais está além do escopo deste livro, e os leitores interessados precisarão consultar um especialista em taxonomia reconhecido.

Stephanofilaria assamensis

Local de predileção. Pele.

Filo. Nematoda.

Classe. Secernentea.

Superfamília. Filarioidea.

Distribuição geográfica. Índia em *Bos indicus*.

Patogênese. A infecção causa dermatite acentuada ('ferida do cupim'), em especial no cupim, pernas e pescoço.

Stephanofilaria okinawaensis

Local de predileção. Pele.

Filo. Nematoda.

Classe. Secernentea.

Superfamília. Filarioidea.

Descrição macroscópica. Os parasitas são pequenos, arredondados, de coloração esbranquiçada e de corpo delgado. As fêmeas medem 7,0 a 8,5 mm e os machos, 2,7 a 3,5 mm de comprimento.

Stephanofilaria zaheeri

Local de predileção. Pele.

Filo. Nematoda.

Classe. Secernentea.

Superfamília. Filarioidea.

Distribuição geográfica. Índia.

Hospedeiros definitivos. Bovinos, búfalos.

Sinais clínicos. Com *S. zaheeri*, as lesões ocorrem principalmente na cabeça, pernas e tetos dos bovinos e dos búfalos.

Stephanofilaria kaeli

Local de predileção. Pele.

Filo. Nematoda.

Classe. Secernentea.

Superfamília. Filarioidea.

Distribuição geográfica. Índia.

Parafilaria bovicola

Para mais detalhes, ver Parasitas do tecido conjuntivo.

Dracunculus medinensis

Nomes comuns. Verme da Guiné ou verme Medina.

Local de predileção. Tecido conjuntivo subcutâneo.

Filo. Nematoda.

Classe. Secernentea.

Família. Dracunculidae.

Descrição macroscópica. Os machos medem, aproximadamente, 2 a 3 cm e as fêmeas até, aproximadamente, 100 cm de comprimento.

Descrição microscópica. O verme-fêmea não tem vulva.

Hospedeiros definitivos. Humanos, ocasionalmente bovinos, equinos, cães, gatos e outros mamíferos.

Hospedeiros intermediários. Crustáceos copépodes (*Cyclops* spp.)

Distribuição geográfica. África, Oriente Médio e partes da Ásia.

Patogênese. Após a infecção inicial, virtualmente não há sinais de doença até que a fêmea adulta grávida emerja no tecido subcutâneo das extremidades. A patogênese é associada à formação de úlceras cutâneas.

Sinais clínicos. A migração do verme para a superfície da pele pode induzir prurido e urticária e uma bolha em uma extremidade.

Diagnóstico. Os sintomas de dracunculose são patognomônicos.

Patologia. Infecção bacteriana secundária da lesão ulcerada ou degeneração do verme podem causar abscedação acentuada.

Epidemiologia. Um grande programa de erradicação global diminuiu a incidência e a importância de *D. medinensis*.

Tratamento. O verme pode ser gradualmente removido através da lesão enrolando-o em um bastão pequeno a uma taxa de 2 cm por dia, ou ele pode ser removido cirurgicamente. O tratamento com tiabendazol ou niridazol, administrado no decorrer de vários dias, pode ser efetivo. Ivermectina e albendazol podem ser úteis, mas não há dados disponíveis quanto à sua eficácia.

Controle. É mais bem conseguido por meio do fornecimento de água de beber limpa ou de água que tenha sido adequadamente filtrada para remover os copépodes.

Besnoitia besnoiti

Sinônimo. *Sarcocystis besnoiti*.

Locais de predileção. Pele, conjuntiva.

Filo. Apicomplexa.

Classe. Conoidasida.

Família. Sarcocystiidae.

Descrição. Os pseudocistos não são septados e têm, aproximadamente, 100 a 600 μm de diâmetro, com parede grossa, e contêm milhares de merozoítas, mas nenhum metrócito.

Hospedeiros intermediários. Bovinos, caprinos, ruminantes selvagens (gnus, impalas, cudos).

Hospedeiros definitivos. Gatos, gatos selvagens (leões, guepardos, leopardos).

Distribuição geográfica. Cosmopolita, embora seja importante em países de regiões tropicais e subtropicais, em especial da África.

Patogênese. Após a infecção em bovinos, há uma fase sistêmica acompanhada por linfadenopatia e aumento de volume edematoso em regiões dependentes do corpo. Subsequentemente, os bradizoítos desenvolvem-se dentro dos fibroblastos na derme, tecido subcutâneo e fáscia e na mucosa nasal e laríngea. Os cistos em desenvolvimento na pele resultam em uma condição grave caracterizada por aumentos de volume subcutâneos dolorosos e espessamentos de pele, perda de pelos e necrose. Além das manifestações clínicas, que em casos graves podem resultar em morte, pode haver perda econômica considerável em razão da condenação de couros no abate.

Sinais clínicos. Os animais afetados apresentam espessamento de pele, aumentos de volume, perda de pelos e necrose de pele. Fotofobia, lacrimejamento excessivo e hiperemia da esclera estão presentes, e a córnea está elevada com manchas esbranquiçadas (pseudocistos).

Diagnóstico. A besnoitiose pode ser diagnosticada por meio de biopsia de pele. Os cistos esféricos encapsulados são patognomônicos. O melhor método é examinar a conjuntiva escleral, onde os pseudocistos podem ser vistos macroscopicamente.

Patologia. Esse gênero difere de outros membros de Sarcocystiidae pois os cistos que contêm bradizoítos são encontrados principalmente nos fibroblastos sob a pele. As células do hospedeiro aumentam de volume e se tornam multinucleadas conforme os cistos de *Besnoitia* crescem dentro de um vacúolo parasitóforo, por fim chegando a até 0,6 mm de diâmetro (ver Figura 2.26).

Epidemiologia. Embora acredite-se que a infecção de bovinos decorra principalmente da ingestão de oocistos esporulados provenientes das fezes de gatos, sugere-se também que a disseminação mecânica por moscas picadoras que se alimentam das lesões de pele de bovinos seja outra via de transmissão.

Tratamento. Não há tratamento conhecido.

Controle. Limitar o contato de bovinos domésticos com gatos pode ajudar a diminuir a incidência da infecção. Em países nos quais a doença é endêmica em populações selvagens, o controle é difícil ou impossível, e pode ser limitado à eliminação de animais infectados.

Hypoderma spp.

Classe. Insecta.

Família. Oestridae.

Descrição, adultos. Os adultos são grandes e o abdome é coberto por pelos de coloração amarelo-alaranjada, o que dá a eles a aparência de abelhas (Figura 8.48). Os adultos não apresentam aparelho bucal funcional.

Descrição, larvas. As larvas maduras são robustas e têm formato de barril, afunilando-se anteriormente. Quando maduras, elas têm 25 a 30 mm de comprimento, e a maioria dos segmentos tem espinhos curtos. A coloração é branco sujo quando recém-emergiram do hospedeiro, mas rapidamente se tornam castanho-escuras; a pupa é quase preta. As larvas de terceiro estágio das duas espécies de *Hypoderma* que parasitam comumente bovinos (*H. bovis* e *H. lineatum*) podem ser distinguidas de outras espécies de *Hypoderma* pelo exame da placa espiracular posterior, que é completamente circundada por espinhos pequenos (Tabela 8.9). As duas espécies de *Hypoderma* em bovinos podem ser distinguidas entre si pelo fato de que, em *H. bovis*, a placa espiracular posterior que circunda a abertura tem um canal tubular estreito semelhante a um funil, enquanto em *H. lineatum* ele é circundado por um canal largo (ver Figura 3.50).

Tabela 8.9 Resumo das diferenças entre as espécies de *Hypoderma* que parasitam bovinos.

Característica	*Hypoderma bovis*	*Hypoderma lineatum*
Comprimento do adulto	15 mm	13 mm
Oviposição	Individualmente	Em lotes
Morfologia larval	Placa espiracular posterior que cerca o botão tem canal tubular estreito	Placa espiracular posterior que cerca o botão tem canal largo
Via de migração	Ao longo dos nervos	Entre os planos fasciais dos músculos e ao longo dos tecidos conjuntivos
Local onde passam o inverno	Gordura epidural do cordão espinal	Submucosa do esôfago

Hospedeiros. Bovinos, as larvas ocorrem erraticamente em outros animais, incluindo equinos, ovinos e, muito raramente, humanos.

Distribuição geográfica. Hemisfério Norte. Entretanto, *Hypoderma* não está presente em latitudes norte extremas, incluindo a Escandinávia, e ela foi encontrada ocasionalmente esparsamente ao sul do Equador, na Argentina, Chile, Peru e no sul da África, após a introdução acidental de bovinos importados.

Patogênese. De longe, a característica mais importante desse gênero é a perda econômica causada pela pior classificação e perfuração de couros causada pelas larvas. As L_3 sob a pele lesionam a carne adjacente, que precisa ser removida da carcaça, o tecido gelatinoso esverdeado chamado 'gelatina do açougueiro' também é vista nos tecidos da submucosa do esôfago infestado. Ademais, as moscas adultas propriamente ditas também são responsáveis por alguma perda. Quando elas abordam os animais para oviposição, seu som zumbido característico, que parece ser reconhecido instantaneamente, causa pânico aos animais, que, algumas vezes, se

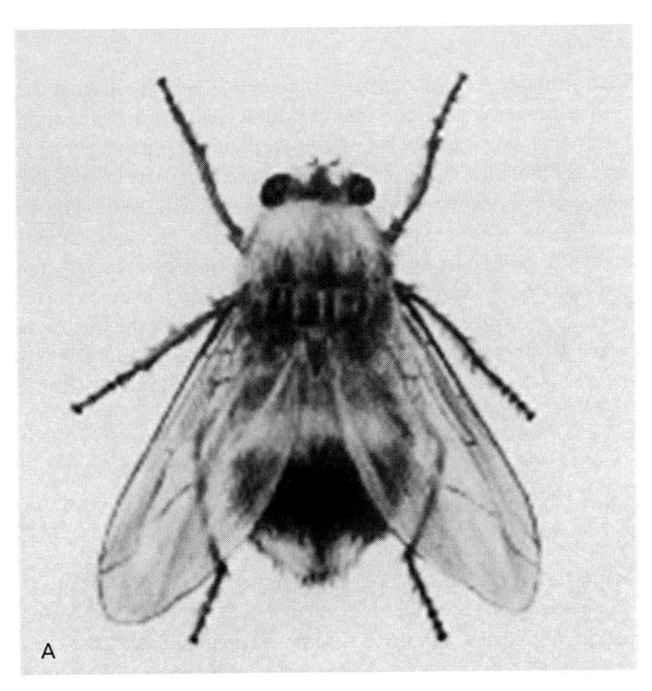

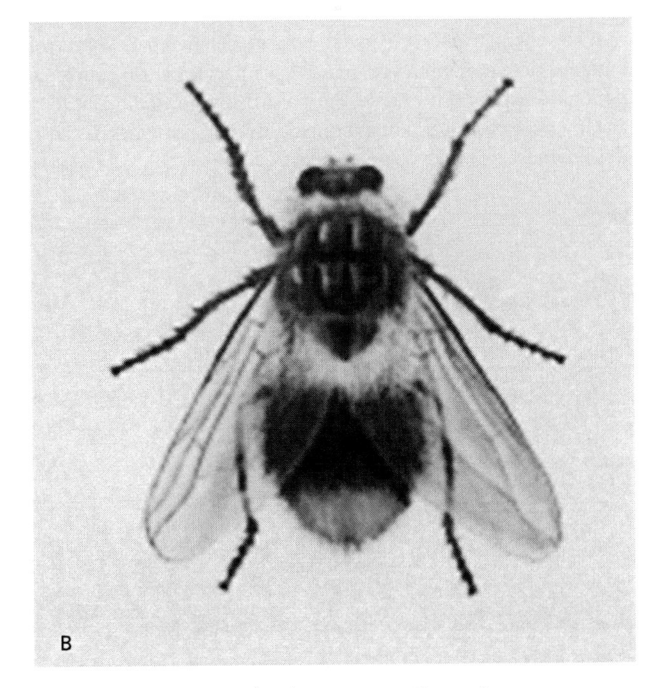

Figura 8.48 A. *Hypoderma bovis*; **B.** *Hypoderma lineatum*. (Esta figura encontra-se reproduzida em cores no Encarte.)

machucam em mourões, no arame farpado e outros obstáculos. As vacas leiteiras apresentam diminuição da produção de leite e os bovinos de corte manifestam diminuição do ganho de peso como resultado da interrupção da alimentação. Essa espécie irá perseguir os animais por alguma distância, realizando ataques repetidos.

Sinais clínicos. Exceto pela diminuição no crescimento e na produção de leite em casos mais graves, o animal hospedeiro não manifesta sinais apreciáveis até que as larvas apareçam ao longo das costas. A presença de L_3 causa o aparecimento de aumentos de volume preenchidos por líquido característicos ('bernes') na derme das costas, que podem ser vistos e palpados (Figura 8.49).

Diagnóstico. A presença de larvas sob a pele das costas permite o diagnóstico de moscas-do-berne. Os ovos também podem ser encontrados nos pelos dos animais durante o verão. Testes imunodiagnósticos podem ser usados para detectar animais infectados com larvas em migração e, assim também, aqueles que precisam de tratamento.

Patologia. As larvas do berne causam inflamação tecidual acentuada. A reação celular é predominantemente eosinofílica e linfocítica. A presença de larvas também induz a formação de uma cavidade circundada por tecido conjuntivo espessado ao redor da larva, preenchido por células inflamatórias, especificamente eosinófilos. Se as larvas morrerem no canal espinal, a liberação de proteolisinas altamente tóxicas pode causar paraplegia. A morte das larvas em outras regiões pode, em casos muito raros, levar a anafilaxia em animais sensibilizados.

Tratamento. *Hypoderma* é altamente suscetível a inseticidas organofosforados ativos sistemicamente e às lactonas macrocíclicas abamectina, ivermectina, doramectina, eprinomectina e moxidectina. As preparações de organofosforados são aplicadas como *pour-ons* nas costas dos bovinos e são absorvidos sistemicamente; as lactonas macrocíclicas podem ser administradas por injeção subcutânea ou como *pour-on*.

Controle. Em esquemas de controle na Europa, normalmente um único tratamento anual é recomendado, preferencialmente em setembro, outubro ou novembro. Isso é, antes de as larvas de *H. bovis* terem chegado ao canal espinal, de maneira que não haja risco de lesão espinal pela desintegração das larvas mortas. O tratamento na primavera, quando as larvas deixaram seu local de repouso e chegaram ao subcutâneo das costas, embora seja efetivo para o controle, é menos desejável, uma vez que as L_3 já perfuraram o couro para poderem respirar. Entretanto, em países como o Reino Unido, tal tratamento é obrigatório se os bernes estiverem presentes nas costas dos bovinos.

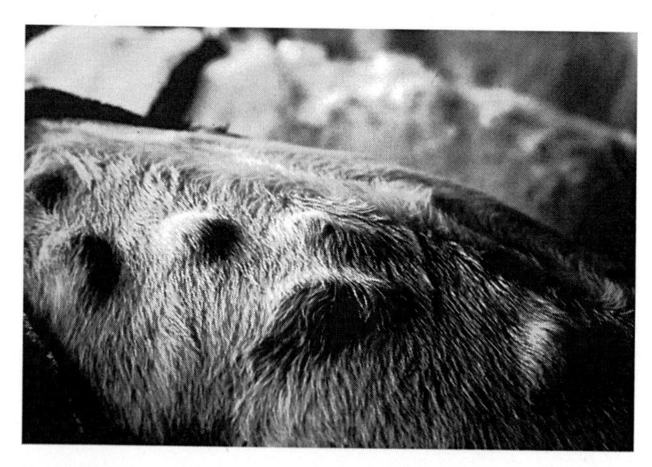

Figura 8.49 Larvas de 'berne' de *Hypoderma* spp. nas costas de um bovino. (Esta figura encontra-se reproduzida em cores no Encarte.)

Esquemas de erradicação bem-sucedidos embasados na legislação, tais como a restrição ao movimento de bovinos para propriedades infectadas e o tratamento compulsório no outono, foram instituídos em ilhas tais como o Reino Unido e a Irlanda. Por exemplo, no Reino Unido, a prevalência de bovinos infectados diminuiu de cerca de 40% nos anos 1970 para virtualmente zero nos anos 1990. Entretanto, evidências de infecção ainda são encontradas ocasionalmente em animais importados para o Reino Unido. Outras áreas nas quais foram praticadas medidas de erradicação bem-sucedidas, como a Dinamarca e a Holanda, claramente estão sob maior risco de reintrodução.

Epidemiologia. As moscas ocorrem no verão, especificamente de meados de junho até o início de setembro. Elas são mais ativas nos dias quentes, quando ovipõem em bovinos. As moscas são limitadas na sua capacidade de dispersão e podem viajar por mais de 5 km.

Hypoderma bovis

Nomes comuns. Mosca-do-berne, berne bovino do Norte.

Locais de predileção. Tecido subcutâneo, canal espinal.

Descrição. Fêmeas adultas de *H. bovis* têm, aproximadamente, 15 mm de comprimento e aparência de abelhas; o abdome é coberto por pelos de coloração amarelo-alaranjada com uma banda larga de pelos pretos ao redor da região central do abdome (Figura 8.48A). Os pelos da cabeça e região anterior do tórax têm coloração amarelo-esverdeada.

Hypoderma lineatum

Nomes comuns. Mosca-do-berne, berne bovino comum, mosca dos talões.

Locais de predileção. Tecido subcutâneo, esôfago.

Descrição. Fêmeas adultas de *H. lineatum* têm, aproximadamente, 13 mm de comprimento e aparência de abelhas; o abdome é coberto por pelos de coloração amarelo-alaranjada com uma banda larga de pelos pretos ao redor da região central do abdome. Os pelos da cabeça e região anterior do tórax têm coloração branco-amarelada (Figura 8.48B).

Patogênese. A reação de pânico provocada pela abordagem das moscas-do-berne adultas é menos pronunciada com *H. lineatum* que com *H. bovis*, uma vez que elas abordam os animais por uma série de saltos ao longo do chão e permanecem na parte inferior dos membros por um tempo enquanto ovipõem uma fileira de ovos, de maneira que o animal pode não perceber a sua presença. Consequentemente, em partes dos EUA, essa espécie é apropriadamente chamada de 'moscas dos talões'. Se as larvas de *H. lineatum* morrerem na parede do esôfago, elas podem causar timpanismo por meio da constrição esofágica e falsa via na regurgitação. A morte de larvas em outras regiões pode, em casos muito raros, levar a anafilaxia em animais sensibilizados.

ECTOPARASITAS

MOSCAS

Os estágios larvais, 'bicheiras' de muitas espécies de moscas (Diptera) são encontrados em feridas na pele de bovinos e estão listados na relação hospedeiro-parasita ao final deste capítulo. Descrições mais detalhadas desses parasitas podem ser encontradas nos Capítulos 3 e 17.

PIOLHOS

Infestações intensas por piolhos são conhecidas como pediculose. Piolhos hematófagos foram implicados na transmissão de doenças tais como aquelas que transmitem anaplasmose riquetsial; entretanto, os piolhos têm importância predominantemente em razão da lesão direta que eles causam. Esse efeito, em geral, é uma função direta da sua densidade. Um pequeno número de piolhos pode ser muito comum e não representar problema. Entretanto, populações de piolhos podem aumentar dramaticamente, chegando a densidades altas. A transferência de piolhos de um animal a outro ou de um rebanho a outro, em geral, ocorre por contato físico direto. Uma vez que os piolhos não sobrevivem por muito tempo fora do hospedeiro, o potencial para que os animais adquiram infestação por contato com estábulos sujos é limitado, no entanto, não pode ser ignorado. Ocasionalmente, os piolhos podem ser transferidos entre animais transportados por moscas (forésia).

Descrição. Os piolhos apresentam corpo segmentado dividido em cabeça, tórax e abdome. Eles têm três pares de pernas articuladas e um par de antenas curtas. Todos os piolhos são achatados dorsoventralmente e ápteros. Os órgãos sensoriais são pouco desenvolvidos; os olhos são vestigiais ou ausentes.

Distribuição geográfica. Cosmopolita, principalmente em regiões mais frias.

Patogênese. Infestações leves, normalmente, são descobertas apenas acidentalmente e não devem ser consideradas de qualquer importância patogênica, os piolhos são quase habitantes normais da derme e pelagem de muitos bovinos, em especial no inverno. Infestações moderadas são associadas apenas a dermatite crônica branda, e são bem toleradas. Em infestações mais intensas, há prurido, com esfregar e lamber da pele pelos bovinos, mas se piolhos-sugadores estiverem presentes em grandes números, pode haver anemia e fraqueza.

Sinais clínicos. Infestações leves, normalmente, são descobertas apenas acidentalmente. Nessas infestações, os piolhos e seus ovos são facilmente encontrados procurando-se nos pelos, em especial das costas, e os piolhos localizam-se próximo à pele, com os ovos espalhados assemelhando-se a grânulos grosseiros por todo o pelo. É importante lembrar que uma infestação maciça por piolhos pode significar meramente um sintoma de alguma condição subjacente tal como desnutrição ou doença crônica, uma vez que animais debilitados não se limpam e não perturbam os piolhos. Em tais animais, a queda dos pelos do inverno pode ser adiada por muitas semanas, retendo um grande número de piolhos.

Diagnóstico. Os piolhos podem ser vistos sobre a pele. A remoção e o exame sob microscópio óptico permitirão a identificação das espécies. Os ovos também são visíveis e aparecem como manchas brancas coladas aos pelos.

Epidemiologia. Em países de regiões quentes, não há diferença sazonal marcante na pediculose bovina, mas em regiões de clima frio e temperado, as infestações mais intensas ocorrem no final do inverno e início da primavera, quando a pelagem está mais espessa, fornecendo um hábitat protegido, volumoso e úmido, ótimo para a multiplicação. O aumento anual mais rápido das populações de piolhos é verificado quando os bovinos são confinados no inverno e os piolhos podem aumentar em número muito rapidamente. No final da primavera, normalmente há uma diminuição abrupta no número de piolhos, a maioria dos parasitas e dos ovos cai junto com a pelagem de inverno. Os números, em geral, permanecem baixos por todo o verão, em parte porque o pelo mais fino fornece um hábitat restrito, mas parcialmente porque as temperaturas altas da superfície da pele e incidência de luz solar direta limitam a multiplicação e podem mesmo ser letais.

Tratamento. Os inseticidas organofosforados (ex. clorfenvinfós, coumafós, clorpirifós, crotoxifós, triclorfon, fosmet e propetanfós), normalmente aplicados como *pour-on* ou *spot-on*, são efetivos para matar os piolhos. Entretanto, a maioria dos inseticidas registrados para uso em bovinos não é muito ativa contra os ovos de piolhos. Isso significa que, após o tratamento, os ovos ainda podem eclodir e manter a infestação. Um segundo tratamento, portanto, é recomendado 2 semanas após para matar os piolhos recém-emergidos. Piretroides sintéticos *pour-on* e *spot-on*, tais como cipermetrina ou permetrina, ou avermectinas *pour-on* também podem ser usados, embora os últimos apresentem apenas atividade limitada contra piolhos-mastigadores. Óleos essenciais têm se mostrado muito efetivos contra piolhos-mastigadores quando passados nos pelos.

Controle. O momento e a frequência do tratamento dependem, em grande parte, de circunstâncias individuais. Em muitos casos, o tratamento ao final do outono e início do inverno irá fornecer controle adequado de piolhos em bovinos. Na Europa, o controle de piolhos, normalmente, é realizado quando os bovinos são confinados para o inverno. Uma vez que uma ampla variedade de classes químicas é efetiva, o controle de piolhos não é difícil de conseguir. A sobrevida aos inseticidas é disseminada em piolhos, e sua disseminação rápida pode estar relacionada à patogenicidade facultativa vista em muitas espécies desses ectoparasitas. Portanto, em uma tentativa de reduzir o risco de seleção para resistência, a rotação de classes químicas é fortemente recomendada. O tratamento de todo o rebanho em uma fazenda e uma quarentena inicial subsequente e tratamento de todos os animais novos introduzidos permitirá um bom grau de controle de piolhos seja mantido.

Bovicola bovis

Sinônimo. *Damalinia bovis.*

Nomes comuns. Piolho-vermelho, piolho-mastigador dos bovinos.

Locais de predileção. Prefere o topo da cabeça, em especial os pelos ondulados da nuca e da testa, o pescoço, ombros, costas e garupa, e, ocasionalmente, a vassoura da cauda.

Classe. Insecta.

Ordem. Phthiraptera.

Subordem. Ischnocera.

Família. Trichodectidae.

Descrição. *Bovicola bovis* são piolhos de coloração castanho-avermelhada, com bandas transversais escuras no abdome. Os piolhos adultos medem até 2 mm de comprimento e 0,35 a 0,55 mm de largura. Sua cabeça é relativamente grande, e tão larga quanto o corpo, cuja região anterior é arredondada (Figura 8.50; ver também Figura 3.69). O aparelho bucal é ventral e adaptado para mastigação. As pernas são delgadas e adaptadas para movimentação entre os pelos. As garras, presentes em cada perna, são pequenas.

Hospedeiro. Bovinos.

Patogênese. O aparelho bucal de *B. bovis* é adaptado para picar e mastigar as camadas externas da haste dos fios de cabelo, escamas dérmicas e crostas de sangue. Se a infestação aumentar, os piolhos podem se disseminar para os lados e podem acometer o restante do corpo. Esse piolho se alimenta raspando a escamação e os restos de pele da base dos pelos, causando irritação considerável ao animal hospedeiro. A reação da pele pode causar perda de pelos e os bovinos reagem à irritação se coçando ou esfregando, o que resultará em sinais de pelos puxados ou arrancados. A fricção pode causar

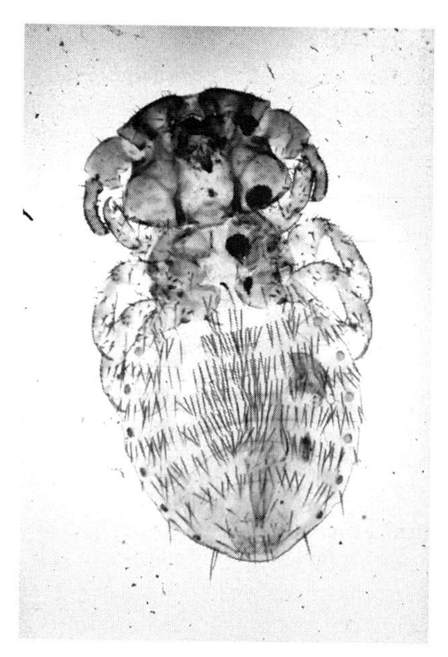

Figura 8.50 Piolho-mastigador, *Bovicola*. (Esta figura encontra-se reproduzida em cores no Encarte.)

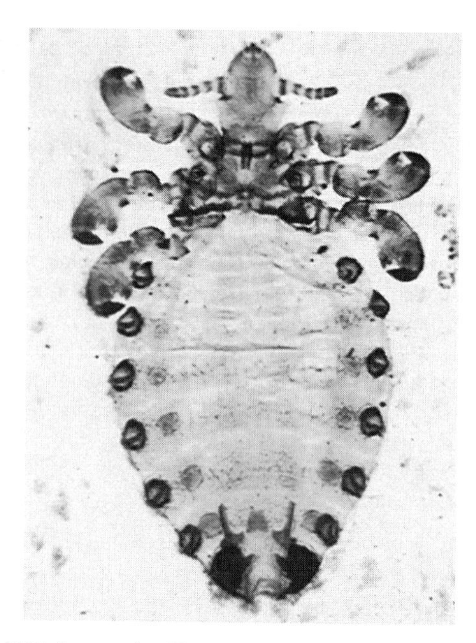

Figura 8.51 Piolho-sugador, *Haematopinus eurysternus*. (Esta figura encontra-se reproduzida em cores no Encarte.)

feridas e hematomas e aspereza da pele. Isso pode ocasionar infecções cutâneas secundárias e traumatismo com perda da qualidade do couro, diminuindo o seu valor.

Epidemiologia. *Bovicola bovis* é um dos ectoparasitas mais comuns na Europa e é o único piolho-mastigador encontrado em bovinos nos EUA. Embora ele cause menos lesões individuais que os piolhos-sugadores, ele está presente em maiores números e pode ser extremamente prejudicial. Os bovinos afetados também podem apresentar alteração do padrão de alimentação.

Haematopinus eurysternus

Nome comum. Piolho do nariz curto.

Locais de predileção. Pele, nuca e base dos chifres, nas orelhas, ao redor dos olhos e narinas, e mesmo em infestações brandas pode ser encontrado na vassoura da cauda.

Classe. Insecta.

Ordem. Phthiraptera.

Subordem. Anoplura.

Família. Haematopinidae.

Descrição. *Haematopinus eurysternus* é um dos maiores piolhos de mamíferos domésticos, medindo 3,4 a 4,8 mm de comprimento. Seu corpo tem formato largo e a cabeça é pequena e pontiaguda (Figura 8.51; ver também Figura 3.53). A cabeça e o tórax têm coloração amarela ou castanho-acinzentada, e o abdome azul-acinzentado com uma listra escura de cada lado. Os ovos de casca dura são opacos e brancos e têm a base pontiaguda.

Hospedeiros. Bovinos.

Patogênese. Em infestações intensas, toda a região desde a base dos chifres, sobre a face (Figura 8.52) até a base da cauda pode estar infestada.

Notas. Essa espécie é encontrada mais comumente infestando bovinos adultos que em animais jovens. Na América do Norte, *Haematopinus eurysternus* é mais prevalente nas regiões das Grandes Planícies e das Montanhas Rochosas.

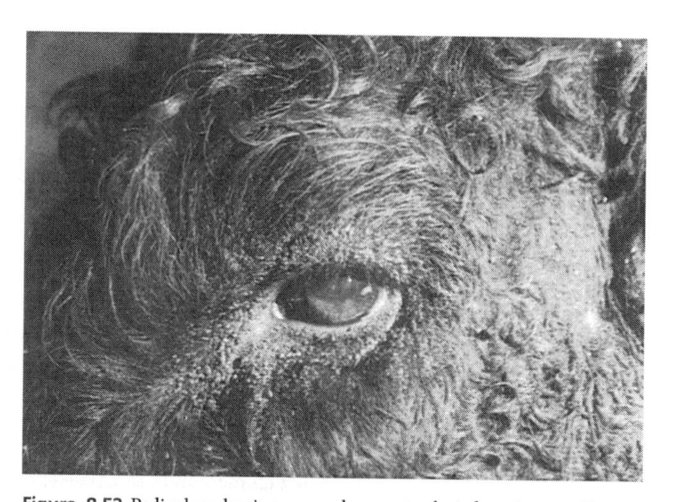

Figura 8.52 Pediculose bovina grave decorrente da infestação por *Haematopinus eurysternus*. (Esta figura encontra-se reproduzida em cores no Encarte.)

Haematopinus quadripertusus

Nome comum. Piolho da cauda.

Locais de predileção. Cauda e períneo.

Classe. Insecta.

Ordem. Phthiraptera.

Subordem. Anoplura.

Família. Haematopinidae.

Descrição. *Haematopinus quadripertusus* é um piolho grande, sem olhos, que mede, aproximadamente, 4 a 5 mm de comprimento. Sua placa esternal torácica tem coloração escura e é bem desenvolvida. Por trás das suas antenas, há processos angulares proeminentes, conhecidos como pontos oculares ou ângulos temporais. Suas pernas têm tamanho similar, cada qual terminando em uma única garra grande que se opõe ao esporão tibial. Placas paratergais esclerotizadas distintas são visíveis nos segmentos abdominais 2 ou 3 a 8.

Hospedeiros. Bovinos, comumente gado zebu (*Bos indicus*).

Patogênese. *Haematopinus quadripertusus* se alimenta do sangue do hospedeiro usando seu aparelho bucal picador. Em infestações intensas, toda a região da base dos chifres à base da cauda pode estar infestada.

Epidemiologia. Essa espécie é encontrada mais comumente entre os pelos longos da cauda e na sua base. Diferentemente de outros piolhos de bovinos, *Haematopinus quadripertusus* é mais abundante durante o verão e em climas quentes. Os piolhos são transmitidos por contato direto entre os hospedeiros.

Haematopinus tuberculatus

Nome comum. Piolho dos búfalos.

Classe. Insecta.

Ordem. Phthiraptera.

Subordem. Anoplura.

Família. Haematopinidae.

Descrição. Um piolho grande, que mede, aproximadamente, 5,5 mm de comprimento, com pontas oculares proeminentes, mas sem olhos.

Hospedeiros. Bovinos, búfalos.

Patogênese. As populações aumentam durante o inverno, quando a pelagem dos animais é mais longa e espessa, mas, em geral, não é considerado de qualquer importância clínica.

Notas. Conhecido originalmente por infestar búfalos, mas atualmente é encontrado infestando bovinos na África.

Linognathus vituli

Nome comum. Piolho de nariz longo dos bovinos.

Local de predileção. Pele, preferindo a cabeça, pescoço e barbela.

Classe. Insecta.

Ordem. Phthiraptera.

Subordem. Anoplura.

Família. Linognathidae.

Descrição. Piolhos preto-azulados, de tamanho médio, com cabeça e corpo alongados e pontiagudos, que medem, aproximadamente, 2,5 mm de comprimento (ver Figura 3.55). Não há olhos ou pontos oculares. Os membros anteriores são pequenos; os membros médios e posteriores são maiores, com uma garra grande e esporão tibial. Há duas fileiras de cerdas em cada segmento. A placa esternal torácica é pouco desenvolvida ou ausente. Esses piolhos podem ter coloração escura, e são mais difíceis de ver entre os pelos. Eles apresentam hábitos gregários, e formam grupos densos isolados. Enquanto se alimentam, eles estendem seus corpos em posição ereta.

Hospedeiro. Bovinos.

Patogênese. Essa espécie é capaz de transmitir anaplasmose bovina, dermatomicose (tinha) e theileriose.

Epidemiologia. Infestações mais intensas ocorrem no final do inverno e início da primavera, comumente na cabeça e ao redor dos olhos (Figura 8.53).

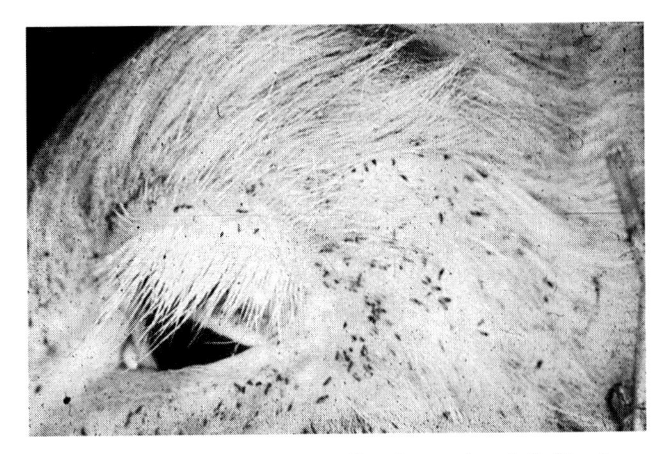

Figura 8.53 Infestação intensa por piolhos *Linognathus vituli*. (Esta figura encontra-se reproduzida em cores no Encarte.)

Solenopotes capillatus

Nome comum. Piolho azul pequeno dos bovinos.

Locais de predileção. Pele do pescoço, cabeça, ombros, barbela, costas e cauda.

Classe. Insecta.

Ordem. Phthiraptera.

Subordem. Anoplura.

Família. Linognathidae.

Descrição. Piolho pequeno de coloração azulada, tende a permanecer em grupos sobre o pescoço, a cabeça, os ombros, a barbela, as costas e a cauda. Esses piolhos podem ser distinguidos do gênero *Linognathus* pela presença de espiráculos abdominais dispostos em tubérculos levemente esclerotizados, que se projetam ligeiramente de cada segmento abdominal (ver Figura 3.56). Com 1,2 a 1,5 mm de comprimento, *S. capillatus* é o menor piolho anoplura encontrado em bovinos. Os olhos e pontos oculares estão ausentes, e os piolhos apresentam rostro curto. Não há placas paratergais no abdome. O segundo e terceiro pares de pernas são maiores que o primeiro par, e terminam em garras robustas. Em contrapartida às espécies de *Linognathus*, a placa esternal torácica é distinta. Os ovos dessa espécie de piolho são pequenos, curtos e de coloração azul-escura.

Hospedeiros. Bovinos.

ÁCAROS

Os ácaros ectoparasitas de bovinos se alimentam de sangue, linfa, restos de pele ou secreções sebáceas, que eles ingerem perfurando a pele, escavando a sua superfície ou embebendo em lesões epidérmicas. A maioria dos ácaros ectoparasitas passa toda a sua vida em contato íntimo com seu hospedeiro, de forma que a transmissão de um hospedeiro a outro ocorre, principalmente por contato físico. A infestação por ácaros é chamada acaríase e pode resultar em dermatite grave, conhecida como sarna, que pode causar problemas sérios de bem-estar, bem como perdas econômicas.

Demodex bovis

Locais de predileção. Folículos pilosos e glândulas sebáceas.

Classe. Arachnida.

Subclasse. Acari.

Ordem. Prostigmata (Trombidiformes).

Família. Demodicidae.

Descrição. Espécies de *Demodex* apresentam corpo alongado e afunilado, e medem até 0,1 a 0,4 mm de comprimento, com quatro pares de pernas atarracadas que terminam em garras pequenas e rombas nos adultos (ver Figura 3.100). Não apresenta cerdas nas pernas e no corpo. As pernas estão localizadas na parte anterior do corpo e, dessa forma, o opistossoma estriado forma, ao menos, metade do comprimento do corpo.

Hospedeiros. Bovinos.

Distribuição geográfica. Cosmopolita.

Patogênese. O efeito mais importante da demodicose bovina é a formação de muitos nódulos do tamanho de ervilhas, cada um contendo material caseoso e vários milhares de ácaros, que causam lesões ao couro e perda econômica. Embora esses nódulos possam ser vistos facilmente em animais de pelagem macia, eles, com frequência, não são detectados em bovinos de pelagem grossa até que o couro tenha sido retirado. Os problemas causados pela demodicose em bovinos são resultado, principalmente, das lesões causadas ao couro. Em alguns casos raros, a demodicose pode se tornar generalizada e ser fatal.

Sinais clínicos. Nódulos do tamanho de ervilhas que contêm material caseoso e ácaros, em especial na cernelha, lateral do pescoço, costas e flancos. Concomitantemente, pioderma pode ocorrer, levando a furunculose com ulceração e formação de crostas.

Diagnóstico. Para confirmação do diagnóstico, são necessários raspados profundos para chegar aos ácaros profundamente nos folículos e glândulas. Isso é mais bem realizado fazendo uma prega com a pele e aplicando uma gota de parafina líquida, e raspando até que apareça sangue capilar.

Patologia. Nos bovinos, os nódulos cutâneos consistem em cistos foliculares circundados por epitélio escamoso e preenchidos por escamas de queratina cerosa e ácaros. A erupção dos cistos na pele pode formar uma crosta grossa; a ruptura dentro da derme pode formar um abscesso ou reação granulomatosa.

Epidemiologia. Provavelmente em razão da sua localização profundamente na derme, é quase impossível transmitir *Demodex* entre animais, a não ser que haja contato prolongado. Tal contato, normalmente, ocorre apenas durante a amamentação, e, como tal, acredita-se que a maioria das infecções seja adquirida precocemente, nas primeiras semanas de vida. O focinho, o pescoço, a cernelha e as costas são os locais comuns de infestação.

Tratamento. Em muitos casos, a demodicose se resolve espontaneamente e o tratamento não é necessário. O organofosforado triclorfon, usado em três ocasiões com 2 dias de intervalo entre elas, e lactonas macrocíclicas sistêmicas podem ser efetivos.

Controle. O controle raramente é aplicado, uma vez que há pouco incentivo para que os proprietários tratem seus animais, já que o custo ocasionado pela lesão é absorvido pelo mercado do couro.

Nota. Espécies do gênero *Demodex* são ácaros altamente especializados que vivem nos folículos pilosos e nas glândulas sebáceas de uma ampla variedade de animais selvagens e domésticos, incluindo humanos. Acredita-se que eles formem um grupo relacionado às espécies-irmãs que são altamente específicas para hospedeiros específicos: *Demodex phylloides* (suínos), *Demodex canis* (cães), *Demodex bovis* (bovinos), *Demodex equi* (equinos), *Demodex musculi* (camundongo), *Demodex ratti* (rato), *Demodex caviae* (cobaias), *Demodex cati* (gatos) e *Demodex folliculorum* e *Demodex brevis* em humanos.

Em algumas partes da Austrália, 95% dos couros são lesados, e levantamentos nos EUA mostraram que um quarto dos couros são afetados. Na Grã-Bretanha, foram encontrados nódulos de *Demodex* em 17% dos couros.

Psorobia bovis

Sinônimo. *Psorergates bos.*

Nome comum. Ácaro-da-sarna dos bovinos.

Locais de predileção. Pele, por todo o corpo.

Classe. Arachnida.

Subclasse. Acari.

Ordem. Prostigmata (Trombidiformes).

Família. Psorergatidae.

Descrição. *Psorobia bovis* é um ácaro pequeno, com corpo de formato aproximadamente circular e que mede menos de 0,2 mm de diâmetro. As pernas estão dispostas mais ou menos equidistantes ao redor da circunferência do corpo, o que dá ao ácaro um formato grosseiro de estrela (ver Figura 3.103). As larvas de *P. bovis* apresentam pernas curtas e atarracadas. As pernas tornam-se progressivamente mais longas durante os estágios ninfais até que, no adulto, as pernas estão bem desenvolvidas e os ácaros tornam-se móveis. Os adultos apresentam, aproximadamente, 190 μm de comprimento e 160 μm de largura. As garras tarsais são simples e o empódio tem forma de almofada. O fêmur de cada perna apresenta um espinho grande, curvado e direcionado para dentro. Nas fêmeas adultas, dois pares de cerdas longas semelhantes a chicotes estão presentes na região posterior; nos machos, há apenas um par.

Hospedeiros. Bovinos.

Distribuição geográfica. Austrália, Nova Zelândia, sul da África, América do Norte e América do Sul. Não foi relatado na Europa.

Patogênese. Pouco ou nenhum efeito patogênico.

Sinais clínicos. Há poucos sinais clínicos associados às infestações por esse ácaro. Os ácaros podem ocorrer em pele aparentemente normal, sem causarem prurido no animal hospedeiro.

Diagnóstico. Para obter ácaros, é necessário ter aparado os pelos, aplicar uma gota de óleo mineral e raspar a pele até que sangue capilar seja visto. Os ácaros propriamente ditos são fáceis de identificar.

Patologia. Raramente os ácaros podem causar alopecia e descamação, mas, na maioria dos casos, parece não haver lesão reconhecível associada à infecção.

Epidemiologia. Esse ácaro, normalmente, não é considerado clinicamente relevante.

Tratamento. *Psorobia* é relativamente não suscetível à maioria dos acaricidas, embora o amitraz formamidina tenha se mostrado de valor considerável recentemente. Em contrapartida, preparações mais antigas à base de arsênico-enxofre podem ser usadas. Lactonas macrocíclicas podem ser efetivas.

Controle. Avaliações regulares nos animais do rebanho e tratamentos manterão a taxa de infecção sob controle.

Psoroptes ovis

Sinônimos. *Psoroptes communis* var. *ovis*, *Psoroptes cuniculi*, *Psoroptes cervinus*, *Psoroptes bovis*, *Psoroptes equi.*

Locais de predileção. Pele, particularmente as pernas, pés, base da cauda e superfície superior posterior do úbere.

Classe. Arachnida.

Subclasse. Acari.

Ordem. Astigmata (Sarcoptiformes).

Família. Psoroptidae.

Descrição. Ácaros do gênero *Psoroptes* têm até 0,75 mm de comprimento e formato oval (ver Figura 3.92). Todas as pernas se projetam além das margens do corpo. A característica mais importante a ser reconhecida é o aparelho bucal pontiagudo e o pré-tarso triarticulado (pedicelos) que apresenta ventosas afuniladas (pulvilos) (ver Figura 3.87). As fêmeas adultas apresentam pré-tarsos articulados e pulvilos no primeiro, segundo e quarto pares de pernas, bem como cerdas longas semelhantes a chicotes no terceiro par de pernas. Em contrapartida, os machos adultos são menores, e são reconhecidos por suas ventosas copulatórias e lobos posteriores em par, apresentando pulvilo nos três primeiros pares de pernas e cerdas no quarto par. As pernas das fêmeas adultas apresentam, aproximadamente, o mesmo comprimento, enquanto nos machos, o quarto par é extremamente curto.

Patogênese. Em bovinos, esses ácaros causam prurido intenso, pápulas, crostas, escoriações e lignificação (Figura 8.54). As lesões podem cobrir quase todo o corpo; infecções bacterianas secundárias são comuns em casos graves. Morte em bezerros não tratados, perda de peso, diminuição da produção de leite e aumento da suscetibilidade a outras infecções podem ocorrer.

Tratamento. Em bovinos, banhos e a aplicação tópica de acaricidas não sistêmicos, tais como organofosforados (diazinon, coumafós, fosmet), amitraz ou banho em cal sulfurada, podem ser efetivos. Os banhos devem ser repetidos a intervalos de 2 semanas. A aplicação tópica de flumetrina também é usada em algumas partes do mundo. A maioria dos tratamentos não é licenciada para uso em gado de leite. Formulações injetáveis de avermectinas (ivermectina e doramectina) e milbemicinas (moxidectina) podem ser efetivas embora, após o tratamento com ivermectina, o isolamento de animais tratados por 2 a 3 semanas em seguida ao tratamento seja necessário para evitar a reinfestação. Eprinomectina está disponível como uma formulação *pour-on*, e é a única lactona macrocíclica que pode ser usada em vacas leiteiras.

Após o diagnóstico, são recomendados o tratamento de todos os animais em locais afetados e o tratamento subsequente de todos os novos animais do rebanho.

Para uma descrição mais detalhada, ver Capítulo 9.

Psoroptes natalensis

Locais de predileção. Pele, particularmente as pernas, pés, base da cauda e superfície superior posterior do úbere.

Classe. Arachnida.

Subclasse. Acari.

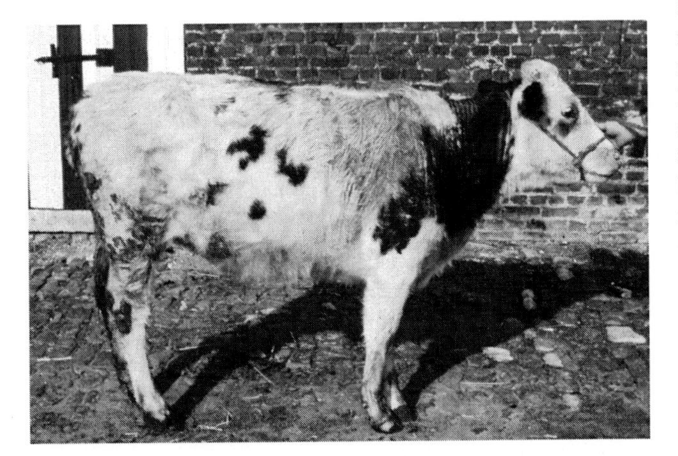

Figura 8.54 Sarna psoróptica em bovino. (Esta figura encontra-se reproduzida em cores no Encarte.)

Ordem. Astigmata (Sarcoptiformes).

Família. Psoroptidae.

Descrição. Muito similar a *P. ovis*, no entanto, acredita-se que *P. natalensis* possa ser distinguido morfologicamente pelo comprimento e formato espatulado da quarta cerda opistomal externa no macho. Entretanto, a classificação precisa da espécie *P. natalensis* ainda precisa ser confirmada.

Hospedeiros. Principalmente búfalos, mas tem sido relatado em bovinos.

Para tratamento e patogênese, ver *P. ovis*.

Chorioptes bovis

Sinônimos. *Chorioptes ovis, Chorioptes equi, Chorioptes caprae, Chorioptes cuniculi.*

Locais de predileção. Pele, particularmente as pernas, pés, base da cauda e superfície superior posterior do úbere.

Classe. Arachnida.

Subclasse. Acari.

Ordem. Astigmata (Sarcoptiformes).

Família. Psoroptidae.

Descrição. A fêmea adulta de *Chorioptes bovis* tem, aproximadamente, 300 μm de comprimento (ver Figura 3.93), consideravelmente menor que *Psoroptes ovis*. *Chorioptes* não apresenta pré-tarsos articulados; seus pré-tarsos são mais curtos que em *Psoroptes* e os pulvilos semelhantes a ventosas têm formato de taça, diferentemente do formato de trompete em *Psoroptes* (ver Figura 3.87). Nas fêmeas adultas, os tarsos I, II e IV apresentam pré-tarsos curtos e pedunculados e o tarso III apresenta um par de cerdas terminais longas semelhantes a um chicote. O primeiro e segundo pares de pernas são mais fortes que os demais e o quarto par apresenta tarso longo e delgado. No macho, todas as pernas apresentam pré-tarsos curtos e pedunculados e pulvilos. Entretanto, o quarto par é extremamente curto, não se projetando além da margem do corpo. *C. bovis* machos apresentam duas cerdas achatadas e três cerdas normais em seus lobos posteriores bem desenvolvidos. O aparelho bucal é nitidamente arredondado, e os tubérculos abdominais do macho são notavelmente mais truncados que os de *Psoroptes* (ver Figura 3.87).

Hospedeiros. Bovinos, ovinos, equinos, caprinos, coelhos.

Distribuição geográfica. Cosmopolita.

Patogênese. Em bovinos, a sarna corióptica ocorre com maior frequência em animais estabulados, especificamente em vacas leiteiras, e afeta principalmente o pescoço, base da cauda, úbere e pernas. Normalmente, apenas alguns poucos animais em um grupo são acometidos clinicamente. Os ácaros são encontrados mais comumente nos membros pélvicos que nos membros torácicos. É uma condição branda, e as lesões tendem a permanecer localizadas, com disseminação lenta. Sua importância é econômica, o prurido causado pelos ácaros resulta em fricção e raspados, com lesão ao couro. Infestações intensas foram associadas à diminuição da produção de leite. O tratamento é o mesmo que para sarna sarcóptica em bovinos.

Sinais clínicos. Os hospedeiros podem ser assintomáticos com baixa densidade de ácaros presentes e, portanto, atuarem como carreadores que transferem os ácaros para outros animais. As reações no hospedeiro são induzidas normalmente apenas quando os números aumentam para milhares de ácaros por hospedeiro. Crostas ou escamas se desenvolvem na pele das regiões inferiores do corpo. Há alguma exsudação e formação de crostas nos membros e parte inferior do corpo, mas, na maioria dos casos, elas não se disseminam por uma área ampla. Os animais infectados podem bater fortemente o pé ou arranhar as áreas infectadas. Provavelmente, a maioria dos ácaros será encontrada na região inferior dos membros, especificamente na quartela e coroa do casco. Entretanto, em alguns animais, a infestação pode se tornar aguda e generalizada, e assemelhar-se à infestação por *Psoroptes*.

Diagnóstico. Raspados de pele de lesões suspeitas devem ser realizados para avaliação microscópica.

Patologia. A patologia é altamente variável, dependendo da intensidade e da duração da infecção; infecções subclínicas são comuns. Os animais afetados clinicamente podem apresentar lesões pustulares, crostosas, descamativas e lignificadas e alopecia.

Epidemiologia. As populações de ácaros são maiores nos meses de inverno e podem regredir no decorrer do verão. É o tipo de sarna mais comum em bovinos nos EUA.

Tratamento. Os banhos usados para a sarna psoróptica em bovinos também são efetivos contra *Chorioptes*. Eles devem ser repetidos a intervalos de 2 semanas. Ivermectina, doramectina, eprinomectina e moxidectina aplicadas topicamente como *pour-on* também são efetivas contra sarna corióptica.

Controle. Avaliações regulares do rebanho e quarentena dos animais infectados podem ajudar a controlar a frequência e extensão das lesões.

Notas. Os nomes *Chorioptes ovis*, *Chorioptes equi*, *Chorioptes caprae* e *Chorioptes cuniculi*, usados para descrever os ácaros da sarna corióptica encontrados em ovinos, equinos, caprinos e coelhos, respectivamente, atualmente são considerados sinônimos de *Chorioptes bovis*.

Sarcoptes scabiei

Nome comum. Escabiose

Locais de predileção. Pele.

Classe. Arachnida.

Subclasse. Acari.

Ordem. Astigmata (Sarcoptiformes).

Família. Sarcoptidae.

Descrição. Os ácaros adultos apresentam corpo arredondado, achatado ventralmente e convexo dorsalmente (ver Figura 3.89). As fêmeas adultas têm 0,3 a 0,6 mm de comprimento e 0,25 a 0,4 mm de largura, enquanto os machos são menores, tipicamente com até 0,3 mm de comprimento e 0,1 a 0,2 mm de largura. Os dois pares de pernas posteriores não se projetam além dos limites do corpo. Em ambos os sexos, os pré-tarsos dos dois primeiros pares de pernas apresentam garras no empódio e pulvilo em ventosa, ligado a um pré-tarso longo e pedunculado. O pulvilo em ventosa ajuda o ácaro a se agarrar ao substrato conforme se move. O terceiro e quarto pares de pernas na fêmea e o terceiro par de pernas no macho terminam em cerdas longas e não apresentam pulvilos pedunculados. O aparelho bucal tem aparência arredondada. Esses ácaros não possuem olhos ou estigmas. A superfície dorsal do corpo de *S. scabiei* é coberta por cristas transversas, mas também apresenta uma área central de escamas triangulares. As cerdas dorsais são fortes e semelhantes a espinhos. O ânus é terminal e apenas ligeiramente dorsal. Há uma série de variedades de *S. scabiei* adaptadas a hospedeiros que diferem ligeiramente em sua morfologia.

Patogênese. A sarna sarcóptica é potencialmente a mais grave das sarnas de bovinos, embora muitos casos sejam brandos. Ainda assim, ela tem sido cada vez mais diagnosticada na Grã-Bretanha e em algumas áreas, incluindo Canadá e partes dos EUA, a doença é notificável e a entrada de bovinos carreadores de *Sarcoptes*, sejam clinicamente afetados ou não, não é permitida. O ácaro apresenta preferência parcial por alguns locais, o que deu a ele, nos EUA, o nome de 'ácaro do pescoço e da cauda', mas ele pode ocorrer em qualquer parte do corpo. Em infecções brandas quase não há escamas e há pouca perda de pelos, mas em casos graves, a pele se torna espessada, há perda de pelos acentuada e formação de crostas nas áreas do corpo que apresentam menos pelos (Figura 8.55), tais como a base da glândula mamária em vacas. Há prurido intenso que leva a perda de produção de carne e de leite e diminuição da classificação do couro em razão das lesões causadas pelo prurido.

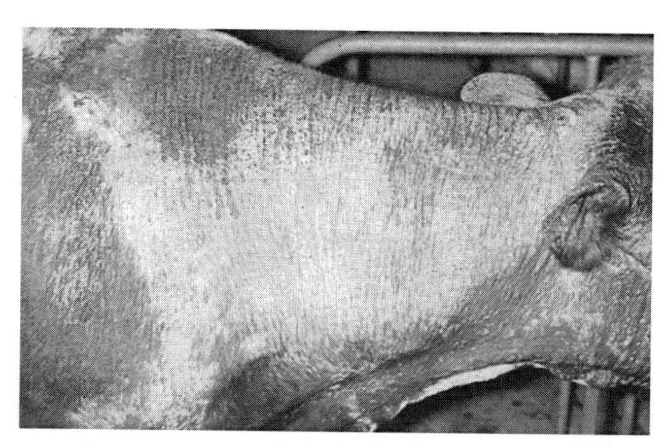

Figura 8.55 Lesões características de sarna sarcóptica bovina. (Esta figura encontra-se reproduzida em cores no Encarte.)

Tratamento e controle. O tratamento depende amplamente do uso de banhos repetidos ou aspersão, normalmente com inseticidas organoclorados, tais como gama-hexaclorociclo-hexano. Entretanto, inseticidas organoclorados não estão disponíveis na maioria dos países. Lactonas macrocíclicas sistêmicas podem dar bons resultados. De maneira alternativa, a aplicação de organofosforados *pour-on* tais como fosmet, em duas ocasiões a um intervalo de 14 dias, também é efetiva. Nem as lactonas macrocíclicas nem o fosmet são licenciados para uso em vacas em lactação cujo leite será usado para consumo humano. O amitraz formamidina é efetivo contra a sarna sarcóptica em bovinos e o período de carência é de 24 e 48 h, respectivamente, para carne e leite.

Para mais detalhes, ver Capítulo 11.

Muitos parasitas não obrigatórios são encontrados em bovinos e são listados na lista de referências hospedeiro-parasita ao final deste capítulo. Descrições mais detalhadas desses parasitas podem ser encontrados nos Capítulos 3 e 17.

CHECKLIST DE REFERÊNCIA HOSPEDEIRO-PARASITA

Nas *checklists* a seguir, foram utilizadas as abreviaturas:

Helmintos

N: nematódeo; T: trematódeo; C: cestódio; A: acantocéfalo.

Artrópodes

M: mosca; Pi: piolho; Pu: pulga; Ac: ácaro; Mx: maxilópode; Ca: carrapato.

Protozoários

Co: coccídio; Es: esporozoário sanguíneo; Am: ameba; Fl: flagelado; Ci: ciliado.

'Protozoários diversos'

B: blastocisto; Mi: microsporídio; My: micoplasma; P: pneumocystidomyceto; R: riquétsia.

Lista de referências de parasitas de bovinos

Seção/sistema do hospedeiro	Helmintos		Artrópodes		Protozoários	
	Parasita	(Super) família	Parasita	Família	Parasita	Família
Digestório						
Esôfago	*Gongylonema pulchurum*	Spiruroidea (N)	*Hypoderma bovis*	Oestridae (M)	-	-
			Hypoderma lineatum	Oestridae (M)	-	-
Rúmen/retículo	*Gongylonema verrucosum*	Spiruroidea (N)			*Monocercomonas ruminantium*	Monocercomonadidae (Fl)
	Gongylonema pulchrum	Spiruroidea (N)			*Entamoeba bovis*	Entomoebidae (Am)
	Paramphistomum cervi	Paramphistomatidae (T)				
	Calicophoron daubneyi	Paramphistomatidae (T)				
	Paramphistomum microbothrium	Paramphistomatidae (T)				
	Paramphistomum ichikawa	Paramphistomatidae (T)				
	Paramphistomum streptocoelium	Paramphistomatidae (T)				
	Cotylophoron cotylophorum	Paramphistomatidae (T)				
	Calicophoron calicophorum	Paramphistomatidae (T)				
	Gastrothylax crumenifer	Gastrothylacidae (T)				
	Fischoederius elongatus	Gastrothylacidae (T)				
	Fischoederius cobboldi	Gastrothylacidae (T)				
	Carmyerius spatiosus	Gastrothylacidae (T)				
	Carmyerius gregarius	Gastrothylacidae (T)				
Abomaso	*Ostertagia ostertagi (lyrata)*	Trichostrongyloidea (N)			*Cryptosporidium andersoni*	Cryptosporidiidae (Co)
	Ostertagia leptospicularis	Trichostrongyloidea (N)				
	Spiculopteragia spiculoptera	Trichostrongyloidea (N)				
	Haemonchus contortus	Trichostrongyloidea (N)				
	Haemonchus similis	Trichostrongyloidea (N)				
	Trichostrongylus axei	Trichostrongyloidea (N)				
	Mecistocirrus digitatus	Trichostrongyloidea (N)				
	Parabronema skrjabini	Spiruroidea (N)				
	Capillaria bilobata	Trichuroidea (N)				
Intestino delgado	*Trichostrongylus colubriformis*	Trichostrongyloidea (N)			*Eimeria bovis*	Eimeriidae (Co)
	Trichostrongylus longispicularis	Trichostrongyloidea (N)			*Eimeria zuernii*	Eimeriidae (Co)
	Cooperia oncophora	Trichostrongyloidea (N)			*Eimeria alabamensis*	Eimeriidae (Co)
	Cooperia punctata	Trichostrongyloidea (N)			*Eimeria aubernensis*	Eimeriidae (Co)
	Cooperia pectinata	Trichostrongyloidea (N)			*Eimeria brasiliensis*	Eimeriidae (Co)
	Cooperia surnabada	Trichostrongyloidea (N)			*Eimeria bukidnonensis*	Eimeriidae (Co)
	Nematodirus helvetianus	Trichostrongyloidea (N)			*Eimeria canadensis*	Eimeriidae (Co)
	Nematodirus battus	Trichostrongyloidea (N)			*Eimeria cylindrica*	Eimeriidae (Co)
	Nematodirus spathiger	Trichostrongyloidea (N)			*Eimeria ellipsoidalis*	Eimeriidae (Co)
	Bunostomum phlebotomum	Ancylostomatoidea (N)			*Eimeria pellita*	Eimeriidae (Co)
	Agriostomum vryburgi	Ancylostomatoidea (N)			*Eimeria subspherica*	Eimeriidae (Co)
	Strongyloides papillosus	Rhabditoidea (N)			*Eimeria wyomingensis*	Eimeriidae (Co)
	Toxocara vitulorum	Ascariroidea (N)			*Cryptosporidium parvum*	Cryptosporidiidae (Co)
	Capillaria bovis	Trichuroidea (N)			*Cryptosporidium ryanae*	Cryptosporidiidae (Co)
	Moniezia benedeni	Anoplocephalidae (C)			*Cryptosporidium ubiquitum*	Cryptosporidiidae (Co)
	Moniezia expansa	Anoplocephalidae (C)			*Giardia intestinalis*	Giardiidae (Fl)
	Thysaniezia ovilla	Anoplocephalidae (C)				
	Avitellina centripunctata	Anoplocephalidae (C)				
	Stilesia globipunctata	Anoplocephalidae (C)				
	Thysaniezia ovilla	Anoplocephalidae (C)				
	Thysanosoma actinoides	Anoplocephalidae (C)				
	Cymbiforma indica	Notocotylidae (T)				

(Continua)

Lista de referências de parasitas de bovinos *(Continuação)*

Seção/sistema do hospedeiro	Helmintos		Artrópodes		Protozoários	
	Parasita	(Super) família	Parasita	Família	Parasita	Família
Ceco	*Oesophagostomum radiatum*	Strongyloidea (N)			*Eimeria zuernii*	Eimeriidae (Co)
Cólon	*Trichuris globulosa*	Trichuroidea (N)			*Eimeria bovis*	Eimeriidae (Co)
	Trichuris discolor	Trichuroidea (N)			*Tetratrichomonas buttreyi*	Trichomonadidae (Fl)
	Homalogaster paloniae	Gastrodiscidae (T)			*Tetratrichomonas pavlovi*	Trichomonadidae (Fl)
					Tritrichomonas enteris	Trichomonadidae (Fl)
					Retortomonas ovis	Retortamonadorididae (Fl)
					Buxtonella sulcata	Pycnotrichidae (Ci)
Respiratório						
Cavidade nasal	*Mammomonogamus laryngeus*	Strongyloidea (N)				
Traqueia/brônquios	*Mammomonogamus nasicola*	Strongyloidea (N)				
	Schistosoma nasale	Schistosomatidae (T)				
	Dictyocaulus viviparus	Trichostrongyloidea (N)				
Pulmão	*Echinococcus granulosus*	Taeniidae (C)			*Pneumocystis carinii*	Pneumocystidaceae (P)
Fígado						
	Fasciola hepatica	Fasciolidae (T)				
	Fasciola gigantica	Fasciolidae (T)				
	Fascioloides magna	Fasciolidae (T)				
	Dicrocoelium dendriticum	Dicrocoeliidae (T)				
	Dicrocoelium hospes	Dicrocoeliidae (T)				
	Gigantocotyle explanatum	Paramphistomatidae (T)				
	Echinococcus granulosus	Taeniidae (C)				
	Echinococcus ortleppi	Taeniidae (C)				
	Stilesia hepatica	Anoplocephalidae (C)				
	Cysticercus tenuicollis (*Taenia hydatigena*)	Taeniidae (C)				
	Thysanosoma actinioides	Anoplocephalidae (C)				
Pâncreas						
	Eurytrema pancreaticum	Dicrocoeliidae (T)				
	Eurytrema coelomaticum	Dicrocoeliidae (T)				
	Thysanosoma actinioides	Anoplocephalidae (C)				
Circulatório						
Sangue	*Schistosoma bovis*	Schistosomatidae (T)			*Trypanosoma brucei brucei*	Trypanosomatidae (Fl)
	Schistosoma matthei	Schistosomatidae (T)			*Trypanosoma brucei evansi*	Trypanosomatidae (Fl)
	Schistosoma leiperi	Schistosomatidae (T)			*Trypanosoma congolense*	Trypanosomatidae (Fl)
	Schistosoma indicum	Schistosomatidae (T)			*Trypanosoma vivax*	Trypanosomatidae (Fl)
	Schistosoma nasalis	Schistosomatidae (T)			*Trypanosoma theileri*	Trypanosomatidae (Fl)
	Schistosoma spindale	Schistosomatidae (T)			*Babesia bigemina*	Babesiidae (Es)
	Schistosoma japonicum	Schistosomatidae (T)			*Babesia bovis*	Babesiidae (Es)
	Schistosoma turkestanica	Schistosomatidae (T)			*Babesia divergens*	Babesiidae (Es)
					Babesia major	Babesiidae (Es)
					Babesia occultans	Babesiidae (Es)
					Babesia ovata	Babesiidae (Es)
					Babesia jakimovae	Babesiidae (Es)
					Theileria parva	Theileriidae (Es)
					Theileria annulata	Theileriidae (Es)
					Complexo *Theileria orientalis*	Theileriidae (Es)
					Theileria taurotragi	Theileriidae (Es)
					Theileria velifera	Theileriidae (Es)
					Anaplasma marginale	Anaplasmataceae (R)
					Anaplasma centrale	Anaplasmataceae (R)
					Anaplasma phagocytophilum	Anaplasmataceae (R)
					Ehrlichia bovis	Anaplasmataceae (R)
					Ehrlichia ruminantium	Anaplasmataceae (R)
					Rickettsia conorii	Rickettsiaceae (R)
					Eperythrozoon wenyonii	Mycoplasmataceae (My)
Vasos sanguíneos	*Elaeophora poeli*	Filarioidea (N)				
	Onchocerca armillata	Filarioidea (N)				

Nervoso						
SNC	*Coenurus cerebralis* (metacestódeo de *Taenia multiceps*)	Taeniidae (C)	*Hypoderma bovis*	Oestridae (M)	*Toxoplasma gondii*	Sarcocystiidae (Co)
					Trypanosoma brucei brucei	Trypanosomatidae (Fl)
Olho	*Thelazia rhodesii*	Spiruroidea (N)				
	Thelazia gulosa	Spiruroidea (N)				
	Thelazia skrjabini	Spiruroidea (N)				
Orelha			*Raillietia auris*	Halarachnidae (Ac)		
Reprodutor/urogenital						
	Stephanurus dentatus	Strongyloidea (N)			*Tritrichomonas foetus*	Trichomonadidae (Fl)
					Neospora caninum	Sarcocystiidae (Co)
					Trypanosoma brucei	Trypanosomatidae (Fl)
Locomotor						
Músculo	*Cysticercus bovis* (metacestódeo: *Taenia saginata*)	Taeniidae (C)			*Sarcocystis bovicanis*	Sarcocystiidae (Co)
					Sarcocystis bovifelis	Sarcocystiidae (Co)
					Sarcocystis bovihominis	Sarcocystiidae (Co)
					Toxoplasma gondii	Sarcocystiidae (Co)
Tecido conjuntivo						
	Onchocerca gutturosa	Filarioidea (N)				
	Onchocerca gibsoni	Filarioidea (N)				
	Onchocerca ochengi	Filarioidea (N)				
	Onchocerca dukei	Filarioidea (N)				
	Parafilaria bovicola	Filarioidea (N)				
	Setaria labiato-papillosa	Filarioidea (N)				
	Setaria digitatus	Filarioidea (N)				
Subcutâneo	*Parafilaria bovicola*	Filarioidea (N)	*Hypoderma bovis*	Oestridae (M)		
	Dracunculus medinensis	Dracunculidae (N)	*Hypoderma lineatum*	Oestridae (M)		
			Dermatobia hominis	Oestridae (M)		
			Calliphora albifrontis	Calliphoridae (M)		
			Calliphora nociva	Calliphoridae (M)		
			Calliphora stygia	Calliphoridae (M)		
			Calliphora vicina	Calliphoridae (M)		
			Calliphora vomitoria	Calliphoridae (M)		
			Lucilia sericata	Calliphoridae (M)		
			Lucilia cuprina	Calliphoridae (M)		
			Lucilia illustris	Calliphoridae (M)		
			Protophormia terranovae	Calliphoridae (M)		
			Phormia regina	Calliphoridae (M)		
			Cordylobia anthropophaga	Calliphoridae (M)		
			Cochliomyia hominivorax	Calliphoridae (M)		
			Cochliomyia macellaria	Calliphoridae (M)		
			Chrysomya bezziana	Calliphoridae (M)		
			Chrysomya megacephala	Calliphoridae (M)		
			Wohlfahrtia magnifica	Sarcophagidae (M)		
			Sarcophaga haemorrhoidalis	Sarcophagidae (M)		
Tegumento						
Pele	*Stephanofilaria stilesi*	Filarioidea (N)	*Bovicola bovis*	Trichodectidae (P)	*Besnoitia besnoiti*	Sarcocystiidae (Co)
	Stephanofilaria assamensis	Filarioidea (N)	*Haematopinus eurysternus*	Haematopinidae (P)		
	Stephanofilaria zaherii	Filarioidea (N)	*Haematopinus quadripertusus*	Haematopinidae (P)		
	Stephanofilaria kaeli	Filarioidea (N)	*Haematopinus tuberculatus*	Haematopinidae (P)		
	Stephanofilaria dedoesi	Filarioidea (N)	*Linognathus vituli*	Linognathidae (P)		
	Stephanofilaria okinawaensis	Filarioidea (N)	*Solenopotes capillatus*	Linognathidae (P)		
			Demodex bovis	Demodicidae (Ac)		
			Psorobia bovis	Psorergatidae (Ac)		
			Psoroptes ovis	Psoroptidae (Ac)		
			Psoroptes natalensis	Psoroptidae (Ac)		
			Chorioptes bovis	Psoroptidae (Ac)		
			Sarcoptes scabiei	Sarcoptidae (Ac)		

As seguintes espécies de moscas e carrapatos são encontradas em bovinos. Descrições mais detalhadas podem ser encontradas no Capítulo 17.

Moscas de importância veterinária em bovinos

Grupo	Gênero	Espécie	Família
Borrachudos Moscas dos búfalos	*Simulium*	spp.	Simuliidae (M)
Mosca-varejeira e bicheiras	*Calliphora*	*albifrontis* *nociva* *stygia* *vicina* *vomitoria*	Calliphoridae (M)
	Chrysomya	*albiceps* *bezziana* *megacephala*	
	Cochliomyia	*hominivorax* *macellaria*	
	Cordylobia	*anthropophaga*	
	Lucilia	*cuprina* *illustris* *sericata*	
	Phormia	*regina*	
	Protophormia	*terraenovae*	
Moscas-do-berne	*Gedoelstia*	*haessleri*	Oestridae (M)
	Hypoderma	*bovis* *lineatum*	
	Dermatobia	*hominis*	
Moscas-da-carne	*Sarcophaga*	*fusicausa* *haemorrhoidalis*	Sarcophagidae (M)
	Wohlfahrtia	*magnifica* *meigeni* *vigil*	
Hipoboscídeos	*Hippobosca*	*equina* *rufipes* *maculata* *camelina*	Hippoboscidae (M)
Mosquito-pólvora	*Culicoides*	spp.	Ceratopogonidae (M)
Mosquitos	*Aedes* *Anopheles* *Culex*	spp. spp. spp.	Culicidae (M)
Muscídeos	*Haematobia* *Musca* *Stomoxys*	*irritans* *exigua* *autumnalis* *domestica* *calcitrans*	Muscidae (M)
Mosca da areia	*Phlebotomus*	spp.	Psychodidae (M)
Tabanídeos	*Chrysops* *Haematopota* *Tabanus*	spp. spp. spp.	Tabanidae (M)
Mosca-Tsé-tsé	*Glossina*	*fusca* *morsitans* *palpalis*	Glossinidae (M)

Espécies de carrapatos encontrados em bovinos

Gênero	Espécie	Nome comum	Família
Ornithodoros	*moubata*	Sem olhos ou carrapato mole	Argasidae (Ca)
	savignyi	Com olhos ou da areia	
Otobius	*megnini*	Carrapato espinhoso da orelha	Argasidae (Ca)
Amblyomma	*americanum*	Carrapato-estrela solitária	Ixodidae (Ca)
	cajennense	Carrapato-estrela	
	gemma		
	hebraeum	Carrapato sul-africano	
	maculatum	Carrapato da costa do Golfo	
	pomposum		
	variegatum	Carrapato tropical	
Dermacentor	*andersoni*	Carrapato madeira das Montanhas Rochosas	Ixodidae (Ca)
	marginatus	Carrapato ornamentado dos ovinos	
	nutalli		
	reticulatus	Carrapato do pântano	
	occidentalis	Carrapato da costa do Pacífico	
	silvarium		
	variabilis	Carrapato do cão americano	
Haemophysalis	*punctata*		Ixodidae (Ca)
	concinna	Carrapato *buck*	
	bispinosa	Carrapato *buck*	
	longicornis	Carrapato dos bovinos da Nova Zelândia	
Hyalomma	*anatolicum*	Carrapato *bont-legged*	Ixodidae (Ca)
	detritum	Carrapato *bont-legged*	
	dromedari	Carrapato dos camelos	
	excavatum		
	marginatum	Carrapato do Mediterrâneo	
	truncatum	Carrapato *bont-legged*	
Ixodes	*ricinus*	Carrapato feijão do castor ou carrapato europeu dos ovinos	Ixodidae (Ca)
	holocyclus	Carrapato da paralisia	
	rubicundus	Carrapato da paralisia Karoo	
	scapularis	Carrapato dos cervos, carrapato das pernas pretas	
Rhipicephalus	*appendiculatus*	Carrapato marrom da orelha	Ixodidae (Ca)
	bursa		
	capensis	Carrapato marrom do cabo	
	evertsi	Carrapato vermelho ou das pernas vermelhas	
	sanguineus	Carrapato marrom do cachorro ou carrapato dos canis	
	simus	Carrapato brilhoso	
Rhipicephalus (Boophilus)	*annulatus*	Carrapato da febre do Texas dos bovinos	Ixodidae (Ca)
	decoloratus	Carrapato azul	
	microplus	Carrapato pantropical ou carrapato dos bovinos do Sul	

CAPÍTULO 9

Parasitas de Ovinos e Caprinos

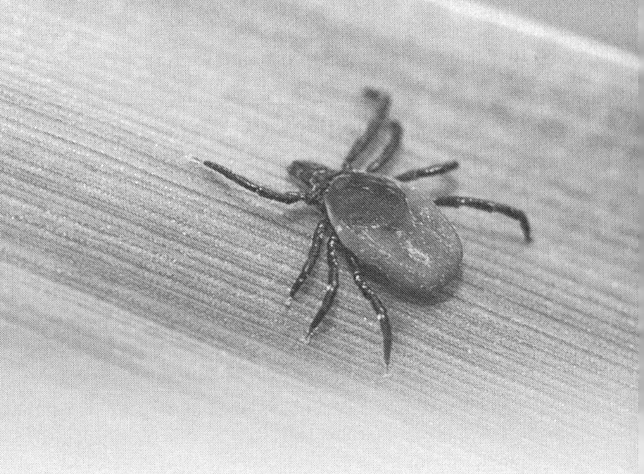

ENDOPARASITAS

■ Parasitas do sistema digestório

ESÔFAGO

Gongylonema pulchrum

Sinônimo. *Gongylonema scutatum.*

Nome comum. Verme de esôfago.

Locais de predileção. Esôfago, rúmen.

Filo. Nematoda.

Classe. Sercenentea.

Superfamília. Spiruroidea.

Descrição macroscópica. Verme esbranquiçado longo e delgado; os machos medem cerca de 5,0 cm e as fêmeas até, aproximadamente, 14,0 cm de comprimento.

Descrição microscópica. Microscopicamente, é fácil diferenciar os vermes pela presença de uma série de protuberâncias cuticulares longitudinais na região anterior do corpo. As asas cervicais, assimétricas, são proeminentes. O ovo apresenta casca espessa e possui dois opérculos. Mede 50-70 × 25-37 μm e contém uma larva L_1, quando excretado nas fezes.

Hospedeiros definitivos. Ovinos, caprinos, bovinos, suínos, búfalos, equinos, asininos, veados, camelos, humanos, primatas.

Hospedeiros intermediários. Besouros coprófagos, baratas.

Distribuição geográfica. Provavelmente cosmopolita.

Patogênese. Em geral, considera-se que a infecção não é patogênica, ainda que esteja associada com a ocorrência de esofagite crônica discreta em ruminantes. Em humanos, a lesão causada por *Gongylonema pulchrum* se apresenta como um local semelhante a tumor, dolorida, no epitélio bucal ou nos tecidos subcutâneos que contém vermes enrolados.

Sinais clínicos. Em geral, a infecção é assintomática em ruminantes.

Diagnóstico. Geralmente é um achado acidental verificado no exame pós-morte.

Patologia. Os vermes adultos penetram no epitélio dos pré-estômagos produzindo trechos em zigue-zague preenchido com sangue, de cor esbranquiçada ou avermelhada, na mucosa.

Epidemiologia. A infecção depende muito da presença e da abundância de hospedeiros intermediários, principalmente besouros coprófagos dos gêneros *Aphodius, Blaps, Caccobius* e *Onthophagus.* As pessoas podem adquirir a infecção pela ingestão direta do hospedeiro intermediário. A água também pode conter larvas infectantes oriundas de baratas infectadas.

Tratamento. Não relatado.

Controle. O controle não é prático, tampouco necessário.

RÚMEN E RETÍCULO

Gongylonema verrucosum

Nome comum. Verme de esôfago, rúmen.

Locais de predileção. Rúmen, retículo, omaso.

Filo. Nematoda.

Classe. Secernentea.

Superfamília. Spiruroidea.

Descrição macroscópica. Vermes longos, delgados e avermelhados quando vivos. Os machos medem cerca de 3,5 cm e as fêmeas, 7,0 a 9,5 cm de comprimento.

Descrição microscópica. Os parasitas adultos apresentam uma asa cervical festonada e protuberâncias cuticulares apenas no lado esquerdo do corpo. O comprimento das espículas do macho é desigual, sendo a espícula esquerda mais longa do que a direita.

Hospedeiros definitivos. Bovinos, ovinos, caprinos, veados.

Hospedeiros intermediários. Baratas e besouros coprófagos

Distribuição geográfica. Índia, África do Sul, EUA.

Ver Capítulo 8 para detalhes adicionais.

Gongylonema monnigi

Nome comum. Verme do esôfago, rúmen.

Locais de predileção. Rúmen, retículo, omaso.

Filo. Nematoda.

Classe. Secernentea.

Superfamília. Spiruroidea.

Descrição macroscópica. Verme esbranquiçado, delgado e longo; os machos medem cerca de 4 cm de comprimento e as fêmeas até, aproximadamente, 11 cm.

Descrição microscópica. Semelhante àquela descrita para *G. verrucosum,* exceto que as asas cervicais não são festonadas.

Hospedeiros definitivos. Ovinos, caprinos.

Hospedeiros intermediários. Baratas e besouros coprófagos.

Distribuição geográfica. África do Sul.

Paramphistomum e outros trematódeos do rúmen

Trematódeos do rúmen são principalmente parasitas de pré-estômagos de ruminantes. Sua morfologia não é típica de trematódeos; são cônicos e espessos, mais robustos do que achatados. Todos necessitam um caramujo de água-doce como hospedeiro intermediário. Há muitos gêneros: *Paramphistomum*, *Cotylophoron*, *Bothriophoron*, *Orthocoelium* e *Giganocotyle*, dos quais *Paramphistomum* é o mais comum e disseminado em ruminantes.

A taxonomia dos paranfístomos é complexa e não esclarecida; muitas das espécies descritas podem ser sinônimos, sendo diferenciadas principalmente pelo tamanho e formato das ventosas.

No Capítulo 8 há detalhes sobre patogênese, tratamento e controle de trematódeos de rúmen.

Paramphistomum cervi

Sinônimo. *Paramphistomum explanatum*.

Nome comum. Trematódeo de rúmen.

Local de predileção. Rúmen.

Filo. Platyhelminthes.

Classe. Trematoda.

Família. Paramphistomatidae.

Descrição macroscópica. Os trematódeos adultos são pequenos e cônicos (piriformes), semelhantes a larvas, com cerca de 1,0 cm de comprimento e vermelho-claros quando vivos (ver Figura 8.2).

Descrição microscópica. Nota-se uma ventosa na extremidade do cone e outra ventosa bem desenvolvida na base. O tegumento não possui espinhos. Os estágios larvários medem menos de 5,0 mm e apresentam coloração rósea quando vivos. Os ovos são semelhantes àqueles de *Fasciola hepatica*; são grandes (cerca de 115-175 × 75-100 μm) e com opérculo, mas são transparentes ou um pouco mais esverdeados do que marrom-amarelados e ligeiramente menores do que os ovos de *F. hepatica* (Figura 9.1). Nos estágios iniciais de segmentação o ovo contém quatro a oito blastômeros circundados por células da gema.

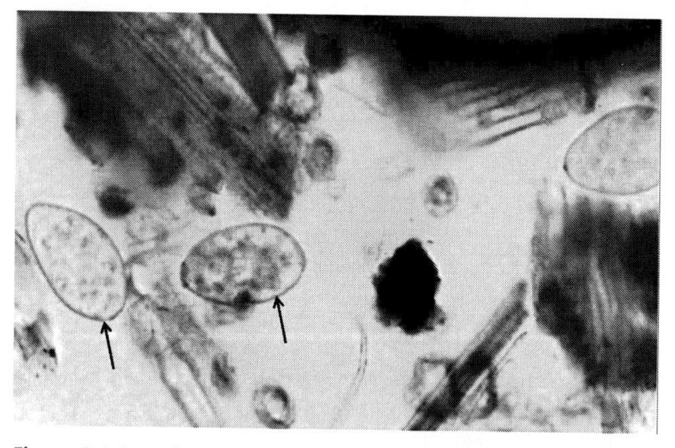

Figura 9.1 Ovos de trematódeos do rúmen (Paramphistomatidae) (setas) com ovo amarelo-amarronzado de *Fasciola hepatica*. (Esta figura encontra-se reproduzida em cores no Encarte.)

Hospedeiros definitivos. Bovinos, ovinos, caprinos, veados, búfalos, antílopes.

Hospedeiros intermediários. Caramujos de água-doce, principalmente *Planorbis* e *Bulinus* spp.

Paramphistomum microbothrium

Nome comum. Trematódeo de rúmen.

Local de predileção. Rúmen.

Filo. Platyhelminthes.

Classe. Trematoda.

Família. Paramphistomatidae

Hospedeiros definitivos. Bovinos, ovinos, caprinos, veados, búfalos, antílopes.

Hospedeiros intermediários. Caramujos de água-doce (*Fossaria* spp., *Bulinus* spp.).

Distribuição geográfica. África.

Paramphistomum streptocoelium

Sinônimos. *Ceylonocotyle streptocoelium*, *Orthocoelium streptocoelium*.

Nome comum. Trematódeo do rúmen.

Local de predileção. Rúmen.

Filo. Platyhelminthes.

Classe. Trematoda.

Superfamília. Paramphistomatidae.

Hospedeiros definitivos. Bovinos, ovinos, caprinos e ruminantes selvagens.

Hospedeiros intermediários. Caramujos de água-doce (*Glyptanisus* spp.).

Distribuição geográfica. África.

Paramphistomum ichikawa

Nome comum. Trematódeo de rúmen.

Local de predileção. Rúmen.

Filo. Platyhelminthes.

Classe. Trematoda.

Família. Paramphistomatidae.

Hospedeiros definitivos. Ovinos, bovinos.

Hospedeiros intermediários. Caramujos planorbídeos (*Gyraulus*, *Helicorbis*, *Segnetilia*).

Distribuição geográfica. Sudeste Asiático.

Calicophoron daubneyi

Sinônimos. *Paramphistomum daubnei*, *Paramphistomum daubenyi*.

Nome comum. Trematódeo de rúmen.

Local de predileção. Rúmen.

Filo. Platyhelminthes.

Classe. Trematoda.

Família. Paramphistomatidae.

Descrição. Semelhante a *P. cervi*, mas possui uma ventosa genital circundando o poro genital.

Hospedeiros definitivos. Bovinos, caprinos.

Hospedeiros intermediários. Caramujos de água-doce (*Omphiscola* spp.)

Distribuição geográfica. Europa (principalmente regiões do Mediterrâneo, mas também foi relatado no Reino Unido), partes da Ásia.

Cotylophoron cotylophorum

Sinônimo. *Paramphistomum cotylophorum*.

Nome comum. Trematódeo do rúmen.

Locais de predileção. Rúmen, retículo.

Filo. Platyhelminthes.

Classe. Trematoda.

Família. Paramphistomatidae.

Descrição microscópica. O trematódeo é muito semelhante a *Paramphistomum cervi*, mas o poro genital é circundado por uma ventosa genital. O ovo mede 125-135 × 60-68 μm.

Hospedeiros definitivos. Bovinos, ovinos, caprinos e ruminantes selvagens.

Hospedeiros intermediários. Caramujos de água-doce (*Bulinus* spp.)

Distribuição geográfica. Índia, Austrália.

Calicophoron calicophorum

Sinônimo. *Paramphistophorum calicophorum*.

Nome comum. Trematódeo do rúmen.

Locais de predileção. Rúmen, retículo.

Filo. Platyhelminthes.

Classe. Trematoda.

Família. Paramphistomatidae.

Descrição microscópica. O corpo mede 7,5-14,8 × 3-4 mm e o poro genital situa-se após a bifurcação. Os ovos medem 110-150 × 60-90 μm.

Hospedeiros definitivos. Ovinos, bovinos e ruminantes selvagens.

Distribuição geográfica. Índia, Australásia e África do Sul.

Gastrothylax crumenifer

Nome comum. Trematódeo do rúmen.

Locais de predileção. Rúmen, retículo.

Filo. Platyhelminthes.

Classe. Trematoda.

Família. Gastrothylacidae.

Descrição macroscópica. É um trematódeo longo, circular em corte transversal e avermelhado quando vivo. O corpo mede 10-16 × 5-8 mm.

Descrição microscópica. Estes trematódeos diferem por terem uma bolsa ventral extremamente grande que se abre na parte anterior e que recobre a superfície ventral do trematódeo, bem como a grande ventosa ventral. Em geral, a bolsa ventral é triangular, em corte transversal, com ápice direcionado dorsalmente. O genital terminal se abre na bolsa ventral, a cerca do meio entre a bifurcação intestinal e a faringe. A ventosa oval terminal é pequena. Os ovos medem 115-135 × 66-70 μm.

Hospedeiros definitivos. Bovinos, inclusive zebus, búfalos, ovinos e muitos outros ruminantes.

Distribuição geográfica. Subcontinente indiano, China, Oriente Médio, África e partes da Rússia asiática e Europa.

Patogênese. O trematódeo provoca principalmente anemia.

Fischoederius elongatus

Locais de predileção. Rúmen, duodeno ou parte anterior do intestino delgado.

Filo. Platyhelminthes.

Classe. Trematoda.

Família. Gastrothylacidae.

Descrição macroscópica. Os trematódeos são avermelhados, quando vivos. O corpo mede 10-20 × 3-5 mm.

Descrição microscópica. O genital terminal situa-se na bolsa ventral. O útero situa-se ao longo da linha média. Os testículos são lobados, sendo um dorsal ao outro. Os ovos medem 125-150 × 65-75 μm.

Hospedeiros definitivos. Bovinos, inclusive zebus, búfalos, ovinos e muitos outros ruminantes. Acidentalmente, pode infectar humano.

Distribuição geográfica. Ásia.

Patogênese. Em geral, os trematódeos de rúmen causam apenas discreta congestão; todavia, os trematódeos que se fixam ao duodeno podem ocasionar espessamento da mucosa.

Fischoederius cobboldi

Locais de predileção. Rúmen, duodeno ou parte anterior do intestino. delgado.

Filo. Platyhelminthes.

Classe. Trematoda.

Família. Gastrothylacidae.

Descrição macroscópica. Os trematódeos são avermelhados, quando vivos. O corpo mede 8 a 10 mm de comprimento.

Descrição microscópica. Os ovos medem 110-120 × 60-75 μm.

Hospedeiros definitivos. Bovinos, inclusive zebus, búfalos, ovinos e muitos outros ruminantes.

Distribuição geográfica. Ásia.

Patogênese. Semelhante àquela de *F. elongatus*.

Monocercomonas ruminantium

Sinônimos. *Trichomonas ruminantium*, *Tritrichomonas ruminantium*.

Local de predileção. Rúmen.

Filo. Preaxostyla.

Classe. Tritrichomonadea.

Família. Monocercomonadidae.

Descrição. A trofozoíta é subesférica e mede 3-8 × 3-7 μm; sua extremidade anterior é arredondada. O axóstilo é curvado e pode ou não se estender além do corpo. Há uma pelta e um corpo parabasal. O citóstomo e o núcleo anterior encontram-se na parte anterior. Há três flagelos anteriores e um flagelo *trailing* (ver Figura 2.18).

Hospedeiros. Bovinos, ovinos.

Distribuição geográfica. Cosmopolita.

Patogênese. Não é considerado patogênico.

Diagnóstico. A identificação da trofozoíta se baseia no exame morfológico.

Epidemiologia. Possivelmente, a transmissão ocorre pela ingestão de trofozoítas presentes nas fezes ou em conteúdo ruminal.

Tratamento e controle. Não são necessários.

Monocercomonoides caprae

Sinônimos. *Monocercomonas caprae, Monocercomonoides sayeedi.*

Local de predileção. Ceco.

Filo. Preaxostyla.

Classe. Anaeromonadea.

Família. Polymastigidae.

Descrição. As trofozoítas são ovoides, com 6 a 12 μm de comprimento e 4 a 8 μm de largura.

Hospedeiros. Caprinos.

ABOMASO

Teladorsagia circumcincta

Sinônimo. *Ostertagia circumcincta.*

Espécies morfológicas. *Ostertagia trifurcata, Teladorsagia davtiani.*

Nome comum. Verme do estômago marrom.

Local de predileção. Abomaso.

Filo. Nematoda.

Classe. Secernentea.

Superfamília. Trichostrongyloidea.

Descrição macroscópica. Os adultos são vermes delgados, marrom-avermelhados e com pequena cavidade bucal. Os machos medem 6 a 8 mm e as fêmeas, 8 a 10 mm.

Descrição microscópica.

- *Teladorsagia circumcincta*: os lobos laterais da bolsa são bem desenvolvidos, porém o lobo dorsal é pequeno; há um télamon no cone genital; a membrana da bolsa acessória é pequena e sustentada por dois raios divergentes (ver Figura 1.23). As espículas apresentam tamanho variável, mas normalmente são longas e finas (ver Tabela 1.4E e Figura 1.24A). A extremidade posterior apresenta duas ramificações de igual comprimento. Uma terceira ramificação, curta, não é facilmente notada e situa-se em frente da bifurcação. O gubernáculo tem formato de raquete. Geralmente a vulva é recoberta por uma grande aba. A cauda se afina gradativamente e termina em uma extremidade delgada arredondada que possui quatro a cinco estrias transversais. Os ovos têm tamanho médio (cerca de 80-100 × 40-55 μm) e com forma de elipse regular, com polos não muito largos (ver Figura 4.3). A casca é fina e lisa e contém muitos blastômeros que preenchem totalmente o ovo, os quais frequentemente são difíceis de distinguir
- *Ostertagia trifurcata*: a bolsa é mais longa do que aquela de *T. circumcincta*. Os lobos laterais da bolsa são bem desenvolvidos e o lobo dorsal é pequeno; há um télamon bem desenvolvido no cone genital. A membrana bursal acessória é modificada para formar o órgão de Sjoberg, sustentado por dois raios. As espículas são curtas e largas (ver Tabela 1.4F e Figura 1.25); a extremidade posterior é dividida em três projeções, uma longa e espessa com extremidade truncada, e duas ramificações delgadas curtas que se afinam até formar uma ponta. O gubernáculo é um tanto fusiforme
- *Teladorsagia davtiani*: os vermes-machos adultos têm aparência semelhante a *O. trifurcata*. A membrana bursal acessória é modificada para formar o órgão de Sjoberg e se assemelha a um par de papilas sésseis na extremidade posterior do cone genital (ver Figura 1.26).

Hospedeiros. Ovinos, caprinos, veados.

Distribuição geográfica. Cosmopolita.

Patogênese. As infecções clínicas se assemelham àquelas de bovinos e notam-se lesões similares durante a necropsia; contudo, em ovinos e caprinos não é comum a aparência de couro marroquino na superfície do abomaso, verificada em bovinos. Nas infecções subclínicas tem-se constatado, em condições experimentais e naturais, que *T. circumcincta* provoca marcante redução do apetite e isto, juntamente com a perda de proteínas plasmáticas no intestino e o desprendimento do epitélio intestinal, resulta em comprometimento do metabolismo proteico pós-absorção. Em cordeiros com infecções moderadas por *T. circumcincta*, o exame da carcaça pode mostrar baixo teor de proteína e baixa taxa de deposição de gordura. Também, pode haver prejuízo no crescimento ósseo.

Sinais clínicos. O sinal clínico mais frequente é marcante perda de peso. Nota-se diarreia intermitente; embora seja comum a constatação de sujidade nos quartos posteriores, as fezes fluidas que caracterizam a ostertagiose bovina são menos frequentemente notadas.

Diagnóstico. Baseia-se nos sinais clínicos, na sazonalidade da infecção, na contagem de ovos nas fezes e, se possível, no exame pós-morte, procedimento no qual podem ser notadas as lesões características no abomaso. A concentração plasmática de pepsinogênio encontra-se acima do valor normal de, aproximadamente, 0,8 UI de tirosina e, geralmente, em ovinos com infecções intensas excede 2,0 UI.

Patologia. A patologia é semelhante àquela descrita para *O. ostertagi* em bovinos. Os parasitas em desenvolvimento provocam distensão das glândulas gástricas parasitadas, originando mucosa gástrica hiperplásica espessa semelhante àquela notada em bovinos (ver Figura 8.6). Nas infecções graves estes nódulos coalescem e as dobras do abomaso frequentemente se apresentam muito edematosas e hiperêmicas.

Epidemiologia. Em ovinos, *T. circumcincta* e *O. trifurcata* são responsáveis por surtos de doença clínica, particularmente em cordeiros. Na Europa, uma síndrome clínica similar à ostertagiose bovina tipo I ocorre de agosto a outubro; depois disso ocorre parada do crescimento de muitas larvas ingeridas e, ocasionalmente, uma síndrome do tipo II é relatada no final do inverno e no início da primavera, especialmente em adultos jovens. Nas áreas subtropicais com inverno chuvoso ocorrem surtos da doença, em especial, no final do inverno.

Regiões de clima temperado. Na Europa, a quantidade de L_3 de *T. circumcincta* na pastagem aumenta muito da metade do verão em diante e coincide com o aparecimento da maior parte das doenças. Estas larvas são oriundas principalmente de ovos excretados nas fezes de ovelhas durante o período periparto, desde cerca de 2 semanas antes da parição até ao redor de 6 semanas após o parto. Os ovos excretados por cordeiros infectados pela ingestão de larvas ao longo do inverno também contribuem para a contaminação da pastagem. Estes ovos excretados na primeira metade da estação de pastejo, de abril a junho, aumentam potencialmente as populações de L_3 infectantes, de julho a outubro. Se ingeridas antes de outubro, a maioria destas larvas amadurecem em 3 semanas; depois disso, muitas delas cessam o desenvolvimento durante muitos meses e podem ocasionar doença tipo II, quando adultas.

A imunidade é adquirida lentamente e, em geral, requer exposição durante duas estações de pastejo, antes que os animais desenvolvam resistência significativa à infecção. Subsequentemente, as ovelhas adultas abrigam apenas quantidade muito pequena de *Teladorsagia*, exceto durante o aumento periparturiente (APP) anual.

Regiões de clima subtropical. A epidemiologia nas regiões subtropicais é, praticamente, semelhante àquela descrita para regiões de clima temperado, exceto que a ocorrência sazonal dos eventos é diferente. Em muitas destas regiões a parição coincide com maior crescimento das pastagens, que ocorre com o início das chuvas no final do outono ou no inverno; isto coincide com as condições favoráveis ao desenvolvimento de estágios de vida livre de *Teladorsagia* e, assim, ocorre acúmulo de larvas infectantes durante o inverno, as quais causam problemas clínicos ou perda de produtividade na segunda metade do inverno; a parada de crescimento larvário acontece no final do inverno ou no início da primavera. As fontes de contaminação da pastagem, novamente, são as ovelhas durante o APP e os cordeiros que ingeriram larvas que sobreviveram durante o verão. A importância relativa destas fontes em quaisquer países varia de acordo com as condições durante o período adverso à sobrevida das larvas. Nos países onde o verão é muito seco e quente a longevidade de L_3 é menor, exceto em regiões sombreadas; estas podem atuar como reservatórios de infecção até o próximo inverno. Embora larvas L_3 possam persistir nas fezes de ovinos durante condições climáticas adversas, é provável que a proteção seja menor do que aquela proporcionada por bolos fecais de bovinos, mais abundantes.

Ostertagia trifurcata. Em regiões de clima temperado é semelhante a *T. circumcincta*. Em zonas tropicais e subtropicais, onde o verão é muito seco e quente, a longevidade de L_3 é menor, exceto em áreas sombreadas, e estas podem atuar como reservatórios da infecção até o inverno seguinte. Embora L_3 possam permanecer nas fezes de ovinos durante condições climáticas adversas, é provável que a proteção seja menor do que aquela propiciada por bolos fecais de bovinos, mais abundantes. Em regiões de inverno chuvoso a quantidade de larvas de *Ostertagia* e de *Teladorsagia* na pastagem atinge o máximo no final do inverno e diminui acentuadamente ao longo da primavera até o verão, porque as pastagens secam.

Tratamento. Com frequência, a teladorsagiose ovina responde bem ao tratamento com quaisquer benzimidazóis ou pró-benzimidazóis recentemente disponíveis, levamisol (o qual, em ovinos, é efetivo contra larvas em estágio de parada de crescimento), avermectinas/milbemicinas ou monopantel e derquantel (em combinação com abamectina) recentemente comercializados. No entanto, a ampla prevalência de isolados de *T. circumcincta* resistentes aos benzimidazóis e a crescente sobrevida ao levamisol e às lactonas macrocíclicas obrigam os proprietários a monitorar a condição de resistência de seus rebanhos, de modo a assegurar o uso de um anti-helmíntico efetivo. Os cordeiros tratados devem ser, preferivelmente, transferidos para pastagens mais seguras, mas que contenham larvas infectantes *in refugia*; se isto não for possível, o tratamento anti-helmíntico deve ser repetido em intervalos de 6 semanas, até que a quantidade de larvas na pastagem diminua, no final do outono.

Muitos dos anti-helmínticos recomendados para ovinos não são aprovados para uso em caprinos. Quando o leite de cabra, ou seus derivados, são utilizados para consumo humano deve-se obedecer ao período de carência das diferentes drogas, antes do consumo do leite. O tiabendazol tem propriedades antifúngicas e não deve ser utilizado quando o leite for destinado à produção de queijo.

Controle. Ver seção Tratamento e controle de gastrenterite parasitária em ovinos.

Nota. Consideram-se espécies polimórficas com, no mínimo, duas formas de machos, *Teladorsagia circumcinta* e *Ostertagia trifurcata* e, possivelmente uma terceira, *Teladorsagia davtiani*. Não é possível a diferenciação das fêmeas, mas são distinguíveis de outras fêmeas de *Ostertagia*.

Tratamento e controle de gastrenterite parasitária em ovinos

As recomendações aqui mencionadas são aplicáveis às regiões de clima temperado do hemisfério norte, mas os princípios podem ser adaptados às condições locais, em outras regiões.

Tratamento. Nos sistemas de produção de cordeiros para engorda, em razão do período de tempo mais curto entre o nascimento e a comercialização, o tratamento de gastrenterite parasitária (GEP), em geral, é administrado mais com o intuito preventivo do que como procedimentos terapêuticos específicos para o tratamento de surtos de doenças. No entanto, quando necessário, o tratamento com quaisquer benzimidazóis, levamisol, avermectina/milbemicina ou com as novas drogas monepantel e da combinação efetiva derquantel-abamectina elimina os vermes adultos e os estágios em desenvolvimento, a menos que haja resistência a algumas drogas mais antigas utilizadas no rebanho. O tratamento com estes dois novos compostos deve ser estrategicamente utilizado e integrado em opções para controle de parasitas na propriedade, juntamente com anti-helmínticos já existentes, onde estes ainda possuam grau razoavelmente alto de eficácia. Após o tratamento, os cordeiros podem ser transferidos para pastagens não utilizadas por ovinos naquele ano, mas é importante que estas pastagens apresentem quantidade de larvas *in refugia* para diluir quaisquer larvas que surjam dos ovos de parasitas que sobreviveram ao tratamento. Os surtos ocasionais de teladorsagiose (ostertagiose) tipo II em ovinos adultos jovens na primavera podem ser tratados com os mesmos anti-helmínticos. Diferentemente de *O. ostertagi* em bezerros, os estágios larvários dos nematódeos comuns de ovinos em parada de desenvolvimento são suscetíveis aos bezimidazóis e ao levamisol.

Controle. Embora o controle de GEP em ovinos seja baseado nos mesmos princípios descritos para *O. ostertagi* em bovinos, sua prática é um tanto diferente pelas seguintes razões:

- Em ovelhas, o APP (aumento peripuerperal da contagem de ovos nas fezes) é muito marcante, sendo a principal causa de contaminação da pastagem com ovos de nematódeos, na primavera
- Em geral, a ocorrência de GEP em ovinos está associada com uma variedade de gêneros de nematódeos, com diferentes características epidemiológicas
- A maior parte dos ovinos pasteja por toda a vida, de modo que a contaminação da pastagem com ovos de nematódeos e a ingestão de larvas infectantes quase sempre é contínua e modificada apenas por restrições climáticas

- Atualmente, a sobrevida aos anti-helmínticos encontra-se disseminada por muitas regiões do mundo onde são criados ovinos e, portanto, são necessárias estratégias para controlar a resistência existente e/ou limitar o desenvolvimento adicional de isolados resistentes. Por exemplo, na Grã-Bretanha foram elaboradas normas para o uso de anti-helmínticos em estratégias de controle sustentáveis para ovinos, em regiões de clima temperado do norte (Sustainable Control of Parasites in Sheep ou SCOPS; disponível no *site*: www.scops.org.uk), e encontram-se na Tabela 9.1.

Os fatores-chave que definem a taxa de desenvolvimento de resistência aos anti-helmínticos, nos quais se baseiam os princípios do SCOPS, são resumidos diretamente a partir das diretrizes:

- Quantidade de vermes que transportam alelos resistentes, em uma propriedade
- Frequência de uso de anti-helmínticos
- Eficácia de cada tratamento
- Proporção da população total de vermes no animal no momento do tratamento
- Velocidade na qual quaisquer parasitas sobreviventes são, subsequentemente, diluídos por parasitas não selecionados *in refugia*.

Sumário de orientações para controle de nematódeos gastrintestinais e uso de anti-helmínticos em ovinos e caprinos

Uso de anti-helmínticos

Uso frugal de anti-helmínticos. Este procedimento reduz a pressão de seleção para desenvolvimento adicional de resistência a medicamento. O monitoramento efetivo da contagem de ovos nas fezes faz parte deste procedimento. Esta estratégia é discutida mais detalhadamente na seção sobre tratamento de ovelhas e cordeiros.

Tabela 9.1 Diretrizes do Sustainable Control of Parasites in Sheep (SCOPS).

1. **Elabore uma estratégia de controle com o seu veterinário ou supervisor.** Atualmente, a necessidade de consulta a um especialista é maior do que antes. Decisões a respeito do uso criterioso de anti-helmínticos em programas de controle de vermes são complexas e requerem orientações contínuas
2. **Empregue estratégias de quarentena efetivas, a fim de prevenir a importação de vermes resistentes por ovinos e caprinos adquiridos.** A introdução de alelos resistentes é considerada importante causa de resistência a anti-helmínticos, em rebanhos do Reino Unido. Os tratamentos recomendados também previnem a introdução de *Haemonchus contortus*
3. **Pesquise a resistência anti-helmíntica em sua propriedade.** O conhecimento dos produtos (grupos químicos) efetivos em um rebanho é fundamental para uma estratégia de controle efetiva
4. **Administre anti-helmínticos efetivos.** Administre a dose correta, por via apropriada, e aproveite a oportunidade para melhorar a eficácia do medicamento, de modo a assegurar taxa de mortalidade máxima
5. **Utilize anti-helmínticos apenas quando necessário.** Entenda a relação entre a tolerância de algum nível de parasitismo e a redução de seleção para resistência ao anti-helmíntico. É importante o monitoramento da contagem de ovos nas fezes
6. **Selecione o anti-helmíntico apropriado para o problema.** Sempre que possível utilize medicamentos de espectro estreito. Alterne os grupos químicos, de modo apropriado
7. **Empregue estratégias que preservem vermes suscetíveis na propriedade.** O objetivo é reduzir a forte seleção para resistência anti-helmíntica imposta quando se faz o tratamento de ovinos com forte imunidade adquirida ou quando são tratados em pastagens com baixa contaminação
8. **Reduza a dependência aos anti-helmínticos.** Quando possível empregue medidas de controle alternativas. Estas incluem manejo da pastagem, avaliação de risco e uso de ovelhas selecionadas como resistentes aos nematódeos

Fonte: Abbott *et al.*, 2012.

Uso efetivo de anti-helmínticos. É importante verificar regularmente o equipamento de dosagem e aplicar técnicas corretas para maximizar a eficácia do medicamento, bem como assegurar que a droga seja armazenada conforme as recomendações do fabricante. É importante ler as instruções da bula de produtos injetáveis, pois o local de aplicação pode variar dependendo se a droga é de longa duração ou se é administrada por via subcutânea ou intramuscular. Os ovinos devem ser tratados com a dose recomendada ao animal mais pesado de um subgrupo, a fim de reduzir o risco de subdose.

Monitoramento da resistência ao anti-helmíntico. É essencial assegurar que o medicamento administrado seja efetivo. Na fazenda, deve-se avaliar a condição de sobrevida a cada família de anti-helmíntico.

Uso do anti-helmíntico apropriado. Em algumas situações pode ser possível direcionar o tratamento com o uso de uma droga de espectro estreito como, por exemplo, closantel, contra uma infecção específica na qual há predomínio de *Haemonchus*, ou benzimidazol, na infecção causada por *Nematodirus*. Nestas situações, a não utilização de um medicamento de amplo espectro reduz a pressão de seleção nesta família de anti-helmínticos. A alternância anual do uso de famílias de anti-helmínticos pode ser útil, especialmente quando não há resistência às lactonas macrocíclicas ou o grau de sobrevida é muito baixo. Esta estratégia tem mínimo impacto em rebanhos onde há sobrevida múltipla firmemente estabelecida.

Estratégias de controle (ver também Capítulo 6)

Uso de procedimentos efetivos de quarentena. É essencial o tratamento efetivo de todos os ovinos e caprinos importados, na propriedade de origem, a fim de evitar a introdução de vermes resistentes a anti-helmínticos. Isto pode envolver a introdução de novo rebanho pecuário ou pode envolver o retorno do rebanho que, temporariamente, estava pastejando em locais distantes da propriedade principal, em outras pastagens. Se quaisquer vermes resistentes sobrevivem ao tratamento de quarentena, a sua quantidade deve ser tão baixa que o surgimento de sobrevida a anti-helmíntico é grandemente retardado. Isto pode ser difícil em propriedades onde há resistência a três famílias de medicamentos. Em alguns países, a recente disponibilização da classe de anti-helmíntico 4-AD (ou seja, monepantel) e da combinação efetiva de derquantel (5-SI) e abamectina (3-ML) propicia novas escolhas de drogas para este tratamento. Um produto de espectro estreito também pode ser útil em algumas circunstâncias. Em muitas regiões de clima temperado do norte, a resistência é principalmente aos benzimidazóis, com alguma sobrevida ao levamisol e surgimento de resistência às lactonas macrocíclicas. Nestas condições, o SCOPS recomenda o tratamento de todos os ovinos importados **sequencialmente** com um anti-helmíntico moxidectina (3-ML) e monepantel (4-AD) **ou** com um único tratamento utilizando a combinação efetiva derquantel-abamectina. Os animais tratados devem ser mantidos fora da pastagem por 24 a 48 h, possibilitando que todos os ovos de verme do trato alimentar sejam excretados nas fezes.

Uso de estratégia para preservar vermes suscetíveis. O objetivo é reduzir a pressão de seleção para desenvolvimento de sobrevida que ocorre quando os ovinos são tratados e transferidos para uma pastagem com baixa contaminação ou quando são tratados animais imunes. Duas abordagens são apropriadas. Primeiramente, não transferir ovinos tratados imediatamente para a pastagem com baixa contaminação, pois os vermes que sobrevivem ao tratamento não serão diluídos por grande quantidade de parasitas mais suscetíveis. Em vez disso, retarde a transferência dos ovinos da pastagem contaminada após o tratamento, possibilitando que se tornem ligeiramente reinfectados e, em seguida, os transfira para pastagem mais "mais limpa". Secundariamente, não trate uma parte (cerca de 10%) do rebanho, de modo que alguns animais excretem ovos na pastagem com baixa contaminação. Inevitavelmente, ocorre um equilíbrio entre o potencial em reduzir a seleção para resistência *versus* alguma perda de produtividade.

Uso de estratégias que reduzem a dependência aos anti-helmínticos. Procedimentos que integram o manejo da pastagem reduzem a exposição a larvas infectantes e, assim, reduzem os efeitos adversos da infecção na produtividade, ao mesmo tempo que se permite exposição suficiente para induzir um grau de imunidade adquirida. Esta estratégia é discutida mais detalhadamente nas seções seguintes.

A seleção do melhor método de profilaxia depende muito se a propriedade possui principalmente pastagem permanente ou se há pastagens que são alternadas com culturas agrícolas, de modo que uma nova forragem de alta qualidade ou feno e silagem de segunda colheita anual estejam disponíveis o ano todo.

Profilaxia em fazendas que possuem principalmente pastagem permanente

Em tais propriedades o controle pode ser obtido mediante profilaxia anti-helmíntica ou alternando-se a pastagem anualmente com bovinos e ovinos. O primeiro é o único método exequível em que o rebanho da propriedade é principalmente de ovinos, enquanto o último pode ser utilizado quando bovinos e ovinos estão presentes em proporções razoáveis.

Profilaxia com anti-helmíntico. A quimioprofilaxia intensiva não é uma opção a longo prazo para o controle sustentável de GEP em ovinos e caprinos.

Ovinos adultos em época de acasalamento. Neste momento, a maior parte das ovelhas em boa condição corporal tem baixa carga de vermes, pois apresenta uma potente imunidade adquirida. O tratamento neste período pode selecionar, significativamente, vermes resistentes a anti-helmínticos. Portanto, próximo ao acasalamento recomenda-se o tratamento de apenas ovelhas adultas com baixo escore de condição corporal ou de ovelhas jovens. Utilize um anti-helmíntico que seja efetivo contra estágios larvários em parada de crescimento.

Ovelhas adultas por ocasião do parto. A principal fonte de infecção na criação de cordeiros é, sem dúvida, o aumento do número de ovos de nematódeos nas fezes de ovelhas durante o APP; a profilaxia é efetiva apenas quando se mantém quantidade mínima de ovos. O tratamento anti-helmíntico efetivo de ovelhas no quarto mês de gestação deve eliminar a maior parte da carga de vermes presentes nesta ocasião, inclusive os estágios larvários em parada de desenvolvimento; quando as ovelhas são mantidas em sistema de pastejo extensivo, em que a condição nutricional frequentemente é deficiente, este tratamento resulta, com frequência, em melhora da condição corporal geral. O tratamento próximo ao parto, ou no parto e, novamente, 4 a 5 semanas depois, reduz significativamente a participação da ovelha como contaminante da pastagem, mas também pode aumentar a seleção para resistência à droga. Para reduzir a pressão de seleção sugeriu-se que as ovelhas sejam medicadas no início do período de lactação, possibilitando sua reinfecção antes que se restabeleça um alto grau de imunidade. Além disso, o fato de deixar uma parte das ovelhas sem tratamento possibilita que a pastagem seja contaminada por parasitas não selecionados. No entanto, ambas as condutas podem aumentar o risco de doença no rebanho de cordeiros no final da estação. Quando as ovelhas são recolhidas no inverno ou estabuladas por certo período antes do parto, elas devem ser tratadas por ocasião da entrada no abrigo. Após o retorno à pastagem contaminada, podem necessitar tratamento adicional em cerca de 4 a 5 semanas. Uma alternativa ao ajuntamento das ovelhas para este tratamento é o fornecimento de anti-helmíntico incorporado ao alimento ou ao bloco energético, durante o período peripuerperal. Os resultados obtidos com o emprego do último procedimento parecem melhores quando as ovelhas são contidas em pequenos piquetes ou pastagens, pois a absorção do medicamento é menos efetiva em sistemas de pastejo extensivo. Em alguns países há disponibilidade de *bolus* ruminais destinados à liberação lenta de anti-helmínticos por um período prolongado, para ovinos, e são recomendados para uso em ovelhas durante o período peripuerperal, a fim de reduzir a produção de ovos pelos vermes. Adultos jovens e carneiros também devem ser tratados nesta ocasião.

Cordeiros. O tratamento da infecção causada por *Nematodirus battus* é considerado separadamente, em seção importante. Em geral, os cordeiros devem ser tratados ao desmame e, quando possível, transferidos para pastagens seguras, ou seja, aquelas não utilizadas por ovinos desde o ano anterior. Quando não houver disponibilidade de tal pastejo pelos ovinos, deve-se repetir o tratamento profilático (utilizando levamisol, benzimidazol, pró-benzimidazol ou avermectina/milbemicina) até o outono ou a sua comercialização. Quando a resistência anti-helmíntica é confirmada para um ou mais destes medicamentos, o seu uso deve ser interrompido ou direcionado a uma população específica e suscetível conhecida de vermes e quando houver disponibilidade de anti-helmínticos da família 4-AD ou 5-SI eles deverão ser utilizados. O número de tratamentos varia dependendo da densidade populacional e do nível de desafio a que os cordeiros são submetidos entre o desmame e sua comercialização, para aqueles sujeitos a condições mais intensivas. Para evitar tratamento desnecessário de cordeiros recomenda-se o monitoramento da contagem de ovos nas fezes, a fim de prever a necessidade de tratamento.

Os programas profiláticos delineados são relativamente caros, em relação a medicamentos e mão de obra, mas atualmente são as únicas opções praticáveis disponíveis onde a fazenda for altamente dependente de uma espécie animal.

Profilaxia por meio de pastejo alternado de ovinos e bovinos. Em propriedades onde houver populações relevantes de ovinos e bovinos, em teoria o controle efetivo é possível alternando-se, anualmente, o pastejo em gramíneas por estas espécies animais, em razão da falta de suscetibilidade relativa de bovinos aos nematódeos de ovinos e vice-versa. No entanto, *Nematodirus battus* pode infectar bezerros jovens suscetíveis e isto pode, acidentalmente, ocasionar a contaminação da pastagem que está sendo preparada para a próxima estação de cordeiros. Na prática, o controle é melhor obtido trocando-se, na primavera, as pastagens utilizadas por ovinos e bovinos de corte no ano anterior, preferivelmente combinado com o tratamento anti-helmíntico no momento da troca.

Profilaxia nas propriedades com pastejo alternativo

Nestas propriedades, principalmente naquelas de criação intensiva, a rotação de culturas e forrageiras é um procedimento frequente e, portanto, há disponibilidade de novas forragens de alta qualidade, bem como feno e silagem de segunda colheita, como pastagens seguras o ano todo e podem ser reservadas para um rebanho suscetível. Em tal situação, o controle deve se basear em uma combinação de manejo da pastagem e de profilaxia anti-helmíntica.

Profilaxia pelo manejo de pastagem e uso de anti-helmínticos. Bom controle é possível apenas com um tratamento anti-helmíntico anual de ovelhas quando elas deixam o piquete-maternidade. Isto limita a influência do APP na contagem de ovos nas fezes antes da transferência de ovelhas e cordeiros para uma pastagem segura. Ao desmame, os cordeiros devem ser transferidos para outra pastagem segura e, neste momento, o tratamento anti-helmíntico dos cordeiros é uma boa medida. Um segundo sistema foi planejado para propriedades onde culturas apropriadas, ovinos e bovinos são os principais componentes e envolve a rotação, a cada 3 anos, de bovinos, ovinos e culturas. Com este sistema, o pastejo de restolho disponível após a colheita pode ser utilizado por bezerros e cordeiros desmamados. Sugeriu-se que a profilaxia anti-helmíntica pode ser descartada completamente com o emprego deste sistema; contudo, às vezes, quando não se realiza o tratamento ocorre GEP clínica. Como os anti-helmínticos podem não remover todos os vermes presentes e alguns nematódeos de bovinos podem infectar ovinos e vice-versa, e como poucas larvas infectantes na pastagem podem sobreviver por mais de 2 anos, sugere-se a realização de, pelo menos, um tratamento anual de todo o rebanho, na primavera, antes da transferência para novas pastagens, seguindo a recomendação atual de não transferir cordeiros tratados, imediatamente após o tratamento, bem como deixar uma parte dos animais sem tratamento, a fim de reduzir a pressão na seleção de resistência a anti-helmínticos.

Profilaxia exclusivamente pelo manejo de pastagem. Sistemas que utilizam pastejo alternado ou pastagem rasteira, os quais limitam o retorno dos ovinos às pastagens até que a contaminação tenha diminuído a um nível baixo, foram utilizados com algum sucesso, mas são onerosos em termos de mão de obra e necessidade de cercas. Em regiões tropicais, foi utilizado um sistema no qual os ovinos são rapidamente submetidos à rotação de pastagem em uma série de piquetes, para o controle de *Haemonchus*. Os ovinos pastejam apenas um piquete durante 3,5 a 4 dias e, em seguida, são transferidos para o piquete seguinte. É necessário um curto período de pastejo para evitar autoinfecção. O retorno ao piquete original não deve ocorrer antes de 5 semanas. Em ambiente quente e úmido as larvas infectantes são muito ativas e morrem rapidamente na vegetação.

Ostertagia leptospicularis

Sinônimos. *Ostertagia crimensis, Skrjabinagia kolchida, Grosspiculagia podjapolskyi.*

Local de predileção. Abomaso.

Filo. Nematoda.

Classe. Secernentea.

Superfamília. Trichostrongyloidea.

Descrição macroscópica. Os vermes adultos são delgados, marrom-avermelhados e com uma curta cavidade bucal. Os machos medem 6 a 8 mm e as fêmeas, 8 a 9 mm de comprimento.

Descrição microscópica. É diferenciado de outras espécies de *Ostertagia* pelo comprimento do esôfago, que é mais longo do que em outras espécies (0,7 mm, comparativamente a cerca de 0,6 mm). Em bovinos, os vermes são mais delgados do que *O. ostertagi* e os machos são diferenciados pela morfologia da espícula (ver Tabela 1.4).

Hospedeiros. Veados (gamos), bovinos, ovinos, caprinos, camelos.

Distribuição geográfica. Muitas partes do mundo, especialmente Europa e Nova Zelândia.

No Capítulo 8 há mais detalhes a respeito.

Marshallagia marshalli

Sinônimos. *Ostertagia marshalli, Ostertagia tricuspis.*

Local de predileção. Abomaso.

Filo. Nematoda.

Classe. Secernentea.

Superfamília. Trichostrongyloidea.

Descrição macroscópica. Semelhante a *Ostertagia* spp. e pode ser diferenciada pelo seu maior comprimento (os machos medem 10 a 13 mm e as fêmeas, 15 a 20 mm).

Descrição microscópica. Os machos apresentam um longo raio dorsal delgado que se bifurca próximo à extremidade posterior. A extremidade da espícula se divide em três projeções, circundadas por uma membrana transparente. Os ovos elipsoidais são muito maiores do que aqueles de *Ostertagia* spp., medindo 160-200 × 75-100 μm, e são semelhantes àqueles de *Nematodirus battus*. Os ovos, de casca espessa, apresentam lados quase que paralelos e contêm uma mórula em estágio avançado de desenvolvimento, quando excretados nas fezes (ver Figura 4.3). Os ovos podem ser diferenciados daqueles de *Nematodirus*, pois a mórula é mais desenvolvida e a distribuição geográfica dos vermes é diferente.

Hospedeiros. Ovinos, caprinos, veados, camelos e pequenos ruminantes selvagens.

Distribuição geográfica. Regiões tropicais e subtropicais, inclusive o sudeste da Europa, EUA, América do Sul, Índia e Rússia.

Patogênese e sinais clínicos. Em geral, *M. marshalli* não é considerado patógeno importante.

Diagnóstico. Os vermes adultos são facilmente identificados com base na estrutura das espículas do macho. Nas amostras de fezes, os ovos são identificados pelo seu grande tamanho.

Epidemiologia. Ruminantes selvagens atuam como importantes reservatórios da infecção.

Tratamento e controle. É provável que os anti-helmínticos utilizados no tratamento de outros nematódeos gastrintestinais sejam efetivos.

Notas. Outras espécies incluem *M. mongolica*, encontrada no abomaso de ovinos, caprinos e camelos, em regiões da Mongólia, *M. schikhobalovi* e *M. dentispicularis*, que acometem em ovinos na Rússia.

Haemonchus contortus

Sinônimo. *Haemonchus placei* (ver Notas).

Nome comum. Vermes do bastão de barbeiro.

Local de predileção. Abomaso.

Filo. Nematoda.

Classe. Secernentea.

Família. Trichostrongyloidea.

Descrição macroscópica. Os adultos são facilmente identificados devido à sua localização específica no abomaso e ao seu grande tamanho (2,0 a 3,0 cm) (Figura 9.2). Nos vermes vivos, os ovários brancos com sinuosidades espirais ao redor do intestino, preenchidos com sangue, propiciam uma aparência de "bastão de barbeiro" (ver Figura 1.28).

Descrição microscópica. Os machos possuem um lobo dorsal assimétrico e espículas farpadas (ver Figura 1.29A); as fêmeas, em geral,

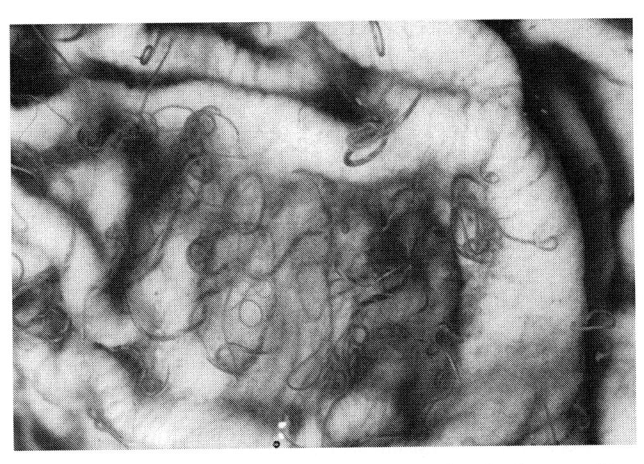

Figura 9.2 *Haemonchus contortus* adultos na superfície do abomaso. (Esta figura encontra-se reproduzida em cores no Encarte.)

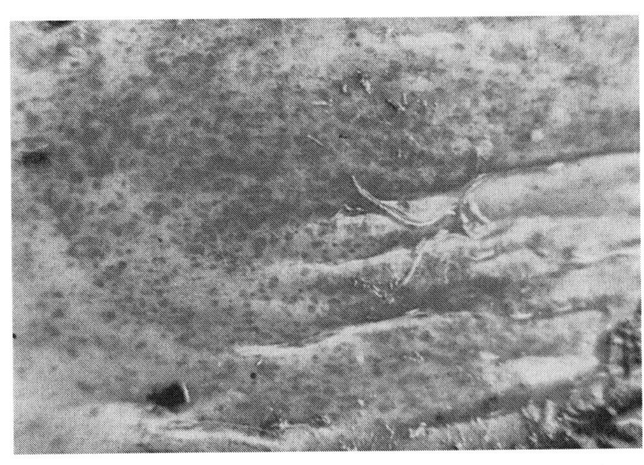

Figura 9.3 Hemorragia de abomaso na hemoncose aguda. (Esta figura encontra-se reproduzida em cores no Encarte.)

apresentam uma aba vulvar. A vulva situa-se no início do terço posterior do corpo. Esta é uma característica útil na diferenciação entre *Haemonchus* e *Mecistocirrus*, no qual a vulva situa-se próximo à extremidade da cauda. Em ambos os sexos há papilas cervicais (ver Figura 1.29B) e uma fina lanceta na parte interna da cápsula bucal. As larvas infectantes possuem 16 células intestinais, a cabeça é estreita e arredondada e a cauda da bainha é proeminente. O ovo apresenta tamanho médio (64-95 × 40-50 μm), uma elipse larga regular com paredes laterais em formato de barril e polos largos achatados (ver Figura 4.3). A casca quitinosa é fina, de coloração ligeiramente pálida a amarelada, lisa; o ovo contém muitos blastômeros que quase preenchem todo o seu volume. Os blastômeros não são facilmente distinguíveis. As larvas infectantes medem, aproximadamente, 690 μm (ver Figura 4.14).

Hospedeiros. Ovinos, caprinos, bovinos, veados, camelos, lhamas.

Distribuição geográfica. Cosmopolita; mais importante nas regiões tropicais e subtropicais.

Patogênese. Essencialmente, a patogênese de hemoncose é aquela de anemia hemorrágica aguda, em razão do hábito hematófago dos vermes. Cada verme remove cerca de 0,05 mℓ de sangue por dia, por meio de ingestão e extravasamento das lesões, de modo que um ovino com 5.000 *H. contortus* pode perder, aproximadamente, 250 mℓ de sangue por dia. Na hemoconse aguda, a anemia torna-se aparente ao redor de 2 semanas após a infecção, sendo caracterizada por diminuição marcante e progressiva do volume globular (ou hematócrito). Em geral, nas semanas subsequentes o hematócrito se estabiliza em um valor baixo, mas apenas à custa da expansão compensatória de duas a três vezes da eritropoese. No entanto, em razão da contínua perda de ferro e de proteínas no intestino e da inapetência progressiva, a medula óssea, por fim, entra em exaustão e o hematócrito diminui ainda mais, antes que o animal morra. Quando as ovelhas são infectadas, a consequente parada na produção de leite pode resultar na morte de cordeiros lactentes. Menos comumente, nas infecções mais graves, com até 30.000 vermes, os ovinos aparentemente sadios podem morrer subitamente devido à gastrite hemorrágica grave (Figura 9.3). Este quadro é denominado hemoconse hiperaguda.

Em regiões tropicais, é provável que tão importante quanto a hemoconse aguda seja a síndrome da hemoconse crônica, menos conhecida. Ela se desenvolve durante uma estação seca prolongada, quando a reinfecção é desprezível, mas a pastagem é deficiente em nutrientes. Durante este período, a perda contínua de sangue decorrente de pequenas cargas persistentes de muitas centenas de parasitas é suficiente para ocasionar sinais clínicos associados, principalmente, a perda de peso, fraqueza e inapetência, mais do que anemia marcante.

Sinais clínicos. Nos casos hiperagudos, os ovinos morrem subitamente em decorrência de gastrite hemorrágica.

A hemoncose aguda é caracterizada por anemia (Figura 9.4), graus variáveis de edema, dos quais a forma submandibular e a ascite são as mais facilmente identificadas, letargia, fezes escuras e queda de lã. Em geral, a diarreia não é uma característica. A hemoncose crônica está associada com perda de peso progressiva e fraqueza, não havendo anemia grave, tampouco edema macroscópico.

Diagnóstico. Com frequência, o histórico e os sinais clínicos são suficientes para o diagnóstico da síndrome aguda, especialmente se sustentados pela contagem de ovos de vermes nas fezes. Também, é útil o exame durante a necropsia, com atenção tanto às alterações no abomaso quanto na medula de ossos longos. Em geral, as alterações são evidentes em ambos, embora em ovinos que apresentaram "autocura" (ver seção Epidemiologia) ou naqueles em estágio terminal da doença a carga de vermes no abomaso possa ter desaparecido. Na hemoncose hiperaguda, somente o abomaso pode apresentar alterações, pois o animal pode ter morrido tão rapidamente que as alterações na medula óssea são mínimas. O diagnóstico de hemoncose crônica é mais difícil devido à ocorrência concomitante de má nutrição e a confirmação pode depender do desaparecimento gradativo da síndrome após o tratamento anti-helmíntico.

Patologia. Na hemoncose aguda o exame durante a necropsia pode revelar 2.000 a 20.000 vermes na mucosa do abomaso, a qual possui numerosas pequenas lesões hemorrágicas. O conteúdo do abomaso é

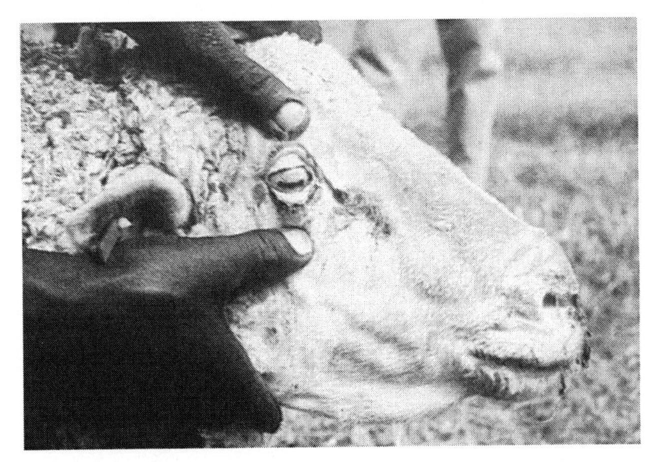

Figura 9.4 Anemia e edema submandibular característicos de hemoncose. (Esta figura encontra-se reproduzida em cores no Encarte.)

líquido e marrom-escuro devido à presença de sangue modificado. A carcaça é pálida e edematosa e a medula vermelha mostra-se expandida, das epífises para a cavidade medular.

Epidemiologia. A epidemiologia de *H. contortus* é melhor considerada separadamente, dependendo se a infecção ocorre em regiões tropicais e subtropicais ou em locais de clima temperado.

Regiões tropicais e subtropicais. Como o crescimento de larvas de *H. contortus* é ideal em temperatura relativamente alta, a hemoconse é, principalmente, uma doença de ovinos de regiões de clima quente. No entanto, já que alta umidade, ao menos no microclima das fezes e da pastagem, também é essencial para o desenvolvimento e sobrevida das larvas, a frequência e a gravidade dos surtos da doença depende muito de chuva, em qualquer área particular.

Considerando estas condições climáticas, a ocorrência súbita de hemoncose clínica aguda parece depender de dois outros fatores. Primeiro, a alta produção de ovos de vermes nas fezes, entre 2.000 e 20.000 ovos por grama de fezes (opg), mesmo nas infecções moderadas, significa que podem surgir populações maciças de L_3 na pastagem, muito rapidamente. Segundo, diferentemente de muitas outras infecções helmínticas, há pouca evidência de que os ovinos de áreas endêmicas desenvolvam imunidade adquirida efetiva contra *Haemonchus,* de modo que há contaminação contínua da pastagem.

Em algumas regiões tropicais e subtropicais, como Austrália, Brasil, Oriente Médio e Nigéria, a sobrevida do parasita também está associada à capacidade das larvas de *H. contortus* sofrerem hipobiose. Embora o estímulo para isto seja desconhecido, a hipobiose ocorre no início de uma estação seca prolongada e permite que o parasita sobreviva no hospedeiro como L_4 em estágio de parada de crescimento, em vez de amadurecer e produzir ovos, que inevitavelmente não se desenvolveriam em pastagem seca. A retomada do crescimento ocorre imediatamente antes do início das chuvas sazonais. Em outras regiões tropicais, como no leste da África, não se constatou qualquer grau relevante de hipobiose e isto pode ser devido às chuvas mais frequentes nestas regiões, tornando desnecessário tal desenvolvimento evolucionário.

A sobrevida de *H. contortus* nas pastagens tropicais é variável, dependendo do clima e do grau de sombreamento, mas as larvas infectantes são relativamente resistentes à dessecação e algumas podem sobreviver por 1 a 3 meses nas pastagens ou nas fezes.

Com frequência, nas regiões endêmicas para hemoncose nota-se que, após o início de um período de chuvas intensas, a contagem de ovos de vermes nas fezes de ovinos infectados por *H. contortus* diminui abruptamente para próximo a zero, em razão da expulsão de maior parte da carga de vermes adultos. Este evento comumente é denominado fenômeno de autocura e foi reproduzido experimentalmente sobrepondo-se uma infecção por larvas de *H. contortus* a uma infecção por vermes adultos presentes no abomaso. A expulsão da população de vermes adultos é considerada consequência de uma reação de hipersensibilidade imediata contra antígenos oriundos de larvas em desenvolvimento. Acredita-se que um mecanismo semelhante participe na autocura de ocorrência natural, quando grande quantidade de larvas amadurece até o estágio infectante na pastagem, após a chuva. Embora haja envolvimento de um mecanismo imunológico neste evento, ele não está necessariamente associado à proteção contra reinfecção, uma vez que o desafio larvário frequentemente se desenvolve até a maturidade.

Outra explicação do fenômeno de autocura, quando ele ocorre no campo, se baseia na constatação de que pode ser verificado em cordeiros e em adultos, concomitantemente, em pastagem com quantidade irrelevante de larvas infectantes. Isto sugere que o fenômeno também pode ser causado, de modo inespecífico, pela ingestão de gramínea nova em crescimento. Qualquer que seja a causa, é provável que a autocura seja benéfica para ambos, hospedeiro e parasita. O primeiro ganha uma pausa temporária da perda de sangue persistente, enquanto a população de parasitas que envelhece é, por fim, substituída por uma geração jovem vigorosa.

Regiões de clima temperado. Nas Ilhas Britânicas, nos Países Baixos e, possivelmente, em outras partes do nordeste da Europa e no Canadá, que estão entre os locais menos favoráveis para a sobrevida de *H. contortus,* a epidemiologia é diferente daquela de regiões tropicais. A partir das informações disponíveis, parece que as infecções se desenvolvem de duas maneiras. Talvez a mais comum seja o ciclo único anual. As larvas infectantes, que se desenvolveram a partir de ovos depositados pelas ovelhas durante a primavera, são ingeridas pelas ovelhas e pelos cordeiros no início do verão. A maioria desta população de vermes permanece em parada de crescimento no abomaso como L_4 e não completa o desenvolvimento até a primavera seguinte. Durante o período de amadurecimento destas larvas hipobióticas podem ocorrer sinais clínicos de hemoncose aguda e, em ovelhas, isto frequentemente coincide com o parto. A epidemiologia é desconhecida, mas talvez esteja associada com contaminação da pastagem por aquelas larvas ingeridas que não sofreram hipobiose no início do verão.

Tratamento. Quando ocorre um surto agudo os ovinos devem ser tratados com benzimidazol, levamisol, avermectina/milbemicina ou salicilanida (closantel) e transferidos para uma pastagem não utilizada recentemente por ovinos. Quando a pastagem original é novamente consumida devem-se adotar medidas profiláticas, pois quantidade suficiente de larvas pode ter sobrevivido, iniciando novo ciclo de infecção. A hemoncose crônica é tratada de modo semelhante. Se possível, a nova pastagem deve ter um bom valor nutricional; como alternativa, pode-se fornecer algum suplemento alimentar.

Controle. Nas regiões tropicais e subtropicais as medidas de controle variam dependendo da duração e da frequência de períodos do ano em que a chuva e a temperatura possibilitam o desenvolvimento de grande quantidade de larvas de *H. contortus.* Nestas ocasiões pode ser necessário o uso de anti-helmíntico em intervalos de duas a quatro semanas, dependendo do grau de desafio. Os ovinos também devem ser tratados, pelo menos uma vez, no início da estação seca e, preferivelmente, também antes de iniciar período de chuvas prolongado, a fim de remover as larvas hipobióticas persistentes, cujo crescimento pode representar uma futura ameaça. Para este fim recomenda-se um dos benzimidazóis recentes ou uma combinação avermectina/milbemicina. Em algumas regiões produtoras de lã onde *Haemonchus* é endêmico pode-se utilizar closantel, que apresenta uma ação residual profilática. Em razão do longo período de carência deste medicamento, o seu uso se limita mais aos animais destinados à produção de carne para consumo humano.

Independentemente da profilaxia anti-helmíntica, alguns estudos, especialmente no Quênia, indicaram o valor potencial de algumas raças nativas de ovinos que parecem naturalmente muito resistentes à infecção por *H. contortus.* É provável que estas raças sejam importantes em países em desenvolvimento, onde a vigilância veterinária é deficiente. A rotação de pastagens por breves períodos, utilizando muitos piquetes, pode ser efetiva em algumas regiões tropicais úmidas (para detalhes, ver discussão sobre profilaxia mediante, exclusivamente, o manejo da pastagem, na seção Tratamento e controle de gastrenterite parasitária em ovinos).

Em regiões de clima temperado, as medidas descritas para o controle de GEP em ovinos geralmente são suficientes para interromper os surtos de hemoncose.

Atualmente, há pesquisas em andamento com intuito de determinar a eficácia de ambos, uma vacina recombinante à base de uma glicoproteína da membrana de microvilosidades intestinais, e de antígenos nativos, para o controle dos estágios parasitários de *H. contortus.*

Nota. Até recentemente, a espécie de parasitas dos ovinos era denominada *H. contortus* e a espécie de bovinos, *H. placei*. No entanto, atualmente há crescente evidência de que estas representam uma única espécie, *H. contortus*, apenas com adaptações das cepas para bovinos e ovinos.

Trichostrongylus axei

Sinônimo. *Trichostrongylus extenuatus*.

Nome comum. Verme capiliforme do estômago.

Local de predileção. Abomaso ou estômago.

Filo. Nematoda.

Classe. Secernentea.

Superfamília. Trichostrongyloidea.

Descrição macroscópica. Os vermes adultos são pequenos, capiliformes, vermelho-amarronzados claros e difíceis de serem vistos a olho nu. Os machos medem ao redor de 3 a 6 mm e as fêmeas, 4 a 8 mm de comprimento.

Descrição microscópica. Não possui cápsula bucal e a parte anterior do verme e a região vulvar não apresentam qualquer estrutura cuticular acessória. A bolsa apresenta forma simples e o raio ventroventral está posicionado bem separado de outros raios. As espículas do macho são diferentes e de comprimentos distintos, sendo a direita mais curta do que a esquerda (ver Tabela 1.3A e Figura 1.11). A fêmea possui ovoejetores duplos. Os ovos têm tamanho médio, uma elipse irregular e medem cerca de 70-106 × 30-45 μm. Os polos são diferentes, sendo um mais arredondado e não muito largo (ver Figura 4.3).

Hospedeiros. Bovinos, ovinos, caprinos, veados, equinos, asininos, suínos e, ocasionalmente, humanos.

Distribuição geográfica. Cosmopolita.

Patogênese. A extensão das lesões no abomaso ou no estômago depende da quantidade de vermes. Nas regiões pilórica e fúndica é possível notar pequenas áreas irregulares com congestão difusa e lesões circulares proeminentes cinza-esbranquiçadas. Estas lesões têm cerca de 1 a 2 cm de diâmetro e são denominadas lesões em placas ou semelhantes a tinha (Figura 9.5). Nas infecções graves é possível notar úlceras rasas. As alterações verificadas na mucosa gástrica são semelhantes àquelas causadas por *Ostertagia*, com elevação do pH e aumento da permeabilidade da mucosa, acarretando aumento na concentração plasmática de pepsinogênio e hipoalbuminemia.

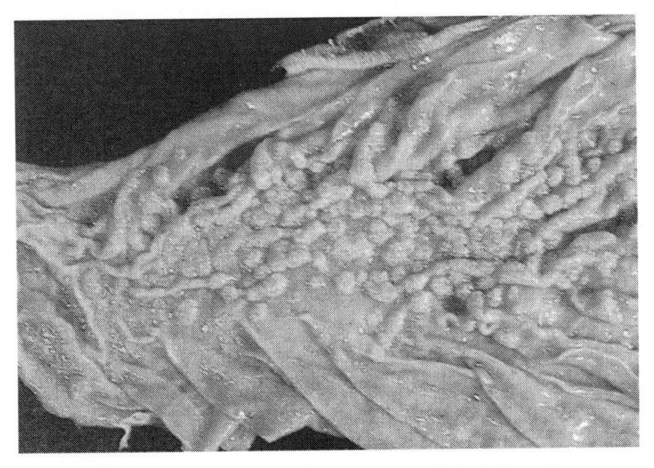

Figura 9.5 Placas proeminentes no abomaso causadas por *Trichostrongylus*. (Esta figura encontra-se reproduzida em cores no Encarte.)

Sinais clínicos. Nas infecções graves, os principais sinais clínicos incluem rápida perda de peso e diarreia. Nas infecções mais brandas os sintomas comuns são inapetência e subdesenvolvimento, às vezes acompanhados de fezes amolecidas.

Diagnóstico. Baseia-se nos sinais clínicos, na ocorrência sazonal da doença e, se possível, nas lesões verificadas no exame pós-morte. A contagem de ovos nas fezes é um teste útil no diagnóstico, embora seja necessária cultura de fezes para a identificação do gênero das larvas. Durante a necropsia *T. axei* é facilmente identificado em lavado e em conteúdo digerido do abomaso ou do estômago.

Patologia. Em ovinos, com frequência, há extensa descamação do epitélio da superfície mucosa. Nota-se hiperplasia mucoide nas placas e nas infecções crônicas pode haver úlceras rasas na região do colo das glândulas. Constata-se infiltração celular na lâmina própria, particularmente um influxo de eosinófilos e linfócitos. Na maioria dos casos não há redução marcante na quantidade de células parietais ou zimogênicas. Com o tempo, a infecção pode causar inflamação proliferativa crônica, com possível ocorrência de úlceras rasas retraídas.

Epidemiologia. Os ovos embrionados e a L_3 infectante de *T. axei* podem sobreviver em condições adversas. A quantidade de larvas aumenta na pastagem no final do verão/outono, frequentemente ocasionando maiores problemas clínicos durante o inverno e o início da primavera. A imunidade é lentamente adquirida e a imunidade relacionada à idade não é bem desenvolvida.

Tratamento e controle. Ver seção Tratamento e controle de gastrenterite parasitária em ovinos.

Parabronema skrjabini

Local de predileção. Abomaso.

Filo. Nematoda.

Classe. Secernentea.

Superfamília. Spiruroidea.

Descrição macroscópica. Os vermes adultos são brancos e delgados (com até 3,6 cm de comprimento) e se assemelham a *Haemonchus* spp., tanto na forma macroscópica quanto no tamanho, mas sem a coloração espiral vermelha, enquanto os vermes mais jovens se assemelham mais a *Ostertagia*. Os machos medem 15 a 18 mm de comprimento e possuem uma espícula.

Descrição microscópica. O gênero é facilmente distinguido de outros vermes do abomaso pela presença de grandes escudos cuticulares e de cordões na região cefálica. A cauda do macho é espiral, com quatro pares de papilas pré-anais.

Hospedeiros definitivos. Ovinos, caprinos, bovinos, camelos.

Hospedeiros intermediários. Moscas muscídeas dos gêneros *Stomoxys* e *Lyperosia*.

Distribuição geográfica. Leste e região central da África, Ásia e alguns países do Mediterrâneo, notavelmente Chipre.

Patogênese. Em geral, *Parabronema* não é considerado patogênico, embora possa provocar lesões nodulares na parede do abomaso.

Sinais clínicos. Em geral, inaparentes.

Diagnóstico. Os vermes do abomaso podem ser vistos em raspado do abomaso, durante o exame pós-morte.

Patologia. Inespecífica. Pode-se verificar abomasite e as lesões podem se tornar nodulares.

Epidemiologia. A sazonalidade da infecção está relacionada à atividade das moscas que atuam como vetores.

Tratamento. Normalmente não há necessidade de tratamento.

Controle. Quaisquer medidas que reduzam a população de moscas são benéficas.

Nota. Em ruminantes, este gênero é equivalente a *Habronema* em equinos.

Eimeria gilruthi

Sinônimo. *Globidium gilruthi.*

Local de predileção. Abomaso.

Filo. Apicomplexa.

Classe. Conoidasida.

Família. Eimeriidae.

Hospedeiros. Ovinos, caprinos.

Descrição. Na parede do abomaso de ovinos e caprinos notam-se grandes merontes medindo até 800 μm. Apenas se conhece o estágio de meronte.

Nota. Esporadicamente relata-se coccidiose abomasal atribuída à infecção por *Eimeria* (*Globidium*) *gilruthi*, em ovinos e caprinos de muitos países. Acredita-se que as infecções, geralmente, sejam acidentais e caracterizadas pela presença de merontes gigantes na mucosa do abomaso e, menos comumente, do duodeno. A ausência de oocistos e de estágios teciduais sexuados sugere que os ovinos podem ser hospedeiros anormais de *E. gilruthi*, com as infecções resultando em uma ou mais gerações de merogonia no abomaso, mas sem progressão para gametogonia.

INTESTINO DELGADO

Trichostrongylus

As espécies de *Trichostrongylus* são vermes pequenos, vermelho-amarronzados claros, capiliformes e difíceis de ver a olho nu. Os machos medem cerca de 4,0 a 5,5 mm e as fêmeas, 5,5 a 7,5 mm de comprimento.

Descrição microscópica. Os vermes não possuem cápsula bucal. Uma característica do gênero útil é a incisura excretora distinta na região esofágica. A bolsa do macho apresenta longos lobos laterais, embora o lobo dorsal não seja bem definido. As espículas são robustas, em formato de crista e amarronzadas; há um gubernáculo. A identificação das espécies se baseia na forma e no tamanho das espículas (ver Tabela 1.3). A cauda da fêmea se afina abruptamente (ver Figura 1.9) e não há aba vulvar. Os ovos apresentam casca fina, tipicamente de estrongilídeos.

Diagnóstico. Baseia-se nos sinais clínicos, na ocorrência sazonal da doença e, se possível, nas lesões verificadas no exame pós-morte. A contagem de ovos nas fezes é importante teste auxiliar no diagnóstico, embora seja necessária cultura de fezes para a identificação do gênero das larvas. Na necropsia, com frequência o intestino delgado se apresenta inflamado e a mucosa intestinal espessada, com maior quantidade de muco. Pode haver áreas avermelhadas achatadas que são diferentes da mucosa circundante. A digestão do intestino em solução salina fisiológica morna, durante 2 a 3 h, libera os pequenos vermes capiliformes, para o exame.

Patologia. Microscopicamente, notam-se atrofia e fusão de vilosidade, com alongamento e dilatação das criptas intestinais e aumento da quantidade de células caliciformes secretoras de muco. Isto é acompanhado de marcante infiltração celular na lâmina própria, especificamente, aumento de eosinófilos. Nos glóbulos intraepiteliais há muitos leucócitos, frequentemente nas áreas mais normais que circundam áreas da mucosa.

Epidemiologia. Os ovos embrionados e as larvas L_3 infectantes de *Trichostrongylus* podem sobreviver em condições adversas. Em regiões de clima temperado L_3 sobrevivem no inverno, às vezes em quantidade suficiente para ocasionar doença clínica na primavera; porém, o mais comum é que o número de larvas na pastagem se eleve no verão e no outono, aumentando os problemas clínicos durante estas estações. Hipobiose tem uma importante participação na epidemiologia, sendo a ocorrência sazonal semelhante àquela de *Ostertagia* spp. Diferentemente de outros tricostrongilídeos, a hipobiose ocorre no estágio L_3, embora sua participação em surtos da doença não tenha sido totalmente estabelecida.

No hemisfério sul, as larvas se acumulam no final do inverno e, em geral, os surtos ocorrem na primavera. Na Austrália e na África mostrou-se que após um período de estiagem a chegada de chuva reidrata grande quantidade de L_3 aparentemente ressecadas (anidrobiose), as quais se tornam ativas e rapidamente se encontram disponíveis aos animais em pastejo. *Trichostrongylus colubriformis* também sobrevive a condições ambientais adversas como parasitas adultos no hospedeiro e estes podem persistir por muitos meses.

A imunidade contra *Trichostrongylus,* como acontece com *Ostertagia*, é gradativamente adquirida; nos ovinos e, provavelmente em caprinos, diminui durante o período peripuerperal.

Tratamento. Semelhante ao descrito para ostertagiose e GEP, em ovinos.

Controle. Ver seção Tratamento e controle de gastrenterite parasitária em ovinos.

Nota. *Trichostongylus* raramente é um importante patógeno em regiões de clima temperado; todavia, em geral, é um componente da gastrenterite parasitária de ruminantes. Entretanto, nas regiões subtropicais é uma das principais causas de GEP.

Trichostrongylus colubriformis

Sinônimo. *Tricostrongylus instabilis.*

Nome comum. Diarreia negra ou verme *bankrupt*.

Locais de predileção. Duodeno e intestino delgado anterior.

Filo. Nematoda.

Classe. Secernentea.

Superfamília. Trichostrongyloidea.

Descrição macroscópica. Os vermes-machos medem cerca de 4,0 a 5,5 mm e as fêmeas, 5,5 a 7,5 mm de comprimento.

Descrição microscópica. Não há cápsula bucal e a parte anterior do verme e a região vulvar carecem de qualquer estrutura cuticular acessória. A bolsa tem forma simples e o raio ventroventral está posicionado separadamente de outros raios. As espículas são espessas, marrons, sem ramificação, de iguais comprimentos e terminam em uma extremidade semelhante a farpa (ver Tabela 1.3B e Figura 1.12). A fêmea possui ovoejetores duplos. Os ovos têm casca fina e tamanho médio, elipse irregular e medem cerca de 79-101 × 38-50 μm. Os polos são diferentes, sendo um mais arredondado e não muito largo. Os ovos são segmentados, após excreção nas fezes.

Hospedeiros. Ovinos, caprinos, bovinos, camelos e, ocasionalmente, suínos e humanos.

Distribuição geográfica. Cosmopolita. Embora *T. colubriformis* ocorra em regiões de clima temperado, é parasita principalmente de regiões subtropicais e tropicais.

Patogênese. Após sua ingestão, as larvas penetram na mucosa e os vermes em desenvolvimento se instalam em canais superficiais situados logo abaixo da superfície epitelial, paralelos à superfície luminal, porém acima da lâmina própria. Quando os túneis subepiteliais contendo vermes em desenvolvimento se rompem para liberar os vermes jovens, cerca de 10 a 12 dias após a infecção, ocorrem hemorragia considerável e edema; a perda de proteínas plasmáticas no lúmen intestinal induz hipoalbuminemia e hipoproteinemia. Macroscopicamente, verifica-se enterite, particularmente no duodeno; as vilosidades se tornam contorcidas e achatadas e a mucosa torna-se inflamada, edematosa e recoberta com muco. No entanto, muitas áreas podem parecer superficialmente normais. No local de acúmulo de parasitas, em uma pequena área, a erosão da superfície da mucosa é aparente, com séria atrofia de vilosidades (Figura 9.6). Na infecção maciça ocorre diarreia que, juntamente com a perda de proteínas plasmáticas no lúmen intestinal e a maior renovação do epitélio intestinal, ocasiona importante prejuízo no metabolismo de proteínas, necessárias para o crescimento do animal, que se reflete como perda de peso. Pode haver reduzida deposição corporal de cálcio, fósforo e proteína, bem como menor eficiência de utilização de alimentos. Infecções maciças podem induzir osteoporose e osteomalacia.

Sinais clínicos. Nas infecções maciças, os principais sinais clínicos são rápida perda de peso e diarreia, frequentemente com fezes de coloração negra. Pode haver alta taxa de mortalidade, especialmente se os animais também se apresentam subnutridos e são submetidos a alto desafio larvário durante um período de tempo mais curto. Nas infecções mais brandas é comum a constatação de inapetência e baixa taxa de crescimento, às vezes acompanhadas de fezes amolecidas. Com frequência é difícil distinguir os efeitos de uma infecção branda daqueles ocasionados por subnutrição.

Trichostrongylus vitrinus

Nome comum. Verme da diarreia negra.

Locais de predileção. Duodeno e intestino delgado.

Filo. Nematoda.

Classe. Secernentea.

Superfamília. Trichostrongyloidea.

Descrição macroscópica. Os adultos são pequenos, capiliformes e vermelho-amarronzados claros quando vivos. Os machos medem cerca de 4 a 6 mm e as fêmeas, 5 a 8 mm de comprimento.

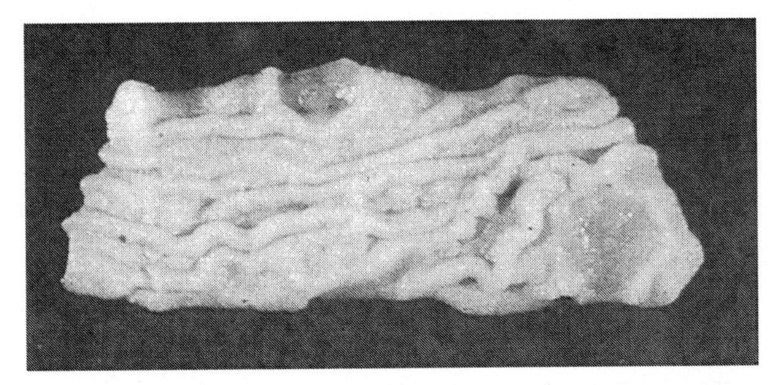

Figura 9.6 Erosões características de tricostrongilose intestinal. (Esta figura encontra-se reproduzida em cores no Encarte.)

Descrição microscópica. As espículas são espessas, sem ramificação, de comprimentos iguais e terminam em uma ponta (ver Tabela 1.3C e Figura 1.13). Os ovos apresentam formato ligeiramente parecido com "castanha-do-pará" e medem 93-118 × 41-52 µm.

Hospedeiros. Ovinos, caprinos, veados, camelos e, ocasionalmente, suínos e humanos.

Distribuição geográfica. Principalmente em países de clima temperado.

Patogênese. As lesões macroscópicas do intestino são semelhantes àquelas descritas para *T. colubriformis*, embora não sejam tão extensas e parece que se resolvem mais cedo, possivelmente devido à expulsão mais precoce de vermes, comparativamente a *T. colubriformis*. Com frequência, áreas avermelhadas superficiais retraídas, diferentes da mucosa circundante normal, mais colorida, na superfície intestinal, são denominadas lesões do tipo "impressão digital". Estas áreas afetadas são destituídas de vilosidades, ou as vilosidades se apresentam como protuberâncias arredondadas e muitos vermes se alojam na superfície da mucosa (Figura 9.7). A infecção pode ocasionar efeitos adversos nos metabolismos de proteínas e de minerais, semelhantes àqueles descritos para *T. colubriformis*.

Sinais clínicos. Nas infecções graves, os principais sinais clínicos incluem perda de peso e diarreia. Os sintomas mais comuns nas infecções menos graves são inapetência e baixa taxa de crescimento, às vezes acompanhados de fezes amolecidas.

Trichostrongylus longispicularis

Local de predileção. Intestino delgado.

Filo. Nematoda.

Classe. Secernentea.

Superfamília. Trichostrongyloidea.

Descrição macroscópica. Os vermes adultos apresentam tamanho semelhante a *T. colubriformis*.

Descrição microscópica. As espículas são robustas, marrons, sem ramificação, de comprimentos ligeiramente desiguais e terminam em uma extremidade que se afina abruptamente e apresenta uma pequena protrusão semitransparente (ver Tabela 1.3D).

Hospedeiros. Bovinos, ovinos, caprinos, veados, camelos, lhamas.

Distribuição geográfica. Ruminantes, na Austrália; e bovinos na América e parte da Europa.

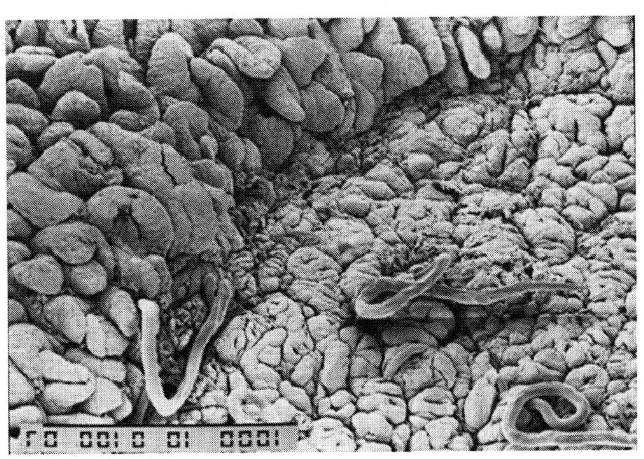

Figura 9.7 Varredura de intestino delgado por micrografia eletrônica mostrando atrofia de vilosidades nas áreas onde há *Trichostrongylus*.

Há muitas outras espécies de *Trichostrongylus* encontradas no intestino delgado de ovinos e caprinos (*T. rugatus*, *T. falculatus*, *T. probolurus*, *T. drepanoformis* e *T. capricola*). Estas apresentam uma distribuição mais local. As espécies que infectam coelhos, *T. retortaeformis* e *T. affinus*, ocasionalmente têm sido encontradas em pequenos ruminantes.

Cooperia curticei

Local de predileção. Intestino delgado.

Filo. Nematoda.

Classe. Secernentea.

Superfamília. Trichostrongyloidea.

Descrição macroscópica. *Cooperia curticei* é moderadamente pequena, com uma grande bolsa com raios de sustentação robustos. A característica mais notável é a posição semelhante a "corda de relógio". Os machos medem cerca de 4,5 a 6,0 mm e as fêmeas, 6,0 a 8,0 mm de comprimento. Quando vivos apresentam cor rosa-pálida.

Descrição microscópica. As principais características do gênero são vesícula cefálica muito pequena e estrias cuticulares transversais na região do esôfago. O corpo possui cristas longitudinais. As espículas apresentam comprimento semelhante e possuem uma protuberância central, com estrias transversais, e terminam em uma estrutura arredondada semelhante a disco (ver Tabela 1.5B). As fêmeas apresentam uma cauda longa afilada. Os ovos são ovais, com polos quase que semelhantes e paredes laterais paralelas (ver Figura 4.3). Apresentam casca fina e superfície lisa; contêm muitos blastômeros difíceis de distinguir. As larvas infectantes medem cerca de 780 μm (ver Figura 4.14).

Hospedeiros. Ovinos, caprinos, veados.

Distribuição geográfica. Cosmopolita.

Patogênese. Em geral, *Cooperia curticei* é considerada um patógeno brando de cordeiros e cabritos, embora em alguns estudos tenha sido associada com a ocorrência de inapetência e baixo ganho de peso. Imunidade parcial à reinfecção se desenvolve após cerca de 8 a 12 meses após a exposição às larvas infectantes.

Sinais clínicos. Com frequência, as infecções brandas a moderadas são assintomáticas, mas uma alta carga de vermes pode ocasionar inapetência e baixa taxa de crescimento.

Diagnóstico. A morfologia dos ovos de *Cooperia* spp. é muito parecida. A cultura de fezes possibilita a identificação de larvas infectantes.

Patologia. *Cooperia* não constrói túneis no epitélio, mas se enrola nas vilosidades intestinais, provocando atrofia de vilosidades adjacentes. Nas infecções maciças ocorre maior grau de atrofia de vilosidades em todo o intestino delgado, ocasionando perda de enzimas da borda em escova e distúrbios digestórios.

Epidemiologia. Em regiões de clima temperado, é semelhante àquela de *Teladorsagia*. Hipobiose no estágio L_4 é uma característica comum no final do outono e no inverno, no hemisfério norte, e na primavera e no verão, no hemisfério sul. Em geral, é mais provável que os animais no primeiro ano de pastejo acumulem quantidade moderada de vermes. A exposição à pastagem contaminada possibilita que os animais adquiram bom nível de imunidade e quando adultos geralmente manifestam poucos sinais clínicos de infecção; no entanto, atuam como carreadores, eliminando baixa quantidade de ovos nas fezes. As larvas infectantes sobrevivem bem na pastagem e toleram clima frio.

Tratamento. Os princípios terapêuticos são semelhantes àqueles descritos para GEP em ovinos. *Cooperia* é um gênero dose-limitante e devem-se consultar as informações do fabricante sobre a eficácia do anti-helmíntico contra adultos e contra o estágio L_4.

Controle. Semelhante àquele recomendado para *Teladorsagia*.

Nota. Em regiões de clima temperado, os membros do gênero *Cooperia* geralmente têm participação secundária na patogênese de GEP em pequenos ruminantes, embora possam ser o tipo de tricostrongilídeos em maior quantidade.

Cooperia surnabada

Sinônimo. *Cooperia mcmasteri.*

Local de predileção. Intestino delgado.

Filo. Nematoda.

Classe. Secernentea.

Superfamília. Trichostrongyloidea.

Descrição macroscópica. Os machos medem ao redor de 7 mm e as fêmeas, 8 mm de comprimento.

Descrição microscópica. A aparência é muito semelhante à de *C. oncophora*, embora a bolsa seja maior e os raios da bolsa tendam a ser mais delgados. As espículas são mais finas, com uma bifurcação posterior, e as extremidades possuem um pequeno apêndice cônico e uma ramificação interna que é mais curta e pontiaguda (ver Tabela 1.5C).

Hospedeiros. Bovinos, ovinos, caprinos, camelos.

Distribuição geográfica. Partes da Europa, América do Norte e Austrália.

Para mais detalhes, ver Capítulo 8.

Nematodirus battus

Nome comum. Verme filiforme enrolado.

Local de predileção. Intestino delgado.

Filo. Nematoda.

Classe. Secernentea.

Superfamília. Trichostrongyloidea.

Descrição macroscópica. Os vermes adultos são longos e delgados; os machos medem ao redor de 11 a 16 mm e as fêmeas, 15 a 25 mm de comprimento. A parte anterior do verme é mais fina do que a parte posterior e a cutícula possui sulcos longitudinais. Em geral, o corpo é torcido ou espiralado, de modo que os vermes tendem a se entrelaçar entre si.

Descrição microscópica. Possui uma vesícula cefálica pequena, porém distinta (ver Figura 1.32). Os machos se caracterizam por apresentar apenas um conjunto de raios divergentes em cada lobo da bolsa (ver Figura 1.33) e as extremidades das espículas se fundem em uma pequena projeção achatada oval (ver Tabela 1.6A). A fêmea do verme apresenta uma longa cauda pontiaguda. O grande ovo é amarronzado, com lados paralelos, e mede cerca de 150-180 × 67-80 μm (ver Figura 4.3). A casca do ovo, quitinosa, apresenta parede fina, lisa; quando excretados nas fezes os ovos contêm 4 a 8 blastômeros escuros.

Hospedeiros. Ovinos, caprinos, camelídeos e, ocasionalmente, bovinos (bezerros).

Distribuição geográfica. *Nematodirus battus* é mais importante nas Ilhas Britânicas, mas também foi relatado em muitos países da Europa (Noruega, Suécia, Países Baixos) e em regiões dos EUA e do Canadá.

Patogênese. Nematodirose, causada pela infecção por *N. battus*, é um exemplo de doença parasitária em que o principal efeito patogênico é atribuível aos estágios larvários. Após a ingestão de grande quantidade de L_3 ocorre dano à mucosa intestinal, especialmente do íleo, embora a maior parte dos estágios em desenvolvimento se encontre na superfície da mucosa. O crescimento de L_4 para L_5 se completa em 10 a 12 dias após a infecção e isto coincide com a grave lesão das vilosidades e erosão da mucosa, que ocasiona atrofia de vilosidades. A capacidade de troca intestinal de líquidos e nutrientes é visivelmente prejudicada; com o início de diarreia o cordeiro rapidamente se torna desidratado.

Sinais clínicos. Nas infecções graves, o sinal clínico mais evidente é diarreia com fezes verde-amareladas, podendo ocorrer durante o período pré-patente. À medida que a desidratação progride, os animais acometidos se tornam sedentos; nos rebanhos infectados as ovelhas continuam a pastar, aparentemente não acometidas pelo desafio larvário, enquanto seus cordeiros inapetentes e com diarreia se reúnem ao redor de locais com água. Durante a necropsia verifica-se que a carcaça tem aparência desidratada e, com frequência, há enterite aguda. O entrelaçamento dos vermes finos e torcidos no intestino pode propiciar uma aparência semelhante àquela de rama de algodão. Em animais não tratados a taxa de mortalidade pode ser alta. Infecção concomitante com espécies patogênicas de coccídios pode exacerbar a gravidade da doença.

Diagnóstico. Como os sinais clínicos surgem durante o período pré-patente, a contagem de ovos nas fezes tem pouco valor no diagnóstico precoce, que é mais seguramente obtido por histórico de pastejo, sinais clínicos e, se possível, exame pós-morte. A nematodirose deve ser diferenciada de coccidiose.

Patologia. As alterações patológicas macroscópicas podem estar limitadas ao conteúdo mucoide líquido do intestino delgado superior; ocasionalmente nota-se hiperemia na mucosa do duodeno, com excesso de muco na superfície. As contagens de vermes podem revelar massas lanuginosas desordenadas de nematódeos alongados enrolados. A presença de grande quantidade de larvas está associada com fusão e atrofia de vilosidades; as criptas intestinais podem se apresentar alongadas e dilatadas. Caso a atrofia de vilosidades seja grave é possível constatar erosões locais e no exame histopatológico nota-se uma resposta inflamatória mista, com grande quantidade de linfócitos, plasmócitos e eosinófilos na lâmina própria.

Epidemiologia. As três principais características epidemiológicas da infecção causada por *N. battus* são:

- A capacidade dos estágios de vida livre, principalmente o ovo contendo L_3, em sobreviver na pastagem, alguns por até 2 anos
- As necessidades críticas de incubação da maioria dos ovos, o que garante o surgimento simultâneo de grande quantidade de L_3 na passagem, geralmente em maio e junho. Embora a deposição de larvas na pastagem possa ser um evento anual, a ocorrência de nematodirose clínica não é: se a deposição de L_3 for precoce, os cordeiros lactentes podem não estar consumindo volume de pastagem suficiente para adquirirem grande quantidade de L_3; se esta deposição de larva for tardia os cordeiros podem ter idade suficiente para resistir à infestação larvária. Na infecção por *N. battus* há alguma evidência de que existe resistência relacionada à idade, a qual se inicia quando os cordeiros têm cerca de 3 meses de idade. No entanto, cordeiros suscetíveis com 6 a 7 meses de idade podem apresentar carga considerável de *N. battus* e, portanto, há dúvida se esta imunidade relacionada à idade é absoluta
- Em razão da participação irrelevante da ovelha no ciclo anual de *N. battus*, pode-se considerar que a doença é transmitida entre os cordeiros, geralmente com apenas uma geração de parasitas por ano, na primavera; contudo, em alguns anos pode-se notar uma geração de parasitas no outono. Com frequência, os ovinos adultos apresentam alguns ovos de *N. battus* nas fezes, mas em quantidade insuficiente para ocasionar deposição de larvas na pastagem, embora seja suficiente para assegurar a persistência da infecção no pasto. Em sistemas de manejo que envolvem tanto ovinos quanto bovinos, os bezerros jovens podem se infectar quando pastejam em local onde os ovinos pastejaram na primavera anterior.

Tratamento. Muitos medicamentos são efetivos no tratamento das infecções causadas por *Nematodirus*: levamisol, avermectina/milbemicina ou um dos benzimidazóis recentes. No entanto, *Nematodirus* é um dos gêneros dose-limitantes e deve-se consultar a bula disponibilizada pelo fabricante, pois há diferença na eficácia de algumas lactonas macrocíclicas em adultos e em estágios L_4, quanto se empregam as vias de administração oral e parenteral. Em geral, a resposta ao tratamento é rápida; caso a diarreia persista deve-se considerar a coccidiose como um fator complicador.

Controle. Em razão da eclosão anual dos ovos de *N. battus* na primavera, a doença pode ser controlada evitando-se pastejo de grupos sucessivos de cordeiros em uma mesma pastagem. Onde não há disponibilidade de rotação de pastagens durante todo ano o controle pode ser obtido por meio de uso profilático de anti-helmíntico, com definição dos momentos de tratamento com base no conhecimento de que a época de ocorrência máxima de L_3 de *N. battus* é de maio até o início de junho. Como medida ideal recomenda-se o tratamento em intervalos de 3 semanas, em maio e junho, não sendo prudente esperar o surgimento de sinais clínicos de diarreia antes da administração do anti-helmíntico. Os sistemas de previsão se baseiam principalmente na temperatura do solo no início da primavera, que pode indicar a provável gravidade da nematodirose. Em anos em que a previsão indica doença grave recomendam-se três tratamentos, durante maio e junho; em outros anos dois tratamentos devem ser suficientes, em maio.

Nota. Como a resistência a anti-helmínticos é rara nas espécies de *Nematodirus* pode-se recomendar o uso de benzimidazol contra a infecção específica causada por este verme; assim, reduz-se a pressão de seleção para outros grupos de medicamentos.

Nematodirus filicollis

Nome comum. Verme filiforme enrolado.

Local de predileção. Intestino delgado.

Filo. Nematoda.

Classe. Secernentea.

Superfamília. Trichostrongyloidea.

Descrição macroscópica. Os adultos são vermes delgados longos; os machos medem 10 a 15 mm e as fêmeas, 15 a 24 mm de comprimento.

Descrição microscópica. Possui uma pequena, porém distinta, vesícula cefálica. O macho apresenta dois conjuntos de raios paralelos em cada lobo da bolsa principal (ver Figura 1.34). As espículas são longas e delgadas, com extremidades fundidas, e terminam em uma estreita tumefação pontiaguda (ver Tabela 1.6B). A fêmea possui cauda abruptamente truncada, com um pequeno espinho (semelhante a *N. spathiger*); os ovos são grandes, elípticos (130-200 × 70-90 μm), com casca fina e incolor e o seu tamanho corresponde ao dobro daquele do ovo típico de tricostrongilídeos (ver Figura 4.3).

Hospedeiros. Ovinos, caprinos e, ocasionalmente, bovinos e veados.

Distribuição geográfica. Cosmopolita, porém é mais prevalente em regiões de clima temperado.

Patogênese. Semelhante àquela de *N. battus,* mas de menor gravidade.

Sinais clínicos. Infecções discretas a moderadas podem não ocasionar manifestações clínicas evidentes. No caso de infecções graves é possível notar diarreia durante o período pré-patente e os animais jovens podem apresentar desidratação.

Diagnóstico. O exame de fezes possibilita que ovos incolores sejam diferenciados daqueles ovos marrons de *N. battus.* Durante a necropsia, as extremidades das espículas do macho possibilitam o diagnóstico de outras espécies de *Nematodirus.*

Patologia. Larvas de terceiro estágio entram nas camadas profundas da mucosa e penetram nas criptas. As larvas emergem como larvas de quarto ou quinto estágio e se enrolam entre as vilosidades com suas extremidades posteriores projetadas no lúmen. A presença de grande quantidade de vermes ocasiona atrofia de vilosidades e dilatação e alongamento de criptas. Se a atrofia de vilosidades for grave, os vermes podem não ser capazes de manter-se no intestino.

Epidemiologia. A incubação de L_3, a partir dos ovos, ocorre durante um período mais prolongado do que aquele verificado em *N. battus*; larvas infectantes se acumulam na pastagem e, com frequência, atingem população máxima no final do outono até o início do inverno. É possível mais do que uma geração anual. Embora a infecção causada por *N. filicollis* tenha sido associada com surtos de nematodirose em pequenos ruminantes, é mais comum encontrar este verme associado a outros tricostrongilídeos que contribuem para a ocorrência de GEP em ovinos.

Tratamento. Ver *Nematodirus battus.*

Controle. Raramente se constata doença causada por infecção monoespecífica por *N. filicollis.* Em geral, este verme faz parte da população de organismos de espécies tricostrongilídeas responsáveis pela síndrome da GEP de ovinos e, como tal, pode ser controlado pelo emprego das medidas descritas em outras partes deste livro.

Nematodirus spathiger

Nome comum. Verme filiforme enrolado.

Local de predileção. Intestino delgado.

Filo. Nematoda.

Classe. Secernentea.

Superfamília. Trichostrongyloidea.

Descrição macroscópica. Os vermes adultos são delgados; os machos medem cerca de 10 a 15 mm e as fêmeas, 15 a 25 mm de comprimento.

Descrição microscópica. Possui uma vesícula cefálica pequena, porém distinta. O macho apresenta dois conjuntos de raios paralelos em cada um dos lobos principais da bolsa. As espículas são longas e delgadas, com extremidades fundidas, e terminam em formato de colher (ver Tabela 1.6C). A fêmea tem uma cauda truncada romba, com um pequeno espinho (semelhante a *N. filicollis*); o ovo é grande, elíptico, com casca fina e incolor e seu tamanho corresponde ao dobro daquele do ovo típico de tricostrongilídeo. O ovo mede 175-260 × 106-110 μm e, em geral, contém um embrião de oito células, quando excretado nas fezes. As larvas infectantes medem, ao redor de, 1.100 μm e possuem oito células intestinais (ver Figura 4.14).

Hospedeiros. Ovinos, caprinos e, ocasionalmente, bovinos e outros ruminantes.

Distribuição geográfica. Cosmopolita.

Patogênese. Semelhante àquela descrita para *N. battus*; porém de menor gravidade.

Sinais clínicos. Infecções discretas a moderadas podem não ocasionar manifestações clínicas evidentes. Nas infecções graves é possível notar diarreia durante o período pré-patente e os animais jovens podem apresentar desidratação.

Diagnóstico. O exame de fezes possibilita que os ovos incolores sejam diferenciados dos ovos marrons de *N. battus.* Durante a necropsia as extremidades das espículas do macho possibilitam o diagnóstico de outras espécies de *Nematodirus.*

Patologia. Semelhante àquela de *N. filicollis.*

Epidemiologia. Em geral, os ovos não exibem eclosão demorada e o padrão de infecção é semelhante àquele de espécies de *Trichostrongylus.*

Tratamento e controle. ver *Nematodirus battus.*

Bunostomum trigonocephalum

Sinônimo. *Monodontus trigonocephalum.*

Nome comum. Ancilostomídeo.

Local de predileção. Intestino delgado.

Filo. Nematoda.

Classe. Secernentea.

Superfamília. Ancylostomatoidea.

Descrição macroscópica. *Bunostomum* é um dos maiores nematódeos do intestino delgado de ruminantes, medindo ao redor de 1,0 a 3,0 cm de comprimento; é robusto, cinza-esbranquiçado e tipicamente curvado na extremidade anterior, com abertura anterodorsal da cápsula bucal (ver Figura 1.49).

Descrição microscópica. A grande cápsula bucal se abre anterodorsalmente e sustenta um par de placas quitinosas cortantes na margem ventral e, internamente, um grande cone dorsal. Não possui dentes dorsais na cápsula bucal, mas há um par de pequenas lancetas subventrais em sua base. No macho, a bolsa é bem desenvolvida e apresenta um lobo dorsal assimétrico. O raio direito externodorsal emerge de um local mais alto da haste dorsal; é mais longo do que o esquerdo. Ele emerge próximo da bifurcação do raio dorsal, que se divide em duas ramificações tridigitadas. As espículas são delgadas, enroladas e relativamente curtas. Nas fêmeas, a vulva se abre a curta distância, na frente do meio do corpo.

A larva infectante é pequena; possui 16 células intestinais e uma cauda filamentar curta (ver Figura 4.14). O ovo tem tamanho médio (75-104 × 45-57 μm), com formato de uma ampla elipse irregular, com polos largos semelhantes e paredes laterais desiguais, sendo uma delas achatada. O ovo, de casca fina, contém 4 a 8 blastômeros escuros.

Hospedeiros. Ovinos, caprinos, camelos, veados.

Distribuição geográfica. Cosmopolita, mas de maior importância econômica nas regiões de clima quente.

Patogênese. Os vermes adultos são hematófagos e as infecções com 100 a 500 vermes podem ocasionar anemia progressiva, hipoalbuminemia, perda de peso e, ocasionalmente, diarreia. Em ovinos, cargas de, aproximadamente, 600 parasitas podem causar a morte do animal.

Sinais clínicos. Os principais sinais clínicos incluem anemia progressiva, com alterações a ela associadas no quadro sanguíneo, hidremia e edema, que, particularmente, se apresenta como edema submandibular ("mandíbula de garrafa"). Os animais ficam fracos e definhados e, geralmente, o apetite diminui. A pele é seca e a lã dos ovinos cai em tufos irregulares. Pode haver diarreia e as fezes podem ser escuras em razão dos pigmentos sanguíneos alterados. Pode haver colapso e morte.

Diagnóstico. Os sinais clínicos de anemia e, às vezes, diarreia em ovinos jovens não são, por si sós, patognomônicos de bunostomose. No entanto, em regiões de clima temperado, a base epidemiológica pode ser útil para eliminar a possibilidade de infecção por *Fasciola hepatica*. Nas regiões tropicais, deve-se considerar possível hemoncose, provavelmente causada por larvas hipobióticas. A contagem de ovos de vermes nas fezes é útil, visto que são mais baixas do que na infecção por *Haemonchus*; os ovos são mais grosseiramente arredondados, com casca pegajosa relativamente espessa, na qual restos de fragmentos frequentemente se aderem. Para diferenciação correta deve-se realizar cultura de larvas.

Patologia. A carcaça se apresenta anêmica e caquética. Notam-se edema e ascite. O fígado é marrom-claro e apresenta alterações gordurosas. O conteúdo intestinal é hemorrágico e, em geral, a mucosa encontra-se edemaciada, recoberta com muco e com muitas lesões resultantes da alimentação dos vermes. Os parasitas podem ser notados ainda aderidos à mucosa ou estarem livres no lúmen intestinal.

Epidemiologia. As infecções patogênicas são mais comuns nas regiões tropicais e subtropicais e, em alguns locais, a maior carga de vermes é constatada no final da estação seca, aparentemente devido à maturação de larvas hipobióticas. Os animais jovens são mais suscetíveis. Em países de clima temperado, geralmente são incomuns altas cargas de vermes. Os protocolos de tratamento profilático empregados no controle de tricostrongilídeos contribuíram para a baixa prevalência de *Bunostomum*.

Tratamento. O protocolo profilático, com uso de anti-helmínticos recomendados contra outros nematódeos gastrintestinais, geralmente é suficiente.

Controle. A combinação de tratamento anti-helmíntico estratégico e manejo das pastagens, como utilizada no controle de GEP em ovinos, é efetiva. As larvas são suscetíveis à dessecação e constata-se infecção principalmente em pastagens permanentemente, ou ocasionalmente, úmidas. Evitar o uso ou a drenagem destas pastagens é uma medida de controle efetiva. O solo ao redor dos bebedouros deve ser mantido firme e seco ou tratado com aplicações generosas de sal. Ovinos e caprinos estabulados devem ser protegidos, assegurando-se que o piso e as camas sejam mantidos secos e que a remoção de fezes seja frequente, não possibilitando que ocorra contaminação de alimentos e água.

Gaigeria pachyscalis

Nome comum. Ancilostomídeo.

Locais de predileção. Duodeno e intestino delgado.

Filo. Nematoda.

Classe. Secernentea.

Superfamília. Ancylostomatoidea.

Descrição macroscópica. Os machos adultos medem até 2 cm; as fêmeas medem até 3 cm de comprimento.

Descrição microscópica. A cápsula bucal contém um grande cone dorsal, mas nenhum dente dorsal, e um par de lancetas subventrais, que apresentam muitas cúspides cada uma. A bolsa do macho possui pequenos lobos laterais unidos ventralmente e um grande lobo dorsal. O raio anterolateral é curto e rombudo, amplamente separado de outros raios laterais. Os raios externodorsais emergem da haste principal do raio dorsal, que se divide na altura de um quarto de seu comprimento em duas ramificações curtas que terminam em digitações muito pequenas. As espículas são delgadas, com extremidades farpadas encurvadas. Os ovos medem 105-129 × 50-55 μm e seus polos são abruptamente arredondados.

Hospedeiros. Ovinos, caprinos, ruminantes selvagens.

Distribuição geográfica. América do Sul, África do Sul, Indonésia e partes da Ásia.

Patogênese. O parasita é um hematófago voraz; tão pouco quanto 100 a 200 vermes são suficientes para causar a morte de ovinos dentro de algumas semanas.

Sinais clínicos. Causa anemia grave e morte.

Diagnóstico. Detecção de grandes ovos característicos nas fezes.

Patologia. Semelhante à descrita para *B. trigonocephalum*.

Epidemiologia. Semelhante à descrita para *B. trigonocephalum*.

Tratamento e controle. Semelhantes aos descritos para *B. trigonocephalum*.

Strongyloides pappilosus

Nome comum. Nematódeo.

Local de predileção. Intestino delgado.

Filo. Nematoda.

Classe. Secernentea.

Superfamília. Rhabditoidea.

Descrição macroscópica. São vermes delgados capiliformes, geralmente com menos de 1,0 cm de comprimento.

Descrição microscópica. Somente as fêmeas são parasitas. O esôfago longo pode ocupar até um terço do comprimento do corpo e o útero encontra-se entrelaçado com o intestino, propiciando uma aparência de filamentos torcidos (ver Figura 1.51). Diferentemente de outros parasitas intestinais de tamanho semelhante, a cauda apresenta uma ponta rombuda. Os ovos de *Strongyloides* são elípticos, com polos rombudos e paredes laterais com ligeiro formato de barril e casca fina; são pequenos, sendo metade do tamanho dos ovos característicos de estrongilídeos. Estes ovos, incolores, apresentam casca fina e medem cerca de 43-60 × 20-25 μm e contêm uma larva L_1 (ver Figura 4.3). Nos herbívoros, o ovo larvado é excretado nas fezes, mas em outros animais ocorre excreção de L_1 eclodida. As larvas infectantes medem cerca de 600 μm.

Hospedeiros. Ovinos, caprinos, bovinos, outros ruminantes, suínos e coelhos.

Distribuição geográfica. Cosmopolita.

Ver Capítulo 8 para mais detalhes sobre patogênese, epidemiologia, tratamento e controle.

Capillaria longipes

Local de predileção. Intestino delgado.

Filo. Nematoda.

Classe. Secernentea.

Superfamília. Trichuroidea.

Descrição macroscópica. São vermes filamentosos muito delgados, com o esôfago esticossomo estreito ocupando cerca de um terço a metade do comprimento do corpo. Os machos medem ao redor de 10 a 13 mm e as fêmeas, até 20 mm.

Descrição microscópica. Os machos apresentam uma única espícula longa e fina; medem 1,2 mm de comprimento e, com frequência, possuem uma estrutura semelhante a uma bolsa primitiva. As fêmeas contêm ovos que se assemelham àqueles de *Trichuris* por possuírem opérculos bipolares. Os ovos têm ligeiro formato de barril e as regiões medianas da parede da casca são paralelas. Medem 45-50 × 22-25 μm, são incolores e possuem casca espessa ligeiramente estriadas, com opérculos bipolares transparentes ligeiramente projetados (ver Figura 4.3).

Hospedeiros. Ovinos, caprinos e, ocasionalmente, bovinos.

Distribuição geográfica. Cosmopolita.

Patogênese. É considerado de baixa patogenicidade e de pouca relevância em medicina veterinária.

Sinais clínicos. Nenhum sinal clínico foi atribuído à infecção causada por este parasita.

Diagnóstico. Em razão da natureza inespecífica dos sinais clínicos e do fato de que, nas infecções graves, estes podem surgir antes que os ovos de *Capillaria* estejam presentes nas fezes, o diagnóstico depende da necropsia e do exame cuidadoso do intestino delgado, verificando-se a presença de vermes. Pode ser obtido em exame microscópico de raspado de mucosa comprimido entre duas lâminas de vidro; como alternativa, o conteúdo pode ser cuidadosamente lavado e passado por uma fina peneira e o material retido é novamente suspenso em água e examinado contra um fundo escuro.

Patologia. Nenhuma patologia associada.

Epidemiologia. A infecção ocorre mediante a ingestão de ovos larvados; é comum em ovinos, ainda que não relevante.

Tratamento. Geralmente não é necessário.

Controle. Não é necessário.

Moniezia expansa

Local de predileção. Intestino delgado.

Filo. Platyhelminthes.

Classe. Cestoda.

Família. Anoplocephalidae.

Descrição macroscópica. São tênias longas, com até 600 cm, ou mais, de comprimento; são inermes e possuem quatro grandes ventosas proeminentes (ver Figura 1.96).

Descrição microscópica. Os segmentos (proglotes) são mais largos do que longos (até 1,5 cm de largura) e contêm dois conjuntos de órgãos genitais macroscopicamente visíveis ao longo da margem lateral de cada segmento (ver Tabela 1.10). Há uma fileira de glândulas interproglotídeas na borda posterior de cada segmento, a qual pode ser utilizada na diferenciação das espécies. Em *M. expansa* ela se estende ao longo de toda a largura do segmento; em *Moniezia benedeni* ela ocupa apenas metade do segmento. Os ovos, com formato irregularmente triangular, apresentam um aparato piriforme bem definido; o diâmetro varia de 50 a 67 μm (ver Figura 4.3).

Hospedeiros definitivos. Ovinos, caprinos e, ocasionalmente, bovinos.

Hospedeiros intermediários. Ácaros de forragem de vida livre, principalmente da família Oribatidae.

Distribuição geográfica. Cosmopolita.

Patogênese. Embora geralmente considerada de pouca importância patogênica, há muitos relatos, especialmente na Europa Oriental e na Nova Zelândia, de infecções graves que causam definhamento, diarreia e até mesmo obstrução intestinal. No entanto, as infecções causadas por *Moniezia* são muito evidentes, tanto em vida, devido à presença de proglotes nas fezes, quanto na necropsia, que outras causas de doença podem ser desprezadas. É surpreendente que estudos experimentais tenham falhado em demonstrar efeitos clínicos substanciais, mesmo com cargas de vermes razoavelmente maciças.

Sinais clínicos. Embora uma ampla variedade de sinais clínicos, incluindo definhamento, diarreia, sintomas respiratórios e até mesmo convulsões, tenha sido atribuída a *Moniezia*, as infecções geralmente são assintomáticas. Os efeitos subclínicos ainda precisam ser estabelecidos.

Diagnóstico. Praticamente, se baseia na presença de proglotes maduras nas fezes e no formato característico dos ovos de *Moniezia* (triangulares, *M. expansa;* quadrangulares, *M. benedeni*) que contêm a oncosfera. Os ovos de *M. benedeni* são ligeiramente maiores do que aqueles de *M. expansa*.

Patologia. Pouca patologia está associada com a presença de infecções discretas. Infecções maciças podem ocasionar massa sólida de tênias, com risco de obstrução do lúmen intestinal.

Epidemiologia. A infecção é comum em cordeiros, cabritos e bezerros, no primeiro ano de vida, sendo menos comum em animais mais velhos. A oscilação sazonal na ocorrência de infecção por *Moniezia* pode, aparentemente, estar relacionada com períodos de atividade de ácaros vetores nas forrageiras durante o verão, em regiões de clima temperado. Os cistecercoides podem passar o inverno nos ácaros.

Tratamento. Em muitos países há disponibilidade de diversos medicamentos para o tratamento de infecção por *Moniezia*, inclusive niclosamida, praziquantel, bunamidina e muitos compostos benzimidazóis de amplo espectro, os quais apresentam a vantagem de serem, também, efetivos contra nematódeos gastrintestinais. Caso sejam administrados a cordeiros e bezerros no final da primavera, em regiões de clima temperado, a quantidade de ácaros recém-infectados na pastagem será reduzida.

Controle. Procedimentos como aragem da terra e nova semeadura, ou evitar o uso da mesma pastagem por animais jovens em anos consecutivos podem ser benéficos.

Nota. Este gênero de cestódios é comum em ruminantes e lembra, na maioria dos aspectos, *Anoplocephala* de equinos. Espécies de *Moniezia* são as únicas tênias de ruminantes em muitos países da Europa Ocidental.

Outras espécies de tênias são encontradas no intestino delgado de ovinos e caprinos. Muitos dos detalhes são praticamente semelhantes aos de *Moniezia.*

Avitellina centripunctata

Sinônimo. *Avitellina woodlandi.*

Local de predileção. Intestino delgado.

Filo. Platyhelminthes.

Classe. Cestoda.

Família. Anoplocephalidae.

Descrição macroscópica. No exame macroscópico, esta tênia se assemelha a *Moniezia*, exceto que a segmentação é tão fracamente demarcada que se assemelha a uma fita. Pode atingir 3 m de comprimento com até 3 a 4 mm de largura e a extremidade posterior tem aparência quase que cilíndrica.

Descrição microscópica. As proglotes são curtas, com segmentação indistinta, e há uma única genitália com poros irregularmente alternados (ver Tabela 1.10). Os ovos carecem de um aparato piriforme e medem ao redor de 20 a 45 μm. Estão contidos em cápsulas, em um único órgão parauterino em cada proglote.

Hospedeiros definitivos. Ovinos, caprinos, camelos e outros ruminantes.

Hospedeiros intermediários. Acredita-se que sejam ácaros oribatídeos ou piolhos psocídeos.

Distribuição geográfica. Europa, África e Ásia.

Patogênese. Apresenta patogenicidade irrelevanta, semelhante àquela de *Moniezia* spp.

Sinais clínicos. Geralmente a infecção é assintomática.

Nota. Há muitas espécies de menor relevância de *Avitellina*: *A. goughi* e *A. chalmersi*, constatadas principalmente em ovinos, na Ásia e na África, e *A. tatia*, relatada em caprinos do subcontinente indiano. Estas espécies têm mais de um órgão parauterino em cada proglote.

Stilesia globipunctata

Local de predileção. Intestino delgado.

Filo. Platyhelminthes.

Classe. Cestoda.

Família. Anoplocephalidae.

Descrição macroscópica. Os vermes adultos medem 45 a 60 cm de comprimento e 2 a 4 mm de largura.

Descrição microscópica. O escólex, estreito, apresenta quatro grandes ventosas, porém nenhum gancho; o estróbilo é mais largo do que longo. Possui um único conjunto de órgãos genitais, com poros irregularmente alternados (ver Tabela 1.10). Há dois conjuntos distintos de testículos em cada segmento, um de cada lado, mas sem testículo na linha média. Os ovos carecem de aparato piriforme e medem cerca de 27 × 15 μm.

Hospedeiros definitivos. Ovinos, caprinos, bovinos e outros ruminantes.

Hospedeiros intermediários. Acredita-se que sejam ácaros oribatídeos e piolhos psocídeos.

Distribuição geográfica. sul da Europa, África e Ásia.

Patogênese. Geralmente são considerados vermes pouco patogênicos, embora haja relato de morte causada por infecção grave.

Sinais clínicos. Em geral, a infecção é assintomática.

Patologia. Pode haver nódulos e descamação no jejuno, onde os escóleces das tênias imaturas penetram no epitélio. Os escóleces e as proglotes anteriores encontram-se no interior do nódulo, ficando as proglotes posteriores livres no lúmen intestinal.

Tratamento e controle. Raramente há necessidade de tratamento, mas a administração de praziquantel, na dose de 8 a 15 mg/kg, tem se mostrado efetiva.

Thysaniezia ovilla

Sinônimos. *Thysaniezia giardi*, *Helictometra giardi*.

Local de predileção. Intestino delgado.

Filo. Platyhelminthes.

Classe. Cestoda.

Família. Anoplocephalidae.

Descrição macroscópica. Os vermes adultos atingem 200 cm de comprimento e a largura varia em até 12 mm.

Descrição microscópica. O escólex é pequeno, medindo até 1 mm de diâmetro, e as ventosas têm aparência semelhante a fenda. Os segmentos são curtos, com protuberâncias externas que dão aparência irregular à margem do verme; possui um único conjunto de órgãos genitais, raramente dois, com poros que se alternam irregularmente. Os segmentos maduros apresentam um útero ondulado (ver Tabela 1.10).

Os ovos, em formato elíptico (medindo até 27 × 19 μm), não possuem um aparato piriforme e apresentam casca espessa acinzentada e protuberância em uma das extremidades. São vistos em grupos de 10 a 15 ovos, nos muitos órgãos parauterinos longos (100 μm de comprimento), em cada proglote.

Hospedeiros definitivos. Bovinos, ovinos, caprinos, camelos e ruminantes selvagens.

Hospedeiros intermediários. Ácaros oribatídeos (*Galuma*, *Scheloribates*) e piolhos psocídeos (piolho da casca, piolho da poeira).

Distribuição geográfica. Sul da África.

Patogênese. Não é considerado patogênico.

Diagnóstico. Os segmentos maduros vistos nas fezes são facilmente distinguíveis daqueles de *Moniezia*.

Epidemiologia. A infecção é muito comumente verificada em bovinos adultos do sul da África.

Tratamento e controle. Semelhantes aos mencionados para *Moniezia*.

Thysanosoma actinoides

Nome comum. Tênia franjada.

Locais de predileção. Intestino delgado, ductos biliares e pancreáticos.

Filo. Platyhelminthes.

Classe. Cestoda.

Família. Anoplocephalidae.

Descrição macroscópica. As tênias "franjadas" adultas medem 15 a 30 cm de comprimento × 8 mm de largura.

Descrição microscópica. O escólex tem até 1,5 mm; os segmentos são curtos e largos e franjados posteriormente. Nas regiões distais da tênia as "franjas" são tão longas quanto a proglote (ver Tabela 1.10). Cada proglote possui dois conjuntos de órgãos genitais, com os testículos situados medialmente. Há muitos órgãos parauterinos em cada proglote; os ovos, em formato elíptico (medindo cerca de 27 × 18 μm), não apresentam aparato piriforme.

Hospedeiros definitivos. Ovinos, bovinos, veados.

Hospedeiros intermediários. Ácaros oribatídeos (*Galuma*, *Scheloribates*) e piolhos psocídeos (piolho da casca, piolho-dos-livros e piolho da poeira).

Distribuição geográfica. América do Norte e América do Sul.

Patogênese e sinais clínicos. Em geral, este verme não é considerado patogênico. Pode ocorrer obstrução de ductos biliares e pancreáticos, resultando em distúrbios digestórios e definhamento.

Diagnóstico. Identificação de segmentos maduros e ovos nas fezes.

Epidemiologia. A infecção é comumente constatada em ovinos, bovinos e veados, no oeste dos EUA e em parte da América do Sul.

Tratamento e controle. Semelhantes aos mencionados para *Moniezia*.

Cymbiforma indica

Sinônimo. *Ogmocotyle indica*.

Local de predileção. Intestino, especialmente duodeno.

Filo. Platyhelminthes.

Classe. Trematoda.

Família. Notocotylidae.

Descrição macroscópica. Os trematódeos adultos são piriformes, ventralmente côncavos e medem 0,8 a 2,7 cm de comprimento e 0,3 a 0,9 mm de largura.

Descrição microscópica. Não possui ventosa ventral e a cutícula apresenta finos espinhos na parte anterior e na face ventral. O ovário contém quatro lobos marcantes. A abertura genital situa-se pouco antes do meio do corpo, à esquerda da linha média. Os ovos possuem longos filamentos em ambos os polos e medem 18-27 × 11-13 μm.

Hospedeiros definitivos. Ovinos, caprinos, bovinos.

Hospedeiros intermediários. Caramujos.

Distribuição geográfica. Índia.

Patogênese e sinais clínicos. Em geral, este verme não é considerado patogênico, apesar de relatos frequentes de infecções maciças.

Diagnóstico. Identificação do trematódeo no exame pós-morte.

Tratamento e controle. Não há necessidade.

Skrjabinotrema ovis

Local de predileção. Intestino delgado.

Filo. Platyhelminthes.

Classe. Trematoda.

Família. Brachylaemidae.

Descrição macroscópica. Os trematódeos adultos são pequenos, possuem corpúsculos lisos e medem 1,0 × 0,3-0,7 mm.

Descrição microscópica. Os ovos medem 24-32 × 16-20 μm e são ligeiramente achatados em um dos lados; possuem um grande opérculo em uma extremidade e um pequeno apêndice na outra.

Hospedeiros definitivos. Ovinos.

Hospedeiros intermediários. Caramujos.

Distribuição geográfica. China, Rússia, leste da Comunidade dos Estados Independentes (CEI).

Patogênese e sinais clínicos. As infecções maciças podem causar enterite catarral.

Diagnóstico. Identificação do trematódeo no exame pós-morte.

Coccídios de ovinos

Em ovinos, foram identificadas 15 espécies de *Eimeria*, das quais 11 são comumente identificadas com base na morfologia do oocisto (Tabela 9.2; ver também Tabela 4.8 e Figura 4.34). Cada estágio de determinada espécie de coccídio particular tem preferência quanto às células e às partes do intestino que infecta. Aquelas que infectam a parte posterior do intestino tendem a ser mais prejudiciais.

Embora a maior parte dos ovinos, especialmente aqueles com menos de 1 ano de idade, transporte coccídios, apenas duas espécies (*E. crandallis* e *E. ovinoidalis*) são consideradas altamente patogênicas. Por muitos anos, acreditou-se que as espécies de *Eimeria* que infectam ovinos e caprinos fossem as mesmas. No entanto, estudos com transmissão cruzada mostraram que, embora morfologicamente semelhantes os coccídios de pequenos ruminantes, são específicos aos hospedeiros e que não ocorre infecção cruzada entre ovinos e caprinos.

A descrição geral a seguir se aplica às espécies de *Eimeria* de ovinos e caprinos.

Patogênese. As espécies de coccídios mais patogênicas são aquelas que infectam e destroem as células da cripta da mucosa do intestino grosso. Isto acontece porque o intestino delgado de ruminantes é muito longo, propiciando uma grande quantidade de células hospedeiras e potencial para ampla replicação de parasitas, com lesão mínima. Se houver comprometimento da absorção de nutrientes, o intestino grosso é, em parte, capaz de compensar. É mais provável que as espécies que infectam o intestino grosso causem alterações patológicas, particularmente quando há ingestão de grande quantidade de oocistos em um período de tempo mais curto. Neste local, a taxa de renovação celular é muito menor e não há efeito compensatório por outras regiões do intestino. Em cordeiros ou cabritos que apresentam infecção grave, a mucosa se torna totalmente desnudada, resultando em hemorragia intensa (Figura 9.8) e prejuízo à reabsorção de água, ocorrendo diarreia, desidratação e morte do animal. Nas infecções mais discretas, o efeito na mucosa intestinal prejudica a absorção local. As espécies que se desenvolvem mais superficialmente no intestino delgado provocam alteração na arquitetura das vilosidades, com redução na altura da célula epitelial e diminuição da borda em escova, ocasionando uma aparência de mucosa "plana". Estas alterações resultam na redução da área da superfície disponível para absorção e, consequentemente, menor eficiência alimentar.

Sinais clínicos. Os sinais clínicos variam desde perda da capacidade de formar *pellets* fecais até perda de peso, anorexia, diarreia (com ou sem sangue) (Figura 9.9).

Tabela 9.2 Locais de predileção e períodos pré-patentes de espécies de *Eimeria* de ovinos.

Espécie	Local de predileção	Período pré-patente (dias)
Eimeria ahsata	Intestino delgado	18 a 30
Eimeria bakuensis	Intestino delgado	18 a 29
Eimeria crandallis	Intestinos delgado e grosso	15 a 20
Eimeria faurei	Intestinos delgado e grosso	13 a 15
Eimeria granulosa	Desconhecido	?
Eimeria intricata	Intestinos delgado e grosso	23 a 27
Eimeria marsica	Desconhecido	14 a 16
Eimeria ovinoidalis	Intestinos delgado e grosso	12 a 15
Eimeria pallida	Desconhecido	?
Eimeria parva	Intestinos delgado e grosso	12 a 14
Eimeria weybridgensis	Intestino delgado	23 a 33

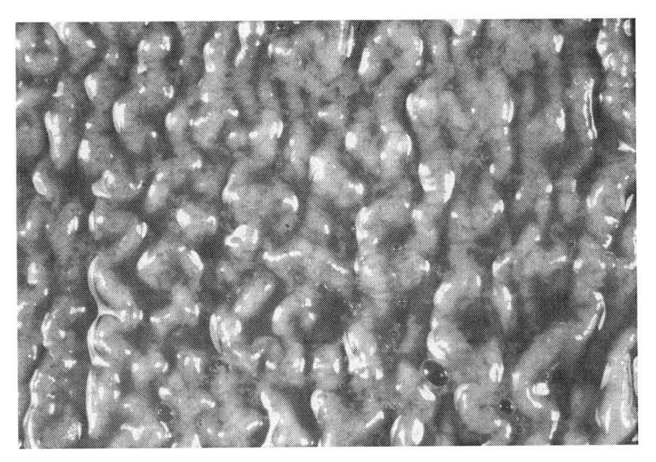

Figura 9.8 Mucosa hemorrágica devido à infecção por *Eimeria ovinoidalis*. (Esta figura encontra-se reproduzida em cores no Encarte.)

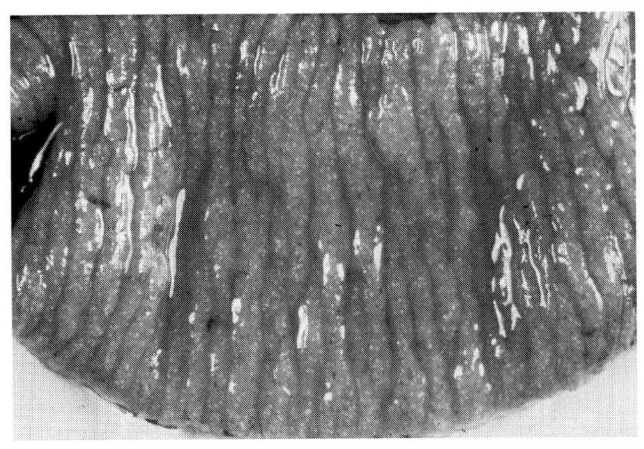

Figura 9.10 *Eimeria ovinoidalis*. Mucosa do intestino grosso com merontes "gigantes" vistos como minúsculas manchas brancas. (Esta figura encontra-se reproduzida em cores no Encarte.)

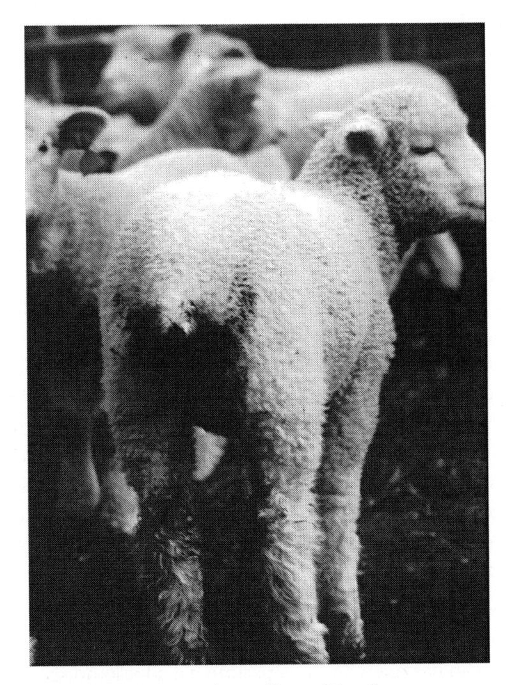

Figura 9.9 Cordeiros com coccidiose clínica. (Esta figura encontra-se reproduzida em cores no Encarte.)

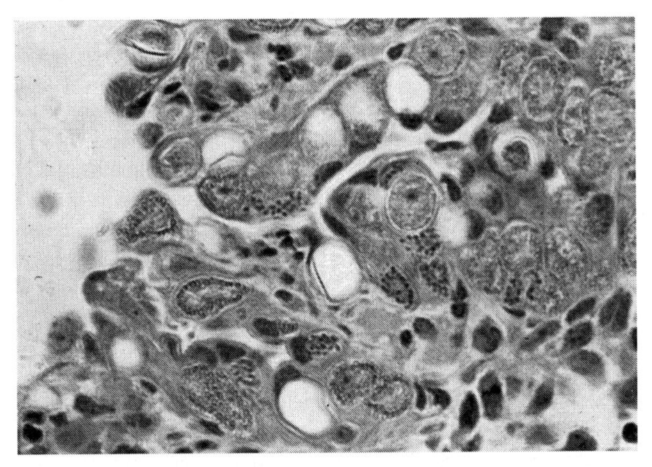

Figura 9.11 Macrogametócitos de *Eimeria ovinoidalis*. (Esta figura encontra-se reproduzida em cores no Encarte.)

Patologia. No exame pós-morte, pode haver pouco para se observar, além de espessamento e petéquias no intestino; contudo, o exame de raspado da mucosa revela massas de gametócitos e oocistos. É possível ver merontes gigantes na mucosa do intestino delgado, na forma de manchas brancas puntiformes (Figura 9.10), mas a menos que estejam em grande quantidade, eles podem causar pouco dano. Os estágios mais patogênicos são os gametócitos (Figura 9.11).

Epidemiologia. Normalmente, coccídios são encontrados em animais de todas as idades e, em geral, não provocam sinais clínicos, pois a imunidade é rapidamente adquirida e mantida pela exposição contínua à reinfecção. No entanto, a intensificação da infecção pode alterar o tênue equilíbrio entre a imunidade e a ocorrência doença, com sérias consequências para os animais jovens. Coccidiose é uma das doenças mais importantes de cordeiros, especialmente nos primeiros meses de vida. Embora a infecção causada por coccídios seja comum, a presença de infecção não necessariamente induz a manifestação de sinais clínicos da doença e, em muitas situações, baixo nível de desafio pode, na verdade, ser benéfico para o estímulo da reposta imune protetora do hospedeiro. O desenvolvimento de doença depende de muitos fatores, especificamente, do tipo de criação e do manejo.

Os animais adultos são altamente resistentes à doença, mas não totalmente resistentes à infecção. Como resultado, pequeno número de parasitas consegue completar o ciclo evolutivo e, em geral, não causa lesão detectável. Em sistemas de manejo extensivo, selvagem ou mais natural, os animais suscetíveis são expostos a apenas baixa quantidade de oocistos e adquire imunidade protetora. Pastejo extensivo, como ocorre em condições naturais no ambiente selvagem, limita o grau de exposição aos oocistos infectantes. No entanto, em modernos sistemas de produção os cordeiros ou cabritos nascem em ambiente potencialmente contaminado e com grande quantidade de oocistos esporulados, a doença ocorre com frequência. Três fatores de manejo estão associados com o crescimento de altos níveis de infecção e desenvolvimento da doença: piquetes que não são limpos regularmente; superpopulação de animais nos piquetes; piquetes utilizados por animais de diferentes faixas etárias.

Os animais adultos, embora possivelmente a fonte original de oocistos infectantes no ambiente, em geral não são responsáveis pelos altos níveis de contaminação verificados. Com frequência, a fonte são os próprios cordeiros que, após uma infecção inicial nos primeiros dias de vida, podem produzir milhões de oocistos no seu próprio ambiente. Então, animais em crescimento podem estar sujeitos a doses potencialmente letais de oocistos infectantes 3 semanas depois, quando sua resistência natural se encontra em seu menor nível. Os animais nascidos posteriormente e introduzidos no mesmo ambiente são, de imediato, expostos ao intenso desafio de oocistos. Em condições de superpopulação e insalubridade, os cordeiros ficam expostos aos parasitas e ingerem grande quantidade desses organismos e desenvolvem doença grave e, até mesmo, podem morrer. Se no ambiente houver número menor de animais e mais higiene, a dose infectante ingerida será menor e os animais podem manifestar sinais clínicos moderados, discretos ou inaparentes e desenvolver imunidade à reinfecção, mas terão multiplicado os casos de infecção um milhão de vezes. Fatores de estresse, como baixo fornecimento de leite, desmama, clima frio e transporte, reduzem qualquer resistência adquirida e exacerbam a condição.

O colostro fornece imunidade passiva à coccidiose nas primeiras semanas de vida. Depois disso, mostrou-se que a suscetibilidade a infecções por coccídios aumenta progressivamente. Subsequentemente, os animais adquirem resistência contra coccídios induzida por imunidade ativa. Embora animais de todas as idades sejam sujeitos à infecção, aqueles mais jovens geralmente são mais suscetíveis à doença. É provável que a maioria dos cordeiros se infecte nos primeiros meses de vida e pode ou não manifestar sintomas da doença. Aqueles que atingem idade adulta tornam-se altamente resistentes aos efeitos patogênicos dos parasitas, mas podem continuar a abrigar pequena quantidade destes organismos por toda a vida.

Ocasionalmente, nota-se coccidiose aguda em animais adultos com imunidade celular comprometida ou naqueles submetidos a situações de estresse, como alteração da dieta, transporte demorado, temperaturas extremas e condições climáticas; alterações no ambiente; ou infecção grave concomitante. O estado nutricional do animal e a deficiência de minerais e vitaminas também podem influenciar na resistência à infecção. Os animais lactentes, além de se beneficiarem da ingestão de colostro, podem ingerir menor quantidade de forrageira e, consequentemente, menor número de oocistos da pastagem. Os animais bem nutridos simplesmente podem ser capazes de eliminar a infecção mais prontamente.

Diagnóstico. Deve basear-se no histórico clínico, nos sinais clínicos (diarreia grave em animais jovens), nos achados pós-morte (inflamação, hiperemia e espessamento do ceco, com massas de gametócitos e oocistos em raspados), sustentados pela contagem de oocistos e pela habilidade em identificar as espécies patogênicas. As contagens de oocistos nas fezes, identificados quanto à espécie, podem auxiliar na definição do diagnóstico, mas a quantidade de oocistos pode ser grosseiramente confundida quando considerada isoladamente. Os animais sadios podem excretar mais de um milhão de oocistos por grama de fezes, enquanto em animais sucumbindo por coccidiose a contagem pode ser menor que 10.000 oocistos por grama de fezes. Por exemplo, altas contagens de oocistos de espécies não patogênicas podem mascarar quantidade relevante de oocistos de espécie mais patogênicas e dar a impressão de que a espécie com oocistos abundantes foi a causa da doença.

Tratamento. Surtos de coccidiose clínica podem surgir repentinamente e podem ser de difícil solução, pois frequentemente ocorrem em propriedades com grande população de animais, especificamente naquelas que carecem de boas práticas de manejo e controle. Quando ocorrem mortes, a confirmação precoce do diagnóstico é fundamental; o diagnóstico deve basear-se no histórico, no exame pós-morte e no exame de esfregaços intestinais. Os animais acometidos devem ser medicados e transferidos para piquetes ou pastagens não contaminadas, tão logo seja possível.

Normalmente, todos os cordeiros do grupo devem ser tratados, pois mesmos aqueles assintomáticos possivelmente encontram-se infectados. O surgimento de sinais clínicos requer tratamento com produtos anticoccidianos apropriados. Em geral, em países onde estes produtos estão disponíveis e seu uso aprovado, tal procedimento envolve uma única dose de uma preparação líquida à base de diclazurila ou toltrazurila. Pode-se administrar decoquinato no alimento, tendo em mente que nem todos os cordeiros podem consumir o alimento, especialmente aqueles gravemente acometidos, os quais podem não se alimentar e se desidratar. Quando não há disponibilidade ou aprovação do uso destes produtos pode-se recomendar o tratamento com uma sulfonamida, como sulfadimidina ou sulfametoxipiridazina.

Os animais gravemente infectados que apresentam diarreia e desidratação podem necessitar reidratação oral ou intravenosa. Quando há sintomas inespecíficos de perda de peso ou definhamento, é importante investigar todas as causas potenciais e buscar por confirmação laboratorial. Caso se considere a ocorrência de coccidiose relevante, muito pode ser feito por meio de recomendações sobre controle e implementação de medidas preventivas, descritas anteriormente. A criação de lotes de animais de mesma idade limita o acúmulo e a disseminação de oocistos e possibilita direcionar o tratamento para grupos etários suscetíveis, nos períodos de risco da doença.

Controle. Os animais particularmente em risco de coccidiose são aqueles mantidos em ambientes fechados ou em cama úmida ou aqueles criados em pastagens altamente contaminadas, em especial em clima úmido frio. A prevalência da doença pode ser reduzida evitando-se aglomeração e estresse e dando-se atenção às medidas de higiene. Mudanças regulares dos cochos de alimento e de água e erguendo-os ou cobrindo-os de modo a evitar a contaminação com fezes pode auxiliar na redução da taxa de infecção. É uma boa prática limpar e desinfetar todas as instalações após a saída de um lote de ovinos e a entrada de outro ou fornecer pastagem não contaminada para os animais que iniciam o pastejo. Limpeza a vapor ou lavagem sob pressão auxilia na remoção de restos de fezes; ademais, é importante utilizar um desinfetante efetivo contra os oocistos de coccídios, pois nem todos os desinfetantes matam oocistos. Em geral, utiliza-se desinfetante à base de amônia, embora outros produtos à base de clorofenol (cloro-m-cresol) também sejam efetivos.

Os animais jovens não devem ter acesso a pastagens intensamente contaminadas durante o período em que são mais suscetíveis. Boa nutrição das mães antes da parição e a adoção do sistema *creep feeding* para suas progênies também auxiliam a reforçar a resistência à coccidiose.

Em cordeiros jovens criados em pastagens a coccidiose tem se tornado um sério problema, particularmente com o aumento da densidade populacional do rebanho e baixa disponibilidade de pastagem aos ovinos. Em lotes de cordeiros precocemente desmamados e mantidos estabulados, a doença pode ser antecipada em cordeiros com duas a três semanas idade, após o desmame. Nestas situações, em geral, os tratamentos estratégicos compreendem o fornecimento de decoquinato no alimento, ou diclazurila ou toltrazurila, antes de períodos considerados de risco. Os momentos destes tratamentos devem basear-se no histórico da propriedade, no manejo preventivo e no sistema de criação, bem como no conhecimento da epidemiologia da doença. Tratamentos intervencionistas devem ter como objetivo limitar os sinais da doença, mas não evitar a exposição aos oocistos de coccídios necessária para induzir imunidade protetora.

Eimeria crandallis

Locais de predileção. Intestinos delgado e grosso.

Eimeria ovinoidalis

Locais de predileção. Intestinos delgado e grosso.

Para mais detalhes sobre esta espécie, ver seção Intestino grosso.

Eimeria ahsata

Local de predileção. Intestino delgado.

Filo. Apicomplexa.

Classe. Conoidasida.

Família. Eimeriidae.

Hospedeiro. Ovino.

Descrição. Os oocistos são elipsoidais a ovoides, marrom-amarelados, medem 29-37 × 17-28 μm (em média, 33,4 × 22,6), possuem um micrópilo e um capuz micropilar e apresentam um, ou ocasionalmente mais, grânulos polares, sem resíduo (Figura 9.12; ver também Figura 4.34). Os esporocistos medem 12-22 × 6-10 μm, não apresentam corpúsculo de Stieda, mas têm resíduo. Os esporozoítas são alongados, situam-se desde a cabeça até a cauda, nos esporocistos, e cada um possui um a três glóbulos claros.

Em média, os merontes de primeira geração medem 184 × 165 μm e podem atingir 265 × 162 μm 15 dias após a infecção; contêm muitos milhares de merozoítas. Merontes de segunda geração medem 52 × 39 μm e contêm, aproximadamente, 50 merozoítas. Em células epiteliais do intestino delgado têm-se verificado estágios intranucleares 15, 18 e 19 dias após infecção experimental. Os parasitas em desenvolvimento medem 1,6 a 5 μm e instalam-se, principalmente, no interior de uma minúscula cavidade do núcleo. Cada parasita intranuclear é circundado por um halo e a maioria contém dois a quatro núcleos escuros e, provavelmente, em divisão; têm aparência de merozoítas de segunda geração. Os macrogametócitos medem 35 a 45 μm de diâmetro e os microgametócitos, 6,5 por 26 μm.

Ciclo evolutivo. Merontes de primeira geração situam-se por todo o comprimento do intestino delgado, mas principalmente no jejuno. Os merontes de segunda geração surgem no citoplasma de células epiteliais 15 a 20 dias após a infecção. Os gametócitos surgem 11 dias após a infecção, sugerindo que, por algum tempo, ocorrem merogonia e gametogonia, simultaneamente. A maioria dos estágios sexuados se desenvolve nas células epiteliais das criptas (Figura 9.13).

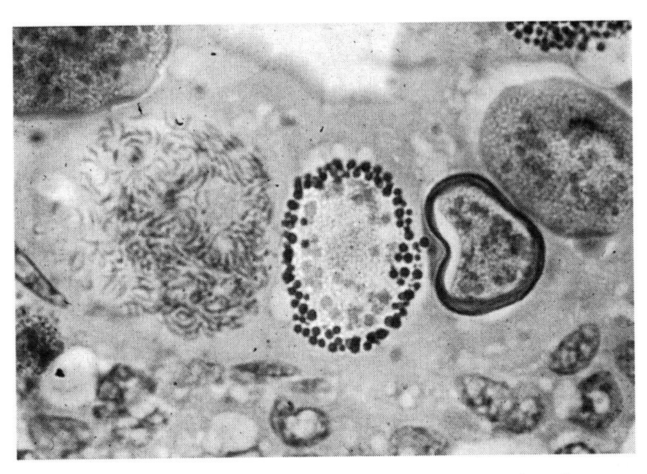

Figura 9.13 Gametócitos de *Eimeria ahsata* em células epiteliais da cripta. (Esta figura encontra-se reproduzida em cores no Encarte.)

O período pré-patente varia de 18 a 21 dias e o período patente, de 10 a 12 dias. O tempo de esporulação é de 2 a 3 dias.

Distribuição geográfica. Cosmopolita.

Patogênese. Não é considerada um organismo patogênico, embora haja alguns relatos de que *E. ahsata* cause diarreia, inapetência, perda de peso e até mesmo morte do animal.

Patologia. Há relato de espessamento da parede do íleo, especialmente na porção anterior, com inflamação das placas de Peyer.

Eimeria bakuensis

Sinônimo. *Eimeria ovina*.

Local de predileção. Intestino delgado.

Filo. Apicomplexa.

Classe. Conoidasida.

Família. Eimeriidae.

Hospedeiros. Ovinos.

Descrição. Os oocistos são elipsoidais, marrom-amarelados pálidos e medem 23-36 × 15-24 μm. Possuem micrópilo, capuz micropilar e um ou mais grânulos polares e não contêm resíduo (Figura 9.14; ver também Figura 4.34). Os esporocistos são ovoides e alongados, medindo

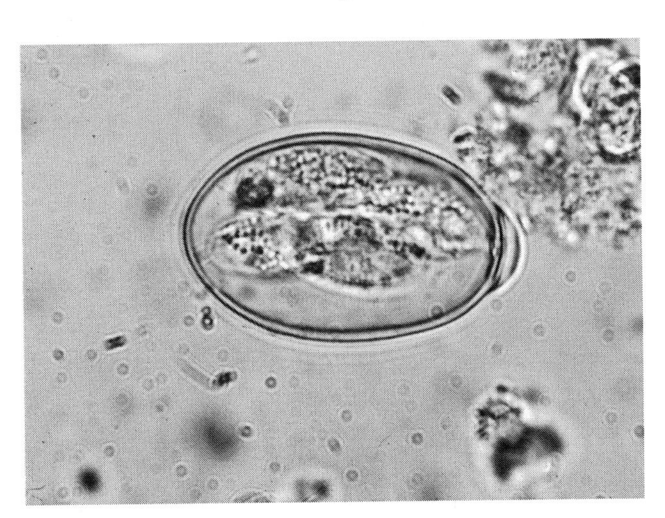

Figura 9.12 Oocisto de *Eimeria ahsata*: ovino. (Esta figura encontra-se reproduzida em cores no Encarte.)

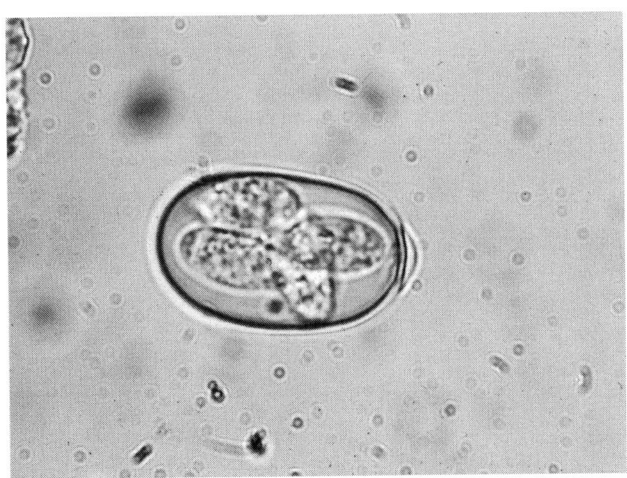

Figura 9.14 Oocisto de *Eimeria bakuensis*: ovino. (Esta figura encontra-se reproduzida em cores no Encarte.)

11-17 × 6-9 μm, e contêm resíduo e, às vezes, um corpúsculo de Stieda imperceptível. Os esporozoítas são alongados e situam-se, longitudinalmente, da cabeça à cauda, nos esporocistos, e apresentam um grande glóbulo claro na extremidade larga e um menor na extremidade estreita. Os merontes, quando maduros, apresentam 122 a 146 μm de diâmetro e contêm centenas de milhares de merozoítas (9 × 2 μm).

Ciclo evolutivo. Parece haver apenas uma geração assexuada. Os merontes são vistos nas células endoteliais que revestem os vasos quilíferos centrais das vilosidades do intestino delgado e amadurecem 13 a 21 dias após a infecção. Os estágios sexuados são verificados nas células epiteliais das vilosidades do intestino delgado. Ocorre divisão sincrônica dos parasitas. Os microgametócitos contêm uma grande massa residual. O tempo de esporulação varia de 2 a 4 dias. O período pré-patente é de 19 a 29 dias e o período patente é de cerca de 10 dias.

Distribuição geográfica. Cosmopolita.

Patogênese. Pode haver lesões semelhantes a papilomas no intestino delgado, geralmente como sequelas da formação de gametócitos, mas estas não apresentam grande importância patogênica.

Patologia. Notam-se poucas áreas pequenas ligeiramente hemorrágicas espalhadas por todo o revestimento do intestino delgado e placas espessas brancas opacas, compostas de grupos de vilosidades intensamente parasitadas, as quais causam a formação de pólipos (Figura 9.15).

Diagnóstico. A constatação de pólipos contendo grande quantidade de gametócitos e oocistos indica infecção por *E. bakuensis*. Os oocistos são encontrados nas fezes de ovinos de todas as idades e a coccidiose não pode ser diagnosticada exclusivamente pelo achado de oocistos. Em cordeiros clinicamente sadios há relatos de pico de oocistos acima de 1.000.000 por grama de fezes.

Eimeria faurei

Locais de predileção. Intestinos delgado e grosso.

Filo. Apicomplexa.

Classe. Conoidasida.

Família. Eimeriidae.

Hospedeiros. Ovinos.

Descrição. O oocisto é ovoide, marrom-amarelado pálido e mede 28-37 × 21-27 μm (em média, 32 × 23 μm). Possui um micrópilo evidente de 2 a 3 μm de diâmetro, sem um capuz micropilar. Há um grânulo polar, porém sem resíduo de oocisto (Figura 9.16; ver também Figura 4.34). Os esporocistos são ovoides ou piriformes e medem 11-17 × 7-9 μm, com resíduo de esporocisto. Não possui corpúsculo de Stieda ou este encontra-se imperceptível. Os esporozoítas são alongados e situam-se, longitudinalmente, da cabeça até a cauda, nos esporocistos, e cada um tem um ou dois grandes glóbulos claros.

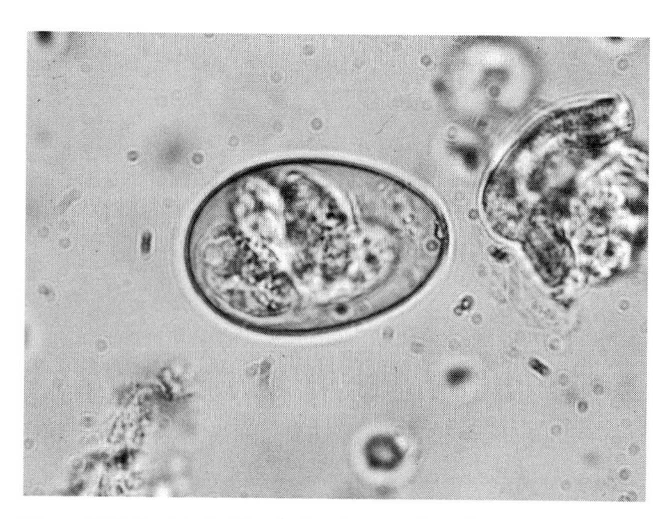

Figura 9.16 Oocisto de *Eimeria faurei*: ovino. (Esta figura encontra-se reproduzida em cores no Encarte.)

Ciclo evolutivo. Não se conhecem os detalhes do ciclo evolutivo. O período pré-patente varia de 13 a 15 dias e o período de esporulação, de 1 a 3 dias.

Distribuição geográfica. Cosmopolita.

Eimeria granulosa

Local de predileção. Desconhecido.

Filo. Apicomplexa.

Classe. Conoidasida.

Família. Eimeriidae.

Hospedeiros. Ovinos.

Descrição. Oocistos têm formato de urna, 22-35 × 17-25 μm (média 29,4 × 20,9 μm), com um micrópilo e capuz micropilar na extremidade larga (Figura 9.17; ver também Figura 4.34). Não há resíduo mas pode haver grânulos polares. Os esporocistos são ovoides ou ovoides alongados, 1-16 × 8-9 μm, com um discreto corpúsculo de Stieda e

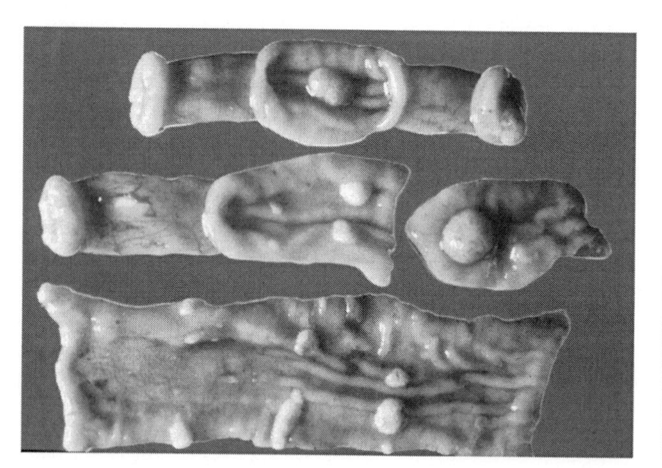

Figura 9.15 Pólipos de *Eimeria bakuensis* no intestino delgado. (Esta figura encontra-se reproduzida em cores no Encarte.)

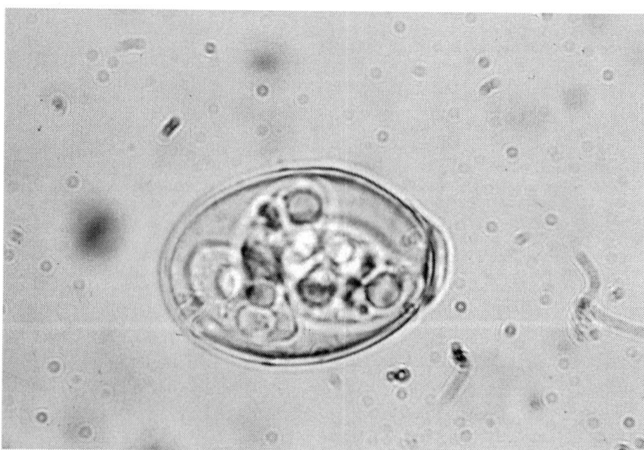

Figura 9.17 Oocisto de *Eimeria granulosa*: ovino. (Esta figura encontra-se reproduzida em cores no Encarte.)

um resíduo. Os esporozoítas são alongados, repousam desde a cabeça até a cauda nos esporocistos e têm um a três glóbulos claros.

Ciclo evolutivo. Não se sabe sobre o ciclo evolutivo.

Distribuição geográfica. Cosmopolita.

Eimeria intricata

Locais de predileção. Intestinos delgado e grosso.

Filo. Apicomplexa.

Classe. Conoidasida.

Família. Eimeriidae.

Hospedeiro. Ovinos.

Descrição. Os oocistos são elipsoidais ou ligeiramente ovoides, medem 40-56 × 30-41 μm (em média, 48 × 34 μm), apresentam parede espessa granular e estrias transversais, cor amarelo-amarronzada a marrom-escura e 2 a 3 μm de espessura. Possui um micrópilo apenas na camada externa da parede e, em geral, um capuz micropilar (Figura 9.18; ver também Figura 4.34). Há um ou mais grânulos polares, mas sem resíduo. Os esporocistos são ovoides e alongados, medindo 17-22 × 9-14 μm, com resíduo. Não há corpúsculo de Stieda ou este é muito pequeno. Os esporozoítas são alongados e situam-se, longitudinalmente, da cabeça à cauda, nos esporocistos, e possuem dois ou três glóbulos claros. Os merontes medem até 65 × 45 μm e contêm grandes merozoítas (19,5 × 4 μm). Os macrogametas maduros medem 32-54 × 25-36 μm e os microgametócitos maduros medem 61-250 × 36-71 μm e contêm muitos microgametas delgados flagelados.

Ciclo evolutivo. Os merontes instalam-se, principalmente, no revestimento celular das criptas da parte inferior do intestino delgado. Gametócitos, gametas e oocistos são encontrados nas células epiteliais das criptas dos intestinos delgado e grosso. O período pré-patente é de 23 a 27 dias e período de esporulação de 3 a 7 dias.

Distribuição geográfica. Cosmopolita.

Eimeria marsica

Local de predileção. Desconhecido.

Filo. Apicomplexa.

Classe. Conoidasida.

Família. Eimeriidae.

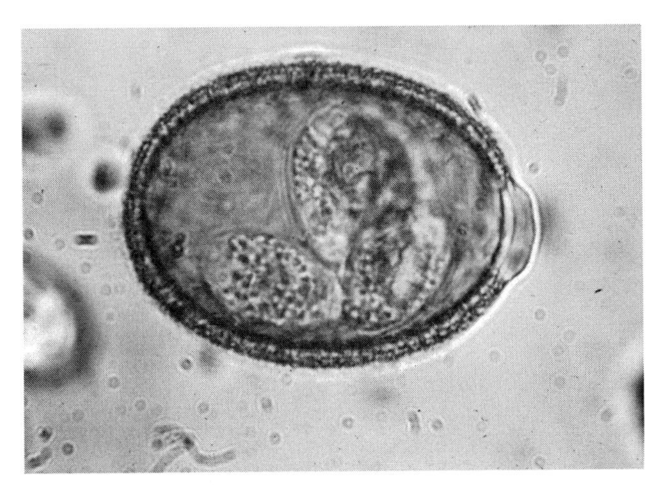

Figura 9.18 Oocisto de *Eimeria intricata*: ovino. (Esta figura encontra-se reproduzida em cores no Encarte.)

Hospedeiro. Ovinos.

Descrição. Os oocistos são elipsoidais, medem 15-22 × 11-14 μm (em média, 19 × 13 μm), incolores a ligeiramente acinzentados ou amarelo-pálidos, com um micrópilo, que pode ter um capuz micropilar imperceptível (Figura 9.19; ver também Figura 4.34). Não há resíduo de oocisto. Os esporocistos são ovoides e alongados, medindo 7-11 × 4-7 μm. O corpúsculo de Stieda, quando presente, é pequeno e cada um apresenta um resíduo de esporocisto. Os esporozoítas são alongados e situam-se, longitudinalmente, da cabeça à cauda, nos esporocistos, e cada um tem um único glóbulo claro pequeno.

Ciclo evolutivo. Não se conhecem detalhes sobre o ciclo evolutivo. O período pré-patente é de 14 a 16 dias e o tempo de esporulação de 3 dias.

Distribuição geográfica. Cosmopolita.

Eimeria pallida

Local de predileção. Desconhecido.

Filo. Apicomplexa.

Classe. Conoidasida.

Família. Eimeriidae.

Hospedeiro. Ovinos.

Descrição. Os oocistos são elipsoidais, incolores a amarelos muito pálidos ou verde-amarelados, medindo 12-20 × 8-15 μm (em média, 14 × 10 μm), sem micrópilo ou capuz micropilar (Figura 9.20; ver

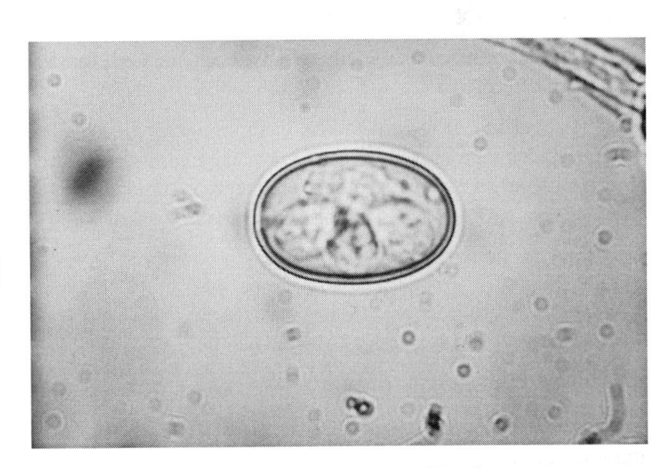

Figura 9.19 Oocisto de *Eimeria marsica*: ovino. (Esta figura encontra-se reproduzida em cores no Encarte.)

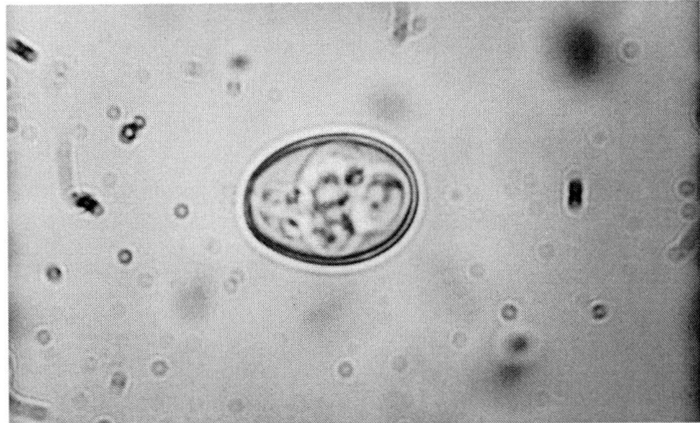

Figura 9.20 Oocisto de *Eimeria pallida*: ovino. (Esta figura encontra-se reproduzida em cores no Encarte.)

também Figura 4.34). Pode haver um grânulo polar. Não há resíduo de oocisto. Os esporocistos são ovoides e alongados, medindo 6-9 × 4-6 μm. Cada um tem um resíduo, mas não possuem corpúsculo de Stieda. Os esporozoítas são alongados e, em geral, situam-se, longitudinalmente, da cabeça à cauda, embora possam situar-se transversalmente nos esporocistos. Cada um tem um único glóbulo claro.

Ciclo evolutivo. Não se conhecem detalhes do ciclo evolutivo. O tempo de esporulação varia de 1 a 3 dias.

Distribuição geográfica. Cosmopolita.

Nota. Também, há relato de *Eimeria pallida* em caprinos, mas devido à especificidade ao hospedeiro em outras espécies de coccídios, possivelmente seu nome refere-se a diferente espécie de ovinos e caprinos.

Eimeria parva

Locais de predileção. Intestinos delgado e grosso.

Filo. Apicomplexa.

Classe. Conoidasida.

Família. Eimeriidae.

Hospedeiro. Ovinos.

Descrição. Os oocistos são subesféricos a esféricos, lisos, incolores a amarelo-pálidos e medem 13-22 × 11-18 μm (em média, 16,5 × 14 μm). Não possuem micrópilo ou capuz micropilar, mas há um grânulo polar (Figura 9.21; ver também Figura 4.34). Não há resíduo de oocisto. Os esporocistos são ovoides, medindo 6-13 × 5-8 μm. Cada um tem um resíduo composto de alguns grânulos finos. Não possuem corpúsculo de Stieda ou este é pequeno. Cada um dos esporozoítas apresenta um glóbulo claro.

Ciclo evolutivo. O ciclo evolutivo é, tipicamente, de coccídio, sendo notados merontes no intestino delgado e com gametócitos principalmente no ceco e no cólon, e em menor quantidade no intestino delgado. O período de esporulação varia de 3 a 5 dias.

Distribuição geográfica. Cosmopolita.

Eimeria weybridgensis

Local de predileção. Intestino delgado.

Filo. Apicomplexa.

Classe. Conoidasida.

Família. Eimeriidae.

Hospedeiro. Ovinos.

Descrição. Os oocistos são elipsoidais a subesféricos, incolores ou amarelo-pálidos, e medem 17-30 × 14-19 μm (em média, 24 × 17 μm). Possuem micrópilo com capuz micropilar e um grânulo polar (Figura 9.22; ver também Figura 4.34). Não há resíduo de oocisto. Os esporocistos são ovoides e alongados, medindo 13-15 × 6-8 μm, e cada um tem um resíduo, mas não corpúsculo de Stieda. Os esporozoítas são alongados e situam-se, longitudinalmente, da cabeça à cauda, nos esporocistos. Possuem um glóbulo claro em cada extremidade.

Ciclo evolutivo. Tipicamente, é de coccídio, com período pré-patente de 23 a 33 dias e período patente de 9 a 12 dias. O período de esporulação é de 1 a 3 dias.

Distribuição geográfica. Cosmopolita.

Eimeria punctata

Local de predileção. Desconhecido.

Filo. Apicomplexa.

Classe. Conoidasida.

Família. Eimeriidae.

Hospedeiros. Ovinos, ocasionalmente caprinos.

Descrição. Os oocistos são elipsoidais a ovoides, com parede espessa pontilhada e medem 24 × 18 μm; possuem micrópilo, com ou sem capuz micropilar, e resíduo de oocisto. Os esporocistos são ovoides e alongados, com resíduo de esporocisto.

Distribuição geográfica. Cosmopolita, porém incomum.

Coccídios de caprinos

Foram identificadas 14 espécies de coccídios em caprinos, dos quais comumente são identificadas 9 espécies, com base na morfologia dos oocistos e no local de predileção (Tabela 9.3; ver também Tabela 4.9 e Figura 4.35). *Eimeria ninakohlyakimovae* e *E. caprina* causam extensa desnudação da mucosa das partes superior e inferior do intestino grosso, em cabritos jovens. É provável que *Eimeria arloingi* seja o coccídio mais comumente encontrado; induz formação de pólipos e hiperplasia focal na mucosa. Outras espécies consideradas patogênicas para caprinos são *E. christenseni* e *E. hirci*.

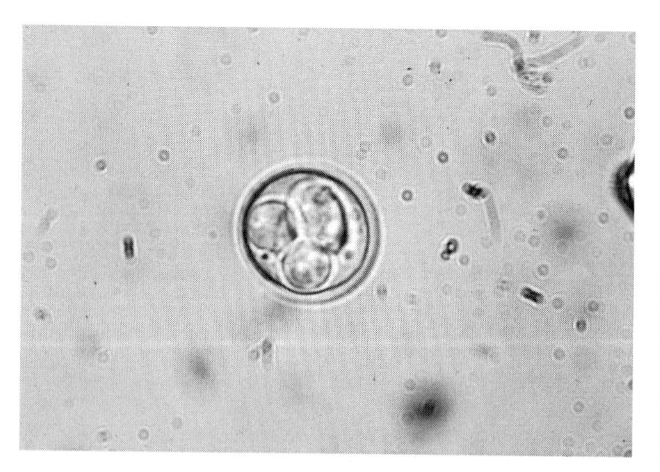

Figura 9.21 Oocisto de *Eimeria parva*: ovino. (Esta figura encontra-se reproduzida em cores no Encarte.)

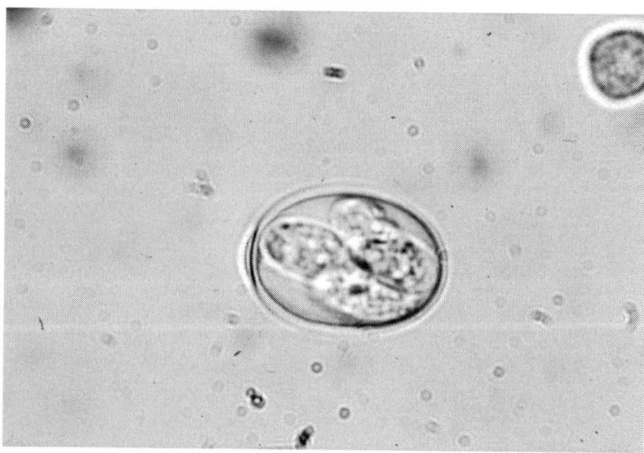

Figura 9.22 Oocisto de *Eimeria weybridgensis*: ovino. (Esta figura encontra-se reproduzida em cores no Encarte.)

Tabela 9.3 Locais de predileção e períodos pré-patentes de espécies de *Eimeria* de caprinos.

Espécie	Local de predileção	Período pré-patente (dias)
Eimeria alijevi	Intestinos delgado e grosso	7 a 12
Eimeria aspheronica	Desconhecido	14 a 17
Eimeria arloingi	Intestino delgado	14 a 17
Eimeria caprina	Intestinos delgado e grosso	17 a 20
Eimeria caprovina	Desconhecido	14 a 20
Eimeria christenseni	Intestino delgado	14 a 23
Eimeria hirci	Desconhecido	13 a 16
Eimeria jolchijevi	Desconhecido	14 a 17
Eimeria ninakohlyakimovae	Intestinos delgado e grosso	10 a 13

Sinais clínicos. Os sinais clínicos ocasionados por *E. christenseni*, *E. hirci*, *E. ninakohlyakimovae* e *E. caprina* (ver detalhes na seção Intestino grosso) são semelhantes. As infecções ocasionam inapetência, definhamento e diarreia profusa, frequentemente com estrias de sangue nas fezes. Quando não tratados, estes animais podem continuar com diarreia e, por fim, morrer em decorrência de desidratação.

Epidemiologia. Fatores de manejo associados à ocorrência de alta taxa de infecção e desenvolvimento de doença incluem superpopulação, condições insalubres e uso repetido de piquetes para criação de caprinos jovens de diferentes faixas etárias. Se os mesmos piquetes são constantemente utilizados por sucessivos lotes ou se os caprinos jovens são introduzidos em um piquete que já serviu de pastagem aos animais mais velhos, então, os últimos animais nascidos são imediatamente expostos a um desafio intenso e podem manifestar coccidiose grave nas primeiras semanas de vida. Em pastagens utilizadas excessivamente e com alta densidade populacional, o nível de contaminação pode ser alto, ocasionando a doença.

Um sério problema em rebanhos de cabras leiteiras é que, na tentativa de assegurar um constante fornecimento de leite durante todo o ano, os nascimentos frequentemente ocorrem ao longo de um período extenso. Se os mesmos piquetes são constantemente utilizados para sucessivos lotes ou se os cabritos jovens são introduzidos a um piquete que já serviu de pastagem aos caprinos mais velhos, então, os últimos cabritos nascidos tornam-se imediatamente expostos a um intenso desafio e podem manifestar coccidiose grave nas primeiras semanas de vida.

Diagnóstico. Baseia-se no histórico clínico, na idade, nas lesões pós-morte e no exame de fezes, investigando-se a presença de oocistos. Os oocistos podem estar presentes em grande quantidade tanto em animais sadios quanto em animais doentes, de modo que se recomenda exame pós-morte ou diferenciação dos oocistos.

Tratamento. Embora os mesmos compostos utilizados no tratamento e controle de coccidiose em ovinos possam ser efetivos em caprinos, há disponibilidade de poucos dados ou informações sobre a eficácia destes compostos em caprinos. Sulfonamidas, decoquinato ou diclazurila podem ser efetivos quando há suspeita da doença.

Controle. Bom manejo e boas práticas de higiene (mudança regular dos cochos de água e de alimento), prevenção de aglomeração e estresse dos animais, cuidados com as crias e alimentação das mães antes do parto podem auxiliar na redução da taxa de infecção.

Eimeria ninakohlyakimovae

Locais de predileção. Intestinos delgado e grosso.

Eimeria caprina

Locais de predileção. Intestinos delgado e grosso.

Para mais detalhes sobre esta espécie, consulte a seção Intestino grosso.

Eimeria christenseni

Local de predileção. Intestino delgado.

Filo. Apicomplexa.

Classe. Conoidasida.

Família. Eimeriidae.

Hospedeiros. Caprinos.

Descrição. Os oocistos são ovoides ou elipsoidais, medindo 27-44 × 17-31 μm (em média, 38 × 25 μm), incolores a amarelo-claros, com micrópilo e capuz micropilar (Figura 9.23; ver também Figura 4.35). Possuem um ou mais grânulos polares, mas não há resíduo de oocisto. Os esporocistos são amplamente ovoides, medindo 12-18 × 8-11 μm. Cada um contém resíduo e não há corpúsculo de Stieda ou este é imperceptível. Os esporozoítas são alongados e situam-se, longitudinalmente, da cabeça à cauda, nos esporocistos. Cada um tem um ou mais glóbulos claros. Os merontes de primeira geração, quando maduros, são elipsoidais, medem 100-277 × 81-130 μm e contêm milhares de merozoítas retas de, aproximadamente, 6-8 × 1-2 μm. Os merontes de segunda geração medem 9-20 × 8-12 μm e contêm 8 a 24 merozoítas e, às vezes, um resíduo. Os macrogametas maduros medem 19-35 × 13-25 μm e os microgametócitos maduros, 19-50 × 12-40 μm e possuem centenas de microgametas em formato de vírgula (3 × 0,5 μm) e um resíduo.

Ciclo evolutivo. Os merontes de primeira geração situam-se nas células endoteliais dos vasos quilíferos do jejuno e do íleo e na lâmina própria e nos vasos linfáticos da submucosa e linfonodos mesentéricos. Os merontes de segunda geração surgem 16 dias após a infecção, principalmente nas células epiteliais das criptas e, com menor frequência, nas células das vilosidades do intestino delgado e, também, nos seios dos linfonodos mesentéricos. Notam-se gametócitos nas células epiteliais das vilosidades e das criptas do intestino delgado a partir de 16 dias após a infecção. O período pré-patente é de 14 a 23 dias e o período patente, de 3 a 30 dias, ou mais. O tempo de esporulação varia de 3 a 6 dias.

Distribuição geográfica. Cosmopolita.

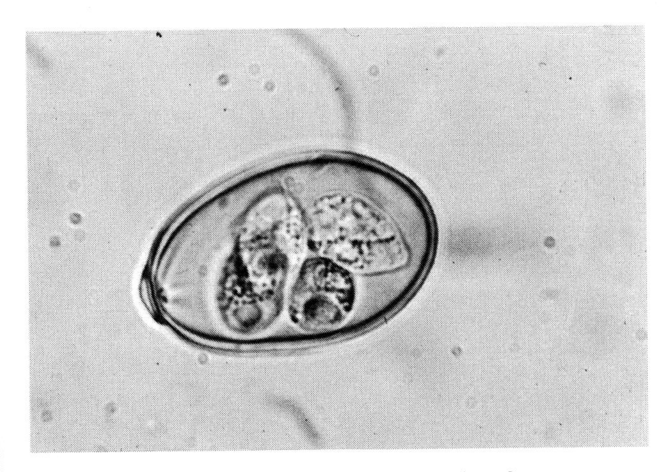

Figura 9.23 Oocisto de *Eimeria christenseni*: caprino. (Esta figura encontra-se reproduzida em cores no Encarte.)

Patogênese. Esta espécie é uma das mais patogênicas em caprinos jovens; a infecção causa descamação da mucosa e necrose superficial.

Patologia. Notam-se agregados focais de coccídios, particularmente gametócitos e oocistos, no jejuno e no íleo; estão associados com infiltração local por linfócitos e plasmócitos, necrose epitelial e edema de submucosa. Também, causam descamação superficial da mucosa e necrose superficial. Verifica-se congestão de vasos capilares, bem como hemorragias petequiais. Na submucosa, a reação celular consiste em linfócitos, macrófagos, plasmócitos, neutrófilos e eosinófilos. Nos linfonodos notam-se edema e infiltrado perivascular de linfócitos. Há focos brancos no intestino, os quais consistem, basicamente, em massas de macrogametas, microgametócitos e oocistos, nas células epiteliais das extremidades e das laterais das vilosidades e nas criptas.

Eimeria hirci

Local de predileção. Desconhecido.

Filo. Apicomplexa.

Classe. Conoidasida.

Família. Eimeriidae.

Hospedeiros. Caprinos.

Descrição. Os oocistos são elipsoidais a subesféricos, marrom-claros a amarelo-amarronzados, medem 18-23 × 14-19 μm (em média, 20,7 × 16,2 μm), possuem um micrópilo com capuz micropilar, um ou mais grânulos polares, mas sem resíduo de oocisto (Figura 9.24; ver também Figura 4.35). Os esporocistos são ovoides, medem 8-14 × 4-9 μm e possuem um minúsculo corpúsculo de Stieda e resíduo. Os esporozoítas situam-se, longitudinalmente, em um ângulo, ou mesmo nas extremidades, nos esporocistos; contêm um ou dois glóbulos claros.

Ciclo evolutivo. Não se conhecem detalhes do ciclo evolutivo. O período pré-patente é de 13 a 16 dias e o período patente, de 5 a 14 dias. O tempo de esporulação varia de 1 a 3 dias.

Distribuição geográfica. Supõe-se que seja cosmopolita.

Patogênese. Esta espécie é considerada patogênica, mas as lesões e sua patologia não foram descritas em detalhes.

Eimeria alijevi

Locais de predileção. Intestinos delgado e grosso.

Filo. Apicomplexa.

Classe. Conoidasida.

Família. Eimeriidae.

Hospedeiros. Caprinos.

Descrição. Os oocistos são ovoides ou elipsoidais, amarelado-claros a incolores, medem 15-23 × 11-22 μm (em média, 17 × 15 μm), possuem micrópilo imperceptível sem capuz micropilar e resíduo e um grânulo polar (Figura 9.25; ver também Figura 4.35). Os esporocistos são alongados a ovoides, medindo 7-13 × 4-9 μm, com ou sem corpúsculo de Stieda e com um resíduo de esporocisto. Os esporozoítas são alongados e situam-se em um ângulo ou longitudinalmente da cabeça à cauda, nos esporocistos; em geral, têm um ou dois glóbulos claros. Os merontes de primeira geração medem 260 × 180 μm e podem ser macroscopicamente notados como corpúsculos esbranquiçados. Os merontes de segunda geração medem 15-18 × 9-12 μm. Os macrogametócitos medem 14-18 × 9-14 μm e os microgametócitos 22-25 × 15-20 μm.

Ciclo evolutivo. O ciclo evolutivo é, tipicamente, de coccídios; os merontes de primeira geração instalam-se nas células epiteliais das vilosidades da parte média do intestino delgado. Os merontes de segunda geração, menores, situam-se nas criptas do intestino delgado. Os gametócitos e os oocistos se instalam nas células epiteliais do cólon, do ceco e da parte posterior do intestino delgado. O período pré-patente é de 7 a 12 dias e o período patente, de 6 a 18 dias. O tempo de esporulação varia de 1 a 5 dias.

Distribuição geográfica. Cosmopolita.

Patogênese. Não é considerada patogênica, embora haja relato de inapetência, fraqueza e perda de peso.

Eimeria arloingi

Local de predileção. Intestino delgado.

Filo. Apicomplexa.

Classe. Conoidasida.

Família. Eimeriidae.

Hospedeiros. Caprinos.

Descrição. Os oocistos são elipsoidais ou ligeiramente ovoides, medem 17-42 × 14-19 μm (em média, 27 × 18 μm), possuem parede espessa e micrópilo com capuz micropilar (Figura 9.26; ver também Figura 4.35). Apresentam um ou mais grânulos polares, mas nenhum resíduo de oocisto. Os esporocistos são ovoides, medindo 10-17 × 5-10 μm, com resíduo de esporocistos, mas o corpúsculo de Stieda

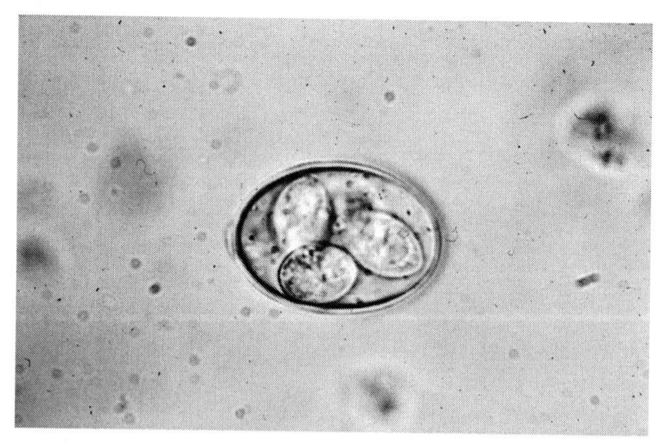

Figura 9.24 Oocisto de *Eimeria hirci*: caprino. (Esta figura encontra-se reproduzida em cores no Encarte.)

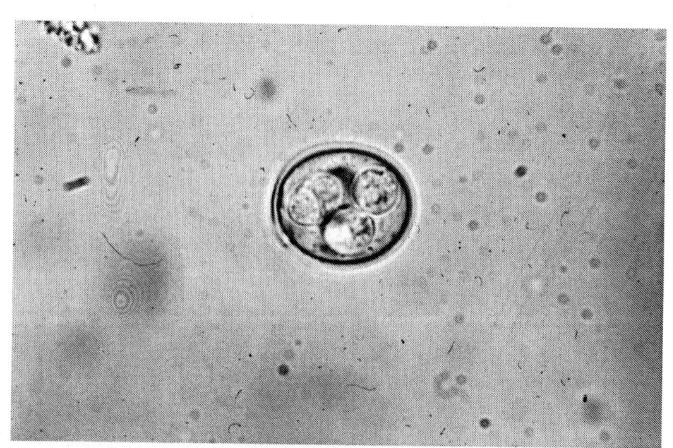

Figura 9.25 Oocisto de *Eimeria alijevi*: caprino. (Esta figura encontra-se reproduzida em cores no Encarte.)

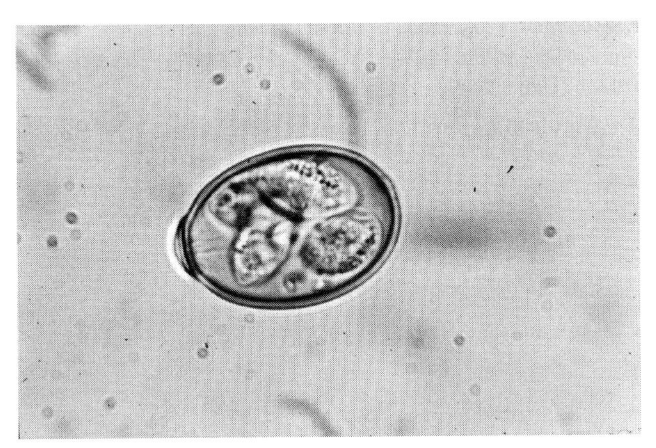

Figura 9.26 Oocisto de *Eimeria arlongi*: caprino. (Esta figura encontra-se reproduzida em cores no Encarte.)

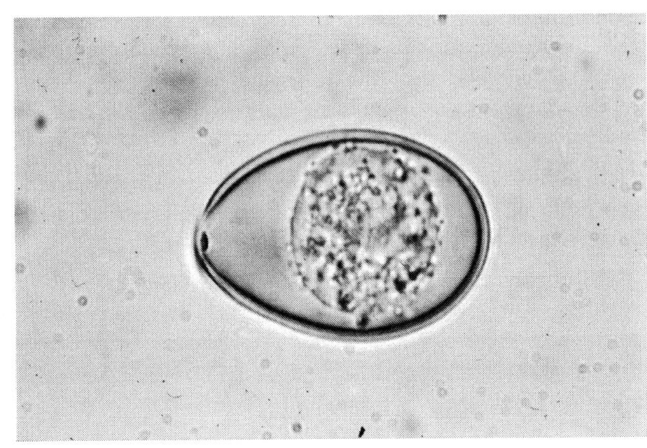

Figura 9.27 Oocisto de *Eimeria aspheronica*: caprino. (Esta figura encontra-se reproduzida em cores no Encarte.)

é vestigial ou ausente. Os esporozoítas são alongados e situam-se, longitudinalmente, da cabeça à cauda, nos esporocistos, e geralmente contêm um grande glóbulo claro na extremidade maior e um pequeno na extremidade menor. Os merontes de primeira geração medem 130-350 × 65-240 μm e contêm muitos milhares de merozoítas, medindo 9-12 × 1-2 μm. Os merontes de segunda geração medem 11-44 × 9-20 μm e possuem 8 a 24 merozoítas, de 4 a 10 μm de comprimento. Os microgametócitos medem 19-34 × 13-29 μm e contêm um grande resíduo e muitas centenas de microgametócitos. Os macrogametócitos apresentam localização semelhante e medem 19-28 × 14-20 μm.

Ciclo evolutivo. Há duas gerações de merontes; a primeira geração, de merontes maduros, é verificada nas células endoteliais dos vasos quilíferos das vilosidades, nas placas de Peyer do duodeno, jejuno e íleo e, também, nos seios dos linfonodos mesentéricos que drenam estas regiões. Estes amadurecem 9 a 12 dias após a infecção. Os merontes de segunda geração instalam-se nas células epiteliais das vilosidades e nas criptas do intestino delgado e amadurecem em, aproximadamente, 12 dias após a infecção. Nas células epiteliais que revestem as criptas e as vilosidades do jejuno e do íleo notam-se gametócitos 11 a 26 dias após a infecção. O período pré-patente é de 14 a 17 dias e o período patente, de 14 a 15 dias. O tempo de esporulação varia de 1 a 4 dias.

Distribuição geográfica. Cosmopolita.

Patogênese. É possível notar lesões semelhantes a papilomas ou pólipos no intestino delgado, geralmente como sequelas da formação de gametócitos, mas estas não têm grande importância patogênica.

Patologia. Notam-se algumas pequenas áreas ligeiramente hemorrágicas disseminadas por todo o revestimento do intestino delgado, bem como manchas opacas espessas esbranquiçadas compostas de grupos de vilosidades intensamente parasitadas que originam pólipos.

Eimeria aspheronica

Local de predileção. Desconhecido.

Filo. Apicomplexa.

Classe. Conoidasida.

Família. Eimeriidae.

Hospedeiros. Caprinos.

Descrição. Os oocistos são ovoides, esverdeados a amarelo-amarronzados, medem 24-37 × 18-26 μm (em média, 31 × 23 μm), com micrópilo, mas sem capuz micropilar (Figura 9.27; ver também Figura 4.35). Possuem um grânulo polar, mas sem resíduo. Os esporocistos são piriformes ou elipsoidais, medindo 11-17 × 7-11 μm, com resíduo de esporocisto e corpúsculo de Stieda, indistinguível ou ausente. Os esporozoítas são alongados e situam-se, longitudinalmente, da cabeça à cauda, nos esporocistos, e geralmente contêm um ou dois glóbulos claros grandes.

Ciclo evolutivo. Detalhes do ciclo evolutivo não são conhecidos. O período pré-patente é de 14 a 17 dias e o período patente, de 4 a 9 dias. O tempo de esporulação varia de 1 a 2 dias.

Distribuição geográfica. Cosmopolita.

Eimeria caprovina

Local de predileção. Desconhecido.

Filo. Apicomplexa.

Classe. Conoidasida.

Família. Eimeriidae.

Hospedeiros. Caprinos.

Descrição. Os oocistos são elipsoidais a subesféricos, medem 26-36 × 21-28 μm (em média, 30 × 24 μm), incolores e possuem micropilo, mas sem capuz micropilar (Figura 9.28; ver também Figura 4.35). Possuem um ou mais grânulos polares. Não há oocistos. Os

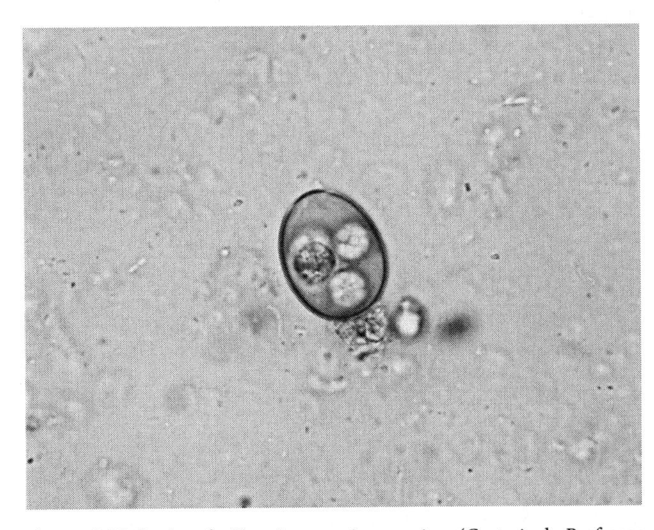

Figura 9.28 Oocisto de *Eimeria caprovina*: caprino. (Cortesia do Professor Antonio Ruiz Reyes da Universidad de Las Palmas, Gran Canaria) (Esta figura encontra-se reproduzida em cores no Encarte.)

esporocistos são ovoides e alongados, medindo 13-17 × 8-9 μm, e cada um tem um corpúsculo de Stieda e um resíduo. Os esporozoítas são alongados e situam-se, longitudinalmente, da cabeça à cauda, nos esporocistos, e apresentam um grande glóbulo claro em cada extremidade.

Ciclo evolutivo. Detalhes do ciclo evolutivo não são conhecidos. O período pré-patente é de 14 a 20 dias e o período patente, de 4 a 9 dias. O tempo de esporulação varia de 2 a 3 dias.

Distribuição geográfica. América do Norte, Europa.

Eimeria jolchijevi

Local de predileção. Desconhecido.

Filo. Apicomplexa.

Classe. Conoidasida.

Família. Eimeriidae.

Hospedeiros. Caprinos.

Descrição. Os ocistos são elipsoidais ou ovoides, amarelo-claros, medem 26-37 × 18-26 μm (em média, 31 × 22 μm), com micrópilo na extremidade larga com capuz micropilar proeminente (Figura 9.29; ver também Figura 4.35). Não há resíduo de oocisto. Os esporocistos são ovoides, medindo 12-18 × 6-10 μm, com corpúsculo de Stieda pequeno e resíduo. Os esporozoítas são alongados e situam-se, longitudinalmente, da cabeça à cauda, nos esporocistos, e contêm um ou mais glóbulos claros grandes.

Ciclo evolutivo. Detalhes do ciclo evolutivo não são conhecidos. O período pré-patente é de 14 a 17 dias e o período patente, de 3 a 10 dias. O tempo de esporulação varia de 2 a 4 dias.

Distribuição geográfica. Supõe-se que seja cosmopolita.

As três espécies de coccídios mencionadas a seguir são relatadas em caprinos, na Nova Zelândia.

Eimeria capralis

Local de predileção. Desconhecido.

Filo. Apicomplexa.

Classe. Conoidasida.

Família. Eimeriidae.

Hospedeiros. Caprinos.

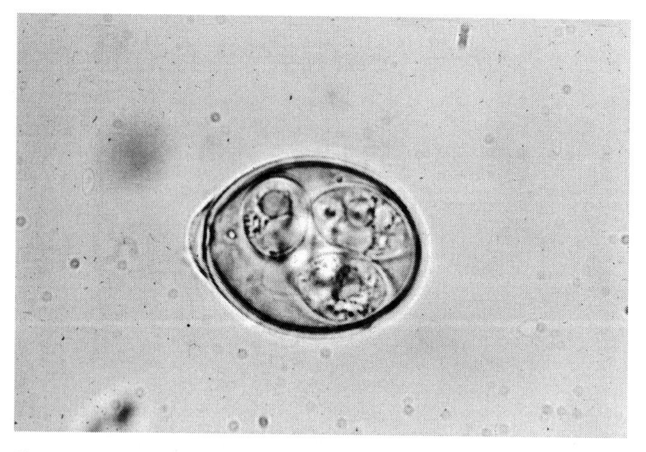

Figura 9.29 Oocisto de *Eimeria jolchijevi*: caprino. (Esta figura encontra-se reproduzida em cores no Encarte.)

Descrição. Os oocistos são elipsoidais, com capuz micropilar distinto, corpúsculo de Stieda e resíduo de esporocisto; medem 29 × 20 μm (Figura 9.30).

Distribuição geográfica. Nova Zelândia.

Eimeria masseyensis

Local de predileção. Desconhecido.

Filo. Apicomplexa.

Classe. Conoidasida.

Família. Eimeriidae.

Hospedeiros. Caprinos.

Descrição. Os oocistos são elipsoidais a ovoides, com corpúsculo de Stieda e capuz micropilar distinto; medem 22 × 17 μm (Figura 9.31).

Distribuição geográfica. Nova Zelândia.

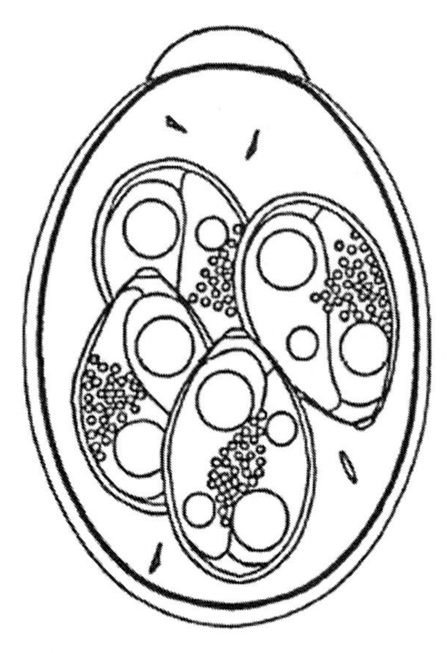

Figura 9.30 Oocisto de *Eimeria capralis*: caprino. (Redesenhada de Soe e Pomroy, 1992. Reproduzida, com autorização, de Springer Science and Business Media.)

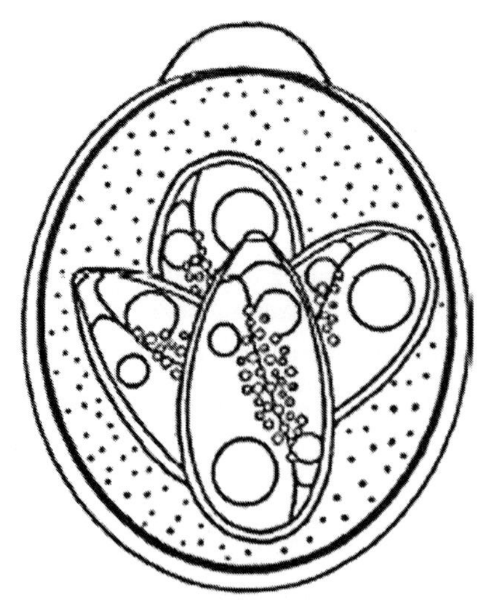

Figura 9.31 Oocisto de *Eimeria masseyensis*: caprino. (Redesenhada de Soe e Pomroy, 1992. Reproduzida, com autorização, de Springer Science and Business Media.)

Eimeria charlestoni

Local de predileção. Desconhecido.

Filo. Apicomplexa.

Classe. Conoidasida.

Família. Eimeriidae.

Hospedeiros. Caprinos.

Descrição. Os oocistos são elipsoidais, sem capuz micropilar, e medem 23 × 17 μm. Os esporocistos são distintamente alongados e contêm corpúsculos proeminentes refrativos (Figura 9.32).

Distribuição geográfica. Nova Zelândia.

Outros protozoários

Cryptosporidium parvum

Local de predileção. Intestino delgado.

Filo. Apicomplexa.

Classe. Conoidasida

Família. Cryptosporidiidae.

Descrição. Os oocistos maduros são ovoides ou esferoides, medem 5,0 × 4,5 μm (variando de 4,6-5,4 × 3,8-4,7 μm; a proporção comprimento:largura é de 1,19).

Hospedeiros. Bovinos, ovinos, caprinos, equinos, veados, humanos.

Distribuição geográfica. Cosmopolita.

Epidemiologia. Uma ampla variedade de mamíferos atua como hospedeiros de *C. parvum*, mas pouco se sabe sobre a importância de sua participação na transmissão ou manutenção da infecção em rebanhos de animais domésticos. Em cordeiros jovens a infecção parece estar relacionada à idade, com relatos de picos sazonais da doença coincidentes com os picos de nascimento, na primavera e outono. A via de infecção primária é, principalmente, a transmissão direta entre os animais ou por via fecal-oral. Em cordeiros, o resfriamento decorrente de condições climáticas adversas no período neonatal, as infecções intercorrentes ou a deficiência nutricional ou de minerais podem exacerbar ou aumentar o risco de ocorrência da doença. Nestes casos, é possível que ocorra infecção durante o *grooming*, o ato de fuçar, cropofagia ou pelo contato direto de sujidades de fezes com os animais. A infecção também é transmitida indiretamente, por meio do consumo de alimentos contaminados ou de fontes ambientais, inclusive pastagem e água.

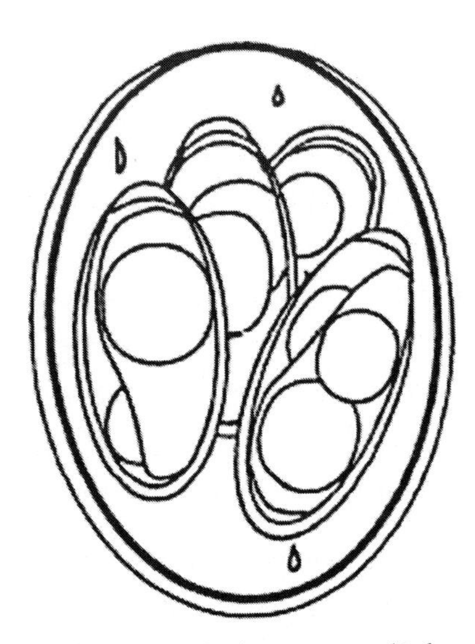

Figura 9.32 Oocisto de *Eimeria charlestoni*: caprino. (Redesenhada de Soe e Pomroy, 1992. Reproduzida, com autorização, de Springer Science and Business Media.)

Para mais detalhes, ver Capítulo 8.

Cryptosporidium xiaoi

Local de predileção. Intestino delgado.

Filo. Apicomplexa.

Classe. Conoidasida.

Família. Cryptosporidiidae.

Descrição. Os oocistos medem 3,94 × 3,44 μm (variando de 2,94-4,41 × 2,94-4,41 μm); a proporção comprimento:largura é de 1,15.

Hospedeiros. Ovinos, caprinos.

Distribuição geográfica. Desconhecida.

Giardia intestinalis

Sinônimos. *Giardia duodenalis, Giardia lamblia, Lamblia lamblia.*

Local de predileção. Intestino delgado.

Filo. Fornicata.

Classe. Trepomonadea.

Família. Giardiidae.

Descrição. A trofozoíta apresenta corpo simétrico bilateral, piriforme a elipsoidal, com 12 a 15 μm de comprimento e 5 a 9 μm de largura. A face dorsal é convexa e há grande receptáculo de sucção na face ventral. Há dois núcleos anteriores, dois axostilos delgados, oito flagelos em quatro pares e um par de corpúsculos medianos escuros (ver Figuras 2.21 e 8.12). Os corpúsculos medianos são barras curvadas que se assemelham a "orelhas" de martelo. Os cistos são ovoides, medem 8-12 × 7-10 μm e contêm quatro núcleos (ver Figura 8.13).

Hospedeiros. Humanos, bovinos, ovinos, caprinos, suínos, equinos, alpacas, cães, gatos, porquinhos-da-índia, chinchilas.

Distribuição geográfica. Cosmopolita.

Patogênese e sinais clínicos. Em ovinos, as infecções não são consideradas patogênicas.

Para mais detalhes, ver Capítulo 8.

INTESTINO GROSSO

Oesophagostomum columbianum

Nome comum. Verme nodular.

Local de predileção. Intestino grosso.

Filo. Nematoda.

Classe. Secernentea.

Superfamília. Strongyloidea.

Descrição macroscópica. Os vermes adultos são delgados (os machos medem 12 a 17 mm e as fêmeas, 15 a 22 mm) e possuem grandes asas cervicais que ocasionam marcante curvatura dorsal da parte anterior do corpo.

Descrição microscópica. A cutícula forma um colar bucal alto com formato semelhante a um cone cortado, separado do resto do corpo por uma constrição. A vesícula cefálica situa-se anterior ao sulco cervical, atrás do qual emergem as asas cervicais perfuradas por papilas cervicais. As coroas lamelares externas são compostas de 20 a 24 elementos e as internas apresentam dois pequenos elementos para cada elemento externo. A bolsa do macho é bem desenvolvida, com duas espículas aladas iguais.

O ovo é uma ampla elipse regular de tamanho médio (70-89 × 36-45 μm), com casca fina, lisa e incolor, paredes em formato de barril e polos largos arredondados; quando excretado nas fezes contém 8 a 16 blastômeros (ver Figura 4.3). A larva L_3 apresentam longas caudas filamentosas, 32 células intestinais e cabeça arredondada e mede ao redor de 790 μm.

Hospedeiros. Ovinos, caprinos, camelos e ruminantes selvagens.

Distribuição geográfica. Cosmopolita; mais importante nas regiões tropicais e subtropicais.

Patogênese. No intestino, L_3 de *O. columbianum* migra profundamente para o interior da mucosa, induzindo uma resposta inflamatória com formação de nódulos visíveis a olho nu. Na reinfecção, esta resposta é mais marcante e os nódulos alcançam 2,0 cm de diâmetro e contêm pus eosinofílico esverdeado e uma larva L_4. Quando L_4 emerge pode ocorrer ulceração da mucosa. Ocorre diarreia coincidente com a emergência de L_4 cerca de uma semana após a infecção primária e de muitos meses a 1 ano após a reinfecção. Nas infecções graves pode haver colite ulcerativa e a doença transcorre em um curso crônico debilitante, interferindo na produção de lã e de carne ovina. Os nódulos na parede do intestino também tornam o intestino inaproveitável para o uso como envoltório de salsicha e como material de sutura cirúrgica.

Sinais clínicos. Nas infecções agudas, o principal sinal clínico é diarreia grave com fezes verde-escuras fétidas; em geral, notam-se rápida perda de peso, emaciação, prostração e morte, em animais jovens. Nas infecções crônicas, verificam-se inapetência e emaciação, com diarreia intermitente e anemia.

Diagnóstico. Baseia-se nos sinais clínicos e nos achados do exame pós-morte. Como ocorre doença aguda no período pré-patente, geralmente não se constatam ovos de *Oesophagostomum* spp. nas fezes. Na doença crônica há ovos e as larvas L_3 podem ser identificadas após cultura de fezes.

Patologia. No exame pós-morte nota-se carcaça emaciada, aumento de volume dos linfonodos mesentéricos e mucosa do cólon espessa, congesta e recoberta por uma camada de muco no qual os vermes estão dispersos. Há hiperplasia de células caliciformes e a lâmina própria contêm intenso infiltrado inflamatório misto, com eosinófilos, linfócitos e plasmócitos. Os nódulos formados por larvas L_4 histotrópicas, principalmente no intestino grosso, têm 0,5 a 3 cm de diâmetro e contém um núcleo central caseoso ou mineralizado, circundado por um fino estroma fibroso encapsulado. Microscopicamente, notam-se nematódeos e seus restos teciduais em massa de material necrosado, no qual predominam os eosinófilos. As células gigantes e os macrófagos podem circundar o material necrosado. Nódulos semelhantes podem ser vistos no fígado, no pulmão, no mesentério e nos linfonodos mesentéricos. Aqueles que atingem as camadas mais profundas do intestino se projetam da superfície serosa ("intestino bolhoso") e podem causar aderência a alças intestinais adjacentes ou a outros órgãos e, raramente, podem ocasionar intussuscepção ou peritonite. No entanto, na maioria dos casos os nódulos são achados acidentais na necropsia. É provável que sejam respostas a L_4 histotrópicas em hospedeiros sensibilizados por L_3 ou o resultado de uma infecção prévia. Os nódulos ocasionados por L_3 histotrópicas consistem em pequenas concentrações de exsudato supurativo que se tornam focos menores de inflamação granulomatosa, após a saída das larvas.

Epidemiologia. Nas regiões tropicais e subtropicais, *O. columbianum* é especialmente importante em ovinos. A longa sobrevida de L_4 nos nódulos da parede intestinal e a carência de imunidade efetiva tornaram difícil o controle, até o advento de anti-helmínticos efetivos.

Tratamento. O tratamento com anti-helmínticos de amplo espectro (benzimidazóis, levamisol e avermectina/milbemicina) é altamente efetivo.

Controle. Uma combinação de administração estratégica de anti-helmíntico e manejo da pastagem, como empregada no controle de outros nematódeos, também auxilia no controle de *O. columbianum*.

Nota. As espécies mais patogênicas para ovinos são encontradas nas regiões subtropicais e tropicais e estão associadas com a formação de nódulos no intestino.

Oesophagostomum venulosum

Sinônimo. *Oesophagostomum virginimembrum*.

Nome comum. Verme do intestino grosso.

Local de predileção. Intestino grosso.

Filo. Nematoda.

Classe. Secernentea.

Superfamília. Strongyloidea.

Descrição macroscópica. Os vermes adultos são delgados; os machos medem 11 a 16 mm e as fêmeas, 13 a 24 mm de comprimento (ver Figura 1.41).

Descrição microscópica. A cabeça possui cápsula bucal rasa, com coroa lamelar externa com 18 elementos. A coroa externa encontra-se comprimida, de modo que há apenas uma estreita abertura na cápsula bucal. Não há asas cervicais laterais e as papilas cervicais são posteriores ao esôfago. Ao redor da parte anterior do esôfago há uma vesícula cefálica cuticular inflada (ver Figura 1.42). Esta vesícula termina em um sulco cervical, que é seguida, em algumas espécies, por amplas asas cervicais. Em machos, a bolsa é bem desenvolvida. O ovo é uma ampla elipse regular de tamanho médio (85-120 × 45-60 μm), com casca fina incolor e lisa e parede em formato de barril; contém 16 a 32 blastômeros, quando excretado nas fezes. As larvas L_3 possuem longas caudas filamentosas, 32 células intestinais e cabeça arredondada.

Hospedeiros. Ovinos, caprinos, veados, camelos.

Distribuição geográfica. Cosmopolita.

Patogênese. Geralmente não é considerado patogênico.

Sinais clínicos. A infecção não está associada com sinais clínicos.

Diagnóstico. Em geral, o diagnóstico de infecção por nematódeos gastrintestinais baseia-se nos sinais clínicos, no histórico de pastejo, nos achados pós-morte e na contagem de ovos nas fezes. A contagem de ovos de vermes nas fezes não é relevante porque é difícil diferenciar ovos de *O. venulosum* de outros ovos de estrongílideos. Para a precisa diferenciação deve-se realizar cultura de larvas.

Patologia. *Oesophagostomum venulosum* raramente produz quantidade relevante de nódulos (diferentemente do que acontece na infecção por *O. columbianum*); quando isto acontece os nódulos são pequenos e se limitam, principalmente, ao ceco e ao cólon.

Epidemiologia. A epidemiologia básica de *O. venulosum* é semelhante àquela de outras infecções causadas por tricostrongilídeos em ovinos; detalhes adicionais sobre o ciclo evolutivo e a epidemiologia são mencionados nos Capítulos 1 e 6. Em regiões de clima temperado, há evidência de que *O. venulosum* sofre hipobiose no estágio de L_4, em ovinos, durante o outono e o inverno e que este é o principal modo de sobrevida desta espécie até a primavera seguinte. Também, esta espécie é capaz de sobreviver na pastagem como L_3, durante o inverno.

Tratamento e controle. Semelhantes aos mencionados para *O. columbianum*.

Nota. *Oesophagostomum virginimembrum* é específico de dromedários, mas é considerado um sinônimo de *O. venulosum*.

Há relato de outras espécies de *Oesophagostomum* em ovinos e caprinos. Pouco se sabe sobre sua patogênese e, geralmente, não se indica tratamento.

Oesophagostomum multifoliatum

Nome comum. Verme nodular.

Local de predileção. Intestino grosso.

Filo. Nematoda.

Classe. Secernentea.

Superfamília. Strongyloidea.

Hospedeiros. Ovinos, caprinos.

Distribuição geográfica. África Oriental.

Oesophagostomum asperum

Nome comum. Verme nodular.

Local de predileção. Intestino grosso.

Filo. Nematoda.

Classe. Secernentea.

Superfamília. Strongyloidea.

Hospedeiros. Ovinos, caprinos.

Distribuição geográfica. Ásia, América Central.

Chabertia ovina

Nome comum. Verme intestinal de boca grande.

Local de predileção. Intestino grosso.

Filo. Nematoda.

Classe. Secernentea.

Superfamília. Strongyloidea.

Descrição macroscópica. Os vermes adultos medem 1,3 a 2,0 cm de comprimento e são os maiores nematódeos encontrados no cólon de ruminantes. São brancos e robustos, com extremidade anterior marcadamente truncada e dilatada devido à cápsula bucal muito grande (ver Figura 1.40).

Descrição microscópica. A imensa cápsula bucal, em forma de sino, possui uma fileira dupla de pequenas papilas ao redor da borda. Não há dente. Possui um sulco cervical ventral raso e anterior a ele uma vesícula cefálica ligeiramente inflada. No macho, a bolsa é bem desenvolvida e as espículas medem 1,3 a 1,7 mm de comprimento, com gubernáculo. Na fêmea, a vulva se abre a cerca de 0,4 mm da extremidade posterior. O ovo é uma ampla elipse regular de tamanho médio (90-100 × 45-55 μm), com casca fina, lisa, na forma de polos ligeiramente achatados (ver Figura 4.3). Possui 16 a 32 blastômeros. As larvas infectantes apresentam cabeça arredondada, 32 células intestinais e uma longa cauda filamentosa; medem cerca de 730 μm (ver Figura 4.14).

Hospedeiros. Ovinos e caprinos; ocasionalmente, veados, bovinos e outros ruminantes.

Distribuição geográfica. Cosmopolita, com maior prevalência em regiões de clima temperado.

Patogênese. *Chabertia ovina* está presente, geralmente em baixa quantidade, na maioria dos ovinos e caprinos. Contribui para a ocorrência da síndrome gastrenterite parasitária (GEP) e apenas ocasionalmente encontra-se em número suficiente para, por si só, causar doença clínica. O principal efeito patogênico é provocado por larvas L_3 e por vermes adultos maduros; estes se fixam na mucosa do cólon por meio de suas cápsulas bucais e, então, se alimentam ingerindo grandes tampões teciduais, resultando em hemorragia local e perda de proteínas pela mucosa lesionada. Uma carga ao redor de 300 vermes é considerada patogênica; nos surtos graves os efeitos se tornam evidentes no final do período pré-patente. A parede do cólon se torna edematosa e espessa, com pequenas hemorragias nos locais de fixação do verme.

Sinais clínicos. Em geral, as infecções moderadas são assintomáticas. Nas infecções graves, o sinal clínico mais comum é diarreia, com fezes que podem conter sangue e muco e nas quais é possível encontrar os vermes. Os ovinos desenvolvem anemia e hipoalbuminemia, podendo manifestar perda de peso relevante.

Diagnóstico. Como muito dos efeitos patogênicos ocorrem no período pré-patente, a contagem de ovos nas fezes pode ser muito baixa. No entanto, durante a fase de diarreia, os vermes podem ser expelidos e são facilmente reconhecidos. Na necropsia, o diagnóstico geralmente baseia-se nas lesões, uma vez que a carga de vermes pode ser insignificante após sua excreção nas fezes; contudo, em alguns casos pode-se notar vermes fixados na mucosa do cólon.

Patologia. Verificam-se hemorragias petequiais na mucosa do cólon, causadas por vermes imaturos; no lúmen intestinal são encontrados vermes imaturos e vermes adultos.

Epidemiologia. Em regiões de clima temperado, L_3 é capaz de sobreviver no inverno. Também, durante o inverno, o parasita pode permanecer no hospedeiro como L_4 hipobiótica na parede intestinal, emergindo no final do inverno e no início da primavera. Embora haja relatos de surtos de chabertiose em ovinos e caprinos, na Europa, a doença é mais importante nos períodos de chuva, no inverno, em regiões da Australásia e da África do Sul.

Tratamento. O tratamento com anti-helmínticos de amplo espectro (benzimidazóis, levamisol e avermectina/milbemicina) é altamente efetivo.

Controle. Semelhante ao mencionado para outros nematódeos estrongilídeos intestinais.

Skrjabinema ovis

Sinônimo. *Oxyuris ovis*.

Nome comum. Oxiúro.

Locais de predileção. Ceco, cólon.

Filo. Nematoda.

Classe. Secernentea.

Superfamília. Oxyuroidea.

Descrição macroscópica. Vermes pequenos, com até 7 mm de comprimento; os machos medem 3 mm e as fêmeas, 6 a 7 mm. Possuem três grandes lábios complexos e três lábios pequenos intermediários. O esôfago é cilíndrico e termina em um grande bulbo esférico.

Descrição microscópica. Os vermes machos apresentam uma única espícula. A cauda é abruptamente arredondada, com uma expansão cuticular sustentada por dois pares de projeções. Os ovos são assimetricamente achatados, larvados e medem 55-60 × 32-35 μm.

Hospedeiros. Ovinos, caprinos.

Distribuição geográfica. Cosmopolita.

Patogênese. Os oxiúros podem provocar distúrbios patológicos irrelevantes.

Sinais clínicos. Estes oxiúros raramente têm sido incriminados como causa de doença e, em geral, são identificados apenas durante a necropsia.

Diagnóstico. Identificação dos vermes no exame pós-morte ou de ovos larvados nas fezes.

Patologia. Nenhuma patologia associada.

Epidemiologia. A infecção ocorre por meio de ingestão ou durante o ato de fuçar ou de lamber, ou mediante a ingestão de ovos larvados presentes na pastagem, no feno ou na cama.

Tratamento. Geralmente não é necessário.

Controle. Não é necessário.

Skrjabinema alata

Nome comum. Oxiúro.

Locais de predileção. Ceco, cólon.

Filo. Nematoda.

Classe. Secernentea.

Superfamília. Oxyuroidea.

Hospedeiros. Ovinos.

Distribuição geográfica. África do Sul.

Skrjabinema caprae

Nome comum. Oxiúro.

Locais de predileção. Ceco, cólon.

Filo. Nematoda.

Classe. Secernentea.

Superfamília. Oxyuroidea.

Hospedeiros. Caprinos.

Distribuição geográfica. EUA, México.

Outros detalhes sobre estas duas espécies são praticamente semelhantes àqueles mencionados para *Skrjabinema ovis*.

Trichuris ovis

Sinônimo. *Trichocephalus ovis*.

Nome comum. Oxiúro.

Local de predileção. Intestino grosso.

Filo. Nematoda.

Classe. Secernentea.

Superfamília. Trichuroidea.

Descrição macroscópica. Os adultos são vermes longos brancos; os machos medem 5 a 8 cm e as fêmeas, 3,5 a 7 cm de comprimento, com uma ampla extremidade espessa posterior que se afina rapidamente em uma longa extremidade anterior filamentosa que, tipicamente, se incrusta na mucosa.

Descrição microscópica. A cauda do macho é enrolada e possui uma única espícula em uma bainha protraível. A bainha contém uma tumefação oblonga a curta distância de sua extremidade distal e encontra-se recoberta com minúsculos espinhos, cujos tamanhos diminuem em direção à extremidade distal. A cauda da fêmea é apenas curvada. Os ovos característicos apresentam formato de limão, com casca espessa lisa e um tampão (opérculo) polar proeminente em ambas as extremidades (ver Figura 4.3). Nas fezes, estes ovos se apresentam amarelos ou marrons, medem cerca de 70-80 × 30-42 μm e, quando excretados, contêm um embrião não segmentado.

Hospedeiros. Ovinos e caprinos; ocasionalmente, bovinos e outros ruminantes.

Distribuição geográfica. Cosmopolita.

Patogênese. A maior parte das infecções é discreta e assintomática. Às vezes, quando há grande quantidade de vermes eles causam colite hemorrágica e/ou inflamação diftérica da mucosa do ceco. Isto se deve à localização subepitelial e ao movimento contínuo da extremidade anterior do nematoide à medida que procura por sangue e líquido.

Sinais clínicos. Apesar do fato de que os ruminantes apresentam alta prevalência de infecções brandas, a importância clínica deste gênero, em especial nos ruminantes, geralmente é irrelevante, embora haja relatos de surtos isolados.

Diagnóstico. Como os sinais clínicos não são patognomônicos, o diagnóstico pode depender do achado de muitos ovos de *Trichuris* em formato de limão, nas fezes. Com frequência, a produção de ovos é baixa nas infecções causadas por *Trichuris*. No entanto, como os sinais clínicos podem ocorrer durante o período pré-patente, o diagnóstico em animais destinados ao consumo humano pode depender de necropsia.

Patologia. Nas infecções graves pode ocorrer tiflite muco-hemorrágica.

Epidemiologia. A característica mais importante é a longevidade dos ovos, os quais podem sobreviver por 3 a 4 anos. Nas pastagens, isto é menos provável, uma vez que os ovos tendem a ser removidos do solo.

Tratamento. Em ruminantes, preparações injetáveis de benzimidazóis, avermectina/milbemicina ou levamisol são muito efetivas contra *Trichuris* adultos, porém a eficácia é menor contra os estágios larvários.

Controle. Em ruminantes, raramente há necessidade de profilaxia.

Notas. Geralmente os vermes adultos são encontrados no ceco, porém apenas ocasionalmente estão presentes em quantidade suficiente para ser clinicamente relevante.

Outras espécies de *Trichuris* são menos comumente encontradas em ovinos e caprinos.

Trichuris skrjabini

Local de predileção. Intestino grosso.

Filo. Nematoda.

Classe. Secernentea.

Superfamília. Trichuroidea.

Distribuição geográfica. Europa, Ásia, EUA.

Trichuris discolor

Local de predileção. Intestino grosso.

Filo. Nematoda.

Classe. Secernentea.

Superfamília. Trichuroidea.

Distribuição geográfica. Europa, Ásia, EUA.

Detalhes destas duas espécies são praticamente semelhantes àqueles mencionados para *Trichuris ovis.*

Eimeria crandallis

Locais de predileção. Intestinos delgado e grosso.

Filo. Apicomplexa.

Classe. Conoidasida.

Família. Eimeriidae.

Hospedeiros. Ovinos.

Descrição. Os oocistos são subesféricos a amplamente elipsoidais, medem 17-23 × 17-22 µm (em média, 21,9 × 19,4 µm), com um micrópilo, que pode ser distinto ou não, e um capuz micropilar (Figura 9.33; ver também Figura 4.34). Pode haver um ou mais grânulos polares e não há resíduo. Os esporocistos são amplamente ovoides, medindo 8-13 × 6-9 µm. Não há corpúsculo de Stieda, porém pode haver resíduo. Os esporozoítas situam-se transversalmente nas extremidades dos esporocistos e apresentam um ou dois glóbulos claros. Os merontes de primeira geração maduros têm 250 µm de diâmetro e são visíveis a olho nu como manchas puntiformes brancas, mais frequentemente na parte inferior do jejuno. Contêm, em média, 253.000 merozoítas de primeira geração que medem 10 × 1, 7 µm.

Ciclo evolutivo. Os merontes de primeira geração surgem 3 dias após a infecção e tornam-se maduros em 10 dias. Os merontes de segunda geração surgem 10 a 12 dias após a infecção, no citoplasma de células epiteliais do intestino delgado e do ceco. A maior parte deles instala-se na base das criptas e contém cinco a nove merozoítas. Progametócitos surgem nos núcleos das células epiteliais das criptas e das vilosidades de jejuno, íleo e ceco, 11 a 16 dias após a infecção. Os progametócitos se multiplicam sincronicamente. Ao redor do 16º dia os progametócitos das vilosidades amadurecem em gametócitos e aumentam de volume e se deslocam no citoplasma acima do núcleo, onde se diferenciam em macrogametócitos e microgametócitos. Os progametócitos das criptas amadurecem a partir do 18º dia. O período pré-patente é de 13 a 20 dias e o tempo de esporulação varia de 1 a 3 dias.

Distribuição geográfica. Cosmopolita.

Patogênese. As lesões patogênicas são constatadas principalmente no íleo, no ceco e no cólon, onde ocorre gametogonia de *E. crandallis.* Grande quantidade de gametócitos causa edema e hemorragia local; a atrofia de vilosidade pode ser uma sequela, resultando em má absorção. A infecção é particularmente um problema em cordeiros muito jovens, especialmente quando a condição imune é deficiente ou quando são privados de colostro. Infecções brandas induzem imunidade muito potente.

Patologia. Em cordeiros gravemente infectados, ao redor de 10 dias após a infecção nota-se que a mucosa se torna esbranquiçada devido às massas de merontes de primeira geração e isto é aparente através da serosa (Figura 9.34). A partir do surgimento de diarreia verificam-se hiperemia e espessamento da parede do intestino delgado, aumentando de gravidade em direção ao ceco. Gametócitos são vistos em raspados destes locais. Nas infecções graves, o ceco e o cólon podem ser afetados de modo semelhante. No exame histológico nota-se infiltrado de leucócitos, com perda do epitélio de vilosidades associada com merontes de primeira e de segunda gerações no intestino delgado. Como consequência, ocorre atrofia de vilosidades e o epitélio da cripta também é acometido, resultando em perda destas estruturas (Figura 9.35). A partir de 11 dias após a infecção podem-se detectar progametócitos nos intestinos delgado e grosso. Criptas infectadas apresentam hiperplasia, com grandes enterócitos basofílicos e baixa quantidade de células caliciformes. Lesão à mucosa e desprendimento epitelial podem acarretar a presença de "cilindros" intestinais nas fezes (Figura 9.36).

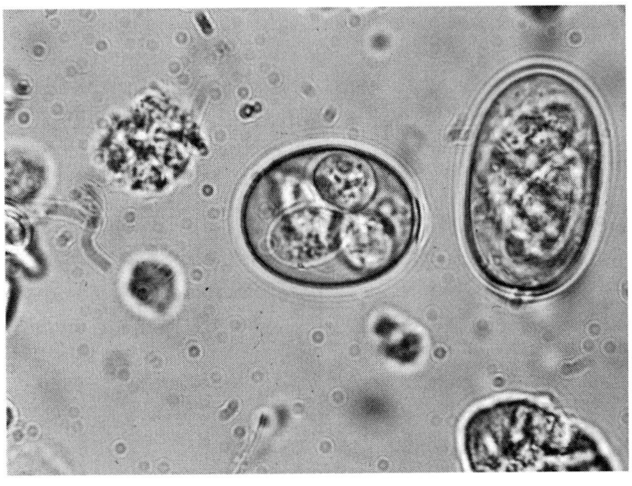

Figura 9.33 Oocisto de *Eimeria crandallis*: ovino. (Esta figura encontra-se reproduzida em cores no Encarte.)

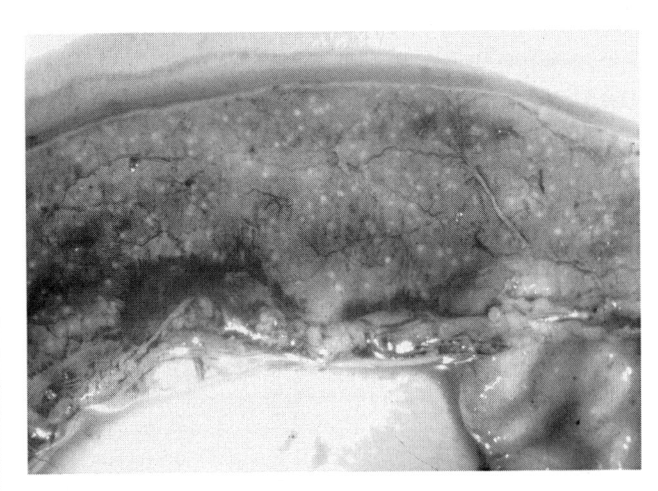

Figura 9.34 Corte de intestino delgado com muitos merontes de primeira geração de *Eimeria crandallis*, vistos por toda a superfície serosa. (Esta figura encontra-se reproduzida em cores no Encarte.)

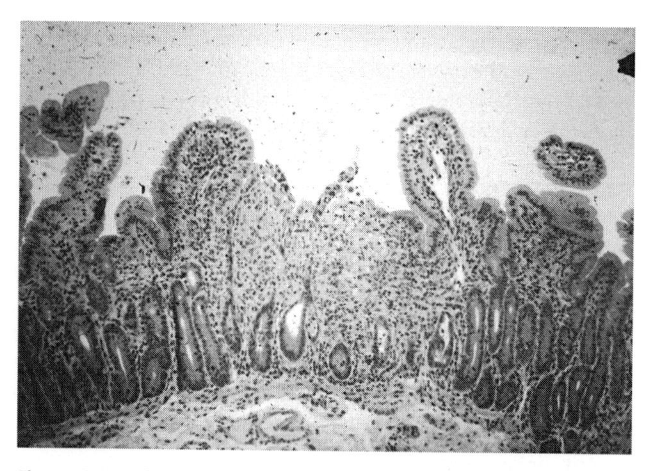

Figura 9.35 Infecção da mucosa intestinal causada por *Eimeria crandallis*, mostrando resposta inflamatória e atrofia de vilosidades. (Esta figura encontra-se reproduzida em cores no Encarte.)

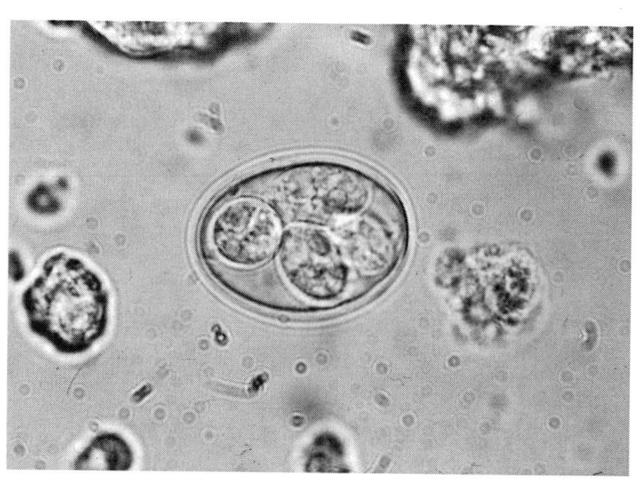

Figura 9.37 Oocisto de *Eimeria ovinoidalis*: ovino. (Esta figura encontra-se reproduzida em cores no Encarte.)

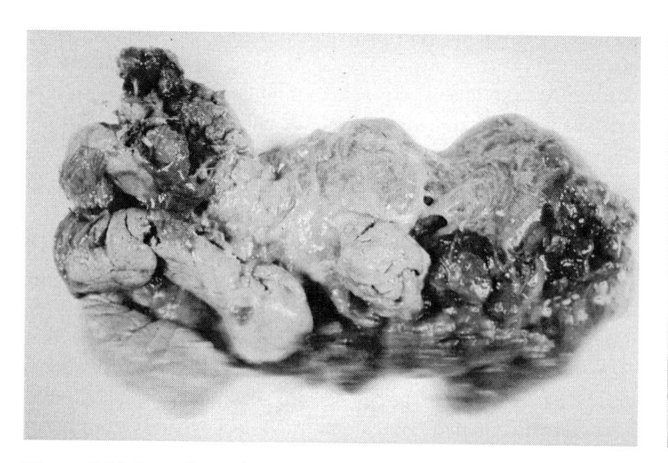

Figura 9.36 Fezes de cordeiros contendo muco e fragmentos de mucosa desprendida. (Esta figura encontra-se reproduzida em cores no Encarte.)

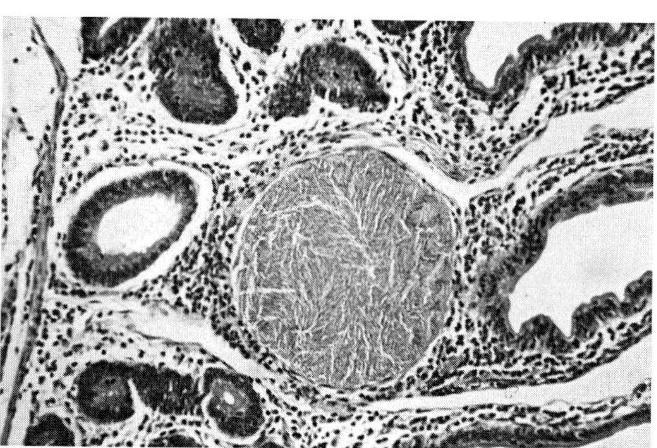

Figura 9.38 Meronte de primeira geração ("gigante") de *Eimeria ovinoidalis*. Cada meronte contém milhares de merozoítas. (Esta figura encontra-se reproduzida em cores no Encarte.)

Eimeria ovinoidalis

Locais de predileção. Intestinos delgado e grosso.

Filo. Apicomplexa.

Classe. Conoidasida.

Família. Eimeriidae.

Hospedeiros. Ovinos.

Descrição. Os oocistos são elipsoidais, incolores a amarelo-claros, medindo 17-30 × 14 a 19 μm (em média, 19 × 13 μm). Possuem um micrópilo imperceptível, sem capuz micropilar (Figura 9.37; ver, também, Figura 4.34). Têm dois ou mais grânulos polares e não há resíduo. Os esporocistos são ovoides e alongados, com 10-14 × 4-8 μm. Cada um tem um corpúsculo de Stieda e um resíduo. Os esporozoítas são alongados, medindo 11-14 × 2-4 μm, e situam-se, longitudinalmente, da cabeça à cauda, nos esporocistos. Cada um apresenta um glóbulo grande e um glóbulo pequeno. Ao redor de 10 dias os merontes de primeira geração têm, em média, 290 μm de diâmetro e contêm muitos milhares de merozoítas (Figura 9.38). Os merontes de segunda geração amadurecem em cerca de 10 a 11 dias e seu diâmetro médio é de 12 μm e cada um possui, em média, 24 merozoítas. Os microgametócitos maduros têm, em média, 15 × 12 μm e contêm muitos microgametócitos organizados perifericamente ao redor de um resíduo central; os macrogametócitos têm, em média, 16 × 12 μm.

Ciclo evolutivo. Após a ingestão de oocistos esporulados, oito esporozoítas emergem de cada oocisto, no intestino delgado, e penetram nas células da mucosa intestinal. Os parasitas sofrem pelo menos uma multiplicação assexuada na mucosa, originando merozoítas no interior dos merontes. Os merontes de primeira geração são muito grandes (100 a 300 μm) e podem ser vistos a olho nu como manchas puntiformes brancas na mucosa. Estes amadurecem na lâmina própria do intestino delgado 9 dias após a infecção e produzem uma segunda geração de merontes, muito menores do que aqueles de primeira geração. Os merontes de segunda geração instalam-se nas células epiteliais que revestem as criptas do intestino grosso, amadurecendo 10 a 11 dias após a infecção. A partir desta última geração de merontes, emergem merozoítas que produzem as formas sexuadas (gametócitos) que, por sua vez, formam oocistos que são excretados nas fezes. Uma vez no ambiente externo, os oocistos esporulam, ou seja, sofrem duas divisões para produzir quatro esporocistos, cada um contendo dois esporozoítas. Apenas os oocistos esporulados são infectantes. Caso ingeridos por um hospedeiro suscetível, os esporozoítas emergem e iniciam novamente o ciclo. O período pré-patente é de 12 a 15 dias e o período patente, de 7 a 28 dias. O tempo de esporulação varia de 1 a 3 dias.

Distribuição geográfica. Cosmopolita.

Patogênese. As lesões patogênicas localizam-se principalmente no ceco e no cólon, onde ocorrem merogonia de segundo estágio e gametogonia de *E. ovinoidalis*. Hemorragias petequiais surgem no intestino delgado 3 a 7 dias após a infecção. O intestino delgado pode se tornar espessado e inflamado. Os merontes de primeira geração, gigantes, que se formam na mucosa do intestino delgado 10 dias após a infecção provocam infiltração de leucócitos e macrófagos, hiperplasia de cripta e perda de epitélio. Há extensa hemorragia na parte posterior do intestino delgado de cordeiros gravemente acometidos, 15 dias após a infecção. O ceco e a parte superior do intestino delgado se apresentam espessados e edematosos e tornam-se hemorrágicos ao redor do 19º dia. Os gametócitos resultam na perda de cripta e de epitélio da superfície, com desnudação da mucosa. As lesões ocasionam hemorragia e edema local e, como sequela, ocorre atrofia de vilosidades, resultando em má absorção.

Patologia. No exame pós-morte, geralmente nota-se ceco inflamado, vazio e contraído, com parede espessa hiperêmica e edematosa. Em alguns casos, a mucosa pode apresentar hemorragia. Outras lesões são mais específicas, mas geralmente não associadas com sinais clínicos.

Sinais clínicos. Nas infecções causadas por ambas, *E. crandallis* e *E. ovinoidalis*, os sinais clínicos são semelhantes. O primeiro sinal de que pode haver coccidiose no rebanho é que os cordeiros podem não estar se desenvolvendo como o esperado. Muitos cordeiros podem apresentar abdome retraído e velo aberto; alguns apresentam sujidades fecais nos quartos posteriores em razão da diarreia (ver Figura 9.9). Os cordeiros praticamente deixam de se alimentar e tornam-se fracos e definhados. À medida que a doença progride, alguns cordeiros manifestam diarreia aquosa profusa e, com frequência, as fezes contêm estrias de sangue. Caso o animal não seja tratado, a diarreia pode persistir e, por fim, ele morre por desidratação.

Diagnóstico. O diagnóstico baseia-se no histórico de manejo, na idade dos cordeiros, nas lesões pós-morte, no exame de fezes para pesquisa de oocistos e na identificação dos oocistos. Pode haver grande quantidade de oocistos tanto em cordeiros sadios quanto em doentes, de modo que é sempre aconselhável a realização de necropsia.

Epidemiologia. Em rebanhos com estação de partos na primavera, na Europa Ocidental, as infecções de cordeiros se devem aos oocistos que sobreviveram ao inverno e àqueles produzidos pelos cordeiros nascidos anteriormente. Em geral, os cordeiros são infectados entre 4 e 8 semanas de idade, com taxa máxima de infecções ao redor da 6ª semana. Os surtos relatados ocorreram onde ovelhas e cordeiros eram alojados em condições insalubres ou criados em sistema de pastejo intensivo. O fornecimento de concentrado em cochos permanentes, ao redor dos quais ocorreu contaminação intensa com oocistos, também pode ser um fator desencadeante. Nos EUA, verifica-se coccidiose quando cordeiros mais velhos são confinados em piquetes, após o desmame.

Tratamento e controle. Decoquinato, diclazurila e toltrazurila são os medicamentos geralmente utilizados na prevenção e no tratamento destas infecções. Monensina e amprólio também foram utilizados em alguns países, na prevenção de coccidiose, mas seu uso diminuiu. Muitas sulfonamidas, como sulfadinamina, sulfametoxipiridiazina, sulfadiazina, sulfadoxina e sulfatroxazol, foram utilizadas no tratamento de animais infectados, mas em muitos países não são mais aprovadas para o tratamento de infecções por coccídios em ruminantes. Todos os animais de um grupo devem ser tratados; os animais desidratados podem necessitar reidratação oral ou intravenosa. Quando há sintomas inespecíficos de perda de peso ou definhamento é importante investigar todas as causas potenciais e buscar por confirmação laboratorial da infecção. Boas práticas de manejo e higiene, com mudanças regulares de cochos de alimento e de água, prevenção de aglomerados e estresse, cuidados com as crias, alimentação de mães antes do parto e emprego de *creep feeding* reduzem a ocorrência da infecção. Detalhes adicionais sobre o controle são mencionados na seção Coccídios de ovinos.

Eimeria ninakohlyakimovae

Locais de predileção. Intestinos delgado e grosso.

Filo. Apicomplexa.

Classe. Conoidasida.

Família. Eimeriidae.

Hospedeiros. Caprinos.

Descrição. Os oocistos, de parede fina e incolores, são elipsoidais e medem 20-22 × 14-16 μm (em média, 20,7 × 14,8 μm); não possuem micrópilo e capuz micropilar, tampouco resíduo de oocisto (Figura 9.39; ver também Figura 4.35). Os esporocistos são ovoides, medem 9-15 × 4-10 μm, e cada um contém um corpúsculo de Stieda e resíduo de esporocistos. Os esporozoítas são alongados e situam-se, longitudinalmente, da cabeça à cauda, nos esporocistos, e cada apresenta dois glóbulos claros.

Ciclo evolutivo. Merontes, gametócitos e oocistos situam-se nas células epiteliais do íleo, do ceco e da parte superior do intestino grosso. O período pré-patente varia de 10 a 13 dias. O tempo de esporulação é de 1 a 4 dias.

Distribuição geográfica. Cosmopolita.

Patogênese. Semelhante àquela de *E. ovinoidalis*, em ovinos.

Eimeria caprina

Local de predileção. Intestinos delgado e grosso.

Filo. Apicomplexa.

Classe. Conoidasida.

Família. Eimeriidae.

Hospedeiros. Caprinos.

Descrição. Os oocistos são elipsoidais ou ligeiramente ovoides, marrom-escuros a amarelo-amarronzados, medem 27-40 × 19-26 μm e a parede é lisa. Possui um micrópilo, mas sem tampão micropilar ou resíduo de oocisto (Figura 9.40; ver também Figura 4.35).

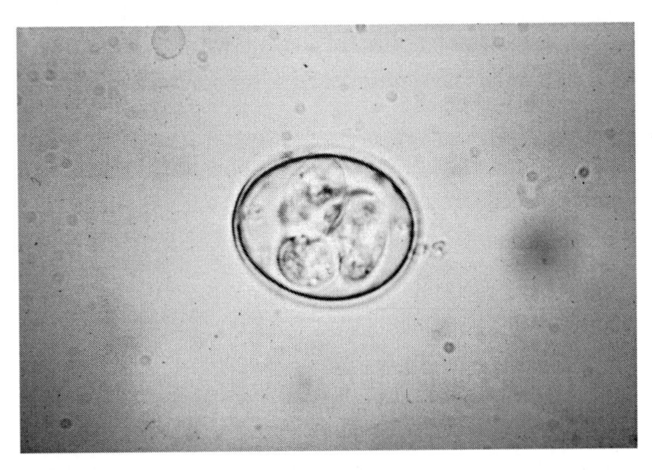

Figura 9.39 Oocisto de *Eimeria ninakohlyakimovae*: caprino. (Esta figura encontra-se reproduzida em cores no Encarte.)

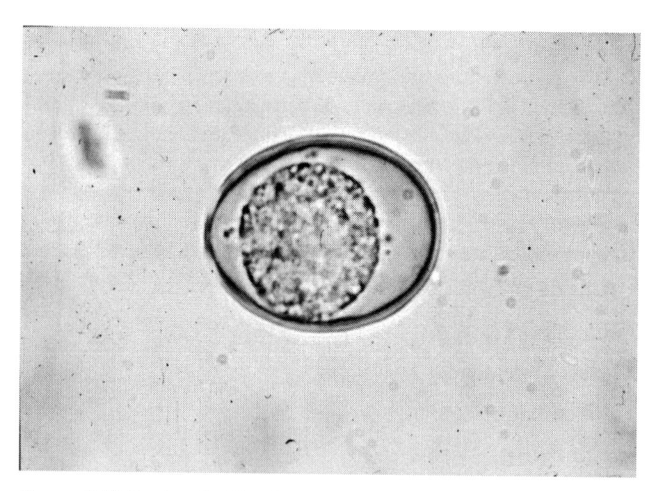

Figura 9.40 Oocisto de *Eimeria caprina*: caprino. (Esta figura encontra-se reproduzida em cores no Encarte.)

Contêm um ou mais grânulos polares. Os esporocistos são ovoides e alongados, medem 13-17 × 7-10 μm e possuem um pequeno corpúsculo de Stieda e resíduo. Os esporozoítas são alongados, situam-se, longitudinalmente, da cabeça à cauda, nos esporocistos, e geralmente têm um grande glóbulo claro na extremidade maior e um pequeno na extremidade menor.

Ciclo evolutivo. Detalhes do ciclo evolutivo não são conhecidos. O período pré-patente é de 17 a 20 dias e o período patente, de 3 a 6 dias. O tempo de esporulação varia de 2 a 3 dias.

Distribuição geográfica. Cosmopolita.

Patogênese. Esta espécie é considerada patogênica, mas as lesões e a patologia não foram descritas em detalhes.

Sinais clínicos. Em geral, os sinais clínicos das infecções causadas por *E. ninakohlyakimovae* e *E. caprina* são semelhantes. A infecção ocasiona inapetência, definhamento e diarreia profusa e, com frequência, as fezes apresentam estrias de sangue. Caso não tratados, os animais podem permanecer com diarreia e, por fim, morrer em decorrência de desidratação.

Protozoários flagelados

O ciclo evolutivo dos protozoários flagelados é semelhante em todas as espécies encontradas em ovinos e caprinos. As trofozoítas se reproduzem por divisão binária longitudinal. Não se conhece estágio sexuado e não há cistos. Acredita-se que a transmissão ocorra após a ingestão de trofozoítas presentes nas fezes. Nenhum deles é considerado patogênico e geralmente são apenas identificados em esfregaços de intestino grosso obtido de carcaças frescas.

Retortamonas ovis

Local de predileção. Intestino grosso.

Filo. Fornicata.

Classe. Retortamonadea.

Família. Retortamonadorididae.

Hospedeiros. Ovinos, bovinos.

Descrição. As trofozoítas são piriformes e têm, em média, 5,2 × 3,4 μm. Possuem um grande citóstoma próximo à extremidade anterior, contendo uma fibrila citostomal que se estende por toda a extremidade anterior e, posteriormente, ao longo de cada lado. Um flagelo anterior e um flagelo *trailing* posterior emergem do sulco citostomal. Os cistos são piriformes e ovoides, contêm um ou dois núcleos e retêm a fibrila citostomal.

Distribuição geográfica. Cosmopolita.

Tetratrichomonas ovis

Sinônimos. *Trichomonas ovis, Ditrichomonas ovis.*

Locais de predileção. Ceco, rúmen.

Filo. Parabasalia.

Classe. Zoomastigophorasida.

Família. Trichomonadidae.

Hospedeiros. Ovinos.

Descrição. O corpo é piriforme, mede 6-9 × 4-8 μm (em média, 7 × 6 μm) e os quatros flagelos anteriores têm comprimentos desiguais. Possui um axostilo hialino delgado que se estende por, aproximadamente, 5 μm além do corpo e gradativamente se afina até formar uma ponta. Não há anel cromático no ponto em que o axostilo emerge do corpo. Contém um núcleo anterior e uma pelta proeminente na extremidade anterior. Há uma membrana ondulante saliente que se estende por 75 a 100% do comprimento do corpo e que se continua como um flagelo posterior livre. O dorso é saliente e há muitas séries irregulares de grânulos paracostais e um corpo parabasal ovoide ou em formato de clava (com, aproximadamente, 2 × 1 μm), que possui um corpo intensamente cromofílico e um filamento parabasal.

Distribuição geográfica. Desconhecida.

Entamoeba ovis

Sinônimo. *Entamoeba debliecki.*

Local de predileção. Intestino delgado.

Filo. Amoebozoa.

Classe. Archamoebae.

Família. Entamoebidae.

Descrição. As trofozoítas medem 13-14 × 11-12 μm de diâmetro. Os núcleos contêm um grande endossomo central pálido composto de muitos grânulos, um anel de cromatina periférico e diversos grânulos de tamanhos variáveis ao redor de sua periferia. Os cistos têm 4 a 13 μm de diâmetro e cada um contém um único núcleo, quando maduro, com muitos corpúsculos cromatoides de muitos tamanhos e quantidades e um grânulo de glicogênio citoplasmático.

Hospedeiros. Ovinos, caprinos.

Distribuição geográfica. Cosmopolita.

Patogenicidade. Não patogênica.

Diagnóstico. Identificação de trofozoítas ou de cistos no conteúdo fecal do intestino grosso.

Tratamento e controle. Não há necessidade.

Entamoeba wenyoni

Local de predileção. Intestino delgado.

Filo. Amoebozoa.

Classe. Archamoebae.

Família. Entamoebidae.

Descrição. As trofozoítas medem 12 × 9 μm e apresentam protoplasma granular. Os cistos são esféricos, medindo 7 μm de diâmetro, e contêm oito núcleos.

Hospedeiros. Caprinos, camelos.

Distribuição geográfica. Desconhecida.

Parasitas do sistema respiratório

Mammomonogamus nasicola

Sinônimo. *Syngamus nasicola.*

Locais de predileção. Cavidades nasais.

Filo. Nematoda.

Classe. Secernentea.

Superfamília. Strongyloidea.

Descrição macroscópica. Os vermes são avermelhados com cerca de 1 a 2 cm de comprimento. Os machos medem 4 a 6 mm e as fêmeas, 11 a 23 mm de comprimento; são encontrados em permanente copulação. A cápsula bucal carece de coroa cuticular.

Descrição microscópica. Os ovos são elipsoidais, medem 54 a 98 μm e não contêm opérculo nas extremidades.

Hospedeiros. Ovinos, caprinos, bovinos, veados.

Distribuição geográfica. América Central, América do Sul, região central da África, Ilhas do Caribe.

Patogênese. As infecções graves provocam irritação da mucosa nasal, espirros e secreção nasal.

Sinais clínicos. Em geral, as infecções são assintomáticas, mas os animais acometidos podem espirrar e apresentar secreção nasal.

Diagnóstico. Baseia-se nos sinais clínicos e na detecção de ovos nas fezes ou de vermes adultos no exame pós-morte.

Patologia. Não descrita.

Epidemiologia. Desconhecida.

Tratamento. Não há relato de tratamento efetivo. É provável que os benzimidazóis e as lactonas macrocíclicas sejam efetivos.

Controle. Não há relato de qualquer medida de prevenção ou controle.

Nota. Este gênero, estreitamente relacionado a *Syngamus,* parasita as vias respiratórias de mamíferos. Há relato de infecção humana, que causa uma síndrome laringofaringiana.

Mammomonogamus laryngeus

Sinônimo. *Syngamus laryngeus.*

Nome comum. Singamídeo.

Local de predileção. Laringe.

Filo. Nematoda.

Classe. Secernentea.

Superfamília. Strongyloidea.

Descrição macroscópica. Os vermes são avermelhados e medem cerca de 1 a 2 cm de comprimento. As fêmeas e os machos se encontram em cópula permanente. A cápsula bucal carece de coroa cuticular.

Descrição microscópica. Os ovos são elipsoidais, medem 42-45 × 75-85 μm e não possuem opérculo em nenhuma das extremidades.

Hospedeiros. Bovinos, búfalos, caprinos, ovinos, veados e, raramente, humanos.

Distribuição geográfica. Ásia, região central da África, América do Sul e Ilhas do Caribe.

Para mais detalhes sobre esta espécie, ver Capítulo 8.

Oestrus ovis

Nome comum. Larva nasal de ovinos.

Locais de predileção. Vias nasais.

Classe. Insecta.

Ordem. Diptera.

Família. Oestridae.

Descrição de adultos. Moscas cinza-amarronzadas com cerca de 12 mm de comprimento; possuem pequenas manchas negras no abdome e são recobertas de pelos marrons curtos (Figura 9.41; ver também Figura 3.44). A cabeça é grande, os olhos pequenos; a fronte, o escutelo e a face dorsal do tórax contêm pequenas protuberâncias semelhantes a verrugas. Os segmentos das antenas são pequenos e possuem arestas. As partes bucais se resumem a pequenas protuberâncias.

Descrição das larvas. Nas vias nasais, as larvas maduras têm cerca de 30 mm de comprimento, são amarelo-claras e sua parte anterior é afinada. Cada segmento tem uma faixa transversal escura no dorso. Possuem grandes ganchos bucais negros, conectados a um esqueleto cefalofaringiano interno. A superfície ventral apresenta uma fileira de pequenos espinhos (ver Figura 3.45).

Hospedeiros. Principalmente ovinos e caprinos, mas, também, cabrito montês, camelo e, ocasionalmente, humano.

Distribuição geográfica. Embora originária do Paleártico, atualmente é encontrada em criações de ovinos de todo o mundo; foram disseminadas em ovinos à medida que eram transportados pelo mundo todo.

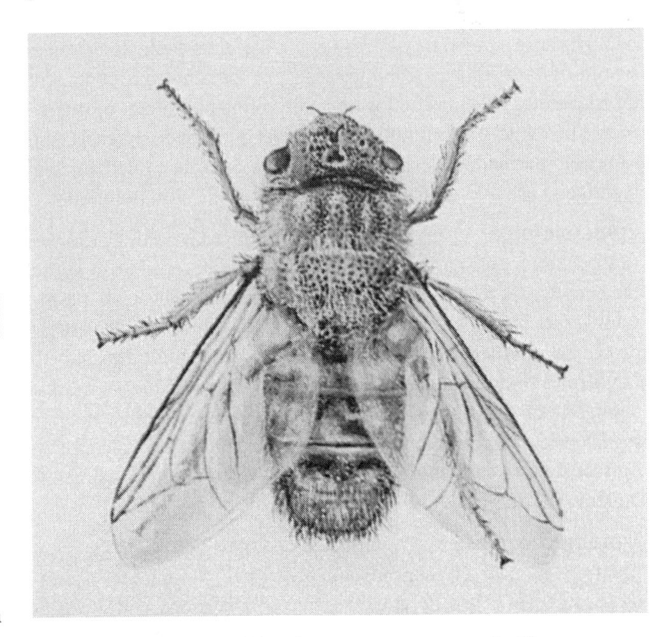

Figura 9.41 *Oestrus ovis.* (Esta figura encontra-se reproduzida em cores no Encarte.)

Patogênese. A maior parte das infecções é discreta, havendo apenas, em média, 2 a 20 larvas no seio frontal dos animais infectados, de cada vez. Os ovinos apresentam secreção nasal e espirros e esfregam o nariz em objetos fixos. Nas raras infecções graves ocorre definhamento e os ovinos podem andar em círculo e manifestar cambaleio, sendo estes sintomas denominados "falsa cenurose". Caso a larva morra no seio frontal pode haver invasão bacteriana secundária, com envolvimento cerebral. Isto pode acontecer porque as larvas se deslocam para o interior de pequenas cavidades e são incapazes de deixá-las quando totalmente desenvolvidas. Ocasionalmente, as larvas podem penetrar nos ossos do crânio e na cavidade cerebral. As larvas, juntamente com o espessamento da mucosa nasal, podem dificultar a respiração. As alterações nos tecidos nasais de ovinos infectados incluem produção de catarro, infiltrado de células inflamatórias e metaplasia escamosa caracterizada pela transformação de epitélio secretor em epitélio escamoso estratificado. Há relato de resposta imune do hospedeiro à infecção por *O. ovis*.

No entanto, os principais efeitos se devem à atividade das moscas adultas. Quando elas se aproximam dos ovinos para depositar as larvas os animais ficam inquietos, batem as patas, se agrupam e pressionam as narinas um no velo do outro e contra o solo. Podem ocorrer muitos ataques de moscas por dia, de modo que o animal interrompe a alimentação e pode não ganhar peso.

Ocasionalmente, *Oestrus* também pode infectar humanos. Em geral, as larvas são depositadas próximo aos olhos, podendo resultar em conjuntivite catarral, ou ao redor dos lábios, causando estomatite. Estas larvas nunca se desenvolvem totalmente.

Sinais clínicos. Secreção nasal, esfregação do nariz, espirros, definhamento, andar em círculo e cambaleio. É comum a ocorrência de infecção bacteriana secundária.

Diagnóstico. Embora os sinais clínicos possam auxiliar no diagnóstico, as infestações por *O. ovis* devem ser diferenciadas de outras condições de sintomas semelhantes. Ocasionalmente, a larva pode ser encontrada no solo, após um episódio intenso de espirros; todavia, com frequência a definição do diagnóstico acontece apenas durante a necropsia.

Patologia. Além da lesão mecânica aos tecidos, a infestação induz marcante reação de hipersensibilidade, com aumento da quantidade de mastócitos e eosinófilos e da produção de IgE no soro sanguíneo. Durante o curso de oestrose ovina o animal pode desenvolver pneumonia intersticial, caracterizada por aumento das contagens de eosinófilos e de mastócitos no parênquima pulmonar, principalmente na região peribronquial. É provável que esta doença seja causada pelo permanente estímulo antigênico durante a infecção, com o antígeno larvário aspirado induzindo sensibilização pulmonar.

Epidemiologia. As moscas adultas são verificadas desde a primavera até o outono; são particularmente ativas durante os meses de verão. No entanto, em regiões de clima quente podem ser ativas até mesmo no inverno. No sul da Europa foram relatados três picos de geração de *O. ovis*, em março-abril, junho-julho e setembro-outubro. No entanto, mais comumente ocorrem duas gerações por ano, com moscas adultas no final da primavera e no final do verão. Geograficamente, a prevalência da infestação tende a ser, principalmente, localizada. As moscas se escondem nos cantos e gretas quentes; no início da manhã podem ser vistas pousadas em paredes e objetos, no sol.

Tratamento. Quando a quantidade de larvas é pequena, o tratamento pode não ser economicamente viável. No entanto, nas infecções graves o uso de closantel, nitroxinila e dos endectocidas ivermectina, doramectina e moxidectina, bem como dos organofosforados triclorfon e diclorvós, é altamente efetivo.

Controle. Quando há necessidade de um procedimento de controle sugere-se aquele descrito por pesquisadores da África do Sul, no qual deve-se realizar o tratamento do rebanho duas vezes ao ano; o primeiro tratamento no início do verão, para eliminar as larvas recentemente adquiridas, e o segundo na metade do inverno, a fim de eliminar quaisquer larvas que sobreviveram. Podem ser utilizados repelentes de moscas, mas até o momento tal medida mostrou eficácia limitada.

Gedoelstia spp.

Local de predileção. Nasofaringe.

Classe. Insecta.

Ordem. Diptera.

Família. Oestridae.

Descrição dos adultos. São moscas grandes e robustas, com até 18 mm de comprimento. A cabeça da mosca adulta é amarelo-avermelhada, com manchas marrom-escuras. O tórax é marrom-ferrugem, com um padrão de linhas negras brilhantes. O abdome é marrom, com grandes manchas laterais negras e uma série de grandes tubérculos com extremidades marcantemente pontudas.

Descrição das larvas. As larvas de terceiro estágio são ovoides, medem até 20 mm de comprimento e podem ser diferenciadas de outros oestrídeos por apresentarem uma fenda vertical nos peritremas posteriores ou uma sutura vertical, caso o espiráculo esteja fechado.

Hospedeiros. Ovinos; ocasionalmente, bovinos, equinos e antílopes.

Distribuição geográfica. Sul da África.

Patogênese. Nos hospedeiros selvagens normais, as larvas parecem provocar discreta lesão patológica, embora haja relato de cambaleio. A infecção se torna de importância veterinária quando os ruminantes domésticos pastejam próximo a hospedeiros selvagens, ou junto com eles. Em ovinos, as larvas geralmente penetram por via ocular ou nasal. Em seguida, elas migram e, por fim, se instalam no cérebro, nos tecidos oculares, nas cavidades nasais ou no coração. É no olho que os sintomas são mais evidentes, ocorrendo glaucoma, extrusão e até mesmo ruptura do globo ocular.

Sinais clínicos. No sul da África, esta mosca oestrídea causa miíase oculovascular, que provoca extrusão do globo ocular em ovinos e, raramente, em bovinos.

Diagnóstico. Ocasionalmente, as larvas de primeiro estágio podem ser notadas na córnea; porém, com frequência a definição do diagnóstico acontece apenas durante a necropsia.

Patologia. Em hospedeiros domésticos são verificadas três formas clínicas principais da infestação: oftálmica, encefálica e cardíaca, caracterizadas por tromboendoflebite e tromboendocardite, com encefalomalacia, em decorrência da trombose vascular. Também, pode ocorrer infarto no miocárdio, nos pulmões e nos rins.

Epidemiologia. Nos rebanhos, a taxa de morbidade pode alcançar 30%. Um terço dos animais morre; algumas fazendas abandonam a criação de ovinos, substituindo-os por bovinos, em razão da presença deste parasita.

Tratamento. Os organofosforados, como triclorfon, são efetivos contra as larvas; o tratamento do rebanho reduz a prevalência de cegueira e a taxa de mortalidade. Tem-se utilizado, com sucesso, a aplicação ocular tópica de *spray* de cipermetrina 0,25% com intuito de matar as larvas de primeiro estágio.

Controle. Os rebanhos domésticos podem pastejar com segurança, juntamente com antílopes, durante o inverno, quando as moscas se encontram inativas (junho-agosto). Estes rebanhos devem ser removidos desta área no início da primavera, quando as moscas começam a emergir das pupas devido ao aumento da temperatura ambiente.

Dictyocaulus filaria

Nome comum. Verme pulmonar de ovinos.

Local de predileção. Pulmões.

Filo. Nematoda.

Classe. Secernentea.

Superfamília. Trichostrongyloidea.

Descrição macroscópica. Os vermes são brancos, sendo o intestino visível como uma faixa escura. Os machos medem ao redor de 4 a 8 cm e as fêmeas, 6 a 10 cm de comprimento.

Descrição microscópica. Os ovos medem 112-138 × 69-90 μm e contêm uma larva de primeiro estágio totalmente formada, quando depositados no animal. A larva L_1 se assemelha àquela de *D. viviparus*; no entanto, apresenta uma pequena proeminência cuticular protrusível característica na extremidade anterior (ver Figura 4.12B). A larva mede 550 a 580 μm de comprimento; apresenta cauda romba e as células intestinais contêm muitos grânulos de alimentos escuros.

Hospedeiros. Ovinos, caprinos e alguns ruminantes selvagens.

Distribuição geográfica. Cosmopolita.

Patogênese. Semelhante àquela descrita para *D. viviparus*; a infecção ocasiona bronquite catarral (Figura 9.42). No entanto, como a quantidade de vermes pulmonares nos animais, individualmente, geralmente é baixa, não é comum a disseminação de lesões associadas à infecção, em bovinos.

Sinais clínicos. Os sinais clínicos mais comuns são tosse e definhamento que, em áreas endêmicas, geralmente se limitam a animais jovens. Nos casos mais graves notam-se, também, dispneia, taquipneia e secreção nasal persistente. Estes sintomas podem ser acompanhados de diarreia ou anemia devido à fasciolose ou à tricostrongilose gastrintestinal concomitante.

Diagnóstico. Baseia-se no histórico e nos sinais clínicos, mas deve ser confirmado por exame de fezes frescas obtidas de uma grande parte do rebanho. As larvas L_1 se assemelham àquelas de *D. viviparus*, mas apresentam protuberância cuticular característica na extremidade anterior e granulação escura das células intestinais. É diferenciada de outros vermes pulmonares de ovinos por apresentar cauda maior e extremidade romba (Figura 9.43A).

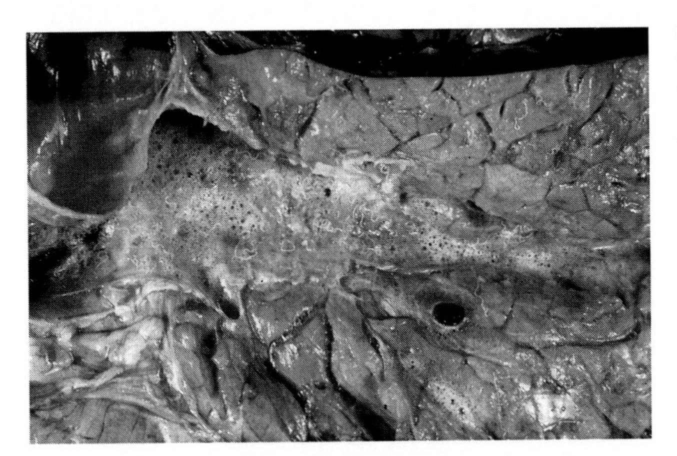

Figura 9.42 *Dictyocaulus filaria* no brônquio de um ovino infectado. (Esta figura encontra-se reproduzida em cores no Encarte.)

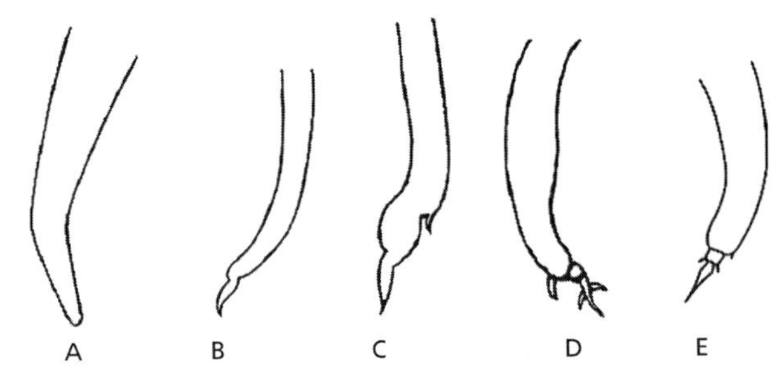

Figura 9.43 Comparação das partes posteriores das larvas de primeiro estágio de (**A**) *Dictyocaulus filaria*, (**B**) *Protostrongylus rufescens*, (**C**) *Muellerius capillaris*, (**D**) *Cystocaulus ocreatus* e (**E**) *Neostrongylus linearis*.

Patologia. Nos casos graves podem ocorrer enfisema e edema pulmonar e a superfície pulmonar pode apresentar áreas purulentas decorrentes de infecção bacteriana secundária.

Epidemiologia. Embora este parasita seja cosmopolita, ele causa apenas surtos esporádicos da doença em países de clima temperado, como Reino Unido e América do Norte. Mais frequentemente, representa um problema clínico no leste da Europa e em alguns países do Mediterrâneo, Oriente Médio e Índia.

Em regiões de clima temperado a epidemiologia é semelhante àquela mencionada para *D. viviparus*, pois tanto a sobrevida de larvas na pastagem durante o inverno quanto a participação das ovelhas e cabras como carreadoras são fatores relevantes na persistência da infecção na pastagem, de um ano para o outro, em áreas endêmicas. Em ovelhas, é provável que os parasitas se apresentem praticamente como larvas hipobióticas nos pulmões, durante o inverno, e amadureçam na primavera. O desenvolvimento em larva L_3 ocorre apenas durante o período de primavera a outono. Em cordeiros e cabritos, inicialmente as infecções patentes surgem no começo do verão, mas, em geral, as infecções mais graves são notadas no outono. A prevalência de infecção é menor em animais adultos e a quantidade de larvas é menor. Larvas L_3 infectantes podem migrar das fezes, sem necessidade de disseminação por fungos. É provável que ocorram apenas dois ciclos do parasita durante cada estação de pastejo.

Em regiões de clima mais quente, onde as condições frequentemente são inapropriadas para a sobrevida de larvas, provavelmente o animal carreador é uma importante fonte de contaminação da pastagem; é provável que os surtos da doença em animais jovens suscetíveis ocorram após um período de chuva prolongado, próximo ao desmame. Com frequência, os caprinos são mais suscetíveis à infecção do que os ovinos e podem disseminar a infecção quando ambas as espécies pastejam juntas.

Tratamento. Quando ocorrem surtos esporádicos os animais acometidos ou, preferivelmente, todo o rebanho, devem ser reunidos e tratados com um anti-helmíntico apropriado (ver *Dictyocaulus viviparus*) e então, se possível, transferidos para uma outra pastagem. Os protocolos profiláticos atualmente recomendados para o controle de nematódeos gastrintestinais em ovinos, em anos normais, são muito efetivos na supressão da infecção por *D. filaria*.

Controle. Quando há necessidade de aplicar medidas de controle específicas sugere-se que o lote de ovelhas seja tratado anualmente com um anti-helmíntico apropriado, no final da prenhez. As ovelhas e os cordeiros devem, então, ser mantidos em pastagens que, em áreas de clima temperado, pelo menos, não tenham sido utilizadas por ovinos no ano anterior.

Nota. Esta espécie, o verme pulmonar mais importante de ovinos e caprinos, comumente está associada com a ocorrência de uma síndrome crônica de tosse e definhamento que, em geral, acomete cordeiros e cabritos.

Protostrongylus rufescens

Nome comum. Verme pulmonar vermelho.

Local de predileção. Pequenos bronquíolos.

Filo. Nematoda.

Classe. Secernentea.

Superfamília. Metastrongyloidea.

Descrição macroscópica. Os vermes adultos são avermelhados e delgados; os machos medem até 4,5 cm e as fêmeas, até 6,5 cm.

Descrição microscópica. Nos machos, a bolsa é bem desenvolvida, porém pequena. O raio dorsal tem formato globular, com seis papilas na face ventral. As espículas são quase retas; as extremidades distais possuem duas asas membranosas. Os vermes machos podem ser diferenciados de *D. filaria* por apresentarem estas longas espículas semelhantes a pentes. O gubernáculo contém dois prolongamentos em formato de bota, com muitas protuberâncias na parte posterior. Na fêmea, a vulva situa-se próximo ao ânus e à cauda conoide. Ambos os cornos uterinos se estendem anteriormente (prodélficos). Isto possibilita sua diferenciação de *D. filaria*, cujas fêmeas apresentam vulva próximo à metade do corpo e os dois cornos uterinos se estendem em direções opostas (anfidélficos). Os ovos medem cerca de 75-120 × 45-82 μm e não são segmentados quando excretados pelo animal. As larvas de primeiro estágio apresentam um contorno ondulado, com cauda pontiaguda, mas sem espinho dorsal (Figura 9.43B). Medem 320 a 400 μm e contêm finos grânulos.

Hospedeiros definitivos. Ovinos, caprinos, veados e pequenos ruminantes selvagens.

Hospedeiros intermediários. Caramujos (*Helicella*, *Theba*, *Abida*, *Zebrina*, *Arianta*).

Distribuição geográfica. Europa, África, Austrália, América do Norte.

Patogênese. Os vermes se instalam nos pequenos bronquíolos, onde causam irritação; desenvolvem-se áreas locais de inflamação que ocasionam pequenos focos de pneumonia lobular. A quantidade de nódulos na superfície do pulmão pode estar relacionada com a gravidade da infecção.

Sinais clínicos. Raramente notam-se sintomas pulmonares e as infecções quase sempre são inaparentes e detectadas apenas durante a necropsia.

Diagnóstico. Em geral, a presença de infecção é verificada apenas durante o exame de fezes de rotina. Inicialmente faz-se a diferenciação da larva L_1 daquela de *Dictyocaulus filaria* pela ausência de uma protuberância protoplasmática anterior e, em seguida, examinam-se as características individuais da cauda das larvas.

Patologia. Na infecção causada por *Protostrongylus* há envolvimento de uma área maior do pulmão, comparativamente àquela constatada na infecção por *Muellerius*; a oclusão de pequenos bronquíolos pelos vermes faz com que os ramos menores que se direcionam à superfície pulmonar sejam preenchidos com ovos, larvas e restos celulares. Os epitélios alveolar e bronquial acometidos sofrem descamação, ocorre oclusão de vasos sanguíneos, infiltrado celular e proliferação de tecido conjuntivo. Isto resulta em uma pequena área de pneumonia lobular e a lesão, cinza-amarelada, apresenta uma forma grosseiramente crônica, com sua base na superfície do pulmão.

Epidemiologia. As infecções causadas por *Protostrongylus*, cujos hospedeiros intermediários se restringem a algumas espécies de caramujos, são menos prevalentes do que aquelas ocasionadas por *Muellerius*, embora sua distribuição geográfica seja mais ampla. Fatores adicionais que participam, em parte, na ocorrência endêmica destes vermes são, primeiramente, a capacidade da larva L_1 em sobreviver por meses nos bolos fecais e, segundo, a persistência de L_3 no hospedeiro intermediário durante toda a vida do molusco. Também, neste aspecto, são fatores importante o longo período de patência e a aparente incapacidade do hospedeiro definitivo em desenvolver imunidade adquirida, de modo que os ovinos adultos apresentam infecções mais graves e maior taxa de prevalência.

Tratamento. Os medicamentos recentemente disponibilizados – benzimidazóis, levamisol, ivermectina e moxidectina – têm-se mostrado efetivos. No entanto, podem ser necessárias doses maiores ou tratamentos repetidos para maior eficácia.

Controle. Em razão da onipresença dos moluscos hospedeiros intermediários e do fato de que L_3 pode sobreviver tanto quanto os moluscos, é difícil o controle específico, mas felizmente isto raramente é necessário. Em algumas propriedades pode ser exequível a redução da quantidade de caramujos mediante a aplicação de cal nas pastagens.

Outras espécies de *Protostrongylus* relatadas em ovinos são apresentadas na Tabela 9.4.

Muellerius capillaris

Nome comum. Verme pulmonar nodular.

Local de predileção. Pulmão.

Filo. Nematoda.

Classe. Secernentea.

Superfamília. Metastrongyloidea.

Descrição macroscópica. São vermes delgados e longos, cinza-avermelhados, capiliformes e com cerca de 1,0 a 2,5 cm de comprimento; embora grandes, com frequência, é difícil sua distinção a olho nu, pois encontram-se profundamente incrustados no tecido pulmonar. Os machos medem 12 a 24 mm e as fêmeas, 19 a 25 mm de comprimento.

Descrição microscópica. A extremidade posterior do macho adulto de *Muellerius* é enrolada, em forma espiral, e a bolsa é muito pequena e dobrada para dentro. Os espículos consistem em uma região alada proximal e duas ramificações distais serrilhadas. O gubernáculo consiste em dois bastões rígidos. Os ovos medem cerca de 100 × 20 μm e não são segmentados, quando excretados; desenvolvem-se nos pulmões antes de serem excretados como larvas L_1 nas fezes. A larva de primeiro estágio possui uma cauda ondulada, em forma de S (ver Figura 4.12C), e um pequeno espinho dorsal adjacente à extremidade (Figura 9.43C). Mede 300 a 320 μm e contém grânulos finos.

Hospedeiros definitivos. Ovinos, caprinos, veados e pequenos ruminantes selvagens.

Tabela 9.4 Outras espécies de protostrongilídeos de ovinos.

Espécie	Distribuição
Protostrongylus skrjabini	Europa Oriental, Rússia
Protostrongylus stilesi	EUA
Protostrongylus rushi	EUA
Protostrongylus brevispiculum	EUA
Protostrongylus davtiani	EUA

Hospedeiros intermediários. Caramujos (*Helix*, *Succinea*) e lesmas (*Limax*, *Agriolimax*, *Arion*).

Distribuição geográfica. Cosmopolita, exceto nas regiões árticas e subárticas.

Patogênese. Embora possam ser verificados extensos nódulos enfisematosos, raramente se observam sintomas pulmonares e, em geral, as infecções são inaparentes, sendo identificadas apenas durante a necropsia. Às vezes, as infecções brandas são acompanhadas de tosse esporádica. Infecções graves podem predispor os pulmões à infecção bacteriana secundária. Em caprinos, a infecção grave causada por *M. capillaris* pode ocasionar tosse e dispneia e, ocasionalmente, pneumonia.

Sinais clínicos. Em geral, a infecção é assintomática, porém nos casos graves notam-se, ocasionalmente, tosse e dispneia.

Diagnóstico. Em geral, a presença de infecção é notada apenas durante o exame de fezes de rotina. Primeiramente, as larvas L_1 são diferenciadas daquelas de *Dictyocaulus filaria* pela ausência de uma protuberância protoplasmática anterior e, em seguida, pelas características individuais da cauda da larva. Com frequência, notam-se muitas espécies de pequenos vermes pulmonares nodulares.

Patologia. Quase sempre a infecção por *Muellerius* está relacionada com pequenas lesões focais, nodulares e esféricas que surgem, mais comumente, na superfície pulmonar ou próximo a ela e à palpação percebe-se uma estrutura do tamanho de projétil de chumbo. Os nódulos que contêm um único verme são quase imperceptíveis e aqueles visíveis possuem diversos vermes minúsculos, além de ovos e larvas. Ocasionalmente, notam-se nódulos acinzentados maiores, com até 2 cm de comprimento; às vezes, os nódulos encontram-se calcificados. Os nódulos contêm massas necróticas resultantes da degeneração de leucócitos acumulados e de tecido pulmonar; são circundadas por tecido conjuntivo e, ocasionalmente, por células gigantes. O tecido pulmonar adjacente pode se apresentar hiperêmico e os alvéolos preenchidos com células e restos celulares.

Epidemiologia. Sem dúvida, *Muellerius* é o gênero mais comum de verme pulmonar de ovinos; em muitas regiões de clima temperado, como Grã-Bretanha e leste dos EUA, e em regiões de inverno chuvoso da Austrália, quase todos os ovinos são infectados; a ampla distribuição e a alta prevalência são atribuíveis, em parte, à sua grande variedade de hospedeiros intermediários e à capacidade das larvas em sobreviverem durante o inverno, em moluscos. A prevalência da infecção tende a aumentar com a idade. Fatores adicionais que asseguram a condição endêmica desses vermes são, primeiramente, a capacidade das larvas L_1 em sobreviver durante meses nos bolos fecais e, em segundo lugar, à persistência de L_3 no hospedeiro intermediário por toda a vida do molusco. Também, nesse sentido são importantes o longo período de patência e a aparente incapacidade do hospedeiro definitivo em desenvolver imunidade adquirida, de modo que os ovinos adultos apresentam as infecções mais graves e a maior taxa de prevalência. Com frequência, os pequenos ruminantes selvagens apresentam infecção grave e podem transmitir protostrongilídeos aos ovinos e caprinos que pastejam em alguns sistemas de criação.

Tratamento e controle. As mesmas recomendações mencionadas para *Protostrongylus rufescens*.

Todos os vermes metastrongilídeos listados a seguir habitam os pulmões, mas nenhum deles é patógeno importante e, embora comuns, têm pouca relevância econômica, comparativamente a outros helmintos que parasitam ovinos e caprinos. Embora haja muitos diferentes gêneros e espécies, os comportamentos destes são suficientemente semelhantes para que sejam juntamente considerados.

Cystocaulus ocreatus

Nome comum. Pequeno verme pulmonar.

Local de predileção. Pulmão.

Filo. Nematoda.

Classe. Secernentea.

Superfamília. Metastrongyloidea.

Descrição macroscópica. Os adultos são vermes marrom-escuros delgados; os machos medem até 4 a 5 cm e as fêmeas, até 9 cm de comprimento.

Descrição microscópica. Nos machos, a bolsa é pequena; as espículas consistem em uma região cilíndrica proximal, distintamente unida a uma região distal, em forma de lança. O gubernáculo apresenta uma estrutura complexa; a parte posterior possui duas estruturas pontiagudas em forma de bota. Nas fêmeas, a vulva é protegida por uma expansão da cutícula em forma de sino. A larva de primeiro estágio apresenta cauda dobrada e espinho nas faces dorsal e ventral (Figura 9.43D).

Hospedeiros definitivos. Ovinos, caprinos, veados e pequenos ruminantes selvagens.

Hospedeiros intermediários. Caramujos (*Helicella*, *Helix*, *Theba*, *Cepaea*, *Monacha*).

Distribuição geográfica. Cosmopolita.

Patogênese. Os vermes se instalam em pequenos bronquíolos, onde causam irritação; desenvolvem-se áreas de inflamação que ocasionam pequenos focos de pneumonia lobular. A quantidade de nódulos na superfície pulmonar pode estar relacionada com a gravidade da infecção.

Sinais clínicos. Raramente notam-se sintomas pulmonares e as infecções, quase sempre, são inaparentes e detectadas apenas durante a necropsia.

Diagnóstico. Em geral, a presença de infecção é constatada apenas durante o exame de fezes de rotina. Primeiramente, as larvas L_1 são diferenciadas daquelas de *Dictyocaulus filaria* pela ausência de uma protuberância protoplasmática anterior e, em seguida, pelas características individuais da cauda da larva.

Patologia. Nas infecções causadas por *Cystocaulus*, a oclusão de pequenos bronquíolos pelos vermes torna as ramificações menores, na superfície pulmonar, preenchidas com ovos, larvas e restos celulares. O epitélio bronquial e alveolar acometido sofre descamação, oclusão de vasos sanguíneos, infiltração celular e proliferação de tecido conjuntivo. Isto resulta em um pequeno foco de pneumonia lobular, com lesão marrom-escura a preta, com formato grosseiramente cônico e com a base na superfície pulmonar.

Epidemiologia. A infecção causada por *Cystocaulus*, cujos hospedeiros intermediários se restringem a algumas espécies de caramujos, apresenta taxa de prevalência menor do que aquela da infecção causada por *Muellerius*, ainda que sua distribuição geográfica seja mais ampla. Fatores adicionais que, em parte, asseguram a característica endêmica destes vermes são, primeiramente, a capacidade da larva L_1 em sobreviver durante meses nos bolos fecais e, em segundo lugar, a persistência de L_3 no hospedeiro intermediário por toda a vida do molusco. Também, neste aspecto, é importante o longo período de patência e a aparente incapacidade do hospedeiro definitivo em desenvolver imunidade adquirida, de modo que os ovinos adultos manifestam as infecções mais intensas e a maior taxa de prevalência.

Tratamento e controle. Semelhantes aos mencionados para *Protostrongylus rufescens*.

Nota. Uma segunda espécie, *C. nigrescens*, é encontrada na região leste da Rússia e na Europa.

Neostrongylus linearis

Nome comum. Pequeno verme pulmonar.

Local de predileção. Pulmão.

Filo. Nematoda.

Classe. Secernentea.

Superfamília. Metastrongyloidea.

Descrição macroscópica. Os vermes adultos são pequenos e delgados; os machos medem 5 a 8 mm e as fêmeas, 13 a 15 mm de comprimento.

Descrição microscópica. Nos machos, as espículas apresentam tamanhos desiguais. A larva de primeiro estágio possui cauda reta com um pequeno espinho dorsal e dois pequenos espinhos laterais (Figura 9.43E).

Distribuição geográfica. Região central da Europa, Oriente Médio.

Tratamento e controle. Semelhantes àqueles mencionados para *Protostrongylus rufescens*.

Spiculocaulus austriacus

Nome comum. Pequeno verme pulmonar.

Local de predileção. Pulmão.

Filo. Nematoda.

Classe. Secernentea.

Superfamília. Metastrongyloidea.

Descrição macroscópica. Os vermes adultos são pequenos e delgados.

Distribuição geográfica. Europa.

Varestrongylus schulzi

Sinônimo. *Bicaulus schulzi*.

Nome comum. Pequeno verme pulmonar.

Local de predileção. Pulmão.

Filo. Nematoda.

Classe. Secernentea.

Superfamília. Metastrongyloidea.

Descrição macroscópica. Os vermes adultos são delgados e pequenos; os machos medem 12 a 15 mm e as fêmeas, 22 a 25 mm de comprimento.

Distribuição geográfica. Europa.

Echinococcus granulosus

Nomes comuns. Tênia anã do cão, hidatidose.

Locais de predileção. Principalmente fígado e pulmões (hospedeiros intermediários); intestino delgado (hospedeiro definitivo).

Filo. Platelminto.

Classe. Cestoda.

Superfamília. Taeniidae.

Descrição macroscópica. Cistos "hidáticos" são grandes vesículas preenchidas com líquido, medindo 5 a 10 cm de diâmetro, com uma espessa cutícula concentricamente laminada e uma camada germinativa interna.

Descrição microscópica. A camada germinativa produz muitas vesículas pequenas ou cápsulas-mãe; cada uma contém até 40 escóleces invaginados na região do colo e fixados à parede por meio de um pedículo. As cápsulas-mãe podem se desprender da parede da vesícula e flutuar livremente no líquido da vesícula e formar "areia hidática".

Hospedeiros definitivos. Cães e muitos canídeos selvagens.

Hospedeiros intermediários. Ruminantes domésticos e selvagens, humanos, primatas, suínos e lagomorfos; equinos e asininos são resistentes.

Distribuição geográfica. Cosmopolita.

Patogênese. Em geral, os animais domésticos toleram hidátide no fígado ou nos pulmões (Figuras 9.44 e 9.45) sem quaisquer sinais clínicos e a maior parte das infecções são detectadas apenas por ocasião do abate. Quando as oncosferas são carreadas da circulação

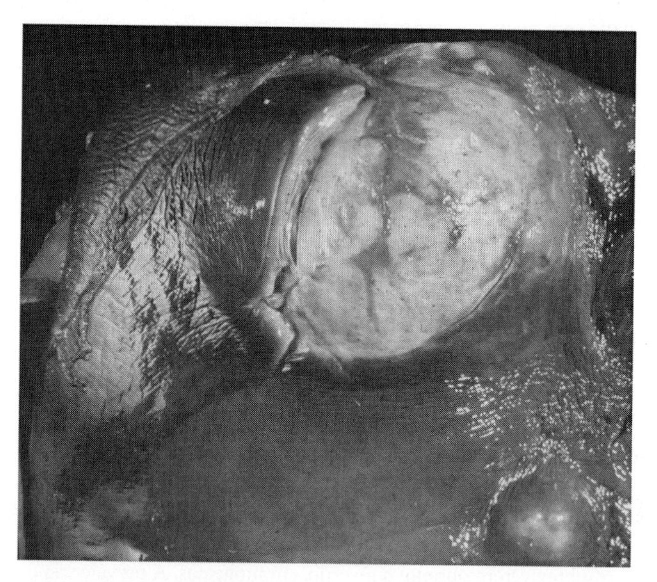

Figura 9.44 Cistos hidáticos de *Echinococcus granulosus* no pulmão. (Esta figura encontra-se reproduzida em cores no Encarte.)

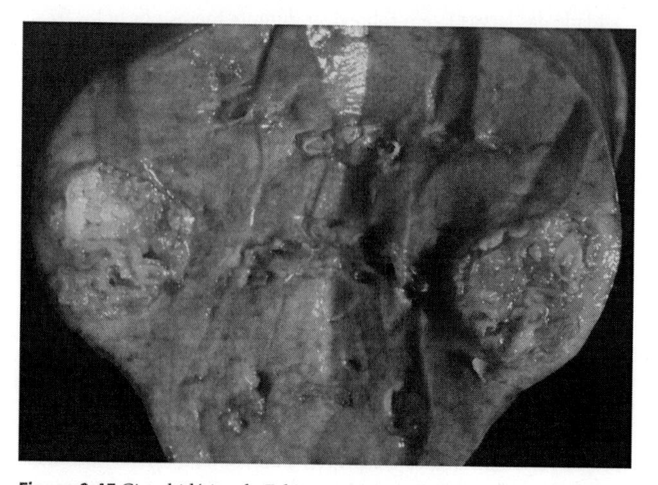

Figura 9.45 Cisto hidático de *Echinococcus granulosus* no fígado. (Esta figura encontra-se reproduzida em cores no Encarte.)

para outros locais, como rins, pâncreas, sistema nervoso central (SNC) ou cavidade medular de ossos longos, a pressão exercida pelo cisto em crescimento pode causar muitos sinais clínicos.

Em contrapartida, quando há o envolvimento de humanos como hospedeiros intermediários, com frequência a hidátide que se instala nos pulmões ou no fígado tem importância patogênica. Um ou ambos os pulmões podem ser acometidos, com manifestação de sintomas respiratórios; se há muitas hidátides no fígado pode haver distensão abdominal evidente. Se um cisto se rompe há risco de morte em decorrência de anafilaxia; se a pessoa sobrevive, os cistos-filhos liberados podem retomar o desenvolvimento em outras partes do corpo.

Sinais clínicos. Em geral, em bovinos e ovinos a infecção não está associada com sinais clínicos. Em humanos, a infecção pode resultar em angústia respiratória ou distensão abdominal, dependendo se a localizada nos pulmões ou no fígado.

Diagnóstico. Raramente se suspeita de hidátide como entidade clínica em animais domésticos e o diagnóstico específico nunca é necessário.

Patologia. Em ovinos, cerca de 70% das hidátides são verificadas nos pulmões, cerca de 25% no fígado e o restante em outros órgãos.

Epidemiologia. Apenas alguns países, em especial Islândia e Irlanda, estão livres de *E. granulosus*. É comum considerar a epidemiologia tendo como base dois ciclos, pastoral e selvagem.

No ciclo pastoral sempre há envolvimento do cão, que é infectado quando se alimenta de restos de carcaças de ruminantes que contêm cistos hidáticos. O hospedeiro intermediário doméstico varia dependendo do tipo de criação local, porém o mais importante é o ovino, que parece ser o hospedeiro intermediário natural, sendo os escóleces destes animais os mais potencialmente infectantes para cães.

Em regiões do Oriente Médio, o camelo é o principal reservatório de hidátides, enquanto no norte da Europa e no norte da Rússia é a rena. O ciclo pastoral é a fonte primária de hidatidose em humanos; a infecção é causada pela ingestão acidental de oncosferas da pelagem de cães ou de vegetais e outros suplementos alimentares contaminados com fezes de cães.

O ciclo selvagem é verificado em ruminantes e canídeos selvagens e envolve predação ou ingestão de cadáver em putrefação. É menos importante como fonte de infecção humana, exceto em comunidades de caçadores onde a infecção pode se instalar em cães domésticos que se alimentam de vísceras de ruminantes selvagens.

Tratamento. Em ovinos, não há tratamento.

Controle. Baseia-se no tratamento regular de cães para eliminar os trematódeos adultos e na prevenção da infecção em cães por meio de exclusão da sua dieta de material de origem animal contendo hidátides. Isto é alcançado proibindo-se o acesso de cães a abatedouros e, onde possível, pelo descarte apropriado de carcaças de ovinos nas propriedades. Em alguns países a adoção destas medidas é assegurada por legislação, com penalidades quando não obedecidas. Em países onde não há medidas específicas para o controle de hidátides constatou-se que um benefício casual da eliminação de cães errantes para o controle de raiva foi a grande redução na ocorrência de infecções hidáticas, em humanos.

Foi desenvolvida uma vacina com DNA recombinante contra *E. granulosus*, mas requer purificação adicional para sua aplicação na prática e, atualmente, não está disponível no mercado.

Nota. Notam-se consideráveis variações fenotípicas e genéticas na espécie *E. granulosus*; muitas cepas foram identificadas com base em genotipagem molecular. Novos dados indicam que "*E. granulosus*" é um conjunto de muitas cepas e genótipos, mais do que, propriamente, de cepas e genótipos distintos (denominados G1-G10), que apresentam diferenças fundamentais não apenas em sua epidemiologia, mas também em sua patogenicidade aos humanos.

Parasitas do fígado

Fasciola hepatica

Nome comum. Trematódeo hepático.

Local de predileção. Fígado.

Filo. Platyhelminthes.

Classe. Trematoda.

Superfamília. Fasciolidae.

Descrição macroscópica. O trematódeo jovem, quando alcança o fígado, apresenta 1,0 a 2,0 mm de comprimento e se assemelha a uma lanceta. Quando se torna totalmente maduro, nos ductos biliares, ele apresenta formato de folha, cinza-amarronzado e com cerca de 2,5 a 3,5 cm de comprimento e 1,0 cm de largura (ver Figura 1.70A).

Descrição microscópica. A extremidade anterior é cônica e evidenciada por "ombros" distintos para fora do corpo. O tegumento é recoberto de espinhos que se projetam para trás. Pode-se facilmente notar uma ventosa oral e uma ventral. O ovo tem casca fina, é oval com polos quase semelhantes e paredes laterais em formato de barril, operculado, amarelo-amarronzado e grande (130-145 × 65-90 μm), com cerca de duas vezes o tamanho de um ovo de tricostrongilídeo (ver Figura 4.3). O conteúdo é granular e praticamente preenche o ovo. Não há blastômero.

Hospedeiros definitivos. Ovinos, bovinos, caprinos, equinos, veados, humanos e outros mamíferos.

Hospedeiros intermediários. Caramujos do gênero *Galba* (anteriormente denominado *Lymnaea*). O mais comum, *Galba* (sin. *Lymnaea*) *truncatula* é um caramujo de anfíbios, com ampla distribuição por todo o mundo. Outros vetores importantes de *F. hepatica*, fora da Europa, são:

- *L. tomentosa*: Austrália, Nova Zelândia
- *L. columella*: América Central e América do Norte, Austrália, Nova Zelândia
- *L. bulimoides*: norte e sul dos EUA e Caribe
- *L. humilis*: América do Norte
- *L. viator*: América do Sul
- *L. diaphena*: América do Sul
- *L. cubensis*: América do Sul
- *L. viridis*: China, Papua-Nova Guiné.

Distribuição geográfica. Cosmopolita, embora descontínuo.

Patogênese. Varia de acordo com a quantidade de metacercárias ingerida, com a fase de desenvolvimento do parasita no fígado e com a espécie de hospedeiro envolvido. A patogênese envolve duas etapas. A primeira etapa ocorre durante a migração no parênquima hepático e está associada com lesão hepática e hemorragia. A segunda ocorre quando o parasita se instala no ducto biliar e se deve à atividade hematofágica dos trematódeos adultos e de lesão à mucosa biliar por seus espinhos cuticulares. A maior parte dos estudos foi realizada em ovinos e discute-se a doença, em detalhes, nesse hospedeiro. A sazonalidade dos surtos é aquela que ocorre na Europa Ocidental.

Em ovinos, a fasciolose pode ser **aguda**, **subaguda** ou **crônica**. A doença aguda é o tipo menos comum de fasciolose e ocorre 2 a 6 semanas após a ingestão de grande quantidade de metacercárias, geralmente acima de 2.000, e se deve à extensa destruição do parênquima hepático e à hemorragia grave que ocorre quando os trematódeos jovens, migrando simultaneamente no parênquima hepático, danificam vasos sanguíneos. A lesão do parênquima hepático também é grave. Surtos de fasciolose aguda podem ser complicados por infecção concomitante causada por *Clostridium novyi*, resultando em hepatite necrótica clostridiana ("doença negra"), embora atualmente seja uma ocorrência menos comum devido à vacinação disseminada contra doenças causadas por clostrídios.

Na doença **subaguda**, as metacercárias são ingeridas por um longo tempo; enquanto algumas alcançam os ductos biliares, onde provocam colangite, outras ainda estão migrando pelo parênquima hepático e causando lesões menos graves, porém semelhantes, àquelas da doença aguda; desse modo, o fígado encontra-se aumentado de tamanho e com muitos trajetos fistulares necróticos ou hemorrágicos, vistos na superfície e no parênquima. Em geral, a hemorragia subcapsular é evidente, mas sua ruptura é rara.

Esta forma da doença, que se manifesta 6 a 10 semanas após a ingestão de, aproximadamente, 500 a 1.500 metacercárias, também surge no final do outono e no inverno. Ela se apresenta como anemia hemorrágica súbita e grave, com hipoalbuminemia; se não tratada pode resultar em alta taxa de mortalidade. Todavia, não é tão rapidamente fatal como a doença aguda e o ovino acometido pode manifestar sinais clínicos por 1 a 2 semanas antes de morrer; estes sintomas incluem rápida perda da condição corporal, inapetência, marcante palidez de membranas mucosas e fígado aumentado de tamanho e palpável. Pode haver edema submandibular e ascite.

Fasciolose **crônica**, constatada principalmente no final do inverno/início da primavera, é a forma mais comum da doença. Ocorre 4 a 5 meses após a ingestão de quantidade moderada (200 a 500) de metacercárias. Os principais efeitos patogênicos são anemia e hipoalbuminemia e o animal pode perder mais de 0,5 mℓ de sangue por trematódeo, nos ductos biliares, diariamente. Ocorre perda adicional de proteínas plasmáticas por extravasamento através da mucosa biliar hiperplásica e o efeito patogênico é exacerbado se os ovinos forem submetidos a uma dieta de baixa qualidade.

Sinais clínicos. Em geral, os surtos de fasciolose aguda em ovinos se manifestam como morte súbita, durante o outono e no início do inverno. O exame do restante do rebanho mostra que os animais acometidos manifestam fraqueza, membranas mucosas pálidas e dispneia; em alguns casos, nota-se aumento do fígado durante a palpação, associado com dor abdominal e ascite e, com frequência, os animais relutam para se locomover.

Clinicamente, a fasciolose crônica se caracteriza por perda progressiva da condição corporal, fraqueza progressiva, redução do apetite e desenvolvimento de anemia e hipoalbuminemia, o que pode resultar em emaciação, velo quebradiço aberto, palidez de membranas mucosas, edema submandibular ("mandíbula de garrafa") (Figura 9.46) e ascite. A anemia é macrocítica hipocrômica, acompanhada de eosinofilia. Os ovos de *Fasciola* podem ser detectados nas fezes. Nas infecções brandas, o efeito clínico pode não ser facilmente discernível, mas os parasitas podem comprometer seriamente a produção, em razão da perda de apetite e de seu efeito no metabolismo pós-absorção de proteínas, carboidratos e minerais.

Diagnóstico. Baseia-se principalmente nos sinais clínicos, na ocorrência sazonal, nos padrões climáticos predominantes e na ocorrência prévia de fasciolose na propriedade ou na identificação de hábitats do caramujo. O diagnóstico de fasciolose ovina deve apresentar poucos problemas, especialmente quando é possível um exame pós-morte. Testes hematológicos de rotina e exames de fezes para detecção de ovos de trematódeos (lembre-se de que os ovos de *Fasciola* são amarelo-amarronzados e os ovos de vermes da família Paramphistomidae são incolores) são úteis e podem ser complementados por outros dois testes laboratoriais.

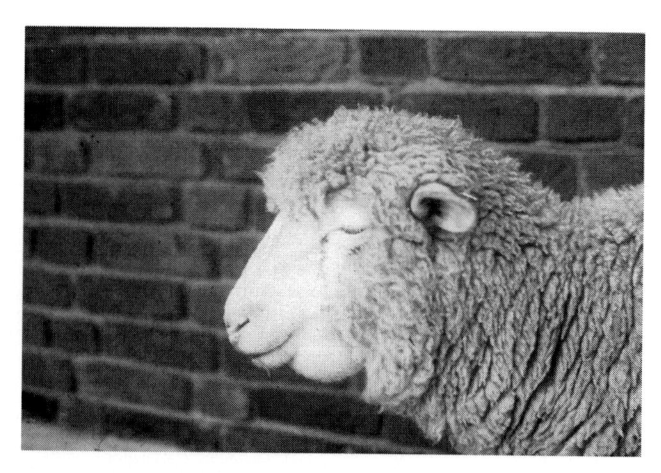

Figura 9.46 Edema submandibular ("mandíbula de garrafa") associado com infecção crônica causada por trematódeos. (Esta figura encontra-se reproduzida em cores no Encarte.)

Com frequência, o exame hematológico de rotina indica anemia (normocítica normocrômica), como consequência da hemorragia resultante da alimentação direta dos trematódeos. Também, o volume globular (VG), ou hematócrito, diminui. A infecção por trematódeo também ocasiona eosinofilia (Tabela 9.5).

As infecções por trematódeos ocasionam diminuição da proporção albumina/globulina. Ocorre hipoalbuminemia por perda de proteínas durante o estágio parenquimal da infecção por trematódeos maduros e quando há trematódeos adultos nos ductos biliares. O teor de globulina aumenta em decorrência de maior síntese de imunoglobulina.

Em geral, as atividades séricas de enzima hepatoespecíficas são mais elevadas na doença hepática aguda do que na doença hepática crônica; nos estágios posteriores da doença hepática subaguda ou crônica os resultados podem situar-se na faixa de normalidade. A enzima glutamato desidrogenase (GLDH) é liberada quando ocorre lesão de células parenquimais e sua atividade se eleva nas primeiras semanas de infecção. Outra enzima, a gamaglutamiltranspeptidase (GGT), indica lesão nas células do epitélio que reveste os ductos biliares; nota-se elevação desta enzima principalmente depois que os trematódeos atingem os ductos biliares e valores elevados se mantêm por um período mais longo. Pode ser difícil a interpretação do aumento das atividades das enzimas hepáticas, sendo fundamental a interpretação cuidadosa dos valores laboratoriais juntamente com os sinais clínicos.

Também, é possível detectar anticorpos contra componentes de trematódeos em amostras de soro, sendo os mais confiáveis o ensaio imunossorvente ligado a enzima (ELISA) e o teste de

Tabela 9.5 Parâmetros hematológicos/bioquímicos em ovinos normais e em ovinos infectados por trematódeos.

Parâmetro	Normal	Infectado por trematódeo
VG (%)	35 (27 a 45)	≥ 6
Eosinófilos (%) (×10³/μℓ)	0 a 10 0 a 1	> 10
Proteína (g/ℓ)	60 a 79	< 55
Albumina (g/ℓ)	28 a 34	10 a 20
Globulina (g/ℓ)	32 a 43	65 a 80
Glutamato desidrogenase (GLDH) (UI/ℓ)	2 a 10	30× o valor normal (150 a 300) Elevação ≥ 4 semanas após a infecção
Gamaglutamiltranspeptidase (GGT) (UI/ℓ)	0 a 32	25× o valor normal na fasciolose crônica

hemaglutinação passiva. Anticorpos contra trematódeos hepáticos podem ser detectados no soro 2 a 4 semanas após a infecção, mas os teores podem aumentar ou diminuir ao longo do tempo. Resultado positivo não indica, necessariamente, infecção ativa, mas a ocorrência de exposição prévia ao parasita. Os testes sorológicos não estão amplamente disponíveis e podem variar de país para país, com disponibilidade para bovinos ou ovinos.

Patologia. Em ovinos, na doença **aguda** causada por trematódeo, nota-se, à necropsia, que o fígado se apresenta aumentado de tamanho, friável, hemorrágico e com aspecto de favo de mel devido aos trajetos deixados pelos trematódeos migrantes (Figura 9.47). A superfície, particularmente do lobo ventral, frequentemente é recoberta por um exsudato fibrinoso. Hemorragias subcapsulares são comuns e elas podem se romper, de modo que, com frequência, nota-se certa quantidade de líquido sanguinolento na cavidade abdominal (Figura 9.48).

Na forma **subaguda**, o fígado encontra-se aumentado de volume, com numerosos trajetos necróticos ou hemorrágicos vistos na superfície e no parênquima. Hemorragias subcapsulares geralmente são evidentes, mas sua ruptura é rara.

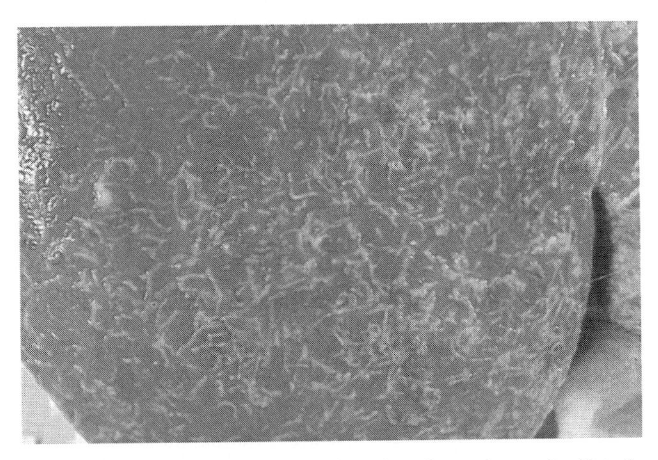

Figura 9.47 Lesões hepáticas associadas à fasciolose ovina aguda. (Esta figura encontra-se reproduzida em cores no Encarte.)

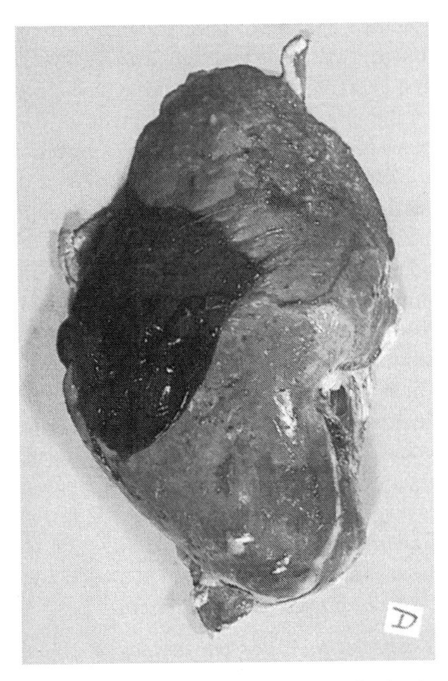

Figura 9.48 Hemorragia subcapsular relevante verificada, frequentemente, na fasciolose ovina aguda. (Esta figura encontra-se reproduzida em cores no Encarte.)

Na forma **crônica**, o fígado apresenta contorno irregular, é pálido e firme, sendo o lobo ventral mais acometido e de tamanho reduzido. Os ductos biliares se apresentam dilatados e frequentemente contêm numerosos trematódeos adultos. A patologia do fígado é caracterizada por fibrose hepática e colangite hiperplásica (Figura 9.49). Há muitos diferentes tipos de fibrose. O primeiro a ocorrer é a cicatriz pós-necrótica, vista principalmente no lobo ventral, associada com a cicatrização de trajetos de trematódeos migrantes. O segundo, com frequência denominado fibrose isquêmica, é uma sequela de infarto provocado por lesão e trombose de grandes vasos. O terceiro é uma fibrose peribiliar que se desenvolve quando os trematódeos atingem os pequenos ductos biliares. Às vezes, os ovos de trematódeos provocam reação tipo granuloma, que pode resultar na obliteração dos ductos biliares acometidos.

A colangite hiperplásica nos ductos biliares maiores se deve à grave erosão e necrose da mucosa causada pela alimentação dos trematódeos maduros.

Epidemiologia. Há três principais fatores que influenciam a produção de grande quantidade de metacercárias necessárias para a ocorrência de surtos de fasciolose:

- **Disponibilidade de hábitats apropriados de caramujos**: *G. truncatula* prefere charco à água limpa; os hábitats permanentes incluem diques de valas ou correntes de água, áreas pantanosas e as margens de pequenos lagos. Após chuva intensa ou inundação, hábitats temporários podem ser formados a partir de marcas de cascos, caminho de rodas ou poças de água de chuva. Com frequência, áreas com moitas de junco são locais suspeitos. Ainda que um ambiente com pH ligeiramente ácido seja ideal para *G. truncatula*, pH excessivamente ácido é prejudicial, como ocorre em turfa de pântano e áreas de musgo esfagno
- **Temperatura**: É necessária uma temperatura média dia/noite de 10°C, ou mais, tanto para a reprodução dos caramujos quanto para o desenvolvimento de *F. hepatica* nos caramujos; toda a atividade cessa em temperatura de 5°C. Esta também é a variação mínima para o crescimento e eclosão de ovos de *F. hepatica*. No entanto, somente quando a temperatura se eleva para 15°C, e se mantém acima deste valor, é que ocorre multiplicação significativa de caramujos e dos estágios larvários dos trematódeos
- **Umidade**: As condições ideais de umidade para o acasalamento dos caramujos e o desenvolvimento de *F. hepatica* nos caramujos surgem quando a chuva excede a transpiração e atinge-se a saturação do solo. Tais condições também são essenciais para o crescimento de ovos de trematódeos, para que os miracídios procurem caramujos e para a dispersão de cercárias liberadas pelos caramujos.

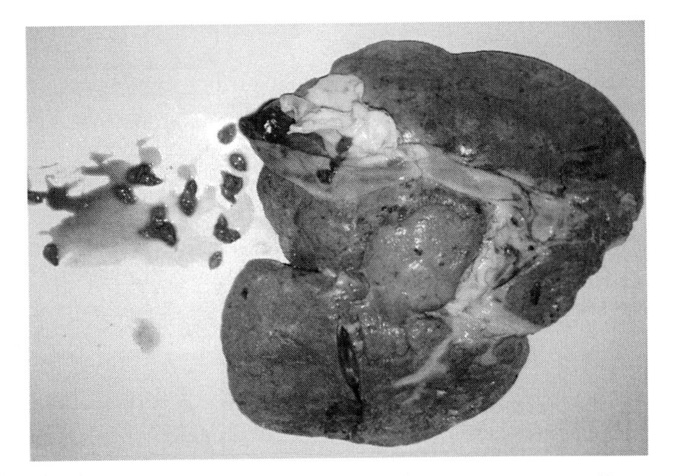

Figura 9.49 Fígado com lesões de fasciolose crônica caracterizadas por fibrose hepática e colangite. (Esta figura encontra-se reproduzida em cores no Encarte.)

Em países de clima temperado, como a Grã-Bretanha, estes fatores geralmente atuam de maio a outubro. Portanto, um aumento marcante na quantidade de metacercárias na pastagem é possível durante dois períodos. O primeiro período, a partir do que se conhece como infecção de verão de caramujos, no qual surgem metacercárias nas pastagens de agosto a outubro (Figura 9.50). Estas infecções de caramujos se devem aos miracídios que eclodiram de ovos excretados, na primavera/início do verão, por animais infectados ou de ovos que sobreviveram ao inverno em um estágio subdesenvolvido. O desenvolvimento no caramujo ocorre durante o verão e as cercárias são liberadas de agosto a outubro. No segundo período, as infecções surgem de infecções de caramujos no inverno, com o aparecimento de metacercárias na pastagem de maio a junho (Figura 9.51). Estas são oriundas de caramujos que foram infectados no outono anterior e nos quais o crescimento larvário foi temporariamente interrompido durante o período de hibernação do caramujo hospedeiro no inverno e recomeçou na primavera. Os ovos de *F. hepatica* e as metacercárias podem sobreviver durante o inverno e isto tem papel importante na epidemiologia. A presença de metacercárias na pastagem no início da primavera resulta em ovos disponíveis em meados do verão, época ideal para o acasalamento de caramujos. No entanto, a sobrevida de metacercárias é mínima em condições de alta temperatura e de seca; ademais, elas rapidamente perdem sua capacidade infectante durante procedimentos, como preparação de silagem, embora possam sobreviver durante muitos meses no feno.

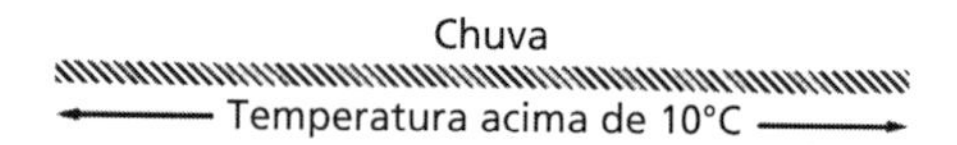

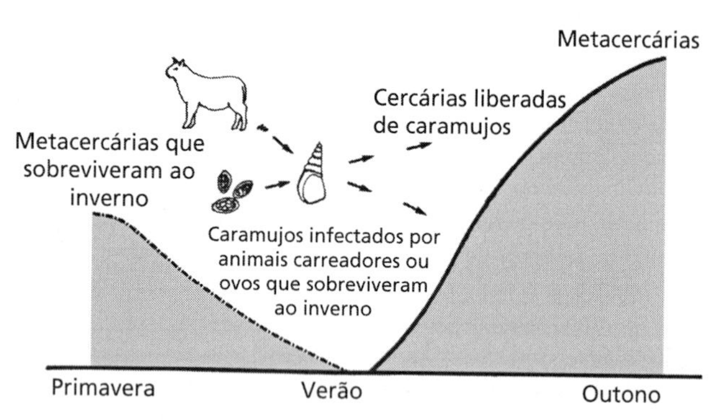

Figura 9.50 Infecção de caramujos no verão.

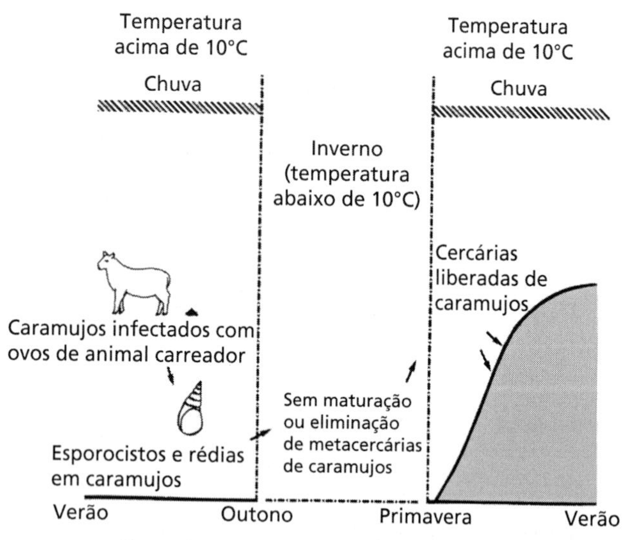

Figura 9.51 Infecção de caramujos no inverno.

Na maior parte dos países europeus, a infecção de verão de caramujos é a mais importante e ocorre um aumento anual da quantidade de metacercárias, de agosto a outubro. A magnitude deste aumento é maior nos anos em que há chuvas intensas no verão. A infecção de inverno de caramujos é muito menos importante; entretanto, ocasionalmente provoca grande aumento da contagem de metacercárias no final da primavera e no início do verão, particularmente quando os meses precedentes foram excessivamente úmidos.

Anticorpos circulantes contra *F. hepatica* são facilmente detectáveis em ovinos, mas não há evidência de que, em condições de campo, os ovinos sempre se tornam imunes à reinfecção por *F. hepatica*; na ausência de tratamento, os trematódeos sobrevivem tanto quanto os ovinos. Com frequência, surtos graves de fasciolose ovina envolvem ovinos adultos previamente expostos à infecção. Em contrapartida, embora ocorram surtos em bovinos jovens, mais comumente ocorre desenvolvimento gradativo de imunidade adquirida; isto limita o período de ocorrência da infecção primária, retarda a migração de infecção secundária e, por fim, reduz a quantidade de trematódeos instalados. Desse modo, em áreas endêmicas, os bovinos adultos frequentemente parecem não ser clinicamente acometidos, ao passo que é possível que ocorram sérias perdas em virtude de fasciolose, em ovinos adultos. Por fim, deve-se lembrar que *F. hepatica* pode infectar uma ampla variedade de mamíferos, inclusive equinos, asininos, cervídeos, suínos e coelhos; é possível que em certas ocasiões estes hospedeiros atuem como reservatórios da infecção. Humanos também podem se infectar, especialmente pelo consumo de agrião oriundo de canteiros contaminados.

A maior parte dos comentários anteriormente feitos sobre ecologia de *G. truncatula* também se aplica a outras espécies anfíbias de *Lymnaea* que transmitem o parasita. A diferenciação de espécies de *Galba/Lymnaea* é tarefa para especialista e, geralmente, baseia-se nas características morfológicas, embora atualmente também sejam empregados métodos bioquímicos e imunológicos. Note, também, que as revisões taxonômicas resultaram na reclassificação de muitas destas espécies.

Em regiões de clima mais quente, como no sul dos EUA e na Austrália, a sequência de eventos apresenta uma sazonalidade diferente, mas os princípios epidemiológicos são os mesmos. Por exemplo, nos estados do Texas e da Louisiana o pico de atividade dos caramujos é notado nos meses mais frios do outono, com surgimento de número máximo de metacercárias no inverno.

A situação é diferente para *L. tomentosa* que, apesar de classificada como caramujo anfíbio, está bem adaptado à vida aquática, em áreas pantanosas ou em canais de irrigação e, portanto, a temperatura é o fator biológico mais importante no controle. Desse modo, na maior parte do leste da Austrália, *L. tomentosa* continua a produzir massas de ovos durante todo o ano, embora a taxa de reprodução seja controlada pela temperatura e por sua taxa ser mais baixa no inverno. As menores temperaturas do inverno também retardam a eclosão dos ovos de trematódeos e o desenvolvimento larvário nos caramujos; assim, inicialmente surge grande quantidade de metacercárias no final da primavera. Durante o verão e o outono ocorre novo ciclo de produção de metacercárias oriundas de novas gerações de caramujos. *Lymnaea tomentosa* pode estender sua variação flutuando/seguindo as correntes de água.

Há alguma evidência de que a prevalência de fasciolose em países de clima quente é maior após muitos meses de seca, possivelmente porque os animais se juntam ao redor de áreas úmidas e, desse modo, é maior o risco de se infectarem.

Ecologia das espécies de Galba em regiões de clima temperado. Como *Galba truncatula* é a espécie mais disseminada e importante na transmissão de *F. hepatica* ela é discutida em detalhes. *Galba truncatula* é um caramujo pequeno; os adultos medem cerca de 1,0 cm de comprimento. A concha geralmente é marrom-escura e tem uma aparência de torre, sendo enovelada em uma série de voltas espirais. Quando se posiciona a torre para cima e a abertura em frente ao observador, esta última corresponde a, aproximadamente, metade do comprimento do caramujo, e situa-se no lado direito e apresenta 4 espirais e meia. Os caramujos são anfíbios e embora passem horas em água rasa, eles periodicamente emergem no charco circundante. Comumente habitam regos de drenagem e solo mal drenado. São capazes de resistir à seca do verão ou ao congelamento do inverno, durante muitos meses se mantendo, respectivamente, em estado de torpor ou hibernando profundamente no charco. Condições ideais incluem ambiente com pH ligeiramente ácido e um meio líquido que se movimenta lentamente para conduzir produtos inaproveitáveis. Se alimentam predominantemente de algas e a temperatura ideal para seu desenvolvimento varia de 15 a 22°C; temperatura abaixo de 5°C interrompe o crescimento. Na Grã-Bretanha, por exemplo, os caramujos se acasalam continuamente de maio a outubro e cada caramujo é capaz de produzir até 100.000 descendentes, ao longo de 3 meses.

Tratamento. Os medicamentos mais antigos, como tetracloreto de carbono, hexacloretano e hexaclorofeno, ainda podem ser utilizados em alguns países, mas praticamente foram substituídos por compostos mais eficientes e menos tóxicos e apenas o último deles será discutido:

- **Fasciolose ovina aguda**: até muito recentemente, o tratamento não era muito efetivo devido à ineficácia dos medicamentos mais antigos contra os estágios iniciais no parênquima. No entanto, atualmente há disponibilidade de drogas eficientes e uma das escolhas é o triclabendazol, que elimina todos os estágios em desenvolvimento, em ovinos com mais de 2 dias de vida. Outros medicamentos são closantel e nitroxinila, que eliminam trematódeos acima de 4 a 6 semanas de vida. Uma única dose de triclabendazol, juntamente com a mudança para uma pastagem livre de trematódeos ou para um campo recentemente cultivados e bem drenado, geralmente é o tratamento apropriado. No caso de closantel ou nitroxinila, pode ser necessário um segundo tratamento 4 a 6 semanas após a mudança para a área livre de trematódeo. Quando não é possível transferir os ovinos para uma pastagem limpa, o tratamento deve ser repetido em intervalos de 3 semanas, até 6 semanas após a interrupção das mortes
- **Fasciolose ovina subaguda**: os medicamentos recomendados para fasciolose aguda podem ser utilizados contra trematódeos mais velhos, responsáveis pela fasciolose subaguda. Novamente, recomenda-se a transferência para pastagem livre de trematódeos, após o tratamento; onde isto não for possível, o tratamento deve ser repetido após 4 e 8 semanas, a fim de eliminar os trematódeos em desenvolvimento. Além dos medicamentos mencionados, a brotianida (disponível apenas em alguns países) também é efetiva
- **Fasciolose ovina crônica**: surtos de fasciolose crônica podem ser tratados com sucesso utilizando-se uma única dose de uma variedade de medicamentos (nitroxinila, closantel, oxiclozanida e triclabendazol); em geral, após o tratamento a anemia regride em 2 a 3 semanas. Os anti-helmínticos contra nematelmintos, albendazol, ricobendazol e netobimina, também são efetivos contra trematódeos adultos, ainda que em dose maior.

O tratamento frequente com trematocidas que pertencem ao mesmo grupo químico ou com o mesmo anti-helmíntico, estação após estação, pode aumentar o risco de desenvolvimento de trematódeos resistentes ao medicamento. Há relato de trematódeos resistentes ao triclabendazol, em muitos países. É aconselhável planejar uma estratégia de controle que inclua a troca de trematocida de 1 ano para o outro, embora o espectro de atividade destes medicamentos também deva ser considerado.

Controle. O controle de fasciolose pode ser realizado de duas maneiras: pela redução da população do caramujo hospedeiro intermediário, ou pelo uso de anti-helmíntico.

Redução da população de caramujos. Antes que se adote qualquer estratégia de controle de caramujos deve-se realizar uma pesquisa na região quanto aos hábitats dos caramujos, a fim de verificar se são localizados ou disseminados. O melhor método a longo prazo para reduzir a população de caramujos nos pântanos, como *G. truncatula*, é a drenagem, uma vez que assegura destruição permanente dos hábitats desses caramujos. No entanto, com frequência os proprietários ficam indecisos em empregar procedimentos de drenagem caros, embora em alguns países haja disponibilidade de subvenção especial para drenagem. Quando o hábitat de caramujos é limitado, um método simples de controle é cercar esta área ou tratá-la anualmente com um moluscicida; o sulfato de cobre é o mais amplamente utilizado. Embora tenham se desenvolvido moluscicidas mais eficientes, como *N*-tritilmorfolina, em geral, atualmente nenhum deles encontra-se disponível ou é utilizado, em razão de preocupações ambientais. Na Europa, evidência experimental indicou que um moluscicida pode ser administrado na primavera (maio), com intuito de eliminar populações de caramujo antes do início do acasalamento, ou no verão (julho/agosto), a fim de eliminar caramujos infectados. A aplicação na primavera assegura melhor contato com os caramujos porque o crescimento da pastagem é limitado; todavia, na prática frequentemente não é viável porque a natureza saturada do hábitat dificulta o acesso de veículos. No verão, isto é um problema menor, embora o contato do caramujo com o moluscicida possa ser reduzido devido ao maior crescimento da pastagem. A aplicação de moluscicida deve ser combinada com o tratamento anti-helmíntico, a fim de eliminar as populações existentes de trematódeos e, assim, a contaminação do hábitat com ovos. Quando o caramujo hospedeiro intermediário é aquático, como *L. tomentosa*, é possível um bom controle adicionando-se um moluscicida, como *N*-tritilmorfolina ou niclosamida, ao hábitat aquático dos caramujos; no entanto, há muitas objeções ambientais quanto ao uso de moluscicida na água ou em canais de irrigação e pode ocorrer rápida recolonização dos hábitats dos caramujos.

Uso de anti-helmínticos. O uso profilático de anti-helmíntico contra trematódeos objetiva:

- Reduzir a contaminação da pastagem por ovos de trematódeos no momento mais apropriado ao seu desenvolvimento, ou seja, abril a agosto
- Remover as populações de trematódeos na época de infestações maciças ou em um período de estresse nutricional e de prenhez. Para se alcançarem estes objetivos, recomenda-se o programa de controle, a seguir, empregado para ovinos nas Ilhas Britânicas, em anos com média de precipitação pluviométrica normal ou baixa. Como o momento do tratamento se baseia no fato de que a maioria das metacercárias surge no outono e início do inverno, pode ser necessária modificação para emprego em outras áreas:
    - Tratar todos os ovinos adultos no final de abril/início de maio com um medicamento efetivo contra estágios adultos. Nesta ocasião, pode ser utilizado tanto um produto que contenha trematocida quanto um medicamento efetivo contra nematódeos que contribuem para o aumento peripueperal (APP) na contagem de ovos nas fezes, em ovelhas
    - Em outubro, tratar todo o rebanho utilizando uma droga efetiva contra estágios parenquimais, como triclabendazol ou closantel
    - Em janeiro, tratar o rebanho com qualquer medicamento que seja efetivo contra estágios imaturos e adultos
    - Em anos úmidos, podem ser necessárias doses adicionais. Em junho, 4 a 6 semanas após a administração de abril/maio, todos

os ovinos adultos devem ser tratados com um medicamento efetivo contra trematódeos adultos e imaturos tardios. Em outubro/novembro, 4 semanas após a administração inicial de outubro, tratar todos os ovinos com uma droga efetiva contra estágios parenquimais
  - Os momentos precisos dos tratamentos da primavera e do outono dependem das datas de parição e de acasalamento.

Previsão meteorológica de fasciolose. O ciclo evolutivo do trematódeo hepático e a prevalência de fasciolose dependem do clima. Isto tem levado ao desenvolvimento de sistemas de previsão do tempo na Grã-Bretanha e na Irlanda do Norte, por exemplo, com base nos dados meteorológicos, que estimam o momento provável e a gravidade da doença. Em muitos países da Europa Ocidental estas previsões são utilizadas como base para os programas de controle anual. Foram desenvolvidas duas diferentes fórmulas:

- Estimativa da "umidade da superfície do solo", que é fator crítico que influencia a infecção de caramujos no verão, utilizando-se a fórmula $M = n(R - P + 5)$, em que M é o mês, R é a precipitação pluviométrica mensal, em polegadas (1 polegada = 2,54 cm), P é a evapotranspiração, em polegadas, e n é a quantidade de dias úmidos por mês. Um valor de 100, ou mais, por mês é ideal para o desenvolvimento dos parasitas e, portanto, valores acima de 100 são registrados como 100. A fórmula é aplicada durante os meses em que as temperaturas são apropriadas para o acasalamento de caramujos e o crescimento de parasitas, ou seja, maio-outubro, na Europa; os valores mensais são somados para obter um índice sazonal ou valor Mt. Como geralmente a temperatura diminui em maio e outubro nos países do hemisfério norte, os valores destes meses são divididos antes da soma. Quando Mt excede a 450, provavelmente a prevalência de fasciolose é maior. A previsão de tempo é utilizada como um alerta precoce da ocorrência da doença, calculando-se os dados de maio a agosto, de modo que as medidas de controle possam ser empregadas antes da liberação de cercárias. A desvantagem da previsão do tempo é que ela pode superestimar a prevalência onde há outono seco ou subestimar a prevalência provável onde a presença de valas de drenagem possibilita que o ciclo evolutivo do parasita seja mantido no verão seco. Embora esta técnica seja aplicada principalmente à infecção de verão de caramujos, também pode ser utilizada para previsão de infestação de caramujos no inverno, mediante a soma dos valores obtidos em agosto, setembro e outubro; se estes excedem a 250 e o mês de maio ou junho seguinte apresenta alta precipitação pluviométrica, então se prevê fasciolose para a área
- Previsão de "dia úmido". Compara a prevalência de fasciolose em muitos anos com a quantidade de dias chuvosos durante o verão destes anos. Em síntese, a disseminação de fasciolose está associada com 12 dias molhados (acima de 1,0 mm de chuva) por mês, de junho a setembro, quando a temperatura não diminui abaixo do normal para a estação. Também, foram desenvolvidos sistemas de previsão de tempo com base em programas de computador.

Fasciola gigantica

Nome comum. Grande trematódeo hepático tropical.

Local de predileção. Fígado.

Filo. Platyhelminthes.

Classe. Trematodea.

Família. Fasciolidae.

Descrição macroscópica. O trematódeo adulto é maior do que *F. hepatica*; o corpo é mais transparente e pode atingir até 7,5 cm de comprimento e 1,5 cm de largura. O formato se assemelha a uma folha, a extremidade anterior, cônica, é muito curta e os "ombros" característicos de *F. hepatica* raramente são perceptíveis (ver Figura 1.70B). O ceco intestinal é mais ramificado do que o de *F. hepatica*.

Descrição microscópica. O ovo é maior (até 197 × 104 μm) do que aquele de *F. hepatica*, porém parecido.

Hospedeiros definitivos. Bovinos, búfalos, ovinos, caprinos, suínos, camelos, veados, humanos.

Hospedeiros intermediários. Caramujos do gênero *Lymnaea*.

Distribuição geográfica. África, Ásia e regiões tropicais.

Patologia. Nas infecções agudas de ovinos, o fígado se apresenta aumentado de volume, friável, hemorrágico e em forma de favo de mel com os trajetos de trematódeos migrantes. Na forma crônica, o fígado apresenta contorno irregular, firme e pálido, sendo o lobo ventral o mais acometido e de tamanho reduzido. As lesões hepáticas são caracterizadas por fibrose e colangite hiperplásica. A colangite hiperplásica em ductos biliares maiores se deve a grave erosão e necrose da mucosa provocada por trematódeos maduros durante sua alimentação.

Tratamento. Nas infecções agudas causadas por trematódeos em ovinos, o medicamento de escolha é o triclabendazol. Outras drogas incluem closantel e nitroxinila, que eliminam os trematódeos com mais de 4 semanas de idade. Surtos de fasciolose crônica podem ser tratados, com êxito, utilizando-se uma única dose de uma variedade de medicamentos (nitroxinila, brotianida, closantel, oxiclozanida e triclabendazol).

Para mais detalhes, ver Capítulo 8.

Fascioloides magna

Nome comum. Grande trematódeo americano do fígado.

Locais de predileção. Fígado e, ocasionalmente, ductos biliares.

Filo. Platyhelminthes.

Classe. Trematoda.

Família. Fasciolidae.

Descrição macroscópica. Trematódeos são vermes grandes e robustos, medindo até 10 cm de comprimento e 2,5 cm de largura, com cerca de 3 a 4 mm de altura. São vermes ovais, com extremidade posterior arredondada (ver Figura 1.72).

Descrição microscópica. Ausência de projeção anterior em formato de cone.

Hospedeiros definitivos. Veados, bovinos, ovinos, caprinos, suínos, equinos.

Hospedeiros intermediários. Diversos caramujos de água doce: espécies de *Fossaria*, *Lymnaea* e *Stagnicola*.

Distribuição geográfica. Encontrado principalmente na América do Norte, nas regiões central, leste e sudoeste da Europa, na África do Sul e no México.

Patogênese. Ao contrário da situação verificada em veados e bovinos, nos ovinos e caprinos a resposta do hospedeiro é desprezível e a migração contínua de trematódeos pelo parênquima hepático ocasiona hemorragia, hepatite e fibrose. Ocasionalmente, podem ser encontrados trematódeos nos pulmões e na cavidade peritoneal. A infecção pode ser fatal para ovinos e caprinos.

Sinais clínicos. A infecção em ovinos e caprinos pode causar morte súbita.

Diagnóstico. Baseia-se principalmente nos sinais clínicos e no histórico de contato com veados que pastejam em áreas sabidamente endêmicas. Em geral, no exame pós-morte notam-se grandes trematódeos e cistos. O exame de fezes para pesquisa de ovos de trematódeos não é útil como teste auxiliar de diagnóstico, pois a infecção causada por *F. magna* frequentemente não é patente em ovinos e caprinos.

Patologia. Em ovinos e caprinos, os trematódeos jovens imaturos geralmente não amadurecem e a presença de trematódeos migratórios no parênquima hepático ocasiona hemorragia, hepatite e fibrose. Ocasionalmente, é possível notar trematódeos nos pulmões e na cavidade peritoneal.

Epidemiologia. Os diversos caramujos hospedeiros intermediários tendem a se instalar em água estagnada semipermanente que contém grande quantidade de vegetação morta ou em decomposição, em áreas de pântanos ou em reservatórios e canais. *Fascioloides magna* é nativa da América do Norte; é comum no Canadá e região dos Grandes Lagos, onde o veado de cauda branca e o alce comumente são infectados. Bovinos e ovinos domésticos se infectam quando pastejam onde há veados parasitados.

Tratamento. Em bovinos e ovinos, os trematocidas comumente utilizados, como triclabendazol, closantel, clorsulon e albendazol, são efetivos. *F. magna* madura é sensível à oxiclosanida.

Controle. Evitar o pastejo de ovinos ou bovinos em áreas frequentadas por veados. É difícil a eliminação dos caramujos hospedeiros intermediários devido a sua variedade de hábitats. Do mesmo modo, a remoção de cervídeos pode não ser exequível. Em razão destes fatores, é difícil a criação, especificamente de ovinos, em áreas onde o parasita é prevalente.

Nota. *Fascioloides magna* é, principalmente, um parasita de veados (Cervidae) comumente encontrado em veado de cauda branca (*Odocoileus virginianus*), alce e alce americano.

Para mais detalhes, ver Capítulo 14.

Dicrocoelium dendriticum

Sinônimo. *Dicrocoelium lanceolatum*.

Nome comum. Pequeno trematódeo lanceolado.

Local de predileção. Fígado.

Filo. Platyhelminthes.

Classe. Trematoda.

Família. Dicrocoeliidae.

Descrição macroscópica. Não há risco de confundir com outros trematódeos de ductos biliares de ruminantes, pois *Dicrocoelium* tem cerca de 6 mm a 1,0 cm de comprimento e 1,5 a 2,5 mm de largura; é distintamente lanceolado e semitransparente (ver Figura 1.74). A ventosa bucal é menor do que a ventral.

Descrição microscópica. O intestino é simples, constituído de duas ramificações e se assemelha a um diapasão. Atrás da ventosa ventral situam-se os testículos e imediatamente na região posterior o ovário. Não há espinhos na cutícula (cf. *Fasciola*). O ovo, de casca espessa e pequeno, mede 35 a 45 μm de comprimento e 22 a 30 μm de largura; é marrom-escuro com pequenos polos arredondados e parede com formato ligeiramente de barril e operculado, geralmente com um lado achatado (ver Figura 4.3). Com frequência, é difícil ver o opérculo. Contém um miracídio, que preenche totalmente o ovo, quando excretado nas fezes.

Hospedeiros definitivos. Ovinos, caprinos, bovinos, veados e coelhos e, ocasionalmente, equinos e suínos.

Hospedeiros intermediários. São necessários dois:

- Caramujos terrestres de diversos gêneros, principalmente *Cionella lubrica*, na América do Norte, e *Sebrina detrita*, na Europa. Foram relatadas 29 outras espécies que atuam como os primeiros hospedeiros intermediários, inclusive aquelas dos gêneros *Abida*, *Theba*, *Helicella* e *Xerophila*
- Formigas marrons do gênero *Formica*, frequentemente *F. fusca*.

Distribuição geográfica. Cosmopolita, exceto na África do Sul e na Austrália. Na Europa, a prevalência é alta, mas nas Ilhas Britânicas é baixa, limitando-se a pequenos focos por todo o país.

Patogênese. Embora muitos milhares de *D. dendriticum* comumente sejam constatados nos ductos biliares, o fígado encontra-se relativamente normal; isto se deve, possivelmente, à ausência de uma fase migratória. No entanto, nota-se fibrose de ductos biliares nas infecções mais graves e pode haver cirrose extensa e, às vezes, os ductos biliares se tornam marcantemente distendidos. A condenação do fígado no abatedouro pode ocasionar séria perda econômica em rebanhos de bovinos e de ovinos.

Sinais clínicos. Em muitos casos estão ausentes. Relatam-se anemia, edema, emaciação e reduzido crescimento de lã, nos casos graves.

Diagnóstico. Baseia-se totalmente no exame de fezes, verificando-se a presença de ovos, e no exame de ductos biliares, à busca de trematódeos, durante a necropsia.

Patologia. O fígado infectado apresenta-se relativamente normal; isto se deve, possivelmente, à ausência de uma fase migratória. No entanto, nas infecções mais graves nota-se fibrose de ductos biliares menores, pode haver cirrose extensa e, às vezes, os ductos biliares se tornam acentuadamente distendidos (Figura 9.52).

Epidemiologia. Há dois aspectos importantes que diferenciam a epidemiologia de *Dicrocoelium* daquela de *Fasciola:*

- Os hospedeiros intermediários não dependem de água e são uniformemente distribuídos pelo terreno
- O ovo pode sobreviver durante meses na pastagem seca, atuando como um reservatório adicional àquele dos hospedeiros intermediários e definitivos.

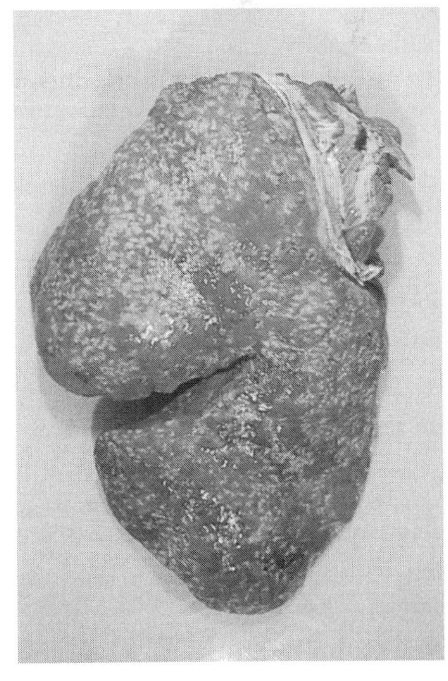

Figura 9.52 Lesões hepáticas causadas por infecção grave por *Dicrocoelium dendriticum*. (Esta figura encontra-se reproduzida em cores no Encarte.)

Tratamento. Muitos trematocidas não são efetivos contra *D. dendriticum* quando administrados nas doses recomendadas. A netobimina mostrou-se altamente efetiva na dose de 20 mg/kg. O albendazol, administrado por via oral na dose de 20 mg/kg, é muito efetivo, assim como é o praziquantel, na dose de 50 mg/kg. Outros medicamentos como o fenbendazol também são efetivos, mas em dose muito alta (50 mg/kg).

Controle. É difícil em razão da longevidade dos ovos de *D. dendriticum*, da ampla distribuição de hospedeiros intermediários e dos muitos hospedeiros reservatórios. O controle depende quase que completamente do tratamento anti-helmíntico regular.

Dicrocoelium hospes

Local de predileção. Fígado.

Filo. Platyhelminthes.

Classe. Trematoda.

Família. Dicrocoeliidae.

Descrição. Os detalhes são praticamente semelhantes àqueles de *D. dendriticum*; em geral, os trematódeos são encontrados no fígado e na vesícula biliar de bovinos, inclusive de touros e, ocasionalmente, de ovinos e caprinos.

Hospedeiros. Bovinos; ocasionalmente, ovinos e caprinos.

Distribuição geográfica. Partes da África.

Detalhes são praticamente os mesmos mencionados para *D. dendriticum*.

Stilesia hepatica

Local de predileção. Ductos biliares.

Filo. Platyhelminthes.

Classe. Cestoda.

Família. Anoplocephalidae.

Descrição macroscópica. O trematódeo adulto mede cerca de 0,5 m de comprimento e 2 mm de largura. O pescoço é amplo e o escólex possui ventosas proeminentes. Os órgãos genitais são únicos e os poros de abertura se alternam irregularmente. Os ovos, ovais, carecem de um aparato piriforme e medem cerca de 26-30 × 16-19 μm.

Hospedeiros definitivos. Ovinos e outros ruminantes

Hospedeiros intermediários. Provavelmente, o hospedeiro intermediário é um ácaro oribatídeo.

Distribuição geográfica. África e Ásia.

Sinais clínicos. Em geral, a infecção é assintomática.

Diagnóstico. Identificação de ovos ou proglotes nas fezes.

Patogênese. Em geral, é considerado um parasita de baixa patogenicidade.

Patologia. Não ocasiona lesão relevante, apesar da grande quantidade de parasitas que quase provoca obstrução de ductos biliares.

Epidemiologia. *Stilesia hepatica* é muito comum em ovinos e em outros ruminantes.

Tratamento e controle. O tratamento raramente é necessário, porém a administração de praziquantel na dose de 8 a 15 mg/kg tem se mostrado efetiva.

Nota. Com frequência, constata-se grande quantidade destes trematódeos nos ductos biliares de ovinos, no abatedouro; embora não provoquem sinais clínicos nem lesão hepática significativa, a condenação do fígado é uma causa considerável de perda econômica, do ponto de vista estético do órgão.

Thysanosoma actinioides

Para mais detalhes, consulte a seção Intestino delgado.

Taenia hydatigena (metacestódio)

Sinônimos. *Taenia marginata, Cysticercus tenuicollis*.

Locais de predileção. Cavidade abdominal, fígado (hospedeiros intermediários); intestino delgado (hospedeiros definitivos).

Filo. Platyhelminthes.

Classe. Cestoda.

Família. Taeniidae.

Descrição macroscópica. O metacestódio maduro (*Cysticercus tenuicollis*) mede cerca de 5 a 7 cm de diâmetro e contém um único escólex invaginado (verme bexiga), com pescoço longo.

Hospedeiros definitivos. Cães, raposas, doninhas, arminhos, gambás, lobos, hienas.

Hospedeiros intermediários. Ovinos, caprinos, bovinos, veados, suínos, equinos.

Distribuição geográfica. Cosmopolita.

Patogênese. Em cordeiros jovens, as infecções graves podem provocar hepatite e morte. Também, ocasionalmente o cisticerco em crescimento é destruído no fígado, possivelmente em ovinos previamente expostos à infecção; neste caso, a superfície subcapsular do fígado apresenta nódulos esverdeados com, aproximadamente, 1 cm de diâmetro.

A infecção grave do fígado ou de tecidos pode resultar na condenação do fígado/carcaça, por ocasião do abate. Os cisticercos maduros na cavidade peritoneal geralmente são benignos. Pode haver imunidade concomitante no hospedeiro intermediário, possibilitando que os metacestódios adquiridos a partir de uma infecção primária sobrevivam no hospedeiro, apesar de este hospedeiro ser resistente à reinfecção. Raramente, grande quantidade de cisticercos em desenvolvimento migra ao mesmo tempo no fígado de ovinos ou de suínos, ocasionando hepatite cisticercosa, uma condição cujas lesões macroscópicas se assemelham àquelas de fasciolose aguda e que frequentemente é fatal (Figura 9.53).

Sinais clínicos. Pode haver perda da condição corporal, emaciação e ascite.

Diagnóstico. Em ovinos, a infecção crônica geralmente é confirmada durante a inspeção da carne, ocasião na qual são vistos grandes cistos larvários no mesentério, no omento e em órgãos abdominais. O fígado de animais que morreram em decorrência de infecção aguda pode conter trajetos hemorrágicos e metacestódios em desenvolvimento.

Patologia. As principais lesões são notadas no fígado, que possui muitos focos vermelho-escuros e estrias; pode-se notar cisticercos jovens nos trajetos de migração. Com frequência, os estágios de metacestódio são vistos aderidos ao omento, ao mesentério intestinal e à superfície serosa de órgãos abdominais, especialmente fígado, nos hospedeiros intermediários de ruminantes (Figura 9.54).

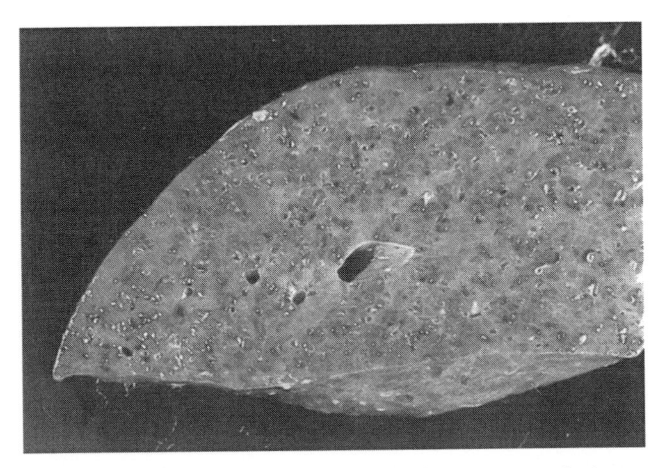

Figura 9.53 Hepatite cisticercosa causada por infecção grave por *Cysticercus tenuicollis*. (Esta figura encontra-se reproduzida em cores no Encarte.)

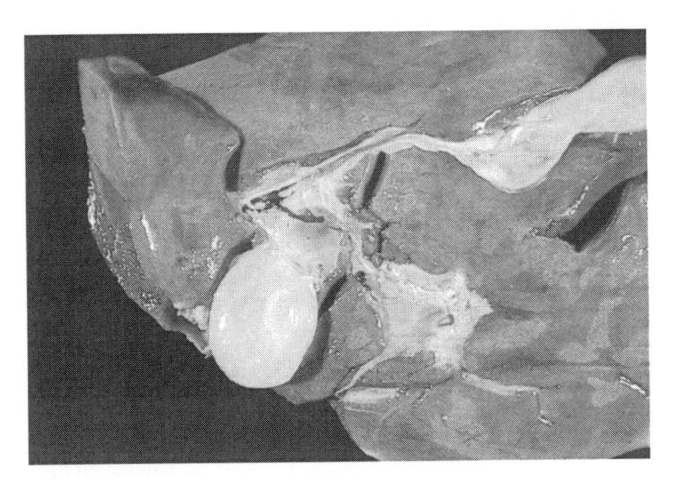

Figura 9.54 Grande *Cysticercus tenuicollis* preenchido com líquido, aderido ao fígado. (Esta figura encontra-se reproduzida em cores no Encarte.)

Epidemiologia. Os ruminantes infectam-se em pastagens e forrageiras contaminadas com fezes de cães contendo ovos de *T. hydatigena*. Há um ciclo em lobos e renas, em regiões de latitudes setentrionais, no qual se constatam metacestódios no fígado do hospedeiro intermediário e os cães podem ser infectados como hospedeiros definitivos.

Tratamento. Não há tratamento exequível disponível para o hospedeiro intermediário.

Controle. É semelhante àquele mencionado para outros trematódeos; envolve o controle da infecção no hospedeiro definitivo e o enterramento ou descarte de carcaças e de partes não aproveitadas de ruminantes.

Nota. A nomenclatura correta para o estágio de hospedeiro intermediário é "estágio de metacestódio de *Taenia hydatigena*", em vez de "*Cystecercus tenuicollis*".

Echinococcus granulosus

Para maiores detalhes, consulte a seção Parasitas do sistema respiratório.

Ascaris suum

Nomes comuns. Grande verme redondo, mancha branca.

Local de predileção. Intestino delgado.

Filo. Nematoda.

Classe. Secernentea.

Superfamília. Ascaridoidea.

Hospedeiros. Suínos e javalis; raramente, ovinos, bovinos, humanos.

Patogênese. Em ovinos e, ocasionalmente, em bovinos, os ascarídeos migrantes podem provocar granulomas eosinofílicos, hepatite intersticial e fibrose com intensos infiltrados eosinofílicos no fígado de ovinos que pastejam em áreas contaminadas. Nas infecções graves, com ocorrência de mortes, os pulmões se apresentam moderadamente consolidados, com enfisemas alveolar e intersticial e edema interlobular.

Patologia. Microscopicamente, notam-se espessamento do septo alveolar, efusão de líquido e macrófagos nos alvéolos. As larvas presentes nos alvéolos e nos bronquíolos causam bronquiolite aguda.

Parasitas do pâncreas

Eurytrema pancreaticum

Sinônimos. *Distoma pancreaticum*, *Eurytrema ovis*.

Nome comum. Trematódeo do pâncreas.

Locais de predileção. Ductos pancreáticos, raramente ductos biliares.

Filo. Platyhelminthes.

Classe. Trematoda.

Família. Dicrocoeliidae.

Descrição macroscópica. São trematódeos ovais, com formato de folha, marrom-avermelhados, medindo, aproximadamente, 8-16 × 5-8,5 mm.

Descrição microscópica. O corpo é robusto e os trematódeos jovens apresentam espinhos que, frequentemente, não estão presentes no estágio adulto. A ventosa bucal é maior do que a ventral; a faringe e o esôfago são curtos. Os testículos estão posicionados em sentido horizontal, logo atrás da ventosa ventral. Há um saco cirro tubular. O útero ocupa toda a parte posterior do corpo. Os ovos medem ao redor de 40-50 × 25-35 μm e são semelhantes àqueles de *Dicrocoelium*.

Hospedeiros definitivos. Bovinos, búfalos, ovinos, caprinos, suínos, camelos, humanos, primatas.

Hospedeiros intermediários. São necessários dois:

- Caramujos terrestres, especialmente do gênero *Bradybaena*
- Gafanhotos do gênero *Conocephalus* ou grilos arbóreos (*Oecanthus*).

Distribuição geográfica. América do Sul, Ásia e Europa.

Tratamento. Não há tratamento específico para euritrematose, embora haja relato de que a administração de 20 mg de praziquantel/kg, durante 2 dias, ou 7,5 mg de albendazol/kg seja efetiva.

Controle. Não é exequível onde os hospedeiros intermediários são endêmicos.

Eurytrema coelomaticum

Sinônimo. *Distoma coelomaticum*.

Nome comum. Trematódeo de pâncreas.

Locais de predileção. Ductos pancreáticos e, ocasionalmente, ductos biliares e duodeno.

Filo. Platyhelminthes.

Classe. Trematoda.

Família. Dicrocoeliidae.

Descrição macroscópica. Trematódeo em formato de folha, marrom-avermelhado; os adultos medem ao redor de 8-12 × 6-7 mm.

Distribuição geográfica. Leste da Ásia e América do Sul.

Há relato de uma terceira espécie, *Eurytrema ovis,* em ovinos; entretanto, esta pode ser sinônimo de *E. pancreaticum.*

Para mais detalhes sobre esta espécie, ver Capítulo 8.

Parasitas do sistema circulatório

Elaeophora schneideri

Nomes comum. Dermatose filariana, "ferida facial".

Local de predileção. Vasos sanguíneos.

Filo. Nematoda.

Classe. Secernentea.

Superfamília. Filarioidea.

Descrição macroscópica. Vermes delgados; os machos medem cerca de 5 a 8 cm e as fêmeas, até 12 cm de comprimento.

Descrição microscópica. As microfilárias medem 270 μm, apresentam extremidade anterior romba arredondada e se afinam na parte posterior.

Hospedeiros definitivos. Ovinos, caprinos, veados (alce, alce americano, veado-mula).

Hospedeiros intermediários. Moscas tabanídeas.

Distribuição geográfica. Oeste e sul dos EUA.

Patogênese. Em ovinos infectados por *E. schneideri,* as microfilárias circulantes estão associadas com a ocorrência de dermatite facial, conhecida como "ferida facial", na qual ocorre inflamação granulomatosa da pele acompanhada de prurido intenso. Ocasionalmente, as patas também são acometidas. Isto surge nos meses do verão. Nos casos graves pode ocorrer automutilação devido à esfregação, com abrasão, sangramento e formação de casca. As lesões podem se alternar entre períodos de atividade e inatividade. Por fim, estas lesões regridem, com cicatrização da pele e novo crescimento de lã. Acredita-se que os hospedeiros naturais de *E. schneideri* sejam cervídeos, nos quais a infecção é assintomática, e que os ovinos podem ser hospedeiros anormais.

Sinais clínicos. Apenas a dermatite facial sazonal em ovinos é reconhecida como indicação clínica de eleoforose.

Diagnóstico. O diagnóstico é necessário somente em ovinos e sabe-se que o método apropriado é a biopsia cutânea; com frequência, as microfilárias são escassas nas amostras e o diagnóstico geralmente é presuntivo, com base na localização, na presença de lesão facial e no surgimento sazonal de dermatite.

Patologia. A lesão cutânea comumente verificada em ovinos apresenta 5 a 10 cm de diâmetro, geralmente situada no occipúcio, embora possa ser vista na banda coronária. Em alces, há relato de coriorretinite isquêmica devido à vasculite oclusiva, causada por microfilárias circulantes.

Epidemiologia. Os hospedeiros naturais parecem ser veados da espécie *Odocoileus* (veado de cauda branca e veado-mula); nestes, a infecção é clinicamente inaparente. No entanto, no alce americano (*Cervus canadensis*) a trombose ocasionada pelos vermes frequentemente causa necrose de focinho, orelhas e nervo óptico, resultando em grave lesão facial, cegueira e, com frequência, morte.

Tratamento. Não há relato de tratamento efetivo.

Controle. Qualquer redução na população de vetores diminui o risco de transmissão.

Nota. Estes vermes se instalam em grandes vasos sanguíneos, mas têm apenas importância local.

Onchocerca armillata

Nome comum. Filariose aórtica.

Local de predileção. Artéria aorta.

Filo. Nematoda.

Classe. Secernentea.

Superfamília. Filarioidea.

Descrição macroscópica. São vermes esbranquiçados delgados; os machos medem, aproximadamente, 7 cm e as fêmeas, até 70 cm de comprimento.

Descrição microscópica. As microfilárias não possuem bainha e medem 346 a 382 μm.

Hospedeiros definitivos. Bovinos, ovinos, caprinos; raramente camelos.

Hospedeiros intermediários. Mosquito-pólvora (*Culicoides*), mosquito-borrachudo (*Simulium*).

Distribuição geográfica. África, Oriente Médio, Índia.

Schistosoma

Esquistossomas são trematódeos encontrados no sistema circulatório. Os sexos são distintos, a fêmea adulta, pequena, instala-se permanentemente em um sulco longitudinal, o canal ginecofórico, no corpo do macho. O gênero foi dividido em quatro grupos – *haematobium, indicum, mansoni* e *japonicum* – mas o gênero, como atualmente definido, é parafilético; assim, revisões são prováveis.

Grupo *haematobium*

Schistosoma bovis

Nome comum. Trematódeo do sangue, bilharziose.

Locais de predileção. Veias porta e mesentérica, veias urogenitais.

Filo. Platyhelminthes.

Classe. Trematoda.

Família. Schistosomatidae.

Hospedeiros definitivos. Bovinos, ovinos, caprinos.

Hospedeiros intermediários. Caramujos (*Bulinus contortus, B. truncates, Physopsis africana, P. nasuta*).

Distribuição geográfica. África, Oriente Médio, sul da Ásia, sul da Europa.

Schistosoma mattheei

Locais de predileção. Veias porta, mesentérica e vesicais.

Filo. Platyhelminthes.

Classe. Trematoda.

Família. Schistosomatidae.

Hospedeiros definitivos. Bovinos, ovinos, caprinos, humanos.

Hospedeiros intermediários. Caramujos (*Bulinus*).

Distribuição geográfica. África do Sul e Central, Oriente Médio.

Nota. Acredita-se que seja sinônimo de *S. bovis*, porém difere quanto à morfologia e à patologia e está restrito ao canal alimentar.

Grupo *indicum*

Schistosoma indicum

Locais de predileção. Veias porta, pancreática, hepática e mesentérica.

Filo. Platyhelminthes.

Classe. Trematoda.

Família. Schistosomatidae.

Hospedeiros definitivos. Bovinos, ovinos, caprinos, equinos, asininos, camelos.

Hospedeiros intermediários. Caramujos (*Indoplanorbis*).

Distribuição geográfica. Índia.

Schistosoma nasalis

Sinônimo. *Schistosoma nasalae.*

Nome comum. "Doença do ronco".

Local de predileção. Veias de mucosa nasal.

Filo. Platyhelminthes.

Classe. Trematoda.

Família. Schistosomatidae.

Hospedeiros definitivos. Bovinos, caprinos, ovinos, búfalos, equinos.

Hospedeiros intermediários. Caramujos (*Lymnaea luteola, L. acuminata, Indoplanorbis exustus*).

Distribuição geográfica. Índia, Paquistão, Sudeste Asiático.

Grupo *japonicum*

Schistosoma japonicum

Nomes comuns. Trematódeo do sangue, bilharziose.

Locais de predileção. Veias porta e mesentérica.

Filo. Platyhelminthes.

Classe. Trematoda.

Família. Schistosomatidae.

Hospedeiros definitivos. Bovinos, equinos, ovinos, caprinos, cães, gatos, coelhos, suínos, humanos.

Hospedeiros intermediários. Caramujos do gênero *Oncomelania*.

Distribuição geográfica. Sul e leste da Ásia.

Outros esquistossomas

Schistosoma turkestanicum

Sinônimo. *Orientobilharzia turkstanicum.*

Locais de predileção. Veias mesentéricas e pequenas veias do pâncreas e do fígado.

Filo. Platyhelminthes.

Classe. Trematoda.

Família. Schistosomatidae.

Distribuição geográfica. Ásia.

Mais detalhes sobre todas estas espécies são descritos no Capítulo 8.

Tripanossomas

Os membros do gênero *Trypanosoma* são hemoflagelados de extrema importância em bovinos, na África, ao sul do Saara, mas também acometem ovinos e caprinos. Consulte o Capítulo 2 para descrições gerais e detalhadas das espécies individuais de tripanossomas e o Capítulo 8 para descrições detalhadas sobre patogênese, epidemiologia, tratamento e controle de tripanossomas.

Trypanosoma brucei brucei

Nome comum. Nagana.

Local de predileção. Sangue. Também são encontrados *Trypanosoma brucei brucei* no meio extravascular como, por exemplo, no miocárdio, no SNC e no sistema reprodutor.

Filo. Euglenozoa.

Classe. Kinetoplastea.

Família. Trypanosomatidae.

Subgênero. *Trypanozoon.*

Descrição. *Trypanosoma brucei brucei* é pleomórfico, variando de longo e delgado, com até 42 μm (em média, 29 μm), a curto e robusto, com 12 a 26 μm (em média, 18 μm); com frequência, as duas formas são verificadas na mesma amostra de sangue. A membrana ondulante é evidente, o cinetoplasto é pequeno e subterminal e a extremidade posterior é pontiaguda. Na forma delgada, o cinetoplasto tem até 4 μm, a partir da extremidade posterior, que geralmente se prolonga, afinando-se quase que como uma ponta, e tem um flagelo livre bem desenvolvido; na forma robusta o flagelo é curto, ou ausente, e a extremidade posterior é larga e arredondada, com cinetoplasto quase que terminal. As formas intermediárias têm, em média, 23 μm de comprimento e apresentam extremidade posterior romba e flagelo moderadamente longo (ver Figuras 2.6 e 8.28). Uma quarta forma, com um núcleo posterior, pode ser notada em animais de laboratório. Em esfregaços de sangue fresco não fixado o microrganismo se move rapidamente nos pequenos campos do microscópico.

Hospedeiros. Bovinos, inclusive zebus, equinos, asininos, ovinos, caprinos, camelos, suínos, cães, gatos, espécies de animais de caça selvagens.

Distribuição. África Subsaariana.

Tratamento. Os dois medicamentos de uso comum em bovinos são isometamídio e aceturato de diminazeno; ambos devem ser apropriados para uso em ovinos e caprinos. Geralmente eles são efetivos, exceto quando os tripanossomas apresentam resistência ao medicamento ou quando se trata de alguns casos muito crônicos. O tratamento deve ser monitorado, pois é possível ocorrer reinfecção seguida de sinais clínicos e parasitemia, em uma ou duas semanas. Também, o animal pode apresentar recidiva após quimioterapia, em decorrência de um foco de infecção persistente nos tecidos ou porque os tripanossomas são resistentes ao medicamento.

Trypanosoma brucei evansi

Sinônimos. *Trypanosoma evansi, Trypanosoma equinum.*

Nomes comuns. Surra, *el debab, mbori,* murrina, *mal das Caderas, doukane, dioufar, thaga.*

Local de predileção. Sangue.

Filo. Euglenozoa.

Classe. Kinetoplastea.

Família. Trypanosomatidae.

Subgênero. *Trypanozoon.*

Hospedeiros. Equinos, asininos, camelos, bovinos, inclusive zebus, caprinos, suínos, cães, búfalos, elefantes, capivaras, antas, mangustos, jaguatiricas, veados e outros animais selvagens. Muitos animais de laboratórios e animais selvagens podem ser experimentalmente infectados.

Distribuição geográfica. África do Norte, América Central, América do Sul, centro e sul da Rússia, partes da Ásia (Índia, Burma, Malásia, sul da China, Indonésia, Filipinas).

Tripanosoma congolense

Nomes comuns. Nagana, paranagana, febre da Gâmbia, *ghindi, gobial.*

Local de predileção. Sangue.

Filo. Euglenozoa.

Classe. Kinetoplastea.

Família. Trypanosomatidae.

Subgênero. *Nannomonas.*

Descrição. *Trypanosoma congolense* é pequeno, monomórfico e mede 8 a 20 μm de comprimento. A membrana ondulante é imperceptível, o cinetoplasto de tamanho médio é marginal e a extremidade posterior é romba. Não há flagelo livre (ver Figuras 2.5 e 8.29). Nos esfregaços de sangue fresco o microrganismo se movimenta lentamente; com frequência, parece aderido às hemácias (eritrócitos, glóbulos vermelhos).

Hospedeiros. Bovinos, ovinos, caprinos, equinos, camelos, cães, suínos. Os hospedeiros reservatórios incluem antílopes, girafas, zebras, elefantes e javalis africanos.

Distribuição. África Subsaariana.

Tratamento. Nos bovinos infectados, os dois medicamentos de uso comum são aceturato de diminazeno (Berenil®) e sais de homídio (Ethidium® e Novidium®) e são apropriados para uso em ovinos e caprinos infectados por *T. congolense*. Assim como mencionado para *T. brucei*, estas drogas geralmente são efetivas, exceto quando os tripanossomas são resistentes ao medicamento ou quando se trata de alguns casos muito crônicos.

Trypanosoma vivax

Nomes comuns. Nagana, souma.

Local de predileção. Sangue.

Filo. Euglenozoa.

Classe. Kinetoplastea.

Família. Trypanosomatidae.

Subgênero. *Duttonella.*

Subespécie. *vivax.*

Descrição. *Trypanosoma vivax* é monomórfico e mede 20 a 27 μm. A membrana ondulante é imperceptível, o grande cinetoplasto é terminal e a extremidade posterior é ampla e arredondada. Possui um flagelo livre curto (ver Figuras 2.4 e 8.30). Em esfregaços de sangue fresco, *T. vivax* se movimenta rapidamente no campo do microscópio.

Hospedeiros. Bovinos, ovinos, caprinos, camelos, equinos; antílopes e girafas são hospedeiros reservatórios.

Distribuição geográfica. Centro da África, oeste da Índia, América Central e América do Sul (Brasil, Venezuela, Bolívia, Colômbia, Guiana, Guiana Francesa), ilhas Maurício.

Tratamento. Semelhante àquele indicado para *T. congolense*.

Para mais detalhes destas espécies, ver Capítulo 8.

Trypanosoma simiae

Sinônimos. *Trypanosoma congolense simiae, Trypanosoma rodhaini, Trypanosoma porci.*

Local de predileção. Sangue.

Filo. Euglenozoa.

Classe. Kinetoplastea.

Família. Trypanosomatidae.

Subgênero. *Nannomonas.*

Hospedeiros. Suínos, camelos, ovinos, caprinos.

Distribuição. Centro da África.

Para mais detalhes, ver Capítulo 11.

Tripanosomos estercorários

São tripanossomos relativamente grandes encontrados no sangue, com transmissão fecal por meio de melófagos.

Trypanosoma melophagium

Local de predileção. Sangue.

Filo. Euglenozoa.

Classe. Kinetoplastea.

Família. Trypanosomatidae.

Subgênero. *Megatrypanum.*

Descrição. Grande tripanossoma, com 50 a 60 μm de comprimento e extremidade posterior longa e pontiaguda. Possui membrana ondulante proeminente e um flagelo livre. As formas triptomastigotas são raras no sangue.

Hospedeiros. Ovinos, caprinos, bovinos.

Distribuição geográfica. Cosmopolita.

Patogênese. Não patogênico.

Diagnóstico. As infecções sanguíneas são tão raras que podem ser detectadas apenas em cultura em meio seletivo.

Epidemiologia. As formas triptomastigostas são transmitidas pelo melófago de ovinos, *Melophagus ovinus*; as formas epimastigotas e amastigotas se multiplicam por divisão binária na porção média do intestino. As formas epimastigotas se transformam em pequenas formas triptomastigotas metacíclicas, na parte posterior do intestino. Os ovinos se infectam quando mordem os melófagos e as formas triptomastigostas são liberadas e penetram a barreira mucosa. Tem-se sugerido que não ocorre replicação em ovinos. A infecção está associada com a presença e a abundância de infecções por melófagos.

Tratamento e controle. Não há necessidade, embora estratégias gerais efetivas de controle de ectoparasitas contra melófagos também controlem a prevalência de infecção por tripanossoma.

Babesiose

Consulte o Capítulo 8 para ver detalhes do ciclo evolutivo geral e a epidemiologia da babesiose. As medidas de controle são praticamente semelhantes e requerem o controle dos carrapatos vetores. A aplicação tópica de acaricida pode propiciar alguma proteção, mas em ovinos pode ser difícil, onerosa e representar um custo/benefício negativo. Em certas condições pode ser mais benéfica a obtenção de estabilidade endêmica, possibilitando infecção precoce e desenvolvimento de imunidade.

Babesia motasi

Local de predileção. Sangue.

Filo. Apicomplexa.

Classe. Aconoidasida.

Família. Babesiidae.

Descrição. *Babesia motasi* é uma espécie grande, com 2,5 a 4 × 2 μm; em geral os parasitas são piriformes. As merozoítas se apresentam isoladamente ou em pares e o ângulo entre os membros de um par geralmente é agudo.

Hospedeiros. Ovinos, caprinos.

Distribuição geográfica. Sul da Europa, Oriente Médio, antiga União Soviética, Sudeste Asiático e África.

Patogênese. Cepas de *B. motasi* oriundas da Europa causam discreto quadro clínico caracterizado por febre e anemia, mas sozinha raramente ocasiona perda relevante por mortes. As cepas da região do Mediterrâneo podem ser mais patogênicas e algumas são transmissíveis a caprinos; todavia, esta não é uma observação consistente.

Sinais clínicos. A doença pode ser aguda ou crônica. Na forma aguda, os animais apresentam pirexia, prostração, anemia marcante e hemoglobinúria e podem morrer. Na doença crônica não há sintomas característicos.

Diagnóstico. O exame de esfregaços sanguíneos corados com Giemsa revela os parasitas nas hemácias.

Patologia. Nas infecções clínicas, as principais lesões incluem esplenomegalia com polpa esplênica vermelha escura e mole e corpúsculos esplênicos proeminentes. O fígado encontra-se aumentado de volume e marrom-amarelado e a vesícula biliar apresenta-se distendida com bile espessa escura. As mucosas do abomaso e do intestino, bem como os tecidos conjuntivo subcutâneo, subseroso e intramuscular apresentam-se edemaciados e ictéricos, com manchas hemorrágicas. O sangue é fino e aquoso e o plasma, avermelhado.

Epidemiologia. É transmitida por carrapatos dos gêneros *Haemaphysalis* (*H. punctata*, *H. otophila*), *Dermatocentor* (*D. silvarum*) e *Rhipicephalus* (*R. bursa*).

Tratamento. O aceturato de diminazeno é efetivo contra *B. motasi*.

Babesia ovis

Local de predileção. Sangue.

Filo. Apicomplexa.

Classe. Aconoidasida.

Família. Babesiidae.

Descrição. *Babesia ovis* é uma espécie pequena, com 1 a 2,5 μm de comprimento, predominantemente arredondada e localizada na margem dos eritrócitos do hospedeiro; em geral, as trofozoítas piriformes encontram-se pareadas em um ângulo obtuso.

Hospedeiros. Ovinos, caprinos.

Distribuição geográfica. Sul da Europa, antiga União Soviética, Oriente Médio, Ásia.

Patogênese. As infecções ocorrem como entidades patogênicas no sul da Europa e no Oriente Médio, mas geralmente é discreta em ovinos nativos; animais oriundos de uma área não endêmica manifestam sinais clínicos graves. No caso de morte, ela se deve à falência dos órgãos, a qual, por sua vez, é decorrência não apenas da destruição de hemácias e consequente anemia, edema e icterícia, mas também da obstrução de capilares de muitos órgãos pelas células parasitadas e pelos parasitas livres. A estase decorrente desta sedimentação causa degeneração das células endoteliais de pequenos vasos sanguíneos, anoxia, acúmulo de produtos metabólicos tóxicos, fragilidade capilar e consequente extravasamento perivascular de eritrócitos e hemorragia macroscópica.

Sinais clínicos. Os sinais clínicos da infecção incluem anemia, icterícia, edema e hemoglobinúria. Com frequência, as infecções são discretas e, comumente, inaparentes.

Diagnóstico. O exame de esfregaços sanguíneos corados com Giemsa revela parasitas nas hemácias. Em geral, menos de 0,6% das hemácias são infectadas.

Patologia. Nas infecções clínicas, as principais alterações incluem esplenomegalia com polpa esplênica vermelho-escura amolecida e corpúsculos esplênicos proeminentes. O fígado encontra-se aumentado de volume e marrom-amarelado e a vesícula biliar distendida com bile escura espessa. As mucosas do abomaso e do intestino e os tecidos conjuntivo subcutâneo, subseroso e intramuscular se apresentam edemaciados e ictéricos, com manchas hemorrágicas. O sangue é fino e aquoso e o plasma, avermelhado.

Epidemiologia. *Rhipicephalus bursa* é o vetor deste parasita e *Ixodes ricinus*, *I. persulcatus* e *Dermacentor reticulatus* são vetores sob suspeita.

Tratamento. O aceturato de diminazeno é efetivo contra *B. ovis*. O sulfato de quinurônio ainda é utilizado em alguns países.

Theileriose

Espécies de *Theileria* são amplamente distribuídas em bovinos e ovinos na África, na Ásia, na Europa e na Austrália e há uma variedade de carrapatos vetores; estão associadas com a ocorrência de infecções que variam de clinicamente inaparentes a rapidamente fatais. Embora a classificação de muitas espécies de *Theileria* ainda seja controversa, em grande parte devido sua semelhança morfológica, há duas espécies de importância veterinária em ovinos (Tabela 9.6).

Theileria hirci

Sinônimo. *Theileria lestoquardi.*

Nome comum. Theileriose maligna de pequenos ruminantes.

Tabela 9.6 Espécies de *Theileria* relatadas em ovinos e caprinos.

Espécies	Doença	Carrapato vetor	Hospedeiro	Distribuição
Theileria hirci (sin. *Theileria lestoquardi*)	Theileriose maligna	*Rhipicephalus bursa*, *Hyalomma anatolicum*	Ovinos, caprinos	Sul da Europa, Oriente Médio, Ásia, norte e leste da África
Theileria ovis	Theileriose benigna	*Rhipicephalus bursa*, na bacia do Mediterrâneo; *Rhipicephalus evertsi* na África	Ovinos, caprinos	Europa, África, Ásia, Índia
Theileria recondita	Não patogênica	*Haemaphysalis punctata*	Ovinos, caprinos, veados	Europa Ocidental (Alemanha, Reino Unido)
Theileria separata	Não patogênica	*Rhipicephalus evertsi*	Ovinos, caprinos	África Subsaariana
Theileira spp.	Patogênica	*Haemaphysalis* spp.	Ovinos	China

Local de predileção. Sangue, linfonodos, baço.

Filo. Apicomplexa.

Classe. Aconoidasida.

Família. Theileriidae.

Descrição. As trofozoítas são encontradas nos linfócitos e nas hemácias como formas arredondadas (0,6 a 2,0 μm de diâmetro), ovais ou em formato de bastão (1,6 μm de comprimento) (Figura 9.55). Nas hemácias ocorre divisão binária ou quádrupla. Os merontes (corpúsculos de Koch), com diâmetro médio de 8 μm (variando de 10 a 20 μm) e contendo 1 a 80 grânulos, são comumente vistos nos linfócitos presentes no baço e nos linfonodos.

Hospedeiros. Ovinos, caprinos.

Distribuição geográfica. Sul da Europa, Oriente Médio, Ásia, região norte e leste da África.

Patogênese. É altamente patogênica; causa uma doença aguda e altamente fatal em ovinos e caprinos adultos, com taxa de mortalidade de 46 a 100%. Em razão da imunidade materna a infecção é branda em cordeiros e cabritos jovens. A forma aguda é a mais comum, mas foram constatadas as formas subaguda e crônica.

Sinais clínicos. Na forma aguda da doença verificam-se febre (40 a 41,7°C), inapetência, parada de ruminação, taquicardia, fraqueza, aumento de volume dos linfonodos superficiais, tumefação das pálpebras e diarreia (com fezes contendo sangue e muco); podem ocorrer icterícia e hemorragia nos tecidos submucoso, subseroso e subcutâneo. Os animais acometidos definham e morrem. Nas infecções crônicas notam-se febre intermitente, inapetência, emaciação, anemia e icterícia.

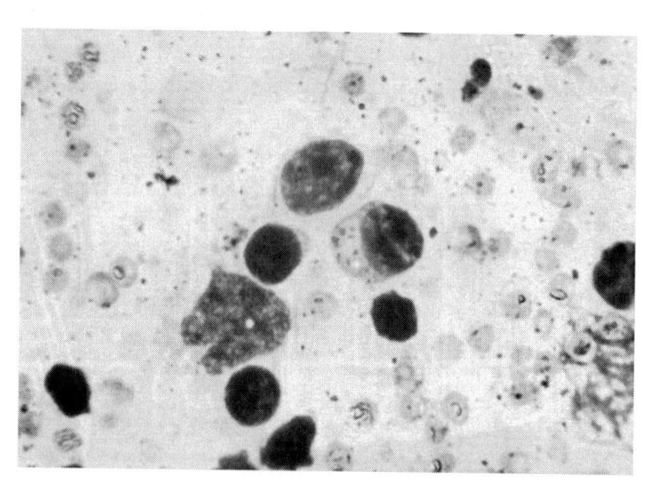

Figura 9.55 Meronte de *Theileria hirci*. (Esta figura encontra-se reproduzida em cores no Encarte.)

Diagnóstico. O diagnóstico depende da detecção de merontes em esfregaços sanguíneos, em material obtido por biopsia de linfonodos ou em esfregaços de linfonodos ou baço obtidos no exame pós-morte.

Patologia. Sempre há aumento de volume dos linfonodos, o fígado geralmente encontra-se aumentado, o baço apresenta marcante aumento de volume e os pulmões apresentam edema. Com frequência notam-se infartos nos rins, petéquias na mucosa do abomaso e manchas vermelhas irregularmente disseminadas na mucosa intestinal.

Epidemiologia. Acredita-se que os carrapatos vetores sejam *Rhipicephalus bursa* e *Hyalomma anatolicum*.

Tratamento. Uma única injeção de 20 mg de parvaquona/kg IM ou duas doses de 2,5 mg de buparvaquona/kg são efetivas. Relata-se que uma única dose de 1,2 mg de halofuginona/kg VO também é efetiva.

Controle. Para o controle da doença podem ser empregadas medidas de controle de carrapatos. A aplicação tópica de acaricidas pode propiciar alguma proteção, mas em ovinos pode ser difícil, onerosa e representar um custo/benefício desfavorável.

Nota. Ocasiona perdas importantes nas populações de pequenos ruminantes, nas regiões do Mediterrâneo e do norte da África.

Theileria ovis

Nome comum. Theileriose benigna de pequenos ruminantes.

Local de predileção. Sangue, linfonodos.

Filo. Apicomplexa.

Classe. Aconoidasida.

Família. Theileriidae.

Descrição. Os estágios eritrocitários têm aparência semelhante àquela de *T. hirci* e são vistos nos linfócitos e nas hemácias como formas arredondadas (0,6 a 2,0 μm de diâmetro), ovais ou em formato de bastão (1,6 μm de comprimento), porém são muito mais escassos, com menos de 2% de hemácias infectadas.

Hospedeiros. Ovinos, caprinos.

Distribuição geográfica. Europa, África, Ásia, Índia.

Patogênese. A patogenicidade e a taxa de mortalidade são baixas, embora a prevalência possa ser muito alta nas áreas endêmicas.

Sinais clínicos. A infecção geralmente é branda e clinicamente inaparente.

Diagnóstico. Baseia-se na identificação dos parasitas em esfregaços sanguíneos ou de linfonodos, corados. O microrganismo é indistinguível de *T. hirci*, mas a constatação de pequena quantidade de parasitas e a carência de patogenicidade auxilia a diferenciá-los.

Patologia. Nenhuma patologia associada.

Epidemiologia. Os carrapatos vetores são *Rhipicephalus bursa*, na bacia do Mediterrâneo, e *Rhipicephalus evertsi*, na África.

Tratamento e controle. Normalmente não são necessários.

Rickettsia

Embora atualmente *Rickettsia* seja considerada membro do reino Bacteria, por motivos históricos elas são incluídas nos textos de parasitologia e, por isso, faz-se menção a alguns gêneros e espécies importantes em ovinos e caprinos.

Anaplasma phagocytophilum

Sinônimos. *Anaplasma phagocytophila, Ehrlichia phagocytophila, Cytoecetes phagocytophila, Ehrlichia equi, Anaplasma platys.*

Nomes comuns. Febre transmitida por carrapato, febre da pastagem, ehrlichiose granulocítica canina, ehrlichiose granulocítica humana, ehrlichiose granulocítica equina.

Local de predileção. Sangue.

Reino. Bacteria.

Filo. Proteobacteria.

Classe. Alphaproteobacteria.

Ordem. Rickettsiales.

Família. Anaplasmataceae.

Descrição. Esfregaços sanguíneos corados com corantes de Giemsa ou de Wright revelam um ou mais agregados frouxos (mórulas ou corpúsculos de inclusão com 1,5 a 5 μm de diâmetro), azul-acinzentados a azul-escuros, cocoides, cocobacilares ou pleomórficos no citoplasma de neutrófilos (Figura 9.56).

Hospedeiros. Ovinos, bovinos, cães, equinos, veados, roedores.

Distribuição geográfica. Provavelmente cosmopolita, Europa (Reino Unido, Noruega, Finlândia, Países Baixos e Áustria).

Patogênese. Os microrganismos atingem a derme por meio de picada de carrapato e, então, são disseminados através do sangue e/ou da linfa e se instalam em granulócitos maduros, principalmente neutrófilos, mas também nos eosinófilos do sangue periférico. No entanto, não está claro se invadem as células maduras ou as células precursoras no sistema mielopoético. Após endocitose, ocorre multiplicação nos fagossomos citoplasmáticos e os microrganismos podem ser encontrados em muitos órgãos (p. ex., baço, pulmões e fígado). A importância veterinária da febre transmitida por carrapato em ovinos é tripla. Primeiramente, embora a doença seja, por si só, transitória, sua ocorrência em cordeiros muito jovens mantidos em pastagens de áreas de planalto pode ocasionar morte pela incapacidade de o animal manter contato com a mãe. Em segundo lugar, a doença, possivelmente devido à leucopenia associada, predispõe os cordeiros a *louping-ill*, a piemia do carrapato (estafilococose enzoótica), e à pasteurelose. Por fim, a ocorrência da doença em ovinos ou bovinos adultos recentemente introduzidos em uma área endêmica pode ocasionar aborto ou esterilidade temporária em machos, possivelmente como consequência da pirexia.

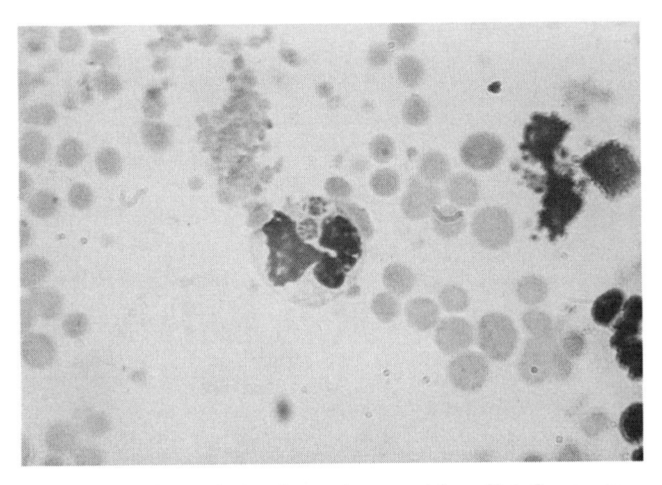

Figura 9.56 Inclusões de *Anaplasma phagocytophilum*. (Esta figura encontra-se reproduzida em cores no Encarte.)

Tanto os animais quanto os humanos podem apresentar infecções concomitantes causadas por muitas espécies de *Anaplasma, Ehrlichia, Borrelia, Bartonella, Rickettsia, Babesia* e arbovírus. A infecção com quaisquer destes microrganismos ocasiona uma ampla variedade de anormalidades clínicas e patológicas, variando de infecção assintomática até infecção grave e morte. O risco de adquirir uma ou mais infecções transmitidas por carrapatos pode depender da prevalência dos vetores multinfectados. Por exemplo, *A. phagocytophilum* e *Borrelia burgdorferi* compartilham ambos, hospedeiros reservatórios e vetores; ademais, em regiões geográficas onde a febre transmitida por carrapato é endêmica, a borreliose também é prevalente.

Sinais clínicos. Em ovinos, após um período de incubação de 7 dias, verificam-se febre, embotamento e inapetência, que persistem por cerca de 10 dias. Durante este tempo, embora a leucopenia seja marcante, é possível notar inclusões características de "mórula" em uma quantidade variável de leucócitos polimorfonucleares. Em geral, a recuperação segue sem intercorrência, embora estes animais permaneçam portadores durante muitos meses.

Diagnóstico. Deve-se considerar a possibilidade de febre transmitida por carrapato quando um animal criado em uma região endêmica apresenta doença febril aguda. Devem ser examinados esfregaços sanguíneos corados; quando coradas pelo corante de Wright as mórulas se apresentam, tipicamente, como manchas irregularmente coradas de azul-escuro no citoplasma de neutrófilos. A cor da mórula geralmente é mais escura do que aquela do núcleo da célula. Com frequência, as mórulas são escassas e sua detecção é difícil; assim, um esfregaço sanguíneo negativo não exclui a possibilidade de infecção por *A. phagocytophilum*. Testes diagnósticos específicos incluem pesquisa de anticorpo por imunofluorescência indireta (IFAT), *imunoblot*, ELISA e reação em cadeia da polimerase (PCR). O critério de diagnóstico mais amplamente aceito é uma alteração de quatro vezes no título de IFAT. No entanto, pode ocorrer reação cruzada com outros membros dos gêneros *Anaplasma* e *Ehrlichia*.

Patologia. A doença é identificada por alterações hematológicas caracterizadas por trombocitopenia e leucopenia. A leucopenia se deve à linfopenia inicial, seguida de neutropenia. Em cães infectados, a trombocitopenia é uma das anormalidades hematológicas mais consistentes. Pode ser moderada a grave e persiste alguns dias antes de retornar ao valor normal. As alterações bioquímicas podem incluir discreto aumento das atividades séricas de fosfatase alcalina e de alanina aminotransferase.

Epidemiologia. Roedores, bem como ruminantes domésticos e selvagens (ovinos e veados), foram relatados como hospedeiros reservatórios de *A. phagocytophilum*, na Europa. O hospedeiro reservatório predominante varia dependendo do cenário natural e agrícola da região. Na Europa, o vetor de *A. phagocytophilum* é o carrapato comum de ovinos, *Ixodes ricinus*. Em áreas endêmicas, a prevalência da infecção em cordeiros jovens das colinas é de praticamente 100%.

Tratamento. Raramente indica-se tratamento de febre transmitida por carrapato em ovinos. Quando a piemia por carrapato em cordeiros é um problema, a aplicação de uma ou duas injeções de oxitetraciclina de longa duração, em dose profilática, protege contra a infecção por 2 a 3 semanas. A administração de 5 a 10 mg de doxiciclina/kg, durante 3 semanas, parece ser o protocolo mais efetivo no tratamento de infecções em cães e gatos. A doença grave pode requerer tratamento mais longo. Os efeitos colaterais mais comuns do tratamento com doxiciclina são náuseas e vômito, que são evitados pela administração do medicamento junto com alimento.

Controle. Em ovinos, a profilaxia depende do controle de carrapatos por meio de banho de imersão.

Nota. O recentemente reclassificado *Anaplasma phagocytophilum* combo nov. (anteriormente, considerado como três *Ehrlichiae* distintas, *E. phagocytophila*, *E. equi* e *Anaplasma platys* [antigamente conhecida como *E. platys*]) causa ehrlichiose granulocítica canina, erliquiose granulocítica equina e ehrlichiose granulocítica humana.

Anaplasma marginale

Local de predileção. Sangue.

Reino. Bacteria.

Filo. Proteobacteria.

Classe. Alphaproteobacteria.

Ordem. Rickettsiales.

Família. Anaplasmataceae.

Descrição. Em esfregaços sanguíneos corados com Giemsa, *A. marginale* se apresenta como pequenos "corpúsculos de inclusão" arredondados, vermelho-escuros e com, aproximadamente, 0,3 a 1,0 μm, nas hemácias (ver Figura 8.39). Com frequência, há apenas um microrganismo em cada hemácia, o qual, tipicamente, situa-se na margem externa; no entanto, estas duas características não são constantes.

Hospedeiros. Bovinos, ruminantes selvagens.

Distribuição geográfica. África, sul da Europa, Austrália, América do Sul, Ásia, antiga União Soviética e EUA.

Anaplasma centrale

Local de predileção. Sangue.

Reino. Bacteria.

Filo. Proteobacteria.

Classe. Alphaproteobacteria.

Ordem. Rickettsiales.

Família. Anaplasmataceae.

Descrição. À semelhança de *A. marginale*, *A. centrale* é pouco patogênico; no entanto, é comumente encontrado no centro da hemácia.

Hospedeiros. Bovinos, ruminantes selvagens (ovinos podem atuar como reservatório da infecção).

Anaplasma ovis

Local de predileção. Sangue.

Reino. Bacteria.

Filo. Proteobacteria.

Classe. Alphaproteobacteria.

Ordem. Rickettsiales.

Família. Anaplasmataceae.

Descrição. Pequenos "corpúsculos de inclusão" arredondados e vermelho-escuros, com, aproximadamente, 0,3 a 1,0 μm, vistos nas hemácias.

Hospedeiros. Ovinos, caprinos.

Eperythrozoon ovis

Sinônimo. *Mycoplasma ovis*.

Local de predileção. Sangue.

Reino. Bacteria.

Filo. Firmicutes.

Ordem. Mycoplasmatales.

Família. Mycoplasmataceae.

Descrição. Cocobacilos pleomórficos verificados como microrganismos eritrocitários nas depressões da superfície celular, ou como microrganismos livres no plasma (Figura 9.57). Nas infecções discretas a moderadas predominam cocos isolados em formato de vírgula ou de anel; entretanto, nas parasitemias graves formam complexos corpúsculos irregulares. Os cocos se apresentam azul-claros quando corados com corante de Giemsa ou de Romanowsky.

Hospedeiros. Ovinos, caprinos.

Distribuição geográfica. Cosmopolita.

Patogênese. A maior parte das infecções normalmente é benigna; contudo, ocasionalmente *E. ovis* causa febre, anemia e perda de peso. O início dos sinais clínicos é insidioso. Os cordeiros infectados com cerca de 2 a 3 meses de idade apresentam retardo de crescimento e demoram para atingir a maturidade sexual.

Sinais clínicos. Em cordeiros, a doença é discreta e limita-se a discreto retardo de desenvolvimento.

Diagnóstico. A identificação de artefatos de coloração requer a confecção de bons esfregaços sanguíneos e o uso de corante de Giemsa filtrado. Os microrganismos se apresentam como cocos ou bastonetes curtos na superfície das hemácias, circundando, com frequência, toda a margem desta célula. No entanto, *Eperythrozoon* ficam relativamente aderidos, de modo frouxo, na superfície das hemácias e, com frequência, são vistos livres no plasma.

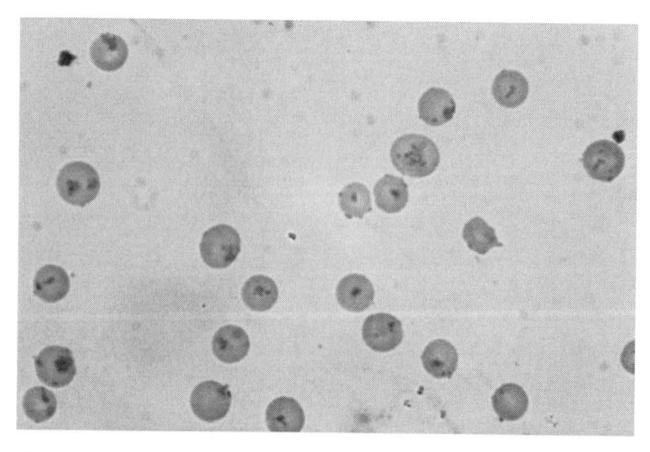

Figura 9.57 Formas intraeritrocitárias de *Eperythrozoon ovis*. (Esta figura encontra-se reproduzida em cores no Encarte.)

Patologia. As alterações hematológicas iniciais incluem diminuição do volume globular (VG), da quantidade total de hemácias e do teor de hemoglobina; à medida que a parasitemia diminui ocorre desenvolvimento gradativo de anemia hemolítica autoimune. A contagem de plaquetas encontra-se diminuída e o tempo de protrombina, prolongado.

Epidemiologia. *Eperythrozoon ovis* é transmitido pela mosca-de-estábulo (*Stomoxys calcitrans*) e por melófagos (*Melophagus ovinus*) e, nas regiões tropicais e subtropicais, por mosquitos (*Aedes camptorhynchus, Anopheles annulipes, Culex annulirostris*) e carrapatos (*Haemaphysalis plumbeum* e *Rhipicephalus bursa*). Acredita-se que ocorra, também, infecção transplacentária.

Tratamento e controle. As tetraciclinas devem ser efetivas; todavia, geralmente o controle não é prático ou necessário.

Nota. A taxonomia desta espécie é assunto controverso e este gênero atualmente foi reclassificado como membro do gênero de bactéria *Mycoplasma* (classe Mollicutes), com base na análise filogenética e nas sequências do gene 16S rRNA.

Rickettsia conorii

Nomes comuns. Febre botonosa, febre maculosa do Mediterrâneo, tifo do carrapato indiano, tifo do carrapato da África Oriental.

Local de predileção. Sangue.

Reino. Bacteria.

Filo. Proteobacteria.

Classe. Alphaproteobacteria.

Ordem. Rickettsiales.

Família. Rickettsiaceae.

Descrição. São microrganismos intracelulares obrigatórios, cocoides, gram-negativos, pleomórficos, pequenos e que infectam células endoteliais de vasos sanguíneos de pequeno calibre.

Hospedeiros. Roedores, cães, bovinos, ovinos, caprinos, humanos.

Distribuição geográfica. Sul da Europa, África, Índia e região Oriental.

Patogênese. Parece que as infecções não são patogênicas.

Diagnóstico. As riquétsias podem ser identificadas em esfregaços sanguíneos e em esfregaços de órgãos corados com Giemsa ou podem ser detectadas em exames sorológicos.

Epidemiologia. O vetor da febre botonosa do Mediterrâneo é *Rhipicephalus sanguineus.* Além de cães, ovinos e bovinos, acredita-se que pequenos mamíferos de vida livre, como ratos, camundongos e musaranhos, tenham importante participação no ciclo da infecção no interior de carrapatos vetores.

Tratamento e controle. Em geral, não há necessidade; quando necessário, geralmente as tetraciclinas são efetivas.

As espécies mencionadas a seguir infectam ovinos e caprinos, mas geralmente são mais relevantes em bovinos (para informações mais detalhadas, ver Capítulo 8).

Ehrlichia ruminantium

Sinônimo. *Cowdria ruminantium.*

Nomes comuns. Coração d'água, cowdriose, *malkopsiekte* (africâner).

Local de predileção. Sangue.

Reino. Bacteria.

Filo. Proteobacteria.

Classe. Alphaproteobacteria.

Ordem. Rickettsiales.

Família. Anaplasmataceae.

Descrição. Os microrganismos se apresentam como colônias muito compactas constituídas de menos de dez a muitas centenas de cocos. O tamanho dos microrganismos varia de 0,2 μm até mais de 1,5 μm. O seu diâmetro, individual, em um aglomerado é mais uniforme, porém os grupos são muito pleomórficos. Os grânulos pequenos tendem a ser cocoides e os maiores se assemelham a anéis, ferraduras, bastões e massas irregulares.

Hospedeiros. Bovinos, ovinos, caprinos e ruminantes selvagens.

Parasitas do sistema nervoso

Taenia multiceps

Sinônimos. *Multiceps multiceps, Coenurus cerebralis.*

Nomes comuns. Cenurose, tontura, cambaleio.

Locais de predileção. Cérebro e medula espinal (hospedeiros intermediários); intestino delgado (hospedeiro definitivo).

Filo. Platyhelmintes.

Classe. Cestoda.

Família. Taeniidae.

Descrição macroscópica. Quando maduro, o cisto de *Coenurus cerebralis* é facilmente reconhecido como uma grande vesícula, com até 5 cm de diâmetro ou mais, preenchida com líquido.

Descrição microscópica. *Coenurus* contém agregados de muitas centenas de protoescóleces em sua parede interna.

Hospedeiros definitivos. Cães, raposas, coiotes, chacais.

Hospedeiros intermediários. Ovinos, bovinos, veados, suínos, equinos, camelos, humanos, primatas.

Distribuição geográfica. Cosmopolita.

Patogênese. *Coenurus* demora cerca de 8 meses para amadurecer no sistema nervoso central (SNC); à medida que se desenvolve causa lesão ao tecido cerebral, resultando em distúrbios neurológicos. Estes cistos podem causar atrofia por pressão, o que pode ocasionar a perfuração do crânio. Quando os cistos se instalam na medula espinal, a pressão resultante pode ocasionar paresia dos membros pélvicos. Embora possa haver uma forma aguda de cenurose, a doença crônica é mais frequentemente diagnosticada. É provável que ocorra doença aguda quando os ovinos pastejam em áreas intensamente contaminadas com fezes de cães não tratados. A migração de grande quantidade de estágios larvários pelo cérebro pode, rapidamente, provocar disfunção neurológica e morte. A doença crônica se manifesta como uma lesão cerebral focal progressiva, com sinais de disfunção neurológica que surgem 3 a 6 meses após a infecção inicial e, em geral, é notada em ovinos com 6 a 24 meses de idade. Cenurose é muito menos comum em bovinos.

Sinais clínicos. Os sinais clínicos podem ser agudos ou crônicos e dependem da localização e do tamanho do cisto ou dos cistos; incluem andar em círculo, déficit visual e peculiaridades do andar, tropeções, movimentos incoordenados, hiperestesia ou paraplegia.

À medida que a infecção progride os animais manifestam anorexia e perda de peso, podendo resultar em morte. Com frequência, a síndrome clínica é conhecida como "tontura" ou "cambaleio", na qual o animal mantém a cabeça virada para o lado e anda em círculo no sentido do lado acometido.

Diagnóstico. Em ovinos e caprinos o diagnóstico da infecção é difícil, a menos que sejam evidentes sintomas neurológicos. Em qualquer avaliação de cenurose aguda outros microrganismos, como *Listeria monocytogenes* e *Oestrus ovis*, bem como *louping-ill*, devem ser considerados. A maior parte dos diagnósticos é definida no exame pós-morte. Quando os cistos se desenvolvem na superfície cerebral, às vezes é possível palpar o amolecimento local dos ossos frontais do crânio.

Patologia. O cisto ou os cistos situam-se, principalmente, em um hemisfério cerebral e, menos frequentemente, no cerebelo e na medula espinal (Figura 9.58). O crescimento dos cistos no cérebro ou no crânio provoca atrofia por pressão do tecido cerebral adjacente. A migração de grande quantidade de estágios imaturos no cérebro de cordeiros pode ocasionar meningoencefalite aguda. Nos casos de cenurose aguda, com frequência notam-se trajetos amarelo-pálidos na superfície cerebral. Estes são formados por tecido necrótico, com intensa infiltração celular. Na cenurose crônica pode ocorrer compressão do tecido cerebral pelo cisto em desenvolvimento e o aumento da pressão intracraniana pode resultar no amolecimento local dos ossos do crânio, sobre os cistos ou em outras áreas.

Epidemiologia. Onde os rebanhos, especialmente de ovinos, têm acesso a áreas de pastejo contaminadas com fezes de cães infectados há risco de migração larvária do estágio de metacestódio no SNC.

Tratamento. É possível a remoção cirúrgica, desde que o cisto esteja situado na superfície cerebral. Isto pode ser detectado pelo amolecimento local do crânio ou por exame neurológico minucioso. No entanto, em muitos casos não há tratamento.

Controle. Pode ser obtido assegurando que os cães, especificamente cães pastores, não tenham acesso a cabeças de ovinos ou de caprinos abatidos ou mortos. É essencial que todas as carcaças de ovinos sejam cremadas tão logo seja possível. Em regiões endêmicas para cenurose a vermifugação regular dos cães com anti-helmíntico efetivo, a cada 6 a 8 semanas, reduz a contaminação do ambiente e, com a ruptura do ciclo ovino-cão, pode-se propiciar a erradicação da doença. Não se acredita que as raposas sejam hospedeiros definitivos importantes de *T. multiceps*.

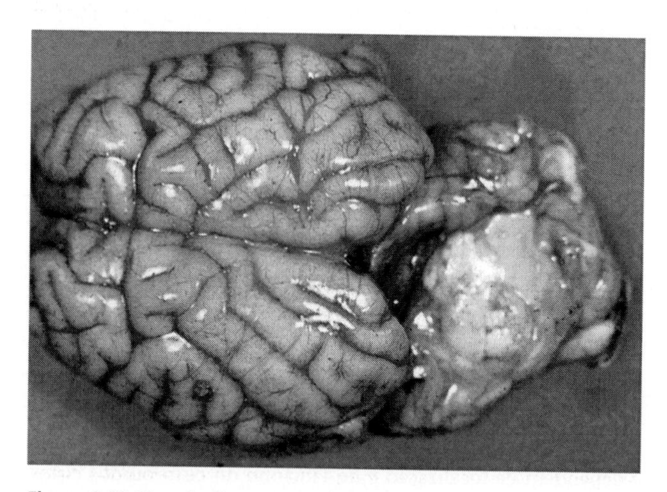

Figura 9.58 Cisto de *Coenurus cerebralis* na superfície do cerebelo de um ovino infectado. (Esta figura encontra-se reproduzida em cores no Encarte.)

Raillietia caprae

Local de predileção. Canal auricular.

Classe. Arachnida.

Subclasse. Acari.

Ordem. Mesostigmata.

Família. Halarachnidae.

Descrição macroscópica. Os ácaros são ovais, amarelo-claros e os adultos medem, aproximadamente, 1 mm de comprimento. Apresentam cutícula lisa com quantidade de cerdas relativamente pequena.

Descrição microscópica. O escudo holodorsal é fortemente moldado, com um tritosterno bem desenvolvido, peritremas mais longos e presença de ambos os escudos, genital e esternal, nas fêmeas. Esta espécie possui um escudo dorsal curto (500 a 600 μm), com 17 pares de cerdas.

Hospedeiros definitivos. Caprinos, ovinos.

Sinais clínicos. Em geral, as infestações são inaparentes, mas a presença de ácaros no canal auricular pode causar otite média e otite interna, com agitação e rotação da cabeça, andar em círculo e cambaleio.

Gedoelstia spp.

Para mais detalhes, consulte a seção Parasitas do sistema respiratório.

Toxoplasma gondii spp.

Para mais detalhes, consulte a seção Parasitas do sistema reprodutor/urogenital.

■ Parasitas do sistema reprodutor/urogenital

Toxoplasma gondii

Locais de predileção. Músculo, pulmão, fígado, sistema reprodutor, SNC, placenta.

Filo. Apicomplexa.

Classe. Conoidasida.

Família. Sarcocystiidae.

Descrição. Notam-se taquizoítas em desenvolvimento em vacúolos, em muitos tipos de células como, por exemplo, fibroblastos, hepatócitos, células reticulares e células do miocárdio. Em qualquer uma destas células pode haver 8 a 16 microrganismos, que medem 6,0 a 8,0 μm. Os cistos teciduais medem até 100 μm de diâmetro, são encontrados principalmente no músculo, no fígado, nos pulmões, no cérebro e na placenta e podem conter muitos milhares de bradizoítos em forma de lanceta (Figura 9.59).

Hospedeiros intermediários. Qualquer mamífero, inclusive humanos, ou aves. Vale ressaltar que o hospedeiro definitivo, o gato, também pode atuar como hospedeiro intermediário e abrigar estágios extraintestinais.

Hospedeiros definitivos. Gato, outros felídeos.

Distribuição geográfica. Cosmopolita.

Patogênese. Em geral, as infecções são adquiridas pelo trato digestório e, assim, os microrganismos se disseminam pelos sistemas linfático e portal, com subsequente invasão de muitos órgãos e

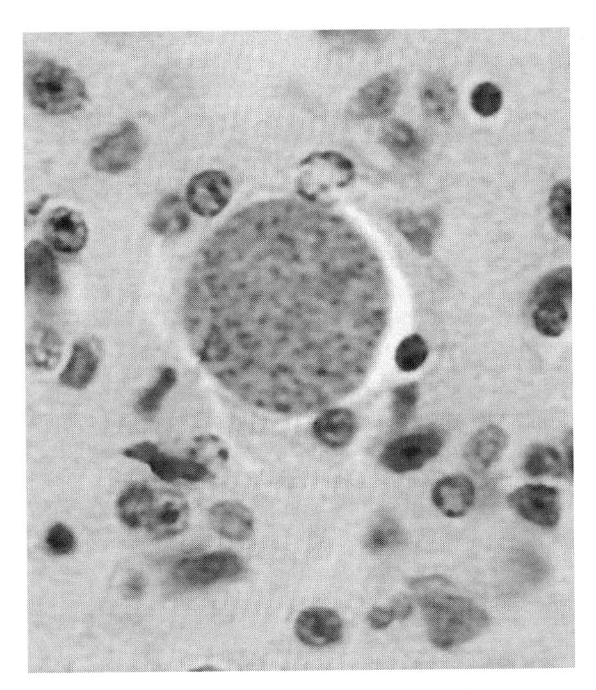

Figura 9.59 Cisto tecidual de *Toxoplasma gondii*. (Esta figura encontra-se reproduzida em cores no Encarte.)

tecidos. Os efeitos patogênicos sempre estão relacionados ao estágio de desenvolvimento extraintestinal. Nas infecções graves, os taquizoítas em multiplicação podem provocar áreas de necrose em órgãos vitais, como miocárdio, pulmões, fígado e cérebro; nesta fase, o hospedeiro pode manifestar pirexia e linfadenopatia. Bradizoítos se formam à medida que a doença progride, sendo esta fase crônica geralmente assintomática. É possível a ocorrência de doença congênita em fêmeas prenhes expostas pela primeira vez à infecção por *T. gondii*. As lesões predominantes são constatadas no SNC, embora outros tecidos possam ser acometidos. Retinocoroidite é uma lesão frequente na toxoplasmose congênita.

Sinais clínicos. Sem dúvida, o principal papel da toxoplasmose, particularmente em ovinos, é sua associação com aborto em ovelhas e com mortalidade perinatal em cordeiros (Figura 9.60). Se a infecção de ovelhas acontece no início da gestação (< 55 dias), ocorrem morte e expulsão do pequeno feto, que raramente é observada. Quando a infecção acontece na metade da gestação, o aborto é mais facilmente detectado e os microrganismos são mais facilmente identificados nas lesões brancas características, de 2,0 mm de diâmetro, nos cotilédones da placenta e nos tecidos fetais; de outro modo, o feto morto pode ser retido, mumificado e expelido posteriormente. Se o feto sobrevive no útero, o cordeiro pode nascer morto ou, se com vida, fraco. Ovelhas que abortam em consequência da infecção por *T. gondii* em 1 ano, em geral, parem normalmente nos anos subsequentes.

Diagnóstico. Com frequência, é difícil encontrar taquizoítas de *T. gondii* em cortes de tecidos, mas provavelmente são vistos em cortes de tecidos cerebral e placentário. A identificação pode ser confirmada por exame imuno-histoquímico, embora seja possível o emprego de PCR para identificar o DNA do parasita, nos tecidos. Muitos testes sorológicos foram desenvolvidos, sendo o teste do corante é o exame sorológico empregado há mais tempo e de muitas maneiras; é o teste padrão-ouro, pelo menos em humanos. No teste do corante utilizam-se taquizoítas vivos de *Toxoplasma* virulento, um complemento como "fator acessório" e um exame sorológico. Quando o anticorpo específico atua nos taquizoítas, estes não se coram uniformemente com azul de metileno alcalino. Mostrou-se que teste não é confiável em algumas espécies. O IFAT fornece títulos comparáveis ao teste do corante, é mais seguro quando se utilizam taquizoítas mortos e pode ser empregado para diferenciar os anticorpos IgM e IgG. Outros exames para detecção de anticorpos contra *Toxoplasma* incluem teste de aglutinação direta, teste de aglutinação do látex e ELISA.

Em ovelhas e cabras, o aborto decorrente de infecção por *T. gondii* deve ser diferenciado de outras causas infecciosas de aborto, incluindo as infecções causadas por *Chlamydophila abortus* (aborto enzoótico), *Coxiella burnetii* (febre Q), *Brucella melitensis*, *Campylobacter fetus fetus*, *Salmonella* spp., doença da fronteira e os vírus que causam língua azul, doença de Wesselsbron e doença de Akabane.

Patologia. Nas infecções graves, os taquizoítas em multiplicação podem ocasionar áreas de necrose em órgãos vitais, como miocárdio, pulmões, fígado e cérebro. Nos abortos de ovelhas, tipicamente as membranas intercotiledonares placentárias são normais; todavia, nos cotilédones é possível notar focos de necrose brancos, com aproximadamente 2 a 3 mm de diâmetro (Figura 9.61). Microscopicamente, estes focos se apresentam como áreas de necrose de coagulação, relativamente livres de inflamação. Quando há inflamação ela é do tipo não supurativa. Raramente são notados taquizoítas de *Toxoplasma* associados a estes focos, geralmente na periferia da lesão. O exame do cérebro pode revelar microgliose focal. Com frequência, as lesões apresentam pequeno foco de necrose central que pode estar mineralizado. É comum a ocorrência de leucomalacia focal na substância branca do cérebro, em razão da

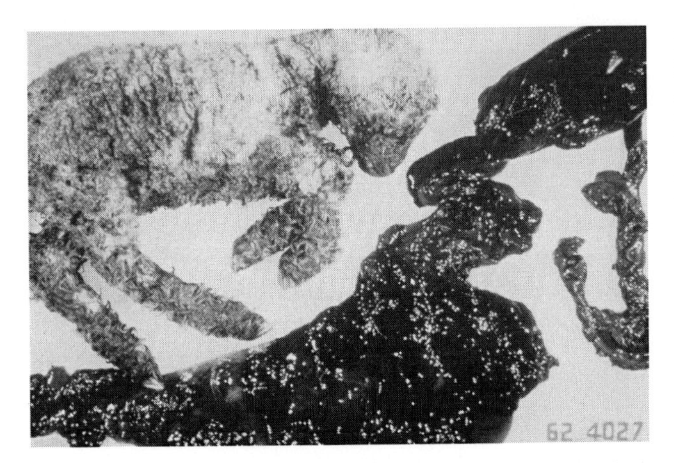

Figura 9.60 *Toxoplasma gondii*: feto abortado e placenta necrosada. (Esta figura encontra-se reproduzida em cores no Encarte.)

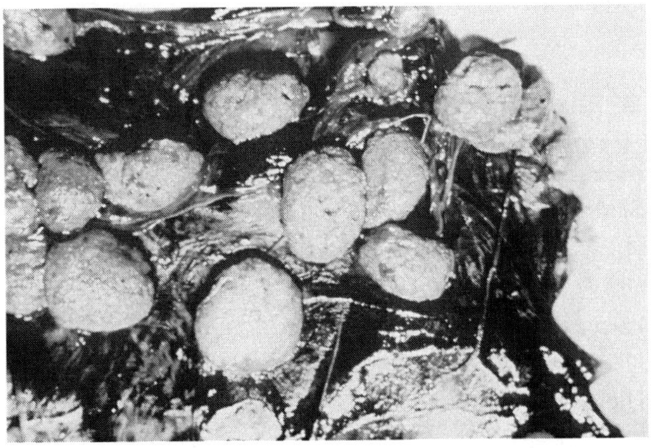

Figura 9.61 Cotilédones de placenta abortada mostrando lesões focais brancas. (Esta figura encontra-se reproduzida em cores no Encarte.)

anoxia ocasionada pela lesão placentária. A microgliose focal é mais específica, pois a leucomalacia reflete lesão placentária, mas pode ser constatada em outras enfermidades, como doença da fronteira e, raramente, clamidiose ovina.

Epidemiologia. O gato tem participação central na epidemiologia de toxoplasmose e a doença praticamente não existe em áreas onde não há gatos. É difícil explicar a prevalência disseminada de toxoplasmose em ruminantes, especialmente em ovinos, em razão da quantidade relativamente baixa de oocistos liberados no ambiente. Tem-se sugerido que ovelhas prenhes são mais comumente infectadas durante os períodos de alimentação com concentrado, antes do acasalamento ou da parição, quando o alimento armazenado foi contaminado com fezes de gatos, nas quais pode haver milhões de oocistos. Pode ocorrer propagação adicional de oocistos por meio de insetos coprófagos, que podem contaminar vegetais, carne e alimentos destinados aos animais. Tem-se sugerido a possibilidade de transmissão venérea em ovinos.

Tratamento. Não indicado.

Controle. É difícil o controle nas propriedades, mas quando possível os alimentos estocados devem ser recobertos, de modo a impedir o acesso de gatos e insetos. Também, tem-se administrado monesina e decoquinato às ovelhas na metade da gestação, na tentativa de controlar o aborto ocasionado por toxoplasmose. Ovelhas que abortam após a ocorrência de toxoplasmose, em geral, parem normalmente nos anos subsequentes. Com frequência, recomenda-se que estas ovelhas sejam introduzidas no rebanho de reposição algumas semanas antes do acasalamento, na esperança de que estas se tornem naturalmente infectadas e desenvolvam imunidade antes que se tornem prenhes. Provavelmente, o valor deste procedimento depende das ovelhas de reposição que estão sendo expostas a condições semelhantes àquelas do surto inicial. Também, às vezes, aconselha-se misturar o rebanho de reposição com as ovelhas, por ocasião do surto de abortos, a fim de facilitar a transmissão da infecção. Contudo, este procedimento é extremamente imprudente, uma vez que outras causas de aborto, notavelmente o agente etiológico de aborto enzoótico de ovelhas, se também presente, pode infectar o rebanho de reposição e ocasionar abortos nos anos subsequentes. Felizmente, já há disponibilidade de uma vacina para ovinos, que não é um procedimento "a esmo" como este acabado de mencionar. É uma vacina composta de taquizoítas vivos atenuados por repetidas passagens em camundongos. A cepa utilizada perdeu a capacidade de formar cistos teciduais e, então, o potencial para formar oocistos em gatos. Em geral, inicialmente recomenda-se a vacinação de todo o rebanho e, depois, apenas a vacinação anual dos animais de reposição. A vacina contém 104 a 106 taquizoítas; é administrada em única dose intramuscular, pelo menos, 3 semanas antes do acasalamento.

Parasitas do sistema locomotor

Taenia ovis

Sinônimo. *Cysticercus ovis.*

Nomes comuns. Cistecercose ovina, "cistecerco ovino", verme bexiga de ovino.

Locais de predileção. Intestino delgado (hospedeiro definitivo); músculo (hospedeiro intermediário).

Filo. Platyhelmintes.

Classe. Cestoda.

Família. Taeniidae.

Descrição. Os cistecercos maduros são ovoides, brancos e medem ao redor de 3,5 a 10 mm; contêm um único protoescólex invaginado que possui ganchos e um rostelo.

Hospedeiros definitivos. Cães, raposas, carnívoros selvagens.

Hospedeiros intermediários. Ovinos, caprinos.

Distribuição geográfica. Cosmopolita.

Patogênese. A cisticercose ovina é importante, principalmente, pelas objeções estéticas à aparência dos cistos na carne de ovinos e, em consequência, pode ser uma causa relevante de perda econômica devido à condenação da carne durante a inspeção.

Sinais clínicos. Tênias adultas normalmente causam apenas sintomas discretos no hospedeiro e são consideradas de pouca importância patogênica. Os hospedeiros intermediários infectados geralmente não manifestam sinais clínicos da doença. Os ovinos podem desenvolver potente imunidade adquirida à reinfecção, mas esta imunidade não apresenta impacto importante nos cistos já existentes.

Diagnóstico. Em ovinos e caprinos, o diagnóstico se baseia na identificação de cistos durante a inspeção de carne. Os cistos podem estar presentes no coração, na língua, nos músculos da face, no músculo diafragmático e nos músculos esqueléticos (Figura 9.62).

Patologia. Cisticercos maduros ovoides brancos são macroscopicamente visíveis na musculatura cardíaca e esquelética de ovinos e caprinos. Comumente, os cisticercos encontram-se degenerados, com uma área central esverdeada ou creme, caseosa ou calcificada.

Epidemiologia. Os ruminantes se infectam durante o pastejo em áreas de forrageiras contaminadas com fezes de cães ou de raposas que contêm ovos de *T. ovis*. Os ovos, de parede espessa, podem sobreviver na pastagem por até 6 meses, em condições climáticas ideais.

Tratamento. Não há disponibilidade de tratamento prático para o hospedeiro intermediário.

Controle. O tratamento regular de cães com anti-helmíntico efetivo reduz a contaminação do ambiente. Deve-se impedir o acesso de cães à carne crua e a carcaças de ovinos e caprinos. Em alguns países há disponibilidade de uma vacina recombinante que induz alta proteção.

Nota. A nomenclatura correta para o estágio de hospedeiro intermediário é "estágio metacestódio de *Taenia ovis*", em vez de "*Cysticercus ovis*".

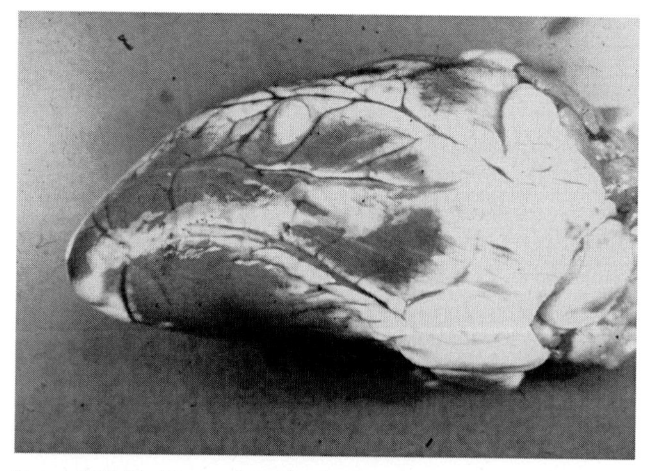

Figura 9.62 "Estágio metacestódio de *Taenia ovis*" em coração de ovino. (Esta figura encontra-se reproduzida em cores no Encarte.)

Toxoplasma gondii

Para mais detalhes, consulte a seção Parasitas do sistema reprodutor/urogenital.

Sarcocistose

Sarcocystis é um dos parasitas mais prevalentes no rebanho. Os nomes dos parasitas advêm do estágio intramuscular do cisto (sarcocisto), constatado no hospedeiro intermediário (presa). A nomenclatura utilizada neste livro inclui os nomes dos **hospedeiros intermediários** e **definitivos**, nesta ordem. As espécies de *Sarcocystis* que infectam ovinos e caprinos são hospedeiro-específicas para seus hospedeiros intermediários e família-específicas para seus hospedeiros definitivos. Detalhes gerais adicionais sobre nomenclatura, diagnóstico e epidemiologia são descritos nos Capítulos 2 e 8.

Não há tratamento efetivo da infecção para ambos, hospedeiro definitivo e hospedeiro intermediário. Quando ocorre um surto em ovinos ou caprinos sugere-se a adição de amprólio na dieta dos animais, como medida profilática. Em ovinos, podem ser utilizados amprólio e halofuginona (0,66 mg/kg VO, 2 dias consecutivos), a fim de evitar a ocorrência de doença clínica após a infecção.

As únicas medidas de controle possíveis são aqueles procedimentos simples de higiene. Cães de fazenda não devem mantidos em confinamentos, tampouco ter acesso aos locais de armazenamento de alimentos; ademais, não se deve permitir que defequem em piquetes onde o rebanho é mantido. Também, é importante que não consumam carne crua.

Sarcocystis ovicanis

Sinônimos. *Sarcocystis tenella, Isospora bigemina.*

Local de predileção. Músculo.

Filo. Apicomplexa.

Classe. Conoidasida.

Família. Sarcocystiidae.

Descrição. No hospedeiro intermediário os merontes de primeira geração encontrados nas células endoteliais medem 19-29 × 7,5-24 μm e contêm 120 a 280 merozoítas. Os cistos teciduais são microscópicos (500 × 60-100 μm) e vistos nos músculos esquelético e cardíaco (Figura 9.63). A parede do cisto é espessa (até 2,5 μm) e contém estrias radiais, com longas protrusões semelhantes a paliçada, sem fibrilas visíveis em microscopia eletrônica.

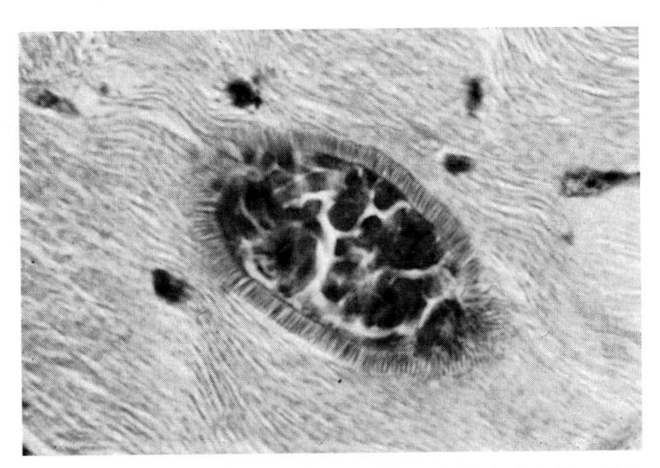

Figura 9.63 Sarcocisto (*Sarcocystis ovicanis*) em músculo de ovino. (Esta figura encontra-se reproduzida em cores no Encarte.)

Hospedeiros intermediários. Ovinos.

Hospedeiros definitivos. Cães.

Distribuição geográfica. Cosmopolita.

Patogênese. No ovino hospedeiro intermediário, o principal efeito patogênico é atribuível ao segundo estágio de merogonia no endotélio vascular. *Sarcocystis ovicanis* é altamente patogênico aos cordeiros; sabidamente, em muitos países, provoca encefalomielite e miosite grave em cordeiros e foi incriminado como causa de aborto em ovelhas. No entanto, em geral, raramente se notam sinais clínicos na infecção causada por *Sarcocystis* e o efeito mais importante é a presença de cistos nos músculos, resultando na desclassificação ou condenação da carcaça. Embora neste contexto se acredite que as espécies transmitidas por cães sejam de importância primária, há evidência crescente de que as espécies transmitidas pelo gato também sejam responsáveis por lesões no músculo.

Sinais clínicos. Nas infecções graves em ovinos notam-se anorexia, febre, anemia, perda de peso, indisposição para se movimentar e, às vezes, decúbito; em cordeiros há relato de postura de cão sentado. Pode causar aborto em rebanho de reprodutores.

Patologia. Em ovinos, os merontes presentes nas células endoteliais de capilares de muitos órgãos causam destruição destas células. À medida que os microrganismos penetram nos músculos pode-se verificar uma ampla variação de alterações. A inspeção microscópica do músculo infectado por *Sarcocystis* frequentemente revela cistos parasitários degenerados ocasionais, circundados por quantidade variável de células inflamatórias (muito poucas das quais são eosinófilos) ou, em um estágio posterior, macrófagos e tecidos de granulação. Em geral, não há degeneração da fibra muscular, mas pode haver escassas coleções lineares de linfócitos entre as fibras, no local. A extensão da alteração muscular tem pouca relação com a quantidade de cistos em desenvolvimento; contudo, em geral, um número muito baixo de *Sarcocystis* não causa reação. À medida que os cistos amadurecem a cápsula do cisto dentro da fibra muscular aumentada de volume torna-se mais espessa e mais claramente diferenciada do sarcoplasma muscular.

Sarcocystis ovifelis

Sinônimos. *Sarcocystis gigantea, Sarcocystis medusiformis, Isospora bigemina.*

Local de predileção. Músculo.

Filo. Apicomplexa.

Classe. Conoidasida.

Família. Sarcocystiidae.

Descrição. Em ovinos, os merontes encontrados nas células endoteliais são muito pequenos, medindo 2 a 8 μm de diâmetro. Em contrapartida, os cistos de bradizoítos podem ser muito grandes e visíveis a olho nu como estrias esbranquiçadas no sentido das fibras musculares. Há relato de que alcancem muitos centímetros de comprimento, porém, mais comumente, variam de 1,5 cm × 0,2-5 mm. A parede do cisto possui muitas protrusões semelhantes a couve-flor, com 1 a 4,5 μm de comprimento, e contém diversas fibrilas. A célula hospedeira parasitada está incrustada no tecido conjuntivo, formando uma parede secundária no cisto.

Hospedeiros intermediários. Ovinos.

Hospedeiros definitivos. Gatos.

Distribuição geográfica. Cosmopolita.

Patogênese. Normalmente, no hospedeiro definitivo a infecção não é patogênica, embora haja relato ocasional de diarreia discreta. No entanto, em geral, raramente são notados sinais clínicos da infecção por *Sarcocystis* e o efeito mais relevante é a presença de cistos nos músculos, resultando em desclassificação ou condenação de carcaças.

Sinais clínicos. Em geral, a infecção é assintomática; todavia, ocasionalmente, pode causar doença febril.

Patologia. Em ovinos, os cistos teciduais podem ser vistos a olho nu, especialmente no esôfago e na língua, porém é mais provável que sejam detectados no exame histopatológico.

Sarcocystis capracanis

Local de predileção. Músculo.

Filo. Apicomplexa.

Classe. Conoidasida.

Família. Sarcocystiidae.

Descrição. Em caprinos, os cistos teciduais são microscópicos (130-800 × 50-70 μm) e encontrados nos músculos esquelético e cardíaco. A parede do cisto é espessa (até 2,6 μm) e radialmente estriada, com longas protrusões semelhantes a dedos.

Hospedeiros intermediários. Caprinos.

Hospedeiros definitivos. Cães, raposas e lobos.

Distribuição geográfica. Cosmopolita.

Patogênese. Em caprinos, os estágios de merogonia no endotélio vascular são patogênicos e podem causar aborto e morte. Entretanto, em geral os sinais clínicos são raramente verificados na infecção causada por *Sarcocystis* e o efeito mais importante é a presença de cistos nos músculos, resultando em desclassificação ou condenação de carcaças.

Sinais clínicos. Nas infecções graves em caprinos notam-se anorexia, febre, anemia, perda de peso, indisposição em se locomover e, às vezes, decúbito. Em grupos de fêmeas reprodutoras pode ocorrer aborto.

Patologia. Semelhante à descrita para *S. ovicanis*, em ovinos.

Sarcocystis hircicanis

Local de predileção. Músculo.

Filo. Apicomplexa.

Classe. Conoidasida.

Família. Sarcocystiidae.

Descrição. Em caprinos, o tamanho dos cistos teciduais é de até 2,5 mm e são encontrados nos músculos esquelético e cardíaco. A parede do cisto é fina, lisa e estriada, com longas protrusões semelhantes a pelos.

Hospedeiros intermediários. Caprinos.

Hospedeiros definitivos. Cães, raposas e lobos.

Distribuição geográfica. Europa, Ásia.

Patogênese, sinais clínicos e patologia. Semelhantes aos mencionados para *S. capracanis*.

Sarcocystis hircifelis

Sinônimo. *Sarcocystis moulei*.

Local de predileção. Músculo.

Filo. Apicomplexa.

Classe. Conoidasida.

Família. Sarcocystiidae.

Descrição. Os sarcocistos são alongados, compartimentados, com até 12 mm de comprimento; sua parede é espessa e estriada.

Hospedeiros intermediários. Caprinos.

Hospedeiros definitivos. Gatos.

Distribuição geográfica. Cosmopolita.

Patogênese. Não patogênico.

Sinais clínicos. Geralmente a infecção é assintomática.

Parasitas do tegumento

Besnoitia besnoiti

Locais de predileção. Pele, conjuntiva.

Filo. Apicomplexa.

Classe. Conoidasida.

Família. Sarcocystiidae.

Descrição. Os pseudocistos não são septados e apresentam cerca de 100 a 600 μm de diâmetro, com parede espessa contendo milhares de merozoítas, mas não metrócitos (ver Figura 2.26).

Hospedeiros intermediários. Bovinos, caprinos, ruminantes selvagens (gnu, impala, cudo).

Hospedeiros definitivos. Gatos, felídeos selvagens (leão, guepardo, leopardo).

Distribuição geográfica. Cosmopolita, embora mais importante em países tropicais e subtropicais, em especial na África.

Para detalhes adicionais sobre patogênese, diagnóstico, tratamento e controle, ver Capítulo 8.

Przhevalskiana silenus

Sinônimos. *Hypoderma ageratum, Hypoderma crossi, Przhevalskiana ageratum*.

Nome comum. Berne de caprino.

Local de predileção. Tecido conjuntivo subcutâneo.

Classe. Insecta.

Ordem. Diptera.

Família. Oestridae.

Descrição dos adultos. As moscas adultas medem 8 a 14 mm de comprimento, apresentam grandes olhos, tórax acinzentado e abdome cinza-xadrez.

Descrição das larvas. As larvas L_3 são grandes (até 25 mm de comprimento), em formato de clava, afinando-se em direção à extremidade posterior, com um par de espiráculos posteriores. O corpo é constituído de 11 segmentos, com um pequeno espinho na junção destes segmentos.

Hospedeiros. Caprinos domésticos, menos comumente ovinos; as gazelas são os reservatórios selvagens, dentre muitos outros.

Distribuição geográfica. Ásia, Oriente Médio, norte da África e sul da Europa.

Patogênese. As infecções graves podem resultar em perda de peso e redução da produção de leite; no entanto, a principal importância de *Przhevalskiana* é seu envolvimento na ocorrência de lesão no couro.

Sinais clínicos. Os sintomas dependem da magnitude da infestação e da quantidade de larvas no tecido subcutâneo. Em geral, os hospedeiros ficam inquietos, se alimentam menos e os animais com alta infestação emagrecem. Exceto pela baixa taxa de crescimento e pela reduzida produção de leite, nos casos de infestação maciça, os animais hospedeiros não apresentam sinais apreciáveis até que as larvas e os "bernes" característicos surjam na superfície da pele.

Diagnóstico. A presença de larvas em tumefações subcutâneas detectadas à palpação possibilita o diagnóstico. É possível notar orifícios respiratórios no centro de cada tumefação, com exsudato ressecado avermelhado associado. Os ovos também podem ser vistos nos pelos dos animais, no verão. O diagnóstico sorológico tem se mostrado efetivo.

Patologia. A patologia é variável e depende da magnitude da infestação. Histologicamente, nota-se uma cavidade de parede espessa fibrosa ao redor da larva de terceiro estágio, com tecido de granulação, circundada por um manguito hialinizado e eosinofílico. Após a infiltração granulocítica pode haver uma segunda infiltração de linfócitos, plasmócitos, macrófagos e células gigantes.

Epidemiologia. Os animais mais jovens parecem mais propensos à infestação do que os mais velhos. Relata-se taxa de prevalência de 30 a 90% nos rebanhos de caprinos do sul da Itália e da Grécia, com carga média de, aproximadamente, cinco larvas por animal.

Tratamento. Os inseticidas organofosforados, como triclorfon, parecem menos efetivos quando utilizados no tratamento de infestação por mosca-do-berne de caprinos do que quando usados no tratamento de hipodermose bovina. No entanto, as lactonas macrocíclicas abamectina, ivermectina, doramectina, eprinomectina e moxidectina mostraram-se altamente efetivas contra a infestação por *P. silenus*.

Controle. Um programa que inclui um único tratamento anual com lactonas macrocíclicas deve ser a base para o controle efetivo da infestação por mosca-do-berne de caprinos, em regiões onde a doença é prevalente.

Nota. A distribuição geográfica é limitada, mas localmente tem importância veterinária.

Hypoderma diana

Nome comum. Berne de veado.

Local de predileção. Tecido conjuntivo subcutâneo.

Classe. Insecta.

Ordem. Diptera.

Família. Oestridae.

Descrição das larvas. As larvas maduras são robustas e um tanto em formato de barril, afinando-se anteriormente. Quando maduras, medem 25 a 30 mm de comprimento e a maioria dos segmentos contém espinhos curtos. As larvas apresentam coloração branco-sujo, quando recentemente emergida do hospedeiro; contudo, rapidamente tornam-se marrom-escuras. A pupa é quase negra. As larvas são relativamente específicas para o hospedeiro e vivem como parasitas subcutâneos, em veados.

Hospedeiros. Veados; ocasionalmente equinos e ovinos.

Nota. *Hypoderma diana* é capaz de infectar muitas espécies de veados, mas não infecta bovinos; no entanto, foi relatada em ovinos.

ECTOPARASITAS

PIOLHOS

A infestação intensa por piolhos é conhecida como pediculose. Piolhos hematófagos foram implicados na transmissão de doença; no entanto, os piolhos são predominantemente importantes devido à lesão direta que causam. Em geral, este efeito depende de sua quantidade. Pequena quantidade de piolhos é muito comum e não representa problema. No entanto, a população de piolhos pode aumentar imensamente, atingindo uma alta população. A transferência de piolhos de um animal para outro, de um rebanho de ovinos para outro ou de rebanho de bovinos para outro geralmente se faz por contato direto. Como os piolhos não sobrevivem por longo período fora de seus hospedeiros, a possibilidade de infestação dos animais em estábulos sujos é limitada, embora não deva ser ignorada. Ocasionalmente, os piolhos também podem ser transferidos entre os animais por aderirem a moscas (foresia).

Descrição. Os piolhos apresentam corpo segmentado, dividido em cabeça, tórax e abdome. Possuem três pares de patas articuladas e um par de antenas curtas. Todos os piolhos são achatados dorsoventralmente e não possuem asas. Os órgãos sensoriais são pouco desenvolvidos; os olhos são vestigiais ou ausentes.

Diagnóstico. Os piolhos e seus ovos podem ser vistos nos pelos e na pele, quando se faz o afastamento dos pelos. Os piolhos podem ser removidos e identificados em microscópio óptico.

Patologia. A patologia relacionada à infestação por piolhos é muito variável. As infestações podem ocasionar alopecia, irritação, dermatite papulocrostosa e automutilação. Piolhos sugadores podem causar anemia.

Epidemiologia. Em geral, para a transferência de piolhos entre os animais é necessário um estreito contato corporal. A transmissão acontece quando ovinos e caprinos são colocados juntos, como em um piquete para venda e, especialmente, quando os animais são estabulados no inverno, pois o volumoso velo ou pelame é um hábitat prontamente colonizado por piolhos. Os piolhos adultos presentes próximo da extremidade da fibra de lã ou do pelo são transferidos a um novo hospedeiro quando o animal infestado é escovado. Um único ovino infestado pode demorar 4 meses para infestar todo o rebanho. As populações de piolhos atingem o pico na primavera e os cordeiros podem ser particularmente suscetíveis à infestação.

Tratamento. Em ovinos, o uso tópico de muitos inseticidas, como amidina, amitraz ou organofosforados (p. ex., clorfenvinfós, cumafós, clorpirifós, crotoxifós, triclorfon, fosmet e propetanfós), em banho de imersão ou por meio de aspersão, é efetivo; contudo, em alguns países a sua disponibilidade é limitada em razão de preocupações ambientais e de segurança. Podem ser necessários dois tratamentos, com intervalo de 14 dias. A aplicação tópica do piretroide cipermetrina, *pour-on*, de deltametrina, *spot-on*, e do regulador do crescimento do inseto triflumuron, também se mostrou efetiva. Os piretroides, que atuam por meio de difusão na superfície corporal, na secreção sebácea, e propiciam proteção por 8 a 14 semanas, provavelmente são o tratamento de escolha. Lactonas macrocíclicas (ivermectina, doramectina e moxidectina) também podem ser utilizadas, embora tenham eficácia apenas limitada contra piolhos-mastigadores. Óleos essenciais mostraram-se muito efetivos contra piolhos-mastigadores, quando aplicados no velo.

Em caprinos, a situação é diferente, visto que poucos medicamentos foram avaliados especificamente para uso nesta espécie animal; ademais, o tratamento *pour-on* pode ser menos efetivo devido à variabilidade nas fibras do pelo, verificada em diferentes raças de caprinos.

Controle. A sobrevida a inseticidas encontra-se disseminada em piolhos e sua rápida propagação pode estar associada à partenogênese facultativa notada em muitas espécies de piolhos. Assim, na tentativa de reduzir o risco de seleção para resistência, é altamente recomendada a alternância de uso de diferentes classes de produtos químicos. Pode-se obter bom controle de piolhos por meio da tosquia, pois a radiação solar e a desidratação reduzem a taxa de eclosão de ovos de piolhos. Outro bom procedimento de controle é o tratamento do ovino imediatamente após a tosquia, assegurando que maior quantidade de piolhos entre em contato com o inseticida e reduzindo o volume de produto químico necessário para obter este resultado. Se as ovelhas são submetidas a banho de imersão no início da prenhez, reduz-se o risco de que elas ainda estejam infectadas com piolhos por ocasião do parto e, assim, menor é o risco de os cordeiros se infestarem. Então, a imersão dos cordeiros resulta em rebanho o mais livre possível de piolhos. Os cordeiros destas ovelhas, quando em idade apropriada para o acasalamento, não devem expor imediatamente sua progênie à infestação. Isto pode levar a uma situação em que o tratamento é menos frequentemente necessário, supondo que haja uma população residual de piolhos, como comumente acontece.

Bovicola ovis

Sinônimo. *Damalinia ovis.*

Locais de predileção. Camadas epidérmicas superiores, principalmente do dorso e das partes superiores do corpo.

Classe. Insecta.

Ordem. Phthiraptera.

Subordem. Ischnocera.

Família. Trichodectidae.

Descrição. Estes piolhos mordedores medem até 3 mm de comprimento, são vermelho-amarronzados, com cabeça relativamente grande, tão larga quanto o corpo, e arredondada na parte anterior. As partes da boca são ventrais. *Bovicola* apresenta uma antena com três segmentos e uma única garra em cada tarso (Figura 9.64; ver também Figura 3.69).

Hospedeiros. Ovinos.

Distribuição geográfica. Cosmopolita.

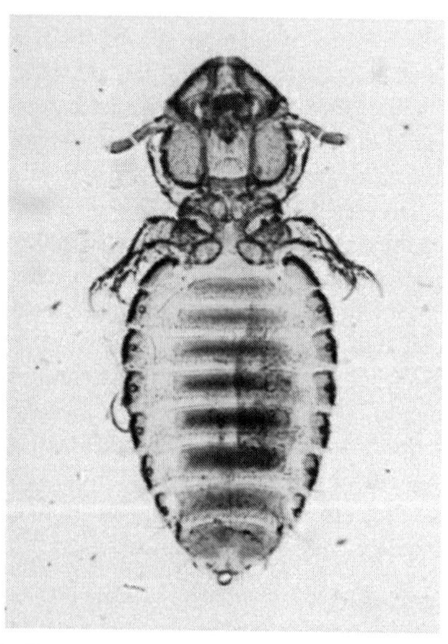

Figura 9.64 Piolho-mastigador, *Bovicola ovis.* (Esta figura encontra-se reproduzida em cores no Encarte.)

Patogênese. *Bovicola* pode provocar irritação intensa, resultando em esfregação e arranhadura, com pelos emaranhados e perda de pelos; nos casos extremos envolve quase todo o corpo. Como consequência da arranhadura, os animais podem lacerar ou arrancar o velo; o soro que exsuda das feridas provocadas por mordedura pode tornar a lã emaranhada e manchada. Os ferimentos podem atrair varejeiras. Os piolhos comprometem a qualidade da lã e podem reduzir sua produção, se não controlados.

Epidemiologia. *Bovicola ovis* é muito ativo, vagando na lã sobre todo o corpo. É suscetível a alta temperatura e, também, não tolera umidade. Na lã úmida, com umidade relativa acima de 90%, morre em 6 h; quando recoberto por água se afoga em uma hora.

Sinais clínicos. Inquietação, esfregação e dano à pelagem sugerem a presença de piolhos; quando os pelos são afastados notam-se os parasitas. Os piolhos surgem como pequenas partículas amareladas no pelo; pequenos ovos pálidos são encontrados facilmente espalhados por toda a pelagem.

Bovicola caprae

Sinônimo. *Damalinia caprae.*

Nome comum. Piolho-vermelho.

Local de predileção. Pele.

Classe. Insecta.

Ordem. Phthiraptera.

Subordem. Ischnocera.

Família. Trichodectidae.

Descrição. Estes piolhos-mastigadores medem até 3 mm de comprimento e são vermelho-amarronzados. A cabeça é relativamente grande, no mínimo tão grande quanto o corpo, e arredondada na parte anterior. As partes da boca são ventrais. *Bovicola* apresenta antena com três segmentos e uma única garra em cada tarso.

Hospedeiros. Caprinos.

Distribuição geográfica. Cosmopolita.

Patogênese. Ver *B. ovis.*

Bovicola limbata

Sinônimo. *Damalinia limbata.*

Nome comum. Piolho-vermelho.

Local de predileção. Pele.

Classe. Insecta.

Ordem. Phthiraptera.

Subordem. Ischnocera.

Família. Trichodectidae.

Descrição. Estes piolhos-mastigadores medem até 3 mm de comprimento e são vermelho-amarronzados. A cabeça é relativamente grande, no mínimo tão grande quanto o corpo, com a parte anterior arredondada. As partes da boca são ventrais. *Bovicola* apresenta antena com três segmentos e uma única garra em cada tarso.

Hospedeiro. Caprinos (Angorá).

Distribuição geográfica:. Cosmopolita.

Patogênese. Ver *B. ovis.*

Linognathus ovillus

Nomes comuns. Piolho de nariz comprido, piolho da face de ovino.

Local de predileção. Pele; encontrado principalmente na face.

Classe. Insecta.

Ordem. Phthiraptera.

Subordem. Anoplura.

Família. Linognathidae.

Descrição. Este piolho-sugador é azul-escuro, com cabeça longa e estreita e corpo delgado (Figura 9.65; ver também Figura 3.55). Mede, aproximadamente, 2,5 mm de comprimento. Os membros desta família não têm olhos ou pontos oculares. Os segundos e terceiros pares de patas são maiores do que o primeiro par e terminam em garras robustas. Nas espécies do gênero *Linognathus* não há placa esternal torácica, ou se presente, é pouco desenvolvida. Não há lâminas paratergais no abdome. Os ovos são particularmente azul-escuros e menos facilmente vistos nos pelos.

Hospedeiros. Ovinos.

Distribuição geográfica. Cosmopolita, mas particularmente comum na Austrália e na Nova Zelândia.

Patogênese. Em ovinos, os piolhos ocasionam esfregação e escoriação, às vezes, ao ponto de desnudar partes da pele. A infestação por *Linognathus* spp. resulta em dermatite crônica caracterizada por irritação e esfregação constantes e mordedura do velo. Como são piolhos hematófagos, é comum a ocorrência de anemia quando há alta população de piolhos. A anemia pode predispor os animais a doenças respiratórias ou a outras doenças. *Linognathus ovillus* é um vetor conhecido de *Eperythrozoon ovis*, em ovinos.

Sinais clínicos. *Linognathus ovillus* são encontrados principalmente na face dos ovinos, mas quando em grande quantidade podem se propagar por todo o corpo (Figura 9.66). Os animais infestados batem as patas ou mordem as áreas infestadas. Os ovinos infestados com piolhos têm aparência esfarrapada, frequentemente com pedaços de lã que pendem do velo. Os ovinos recentemente infestados são muito sensíveis aos piolhos. Outros animais, infestados com piolhos por períodos prolongados, podem desenvolver infestações muito graves, mas manifestam poucos sintomas. Com frequência, a lã com piolhos apresenta cor amarelada devido a intensas secreções cutâneas, inclusive secreção gordurosa.

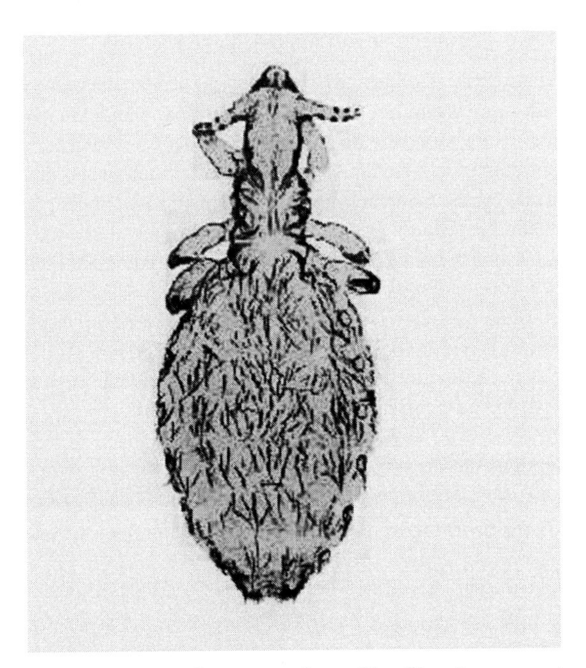

Figura 9.65 Piolho-sugador, *Linognathus ovillus*. (Esta figura encontra-se reproduzida em cores no Encarte.)

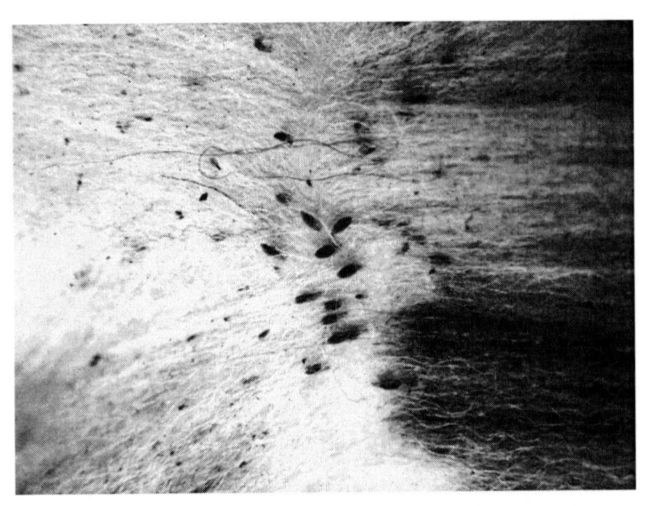

Figura 9.66 Infestação com o piolho-sugador *Linognathus ovillus*. (Esta figura encontra-se reproduzida em cores no Encarte.)

Linognathus pedalis

Nome comum. Piolho da pata do ovino.

Locais de predileção. Pele, patas, abdome e pés.

Classe. Insecta.

Ordem. Phthiraptera.

Subordem. Anoplura.

Descrição. O piolho da pata de ovino *Linognathus pedalis* é cinza-azulado, com cabeça longa pontuda e pode atingir até 2 mm de comprimento quando completamente ingurgitado. Esta espécie não tem olhos ou pontos oculares. O segundo e terceiro pares de patas são maiores do que o primeiro par e terminam em garras robustas. Não há placa esternal torácica ou, se presente, é pouco desenvolvida. Não há lâminas paratergais no abdome.

Hospedeiros. Ovinos.

Distribuição geográfica. *Linognathus pedalis* é comum nos EUA, na América do Sul, na África do Sul e na Australásia.

Patogênese. No hospedeiro, *L. pedalis* é mais sedentário do que *L. ovillus* e tende a ocorrer como aglomerados nos locais de predileção, que são as áreas do corpo com menos lã, como pernas, abdome e pés. No entanto, quando em grandes quantidades ambas as espécies podem se propagar por todo o corpo. A infestação por *Linognathus* resulta em dermatite crônica caracterizada por irritação e esfregação constantes e mordedura da lã. Como são hematófagos, podem ocasionar anemia quando há grandes populações de piolhos. A anemia pode predispor os animais a doenças respiratórias ou a outras doenças.

Sinais clínicos. Ver *L. ovillus*. Nos ovinos da raça Merino em outras raças que possuem velo bem desenvolvido, em geral, inicialmente os piolhos são vistos na região perineal.

Epidemiologia. Nas patas, seu hábitat normal, os piolhos ficam expostos a ampla variação de temperatura e, tendo se adaptado a sobreviver nestas condições, é um dos poucos piolhos que sobrevive fora do corpo do hospedeiro e permanece viável na pastagem por cerca de uma semana. Como consequência, as infestações podem ocorrer fora de pastagens contaminadas.

Linognathus stenopsis

Nome comum. Piolho-sugador do caprino.

Local de predileção. Pele.

Classe. Insecta.

Ordem. Phthiraptera.

Subordem. Anoplura.

Família. Linognathidae.

Descrição. *Linognathus stenopsis* tem até 2 mm de comprimento, quando completamente alimentado, e sua cabeça é longa e pontuda. Esta espécie não possui olhos ou pontos oculares. O segundo e terceiro pares de patas são maiores do que o primeiro par e termina em garras robustas. Não há placa esternal torácica ou, se presente, é pouco desenvolvida. Não há lâminas paratergais no abdome.

Hospedeiros. Caprinos.

Distribuição geográfica. Cosmopolita.

Patogênese. Ver *L. ovillus*.

Linognathus africanus

Nomes comuns. Piolho de ovino africano, piolho azul africano.

Local de predileção. Pele, face.

Classe. Insecta.

Ordem. Phthiraptera.

Subordem. Anoplura.

Descrição. A fêmea do piolho mede 2,2 mm e o macho, 1,7 mm de comprimento.

Hospedeiros. Caprinos; ocasionalmente ovinos.

Distribuição geográfica. África, embora atualmente é possível que seja cosmopolita.

ÁCAROS

Os ácaros ectoparasitas de ovinos e caprinos se alimentam de sangue, de linfa, de restos cutâneos ou de secreções sebáceas, materiais que ingerem perfurando a pele, recolhendo da superfície cutânea ou absorvendo de lesões epidérmicas. A maior parte dos ácaros ectoparasitas passam a vida em seu hospedeiro, de modo que a transmissão entre hospedeiros acontece principalmente por meio de contato físico. A infestação por ácaros é denominada acaríase e pode ocasionar dermatite grave conhecida como sarna, que pode ocasionar importantes problemas relacionados ao bem-estar do animal e às perdas econômicas.

Demodex ovis

Sinônimo. *Demodex ariae*.

Locais de predileção. Folículos pilosos e glândulas sebáceas, mais comumente na face.

Classe. Arachnida.

Subclasse. Acari.

Ordem. Prostigmata (Trombidiformes).

Família. Demodicidae.

Descrição. As espécies de *Demodex* apresentam corpo alongado que termina em ponta, com até 0,1 a 0,4 mm de comprimento; possui quatro pares de patas robustas que terminam em pequenas garras rombudas, nos adultos (ver Figura 3.100). Não há cerdas nas patas, tampouco no restante do corpo. As patas situam-se na parte anterior do corpo, o opistossoma estriado representa, no mínimo, metade do comprimento do corpo do piolho.

Hospedeiros. Ovinos.

Distribuição geográfica. Cosmopolita.

Patogênese. Este tipo de sarna é raro em ovinos e tem pouca importância econômica, visto que se limita à região da face e sua manifestação é discreta. Grande quantidade de ácaros pode ocasionar dano ao couro.

Sinais clínicos. Sarna demodécica ovina é incomum. Os sinais clínicos incluem alopecia e descamação, especialmente na face, no pescoço e nas espáduas.

Diagnóstico. Para a confirmação do diagnóstico é preciso obter raspados de pele profundos, de modo a alcançar os ácaros instados nos folículos e nas glândulas. Isto é mais facilmente conseguido em uma dobra de pele, aplicando-se uma gota de parafina líquida e raspando o local até o aparecimento de sangue capilar.

Patologia. As lesões podem ser papulares, nodulares e, raramente, pustulares. Nas glândulas sebáceas, às vezes, os ácaros causam foliculite ou furunculose.

Epidemiologia. Provavelmente, devido a sua localização profunda na derme, é muito difícil a transmissão de *Demodex* entre os animais, a menos que haja contato físico prolongado. Na natureza, este contato ocorre apenas durante a amamentação e acredita-se que a maioria das infecções seja adquirida nas primeiras semanas de vida. A transmissão parece ocorrer nos primeiros dias de amamentação.

Tratamento. Em muitos casos, a demodicose regride espontaneamente e não há necessidade de tratamento. As lactonas macrocíclicas de uso sistêmico podem ser efetivas.

Controle. Raramente se aplicam medidas de controle.

Nota. As espécies do gênero *Demodex* são ácaros altamente especializados que vivem nos folículos pilosos e nas glândulas sebáceas de uma ampla variedade de animais domésticos e selvagens, inclusive em humanos. Acredita-se que representem um grupo de espécies-irmãs estreitamente relacionadas, altamente específicas para determinado hospedeiro: *Demodex phylloides* (suínos), *Demodex canis* (cães), *Demodex bovis* (bovinos), *Demodex equi* (equinos), *Demodex musculi* (camundongos), *Demodex ratti* (ratos), *Demodex caviae* (porquinhos-da-índia), *Demodex cati* (gatos) e *Demodex folliculorum* e *Demodex brevis* (humanos). Em um hospedeiro podem ser notadas diversas variações morfológicas; às vezes, são consideradas, possivelmente de forma incorreta, como espécies diferentes.

Demodex caprae

Locais de predileção. Folículos pilosos e glândulas sebáceas.

Classe. Arachnida.

Subclasse. Acari.

Ordem. Prostigmata (Trombidiformes).

Família. Demodicidae.

Descrição. Ver *D. ovis.*

Hospedeiros. Caprinos.

Distribuição geográfica. Cosmopolita.

Patogênese. A doença é semelhante àquela de bovinos. As lesões iniciais na face e no pescoço se estendem até o peito e os flancos e, por fim, podem acometer todo o corpo, com formação de nódulos cutâneos de até 20 mm de diâmetro, contendo material caseoso amarelado com grande quantidade de ácaros. Esta forma de sarna raramente é debilitante; sua maior importância é que ocasiona desclassificação ou condenação do couro de caprinos.

Sinais clínicos. Nódulos do tamanho de ervilhas contendo material caseoso e ácaros, particularmente na cernelha, na face lateral do pescoço, no dorso e nos flancos. Pode haver piodermite concomitante, causando furunculose ulcerativa e formação de crostas.

Diagnóstico. Para a confirmação do diagnóstico é necessária a obtenção de raspados de pele profundos para alcançar os ácaros nos folículos pilosos e nas glândulas. Isto é melhor conseguido em uma dobra de pele, aplicando-se uma gota de parafina líquida e o aparecimento de sangue capilar.

Patologia. Os nódulos cutâneos se constituem de cistos foliculares revestidos com epitélio escamoso e preenchidos com escamas de queratina cerosa e ácaros. A erupção dos cistos na pele pode originar uma crosta espessa; ruptura na derme pode ocasionar abscesso ou reação granulomatosa.

Epidemiologia. Possivelmente, devido a sua profunda localização na derme, é difícil a transmissão de *Demodex* entre os animais, a menos que haja contato físico direto. Em geral, este contato apenas ocorre durante a amamentação e, como tal, acredita-se que a maior parte das infecções seja adquirida nas primeiras semanas de vida. O focinho, o pescoço, a cernelha e o dorso são os locais comuns de infestação.

Tratamento. Em muitos casos, a demodicose regride espontaneamente, não sendo necessário tratamento. O organofosfarado triclorfon, utilizado em três aplicações com intervalos de 2 dias, e as lactonas macrocíclicas de uso sistêmico, podem ser efetivos.

Controle. Raramente são empregadas medidas de controle.

Psoroptes ovis

Sinônimos. *Psoroptes communis* var. *ovis, Psoroptes cuniculi, Psoroptes cervinus, Psoroptes bovis, Psoroptes equi, Psoroptes aucheniae.*

Nome comum. Ácaro-da-sarna.

Local de predileção. Pele.

Classe. Arachnida.

Subclasse. Acari.

Ordem. Astigmata (Sarcoptiformes).

Família. Psoroptidae.

Descrição. Os ácaros do gênero *Psoroptes* não escavam a pele, medem 0,75 mm de comprimento e têm formato oval (ver Figura 3.92). Todas as patas se projetam além da margem do corpo. As características de identificação mais importantes são as partes bucais pontiagudas e os pré-tarsos triarticulados (pedicelos) contendo ventosas em forma de funil (pulvilos) (ver Figura 3.87). As fêmeas adultas possuem pré-tarsos articulados e pulvilos no primeiro, no segundo e no quarto pares de patas e cerdas longas em forma de chicote no terceiro par. Ao contrário, os machos adultos, menores, são identificados pelas ventosas copuladoras e por lobos posteriores pareados, apresentam pulvilos nos primeiros três pares de patas e cerdas no quarto par. As patas das fêmeas adultas têm quase o mesmo comprimento, enquanto nos machos o quarto par é extremamente curto.

Hospedeiros. Ovinos, bovinos, caprinos, equinos, coelhos, camelídeos.

Distribuição geográfica. Cosmopolita, particularmente na Europa e na América do Sul, porém não na Austrália e na Nova Zelândia.

Patogênese. Os ácaros não escavam a pele e se alimentam na superfície cutânea, com a emulsão lipídica das células cutâneas, bactérias e linfa na pele do hospedeiro, produzida como resultado da reação de hipersensibilidade à presença de produto fecal antigênico dos ácaros. Esta hipersensibilidade provoca inflamação, exsudação na superfície cutânea, formação de escama e de crosta, com escoriação (arranhadura) decorrente de automutilação. Esta infestação é descrita como sarna psoróptica ou escabiose ovina (Figura 9.67). O exsudato seroso produzido em resposta aos ácaros seca na pele, formando uma crosta ressecada amarelada circundada por margem de pele inflamada recoberta de crosta úmida. Os ácaros são encontrados na pele úmida da borda da lesão, que se estende rapidamente e pode demorar apenas 6 a 8 semanas para infectar o equivalente a três quartos da pele do hospedeiro. Por fim, a crosta cai à medida que cresce um novo velo.

Em ovinos, a infestação causa prurido intenso, perda de lã, inquietação, mordedura e arranhadura de áreas infestadas, perda de peso, baixo ganho de peso e, em alguns casos, morte. Quando manipulados, os ovinos infestados podem mostrar um "reflexo de mordiscar", caracterizado pelo estalar dos lábios e protrusão da língua; outros podem manifestar episódios epileptiformes que duram 5 a 10 min. Em ovinos, as lesões podem acometer qualquer parte do corpo, mas são particularmente evidentes no pescoço, nas espáduas, no dorso e nos flancos. Nos casos graves, a pele pode apresentar escoriações, liquenificação e infecção secundária, com muitos abscessos de parede espessa, com cerca de 5 a 20 mm de diâmetro. A sarna ovina pode acometer animais de qualquer idade, mas pode ser particularmente grave em cordeiros jovens e em ovinos em baixa condição corporal.

A prevalência da doença varia de acordo com a estação do ano. No período quente, as populações de ácaros podem diminuir, restando, na primavera, no verão e no início do outono, uma população residual em locais como axilas, virilhas, fossas infraorbitais e superfícies internas das orelhas e dos canais auriculares. Também, é possível notar populações de *Psoroptes* nas orelhas de ovinos, que provocam irritação crônica, frequentemente associada com hematomas, sacudidas de cabeça e arranhaduras.

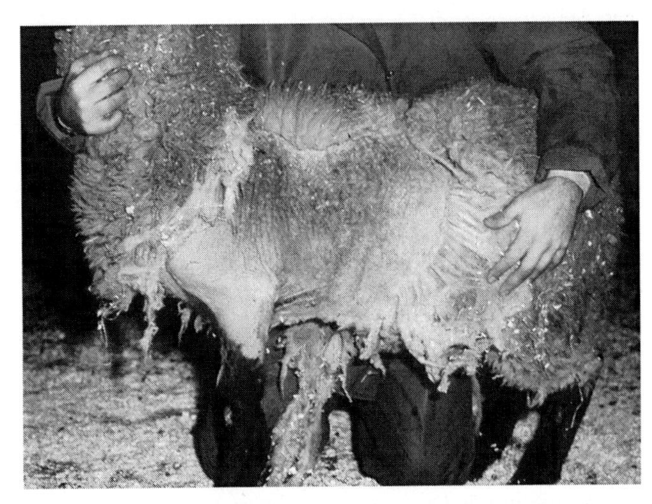

Figura 9.67 Ovino com sarna psoróptica. (Cortesia do Prof. Eduardo Berriatua.) (Esta figura encontra-se reproduzida em cores no Encarte.)

Sinais clínicos. A fase mais precoce após a infecção é caracterizada por uma área de inflamação com pequenas vesículas e exsudato seroso. À medida que a lesão se estende, o centro torna-se seco e recoberto por uma crosta amarela, enquanto as bordas, nas quais os ácaros se multiplicam, são úmidas. As lesões crostosas são mais frequentes ao redor das espáduas e do dorso. Em geral, o primeiro sinal visível é uma área de lã mais clara; no entanto, à medida que a área da lesão aumenta o ovino responde à coceira intensa associada com a atividade do ácaro se esfregando e arranhando contra mourões de cerca e outros objetos, de modo que a lã se torna esfarrapada e manchada e se desprende de grandes áreas. Além da perda de lã, o ovino pode se mostrar inquieto e preocupa-se em se coçar. Em consequência, pode haver prejuízo ao ganho de peso nos animais em crescimento e perda de peso em ovinos adultos.

Diagnóstico. *Chorioptes*, outro ácaro que não escava a pele, pode ser comum em ovinos; é essencial que este acaro menos patogênico seja diferenciado de *Psoroptes* mais patogênicos. As principais características de diferenciação são apresentadas na Figura 3.87. Embora a doença ativa em um rebanho seja de identificação relativamente fácil, as lesões latentes tornam mais difícil a declaração de um rebanho livre de infecção. Deve-se dar atenção particular às áreas nas quais as lesões são encontradas. Pode-se obter uma amostra de raspado de pele obtido ao redor da lesão e em seguida, examiná-la em microscópico.

Patologia. As fezes dos ácaros e sua flora, a cutícula desprendida e as enzimas da membrana peritrófica que circunda os *pellets* fecais induzem intensa resposta inflamatória pelo hospedeiro. O exame histopatológico mostra pústulas eosinofílicas subcorneanas e infiltrado dérmico composto de eosinófilos, neutrófilos, macrófagos e linfócitos, acompanhado de hiperplasia de mastócitos. Nota-se edema dérmico evidente.

Epidemiologia. A transmissão ocorre principalmente através de contato físico; a maior parte dos ovinos se infecta quando os ácaros estão ativos e em multiplicação. No entanto, a transmissão também é possível no ambiente. O tempo que o ácaro sobrevive fora de seu hospedeiro é muito influenciado pela temperatura e pela umidade do ambiente; em baixa temperatura (< 15°C) e alta umidade (> 75%) a sobrevida pode ir além de 18 dias, possibilitando a transmissão nas instalações, nas camas ou por meio de materiais contaminados, como aqueles utilizados na tosquia. A época do ano pode ter impacto importante na sobrevida fora do hospedeiro. Isto representa importantes implicações no potencial de transmissão do ambiente para novos hospedeiros, sendo esta transmissão consideravelmente maior no inverno.

O período em que há redução da infestação de ácaros, tanto pela resposta às condições ambientais quanto pela resposta imune do hospedeiro, também é muito importante na epidemiologia da doença. Ovinos que parecem não infestados, mas que abrigam pequenas populações de ácaros, podem ser introduzidos em rebanhos sadios durante o verão e o outono e, então, iniciar os surtos.

Tratamento. Em geral, recomenda-se banho de imersão para o controle de escabiose ovina. Os ovinos devem permanecer no banho, no mínimo, durante 1 min e a cabeça deve ser submersa, pelo menos, por duas vezes. Estes animais devem ser colocados em piquetes limpos antes do banho; após a imersão, é comum mantê-los em piquetes para escorrer todo o produto, a fim de conservar o medicamento e auxiliar a sua adequada eliminação. Recentemente foram desenvolvidos acaricidas com afinidade por gordura do velo, de modo que à medida que uma série de ovinos passa pelo banho o acaricida gradativamente "desaparece"; os fabricantes disponibilizam orientações para a reposição do produto depois que um número especificado de ovinos é submetido ao banho de imersão. Outros métodos de aplicação de acaricidas, como aspersão, não foram efetivos contra os ácaros-da-sarna.

Na maioria dos países em que se pratica o controle, apenas acaricidas específicos são permitidos para uso em banhos de imersão. Durante muitos anos, utilizou-se apenas gama-hexaclorociclo-hexano (HCH), o qual praticamente foi substituído pelos organofosforados diazinon e propetanfós, que além de persistirem pelo tempo necessário no velo são rapidamente destoxificados e excretados dos tecidos. Os piretroides sintéticos flumetrina e α-cipermetrina foram aprovados para uso no controle de escabiose ovina, mas em razão de preocupações com a saúde e com a segurança o seu uso diminuiu, em muitos países.

Duas injeções de 200 μg de ivermectina/kg, com intervalo de 7 dias, propicia eliminação total de *P. ovis*. Ademais, 300 μg de doramectina/kg ou 200 μg de moxidectina/kg propiciam controle após injeção única; atualmente, o uso destes medicamentos é aprovado para tal fim, em muitos países.

Controle. Em razão de seu curto período de renovação da população, de 10 dias, a disseminação é muito rápida; esta característica é que propicia o controle legal em muitos países, pois as consequências econômicas da escabiose ovina não controlada são sérias. Por exemplo, supôs-se que a doença havia sido erradicada do Reino Unido em 1952, não havendo notificação de surtos por muitos anos; surgiu novamente em 1973, a maior parte dos casos provavelmente foi introduzida como a fase quiescente em ovinos importados e se propagou muito rapidamente aos rebanhos de ovinos por todo o Reino Unido. Foi erradicada na Austrália e na Nova Zelândia muitos anos atrás, mas a doença continua sendo de notificação obrigatória nesses países. A legislação que garante o controle se baseia na inspeção do rebanho, na limitação de deslocamento de ovinos para dentro e para fora de áreas nas quais a infecção foi diagnosticada e no tratamento compulsório de todos os ovinos em ocasiões preestabelecidas.

Uma fonte comum de infecção do rebanho é a introdução de novos animais. Estes devem ser examinados minuciosamente e submetidos a um período de quarentena, se possível. O pastejo comum, com a mistura de rebanhos, é outra importante via de transmissão; onde praticado, o controle é particularmente difícil, a menos que todos os proprietários coordenem seus protocolos de tratamento.

Nota. A taxonomia dos ácaros deste gênero é confusa; ácaros que se instalam em diferentes partes do corpo ou em diferentes hospedeiros tradicionalmente recebem nomes de espécies diferentes; no entanto, há pouca evidência que sustente esta nomenclatura.

Psorobia ovis

Sinônimo. *Psorergates ovis.*

Nome comum. Ácaro da coceira dos ovinos.

Local de predileção. Tegumento de todo o corpo.

Classe. Arachnida.

Subclasse. Acari.

Ordem. Prostigmata (Trombidiformes).

Família. Psorergatidae.

Descrição. *Psorobia ovis* é um pequeno ácaro, com forma grosseiramente circular e menor que 0,2 mm de diâmetro (ver Figura 3.103). As patas são distribuídas de modo relativamente equidistantes ao redor da circunferência do corpo, dando ao ácaro um formato grosseiro de estrela. Larvas de *P. ovis* apresentam patas curtas e robustas. As patas tornam-se progressivamente mais longas durante os estágios de ninfas até que, nos adultos, elas são bem desenvolvidas e os ácaros são capazes de se movimentar. Os adultos medem cerca de 190 μm de comprimento e 160 μm de largura. As garras do tarso são simples e o empódio tem forma de coxim. O fêmur de cada pata possui um grande espinho curvado, direcionado internamente. Na fêmea adulta, há dois pares de cerdas longas semelhantes a chicote na parte posterior; no macho há apenas um par.

Hospedeiros. Ovinos, particularmente as raças de lã fina, como Merino.

Distribuição geográfica. Austrália, Nova Zelândia, sul da África, América do Norte e América do Sul. Não há relato na Europa.

Patogênese. A infecção é mais comum nas raças de lã fina, como Merino e Corriedale; é adquirida por contato físico quando a lã é curta. Quando o velo se alonga ele representa uma barreira para transferência de ácaros. A propagação da população de ácaros é muito lenta e a infestação raramente é constatada em animais com menos de 6 meses de idade. O animal pode ter 3 anos de idade, ou mais, antes que todo o velo seja acometido.

Ainda que o ácaro não escave a pele, *Psorobia* danifica a própria pele, vivendo nas camadas superficiais e provocando irritação crônica e espessamento cutâneo. Os sintomas mais precoces são pequenas áreas de lã opaca nas espáduas, no corpo e nos flancos, as quais gradativamente se estendem por todo o velo, com crescente irritação à medida que a população de ácaros aumenta. Os ovinos se esfregam e mordem e mascam a lã, tornando-a esfarrapada, com fiapos soltos pendurados pelos lados do corpo. Nos casos crônicos pode ocorrer perda de parte da lã. O próprio velo contém muitas escamas e apresenta coloração ligeiramente amarelada, enquanto a fibra da lã é muito seca e facilmente quebradiça. Microscopicamente notam-se hiperqueratose e descamação marcante e as camadas superficiais mais profundas apresentam infiltração de células redondas muito próxima do parasita, bem como eosinofilia. Nos casos graves, todo o velo deve ser descartado porque sua tosquia é difícil, em razão de seu aspecto emaranhado. Em ovinos menos gravemente acometidos e, em especial, em animais mais velhos (que se tornaram tolerantes à coceira por apresentarem pele lesionada e espessa), o velo é desclassificado.

Sinais clínicos. Estes parasitas causam prurido intenso, fazendo com que o hospedeiro se esfregue e morda o velo. O velo pode se tornar enfraquecido e a lã pode se quebrar facilmente.

Diagnóstico. Para a obtenção de ácaros é necessária tosquia de uma área com lã, aplicação de uma gota de óleo mineral e raspado de pele até que surja sangue capilar. Os ácaros são facilmente identificados em exame microscópico. A ausência de ácaros em um único raspado não é evidência suficiente para um diagnóstico negativo.

Patologia. A infecção ocasiona prurido; é possível notar discretas escamas secas.

Epidemiologia. Os ácaros adultos são disseminados por meio de contato direto entre os hospedeiros e são mais frequentemente transferidos entre os ovinos tosquiados. Em geral, os ácaros são encontrados em maior quantidade no inverno e na primavera. *Psorobia ovis* é muito sensível à dessecação e pode sobreviver 24 a 48 h fora do hospedeiro; apenas os adultos são capazes de se movimentar. Em razão disso, a propagação de infestação no rebanho geralmente é lenta e é mais notada nos meses de inverno.

Tratamento. *Psorobia* é relativamente pouco suscetível à maior parte dos acaricidas, embora banhos de imersão em amitraz, uma formamidina, e em cal sulfurada tenham apresentado valor considerável. Como alternativa, podem-se utilizar as preparações mais antigas de arsênico-enxofre. As lactonas macrocíclicas são muito efetivas contra esta espécie de ácaro e um único tratamento geralmente elimina todos os ácaros.

Controle. Os ovinos devem ser submetidos a banho de imersão logo após a tosquia. O banho de imersão anual após a tosquia reduz a população de ácaros e mantém baixa a taxa de infestação; todavia, raramente se consegue a erradicação total.

Sarcoptes scabiei

Nome comum. Sarna.

Local de predileção. Pele.

Classe. Arachnida.

Subclasse. Acari.

Ordem. Astigmata (Sarcoptiformes).

Família. Sarcoptidae.

Descrição. Os adultos desta espécie apresentam corpo arredondado, achatado na face ventral e convexo na face dorsal (ver Figura 3.89). As fêmeas adultas medem 0,3 a 0,6 mm de comprimento e 0,25 a 0,4 mm de largura; os machos são menores, tipicamente com até 0,3 mm de comprimento e 0,1 a 0,2 mm de largura. Os dois pares de patas posteriores não se estendem além da margem do corpo. Em ambos os sexos, o pré-tarso dos dois primeiros pares de patas contêm garras empodianas e um pulvilo semelhante à ventosa, que se apresenta como um longo pré-tarso semelhante a um pedúnculo. O pulvilo, semelhante a ventosa, auxilia o ácaro a se fixar no substrato à medida em que se movimenta. O terceiro e quarto pares de patas, na fêmea, e o terceiro par de patas, no macho, terminam em longas cerdas e não possuem pulvilo pedunculado. As partes da boca são arredondadas. Estes ácaros não possuem olhos ou estigmata. A superfície dorsal do corpo de *S. scabiei* é recoberta com saliências transversais, mas também contém uma placa central com escamas triangulares. As cerdas dorsais são fortes e semelhantes a espinhos. O ânus é terminal e apenas ligeiramente dorsal. Há diversas variedades de *S. scabiei* adaptadas aos hospedeiros, cujas morfologias diferem discretamente.

Patogênese em ovinos. Os ácaros, diferentemente daqueles que não escavam a pele do gênero *Psoroptes*, em geral são encontrados em locais sem lã, como a face, as orelhas, as axilas e as virilhas e se disseminam lentamente. No início, as áreas acometidas apresentam eritema e escamas. Há intenso prurido, característico de sarna sarcóptica, e os ovinos se arranham e esfregam a cabeça, o corpo e as pernas contra árvores, postes e paredes. Em razão da coceira, os ovinos ficam quase que continuamente inquietos e deixam de pastejar, de modo que há emaciação progressiva. Em ovinos com pelos todo o corpo pode ser acometido. A sarna sarcóptica encontra-se amplamente distribuída em muitas regiões de criação de ovinos pelo mundo, como no Oriente Médio. Na África, é verificada em criações locais de ovinos de lã e, em razão da lesão do couro a doença é de considerável importância econômica; o país exporta mais de um milhão de couros de carneiro por ano. Na Grã-Bretanha não há relato de sarna sarcóptica em ovinos há mais de 30 anos.

Patogênese em caprinos. Em caprinos, este tipo de sarna tem distribuição cosmopolita, mas é de maior importância econômica nas regiões onde os caprinos são os ruminantes domésticos predominantes, como na Índia e na África Ocidental. Em caprinos, com frequência a doença é crônica e pode ser considerada simplesmente como uma "doença de pele" durante muitos meses, antes que se estabeleça o diagnóstico definitivo. Assim como acontece em outras infecções sarcópticas, os principais sintomas incluem irritação cutânea com formação de crostas, perda de pelos e escoriações em decorrência de esfregação e arranhadura. Nos casos crônicos, a pele se torna espessada e pode haver formação de nódulos nas áreas cutâneas com menos pelos, inclusive focinho, ao redor dos olhos e na parte interna das orelhas.

Tratamento. Em ovinos, o tratamento e o controle são semelhantes àqueles descritos para sarna psoróptica, mais comum. Em caprinos, com frequência são necessários repetidos tratamentos, às vezes por muitos meses nos casos crônicos. O acaricida mais amplamente utilizado é gama-HCH; onde não se encontra disponível pode haver problemas para a obtenção de um medicamento apropriado e aprovado para uso em caprinos. Embora não aprovada para o tratamento de cabras leiteiras, uma única injeção de lactona macrocíclica, por via sistêmica, pode ser efetiva. Há relato de tratamento com corticosteroides com intuito de auxiliar na recuperação, pois eles reduzem o prurido.

Para mais detalhes consulte o Capítulo 11.

Chorioptes bovis

Sinônimos. *Chorioptes ovis, Chorioptes equi, Chorioptes caprae, Chorioptes cuniculi, Chorioptes japonensis.*

Locais de predileção. Pele, particularmente de membros, patas, base da cauda e face alta posterior do úbere.

Classe. Arachinida.

Subclasse. Acari.

Ordem. Astigmata (Sarcoptiformes).

Família. Psoroptidae.

Descrição. Nas fêmeas adultas, os tarsos I, II e IV apresentam pré-tarsos pedunculados curtos e o tarso III apresenta um par de cerdas longas terminais semelhantes a chicote. Os primeiros e segundos pares de patas são mais robustos do que os outros e o quarto par apresenta longo tarso delgado. Nos machos, todas as pernas possuem pré-tarsos penduculados curtos e pulvilos. No entanto, o quarto par é extremamente curto e não se estende além da margem do corpo. Macho de *C. bovis* se caracteriza por uma seta 1 (ae) opistossomal muito longa e uma seta 2 espatulada curta (l4 e d5), nos lobos posteriores bem desenvolvidos (ver Figura 3.93). As partes bucais são distintamente mais arredondadas e os tubérculos abdominais do macho são notavelmente mais truncados, comparativamente àqueles de *Psoroptes*.

Hospedeiros. Bovinos, ovinos, equinos, caprinos, coelhos.

Patogênese. Em ovinos, os ácaros são encontrados principalmente nas patas e pés e, ainda que muitos comuns, causam pouco prejuízo. Quando ocorrem casos clínicos, tipicamente se manifestam na forma sarna podal, acometendo as patas anteriores. Os aglomerados de ácaros ao redor dos dígitos acessórios e ao longo das margens coronárias das unhas externas induzem formação de crosta abaixo dos dígitos acessórios e nos espaços interdigitais. Acredita-se que os cordeiros se infectem por meio de contato físico com as patas das ovelhas. Em alguns casos pode haver propagação das patas para a face e para outras regiões e, em casos graves ocasionais, é possível a ocorrência de dermatite pustular (com enrugamento e espessamento da pele).

Na Nova Zelândia, constatou-se que, quando a sarna se propaga para o escroto, a pele espessada e inflamada faz com que a temperatura escrotal permaneça alta, resultando em atrofia testicular e interrupção da espermatogênese. Nos carneiros infectados há prejuízo da capacidade reprodutora ou esterilidade, ainda que a saúde geral não seja comprometida. Esta condição é reversível; a produção de sêmen e a fertilidade retornam ao normal após tratamento bem-sucedido da sarna. Em geral, a prevalência de sarna de patas e de escroto é maior nos meses de outono e inverno e diminui na primavera.

Em caprinos, os ácaros se instalam principalmente nas patas anteriores, ao redor dos dígitos acessórios e das unhas. No entanto, também podem ser encontrados em partes mais altas da pata e na quartela. As lesões verificadas são relativamente discretas. A taxa de infestação de *C. bovis* tende a ser maior em caprinos do que em ovinos; até 80 a 90% dos caprinos de um rebanho podem albergar os parasitas.

Tratamento. Em ovinos, a sarna corióptica é facilmente tratada por meio de banhos de imersão ou por tratamento local com acaricida apropriado. As lactonas macrocíclicas são efetivas no tratamento de sarna corióptica. Crotoxifós (0,25%), na forma de *spray*, também pode ser utilizado no tratamento de infestações.

Em caprinos, dois banhos com acaricida apropriado, esfregando as lesões, com intervalo de 14 dias de intervalos, são efetivos.

Nota. Atualmente, acredita-se que os nomes *Chorioptes ovis, Chorioptes equi, Chorioptes caprae* e *Chorioptes cuniculi*, utilizados para descrever os ácaros corióticos encontrados em ovinos, equinos, caprinos e coelhos, respectivamente, sejam sinônimos de *Chorioptes bovis*.

Ver Capítulo 8 para mais detalhes.

Melophagus ovinus

Nome comum. Melófago de ovino.

Local de predileção. Tegumento do pescoço, espáduas e abdome.

Classe. Insecta.

Ordem. Diptera.

Família. Hippoboscidae.

Descrição de adultos. Mosca "depravada", marrom, sem asa, peluda, com aproximadamente 5,0 a 8,0 mm de comprimento, cabeça pequena e larga, face dorsal achatada e tórax e abdome amarronzados (Figura 9.68; ver, também, Figura 3.32). O abdome é indistintamente segmentado e geralmente mole e coriáceo. Ambos os sexos não possuem asas, tampouco halteres estão presentes. Possuem partes bucais perfurantes que sugam sangue e patas fortes providas de garras que os capacitam a escalar a lã e os pelos.

Hospedeiros. Ovinos.

Distribuição geográfica. Cosmopolita, porém mais comum em regiões de clima temperado.

Patogênese. Como os melófagos são hematófagos, as infecções maciças podem causar anemia e perda da condição corporal. A inflamação ocasiona prurido, mordida, esfregação, perda de lã e uma saliência cutânea conhecida como "*cockle*". *Melophagus ovinus* também causa dermatite alérgica em ovinos, caracterizada pela formação de pequenos nódulos na camada granulosa da pele, baixo ganho de peso e placas escurecidas no local acometido. Propagam-se por meio de contato físico e as raças com lã longa parecem especificamente suscetíveis.

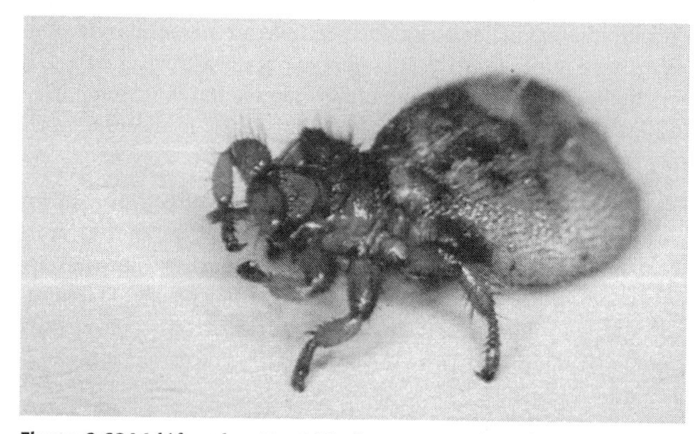

Figura 9.68 Melófago de ovino, *Melophagus ovinus*. (Esta figura encontra-se reproduzida em cores no Encarte.)

Melophagus ovinus é o vetor de *Trypanosoma melophagium*, não patogênico. Se o ovino ingere um melófago, os estágios metacíclicos podem penetrar na mucosa bucal.

Sinais clínicos. A irritação cutânea intensa ocasionada pela infestação faz com que os ovinos se esfreguem, se mordam e se arranhem, com laceração do velo. As infestações intensas podem provocar anemia. As partes bucais perfurantes dos melófagos ocasionam ferimentos abertos sujeitos a infecções bacterianas e parasitárias adicionais. As fezes dos melófagos produzem manchas no velo, que não desaparecem facilmente.

Diagnóstico. Adultos e pupas podem ser vistos no animal hospedeiro, mais frequentemente na altura das costelas.

Epidemiologia. Melófagos são ectoparasitas permanentes. Em ovinos, a propagação de melófagos ocorre, praticamente, por meio de contato direto; a transferência de melófagos das ovelhas para os cordeiros é uma importante via de infestação. Em um rebanho, a transferência acontece quando os melófagos de ovinos se deslocam para as extremidades do velo, em razão do aumento da temperatura ambiente. Em geral, a temperatura ambiente deve ser 21°C, ou mais, antes que surjam muitos melófagos na superfície do velo. Consequentemente, a transferência entre animais é mais provável e ocorre mais rapidamente no verão do que no inverno. É mais provável que ovinos com velo longo, denso ou aglomerado, disseminem a doença porque os melófagos se deslocam para a superfície deste velo. Mais comumente, as infestações maciças de melófagos são verificadas no outono e no inverno. Os animais desnutridos ou aqueles não suficientemente protegidos contra baixa temperatura são mais sujeitos à infestação por melófagos; estes parasitas são particularmente comuns no final do inverno.

Tratamento. Organofosforados e piretroides, aplicados na forma de banho de imersão, *sprays* ou *pour-on*, são muito efetivos no tratamento de infestações por *M. ovinus*. As pupas são resistentes ao tratamento, mas a tosquia remove tanto as pupas quanto os adultos.

Controle. Medidas específicas de controle raramente são empregadas, uma vez que o uso rotineiro de inseticidas para controle de varejeiras e carrapatos geralmente também resulta no controle eficiente de melófagos.

Nota. Melófagos de ovinos tem considerável importância econômica e geralmente é considerado um dos ectoparasitas mais prejudiciais aos ovinos, na América do Norte e na América do Sul. Nos EUA, estima-se que as perdas gerais causadas por melófagos sejam de, aproximadamente, 40 milhões de dólares por ano.

MIÍASE (*FLY STRIKE*)

Miíase é infestação de órgãos ou tecidos de animais hospedeiros por estágios larvários de moscas dípteras, geralmente conhecidos como larvas. As larvas de moscas se alimentam diretamente em tecidos vivos ou necrosados do hospedeiro. Algumas poucas espécies são ectoparasitas obrigatórios e necessitam um hospedeiro vivo para completar o seu desenvolvimento. No entanto, a maior parte é parasita facultativo e pode se desenvolver tanto em matéria orgânica viva quanto morta. As espécies facultativas podem ser subdivididas em espécies facultativas primárias e secundárias. Em geral, as espécies primárias têm hábito de ectoparasita e são capazes de iniciar a miíase; todavia, ocasionalmente podem viver como saprófitas em matéria orgânica e carcaças de animais em decomposição. Os ectoparasitas facultativos secundários normalmente vivem como saprófitas e, em geral, não são capazes de iniciar a miíase; secundariamente, podem invadir as lesões preexistentes. As três espécies de moscas causadoras de miíase obrigatórias são discutidas no Capítulo 17.

Sinais clínicos. As infestações com pequena quantidade de larvas podem ser bem toleradas pelos ovinos; nada pode ser notado até que o velo seja separado, mostrando a pele lesionada e as larvas. Os ovinos intensamente acometidos apresentam anorexia, apatia e, geralmente, se separam do rebanho principal. Na área acometida, o velo é mais escuro, úmido e com odor desagradável.

Diagnóstico. Baseia-se nos sinais clínicos e na identificação de larvas na lesão.

Tratamento. Uma vez o problema diagnosticado, todos os ovinos acometidos devem ser separados e a área que circunda a lesão, submetida à tricotomia. Quando possível, as larvas devem ser removidas e mortas; as larvas com mais de 24 h de vida e que deixam a lesão sobrevivem e, em seguida, surgem como adultos. A lesão deve ser tratada com uma preparação de inseticida diluído apropriada, como diazinon, cipermetrina ou deltametrina.

Controle. Deve se basear, praticamente, no tratamento profilático de ovinos com inseticidas. Os problemas associados a isto incluem período relativamente curto que as larvas passam nos ovinos, infestações repetidas (durante toda a estação) e rapidez em que surgem lesões graves. Portanto, qualquer que seja o inseticida utilizado, ele deve não apenas matar as larvas, mas também permanecer no velo. Inseticidas organofosforados e piretroides podem propiciar proteção efetiva por até 10 semanas. Faz-se a aplicação destes inseticidas por meio de *spray* manual, banho de imersão, pulverização ou por aspersão. No hemisfério norte, dois tratamentos anuais, geralmente em maio e agosto, devem proteger durante toda a estação de moscas. Os inibidores do crescimento de insetos, ciromazina e diciclanil, propiciam excelente proteção por 8 e 12 semanas, respectivamente, após uma única aplicação. Estes produtos químicos são aplicados na forma *pour-on*, de preferência antes do desafio de moscas sazonal previsto.

Outras medidas que devem ser adotadas para auxiliar no controle incluem prevenção de diarreia mediante efetivo controle de vermes e remoção do excesso de lã na virilha e na região perineal, a fim de evitar sujidades, uma técnica conhecida como *crutching*. A tosquia reduz o risco de miíase em ovelhas; também, a caudectomia de cordeiros reduz significativamente o risco de ataque de moscas nos quartos traseiros. Ademais, recomenda-se o descarte adequado de carcaças, que é um excelente local alternativo de acasalamento para varejeiras.

Lucilia

Descrição dos adultos. As moscas-varejeiras *Lucilia* medem até 10 mm de comprimento e caracterizam-se por apresentar um brilho metálico esverdeado a bronze (Figura 9.69; ver também Figura 17.6B). Os adultos se caracterizam pela presença de um tronco venoso à vista, escamas expostas e presença de três pares de cerdas dorsoventrais pós-suturais no tórax (ver Figura 3.39). Machos e fêmeas são muito parecidos, mas podem ser distinguidos pela distância entre os olhos, os quais quase se tocam anteriormente nos machos e são separados nas fêmeas.

Os adultos de *Lucilia sericata* e *L. cuprina* são diferenciados da maioria das outras espécies de *Lucilia* pela presença de uma escama basocostal branca cremosa clara na base da asa, três cerdas acrostíquias pós-suturais no tórax e uma cerda anterodorsal na tíbia da pata do meio. No entanto, a identificação definitiva das espécies apenas pode ser confirmada utilizando algumas poucas características morfológicas discretas, como a cor da face anterior do fêmur, o número de setas paraverticais na parte dorsal da cabeça e, mais seguramente, o formato da genitália do macho.

Descrição das larvas. As larvas são lisas, segmentadas e medem 10 a 14 mm de comprimento. Possuem um par de ganchos bucais na extremidade anterior e, na posterior, peritremas com espiráculos (ver Figura 3.40A).

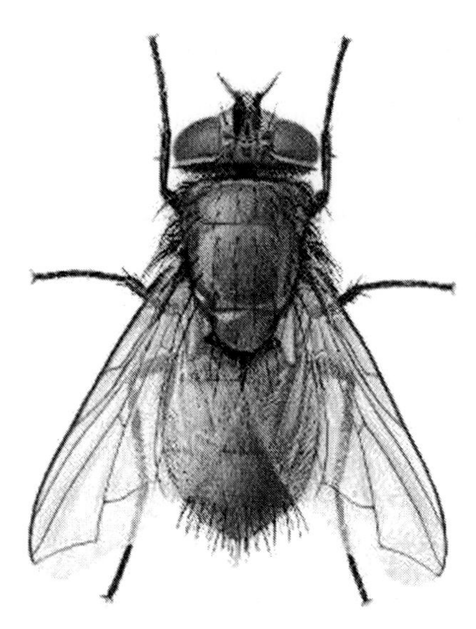

Figura 9.69 Varejeira lucília, *Lucilia sericata*. (Esta figura encontra-se reproduzida em cores no Encarte.)

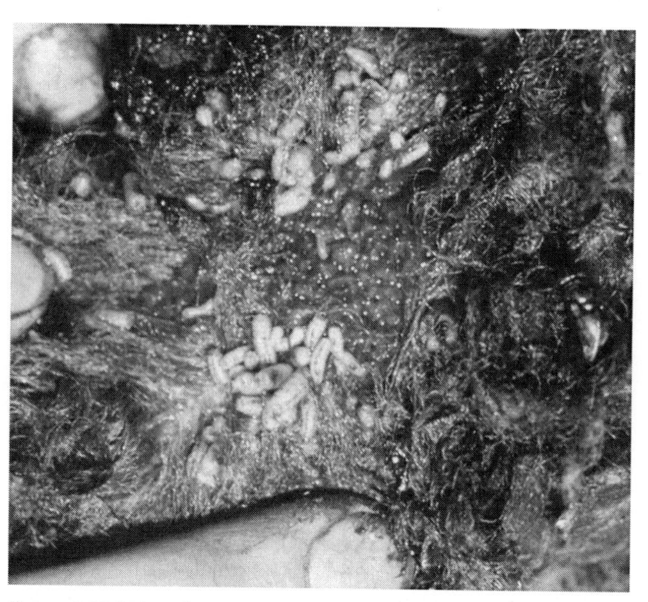

Figura 9.70 Miíase de ovinos causada por larvas de *Lucilia sericata*. (Esta figura encontra-se reproduzida em cores no Encarte.)

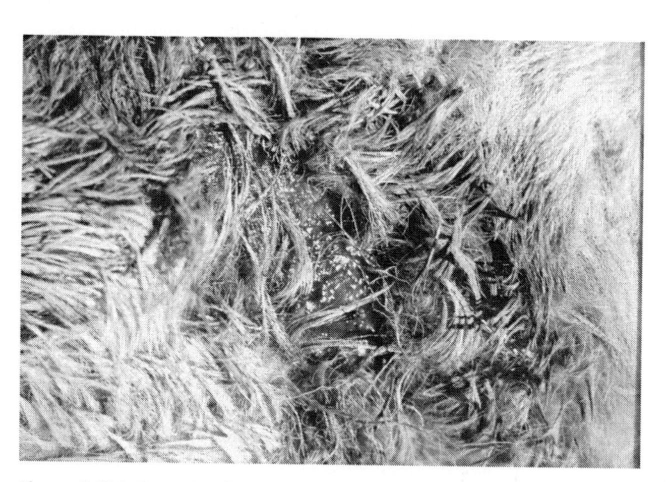

Figura 9.71 Inflamação e lesão cutânea causadas pela alimentação de larvas de moscas-varejeiras. (Esta figura encontra-se reproduzida em cores no Encarte.)

Hospedeiros. Principalmente ovinos, mas uma ampla variedade de outros animais domésticos e selvagens podem ser acometidos, além de humanos.

Patogênese. Duas espécies, *L. sericata* e *L. cuprina*, são importantes agentes primários facultativos de miíase. Outras espécies de *Lucilia* podem ser invasores ocasionais ou secundários de miíase já instalada. Após a deposição de ovos na lã, as larvas emergem e se deslocam da lã até a pele. Secretam enzimas proteolíticas que digerem e liquefazem os tecidos. Também, as larvas de segundo e de terceiro estágios podem danificar a pele com seus ganchos bucais.

Infestações resultantes de uma única ninhada de ovos podem ser bem toleradas por ovinos, causam poucos sinais clínicos e pode ser difícil sua detecção sem exame detalhado. Quando a larva para de se alimentar e deixa o hospedeiro, as lesões provocadas por infestações discretas cicatrizam bem e, geralmente, sem complicações.

No entanto, o odor decorrente de infestação já existente pode atrair mais moscas-varejeiras e ocasionar oviposição adicional; a alta umidade em uma lesão ativa de miíase também pode exacerbar a sobrevida de ovos e larvas. Consequentemente, uma vez infestado, os ovinos são mais sujeitos a miíases múltiplas. No local da lesão inicial pode haver alopecia e formação de tecido cicatricial adjacente, enquanto a lesão se propaga a partir de sua margem, à medida que ocorre oviposição adicional, e ondas de larvas se alimentam sob a lã circundante (Figura 9.70). A irritação e o desconforto provocado pela expansão da lesão são extremamente debilitantes e os ovinos podem, rapidamente, perder a condição corporal.

Patologia. Ovinos infestados por *Lucilia* apresentam rápido aumento da temperatura corporal e da frequência respiratória. Os animais manifestam anemia e toxemia grave, com comprometimento dos rins e do tecido cardíaco. A atividade alimentar das larvas pode provocar lesão extensa nos tecidos que, em combinação com as proteases produzidas pelas larvas, resulta no surgimento de áreas com pele inflamada, escoriada ou enfraquecida (Figura 9.71). Os animais infestados manifestam letargia, parecem deprimidos e param de se alimentar, o que resulta em perda de peso e anorexia. Caso não tratadas, as múltiplas infestações rapidamente causam morte por toxemia, geralmente cerca de duas semanas após a infestação inicial, embora o tempo preciso necessário dependa da magnitude da infestação.

Epidemiologia. Em ovinos, a epidemiologia da miíase cutânea depende de fatores que interferem na prevalência de moscas-varejeiras e daqueles que influenciam a suscetibilidade do hospedeiro. Os três principais fatores são:

- **Temperatura:** Alta temperatura ambiente possibilita elevado nível de atividade das moscas e, desde que a umidade relativa também seja elevada, favorece a criação de áreas adequadas no microclima do velo que atraem as moscas adultas para a oviposição. Em regiões de clima temperado, o aumento da temperatura no final da primavera possibilita que larvas sobreviventes ao inverno completem o seu desenvolvimento e surge a primeira onda de moscas-varejeiras adultas. Portanto, a temperatura ambiente determina o número de gerações e, consequentemente, a população máxima de moscas durante o verão
- **Chuva:** Quando persistente, pode tornar o velo mais atrativo para as moscas-fêmeas adultas, estimular a oviposição e aumentar a sobrevida de ovos e larvas de primeiro estágio, que necessitam ambiente de alta umidade na lã, para sua persistência
- **Suscetibilidade do hospedeiro:** Aumenta quando no velo se desenvolve odor de putrefação, com frequência resultante de decomposição bacteriana de matéria orgânica. As causas mais comuns incluem sujidades na parte traseira devido a diarreia, podridão bacteriana do velo e lesões causadas por brigas, especialmente na cabeça de carneiros. Velo longo, caudas longas e dobras de pele enrugadas, próprias de algumas raças, também podem aumentar a suscetibilidade do

hospedeiro. Podridão de casco, causada por duas bactérias anaeróbias gram-negativas, *Bacteroides nodosus* e *Fusobacterium necrophorum*, também é um importante fator que predispõe à ocorrência de miíase podal.

Lucilia sericata

Sinônimo. *Phaenicia sericata.*

Nomes comuns. Lucília, mosca-varejeira de ovino.

Locais de predileção. Pele, lesões cutâneas.

Classe. Insecta.

Ordem. Diptera.

Família. Calliphoridae.

Distribuição geográfica. Cosmopolita. É provável que, originalmente, *Lucilia sericata* tenha sido endêmica no Paleártico. No entanto, como resultado de padrões naturais de movimentação e de dispersão artificial por humanos e rebanhos pecuários nas últimas centenas de anos, atualmente esta espécie seja cosmopolita. *Lucilia sericata* é mais comum em hábitats de clima temperado, como Europa, e com frequência é substituída pela espécie estreitamente relacionada *Lucilia cuprina*, em hábitats de clima quente-temperado e subtropical.

Patogênese. Mais comumente, a miíase causada por *L. sericata* se instala na região perineal e na inserção da cauda e está estreitamente associada com o acúmulo de fezes na lã ao redor do ânus e na cauda (ver Figura 17.8). Em ovinos, há poucos relatos que incriminem a dermatite como fator predisponente à miíase causada por *L. sericata* no norte da Europa. Após o ataque inicial de *L. sericata,* algumas espécies de moscas-varejeiras secundárias também podem invadir o local de infestação. Estes invasores secundários incluem outras espécies de *Lucilia*, de *Calliphora* e, em algumas regiões, de *Chrysomya*.

Adultos de *Lucilia sericata* podem atuar como vetores passivos de *Mycobacterium avium avium*, *M. a. paratuberculosis* e *M. a. hominissuis*.

Epidemiologia. Mostrou-se que o risco de ocorrência de miíase causada por *L. sericata* se eleva com o aumento do tamanho do rebanho e com a densidade animal e diminui com o aumento da altitude da propriedade. Inicialmente, na primavera os ovinos adultos não tosquiados podem estar em maior risco. Logo após a tosquia o risco de ataque de moscas em ovinos adultos é consideravelmente menor. No entanto, a suscetibilidade ao ataque de cordeiros aumenta, atingindo o pico no final do verão, à medida que o velo cresce e quando as populações de nematódeos na pastagem aumentam, contra os quais eles não adquiriram imunidade e, assim, ocasionando diarreia e sujidades fecais. Em regiões de clima temperado, no verão, podem se desenvolver até quatro gerações durante o ano. Nestas regiões, a geração final de moscas sobrevive ao inverno no solo, como larvas, em emergem como adultos na primavera seguinte. O momento preciso de surgimento, na primavera, e o crescimento da população depende muito da temperatura. Nas regiões de clima mais quente o número de gerações por ano é maior; há relato de até nove a dez gerações no sul da África e na Austrália. O período de risco é mais longo em clima quente e úmido.

Nota. *Lucilia sericata* é o agente etiológico mais importante de miíase ovina em todo o norte da Europa e foi inicialmente relatado como ectoparasita na Inglaterra no século XV. *Lucilia sericata* se instalou na Nova Zelândia há mais de 100 anos e logo foi considerada a principal mosca causadora de miíase no país, sendo detectada em 75% dos casos de miíase ovina. No entanto, *L. cuprina* parece estar substituindo *L. sericata* e tornando-se a causa primária mais importante de miíase em ovinos da Nova Zelândia.

Lucilia cuprina

Sinônimos. *Phaenicia cuprina, Phaenicia pallescens.*

Nomes comuns. Lucília, mosca-varejeira de ovino australiano.

Local de predileção. Lesões de pele.

Classe. Insecta.

Ordem. Diptera.

Família. Calliphoridae.

Distribuição geográfica. Acredita-se que, originalmente, a distribuição de *Lucilia cuprina* pode ter sido afrotropical ou oriental. No entanto, como resultado de padrões naturais de movimentação e de dispersão artificial por humanos e rebanhos pecuários nas últimas centenas de anos, atualmente a espécie é cosmopolita, embora, em geral, *L. cuprina* ocorra em hábitats de clima quente-temperado a subtropical. Acredita-se que existam duas subespécies: *L. c. cuprina* distribuída por todas as regiões neotropicais, orientais e ao sul da região Neártica, enquanto *L. c. dorsalis* é encontrada em toda a região subsaariana, afrotropical e na Australásia. No entanto, acredita-se que as duas subespécies se acasalem prontamente em condições de laboratório e que sejam formas intermediárias comuns. Portanto, a simples divisão em duas subespécies certamente é uma simplificação excessiva do padrão complexo de variação genética que ocorre nas populações de *L. cuprina.*

Patogênese. Na Austrália e na Nova Zelândia, o ataque corporal por *L. cuprina*, com frequência, é a principal forma de miíase. Este ataque ocorre mais comumente ao redor das espáduas e na região dorsal e quase sempre está associado com a ocorrência de dermatofilose, provocada pela bactéria *Dermatophilus congolensis.* Na Australásia, o ataque corporal de moscas também frequentemente está associado com podridão bacteriana de velo, uma dermatite superficial causada por umidade e proliferação cutânea da bactéria *Pseudomonas aeruginosa*, resultando em uma faixa emaranhada de velo manchado. É possível que a dermatofilose e a podridão do velo atuem em sinergismo, atraindo moscas-varejeiras e, em consequência, a oviposição. No entanto, onde há prevalência de ovinos da raça Merino também pode ocorrer ataque de moscas na parte traseira e na cauda, ocorrência comum devido à conformação desta raça e à pele enrugada na parte traseira, que favorece o acúmulo de urina e de fezes.

Após o ataque inicial por *L. cuprina* muitas espécies secundárias também podem invadir o local de infestação. Estas, com frequência, ampliam e agravam a lesão. Estes invasores secundários incluem *Calliphora* spp. e *Chrysomya* spp.

Suspeita-se que *Lucilia cuprina* dissemine doenças, como gastrenterite e antraz, entre os animais hospedeiros.

Epidemiologia. Em regiões de clima mais quente foram relatadas nove a dez gerações da mosca por ano; em algumas dessas regiões, *L. cuprina* pode ser ativa durante todo o ano.

Nota. *Lucilia cuprina* está ausente na maior parte da Europa, embora tenha sido relatada no sul da Espanha e no norte da África. *Lucilia cuprina* provavelmente foi introduzida na Austrália na metade ou final do século XIX e atualmente é considerada a espécie de miíase ovina predominante na Austrália e na Tasmânia, presente em 90 a 99% dos casos de miíases. No início dos anos de 1980 *L. cuprina* foi detectada na Nova Zelândia e, mais provavelmente, foi introduzida na Austrália. Atualmente, apesar de sua baixa quantidade, em áreas do norte da Nova Zelândia parece que *L. sericata* está se tornando a principal causa primária de miíase ovina.

Lucilia cuprina também é uma mosca primária de miíase de ovinos no sul da África. Embora esta espécie seja conhecida desde

1830 na África do Sul, poucos ataques a ovinos foram relatados até as primeiras décadas do século XX, possivelmente como consequência da introdução da raça Merino, mais suscetível, ou de alterações nas práticas de manejo.

Na América do Norte, sabe-se que *L. cuprina* está presente, embora não pareça ser economicamente importante na ocorrência de miíase de ovinos.

Calliphora

Descrição. As larvas são lisas, segmentadas e medem 10 a 14 mm de comprimento. Possuem um par de ganchos bucais na extremidade, espiráculos no segmento anterior e placas espiraculares na parte posterior. O arranjo dos espiráculos posteriores nestas lâminas é útil na diferenciação das espécies.

Hospedeiros. Principalmente ovinos, mas qualquer outro animal pode ser acometido.

Patogênese. Quando envolvidas na ocorrência de miíase, as moscas-varejeiras secundárias são atraídas pelo odor da infestação e suas larvas ampliam e aprofundam a lesão. A irritação e o desconforto causados pela lesão são extremamente debilitantes e o animal hospedeiro pode perder, rapidamente, a condição corporal. Este último sintoma, com frequência, é o principal sinal evidente de miíase, pois a lesão ocorre apenas na superfície cutânea e, às vezes, é vista somente durante um exame minucioso.

Epidemiologia. Moscas secundárias geralmente acompanham um ataque inicial de uma mosca primária, como *Lucilia cuprina*, e invadem o local da infestação. Com frequência, expandem a lesão, tornando a miíase muito grave.

Os sinais clínicos, o diagnóstico, a patologia, a epidemiologia, o tratamento e o controle são os mesmos mencionados para *Lucilia*.

Calliphora augur

Nomes comuns. Mosca-varejeira marrom menor, mosca-varejeira azulada.

Local de predileção. Lesões cutâneas.

Classe. Insecta.

Ordem. Diptera.

Família. Calliphoridae.

Descrição. *Calliphora augur* adulta é predominantemente marrom ou marrom-amarelada, com mancha azul metálica na parte média do abdome. O corpo do adulto mede, aproximadamente, 11 mm de comprimento.

Distribuição geográfica. Australásia, principalmente no leste da Austrália.

Patogênese. O acasalamento acontece principalmente em carcaças, mas também nos ferimentos. *Calliphora augur* é uma importante espécie nativa da Australásia, considerada como invasor secundário ou terciário de miíase ovina nessa região.

Calliphora albifrontalis

Sinônimo. *Calliphora australis.*

Nome comum. Mosca-varejeira marrom da Austrália Ocidental.

Local de predileção. Lesões cutâneas.

Classe. Insecta.

Ordem. Diptera.

Família. Calliphoridae.

Descrição. *Calliphoridae albifrontalis* adulta possui tórax negro-azulado não metálico, porém o abdome é predominantemente marrom ou marrom-amarelado.

Distribuição geográfica. Australásia.

Patogênese. *Calliphora albifrontalis* é uma importante espécie nativa da Australásia, considerada invasor secundário ou terciário de miíase em ovinos da Australásia. Na Austrália Ocidental, *C. albifrontalis* pode ser responsável por até 10% dos ataques de moscas de uma única espécie.

Calliphora nociva

Sinônimo. *Calliphora dubia.*

Nome comum. Mosca-varejeira marrom menor.

Local de predileção. Lesões cutâneas.

Classe. Insecta.

Ordem. Diptera.

Família. Calliphoridae.

Descrição. *Calliphora nociva* adulta é predominantemente marrom ou marrom-amarelada e lembra muito *C. augur*, exceto pela mancha colorida no abdome, que é azul muito mais brilhante em *C. nociva* do que em *C. augur.* Na Austrália Ocidental, *Calliphora nociva* é mais predominante do que *C. augur*.

Distribuição geográfica. Australásia, principalmente Austrália Ocidental.

Patogênese. *Calliphora nociva* é uma importante espécie nativa da Australásia, considerada como invasor secundário ou terciário de miíase de ovinos na região da Australásia.

Calliphora stygia

Sinônimos. *Pollenia stygia, Calliphora laemica.*

Nome comum. Mosca-varejeira peluda dourada oriental.

Local de predileção. Lesões cutâneas.

Classe. Insecta.

Ordem. Diptera.

Família. Calliphoridae.

Descrição. *Calliphora stygia* adulta é uma grande mosca-varejeira nativa da Australásia; possui tórax acinzentado e abdome mosqueado de amarelo-amarronzado. É uma das primeiras moscas a atacar uma carcaça; também se alimenta de ovino vivo e causa miíase.

Distribuição geográfica. Australásia.

Patogênese. *Calliphora stygia* é um invasor secundário comum de miíase de ovinos, com ataques em outubro a maio.

Epidemiologia. *Calliphora stygia* é adaptada a condições mais frias do que outras moscas e sua população é maior na primavera e no outono, mas também pode ser encontrada em dias ensolarados do inverno. Esta adaptação ao frio é uma vantagem para o aceso a carne em putrefação durante os meses mais frios; na primavera, especificamente, muitos milhares destas moscas podem se desenvolver em carcaças. No verão, em alta temperatura e em competição entre as espécies, como *Chrysomya rufifacies*, reduz sua população e

C. stygia torna-se escassa. Na Austrália Ocidental, *C. stygia* é menos prevalente do que a espécie, muito parecida, *C. albifrontalis*.

Calliphora vicina

Sinônimo. *Calliphora erythrocephala*.

Nome comum. Varejeira-azul.

Local de predileção. Lesões cutâneas.

Classe. Insecta.

Ordem. Diptera.

Família. Calliphoridae.

Descrição. As varejeiras-azuis são robustas e se caracterizam por apresentar um azul metálico brilhante no corpo. As escamas torácicas possuem longos pelos escuros na superfície superior. *Calliphora vicina* e *C. vomitoria* podem ser distinguidas pela presença de mandíbula amarelo-alaranjada com pelos negros, na primeira, e mandíbula preta com pelos predominantemente avermelhados, na segunda.

Distribuição geográfica. Cosmopolita.

Patogênese. Além de atuar como invasor secundário de miíase, também há relato de que *C. vicina* deposite ovos em pequenos mamíferos vivos. As tentativas de indução de miíase ovina primária causada por *C. vicina* não foram bem-sucedidas; sugeriu-se que esta espécie pode ser fisiologicamente incapaz de infestar ovinos sadios porque a temperatura corporal dos ovinos é fatalmente alta ou porque as larvas não são capazes de se alimentar de tecidos animais, sem a ação prévia de larvas de *Lucilia*.

Calliphora vomitoria

Nome comum. Varejeira-azul.

Local de predileção. Lesões cutâneas.

Classe. Insecta.

Ordem. Diptera.

Família. Calliphoridae.

Descrição. As varejeiras-azuis são robustas e se caracterizam por apresentar um corpo azul metálico brilhante (Figura 17.9). As escamas torácicas possuem longos pelos negros na superfície superior. *Calliphora vicina* e *C. vomitoria* podem ser distinguidas pela presença de mandíbula amarelo-alaranjada com pelos negros, na primeira, e mandíbula negra com pelos predominantemente avermelhados, na segunda.

Distribuição geográfica. Cosmopolita.

Protophormia terraenovae

Sinônimo. *Phormia terraenovae*.

Nome comum. Varejeira-negra.

Local de predileção. Lesões cutâneas.

Classe. Insecta.

Ordem. Diptera.

Família. Calliphoridae.

Descrição dos adultos. *Photophormia terraenovae* é uma varejeira preta recoberta por coloração azul-esverdeada metálica brilhante. Esta espécie é muito parecida com *Phormia regina*.

Descrição das larvas. As larvas de terceiro estágio, tanto de *P. terraenovae* quanto de *P. regina*, são caracterizadas por apresentarem tubérculos muito desenvolvidos e razoavelmente pontudos na parte posterior do último segmento. Nas larvas de terceiro estágio de *P. terraenovae* os tubérculos da margem superior do último segmento são mais longos do que aqueles de *P. regina*, sendo maiores do que a metade da largura de um espiráculo posterior, enquanto em *P. regina* eles apresentam comprimento menor do que a metade da largura de um espiráculo posterior. Também, as larvas de *P. terraenovae* possuem espinhos dorsais nas margens posteriores do segmento 10, ausentes em larvas de *P. regina*. Em *P. terraenovae* o espiráculo torácico anterior é escuro ou preto-amarronzado, sendo difícil de distinguir da coloração geral do corpo (ver Figura 3.42A).

Hospedeiros. Principalmente ovinos, mas também pode representar uma enfermidade grave em bovinos e renas.

Distribuição geográfica. Norte do Canadá, EUA, Europa, Escandinávia, Rússia.

Phormia regina

Nomes comuns. Varejeira-negra, varejeira-preta.

Local de predileção. Lesões cutâneas.

Classe. Insecta.

Ordem. Diptera.

Família. Calliphoridae.

Descrição dos adultos. *Phormia regina* é uma varejeira preta recoberta por coloração azul-esverdeada metálica brilhante. Esta espécie é muito parecida com *Protophormia terraenovae*.

Descrição das larvas. Ver *P. terraenovae*. Em *Phormia regina* o espíraculo anterior é amarelo ou alaranjado, claramente realçado pela cor escura do tórax (ver Figura 3.42B).

Hospedeiros. Principalmente ovinos, mas qualquer mamífero ou ave pode ser acometido.

Distribuição geográfica. Norte do Canadá, EUA, Europa, Escandinávia, Rússia.

Muitos outros ectoparasitas oportunistas também podem ser encontrados em ovinos e caprinos e estão relacionados na *checklist* hospedeiro-parasita, no final deste capítulo. Mais detalhes sobre estes parasitas são encontrados no Capítulo 17.

CHECKLIST HOSPEDEIRO-PARASITA

Nas *checklists* a seguir, foram utilizadas as abreviaturas:

Helmintos
N: nematódeo; T: trematódeo; C: cestódio; A: acantocéfalo.

Artrópodes
M: mosca; Pi: piolho; Pu: pulga; Ac: ácaro; Mx: maxilópode; Ca: carrapato.

Protozoários
Co: coccídio; Es: esporozoário sanguíneo; Am: ameba; Fl: flagelado; Ci: ciliado.

"Protozoários diversos"
B: blastocito; Mi: microsporídio; My: micoplasma; Pn: Pneumocystidomyceto; R: riquétsia.

Checklist de parasitas de ovinos

Seção/sistema do hospedeiro	Helmintos		Artrópodes		Protozoários	
	Parasita	(Super) família	Parasita	Família	Parasita	Família
Digestório						
Esôfago	*Gongylonema pulchrum*	Spiruroidea (N)				
Rúmen/retículo	*Gongylonema verrucosum*	Spiruroidea (N)			*Monocercomonas ruminantium*	Monocercomonadidae (Fl)
	Gongylonema monnigi	Spiruroidea (N)				
	Paramphistomum cervi	Paramphistomatidae (T)				
	Paramphistomum microbothrium	Paramphistomatidae (T)				
	Paramphistomum ichikawa	Paramphistomatidae (T)				
	Paramphistomum streptocoelium	Paramphistomatidae (T)				
	Cotylophoron cotylophorum	Paramphistomatidae (T)				
	Calicophoron calicophorum	Paramphistomatidae (T)				
	Gastrothylax crumenifer	Gastrothylacidae (T)				
	Fischoederius elongatus	Gastrothylacidae (T)				
	Fischoederius cobboldi	Gastrothylacidae (T)				
Abomaso	*Teladorsagia circumcincta*	Trichostrongyloidea (N)			*Eimeria gilruthi*	Eimeriidae (Co)
	Ostertagia leptospicularis	Trichostrongyloidea (N)				
	Marshallagia marshalli	Trichostrongyloidea (N)				
	Haemonchus contortus	Trichostrongyloidea (N)				
	Trichostrongylus axei	Trichostrongyloidea (N)				
	Parabronema skrjabini	Spiruroidea (N)				
Intestino delgado	*Trichostrongylus colubriformis*	Trichostrongyloidea (N)			*Eimeria crandallis*	Eimeriidae (Co)
	Trichostrongylus vitrinus	Trichostrongyloidea (N)			*Eimeria ovinoidalis*	Eimeriidae (Co)
	Trichostrongylus longispicularis	Trichostrongyloidea (N)			*Eimeria ahsata*	Eimeriidae (Co)
	Cooperia curticei	Trichostrongyloidea (N)			*Eimeria bakuensis*	Eimeriidae (Co)
	Cooperia surnabada	Trichostrongyloidea (N)			*Eimeria faurei*	Eimeriidae (Co)
	Nematodirus filicollis	Trichostrongyloidea (N)			*Eimeria granulosa*	Eimeriidae (Co)
	Nematodirus battus	Trichostrongyloidea (N)			*Eimeria intricata*	Eimeriidae (Co)
	Nematodirus spathiger	Trichostrongyloidea (N)			*Eimeria marsica*	Eimeriidae (Co)
	Bunostomum trigonocephalum	Ancylostomatoidea (N)			*Eimeria parva*	Eimeriidae (Co)
	Gaigeria pachyscalis	Ancylostomatoidea (N)			*Eimeria pallida*	Eimeriidae (Co)
	Strongyloides papillosus	Rhabditoidea (N)			*Eimeria weybridgensis*	Eimeriidae (Co)
	Capillaria longipes	Trichuroidea (N)			*Eimeria punctata*	Eimeriidae (Co)
	Moniezia expansa	Anoplocephalidae (C)			*Cryptosporidium parvum*	Cryptosporidiidae (Co)
	Avitellina centripunctata	Anoplocephalidae (C)			*Cryptosporidium xiaoi*	Cryptosporidiidae (Co)
	Avitellina goughi	Anoplocephalidae (C)			*Giardia intestinalis*	Giardiidae (Fl)
	Avitellina chalmersi	Anoplocephalidae (C)				
	Avitellina tatia	Anoplocephalidae (C)				
	Stilesia globipunctata	Anoplocephalidae (C)				
	Thysaniezia ovilla	Anoplocephalidae (C)				
	Thysanosoma actinoides	Anoplocephalidae (C)				
	Cymbiforma indica	Notocotylidae (T)				
	Skrjabinotrema ovis	Brachylaemidae (T)				
Ceco, cólon	*Oesophagostomum columbianum*	Strongyloidea (N)			*Eimeria crandallis*	Eimeriidae (Co)
	Oesophagostomum venulosum	Strongyloidea (N)			*Eimeria ovinoidalis*	Eimeriidae (Co)
	Oesophagostomum multifoliatum	Strongyloidea (N)			*Retortamonas ovis*	Retortamonadorididae (Fl)
	Oesophagostomum asperum	Strongyloidea (N)			*Tetratrichomonas ovis*	Trichomonadidae (Fl)
	Chabertia ovina	Strongyloidea (N)			*Entamoeba ovis*	Endamoebidae (Am)
	Skrjabinema ovis	Oxyuroidea (N)				
	Skrjabinema alata	Oxyuroidea (N)				
	Trichuris ovis	Trichuroidea (N)				
	Trichuris skrjabini	Trichuroidea (N)				
	Trichuris discolor	Trichuroidea (N)				

Respiratório						
Cavidade nasal	*Mammomonogamus nasicola*	Strongyloidea (N)	*Oestrus ovis*	Oestridae (M)		
			Gedoelstia cristata	Oestridae (M)		
			Gedoelstia haessleri	Oestridae (M)		
Laringe	*Mammomonogamus laryngeus*	Strongyloidea (N)				
Traqueia, brônquios	*Dictyocaulus filaria*	Trichostrongyloidea (N)				
Pulmões	*Muellerius capillaris*	Metastrongyloidea (N)				
	Protostrongylus rufescens	Metastrongyloidea (N)				
	Protostrongylus brevispeculum	Metastrongyloidea (N)				
	Protostrongylus skrjabini	Metastrongyloidea (N)				
	Protostrongylus rushi	Metastrongyloidea (N)				
	Protostrongylus davtiani	Metastrongyloidea (N)				
	Protostrongylus stilesi	Metastrongyloidea (N)				
	Cystocaulus ocreatus	Metastrongyloidea (N)				
	Cystocaulus nigrescens	Metastrongyloidea (N)				
	Neostrongylus linearis	Metastrongyloidea (N)				
	Spiculocaulus austriacus	Metastrongyloidea (N)				
	Varestrongylus schulzi	Metastrongyloidea (N)				
	Echinococcus granulosus	Taeniidae (C)				
Fígado						
	Fasciola hepatica	Fasciolidae (T)				
	Fasciola gigantica	Fasciolidae (T)				
	Fascioloides magna	Fasciolidae (T)				
	Dicrocoelium dendriticum	Dicrocoeliidae (T)				
	Dicrocoelium hospes	Dicrocoeliidae (T)				
	Stilesia hepatica	Anoplocephalidae (C)				
	Thysanosoma actinioides	Anoplocephalidae (C)				
	Cysticercus tenuicollis (metacestódio: *Taenia hydatigena*)	Taeniidae (C)				
	Echinococcus granulosus	Taeniidae (C)				
	Ascaris suum	Ascaridoidea (N)				
Pâncreas						
	Eurytrema pancreaticum	Dicrocoeliidae (T)				
	Eurytrema coelomaticum	Dicrocoeliidae (T)				
	Eurytrema ovis	Dicrocoeliidae (T)				
Circulatório						
Sangue	*Schistosoma bovis*	Schistosomatidae (T)			*Trypanosoma brucei brucei*	Trypanosomatidae (Fl)
	Schistosoma mattheei	Schistosomatidae (T)			*Trypanosoma congolense*	Trypanosomatidae (Fl)
	Schistosoma indicum	Schistosomatidae (T)			*Trypansoma simiae*	Trypanosomatidae (Fl)
	Schistosoma nasalis	Schistosomatidae (T)			*Trypanosoma vivax*	Trypanosomatidae (Fl)
	Schistosoma japonicum	Schistosomatidae (T)			*Trypansoma melophagium*	Trypanosomatidae (Fl)
	Schistosoma turkestanicum (*Orientobilharzia turkestanicum*)	Schistosomatidae (T)			*Babesia motasi*	Babesiidae (Es)
					Babesia ovis	Babesiidae (Es)
					Theileria hirci	Theileriidae (Es)
					Theileria ovis	Theileriidae (Es)
					Theileria recondita	Theileriidae (Es)
					Theileria separata	Theileriidae (Es)
					Anaplasma phagocytophilum	Anaplasmataceae (R)
					Anaplasma ovis	Anaplasmataceae (R)
					Ehrlichia ruminantium	Anaplasmataceae (R)
					Rickettsia conorii	Rickettsiaceae (R)
					Eperythrozoon ovis	Mycoplasmataceae (My)
Vasos sanguíneos	*Elaeophora schneideri*	Filarioidea (N)				
	Onchocerca armillata	Filarioidea (N)				

(Continua)

***Checklist* de parasitas de ovinos** (*Continuação*)

Seção/sistema do hospedeiro	Helmintos		Artrópodes		Protozoários	
	Parasita	(Super) família	Parasita	Família	Parasita	Família
Nervoso						
SNC	*Coenurus cerebralis* (metacestódio: *Taenia multiceps*)	Taeniidae (C)	*Gedoelstia cristata*	Oestridae (M)	*Toxoplasma gondii*	Sarcocystiidae (Co)
			Gedoelstia haessleri	Oestridae (M)		
Olho			*Gedoelstia cristata*	Oestridae (M)		
			Gedoelstia haessleri	Oestridae (M)		
Ouvido			*Raillietia caprae*	Halarachnidae (Ac)		
Reprodutor/urogenital						
					Toxoplasma gondii	Sarcocystiidae (Co)
Locomotor						
Músculo	*Cysticercus ovis* (metacestódio: *Taenia ovis*)	Taeniidae (C)			*Toxoplasma gondii*	Sarcocystiidae (Co)
					Sarcocystis ovicanis	Sarcocystiidae (Co)
					Sarcocystis ovifelis	Sarcocystiidae (Co)
Tecido conjuntivo						
Subcutâneo			*Przhevalskiana silensis*	Oestridae (M)		
			Dermatobia hominis	Oestridae (M)		
			Hypoderma diana	Oestridae (M)		
			Calliphora augur	Calliphoridae (M)		
			Calliphora albifrontalis	Calliphoridae (M)		
			Calliphora nociva	Calliphoridae (M)		
			Calliphora stygia	Calliphoridae (M)		
			Calliphora vicina	Calliphoridae (M)		
			Calliphora vomitoria	Calliphoridae (M)		
			Lucilia sericata	Calliphoridae (M)		
			Lucilia cuprina	Calliphoridae (M)		
			Protophormia terraenovae	Calliphoridae (M)		
			Phormia regina	Calliphoridae (M)		
			Cordylobia anthrophaga	Calliphoridae (M)		
			Cochliomyia hominivorax	Calliphoridae (M)		
			Cochliomyia macellaria	Calliphoridae (M)		
			Chrysomya bezziana	Calliphoridae (M)		
			Chrysomya megacephala	Calliphoridae (M)		
			Wohlfahrtia magnifica	Sarcophagidae (M)		
			Wohlfahrtia meigeni	Sarcophagidae (M)		
			Wohlfahrtia vigil	Sarcophagidae (M)		
Tegumentar						
Pele			*Linognathus ovillus*	Linognathidae (Pi)		
			Linognathus pedalis	Linognathidae (Pi)		
			Linognathus africanus	Linognathidae (Pi)		
			Bovicola ovis	Trichodectidae (Pi)		
			Melophagus ovinus	Hippoboscidae (Pi)		
			Demodex ovis	Demodicidae (Ac)		
			Psoroptes ovis	Psoroptidae (Ac)		
			Chorioptes bovis	Psoroptidae (Ac)		
			Psorobia ovis	Psorergatidae (Ac)		
			Sarcoptes scabiei	Sarcoptidae (Ac)		

As espécies de moscas e carrapatos a seguir listadas são encontradas em ovinos. Descrições mais detalhadas são encontradas no Capítulo 17.

Moscas de importância veterinária de ovinos

Grupo	Gênero	Espécie	Família
Borrachudo	*Simulium*	spp.	Simuliidae (M)
Mosca-varejeira	*Calliphora*	*albifrontis* *nociva* *stygia* *vicina* *vomitoria*	Calliphoridae (M)
	Chrysomya	*albiceps* *bezziana* *megacephala*	
	Cochliomyia	*hominivorax* *macellaria*	
	Cordylobia	*anthropophaga*	
	Lucilia	*cuprina* *illustris* *sericata*	
	Phormia	*regina*	
	Protophormia	*terraenovae*	
Mosca-do-berne	*Dermatobia*	*hominis*	Oestridae (M)
	Gedoelstia	*haessleri*	
	Oestrus	*ovis*	
	Przhevalskiana	*aegagri silenus*	
Mosca-varejeira sarcofagídea	*Sarcophaga*	*fusicausa* *haemorrhoidalis*	Sarcophagidae (M)
	Wohlfahrtia	*magnifica* *meigeni* *vigil*	
Hipoboscídea	*Hippobosca*	*equina* *rufipes* *maculata*	Hippoboscidae (M)
Mosquito-pólvora	*Culicoides*	spp.	Ceratopogonidae (M)
Pernilongo	*Aedes*	spp.	Culicidae (M)
	Anopheles	spp.	
	Culex	spp.	
Muscídeo	*Hydrotaea*	*irritans*	Muscidae (M)
	Musca	*autumnalis* *domestica*	
	Stomoxys	*calcitrans*	
Lutzonia	*Phlebotomus*	spp.	Psychodidae (M)
Tabanídea	*Chrysops*	spp.	Tabanidae (M)
	Haematopota	spp.	
	Tabanus	spp.	
Mosca-tsé-tsé	*Glossina*	*fusca* *morsitans* *palplalis*	Glossinidae (M)

Espécies de carrapatos encontrados em ovinos

Gênero	Espécie	Nome comum	Família
Ornithodoros	*moubata*	Carrapato sem olho ou carrapato do solo	Argasidae (Ca)
	savignyi	Carrapato com olho ou carrapato da areia	
Otobius	*megnini*	Carrapato espinhoso da orelha	Argasidae (Ca)
Amblyomma	*americanum*	Carrapato-estrela solitária	Ixodidae (Ca)
	cajennense	Carrapato-estrela	
	gemma		
	hebraeum	Carrapato sul-africano	
	maculatum	Carrapato da costa do Golfo	
	pomposum		
	variegatum	Carrapato multicolor ou tropical	
Dermacentor	*andersoni*	Carrapato madeira das Montanhas Rochosas	Ixodidae (Ca)
	marginatus	Carrapato de ovino adornado	
	reticulatus	Carrapato de ovino adornado	
	occidentalis	Carrapato da costa do Pacífico	
	variabilis	Carrapato do cão americano, carrapato madeira	
Haemaphysalis	*punctata*		Ixodidae (Ca)
	concinna	Carrapato *bush*	
	bispinosa	Carrapato *bush*	
	longicornis	Carrapato *scrub*, carrapato de bovinos da Nova Zelândia	
Hyalomma	*detritum*	Carrapato *bont-legged*	Ixodidae (Ca)
	dromedarii	Carrapato do camelo	
	marginatum	Carrapato do Mediterrâneo	
	truncatum	Carrapato *bont-legged*	
Ixodes	*ricinus*	Carrapato do ovino europeu ou carrapato-feijão do castor	Ixodidae (Ca)
	holocyclus	Carrapato da paralisia	
	rubicundus	Carrapato da paralisia de Karoo	
	scapularis	Carrapato de veado, Carrapato de pernas negras	
Rhipicephalus	*appendiculatus*	Carrapato marrom da orelha	Ixodidae (Ca)
	bursa		
	capensis	Carrapato marrom do Cabo	
	evertsi	Carrapato vermelho ou de pernas vermelhas	
	sanguineus	Carrapato do canil ou carrapato marrom do cão	
	simus	Carrapato brilhante	
Rhipicephalus (*Boophilus*)	*annulatus*	Carrapato de bovino azul, carrapato da febre de bovino do Texas	Ixodidae (Ca)
	decoloratus	Carrapato azul	
	microplus	Carrapato de bovino do sul ou pantropical	

Checklist de parasitas de caprinos

Seção/sistema do hospedeiro	Helmintos		Artrópodes		Protozoários	
	Parasita	**(Super) família**	**Parasita**	**Família**	**Parasita**	**Família**
Digestório						
Esôfago	*Gongylonema pulchrum*	Spiruroidea (N)				
Rúmen/retículo	*Gongylonema verrucosum*	Spiruroidea (N)			*Monocercomonoides caprae*	Polymastigidae (Fl)
	Gongylonema monnigi	Spiruroidea (N)				
	Paramphistomum cervi	Paramphistomatidae (T)				
	Calicophoron daubneyi	Paramphistomatidae (T)				
	Paramphistomum microbothrium	Paramphistomatidae (T)				
	Paramphistomum streptocoelium	Paramphistomatidae (T)				
	Cotylophoron cotylophorum	Paramphistomatidae (T)				
Abomaso	*Teladorsagia circumcincta*	Trichostrongyloidea (N)			*Eimeria gilruthi*	Eimeriidae (Co)
	Ostertagia leptospicularis	Trichostrongyloidea (N)				
	Marshallagia marshalli	Trichostrongyloidea (N)				
	Haemonchus contortus	Trichostrongyloidea (N)				
	Trichostrongylus axei	Trichostrongyloidea (N)				
	Parabronema skrjabini	Spiruriodea (N)				
Intestino delgado	*Trichostrongylus colubriformis*	Trichostrongyloidea (N)			*Eimeria ninakohlyakimovae*	Eimeriidae (Co)
	Trichostrongylus vitrinus	Trichostrongyloidea (N)			*Eimeria alijevi*	Eimeriidae (Co)
	Trichostrongylus longispicularis	Trichostrongyloidea (N)			*Eimeria arloingi*	Eimeriidae (Co)
	Cooperia curticei	Trichostrongyloidea (N)			*Eimeria aspheronica*	Eimeriidae (Co)
	Cooperia surnabada	Trichostrongyloidea (N)			*Eimeria caprina*	Eimeriidae (Co)
	Nematodirus filicollis	Trichostrongyloidea (N)			*Eimeria caprovina*	Eimeriidae (Co)
	Nematodirus battus	Trichostrongyloidea (N)			*Eimeria christenseni*	Eimeriidae (Co)
	Nematodirus spathiger	Trichostrongyloidea (N)			*Eimeria hirci*	Eimeriidae (Co)
	Bunostomum trigonocephalum	Ancylostomatoidea (N)			*Eimeria jolchijevi*	Eimeriidae (Co)
	Gaigeria pachyscalis	Ancylostomatoidea (N)			*Eimeria capralis*	Eimeriidae (Co)
	Strongyloides papillosus	Rhabditoidea (N)			*Eimeria masseyensis*	Eimeriidae (Co)
	Capillaria longipes	Trichuroidea (N)			*Eimeria charlestoni*	Eimeriidae (Co)
	Moniezia expansa	Anoplocephalidae (C)			*Eimeria punctata*	Eimeriidae (Co)
	Avitellina centripunctata	Anoplocephalidae (C)			*Eimeria pallida*	Eimeriidae (Co)
	Avitellina goughi	Anoplocephalidae (C)			*Cryptosporidium parvum*	Cryptosporidiidae (Co)
	Avitellina chalmersi	Anoplocephalidae (C)			*Cryptosporidium xiaoi*	Cryptosporidiidae (Co)
	Avitellina tatia	Anoplocephalidae (C)			*Giardia intestinalis*	Giardiidae (Fl)
	Stilesia globipunctata	Anoplocephalidae (C)				
	Thysaniezia ovilla	Anoplocephalidae (C)				
	Cymbiforma indica	Notocotylidae (T)				
Ceco, cólon	*Oesophagostomum columbianum*	Strongyloidea (N)			*Eimeria ninakohlyakimovae*	Eimeriidae (Co)
	Oesophagostomum venulosum	Strongyloidea (N)			*Eimeria caprina*	Eimeriidae (Co)
	Oesophagostomum multifoliatum	Strongyloidea (N)			*Retortamonas ovis*	Retortamonadorididae (Fl)
	Oesophagostomum asperum	Strongyloidea (N)			*Tetratrichomonas ovis*	Trichomonadidae (Fl)
	Chabertia ovina	Strongyloidea (N)			*Entamoeba ovis*	Endamoebidae (Am)
	Skrjabinema ovis	Oxyuroidea (N)			*Entamoeba wenyonii*	Endamoebidae (Am)
	Skrjabinema caprae	Oxyuroidea (N)				
	Trichuris ovis	Trichuroidea (N)				
	Trichuris skrjabini	Trichuroidea (N)				
	Trichuris discolor	Trichuroidea (N)				

Respiratório						
Cavidade nasal	*Mammomonogamus nasicola*	Strongyloidea (N)	*Oestrus ovis*	Oestridae (M)		
			Gedoelstia cristata	Oestridae (M)		
			Gedoelstia haessleri	Oestridae (M)		
Laringe	*Mammomonogamus laryngeus*	Strongyloidea (N)				
Traqueia, brônquios	*Dictyocaulus filaria*	Trichostrongyloidea (N)				
Pulmões	*Muellerius capillaris*	Metastrongyloidea (N)				
	Protostrongylus rufescens	Metastrongyloidea (N)				
	Protostrongylus brevispeculum	Metastrongyloidea (N)				
	Protostrongylus skrjabini	Metastrongyloidea (N)				
	Protostrongylus rushi	Metastrongyloidea (N)				
	Protostrongylus davtiani	Metastrongyloidea (N)				
	Cystocaulus ocreatus	Metastrongyloidea (N)				
	Cystocaulus nigrescens	Metastrongyloidea (N)				
	Neostrongylus linearis	Metastrongyloidea (N)				
	Spiculocaulus austriacus	Metastrongyloidea (N)				
	Varestrongylus schulzi	Metastrongyloidea (N)				
	Echinococcus granulosus	Taeniidae (C)				
Fígado						
	Fasciola hepatica	Fasciolidae (T)				
	Fasciola gigantica	Fasciolidae (T)				
	Fascioloides magna	Fasciolidae (T)				
	Dicrocoelium dendriticum	Dicrocoeliidae (T)				
	Dicrocoelium hospes	Dicrocoeliidae (T)				
	Stilesia hepatica	Anoplocephalidae (C)				
	Cysticercus tenuicollis (metacestódio: *Taenia hydatigena*)	Taeniidae (C)				
	Echinococcus granulosus	Taeniidae (C)				
Pâncreas						
	Eurytrema pancreaticum	Dicrocoeliidae (T)				
Circulatório						
Sangue	*Schistosoma bovis*	Schistosomatidae (T)			*Trypanosoma brucei brucei*	Trypanosomatidae (Fl)
	Schistosoma mattheei	Schistosomatidae (T)			*Trypanosoma brucei evansi*	Trypanosomatidae (Fl)
	Schistosoma indicum	Schistosomatidae (T)			*Trypanosoma congolense*	Trypanosomatidae (Fl)
	Schistosoma nasalis	Schistosomatidae (T)			*Trypansoma simiae*	Trypanosomatidae (Fl)
	Schistosoma japonicum	Schistosomatidae (T)			*Trypanosoma vivax*	Trypanosomatidae (Fl)
	Schistosoma turkestanicum	Schistosomatidae (T)			*Trypansoma melophagium*	Trypanosomatidae (Fl)
					Babesia motasi	Babesiidae (Es)
					Babesia ovis	Babesiidae (Es)
					Theileria hirci	Theileriidae (Es)
					Theileria ovis	Theileriidae (Es)
					Theileria recondita	Theileriidae (Es)
					Theileria separata	Theileriidae (Es)
					Anaplasma ovis	Anaplasmataceae (R)
					Ehrlichia ruminantium	Anaplasmataceae (R)
					Rickettsia conorii	Rickettsiaceae (R)
					Eperythrozoon ovis	Mycoplasmataceae (My)
Vasos sanguíneos	*Elaeophora schneideri*	Filarioidea (N)				
	Onchocerca armillata	Filarioidea (N)				

(Continua)

***Checklist* de parasitas de caprinos** (*Continuação*)

Seção/sistema do hospedeiro	Helmintos		Artrópodes		Protozoários	
	Parasita	(Super) família	Parasita	Família	Parasita	Família
Nervoso						
SNC	*Coenurus cerebralis* (metacestódio: *Taenia multiceps*)	Taeniidae (C)	*Gedoelstia cristata* *Gedoelstia haessleri*	Oestridae (M) Oestridae (M)	*Toxoplasma gondii*	Sarcocystiidae (Co)
Olho			*Gedoelstia cristata* *Gedoelstia haessleri*	Oestridae (M) Oestridae (M)		
Ouvido			*Raillietia caprae*	Halarachnidae (Ac)		
Reprodutor/urogenital						
					Toxoplasma gondii	Sarcocystiidae (Co)
Locomotor						
Músculo	*Cysticercus ovis* (metacestódio: *Taenia ovis*)	Taeniidae (C)			*Toxoplasma gondii* *Sarcocystis capracanis* *Sarcocystis hircicanis* *Sarcocystis hircifelis*	Sarcocystiidae (Co) Sarcocystiidae (Co) Sarcocystiidae (Co) Sarcocystiidae (Co)
Tecido conjuntivo						
Subcutâneo			*Przhevalskiana silensis* *Calliphora augur* *Calliphora albifrontis* *Calliphora nociva* *Calliphora stygia* *Calliphora vicina* *Calliphora vomitoria* *Lucilia cuprina* *Lucilia sericata* *Protophormia terraenovae* *Phormia regina* *Cordylobia anthropophaga* *Cochliomyia hominivorax* *Cochliomyia macellaria* *Chrysomya bezziana* *Chrysomya megacephala* *Wohlfahrtia magnifica* *Wohlfahrtia meigeni* *Wohlfahrtia vigil* *Dermatobia hominis*	Oestridae (M) Calliphoridae (M) Calliphoridae (M) Calliphoridae (M) Calliphoridae (M) Calliphoridae (M) Calliphoridae (M) Calliphoridae (M) Calliphoridae (M) Calliphoridae (M) Calliphoridae (M) Calliphoridae (M) Calliphoridae (M) Calliphoridae (M) Calliphoridae (M) Calliphoridae (M) Sarcophagidae (M) Sarcophagidae (M) Sarcophagidae (M) Oestridae (M)	*Besnoitia besnoiti*	Sarcocystiidae (Co)
Tegumentar						
Pele			*Bovicola caprae* *Bovicola limbata* *Linognathus stenopsis* *Linognathus africanus* *Demodex caprae* *Sarcoptes scabiei* *Psoroptes ovis* *Chorioptes bovis*	Trichodectidae (Pi) Trichodectidae (Pi) Linognathidae (Pi) Linognathidae (Pi) Demodicidae (Ac) Sarcoptidae (Ac) Psoroptidae (Ac) Psoroptidae (Ac)		

As espécies de moscas e carrapatos listadas a seguir são encontradas em caprinos. Descrições mais detalhadas são apresentadas no Capítulo 17.

Moscas de importância veterinária em caprinos

Grupo	Gênero	Espécie	Família
Borrachudo Mosquito-negro simulídeo	*Simulium*	spp.	Simuliidae (M)
Mosca-varejeira	*Calliphora*	*albifrontis* *nociva* *stygia* *vicina* *vomitoria*	Calliphoridae (M)
	Chrysomya	*albiceps* *bezziana* *megacephala*	
	Cochliomyia	*hominivorax* *macellaria*	
	Cordylobia	*anthropophaga*	
	Lucilia	*cuprina* *illustris* *sericata*	
	Phormia	*regina*	
	Protophormia	*terraenovae*	
Mosca-do-berne	*Dermatobia*	*hominis*	Oestridae (M)
	Gedoelstia	*haessleri*	
	Oestrus	*ovis*	
	Przhevalskiana	*aegagri* *silenus*	
Mosca-varejeira sarcofagídea	*Sarcophaga*	*fusicausa* *haemorrhoidalis*	Sarcophagidae (M)
	Wohlfahrtia	*magnifica* *meigeni* *vigil*	
Hipoboscídea	*Hippobosca*	*equina* *rufipes* *maculata*	Hippoboscidae (M)
Mosquito-pólvora	*Culicoides*	spp.	Ceratopogonidae (M)
Pernilongo	*Aedes*	spp.	Culicidae (M)
	Anopheles	spp.	
	Culex	spp.	
Muscídeo	*Hydrotaea*	*irritans*	Muscidae (M)
	Musca	*autumnalis* *domestica*	
	Stomoxys	*calcitrans*	
Lutzonia	*Phlebotomus*	spp.	Psychodidae (M)
Tabanídea	*Chrysops*	spp.	Tabanidae (M)
	Haematopota	spp.	
	Tabanus	spp.	
Mosca-tsé-tsé	*Glossina*	*fusca* *morsitans* *palpalis*	Glossinidae (M)

Espécies de carrapatos encontrado em caprinos

Gênero	Espécie	Nome comum	Família
Ornithodoros	*moubata*	Carrapato sem olho ou carrapato do solo	Argasidae (Ca)
	savignyi	Carrapato com olho ou carrapato da areia	
Otobius	*megnini*	Carrapato espinhoso da orelha	Argasidae (Ca)
Amblyomma	*americanum*	Carrapato-estrela solitária	Ixodidae (Ca)
	cajennense	Carrapato-estrela	
	gemma		
	hebraeum	Carrapato sul-africano	
	maculatum	Carrapato da costa do Golfo	
	pomposum		
	variegatum	Carrapato multicolor ou tropical	
Dermacentor	*andersoni*	Carrapato madeira das Montanhas Rochosas	Ixodidae (Ca)
	marginatus	Carrapato de ovino adornado	
	reticulatus	Carrapato do pântano	
	occidentalis	Carrapato da costa do Pacífico	
	variabilis	Carrapato do cão americano	
Haemaphysalis	*punctata*		Ixodidae (Ca)
	concinna	Carrapato *bush*	
	bispinosa	Carrapato *bush*	
	longicornis	Carrapato *scrub*, carrapato de bovinos da Nova Zelândia	
Hyalomma	*detritum*	Carrapato *bont-legged*	Ixodidae (Ca)
	dromedarii	Carrapato do camelo	
	marginatum	Carrapato do Mediterrâneo	
	truncatum	Carrapato *bont-legged*	
Ixodes	*ricinus*	Carrapato do ovino europeu ou carrapato-feijão do castor	Ixodidae (Ca)
	holocyclus	Carrapato da paralisia	
	rubicundus	Carrapato da paralisia de Karoo	
	scapularis	Carrapato de veado, Carrapato de pernas negras	
Rhipicephalus	*appendiculatus*	Carrapato marrom da orelha	Ixodidae (Ca)
	bursa		
	capensis	Carrapato marrom do Cabo	
	evertsi	Carrapato vermelho ou de pernas vermelhas	
	sanguineus	Carrapato do canil ou carrapato marrom do cão	
	simus	Carrapato brilhante	
Rhipicephalus (*Boophilus*)	*annulatus*	Carrapato da febre de bovino do Texas	Ixodidae (Ca)
	decoloratus	Carrapato azul	
	microplus	Carrapato de bovino do sul ou pantropical	

CAPÍTULO 10

Parasitas de Equinos

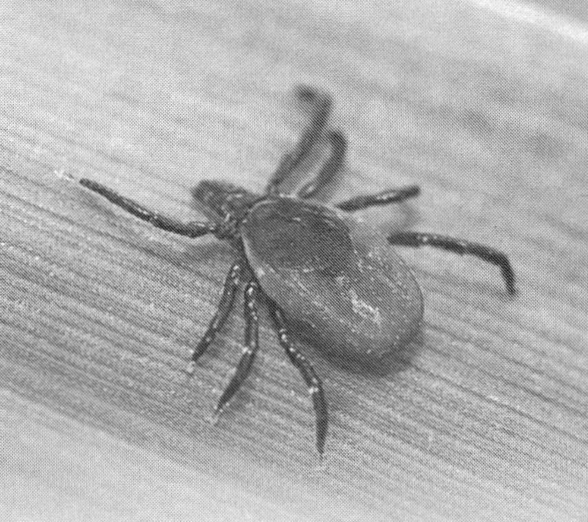

ENDOPARASITAS

■ Parasitas do sistema digestório

BOCA

Entamoeba equibuccalis

Local de predileção. Boca.

Filo. Amoebozoa.

Classe. Archamoebae.

Família. Entamoebidae.

Hospedeiros. Equinos.

Descrição. As trofozoítas medem 7 a 14 μm de diâmetro e não apresentam cistos. O núcleo tem um endossoma central pequeno e um anel de grânulos periféricos pequenos.

Distribuição geográfica. Cosmopolita.

Patogênese. Não patogênico.

ESÔFAGO

Não há parasitas relatados.

ESTÔMAGO

Membros do gênero *Habronema*, e o gênero relacionado *Draschia*, são parasitas do estômago de equinos. *Habronema* habita a camada de muco da mucosa gástrica e pode causar gastrite catarral, mas não é considerado um patógeno importante, enquanto *Draschia* parasita a região fúndica da parede do estômago e provoca a formação de nódulos fibrosos grandes que, ocasionalmente, são significativos. A maior importância desses parasitas é como causa de habronemose cutânea ou 'ferida de verão' em países de clima quente.

Hospedeiros definitivos. Todos são parasitas de equinos e outros equídeos.

Hospedeiros intermediários. Moscas dípteras dos gêneros *Musca*, *Stomoxys* e *Haematobia* (*Lyperosia*).

Epidemiologia. A sazonalidade das lesões cutâneas é relacionada à atividade das moscas vetoras.

Tratamento. Mostrou-se que muitos anti-helmínticos de amplo espectro modernos, incluindo oxfendazol, oxibendazol, albendazol e as lactonas macrocíclicas apresentam atividade contra os parasitas adultos no estômago. As lesões cutâneas são melhor tratadas com ivermectina. O uso de repelentes de insetos apresenta algum benefício e a radioterapia e a criocirurgia foram usadas em casos mais crônicos.

Controle. Obviamente qualquer medida tomada para prevenir lesões e para controlar a população de moscas será benéfica. O empilhamento do esterco e o uso de inseticidas durante o dia, por exemplo, limitam a população de moscas e os ataques. As lesões de pele devem ser tratadas ou com repelentes de moscas ou com uma combinação de antissépticos e inseticidas.

Draschia megastoma

Sinônimo. *Habronema megastoma*.

Local de predileção. Estômago.

Filo. Nematoda.

Classe. Secernentea.

Superfamília. Spiruroidea.

Descrição macroscópica. Vermes delgados, brancos translúcidos, que medem 0,7 a 1,3 cm de comprimento; os machos adultos medem 7 a 10 mm e as fêmeas medem 10 a 13 mm. Os vermes são reconhecidos por sua cabeça, que é ligeiramente afunilada quando comparada ao corpo (ver Figura 1.59).

Descrição microscópica. A faringe tem formato afunilado. A extremidade posterior do macho normalmente é espiralada com quatro pares de papilas pré-cloacais. As espículas têm comprimentos desiguais, com a da esquerda apresentando, aproximadamente, duas vezes o comprimento da direita. Os ovos têm casca fina e são alongados, medindo 35 por 8 μm, e eclodem no estômago.

Distribuição geográfica. Cosmopolita.

Patogênese. No estômago, os vermes vivem em colônias na mucosa, e ao redor dessas colônias se desenvolve uma lesão grande, nodular e fibrosa que se assemelha a um tumor (Figura 10.1). As lesões ocorrem na região fúndica e parecem ser bem toleradas, a não ser que elas protraiam para o lúmen suficientemente para interferir mecanicamente com a função do estômago ou, mais raramente, causem abscedação ou perfuração quando a lesão se torna infectada secundariamente por bactérias piogênicas. *Draschia megastoma* pode causar uma reação cutânea, habronemose cutânea ou 'ferida de verão', quando as larvas são depositadas na pele lesionada ou feridas abertas por moscas infectadas.

Sinais clínicos. A presença de vermes adultos no estômago causa muito pouca perturbação clínica. A habronemose cutânea apresenta prurido intenso da pele acometida. Lesões granulomatosas elevadas acima da superfície cutânea que não cicatrizam podem ser uma característica (ver *Habronema*).

Diagnóstico. Normalmente, apenas um número pequeno de ovos ou de larvas estão presentes nas fezes. Os ovos podem ser demonstrados

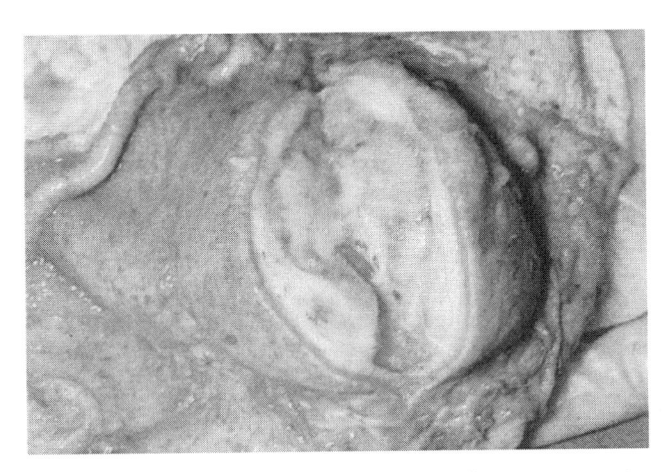

Figura 10.1 Lesão nodular grande no estômago, semelhante a um tumor, induzido pela infecção por *Draschia megastoma*. (Esta figura encontra-se reproduzida em cores no Encarte.)

em lavados gástricos realizados por meio de sondagem gástrica. Algumas vezes, as larvas podem ser identificadas em lesões granulomatosas pequenas na pele.

Patologia. Os vermes adultos escavam a submucosa do estômago, produzindo grandes nódulos semelhantes a tumores, preenchidos por uma substância cremosa semelhante a pus, que causa protrusão da mucosa para dentro do lúmen gástrico. Os vermes provocam uma reação granulomatosa adjacente, que contém um núcleo central de restos celulares e tecido necrótico e um grande número de eosinófilos. As larvas que escavam a conjuntiva causam uma lesão ulcerativa e exsudativa no canto medial do olho, que se torna progressivamente mais nodular conforme a lesão se torna mais granulomatosa. Grânulos mineralizados, restos caseosos e larvas podem ser encontrados na lesão. As larvas na pele causam lesões de natureza rapidamente progressiva e proliferativa, compreendendo massas de tecido de granulação que sangram imediatamente. As lesões podem ser únicas ou múltiplas e variam em tamanho de 5 a 15 cm. Ao corte, as lesões são caseosas e, histologicamente, são constituídas por agregados de eosinófilos dispersos no tecido conjuntivo, que contém alguns macrófagos e células gigantes multinucleadas ao redor das larvas em degeneração. A superfície da lesão normalmente é coberta por exsudato fibronecrótico que cobre um tecido de granulação altamente vascularizado infiltrado por neutrófilos.

Habronema microstoma

Sinônimo. *Habronema majus*.

Local de predileção. Estômago.

Filo. Nematoda.

Classe. Secernentea.

Superfamília. Spiruroidea.

Descrição macroscópica. Vermes delgados, brancos translúcidos, que medem 1,5 a 2,5 cm de comprimento; os machos adultos medem 16 a 22 mm e as fêmeas medem 15 a 25 mm. O macho apresenta asa caudal larga e uma espiral na cauda. As espículas têm comprimentos desiguais, com a da esquerda apresentando, aproximadamente, duas vezes o comprimento da direita.

Descrição microscópica. A cavidade bucal tem formato cilíndrico e a faringe contém um dente dorsal e um ventral na sua região anterior. O macho apresenta quatro pares de papilas pré-cloacais. As espículas têm comprimentos desiguais, com a delgada da esquerda sendo mais longa que a da direita. Os ovos muito alongados, elipsoides e pequenos têm casca fina, medindo, aproximadamente, 45-59 × 10-16 μm e são larvados quando eliminados nas fezes. Tanto os ovos quanto as larvas podem ser encontrados nas fezes. Os ovos assemelham-se aos de *Draschia*, mas são ligeiramente maiores.

Distribuição geográfica. Cosmopolita.

Patogênese. Os adultos de *Habronema* no estômago podem causar gastrite catarral branda com excesso de produção de muco. Os nódulos normalmente não estão presentes. As lesões granulomatosas da habronemose cutânea, normalmente conhecida como 'ferida de verão', são mais importantes, bem como a conjuntivite persistente com espessamento nodular e ulceração das pálpebras associada à invasão dos olhos. As larvas também foram encontradas associadas a pequenos abscessos pulmonares.

Sinais clínicos. Normalmente estão ausentes na habronemose gástrica. As lesões da habronemose cutânea são mais comuns nas regiões do corpo suscetíveis a feridas e ocorrem durante a estação das moscas em países de clima quente e úmido, embora elas também ocorram em regiões temperadas. Durante os estágios iniciais, há prurido intenso da ferida ou esfoladura infectadas, que pode causar mais lesões autoinfligidas. Subsequentemente, um granuloma de coloração castanho-avermelhada, que não cicatriza, semelhante a uma couve-flor se desenvolve, que protrai acima da superfície cutânea adjacente e pode ter até 8,0 cm de diâmetro (Figura 10.2). As lesões são conhecidas como 'feridas de verão' em casos agudos. Posteriormente, as lesões podem se tornar mais crônicas, fibrosas e inativas, mas não cicatrizarão até o início da estação mais fria, quando a atividade das moscas cessa. A invasão dos olhos produz conjuntivite persistente com úlceras nodulares, em especial no canto medial. Algumas vezes, as larvas invadem e pele do prepúcio e glande do pênis de garanhões.

Diagnóstico. Baseia-se nos achados de granulomas cutâneos avermelhados que não cicatrizam. As larvas, identificadas por seus nós espinhosos na cauda, podem ser encontradas no material proveniente dessas lesões. A infecção gástrica não é diagnosticada facilmente, uma vez que os ovos e as larvas de *Habronema* não são prontamente demonstráveis nas fezes por técnicas de rotina.

Patologia. Os vermes adultos na mucosa do estômago foram associados a ulceração branda. As larvas que escavam a conjuntiva causam uma lesão ulcerativa e exsudativa no canto medial do olho, que se torna progressivamente mais nodular conforme a lesão se torna mais granulomatosa.

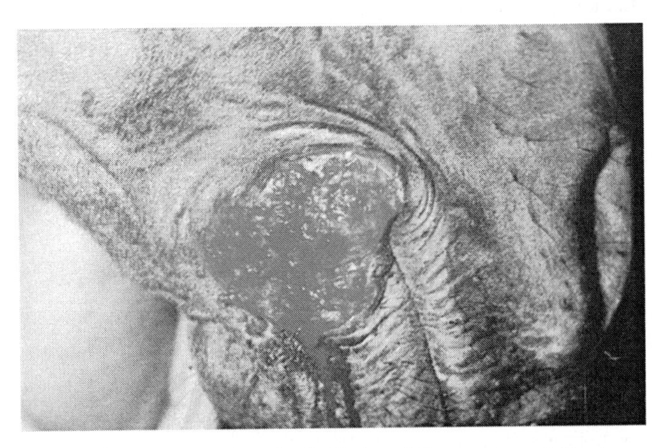

Figura 10.2 Granuloma ulcerado ('ferida de verão') na comissura labial de um equino causado pela habronemose cutânea. (Esta figura encontra-se reproduzida em cores no Encarte.)

Habronema muscae

Local de predileção. Estômago.

Filo. Nematoda.

Classe. Secernentea.

Superfamília. Spiruroidea.

Descrição macroscópica. Vermes delgados, brancos translúcidos, que medem 1,0 a 2,5 cm de comprimento; os machos adultos medem 8 a 14 mm e as fêmeas medem 13 a 22 mm. O macho apresenta asa caudal larga e uma espiral na cauda. É improvável que seja confundido com outros nematódeos do estômago, uma vez que *Draschia* é associada a lesões características e *Trichostrongylus axei* tem menos de 1,0 cm de comprimento.

Descrição microscópica. Há dois lábios laterais trilobados; a faringe é cilíndrica e apresenta um revestimento cuticular espesso. Há quatro pares de papilas pré-cloacais e uma ou duas papilas atrás da cloaca. A região cloacal é coberta por cristas cuticulares pequenas. As espículas têm comprimentos desiguais, com a delgada da esquerda sendo, aproximadamente, cinco vezes mais longa que a da direita. A vulva é situada próximo à região média do corpo e sua abertura é dorsolateral. Os ovos alongados, ovais e pequenos têm casca fina, medindo 40-50 × 10-12 μm, e são larvados quando eliminados nas fezes. Ovos e larvas podem ser observados nas fezes.

Hospedeiros definitivos. Equinos e outros equídeos.

Hospedeiros intermediários. Moscas dípteras dos gêneros *Musca*, *Stomoxys* e *Haematobia* (*Lyperosia*).

Distribuição geográfica. Cosmopolita.

Trichostrongylus axei

Sinônimo. *Trichostrongylus extenuatus*.

Nome comum. Verme em forma de cabelo do estômago.

Local de predileção. Estômago.

Filo. Nematoda.

Classe. Secernentea.

Superfamília. Trichostrongyloidea.

Descrição macroscópica. Os adultos são pequenos, semelhantes a um fio de cabelo, de coloração castanho-clara avermelhada e são difíceis de ver a olho nu. Os machos medem, aproximadamente, 3 a 6 mm e as fêmeas, 4 a 8 mm de comprimento.

Descrição microscópica. As espículas dos machos são diferentes e de comprimento desigual, sendo a direita mais curta que a esquerda (ver Tabela 1.3A). Os ovos de comprimento médio são uma elipse irregular, com uma parede lateral ligeiramente achatada e polos desiguais de largura média. Sua casca é fina, lisa e medem, aproximadamente, 70-108 × 30-48 μm e, normalmente, contêm 16 ou mais blastômeros.

Hospedeiros. Bovinos, ovinos, caprinos, veados, equinos, asininos, suínos e, ocasionalmente, humanos.

Distribuição geográfica. Cosmopolita.

Sinais clínicos. *Trichostrongylus axei* é responsável por gastrite em equinos.

Patologia. Nos equinos, as lesões iniciais são áreas circunscritas de hiperemia na mucosa gástrica, que progridem para inflamação catarral ou linfocítica e erosão do epitélio. Elas podem ser associadas à necrose. Com o tempo, a infecção pode levar a inflamação proliferativa crônica e ulcerações rasas deprimidas podem estar presentes.

Tratamento e controle. São descritos sob o título tratamento e controle de estrongilose em equinos.

Gasterophilus

Espécies de *Gasterophilus*, conhecidas como moscas-do-berne, são parasitas obrigatórios de equinos, jumentos, mulas, zebras, elefantes e rinocerontes. Nove espécies são reconhecidas no total, seis das quais são de interesse veterinário como parasitas de equinos.

Descrição de adultos. As moscas-do-berne são robustas, de coloração negra, 10 a 15 mm de comprimento (Figura 10.3). O corpo é densamente coberto por pelos amarelados. Nas fêmeas, o ovipositor é forte e protuberante. As asas dos *Gasterophilus* adultos caracteristicamente não apresentam a veia transversal dm-cu (ver Figura 3.46).

Descrição de larvas. Quando maduras e presentes no estômago ou eliminadas nas fezes, as larvas são cilíndricas, com 16 a 20 mm de comprimento e coloração laranja-avermelhada, com espiráculo posterior (ver Figura 3.47). A diferenciação entre as larvas maduras das muitas espécies pode ser feita pelo número e distribuição de espinhos presentes nos vários segmentos (ver Figura 3.48).

Distribuição geográfica. Todas as espécies de *Gasterophilus* eram restritas originalmente às regiões Paleártica e Afrotropical, mas três espécies, *Gasterophilus nasalis*, *G. haemorrhoidalis* e *G. intestinalis* foram introduzidas inadvertidamente no Novo Mundo.

Patogênese. A presença de larvas na cavidade bucal pode levar a estomatite com ulceração da língua. Ao aderirem ao revestimento gástrico por seus ganchos orais, as larvas provocam uma reação inflamatória com a formação de úlceras semelhantes a um funil circundadas por um anel de epitélio hiperplásico (Figura 10.4). Esses são vistos comumente no exame *post mortem* de equinos em áreas de alta prevalência das moscas e, embora dramáticas em aparência, sua relevância patogênica permanece obscura.

Sinais clínicos. A escavação pelas larvas de primeiro estágio no revestimento oral, língua e gengivas produz bolsas de pus, dentes frouxos e causa perda de apetite no hospedeiro. As larvas aderidas à mucosa gastrintestinal causam inflamação e ulceração. As moscas

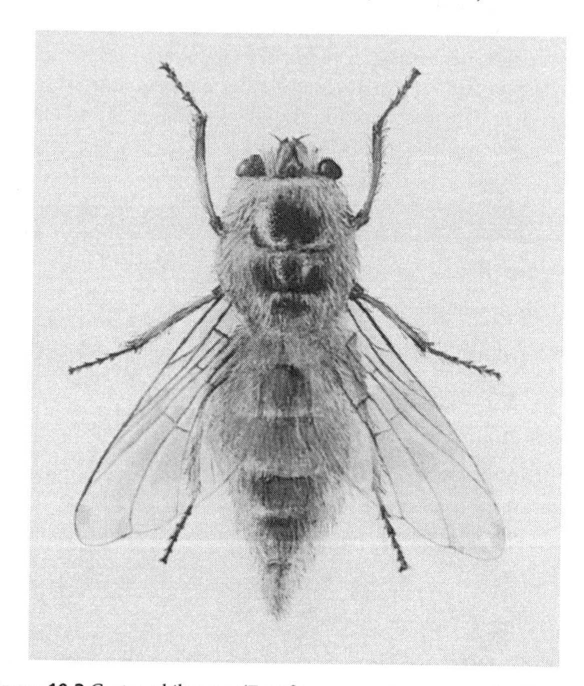

Figura 10.3 *Gasterophilus* spp. (Esta figura encontra-se reproduzida em cores no Encarte.)

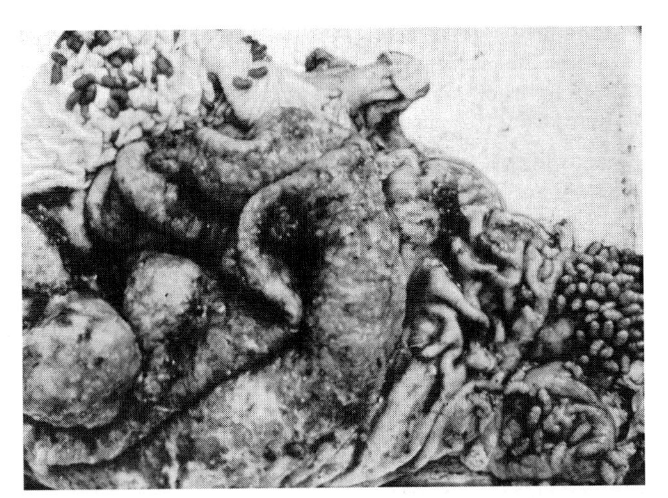

Figura 10.4 Larvas de *Gasterophilus* no estômago de um equino. (Esta figura encontra-se reproduzida em cores no Encarte.)

adultas podem causar irritação e reações intensas de afastamento quando voando ao redor do hospedeiro e depositando ovos sobre a sua pele. As fêmeas realizando oviposição podem ser insistentes, colocando ovos tanto em animais em movimento como em animais parados. As fêmeas perseguirão equinos a galope e iniciarão a oviposição imediatamente quando o animal parar.

Diagnóstico. As moscas adultas podem ser visíveis e reconhecidas sobre e ao redor do hospedeiro. Os ovos também são facilmente reconhecidos no hospedeiro e podem ser identificados por sua coloração e localização. Lesões na boca e língua podem ser verificadas. A presença de larvas de parasitas no estômago é difícil de identificar, exceto pela observação das larvas nas fezes.

Patologia. As larvas escavadoras de primeiro e segundo estágios de *Gasterophilus* nos tecidos da língua e boca podem resultar em lesões; a sua aparência depende do grau de atividade escavadora. A produção ativa de túneis remove virtualmente todos os tecidos no caminho das larvas, incluindo nervos e capilares, o que leva a hemorragia e exocitose dentro dos túneis, que serão preenchidos por eritrócitos (hemácias; glóbulos vermelhos) misturados a macrófagos, linfócitos e alguns eosinófilos. Os túneis podem se tornar infectados por bactérias, o que resulta em microabscessos, compostos por eritrócitos coagulados, bactérias, células epiteliais degeneradas e um grande número de neutrófilos. As células que circundam o túnel apresentam picnose e degeneração hidrópica epitelial e se separam umas das outras.

A gengiva interdental invadida por larvas parece hiperêmica e desnudada de epitélio. A retração e a ulceração da gengiva produzem bolsas periodontais. Invasão intensa por larvas leva a bolsas periodontais compostas.

A aderência de larvas de terceiro estágio resulta em ulceração no local de fixação com fibrose intensa abaixo da úlcera. As porções cefálicas das larvas inseridas se tornam circundadas por exsudato celular que contém eritrócitos e células mononucleares.

Epidemiologia. As moscas adultas são mais ativas durante o final do verão.

Tratamento. Os fármacos específicos mais amplamente utilizados incluíam triclorfon e diclorvós, mas, em geral, eles foram substituídos por lactonas macrocíclicas de amplo espectro, tais como ivermectina e moxidectina.

Controle. Os meios de controle mais efetivos para esse parasita são a remoção dos ovos da pelagem do hospedeiro. Isso requer, onde possível, o exame diário do animal, dando atenção particular à área ao redor dos lábios. Se os ovos forem encontrados durante o verão e o outono, a infecção subsequente pode ser evitada por banhos vigorosos com água morna que contenha inseticida. O calor estimula a eclosão e o inseticida mata as larvas recém-emergidas.

Avaliando-se o ciclo evolutivo, fica claro que, em regiões temperadas durante o inverno, quase toda a população de *Gasterophilus* estará presente como larvas no estômago, uma vez que a atividade das moscas adultas cessa com o início das primeiras geadas no outono. Um único tratamento durante o inverno deve, portanto, interromper de forma efetiva o ciclo. Em determinadas áreas nas quais a atividade das moscas adultas é prolongada por condições climáticas mais amenas, tratamentos adicionais podem ser necessários. Apesar da falta de compreensão quanto ao efeito patogênico das moscas-do-berne, o tratamento normalmente é recomendado, uma vez que os proprietários se preocupam quando as larvas são encontradas nas fezes. O tratamento, entretanto, diminui a população de moscas e, portanto, o risco associado à postura dos seus ovos.

Gasterophilus haemorrhoidalis

Nome comum. Mosca-do-berne.

Local de predileção. Estômago.

Classe. Insecta.

Família. Oestridae.

Descrição. Em *G. haemorrhoidalis*, os espinhos na superfície ventral dos segmentos das larvas estão dispostos em duas fileiras. O segmento da cabeça apresenta apenas grupos laterais de dentículos e a fileira dorsal de espinhos no oitavo segmento não é, em geral, interrompida medialmente. Os ganchos orais são uniformemente curvados dorsalmente e direcionados lateralmente, e os espinhos do corpo têm pontas afiadas (ver Figura 3.48D).

Hospedeiros. Equinos, jumentos.

Distribuição geográfica. Cosmopolita.

Gasterophilus inermis

Nome comum. Mosca-do-berne.

Local de predileção. Estômago.

Classe. Insecta.

Família. Oestridae.

Descrição. Em *G. inermis*, os espinhos na superfície ventral dos segmentos do corpo da larva estão dispostos em duas fileiras. O segmento da cabeça apresenta apenas grupos laterais de dentículos e a fileira dorsal de espinhos no oitavo segmento não é, em geral, interrompida medialmente. Os ganchos orais são fortemente curvados, com suas pontas direcionadas para trás e alcançando a sua base; os espinhos do corpo têm pontas afiadas (ver Figura 3.48B). O terceiro segmento do corpo apresenta três fileiras completas de espinhos, e o 11º segmento do corpo apresenta uma fileira de espinhos interrompida por um amplo espaço mediano.

Hospedeiros. Equinos, jumentos, zebras.

Distribuição geográfica. Norte da Europa, norte da Ásia, África.

Gasterophilus intestinalis

Nome comum. Mosca-do-berne.

Local de predileção. Estômago.

Classe. Insecta.

Família. Oestridae.

Descrição. Em *G. intestinalis*, os ganchos orais não são uniformemente curvados dorsalmente, e os espinhos do corpo apresentam pontas rombas (ver Figura 3.48A).

Hospedeiros. Equinos, jumentos.

Distribuição geográfica. Cosmopolita.

Gasterophilus nasalis

Nome comum. Mosca-do-berne da garganta.

Local de predileção. Estômago.

Classe. Insecta.

Família. Oestridae.

Descrição. *Gasterophilus nasalis* apresenta espinhos dispostos em uma única fileira na superfície ventral dos segmentos larvais. Os três primeiros segmentos do corpo são relativamente cônicos e o terceiro segmento apresenta uma fileira dorsal de espinhos e, algumas vezes, espinhos ventrais (ver Figura 3.48C).

Hospedeiros. Equinos, jumentos, zebras.

Distribuição geográfica. Cosmopolita, principalmente na região Holoártica.

Gasterophilus nigricornis

Nome comum. Mosca-do-berne, mosca-do-berne de barriga larga do cavalo.

Local de predileção. Duodeno.

Classe. Insecta.

Família. Oestridae.

Descrição. Em *G. nigricornis*, os espinhos na superfície ventral dos segmentos da larva são dispostos em uma única fileira. Os três primeiros segmentos do corpo são relativamente cilíndricos, apresentando uma constrição posterior evidente, e o terceiro segmento não apresenta espinhos dorsalmente ou ventralmente.

Hospedeiros. Equinos, jumentos.

Distribuição geográfica. Oriente Médio, sul da Rússia e China.

Gasterophilus pecorum

Nome comum. Mosca-do-berne, mosca-do-berne da asa preta do cavalo.

Local de predileção. Boca, língua, esôfago, estômago.

Classe. Insecta.

Família. Oestridae.

Descrição. *Gasterophilus pecorum* apresenta espinhos na superfície ventral dos segmentos do corpo da larva, que são dispostos em duas fileiras. O segmento da cabeça apresenta dois grupos laterais de dentículos e um grupo central, o segundo situado entre os lobos antenais e os ganchos orais. A fileira dorsal de espinhos é, em geral, interrompida medialmente nos segmentos 7 e 8. Os segmentos 10 e 11 não apresentam espinhos.

Hospedeiros. Equinos, jumentos.

Distribuição geográfica. Europa, África, Ásia.

Patogênese. *Gasterophilus pecorum* é a espécie mais patogênica do gênero. Grandes números de larvas aderidas podem causar inflamação, prejudicar a deglutição e podem, por fim, levar à morte do hospedeiro em razão da constrição do esôfago.

Sinais clínicos. A escavação pelas larvas de primeiro estágio no revestimento oral, língua e gengivas pode produzir bolsas de pus, dentes frouxos e causar perda de apetite no hospedeiro. Grandes números de larvas aderidas podem causar inflamação e sufocação e prejudicar a deglutição.

Diagnóstico. As larvas presentes na faringe, normalmente, podem ser vistas à inspeção direta. As larvas presentes em regiões mais aborais do trato digestório podem ser detectadas apenas pela observação das larvas maduras nas fezes.

INTESTINO DELGADO

Strongyloides westeri

Nome comum. Verme filamentar.

Local de predileção. Intestino delgado.

Filo. Nematoda.

Classe. Secernentea.

Superfamília. Rhabditoidea.

Descrição macroscópica. Vermes delgados capiliformes, com 6 a 9 mm de comprimento. Apenas as fêmeas são parasitas.

Descrição microscópica. O esôfago longo pode ocupar até um terço do comprimento do corpo e o útero é entrelaçado com o intestino, propiciando aparência de filamentos espiralados torcidos. Diferentemente de outros parasitas intestinais de tamanho semelhante, a cauda apresenta ponta romba. Os ovos de *Strongyloides* são ovais, de casca fina, lisos e pequenos (40-52 × 32-40 μm), apresentando a metade do tamanho dos ovos típicos de estrôngilos (ver Figura 4.4). A parede lateral é simétrica, e os polos são largos e o ovo contém uma larva curta e espessa. Após a eclosão, a L_1 é eliminada nas fezes.

Hospedeiros. Equinos, jumentos, zebra, raramente suínos.

Distribuição geográfica. Cosmopolita.

Patogênese. Os parasitas maduros são encontrados no duodeno e jejuno proximal e, se presentes em grandes números, podem causar inflamação, com edema e erosão do epitélio. Isso resulta em enterite catarral com prejuízo à digestão e à absorção. A migração de larvas pelos pulmões pode causar hemorragia grave e distúrbio respiratório. A penetração pela pele pode resultar em irritação e dermatite.

Sinais clínicos. Potros com infestações maciças apresentam diarreia aguda, fraqueza e emaciação. Animais mais velhos podem apresentar grandes cargas parasitárias sem manifestarem sinais clínicos.

Diagnóstico. Os sinais clínicos em animais muito jovens, normalmente nas primeiras semanas de vida, juntamente com o grande número de ovos característicos ou larvas nas fezes, são sugestivos de estrongiloidose. Deve-se enfatizar, entretanto, que uma alta contagem de ovos nas fezes pode ser encontrada em animais aparentemente saudáveis. A égua de um potro infectado, com frequência, não eliminará ovos nas fezes mesmo que ela seja a fonte de infecção através do seu leite.

Patologia. Vermes adultos estabelecem túneis no epitélio na base dos vilos no intestino delgado. Em grandes números, eles podem causar atrofia vilosa, com infiltrado misto de células inflamatórias mononucleares na lâmina própria. O epitélio das criptas está hiperplásico e há fusão de vilos.

Epidemiologia. As infecções são muito comuns, em especial em ambientes quentes e úmidos. As larvas infectantes de *Strongyloides* não são embainhadas e são suscetíveis a condições climáticas extremas. Entretanto, o calor e a umidade favorecem o desenvolvimento e permitem o acúmulo de uma grande quantidade de estágios infectantes. A segunda maior fonte de infecção para animais muito jovens é o reservatório de larvas nos tecidos da sua mãe e isso pode levar a estrongiloidose clínica em potros nas primeiras poucas semanas de vida. Progênies sucessivas da mesma mãe, com frequência, apresentam infestações maciças.

Tratamento. Medidas de controle específicas para a infecção raramente são necessárias. Nem todos os anti-helmínticos apresentam alta eficácia, mas a maioria dos benzimidazóis modernos é eficaz. As lactonas macrocíclicas são efetivas contra os vermes adultos.

Controle. A diminuição do número de larvas de vida livre pela remoção das fezes e fornecimento de cama e áreas secas pode limitar o número e a transmissão. Em haras, os potros com frequência recebem tratamento com anti-helmínticos contra *S. westeri* com 1 a 2 semanas de idade.

Parascaris equorum

Sinônimos. *Ascaris equorum, Ascaris megacephala.*

Local de predileção. Intestino delgado.

Filo. Nematoda.

Classe. Secernentea.

Superfamília. Ascaridoidea.

Descrição macroscópica. Esse verme muito grande, rígido, robusto, esbranquiçado não pode ser confundido com qualquer outro parasita intestinal de equinos. Os machos medem 15 a 25 cm e as fêmeas, até 40 a 50 cm de comprimento.

Descrição microscópica. Os parasitas adultos têm uma abertura bucal simples circundada por três lábios grandes, e no macho a cauda apresenta asas caudais pequenas. O lábio dorsal apresenta duas papilas duplas e cada lábio ventrolateral tem uma papila subventral dupla e uma papila lateral pequena. As espículas são longas e robustas. O ovo de tamanho médio de *P. equorum* é quase esférico (85-100 × 80-90 μm), acastanhado e de casca grossa, com cobertura externa albuminoide com superfície edentada.

Hospedeiros. Equinos, jumentos, zebras.

Distribuição geográfica. Cosmopolita.

Patogênese. Durante a fase de migração de infecções experimentais, até 4 semanas após a infecção, os principais sinais são tosse frequente acompanhada em alguns casos por secreção nasal acinzentada, embora os potros permaneçam vivazes e alertas. Infecções intestinais brandas são bem toleradas, mas infecções moderadas a intensas causarão prejuízo ao desenvolvimento de animais jovens, com baixa taxa de crescimento, pelame opaco e cansaço. Uma ampla variedade de outros sinais clínicos, incluindo febre, distúrbios nervosos e cólica foram atribuídos a casos de parascariose a campo, mas esses não foram observados em estudos experimentais.

Sinais clínicos. Vermes adultos em infecções maciças podem causar enterite grave, que resulta em alternância entre constipação intestinal e diarreia de odor fétido. Grandes números de larvas podem causar tosse, com febre e anorexia. O pelame pode estar opaco e o animal parece desnutrido.

Diagnóstico. Depende dos sinais clínicos e da presença dos ovos esféricos, espessos, de coloração acastanhada, com casca rugosa ao exame de fezes. Ocasionalmente, ovos atípicos de casca grossa, que não apresentam a camada externa escura, são vistos. Se houver suspeita de enfermidade decorrente de infecção pré-patente, e o exame de fezes sendo negativo, o diagnóstico pode ser confirmado por meio da administração de um anti-helmíntico, quando então um grande número e vermes imaturos pode ser observado nas fezes.

Patologia. Alterações macroscópicas são provocadas no fígado e pulmões por larvas migratórias de *P. equorum*. No fígado, as larvas causam hemorragias focais e tratos eosinofílico que se resolvem, deixando áreas esbranquiçadas de fibrose. A migração de larvas nos pulmões também leva a hemorragia e infiltração de eosinófilos, que são posteriormente substituídos por acúmulo de linfócitos, enquanto nódulos linfocíticos subpleurais de coloração verde-acinzentada se desenvolvem ao redor de larvas mortas ou morrendo; esses nódulos são mais numerosos após a reinfecção. Essas lesões hepáticas e pulmonares normalmente são de pouca relevância patogênica.

Embora a presença de vermes no intestino delgado (Figura 10.5) não seja associada a qualquer lesão específica, infecções maciças ocasionalmente foram relatadas como causa de compactação e perfuração, levando a peritonite. Os vermes adultos podem causar enterite catarral e diarreia intermitente. Entretanto, sob condições experimentais, o prejuízo ao desenvolvimento é o principal sinal e, apesar de manterem um bom apetite, potros infectados perdem peso e podem se tornar emaciados. A competição entre uma grande massa de parasitas e o hospedeiro por nutrientes pode ser uma causa subjacente para essa perda de peso.

Epidemiologia. A infecção por *P. equorum* é comum em todo o mundo e é uma das principais causas de prejuízo ao crescimento em potros jovens. Há dois fatores importantes na epidemiologia da infecção. Primeiramente, a alta fecundidade dos parasitas fêmeas adultos, uma vez que alguns potros infectados eliminam milhões de ovos nas fezes por dia. Em segundo lugar, a resistência extrema dos ovos no ambiente assegura sua persistência por vários anos. A natureza pegajosa da casca externa também pode facilitar a dispersão passiva dos ovos, que aderem ao úbere e tetos da égua gestante.

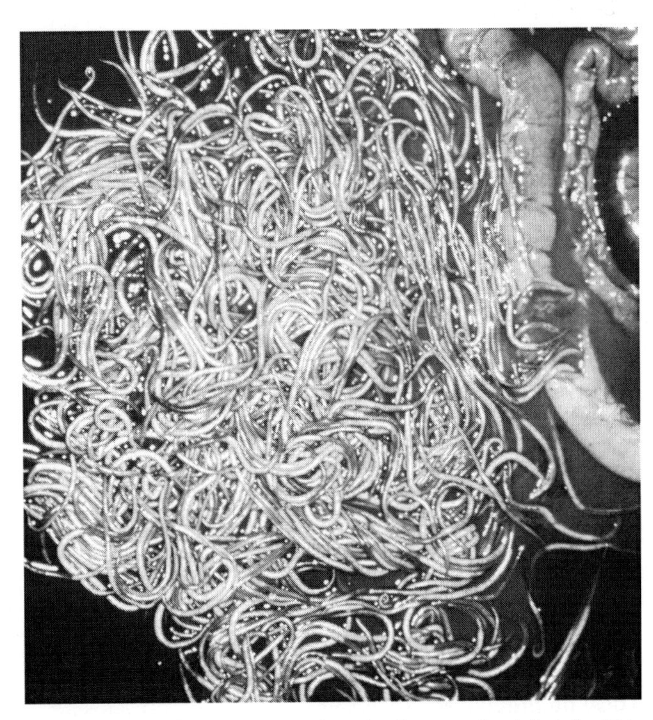

Figura 10.5 *Parascaris equorum* no intestino de um equino infectado. (Esta figura encontra-se reproduzida em cores no Encarte.)

No hemisfério norte, as temperaturas do verão são tais que muitos ovos se tornam infectantes no momento em que os potros suscetíveis estão presentes. As infecções adquiridas por eles resultam em maior contaminação dos pastos com ovos, que podem sobreviver durante muitas estações de pastejo subsequentes. Embora os cavalos maduros possam albergar alguns vermes adultos e atuar como carreadores, infecções maciças normalmente são confinadas a sobreanos e a potros, que se tornam infectados no primeiro mês de vida ou mais; a infecção é amplamente mantida por transmissão entre esses grupos de animais jovens. Os potros expostos, com frequência, desenvolvem imunidade, o que resulta em perda total ou parcial da população de vermes.

Tratamento. Benzimidazóis (p. ex., fembendazol, oxfendazol, oxibendazol), pirantel, ivermectina e moxidectina mostraram-se efetivos contra estágios adultos e larvais quando administrados por via oral. Entretanto, há relatos recentes de suspeita de resistência de *P. equorum* a moxidectina e ivermectina; alguns vermes permanecem após o tratamento.

Controle. Uma vez que a transmissão ocorre amplamente entre potros, é conveniente evitar o uso do mesmo piquete para éguas lactantes e seus potros em anos sucessivos. O tratamento deve começar quando os potros têm, aproximadamente, 8 semanas de idade e deve ser repetido a intervalos adequados, dependendo do anti-helmíntico usado. Uma vez que os ovos são altamente resistentes à dissecação e à maioria dos desinfetantes químicos, a remoção regular do esterco e das camas das baias e a limpeza com vapor quente são recomendados.

Nota. A infecção por *P. equorum* é comum em todo o mundo e é a principal causa de prejuízo ao desenvolvimento de potros jovens.

Cestódios

Muitas espécies de cestódios são encontradas em equinos, jumentos e outros equídeos. Os hospedeiros intermediários de todas as espécies são ácaros da forragem da família Oribatidae, nos quais os estágios intermediários cisticercoides são encontrados.

Diagnóstico. Onde os sinais clínicos ocorrem, eles podem ser difíceis de diferenciar das causas mais comuns de prejuízo ao desenvolvimento e distúrbios digestórios. Entretanto, talvez seja possível confirmar a presença de *Anoplocephala* por meio da demonstração dos ovos típicos no exame de fezes ou no exame *post mortem*. Um ensaio imunoabsorvente ligado à enzima (ELISA) pode ser usado para detectar IgG contra esses parasitas. Um teste de anticorpos salivares também se tornou disponível recentemente.

Epidemiologia. Equinos de todas as idades podem ser afetados, mas os casos clínicos foram relatados principalmente em animais com até 3 a 4 anos de idade.

Tratamento. O tratamento específico para infecção por *Anoplocephala* raramente é necessário, no entanto, muitos compostos foram relatados como efetivos, incluindo pirantel em doses maiores (38 mg/kg). Praziquantel a 1 mg/kg também é efetivo.

Controle. O controle é difícil, uma vez que os ácaros da forragem estão disseminados no pasto. O tratamento com um anti-helmíntico efetivo antes de o animal entrar em um novo pasto pode ajudar a controlar infecções por *Anoplocephala* em áreas nas quais o problema ocorre.

Anoplocephala perfoliata

Local de predileção. Íleo terminal, ceco.

Filo. Platyhelminthes.

Classe. Cestoda.

Família. Anoplocephalidae.

Descrição macroscópica. *Anoplocephala perfoliata* pode medir até 4 a 8 cm de comprimento por 1,2 cm de largura.

Descrição microscópica. Há um pequeno escólex arredondado, com 2 a 3 mm de diâmetro, com um par de 'abas' atrás de cada uma das quatro ventosas, mas não há rostelo nem ganchos. Apresenta um pescoço muito curto e o estróbilo se alarga rapidamente, as proglótides individuais sendo muito mais largas do que longas. Os ovos são irregularmente esféricos ou triangulares, com 65 a 80 μm de diâmetro, e contêm um embrião hexacanto. Eles apresentam casca fina e com muitas camadas. A oncosfera é sustentada por um par de projeções quitinosas, o aparelho piriforme. As proglótides gravídicas liberam os ovos conforme se desintegram. As oncosferas podem sobreviver por 6 a 9 meses no ambiente, a não ser que sejam congeladas.

Distribuição geográfica. Cosmopolita.

Patogênese. *Anoplocephala perfoliata* tem sido considerada relativamente não patogênica, mas há evidência crescente de que infestações maciças podem causar sinais clínicos graves e podem mesmo ser fatais. *Anoplocephala perfoliata* normalmente é encontrada ao redor da junção ileocecal (Figura 10.6) e causa ulceração da mucosa no seu ponto de ancoragem e inflamação e espessamento da parede intestinal; essas lesões foram incriminadas como a causa de intussuscepção do íleo no ceco. Casos de obstrução intestinal e perfuração da parede intestinal foram relatados associados às infecções maciças.

Sinais clínicos. Na maioria das infecções, não há sinais clínicos. Entretanto, há alterações patológicas significativas no intestino; pode haver prejuízo ao crescimento, enterite e cólica. A perfuração do intestino se mostrou rapidamente fatal.

Patologia. A mucosa no local de ancoragem pode estar inflamada, espessada e ulcerada, especificamente na área da junção ileocecal, onde pode levar a oclusão parcial ou fatal do orifício ileocecal.

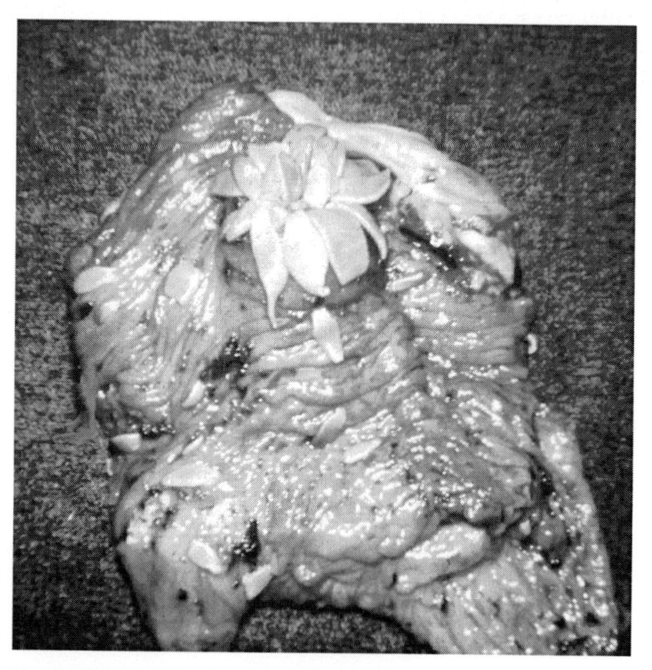

Figura 10.6 Cestódios *Anoplocephala perfoliata* ao redor da junção ileocecal. (Esta figura encontra-se reproduzida em cores no Encarte.)

Anoplocephala magna

Nome comum. Tênia anã dos equinos.

Local de predileção. Intestino delgado, raramente estômago.

Filo. Platyhelminthes.

Classe. Cestoda.

Família. Anoplocephalidae.

Descrição macroscópica. *Anoplocephala magna* é morfologicamente semelhante a *A. perfoliata*, mas muito mais longa, medindo até 80 cm de comprimento.

Descrição microscópica. O escólex é grande, 4 a 6 mm de largura, com as aberturas das ventosas situadas anteriormente, e não há abas no escólex. O pescoço é curto, assim como os segmentos, sendo muito mais largos que longos. Os órgãos genitais são únicos e os poros são unilaterais. Os ovos são similares aos de *A. perfoliata*, mas ligeiramente menores e mais arredondados, medindo 50 a 60 μm.

Distribuição geográfica. Cosmopolita.

Patogênese. Infecções intensas por *A. magna* podem causar enterite catarral, hemorrágica ou ulcerativa. Casos de obstrução intestinal, cólica e perfuração da parede intestinal foram relatados associados a infecções intensas maciças.

Sinais clínicos. Raros, mas as infecções podem causar diarreia e cólica.

Patologia. A mucosa no local de ancoragem pode estar inflamada, espessada e ulcerada.

Paranoplocephala mamillana

Sinônimo. *Anoplocephaloides mamillana.*

Local de predileção. Intestino delgado, raramente estômago.

Filo. Platyhelminthes.

Classe. Cestoda.

Família. Anoplocephalidae.

Descrição macroscópica. *Paranoplocephala mamillana* tem apenas 10-50 × 4-6 mm de tamanho.

Descrição microscópica. Não há abas no escólex estreito e as ventosas se assemelham a fenda. O escólex é largo e sem rostelo e ganchos. Os segmentos gravídicos são mais largos do que longos. Os ovos são irregularmente esféricos ou triangulares, e medem 51 × 37 μm de diâmetro.

Distribuição geográfica. Cosmopolita.

Patogênese. *Paranoplocephala* normalmente é considerada relativamente não patogênica.

Sinais clínicos. Na maioria das infecções não há sinais clínicos.

Diagnóstico. Pode ser possível confirmar a presença de *Paranoplocephala* pela demonstração de ovos típicos ao exame de fezes ou no exame *post mortem*.

Patologia. A infecção raramente é associada a lesões, mas, ocasionalmente, o local de ancoragem está inflamado e ligeiramente ulcerado.

Epidemiologia. Equinos de todas as idades podem ser afetados.

Coccidiose

Muitas espécies de coccídios foram relatadas em equinos. Poucos detalhes estão disponíveis quanto ao seu ciclo evolutivo, patogênese e epidemiologia. De maneira similar, pouco se sabe a respeito do tratamento e controle da coccidiose equina, mas, por analogia com outros hospedeiros, as sulfonamidas podem ser tentadas. A prevenção se baseia em manejo e higiene adequados. Os animais jovens devem ser mantidos fora de pastos intensamente contaminados quando eles são mais suscetíveis. A alimentação de boa qualidade das matrizes antes do parto e a separação dos animais de categorias de idades similares limita o aumento e a disseminação da coccidiose.

Eimeria leuckarti

Sinônimo. *Globidium leuckarti.*

Local de predileção. Intestino delgado.

Filo. Apicomplexa.

Classe. Conoidasida.

Família. Eimeriidae.

Hospedeiros. Equinos, jumentos.

Descrição. Os oocistos são ovoides ou piriformes, achatados na extremidade pequena e muito grandes, medindo 70-90 × 49-69 μm (média de 80 × 60 μm), com uma casca grossa e escura e micrópila distinta. Os esporocistos são alongados, medindo 30-43 × 12-15 μm, com corpo de Stieda e resíduo. Os esporozoítas têm até 35 μm de comprimento, estão dispostos longitudinalmente, da cabeça para a cauda nos esporocistos, e apresentam um glóbulo claro na extremidade larga.

Ciclo evolutivo. Detalhes completos quanto ao ciclo evolutivo não são conhecidos e os estágios de merogonia não foram descritos. Os gamontes iniciais são encontrados nas células da lâmina própria do intestino delgado. O período pré-patente é de 15 a 33 dias e o tempo de esporulação é de 15 a 41 dias.

Distribuição geográfica. Cosmopolita.

Patogênese. Ocorre no intestino delgado de equinos e jumentos e foi incriminado como causa de diarreia intermitente.

Diagnóstico. O diagnóstico é difícil. Em razão da natureza pesada dos oocistos, as técnicas de sedimentação devem ser empregadas ou, se a flutuação for usada, é necessária uma solução de açúcar concentrada.

Patologia. A patologia inclui alterações inflamatórias marcantes na mucosa e ruptura da arquitetura vilosa em razão da presença de estágios merontes grandes (Figura 10.7).

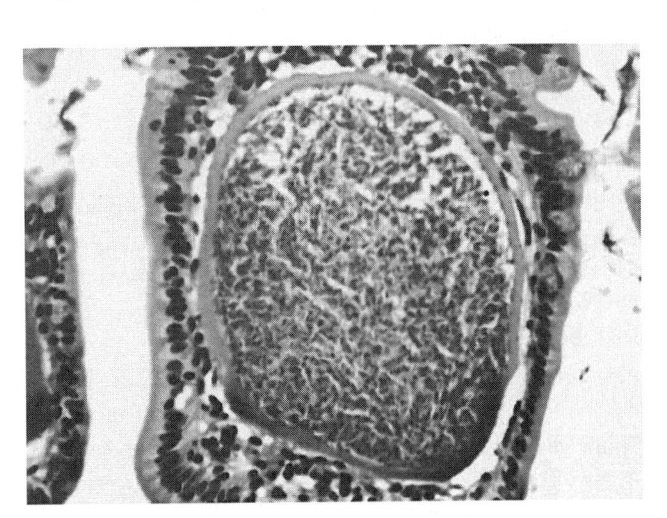

Figura 10.7 Meronte 'gigante' de *Eimeria leuckarti*. (Esta figura encontra-se reproduzida em cores no Encarte.)

Eimeria solipedum

Local de predileção. Intestino delgado.

Filo. Apicomplexa.

Classe. Conoidasida.

Família. Eimeriidae.

Hospedeiros. Equinos, jumentos.

Descrição. Os oocistos são esféricos, de coloração laranja a castanho-amarelada, medindo 15 a 28 μm de diâmetro, sem um resíduo de oocisto ou micrópila. Os esporocistos são elipsoides a ovais, medindo 5 por 3 μm.

Distribuição geográfica. Rússia, Comunidade dos Estados Independentes (CEI).

Patogênese. Foi relatada como causa de diarreia intermitente.

Diagnóstico. Identificação dos oocistos nas amostras de fezes.

Epidemiologia. Constatou-se que quase 10% dos equinos na antiga União Soviética (atualmente Rússia e CEI) estavam infectados.

Eimeria uniungulata

Local de predileção. Intestino delgado.

Filo. Apicomplexa.

Classe. Conoidasida.

Família. Eimeriidae.

Hospedeiros. Equinos, jumentos.

Descrição. Os oocistos são ovais ou elipsoides, de coloração laranja-clara, medindo 15-24 × 12-17 μm, sem um resíduo de oocisto ou micrópila. Os esporocistos são ovais, medindo 6-10,5 × 4-6 μm, com um resíduo de esporocisto central.

Distribuição geográfica. Rússia, CEI.

Patogênese. Não foi relatada.

Epidemiologia. A infecção foi relatada em 1 a 10% dos equinos na antiga União Soviética (atualmente Rússia e CEI).

Outros protozoários

Cryptosporidium parvum

Local de predileção. Intestino delgado.

Filo. Apicomplexa.

Classe. Conoidasida.

Família. Cryptosporidiidae.

Hospedeiros. Bovinos, ovinos, caprinos, equinos, veados, humanos.

Descrição. Os oocistos maduros são ovoides ou esferoides, medem 5,0 × 4,5 μm (variam de 4,6-5,4 × 3,8-4,7 μm), com razão comprimento/largura de 1,19.

Distribuição geográfica. Cosmopolita.

Patogênese. A criptosporidiose tem sido relatada como causa de diarreia em potros imunodeficientes.

Sinais clínicos. Clinicamente, a doença é caracterizada por anorexia e diarreia.

Epidemiologia. Muitos mamíferos atuam como hospedeiros de *C. parvum*, mas pouco se conhece a respeito da importância do seu envolvimento na transmissão da infecção para, ou na manutenção da infecção em animais de produção domésticos. No Reino Unido, levantamentos em equinos mostraram a presença de *C. parvum* em 28% dos potros Puros-sangues, embora não houvesse associação entre infecção e diarreia. Estudos subsequentes mostraram que o genótipo em equinos era o genótipo 2.

Tratamento. Não se conhece tratamento medicamentoso efetivo. Nos lugares onde a criptosporidiose é diagnosticada, o tratamento de suporte, na forma de antidiarreicos e líquidos, normalmente é suficiente.

Para mais detalhes, ver Capítulo 8.

Giardia intestinalis

Sinônimos. *Giardia duodenalis, Giardia lamblia, Lamblia lamblia.*

Local de predileção. Intestino delgado.

Filo. Fornicata.

Classe. Trepomonadea.

Família. Giardiidae.

Descrição. As trofozoítas apresentam corpo piriforme a elipsoide, simétrico bilateralmente, que mede 12 a 15 μm de comprimento por 5 a 9 μm de largura. O lado dorsal é convexo e há uma grande ventosa discoidal do lado ventral. Há dois núcleos anteriores, dois axóstilos delgados, oito flagelos em quatro pares e um par de corpos medianos de coloração escura. Os corpos medianos são barras curvas que se assemelham às garras de um martelo. Os cistos são ovoides, medem 8-12 × 7-10 μm e contêm quatro núcleos.

Hospedeiros. Humanos, bovinos, ovinos, caprinos, suínos, equinos, alpacas, cães, gatos, cobaias, chinchilas.

Distribuição geográfica. Cosmopolita.

Patogênese. As infecções em equinos são consideradas não patogênicas.

Sinais clínicos. Não há sinais clínicos associados.

Tratamento e controle. Não são necessários.

Nota. Ainda há controvérsias quanto à classificação de *Giardia* spp. A classificação molecular atual coloca os isolados em oito categorias distintas. Alguns autores dão nomes separados às espécies isoladas de diferentes hospedeiros, embora a especificidade quanto à espécie de muitos isolados ainda não seja conhecida. Dados filogenéticos sugerem que *G. intestinalis* é um complexo composto por muitas espécies que são hospedeiro-específicas.

Para mais detalhes, ver Capítulo 8.

INTESTINO GROSSO

Grandes estrôngilos

Membros do gênero *Strongylus* vivem no intestino grosso de equinos e jumentos e, com *Triodontophorus*, são comumente conhecidos como grandes estrôngilos. Uma vez que os membros desse gênero formam apenas um componente da carga parasitária total do intestino grosso de equinos, os aspectos gerais quanto a sua epidemiologia, tratamento e controle são descritos sob a introdução geral aos pequenos estrôngilos.

O diagnóstico dessas espécies migratórias é difícil durante a fase migratória pré-patente e se baseia no histórico de pastejo e nos sinais clínicos. Em razão do seu período pré-patente longo, a estrongilose clinicamente aparente pode ser associada a nenhuma, ou a baixa contagem de ovos nas fezes. O diagnóstico de espécie ou de gênero, normalmente, não é necessário, mas pode ser realizado por laboratórios especializados com base na morfologia das larvas e dos vermes adultos.

Strongylus edentatus

Sinônimo. *Alfortia edentatus.*

Nome comum. Grandes estrôngilos.

Local de predileção. Intestino grosso.

Filo. Nematoda.

Classe. Secernentea.

Superfamília. Strongyloidea.

Família. Strongylidae.

Subfamília. Strongylinae.

Descrição macroscópica. Vermes robustos de coloração vermelho-escura que são facilmente notados na mucosa intestinal (Figura 10.8). A cápsula bucal bem desenvolvida do parasita adulto é proeminente, bem como a bolsa do macho. Os machos medem 2,3 a 2,8 cm e as fêmeas, 3,3 a 4,4 cm de tamanho. A extremidade cefálica é mais larga do que o restante do corpo.

Descrição microscópica. A diferenciação entre as espécies baseia-se no tamanho e na presença e formato dos dentes na base da cápsula bucal. A cápsula bucal é mais larga anteriormente que na região média e não contém dentes (ver Figura 1.38A). Os ovos de tamanho médio têm polos quase similares e paredes laterais com formato de barril. Eles apresentam casca fina e lisa, medem 78-88 × 48-52 μm e contêm mórula com muitos blastômeros grandes.

Hospedeiros. Equinos, jumentos.

Distribuição geográfica. Cosmopolita.

Patogênese. Na infecção por *S. edentatus*, há alterações macroscópicas no fígado associadas ao início da migração larval, mas elas raramente resultam em sinais clínicos. De maneira similar, a hemorragia e os nódulos preenchidos por líquido que acompanham o desenvolvimento larval posterior nos tecidos subperitoneais raramente resulta em sinais clínicos.

Para detalhes quanto à patogênese da infecção por vermes adultos, ver *S. vulgaris*.

Sinais clínicos. Diarreia, febre, edema, anorexia, depressão e perda de peso.

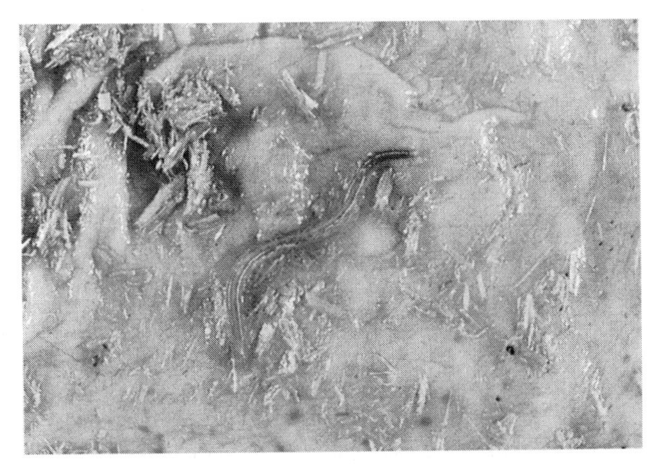

Figura 10.8 *Strongylus edentatus* se alimentando na mucosa do intestino grosso. (Esta figura encontra-se reproduzida em cores no Encarte.)

Patologia. Tratos hemorrágicos podem ser produzidos no parênquima hepático pela migração de larvas e cicatrizes de tecido fibroso no parênquima e na cápsula hepática são encontradas com frequência no exame *post mortem*. As larvas em migração também podem causar hematomas subperitoneais, hemorragia, peritonite e aderências omentais. Na parede do intestino, pode haver a formação de nódulos e focos hemorrágicos.

Strongylus equinus

Nome comum. Grandes estrôngilos.

Local de predileção. Intestino grosso.

Filo. Nematoda.

Classe. Secernentea.

Superfamília. Strongyloidea.

Família. Strongylidae.

Subfamília. Strongylinae.

Descrição macroscópica. Vermes robustos de coloração vermelho-escura que são vistos facilmente na mucosa intestinal. A cápsula bucal bem desenvolvida do parasita adulto é proeminente, assim como a bursa do macho. Os machos medem 2,6 a 3,5 cm e as fêmeas, 3,8 a 4,7 cm de comprimento. A extremidade cefálica não é delimitada do resto do corpo.

Descrição microscópica. A diferenciação entre as espécies baseia-se no tamanho e na presença e formato dos dentes na base da cápsula bucal. A cápsula bucal tem contorno oval e possui coroas lamelares interna e externa. Na sua base há um dente dorsal grande com extremidade bífida e dois dentes subventrais menores (ver Figura 1.38B). A glândula esofágica dorsal se abre dentro da cápsula bucal através de alguns poros situados em uma crista espessada, a goteira dorsal, formada pela parede da cápsula bucal. O macho tem duas espículas delgadas simples. Na fêmea, a vulva encontra-se a 12 a 14 mm a partir da extremidade posterior. Os ovos são similares aos de *S. edentatus* e medem 75-92 × 41-54 μm.

Hospedeiros. Equinos, jumentos.

Distribuição geográfica. Cosmopolita.

Patogênese. Apesar do comportamento invasivo dos estágios larvais do parasita, poucos efeitos patogênicos específicos podem ser atribuídos a eles. Há poucos trabalhos quanto à patogênese das larvas migratórias de *S. equinus*. Para detalhes quanto à patogênese da infecção por vermes adultos, ver *S. vulgaris*.

Sinais clínicos. Diarreia, febre, edema, anorexia, depressão e perda de peso.

Patologia. Tratos hemorrágicos podem ser produzidos no parênquima hepático pela migração de larvas e cicatrizes de tecido fibroso no parênquima e na cápsula hepática são encontradas com frequência no exame *post mortem*. Aderências omentais também podem ser uma sequela da migração larval. Na parede do intestino, pode haver a formação de nódulos e focos hemorrágicos.

Epidemiologia. *Strongylus equinus* é relativamente menos prevalente e abundante que outros membros do gênero.

Strongylus vulgaris

Sinônimo. *Delafondia vulgaris.*

Nome comum. Grandes estrôngilos.

Local de predileção. Intestino grosso.

Filo. Nematoda.

Classe. Secernentea.

Superfamília. Strongyloidea.

Família. Strongylidae.

Subfamília. Strongylinae.

Descrição macroscópica. Vermes robustos de coloração vermelho-escura que são facilmente vistos na mucosa intestinal. A cápsula bucal bem desenvolvida do parasita adulto é tão proeminente quanto a bolsa do macho. Os machos medem 14 a 16 mm e as fêmeas, 20 a 24 mm de tamanho. A extremidade cefálica não é diferenciada do resto do corpo.

Descrição microscópica. A diferenciação entre as espécies baseia-se no tamanho e na presença e formato dos dentes na base da cápsula bucal. A cápsula bucal tem contorno oval e possui dois dentes com formato de orelha na sua base (Figura 1.38C). As extremidades distais dos elementos das coroas lamelares se apresentam como franjas. A glândula esofágica dorsal se abre dentro da cápsula bucal através de alguns poros situados em uma crista espessada, a goteira dorsal, formada pela parede da cápsula bucal. Os ovos de casca fina são similares aos de *S. edentatus* e medem 83-93 × 48-52 μm.

Hospedeiros. Equinos, jumentos.

Distribuição geográfica. Cosmopolita.

Patogênese. *Strongylus vulgaris* atualmente é muito menos comum do que era há 20 a 30 anos em muitos países, mas ainda é o nematódeo parasita mais significativo e patogênico de equinos. As formas larvais causam endoarterite na circulação mesentérica, o que resulta em cólica e infarto tromboembólico do intestino grosso, enquanto os adultos causam anemia e prejuízo ao crescimento. Muitas das informações a respeito de *S. vulgaris* são derivadas de infecção experimental em potros. Algumas semanas após a infecção com muitas centenas de L_3, a síndrome clínica de febre, inapetência e apatia ocorre, algumas vezes acompanhada por cólica. Na necropsia, esses sinais são associados a arterite e trombose dos vasos sanguíneos intestinais, com infarto subsequente e necrose de áreas do intestino. Entretanto, uma síndrome dessa gravidade não é relatada comumente em potros sob condições naturais, provavelmente porque a ingestão de larvas é contínua durante o pastejo; mostrou-se experimentalmente que os potros podem tolerar grandes números de larvas administradas em doses pequenas no decorrer de um período de tempo mais longo. A carga parasitária máxima de adultos normalmente é de 100 a 200 vermes.

A patogênese da infecção por vermes adultos é associada a lesão da mucosa do intestino grosso em razão dos hábitos alimentares do verme e, em algum grau, pela ruptura causada pela emergência dos adultos jovens dentro do intestino após completarem seu ciclo de desenvolvimento larval parasitário. Esses vermes têm cápsulas bucais grandes e se alimentam por meio da ingestão de fragmentos da mucosa conforme eles se movem sobre a superfície do intestino. Embora os vermes pareçam se alimentar inteiramente de material da mucosa, a lesão incidental aos vasos sanguíneos pode causar hemorragia considerável. Úlceras, que resultam dessas lesões, por fim, cicatrizam, deixando cicatrizes redondas pequenas. Os efeitos da infecção por vermes adultos não foram quantificados, porém a lesão macroscópica e a perda subsequente de sangue e líquido tecidual certamente é parcialmente responsável pelo emagrecimento e anemia associados à helmintose intestinal em equinos. Uma vez que *S. vulgaris* tem, aproximadamente, metade do tamanho de *S. edentatus* e de *S. equinus*, as perdas decorrentes da hematofagia podem não ser tão graves.

Sinais clínicos. Anemia, condição corporal e desempenho ruins, graus variados de cólica, claudicação temporária, estase intestinal, raramente ruptura intestinal e morte.

Diagnóstico. Cólica em razão da arterite verminótica pode ser associada a um aumento de volume palpável, doloroso da raiz do mesentério.

Patologia. As lesões resultantes da migração das larvas ocorrem comumente na artéria mesentérica cranial e suas ramificações principais (Figura 10.9), e consistem na formação de trombos provocada pela lesão ao endotélio causada pelas larvas, juntamente com inflamação marcante e espessamento da parede arterial (Figura 10.10). Aneurismas verdadeiros com dilatação e espessamento da parede arterial, embora incomuns, podem ser encontrados, em especial em animais que sofreram infecções repetidas. As lesões arteriais cicatrizam de forma bastante marcante após o tratamento com anti-helmínticos, tais como lactonas macrocíclicas.

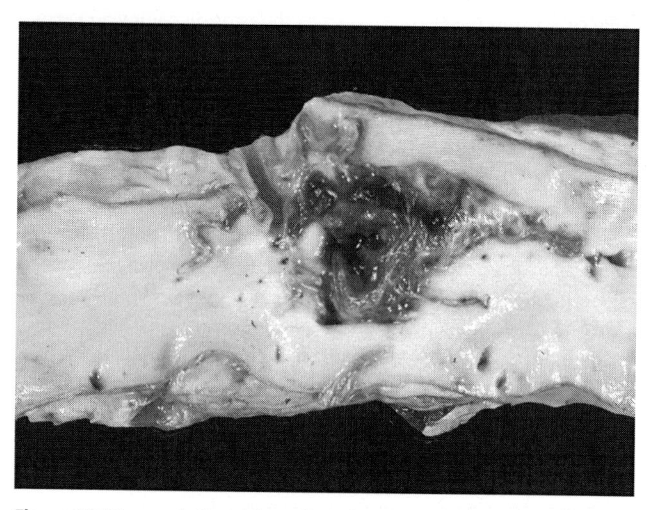

Figura 10.9 Larvas de *Strongylus vulgaris* na artéria mesentérica cranial. (Esta figura encontra-se reproduzida em cores no Encarte.)

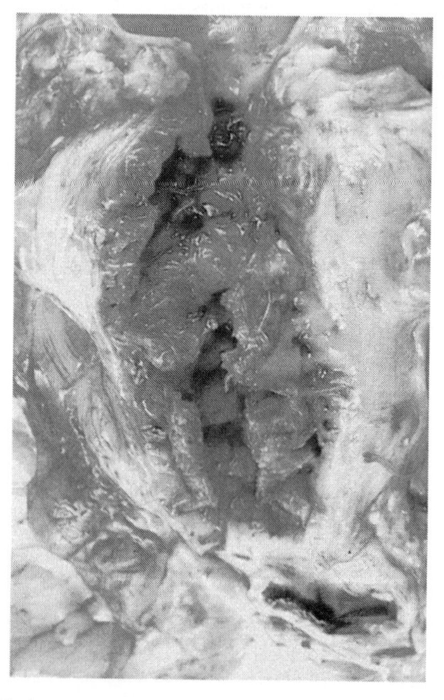

Figura 10.10 Arterite e trombose da artéria mesentérica cranial causada pela infecção por *Strongylus vulgaris*. (Esta figura encontra-se reproduzida em cores no Encarte.)

Triodontophorus

Membros do gênero *Triodontophorus* são grandes estrôngilos não migratórios, encontrados com frequência em grandes números no cólon, e que contribuem para os efeitos deletérios das infecções mistas por estrôngilos.

Patogênese. Assim como outros estrôngilos de equinos, o efeito patogênico desses vermes reside na lesão à mucosa do intestino grosso decorrente dos hábitos de alimentação dos parasitas adultos. A base da cavidade bucal contém dentes pequenos (ver Figura 1.39).

Sinais clínicos. Perda de condição corporal, anemia, fraqueza, diarreia.

Patologia. Vermes se alimentando levam à formação de úlceras no cólon dorsal direito. As úlceras podem ser profundas e hemorrágicas e agregados de vermes podem estar ligados a elas (Figura 10.11).

Triodontophorus brevicauda

Nome comum. Grandes estrôngilos não migratórios.

Local de predileção. Intestino grosso.

Filo. Nematoda.

Classe. Secernentea.

Superfamília. Strongyloidea.

Família. Strongylidae.

Subfamília. Strongylinae.

Descrição macroscópica. Vermes de tamanho médio, variando em tamanho de, aproximadamente, 9 a 25 mm.

Descrição microscópica. A cápsula bucal é subglobular e de parede espessa, com três dentes esofágicos grandes compostos por duas placas que são lisas, exceto por três elevações em cada, e que protraem para dentro da cápsula bucal. A borda anterior da cápsula bucal é espessada anteriormente e circundada por seis estruturas semelhantes a lâminas. As papilas submedianas são curtas, largas e cônicas. A coroa lamelar externa consiste em muitos elementos delgados oriundos do colar bucal, com quantidade de elementos igual à da coroa lamelar interna. Nas fêmeas, a vulva é próxima ao ânus e a cauda é muito curta. Os ovos grandes e lisos são ovoides, com polos quase similares e paredes laterais em formato de barril, e contêm mórula com blastômeros muito escuros. Eles medem 130-140 × 55-65 μm.

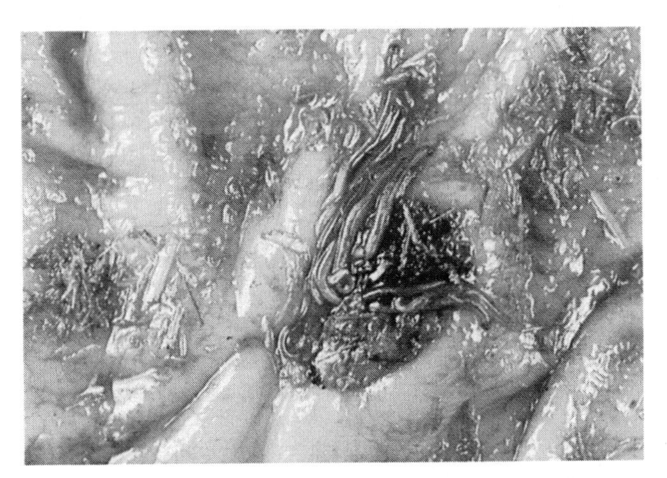

Figura 10.11 *Triodontophorus tenuicollis* adultos se alimentando ao redor da periferia de uma úlcera no cólon ventral. (Esta figura encontra-se reproduzida em cores no Encarte.)

Hospedeiros. Equinos, jumentos.

Distribuição. Cosmopolita.

Triodontophorus minor

Nome comum. Grandes estrôngilos não migratórios.

Local de predileção. Intestino grosso.

Filo. Nematoda.

Classe. Secernentea.

Superfamília. Strongyloidea.

Família. Strongylidae.

Subfamília. Strongylinae.

Descrição macroscópica. Vermes de tamanho médio, variando em comprimento de, aproximadamente, 9 a 15 mm.

Descrição microscópica. A cápsula bucal é subglobular e de parede espessa, com três dentes esofágicos grandes compostos por duas placas que são fortemente serreadas e protraem para dentro da cápsula bucal. A borda anterior da cápsula bucal é espessada anteriormente e circundada por seis estruturas semelhantes a lâminas. A cutícula é fortemente serreada na região cervical. A coroa lamelar externa consiste em 44 a 50 elementos delgados oriundos do colar bucal, com número igual de elementos ao da coroa lamelar interna. Nas fêmeas, a vulva é próxima ao ânus e a cauda é curta. Os ovos são similares àqueles de *T. brevicauda*.

Hospedeiros. Equinos, jumentos.

Distribuição. Cosmopolita.

Triodontophorus nipponicus

Nome comum. Grandes estrôngilos não migratórios.

Local de predileção. Intestino grosso.

Filo. Nematoda.

Classe. Secernentea.

Superfamília. Strongyloidea.

Família. Strongylidae.

Subfamília. Strongylinae.

Descrição macroscópica. Vermes de tamanho médio, variando em tamanho de, aproximadamente, 9 a 15 mm.

Descrição microscópica. A cápsula bucal é subglobular e de parede espessa, com três dentes esofágicos grandes compostos por duas placas fortemente serrilhadas, com três grandes distribuições de dentículos, e protraem para dentro da cápsula bucal. A borda anterior da cápsula bucal é espessada anteriormente e circundada por seis estruturas semelhantes a lâminas. A cutícula é fortemente serreada na região cervical. A coroa lamelar externa consiste em 56 a 69 elementos delgados oriundos do colar bucal, com número igual de elementos ao da coroa lamelar interna. Nas fêmeas, a vulva é próxima ao ânus e a cauda é curta. Os ovos são similares àqueles de *T. brevicauda*.

Hospedeiros. Equinos, jumentos.

Distribuição. Cosmopolita.

Triodontophorus serratus

Nome comum. Grandes estrôngilos não migratórios.

Local de predileção. Intestino grosso.

Filo. Nematoda.

Classe. Secernentea.

Superfamília. Strongyloidea.

Família. Strongylidae.

Subfamília. Strongylinae.

Descrição microscópica. A cápsula bucal é subglobular e de parede espessa, com três dentes esofágicos grandes compostos por duas placas que protraem para dentro da cápsula bucal. A borda anterior da cápsula bucal é espessada anteriormente e circundada por seis estruturas semelhantes a lâminas. O colar bucal se apresenta como um tubo arredondado inflado ao redor da boca. A coroa lamelar externa consiste em muitos elementos delgados oriundos do colar bucal, com igual quantidade de elementos da coroa lamelar interna. Nas fêmeas, a vulva é próxima ao ânus e a cauda é longa. Os ovos são similares àqueles de *T. brevicauda*.

Hospedeiros. Equinos, jumentos.

Distribuição. Cosmopolita.

Triodontophorus tenuicollis

Nome comum. Grandes estrôngilos não migratórios.

Local de predileção. Intestino grosso.

Filo. Nematoda.

Classe. Secernentea.

Superfamília. Strongyloidea.

Família. Strongylidae.

Subfamília. Strongylinae.

Descrição microscópica. A cápsula bucal é subglobular e de parede espessa, com três dentes esofágicos grandes compostos por duas placas que são finamente serrilhadas e que protraem para dentro da cápsula bucal. A borda anterior da cápsula bucal é espessada anteriormente e circundada por seis estruturas semelhantes a lâminas. A cutícula é fortemente serrilhada na região cervical. A coroa lamelar externa consiste em muitos elementos delgados oriundos do colar bucal, com igual quantidade de elementos da coroa lamelar interna. Nas fêmeas, a vulva é próxima ao ânus. Os ovos são similares àqueles de *T. brevicauda*.

Hospedeiros. Equinos, jumentos.

Ciclo evolutivo. Como de *T. brevicauda*.

Distribuição. Cosmopolita.

Ciatostomíneos (pequenos estrôngilos)

O grupo dos 'pequenos estrôngilos' compreende mais de 40 espécies, popularmente conhecidos como triconemas, ciatóstomos ou ciatostomíneos. Quinze espécies de pequenos estrôngilos estão presentes comumente em grandes números em equinos. Durante vários anos houve muita confusão sobre a classificação deste grupo de parasitas; em uma nova revisão propôs-se que o gênero *Trichonema* fosse excluído e substituído por quatro gêneros principais, a saber, *Cyathostomum, Cylicocyclus, Cylicodontophorus* e *Cylicostephanus*, sendo estes coletivamente denominados como ciatóstomos ou, mais recentemente, ciatostomíneos. Descrições mais detalhadas das espécies individuais dentro desse gênero, como listado na Tabela 10.1, estão presentes no Capítulo 1. Outros gêneros de significado desconhecido incluídos nesse grupo são *Poteriostomum, Craterostomum* e *Oesophagodontus*.

Tabela 10.1 Espécies de ciatostomíneos dos gêneros *Cyathostomum, Cylicocyclus, Cylicodontophorus* e *Cylicostephanus*.

Cyathostomum	*Cylicocyclus*	*Cylicodontophorus*	*Cylicostephanus*
alveatum	*adersi*	*bicoronatus*	*asymetricus*
catinatum	*auriculatus*	*euproctus*	*bidentatus*
coronatum	*brevicapsulatus*	*mettami*	*calicatus*
labiatum	*elongatus*		*goldi*
labratum	*insigne*		*hybridus*
montgomeryi	*largocapsulatus*		*longibursatus*
pateratum	*leptostomus*		*minutus*
saginatum	*maturmurai*		*ornatos*
tetracanthrum	*nassatus*		*poculatus*
	radiatus		*skrjabini*
	tiramosus		
	ultrajectinus		

Uma vez que a maioria das espécies envolvidas é similar, tanto morfologicamente quanto em termos de comportamento, elas serão referidas neste texto como ciatostomíneos ou 'pequenos estrôngilos'.

Patogênese e sinais clínicos. Os pequenos estrôngilos são extremamente prevalentes, e cavalos a pasto normalmente carreiam cargas mistas de grandes e pequenos estrôngilos. Os principais sinais clínicos associados às infecções intensas em animais com até 2 a 3 anos de idade são retardo no desenvolvimento, anemia e, algumas vezes, diarreia. Sinais clínicos marcantes são menos comuns em animais mais velhos, embora o desempenho geral possa ser prejudicado. Em países de clima temperado, foi relatada em cavalos e pôneis uma síndrome aguda de enterite catarral e/ou hemorrágica que ocorre na primavera, e que cursa com diarreia grave, levando a emaciação e, em alguns casos, a morte; isso é associado à emergência em massa de L_4 de ciatóstomos da mucosa e submucosa intestinal. Esse quadro pode ter similaridades etiológicas e epidemiológicas com a ostertagiose do tipo II em bovinos jovens e é frequentemente conhecida como ciatostomíase larval aguda.

Diagnóstico. O diagnóstico se baseia no histórico de pastejo e sinais clínicos de perda de condição corporal e anemia. Embora o achado no exame de fezes de ovos de formato oval e de casca fina, típicos de estrôngilos, possa ser um recurso útil para o diagnóstico, é importante lembrar que cargas parasitárias substanciais podem ser associadas a contagens de ovos nas fezes de apenas algumas poucas centenas de ovos por grama (opg), em razão da baixa fecundidade dos vermes adultos, do longo período pré-patente ou da presença de muitos parasitas imaturos. Com frequência, a maioria dos ovos eliminados nas fezes de equinos a pasto serão de Cyathostominae (pequenos estrôngilos), uma vez que, em geral, eles estão presentes em maior número que os Strongylinae (grandes estrôngilos). No exame *post mortem*, pode ser possível visualizar as larvas L_4 na mucosa intestinal usando a técnica de iluminação transmural (Figura 10.12). Em algumas ocasiões, quando infecções intensas por ciatóstomíneos na primavera causarem diarreia grave, milhares de L_4 de ciatóstomos de coloração vermelho-vivo, aparentemente incapazes de se estabelecerem, podem estar presentes nas fezes (Figura 10.13).

Patologia. O desenvolvimento das larvas dos parasitas da maioria das espécies ocorre completamente na mucosa do ceco e do cólon, mas algumas penetram na camada muscular e se desenvolvem na submucosa. A entrada das larvas de ciatóstomas (Figura 10.14) no lúmen das glândulas tubulares, em geral, promove uma resposta inflamatória associada a hipertrofia marcante das células caliciformes. A emergência das L_4 de coloração vermelho-vivo para dentro do lúmen do intestino parece estar associada a infiltração maciça de

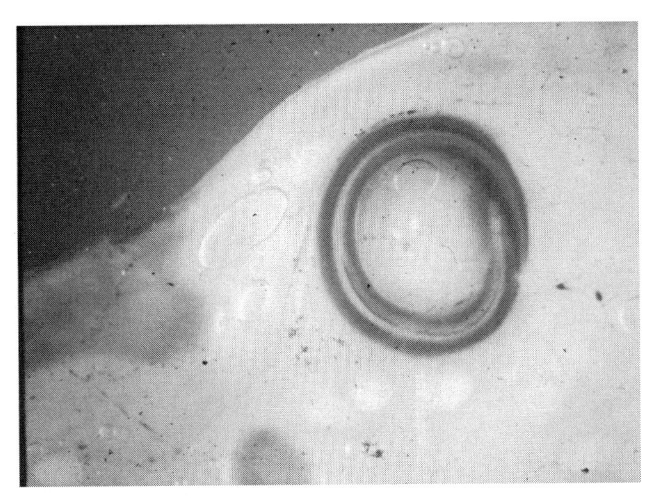

Figura 10.12 Larva de ciatostomíneo na mucosa do ceco visualizada pela técnica de iluminação transmural. (Esta figura encontra-se reproduzida em cores no Encarte.)

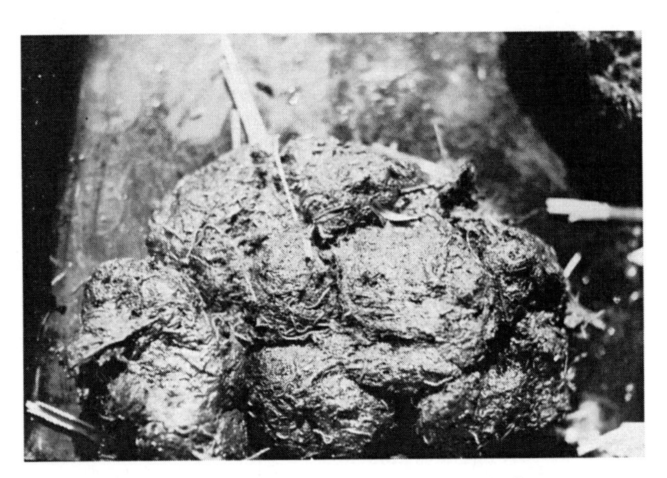

Figura 10.13 Pequenos estrôngilos nas fezes frescas. (Esta figura encontra-se reproduzida em cores no Encarte.)

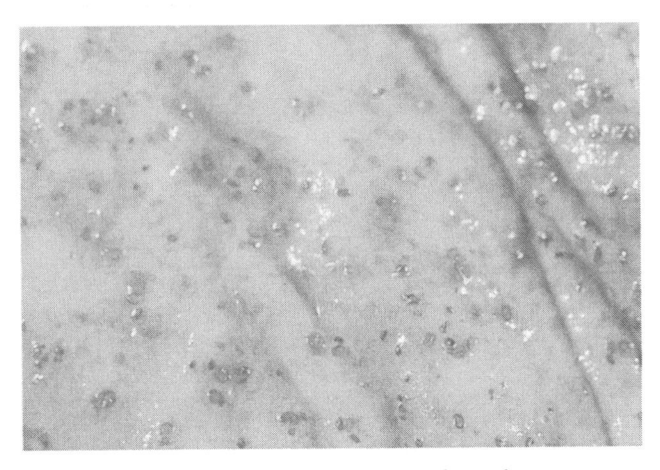

Figura 10.14 Larvas de pequenos estrôngilos em desenvolvimento na mucosa do ceco. (Esta figura encontra-se reproduzida em cores no Encarte.)

eosinófilos na mucosa do intestino. Muitos milhares de L_4 podem estar presentes, mas seu significado patogênico tem sido pouco estudado. Há, entretanto, relatos de infecções naturais intensas por vermes adultos e larvas, associadas a enterite catarral e hemorrágica, com espessamento e edema da mucosa, em especial em animais de 6 meses a 3 anos de idade.

Os parasitas maduros estão, com frequência, presentes em grandes números no lúmen do intestino grosso; durante a alimentação, essas espécies com cápsula bucal pequena apreendem apenas o epitélio glandular, enquanto espécies grandes podem lesionar camadas mais profundas da mucosa. Embora a erosão causada por parasitas individuais possa ser branda, quando números grandes estão presentes, pode ocorrer enterite descamativa.

Epidemiologia. A estrongilose é, com maior frequência, um problema em cavalos jovens criados em pastos permanentes de equinos, embora casos de doença grave possam ocorrer em animais adultos mantidos em piquetes no subúrbio e submetidos a superlotação e a manejo ruim. Embora as necessidades das larvas pré-parasitárias de estrôngilos de equinos sejam similares àquelas dos tricostrôngilos de ruminantes, equinos adultos, diferentemente dos bovinos, podem carrear cargas parasitárias substanciais e, portanto, apresentarem influência considerável na epidemiologia da infecção. Assim, há duas fontes de infecção durante a estação de pastejo em regiões de clima temperado: a primeira são as larvas infectantes que se desenvolvem durante a estação de pastejo anterior, e que sobreviveram ao inverno no pasto; a segunda e, provavelmente, a mais importante fonte de larvas infectantes são os ovos eliminados nas fezes de equinos na estação de pastejo atual, incluindo éguas lactantes, que dividem a mesma área de pastejo. Os níveis de larvas no pasto aumentam de maneira marcante durante os meses de verão, quando as condições ambientais são ótimas para o desenvolvimento rápido de ovos até L_3, e podem levar ao acúmulo de infecções maciças no outono.

Atualmente, há poucas evidências de que ocorra aumento consistente na eliminação de ovos nas fezes por éguas no período periparto em razão do comprometimento da imunidade, uma vez que o aumento na contagem de ovos na primavera ocorre tanto em animais que estão quanto naqueles que não estão em reprodução e, com frequência, não está relacionado ao parto.

Há cada vez mais evidências de que muitas L_3 de ciatostomíneos ingeridas durante o outono apresentam um grau de hipobiose e permanecem na mucosa do intestino grosso até a primavera seguinte. A emergência em massa dessas larvas resulta nos sinais clínicos graves descritos anteriormente.

Tratamento. O tratamento da estrongilose clínica não deve ser necessário se as medidas profiláticas forem adequadas. Muitos anti-helmínticos de amplo espectro, incluindo os benzimidazóis, o pirantel e as avermectinas/milbemicinas (lactonas macrocíclicas) são efetivos na remoção de larvas e adultos de estrôngilos que vivem no lúmen e são, em geral, comercializados como preparações orais ou para adição nos alimentos. As lactonas macrocíclicas têm a vantagem adicional de atividade contra as larvas de moscas-do-berne de equinos (*Gasterophilus* spp.) que se desenvolvem no estômago. Alguns benzimidazóis e lactonas macrocíclicas modernos também são eficientes tanto contra larvas de ciatóstoma em desenvolvimento na parede do intestino quanto contra alguns estágios migratórios de larvas de grandes estrôngilos.

Controle. Uma vez que equinos de qualquer idade podem se tornar infectados e excretar ovos, todos os animais a pasto com mais de 2 meses de idade devem ser tratados a cada 4 a 8 semanas com anti-helmínticos de amplo espectro efetivos. Esse regime também irá controlar as infecções por outros parasitas intestinais tais como *Parascaris equorum* e *Oxyuris equi*. Qualquer novo animal que se junte ao grupo tratado deve receber um anti-helmíntico e deve ser isolado por 48 a 72 h antes de ser introduzido. Se possível, o sistema de rotação de piquetes deve ser adotado, de maneira que éguas lactantes e seus potros não pastem na mesma área em anos sucessivos. Evitar a superlotação.

Se os equinos forem estabulados no inverno, o tratamento nesse momento com um anti-helmíntico efetivo contra larvas de ciatostomíneos irá reduzir o risco de doença em razão da emergência em massa de larvas na primavera.

Há evidências de que algumas espécies de ciatostomíneos estão se tornando resistentes aos compostos benzimidazólicos, ao pirantel e à piperazina, e para evitar isso, sugere-se que eles devem ser usados estrategicamente, de maneira alternada com anti-helmínticos não relacionados quimicamente, anualmente ou a cada 6 meses. Amostras de fezes dos grupos de equinos devem ser examinadas a intervalos regulares para monitorar a eficácia dos fármacos. Quimioterapia seletiva, direcionada àqueles equinos com altas contagens de ovos nas fezes, deve reduzir o uso geral de anti-helmínticos e pode diminuir a pressão de seleção para o desenvolvimento de vermes resistentes.

A introdução de técnicas de manejo de pastagens pode ser viável em algumas propriedades, tais como limpeza do pasto 2 vezes/semana (aspiração ou varredura) ou pastejo alternado com ruminantes.

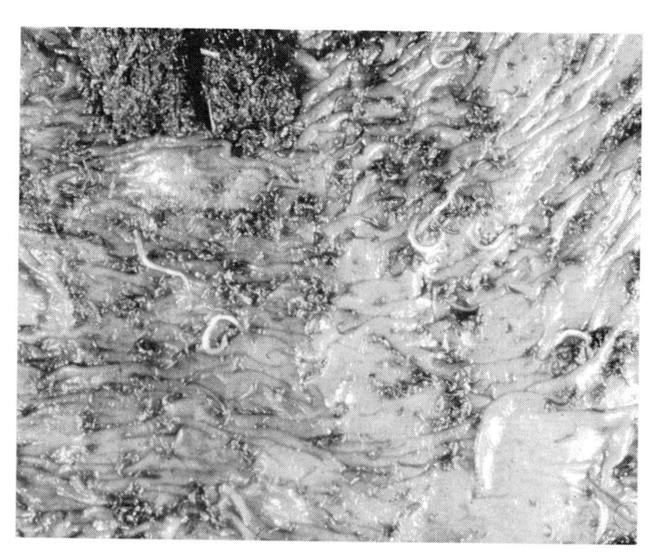

Figura 10.16 Infecção mista por *Oxyuris equi* adultos (branco) e pequenos estrôngilos no cólon. (Esta figura encontra-se reproduzida em cores no Encarte.)

Cyathostomum spp.

Sinônimo. *Trichonema* spp.

Nomes comuns. Pequenos estrôngilos, ciatostomíneos, ciatóstoma, triconemas.

Local de predileção. Intestino grosso.

Filo. Nematoda.

Classe. Secernentea.

Superfamília. Strongyloidea.

Família. Strongylidae.

Subfamília. Cyathostominae.

Descrição macroscópica. Pequenos nematódeos (5 a 12 mm de comprimento) que apresentam bolsa, cuja coloração varia de branco a vermelho-escuro, sendo a maior parte deles visível à inspeção cuidadosa da mucosa ou do conteúdo de intestino grosso (Figuras 10.15 e 10.16).

Descrição microscópica. A cápsula bucal curta é bem desenvolvida e cilíndrica, sem dentes, e a diferenciação entre as espécies se baseia nas características da cápsula bucal, e nas coroas lamelares externa e interna. *Cyathostomum* tem colar oral relativamente alto, com papilas cefálicas não muito proeminentes. A cápsula bucal é mais larga do que profunda, e não apresenta sulco dorsal. Os elementos da coroa lamelar externa são maiores, mais largos e em menor quantidade do que os elementos da coroa lamelar interna. A coroa lamelar interna situa-se profundamente na cápsula bucal e contém suportes extraquitinosos esclerotizados sobre ou próximo à borda anterior da cápsula bucal (ver Figura 1.45A). O raio dorsal da bolsa do macho se divide, originando os raios externodorsais e as espículas são filiformes, com comprimentos iguais e extremidades em formato de picareta. Na fêmea, a vulva situa-se próximo ao ânus. A cauda pode ser reta ou curvada dorsalmente, com uma protuberância ventral, anterior à vulva. Os ovos têm tamanho médio, são elipses longas e medem 100-110 × 40-45 μm. As cascas são lisas e finas, com polos quase similares e paredes laterais paralelas e contêm uma mórula com vários blastômeros grandes. Não é possível distinguir entre os ovos das diferentes espécies de ciatostomíneos.

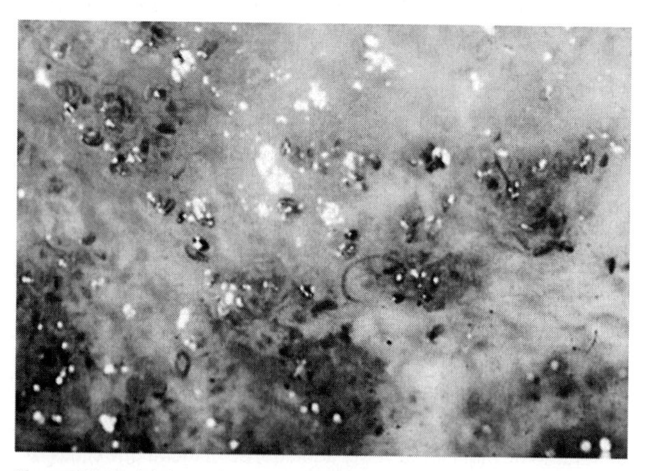

Figura 10.15 Adultos e larvas de pequenos estrôngilos na mucosa do intestino grosso. (Esta figura encontra-se reproduzida em cores no Encarte.)

Hospedeiros. Equinos, jumentos.

Distribuição geográfica. Ver Tabela 10.2.

Cylicocyclus spp.

Sinônimo. *Trichonema* spp.

Nomes comuns. Pequenos estrôngilos, ciatostomíneos, ciatóstoma, triconemas.

Local de predileção. Intestino grosso.

Filo. Nematoda.

Classe. Secernentea.

Superfamília. Strongyloidea.

Tabela 10.2 Distribuição geográfica de *Cyathostomum* spp.

Espécie	Distribuição	Comentários
C. alveatum	África, Ásia, Europa	Raro
C. catinatum	Cosmopolita	Muito comum
C. coronatum	Cosmopolita	Comum
C. labiatum	Cosmopolita	Comum
C. labratum	Cosmopolita	Comum
C. montgomeryi	África	Raro. Em zebras, equinos e mulas
C. pateratum	Cosmopolita	Comum
C. saginatum	Europa, Ásia	Raro
C. tetracanthrum	Cosmopolita	Raro

Família. Strongylidae.

Subfamília. Cyathostominae.

Descrição macroscópica. Nematódeos de tamanho pequeno a médio (10 a 25 mm de comprimento) que apresentam bolsa, cuja coloração varia de branco a vermelho-escuro, sendo a maior parte deles visível à inspeção cuidadosa da mucosa ou do conteúdo de intestino grosso.

Descrição microscópica. A cápsula bucal curta é bem desenvolvida e cilíndrica, sem dentes, e a diferenciação entre as espécies se baseia nas características da cápsula bucal e nas coroas lamelares externa e interna. *Cylicocyclus* apresenta um grande colar bucal, com papilas laterais largas. Os elementos da coroa lamelar externa são maiores, em menor quantidade e mais largos do que da coroa lamelar interna, sendo o último curto com bastonetes finos sobre ou próximo à borda anterior da cápsula bucal. A cápsula bucal é curta, mais larga do que profunda, com paredes que se afinam anteriormente e com um espessamento em formato de argola ao redor da borda posterior. Em geral, não há sulco dorsal na cápsula bucal (ver Figura 1.45B). O raio dorsal da bolsa do macho se divide, originando os raios externodorsais e as espículas são filiformes, com comprimentos iguais e extremidades em formato de picareta. Na fêmea, a vulva situa-se próximo ao ânus e, em geral, a cauda é reta, mas pode ser ligeiramente curvada no sentido dorsal.

Hospedeiros. Equinos, jumentos.

Distribuição geográfica. Ver Tabela 10.3.

Cylicodontophorus spp.

Sinônimo. *Schultzitrichonema.*

Nomes comuns. Pequenos estrôngilos, ciatostomíneos, ciatóstoma, triconemas.

Local de predileção. Intestino grosso.

Filo. Nematoda.

Classe. Secernentea.

Superfamília. Strongyloidea.

Família. Strongylidae.

Subfamília. Cyathostominae.

Descrição macroscópica. Nematódeos de tamanho pequeno (7 a 14 mm de comprimento) que apresentam bolsa, cuja coloração varia de branco a vermelho-escuro, sendo a maior parte deles visível à inspeção cuidadosa da mucosa ou do conteúdo de intestino grosso.

Tabela 10.3 Distribuição geográfica de *Cylicocyclus* spp.

Espécie	Distribuição	Comentários
C. adersi	África, Ásia	Raro
C. auriculatus	África, Ásia, América	Raro
C. brevicapsulatus	África, Ásia, Europa, América do Norte	Muito raro
C. elongatus	Cosmopolita	Comum
C. insigne	Cosmopolita	Muito comum
C. largocapsulatus	Ásia	Muito raro
C. leptostomus	África, Ásia, Europa, América do Norte	Comum
C. maturmurai	Ásia	Muito raro
C. nassatus	Cosmopolita	Muito comum
C. radiatus	Cosmopolita	Raro
C. tiramosus	África, Ásia, Europa, América do Norte	Raro
C. ultrajectinus	Cosmopolita	Comum

Descrição microscópica. A cápsula bucal curta é bem desenvolvida e cilíndrica, sem dentes, e a diferenciação entre as espécies se baseia nas características da cápsula bucal e nas coroas lamelares externa e interna. *Cylicodontophorus* apresenta grande colar bucal, com papilas laterais imperceptíveis e papilas submedianas curtas e cônicas. A cápsula bucal é curta, com parede espessa, com espessura quase uniforme, e mais larga que profunda. Os elementos da coroa lamelar interna são mais longos, mais largos e menos numerosos do que os elementos da coroa lamelar externa e estão inseridos próximo à margem anterior da cápsula bucal (Figura 1.45C). O raio dorsal da bolsa do macho se divide apenas no ramo proximal, e as espículas são filiformes, de comprimentos iguais, com extremidades em formato de gancho. Na fêmea, a cauda é curta, com extremidades afiladas e uma protuberância ventral proeminente pode estar presente anterior à vulva.

Hospedeiros. Equinos, jumentos.

Distribuição geográfica. Ver Tabela 10.4.

Cylicostephanus spp.

Sinônimo. *Schultzitrichonema, Petrovinema.*

Nomes comuns. Pequenos estrôngilos, ciatostomíneos, ciatóstoma.

Local de predileção. Intestino grosso.

Filo. Nematoda.

Classe. Secernentea.

Superfamília. Strongyloidea.

Família. Strongylidae.

Subfamília. Cyathostominae.

Descrição macroscópica. Nematódeos de tamanho pequeno (4 a 10 mm de comprimento) que apresentam bolsa, cuja coloração varia de branco a vermelho-escuro, sendo a maior parte deles visível à inspeção cuidadosa da mucosa ou do conteúdo de intestino grosso.

Descrição microscópica. A cápsula bucal curta é bem desenvolvida e cilíndrica, sem dentes, e a diferenciação entre as espécies se baseia nas características da cápsula bucal e nas coroas lamelares externa e interna. *Cylicostephanus* apresenta um colar bucal achatado, com papilas laterais imperceptíveis e papilas submedianas proeminentes. A cápsula bucal é ligeiramente estreita na parte anterior, com parede de espessura variável e com sulco dorsal. Os elementos da coroa lamelar externa são mais longos, mais largos e menos numerosos do que os elementos da coroa lamelar interna, os quais são pequenos bastonetes finos próximos à borda anterior da cápsula bucal (ver Figura 1.45D). O raio dorsal da bolsa do macho se divide apenas no ramo proximal, e as espículas são filiformes, de comprimentos iguais, com extremidades em formato de gancho. Na fêmea, a vulva é próxima ao ânus e a cauda normalmente é reta.

Hospedeiros. Equinos, jumentos.

Distribuição geográfica. Ver Tabela 10.5.

Tabela 10.4 Distribuição geográfica de *Cylicodontophorus* spp.

Espécie	Distribuição	Comentários
C. bicoronatus	Cosmopolita	Comum
C. euproctus	Cosmopolita	Raro
C. mettami	África, Europa, Ásia	Muito raro

Tabela 10.5 Distribuição geográfica de *Cylicostephanus* spp.

Espécie	Distribuição	Comentários
C. asymetricus	África, Ásia, Europa, América do Norte	Muito raro
C. bidentatus	Europa, América do Norte	Muito raro
C. calicatus	Cosmopolita	Muito comum
C. goldi	Cosmopolita	Comum
C. hybridus	Ásia, Europa	Raro
C. longibursatus	Cosmopolita	Muito comum
C. minutus	Cosmopolita	Muito comum
C. ornatus	Ásia, Europa	Raro
C. poculatus	Cosmopolita	Raro
C. skrjabini	Ásia	Raro

Poteriostomum imparidentatum

Nome comum. Grandes estrôngilos não migratórios.

Local de predileção. Intestino grosso.

Filo. Nematoda.

Classe. Secernentea.

Superfamília. Strongyloidea.

Família. Strongylidae.

Subfamília. Cyathostominae.

Descrição macroscópica. Os machos medem 9 a 14 mm e as fêmeas, 13 a 21 mm de comprimento.

Descrição microscópica. Este gênero está estreitamente relacionado ao gênero *Cylicodontophorus*. Os dois gêneros são facilmente diferenciados com base nas características da cápsula bucal, em especial no ponto de inserção das coroas lamelares internas, e nas características dos raios dorsais. Em *P. imparidentatum*, os seis elementos da coroa lamelar interna são muito mais longos do que em outras espécies.

Hospedeiros. Equinos, jumentos.

Distribuição geográfica. Cosmopolita.

Poteriostomum ratzii

Nome comum. Grandes estrôngilos não migratórios.

Local de predileção. Intestino grosso.

Filo. Nematoda.

Classe. Secernentea.

Superfamília. Strongyloidea.

Família. Strongylidae.

Subfamília. Cyathostominae.

Descrição macroscópica. Os machos medem 9 a 14 mm e as fêmeas, 13 a 21 mm de comprimento.

Descrição microscópica. Este gênero está estreitamente relacionado ao gênero *Cylicodontophorus*. Os dois gêneros são facilmente diferenciados com base nas características da cápsula bucal, em especial no ponto de inserção das coroas lamelares internas, e nas características do raio dorsal. Em *P. ratzii*, todos os elementos da coroa lamelar interna têm comprimentos iguais.

Hospedeiros. Equinos, jumentos.

Distribuição geográfica. Cosmopolita.

Craterostomum acuticaudatum

Sinônimos. *Cylicostomum acuticaudatum*, *Cylicostomum mucronatum*, *Craterostomum mucronatum*.

Local de predileção. Intestino grosso.

Filo. Nematoda.

Classe. Secernentea.

Superfamília. Strongyloidea.

Família. Strongylidae.

Subfamília. Cyathostominae.

Descrição macroscópica. Vermes pequenos, que medem 6 a 11 mm de comprimento.

Descrição microscópica. A cápsula bucal apresenta maior diâmetro no meio, com a parede espessada atrás da margem anterior. O sulco dorsal é muito desenvolvido. Há um funil esofágico raso, com três dentes triangulares pequenos que não se projetam para a cavidade bucal. Os elementos da coroa lamelar externa são grandes e transparentes e menos numerosos do que os elementos curtos e largos da coroa lamelar interna, que circundam a borda anterior da cápsula bucal. Papilas submedianas se prolongam além do colar bucal achatado. Na fêmea, a cauda é longa e pontuda e a vulva é relativamente distante do ânus.

Hospedeiros. Equinos, jumentos.

Distribuição geográfica. África, Ásia, Europa.

Craterostomum tenuicauda

Local de predileção. Intestino grosso.

Filo. Nematoda.

Classe. Secernentea.

Superfamília. Strongyloidea.

Família. Strongylidae.

Subfamília. Cyathostominae.

Descrição macroscópica. Vermes pequenos, que medem 6 a 10 mm de comprimento.

Descrição microscópica. A cápsula bucal apresenta maior diâmetro no meio, com a parede espessada atrás da margem anterior. O sulco dorsal é muito desenvolvido. Há um funil esofágico raso, com três dentes triangulares pequenos que não se projetam para a cavidade bucal. Os elementos da coroa lamelar externa (nove) são grandes e transparentes e menos numerosos do que os elementos curtos e largos da coroa lamelar interna (18), que circundam a borda anterior da cápsula bucal. Papilas submedianas não são serrilhadas e se prolongam além do colar bucal achatado. Na fêmea, a cauda é curta e pontuda e a vulva é relativamente distante do ânus.

Hospedeiros. Equinos, zebras.

Distribuição geográfica. África, Ásia.

Patogênese. Não é relatada.

Oesophagodontus robustus

Local de predileção. Intestino grosso.

Filo. Nematoda.

Classe. Secernentea.

Superfamília. Strongyloidea.

Família. Strongylidae.

Subfamília. Cyathostominae.

Descrição macroscópica. Os vermes machos medem 15 a 18 mm e as fêmeas, 19 a 24 mm de tamanho. Há ligeira constrição entre a extremidade anterior e o restante do corpo.

Descrição microscópica. A cápsula bucal tem formato semelhante a funil, com um anel espesso circundando sua borda posterior. O funil esofágico possui três dentes semelhantes a lanceta, os quais não se projetam na cápsula bucal. Não há sulco dorsal.

Hospedeiros. Equinos, jumentos.

Distribuição geográfica. Cosmopolita.

Oxyuris equi

Nomes comuns. Oxiúro equino, cauda de rato.

Locais de predileção. Ceco, cólon e reto.

Filo. Nematoda.

Classe. Secernentea.

Superfamília. Oxyuroidea.

Descrição macroscópica. As fêmeas adultas são grandes, de coloração branco-acinzentada, opacas com cauda muito longa e afunilada que pode chegar a 10 a 15 cm de comprimento, enquanto os machos adultos, em geral, têm menos do que 1,2 cm de comprimento (ver Figura 10.16). As L_4 de *Oxyuris equi* têm 5 a 10 mm de comprimento, têm cauda longa e afunilada e, com frequência, são ligadas oralmente à mucosa intestinal.

Descrição microscópica. Há um bulbo esofágico duplo (ver Figura 1.57) e os machos, muito pequenos, possuem um par de asas caudais e uma única espícula em formato de alfinete. Na fêmea, a vulva situa-se na parte anterior. Os ovos de *Oxyuris equi* são ovoides, amarelados, de casca grossa, lisos e ligeiramente achatados em um lado, com cobertura do opérculo transparente mucoide na extremidade (ver Figura 4.4). Os ovos medem 80-95 × 40-45 μm e contêm uma mórula em estágio avançado ou larva de primeiro estágio quando eliminados nas fezes.

Hospedeiros. Equinos, jumentos.

Distribuição geográfica. Cosmopolita.

Patogênese. A maioria dos efeitos patogênicos de *O. equi* no intestino decorre dos hábitos alimentares das L_4, o que resulta em pequenas erosões na mucosa; em infestações maciças, elas podem ser disseminadas e acompanhadas por resposta inflamatória. Normalmente, o efeito mais importante é a irritação perineal e o prurido anal causado pelas fêmeas adultas durante a oviposição e as massas de ovos adesivas. O pelame opaco resultante e a perda de pelos conforme o equino esfrega sua cauda contra objetos sólidos para aliviar o prurido é conhecido como 'cauda de rato'.

Sinais clínicos. A presença de parasitas no intestino raramente causa qualquer sinal clínico. Entretanto, o prurido intenso ao redor do ânus leva o animal a coçar em objetos sólidos disponíveis, o que resulta em quebra de pelos, regiões alopécicas e inflamação, escarificação e perda de pelos na pele sobre a garupa e base da cauda. O prurido intenso, com frequência, leva a inquietação e prejuízo à alimentação, causando alguma perda de condição corporal.

Diagnóstico. Baseia-se nos sinais de prurido anal e esfregar da cauda e nos achados de massas de ovos de coloração amarelo-acinzentada na pele da região perineal (Figura 10.17). As fêmeas grandes, brancas, de cauda longa, com frequência são vistas nas fezes (Figura 10.18), tendo sido desalojadas enquanto realizavam oviposição. Os ovos de *Oxyuris equi* raramente são encontrados no exame de fezes de amostras coletadas do reto, mas podem ser observados no material do períneo ou no material fecal coletado do solo. A condição precisa ser diferenciada de sarna.

Patologia. Erosões pequenas podem ocorrer na mucosa de animais pesadamente infestados acompanhados por resposta inflamatória celular mista.

Epidemiologia. Embora o estágio infectante possa ser alcançado na pele, com maior frequência flocos de material que contém os ovos são dispersos no ambiente pelo fato de o animal se coçar nas instalações da baia, mourões de cercas e outros objetos sólidos. Infestações intensas podem se desenvolver em equinos em estábulos infectados e parece haver pouca imunidade à reinfecção.

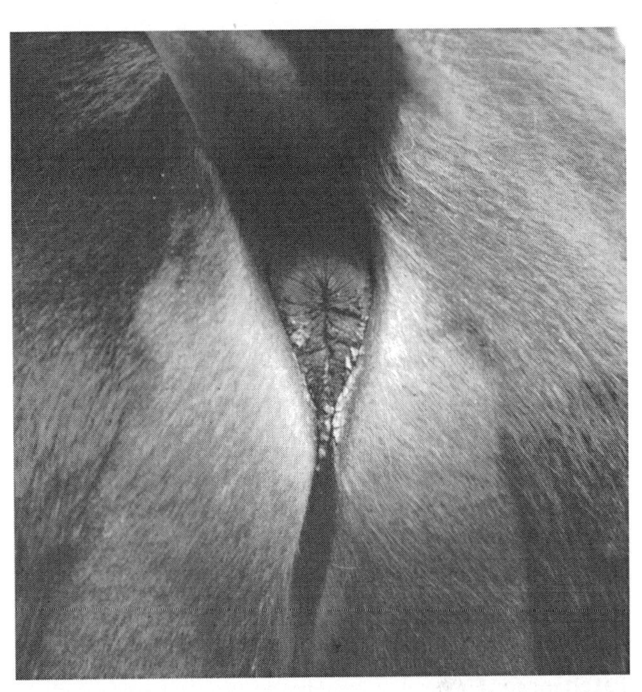

Figura 10.17 Aglomerados de ovos de *Oxyuris equi* ao redor do reto de um equino. (Esta figura encontra-se reproduzida em cores no Encarte.)

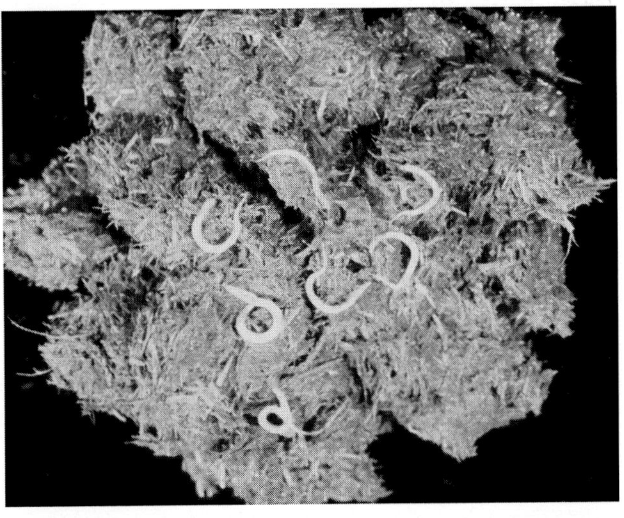

Figura 10.18 Vermes *Oxyuris equi* adultos nas fezes. (Esta figura encontra-se reproduzida em cores no Encarte.)

Tratamento. Formas imaturas e adultos de *O. equi* são suscetíveis a muitos anti-helmínticos de amplo espectro e devem ser controlados por quimioterapia de rotina para outros parasitas mais importantes em equinos. Anti-helmínticos efetivos incluem ivermectina, moxidectina, os benzimidazóis (fembendazol, oxfendazol, oxibendazol) e pirantel. Cavalos recém-adquiridos devem ser tratados rotineiramente.

Nos locais nos quais os animais manifestam sinais clínicos, a pele perineal e a região inferior da cauda devem ser limpas com frequência (a cada 4 dias) usando um pano descartável para remover as massas de ovos antes do seu desenvolvimento a larvas L_3, adicionalmente ao tratamento anti-helmíntico.

Controle. Um alto padrão de higiene do estábulo deve ser mantido, tal como remoção frequente da cama e fornecimento de alimentos em suportes e cochos de água que não possam ser contaminados com facilidade pela cama.

Nota. As infecções pelo oxiúro dos equinos, *Oxyuris equi*, é extremamente comum. Embora de significado patogênico limitado no intestino, as fêmeas parasitas podem causar prurido anal intenso durante o processo de oviposição.

Probstmayria vivipara

Nome comum. Oxiúro equino pequeno.

Local de predileção. Cólon.

Filo. Nematoda.

Classe. Secernentea.

Superfamília. Oxyuroidea.

Descrição macroscópica. Nematódeos pequenos e delgados, com 2,0 a 3,0 mm, com cauda longa e filamentosa.

Descrição microscópica. A boca apresenta seis lábios pequenos e a cápsula bucal é cilíndrica e longa. O esôfago apresenta um bulbo posterior alargado. Há um grande poro secretor semelhante a ventosa.

Hospedeiros. Equinos e vários equídeos.

Distribuição geográfica. Provavelmente cosmopolita, exceto por algumas regiões da Europa ocidental.

Patogênese. Em geral, é considerado não patogênico; embora milhões desses oxiúros possam estar presentes, eles nunca originam qualquer sinal clínico.

Sinais clínicos. Não há sinais clínicos associados.

Diagnóstico. Larvas de primeiro estágio podem ser encontradas nas fezes ou larvas e vermes adultos podem ser encontrados na necropsia.

Patologia. Não há patologia associada.

Epidemiologia. A transmissão provavelmente ocorre por coprofagia.

Tratamento. O parasita é suscetível à maioria dos anti-helmínticos modernos.

Controle. Normalmente não é necessário.

Trematódeos intestinais

Muitas espécies de trematódeos intestinais que pertencem aos gêneros *Gastrodiscus* e *Pseudodiscus* são encontrados no intestino grosso de equinos. Os hospedeiros intermediários são caramujos.

Patogenicidade. Os trematódeos adultos causam poucas lesões ao intestino. A doença, em geral, é causada por um grande número de trematódeos imaturos.

Sinais clínicos. Infecções leves são subclínicas. Infecções maciças são acompanhadas por diarreia, anemia, edema, emaciação e fraqueza marcantes.

Diagnóstico. O diagnóstico se baseia na presença de ovos nas fezes ou de trematódeos imaturos nas fezes líquidas.

Patologia. Os trematódeos imaturos ficam enterrados na mucosa, causando hemorragia e necrose. Em infecções maciças, pode haver enterite catarral hemorrágica.

Epidemiologia. A infecção é adquirida por meio da ingestão de hospedeiros intermediários com a vegetação.

Tratamento. Fármacos fasciolicidas como o nitroxinila, oxiclozanida, closantel, triclabendazol ou albendazol e netobimina são ativos contra os trematódeos adultos; o triclabendazol a 10 mg/kg ou o closantel a 7 mg/kg são ativos contra trematódeos imaturos.

Controle. Pastos úmidos ou lamacentos onde os hospedeiros intermediários são encontrados devem ser evitados.

Gastrodiscus aegyptiacus

Nome comum. Trematódeos intestinais.

Locais de predileção. Intestinos delgado e grosso.

Filo. Platyhelminthes.

Classe. Trematoda.

Família. Gastrodiscidae.

Descrição macroscópica. Trematódeos adultos têm coloração rosa e medem 9-17 × 8-11 mm. A extremidade anterior tem até 4 mm e é cilíndrica, enquanto o restante do corpo tem formato discoide, com margens curvadas para dentro (ver Figura 1.73).

Descrição microscópica. A superfície ventral é coberta por uma grande quantidade de papilas regularmente dispostas. A ventosa oral apresenta duas bolsas posterolaterais; a ventosa posterior é pequena e subterminal. Os ovos são elípticos e medem 131-139 × 78-90 μm.

Hospedeiros definitivos. Equinos, suínos, javalis.

Distribuição geográfica. África, Índia.

Gastrodiscus secundus

Nome comum. Trematódeos intestinais.

Local de predileção. Intestino grosso.

Filo. Platyhelminthes.

Classe. Trematoda.

Família. Gastrodiscidae.

Hospedeiros finais. Equinos.

Distribuição geográfica. Índia.

Pseudodiscus collinsi

Nome comum. Trematódeos intestinais.

Local de predileção. Intestino grosso.

Filo. Platyhelminthes.

Classe. Trematoda.

Família. Paramphistomatidae.

Descrição macroscópica. Trematódeos adultos apresentam extremidade anterior cônica alargando-se gradativamente até um formato oval semelhante a folha.

Descrição microscópica. O corpo cônico apresenta serrilhado conspícuo ao longo das margens laterais anteriores. Há uma ventosa ventral e a ventosa bucal é pareada ao divertículo semelhante a bolsa.

Hospedeiros finais. Equinos.

Distribuição geográfica. Índia.

Protozoários

Entamoeba gedoelsti

Local de predileção. Intestino grosso.

Filo. Amoebozoa.

Classe. Archamoebae.

Família. Entamoebidae.

Hospedeiros. Equinos.

Descrição. As trofozoítas medem 7 a 13 μm de diâmetro. O núcleo apresenta um endossoma excêntrico e uma fileira de cromatina relativamente dispersa ao redor da sua periferia. Cistos não foram relatados.

Distribuição geográfica. Cosmopolita.

Patogênese. Não patogênico.

Sinais clínicos. Não há sinais clínicos associados.

Diagnóstico. Identificação de trofozoítas no conteúdo cecal ou nas fezes.

Epidemiologia. A transmissão provavelmente ocorre por meio da ingestão de trofozoítas. Nenhum estágio de cisto foi descrito.

Tratamento e controle. Não são necessários.

Entamoeba equi

Local de predileção. Intestino grosso.

Filo. Amoebozoa.

Classe. Archamoebae.

Família. Entamoebidae.

Hospedeiros. Equinos.

Descrição. As trofozoítas são grandes e medem 40-50 × 23-29 μm. O núcleo apresenta endossoma pequeno, oval e central. Os cistos têm 15 a 27 μm e contêm quatro núcleos.

■ Parasitas do sistema respiratório

Rhinoestrus purpureus

Nome comum. Mosca-do-berne nasal dos cavalos.

Local de predileção. Passagens nasais.

Classe. Insecta.

Família. Oestridae.

Descrição, adultos. São moscas relativamente pequenas, com 8 a 11 mm de comprimento. O tórax anterior é caracterizado por algumas listras pretas brilhosas. Cabeça, tórax e abdome são cobertos por pequenas protuberâncias semelhantes a verrugas e também por pelos castanho-amarelados curtos. A cabeça é larga, com olhos pequenos. As pernas são vermelhas e castanho-amareladas. O aparelho bucal é diminuto.

Descrição, larvas. As larvas assemelham-se àquelas de *Oestrus ovis*, exceto pela presença de ganchos orais fortemente recurvados e uma única fileira de 8 a 12 pequenos ganchos terminais. Há três estágios larvais, com comprimentos de, aproximadamente, 1, 3,5 e 20 mm, respectivamente.

Hospedeiros. Equinos, jumentos, ocasionalmente humanos.

Distribuição geográfica. Rússia, Ucrânia, Ásia Central.

Patogênese. Essa espécie representa um problema veterinário sério em áreas tais como Rússia, e infestações por um grande número de larvas na garganta podem resultar em alto nível de mortalidade.

Sinais clínicos. Secreção nasal, esfregar o nariz, espirros, emagrecimento, andar em círculos e falta de coordenação. Infecções bacterianas secundárias são comuns.

Diagnóstico. As larvas podem ser observadas na cavidade nasal, garganta e base da língua.

Patologia. Catarro, infiltração de células inflamatórias e metaplasia escamosa, caracterizada pela conversão de epitélio secretório por epitélio escamoso estratificado, podem ser observados. Foi relatada resposta imune do hospedeiro à infecção.

Epidemiologia. Os adultos são ativos no meio do verão. Normalmente apenas uma geração ocorre por ano, embora uma segunda possa ser observada em algumas áreas.

Tratamento. Nos locais onde as o número de larvas é pequeno, pode não ser economicamente viável tratar. Entretanto, em infecções intensas, closantel, nitroxinila e os endectocidas ivermectina, doramectina e moxidectina são altamente efetivos, assim como os organofosforados triclorfon e diclorvós.

Controle. O controle em áreas amplas pode ser impraticável; o tratamento dos animais pode ser realizado duas vezes ao ano, a primeira no início do verão para matar as larvas recém-adquiridas, e a segunda no meio do inverno, para matar qualquer larva que esteja sobrevivendo ao inverno.

Dictyocaulus arnfieldi

Nome comum. Verme pulmonar dos equinos.

Local de predileção. Pulmões.

Filo. Nematoda.

Classe. Secernentea.

Superfamília. Trichostrongyloidea.

Descrição macroscópica. Os adultos são delgados, filamentares e esbranquiçados; os machos adultos medem cerca de 3,5 cm e as fêmeas, 6,5 cm de comprimento. Sua localização na traqueia e nos brônquios e seu tamanho são diagnósticos.

Descrição microscópica. Os vermes-machos apresentam uma pequena bolsa não lobulada, com pequenos raios, sendo que os raios mediolateral e posterolateral se fundem na metade de seu comprimento. As espículas são curtas, de comprimento igual e ligeiramente curvadas. Os ovos de tamanho médio, elipsoides, de parede fina medem 80-100 × 50-60 μm e são embrionados. As larvas de primeiro estágio emergem dos ovos muito precocemente e medem 290 a 480 μm, com uma protuberância posterior transparente (Figura 10.19). O conteúdo tem aparência glandular.

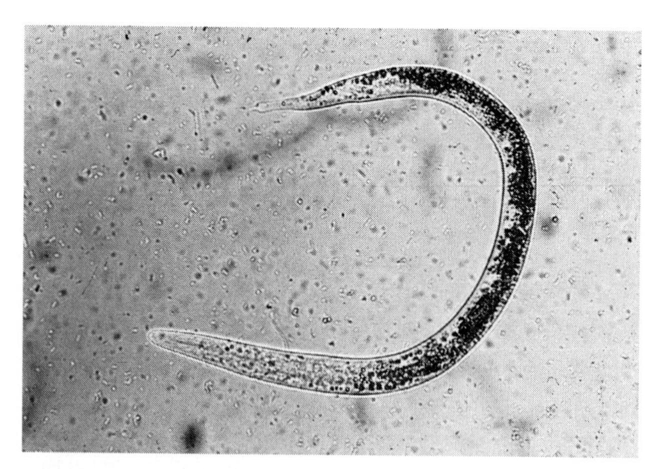

Figura 10.19 Larva de primeiro estágio de *Dictyocaulus arnfieldi*, mostrando a protuberância terminal. (Esta figura encontra-se reproduzida em cores no Encarte.)

Hospedeiros. Jumentos, outros equídeos e ocasionalmente, equinos.

Distribuição geográfica. Cosmopolita.

Patogênese. As lesões características são similares tanto em equinos quanto em jumentos, e um pouco diferentes daquelas da bronquite parasitária bovina.

Sinais clínicos. Apesar da prevalência da infecção patente por *D. arnfieldi* em jumentos, sinais clínicos evidentes raramente são vistos; entretanto, ao exame detalhado, hiperpneia branda e sons pulmonares ásperos podem ser detectados. A ausência de anormalidade clínica significativa pode ser, em parte, um reflexo do fato de que raramente é exigido que os jumentos realizem exercícios contínuos.

A infecção é muito menos prevalente em equinos. Entretanto, infecções patentes podem se desenvolver em potros, e essas, em geral, não estão associadas a sinais clínicos. Em cavalos mais velhos, a infecção raramente se torna patente, mas em geral está associada a tosse persistente, secreção nasal e aumento da frequência respiratória.

Diagnóstico. Em jumentos, infecções patentes são comuns e as L_1 são recuperadas imediatamente das fezes frescas. Em equinos, embora o histórico de contato com jumentos e os sinais clínicos possam ser sugestivos de infecção por *D. arnfieldi*, com frequência não é possível confirmar o diagnóstico pela demonstração das larvas nas fezes, uma vez que muitas infecções não chegam à patência. Na prática, o diagnóstico presuntivo de infecção por vermes pulmonares em equinos, com frequência, é possível apenas de forma retrospectiva, quando a resolução dos sinais clínicos ocorre após o tratamento.

Patologia. Particularmente nos lobos caudais dos pulmões, há áreas circunscritas elevadas de tecido pulmonar superinflado, com 3,0 a 5,0 cm de diâmetro. Ao corte, no centro de cada lesão há um pequeno brônquio que contém vermes pulmonares e exsudato mucopurulento. Microscopicamente, o epitélio está hiperplásico com aumento do tamanho e do número de células secretoras de muco, enquanto a lâmina própria está intensamente infiltrada e circundada por células inflamatórias, predominantemente linfócitos.

Epidemiologia. Jumentos adquirem a infecção enquanto potros e sobreanos, e tendem a permanecer infectados, presumivelmente por reexposição, durante toda a sua vida. Acredita-se que os equinos adquiram a infecção principalmente em pastos contaminados por jumentos durante os meses de verão. Mais comumente, isso ocorre quando os jumentos pastam com equinos como animais de companhia. Entretanto, a infecção natural em equinos pode acontecer na ausência de jumentos. Em equinos, a prevalência de *D. arnfieldi* é difícil de estabelecer, uma vez que a infecção apenas ocasionalmente chega à patência. Fungos *Pilobolus* podem ter um papel importante na disseminação de larvas de *D. arnfieldi* a partir das fezes, assim como em *D. viviparus*.

Tratamento. O tratamento bem-sucedido, tanto de equinos quanto de jumentos, foi relatado usando ivermectina ou alguns benzimidazóis, tais como fembendazol e mebendazol.

Controle. De forma ideal, equinos e jumentos não devem pastar juntos, mas se eles compartilharem o mesmo pasto, é aconselhável tratar os jumentos, preferencialmente na primavera, com um anti-helmíntico apropriado. Um regime similar deve ser praticado em jumentos garanhões e animais visitantes devem ser isolados em piquetes separados.

Echinococcus equinus

Para mais detalhes, ver Parasitas do fígado.

Parasitas do fígado

Fasciola hepatica

Nome comum. Trematódeo hepático.

Local de predileção. Fígado.

Filo. Platyhelminthes.

Classe. Trematoda.

Família. Fasciolidae.

Descrição macroscópica. Os trematódeos adultos têm formato de folha, coloração castanho-acinzentada e, aproximadamente, 2,5 a 3,5 cm de comprimento (ver a Figura 1.70A).

Descrição microscópica. A extremidade anterior é cônica e marcada por ombros distintos do corpo. O tegumento é recoberto com espinhos que se projetam para trás. Uma ventosa oral e ventral pode ser facilmente notada.

Hospedeiros definitivos. Ovinos, bovinos, caprinos, equinos, humanos e outros mamíferos.

Hospedeiros intermediários. Caramujos do gênero *Galba* (*Lymnea*).

Para mais detalhes, ver Capítulo 9.

Echinococcus equinus

Sinônimo. *Echinococcus granulosus* (G4).

Nomes comuns. Verme chato anão dos cães, hidatidose.

Locais de predileção. Principalmente o fígado e pulmões (hospedeiros intermediários); intestino delgado (hospedeiro definitivo).

Filo. Platyhelminthes.

Classe. Cestoda.

Família. Taeniidae.

Descrição macroscópica. Cistos hidáticos são grandes vesículas preenchidas de líquido, com uma cutícula espessa laminada concentricamente e uma camada germinativa interna.

Descrição microscópica. A camada germinativa produz muitas vesículas pequenas ou vesículas-filhas, cada uma contendo até 40 escóleces, invaginadas em suas porções do pescoço e fixada à parede por hastes. As vesículas-filhas podem se desprender destacadas da parede da vesícula e flutuar livremente no líquido vesicular e formar 'areia hidática'.

Hospedeiros definitivos. Cães, raposas.

Hospedeiros intermediários. Equinos, jumentos.

Distribuição geográfica. Principalmente Europa.

Patogênese e sinais clínicos. A infecção em equinos, em geral, não é associada a sinais clínicos.

Epidemiologia. A hidatidose equina é mais comum na Europa, e em outras partes do mundo, a maioria dos casos que foi relatada é importada de equinos europeus. A estirpe é altamente específica para equinos e os ovos não se desenvolvem em ovinos. Os cães domésticos e as raposas-vermelhas são os hospedeiros definitivos, e o ciclo em países de alta prevalência depende do acesso de cães a vísceras de equinos infectadas. Na Europa continental, a fonte mais provável de contaminação é de restos de abatedouro de equinos; na Grã-Bretanha, as vísceras de cavalos de caça, que são fornecidas a cães de caça. A estirpe que acomete equinos não parece ser infectante para o homem.

Tratamento. Não há tratamento em equinos.

Controle. Se baseia no tratamento regular dos cães para eliminar os vermes chatos adultos e para a prevenção da infecção em cães por exclusão de material que contenha hidátides da sua dieta. Isso é conseguido negando o acesso de cães a abatedouros e, onde possível, por descarte adequado de vísceras de equinos. Em alguns países, essas medidas têm o suporte da legislação, com a aplicação de multas quando ela for desrespeitada.

Nota. Variabilidade fenotípica e genética considerável tem sido observada entre espécies de *E. granulosus* e muitas estirpes foram identificadas com base em genotipagem molecular. Novas informações mostram que '*E. granulosus*' é uma reunião de muitas estirpes bastante diversas e genótipos (designados G1-G10) que mostram diferenças fundamentais, não apenas quanto à epidemiologia, mas também quanto à patogenicidade para humanos. *Echinococcus equinus* era conhecido anteriormente como estirpe equina (G4) de *E. granulosus*.

Parasitas do sistema circulatório

Elaeophora bohmi

Local de predileção. Vasos sanguíneos.

Filo. Nematoda.

Classe. Secernentea.

Superfamília. Filarioidea.

Descrição macroscópica. Vermes delgados, os machos medindo 4,5 a 6,0 cm e as fêmeas, 4 a 20 cm de comprimento.

Descrição microscópica. As microfilárias têm 230 a 290 μm, com cauda longa.

Hospedeiros definitivos. Equinos e outros equídeos.

Hospedeiros intermediários. Moscas tabanídeas e outras moscas.

Distribuição geográfica. Europa (principalmente a Áustria). Oriente Médio (Irã).

Patogênese. Encontrada nas grandes veias e artérias, com frequência dos membros inferiores, eles normalmente induzem muito poucas reações patológicas.

Sinais clínicos. As infecções normalmente são assintomáticas.

Diagnóstico. Normalmente não é necessário. A infecção, em geral, é diagnosticada como um achado acidental no exame *post mortem* dos vasos sanguíneos espessados, ou que contenham nódulos.

Patologia. Infecções graves podem causar espessamento da parede das artérias e veias, comumente daquelas das extremidades, e nódulos que contêm vermes calcificados podem estar presentes. Os parasitas envolvem seletivamente a camada média dos vasos, com reação fibrosa que se desenvolve, algumas vezes causando estenose do lúmen. Os vermes são espiralados e entrelaçados entre as camadas de tecido, o que provoca granulomas parasitários com infiltração eosinofílica e macrofágica intensa. Em infecções a longo prazo, os espessamentos nodulares e fibrosos são visíveis na parede dos vasos.

Epidemiologia. Em razão da natureza inócua da infecção em equinos, a distribuição das espécies nesse hospedeiro não é completamente conhecida.

Tratamento. O tratamento não é conhecido, embora a administração repetida de dietilcarbamazina seja efetiva, mas o risco de fatalidades pela presença de vermes mortos nas artérias deve ser reconhecido.

Controle. Qualquer diminuição no número de vetores irá diminuir a transmissão.

Nota. Esses vermes habitam grandes vasos sanguíneos, mas são apenas de importância local.

Schistosomas

Schistosomas são trematódeos encontrados no sistema circulatório. Os sexos são separados, a pequena fêmea adulta fica permanentemente em um sulco longitudinal, o canal ginecóforo, no corpo do macho. Esse gênero é dividido em quatro grupos – *haematobium*, *indicum*, *mansoni* e *japonicum* – mas o gênero foi indicado recentemente como parafilético, então, provavelmente serão necessárias revisões.

Grupo *indicum*

Schistosoma indicum

Locais de predileção. Veias portais, pancreáticas, hepáticas e mesentéricas.

Filo. Platyhelminthes.

Classe. Trematoda.

Família. Schistosomatidae.

Descrição macroscópica. Os sexos são separados; os machos medem 5 a 19 mm e as fêmeas, 6 a 22 mm de comprimento.

Descrição microscópica. Os ovos são ovais com espinho terminal e medem 57-140 × 18-72 μm.

Hospedeiros definitivos. Bovinos, ovinos, caprinos, equinos, jumentos, camelos.

Hospedeiros intermediários. Caramujos (*Indoplanorbis*).

Distribuição geográfica. Índia.

Schistosoma nasalis

Sinônimo. *Schistosoma nasale.*

Nome comum. Doença do ronco.

Local de predileção. Veias da mucosa nasal.

Filo. Platyhelminthes.

Classe. Trematoda.

Família. Schistosomatidae.

Descrição macroscópica. Os sexos são separados; os machos, que são largos e achatados, medem aproximadamente 1 cm de comprimento e carregam as fêmeas em um orifício de seu corpo curvado para dentro.

Descrição microscópica. Os ovos medem 350-380 × 50-80 μm e têm formato de bumerangue, com espinho terminal.

Hospedeiros definitivos. Bovinos, caprinos, ovinos, búfalos, equinos.

Hospedeiros intermediários. Caramujos (*Lymnaea luteola, L. acuminata, Indoplanorbis exustus*).

Distribuição geográfica. Índia, Paquistão, Sudeste Asiático.

Patogênese. Em infecções intensas, há secreção mucopurulenta copiosa, ronco e dispneia. Os principais efeitos patogênicos são associados aos ovos, que causam a formação de abscessos na mucosa. Aumentos de volume fibrogranulomatosos ocorrem, e podem ocluir as passagens nasais.

Sinais clínicos. Coriza, espirros, dispneia e roncos.

Diagnóstico. A infecção é confirmada pela presença de ovos em formato fusiforme na secreção nasal.

Patologia. A mucosa dos seios nasais está pontilhada com pequenos abscessos que contêm os ovos dos vermes, e posteriormente apresentam tecido fibroso e proliferação do epitélio.

Epidemiologia. A epidemiologia é totalmente dependente da água como meio de infecção, tanto para os hospedeiros intermediários quanto definitivos.

Schistosoma spindale

Local de predileção. Veias mesentéricas.

Filo. Platyhelminthes.

Classe. Trematoda.

Família. Schistosomatidae.

Descrição macroscópica. Os sexos são separados; com os machos, que são largos e achatados, medindo até, aproximadamente, 5 a 16 mm de comprimento e carregando as fêmeas em um orifício de seu corpo curvado para dentro.

Descrição microscópica. Os ovos são fusiformes, medem 200-300 × 70-90 μm e têm um espinho lateral ou terminal. Não há opérculo.

Hospedeiros. Bovinos, equinos, suínos e, ocasionalmente, cães.

Hospedeiros intermediários. Caramujos (*Planorbis, Indoplanorbis* spp., *Lymnaea* spp.).

Distribuição geográfica. Partes da Ásia e do Extremo Oriente.

Grupo *japonicum*

Schistosoma japonicum

Nome comum. Trematódeo do sangue, bilharziose.

Locais de predileção. Veias portais e mesentéricas.

Filo. Platyhelminthes.

Classe. Trematoda.

Família. Schistosomatidae.

Descrição macroscópica. Os sexos são separados; os machos, que são largos e achatados, medem 9,5 a 20 mm de comprimento, carregam as fêmeas, que medem 12 a 26 mm de comprimento, em um orifício de seu corpo curvado para dentro. As ventosas estão juntas, dispostas próximas à extremidade anterior. A cutícula é espinhosa nas ventosas e no canal ginecóforo.

Descrição microscópica. Os ovos são curtos e ovais, medindo 70-100 × 50-80 μm, e podem apresentar um pequeno espinho lateral subterminal. Não há opérculo.

Hospedeiros definitivos. Bovinos, equinos, ovinos, caprinos, cães, gatos, coelhos, suínos, roedores, humanos.

Hospedeiros intermediários. Caramujos que pertencem ao gênero *Oncomelania*.

Distribuição geográfica. Sul e leste da Ásia.

Outros schistosomas

Schistosoma turkestanica

Sinônimo. *Orientobilharzia turkestanicum*.

Locais de predileção. Veias mesentéricas e veias pequenas do pâncreas e do fígado.

Filo. Platyhelminthes.

Classe. Trematoda.

Família. Schistosomatidae.

Descrição macroscópica. É uma espécie pequena, os machos medem, aproximadamente, 4,2 a 8 mm e as fêmeas, 3,4 a 8 mm de comprimento.

Descrição microscópica. O ovário enovelado em forma de espiral é posicionado na parte anterior do corpo. Nos machos, há, aproximadamente 70 a 80 testículos. O útero da fêmea é curto e contém apenas um ovo por vez, que mede 72-77 × 16-26 μm, com espinho terminal e apêndice curto na extremidade oposta.

Hospedeiros definitivos. Bovinos, búfalos, ovinos, caprinos, camelos, equinos, jumentos, mulas e gatos.

Hospedeiros intermediários. Caramujos (*Lymnaea euphratica*).

Distribuição geográfica. Ásia, Oriente Médio e partes da Europa.

Para mais detalhes quanto às espécies de *Schistosoma*, ver Capítulos 1 e 8.

Tripanossomas

Ver Capítulo 2 (Família Trypanosomatidae) para descrição geral e Capítulo 8 para descrição detalhada das espécies individuais de tripanossomas e seu controle.

Trypanosoma brucei brucei

Nome comum. Nagana.

Local de predileção. Sangue. *Trypanosoma brucei brucei* também é encontrado extravascularmente, por exemplo, no miocárdio, sistema nervoso central (SNC) e trato reprodutivo.

Filo. Euglenozoa.

Classe. Kinetoplastea.

Família. Trypanosomatidae.

Subgênero. *Trypanozoon.*

Descrição. *Trypanosoma brucei brucei* é pleomórfico em forma, e varia de longo e delgado, até 42 μm (média de 29 μm), a curto e robusto, medindo 12 a 26 μm (média de 18 μm), as duas formas, com frequência, estão presentes na mesma amostra de sangue. A membrana ondulante é conspícua, o cinetoplasto é pequeno e subterminal e a extremidade posterior é pontiaguda. Na forma delgada, o cinetoplasto está a até 4 μm da extremidade posterior, que normalmente é virada para fora, afinando-se quase em ponta, e apresenta um flagelo livre bem desenvolvido. Na forma robusta, o flagelo é curto ou ausente e a extremidade posterior é larga e arredondada, com o cinetoplasto quase terminal. As formas intermediárias têm, em média, 23 μm de comprimento e têm extremidade posterior romba e flagelo moderadamente longo (ver Figura 2.6). Uma quarta forma com núcleo posterior pode ser vista em animais de laboratório. Em esfregaços de sangue frescos e não fixados, o organismo se move rapidamente dentro de áreas pequenas do campo do microscópio.

Hospedeiros. Bovinos, equinos, jumentos, zebu, ovinos, caprinos, camelos, suínos, cães, gatos, espécies de caça selvagens.

Distribuição geográfica. África Subsaariana.

Patogênese. Em equinos, as infecções por *T. brucei brucei* podem ser agudas ou crônicas, com frequência acompanhadas por edema dos membros e genitália. Tratamento: Os equinos são particularmente suscetíveis a *T. brucei brucei*, e suramina e metilsulfato de quinapiramina são os fármacos de escolha (Tabela 10.6). O diminazeno é relativamente tóxico para cavalos. Apesar do tratamento, é provável que ocorra recidiva da infecção do SNC.

Trypanosoma brucei evansi

Sinônimos. *Trypanosoma evansi, Trypanosoma equinum.*

Nomes comuns. Surra, *el debab, mbori*, murina, *mal-de-Caderas, doucana, dioufar, thaga.*

Local de predileção. Sangue.

Filo. Euglenozoa.

Classe. Kinetoplastea.

Família. Trypanosomatidae.

Subgênero. *Trypanozoon.*

Descrição. *Trypanosoma brucei evansi* é idêntico a, e estruturalmente indistinguível em aparência das, formas delgadas de *T. brucei brucei*. O comprimento médio varia consideravelmente, com formas típicas que medem 15 a 34 μm de comprimento (média de 24 μm).

Tabela 10.6 Fármacos usados para o tratamento de infecções por *T. brucei brucei*.

Fármaco	Dose recomendada	Comentários
Aceturato de diminazeno	3 a 10 mg/kg, IM	Ruminantes, suínos, equinos. Contraindicado em cães e camelos
Isometamídio	0,25 a 1 mg/kg, IM	Ruminantes, equinos, cães. Reação local
Sulfato de quinapiramina	3 a 5 mg/kg, IM	Apenas equinos. Banido em ruminantes
Metilsulfato de quinapiramina	5 mg/kg, SC	Cães
Suramina	7 a 10 mg/kg, IM ou IV	Equinos, camelos. Reações locais e sistêmicas

A maioria tem formato delgado ou intermediário, mas formas robustas ocorrem esporadicamente. Estirpes que não apresentam cinetoplasto visível ao microscópio óptico surgem ocasionalmente de maneira espontânea ou podem ser produzidas pelo tratamento com determinados corantes, fármacos ou pela conservação por congelamento.

Hospedeiros. Equinos, jumentos, camelos, bovinos, zebu, caprinos, suínos, cães, búfalo d'água, elefante, capivara, anta, fuinha, jaguatirica, veado e outros animais selvagens. Muitos animais de laboratório e selvagens podem ser infectados experimentalmente.

Distribuição geográfica. Norte da África, América Central e do Sul, centro e sul da Rússia, partes da Ásia (Índia, Birmânia, Malásia, sul da China, Indonésia, Filipinas).

Patogênese. Dependendo da virulência da estirpe e da suscetibilidade de hospedeiros individuais, a doença pode ser aguda em equinos, camelos e cães. Outras espécies domésticas tais como bovinos, búfalos e suínos são infectados comumente, mas a doença clínica é incomum, e sua relevância principal é como reservatórios da infecção. A síndrome é similar àquela causada por tripanossomas transmitidos por moscas-tsé-tsé. A anemia é causada principalmente por hemólise extravascular pela eritrofagocitose no sistema fagocitário mononuclear de baço, fígado e pulmões, mas, conforme a doença se torna crônica, pode haver diminuição da síntese de hemoglobina. Leucopenia e trombocitopenia são causadas por mecanismos que predispõem os leucócitos e as plaquetas à fagocitose. Mecanismos imunológicos na patogênese levam a proliferação intensa de macrófagos ativados, que engolfam ou destroem eritrócitos, leucócitos, plaquetas e células hematopoéticas.

Sinais clínicos. Todos os animais domésticos são suscetíveis, mas a doença é fatal apenas em equinos, camelos e cães. A enfermidade se manifesta por pirexia, anemia progressiva, perda de condição corporal e depressão. Episódios recidivantes de febre ocorrem durante o curso da doença. Aumentos de volume edematosos, que variam de placas cutâneas a edema franco do abdome ventral e genitália, e hemorragias petequiais das membranas serosas são observados com frequência. Abortos foram relatados em búfalos na Ásia. Sinais nervosos podem ocorrer e incluem andar em círculos, incoordenação, andar cambaleante, pressão da cabeça contra objetos, paraplegia, paralisia e prostração.

Diagnóstico. Os sinais clínicos da doença, embora indicativos, não são patognomônicos. A confirmação do diagnóstico clínico depende da demonstração de tripanossomas no sangue. Se um rebanho estiver envolvido, um número representativo de amostras de sangue deve ser examinado, uma vez que em alguns indivíduos, a parasitemia pode estar em remissão ou, em casos de curso prolongado, pode ser extremamente escassa. Ocasionalmente, quando a parasitemia for intensa, é possível detectar tripanossomas móveis em esfregaços frescos de sangue. Mais em geral, tanto esfregaços espessos quanto finos são secos ao ar e examinados posteriormente. Esfregaços espessos, desemoglobinizados antes da coloração com corante de Giemsa ou de Leishman, oferecem maior chance de encontrar tripanossomas, enquanto o esfregaço fino corado é usado para a diferenciação entre as espécies desse hemoparasita.

Técnicas mais sensíveis utilizam centrifugação em um tubo de micro-hematócrito, seguido pelo exame microscópico da interface entre a camada celular e o plasma; de forma alternativa, o tubo pode ser quebrado, a camada celular pode ser colocada sobre uma lâmina e examinada sob microscopia de fundo escuro ou contraste de fase para detecção de tripanossomas móveis. Com essas técnicas, o VG também é obtido, que é de valor indireto para o diagnóstico, caso seja possível eliminar outras causas de anemia, em especial helmintoses.

Vários testes sorológicos foram descritos e incluem o teste de anticorpos fluorescentes indireto (IFAT) e o ELISA e têm sido parcialmente validados, mas requerem mais avaliações e padronização.

Patologia. A carcaça, com frequência, está pálida e emaciada e pode haver aumento de volume edematoso nas partes inferiores do abdome e órgão genital com atrofia serosa da gordura. Fígado, linfonodos e baço estão aumentados e as vísceras estão congestas. Petéquias podem estar presentes nos linfonodos, pericárdio e mucosa intestinal. O fígado está hipertrofiado e congesto, com degeneração e necrose dos hepatócitos, dilatação dos vasos sanguíneos e infiltração do parênquima com células mononucleares. Miocardite não supurativa, algumas vezes associada a hidropericardite, foi relatada acompanhada de degeneração e necrose do tecido miocárdico. Outras lesões podem incluir glomerulonefrite, necrose tubular renal, meningoencefalite não supurativa, polioencefalomalacia focal, ceratite, oftalmite, orquite, pneumonia intersticial e atrofia de medula óssea. Hipertrofia esplênica e de linfonodos ocorre durante a fase aguda, mas os tecidos linfoides, normalmente, estão exauridos e fibróticos no estágio crônico.

Epidemiologia. Essa espécie, embora relacionada ao tripanossoma salivar *T. brucei brucei*, é transmitida mecanicamente por insetos picadores; os vetores usuais são a mosca-de-cavalos (*Tabanus*), mas *Stomoxys*, *Haematopota* e *Lyperosia* também podem transmitir a infecção. Nenhum desenvolvimento cíclico ocorre no vetor, com os tripanossomas permanecendo na probóscide. Nas Américas Central e do Sul, os morcegos-vampiros são vetores e podem transmitir a doença (murina).

Tratamento e controle. Suramina ou quinapiramina (Trypacide®) são os fármacos de escolha para o tratamento e também conferem um curto período de profilaxia. Para uma proteção mais prolongada, uma quinapiramina modificada, conhecida como Trypacide® Pro-Salt, também está disponível. Infelizmente, a resistência aos fármacos, ao menos à suramina, não é incomum.

Nota. A distribuição original desse parasita coincide com a do camelo, e, com frequência, está associada a desertos áridos e estepes semiáridas.

Trypanosoma congolense congolense

Nomes comuns. Nagana, paranagana, febre do Gâmbia, ghindi, gobial.

Local de predileção. Sangue.

Filo. Euglenozoa.

Classe. Kinetoplastea.

Família. Trypanosomatidae.

Subgênero. *Nannomonas.*

Descrição. *Trypanosoma congolense congolense* é pequeno, monomórfico em forma, e mede 8 a 20 μm de comprimento. A membrana ondulante é inconspícua, o cinetoplasto de tamanho médio é marginal e a extremidade posterior é romba. Não há flagelo livre (ver Figura 2.5). Em esfregaços sanguíneos frescos, o organismo se move lentamente, com frequência, aparentemente ligado a hemácias.

Hospedeiros. Bovinos, ovinos, caprinos, equinos, camelos, cães, suínos. Hospedeiro reservatórios incluem antílope, girafa, zebra, elefante e javali.

Distribuição geográfica. África Subsaariana.

Patogênese. Os sinais causados por essa espécie são similares àqueles causados por outros tripanossomas, mas o SNC não é afetado. A anemia é causada principalmente por hemólise extravascular pela eritrofagocitose no sistema fagocitário mononuclear do baço, fígado e pulmões, mas, conforme a doença se torna crônica, pode haver diminuição da síntese de hemoglobina. Leucopenia e trombocitopenia são causadas por mecanismos que predispõem os leucócitos e as plaquetas à fagocitose. Mecanismos imunológicos na patogênese levam a proliferação intensa de macrófagos ativados, que engolfam ou destroem eritrócitos, leucócitos, plaquetas e células hematopoéticas.

Sinais clínicos. Os sintomas incluem febre intermitente, anemia, edema dos membros e partes dependentes, fraqueza progressiva e perda de condição corporal.

Tratamento. Sais de homídio, isometamídio e piritídio podem ser usados para o tratamento. O diminazeno é relativamente tóxico para equinos (Tabela 10.7).

Babesiose/Theileriose

Duas espécies, a pequena *Theileria equi* (antes chamada de *Babesia equi*) e a grande *B. caballi*, são importantes em equinos.

Babesia caballi

Local de predileção. Sangue.

Filo. Apicomplexa.

Classe. Aconoidasida.

Família. Babesiidae.

Descrição. As trofozoítas dentro dos eritrócitos têm formato piriforme, medindo 2 a 5 μm de comprimento, ocorrendo comumente em pares unidos na extremidade posterior, com o ângulo agudo entre os organismos. Formas redondas e ovais que medem 1,5 a 3 μm também podem ocorrer.

Hospedeiros. Equinos, jumentos.

Distribuição geográfica. Europa, Ásia, África, América Central e do Sul, sul dos EUA, Austrália: relacionado à distribuição de carrapatos.

Patogênese. Morte, se ocorrer, resulta da falência de órgãos que, por sua vez, decorre não apenas da destruição de eritrócitos, que resulta em anemia, edema e icterícia, mas também da obstrução dos capilares de vários órgãos pelas células parasitadas e pelos parasitas livres. A estase resultante da sedimentação causa degeneração das células endoteliais dos vasos sanguíneos pequenos, anoxia, acúmulo de produtos metabólicos tóxicos, fragilidade capilar, escape perivascular eventual de eritrócitos e hemorragia macroscópica. O período de incubação é de 6 a 10 dias.

Sinais clínicos. A doença pode ser crônica ou aguda, e em ambos os casos, pode ser leve a fatal. Hemoglobinúria é rara, mas febre, anemia e icterícia estão presentes. Gastrenterite é comum. Sinais locomotores normalmente estão presentes, e paralisia posterior pode ocorrer.

Tabela 10.7 Fármacos para o tratamento de infecção por *T. congolense congolense*.

Fármaco	Dose recomendada	Comentários
Aceturato de diminazeno	3 a 5 mg/kg, IM	Ruminantes, suínos, equinos. Contraindicado em cães e camelos
Brometo de homídio Cloreto de homídio	1 mg/kg, SC	Bovinos, ovinos, caprinos e equinos. Profilaxia por 6 semanas
Isometamídio	0,25 a 1 mg/kg, IM	Ruminantes, equinos, cães. Reação local
Brometo de piritídio	2 a 2,5 mg/kg, IM	Bovinos, ovinos, equinos, jumentos. Profilaxia por 4 meses

Diagnóstico. O exame de esfregaços sanguíneos, corados com corantes de Romanowsky, tais como Giemsa, revelarão os parasitas nas células vermelhas. A identificação das espécies é essencial com relação à escolha do fármaco para tratamento. As merozoítas pareadas unidas pela extremidade posterior são consideradas uma característica diagnóstica de *B. caballi*. Os exames devem ser realizados tão precocemente quanto seja possível, uma vez que os parasitas começam a desaparecer do sangue periférico após o quinto dia.

O teste de fixação do complemento (TFC) é o teste de triagem principal usado para equinos que viajam entre países. Uma vez que o TFC pode não identificar todos os animais infectados, em especial aqueles que foram tratados, e uma vez que ocorrem reações anticomplemento produzidas por alguns soros, o IFAT é usado como um teste suplementar. Os soros teste são inativados por 30 min a 60°C e testados em diluições de 1:5 a 1:5.120. A lise de 50% é relatada como positiva, portanto, o título é o valor da maior diluição do soro que dá lise de 50%. Um título de 1:5 é considerado positivo. Amostras anticomplemento são examinadas pelo IFAT.

Com o IFAT, o reconhecimento de uma reação positiva forte é relativamente simples, mas qualquer diferenciação entre um fraco positivo e reações negativas requer experiência considerável na interpretação. Cada amostra de soro é testada contra um antígeno de *B. caballi*. Os soros teste, controle positivo e controle negativo são diluídos de 1:80 até 1:1.280. O soro diluído a 1:80 ou mais que mostra fluorescência forte normalmente é considerado positivo, embora tal consideração seja também feita em padrões de fluorescência dos controles positivo e negativo.

Patologia. As lesões principais incluem esplenomegalia com polpa esplênica macia e escura e corpúsculos esplênicos proeminentes. O fígado está aumentado, com coloração castanho-amarelada. A mucosa do intestino está edemaciada e ictérica, com placas hemorrágicas. Os tecidos conjuntivos subcutâneo, subseroso e intramuscular estão edemaciados e ictéricos. O sangue está fino e aguado, e o plasma está tingido de vermelho.

Epidemiologia. *Babesia caballi* é transmitida por uma variedade de espécies de carrapatos, incluindo *Dermacentor*, *Hyalomma* e *Rhipicephalus*. Carrapatos vetores incluem *Dermacentor reticulatus*, *D. variabilis*, *D. albipictus*, *D. silvarum*, *D. nitens*, *Hyalomma excavatum*, *H. scupense*, *Rhipicephalus bursa*, *R. sanguineus* e outros, de acordo com a localização geográfica. Animais jovens são menos suscetíveis que os animais mais velhos. Equinos que se recuperam permanecem carreadores por 10 meses a 4 anos.

Tratamento. O tratamento da piroplasmose equina se baseia na combinação do tratamento de suporte e sintomático, bem como quimioterapia. O tratamento de suporte é essencial no tratamento da doença aguda e pode incluir transfusão sanguínea, fluidoterapia, vitaminas e boa nutrição. A quimioterapia para babesiose em equinos é difícil e, em razão da toxicidade dos fármacos mais efetivos, deve-se ter cuidado na administração da dose correta.

Os fármacos utilizados mais comumente para quimioterapia de piroplasmose equina são os seguintes (Tabela 10.8):

- Dipropionato de imidocarb, administrado por via intramuscular a 2 a 3 mg/kg de peso vivo, em doses com 24 h de intervalo, normalmente serão suficientes para a esterilização de infecções por *B. caballi*
- Di-isetionato de amicarbalida produz recuperação clínica na dose de 9 a 10 mg/kg em dose única, ou como dose dividida no decorrer de 24 h. Doses altas podem causar reações adversas pronunciadas
- Aceturato de diminazeno 5 mg/kg, administrado duas vezes em intervalos de 24 h, produz recuperação clínica.

Tabela 10.8 Fármacos usados para o tratamento de infecção por *Babesia caballi*.

Fármaco	Dose recomendada	Frequência	Comentários
Dipropionato de imidocarb	2 a 3 mg/kg, IM	Duas doses a intervalos de 24 h	Dor no local da injeção
Aceturato de diminazeno	5 mg/kg, IM	Duas doses a intervalos de 24 h	Baixo índice terapêutico
Di-isetionato de amicarbalida	9 a 10 mg/kg, IM	Uma dose ou repetida em 24 h	Baixo índice terapêutico

Controle. A imunidade em equinos após a infecção dura por mais de 1 ano e, portanto, esses animais estarão protegidos em áreas enzoóticas mesmo com a flutuação sazonal nas populações de carrapatos. O controle de carrapatos é essencial. Atenção especial deve ser dada às orelhas, região sob a cauda e entre os membros pélvicos. Os equinos introduzidos em áreas endêmicas são muito suscetíveis e devem, portanto, receber atenção especial.

Theileria equi

Sinônimos. *Babesia equi*, *Nuttalia equi*.

Local de predileção. Sangue.

Filo. Apicomplexa.

Classe. Aconoidasida.

Família. Theileriidae.

Descrição. As merozoítas nos eritrócitos são relativamente pequenas, 2 a 3 μm, redondas, ameboides ou, com maior frequência, piriformes, e são imediatamente reconhecidas nos esfregaços sanguíneos em casos agudos. Além do seu tamanho, os piroplasmas formam uma 'cruz de Malta' característica com quatro organismos (Figura 10.20).

Hospedeiros. Equinos, jumentos.

Distribuição geográfica. Américas do Norte, Central e do Sul, África, Ásia e Europa continental.

Patogênese. Morte, se ocorrer, resulta da falência de órgãos que, por sua vez, decorre não apenas da destruição de eritrócitos, que resulta em anemia, edema e icterícia, mas também da obstrução dos capilares de vários órgãos pelas células parasitadas e pelos parasitas livres. A estase resultante da sedimentação causa degeneração das células endoteliais dos vasos sanguíneos pequenos, anoxia, acúmulo de produtos metabólicos tóxicos, fragilidade capilar, escape perivascular eventual de eritrócitos e hemorragia macroscópica.

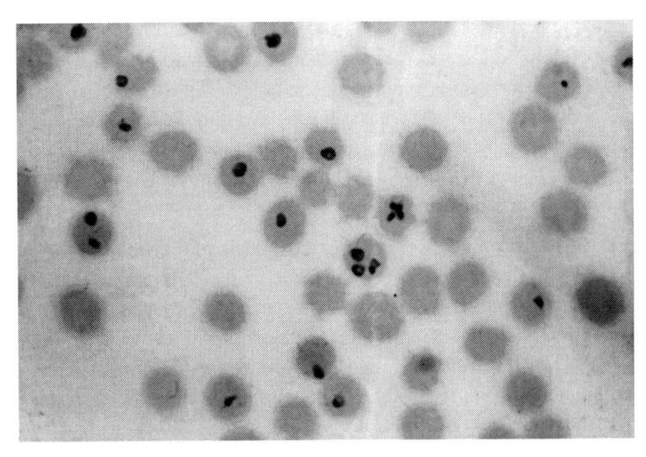

Figura 10.20 Trofozoítas de *Theileria equi*. (Esta figura encontra-se reproduzida em cores no Encarte.)

Sinais clínicos. O período de incubação após a picada de um carrapato infectado é de 10 a 21 dias. O primeiro sinal de doença é um aumento na temperatura, seguido por apatia, depressão, sede marcante, inapetência, lacrimejamento e blefarite. O sinal mais característico é a icterícia. Há anemia marcante e mais da metade dos eritrócitos, com frequência, são destruídos, o que leva a hemoglobinúria. Edema da cabeça, pernas e parte ventral do corpo algumas vezes está presente, embora paralisia dos membros pélvicos, algumas vezes vista com infecção por *B. caballi*, esteja ausente. Os animais afetados ficam constipados, e eliminam pequenas bolas de fezes duras cobertas por muco amarelo. Os animais perdem peso bastante rápido, e podem se tornar extremamente emaciados. Hemorragias estão presentes nas mucosas das passagens nasais, vagina e terceira pálpebra. A doença dura 7 a 12 dias, mas pode ser hiperaguda, com morte ocorrendo em 1 a 2 dias, ou pode ser crônica e durar por semanas. A mortalidade, em geral, é por volta de 10%, mas pode chegar a 50%. A recuperação é lenta.

Diagnóstico. O exame de esfregaços sanguíneos, corados com corantes de Romanowsky, tais como Giemsa, revelarão os parasitas nas células vermelhas. A identificação das espécies é essencial com relação à escolha do fármaco para tratamento. A disposição em tétrade ou em Cruz de Malta é uma característica diagnóstica de *T. equi*. Os exames devem ser realizados tão precocemente quanto seja possível, uma vez que os parasitas começam a desaparecer do sangue periférico após o quinto dia.

O TFC é o teste de triagem principal usado para equinos que viajam entre países. Uma vez que o TFC pode não identificar todos os animais infectados, em especial aqueles que foram tratados, e uma vez que ocorrem reações anticomplemento produzidas por alguns soros, o IFAT é usado como um teste suplementar. Os soros teste são inativados por 30 min a 60°C e testados em diluições de 1:5 a 1:5.120. A lise de 50% é relatada como positiva, portanto, o título é o valor da maior diluição do soro que dá lise de 50%. Um título de 1:5 é considerado positivo. Amostras anticomplemento são examinadas pelo IFAT.

Com o IFAT, o reconhecimento de uma reação positiva forte é relativamente simples, mas qualquer diferenciação entre um fraco positivo e reações negativas requer experiência considerável na interpretação. Cada amostra de soro é testada contra um antígeno de *T. equi*. Os soros teste, controle positivo e controle negativo são diluídos de 1:80 até 1:1.280. O soro diluído a 1:80 ou mais que mostra fluorescência forte normalmente é considerado positivo, embora tal consideração seja também feita em padrões de fluorescência dos controles positivo e negativo.

Patologia. Emaciação, icterícia, anemia e edema são vistos no exame *post mortem*. Há acúmulo de líquido no saco pericárdico e nas cavidades corporais, e a gordura está gelatinosa e amarela. O baço está aumentado, com a polpa macia e escura. Os linfonodos estão aumentados e, algumas vezes, inflamados. O fígado está aumentado, com coloração castanho-amarelada e os lobos hepáticos estão amarelos no centro e com as bordas arredondadas de coloração amarelo-esverdeada. Os rins apresentam coloração amarelo-pálido e podem conter hemorragias petequiais. Há hemorragias petequiais e equimóticas na mucosa do intestino e do estômago.

Epidemiologia. *Theileria equi* é transmitida por uma variedade de espécies de carrapatos, incluindo *Dermacentor*, *Hyalomma* e *Rhipicephalus*. Carrapatos vetores incluem *Dermacentor reticulatus*, *D. albipictus*, *Hyalomma marginatum* (*H. detritum*), *H. scupense*, *Rhipicephalus bursa* na Rússia e antigos Estados soviéticos, *R. evertsi* na África equatorial; *H. anatolicum* e *H. marginatum* na Grécia; *H. dromedarii* e *R. sanguineus* na Ásia Central. Os vetores nos EUA incluem *D. variabilis*, *D. albipictus*, *D.* (*Anocentor*) *nitens* e *R. sanguineus*, e na América do Sul, *D.* (*A.*) *nitens*.

Tratamento. Dipropionato de imidocarb administrado por via intramuscular a 2 a 3 mg/kg de peso vivo, em doses a cada 24 h irá ocasionar recuperação da infecção por *T. equi*, mas não esterilização da infecção. Há relatos de que o uso de quatro doses de 4 mg/kg de peso vivo a intervalos de 72 h cause esterilização de infecções por *T. equi*, mas essa terapia com dose alta pode causar reações adversas graves, tais como inquietação extrema, sudorese e sinais de dor abdominal. Os equinos tratados podem se tornar soronegativos ao TCF, mas permanecem positivos ao IFAT e infectantes aos carrapatos vetores. O tratamento com di-isetionato de amicarbalina produz recuperação clínica na dose de 9 a 10 mg/kg, como dose única, ou como dose dividida no decorrer de 24 h. Doses altas podem causar reações adversas pronunciadas. Aceturato de diminazeno a 6 a 12 mg/kg de peso vivo, administrado duas vezes em um período de 48 h, pode ser necessário para a recuperação clínica (Tabela 10.9).

Nota. Não há imunidade cruzada entre *T. equi* e *B. caballi*. Animais jovens são menos seriamente afetados que os animais adultos e podem ocorrer infecções mistas por esses parasitas.

Neorickettsia risticii

Sinônimo. *Ehrlichia risticii*.

Nomes comuns. Ehrlichiose monocítica equina, febre do cavalo de Potomac, febre do fosso, febre do rio Shasta, colite por *Ehrlichia* dos equinos.

Local de predileção. Monócitos.

Reino. Bacteria.

Filo. Proteobacteria.

Classe. Alphaproteobacteria.

Ordem. Rickettsiales.

Família. Anaplasmataceae.

Descrição. *Neorickettsia risticii* é uma bactéria gram-negativa intracelular obrigatória, que mede 0,6 a 1,5 μm, com tropismo por monócitos. O organismo não é visível em esfregaços sanguíneos de casos clínicos.

Hospedeiros. Equinos, raramente cães e gatos.

Ciclo evolutivo. Detalhes do ciclo evolutivo são incompletos, mas a infecção em equinos parece estar envolvida com a ingestão de estágios metacercárias de trematódeos ou ingestão inadvertida de estágios de insetos aquáticos.

Distribuição geográfica. EUA.

Patogênese. A febre do cavalo de Potomac é uma síndrome de enterocolite aguda que produz cólica leve, febre e diarreia em equinos de todas as idades, bem como aborto em éguas gestantes.

Tabela 10.9 Fármacos usados para o tratamento de infecções por *T. equi*.

Fármaco	Dose recomendada	Frequência	Comentários
Dipropionato de imidocarb	2 a 3 mg/kg IM ou 4 mg/kg	Duas doses a intervalos de 24 h ou 4 doses a intervalos de 72 h para esterilização	Dor no local da injeção
Aceturato de diminazeno	6 a 12 mg/kg, IM	Duas doses a intervalos de 48 h	Baixo índice terapêutico
Di-isetionato de amicarbalida	9 a 10 mg/kg, IM	Uma dose ou repetida em 24 h	Baixo índice terapêutico

Após a ingestão dentro do inseto ou do trematódeo, o organismo é fagocitado pelas células da série monocítica/macrofágica, e se acumula nas células reticuloendoteliais na parede do cólon maior. A infecção dos enterócitos dos intestinos delgado e grosso resulta em colite aguda, que é um dos principais sinais clínicos. Outros sinais variam de febre leve transitória a diarreia grave, que se torna aparente após 12 a 18 dias. Cólica de gravidade variável e distensão abdominal podem preceder o início de diarreia em, aproximadamente, 25% dos casos. Assim como os tecidos linfáticos e o sangue, o organismo foi detectado em macrófagos, células endoteliais das criptas e mastócitos na parede do cólon, ceco e intestino delgado, onde, acredita-se, endotoxemia localizada possa levar a desequilíbrio eletrolítico. Um 'anel tóxico' de coloração azulada ao redor dos dentes pode estar presente e os equinos afetados também podem manifestar taquipneia e taquicardia leve a moderada. Laminite leve a grave foi relatada após o início da diarreia. A infecção também foi associada ao aborto em éguas.

Sinais clínicos. Febre, depressão, leucopenia, desidratação, laminite e diarreia.

Diagnóstico. Um diagnóstico provisório com frequência se baseia na presença de sinais clínicos típicos, sazonalidade e ocorrência geográfica da doença. O exame de esfregaços de sangue periférico não tem valor diagnóstico, uma vez que monócitos afetados estão presentes em pequenos números no sangue. Um diagnóstico definitivo deve se basear no isolamento e na detecção de *N. risticii* de sangue e fezes de equinos infectados. Embora testes sorológicos tais como IFAT e ELISA existam, o teste sorológico é uma ferramenta de valor diagnóstico limitado, embora muitos cavalos infectados apresentem altos títulos de anticorpos no momento da infecção. Em razão da alta prevalência de títulos falso-positivos, a interpretação da IFAT em equinos individuais é difícil. O isolamento do agente de cultura celular, embora possível, consome tempo e não está disponível rotineiramente em muitos laboratórios diagnósticos. Um teste de reação da polimerase em cadeia (PCR) em tempo real desenvolvido recentemente permite a detecção de DNA de *R. risticii* em 2 h, tornando o teste muito mais útil como exame diagnóstico de rotina. Para aumentar as chances de detecção de *N. risticii*, o ensaio deve ser realizado em sangue, bem como em amostras de fezes, uma vez que a presença do organismo no sangue e nas fezes pode não coincidir.

Patologia. No exame *post mortem*, há pouca ou nenhuma alteração macroscópica, embora alterações histológicas incluam degeneração focal de células endoteliais no cólon, o que leva a lesões ulcerativas pequenas e placas de hiperemia no intestino grosso. Há depleção marcante das células caliciformes e dilatação das criptas intestinais.

Epidemiologia. A doença é vista na primavera, verão e início do outono, e é associada a pastos próximos a córregos ou rios. *Neorickettsia risticii* foi identificada em caramujos de água doce e isolada de trematódeos liberados desses caramujos. DNA foi detectado em 13 espécies de Trichoptera, Ephemeroptera, Odonata - Zygoptera, Odonata – Anisoptera e Plecoptera imaturos e adultos. Estudos de transmissão usando Trichoptera infectados com *N. risticii* reproduziram a doença clínica. Acredita-se que uma via de exposição seja a ingestão inadvertida de insetos aquáticos que carreiam *N. risticii* no estágio de metacercárias do trematódeo. O período de incubação é de 10 a 18 dias. Equinos clinicamente doentes não são contagiosos e podem ser estabulados junto a equinos suscetíveis.

Tratamento. Oxitetraciclina administrada na dose de 6,6 mg/kg IV por 5 dias é altamente efetiva se administrada no início do curso clínico da doença. O tratamento de suporte com líquidos, eletrólitos, anti-inflamatórios não esteroidais (AINEs) e antidiarreicos também pode ser indicado em animais que manifestam sinais de enterocolite. Laminite, caso se desenvolva, normalmente é grave e, com frequência, refratária ao tratamento.

Controle. Muitas vacinas inativadas de células inteiras com base na mesma cepa de *N. risticii* estão disponíveis comercialmente, embora elas devam ser apenas marginalmente protetoras a campo. A diminuição do número de caramujos em rios e valas pode ser tentada para diminuir as fontes de infecção.

Nota. O agente causal, anteriormente conhecido como *Ehrlichia risticii*, foi renomeado recentemente como *Neorickettsia risticii* em razão da sua menor relação genética com outros grupos de *Ehrlichia*.

Anaplasma phagocytophilum

Sinônimo. *Ehrlichia equi*.

Nome comum. Ehrlichiose granulocítica equina.

Local de predileção. Sangue.

Reino. Bacteria.

Filo. Proteobacteria.

Classe. Alphaproteobacteria.

Ordem. Rickettsiales.

Família. Anaplasmataceae.

Descrição. Esfregaços sanguíneos corados com corantes de Giemsa ou Wright revelam um ou mais agregados frouxos (mórulas ou corpúsculos de inclusão, com 1,5 a 5 μm de diâmetro) de coloração cinza-azulada a azul-escuro, cocoides, cocobacilares ou pleomórficos dentro do citoplasma dos neutrófilos.

Hospedeiros. Ovinos, bovinos, cães, equinos, veados, roedores, humanos.

Distribuição geográfica. EUA, América do Sul, Europa.

Patogênese. A ehrlichiose granulocítica equina é uma doença infecciosa, não contagiosa, sazonal. A gravidade dos sinais clínicos varia com a idade do animal e a duração da doença. Os sinais podem ser brandos. Equinos com menos de 1 ano de idade podem apresentar apenas febre. Equinos com 1 a 3 anos de idade desenvolvem febre, depressão, edema leve de membros e ataxia. Os adultos mostram sinais característicos de febre, anorexia parcial, depressão, relutância em se movimentar, edema de membros, petéquias e icterícia. A febre, que é mais alta durante os primeiros 1 a 3 dias (39,5 a 40°C), persiste por 6 a 12 dias. Raramente, vasculite miocárdica pode causar arritmias ventriculares transitórias. Qualquer infecção concomitante pode ser exacerbada. Corpúsculos de inclusão citoplasmáticos são pouco numerosos durante as primeiras 48 h e aumentam para 30 a 40% dos neutrófilos circulantes nos dias 3 a 5 da infecção.

Sinais clínicos. Febre, depressão, edema de membros, icterícia e ataxia.

Diagnóstico. Demonstração dos corpúsculos de inclusão característicos nos esfregaços sanguíneos é diagnóstica. PCR pode detectar o DNA de *A. phagocytophilum* em sangue não coagulado ou em esfregaços da capa leucocitária. Um IFAT pode detectar o aumento do título de anticorpos para *A. phagocytophilum*.

Patologia. Petequiação e edema se desenvolvem no tecido subcutâneo e na fáscia. A vasculite é regional, com o tecido subcutâneo e a fáscia dos membros sendo predominantemente afetados.

Epidemiologia. Em áreas endêmicas, a doença é sazonal, ocorrendo durante períodos de pico de atividade de carrapatos. Nos EUA, a transmissão para equinos é pelo carrapato *Ixodes pacificus* (carrapato das pernas pretas ocidental).

Tratamento. Oxitetraciclina e tetraciclina 7 mg/kg IV por 8 dias eliminam a infecção. Equinos com ataxia grave e edema podem se beneficiar do tratamento com corticosteroides a curto prazo (dexametasona 20 mg por 2 a 3 dias).

Controle. Equinos recuperados apresentam imunidade sólida por mais de 2 anos. Não há vacina.

Nota. A riquétsia que é o agente causal foi chamada inicialmente de *Ehrlichia equi*, mas com base na sequência de DNA, o organismo agora é conhecido como *Anaplasma phagocytophilum*.

Parasitas do sistema nervoso

Thelazia lacrymalis

Nome comum. Verme do olho dos equinos.

Locais de predileção. Olhos, saco conjuntival e ducto lacrimal.

Filo. Nematoda.

Classe. Secernentea.

Superfamília. Spiruroidea.

Descrição macroscópica. Vermes pequenos, delgados, de coloração branco-amarelada, que medem, aproximadamente, 1,0 a 2,0 cm de comprimento. Os machos medem 8 a 12 mm e as fêmeas, 14 a 18 mm de comprimento.

Descrição microscópica. A cápsula bucal está presente e a cutícula tem estriações proeminentes na extremidade anterior. Nos machos, a cauda é romba e recurvada, com asas caudais.

Hospedeiros definitivos. Equinos, outros equídeos.

Hospedeiros intermediários. Moscas muscídeas, principalmente *Musca*, *Fannia* e *Morellia*.

Distribuição geográfica. Europa, Américas do Norte e do Sul e partes da Ásia.

Patogênese. Em muitos hospedeiros, infecções moderadas pelo verme ocular causam poucas alterações patogênicas. As lesões são causadas pela cutícula serreada do verme e a maior parte das lesões resulta do movimento dos adultos jovens ativos, causando lacrimejamento, seguido por conjuntivite. Em infecções intensas, a córnea pode se tornar opaca e ulcerada. Normalmente há recuperação completa em, aproximadamente, 2 meses, embora em alguns casos, áreas de opacidade corneal possam persistir. A infecção pode predispor o hospedeiro a infecção bacteriana secundária.

Sinais clínicos. Com frequência, infecções podem ser inaparentes, mas infestações intensas podem causar lacrimejamento, conjuntivite e fotofobia. As moscas, em geral, ficam agrupadas ao redor dos olhos em razão do excesso de secreção. Em casos graves, os olhos podem estar edemaciados, com ceratite e úlcera de córnea com exsudato purulento.

Diagnóstico. Baseia-se na observação dos parasitas no saco conjuntival. O exame da secreção lacrimal pode revelar larvas de primeiro estágio.

Patologia. A invasão da glândula e dos ductos lacrimais pode causar inflamação e exsudação necrótica, que levam a oclusão e diminuição da produção de lágrimas. A irritação mecânica da conjuntiva produz inflamação, enquanto a lesão à córnea leva a opacidade, ceratite e ulceração corneal.

Epidemiologia. *Thelazia lacrymalis* é muito comum em algumas áreas e a infestação ocorre sazonalmente, relacionada a períodos de atividade máxima das moscas. O parasita pode sobreviver nos olhos por muitos anos, mas, uma vez que apenas o adulto jovem é patogênico, um reservatório de infecção pode persistir de forma assintomática em animais carreadores. Apenas infestações intensas causam sintomas. A sobrevivência das larvas também ocorre nos estágios de pupa de moscas durante o inverno.

Tratamento. Fembendazol 10 mg/kg VO por 5 dias é efetivo. Ivermectina administrada diretamente no saco conjuntival também pode ter algum efeito, mas não é efetiva quando administrada por via oral. A remoção mecânica com pinça após a aplicação de um anestésico local ocular também é útil. Em casos de infecção bacteriana secundária, o uso de preparações antibióticas pode ser indicado.

Controle. A prevenção é difícil em razão da natureza ubíqua das moscas vetoras. Medidas de controle das moscas direcionadas para proteger a face, tais como o uso de faixas, ajudam no controle de infecção por vermes oculares.

Halicephalobus delitrix

Sinônimos. *Micronema delatrix*, *Halicephalobus gingivalis*.

Filo. Nematoda.

Classe. Secernentea.

Superfamília. Rhabditoidea.

Patogênese. Esse nematódeo saprófita de vida livre habita matéria orgânica em decomposição, tal como esterco, e pode ser altamente patogênico. Foi encontrado no cérebro, medula espinal e meninges e em tecido de granulação nas narinas e maxila de equinos. Ele também pode infectar humanos.

Toxoplasma gondii

Para mais detalhes, ver Parasitas do sistema locomotor.

Sarcocystis neurona

Nome comum. Mieloencefalite protozoária equina.

Locais de predileção. Cérebro, medula espinal.

Filo. Apicomplexa.

Classe. Conoidasida.

Família. Sarcocystiidae.

Descrição. Os merontes presentes no citoplasma das células neurais, leucócitos e células gigantes nas substâncias cinzenta e branca do cérebro e medula espinal têm 5-35 × 5-20 μm, e contêm 4 a 40 merozoítas quando maduros.

Hospedeiro intermediário. Equinos.

Hospedeiros definitivos. Gambás (*Didelphis virginiana*). Tatus, furões, guaxinins, lontras-do-mar, focas e gatos domésticos foram implicados, mas sua significância não é conhecida.

Distribuição geográfica. Américas do Norte, Central e do Sul.

Patogênese. O organismo causa uma ampla variedade de sinais neurológicos associados à infecção de qualquer parte do SNC.

Sinais clínicos. Os sinais clínicos incluem andar em círculos; sinais de nervos cranianos de atrofia muscular, paralisia facial, doença vestibular unilateral; doença de medula espinal (espondilomielopatia cervical [*wobbler syndrome*); monoplegia com atrofia muscular; anormalidades de deambulação; prurido; síndrome da cauda equina.

Diagnóstico. O diagnóstico se baseia nos sinais clínicos, análise de líquido cerebroespinal, resposta à terapia com antiprotozoários e resposta negativa ao tratamento com corticosteroides. O diagnóstico *post mortem* é confirmado pela demonstração do organismo nas lesões do SNC. Um teste de *Western blot* para anticorpos contra *S. neurona* no líquido cerebroespinal foi desenvolvido.

Patologia. Há mudança de coloração focal, hemorragia e malacia do tecido do SNC. Na histopatologia, os parasitas são encontrados em associação com respostas inflamatórias mistas e degeneração neuronal. Merontes em vários estágios de maturação, ou merozoítas livres, são comumente vistos no citoplasma dos neurônios ou dos macrófagos, neutrófilos, eosinófilos e, mais raramente, células endoteliais dos capilares e axônios mielinizados.

Epidemiologia. Acredita-se que o gambá norte-americano seja um dos hospedeiros definitivos, com transmissão aos equinos por meio dos esporocistos nas fezes. O ciclo evolutivo também pode envolver gambás que se alimentam de carcaças de aves que contêm um organismo idêntico, *Sarcocystis falcatula*, um parasita de muitas espécies de aves norte-americanas. A esse respeito, os equinos podem estar atuando como hospedeiros anormais aberrantes. A doença é esporádica, embora muitos casos tenham sido relatados em haras ou jóqueis, mas não há evidências de que ocorra transmissão de equino a equino. A doença ocorre com maior frequência em adultos jovens em reprodução.

Tratamento. O tratamento de escolha parece ser trimetoprima-sulfadiazina 15 mg/kg, 2 vezes/dia, combinado com pirimetamina 0,25 mg/kg/dia no alimento. Isso pode ser seguido por terapia intermitente com os mesmos fármacos a 20 mg/kg e 1 mg/kg, respectivamente, uma vez a cada 1 a 2 semanas.

Controle. A fonte de infecção provavelmente são as fezes de gambás, de maneira que medidas preventivas para evitar a contaminação dos alimentos devem ser consideradas. Uma vacina com base em cultura de merozoítas quimicamente inativadas mostrou-se promissora na melhora dos efeitos neurológicos da infecção.

Parasitas do sistema reprodutor/urogenital

Trypanosoma equiperdum

Sinônimo. *Trypanosoma brucei equiperdum.*

Nome comum. Durina.

Local de predileção. Trato reprodutivo.

Filo. Euglenozoa.

Classe. Kinetoplastea.

Família. Trypanosomatidae.

Subgênero. *Trypanozoon.*

Descrição. O organismo é idêntico a, e estruturalmente indistinguível em aparência de, *T. brucei evansi.* O organismo é polimórfico, com formas delgadas, intermediárias e robustas. O comprimento médio varia consideravelmente, com formas típicas que medem 15 a 34 μm de comprimento (média de 24 μm). A membrana ondulante é conspícua, o cinetoplasto é pequeno e subterminal. Estirpes que não apresentam cinetoplasto visível ao microscópio óptico surgem ocasionalmente de maneira espontânea, ou podem ser produzidas pelo tratamento com determinados corantes, fármacos ou pela conservação por congelamento.

Hospedeiros. Equinos, jumentos.

Distribuição geográfica. Bacia do Mediterrâneo, África do Sul, Oriente Médio, América do Sul.

Patogênese. A doença é marcada pelos estágios de exacerbação, tolerância e recidiva que variam em duração e que podem ocorrer uma ou muitas vezes antes da morte ou da recuperação. Os sinais notados com maior frequência são pirexia, tumefação e edema local da genitália e da glândula mamária, erupções cutâneas edematosas, aumento de volume das articulações, incoordenação, paralisia facial, lesões oculares, anemia e emaciação. Um sinal patognomônico é o de placas edematosas que consistem em lesões elevadas na pele, com até 5 a 8 cm de diâmetro e 1 cm de espessura. As placas normalmente aparecem sobre as costelas, embora elas possam ocorrer em qualquer lugar do corpo e, normalmente, persistem por 3 a 7 dias. Elas não são uma característica constante. Em casos de curso longo, a genitália externa pode estar fibrosada. O período de incubação é de 2 a 12 semanas e a doença apresenta curso crônico no decorrer de 6 meses a 2 anos.

Sinais clínicos. O primeiro sinal é o edema da genitália e há febre leve, inapetência e eliminação de secreção mucosa da uretra e vagina. Áreas circunscritas da mucosa da vulva ou do pênis podem se tornar despigmentadas. O segundo estágio da doença é caracterizado por urticária e aparece 4 a 6 semanas após. Placas urticariformes circulares bastante circunscritas com, aproximadamente, 3 cm de diâmetro surgem das laterais do corpo e permanecem por 3 a 4 dias, e então desaparecem. As placas podem se desenvolver novamente em outro momento. Paralisia muscular se desenvolve, começando com os músculos das narinas e pescoço, se estendendo pelos membros pélvicos e, finalmente, para o restante do corpo. O animal apresenta incoordenação, e então paralisia completa. A durina normalmente é fatal, a não ser que tratada, mas estirpes menos patogênicas do parasita podem ocorrer em algumas regiões.

Diagnóstico. A demonstração dos tripanossomas na secreção uretral ou vaginal, nas placas na pele ou no sangue periférico, em geral, não é possível, embora a centrifugação desses líquidos possa ajudar a encontrar os patógenos. Os sinais clínicos são típicos o suficiente em áreas endêmicas para permitir o diagnóstico. Os animais infectados podem ser detectados com TCF, mas reações cruzadas com *T. evansi* e *T. brucei* são comuns. Um IFAT é usado como teste confirmatório para durina ou para resolver resultados inconclusivos obtidos pelo TCF.

Patologia. No exame *post mortem*, exsudatos gelatinosos estão presentes sob a pele. No garanhão, o escroto, a bainha e a túnica testiculares estão espessados e infiltrados. Em alguns casos, os testículos estão fibrosados e podem estar irreconhecíveis. Nas éguas, a vulva, a mucosa vaginal, o útero, a bexiga e as glândulas mamárias podem estar espessados com infiltração gelatinosa. Os linfonodos, principalmente da cavidade abdominal, estão hipertrofiados, macios e, em alguns casos, hemorrágicos. Há anemia pronunciada e infiltração edematosa dos tecidos perineais e da parede abdominal ventral e hidrotórax, hidropericárdio e ascite, com frequência, são marcantes. A medula espinal dos animais com paraplegia com frequência está macia, polposa e com alteração da coloração, principalmente nas regiões lombar e sacral.

Epidemiologia. A durina é a única doença causada por tripanossomas que não é transmitida por um vetor invertebrado. Os organismos presentes no trato reprodutivo dos equinos são transmitidos durante o coito e, muito raramente, por moscas picadoras. Uma vez que os tripanossomas não estão presentes continuamente no trato genital no decorrer do curso da doença, a transmissão da infecção não necessariamente ocorre a cada copulação que envolva os animais afetados. A transmissão da infecção de éguas a potros pode ocorrer pela mucosa, tal como a mucosa conjuntival. Mostrou-se que o leite das éguas é infectante. *Trypanosoma equiperdum* ocorre em jumentos, mas a doença é assintomática. O edema da genitália não é óbvio e placas na pele ocorrem em menos de 10% dos jumentos infectados. O esperma e a secreção vaginal contêm um grande número de parasitas e, portanto, são reservatórios significativos para o patógeno.

Tratamento. Sulfato de quinapiramina (3 a 5 mg/kg SC) é um dos poucos compostos efetivos contra *T. equiperdum*. Em muitos países, a quimioterapia é proibida e controle de fronteiras estrito é necessário antes da importação de equinos e jumentos.

Controle. Controle estrito de reprodução e de movimentos dos equinos, associado a quarentena e abate em surtos clínicos, tem um efeito marcante sobre a incidência da doença. A detecção e o abate de equinos carreadores levam a erradicação eventual. Animais contactantes são declarados livres após três TFCs consecutivos negativos.

Nota. *Trypanosoma equiperdum* causa a doença venérea mais importante em equinos e é responsável por grandes perdas sempre que ocorre.

Além dos equídeos, outras espécies de animais podem ser infectadas experimentalmente. Estirpes adaptadas a ratos podem ser mantidas indefinidamente; o sangue de ratos infectados pode ser criopreservado de maneira satisfatória. Os antígenos para testes sorológicos são produzidos comumente em ratos de laboratório.

Klossiella equi

Local de predileção. Rins.

Filo. Apicomplexa.

Classe. Conoidasida.

Família. Klossiellidae.

Descrição. Os merontes em células endoteliais da cápsula de Bowman nos rins têm 8 a 12 μm de diâmetro e 20 a 30 núcleos. Merontes de segunda geração encontrados em células epiteliais do túbulo contornado proximal medem 15 a 30 μm de diâmetro e contêm 15 a 20 merozoítas. Gamogonia e esporogonia ocorrem nas células epiteliais da parte espessa da alça de Henle. Os microgamontes formam 4 a 10 microgametas. Os esporontes, com 20 a 23 μm de diâmetro, têm, aproximadamente 40 brotos na sua periferia antes de se tornarem esporoblastos, com 35 a 45 μm de diâmetro. Cada esporoblasto se divide por fissão múltipla, formando 10 a 15 ou mais núcleos, que se condensam e se situam na periferia do esporoblasto. Cada esporocisto contém 10 a 15 esporozoítas e eles próprios estão contidos em um saco formado pela célula hospedeira.

Hospedeiros. Equinos, jumentos, zebras.

Distribuição geográfica. Cosmopolita.

Patogênese e sinais clínicos. Não patogênico e, em geral, não é associado a sinais clínicos.

Diagnóstico. Os esporocistos podem ser detectados no sedimento da urina ou os estágios trofozoítos podem ser encontrados no exame *post mortem* dos rins. O órgão e a localização são patognomônicos.

Patologia. Apenas rins intensamente parasitados apresentam lesões macroscópicas, que aparecem como focos cinza pequenos na superfície cortical. Microscopicamente, esses focos são áreas de necrose, com infiltração perivascular de células inflamatórias, principalmente linfócitos, com aumento nos fibroblastos intersticiais.

Epidemiologia. Os esporocistos são eliminados na urina e a infecção ocorre pela ingestão de esporocistos esporulados.

Tratamento e controle. Não são necessários.

Nota. Aparentemente, essa espécie é bastante comum em todo o mundo, mas raramente é vista.

Parasitas do sistema locomotor

Trichinella spiralis

Sinônimo. *Trichina spiralis.*

Nome comum. Verme do músculo.

Locais de predileção. Intestino delgado, músculos.

Filo. Nematoda.

Classe. Secernentea.

Superfamília. Trichinelloidea.

Descrição macroscópica. Em razão do seu ciclo de vida curto, os vermes adultos raramente são encontrados em infecções naturais. O macho mede cerca de 1,5 mm e a fêmea, 3,5 a 4,0 mm de comprimento.

Descrição microscópica. O esôfago tem pelo menos um terço do comprimento total do corpo e a cauda do macho apresenta duas pequenas abas cloacais, mas nenhuma espícula copulatória nem bainha de espícula. Na fêmea, o útero contém larvas em desenvolvimento e a vulva está posicionada na região média do esôfago do verme. A infecção por *Trichinella* é mais facilmente identificada pela presença de larvas espiraladas no músculo estriado (ver Figura 1.63). Essas larvas medem, aproximadamente, 800 a 1.000 μm de comprimento. Os cistos têm formato de limão, medem 0,3-0,8 × 0,2-0,4 mm de comprimento e, com frequência, são transparentes.

Hospedeiros. Suínos, ratos, humanos, e a maioria dos mamíferos.

Distribuição geográfica. Cosmopolita, com exceção, aparentemente, de Austrália, Dinamarca e Grã-Bretanha.

Para mais detalhes, ver Capítulo 11.

Toxoplasma gondii

Locais de predileção. Músculo, pulmões, fígado, sistema reprodutor, SNC.

Filo. Apicomplexa.

Classe. Conoidasida.

Família. Sarcocystiidae.

Descrição. Os taquizoítos são encontrados em vacúolos em desenvolvimento em muitos tipos celulares, por exemplo, fibroblastos, hepatócitos, células reticulares e células miocárdicas. Em qualquer uma dessas células, pode haver 8 a 16 organismos, cada um medindo 6,0 a 8,0 μm. Cistos teciduais, que medem até 100 μm de diâmetro, são encontrados principalmente em músculo, fígado, pulmões e cérebro e podem conter muitos milhares de bradizoítos com formato lanceolado.

Patogênese. *Toxoplasma gondii* foi relatado em equinos, mas há poucos, se algum, relato clínico da doença.

Para mais detalhes, ver Capítulo 9.

Sarcocistose

Sarcocystis é um dos parasitas mais prevalentes em animais que pastam.

Diagnóstico. A maioria dos casos de infecção por *Sarcocystis* em equinos é revelada apenas no exame *post mortem*, quando os sarcocistos visíveis macroscopicamente na musculatura são descobertos. O exame de fezes de cães na propriedade quanto à presença de esporocistos pode ser útil para o diagnóstico.

Patologia. Para as duas espécies relatadas em equinos, a inspeção microscópica revelou reação mínima do hospedeiro nos tecidos infectados.

Epidemiologia. Pouco se conhece a respeito da epidemiologia, mas pela alta prevalência das infecções assintomáticas observadas em abatedouros, está claro que, em locais nos quais cães são mantidos em associação com equinos e seu alimento, a transmissão é provável. Surtos agudos são mais prováveis quando equinos que foram criados sem contato com cães são subsequentemente expostos a um grande número de esporocistos nas fezes dos cães. A longevidade dos esporocistos eliminados nas fezes não é conhecida.

Tratamento. Não há tratamento efetivo para infecção por *Sarcocystis* em equinos.

Controle. As únicas medidas de controle possíveis são aquelas relacionadas à higiene. Cães de fazenda não devem ser mantidos dentro das instalações nem seu acesso deve ser permitido a locais de armazenamento de alimentos, e eles também não devem defecar em currais nos quais os equinos estão estabulados. Também é importante que eles não ingiram carne crua.

Sarcocystis equicanis

Sinônimo. *Sarcocystis bertrami.*

Local de predileção. Músculo.

Filo. Apicomplexa.

Classe. Conoidasida.

Família. Sarcocystiidae.

Descrição. Os cistos teciduais são segmentados, com até 10 mm de comprimento com parede lisa, com menos de 1 μm de espessura e sem estriações radiais. Um pequeno número de protrusões de 0,4 a 2,0 μm estão evidentes por microscopia eletrônica.

Hospedeiros intermediários. Equinos.

Hospedeiros finais. Cães.

Distribuição geográfica. Cosmopolita.

Patogênese. Os efeitos patogênicos associados a *S. equicanis* nos equinos não foram investigados.

Sinais clínicos. A infecção não foi associada a sinais clínicos no hospedeiro final e no hospedeiro intermediário.

Sarcocystis fayeri

Local de predileção. Músculo.

Filo. Apicomplexa.

Classe. Conoidasida.

Família. Sarcocystiidae.

Descrição. Os cistos teciduais têm até 900 por 70 μm. A parede dos cistos tem 1 a 2 μm de espessura e é estriada radialmente.

Hospedeiros intermediários. Equinos.

Hospedeiros finais. Cães.

Distribuição geográfica. Cosmopolita.

Patogênese. Poucos efeitos patogênicos foram associados a *S. fayeri* em equinos, embora alguns casos de miosite grave tenham sido relatados.

Sinais clínicos. Ocasionalmente, mialgia foi relatada.

Parasitas do tegumento

Onchocerca reticulata

Nomes comuns. Sarna do verão Kasen, prurido do equino.

Locais de predileção. Tecido conjuntivo, tendões flexores e ligamento suspensório do boleto.

Filo. Nematoda.

Classe. Secernentea.

Superfamília. Filarioidea.

Descrição macroscópica. Vermes delgados e esbranquiçados; os machos medem 15 a 20 cm, enquanto as fêmeas medem mais de 50 cm de comprimento.

Descrição microscópica. As microfilárias têm 330 a 370 μm de comprimento e possuem uma cauda longa em formato de chicote.

Hospedeiros definitivos. Equinos, jumentos.

Hospedeiros intermediários. *Culicoides* spp. (mosquito pólvora picador).

Distribuição geográfica. Cosmopolita.

Patogênese. O tecido conjuntivo dos tendões flexores e do ligamento suspensório do boleto é o local de preferência. Após a inoculação das L_3 pelo mosquito-pólvora *Culicoides* vetor, a chegada dos parasitas ao seu local final resulta em reação do hospedeiro na forma de um aumento de volume difuso indolor. Esse aumento de tamanho gradual se torna um nódulo macio palpável, e então regride para deixar um foco de calcificação, a pele sobre a área permanece intacta. Na região inferior dos membros, a reação à presença do parasita leva à formação de um aumento de volume macio e indolor, seguido pela formação de pequenos nódulos fibrosos.

Sinais clínicos. Além da reação branda inicial, não foi demonstrado nenhum sinal clínico atribuído aos vermes adultos. As microfilárias são relatadas como causa de dermatite crônica em equinos, sendo grave no verão e desaparecendo durante o inverno.

Diagnóstico. A infecção pode ser confirmada pelo exame de cortes da pele espessada proveniente dos locais de predileção. O fragmento de pele é colocado em solução salina morna por 8 a 12 h e é estimulado para permitir que as microfilárias emerjam. As microfilárias são prontamente reconhecidas por seu movimento sinuoso na amostra de solução salina centrifugada. Líquido proveniente da escarificação da pele também pode ser examinado quanto à presença de microfilárias.

Patologia. As lesões da pele ventral são indistinguíveis daquelas causadas pela sensibilidade a picada de *Culicoides*. Lesões macroscópicas incluem alopecia, formação de caspa, crostas e leucoderma. Escoriações secundárias e dermatite ulcerativa são induzidas por autotraumatismo.

Epidemiologia. A prevalência geral de oncocercose equina é alta, a maioria dos levantamentos nos EUA mostrou taxas de mais de 50%, embora a maior prevalência relatada na Grã-Bretanha até o momento tenha sido de 23%. O acúmulo de microfilárias no hospedeiro definitivo é maior durante as estações de maior atividade dos mosquitos-pólvora.

Tratamento. Normalmente não é necessário. Ivermectina tem boa atividade contra os estágios de microfilárias, e irá fornecer alívio nos casos de dermatite por oncocerca.

Controle. Em geral, não é indicado. *Sprays* inseticidas ou repelentes podem diminuir o ataque por mosquitos-pólvora picadores.

Nota. Embora a oncocercose seja uma infecção filarial importante na medicina humana, a maioria das espécies que acometem animais domésticos é relativamente inócua.

Parafilaria multipapillosa

Sinônimo. *Filaria haemorrhagica.*

Nomes comuns. Doença do sangramento do verão, ferida de verão.

Local de predileção. Tecido conjuntivo subcutâneo e intermuscular.

Filo. Nematoda.

Classe. Secernentea.

Superfamília. Filarioidea.

Descrição macroscópica. Vermes delgados e brancos, com 3,0 a 7,0 cm de comprimento. Os machos adultos medem 28 mm e as fêmeas, 40 a 70 mm.

Descrição microscópica. Anteriormente, há inúmeras papilas e cristas circulares na cutícula. Nas fêmeas, a vulva é situada anteriormente, próximo à abertura da boca simples. Ovos pequenos embrionados (cerca de 55 × 30 μm), apresentam casca fina e flexível são colocados na superfície da pele, onde eles eclodem para liberar as microfilárias ou L_1, que têm, aproximadamente, 200 μm de comprimento, com extremidade posterior arredondada.

Hospedeiros definitivos. Equinos, jumentos.

Hospedeiros intermediários. Moscas-dos-chifres *Haematobia atripalpis* e outras *Haematobia* spp. na Europa.

Distribuição geográfica. Norte da África, regiões oriental e sul da Europa, Ásia e América do Sul.

Patogênese. A infecção resulta na formação de nódulos subcutâneos que se abrem e exsudam sangue (Figura 10.21). Sua distribuição nas áreas de sela e arreios podem tornar o animal impróprio para o trabalho.

Sinais clínicos. Clinicamente, a condição é caracterizada por manchas nos pelos causadas pelo sangue e exsudatos de líquido tecidual provenientes dos nódulos degradados. As lesões são mais proeminentes no verão, principalmente quando os animais estão quentes, de maneira que parece que eles estão 'suando sangue'. Ocasionalmente, as lesões são confundidas com feridas causadas por espinhos e arame farpado.

Diagnóstico. A presença de nódulos na pele ('pontos de sangramento') é patognomônica. Os ovos larvados ou as microfilárias podem ser encontrados ao exame microscópico de esfregaços realizados a partir do exsudato hemorrágico de lesões recentes. Um exame de ELISA também está disponível em alguns países para sorodiagnóstico.

Patologia. Os nódulos formados no tecido conjuntivo cutâneo e intermuscular têm 1 a 2 cm de diâmetro, aumentam de tamanho nos meses de verão, rompem, há hemorragia e eles cicatrizam com formação de cicatriz.

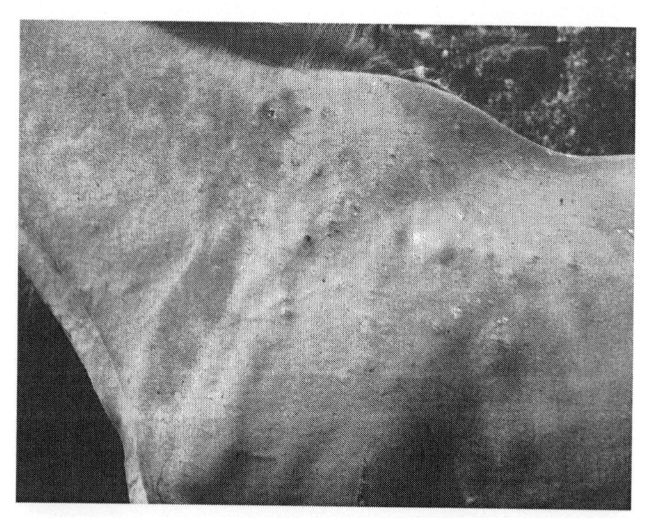

Figura 10.21 Flanco de um equino que mostra nódulos subcutâneos induzidos por *Parafilaria multipapillosa*. (Esta figura encontra-se reproduzida em cores no Encarte.)

Epidemiologia. A doença normalmente é aparente apenas nas estações mais quentes em regiões temperadas, enquanto em regiões tropicais quentes, as lesões com frequência são vistas após a estação chuvosa. Embora a condição tenda a desaparecer com o clima frio, ela reaparece periodicamente durante os meses mais quentes por até 4 anos em animais individuais.

Tratamento. É difícil, mas ivermectina oral ou moxidectina podem ser tentados.

Controle. Medidas de controle de moscas podem ser benéficos.

Setaria equina

Nome comum. Verme abdominal.

Locais de predileção. Peritônio, cavidade pleural.

Filo. Nematoda.

Classe. Secernentea.

Superfamília. Filarioidea.

Descrição macroscópica. Os vermes adultos são longos e delgados, chegando a 8 a 10 cm (machos) e 13 a 15 cm (fêmeas). A extremidade posterior é enrolada em espiral.

Descrição microscópica. As microfilárias presentes no sangue são embainhadas e medem, aproximadamente, 190 a 256 μm de comprimento.

Hospedeiros definitivos. Equinos, asininos.

Hospedeiros intermediários. Mosquitos.

Distribuição geográfica. Cosmopolita.

Patogênese. Os vermes adultos vivem na cavidade abdominal do corpo. Ocasionalmente, os adultos invadem os pulmões e os olhos. Os vermes na sua localização normal, em geral, são inócuos e são descobertos apenas à necropsia. As larvas em migração podem causar encefalomielite em equinos e também podem invadir os olhos e induzir cegueira.

Sinais clínicos. Não há sinais clínicos quando os vermes estão em sua localização normal, mas quando os tecidos nervosos são envolvidos, há distúrbios locomotores e, em casos graves, paralisia lombar.

Diagnóstico. A infecção por vermes adultos é descoberta apenas acidentalmente em animais vivos encontrando-se as microfilárias em esfregaços sanguíneos de rotina. Em casos de setariose cerebroespinal, a confirmação do diagnóstico é possível apenas por exame microscópico da medula espinal, uma vez que os parasitas existem apenas como formas larvais no seu local de migração aberrante.

Patologia. A migração de larvas que afetam o SNC pode causar áreas de lesão vistas como focos de coloração castanha ou estrias macroscópicas. A lesão apresenta microcavitações e hemorragia variável. Há perda de mielina e fragmentação dos axônios com eosinófilos, neutrófilos e macrófagos presentes juntamente com meningite branda e inchaço vascular.

Epidemiologia. Uma vez que os vermes normalmente são inócuos, sua epidemiologia não foi muito estudada. A prevalência é maior em países de clima mais quente, nos quais a atividade sazonal do mosquito vetor é mais longa.

Tratamento. Não há tratamento para a paralisia por *Setaria*. Ivermectina tem sido relatada como efetiva contra adultos de *S. equina*.

Controle. Depende do controle dos mosquitos vetores, cuja aplicação é improvável especificamente para esse parasita.

Nota. Os membros desse gênero, em geral, são habitantes inócuos das cavidades pleural e peritoneal.

Rhabditis strongyloides

Sinônimo. *Pelodermа strongyloides.*

Filo. Nematoda.

Classe. Secernentea.

Superfamília. Rhabditoidea.

Patogênese. Outro nematódeo saprófita de vida livre que é encontrado em matéria orgânica em decomposição. A exposição a esse ambiente, tal como cama de palha úmida, pode induzir dermatite eritematosa pruriginosa na pele e na gengiva de equinos. Os casos também foram relatados em bovinos, suínos, cães e, ocasionalmente, humanos.

Diagnóstico. O exame de raspados de pele pode revelar larvas de nematódeos com esôfago rabditiforme. A cultura de larvas a adultos em ágar nutriente auxiliará o diagnóstico.

Hypoderma diana

Nome comum. Berne dos cervos.

Local de predileção. Tecido conjuntivo subcutâneo.

Classe. Insecta.

Família. Oestridae.

Descrição, larvas. As larvas maduras são espessas e apresentam formato de barril, afunilando-se na região anterior do corpo. Quando maduras, elas medem 25 a 30 mm de comprimento e quase todos os segmentos apresentam espinhos curtos.

Hospedeiros. Veados, ocasionalmente equinos e ovinos.

Nota. *Hypoderma diana* é capaz de infectar muitas espécies de veados, mas não infecta bovinos. Entretanto, há relatos de infecção em equinos e asininos.

ECTOPARASITAS

PIOLHOS

Bovicola equi

Sinônimos. *Damalinia equi, Trichodectes parumpilosus, Werneckiella equi equi.*

Nome comum. Piolho dos cavalos.

Locais de predileção. Camadas epidérmicas superiores do pescoço, flancos e base da cauda.

Classe. Insecta.

Ordem. Phthiraptera.

Subordem. Ischnocera.

Família. Trichodectidae.

Descrição. Esses piolhos têm até 1 a 2 mm de comprimento e coloração castanho-avermelhada. A cabeça relativamente grande é tão larga quanto o seu corpo sem asas, e arredondada anteriormente. O aparelho bucal fica localizado ventralmente. Essa espécie apresenta antenas com três segmentos e uma única garra em cada tarso (ver Figura 3.69).

Hospedeiros. Equinos.

Distribuição geográfica. Cosmopolita.

Patogênese. *Bovicola equi* pode causar irritação intensa, resultando em prurido e arranhões, com quebra e perda de pelos e, algumas vezes, escoriações autoinfligidas que envolvem o corpo todo em casos extremos. É possível que infestações intensas por piolhos em equinos sejam sintomáticas de outros distúrbios, tais como doenças ou, mais provavelmente, simplesmente negligência. Se negligenciados e deixados sem cuidados, as populações de piolhos se multiplicam rapidamente. Adicionalmente, animais em condição de debilidade não eliminarão sua pelagem de inverno, retendo assim uma grande quantidade de piolhos.

Essa espécie pode atuar como vetor de anemia infecciosa equina.

Sinais clínicos. Inquietação, esfregar e lesionar a pelagem são sugestivos de que a infestação por piolhos está presente, e quando a pelagem é repartida, os parasitas são encontrados. *Bovicola equi* aparece como pequenos pontos amarelados nos pelos, e seus pequenos ovos pálidos são encontrados sem dificuldade dispersos na pelagem. Outros sintomas incluem pelagem áspera, infecções cutâneas, perda de pelos e perda de peso.

Diagnóstico. Os piolhos e seus ovos podem ser vistos nos pelos e sobre a pele quando a pelagem é repartida. Os piolhos podem ser removidos e identificados sob microscópio óptico.

Patologia. A patologia das infestações por piolhos é extremamente variável. As infestações podem induzir alopecia, irritação dérmica, dermatite papulocrostosa e autoescoriações.

Epidemiologia. O aparelho bucal de *B. equi* é adaptado para picar e mastigar, o permite a ele se alimentar das camadas externas da haste dos pelos, escamas dérmicas e crostas de sangue. Eles também se alimentam de exsudatos que resultam do seu efeito irritante. *Bovicola equi* é capaz de aumentar rapidamente a sua população.

A pediculose equina se dissemina por contato e por meio de equipamentos de toalete contaminados, como capas, mantas e selas. Infestações graves se espalham por todo o corpo, e os números são maiores no inverno e início da primavera, quando a pelagem de inverno está mais densa. Animais e raças de pelos longos são mais suscetíveis à infestação por essa espécie. Assim como em bovinos, a eliminação da pelagem de inverno é importante em animais para que ocorra a eliminação da maior parte da sua carga parasitária no início da primavera. Em países de clima quente, a temperatura da pele das costas do animal pode ser alta o suficiente para matar os piolhos que permanecem nas áreas expostas que apresentam pelos mais finos.

Tratamento. Inseticidas à base de piretroides aplicados como formulações *pour-on* não sistêmicas normalmente são usados para controlar piolhos, já que muitos outros fármacos mais antigos não estão mais disponíveis. Todos os equinos alojados devem ser tratados. Uma vez que os ovos são relativamente resistentes aos inseticidas, o tratamento deve ser repetido a cada 7 a 14 dias para matar os piolhos que recém-emergiram. Tratamentos sistêmicos, tais como avermectinas, não são aprovados para o tratamento de piolhos em equinos. Óleos essenciais (tais como óleo da árvore do chá ou óleo de lavanda) passados sobre a pelagem podem ser altamente efetivos na diminuição das infestações por piolhos.

Controle. Equipamentos de toalete devem ser fervidos, cobertores e mantas devem ser completamente lavados e as selas devem ser bem limpas. De maneira ideal, os animais devem ter equipamentos de toalete individuais, e as selas não devem ser trocadas, mas isso pode não ser economicamente possível em alguns estabelecimentos. O cuidado regular e completo da pelagem, é claro, é a essência das medidas de controle.

Haematopinus asini

Nome comum. Piolho-sugador dos equinos.

Locais de predileção. Pele da cabeça, pescoço, costas, peito e entre as pernas.

Classe. Insecta.

Ordem. Phthiraptera.

Subordem. Ischnocera.

Família. Haematopinidae.

Descrição. *Haematopinus asini* é um piolho que mede 3 a 3,5 mm de comprimento, com adultos de coloração castanho-amarelada. Os piolhos apresentam três pares de pernas e uma cabeça longa e estreita com aparelho bucal picador adaptado para sugar sangue e líquidos teciduais. Os piolhos são encontrados apenas em equinos. Todas as espécies de *Haematopinus* são piolhos grandes, com, aproximadamente 4 a 5 mm, e possuem processos angulares proeminentes, conhecidos como pontas oculares ou ângulos temporais, atrás das antenas. Os olhos estão ausentes. As placas esternais torácicas são escuras e bem desenvolvidas. As pernas são de tamanho similar, cada qual terminando em uma única garra grande que se opõe ao esporão tibial. Placas paratergais esclerotizadas distintas são visíveis nos segmentos abdominais 2 ou 3 a 8.

Hospedeiros. Equinos, asininos.

Distribuição geográfica. Cosmopolita.

Patogênese. Em equinos, *H. asini* é encontrado mais comumente na cabeça, pescoço, dorso e superfície interna da região superior das pernas. Os sintomas incluem formação excessiva de caspas e pele oleosa, por fim, pontos de alopecia com centros feridos vermelhos. Infestações brandas podem ser assintomáticas, mas, se presentes em número suficiente, eles são conhecidos por causarem anemia, perda de peso e perda de vitalidade e do apetite. Surtos de pediculose equina tendem a ser mais frequentes no início da primavera, uma vez que a sujeira acumulada na baia e na ferraria, associada à caspa da pelagem de inverno trocada, fornece um ambiente ideal para os piolhos. Em equinos, os piolhos com frequência são associados a toalete e manejo inadequados. Animais magros, idosos, estressados ou fisicamente comprometidos parecem ser mais suscetíveis. Infestações intensas por piolhos podem, por si sós, ser sintomáticas de alguma outra enfermidade ou, mais provavelmente, decorrentes de negligência. Animais em condição de debilidade podem albergar um grande número de piolhos, e a população desses ectoparasitas aumentará rapidamente em animais negligenciados ou nos quais não é realizada toalete adequada.

Sinais clínicos. *Haematopinus* spp. irrita seu hospedeiro realizando repastos sanguíneos pequenos, mas frequentes. Cada vez que eles se alimentam, puncionam a pele em um lugar diferente. Assim como em outros animais, os piolhos dos equinos podem causar irritação intensa, fazendo com que o animal se esfregue e arranhe, com perda de pelos e, algumas vezes, escoriações que envolvem quase todo o corpo em casos extremos. Os animais ficam inquietos e perdem condição corporal e, em infestações intensas por *Haematopinus,* também pode haver anemia. A perda de condição corporal e de peso pode aumentar a suscetibilidade do animal hospedeiro a outras enfermidades.

Diagnóstico. Inquietação, coceira e lesões à pelagem devem sugerir a presença de piolhos e, quando os pelos são repartidos, os ectoparasitas são encontrados. Esses piolhos são grandes, de coloração castanho-amarelada e muito facilmente vistos e, em países de clima temperado em dias ensolarados e quentes, com frequência eles se moverão na superfície da pelagem.

Patologia. A patologia das infestações por piolhos é extremamente variável. As infestações leves podem induzir alopecia, irritação, dermatite papulocrostosa e autoescoriações. O piolho hematófago *Haematopinus* pode causar anemia.

Epidemiologia. Em infestações leves normais, os piolhos ocupam locais na pelagem densa da crina, na base da cauda, espaço submaxilar e também nos boletos de raças que apresentam pelos longos nas pernas. Desses locais, os ectoparasitas se espalham para todo o corpo, e o número é maior no inverno e início da primavera, quando a pelagem é mais densa. Assim como em bovinos, a eliminação da pelagem de inverno é importante em animais para que ocorra a eliminação da maior parte da sua carga parasitária no início da primavera. Em condições de clima quente, a temperatura da pele do dorso do animal pode ser alta o suficiente para matar os piolhos que permanecem nas áreas expostas que apresentam pelos mais finos. A pediculose equina se dissemina por contato e por meio de equipamentos de toalete contaminados, como capas, mantas e selas.

Tratamento. Como para *B. equi.*

Controle. Como para *B. equi.*

ÁCAROS

Demodex equi

Locais de predileção. Folículos pilosos e glândulas sebáceas.

Classe. Arachnida.

Subclasse. Acari.

Ordem. Prostigmata (Trombidiformes).

Família. Demodicidae.

Descrição. Espécies de *Demodex* apresentam corpo alongado e afunilado, e medem até 0,1 a 0,4 mm de comprimento, com quatro pares de pernas atarracadas que terminam em garras pequenas e rombas nos adultos (ver Figura 3.100). Não apresenta cerdas nas pernas e no corpo. As pernas estão localizadas na parte anterior do corpo e, dessa forma, o opistossoma estriado forma, ao menos, metade do comprimento do corpo.

Hospedeiros. Equinos.

Distribuição geográfica. Cosmopolita, mas não foram relatados na Austrália.

Patogênese. Nos equinos, a sarna demodécica é rara, mas pode ocorrer tanto na forma escamosa quanto na forma pustular, afetando inicialmente focinho, testa e região periocular.

Sinais clínicos. Descamação e alopecia, com ou sem pápulas e pústulas, amplamente pela face, ombros, pescoço e membros. Prurido está ausente. Demodicose em equinos foi relatada em associação com tratamento crônico com corticosteroides.

Diagnóstico. Para confirmação do diagnóstico, são necessários raspados profundos para chegar aos ácaros profundamente nos folículos e glândulas. Isso é mais bem realizado fazendo uma prega com a pele e aplicando uma gota de parafina líquida, e raspando até que apareça sangue capilar.

Patologia. As lesões em equinos, evidentes como áreas alopécicas dispersas e descamação ou a formação de nódulos, normalmente começam na cabeça e no pescoço, mas podem rapidamente se disseminar e envolver a maior parte do corpo.

Epidemiologia. Provavelmente em razão da sua localização profundamente na derme, é quase impossível transmitir *Demodex* entre animais, a não ser que haja contato prolongado. Tal contato, normalmente, ocorre apenas durante a amamentação.

Tratamento. Há poucas informações quanto ao tratamento da demodicose equina. Investigação e tratamento de doenças sistêmicas subjacentes devem ser realizados. Amitraz é contraindicado em equinos, pois pode causar cólica grave e morte.

Controle. Normalmente não é necessário.

Nota. Uma segunda espécie foi descrita em equinos, *D. caballi*, que infesta as pálpebras e focinho; ainda não foi estabelecido se essa é mesmo uma espécie à parte ou uma variação morfológica.

Sarcoptes scabiei

Nome comum. Escabiose.

Locais de predileção. Pele.

Classe. Arachnida.

Subclasse. Acari.

Ordem. Astigmata (Sarcoptiformes).

Família. Sarcoptidae.

Patogênese. Quando presente, a sarna sarcóptica pode ser grave. Pode haver prurido intenso em razão da hipersensibilidade. As lesões iniciais aparecem na cabeça, pescoço e ombros como pápulas pequenas e vesículas que posteriormente se desenvolvem em crostas. Com a disseminação da alopecia e das crostas, a pele se torna lignificada, formando dobras. Se não tratadas, as lesões podem se estender por todo o corpo, levando a emaciação, fraqueza generalizada e anorexia.

Tratamento. Se houver suspeita, inseticidas organofosforados ou cal e enxofre devem ser aplicados por aspersão ou imersão. O tratamento deve ser repetido a intervalos de 12 a 14 dias, ao menos 3 ou 4 vezes. De maneira alternativa, a administração oral de ivermectina ou moxidectina a 200 μg/kg pode ser tentada. Muitos tratamentos são necessários, a 2 a 3 semanas de intervalo, e é importante tratar todos os animais contactantes.

Nota. Essa sarna atualmente é incomum em equinos. Na Grã-Bretanha, por exemplo, apenas dois casos foram relatados desde 1948. Em ambos os casos, houve forte evidência de que a infecção foi adquirida de outra espécie doméstica.

Uma descrição mais detalhada pode ser encontrada na seção de Ectoparasitas nos Capítulos 3 e 11.

Psoroptes ovis

Sinônimos. *Psoroptes equi, Psoroptes cuniculi, Psoroptes cervinus, Psoroptes bovis.*

Nome comum. Ácaro-da-sarna.

Locais de predileção. Pele.

Classe. Arachnida.

Subclasse. Acari.

Ordem. Astigmata (Sarcoptiformes).

Família. Psoroptidae.

Patogênese. As infestações são raras em equinos. Quando presentes, lesões pruriginosas podem ser vistas em regiões de pelagem mais densa do corpo, tais como sob boletos e crina, na base da cauda, entre os membros pélvicos e axilas. As lesões começam como pápulas e alopecia e podem se desenvolver em crostas hemorrágicas grossas.

Tratamento. Como para sarna sarcóptica.

Uma descrição mais detalhada pode ser encontrada no Capítulo 3 e na seção de Ectoparasitas do Capítulo 9.

Chorioptes bovis

Sinônimos. *Chorioptes ovis, Chorioptes equi, Chorioptes caprae, Chorioptes cuniculi.*

Locais de predileção. Pele, particularmente as pernas, pés, base da cauda e superfície superior posterior do úbere.

Classe. Arachnida.

Subclasse. Acari.

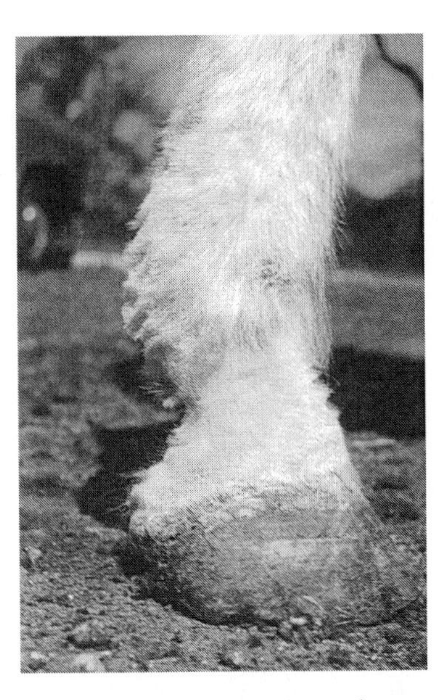

Figura 10.22 Lesões de membro características de sarna corióptica em equino. (Esta figura encontra-se reproduzida em cores no Encarte.)

Ordem. Astigmata (Sarcoptiformes).

Família. Psoroptidae.

Patogênese. Em equinos, a sarna corióptica em razão de *C. bovis* é observada ocasionalmente. Os ácaros são restritos à quartela e ocorrem lesões crostosas, com pele espessada nas pernas abaixo dos joelhos e jarretes, e são mais prevalentes em animais com membros com pelos longos e naqueles com plumagem densa Figura 10.22). Embora os ácaros sejam ativos apenas superficialmente, seu movimento causa irritação e inquietação, em especial à noite, quando os animais são estabulados e lesões menores podem ocorrer na região dos boletos em razão de coices nas paredes.

Nota. Os nomes *Chorioptes ovis, Chorioptes equi, Chorioptes caprae* e *Chorioptes cuniculi*, usados para descrever os ácaros da sarna corióptica encontrados em ovinos, equinos, caprinos e coelhos, respectivamente, atualmente são considerados sinônimos de *Chorioptes bovis*.

Uma descrição mais detalhada pode ser encontrada na seção de Ectoparasitas dos Capítulos 3 e 8.

Muitos ectoparasitas não obrigatórios são encontrados em equinos e são apresentados na lista de referências hospedeiro-parasita, ao final deste capítulo. Descrições mais detalhadas desses ectoparasitas podem ser encontradas no Capítulo 17.

CHECKLIST DE HOSPEDEIRO-PARASITA

Nas *checklists* a seguir, foram utilizadas as abreviaturas:

Helmintos
N: nematódeo; T: trematódeo; C: cestódio; A: acantocéfalo.

Artrópodes
M: mosca; Pi: piolho; Pu: pulga; Ac: ácaro; Mx: maxilópode; Ca: carrapato.

Protozoários
Co: coccídio; Es: esporozoário sanguíneo; Am: ameba; Fl: flagelado; Ci: ciliado.

"Protozoários diversos"
B: blastocisto; Mi: microsporídio; My: micoplasma; P: Pneumocystidomyceto; R: riquétsia.

Lista de referências de parasitas de equinos

Seção/sistema do hospedeiro	Helmintos		Artrópodes		Protozoários	
	Parasita	(Super)família	Parasita	Família	Parasita	Família
Digestório						
Boca, esôfago			*Gasterophilus pecorum*	Oestridae (M)	*Entamoeba equibuccalis*	Entamoebidae (Am)
Estômago	*Draschia megastoma*	Spiruroidea (N)	*Gasterophilus haemorrhoidalis*	Oestridae (M)		
	Habronema microstoma	Spiruroidea (N)	*Gasterophilus inermis*	Oestridae (M)		
	Habronema muscae	Spiruroidea (N)	*Gasterophilus intestinalis*	Oestridae (M)		
	Trichostrongylus axei	Trichostrongyloidea (N)	*Gasterophilus nasalis*	Oestridae (M)		
			Gasterophilus pecorum	Oestridae (M)		
Intestino delgado	*Strongyloides westeri*	Rhabditoidea (N)	*Gasterophilus nigricornis*	Oestridae (M)	*Eimeria leuckarti*	Eimeriidae (Co)
	Parascaris equorum	Ascaridoidea (N)			*Eimeria solipedum*	Eimeriidae (Co)
	Anoplocephala perfoliata	Anoplocephalidae (C)			*Eimeria uniungulati*	Eimeriidae (Co)
	Anoplocephala magna	Anoplocephalidae (C)			*Cryptosporidium parvum*	Cryptosporidiidae (Co)
	Paranoplocephala mamillana	Anoplocephalidae (C)			*Giardia intestinalis*	Giardiidae (Fl)
Ceco, Cólon	*Cyathostomum alveatum*	Strongyloidea (N)			*Entamoeba gedoelsti*	Entamoebidae (Am)
	Cyathostomum catinatum	Strongyloidea (N)			*Entamoeba equi*	Entamoebidae (Am)
	Cyathostomum coronatum	Strongyloidea (N)				
	Cyathostomum labiatum	Strongyloidea (N)				
	Cyathostomum labratum	Strongyloidea (N)				
	Cyathostomum montgomeryi	Strongyloidea (N)				
	Cyathostomum pateratum	Strongyloidea (N)				
	Cyathostomum saginatum	Strongyloidea (N)				
	Cyathostomum tetracanthrum	Strongyloidea (N)				
	Cylicocyclus adersi	Strongyloidea (N)				
	Cylicocyclus auriculatus	Strongyloidea (N)				
	Cylicocyclus brevicapsulatus	Strongyloidea (N)				
	Cylicocyclus elongatus	Strongyloidea (N)				
	Cylicocyclus insigne	Strongyloidea (N)				
	Cylicocyclus largocapsulatus	Strongyloidea (N)				
	Cylicocyclus leptostomus	Strongyloidea (N)				
	Cylicocyclus maturmurai	Strongyloidea (N)				
	Cylicocyclus nassatus	Strongyloidea (N)				
	Cylicocyclus radiatus	Strongyloidea (N)				
	Cylicocyclus triramosus	Strongyloidea (N)				
	Cylicocyclus ultrajectinus	Strongyloidea (N)				
	Cylicodontophorus bicoronatus	Strongyloidea (N)				
	Cylicodontophorus euproctus	Strongyloidea (N)				
	Cylicodontophorus mettami	Strongyloidea (N)				
	Cylicostephanus asymetricus	Strongyloidea (N)				
	Cylicostephanus bidentatus	Strongyloidea (N)				
	Cylicostephanus calicatus	Strongyloidea (N)				
	Cylicostephanus goldi	Strongyloidea (N)				
	Cylicostephanus hybridus	Strongyloidea (N)				
	Cylicostephanus longibursatus	Strongyloidea (N)				
	Cylicostephanus minutus	Strongyloidea (N)				
	Cylicostephanus ornatus	Strongyloidea (N)				
	Cylicostephanus poculatus	Strongyloidea (N)				
	Cylicostephanus skrjabini	Strongyloidea (N)				
	Poteriostomum imparidentatum	Strongyloidea (N)				
	Poteriostomum ratzii	Strongyloidea (N)				
	Craterostomum acuticaudatum	Strongyloidea (N)				
	Craterostomum tenuicauda	Strongyloidea (N)				
	Oesophagostomum robustus	Strongyloidea (N)				

	Strongylus edentatus *Strongylus equinus* *Strongylus vulgaris* *Triodontophorus brevicauda* *Triodontophorus minor* *Triodontophorus nipponicus* *Triodontophorus serratus* *Triodontophorus tenuicollis* *Oxyuris equi* *Probstmayria vivipara* *Gastrodiscus aegyptiacus* *Gastrodiscus secundus* *Pseudodiscus collinsi* *Anoplocephala perfoliata*	Strongyloidea (N) Strongyloidea (N) Strongyloidea (N) Strongyloidea (N) Strongyloidea (N) Strongyloidea (N) Strongyloidea (N) Strongyloidea (N) Oxyuroidea (N) Oxyuroidea (N) Gastrodiscidae (T) Gastrodiscidae (T) Paramphistomatidae (T) Anoplocephalidae (C)				
Respiratório						
Narinas			*Rhinoestrus purpureus*	Oestridae (M)		
Traqueia, brônquios	*Dictyocaulus arnfieldi*	Trichostrongyloidea (N)				
Pulmões	*Echinococcus equinus*	Taeniidae (C)				
Fígado						
	Fasciola hepatica *Echinococcus equinus*	Fasciolidae (T) Taeniidae (C)				
Pâncreas						
Circulatório						
Sangue	*Schistosoma japonicum* *Schistosoma nasalis* *Schistosoma indicus* *Schistosoma spindale* *Schistosoma turkestanicum*	Schistosomatidae (T) Schistosomatidae (T) Schistosomatidae (T) Schistosomatidae (T) Schistosomatidae (T)			*Trypanosoma brucei brucei* *Trypanosoma brucei evansi* *Trypanosoma congolense congolense* *Babesia caballi* *Theileria equi* *Neorickettsia risticii* *Anaplasma phagocytophilum*	Trypanosomatidae (Fl) Trypanosomatidae (Fl) Trypanosomatidae (Fl) Babesiidae (Es) Theileriidae (Es) Anaplasmataceae (R) Anaplasmataceae (R)
Vasos sanguíneos	*Elaeophora bohmi*	Filarioidea (N)				
Nervoso						
SNC	*Halicephalobus (Micronema) delitrix*	Rhabditoidea (N)			*Toxoplasma gondii* *Sarcocystis neurona*	Sarcocystiidae (Co) Sarcocystiidae (Co)
Olho	*Thelazia lacrymalis*	Spiruroidea (N)				
Reprodutor/urogenital						
					Trypanosoma equiperdum	Trypanosomatidae (Fl)

(Continua)

Lista de referências de parasitas de equinos *(Continuação)*

Seção/sistema do hospedeiro	Helmintos		Artrópodes		Protozoários	
	Parasita	(Super)família	Parasita	Família	Parasita	Família
Rins					*Klossiela equi*	Klossiellidae (Co)
Locomotor						
Músculo	*Trichinella spiralis*	Trichinelloidea (N)			*Toxoplasma gondii* *Sarcocystis equicanis* *Sarcocystis fayeri*	Sarcocystiidae (Co) Sarcocystiidae (Co) Sarcocystiidae (Co)
Tecido conjuntivo						
Subcutâneo	*Onchocerca reticulata* *Parafilaria multipapillosa* *Setaria equina* *Dracunculus medinensis*	Filar oidea (N) Filar oidea (N) Filar oidea (N) Dracunculoidea (N)	*Cordylobia anthropophaga* *Cochliomyia hominivorax* *Cochliomyia macellaria* *Chrysomya bezziana* *Chrysomya megacephala* *Wohlfahrtia magnifica* *Wohlfahrtia meigeni* *Wohlfahrtia vigil* *Dermatobia hominis* *Hypoderma diana*	Calliphoridae (M) Calliphoridae (M) Calliphoridae (M) Calliphoridae (M) Calliphoridae (M) Sarcophagidae (M) Sarcophagidae (M) Sarcophagidae (M) Oestridae (M) Oestridae (M)		
Tegumento						
Pele	*Rhabditis (Peloderma)* spp.	Rhabditoidea (N)	*Hippobosca equina* *Bovicola equi* *Haematopinus asini* *Demodex equi* *Sarcoptes scabiei* *Psoroptes ovis* *Chorioptes bovis*	Hippoboscidae (M) Trichodectidae (Pi) Linognathidae (Pi) Demodicidae (Ac) Sarcoptidae (Ac) Psoroptidae (Ac) Psoroptidae (Ac)		

As seguintes espécies de moscas e carrapatos são encontradas em equinos. Descrições mais detalhadas podem ser encontradas no Capítulo 17.

Moscas de importância veterinária em equinos

Grupo	Gênero	Espécie	Família
Borrachudos Mosquito-negro simulídeo	*Simulium*	spp.	Simuliidae (M)
Moscas-do-berne	*Dermatobia*	*hominis*	Oestridae (M)
Moscas-da-carne	*Sarcophaga*	*fusicausa*	Sarcophagidae (M)
		haemorrhoidalis	
	Wohlfahrtia	*magnifica*	
		meigeni	
		vigil	
Mosquito-pólvora	*Culicoides*	spp.	Ceratopogonidae (M)
Mosquitos	*Aedes*	spp.	Culicidae (M)
	Anopheles	spp.	
	Culex	spp.	
Muscídeos	*Hydrotaea*	*irritans*	Muscidae (M)
	Musca	*autumnalis*	
		domestica	
	Stomoxys	*calcitrans*	
Mosquito-palha	*Phlebotomus*	spp.	Psychodidae (M)
Mosca da bicheira e varejeiras	*Chrysomya*	*albiceps*	Calliphoridae (M)
		bezziana	
		megacephala	
	Cochliomyia	*hominivorax*	
		macellaria	
	Cordylobia	*anthropophaga*	
Tabanídeos	*Chrysops*	spp.	Tabanidae (M)
	Haematopota	spp.	
	Tabanus	spp.	

Espécies de carrapatos encontrados em equinos

Gênero	Espécie	Nome comum	Família
Ornithodoros	*moubata*	Sem olhos ou carrapato mole	Argasidae (Ca)
	savignyi	Com olhos ou da areia	
Amblyomma	*cajennense*	Carrapato-estrela	Ixodidae (Ca)
	hebraeum	Carrapato *bont-legged*	
	maculatum	Carrapato da costa do Golfo	
	variegatum	Carrapato tropical	
Dermacentor	*albipictus*	Carrapato do alce ou do inverno	Ixodidae (Ca)
	andersoni	Carrapato madeira das Montanhas Rochosas	
	nitens	Carrapato tropical dos cavalos	
	occidentalis	Carrapato da Costa do Pacífico	
	reticulatus	Carrapato do pântano	
	silvarum		
Haemophysalis	*punctata*		Ixodidae (Ca)
Hyalomma	*anatolicum*	Carrapato *bont-legged*	Ixodidae (Ca)
	detritum	Carrapato *bont-legged*	
	excavatum	Carrapato marrom da orelha	
	marginatum	Carrapato do Mediterrâneo	
	truncatum	Carrapato *bont-legged*	
Ixodes	*ricinus*	Carrapato do ovino europeu ou carrapato-feijão do castor	Ixodidae (Ca)
	holocyclus	Carrapato da paralisia	
	rubicundus	Carrapato da paralisia de Karoo	
	scapularis	Carrapato do ombro	
Rhipicephalus (Boophilus)	*appendiculatus*	Carrapato marrom da orelha	Ixodidae (Ca)
	bursa		
	capensis	Carrapato marrom do Cabo	
	evertsi	Carrapato vermelho ou de pernas vermelhas	
	sanguineus	Carrapato do canil ou carrapato marrom do cão	

CAPÍTULO 11

Parasitas de Suínos

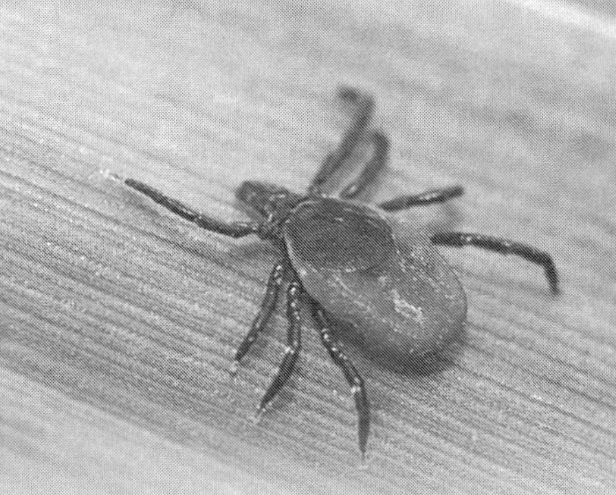

ENDOPARASITAS

■ Parasitas do sistema digestório

BOCA

Entamoeba suigingivalis

Local de predileção. Boca.

Filo. Amoebozoa.

Classe. Archamoebae.

Família. Entamoebidae.

Descrição. As trofozoítas são pequenas, medem 7 a 12 μm e não apresentam cisto.

Hospedeiros. Suínos.

Distribuição geográfica. Cosmopolita.

Nota. Há certa controvérsia sobre se esta é uma espécie válida; pode ser sinônimo de *E. gingivalis*.

ESÔFAGO

Gongylonema pulchrum

Sinônimo. *Gongylonema scutatum*.

Nome comum. Verme de esôfago.

Locais de predileção. Esôfago, rúmen.

Filo. Nematoda.

Classe. Sercenentea.

Superfamília. Spiruroidea.

Descrição macroscópica. Verme esbranquiçado longo e delgado; os machos medem, aproximadamente, 5,0 cm e as fêmeas, até cerca de 14,0 cm de comprimento.

Descrição microscópica. Os vermes são, microscopicamente, facilmente diferenciados pela presença de fileiras longitudinais de protuberâncias cuticulares na parte anterior do corpo. As asas cervicais assimétricas são proeminentes.

Hospedeiros definitivos. Ovinos, caprinos, bovinos, suínos, búfalos, equinos, asininos, veados, camelos, humanos

Hospedeiros intermediários. Besouros coprófagos, baratas

Para mais detalhes, ver Capítulo 9.

ESTÔMAGO

Hyostrongylus rubidus

Nome comum. Verme vermelho do estômago.

Local de predileção. Estômago.

Filo. Nematoda.

Classe. Secernentea.

Superfamília. Trichostrongyloidea.

Descrição macroscópica. Vermes delgados avermelhados, quando vivos; os machos medem cerca de 5 a 7 mm e as fêmeas, 6 a 10 mm de comprimento (ver Figura 1.16). A cutícula corporal possui estrias transversais e longitudinais, com 40 a 45 estrias longitudinais.

Descrição microscópica. Possui uma pequena vesícula e as espículas se assemelham àquelas de *Ostertagia*, em ruminantes, mas apresentam apenas dois ramos distais. No macho, a bolsa é bem desenvolvida e o lobo dorsal é pequeno. Há um télamon bem desenvolvido e espículas curtas. Na fêmea, a vulva se abre no terço posterior do corpo. Os ovos têm tamanho médio, com 71-78 × 35-42 μm, do tipo estrôngilo e, com frequência, é difícil diferenciá-los daqueles de *Oesophagostomum*. São ovoides, com polos arredondados e quase iguais e paredes com ligeiro formato de barril. Os ovos têm casca é incolor e com parede fina; em fezes frescas, contêm, no mínimo, 32 blastômeros.

Hospedeiros. Suínos e javalis; ocasionalmente, é encontrado em coelhos.

Distribuição geográfica. Cosmopolita.

Patogênese. Semelhante àquela da ostertagiose, ocorrendo penetração de L_3 nas glândulas gástricas e substituição de células parietais por células não diferenciadas em fase de divisão rápida, as quais proliferam originando nódulos na superfície da mucosa. Nas infecções graves o pH se eleva, a produção de muco aumenta e nota-se gastrite catarral. Às vezes, verificam-se ulceração e hemorragia nas lesões nodulares (Figura 11.1); contudo, mais comumente, ocorrem infecções brandas acompanhadas de redução do apetite e baixa taxa de conversão alimentar.

Sinais clínicos. Com frequência, as infecções brandas são assintomáticas. As infecções graves podem ocasionar inapetência, vômito, anemia e perda de peso e da condição corporal. Pode ou não ocorrer diarreia.

Diagnóstico. Baseia-se no histórico de acesso à pastagem permanente de suínos e nos sinais clínicos. Faz-se a confirmação do diagnóstico por meio de exame de fezes para a pesquisa de ovos; pode ser necessária a identificação de larvas após cultura de fezes,

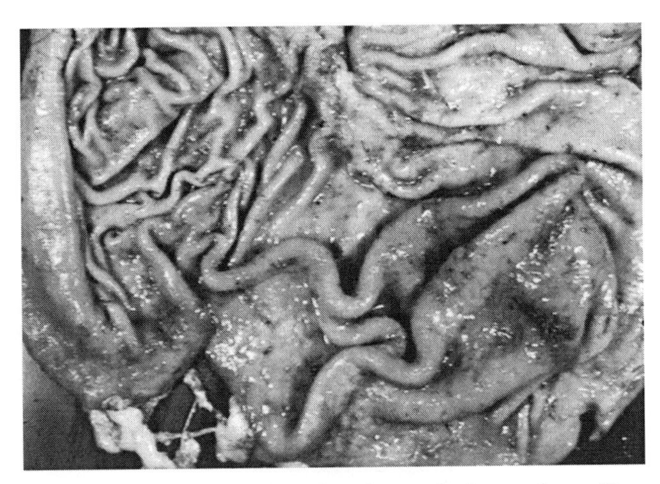

Figura 11.1 Estômago de suíno, inflamado, na infecção causada por *Hyostrongylus rubidus*. (Esta figura encontra-se reproduzida em cores no Encarte.)

particularmente para diferenciar *Hyostrongylus* de *Oesophagostomum*. Durante a necropsia é possível notar pequenos vermes avermelhados no exsudato mucoso da mucosa gástrica. Outros vermes do estômago, os nematódeos espirurídeos, são maiores (> 13 mm).

Patologia. Durante o crescimento larvário ocorrem dilatação das glândulas gástricas infectadas e hiperplasia do epitélio glandular tanto das glândulas infectadas quanto das glândulas adjacentes. A lamina própria apresenta edema, com infiltração de linfócitos, plasmócitos e eosinófilos. As larvas são encontradas nas glândulas gástricas; os vermes adultos são vistos, principalmente, na superfície. Durante o desenvolvimento de hiperplasia ocorre formação de nódulos pálidos que, nas infecções graves, podem ser confluentes, resultando em espessamento e circunvoluções na mucosa. Pode haver áreas de erosão focal ou difusa e, ocasionalmente, ulceração da mucosa glandular.

Epidemiologia. Em razão das necessidades larvárias pré-parasitárias, a infecção se restringe a suínos com acesso a pastagem ou àqueles criados em cama de palha. Portanto, é mais comum em rebanhos reprodutores, em especial em leitoas. As larvas de vida livre são particularmente sensíveis à dessecação e à baixa temperatura. A epidemiologia, ao menos em regiões de clima temperado, é semelhante àquela de *Ostertagia* em ruminantes, sendo a hipobiose sazonal uma característica. Com frequência, os suínos adultos atuam como reservatórios de infecção.

Tratamento. Quando se faz o diagnóstico de infecção por *Hyostrongylus*, particularmente em rebanho reprodutor, é importante utilizar um medicamento que elimine larvas em hipobiose, como um benzimidazol recente ou uma lactona macrocíclica.

Controle. Aplicam-se os mesmos princípios mencionados para o controle de gastrenterite parasitária de ruminantes. Por exemplo, em regiões de clima temperado deve-se realizar rotação de pastagem anual, com outros rebanhos ou cultivos. O momento da transferência dos animais para outras pastagens pode depender de outras atividades da propriedade; caso seja possível o retardo até outubro, ou por mais tempo, acompanhado de tratamento anti-helmíntico, é improvável que os ovos de quaisquer vermes que sobreviveram ao tratamento se desenvolvam, em razão das temperaturas desfavoráveis do inverno. Recomenda-se um segundo tratamento, utilizando, novamente, um benzimidazol recente ou uma lactona macrocíclica, 3 a 4 semanas depois, a fim de eliminar qualquer infecção residual. Pode ser vantajoso tratar porcas prenhes antes do parto.

Nota. Este parasita causa gastrite crônica em suínos, principalmente em leitoas e porcas.

Ollulanus tricuspis

Local de predileção. Estômago.

Filo. Nematoda.

Classe. Secernentea.

Superfamília. Trichostrongyloidea.

Descrição macroscópica. É um tricostrôngilo muito pequeno (com 0,7 a 1,00 mm de comprimento). Os machos medem 0,7 a 0,8 mm e as fêmeas, 0,8 a 1 mm de comprimento.

Descrição microscópica. Microscopicamente, o verme é identificado pela cabeça espiralada. A bolsa do macho é bem desenvolvida e as espículas são robustas; cada uma é dividida em duas, por uma distância considerável. A fêmea apresenta cauda com três ou quatro cúspides curtas. A vulva situa-se na parte posterior do corpo e há apenas um útero e um ovário.

Hospedeiros. Gatos e felídeos selvagens; ocasionalmente, é encontrado em suínos, raposas e cães domésticos.

Distribuição geográfica. Encontrado, principalmente, na Europa, na América do Norte, na América do Sul, na Australásia e no Oriente Médio.

Patogênese. Há relato de gastrite crônica em suínos.

Sinais clínicos. Vômitos ocasionais e emaciação.

Diagnóstico. Raramente se faz o diagnóstico de olulanose, em razão de seu pequeno tamanho e da escassez de ovos e larvas nas fezes. O exame do conteúdo do vômito, após administração de um emético, à busca de vermes, é um procedimento valioso. Durante a necropsia, pode-se definir o diagnóstico por meio do isolamento e da identificação de vermes muito pequenos na mucosa gástrica.

Patologia. Os vermes situam-se abaixo do muco da superfície do estômago ou, em parte, nas glândulas gástricas; sua presença pode ocasionar hiperplasia linfoide da mucosa e alto número de leucócitos globulares no epitélio gástrico. Infecções graves resultam em hiperplasia de glândulas gástricas, tornando a mucosa do estômago convoluta e pregueada.

Epidemiologia. O parasita é comum em algumas regiões do mundo, especialmente nas colônias de gatos e naqueles gatos errantes. O parasita pode se replicar no estômago, sem necessidade de fases externas de larva ou de ovo, e se disseminar pelo vômito. A doença se propaga principalmente entre gatos errantes desnutridos e destes para outros hospedeiros.

Tratamento. Não há relato em suínos, embora benzimidazóis e ivermectinas possam ser efetivos.

Controle. É alcançado principalmente por meio da implementação de bons procedimentos de higiene e prevenção de contato com gatos.

Ascarops strongylina

Sinônimo. *Arduenna strongylina*.

Local de predileção. Estômago.

Filo. Nematoda.

Classe. Secernentea.

Superfamília. Spiruroidea.

Descrição macroscópica. Pequenos vermes delgados; os machos medem até 15 mm e as fêmeas, avermelhadas, têm 22 mm de comprimento. Instalam-se na parede do estômago, sob a camada de muco.

Descrição microscópica. Nota-se uma asa cervical apenas do lado esquerdo do corpo. A parede da faringe contém muitos suportes espirais. Os ovos são pequenos, com casca espessa, medem 34-39 × 20-22 μm; quando excretados são embrionados.

Hospedeiros definitivos. Suínos, javalis.

Hospedeiros intermediários. Besouros coprófagos (*Aphodius, Onthophagus, Gymnopleurus*).

Distribuição geográfica. Cosmopolita.

Patogênese. *Ascarops strongylina* não é muito patogênico e causa, principalmente, gastrite catarral, especificamente em animais jovens.

Sinais clínicos. Em geral, não se constatam sinais clínicos; todavia, nas infecções graves podem ocorrer amolecimento das fezes e inapetência.

Diagnóstico. É difícil o diagnóstico de um gênero particular por meio de exame de fezes, porém a presença de pequenos ovos alongados nas fezes de animais com sintomas de gastrite é indício de espiruroidose.

Patologia. No exame pós-morte, às vezes, nota-se mucosa gástrica avermelhada e edematosa.

Epidemiologia. A epidemiologia depende da presença e do número de besouros que atuam como hospedeiros intermediários. A infecção é mais prevalente em suínos criados de forma extensiva, em pastagem.

Tratamento. Não se considerou tratamento para este gênero.

Controle. Em geral, não é necessário.

Ascarops dentata

Sinônimo. *Arduenna dentata.*

Local de predileção. Estômago.

Filo. Nematoda.

Classe. Secernentea.

Superfamília. Spiruroidea.

Descrição. Semelhante a *A. strongylina*, porém muito maior; os machos medem 3,5 cm e as fêmeas, 5,5 cm de comprimento. A cápsula bucal apresenta dois dentes na parte anterior.

Distribuição geográfica. Malásia, sul da Ásia.

Todos os demais detalhes são, praticamente, iguais àqueles de *A. strongylina*.

Gnathostoma hispidum

Local de predileção. Estômago.

Filo. Nematoda.

Classe. Secernentea.

Superfamília. Spiruroidea.

Descrição macroscópica. São vermes de corpo robusto; os machos medem 1,5 a 2,5 cm e as fêmeas, 2,0 a 4,5 cm de comprimento. A presença de vermes nos nódulos gástricos é suficiente para o diagnóstico do gênero.

Descrição microscópica. O corpo todo é recoberto com espinhos. A espícula esquerda é mais longa do que a direita. Os ovos, de forma oval, medem 72-74 × 39-42 μm e apresentam um fino opérculo em um dos polos (Figura 11.2).

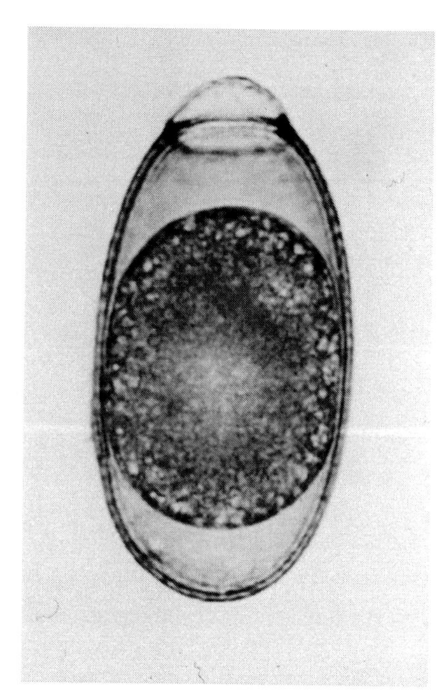

Figura 11.2 Ovo de *Gnathostoma hispidum*. (Esta figura encontra-se reproduzida em cores no Encarte.)

Hospedeiros definitivos. Suínos; raramente humanos.

Hospedeiros intermediários. *Cyclops* spp. e crustáceos de água doce relacionados.

Distribuição geográfica. Europa, Ásia, África.

Patogênese. A consequência mais evidente de gnatostomose é a presença de proliferações fibrosas na parede do estômago. Com frequência, notam-se ulceração e necrose da parede estomacal. Em alguns casos, diversas larvas migram do estômago para outros órgãos, mais comumente o fígado, onde escavam, deixando trajetos necróticos no parênquima. Ocorre de modo errático em humanos, causando a síndrome *larva migrans* visceral.

Sinais clínicos. Em geral, a infecção causada por *Gnathostoma* é inaparente. Infecções graves podem ocasionar gastrite marcante, ocasionando inapetência e perda de peso.

Diagnóstico. No animal vivo, a infecção apenas pode ser diagnosticada com base no achado de ovos esverdeados ovais, com um fino opérculo em um dos polos, nas fezes. No entanto, com frequência não há ovos nas fezes.

Patologia. As proliferações fibrosas apresentam tamanhos variáveis; as maiores medem 3 a 4 cm de diâmetro e apresentam cavidades, resultando em cistos de parede espessa que contêm muitos vermes e líquido.

Epidemiologia. Vale ressaltar que os hospedeiros definitivos também podem atuar como hospedeiros intermediários secundários, de modo que, por exemplo, os suínos podem ser portadores de L_3 no fígado e nos músculos e de vermes adultos no estômago.

Tratamento. Ainda não foi totalmente pesquisado.

Controle. Em razão da onipresença do primeiro e do segundo hospedeiros intermediários não se pode conseguir o controle total, mas é possível um controle parcial por meio do cozimento de todos os alimentos.

Gnathostoma doloresi

Local de predileção. Estômago.

Filo. Nematoda.

Classe. Secernentea.

Superfamília. Spiruroidea.

Descrição. Os vermes adultos machos medem 2,6 a 2,8 cm e as fêmeas, 3 a 4 cm de comprimento. Toda a superfície corporal apresenta muitas fileiras transversais de espinhos cuticulares direcionados para a parte posterior. Na parte anterior, os espinhos são largos e curtos, com vários dentes desiguais, que se tornam gradativamente menores, com espinhos isolados pontiagudos na parte posterior. As espículas são desiguais, robustas e curvadas e se afinam uniformemente da raiz à extremidade.

Distribuição geográfica. Ásia.

Os demais detalhes são, praticamente, iguais àqueles de *G. hispidum*.

Physocephalus sexalatus

Local de predileção. Estômago.

Filo. Nematoda.

Classe. Secernentea.

Superfamília. Spiruroidea.

Descrição macroscópica. São pequenos vermes delgados; os machos medem 10 a 12 mm e as fêmeas, até 22 mm de comprimento.

Descrição microscópica. A parede da faringe contém um único suporte espiralado. As papilas cervicais situam-se assimetricamente. Os ovos são pequenos, em forma de elipse alongada, apresentam casca espessa e medem cerca de 34-39 × 15-17 μm; quando excretados são embrionados.

Hospedeiros definitivos. Suínos e camelos; ocasionalmente, coelhos e lebres.

Hospedeiros intermediários. Besouros coprófagos.

Distribuição geográfica. O verme encontra-se amplamente distribuído em muitas partes do mundo.

Patogênese. Os parasitas instalam-se na superfície da parede do estômago, sob a camada de muco. *Physocephalus sexalatus* não é muito patogênico, sendo o principal efeito uma gastrite catarral, especialmente em leitões jovens.

Sinais clínicos. Em muitas infecções não se constatam sinais clínicos evidentes; nas infecções graves é possível verificar amolecimento das fezes e inapetência.

Diagnóstico. O mesmo mencionado para outros parasitas espirurídeos.

Patologia. Durante a necropsia, a mucosa gástrica, às vezes, apresenta-se avermelhada e edematosa. É possível encontrar vermes minúsculos no muco que recobre a mucosa gástrica.

Epidemiologia. A infecção ocorre onde há grande número de hospedeiros intermediários. Também, pode ocorrer transmissão por meio de hospedeiros paratênicos, como anfíbios ou aves.

Tratamento. Não relatado.

Controle. As medidas que restringem as populações de besouro que se alimentam de fezes de suínos podem ser benéficas.

Nota. *Physocephalus sexalatus* não é considerado de importância econômica ou patogênica relevante.

Simondsia paradoxa

Sinônimo. *Spiroptera cesticillus.*

Local de predileção. Estômago.

Filo. Nematoda.

Classe. Secernentea.

Superfamília. Spiruroidea.

Descrição macroscópica. São pequenos vermes delgados. As fêmeas medem até cerca de 20 mm e os machos, 12 a 15 mm de comprimento.

Descrição microscópica. As fêmeas apresentam grandes asas laterais e um grande dente ventral e um dorsal. A fêmea grávida apresenta uma forma característica, sendo a extremidade posterior do corpo um saco arredondado preenchido com ovos. O macho possui cauda espiralada. Os ovos, pequenos, são ovais ou elipsoidais, medem 20 a 29 μm e são embrionados quando excretados.

Hospedeiros definitivos. Suínos; ocasionalmente, coelhos e lebres.

Hospedeiros intermediários. Besouros.

Distribuição geográfica. É, predominantemente, um parasita de regiões tropicais e subtropicais; também é encontrado em partes da Europa.

Patogênese. *Simondsia paradoxa* não é muito patogênico, sendo o principal efeito uma gastrite catarral. Além disso, pode haver alguma reação fibrosa ao redor dos nódulos, na parede do estômago.

Sinais clínicos. Em geral, as infecções são assintomáticas.

Diagnóstico. É difícil estabelecer o diagnóstico de um gênero específico por meio do exame de fezes; contudo, a presença de pequenos ovos alongados nas fezes de animais que manifestam sintomas de gastrite é indicativa de espiruroidose.

Patologia. As fêmeas instalam-se em nódulos com 6 a 8 mm de diâmetro.

Epidemiologia. É provável que a infecção seja mais comum em suínos criados de forma extensiva, onde os hospedeiros intermediários são mais abundantes.

Tratamento. Em geral, não se recomenda tratamento.

Controle. É improvável que tentativas de controle destes espurídeos sejam efetivas, em razão da pronta disponibilidade de hospedeiros intermediários.

Trichostrongylus axei

Sinônimo. *Trichostrongylus extenuatus.*

Nome comum. Verme piliforme do estômago.

Local de predileção. Estômago.

Filo. Nematoda.

Classe. Secernentea.

Superfamília. Trichostrongyloidea.

Descrição macroscópica. Os vermes adultos são pequenos, piliformes, vermelho-amarronzados claros e difíceis de serem vistos a olho nu. Os machos medem ao redor de 3 a 6 mm e as fêmeas, 4 a 8 mm de comprimento.

Hospedeiros. Bovinos, ovinos, caprinos, cervídeos, equinos, asininos, suínos e, ocasionalmente, humanos.

Distribuição geográfica. Cosmopolita.

Patogênese. Às vezes, *Trichostrongylus axei* pode ser encontrado no estômago de suínos, mas é considerado de pouca importância.

INTESTINO DELGADO

Globocephalus urosubulatus

Sinônimos. *Globocephalus longemucronatus, Globocephalus samoensis.*

Nome comum. Ancilóstomo de suíno.

Local de predileção. Intestino delgado.

Filo. Nematoda.

Classe. Secernentea.

Superfamília. Ancylostomatoidea.

Descrição macroscópica. É um verme muito pequeno, robusto, esbranquiçado e com 4 a 9 mm de comprimento.

Descrição microscópica. A boca se abre na face subdorsal e a cápsula bucal é globular e sem estrutura quitinosa. Não possui dentes, tampouco placas. A bolsa do macho é bem desenvolvida e as espículas são longas. Os ovos apresentam tamanho médio, são ovoides, lisos e com casca incolor. Medem 50-60 × 26-35 µm e apresentam apenas 6 a 8 blastômeros.

Hospedeiros. Suinos, javalis.

Distribuição geográfica. América do Norte, América do Sul, Europa, África e Ásia.

Patogênese. Desconhecida, mas acredita-se que, em geral, o verme tenha pouca importância patológica, embora infecções graves possam acometer gravemente os leitões.

Sinais clínicos. Em geral, a infecção é assintomática, embora os leitões gravemente infectados possam manifestar anemia, perda de peso e emaciação.

Diagnóstico. Identificação dos ovos nas fezes ou de vermes adultos no intestino delgado, durante o exame pós-morte.

Patologia. Não relatada.

Epidemiologia. Não relatada.

Tratamento. É provável que os benzimidazóis mais recentes e as lactonas macrocíclicas sejam efetivos.

Controle. A remoção frequente de fezes e o uso de cama de palha seca ou de concreto auxiliam na redução do risco de infecção.

Ascaris suum

Nome comum. Grande verme redondo, mancha branca.

Local de predileção. Intestino delgado.

Filo. Nematoda.

Classe. Secernentea.

Superfamília. Ascaridoidea.

Descrição macroscópica. Sem dúvida, *Ascaris suum* é o maior nematódeo de suínos; as fêmeas, rígidas e de coloração creme-clara, medem até 40 cm e os machos até 25 cm de comprimento (Figura 11.3); pode ser confundido apenas com *Macracanthorhynchus*, onde este ocorre.

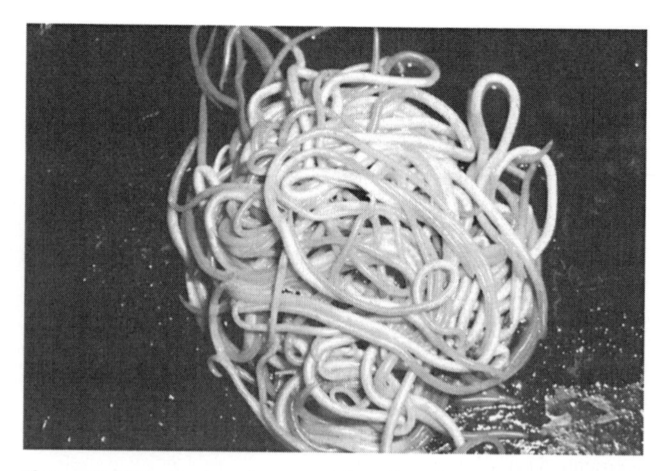

Figura 11.3 Vermes *Ascaris suum* adultos. (Esta figura encontra-se reproduzida em cores no Encarte.)

Descrição microscópica. Os ovos são ovoides, marrom-amarelados, com casca espessa e com camada externa irregularmente mamiliforme (ver Figura 4.5). Medem 50-75 × 40-55 µm e seu conteúdo é constituído de grânulos e células não segmentadas. Quando excretado nas fezes o ovo contém larva e sua casca espessa de múltiplas camadas permite que sobreviva à dessecação e ao congelamento, no ambiente, por muitos anos. Ocasionalmente, a população de vermes compreende apenas fêmeas e podem surgir ovos não fertilizados nas fezes. O local que apresenta uma camada de albumina externa é mais fino do que aquele de um ovo fertilizado.

Hospedeiros. Suínos e javalis; raramente ovinos, bovinos e humanos.

Distribuição geográfica. Cosmopolita.

Patogênese. Grande número de larvas migrantes pode causar muitas hemorragias pequenas, enfisema e pneumonia transitória; atualmente sabe-se que diversos casos da síndrome denominada "pneumonia por *Ascaris*" podem ser atribuídos a outras infecções ou à anemia de leitões. No fígado, as larvas migrantes podem causar "mancha leitosa" ou "mancha branca", que se mostra como mancha esbranquiçada turva com até 1,0 cm de diametro, na superfície do fígado, e representa a reparação fibrosa de reações inflamatórias à passagem de larvas no fígado de suínos previamente sensibilizados (Figura 11.4). Fígados com estas lesões do tipo "manchas leitosas" podem ser condenados durante a inspeção da carne. No intestino, o verme adulto causa pouca lesão aparente à mucosa; entretanto, às vezes, se em grande número,

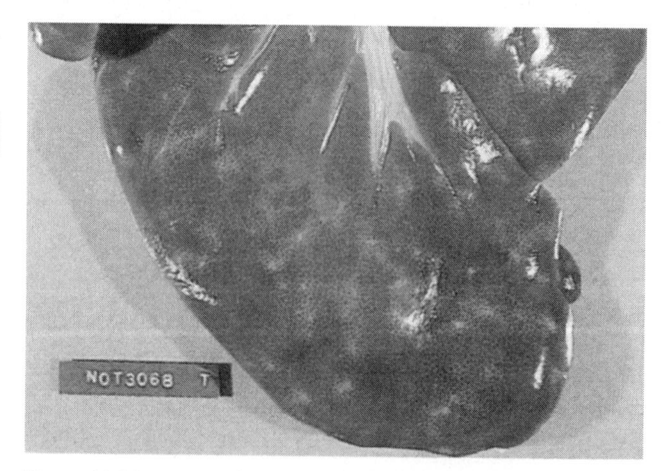

Figura 11.4 Lesões tipo "mancha leitosa" no fígado, causadas por *Ascaris suum*. (Esta figura encontra-se reproduzida em cores no Encarte.)

pode causar obstrução e, raramente, um verme migra para os ductos biliares e ocasiona icterícia obstrutiva e, em consequência, a condenação da carcaça. Infecções experimentais mostraram que em suínos jovens a principal consequência da ascariose alimentar é econômica, com baixa taxa de conversão alimentar e menor ganho de peso, que prolongam o período de engorda em 6 a 8 semanas.

Sinais clínicos. Em suínos, a principal consequência dos vermes adultos é a queda de produção, em razão do menor ganho de peso. Fora isso, não se constatam sinais clínicos, exceto quando há obstrução intestinal ou biliar ocasional. Infecções graves podem aumentar a suscetibilidade de suínos jovens a outros patógenos bacterianos e virais. Em suínos com menos de 4 meses de idade, a atividade das larvas durante a fase de migração pulmonar pode ocasionar pneumonia clinicamente evidente, geralmente transitória e que se resolve rapidamente. Ovinos e bovinos expostos à pastagem contaminada podem manifestar dispneia aguda, taquipneia e tosse, após desafio agudo com larvas que migram nos pulmões.

Diagnóstico. O diagnóstico se baseia nos sinais clínicos, no histórico de doença, em infecções com verme adulto e na presença de ovos ovoides marrom-amarelados de casca espessa mamiliforme nas fezes. Os ovos, densos, flutuam mais facilmente em solução saturada de sulfato de zinco ou de sulfato de magnésio do que na solução saturada de cloreto de sódio, utilizada na maioria das técnicas de exames de fezes. Baixa contagem de ovos de *A. suum* nas fezes (< 200 ovos por grama de fezes) pode representar um resultado falso-positivo, em razão da atividade coprofágica dos suínos. Durante a necropsia, os grandes vermes no intestino delgado são facilmente identificados.

Patologia. A migração larvária causa lesões no fígado e no pulmão. Nos pulmões, as lesões macroscópicas se limitam, basicamente, a muitas hemorragias focais disseminadas por todo o parênquima pulmonar. É possível notar algum grau de edema, congestão e enfisema alveolar. Microscopicamente, verifica-se bronquiolite eosinofílica. Os bronquíolos são circundados por macrófagos e eosinófilos e a parede bronquiolar encontra-se infiltrada por eosinófilos, que também estão presentes, com restos necróticos, no lúmen. Em geral, as larvas são constatadas em cortes histológicos e podem ser vistas em alvéolos, ductos alveolares, bronquíolos ou brônquios; nos casos mais crônicos são encontradas em granulomas eosinofílicos. As lesões hepáticas resultam em considerável perda econômica decorrente da condenação por ocasião da inspeção da carne. Notam-se trajetos hemorrágicos próximos do sistema porta e por todos os lóbulos, vistos, através da cápsula, como minúsculas áreas vermelhas, às vezes ligeiramente deprimidas e circundadas por uma estreita zona pálida. Ocorrem colapso destas lesões e cicatrização por fibrose, que se estende ao redor dos tratos portais e mais difusamente para fora, evidenciando os contornos dos lóbulos. Focos granulomatosos contendo células gigantes, macrófagos e eosinófilos podem centralizar-se no restante de larvas aprisionadas e destruídas no fígado. Os infiltrados inflamatórios no fígado de animais expostos a larvas de ascarídeos podem se tornar graves e difusos e isto se reflete na aparência macroscópica do fígado, que apresenta extensas "manchas leitosas" e definição evidente dos lóbulos. O fígado se apresenta firme e amplas cicatrizes podem se tornar confluentes, obliterando alguns lóbulos e se estendendo para fora, evidenciando o septo interlobular por todo o fígado.

A patogenicidade de ascarídeos adultos no intestino não está bem definida. Infecções graves podem ocasionar obstrução intestinal, sendo visível como massa semelhante a corda, através da parede intestinal (Figura 11.5). Ocasionalmente, os ascarídeos podem alcançar o estômago e ser excretados junto com o vômito ou podem migrar até os ductos pancreáticos ou biliares. Às vezes, pode haver obstrução biliar e icterícia ou colangite purulenta. Raramente ocorre perfuração intestinal. No exame histológico pode haver importante hipertrofia da muscular externa e alongamento das criptas de Lieberkühn, ainda que não haja redução significante da altura das vilosidades. Hipertrofia e exaustão da população de células globosas e aumento de infiltrados de eosinófilos e mastócitos também são notados em intestinos infectados.

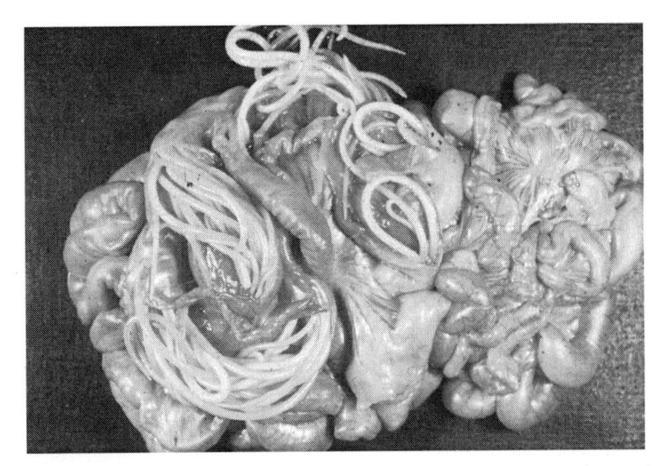

Figura 11.5 Um aglomerado de *Ascaris suum* no intestino delgado de um suíno infectado. (Esta figura encontra-se reproduzida em cores no Encarte.)

Epidemiologia. Leitões jovens lactentes podem se infectar logo após o nascimento, por meio da ingestão de ovos embrionados aderidos ao ventre da porca. Em geral, a prevalência da infecção é maior em suínos com cerca de 3 a 6 meses de idade. A ação parcial da imunidade etária em suínos a partir de cerca de 4 meses de idade, associada ao fato de que os próprios vermes apresentam um tempo de vida limitado a vários meses, sugere que a principal fonte de infecção são os ovos altamente resistentes no solo, uma característica comum dos ascarídeos. Consequentemente, a "mancha leitosa", que é economicamente muito importante como causa de condenação de muitos fígados, é um problema constante em algumas criações de suínos. Tem se mencionado que a ocorrência desta condição tem uma sazonalidade distinta, sendo maior em regiões de clima temperado, durante os meses quentes de verão, e quase que desaparece quando a temperatura de outono, inverno e primavera é muito baixa para possibilitar o desenvolvimento dos ovos até o estágio infectante. Também, geralmente as minhocas são mais ativas e disponíveis durante o verão. Porcas e varrões atuam como reservatórios de infecções discretas. Ocasionalmente, *Ascaris suum* pode infectar bovinos, provocando pneumonia intersticial aguda atípica que pode ser fatal. Na maior parte dos casos relatados, os bovinos tiveram acesso a instalações previamente ocupadas por suínos, às vezes muitos anos antes, ou a pastagem adubada com estrume de suínos. Em cordeiros, *A. suum* também pode causar pneumonia clínica, bem como lesões do tipo "mancha leitosa", resultando na condenação do fígado. Na maior parte dos casos, os cordeiros pastejavam em áreas adubadas com estrume de suínos; tais pastagens permanecem infectantes para os cordeiros, mesmo após aragem e semeadura. Ocasionalmente, adultos jovens de *A. suum* podem ser encontrados no intestino delgado de ovinos. Em humanos, há poucos casos de infecção patente por *A. suum*, mas a infecção cruzada não tem importância epidemiológica.

Tratamento. Os estágios intestinais do verme são mais suscetíveis à maior parte dos anti-helmínticos atualmente em uso em suínos e a maioria destes, como os bendiazimadozóis, é administrada no alimento, ao longo de vários dias. Em caso suspeito de pneumonia por *Ascaris* pode ser mais apropriado o uso injetável de levamizol e ivermectina. Durante 3 a 4 dias após o tratamento as fezes devem ser removidas das baias (pocilgas) e destruídas, pois frequentemente contêm grande número de ovos e de vermes expelidos/desintegrados.

Controle. No passado, os sistemas de controle eram elaborados destinados à ascaridiose suína, mas com o surgimento de anti-helmínticos altamente efetivos estes sistemas, muito trabalhosos, raramente são utilizados. O principal problema no controle é a alta capacidade de sobrevida dos ovos. Em suínos estabulados, a rigorosa higiene na alimentação e na cama, com limpezas frequentes das paredes, do piso e dos cochos de alimento com jato de água/vapor restringem o risco de infecção. Alguns desinfetantes e produtos químicos limitam o grau de infectividade. Nos suínos submetidos à criação extensiva o problema é maior e onde há ascaridiose grave pode ser necessário interromper o uso das instalações por muitos anos, visto que os ovos podem sobreviver a novas culturas agrícolas. Uma boa prática é tratar a porca prenhe por ocasião da entrada na baia de parição; suínos jovens devem ser tratados com anti-helmíntico quando adquiridos ou quando entram na instalação de engorda e 8 semanas depois; varrões devem ser tratados a cada 3 a 6 meses. A lavagem da pele de porcas antes de sua remoção da baia de parição deve reduzir a contaminação com ovos embrionados.

Nota. A espécie *Ascaris lumbricoides* infecta humanos e como no passado não foi diferenciado de *A. suum* acreditava-se que os suínos representassem risco zoonótico para as pessoas. Atualmente, com a possibilidade de distinção das espécies, aceita-se que *A. lumbricoides* é específico para humanos e para algumas espécies de primatas.

Strongyloides ransomi

Nome comum. *Treadworm.*

Local de predileção. Intestino delgado.

Filo. Nematoda.

Classe. Secernentea.

Superfamília. Rhabditoidea.

Descrição macroscópica. Vermes delgados piliformes, com 3,4 a 4,5 mm de comprimento (ver Figura 1.51). Somente as fêmeas são parasitas.

Descrição microscópica. O esôfago, longo, pode ocupar até um terço do comprimento do corpo; o útero é entrelaçado com o intestino, dando uma aparência de filamento torcido. Diferentemente de outros parasitas intestinais de tamanho similar, a cauda tem uma extremidade romba. Os ovos de *Strongyloides* são ovais, de casca fina e pequenos, medindo 45-55 × 26-35 μm. Apresentam parede muito fina e sempre contém uma larva de primeiro estágio pequena e robusta (ver Figura 4.5).

Hospedeiros. Suínos.

Distribuição geográfica. Cosmopolita.

Patogênese. A penetração da larva infectante na pele pode causar reação eritematosa. Parasitas maduros são encontrados no duodeno e no jejuno proximal e, quando em grande número, podem provocar inflamação com edema e erosão do epitélio. Isto resulta em enterite catarral com prejuízo à digestão e à absorção. Em leitões jovens a infecção pode resultar em retardo do crescimento.

Sinais clínicos. Nas infecções brandas os animais não apresentam sinais clínicos. Nas infecções graves notam-se diarreia sanguinolenta, anemia, anorexia e emaciação; pode ocorrer morte súbita. Durante a fase de migração é possível verificar tosse, dor abdominal e vômito.

Diagnóstico. A demonstração de ovos larvados nas fezes ou de vermes adultos nos raspados de intestino, no exame pós-morte, tem valor diagnóstico.

Patologia. As fêmeas adultas escavam a parede intestinal e se instalam em túneis, no epitélio da base das vilosidades do intestino delgado, ocasionando uma resposta inflamatória. Em grande número, pode causar atrofia de vilosidades, com infiltração mista de células inflamatórias mononucleares na lâmina própria. O epitélio da cripta se apresenta hiperplásico e há agregação de vilosidades.

Epidemiologia. Larvas infectantes de *Strongyloides* não possuem bainha e são suscetíveis a condições climáticas extremas. No entanto, calor e umidade favorecem o desenvolvimento e possibilitam o acúmulo de grande número de estágios infectantes. O rebanho de reprodutores adultos pode ser infectado com larvas latentes, na gordura subcutânea. Prenhez e parição parecem estimular o reaparecimento destas larvas que, então, podem infectar os leitões por meio do colostro. Esta parece ser a principal fonte de infecção em leitões jovens e, em apenas 7 dias após o nascimento, os leitões podem excretar ovos nas fezes.

Tratamento. Raramente são empregadas medidas de controle específicas para a infecção causada por *Strongyloides*. Benzimidazóis, levamisol e lactonas macrocíclicas podem ser utilizados no tratamento de casos clínicos; mostrou-se que uma única dose de ivermectina 4 a 16 dias antes do parto suprime a excreção de larvas no leite de porcas.

Controle. Higiene rigorosa e limpeza das baias antes do parto ajudam a restringir os níveis de infecção. Também, o tratamento de porcas antes do parto pode reduzir a ocorrência de infecção em leitões.

Trichinella spiralis

Sinônimo. *Trichina spiralis.*

Nome comum. Verme do músculo.

Locais de predileção. Intestino delgado, músculo.

Filo. Nematoda.

Classe. Secernentea.

Superfamília. Trichinelloidea.

Descrição macroscópica. Em razão de seu curto período de vida, raramente se encontram vermes adultos nas infecções naturais. O macho mede cerca de 1,5 mm e a fêmea, 3,5 a 4,0 mm de comprimento.

Descrição microscópica. O esôfago representa, no mínimo, um terço do comprimento total do corpo e, no macho, a cauda tem duas pequenas abas cloacais, mas não há espícula copulatória, tampouco bainha na espícula. Na fêmea, o útero contém larvas em desenvolvimento e a vulva situa-se na região medioesofágica. A infecção por *Trichinella* é mais facilmente identificada pela presença de larvas espiraladas no músculo estriado (Figura 11.6; ver também Figura 1.63). Estas larvas medem cerca de 800 a 1.000 μm de comprimento. Os cistos apresentam formato de limão, com 0,3-0,8 × 0,2-0,4 μm de tamanho e, com frequência, são transparentes.

Hospedeiros. Suínos, ratos, equinos, humanos e a maior parte dos mamíferos.

Distribuição geográfica. Cosmopolita, com aparente exceção da Austrália, da Dinamarca e da Grã-Bretanha.

Patogênese. Os adultos se instalam nas criptas glandulares do intestino delgado proximal e suas larvas nos músculos estriados; consideram-se que os músculos diafragmático, intercostais e masseter

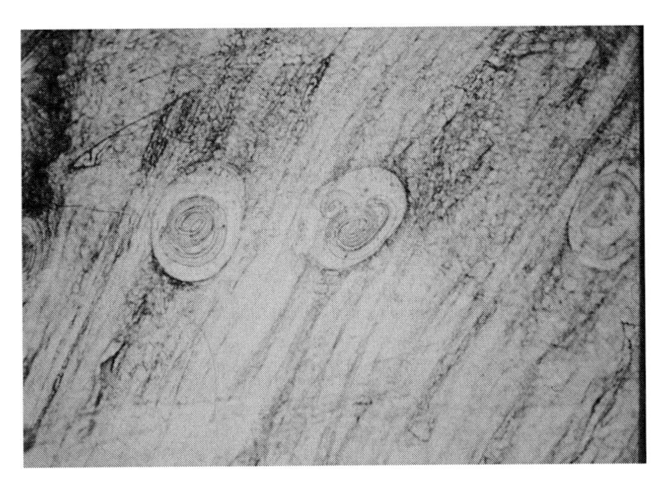

Figura 11.6 Larvas de *Trichinella spiralis* encistadas no músculo. (Esta figura encontra-se reproduzida em cores no Encarte.)

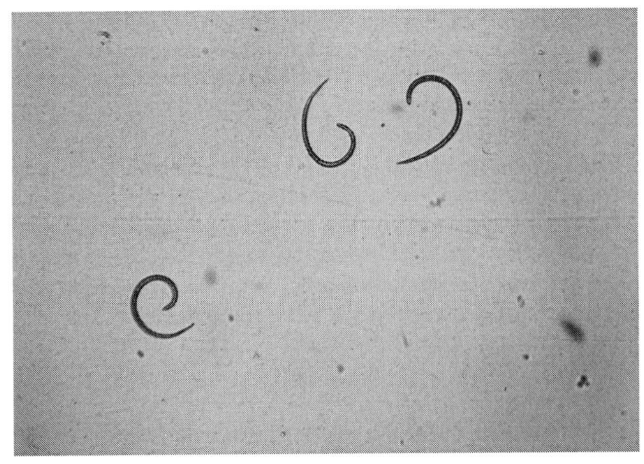

Figura 11.7 Larvas de *Trichinella spiralis* após digestão em pepsina/HCl. (Esta figura encontra-se reproduzida em cores no Encarte.)

e a língua são os locais preferidos. Em animais domésticos, invariavelmente, a infecção é discreta e os animais não manifestam sinais clínicos. No entanto, quando ingeridas centenas de larvas, como às vezes acontece em humanos e, possivelmente, em animais selvagens predadores, gatos e cães, com frequência, a infecção intestinal está associada com a ocorrência de enterite catarral e diarreia; 1 a 2 semanas depois, a invasão maciça de larvas nos músculos provoca miosite, febre, eosinofilia e miocardite. Edema periorbital e ascite também são sintomas comuns em humanos, às vezes acompanhados de vômito, diarreia, febre e miocardite. Se não tratadas com anti-helmíntico e anti-inflamatório estas infecções frequentemente são fatais, como consequência da paralisia dos músculos respiratórios; no entanto, em pessoas que sobrevivem a esta fase da doença os sinais clínicos começam a melhorar depois de 2 a 3 semanas.

Sinais clínicos. São variáveis e dependem do hospedeiro e do nível de infecção. Em geral, são inespecíficos; assemelham-se àqueles de outras doenças, como diarreia, febre, dor muscular, dispneia e eosinofilia periférica. A infecção causada por *Trichinella spiralis* em suínos jovens pode causar inapetência, fraqueza e diarreia. Os suínos mais velhos, em geral, são mais tolerantes à infecção.

Diagnóstico. Não é relevante em animais domésticos vivos. Ocasionalmente, durante a inspeção da carne é possível notar infecções maciças por larvas, a olho nu, como pontos branco-acinzentados. Para fins de exame de rotina, pequenas amostras de músculo de suínos (obtidas nos principais locais de predileção), de cerca de 1 g, são espremidas entre placas de vidros; o aparato é denominado compressório, sendo examinado à busca de larvas, em microscópio eletrônico sob pequeno aumento ou projeção em tela utilizando-se um triquinoscópio. Como alternativa, pequenas porções de tecido diafragmático podem ser digeridas em pepsina/HCl e o sedimento examinado em microscópio, pesquisando-se a presença de larvas (Figura 11.7). Atualmente, o método de digestão é o procedimento preferido na maior parte dos países, pois é menos oneroso e muito menos trabalhoso. Para fins de triagem em massa, com intuito de determinar a prevalência de triquinelose em suínos em determinadas regiões ou em alguns abatedouros com alta taxa de abates, têm-se utilizado testes de imunodiagnóstico. Destes, a detecção de anticorpos pelo ELISA ou imunoensaio enzimático parece ser o teste de escolha.

Patologia. Os adultos se instalam nas criptas glandulares do intestino delgado proximal, onde poucas lesões associadas. As larvas são encontradas nos músculos estriados, sendo considerados os músculos diafragmático, intercostais e masseter e a língua os principais locais de predileção. No exame microscópico notam-se larvas em um segmento claro protuberante da fibra muscular, que pode estar escassamente circundado por eosinófilos, linfócitos, plasmócitos e macrófagos. Na infecção grave, grande número de fibras musculares dos locais de predileção pode ser infectado com larvas e circundado por zonas reativas. À medida que a reação celular diminui, as fibras musculares circundadas por larvas tornam-se parecidas com cápsulas fibrosas. Assim que as larvas se encistam ocorrem degeneração e mineralização da fibra muscular, que não parece interferir na viabilidade das larvas, pois elas podem sobreviver por até 20 anos.

Epidemiologia. É importante ressaltar que a triquinelose é, basicamente, uma infecção de animais em ambiente selvagem e que, nestas circunstâncias, o envolvimento de humanos é acidental. A epidemiologia da triquinelose depende de dois fatores. Primeiro, os animais podem se infectar por meio de uma ampla variedade de fontes, sendo, talvez, a atividade de predador e o canibalismo as mais comuns. Outras fontes de infecção incluem alimentação de carcaça em decomposição, uma vez que as larvas encapsuladas são capazes de sobreviver por vários meses em carne putrefata, e ingestão de fezes frescas de animais com infecção patente. Também, acredita-se que o transporte por hospedeiros, como crustáceos e peixes que se alimentam em animais terrestres afogados, pode ser responsável por infecção de mamíferos aquáticos, como as focas.

O segundo fator é a ampla variedade de hospedeiros do parasita, infectando vários mamíferos carnívoros e onívoros. Em regiões de clima temperado, roedores, ursos-pardos, texugos e javalis são mais os comumente infectados; no Ártico, são os ursos-polares, lobos e raposas; nas regiões tropicais, são os leões, leopardos, porcos-do-mato, hiena, chacal e javali africano. Nestes ciclos silvestres ou selvagens, as pessoas e seus animais são acometidos apenas ocasionalmente. Por exemplo, o consumo de carne de urso-polar pode provocar infecção nos inuítes (esquimós) e em cães de trenó, enquanto na Europa a caça e o subsequente consumo de javalis também pode causar a doença em humanos e em seus animais de companhia.

O ciclo doméstico ou sinantrópico em humanos e suínos é uma zoonose "artificial" basicamente causada pela alimentação de suínos com restos de alimentos que contêm carne de suínos infectados; mais recentemente, mostrou-se que o hábito destes animais em morder a cauda é um modo de transmissão. Ratos em pocilgas também mantêm um ciclo secundário que, às vezes, pode transmitir a doença aos suínos, e vice-versa, a partir da ingestão de carne ou fezes contaminadas. A infecção humana é adquirida pela ingestão de carne de porco crua ou malcozida ou de seus subprodutos, como salsicha, presunto e salame. Também, é importante ressaltar que a defumação, a secagem ou a cura da carne de porco não necessariamente matam as larvas nos produtos derivados de carne suína. Cada vez mais, a carne de cavalo tem sido incriminada na transmissão de *Trichinella* às pessoas.

Em países como Polônia, Alemanha e EUA, até recentemente a triquinose humana adquirida de suínos ainda era considerada uma importante zoonose. Nas últimas décadas, a proibição do fornecimento de restos de alimentos não cozidos aos suínos, a melhora na inspeção da carne e a consciência das pessoas diminuíram muito a importância deste problema. Na Grã-Bretanha e em outros países da Europa e nos EUA, o número de surtos é pequeno e de ocorrência esporádica.

Também, a menor prevalência se deve ao fato de que a infecção inaparente em humanos, indicada pela presença de larvas de *T. spiralis* nas amostras de músculos obtidas durante a necropsia, diminuiu de 10% para ausência de registro da doença, na Grã-Bretanha, e de 20% para menos de 5%, nos EUA, nos últimos 60 anos.

Tratamento. Embora raramente empregados em animais, os vermes adultos e as larvas presentes nos músculos são suscetíveis à vários anti-helmínticos benzimidazóis, como o flubendazol, administrado junto com o alimento de suínos.

Controle. É provável que o fator mais importante no controle de triquinelose seja a exigência legal de que lavagens ou restos de alimentos de humanos destinados aos suínos sejam fervidos (a 100°C, durante 30 min). Na verdade, esta prática é obrigatória em vários países, com intuito de restringir a propagação de outras doenças, como febre aftosa e peste suína.

Outras etapas fundamentais incluem:

- Inspeção da carne, essencial no monitoramento e na detecção de carcaças infectadas. Estas carcaças devem ser condenadas
- Emprego de medidas para eliminar roedores e outros animais selvagens de pocilgas e abatedouros
- Prevenção da exposição de suínos à carcaça de animais mortos, especificamente de ratos e suínos
- Regulamentação que assegure que as larvas, na carne de suínos, sejam destruídas por cozimento ou congelamento. Por exemplo, nos EUA toda carne de porco ou seus subprodutos, exceto a carne fresca, deve ser tratada mediante aquecimento e congelamento antes da comercialização; é possível que, também, a irradiação logo seja introduzida como mais um método de controle
- Educação do consumidor e, em especial, o reconhecimento de que a carne de porco ou seus subprodutos ou a carne de carnívoras de caça devem ser bem cozidas antes do consumo. Vale ressaltar que as larvas de *Trichinella nativa*, encontradas em carnívoros selvagens e focas de algumas regiões árticas e subárticas, são muito resistentes ao congelamento.

Nota. A taxonomia do gênero era controversa até bem recentemente. É composta de numerosas espécies-irmãs que não podem ser diferenciadas com base na morfologia, porém, atualmente a tipagem molecular e outros critérios identificaram 8 espécies de *Trichinella* (para mais detalhes, ver Tabela 1.7).

Macracanthorhynchus hirudinaceus

Nome comum. Verme de cabeça espinhosa.

Locais de predileção. Duodeno e intestino delgado proximal.

Filo. Acantocephala.

Família. Oligacanthorhynchidae.

Descrição macroscópica. Os adultos se assemelham a *Ascaris suum,* porém são mais finos na parte posterior. Na parte anterior do verme há uma probóscida retrátil coberta de ganchos recurvados (ver Figura 1.64). Os machos medem até 10 cm e as fêmeas, ao redor de 40 a 60 cm de comprimento e apresentam coloração ligeiramente rósea, quando vivos. Os vermes, brancos, são largos (5 a 10 mm de largura) e achatados, com pregas transversais na cutícula (ocasionalmente, são erroneamente diagnosticados como tênias).

Descrição microscópica. Não possuem canal alimentar. O ovo, grande, é oval e simétrico, com casca manchada de marrom-escuro a esverdeada e contém a larva acântor, quando excretado. O ovo mede 90-110 × 50-65 μm. A larva apresenta um pequeno círculo de ganchos minúsculos na parte anterior.

Hospedeiros definitivos. Suínos e javalis; ocasionalmente, cães, carnívoros selvagens e humanos.

Hospedeiros intermediários. Diversos besouros de esterco e besouros aquáticos.

Distribuição geográfica. Cosmopolita, porém ausentes em algumas regiões como, por exemplo, partes da Europa Ocidental.

Patogênese. As infecções brandas não são patogênicas, mas as infecções graves podem ocasionar baixa taxa de crescimento e emaciação.

Sinais clínicos. Em geral, as infecções brandas são assintomáticas. Infecções maciças podem provocar inapetência e perda de peso.

Diagnóstico. Baseia-se nos achados de ovos típicos nas fezes. Durante a necropsia os vermes parecem um pouco com *Ascaris suum,* mas quando colocados em água a probóscida espinhosa se exterioriza, auxiliando na diferenciação.

Patologia. *Macracanthorhynchus hirudinaceus* penetra profundamente na parede intestinal, com sua probóscida, e ocasiona inflamação; pode induzir a formação de granuloma no local de fixação na parede do duodeno e do intestino delgado. Infecções graves podem causar enterite catarral e, raramente, penetração da parede intestinal, com risco de peritonite fatal.

Epidemiologia. A infecção é sazonal e, em parte, depende da disponibilidade de hospedeiros intermediários. Os ovos são capazes de permanecer viáveis no ambiente durante vários anos. A infecção tende a ser mais prevalente em suínos com, aproximadamente, 1 a 2 anos de idade.

Tratamento. Embora haja pouca informação a respeito de tratamento, relata-se que levamisol, ivermectina e doramectina são efetivos.

Controle. Deve-se impedir que os suínos tenham contato com os hospedeiros intermediários. Em sistemas de manejo modernos isto pode ser facilmente conseguido, mas onde os suínos são mantidos em pequenas pocilgas, as fezes devem ser removidas regularmente para reduzir a prevalência dos besouros do estrume, que atuam como hospedeiros intermediários.

Fasciolopsis buski

Local de predileção. Intestino delgado.

Filo. Platyhelminthes.

Classe. Trematoda.

Família. Fasciolidae.

Descrição macroscópica. Trematódeo grande, espesso, oval a alongado, sem "ombro", mais largo na parte posterior e de tamanho variável, porém geralmente mede 30-75 × 8-20 mm. A ventosa ventral situa-se próximo da extremidade anterior e é muito maior do que a ventosa bucal. As cutículas contêm espinhos que, com frequência, não são vistos no trematódeo adulto.

Descrição microscópica. Os ovos, amarelo-amarronzados, são ovais e de casca fina, com opérculo medindo 125-140 × 70-90 μm (Figura 11.8). Eles são semelhantes àqueles de *Fasciola*.

Hospedeiros definitivos. Suínos, cães e humanos.

Hospedeiros intermediários. Espécies de caramujos de água doce achatados e de conchas espiraladas, dos gêneros *Planorbis*, *Hippeutis* e *Segmentina*.

Distribuição geográfica. Índia, Paquistão, Sudeste Asiático e China.

Patogênese. O parasita é principalmente importante porque causa doença em humanos. Nas infecções humanas graves instala-se no intestino delgado, onde pode ocasionar grave ulceração da mucosa intestinal. As lesões são menos graves em suínos e cães.

Sinais clínicos. A infecção causa dor abdominal, diarreia, edema, ascite e, às vezes, obstrução intestinal; ocasiona má nutrição e morte, em humanos. Os sintomas são menos intensos em suínos e cães.

Diagnóstico. O diagnóstico é confirmado pela identificação de ovos nas fezes, os quais devem ser diferenciados daqueles de *Fasciola* spp.

Patologia. Infecções mais graves causam ulceração na mucosa intestinal.

Epidemiologia. Os caramujos que atuam como hospedeiros intermediários alimentam-se de algumas plantas, como abrolho-aquático (*Trapa natans*) e castanha-de-água chinesa (*Eleocharis tuberosa*), que são cultivadas como alimentos e frequentemente adubadas com fezes humanas. As cercárias se encistam nos tubérculos ou nas castanhas destas plantas e provocam infecção quando consumidas cruas. Os suínos também se infectam quando consomem estas plantas.

Tratamento. Albendazol (10 mg/kg) e praziquantel (15 mg/kg) são efetivos.

Controle. Em áreas endêmicas, a doença é facilmente prevenida evitando-se a ingestão de plantas aquáticas cruas ou malcozidas. O emprego de boas medidas sanitárias restringe a contaminação de lagos e cursos de água locais.

Nota. *Fasciolopsis buski* é, principalmente, parasita de humanos; entretanto, pode infectar suínos e cães, que podem atuar como hospedeiros reservatórios.

Postharmostomum suis

Local de predileção. Intestino delgado.

Filo. Platyhelminthes.

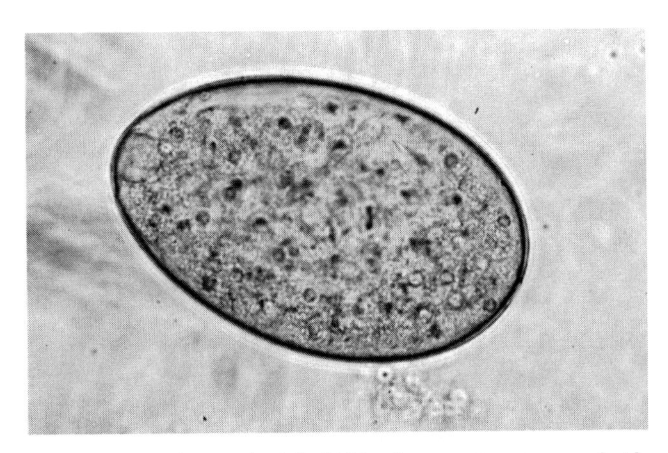

Figura 11.8 Ovo de *Fasciolopsis buski*. (Esta figura encontra-se reproduzida em cores no Encarte.)

Classe. Trematoda.

Família. Brachylaemidae.

Descrição macroscópica. O corpo é liso, alongado e mede cerca de 4 a 8 mm de comprimento.

Descrição microscópica. O ovo, pequeno, marrom-claro e oval, mede 30-35 × 15-17 μm.

Hospedeiros definitivos. Suínos.

Hospedeiros intermediários. Caramujos terrestres, especificamente as espécies de *Xerophilia*.

Distribuição geográfica. Norte da África.

Patogênese. O parasita é hematófago, mas não é considerado muito patogênico.

Coccidiose

Embora haja relato de cerca de 10 espécies de coccídios em suínos, sua importância não está clara. *Cystisospora suis* é uma causa de enterite grave de ocorrência natural em leitões jovens com 1 a 2 semanas de idade. *Eimeria debliecki* é descrita como causa de doença clínica e de lesões graves; *E. polita*, *E. scabra* e *E. spinosa* causam diarreia discreta a moderada, em leitões (Tabela 11.1).

A fonte de infecção parece ser oocistos produzidos pela porca durante o período periparto. Inicialmente, os leitões se infectam pelo hábito de coprofagia; a segunda fase da diarreia inicia-se pela reinvasão dos estágios teciduais. A definição do diagnóstico desta infecção é difícil, a menos que haja disponibilidade de material obtido no exame pós-morte, pois os sinais clínicos surgem antes da excreção de oocistos e são muito semelhantes àqueles causados por outros patógenos, como rotavírus.

O diagnóstico das infecções causadas por coccídios baseia-se na anamnese e nos sinais clínicos e, nas infecções patentes, na presença de oocistos de espécies patogênicas nas fezes. Os oocistos podem não ser excretados durante a fase de diarreia; assim, sua contagem nas fezes nem sempre é útil.

Em geral, o tratamento de todas as espécies de *Eimeria* (e de *Cystisospora*) se baseia no uso de uma combinação de sulfonamida-trimetoprima, juntamente com terapia hidreletrolítica. Relata-se que o tratamento com vários medicamentos anticoccídios, como halofuginona, salinomicina, toltrazurila e dicalzuril, administrados por via oral, em animais infectados, é efetivo, embora tais medicamentos possam não estar liberados ou aprovados em muitos países. O controle de coccidiose se baseia na redução da contaminação do ambiente, por meio de melhor condição de higiene. As instalações devem ser mantidas limpas e secas. Após a limpeza completa das

Tabela 11.1 Locais de predileção e períodos pré-patentes de espécies de coccídios de suínos.

Espécie	Local de predileção	Período pré-patente (dias)
Cystisospora suis (sin. *Isospora suis*)	Intestino delgado	5
Eimeria deblieki	Intestino delgado	6 a 7
Eimeria polita	Intestino delgado	7 a 8
Eimeria scabra	Intestinos delgado e grosso	7 a 11
Eimeria spinosa	Intestino delgado	7
Eimeria porci	Intestino delgado	5 a 7
Eimeria neodebliecki	Desconhecido	10
Eimeria perminuta	Desconhecido	?
Eimeria suis	Desconhecido	10

baias de parição utilizando-se jato de água sob alta pressão ou desinfecção a vapor, podem ser utilizados desinfetantes à base de amônia. Deve-se evitar superlotação de leitões e contaminação de alimentos e água por fezes. A prevenção é obtida pela administração de amprólio, junto com o alimento, às porcas, durante o período periparto, desde 1 semana antes do parto até 3 semanas após a parição, onde este medicamento ainda estiver liberado e aprovado.

Cystisospora suis

Sinônimo. *Isospora suis.*

Local de predileção. Intestino delgado.

Filo. Apicomplexa.

Classe. Conoidasida.

Família. Eimeriidae.

Descrição. Os oocistos são esféricos a subesféricos, medindo 17-25 × 16-22 μm (em média, 20,6 × 18,1 μm); a parede é incolor e fina. Não possuem micrópilo ou resíduo e, quando esporulado, cada oocisto contém dois esporocistos, cada um com quatro esporozoítas. Os dois esporocistos são elipsoidais, medem 13-14 × 8-11 μm, não contêm corpúsculo de Stieda, mas possuem resíduo de esporocisto. Os quatro esporozoítas, em cada esporocisto, têm formato de salsicha, com uma extremidade pontiaguda (Figura 11.9).

Hospedeiros. Suínos.

Ciclo evolutivo. Merontes se instalam em células epiteliais das vilosidades do intestino delgado, geralmente no terço distal e abaixo do núcleo da célula hospedeira. Notam-se merontes de primeira geração 2 a 3 dias após a infecção. Merontes de segunda geração surgem em 4 dias e gametócitos amadurecem 5 dias após a infecção. O período pré-patente varia de 4 a 6 dias e o período de patência, de 3 a 13 dias.

Distribuição geográfica. Cosmopolita.

Patogênese. Pode haver infecção em todos os tipos de baias de parição e em todos os sistemas de manejo. Os leitões com infecção clínica desenvolvem uma doença não hemorrágica característica que não responde à terapia antibiótica de rotina. Tende a ocorrer disenteria em indivíduos com cerca de 6 dias de idade, mas a maior parte dos casos de disenteria da ninhada ocorre aos 8 a 10 dias de idade. A diarreia varia desde fezes pastosas brancas a creme até diarreia aquosa. Os leitões acometidos tendem a ser peludos e com retardo de crescimento. Os leitões gravemente acometidos desenvolvem desidratação, continuam a mamar, mas o ganho de peso diminui. Em geral, a taxa de mortalidade é baixa a moderada. *Cystisospora suis*, por si só, pode provocar infecção ou pode se associar a outros enteropatógenos, como *Escherichia coli* enterotoxigênica, rotavírus e vírus da gastrenterite contagiosa.

Sinais clínicos. O principal sinal clínico é diarreia, com frequência bifásica, cujas características das fezes variam em função da gravidade, desde fezes pastosas esbranquiçadas à coloração de creme, até diarreia aquosa.

Diagnóstico. O diagnóstico da infecção é difícil, a menos que haja disponibilidade de material obtido no exame pós-morte, pois os sinais clínicos surgem antes da excreção de oocistos e são muito semelhantes àqueles causados por outros patógenos, como rotavírus.

Patologia. As lesões causadas por *C. suis* em leitões jovens são verificadas no jejuno e no íleo e estão associadas com os estágios de desenvolvimento do parasita. O intestino acometido fica inflamado e avermelhado (Figura 11.10). As alterações microscópicas incluem atrofia ou fusão de vilosidades, hiperplasia de cripta e enterite necrótica.

Tratamento. O tratamento de leitões infectados com 4 dias de idade utilizando-se toltrazurila (1 mℓ de uma suspensão 5%), administrado por via oral, tem-se mostrado efetivo.

Eimeria debliecki

Local de predileção. Intestino delgado.

Filo. Apicomplexa.

Classe. Conoidasida.

Família. Eimeriidae.

Descrição. Os oocistos são elipsoidais ou ovoides, medem 15-23 × 11-18 μm (em média, 18,8 × 14,3 μm), possuem parede lisa e incolor (ver Figura 4.36). Contêm um grânulo polar, mas nenhum micrópilo ou resíduo de oocisto. Os esporocistos são ovoides e alongados, medem 13-20 × 5-7 μm, apresentam um grande corpúsculo de Stieda e um grande resíduo de esporocisto. Os esporozoítas são vermiformes e cada um contém dois grandes glóbulos claros.

Hospedeiros. Suínos.

Ciclo evolutivo. Os estágios endógenos se instalam na parte distal das células epiteliais colunares das extremidades das vilosidades do intestino delgado, posterior ao ducto biliar. Os merontes de

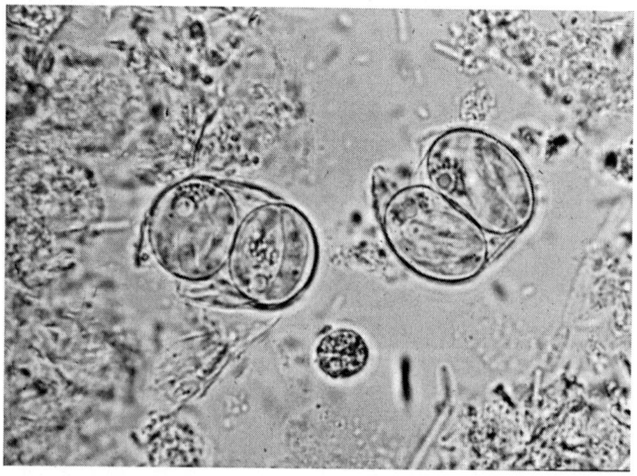

Figura 11.9 Oocistos de *Cystisospora suis*. (Esta figura encontra-se reproduzida em cores no Encarte.)

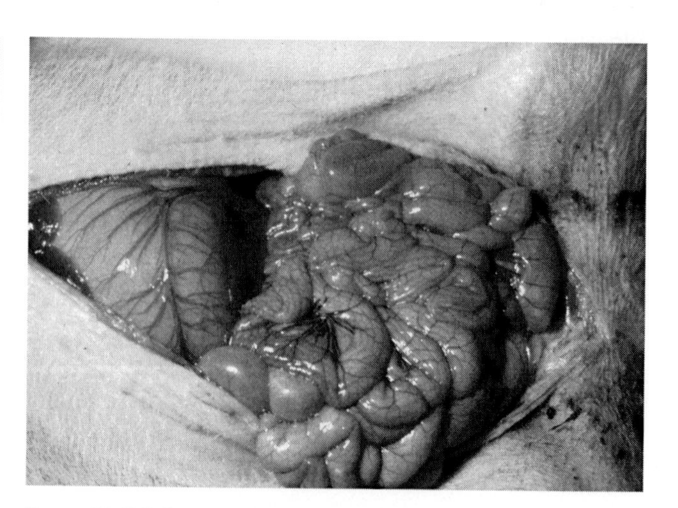

Figura 11.10 Infecção causada por *Cystisospora suis*, em um leitão. (Esta figura encontra-se reproduzida em cores no Encarte.)

primeira geração amadurecem em 2 dias e os de segunda geração, em 4 dias; os gametócitos amadurecem em, aproximadamente, 5 dias após a infecção. O período pré-patente varia de 6 a 7 dias e o período patente é de, aproximadamente, 5 dias. O tempo de esporulação do oocisto é de 5 a 7 dias.

Distribuição geográfica. Cosmopolita.

Patogênese. Relata-se que *Eimeria debliecki* causa doença clínica e lesões graves em leitões jovens. Os animais mais velhos raramente ou nunca se infectam.

Sinais clínicos. Diarreia, inapetência, emaciação, redução da taxa de crescimento e morte ocasional, em leitões jovens.

Patologia. Nota-se inflamação catarral no jejuno. No exame pós-morte é possível verificar enterite e grande número de merontes e gametócitos nos raspados de mucosa. No exame histopatológico pode-se constatar atrofia e fusão de vilosidades e hiperplasia de cripta.

Eimeria polita

Local de predileção. Intestino delgado.

Filo. Apicomplexa.

Classe. Conoidasida.

Família. Eimeriidae.

Descrição. Os oocistos são elipsoidais ou ovoides e largos, medindo 20-33 × 14-22 μm (em média, 25,9 × 18,1 μm), com parede marrom-amarelada ligeiramente irregular (ver Figura 4.36). Não há micrópilo ou resíduo de oocisto, embora possa haver um grânulo polar. Os esporocistos são elipsoidais a ovoides, medindo 13-19 × 5-9 μm, e cada um tem corpúsculo de Stieda e resíduo. Os esporozoítas são alongados, com um ou dois glóbulos claros, e situam-se ao longo do corpo, da cabeça até a cauda, nos esporocistos; os merontes maduros medem cerca de 14-24 × 11-23 μm e contêm 15 a 30 merozoítas. Os macrogametas medem 16-29 × 15-25 μm e os microgametócitos, 16-29 × 13-29 μm e possuem um resíduo.

Hospedeiros. Suínos.

Ciclo evolutivo. Os estágios endógenos ocorrem no epitélio da extremidade das vilosidades do jejuno e do íleo. Acredita-se que haja duas gerações de merontes. Gametócitos e gametas são encontrados na mesma área do intestino e amadurecem 8 a 9 dias após a infecção. O período pré-patente varia de 7 a 8 dias e o período patente, de 6 a 8 dias.

Distribuição geográfica. Cosmopolita.

Patogênese. Acredita-se que *Eimeria polita* seja moderadamente patogênica. É comum a ocorrência de infecções mistas e pode haver envolvimento de muitas espécies de coccídios como causas de diarreia em leitões jovens.

Sinais clínicos. Infecções graves podem provocar diarreia, inapetência, perda de peso, definhamento, desidratação e morte.

Patologia. No exame pós-morte pode-se constatar enterite e grande número de merontes e gametócitos nos raspados de mucosa. No exame histopatológico é possível notar atrofia e fusão de vilosidades e hiperplasia de cripta.

Eimeria scabra

Locais de predileção. Intestinos delgado e grosso.

Filo. Apicomplexa.

Classe. Conoidasida.

Família. Eimeriidae.

Descrição. Os oocistos são ovoides ou elipsoidais, medindo 24-42 × 20-24 μm (em média, 31,9 × 22,5 μm), com parede estriada rugosa e espessa, amarelo-amarronzados (ver Figura 4.36). Possuem um micrópilo e um grânulo polar, mas não resíduo de oocisto. Os esporocistos são ovoides, medem 14-18 × 7-9 μm, e cada um possui um corpúsculo de Stieda proeminente e resíduo de esporocisto. Os esporozoítas são alongados, com dois glóbulos claros e situam-se ao longo do corpo, da cabeça até a cauda, nos esporocistos. Os merontes de primeira geração medem 16 × 13 μm de tamanho, 3 dias após a infecção, e contêm 16 a 24 merozoítas. Os merontes de segunda geração medem 16 × 12 μm (5 dias) e contêm 14 a 22 merozoítas; os merontes de terceira geração medem 21 × 16 μm (7 dias) e contêm 14 a 28 merozoítas. Os macrogametas medem 18 × 12 μm e os microgametócitos, 17 × 13 μm.

Hospedeiros. Suínos.

Ciclo evolutivo. Os estágios endógenos são encontrados nas células epiteliais das vilosidades e nos colos das criptas, na parte posterior do intestino delgado, bem como no ceco e no cólon. Há três gerações de merontes. Os merontes de primeira geração amadurecem em 3 dias, os de segunda geração em 5 dias e os de terceira geração em 7 dias após a infecção. O período pré-patente é de 7 a 11 dias e o período patente é de 4 a 8 dias. O tempo de esporulação varia de 9 a 12 dias.

Distribuição geográfica. Cosmopolita.

Patogênese. Em geral, não é considerada patogênica, mas pode provocar discreta diarreia em leitões.

Sinais clínicos. Diarreia ocasional.

Patologia. No exame pós-morte é possível notar enterite e grande número de merontes e gametócitos noz raspados de mucosa. No exame histopatológico pode-se constatar atrofia e fusão de vilosidades e hiperplasia de cripta.

Eimeria spinosa

Local de predileção. Intestino delgado.

Filo. Apicomplexa.

Classe. Conoidasida.

Família. Eimeriidae.

Descrição. Os oocistos são ovoides, medindo 17-24 × 12-19 μm (em média, 20,6 × 16,2 μm), com parede espessa rugosa marrom com longos espinhos. Possuem grânulo polar, mas nenhum micrópilo ou resíduo de oocisto (ver Figura 4.36). Os esporocistos são alongados, ovoides, medem 10-14 × 5-7 μm, e cada um contém corpúsculo de Stieda proeminente e resíduo de esporocisto. Os esporozoítas são alongados, apresentam dois glóbulos claros e situam-se ao longo do corpo, da cabeça à cauda, nos esporocistos; cada um tem um glóbulo claro na extremidade larga.

Hospedeiros. Suínos.

Ciclo evolutivo. Todos os estágios endógenos são encontrados nas células epiteliais das vilosidades do jejuno e do íleo. O número de gerações de merontes é desconhecido. O período pré-patente é de 7 dias. O tempo de esporulação varia de 9 a 10 dias.

Distribuição geográfica. Cosmopolita.

Patogênese. *Eimeria spinosa* foi descrita como causa de doença clínica em leitões jovens. Em geral, os animais mais velhos não são acometidos.

Sinais clínicos. Diarreia, inapetência, emaciação, retardo do crescimento e, ocasionalmente, morte de leitões jovens.

Patologia. Semelhante àquela de *E. scabra*.

As espécies de *Eimeria* encontradas em suínos e mencionadas a seguir não são consideradas patogênicas.

Eimeria porci

Local de predileção. Intestino delgado.

Filo. Apicomplexa.

Classe. Conoidasida.

Família. Eimeriidae.

Descrição. Os oocistos são ovoides, medem 18-27 × 13-18 μm (em média, 21,6 × 15,5 μm), incolores a marrom-amarelados, com micrópilo indistinto, grânulo polar e sem resíduo de oocisto (ver Figura 4.36). Os esporocistos são ovoides, medindo 8-12 × 6-8 μm, e apresentam corpúsculo de Stieda e resíduo de esporocisto. Os esporozoítas são alongados e situam-se em cada extremidade dos esporocistos ou ao longo do corpo, da cabeça à cauda, nos esporocistos. Apresentam um glóbulo claro indistinto.

Hospedeiros. Suínos.

Ciclo evolutivo. Os estágios endógenos são encontrados nas células epiteliais do jejuno inferior e do íleo, abaixo do núcleo da célula hospedeira. Há duas gerações de merontes. A primeira ocorre 1 a 3 dias e a segunda, 3 a 6 dias após a infecção. Os gametócitos jovens podem ser detectados 5 dias após a infecção. O período pré-patente é de 5 a 7 dias e o período patente é de 6 dias. O tempo de esporulação é de 9 dias.

Distribuição geográfica. Cosmopolita.

Eimeria neodebliecki

Local de predileção. Desconhecido.

Filo. Apicomplexa.

Classe. Conoidasida.

Família. Eimeriidae.

Descrição. Os oocistos são elipsoidais, medem 17-26 × 13-20 μm (em média, 21,1 × 15,8 μm) e apresentam parede lisa e incolor; não possuem micrópilo, tampouco resíduo de oocisto, mas têm um grânulo polar (ver Figura 4.36). Os esporocistos são alongados ou ovoides largos (9-14 × 5-8 μm); contêm corpúsculo de Stieda e resíduo de esporocisto. Os esporozoítas são vermiformes e situam-se ao longo do corpo, da cabeça à cauda, nos esporocistos; possuem dois glóbulos claros.

Hospedeiros. Suínos.

Ciclo evolutivo. Detalhes do ciclo evolutivo são desconhecidos. O período pré-patente é de 10 dias e o período patente, de 6 dias. O tempo de esporulação é de 13 dias.

Distribuição geográfica. Cosmopolita.

Eimeria perminuta

Local de predileção. Desconhecido.

Filo. Apicomplexa.

Classe. Conoidasida.

Família. Eimeriidae.

Descrição. Os oocistos são ovoides a subesféricos, medem 12-15 × 10-13 μm (em média, 13,3 × 11,7 μm), são amarelos e possuem parede de superfície rugosa. Contêm grânulo polar, mas não micrópilo ou resíduo de oocisto (ver Figura 4.36). Os esporocistos são elipsoidais a ovoides e largos, medindo 6-8 × 4-6 μm; contêm corpúsculo de Stieda e resíduo. Os esporozoítas são alongados e possuem dois glóbulos claros; situam-se ao longo do corpo, da cabeça à cauda, nos esporocistos.

Hospedeiros. Suínos.

Ciclo evolutivo. Detalhes do ciclo evolutivo são desconhecidos. O período de esporulação varia de 10 a 12 dias.

Distribuição geográfica. Cosmopolita.

Eimeria suis

Local de predileção. Desconhecido.

Filo. Apicomplexa.

Classe. Conoidasida.

Família. Eimeriidae.

Descrição. Os oocistos são elipsoidais, medindo 15-23 × 12-18 μm (em média, 18,2 × 14,0 μm), e apresentam parede lisa incolor. Possuem grânulo polar, mas não resíduo de oocisto (ver Figura 4.36). Os esporocistos são ovoides e alongados, medindo 8-12 × 4-6 μm, com corpúsculo de Stieda proeminente e resíduo de esporocisto. Os esporozoítas são alongados e situam-se ao longo do corpo, da cabeça à cauda, nos esporocistos; apresentam um glóbulo claro na extremidade larga.

Hospedeiros. Suínos.

Ciclo evolutivo. Detalhes do ciclo evolutivo são desconhecidos. O período pré-patente é de 10 dias e o período patente é de 6 dias. O período de esporulação varia de 5 a 6 dias.

Distribuição geográfica. Cosmopolita.

A descrição dos oocistos desta espécie de *Eimeria*, inclusive desenhos diagramáticos, é mostrada no Capítulo 4.

Cryptosporidium parvum

Local de predileção. Intestino delgado.

Filo. Apicomplexa.

Classe. Conoidasida.

Família. Cryptosporidiidae.

Descrição. Os oocistos maduros são ovoides ou esferoides, medem 5,0 × 4,5 μm (em média, 4,6-5,4 × 3,8-4,7 μm) e a proporção comprimento:largura é 1,19.

Hospedeiros. Bovinos, ovinos, caprinos, equinos, suínos, veados, humanos.

Distribuição geográfica. Cosmopolita.

Patogênese. A maior parte das infecções causadas por *Cryptosporidium* é assintomática e acomete suínos com 6 a 12 semanas de idade.

Sinais clínicos. A doença caracteriza-se, clinicamente, por anorexia e diarreia, em geral intermitente, que pode resultar em baixa taxa de crescimento. Há relato de vômito e diarreia em leitões jovens com infecções combinadas com rotavírus e *Cryptosporidium*.

Patologia. Os merontes e os gametócitos se desenvolvem em um envoltório parasitóforo aparentemente oriundo de microvilosidades, de modo que parece não ocorrer a ruptura celular notada em outros coccídios. No entanto, alterações na mucosa são evidentes no íleo, onde há retardo do crescimento, edemaciação e, por fim, fusão de vilosidades. Isto tem um efeito marcante na atividade de algumas enzimas ligadas à membrana.

Epidemiologia. A epidemiologia da infecção não foi estudada; é provável que seja semelhante àquela da infecção causada por *C. parvum* em outros hospedeiros. É possível que os leitões se infectem sem manifestar sinais clínicos, mas atuem como fontes de infecção para outros leitões do grupo. A principal via de infecção é fecal-oral, pelo contato direto entre os animais.

Nota. Caracterizações moleculares recentes mostraram que há uma ampla adaptação do hospedeiro na evolução de *Cryptosporidium* e muitos mamíferos ou grupos de mamíferos têm genótipos de *Cryptosporidium* adaptados aos hospedeiros, que diferem entre si tanto na sequência de DNA quanto na infectividade. Estudos de caracterização genética e biológica identificaram duas cepas de *Cryptosporidium* distintas adaptadas ao hospedeiro, em suínos. O genótipo I de suínos atualmente é considerado *Cryptosporidium suis*.

Detalhes adicionais sobre *C. parvum* são apresentados no Capítulo 8.

Cryptosporidium suis

Local de predileção. Intestinos delgado e grosso.

Filo. Apicomplexa.

Classe. Conoidasida.

Família. Cryptosporidiidae.

Hospedeiro. Suínos.

Descrição. Os oocistos, excretados completamente esporulados, são elipsoidais, medem 4,4-4,9 × 4,0-4,3 μm (em média, 4,6× 4,2 μm) e a proporção comprimento:largura é de 1,35.

Giardia intestinalis

Sinônimos. *Giardia duodenalis*, *Giardia lamblia*, *Lamblia lamblia*.

Local de predileção. Intestino delgado.

Filo. Fornicata.

Classe. Trepomonadea.

Família. Giardiidae.

Hospedeiros. Humanos, bovinos, ovinos, caprinos, suínos, alpacas, cães, gatos, porquinhos-da-índia, chinchilas.

Distribuição geográfica. Cosmopolita.

Patogênese. Em suínos, a infecção não é considerada patogênica.

Nota. A classificação molecular atual inclui os isolados em oito grupos distintos. Alguns autores atribuem diferentes nomes específicos para os microrganismos isolados de diferentes hospedeiros, embora a especificidade pelas espécies de muitos isolados seja desconhecida. Dados filogenéticos sugerem que *G. intestinalis* é um complexo de espécies constituído de muitas espécies específicas dos hospedeiros.

Ver detalhes adicionais desta espécie nos Capítulos 2 e 8.

INTESTINO GROSSO

Oesophagostomum

Há relatos de seis espécies de *Oesophagostomum* em suínos, das quais a mais comumente encontrada é *O. dentatum* (Tabela 11.2).

Oesophagostomum dentatum

Nome comum. Verme nodular.

Local de predileção. Intestino grosso.

Filo. Nematoda.

Classe. Secernentea.

Superfamília. Strongyloidea.

Descrição macroscópica. Os vermes adultos são esbranquiçados e medem 8 a 14 mm de comprimento. Os machos têm 8 a 10 mm e as fêmeas, 11 a 14 mm (Figura 11.11).

Descrição microscópica. A vesícula cefálica é proeminente, mas praticamente não há asas cervicais. Os nove elementos da coroa lamelar se projetam para a frente e a coroa lamelar interna possui 18 elementos. A cápsula bucal é rasa, com lados paralelos, e o esôfago tem formato de clava e extremidade anterior estreita. Nas fêmeas, a cauda é relativamente curta. Os ovos são ovoides, lisos, com polos arredondados muito parecidos e paredes com formato muito similar a barril. A casca é fina e incolor. Medem cerca de 60-80 × 35-45 μm e contêm 8 a 16 blastômeros, em fezes frescas. As larvas L_3 são menores que 600 μm, com cauda menor que 60 μm.

Hospedeiros. Suínos.

Distribuição geográfica. Cosmopolita.

Tabela 11.2 Espécies de *Oesophagostomum*.

Espécie	Hospedeiro	Distribuição geográfica
Oesophagostomum dentatum	Suíno	Cosmopolita
Oesophagostomum quadrispinulatum	Suíno, javali	Cosmopolita
Oesophagostomum brevicaudum	Suíno	América do Norte
Oesophagostomum longicaudatum	Suíno	Europa
Oesophagostomum georgianum	Suíno	América do Norte
Oesophagostomum granatensis	Suíno	Europa

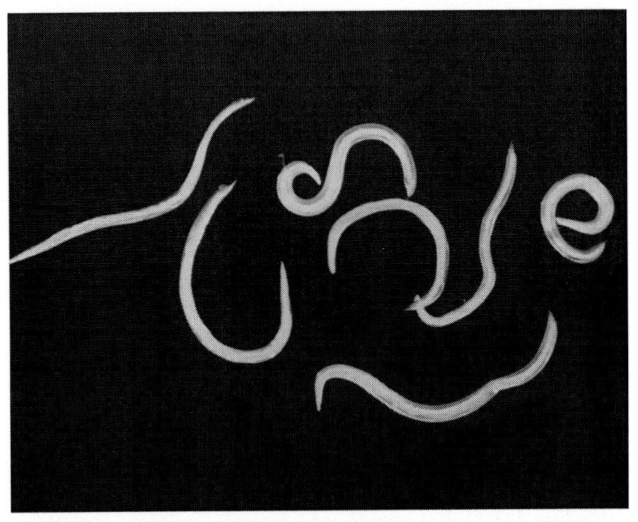

Figura 11.11 Vermes *Oesophagostomum dentatum* adultos. (Esta figura encontra-se reproduzida em cores no Encarte.)

Patogênese. Com frequência, as infecções causadas por *Oesophagostomum*, em suínos, não estão associadas com doença clínica. Pode haver diarreia ocasional, redução no ganho de peso e baixa taxa de conversão alimentar, em especial no período de emergência de larvas e de maturação de vermes no lúmen do intestino grosso. Infestação com cerca de 3.000 a 20.000 vermes adultos estão associadas com doença subclínica experimental. Às vezes, a infecção por *Oesophagostomum*, especificamente a lesão de mucosa ocasionada pelo encistamento de larvas, pode predispor à enterite necrótica associada à flora anaeróbica e, talvez, *Balantidium*.

Sinais clínicos. As porcas prenhes se apresentam inapetentes e magras e, após o parto, a produção de leite diminui e, em consequência, compromete o desempenho dos leitões.

Diagnóstico. O diagnóstico se baseia em achados do exame pós-morte e na contagem de ovos nas fezes. Em suínos mantidos em pastagem, com frequência ocorrem infecções mistas com vermes nodulares e *Hyostrongylus*; é difícil a distinção de seus ovos, sendo necessária cultura de fezes para identificar L_3.

Patologia. Nas infecções maciças nota-se espessamento da parede do intestino grosso, com enterite catarral. Na infecção causada por *O. dentatum* há pouca formação de nódulos, em comparação com outras espécies.

Epidemiologia. A infecção é mais prevalente em suínos mais velhos, os quais são, em geral, menos suscetíveis aos efeitos patogênicos, em comparação com suínos mais jovens. As larvas L_3 de vida livre sobrevivem na pastagem e L_4 hipobióticas no hospedeiro, durante o outono e o inverno; as larvas hipobióticas completam seu desenvolvimento na primavera, com frequência coincidindo com a época do parto. O verme também pode transmitido pelas moscas, que podem transportar L_3 em suas pernas.

Tratamento. Os vermes adultos são suscetíveis aos benzimidazóis, ao levamisol e às lactonas macrocíclicas. O tratamento anti-helmíntico nem sempre é efetivo na eliminação de larvas presentes no interior dos nódulos, sendo necessária a repetição do tratamento muitas semanas depois, a fim de reduzir a população de vermes.

Controle. É mais provável que as infecções causadas por *Oesophagostomum* acometam suínos submetidos à criação extensiva, em pastagens. Devem ser empregadas boas práticas de manejo, como disponibilização de pastagens limpas, rotação de pastagem, mistura ou alternância de pastos e protocolos de tratamento estratégicos.

Trichuris suis

Sinônimo. *Trichocephalus suis*.

Nome comum. Parasita do intestino.

Local de predileção. Intestino grosso.

Filo. Nematoda.

Classe. Secernentea.

Superfamília. Trichuroidea.

Descrição macroscópica. Os adultos são esbranquiçados e medem cerca de 3 a 5 cm de comprimento, com extremidade posterior ampla e espessa que se afina rapidamente; a extremidade anterior é longa e filamentosa, tipicamente incrustada na mucosa (Figura 11.12).

Descrição microscópica. A cauda do macho é espiralada e possui uma única espícula, em uma bainha ressaltada. A bainha apresenta armadura de espinhos, com forma e extensão variáveis. A cauda da fêmea é encurvada. Os ovos, característicos, têm formato de limão, medem 50-68 × 21-31 μm, a casca é lisa e espessa e possui um opérculo polar protraído transparente distinto, em ambas as extremidades; nas fezes estes ovos apresentam coloração amarela ou marrom. Os conteúdos são granulares, não segmentados e amarronzados.

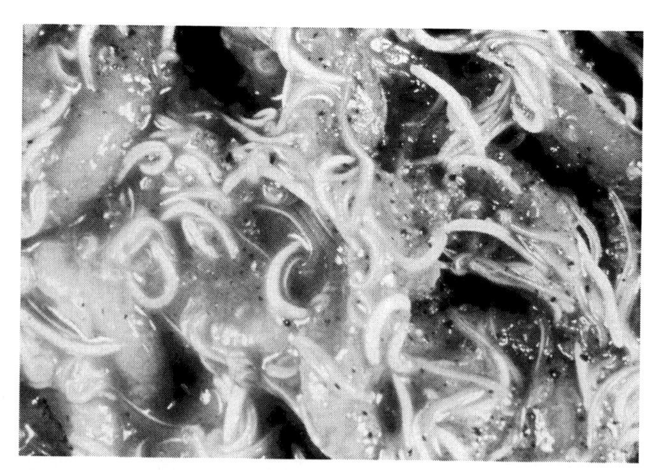

Figura 11.12 *Trichuris suis* na superfície do intestino grosso. (Esta figura encontra-se reproduzida em cores no Encarte.)

Hospedeiros. Suínos, javalis.

Distribuição geográfica. Cosmopolita.

Patogênese. A maior parte das infecções é discreta e assintomática. Ocasionalmente, quando há grande número de vermes, provocam colite hemorrágica e/ou inflamação diftérica da mucosa do ceco. Isto se deve à localização subepitelial e aos movimentos contínuos da extremidade anterior destes vermes à medida que procuram por sangue e líquido. Em suínos, acredita-se que as infecções maciças favoreçam a invasão de espiroquetas potencialmente patogênicos.

Sinais clínicos. Apesar do fato de os suínos apresentarem alta prevalência de infecções brandas, a importância clínica deste gênero geralmente é irrelevante, embora haja relatos de surtos isolados. Às vezes, verifica-se doença esporádica ocasionada por infecção maciça, associada com inflamação aguda ou crônica da mucosa do ceco acompanhada de diarreia com fezes aquosas que, com frequência, contêm sangue. Pode haver anemia.

Diagnóstico. Como os sinais clínicos não são patognomônicos, o diagnóstico pode depender da detecção de ovos de *Trichuris*, em formato de limão, nas fezes. No entanto, como os sinais clínicos podem surgir no período pré-patente, o diagnóstico em animais destinados ao consumo humano pode depender dos achados de necropsia.

Patologia. Nos casos graves, a mucosa do intestino grosso encontra-se inflamada, hemorrágica, com ulceração e formação de membranas diftéricas.

Epidemiologia. A característica mais importante é a longevidade dos ovos, que podem persistir por 3 a 4 semanas como reservatórios da infeção nas pocilgas. Em geral, suínos com cerca de 2 a 4 meses de idade são os mais intensamente infectados.

Tratamento. O uso de benzimidazóis ou de levamisol, por via injetável, é efetivo contra *Trichuris* adultos, mas a eficácia é menor contra os estágios larvários. Alguns benzimidazóis precisam ser administrados por vários dias. Doramectina também é efetiva, na forma de medicamento adicionado ao alimento, com diclorvós (onde disponível).

Controle. Raramente há necessidade de profilaxia. Deve-se dar atenção às áreas onde os ovos podem persistir por longos períodos. Estas áreas devem ser rigorosamente limpas e desinfetadas ou esterilizadas com calor úmido ou seco.

Nota. Em geral, os adultos são encontrados no ceco, mas apenas ocasionalmente estão presentes em número suficiente para que sejam clinicamente relevantes.

Trematódeos intestinais

Em suínos, há relato de muitas espécies de trematódeos intestinais pertencentes aos gêneros *Gastrodiscus* e *Gastrodiscoides*. Detalhes adicionais sobre o ciclo evolutivo, a epidemiologia, o tratamento e o controle de trematódeos intestinais são encontrados no Capítulo 10.

Gastrodiscus aegyptiacus

Nome comum. Trematódeo intestinal.

Locais de predileção. Intestinos delgado e grosso.

Filo. Platyhelminthes.

Classe. Trematoda.

Superfamília. Gastrodiscidae.

Descrição macroscópica. Os trematódeos adultos apresentam coloração rósea e medem 9-17 × 8-11 mm. A parte anterior, cilíndrica, tem até 4 mm, enquanto o restante do corpo, em forma de salsicha, apresenta margens encurvadas para dentro (ver Figura 1.73).

Descrição microscópica. A superfície ventral é recoberta por grande número de papilas, dispostas regularmente. A ventosa bucal possui 2 bolsas posterolaterais; a ventosa posterior é pequena e subterminal. Os ovos são ovais e medem 131-139 × 78-90 μm.

Hospedeiros definitivos. Equinos, suínos, javalis.

Hospedeiros intermediários. Lesmas dos gêneros *Bulinus* e *Cleopatra*.

Distribuição geográfica. África e Índia.

Gastrodiscus hominis

Sinônimo. *Gastrodiscoides hominis*.

Nome comum. Trematódeo intestinal.

Local de predileção. Intestino grosso.

Classe. Trematoda.

Família. Gastrodiscidae.

Descrição. Os trematódeos adultos apresentam coloração rósea, quando vivos; medem 8-14 × 5-8 mm, apresentam a parte anterior do corpo cônica e a parte posterior larga em forma de disco, sem papilas no tegumento.

Hospedeiros definitivos. Suínos e humanos.

Distribuição geográfica. Ásia.

Protozoários flagelados

Os protozoários flagelados são comumente encontrados nas fezes de suínos; no entanto, em geral, não são considerados patogênicos. O ciclo evolutivo é semelhante àquele de todas as espécies presentes em suínos. Acredita-se que a transmissão ocorra pela ingestão de trofozoítas nas fezes. Em geral, apenas são identificados no exame de esfregaços obtidos do intestino grosso ou de carcaças recentes.

Tritrichomonas suis

Sinônimos. *Trichomonas suis, Tritrichomonas foetus*.

Locais de predileção. Vias nasais, estômago, ceco, colón.

Filo. Parabasalia.

Classe. Trichomonadea.

Família. Trichomonadidae.

Descrição. Tipicamente, o corpo é alongado ou fusiforme, mas às vezes pode ser piriforme ou esférico, medindo 9-16 × 2-6 μm (em média, 11 × 3 μm); possui 3 flagelos anteriores, de igual comprimento, cada um terminando em uma estrutura nodular ou espatulada. A membrana ondulante acompanha todo o comprimento do corpo e tem 4 a 6 pregas e seu filamento marginal continua como um flagelo livre posterior (ver Figura 2.11). Há um filamento acessório. O bastão basal acompanha todo o comprimento do corpo e contém finos grânulos subcostais. O axostilo é um bastonete hialino com um capítulo bulboso e se estende para além do corpo como uma projeção em formato de cone e que se estreita abruptamente em uma extremidade curta. Há um anel cromático ao redor de seu ponto de saída. O corpo parabasal geralmente é único, delgado, semelhante a um tubo, com núcleo ovoide ou alongado e apresenta um endossomo grande evidente circundado por um halo relativamente claro.

Hospedeiros. Suínos.

Distribuição geográfica. Cosmopolita.

Patogênese. Altamente prevalente e não é considerado patogênico. O verme pode causar aborto em porcas, quando se induz infecção experimental do trato reprodutor.

Nota. Atualmente, acredita-se que *Tritrichomonas suis* seja sinônimo de *Tritrichomonas foetus*, constatado no mundo todo e importante causa de infertilidade, aborto e endometrite em bovinos (ver Capítulo 8). Também, *Tritrichomonas foetus* está associado com a ocorrência de diarreia de intestino grosso em gatos (ver Capítulo 12).

Tetratrichomonas buttreyi

Sinônimo. *Trichomonas buttreyi*.

Locais de predileção. Ceco e cólon.

Filo. Parabasalia.

Classe. Trichomonadea.

Família. Trichomonadidae.

Descrição. O corpo é ovoide ou elipsoidal, medindo 4-7 × 2-5 μm (em média, 6 × 3 μm). Com frequência, notam-se inclusões citoplasmáticas. Há três ou quatro flagelos anteriores, cujo comprimento varia desde uma estrutura curta até mais do que o dobro do comprimento do corpo e cada um termina em uma estrutura nodular ou espatulada. A membrana ondulante acompanha toda o comprimento do corpo e apresenta 3 a 5 terminações ondulantes em um flagelo posterior livre. O filamento acessório é proeminente e a bastão basal é relativamente delicado. O axostilo é um tanto estreito, apresenta capítulo espatulado e se estende por 3 a 6 μm além do corpo. Não há anel cromático em seu ponto de saída. Possui pelta. Em geral, o núcleo é ovoide (2-3 × 1-2 μm), mas apresenta forma variável e contém um pequeno endossomo.

Hospedeiros. Bovinos, suínos.

Distribuição geográfica. Cosmopolita.

Trichomitus rotunda

Sinônimo. *Trichomonas buttreyi.*

Locais de predileção. Ceco e cólon.

Filo. Parabasalia.

Classe. Trichomonadea.

Família. Trichomonadidae.

Descrição. Tipicamente, o corpo é piriforme e largo; às vezes, é ovoide ou elipsoidal. Mede 7-11 × 5-7 μm (em média, 9 × 6 μm). Com frequência, notam-se inclusões citoplasmáticas. Os três flagelos anteriores apresentam comprimento praticamente igual e cada um termina em uma estrutura nodular ou espatulada. O blefaroplasto parece ter um único grânulo. A membrana ondulante, juntamente com o bastão basal, se estende por cerca de 50 a 75% do comprimento do corpo e seu padrão de ondulação varia de suave a firmemente compactado ou como ondas espiraladas. O flagelo livre posterior, em geral, é mais curto do que o corpo. O axostilo é um bastão estreito, reto e não hialino, com capítulo em forma de lua crescente ou de foice, estendendo-se por cerca de 4 μm além do corpo. O núcleo é praticamente esférico, com 2 a 3 μm de diâmetro, com um endossomo circundado por um halo claro. O corpo parabasal mede 2-3 × 0,4-1,3 μm, sendo constituído de dois ramos na forma de "V". Cada ramo possui um filamento parabasal.

Hospedeiros. Suínos.

Distribuição geográfica. Cosmopolita.

Chilomastix mesnili

Sinônimos. *Chilomastix suis, Chilomastix hominis, Macrostoma mesnili.*

Locais de predileção. Ceco e cólon.

Filo. Fornicata.

Classe. Retortamonadea.

Família. Retortamonadorididae.

Descrição. Trofozoítas são piriformes, medem 6-24 × 3-10 μm; possuem um sulco espiral que cruza o meio do corpo e três flagelos anteriores. Na parte anterior do corpo há um citóstomo semelhante a fenda, circundando um quarto flagelo. Os cistos, em formato de limão, medem 6 a 10 μm de diametro e contêm um único núcleo e citóstomo (Figura 11.13).

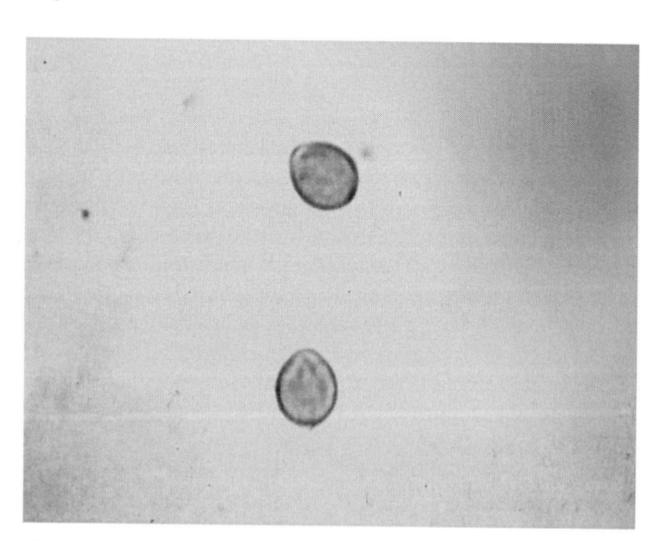

Figura 11.13 Cistos de *Chilomastix mesnili.* (Esta figura encontra-se reproduzida em cores no Encarte.)

Hospedeiros. Humanos, bugios (chimpanzé, orangotango), macacos (gênero *Macaca*), suínos.

Distribuição geográfica. Cosmopolita.

Patogênese. Não patogênico.

Diagnóstico. Identificação de trofozoítas ou de cistos no conteúdo do intestino grosso ou nas fezes.

Tratamento e controle. Não são necessários.

Outros protozoários do intestino

Entamoeba suis

Local de predileção. Intestino grosso.

Filo. Amoebozoa.

Classe. Archamoebae.

Família. Entamoebidae.

Descrição. As trofozoítas medem 5 a 25 μm de diâmetro. A forma do núcleo é variável. O endossomo, muito largo, é central e, às vezes, preenche o núcleo; no entanto, também pode ser pequeno, com um anel homogêneo de cromatina periférico. O citoplasma é granular e vacuolizado. Os cistos medem 4 a 17 μm de diâmetro e possuem um único núcleo e grânulos de cromatina de tamanhos e formas variáveis.

Hospedeiros. Suínos.

Distribuição geográfica. Cosmopolita.

Patogênese. Não patogênico.

Diagnóstico. Identificação de trofozoítas ou de cistos no conteúdo do intestino grosso ou nas fezes.

Tratamento e controle. Não há necessidade.

Iodamoeba buetschlii

Sinônimos. *Iodamoeba wenyonii, Iodamoeba suis, Entamoeba williamsi, Endolimatis williamsi.*

Local de predileção. Intestino grosso.

Filo. Amoebozoa.

Classe. Archamoebae.

Família. Entamoebidae.

Descrição. As trofozoítas medem 4 a 20 μm, com pseudópodos rombos que se formam lentamente. O núcleo é grande e contém um grande endossomo nuclear rico em cromatina, circundado por uma camada de glóbulos. A forma dos cistos é irregular, com tamanho variando de 5 a 14 μm; contêm um único núcleo e um grande corpúsculo de glicogênio.

Hospedeiros. Suínos, humanos, bugios (chimpanzé, gorila), macacos.

Distribuição geográfica. Cosmopolita.

Patogênese. Não é patogênico.

Nota. *Iodamoeba buetschlii* é a ameba mais comumente encontrada em suínos; também, com frequência é detectada em macacos e humanos.

Endolimax nana

Sinônimos. *Amoeba limax, Entamoeba nana, Endolimax intestinalis, Endolimax suis, Endolimax ratti.*

Local de predileção. Intestino grosso.

Filo. Amoebozoa.

Classe. Archamoebae.

Família. Entamoebidae.

Descrição. As trofozoítas medem 6 a 15 μm, apresentam citoplasma vacuolizado regular e um núcleo que contém um endossomo irregular composto de grânulos de cromatina. Os cistos maduros são ovais, medem 8 a 10 μm de comprimento e possuem 4 núcleos.

Hospedeiros. Humanos, bugios, macacos, suínos e ratos.

Distribuição geográfica. Cosmopolita.

Patogênese. Não patogênico.

Nota. *Endolimax nana* é comumente encontrado em humanos, primatas não humanos e suínos.

Balantidium coli

Local de predileção. Intestino grosso.

Filo. Ciliophora.

Classe. Litostomatea.

Família. Balantidiidae.

Descrição. É um organismo ativamente móvel, com até 300 μm, em cuja película possui uma fileira de cílios dispostos longitudinalmente (Figura 11.14; ver também Figura 2.2). Na extremidade anterior há uma depressão em formato de funil, o perístoma, o qual se liga ao citóstomo ou boca; a partir desta estrutura, as partículas de alimentos são transferidas aos vacúolos do citoplasma e digeridas. Internamente, há 2 núcleos, um macronúcleo reniforme e um micronúcleo adjacente, e 2 vacúolos contráteis que regulam a pressão osmótica. Os cistos são esféricos a ovoides e medem 40 a 60 μm de diâmetro (Figura 11.15).

Hospedeiros. Suínos, humanos, camelos, macacos, cães (raramente), ratos.

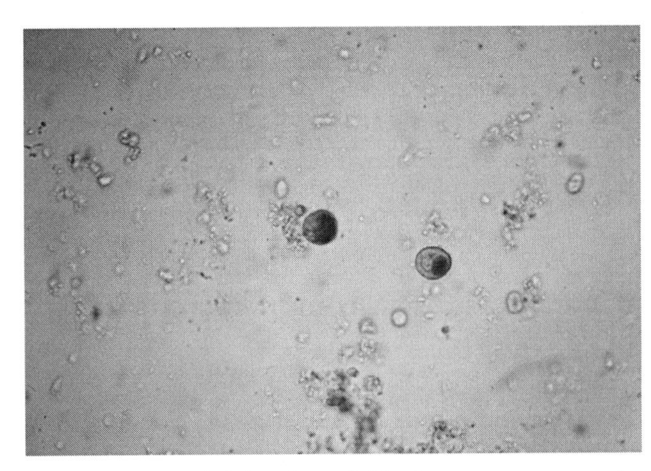

Figura 11.15 Cistos de *Balantidium coli*. (Esta figura encontra-se reproduzida em cores no Encarte.)

Distribuição geográfica. Cosmopolita.

Patogênese. Estes protozoários, normalmente não patogênicos, podem, por motivos desconhecidos, às vezes causar ulceração mucosa, acompanhada de diarreia, em suínos. *Balantidium* pode ser um invasor secundário de lesões do intestino grosso.

Sinais clínicos. Às vezes, ocasiona diarreia e disenteria.

Diagnóstico. *Balantidium* é facilmente identificado em exame microscópico de conteúdo intestinal ou em exame histológico de lesões do intestino.

Patologia. Estes organismos são encontrados em grande número no lúmen do intestino grosso com mucosa do ceco normal (Figura 11.16). No entanto, podem ser encontrados em úlceras de mucosa causadas por outras infecções. Produzem hialuronidase, que pode expandir as lesões ao atacar a substância fundamental intercelular.

Epidemiologia. É provável que *Balantidium coli* seja um comensal no intestino grosso da maior parte dos suínos. Ocasionalmente, as pessoas podem contrair doença clínica por meio da contaminação

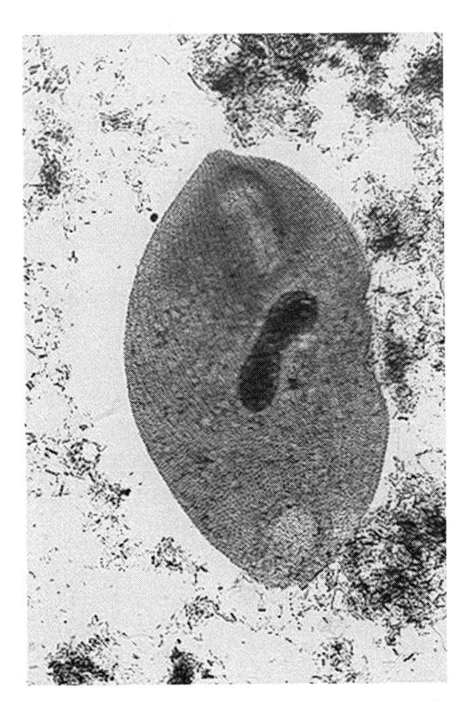

Figura 11.14 *Balantidium coli*. (Esta figura encontra-se reproduzida em cores no Encarte.)

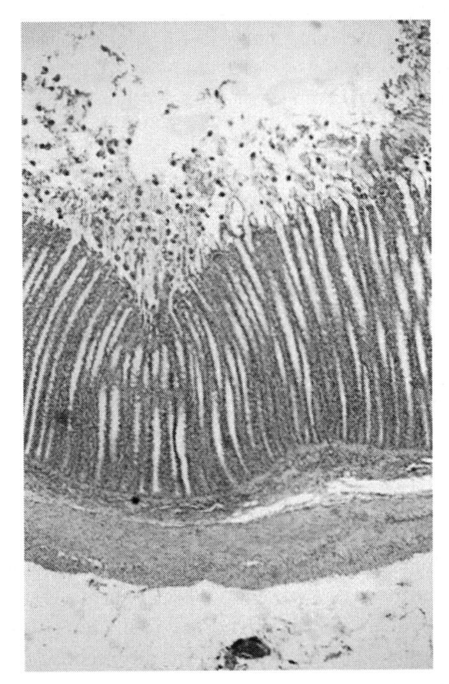

Figura 11.16 Grande número de *Balantidium coli* no lúmen do intestino grosso. (Esta figura encontra-se reproduzida em cores no Encarte.)

de alimentos ou das mãos, com fezes de suínos. A transmissão ocorre pela ingestão de cistos ou de trofozoítas. Os cistos são resistentes às condições ambientais e podem sobreviver durante semanas nas fezes de suínos. O suíno é a fonte de infecção usual para humanos e cães.

Tratamento. As tetraciclinas são efetivas.

Controle. Medidas higiênicas de rotina para evitar a ingestão de cistos ou de fezes podem prevenir a infecção.

Parasitas do sistema respiratório

VIAS NASAIS

Tritrichomonas suis

Ver mais detalhes na seção Intestino Grosso.

PULMÕES

Metastrongylus

Descrição macroscópica. Vermes delgados brancos, com até 6,0 cm de comprimento; o hospedeiro, o local de predileção e a forma alongada e delgada são suficientes para identificar o gênero. As espécies são diferenciadas com base no tamanho e na forma das espículas do macho.

Descrição microscópica. Os ovos elipsoidais apresentam casca espessa rugosa, medem 45-57 × 38-41 μm e contêm larvas quando excretados.

Patogênese. Os vermes adultos são vistos no lúmen de pequenos brônquios e bronquíolos, em especial naqueles dos lobos pulmonares posteriores; provocam bronquite e bronquiolite catarral e eosinofílica, crônicas. Em muitos casos de metastrongilose nota-se infecção estafilocócica purulenta nos pulmões. Também, acredita-se que os vermes sejam responsáveis pela transmissão ocasional de vírus da influenza suína, porém não há prova conclusiva.

Sinais clínicos. A maior parte das infecções são discretas e assintomáticas, especificamente em suínos mais velhos. No entanto, nas infecções mais graves, em animais jovens, a tosse pode ser marcante e acompanhada de dispneia e secreção nasal. Infecção bacteriana secundária pode agravar os sintomas, ocasionando inapetência e perda de peso.

Diagnóstico. No exame de fezes deve-se utilizar solução de sulfato de magnésio saturada, como solução de flutuação, em razão da alta densidade dos ovos. Os pequenos ovos larvados, com casca rugosa, são característicos; todavia, vale ressaltar que, com frequência, *Metastrongylus* está presente em suínos normais e os sintomas pulmonares podem ser decorrentes mais de infecção microbiana do que da infestação por vermes pulmonares. Em suínos mais velhos, a eliminação de ovos pode ser esporádica. A doença é mais frequentemente diagnosticada em suínos mantidos em pastagens, ainda que haja relato de um surto ocasional em suínos confinados. O histórico da doença e os sinais clínicos também auxiliam na definição do diagnóstico.

Patologia. Durante o período pré-patente desenvolvem-se áreas de consolidação pulmonar, hipertrofia de músculos bronquiais e hiperplasia linfoide peribronquial, frequentemente acompanhadas de áreas pulmonares excessivamente infladas. Quando os vermes estão maduros e os ovos são aspirados por vias respiratórias de menor calibre e alcançam o parênquima, aumenta a consolidação pulmonar e o enfisema é mais acentuado. Nesta fase da doença também ocorre hipersecreção de muco nos bronquíolos. Cerca de 6 semanas após a infecção, instalam-se enfisema e bronquite crônica e nódulos acinzentados podem ser vistos na face posterior dos lobos diafragmáticos; estes podem se agregar, formando áreas maiores, e demoram para desaparecer.

Epidemiologia. A metastrongilose tem uma distribuição etária característica, sendo mais prevalente em suínos com 4 a 7 meses de idade. Em javalis, a taxa de prevalência pode ser alta. O parasita é comum na maior parte do mundo; contudo, não se constatam surtos frequentes da doença, provavelmente porque a maioria dos sistemas de manejo não possibilita fácil acesso dos suínos às minhocas. Ainda que haja muitos indícios de que *Metastrongylus* possa transmitir alguns vírus de suínos e exacerbar o efeito dos patógenos já presentes nos pulmões, a participação do verme não está definitivamente comprovada.

Tratamento. Muitos anti-helmínticos, inclusive os benzimidazóis recentes, o levamisol e as lactonas macrocíclicas, são altamente efetivos.

Controle. Quando os suínos são criados de modo extensivo, em pastagem, o controle torna-se extremamente difícil devido à onipresença e à longevidade do hospedeiro intermediário, a minhoca. Nas propriedades onde ocorrem surtos relevantes, os suínos devem ser confinados, tratados e a pastagem contaminada deve ser cultivada ou utilizada por outros animais.

Metastrongylus apri

Sinônimo. *Metastrongylus elongatus.*

Nome comum. Verme do pulmão de suínos.

Local de predileção. Pulmão.

Filo. Nematoda.

Classe. Secernentea.

Superfamília. Metastrongyloidea.

Descrição macroscópica. Os vermes machos adultos medem até 25 mm e as fêmeas, até 58 mm de comprimento.

Descrição microscópica. A bolsa do macho é relativamente pequena e as espículas são filiformes e cada uma termina em um único gancho. A vulva da fêmea situa-se próximo ao ânus. A parte posterior é curvada em direção ventral. Os ovos, de tamanho médio, são elipsoidais e têm casca acinzentada espessa com superfície rugosa ligeiramente crenada. Medem cerca de 50-63 × 33-42 μm e contêm uma larva de primeiro estágio completamente desenvolvida, quando eliminados.

Hospedeiros definitivos. Suínos e javalis; há relato em ovinos, veados e outros ruminantes.

Hospedeiros intermediários. Minhocas: *Lumbricus terrestris, Lumbricus rubellus, Diplocardia* spp., *Eisenia austriaca, Dendrobaena rubida, Helodrilus foetidus, H. caliginosus.*

Distribuição geográfica. Cosmopolita.

Metastrongylus pudendotectus

Sinônimo. *Metastrongylus brevivarginatus.*

Nome comum. Verme pulmonar de suíno.

Local de predileção. Pulmão.

Filo. Nematoda.

Classe. Secernentea.

Superfamília. Metastrongyloidea.

Descrição microscópica. Difere de *M. apri* por apresentar uma bolsa maior e espículas menores, com ganchos duplos no macho. A cauda da fêmea é reta. Os ovos medem cerca de 57-63 × 39-42 μm.

Hospedeiros definitivos. Suínos, javalis.

Hospedeiros intermediários. Minhocas. *Lumbricus terrestris, Lumbricus rubellus.*

Distribuição geográfica. Cosmopolita.

Metastrongylus salmi

Nome comum. Verme pulmonar de suíno.

Local de predileção. Pulmão.

Filo. Nematoda.

Classe. Secernentea.

Superfamília. Metastrogyloidea.

Descrição microscópica. Difere das outras duas espécies quanto ao comprimento e à forma das espículas do macho.

Distribuição geográfica. Partes da África, Indochina, EUA.

Echinococcus granulosus

Para mais detalhes, consulte a seção Parasitas do fígado

Parasitas do fígado

Ascaris suum

Para mais detalhes sobre fígado com "manchas leitosas" causadas pela migração de larvas, consulte a seção Intestino delgado.

Toxocara canis

Larvas migrantes desta espécie também podem causar "manchas leitosas" no fígado de suínos. Para mais detalhes, ver Capítulo 12.

Fasciola hepatica

Nome comum. Trematódeo do fígado.

Local de predileção. Fígado.

Filo. Platyhelminthes.

Classe. Trematoda.

Família. Fasciolidae.

Descrição macroscópica. Os trematódeos adultos, cinza-amarronzados, têm formato de folha e medem cerca de 2,5 a 3,5 cm de comprimento.

Descrição microscópica. A extremidade anterior é cônica e evidenciada por distintos "ombros" no corpo. O tegumento é recoberto por espinhos que se projetam para trás. É possível verificar, facilmente, uma ventosa bucal e uma ventral.

Hospedeiro definitivos. Ovinos, bovinos, caprinos, equinos, veados, humanos e outros mamíferos.

Hospedeiros intermediários. Lesmas do gênero *Galba* (*Lymnaea*).

Distribuição geográfica. Cosmopolita.

Para mais detalhes, ver Capítulo 9.

Fasciola gigantica

Nome comum. Grande trematódeo tropical do fígado.

Local de predileção. Fígado.

Filo. Platyhelminthes.

Classe. Trematoda.

Família. Fasciolidae.

Descrição. O trematódeo adulto é maior do que *F. hepatica*; o corpo é mais transparente e pode atingir até 7,5 cm de comprimento e 1,5 cm de largura. O formato é mais parecido com uma folha; a extremidade anterior cônica é muito curta e os "ombros", característicos de *F. hepatica*, raramente são perceptíveis. O ceco é muito mais ramificado do que aquele de *F. hepatica.*

Hospedeiros definitivos. Bovinos, búfalos, ovinos, caprinos, suínos, camelos, veados, humanos.

Hospedeiros intermediários. Lesmas do gênero *Lymnaea.*

Distribuição geográfica. África, Ásia.

Para mais detalhes, ver Capítulo 9.

Echinococcus granulosus

Subespécie. *Granulosus.*

Nome comum. Tênia anã de cães, hidatidose.

Locais de predileção. Principalmente fígado e pulmões (hospedeiros intermediários); intestino delgado (hospedeiros definitivos).

Filo. Platyhelminthes.

Classe. Cestoda.

Família. Taeniidae.

Descrição. Cistos hidáticos são grandes vesículas preenchidas por líquido, com 5 a 10 cm de diâmetro, cutícula espessa concentricamente laminada e uma camada germinativa interna. Esta camada germinativa produz numerosas vesículas pequenas ou cápsulas contendo até 40 escóleces, invaginados na parte do colo e aderidos à parede por meio de pedúnculos. Estas cápsulas pode ser se desprender da parede da vesícula e flutuar livremente no líquido vesicular, formando "areia hidática".

Hospedeiros definitivos. Cães e diversos canídeos selvagens.

Hospedeiros intermediários. Ruminantes domésticos e selvagens, humanos e outros primatas, suínos e lagomorfos.

Distribuição geográfica. Cosmopolita.

Patogênese. Em geral, os cistos hidáticos não causam sinais clínicos em suínos. Atrofia compressiva do fígado e ascite podem ser constatadas nas infecções graves. Dispneia e tosse podem ser notadas quando os pulmões são gravemente infectados.

Ver mais detalhes no Capítulo 9.

Taenia hydatigena (metacestódio)

Sinônimos. *Taenia marginata, Cysticercus tenuicollis.*

Locais de predileção. Cavidade abdominal, fígado (hospedeiros intermediários), intestino delgado (hospedeiros definitivos).

Filo. Platyhelminthes.

Classe. Cestoda.

Família. Taeniidae.

Descrição. O metacestódio maduro (*Cysticercus tenuicollis*) tem cerca de 5 a 8 cm de diâmetro e contém um único escólex invaginado (hidatígero), com um longo colo.

Hospedeiros definitivos. Cães, raposas, doninhas, arminhos, gambás, lobos, hienas.

Hospedeiros intermediários. Ovinos, bovinos, veados, suínos, equinos.

Distribuição geográfica. Cosmopolita.

Nota. A nomenclatura mais correta do estágio de hospedeiro intermediário é "estágio metacestódio de *Taenia hydatigena*", em vez de "*Cysticercus tenuicollis*".

Para mais detalhes, ver Capítulo 9.

Parasitas do pâncreas

Eurytrema pancreaticum

Sinônimos. *Distoma pancreaticum, Eurytrema ovis.*

Nome comum. Trematódeo do pâncreas.

Locais de predileção. Ductos pancreáticos e, ocasionalmente, ductos biliares e duodeno.

Filo. Platyhelminthes.

Classe. Trematoda.

Família. Dicrocoeliidae.

Descrição. São trematódeos ovais, vermelho-amarronzados, com formato de folha e medindo ao redor de 8-16 × 5-8,5 mm. O corpo é espesso; os trematódeos jovens possuem espinhos, em geral ausentes no verme adulto. A ventosa bucal é maior do que a ventosa ventral; a faringe e o esôfago são curtos. Os testículos situam-se, horizontalmente, logo atrás da ventosa ventral. Possuem um saco cirro tubular. O útero ocupa toda a parte posterior do corpo.

Hospedeiros. Bovinos, búfalos, ovinos, caprinos, suínos, camelos e humanos.

Hospedeiros intermediários. Lesmas terrestres, em especial do gênero *Bradybaena*, gafanhotos do gênero *Conocephalus* ou grilos de árvores (*Oecanthus*).

Distribuição geográfica. Leste da Ásia e América do Sul.

Parasitas do sistema circulatório

Esquistossomas

Esquistossomas são trematódeos encontrados no sistema circulatório. Apresentam sexos distintos; a pequena fêmea adulta vive permanentemente em um sulco longitudinal, o canal ginecofórico, no corpo do macho (ver Figura 1.81). O gênero compreende quatro grupos – *haematobium, indicum, mansoni* e *japonicum* – mas o gênero, como atualmente definido, é parafilético, de modo que há possibilidade de revisões.

Grupo *indicum*

Schistosoma spindale

Nome comum. Trematódeo do sangue, bilharziose.

Locais de predileção. Veias mesentéricas.

Filo. Platyhelminthes.

Classe. Trematoda.

Família. Schistosomatidae.

Descrição. Os machos medem cerca de 5 a 16 mm e as fêmeas, ao redor de 7,2 a 16,2 mm de comprimento.

Hospedeiros definitivos. Bovinos, equinos, suínos e, ocasionalmente, cães.

Hospedeiros intermediários. Lesmas (*Planorbis, Indoplanorbis* spp., *Lymnaea* spp.)

Distribuição geográfica. Partes da Ásia e Extremo Oriente.

Grupo *japonicum*

Schistosoma japonicum

Nomes comuns. Trematódeo do sangue, bilharzidose.

Locais de predileção. Veias mesentéricas e portais.

Filo. Platyhelminthes.

Classe. Trematoda.

Família. Schistosomatidae.

Descrição. O macho, largo e achatado, tem cerca de 9,5 a 20 mm de comprimento e transporta a fêmea, que mede 12 a 26 mm de comprimento, em uma concavidade do corpo encurvado interiormente. As ventosas situam-se bem perto da extremidade anterior. Nas ventosas e no canal ginecofórico a cutícula é espinhosa. Esta característica e o local de predileção vascular são suficientes para identificar o gênero.

Hospedeiros definitivos. Bovinos, equinos, ovinos, caprinos, cães, gatos, coelhos, suínos, humanos.

Hospedeiros intermediários. Lesmas do gênero *Oncomelania*.

Distribuição geográfica. Sul e Leste da Ásia.

Outros esquistossomas

Schistosoma incognitum

Nomes comuns. Trematódeo do sangue, bilharzidose.

Sinônimo. *Schistosoma suis.*

Locais de predileção. Veias mesentéricas.

Filo. Platyhelminthes.

Classe. Trematoda.

Família. Schistosomatidae.

Descrição macroscópica. Os ovos medem cerca de 90 × 41 μm e são amarelo-amarronzados, subovais com um lado achatado e um pequeno espinho robusto encurvado em direção à margem achatada.

Hospedeiros definitivos. Suínos, cães.

Hospedeiros intermediários. Lesmas (*Radix* spp.)

Distribuição geográfica. Subcontinente indiano.

Para mais detalhes sobre as espécies de *Schistosoma*, ver Capítulo 8.

Tripanossomas

Consulte o Capítulo 2 (Família Trypanosomatidae), para descrição geral, e o Capítulo 8, para descrição detalhada das espécies individuais de tripanossomas e de seus controles.

Trypanosoma brucei brucei

Nome comum. Nagana.

Local de predileção. Sangue. *Trypanosoma brucei brucei* também é encontrado em ambiente extravascular como, por exemplo, miocárdio, sistema nervoso central (SNC) e trato reprodutor.

Filo. Euglenozoa.

Classe. Kinetoplastea.

Família. Trypanosomatidae.

Subgênero. Trypanozoon.

Descrição. *Trypanosoma brucei brucei* é pleomórfico, variando de delgado e longo, com até 42 μm (em média, 29 μm), até curto e robusto, com 12 a 26 μm (em média, 18 μm); em geral, as duas formas são encontradas na mesma amostra de sangue. A membrana ondulante é evidente, o cinetoplasto é pequeno e subterminal e a extremidade posterior é pontiaguda (ver Figura 2.6).

Hospedeiros. Bovinos, inclusive zebus, equinos, asininos, ovinos, caprinos, camelos, suínos, cães, gatos, espécies de caça selvagens.

Distribuição geográfica. África Subsaariana.

Tratamento. Os dois medicamentos de uso comum em bovinos são isometamídio e aceturato de diminazeno e ambos devem ser apropriados para uso em suínos. Com frequência, estes tratamentos são efetivos, exceto quando o tripanossoma é resistente ao medicamento ou em alguns casos muito crônicos. O tratamento deve ser monitorado, pois é possível reinfecção, acompanhada de sinais clínicos e parasitemia, após 1 ou 2 semanas. Ademais, o animal pode ter recidiva após quimioterapia devido a um foco de infecção que persiste nos tecidos ou à presença de tripanossomas resistentes aos medicamentos.

Trypanosoma congolense congolense

Nomes comuns. Nagana, paranagana, febre de Gâmbia, ghindi.

Local de predileção. Sangue.

Filo. Euglenozoa.

Classe. Kinetoplastea.

Família. Trypanosomatidae.

Subgênero. *Nannomonas.*

Descrição. *Trypanosoma congolense congolense* é pequeno, monomórfico e mede 8 a 20 μm de comprimento. A membrana ondulante é imperceptível, o cinetoplasto de tamanho médio é marginal e a extremidade posterior é rombuda. Não possui flagelo livre (ver Figura 2.5). Em esfregaços de sangue fresco o microrganismo se movimenta lentamente e, com frequência, parece aderido à hemácia (eritrócito).

Distribuição geográfica. África Subsaariana.

Tratamento. Em bovinos infectados, os dois medicamentos de uso comum são aceturato de diminazeno (Berenil) e sais de omídio (etídio e novídio), os quais são apropriados para uso em suínos infectados com *T. congolense.* Como no caso de *T. brucei*, em geral estes medicamentos são efetivos, exceto quando o tripanossoma é resistente a estas drogas ou em alguns casos muito crônicos.

Trypanosoma simiae

Sinônimos. *Trypanosoma congolense simiae, Trypanosoma rodhaini, Trypanosoma porci.*

Local de predileção. Sangue.

Filo. Euglenozoa.

Classe. Kinetoplastea.

Família. Trypanosomatidae.

Subgênero. *Nannomonas.*

Descrição. Os triptomastigotas são polimórficos e medem 12 a 24 μm de comprimento. Cerca de 90% deles são longos e robustos, com membrana ondulante distinta; ao redor de 7% são longos e delgados, com membrana ondulante imperceptível, e cerca de 3% são curtos e com membrana ondulante imperceptível. Em geral, não se nota flagelo livre.

Hospedeiros. Suínos, camelos, ovinos, caprinos.

Distribuição geográfica. África Central.

Epidemiologia. *Trypanosoma simiae* é, principalmente, um parasita de javalis transmitido por moscas-tsé-tsé, nas quais os parasitas se desenvolvem no intestino médio e na probóscide. As moscas-tsé-tsé transmitem, também, os parasitas aos suínos, mas a transmissão entre suínos geralmente é mecânica, por meio de moscas picadoras.

Tratamento. Em suínos, *T. simiae* é o tripanossoma patogênico mais importante e como ocasiona morte rápida a chance de tratamento é pequena. Pode-se utilizar cloreto de isometamídio em altas doses, de 12,5 a 35 mg/kg IM, ou uma combinação de quinapiramina (7,5 mg/kg SC) e aceturato de diminazeno (5 mg/kg IM). O uso de uma combinação suramina-quinapiramina (4 mℓ/5 kg) mostrou alguma eficácia na profilaxia da infecção em leitões jovens, por um período de 3 meses, e em adultos, por 5 meses.

Trypanosoma suis

Local de predileção. Sangue.

Filo. Euglenozoa.

Classe. Kinetoplastea.

Família. Trypanosomatidae.

Subgênero. *Pycnomonas.*

Descrição. Os triptomastigotas são monomórficos, robustos, medem 14 a 19 μm de comprimento, possuem um pequeno cinetoplasto marginal e um flagelo livre curto.

Hospedeiros. Suínos.

Distribuição geográfica. África Central.

Tratamento. O mesmo recomendado para *T. simiae.*

Babesiose

Em suínos, são encontradas duas espécies de *Babesia*: *Babesia perroncitoi*, uma pequena babésia, e *B. trautmanni*, uma grande babésia. A infecção é transmitida aos suínos por meio de carrapatos vetores.

Patogênese. Os parasitas em fase de rápida divisão nas hemácias destroem estas células, resultando em hemoglobinemia, hemoglobinúria e febre.

Diagnóstico. O histórico e os sinais clínicos de febre, anemia, icterícia e hemoglobinúria em suínos criados em regiões enzoóticas onde há carrapatos geralmente são suficientes para justificar o diagnóstico de babesiose. Para confirmar o diagnóstico faz-se o exame de esfregaços sanguíneos corados pelo Giemsa, que mostra parasitas nas hemácias.

Patologia. O baço se apresenta aumentado de volume e há edema e hiperemia no pulmão, nos rins e no intestino. Notam-se hemorragias subepicárdicas e subendocárdicas, com petéquias hemorrágicas nas membranas serosas.

Tratamento. O tratamento com 3,5 mg de aceturato de diminazeno/kg IM é efetivo.

Controle. Para o controle da doença podem ser utilizadas as medidas de controle comumente empregadas no controle de carrapatos. A aplicação tópica de acaricidas pode propiciar algum grau de proteção, mas em suínos é um procedimento difícil e oneroso e o custo-benefício é desfavorável. Em certas condições pode ser mais benéfico conseguir uma estabilidade endêmica, permitindo infecção precoce e desenvolvimento de imunidade.

Babesia perroncitoi

Local de predileção. Sangue.

Filo. Apicomplexa.

Classe. Aconoidasida.

Família. Babesiidae.

Descrição. É uma pequena babésia mais comumente encontrada na forma anelar, medindo 0,7 a 2 μm; todavia, também pode ser vista na forma oval a piriforme, medindo 1-3 × 1-2 μm. Em geral, há apenas uma merozoíta na hemácia; às vezes, é possível notar 2 ou mais merozoítas.

Hospedeiros. Suínos.

Distribuição geográfica. Sul da Europa, África Ocidental e Central, Vietnã.

Sinais clínicos. Os sinais clínicos incluem anemia, febre, hemoglobinúria, icterícia, edema e incoordenação. As porcas prenhes podem abortar.

Epidemiologia. Porcos selvagens podem atuar como reservatórios da infecção; os carrapatos vetores são *Rhipicephalus* (*R. appendiculatus*, *R. sanguineus*) e *Dermacentor* (*D. reticulatus*).

Babesia trautmanni

Local de predileção. Sangue.

Filo. Apicomplexa.

Classe. Aconoidasida.

Família. Babesiidae.

Descrição. É uma grande babésia que se apresenta nas formas oval, piriforme e, menos comumente, arredondada. As merozoítas medem 2,5-4 × 1,5-2 μm e, em geral, se apresentam em pares no interior das hemácias; às vezes, pode haver 4 ou mais.

Hospedeiros. Suínos.

Ciclo evolutivo. O mesmo descrito para *B. perroncitoi*.

Distribuição geográfica. Sul da Europa, África e partes da Ásia.

Sinais clínicos. Os sinais clínicos incluem febre, anemia, hemoglobinúria, icterícia, edema e incoordenação. Porcas prenhes podem abortar. A taxa de mortalidade pode alcançar 50%; suínos de todas as idades são acometidos.

Epidemiologia. A infecção e a doença são sazonais, dependendo da atividade dos carrapatos vetores. Porcos selvagens e javalis podem atuar como reservatórios da infecção; os carrapatos vetores são *Rhipicephalus* (*R. appendiculatus*, *R. sanguineus*), *Dermacentor* (*D. reticulatus*) e *Rhipicephalus* (*Boophilus*) *decoloratus*. Há relato de transmissão transovariana em *R. sanguineus*.

Eperythrozoon suis

Sinônimo. *Mycoplasma suis*.

Local de predileção. Sangue.

Reino. Bacteria.

Filo. Firmicutes.

Ordem. Mycoplasmatales.

Família. Mycoplasmataceae.

Descrição. São cocobacilos pleomórficos que se apresentam como microrganismos eperitrocíticos em depressões da superfície celular. Os cocos se coram de azul-claro quando se emprega o corante de Giemsa ou de Romanowsky.

Hospedeiros. Suínos.

Ciclo evolutivo. Os microrganismos são transmitidos por insetos picadores e, possivelmente, por piolhos. A replicação ocorre por meio de fissão binária ou brotamento.

Distribuição geográfica. Cosmopolita.

Patogênese. Entre as espécies de *Eperythrozoon*, *E. suis* é o mais patogênico e a infecção que ocasiona pode ser muito grave e fatal. Inicialmente, os suínos manifestam depressão, inapetência, febre alta e anemia, que os deixam mais fracos e com constipação intestinal; em seguida, desenvolvem icterícia. Em porcas, a infecção ocasiona síndromes agudas e crônicas. As infecções agudas, com frequência, acontecem no pós-parto e os animais acometidos manifestam febre e anorexia e podem manifestar, também, parada de produção de leite e edema de mama e de vulva. Em geral, as infecções crônicas são subclínicas e de difícil diagnóstico. Com frequência, os animais acometidos apresentam baixa condição corporal, palidez e icterícia.

Sinais clínicos. Icterícia e anemia em suínos muito jovens.

Diagnóstico. A identificação dos microrganismos em preparações coradas requer a confecção de bons esfregaços sanguíneos e o uso de corante de Giemsa filtrado. Eles se apresentam como cocos ou como pequenos bastonetes na superfície das hemácias e, com frequência, circundam totalmente a margem dessas células. No entanto, *Eperythrozoon* adere de modo relativamente frouxo à superfície da hemácia e muitas vezes são encontrados livres no plasma.

Patologia. As principais alterações patológicas são constatadas no fígado e no baço. No fígado notam-se degeneração gordurosa e atrofia e necrose de células hepáticas centrais, com infiltração linfática disseminada. As células reticuloendoteliais do fígado, do baço e dos linfonodos apresentam hipertrofia e são preenchidas com depósitos de hemossiderina.

Epidemiologia. A transmissão é sazonal, sendo mais comum no verão e no outono, quando as moscas picadoras são ativas. O piolho de suínos (*Haemotopinus suis*) também foi incriminado como transmissor da infecção.

Tratamento e controle. Relata-se que o uso de tetraciclinas e de roxarsona, uma droga arsenical, é efetivo. Em países onde a doença é endêmica, recomenda-se o controle de infecções causadas por ectoparasitas e, possivelmente, a adição de tetraciclinas ou de produtos arsenicais no alimento.

Nota. A taxonomia desta espécie é muito controversa; atualmente é considerada membro do gênero bacteriano *Mycoplasma* (classe Mollicutes), com base em sequências genéticas de 16 S rRNA e em análise filogenética.

Parasitas do sistema nervoso

Toxoplasma gondii

Para mais detalhes, consulte a seção Parasitas do sistema locomotor.

Parasitas do sistema reprodutor/urogenital

Stephanurus dentatus

Nome comum. Verme do rim de suínos.

Locais de predileção. Rins, gordura perirrenal e, às vezes, músculos axiais e canal espinal.

Filo. Nematoda.

Classe. Secernentea.

Superfamília. Strongyloidea.

Descrição macroscópica. É um verme robusto grande, medindo até 4,5 cm de comprimento e 2 mm de largura, com cápsula bucal proeminente e cutícula transparente através da qual é possível ver os órgãos internos. O intestino é convoluto. Os machos medem 2 a 3 cm e as fêmeas, 3 a 4,5 cm de comprimento. Geralmente são rosa-pálidos. O tamanho e os locais de predileção são características diagnósticas.

Descrição microscópica. A cápsula bucal tem forma de taça, com pequenas coroas lamelares e seis espessamentos cuticulares externos (dragonas), dos quais o ventral e o dorsal são mais proeminentes, e seis dentes com cúspide na base. A bolsa do macho é curta e os comprimentos das duas espículas podem ou não ser iguais. Os ovos apresentam tamanho médio, em formato de uma ampla elipse, com parede transparente fina, vistos apenas na urina. Medem cerca de 90-120 × 53-70 μm e contêm numerosos blastômeros (32 a 64).

Hospedeiros. Suínos, javalis e, raramente, bovinos.

Distribuição geográfica. Principalmente em regiões de clima quente a tropical, em todos os continentes. Não foi encontrado na Europa Ocidental.

Patogênese. Embora o local preferido seja a gordura perirrenal, alguns vermes se instalam no próprio rim, nos cálices e na pelve (Figura 11.17). Na infecção causada por *Stephanurus* é comum ocorrer migração errática, sendo as larvas encontradas na maior parte dos órgãos, inclusive nos pulmões, no baço, na medula espinal e no músculo. Nestes locais elas são aprisionadas por meio de encapsulação e nunca alcançam a região perirrenal. Há relato de infecção pré-natal.

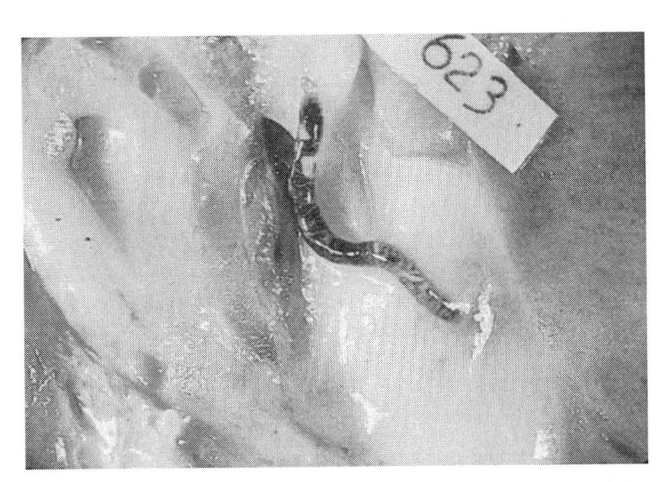

Figura 11.17 Vermes *Stephanurus dentatus* no rim. (Esta figura encontra-se reproduzida em cores no Encarte.)

O principal efeito patogênico se deve às larvas, as quais, no último estágio de L_4, possuem cápsulas bucais fortemente esclerosadas capazes de lacerar o tecido e causar importante dano ao fígado e, às vezes, a outros órgãos que estão em seu trajeto. Nas infecções graves, é possível notar cirrose grave, trombose de vasos hepáticos e ascite; em raros casos podem ocorrer insuficiência hepática e morte. No entanto, na maior parte das infecções, as lesões são verificadas após o abate, na forma de cirrose irregular; a principal importância do verme é de caráter econômico, em decorrência da condenação do fígado durante a inspeção da carne. Em geral, os vermes adultos não são patogênicos. Normalmente, logo após chegar à região perirrenal os vermes adultos se encapsulam em cistos que podem conter pus esverdeado. Em raros casos os ureteres podem apresentar espessamento e estenose e, como consequência, hidronefrose.

Sinais clínicos. Na maior parte das infecções o único sintoma é o baixo ganho de peso, ou nos casos mais graves, a perda de peso. Se houver lesão hepática mais extensa poderá ocorrer ascite, mas apenas quando houver infestação maciça, à semelhança da fasciolose aguda em ovinos, que resulta em morte.

Diagnóstico. É provável que os sinais clínicos sejam poucos e como a maior parte das lesões ocorre na fase pré-patente, os ovos podem não ser encontrados na urina. No entanto, em regiões endêmicas, onde nota-se retardo de crescimento de suínos, os abatedouros locais registram número apreciável de fígado com cirrose, possibilitando um diagnóstico presuntivo. Os vermes podem ser identificados durante a necropsia.

Patologia. A infecção percutânea induz a formação de nódulos na pele, com edema e aumento de volume dos linfonodos superficiais. As larvas migrantes ocasionam lesões inflamatórias agudas, especialmente no fígado. A inflamação pode induzir a formação de abscessos e extensa cirrose hepática. O parasita adulto não é muito patogênico; é encontrado em cistos com 0,5 a 4 cm de diâmetro e cada cisto contém um par de vermes. No rim, os cistos podem causar espessamento de ureter que, em casos crônicos, pode estar quase totalmente obstruído.

Epidemiologia. Embora os vermes adultos nunca sejam numerosos, eles são muito fecundos e um suíno infectado pode excretar um milhão de ovos por dia. A larva L_3 é suscetível à dessecação, de modo que a ocorrência de estefanurose está associada, principalmente, com solos úmidos. Como ocorre rápida infecção do animal por meio de penetração cutânea, o hábito do suíno de se deitar ao redor de locais de alimentação, quando não confinados, representa um risco; da mesma forma, instalação insalubre úmida é um risco para animais confinados. Tais condições, juntamente com a infecção pré-natal e a longevidade do verme, asseguram a continuidade da infecção por muitas gerações de suínos. Animais de todas as idades são suscetíveis à infecção. Os leitões podem ser infectados no útero.

Tratamento. Levamisol, benzimidazóis recentes e ivermectinas são medicamentos efetivos.

Controle. Um procedimento de controle baseia-se na suscetibilidade de L_3 à dessecação e no fato de que uma importante via de infecção é a percutânea. Assim, a disponibilidade de superfícies impermeáveis ao redor das áreas de alimentação, para suínos criados em ambientes externos, e medidas simples de higiene, mantendo o piso da pocilga seco e limpo, para suínos mantidos em confinamento, ajudam a restringir a ocorrência da infecção. Essa conduta pode ser otimizada separando-se suínos jovens daqueles com mais de 9 meses de idade, que eliminam ovos.

O sistema de criação de "apenas leitoas", recomendado por criadores dos EUA, consiste, essencialmente, no uso de apenas leitoas reprodutoras. As leitoas são criadas na terra seca e exposta ao sol.

Obtém-se apenas uma única ninhada destas leitoas e logo que os leitões são desmamados, as leitoas são comercializadas. Este sistema tem a vantagem de propiciar um período pré-patente extremamente longo, que permite um único ciclo de reprodução completo pelas leitoas, antes do início da excreção de ovos e, assim, previne-se progressivamente a ocorrência de infecção. Os varrões utilizados neste sistema são mantidos em piso de concreto.

Nos sistemas que incluem, também, o controle com anti-helmíntico recomenda-se o tratamento de porcas e leitoas 1 a 2 semanas antes de serem colocadas com os varrões e, novamente, 1 a 2 semanas antes do parto. Vale ressaltar a necessidade de instituir um sistema de controle que envolve as minhocas, que atuam como hospedeiros de transporte, presentes no ambiente como um reservatório contínuo da infecção.

Parasitas do sistema locomotor

Taenia solium

Sinônimos. *Cysticercus cellulosae, Cystecercus solium.*

Nome comum. Tênia humana do porco.

Locais de predileção. Intestino delgado (hospedeiros definitivos); músculos (hospedeiros intermediários).

Filo. Platyhelminthes.

Classe. Cestoda.

Família. Taeniidae.

Descrição macroscópica. O cestódio adulto mede 3 a 5 m de comprimento, apresenta escólex típico de tênias, rostelo com quatro ventosas e duas fileiras concêntricas de 22 a 32 ganchos; o útero do segmento grávido possui 7 a 13 ramos laterais. Os vermes adultos podem sobreviver no homem por muitos anos.

Descrição microscópica. Os cistos são branco-leitosos e possuem escólex com rostelo e ganchos, semelhantes aos de vermes adultos. O ovo, pequeno, é ligeiramente elipsoidal, com parede lisa e um embrióforo radialmente estriado; é amarelado-amarronzado, mede cerca de 35-40 × 30-35 μm e contém um embrião hexacanto. Os ovos são liberados quando a proglote grávida se desintegra.

Hospedeiros definitivos. Humanos. Vale ressaltar que os humanos podem atuar tanto como hospedeiros intermediários quanto hospedeiros definitivos.

Hospedeiros intermediários. Suínos, javalis e, raramente, cães e humanos.

Distribuição geográfica. O cestódio é mais prevalente na América do Sul, na América Central, na Índia, na África e em partes do Extremo Oriente, com exceção de regiões onde há sanções religiosas àqueles que consomem carne de porco. Atualmente isto é incomum em países desenvolvidos.

Patogênese. Os sinais clínicos são inaparentes em suínos naturalmente infectados com cisticercos e, em geral, são irrelevantes em humanos infectados com tênia adulta. No entanto, quando as pessoas são infectadas com cisticercos podem surgir diversos sinais clínicos, dependendo se os cistos se instalam nos órgãos, nos músculos ou nos tecidos subcutâneos. Cisticercos podem ser encontrados em qualquer órgão do corpo humano, porém são mais comuns no tecido subcutâneo, nos olhos e no cérebro. As larvas que alcançam o cérebro se desenvolvem nos ventrículos e, com frequência, adquirem uma característica racemosa. O problema é mais sério quando os cisticercos que se desenvolvem no SNC provocam distúrbios mentais ou sintomas de epilepsia ou de aumento da pressão intracraniana. Também, podem se desenvolver no olho, com subsequente perda da visão. Apenas na América Latina, estima-se que quase meio milhão de pessoas sejam acometidas pela forma nervosa ou ocular de cisticercose.

Sinais clínicos. Os suínos infectados quase sempre são assintomáticos. Em geral, a infecção é irrelevante em humanos, embora os cestódios adultos possam, às vezes, causar desconforto abdominal e diarreia. Todavia, quando os humanos, atuando como hospedeiros intermediários, são infectados com cisticerco, é possível a manifestação de diversos sinais clínicos, dependendo da localização e do número de cistos nos órgãos, nos músculos ou nos tecidos subcutâneos. Os sinais clínicos relacionados ao SNC incluem distúrbios mentais ou sintomas de epilepsia e podem ser fatais. Quando há envolvimento ocular pode ocorrer perda da visão.

Diagnóstico. Em termos práticos, o diagnóstico em suínos depende dos procedimentos de inspeção da carne, mas isso carece de sensibilidade quando o nível de infecção é baixo. Cada país tem sua própria legislação a respeito da inspeção de carcaças; no entanto, invariavelmente faz-se a incisão e o exame do músculo masseter, da língua e do coração e inspecionam-se os músculos intercostais e o diafragma. Às vezes, notam-se proglotes nas fezes. Os cisticercos de *T. solium* são maiores e mais numerosos do que aqueles de *T. saginata* (ver Capítulo 8). Em humanos, o diagnóstico de cisticercose cerebral depende, principalmente, da detecção de cisticercos em tomografia computadorizada (TC) e na constatação de anticorpos contra cisticercos no líquido cerebroespinal.

Patologia. Os cisticercos, compreendendo um único cisto grande e escólex invertido, medem 1 a 2 cm e são facilmente vistos entre as fibras musculares. No tecido conjuntivo, os cisticercos perdem rapidamente a bainha e criam uma área crescente de lise degenerativa ao redor deles e, assim, têm espaço para crescer. Em geral, os suínos são abatidos em uma idade na qual todos os cisticercos ainda são viáveis.

Epidemiologia. Nos países em desenvolvimento a epidemiologia depende, especificamente, da estreita relação entre os suínos "criados em quintal" e as pessoas e, em especial, de seu acesso frequentemente irrestrito às fezes humanas. Padrões de inspeção de carne inapropriados e comercialização ilegal de carne de porco não inspecionada também são importantes fatores na disseminação da infecção. Os suínos podem adquirir infecções maciças porque os segmentos grávidos não são ativos e, assim, podem permanecer nas fezes. Normalmente, as pessoas se infectam quando consomem carne de porco crua ou malcozida. Como mencionado anteriormente, as pessoas podem se infectar com cisticercos pela ingestão de ovos, vegetais ou outros alimentos contaminados com fezes humanas ou manipulados por uma pessoa infectada.

Tratamento. Não há disponibilidade de medicamentos efetivos, capazes de matar cisticercos em suínos, embora em humanos, o praziquantel e o albendazol tenham algum valor como possíveis alternativas à cirurgia.

Controle. Praticamente depende dos esforços para regulamentação da inspeção de carne e dos procedimentos de congelamento em baixa temperatura. O congelamento da carne de porco em temperatura de –10°C a –8°C, continuamente, por 4 dias, mata os cisticercos; entretanto, o resfriamento da carne a 0°C não é suficiente e os cistos podem permanecer viáveis na carne resfriada por 70 dias. O impedimento de contato de porcos com fezes humanas, o cozimento apropriado da carne de porco e a adoção de padrões apropriados de higiene pessoal reduzem a prevalência da infecção.

Nota. Há relato de uma terceira forma de *Taenia* ("*Taenia* asiática") em todo o leste asiático e em partes da África Oriental e Polônia. A "*Taenia* asiática" parece ter estreita relação com *T. saginata,* mas seu perfil molecular indica que é geneticamente diferente. Os cisticercos deste cestódio se instalam no fígado de suínos e de javalis e, às vezes, de bovinos, caprinos e macacos. A "*Taenia* asiática" não é considerada causa relevante de cisticercose humana.

Trichinella spiralis

Para mais detalhes, consulte a seção Intestino delgado.

Toxoplasma gondii

Locais de predileção. Músculo, pulmão, fígado, sistema reprodutor, SNC.

Filo. Apicomplexa.

Classe. Conoidasida.

Família. Sarcocystiidae.

Descrição. Os taquizoítos em desenvolvimento são encontrados em vacúolos, em muitos tipos celulares como, por exemplo, fibroblastos, hepatócitos, células reticulares e células do miocárdio. Em qualquer uma destas células pode haver 8 a 16 organismos, cada um medindo 6,0 a 8,0 μm. Os cistos teciduais medem até 100 μm de diâmetro, são constatados principalmente no músculo, no fígado, no pulmão e no cérebro e podem conter vários milhares de bradizoítos em formato de lanceta.

Hospedeiros definitivos. Gatos e outros felídeos.

Hospedeiros intermediários. Qualquer mamífero, inclusive humanos, ou em aves. Vale ressaltar que o hospedeiro definitivo, o gato, também pode ser um hospedeiro intermediário e abrigar estágios extraintestinais.

Distribuição geográfica. Cosmopolita.

Patogênese. A maior parte das infecções causadas por *Toxoplasma* em animais é branda e, consequentemente, assintomática. Há relato de toxoplasmose ocasional em suínos jovens, a qual pode causar importantes perdas de fetos em porcas prenhes, porém o mais comum é que a infecção seja discreta e que passe despercebida.

Diagnóstico. Com frequência, é difícil encontrar taquizoítos de *T. gondii* em cortes de tecidos; é mais provável que sejam encontrados em cortes de cérebro e placenta. A identificação pode ser confirmada em exame imuno-histoquímico, embora seja possível o uso de reação em cadeia da polimerase para identificar o DNA do parasita nos tecidos. Foram desenvolvidos muitos testes sorológicos, dos quais o teste do corante é o exame sorológico mais antigo e, em diversas situações, representa o teste padrão-ouro. Sua confiabilidade para uso em suínos não é conhecida.

Patologia. Em infecções maciças, os taquizoítos em multiplicação podem ocasionar áreas de necrose em órgãos vitais, como o miocárdio, os pulmões, o fígado e o cérebro. O exame do cérebro pode revelar microgliose focal. Com frequência, as lesões apresentam um pequeno foco de necrose central que pode estar mineralizado. Quase sempre se nota leucomalacia focal na substância branca do cérebro, em decorrência da anoxia resultante de doença placentária.

Epidemiologia. O gato tem uma participação central na epidemiologia da toxoplasmose; a infecção pode se instalar em suínos após ingestão de alimento contaminado com fezes de gatos ou pela ingestão de bradizoítos e taquizoítos na carne de qualquer hospedeiro intermediário, como os ratos.

Tratamento. Não é indicado.

Controle. Nas propriedades o controle é difícil, mas onde for possível deve-se cobrir os alimentos destinados aos animais, a fim de impedir o acesso de gatos e insetos. Controle de ratos e proibição de fornecimento de lavagem (restos de alimentos) aos suínos também são medidas que restringem a exposição à infecção.

Sarcocistiose

Sarcocystis é um dos parasitas mais prevalentes em rebanhos pecuários e há três espécies relatadas em suínos (Tabela 11.3). A maior parte dos casos de infecção causada por *Sarcocystis* é constatada apenas durante a inspeção da carne, quando se observam, macroscopicamente, sarcocistos no músculo. Pouco se sabe a respeito da epidemiologia, mas com base na alta prevalência de infecções assintomáticas verificadas em abatedouros fica evidente que em locais onde se mantêm cães e gatos em estreita relação com animais de fazenda ou com seu alimento, a transmissão é mais provável.

As únicas medidas de controle possíveis são os procedimentos simples de higiene. Cães e gatos de fazenda não devem ser mantidos em instalações de armazenamento de forrageiras, ou ter acesso a elas; tampouco, deve-se permitir que estes animais defequem em piquetes onde os animais são mantidos. Também, é importante que não se forneça carne crua.

Sarcocystis suicanis

Sinônimos. *Sarcocystis porcicanis*, *Sarcocystis miescheriana*.

Local de predileção. Músculo.

Filo. Apicomplexa.

Classe. Conoidasida.

Família. Sarcocystiidae.

Descrição. Os cistos teciduais são compartimentados e medem até 0,5-1,5 mm × 15-100 μm. A parede do cisto tem numerosas projeções em forma de paliçada, com filamentos dispostos aleatoriamente, vistos em microscopia eletrônica.

Hospedeiros definitivos. Cães.

Hospedeiros intermediários. Suínos.

Distribuição geográfica. Cosmopolita.

Patogênese. *Sarcocystis suicanis* é patogênico aos suínos e sabe-se que ocasiona enterite, miosite e claudicação. Em geral, os sinais clínicos são raramente observados e a consequência mais importante

Tabela 11.3 Espécies de *Sarcocystis* verificadas nos músculos de suínos.

Espécie	Sinônimo	Hospedeiro definitivo	Patogenicidade ao suíno	Patogenicidade ao hospedeiro definitivo
Sarcocystis suicanis	*Sarcocystis porcicanis* *Sarcocystis miescheriana*	Cão, lobo, raposa	+++	0
Sarcocystis porcifelis	*Sarcocystis suifelis*	Gato	0	0
Sarcocystis suihominis	*Isospora hominis*	Humano	+++	+++

0: não patogênico; +: discretamente patogênico; +++: alta patogenicidade.

é a presença de cistos nos músculos de animais destinados ao consumo humano, resultando em desvalorização ou condenação das carcaças.

Sinais clínicos. Nos hospedeiros intermediários, as infecções graves podem causar anorexia, febre, anemia, perda de peso, relutância em se movimentar e, às vezes, decúbito.

Patologia. Em suínos, os merontes presentes nas células endoteliais dos capilares de vários órgãos provocam destruição dessas células. À medida que os microrganismos penetram no músculo, pode-se constatar uma ampla variedade de alterações. Com frequência, o exame microscópico do músculo infectado por *Sarcocystis* revela cistos parasitários degenerados ocasionais, circundados por um número variável de células inflamatórias (poucas delas são eosinófilos) ou, em um estágio mais avançado, por macrófagos e tecido de granulação. Em geral, não ocorre degeneração da fibra muscular, mas pode haver finos agregados lineares de linfócitos entre as fibras, no local. A magnitude do dano muscular tem pouca relação com o número de cistos em desenvolvimento, mas geralmente número muito baixo de *Sarcocystis* não induz reação. À medida que os cistos amadurecem, sua cápsula no interior da fibra muscular torna-se mais espessa, sendo mais claramente diferenciada do sarcoplasma muscular.

Sarcocystis porcifelis

Sinônimo. *Sarcocystis suifelis.*

Local de predileção. Músculo.

Filo. Apicomplexa.

Classe. Conoidasida.

Família. Sarcocystiidae.

Hospedeiros definitivos. Gatos.

Hospedeiros intermediários. Suínos.

Descrição. Os esporocistos esporulados são elipsoidais e medem 13,2-13,5 × 7,2-8,0 μm; não apresentam corpúsculo de Stieda, mas contêm um resíduo.

Distribuição geográfica. Desconhecida.

Patogênese. Não patogênico.

Sinais clínicos. Em geral, as infecções são assintomáticas.

Patologia. Os cistos são vistos nos músculos do esôfago, mas sua patologia detalhada não foi relatada.

Sarcocystis suihominis

Sinônimo. *Isospora hominis.*

Local de predileção. Músculo.

Filo. Apicomplexa.

Classe. Conoidasida.

Família. Sarcocystiidae.

Descrição. Nos suínos, os sarcocistos maduros apresentam parede fina, são compartimentalizados, medem até 1,5 mm de comprimento e possuem protrusões de até 13 μm de comprimento, com superfície bastante pregueada.

Hospedeiros definitivos. Humano, primatas.

Hospedeiros intermediários. Suínos.

Distribuição geográfica. Desconhecida.

Patogênese. O organismo não é patogênico aos primatas não humanos, mas é extremamente patogênico para humanos e suínos, que atuam como hospedeiros intermediários, nos quais o principal efeito patogênico é atribuído aos estágios de merogonia no endotélio vascular do fígado.

Sinais clínicos. Na sarcocistiose aguda de suínos nota-se febre bifásica, entre 5-9 e 11-15 dias após a infecção. Na segunda fase notam-se apatia, dispneia, anemia, cianose cutânea, espasmos musculares, hiperexcitabilidade e prostração. As porcas prenhes podem abortar.

Controle. Deve-se evitar a contaminação das pastagens e demais alimentos fornecidos aos animais com fezes humanas. A infecção humana pode ser prevenida mediante cozimento ou congelamento adequado da carne.

Nota. Em humanos, a ingestão de carne de porco infectada com *S. suihominis* causa timpanismo, náuseas, inapetência, dor de estômago, vômito, diarreia, dispneia e pulso rápido, em 6 a 42 h. *Sarcocystis* pode causar muitas doenças idiopáticas humanas, inclusive doenças cardíacas, como cardiomiopatia e miocardite, e doenças reumáticas. Também, há indícios de que *Sarcocystis* possa estar associado com dores musculares e fadiga, como parte da síndrome da fadiga crônica.

Parasitas do tegumento

Suifilaria suis

Locais de predileção. Tecidos subcutâneo e conjuntivo.

Filo. Nematoda.

Classe. Secernentea.

Superfamília. Filarioidea.

Descrição macroscópica. Os vermes filarioides adultos medem cerca de 2 a 4 cm de comprimento. Os machos medem 17 a 25 mm e as fêmeas, 32 a 40 mm.

Descrição microscópica. A extremidade posterior do macho é espiralada e as espículas são desiguais, sendo a esquerda mais curta do que a direita. A cauda da fêmea contém numerosos tubérculos pequenos em sua extremidade, a qual termina abruptamente. Pequenos ovos embrionados, medindo 51-61 × 28-32 μm e com casca fina flexível, são depositados na superfície cutânea, onde ocorrem eclosão e liberação de microfilárias ou L_1, com cerca de 200 μm de comprimento.

Hospedeiros definitivos. Suínos.

Hospedeiros intermediários. Não conhecido.

Distribuição geográfica. Sul da África.

Patogênese. Os vermes induzem a formação de pequenos nódulos duros esbranquiçados nos tecidos subcutâneo e conjuntivo intermuscular. Em geral, o microrganismo não é considerado patogênico, embora possa ocorrer infecção secundária nas vesículas cutâneas que se romperam, originando abscessos.

Sinais clínicos. Em geral, a infecção é assintomática, não interferindo na produtividade.

Diagnóstico. Normalmente se baseia na constatação de nódulos esbranquiçados que, por fim, se rompem. As erupções vesiculares contêm ovos.

Patologia. Podem se formar nódulos vesiculares nos tecidos subcutâneo e conjuntivo intermuscular.

Epidemiologia. Desconhecida.

Tratamento. Raramente é necessário, pois a infecção tem pouca importância veterinária.

Controle. Como o hospedeiro intermediário é desconhecido, o controle não é exequível ou em geral necessário.

ECTOPARASITAS

PIOLHOS

Haematopinus suis

Nome comum. Piolho de suínos.

Locais de predileção. Pele; é encontrado com mais frequência nas dobras cutâneas do pescoço e da queixada, nos flancos e nas faces internas dos membros, em animais com poucos pelos.

Classe. Insecta.

Ordem. Phthiraptera.

Subordem. Anoplura.

Família. Haematopinidae.

Descrição. *Haematopinus suis* é um piolho grande, marrom-acinzentado, com marcas marrons e pretas; medem 5 a 6 mm de comprimento (Figura 11.18). É o maior piolho hematófago encontrado em animais domésticos. Sua cabeça é longa e estreita e as longas partes bucais são adaptadas para sugar sangue. As projeções angulares proeminentes, conhecidas como pontos oculares ou ângulos temporais, situam-se atrás das antenas. Não possuem olhos. A placa esternal torácica é escura e bem desenvolvida. As pernas apresentam tamanhos similares e cada uma termina em uma única garra grande, oposta ao esporão tibial. Notam-se placas paratergais esclerosadas distintas nos segmentos abdominais 2 ou 3 a 8.

Hospedeiros. Suínos.

Distribuição geográfica. Cosmopolita.

Patogênese. Os animais infectados apresentam menor ganho de peso e são mais suscetíveis a outras doenças. Nas infestações maciças os leitões podem morrer de anemia. Acredita-se que *Haematopinus suis* seja um vetor da peste suína africana, de *Eperythrozoon suis* e do vírus da varíola suína.

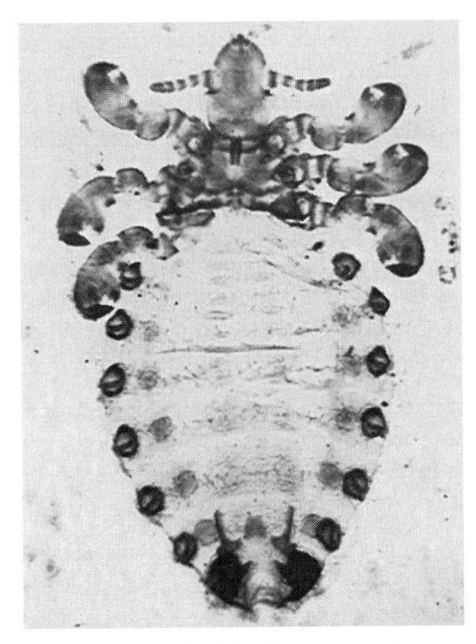

Figura 11.18 *Haematopinus suis.* (Esta figura encontra-se reproduzida em cores no Encarte.)

Sinais clínicos. Esse piolho é muito comum e em baixa infestação geralmente é tolerado sem quaisquer sinais clínicos, exceto uma discreta irritação ocasional. Em geral, instala-se nas dobras do pescoço e da queixada, ao redor das orelhas, nos flancos e no dorso (Figura 11.19). A maior parte das ninfas é encontrada na região da cabeça. Entretanto, a irritação é causada pelos breves, porém frequentes, repastos sanguíneos; em cada repasto ocorre uma nova punção, com nova lesão. Nas infestações maciças os suínos se tornam inquietos e há comprometimento do crescimento. Em termos econômicos, é provável que a característica mais importante da pediculose suína seja a lesão cutânea ocasionada por arranhaduras, com desvalorização do couro. Na maior parte dos casos graves os suínos podem perder a maioria dos pelos e, se contraída por leitões, a infestação por *H. suis* pode acarretar retardo do crescimento. Em geral, a transferência dos parasitas é feita por contato físico, mas *H. suis* pode sobreviver por até 3 dias fora do hospedeiro. Assim, a transferência também pode ocorrer quando os animais são colocados em instalações sujas onde recentemente havia animais.

Diagnóstico. *Haematopinus suis* é o único piolho encontrado em suínos. Os adultos são facilmente vistos na pele e podem ser removidos e identificados por meio de microscopia óptica.

Patologia. Tanto a epiderme quanto o cório podem apresentar lesões inflamatórias no local da picada do piolho. Inicialmente, predomina infiltração de neutrófilos com necrose de células epiteliais. Isto é seguido de proliferação capilar com multiplicação de angioblastos e fibroblastos e infiltração linfoide isolada.

Epidemiologia. A infecção se instala principalmente por meio de contato físico entre os suínos, especificamente nos animais confinados em regime de engorda e em porcas lactantes confinadas com seus leitões. No entanto, os piolhos também podem ser adquiridos quando os animais são colocados em instalações sujas onde recentemente havia animais.

Tratamento. A aplicação parenteral de avermectinas ou a administração *pour-on* do organofosforado fosmet mostraram-se altamente efetivos, como um único tratamento. Amitraz e deltametrina também são efetivos. Assim que se define o diagnóstico de pediculose é fundamental que todo o plantel seja tratado.

Controle. Em geral, o controle se baseia na aplicação de inseticidas ou no uso de uma lactona macrocíclica. Como profilaxia do plantel, as leitoas e as porcas devem ser tratadas antes do parto, a fim de evitar a disseminação da infecção às ninhadas; os varrões devem ser tratados duas vezes por ano.

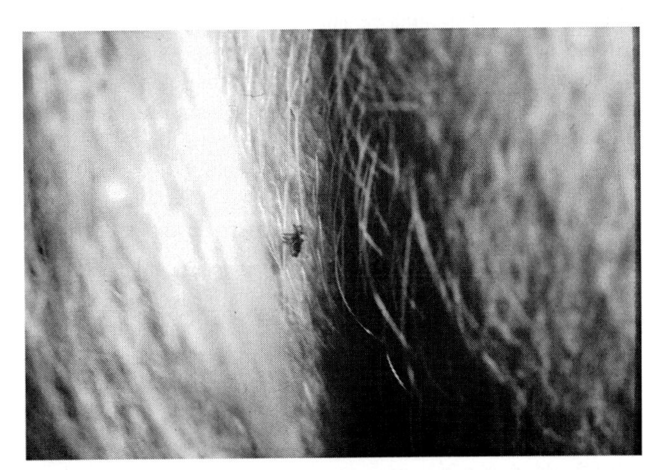

Figura 11.19 Infestação com piolhos. (Esta figura encontra-se reproduzida em cores no Encarte.)

ÁCAROS

Sarcoptes scabiei

Nome comum. Escabiose.

Local de predileção. Pele.

Classe. Arachnida.

Subclasse. Acari.

Ordem. Astigmata (Sarcoptiformes).

Família. Sarcoptidae.

Descrição de adultos. Os adultos desta espécie apresentam corpo arredondado, com a parte ventral achatada e a parte dorsal convexa (ver Figura 3.89). As fêmeas adultas medem 0,3 a 0,6 mm de comprimento e 0,25 a 0,4 mm de largura, enquanto os machos, menores, tipicamente medem 0,3 mm de comprimento e 0,1 a 0,2 mm de largura. Os dois pares de pernas posteriores não se estendem além da margem do corpo. Em ambos os sexos os pré-tarsos dos dois primeiros pares de pernas possuem garras empodiais e um pulvilo semelhante a ventosa, que se origina em um longo pré-tarso parecido com um pedúnculo. Este pulvilo ajuda o acaro a se prender ao substrato e se movimentar. O terceiro e o quarto pares de pernas, na fêmea, e o terceiro par de pernas, no macho, terminam em longas cerdas e não possuem pulvilo pedunculado. As partes bucais têm aspecto arredondado. Esses ácaros não apresentam olho ou estigma. A superfície dorsal do corpo de *S. scabiei* é recoberta por saliências transversais, mas também possui mancha central com escamas triangulares. As cerdas dorsais são fortes e parecidas com espinhos. O ânus é terminal e apenas ligeiramente dorsal. Há diversas variedades de *S. scabiei* adaptadas ao hospedeiro, cujas morfologias são discretamente diferentes.

Descrição de larvas e ninfas. De modo geral, as larvas hexápodes e as ninfas octópodes se assemelham aos adultos.

Hospedeiros. Todos os mamíferos domésticos e humanos.

Distribuição geográfica. Cosmopolita.

Patogênese. As reações do hospedeiro se devem principalmente a uma resposta à atividade de alimentação e escavação dos ácaros e aos seus depósitos de fezes. Isto comumente acontece de modo progressivo, em 3 semanas após o início da infecção. É possível verificar lesões em qualquer parte do corpo, mas geralmente são notadas na cabeça, onde a pelagem é relativamente escassa. A infestação se propaga rapidamente a partir das lesões iniciais, causando sarna mais generalizada.

Em suínos, as orelhas são os locais de infestação mais comuns e quase sempre são os focos primários, a partir dos quais a população de ácaros se dissemina para outras áreas do corpo, em especial o dorso, os flancos e o abdome. Muitos suínos apresentam infecção inaparente durante toda a vida e o principal modo de transmissão parece ser entre porcas portadoras e seus leitões, durante a amamentação. Os sintomas podem surgir nas faces e nas orelhas dentro de 3 semanas após o nascimento e, posteriormente, se estende a outras áreas. A transmissão também pode ocorrer durante o acasalamento, especialmente de um varrão infectado para as leitoas.

Sinais clínicos. Os suínos infectados se esfregam continuamente e sua condição corporal pode ser comprometida. Sinais clínicos comuns incluem erupções papulares, acompanhadas de eritema, prurido e perda de peso. À medida que a infestação progride ocorre espessamento da pele e formação de crostas exsudativas, além de infecção secundária devido à lesão causada por arranhaduras do hospedeiro (Figura 11.20). Áreas de descamação ao redor das margens da lesão indicam disseminação dos ácaros. Nos casos graves notam-se inapetência, perda de peso, prejuízo à audição, cegueira e definhamento.

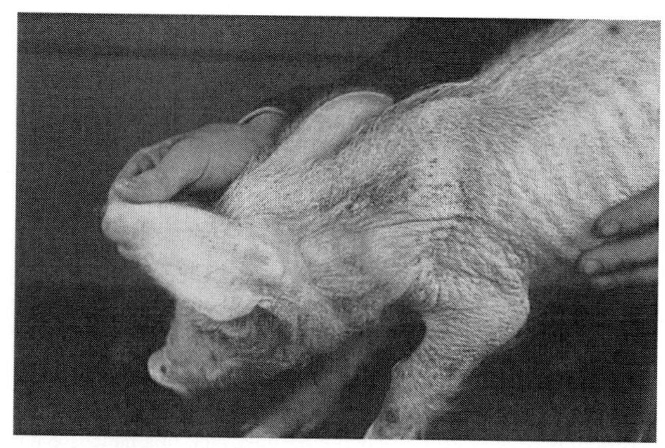

Figura 11.20 Sarna sarcóptica em suíno. (Esta figura encontra-se reproduzida em cores no Encarte.)

Diagnóstico. Características úteis para o diagnóstico de sarna sarcóptica suína são:

- Em geral, as bordas das orelhas são primeiramente acometidas e o reflexo de esfregar e coçar é logo desencadeado
- Sempre há prurido intenso, de modo que é possível descartar a possibilidade de sarna sarcóptica nos casos de dermatite não acompanhada de prurido
- A infecção é altamente contagiosa e casos isolados raramente são vistos em grupos de animais mantidos em estreito contato.

A confirmação do diagnóstico se baseia no exame de raspados de pele para pesquisa de ácaros. Contudo, como às vezes é difícil encontrá-los, um achado negativo não impede um diagnóstico presuntivo de sarna e o início do tratamento. Em suínos, para a confirmação do diagnóstico um material confiável para exame é o cerume.

Patologia. As primeiras lesões surgem como pequenas pápulas avermelhadas ou vergões e eritema generalizado ao redor dos olhos, no focinho, na superfície côncava da parte externa das orelhas, nas axilas e na face anterior dos jarretes, onde a pele é fina. O ato de coçar resulta em escoriação das áreas acometidas e formação de escamas amarronzadas na pele lesionada. Em seguida, a pele se torna enrugada, coberta por lesões crostosas e espessa.

Epidemiologia. Novos hospedeiros são infectados pelo contato com indivíduos infectados, possivelmente pela transferência de larvas, comumente encontradas mais superficialmente no tegumento. A transmissão acontece entre os animais adultos e, também, da mãe para a ninhada, ao nascimento. A transferência de populações de *S. scabiei* adaptadas a diferentes hospedeiros, entre diferentes espécies de hospedeiros resulta apenas em infestações temporárias. Infestações também podem ocorrer por meio de transferência indireta, uma vez que os ácaros têm se mostrado capaz de sobreviver fora do hospedeiro por pouco tempo. O tempo que *S. scabiei* pode sobreviver fora do hospedeiro depende das condições ambientais, mas pode ser de 2 a 3 semanas. Consequentemente, a cama do animal pode se tornar contaminada, sendo uma possível fonte de infestação.

Tratamento. Nos suínos, os medicamentos efetivos utilizados incluem amitraz, triclorfon e bromocicleno. Produtos mais recentes e práticos, com menor efeito residual, são fosmet, um organosfosforado sistêmico de uso *pour-on*, e as lactonas macrocíclicas.

Controle. Em suínos, uma estratégia de controle comum consiste no tratamento da porca (o principal reservatório da infecção) antes de ser colocada na baia ou no piquete de parição. Este procedimento é mais efetivo do que o tratamento de parte dos suínos em crescimento. A prole de porcas tratadas apresenta maior taxa de crescimento e menor tempo para terminação do que o verificado em porcas não tratadas. O tratamento de rotina de varrões, com intervalos de 6 meses, é mais importante e qualquer varrão recentemente introduzido no plantel deve ser tratado e submetido à quarentena, pois pode infectar rapidamente as porcas durante o acasalamento. Como tratamento de suínos infectados pode-se utilizar acaricida, semanalmente, na forma de banho ou de aspersão, até que os sintomas regridam. Recomenda-se o uso de fosmet no dorso da porca 3 a 7 dias antes do parto, aplicando uma pequena parte da dose, *pour-on*, nas orelhas. Como alternativa, é possível utilizar lactonas macrocíclicas sistêmicas.

Demodex phylloides

Locais de predileção. Folículos pilosos e glândulas sebáceas, especificamente nas pálpebras.

Classe. Arachnida.

Subclasse. Acari.

Ordem. Prostigmata (Trombidiformes).

Família. Demodicidae.

Descrição. As espécies de *Demodex* apresentam corpo alongado que se afina gradativamente, medindo 0,1 a 0,4 mm de comprimento; possui 4 pares de pernas robustas que terminam em pequenas garras rombas, no ácaro adulto (ver Figura 3.100). Não possuem cerdas nas pernas, tampouco no corpo. As pernas situam-se na parte anterior do corpo e, assim, o opistossoma estriado compreende, ao menos, à metade do comprimento do corpo.

Hospedeiros. Suínos.

Distribuição geográfica. Cosmopolita.

Patogênese. Em geral, a infestação se restringe à cabeça, onde se constatam eritema, pápulas e espessamento cutâneo. Caso haja infecção bacteriana secundária ou ruptura folicular é possível notar pústulas e nódulos.

Sinais clínicos. Eritema, pápulas e espessamento cutâneo na cabeça.

Diagnóstico. Para confirmação do diagnóstico são necessários raspados de pele profundos para alcançar os ácaros, profundamente instalados, nos folículos pilosos e nas glândulas. São mais facilmente obtidos nas dobras cutâneas, aplicando-se uma gota de parafina líquida e raspando a pele até que surja sangue capilar.

Patologia. Tipicamente, as lesões envolvem a parte ventral do abdome, a face ventral do pescoço, as pálpebras e o focinho. Iniciam-se como pequenas máculas avermelhadas que se transformam em nódulos cutâneos recobertos de escamas, na superfície. A excisão dos nódulos libera restos caseosos espessos esbranquiçados.

Epidemiologia. É provável que a localização profunda na derme dificulte a transmissão de *Demodex* entre os animais, a menos que haja contato prolongado. Este contato ocorre mais comumente durante a amamentação. Este tipo de sarna é raro em suínos, embora tenha se constatado prevalência de até 5%, em países do leste europeu.

Tratamento. Em muitos casos, a demodicose regride espontaneamente, sem necessidade de tratamento. Os organofosforados (p. ex., malation, cumafós, diazinon, fenclorvós, clorfenvinfós, fosmet e triclorfon) e as lactonas macrocíclicas sistêmicas podem ser efetivos.

Controle. Raramente é realizado.

Nota. Espécies do gênero *Demodex* são ácaros altamente especializados que vivem nos folículos pilosos e nas glândulas sebáceas de uma ampla variedade de animais selvagens e domésticos e, também, em humanos. Acredita-se que representem um grupo de espécies-irmãs estreitamente relacionadas, altamente específicas para determinados hospedeiros: *Demodex phylloides* (suínos), *Demodex canis* (cães), *Demodex bovis* (bovinos), *Demodex equi* (equinos), *Demodex musculi* (camundongos), *Demodex ratti* (ratos), *Demodex caviae* (porquinhos-da-índia), *Demodex cati* (gatos) e *Demodex folliculorum* e *Demodex brevis* (humanos). É possível notar diversas variações morfológicas em um hospedeiro, às vezes provavelmente consideradas de forma incorreta como espécies diferentes.

Muitos ectoparasitas não específicos ao hospedeiro são encontrados em suínos e mencionados na *checklist* hospedeiro-parasita, ao final deste capítulo. Descrições mais detalhadas desses parasitas podem ser obtidas no Capítulo 17.

CHECKLISTS HOSPEDEIRO-PARASITA

Nas *checklists* a seguir, foram utilizadas as abreviaturas:

Helmintos
N: nematódeo; T: trematódeo; C: cestódio; A: acantocéfalo.

Artrópodes
M: mosca; Pi: piolho; Pu: pulga; Ac: ácaro; Mx: maxilópode; Ca: carrapato.

Protozoários
Co: coccídio; Es: esporozoário sanguíneo; Am: ameba; Fl: flagelado; Ci: ciliado.

"Protozoários diversos"
B: blastocisto; Mi: microsporídio; My: micoplasma; P: Pneumocystidomyceto; R: riquétsia.

***Checklist* de parasitas de suínos**

Seção/sistema do hospedeiro	Helmintos		Artrópodes		Protozoários	
	Parasita	(Super) família	Parasita	Família	Parasita	Família
Digestório						
Boca					*Entamoeba suigingivalis*	Entamoebidae (Am)
Esôfago	*Gongylonema pulchrum*	Spiruroidea (N)				
Estômago	*Hyostrongylus rubidus*	Trichostrongyloidea (N)				
	Ollulanus tricuspis	Trichostrongyloidea (N)				
	Ascarops strongylina	Spiruroidea (N)				
	Ascarops dentata	Spiruroidea (N)				
	Gnathostoma hispidum	Spiruroidea (N)				
	Gnathostoma doloresi	Spiruroidea (N)				
	Physocephalus sexalatus	Spiruroidea (N)				
	Simondsia paradoxa	Spiruroidea (N)				
	Trichostrongylus axei	Trichostrongyloidea (N)				
Intestino delgado	*Globocephalus urosubulatus*	Ancylostomatoidea (N)			*Cystisospora suis*	Eimeriidae (Co)
	Ascaris suum	Ascaridoidea (N)			*Eimeria debliecki*	Eimeriidae (Co)
	Strongyloides ransomi	Rhabditoidea (N)			*Eimeria polita*	Eimeriidae (Co)
	Trichinella spiralis	Trichinelloidea (N)			*Eimeria scabra*	Eimeriidae (Co)
	Macracanthorhynchus hirudinaceus	Oligacanthorrhychidae (A)			*Eimeria spinosa*	Eimeriidae (Co)
	Fasciolopsis buski	Fasciolidae (T)			*Eimeria porci*	Eimeriidae (Co)
	Postharmostomum suis	Brachylaemidae (T)			*Eimeria neodeblieki*	Eimeriidae (Co)
					Eimeria perminuta	Eimeriidae (Co)
					Eimeria suis	Eimeriidae (Co)
					Cryptosporidium parvum	Cryptosporidiidae (Co)
					Cryptosporidium suis	Cryptosporidiidae (Co)
					Giardia intestinalis	Giardiidae (Fl)
Ceco, cólon	*Oesophagostomum dentatum*	Strongyloidea (N)			*Tritrichomonas suis*	Trichomonadidae (Fl)
	Oesophagostomum quadrispinulatum	Strongyloidea (N)			*Tetratrichomonas buttreyi*	Trichomonadidae (Fl)
	Oesophagostomum brevicaudum	Strongyloidea (N)			*Trichomitus rotunda*	Trichomonadidae (Fl)
	Oesophagostomum longicaudatum	Strongyloidea (N)			*Entamoeba suis*	Entamoebidae (Am)
	Oesophagostomum georgianum	Strongyloidea (N)			*Iodamoeba buetschlii*	Entamoebidae (Am)
	Oesophagostomum granatensis	Strongyloidea (N)			*Endolimax nana*	Entamoebidae (Am)
	Trichuris suis	Trichuroidea (N)			*Chilomastix mesnili*	Retortamonadorididae (Fl)
	Gastrodiscus aegypticus	Gastrodiscidae (T)			*Balantidium coli*	Balantididae (Ci)
	Gastrodiscus hominis	Gastrodiscidae (T)				
Respiratório						
Cavidade nasal					*Tritrichomonas suis*	Trichomonadidae (Fl)
Traqueia, brônquios						
Pulmões	*Metastrongylus apri*	Metastrongyloidea (N)				
	Metastrongylus pudendotectus	Metastrongyloidea (N)				
	Metastrongylus salmi	Metastrongyloidea (N)				
	Echinococcus granulosus	Taeniidae (C)				
Fígado						
	Ascaris suum	Ascaridoidea (N)				
	Toxocara canis	Ascaridoidea (N)				
	Fasciola hepatica	Fasciolidae (T)				
	Fasciola gigantica	Fasciolidae (T)				
	Echinococcus granulosus	Taeniidae (C)				
	Cysticercus tenuicollis (metacestódio: *Taenia hydatigena*)					

Pâncreas						
	Eurytrema pancreaticum	Dicrocoeliidae (C)				
Circulatório						
Sangue	*Schistosoma suis* *Schistosoma spindale* *Schistosoma japonicum*	Schistosomatidae (T) Schistosomatidae (T) Schistosomatidae (T)			*Trypanosoma brucei brucei* *Trypanosoma congolense congolense* *Trypanosoma suis* *Trypanosoma simiae* *Babesia perroncitoi* *Babesia trautmanni*	Trypanosomatidae ((Fl) Trypanosomatidae ((Fl) Trypanosomatidae ((Fl) Trypanosomatidae ((Fl) Babesidae (Es) Babesidae (Es)
Vasos sanguíneos						
Nervoso						
SNC					*Toxoplasma gondii*	Sarcocystiidae (Co)
Olho						
Reprodutor/urogenital						
	Stephanurus dentatus	Strongyloidea (N)				
Rins	*Stephanurus dentatus*	Strongyloidea (N)				
Locomotor						
Músculo	*Cysticercus cellulosae* (metacestódio: *Taenia solium*) *Trichinella sprialis*	Taeniidae (C) Trichinelloidea (N)			*Toxoplasma gondii* *Sarcocystis suicanis* *Sarcocystis porcifelis* *Sarcocystis suihominis*	Sarcocystiidae (Co) Sarcocystiidae (Co) Sarcocystiidae (Co) Sarcocystiidae (Co)
Tecido conjuntivo						
Subcutâneo			*Cordylobia anthropophaga* *Cochliomyia hominivorax* *Cochliomyia macellaria* *Chrysomya bezziana* *Chrysomya megacephala* *Wohlfahrtia magnifica* *Wohlfahrtia meigeni* *Wohlfahrtia vigil* *Dermatobia hominis* *Tunga penetrans*	Calliphoridae (M) Calliphoridae (M) Calliphoridae (M) Calliphoridae (M) Calliphoridae (M) Sarcophagidae (M) Sarcophagidae (M) Sarcophagidae (M) Oestridae (M) Pulicidae (Pu)		
Tegumentar						
Pele	*Suifilaria suis*	Filarioidea (N)	*Haematopinus suis* *Sarcoptes scabiei* *Demodex phylloides*	Linognathidae (Pi) Sarcoptidae (Ac) Demodicidae (Ac)		

As espécies de moscas e carrapatos listadas a seguir são encontradas em suínos. Descrições mais detalhadas são encontradas no Capítulo 17.

Moscas de importância veterinária em suínos

Grupo	Gênero	Espécie	Família
Borrachudo	*Simulium*	spp.	Simuliidae (M)
Mosca-do-berne	*Dermatobia*	*hominis*	Oestridae (M)
Mosca-varejeira sarcofagídea	*Sarcophaga*	*fusicausa* *haemorrhoidalis*	Sarcophagidae (M)
	Wohlfahrtia	*magnifica* *meigeni* *vigil*	
Mosquito-pólvora	*Culicoides*	spp.	Ceratopogonidae (M)
Pernilongo	*Aedes* *Anopheles* *Culex*	spp. spp. spp.	Culicidae (M)
Muscídeo	*Hydrotaea*	*irritans*	Muscidae (M)
	Musca	*autumnalis* *domestica*	
	Stomoxys	*calcitrans*	
Lutzonia	*Phlebotomus*	spp.	Psychodidae (M)
Mosca-bicheira e varejeiras	*Chrysomya*	*albiceps* *bezziana* *megacephala*	Calliphoridae (M)
	Cochliomyia	*hominivorax* *macellaria*	
	Cordylobia	*anthropophaga*	
Tabanídea	*Chrysops*	spp.	Tabanidae (M)
	Haematopota	spp.	
	Tabanus	spp.	
Mosca-tsé-tsé	*Glossina*	*fusca* *morsitans* *palpalis*	Glossinidae (M)

Espécies de carrapatos encontrados em suínos

Gênero	Espécie	Nome comum	Família
Ornithodoros	*moubata*	Carrapato sem olho ou carrapato do solo	Argasidae (Ca)
	savignyi	Carrapato com olho ou carrapato da areia	
Dermacentor	*reticulatus*	Carrapato da campina, carrapato do pântano	Ixodidae (Ca)
Hyalomma	*detritum*	*Hyalomma* do Mediterrâneo	Ixodidae (Ca)
	marginatum	Carrapato do Mediterrâneo	
	truncatum	Carrapato *bont-legged*	
Ixodes	*ricinus*	Carrapato do ovino europeu ou carrapato-feijão do castor	Ixodidae (Ca)
	holocyclus	Carrapato da paralisia	
	rubicundus	Carrapato da paralisia de Karoo	
	scapularis	Carrapato de "ombro"	
Rhipicephalus	*evertsi*	Carrapato vermelho ou de pernas vermelhas	Ixodidae (Ca)
	sanguineus	Carrapato do canil ou carrapato marrom do cão	

CAPÍTULO 12

Parasitas de Cães e Gatos

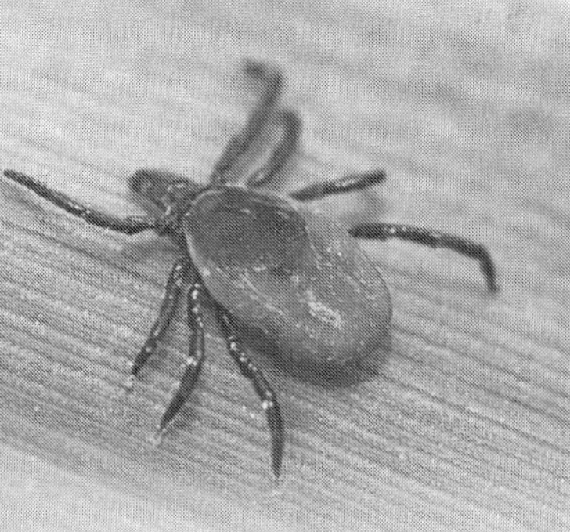

ENDOPARASITAS

■ Parasitas do sistema digestório

BOCA

Tetratrichomonas canistomae

Sinônimo. *Trichomonas canistomae.*

Local de predileção. Boca.

Filo. Parabasalia.

Classe. Trichomonadea.

Família. Trichomonadidae.

Descrição. O corpo é piriforme, medindo 7-12 por 3-4 µm. Os quatro flagelos anteriores são tão longos quanto o comprimento do corpo e surgem em pares de um blefaroplasto grande (ver Figura 2.14). A membrana ondulante se estende por quase todo o comprimento do corpo, e termina em um flagelo posterior livre, que tem, aproximadamente, metade do comprimento do corpo. O axostilo assemelha-se a um fio, cora-se de preto pela hematoxilina e se estende por um comprimento considerável além da extremidade do corpo. A costa é delgada e não há grânulos subcostais.

Hospedeiros. Cães.

Distribuição geográfica. Desconhecida.

Patogênese. Considerado não patogênico.

Diagnóstico. Identificação morfológica dos organismos de preparações de *swabs* orais corados e frescos. Os organismos podem também ser cultivados em uma variedade de meios usados para tricomonadídeos.

Epidemiologia. A transmissão ocorre, presumivelmente, por ingestão de trofozoítas da saliva durante lambeduras e higiene.

Tratamento e controle. Não são necessários.

Tetratrichomonas felistomae

Local de predileção. Boca.

Filo. Parabasalia.

Classe. Trichomonadea.

Família. Trichomonadidae.

Descrição. O corpo é piriforme, medindo 6-11 por 3-4 µm (média de 8 × 3 µm). Há quatro flagelos anteriores, mais longos que o comprimento do corpo. A membrana ondulante se estende por quase todo o comprimento do corpo, e termina em um flagelo posterior livre e o axostilo se estende por um comprimento considerável além da extremidade do corpo.

Hospedeiros. Gatos.

Nota. Essas duas espécies podem ser sinônimos. Todos os outros detalhes são como para *T. canistomae.*

ESÔFAGO

Spirocerca lupi

Sinônimo. *Spirocerca sanguinolenta.*

Locais de predileção. Esôfago, estômago, aorta.

Filo. Nematoda.

Classe. Secernentea.

Superfamília. Spiruroidea.

Descrição macroscópica. Os vermes adultos são enrolados na forma de espiral, de coloração vermelho-sangue; os machos medem cerca de 30 a 55 mm e as fêmeas, 55 a 80 mm de comprimento.

Descrição microscópica. Os lábios são trilobados e a faringe é curta. A cauda do macho apresenta asas caudais – quatro pares, e uma papila pré-cloacal mediana não pareada, e dois pares de papilas pós-clocais, com um grupo de papilas minúsculas próximo à extremidade da cauda. Os ovos muito pequenos apresentam casca lisa e grossa, são alongados e com paredes laterais paralelas. Eles medem, aproximadamente, 30-37 por 11-15 µm e são larvados quando eliminados nas fezes.

Hospedeiros definitivos. Cães, raposas, canídeos selvagens e, ocasionalmente, gatos e felídeos selvagens.

Hospedeiros intermediários. Besouros coprófagos: *Scarabeus sacer, Akis, Atenchus, Gymnopleurus, Cauthon* spp. Muitos vertebrados como roedores, pássaros, galinhas, insetívoros e répteis podem atuar como hospedeiros paratênicos.

Distribuição geográfica. Regiões tropicais e subtropicais.

Patogênese. As larvas em migração produzem hemorragias, formação de cicatrizes e/ou de nódulos fibróticos na parede interna da aorta que, se forem graves, pode causar estenose ou mesmo ruptura. Os granulomas esofágicos, medindo até 4,0 cm, são associados aos vermes adultos, que podem ser responsáveis por muitos sinais clínicos, incluindo disfagia e vômito com origem na obstrução e inflamação do esôfago.

Outras duas complicações são, primeiro, o desenvolvimento de osteossarcoma esofágico em uma pequena proporção de cães infectados.

Esses tumores podem ser altamente invasivos e podem produzir metástases nos pulmões e em outros tecidos. Em segundo lugar, e também relativamente rara, é a ocorrência de espondilose das vértebras torácicas ou de osteoartropatia pulmonar hipertrófica dos ossos longos. A etiologia dessas lesões não é conhecida. Ocasionalmente, a infecção por *S. lupi* pode induzir uma nefrite piogênica.

Sinais clínicos. Apesar da patogenicidade potencial desse parasita, muitos cães infectados não apresentam sinais clínicos, mesmo quando lesões aórticas extensas e grades granulomas esofágicos, com frequência purulentos, estão presentes. Em alguns cães, a infecção induzirá êmese persistente com eliminação de vermes no vômito. Em casos menos graves, pode haver dificuldade em deglutir ou interferência na função gástrica. A infecção aórtica normalmente não é observada até que morte súbita seja causada pela ruptura.

Diagnóstico. A localização e a aparência das lesões granulomatosas, com tamanho até de uma bola de golfe, normalmente são suficientes para a identificação. Muitos vermes robustos de coloração rosa-avermelhada, enrolados na forma de espiral, podem ser vistos em cortes dos granulomas, mas é difícil removê-los intactos, uma vez que eles são espiralados e têm até 8,0 cm de comprimento. Os ovos podem ser encontrados nas fezes ou no vômito, caso os granulomas esofágicos fistulem. Entretanto, os ovos têm aparência similar àqueles de outros espirurídeos. Ademais, o diagnóstico pode depender de endoscopia ou de radiografias.

Patologia. As larvas em migração produzem lesões características na parede da aorta (Figura 12.1), enquanto os adultos são encontrados enterrados nas lesões granulomatosas na parede do esôfago e, ocasionalmente, no estômago. As lesões aórticas incluem hemorragia e necrose, com inflamação eosinofílica, espessamento da íntima com trombose, aneurisma com rupturas raras da aorta, e mineralização da subíntima e média, com deposição óssea heterotópica. Em alguns casos, ocorre espondilose do aspecto ventral das vértebras torácicas, com exostoses dos corpos vertebrais. Granulomas no esôfago contêm fibroblastos pleomórficos. Em alguns animais, neoplasias mesenquimais se desenvolvem na parede do granuloma esofágico, com lesões que apresentam características citológicas típicas de fibrossarcoma e osteossarcoma, com invasão tecidual local e, em muitos casos, metástase pulmonar.

Epidemiologia. Em áreas endêmicas, a incidência da infecção em cães, com frequência, é extremamente alta, chegando algumas vezes a 100%. Provavelmente, isso é associado às muitas oportunidades de adquirir a infecção a partir de uma variedade de hospedeiros paratênicos.

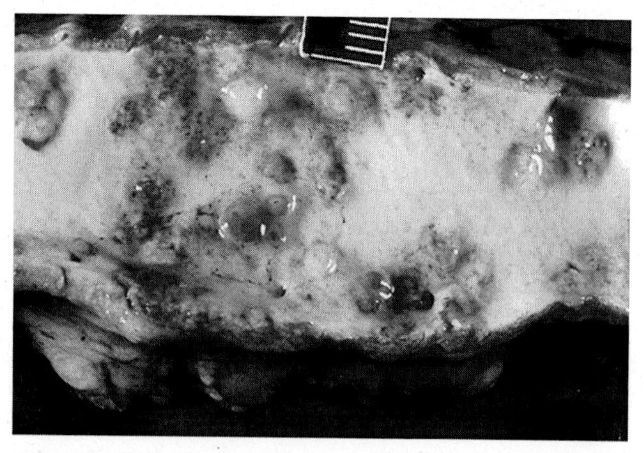

Figura 12.1 Nódulos fibróticos na parede interna da aorta de um cão infectado por *Spirocerca lupi*. (Esta figura encontra-se reproduzida em cores no Encarte.)

Tratamento. O tratamento raramente é prático, mas levamisol e albendazol foram relatados como indicados. O levamisol é administrado a 5 a 10 mg/kg como dose única. Doramectina, administrada a intervalos de 4 a 6 semanas, seguido por tratamento mensal, foi bem-sucedida na resolução de lesões esofágicas. Dietilcarbamazina por via oral em doses de 10 mg/kg, 2 vezes/dia durante 10 dias pode matar os vermes adultos, mas não as larvas.

Controle. É difícil em razão da ubiquidade dos hospedeiros intermediários e paratênicos. Cães não devem ser alimentados com vísceras não cozidas de aves selvagens ou de galinhas domésticas criadas soltas.

ESTÔMAGO

Ollulanus tricuspis

Local de predileção. Estômago.

Filo. Nematoda.

Classe. Secernentea.

Superfamília. Trichostrongyloidea.

Descrição macroscópica. São vermes tricostrongilídeos muito pequenos. Os machos medem 0,7 a 0,8 mm e as fêmeas, 0,8 a 1 mm de comprimento.

Descrição microscópica. O verme é identificado microscopicamente pela cabeça espiralada. A bolsa do macho é bem desenvolvida, as espículas são robustas e cada uma se divide em duas por uma distância considerável. A fêmea apresenta cauda com três ou quatro pontas curtas. A vulva é na parte posterior do corpo e há apenas um útero e um ovário.

Hospedeiros. Gatos, felídeos selvagens; ocasionalmente é encontrado em suínos, raposas e cães domésticos.

Distribuição geográfica. Ocorre principalmente na Europa, América do Norte e do Sul, Australásia e Oriente Médio.

Patogênese. O parasita é considerado não patogênico em gatos. Infecções maciças podem induzir gastrite catarral grave e vômito. Gatos não tratados podem se tornar emaciados. Pouco se sabe a respeito da sua patogenicidade em outros hospedeiros, embora gastrite crônica tenha sido relatada em suínos.

Sinais clínicos. Vômito ocasional e emaciação.

Diagnóstico. O diagnóstico de olulanose raramente é feito em razão do seu tamanho pequeno e número pequeno de ovos e larvas nas fezes. O exame do vômito, após administração de um emético, quanto à presença de vermes é uma abordagem útil. Na necropsia, a recuperação e a identificação de vermes muito pequenos da mucosa gástrica devem levar ao diagnóstico.

Patologia. Os vermes ficam abaixo do muco na superfície do estômago, ou parcialmente inseridos nas glândulas gástricas, e sua presença pode levar à hiperplasia linfoide mucosa e na presença de um número elevado de leucócitos globosos no epitélio gástrico. Infecções intensas causam hiperplasia das glândulas gástricas, fazendo com que a mucosa gástrica se torne convoluta e forme dobras.

Epidemiologia. O parasita é comum em algumas partes do mundo, principalmente em colônias de gatos e em gatos vadios. O parasita pode se replicar no estômago sem qualquer necessidade de fases externas de ovo ou de larva e pode se disseminar pelo vômito. A doença se espalha principalmente entre gatos errantes famintos e, algumas vezes, cães errantes famintos.

Tratamento. Levamisol, ivermectina ou doses repetidas de oxfendazol 10 mg/kg, 2 vezes/dia, por 5 dias são efetivos.

Controle. Pode ser conseguido principalmente por meio da implementação de bons procedimentos de higiene.

Spirocerca lupi

Ver seção Esôfago.

Gnathostoma spinigerum

Local de predileção. Estômago.

Filo. Nematoda.

Classe. Secernentea.

Superfamília. Spiruroidea.

Descrição macroscópica. Estes parasitas robustos são avermelhados na frente e acinzentados posteriormente. Os machos medem 1 a 2,5 cm e as fêmeas, até 3 cm de comprimento. A presença dos vermes em nódulos gástricos é suficiente para o diagnóstico do gênero.

Descrição microscópica. A confirmação é feita facilmente pelo uso de uma lupa manual, quando o bulbo cefálico anterior inchado coberto por fileiras transversais de 6 a 11 ganchos pequenos pode ser visto. A cabeça contém quatro cavidades submedianas, e cada uma delas se comunica com um saco cervical. A parte anterior do corpo é recoberta com espinhos cuticulares achatados e a região caudal ventral do macho apresenta pequenos espinhos e quatro pares de grandes papilas pedunculadas, bem como muitas papilas sésseis menores. A espícula esquerda é mais longa do que a espícula direita. Os ovos de tamanho médio são ovais, com casca esverdeada que possui granulações finas e uma tampa fina em um polo. Os ovos medem 69 por 37 μm e contêm uma célula ou uma mórula quando eliminados nas fezes.

Hospedeiros definitivos. Gatos, cães, humanos, visons, gambás e muitos carnívoros selvagens.

Hospedeiros intermediários. Hospedeiro 1: muitas espécies de crustáceos, copépodes de água doce. Hospedeiro 2: pequenos vertebrados, incluindo mamíferos, pássaros, répteis, peixes e anfíbios.

Distribuição geográfica. Tailândia, Japão, Sudeste Asiático, China, México.

Patogênese. *Gnathostoma spinigerum* é a espécie mais patogênica de *Gnathostoma*, que em gatos pode causar perfuração gástrica e peritonite fatais. Em alguns casos, muitas larvas irão migrar do estômago para outros órgãos, mais comumente o fígado, no qual eles se enterram, deixando rastros de necrose no parênquima.

Sinais clínicos. A infecção por *Gnathostoma* em gatos pode causar sinais abdominais agudos.

Diagnóstico. A infecção em animais vivos pode ser diagnosticada apenas encontrando-se nas fezes os ovos esverdeados e de formato oval, que apresentam uma tampa fina em um polo. Com frequência, no entanto, os ovos não estarão presentes nas fezes.

Patologia. Como em muitas infecções por espirurídeos, o efeito mais óbvio da gnatostomose é a presença de crescimentos fibrosos na parede do estômago. Esses crescimentos têm tamanhos variados, os maiores medindo 3 a 4 cm de diâmetro, e apresentam cavidades, agrupando-se em cistos de parede espessa que contêm os vermes e líquido. Ulceração e necrose da parede do estômago, com frequência, estão presentes.

Epidemiologia. Cães, gatos e muitas espécies de mamíferos selvagens são reservatórios do parasita. Esses hospedeiros definitivos se tornam infectados principalmente por meio da ingestão de peixes infectados ou de outros animais que atuam como hospedeiros paratênicos. Em humanos, a ingestão de peixes cozidos de maneira inadequada é a principal fonte de infecção. Infecções em humanos também são relatadas por ingestão de carne de bagres, enguias, sapos, galinhas, patos e cobras crus ou malcozidos.

Tratamento. O tratamento ainda não foi investigado completamente.

Controle. Com a ubiquidade do primeiro e segundo hospedeiros intermediários, o controle completo não pode ser conseguido. Assegurar apenas a ingestão de carne bem cozida de peixe, enguia ou outros hospedeiros intermediários, como cobras, sapos e aves domésticas pode evitar infecções. Águas potencialmente infestadas por copépodes devem ser fervidas ou tratadas.

Nota. Como a maioria dos espirurídeos, *Gnathostoma* habita o trato alimentar anterior, ocorrendo em nódulos na parede do estômago de onívoros e carnívoros. É um parasita excepcional por requerer dois hospedeiros intermediários na maioria das espécies.

Quando a *larva migrans* visceral em razão da infecção por *Gnathostoma* ocorre em humanos, *G. spinigerum* normalmente é a espécie envolvida, e a fonte de infecção mais comum é a carne malcozida de aves domésticas ou de peixes que atuam como segundos hospedeiros intermediários. A infecção é particularmente comum no Sudeste Asiático, Japão e China, mas ocorre em muitos outros países. Esses vermes nunca se tornam completamente adultos, e as formas imaturas são encontradas mais comumente nos tecidos subcutâneos e outros órgãos, em nódulos que aparecem e desaparecem de forma irregular, conforme os parasitas circulam por várias partes do corpo. Em humanos, a gnatostomose cutânea pode resultar em inchaços pruriginosos e eosinofilia com formação ocasional de abscessos. A gnatostomose ocular é caracterizada por hemorragia, uveíte e perfuração da íris. Uma forma grave de infecção é a gnatostomose do sistema nervoso central, que leva a hemorragia e trajetos necróticos intracranianos que podem ser fatais.

Physaloptera praeputialis

Locais de predileção. Estômago e, ocasionalmente, duodeno anterior pela válvula gástrica.

Filo. Nematoda.

Classe. Secernentea.

Superfamília. Spiruroidea.

Descrição macroscópica. Os vermes adultos são de coloração branca ou rosada e maiores que a maioria dos espirurídeos, sendo robustos e assemelhando-se a ascarídeos. Os machos medem 1 a 45 mm e as fêmeas 2 a 60 mm.

Descrição microscópica. A cutícula em ambos os sexos se prolonga posteriormente como uma bainha (pseudolábios) além da extremidade do corpo e a boca é circundada por um colar cuticular. Os lábios são simples e apresentam um conjunto de três pequenos dentes internos achatados e um único dente cônico externo. Os machos apresentam asas laterais, unidas anteriormente através da superfície ventral. Nas fêmeas, a vulva situa-se ligeiramente anterior ao meio do corpo. Os ovos larvados apresentam uma casca transparente espessa e medem 45-58 por 30-36 μm (Figura 12.2).

Hospedeiros definitivos. Gatos e felídeos selvagens; ocasionalmente, cão.

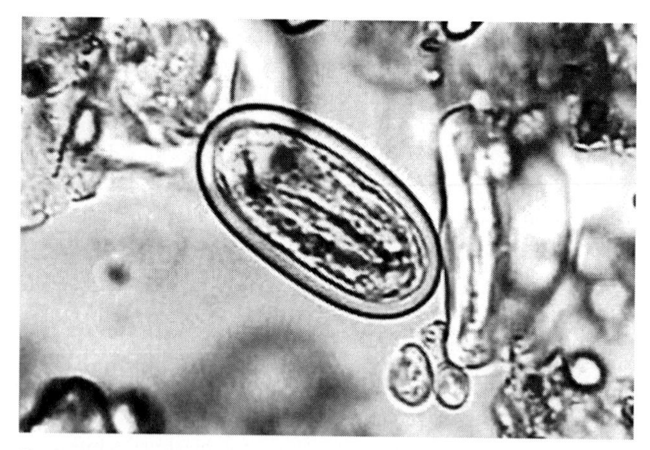

Figura 12.2 Ovo de *Physaloptera*. (Esta figura encontra-se reproduzida em cores no Encarte.)

Hospedeiros intermediários. Besouros, baratas, grilos e hospedeiros paratênicos.

Distribuição geográfica. China, África, América do Norte e do Sul.

Patogênese. Os vermes adultos têm dentes pequenos nos seus grandes lábios triangulares, e aderem fortemente à mucosa gástrica, deixando pequenas úlceras quando se movem para locais novos. Esses locais de alimentação podem continuar a sangrar. Eles podem causar gastrite catarral, com êmese e, em infecções intensas, sangue pode aparecer nas fezes.

Sinais clínicos. Em infecções intensas, pode haver vômito e algum grau de anorexia. As fezes podem estar com coloração negra. Animais gravemente afetados podem perder peso.

Diagnóstico. O diagnóstico se baseia nos sinais clínicos e no achado de ovos alongados, espessados em ambos os polos, nas fezes ou no vômito.

Patologia. A presença de vermes adultos pode causar ulceração gástrica e hemorragia.

Epidemiologia. A epidemiologia depende da presença e da abundância do besouro hospedeiro intermediário. A infecção é mais prevalente em gatos com acesso à rua, que têm contato com hospedeiros intermediários ou hospedeiros paratênicos.

Tratamento. O tratamento com benzimidazóis por um período de 5 dias foi relatado como efetivo. Pirantel, praziquantel e febantel também são efetivos, mas podem ser necessárias doses elevadas ou repetidas.

Controle. A ubiquidade dos insetos hospedeiros intermediários significa que o controle, em geral, não é exequível.

Physaloptera rara

Local de predileção. Estômago.

Filo. Nematoda.

Classe. Secernentea.

Superfamília. Spiruroidea.

Hospedeiros. Gatos, cães.

Descrição macroscópica. Os vermes machos adultos medem 2,5 a 3,0 cm de comprimento e as fêmeas 3 a 6 cm.

Descrição microscópica. Esta espécie difere de *P. praeputialis* pois não há bainha sobre a porção posterior do corpo em ambos os sexos. A vulva da fêmea situa-se anterior ao meio do corpo. Os ovos apresentam casca grossa e são elipsoides, medindo 42-53 por 29-35 μm.

Distribuição geográfica. América do Norte.

Detalhes quanto ao ciclo evolutivo, patogênese, tratamento e controle são essencialmente similares àqueles para *P. praeputialis*.

Spirura ritypleurites

Locais de predileção. Estômago, ocasionalmente esôfago.

Filo. Nematoda.

Classe. Secernentea.

Superfamília. Spiruroidea.

Descrição macroscópica. Vermes brancos curtos espessos com a região posterior mais espessa que a anterior do verme e retorcido em uma espiral.

Descrição microscópica. Os ovos têm uma casca grossa e são embrionados quando eliminados, medindo até 52 por 36 μm.

Hospedeiros definitivos. Gatos, raramente cães e raposas.

Hospedeiros intermediários. Besouros coprófagos.

Distribuição geográfica. Esse verme é endêmico em partes do sul da Europa, África e Ásia.

Patogênese. Normalmente, presume-se que *Spirura ritypleurites* seja não patogênico.

Sinais clínicos. Sintomas de náuseas, vômito e distúrbios digestivos foram relatados.

Diagnóstico. Como para *Physaloptera* spp.

Patologia. Não há patologia associada relatada.

Epidemiologia. A epidemiologia depende da presença e da abundância do besouro hospedeiro intermediário. A infecção é mais prevalente em gatos com acesso à rua, que têm contato com hospedeiros intermediários ou hospedeiros paratênicos.

Tratamento. Normalmente não é indicado. O tratamento com benzimidazol por um período prolongado provavelmente é efetivo.

Controle. A prevenção é difícil em razão do grande número de hospedeiros intermediários e de hospedeiros paratênicos.

Capillaria putorii

Sinônimo. *Aonchotheca putorii.*

Locais de predileção. Estômago, intestino delgado.

Filo. Nematoda.

Classe. Secernentea.

Superfamília. Trichuroidea.

Descrição macroscópica. Esses vermes finos filamentosos têm cerca de 1 cm de comprimento; os machos têm 5 a 8 mm e as fêmeas, 9 a 15 mm.

Descrição microscópica. Os ovos ovais e alongados de tamanho médio apresentam polos largos e achatados e duas tampas polares semitransparentes que protraem. Eles medem cerca de 60 por 30 μm e têm conteúdo granular não segmentado.

Hospedeiros. Gatos, cães, mustelídeos, ouriços, ursos, guaxinins, linces.

Distribuição geográfica. Europa, Nova Zelândia e Rússia.

Patogênese e sinais clínicos. Há poucos relatos quanto aos sinais clínicos da infecção em gatos. Foram relatados anorexia e vômito com sangue intermitente em gatos infectados.

Diagnóstico. Identificação dos ovos característicos nas fezes.

Patologia. Há relatos de gastrite pilórica hiperplásica crônica e ulceração ao redor do piloro, associada à presença de vermes, com ovos identificados no muco pilórico e no lúmen das glândulas pilóricas.

Epidemiologia. Acredita-se que os gatos se tornem infectados por meio da ingestão de ovos infectantes presentes no solo contaminado por fezes de ouriços.

Tratamento e controle. Levamisol, administrado em duas doses de 7,5 mg/kg a intervalos de 2 semanas, e ivermectina a 300 mg/kg foram relatados como efetivos.

INTESTINO DELGADO

Toxocara canis

Local de predileção. Intestino delgado.

Filo. Nematoda.

Classe. Secernentea.

Superfamília. Ascaridoidea.

Descrição macroscópica. *Toxocara canis* é um verme grande de coloração branca/creme. Os machos medem cerca de 10 cm e as fêmeas medem até 18 cm de comprimento (Figura 12.3).

Descrição microscópica. A cabeça dos adultos é elíptica em razão da presença de grandes asas cervicais. A boca é circundada por três lábios grandes. Não há cápsula bucal e o esôfago não apresenta bulbo. A cauda dos machos apresenta apêndice terminal estreito e asas caudais. Os órgãos genitais da fêmea se estendem anteriormente e posteriormente à região vulvar. Os ovos de tamanho médio têm coloração castanho-escura e são subglobulares, com casca espessa, rugosa e pontilhada. O conteúdo granular e não segmentado tem coloração muito escura e normalmente preenche todo o volume da casca. Os ovos medem 90 por 75 μm. Os ovos são muito similares aos de *Parascaris*.

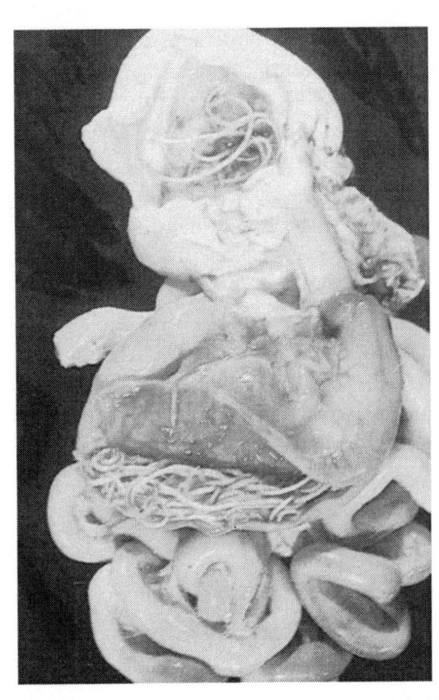

Figura 12.3 Infecção intensa por *Toxocara canis* no intestino delgado de um filhote. (Esta figura encontra-se reproduzida em cores no Encarte.)

Hospedeiros. Cães, raposas.

Distribuição geográfica. Cosmopolita.

Patogênese. Em infecções moderadas, a fase migratória larval ocorre sem qualquer lesão aparente aos tecidos, e os vermes adultos provocam pouca reação no intestino. Em infecções intensas, a fase pulmonar da migração larval é associada com pneumonia, que algumas vezes é acompanhada por edema pulmonar; os vermes adultos causam enterite mucoide, pode haver oclusão parcial ou completa do intestino e, em casos raros, perfuração com peritonite ou, em algumas situações, bloqueio dos ductos biliares do fígado.

Sinais clínicos. Em infecções leves a moderadas, não há sinais clínicos durante a fase pulmonar de migração larval. Os adultos no intestino podem causar abdome enrugado ou abaulado, com falha em ganhar peso, e ocasionalmente, vômito e diarreia. Algumas vezes, vermes inteiros são vomitados ou eliminados nas fezes. Os sinais em infecções intensas durante a fase de migração larval resultam da lesão pulmonar e incluem tosse, aumento da frequência respiratória e secreção nasal espumosa. A maioria das mortes por infecção por *T. canis* ocorre durante a fase pulmonar, e os filhotes que são intensamente infectados por via transplacentária podem morrer alguns dias após o nascimento. Alguns clínicos atribuíram convulsões nervosas à toxocaríase, mas ainda existem discordâncias sobre se o parasita pode ser implicado como causa desses sinais.

Diagnóstico. Apenas o diagnóstico presuntivo é possível durante a fase pulmonar de infecções intensas quando as larvas estão migrando e se baseia no surgimento simultâneo de sinais de pneumonia em uma ninhada, com frequência 2 semanas após o nascimento. Os ovos nas fezes, subglobulares e castanhos com casca espessa e rugosa, são diagnósticos da espécie. A produção de ovos pelos vermes também é tão alta que não há necessidade de usar métodos de flutuação, e eles são prontamente encontrados em esfregaços de fezes simples nos quais foi adicionada uma gota de água.

Toxocara canis nos cães pode ser confundido com *Toxascaris leonina*, que é ligeiramente menor. A diferenciação dessas duas espécies é difícil, uma vez que a única característica útil, visível com o uso de lupa, é a presença de um pequeno processo digitiforme na cauda do macho de *T. canis*.

Patologia. Ao exame *post mortem*, o animal apresenta crescimento ruim, abdome abaulado e caquexia. Um grande número de vermes maduros está presente nos intestinos e, algumas vezes, no estômago. Hemorragias focais podem ser encontradas nos pulmões de filhotes com larvas de *T. canis* em migração. Focos inflamatórios com frequência são observados nos rins, como pontos brancos elevados com 1 a 2 mm de diâmetro no córtex abaixo da cápsula. Em cortes, eles são compostos por focos pequenos de macrófagos, linfócitos, plasmócitos e alguns eosinófilos, possivelmente contendo larvas. Ocasionalmente, granulomas podem ser encontrados nos olhos.

Epidemiologia. Levantamentos quanto à prevalência de *T. canis* em cães foram realizados na maioria dos países e mostraram uma ampla variedade de taxas de infecção, variando de 5% a mais de 80%. As maiores taxas de prevalência foram relatadas em cães com menos de 6 meses de idade, e as menores em animais adultos. A infecção induz imunidade que resulta na perda de vermes adultos.

A distribuição ampla e a alta intensidade de infecção por *T. canis* depende essencialmente de três fatores. Primeiro, as fêmeas são extremamente fecundas, sendo um verme capaz de contribuir com mais de 700 ovos por grama de fezes (opg) por dia, e contagens de ovos de 15.000 opg não são incomuns em filhotes. Segundo, os ovos são altamente resistentes a extremos climáticos, e podem sobreviver por anos no solo. Em terceiro, há um reservatório constante de infecção nos tecidos somáticos das cadelas, e as larvas nesses locais não são suscetíveis à maioria dos anti-helmínticos.

Tratamento. Os vermes adultos são facilmente removidos por tratamentos anti-helmínticos. O fármaco mais popularmente utilizado é a piperazina, embora ela tenha sido substituída pelos benzimidazóis (fembendazol e mebendazol) e pelo nitroscanato. Pirantel e a avermectina selamectina também são efetivos. Embora muitos anti-helmínticos apresentem atividade contra os estágios larvais e juvenis dos vermes, nenhum deles é completamente efetivo na sua remoção.

Um regime simples e recomendado com frequência para o controle da toxocaríase em cães jovens é o seguinte: todos os filhotes devem receber anti-helmínticos às 2 semanas de idade, e novamente 2 a 3 semanas após, para eliminar infecções adquiridas na fase pré-natal. Também é recomendado que as cadelas sejam tratadas nos mesmos momentos que os filhotes. Outra dose deve ser administrada aos filhotes aos 2 meses de idade para eliminar qualquer infecção adquirida do leite da fêmea ou pelo aumento na eliminação de ovos pela mãe nas semanas após o parto. Filhotes recém-comprados devem receber dois tratamentos a intervalos de 14 dias.

Uma vez que é possível que ainda haja alguns vermes presentes, mesmo em cães adultos e apesar do deslocamento da maioria das larvas para os tecidos somáticos, recomenda-se que os cães adultos sejam tratados a cada 3 a 6 meses por toda a sua vida.

Mostrou-se que a administração diária de doses altas de fembendazol a cadelas de 3 semanas antes do parto a 2 dias após o parto eliminou amplamente a transmissão transmamária e a infecção pré-natal de filhotes, embora infecção residual dos tecidos da cadela possa persistir. Esse regime pode ser útil em canis de criação.

Controle. O principal objetivo é evitar a transmissão da infecção pelas vias transmamária e intrauterina usando regimes de tratamento com anti-helmínticos descritos. O descarte higiênico das fezes de cães deve ser encorajado. Onde for prático, o acesso de roedores a canis deve ser evitado.

Nota. Além da sua importância veterinária, essa espécie é responsável pela forma mais amplamente conhecida de *larva migrans* visceral em humanos. Embora esse termo tenha sido aplicado originalmente à invasão dos tecidos viscerais de um animal por parasitas cujos hospedeiros naturais são outros animais, atualmente, em senso comum, ele passou a representar esse tipo de invasão apenas em humanos e, especificamente, pelas larvas de *T. canis*, embora os estágios larvais de *T. mystax*, *T. leonina* e *T. vitulorum* (ver Capítulo 8, seção Intestino Delgado) possam ser implicados. Seu termo complementar é *larva migrans* cutânea (LMC) para infecções por larvas "estrangeiras" que são limitadas à pele.

A condição global ocorre mais comumente em crianças, com frequência com menos de 5 anos de idade, que têm contato próximo com animais de estimação ou que frequentam áreas tais como parques públicos nos quais o solo é contaminado por fezes infectantes de cães. Levantamentos em tais áreas em muitos países, quase invariavelmente, mostraram a presença de ovos viáveis de *T. canis* em cerca de 10% das amostras de solo. Apesar do risco alto de exposição à infecção, a incidência relatada de casos clínicos é pequena. Por exemplo, em 1979, um levantamento da literatura mundial realizado na França verificou que apenas 430 casos de *larva migrans* ocular e 350 casos de *larva migrans* visceral foram registrados. Entretanto, sugere-se que 50 a 60 casos clínicos ocorram na Grã-Bretanha a cada ano, uma vez que muitos não são registrados.

Em muitos casos, a invasão larval é limitada ao fígado, e pode dar origem a hepatomegalia e eosinofilia, mas em algumas ocasiões, as larvas escapam para a circulação geral e chegam a outros órgãos, sendo o olho acometido com maior frequência. Aqui, um granuloma se forma ao redor da larva na retina, com frequência assemelhando-se a um retinoblastoma. Apenas em casos raros o granuloma envolve o disco óptico, com perda total da visão, e a maioria dos relatos é de prejuízo parcial à visão, com endoftalmite e retinite granulomatosa. Tais casos atualmente são tratados usando terapia a *laser*. Em alguns casos de epilepsia, a infecção por *T. canis* foi identificada sorologicamente, mas a significância da associação ainda precisa ser estabelecida. O controle da *larva migrans* visceral se baseia no tratamento com anti-helmínticos descrito anteriormente, no descarte seguro das fezes em casas e jardins, e na limitação do acesso de cães a áreas nas quais crianças brincam, tais como parques públicos e locais de recreação.

Outros hospedeiros além dos humanos, tais como ovinos e suínos, também podem sofrer pela migração de larvas de *T. canis* e *T. mystax* por seus tecidos. Em suínos, a migração larval pode causar a doença dos pontos brancos no fígado.

Toxocara mystax

Sinônimo. *Toxocara cati.*

Local de predileção. Intestino delgado.

Filo. Nematoda.

Classe. Secernentea.

Superfamília. Ascaridoidea.

Descrição macroscópica. Típico da superfamília, *Toxocara mystax* é um verme grande de coloração branca/creme (com até 10 cm de comprimento), com frequência ocorrendo como infecção mista com outros ascarídeos de gatos, tais como *Toxascaris leonina*. Os machos medem 3 a 6 cm e as fêmeas medem 4 a 10 cm de comprimento.

Descrição microscópica. A cauda dos machos apresenta um apêndice terminal estreito. A diferenciação é feita imediatamente entre *Toxocara mystax* e *Toxascaris leonina* pelo exame macroscópico ou com lupa de mão, quando as asas cervicais do primeiro são vistas com formato de seta, com as margens posteriores quase em ângulo reto com o corpo, enquanto as de *Toxascaris* se afunilam gradualmente em direção ao corpo (Figura 1.52A). Os machos, assim como em *Toxocara canis*, apresentam um pequeno processo digitiforme na extremidade da cauda. Os ovos são subglobulares com casca espessa, rugosa e pontilhada. O conteúdo granular e não segmentado tem coloração castanho-escura e normalmente preenche todo o volume da casca. Os ovos medem 65 por 75 μm e são característicos nas fezes de gatos.

Hospedeiro. Gatos.

Distribuição geográfica. Cosmopolita.

Patogênese. Uma vez que a maioria das infecções é adquirida pelo leite da mãe ou pela ingestão de hospedeiros paratênicos, não há fase migratória, de maneira que qualquer alteração normalmente é confinada ao intestino, manifestando abdome penduloso, diarreia, pelagem de má qualidade e falha em crescer.

Sinais clínicos. Crescimento ruim, abdome penduloso, diarreia.

Diagnóstico. Os ovos subglobulares, com casca grossa e pontilhada, são facilmente reconhecidos nas fezes.

Patologia. As larvas em desenvolvimento na mucosa do estômago podem promover reações granulomatosas leves que incluem linfócitos e alguns macrófagos ao redor das larvas em espiral.

Epidemiologia. A epidemiologia de *T. mystax* depende amplamente dos reservatórios de larvas nos tecidos da mãe, que são mobilizadas no final da gestação e excretadas no leite por toda a lactação. Os hospedeiros paratênicos também são de significância considerável em razão do forte instinto de caça dos gatos. A exposição a essa última via de infecção não ocorre em filhotes até que eles comecem a caçar por conta própria ou a dividir a presa com sua mãe.

Tratamento. Fembendazol, mebendazol, piperazina e pirantel são todos efetivos contra nematódeos adultos. Os anti-helmínticos benzimidazólicos são mais efetivos contra as larvas de ascarídeos.

Controle. Uma vez que a infecção é adquirida durante a amamentação, o controle completo deve se basear na remoção dos filhotes das mães e no aleitamento artificial. Higiene adequada é essencial em gatis. Filhotes jovens devem ser vermifugados regularmente com anti-helmínticos com 4 a 6 semanas de idade e a intervalos de 3 semanas até os 4 meses de idade e, posteriormente, a intervalos regulares.

Nota. *Toxocara mystax* foi relatado como causa rara de *larva migrans* visceral em humanos.

Toxocara malayiensis

Local de predileção. Intestino delgado.

Filo. Nematoda.

Classe. Secernentea.

Superfamília. Ascaridoidea.

Descrição macroscópica. *Toxocara malayiensis* é um verme grande de coloração branca; os machos medem 5,3 a 8,5 cm e as fêmeas medem 1,1 a 1,4 cm; são similares morfologicamente a *T. canis* em cães.

Descrição microscópica. Há três lábios bem-definidos, cada um com um chanfro mediano profundo contendo dentículos, incluindo um lábio dorsal com duas papilas externas grandes e dois lábios subventrais, cada um com uma papila externa. As asas cervicais situam-se logo atrás dos lábios, cuja largura aumenta gradativamente até o meio do comprimento e, em seguida, diminui gradativamente na região posterior.

Hospedeiro. Gatos.

Distribuição geográfica. Malásia.

Diagnóstico. Os ovos subglobulares, com casca grossa e pontilhada, são similares aos ovos de *T. canis*.

Epidemiologia. Não é descrita.

Tratamento e controle. Presumivelmente similares aos de *T. mystax*.

Detalhes quanto a patogênese, patologia e sinais clínicos não foram relatados.

Toxascaris leonina

Sinônimo. *Toxascaris limbata.*

Local de predileção. Intestino delgado.

Filo. Nematoda.

Classe. Secernentea.

Superfamília. Ascaridoidea.

Descrição macroscópica. Os machos medem até 7 cm e as fêmeas medem até 10 cm de comprimento.

Descrição microscópica. Os adultos apresentam cabeça elíptica em razão da presença de asas cervicais, que são delgadas e semelhantes a setas, afunilando-se posteriormente (ver Figura 1.52B). Três lábios grandes circundam a boca, não há cápsula bucal e o esôfago não apresenta bulbo. A cauda do macho é simples. Os órgãos genitais femininos estão posicionados atrás da vulva. Os ovos são ligeiramente ovoides, com casca lisa, espessa e quase transparente. O conteúdo castanho-amarelado granular e não segmentado preenche apenas parte da casca. Os ovos medem cerca de 75-85 por 60-70 μm e são característicos nas fezes de cães e gatos.

Hospedeiros. Cães, gatos, raposas.

Distribuição geográfica. Cosmopolita, especialmente nas regiões mais frias.

Patogênese. É improvável que a infecção por *Toxascaris* ocorra isoladamente; o mais comum é que ela seja acompanhada pela infecção por *Toxocara*. Em cães filhotes e em jovens com menos de 2 meses de idade, as infecções normalmente não estão presentes, uma vez que não há transmissão pré-natal ou lactogênica. Lesões são causadas predominantemente por vermes adultos e são determinadas pelo número de vermes presentes no intestino.

Sinais clínicos. Crescimento ruim, abdome penduloso, diarreia.

Diagnóstico. *Toxascaris* é quase indistinguível macroscopicamente de *Toxocara canis*, sendo a única diferença a presença de um processo digitiforme na extremidade da cauda do macho desse segundo gênero. Nos gatos, a diferenciação com *Toxocara mystax* se baseia no formato das asas cervicais, que são lanceoladas em *Toxascaris*, mas em forma de seta em *Toxocara mystax*. Os ovos ovoides característicos com casca lisa são facilmente reconhecidos nas fezes.

Patologia. Os efeitos patológicos da infecção por *Toxascaris leonina* raramente são vistos. Infecções intensas podem causar oclusão do lúmen intestinal e normalmente são vistos em associação com infecções mistas por *Toxocara* spp.

Epidemiologia. A infecção normalmente ocorre pela ingestão dos ovos larvados. As larvas de *Toxascaris leonina* podem ocorrer em camundongos, nos quais as larvas de terceiros estágio encistadas se distribuem por muitos tecidos. Se os cães ou os gatos ingerirem um camundongo infectado, as larvas são liberadas e se desenvolvem até a maturidade na parede e lúmen do intestino do hospedeiro definitivo.

Tratamento. Fembendazol, mebendazol, piperazina e pirantel são todos efetivos contra nematódeos adultos. Os anti-helmínticos benzimidazólicos são mais efetivos contra as larvas de ascarídeos.

Controle. As infecções por ascarídeos em carnívoros domésticos invariavelmente incluem *Toxocara*, de maneira que as medidas recomendadas para o controle desse primeiro gênero também terão efeito sobre as infecções por *Toxascaris*. Uma vez que os dois principais reservatórios de infecção são as larvas em presas ou os ovos no solo, o controle se baseia no tratamento de infecções pelo verme em animais hospedeiros, e em higiene adequada para limitar a possibilidade de aquisição da infecção pela ingestão dos ovos.

Nota. Esse gênero ocorre em carnívoros domésticos e, embora comum, é de menor significância que *Toxocara*, uma vez que sua fase parasitária não é migratória.

Ancylostoma caninum

Nome comum. Verme gancho dos cães.

Local de predileção. Intestino delgado.

Filo. Nematoda.

Classe. Secernentea.

Superfamília. Ancylostomatoidea.

Descrição macroscópica. São vermes cinza-avermelhados, coloração que depende de os vermes terem se alimentado; são facilmente identificados com base no tamanho e na sua postura característica semelhante a um gancho (Figura 12.4). Os machos medem cerca de 12 mm e as fêmeas, 15 a 20 mm de comprimento (muito menores que os nematódeos ascarídeos comuns, que também são encontrados no intestino delgado).

Descrição microscópica. A extremidade anterior é angular no sentido dorsal e a abertura bucal é direcionada no sentido anterodorsal. A cápsula bucal é grande, com três pares de dentes marginais pontiagudos e um par de dentes ventrolaterais, e possui um sulco dorsal (ver Figura 1.47). A bolsa do macho é bem desenvolvida. Os ovos são típicos de estrongilídeos, com polos ligeiramente dissimilares e arredondados, paredes laterais com formato de barril e casca fina e lisa (ver Figura 4.6). Eles medem cerca de 56-75 por 34-47 μm e contêm dois a oito blastômeros quando eliminados nas fezes.

Hospedeiros. Cães, raposas e ocasionalmente humanos.

Distribuição geográfica. Cosmopolita nas regiões tropicais e em regiões temperadas quentes. Em outros países, algumas vezes é vista em cães importados de regiões endêmicas.

Patogênese. É essencialmente a de uma anemia hemorrágica aguda ou crônica. A doença é mais comumente vista em cães com menos de 1 ano de idade e em filhotes jovens, infectados pela via transmamária, que são especialmente suscetíveis em razão das suas baixas reservas de ferro. A infecção transmamária com frequência é responsável por anemia grave em ninhadas de cães jovens na sua segunda ou terceira semana de vida. Mostrou-se que a infecção da cadela em uma única ocasião produziu infecção transmamária em pelo menos três ninhadas consecutivas.

A perda de sangue tem início por volta do oitavo dia após a infecção, quando os adultos imaturos desenvolveram a cápsula bucal com dentes, o que permite a aderência na mucosa que contém arteríolas. Cada verme remove, aproximadamente, 0,1 mℓ de sangue por dia e, em infestações intensas com muitas centenas de vermes, os filhotes rapidamente se tornam profundamente anêmicos. Em infecções mais brandas, comuns em cães mais velhos, a anemia não é tão grave, uma vez que a resposta da medula óssea é capaz de compensar por um período variável de tempo. O estado nutricional do indivíduo influenciará a progressão da anemia. Por fim, entretanto, o cão irá se torar deficiente em ferro, e desenvolverá anemia microcítica hipocrômica. Em cães sensibilizados previamente, ocorrem reações cutâneas tais como eczema úmido e ulceração dos locais de infecção percutânea, afetando principalmente a pele da região interdigital.

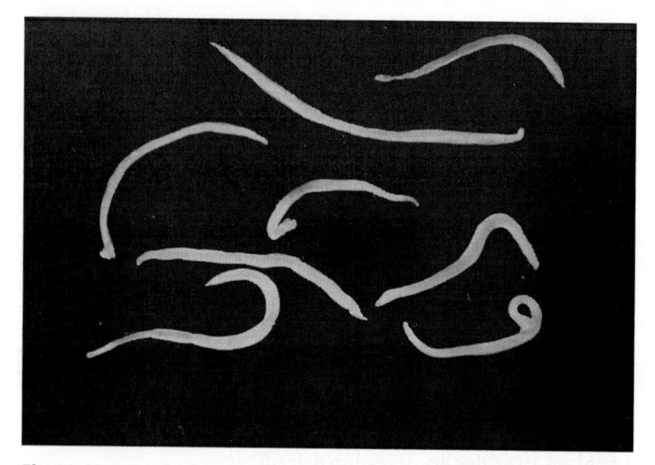

Figura 12.4 *Ancylostoma caninum*, vermes adultos. (Esta figura encontra-se reproduzida em cores no Encarte.)

Aparentemente, L_3 dormentes nos músculos tanto de cadelas quanto de cães podem reiniciar a migração meses ou anos após para amadurecerem no intestino do hospedeiro. Estresse, doença grave ou doses grandes e repetidas de corticosteroides podem precipitar essas infecções aparentemente novas em cães, que talvez possam residir atualmente em um ambiente livre de vermes gancho. Experimentalmente, mostrou-se que as L_3 de algumas estirpes de *A. caninum* expostas ao congelamento antes da administração oral permaneceram em desenvolvimento retardado na mucosa intestinal por semanas ou meses. O significado dessa observação ainda não é conhecido, mas, acredita-se que tais larvas possam retomar o seu desenvolvimento se as populações de vermes gancho adultos forem removidas por um anti-helmíntico ou em momentos de estresse, tais como a lactação.

Sinais clínicos. Em infecções agudas associadas à exposição súbita de animais suscetíveis a um grande número de larvas infectantes, há anemia e apatia e, ocasionalmente, dispneia. Em cãezinhos lactentes, a anemia, com frequência, é grave e acompanhada por diarreia, que pode conter sangue e muco. Sinais respiratórios podem decorrer da lesão causada pelas larvas nos pulmões ou pelo efeito anóxico da anemia. Em infecções mais crônicas, o animal normalmente está abaixo do peso, a pelagem está ruim e há perda de apetite e, talvez, pica. Sinais inconsistentes são dispneia, lesões de pele e claudicação. As reações adversas da infecção na pelagem podem ter impacto econômico nos locais onde raposas são criadas para pele.

Diagnóstico. Depende dos sinais clínicos e do histórico, suplementados pelo exame hematológico e de fezes. Uma alta contagem de ovos dos vermes nas fezes é uma forma válida de confirmar o diagnóstico, mas deve-se ter em mente que filhotes lactentes podem apresentar sinais clínicos graves antes que os ovos sejam detectados nas fezes. A presença de alguns ovos desses vermes nas fezes, embora constitua evidência confirmatória da infecção, não indica necessariamente que um cão doente esteja sofrendo de infecção por vermes gancho.

Patologia. Animais que morrem de ancilostomíase estão extremamente pálidos e, com frequência, há edema dos tecidos subcutâneos e do mesentério, e efusões serosas nas cavidades corporais atribuíveis à hipoproteinemia. Em infecções crônicas, a caquexia pode ser evidente. Se ocorreu exposição recente a infecções percutâneas intensas, pode haver dermatite e muitas hemorragias focais no parênquima pulmonar. O fígado está pálido e o conteúdo intestinal é mucoide e de coloração vermelha. Os vermes podem ser vistos aderidos à mucosa e locais de hemorragia puntiforme podem estar espalhados pela superfície intestinal.

Epidemiologia. Em áreas endêmicas, a doença é mais comum em cães com menos de 1 ano de idade. Em animais mais velhos, o desenvolvimento gradual de resistência pela idade torna a doença clínica menos provável, particularmente em cães criados em áreas endêmicas, cuja resistência pela idade é reforçada pela imunidade adquirida. A epidemiologia é associada principalmente pelas duas fontes principais de infecção, transmamária em cãezinhos lactentes e percutânea ou oral a partir do ambiente. Um aspecto importante da infecção transmamária é que a doença pode ocorrer em cãezinhos lactentes criados em ambientes limpos e amamentados por cadelas que podem ter sido tratadas recentemente com um anti-helmíntico e apresentam contagem de ovos nas fezes negativa. A contaminação do ambiente é mais provável quando os cães são alojados em baias com chão de grama ou de terra que retêm a umidade e também protegem as larvas da luz do sol. Em tais superfícies, as larvas podem sobreviver por algumas semanas. Em contrapartida, superfícies secas e impermeáveis, particularmente se expostas à luz do sol, são letais para as larvas dentro de 1 dia ou mais. O alojamento também é importante e a falha em remover a cama contaminada, principalmente se os canis forem úmidos ou apresentarem chão poroso ou rachado, pode levar ao aumento maciço na infecção.

Tratamento. Os cães afetados devem ser tratados com um anti-helmíntico, tal como mebendazol, fembendazol, pirantel ou nitroscanato, pois todos eles matam tanto adultos quanto os estágios intestinais em desenvolvimento; muitas das lactonas macrocíclicas apresentam atividade similar. Se a doença for grave, é aconselhável administrar ferro parenteral e, possivelmente, vitamina B_{12} e assegurar que os cães recebam uma dieta rica em proteína. Cãezinhos jovens podem precisar de transfusão sanguínea. Larvas de quarto estágio latentes com frequência são refratárias ao tratamento com anti-helmínticos e outros tratamentos podem ser necessários após essas larvas amadurecerem.

Controle. Um sistema de vermifugação regular e de higiene deve ser adotado. Filhotes desmamados e cães adultos devem ser tratados a cada 3 meses. Cadelas prenhas devem ser tratadas ao menos uma vez durante a gestação com um anti-helmíntico que tenha alta eficácia contra larvas somáticas, de forma a diminuir a infecção transmamária, e as ninhadas em amamentação devem receber ao menos duas doses, com 1 a 2 semanas de idade e novamente 2 semanas depois, com um medicamento recomendado especificamente para uso em filhotes. Isso também irá ajudar a controlar infecções por ascarídeos. A transferência perinatal de larvas tanto de *Ancylostoma* quanto de *Toxocara* pode ser diminuída pela administração oral de fembendazol diariamente a partir de 3 semanas antes a 2 dias após o nascimento.

O chão dos canis deve ser livre de fendas e seco e a cama deve ser removida diariamente. As baias devem ser preferencialmente calçadas ou de concreto e mantidas tão limpas e secas quanto seja possível, as fezes devem ser removidas com uma pá antes da lavagem do chão. Superfícies pavimentadas podem ser aspergidas com uma solução de hipoclorito de sódio a 1% após o início da limpeza. Se um surto ocorrer, as baias de terra devem ser tratadas com borato de sódio, que é letal para as larvas de vermes gancho, mas que também matam gramíneas. Uma segunda possibilidade, que com frequência é usada em criadouros de raposas, é a colocação de uma tela metálica no chão das baias.

Nota. *Ancylostoma caninum* é mais patogênico para cães do que *A. braziliense* ou *Uncinaria stenocephala* em razão do maior nível de perda sanguínea. *Ancylostoma caninum* pode, ocasionalmente, usar humanos como hospedeiros definitivos. Embora as infecções não cheguem à maturidade completa, elas podem induzir enterite eosinofílica.

Ancylostoma braziliense

Nome comum. Verme gancho.

Local de predileção. Intestino delgado.

Filo. Nematoda.

Classe. Secernentea.

Superfamília. Ancylostomatoidea.

Descrição macroscópica. Assim como *A. caninum*, exceto por serem menores que *A. caninum* ou *A. tubaeforme*. Em cães, os machos medem cerca de 7,5 mm e as fêmeas, 9 a 10 mm de comprimento.

Descrição microscópica. A cápsula bucal é profunda, com dois pares de dentes dorsais grandes e dentes ventrais muito pequenos. Os ovos são similares àqueles de *A. caninum*, e medem cerca de 75-95 por 41-45 μm.

Hospedeiros. Cães, raposas e gatos.

Distribuição geográfica. Regiões tropicais e subtropicais.

Patogênese. Embora possa causar algum grau de hipoalbuminemia por meio do extravasamento intestinal de plasma, não é um verme hematófago e, consequentemente, apresenta pouca significância patogênica, causando apenas distúrbios digestórios leves e, ocasionalmente, diarreia. A principal importância de *A. braziliense* decorre do fato de ser apontado como causa principal de *larva migrans* cutânea (LMC) ou 'bicho geográfico' em humanos. LMC é caracterizada por tratos inflamatórios eritematosos tortuosos na derme e por prurido grave, e é causado pela penetração de larvas infectantes na pele e circulação delas pela derme. As larvas não se desenvolvem, mas as lesões de pele normalmente persistem por semanas. A gravidade das lesões de pele está relacionada ao grau de exposição às larvas infectantes.

Sinais clínicos. Transtorno digestivo leve e diarreia em animais afetados. Em humanos, pode haver eritema e prurido cutâneos.

Diagnóstico. Os vermes que são fixados por calor se curvam acentuadamente na altura da vulva. Essa característica difere de *A. ceylanicum*.

Patologia. Os animais infectados podem apresentar edema dos tecidos subcutâneos e do mesentério, e efusão serosa nas cavidades corporais, atribuíveis à hipoproteinemia. Se ocorrer exposição recente a infecção percutânea intensa, pode haver dermatite.

Detalhes quanto à epidemiologia, tratamento e controle são como para *A. caninum*.

Nota. Humanos expostos a larvas de *A. braziliense* podem desenvolver uma erupção cutânea eritematosa e intensamente pruriginosa associada à migração de larvas (LMC humana).

Ancylostoma tubaeforme

Sinônimo. *Strongylus tubaeforme.*

Nome comum. Verme gancho dos felinos.

Local de predileção. Intestino delgado.

Filo. Nematoda.

Classe. Secernentea.

Superfamília. Ancylostomatoidea.

Descrição macroscópica. Quase idênticos a *A. caninum*, mas ligeiramente menores, os machos medem cerca de 10 mm e as fêmeas, 12 a 15 mm.

Descrição microscópica. A cápsula bucal é profunda, com o sulco dorsal terminando em um chanfro profundo na margem dorsal da cápsula, cuja borda ventral possui três dentes em cada lado. A cutícula é mais espessa e os dentes 'esofágicos' profundos são ligeiramente maiores do que em *A. caninum*. A bolsa do macho é bem desenvolvida e as espículas são, aproximadamente, 50% maiores do que as de *A. caninum*. Os ovos são similares àqueles de *A. caninum* e medem cerca de 56-75 por 34-47 μm.

Hospedeiros. Gatos.

Distribuição geográfica. Cosmopolita.

Patogênese. *Ancylostoma tubaeforme*, em geral, é considerado de baixa patogenicidade, embora infecções intensas possam levar a pelagem de má qualidade, anemia e diminuição do crescimento. Com frequência, há o desenvolvimento de forte imunidade à infecção.

Ancylostoma ceylanicum

Nome comum. Verme gancho.

Local de predileção. Intestino delgado.

Filo. Nematoda.

Classe. Secernentea.

Superfamília. Ancylostomatoidea.

Descrição macroscópica. Quase idênticos a *A. braziliense*.

Descrição microscópica. As estriações cuticulares são mais largas que em *A. braziliense*.

Hospedeiro. Cães, gatos, felídeos selvagens e humanos.

Distribuição geográfica. Ásia (Malásia, Sri Lanka).

Patogênese. As infecções normalmente são subclínicas, mas infecções intensas podem produzir anemia e diarreia.

Diagnóstico. As fêmeas do verme fixadas em calor não se curvam como ocorre com *A. braziliense*.

Nota. *Ancylostoma ceylanicum* pode completar seu ciclo evolutivo em humanos e pode causar anemia e dor abdominal; a penetração da pele por larvas infectantes pode induzir lesões cutâneas.

Todos os outros detalhes quanto a essas duas espécies são, em muitos aspectos, similares a *A. caninum*.

Uncinaria stephanocephala

Nome comum. Verme gancho do norte.

Local de predileção. Intestino delgado.

Filo. Nematoda.

Classe. Secernentea.

Superfamília. Ancylostomatoidea.

Descrição macroscópica. Vermes pequenos, com até 1,0 cm de comprimento; os machos medem 5 a 8,5 mm e as fêmeas, 7 a 12 mm.

Descrição microscópica. Os vermes adultos têm cápsula bucal grande e afunilada, que apresenta um par de placas quitinosas, não apresenta dentes dorsais, mas tem um par de dentes subventrais na base (ver Figura 1.48). O cone dorsal não se projeta para dentro da cápsula bucal. Os vermes-machos apresentam bolsa bem desenvolvida, com lobo dorsal curto, dois lobos laterais grandes e separados e espículas delgadas. Os ovos assemelham-se aos de *Ancylostoma caninum*, mas são ligeiramente mais longos e largos e têm casca mais grossa. Eles são ovoides, com polos dissimilares e as paredes laterais finas e lisas são quase paralelas. Os ovos medem 65-80 por 40-50 μm e contêm blastômeros grandes.

Hospedeiros. Cães, gatos, raposas, outros canídeos e felídeos. Muitos mamíferos podem atuar como hospedeiros paratênicos.

Distribuição geográfica. Regiões temperadas e subárticas, América do Norte e norte da Europa.

Patogênese. A infecção não é incomum em grupos de cães de esporte e de trabalho. Os vermes adultos aderem à mucosa. Eles não são hematófagos vorazes como *A. caninum*, mas hipoalbuminemia e um baixo grau de anemia, acompanhados por diarreia, anorexia e letargia, foram relatados em filhotes intensamente infestados. Provavelmente, a lesão mais comum em cães que se tornaram hipersensíveis pela exposição prévia é a dermatite podal, que afeta especificamente a pele da região interdigital.

Sinais clínicos. Anemia, diarreia, anorexia, letargia, dermatite interdigital.

Diagnóstico. Em áreas nas quais *A. caninum* está ausente, os sinais clínicos de infecção patente, juntamente à demonstração de ovos de estrongilídeos nas fezes, são indicativos de uncinariose. Onde *Ancylostoma* também é endêmico, o diagnóstico diferencial pode requerer cultura de larvas, embora o tratamento seja similar.

Patologia. Infecções graves por verme gancho causam atrofia e fusão vilosas e atrofia do intestino delgado e uma resposta inflamatória na lâmina própria.

Epidemiologia. Evidências sugerem que em locais de clima temperado como no Reino Unido, padrões sazonais de larvas infectantes em padoques usados por Greyhounds seguem aquele descrito para tricostrongilídeos gastrintestinais em ruminantes, com aumento marcante em julho e pico em setembro, o que sugere que o desenvolvimento de L_3 é fortemente dependente da temperatura.

Tratamento. Fembendazol, mebendazol, nitroscanato, piperazina, pirantel e milbemicinas oxima são todos efetivos contra o verme gancho do Norte.

Controle. Tratamento regular com anti-helmínticos e boa higiene, conforme recomendado para *Ancylostoma*, irão controlar a infecção por *Uncinaria*. A combinação de ivermectina e pamoato de pirantel ou uma formulação de ivermectina mastigável podem ter alta eficácia. A dermatite podal responde pobremente ao tratamento sintomático, mas regride gradualmente na ausência de reinfecção.

Strongyloides stercoralis

Sinônimos. *Strongyloides canis, Strongyloides intestinalis, Anguillula stercoralis.*

Nome comum. Verme fio.

Local de predileção. Intestino delgado.

Filo. Nematoda.

Classe. Secernentea.

Superfamília. Rhabditoidea.

Descrição macroscópica. Vermes delgados capiliformes que medem cerca de 2 mm de comprimento. Apenas as fêmeas são parasitas.

Descrição microscópica. O esôfago longo pode ocupar até um terço do comprimento do corpo e o útero é entrelaçado com o intestino, dando a aparência de fios entremeados. Diferentemente de outros parasitas intestinais de tamanho similar, a cauda tem extremidade romba. Os ovos de *Strongyloides* são ovais, com casca fina e pequenos, medindo 50-58 por 30-34 μm. As L_1 que eclodiram são eliminadas nas fezes.

Hospedeiros. Cães, raposas, gatos, humanos.

Distribuição geográfica. Cosmopolita em regiões de clima quente, Europa (Portugal, França, Polônia, Ucrânia, Romênia e Hungria).

Patogênese. Infecções graves podem ocorrer em cães, principalmente em filhotes. Os parasitas maduros são encontrados no duodeno e jejuno proximal e, se presentes em grandes números, podem causar inflamação com edema e erosão do epitélio. Isso resulta em enterite catarral com prejuízo a digestão e absorção. A migração de larvas pode causar broncopneumonia.

Sinais clínicos. Diarreia sanguinolenta, desidratação e, algumas vezes, morte.

Diagnóstico. Os sinais clínicos em animais muito jovens, normalmente nas primeiras poucas semanas de vida, juntamente com a presença de um grande número de ovos característicos ou larvas nas fezes são sugestivos de estrongiloidose.

Patologia. As lesões consistem em inflamação catarral do intestino delgado, enquanto em infecções graves pode haver necrose e esfacelamento da mucosa. Os vermes adultos cavam túneis no epitélio na base dos vilos do intestino delgado. Em cachorrinhos jovens, invasão intensa dos pulmões por larvas em migração pode resultar em hemorragias petequiais e equimóticas.

Epidemiologia. Os cães podem atuar como hospedeiros naturais para essa espécie. A transmissão ocorre tanto por via oral ou percutânea quanto por autoinfecção. Essa última via pode levar a casos de estrongiloidose persistente que ocorre sem reinfecção externa. Cãezinhos que não foram desmamados são infectados por via oral por larvas que aderem às tetas e larvas ingeridas com o colostro. A infecção é vista mais comumente no verão, quando o tempo está quente e úmido, e é um problema frequente em canis. Uma estirpe de *Strongyloides stercoralis* se tornou adaptada a humanos e normalmente ocorre em locais de clima quente.

Tratamento. Em cães, fembendazol oral a 10 a 20 mg/kg/dia durante 3 dias é efetivo. Ivermectina é efetiva contra vermes adultos.

Controle. A desinfecção ou a substituição de canis e de camas eliminam as fontes de infecção.

Três outras espécies de *Strongyloides* são encontrados em gatos (Tabela 12.1). Detalhes quanto ao ciclo evolutivo, diagnóstico, tratamento e controle dessas espécies são como para *S. stercoralis*.

Trichinella spiralis

Para mais detalhes, ver Capítulo 11.

Alaria alata

Nome comum. Fascíola intestinal dos carnívoros.

Local de predileção. Intestino delgado.

Filo. Platyhelminthes.

Classe. Trematoda.

Família. Diplostomatidae.

Descrição macroscópica. Fascíolas adultas medem 2 a 6 mm de comprimento e a parte anterior do corpo, achatada na forma de espátula, é muito mais longa do que a parte posterior cilíndrica, que contém os órgãos reprodutivos.

Tabela 12.1 Espécies de *Strongyloides* relatadas em gatos.

Espécie	Descrição	Patogenicidade
Strongyloides planiceps	As fêmeas parasitas medem 2,4 a 3,3 mm de comprimento (em média, 2,8 mm). A cauda da fêmea parasita se estreita abruptamente até uma extremidade romba e os ovários têm aparência de espiral	Não patogênico
Strongyloides felis (sin. *Strongyloides cati*)	Semelhante a *S. planiceps*. As fêmeas parasitas de *S. felis* têm uma cauda longa que se estreita lentamente até a extremidade. Os ovários são retos	Não patogênico
Strongyloides tumefaciens	As fêmeas parasitas medem cerca de 5 mm de comprimento	Encontradas em tumores na mucosa do intestino grosso

Descrição microscópica. Nos cantos laterais anteriores da parte anterior há duas projeções semelhantes a tentáculos. As ventosas são muito pequenas e o órgão aderente consiste em duas dobras tubulares longas com margens laterais distintas. Os ovos castanho-amarelados são grandes, medindo 98-134 por 62-68 μm, operculados e não embrionados (Figura 12.5).

Hospedeiros definitivos. Cães, gatos, raposas, visons, carnívoros selvagens e raramente humanos.

Hospedeiros intermediários. Hospedeiro 1: caramujos de água doce (*Planorbis* spp.). Hospedeiro 2: sapos e rãs.

Distribuição geográfica. Europa oriental.

Patogênese. Fascíolas adultas aderem à membrana mucosa do intestino delgado (Figura 12.6), mas causam poucas lesões. Entretanto, as mesocercárias em migração podem causar sintomas clínicos. Infecções intensas podem causar duodenite grave e lesões pulmonares em cães e gatos. Um caso fatal foi relatado em humanos que ingeriram pernas de rã cozidas inadequadamente; as principais lesões foram nos pulmões.

Sinais clínicos. A infecção, em geral, não é associada a sinais clínicos.

Diagnóstico. O diagnóstico é feito por meio da identificação da presença de ovos nas fezes.

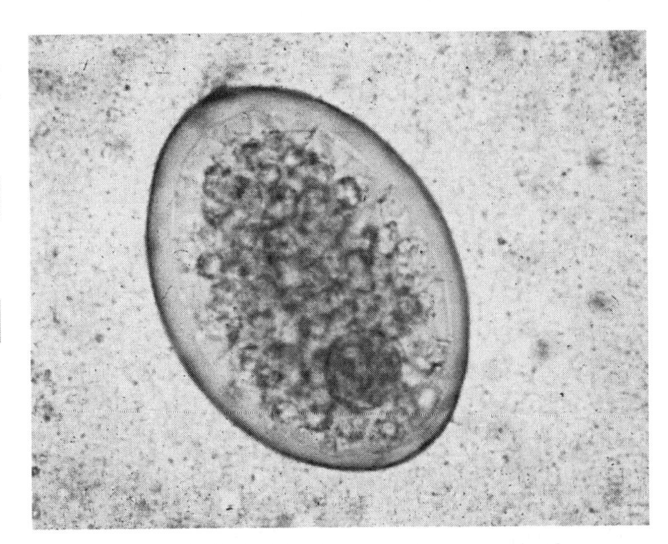

Figura 12.5 Ovo de *Alaria*. (Esta figura encontra-se reproduzida em cores no Encarte.)

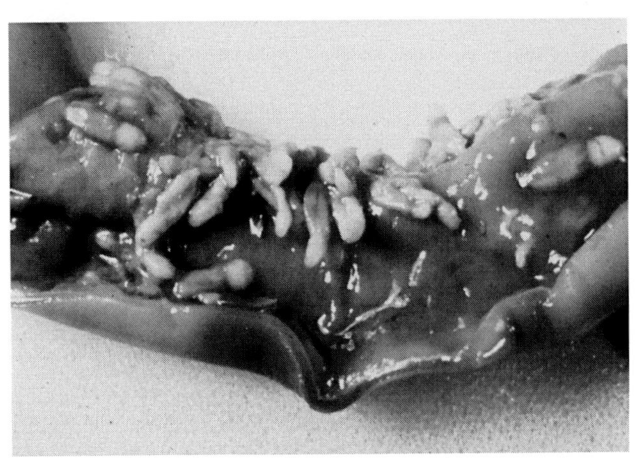

Figura 12.6 *Alaria* spp. aderidas à mucosa do intestino delgado. (Esta figura encontra-se reproduzida em cores no Encarte.)

Patologia. Os efeitos, em geral, são limitados ao local de aderência das fascíolas à mucosa intestinal e podem incluir irritação local, erosão, ulceração e a produção de excesso de muco intestinal e, raramente, enterite hemorrágica.

Epidemiologia. A infecção é mantida em áreas endêmicas nas quais os hospedeiros intermediários são abundantes. A infecção transmamária foi relatada com algumas espécies em gatos e roedores.

Tratamento. O tratamento com praziquantel ou niclosamida é recomendado.

Controle. Deve-se evitar que cães e gatos peguem ou consumam hospedeiros paratênicos, tais como rãs, roedores e cobras.

Outras espécies de *Alaria* encontradas em canídeos e felídeos estão descritas na Tabela 12.2.

Tabela 12.2 Fascíolas intestinais de cães e gatos.

Espécie	Hospedeiros definitivos	Hospedeiros intermediários	Distribuição
Família Diplostomatidae			
Alaria alata	Cães, gatos, raposas, visons, carnívoros selvagens, humanos	1: Caramujos 2: Rãs e sapos	Europa Oriental
Alaria americana	Cães, raposas e outros canídeos	1: Caramujos 2: Rãs e sapos	América do Norte
Alaria minnesotae	Gatos, gambás	1: Caramujos 2: Rãs e sapos	América do Norte
Alaria canis	Cães, raposas	1: Caramujos 2: Rãs e sapos	América do Norte
Alaria michiganensis	Cães, raposas	1: Caramujos 2: Rãs e sapos	América do Norte
Alaria marcianae	Gatos	1: Caramujos 2: Rãs e sapos	América do Norte
Família Troglotrematidae			
Nanophyetus salmincola	Cães, gatos, guaxinins, visons, ursos, linces, mamíferos que comem peixes, raramente humanos	1: Caramujos 2: Peixes	América do Norte, Rússia Oriental
Família Heterophyidae			
Heterophyes heterophyes	Cães	1: Caramujos 2: Peixes	Egito, Ásia
Heterophyes nocens	Cães	1: Caramujos 2: Peixes	Egito, Ásia
Metagonimus yokagawai	Cães	1: Caramujos 2: Peixes	Ásia, Bálcãs
Cryptocotyle lingua	Gaivotas, raposas	1: Mariscos 2: Peixes	Europa (Alemanha, Dinamarca, Reino Unido)
Apophallus muhlingi	Gaivotas	1: Desconhecido 2: Peixes	Europa
Apophallus (Rossicotrema) donicum	Gatos, cães	1: Desconhecido 2: Peixes	Europa, América do Norte
Família Echinosomatidae			
Echinochasmus perfoliatus	Cães	1: Caramujos 2: Peixes	Europa, Ásia
Euparyphium melis	Gatos	1: Caramujos 2: Girinos	Europa
Euparyphium ilocanum	Cães	1: Caramujos 2: Moluscos de água doce	Europa

Nanophyetus salmincola

Sinônimo. *Troglotrema salmincola.*

Local de predileção. Intestino delgado.

Filo. Platyhelminthes.

Classe. Trematoda.

Família. Nanophyetidae.

Descrição macroscópica. As fascíolas são pequenas, ovais, de coloração branca ou creme e medem cerca de 1 a 2,5 mm de comprimento por 0,3 mm de largura.

Descrição microscópica. Os grandes testículos são ovais e estão situados lado a lado no terço posterior do segmento. Os ovários esféricos estão situados atrás da ventosa ventral e à sua direita. O poro genital é imediatamente posterior à ventosa ventral e o saco tubular é grande. A vitelária consiste em grandes folículos. Os ovos são castanho-amarelados, não embrionados e medem cerca de 64-80 por 34-50 μm. Eles apresentam opérculo indistinto e uma dobradiça abopercular pequena e redonda no polo oposto.

Hospedeiros definitivos. Cães, raposas, coiotes, gatos, guaxinins, visons, ursos, linces, outros mamíferos que comem peixes e raramente humanos.

Hospedeiros intermediários. Hospedeiro 1: caramujos (*Oxytrema silicula*, *Goniobasis*, *Semisulcospira* spp.). Hospedeiro 2: muitos peixes salmonídeos.

Distribuição geográfica. América do Norte (noroeste do Pacífico) e Rússia oriental.

Patogênese. Os trematódeos penetram profundamente na mucosa do duodeno ou aderem à mucosa de outras partes do intestino delgado ou do intestino grosso. Em grandes números, eles produzem uma enterite superficial que pode levar a enterite hemorrágica. A importância real de *N. salmincola* está em sua capacidade de transmitir *Neorickettsia helminthoeca*, o agente da 'intoxicação por salmão', que, com frequência, produz infecções graves e fatais em cães, raposas e outros animais.

Sinais clínicos. A presença de um grande número de fascíolas pode causar diarreia. Com infecções complicadas que envolvem *Neorickettsia helminthoeca*, há início súbito de febre e perda completa de apetite. Em alguns dias há secreção purulenta dos olhos, vômito e diarreia profusa, que pode ser hemorrágica. Os linfonodos podem estar aumentados. A mortalidade varia de 50 a 90% dos animais infectados.

Diagnóstico. O diagnóstico é feito por meio da identificação da presença de ovos nas fezes.

Patologia. Em grandes números, pode ocorrer enterite superficial, levando a enterite hemorrágica.

Epidemiologia. A infecção é mantida em áreas endêmicas nas quais os hospedeiros intermediários são abundantes.

Tratamento. Uma vez que a riquétsia causa os principais efeitos patogênicos, o tratamento com tetraciclina é indicado. Doses altas de albendazol ou fembendazol por um período prolongado podem ser efetivas no tratamento da infecção por fascíolas. Praziquantel administrado por via intramuscular ou subcutânea também é efetivo.

Controle. Cães e gatos não devem ser alimentados com peixe cru e devem ser mantidos longe de rios e de riachos que tenham salmões.

Nota. *Nanophyetus* pode ocasionalmente infectar humanos, nos quais penetra entre os vilos e causa inflamação e necrose da mucosa.

Muitos outros trematódeos parasitam o intestino delgado de cães e gatos e outros hospedeiros definitivos, inclusive aves e humanos, mas eles, normalmente, são de menor significância veterinária e estão resumidos na Tabela 12.2. Descrição mais detalhada é dada no Capítulo 1.

Diphyllobothrium latum

Sinônimo. *Dibothriocephalus latus.*

Nome comum. Verme chato largo.

Local de predileção. Intestino delgado.

Filo. Platyhelminthes.

Classe. Cestoda.

Família. Diphyllobothriidae.

Descrição macroscópica. Uma tênia muito longa de coloração marfim que mede de 10 a 15 m de comprimento, com muitas centenas de proglótides. O escólex é desarmado e apresenta dois sulcos musculares longitudinais semelhantes a fendas ou ventosas como órgão de fixação.

Descrição microscópica. Os segmentos maduros ou gravídicos têm formato retangular com poro genital central, sendo mais largos que longos. Os órgãos reprodutores estão localizados no centro dos segmentos. Os ovos têm coloração castanho-amarelada clara, formato ovoide, com polos arredondados, operculados e medem cerca de 66-70 por 45-50 μm (Figura 12.7). Note que os ovos de *Spirometra* spp. são muito similares, mas diferem por apresentarem polos mais pontiagudos (ver Figura 12.9).

Hospedeiros definitivos. Humanos e mamíferos que comem peixes, tais como cães, raposas, gatos, suínos, visons, focas e ursos.

Hospedeiros intermediários. Hospedeiro 1: copépodes do gênero *Diaptomus*. Hospedeiro 2: peixes de água doce (lúcio, truta, perca, vairão).

Distribuição geográfica. Partes da Escandinávia, Rússia, Japão e América do Norte.

Patogênese e sinais clínicos. Em humanos, as infecções, com frequência, são assintomáticas, mas pode haver fadiga, dispepsia, vômito e diarreia transitória. A infecção normalmente é assintomática em animais, embora ocasionalmente possa ocorrer deficiência de vitamina B_{12}.

Diagnóstico. Depende da detecção dos ovos característicos nas fezes.

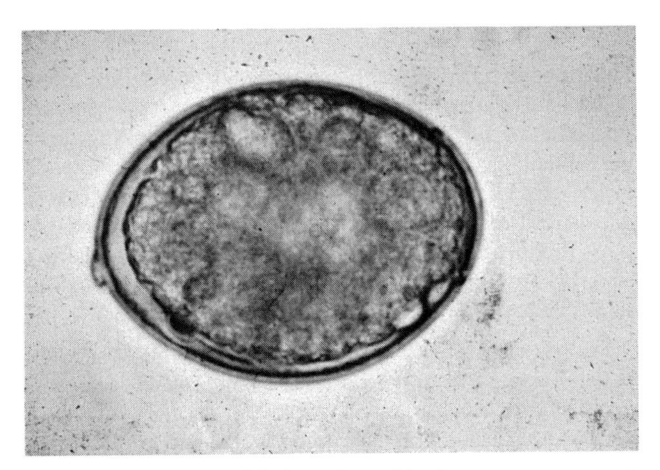

Figura 12.7 Ovo de *Diphyllobothrium latum*. (Esta figura encontra-se reproduzida em cores no Encarte.)

Patologia. Não induz lesão no intestino.

Epidemiologia. *Diphyllobothrium latum* é essencialmente um parasita de humanos, uma vez que, em outros hospedeiros, o cestódio produz poucos ovos férteis. A epidemiologia, portanto, é amplamente centrada em dois fatores, o acesso de detritos humanos a lagos de água doce e a ingestão de peixe cru. Animais domésticos, tais como cães ou suínos, tornam-se infectados ingerindo peixe cru ou restos de peixe.

Tratamento. Praziquantel e niclosamida são efetivos contra os cestódios adultos.

Controle. Em áreas nas quais a infecção é comum, os animais domésticos não devem receber produtos à base de peixe, a não ser que esses produtos tenham sido cozidos ou ultracongelados.

Nota. *Diphyllobothrium latum* é um cestódio parasita importante do intestino delgado de humanos em regiões de clima nórdico; ele também pode infectar outros mamíferos que comem peixes.

Dipylidium caninum

Nomes comuns. Verme de dois poros, cestódios semente de pepino.

Local de predileção. Intestino delgado.

Filo. Platyhelminthes.

Classe. Cestoda.

Família. Dilepididae.

Descrição macroscópica. *Dipylidium* é um cestódio muito mais curto que a *Taenia*, com comprimento máximo de, aproximadamente, 50 cm.

Descrição microscópica. O escólex apresenta quatro ventosas e um rostelo protrátil, que é armado com quatro ou cinco fileiras de pequenos ganchos em formato de espinhos de rosa (ver Figura 1.99). As proglótides são facilmente identificadas, sendo alongadas como um grande grão de arroz ou uma semente de pepino, e apresentam dois conjuntos de órgãos genitais, com uma abertura de poro em cada margem. Os ovos têm coloração castanho-amarelada e são quase subesféricos. Eles contêm um embrião hexacanto e medem cerca de 25 a 50 μm, e estão contidos em uma cápsula do ovo (aproximadamente 120 a 200 μm), que pode conter até 30 ovos (Figura 12.8; ver também Figura 4.6).

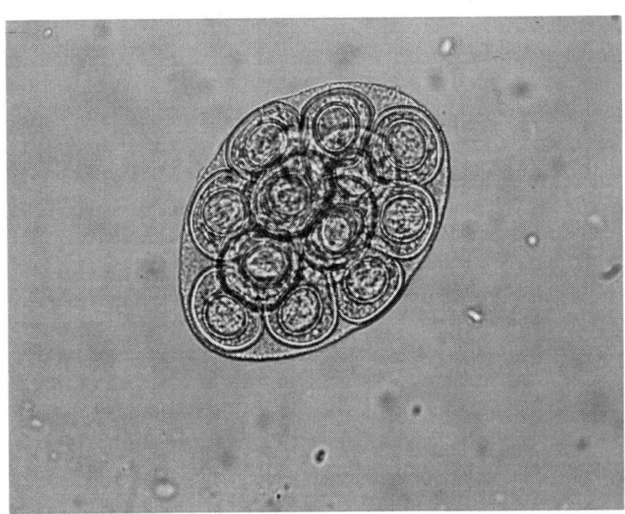

Figura 12.8 Ovos de *Dipylidium caninum* empacotados. (Esta figura encontra-se reproduzida em cores no Encarte.)

Hospedeiros definitivos. Cães, raposas e gatos, raramente humanos.

Hospedeiros intermediários. Pulgas (*Ctenocephalides* spp., *Pulex irritans*) e piolhos picadores (*Trichodectes canis*).

Distribuição geográfica. Cosmopolita.

Patogênese. Os adultos não são patogênicos e muitas centenas podem ser toleradas sem efeitos clínicos. Eles liberam segmentos que, conforme se arrastam ativamente a partir do ânus, podem causar algum desconforto, e um sinal útil de infecção é se o animal lamber excessivamente a região do períneo. Sugeriu-se que os cães infectados desenvolvem o hábito de esfregar o ânus no chão, mas a obstrução das glândulas anais é a causa mais comum para esse comportamento.

Sinais clínicos. Desconforto anal, prurido.

Diagnóstico. Com frequência, a primeira indicação de infecção é a presença de um segmento na pelagem ao redor do períneo. Se o segmento foi recém-eliminado, a identificação pode ser feita pela sua forma alongada, os órgãos genitais duplos, que podem ser vistos com uma lupa de mão. Se estiver seco e distorcido, será necessário quebrá-lo sob a água usando agulhas, para que os pacotes de ovos sejam vistos com facilidade sob o microscópio, diferenciando assim o segmento daquele de *Taenia* spp., que contém apenas muitas oncosferas únicas.

Patologia. Os cestódios adultos têm pouca significância patogênica.

Epidemiologia. A infecção por *Dipylidium* é muito comum e, por depender da presença contínua de ectoparasitas para sua endemicidade local, ela é mais prevalente em animais negligenciados, embora infestações também sejam vistas em cães e gatos bem cuidados.

Tratamento e controle. Na infecção por *Dipylidium*, o tratamento e o controle devem ser instituídos conjuntamente, uma vez que, claramente, não há sentido em eliminar o cestódio adulto deixando um reservatório nos ectoparasitas do animal. Portanto, a administração de anti-helmínticos, tais como nitroscanato e praziquantel, deve ser acompanhada pelo uso de inseticidas. Também é imperativo que a cama do animal e os locais de repouso habituais recebam aplicação de inseticidas para eliminar os estágios imaturos das pulgas, que muitas vezes são mais numerosos que os parasitas adultos que estão se alimentando no cão ou no gato.

Nota. Esse é o cestódio mais comum dos cães e dos gatos domésticos.

Echinococcus

A taxonomia de *Echinococcus* sofreu por incertezas quanto ao estado taxonômico das espécies e subespécies descritas. Isso resultou em confusão quanto à nomenclatura das variantes intraespecíficas e teve impacto sobre a compreensão quanto à epidemiologia da equinococose, principalmente quanto à natureza dos padrões de transmissão. A aplicação recente de ferramentas moleculares levou ao reconhecimento de que uma série de espécies altamente adaptadas ao hospedeiro se mantém por meio de ciclos distintos de transmissão.

Echinococcus granulosus possui um alto grau de divergência genética e muitas estirpes (G1-G10) foram descritas, que apresentam diferenças quanto a morfologia, variedade de hospedeiros, patogenicidade e distribuição geográfica. Atualmente sabe-se que duas estirpes reconhecidas anteriormente agora são espécies individuais. *E. equinus* (a estirpe anterior dos equinos) e *E. orteleppi* (a estirpe anterior dos bovinos). Indubitavelmente existem mais estirpes ou espécies do complexo *E. granulosus*.

Echinococcus multilocularis é um parasita principalmente de raposas, mas é uma zoonose importante que também afeta cães e gatos. Outras duas espécies de *Echinococcus* ocorrem em cães: *E. oligarthrus* e *E. vogeli*. Esses são resumidos nas seções seguintes. Os estágios de metacestódios podem se estabelecer e desenvolver em humanos. Hospedeiros intermediários incluem roedores, tais como pacas (*Cuniculus paca*), o rato-espinhoso (*Proechimys guyannensis*) e a cutia (*Dasyprocta* spp.).

Echinococcus granulosus, *Echinococcus equinus* (G4), *Echinococcus orteleppi* (G5)

Nomes comuns. Cestódio anão dos cães, hidatidose.

Locais de predileção. Intestino delgado anterior (hospedeiro definitivo); principalmente fígado e pulmões (hospedeiro intermediário).

Filo. Platyhelminthes.

Classe. Cestoda.

Família. Taeniidae.

Descrição macroscópica. Todas as três espécies têm aparência similar. O cestódio inteiro tem apenas 5,0 a 6,0 mm de comprimento, e, portanto, é difícil de encontrar no intestino recém-aberto. Ela consiste em um escólex e três ou quatro segmentos, sendo que o segmento gravídico terminal ocupa cerca de metade do comprimento do cestódio completo (ver Figura 1.94). Cistos 'hidáticos' são vesículas grandes preenchidas por líquido, com 5 a 10 cm de diâmetro (ver Figura 9.44).

Descrição microscópica. O escólex tipicamente é tenídeo e o rostelo apresenta duas fileiras de ganchos, que variam em quantidade de 30 a 60. Cada segmento apresenta uma única abertura genital, com o penúltimo segmento sexualmente maduro e o último segmento grávido. Os poros genitais se alternam irregularmente. Para morfologia mais detalhada dos cistos hidáticos, ver descrição de *E. granulosus* no Capítulo 9.

Os ovos pequenos e quase esféricos têm casca grossa e lisa e são tipicamente 'tenídeos'. Eles medem 32-36 por 25-30 μm e o embrióforo lamelar é estriado radialmente, com seis oncosferas com ganchos.

Hospedeiros definitivos. *Echinococcus granulosus*: cães e muitos canídeos selvagens tais como coiote, dingo e lobos; *E. equinus*: cães e raposas-vermelhas; *E. orteleppi*: cães.

Hospedeiros intermediários. *Echinococcus granulosus*: ruminantes domésticos e selvagens, humanos e primatas, suínos e lagomorfos; equinos e jumentos são resistentes. *E. equinus*: equinos, burros, mulas e jumentos; *E. orteleppi*: bovinos.

Distribuição geográfica. *Echinococcus granulosus*, cosmopolita; *E. equinus*, principalmente Europa.

Patogênese. Os cestódios adultos não são patogênicos, e milhares podem estar presentes no intestino delgado de cães sem sinais clínicos. Em animais domésticos, as hidátides no fígado ou nos pulmões normalmente são toleradas sem sinais clínicos, e a maioria das infecções é revelada apenas no abatedouro. Onde as oncosferas forem levadas pela circulação para outros locais, tais como rins, pâncreas, SNC ou cavidade medular dos ossos longos, a pressão do cisto em crescimento pode causar uma variedade de sinais clínicos.

Em contrapartida, quando humanos são envolvidos como hospedeiros intermediários, a hidátide nos pulmões ou no fígado, com frequência, tem significância patogênica. Um ou ambos os pulmões podem ser afetados, causando sintomas respiratórios e, se muitas hidátides estiverem presentes no fígado, pode haver distensão abdominal notável. Se um cisto se rompe, há risco de morte por anafilaxia; de maneira alternativa, se a pessoa sobreviver, cistos-filhos liberados podem retomar o desenvolvimento em outras regiões do corpo.

Sinais clínicos. Assintomático em cães e a infecção em bovinos, ovinos e equinos, em geral, também não é associada a sinais clínicos. A infecção de pessoas pode resultar em distúrbio respiratório ou aumento de volume abdominal, dependendo se os pulmões ou o fígado estiverem infectados.

Diagnóstico. O diagnóstico da infecção em cães com cestódios adultos é difícil, uma vez que os segmentos são pequenos e são liberados apenas de forma esparsa. Quando encontrados, a identificação se baseia no seu tamanho (2,0 a 3,0 mm), formato ovoide e poro genital único.

Em alguns países, regimes de controle envolveram a administração de anti-helmínticos purgativos, tais como cloridrato de arecolina, de maneira que o cestódio completo é expelido no muco e pode ser procurado nas fezes. Se necropsia estiver disponível, o intestino delgado é aberto e imerso em água rasa, e os cestódios aderidos à mucosa serão vistos como papilas delgadas pequenas. Testes imunodiagnósticos foram desenvolvidos com base na detecção de antígenos fecais pela técnica do ensaio imunoabsorvente ligado à enzima (ELISA) sanduíche.

Patologia. Não há patologia relatada nos hospedeiros definitivos.

Epidemiologia

- *Echinococcus granulosus*. Apenas alguns países, notavelmente a Islândia e a Irlanda, são livres de *E. granulosus*. É habitual considerar a epidemiologia como se baseando nos dois ciclos, pastoral e silvestre. No ciclo pastoral, o cão sempre está envolvido, sendo infectado pela ingestão de restos de ruminantes que contêm cistos hidáticos. Os hospedeiros intermediários domésticos irão variar de acordo com as criações locais, porém os mais importantes são os ovinos, que parecem ser hospedeiros intermediários naturais, sendo os escóleces originados desses animais mais altamente infectantes para cães. Em partes do Oriente Médio, o camelo é o principal reservatório de hidátides, enquanto no norte da Europa e da Rússia, é a rena. O ciclo pastoral é a fonte principal de hidatidose em humanos, sendo a infecção por ingestão acidental de oncosferas da pelagem de cães, ou de vegetais e outros alimentos contaminados por fezes de cachorros. O ciclo silvestre ocorre em canídeos selvagens e ruminantes e se baseia na predação ou no consumo de carcaças. Ele é menos importante como fonte de infecção em humanos, exceto em comunidades de caça, nas quais a infecção pode ser introduzida em cães domésticos pela alimentação com vísceras de ruminantes selvagens
- *Echinococcus equinus* (G4). A hidatidose equina é mais comum na Europa, e em outras partes do mundo, a maioria dos casos foi relatada em cavalos importados da Europa. A estirpe é altamente específica para equinos e os ovos não se desenvolvem em ovinos. O cão doméstico e a raposa-vermelha são os hospedeiros definitivos, e o ciclo em países de alta prevalência depende do acesso de cães a vísceras de equinos infestadas. Na Europa continental, a fonte mais provável é de restos de equinos de abatedouros e, na Grã-Bretanha, as vísceras de cavalos de caça, que são oferecidas a cães de caça. A estirpe de equinos não parece ser infectante para humanos.

Tratamento. Cestódios do gênero *Echinococcus* são mais difíceis de remover do que *Taenia*, mas muitos medicamentos, notavelmente praziquantel, estão disponíveis atualmente, que são altamente eficazes. Após o tratamento, é aconselhável confinar os cães por 48 h para facilitar a coleta e o descarte das fezes infectadas. Em humanos, os cistos hidáticos podem ser removidos cirurgicamente, embora o tratamento com mebendazol, albendazol e praziquantel tenha sido relatado como efetivo.

Controle. Baseia-se no tratamento regular de cães para eliminar os cestódios adultos e na prevenção da infecção em cães pela exclusão de material contendo hidátides da sua dieta. Isso é conseguido evitando o acesso de cães a abatedouros e, onde possível, por descarte adequado da carcaça de ovinos nas propriedades. Em alguns países, essas medidas se baseiam na legislação, com multas quando elas são desobedecidas. Em países nos quais não há medidas específicas para o controle de hidátides, verificou-se que o benefício incidental da eutanásia de cães errantes para o controle da raiva levou também a uma grande diminuição na incidência de infecção por hidátides em humanos.

Uma vacina de DNA recombinante foi desenvolvida para *E. granulosus*, mas requer maior refinamento para a aplicação prática e atualmente não está disponível comercialmente.

Echinococcus multilocularis

Nomes comuns. Cestódio anão das raposas, equinococose alveolar.

Locais de predileção. Intestino delgado inferior (hospedeiro definitivo); fígado e também pulmões, cérebro, músculos, linfonodos (hospedeiros intermediários).

Filo. Platyhelminthes.

Classe. Cestoda.

Família. Taeniidae.

Descrição macroscópica. *Echinococcus multilocularis* é um cestódio muito pequeno (2 a 4 mm) e, em geral, é similar a *E. granulosus*, mas normalmente tem 3 a 5 segmentos, sendo que o segmento terminal mede menos da metade do comprimento do verme completo.

Descrição microscópica. O escólex tem quatro ventosas e possui uma fileira dupla de ganchos grandes e pequenos. O terceiro segmento do cestódio adulto é maduro sexualmente e os poros genitais estão na parte anterior e no meio de cada segmento. O útero é saculiforme e sem saculações laterais e na proglótide terminal. Os segmentos grávidos contêm cerca de 200 a 300 ovos esféricos. Os ovos que são eliminados têm diâmetro de cerca de 30 a 40 μm e apresentam casca lisa e grossa. A estrutura do metacestódio consiste em matriz germinativa gelatinosa que forma vários compartimentos.

Hospedeiros definitivos. Canídeos selvagens (principalmente raposas, mas em algumas áreas, coiotes, lobos e guaxinins. Cães podem estar envolvidos), cães domésticos e gatos, embora o gato seja um hospedeiro menos adequado que os canídeos.

Hospedeiros intermediários. Principalmente roedores microtínicos, tais como ratos-do-campo, arganazes e lemingues, e insetívoros; alguns mamíferos maiores, incluindo humanos, também são suscetíveis.

Distribuição geográfica. Hemisfério norte, incluindo América do Norte, Groelândia, Escandinávia, Europa Central, Rússia, Oriente Médio; também Índia, China e Japão.

Patogênese. O estágio larval metacestódio se desenvolve principalmente no fígado, como os chamados cistos multiloculares ou alveolares, um crescimento difuso com muitos compartimentos que contêm matriz gelatinosa na qual os protoescóleces germinam. O crescimento do estágio intermediário é invasivo, se estende localmente e é capaz de causar metástases sistêmicas para outros locais, tais como pulmões, cérebro, músculos e linfonodos. Essas hidátides são o agente causal da alveolococose ou equinococose alveolar.

Sinais clínicos. Normalmente assintomático no hospedeiro definitivo. No hospedeiro intermediário, os sinais clínicos dependem do nível de infecção e da localização dos estágios metacestódios. A infecção em humanos normalmente apresenta-se com poucos sinais até que a infecção tenha progredido acentuadamente. A infiltração lenta dos órgãos pode causar sintomas que se assemelham àqueles de carcinoma de crescimento lento.

Diagnóstico. A técnica de sedimentação e contagem na necropsia é um método bem estabelecido para a detecção de *E. multilocularis* intestinal no hospedeiro definitivo, embora as técnicas de raspado intestinal também sejam úteis. Técnicas de pesquisa mais recentes incluem a detecção de copro-DNA por reação em cadeia da polimerase (PCR) e a detecção de coproantígenos específicos para *E. multilocularis* em um ensaio baseado em ELISA. Testes sorológicos e testes baseados em PCR estão disponíveis para a detecção precoce de infecção em humanos.

Patologia. O cestódio adulto causa poucas lesões no intestino do hospedeiro definitivo. No fígado, a invasão pelo estágio metacestódio pode resultar em atrofia do parênquima e causa cirrose. A expansão do *Echinococcus* alveolar no fígado produz agregados de pequenos cistos gelatinosos que parecem similares a neoplasias malignas.

Epidemiologia. Embora *E. multilocularis* apresente distribuição ampla no hemisfério norte, ele é essencialmente um parasita das regiões de tundra, com maior prevalência nas regiões subárticas do Canadá, Alasca e Rússia. Seu ciclo epidemiológico básico nessas regiões ocorre na raposa do ártico, no lobo e em suas presas – pequenos roedores e insetívoros. Na América do Norte, sua distribuição se estende para o sul a partir do Canadá até os EUA, onde a raposa-vermelha e o coiote atuam como hospedeiros definitivos. O ciclo é, portanto, silvestre, e a maioria dos casos em humanos ocorre em caçadores e em suas famílias após o contato com a pele contaminada de raposas e lobos. Entretanto, a ingestão de vegetais ou de frutas contaminadas por raposas infectadas que procuram por ratos-do-campo nos jardins pode, ocasionalmente, infectar humanos que vivem em regiões suburbanas.

No decorrer da última década, a população de raposas-vermelhas se expandiu na Europa e as raposas também estenderam sua distribuição para áreas urbanas e periurbanas. A demonstração de um ciclo de vida selvagem urbano de *E. multilocularis* em raposas tem implicações para a saúde humana em áreas nas quais esse parasita é endêmico. Adicionalmente, a expansão do ciclo sinantrópico, que envolve cães domésticos que caçam roedores infectados por metacestódios, pode levar ao aumento na prevalência de equinococose alveolar humana. Suspeita-se que a contaminação por ovos de *Echinococcus multilocularis* seja máxima nos locais onde há sobreposição entre hábitats rurais e urbanos.

Tratamento. Cães e gatos podem ser tratados com praziquantel ou epsiprantel. O tratamento de hospedeiros intermediários domésticos não é aconselhável. O crescimento invasivo em humanos assemelha-se a neoplasias malignas, e em razão da sua disseminação infiltrativa em tecidos e da sua prontidão em se desenvolver metastaticamente, a cirurgia não é aconselhável; recomenda-se o tratamento com mebendazol ou praziquantel.

Controle. Uma vez que há um grande reservatório silvestre, é improvável que o controle de *E. multilocularis* seja conseguido. Medidas preventivas incluem:

- O uso de luvas protetoras de borracha quando manuseando peles frescas de raposas, lobos etc.
- Lavagem completa de frutas provenientes da floresta antes do seu consumo em regiões nas quais a infecção é endêmica
- Tratamento de cães e de gatos com um anti-helmíntico cestodicida efetivo.

Echinococcus vogeli

Locais de predileção. Intestino delgado (hospedeiro definitivo); fígado, pulmões e outros órgãos viscerais (hospedeiros intermediários).

Filo. Platyhelminthes.

Classe. Cestoda.

Família. Taeniidae.

Descrição macroscópica. *Echinococcus vogeli* é um cestódio muito pequeno (4 a 6 mm) e normalmente apresenta três segmentos, o segmento gravídico terminal sendo muito longo em comparação ao resto da tênia.

Descrição microscópica. O útero é semelhante a um saco, com formato longo e tubular. O metacestódio apresenta estrutura policística.

Hospedeiros definitivos. Cachorro-vinagre (*Speothos venaticus*) e, ocasionalmente, cães domésticos. Humanos podem ser hospedeiros acidentais.

Distribuição geográfica. Américas Central e do Sul.

Nota. *Echinococcus shiquicus* é encontrado no Tibete e seu ciclo ocorre entre a raposa, *Vulpes ferrilata*, e a pika-do-platô.

Echinococcus oligarthrus

Locais de predileção. Intestino delgado (hospedeiro definitivo); vísceras, musculatura e pele (hospedeiros intermediários).

Filo. Platyhelminthes.

Classe. Cestoda.

Família. Taeniidae.

Descrição macroscópica. *Echinococcus oligarthus* é um cestódio extremamente pequeno (2,5 a 3,0 mm) e normalmente apresenta três segmentos.

Descrição microscópica. O útero é semelhante a um saco na proglótide gravídica. O metacestódio apresenta formato policístico.

Hospedeiros definitivos. Pumas, onças, jaguatiricas e outros felídeos; humanos podem ser hospedeiros acidentais.

Distribuição geográfica. Américas Central e do Sul.

Outros detalhes quanto a essa espécie são similares àqueles de *E. multilocularis*.

Spirometra mansoni

Local de predileção. Intestino delgado.

Filo. Platyhelminthes.

Classe. Cestoda.

Família. Diphyllobothriidae.

Descrição macroscópica. Os cestódios adultos são muito semelhantes a *Diphyllobothrium*, o escólex é desarmado e apresenta dois sulcos longitudinais musculares semelhantes a fendas como órgãos de aderência. Os plerocercoides, também chamados de esparganas, são brancos, semelhantes a fitas, enrugados e podem medir cerca de 300 a 400 mm.

Descrição microscópica. Os cestódios apresentam ambos um poro uterino e um vaginal e o útero apresenta formato espiral. Os ovos operculados apresentam extremidades pontiagudas e medem, em média, 65 por 45 μm (Figura 12.9).

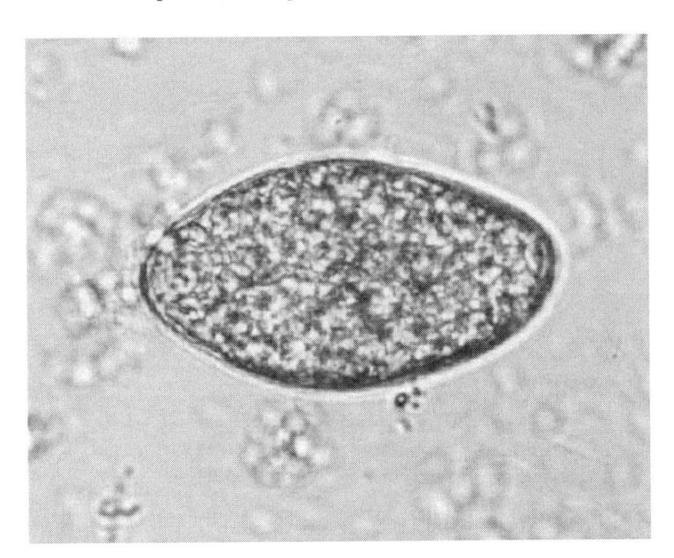

Figura 12.9 Ovo de *Spirometra*. (Esta figura encontra-se reproduzida em cores no Encarte.)

Hospedeiros definitivos. Cães, gatos, carnívoros selvagens e ocasionalmente humanos.

Hospedeiros intermediários. Hospedeiro 1: copépodes. Hospedeiro 2: anfíbios, répteis, aves e mamíferos.

Distribuição geográfica. América do Sul e Ásia.

Patogênese e patologia. Os cestódios normalmente causam pouco efeito no intestino de cães e gatos.

Sinais clínicos. Normalmente é assintomático em animais.

Nota. Outros detalhes são similares quanto à maioria dos aspectos a *D. latum*. Ocasionalmente, humanos podem se tornar infectados com plerocercoides, seja por meio da ingestão de água que contenha crustáceos infectados por procercoides, seja pela ingestão de hospedeiros infectados por plerocercoides, tais como suínos. Essa zoonose, conhecida como esparganose (*Sparganum* era o nome antigo dado a esses plerocercoides), é caracterizada pela presença de larvas de até 35 mm de comprimento nos músculos e tecidos subcutâneos, principalmente na área periorbital, causando edema e inflamação. Ocasionalmente, a espargana se desintegra em muitos pedaços (doença proliferativa), que se desenvolvem separadamente, e isso pode ser fatal.

Outras espécies de *Spirometra* encontradas em cães e gatos estão detalhadas na Tabela 12.3. Descrições detalhadas desses cestódios tenídeos de cães estão listadas na Tabela 12.4.

Tabela 12.3 Cestódios de cães e gatos.

Gênero	Espécie	Hospedeiros	Hospedeiros intermediários	Nome dos estágios metacestódios	Localização
Echinococcus	*granulosus*	Cães (lobos, raposas, chacais, dingos, hienas)	Animais de produção, humanos	Hidatidose, cisto hidático	Fígado, pulmões etc.
	equinus	Cães	Equinos		
	orteleppi	Cães	Bovinos		
Echinococcus	*multilocularis*	Raposas, cães, gatos	Roedores, humanos (suínos, equinos)	Equinococo alveolar	Fígado, pulmões etc.
Echinococcus	*vogeli*	Cachorro-vinagre, cães, raramente humanos	Roedores	Hidátide	Fígado, pulmões e outros órgãos viscerais
Echinococcus	*oligarthus*	Pumas, onças, jaguatiricas e outros felídeos	Roedores	Hidátide	Vísceras, musculatura e pele
Taenia	*pisiformis*	Cães, raposas	Coelhos	*Cysticercus pisiformis*	Cavidade abdominal, fígado
Taenia	*hydatigena*	Cães, raposas	Animais de produção	*Cysticercus tenuicollis*	Cavidade abdominal, fígado
Taenia (sin. *Multiceps*)	*multiceps*	Cães	Ovinos, bovinos, humanos	*Coenurus cerebralis*	Cérebro, medula espinal
	skrjabini	Cães, raposas	Ovinos	*Coenurus skrjabini*	Músculos, subcutâneo
	gaigeri	Cães, raposas	Caprinos	*Coenurus gaigeri*	Músculos, subcutâneo
Taenia	*ovis*	Cães, raposas	Ovinos, caprinos	*Cysticercus ovis*	Músculos
Taenia	*crassiceps*	Raposas, cães	Pequenos roedores	*Cysticercus longicollis*	Cavidade abdominal
Taenia (sin. *Hydatigera*)	*taeniaeformis*	Gatos	Pequenos roedores	*Strobilocercus fasciolaris* (sin. *Crassicollis*)	Fígado
Taenia (sin. *Multiceps*)	*serialis*	Cães	Coelhos	*Coenurus serialis*	Tecido conjuntivo
Dipylidium	*caninum*	Cães, gatos, raposas	Pulgas, piolhos	Cisticercoide	Cavidade abdominal
Mesocestoides	*lineatus*	Cães, raposas, gatos	1: Ácaros oribatídeos 2: Mamíferos, répteis, sapos, pássaros	Tetratirídio	Cavidade abdominal, fígado
Diphyllobothrium	*latum*	Humanos, cães, suínos, gatos	1: Copépodes 2: Peixes	Plerocercoide	Cavidade abdominal, músculos
Spirometra	*mansoni*	Cães, gatos, carnívoros selvagens e ocasionalmente humanos	1: Copépodes 2: Anfíbios, répteis, pássaros	Plerocercoide	Músculos, tecido subcutâneo
Spirometra	*mansonoides*	Gatos, linces e, ocasionalmente, cães	1: Crustáceos 2: Ratos, camundongos, cobras	Plerocercoide	Músculos, tecido subcutâneo
Spirometra	*erinacei*	Gatos, raposas	1: Crustáceos 2: Sapos	Plerocercoide	Músculos, tecido subcutâneo

Tabela 12.4 Cestódios tenídeos de cães.

Espécie do parasita	Tamanho do escólex (mm)*	Nº de ganchos*	Comprimento dos ganchos (µm) Ganchos grandes*	Ganchos pequenos*	Nº de testículos (camadas)	Poros genitais	Nº de ramos uterinos	Notas
Taenia hydatigena	206 (170 a 220)	28 a 36 (26 a 44)	191 a 218 (170 a 235)	118 a 143 (110 a 168)	600 a 700 (1)	5 a 10 proeminentes	6 a 10 que se redividem	Lobos do ovário de tamanho desigual. Sem esfíncter vaginal. Testículos se estendem à vitelária, mas não são confluentes atrás
Taenia ovis (sin. *Taenia cervi, Taenia krabbei, Taenia hyaenae*)	180 (156 a 188)	30 a 34 (24 a 38)	170 a 191 (131 a 202)	111 a 127 (89 a 157)	350 a 750 (1)	15 a 30	11 a 20 que se redividem	Lobos do ovário de tamanho desigual. Esfíncter vaginal bem desenvolvido. Testículos se estendem até a extremidade posterior do ovário
Taenia multiceps (sin. *Multiceps multiceps*) *Taenia skrjabini* *Taenia (Multiceps) gaigeri*	160 (150 a 170)	22 a 30 (20 a 34)	157 a 177 (120 a 190)	98 a 136 (73 a 160)	284 a 388 (2)		14 a 20 que se redividem	Lobos do ovário de tamanho igual. Almofada de músculos na parede anterior da vagina. Testículos se estendem até a vitelária, mas não são confluentes atrás
Taenia serialis (sin. *Multiceps serialis*)	160 (135 a 175)	26 a 32	137 a 175	78 a 120			20 a 25	
Taenia pisiformis	250 (225 a 294)	34 a 48	225 a 294	132 a 177			5 a 15, quase não são visíveis	

*Os valores entre parênteses indicam a variação.

Taenia hydatigena

Sinônimos. *Taenia marginata, Cysticercus tenuicollis.*

Nome comum. Verme da bexiga do pescoço fino.

Locais de predileção. Intestino delgado (hospedeiros definitivos); cavidade abdominal, fígado (hospedeiros intermediários).

Filo. Platyhelminthes.

Classe. Cestoda.

Família. Taeniidae.

Descrição macroscópica. *Taenia hydatigena* é um cestódio grande que mede até 5 m de comprimento. O escólex é grande e apresenta duas fileiras de 26 e 46 ganchos no rostelo. Quatro ventosas estão presentes. As proglotes grávidas medem 12 por 6 mm e o útero tem 5 a 10 ramos laterais.

Descrição microscópica. Os ovos são subesféricos ou ligeiramente elípticos e medem 36-39 por 31-35 µm. Eles apresentam casca grossa e lisa com embrióforo estriado radialmente e contêm um embrião hexacanto.

Hospedeiros definitivos. Cães, raposas, doninhas, arminhos, gambás, lobos, hienas.

Hospedeiros intermediários. Ovinos, caprinos, bovinos, veados, suínos, equinos.

Distribuição geográfica. Cosmopolita.

Patogênese e sinais clínicos. Cestódios adultos em cães normalmente são assintomáticos. Entretanto, em infecções intensas, pode haver distúrbios gastrintestinais, tais como diarreia, dor abdominal e prurido anal que resulta da migração de proglótides a partir da área perianal.

Diagnóstico. Com frequência, o primeiro sinal de infecção por cestódios em cães é a presença de proglótides nas fezes ou, com maior frequência, na região perianal como resultado da migração ativa dos segmentos. Esses segmentos podem causar prurido e lambedura da região perianal.

Patologia. Normalmente causa poucas lesões ao intestino, embora possa haver relatos ocasionais de obstrução quando muitos vermes estão presentes.

Epidemiologia. Se não forem tratados, os hospedeiros finais podem albergar cestódios por muitos meses a 1 ano ou mais.

Tratamento. Cestódios podem ser removidos de cães por meio da administração de um anti-helmíntico cestodicida efetivo, tal como niclosamida, praziquantel, nitroscanato ou múltiplas doses de mebendazol ou fembendazol (Tabela 12.5). Nenhum tratamento prático está disponível para os hospedeiros intermediários.

Controle. Similar ao de outros tenídeos e envolve controle da infecção no hospedeiro definitivo, enterrando ou descartando carcaças e restos de ruminantes.

Nota. A nomenclatura correta do estágio que acomete o hospedeiro intermediário é "estágio metacestódio de *Taenia hydatigena*", e não "*Cysticercus tenuicollis*".

Taenia ovis

Sinônimos. *Taenia cervi, Taenia krabbei, Taenia hyaenae, Cysticercus ovis, Cysticercus cervi, Cysticercus tarandi, Cysticercus dromedarii, Cysticercus cameli.*

Nomes comuns. Cisticercose, "sarampo ovino", verme bexiga dos ovinos.

Tabela 12.5 Tratamentos de cestódios de cães e gatos.

Anti-helmíntico	Dose (mg/kg)	*Taenia* spp.	*Echinococcus* spp.	*Dipylidium*	Comentários
Praziquantel	5 (oral)	+	+	+	Boa atividade contra *E. multilocularis*
	8 (*spot-on*)	+	+	+	
	3,5 a 7,5 (injetável)	+	+	+	
Diclorofeno	200	+		+	
Nitroscanato	50	+	(+)	+	Ativo contra *E. granulosus*. Uso apenas em cães
Niclosamida	125	+		(+)	
Fembendazol	100 dose única 50 por 3 dias	+			
Mebendazol	Variável (3,5 a 50) Administrar por 2 a 5 dias	(+)	(+)		Atividade variável contra cestódios. Alguma atividade contra *E. granulosus*
Episprantel	5,5	+		+	Combinado com pamoato de pirantel
Bunamidina	50	+	+	+	Não está mais disponível em muitos países

+, ativo; (+), atividade variável.

Locais de predileção. Intestino delgado (hospedeiros definitivos); músculo, fígado e outros órgãos (hospedeiros intermediários).

Filo. Platyhelminthes.

Classe. Cestoda.

Família. Taeniidae.

Descrição macroscópica. Os cestódios adultos medem 0,5 a 1,5 m de comprimento.

Descrição microscópica. O rostelo apresenta 24 a 36 ganchos e quatro ventosas estão presentes. O estróbilo apresenta borda ornamentada e, com frequência é enrolado em espiral. As proglótides maduras apresentam esfíncter vaginal e o ovário e a vagina se cruzam entre si. O útero das proglótides grávidas tem 20 a 25 ramos laterais de cada lado. Os ovos têm formato oval e medem 34 por 24-28 μm.

Hospedeiros definitivos. Cães, raposas, carnívoros selvagens.

Hospedeiros intermediários. Ovinos, caprinos (*Cysticercus ovis*); veados (*Cysticercus cervi*); renas (*Cysticercus tarandi*), camelos (*Cysticercus dromedarii, Cysticercus cameli*).

Distribuição geográfica. Cosmopolita.

Patogênese e sinais clínicos. Infecções intensas em cães jovens podem, algumas vezes, causar diarreia e crescimento inadequado.

Diagnóstico. A infecção por cestódios em cães, com frequência, é reconhecida por meio da presença de proglótides eliminadas e/ou segmentos de cestódios em fezes frescas.

Epidemiologia. Cestódios adultos eliminam três segmentos, cada um contendo 78.000 a 95.000 ovos. Os cães podem ser infectados por mais de um cestódio adulto. Os ovos de casca grossa podem sobreviver por 90 a 150 dias a 16°C, mas sobrevivem por períodos mais curtos em temperaturas mais altas. Os ruminantes são infectados pela ingestão de pastos e forrageiras contaminadas com fezes de cães ou de raposas que contenham ovos de *T. ovis*.

Tratamento. Como para outras espécies de tenídeos.

Controle. O tratamento periódico de cães com um anti-helmíntico efetivo irá reduzir a contaminação do ambiente. Os cães não devem ter acesso à carne crua de ovinos e de caprinos e às carcaças. Uma vacina recombinante altamente protetora está disponível em alguns países.

Nota. A nomenclatura correta do estágio que acomete o hospedeiro intermediário é "estágio metacestódio da *Taenia ovis*", e não "*Cysticercus ovis*" etc.

Taenia multiceps

Sinônimos. *Multiceps multiceps, Coenurus cerebralis, Taenia skrjabini, Coenurus skrjabini, Taenia* (*Multiceps*) *gaigeri, Coenurus gaigeri.*

Nomes comuns. Desequilíbrio, atordoamento, cambaleio.

Locais de predileção. Intestino delgado (hospedeiros definitivos); cérebro e medula espinal (hospedeiros intermediários).

Filo. Platyhelminthes.

Classe. Cestoda.

Família. Taeniidae.

Descrição macroscópica. Os cestódios adultos medem 40 a 100 cm de comprimento (Figura 12.10).

Descrição microscópica. Os adultos têm cabeça pequena com cerca de 0,8 mm de diâmetro, com quatro ventosas. Há um anel duplo de 22 a 32 ganchos no rostelo. Os segmentos grávidos medem 8 a 12 mm por 3 a 4 mm e o útero apresenta 18 a 26 ramos laterais, os quais contêm ovos de tenídeos. Os ovos têm, aproximadamente, 29 a 37 μm de diâmetro e apresentam casca grossa e lisa com embrióforos estriados radialmente. Eles contêm um embrião hexacanto.

Hospedeiros definitivos. Cães, raposas, coiotes, chacais e lobos.

Hospedeiros intermediários. Ovinos, caprinos, bovinos, veados, suínos, equinos, humanos.

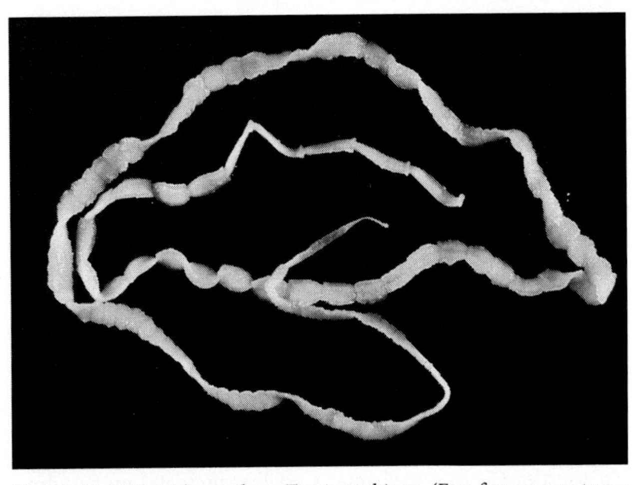

Figura 12.10 Cestódio maduro, *Taenia multiceps*. (Esta figura encontra-se reproduzida em cores no Encarte.)

Distribuição geográfica. Cosmopolita, mas ausente nos EUA e Nova Zelândia.

Patogênese e sinais clínicos. Infecções no hospedeiro intermediário normalmente são assintomáticas.

Diagnóstico. Como para *T. hydatigena*.

Patologia. Não há patologia associada.

Epidemiologia. É amplamente influenciada pelo fato de os cães pastores e cães errantes terem acesso à cabeça e à medula espinal de hospedeiros intermediários infectados. As raposas, em geral, são menos eficientes que os cães em contaminarem os pastos.

Tratamento. Como para outras espécies de tenídeos.

Controle. Pode ser conseguido assegurando-se que os cães, principalmente os cães pastores, não tenham acesso às cabeças de ovinos ou caprinos abatidos ou mortos. É essencial que todas as carcaças de ovinos sejam enterradas logo que seja possível. Em áreas nas quais a cenurose é endêmica, a vermifugação periódica de cães com um anti-helmíntico efetivo a cada 6 a 8 semanas irá reduzir a contaminação no ambiente e, por quebrar o ciclo ovino-cão, pode levar à erradicação da doença. Acredita-se que as raposas não sejam hospedeiros definitivos importantes para *T. multiceps*.

Taenia pisiformis

Sinônimos. *Cysticercus pisiformis*.

Locais de predileção. Intestino delgado (hospedeiros definitivos); peritônio, fígado (hospedeiros intermediários).

Filo. Platyhelminthes.

Classe. Cestoda.

Família. Taeniidae.

Descrição macroscópica. Os cestódios adultos podem medir até 2 m de comprimento.

Descrição microscópica. O cestódio adulto tem um escólex amplo com estróbilo estreito e o rostelo apresenta 34 a 48 ganchos (ver a Figura 1.90). Os segmentos grávidos apresentam útero com 8 a 14 ramos laterais de cada lado. *Cysticercus pisiformis* é um pequeno cisto transparente semelhante a uma ervilha. Os ovos têm formato oval ou elíptico, e medem aproximadamente 48 por 46 mm de tamanho e apresentam casca espessa e lisa com embrióforos estriados radialmente. Eles contêm um embrião hexacanto.

Hospedeiros definitivos. Cães, raposas.

Hospedeiros intermediários. Coelhos, lebres.

Distribuição geográfica. Cosmopolita.

Patogênese. A infecção normalmente é assintomática tanto no hospedeiro definitivo quanto no hospedeiro intermediário. Entretanto, em infecções intensas, lesão hepática pode ocorrer nos hospedeiros intermediários como resultado da migração de vermes jovens pelo parênquima hepático. Isso pode levar a hepatite e cirrose.

Sinais clínicos. Infecções normalmente são assintomáticas. Em infecções intensas, os hospedeiros intermediários podem apresentar emaciação e icterícia.

Diagnóstico. A infecção do hospedeiro intermediário é detectada por meio da presença de um único cisto ou de um agregado de muitos cistos na cavidade abdominal.

Patologia. Cistos semelhantes a ervilhas presentes no peritônio, parede do mesentério e omento.

Epidemiologia. Há alta prevalência em cães de caça.

Tratamento. Como para outras espécies de tenídeos.

Controle. Cães de caça devem ser vermifugados regularmente com um anti-helmíntico efetivo e não devem ser alimentados com carcaças cruas ou restos de coelhos e lebres.

Nota. A nomenclatura correta do estágio que acomete o hospedeiro intermediário é "estágio metacestódio da *Taenia pisiformis*", e não "*Cysticercus pisiformis*".

Taenia serialis

Sinônimos. *Multiceps serialis, Coenurus serialis*.

Locais de predileção. Intestino delgado (hospedeiros definitivos); tecidos conjuntivos intramuscular e subcutâneo (hospedeiros intermediários).

Filo. Platyhelminthes.

Classe. Cestoda.

Família. Taeniidae.

Descrição macroscópica. Os cestódios adultos têm comprimento médio, medindo cerca de 0,5 a 0,7 m e apresentam duas fileiras de ganchos (ver Figura 1.92). Os cistos dos metacestódios podem medir 4 a 6 cm.

Descrição microscópica. Os muitos escóleces no cenuro estão dispostos em linhas ou faixas conforme o nome "*serialis*" sugere. O útero grávido possui 10 a 18 ramos laterais e o esfíncter vaginal é bem desenvolvido. Os ovos ligeiramente elípticos medem 31-34 por 29-30 μm e apresentam casca espessa e lisa, com embrióforos estriados radialmente. Eles contêm um embrião hexacanto.

Hospedeiros definitivos. Cães, raposas e outros canídeos.

Hospedeiros intermediários. Coelhos, lebres e raramente roedores e humanos.

Distribuição geográfica. Cosmopolita.

Patogênese. A infecção normalmente é assintomática tanto no hospedeiro definitivo quanto no hospedeiro intermediário.

Sinais clínicos. Não há sinais clínicos relatados.

Diagnóstico. A infecção do hospedeiro intermediário é detectada por meio da presença de cistos no tecido conjuntivo subcutâneo ou intramuscular.

Patologia. Cistos semelhantes a ervilhas presentes no tecido conjuntivo subcutâneo ou intramuscular.

Epidemiologia. Há alta prevalência em cães de caça.

Tratamento. Como para outras espécies de tenídeos.

Controle. Cães de caça devem ser vermifugados regularmente com um anti-helmíntico efetivo e não devem ser alimentados com carcaças cruas ou restos de coelhos e lebres.

Nota. A nomenclatura correta do estágio que acomete o hospedeiro intermediário é "estágio metacestódio da *Taenia serialis*", e não "*Cysticercus serialis*". Outra espécie, *Taenia brauni*, é muito similar a *T. serialis* e é encontrada em partes da África. O cestódio adulto ocorre no cão e em outros canídeos selvagens e o metacestódio, em roedores.

Taenia taeniaeformis

Sinônimos. *Hydatigera taeniaeformis, Taenia crassicollis, Cysticercus fasciolaris, Strobilocercus fasciolaris*.

Locais de predileção. Intestino delgado (hospedeiros definitivos); fígado (hospedeiros intermediários).

Filo. Platyhelminthes.

Classe. Cestoda.

Família. Taeniidae.

Descrição macroscópica. Os cestódios adultos têm comprimento médio, medindo até 70 cm de comprimento.

Descrição microscópica. O escólex é grande e não há uma região de colo. O útero tem cinco a nove ramos laterais e as proglótides posteriores apresentam formato de sino. O estágio metacestódio é um estrobilocerco (*Strobilocercus fasciolaris*), que é um pequeno cisto conectado com um escólex evaginado por um estróbilo juvenil segmentado. Os ovos de formato subesférico medem, em média, cerca de 31 a 37 µm e apresentam casca espessa e lisa, com embrióforos estriados radialmente. Eles contêm um embrião hexacanto.

Hospedeiros definitivos. Gatos, linces, arminhos, raposas.

Hospedeiros intermediários. Camundongos, ratos, coelhos, esquilos.

Distribuição geográfica. Cosmopolita.

Patogênese. Cestódios adultos têm pouca significância patogênica e as infecções, em geral, são subclínicas.

Sinais clínicos. Não há sinais clínicos relatados.

Diagnóstico. O diagnóstico depende da demonstração dos segmentos ou de ovos individuais de tenídeos nas fezes. A identificação da espécie do cestódio adulto é tarefa para um especialista.

Epidemiologia. Os roedores são infectados ao ingerirem pastos e forragens contaminadas pelas fezes de gatos que apresentam ovos de *T. taeniaeformis*. Dois ciclos podem ocorrer: um ciclo urbano que envolve gatos domésticos e roedores de campo e um ciclo silvestre que, na América do Norte, envolve linces e roedores silvestres.

Tratamento. Os gatos devem ser tratados regularmente com um anti-helmíntico cestodicida efetivo. Para cestódios adultos, muitos fármacos efetivos estão disponíveis, incluindo praziquantel, mebendazol, fembendazol e diclorofeno.

Controle. O controle depende de métodos dietéticos que excluam o acesso dos estágios larvais no hospedeiro intermediário. Quando for possível, deve-se evitar que os gatos comam roedores.

Mesocestoides lineatus

Sinônimos. *Dithrydium variable, Tetrathyridium bailetti, Tetrathyridium elongatum.*

Local de predileção. Intestino delgado.

Filo. Platyhelminthes.

Classe. Cestoda.

Família. Mesocestoididae.

Descrição macroscópica. Os cestódios adultos podem variar de 30 a 250 cm de comprimento e até 3 mm de largura.

Descrição microscópica. O escólex é grande, desarmado, sem um rostelo e as quatro ventosas são alongadas e ovais. Os estróbilos são finos e estreitos com até 1,5 cm de comprimento. Os segmentos maduros são mais longos do que largos e cada um contém um único conjunto de órgãos reprodutores centrais; a abertura do poro genital central se localiza na superfície dorsal. O ovário e as glândulas vitelinas são bilobados e há muitos testículos. As oncosferas nos segmentos grávidos progridem do útero para dentro do órgão paruterino. Os ovos se acumulam no órgão paruterino conforme os segmentos amadurecem. Os ovos têm formato oval e medem 40-60 por 35-43 µm.

Hospedeiros definitivos. Cães, gatos, raposas, visons e carnívoros selvagens.

Hospedeiros intermediários. Hospedeiro 1: ácaros oribatídeos. Hospedeiro 2: aves, anfíbios, répteis, pequenos mamíferos.

Distribuição geográfica. Europa, Ásia, África.

Patogênese. Cestódios adultos têm pouca significância patogênica e as infecções, em geral, são subclínicas.

Sinais clínicos. Não há sinais clínicos relatados.

Nota. O cestódio relacionado, *M. corti*, se reproduz assexuadamente no intestino dos cães.

Macracanthorhynchus hirudinaceus

Nome comum. Verme da cabeça espinhosa.

Locais de predileção. Duodeno e intestino delgado proximal.

Filo. Acanthocephala.

Família. Oligacanthorhynchidae.

Descrição. Os vermes-machos têm até 10 cm de comprimento e as fêmeas, cerca de 40 a 60 cm de comprimento e são ligeiramente curvados e de coloração branca/rosada quando frescos (ver Figura 1.64). Os vermes são espessos (5 a 10 mm de largura), achatados e a cutícula é enrugada transversalmente. Algumas vezes, esta pseudossegmentação pode provocar identificação errônea como uma tênia. Não há canal alimentar. A porção anterior do verme possui uma pequena probóscide retrátil, que é recoberta com cerca de seis fileiras transversais de ganchos recurvados. O tamanho dos ganchos diminui posteriormente.

Os ovos são ovoides, de coloração castanho-amarelada, com casca grossa, a camada externa é irregularmente mamilada (ver Figura 4.5) e medem 50-75 por 40-55 µm.

Hospedeiros definitivos. Suínos, javalis selvagens, ocasionalmente cães, gatos, carnívoros selvagens e humanos.

Hospedeiros intermediários. Muitos besouros do esterco e besouros aquáticos.

Distribuição geográfica. Cosmopolita, mas está ausente em determinadas regiões, por exemplo, partes da Europa ocidental.

Para mais detalhes, ver Capítulo 11.

Coccidiose

Cães e gatos são infectados por parasitas coccídios que pertencem ao gênero *Cystisospora* (*Isospora*). Nos cães, as espécies comuns são *Cystisospora canis* e *C. ohioensis*. Nos gatos, as espécies comuns são *I. felis* e *I. rivolta*.

Patogênese. Não há evidências reais de que essas espécies sejam patogênicas por si sós, mas as infecções podem ser exacerbadas por doenças virais intercorrentes ou outros agentes imunossupressores.

Sinais clínicos. Diarreia em cãezinhos jovens ou em filhotes de gato.

Diagnóstico. A coccidiose pode ser diagnosticada no exame *post mortem* encontrando-se os estágios de coccídios nos intestinos. Os animais afetados por diarreia ou disenteria podem estar eliminando oocistos nas fezes. A presença de oocistos não é, por si só, suficiente para o diagnóstico, mas deve ser considerada quando há a manifestação de sinais súbitos de enterite. Pode ser necessário diferenciar os oocistos de outros gêneros de coccídios encontrados em cães (Tabela 12.6) e gatos (Tabela 12.7 e Figura 12.11).

Patologia. Os estágios dos coccídios são encontrados nas células epiteliais que revestem os vilos do intestino delgado. Em infecções intensas, há lesão dos vilos e diminuição da área de absorção do intestino delgado inferior, levando a diarreia.

Epidemiologia. Lotação e a ausência de uma boa sanidade promovem a disseminação da coccidiose. Estabelecimentos de reprodução, canis e centros de resgate são fontes potenciais de infecção. Cães e gatos mais velhos, em geral, são imunes à doença, mas podem contaminar o ambiente com oocistos, levando à infecção de cãezinhos jovens e filhotes de gato que não apresentam exposição prévia.

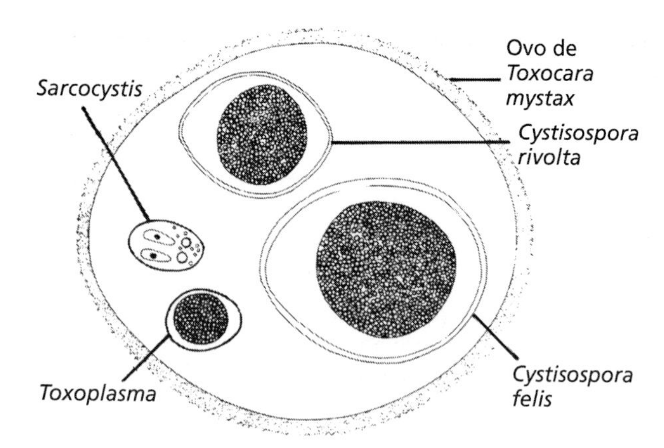

Figura 12.11 Diagrama dos oocistos de gatos comparativamente a ovos de ascarídeos de *Toxocara mystax*.

Tabela 12.6 Parasitas coccídios nas fezes de cães.

Espécies de coccídios	Nomes alternativos	Hospedeiros intermediários	Condição dos oocistos*	Tamanho dos oocistos (µm)	Tamanho dos esporocistos (µm)
Sarcocystis bovicanis	*Sarcocystis cruzi* *Sarcocystis fusiformis*	Bovinos	E	19-21 × 15-18	16,3 × 10,8†
Sarcocystis ovicanis	*Sarcocystis tenella*	Ovinos	E		14,8 × 9,9†
Sarcocystis suicanis	*Sarcocystis porcicanis* *Sarcocystis mieschiriana*	Suínos	E		12,7 × 10,1†
Sarcocystis equicanis	*Sarcocystis bertrami*	Equinos	E		15,2 × 10†
Sarcocystis fayeri		Equinos	E		12,0 × 7,9†
Sarcocystis capracanis		Caprinos	E		12-15 × 8-10†
Sarcocystis hircicanis		Caprinos	E		
Sarcocystis cameli		Camelos	E		12 × 9†
Sarcocystis hovarthi	*Sarcocystis gallinarum*	Galinhas	E		10-13 × 7-9†
Hammondia heydorni	*Toxoplasma heydorni*		NE	13 × 11	
Cystisospora canis		–	NE	38 × 30	2 × 16
Cystisospora ohioensis			NE	23 × 19	14,5 × 10

*Oocistos esporulados (E) ou não esporulados (NE) nas fezes.
†Esporocisto geralmente encontrado livre nas fezes.

Tabela 12.7 Parasitas coccídios nas fezes de gatos.

Espécies de coccídios	Nomes alternativos	Hospedeiros intermediários	Condição dos oocistos*	Tamanho dos oocistos (µm)	Tamanho dos esporocistos (µm)
Sarcocystis bovifelis	*Sarcocystis hirsuta*	Bovinos	E	12-18 × 11-14	12,5 × 7,8†
Sarcocystis ovifelis	*Sarcocystis tenella*	Ovinos	E		12,4 × 8,1†
Sarcocystis hircifelis	*Sarcocystis moulei*	Caprinos	E		12,4 × 9,1†
Sarcocystis porcifelis		Suínos	E		13,5 × 8†
Sarcocystis cuniculi	*Sarcocystis cuniculorum*	Coelhos	E		13 × 10†
Sarcocystis muris		Camundongos	E		10,3 × 8,5†
Besnoitia besnoiti	*Sarcocystis besnoiti*	Ruminantes	NE	14-16 × 12-14	
Toxoplasma gondii			NE	13 × 12	9 × 6,5
Hammondia hammondi	*Toxoplasma hammondi* *Cystisospora hammondi*	Roedores	NE	13,2 × 10,6	9,8 × 6,5
Cystisospora felis	*Cystoisospora felis*	–	NE	41,6 × 30,5	22,6 × 18,4
Cystisospora rivolta	*Cystoisospora rivolta*	–	NE	25 × 21,1	15,2 × 11,6

*Oocistos esporulados (E) ou não esporulados (NE) nas fezes.
† Esporocisto geralmente encontrado livre nas fezes.

Tratamento. Informações quanto ao tratamento de cães e de gatos são escassas, embora por analogia com outras espécies de hospedeiros, o uso de sulfonamidas, tais como sulfadimidina, possa ser tentado.

Controle. Boa sanidade e o isolamento são medidas efetivas na prevenção da coccidiose. Em canis ou em centros de resgate, as acomodações dos animais devem ser limpas diariamente. Desinfetantes comuns são ineficientes contra oocistos de coccídios, mas produtos à base de amônia são efetivos.

Nota. Anteriormente, acreditava-se que as espécies do gênero *Cystisospora* (*Isosopora*) fossem transmitidas livremente entre cães e gatos, mas atualmente verificou-se que isso não ocorre.

Cystisospora canis

Sinônimo. *Isospora canis.*

Local de predileção. Intestino delgado.

Filo. Apicomplexa.

Classe. Conoidasida.

Família. Eimeriidae.

Descrição. Os oocistos são elipsoides a ligeiramente ovoides, medem 34-42 por 23-36 μm (média de 38 × 30 μm), com parede lisa e clara, sem uma micrópila, grânulo polar ou resíduo, mas com uma pequena bolha aderida à parede do oocisto na extremidade mais larga. Os dois esporocistos são elipsoides, e medem 18-28 por 15-19 μm, com parede lisa e incolor e um resíduo proeminente. Cada esporocisto contém quatro esporozoítas com formato de salsicha com glóbulos claros subcentrais.

Hospedeiros. Cães.

Ciclo evolutivo. Três gerações de merogonia ocorrem no subepitélio da lâmina própria do intestino delgado. Os gamontes aparecem dentro das células epiteliais cerca de 7 dias após a infecção. O período pré-patente é de 9 a 11 dias e as infecções podem permanecer patentes por, aproximadamente, 4 semanas.

Cystisospora ohioensis

Sinônimo. *Isospora ohioensis.*

Local de predileção. Intestino delgado.

Filo. Apicomplexa.

Classe. Conoidasida.

Família. Eimeriidae.

Descrição. Os oocistos são elipsoides a ovais, medem 20-27 por 14-24 μm (média de 23 × 19 μm), com parede lisa e incolor a amarelo-clara, sem micrópila, grânulo polar ou resíduo. Os dois esporocistos são elipsoides, e medem 12-19 por 9-13 μm (média de 14,5 × 10 μm), com um resíduo e quatro esporozoítas, com um ou mais glóbulos claros.

Hospedeiros. Cães.

Ciclo evolutivo. Todos os estágios ocorrem no epitélio do intestino delgado; os gamontes também podem ser encontrados no ceco e no intestino grosso de 4 a 5 dias após a infecção. O período pré-patente é de 4 a 5 dias e a patência é de 3 a 5 semanas.

Cystisospora felis

Sinônimo. *Isospora felis.*

Local de predileção. Intestino delgado.

Filo. Apicomplexa.

Classe. Conoidasida.

Família. Eimeriidae.

Descrição. Os oocistos são ovoides, medem 32-53 por 26-43 μm (média de 43 × 32 μm), com parede lisa e amarelada a castanho-clara, sem micrópila, grânulo polar ou resíduo. Cada oocisto esporulado contém dois esporocistos, cada qual com quatro esporozoítas (Figura 12.12). Os dois esporocistos são elipsoides, e medem 20-27 por 17-22 μm, com uma parede lisa e incolor e resíduo proeminente. Cada esporocisto contém quatro esporozoítas com formato de salsicha com glóbulos claros subcentrais.

Hospedeiros. Gatos.

Ciclo evolutivo. Todos os estágios são encontrados acima do núcleo das células do hospedeiro no epitélio do intestino delgado inferior. Os gamontes aparecem a partir do 6º dia de infecção. O período pré-patente é de 7 a 10 dias. As infecções podem permanecer patentes por cerca de 1 a 3 semanas.

Cystisospora rivolta

Sinônimo. *Isospora rivolta.*

Local de predileção. Intestino delgado.

Filo. Apicomplexa.

Classe. Conoidasida.

Família. Eimeriidae.

Descrição. Os oocistos são elipsoides a ovoides, medem 21-29 por 18-26 μm (média de 25 × 21 μm), com parede lisa e incolor a castanho-clara, sem micrópila, grânulo polar ou resíduo. Os dois esporocistos são elipsoides, e medem 14-16 por 10-13 μm, com um resíduo e quatro esporozoítas, cada um com glóbulos claros subcentrais.

Hospedeiros. Gatos.

Ciclo evolutivo. Os estágios de meronte são encontrados nas células epiteliais e células das criptas do intestino delgado inferior, ceco e cólon. Os gamontes aparecem 3 a 4 dias após a infecção. O período pré-patente é de 4 a 7 dias e a patência pode persistir por até 9 semanas.

Epidemiologia. Roedores podem ingerir oocistos esporulados e tornarem-se infectados com estágios assexuados, atuando assim como reservatórios da infecção. Muitas espécies de roedores podem

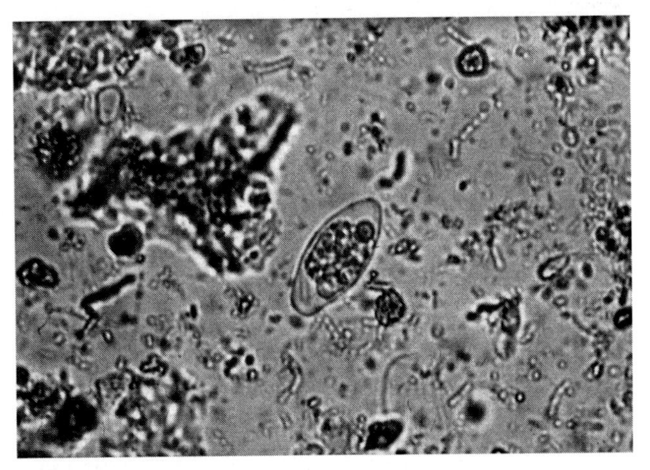

Figura 12.12 Oocistos de *Cystisospora felis*. (Esta figura encontra-se reproduzida em cores no Encarte.)

atuar como hospedeiros de transporte. O ciclo evolutivo normalmente é direto, embora haja alguma evidência de que a relação predador-presa possa estar envolvida e que cães e gatos possam adquirir a infecção a partir de tecidos dos roedores.

Distribuição geográfica. Cosmopolita.

Patogênese. Em geral, acredita-se que a patogenicidade de *C. rivolta* seja baixa, embora diarreia grave em gatinhos jovens tenha sido associada a altas contagens de oocistos.

Sarcocistose

A nomenclatura anteriormente complexa do grande número de *Sarcocystis* spp. tem sido amplamente dispensada por muitos pesquisadores, favorecendo um sistema novo que se baseia na sua biologia. Os novos nomes, em geral, incorporam aqueles do **hospedeiro intermediário** e do **hospedeiro definitivo**, nessa ordem.

Atualmente, as espécies mais importantes reconhecidas com o cão como hospedeiro definitivo são:

- *Sarcocystis bovicanis (Sarcocystis cruzi)*
- *Sarcocystis ovicanis (Sarcocystis tenella)*
- *Sarcocystis capracanis*
- *Sarcocystis hircicanis*
- *Sarcocystis suicanis (Sarcocystis porcicanis, Sarcocystis miescheriana)*
- *Sarcocystis equicanis (Sarcocystis bertrami)*
- *Sarcocystis fayeri*
- *Sarcocystis hovarthi*
- *Sarcocystis cameli.*

As espécies mais importantes reconhecidas com o gato como hospedeiro definitivo são:

- *Sarcocystis bovifelis (Sarcocystis hirsuta)*
- *Sarcocystis ovifelis (Sarcocystis tenella, Sarcocystis medusiformis)*
- *Sarcocystis porcifelis (Sarcocystis suifelis).*

Patogênese. A infecção de cães e gatos normalmente não é patogênica, embora diarreia branda tenha sido relatada ocasionalmente com algumas infecções.

Sinais clínicos. Diarreia ocasional.

Diagnóstico. Identificação de oocistos nas fezes de cães ou de gatos e diferenciação de outras espécies de coccídios de cães e de gatos (ver Tabelas 12.6 e 12.7).

Patologia. A infecção no hospedeiro definitivo normalmente não é associada a alterações patológicas. Os oocistos podem ser vistos na lâmina própria e dentro do epitélio, na extremidade dos vilos.

Epidemiologia. Pouco se conhece a respeito da epidemiologia, mas pela alta prevalência de infecções assintomáticas observadas em abatedouros, está claro que em locais nos quais os cães e gatos são mantidos em relação próxima a animais de fazenda ou seu alimento, a transmissão é provável. Cães pastores e gatos de fazenda são conhecidos por terem um papel importante na transmissão de *Sarcocystis*, de maneira que deve-se ter o cuidado de fornecer apenas carne cozida a cães e gatos. Surtos agudos de *Sarcocystis* são mais prováveis quando os animais de produção, que foram criados sem contato principalmente com cães de fazenda, são expostos subsequentemente a um grande número de esporocistos nas fezes de cães. A longevidade dos esporocistos eliminados nas fezes não é conhecida.

Tratamento e controle. Não há tratamento efetivo para a infecção em cães ou em gatos. As únicas medidas de controle possíveis são aquelas relacionadas à higiene. Cães e gatos de fazenda não devem ser mantidos dentro das instalações nem seu acesso deve ser permitido a locais de armazenamento de alimentos, e eles também não devem defecar em currais nos quais os animais de produção estão estabulados. Também é importante que eles não ingiram carne crua.

Sarcocystis bovicanis

Sinônimos. *Sarocystis cruzi, Sarcocystis fusiformis.*

Local de predileção. Intestino delgado.

Filo. Apicomplexa.

Classe. Conoidasida.

Família. Sarcocystiidae.

Descrição. Os oocistos esporulados são completamente esporulados e têm formato de halteres quando eliminados nas fezes, medem 19-21 por 15-18 μm, com uma parede de oocisto fina cavada entre os dois esporocistos, sem micrópila, grânulo polar ou resíduo de oocisto (Figura 12.13). Entretanto, normalmente é o esporocisto esporulado que é encontrado livre nas fezes. Os esporocistos são elipsoides, e medem 14,3-17,4 por 8,7-13,3 μm (média de 16,3 × 10,8 μm), são lisos e incolores, sem corpo de Stieda, mas com um resíduo e cada um apresenta quatro esporozoítas.

Hospedeiros definitivos. Cães, raposas, lobos, coiotes.

Hospedeiros intermediários. Bovinos.

Distribuição geográfica. Cosmopolita.

Sarcocystis ovicanis

Sinônimos. *Sarocystis tenella, Isospora bigemina.*

Local de predileção. Intestino delgado.

Filo. Apicomplexa.

Classe. Conoidasida.

Família. Sarcocystiidae.

Descrição. Os oocistos são esporulados quando eliminados nas fezes e contêm dois esporocistos, cada um com quatro esporozoítas; normalmente os esporocistos esporulados são encontrados livres nas fezes. Em *S. ovicanis*, os esporocistos esporulados medem, aproximadamente, 13,1-16,1 por 8,5-10,8 μm (média de 14,8 × 9,9 μm).

Hospedeiros definitivos. Cães.

Hospedeiros intermediários. Ovinos.

Distribuição geográfica. Cosmopolita.

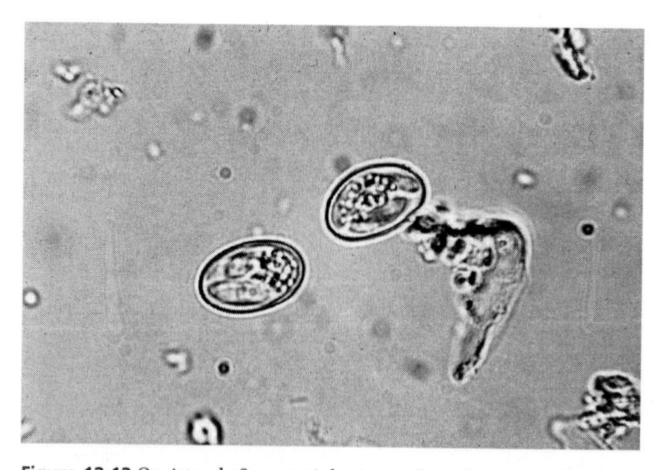

Figura 12.13 Oocistos de *Sarcocystis bovicanis*. (Esta figura encontra-se reproduzida em cores no Encarte.)

Sarcocystis capracanis

Local de predileção. Intestino delgado.

Filo. Apicomplexa.

Classe. Conoidasida.

Família. Sarcocystiidae.

Descrição. Os oocistos não foram descritos. Os esporocistos esporulados são elipsoides e medem, aproximadamente, 12-15 por 8-10 μm.

Hospedeiros definitivos. Cães.

Hospedeiros intermediários. Caprinos.

Distribuição geográfica. Cosmopolita.

Sarcocystis hircicanis

Local de predileção. Intestino delgado.

Filo. Apicomplexa.

Classe. Conoidasida.

Família. Sarcocystiidae.

Descrição. Os oocistos não foram descritos. Os esporocistos esporulados são elipsoides e medem, aproximadamente, 15-17,3 por 10,5-11,3 μm.

Hospedeiros definitivos. Cães.

Hospedeiros intermediários. Caprinos.

Distribuição geográfica. Cosmopolita.

Sarcocystis suicanis

Sinônimos. *Sarcocystis porcicanis, Sarcocystis miescheriana.*

Local de predileção. Intestino delgado.

Filo. Apicomplexa.

Classe. Conoidasida.

Família. Sarcocystiidae.

Descrição. Os esporocistos esporulados encontrados livres nas fezes medem, aproximadamente, 12,7 por 10,1 μm.

Hospedeiros definitivos. Cães.

Hospedeiros intermediários. Suínos.

Distribuição geográfica. Cosmopolita.

Sarcocystis equicanis

Sinônimo. *Sarcocystis bertrami.*

Local de predileção. Intestino delgado.

Filo. Apicomplexa.

Classe. Conoidasida.

Família. Sarcocystiidae.

Descrição. Os esporocistos esporulados medem 15-16,3 por 8,8-11,3 μm (média de 15,2 × 10 μm).

Hospedeiros definitivos. Cães.

Hospedeiros intermediários. Equinos.

Distribuição geográfica. Cosmopolita.

Sarcocystis fayeri

Sinônimo. *Sarcocystis bertrami.*

Local de predileção. Intestino delgado.

Filo. Apicomplexa.

Classe. Conoidasida.

Família. Sarcocystiidae.

Descrição. Em *S. fayeri*, os esporocistos esporulados medem 11-13 por 7-8,5 μm (média de 12,0 × 7,9 μm).

Hospedeiros definitivos. Cães.

Hospedeiros intermediários. Equinos.

Distribuição geográfica. Cosmopolita.

Sarcocystis hovarthi

Sinônimo. *Sarcocystis gallinarum.*

Local de predileção. Intestino delgado.

Filo. Apicomplexa.

Classe. Conoidasida.

Família. Sarcocystiidae.

Descrição. Os oocistos não foram descritos. Os esporocistos esporulados são elipsoides e medem, aproximadamente, 10-13 por 7-9 μm.

Hospedeiros definitivos. Cães.

Hospedeiros intermediários. Galinhas.

Distribuição geográfica. Presume-se que seja cosmopolita.

Sarcocystis cameli

Local de predileção. Intestino delgado.

Filo. Apicomplexa.

Classe. Conoidasida.

Família. Sarcocystiidae.

Descrição. Os oocistos não foram descritos. Os esporocistos esporulados são elipsoides e medem, aproximadamente, 12 por 9 μm.

Hospedeiros definitivos. Cães.

Hospedeiros intermediários. Camelos (camelos bactrianos e dromedários).

Distribuição geográfica. Norte da África (Egito, Marrocos, Sudão).

Sarcocystis bovifelis

Sinônimos. *Sarcocystis hirsuta, Sarcocystis fusiformis.*

Local de predileção. Intestino delgado.

Filo. Apicomplexa.

Classe. Conoidasida.

Família. Sarcocystiidae.

Descrição. Os oocistos são lisos, incolores, medem 12-18 por 11-14 μm, e contêm dois esporocistos, cada um com quatro esporozoítas; têm formato de halteres, sem micrópila, grânulo polar ou resíduo de oocisto. Os esporocistos são elipsoides, medem 11-14 por 7-9 μm (média de 12,5 × 7,8 μm), sem corpo de Stieda, mas com um resíduo.

Hospedeiros definitivos. Gatos.

Hospedeiros intermediários. Bovinos.

Distribuição geográfica. Cosmopolita.

Sarcocystis ovifelis

Sinônimos. *Sarcocystis tenella, Sarcocystis gigantea, Sarcocystis medusiformis, Isospora bigemina.*

Local de predileção. Intestino delgado.

Filo. Apicomplexa.

Classe. Conoidasida.

Família. Sarcocystiidae.

Descrição. Em *S. ovifelis*, os esporocistos esporulados são elipsoides e medem 10,8-13,9 por 7,7-9,3 μm (média de 12,4 × 8,1 μm).

Hospedeiros definitivos. Gatos.

Hospedeiros intermediários. Ovinos.

Distribuição geográfica. Cosmopolita.

Sarcocystis porcifelis

Sinônimos. *Sarcocystis suifelis.*

Local de predileção. Intestino delgado.

Filo. Apicomplexa.

Classe. Conoidasida.

Família. Sarcocystiidae.

Descrição. Os esporocistos esporulados são elipsoides e medem 13,2-13,5 por 7,2-8 μm, sem corpo de Stieda, mas com um resíduo.

Hospedeiros definitivos. Gatos.

Hospedeiros intermediários. Suínos.

Distribuição geográfica. Cosmopolita.

Hammondia heydorni

Sinônimos. *Cystisospora hammondi, Toxoplasma hammondi.*

Local de predileção. Intestino delgado.

Filo. Apicomplexa.

Classe. Conoidasida.

Família. Sarcocystiidae.

Descrição. Os oocistos medem 13 por 11 μm, sem micrópila ou resíduo, e têm aparência de halteres após a esporulação. Os esporocistos não apresentam corpo de Stieda, mas têm resíduo.

Hospedeiros definitivos. Cães.

Hospedeiros intermediários. Bovinos, ovinos, caprinos, roedores, cobaias.

Distribuição geográfica. Presumivelmente cosmopolita.

Patogênese. Não é patogênico.

Sinais clínicos. Diarreia em cãezinhos jovens.

Diagnóstico. Identificação dos oocistos nas fezes de cães e diferenciação de outras espécies de coccídios de cães (ver Tabela 12.6).

Patologia. Não relatada.

Epidemiologia. Os cães são infectados após o consumo de tecidos do hospedeiro intermediário que contenham zoítos. A transmissão direta cão a cão não ocorre.

Tratamento. Não é indicado.

Controle. As únicas medidas de controle possíveis são aquelas relacionadas à higiene. Cães também não devem ser alimentados com carne crua ou malcozida.

Hammondia hammondi

Sinônimos. *Isospora hammondi, Toxoplasma hammondi.*

Local de predileção. Intestino delgado.

Filo. Apicomplexa.

Classe. Conoidasida.

Família. Sarcocystiidae.

Descrição. Os oocistos não esporulados são incolores, esféricos a subesféricos, medem 11-13 por 10-13 μm, sem micrópila ou resíduo, e têm formato esférico a elipsoide, medindo 13-14 por 10-11 μm (média de 13 × 11 μm) após a esporulação. Os esporocistos são elipsoides, medem 8-11 por 6-8 μm (média de 10 × 6,5 μm), não têm corpo de Stieda, mas têm resíduo. Os esporozoítas são alongados e curvados, com núcleo próximo ao centro.

Hospedeiros definitivos. Gatos.

Hospedeiros intermediários. Roedores (camundongos, ratos, cobaias).

Distribuição geográfica. Presumivelmente cosmopolita.

Patogênese. Não é patogênico para nenhum hospedeiro, mas é importante reconhecer que os oocistos de *Hammondia* assemelham-se muito aos de *Toxoplasma*, e que sua diferenciação nas fezes de gatos é uma tarefa para especialistas.

Sinais clínicos. Não há sinais clínicos associados.

Diagnóstico. Identificação dos oocistos nas fezes de gatos e diferenciação de outras espécies de coccídios de gatos (ver Tabela 12.7).

Patologia. Não é relatada.

Epidemiologia. Os gatos são infectados após o consumo de tecidos do hospedeiro intermediário que contenham zoítos. A transmissão direta gato a gato não ocorre.

Tratamento. Não é indicado.

Controle. As únicas medidas de controle possíveis são aquelas relacionadas à higiene. Gatos também não devem ser alimentados com carne crua ou malcozida.

Besnoitia besnoiti

Sinônimos. *Sarcocystis besnoiti, Globidium besnoiti.*

Local de predileção. Intestino delgado.

Filo. Apicomplexa.

Classe. Conoidasida.

Família. Sarcocystiidae.

Descrição. Os oocistos são ovoides, medem 14-18 por 12-14 μm, não são esporulados e não têm micrópila quando eliminados nas fezes dos gatos. Após a esporulação, eles contêm dois esporocistos cada, com quatro esporozoítas. O período pré-patente em gatos é de 4 a 25 dias e o período patente é de 3 a 15 dias.

Hospedeiros definitivos. Gatos, gatos selvagens (leões, guepardos, leopardos).

Hospedeiros intermediários. Bovinos, caprinos, ruminantes selvagens (gnus, impalas, cudos).

Ciclo evolutivo. Os ruminantes hospedeiros intermediários são infectados pela ingestão de oocistos liberados no ambiente por gatos infectados. Os gatos são infectados após a ingestão de cistos presentes no tecido subcutâneo de hospedeiros intermediários infectados.

Distribuição geográfica. Cosmopolita, embora seja importante em países de regiões tropicais e subtropicais, em especial da África.

Patogênese e sinais clínicos. *Besnoitia besnoiti* não é patogênico para o gato hospedeiro definitivo.

Diagnóstico. Identificação de oocistos nas fezes de gatos e diferenciação de outras espécies de coccídios de gatos (ver Tabela 12.7).

Epidemiologia. A forma de transmissão natural é pela ingestão de pseudocistos presentes na pele de carcaças de animais.

Tratamento. Não há tratamento efetivo para a infecção em gatos.

Controle. Como para as espécies de *Sarcocystis*.

Criptosporidiose

A caracterização molecular recente mostrou que há extensa adaptação ao hospedeiro na evolução do *Cryptosporidium*, e muitos mamíferos ou grupos de mamíferos têm genótipos de *Cryptosporidium* adaptados ao hospedeiro que diferem uns dos outros tanto nas sequências de DNA quanto na infectividade. Atualmente, esses genótipos são delineados como espécies distintas e incluem *C. hominis* (anteriormente conhecido como genótipo humano ou genótipo 1); *C. parvum* (também chamado genótipo bovino ou genótipo 2); e *C. canis* (genótipo dos cães). Outros genótipos foram associados a camundongos, suínos, ursos, veados, marsupiais, macacos, musaranhos, gambás, bovinos e furões. A maioria desses organismos provavelmente representa espécies individuais de *Cryptosporidium*.

Patogênese. Diarreia crônica pode ocorrer em cães que estejam imunossuprimidos em razão de doença concomitante ou toxicidade. Filhotes de cães infectados com o vírus da cinomose, por exemplo, desenvolveram diarreia persistente e excretaram oocistos de *Cryptosporidium* persistentemente. A infecção com *C. felis* em gatos não é considerada patogênica.

Sinais clínicos. A infecção com *Cryptosporidium*, em geral, é assintomática, mas pode causar diarreia aguda em animais neonatos ou mais diarreia crônica em animais jovens imunossuprimidos ou em animais com doenças intercorrentes ou debilitantes, tais como cinomose em cães ou vírus da leucemia felina (FeLV)/vírus da imunodeficiência felina (FIV) em gatos.

Diagnóstico. Os oocistos podem ser demonstrados nas fezes usando a técnica de esfregaço fecal e coloração de Ziehl-Neelsen, na qual os esporozoítas aparecem como grânulos vermelho-claros. A determinação da espécie de *Cryptosporidium* é difícil, se não impossível, usando técnicas convencionais. Uma variedade de técnicas moleculares e imunológicas foi desenvolvida, que inclui o uso de imunofluorescência ou ELISA. Mais recentemente, técnicas com base no DNA foram usadas para caracterização molecular de espécies de *Cryptosporidium*.

Patologia. Os merontes e gamontes se desenvolvem em um envelope parasitóforo aparentemente derivado dos microvilos, de maneira que a ruptura na membrana das células, vista com a infecção por outros coccídios, normalmente não ocorre. Entretanto, alterações na mucosa são óbvias no íleo, onde há achatamento, edema e, eventualmente, fusão dos vilos. Esses eventos têm um efeito marcante sobre a atividade de algumas enzimas ligadas à membrana.

Epidemiologia. Uma variedade de mamíferos atua como hospedeiros de *C. parvum*, mas *C. canis* parece ser adaptado a cães e *C. felis* a gatos. A transmissão parece ser principalmente pela via fecal-oral.

Tratamento. Não há tratamento conhecido. Tratamento de suporte e terapia de qualquer enfermidade concomitante podem ser necessários.

Controle. Boas práticas de higiene e de manejo são importantes para a prevenção da doença causada pela criptosporidiose.

Cryptosporidium parvum

Local de predileção. Intestino delgado.

Filo. Apicomplexa.

Classe. Conoidasida.

Família. Cryptosporidiidae.

Hospedeiros. Bovinos, ovinos, caprinos, equinos, veados, cães, gatos, humanos.

Descrição. Oocistos maduros são ovoides ou esferoides, medem 5,0 por 4,5 μm (variam de 4,6-5,4 × 3,8-4,7 μm); e têm uma razão comprimento/largura de 1,19.

Distribuição geográfica. Cosmopolita.

Cryptosporidium canis

Local de predileção. Intestino delgado.

Filo. Apicomplexa.

Classe. Conoidasida.

Família. Cryptosporidiidae.

Hospedeiros. Cães, raposas, humanos.

Descrição. Oocistos maduros são incolores, ovoides ou esferoides, medem 4,95 por 4,71 μm e têm uma razão comprimento/largura de 1,05.

Distribuição geográfica. Acredita-se que seja cosmopolita.

Cryptosporidium felis

Local de predileção. Intestino delgado.

Filo. Apicomplexa.

Classe. Conoidasida.

Família. Cryptosporidiidae.

Hospedeiros. Gatos, bovinos, humanos.

Descrição. Os oocistos são morfologicamente indistinguíveis daqueles de *C. parvum*.

Distribuição geográfica. Acredita-se que seja cosmopolita.

Outros protozoários

Giardia é importante em decorrência de surtos com origem em fontes de água que ocorreram em populações de humanos. Ainda há controvérsias quanto à classificação de *Giardia* spp. A principal espécie é *Giardia intestinalis*, embora dados filogenéticos sugiram que *G. intestinalis* seja um complexo de espécies, composto por muitas espécies que são hospedeiro-específicas. A classificação molecular atual aloca os isolados em oito conjuntos distintos. Alguns autores dão nomes separados às espécies dos organismos *Giardia* isolados de cães e gatos, por exemplo, *Giardia duodenalis* (conjunto A), *Giardia enterica* (conjunto B), *Giardia canis* (conjuntos C, D) e *Giardia cati* (conjunto F), embora a especificidade das espécies de muitos isolados não seja conhecida.

Giardia intestinalis

Sinônimos. *Giardia duodenalis, Giardia lamblia, Lamblia lamblia.*

Local de predileção. Intestino delgado.

Filo. Fornicata.

Classe. Trepomonadea.

Família. Giardiidae.

Descrição. As trofozoítas apresentam corpo piriforme a elipsoide, simétrico bilateralmente, que mede 12 a 15 por 5 a 9 μm. O lado dorsal é convexo e há uma grande ventosa discoidal do lado ventral. Há dois núcleos anteriores, dois axostilos delgados, oito flagelos em quatro pares e um par de corpos medianos de coloração escura (ver Figura 2.21). Os corpos medianos são barras curvas que se assemelham a garras de um martelo. Os cistos são ovoides, medem 8-12 por 7-10 μm e contêm quatro núcleos (Figura 12.14).

Hospedeiros. Humanos, bovinos, ovinos, caprinos, suínos, alpacas, cães, gatos, cobaias, chinchilas.

Distribuição geográfica. Cosmopolita.

Patogênese. Embora os cistos de *Giardia* sejam excretados comumente nas fezes de cães e gatos, não há relação consistente com diarreia ou outros sinais de problemas gastrintestinais, embora eles possam atuar como reservatórios de infecção para humanos.

Sinais clínicos. Quando a enfermidade acontece, os sinais, com frequência, incluem diarreia crônica pastosa, perda de peso, letargia e falha em crescer.

Diagnóstico. Cistos de *Giardia* podem ser detectados nas fezes por meio de vários métodos. Métodos tradicionais de identificação envolvem o exame direto de esfregaços de fezes, ou a concentração de fezes pelos métodos da formalina-etil acetato ou sulfato de zinco e exame microscópico subsequente. Em geral, recomenda-se a coleta de amostras em 3 dias consecutivos, uma vez que a excreção dos cistos é intermitente.

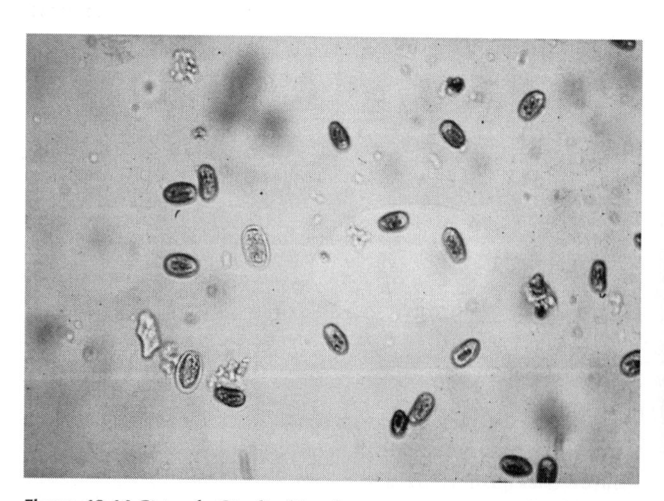

Figura 12.14 Cistos de *Giardia*. (Esta figura encontra-se reproduzida em cores no Encarte.)

Patologia. Pode haver atrofia vilosa, hipertrofia de criptas e aumento do número de linfócitos intraepiteliais. As trofozoítas podem ser vistas entre os vilos, aderidas por sua superfície côncava à borda em escova das células epiteliais.

Epidemiologia. Estudos moleculares revelaram um nível substancial de diversidade genética de isolados de *G. intestinalis*. Os isolados de humanos são classificados em dois grupos maiores (conjuntos A e B) com uma ampla variedade de hospedeiros em outros mamíferos e alguns nomes de espécies separadas podem ser aplicáveis. Outros conjuntos também podem representar espécies distintas. Poucos estudos epidemiológicos sugerem que, em isolados de animais, o contato direto animal-animal e a ocorrência de diarreia são os métodos de transmissão mais prováveis, embora a contaminação da água também possa ser considerada como uma via possível. Transmissão zoonótica foi relatada a partir de cães.

Tratamento e controle. Muitos anti-helmínticos benzimidazólicos (p. ex., albendazol, fembendazol) e os nitroimidazóis (metronidazol, tinidazol) são efetivos e podem se mostrar benéficos no tratamento de infecções por *Giardia* em animais. Uma vez que a infecção é transmitida pela via fecal-oral, boa higiene e prevenção de contaminação fecal dos alimentos e da água são essenciais. Uma vacina baseada na ruptura axênica de trofozoítas cultivadas está disponível comercialmente (GiardiaVax®) para uso em cães e gatos.

INTESTINO GROSSO

Trichuris vulpis

Sinônimo. *Trichocephalus vulpis.*

Nome comum. Verme chicote.

Local de predileção. Intestino grosso.

Filo. Nematoda.

Classe. Secernentea.

Superfamília. Trichuroidea.

Descrição macroscópica. Os vermes adultos são esbranquiçados e medem cerca de 4,5 a 7,5 cm de comprimento, com uma extremidade posterior larga e espessa que se afunila rapidamente para uma extremidade anterior longa e filamentosa que é caracteristicamente enterrada na mucosa (Figura 12.15).

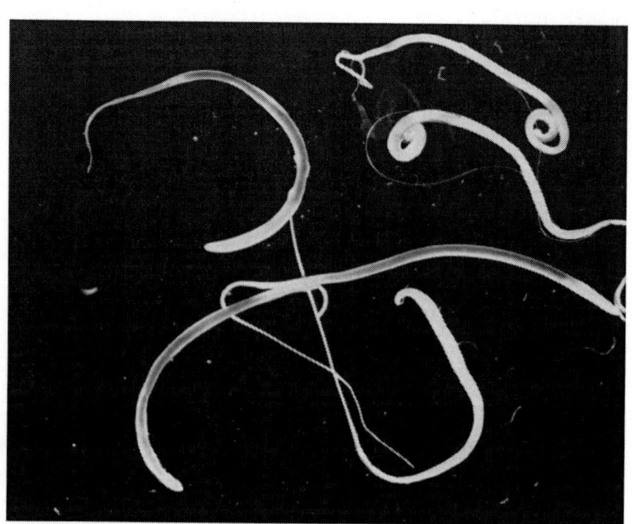

Figura 12.15 *Trichuris vulpis* adultos recuperados de um intestino infectado. (Esta figura encontra-se reproduzida em cores no Encarte.)

Descrição microscópica. A cauda do macho é enrolada e possui apenas uma espícula em uma bainha protrátil. A bainha apresenta espinhos pequenos somente na sua porção anterior. Os ovos característicos têm formato de limão, com casca grossa e lisa, paredes laterais ligeiramente em formato de barril e tampas polares transparentes conspícuas e protráteis em ambas as extremidades. Eles medem 80-90 por 36-42 μm e, nas fezes, esses ovos aparentam ter coloração amarela ou castanha, com conteúdo granular não segmentado (ver Figura 4.6).

Hospedeiros. Cães, raposas, gatos.

Distribuição geográfica. Muitas partes do mundo.

Patogênese. A maioria das infecções é branda e assintomática. Ocasionalmente, quando grandes números de vermes estão presentes, eles causam colite hemorrágica e/ou inflamação diftérica da mucosa do ceco. Isso resulta da sua localização subepitelial e do movimento contínuo da extremidade anterior do verme chicote, conforme ele procura por sangue e líquidos.

Sinais clínicos. Doença esporádica em razão da infecção intensa é mais comum em cães e é associada à inflamação aguda ou crônica da mucosa do ceco, com diarreia aquosa que, com frequência, contém sangue. Anemia pode estar presente e os animais podem perder peso.

Diagnóstico. Uma vez que os sinais clínicos não são patognomônicos, o diagnóstico pode depender da visualização de alguns ovos com formato de limão de *Trichuris* nas fezes. A oviposição, com frequência, é baixa em infecções por *Trichuris*. Entretanto, uma vez que os sinais clínicos podem ocorrer durante o período pré-patente, o diagnóstico pode depender da necropsia ou da resposta favorável ao tratamento com anti-helmínticos. Ocasionalmente, vermes adultos expelidos podem estar presentes nas fezes.

Patologia. Em casos graves, a mucosa do intestino grosso está inflamada e hemorrágica, com ulceração e formação de membranas diftéricas.

Epidemiologia. A característica mais importante é a longevidade dos ovos. Cães mais velhos tendem a apresentar maiores cargas parasitárias por vermes chicote que cães mais jovens.

Tratamento. Os pró-benzimidazóis e benzimidazóis, administrados no decorrer de muitos dias, são efetivos contra *Trichuris* adultos, mas são menos efetivos contra os estágios larvais. As milbemicinas são efetivas.

Controle. A profilaxia raramente é necessária. Deve-se ter atenção a áreas nas quais os ovos podem continuar a sobreviver por longos períodos. Tais áreas devem ser completamente limpas e desinfetadas ou esterilizadas por calor molhado ou seco.

Nota. Os adultos normalmente são encontrados no ceco, mas apenas ocasionalmente estão presentes em número suficiente para se tornarem clinicamente relevantes.

Outras duas espécies, ***Trichuris serrata*** e ***Trichuris campanula***, ocasionalmente são encontradas em gatos, principalmente na América do Norte, América do Sul e no Caribe. Detalhes quanto ao ciclo evolutivo, patogênese, tratamento e controle são essencialmente similares àqueles de *T. vulpis*.

Entamoeba histolytica

Sinônimos. *Entamoeba dysenteriae*, *Endamoeba histolytica*.

Locais de predileção. Intestino grosso, fígado.

Filo. Amoebozoa.

Classe. Archamoebae.

Família. Entamoebidae.

Descrição. Existem duas formas do parasita. As trofozoítas da forma grande medem 20 a 30 μm de diâmetro; aquelas da forma pequena medem 12 a 15 μm. O núcleo, quando corado, apresenta um endossoma central pequeno com um anel de grânulos periféricos pequenos. Os cistos de ambas as formas medem 10 a 12 μm, contêm quatro núcleos quando maduros e, com frequência, contêm corpos de cromatina semelhantes a bastonetes com extremidades arredondadas.

Hospedeiros. Humanos, símios, macacos, cães, gatos, suínos, ratos.

Distribuição geográfica. Cosmopolita.

Patogênese. Existem duas formas do parasita. As formas não patogênicas do organismo normalmente vivem no lúmen do intestino grosso. As formas patogênicas invadem a mucosa, causando ulceração e disenteria. Dali, elas podem ser levadas via sistema porta para o fígado e outros órgãos, onde pode ocorrer a formação de grandes abscessos. As trofozoítas semelhantes a amebas secretam enzimas proteolíticas e produzem úlceras características com formato de cantil na mucosa do intestino grosso. Sua erosão pode permitir que os parasitas entrem na corrente sanguínea, quando então a sequela mais comum é a formação de abscessos amébicos no fígado. A significância veterinária da amebíase é que infecções naturais, que normalmente cursam sem sinais clínicos, podem ocorrer ocasionalmente em cães a partir de reservatórios humanos que apresentam infecções ativas ou estado de portador. Gatinhos também são suscetíveis à infecção experimental, embora eles não produzam cistos. Macacos têm sua própria estirpe de *E. histolytica*, que pode ser infectante para humanos.

Sinais clínicos. A infecção causa diarreia e disenteria.

Diagnóstico. Organismos móveis e cistos de *E. histolytica* podem ser detectados em esfregaços de fezes. As trofozoítas e os cistos podem ser corados com iodo, tricrômio ou hematoxilina de ferro. Os organismos também podem ser cultivados em muitos meios, incluindo Boeck e Drbohlav, Dobell e Laidlaw, TYI-S-33 e Robinson. Isoenzimas marcadoras podem ser usadas para diferenciar as duas formas vistas, mas há algum debate quanto a se os dois tipos representam espécies diferentes ou se eles podem mudar de um tipo para outro sob determinadas circunstâncias.

Testes sorológicos foram avaliados para o diagnóstico de infecções por *E. histolytica*. Esses incluem ELISA, aglutinação em látex, fixação de complemento e hemaglutinação indireta. Alguns métodos de PCR também foram usados para detectar *E. histolytica* em amostras clínicas, e são baseados na amplificação de sequências específicas de DNA que são correlacionadas à categorização das isoenzimas patogênica/não patogênica, que parecem ser muito sensíveis e específicas.

Patologia. As estirpes patogênicas de amebas penetram na mucosa do intestino grosso e se multiplicam, formando colônias pequenas que se estendem para dento da submucosa e muscular. Na ausência de infecção bacteriana, há pouca reação, mas em infecções complicadas há hiperemia e inflamação, com predominância de neutrófilos. As amebas podem passar para dentro dos vasos linfáticos e linfonodos mediastínicos e daí migrarem no sistema porta para o fígado, onde podem causar abscedação. Os abscessos também podem se formar em outros órgãos, incluindo os pulmões e cérebro.

Epidemiologia. *Entamoeba histolytica* é um parasita principalmente de primatas; humanos são o reservatório para os animais. A infecção em cães foi relatada apenas esporadicamente e, com frequência, por meio do contato com humanos.

Tratamento. O tratamento, se necessário, baseia-se no uso combinado de metronidazol e di-iodo-hidroxiquina.

Controle. Os cães não são reservatórios significativos da infecção para humanos, de maneira que a profilaxia, em última instância, depende da higiene pessoal e sanitária em populações humanas.

Pentatrichomonas hominis

Sinônimos. *Pentatrichomonas felis, Cercomonas hominis, Monocercomonas hominis, Trichomonas felis, Trichomonas intestinalis.*

Locais de predileção. Intestino grosso.

Filo. Parabasalia.

Classe. Trichomonadea.

Família. Trichomonadidae.

Descrição. O corpo é piriforme, medindo 8 a 20 μm de comprimento e, normalmente, há cinco flagelos anteriores. Quatro dos flagelos anteriores estão agrupados juntos, e o quinto é separado e direcionado posteriormente. Um sexto flagelo corre ao longo da membrana ondulante e se estende além do corpo como um flagelo livre *trailing*. A membrana ondulante estende-se pelo comprimento do corpo. O axostilo é espesso e hialino, com uma extremidade pontiaguda afiada. A pelta tem formato de crescente.

Hospedeiros. Humanos, macacos, cães, gatos, ratos, camundongos, hamsters, cobaias.

Distribuição geográfica. Cosmopolita.

Patogênese. *Pentatrichomonas hominis* é considerado não patogênico.

Diagnóstico. Identificação morfológica do organismo a partir de esfregaços fecais frescos e corados. Os organismos também podem ser cultivados em meios de cultura para tricômonas.

Tratamento e controle. Não são necessários.

Tritrichomonas foetus

Locais de predileção. Íleo, ceco, cólon.

Filo. Parabasalia.

Classe. Trichomonadea.

Família. Trichomonadidae.

Descrição. Os organismos encontrados em gatos são morfologicamente indistinguíveis daqueles encontrados em bovinos (ver Figura 8.41). As trofozoítas são piriformes, medindo, aproximadamente, 10 a 25 μm de comprimento e 3 a 15 μm de largura, com apenas um núcleo e quatro flagelos.

Hospedeiros. Gatos, bovinos.

Distribuição geográfica. Desconhecida, mas possivelmente cosmopolita. A infecção em gatos foi relatada nos EUA e em partes da Europa (Alemanha, Áustria, França e Reino Unido).

Diagnóstico. Há três métodos diagnósticos de rotina: microscopia direta, cultura do organismo e análise por PCR das fezes. Em alguns países, um sistema de cultura líquida está disponível (InPouch™ TF-Feline). A bolsa pode ser inoculada com uma pequena quantidade de fezes obtida em até 1 a 2 h após a coleta, e, idealmente, incubada a 37°C por 18 a 24 h, e então à temperatura ambiente. Essa bolsa pode ser examinada microscopicamente (por meio de uma câmara) quanto à presença de organismos móveis a cada 2 dias por 12 dias. O teste é consideravelmente mais sensível que o exame direto das fezes, e é útil na detecção de infecções quando esfregaços diretos são negativos.

Patogênese. Os organismos estão localizados principalmente na superfície epitelial, ocasionalmente nas criptas do cólon, e causam uma resposta inflamatória linfocítica e neutrofílica. Em alguns casos, os organismos já foram vistos invadindo a lâmina própria do cólon, resultando em resposta inflamatória grave. O organismo também já foi encontrado no útero de gatas com piometra, sugerindo uma possível ligação com a doença do trato reprodutivo em gatos.

Sinais clínicos. A infecção causa colite com aumento da frequência de defecação; as fezes estão semiformadas a líquidas, algumas vezes com sangue fresco ou muco. Em casos de diarreia grave, o ânus pode se tornar inflamado e dolorido, e os gatos podem apresentar incontinência fecal. Embora gatos de todas as idades possam ser afetados, a diarreia associada a *T. foetus* é mais comumente vista em gatos jovens e em filhotes.

Epidemiologia. Em gatos, a transmissão provavelmente ocorre pela via fecal-oral. A infecção é mais comumente vista em colônias e em casas nas quais vivem muitos gatos. Nessas situações, o organismo presumivelmente se espalha entre os gatos pelo contato próximo.

Tratamento. Há relatos de melhora dos sinais clínicos com o uso de alguns antibióticos, possivelmente pela diminuição da microflora bacteriana residente, das quais os organismos se alimentam. Mostrou-se que o ronidazol tem efeito direto sobre o organismo, levando a diminuição da diarreia, embora seja necessário ter cautela no seu uso em razão das possíveis reações adversas neurotóxicas em gatos, quando usado em doses altas.

Controle. Alterações na dieta podem melhorar a consistência das fezes e a diarreia. A diarreia normalmente se resolve espontaneamente em gatos não tratados, embora isso possa levar muitos meses.

Nota. *Tritrichomonas foetus* é cosmopolita, e é uma causa importante de infertilidade, aborto e endometrite em bovinos, embora o organismo tenha sido erradicado de muitas populações de bovinos pelo uso da iseminação artificial. Um organismo idêntico morfologicamente (*T. suis*) foi identificado em suínos, nos quais comumente causa infecção assintomática da cavidade nasal, estômago e intestinos. Esse organismo atualmente é considerado sinônimo de *T. foetus*. Relatos de diarreia do intestino grosso associada à infecção por tricômonas começaram a emergir em gatos nos EUA em 2000, que foram subsequentemente confirmados como causados por *T. foetus*.

Parasitas do sistema respiratório

Duas espécies do gênero *Mammomonogamus*, que são relacionadas a *Syngamus*, são parasitas da cavidade nasal de gatos. As infecções normalmente são assintomáticas, mas os animais afetados podem espirrar e apresentam secreção nasal em razão da irritação da mucosa nasal. Os vermes adultos têm coloração vermelha, medem 1 a 2 cm de comprimento e são permanentemente unidos *in copula*. O diagnóstico se baseia nos sinais clínicos e no achado de ovos nas fezes ou de vermes adultos no exame *post mortem*. Detalhes quanto ao ciclo evolutivo não são conhecidos, e não há tratamento efetivo conhecido.

Mammomonogamus ierei

Sinônimo. *Syngamus ierei.*

Local de predileção. Cavidades nasais.

Filo. Nematoda.

Classe. Secernentea.

Superfamília. Strongyloidea.

Descrição. Os vermes-machos medem 3 a 6,3 mm e as fêmeas, maiores, medem 8,7 a 23,5 mm de comprimento. Os machos apresentam espículas que variam de 23 a 30 μm de comprimento e cápsula bucal com formato de taça que se abre na extremidade anterior. Há 8 a 10 dentes localizados profundamente na cavidade bucal, que, acredita-se, não sejam usados para aderência.

Hospedeiro. Gatos.

Distribuição geográfica. Caribe.

Mammomonogamus mcgaughei

Sinônimo. *Syngamus mcgaughei.*

Locais de predileção. Seios frontais, faringe.

Filo. Nematoda.

Classe. Secernentea.

Superfamília. Strongyloidea.

Hospedeiro. Gatos.

Distribuição geográfica. Sri Lanka.

Eucoleus aerophila

Sinônimo. *Capillaria aerophila.*

Nome comum. Verme traqueal.

Locais de predileção. Traqueia, brônquios, ocasionalmente passagens nasais e seios frontais.

Filo. Nematoda.

Classe. Secernentea.

Superfamília. Trichuroidea.

Descrição macroscópica. Esses vermes são muito finos, esbranquiçados e filamentosos, o esôfago esticossoma estreito ocupa cerca de um terço a metade do comprimento do corpo. Os machos medem, aproximadamente, 24 mm e as fêmeas, 32 mm de comprimento.

Descrição microscópica. Os machos apresentam apenas uma espícula delgada e longa e, com frequência, exibem uma estrutura primitiva semelhante a uma bolsa. As fêmeas contêm ovos que se assemelham aos ovos de *Trichuris*, apresentando tampas bipolares. Os ovos alongados, ovais, de tamanho médio, têm formato de barril e possuem casca grossa, granular e ligeiramente estriada. Os polos de cada ovo apresentam tampa protrátil transparente. Os ovos medem cerca de 59 a 80 por 30 a 40 µm, têm coloração esverdeada a castanho-amarelada e conteúdo não segmentado e granular (ver Figura 4.6). Esses ovos podem ser diferenciados daqueles de *Trichuris vulpis*, que são maiores e possuem casca lisa, e daqueles de *Capillaria plica*, que são quase incolores e são eliminados pela urina.

Hospedeiros definitivos. Raposas, principalmente aquelas que são criadas em fazendas de pele, e mustelídeos; ocasionalmente cães, gatos e humanos.

Hospedeiros intermediários. Minhocas.

Distribuição geográfica. Cosmopolita.

Patogênese. O nematódeo causa irritação da mucosa respiratória, resultando em aumento na secreção. Pode haver alguma constrição do lúmen das vias respiratórias e algumas áreas podem apresentar enfisema. Infecções intensas podem induzir broncopneumonia, com formação ocasional de abscessos nos tecidos pulmonares. Infecção bacteriana secundária pode, algumas vezes, ocorrer e, com frequência, ela é fatal em animais mais jovens.

Sinais clínicos. Infecções brandas normalmente são assintomáticas. Os sinais clínicos de infecção moderada a grave são aqueles de rinotraqueíte e/ou bronquite e, por isso, são similares àqueles causados pela infecção por *Oslerus* ou *Crenosoma*. Em tais casos, pode haver secreção nasal, tosse sibilante e/ou espirros. Dispneia pode ser observada em infecções intensas.

Diagnóstico. A presença de ovos nas fezes ou escarro e a secreção nasal são indicativos de infecção. Note que os ovos são morfologicamente similares àqueles de *Capillaria plica* (ver Parasitas do trato reprodutivo/urogenital).

Patologia. Os efeitos dependem do número de vermes presentes. Infecções brandas causam inflamação catarral leve, enquanto infecções intensas causam irritação mais grave e obstrução do lúmen das vias respiratórias.

Epidemiologia. Embora a infecção possa ser adquirida por meio do consumo de minhocas infectantes, a principal via de transmissão, normalmente, é por meio da ingestão de ovos embrionados infectantes. *Eucoleus aerophila* é particularmente um problema em animais de fazenda criados para sua pele. A doença normalmente é vista em raposas com menos de 18 meses de idade.

Tratamento. Benzimidazóis modernos ou ivermectina são efetivos. Levamisol 7,5 mg/kg por 2 dias consecutivos, repetido após 14 dias também é efetivo.

Controle. Em fazendas de criação de raposas, deve-se ter cuidado para assegurar que os canis estejam em áreas nas quais o solo é seco e drenado livremente. De maneira alternativa, os animais devem ser alocados em gaiolas acima do nível do solo. Os recintos de reprodução precisam ser completamente limpos para diminuir o acúmulo de ovos infectantes. O tratamento periódico com anti-helmínticos é essencial.

Eucoleus boehmi

Sinônimo. *Capillaria boehmi.*

Nome comum. Verme dos seios.

Local de predileção. Seios frontais.

Filo. Nematoda.

Classe. Secernentea.

Superfamília. Trichuroidea.

Descrição macroscópica. Esses vermes são finos, esbranquiçados e filamentosos; os adultos medem 15 a 40 mm de comprimento.

Descrição microscópica. Os machos apresentam apenas uma espícula delgada e longa. As fêmeas contêm ovos que se assemelham macroscopicamente aos ovos de *E. aerophila*, apresentando tampas bipolares. Microscopicamente, os ovos podem ser diferenciados: a superfície dos ovos de *E. boehmi* é pontilhada, enquanto a de *E. aerophila* é coberta por uma rede de cristas que se ramificam.

Hospedeiros definitivos. Raposas e, muito raramente, cães.

Nota. A taxonomia e a sistemática desses parasitas foram alteradas muitas vezes em razão da dificuldade de designação de características de espécies particulares, e há muitos sinônimos nesse grupo. Algumas espécies de *Capillaria* agora são listadas sob o gênero *Eucoleus*, embora eles, universalmente, ainda possam ser conhecidos como *Capillaria*.

Crenosoma vulpis

Nome comum. Verme pulmonar das raposas.

Locais de predileção. Traqueia, brônquios e bronquíolos.

Filo. Nematoda.

Classe. Secernentea.

Superfamília. Metastrongyloidea.

Descrição macroscópica. Vermes delgados e brancos, com até 1,5 cm de comprimento. Os machos medem 4 a 8 mm com bolsas bem desenvolvidas com um grande raio dorsal. As fêmeas medem 12 a 16 mm. Os dois cornos uterinos se estendem em direções opostas (anfidélfico). O esfíncter do ovojetor é proeminente. O hospedeiro e a localização normalmente são suficientes para o diagnóstico do gênero.

Descrição microscópica. A confirmação microscópica se baseia na presença de dobras anulares crenadas na cutícula, que apresentam pequenos espinhos direcionados para trás nas suas margens. As larvas medem cerca de 265 a 330 µm de comprimento e apresentam uma cauda reta e pontiaguda.

Hospedeiros definitivos. Cães, raposas, lobos e guaxinins.

Hospedeiros intermediários. Lesmas, caramujos (*Helix*, *Cepea*, *Arianta*, *Agriolimax*, *Arion*).

Distribuição geográfica. Cosmopolita.

Patogênese. As dobras cuticulares espinhosas irritam a mucosa das vias respiratórias, resultando em broncopneumonia e oclusão dos brônquios menores e dos bronquíolos.

Sinais clínicos. Os sintomas são aqueles de uma infecção respiratória crônica, com tosse, espirros e secreção nasal associada a taquipneia. Raposas criadas em cativeiro podem se tornar emaciadas, com pelagem de má qualidade. Nas infecções agudas, que são infrequentes, pode haver alta mortalidade.

Diagnóstico. O exame das fezes por esfregaço, flotação ou pela técnica de Baermann revelará as L_1, com cauda reta, que se diferenciam nas fezes caninas frescas daquelas de *Oslerus*, *Filaroides* e *Angiostrongylus*. As L_1 assemelham-se um pouco às de *Strongyloides* spp. A infecção deve ser diferenciada daquela causada por *Eucoleus aerophila*, uma vez que as duas enfermidades são similares.

Patologia. As lesões macroscópicas observadas normalmente em cães são consolidações acinzentadas na região dorsal dos lobos caudais. Histologicamente, as lesões são bronquite catarral eosinofílica e bronquiolite.

Epidemiologia. *Crenosoma vulpis* é mais comum em raposas que em cães, e pode ser um problema em raposas criadas em cativeiro. A infecção apresenta sazonalidade correspondente à flutuação nas populações de seus caramujos vetores, de maneira que os filhotes podem começar a adquirir as L_3 no início do verão, sendo que a maior incidência de crenosomíase clínica é vista no outono.

Tratamento. Dietilcarbamazina foi relatada como efetiva, mas não está mais amplamente disponível. Levamisol tem atividade relatada a 8 mg/kg e ivermectina provavelmente é ativa. Fembendazol (50 mg/kg por 3 a 5 dias) tem algum sucesso na remoção de *C. vulpis* em cães.

Controle. Os caramujos vetores podem ser eliminados aspergindo-se os canis de raposas com moluscicidas e pintando as madeiras com creosoto até 20 cm acima do solo. As fezes devem ser eliminadas de forma a evitar o acesso de moluscos.

Oslerus osleri

Sinônimo. *Filaroides osleri*.

Nome comum. Verme pulmonar dos cães.

Locais de predileção. Brônquios e traqueia.

Filo. Nematoda.

Classe. Secernentea.

Superfamília. Metastrongyloidea.

Descrição macroscópica. Vermes pequenos, pálidos e delgados que medem até 15 mm de comprimento; os machos medem 5 mm e as fêmeas, 9 a 15 mm de comprimento.

Descrição microscópica. A cauda dos machos é arredondada e apresenta algumas papilas; as espículas são curtas e ligeiramente desiguais. As larvas apresentam cauda curta em forma de S e medem 232 a 266 µm de comprimento. Os ovos de tamanho médio apresentam casca fina, medem cerca de 80 por 50 µm e contêm uma larva.

Hospedeiros. Cães e outros canídeos selvagens, tais como dingos.

Distribuição geográfica. Cosmopolita.

Patogênese. Os vermes ficam enterrados em nódulos fibrosos (2 a 20 mm) na traqueia, na região da bifurcação, e nos brônquios adjacentes (Figura 12.16). Raramente são encontrados mais profundamente nos pulmões. Os nódulos nos quais os vermes vivem inicialmente aparecem cerca de 2 meses após a infecção. São granulomas de coloração cinza-rosada, e os vermes pequenos podem ser vistos protraindo-se parcialmente da sua superfície. Esses nódulos têm característica fibrosa e são muito firmemente aplicados sobre a mucosa; eles podem ter até 2,0 cm de diâmetro. Embora a maioria dos vermes esteja localizada próximo à bifurcação traqueal, alguns poucos podem ser encontrados a muitos centímetros dessa área. A infecção pode causar traqueobronquite crônica.

Sinais clínicos. Muitas infecções são clinicamente inaparentes, e os nódulos característicos são descobertos apenas acidentalmente na necropsia. Os principais sinais de infecção por *Oslerus* são dispneia e tosse seca, áspera e persistente, em especial após exercícios. Os casos mais graves normalmente são vistos em cães com 6 a 12 meses de idade, e obviamente a infecção é de maior importância em cães de trabalho. Infecções intensas crônicas podem prejudicar o apetite e levar a emaciação. Em animais de estimação que vivem em ambientes domésticos e cujo exercício é limitado, a presença de nódulos na traqueia é bem tolerada, e os animais apresentam pouca dispneia.

Diagnóstico. *Swabs* do muco faríngeo dão resultado variável e a coleta repetida de amostras pode ser necessária. Entretanto, em casos de tosse paroxística, uma grande quantidade de muco bronquial

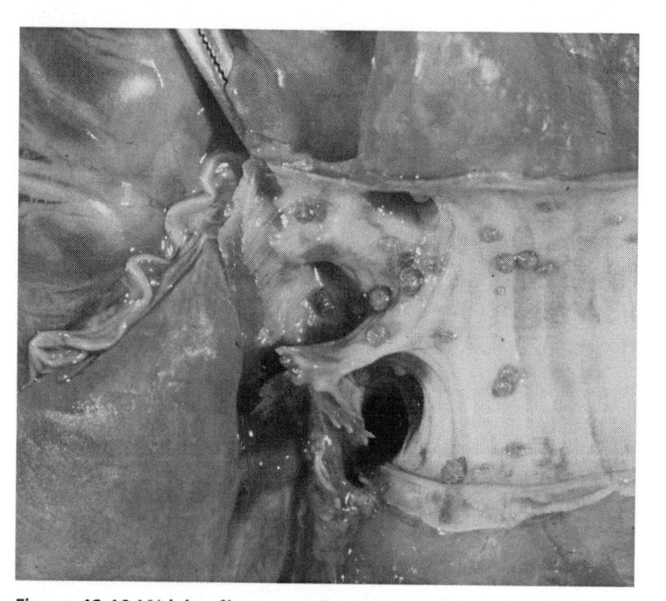

Figura 12.16 Nódulos fibrosos no brônquio causados pela infecção por *Oslerus osleri*. (Esta figura encontra-se reproduzida em cores no Encarte.)

é expelida com frequência, e contém um grande número de larvas. Técnicas menos compensadoras são aquelas que se baseiam no exame de fezes, seja por flotação ou pelo método de Baermann. Embora requeira anestesia geral, a broncoscopia é o método mais confiável, uma vez que ela indicará não apenas a presença, o tamanho e a localização de muitos dos nódulos, mas também irá permitir a coleta de muco traqueal para exame confirmatório de ovos e de larvas; essas últimas invariavelmente enroladas, de movimentos lentos e com cauda em formato de S. Grandes nódulos podem ser detectados por radiografia torácica lateral.

Patologia. Lesões típicas são nódulos que protraem da submucosa, de coloração branco-acinzentada, na região da bifurcação traqueal. As lesões variam em tamanho de pouco visíveis a nódulos maiores ou placas que protraem e se projetam mais de 1 cm para dentro do lúmen da traqueia. Nódulos menores contêm vermes imaturos, e os nódulos maiores contêm massas de adultos firmemente enrolados. Os vermes localizam-se em espaços nos tecidos entre os anéis cartilaginosos da traqueia e dos brônquios maiores. Vermes vivos provocam a formação de uma cápsula fina e infiltração linfocítica localmente. Superficialmente, os nódulos são cobertos por epitélio intacto, exceto por poros pequenos através dos quais os vermes-fêmeas protraem suas caudas para oviposição. Os vermes mortos provocam reação de corpo estranho, com acúmulo de neutrófilos e algumas células gigantes.

Epidemiologia. A transmissão ocorre quando cadelas infectadas lambem seus filhotes e transferem as L_1 que recém-emergiram presentes na saliva. Embora *Oslerus* tenha sido relatado em muitos países, há poucas informações acerca da sua prevalência local. No Reino Unido, um levantamento sugeriu que 6% de todos os tipos de cães estavam infectados. Em outros levantamentos na mesma área, Greyhounds apresentaram taxa de prevalência de 18%, mas não há evidências de que haja suscetibilidade quanto à raça. Em geral, o foco da infecção parece ser a cadela lactante. As taxas de infecção podem ser altas em cães que vivem em canis.

Tratamento. Há relatos de melhora dos sinais clínicos, aparentemente em decorrência da diminuição do tamanho dos nódulos, após o tratamento prolongado com alguns benzimidazóis. Fembendazol e albendazol em doses maiores são licenciados para o tratamento de infecção por *Oslerus* em cães. Há relatos de remissão dos sinais de infecção após o tratamento com ivermectina ou doramectina.

Controle. É difícil, a não ser que as cadelas infectadas possam ser identificadas e tratadas antes do parto e durante a lactação. No passado, o único método certo de controle era a remoção dos filhotes das mães infectadas ao nascimento, e o aleitamento manual ou adoção dos filhotes por uma cadela não infectada.

Nota. Esse gênero era, até recentemente, parte do gênero maior *Filaroides*, mas agora foi separado dos outros membros com base na morfologia. Embora essa distinção tenha sido feita com base na morfologia, ela também é útil – do ponto de vista veterinário – uma vez que separa a espécie nociva *Oslerus osleri*, que vive nas vias respiratórias superiores, das espécies relativamente inócuas que ficaram retidas no gênero *Filaroides* e que vivem no parênquima pulmonar.

Oslerus rostratus

Sinônimos. *Anafilaroides rostratus, Filaroides rostratus.*

Local de predileção. Pulmões.

Filo. Nematoda.

Classe. Secernentea.

Superfamília. Metastrongyloidea.

Descrição. Os machos adultos têm cerca de 28 a 37 mm de comprimento e as fêmeas adultas medem 48 a 64 mm de comprimento. A vulva nas fêmeas é localizada imediatamente anterior ao ânus.

Hospedeiros. Gatos, roedores.

Distribuição geográfica. América do Norte, Sri Lanka, ilhas do Pacífico, sul da Europa e Oriente Médio.

Filaroides hirthi

Nome comum. Verme pulmonar dos cães.

Local de predileção. Pulmões.

Filo. Nematoda.

Classe. Secernentea.

Superfamília. Metastrongyloidea.

Descrição macroscópica. Os vermes são muito pequenos (0,5 a 1,0 cm de comprimento), delgados, capiliformes, de coloração acinzentada e não são apenas difíceis de ver a olho nu no parênquima pulmonar, mas também é improvável que sejam recuperados intactos dos tecidos. *Filaroides hirthi* é menor que *Filaroides milksi* (ver próxima seção).

Descrição microscópica. As L_1 presentes nas fezes e na saliva são enroladas e a cauda apresenta uma fenda, seguida por uma constrição, e tem extremidade terminal em lança. As larvas medem cerca de 240 a 290 μm.

Hospedeiros. Cães domésticos, carnívoros selvagens.

Distribuição geográfica. América do Norte, Europa e Japão.

Patogênese. A infecção é quase invariavelmente assintomática e é descoberta apenas no exame *post mortem*. Entretanto, nas raras infecções intensas, pode ocorrer hiperpneia.

Sinais clínicos. Assintomático; raramente hiperpneia em infecções intensas.

Diagnóstico. Uma preparação por *imprint* da superfície de corte do pulmão irá mostrar fragmentos de vermes, ovos e larvas e isso, associado ao hospedeiro e à localização, é suficiente para o diagnóstico do gênero. Apenas *F. hirthi* foi diagnosticado em animais vivos e isso ocorreu em cães de experimento. As L_1 presentes nas fezes e na saliva são enroladas e a cauda apresenta uma fenda, seguida por uma constrição, e tem extremidade terminal em lança. O sulfato de zinco é uma solução efetiva de flutuação para a detecção de larvas.

Patologia. As principais lesões são nódulos miliares pequenos, macios, de coloração acinzentada, associados à presença de vermes e que são distribuídos na região subpleural e por todo o parênquima pulmonar; em infecções intensas, observadas algumas vezes em cães de experimento submetidos a medicamentos imunossupressores, os nódulos podem coalescer em massas acinzentadas.

Epidemiologia. Pouco se sabe acerca da epidemiologia. *Filaroides hirthi* foi observado inicialmente em colônias de Beagles de experimento, e seria justo sugerir, diante do seu modo de transmissão, que uma alta prevalência poderia ser esperada em cães de canis de reprodução.

Tratamento. Albendazol (por via oral na dose de 25 mg/kg, 2 vezes/dia, por 5 dias) foi relatado como altamente efetivo para o tratamento, embora o tratamento raramente seja necessário. Ivermectina também se mostrou eficiente.

Controle. É improvável que seja necessário.

Filaroides milksi

Nome comum. Verme pulmonar dos cães.

Local de predileção. Pulmões.

Filo. Nematoda.

Classe. Secernentea.

Superfamília. Metastrongyloidea.

Descrição. Semelhante a *F. hirthi*; *Filaroides milksi* é maior que *F. hirthi*.

Hospedeiros. Cães domésticos, carnívoros selvagens.

Distribuição geográfica. América do Norte e partes de Europa.

Aelurostrongylus abstrusus

Nome comum. Verme pulmonar dos gatos.

Locais de predileção. Parênquima pulmonar e pequenos bronquíolos.

Filo. Nematoda.

Classe. Secernentea.

Superfamília. Metastrongyloidea.

Descrição macroscópica. Agregados de vermes, ovos e larvas estão presentes por todo o tecido pulmonar. Os vermes, que medem cerca de 0,5 a 1,0 cm de comprimento, são muito delgados e delicados, e são difíceis de recuperar intactos para o exame.

Descrição microscópica. A bolsa dos machos é curta e os lobos são indistintos. As espículas são robustas. Os ovos apresentam casca fina, medem cerca de 70-80 por 50-75 μm e embrionam nos pulmões. As L_1 nas fezes são curtas e grossas, com extremidade anterior cônica e apresentam um espinho subterminal na cauda com formato de S (ver Figura 1.50); elas medem cerca de 360 a 400 μm de comprimento com conteúdo granular.

Hospedeiros definitivos. Gatos.

Hospedeiros intermediários. Muitos moluscos terrestres, tais como caramujos e lesmas; hospedeiros paratênicos incluem roedores, aves, anfíbios e répteis.

Distribuição geográfica. Presumivelmente cosmopolita.

Patogênese. Os vermes, em geral, apresentam baixa patogenicidade, e a maioria das infecções é descoberta apenas acidentalmente no exame *post mortem* como múltiplos focos pequenos acinzentados ou como granulomas consolidados maiores nos pulmões.

Sinais clínicos. Os efeitos clínicos são leves, e nos gatos em repouso são limitados à tosse crônica branda. Após exercícios ou manipulação, os animais podem apresentar tosse, espirros e secreção nasal com ligeira dispneia e produção de saliva mucoide. Em infecções experimentais intensas, os sinais mais graves apareceram 6 a 12 semanas após a infecção, quando a oviposição é máxima. Infecções intensas podem ser acompanhadas por dispneia, diarreia, anorexia e perda de peso.

Diagnóstico. Exames de fezes repetidos por esfregaço, flutuação ou técnica de Baermann podem ser necessários para encontrar as L_1 características, que apresentam um espinho subterminal na cauda com formato de S. O exame de *swabs* faríngeos pode ser um procedimento adicional útil. Na necropsia, um *imprint* da superfície de corte dos pulmões com frequência mostrará material dos vermes, incluindo as L_1 características. Radiografias revelam o aumento de densidade vascular e focal do parênquima que podem ser esperados como resultado das alterações descritas.

Patologia. Na maioria dos casos, os pulmões apresentam apenas muitos focos subpleurais pequenos e elevados com centro acinzentado que contêm vermes e restos teciduais, mas nas raras infecções graves, nódulos maiores estão presentes, com até 1,0 cm de diâmetro com centro caseoso, que se projetam a partir da superfície dos pulmões; esses nódulos podem coalescer e formar áreas de consolidação. Microscopicamente, os alvéolos podem ser bloqueados por vermes, ovos, larvas e agregados celulares, que podem progredir para a formação de granulomas. Uma alteração característica é a hipertrofia e hiperplasia muscular, que afetam não apenas os bronquíolos e os ductos alveolares, mas também a média das artérias pulmonares. Nessas infecções intensas, a cavidade pleural pode ser preenchida com líquido esbranquiçado e ocasionalmente fatalidades foram relatadas. Com exceção das alterações musculares, que parecem ser irreversíveis, a resolução é rápida e os pulmões parecem quase completamente normais em 6 meses após a infecção experimental, embora alguns vermes ainda possam estar presentes.

Epidemiologia. A infecção por *Aelurostrongylus* é disseminada, parcialmente em razão da sua habilidade quase indiscriminada de se desenvolver em lesmas e caramujos, e parcialmente em razão da sua ampla variedade de hospedeiros paratênicos. Até o momento, todos os levantamentos mostraram prevalências maiores que 5%.

Tratamento. Fembendazol 50 mg/kg, diariamente, por 3 dias, mostrou-se efetivo.

Controle. Em animais de estimação que vivem em ambientes domésticos e especialmente naqueles com disposição nômade ou que vivem em ambientes rurais, o acesso aos hospedeiros intermediário e paratênico é difícil de evitar e o controle, com frequência, não é fácil nem prático.

Nota. Outros nematódeos podem invadir os pulmões de gatos e de outros felinos, tais como linces, jaguatiricas e onças-pardas, mas, em geral, eles são considerados de baixa patogenicidade, a não ser que estejam presentes em grandes números. *Metathalazia californica* ocorre no parênquima pulmonar e pode estar encapsulado por tecido fibroso. *Vogeloides felis* é encontrado nos bronquíolos.

Paragonimus westermani

Nome comum. Fascíola pulmonar oriental.

Local de predileção. Pulmões.

Filo. Platyhelminthes.

Classe. Trematoda.

Família. Paragonimidae.

Descrição macroscópica. O parasita é arredondado e espesso, com coloração castanho-avermelhada, mede 7,5-16 por 4-8 mm, e é recoberto por espinhos semelhantes a escamas. A ventosa ventral está situada ligeiramente anterior ao meio da fascíola.

Descrição microscópica. A diferenciação entre espécies se baseia no formato dos espinhos. Aqueles em *P. westermani* são grandes e apresentam pontas bífidas. Os ovos têm coloração castanho-amarelada, são operculados, medem 75-118 por 42-67 μm e a casca é espessada na extremidade oposta ao opérculo (ver Figura 15.39).

Hospedeiros definitivos. Cães, gatos, suínos, caprinos, bovinos, raposas, outros carnívoros, humanos, primatas.

Hospedeiros intermediários. Hospedeiro 1: caramujos (*Melania, Ampullaria, Pomatiopsis*). Hospedeiro 2: caranguejos e siris.

Distribuição geográfica. Ásia, América do Norte.

Patogênese. Os parasitas nos pulmões normalmente não são de grande importância, mas alguns podem se alojar no cérebro ou em outros órgãos, causando lesões mais graves. Os sinais pulmonares são comparativamente raros em gatos ou em cães, e o interesse veterinário reside no seu papel como reservatório potencial para a infecção em humanos. Infecções extrapulmonares podem produzir LMC e a formação de abscessos na pele e em vísceras. O envolvimento do cérebro e da medula espinal pode levar a convulsões, paraplegia e, ocasionalmente, mortes.

Sinais clínicos. Nas infecções pulmonares, pode haver tosse e os ovos podem ser encontrados em grandes números na saliva.

Diagnóstico. O diagnóstico é pela identificação da presença de ovos na saliva e nas fezes.

Patologia. Nos pulmões, os cistos parasitários estão cercados por tecido conjuntivo difuso e a parede dos cistos se torna infiltrada por leucócitos e células gigantes. Os cistos, normalmente, contêm dois parasitas cercados por líquido purulento misturado a sangue e ovos. Aderências pleurais ocorrem algumas vezes e, normalmente, há hiperplasia do epitélio bronquial e áreas focais de inflamação no parênquima pulmonar.

Epidemiologia. A infecção é mantida em áreas endêmicas nas quais os hospedeiros intermediários são abundntes.

Tratamento. Doses altas de albendazol, fembendazol e niclofolana por um período de tempo prolongado podem ser efetivos no controle. Praziquantel administrado três vezes por um período de 3 dias também remove fascíolas dos pulmões.

Controle. O ciclo evolutivo complexo torna o controle em áreas endêmicas impossível.

Nota. Há mais de 10 espécies de *Paragonimus* que infectam humanos.

Paragonimus kellicotti

Nome comum. Fascíola pulmonar.

Local de predileção. Pulmões.

Filo. Platyhelminthes.

Classe. Trematoda.

Família. Paragonimidae.

Descrição macroscópica. O parasita é arredondado, com coloração castanho-avermelhada, mede 7,5-16 por 4-8 mm, e é recoberto por espinhos semelhantes a escamas. A ventosa ventral está situada ligeiramente anterior ao meio da fascíola.

Descrição microscópica. A diferenciação entre espécies se baseia no formato dos espinhos. Aqueles em *P. kellicotti* são muito grandes e apresentam algumas pontas. Os ovos têm coloração castanho-dourada, medem 80-118 por 48-60 μm e apresentam um opérculo ligeiramente achatado.

Hospedeiros definitivos. Gatos, suínos, cães.

Hospedeiros intermediários. Como para *P. westermani*.

Distribuição geográfica. América do Norte, África do Sul.

Patogênese. Similar a *P. westermani*.

Pneumonyssoides caninum

Sinônimo. *Pneumonyssus caninum*.

Nome comum. Ácaro nasal.

Locais de predileção. Cavidade nasal, seios.

Classe. Arachnida.

Subclasse. Acari.

Família. Halarachnidae.

Descrição. Os ácaros são ovais e de coloração amarelo-clara; os adultos medem, aproximadamente, 1-1,5 por 0,6-0,9 mm. Eles apresentam cutícula lisa com relativamente poucas cerdas. Os ácaros apresentam uma única lâmina dorsal de formato irregular e uma lâmina esternal pequena. As lâminas genitais estão ausentes nessa espécie e a abertura genital é uma fenda transversal entre as coxas e os quatro pares de pernas. Eles apresentam pernas longas relativamente ao tamanho do seu corpo, que terminam em garras, pré-tarsos curtos (embora eles sejam relativamente mais longos no primeiro par de pernas) e ventosas pequenas.

Hospedeiros. Cães.

Distribuição geográfica. Cosmopolita; particularmente prevalente na Escandinávia.

Patogênese. *Pneumonyssoides caninum* foi associado a *head shaking* e espirro 'invertido', bem como a rinite crônica, sinusite e tonsilite, embora a maioria das infecções pareça ser subclínica. Em cães de trabalho e de caça, o resultado mais óbvio da infecção por ácaros nasais é o sentido do olfato acentuadamente prejudicado. Há evidências de que *P. caninum* possa penetrar nos tecidos do hospedeiro e se mover além do sistema respiratório para causar lesões no fígado e nos rins.

Sinais clínicos. A presença de ácaros causa secreção nasal excessiva e hiperemia da mucosa nasal. Infestações extremas podem resultar em apatia, perda de apetite, irritação e prurido nos olhos, espirros crônicos, tosse bronquial e rinite ou sinusite.

Diagnóstico. Os ácaros podem ser vistos rastejando sobre a superfície tecidual dos seios nasais. O diagnóstico específico pode ser conseguido pelo exame microscópico.

Epidemiologia. A infecção provavelmente é transmitida pelo contato direto nariz-nariz entre os animais. Essa espécie parece ser particularmente comum na Escandinávia; uma prevalência de 24% em cães de estimação na necropsia foi relatada na Suécia.

Tratamento e controle. O tratamento com ivermectina mostrou-se efetivo.

Linguatula serrata

Nome comum. Verme da língua.

Locais de predileção. Cavidade nasal, seios, linfonodos mesentéricos.

Filo. Arthropoda.

Classe. Maxillopoda.

Família. Linguatulidae.

Descrição. Os machos medem até 20 mm de comprimento, enquanto as fêmeas medem 30 a 130 mm de comprimento. Ambos os sexos apresentam estriações transversais, corpo com formato expandido anteriormente assemelhando-se ao formato de uma língua mais comprida (ver Figura 3.127). Na região anterior, há cinco protuberâncias pequenas, uma que apresenta uma boca pequena na sua extremidade, e as outras que possuem pequenas garras. Os ovos medem cerca de 90 por 70 μm. O estágio larval apresenta até 500 μm de comprimento e não apresenta as anelações e o aparelho bucal.

Hospedeiros. Os principais hospedeiros são répteis tropicais, tais como cobras e crocodilos, mas algumas espécies parasitam mamíferos e aves. *Linguatula serrata* ocorre em cães, gatos e raposas; os adultos acometem a cavidade nasal e os seios.

Distribuição geográfica. Cosmopolita; América do Norte, Europa e Austrália.

Patogênese e sinais clínicos. De maneira infrequente, infecções intensas em cães podem causar espirros, tosse e secreção nasal. Os parasitas vivem por cerca de 15 meses no hospedeiro, e, após esse tempo, o animal normalmente se recupera.

Diagnóstico. Os ovos podem ser encontrados nas fezes ou na secreção nasal. Ninfas encistadas podem estar visíveis na superfície de corte das glândulas mesentéricas.

Tratamento e controle. Não há tratamento específico recomendado, embora inseticidas sistêmicos possam ser considerados. É possível remover os parasitas cirurgicamente. A infecção pode ser evitada impedindo que os animais ingiram material potencialmente infectado.

Pneumocystis carinii

Sinônimo. *Pneumocystis jiroveci.*

Nome comum. Pneumocistose.

Local de predileção. Pulmões.

Reino. Fungi.

Filo. Ascomycota.

Classe. Pneumocystidomycetes.

Família. Pneumocystidaceae.

Descrição. Duas formas principais de *P. carinii* foram consistentemente identificadas por meio de análises histológicas e ultraestruturais de organismos encontrados em pulmões de humanos e de ratos. Essas são a forma trófica e um estágio de cistos maiores que contêm oito estágios intracísticos.

Hospedeiros. Humanos, bovinos, ratos, furões, camundongos, cães, equinos, suínos e coelhos.

Distribuição geográfica. Cosmopolita.

Patogênese. *Pneumocystis* é uma das principais causas de micoses oportunistas em indivíduos imunocomprometidos, incluindo aqueles com imunodeficiências congênitas, infecções por retrovírus tais como AIDS, e casos que recebem terapia imunossupressora.

Sinais clínicos. Não há sinais clínicos relatados em cães.

Diagnóstico. Colorações com prata metanamina de Gomori (*GMS*) e Giemsa podem ser usadas para visualização microscópica de *Pneumocystis*. Azul de toluidina é mais efetivo para estágios de cisto, enquanto a coloração de Giemsa é usada para mostrar trofozoítas. Métodos de cultura axênica foram descritos; entretanto, o cultivo *in vitro*, em especial de amostras clínicas, nem sempre obtém sucesso. Coloração com técnicas de anticorpos fluorescentes pode ser usada para detectar tanto o estágio de cisto quanto o de trofozoítas de *P. carinii*. Diversos testes de PCR foram relatados, que amplificam regiões específicas do DNA de *P. carinii* e são, aproximadamente, 100 vezes mais sensíveis que as técnicas de coloração convencionais.

Patologia. As lesões são caracterizadas por infiltração intensa de plasmócitos ou histiócitos nos alvéolos, nos quais os organismos podem ser detectados por coloração com prata. Um material espumoso eosinofílico é observado nos pulmões durante a infecção. Esse material é composto por massas de organismos, macrófagos alveolares, células epiteliais alveolares descamadas, leucócitos polimorfonucleares e outras células do hospedeiro.

Epidemiologia. Os organismos, aparentemente, são amplamente distribuídos na forma latente em indivíduos sadios e em cães, bem como em uma ampla variedade de animais domésticos e selvagens. Acredita-se que o organismo seja transmitido por aerossol, embora hábitats naturais e modos de transmissão da infecção em humanos sejam áreas atuais de pesquisa. O DNA de *Pneumocystis* foi detectado no ar e na água, o que sugere que as formas livres do organismo sobrevivem no ambiente por tempo suficiente para infectar hospedeiros suscetíveis. Entretanto, atualmente existem poucas informações quanto ao modo de transmissão. Em humanos, as infecções parecem se disseminar entre pacientes imunossuprimidos colonizados por *Pneumocystis* e indivíduos imunocompetentes parasitados transitoriamente pelo organismo. Mostrou-se que espécies de *Pneumocystis* que afetam humanos e não humanos são diferentes e hospedeiro-específicas, o que sugere que a transmissão zoonótica não ocorre.

Tratamento. Trimetoprima-sulfametoxazol é o medicamento de escolha para o tratamento e profilaxia de infecções por *Pneumocystis*. Pentamidina e atovaquona são agentes terapêuticos alternativos em humanos.

Controle. O controle é difícil em decorrência da falta de conhecimento detalhado acerca das vias de transmissão. A infecção, em geral, é assintomática em animais e, possivelmente, só será detectada em indivíduos imunocomprometidos.

Nota. Relatado inicialmente como uma forma morfológica de *Trypanosoma cruzi*, esse microrganismo posteriormente mostrou ser um gênero separado e foi chamado de *Pneumocystis carinii* e classificado como um protozoário, até o final dos anos 1980. Após mais revisões taxonômicas, *Pneumocystis* agora é classificado como fungo, e não como protozoário. A taxonomia ainda é complicada, uma vez que *Pneumocystis* de humanos e em outros animais é bastante diferente e parece haver muitas espécies nesse gênero. Variações genéticas e polimorfismo de sequências do DNA são observadas com frequência, o que sugere a existência de muitas estirpes, mesmo em uma mesma espécie de *Pneumocystis.*

Parasitas do fígado

Fasciola hepatica

Para mais detalhes, ver Capítulo 9.

Capillaria hepatica

Sinônimos. *Callodium hepatica, Hepaticola hepatica.*

Local de predileção. Fígado.

Filo. Nematoda.

Classe. Secernentea.

Superfamília. Trichuroidea.

Descrição macroscópica. Estes vermes são filamentosos muito finos, geralmente medindo entre 1 e 5 cm de comprimento.

Descrição microscópica. Os machos possuem uma única espícula longa e fina e, com frequência, apresentam uma estrutura primitiva semelhante a uma bolsa. Os ovos de tamanho médio têm formato de barril e são quase incolores. Eles apresentam casca grossa e ligeiramente estriada, com poros diminutos e as tampas bipolares protraem. Os ovos medem cerca de 48-62 por 29-37 μm e contêm uma mórula.

Hospedeiros. Ratos, camundongos, esquilos, coelhos e mustelídeos de cativeiro; ocasionalmente cães, gatos e humanos.

Distribuição geográfica. Cosmopolita (em roedores).

Patogênese. Os vermes adultos são encontrados no parênquima do fígado, onde provocam hepatite traumática. Os ovos são colocados em grupos no parênquima hepático, de onde não têm acesso natural ao exterior. Granulomas se desenvolvem ao redor dos ovos, acompanhados por fibrose. Infecções intensas podem causar hepatite e/ou cirrose e ascite. O fígado pode se apresentar aumentado e infecções graves podem ser fatais. Infecções intensas em humanos induzem lesões hepáticas similares àquelas vistas em outros hospedeiros mamíferos e a capilariose hepática normalmente é fatal.

Sinais clínicos. Infecções leves normalmente são assintomáticas. Na necropsia, o fígado pode apresentar listras de coloração branco-amarelada na superfície.

Diagnóstico. A maioria das infecções é descoberta na necropsia de rotina. O tecido granulomatoso no parênquima hepático pode ser examinado quanto à presença de ovos ou fragmentos de vermes após colocação entre duas lâminas de microscopia.

Patologia. Os ovos, que são depositados em grupos, provocam o desenvolvimento de granulomas localizados, que são visíveis através da cápsula como listras ou manchas amareladas.

Epidemiologia. Embora a prevalência de *C. hepatica* seja alta no fígado de roedores, esse parasita não apresenta especificidade quanto ao hospedeiro e ocorre em uma variedade de mamíferos. Infecções em humanos são adquiridas por meio da ingestão de solo que contenha ovos embrionados, ou pelo consumo de alimentos ou água contaminados.

Tratamento. Administração oral de benzimidazóis modernos por muitos dias pode ser efetiva na prevenção da deposição de ovos nos tecidos hepáticos. Uma vez que a deposição de ovos tenha ocorrido. O tratamento pode não ser efetivo.

Controle. Destruição de roedores irá colaborar no controle.

Clonorchis sinensis

Sinônimos. *Opisthorchis sinensis.*

Nome comum. Fascíola hepática chinesa ou oriental.

Locais de predileção. Ductos biliares, ductos pancreáticos e, ocasionalmente, intestino delgado.

Filo. Platyhelminthes.

Classe. Trematoda.

Família. Opisthorchiidae.

Descrição macroscópica. A fascíola adulta é achatada, róseo-transparente, larga na região posterior, afunilando-se anteriormente; pode atingir um tamanho de 25 μm de comprimento por 5 mm de largura (ver Figura 1.77).

Descrição microscópica. A cutícula das fascíolas jovens contém espinhos, mas é lisa em adultos. Os testículos são multirramificados e situam-se posteriormente ao ovário e o útero. Não há saco cirro. Os ovos apresentam parede grossa e de coloração castanho-amarelada e medem 27-35 por 12-20 μm; eles contêm um miracídio quando são colocados, cuja estrutura interna é assimétrica. O opérculo convexo dos ovos se abre em uma borda proeminente da casca (Figura 12.17). Uma estrutura pequena, semelhante a um gancho, com frequência está presente no polo oposto.

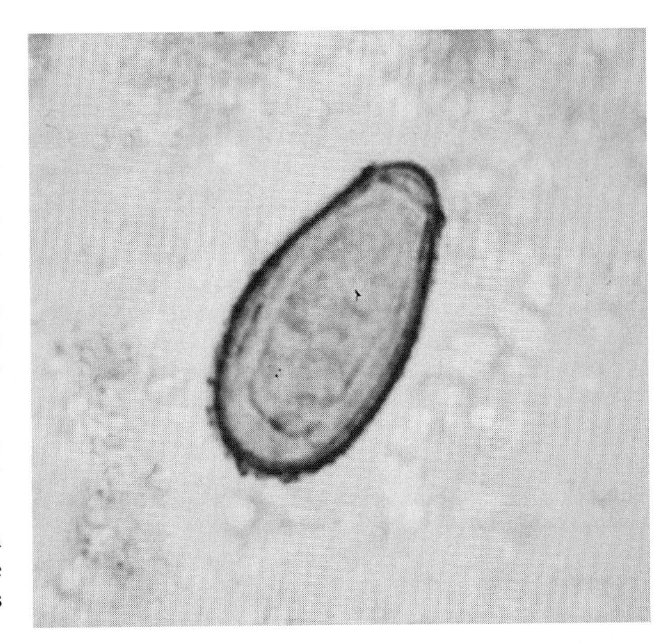

Figura 12.17 Ovo de *Clonorchis sinensis*. (Esta figura encontra-se reproduzida em cores no Encarte.)

Hospedeiros definitivos. Humanos, cães, gatos, suínos, visons, texugos.

Hospedeiros intermediários. Dois são necessários. Hospedeiro 1: caramujos operculados (*Parafossalurus*, *Bulimus* spp., *Bithynia*, *Melania* e *Vivipara*). Hospedeiro 2: peixes que pertencem a muitos gêneros da família Cyprinidae (mais de 40 foram relatados como infectados naturalmente).

Distribuição geográfica. China, Taiwan, Coreia, Vietnã, Japão, Índia e partes da antiga União Soviética.

Patogênese. Os vermes vivem nas partes proximais estreitas dos ductos biliares. As fascíolas jovens principalmente, com seus espinhos cuticulares, causam colangite, pericolangite, colecistite com descamação do epitélio, e podem, em casos raros, levar à estase biliar por bloquearem a passagem, resultando em icterícia.

Sinais clínicos. Os sintomas, em geral, não são vistos exceto em infecções intensas. Os sintomas em humanos incluem anemia, emaciação, ascite, icterícia e diarreia.

Diagnóstico. O diagnóstico se baseia na identificação dos ovos característicos nas amostras de fezes, que precisam ser diferenciados dos ovos de outros trematódeos, tais como *Heterophyes*, *Metagonimus* e outras espécies de *Opisthorchis*. Muitos testes sorológicos foram desenvolvidos, mas a maioria não é específica. Um teste de ELISA relatado pode ser de valor.

Patologia. Infestações brandas podem causar poucas alterações patológicas, mas em infecções mais intensas, há fibrose dos ductos biliares menores e colângio-hepatite e fibrose biliar grave podem se desenvolver. Proliferações papilomatosas ou mesmo adenomatosas do epitélio dos ductos biliares ocorrem, juntamente com cirrose do fígado e isso, com frequência, leva à formação de cistos que englobam as fascíolas e os ovos.

Epidemiologia. Carnívoros ou humanos normalmente adquirem a infecção por ingestão de peixe cru. Em alguns peixes, as metacercárias são encontradas apenas sob as escamas e os animais que são alimentados com as escamas e restos de peixes tornam-se infectados, enquanto os humanos que comem o restante do peixe não se infectam. A infecção normalmente se restringe a um pequeno número de indivíduos.

Tratamento. Praziquantel a 25 mg/kg por 3 dias consecutivos foi relatado como efetivo.

Controle. Gatos e cães atuam como reservatórios para a infecção de humanos. A prevenção se baseia em não ingerir carne de peixe crua, malcozida ou preparada como conserva, salgada, defumada ou seca de maneira inadequada. O congelamento de peixes por 1 semana a −10°C pode ser benéfico, mas mesmo peixe congelado foi incriminado em surtos de infecção em regiões não endêmicas. Em regiões endêmicas, o tratamento de todas as pessoas infectadas e melhoria do saneamento podem ajudar a controlar a infecção. Nas áreas nas quais os peixes são criados em tanques, deve-se fazer compostagem de fezes de humanos e de animais ou as fezes devem ser esterilizadas antes de serem aplicadas como fertilizante nos tanques.

Nota. Opistorquiídeos podem ser confundidos com dicrocoelídeos, uma vez que eles são similares em tamanho e em localização. Entretanto, nos primeiros, o ovário é anterior aos testículos, enquanto no segundo ele é posterior aos testículos.

Opisthorchis felineus

Sinônimos. *Opisthorchis tenuicollis, Opisthorchis viverrini.*

Nome comum. Fascíola hepática dos gatos.

Locais de predileção. Ductos biliares, ductos pancreáticos e, ocasionalmente, intestino delgado.

Filo. Platyhelminthes.

Classe. Trematoda.

Família. Opisthorchiidae.

Descrição macroscópica. Fascíolas adultas têm coloração avermelhada, com uma cutícula lisa e medem 7-12 por 1,5-2,5 mm (ver Figura 1.78).

Descrição microscópica. Os testículos são lobulados e não ramificados. Os ovos medem cerca de 26-30 por 11-15 μm e contêm um miracídio quando são colocados, cuja estrutura interna é assimétrica. O opérculo dos ovos se encaixa em uma borda proeminente da casca e pode apresentar um apêndice tubercular (Figura 12.18).

Hospedeiros definitivos. Gatos, cães, raposas, suínos, humanos, cetáceos (focas, botos).

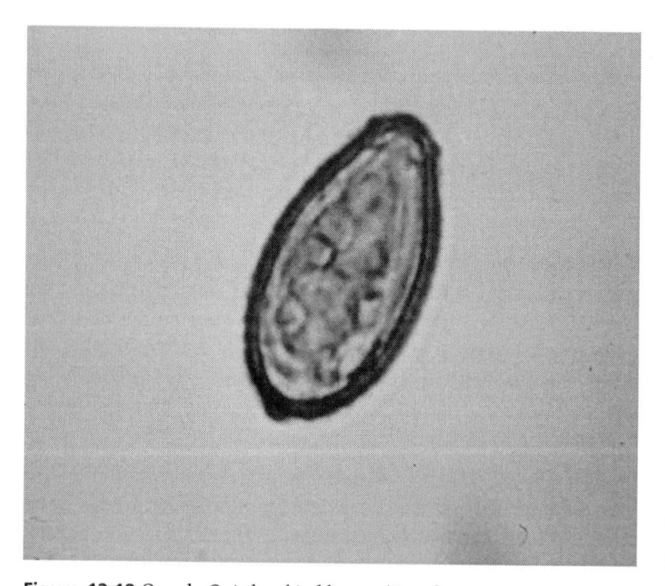

Figura 12.18 Ovo de *Opisthorchis felineus*. (Esta figura encontra-se reproduzida em cores no Encarte.)

Hospedeiros intermediários. Dois são necessários. Hospedeiro 1: caramujos operculados (*Bithynia*). Hospedeiro 2: peixes de água doce que pertencem a muitos gêneros (*Leuciscus, Blicca, Tinca, Barbus*). Na Europa, as metacercárias são comuns em peixes de água doce tais como orfes, peixes da brema, tencas e barbos.

Distribuição geográfica. Sul da Ásia, Europa, Rússia, Canadá.

Patogênese. A maioria das infecções é assintomática, dependendo do nível e da duração da infecção. Fascíolas adultas nos ductos biliares, vesícula biliar e, ocasionalmente nos ductos pancreáticos causam espessamento dos ductos, predispondo ao colangiocarcinoma e ao carcinoma hepatocelular.

Patologia. Infestações brandas podem causar poucas alterações patológicas, mas em infecções mais intensas, há fibrose dos ductos biliares menores e colângio-hepatite e fibrose biliar grave podem se desenvolver em casos avançados. Foram relatados adenocarcinoma hepático e pancreático em gatos e em humanos.

Nota. Há alguma incerteza quanto à classificação adequada das fascíolas opistorquiídeas e muitos textos sugerem que as espécies de *Opisthorchis* relatadas são sinônimos.

Metorchis albidus

Sinônimos. *Distoma albicum, Opisthorchis albidus.*

Nome comum. Fascíola hepática.

Locais de predileção. Ductos biliares, vesícula biliar.

Filo. Platyhelminthes.

Classe. Trematoda.

Família. Opisthorchiidae.

Descrição macroscópica. A fascíola apresenta formato espatulado, pontuda anteriormente, arredondada e achatada posteriormente, com 2,5-3,5 por 1,0-1,6 mm, com uma cutícula espinhosa.

Descrição microscópica. O poro genital fica em frente à ventosa ventral. Os testículos se localizam diagonalmente na região posterior do corpo e são lobulados. O ovário é razoavelmente circular e se localiza bem em frente ao testículo anterior. Os ovos operculados são pequenos, medindo 24-30 por 13-16 μm.

Hospedeiros definitivos. Cães, gatos, raposas, focas, ocasionalmente aves domésticas e humanos.

Hospedeiros intermediários. Dois são necessários. Hospedeiro 1: caramujos de água doce. Hospedeiro 2: peixes (*Blicca bjorkna*).

Distribuição geográfica. Europa, Ásia, América do Norte.

Metorchis conjunctus

Nome comum. Fascíola hepática.

Locais de predileção. Ductos biliares, vesícula biliar.

Filo. Platyhelminthes.

Classe. Trematoda.

Família. Opisthorchiidae.

Descrição macroscópica. As fascíolas adultas medem 1 a 6,5 mm de comprimento por 0,6 a 2,6 mm de largura.

Descrição microscópica. As ventosas apresentam diâmetro igual. O poro genital fica na margem anterior do acetábulo. A cutícula das fascíolas jovens possui espinhos.

Hospedeiros definitivos. Cães, gatos, raposas, visons, guaxinins.

Hospedeiros intermediários. Dois são necessários. Hospedeiro 1: caramujos de água doce (*Amnicola*). Hospedeiro 2: peixes (*Catostomus*).

Distribuição geográfica. América do Norte.

Platynosomum fastosum

Sinônimo. *Eurytrema fastosum.*

Nome comum. Fascíola hepática dos gatos, "intoxicação por lagartos".

Locais de predileção. Ductos biliares e pancreáticos.

Filo. Platyhelminthes.

Classe. Trematoda.

Família. Dicrocoeliidae.

Descrição macroscópica. A fascíola adulta é lanceolada e mede 4-8 por 1,5-2,5 mm.

Descrição microscópica. Os ovos têm coloração castanha, são ovais, têm casca grossa e são operculados, medindo cerca de 34-50 por 23-35 µm. Eles são embrionados quando são colocados.

Hospedeiros definitivos. Gatos.

Hospedeiros intermediários. Caramujos terrestres (*Sublima*) e tatuzinhos terrestres. Lagartos são hospedeiros paratênicos obrigatórios.

Distribuição geográfica. América do Sul, Caribe, sul dos EUA, Havaí, África ocidental, Malásia e ilhas do Pacífico.

Patogênese. A maioria das infecções é bem tolerada por gatos, causando apenas inapetência branda, mas em infecções intensas, as chamadas "intoxicações por lagartos", foram relatadas cirrose e icterícia, com diarreia, vômito em casos terminais.

Sinais clínicos. Em casos brandos, sinais crônicos vagos de emagrecimento podem ser observados. Infecções graves causam anorexia, vômito, diarreia e icterícia, levando à morte.

Diagnóstico. Baseia-se no exame de fezes para pesquisa de ovos e exame de necropsia dos ductos biliares e pancreáticos quanto à presença de fascíolas.

Patologia. Cirrose hepática e colangite foram relatadas e os ductos biliares, com frequência, estão acentuadamente distendidos.

Epidemiologia. A infecção é mantida em regiões endêmicas nas quais os hospedeiros intermediários e os lagartos são abundantes.

Tratamento. Praziquantel (20 mg/kg) e nitroscanato (100 mg/kg) são relatados como tratamentos efetivos.

Controle. Evitar que os gatos cacem lagartos pode controlar a infecção.

Eurytrema procyonis

Locais de predileção. Ductos biliares e pancreáticos.

Filo. Platyhelminthes.

Classe. Trematoda.

Família. Dicrocoeliidae.

Descrição macroscópica. Os adultos medem 2,9 mm de comprimento por 1,2 mm de largura. A ventosa oral é subterminal com uma projeção dorsal semelhante a lábio.

Descrição microscópica. Os ovos são pequenos, medem 45 por 35 µm, são assimétricos, castanho-escuros com um opérculo e um miracídio.

Hospedeiros. Gatos, raposas, guaxinins.

Distribuição geográfica. América do Norte.

Patogênese. A infecção normalmente é bem tolerada, e aparentemente não causa manifestação. Foi relatado que a infecção em gatos causa perda de peso e vômito em razão de fibrose pancreática e atrofia.

Sinais clínicos. Infecções brandas normalmente são assintomáticas.

Diagnóstico. Baseia-se no exame de fezes para pesquisa de ovos e exame de necropsia dos ductos biliares e pancreáticos quanto à presença de fascíolas.

Patologia. Fibrose periductal pode produzir ductos semelhantes a cordas e pode haver atrofia dos ácinos glandulares.

Epidemiologia. Esse é um parasita comum dos ductos pancreáticos de guaxinins. Os gatos presumivelmente tornam-se infectados pela ingestão de hospedeiros intermediários.

Tratamento. Praziquantel pode ser efetivo contra essas fascíolas.

Controle. É difícil em razão da longevidade dos ovos, da ampla distribuição dos hospedeiros intermediários e do número de hospedeiros reservatórios.

Muitas outras espécies de fascíolas hepáticas da família Opisthorchiidae são encontradas em cães e em gatos e estão resumidas na Tabela 12.8. Os detalhes são essencialmente similares àqueles de outras fascíolas opistorquiídeas.

Leishmania donovani infantum

Subespécie. *Leishmania infantum* (*Leishmania chagasi*)

Sinônimo. Complexo *Leishmania donovani*

Nomes comuns. Leishmaniose visceral, calazar, leishmaniose infantil ou mediterrânea (*L. infantum*).

Locais de predileção. Pele, fígado, baço.

Filo. Euglenozoa.

Classe. Kinetoplastea.

Família. Trypanosomatidae.

Descrição. Amastigotas de *Leishmania* são corpos pequenos, redondos ou ovais, que medem 1,5-3,0 por 2,5-6,5 mm, localizados dentro dos macrófagos, e possuem um núcleo grande e um cinetoplasto em formato de bastonete associado a um flagelo rudimentar (ver Figura 2.8A).

Hospedeiros. Humanos, cães, raposas (*Vulpes vulpes*), rato-preto (*Rattus rattus*), guaxinins (*Nyctereutes procynoides*), chacais (*Canis aureus*), lobos e raposas-do-deserto (*Fennecus zerda*), cachorro-vinagre (*Lycalopex vetulus*).

Distribuição geográfica. Sul da França (Montanhas Cevenas), bacia central e ocidental do Mediterrâneo (Europa e África), Irã (*L. infantum*), Américas Central e do Sul (México até norte da Argentina) (*L. chagasi*).

Patogênese. Em cães, *L. donovani infantum* pode causar tanto lesões viscerais quanto cutâneas, sendo a segunda a mais comum (Figura 12.19). Pode levar muitos meses ou mesmo anos para que os cães infectados desenvolvam sinais clínicos, de maneira que a doença pode se tornar aparente apenas muito tempo depois de os

Tabela 12.8 Fascíolas hepáticas de cães e de gatos.

Espécies	Hospedeiros	Hospedeiros intermediários	Distribuição
Opisthorchis sinensis	Humanos, cães, gatos, suínos, visons, texugos	1: Caramujos de água doce (*Parafossalurus, Bulimus* spp., *Bithynia, Melania* e *Vivipara*) 2: Peixes (Cyprinidae)	China, Taiwan, Coreia, Vietnã, Japão, Índia e partes da antiga União Soviética
Opisthorchis felineus	Gatos, cães, raposas, suínos, humanos, cetáceos (focas, botos)	1: Caramujos de água doce (*Bithynia*) 2: Peixes (*Leuciscus, Blicca, Tinca, Barbus*)	Sul da Ásia, Europa, Rússia, Canadá
Metorchis albidus	Cães, gatos, raposas, focas	1: Caramujos de água doce (*Amnicola limosa porosa*) 2: Peixes (*Blicca bjorkna*)	Europa, Ásia, América do Norte
Metorchis conjunctus	Cães, gatos, raposas, visons, guaxinins	1: Caramujos de água doce (*Amnicola limosa porosa*) 2: Peixes (bagre comum, *Catostomus commersoni*)	América do Norte
Platynosomum fastosum	Gatos	Caramujos terrestres (*Sublima*)	América do Sul, Caribe, sul dos EUA, África ocidental, Malásia e ilhas do Pacífico
Platynosomum concinnum	Gatos	Crustáceos (tatuzinhos terrestres)	
Platynosomum illiciens	Gatos	Lagartos (paratênicos)	
Parametorchis complexus	Gatos, cães	Não é conhecido, mas provavelmente similar a outras fascíolas hepáticas	América do Norte
Eurytrema procyonis	Gatos, raposas, guaxinins	Desconhecido, mas acredita-se que sejam caramujos (*Mesodon*)	América do Norte
Pseudamphistomum truncatum	Cães, gatos, raposas, raramente humanos	1: Caramujos, desconhecido 2: Peixes (*Leuciscus, Sardinius, Blicca, Abramis*)	Europa, Índia

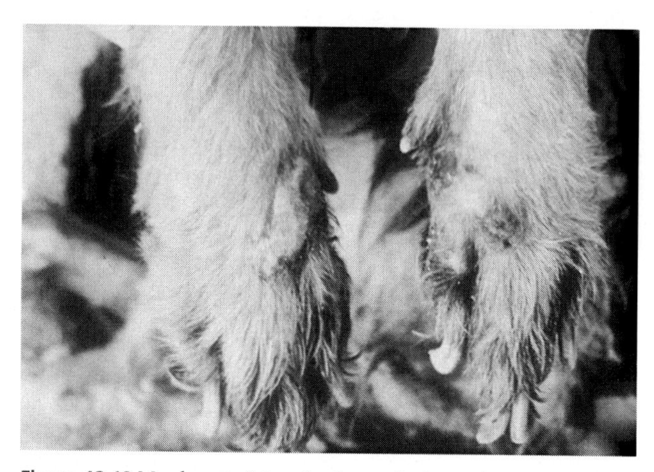

Figura 12.19 Membros torácicos de cão com lesões cutâneas por *Leishmania infantum*. (Esta figura encontra-se reproduzida em cores no Encarte.)

cães terem deixado áreas endêmicas. A doença normalmente é crônica, com baixa mortalidade, embora ela possa se manifestar como uma forma aguda rapidamente fatal. A recuperação depende da expressão adequada de imunidade mediada por células; se ela não ocorrer, a lesão ativa persiste, levando ao aumento crônico de baço, fígado e linfonodos e a lesões cutâneas persistentes.

Sinais clínicos. Na forma cutânea em cães, as lesões são confinadas a úlceras de pele rasas, com frequência nos lábios ou pálpebras, das quais a recuperação, com frequência, é espontânea. Na forma visceral, os cães inicialmente desenvolvem "óculos" em razão da alopecia ao redor dos olhos, e isso é seguido por perda de pelos corporais generalizada e eczema, com os organismos da leishmaniose estando presentes em grandes números na pele infectada. Febre intermitente, anemia, caquexia e linfadenopatia generalizada também são sinais típicos. Períodos prolongados de remissão seguidos por ressurgimento dos sinais clínicos não são incomuns.

Diagnóstico. Depende da demonstração dos parasitas amastigotas em esfregaços ou raspados da pele afetada ou em biopsias de linfonodos ou da medula óssea. A confirmação em um caso individual pode ser difícil, particularmente se os sinais não forem específicos. Amastigotas intracelulares ou extracelulares podem ser identificados pela coloração de Giemsa ou Leishman em aspirados, impressões ou biopsias de linfonodos, medula óssea, lesões de baço ou de pele. Métodos de PCR e de imunocitoquímica foram desenvolvidos para uso nessas amostras e oferecem grande sensibilidade. Ensaios sorológicos usando teste de anticorpos fluorescentes indireto (IFAT), ELISA e *Western blot* também foram desenvolvidos. Laboratórios especializados podem realizar cultura e identificação de espécies usando análise de isoenzimas e PCR por amplificação rápida de DNA polimórfico (RAPD).

Patologia. A leishmaniose visceral é essencialmente uma reticuloendoteliose. As células reticuloendoteliais estão em maior número e são invadidas por parasitas. O baço enormemente aumentado está congesto, com corpúsculos de Malpighi proeminentes. O fígado está aumentado, com infiltração gordurosa das células de Kupfer. Macrófagos, mielócitos e neutrófilos da medula óssea estão preenchidos por parasitas. Os linfonodos normalmente estão aumentados e a mucosa intestinal está infiltrada com macrófagos preenchidos por parasitas.

Epidemiologia. Cães são comumente infectados e a transmissão ocorre por mosquitos-palha do gênero *Phlebotomus* (*P. ariasi, P. perniciosus, P. longcuspis, P. chinensis, P. mongolensis* e *P. caucasius*) na região do Mediterrâneo e pelo gênero *Lutzomyia* (*L. longipalpis, L. evansi*) nas Américas Central e do Sul. O cão é o principal reservatório urbano, com taxas de infecção tão altas quanto 20% em alguns países, e é a fonte mais importante de infecção humana. É provável que a maioria dos cães em áreas endêmicas seja exposta à doença e ou desenvolverá infecção clínica ou subclínica ou se tornará imune e resistente à infecção. A leishmaniose é diagnosticada em cães em países nos quais os mosquitos-palha vetores não ocorrem, sugerindo um mecanismo de transmissão desconhecido atualmente. A transmissão vertical da mãe para os filhotes foi relatada e a transmissão por transfusão de sangue infectado foi descrita.

Tratamento. Muitos fármacos são usados para o tratamento da leishmaniose canina (Tabela 12.9). Esses incluem antimoniais pentavalentes, dos quais o antimoniato de meglumina é o principal medicamento, usado isoladamente ou em combinação com outros medicamentos, principalmente o alopurinol. O alopurinol também pode ser administrado sozinho ou após o tratamento inicial com antimoniato de meglumina. Outros fármacos que foram usados incluem anfotericina B, pentamidina, alopurinol e cetoconazol.

Tabela 12.9 Fármacos usados no tratamento de leishmaniose em cães.

Fármaco	Grupo do fármaco	Regime de administração	Notas
Antimoniato de meglumine	Antimonial pentavalente	100 mg/kg SC, por 3 a 4 semanas	Nefrotóxica. Pode causar dor e fibrose muscular no local de administração
Alopurinol	Derivado da pirimidina	20 mg/kg VO diariamente 20 mg/kg VO diariamente, combinado com antimoniato de meglumina (100 mg/kg, diariamente, por via SC por 20 dias), então continue com 20 mg/kg de alopurinol indefinidamente	
Anfotericina B	Macrolídio poliênico	0,5 a 0,8 mg/kg IV ou SC, duas a três vezes semanalmente	Nefrotóxico. Administrar até a dose cumulativa de 15 mg/kg ser atingida
		1 a 2,5 mg/kg IV em emulsão lipídica, 2 vezes/semana	Administrar até a dose cumulativa de 10 mg/kg ser atingida
		3 mg/kg/dia IV em formulação lipossoma	Administrar até a dose cumulativa de 15 mg/kg ser atingida

Controle. Do ponto de vista da saúde pública, a eutanásia dos cães infectados e de cães errantes, em geral, é desejável, embora com frequência, inaceitável. Em algumas áreas, a população de mosquitos-palha foi reduzida como resultado de controle de mosquitos para a malária, e, em consequência disso, a incidência de leishmaniose diminuiu. Entretanto, em geral, o controle químico de mosquitos-palha vetores tem um sucesso muito limitado. Colares impregnados com deltametrina oferecem alguma proteção de cães contra picadas de mosquitos-palha e parecem diminuir as taxas de infecção em cães e em pessoas em regiões endêmicas.

Uma vacina de subunidade foi desenvolvida na América do Sul para o controle de leishmaniose visceral em cães. Essa vacina se baseia em um complexo de antígenos de superfície ligados à fucose-manose. Uma vacina de parasita liofilizada (CaniLeish®), que contém proteínas excretoras/secretórias de *Leishmania infantum*, está disponível comercialmente na Europa para a imunização de cães.

Nota. *Leishmania donovani donovani* é uma infecção altamente fatal de humanos e causa leishmaniose visceral. Em humanos, o período de incubação pode ser de muitos meses, com febre intermitente. Hepatomegalia e esplenomegalia seguem, com taxas de mortalidade de 75 a 95%.

Hepatozoon canis

Sinônimo. *Leucocytozoon canis.*

Nome comum. Hepatozoonose canina.

Locais de predileção. Sangue, fígado, rins.

Filo. Apicomplexa.

Classe. Aconoidasida.

Família. Hepatozoidae.

Descrição. Os gamontes, encontrados em neutrófilos circulantes, têm formato elipsoide, medem cerca de 11 por 4 μm, e são envelopados em uma membrana grossa (Figura 12.20). Os merontes, em geral, têm formato redondo a oval, medem cerca de 30 μm de diâmetro, e incluem micromerozoítas alongadas com núcleos definidos, que, em cortes transversais apresentam aparência de "roda de carroça".

Hospedeiro. Cães.

Distribuição geográfica. Sul da Europa, Oriente Médio, África, Sudeste Asiático, América do Sul.

Patogênese. A maioria dos cães infectados com *H. canis* parece passar por uma infecção branda associada a um grau limitado de reação inflamatória. Entretanto, a infecção pode variar de assintomática em cães com parasitemia baixa, a infecção que oferece risco de morte em animais que apresentam parasitemia alta. Os sintomas podem ser exacerbados pela presença de infecções concomitantes por parvovírus, *Ehrlichia canis, Anaplasma platys, Toxoplasma gondii, Leishmania donovani infantum* ou pela imunossupressão em cães neonatos jovens ou naqueles com imunodeficiência primária ou induzida. Parasitemias altas podem causar lesão direta aos tecidos envolvidos e afetam o sistema imune, levando a perda de peso extrema e caquexia, embora os cães infectados possam manter um bom apetite.

Sinais clínicos. Infecções por *H. canis* podem ser subclínicas em alguns animais, mas produzem doença grave e fatal em outros. A doença branda é comum e normalmente é associada a baixos níveis de parasitemia por *H. canis* (1 a 5%), frequentemente em associação com doença concomitante. Uma doença mais grave, caracterizada por letargia, febre e perda de peso grave, é encontrada em cães com parasitemia alta, com frequência chegando a 100% dos neutrófilos circulantes. Cães que apresentam tanto leucocitose quanto alta parasitemia podem apresentar um número maciços de gamontes circulantes (> 50.000/μℓ de sangue).

Diagnóstico. O diagnóstico normalmente é realizado quando há identificação dos gamontes no citoplasma dos neutrófilos (mais raramente dos monócitos) em esfregaços de sangue corados pelos métodos de Giemsa ou Wright. Entre 0,5 e 5% dos neutrófilos estão comumente infectados, embora isso possa chegar a números tão altos quanto 100% em infecções graves. TAIF e *Western blot* foram desenvolvidos usando antígenos de gamontes. Cães com alta parasitemia com frequência apresentam neutrofilia e anemia normocítica normocrômica não regenerativa.

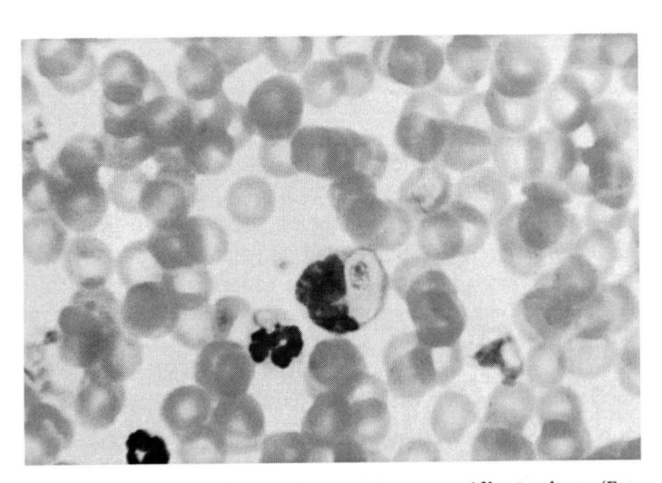

Figura 12.20 Gamonte de *Hepatozoon canis* em neutrófilo circulante. (Esta figura encontra-se reproduzida em cores no Encarte.)

Patologia. A infecção pode ser encontrada como um achado acidental em amostras para histopatologia em cães de áreas endêmicas. Em cães com parasitemia baixa, poucas lesões são observadas normalmente. Em cães com parasitemia alta, pode haver hepatite, pneumonia e glomerulonefrite associadas a muitos merontes. Os merontes e os gamontes em desenvolvimento também são encontrados em linfonodos, baço, e medula óssea.

Epidemiologia. O principal vetor de *H. canis* é o carrapato marrom dos cães, *Rhipicephalus sanguineus*, que é encontrado em regiões de clima quente e temperado por todo o mundo. A infecção é transmitida transestadialmente do estágio de ninfa ao estágio adulto dos carrapatos vetores. A infecção parece ocorrer principalmente pela ingestão de carrapatos infectados. A transmissão vertical foi relatada.

Tratamento. A infecção é tratada com dipropionato de imidocarb 5 a 6 mg/kg, a cada 14 dias, até que os gamontes não estejam mais presentes nos esfregaços sanguíneos. Doxiciclina oral 10 mg/kg/dia durante 21 dias em combinação com imidocarb também pode ser usada. O tratamento pode levar até 8 semanas para eliminar os gamontes do sangue periférico e requer avaliação hematológica regular. O tratamento de todos os cães infectados é recomendado, uma vez que a parasitemia pode aumentar com o decorrer do tempo e se desenvolver em uma infecção grave. O prognóstico para cães com parasitemia baixa, e geral, é bom, mas é menos favorável para aqueles cães com parasitemia alta.

Controle. A profilaxia depende do controle regular de carrapatos usando um acaricida efetivo e do exame cuidadoso de animais quanto à presença de carrapatos. Em áreas nas quais a doença é endêmica, deve-se evitar que os cães vasculhem ou ingiram carne crua ou órgão de animais selvagens.

Nota. O *H. americanum* relacionado foi relatado inicialmente como uma estirpe de *H. canis*, mas atualmente é considerado uma espécie separada, com base nas manifestações da doença clínica, e em diferenças quanto a patologia, morfologia e genética.

Parasitas do sistema circulatório

Angiostrongylus vasorum

Sinônimo. *Haemostrongylus vasorum.*

Nome comum. Verme do coração francês.

Locais de predileção. Ventrículo direito, artéria pulmonar.

Filo. Nematoda.

Classe. Secernentea.

Superfamília. Metastrongyloidea.

Descrição macroscópica. Vermes delgados com até 2,5 cm de comprimento. As fêmeas medem 18 a 25 mm, enquanto os machos medem 14 a 18 mm, com uma bolsa pequena na qual os raios são distinguíveis.

Descrição microscópica. Os raios ventrais são fusionados na maior parte do seu comprimento e o raio dorsal é robusto, com ramos terminais também robustos. Na fêmea, os ovários brancos são enrolados ao redor do intestino vermelho (Figura 12.21), com a vulva na metade posterior do corpo. Os ovos não são segmentados quando colocados nos pulmões e medem cerca de 70-80 por 40-50 μm. As larvas de primeiro estágio medem 330 a 360 μm de comprimento e apresentam um pequeno botão cefálico e uma cauda ondulada com fenda subterminal (ver Figura 4.12E).

Hospedeiros definitivos. Cães, raposas e outros canídeos.

Hospedeiros intermediários. Moluscos terrestres, principalmente caramujos e lesmas.

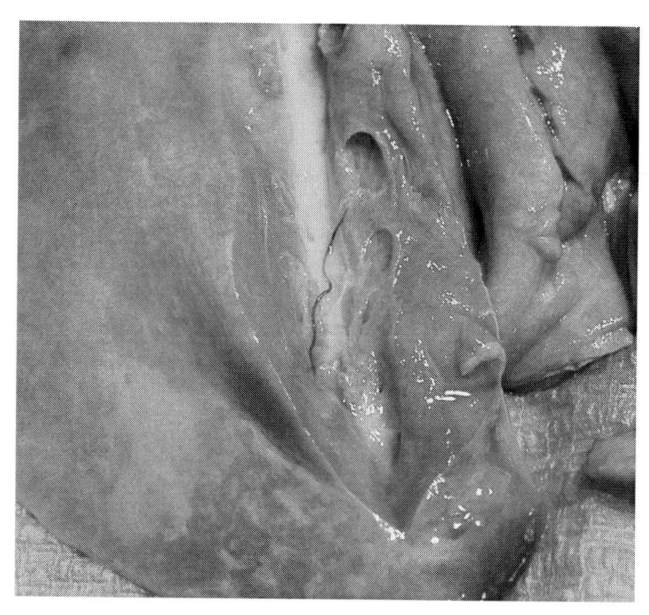

Figura 12.21 Fêmea de *Angiostrongylus vasorum* na artéria pulmonar. (Esta figura encontra-se reproduzida em cores no Encarte.)

Distribuição geográfica. Cosmopolita, exceto nas Américas, excluindo-se as províncias da costa atlântica do Canadá; prevalente na Europa ocidental.

Patogênese. A angiostrongilose canina normalmente é uma condição crônica, estendendo-se ao longo de meses ou até de anos. Muitos dos efeitos patogênicos são atribuídos à presença de vermes adultos nos grandes vasos e de larvas nas arteríolas pulmonares e capilares. O bloqueio desses vasos resulta em impedimento circulatório, que pode, eventualmente, ocasionar insuficiência cardíaca congestiva.

Sinais clínicos. Em infecções recém-estabelecidas, os cães em repouso normalmente não manifestam sinais clínicos, mas se um número substancial de vermes estiver presente, o animal ativo pode manifestar taquicardia, taquipneia e tosse produtiva intensa; a saliva algumas vezes apresenta sangue. Em infecções graves que se estabeleceram há mais tempo, os sinais estão presentes mesmo no cão em repouso. Pode haver síncope recorrente. Como consequência da diminuição da capacidade de coagulação sanguínea, edema indolor de desenvolvimento lento pode aparecer em regiões dependentes, tais como abdome inferior e espaço intermandibular, e nos membros nos quais hematomas ocorreram. Infecções crônicas podem ser acompanhadas por diminuição do apetite, anemia e ascite e morte podem ocorrer. A rara infecção aguda vista normalmente em animais jovens manifesta-se como dispneia e tosse violenta, com esputo branco-amarelado e ocasionalmente sanguinolento.

Diagnóstico. As L_1, que podem estar presentes nas fezes e na saliva, apresentam um pequeno botão cefálico e cauda ondulada, com uma fenda subterminal, e a sua presença em associação a sinais respiratórios e circulatórios é aceita como confirmatória.

Patologia. A superfície de corte dos pulmões está pontilhada em vermelho-arroxeado. Um efeito sistêmico relatado, pouco comum em infecções por helmintos, é a interferência com o mecanismo de coagulação sanguínea, de maneira que hematomas subcutâneos podem estar presentes. Nos vasos sanguíneos maiores, há endarterite e periarterite que progridem para fibrose e, à necropsia, os vasos têm consistência de cano à palpação. As alterações vasculares podem se estender ao ventrículo direito, com endocardite envolvendo a válvula tricúspide.

Epidemiologia. Embora sua distribuição geral seja cosmopolita, *A. vasorum* é prevalente apenas em determinadas localidades, e essas são invariavelmente rurais. Na Europa, focos endêmicos foram reconhecidos na França, Espanha, Irlanda e Inglaterra.

Tratamento. Mebendazol e fembendazol (em doses maiores), levamisol e ivermectina se mostraram efetivos.

Controle. O controle não é possível na maioria dos casos, em razão da ubiquidade dos moluscos hospedeiros intermediários.

Dirofilaria immitis

Sinônimo. *Nochtiella immitis.*

Nome comum. Verme do coração dos cães.

Locais de predileção. Sistema cardiovascular. os adultos estão no ventrículo direito, átrio direito, artéria pulmonar e veia cava posterior.

Filo. Nematoda.

Classe. Secernentea.

Superfamília. Filarioidea.

Descrição macroscópica. Vermes longos, delgados, de coloração branco-acinzentada, que medem 15 a 30 cm de comprimento. As fêmeas adultas medem 25 a 30 cm, enquanto os machos medem cerca de metade desse comprimento. Muitos vermes normalmente são encontrados juntos em massas emaranhadas. O tamanho e local são diagnósticos para *D. immitis*.

Descrição microscópica. A cauda dos machos apresenta formato em espiral largo típico, comum aos filarídeos (Figura 12.22) e a cauda apresenta asas laterais pequenas. Há quatro a seis pares de papilas ovoides. A espícula esquerda é longa e pontiaguda; a espícula direita é menor e termina em ponta romba. Nas fêmeas, a vulva está situada imediatamente atrás do final do esôfago. As microfilárias no sangue não são embainhadas e medem 307 a 332 μm de comprimento e 6,8 μm de largura. Elas apresentam extremidade anterior afunilada e extremidade posterior romba.

Hospedeiros definitivos. Cães, raposas, canídeos selvagens; ocasionalmente gatos e outros felídeos selvagens e raramente humanos.

Hospedeiros intermediários. Mosquitos dos gêneros *Aedes*, *Anopheles* e *Culex*.

Distribuição geográfica. Regiões temperadas quentes e áreas tropicais por todo o mundo, incluindo Américas do Norte e do Sul, sul da Europa, Índia, China, Japão e Austrália.

Patogênese. Os efeitos patogênicos estão associados aos parasitas adultos (Figura 12.23). Muitos cães infectados com pequeno número de *D. immitis* não apresentam efeitos aparentes e é apenas

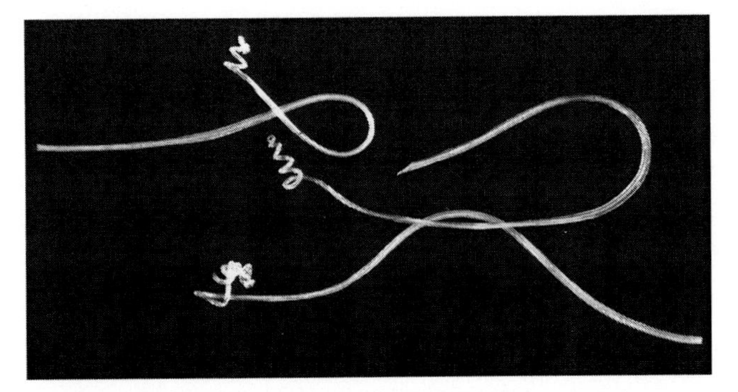

Figura 12.22 Vermes adultos, *Dirofilaria immitis*. (Esta figura encontra-se reproduzida em cores no Encarte.)

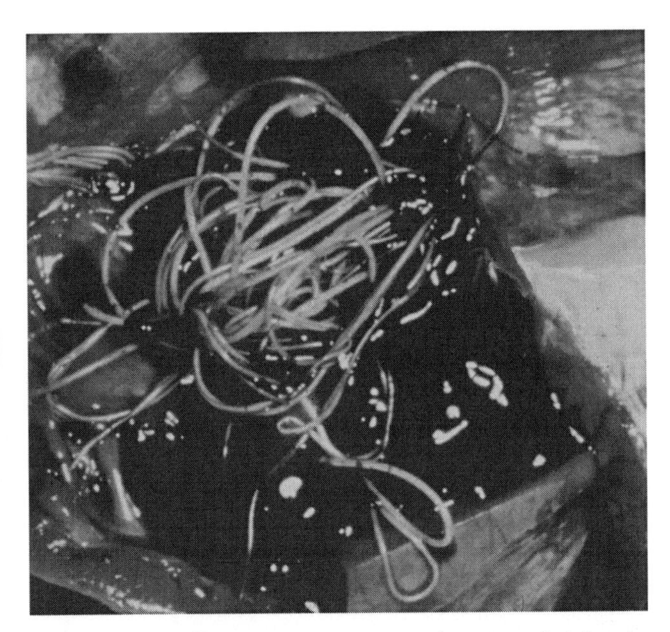

Figura 12.23 *Dirofilaria immitis* em um corte de um coração infectado. (Esta figura encontra-se reproduzida em cores no Encarte.)

em infecções crônicas intensas que o distúrbio circulatório ocorre, principalmente em razão da obstrução do fluxo sanguíneo normal, que leva a insuficiência cardíaca congestiva direita crônica. A presença de massas de vermes ativos pode causar endocardite nas válvulas cardíacas e endarterite pulmonar proliferativa, possivelmente em razão da resposta aos produtos de excreção dos parasitas. Adicionalmente, vermes mortos ou morrendo podem causar embolismo pulmonar. Após um período de cerca de 9 meses, o efeito da hipertensão pulmonar em desenvolvimento é compensado por hipertrofia ventricular direita, que pode levar à insuficiência cardíaca congestiva, com os sinais típicos de edema e ascite acompanhando. Nesse estágio, os cães estão apáticos e fracos.

Massa de vermes pode se alojar na veia cava posterior e resultar em obstrução, levando a uma síndrome aguda, algumas vezes fatal, conhecida como síndrome da veia cava. Ela é caracterizada por hemólise, hemoglobinúria, bilirrubinemia, icterícia, dispneia, anorexia e colapso. A morte pode ocorrer em 2 a 3 dias. Muito ocasionalmente, há bloqueio dos capilares renais por microfilárias, o que leva a glomerulonefrite, possivelmente relacionada à deposição de complexos imunes.

Em gatos, hipertensão pulmonar, insuficiência cardíaca direita e síndrome da cava são menos comuns, e, mais comumente, a presença de parasitas nas artérias pulmonares distais pode induzir uma pneumonia pulmonar difusa. Infecções ectópicas são vistas mais comumente em gatos, com parasitas relatados nos olhos, SNC e tecidos subcutâneos.

Sinais clínicos. Cães intensamente infectados, com frequência, estão apáticos e há perda gradual de condição corporal e intolerância ao exercício. Eles podem apresentar tosse débil crônica com hemoptise, e nos estágios posteriores da doença tornam-se dispneicos e podem desenvolver edema e ascite. A síndrome da veia cava aguda descrita é caracterizada por hemoglobinúria, icterícia e colapso. Infecções mais leves em cães de trabalho podem ser responsáveis por baixo desempenho durante períodos de exercício contínuo. Gatos infectados podem apresentar tosse; taquipneia e dispneia e infecções intensas podem ser fatais.

Diagnóstico. Baseia-se nos sinais clínicos de disfunção cardiovascular e na demonstração de microfilárias apropriadas no sangue.

Entretanto, cães que não apresentam microfilárias na corrente sanguínea ainda podem albergar parasitas adultos. Os cães afetados raramente têm menos de 1 ano de idade e a maioria tem mais de 2 anos de idade. Em casos suspeitos nos quais as microfilárias não podem ser mostradas, radiografias torácicas podem mostrar espessamento da artéria pulmonar, seu curso tortuoso e hipertrofia ventricular direita. Angiografia também pode ser usada para demonstrar as alterações vasculares mais claramente. Na necropsia, os vermes adultos com frequência estão presentes nas câmaras cardíacas direitas e grandes vasos sanguíneos adjacentes.

Testes imunodiagnósticos também estão disponíveis comercialmente para identificar casos que não apresentam microfilaremia detectável. Por exemplo, há muitos *kits* de ELISA para a detecção de antígenos circulantes de verme do coração ou anticorpos específicos, que irão identificar infecções mais maduras e que são altamente específicos.

A identificação das microfilárias no sangue (amostras coletadas, idealmente, no início da noite) é auxiliada pela concentração de parasitas após a lise, filtração e então coloração com azul de metileno ou May-Grunwald Giemsa. *Kits* comerciais estão disponíveis para essa técnica. De maneira alternativa, uma parte de sangue para nove partes de formalina são centrifugados e o sedimento é misturado a um corante azul e examinado microscopicamente como um esfregaço. As microfilárias têm que ser diferenciadas daquelas de *Acanthocheilonema reconditum*, um parasita filarídeo comumente encontrado no tecido subcutâneo de cães. Aquelas de *D. immitis* têm mais de 300 μm de comprimento e apresentam cabeça afunilada e cauda reta; aquelas de *A. reconditum* têm menos de 300 μm de comprimento e apresentam cabeça romba e extremidade posterior em gancho. A diferenciação mais precisa pode ser conseguida usando colorações histoquímicas para atividade de fosfatase ácida. *Dirofilaria immitis* apresenta pontos vermelhos distintos positivos para fosfato ácido no poro excretor e no ânus, enquanto *A. reconditum* se cora em rosa como um todo. O diagnóstico diferencial pode ser conseguido por meio da aplicação de tecnologia de PCR com base em DNA recombinante.

A infecção por verme do coração pode ser difícil de diagnosticar em gatos como resultado das baixas populações de parasitas e de uma tendência em permanecerem amicrofilarêmicos

Patologia. A doença do verme do coração é principalmente uma doença vascular pulmonar, caracterizada por endarterite com infiltração de leucócitos, principalmente eosinófilos, seguido por proliferações mioíntimas que produzem projeções irregulares rugosas a vilosas que enredam os vermes. A trombose pode ser associada a parasitas mortos ou vivos, e a tromboembolismo e infarto pulmonares após terapia adulticida. Alterações pulmonares incluem hemossiderose, fibrose intra-alveolar difusa e proliferação do epitélio alveolar. Vermes mortos comumente resultam na formação de granulomas pulmonares. Lesões adicionais da doença causada por vermes do coração incluem aquelas de insuficiência cardíaca direita, tais como congestão hepática crônica e, ocasionalmente, ascite. Glomerulonefrite ocorre principalmente em razão da deposição glomerular de imunocomplexos, levando a proteinúria leve a moderada. Síndrome da veia cava causa congestão hepática grave, levando a aumento cavernoso das vênulas hepáticas com fleboesclerose e trombose na veia cava caudal e nas veias hepáticas.

Epidemiologia. A espécie do hospedeiro varia quanto à suscetibilidade à infecção, sendo os cães os hospedeiros naturais mais suscetíveis. A infecção ocorre comumente em cães com mais de 1 ano de idade. Infecção intrauterina de filhotes também pode ocorrer. Os fatores importantes na disseminação do verme do coração podem ser divididos naqueles que afetam o hospedeiro e naqueles que afetam o vetor.

Fatores relacionados ao hospedeiro incluem a alta densidade de cães em áreas nas quais os vetores existem, no período patente longo de até 5 anos durante o qual as microfilárias circulantes estão presentes, e na falta de uma resposta imune efetiva contra os parasitas estabelecidos. Também, a periodicidade diurna da microfilaremia assegura que altos números de microfilárias estejam circulando no sangue periférico durante o período de atividade do mosquito.

Fatores relacionados ao vetor incluem a ubiquidade dos mosquitos hospedeiros intermediários, sua capacidade para um rápido aumento da população e o período de desenvolvimento curto de microfilária a L_3 em temperaturas ótimas. Em um determinado momento, considerou-se que os vermes não ocorriam em áreas nas quais a temperatura cai abaixo de 16°C, porém, mais recentemente, sua disseminação ocorreu para áreas mais frias no Canadá e nos EUA.

Tratamento. O tratamento medicamentoso é complexo, uma vez que os vermes adultos e as microfilárias diferem quanto à sua suscetibilidade aos anti-helmínticos. O tratamento não deve ser realizado sem o exame físico dos cães e uma avaliação das funções cardíaca, pulmonar, hepática e renal. Quando essas funções estiverem normais, pode ser necessário tratar primeiro a insuficiência cardíaca. A recomendação habitual é que os cães infectados sejam tratados primeiro por via intravenosa com tiacetarsamida, 2 vezes/dia durante um período de 2 dias, ou por via intramuscular com melarsamida por 2 dias para remover os vermes adultos; reações tóxicas não são incomuns após esse tratamento em razão da morte e desintegração dos vermes do coração e do embolismo resultante; a atividade dos cães deve ser restrita por um período de 2 a 6 semanas. Esse medicamento deve ser usado com extrema cautela (Tabela 12.10).

Outro tratamento com um fármaco diferente é então administrado 6 semanas após para remover as microfilárias que não são suscetíveis ao tratamento com tiacetarsamida ou melarsamida. Muitos fármacos estão disponíveis atualmente para esse propósito; o mais tradicional, iodeto de ditiazanina, administrado por 7 dias, e ele ou o levamisol administrados por via oral por um período de 10 a 14 dias se mostraram efetivos. As avermectinas são também altamente efetivas contra microfilárias, assim como a milbemicina na dose profilática para o verme do coração de 500 μg/kg. Ela induz depuração rápida das microfilárias, mas não é licenciada para esse propósito em razão da toxicidade ocasional ou de reações adversas microfilaricidas. Os médicos-veterinários que optem por usar qualquer uma dessas drogas como microfilaricidas devem ter em mente que essa é uma aplicação não recomendada pela bula, e que eles deverão se responsabilizar pela administração na dose correta e fornecer monitoramento adequado e assistência posterior.

Com todos esses medicamentos, há o risco de reações adversas às microfilárias que estão morrendo. Em alguns casos graves, os vermes do coração são removidos cirurgicamente para não correr o

Tabela 12.10 Adulticidas para dirofilariose.

Substância	Nome comercial	Regime de administração	Comentários
Tiacetarsamida sódica	Caparsolate	2,2 mg/kg, 2 vezes/dia durante 2 dias	Injeção intravenosa. Não está mais disponível
Di-hidrocloridrato de melarsomina	Immiticide	2,5 mg/kg, IM, repetido após 24 h	Em cães gravemente afetados, administrar uma única injeção seguida, 1 mês após, por duas injeções com 24 h de intervalo para reduzir as complicações pós-adulticidas

risco de reações adversas após o tratamento com fármacos. Após o tratamento, é normal colocar os cães em programas profiláticos, que são descritos na próxima seção sobre controle.

Atualmente não há tratamentos anti-helmínticos licenciados para gatos.

Controle. O controle de mosquitos é difícil e, portanto, a profilaxia se baseia quase inteiramente no uso de medicamentos (Tabela 12.11). O fármaco amplamente usado para esse propósito é a dietilcarbamazina, que em áreas endêmicas é administrada por via oral a filhotes diariamente aos 2 a 3 meses de idade. Isso mata as larvas em desenvolvimento, e, dessa forma, evita o problema de tratar infecções patentes e microfilaremia. Em regiões tropicais, o fármaco é administrado durante todo o ano, mas em regiões temperadas, nas quais os mosquitos têm uma estação limitada, o tratamento tem início 1 mês antes da estação dos mosquitos e cessa 2 meses após o seu término. Nos locais nos quais a profilaxia é introduzida a cães mais velhos ou após o tratamento de um cão infectado, deve-se ter cuidado para assegurar que os cães estejam livres da infecção por microfilárias, uma vez que reações anafilactoides podem ocorrer em cães infectados após o tratamento com dietilcarbamazina. Uma vez que a profilaxia seja introduzida, avaliações regulares quanto à presença de microfilárias devem ser realizadas a cada 6 meses.

O método mais atual para a prevenção de infecção por verme do coração envolve a administração mensal, durante a estação dos mosquitos, de ivermectina ou milbemicina formuladas especialmente para esse uso em cães.

Nota. Das duas espécies que ocorrem em carnívoros domésticos, *D. immitis* é, de longe, a mais importante. Os adultos, que são encontrados no lado direito do coração e nos vasos sanguíneos adjacentes dos cães, são responsáveis por uma condição debilitante conhecida como doença do verme do coração canino. Embora seja principalmente um problema de países quentes nos quais o mosquito hospedeiro intermediário é abundante, a doença se tornou tão mais disseminada na última década, e o problema na América do Norte atualmente é tão grande, que clínicas especializadas em verme do coração foram criadas.

Quanto à dirofilariose em humanos, *D. immitis* e *D. repens* podem causar infecções aberrantes. *Dirofilaria immitis* induz lesões pulmonares em cunha que, normalmente, têm pouca relevância patológica. *Dirofilaria repens* (ver Parasitas do tegumento) ocorre mais comumente em nódulos subcutâneos, particularmente na região ocular.

Tabela 12.11 Fármacos disponíveis para a prevenção de verme do coração.

Fármaco	Hospedeiro	Regime de administração recomendado	Via de administração
Ivermectina	Cães, gatos	Mensalmente	Comprimido oral
Ivermectina (+ pirantel)	Cães	Mensalmente	Comprimido oral
Ivermectina (+ imidacloprida)	Cães	Mensalmente	*Spot-on*
Milbemicina oxima	Cães	Mensalmente	Comprimido oral
Milbemicina oxima (+ lufenuron)	Cães	Mensalmente	Comprimido oral
Moxidectina	Cães	Mensalmente	Oral
Microsferas de moxidectina	Cães	A cada 6 meses	Injetável
Selamectina	Cães, gatos	Mensalmente	*Spot-on*
Citrato de dietilcarbamazina (DEC) (oxibendazol)	Cães	Diariamente	Oral

Schistosomas

Esquistossomas são trematódeos encontrados no sistema circulatório. Os sexos são separados, a pequena fêmea adulta fica permanentemente em um sulco longitudinal, o canal ginecóforo, no corpo do macho. Esse gênero é dividido em quatro grupos – *haematobium*, *indicum*, *mansoni* e *japonicum* – mas o gênero foi indicado recentemente como parafilético, então, provavelmente serão necessárias revisões.

Grupo indicum

Schistosoma spindale

Nomes comuns. Trematódeo do sangue, bilharziose.

Local de predileção. Veias mesentéricas.

Filo. Platyhelminthes.

Classe. Trematoda.

Família. Schistosomatidae.

Descrição. Os machos medem 5 a 16 mm e as fêmeas, 7,2 a 16,2 mm de comprimento.

Hospedeiros. Bovinos, equinos, suínos e, ocasionalmente, cães.

Hospedeiros intermediários. Caramujos (*Planorbis*, *Indoplanorbis* spp., *Lymnaea* spp.).

Distribuição geográfica. Partes da Ásia e do Oriente distante.

Grupo japonicum

Schistosoma japonicum

Nomes comuns. Trematódeo do sangue, bilharziose.

Locais de predileção. Veias portais e mesentéricas.

Filo. Platyhelminthes.

Classe. Trematoda.

Família. Schistosomatidae.

Descrição. Os machos, que são largos e achatados, medem 9,5 a 20 mm de comprimento, carregando as fêmeas (12 a 26 mm de comprimento) em um orifício de seu corpo curvado para dentro. As ventosas estão juntas, dispostas próximo à extremidade anterior. A cutícula é espinhosa nas ventosas e no canal ginecóforo. Essa característica e a predileção por vasos são suficientes para a identificação do gênero.

Hospedeiros definitivos. Bovinos, equinos, ovinos, caprinos, cães, gatos, coelhos, suínos, humanos.

Hospedeiros intermediários. Caramujos que pertencem ao gênero *Oncomelania*.

Distribuição geográfica. Sul e leste da Ásia.

Outros schistosomas

Schistosoma incognitum

Nomes comuns. Trematódeo do sangue, bilharziose.

Sinônimo. *Schistosoma suis*.

Locais de predileção. Veias mesentéricas.

Filo. Platyhelminthes.

Classe. Trematoda.

Família. Schistosomatidae.

Descrição microscópica. Os ovos medem cerca de 90 por 41 μm, e têm coloração castanho-amarelada, são subovais, com um lado achatado, com um pequeno espinho robusto que se inclina sobre a margem achatada.

Hospedeiros definitivos. Suínos, cães.

Hospedeiros intermediários. Caramujos (*Radix* spp.).

Distribuição geográfica. Subcontinente indiano.

Heterobilharzia americana

Infecções isoladas por esse esquistossoma ocorrem em cães, guaxinins, linces e ratões-do-banhado nos estados do Golfo da América do Norte. O hospedeiro intermediário é o caramujo de água doce *Lymnaea cubensis*. Os ovos do esquistossoma podem produzir granulomas em muitos órgãos.

Tripanossomas

Membros do gênero *Trypanosoma* são hemoflagelados de enorme importância em bovinos na África Subsaariana, mas também ocorrem em muitos outros hospedeiros, incluindo cães e gatos. Ver Capítulo 2 (Trypanosomatidae) para descrição geral e Capítulo 8 para descrição detalhada de espécies individuais de tripanossomas e seu controle.

Trypanosoma brucei brucei

Nome comum. Nagana.

Local de predileção. Sangue. *Trypanosoma brucei brucei* também é encontrado extravascularmente, por exemplo, em miocárdio, SNC e trato reprodutivo.

Filo. Euglenozoa.

Classe. Kinetoplastea.

Família. Trypanosomatidae.

Subgênero. *Trypanozoon.*

Descrição. *Trypanosoma brucei brucei* é pleomórfico em forma, e varia de longo e delgado, até 42 μm (média de 29 μm), a curto e robusto, medindo 12 a 26 μm (média de 18 μm), as duas formas, com frequência, estão presentes na mesma amostra de sangue. A membrana ondulante é conspícua, o cinetoplasto é pequeno e subterminal e a extremidade posterior é pontiaguda. Na forma delgada, o cinetoplasto está a até 4 μm da extremidade posterior, que normalmente é virada para fora, afinando-se quase em ponta, e apresenta um flagelo livre bem desenvolvido; na forma robusta, o flagelo é curto ou ausente e a extremidade posterior é larga e arredondada, com o cinetoplasto quase terminal. As formas intermediárias têm, em média, de 23 μm de comprimento e têm extremidade posterior romba e flagelo moderadamente longo (ver Figura 2.6). Uma quarta forma com núcleo posterior pode ser vista em animais de laboratório. Em esfregaços de sangue frescos e não fixados, o organismo se move rapidamente dentro de áreas pequenas do campo do microscópio.

Hospedeiros. Bovinos, equinos, jumentos, zebu, ovinos, caprinos, camelos, suínos, cães, gatos, espécies de caça selvagens.

Distribuição geográfica. África Subsaariana.

Sinais clínicos. Cães e gatos são suscetíveis a *T. brucei brucei*. A doença normalmente é aguda, e além dos sinais de febre, anemia e miocardite, opacidade corneal é uma característica frequente. Também pode haver alterações neurológicas que resultam em sinais de agressividade, ataxia ou convulsões.

Tratamento. Os cães podem ser tratados tanto com isometamídio quanto com quinapiramina. As doses recomendadas são as seguintes: isometamídio 0,25 a 1 mg/kg, IM; dimetilsulfato de quinapiramina 5 mg/kg SC.

Trypanosoma brucei evansi

Sinônimos. *Trypanosoma evansi, Trypanosoma equinum.*

Nomes comuns. Surra, *el debab, mbori*, murrina, *mal de Caderas, doucana, dioufar, thaga.*

Local de predileção. Sangue.

Filo. Euglenozoa.

Classe. Kinetoplastea.

Família. Trypanosomatidae.

Subgênero. *Trypanozoon.*

Descrição. *Trypanosoma evansi* é idêntico a, e estruturalmente indistinguível em aparência, das formas delgadas de *T. brucei*. O comprimento médio varia consideravelmente, com formas típicas medindo 15 a 34 μm (média de 24 μm). A maioria tem formato delgado ou intermediário, mas formas robustas ocorrem esporadicamente. Estirpes que não apresentam cinetoplasto, visível à microscopia óptica, surgem ocasionalmente de forma espontânea, ou podem ser produzidas pelo tratamento com determinados corantes, fármacos ou armazenamento por congelamento.

Hospedeiros. Equinos, jumentos, camelos, bovinos, zebu, caprinos, suínos, cães, búfalo d'água, elefante, capivara, anta, fuinha, jaguatirica, veado e outros animais selvagens. Muitos animais de laboratório e selvagens podem ser infectados experimentalmente.

Ciclo evolutivo. Transmissão por moscas picadoras, não há desenvolvimento cíclico no vetor, os tripanossomas permanecem na probóscide.

Distribuição geográfica. Norte da África, América Central e do Sul, centro e sul da Rússia, partes da Ásia (Índia, Birmânia, Malásia, sul da China, Indonésia, Filipinas).

Patogênese. Dependendo da virulência da estirpe e da suscetibilidade dos hospedeiros individuais, a doença pode ser aguda em equinos, camelos e cães. A síndrome é similar àquela causada por tripanossomas transmitidos por moscas-tsé-tsé. A anemia é causada principalmente por hemólise extravascular pela eritrofagocitose no sistema fagocitário mononuclear do baço, fígado e pulmões, mas conforme a enfermidade se torna crônica, pode haver diminuição da síntese de hemoglobina. Leucopenia e trombocitopenia são causadas por mecanismos que predispõem os leucócitos e plaquetas à fagocitose. Mecanismos imunológicos na patogênese levam à proliferação extensiva de macrófagos ativados, que engolfam ou destroem eritrócitos (hemácias), leucócitos, plaquetas e células hematopoéticas.

Sinais clínicos. Todos os animais domésticos são suscetíveis, mas a doença é fatal apenas em equinos, camelos e cães. A enfermidade se manifesta por pirexia, anemia progressiva, perda de condição corporal e depressão. Episódios recorrentes de febre ocorrem durante o curso da doença. Aumentos de volume edematosos, que variam de placas cutâneas a edema franco do abdome ventral e genitália, e hemorragias petequiais das membranas serosas são observadas com frequência. Sinais nervosos podem ocorrer e incluem andar em círculos, incoordenação, andar cambaleante, pressão da cabeça contra objetos, paraplegia, paralisia e prostração.

Diagnóstico. Os sinais clínicos da doença, embora indicativos, não são patognomônicos. A confirmação do diagnóstico clínico depende da demonstração de tripanossomas no sangue. Ocasionalmente, quando a parasitemia for intensa, é possível detectar tripanossomas móveis em esfregaços frescos de sangue. Mais comumente, tanto esfregaços espessos quanto finos são secos ao ar e examinados posteriormente. Esfregaços espessos, desemoglobinizados antes da coloração com corante de Giemsa ou de Leishman, oferecem maior chance de encontrar tripanossomas, enquanto o esfregaço fino corado é usado para a diferenciação entre as espécies desse hemoparasita.

Técnicas mais sensíveis utilizam centrifugação em um tubo de micro-hematócrito, seguido pelo exame microscópico da interface entre a camada celular e o plasma; de forma alternativa, o tubo pode ser quebrado, a camada celular pode ser colocada sobre uma lâmina e examinada sob microscopia de fundo escuro ou contraste de fase para detecção de tripanossomas móveis. Com essas técnicas, o volume globular também é obtido, que é de valor indireto para o diagnóstico, caso seja possível eliminar outras causas de anemia, em especial helmintoses.

Muitos testes sorológicos foram descritos, incluindo IFAT e ELISA, e têm sido parcialmente validados, mas requerem mais avaliações e padronização.

Patologia. A carcaça, com frequência, está pálida e emaciada e pode haver aumento de volume edematoso nas partes inferiores do abdome e órgão genital com atrofia serosa da gordura. Fígado, linfonodos e baço estão aumentados e as vísceras estão congestas. Petéquias podem estar presentes nos linfonodos, pericárdio e mucosa intestinal. O fígado está hipertrofiado e congesto, com degeneração e necrose dos hepatócitos, dilatação dos vasos sanguíneos e infiltração do parênquima com células mononucleares. Miocardite não supurativa, algumas vezes associada a hidropericardite, foi relatada acompanhada de degeneração e necrose do tecido miocárdico. Outras lesões podem incluir glomerulonefrite, necrose tubular renal, meningoencefalomielite não supurativa, polioencefalomalacia focal, ceratite, oftalmite, orquite, pneumonia intersticial e atrofia de medula óssea. Hipertrofia esplênica e de linfonodos ocorre durante a fase aguda, mas os tecidos linfoides, normalmente, estão exauridos e fibróticos no estágio crônico.

Epidemiologia. Essa espécie, embora relacionada ao tripanossoma salivar *T. brucei brucei*, é transmitida mecanicamente por insetos picadores; os vetores usuais são a mosca-de-cavalos (*Tabanus*), mas *Stomoxys*, *Haematopota* e *Lyperosia* também podem transmitir a infecção. Nas Américas Central e do Sul, os morcegos-vampiros são vetores e podem transmitir a doença (murrina).

Tratamento. Cães podem ser tratados com quinapiramina.

Nota. A distribuição original desse parasita coincide com a do camelo, e, com frequência, está associada a desertos áridos e estepes semiáridas.

Trypanosoma congolense congolense

Nomes comuns. Nagana, paranagana, febre do Gâmbia, ghindi, gobial.

Local de predileção. Sangue.

Filo. Euglenozoa.

Classe. Kinetoplastea.

Família. Trypanosomatidae.

Subgênero. *Nannomonas.*

Descrição. *Trypanosoma congolense* é pequeno, monomórfico em forma, e mede 8 a 20 μm de comprimento. A membrana ondulante é inconspícua, o cinetoplasto de tamanho médio é marginal e a extremidade posterior é romba. Não há flagelo livre (ver Figura 2.5). Em esfregaços sanguíneos frescos, o organismo se move lentamente, com frequência, aparentemente ligado a hemácias.

Hospedeiros. Bovinos, ovinos, caprinos, equinos, camelos, cães, suínos. Hospedeiros reservatórios incluem antílope, girafa, zebra, elefante e javali.

Distribuição geográfica. África Subsaariana.

Sinais clínicos. Os cães e os gatos são suscetíveis a *T. congolense*. A doença normalmente é aguda e, além dos sinais de febre, anemia e miocardite, opacidade corneal é uma característica frequente. Pode também haver sinais de alterações neurológicas que resultam em sinais de agressividade, ataxia e convulsões.

Tratamento. Cães podem ser tratados com quinapiramina.

Trypanosoma cruzi cruzi

Sinônimos. *Schizotrypanum cruzi, Trypanosoma lesourdi, Trypanosoma rhesii, Trypanosoma prowazeki, Trypanosoma vickersae.*

Nomes comuns. Doença de Chagas.

Locais de predileção. Sangue, coração, músculos.

Filo. Euglenozoa.

Classe. Kinetoplastea.

Família. Trypanosomatidae.

Subgênero. *Schizotrypanum.*

Descrição. Os tripanossomas são monomórficos, medem 16 a 20 μm de comprimento, com a extremidade posterior pontiaguda, corpo robusto e curvado e membrana ondulante estreita com um flagelo livre. O cinetoplasto é grande e subterminal, fazendo com que o corpo se sobressaia ao redor dele. Amastigotas têm 1,5 a 4 μm de diâmetro e ocorrem em grupos.

Hospedeiros. Humanos, cães, gatos, primatas, animais selvagens.

Distribuição geográfica. América do Sul.

Patogênese. As formas tripomastigotas são encontradas no sangue, e as formas amastigotas são encontradas em pseudocistos nos músculos esqueléticos e cardíacos, no sistema reticuloendotelial e em outros tecidos. A infecção causa edema generalizado, anemia, hepatoesplenomegalia e linfadenite.

Sinais clínicos. Depressão, anorexia e perda de peso podem ocorrer.

Diagnóstico. Em estágios agudos da doença, os tripomastigotas podem ser encontrados em esfregaços sanguíneos espessos corados com Giemsa. O tamanho e a morfologia tornam relativamente fácil distingui-los de outros tripanossomas encontrados em primatas. Fixação de complemento e testes sorológicos de ELISA estão disponíveis para humanos e podem ser úteis na triagem.

Epidemiologia. Besouros Reduviidae comumente defecam após se alimentarem, e os animais tornam-se infectados quando eles lambem a picada do inseto ou ingerem os insetos infectados. A transmissão também ocorre pela ingestão de animais infectados, pelo leite materno infectado, pela contaminação de moscas ou contaminação pela urina ou saliva de animais intensamente infectados.

Tratamento e controle. Não há tratamento efetivo. O controle se baseia na eliminação do inseto vetor. Uma vez que a doença é zoonótica, os proprietários devem tomar precauções para evitar a exposição ou a contaminação de membranas mucosas ou da pele por secreções infectantes.

Babesia canis

Subespécies. *Babesia canis canis, Babesia canis rossi, Babesia canis vogeli.*

Nome comum. Piroplasmose canina.

Local de predileção. Sangue.

Filo. Apicomplexa.

Classe. Aconoidasida.

Família. Babesiidae.

Descrição. Piroplasmas grandes, de formato piriforme, medindo 4 a 5 μm de comprimento, pontiagudos em uma extremidade e arredondados na outra. Formas ameboides que têm 2 a 4 μm de diâmetro foram descritas, e normalmente contêm um vacúolo.

Hospedeiro. Cães.

Distribuição geográfica. Sul da Europa, África, Ásia, EUA, Américas Central e do Sul.

Patogênese. *Babesia canis* é reconhecida por representar ao menos três subespécies: *B. canis canis*, *B. canis rossi* e *B. canis vogeli*, cada uma transmitida por um carrapato vetor diferente (Tabela 12.12). A gravidade da infecção é determinada pela estirpe do parasita, bem como por outros fatores, tais como idade, estado imune, e presença de infecções concomitantes. Anemia hemolítica é o principal mecanismo patogênico causado pelo parasita, mas outros fatores, tais como destruição imunomediada de eritrócitos, podem ocorrer. A infecção pode ser classificada como não complicada ou como complicada. A primeira normalmente é associada a anemia moderada, letargia, fraqueza e hepatoesplenomegalia. Babesiose complicada se refere às manifestações que não podem ser explicadas apenas pela crise hemolítica e é caracterizada por anemia grave e disfunção orgânica. A mortalidade em casos de babesiose complicada, com frequência, excede 80%.

Sinais clínicos. As formas mais graves da doença em cães adultos são associadas às infecções com estirpes mais virulentas (*B. canis rossi, B. canis canis*), enquanto os filhotes são mais gravemente afetados independentemente da espécie de *Babesia*. Infecções hiperagudas são uma característica de *B. canis rossi*, e são caracterizadas por colapso de surgimento rápido, com achados típicos de choque hipotensivo: membranas mucosas pálidas (algumas vezes cianóticas), taquicardia, pulso fraco, fraqueza e depressão. Hemólise intravascular grave produz hemoglobinúria e pode haver disfunção orgânica disseminada associada a hipotensão e hipoxemia, levando a coma e morte.

Em casos agudos, o primeiro sinal é a febre, seguido por anemia marcante, icterícia, inapetência, sede acentuada, fraqueza, prostração e, com frequência, morte. Hemorragias petequiais e equimóticas podem ser observadas nas gengivas ou abdome ventral de alguns cães. Em casos crônicos, a febre não é alta e há pouca icterícia. A anemia é grave e os animais afetados estão apáticos e tornam-se muito fracos e emaciados.

A doença pode apresentar diferentes formas clínicas. O envolvimento do sistema circulatório pode produzir edema, púrpura e ascite, e pode haver estomatite e gastrite; o envolvimento do sistema respiratório pode causar catarro e dispneia. O envolvimento do SNC causa distúrbios locomotores, paresia ou crises epileptiformes. A babesiose cerebral pode ser confundida com raiva.

Tabela 12.12 Subespécies de *Babesia canis* e sua distribuição.

Subespécie	Distribuição	Vetor	Virulência
B. canis canis	Sul e região central da Europa	*Dermacentor reticulatus*	Moderada a grave
B. canis rossi	Sul da África	*Haemaphysalis leachi*	Grave
B. canis vogeli	África, Ásia, Américas do Norte e do Sul, Austrália, Europa	*Rhipicephalus sanguineus*	Leve a moderada

Diagnóstico. O exame de esfregaços sanguíneos, corados com corantes de Romanowsky, tais como Giemsa, revelarão os parasitas nas células vermelhas. A identificação das espécies entre *Babesia* grandes e pequenas é essencial com relação à escolha do fármaco para tratamento.

Uma variedade de testes sorológicos foi desenvolvida, com o IFAT sendo o mais confiável deles. Títulos que excedem 1:80 são considerados indicativos da infecção. Reatividade cruzada ocorre entre espécies e também pode haver reatividade cruzada com *Neospora* e *Toxoplasma*.

Patologia. O baço está aumentado, com polpa vermelho-escura e macia e corpúsculos esplênicos proeminentes. O fígado está aumentado e ictérico, com alterações patológicas que variam de congestão à necrose centrolobular. Coração, rins e músculos estão ictéricos. Pode haver quantidades variáveis de líquido nas cavidades pleural, pericárdica e peritoneal. Pequenas hemorragias estão presentes algumas vezes no coração, pleura, brônquios e intestinos.

Epidemiologia. *Babesia canis canis* é transmitida por *Dermacentor reticulatus*, *B. canis rossi* por *Haemaphysalis leachi* e *B. canis vogeli* por *Rhipicephalus sanguineus*.

Tratamento. Em todos os casos, a quimioterapia com imidocarb, fenamidina, aceturato de diminazeno ou azul de tripano é aconselhável imediatamente após o diagnóstico clínico, uma vez que a morte pode ocorrer rapidamente (Tabela 12.13). Diminazeno apresenta baixo índice terapêutico e a toxicidade parece ser relacionada à dose, embora reações idiossincráticas possam ocorrer. Adicionalmente ao tratamento antibabésia, terapia de suporte deve ser fornecida. Em cães com anemia grave, transfusão de sangue deve ser considerada.

Controle. A profilaxia depende do tratamento regular de cães com um acaricida adequado e, uma vez que *R. sanguineus* pode viver em canis, esses devem ser tratados com frequência com um acaricida adequado. Para cães que visitam regiões endêmicas para carrapatos, a prevenção da infestação por carrapatos deve ser praticada (p. ex., aplicação de fipronil). Adicionalmente, um grau de vigilância dos cães expostos à infecção é aconselhável, de maneira que o tratamento possa ser administrado tão precocemente quanto seja possível. Uma vacina foi lançada recentemente na Europa para uso contra *B. canis*. A vacina contém proteínas de superfície expressadas por culturas de *B. canis* e *B. canis rossi* e fornece até 6 meses de proteção.

Tabela 12.13 Babesicidas para uso em cães contra *B. canis*.

Fármaco	Dose recomendada	Frequência	Comentários
Dipropionato de imidocarb	5 mg/kg SC ou IM	2 a 14 dias de intervalo	Dor no local da injeção
(Di)aceturato de diminazeno	3,5 mg/kg, IM	Única	Baixo índice terapêutico
Isetionato de fenamidina	15 mg/kg SC	Única ou repetida em 24 h	Vômito e sinais do SNC são reações adversas comuns
Azul de tripano	10 mg/kg IV		Solução a 1%, irritante para os tecidos

Babesia gibsoni

Nome comum. Piroplasmose canina.

Local de predileção. Sangue.

Filo. Apicomplexa.

Classe. Aconoidasida.

Família. Babesiidae.

Descrição. Piroplasmas pequenos, formato anular ou oval e não medem mais do que 1/8 do diâmetro do eritrócito do hospedeiro.

Hospedeiro. Cães.

Distribuição geográfica. Ásia, norte da África e ocasionalmente América do Norte.

Patogênese. Altamente patogênico em cães, causando anemia marcante, febre recidivante, hemoglobinúria, constipação intestinal, esplenomegalia marcante e hepatomegalia. A doença normalmente é crônica, com remissões e recidivas de febre. A morte pode não ocorrer por muitos meses.

Sinais clínicos. Similar a *B. canis*. Em casos agudos, o primeiro sinal é febre, seguido por anemia marcante, icterícia, inapetência, sede acentuada, fraqueza, prostração e, com frequência, morte.

Diagnóstico. Como para *B. canis*.

Patologia. Como para *B. canis*.

Epidemiologia. Os carrapatos vetores são *Haemaphysalis bispinosa e Rhipicephalus sanguineus*.

Para ambas as espécies de *Babesia*, um aumento no número de casos é relatado em partes do mundo, tais como norte da Europa, nos quais a doença não existia previamente e pode estar relacionado ao estabelecimento dos carrapatos em regiões previamente não enzoóticas, e com o aumento das viagens e vendas internacionais de animais de estimação.

Tratamento. Diminazeno é o fármaco de escolha para o tratamento de *B. gibsoni*, uma vez que o imidocarb é menos efetivo contra espécies de pequenas babésias (Tabela 12.14).

Controle. Como para *B. canis*. Não há vacina disponível para essa espécie.

Nota. Análises filogenéticas de sequências de DNA identificaram duas estirpes de *Babesia gibsoni*: "Ásia" e "Califórnia"' Mais recentemente, *Babesia annae* foi identificada e parece ser endêmica na Galícia, Espanha, e é transmitida pelo carrapato *Ixodes hexagonus* (ver adiante).

Babesia felis

Sinônimos. *Nuttalia felis, Babesia cati*.

Local de predileção. Sangue.

Tabela 12.14 Babesicidas para uso em cães contra *B. gibsoni*.

Fármaco	Dose recomendada	Frequência	Comentários
(Di)aceturato de diminazeno	3,5 mg/kg, IM	Única	Baixo índice terapêutico
Isetionato de fenamidina	15 mg/kg SC	Única ou repetida em 24 h	Vômito e sinais do SNC são reações adversas comuns
Parvaquona	20 mg/kg SC	Única	
Clindamicina	25 mg/kg	Duas vezes/dia	

Filo. Apicomplexa.

Classe. Aconoidasida.

Família. Babesiidae.

Descrição. Piroplasmas pequenos, com a maioria das merozoítas presentes em eritrócitos com formato redondo, irregularmente redondo e medindo 1,5 a 2,0 μm de diâmetro; alguns são alongados, 2 a 3 μm de comprimento, e podem formar merontes cruciformes.

Hospedeiro. Gatos.

Distribuição geográfica. África.

Patogênese. A infecção normalmente se manifesta como uma doença crônica, afebril, de baixa intensidade.

Sinais clínicos. Os animais afetados apresentam anorexia, depressão, anemia, emaciação, constipação intestinal e icterícia.

Diagnóstico. O exame de esfregaços sanguíneos, corados com corantes de Romanowsky, tais como Giemsa, revelarão os parasitas nas células vermelhas. A identificação das espécies entre *Babesia* grandes e pequenas é essencial com relação à escolha do fármaco para tratamento. A infecção concomitante com outros hemoparasitas, tais como *Mycoplasma* (*Haemobartonella*) pode ser comum em áreas endêmicas e complica o diagnóstico.

Patologia. Há esplenomegalia e icterícia e as complicações possíveis são amplas, tais como hepatopatia, insuficiência renal, edema pulmonar e anemia hemolítica imunomediada, com frequência associada a imunodeficiência felina, FeLV ou anemia infecciosa felina (*Mycoplasma*).

Epidemiologia. Hospedeiros naturais são felinos selvagens, tais como leões e leopardos. A maior prevalência é em adultos jovens (< 3 anos de idade) durante a primavera e o verão em regiões endêmicas. Os vetores não são conhecidos, embora *Haemaphysalis leachi* tenha sido incriminado na África do Sul.

Tratamento. O fármaco antimalárico fosfato de primaquina a 0,5 mg/kg VO é o medicamento de escolha para o tratamento de infecção por *B. felis*. Embora ele diminua a parasitemia, não esteriliza a infecção. A dose exata é necessária em gatos para evitar toxicidade, embora vômito seja uma reação adversa comum nessa dose.

Controle. Diminuir a exposição aos carrapatos é a melhor forma de evitar a infecção, embora raramente ela seja possível em áreas endêmicas. Deve-se ter cuidado em gatos com o uso de acaricidas em razão da sua maior suscetibilidade a muitos compostos.

Theileria annae

Sinônimo. *Babesia annae*

Local de predileção. Sangue.

Filo. Apicomplexa.

Classe. Aconoidasida.

Família. Theileriidae.

Descrição. Merozoítas são pequenas, normalmente únicas, medindo 1 por 2,5 μm.

Hospedeiro. Cães, raposas.

Distribuição geográfica. Partes da Europa (Espanha).

Patogênese. As infecções relatadas causam anemia.

Cytauxzoon felis

Sinônimo. *Theileria felis.*

Local de predileção. Sangue.

Filo. Apicomplexa.

Classe. Aconoidasida.

Família. Theileriidae.

Descrição. As formas únicas em formato de anel signatário presentes dentro dos eritrócitos têm 1 a 1,2 μm de diâmetro. Formas ovais bipolares, tétrades e "pontos" de coloração escura também podem ser vistas.

Hospedeiros. Gatos, linces (*Lynx rufus*).

Distribuição geográfica. EUA.

Patogênese. A infecção de gatos domésticos com o estágio de merogonia tipicamente resulta em doença sistêmica de rápida progressão, com alta taxa de mortalidade. Em infecções naturais com *C. felis*, há uma variação aparente na patogenicidade que pode estar associada à localização geográfica. Durante a fase de merogonia, há obstrução mecânica do fluxo sanguíneo por vários órgãos, notavelmente nos pulmões, resultando em um estado semelhante ao choque. Hemólises intravascular e extravascular ocorrem em razão da invasão dos eritrócitos por merozoítas.

Sinais clínicos. Logo após a infecção, os gatos afetados desenvolvem sinais inespecíficos, tais como anorexia, linfadenopatia, febre e letargia, mas o curso da doença normalmente é rápido, com o início de uma síndrome clínica grave caracterizada por desidratação, palidez, dispneia, icterícia, decúbito e morte. Normalmente, no momento em que o gato é encaminhado, ele está gravemente doente. A maioria dos gatos morrerá em 9 a 15 dias após a infecção por estirpes virulentas, independente do tratamento.

Diagnóstico. O diagnóstico é feito por meio da identificação de piroplasmas eritrocitários em esfregaços sanguíneos corados com corantes de Wright ou Giemsa. A parasitemia tipicamente é baixa (1 a 4%), embora, em algumas infecções agudas, até 25% dos eritrócitos possam estar infectados. *C. felis* é um piroplasma pequeno que deve ser diferenciado de *Babesia felis*, que é muito similar em tamanho e aparência sob microscopia óptica, mas difere quanto à localização geográfica. Formas de "pontos" de coloração escura podem ser confundidas com um parasita mais comumente disseminado de gatos, *Mycoplasma* (*Haemobartonella*) spp., que causa a anemia infecciosa felina. Os merontes teciduais podem ser demonstrados em lâminas por impressão da medula óssea, baço ou linfonodos, onde eles tipicamente são numerosos. Atualmente não há ensaio sorológico disponível comercialmente.

Patologia. Os animais afetados são acentuadamente desidratados, com palidez generalizada, icterícia, numerosas petéquias e equimoses no epicárdio e membranas serosas dos órgãos abdominais, bem como da pleura visceral dos pulmões e mucosa da bexiga urinária. Os vasos pulmonares estão aumentados e tortuosos como resultado da oclusão vascular por estágios teciduais. Os linfonodos estão aumentados, congestos ou hemorrágicos e edematosos e o baço está acentuadamente aumentado. Formas extraeritrocitárias são encontradas dentro do fagócitos no baço, linfonodos, pulmões, fígado, rins e, algumas vezes, veias do coração, bexiga urinária e medula óssea e contêm centenas de merozoítas ou corpos de Koch indistintos.

Epidemiologia. A espécie foi encontrada nos eritrócitos e tecidos de gatos domésticos nos EUA. Suspeita-se que *Dermacentor variabilis* seja o principal vetor. Os hospedeiros naturais são as espécies de felinos selvagens americanos, tais como o lince, e acredita-se que a transmissão a gatos domésticos represente a infecção inadvertida de um hospedeiro de final de linha. A maior incidência de infecção ocorre durante o início do verão por todo o outono, quando os carrapatos são mais ativos.

Tratamento. Uma vez diagnosticado, o prognóstico é ruim e o tratamento, com frequência, não é bem-sucedido. O tratamento com aceturato de diminazeno ou dipropionato de imidocarb, ambos a 2 mg/kg, IM, pode ser usado, mas pode resultar em piora transitória da condição do animal. Fluidoterapia de suporte ou transfusão de sangue também podem ser benéficas.

Controle. A diminuição da exposição aos carrapatos é a melhor maneira de evitar a infecção, embora ela seja raramente conseguida em áreas endêmicas. Deve-se ter cuidado em gatos com o uso de acaricidas em razão da sua maior suscetibilidade a muitos compostos.

Hepatozoon spp.

Local de predileção. Sangue.

Filo. Apicomplexa.

Classe. Aconoidasida.

Família. Hepatozidae.

Descrição. Os gamontes são encontrados no citoplasma dos neutrófilos e têm formato elipsoide, com núcleo redondo ou pleomórfico.

Hospedeiros. Gatos.

Distribuição geográfica. França, Israel, Índia, África do Sul.

Patogênese. A hepatozoonose felina é caracterizada por envolvimento da musculatura esquelética e miocárdica e é comumente associada à doenças imunossupressoras virais causadas por FIV e FeLV. Os gamontes são encontrados nos neutrófilos do sangue periférico, embora o nível de parasitemia normalmente seja baixo, com menos de 1% dos neutrófilos contendo gamontes.

Sinais clínicos. Os gatos afetados apresentam febre e podem manifestar anormalidades na deambulação, fraqueza muscular e paresia.

Diagnóstico. O diagnóstico se baseia na detecção do parasita em esfregaços sanguíneos.

Epidemiologia. A epidemiologia da doença e do(s) vetor(es) não são conhecidas.

Tratamento e controle. A administração oral de doxiciclina a 5 mg/kg por 10 dias foi usada para eliminar os gamontes do sangue de gatos domésticos.

Notas. A hepatozoonose é uma infecção rara de gatos e as espécies envolvidas não foram identificadas.

Anaplasma phagocytophilum

Sinônimos. *Anaplasma phagocytophila, Ehrlichia phagocytophila, Cytoecetes phagocytophila, Anaplasma platys, Ehrlichia platys.*

Nomes comuns. Febre do carrapato, febre dos pastos, ehrlichiose granulocítica canina, ehrlichiose granulocítica humana, ehrlichiose granulocítica equina, trombocitopenia infecciosa canina.

Local de predileção. Sangue.

Reino. Bacteria.

Filo. Proteobacteria.

Classe. Alphaproteobacteria.

Ordem. Rickettsiales.

Família. Anaplasmataceae.

Descrição. Esfregaços sanguíneos corados com corantes de Giemsa ou Wright revelam um ou mais agregados frouxos (mórulas ou corpúsculos de inclusão, com 1,5 a 5 mm de diâmetro) de coloração cinza-azulada a azul-escura, cocoides, cocobacilares ou pleomórficos dentro do citoplasma dos neutrófilos.

Hospedeiros. Ovinos, bovinos, cães, equinos, veados, roedores, humanos.

Distribuição geográfica. Provavelmente cosmopolita; Europa (Reino Unido, Noruega, Finlândia, Holanda e Áustria), EUA, América do Sul, Austrália.

Patogênese. Os organismos entram pela derme por meio da picada do carrapato e então se espalham pela corrente sanguínea e/ou linfa e se localizam em granulócitos maduros, principalmente em neutrófilos, mas também em eosinófilos do sangue periférico. Em cães, inflamação pulmonar grave, lesões alveolares e vasculite das extremidades na ausência de organismos bacterianos sugerem um curso imunológico dos eventos, tal como estímulo mediado por citocinas dos macrófagos do hospedeiro e atividade mononucleares fagocitárias não específica. A infecção também pode induzir uma reação inflamatória exacerbada, tal como síndrome semelhante ao choque séptico, ou lesão alveolar difusa, levando a síndrome da angústia respiratória. Disfunção fagocitária de neutrófilos infectados pode resultar em prejuízo à função imune do hospedeiro e infecções secundárias subsequentes foram relatadas.

Tanto animais quanto humanos podem ser coinfectados por muitas espécies de *Anaplasma, Ehrlichia, Borrelia, Bartonella, Rickettsia, Babesia* e arbovírus. A infecção por qualquer um desses organismos causa uma ampla variedade de anormalidades clínicas e patológicas, que variam em gravidade de infecção assintomática a morte. O risco de adquirir uma ou mais infecções transmitidas por carrapatos pode depender da prevalência de vetores multi-infectados. Por exemplo, *A. phagocytophilum* e *Borrelia burgdoferi* compartilham o mesmo hospedeiro reservatório e os mesmos vetores, e em regiões geográficas nas quais a febre do carrapato é endêmica, a borreliose também é prevalente.

Sinais clínicos. Em cães, o espectro de manifestações clínicas causadas por *A. phagocytophilum* é amplo, porém mais comumente se apresenta como uma síndrome febril aguda. O período de incubação pode variar de 4 a 14 dias, dependendo do estado imune do indivíduo infectado e da estirpe de bactéria envolvida. Cães infectados normalmente apresentam histórico de letargia e anorexia. O exame clínico comumente revela relutância em se mover e, ocasionalmente, esplenomegalia. Menos comumente, os animais podem apresentar claudicação, diarreia ou sinais nervosos, tais como convulsões. Manifestações sistêmicas podem incluir hemorragia, choque e falência múltipla de órgãos.

Diagnóstico. *Anaplasma phagocytophilum* deve ser considerado quando um animal apresenta doença febril aguda em uma região geográfica endêmica. Esfregaços sanguíneos corados devem ser examinados e, com o corante de Wright, as mórulas tipicamente aparecem como densidades de coloração azul-escura irregularmente coradas no citoplasma dos neutrófilos. A cor das mórulas normalmente é mais escura que a cor do núcleo. As mórulas, com frequência, são esparsas e difíceis de detectar e os esfregaços sanguíneos negativos não descartam a infecção por *A. phagocytophilum*. Diagnósticos específicos incluem IFAT, análises de *immunoblot*, ELISA e PCR. O critério diagnóstico mais amplamente aceito é um aumento de quatro vezes no título pelo IFAT. Entretanto, reatividade cruzada pode ocorrer com outros membros dos gêneros *Anaplasma* e *Ehrlichia*. Trombocitopenia pode ser um achado hematológico, embora leucopenia também tenha sido relatada em casos raros.

Patologia. A doença é caracterizada por alterações hematológicas tipificadas por trombocitopenia e leucopenia. A leucopenia é resultado da linfopenia inicial acompanhada posteriormente por neutropenia. Trombocitopenia é uma das anormalidades hematológicas mais consistentes em cães infectados. Ela pode ser moderada a grave e persiste por alguns dias antes de retornar ao normal. Anormalidades bioquímicas podem incluir atividades de fosfatase alcalina e de alanina aminotransferase moderadamente elevadas.

Epidemiologia. Roedores, assim como ruminantes domésticos e selvagens (ovinos e veados) foram relatados como hospedeiros reservatórios de *A. phagocytophilum* na Europa. O hospedeiro reservatório predominante varia dependendo da paisagem local natural e agrícola. O vetor de *A. phagocytophilum* na Europa é o carrapato comum dos ovinos *Ixodes ricinus* (Tabela 12.15). Os organismos passam parte do seu ciclo evolutivo normal dentro do carrapato e são transmitidos transestadialmente. Uma vez que o carrapato vetor se alimenta em uma ampla variedade de animais vertebrados, a transmissão do agente infeccioso pode ocorrer em muitas espécies de hospedeiros.

Tratamento. Doxiciclina 5 a 10 mg/kg por 3 semanas parece ser o regime mais efetivo para o tratamento de infecções em cães e em gatos. Doença grave pode requerer tratamento por um período mais prolongado. As reações adversas mais comuns do tratamento com doxiciclina são náuseas e vômito, que são evitados pela administração do medicamento com alimentos.

Controle. Em cães e gatos, as infecções podem ser prevenidas em algum grau evitando-se áreas infestadas por carrapatos. A inspeção diária cuidadosa e a remoção dos carrapatos são recomendadas, em combinação com a aplicação de produtos acaricidas residuais. Formulações em *spray*, líquido *spot-on* ou colares estão disponíveis, com eficácia residual de 1 mês ou mais, dependendo do produto.

Nota. O recém-classificado combo nov. *Anaplasma phagocytophilum* (anteriormente conhecido como três espécies separadas de *Ehrlichia, E. phagocytophila, E. equi* e *Anaplasma platys* [anteriormente conhecido como *E. platys*]) causa a ehrlichiose granulocítica canina, equina e humana.

Tabela 12.15 Rickettsia transmitidas por carrapatos para cães.

Agente etiológico	Doença	Carrapatos vetores primários	Distribuição
Ehrlichia canis	Ehrlichiose monocítica canina	*Rhipicephalus sanguineus*	Cosmopolita; tropical/temperado
Ehrlichia chaffensis		*Amblyomma americanum*	Cosmopolita
Ehrlichia ewingii	Ehrlichiose granulocítica canina	*Amblyomma americanum*	Sudeste e centro-sul dos EUA
Anaplasma phagocytophilum (incluindo *A. platys*)		*Ixodes* spp. *Rhipicephalus sanguineus*	Cosmopolita
Rickettsia rickettsii	Febre maculosa das Montanhas Rochosas	*Dermacentor variabilis* *Dermacentor andersoni*	Américas do Norte e do Sul
Rickettsia conorii	Febre butanesa Febre do Mediterrâneo Tifo do carrapato indiano Tifo do carrapato da África Oriental	*Rhipicephalus* spp. *Amblyomma* spp. *Hyalomma* spp.	Europa, Ásia, África

Ehrlichia canis

Nomes comuns. Ehrlichiose monocítica canina, pancitopenia tropical canina.

Local de predileção. Sangue.

Reino. Bacteria.

Filo. Proteobacteria.

Classe. Alphaproteobacteria.

Ordem. Rickettsiales.

Família. Anaplasmataceae.

Descrição. *Ehrlichia canis* é uma bactéria cocoide, pequena, pleomórfica, gram-negativa, intracelular obrigatória que parasita os monócitos circulantes, formando agrupamentos (mórulas) intracitoplasmáticos. Os estágios iniciais são corpos elementares pequenos que medem 0,2 a 0,4 μm de diâmetro, seguidos por corpúsculos ligeiramente maiores que medem 0,5 a 4 μm de diâmetro e, por fim, corpúsculos de inclusão maiores com 4 a 6 μm de diâmetro. O organismo se cora em azul com o corante de Romanowsky, vermelho-claro com o corante de Macchiavello e castanho-escuro com coloração de prata.

Hospedeiro. Cães.

Distribuição geográfica. Ásia, Europa, África, Austrália e América.

Patogênese. Após a infecção, as *Ehrlichiae* entram na corrente sanguínea e nos vasos linfáticos e se localizam nos macrófagos, principalmente no baço e no fígado, onde se replicam por fissão binária. A partir daí os macrófagos infectados disseminam a infecção a outros sistemas orgânicos. O período de incubação é de 8 a 20 dias, e é seguido consecutivamente por uma fase aguda, subclínica e uma fase crônica. A fase aguda pode durar 2 a 4 semanas, e, se não for tratada, pode entrar na fase subclínica da doença. Os cães nessa fase podem permanecer portadores persistentes de *E. canis* por meses ou anos. O baço tem um papel principal na patogênese dessa doença e a persistência da infecção parece ocorrer nos macrófagos esplênicos. Alguns cães persistentemente infectados podem se recuperar espontaneamente, mas outros desenvolvem subsequentemente a forma crônica grave da doença. Nem todos os cães desenvolvem a fase crônica, e os fatores que levam ao desenvolvimento dessa fase ainda não foram esclarecidos. O prognóstico nesse estágio é ruim, e a morte pode ocorrer como consequência de hemorragia e/ou infecção secundária. Mecanismos imunológicos parecem estar envolvidos na patogênese da doença, embora a produção de anticorpos que se ligam à membrana dos eritrócitos e os anticorpos ligados às plaquetas pareçam desempenhar um papel na patogênese da trombocitopenia. Outros mecanismos envolvidos no desenvolvimento de trombocitopenia incluem aumento da destruição de plaquetas e meia-vida mais curta das plaquetas durante a fase aguda, e diminuição da produção na fase crônica. Meningite e meningoencefalite estão associadas a infiltração linfoplasmocítica e monocítica intensas, inchaço perivascular e gliose. Em raras ocasiões, mórulas podem ser detectadas no líquido cerebroespinal de cães com sinais neurológicos. O achado de imunocomplexos circulantes no soro de cães naturalmente infectados sugere que parte das manifestações patológicas e clínicas seja mediada por imunocomplexos.

Sinais clínicos. *Ehrlichia canis* infecta todas as raças de cães; entretanto, os cães da raça Pastor-alemão parecem ser mais suscetíveis à doença clínica e mais gravemente afetados que outras raças, com maiores taxas de mortalidade. Não há predileção por idade, e ambos os sexos são igualmente afetados. A doença se manifesta por uma ampla variedade de sinais clínicos. Durante a fase aguda, os sinais clínicos variam de brandos e inespecíficos a graves e que representam risco à vida. Sinais comuns inespecíficos nessa fase incluem depressão, letargia, anorexia, pirexia, taquipneia e perda de peso. Sinais clínicos específicos incluem linfadenomegalia, esplenomegalia, petequiação e equimoses da pele e membranas mucosas e epistaxe ocasional. Menos comumente, há vômito e secreção oculonasal serosa ou purulenta e dispneia. Na forma crônica grave da doença, os sinais clínicos podem ser similares àqueles vistos na doença aguda, porém mais graves. Pode haver palidez de membranas mucosas e emaciação e edema periférico, especialmente dos membros pélvicos e escroto, também pode ser visto. Cadelas inteiras podem mostrar sangramento prolongado durante o estro, infertilidade, aborto e morte neonatal. Infecções secundárias por bactérias e protozoários podem causar pneumonia intersticial e insuficiência renal.

Sinais oculares foram relatados durante as fases aguda e crônica e podem se manifestar como conjuntivite, petéquias e equimoses na conjuntiva e na íris, edema corneal e pan-uveíte. Hemorragia sub-retiniana e descolamento de retina resultando em cegueira podem ocorrer devido a gamopatia monoclonal e hiperviscosidade. Sinais neurológicos incluem ataxia, convulsões, paresia, hiperestesia e disfunção de nervos cranianos, e podem ser atribuídos a meningite ou meningoencefalite, que são mais comumente vistos durante a fase aguda.

Manifestações sistêmicas podem incluir hemorragia, choque e falência múltipla de órgãos.

Diagnóstico. O diagnóstico da infecção por *E. canis* se baseia no histórico, apresentação clínica e achados clinicopatológicos associados à sorologia. Residência ou viagens a regiões endêmicas conhecidas e histórico de infestação por carrapatos devem aumentar a suspeita de infecção.

Em geral, *Ehrlichia* pode ser distinguida pelo tipo de célula que ela invade. Assim como o nome da doença implica, *E. canis* invade células mononucleares. Em alguns casos, mórulas intracitoplasmáticas de *E. canis* podem ser visualizadas em monócitos durante a fase aguda da doença. O exame da capa leucocitária aumenta as chances de visualização de mórulas nos esfregaços. Durante a fase aguda, há um aumento no volume médio de plaquetas, leucopenia leve e anemia, e megaplaquetas surgem no esfregaço sanguíneo, refletindo trombopoese ativa. Monocitose, monócitos reativos e grandes linfócitos granulares também são vistos. Durante a fase subclínica, trombocitopenia branda é uma doença encontrada comumente, com pancitopenia grave como resultado da medula óssea hipocelular suprimida.

Na bioquímica sérica, há hipoalbuminemia e hiperglobulinemia, a segunda principalmente em decorrência de hipergamaglobulinemia, que normalmente é policlonal, como determinado pela eletroforese das proteínas séricas. Em raras ocasiões, gamopatia monoclonal pode ser notada e pode resultar em síndrome da hiperviscosidade. Cães pancitopênicos manifestam concentrações significativamente menores de proteína total, globulina total e gamaglobulina comparados a cães não pancitopênicos. Aumento transitório brando das atividades de alanina aminotransferase e fosfatase alcalina também podem estar presentes. Testes de anticorpos antiplaquetas assim como teste de Coomb podem ser positivos em cães infectados.

IFAT é o ensaio sorológico mais amplamente utilizado para o diagnóstico de ehrlichiose canina e os títulos em uma determinada diluição iguais ou maiores que 1:40 são considerados evidência de exposição. Dois testes consecutivos são recomendados, com 1 a 2 semanas de intervalo, com um aumento de quatro vezes no título de anticorpos sendo indicativo de infecção ativa. Em áreas endêmicas para outras espécies de *Ehrlichia*, a reatividade cruzada pode complicar o diagnóstico. ELISA para anticorpos de *E. canis* foi desenvolvido e muitos testes comerciais dot-ELISA foram desenvolvidos para uso em ambiente hospitalar. Ensaios de PCR usando oligonucleotídios inicializadores específicos para *E. canis* também foram desenvolvidos. Infecções concomitantes por outros patógenos transmitidos por carrapatos, tais como *Babesia* spp. e *Hepatozoon canis*, são comuns em regiões endêmicas e, portanto, é importante examinar microscopicamente esfregaços sanguíneos de cães infectados e considerar múltiplos testes sorológicos de triagem ou de PCR para organismos coinfectantes.

Patologia. Uma vez presente nos tecidos, os organismos de *E. canis* continuam a invadir, persistir e replicar nas células. Células circulantes infectadas podem induzir vasculite e coagulação intravascular subsequente que, em combinação com a imunidade mediada por células alterada, resultam na destruição das plaquetas. Destruição similar de leucócitos e eritrócitos, em combinação com diminuição da produção de eritrócitos, podem causar leucopenia clínica e anemia, respectivamente. Durante a fase subclínica, trombocitopenia, leucopenia e anemia podem continuar. Hipergamaglobulinemia pode ser observada nos estágios crônicos, que não está relacionada ao título de anticorpos. A medula óssea pode ser prejudicada durante a fase crônica, embora o mecanismo de supressão ainda não seja completamente compreendido.

Epidemiologia. *Ehrlichia canis* é transmitida pelo carrapato marrom dos cães, *Rhipicephalus sanguineus*. Mostrou-se que a transmissão também ocorre experimentalmente com o carrapato americano dos cães, *Dermacentor variabilis*. A transmissão no carrapato ocorre transestadialmente, mas não por via transovariana. As larvas e as ninfas tornam-se infectadas enquanto se alimentam em cães riquetsióticos e transmitem a infecção ao hospedeiro após a muda de ninfas para adultos, respectivamente. Mostrou-se que os carrapatos adultos transmitem a infecção 155 dias após se tornarem infectados. Esse fenômeno permite que os carrapatos sobrevivam ao inverno e infectem hospedeiros na primavera seguinte. A ocorrência e a distribuição geográfica de *E. canis* estão relacionadas à distribuição e à biologia do seu carrapato vetor. Carrapatos *Rhipicephalus sanguineus* são abundantes durante a estação quente e a doença em cães é vista mais comumente durante os meses de verão. Cães que vivem em regiões endêmicas e aqueles que viajam para áreas endêmicas devem ser considerados sob risco de infecção.

Tratamento. Doxiciclina 10 mg/kg, 1 vez/dia VO (ou 5 mg/kg, 2 vezes/dia) por, no mínimo 3 semanas, é o tratamento de escolha para infecções agudas, e os casos mais agudos respondem e mostram melhora clínica em 24 a 72 h. Cães na fase subclínica podem precisar de tratamento prolongado, enquanto cães que sofrem da forma crônica grave da doença normalmente não são responsivos ao tratamento. Outros fármacos com eficácia conhecida contra *E. canis* incluem cloridrato de tetraciclina (22 mg/kg), oxitetraciclina (25 mg/kg) e cloranfenicol (50 mg/kg), todos administrados a intervalos de 8 h. Apesar do tratamento, os títulos de anticorpos podem persistir por meses e mesmo por anos. Sua persistência pode representar uma resposta imune aberrante ou falha do tratamento, mas a diminuição progressiva nas concentrações de gamaglobulina está associada à eliminação da riquétsia. Anticorpos contra *Ehrlichia canis* não oferecem proteção contra um novo desafio, e cães soropositivos permanecem suscetíveis.

Controle. Nenhuma vacina efetiva anti-*E. canis* foi desenvolvida e o controle de carrapatos permanece medida preventiva mais efetiva contra a infecção. A quebra do ciclo evolutivo do carrapato vetor no nível do hospedeiro canino irá eliminar a fonte de muitos agentes patogênicos que infectam cães, além das *Ehrlichiae*, e pode diminuir o risco de transmissão para humanos por esses carrapatos vetores com ampla variedade de hospedeiros. Acaricidas comuns, tais como amitraz, fipronil e piretrinas, quando usados de acordo com as recomendações do fabricante, são efetivos. Ao ter como foco o vetor, o ciclo evolutivo, consequentemente a transmissão de *Ehrlichiae* será interrompida. Em regiões endêmicas, o tratamento com doses baixas de oxitetraciclina (6,6 mg/kg) 1 vez/dia foi sugerida como medida profilática adicional.

Ehrlichia chaffensis

Nomes comuns. Ehrlichiose monocítica canina.

Local de predileção. Sangue.

Reino. Bacteria.

Filo. Proteobacteria.

Classe. Alphaproteobacteria.

Ordem. Rickettsiales.

Família. Anaplasmataceae.

Descrição. *Ehrlichia chaffensis* é uma bactéria cocoide, pequena, pleomórfica, gram-negativa, intracelular obrigatória que parasita os monócitos e macrófagos circulantes, formando agrupamentos (mórulas) intracitoplasmáticos.

Hospedeiro. Cães, humanos, veados.

Distribuição geográfica. Estados do sul dos EUA.

Patogênese e sinais clínicos. Em infecções experimentais em cães há apenas a manifestação de febre. A relevância clínica da infecção natural em cães ainda não foi determinada.

Diagnóstico. O IFAT detecta a exposição a riquétsias, mas não consegue diferenciar entre anticorpos a outras *Ehrlichiae* caninas. A identificação da espécie é por análise de *Western immunoblot* e por PCR usando oligonucleotídios inicializadores específicos para a espécie.

Epidemiologia. *Ehrlichia chaffensis* é transmitida por *Amblyomma americanum* (carrapato-estrela) e, menos comumente por *Dermacentor variabilis*. Veados-de-cauda-branca (*Odocoileus virginianus*) persistentemente infectados e, possivelmente canídeos, atuam como reservatórios.

Tratamento e controle. Como para *E. canis*, embora o tratamento normalmente não seja necessário.

Ehrlichia ewingii

Nomes comuns. Ehrlichiose granulocítica canina.

Local de predileção. Sangue.

Reino. Bacteria.

Filo. Proteobacteria.

Classe. Alphaproteobacteria.

Ordem. Rickettsiales.

Família. Anaplasmataceae.

Descrição. *Ehrlichia ewingii* é uma bactéria cocoide, pequena, pleomórfica, gram-negativa, intracelular obrigatória que parasita os neutrófilos e eosinófilos circulantes, formando agrupamentos (mórulas) intracitoplasmáticos.

Hospedeiro. Cães.

Distribuição geográfica. Sudeste e centro-sul dos EUA.

Patogênese. Após a infecção, as *Ehrlichiae* entram na corrente sanguínea e nos vasos linfáticos e se localizam nos neutrófilos.

A patogênese da poliartrite, observada com maior frequência na infecção por *Ehrlichiae* granulocíticas, surge da hemartrose e deposição de imunocomplexos nas articulações.

Sinais clínicos. A enfermidade normalmente é uma doença branda e aguda que pode levar a poliartrite em cães afetados cronicamente. Claudicação, aumento de volume nas articulações, andar rígido e febre são sinais clínicos comuns. Alterações hematológicas são brandas e incluem trombocitopenia e anemia.

Diagnóstico. O diagnóstico de *E. ewingii* se baseia no histórico, apresentação clínica e achados clinicopatológicos associados à sorologia. Residência ou viagens a regiões endêmicas conhecidas e histórico de infestação por carrapatos devem aumentar a suspeita de infecção. A visualização das mórulas nos respectivos tipos celulares fornece um diagnóstico definitivo que permite a diferenciação entre as *Ehrlichiae* monocítica e granulocítica. Mórulas intracitoplasmáticas de *E. ewingii* podem ser vistas dentro dos neutrófilos.

IFAT é o ensaio sorológico mais amplamente utilizado para o diagnóstico de ehrlichiose canina. Entretanto, como *E. ewingii* ainda não foi cultivada *in vitro*, os antígenos ainda não estão prontamente disponíveis para IFAT. Em regiões endêmicas para outras espécies de *Ehrlichia*, a reatividade cruzada sorológica com as *Ehrlichia* spp. monocíticas pode complicar o diagnóstico. Anticorpos anti-*E. ewingii* apresentam forte reação cruzada com *E. canis* e *E. chaffensis*, e não reagem (ou reagem fracamente) com *A. phagocytophilum*. *Western immunoblot* e ensaios de PCR específicos para a espécie devem ser usados para confirmar a espécie de *Ehrlichia*. A determinação da espécie é importante, uma vez que *A. phagocytophilum* é associada a formação de mórulas intraneutrofílicas e alterações clínicas similares em cães.

Patologia. Após entrar no hospedeiro canino pela picada do carrapato vetor, os organismos migram pela circulação, invadindo células e se disseminando para muitos tecidos. Uma vez nos tecidos, eles continuam a invadir, persistir e replicar nas células. Poliartrite pode se desenvolver a partir de hemartrose e deposição de imunocomplexos nas articulações, com frequência acompanhadas por inflamação neutrofílica.

Epidemiologia. Ehrlichiose causada por *E. ewingii* foi diagnosticada apenas nos EUA. Ela ocorre principalmente na primavera e início do verão. O principal carrapato vetor é o *Amblyomma americanum*, mas o organismo foi identificado em outras espécies de carrapatos, incluindo *Rhipicephalus sanguineus*, *Dermacentor variabilis*, *Ixodes scapularis* e *I. pacificus*.

Tratamento. Tetraciclinas, especialmente doxiciclina, induzem melhora clínica rápida.

Controle. O controle de carrapatos é a medida preventiva mais efetiva contra a infecção. Ao ter como foco o vetor, o ciclo evolutivo, consequentemente a transmissão de *Ehrlichiae* será interrompida. Acaricidas comuns, tais como amitraz, fipronil e piretrinas, quando usados de acordo com as recomendações do fabricante, são efetivos para o controle de carrapatos.

Nota. *Ehrlichia ewingii* e o combo nov. reclassificado recentemente *Anaplasma phagocytophilum* causam ehrlichiose granulocítica canina e humana. *Ehrlichia ewingii* foi implicada como causa de infecções em humanos nos EUA, particularmente em pessoas imunocomprometidas. O papel dos cães como reservatórios zoonóticos da infecção por de *E. ewingii* não é conhecido.

Rickettsia rickettsii

Nome comum. Febre maculosa das Montanhas Rochosas.

Local de predileção. Vasos sanguíneos.

Reino. Bacteria.

Filo. Proteobacteria.

Classe. Alphaproteobacteria.

Ordem. Rickettsiales.

Família. Rickettsiaceae.

Descrição. Organismos cocoides, pequenos, pleomórficos, gram-negativos, intracelulares obrigatórios que infectam as células endoteliais dos vasos sanguíneos de menor calibre.

Hospedeiros. Cães, humanos.

Distribuição geográfica. EUA, Canadá, América Central.

Patogênese. Após a infecção, os organismos entram na corrente sanguínea e infectam as células endoteliais, causando vasculite disseminada e levando à ativação das vias de coagulação e fibrinolíticas. Trombocitopenia ocorre através dos mecanismos de coagulação e imunomediados. Em casos crônicos não tratados, órgãos tais como a pele, cérebro, coração e rins podem desenvolver múltiplos focos de necrose e lesão vascular, levando ao extravasamento de líquidos intravasculares e edema. O acúmulo de líquido nos tecidos tais como SNC pode causar edema cerebral significativo, resultando em depressão mental e cardiorrespiratória progressivas.

Sinais clínicos. Os cães infectados normalmente desenvolvem febre dentro de alguns dias após a exposição a carrapatos. Essa febre, em geral, é acompanhada por sinais de letargia, depressão mental, inapetência, artralgia e mialgia, manifestadas como dificuldade em levantar e, eventualmente, relutância em caminhar. Linfadenomegalia de todos os linfonodos periféricos é aparente e o edema subcutâneo e a necrose dérmica podem se desenvolver em animais gravemente afetados. Hemorragias petequiais podem ocorrer raramente nas membranas mucosas, e, mais comumente, no fundo ocular. Sinais neurológicos podem aparecer devido à meningite e podem incluir hiperestesia, convulsões, disfunção vestibular e uma variedade de manifestações, dependendo da localização da lesão. A recuperação é rápida e completa naqueles animais que recebem tratamento precocemente, antes do início da lesão de órgãos ou de complicações neurológicas. Uma vez que os sinais neurológicos tenham se desenvolvido, a recuperação é prolongada ou os sinais podem ser permanentes.

Diagnóstico. Os achados clinicolaboratoriais são inespecíficos de uma reação inflamatória de fase aguda generalizada. Normalmente há leucopenia nos estágios agudos, seguido por leucocitose moderada. Desvio à esquerda e granulação tóxica de neutrófilos podem ser observados em animais com necrose tecidual mais grave. Trombocitopenia é um dos achados laboratoriais mais consistentes. Anormalidades bioquímicas séricas incluem hipoalbuminemia, elevação da atividade de fosfatase alcalina, hiponatremia e hiperbilirrubinemia variáveis. Distúrbios de condução relacionados a miocardite podem ser vistos na eletrocardiografia e um aumento difuso na densidade pulmonar intersticial na radiografia. Um teste de microimunofluorescência (Micro-IF) é usado para determinar anticorpos específicos. Títulos acima de 1:1.024, em geral, indicam exposição recente. Oligonucleotídios inicializadores específicos para PCR foram usados para identificar organismos em amostras de sangue ou de tecido. O isolamento das riquétsias envolve risco e pode ser realizado apenas em laboratórios com biocontensão segura.

Patologia. No exame *post mortem*, normalmente há hemorragias petequiais e equimóticas disseminadas, linfadenomegalia e esplenomegalia. Microscopicamente, há vasculite necrosante disseminada em muitos órgãos.

Epidemiologia. Duas espécies de carrapatos, *Dermacentor andersoni* (carrapato madeira) e *D. variabilis* (carrapato dos cães), ambos carrapatos de três hospedeiros, parecem estar envolvidos na transmissão de *R. rickettsii*. Apenas uma pequena proporção de carrapatos pode estar infectada em uma população total de uma determinada área. Adicionalmente à baixa prevalência de infecção, carrapatos infectados não são infecciosos imediatamente, mas tornam-se após a aderência do carrapato e o repasto sanguíneo por períodos de 5 a 20 h. Os cães normalmente desenvolvem a enfermidade durante os meses mais quentes do ano, quando os carrapatos estão procurando ativamente por hospedeiros. Essa sazonalidade é menos perceptível em locais de baixa latitude.

Tratamento. Se não for tratada, a enfermidade é altamente fatal e o tratamento deve ser instituído sempre que houver suspeita da doença. Tetraciclinas são o antibiótico de escolha, que deve ser administrado por pelo menos 7 dias, mas é efetivo apenas se for administrado antes do início da necrose tecidual ou da falência de órgãos. A recuperação normalmente é associada à imunidade protetora.

Controle. Prevenção pode ser conseguida por meio do controle de carrapatos e tratamento periódico com acaricidas sistêmicos ou tópicos.

Nota. A febre maculosa das Montanhas Rochosas é uma doença zoonótica importante em razão da sua alta prevalência e do seu resultado potencialmente fatal, caso o diagnóstico seja tardio ou não seja feito. Sinais precoces em humanos são muito vagos e o erro diagnóstico pode ocorrer até que as lesões de pele se desenvolvam mais tardiamente no curso da doença.

Rickettsia conorii

Nomes comuns. Febre maculosa, febre maculosa do Mediterrâneo, tifo do carrapato indiano, tifo do carrapato da África Ocidental.

Local de predileção. Sangue.

Reino. Bacteria.

Filo. Proteobacteria.

Classe. Alphaproteobacteria.

Ordem. Rickettsiales.

Família. Rickettsiaceae.

Descrição. Organismos cocoides, pequenos, pleomórficos, gram-negativos, intracelulares obrigatórios que infectam as células endoteliais dos vasos sanguíneos de menor calibre.

Hospedeiros. Roedores, cães, bovinos, ovinos, caprinos, humanos.

Distribuição geográfica. Sul da Europa, África, Índia e região do Oriente.

Patogênese. A infecção parece ser não patogênica.

Diagnóstico. As riquétsias podem ser mostradas por coloração com Giemsa de esfregaços de sangue ou de órgãos, ou podem ser detectadas sorologicamente.

Epidemiologia. O vetor da febre maculosa do Mediterrâneo é o carrapato *Rhipicephalus sanguineus*. Além de cães, ovinos e bovinos, acredita-se que outros pequenos mamíferos de vida livre, tais como ratos, camundongos e musaranhos, desempenhem um papel importante no ciclo de infecção dentro dos carrapatos vetores.

Tratamento e controle. Normalmente não são necessários, embora, quando há suspeita de infecção, tetraciclinas normalmente sejam efetivas.

Rickettsia felis

Local de predileção. Vasos sanguíneos.

Reino. Bacteria.

Filo. Proteobacteria.

Classe. Alphaproteobacteria.

Ordem. Rickettsiales.

Família. Rickettsiaceae.

Descrição. Organismos cocoides, pequenos, pleomórficos, gram-negativos, intracelulares obrigatórios que infectam as células endoteliais dos vasos sanguíneos de menor calibre.

Hospedeiros. Gatos, cães, humanos.

Distribuição geográfica. Américas do Norte e do Sul, Europa.

Patogênese e sinais clínicos. A patogênese da infecção natural em cães e gatos não é conhecida. Gatos infectados com *R. felis* por meio da exposição a pulgas infectadas desenvolvem infecção subclínica.

Epidemiologia. Em regiões endêmicas dos EUA, gambás são os principais reservatórios de *R. felis*. A infecção a cães e gatos é transmitida pela pulga dos gatos, *Ctenocephalides felis*.

Tratamento e controle. É provável que o tratamento com tetraciclinas seja efetivo, mas raramente é indicado. A prevenção pode ser conseguida pelo controle de pulgas e tratamento periódico com inseticidas sistêmicos ou aplicados topicamente.

Nota. *Rickettsia felis* causa o tifo humano transmitido por pulgas juntamente com *R. typhus*, sendo a segunda transmitida pela pulga dos roedores.

Haemobartonella felis

Sinônimos. *Mycoplasma haemofelis, Candidatus Mycoplasma turicensis, Mycoplasma haemominutum.*

Local de predileção. Sangue.

Reino. Bacteria.

Filo. Firmicutes.

Ordem. Mycoplasmatales.

Família. Mycoplasmataceae.

Descrição. Organismos cocoides, pequenos, pleomórficos, gram-negativos, intracelulares obrigatórios que infectam eritrócitos.

Hospedeiro. Gatos.

Distribuição geográfica. Sul e Norte da Europa.

Patogênese. Hemoplasmas induzem anemia por hemólise e sequestro. A doença pode ser aguda ou crônica, com recrudescência periódica dos sinais clínicos. Gatos que se recuperam podem permanecer carreadores. A infecção com *Candidatus M. haemominutum* nem sempre resulta em sinais clínicos, mas a diminuição no volume globular pode ocorrer.

Sinais clínicos. Na forma aguda, há febre intermitente com anemia progressiva.

Diagnóstico. Os organismos podem ser detectados em esfregaços sanguíneos corados com corante de Romanowsky.

Patologia. Não há achados patológicos específicos ou patognomônicos, embora gatos com infecção por FeLV concomitante desenvolvam lesões mais proeminentes. Os tecidos, em geral, estão pálidos e, ocasionalmente, ictéricos. O fígado com frequência está pálido e ictérico. Esplenomegalia e aumento dos linfonodos foram relatados. A histologia do fígado inclui congestão e degeneração centrolobulares, e em gatos com FeLV concomitante, pode haver hemossiderose. No baço, há congestão, com hemopoese extramedular, hiperplasia folicular, eritrofagocitose e hemossiderose.

Epidemiologia. A transmissão da doença provavelmente depende de artrópodes, incluindo piolhos, pulgas, carrapatos e moscas picadoras, e, ao menos no caso de *H. felis*, por ingestão de sangue durante lutas. A infecção é mais comum em gatos jovens.

Tratamento e controle. O tratamento com tetraciclinas é efetivo. Deve-se controlar artrópodes hematófagos com inseticidas e instigar o tratamento imediato após brigas entre gatos.

Nota. A taxonomia dessa espécie ainda está sob discussão e há a proposta de reclassificá-la no gênero de bactérias *Mycoplasma* (Classe Mollicutes) com base na sequência de DNA 16S e análises filogenéticas. Estudos de DNA mostraram adicionalmente a existência de duas espécies distintas de *H. felis*: *Mycoplasma haemofelis* (espécie grande) e *Candidatus Mycoplasma haemominutum* (espécie pequena). Uma terceira espécie, *Candidatus Mycoplasma turicensis* também foi relatada.

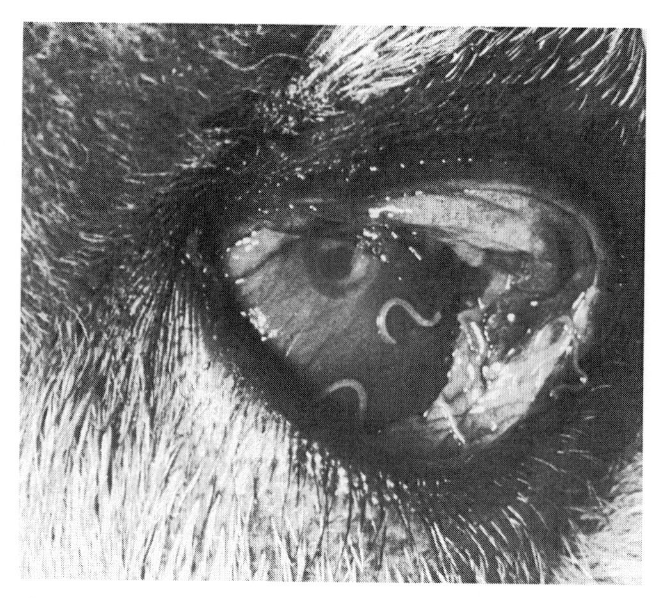

Figura 12.24 *Thelazia* no olho de um cão infectado. (Esta figura encontra-se reproduzida em cores no Encarte.)

Parasitas do sistema nervoso

OLHOS

Thelazia callipaeda

Nome comum. Verme do olho.

Locais de predileção. Olhos, saco conjuntival e ducto lacrimal.

Filo. Nematoda.

Classe. Secernentea.

Superfamília. Spiruroidea.

Descrição macroscópica. Vermes pequenos, delgados, de coloração branca, que medem 1,0 a 1,7 cm de comprimento; os machos medem 7 a 11,5 mm e as fêmeas, 7 a 17 mm.

Descrição microscópica. Nos machos, a espícula esquerda é muito mais comprida que a direita. Nas fêmeas, a vulva é na região esofágica. Quando colocados, os ovos contêm uma larva completamente desenvolvida.

Hospedeiros definitivos. Cães, gatos, humanos, primatas e, ocasionalmente, ovinos e veados.

Hospedeiros intermediários. Moscas muscídeas, principalmente *Fannia* spp. e moscas-das-frutas drosofilídeas dos gêneros *Amiota* e *Phortica*.

Distribuição geográfica. Extremo Oriente.

Patogênese. As lesões são causadas pela cutícula serreada do verme e a maior parte das lesões resulta do movimento dos adultos jovens ativos, causando lacrimejamento, seguido por conjuntivite. A infecção pode predispor o hospedeiro a infecção bacteriana secundária.

Sinais clínicos. Conjuntivite, lacrimejamento excessivo.

Diagnóstico. Baseia-se na observação dos parasitas no saco conjuntival ou na conjuntiva após anestesia local ou encontrando a larva na secreção lacrimal (Figura 12.24).

Patologia. A invasão da glândula e dos ductos lacrimais pode causar inflamação, que leva a oclusão e diminuição da produção de lágrimas. A irritação mecânica da conjuntiva produz inflamação, enquanto a lesão à córnea leva a opacidade, ceratite e ulceração corneal.

Epidemiologia. Infecções por *Thelazia* ocorrem sazonalmente e estão relacionadas ao período de atividade máxima das moscas.

Tratamento. Remoção mecânica com pinça após a aplicação de um anestésico local ocular. Em casos de infecção bacteriana secundária, o uso de preparações antibióticas oculares pode ser indicado. Ivermectina 0,2 mg/kg SC foi relatada como efetiva, assim como a instilação direta de moxidectina a 1%.

Controle. A prevenção é difícil em razão da natureza ubíqua das moscas vetoras.

Thelazia californiensis

Nome comum. Verme do olho.

Locais de predileção. Olhos, saco conjuntival e ducto lacrimal.

Filo. Nematoda.

Classe. Secernentea.

Superfamília. Spiruroidea.

Descrição macroscópica. Vermes pequenos, delgados, de coloração branca, que medem 1,0 a 1,5 cm de comprimento.

Descrição microscópica. A cápsula bucal está presente e a cutícula apresenta estriações proeminentes na extremidade anterior.

Hospedeiros definitivos. Cães, gatos.

Hospedeiros intermediários. Moscas muscídeas.

Distribuição geográfica. América do Norte.

Todos os outros detalhes como para *T. callipaeda*.

SISTEMA NERVOSO CENTRAL

Taenia solium

Sinônimo. *Cysticercus cellulosae.*

Nome comum. Verme chato dos humanos e suínos.

Locais de predileção. Intestino delgado (hospedeiro definitivo); músculo (hospedeiro intermediário).

Filo. Platyhelminthes.

Classe. Cestoda.

Família. Taeniidae.

Descrição macroscópica. Os cestódios adultos têm 3 a 5 m de comprimento, com escólex tipicamente tenídeo, apresentando rostelo com quatro ventosas e armado com duas fileiras concêntricas com 22 a 32 ganchos. O útero do segmento grávido apresenta 7 a 13 ramos laterais. Os adultos podem sobreviver em humanos por muitos anos.

Descrição microscópica. Os cistos são branco-leitosos e apresentam escólex com rostelo e ganchos similares aos dos adultos.

Hospedeiros definitivos. Humanos.

Hospedeiros intermediários. Suínos, javalis selvagens, raramente cães e humanos.

Patogênese. Os cães que se tornam infectados com o estágio metacestódio também podem apresentar sinais de cisticercose cerebral, com convulsões.

Encephalitozoon cuniculi

Sinônimo. *Nosema cuniculi.*

Local de predileção. Sangue.

Reino. Fungii.

Filo. Microsporidia.

Ordem. Microsporida.

Família. Enterocytozoonidae.

Descrição. Os microsporídios são protozoários intracelulares obrigatórios formadores de esporos. As trofozoítas medem 2-2,5 por 0,8-1,2 μm nos cortes de tecido ou 4 por 2,5 μm nos esfregaços. Os esporos medem cerca de 2 μm de comprimento e contêm um filamento polar enrolado em espiral com quatro a cinco voltas.

Hospedeiros. Coelhos, cães, raposas (vermelha e prateada, *Vulpes vulpes*; azul, *Alopex lagopus*), gatos, camundongos, ratos, humanos.

Distribuição geográfica. Cosmopolita.

Patogênese. O parasita se desenvolve dentro dos vacúolos parasitóforos nos macrófagos e em outras células, especialmente em células do endotélio vascular.

Sinais clínicos. A infecção em cães normalmente é assintomática, mas pode haver perda de condição, fraqueza dos membros pélvicos, incoordenação, apatia e convulsões epileptiformes.

Diagnóstico. O diagnóstico nos animais vivos é difícil e, normalmente, se baseia na identificação das lesões na histopatologia e na observação do organismo em coloração de Giemsa, Gram ou Goodpasture-carbol fucsina. Um teste sorológico de ELISA está disponível.

Patologia. Nos cães, há relatos de nefrite não supurativa, encefalite e vasculite.

Epidemiologia. Não é relatada em cães, embora em outros hospedeiros, a transmissão via urina de animais infectados tenha sido descrita.

Tratamento e controle. Não são relatados em cães.

Nota. Três estirpes de *Encephalitozoon* foram identificadas: estirpe I ("estirpe dos coelhos"); estirpe II ("estirpe dos roedores") e estirpe III ("estirpe dos cães"). Cada uma dessas três estirpes foi relatada em infecções de humanos e, portanto, a infecção de cães apresenta potencial risco zoonótico.

Toxoplasma gondii

Para mais detalhes, ver Parasitas do sistema locomotor.

Neospora caninum

Sinônimo. *Histoplasma gondii.*

Local de predileção. Sangue.

Filo. Apicomplexa.

Classe. Conoidasida.

Família. Sarcocystiidae.

Descrição. Oocistos não esporulados em cães são relatados como apresentando 11,7 por 11,3 μm (variando de 10,6-12,4 × 10,6-12,0 μm) em tamanho. Os taquizoítos medem 6 × 2 μm e, normalmente, estão localizados no citoplasma das células. Os cistos teciduais são ovais, medem 107 μm de comprimento, apresentam parede grossa (até 4 μm) e são encontrados apenas em tecido neural.

Hospedeiros definitivos. Cães, coiotes, lobos, dingos.

Hospedeiros intermediários. Bovinos, ovinos, caprinos, veados, equinos, cães, raposas, galinhas, aves selvagens.

Distribuição geográfica. Cosmopolita.

Patogênese. A neosporose ocorre mais gravemente um cãezinhos infectados por via transplacentária e é caracterizada por paralisia ascendente progressiva, principalmente dos membros pélvicos. Polimiosite e hepatite também podem ocorrer. Os sinais clínicos são percebidos inicialmente com 1 a 6 meses de idade, mas podem ocorrer em adultos e em cães mais velhos. Foi relatada morte súbita em decorrência de miocardite.

Sinais clínicos. Fatal, paralisia ascendente dos membros pélvicos.

Diagnóstico. Histórico de sinais neurológicos, fraqueza muscular com paralisia ascendente progressiva. Um IFAT está disponível; títulos de 1:50 ou maiores são considerados positivos. Um PCR de líquido cerebroespinal pode ser usado para diagnosticar a infecção ativa do SNC.

Patologia. As lesões são vistas com maior frequência no cérebro, medula espinal, raízes nervosas e músculos esqueléticos, mas qualquer órgão pode estar envolvido, incluindo a pele. No cérebro, a substância cinzenta é mais gravemente afetada, enquanto a substância branca submeníngea tende a ser mais gravemente afetada na medula espinal. A proliferação de taquizoítos é associada a malacia focal, supuração e reação granulomatosa. Lesões crônicas são caracterizadas por infiltração linfoplasmocitária perivascular e gliose. Uma fibrose marcante pode se desenvolver, principalmente nas regiões submeníngeas dos córtex cerebral e cerebelar. Fibras musculares parasitadas sofrem necrose rápida, e há infiltração maciça de macrófagos, linfócitos e plasmócitos. Cistos teciduais são escassos e normalmente são encontrados apenas no SNC.

Epidemiologia. O cão e outros canídeos são os hospedeiros definitivos, e podem também atuar como hospedeiros intermediários em infecções pré-natais. Em cães naturalmente infectados, acredita-se que a principal via de transmissão seja a transplacentária, com cadelas cronicamente infectadas desenvolvendo parasitemia durante a gestação, que leva a ninhadas sucessivas se tornando infectadas. Cãezinhos infectados podem apresentar sinais clínicos ou serem portadores de infecções subclínicas, levando à doença posteriormente na vida após doença imunossupressora ou após a administração de fármacos imunossupressores.

Tratamento. Se a neosporose canina for diagnosticada precocemente, o tratamento com trimetoprima, sulfadiazina, pirimetamina e clindamicina pode ser útil. Mostrou-se que o decoquinato mata taquizoítos de *N. caninum* em cultura.

Controle. Não se deve permitir que os cães comam fetos abortados ou membranas fetais, e deve-se evitar que as suas fezes contaminem os alimentos dos bovinos.

Parasitas do sistema reprodutor/urogenital

Capillaria plica

Sinônimo. *Pearsonema plica.*

Nome comum. Verme capilar da bexiga.

Locais de predileção. Bexiga urinária e, ocasionalmente, pelve renal.

Filo. Nematoda.

Classe. Secernentea.

Superfamília. Trichuroidea.

Descrição macroscópica. Vermes finos, esbranquiçados, filamentosos que medem 1 a 6 cm de comprimento; os machos medem 13 a 30 mm e as fêmeas, 30 a 60 mm.

Descrição microscópica. Os machos apresentam uma única espícula longa, e com frequência possuem uma estrutura primitiva semelhante a uma bolsa. Os ovos ovoides de tamanho médio apresentam formato de barril e casca grossa, amarelada que é ligeiramente estriada, com tampas bipolares achatadas transparentes que protraem. Eles medem 63-68 por 24-27 μm e o conteúdo quase transparente é granular e não segmentado. O ovo é observado apenas na urina.

Hospedeiros definitivos. Raposas, cães, lobos e mais raramente gatos.

Hospedeiros intermediários. Minhocas.

Distribuição geográfica. Muitas partes do mundo.

Patogênese. Raramente apresenta relevância patogênica, mas pode, ocasionalmente, induzir cistite na qual infecção bacteriana secundária ocorre.

Sinais clínicos. As infecções normalmente são assintomáticas. Cistite e dificuldade em urinar foram observadas.

Diagnóstico. O diagnóstico se baseia na identificação dos ovos característicos de *Capillaria* na urina.

Patologia. A maioria das infecções é inócua; a extremidade anterior do verme fica inserida na superfície do epitélio e provoca ligeira reação celular na lâmina própria.

Epidemiologia. A via de transmissão é por meio da ingestão de larvas infectantes presentes nas minhocas.

Tratamento. O tratamento bem-sucedido com fembendazol 50 mg/kg VO por 3 dias foi relatado.

Controle. Deve-se ter cuidado para assegurar que os canis sejam limpos, secos e de drenagem livre.

Capillaria feliscati

Sinônimo. *Pearsonema feliscati.*

Nome comum. Verme capilar da bexiga.

Local de predileção. Bexiga urinária.

Filo. Nematoda.

Classe. Secernentea.

Superfamília. Trichuroidea.

Descrição macroscópica. Vermes adultos são pequenos e capiliformes; as fêmeas adultas medem 30 a 60 mm e os machos medem 13 a 30 mm de comprimento.

Descrição microscópica. Os ovos são ovais e incolores, com cápsula grossa e tampas bipolares típicas, e medem 50-68 por 22-32 μm.

Hospedeiros definitivos. Gatos.

Hospedeiros intermediários. Minhocas.

Distribuição geográfica. Muitas partes do mundo.

Patogênese. *Capillaria feliscati* repousa livre na superfície da mucosa da bexiga.

Dioctophyma renale

Sinônimos. *Dictophyme renale, Eustrongylus gigas.*

Nome comum. Verme renal gigante.

Locais de predileção. Parênquima renal, cavidade abdominal.

Filo. Nematoda.

Classe. Secernentea.

Superfamília. Dioctophymatoidea.

Descrição macroscópica. *Dioctophyma* é o maior nematódeo parasita de animais domésticos, as fêmeas medem mais de 60 cm de comprimento, com diâmetro de cerca de 1,0 cm. Os machos medem cerca de 35 a 40 cm de comprimento. Os vermes têm coloração vermelho-arroxeada escura. Seu tamanho e local de predileção são suficientes para a identificação.

Descrição microscópica. Os vermes-machos apresentam apenas uma espícula e possuem bolsa copulatória em formato de taça. Os ovos têm formato de limão, coloração castanho-amarelada, com casca pontilhada e grossa e tampas bipolares que protraem ligeiramente. Eles medem cerca de 71-84 por 46-52 μm e o conteúdo granular não é segmentado quando os ovos são eliminados. Os ovos são observados na urina.

Hospedeiros definitivos. Cães, raposas, visons, furões, lontras, martas, doninhas; esporadicamente relatado em gatos, suínos, equinos, bovinos e humanos.

Hospedeiros intermediários. Oligoquetas aquáticas (anelídeos), por exemplo, *Lumbriculus variegatus.*

Distribuição geográfica. Regiões temperadas e subárticas; Américas do Norte e do Sul, Ásia. Ocorre esporadicamente na Europa, mas não foi relatado na Grã-Bretanha. Sua principal área endêmica é na região norte da América do Norte, principalmente no Canadá.

Patogênese. O efeito final da infecção é a destruição do rim. Normalmente apenas um rim é afetado, sendo o direito envolvido com maior frequência que o esquerdo. O parênquima é destruído, deixando apenas a cápsula como um saco distendido que contém os vermes; embora possa haver três ou quatro vermes em um rim, ocasionalmente há apenas um. Raramente, os vermes podem ocorrer na cavidade abdominal, sejam livres ou encapsulados, e no tecido conjuntivo subcutâneo.

Sinais clínicos. Os principais sinais clínicos são disúria, com alguma hematúria, especialmente no final da micção; em alguns casos, há dor lombar. Entretanto, a maioria dos casos é completamente assintomática, mesmo quando um rim foi completamente destruído. Os vermes na cavidade abdominal podem causar peritonite crônica.

Diagnóstico. Os ovos são bastante característicos, sendo ovoides, com coloração castanho-amarelada, com casca pontilhada e grossa, e sua ocorrência na urina, sozinhos ou em grupos ou cadeias, é diagnóstica.

Patologia. Os vermes adultos na pelve renal são muito destrutivos, causando inicialmente pielite hemorrágica, que se torna supurativa, e o parênquima eventualmente é destruído até que apenas a túnica contenha o verme e exsudatos. Na cavidade abdominal, o verme com frequência se enlaça a um lobo hepático e pode causar erosão da cápsula hepática, levando a hemorragia ou infarto e ruptura.

Epidemiologia. Como em muitas infecções parasitárias de carnívoros domésticos, há um grande reservatório nos animais de vida selvagem, dos quais os hospedeiros intermediários e paratênicos se infectam. Visons de cativeiro provavelmente adquirem a infecção da sua dieta de peixes, e cães domésticos por ingestão casual de anelídeos, sapos ou peixes infectados.

Tratamento. Raramente é necessário, embora cirurgia possa ser tentada em casos confirmados.

Controle. Eliminação do peixe cru da dieta.

Nota. A infecção por *Dioctophyma* em humanos (flagelo vermelho) foi relatada principalmente na América do Norte, mas outros casos ocorreram por todo o mundo. Anelídeos hospedeiros intermediários na água de beber são infectantes e sapos e peixes crus atuam como hospedeiros paratênicos. Os vermes adultos são encontrados em cistos de parede grossa no rim (normalmente no direito) e podem causar dor lombar e hematúria.

Parasitas do sistema locomotor

Trichinella spiralis

Para mais detalhes, ver Capítulo 11.

Toxoplasma gondii

Locais de predileção. Músculo, pulmões, fígado, sistema reprodutor, SNC.

Filo. Apicomplexa.

Classe. Conoidasida.

Família. Sarcocystiidae.

Descrição. Os oocistos nas fezes de gatos não são esporulados quando eliminados, são esféricos e medem 13 por 12 μm (Figura 12.25). Quando esporulados, o que leva 1 a 5 dias, os oocistos são subesféricos e medem 11-14 por 9-11 μm (média de 12,5 × 10 μm), e contêm dois esporocistos elipsoides (8,5 × 6 μm), cada um com quatro esporozoítas, sem corpo de Stieda e com resíduo.

Hospedeiros definitivos. Gatos, outros felídeos.

Hospedeiros intermediários. Qualquer mamífero, incluindo humanos, ou aves. Note que o hospedeiro definitivo, o gato, também pode ser um hospedeiro intermediário e albergar estágios extraintestinais.

Distribuição geográfica. Cosmopolita.

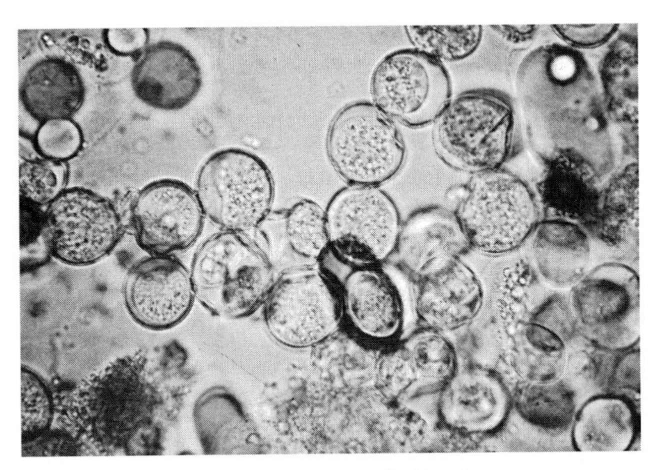

Figura 12.25 Oocistos de *Toxoplasma gondii*. (Esta figura encontra-se reproduzida em cores no Encarte.)

Patogênese. A maioria das infecções por *Toxoplasma* em animais é branda e, consequentemente, assintomática.

Sinais clínicos

- Gatos: embora os gatos frequentemente estejam infectados, a doença clínica é rara, embora enterite, aumento dos linfonodos mesentéricos, pneumonia, alterações degenerativas do SNC e encefalite tenham sido relatados em infecções experimentais. A transmissão congênita, embora incomum, ocorre após a ativação de cistos de bradizoítos durante a gestação
- Cães: o início da doença é marcado por febre, com apatia, anorexia e diarreia. Pneumonia e manifestações neurológicas são comuns. A infecção pode ocorrer em conjunto com cinomose e também foi incriminada em falhas na vacinação contra cinomose. Na necropsia, cistos de bradizoítos podem ser mostrados nas células do cérebro e no trato respiratório; os linfonodos associados estão aumentados.

Diagnóstico. O diagnóstico normalmente se baseia em testes sorológicos aglutinação em látex ou ELISA.

Patologia. Na necropsia, os cistos de bradizoítos podem ser mostrados nas células do cérebro e no trato respiratório; os linfonodos associados estão aumentados.

Epidemiologia. A maioria dos gatos se torna infectada por meio da ingestão de animais infectados por *Toxoplasma*, normalmente roedores, cujos tecidos contêm taquizoítos ou bradizoítos. A transmissão direta de oocistos entre gatos também pode ocorrer. A ingestão de bradizoítos maduros é a via mais importante e resulta na eliminação de um maior número de oocistos do que quando a infecção é adquirida de outros estágios. Após a infecção, a parede do cisto é digerida no estômago do gato, e no epitélio intestinal, os bradizoítos liberados iniciam um ciclo de desenvolvimento por merogonia e por gametogonia, culminando com a produção de oocistos em 3 a 10 dias. Os oocistos são liberados por apenas 1 a 2 semanas. Durante esse ciclo na mucosa intestinal, os organismos podem invadir órgãos extraintestinais nos quais o desenvolvimento dos taquizoítos e dos bradizoítos ocorre como nos hospedeiros intermediários.

Os cães são infectados por meio da ingestão de carne malcozida contendo cistos de *Toxoplasma*.

Os gatos têm papel central na epidemiologia da toxoplasmose e a doença é virtualmente ausente em áreas nas quais não há gatos. Investigações epidemiológicas nos EUA e em outros locais indicam que 60% dos gatos são sorologicamente positivos para o antígeno de *Toxoplasma*, a maioria adquirindo a infecção por predação.

Conforme esperado, as infecções são mais prevalentes em gatos errantes. Infecções congênitas são raras. Após a infecção, os gatos liberam oocistos por apenas 1 a 2 semanas, e após esse período eles são resistentes à reinfecção. Entretanto, uma proporção desses animais permanece portadora, talvez em razão da persistência de alguns merontes, e a reativação da infecção com liberação de oocistos pode ocorrer em associação a doenças intercorrentes, durante o período periparto em gatas ou após tratamento com corticosteroides. Entretanto, os oocistos parecem ser muito resistentes e isso é compensado pelo período comparativamente curto de excreção de oocistos.

Tratamento e controle. Não são indicados.

Hepatozoon americanum

Nome comum. Hepatozoonose canina.

Locais de predileção. Sangue, músculos.

Filo. Apicomplexa.

Classe. Aconoidasida.

Família. Hepatozoidae.

Descrição. Os gamontes presentes dentro dos neutrófilos têm formato elipsoide, medem 8,8 por 3,9 μm, com um núcleo central compacto e são envelopados em uma membrana grossa. O citoplasma se cora em azul-claro e o núcleo em vermelho-escuro com a coloração de Giemsa. Os cistos musculares são redondos a ovais, medem 250 a 500 μm de diâmetro, com a porção externa composta por camadas concêntricas de membranas laminares de coloração clara, dando ao cisto um aspecto semelhante a uma cebola.

Hospedeiro. Cães.

Distribuição geográfica. Sudeste dos EUA.

Patogênese. As lesões iniciais ocorrem no músculo esquelético com a formação de cistos característicos que se assemelham a "casca de cebola", e incluem merontes e membranas lamelares de mucopolissacarídeos formados pelas células do hospedeiro. Os sinais clínicos em cães infectados resultam da resposta inflamatória piogranulomatosa que ocorre após o meronte maduro encistado romper-se, liberando merozoítas nos tecidos adjacentes. Alguns cistos sofrem merogonia muito rapidamente, enquanto outros parecem entrar em dormência. A infecção prolongada pode ocorrer a partir de um único episódio infectante, perpetuado por ciclos repetidos de merogonia. Os cães infectados comumente desenvolvem lesões osteoproliferativas, com maior frequência na diáfise dos ossos longos. Dor resulta tanto da inflamação piogranulomatosa no músculo esquelético quanto das lesões osteoproliferativas. Infecção prolongada pode persistir, perpetuada por ciclos prolongados de merogonia. Atrofia muscular se torna aparente com a doença crônica e pode resultar em fraqueza secundária.

Sinais clínicos. Os cães infectados com *H. americanum*, com frequência, apresentam febre, dor generalizada ou hiperestesia, atrofia muscular, fraqueza, depressão, relutância em se levantarem e secreção ocular mucopurulenta. Atrofia muscular se torna aparente com a doença crônica e pode resultar em fraqueza secundária. A maioria dos cães mantém um apetite relativamente normal, mas a perda de peso é comum em razão da atrofia muscular e da caquexia crônica. Secreção ocular mucopurulenta é comum e, algumas vezes, associada a diminuição da produção de lágrimas. Com menor frequência, os sinais clínicos incluem poliúria e polidipsia, sons pulmonares anormais ou tosse, membranas mucosas pálidas e linfadenomegalia.

Diagnóstico. O diagnóstico baseado na identificação de gamontes em esfregaços sanguíneos não é confiável em razão do pequeno número de parasitas presentes na circulação sanguínea. Amostras de sangue devem ser examinadas rapidamente utilizando esfregaços da capa leucocitária. Biopsia muscular do bíceps ou dos músculos epaxiais é o método mais consistente para a identificação dos cistos característicos, com formação de piogranuloma e a presença de parasitas. ELISA para *H. americanum* foi relatado. Os cães infectados apresentam neutrofilia acentuada, anemia normocítica normocrômica não regenerativa branda a moderada e trombocitose.

Patologia. Ao exame *post mortem*, os cães cronicamente infectados apresentam caquexia e atrofia muscular, e lesões osteoproliferativas podem estar aparentes na superfície dos ossos. Macroscopicamente, os piogranulomas podem se assemelhar a focos múltiplos, com 1 a 2 mm de diâmetro, difusamente dispersos, predominantemente nos músculos esquelético e cardíaco; eles também podem ser encontrados esporadicamente em outros tecidos, incluindo o tecido adiposo, linfonodos, músculo liso intestinal, baço, pele, rins, glândulas salivares, fígado, pâncreas e pulmões. Alterações vasculares em vários órgãos incluem degeneração fibrinoide da parede dos vasos, mineralização e proliferação da íntima vascular, e vasculite piogranulomatosa. Lesões renais frequentemente estão presentes e incluem inflamação piogranulomatosa focal com glomerulonefrite branda, nefrite intersticial linfoplasmocitária, glomerulonefrite mesangioproliferativa e, ocasionalmente, amiloidose. Depósitos amiloides também podem ser encontrados no baço, linfonodos, intestino delgado e fígado. Achados ocasionais incluem congestão pulmonar, necrose esplênica coagulativa, linfadenopatia e congestão da mucosa gástrica.

Epidemiologia. O principal vetor de *H. americanum* é o carrapato da costa do Golfo, *Amblyomma maculatum*, que é encontrado no sul da América do Norte, América Central e região norte da América do Sul. A infecção é transmitida transestadialmente do estágio de ninfa ao estágio adulto dos carrapatos vetores. As larvas de *A. maculatum* também podem se tornar infectadas e transmitir *H. americanum* como ninfas ou adultos que acabaram de sofrer muda. A infecção parece ocorrer principalmente pela ingestão de carrapatos infectados. A transmissão vertical foi relatada.

Tratamento. Não há tratamento efetivo capaz de eliminar todos os estágios. A remissão clínica pode ser obtida rapidamente usando uma combinação de trimetoprima-sulfadiazina (15 mg/kg, 2 vezes/dia), clindamicina (10 mg/kg, 3 vezes/dia) e pirimetamina (0,25 mg/kg/dia) por um período de 14 dias. Terapia paliativa com fármacos anti-inflamatórios não esteroidais (AINEs) também pode ser necessária para diminuir a febre e a dor.

Controle. Como para *H. canis*.

Parasitas do tegumento

Rhabditis strongyloides

Sinônimo. *Pelodera strongyloides*.

Locais de predileção. Tecido subcutâneo, pele.

Filo. Nematoda.

Classe. Secernentea.

Superfamília. Rhabditoidea.

Descrição macroscópica. Vermes muito pequenos, que medem 1,0 a 2,8 μm de comprimento com esôfago rabditiforme.

Descrição microscópica. As larvas têm, aproximadamente, 600 μm de comprimento.

Hospedeiros. Cães, bovinos, equinos.

Distribuição geográfica. Presumivelmente cosmopolita.

Patogênese. Os vermes invadem os folículos pilosos, causando prurido intenso. As lesões, normalmente confinadas a áreas do corpo em contato com o solo, apresentam perda de pelos, eritema e a formação de pústulas se infectadas por bactérias. O prurido intenso provavelmente é induzido por uma reação alérgica ao parasita.

Sinais clínicos. Prurido, eritema e formação de pústulas.

Diagnóstico. Vermes muito pequenos, que medem 1,0 a 2,8 mm de comprimento, com esôfago rabditiforme, podem ser recuperados de raspados de pele.

Patologia. Os vermes invadem os folículos, atraindo um grande número de eosinófilos. Dermatite aguda se desenvolve, comumente com foliculite supurativa em razão da infecção bacteriana secundária.

Epidemiologia. Esses vermes são saprófitas, vivendo em solos quentes e úmidos, ricos em matéria orgânica, e infecções significativas provavelmente requerem que a pele do hospedeiro esteja continuamente úmida e suja. Os casos são relatados com maior frequência em cães abrigados em canis com cama de feno ou de palha úmidos.

Tratamento. O tratamento é sintomático.

Controle. A condição pode ser evitada abrigando os animais em camas limpas e secas.

Acanthocheilonema reconditum

Sinônimo. *Dipetalonema reconditum.*

Locais de predileção. Tecido subcutâneo, rins e cavidades corporais.

Filo. Nematoda.

Classe. Secernentea.

Superfamília. Filarioidea.

Descrição macroscópica. Os vermes machos medem cerca de 1,5 cm e as fêmeas, cerca de 2,5 cm.

Descrição microscópica. As espículas dos machos são desiguais. As microfilárias não embainhadas medem menos que 300 μm de comprimento e apresentam cabeça romba, e extremidade posterior em gancho, com cauda semelhante a um botão.

Hospedeiros definitivos. Cães e vários canídeos.

Hospedeiros intermediários. Pulgas (*Ctenocephalides canis, Ctenocephalides felis, Pulex irritans*), carrapatos (*Rhipicephalus sanguineus*), piolhos (*Heterodoxus spiniger, Linognathus setosus*) e mosquitos.

Distribuição geográfica. África, EUA, Europa.

Patogênese. Os vermes normalmente não são considerados patogênicos.

Sinais clínicos. Não há sinais clínicos associados.

Diagnóstico. *Acanthocheilonema reconditum*, com frequência, ocorre na mesma região endêmica que *Dirofilaria immitis*, e a presença de suas microfilárias pode levar a erro diagnóstico no exame de sangue. A identificação das microfilárias no sangue (amostras coletadas, idealmente, no início da noite) é auxiliada pela concentração de parasitas após a lise, filtração e então coloração com azul de metileno ou May-Grunwald Giemsa. *Kits* comerciais estão disponíveis para essa técnica. De maneira alternativa, uma parte de sangue para nove partes de formalina são centrifugadas e o sedimento é misturado a um corante azul e examinado microscopicamente como um esfregaço. As microfilárias têm que ser diferenciadas daquelas de *D. immitis*, que têm mais de 300 μm de comprimento e apresentam cabeça afunilada e cauda reta; aquelas de *A. reconditum* têm menos de 300 μm de comprimento e apresentam cabeça romba e extremidade posterior em gancho. A diferenciação mais precisa pode ser conseguida usando colorações histoquímicas para atividade de fosfatase ácida. *Dirofilaria immitis* apresenta pontos vermelhos distintos positivos para fosfato ácido no poro excretor e no ânus, enquanto *A. reconditum* se cora em rosa como um todo. O diagnóstico diferencial pode ser conseguido por meio da aplicação de tecnologia de PCR com base em DNA recombinante.

Patologia. Nenhuma patologia associada. A presença de vermes adultos pode, ocasionalmente, causar abscedação subcutânea e ulceração.

Epidemiologia. A infecção presumivelmente é comum em áreas nas quais o parasita e o hospedeiro intermediário coexistem.

Tratamento. O tratamento com medicamentos normalmente não é indicado.

Controle. Medidas preventivas incluem controle dos hospedeiros intermediários.

Acanthocheilonema grassi

Sinônimos. *Dipetalonema grassi, Cercopithifilaria grassi.*

Nome comum. Filariose subcutânea.

Local de predileção. Tecido subcutâneo.

Filo. Nematoda.

Classe. Secernentea.

Superfamília. Filarioidea.

Descrição macroscópica. Os vermes adultos são pequenos; as fêmeas medem cerca de 2,5 cm de comprimento.

Descrição microscópica. As microfilárias são grandes, medindo 570 μm de comprimento, com cauda em formato de gancho.

Hospedeiros definitivos. Cães.

Hospedeiros intermediários. Carrapatos e pulgas.

Distribuição geográfica. Sul da Europa, África.

Patogênese. *Acanthocheilonema grassi* habita a cavidade torácica e o tecido subcutâneo. É considerada de baixa patogenicidade.

Sinais clínicos. A infecção por esse parasita normalmente é assintomática.

Diagnóstico. A identificação das microfilárias no sangue (amostras coletadas, idealmente, no início da noite) é auxiliada pela concentração de parasitas após a lise, filtração e então coloração com azul de metileno ou May-Grunwald Giemsa. De maneira alternativa, uma parte de sangue para nove partes de formalina são centrifugadas e o sedimento é misturado a um corante azul e examinado microscopicamente como um esfregaço. As microfilárias são grandes, com cauda em formato de gancho.

Patologia. Nenhuma patologia é associada à infecção.

Epidemiologia. A infecção presumivelmente é comum em áreas nas quais o parasita e o hospedeiro intermediário coexistam.

Tratamento e controle. Não são necessários.

Acanthocheilonema dracunculoides

Sinônimo. *Dipetalonema dracunculoides.*

Local de predileção. Peritônio.

Filo. Nematoda.

Classe. Secernentea.

Superfamília. Filarioidea.

Descrição macroscópica. Os vermes adultos são pequenos; os machos medem cerca de 2,4 a 3 cm e as fêmeas, cerca de 3,2 a 6 cm.

Descrição microscópica. Os machos apresentam espículas largas e desiguais. As microfilárias não são embainhadas, e medem cerca de 300 μm de comprimento, com uma cauda curta e romba.

Hospedeiros definitivos. Cães, hienas.

Hospedeiros intermediários. Carrapatos e pulgas.

Distribuição geográfica. África (Quênia) e partes da Índia.

Patogênese e sinais clínicos. Não são considerados patogênicos.

Todos os demais detalhes são essencialmente os mesmos que para *A. reconditum.*

Dirofilaria repens

Sinônimo. *Nochtiella repens.*

Nome comum. Dirofilariose cutânea.

Locais de predileção. Tecidos subcutâneo e intermuscular.

Filo. Nematoda.

Classe. Secernentea.

Superfamília. Filarioidea.

Descrição macroscópica. Os vermes adultos são longos e delgados, e medem cerca de 5 cm até 15 cm de comprimento. Os machos medem 5 a 7 cm e as fêmeas, 13 a 17 cm.

Descrição microscópica. As microfilárias medem 360 por 12 μm.

Hospedeiros definitivos. Cães, gatos, raposas, ursos, ocasionalmente humanos.

Hospedeiros intermediários. Mosquitos dos gêneros *Aedes, Mansonia, Anopheles* e *Culex.*

Distribuição geográfica. Bacia do Mediterrâneo (Itália, Espanha, Grécia, França, antiga Iuguslávia), Oriente Médio, África Subsaariana, Ásia, EUA e Canadá.

Patogênese. Os adultos são encontrados em nódulos nos tecidos subcutâneo e intermuscular, e as microfilárias no sangue e na linfa. *Dirofilaria repens* é responsável pela dirofilariose cutânea, causando lesões de pele brandas e prurido localizado. Apresenta pouca relevância patogênica em cães.

Em humanos, a infecção normalmente é assintomática. Nódulos subcutâneos são encontrados no peito, braços, pernas, escroto, pálpebras, conjuntiva, pênis e testículos.

Sinais clínicos. Prurido, lesões de pele brandas, nódulos subcutâneos.

Diagnóstico. Uma vez que as microfilárias de *D. repens* e *D. immitis* são morfologicamente similares, técnicas tais como caracterização por isoenzimas e aplicação de DNA recombinante são necessárias para distinguir essas espécies.

Patologia. A presença dos parasitas adultos causa uma reação inflamatória localizada, com acúmulo de eosinófilos e monócitos.

Epidemiologia. A infecção ocorre pela picada de mosquitos e a transmissão, em geral, é confinada aos meses mais quentes, quando os mosquitos estão ativos.

Tratamento. O tratamento é realizado pela remoção cirúrgica dos parasitas das lesões de pele.

Controle. O controle de mosquitos é difícil e, portanto, a profilaxia se baseia quase inteiramente no uso de medicação preventiva com avermectinas ou milbemicinas, como usado para *D. immitis.*

Dracunculus medinensis

Nomes comuns. Verme da Guiné ou verme Medina.

Local de predileção. Tecido conjuntivo subcutâneo.

Filo. Nematoda.

Classe. Secernentea.

Família. Dracunculidae.

Descrição macroscópica. Os machos medem, aproximadamente, 2 a 3 cm e as fêmeas até, aproximadamente, 100 cm de comprimento.

Descrição microscópica. O verme-fêmea não tem vulva.

Hospedeiros definitivos. Humanos, ocasionalmente bovinos, equinos, cães, gatos e outro mamíferos.

Hospedeiros intermediários. Crustáceos copépodes (*Cyclops* spp.).

Distribuição geográfica. África, Oriente Médio e partes da Ásia.

Patogênese. Após a infecção inicial, virtualmente não há sinais de doença até que a fêmea adulta grávida emerja no tecido subcutâneo das extremidades. A patogênese é associada à formação de úlceras cutâneas.

Sinais clínicos. A migração do verme para a superfície da pele pode induzir prurido e urticária e uma bolha em uma extremidade.

Diagnóstico. Os sintomas de dracunculose são patognomônicos.

Patologia. Infecção bacteriana secundária da lesão ulcerada ou degeneração do verme podem causar abscedação acentuada.

Tratamento. O verme pode ser gradualmente removido através da lesão enrolando-o em um bastão pequeno a uma taxa de 2 cm por dia, ou ele pode ser removido cirurgicamente. O tratamento com tiabendazol ou niridazol, administrados no decorrer de vários dias, pode ser efetivo. Ivermectina e albendazol podem ser úteis, mas não há dados disponíveis quanto à sua eficácia.

Controle. É mais bem conseguido por meio do fornecimento de água de beber limpa ou de água que tenha sido adequadamente filtrada para remover os copépodes.

Dracunculus insignis

Nomes comuns. Verme da Guiné da América do Norte.

Local de predileção. Tecido conjuntivo subcutâneo.

Filo. Nematoda.

Classe. Secernentea.

Família. Dracunculidae.

Hospedeiros definitivos. Guaxinins e outros carnívoros, incluindo cães e gatos.

Hospedeiros intermediários. Crustáceos copépodes (*Cyclops* spp.).

Distribuição geográfica. América do Norte.

Nota. Outros aspectos são essencialmente similares a *D. medinensis.*

Leishmaniose cutânea

Muitas espécies de *Leishmania* são responsáveis pela leishmaniose cutânea, caracterizada por lesões úmidas e ulcerativas no local da picada do inseto, que podem se tornar maiores e granulomatosas.

Leishmania infantum

Para mais detalhes, ver Parasitas do fígado.

Leishmania tropica

Sinônimo. Complexo *Leishmania tropica.*

Nomes comuns. Leishmaniose cutânea, ferida "seca" oriental, bolha de Jericó.

Local de predileção. Pele.

Filo. Euglenozoa.

Classe. Kinetoplastea.

Família. Trypanosomatidae.

Descrição. Amastigotas de *Leishmania* são corpos pequenos, redondos ou ovais, que medem 1,5-3,0 por 2,5-6,5 μm, localizados dentro dos macrófagos, e possuem um núcleo grande e um cinetoplasto em formato de bastonete associado a um flagelo rudimentar, que não se estende além das margens da célula.

Hospedeiros. Humanos, cães, damões-do-cabo (*Procavia capensis*).

Distribuição geográfica. Nos cães, *L. tropica* ocorre no sudoeste e centro da Ásia e África equatorial e do sul, Quênia e Namíbia.

Patogênese. *Leishmania tropica* causa leishmaniose cutânea ou "ferida oriental", as lesões se desenvolvem no local da picada do inseto. Gradualmente, as lesões aumentam, permanecendo vermelhas, mas sem calor ou dor. A resolução envolve a migração de leucócitos, que isolam a área infectada, levando a necrose e formação de granuloma. Os macrófagos infectados por organismos de *Leishmania* eventualmente são destruídos, e o animal se recupera a fica imune à reinfecção.

Sinais clínicos. Pode levar muitos meses ou mesmo anos para que os cães infectados desenvolvam sinais clínicos, de maneira que a doença pode se tornar aparente apenas muito tempo depois de os cães terem deixado regiões endêmicas. As lesões são confinadas a úlceras rasas de pele, com frequência nos lábios ou pálpebras, das quais a recuperação, com frequência, é espontânea.

Diagnóstico. Ver *Leishmania donovani infantum.*

Patologia. As lesões básicas consistem em focos proliferação de macrófagos ativados infectados com organismos de *Leishmania*. Em alguns casos, esses são circundados por plasmócitos e linfócitos, levando a necrose e formação de granuloma.

Epidemiologia. A doença tem distribuição urbana e os cães comumente são infectados. A transmissão é por mosquitos-palha do gênero *Phlebotomus* (*P. sergenti, P. guggisbergi*), particularmente em cidades e áreas rochosas de regiões semiáridas.

Tratamento e controle. Ver *Leishmania donovani infantum.*

Outras espécies de *Leishmania* relatadas em cães incluem:

- ***Leishmania aethiopica*** encontrada nas terras altas da Etiópia e Quênia
- ***Leishmania major*** no norte da África, sudoeste da Ásia (Argélia a Arábia Saudita) e Ásia central (Irã ao Uzbequistão), oeste da África
- ***Leishmania peruviana*** encontrada na costa das montanhas dos Andes ocidentais, no Peru e na Bolívia.

ECTOPARASITAS

PIOLHOS

Infestações intensas por piolhos são conhecidas como pediculose. Piolhos hematófagos foram implicados na transmissão de doenças tais como anaplasmose. Entretanto, os piolhos têm importância predominantemente em razão da lesão direta que eles causam, seja por sua hematofagia ou por mastigarem a pele ou pelos. A importância clínica, portanto, normalmente é uma função da sua densidade. A transmissão de piolhos normalmente é por contato físico direto.

Descrição. Os piolhos apresentam corpo segmentado dividido em cabeça, tórax e abdome. Eles têm três pares de pernas articuladas e um par de antenas curtas. Todos os piolhos são achatados dorsoventralmente e ápteros. Os órgãos sensoriais são pouco desenvolvidos; os olhos são vestigiais ou ausentes.

Sinais clínicos. O sinal mais notável da infestação por piolhos é a pelagem feia, seca e crostosa. Inquietação, prurido e lesões à pelagem sugerem que piolhos estão presentes, e quando os pelos são partidos, os parasitas são encontrados.

Diagnóstico. Os piolhos e seus ovos podem ser vistos por entre os pelos e sobre a pele quando a pelagem é partida. Os piolhos podem ser removidos e identificados sob microscopia óptica.

Patologia. Infestações maciças causam prurido intenso, associado a dermatite papilomatosa ou com placas de alopecia.

Tratamento. Os piolhos são mortos pela maioria dos organofosforado (p. ex., clorpirifós, malation ou diazinona), amitraz e piretroides (p. ex., permetrina) e carbamatos (p. ex., carbarila). Os organofosforados e a permetrina não devem ser usados em gatos; o amitraz apenas deve ser usado com cuidado e na metade da dose aplicada a cães. Os produtos mais recentes imidacloprida, fipronil e a lactona macrocíclica selamectina também podem ser particularmente efetivos e com alta margem de segurança. Entretanto, uma vez que os ovos são relativamente resistentes à maioria dos inseticida, o tratamento deve ser repetido a intervalos de 14 dias para alguns produtos, para matar os piolhos que recém-emergiram.

Controle. Uma vez que os piolhos passam toda a sua vida sobre o hospedeiro animal, o controle é conseguido imediatamente pelo uso de inseticidas tópicos em todos os animais contactantes. Os piolhos podem se espalhar na sujeira e em utensílios de cuidados individuais compartilhados, de maneira que a higiene adequada é essencial.

Felicola subrostratus

Sinônimos. *Felicola subrostrata.*

Nome comum. Piolho picador dos gatos.

Locais de predileção. Pele, face, pinas, costas.

Classe. Insecta.

Ordem. Phthiraptera.

Subordem. Ischnocera.

Família. Trichodectidae.

Descrição. Esse piolho apresenta coloração bege a amarela, com listras castanhas transversais. Os adultos medem, em média, 1 a 1,5 mm de comprimento. O formato da cabeça é muito característico, sendo triangular e pontiagudo na sua região anterior (ver Figura 3.67). Ventralmente, a cabeça apresenta um sulco longitudinal mediano, que se encaixa ao redor dos pelos individuais do hospedeiro. As antenas apresentam três segmentos, são completamente expostas e são similares em ambos os sexos. As pernas são pequenas, delgadas e terminam em uma única garra. O abdome apresenta apenas três pares de espiráculos e é liso, com poucas cerdas.

Hospedeiro. Gatos.

Distribuição geográfica. Cosmopolita.

Patogênese. Esse é um piolho-mastigador e é a única espécie de piolhos que ocorre comumente em gatos. A pediculose atualmente é rara e, em geral, é vista em gatos idosos e cronicamente doentes. Ela é mais problemática em raças de pelo longo e populações patogênicas podem se desenvolver sob pelagens espessas ou negligenciadas. As infestações ocorrem mais comumente na face, costas e pinas, causando pelagem opaca e emaranhada, descamação, crostas e alopecia.

Epidemiologia. Em geral, as infestações ocorrem por meio de contato próximo entre os indivíduos. Essa espécie de piolhos é altamente hospedeiro-específica. As infestações podem ser comuns em gatis, nos quais portadores assintomáticos podem atuar como reservatórios. Filhotes podem ser particularmente suscetíveis à infestação.

Heterodoxus spiniger

Local de predileção. Pele.

Classe. Insecta.

Ordem. Phthiraptera.

Subordem. Amblycera.

Família. Boopidae.

Descrição. *Heterodoxus spiniger* é um piolho grande, delgado, de coloração amarelada. Os adultos medem, aproximadamente, 5 mm de comprimento, com uma densa cobertura por cerdas grossas, de tamanho médio a longo (ver Figura 3.60). Ele pode facilmente ser distinguido de outros piolhos que infestam mamíferos domésticos, uma vez que os tarsos terminam em duas garras, diferentemente dos Anoplura e Trichodectidae.

Hospedeiros. Cães e outros carnívoros.

Distribuição geográfica. Confinado a regiões tropical e subtropical entre as latitudes 40° N e 40° S.

Patogênese. As infestações por piolhos com frequência acompanham manifestações de saúde ruim, tais como parasitismo interno, doença infecciosa, desnutrição e saneamento ruim.

Epidemiologia. A infecção ocorre após o contato direto com um hospedeiro animal infestado. A contaminação cruzada entre espécies diferentes de hospedeiros é possível se o animal tiver contato físico.

Nota. Acredita-se que *H. spiniger* tenha evoluído na Australásia como um piolho de marsupiais, que subsequentemente passou a infestar dingos, e atualmente parasita muitos canídeos e outros carnívoros. *Heterodoxus spiniger* pode ser encontrado em qualquer lugar do corpo do hospedeiro.

Linognathus setosus

Nome comum. Piolho-sugador dos cães.

Locais de predileção. Pele das regiões da cabeça e do pescoço.

Classe. Insecta.

Ordem. Phthiraptera.

Subordem. Anoplura.

Família. Linognathidae.

Descrição. Essa espécie de piolho tem até 2 mm de comprimento quando completamente ingurgitada, com cabeça longa e pontiaguda. Eles não apresentam olhos ou pontos oculares. O segundo e terceiro pares de pernas são maiores que o primeiro par e terminam em garras robustas. A placa esternal torácica está ausente ou, se presente, é fracamente desenvolvida. Não há placas paratergais no abdome.

Hospedeiros. Cães e outros carnídeos.

Distribuição geográfica. Cosmopolita.

Patogênese. *Linognathus setosus* é comum e é um parasita disseminado em cães, particularmente naqueles de raças de orelhas longas, tais como Spaniel, Basset e Afghan Hounds. Ele pode causar anemia e normalmente é de maior relevância patogênica em animais mais jovens. *Linognathus setosus* é encontrado principalmente nas regiões da cabeça e do pescoço e é especialmente comum encontrá-los abaixo da coleira.

Mostrou-se que *Linognathus setosus* alberga estágios imaturos do nematódeo filarídeo *Acanthocheilonema reconditum* que parasita cães. Entretanto, não se sabe se os piolhos atuam como vetores eficientes para esse parasita.

Epidemiologia. Em geral, para a transferência de infestação por piolhos, é necessário contato próximo entre os indivíduos. Os piolhos que caem ou são removidos do hospedeiro morrem em poucos dias, mas os ovos que caem do hospedeiro podem continuar a eclodir por 2 a 3 semanas em locais de clima quente. Portanto, a cama usada por animais infestados deve ser desinfetada.

Trichodectes canis

Nome comum. Piolho picador dos cães.

Locais de predileção. Pele das regiões da cabeça, pescoço e cauda.

Classe. Insecta.

Ordem. Phthiraptera.

Subordem. Ischnocera.

Família. Trichodectidae.

Descrição. *Trichodectes canis* é um piolho pequeno, largo, de coloração amarelada. Ele mede 1 a 2 mm de comprimento e com marcas escuras sobre o corpo. A cabeça é mais larga que longa, e as antenas, que apresentam três segmentos, são curtas e expostas (ver Figura 3.68). As pernas são robustas e seus tarsos apresentam apenas uma garra, com a qual eles se agarram fortemente aos pelos do hospedeiro. O abdome apresenta seis pares de espiráculo nos segmentos 2 a 6, e muitas fileiras de cerdas grandes e grossas.

Hospedeiros. Cães, carnídeos selvagens.

Distribuição geográfica. Cosmopolita.

Patogênese. *Trichodectes canis* pode ser um ectoparasita prejudicial de cães, particularmente em filhotes e em cães idosos e debilitados. Ele é mais comumente encontrado na cabeça, pescoço e cauda, aderido à base dos pelos. Alimenta-se de restos de tecidos. Ele é uma espécie altamente ativa e a infestação produz irritação intensa ao redor dos locais de predileção. Os piolhos, com frequência, se agrupam ao redor dos orifícios corporais ou feridas, procurando por umidade. Prurido intenso, coçar e morder, insônia, nervosismo e pelagem opaca são típicos da infestação por *T. canis*. Lesões de pele causadas por coçar resultam em inflamação, escoriações, alopecia e envolvimento bacteriano secundário.

Trichodectes canis é um vetor importante do cestódio *Dipylidium caninum*. Os piolhos se tornam infectados quando ingerem ovos de *D. caninum* das fezes secas do hospedeiro. O cestódio se desenvolve no estágio cisticercoide dentro do piolho, onde ele permanece quiescente até que o piolho seja ingerido por um cão durante a higiene. No intestino do cão, os cisticercoides são liberados e se desenvolvem em cestódios adultos.

ÁCAROS

A infestação por ácaros é chamada acaríase e pode resultar em dermatite grave, conhecida como sarna, que pode causar problemas sérios de bem-estar e perdas econômicas.

Todos os ácaros são pequenos, medindo, em geral, menos que 1 mm de comprimento. O corpo não apresenta segmentação, mas pode mostrar muitas suturas e sulcos. Ácaros ninfas e adultos apresentam quatro pares de pernas; as larvas apresentam apenas três pares de pernas. O corpo normalmente é macio, mas pode carrear numerosas placas mais duras. Os olhos normalmente estão ausentes e, portanto, a maioria dos ácaros é cega. Pelos, ou cerdas, muitos dos quais apresentam função sensorial, cobrem o corpo de muitas espécies de ácaros. O aparelho bucal é altamente especializado, consistindo em um par de quelíceras, que podem ser usadas para rasgar, segurar ou perfurar.

Cheyletiella blakei

Locais de predileção. Face, mas pode ocorrer sobre todo o corpo.

Classe. Arachnida.

Subclasse. Acari.

Ordem. Prostigmata (Trombidiformes).

Família. Cheyletidae.

Descrição. Adultos apresentam, aproximadamente 400 μm de comprimento, são ovoides e apresentam quelíceras semelhantes a lâminas que são usadas para perfurar o hospedeiro, e palpos curtos, robustos e opositores com garras palpais curvadas. O fêmur do palpo possui uma cerda dorsal longa e serreada. O corpo tende a ser ligeiramente alongado, com uma "cintura". As pernas são curtas; não possuem garras tarsais e o empódio consiste em uma almofada delgada com pulvilo em formato de pente ao final das pernas. Os adultos são altamente móveis e são capazes de perambular rapidamente. O solenídeo, no genu do primeiro par de pernas, é descrito como cônico em *C. blakei* (ver Figura 3.101C). Entretanto, essa característica pode variar entre indivíduos e entre estágios do ciclo evolutivo, tornando a identificação difícil.

Hospedeiro. Gatos.

Distribuição geográfica. Cosmopolita.

Patogênese. Esse ácaro normalmente não é altamente patogênico e é encontrado com maior frequência em animais jovens em boa condição física. Gatos de pelos longos tendem a ser mais comumente infestados que os gatos de pelo curto. Esse parasita é transferido imediatamente para humanos, mesmo em contato por um período de tempo curto, nos quais ele causa irritação grave e prurido intenso. Um diagnóstico positivo em um animal de estimação pode ser associado a um histórico de lesão de pele persistente na família do proprietário. Casos em humanos se resolverão espontaneamente quando o animal-fonte for tratado.

Sinais clínicos. *Cheyletiella blakei* infesta mais comumente a região facial de gatos, causando lesões de pele brandas semelhantes a um eczema, e prurido associado. É característica da dermatite causada por *Cheyletiella* que muitas descamações de pele estejam na pelagem, dando uma aparência empoeirada ou farinácea ao animal, e a presença de ácaros que se movem entre esses restos deu a essa infestação o nome comum de "caspa andante"

Diagnóstico. Em qualquer caso de caspa excessiva em gatos, *Cheyletiella* deve ser considerada como um diagnóstico diferencial. Ao partir a pelagem ao longo das costas, e especialmente sobre o sacro, as caspas serão vistas, e se o animal for penteado sobre um papel preto, o movimento dos ácaros será detectado entre os restos. Raspados não são necessários, uma vez que os ácaros estão sempre sobre a superfície da pele ou na pelagem.

Patologia. A patologia da infestação por *Cheyletiella* é pouco compreendida. Em muitos casos, há muito pouca reação cutânea ou prurido. Nos raros casos graves, as infestações intensas podem resultar na formação de pápulas pequenas, crostosas e eritematosas envolvendo grande parte da superfície corporal; as crostas se formam, mas com frequência há apenas pouca perda de pelos.

Epidemiologia. Essa sarna altamente contagiosa, embora branda, pode se disseminar rapidamente em gatis e canis. A transmissão normalmente é por contato direto com animais infestados, mas os parasitas adultos podem sobreviver por mais de 10 dias fora do hospedeiro e, portanto, a cama e os móveis podem atuar como fonte de infestação. Ácaros *Cheyletiella* podem ser foréticos em pulgas de gatos e de cães (*Ctenocephalides* spp.) e podem ser transmitidos por esses ectoparasitas.

Tratamento. Os gatos podem ser tratados com alguns xampus acaricidas tópicos, tais como carbamatos (p. ex., carbarila) e fipronil. Xampus de sulfito de selênio também foram recomendados para gatos. Alguns produtos com baixa atividade residual podem requerer três tratamentos semanais sucessivos.

Controle. Os gatos, todos os animais contactantes e seu ambiente devem ser tratados para controlar as taxas de infestação. Isso é particularmente importante em gatis, que, com frequência, servem como fonte de infestação por ácaros.

Cheyletiella yasguri

Locais de predileção. Costas e cabeça, mas pode ocorrer sobre todo o corpo.

Classe. Arachnida.

Subclasse. Acari.

Ordem. Prostigmata (Trombidiformes).

Família. Cheyletidae.

Descrição. Aparência similar a *C. blakei*, mas o solenídeo, no genu do primeiro par de pernas, é descrito como em formato de coração em *C. yasguri* (ver Figura 3.101D). Entretanto, essa característica pode variar entre indivíduos e entre estágios do ciclo evolutivo, tornando a identificação difícil.

Hospedeiros. Cães.

Patogênese. Esse ácaro não é altamente patogênico e é encontrado com maior frequência em animais jovens em boa condição física. *Cheyletiella* pode ser mais comum em raças de cães de pelos curtos, e muitos indivíduos atuam como portadores assintomáticos. É característica da dermatite causada por *Cheyletiella* que muitas descamações de pele estejam na pelagem, dando uma aparência empoeirada ou farinácea ao animal (Figura 12.26). Há muito pouca reação cutânea ou prurido. Nos raros casos graves, envolvendo grande parte da superfície do corpo, crostas são formadas mas há apenas pouca perda de pelo. Esse parasita é transferido imediatamente para

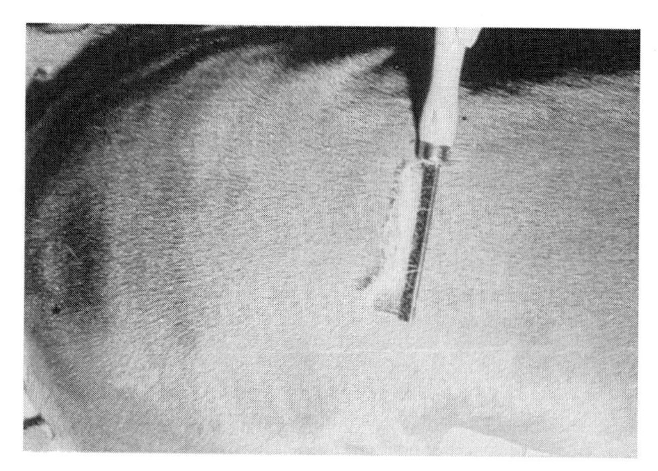

Figura 12.26 "Caspa" acentuada associada à infecção por *Cheyletiella*. (Esta figura encontra-se reproduzida em cores no Encarte.)

humanos, mesmo em contato por um período de tempo curto, nos quais ele causa irritação grave e prurido intenso. Um diagnóstico positivo em um animal de estimação pode ser associado a um histórico de lesão de pele persistente na família do proprietário. Casos em humanos se resolverão espontaneamente quando o animal-fonte for tratado.

Tratamento. Os cães podem ser tratados com alguns xampus acaricidas tópicos, tais como carbamatos (p. ex., carbarila), organofosforado (p. ex., fosmet, clorpirifós, malation ou diazinon), permetrina, amitraz e fipronil. Milbemicina oral pode ser efetiva. Alguns produtos antigos, com baixa atividade residual, podem requerer três tratamentos semanais sucessivos.

Todos os demais detalhes como para *C. blakei*.

Otodectes cynotis

Nome comum. Ácaro da orelha.

Locais de predileção. Canal auricular esterno. O ácaro pode infestar secundariamente outras partes do corpo, incluindo cabeça, costas, extremidade da cauda e pés.

Classe. Arachnida.

Subclasse. Acari.

Ordem. Astigmata (Sarcoptiformes).

Família. Psoroptidae.

Descrição. A conformação geral de *Otodectes* assemelha-se à de *Psoroptes* e *Chorioptes*, apresentando corpo oval e pernas que se projetam além dos limites do corpo (ver Figura 3.94). Entretanto, assim como *Chorioptes*, ele é menor que *Psoroptes* e não apresenta pré-tarsos articulados. O pulvilo semelhante a ventosas apresenta formato de taça, diferentemente do pulvilo em formato de trompete de *Psoroptes*. Na fêmea adulta, os dois primeiros pares de pernas apresentam pré-tarsos curtos e pedunculados, enquanto o terceiro e quarto pares apresentam um par de cerdas terminais com formato de chicote. O quarto par é muito pequeno. A abertura genital é transversal. Em machos, todos os quatro pares de pernas apresentam pré-tarsos curtos e pedunculados e pulvilos, mas os processos posteriores são menores (Figura 12.27).

Hospedeiros. Gatos, cães e muitos outros mamíferos, incluindo furões e raposas-vermelhas.

Distribuição geográfica. Cosmopolita.

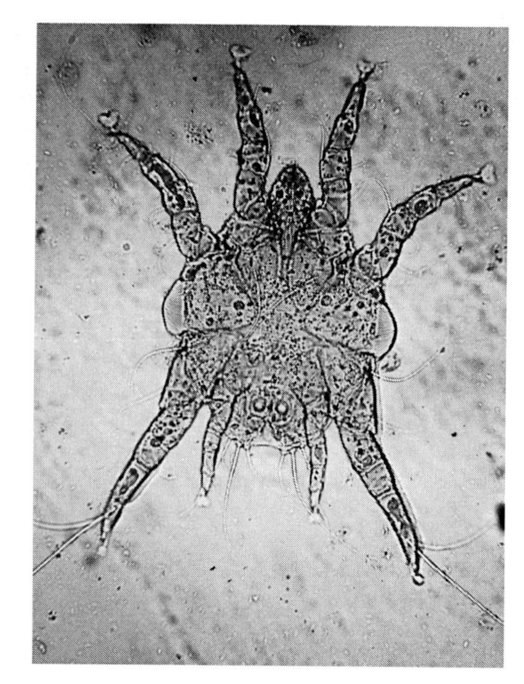

Figura 12.27 Macho de *Otodectes cynotis*. (Esta figura encontra-se reproduzida em cores no Encarte.)

Patogênese. A maioria dos animais alberga esse ácaro, e, nos animais adultos, ele é quase um comensal associado ao hospedeiro, com sinais de irritação aparecendo apenas esporadicamente, com atividade transitória dos ácaros. O desenvolvimento de sinais clínicos reflete o desenvolvimento de hipersensibilidade alérgica pelas substâncias mais antigênicas produzidas pelo ácaro enquanto eles se alimentam. Isso pode resultar em respostas que variam de otite assintomática a otite grave e convulsões em diferentes hospedeiros individuais. Os animais jovens provavelmente adquirem os ácaros de suas mães durante a amamentação.

No início da infecção, há um exsudato acastanhado e ceruminoso no canal auricular, que se torna crostoso (Figura 12.28). Os ácaros vivem profundamente nas crostas, próximos à pele. Infecção bacteriana secundária pode resultar. Coçar pode causar escoriações da superfície posterior da pina auricular. O balançar de cabeça violento e o coçar de orelhas resultantes são causas comuns de hematomas aurais. Em casos com curso prolongado, otite purulenta grave pode resultar.

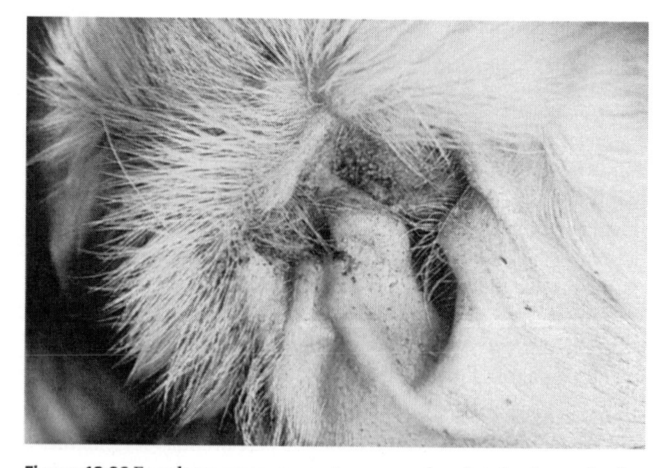

Figura 12.28 Exsudato escuro e ceruminoso causado pela infecção por *Otodectes cynotis* em cão. (Esta figura encontra-se reproduzida em cores no Encarte.)

Sinais clínicos. Em geral, os canais auriculares tornam-se inflamados e excessivamente úmidos, com acúmulo de exsudato castanho-enegrecido em gatos e depósitos cinza. Isso é acompanhado por prurido e coceira intensa que faz com que o hospedeiro coce suas orelhas, balance a cabeça e rotacione ela para um lado e ande em círculos. Sinais de casos graves não tratados incluem emaciação, espasmos, trauma autoinduzido e convulsões, incluindo episódios epileptiformes. A perfuração da membrana timpânica pode resultar. Os sinais clínicos podem ser vistos em cães em um estágio mais precoce do que em gatos e em raposas, que parecem não ser afetadas até que a infestação tenha atingido um alto número e a doença esteja avançada.

Diagnóstico. O diagnóstico presuntivo se baseia no comportamento do animal e na presença de depósitos de cera escura e de exsudato no canal auricular. A confirmação depende da observação dos ácaros tanto dentro da orelha ou pela remoção de alguns depósitos e exsudatos e a colocação sobre uma superfície escura na qual os ácaros serão vistos com uma lupa manual como manchas esbranquiçadas que se movem.

Patologia. O canal se torna preenchido por cerume, sangue e fezes de ácaros, dando origem à otite externa característica. A irritação mecânica pode ocasionar parte do prurido, mas, adicionalmente a ela, a presença de anticorpos semelhantes a IgE sugere que a hipersensibilidade também contribua para o prurido.

Epidemiologia. A transferência pode ocorrer por meio do contato direto ou do hospedeiro fêmea infectado a seus filhotes de cão ou de gato.

Tratamento. Verificou-se que a aplicação tópica de selamectina sistêmica e imidacloprida oferece um bom controle tanto em cães quanto em gatos. Há também muitas preparações efetivas disponíveis comercialmente como preparações otológicas, incluindo, em cães, permetrina, tiabendazol e monossulfiram. Com essas preparações, o tratamento deve ser repetido para matar qualquer ácaro que acabou de eclodir dos ovos. Em gatos, o tratamento com milbemicina e ivermectina pode ser usado, e tanto em gatos quanto em cães, fipronil em gotas para uso otológico pode ser efetivo. Quando preparações otológicas são usadas, primeiramente o canal auricular deve ser completamente limpo; após as gotas otológicas terem sido instiladas, a base da orelha deve ser massageada para dispersar a preparação oleosa.

Controle. Qualquer cama deve ser substituída ou completamente desinfetada. Diante da ubiquidade e da alta infectividade do ácaro, todos os cães ou gatos na mesma residência, ou aqueles contactantes em canis e gatis, devem ser tratados no mesmo momento que os animais afetados clinicamente. Em infestações intensas, o tratamento concomitante de todo o corpo pode ser necessário para matar qualquer ácaro que tenha se movido para fora do canal auricular.

Sarcoptes scabiei

Nome comum. Escabiose.

Local de predileção. Pele.

Classe. Arachnida.

Subclasse. Acari.

Ordem. Astigmata (Sarcoptiformes).

Família. Sarcoptidae.

Descrição, adultos. Os adultos dessa espécie apresentam corpo arredondado, achatado ventralmente e convexo dorsalmente (ver Figura 3.89). Fêmeas adultas têm 0,3 a 0,6 mm de comprimento e 0,25 a 0,4 mm de largura, enquanto os machos são menores, tipicamente com até 0,3 mm de comprimento e 0,1 a 0,2 mm de largura. Os dois pares de pernas posteriores não se projetam além dos limites do corpo. Em ambos os sexos, os pré-tarsos dos dois primeiros pares de pernas apresentam garras no empódio e pulvilo em ventosa, ligado a um pré-tarso longo e pedunculado. O pulvilo em ventosa ajuda o ácaro a se agarrar ao substrato conforme se move. O terceiro e quarto pares de pernas na fêmea e o terceiro par de pernas no macho terminam em cerdas longas e não apresentam pulvilos pedunculados. O aparelho bucal tem aparência arredondada. Esses ácaros não possuem olhos ou estigmas. A superfície dorsal do corpo de *S. scabiei* é coberta por cristas transversais, mas também apresenta uma área central de escamas triangulares. As cerdas dorsais são fortes e semelhantes a espinhos. O ânus é terminal e apenas ligeiramente dorsal.

Hospedeiros. Todos os mamíferos domésticos e humanos.

Distribuição geográfica. Cosmopolita.

Patogênese

- Cães. Os locais de predileção dos ácaros são as áreas com pelos finos, tais como as orelhas (Figura 12.29), focinho, face e cotovelos, mas, como em outras sarnas, infestações graves podem se estender por todo o corpo. Visualmente, a condição começa como um eritema, com formação de pápula, que é seguida por formação de caspas e crostas e alopecia (Figura 12.30). É uma característica dessa forma de sarna que haja prurido intenso, que, com frequência, leva a trauma autoinflingido. Após a infecção primária, os cães começam a se coçar dentro de 1 semana, com frequência antes que as lesões sejam visíveis. Em casos que são negligenciados por alguns meses, toda a superfície da pele pode estar envolvida, os cães se tornam progressivamente fracos e emaciados. Um odor forte e azedo é uma característica notável dessa forma de sarna
- Gatos. A sarna sarcóptica é rara em gatos. Nos poucos casos relatados, as alterações foram similares àquelas na infecção por *Notoedres*, com perda progressiva de pelos das orelhas, face, pescoço, se estendendo para o abdome.

Patologia. Cães com doença crônica generalizada desenvolvem seborreia, espessamento grave da pele, formação de crostas, linfadenopatia periférica e emaciação. Entretanto, as lesões associadas à sarna sarcóptica canina são muito inespecíficas. Normalmente, há hiperplasia epidérmica dramática e dermatite perivascular eosinofílica sutil, difusa e uniforme. Entretanto, os casos podem se apresentar sem infiltrados eosinofílicos e a sarna sarcóptica deve ser um diagnóstico diferencial de qualquer dermatite hiperplásica pruriginosa.

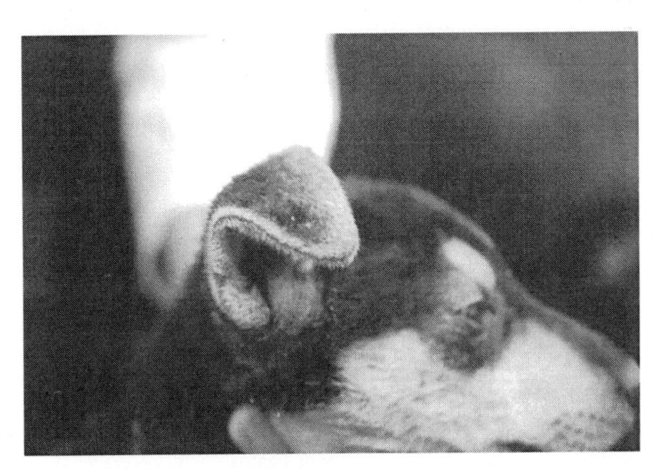

Figura 12.29 Borda espessada da orelha característica de sarna sarcóptica. (Esta figura encontra-se reproduzida em cores no Encarte.)

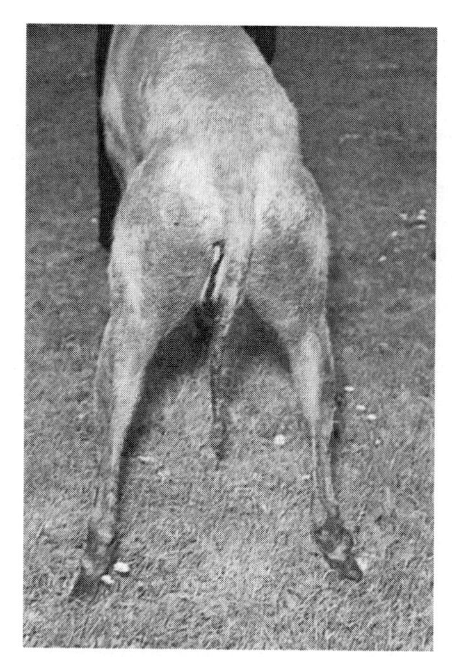

Figura 12.30 Sarna sarcóptica grave em um cão. (Esta figura encontra-se reproduzida em cores no Encarte.)

Tratamento. O tratamento pode ser tópico ou sistêmico. Para o tratamento tópico em cães, acaricidas efetivos incluem organoclorados gama-hexaclorociclo-hexano e bromocicleno, e os organofosforados tais como fosmet e amitraz, mas a disponibilidade de alguns desses compostos é limitada ou não existente em alguns países. Cal sulfurada é altamente efetiva e segura para uso em animais jovens; vários banhos com 5 dias de intervalo são recomendados. Muitas preparações são combinadas com surfactantes, que ajudam no contato com os ácaros por meio da remoção das descamações de pele e do amaciamento das crostas e de outros restos. Selamectina *spot-on* é efetiva. Outras lactonas macrocíclicas, tais como moxidectina e ivermectina, não são registradas para o tratamento de sarna sarcóptica em cães, mas há relatos de que sejam efetivas, dependendo da dose e da via de administração. Os pelos podem ser raspados, as crostas e sujidades removidas pelo uso de um bom xampu antisseborreico, e um banho com acaricida aplicado.

Em gatos, banhos de cal sulfurada a intervalos de 10 dias foram usados. Selamectina *spot-on* pode oferecer um bom controle, embora essa não seja uma aplicação aprovada.

Controle. Com base na localização protegida do parasita, a duração do ciclo evolutivo e a necessidade de matar todos os ácaros, os cães devem ser banhados semanalmente com preparações acaricidas por 4 semanas, ou mais tempo se for necessário, até que as lesões tenham desaparecido. Por ser uma sarna altamente contagiosa, os cães afetados devem ser isolados e deve-se explicar aos proprietários que cura rápida não deve ser esperada. Para assegurar que um surto seja contido, se possível, todos os cães no perímetro devem ser tratados. Em cães gravemente afetados, corticosteroides orais ou parenterais são valiosos para a diminuição do prurido e também para evitar mais escoriações.

Para descrição mais detalhada, ver Capítulo 11.

Notoedres cati

Nome comum. Sarna notoédrica dos gatos.

Local de predileção. Orelhas.

Classe. Arachnida.

Subclasse. Acari.

Ordem. Astigmata (Sarcoptiformes).

Família. Sarcoptidae.

Descrição. *Notoedres* se assemelha bastante a *Sarcoptes*, com corpo de formato circular e pernas curtas, com pedicelos longos e não articulados, mas é distinguido por suas estriações concêntricas semelhantes a uma digital e ausência de espinhos (ver Figura 3.90). As escamas dorsais são arredondadas e dispostas transversalmente. Essa espécie também é menor que o *S. scabiei*; fêmeas apresentam, aproximadamente, 225 μm de comprimento, e os machos, aproximadamente, 150 μm, com rostro curto e quadrado. A abertura anal é nitidamente dorsal, e não posterior. As fêmeas apresentam ventosas nas pernas 1 e 2.

Hospedeiros. Majoritariamente gatos, mas ocasionalmente infestam cães ou coelhos, também gatos selvagens, raposas, canídeos e civetas.

Distribuição geográfica. Cosmopolita.

Patogênese. *Notoedres cati* tipicamente se enterra no estrato córneo e no estrato germinativo, ocasionalmente invadindo folículos pilosos e glândulas sebáceas, causando hiperqueratose e espessamento da derme. A infecção surge como lesões secas, encrustadas, seborreicas na extremidade das orelhas e na face, com pele espessada e coriácea. Lesões avançadas podem dar aos gatos um aspecto de pele enrugada e espessada, com hiperqueratinização e hiperpigmentação, causando aparência de "idoso". O prurido associado, com frequência, é intenso, e pode haver escoriações graves da cabeça e do pescoço por se coçarem. Em casos típicos, as lesões aparecem primeiramente na região medial da pina das orelhas, e então se disseminam rapidamente sobre orelhas, face, pálpebras e pescoço. Ela pode se disseminar para os pés e para a cauda por contato quando os gatos se lambem e dormem.

Sinais clínicos. Prurido intenso, eritema, descamação da pele, crostas amarelo-acinzentadas e perda de pelos. A coceira, para aliviar o prurido, leva a escoriações da pele, inflamação e infecção bacteriana secundária. Se não tratados, os animais infectados podem se tornar gravemente debilitados e a sarna notoédrica pode ser fatal em 4 a 6 meses.

Diagnóstico. *Notoedres cati* ocorre em grupos na pele, e normalmente são encontrados inicialmente na região da cabeça e das orelhas, causando cancro na orelha. Dermatite transitória pode ocorrer em humanos. O diagnóstico pode, inicialmente, se basear no prurido intenso, na localização das lesões e na disseminação rápida para envolver todos os gatinhos ou toda a ninhada. A confirmação é conseguida encontrando-se os ácaros em raspados de pele.

Patologia. A infestação é associada a dermatose eritematosa, hiperplasia epidérmica marcante, inflamação dérmica que consiste principalmente em células mononucleares e linfadenopatia regional.

Epidemiologia. A sarna notoédrica é altamente contagiosa e a transmissão de hospedeiro a hospedeiro é por disseminação de larvas e de ninfas. Ela ocorre em surtos locais e limitados, mas normalmente a prevalência é muito baixa. Ela raramente é vista no norte da Europa, por exemplo, porém é mais comum na Europa oriental. Nos locais onde está presente, ela é mais comumente encontrada em animais negligenciados ou selvagens, e nos locais nos quais os gatos são abrigados em grupos.

Tratamento. As crostas de pele devem primeiramente ser amaciadas com parafina líquida ou solução de sabão antes de aplicar o acaricida. Banhos de cal sulfurada a intervalos de 10 dias de podem ser usados. Uma solução de sulfito de selênio a 1% também é recomendada para uso em gatos; o tratamento deve ser realizado a intervalos semanais por 4 a 6 semanas, apresentando um bom prognóstico. Embora não sejam licenciadas para o tratamento de gatos, a selamectina e a ivermectina se provaram eficazes contra *Notoedres*, embora a morte súbita de gatinhos tenha sido relatada com o uso de ivermectina.

Controle. Todos os animais contactantes devem ser tratados e as camas, substituídas.

Nota. Esse gênero apresenta, de alguma forma, comportamento e patogênese similares a *Sarcoptes*, mas uma gama de hospedeiros mais restrita.

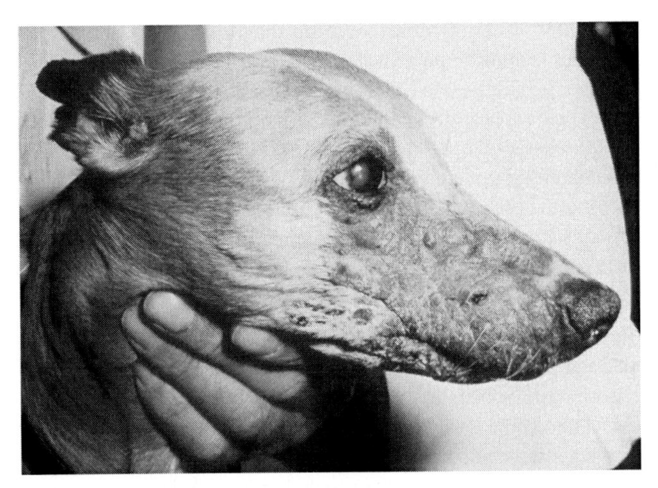

Figura 12.31 Sarna demodécida no focinho de um cão. (Esta figura encontra-se reproduzida em cores no Encarte.)

Demodex canis

Locais de predileção. Folículos pilosos e glândulas sebáceas.

Classe. Arachnida.

Subclasse. Acari.

Ordem. Prostigmata (Trombidiformes).

Família. Demodicidae.

Descrição. Espécies de *Demodex* apresentam corpo alongado e afunilado, e medem até 0,1 a 0,4 mm de comprimento, com quatro pares de pernas atarracadas que terminam em garras pequenas e rombas nos adultos (ver Figura 3.100). Não apresenta cerdas nas pernas e no corpo. As pernas estão localizadas na parte anterior do corpo e, dessa forma, o opistossoma estriado forma, ao menos, metade do comprimento do corpo.

Hospedeiro. Cães.

Distribuição geográfica. Cosmopolita.

Patogênese. Em sua maioria, ácaros *Demodex* não são patogênicos e constituem parte da fauna normal da pele. Ocasionalmente, eles podem causar doença clínica significativa, particularmente em cães, nos quais eles causam sarna demodécica ou demodicose.

Precocemente no curso da infecção, há ligeira perda de pelos na face e membros torácicos, seguida por espessamento da pele (Figura 12.31). A sarna não progride além das áreas contactantes; muitas dessas infecções brandas localizadas se resolvem espontaneamente sem tratamento. Em contrapartida, as lesões podem se disseminar por todo o corpo, e essa demodicose generalizada pode se desenvolver de uma das duas formas:

- Demodicose escamosa é a lesão menos grave. Trata-se de uma reação seca, com pouco eritema, mas alopecia disseminada, descamação e espessamento da pele. Em alguns casos desse tipo, apenas a face e as patas são afetadas
- Demodicose pustular ou folicular é a forma grave, e segue a invasão bacteriana das lesões, com frequência por estafilococos. A pele se torna enrugada a espessada, com pústulas pequenas das quais soro, pus e sangue exsudam, dando a essa forma o seu nome comum de "sarna vermelha" (Figura 12.32). Os cães afetados apresentam odor ofensivo. O tratamento prolongado é necessário, e os sobreviventes podem ser gravemente desfigurados, de maneira que eutanásia, algumas vezes, é solicitada pelos proprietários e por criadores de *pedigree*.

A patogênese de *Demodex* é mais complexa que a de outros ácaros que causam sarnas, pois fatores imunes parecem ter um papel importante na sua ocorrência e gravidade. Acredita-se que determinadas cadelas sejam portadoras de um fator controlado geneticamente que resulta em imunodeficiência em sua ninhada, tornando-a mais suscetível à invasão por ácaros. Observou-se que a ninhada dessas fêmeas, com frequência, desenvolve uma forma generalizada de sarna demodécida simultaneamente, embora eles tenham sido criados separadamente. Adicionalmente, acredita-se que o próprio *Demodex* cause imunodeficiência mediada por células que suprime a resposta normal dos linfócitos T. Esse defeito desaparece quando os ácaros são erradicados do animal. A sarna demodécica pode surgir quando os cães recebem tratamento com imunossupressores para outras condições.

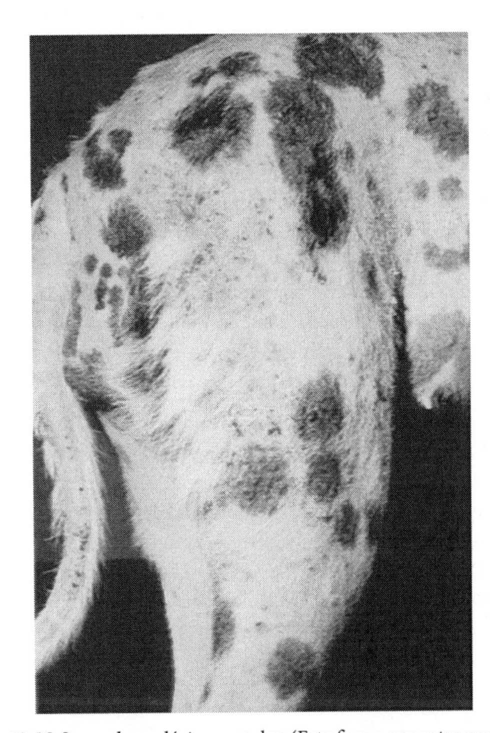

Figura 12.32 Sarna demodécica pustular. (Esta figura encontra-se reproduzida em cores no Encarte.)

Sinais clínicos. Em infecções iniciais, há ligeira perda de pelos da face e dos membros torácicos, seguida por espessamento da pele. A infecção pode se resolver espontaneamente ou se disseminar por todo o corpo. Uma característica comum notável de todos os tipos de sarna demodécica é a ausência de prurido, mas isso não é universal.

Diagnóstico. Para confirmação do diagnóstico, são necessários raspados profundos para chegar aos ácaros profundamente nos folículos e glândulas. Isso é mais bem realizado fazendo-se uma prega com a pele e aplicando-se uma gota de parafina líquida, e raspando-a até que apareça sangue capilar. Mesmo em cães normais alguns ácaros comensais podem ser encontrados no material, mas a presença de uma alta proporção de larvas e ninfas irá indicar uma população em crescimento rápido e, portanto, uma infecção ativa. Biopsia de pele para detectar ácaros nos folículos tem sido usada em cães gravemente afetados, mas raramente é necessária.

Patologia. Na demodicose escamosa, há pouco eritema, mas alopecia generalizada, descamação e espessamento da pele. Na demodicose pustular ou folicular grave, as lesões observadas são variáveis e incluem comedões, pápulas foliculares e trajetos. Pacientes mais gravemente afetados apresentam foliculite grave e furunculose, com exsudação hemorrágica grave e crostas grossas. A demarcação entre áreas afetadas e a pele normal é abrupta. Linfadenopatia é comum. Há invasão bacteriana da lesão, com frequência por estafilococos. Cães com demodicose generalizada grave apresentam resposta mediada por células diminuída, associada a infecção bacteriana secundária. Em alguns cães, apenas pododemodicose está presente. Dor e edema podal são especialmente proeminentes em cães de raças grandes.

Epidemiologia. Provavelmente em razão da sua localização profundamente na derme, é quase impossível transmitir *Demodex* entre animais, a não ser que haja contato prolongado. Acredita-se que a maioria das infecções seja adquirida precocemente, nas primeiras semanas de vida, durante a amamentação. Essa visão é apoiada pelo fato de que as lesões surgem primeiramente no focinho, face, região periorbital e membros torácicos.

Tratamento. Dos acaricidas disponíveis, o mais amplamente utilizado é o amitraz, embora o organofosforado citioato também possa ser aplicado. Com sua localização profunda na derme, os ácaros não são prontamente acessíveis à maioria dos acaricidas aplicados topicamente, de maneira que tratamentos repetidos são necessários e resultados rápidos não devem ser esperados. Na sarna escamosa localizada, a recuperação pode ser esperada em 1 a 2 meses, mas na forma pustular generalizada, o prognóstico deve indicar que a recuperação irá ocorrer em, pelo menos, 3 meses, e deve, portanto, ser reservado.

Tratamento com ivermectina oral ou injetável a 250 a 300 µm/kg, milbemicinas 2 mg/kg e moxidectina 400 µm/kg; todos foram usados com sucesso para o tratamento de demodicose canina generalizada. Ivermectina e moxidectina devem ser iniciadas a doses mais baixas e os pacientes devem ser monitorados quanto a possíveis reações adversas durante o tratamento. Quando o pioderma é grave, antibioticoterapia pode ser necessária.

Controle. Para controlar a endemicidade da demodicose, deve-se ter em mente que, uma vez que determinadas cadelas são mais sujeitas que outras a gerarem filhotes suscetíveis, pode ser aconselhável descartá-las dos estabelecimentos de reprodução.

Nota. Acredita-se que as espécies do gênero *Demodex* sejam um grupo relacionado a espécies-irmãs, que são altamente específicas para determinados hospedeiros: *Demodex phylloides* (suínos), *Demodex canis* (cães), *Demodex bovis* (bovinos), *Demodex equi* (equinos), *Demodex musculi* (camundongo), *Demodex ratti* (rato), *Demodex caviae* (cobaias), *Demodex cati* (gatos) e *Demodex folliculorum* e *Demodex brevis* em humanos. Muitas variações morfológicas podem ser vistas em um hospedeiro, portanto, algumas vezes, esses ácaros recebem *status* de espécies separadas.

Demodex cati

Locais de predileção. Folículos pilosos e glândulas sebáceas.

Classe. Arachnida.

Subclasse. Acari.

Ordem. Prostigmata (Trombidiformes).

Família. Demodicidae.

Descrição. Espécies de *Demodex* apresentam corpo alongado e afunilado, e medem até 0,1 a 0,4 mm de comprimento, com quatro pares de pernas atarracadas que terminam em garras pequenas e rombas nos adultos. Não apresenta cerdas nas pernas e no corpo. As pernas estão localizadas na parte anterior do corpo e, dessa forma, o opistossoma estriado forma, ao menos, metade do comprimento do corpo. Formas curtas podem ser encontradas nos gatos e são conhecidas como *Demodex gatoi*.

Hospedeiros. Gatos.

Distribuição geográfica. Cosmopolita.

Patogênese. A demodicose é rara em gatos. Ela se manifesta por uma forma localizada e autolimitante confinada às pálpebras e região periocular e é da forma escamosa branda, com alguma alopecia. A demodicose felina normalmente é associada a uma doença subjacente debilitante, como diabetes melito, FeLV e lúpus eritematoso sistêmico.

Sinais clínicos. Eritema, pápulas e crostas de pele espessada, alopecia. A demodicose generalizada é muito rara, mas foi relatada com prurido variável, alopecia, crostas, descamação e hiperpigmentação na cabeça, pescoço, pernas e tronco.

Diagnóstico. Para confirmação do diagnóstico, são necessários raspados profundos para chegar aos ácaros profundamente nos folículos e glândulas. Isso é mais bem realizado fazendo uma prega com a pele e aplicando uma gota de parafina líquida, e raspando até que apareça sangue capilar.

Tratamento. Em gatos, banhos de cal sulfurada a 2% podem ser efetivos quando realizados a cada 5 a 7 dias por seis banhos; enxágues com amitraz 0,0125 a 0,025% também foram usados com sucesso. Em muitos casos, a demodicose em gatos se resolve espontaneamente e o tratamento não é necessário.

Controle. O controle raramente é aplicado.

Muitos ectoparasitas não específicos, principalmente pulgas e carrapatos, também são encontrados em cães e em gatos e são listados na *checklist* de hospedeiros-parasitas ao final deste capítulo. Descrições mais detalhadas desses parasitas podem ser encontradas no Capítulo 17.

CHECKLISTS HOSPEDEIRO-PARASITA

Nas *checklists* a seguir, foram utilizadas as abreviaturas:

Helmintos
N: nematódeo; T: trematódeo; C: cestódio; A: acantocéfalo.

Artrópodes
M: mosca; Pi: piolho; Pu: pulga; Ac: ácaro; Mx: maxilópode; Ca: carrapato; Pn: pentostomídeo.

Protozoários
Co: coccídio; Es: esporozoário sanguíneo; Am: ameba; Fl: flagelado; Ci: ciliado.

"Protozoários diversos"
B: blastocisto; Mi: microsporídio; My: micoplasma; P: Pneumocystidomyceto; R: riquétsia.

Checklist **de parasitas de cães**

Seção/sistema do hospedeiro	Helmintos		Artrópodes		Protozoários	
	Parasita	(Super) família	Parasita	Família	Parasita	Família
Digestório						
Boca					*Tetratrichomonas canistomae*	Trichomonadidae (Fl)
Esôfago	*Spirocerca lupi*	Spiruroidea (N)				
Estômago	*Ollulanus tricuspis*	Trichostrongyloidea (N)				
	Capillaria putorii	Trichuroidea (N)				
	Gnathostoma spinigerum	Spiruroidea (N)				
	Physaloptera praeputialis	Spiruroidea (N)				
	Physaloptera rara	Spiruroidea (N)				
	Spirura ritypleurites	Spiruroidea (N)				
	Spirocerca lupi	Spiruroidea (N)				
Intestino delgado	*Toxocara canis*	Ascaridoidea (N)			*Cystisospora canis*	Eimeriidae (Co)
	Toxocara leonina	Ascaridoidea (N)			*Cystisospora ohioensis*	Eimeriidae (Co)
	Ancylostoma caninum	Ancylostomatoidea (N)			*Hammondia hedorni*	Sarcocystiidae (Co)
	Ancylostoma braziliense	Ancylostomatoidea (N)			*Sarcocystis bovicanis*	Sarcocystiidae (Co)
	Ancylostoma ceylanicum	Ancylostomatoidea (N)			*Sarcocystis ovicanis*	Sarcocystiidae (Co)
	Uncinaria stenocephala	Ancylostomatoidea (N)			*Sarcocystis suicanis*	Sarcocystiidae (Co)
	Strongyloides stercoralis	Rhabditoidea (N)			*Sarcocystis capracanis*	Sarcocystiidae (Co)
	Diphyllobothrium latum	Diphyllobothriidae (C)			*Sarcocystis hircicanis*	Sarcocystiidae (Co)
	Dipylidium caninum	Dilepididae (C)			*Sarcocystis equicanis*	Sarcocystiidae (Co)
	Echinococcus granulosus	Taeniidae (C)			*Sarcocystis fayeri*	Sarcocystiidae (Co)
	Echinococcus equinus	Taeniidae (C)			*Sarcocystis hovarthi*	Sarcocystiidae (Co)
	Echinococcus orteleppi	Taeniidae (C)			*Sarcocystis cameli*	Sarcocystiidae (Co)
	Echinococcus multilocularis	Taeniidae (C)			*Cryptosporidium parvum*	Cryptosporidiidae (Co)
	Echinococcus vogeli	Taeniidae (C)			*Cryptosporidium canis*	Cryptosporidiidae (Co)
	Spirometra mansoni	Diphyllobothriidae (C)			*Giardia intestinalis*	Giardiidae (Fl)
	Spirometra mansonoides	Diphyllobothriidae (C)				
	Taenia hydatigena	Taeniidae (C)				
	Taenia multiceps	Taeniidae (C)				
	Taenia ovis	Taeniidae (C)				
	Taenia pisiformis	Taeniidae (C)				
	Taenia serialis	Taeniidae (C)				
	Taenia crassiceps	Taeniidae (C)				
	Mesocestoides lineatus	Mesocestoididae (C)				
	Alaria alata	Diplostomatidae (T)				
	Alaria americana	Diplostomatidae (T)				
	Alaria canis	Diplostomatidae (T)				
	Alaria michiganensis	Diplostomatidae (T)				
	Heterophyes heterophyes	Heterophyidae (T)				
	Heterophyes nocens	Heterophyidae (T)				
	Metagonimus yokagawai	Heterophyidae (T)				
	Apophallus donicum	Heterophyidae (T)				
	Apophallus muhlingi	Heterophyidae (T)				
	Cryptocotyle lingua	Heterophyidae (T)				
	Echinochasmus perfoliatus	Echinostomatidae (T)				
	Euparyphium ilocanum	Echinostomatidae (T)				
	Nanophyetus salmincola	Nanophyetidae (T)				
	Macracanthorhynchus hirudinaceus	Oligacanthorynchidae (A)				
	Macracanthorhynchus catalinum	Oligacanthorynchidae (A)				
	Onicola canis	Oligacanthorynchidae (A)				
	Trichinella spiralis	Trichuroidea (N)				
Ceco, cólon	*Trichuris vulpis*	Trichuroidea (N)			*Entamoeba histolytica*	Endamoebidae (Am)
					Trichomonas intestinalis	Trichomonadidae (Fl)
					Pentatrichomonas hominis	Trichomonadidae (Fl)

(Continua)

***Checklist* de parasitas de cães** (*Continuação*)

Seção/sistema do hospedeiro	Helmintos		Artrópodes		Protozoários	
	Parasita	(Super) família	Parasita	Família	Parasita	Família
Respiratório						
Narinas	*Eucoleus boehmi*	Trichuroidea (N)	*Pneumonyssoides caninum* *Linguatula serrata*	Halarachnidae (M) Linguatulidae (Pn)		
Traqueia, brônquios	*Oslerus (Filaroides) osleri*	Metastrongyloidea (N)				
Pulmões	*Capillaria aerophila* *Crenosoma vulpis* *Filaroides hirthi* *Filaroides milksi* *Paragonimus westermani* *Paragonimus kellicotti*	Trichuroidea (N) Metastrongyloidea (N) Metastrongyloidea (N) Metastrongyloidea (N) Paragonimidae (T) Paragonimidae (T)			*Pneumocystis carinii*	Pneumocystidaceae (P)
Fígado						
	Fasciola hepatica *Capillaria hepatica* *Clonorchis sinensis* *Opisthorchis felineus* *Metorchis albidus* *Metorchis conjunctus* *Parametorchis complexus*	Fasciolidae (T) Trichuroidea (N) Opisthorchiidae (T) Opisthorchiidae (T) Opisthorchiidae (T) Opisthorchiidae (T) Opisthorchiidae (T)			Complexo *Leishmania donovani* *Hepatozoon canis*	Trypanosomatidae (Fl) Hepatozoidae (Es)
Pâncreas						
	Pseudamphistomum truncatum	Opisthorchiidae (T)				
Circulatório						
Sangue	*Angiostrongylus vasorum* *Dirofilaria immitis*	Metastrongyloidea (N) Filarioidea (N)			*Trypanosoma brucei brucei* *Trypanosoma congolense* *Trypanosoma evansi* *Trypanosoma cruzi* *Babesia canis canis* *Babesia canis rossi* *Babesia canis vogeli* *Babesia gibsoni* *Theileria annae*	Trypanosomatidae (Fl) Trypanosomatidae (Fl) Trypanosomatidae (Fl) Trypanosomatidae (Fl) Babesiidae (Es) Babesiidae (Es) Babesiidae (Es) Babesiidae (Es) Theileriidae (Es)
Vasos sanguíneos	*Schistosoma japonicum* *Schistosoma spindale* *Schistosoma incognitum* *Heterobilharzia americana*	Schistosomatidae (T) Schistosomatidae (T) Schistosomatidae (T) Schistosomatidae (T)			*Anaplasma phagocytophilum* (*platys*) *Ehrlichia canis* *Ehrlichia chaffensis* *Ehrlichia ewingii*	Anaplasmataceae (R) Rickettsiaceae (R) Rickettsiaceae (R) Rickettsiaceae (R)
Linfáticos	*Brugia pahangi* *Brugia malayi*	Filarioidea (N) Filarioidea (N)			*Rickettsia rickettsii* *Rickettsia conorii* *Rickettsia felis*	Rickettsiaceae (R) Rickettsiaceae (R) Rickettsiaceae (R)
Nervoso						
SNC	*Taenia solium*	Taeniidae (C)			*Encephalitozoon cuniculi* *Toxoplasma gondii* *Neospora caninum*	Enterocytozoonidae (Mi) Sarcocystiidae (Co) Sarcocystiidae (Co)
Olho	*Thelazia callipaeda* *Thelazia californiensis*	Spiruroidea (N) Spiruroidea (N)				

Reprodutor/Urogenital						
Rins	*Capillaria plica*	Trichuroidea (N)				
	Dioctophyma renale	Dioctophymatoidea (N)				
Locomotor						
Músculo	*Toxocara canis*	Ascaridoidea (N)			*Toxoplasma gondii*	Sarcocystiidae (Co)
	Trichinella spiralis	Trichuroidea (N)			*Hepatozoon americanum*	Hepatozoidae (Co)
					Trypanosoma cruzi	Trypanosomatidae (Fl)
Tecido conjuntivo						
Subcutâneo	*Acanthocheilonema reconditum*	Filarioidea (N)	*Cordylobia anthropophaga*	Calliphoridae (M)		
	Acanthocheilonema grassi	Filarioidea (N)	*Cochliomyia hominivorax*	Calliphoridae (M)		
	Acanthocheilonema dracunculoides	Filarioidea (N)	*Cochliomyia macellaria*	Calliphoridae (M)		
	Dirofilaria repens	Filarioidea (N)	*Chrysomya bezziana*	Calliphoridae (M)		
	Dracunculus medinensis	Dracunculoidea (N)	*Chrysomya megacephala*	Calliphoridae (M)		
	Dracunculus insignis	Dracunculoidea (N)	*Wohlfahrtia magnifica*	Sarcophagidae (M)		
	Rhabditis strongyloides (*Pelodera*)	Rhabditoidea (N)	*Wohlfahrtia meigeni*	Sarcophagidae (M)		
			Wohlfahrtia vigil	Sarcophagidae (M)		
			Dermatobia hominis	Oestridae (M)		
Tegumento						
Pele			*Heterodoxus spiniger*	Boopidae (Ac)	Complexo *Leishmania donovani*	Trypanosomatidae (Fl)
			Linognathus setosus	Linognathidae (Pi)	*Leishmania tropica*	Trypanosomatidae (Fl)
			Trichodectes canis	Trichodectidae (Pi)	*Leishmania aethiopica*	Trypanosomatidae (Fl)
			Cheyletiella yasguri	Cheyletidae (Ac)	*Leishmania major*	Trypanosomatidae (Fl)
			Otodectes cyanoti	Psoroptidae (Ac)	*Leishmania peruviana*	Trypanosomatidae (Fl)
			Sarcoptes scabiei	Sarcoptidae (Ac)		
			Notoedres cati	Sarcoptidae (Ac)		
			Demodex canis	Demodicidae (Ac)		
			Dermanyssus gallinae	Dermanyssidae (Ac)		
			Neotrombicula autumnalis	Trombiculidae (Ac)		
			Ceratophyllus gallinae	Ceratophyllidae (Pu)		
			Ctenocephalides canis	Pulicidae (Pu)		
			Ctenocephalides felis	Pulicidae (Pu)		
			Pulex irritans	Pulicidae (Pu)		
			Archaeopsylla erinacei	Pulicidae (Pu)		
			Spilopsyllus cuniculi	Pulicidae (Pu)		
			Echidnophaga gallinacea	Pulicidae (Pu)		

As seguintes espécies de moscas e carrapatos são encontradas em cães. Descrições mais detalhadas podem ser encontradas no Capítulo 17.

Moscas de importância veterinária em cães.

Grupo	Gênero	Espécie	Família
Borrachudos Moscas dos búfalos	*Simulium*	spp.	Simuliidae (M)
Moscas-do-berne	*Dermatobia*	*hominis*	Oestridae (M)
Mosquito-pólvora	*Culicoides*	spp.	Ceratopogonidae (M)
Mosquitos	*Aedes*	spp.	Culicidae (M)
	Anopheles	spp.	
	Culex	spp.	
Muscídeos	*Musca*	*domestica*	Muscidae (M)
	Stomoxys	*calcitrans*	
Mosquito-palha	*Phlebotomus*	spp.	Psychodidae (M)
Mosca da bicheira e varejeiras	*Chrysomya*	*albiceps*	Calliphoridae (M)
		bezziana	
		megacephala	
	Cochliomyia	*hominivorax*	
		macellaria	
	Cordylobia	*anthropophaga*	
Tabanídeos	*Chrysops*	spp.	Tabanidae (M)
	Haematopota	spp.	
	Tabanus	spp.	

Espécies de carrapatos encontrados em cães.

Gênero	Espécie	Nome comum	Família
Otobius	*megnini*	Carrapato espinhoso da orelha	Argasidae (Ca)
Ornithodoros	*moubata*	Com olhos ou carrapato mole	Argasidae (Ca)
	porcinus		
Amblyomma	*americanum*	Carrapato-estrela	Ixodidae (Ca)
	cajennense		
	hebraeum	Carrapato sul-africano das pernas listradas	
	maculatum	Carrapato da Costa do Golfo	
	variegatum	Carrapato tropical das pernas listradas	
Dermacentor	*andersoni*	Carrapato madeira das Montanhas Rochosas	Ixodidae (Ca)
	pictus		
	reticulatus	Carrapato do pântano	
	variabilis	Carrapato americano do cão	
	venustus		
Haemaphysalis	*bispinosa*	Carrapato Nova Zelândia dos bovinos ou carrapato dos arbustos	Ixodidae (Ca)
	concinna		
	leachi	Carrapato-amarelo-do-cão	
	punctata		
Hyalomma	*marginatum*	Carrapato *bont-legged*	Ixodidae (Ca)
	dromedarii	*Hyalomma* dos camelos	
	aegypticum	*Hyalomma* dos jabutis	
Ixodes	*canisuga*	Carrapato britânico dos cães	Ixodidae (Ca)
	hexagonus	Carrapato-do-ouriço	
	ricinus	Carrapato feijão do castor ou carrapato europeu dos ovinos	
	holocyclus	Carrapato da paralisia australiana	
	pacificus	Carrapato de pernas pretas ocidental	
	persulcatus	Carrapato taiga	
	rubicundus	Carrapato da paralisia Sul-africana	
	scapularis	Carrapato dos ombros ou das pernas pretas	
Rhipicephalus	*appendiculatus*	Carrapato marrom da orelha	Ixodidae (Ca)
	bursa		
	capensis	Carrapato marrom do cabo	
	evertsi	Carrapato das pernas vermelhas	
	sanguineus	Carrapato marrom do cachorro ou carrapato dos canis	
	simus		
Rhipicephalus (Boophilus)	*annulatus*	Carrapato da febre dos bovinos do Texas	Ixodidae (Ca)
	microplus	Carrapato pantropical dos bovinos	

***Checklist* de parasitas de gatos**

Seção/sistema do hospedeiro	Helmintos		Artrópodes		Protozoários	
	Parasita	(Super) família	Parasita	Família	Parasita	Família
Digestório						
Boca					*Tetratrichomonas felistomae*	Trichomonadidae (Fl)
Esôfago	*Spirocerca lupi*	Spiruroidea (N)				
Estômago	*Ollulanus tricuspis*	Trichostrongyloidea (N)				
	Gnathostoma spinigerum	Spiruroidea (N)				
	Physaloptera praeputialis	Spiruroidea (N)				
	Physaloptera rara	Spiruroidea (N)				
	Spirura ritypleurites	Spiruroidea (N)				
	Capillaria putorii	Trichuroidea (N)				
Intestino delgado	*Toxascaris leonina*	Ascaridoidea (N)			*Cystisospora felis*	Eimeriidae (Co)
	Toxocara mystax	Ascaridoidea (N)			*Cystisospora rivolta*	Eimeriidae (Co)
	Toxocara malayiensis	Ascaridoidea (N)			*Hammondia hammondi*	Sarcocystiidae (Co)
	Ancylostoma braziliense	Ancylostomatoidea (N)			*Sarcocystis bovifelis*	Sarcocystiidae (Co)
	Ancylostoma ceylanicum	Ancylostomatoidea (N)			*Sarcocystis ovifelis*	Sarcocystiidae (Co)
	Ancylostoma tubaeforme	Ancylostomatoidea (N)			*Sarcocystis porcifelis*	Sarcocystiidae (Co)
	Uncinaria stenocephala	Ancylostomatoidea (N)			*Sarcocystis hircifelis*	Sarcocystiidae (Co)
	Strongyloides stercoralis	Rhabditoidea (N)			*Sarcocystis cuniculi*	Sarcocystiidae (Co)
	Strongyloides planiceps	Rhabditoidea (N)			*Sarcocystis muris*	Sarcocystiidae (Co)
	Strongyloides felis	Rhabditoidea (N)			*Besnoitia besnoiti*	Sarcocystiidae (Co)
	Strongyloides tumefaciens	Rhabditoidea (N)			*Cryptosporidium parvum*	Cryptosporidiidae (Co)
	Diphyllobothrium latum	Diphyllobothriidae (C)			*Cryptosporidium felis*	Cryptosporidiidae (Co)
	Dipylidium caninum	Dilepididae (C)			*Giardia intestinalis*	Diplomonadidae (Fl)
	Echinococcus multilocularis	Taeniidae (C)				
	Echinococcus oligarthrus	Taeniidae (C)				
	Taenia taeniaeformis	Taeniidae (C)				
	Spirometra mansoni	Diphyllobothriidae (C)				
	Spirometra mansonoides	Diphyllobothriidae (C)				
	Spirometra erinacei	Diphyllobothriidae (C)				
	Mesocestoides lineatus	Mesocesoididae (C)				
	Alaria alata	Diplostomatidae (T)				
	Alaria minnesotae	Diplostomatidae (T)				
	Alaria marcianae	Diplostomatidae (T)				
	Heterophyes heterophyes	Heterophyidae (T)				
	Metagonimus yokagawai	Heterophyidae (T)				
	Heterophyes nocens	Heterophyidae (T)				
	Apophallus donicum	Heterophyidae (T)				
	Apophallus muhlingi	Heterophyidae (T)				
	Cryptocotyle lingua	Heterophyidae (T)				
	Echinochasmus perfoliatus	Echinostomatidae (T				
	Euparyphium melis	Echinostomatidae (T)				
	Nanophyetus salmincola	Nanophyetidae (T)				
	Macracanthorhynchus hirudinaceus	Oligacanthorynchidae (A)				
	Macracanthorhynchus catalinum	Oligacanthorynchidae (A)				
	Onicola campanulatus	Oligacanthorynchidae (A)				
Ceco, Cólon	*Trichuris vulpis*	Trichuroidea (N)			*Entamoeba histolytica*	Endamoebidae (Am)
	Trichuris serrata	Trichuroidea (N)			*Pentatrichomonas hominis*	Trichomonadidae (Fl)
	Trichuris campanula	Trichuroidea (N)			*Tritrichomonas foetus*	Trichomonadidae (Fl)

(Continua)

***Checklist* de parasitas de gatos** *(Continuação)*

Seção/sistema do hospedeiro	Helmintos		Artrópodes		Protozoários	
	Parasita	(Super) família	Parasita	Família	Parasita	Família
Respiratório						
Narinas			*Linguatula serrata*	Linguatulidae (Pn)		
Traqueia, brônquios						
Pulmões	*Capillaria aerophila* *Aelurostrongylus abstrusus* *Anafilaroides rostratus* *Metathalazia californica* *Mammomonogamus ierei* *Mammomonogamus mcgaughei* *Paragonimus westermani* *Paragonimus kellicotti*	Trichuroidea (N) Metastrongyloidea (N) Metastrongyloidea (N) Metastrongyloidea (N) Strongyloidea (N) Strongyloidea (N) Paragonimidae (T) Paragonimidae (T)				
Fígado						
	Capillaria hepatica *Fasciola hepatica* *Clonorchis sinensis* *Opisthorchis felineus* *Opisthorchis viverrini* *Metorchis albidus* *Metorchis conjunctus* *Parametorchis complexus* *Pseudamphistomum truncatum* *Eurytrema procyonis* *Platynostomum fastosum*	Trichuroidea (N) Fasciolidae (T) Opisthorchiidae (T) Opisthorchiidae (T) Opisthorchiidae (T) Opisthorchiidae (T) Opisthorchiidae (T) Opisthorchiidae (T) Opisthorchiidae (T) Dicrocoeliidae (T) Dicrocoeliidae (T)			Complexo *Leishmania donovani*	Trypanosomatidae (Fl)
Pâncreas						
	Eurytrema procyonis *Platynosomum fastosum* *Pseudamphistomum truncatum*	Dicrocoeliidae (T) Dicrocoeliidae (T) Opisthorchiidae (T)				
Circulatório						
Sangue	*Schistosoma japonicum*	Schistosomatidae (T)			*Trypanosoma brucei brucei* *Trypanosoma cruzi* *Babesia felis* *Babesia cati* *Cytauxzoon felis*	Trypanosomatidae (Fl) Trypanosomatidae (Fl) Babesiidae (Es) Babesiidae (Es) Theileriidae (Es)
Vasos sanguíneos Linfáticos	*Dirofilaria immitis* *Schistosoma rodhaini* *Brugia pahangi* *Brugia malayi*	Filarioidea (N) Schistosomatidae (T) Filarioidea (N) Filarioidea (N)			*Hepatozoon* spp. *Rickettsia felis* *Haemobartonella felis* (sin. *Mycoplasma haemofelis*)	Hepatozoidae (Es) Rickettsiaceae (R) Mycoplasmataceae (My)
Nervoso						
SNC					*Encephalitozoon cuniculi* *Toxoplasma gondii*	Nosematidae (Mi) Sarcocystiidae (Co)
Olho	*Thelazia californiensis* *Thelazia callipaeda*	Spiruroidea (N) Spiruroidea (N)				

Reprodutor/Urogenital						
Rins	*Capillaria plica*	Trichuroidea (N)				
	Capillaria feliscati	Trichuroidea (N)				
	Dioctyphyma renale	Dioctophymatoidea (N)				
Locomotor						
Músculo	*Toxocara mystax*	Ascaridoidea (N)			*Toxoplasma gondii*	Sarcocystiidae (Co)
	Trichinella spiralis	Trichuroidea (N)			*Trypanosoma cruzi*	Trypanosomatidae (Fl)
Tecido conjuntivo						
Subcutâneo	*Dirofilaria repens*	Filarioidea (N)	*Cordylobia anthropophaga*	Calliphoridae (M)		
	Dracunculus medinensis	Dracunculoidea (N)	*Cochliomyia hominivorax*	Calliphoridae (M)		
	Dracunculus insignis	Dracunculoidea (N)	*Cochliomyia macellaria*	Calliphoridae (M)		
			Chrysomya bezziana	Calliphoridae (M)		
			Chrysomya megacephala	Calliphoridae (M)		
			Wohlfahrtia magnifica	Sarcophagidae (M)		
			Wohlfahrtia meigeni	Sarcophagidae (M)		
			Wohlfahrtia vigil	Sarcophagidae (M)		
			Dermatobia hominis	Oestridae (M)		
Tegumento						
Pele			*Felicola subrostratus*	Trichodectidae (Pi)	Complexo *Leishmania donovani*	Trypanosomatidae (Fl)
			Demodex cati	Demodicidae (Ac)		
			Otodectes cynotis	Psoroptidae (Ac)		
			Notoedres cati	Sarcoptidae (Ac)		
			Sarcoptes scabiei	Sarcoptidae (Ac)		
			Cheyletiella blakei	Cheyletidae (Ac)		
			Cheyletiella parasitovorax	Cheyletidae (Ac)		
			Neotrombicula autumnalis	Trombiculidae (Ac)		
			Dermanyssus gallinae	Dermanyssidae (Ac)		
			Ceratophyllus gallinae	Ceratophyllidae (Pu)		
			Ctenocephalides canis	Pulicidae (Pu)		
			Ctenocephalides felis	Pulicidae (Pu)		
			Pulex irritans	Pulicidae (Pu)		
			Spilopsyllus cuniculi	Pulicidae (Pu)		
			Archaeopsylla erinacei	Pulicidae (Pu)		
			Echidnophaga gallinacea	Pulicidae (Pu)		

As seguintes espécies de moscas e carrapatos são encontradas em gatos. Descrições mais detalhadas podem ser encontradas no Capítulo 17.

Moscas de importância veterinária em gatos.

Grupo	Gênero	Espécie	Família
Borrachudos Moscas dos búfalos	*Simulium*	spp.	Simuliidae (M)
Moscas-do-berne	*Dermatobia*	*hominis*	Oestridae (M)
Mosquito-pólvora	*Culicoides*	spp.	Ceratopogonidae (M)
Mosquitos	*Aedes*	spp.	Culicidae (M)
	Anopheles	spp.	
	Culex	spp.	
Muscídeos	*Musca*	*domestica*	Muscidae (M)
	Stomoxys	*calcitrans*	
Mosquito-palha	*Phlebotomus*	spp.	Psychodidae (M)
Mosca da bicheira e varejeiras	*Chrysomya*	*albiceps*	Calliphoridae (M)
		bezziana	
		megacephala	
	Cochliomyia	*hominivorax*	
		macellaria	
	Cordylobia	*anthropophaga*	
Tabanídeos	*Chrysops*	spp.	Tabanidae (M)
	Haematopota	spp.	
	Tabanus	spp.	

Espécies de carrapatos encontrados em gatos.

Gênero	Espécie	Nome comum	Família
Otobius	*megnini*	Carrapato espinhoso da orelha	Argasidae (Ca)
Ornithodoros	*moubata*	Com olhos ou carrapato mole	Argasidae (Ca)
	porcinus		
Amblyomma	*americanum*	Carrapato-estrela	Ixodidae (Ca)
	cajennense		
	hebraeum	Carrapato sul-africano *bont-legged*	
	maculatum	Carrapato da Costa do Golfo	
	variegatum	Carrapato tropical *bont-legged*	
Dermacentor	*andersoni*	Carrapato madeira das Montanhas Rochosas	Ixodidae (Ca)
	pictus		
	reticulatus	Carrapato do pântano	
	variabilis	Carrapato americano do cão	
	venustus		
Haemaphysalis	*bispinosa*	Carrapato Nova Zelândia dos bovinos ou carrapato dos arbustos	Ixodidae (Ca)
	concinna		
	leachi	Carrapato-amarelo-do-cão	
	punctata		
Ixodes	*dammini*		Ixodidae (Ca)
	hexagonus	Carrapato-do-ouriço	
	ricinus	Carrapato feijão do castor ou carrapato europeu dos ovinos	
	holocyclus	Carrapato da paralisia australiana	
	pacificus	Carrapato de pernas pretas ocidental	
	persulcatus	Carrapato taiga	
	pilosus	Carrapato da paralisia Sul-africana	
	scapularis	Carrapato dos ombros ou das pernas pretas	
Rhipicephalus	*evertsi*	Carrapato das pernas vermelhas	Ixodidae (Ca)
	sanguineus	Carrapato marrom do cachorro ou carrapato dos canis	
	simus		

CAPÍTULO 13

Parasitas de Aves Domésticas e de Aves de Caça

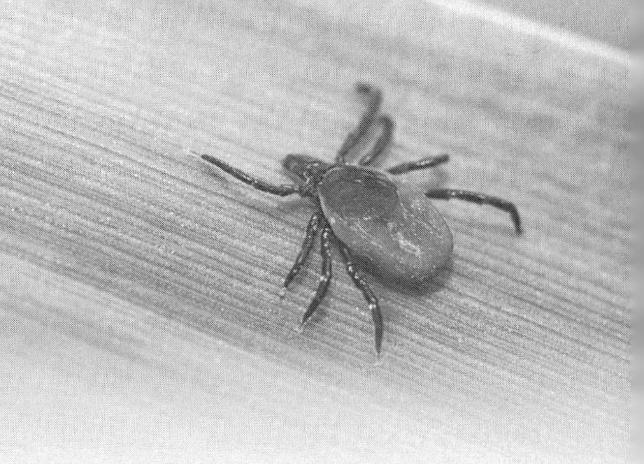

ENDOPARASITAS

■ Parasitas do sistema digestório

ESÔFAGO

Encoleus annulata

Sinônimo. *Capillaria annulata.*

Nome comum. Verme capiliforme ou verme filiforme.

Locais de predileção. Esôfago, papo.

Filo. Nematoda.

Classe. Secernenteae.

Superfamília. Trichuroidea.

Descrição macroscópica. São vermes filamentares muito finos, cujo esôfago estreito esticossômico ocupa cerca de um terço a metade do comprimento do corpo. Os machos medem, aproximadamente, 15 a 25 mm e as fêmeas, 37 a 80 mm.

Descrição microscópica. Os machos apresentam uma única espícula longa e fina, com uma bainha espinhosa e, com frequência, possuem uma estrutura primitiva em forma de bolsa. Esta espécie apresenta uma tumefação cuticular na parte posterior da cabeça. As fêmeas contêm ovos parecidos com aqueles de *Trichuris* por apresentarem tampões, ou opérculos, bipolares (ver Figura 4.7). Os ovos, de tamanho médio, têm formato de barril, são incolores a marrom-pálidos, medem 60-65 × 25-28 μm e apesentam casca espessa ligeiramente estriada, com tampões bipolares.

Hospedeiros definitivos. Galinhas, perus, patos e aves selvagens.

Hospedeiros intermediários. Minhocas.

Distribuição geográfica. Cosmopolita.

Patogênese. À semelhança do que acontece com *Trichuris*, as extremidades anteriores dos parasitas encontram-se incrustadas na mucosa e, mesmo nas infecções discretas, podem causar inflamação catarral e espessamento das paredes do esôfago e do papo. As infecções graves podem ocasionar inflamação diftérica e espessamento acentuado da parede; em tais casos, a taxa de mortalidade pode ser alta.

Sinais clínicos. Infecções brandas, com menos de 100 vermes, podem ocasionar reduzido ganho de peso e baixa produção de ovos. Quase sempre as infecções graves causam inapetência e emaciação.

Diagnóstico. Em razão da natureza inespecífica dos sinais clínicos e do fato de que nas infecções graves os sintomas podem surgir antes que haja ovos de *Eucoleus* nas fezes, o diagnóstico depende dos achados de necropsia e do exame minucioso do esôfago e do papo à busca de vermes. Isto pode ser feito por exame microscópico de raspado de mucosa comprimido entre duas lâminas de vidro; como alternativa, o conteúdo deve ser cuidadosamente lavado, passando-o por uma peneira fina; o material retido é novamente suspenso na água e examinado contra um fundo escuro.

Patologia. Os vermes adultos provocam inflamação catarral e espessamento das paredes do esôfago e do papo. As infecções graves podem causar inflamação diftérica e espessamento acentuado da parede.

Epidemiologia. As aves jovens são mais suscetíveis à infecção por *Eucoleus*, enquanto as aves adultas atuam como portadoras. Praticamente, a epidemiologia se baseia na onipresença de minhocas que atuam como hospedeiros intermediários.

Tratamento. A adição de levamisol na água de beber é muito efetiva, da mesma forma que são os diversos benzimidazóis administrados junto com o alimento. Altas doses orais destes anti-helmínticos, administradas por vários dias, também propiciam alta eficácia.

Controle. O controle depende do uso regular de anti-helmínticos, se possível, acompanhado pela transferência de aves para uma nova área. Em áreas contaminadas são indispensáveis esfregação e tratamento pelo calor, bem como disponibilidade de cama nova nos galinheiros.

Nota. A taxonomia e a sistemática destes parasitas foram modificadas muitas vezes, em razão da dificuldade na designação de características específicas das espécies; ademais, neste grupo há muitos sinônimos. Em consequência, algumas espécies de *Capillaria* atualmente são listadas como membros do gênero *Eucoleus*, embora possam, ainda, ser universalmente denominadas *Capillaria*.

Eucoleus contorta

Para mais detalhes, consulte a seção Papo.

Gongylonema ingluvicola

Para mais detalhes, consulte a seção Papo.

Dispharynx nasuta

Para mais detalhes, consulte a seção Proventrículo.

Echinuria uncinata

Para mais detalhes, consulte a seção Proventrículo.

Trichomonas gallinae

Sinônimos. *Cercomonas gallinae, Trichomonas columbae.*

Nomes comuns. Cancro, *frounce*, bouba.

Locais de predileção. Esôfago, papo, proventrículo.

Filo. Parabasalia.

Classe. Trichomonadea.

Família. Trichomonadidae.

Descrição. O corpo é alongado, elipsoidal ou piriforme, medindo 5-19 × 2-9 μm, com quatro flagelos anteriores que se originam do blefaroplasto (ver Figura 2.13). A membrana ondulante não alcança a extremidade posterior do corpo e não há flagelo posterior livre. Nota-se um filamento acessório. O axostilo é estreito, se projeta 2 a 8 μm do corpo e sua parte anterior é achatada em um capítulo espatulado. Há uma pelta em formato de lua crescente anterior ao axostilo e não há anel cromático em seu ponto de saída. O corpo parabasal tem forma de gancho com um filamento e a costa é um bastão muito fino que acompanha cerca de três quartos do comprimento corporal.

Hospedeiros. Pombos, perus, galinhas, aves de rapina (gavião, falcão, águia).

Distribuição geográfica. Cosmopolita.

Patogênese. Em perus e galinhas, as lesões são verificadas mais comumente no papo, no esôfago e na faringe; são incomuns na boca.

Sinais clínicos. As aves gravemente acometidas perdem peso, permanecem amontoadas, apresentam penas arrepiadas e podem cair quando forçadas a se movimentar. No esôfago e no papo, notam-se lesões necróticas amarelas; na boca, é possível notar um líquido esverdeado contendo grande número de tricômonas.

Diagnóstico. Os sinais clínicos são patognomônicos e podem ser confirmados pela identificação de tricômonas móveis característicos em amostras obtidas de lesões na boca e do líquido esverdeado.

Patologia. Na faringe, no esôfago e no papo as lesões iniciais são pequenos nódulos caseosos esbranquiçados a amarelos. O tamanho destes aumenta e podem permanecer separados e circunscritos ou podem se unir e formar massa espessa, caseosa e necrótica que pode obstruir o lúmen. Em geral, as lesões circunscritas, em formato de disco, são denominadas "botões amarelos". As lesões no fígado, nos pulmões e em outros órgãos se apresentam como nódulos sólidos caseosos amarelos com até 1 cm de diâmetro, ou mais.

Epidemiologia. Perus e galinhas se infectam pelo consumo de água contaminada, sendo a fonte de contaminação os pombos e outras aves selvagens que utilizam a mesma fonte de água. A água é contaminada por tricômonas oriundos da boca, não das fezes, de aves selvagens. *Trichomonas gallinae* não apresenta cistos; é muito sensível à dessecação, de maneira que é necessária contaminação direta.

Tratamento. Compostos de nitroimidazóis, como dimetridazol e metronidazol, são efetivos, mas em muitos países sua disponibilidade tem diminuído por alterações na legislação e em razão de preocupação com a toxicidade.

Controle. Em galinhas e perus o controle implica impedimento de acesso de pombos selvagens à água de beber.

PAPO

Gongylonema ingluvicola

Nome comum. Verme da goela.

Locais de predileção. Papo, esôfago e, ocasionalmente, proventrículo.

Filo. Nematoda.

Classe. Secernentea.

Superfamília. Spirudoidea.

Descrição macroscópica. São vermes longos e delgados. As fêmeas medem 32 a 55 mm e os machos medem ao redor de 18 mm de comprimento.

Descrição microscópica. No exame microscópico é facilmente distinguido pela presença de fileiras longitudinais de protuberâncias cuticulares arredondadas ou ovais na parte anterior do corpo. Os ovos medem, aproximadamente, 58 × 35 μm.

Hospedeiros definitivos. Galinhas, perus, perdizes, faisões, cordonizes.

Hospedeiros intermediários. Baratas (*Blatella germanica*) e besouros da espécie *Copris minutus*.

Distribuição geográfica. América do Norte, Ásia, África, Austrália e Europa.

Patogênese. Os parasitas adultos são moderadamente patogênicos, dependendo do número de vermes incrustados no epitélio.

Sinais clínicos. Com frequência, as infecções discretas são assintomáticas. Infecções mais graves podem causar regurgitação.

Diagnóstico. Em geral, o verme é um achado acidental no exame *post mortem*.

Patologia. Em aves, as infecções graves podem causar hipertrofia e cornificação do epitélio do papo.

Trichomonas gallinae

Para mais detalhes, consulte a seção Esôfago.

Eucoleus contorta

Sinônimo. *Capillaria contorta.*

Locais de predileção. Esôfago, papo.

Filo. Nematoda.

Classe. Secernentea.

Superfamília. Trichuroidea.

Descrição macroscópica. Descrição geral, como a de outras espécies de *Eucoleus/Capillaria.* Os machos medem, aproximadamente, 12 a 17 mm e as fêmeas, 27 a 38 mm.

Descrição microscópica. Os ovos, de tamanho médio, têm formato de limão e medem cerca de 48-60 × 21-28 μm. Apresentam forma de barril, com paredes laterais ligeiramente assimétricas e tampões (opérculos) polares transparentes que se projetam (ver Figura 4.7). Os ovos apresentam casca espessa, marrom, com superfície lisa e conteúdos granulares não segmentados.

Hospedeiros definitivos. Galinhas, perus, faisões, perdizes, patos e aves selvagens.

Hospedeiros intermediários. Minhocas.

Distribuição geográfica. Cosmopolita.

Sinais clínicos. Em geral, as infecções brandas são assintomáticas e, possivelmente, causam alguma redução no crescimento e menor produção de ovos. As aves gravemente infectadas quase sempre manifestam anemia, fraqueza e emaciação.

Patologia. Grande número de vermes provoca inflamação catarral a diftérica.

Epidemiologia. As aves jovens são mais suscetíveis à infecção causada por *Eucoleus*, enquanto as adultas podem atuar como portadoras. *Eucoleus contorta* é importante porque, tendo um ciclo evolutivo direto, ocorre em ambiente interno, em aves mantidas em cama alta, e em ambientes externos, em aves de vida livre, possibilitando o acúmulo de grande número de ovos infectantes.

Controle. O controle depende da administração regular de anti-helmíntico associado, quando possível, à transferência de aves para uma nova área. São fundamentais a esfregação e o tratamento pelo calor das superfícies contaminadas, bem como a disponibilidade de cama nova, em abrigos de palinhas.

Detalhes a respeito da patogênese, do diagnóstico e do tratamento são os mesmos mencionados para *E. annulata*.

Eucoleus annulata

Para mais detalhes, consulte a seção Esôfago.

PROVENTRÍCULO

Inúmeros vermes espiruroides são encontrados no esôfago, no papo e no proventrículo de aves domésticas. O ciclo evolutivo destes parasitas é indireto, envolvendo diversos hospedeiros invertebrados. As infecções causadas por estes parasitas são mais comuns em aves de vida livre. É improvável que as tentativas de controle de espiruroides em aves domésticas sejam efetivas, em razão da fácil disponibilidade de hospedeiros intermediários.

Tetrameres americana

Sinônimo. *Tropisurus americana.*

Nome comum. Verme redondo globular.

Local de predileção. Proventrículo.

Filo. Nematoda.

Classe. Secernentea.

Superfamília. Spiruroidea.

Descrição macroscópica. Os vermes adultos apresentam dimorfismo sexual. Os machos são delgados, brancos, pálidos e medem apenas cerca de 5 a 6 mm de comprimento. As fêmeas são vermelho-brilhantes, quase esféricas e com diâmetro de, aproximadamente, 3,5 a 4,5 mm (Figura 13.1).

Descrição microscópica. Os machos apresentam cutículas espinhosas, sem cordões; na superfície, as fêmeas apresentam quatro sulcos longitudinais profundos. Os ovos são ovais, têm casca espessa, medem 42-60 × 24-45 μm e são embrionados quando eliminados. Possuem aparência transparente e espessamento de polos (ver Figura 4.7).

Hospedeiros definitivos. Galinhas, perus, patos, gansos, tetrazes, cordonizes, pombos.

Hospedeiros intermediários. Baratas, gafanhotos e besouros.

Distribuição geográfica. Ocorre, comumente, na África e na América do Norte.

Patogênese. Nas glândulas do proventrículo as fêmeas são hematófagas e podem causar anemia, bem como erosão local.

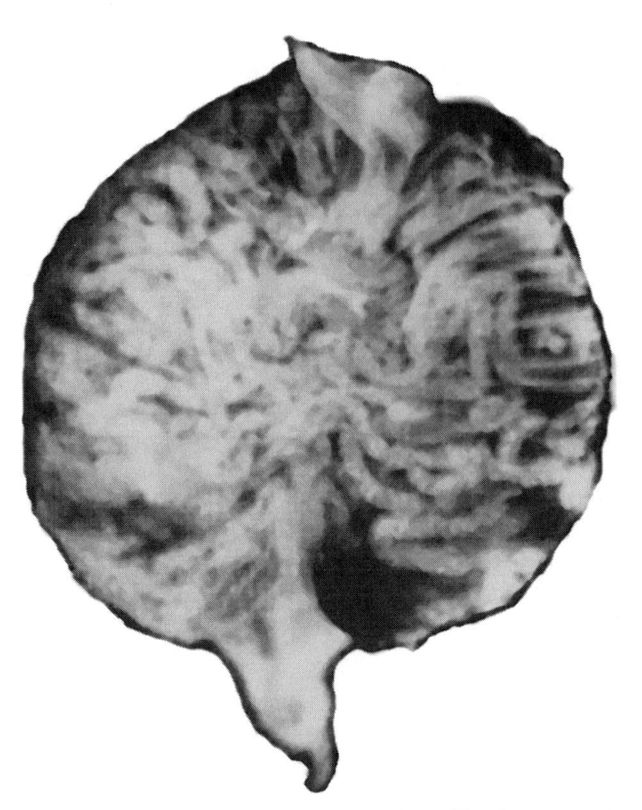

Figura 13.1 Fêmea adulta de *Tetrameres americana*. (Esta figura encontra-se reproduzida em cores no Encarte.)

Em pintinhos, as infecções graves podem ser fatais; todavia, com frequência, este gênero está presente apenas em número moderado, bem tolerado. A migração de estágios juvenis na parede do proventrículo pode provocar inflamação e espessamento.

Sinais clínicos. As aves infectadas podem manifestar anemia e perda da condição corporal. As infecções maciças, em especial em galinhas jovens, podem ocasionar espessamento do proventrículo, com edema; às vezes, isto pode ocasionar obstrução parcial do lúmen. As infecções maciças podem ser fatais.

Diagnóstico. Durante a necropsia as fêmeas de *Tetrameres* se apresentam como manchas vermelho-escuras, quando vistas na superfície serosa do proventrículo.

Patologia. A parede do proventrículo pode apresentar grau de espessamento no qual o lúmen se torna quase que obstruído.

Epidemiologia. A infecção é mais comum em aves de vida livre.

Tetrameres fissispina

Sinônimo. *Tropisurus fissispina.*

Local de predileção. Proventrículo.

Filo. Nematoda.

Classe. Secernentea.

Superfamília. Spiruroidea.

Descrição macroscópica. Ver *T. americana*. Os machos são delgados, brancos, pálidos e medem 5 a 6 mm de comprimento. As fêmeas são vermelho-brilhantes, ovoides/esféricas, com cerca de 2,5 a 6 mm de diâmetro.

Descrição microscópica. Os machos apresentam quatro fileiras longitudinais de espinhos ao longo das linhas mediana e lateral e não possuem cordões; na superfície, as fêmeas apresentam quatro sulcos longitudinais profundos. Os ovos são praticamente iguais àqueles de *T. americana* e medem 48-56 × 26-30 μm.

Hospedeiros definitivos. Patos, gansos, galinhas, perus, pombos e aves aquáticas selvagens.

Hospedeiros intermediários. Crustáceos aquáticos, como *Daphinia* e *Gammarus*, gafanhotos, minhocas.

Distribuição geográfica. Maioria dos países

Detalhes a respeito do ciclo evolutivo, da patogênese, dos sinais clínicos, do diagnóstico e da patologia são os mesmos mencionados para *T. americana*.

Tetrameres crami

Local de predileção. Proventrículo.

Filo. Nematoda.

Classe. Secernentea.

Superfamília. Spiruroidea.

Descrição macroscópica. Ver *T. americana*. Os machos são delgados, brancos e medem cerca de 4 mm de comprimento. As fêmeas são vermelhas, ovoides/esféricas e medem cerca de 2 × 1,5 mm.

Hospedeiros definitivos. Patos domésticos e selvagens.

Hospedeiros intermediários. Anfípodes, como *Gammarus fasciatus* e *Hyalella knickerbockeri*

Distribuição geográfica. América do Norte.

Os demais detalhes são semelhantes aos mencionados para *T. americana*.

Espécies de *Tetrameres* de aves domésticas são listadas na Tabela 13.1. Detalhes sobre a patogenicidade nas espécies hospedeiras são, praticamente, semelhantes àqueles de *T. americana*.

Dispharynx nasuta

Nome comum. Verme espiral do estômago.

Sinônimos. *Dispharynx spiralis, Acuaria spiralis, Acuaria nascuta.*

Locais de predileção. Esôfago, proventrículo.

Filo. Nematoda.

Tabela 13.1 Espécies de *Tetrameres* de aves domésticas.

Espécies	Hospedeiros	Hospedeiros intermediários	Distribuição geográfica
Tetrameres americana	Galinhas, perus, patos, gansos, tetrazes, cordonizes, pombos	Baratas, ganhafotos e besouros	África e América do Norte
Tetrameres fissipina	Patos, gansos, galinhas, perus, pombos e aves aquáticas selvagens	Crustáceos aquáticos, gafanhotos, minhocas	Maioria dos países
Tetrameres crami	Patos domésticos e selvagens	Anfípodes	América do Norte
Tetrameres confusa	Galinhas	?	Brasil
Tetrameres mohtedai	Galinhas	?	Índia
Tetrameres pattersoni	Cordonizes	?	?

Classe. Secernentea.

Superfamília. Acuarioidea.

Descrição macroscópica. O corpo é delgado e espiralado, especialmente na parte posterior do macho. O macho mede até cerca de 8 mm de comprimento e as fêmeas, 10 mm.

Descrição microscópica. A cutícula é ornamentada com quatro cordões ondulados que se curvam em direção anterior e não se fundem. A espícula esquerda é mais delgada e a espícula direita mais curta e com formato oval. Os ovos têm casca espessa, medem 33-40 × 18-25 μm e são embrionados quando excretados.

Hospedeiros definitivos. Galinhas, perus, pombos, galinhas-d'angola, tetrazes, faisões e outras aves.

Hospedeiros intermediários. Vários isópodes, como bicho-de-conta (*Porcellio scaber*) e tatuzinhos (*Armadillidium vulgare*).

Distribuição geográfica. Ásia, África e Américas.

Patogênese. Em geral, as infecções brandas provocam apenas ligeira reação inflamatória nodular na mucosa e produção excessiva de muco.

Sinais clínicos. A maior parte das infecções brandas causadas por *Dispharynx* é inaparente. Aves jovens gravemente infectadas podem manifestar rápida perda de peso, emaciação e anemia. A taxa de mortalidade pode ser alta.

Diagnóstico. Uma tentativa diagnóstica se baseia na presença de ovos espiruroides, os quais são difíceis de diferenciar. Em geral, a identificação das espécies leva em conta a identificação morfológica de vermes adultos no exame *post mortem*.

Patologia. Nas infecções graves, é possível notar úlceras profundas e hipertrofia na mucosa do proventrículo, na qual a extremidade anterior do verme se incrusta.

Echinuria uncinata

Sinônimo. *Acuaria uncinata.*

Locais de predileção. Esôfago, proventrículo, moela.

Filo. Nematoda.

Classe. Secernentea.

Superfamília. Acuarioidea.

Descrição macroscópica. Verme de corpo delgado; os machos medem 8 a 10 mm e as fêmeas, 12 a 18,5 mm de comprimento.

Descrição microscópica. A cutícula possui quatro cordões ondulados não recorrentes que se intercomunicam em pares. Há quatro pares de papilas pré-cloacais em dois grupos de duas de cada lado e quatro pares de papilas pós-cloacais. A espícula esquerda é mais longa do que a espícula direita. Os pequenos ovos elipsoidais têm casca espessa e superfície lisa. Medem, em média, 37 × 20 μm e são embrionados quando excretados (ver Figura 4.7).

Hospedeiros definitivos. Patos, gansos, cisnes e muitas aves aquáticas.

Hospedeiros intermediários. *Daphinia* e *Gammarus*.

Distribuição geográfica. Cosmopolita.

Patogênese. Os vermes podem causar inflamação do trato digestório e formação de nódulos caseosos. Estes nódulos podem ser muito grandes na moela e no proventrículo e prejudicar a passagem de alimento.

Sinais clínicos. Aves infectadas podem se tornar fracas e emaciadas e há relato de mortes.

Hystrichis tricolor

Locais de predileção. Proventrículo, esôfago.

Filo. Nematoda.

Classe. Secernentea.

Superfamília. Dioctophymatoidea.

Descrição macroscópica. As fêmeas adultas medem até, aproximadamente, 4 cm e os machos, 2,5 cm de comprimento.

Descrição microscópica. A área cefálica se apresenta expandida e possui muitos espinhos regularmente distribuídos. Os ovos têm casca espessa, revestida com tubérculos, e apresentam polos truncados. Medem cerca de 85-88 × 36-40 μm e, na água, se desenvolvem lentamente, demorando ao redor de 8 a 9 semanas para atingir o estágio embrionado.

Hospedeiros definitivos. Patos domésticos e selvagens e aves anatídeas.

Hospedeiros intermediários. Oligoquetas (anelídeos).

Distribuição geográfica. Não se conhece a extensão da distribuição do verme, mas ocasionalmente é encontrado na Europa.

Patogênese. O parasita ocasiona a formação de nódulos (tumores do tamanho de ervilha) nas paredes do proventrículo e do esôfago. Às vezes, é possível notar perfuração da cavidade pleural.

Sinais clínicos. Em geral, baixas infestações são assintomáticas, mas uma infestação maciça pode causar emaciação.

Eustrongyloides pappilosus

Locais de predileção. Proventrículo, esôfago.

Filo. Nematoda.

Classe. Secernentea.

Superfamília. Dioctophymatoidea.

Descrição macroscópica. As fêmeas medem, aproximadamente, 3 cm de comprimento.

Descrição microscópica. O macho tem uma ventosa bursal com margem franjada. Os ovos medem, em média, 68 × 38 μm.

Hospedeiros definitivos. Patos, gansos.

Hospedeiros intermediários. Oligoquetas aquáticas; peixes atuam como hospedeiros paratênicos.

Eustrongyloides tubifex

Sinônimos. *Strongylus tubifex, Eustrongylus tubifex, Hystrichis tubifex.*

Locais de predileção. Esôfago, proventrículo.

Filo. Nematoda.

Classe. Secernentea.

Superfamília. Dioctophymatoidea.

Descrição macroscópica. Os machos medem ao redor de 3,0 a 3,5 cm e as fêmeas, 3,5 a 4,5 cm de comprimento.

Descrição microscópica. Este verme tem boca pequena e a cabeça carece de espinhos. A cutícula é anelada. No macho, a ventosa bursal parece uma trombeta e as espículas são mais delgadas do que longas.

Hospedeiros definitivos. Aves aquáticas.

Hospedeiros intermediários. Oligoquetas aquáticas; os peixes atuam como hospedeiros paratênicos.

Distribuição geográfica. Maioria dos países.

Patogênese. Em geral, a infecção pelo verme é considerada de baixa patogenicidade e de pouca importância veterinária, embora os parasitas possam induzir a formação de nódulos na parede do trato digestório anterior.

Trichomonas gallinae

Para mais detalhes, consulte a seção Esôfago. Para mais informações sobre tratamento e controle, consulte a seção Moela.

MOELA

Muitas espécies de vermes de moela são encontradas em patos e gansos. O texto a seguir se aplica a todas as espécies.

Patogênese. As aves adultas podem não manifestar sinais clínicos, mas atuam como portadoras. Estes parasitas são encontrados no trato alimentar superior, em especial na moela, e podem ocasionar alta taxa de mortalidade em gansinhos, patinhos e outras aves aquáticas jovens. Gansinhos e patinhos são especialmente suscetíveis. Os vermes escavam a mucosa da moela, provocam irritação e ingerem sangue.

Sinais clínicos. Aves jovens podem manifestar inapetência, diarreia e anemia. Com o tempo, as aves se tornam emaciadas, fracas e, quando intensamente infectadas, podem morrer. Com frequência, as aves mais velhas apresentam poucos sinais clínicos, mas atuam como reservatórios da infecção.

Diagnóstico. Durante a necropsia os vermes podem ser recuperados da mucosa da moela, após incubação em solução salina morna por 1 a 2 h. *Amidostomum* spp., que possui uma cápsula bucal, é o principal tricostrongilídeo de moela.

Patologia. Infecções graves ocasionam hemorragia na mucosa da moela, às vezes acompanhada de inflamação catarral. As infecções maciças podem provocar necrose do revestimento cornificado da moela, originando pregas frouxas vermelho-amarronzadas contendo muitos vermes nelas incrustados.

Epidemiologia. Para sobreviver, a L_3 infectante requer locais com umidade adequada, como margens de lagoa, pois é muito sensível ao dessecamento.

Tratamento. O tratamento com um dos benzimidazóis recentes ou com levamisol, frequentemente administrado no alimento ou na água de beber, é efetivo.

Controle. Pode-se evitar a infecção por vermes de moela assegurando-se que as aves não utilizem a mesma área todos os anos. É importante limitar o acesso de aves aquáticas selvagens a áreas onde se criam gansos.

Amidostomum anseris

Sinônimo. *Amidostomum nodulosum.*

Nome comum. Verme de moela.

Locais de predileção. Moela; ocasionalmente, proventrículo e esôfago.

Filo. Nematoda.

Classe. Secernentea.

Superfamília. Trichostrongyloidea.

Descrição macroscópica. Os vermes adultos são delgados, vermelho-brilhantes quando vivos, medem até 2,5 cm de comprimento e são facilmente reconhecidos durante a necropsia, em especial no revestimento cornificado da moela. Os machos medem cerca de 10 a 17 mm e as fêmeas, 15 a 25 mm.

Descrição microscópica. O verme é caracterizado por apresentar uma cápsula bucal rasa, com três dentes pontiagudos, sendo o dente do meio o maior. As espículas do macho apresentam o mesmo comprimento e, na parte posterior, se dividem em dois ramos. Os ovos, de tamanho médio, apresentam casca fina de superfície lisa, são elipsoidais, medem cerca de 90-110 × 50-80 μm e contêm grande número de blastômeros ou um embrião segmentado, quando excretados (ver Figura 4.7). Os ovos eclodem quando apresentam larva L_3.

Hospedeiros. Gansos domésticos e selvagens, patos e outras aves aquáticas.

Distribuição geográfica. Cosmopolita.

Amidostomum acutum

Sinônimo. *Amidostomum skrjabini.*

Nome comum. Verme de moela.

Locais de predileção. Moela; ocasionalmente, proventrículo e esôfago.

Filo. Nematoda.

Classe. Secernentea.

Superfamília. Trichostrongyloidea.

Descrição. Semelhante a *A. anseris* por possuir uma cápsula bucal rasa, com dentes pequenos.

Hospedeiros. Patos domésticos e selvagens.

Distribuição geográfica. Cosmopolita.

Epidemiologia. Após eclosão do ovo a larva L_3 requer 5 dias no ambiente, antes que se torne totalmente infectante.

Epomidiostomum uncinatum

Sinônimos. *Epomidiostomum anatinum, Strongylus uncinatus, Amidostomomum anatinum.*

Nome comum. Verme de moela.

Local de predileção. Moela.

Filo. Nematoda.

Classe. Secernentea.

Superfamília. Trichostrongyloidea.

Descrição macroscópica. O verme, branco-amarelado, apresenta corpo filiforme, com a parte anterior muito fina. Os machos medem cerca de 6 mm e as fêmeas, ao redor de 10 mm de comprimento.

Descrição microscópica. A boca é circundada por quatro papilas que se projetam. A cutícula contém duas dragonas, cuja margem posterior forma uma franja com três dentes. As espículas, marrom-escuras, apresentam o mesmo tamanho e a extremidade contém três ramos. Não há gubernáculo. A cauda da fêmea possui um apêndice cônico, com pequena extremidade arredondada. Os ovos medem, aproximadamente, 80 × 50 μm e não eclodem até que haja uma larva L_3 desenvolvida.

Hospedeiros. Gansos domésticos e selvagens, patos e outras aves aquáticas.

Distribuição geográfica. Em muitos países, especialmente da América do Norte, África, Ásia e Europa.

Nota. Uma espécie semelhante, *Epomidiostomum crami,* é encontrada em gansos no Canadá (*Branta canadensis*) e em gansos de asas azuis (*Chen coerulus*) na América do Norte.

Epomidiostomum orispinum

Sinônimos. *Strongylus anseris, Strongylus orispinum.*

Nome comum. Verme de moela.

Locais de predileção. Moela e esôfago.

Filo. Nematoda.

Classe. Secernentea.

Superfamília. Trichostrongyloidea.

Descrição macroscópica. Os machos medem ao redor de 11 mm e as fêmeas, 16 mm de comprimento.

Descrição microscópica. A parte anterior do verme possui quatro ramificações direcionadas posteriormente e festões laterais contendo um par de papilas. As espículas são iguais, com três hastes em sentido distal. O corpo da fêmea se afina abruptamente, em direção à cauda digitada.

Hospedeiros. Patos, gansos e cisnes.

Distribuição geográfica. África, Europa.

Epomidiostomum skrjabini

Nome comum. Verme de moela.

Locais de predileção. Moela e esôfago.

Filo. Nematoda.

Classe. Secernentea.

Superfamília. Trichostrongyloidea.

Descrição macroscópica. O tamanho do macho e da fêmea é semelhante àquele de *E. orispinum*.

Descrição microscópica. A cabeça do verme possui uma cutícula proeminente que contém quatro espinhos simétricos direcionados lateralmente. Há, também, duas dragonas. A boca é circundada por quatro espinhos pequenos. A bolsa apresenta três lobos, sendo o lobo central pouco desenvolvido. As espículas são iguais e a extremidade posterior se divide em três ramos, com extremidades afinadas. A extremidade anterior é romba. A cauda da fêmea termina em um apêndice semelhante a dedo, encurvado no sentido ventral.

Hospedeiros. Gansos domésticos e selvagens.

Distribuição geográfica. Rússia.

Cheilospirura hamulosa

Sinônimo. *Acuaria hamulosa.*

Local de predileção. Moela.

Filo. Nematoda.

Classe. Secernentea.

Superfamília. Acuarioidea.

Descrição macroscópica. Os machos medem até 15 mm e as fêmeas, 30 mm.

Descrição microscópica. Os vermes apresentam quatro cordões cuticulares irregulares ondulados que se estendem por mais da metade do comprimento do corpo. Os machos apresentam quatro pares de papilas pré-clocais e seis pares de papilas pós-cloacais, uma espícula curta achatada no lado direito e uma espícula delgada mais longa no lado esquerdo. Os ovos, de formato oval, medem cerca de 40-45 × 24-47 μm e são embrionados quando excretados. O tamanho e aparência do ovo são muito parecidos com aqueles de *Dispharynx*.

Hospedeiros definitivos. Galinhas, perus.

Hospedeiros intermediários. Gafanhotos (*Melanoplus*), gorgulhos e besouros.

Distribuição geográfica. Cosmopolita, em especial na Europa, na África, na Ásia e nas Américas.

Patogênese. Em geral, considera-se que as infecções discretas a moderadas tenham baixa patogenicidade. Nas infecções graves, muito vermes adultos penetram na camada ceratinizada da moela, onde são vistos incrustados em nódulos moles alaranjados. A camada ceratinizada da moela pode se tornar necrótica, com possibilidade de ruptura da moela.

Sinais clínicos. Em geral, as infecções discretas são assintomáticas. As infecções graves podem ocasionar emaciação, fraqueza e anemia.

Diagnóstico. É melhor obtido durante a necropsia de uma galinha acometida, pois os ovos de muitas espécies de *Chelospirura* são muito parecidos.

Patologia. Nas infecções brandas, os vermes são vistos apenas quando se remove o revestimento cornificado da moela, em nódulos moles vermelho-amarelados. Nos casos graves, o revestimento cornificado pode ser parcialmente destruído, notando-se vermes sob o material necrosado da musculatura alterada da moela.

Outras espécies de vermes espiruroides encontrados na moela são consideradas de pouca importância.

Histiocephalus laticaudatus

Local de predileção. Moela.

Filo. Nematoda.

Classe. Secernentea.

Superfamília. Spiruroidea.

Descrição macroscópica. Os machos medem ao redor de 7 a 7,5 mm e as fêmeas, 13 a 16 mm de comprimento.

Descrição microscópica. A boca é circundada por quatro lábios e os pseudolábios são endentados, formando 10 projeções semelhantes a dedos, cada uma com duas ou três pontas. Os vermes adultos apresentam estruturas foliculares ornamentadas e um colar cervical. A cavidade bucal é cilíndrica. Os machos apresentam duas asas grandes, quatro pares de papilas pré-cloacais e dois pares de papilas pós-cloacais. As espículas são longas e de igual comprimento. Não há gubernáculo. A vulva situa-se na parte anterior da fêmea.

Hospedeiros. Galinhas, patos.

Distribuição geográfica. Europa.

Streptocara crassicauda

Local de predileção. Moela.

Filo. Nematoda.

Classe. Secernentea.

Superfamília. Acuarioidea.

Descrição macroscópica. Os machos medem cerca de 5 mm e as fêmeas, até 10 mm de comprimento.

Descrição microscópica. As asas cervicais são bem desenvolvidas e possuem pequenos dentes na margem posterior.

Hospedeiros definitivos. Galinhas, perus, patos, gansos.

Hospedeiros intermediários. Crustáceos (*Daphnia*, *Gammarus*).

Echinuria uncinata

Para mais detalhes, consulte a seção Proventrículo.

INTESTINO DELGADO

Ascaridia galli

Sinônimos. *Ascaridia lineata*, *Ascaridia perspicillum*.

Local de predileção. Intestino delgado.

Filo. Nematoda.

Classe. Secernentea.

Superfamília. Ascaridoidea.

Descrição macroscópica. Os vermes são robustos e densamente esbranquiçados; os machos medem 50 a 75 mm e as fêmeas, 70 a 120 mm de comprimento (ver Figura 1.54). *Ascaridia* é, sem dúvida, o maior nematódeo de aves domésticas.

Descrição microscópica. A extremidade anterior é caracterizada por uma boca proeminente circundada por três grandes lábios trilobados. As margens dos lábios contêm dentículos semelhantes a dentes. Não há bulbo posterior no esôfago. A cauda do macho possui asas pequenas, além de 10 pares de papilas. O comprimento das espículas é quase o mesmo. O macho possui uma ventosa pré-clocal circular, com espessa borda cuticular. O ovo, marrom-pálido, tem tamanho médio, é distintamente oval, com paredes laterais em formato de barril e não são segmentados, quando excretados (ver Figura 4.7). Mede cerca de 75-80 × 45-50 μm. A casca lisa e espessa contém três camadas, sendo a do meio a mais saliente. Não é possível distinguir facilmente os ovos daqueles de outro ascaridoide comum de aves domésticas, *Heterakis*.

Hospedeiros. Galinhas, perus, gansos, patos, galinhas-d'angola e diversas aves galiformes selvagens.

Distribuição geográfica. Cosmopolita.

Patogênese. *Ascaridia* não é um verme altamente patogênico. Em geral, todos os seus efeitos são verificados em aves jovens, com cerca de 1 a 2 meses de idade; comparativamente, os adultos parecem não acometidos. O principal efeito é notado durante a fase pré-patente, quando as larvas se encontram na mucosa do duodeno/intestino. Uma vez instalado neste local pode provocar enterite, geralmente catarral; todavia, nas infecções graves a enterite pode ser hemorrágica. Nas infecções moderadas, os vermes adultos são tolerados pelas aves, sem sinais clínicos; no entanto, quando há número considerável destes vermes podem ocorrer oclusão intestinal e morte. A deficiência nutricional pode predispor as aves a infecções.

Sinais clínicos. As aves gravemente infectadas podem manifestar anemia, diarreia intermitente, anorexia e, posteriormente, definhamento e emaciação. Isto pode ocasionar redução na produção de ovos.

Diagnóstico. Nas infecções por vermes adultos são encontrados ovos nas fezes, mas como frequentemente é difícil distinguir estes ovos daqueles ligeiramente menores de *Heterakis,* a confirmação do diagnóstico deve se basear nos achados do exame *post mortem* de um episódio, quando grande número de vermes brancos é encontrado. No período pré-patente, as larvas são vistas no conteúdo intestinal e nos raspados de mucosa.

Patologia. Pode-se notar enterite, até mesmo hemorrágica, quando grande número de parasitas jovens penetra na mucosa do duodeno ou do jejuno. As larvas incrustadas causam hemorragia e extensa destruição do epitélio glandular e a proliferação de células secretoras de muco pode resultar em aderências de vilosidades à mucosa. Lesão epitelial pode não apenas ser provocada por larvas, mas também por vermes adultos, a qual se apresenta na forma atrofia compressiva das vilosidades, com necrose ocasional da camada mucosa. Nas infecções crônicas é possível notar perda do tônus muscular e flacidez da parede intestinal. Durante a fase histotrópica, ocorrem perda de sangue e diminuição da glicemia e, com frequência, os ureteres encontram-se distendidos com uratos.

Epidemiologia. As aves adultas são portadoras assintomáticas e o reservatório da infecção está no solo, na forma de ovos livres ou em minhocas, que atuam como hospedeiros de transporte. A infecção é mais grave em pintinhos.

Tratamento. O tratamento com sais de piperazina, levamizol ou um benzimidazol, como flubendazol, mebendazol ou fembendazol, pode ser administrado junto com o alimento (30 ppm por 7 dias; 60 ppm por 7 dias; 60 ppm por 3 dias, respectivamente). O levamisol é efetivo na dose de 30 mg/kg VO, ou de 300 ppm, adicionado ao alimento.

Controle. Quando a ascaridiose é um problema em aves de vida livre, quando possível, as aves jovens devem ser separadas e criadas em área que não foi anteriormente utilizada por aves domésticas. É aconselhável a rotação de viveiros de aves domésticas. Como o nematódeo também pode ser um problema em granjas com cama alta, devem-se utilizar sistemas de fornecimento de alimento e água que restrinjam a contaminação do alimento e da agua por fezes.

Ascaridia dissimilis

Local de predileção. Intestino delgado.

Filo. Nematoda.

Classe. Secernentea.

Superfamília. Ascaridoidea.

Descrição macroscópica. Os vermes são robustos e densamente esbranquiçados; os machos medem 35 a 50 mm e as fêmeas, 50 a 75 mm de comprimento.

Descrição microscópica. Os machos desta espécie e aqueles de *A. galli* são distinguidos pelas diferenças na posição do primeiro e do quarto pares de papilas caudais ventrais e pelo formato das espículas. O ovo é distintamente oval, com casca lisa e mede 80 a 95 μm de tamanho.

Hospedeiro. Perus.

Distribuição geográfica. Possivelmente cosmopolita.

Patogênese. Não é considerado patogênico.

Sinais clínicos. Com frequência, as infecções moderadas são inaparentes.

Diagnóstico. Os vermes adultos podem ser encontrados no intestino durante o exame *post mortem* ou os ovos típicos de ascarídeos podem ser notados nas fezes.

Patologia. Não há patologia associada.

Epidemiologia. Aves adultas são portadoras assintomáticas e o reservatório da infecção é o solo, na forma de ovos livres, ou em minhocas, que atuam como hospedeiros de transporte.

Tratamento. Em geral, não é necessário, embora o tratamento com sais de piperazina, levamisol ou um benzimidazol, como fembendazol, seja efetivo.

Controle. Higiene rigorosa; devem ser utilizados sistemas de fornecimento de alimentos e de água que restrinjam a contaminação do alimento ou da água por fezes.

Porrocaecum crassum

Local de predileção. Intestino delgado.

Filo. Nematoda.

Classe. Secernentea.

Superfamília. Ascaridoidea.

Descrição macroscópica. Os vermes são branco-avermelhados; os machos medem 12 a 30 mm e as fêmeas, 40 a 55 mm.

Descrição microscópica. A cauda do macho é cônica e não há asas caudais. O ovo é elipsoidal, com casca reticulada e mede 110 × 85 μm de tamanho.

Hospedeiros. Patos domésticos e selvagens.

Distribuição geográfica. Provavelmente cosmopolita.

Patogênese. Não é considerado patogênico.

Contracaecum spiculigerum

Sinônimos. *Ascaris spiculigera, Ascaris variegata, Ascaris mergorum, Ascaris colyborum, Ascaris siluri, Contracaecum siluri, Contracaecum trukestanicum, Contracaecum umiu, Contracaecum himeu.*

Local de predileção. Intestino delgado.

Filo. Nematoda.

Classe. Secernentea.

Superfamília. Ascaridoidea.

Família. Anisakidae.

Descrição macroscópica. Os machos medem, aproximadamente, 32 a 45 mm e as fêmeas, 24 a 64 mm de comprimento.

Descrição microscópica. Possui um apêndice esofágico. O ovo é esférico e mede 50 a 52 μm de tamanho.

Hospedeiros. Patos, gansos, cisnes e outras aves aquáticas.

Distribuição geográfica. Provavelmente cosmopolita.

Patogênese. Não é considerado patogênico.

Capillaria caudinflata

Sinônimo. *Aonchotheca caudinflata.*

Local de predileção. Intestino delgado.

Filo. Nematoda.

Classe. Secernentea.

Superfamília. Trichuroidea.

Descrição. Ver *Eucoleus annulata*. Os machos medem, aproximadamente, 6 a 12 mm e as fêmeas, até 25 mm. As fêmeas apresentam um apêndice vulvar proeminente típico. Os ovos, de tamanho médio, medem 43-69 × 20-27 µm e apresentam casca espessa finamente esculpida; as demais características são mais detalhadamente descritas no item sobre *Eucoleus contorta*.

Hospedeiros definitivos. Galinhas, perus, gansos, pombos e outras aves selvagens.

Hospedeiros intermediários. Minhocas.

Distribuição geográfica. Cosmopolita.

Patogênese. As extremidades anteriores dos vermes se incrustam na mucosa. Infecções discretas podem causar inflamação catarral; infecções graves podem provocar enterite hemorrágica com diarreia sanguinolenta.

Sinais clínicos. Com frequência, as infecções graves causam anemia e as aves se tornam fracas e emaciadas.

Capillaria bursata

Local de predileção. Intestino delgado.

Filo. Nematoda.

Classe. Secernentea.

Superfamília. Trichuroidea.

Descrição macroscópica. Ver *Eucoleus annulata*. Os machos medem ao redor de 6 a 12 mm e as fêmeas, até 25 mm de comprimento.

Hospedeiros definitivos. Galinhas, perus, patos, faisões e aves selvagens.

Hospedeiros intermediários. Minhocas.

Distribuição geográfica. Cosmopolita.

Capillaria obsignata

Sinônimos. *Baruscapillaria obsignata, Capillaria columbae.*

Local de predileção. Intestino delgado.

Filo. Nematoda.

Classe. Secernentea.

Superfamília. Trichuroidea.

Descrição macroscópica. Ver *Eucoleus annulata*. Os machos medem ao redor de 10 a 12 mm e as fêmeas, até 15 mm de comprimento.

Descrição microscópica. A cauda da fêmea se afina em sentido posterior. Os ovos, de tamanho médio, têm forma de barril com tampões bipolares discretamente estriados e possuem casca com padrão reticulado. Medem cerca de 50-62 × 20-25 µm; as demais características são relatadas mais detalhadamente no item sobre *Eucoleus contorta*.

Hospedeiros. Pombos, galinhas, perus, faisões e aves selvagens.

Distribuição geográfica. Cosmopolita.

Patogênese. *Capillaria obsignata* pode ser altamente patogênica em galinhas e pombos, causando morte. As aves se tornam apáticas, emaciadas e com diarreia.

Epidemiologia. As aves jovens são mais suscetíveis à infecção causada por *Capillaria*, enquanto as adultas podem atuar como portadores. *Capillaria obsignata* é importante porque, tendo um ciclo evolutivo direto, ocorre em aves confinadas mantidas em cama alta e em aves de vida livre, possibilitando o acúmulo de grande número de ovos infectantes.

Detalhes sobre diagnóstico, epidemiologia, tratamento e controle desta espécie são os mesmos mencionados para *E. annulata*.

Hartertia gallinarum

Locais de predileção. Intestino delgado, moela.

Filo. Nematoda.

Classe. Secernentea.

Superfamília. Spiruroidea.

Descrição macroscópica. São vermes delgados excepcionalmente longos para espiruroides. Os machos medem até, aproximadamente, 40 mm e as fêmeas, 110 mm.

Descrição microscópica. A aparência macroscópica dos vermes se assemelha muito àquela de *Ascaridia galli*. Possuem dois lábios laterais, cada um dividido em três lobos, em sentido medial. O macho apresenta asas laterais, protuberâncias cuticulares ventrais, quatro pares de papilas pré-cloacais e dois pares de papilas pós-cloacais. A espícula esquerda é farpada, sendo maior que a espícula direita, de extremidade romba. Os ovos apresentam casca espessa, medem 45-53 × 27-33 µm e são embrionados, quando excretados.

Hospedeiros definitivos. Galinhas, abetarda (ave de caça).

Hospedeiros intermediários. Cupins.

Distribuição geográfica. Disseminado na Europa, na África e na Ásia. Não é encontrado no Novo Mundo.

Patogênese. As infecções raramente são fatais, mas quando há grande número de vermes pode ocorrer inflamação intestinal.

Sinais clínicos. Pode haver diarreia e emaciação, frequentemente acompanhadas de diminuição na produção de ovos.

Diagnóstico. A diferenciação dos ovos nas fezes é difícil, pois são morfologicamente semelhantes àqueles de outros vermes espiruroides de aves domésticas. Em geral, o diagnóstico é confirmado durante a necropsia.

Tratamento. Não relatado.

Controle. Onde exequível, é importante a remoção de ninhos de cupins em áreas adjacentes a viveiros utilizados por aves domésticas.

Cestódios

Cestódios são característicos de aves domésticas criadas de maneira extensiva em pastagem, sendo a infecção adquirida por meio da ingestão de hospedeiros intermediários infectados, como besouros, minhocas, formigas, gafanhotos ou moscas. A infecção é rara nos sistemas de criação intensiva, em confinamento, pois geralmente em tal condição não há hospedeiros intermediários apropriados. A espécie patogênica, e mais importante, é *Davainea proglottina*, que penetra na mucosa do duodeno e, em aves jovens, pode ocasionar enterite hemorrágica necrótica que, às vezes, é fatal. *Raillietina echinobothrida* também é patogênica; causa enterite hiperplásica e inúmeros nódulos caseosos, onde o escólex se fixa à parede intestinal. Muitas outras espécies de cestódios ocasionam apenas sintomas discretos, a menos que a infecção seja maciça, em que é possível notar redução na produtividade. Obtém-se tratamento efetivo de cestódios aviários com o uso de praziquantel, flubendazol, mebendazol, febantel ou niclosamida. A dose e o tempo de tratamento variam entre as espécies de aves. O controle implica tratamento das aves infectadas com um anti-helmíntico apropriado e a eliminação ou remoção de hospedeiros intermediários, quando possível.

Davainea proglottina

Locais de predileção. Intestino delgado, em especial o duodeno.

Filo. Platyhelminthes.

Classe. Cestoda.

Família. Davaineidae.

Descrição macroscópica. *Davainea proglottina* é um cestódio muito pequeno; mede até 1 a 4 mm de comprimento e, diferentemente de *Amoebotaenia*, em geral possui apenas quatro a nove segmentos (Figura 13.2).

Descrição microscópica. Os rostelos contêm 80 a 94 ganchos, dispostos em fileira dupla, e as ventosas possuem poucas fileiras de pequenos ganchos. Cada segmento contém um único conjunto de órgãos reprodutores. Os poros genitais se alternam regularmente. Os ovos são esféricos e medem cerca de 30 a 40 μm; são vistos isoladamente no interior de cápsulas parenquimatosas, no segmento grávido.

Hospedeiros definitivos. Galinhas, perus, pombos e outras galináceas.

Hospedeiros intermediários. Moluscos gastrópodes, como *Agriolinax, Arion, Cepaea* e *Limax*.

Distribuição geográfica. Maioria dos países.

Patogênese. Este é o mais patogênico dos cestódios de aves domésticas; o escólex, duplamente armado, penetra profundamente entre as vilosidades do duodeno. As infecções maciças podem provocar enterite hemorrágica e as infecções brandas retardam o crescimento e causam fraqueza.

Sinais clínicos. As infecções moderadas podem ocasionar baixo ganho de peso, inapetência e baixa produção de ovos. Infecção com grande número de parasitas pode causar emaciação e dispneia e, até mesmo, morte.

Diagnóstico. O diagnóstico é melhor definido durante a necropsia, mediante o exame microscópico de raspados da mucosa do duodeno e da parte anterior do intestino delgado. Em razão de seu minúsculo tamanho, o cestódio pode, facilmente, passar despercebido.

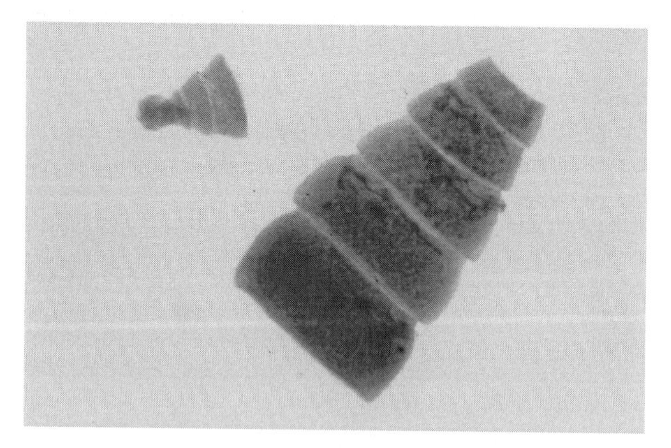

Figura 13.2 *Davainea proglottina:* escólex e proglotes. (Esta figura encontra-se reproduzida em cores no Encarte.)

Patologia. As membranas mucosas se apresentam espessadas e hemorrágicas, com áreas de necrose localizadas. Pode haver muco fétido.

Epidemiologia. A infecção pode ser comum em aves em criação extensiva, pois frequentemente há hospedeiros intermediários disponíveis apropriados. Aves jovens tendem a ser mais gravemente acometidas do que as aves mais velhas.

Raillietina cesticillus

Sinônimo. *Skrjabinia cesticillus.*

Local de predileção. Intestino delgado.

Filo. Platyhelminthes.

Classe. Cestoda.

Família. Davaineidae.

Descrição macroscópica. É um cestódio de tamanho pequeno a médio que mede, aproximadamente 10 a 14 cm de comprimento; no entanto, mas frequentemente é mais curto.

Descrição microscópica. O escólex largo é grande e o rostelo é amplo. As ventosas desarmadas não são proeminentes e o rostelo possui várias centenas de pequenos ganchos em forma de martelo, dispostos em fileira dupla. As proglotes grávidas contêm muitas cápsulas com ovos de paredes finas, cada uma com um único ovo. Os ovos são esféricos ou ligeiramente elipsoidais e medem cerca de 75 × 90 μm. Possuem casca lisa espessa e um embrião hexacanto (ver Figura 4.7). Os ovos são excretados apenas depois da desintegração da proglote grávida ou da cápsula com ovo.

Hospedeiros definitivos. Galinhas, perus, galinhas-d'angola.

Hospedeiros intermediários. Vários gêneros de besouros, inclusive das famílias Carabidae, Scarabaeidae, Tenebrionidae e o besouro de farinha *Tribolium* spp.

Distribuição geográfica. Cosmopolita.

Patogênese. As infecções maciças podem causar enterite catarral.

Sinais clínicos. Redução na taxa de crescimento. As infecções graves podem ocasionar emaciação e fraqueza.

Diagnóstico. O diagnóstico é melhor definido durante a necropsia, por meio de exame microscópico de raspados da mucosa do intestino delgado.

Patologia. Nas infecções maciças, os escóleces do parasita podem originar nódulos caseosos na parede do intestino delgado.

Epidemiologia. Em geral, as aves jovens são mais suscetíveis à infecção do que as adultas. A taxa de infecção depende da disponibilidade de hospedeiros intermediários. Há muitos besouros para aves em criação extensiva, mas, também, alguns besouros podem reproduzir-se em material de cama. Os ovos são razoavelmente resistentes a condições ambientais e sobrevivem por vários meses.

Raillietina echinobothrida

Nome comum. Cestódio da doença nodular.

Local de predileção. Intestino delgado.

Filo. Platyhelminthes.

Classe. Cestoda.

Família. Davaineidae.

Descrição macroscópica. A forma de *Raillietina echinobothrida*, que pode medir até 25 cm de comprimento, é semelhante àquela de *R. tetragona*. As ventosas são circulares e o rostelo é bem-dotado, com duas fileiras de ganchos.

Descrição microscópica. As ventosas são armadas com muitas fileiras de pequenos ganchos e o rostelo é bem-dotado, com duas fileiras de, aproximadamente, 200 ganchos (estas características possibilitam a distinção de *R. tetragona*). Não há "colo" atrás do escólex. As proglotes grávidas contêm múltiplas cápsulas com ovos, com paredes fibrosas, cada uma contendo muitos ovos (ao redor de 6 a 12). Os ovos são semelhantes àqueles de *R. cesticillus* e medem cerca de 75 × 95 μm.

Hospedeiros definitivos. Galinhas, perus e outras aves.

Hospedeiros intermediários. Formigas dos gêneros *Pheidole* e *Tetramorium*.

Distribuição geográfica. Cosmopolita.

Patogênese. No local de fixação pode ocorrer enterite hiperplásica.

Patologia. *Raillietina echinobothrida* é mais patogênica do que *R. cesticillus* ou *R. tetragona*. Nas infecções maciças, os escóleces incrustados do parasita originam grandes nódulos caseosos nas camadas subserosa e muscular da parede da parte posterior do intestino delgado.

Nota. As lesões intestinais são semelhantes àquelas verificadas na tuberculose aviária.

Raillietina tetragona

Local de predileção. Metade posterior do intestino delgado.

Filo. Platyhelminthes.

Classe. Cestoda.

Família. Davaineidae.

Descrição macroscópica. É um grande cestódio que atinge 20 a 25 cm de comprimento.

Descrição microscópica. O escólex é menor do que aquele de *R. echinobothrida* e o "colo" é muito proeminente. As ventosas ovais são discretamente armadas com muitas fileiras de finos ganchos e o rostelo contém uma, ou, às vezes, duas fileiras com cerca de 100 ganchos (Figura 13.3). As proglotes grávidas contêm múltiplas cápsulas de ovos de parede fibrosa, cada uma com muitos ovos. Os ovos medem, aproximadamente, 50 × 25 μm. *Raillietina tetragona* apresenta maior número de cápsulas de ovos na proglote grávida do que *R. cesticillus* ou *R. echinobothrida*.

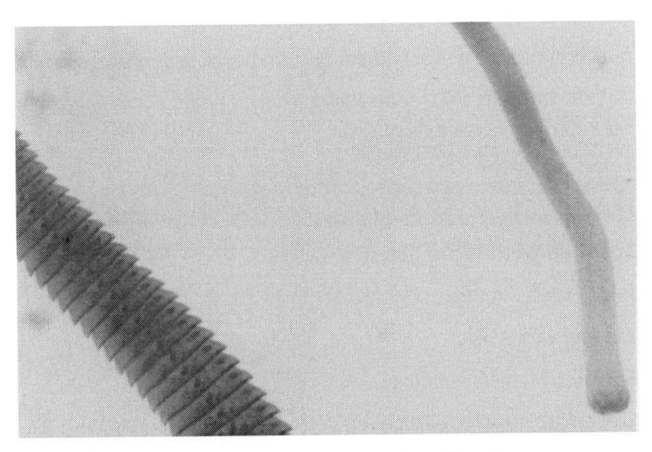

Figura 13.3 *Raillietina tetragona*: escólex e proglotes. (Esta figura encontra-se reproduzida em cores no Encarte.)

Hospedeiros definitivos. Galinhas, galinhas-d'angola e pombos.

Hospedeiros intermediários. Formigas dos gêneros *Pheidole*, *Ontophagus* e *Tetramorium* e moscas-domésticas.

Distribuição geográfica. Cosmopolita.

Patogênese. Nas infecções maciças, os escóleces deste parasita incrustados originam grandes nódulos caseosos na parede do intestino delgado.

Patologia. Em geral, *Raillietina tetragona* é menos patogênica do que *R. echinobothrida* ou *R. cesticillus*.

Cotugnia digonopora

Local de predileção. Intestino delgado.

Filo. Platyhelminthes.

Classe. Cestoda.

Família. Davaineidae.

Descrição macroscópica. Este cestódio pode medir até 10 cm de comprimento.

Descrição microscópica. A cabeça é grande, com pequeno rostelo rudimentar retrátil que possui duas fileiras de pequenos ganchos. As ventosas são grandes e desarmadas e as proglotes são mais largas do que compridas. Os segmentos apresentam um duplo conjunto de órgãos genitais.

Hospedeiros definitivos. Galinhas.

Distribuição geográfica. Europa, Ásia, África.

Amoebotaenia sphenoides

Sinônimo. *Amoebotaenia cuneata*.

Local de predileção. Intestino delgado.

Filo. Platyhelminthes.

Classe. Cestoda.

Família. Dilepididae.

Descrição macroscópica. É um cestódio muito pequeno, com até 4,0 mm de comprimento; possui até 20 proglotes, mais largas do que compridas. Tem formato parecido com triângulo, embora os últimos segmentos sejam menores e sua aparência geral seja ligeiramente semelhante àquela de trematódeo.

Descrição microscópica. O rostelo contém uma única fileira de 14 ganchos. No único órgão reprodutor os poros se alternam regularmente. Os embrióforos esféricos medem até 42 μm de diâmetro e a camada interna é granular, característica diagnóstica para este gênero de parasita.

Hospedeiros definitivos. Galinhas.

Hospedeiros intermediários. Minhocas, especialmente espécies de *Allolobrophora*, *Helodrilus*, *Ocnerodrilus* e *Pheretina*.

Distribuição geográfica. Maioria dos países.

Patogênese. Em geral, é considerado de pouca relevância patogênica.

Choanotaenia infundibulum

Local de predileção. Parte superior do intestino delgado.

Filo. Platyhelminthes.

Classe. Cestoda.

Família. Dilepididae.

Descrição macroscópica. É um cestódio relativamente grande, com até cerca de 20 cm de comprimento e 1,5 a 3 mm de largura. Os segmentos são mais largos na parte posterior do parasita, conferindo à margem do cestódio uma aparência "serrilhada".

Descrição microscópica. O escólex é triangular, direcionado em sentido anterior, com um rostelo anelado distinto com cerca de 18 ganchos delgados. Há um único conjunto de órgãos reprodutores em cada proglote e os poros genitais se alternam regularmente. Os ovos, ovais, medem ao redor de 45 × 55 μm e possuem um longo filamento distinto em cada polo, considerada uma característica diagnóstica deste gênero em aves (ver Figura 4.7).

Hospedeiros definitivos. Galinhas, perus e muitas aves de caça selvagens.

Hospedeiros intermediários. Mosca-doméstica, *Musca domestica*; besouros dos gêneros *Aphodius*, *Calathus*, *Geotrupes* e *Tribolium*; e gafanhotos.

Distribuição geográfica. Maioria dos países.

Metroliasthes lucida

Sinônimo. *Hexaparuterins lucida*.

Local de predileção. Intestino delgado.

Filo. Platyhelminthes.

Classe. Cestoda.

Família. Paruterinidae.

Descrição macroscópica. O cestódio tem cerca de 20 cm de comprimento e 1,5 mm de largura.

Descrição microscópica. O escólex não tem rostelo, tampouco ganchos, e as ventosas são destituídas de espinhos. Os poros genitais individuais são irregularmente alternados e podem ser proeminentes. Cada proglote grávida possui um único órgão paruterino contendo um ovo. O embrióforo, oval, mede cerca de 75 × 50 μm.

Hospedeiros definitivos. Galinhas, perus.

Hospedeiros intermediários. Gafanhotos (*Chorthippus*, *Paroxya*, *Melanopus*).

Distribuição geográfica. América do Norte, Índia, África.

Hymenolepis carioca

Sinônimo. *Echinolepis carioca*.

Local de predileção. Intestino delgado.

Filo. Platyhelminthes.

Classe. Cestoda.

Família. Hymenolepididae.

Descrição macroscópica. É um cestódio delgado filamentoso que atinge até 8 cm de comprimento.

Descrição microscópica. Os escóleces são desarmados. As proglotes, ao redor de 500 a 1.100, são mais largas do que compridas.

Hospedeiros definitivos. Galinhas, perus e outras aves.

Hospedeiros intermediários. Besouros de esterco e de farinha e, às vezes, *Stomoxys* spp.

Distribuição geográfica. Maioria dos países; comum nos EUA.

Patogênese. Geralmente se considera de baixa patogenicidade.

Sinais clínicos. Grande número de cestódios pode provocar diarreia.

Hymenolepis cantaniana

Sinônimo. *Stephylepsis cantaniana*.

Nome comum. Cestódio ramificado.

Local de predileção. Intestino delgado.

Filo. Platyhelminthes.

Classe. Cestoda.

Família. Hymenolepididae.

Descrição macroscópica. É um cestódio delgado que atinge até 2 cm de comprimento.

Descrição microscópica. O rostelo é rudimentar e as ventosas são desarmadas.

Hospedeiros definitivos. Galinhas, perus, faisões, cordonizes e outras aves.

Hospedeiros intermediários. Besouros (Scarabaeidae).

Distribuição geográfica. Maioria dos países, em especial, Europa, África e EUA.

Hymenolepis lanceolata

Sinônimo. *Drepanidotaenia lanceolatum*.

Local de predileção. Intestino delgado.

Filo. Platyhelminthes.

Classe. Cestoda.

Família. Hymenolepididae.

Descrição macroscópica. É um cestódio delgado que atinge até 15 a 20 cm de comprimento.

Descrição microscópica. Em geral, as proglotes são mais largas do que compridas.

Hospedeiros definitivos. Patos e gansos.

Hospedeiros intermediários. Crustáceos copépodes aquáticos.

Distribuição geográfica. Cosmopolita.

Patogênese. As infecções maciças podem ser fatais.

Sinais clínicos. Grande número de cestódios pode provocar diarreia.

Patologia. Infecções moderadas a maciças podem ocasionar enterite catarral e necrose da mucosa.

Fimbriaria fasciolaris

Local de predileção. Intestino delgado.

Filo. Platyhelminthes.

Classe. Cestoda.

Família. Hymenolepididae.

Descrição macroscópica. Os cestódios adultos podem apresentar tamanhos consideravelmente variáveis, desde 2,5 cm até cerca de 40 cm.

Descrição microscópica. O escólex é pequeno, com 10 ganchos; na parte anterior do corpo possui um "pseudoescólex" (uma projeção corporal, em dobra) utilizado para a fixação do parasita no hospedeiro. A presença desta projeção auxilia no diagnóstico. O útero é um tubo contínuo que se divide em pequenos túbulos na parte posterior do verme. Estes túbulos contêm ovos que retém a casca externa fusiforme e contêm embrióforos ovais. Os poros genitais são unilaterais, com três testículos em cada conjunto de órgãos genitais.

Hospedeiros definitivos. Galinhas, patos, gansos e aves anseriformes selvagens.

Hospedeiros intermediários. Copépodes (*Cyclops* e *Diaptomus* spp.)

Trematódeos intestinais

Os trematódeos intestinais são encontrados nos intestinos delgado e grosso. A maioria dos trematódeos intestinais de aves infecta aves aquáticas e pássaros e são importantes onde as aves se alimentam em local que contém caramujos que atuam como hospedeiros intermediários.

Grande número de trematódeos pode causar irritação da mucosa intestinal, ocasionando enterite hemorrágica catarral e diarreia. As aves jovens são especialmente suscetíveis à infecção, manifestando emaciação progressiva; a taxa de mortalidade pode ser alta. Há disponibilidade de vários anti-helmínticos para tratamento desta parasitose. Em aves aquáticas, praziquantel ou flubendazol, administrado por vários dias, é efetivo. Niclosamida (não indicada para gansos) e fembendazol são efetivas contra parasitas Echinostomatidae.

Echinoparyphium recurvatum

Locais de predileção. Intestino delgado, em especial o duodeno.

Filo. Platyhelminthes.

Classe. Trematoda.

Família. Echinostomatidae.

Descrição macroscópica. O trematódeo mede cerca de 4 × 0,7 mm; é curvado no sentido ventral.

Descrição microscópica. Há espinhos anteriores à ventosa ventral; ademais, a coroa lamelar possui espinhos. Os ovos medem cerca de 110 × 82 μm.

Hospedeiros definitivos. Patos, gansos, galinhas e pombos.

Hospedeiros intermediários. Hospedeiro 1: lesmas, como *Lymnaea* spp. e *Planorbis* spp. Hospedeiro 2: rãs, girinos, lesmas, como *Valvata piscinalis* e *Planorbis albus,* moluscos e mexilhões de água doce.

Distribuição geográfica. Cosmopolita, em especial na Ásia e no norte da África.

Patogênese. Infecções maciças podem causar fraqueza, anemia e emaciação.

Patologia. Com frequência, notam-se enterite catarral e mucosa intestinal edemaciada.

Hypoderaeum conoideum

Local de predileção. Parte posterior do intestino delgado.

Filo. Platyhelminthes.

Classe. Trematoda.

Família. Echinostomatidae.

Descrição macroscópica. O trematódeo adulto apresenta corpo alongado, com 5 a 12 mm de comprimento, que se afina na parte posterior.

Descrição microscópica. A parte anterior do corpo possui 50 pequenos espinhos e contém uma grande ventosa ventral. Os testículos são alongados e ligeiramente lobulados e situados além da linha média. Os ovos medem cerca de 95-108 × 61-68 μm.

Hospedeiros definitivos. Galinhas, perus, patos, gansos, cisnes, pombos e outras aves aquáticas.

Hospedeiros intermediários. Os mesmos mencionados para *E. recurvatum.*

Distribuição geográfica. Cosmopolita.

Patogênese. Pode ocorrer enterite quando grande número de trematódeos infecta o intestino.

Apatemon gracilis

Local de predileção. Intestino delgado.

Filo. Platyhelminthes.

Classe. Trematoda.

Família. Strigeidae.

Descrição macroscópica. O trematódeo adulto mede 1,5-2,5 × 0,4 mm.

Descrição microscópica. Possui uma região anterior semelhante a cálice, que contém um órgão aderente e uma parte posterior cilíndrica. As ventosas são razoavelmente bem desenvolvidas e os testículos e os ovários são dispostos um atrás do outro, sendo o ovário primeiro. O vitelário se restringe à parte posterior do corpo.

Hospedeiros definitivos. Patos, pombos, aves selvagens.

Hospedeiros intermediários. Hospedeiro 1: Lesmas. Hospedeiro 2: muitas espécies de sanguessuga.

Distribuição geográfica. Europa, Américas e Extremo Oriente.

Parastrigea robusta

Local de predileção. Intestino delgado.

Filo. Platyhelminthes.

Classe. Trematoda.

Família. Strigeidae.

Descrição macroscópica. Os trematódeos medem 2 a 2,5 cm de comprimento e são mais largos na parte anterior (1,5 mm) do que na posterior (1 mm).

Descrição microscópica. A papila genital é grande e oviforme e os testículos são compactos e apenas ligeiramente lobulados. Os vitelários situam-se principalmente nos órgãos aderentes e nas projeções laterais, embora alguns sejam verificados na parte posterior do corpo.

Hospedeiros definitivos. Patos.

Hospedeiro intermediário. Desconhecido.

Distribuição geográfica. Europa.

Cotylurus cornutus

Local de predileção. Intestino grosso.

Filo. Platyhelminthes.

Classe. Trematoda.

Família. Strigeidae.

Descrição macroscópica. Os trematódeos adultos medem cerca de 1,2-1,5 × 0,5 mm; apresentam a parte anterior arredondada e a posterior é ovoide.

Descrição microscópica. A ventosa oral é menor do que a ventosa ventral. Os testículos e os ovários estão dispostos um atrás do outro. São semelhantes àqueles de espécies de *Apatemon,* mas há um robusto órgão copulador na bolsa.

Hospedeiros definitivos. Patos, pombos, aves selvagens.

Hospedeiros intermediários. Hospedeiro 1: lesmas. Hospedeiro 2: lesmas da mesma ou de outras espécies.

Distribuição geográfica. Europa, Ásia, África, América do Norte e América do Sul.

Vermes de cabeça espinhosa

Polymorphus boschadis

Sinônimos. *Polymorphus minutus, Echinorhynchus polymorphus*

Nome comum. Verme da cabeça espinhosa.

Local de predileção. Intestino delgado.

Filo. Acanthocephala.

Família. Polymorphidae.

Descrição macroscópica. Os machos medem ao redor de 3 mm e as fêmeas, até 10 mm de comprimento; quando vivos, os vermes são alaranjados.

Descrição microscópica. A parte anterior possui pequenos espinhos e o corpo cilíndrico apresenta uma constrição ao longo de seu comprimento, a cerca de um terço de distância da cabeça. A probóscida apresenta 16 fileiras de pequenos ganchos; o seu tamanho aumenta na parte anterior. Os ovos fusiformes apresentam casca mediana espessa irregularmente comprimida em direção aos polos e uma fina casca externa; o embrião é ligeiramente alaranjado. Os ovos medem ao redor de 110 × 20 μm.

Hospedeiros definitivos. Patos, gansos, galinhas, cisnes e muitas aves aquáticas selvagens.

Hospedeiros intermediários. Crustáceos: camarão de água doce *Gammarus pulex* e, às vezes, o lagostim *Potamobius astacus.*

Distribuição geográfica. Cosmopolita.

Patogênese. O verme causa inflamação da mucosa intestinal e hemorragias localizadas que, nas infecções maciças, podem causar anemia.

Diagnóstico. Identificação de ovos típicos nas fezes ou de vermes adultos durante a necropsia.

Patologia. Os vermes utilizam suas probóscidas armadas para penetrar profundamente na mucosa do intestino; com frequência, formam-se nódulos no ponto de fixação. As infecções maciças podem ser fatais.

Filicollis anatis

Nome comum. Verme da cabeça espinhosa.

Local de predileção. Intestino delgado.

Classe. Acantocephala.

Família. Polymorphidae.

Descrição macroscópica. O verme-macho, esbranquiçado, tem cerca de 7 mm de comprimento e a região anterior possui muitos espinhos pequenos. A probóscida, ovoide, possui 18 fileiras longitudinais de pequenos ganchos. O pescoço da fêmea é alongado, delgado e contém probóscida globular, cuja coroa contém 18 fileiras de ganchos minúsculos em padrão de estrela.

Descrição microscópica. Os ovos, ovais, medem cerca de 62-67 × 19-23 μm. São menores do que aqueles de *Polymorphus* e são mais ovais do que fusiformes.

Hospedeiros definitivos. Patos, gansos, cisnes e aves aquáticas selvagens.

Hospedeiros intermediários. Crustáceos: isópodes, como *Asellus aquaticus.*

Distribuição geográfica. Cosmopolita.

Patogênese. O verme causa inflamação da mucosa intestinal e hemorragias localizadas.

Sinais clínicos. Perda de peso, emaciação e, nas infecções maciças, morte.

Diagnóstico. Identificação de ovos típicos nas fezes ou de vermes adultos durante a necropsia.

Patologia. Os machos penetram na mucosa intestinal e podem originar nódulos no ponto de fixação. A fêmea penetra profundamente na parede do intestino e, com frequência, sua probóscida situa-se diretamente sob o peritônio; nos casos graves ocasiona ruptura.

Tratamento e controle. Detalhes a respeito de tratamento e controle são os mesmos mencionados para *P. boschadis.*

Coccidiose em galinhas

Em galinhas domésticas são encontradas sete espécies de *Eimeria* (Tabela 13.2); a identificação se baseia na localização no intestino e na patologia associada. A identificação da espécie depende da natureza e da localização das lesões no intestino, juntamente com exame minucioso de esfregaços frescos à busca de estágios de crescimento do parasita.

Diagnóstico. O diagnóstico é melhor definido quando se faz o exame *post mortem* de algumas aves acometidas. Isto pode ser realizado por meio de exame microscópico, mediante exame de fezes à procura de oocistos ou exame de raspados ou de cortes histológicos dos tecidos acometidos. Embora seja possível detectar oocistos no exame de fezes, seria errôneo diagnosticar a parasitose apenas com base em tal evidência, por duas razões. Primeira, o principal efeito patogênico geralmente é notado antes da produção de oocistos e, segunda,

Tabela 13.2 Locais de predileção e períodos pré-patentes de espécies de *Eimeria* de galinhas.

Espécies	Local de predileção	Período pré-patente (h)
Eimeria acervulina	Duodeno	89
Eimeria brunetti	Parte inferior do intestino delgado, ceco, reto	120
Eimeria maxima	Parte média do intestino delgado	120
Eimeria mitis	Intestino delgado, ceco, reto	91
Eimeria necatrix	Intestino delgado	138
Eimeria praecox	Intestino delgado	84
Eimeria tenella	Ceco	132

dependendo da espécie envolvida, a presença de grande número de oocistos não necessariamente está associada com graves alterações patológicas no intestino. Durante a necropsia, a localização e o tipo de lesões presentes propiciam uma boa orientação quanto à espécie envolvida e isto pode ser confirmado por exame de oocistos nas fezes e de merontes e oocistos em raspados intestinais. Não é possível o diagnóstico seguro da espécie com base na morfologia do oocisto, pois as dimensões e outras características são semelhantes entre as espécies (ver Tabela 4.12).

O diagnóstico da espécie depende de uma combinação de características, inclusive do local de crescimento no trato intestinal, dos tipos de lesões macroscópicas e dos tamanhos de merontes em esfregaços de mucosa. Os merontes maduros podem ser identificados nos tecidos pela sua localização, tamanho e número de merozoítas que contêm.

Epidemiologia. O aparecimento e o desenvolvimento de coccidiose em granjas de aves domésticas dependem de um mecanismo complexo no qual interagem muitos fatores. Em cama limpa, há poucos coccídios e pode haver apenas alguns oocistos dispersos. A partir do momento em que alguns pintinhos são infectados, inicia-se uma rápida multiplicação e 1 semana depois novos oocistos são excretados em grande quantidade. Em geral, a infecção começa a se propagar, em taxa total, ao redor da terceira ou da quarta semana após o confinamento. À medida que aumenta a exposição e a imunidade, os pintinhos se recuperam gradativamente e resistem à infecção. A criação de milhares de aves em pisos revestidos com cama, em granjas enormes, pode resultar em enorme e perigoso acúmulo de oocistos. De qualquer maneira, a infecção que ocasiona a ocorrência de surtos da doença é, em grande parte, determinada pelo número de oocistos, aos quais estas aves são expostas. No entanto, a ocorrência de graves surtos de coccidiose clínica, com alta taxa de mortalidade, é uma condição altamente excepcional em granjas avícolas modernas, em razão do monitoramento rigoroso e das medidas de controle empregadas. Quando ocorrem surtos, os sinais clínicos podem ser ocasionados por uma espécie ou por uma combinação de duas, ou raramente três, espécies de coccídios. Fatores relacionados ao manejo, como densidade populacional, tamanho da granja, período de vacância, qualidade da cama, limpeza inadequada, sistema de ventilação, presença de animais de diferentes idades e anticoccídios utilizados são importantes fatores que influenciam o número de oocistos, aos quais as aves estão expostas, bem como na ocorrência de coccidiose, e até que ponto. A ocorrência e a prevalência da doença também são, em grande parte, influenciadas pelo tipo de pintinhos criados, pela sensibilidade da raça à infecção, pela condição de saúde inicial, pela imunidade adquirida e pela interferência de outras doenças. A natureza da lesão e a localização dos coccídios no intestino diferem em magnitude tal que, por fim, instala-se um quadro complexo e único em propriedades de aves domésticas individuais. A troca de um local com piso revestido de cama para um galinheiro de arame reduz muito a exposição aos coccídios. Raramente ocorrem surtos de coccidiose em galinhas poedeiras mantidas em gaiolas. Em geral, se as gaiolas são mantidas limpas e as fezes não contaminam os bebedouros e os comedouros, não há necessidade de uso profilático de medicamentos anticoccidianos.

Os oocistos se disseminam por meio das fezes e da cama, em poeira de granjas de aves domésticas e, na parte interna e externa da granja, por invertebrados e pragas; em contrapartida, os sistemas de ventilação mecânica atuam propagando oocistos para a área externa da granja. A contaminação de veículos e empregados com fezes pode disseminar a infecção para outras granjas. Medidas como limpeza completa e desinfecção com produtos anticoccidianos, descarte de aves em crescimento e permissão de número mínimo de visitantes, quando possível, são essenciais para manter padrões de higiene apropriados. Atualmente, a maioria das empresas avícolas emprega métodos de criação no solo para a produção de frangos ou reprodutores, com uso de programas contínuos de medicação. Os produtores de aves domésticas também tentam controlar coccidiose mediante o emprego de bons programas sanitários. As camas devem ser mantidas secas, de maneira a inibir a esporulação de oocistos. A cama úmida deve ser retirada e substituída por cama seca. Quando as granjas de frangos são esvaziadas, para entrada de novo lote, a cama deve ser revolvida por cerca de 24 h, de modo que o calor gerado possa destruir a maioria dos oocistos. Em geral, a desinfecção é impraticável, pois os oocistos são resistentes aos desinfetantes utilizados contra bactérias, vírus ou fungos.

Tratamento. Após a definição do diagnóstico deve-se iniciar o tratamento o mais breve possível. Sulfonamidas são as mais amplamente utilizadas; recomenda-se que sejam administradas por dois períodos de 3 dias, na água de beber, com intervalo de 2 dias entre os tratamentos. Quando houver resistência às sulfonamidas, a combinação de amprólio e etopabato propicia bom resultado. Toltrazurila foi disponibilizado para o tratamento de surtos de coccidiose e seu uso é restrito àqueles casos em que outros medicamentos não foram efetivos.

Uma estratégia terapêutica efetiva de um surto de coccidiose implica tratamento das aves já acometidas, ao mesmo tempo que possibilita o desenvolvimento de merogonia suficiente em aves clinicamente não acometidas, de maneira a estimular sua sobrevida ao parasita.

Controle. A prevenção de coccidiose aviária se baseia na combinação de bom manejo e do uso de produtos anticoccídios no alimento e na água de beber. Assim, a cama deve ser mantida permanentemente seca, com atenção especial aos bebedouros e comedouros. Sempre devem-se utilizar bebedouros que não umedeçam a cama e devem ser colocados em bandejas de gotejamento ou sobre canaleta de escoamento. O tipo e a altura de comedouros e bebedouros devem ser tais que os excrementos não os contaminem. Boa ventilação também reduz a umidade da granja, auxiliando a manter a cama seca. Preferivelmente, entre os lotes de aves a cama deve ser substituída por cama limpa. Caso não seja possível, a cama deve ser revolvida e, após alcançar temperatura de 50°C, assim permanece por 24 h; em seguida, deve ser novamente revolvida e o procedimento repetido para assegurar que todos os oocistos na cama sejam destruídos.

O uso de anticoccidiano depende do tipo de manejo. Pintinhos de lotes de frangos de corte recebem ração medicada por toda a vida e os anticoccidianos utilizados são mantidos em doses suficientes para evitar merogonia. Os medicamentos disponíveis para uso exclusivo ou em muitas combinações são amprólio, clopidol, diclazurila, etopabato, halofuginona, lasalocida, maduramicina, monensina, narasina, nicarbazina, robenidina, salinomicina e sulfaquinoxalina. Recomenda-se a alternância de medicamentos entre os lotes de frangos de corte; este procedimento é denominado "programa de rotação". A maior parte das drogas tem um período de carência mínimo e com base nele as aves podem ser abatidas para o consumo humano. Em geral, é de 5 a 7 dias.

Não há necessidade de tratamento de aves poedeiras, pois passam toda a vida em galinheiros de arame; se criadas em piso revestido de cama e, então em galinheiros de arame, administra-se uma dose total de coccidiostático, como mencionado para frangos de corte. Caso sejam criadas em cama e nesta mantidas durante a fase de produção, então utiliza-se um programa anticoccidiano destinado a estimular a imunidade. As preparações frequentemente utilizadas isoladamente, ou em combinação, são amprólio, etopabato, lasalocida, monensina e sulfaquinoxalina. O procedimento implica administração destes produtos em concentração decrescente ao longo das 16 ou 18 primeiras semanas de vida. Isto pode ser feito com redução bifásica, ou seja, 0 a 8 semanas e 8 a 16 semanas, ou, como alternativa, com redução trifásica, de 0 a 6 semanas, 6 a 12 semanas e 12 a 18 semanas. Este procedimento induz proteção total contra coccídios em aves muito jovens e a menor dose em aves mais velhas possibilita exposição limitada a coccídios em crescimento, de modo que possibilita o desenvolvimento de imunidade adquirida.

Quando se utiliza coccidiostático no alimento, dois fatores adicionais devem ser considerados. Primeiro, podem ocorrer surtos de coccidiose em aves que recebem medicação no alimento porque a concentração do cocciodiostático utilizada é muito baixa ou porque ocorreram mudanças nas condições de alojamento que propiciaram esporulação maciça de oocistos que, após a ingestão, não pode mais ser controlada com esta concentração do medicamento. Segundo, também deve ser considerada a influência de infecções intercorrentes que interferem no apetite e, portanto, na absorção do coccidiostático.

Foram desenvolvidas muitas vacinas comerciais para o controle de coccidiose aviária. Nos EUA, há disponibilidade de vacinas vivas contendo oocistos de cepas selvagens de quatro, ou oito, espécies de coccídios. A vacina é administrada a pintinhos jovens por meio de aspersão ou VO, junto com o alimento. Também, tem-se obtido imunização efetiva com oocistos atenuados por irradiação ou pela seleção de cepas "precoces" selecionadas de cada uma das espécies patogênicas de coccídios que infectam aves domésticas. Estas cepas mostram rápido crescimento *in vivo*, com lesão mínima ao intestino, mas induzem uma imunidade efetiva. Para serem efetivas, ambas as técnicas dependem de exposição subsequente aos oocistos, para reforço da imunidade, e isto pode não ocorrer, a menos que a umidade da cama seja suficiente para possibilitar a esporulação. Há interesse considerável no desenvolvimento de vacinas mais eficientes contra coccidiose, em razão do problema crescente relacionado à resistência ao medicamento. Foi desenvolvida uma vacina por bloqueio da transmissão de subunidade cujos alvos são os estágios sexuados de macrogametócitos e, assim, reduz a produção de oocistos. A vacina contém antígenos purificados por afinidade a partir de estágios de gametócitos de *Eimeria maxima*. Propicia um bom nível de proteção contra três espécies de *Eimeria* (*E. maxima*, *E. tenella* e *E. acervulina*); é administrada a galinhas poedeiras que transmitem a proteção para sua prole de pintinhos, por meio da gema do ovo. Infelizmente, a fabricação da vacina envolve alto custo e o trabalho é contínuo com a realização de testes para verificar se as formas recombinantes das proteínas dos gametócitos são tão efetivas na indução de antigenicidade como são as proteínas naturais.

Cocciodiose intestinal

Esta forma da doença tende a ser crônica e pode estar associada com muitas espécies de *Eimeria*. A taxa de mortalidade pode não ser elevada, mas a morbidade pode retardar significativamente a taxa de crescimento. Em geral, há mais de uma espécie envolvida. A identificação da espécie se baseia na natureza e na localização das lesões intestinais, juntamente com um exame minucioso de esfregaços frescos, à busca de estágios de crescimento do parasita.

Eimeria acervulina

Local de predileção. Duodeno (Figura 13.4).

Filo. Apicomplexa.

Classe. Conoidasida.

Família. Eimeriidae.

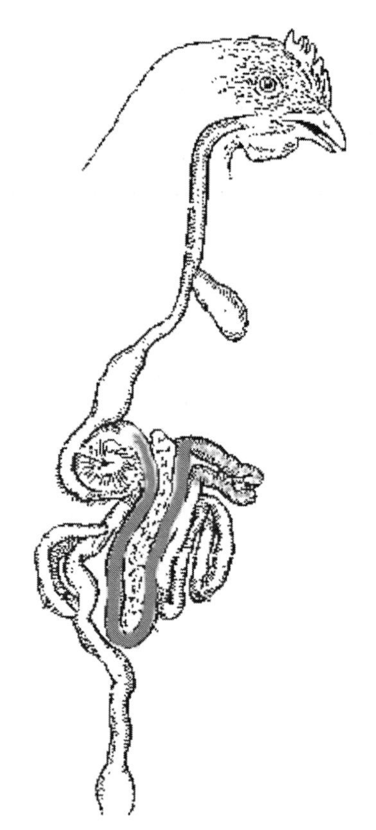

Figura 13.4 Local de predileção de *Eimeria acervulina*. (Esta figura encontra-se reproduzida em cores no Encarte.)

Descrição. Os oocistos são ovoides, lisos, medem 12-23 × 9-17 μm (em média, 18 × 14 μm), não possuem micrópilo, tampouco resíduo, mas têm um granulo polar (Figura 13.5). Os esporocistos são ovoides, com corpúsculo de Stieda e sem resíduo. Os merontes de primeira geração medem 9 a 11 μm de comprimento e amadurecem em 36 a 48 h, produzindo 8 a 16 merozoítas com um pequeno resíduo. Os merontes de segunda geração amadurecem em 41 a 56 h e produzem 16 merozoítas, sem resíduo; os merontes de terceira geração amadurecem 56 a 72 h após a inoculação e produzem oito merozoítas com resíduo, e os merontes de quarta geração amadurecem 80 a 96 h após a inoculação e produzem 32 merozoítas com um grande resíduo. Os macrogametócitos medem 14,5 a 19 μm de diâmetro e os microgametócitos, 7 a 8 μm. Estes últimos produzem muitos microgametas triflagelados com 2 a 3 μm de comprimento.

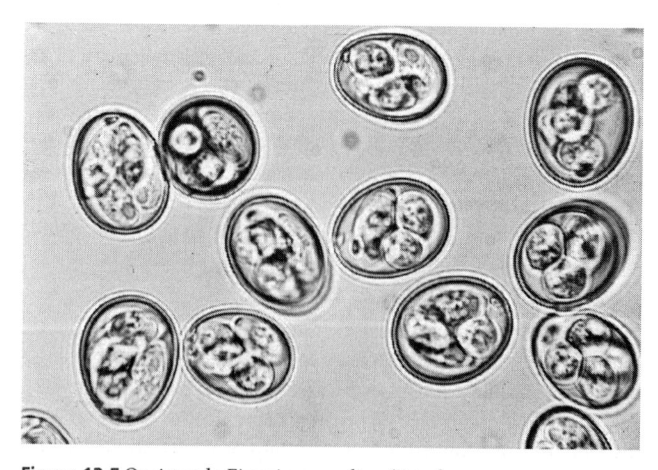

Figura 13.5 Oocistos de *Eimeria acervulina*. (Esta figura encontra-se reproduzida em cores no Encarte.)

Hospedeiros. Galinhas.

Ciclo evolutivo. Os esporocistos emergem de oocistos presentes na moela e os esporozoítas são ativados e emergem no intestino delgado. A maior parte alcança o duodeno. Os merontes são encontrados nas células epiteliais das vilosidades da parte anterior do intestino delgado, onde situam-se acima do núcleo do hospedeiro. Há quatro gerações de merogonia. Os merontes de primeira geração localizam-se na base das glândulas das criptas do duodeno. Os merontes de segunda geração são encontrados no colo das glândulas, os merontes de terceira geração situam-se na base das vilosidades e os merontes de quarta geração são vistos nas laterais e nas extremidades das vilosidades. Os estágios sexuados são encontrados acima dos núcleos da célula hospedeira, nas células epiteliais das vilosidades e, em menor número, nas células glandulares; são notados 4 dias após a infecção e o amadurecimento demora 40 h. O período pré-patente é de 89 h. O tempo de esporulação é de 24 h.

Distribuição geográfica. Cosmopolita.

Patogênese. Em geral, a doença é crônica; as aves apresentam baixo ganho de peso, porém baixa taxa de mortalidade. A doença clínica ocorre cerca de 3 dias após a ingestão de grande número de oocistos.

Sinais clínicos. Em geral, considera-se que *Eimeria acervulina* seja moderadamente patogênica, mas infecções maciças podem provocar sintomas graves e morte. Os sintomas incluem diarreia, apatia, penas arrepiadas e asas caídas, inapetência, perda de peso e menor ganho de peso.

Patologia. Nas infecções brandas as lesões consistem em estrias esbranquiçadas transversais no duodeno e na parte superior do intestino delgado (Figura 13.6). Nas infecções mais graves as lesões coalescem e a parede intestinal torna-se espessada e congesta, com marcante exsudato mucoide esbranquiçado. É possível notar grande número de gametócitos e oocistos nos esfregaços de duodeno e no exame histopatológico (Figura 13.7).

As lesões são classificadas como 1+ a 4+, como se segue:

- Lesões semelhantes a lâminas, brancas e dispersas, contendo oocistos em crescimento, restritas ao duodeno. Estas lesões são alongadas, com o eixo mais longo direcionado transversalmente, nas paredes intestinais espessadas, como degraus de uma escada. Podem ser notadas nas superfícies serosas ou na mucosa intestinal. As aves não manifestam sintoma e o ganho de peso não é influenciado
- As lesões são muito próximas, mas não são coalescentes e podem se estender até abaixo do duodeno, em aves jovens. As paredes intestinais não se apresentam espessadas e o conteúdo intestinal é normal. As aves podem ter menor ganho de peso

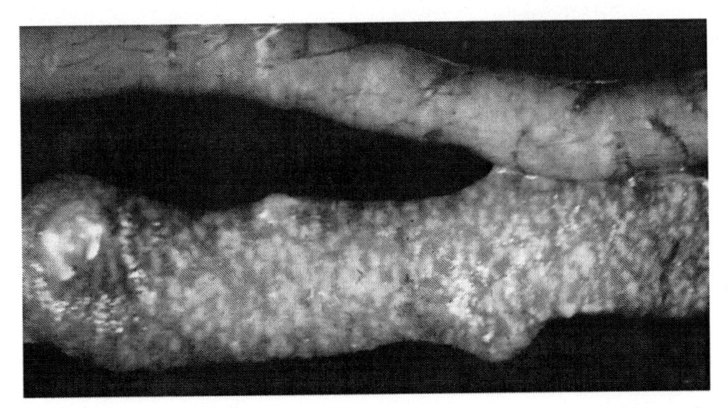

Figura 13.6 Lesões de duodeno causadas por *Eimeria acervulina*. (Esta figura encontra-se reproduzida em cores no Encarte.)

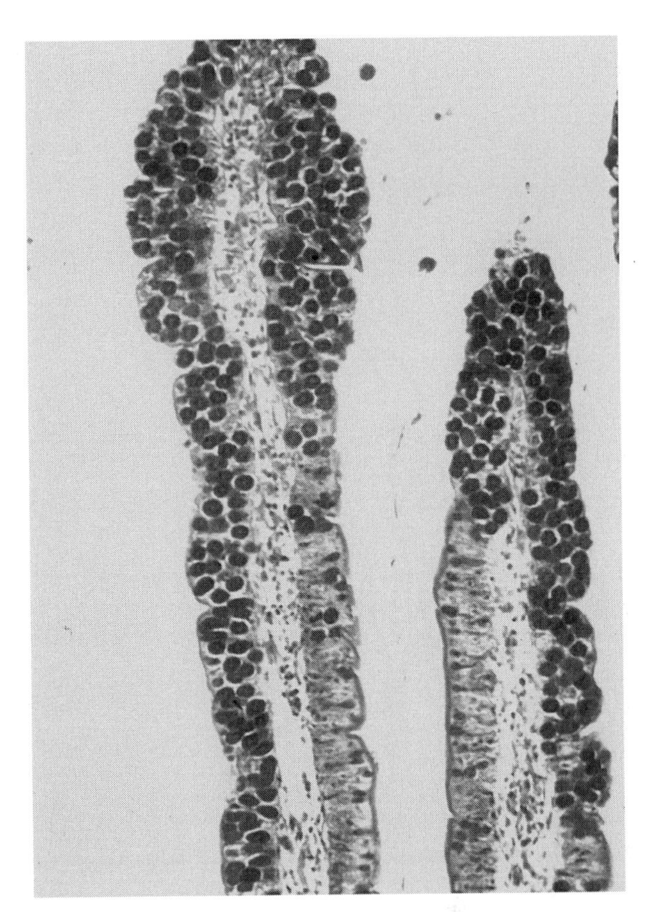

Figura 13.7 Gametócitos de *Eimeria acervulina* em enterócitos de vilosidades do intestino delgado. (Esta figura encontra-se reproduzida em cores no Encarte.)

- As lesões são claramente identificadas nas superfícies mucosa e serosa, são mais numerosas e começam a coalescer. A parede intestinal encontra-se espessada e o conteúdo intestinal é aquoso devido à excessiva secreção de muco. As aves apresentam diarreia e seu ganho de peso é reduzido
- A parede da mucosa é acinzentada, com colônias completamente coalescidas. Nas infecções extremamente intensas toda a mucosa pode ser vermelho-brilhante. As lesões individuais podem ser indistinguíveis na parte superior do intestino. As lesões características semelhantes à escada surgem na parte média do intestino. A parede intestinal é muito mais espessa e o intestino é preenchido com exsudato cremoso que pode conter vários oocistos. As aves apresentam diarreia, perda de peso marcante, baixa conversão alimentar e despigmentação cutânea.

Eimeria acervulina

Lesões: estrias esbranquiçadas semelhantes a escada, em lâminas coalescentes, principalmente no duodeno (Figura 13.6)
Tamanho médio do oocisto (mm): 18 × 14
Forma e índice comprimento:largura: ovoide e 1,25
Período pré-patente (h): 89
Tempo de esporulação (h): 24

Eimeria brunetti

Locais de predileção. Intestinos delgado e grosso (Figura 13.8).

Filo. Apicomplexa.

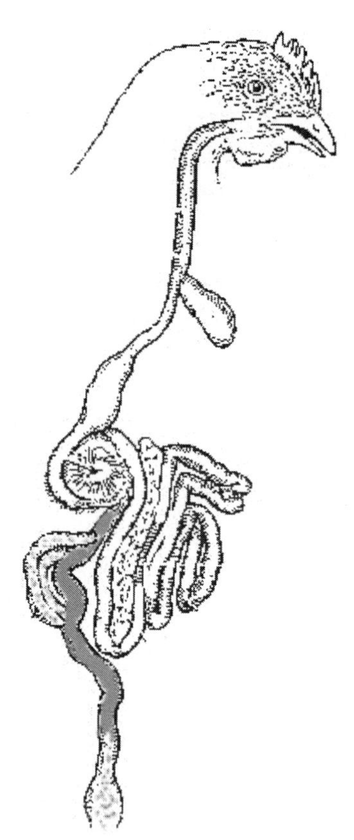

Figura 13.8 Local de predileção de *Eimeria brunetti*. (Esta figura encontra-se reproduzida em cores no Encarte.)

Classe. Conoidasida.

Família. Eimeriidae.

Descrição. Os oocistos são ovoides, lisos, medem 14-34 × 12-26 μm (em, média 26 × 22 μm), não possuem micrópilo, tampouco resíduo, mas contêm um grânulo polar. Os esporocistos são ovoides (13 × 7,5 μm) e apresentam corpúsculo de Stieda e resíduo de esporocisto. Os merontes de primeira geração medem 28 × 21 μm de comprimento e contêm 318 merozoítas. Merontes de segunda geração são menores do que os merontes de primeira geração e contêm 15 a 20 merozoítas. Os microgametócitos possuem vários centros de crescimento de microgametas e são maiores do que os macrogametócitos, que medem 25 × 22 μm.

Hospedeiros. Galinhas.

Ciclo evolutivo. Os merontes de primeira geração são encontrados nas células epiteliais da base das vilosidades do intestino médio. Há, pelo menos, três gerações de merogonia. Os merontes de segunda geração são vistos no subepitélio das extremidades das vilosidades da parte inferior do intestino delgado, 3 dias após a infecção. Os merontes de terceira geração são notados, inicialmente, em 84 h e amadurecem 4 dias após a infecção; são verificados na parte inferior do intestino delgado e no intestino grosso. Os gametócitos são vistos a partir de 5 dias nas extremidades e laterais das vilosidades no intestino delgado inferior e intestino grosso, acima dos núcleos da célula hospedeira, ou na membrana basal. O período pré-patente é de 120 h. O tempo de esporulação varia de 24 a 48 h.

Distribuição geográfica. Cosmopolita.

Patogênese. A espécie é altamente patogênica, mas a taxa de mortalidade é variável. As lesões são mais evidentes na parte posterior do intestino delgado.

Sinais clínicos. *Eimeria brunetti* é muito patogênica, mas suas consequências dependem do grau da infecção. As infecções discretas podem ser assintomáticas. As infecções mais graves reduzem o ganho de peso ou provocam perda de peso. As aves manifestam gotejamento líquido contendo muco sanguinolento e cilindros mucosos. As aves ficam deprimidas e podem morrer. Os sintomas continuam por 5 dias, antes da recuperação.

Patologia. A parede intestinal se torna espessada e um exsudato catarral róseo ou sanguinolento surge 4 a 5 dias após inoculação experimental. Nas infecções iniciais ou discretas notam-se estrias hemorrágicas em forma de escada na mucosa da parte inferior do intestino delgado e do reto. Nas infecções maciças, parece haver enterite necrótica característica que pode envolver todo o trato intestinal, porém, em geral, é mais constatada na parte inferior do intestino delgado, no cólon e na parte tubular do ceco (Figura 13.9). Membrana necrótica caseosa seca irregular ou contínua pode revestir o intestino e este pode ser preenchido com material necrótico desprendido. É possível notar manchas brancas circunscritas na serosa, podendo ocorrer perfuração intestinal e, em consequência, peritonite.

As lesões são classificadas como 1+ até 4+, como se segue:

- Lesões macroscópicas muito distintas, com alguma tonalidade cinza ou vermelha nas superfícies mucosas e poucas petéquias visíveis na superfície serosa, se apresentando como depressões na superfície mucosa
- A parede intestinal pode ser acinzentada e a parte inferior pode estar espessada com flocos de material róseo desprendido do intestino. Há maior número de petéquias, com a maior parte surgindo em 5 dias após a infecção. Podem surgir de modo tão precoce quanto 3,5 dias e, posteriormente, sugem a partir do saco vitelino. Durante a palpação é possível detectar enrugamento discreto da mucosa
- Notam-se espessamento da parede intestinal e exsudato sanguinolento. Pode haver estrias transversais na parte inferior do reto, com lesões nas tonsilas cecais. Ocorre redução do ganho de peso e da taxa de conversão alimentar
- Necrose de coagulação grave na parte inferior do intestino pode ocasionar erosão em toda a mucosa. Isto se apresenta como espessamento da parede intestinal e, em algumas aves, membrana necrosada seca pode revestir o intestino (necrose pseudomembranosa) e um núcleo caseoso pode tamponar o ceco. As lesões podem se estender às partes mediana e superior do intestino e a necrose pode ser grave o suficiente para causar obstrução intestinal e morte da ave.

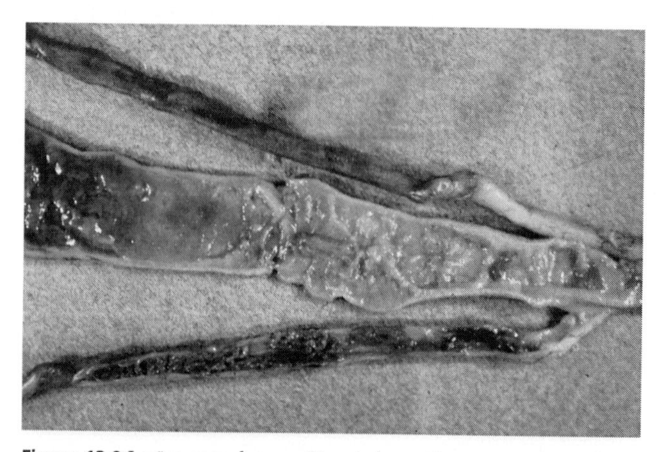

Figura 13.9 Lesões causadas por *Eimeria brunetti* na parte inferior do intestino delgado. (Esta figura encontra-se reproduzida em cores no Encarte.)

Eimeria brunetti

Lesões: necrose de coagulação e enterite sanguinolenta no intestino inferior (Figura 13.9)
Tamanho médio do oocisto (mm): 26 × 22
Forma e índice comprimento:largura: ovoide e 1,31
Período pré-patente (h): 120
Tempo de esporulação (h): 24-48

Eimeria maxima

Local de predileção. Intestino delgado (Figura 13.10).

Filo. Apicomplexa.

Classe. Conoidasida.

Família. Eimeriidae.

Descrição. Os oocistos são ovoides, amarelados e lisos, medem 21-42 × 16-30 μm (em média, 30 × 20 μm), não apresentam micrópilo nem resíduo, mas possuem um grânulo polar (Figura 13.11). Os esporocistos são ovoides, medem 15-19 × 8-9 μm, possuem corpúsculo de Stieda, mas não há resíduo. Os esporozoítas medem 19 × 4 μm e cada um tem um glóbulo claro distinto.

Hospedeiros. Galinhas.

Ciclo evolutivo. Os merontes situam-se acima dos núcleos das células hospedeiras (ou, ocasionalmente, ao lado deles), nas células epiteliais das extremidades das vilosidades do duodeno e da parte superior do íleo. Há três gerações assexuadas. Os merontes de primeira geração situam-se profundamente nas células epiteliais das glândulas profundas do duodeno. Surgem 48 h após a inoculação e contêm 25 a 50 merozoítas frouxamente compactadas. Os merontes de segunda geração são vistos nas células epiteliais das vilosidades do intestino delgado, próximo da abertura das criptas, e surgem no terceiro dia após a infecção; originam cerca de 12 merozoítas. Os merontes de terceira geração são encontrados nas células epiteliais ao longo dos lados das vilosidades superficiais e, às vezes, próximo das extremidades; surgem no quarto dia após a infecção e originam cerca de 12 merozoítas. Os gametócitos se localizam abaixo dos núcleos das células hospedeiras e à medida que as células hospedeiras aumentam eles se deslocam em direção ao centro das vilosidades e instalam-se no seu interior. Após a fertilização, a parede do oocisto se rompe e os oocistos se desprendem das vilosidades e são excretados nas fezes. O período pré-patente é de 120 h. O tempo de esporulação varia de 30 a 48 h.

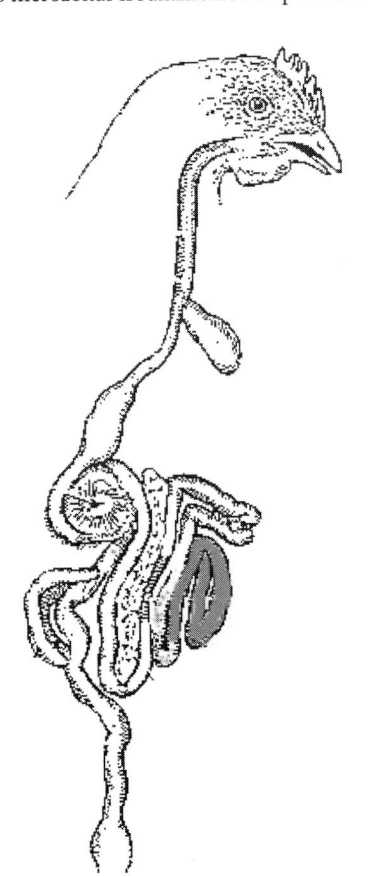

Figura 13.10 Local de predileção de *Eimeria maxima*. (Esta figura encontra-se reproduzida em cores no Encarte.)

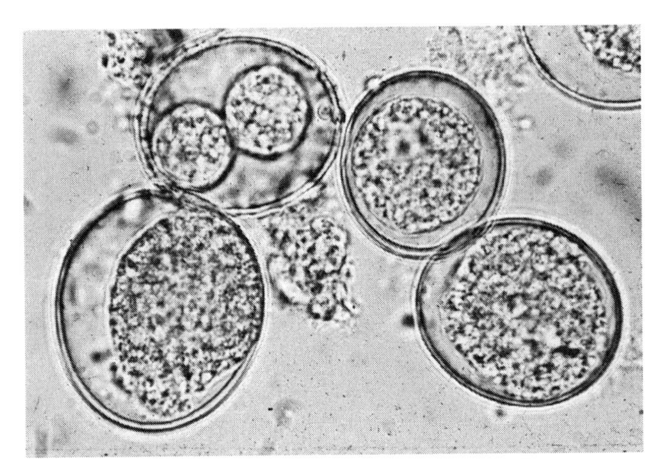

Figura 13.11 Oocistos de *Eimeria maxima*. (Esta figura encontra-se reproduzida em cores no Encarte.)

Distribuição geográfica. Cosmopolita.

Patogênese. Cepas de *Eimeria maxima* diferem quanto à patogenicidade, que pode ser muito variável; todavia, algumas cepas podem ser responsáveis por alta taxa de morbidade, com taxa de mortalidade próxima a 25%. Em geral, as lesões são notadas na parte média do intestino delgado, embora possa haver envolvimento de todo o intestino delgado. A doença clínica surge cerca de 3 dias após a ingestão de grande número de oocistos. Os estágios assexuados provocam lesão relativamente pequena; os efeitos mais graves se devem aos estágios sexuados.

Sinais clínicos. Os sintomas incluem diarreia, depressão, penas arrepiadas, retardo na taxa de crescimento ou perda de peso e, em alguns casos, morte. As aves que se recuperam logo retornam ao normal.

Patologia. As principais lesões incluem hemorragias no intestino delgado médio. Os músculos intestinais perdem o tônus e o intestino se torna flácido e dilatado com parede um tanto espessa. Nota-se enterite catarral; o conteúdo intestinal é viscoso, mucoide e marrom-acinzentado ou róseo-alaranjado (Figura 13.12). Ocasionalmente, são vistos flocos de sangue no conteúdo intestinal; entretanto, nas infecções maciças pode haver hemorragia evidente e o sangue pode passar para o ceco. No esfregaço de mucosa intestinal é possível observar gametócitos ou oocistos amarelados grandes, característicos (Figura 13.13).

As lesões são classificadas como 1+ a 4+, como se segue:

- Pequenas petéquias vermelhas surgem na face serosa da superfície do intestino médio, no 6º ou 7º dia de infecção. Não se nota espessamento intestinal, embora possa haver pequena quantidade de muco alaranjado. As aves apresentam alguma perda de peso e despigmentação cutânea

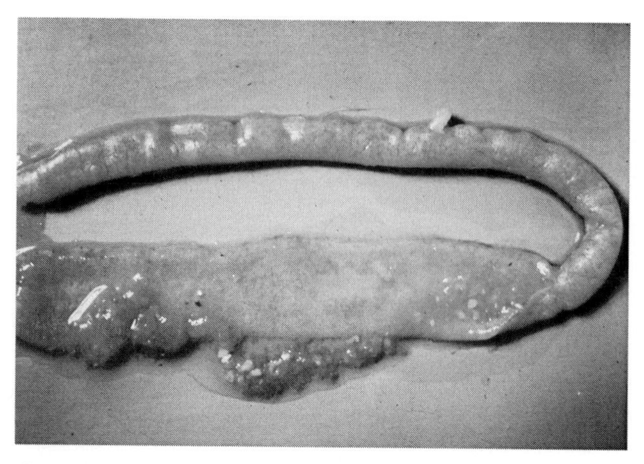

Figura 13.12 Lesões causadas por *Eimeria maxima*: intestino delgado médio. (Esta figura encontra-se reproduzida em cores no Encarte.)

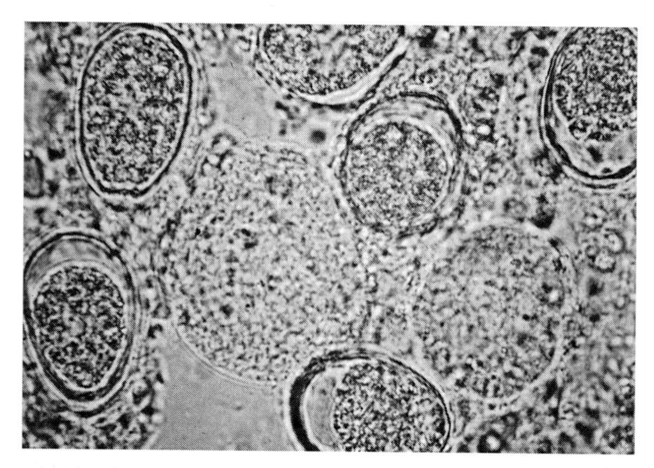

Figura 13.13 Oocistos e gametócitos de *Eimeria maxima* em esfregaço de mucosa do intestino delgado médio. (Esta figura encontra-se reproduzida em cores no Encarte.)

- A superfície serosa pode ser salpicada com muitas petéquias vermelhas. O intestino pode estar preenchido com muco alaranjado, com pouco ou nenhum espessamento intestinal
- Distensão e espessamento da parede intestinal. A superfície da mucosa encontra-se enrugada e o conteúdo intestinal apresenta minúsculos pontos de coágulo e muco
- A parede intestinal pode se apresentar distendida na maior parte do seu comprimento, bem como acentuadamente espessada; contém numerosos coágulos sanguíneos e hemácias (eritrócitos) digeridas, que conferem uma cor característica e um odor pútrido.

Eimeria maxima

Lesões: espessamento do intestino médio, com hemorragias petequiais e exsudato sanguinolento (Figura 13.12)
Tamanho médio do oocisto (mm): 30 × 20
Formato e índice comprimento:largura: ovoide e 1,47
Período pré-patente (h): 120
Tempo de esporulação (h): 30-48

Eimeria mitis

Locais de predileção. Intestinos delgado e grosso (Figura 13.14).

Filo. Apicomplexa.

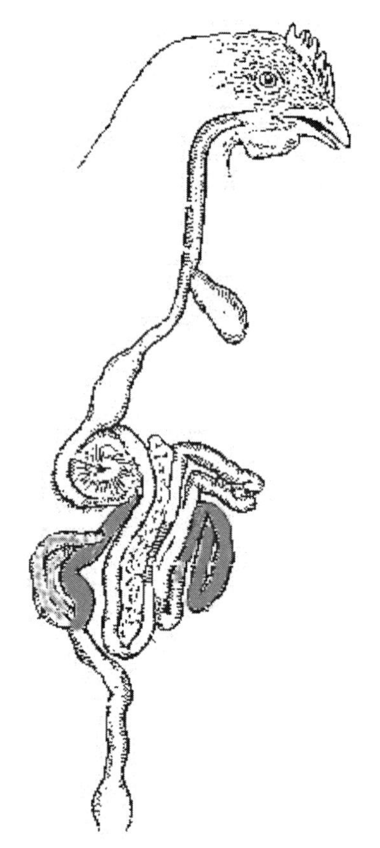

Figura 13.14 Local de predileção de *Eimeria mitis*. (Esta figura encontra-se reproduzida em cores no Encarte.)

Classe. Conoidasida.

Família. Eimeriidae.

Descrição. Oocistos são subesféricos, lisos, medem 10-21 × 9-18 μm (em média, 16 × 15 μm), não apresentam micrópilo nem resíduo, mas contêm um grânulo polar. Os esporocistos são ovoides, medem 10 a 16 μm, não possuem corpúsculo de Stieda, tampouco resíduo. Não há relato de estágios de merogonia. Os microgametócitos medem 9 a 14 μm de diâmetro e são um tanto mais largos.

Hospedeiros. Galinhas.

Ciclo evolutivo. Os estágios endógenos são encontrados nas células epiteliais das vilosidades e, ocasionalmente, nas criptas do intestino delgado (Figura 13.15), além de ceco e reto. O número de gerações de merontes é desconhecido. Estágios assexuados e sexuados ocorrem simultaneamente. O período pré-patente é de 91 h. O tempo de esporulação varia de 18 a 24 h.

Distribuição geográfica. Cosmopolita.

Patogênese. Esta espécie não ocasiona lesões distinguíveis, mas a infecção pode causar menor ganho de peso corporal.

Sinais clínicos. Em geral, as galinhas mais velhas são infectadas pelas espécies encontradas no intestino delgado e os sinais clínicos são semelhantes àqueles de coccidiose cecal. As infecções subclínicas são mais comuns do que a doença aparente e pode-se suspeitar da parasitose quando as frangas apresentam baixas taxas de crescimento e de conversão alimentar e retardam o início da postura de ovos.

Patologia. A infecção causa poucas lesões, embora seja possível notar petéquias na parte inferior do intestino delgado e exsudato mucoide no lúmen.

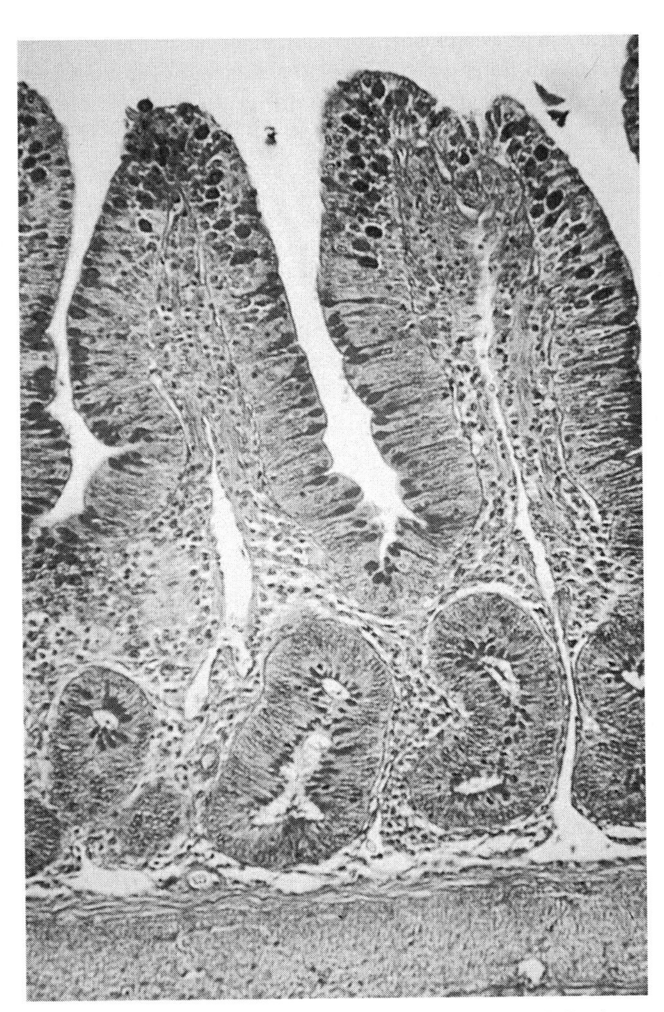

Figura 13.15 Estágios endógenos de *Eimeria mitis* nas vilosidades do intestino delgado. (Esta figura encontra-se reproduzida em cores no Encarte.)

Eimeria mitis

Lesões: sem lesões identificáveis, exsudato mucoide e áreas com pequenas petéquias
Tamanho médio do oocisto (mm): 16 × 15
Forma e índice comprimento:largura: subesférico e 1,09
Período pré-patente (h): 91
Tempo de esporulação (h): 18-24

Eimeria necatrix

Local de predileção. Intestino delgado (Figura 13.16).

Filo. Apicomplexa.

Classe. Conoidasida.

Família. Eimeriidae.

Descrição. Os oocistos são ovoides, lisos, incolores, medem 12-29 × 11-24 μm (em média, 20 × 17 μm), não apresentam micrópilo nem resíduo, mas possuem um grânulo polar. Os esporocistos são ovoides, com corpúsculo de Stieda e sem resíduo.

Hospedeiro. Galinhas.

Ciclo evolutivo. Após a ingestão de oocistos esporulados e excistação, os esporozoítas penetram nas células epiteliais do intestino delgado e alcançam a lâmina própria do centro das vilosidades e migram em direção à camada muscular da mucosa. Muitos esporozoítas são fagocitados por macrófagos durante este trajeto e são transportados para as células epiteliais do fundo. Os macrófagos invadem estas células e parecem se desintegrar, deixando intactos os esporozoítas. Os esporozoítas se unem para formar os merontes de primeira geração, encontrados acima dos núcleos das células hospedeiras, nas células do epitélio das criptas do intestino delgado. Os merontes de segunda geração se desenvolvem profundamente na mucosa (Figura 13.17). O período pré-patente é de 138 h e o período patente de cerca de 12 dias. O tempo de esporulação varia de 18 a 24 h.

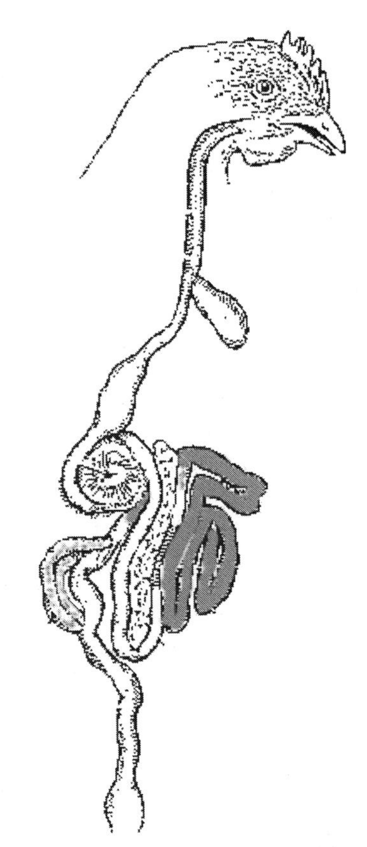

Figura 13.16 Local de predileção de *Eimeria necatrix*. (Esta figura encontra-se reproduzida em cores no Encarte.)

Distribuição geográfica. Cosmopolita.

Patogênese. *Eimeria necatrix* é uma das espécies de coccídio mais patogênica às galinhas.

Sinais clínicos. Os sintomas incluem diarreia (mucoide e, às vezes, sanguinolenta), apatia, penas arrepiadas e asas caídas, inapetência, perda de peso e menor ganho de peso. Em geral, a ave morre 5 a 7 dias após a infecção, quase sempre antes que os oocistos sejam excretados nas fezes. As aves que se recuperam frequentemente permanecem definhadas e emaciadas.

Patologia. As principais lesões situam-se no intestino delgado, em especial no terço médio. Pequenos focos brancos opacos são notados no quarto dia após a infecção. Estes são os merontes de segunda geração (Figura 13.18) e, com frequência, se encontram tão profundamente na mucosa que são mais visíveis na superfície serosa. É possível notar hemorragia grave no 5º ou 6º dia e o intestino delgado pode se apresentar acentuadamente edemaciado e preenchido com sangue, coagulado ou não. A parede é espessa e vermelho-escura e notam-se petéquias nos focos brancos em decorrência da liberação de merozoítas de segunda geração (Figura 13.19). A parede intestinal pode perder a contratilidade e tornar-se friável e o

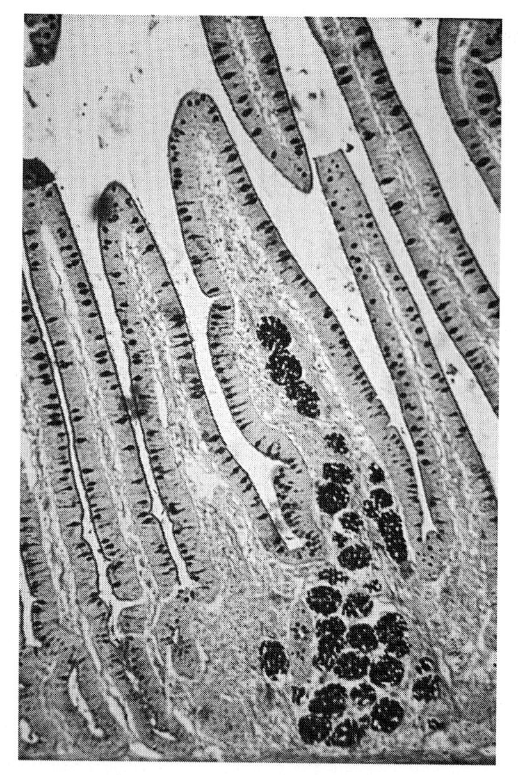

Figura 13.17 Corte histológico mostrando merontes de segunda geração de *Eimeria necatrix*, profundos na mucosa. (Esta figura encontra-se reproduzida em cores no Encarte.)

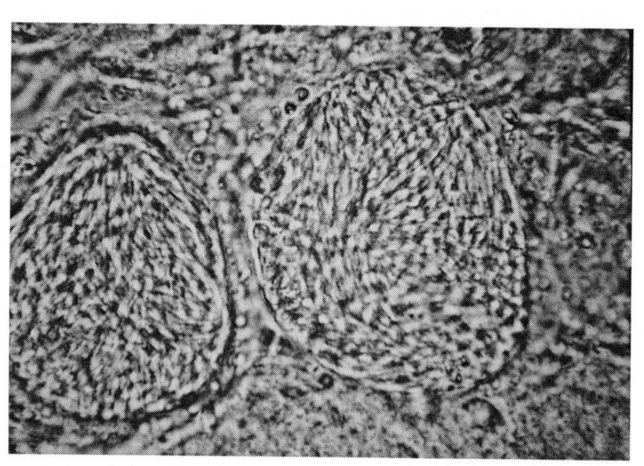

Figura 13.18 Merontes de segunda geração de *Eimeria necatrix* em esfregaço de mucosa do intestino delgado médio. (Esta figura encontra-se reproduzida em cores no Encarte.)

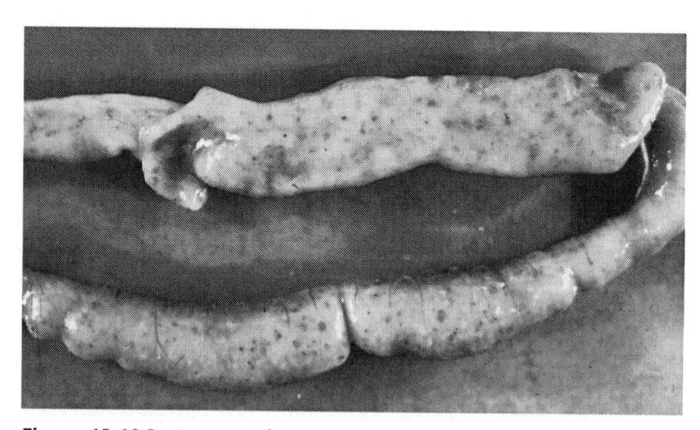

Figura 13.19 Lesões causadas por *Eimeria necatrix*: intestino delgado médio. (Esta figura encontra-se reproduzida em cores no Encarte.)

epitélio pode se desprender e ser substituído por uma rede de células mononucleares que contém fibrina. Esta rede é substituída por tecido conectivo, resultando em cicatriz permanente, que interfere na absorção intestinal.

As lesões são classificadas como 1+ a 4+, como se segue:

- Presença de pequenas petéquias dispersas e manchas brancas vistas na superfície serosa
- Numerosas petéquias na superfície serosa e discreto grau de abaulamento intestinal
- Hemorragia extensa no lúmen e presença de muco vermelho ou marrom, petéquias extensas na superfície serosa, abaulamento intestinal marcante e ausência de conteúdo intestinal normal
- O abaulamento pode ser extenso e a hemorragia pode ocasionar conteúdo intestinal com intensa coloração escura.

Eimeria necatrix

Lesões: abaulamento intestinal com manchas brancas (merontes), petéquias e exsudato sanguinolento (Figura 13.19)
Tamanho médio do oocisto (mm): 20 × 17
Forma e índice comprimento:largura: subesférico e 1,19
Período pré-patente (h): 138
Tempo de esporulação (h): 18-24

Eimeria praecox

Local de predileção. Intestino delgado (Figura 13.20).

Filo. Apicomplexa.

Classe. Conoidasida.

Família. Eimeriidae.

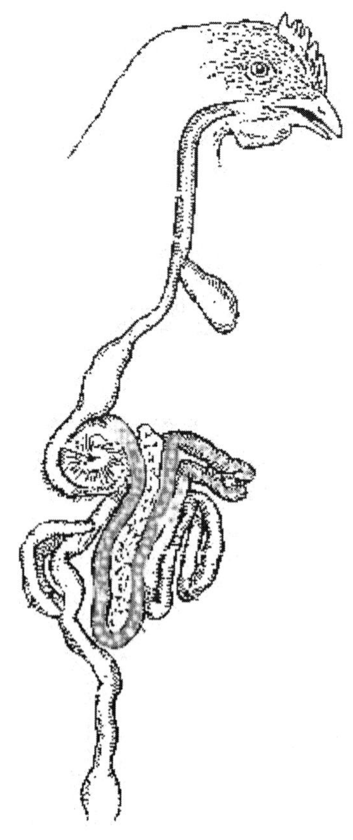

Figura 13.20 Local de predileção de *Eimeria praecox*. (Esta figura encontra-se reproduzida em cores no Encarte.)

Descrição. Os oocistos são ovoides, lisos, incolores, medem 20-25 × 16-20 μm (em média, 21 × 17 μm), não apresentam micrópilo nem resíduo, mas possuem um grânulo polar. Os esporocistos são ovoides, com corpúsculo de Stieda, mas sem resíduo.

Hospedeiros. Galinhas.

Ciclo evolutivo. Os estágios endógenos ocorrem nas células epiteliais das vilosidades, em geral, ao longo dos lados das vilosidades e situam-se abaixo dos núcleos das células hospedeiras. Há pelo menos três, e, possivelmente, quatro, gerações de merogonia. Merontes de segunda geração são notados tão precocemente quanto 36 h após a infecção. Posteriormente, o crescimento é irregular e ambas as gerações, sexuada e assexuada, são vistas simultaneamente. O período pré-patente é de 84 h e o período patente de, aproximadamente, 4 dias. O tempo de esporulação é de 48 h.

Distribuição geográfica. Cosmopolita.

Patogênese. Em geral, *Eimeria praecox* não é considerada patogênica.

Sinais clínicos. Ausência de sinal clínico associado.

Patologia. A única alteração notada é um exsudato mucoide. Estágios endógenos podem ser detectados na parede do intestino delgado, por meio de exame histopatológico.

Eimeria praecox
Lesões: sem lesões, exsudato mucoide
Tamanho médio do oocisto (mm): 21 × 17
Forma e índice comprimento:largura: ovoide e 1,24
Período pré-patente (h): 84
Tempo de esporulação (h): 48

Coccidiose em perus

Foram identificadas 7 espécies de *Eimeria* em perus; a identificação da espécie se baseia na localização das lesões intestinais e na doença associada (Tabela 13.3). A identificação da espécie leva em conta a natureza e a localização das lesões intestinais, juntamente com o exame minucioso de esfregaços frescos à busca de estágios em crescimento do parasita.

Diagnóstico. O diagnóstico é melhor definido com base no exame *post mortem* de algumas aves infectadas. Os oocistos podem ser identificados em função da forma e do tamanho. Durante a necropsia, a localização e o tipo de lesões presentes são bons indícios para a identificação das espécies, os quais podem ser confirmados pelo exame de oocistos, nas fezes, e de merontes e oocistos, em raspados do intestino.

Epidemiologia. O aparecimento e o desenvolvimento de coccidiose são semelhantes àqueles descritos para galinhas. As infecções agudas causadas por espécies patogênicas são verificadas em peruzinhos com 2 a 10 semanas de idade; provocam enterite, com variável taxa de mortalidade. Granjas com camas espessas propiciam condições ideais de temperatura e umidade para a esporulação de oocistos; o risco de infecção é adicionalmente aumentado quando há superpopulação.

Tabela 13.3 Locais de predileção e períodos pré-patentes de espécies de *Eimeria* de perus.

Espécie	Locais de predileção	Períodos pré-patentes (h)
Eimeria adenoides	Intestino delgado inferior, ceco	104 a 132
Eimeria dispersa	Duodeno, intestino delgado superior	120 a 144
Eimeria meleagridis	Ceco	144
Eimeria meleagrimitis	Duodeno	144
Eimeria gallopavonis	Íleo, reto, ceco	144
Eimeria innocua	Intestino delgado	120
Eimeria subrotunda	Intestino delgado	96

Tratamento. Compostos anticcocídios, como lasolocida, monensina, robedinina, amprólio, etopabato e clopidol/metilbenzoquato, podem ser utilizados como profiláticos, por meio sua adição ao alimento, nas primeiras 12 a 16 semanas de vida. Podem ser utilizadas baixas doses de medicamentos anticoccídios a fim de possibilitar o desenvolvimento de imunidade, em especial em aves reprodutoras. A monensina deve ser utilizada com orientação veterinária, em razão de sua maior toxicidade aos perus, comparativamente às galinhas.

Controle. A prevenção de coccidiose em perus implica uma combinação de manejo apropriado e uso de compostos anticoccídios no alimento ou na água. A cama deve, sempre, ser mantida seca e deve-se dar atenção especial às partes da cama próximas de fontes de água ou de cochos. Deve-se, sempre, utilizar bebedouros que impeçam que a água respingue na cama; ele deve ser colocado sobre uma bandeja de gotejamento ou sobre canaletas. O modelo e a altura de comedouros e bebedouros não devem permitir que ocorra contaminação de alimento e água por excretas. Boa ventilação também reduz a umidade na granja e ajuda a manter a cama seca. Preferivelmente, sempre deve-se fornecer cama limpa quando se faz a substituição de lotes de aves. Se isto não for possível, a cama deve ser amontoada e assim mantida por 24 h, até alcançar temperatura de 50°C; em seguida, deve ser revolvida; este procedimento é repetido para assegurar a destruição de todos os oocistos presentes na cama.

Quando se adiciona coccidiostático ao alimento, dois fatores adicionais devem ser considerados. Primeiro, podem ocorrer surtos de coccidiose em aves que recebem medicação no alimento porque a dose de coccidiostático utilizada é muito baixa ou porque as condições na granja se alteraram, possibilitando esporulação maciça de oocistos que, após ingeridos, a dose do medicamento não mais pode controlar. Segundo, a influência das infecções intercorrentes sobre o apetite; portanto, a absorção do coccidiostático também deve ser considerada.

Coccidiose intestinal

Assim como na coccidiose em galinhas, geralmente há mais de uma espécie envolvida na ocorrência de surtos da doença. A identificação da espécie leva em conta a natureza e a localização das lesões intestinais, juntamente com o exame minucioso de esfregaços frescos à procura de estágios em crescimento do parasita.

Eimeria adenoides

Locais de predileção. Intestino delgado e ceco.

Filo. Apicomplexa.

Classe. Conoidasida.

Família. Eimeriidae.

Descrição. Os oocistos são elipsoidais ou ovoides, lisos, incolores, medem 19-31 × 13-21 μm (em média, 26 × 17 μm), apresentam micrópilo e 1 a 3 grânulos polares, mas sem resíduo de oocisto. Os esporocistos são alongados e possuem corpúsculo de Stieda, resíduo e um glóbulo claro na extremidade larga. Os merontes de primeira geração medem 30 × 18 μm, quando maduros (após 30 h), e contêm cerca de 700 merozoítas, com 4 a 7 × 1,5 μm e um núcleo central.

Os merontes de segunda geração medem 10 × 10 μm e originam 12 a 24 merozoítas, com 10 × 3 μm e um núcleo um pouco mais próximo da extremidade arredondada. Os macrogametócitos maduros e os microgametócitos medem 20 × 18 μm.

Hospedeiros. Perus.

Ciclo evolutivo. *Eimeria adenoides* é encontrada no intestino delgado inferior, no ceco e no reto e apresenta duas gerações de merontes. A primeira pode ser vista nas células epiteliais, tão precocemente quanto 6 h após a inoculação. Os merontes de segunda geração amadurecem 96 a 108 h após a inoculação. Os estágios sexuados podem ser detectados tão precocemente quanto 120 h após a infecção. O período pré-patente é de 104 a 132 h e o período patente, de 7 a 20 dias. O tempo de esporulação é de 24 h.

Distribuição geográfica. Cosmopolita.

Patogênese. *Eimeria adenoides* é uma das espécies de coccídios mais patogênicas aos perus. Os sinais clínicos surgem 4 dias após a infecção, coincidindo com a ruptura dos merontes de segundo estágio. No início, o intestino parece macroscopicamente normal, até este ponto; em seguida, as paredes do terço inferior do intestino delgado, do ceco e do reto se tornam inchadas e edemaciadas, com hemorragias petequiais vistas apenas na superfície mucosa. A parte inferior do intestino é preenchida com muco. As células epiteliais infectadas se rompem, deixando as vilosidades desnudas. Os vasos sanguíneos ficam obstruídos e a infiltração celular na submucosa e no epitélio aumenta de modo progressivo. Em aves que se recuperam da doença e naquelas que tiveram infecção branda, a cura é rápida. A vascularização é bastante reduzida e as glândulas profundas estão quase livres de parasitas no 7º dia. O intestino está quase normal no 9º ou 10º dia após a infecção.

Sinais clínicos. Os peruzinhos infectados manifestam depressão, apatia e anorexia e ficam com as penas arrepiadas e a cabeça sob a asa. Seus dejetos são brancos e mucoides e podem conter sangue. As infecções graves podem resultar em morte.

Patologia. A maior parte do intestino terminal apresenta congestão e contém grande número de merozoítas e longas estrias de sangue. Ocorre acúmulo de material caseoso composto de restos celulares, gametas e alguns oocistos imaturos. Com o tempo, o exsudato caseoso é constituído basicamente de oocistos. Nos casos graves, as fezes são relativamente líquidas e podem ser sanguinolentas e conter cilindros de muco com 2,5 a 5 cm de comprimento. Pode haver tampões caseosos no ceco. O intestino terminal pode conter muco branco-cremoso e pode haver petéquias na mucosa. À medida que a ave se recupera, o conteúdo intestinal tem aparência normal, mas ainda contém grande número de oocistos.

Eimeria dispersa

Locais de predileção. Duodeno e intestino delgado superior.

Filo. Apicomplexa.

Classe. Conoidasida.

Família. Eimeriidae.

Descrição. Os oocistos são ovoides, lisos, medem 22-31 × 18-24 μm (em média, 26 × 21 μm), não possuem micrópilo, tampouco grânulo polar e resíduo de oocisto. Os esporocistos são ovoides e têm corpúsculo de Stieda. Os merontes de primeira geração medem 14 × 13 μm e contêm, em média, 19 merozoítas; os merontes de segunda geração medem 8 × 7 μm e contêm, em média, 13,5 merozoítas; os merontes de terceira geração medem 9 × 9 μm e contêm, em média, 15 merozoítas; e os merontes de quarta geração medem 12 × 10,5 μm e contêm, em média, 7 merozoítas. Os macrogametas maduros medem 18 a 20 μm de diâmetro; os microgametócitos são um pouco menores.

Hospedeiros. Perus.

Ciclo evolutivo. Os merontes de primeira, segunda, terceira e quarta gerações estão presentes 30, 48, 72 e 96 h após a infecção, respectivamente. Os esporozoítas e os merontes de primeira geração são vistos logo acima dos núcleos das células epiteliais; os merontes de segunda, terceira e quarta gerações também situam-se acima do núcleo das células hospedeiras, porém próximo da borda em escova da célula hospedeira. Os macrogametócitos maduros e os microgametócitos podem ser encontrados nas células epiteliais das vilosidades do intestino delgado 96 h após a infecção. O período pré-patente é de 120 a 144 h. O tempo de esporulação dos oocistos é de 48 h.

Distribuição geográfica. Cosmopolita.

Patogênese. Esta é uma espécie pouco patogênica; produz exsudato mucoide cremoso no intestino delgado de perus jovens e ocasiona menor ganho de peso.

Sinais clínicos. Diarreia, perda de peso, penas arrepiadas, apatia e retardo no crescimento.

Patologia. No caso de cepas patogênicas, as lesões mais graves ocorrem 5 a 6 dias após a infecção. Todo o intestino delgado encontra-se acentuadamente distendido; o duodeno e a parte anterior do jejuno são branco-cremosos quando vistos na superfície serosa. A metade anterior do intestino delgado é preenchida com material mucoide cremoso pegajoso, amarelado. A parede da parte anterior do intestino se apresenta edemaciada, mas há pouco desprendimento epitelial. A recuperação é rápida e o intestino parece quase que normal 8 dias após a infecção.

Eimeria gallopavonis

Locais de predileção. Intestinos delgado e grosso.

Filo. Apicomplexa.

Classe. Conoidasida.

Família. Eimeriidae.

Descrição. Os oocistos são ovoides, lisos, medem 22-31 × 18-24 μm (em média, 26 × 21 μm), não possuem micrópilo, tampouco grânulo polar e resíduo de oocisto. Os esporocistos são ovoides e apresentam corpúsculo de Stieda. Os merontes de primeira geração medem 14 × 13 μm e contêm, em média, 19 merozoítas; os merontes de segunda geração medem 8 × 7 μm e contêm, em média, 13,5 merozoítas; os merontes de terceira geração medem 9 × 9 μm e contêm, em média, 15 merozoítas e os merontes de quarta geração medem 12 × 10,5 μm e contêm, em média, 7 merozoítas. Os macrogametas maduros medem 18 a 20 μm de diâmetro; os microgametócitos são um pouco menores.

Hospedeiros. Perus.

Ciclo evolutivo. Os estágios endógenos ocorrem nas células epiteliais das extremidades das vilosidades, logo acima do núcleo da célula hospedeira. Os merontes de primeira geração são encontrados no íleo e no reto. Pode haver merontes de segunda geração de dois tamanhos; os menores são vistos no reto e no íleo e, mais raramente, no ceco e os maiores são notados apenas no reto. Alguns merontes de terceira geração são encontrados no reto e originam 10 a 12 merozoítas. Estes e os merontes de segunda geração se desenvolvem em gametócitos presentes, em especial, no reto e, ocasionalmente, no íleo e no ceco. O período pré-patente é de 144 h. O tempo de esporulação dos oocistos é de 24 h.

Distribuição geográfica. Cosmopolita.

Patogênese. Relata-se que esta espécie é moderadamente patogênica.

Sinais clínicos. Diarreia aquosa ou mucoide, apatia, penas arrepiadas, anorexia.

Patologia. Esta espécie é encontrada no íleo, no reto e, menos comumente, no ceco. O intestino se apresenta inflamado e edemaciado e contém material caseoso branco mole no lúmen.

Eimeria meleagrimitis

Local de predileção. Duodeno.

Filo. Apicomplexa.

Classe. Conoidasida.

Família. Eimeriidae.

Descrição. Os oocistos são subesféricos, lisos, incolores, medem 16-27 × 13-22 μm (em média, 19 × 16 μm), não apresentam micrópilo nem resíduo de oocistos, mas possuem um ou três grânulos polares. Os esporocistos são ovoides e apresentam corpúsculo de Stieda e resíduo, bem como um glóbulo claro na extremidade larga. Os merontes de primeira geração medem 17 × 13 μm, quando maduros (após 48 h) e contêm, aproximadamente, 80 a 100 merozoítas medindo 4,5 × 1,5 μm, com um núcleo na extremidade maior. Os merontes de segunda geração medem 8 × 7 μm e originam 8 a 16 merozoítas, medindo 7 × 1,5 μm, com um núcleo próximo do centro. Os merontes de terceira geração têm o mesmo tamanho dos merontes de segunda geração, mas diferem por possuir resíduo e ter um núcleo mais próximo da extremidade larga. Os macrogametócitos maduros e os microgametócitos medem 15 × 11 μm; os macrogametócitos possuem resíduo.

Hospedeiros. Perus.

Ciclo evolutivo. Os esporocistos emergem dos oocistos na moela e os esporozoítas são ativados e emergem dos esporocistos no intestino delgado. Os esporozoítas invadem as extremidades das vilosidades e migram para baixo delas, na lâmina própria, até alcançarem as glândulas. Os merontes de primeira geração podem ser encontrados nas células epiteliais da glândula tão precocemente quanto 12 h após a infecção e amadurecem em 48 h. As merozoítas de primeira geração invadem as células epiteliais adjacentes, formando colônias de merontes de segunda geração que amadurecem em, aproximadamente, 66 h após a infecção. Os merontes de terceira geração podem surgir tão precocemente quanto 72 h após a inoculação e amadurecem em 96 h. Macrogametócitos e microgametócitos surgem 114 h após a infecção. O período pré-patente é de 144 h. O tempo de esporulação dos oocistos varia de 24 a 72 h.

Distribuição geográfica. Cosmopolita.

Patogênese. A patogenicidade de *Eimeria meleagrimitis* é moderada a alta; esta espécie apresenta três gerações de merogonia, com ocorrência de doença após a ruptura de merontes de terceiro estágio, em cerca de 4 dias após a infecção. Em geral, se localiza no intestino delgado anterior ao pedúnculo do saco vitelino, mas pode se estender por todo o intestino.

Sinais clínicos. A doença é constatada em peruzinhos com 2 a 10 semanas de idade; a ocorrência é rara em aves mais velhas, em razão da imunidade adquirida. Os peruzinhos acometidos apresentam apatia, indiferença, penas arrepiadas e a cabeça sob as asas. O consumo de alimento diminui após a infecção e as aves acometidas se aglomeram, mantêm os olhos fechados, asas caídas e penas arrepiadas. Seus dejetos são brancos e mucoides; no pico da doença, partes de intestino podem ser eliminadas e as fezes podem conter alguns flocos de sangue. A ave morre em 5 a 7 dias após a infecção, especialmente os peruzinhos com menos de 6 semanas de idade.

Patologia. Notam-se lesões a partir do final do quarto dia de infecção. O jejuno se apresenta ligeiramente espessado e distendido e contém excessiva quantidade de líquido claro transparente ou de muco contendo merozoítas, pequena quantidade de sangue e outras células. Cinco a 6 dias após a infecção nota-se distensão do duodeno, com obstrução de seus vasos sanguíneos. Contém um núcleo marrom-avermelhado necrosado, firmemente aderido à mucosa e que se estende um pouco para fora da parte superior do intestino delgado. O restante do intestino apresenta congestão e pode haver hemorragias petequiais na mucosa da maior parte do intestino delgado. A mucosa começa a se regenerar em 6 a 7 dias após a infecção. Há poucas petéquias no duodeno e no jejuno. Notam-se pequenas estrias hemorrágicas e congestão dispersas no íleo. A parte posterior do jejuno e o íleo podem conter cilindros mucoides esverdeados, com 5 a 10 cm de comprimento e 3 a 6 mm de diâmetro. Pode-se constatar material necrosado no íleo ou nas fezes.

As duas espécies de coccídios não patogênicas aos perus, mencionadas a seguir, são incomuns.

Eimeria innocua

Local de predileção. Intestino delgado.

Filo. Apicomplexa.

Classe. Conoidasida.

Família. Eimeriidae.

Descrição. Os oocistos são subesféricos, lisos, medem 16-26 × 17-25 μm (em média, 22 × 21 μm) e não possuem micrópilo nem grânulos polares.

Hospedeiros. Perus.

Ciclo evolutivo. Os estágios endógenos ocorrem nas células epiteliais das extremidades das vilosidades, as quais são intensamente parasitadas. O período pré-patente é de 120 h e a patência é de 9 dias. O tempo de esporulação é de 48 h.

Distribuição geográfica. América do Norte e Bulgária.

Eimeria subrotunda

Local de predileção. Intestino delgado.

Filo. Apicomplexa.

Classe. Conoidasida.

Família. Eimeriidae.

Descrição. Os oocistos são subesféricos, lisos, medem 16-26 × 14-24 μm (em média, 22 × 20 μm) e não possuem micrópilo nem grânulo polar.

Hospedeiros. Perus.

Ciclo evolutivo. Estágios endógenos são notados nas células epiteliais das extremidades das vilosidades, se estendendo, em algum grau, ao longo das vilosidades. O período pré-patente é de 96 h e a patência é de 12 a 13 dias. O tempo de esporulação é de 48 h.

Distribuição geográfica. América do Norte.

Coccidiose em patos e gansos

Eimeria anseris

Locais de predileção. Intestinos delgado e grosso.

Filo. Apicomplexa.

Classe. Conoidasida.

Família. Eimeriidae.

Descrição. Os oocistos são pequenos e piriformes, com um cone truncado, lisos, incolores, medem 16-24 × 13-19 μm (em média, 21 × 17 μm), possuem micrópilo, não apresentam grânulo polar, mas apresentam resíduo logo abaixo do micrópilo. Os esporocistos são ovoides e quase que completamente preenchidos com oocistos, medem 8-12 × 7-9 μm, e possuem parede ligeiramente espessada na extremidade menor, bem como resíduo. Os merontes maduros medem 12 × 20 μm e contêm, aproximadamente, 15-25 merozoítas. Em geral, os macrogametas são esféricos e medem 12-26 × 10-15 μm. Os microgametócitos medem 12-66 × 8-18 μm.

Hospedeiros. Gansos domésticos, ganso-azul (*Anser caerulescens*), ganso do Canadá de Richardson (*Branta canadensis hutchinsi*).

Ciclo evolutivo. O ciclo evolutivo é, tipicamente, de coccídio, embora não se conheçam detalhes precisos. Parece que apresenta apenas uma geração de merogonia. Os estágios endógenos ocorrem como agregados compactos sob o epitélio intestinal próximo à camada muscular da mucosa, bem como nas células epiteliais das vilosidades do intestino delgado; nas infecções maciças também são verificados no ceco e no reto. Os gametócitos são encontrados principalmente nos tecidos subepiteliais; contudo, nas infecções maciças invadem o epitélio. O período pré-patente é de 6 a 7 dias e o período patente é de 2 a 8 dias.

Distribuição geográfica. Europa.

Patogênese. Comparativamente, há pouca informação a respeito de coccidiose em patos e gansos. Há relato de que *Eimeria anseris* cause coccidiose intestinal aguda, com hemorragia, em gansinhos.

Sinais clínicos. Diarreia com muco e hemorragia.

Diagnóstico. O diagnóstico é melhor definido no exame *post mortem* de algumas aves infectadas. Durante a necropsia, o local e o tipo de lesões verificadas propiciam um bom indício da espécie, a qual pode ser confirmada pelo exame de oocistos nas fezes e de merontes e oocistos observados no raspado de intestino.

Patologia. É possível notar hiperemia intestinal e produção de muco com flocos de sangue coagulado no lúmen intestinal. Os oocistos são encontrados em pequenas lesões papiliformes discretas.

Epidemiologia. *Eimeria anseris* acomete aves jovens e a infecção está associada a aves mantidas em sistema de criação intensiva.

Tratamento. Pouco se sabe a respeito do tratamento, mas, por analogia com outros hospedeiros, deve-se tentar a terapia com uma das sulfonamidas.

Controle. A prevenção leva em conta um bom manejo, evitando-se superpopulação e estresse, e uma atenção especial à higiene. Sempre que possível deve-se evitar o contato com gansos selvagens.

Eimeria nocens

Local de predileção. Intestino delgado.

Filo. Apicomplexa.

Classe. Conoidasida.

Família. Eimeriidae.

Descrição. Os oocistos são elipsoidais ou ovoides, com parede espessa, marrons, medem 25-33 × 17-24 μm (em média, 29 × 20 μm), com micrópilo distinto, recoberto por uma camada externa da parede do oocisto. Os merontes maduros medem 15 × 30 μm e contêm, aproximadamente, 15 a 35 merozoítas. Em geral, os macrogametas são elipsoidais ou irregularmente esféricos e medem 20-25 × 16-21 μm. Os microgametócitos são esféricos ou elipsoidais e medem 28-36 × 23-31 μm.

Hospedeiros. Ganso domésticos, ganso-azul (*Anser caerulescens*).

Ciclo evolutivo. Não há detalhes precisos a respeito do ciclo evolutivo. Os estágios de crescimento ocorrem nas células epiteliais das extremidades das vilosidades na parte posterior do intestino delgado, mas também podem ser vistos sob o epitélio. Os estágios de crescimento mais jovens situam-se próximo do núcleo da célula hospedeira e à medida que se desenvolvem deslocam o núcleo e, por fim, destroem a célula e se apresentam livres e, parcialmente, sob o epitélio. O período pré-patente varia de 4 a 9 dias.

Distribuição geográfica. Europa, América do Norte.

Patogênese. Relata-se que *Eimeria nocens* causa coccidiose intestinal aguda em gansinhos.

Sinais clínicos. Diarreia com muco e flocos de sangue.

Diagnóstico. O mesmo mencionado para *E. anseris*.

Patologia. Pode haver hiperemia intestinal e produção de muco, com pequenos flocos de sangue coagulado no lúmen intestinal.

Epidemiologia. *Eimeria nocens* infecta aves jovens e a ocorrência da infecção está associada com aves mantidas em regime de criação intensiva, o que propicia condições ideais de temperatura e umidade para a esporulação dos oocistos. Adicionalmente, superpopulação aumenta o nível de infecção e o risco de doença.

Tratamento e controle. O mesmo mencionado para *E. anseris*.

Tyzzeria perniciosa

Local de predileção. Intestino delgado.

Filo. Apicomplexa.

Classe. Conoidasida.

Família. Eimeriidae.

Descrição. Os oocistos são elipsoidais, incolores, medem 10-13 × 9-11 μm (em média, 12 × 10 μm), sem micrópilo e com resíduo. Os oocistos esporulados não possuem esporocistos e contêm oito esporozoítas livres (ver Tabela 2.2). Os merontes de primeira geração medem 12 × 8 μm e apresentam apenas algumas merozoítas. Os merontes de gerações adicionais medem 15-16 × 14-15 μm e contêm mais merozoítas, de maior tamanho.

Hospedeiros. Patos domésticos, marreca-arrebio, pato mergulhador (*Aythya erythropus*).

Distribuição geográfica. Possivelmente cosmopolita.

Patogênese. *Tyzzeria perniciosa* é altamente patogênica para patinhos. As aves infectadas param de se alimentar, perdem peso e ficam fracas; é possível alta taxa de mortalidade.

Sinais clínicos. Anorexia, diarreia com muco e hemorragia.

Diagnóstico. O diagnóstico é melhor definido com base no exame *post mortem* e no exame de oocistos nas fezes. Notam-se massas de oocistos arredondados muito pequenos nos esfregaços e nos raspados do intestino.

Patologia. No exame *post mortem*, notam-se inflamação e áreas hemorrágicas por todo o intestino delgado, em especial, na parte superior do intestino. A parede intestinal encontra-se espessada e manchas brancas arredondadas são vistas por toda a superfície serosa. Nos casos graves, o lúmen se apresenta preenchido com sangue e, frequentemente, com exsudato caseoso. O epitélio intestinal se desprende em longos segmentos, com frequência, formando um "tubo" elevado.

Tratamento e controle. Os mesmos mencionados para *E. anseris*.

Eimeria anatis

Local de predileção. Intestino delgado.

Filo. Apicomplexa.

Classe. Conoidasida.

Família. Eimeriidae.

Descrição. Os oocistos são ovoides, lisos, incolores, medem 14-19 × 11-16 μm (em média, 17 × 14 μm), com "ombros" que formam um anel espesso ao redor do micrópilo; não possuem grânulo polar nem resíduo. Os esporocistos são ovoides ou elipsoidais, com ligeiro espessamento na extremidade menor e com poucos grânulos residuais.

Hospedeiros. Patos e patos silvestres do hemisfério norte (*Anas platyrhynchos*).

Ciclo evolutivo. Não há relato do ciclo evolutivo.

Distribuição geográfica. Europa (Alemanha, Rússia e países da Comunidade dos Estados Independentes [CEI]).

Patogenicidade. Desconhecida.

Tyzzeria anseris

Sinônimo. *Tyzzeria parvula*.

Local de predileção. Intestino delgado.

Filo. Apicomplexa.

Classe. Conoidasida.

Família. Eimeriidae.

Descrição. Os oocistos são elipsoidais, incolores, medem 10-16 × 9-14 μm e não possuem micrópilo nem resíduo.

Hospedeiros. Gansos domésticos, gansos do Canadá e outros gansos selvagens.

Distribuição geográfica. Cosmopolita.

Coccidiose em aves de caça

Faisões

O desenvolvimento de sistemas de criação intensiva em granjas de criadores de faisões resultou em aumento de ocorrência de coccidiose. É difícil estimar a importância da coccidiose em faisões selvagens porque os predadores naturais e os animais que se alimentam de carcaça abatem rapidamente as aves fracas ou consomem as aves mortas. Em geral, o tratamento com clopidol, lasalocida, amprólio ou sulfonamidas potencializadas (sulfaquinolaxalina ou sulfadimidina) é efetivo, embora não haja dados específicos sobre a eficácia.

Além das medidas usuais de isolamento e de higiene rigorosa, o uso preventivo de medicamento em faisões criados de forma intensiva é um meio de controle da doença, onde ocorrem surtos.

Eimeria colchici

Local de predileção. Ceco.

Filo. Apicomplexa.

Classe. Conoidasida.

Família. Eimeriidae.

Descrição. Os oocistos são alongados, elipsoidais, com um lado menos arredondado do que o outro, incolores, medem 19-33 × 11-21 μm (em média, 27 × 17 μm), apresentam micrópilo imperceptível e grânulo polar, mas nenhum resíduo de oocisto (Figura 13.21). Os esporocistos são alongados, 11,5-15,5 × 6-7,5 μm (em média, 14,6 × 6,6 μm). Os esporozoítas estão dispostos da cabeça a cauda, nos esporocistos, e possuem um único glóbulo refrativo grande. Os merontes de primeira geração medem 18 × 13 μm e contêm 50 a 100 merozoítas alongadas; os merontes de segunda geração medem 28 a 21 μm e possuem grande número de merozoítas; os merontes de terceira geração medem 8,5 a 7 μm e contêm, em média, 19 merozoítas.

Hospedeiros. Faisões.

Ciclo evolutivo. O ciclo evolutivo é típico de coccídios. Os merontes de primeira geração são encontrados profundamente nas glândulas da mucosa que reveste o intestino delgado médio; os merontes de segunda geração surgem na lâmina própria, em colônias, na base das vilosidades; pequenos merontes de terceira geração se desenvolvem nas glândulas do ceco, enquanto os gametócitos se desenvolvem nas células epiteliais que revestem a mucosa do ceco. O período pré-patente é de 6 dias. O tempo de esporulação é de 2 dias.

Distribuição geográfica. EUA, Europa (Reino Unido, Bulgária, República Tcheca, Eslováquia).

Patogênese. *Eimeria colchici* é a espécie de coccídio mais patogênica aos faisões; causa perda de peso e morte das aves infectadas.

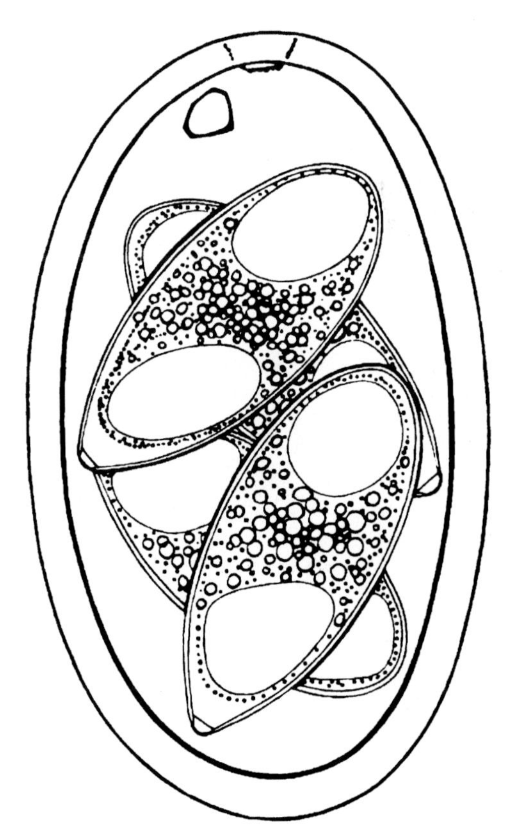

Figura 13.21 Oocisto de *Eimeria colchici*.

Sinais clínicos. Diarreia e sujidade branca ao redor da cloaca.

Diagnóstico. O exame *post mortem* das aves acometidas revela pontos brancos característicos e o exame de raspado ou de corte histológico de tecidos afetados mostra grande número de gametócitos no ceco. No exame de fezes verifica-se grande quantidade de oocistos em um exsudato caseoso branco, facilmente identificáveis após a esporulação (Figura 13.22).

Patologia. Notam-se hiperemia e enterite mucoide no intestino delgado causadas por merontes de segunda geração. As aves mortas apresentam pontos brancos moles no ceco e no intestino delgado inferior. No ceco observa-se extensa invasão da mucosa por gametócitos, com infecção de células de todo o epitélio e de células subepiteliais da lâmina própria. Os pontos brancos são constituídos de oocistos, restos necróticos e de alimento.

Eimeria duodenalis

Local de predileção. Intestino delgado.

Filo. Apicomplexa.

Classe. Conoidasida.

Família. Eimeriidae.

Descrição. Os oocistos são subesféricos a amplamente elipsoidais, lisos, incolores a marrom-amarelados pálidos, medem 18-24 × 15,4-21,4 μm (em média, 21,2 × 18,6 μm) e não possuem micrópilo nem resíduo de oocisto (Figura 13.23). Os esporocistos elipsoidais medem 11,6-13,6 × 6,1-6,8 μm (em média, 12,6 × 6,7 μm). Há um pequeno corpúsculo de Stieda e um corpúsculo maior, abaixo do Stieda. Os resíduos de esporocistos praticamente tornam indistintos os esporozoítas, os quais possuem um grande corpúsculo refrátil e, ocasionalmente, outro menor.

Hospedeiros. Faisões.

Ciclo evolutivo. Merontes de primeira geração surgem nas células epiteliais próximo às extremidades das vilosidades do duodeno. Merontes de segunda e de terceira gerações situam-se quase que no mesmo local, porém, além disso, se estendem ao longo do trato intestinal. Simultaneamente, notam-se gametócitos e merontes de terceira geração e a infecção pode se estender por todo o intestino delgado, com parasitismo maciço nas vilosidades e frequente ocorrência de múltiplas infecções de células epiteliais individuais. O período pré-patente é de 5 dias. O tempo de esporulação varia de 1 a 2 dias.

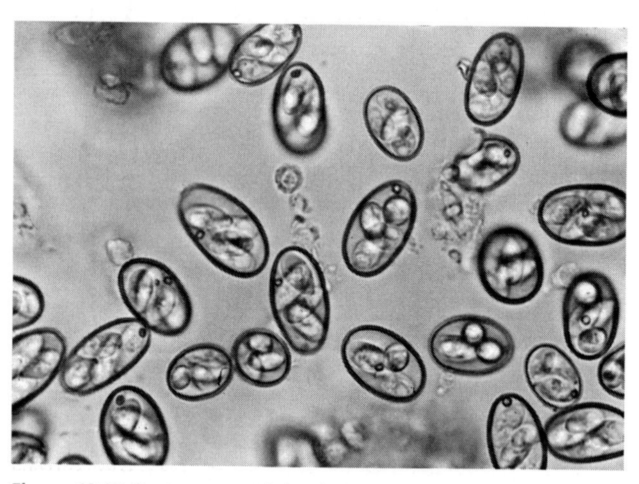

Figura 13.22 Oocistos esporulados de *Eimeria colchici* isolados em fezes. (Esta figura encontra-se reproduzida em cores no Encarte.)

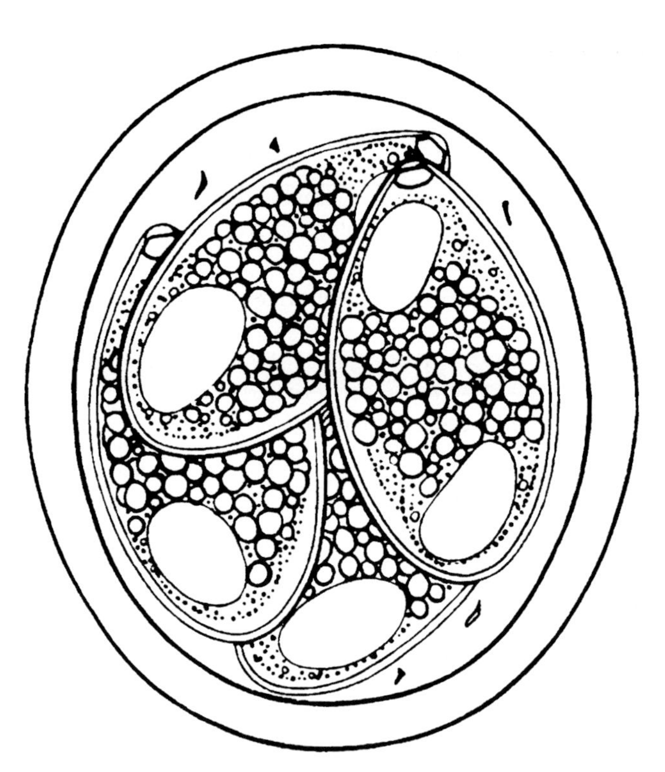

Figura 13.23 Oocisto de *Eimeria duodenalis*.

Distribuição geográfica. Europa (Reino Unido, França, Lituânia, Cazaquistão), EUA.

Patogênese. Como o nome da espécie indica, este parasita se desenvolve no duodeno e no intestino delgado superior, onde pode causar enterite mucoide.

Sinais clínicos. Em geral, as infecções brandas são assintomáticas, mas as infecções maciças podem provocar diarreia mucoide.

Diagnóstico. O exame *post mortem* de aves acometidas revela enterite mucoide no duodeno e no intestino delgado superior; o exame de raspado ou de corte histológico de tecidos acometidos mostra grande número de pequenos oocistos subesféricos no intestino delgado.

Patologia. O intestino das aves que morrem apresenta congestão e contém exsudato mucoide róseo, enquanto o ceco pode estar distendido por líquido espumoso amarelado. O exame do raspado do intestino delgado mostra massas de pequenos oocistos subesféricos.

Epidemiologia. Em faisões, a coccidiose é mais frequentemente diagnosticada em aves jovens submetidas à criação intensiva. Pesquisas com a doença, realizadas no Reino Unido, quando foi possível identificar a espécie, mostraram que *E. duodenalis* é responsável por 10 a 15% dos casos de coccidiose.

Eimeria megalostoma

Local de predileção. Desconhecido.

Filo. Apicomplexa.

Classe. Conoidasida.

Família. Eimeriidae.

Descrição. Os oocistos são ovoides, marrom-amarelados, medem 24 × 19 μm e apresentam parede espessa e micrópilo proeminente.

Hospedeiros. Faisões.

Ciclo evolutivo. Não descrito.

Distribuição geográfica. América do Norte, Reino Unido, Cazaquistão.

Patogênese. Não há informação disponível. Ocorre apenas raramente em pequeno número de aves e não foi associada com surtos de doença.

Sinais clínicos. Não relatados.

Diagnóstico. O diagnóstico se baseia na morfologia do oocisto presente em amostras de fezes. Quando possível, deve-se realizar exame *post mortem* de aves acometidas e de raspados ou cortes histológicos de tecidos infectados.

Patologia. Não foi descrita.

Epidemiologia. É difícil estimar a importância da coccidiose em faisões selvagens porque os predadores naturais e os animais que se alimentam de carcaça rapidamente abatem as aves fracas ou consomem as mortas.

Eimeria pacifica

Locais de predileção. Intestino delgado, ceco.

Filo. Apicomplexa.

Classe. Conoidasida.

Família. Eimeriidae.

Descrição. Os oocistos são ovoides, medem 17-26 × 14-20 μm e apresentam parede mamilada.

Hospedeiros. Faisões.

Ciclo evolutivo. O ciclo evolutivo é típico de coccídios. Há relato de que os estágios endógenos ocorrem nas células epiteliais do duodeno, mas também têm sido mencionados no ceco.

Distribuição geográfica. América do Norte, Casaquistão, Lituânia.

Patogênese. A infecção causa enterite mucoide, com baixa taxa de mortalidade, porém alta taxa de morbidade.

Sinais clínicos. Diarreia mucoide.

Diagnóstico. O exame *post mortem* de aves acometidas revela enterite mucoide e o exame de raspado ou de cortes histológicos de tecidos acometidos mostra grande número de pequenos oocistos subesféricos no intestino delgado e no ceco.

Patologia. Não foi descrita.

Epidemiologia. Semelhante à mencionada para outras espécies de coccídios.

Eimeria phasiani

Locais de predileção. Intestinos delgado e grosso.

Filo. Apicomplexa.

Classe. Conoidasida.

Família. Eimeriidae.

Descrição. Os oocistos são elipsoidais, lisos, amarelos, medem 20,1-30,9 × 13,4-20,5 μm (em média, 25 × 17 μm), não possuem micrópilo nem resíduo de oocisto, porém apresentam um a três grânulos polares. Os esporocistos são alongados, piriformes, cada um com um corpúsculo de Stieda proeminente, medem 12,9-15,9 × 5,6-7,4 μm (em média, 14,3 × 6,7 μm). Os esporozoítas contêm um único corpúsculo refrátil.

Hospedeiros. Faisões.

Ciclo evolutivo. O crescimento de estágios endógenos acontece no intestino delgado e, à medida que a infecção prossegue, ocorre uma gradativa propagação para a parte inferior do intestino. Os merontes de primeira geração se desenvolvem nas células epiteliais que revestem as glândulas do duodeno ascendente e do intestino delgado superior. Os merontes de segunda geração são mais numerosos nas extremidades das vilosidades do intestino delgado superior. Os merontes de terceira geração e os gametócitos são vistos em todo o intestino delgado e, também, na parte proximal do ceco, sendo mais numerosos nas extremidades das vilosidades. O período pré-patente é de 5 dias. O tempo de esporulação é de 2 dias.

Distribuição geográfica. Europa (Reino Unido, França, Alemanha, República Tcheca, Eslováquia, Lituânia, Cazaquistão), EUA.

Patogênese. A taxa de mortalidade em faisões com 2 a 3 semanas de idade pode atingir 50%.

Sinais clínicos. A infecção pode resultar em anorexia, apatia e redução no ganho de peso; nas infecções maciças notam-se fezes líquidas com muco e um pouco de sangue.

Diagnóstico. O exame *post mortem* das aves infectadas revela enterite mucoide e o exame de raspados ou de cortes histológicos de tecidos acometidos mostra grande número de gametócitos no intestino delgado e na parte proximal do ceco.

Patologia. As principais lesões consistem em enterite mucoide no intestino delgado. O intestino de aves com infecção maciça apresenta hiperemia e hemorragias petequiais, enquanto o lúmen pode estar preenchido por muco com estrias de sangue (Figura 13.24). Os estágios de crescimento de *E. phasiani* ocorrem abaixo do núcleo da célula hospedeira, fazendo com que a célula infectada apresente forma de balão e aumento do núcleo. Os oocistos são encontrados em todo o intestino delgado e na parte proximal do ceco.

Epidemiologia. Em faisões, a coccidiose é mais prevalente em aves jovens submetidas à criação intensiva. Pesquisas com a doença, realizadas no Reino Unido mostraram que, quando foi possível a identificação da espécie, *E. phasiani* foi responsável por, aproximadamente, 15% dos casos desta parasitose. Em estudos realizados na República Tcheca/Eslováquia, a ocorrência de *E. phasiani* em faisões selvagens foi menos frequente do que de *E. colchici*; foi mais prevalente no inverno e na primavera, quando o coccídio foi identificado em 18 a 41% das amostras examinadas.

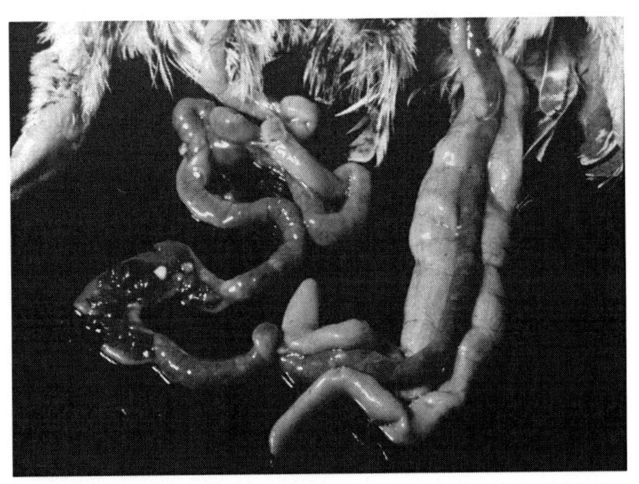

Figura 13.24 Lesões no ceco causadas por *Eimeria phasiani*. (Esta figura encontra-se reproduzida em cores no Encarte.)

Perdizes

Há relato de muitas espécies de coccídios em perdizes, com base, principalmente, na morfologia do oocisto. Há carência de detalhes a respeito do ciclo evolutivo, da patogênese, do tratamento e do controle. A prevenção, assim como em outros hospedeiros, deve basear-se em boas condições de manejo, prevenção de superpopulação e de estresse e atenção com a higiene.

Eimeria caucasica

Local de predileção. Desconhecido.

Filo. Apicomplexa.

Classe. Conoidasida.

Família. Eimeriidae.

Descrição. Os oocistos são alongados, raramente ovoides, medem 25-36 × 14-21 μm (em média, 33 × 19 μm).

Hospedeiros. Perdiz-grega (*Alectoris graeca*).

Distribuição geográfica. Europa Oriental, Cazaquistão.

Nota. Acredita-se que seja um *nomen nudum* (falha em qualificar como nome científico válido devido à descrição inadequada).

Eimeria procera

Local de predileção. Desconhecido.

Filo. Apicomplexa.

Classe. Conoidasida.

Família. Eimeriidae.

Descrição. Os oocistos são elipsoidais alongados e medem 28-31 × 16-17 μm (em média, 29,5 × 16,5 μm).

Hospedeiros. Perdiz-cinza (*Perdix perdix*).

Distribuição geográfica. Desconhecida.

Eimeria koifoidi

Local de predileção. Intestino delgado.

Filo. Apicomplexa.

Classe. Conoidasida.

Família. Eimeriidae.

Descrição. Os oocistos são ovoides e medem 16-25 × 14-20 μm (em média, 20 × 18 μm).

Hospedeiros. Perdiz-cinza (*Perdix perdix*), perdiz-chucar (*Alectoris chukar*), perdiz-grega (*Alectoris graeca*).

Distribuição geográfica. Desconhecida; relatada no Reino Unido e na Bulgária.

Eimeria legionensis

Local de predileção. Intestino delgado.

Filo. Apicomplexa.

Classe. Conoidasida.

Família. Eimeriidae.

Descrição. Os oocistos são elípticos, quase simétricos, e, às vezes, ligeiramente achatados; medem 18-24 × 12-16 μm (em média, 21,3 × 14,6 μm).

Hospedeiros. Perdiz-vermelha (*Alectoris rufa*), perdiz-grega (*Alectoris graeca*).

Distribuição geográfica. Desconhecida; relatada no Reino Unido e na Bulgária.

Diagnóstico. O exame *post mortem* das aves infectadas revela pontos brancos característicos e o exame de raspado ou de cortes histológicos de tecidos acometidos mostra grande número de gametócitos no ceco. No exame de fezes verifica-se grande número de oocistos em um exsudato branco caseoso.

Patologia. As aves mortas apresentam pontos brancos moles no ceco e no intestino delgado inferior. No ceco nota-se extensa invasão da mucosa por gametócitos, com infecção de todo o epitélio e de células subepiteliais da lâmina própria. Os pontos brancos são compostos de oocistos, restos necróticos e de alimento.

Codornizes

Há relato de muitas espécies de coccídios nestas aves, com base, principalmente, na morfologia dos oocistos. Há carência de detalhes a respeito do ciclo evolutivo, da patogênese, do tratamento e do controle.

Eimeria bateri

Local de predileção. Desconhecido.

Filo. Apicomplexa.

Classe. Conoidasida.

Família. Eimeriidae.

Descrição. Os oocistos são elipsoides, ovoides ou, raramente, arredondados; medem 15-28 × 14-23 μm (em média, 23 × 18 μm).

Hospedeiros. Codorniz japonesa (*Coturnix japonica*), codorniz comum (*Coturnix coturnix*).

Distribuição geográfica. Desconhecida.

Eimeria coturnicus

Local de predileção. Desconhecido.

Filo. Apicomplexa.

Classe. Conoidasida.

Família. Eimeriidae.

Descrição. Os oocistos são ovais e medem 26-39 × 20-26 μm (em média, 32,5 × 23 μm).

Hospedeiros. Codorniz comum (*Coturnix coturnix*).

Distribuição geográfica. Desconhecida.

Eimeria taldykurganica

Local de predileção. Desconhecido.

Filo. Apicomplexa.

Classe. Conoidasida.

Família. Eimeriidae.

Descrição. Os oocistos são ovoides e medem 21,9-25,4 × 11,9-13,1 μm (em média, 23,65 × 12,5 μm).

Hospedeiros. Codorniz japonesa (*Corturnix japonica*), codorniz comum (*Corturnix cortunix*).

Distribuição geográfica. Japão, EUA.

Eimeria tsunodai

Local de predileção. Ceco.

Filo. Apicomplexa.

Classe. Conoidasida.

Família. Eimeriidae.

Descrição. Os oocistos são ovoides e medem 15,5-22,5 × 16,5-18,5 μm (em média, 19 × 17,5 μm).

Hospedeiros. Codorniz japonesa (*Corturnix japonica*).

Distribuição geográfica. Japão, EUA.

Patogênese e sinais clínicos. Causa coccidiose cecal hemorrágica, com diarreia sanguinolenta.

Eimeria uzura

Local de predileção. Desconhecido.

Filo. Apicomplexa.

Classe. Conoidasida.

Família. Eimeriidae.

Descrição. Os oocistos são elípticos ou ovoides, largos, e medem 19-30 × 15-23 μm (em média, 24,4 × 18,7 μm).

Hospedeiros. Codorniz japonesa (*Corturnix japonica*).

Distribuição geográfica. Japão, EUA.

Patogênese e sinais clínicos. Relata-se que causa surtos de coccidiose em codornizes japonesas criadas para fins comerciais, nos EUA.

Galinha-d'angola

Eimeria grenieri

Local de predileção. Intestino delgado.

Filo. Apicomplexa.

Classe. Conoidasida.

Família. Eimeriidae.

Descrição. Os oocistos são elipsoidais, lisos, medem 15-27 × 12-18 μm (em média, 21 × 15 μm) e apresentam micrópilo e grânulos polares, mas não resíduo. Os esporocistos são ovoides, com corpúsculo de Stieda e resíduo.

Hospedeiros. Galinha-d'angola.

Ciclo evolutivo. O ciclo evolutivo é típico de coccídio e parece haver três gerações de merogonia. Os merontes de primeira geração são vistos nas células epiteliais das criptas, abaixo do núcleo da célula hospedeira e próximo da camada muscular da mucosa duodenal. Os merontes de segunda geração encontram-se nas criptas da parte inferior das vilosidades do intestino delgado superior e médio. Os merontes de terceira geração são encontrados na parte média das extremidades das vilosidades do intestino delgado médio e inferior. Os gametócitos são constatados no epitélio do ceco. O período pré-patente é de 4 a 5 dias e o período patente de 3 dias.

Distribuição geográfica. Europa, África.

Patogênese e sinais clínicos. Relata-se que *Eimeria grenieri* cause doença em galinhas-d'angola, com diarreia e perda de peso.

Eimeria numidae

Locais de predileção. Intestinos delgado e grosso.

Filo. Apicomplexa.

Classe. Conoidasida.

Família. Eimeriidae.

Descrição. Os oocistos são elipsoidais, lisos, medem 15-21 × 12-17 μm e apresentam micrópilo na forma de botão e grânulo polar, mas não resíduo. Os esporocistos são alongados, com uma extremidade pontuda e sem corpúsculo de Stieda.

Hospedeiros. Galinha-d'angola.

Ciclo evolutivo. Os merontes de primeira geração encontram-se nas células epiteliais do duodeno. Os merontes de segunda geração são vistos nas células epiteliais do jejuno e do íleo e, também, do intestino grosso e do reto. Alguns merontes de segunda geração originam merontes de terceira geração. O período pré-patente é de 5 dias. O tempo de esporulação varia de 1 a 2 dias.

Distribuição geográfica. Europa (Hungria).

Patogênese e sinais clínicos. Não é considerada muito patogênica, embora possa provocar morte quando há infecção maciça. Os sintomas incluem diarreia com muco e apatia.

Outros protozoários

Cryptosporidium baileyi

Para mais detalhes, ver seção Intestino grosso.

Cryptosporidium meleagridis

Local de predileção. Intestino delgado.

Filo. Apicomplexa.

Classe. Conoidasida.

Família. Cryptosporidiidae.

Descrição. Os oocistos são elipsoides e medem 5,6-6,3 × 4,5-4,8 μm (em média, 6,2 × 4,6 μm).

Hospedeiros. Perus, galinhas, patos, papagaios.

Distribuição geográfica. Provavelmente cosmopolita.

Patogênese. A infecção por este parasita é acompanhada de diarreia e baixa taxa de morte de peruzinhos com 10 a 14 dias de idade. *Cryptosporidium meleagridis* também infecta outros hospedeiros aviários (p. ex., papagaios); é o terceiro *Cryptosporidium*, parasita, mais comum em humanos.

Sinal clínico. Diarreia.

Diagnóstico. Podem-se demonstrar os oocistos utilizando-se o corante Ziehl-Neelsen em esfregaços de fezes, nos quais os esporocistos aparecem como grânulos vermelho-brilhantes. É difícil, senão impossível, determinar a espécie de *Cryptosporidium* utilizando-se técnicas convencionais. Desenvolveram-se muitas técnicas moleculares e imunológicas, inclusive imunofluorescência e teste imunossorvente ligado à enzima (ELISA). Mais recentemente, foram desenvolvidas técnicas à base de DNA, com o fim de caracterização molecular de espécies de *Cryptosporidium*.

Patologia. Após ingestão, os esporozoítas invadem as bordas em escova das microvilosidades do proventrículo, o intestino e os pulmões e as trofozoítas se diferenciam rapidamente para formar merontes com 4 a 8 merozoítas. Foi relatada apenas uma única geração de merogonia. Notam-se atrofia de vilosidades e hiperplasia da cripta do íleo, em perus e pessoas infectadas.

Epidemiologia. A transmissão parece ser, principalmente, através da ingestão de fezes contaminadas.

Tratamento e controle. Não há relato de tratamento efetivo. É importante a adoção de boas práticas de higiene e de manejo na prevenção de criptosporidiose. Assim, deve-se, sempre, manter a cama seca, com atenção especial a partes da cama próximas a bebedouros e comedouros. Sempre, devem-se utilizar bebedouros que impeçam que a cama fique umedecida; estes devem ser colocados sobre bandejas ou canaletas. Os comedouros e bebedouros devem ser de um tipo e de altura adequados, de modo que não sejam contaminados por dejetos. Criação de aves em lotes, procedimentos de desinfecção adequados e despovoamento da granja ajudam a limitar os casos de infecção. Pode ser necessário o uso de antibiótico para controlar infecção bacteriana secundária do trato respiratório. Boa ventilação nas granjas também é fundamental.

Spironucleus meleagridis

Sinônimo. *Hexamina meleagridis.*

Nomes comuns. Enterite catarral infecciosa, hexamitose, espironucleose.

Locais de predileção. Intestino delgado, ceco.

Filo. Fornicata.

Classe. Trepamondea.

Família. Hexamitidae.

Descrição. As trofozoítas apresentam simetria bilateral, medem 6-12 × 2-5 μm e possuem dois núcleos, dois conjuntos de três flagelos anteriores e dois flagelos ao longo do corpo que emergem na parte posterior do parasita (ver Figura 2.20).

Hospedeiros. Perus, patos, aves de caça (faisão, codorniz, perdiz).

Distribuição geográfica. Cosmopolita.

Patogênese. Espironucleose é uma doença de aves jovens; as aves adultas são portadoras assintomáticas. A taxa de mortalidade em um lote é variável e pode ser tão elevada quanto 80%, atingindo valor máximo em 7 a 10 dias após a morte da primeira ave; todavia, raramente ocorre perda maciça em aves com mais de 10 semanas de idade. O período de incubação é de 4 a 7 dias.

Sinais clínicos. As aves acometidas apresentam penas arrepiadas, diarreia aquosa espumosa e rápida perda de peso; podem se enfraquecer e morrer.

Diagnóstico. É possível definir o diagnóstico da infecção com base na constatação de protozoários móveis característicos em amostras de raspados frescos do intestino delgado. Pode-se diferenciar os microrganismos de outros flagelados intestinais pelo seu pequeno tamanho, ausência de membrana ondulante e movimentos característicos. Estes organismos também podem ser constatados em esfregaços de amostras do intestino delgado corados com Giemsa (Figura 13.25).

Epidemiologia. A infecção é transmitida por alimento e água contaminados. As aves adultas portadoras são principais fontes de infecção para os filhotes de aves. As aves de caça selvagens podem representar fonte de infecção às aves criadas em galinheiros naturais externos. Clima quente e superpopulação predispõem à infecção e à gravidade do surto da doença.

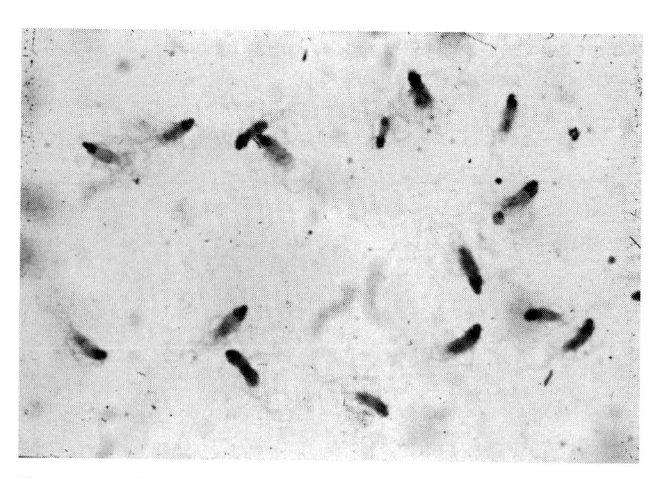

Figura 13.25 Trofozoítas de *Spironucleus meleagridis* (corante de Giemsa). (Esta figura encontra-se reproduzida em cores no Encarte.)

Tratamento. A administração de 27 g de dimetridazol adicionados em 100 ℓ de água de beber, por 12 dias, ou de 54 g em 100 ℓ, por 3 a 5 dias, seguida de 27 g em 100 ℓ, durante 12 dias, são procedimentos terapêuticos efetivos. No entanto, em vários países, a disponibilidade de produtos que contêm dimetridazol (e outros compostos nitroimidazóis) está cada vez menor, em razão da legislação.

Controle. O controle depende do emprego de boas práticas de manejo e higiene. As aves jovens devem ser criadas em lotes separados de aves de outros grupos etários. Os utensílios devem ser utilizados, individualmente, para os diferentes lotes de aves e mantidos suspensos ou sobre tela de arame. Os galinheiros naturais externos precisam ser periodicamente transferidos de local e deve-se impedir o contato com faisões, codornizes ou perdizes. Como medida preventiva, pode-se adicionar 125 a 200 g de dimetridazol por tonelada de alimento ou 12 g/ℓ de água de beber, por até 15 dias. No entanto, veja a condição mencionada no parágrafo anterior a respeito da disponibilidade deste produto.

INTESTINO GROSSO

Muitas espécies de *Heterakis* são encontradas em aves domésticas.

Heterakis gallinarum

Sinônimos. *Heterakis papillosa, Heterakis gallinae, Heterakis vesicularis.*

Nome comum. Verme do ceco de aves.

Locais de predileção. Ceco; raramente intestinos grosso e delgado.

Filo. Nematoda.

Classe. Secernentea.

Superfamília. Ascaridoidea.

Descrição macroscópica. Vermes esbranquiçados com até 1,5 cm de comprimento e cauda longa pontuda. O macho mede 7 a 13 mm de comprimento e a fêmea, 10 a 15 mm (Figura 13.26). O exame macroscópico prontamente indica o gênero, mas é necessário exame microscópico para a identificação da espécie, determinando-se a forma do esôfago e o tamanho e a forma das espículas.

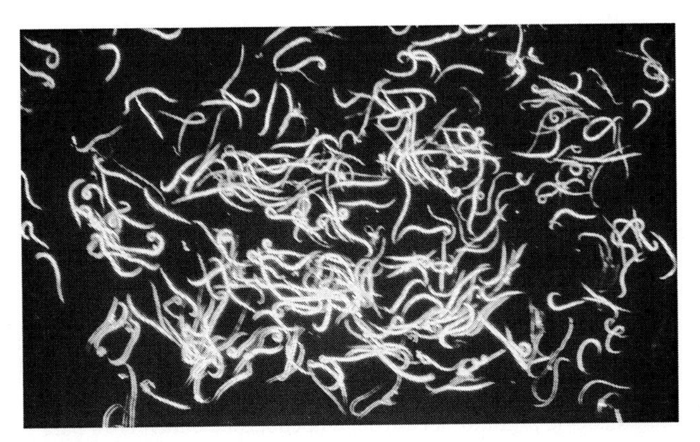

Figura 13.26 Vermes *Heterakis gallinarum* adultos. (Esta figura encontra-se reproduzida em cores no Encarte.)

Descrição microscópica. O esôfago apresenta um grande bulbo posterior. A identificação do gênero pode ser confirmada pela presença, no macho, de uma grande ventosa pré-cloacal circular e asas caudais proeminentes contendo 12 pares de papilas (ver Figura 1.55). As espículas apresentam comprimentos desiguais; a esquerda (de, aproximadamente, 0,7 mm) apresenta asas largas e a direita é delgada (com cerca de 2 mm). O ovo, com casca lisa espessa e paredes laterais quase que paralelas, é ovoide (ver Figura 4.7). Os ovos medem 65-80 × 35-46 µm e não são segmentados quando eliminados. Às vezes, é difícil distinguir os ovos de *Heterakis* daqueles de *Ascaridia*, embora nesta última espécie sejam mais largos e apresentem paredes laterais com ligeiro formato de barril.

Hospedeiros. Galinhas, perus, pombos, faisões, perdizes, tetrazes, codornizes, galinhas-d'angola, patos, gansos e diversas aves galiformes selvagens.

Distribuição geográfica. Cosmopolita.

Patogênese. *Heterakis gallinarum* é o parasita nematódeo mais comum de aves e, em geral, não é considerado patogênico, embora nas infecções maciças possa ocasionar espessamento da mucosa do ceco. Sua principal importância patogênica é como vetor do protozoário *Histomonas meleagridis,* agente etiológico de "cabeça preta" (êntero-hepatite) em perus. O microrganismo pode ser transmitido de uma ave para a outra, no ovo de *Heterakis*, bem como por minhocas que contêm larvas do verme que eclodiram.

Sinais clínicos. Com frequência, *H. gallinarum* causa apenas infecção assintomática.

Diagnóstico. Em geral, a infecção causada por *Heterakis gallinarum* só é diagnosticada acidentalmente, pelo achado de ovos nas fezes ou pela constatação de vermes durante a necropsia. A diferenciação entre as três espécies de *Heterakis* se baseia na forma do esôfago e no comprimento e na forma das espículas.

Patologia. O ceco pode apresentar inflamação marcante e espessamento da mucosa, com hemorragias petequiais.

Epidemiologia. *Heterakis gallinarum* encontra-se disseminado na maioria dos lotes de aves e, por si só, tem pouca importância patogênica; contudo, tem grande importância na epidemiologia da infecção causada por *Histomonas.* Os ovos larvados podem permanecer viáveis no solo por, aproximadamente, 1 ano e podem ser fontes de infecção para aves de vida livre. Ademais, os hospedeiros paratênicos, como minhocas, podem transmitir a infecção.

Tratamento. O tratamento com sais de piperazina, levamisol ou benzimidazol é efetivo. Pode-se adicionar flubendazol, mebendazol ou fembendazol ao alimento (30 ppm durante 7 dias; 60 ppm durante 3 dias, respectivamente). O levamisol é efetivo na dose de 30 mg/kg VO, ou de 300 ppm no alimento.

Controle. O controle de *H. gallinarum* somente é necessário quando a histonomose é um problema nos lotes de perus. Praticamente, se baseia em medidadas de higiene básicas; nos lotes de criação doméstica os dois fatores mais importantes são a separação de perus de outras aves domésticas e a remoção e descarte das camas dos galinheiros. Onde o problema é sério e contínuo pode ser aconselhável a administração de piperazina ou de levamisol, de modo intermitente, no alimento ou na água, além de quimioprofilaxia contínua para *Histomonas.*

Heterakis isolonche

Nome comum. Verme do ceco.

Locais de predileção. Ceco; raramente intestinos grosso e delgado.

Filo. Nematoda.

Classe. Secernentea.

Superfamília. Ascaridoidea.

Descrição macroscópica. Vermes esbranquiçados com até 1,5 cm de comprimento, com cauda longa pontuda. Os machos medem 7 a 13 mm de comprimento e as fêmeas, 10 a 15 mm. O exame macroscópico prontamente indica o gênero, mas é necessário exame microscópico para verificar as espículas, a fim de identificar a espécie.

Descrição microscópica. As espículas são assimétricas e a identificação do gênero pode ser confirmada pela presença, no macho, de uma grande ventosa pré-cloacal circular e asas caudais proeminentes contendo uma grande papila caudal. O ovo, de casca espessa e lisa, é ovoide e mede cerca de 65-75 × 38-45 µm. Mais detalhes a respeito dos ovos são mencionados no texto sobre *H. gallinarum.*

Hospedeiros. Faisões, tetrazes, codornizes, patos, galinhas.

Distribuição geográfica. Cosmopolita.

Patogênese. Em aves de caça, *Heterakis isolonche*, por si só, é patogênico e causa inflamação intensa do ceco, com nódulos que se projetam em ambas as superfícies, peritoneal e mucosa. Pode ocasionar úlcera na mucosa e diarreia, com emaciação progressiva; em grupos de aves com infecção maciça é possível constatar alta taxa de mortalidade.

Sinais clínicos. As infecções causadas por *H. isolonche* podem causar tiflite nodular, diarreia, emaciação e morte.

Diagnóstico. Obtém-se o diagnóstico de infecção por *Heterakis isolonche* durante a necropsia, pelo achado de nódulos no ceco contendo vermes adultos; se necessário, faz-se a confirmação microscópica pelo exame de espículas.

Patologia. Na infecção por *Heterakis isolonche,* as larvas eclodidas penetram na mucosa do ceco e se desenvolvem até o estágio adulto nos nódulos. Cada nódulo contém uma abertura no intestino, através da qual os ovos alcançam o lúmen. O ceco pode apresentar inflamação marcante e espessamento da mucosa, com nódulos e hemorragias petequiais.

Epidemiologia. A infecção é comum em aves criadas em áreas de gramíneas permanentes. Os ovos larvados podem permanecer viáveis no solo por, aproximadamente, 1 ano. Ademais, os hospedeiros paratênicos, como minhocas, podem transmitir a infecção.

Tratamento. O mesmo mencionado para *H. gallinarum*.

Controle. Quando a infecção por *H. isolonche* é endêmica em criações de faisões, os viveiros devem ser abandonados e os filhotes destas aves, criados em locais limpos.

Heterakis dispar

Locais de predileção. Ceco; raramente intestinos grosso e delgado.

Filo. Nematoda.

Classe. Secernentea.

Superfamília. Ascaridoidea.

Descrição macroscópica. Semelhante à mencionada para *H. gallinarum*, embora *H. dispar* seja maior do que *H. gallinarum* ou *H. isolonche*; os machos medem 11 a 18 mm e as fêmeas, 16 a 23 mm de comprimento.

Descrição microscópica. As espículas do macho apresentam comprimentos um pouco diferentes (40 a 50 μm). Os ovos medem cerca de 59-62 × 31-41 μm. Mais detalhes a respeito dos ovos são mencionados no texto sobre *H. gallinarum*.

Hospedeiros. Patos, gansos, galinhas.

Distribuição geográfica. Vários países.

Heterakis brevispeculum

Locais de predileção. Ceco; raramente intestinos grosso e delgado.

Filo. Nematoda.

Classe. Secernentea.

Superfamília. Ascaridoidea.

Descrição. Para informações gerais, ver texto sobre *H. gallinarum*. As espículas têm igual tamanho (cerca de 0,5 mm) e possuem um filamento próximo da extremidade.

Hospedeiros. Patos, gansos, galinhas-d'angola, galinhas.

Distribuição geográfica. Cosmopolita.

Trichostrongylus tenuis

Locais de predileção. Intestino delgado, ceco.

Filo. Nematoda.

Classe. Secernentea.

Superfamília. Trichostrongyloidea.

Descrição macroscópica. Os vermes adultos são pequenos e filiformes. Os machos medem cerca de 5,0 a 6,5 mm e as fêmeas, 7 a 9 mm de comprimento. As espículas são curvadas.

Descrição microscópica. Os vermes não apresentam cápsula bucal. Uma característica útil do gênero é o chanfro excretor distinto notado na região do esôfago. Os ovos, de tamanho médio, são longos e ovoides e apresentam polos diferentes, paredes laterais paralelas e coloração pálida, com casca quase que incolor (Figura 4.7). Possuem casca fina e lisa e medem cerca de 65-75 × 35-42 μm.

Hospedeiros. Aves de caça (tenaz, perdiz e faisão), galinhas, patos, gansos, perus, casuares.

Distribuição geográfica. América do Norte, Ásia e Europa.

Patogênese. *Trichostrongylus tenuis* foi incriminado como causa de surtos de enterite grave em aves de caça. A infecção moderada a grave provoca diarreia, frequentemente fatal. Infecções mais brandas resultam em uma síndrome crônica caracterizada por anemia e emaciação.

Sinais clínicos. Inapetência, anemia e emaciação geral.

Diagnóstico. Identificação de vermes adultos no exame *post mortem*.

Patologia. As infecções leves causam poucos efeitos patológicos, mas as infecções maciças podem ocasionar tiflite hemorrágica aguda.

Epidemiologia. Alta densidade populacional pode ocasionar acúmulo de grande quantidade de larvas infectantes, com altas taxas de morbidade e de mortalidade, em especial em grupos de tetrazes.

Tratamento. Nas criações de aves de caça, o tratamento com levamisol adicionado na água de beber tem se mostrado útil. Há disponibilidade de produtos à base de fembendazol e flubendazol para a adição na ração ou na dieta de grãos.

Controle. Nos locais de criação de aves de caça os cercados devem ser transferidos regularmente, de modo a impedir o acúmulo de larvas; quando possível, devem-se evitar viveiros instalados na mesma área durante anos sucessivos.

Capillaria anatis

Sinônimos. *Capillaria brevicollis, Capillaria collaris, Capillaria mergi, Thornix anatis.*

Local de predileção. Ceco.

Filo. Nematoda.

Classe. Secernentea.

Superfamília. Trichuroidea.

Descrição macroscópica. Ver *Eucoleus annulata*. Os machos medem cerca de 16 a 24 mm e as fêmeas, 28 a 38 mm.

Descrição microscópica. Os machos apresentam uma única espícula fina longa e, quase sempre, possuem uma estrutura semelhante a uma bolsa primitiva. Os ovos têm ligeiro formato de barril, são marrom-claros e com tampões polares transparentes em protrusão (ver Figura 4.7). Medem cerca de 48-65 × 23-35 μm e a casca externa é espessa, estriada e rugosa. Mais detalhes sobre os ovos são mencionados no texto sobre *Capillaria contorta*.

Hospedeiros. Galinhas, perus, aves galináceas (faisões, perdizes), pombos, patos, gansos.

Distribuição geográfica. Cosmopolita.

Patogênese. A extremidade anterior dos vermes encontra-se incrustada na mucosa. Infecção maciça pode causar enterite hemorrágica, com diarreia sanguinolenta. Com frequência, a parede do ceco é espessa.

Sinais clínicos. As aves infectadas podem se tornar fracas, emaciadas e anêmicas.

Patologia. As aves com infecção crônica apresentam parede intestinal espessada e recoberta com exsudato catarral.

Tratamento e controle. Semelhantes aos mencionados para as espécies de *Capillaria* (Tabela 13.4).

Subulura suctoria

Sinônimos. *Allodapa suctoria, Subulura brumpti, Subulura differens.*

Local de predileção. Ceco

Filo. Nematoda

Classe. Secernentea

Tabela 13.4 Espécies de *Eucoleus/Capillaria* encontradas em aves de caças.

Espécies	Hospedeiros	Localização
Eucoleus (Capillaria) contorta	Galinhas, perus, patos, faisões e aves selvagens	Esôfago, papo
Eucoleus (Capillaria) annulata	Galinhas, perus, patos e aves selvagens	Esôfago, papo
Eucoleus (Capillaria) perforans	Faisões, galinhas-d'angola	Esôfago, papo
Capillaria uropapillata	Faisões	Esôfago, papo
Capillaria phasianina	Faisões, perdiz-cinza	Intestino delgado, ceco
Capillaria anatis	Galinhas, perus, aves galináceas (faisão, perdiz), pombos, patos, gansos	Ceco

Superfamília. Subuluroidea

Descrição macroscópica. Os machos medem cerca de 8 a 10 mm e as fêmeas, até 18 mm.

Descrição microscópica. A pequena cápsula bucal apresenta três dentes em sua base. Nota-se dilatação do esôfago em sua parte posterior, seguida de um bulbo. A cauda do macho possui grandes asas laterais, encurvada no sentido ventral. Há uma ventosa pré-cloacal semelhante a fenda, circundada por fibras musculares radiadas. Na fêmea, a vulva situa-se bem anterior à metade do corpo. Os ovos têm casca fina, lisa e subesférica, medindo cerca de 52-64 × 41-49 μm. São embrionados, quando eliminados.

Hospedeiros definitivos. Galinhas, perus, galinhas-d'angola, codorniz, tetraz, faisões e muitas aves galiformes, como os patos.

Hospedeiros intermediários. Incluem muitas espécies de baratas, besouros e lacrainhas.

Distribuição geográfica. Ásia, África, Américas, Havaí, partes da Europa (Espanha).

Tratamento e controle. Em geral, são não necessários.

Nota. Revisão taxonômica atual sugere que este gênero se inclui em sua própria superfamília, Subuluroidea.

Strongyloides avium

Nome comum. Verme filiforme.

Locais de predileção. Ceco, intestino delgado.

Filo. Nematoda.

Classe. Secernentea.

Superfamília. Rhabditoidea.

Descrição macroscópica. Vermes delgados filiformes com cerca de 2 mm de comprimento. Apenas as fêmeas são parasitas.

Descrição microscópica. O esôfago, longo, pode ocupar até um terço do comprimento do corpo; o útero é entrelaçado com o intestino, propiciando uma aparência de filamento trançado (ver Figura 1.51). Diferentemente de outros parasitas intestinais de tamanho semelhante, a cauda apresenta uma ponta romba. Os ovos de *Strongyloides* são ovais, possuem casca fina e são pequenos, medindo 52-56 × 36-40 μm, correspondendo à metade do tamanho do ovo típico de estrôngilo. Em geral, nas fezes são eliminados ovos larvados.

Hospedeiros. Frangos, perus, gansos, codorniz, aves selvagens.

Distribuição geográfica. Cosmopolita.

Patogênese. *Strongyloides* pode ser um sério patógeno em aves jovens criadas no chão.

Sinais clínicos. Instações maciças agudas provocam fraqueza, emaciação e diarreia com fezes sanguinolentas viscosas.

Diagnóstico. É possível constatar pequenos ovos embrionados nas fezes. Os parasitas adultos podem ser detectados em raspados obtidos de mucosa do ceco durante o exame *post mortem*.

Patologia. Quando presentes em grande número no ceco, os parasitas adultos podem causar inflamação com edema e erosão do epitélio.

Epidemiologia. Larvas infectantes de *Strongyloides* não apresentam bainha e são suscetíveis às condições climáticas extremas. No entanto, calor e umidade favorecem seu crescimento e possibilitam o acúmulo de grande número de estágios infectantes.

Tratamento e controle. Não há informação disponível.

Trematódeos do ceco

Ver comentários gerais na seção Trematódeos intestinais. Ver também a Tabela 13.5.

Notocotylus attenuatus

Locais de predileção. Ceco, reto.

Filo. Platyhelminthes.

Tabela 13.5 Trematódeos do ceco encontrados em aves.

Parasita	Família	Tamanho (mm)	Local de predileção	Hospedeiro final	Hospedeiro intermediário	Localização geográfica
Notocotylus attenuatus	Notocotylidae	3-5 × 1	Ceco e reto	Galinhas, patos, gansos, aves aquáticas selvagens	Várias lesmas	Muitos países
Catatropis verrucosa	Notocotylidae	2-6 × 1-2	Ceco	Galinhas, patos, gansos, aves aquáticas selvagens	Várias lesmas	Cosmopolita
Brachylaemus commutatus	Brachylaemidae	4-7 × 1-2	Ceco	Galinhas, perus, outras aves, pombos e faisões	Lesmas terrestres	Sul da Europa, África, partes da Ásia
Postharmostomum commutatum (sin. *P. gallinarum*)	Brachylaemidae		Ceco	Galinhas, perus, galinha-d'angola, faisões e pombos	Várias lesmas	África do Norte, América do Norte, sul da Europa, partes do Sudeste Asiático
Echinostoma revolutum	Echinostomatidae	1-1,5	Ceco e reto	Patos, gansos, pombos, várias aves, aves aquáticas	1: Lesmas aquáticas 2: Várias lesmas aquáticas e girinos	Cosmopolita
Echinostoma paraulum (sin. *Echinoparyphium paraulum*)	Echinostomatidae	1-1,5	Ceco e reto	Patos, pombos	1: Lesmas aquáticas 2: Peixes	Cosmopolita

Classe. Trematoda.

Família. Notocotylidae.

Descrição macroscópica. O trematódeo adulto mede 2 a 5 mm de comprimento e 0,7 a 1,5 mm de largura; é mais estreito na parte anterior.

Descrição microscópica. Não possui ventosa ventral. Os testículos situam-se posteriormente e o ovário encontra-se entre eles. O útero forma espiral transversal regular que se estende da parte posterior do ovário até o longo saco cirro, situado anteriormente. Os ovos, pequenos, são ovoides e medem 20-22 ×10-11 μm e possuem um filamento longo em cada tampão polar que mede até 200 μm de comprimento. O ovo contém um miracídio.

Hospedeiros definitivos. Frangos, patos, gansos e outras aves aquáticas.

Hospedeiros intermediários. Lesmas, como *Planorbis* spp., *Lymnaea* spp. e *Bulinus*.

Distribuição geográfica. Cosmopolita.

Catatropis verrucosa

Local de predileção. Ceco.

Filo. Platyhelminthes.

Classe. Trematoda.

Família. Notocotylidae.

Descrição macroscópica. O trematódeo mede 2 a 6 mm de comprimento e 0,8 a 2 mm de largura e é arredondado nas partes anterior e posterior.

Descrição microscópica. Não possui ventosa ventral. Os testículos situam-se na parte posterior e o ovário posiciona-se entre eles. Os ovos, pequenos, são ovais, ligeiramente avermelhados e medem cerca de 20-25 × 10-11 μm; contêm um longo filamento em cada tampão polar medindo, aproximadamente, 160 a 200 μm de comprimento. O ovo contém um miracídio.

Hospedeiros definitivos. Galinhas, patos, gansos e outras aves aquáticas.

Hospedeiros intermediários. Lesmas, como *Planorbis* spp.

Distribuição geográfica. Cosmopolita.

Brachylaemus commutatus

Sinônimos. *Harmostomum commutatus*, *Postharmostomum gallinum*.

Local de predileção. Ceco.

Filo. Platyhelminthes.

Classe. Trematoda.

Família. Brachylaemidae.

Descrição macroscópica. O trematódeo, longo, mede cerca de 4 a 7 mm de comprimento e 1 a 2 mm de largura e apresenta corpo liso.

Descrição microscópica. Os ovos medem, aproximadamente, 30 × 15 μm.

Hospedeiros definitivos. Galinhas, perus, outras aves, pombos e faisões.

Hospedeiros intermediários. Lesmas terrestres.

Distribuição geográfica. Sul da Europa, África e partes da Ásia.

Echinostoma revolutum

Locais de predileção. Ceco e reto.

Filo. Platyhelminthes.

Classe. Trematoda.

Família. Echinostomatidae.

Descrição macroscópica. O trematódeo mede ao redor de 10 a 20 mm de comprimento e até 2 mm de largura.

Descrição microscópica. O colar cefálico possui cerca de 37 espinhos, alguns deles formando grupos de espinhos em "ângulo". A parte anterior da cutícula é coberta de espinhos. O ovário situa-se anterior aos testículos em *tandem*. Os ovos, grandes, são ligeiramente amarelados, possuem opérculo e medem, aproximadamente, 95-120 × 60-70 μm.

Hospedeiros definitivos. Patos, gansos, pombos, muitas aves e aves aquáticas.

Distribuição geográfica. Cosmopolita.

Nota. *Echinostomum revolutum* também pode infectar humanos. *Echinostomum paraulum* é encontrado no intestino delgado de patos e pombos e pode causar fraqueza, inapetência e diarreia em pombos.

Coccidiose cecal em galinhas

Em galinhas, são encontradas duas espécies de coccídios, das quais *Eimeria tenella* é a mais importante, em todo o mundo.

Eimeria tenella

Local de predileção. Ceco (Figura 13.27).

Filo. Apicomplexa.

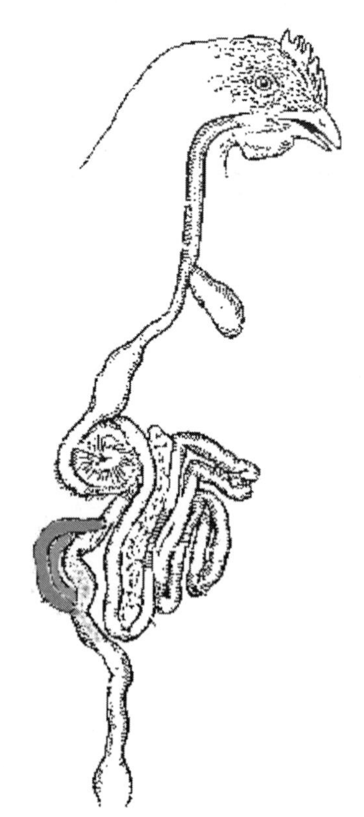

Figura 13.27 Local de predileção de *Eimeria tenella*. (Esta figura encontra-se reproduzida em cores no Encarte.)

Classe. Conoidasida.

Família. Eimeriidae.

Descrição. Os oocistos são ovoides, lisos, incolores, medem 14-31 × 9-25 μm (em média, 25 × 19 μm), sem micrópilo ou resíduo, mas com um grânulo polar (Figura 13.28). Os esporocistos são ovoides, com corpúsculo de Stieda e sem resíduo.

Hospedeiro. Galinhas.

Ciclo evolutivo. Após a ingestão, a parede do oocisto se rompe na moela, liberando os esporocistos. Os esporozoítas são ativados pela bile ou pela tripsina quando os esporocistos atingem o intestino delgado e liberam estes esporozoítas. Os esporozoítas penetram nas células epiteliais, diretamente ou após fagocitose por um macrófago. Os esporozoítas se aglomeram para formar a primeira geração de merontes, cada um contendo cerca de 900 merozoítas de, aproximadamente, 2 a 4 μm de comprimento. Estes emergem no ceco ao redor de 2,5 a 3 dias após a infecção e invadem novas células hospedeiras. São formados merontes de segunda geração, os quais situam-se acima do núcleo da célula hospedeira e originam 200 a 350 merozoítas de, aproximadamente, 16 μm de comprimento, os quais são constatados 5 dias após a inoculação. Eles invadem novas células hospedeiras para formar merontes de terceira geração (os quais situam-se abaixo do núcleo da célula hospedeira e originam 4 a 30 merozoítas de terceira geração, com cerca de 7 μm de comprimento, que invadem novas células para formar gametócitos) ou para formar, diretamente, gametócitos. Os macrogametas e os microgametócitos situam-se abaixo do núcleo das células hospedeiras. Os microgametócitos originam vários microgametas biflagelados, os quais fertilizam os macrogametas. Os oocistos resultantes rompem uma parede resistente, saem das células e alcançam o lúmen intestinal e, em seguida, são eliminados nas fezes. O período pré-patente é de 132 h. O tempo de esporulação varia de 18 a 48 h.

Distribuição geográfica. Cosmopolita.

Patogênese. Os merontes de primeiro estágio desta espécie se desenvolvem profundamente nas glândulas. Os merontes de segundo estágio também são incomuns, pois as células epiteliais nas quais crescem deixam a mucosa e migram para a lâmina própria e submucosa. Quando estes merontes amadurecem e se rompem, cerca de 72 h após a ingestão de oocistos, ocorrem hemorragia, desprendimento de grande parte da superfície mucosa e surgem os sinais clínicos.

Sinais clínicos. Ocorre doença clínica quando grande número de oocistos é ingerido em período de tempo mais curto; caracteriza-se pela presença de fezes moles, frequentemente contendo sangue. As aves apresentam apatia e indiferença, com penas "caídas". Nas infecções subclínicas nota-se baixa taxa de ganho de peso e de conversão alimentar.

Patologia. No exame *post mortem*, com frequência, o ceco se apresenta distendido e contém uma mistura de sangue coagulado e não coagulado (Figura 13.29). Nas infecções de longa duração o conteúdo cecal torna-se caseoso e aderido à mucosa. À medida que a mucosa se regenera estes tampões cecais se desprendem e o material caseoco é eliminado nas fezes.

As lesões são classificadas como 1+ a 4+, como se segue:

- Número muito pequeno de hemorragias petequiais dispersas na parede do ceco, sem espessamento da parede e com conteúdo cecal normal
- As lesões são mais numerosas, com sangue visível no conteúdo cecal. A parede do ceco se apresenta um tanto espessada, com conteúdo normal
- Nota-se grande quantidade de sangue e de massa cecal. A parede do ceco encontra-se muito espessada, com pequeno volume de conteúdo fecal, às vezes nenhum, no ceco
- A parede do ceco se apresenta muito distendida, com sangue ou grandes massas caseosas.

Epidemiologia. *Eimeria tenella* é a principal espécie causadora de coccidiose cecal. A coccidiose causada por este parasita acomete, em especial, aves com 3 a 7 semanas de idade. A prevalência da doença causada por esta espécie, e coccidiose cecal, diminuiu a partir do desenvolvimento de vários medicamentos anticoccídios de uso geral, especificamente para o controle desta espécie patogênica.

Eimeria tenella
Lesões: hemorragia no lúmen do ceco seguida de espessamento da mucosa e formação de massa cecal com sangue coagulado (Figura 13.29)
Tamanho médio do oocisto (mm): 25 × 19
Forma e índice comprimento:largura: ovoide e 1,16
Período pré-patente (h): 132
Tempo de esporulação (h): 18-48

Wenyonella gallinae

Locais de predileção. Ceco e reto.

Filo. Apicomplexa.

Classe. Conoidasida.

Figura 13.28 Oocistos de *Eimeria tenella*. (Esta figura encontra-se reproduzida em cores no Encarte.)

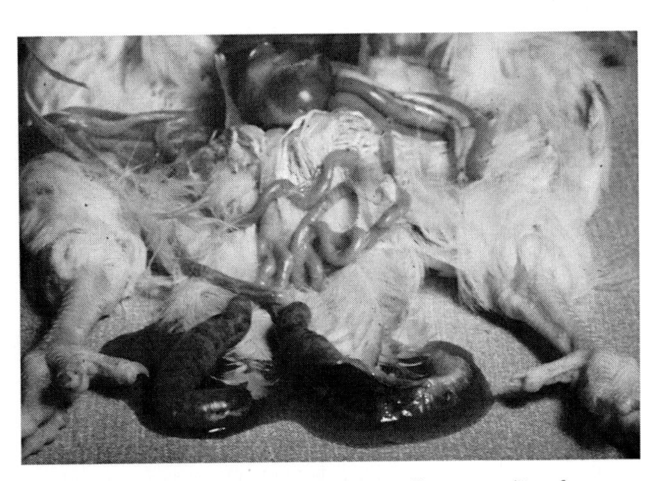

Figura 13.29 Lesões causadas por *Eimeria tenella* no ceco. (Esta figura encontra-se reproduzida em cores no Encarte.)

Família. Eimeriidae.

Descrição. Os oocistos são ovoides, rugosos, pontilhados e medem 29-34 × 20-23 μm (em média, 31 × 21 μm). Possuem quatro esporocistos em forma de cantil, medindo 19 × 8 μm, cada um contendo quatro esporozoítas.

Hospedeiro. Galinhas.

Distribuição geográfica. Índia.

Patogênese e sinais clínicos. Pode causar diarreia com dejeto semissólido verde-escuro.

Diagnóstico. O diagnóstico se baseia no exame *post mortem* e no exame de fezes à busca de oocistos ou no exame de raspados ou de cortes histológicos de tecidos acometidos. Durante a necropsia a localização e os tipos de lesões propiciam um bom indício da espécie e esta pode ser confirmada pela detecção de oocistos esporulados contendo quatro esporocistos cada um, com quatro esporozoítas.

Patologia. A parte terminal do intestino se apresenta espessada e congesta, com pontos hemorrágicos na mucosa.

Epidemiologia. Não foi descrita.

Tratamento e controle. A prevenção da infecção se baseia em um bom manejo. As áreas de criação de galinhas devem, sempre, ser mantidas secas, com atenção especial para as partes da cama próximas a bebedouros e comedouros. Os produtos anticoccídios utilizados no controle das espécies de *Eimeria* de galinhas devem ser igualmente efetivos.

Coccidiose cecal em perus

Eimeria adenoides

Para mais detalhes, ver seção Intestino delgado.

Eimeria gallopavonis

Para mais detalhes, ver seção Intestino delgado.

Eimeria meleagridis

Local de predileção. Ceco.

Filo. Apicomplexa.

Classe. Conoidasida.

Família. Eimeriidae.

Descrição. Os oocistos são elipsoidais, lisos, medem 19-31 × 14-23 μm (em média, 23 × 16 μm), sem micrópilo nem resíduo de oocisto, mas com um ou dois grânulos polares. Os esporocistos são ovoides, com corpúsculo de Stieda e resíduo. Os merontes de primeira geração medem 20 × 15 μm e contêm 50 a 100 merozoítas; os merontes de segunda geração têm, aproximadamente, 9 μm de diâmetro e contêm 8 a 16 merozoítas. Os gametócitos maduros medem 18 × 13 μm.

Hospedeiros. Perus.

Ciclo evolutivo. Há dois ou três estágios de merogonia. Os merontes de primeira geração surgem na parte média do intestino delgado 2 a 5 dias após a infecção; os merontes de segunda geração surgem 60 h após a infecção, no ceco, e tornam-se maduros em 70 h. Pode haver uma terceira geração assexuada, mas a maior parte dos merontes de segunda geração se desenvolve em estágios sexuados. Os gametócitos surgem no ceco, no reto e, em menor número, no íleo. O período pré-patente é de 144 h. O tempo de esporulação varia de 15 a 72 h.

Distribuição geográfica. Cosmopolita.

Patogênese. Esta espécie é relativamente não patogênica; produz massas de oocistos ovoides em uma secreção branca do ceco e da parte inferior do intestino delgado.

Sinais clínicos. A infecção não está associada com a ocorrência de sinais clínicos.

Patologia. Não é patogênica. Os estágios endógenos podem ser vistos no exame histopatológico do ceco.

Cryptosporydium baileyi

Locais de predileção. Intestinos delgado e grosso, cloaca, bursa de Fabricius, nasofaringe, sínus, traqueia, conjuntiva.

Filo. Apicomplexa.

Classe. Conoidasida.

Família. Cryptosporidiidae.

Descrição. Os oocistos são elipsoidais e medem 5,6-6,3 × 4,5-4,8 μm (em média, 6,2 × 4,6 μm).

Hospedeiros. Galinhas, perus, patos, calopsita, cordorniz, avestruz.

Ciclo evolutivo. Os oocistos, cada um com quatro esporozítas, são eliminados nas fezes. Após ingestão, os esporozoítas penetram na borda em escova das vilosidades do proventrículo, dos intestinos e dos pulmões e as trofozoítas rapidamente se diferenciam para formar merontes, com 4 a 8 merozoítas. Parece haver três gerações de merogonia; notam-se ambos, oocistos de parede fina e de parede espessa. O período pré-patente é de 3 dias e o período patente varia de 10 a 20 dias.

Distribuição geográfica. Possivelmente cosmopolita.

Patogênese. A criptosporidiose causada por *Criptosporydium baileyi* é uma infecção do revestimento epitelial da bursa de Fabricius e da cloaca de galinhas; a traqueia e a conjuntiva são locais menos importantes de infecção. Em geral, a presença de estágios em crescimento nas microvilosidades dos enterócitos do íleo e do intestino grosso não está associada com a ocorrência de sinais clínicos. De modo semelhante, a infestação maciça na bursa de Fabricius e da cloaca parece não resultar em doença clínica (Figuras 13.30, 13.31 e 13.32). Na forma respiratória da infecção, até 50% de um lote de aves pode manifestar sinais clínicos e a taxa de mortalidade pode ser de 10%. Há relato de conjuntivite em muitas espécies de aves.

Sinais clínicos. As infecções intestinais não estão associadas com a ocorrência de sinais clínicos. Na forma respiratória, inicialmente a doença é acompanhada de espirros e tosse, seguidos de distensão da cabeça para facilitar a respiração. Vários sintomas de doença respiratória persistem por até 4 semanas após a infecção.

Diagnóstico. Como mencionado para *C. meleagridis*.

Patologia. Atrofia de vilosidades, encurtamento de microvilosidades e desprendimento de enterócitos são as principais alterações patológicas associadas à criptosporidiose intestinal. Na criptosporidiose respiratória, as lesões macroscópicas consistem em excesso de muco na traqueia, congestão da mucosa nasal e atrofia da bursa de Fabricius. Os *Cryptosporidia* são encontrados na nasofaringe, na traqueia, nos brônquios e na bursa, porém não são vistos no intestino delgado. Na forma respiratória de criptosporidiose nota-se hiperplasia e perda de cílios das células epiteliais, espessamento da mucosa e secreção de exsudato mucocelular nas vias respiratórias, em aves jovens. Naquelas gravemente acometidas é possível notar broncopneumonia.

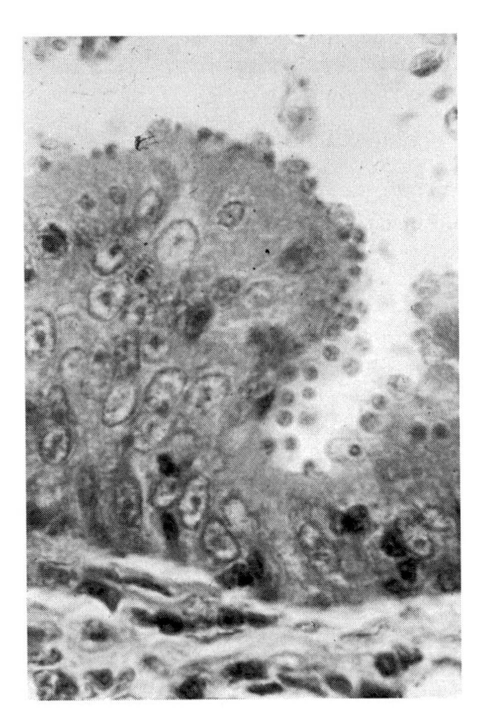

Figura 13.30 *Criptosporidiym baileyi:* bursa cloacal. (Esta figura encontra-se reproduzida em cores no Encarte.)

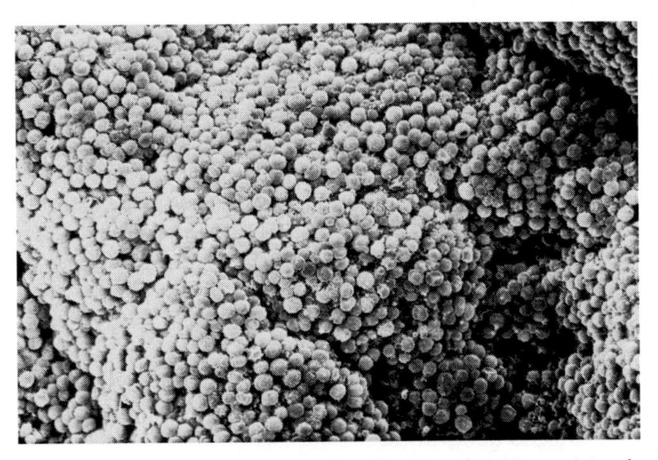

Figura 13.31 Micrografia da bursa cloacal mostrando vários estágios de *Cryptosporidium baileyi*, obtida por meio de escaneamento eletrônico. (Esta figura encontra-se reproduzida em cores no Encarte.)

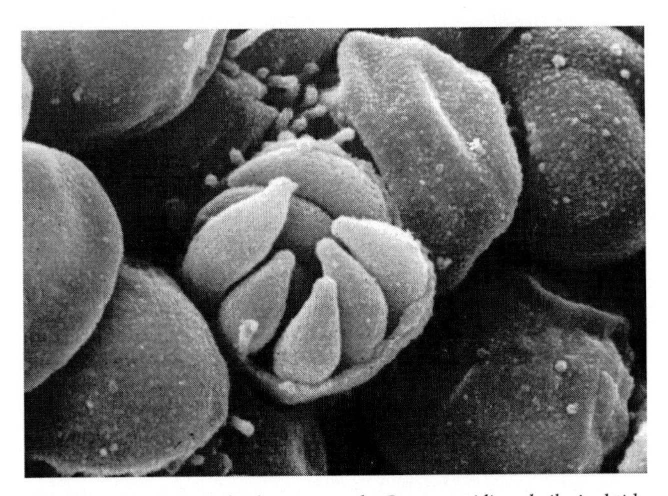

Figura 13.32 Micrografia de meronte de *Cryptosporidium baileyi*, obtida por meio de escaneamento eletrônico. (Esta figura encontra-se reproduzida em cores no Encarte.)

Epidemiologia. A transmissão parece ocorrer principalmente pela via fecal-oral, embora na forma respiratória da infecção possa haver disseminação da doença por meio de tosse e espirros.

Tratamento e controle. Como mencionados para *C. meleagridis*.

Histomonas meleagridis

Para mais detalhes, consulte a seção Parasitas do fígado.

As infecções causadas por protozoários, mencionadas a seguir, não estão associadas com doença, com possível exceção de *Tetratrichimonas gallinarum*. A população de diversos destes protozoários pode aumentar consideravelmente quando associados com outras enteropatias e com alteração da flora bacteriana normal.

Diagnóstico. Tricômonas e amebas são diferenciadas por meio da identificação morfológica dos microrganismos em preparações de fezes frescas e coradas. Os organismos também podem ser cultivados em diversos meios utilizados para cultura de protozoários.

Epidemiologia. As aves se infectam após a ingestão de trofozoítas e, no caso de *Chilomastix gallinarum* e de ameba, após ingestão de cistos, presentes no alimento ou na água contaminada.

Tratamento e controle. Não há necessidade.

Tetratrichomonas gallinarum

Sinônimos. *Trichomonas gallinarum*, *Trichomonas pullorum*.

Local de predileção. Ceco.

Filo. Parabasalia.

Classe. Trichomonadea.

Família. Trichomonadidae.

Descrição. O organismo é piriforme e mede 7-15 × 3-9 μm. Possui quatro flagelos anteriores e um flagelo posterior ao longo da membrana ondulante e que se estende além dela. Nota-se um filamento acessório. O axostilo é longo, pontiagudo e delgado e carece de um anel cromático no seu ponto de emergência. Contém grânulos supracostais, mas não subcostais ou endoaxostilares. A pelta é elaborada e termina em uma pequena extensão ventral, relativamente livre, a partir da margem ventral do axostilo. Com frequência, o corpo parabasal consiste em um anel de grânulos variavelmente espaçados e em uma ou duas fibrilas ou ramos.

Hospedeiros. Aves, perus, galinha-d'angola, codorniz, faisão, perdiz.

Distribuição geográfica. Cosmopolita.

Tritrichomonas eberthi

Sinônimo. *Trichomonas eberthi.*

Local de predileção. Ceco.

Filo. Parabasalia.

Classe. Trichomonadea.

Família. Trichomonadidae.

Descrição. O corpo é longo, medindo 8-14 × 4-7 μm; o citoplasma é vacuolizado e possui três flagelos anteriores (ver Figura 2.9). A membrana ondulante é proeminente e se estende por todo o comprimento do corpo. O flagelo posterior se estende por cerca de metade do comprimento do corpo, além da membrana ondulante. Possui um filamento acessório. O blefaroplasto é composto de quatro grânulos e o axostilo é maciço e hialino e sua extremidade anterior é alargada para formar um capítulo; um anel de grânulos de cromatina é visto no local do corpo onde emerge o axostilo. O corpo parabasal tem forma de bastão achatado e seu comprimento é variável.

Hospedeiros. Galinhas, perus.

Distribuição geográfica. Cosmopolita.

Tetratrichomonas anatis

Sinônimo. *Trichomonas anatis.*

Locais de predileção. Intestinos delgado e grosso.

Filo. Parabasalia.

Classe. Trichomonadea.

Família. Trichomonadidae.

Descrição. O corpo parece uma grande beterraba, mede 13-27 × 8-18 μm, apresenta quatro flagelos anteriores e uma membrana ondulante que se estende além do comprimento do corpo e termina em um flagelo posterior livre. Possui uma costa e um axostilo fibrilar delgado.

Hospedeiros. Patos.

Distribuição geográfica. Cosmopolita.

Tetratrichomonas anseris

Sinônimo. *Trichomonas anseris.*

Local de predileção. Ceco.

Filo. Parabasalia.

Classe. Trichomonadea.

Família. Trichomonadidae.

Descrição. O corpo é longo e mede 8-14 × 4-7 μm; possui citoplasma vacuolizado e três flagelos anteriores. A membrana ondulante é proeminente e se estende por todo o comprimento do corpo. O flagelo posterior se estende cerca de metade do comprimento do corpo além da membrana ondulante. Possui um filamento acessório. O blefaroplasto é composto de quatro grânulos e o axostilo é maciço e hialino e sua extremidade anterior é alargada para formar um capítulo; um anel de grânulos de cromatina é notado no local em que o axostilo emerge do corpo. O corpúsculo basal tem forma de bastão achatado e seu comprimento é variável.

Hospedeiros. Gansos.

Distribuição geográfica. Cosmopolita.

Pentatrichomonas gallinarum

Local de predileção. Ceco.

Filo. Parabasalia.

Classe. Trichomonadea.

Família. Trichomonadidae.

Descrição. Em geral, o corpo é esférico e mede 7 × 5 μm; contém cinco flagelos anteriores e uma membrana ondulante que se estende por todo o comprimento do corpo, com um flagelo livre em sua extremidade. O axostilo é delgado, se projetando na extremidade anterior.

Hospedeiros. Galinhas, perus, galinhas-d'angola.

Cochlosoma anatis

Sinônimo. *Cochlosoma rostratum.*

Locais de predileção. Intestino delgado, cloaca, ceco.

Filo. Parabasalia.

Classe. Trichomonadea.

Família. Trichomonadidae.

Descrição. O corpo tem forma de beterraba, medindo 6-12 × 4-7 μm, com um núcleo no meio do corpo. Possui seis flagelos de igual comprimento que surgem de um blefaroplasto da extremidade anterior e dois flagelos *trailing* em um sulco longitudinal. Uma ventosa recobre um terço à metade do comprimento do corpo.

Hospedeiros. Patos, patos Muscovy, patos selvagens do hemisfério norte e outros patos selvagens.

Distribuição geográfica. Possivelmente cosmopolita.

Patogenicidade. Desconhecida.

Chilomastix gallinarum

Local de predileção. Ceco.

Filo. Fornicata.

Classe. Retortamonadea.

Família. Retortamonadorididae.

Descrição. O corpo é piriforme, mede 11-20 × 5-12 μm e apresenta um núcleo na extremidade anterior do corpo (ver Figura 2.19). Possui três flagelos anteriores e um quarto flagelo curto que flutua na fenda citostomal, com formato semelhante a uma figura do número oito, localizada no corpo ventral, espiralando para a esquerda e se estendendo por metade a dois terços do comprimento do corpo. Os cistos têm forma de limão, medem 7-9 × 4-6 μm e apresentam um único núcleo.

Hospedeiros. Galinhas, perus.

Ciclo evolutivo. As trofozoítas se formam por meio de fissão binária. São formados estágios císticos.

Distribuição geográfica. Cosmopolita.

Entamoeba anatis

Local de predileção. Ceco.

Filo. Amoebozoa.

Classe. Archamoebae.

Família. Entamoebidae.

Descrição. As trofozoítas medem 3 a 10,5 μm e os cistos, esféricos, têm 13 a 14 μm de diâmetro e contêm 1 a 4 núcleos.

Hospedeiros. Patos.

Distribuição geográfica. Desconhecida.

Entamoeba gallinarum

Local de predileção. Ceco.

Filo. Amoebozoa.

Classe. Archamoebae.

Família. Entamoebidae.

Descrição. As trofozoítas medem 9 a 25 μm e o citoplasma é altamente vacuolizado, contendo muitos vacúolos de alimentos. Os cistos maduros medem 12 a 15 μm de diâmetro e apresentam oito núcleos.

Hospedeiros. Galinhas, perus, outras aves.

Distribuição geográfica. Desconhecida.

Parasitas do sistema respiratório

Syngamus trachea

Sinônimos. *Syngamus parvis, Syngamus gracilis.*

Nome comum. Verme da gosma.

Locais de predileção. Traqueia ou pulmões.

Filo. Nematoda.

Classe. Secernentea.

Superfamília. Strongyloidea.

Descrição macroscópica. A grande fêmea avermelhada (com cerca de 1 a 3 cm) e o pequeno macho esbranquiçado (com até 0,5 cm) ficam permanentemente em cópula, em forma de "Y" (ver Figura 1.46); são os únicos parasitas encontrados na traqueia de aves domésticas (Figura 13.33).

Descrição microscópica. Os vermes apresentam grandes cápsulas bucais rasas em formato de taça, com até 10 dentes em sua base. Não possuem coroa lamelar. Os raios bursais são curtos e espessos e as duas espículas são longas e de formato simples. Os ovos, de casca fina, elipsoidais, medem 70-100 × 43-46 μm e possuem um opérculo espesso em ambas as extremidades. Quando expelidos, se apresentam no estágio de 16 células.

Hospedeiros. Galinhas, perus, aves de caça (faisão, perdiz, galinha-d'angola), pombos e muitas aves selvagens.

Distribuição geográfica. Cosmopolita.

Patogênese. As consequências da infecção causada por *S. trachea* são mais sérias em aves jovens, especialmente em filhotes de aves de caça e peruzinhos. Nestes, a migração pulmonar, nas infestações maciças, pode provocar enfisema, edema e resultar em pneumonia e morte. Nas infecções menos graves, os vermes adultos causam traqueíte hemorrágica, com produção excessiva de muco, o que pode ocasionar oclusão parcial de vias respiratórias e dificuldade para respirar. Nos perus, os vermes-machos podem se incrustar na mucosa da traqueia, induzindo a formação de nódulos.

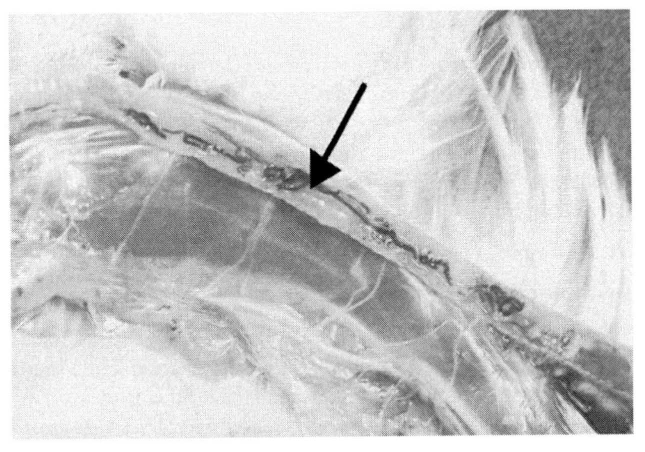

Figura 13.33 *Syngamus trachea:* verme adulto *in situ* (seta). (Esta figura encontra-se reproduzida em cores no Encarte.)

Sinais clínicos. São mais comumente notados em pintinhos e aves jovens. A pneumonia, durante o período pré-patente, pode ocasionar dispneia e apatia, enquanto a presença de vermes adultos e o excesso de muco na traqueia causa angústia respiratória, asfixia ou sufocação e tentativas de respiração; com frequência, muitas aves agitam a cabeça e tossem quando tentam se livrar da obstrução. Assim, o quadro clínico de "gosma" pode variar desde respiração ofegante, dispneia e morte até, em aves menos gravemente acometidas, fraqueza, anemia e emaciação.

Diagnóstico. Baseia-se nos sinais clínicos e na detecção de ovos nas fezes. É provável um diagnóstico mais seguro da doença no exame *post mortem* de casos selecionados, quando se constatam vermes avermelhados aderidos à mucosa da traqueia. Com frequência, a traqueia infectada contém grande quantidade de muco.

Patologia. As carcaças de aves infectadas se apresentam emaciadas e anêmicas e os vermes são encontrados na parte posterior da traqueia, aderidos à mucosa e revestidos por muco, que pode conter estrias de sangue. Em perus, os vermes-machos se encontram profundamente incrustados na parede da traqueia, originando nódulos.

Epidemiologia. Infecção por verme da gosma acomete, em especial, aves domésticas jovens com menos de 2 a 3 meses de idade, mas perus de todas as idades são suscetíveis; em geral, os adultos atuam como carreadores. Todas as idades de outras espécies passeriformes e galiformes são suscetíveis à infecção. Raras vezes, *S. trachea* pode infectar aves anseriformes. Os ovos podem sobreviver por até 9 meses no solo e as larvas L_3, durante anos nas minhocas ou em outros hospedeiros de transporte. Mais frequentemente, a doença é constatada em granjas de reprodução e criação e de engorda, onde se utilizam galinheiros externos, como aqueles utilizados para reprodução de faisões. Os ovos eliminados pelas aves selvagens, como gralha-calva e melros, podem iniciar a infecção; estes ovos também podem infectar minhocas. Em geral, a ocorrência da infecção é maior no verão, quando as minhocas são ativas. Os pintinhos infectados normalmente desenvolvem resistência aos 2 a 3 meses de idade, com redução marcante de sua carga de vermes. Ocorre imunidade parcial à nova infecção.

Tratamento. Os benzimidazóis recentes adicionados ao alimento são efetivos e, em geral, são administrados por vários dias. As aves precisam ser monitoradas, pois aquelas seriamente acometidas podem não ingerir dose adequada do anti-helmíntico. Nitroxinila e levamisol, administrados junto com a água de beber, também são muito efetivos.

Controle. As aves jovens não devem ser criadas junto com aves adultas, especialmente perus, e para impedir que a infecção se instale nos viveiros ou quintais estes devem ser mantidos secos; ademais, deve-se impedir o contato com aves selvagens. Recomenda-se evitar a criação contínua de aves em um mesmo solo. Deve-se empregar profilaxia medicamentosa durante o período quando, normalmente, se espera a ocorrência de surto da doença. Em geral, não é exequível eliminar os hospedeiros paratênicos.

Cyathostoma bronchialis

Sinônimo. *Syngamus bronchialis.*

Nome comum. Verme da gosma.

Locais de predileção. Traqueia, brônquios.

Filo. Nematoda.

Classe. Secernentea.

Superfamília. Strongyloidea.

Descrição macroscópica. Os vermes são avermelhados, quando vivos. Os adultos medem 0,4 a 3 cm de comprimento; os machos medem 4 a 5,8 mm e as fêmeas, 15 a 30 mm.

Descrição microscópica. A cápsula bucal tem forma de cálice e contém 6 ou 7 dentes em sua base. No macho, a bursa é bem desenvolvida, mas os vermes desta espécie não se encontram permanentemente em cópula, diferente do que acontece com *Syngamus trachea*. Os ovos apresentam tamanho médio, são ovoides, ligeiramente coloridos, com casca lisa e possuem um opérculo dificilmente perceptível em um polo. Medem cerca de 74-89 × 47-62 μm e a mórula contém 8 blastômeros.

Hospedeiros. Gansos, patos, cisnes.

Distribuição geográfica. Cosmopolita.

Patogênese. As aves jovens são mais suscetíveis à doença e as infestações maciças podem ser patogênicas, causando emaciação e morte.

Sinais clínicos. Nas infecções graves os sintomas podem incluir inapetência, asfixia e dispneia.

Epidemiologia. Com frequência, as infecções graves estão associadas com a ingestão de hospedeiros de transporte, como minhocas, lesmas, caramujos e outros invertebrados. As larvas podem se encistar e sobreviver durante anos nos hospedeiros invertebrados. Em geral, as infecções são sazonais e ocorrem quando, por exemplo, há grande número de minhocas na superfície, após chuva forte.

Typhlocoelum cymbium

Sinônimo. *Tracheophilus sisowi*.

Locais de predileção. Traqueia, brônquios.

Filo. Platyhelminthes.

Classe. Trematoda.

Família. Cyclocoelidae.

Descrição macroscópica. Os trematódeos adultos medem cerca de 6 a 11,5 × 3 mm. O corpo apresenta extremidades arredondadas e sua parte média é larga.

Descrição microscópica. Os testículos são arredondados, não lobulados e situam-se em posição diagonal, na parte posterior do corpo; os ovários, não lobulados, se localizam em frente do testículo anterior. Os ovos medem cerca de 122 × 63 μm.

Hospedeiros. Patos.

Hospedeiros intermediários. Lesmas dos gêneros *Helisoma* e *Planorbis*.

Distribuição geográfica. Europa, Ásia, América Central.

Patogênese e sinais clínicos. Os parasitas ocasionam obstrução da traqueia e as aves acometidas podem morrer asfixiadas.

Tratamento e controle. Não há relato de tratamento. O controle não é praticável.

Typhlocoelum cucumerinum

Sinônimos. *Distoma cucumerinum*, *Typhloceolum obovlae*.

Locais de predileção. Traqueia, sacos aéreos, esôfago.

Filo. Platyhelminthes.

Classe. Trematoda.

Família. Cyclocoelidae.

Descrição macroscópica. Os trematódeos adultos medem 6-12 × 2-5 μm. O corpo é oval e mais rombo na parte anterior do que na posterior.

Descrição microscópica. Os testículos são profundamente lobulados e situam-se, de modo diagonal, um atrás do outro; os ovários, não lobulados, situam-se na frente do testículo posterior. Os ovos medem ao redor de 156 × 85 μm.

Hospedeiros. Patos.

Hospedeiros intermediários. Lesmas.

Distribuição geográfica. Europa, América do Norte, América do Sul.

Patogênese e sinais clínicos. As aves acometidas manifestam dispneia e asfixia.

Hyptiasmus tumidus

Sinônimos. *Hyptiasmus arcuatus*, *Cyclocoelum arcuatum*.

Locais de predileção. Seios nasal e orbital.

Filo. Platyhelminthes.

Classe. Trematoda.

Família. Cyclocoelidae.

Descrição macroscópica. Os trematódeos adultos medem 7-20 × 2-5 μm. O corpo é piriforme e mais arredondado na parte posterior.

Descrição microscópica. As gônadas são organizadas em linha reta. Os ovos medem cerca de 95 × 55 μm.

Hospedeiros. Patos, gansos.

Distribuição geográfica. Europa, Japão.

Patogênese e sinais clínicos. A infecção ocasiona a formação de catarro nasal.

Cytodites nudus

Nome comum. Ácaro de saco aéreo.

Locais de predileção. Pulmão, saco aéreo.

Classe. Arachnida.

Subclasse. Acari.

Ordem. Astigmata (Sarcoptiformes).

Família. Cytoditidae.

Descrição. O ácaro é oval, tem cerca de 500 μm de comprimento e cutícula lisa (ver Figura 3.97). Não há quelícera e os palpos se fundem para formar um órgão de sucção mole através do qual os líquidos são absorvidos. As pernas são robustas e inalteradas, terminando em um par de ventosas pedunculadas e um par de pequenas garras.

Hospedeiros. Aves, especialmente aves domésticas e canários.

Distribuição geográfica. Cosmopolita.

Patogênese. Pequenas infestações podem não ocasionar lesões evidentes; nas infestações maciças pode ocorrer acúmulo de muco na traqueia e nos brônquios, provocando tosse, dificuldade respiratória, saculite aérea e perda de peso. Nas aves infectadas o equilíbrio pode ser comprometido. Nas infestações maciças foram descritas fraqueza, emaciação e morte.

Sinais clínicos. Tosse, dificuldade respiratória, edema pulmonar, perda de peso, perda do equilíbrio ou da coordenação.

Diagnóstico. A definição do diagnóstico só é possível no exame *post mortem*, quando à necropsia notam-se manchas brancas na superfície dos sacos aéreos.

Patologia. Em geral, a morte está associada com peritonite, enterite, emaciação e complicações respiratórias.

Epidemiologia. A infecção pode se propagar, a partir do hospedeiro, por meio da tosse.

Tratamento. Quando necessário, o tratamento tópico com moxidectina, a cada 3 semanas, pode ser efetivo.

Controle. Ao se iniciar um programa preventivo é importante que todas as aves do aviário sejam tratadas.

Parasitas do fígado

Histomonas meleagridis

Nome comum. "Cabeça negra", êntero-hepatite infecciosa.

Locais de predileção. Ceco, fígado.

Filo. Parabasalia.

Classe. Trichomonadea.

Família. Dientamoebidae.

Descrição. É um microrganismo pleomórfico, cuja morfologia depende da localização no órgão e do estágio da doença. No ceco, o microrganismo é arredondado ou oval, ameboide, com ectoplasma claro e endoplasma granular, com 6,0 a 20 μm de diâmetro; possui um flagelo (ver Figura 2.17), embora pareça que este seja perdido no tecido da mucosa ou no fígado. O núcleo é vesicular e um flagelo surge de um pequeno blefaroplasto próximo ao núcleo. Na mucosa do ceco e no fígado, o microrganismo é visto isoladamente ou em aglomerados, é ameboide, mede 8 a 15 μm de diâmetro e não tem flagelo. Ambos os estágios, luminal e tecidual, apresentam movimentos pseudopodais.

Hospedeiros. Perus, aves de caça (faisões, perdizes) e, ocasionalmente, galinhas.

Distribuição geográfica. Cosmopolita.

Patogênese. Basicamente, a doença acomete perus jovens com até 14 semanas de idade e se caracteriza por lesões necróticas no ceco e no fígado. As lesões iniciais são pequenas úlceras no ceco, as quais aumentam rapidamente e se unem, de modo que toda a mucosa se torna necrosada e se desprende, formando, com o conteúdo cecal, um tampão caseoso. As lesões do fígado são circulares e medem até 1,0 cm de diâmetro, com uma região central rebaixada amarela; são vistos tanto na superfície quanto no parênquima do fígado.

Em filhotes de perus a taxa de mortalidade pode ser 100%; o ceco e o fígado das aves que se recuperam podem apresentar cicatriz permanente.

Sinais clínicos. Com frequência, a infecção é discreta e assintomática, em galinhas. Os filhotes de perus tornam-se apáticos, as penas ficam arrepiadas e as fezes apresentam coloração amarelo-enxofre 8 dias, ou mais, após a infecção. A menos que tratadas, em geral as aves morrem dentro de 1 ou 2 semanas.

Em perus mais velhos a doença quase sempre é representada por uma síndrome de definhamento crônico seguida de recuperação e subsequente imunidade. O nome "cabeça negra" foi inicialmente empregado para descrever a doença quando se acreditava que a cianose da cabeça e do monco (ou barbela) fosse um sintoma típico da enfermidade. No entanto, este sinal clínico não está necessariamente presente; ademais, é notado em outras doenças, além de histomonose.

Diagnóstico. Baseia-se no histórico, nos sinais clínicos e nos achados de necropsia. Embora raramente necessários, podem ser preparados cortes histológicos do fígado ou do ceco para o exame por um especialista.

Patologia. As principais lesões da histomonose surgem no ceco e no fígado. Um ou ambos os cecos podem ser acometidos, com minúsculas úlceras proeminentes que, em seguida, aumentam de tamanho e podem acometer toda a mucosa; ocasionalmente, ocorrem ulceração e perfuração do ceco e, em consequência, peritonite. A mucosa se torna espessada e necrosada e pode ser coberta por um exsudato amarelo com odor fétido característico; por fim, podem se formar massas fecais duras e secas no ceco, que aderem à parede do órgão. O ceco apresenta inflamação intensa e, com frequência, encontra-se distendido. As lesões hepáticas são patognomônicas e são vistas como áreas de necrose e degeneração tecidual amareladas, rebaixadas e circulares, com até 1 cm, ou mais, de tamanho, se estendendo profundamente no fígado (Figura 13.34). Em aves mais velhas as lesões podem ser confluentes e outros órgãos, como rins e pulmões, ocasionalmente são envolvidos. Os parasitas podem ser facilmente vistos no exame histopatológico. As lesões compreendem hiperemia, hemorragia e necrose com infiltração de linfócitos e macrófagos, além da presença de células gigantes.

Epidemiologia. Embora sem mostrar sinais de infecção por *Histomonas*, a galinha doméstica comumente é infectada com *Heterakis gallinarum*, cujos ovos, quando ingeridos por perus, ocasionam histomonose. Tipicamente, nota-se histomonose quando os filhotes de perus são criados em terreno compartilhado com aves domésticas ou recentemente desocupado. No entanto, como o microrganismo pode sobreviver em ovos de *Heterakis* embrionados no solo ou como larvas nas minhocas, por mais de 2 anos, pode surgir surto em terreno aparentemente limpo. Os perus jovens também podem se infectar quando criados por galinhas chocas, consideradas carreadoras do microrganismo.

Tratamento. Diversos medicamentos são efetivos, em especial os compostos de nitroimidazol, como o dimetridazol. Em vários países, estes produtos foram retirados do comércio devido à preocupação com seus efeitos carcinogênicos e tóxicos às pessoas; portanto, há disponibilidade de poucos, ou talvez nenhum, medicamento efetivo.

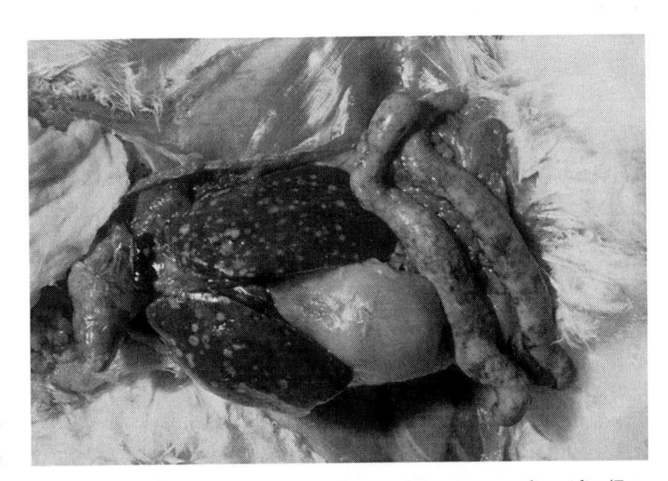

Figura 13.34 Lesões hepáticas causadas por *Histomonas meleagridis*. (Esta figura encontra-se reproduzida em cores no Encarte.)

Controle. A histomonose pode ser prevenida com o emprego de um bom manejo. Os perus devem ser criados em terreno não utilizado por galinhas domésticas por, no mínimo, 2 anos; em cama fresca, ou em tela de arame suspensa do chão. Nas criações de aves de caça (faisão, perdiz), as aves jovens devem ser mantidas em viveiros de crescimento, com remoção regular de suas excretas. Quando os peruzinhos têm idade suficiente para serem transferidos aos viveiros de criação, eles devem ser colocados em terreno limpo, que não alberga aves há, pelo menos, 2 anos, pois os ovos de *Heterakis* podem permanecer viáveis no solo ou nas minhocas por algum tempo, dependendo do clima e do tipo de solo. O uso de anti-helmíntico para o controle de *Heterakis* pode ser uma medida de controle efetiva, limitando a infecção e sua propagação.

Parasitas do sistema circulatório

Bilharziella polonica

Locais de predileção. Veias mesentérica e pélvica.

Filo. Platyhelminthes.

Classe. Trematoda.

Família. Schistosomatidae.

Descrição macroscópica. O corpo apresenta forma de lanceta na sua parte posterior e os sexos são distintos. Os vermes-machos medem cerca de 4 mm de comprimento e as fêmeas, 2 mm.

Descrição microscópica. O poro genital da fêmea situa-se logo atrás da ventosa ventral e o útero, curto, alberga um ovo por vez. Os ovos apresentam uma longa extremidade anterior, estreita e longa, e tumefação na extremidade posterior, com um espinho terminal; medem 400 × 100 μm.

Hospedeiros. Patos.

Hospedeiros intermediários. Lesmas do gênero *Planorbis*.

Distribuição geográfica. Europa, América do Norte.

Patogênese e sinais clínicos. Em geral, não são considerados patogênicos. Na parede intestinal, os ovos podem causar inflamação. Os parasitas foram encontrados no pâncreas, no baço e nos rins, mas nestes órgãos eles, por fim, morrem.

Tratamento e controle. Não são necessários.

Leucocytozoon caulleryi

Local de predileção. Sangue.

Filo. Apicomplexa.

Classe. Aconoidasia.

Família. Plasmodiidae.

Descrição. Quando maduros, os gametócitos presentes nos eritrócitos são redondos, medem 15,5 × 15 μm e modificam a célula hospedeira, alterando o núcleo, para formar uma banda escura estreita que se estende por cerca de um terço da circunferência do parasita. O diâmetro dos megalomerontes presentes nos tecidos varia de 26 a 300 μm.

Hospedeiros. Galinhas, galinhas-d'angola.

Distribuição geográfica. Ásia.

Patogênese. Algumas cepas de *L. caulleryi* não são patogênicas, porém outras são altamente patogênicas e causam morte de grande número de galinhas de um lote.

Sinais clínicos. As galinhas infectadas manifestam apatia, diarreia e anemia, com palidez de barbela e crista.

Diagnóstico. É possível ver gametócitos em esfregaço sanguíneo corado com Giemsa; o gametócito de *L. caulleryi* é redondo. Não há grânulos de pigmentos. No exame *post mortem* notam-se hemorragias, esplenomegalia e hepatomegalia e, em vários órgãos, notam-se, macroscopicamente, pontos brancos devido à presença de merontes.

Patologia. Nota-se hemorragia marcante nos pulmões, no fígado e nos rins; é possível verificar, macroscopicamente, hemorragia decorrente de lesões renais na cavidade peritoneal, devido à presença de megalomerontes, que causam hemorragia quando se rompem.

Epidemiologia. A ocorrência da doença está relacionada à presença e ao número relativamente abundante de *Culicoides* spp., o mosquito-pólvora vetor. No Japão, quase sempre os surtos ocorrem no mês de junho, quando os campos de cultivo de arroz estão prontos para o plantio e propiciam condições ideais para a procriação do mosquito-pólvora.

Tratamento. Em geral, o tratamento não é efetivo, embora a adição de pirimetamina (1 ppm), sulfadimetoxina (10 ppm) ou de clopidol (125 ppm) no alimento possa prevenir, mas não curar, a infecção causada por *L. caulleryi*.

Controle. O controle requer a eliminação do artrópode vetor no ambiente onde vive o hospedeiro. A aspersão de inseticida e de repelente no interior da instalação pode ser útil na redução da população de insetos.

Leucocytozoon sabrazesi

Sinônimos. *Leucocytozoon schueffneri*, *Leucocytozoon macleani*.

Local de predileção. Sangue.

Filo. Aplicomplexa.

Classe. Acoinodasida.

Família. Plasmodiidae.

Descrição. Quando maduros, os gametócitos presentes nos eritrócitos são compridos, medem 22-24 × 4-7 μm e modificam a forma da célula hospedeira, a qual se torna fusiforme, com 67 × 6 μm, com projeções citoplasmáticas longas que se estendem além do tamanho do parasita. O núcleo da célula hospedeira forma uma banda estreita escura ao longo da lateral do parasita.

Hospedeiros. Galinhas, galinhas-d'angola.

Distribuição geográfica. Sudeste Asiático, Indonésia.

Patogênese. Sua ocorrência é incomum, mas pode causar perdas relevantes em lotes de aves.

Sinais clínicos. Os sinais clínicos incluem pirexia, diarreia, paralisia de membro, secreção bucal e anemia.

Diagnóstico. É possível notar gametócitos em esfregaço sanguíneo corado com Giemsa; o gametócito de *L. sabrazesi* é longo. No exame *post mortem* notam-se hemorragias, esplonomegalia e hepatomegalia e vários órgãos contêm pontos brancos macroscopicamente vistos decorrentes da presença de merontes.

Patologia. Como a mencionada para *L. caulleryi*.

Epidemiologia. A prevalência da doença está relacionada à presença e ao número relativamente abundante de *Cullicoides* spp., o mosquito-pólvora vetor.

Tratamento. Em geral, o tratamento não é efetivo.

Leucocytozoon smithi

Sinônimos. *Leucocytozoon schueffneri, Leucocytozoon macleani.*

Local de predileção. Sangue.

Filo. Apicomplexa.

Classe. Aconoidasida.

Família. Plasmodiidae.

Descrição. Inicialmente, os gametócitos maduros são redondos e, posteriormente, se tornam alongados com tamanho de, em média, 20 a 22 μm de comprimento. As células hospedeiras são longas, medindo, em média, 45 × 14 μm, com projeções citoplasmáticas pálidas que se estendem além do parasita incluso. O núcleo da célula hospedeira é alongado e forma uma banda escura delgada e longa em um lado do parasita (ver Figura 2.30) que, frequentemente, se divide para formar uma banda em cada lado do parasita. Os merontes presentes nos hepatócitos medem 10-20 × 7-14 μm (em média, 13,5 × 10,5 μm).

Hospedeiros. Perus.

Distribuição geográfica. Europa, América do Norte.

Patogênese. *Leucocytozoon smithi* é altamente patogênico aos perus; há relato de perdas muito importantes. As aves adultas são menos gravemente acometidas do que peruzinhos e a doença progride em um curso mais crônico, mas, igualmente, podem morrer. As aves que se recuperam podem continuar a transportar parasitas no sangue. Algumas aves se recuperam completamente, mas em outras aves a infecção persistente pode ocasionar letargia, perda da libido em machos e tosse persistente. Nestas aves, uma condição estressante repentina pode ocasionar morte.

Sinais clínicos. Os peruzinhos acometidos apresentam anorexia e letargia e têm dificuldade para se movimentar; nos estágios posteriores da doença é possível notar incoordenação e as aves rapidamente podem apresentar colapso e coma e morrer. Parece que as aves que sobrevivem por 2 a 3 dias após o início dos sinais clínicos tendem a se recuperar.

Diagnóstico. O diagnóstico se baseia no achado e identificação de gametócitos em esfregaço de sangue corado com Giemsa ou de merontes em cortes teciduais.

Patologia. As aves acometidas manifestam anemia e emaciação. Ocorre aumento de volume do baço e do fígado e enterite envolvendo o duodeno que, às vezes, se estende por todo o intestino delgado.

Epidemiologia. Os vetores de *L. smithi* são os mosquitos borrachudos do gênero *Simulum* e a doença acomete perus domésticos e selvagens, na América do Norte e na Europa, em regiões montanhosas ou com muitos morros, onde o hábitat é apropriado para a procriação destes mosquitos.

Tratamento. Não há relato de tratamento efetivo.

Controle. A prevenção depende do controle do mosquito borrachudo. De preferência, os perus não devem ser criados em locais onde há número significante destes mosquitos ou devem ser criados em condições que os impeçam de serem picados por eles, mantendo-os em ambiente cercado por tela com malha 32 a 36.

Leucocytozoon simondi

Local de predileção. Sangue.

Filo. Apicomplexa.

Classe. Aconoidasida.

Família. Plasmodiidae.

Descrição. Os macrogametas maduros e os microgametócitos são longos, às vezes, arredondados, e medem 14 a 22 μm de comprimento; são encontrados em eritrócitos e leucócitos, o que os torna alongados, com até 45 a 55 μm de comprimento, e com núcleo formando uma faixa delgada escura e longa em um dos lados. As células hospedeiras infectadas apresentam projeções citoplasmáticas pálidas que se estendem para além do parasita e do núcleo. No fígado, os merontes medem 11 a 18 μm de diâmetro; os megalomerontes encontrados em vários tecidos do corpo medem 6 a 164 μm de diâmetro, quando maduros.

Hospedeiros. Patos, gansos.

Distribuição geográfica. Norte dos EUA, Canadá, Europa, Vietnã.

Patogênese. *Leucocytozoon simondi* é altamente patogênico aos patos e gansos. As perdas mais sérias são constatadas em aves jovens, com sintomas de início muito rápido. Em aves adultas a infecção é mais crônica e a doença se desenvolve mais lentamente. A taxa de mortalidade é baixa e se houver morte ela raramente ocorre antes de 4 dias após o surgimento dos sintomas. Em geral, a ave morre quando o parasitismo periférico alcança o pico, 10 a 12 dias após a infecção. Os patinhos que se recuperam frequentemente param de crescer e as aves recuperadas permanecem como carreadoras.

Sinais clínicos. Os patinhos com infecção aguda apresentam apatia e inapetência, com respiração laboriosa rápida devido à obstrução de capilares pulmonares por merontes. Eles podem manifestar um curto período de excitabilidade pouco antes de morrer. As aves adultas se apresentam fracas e apáticas.

Diagnóstico. O diagnóstico se baseia no achado e identificação de gametócitos em esfregaço sanguíneo corado com Giemsa ou de merontes em cortes teciduais.

Patologia. As principais lesões são esplenomegalia e degeneração hepática. É possível notar anemia e leucocitose e o sangue coagula fracamente.

Epidemiologia. Os vetores de *L. simondi* são as muitas espécies de mosquitos borrachudos (*Simulium* e outros simulídeos) e a doença acomete comumente patos e gansos domésticos criados em regiões montanhosas ou de morros, onde correntes de água fria atuam como hábitat apropriado à procriação de mosquito borrachudo.

Tratamento. Não há relato de tratamento efetivo.

Controle. A prevenção depende do controle do mosquito borrachudo. O ideal é que os patos e os gansos não sejam criados em locais com população significante desses mosquitos ou que sejam criados em condições que impeçam que sejam picados por estes mosquitos, em instalações cercadas com tela de malha 32 a 36. Como os patos e os gansos selvagens são reservatórios da infecção para as aves domésticas, estas últimas não devem ser criadas próximo a locais onde as aves selvagens se reúnem.

Plasmodium gallinaceum

Sinônimo. *Plasmodium metatаticum.*

Nome comum. Malária aviária.

Filo. Apicomplexa.

Classe. Aconoidasida.

Família. Plasmodiidae.

Subgênero. *Haemamoeba.*

Descrição. A trofozoíta, pequena, é redonda e contém um grande vacúolo que desloca o citoplasma do parasita para a periféria da hemácia (ver Figura 2.28). O núcleo situa-se em um dos polos, conferindo à forma jovem uma aparência de "anel de sinete", quando corada com Giemsa. Os gametócitos e os merontes de *P. gallinaceum* podem ser redondos, ovais ou com formato irregular. O núcleo da célula hospedeira raramente é expelido durante a infecção, mas pode ser deslocado pelo parasita (Figura 13.35). Cada meronte origina 8 a 36 merozoítas e, em média, há 16 a 20 merozoítas nos merontes eritrocitários.

Hospedeiros. Galinhas, galinhas-d'angola.

Distribuição geográfica. Sudeste Asiático, Indonésia, Malásia, Borneu, Índia, Sri Lanka. Em aves domésticas a distribuição coincide com aquela dos hospedeiros naturais, as aves selvagens.

Patogênese. *Plasmodium gallinaceum* pode ser altamente patogênico às aves domésticas, especialmente quando raças europeias são introduzidas em áreas endêmicas onde o ciclo é mantido em aves silvestres comestíveis. A anemia é causada pela destruição de hemácias circulantes por merontes em crescimento. As complicações neurológicas são causadas pela obstrução de capilares cerebrais por merontes extraeritrocitários.

Sinais clínicos. As aves com infecção aguda podem apresentar letargia, anemia, com cristas pálidas, diarreia e paralisia parcial ou total.

Diagnóstico. Os parasitas podem ser vistos em esfregaço de sangue corado com Giemsa. A presença de merontes com numerosas merozoítas e gametócitos arredondados, que deslocam o núcleo da célula hospedeira, é característica de *P. gallinaceum*.

Patologia. É possível notar carcaça pálida devido à anemia, pele e membranas mucosas amarronzadas em decorrência da deposição de pigmento, esplenomegalia e escurecimento de vísceras, em especial do fígado, do baço, dos pulmões e do cérebro em razão do acúmulo de pigmento. Lesões microscópicas são mais evidentes no sangue. Nos rins é possível verificar acúmulo de pigmento em macrófagos, degeneração lipídica no parênquima e, às vezes, glomerulonefrite por deposição de complexos imunes. Nos pulmões, pode haver acúmulo de pigmento em macrófagos dos capilares, obstrução de vasos sanguíneos e linfáticos e edema pulmonar.

Epidemiologia. No Sri Lanka, o mosquito vetor é *Mansonia crassipes*. Em outras áreas de sua distribuição geográfica os vetores são desconhecidos e não foram realizados estudos epidemiológicos detalhados. Uma ampla variedade de espécies de anofelinos dos gêneros *Anopheles*, *Armigeres*, *Culex*, *Culiseta* e *Mansonia* mostrou, experimentalmente, ser capaz de transmitir a infecção.

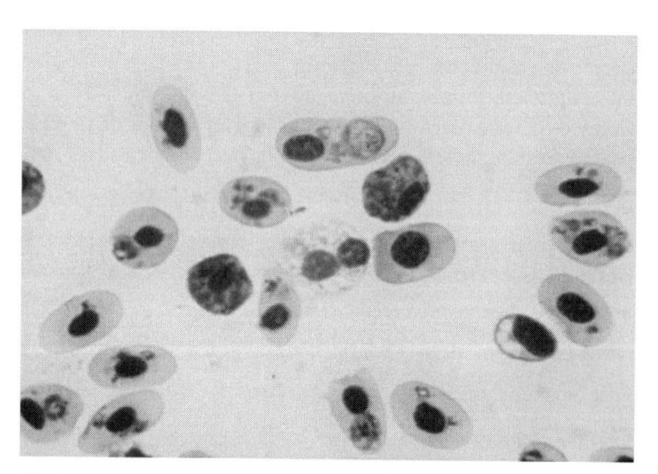

Figura 13.35 Estágios intraeritrocitários de *Plasmodium gallinaceum*. (Esta figura encontra-se reproduzida em cores no Encarte.)

Tratamento. Sulfonamidas (sulfaclorpirazina e sulfamonometoxina) e halofuginona têm sido efetivas, *in vitro*.

Controle. O controle dos mosquitos pode reduzir potencialmente a transmissão deste parasita; todavia, métodos de controle detalhados não foram pesquisados. As medidas sabidamente mais efetivas incluem criação das aves em abrigos à prova de mosquitos ou manutenção das galinhas-domésticas em áreas distantes dos hospedeiros reservatórios selvagens.

Plasmodium juxtanucleare

Sinônimo. *Plasmodium japonicum*.

Nome comum. Malária aviária.

Locais de predileção. Sangue.

Filo. Apicomplexa.

Classe. Aconoidasida.

Família. Plasmodiidae.

Subgênero. *Novyella*.

Descrição. Os merontes são pequenos, arredondados, ovoides ou de formato irregular e, em geral, estão em contato com o núcleo da célula hospedeira, o eritrócito; originam duas a sete (em média, quatro) merozoítas. Os gametócitos são arredondados, ovoides, de formato irregular ou piriforme, alongados, fazendo com que, frequentemente, o eritrócito hospedeiro se deforme.

Hospedeiros. Galinhas; aves selvagens (*Gallus gallus*), no Sri Lanka; francolim de asa cinza (*Francolinus africanus*), na África do Sul; perdiz do bambu (*Banbusicola thoracica*), em Taiwan.

Distribuição geográfica. América do Sul (Brasil e Uruguai) e América Central, México, Ásia (Sri Lanka, Filipinas, Taiwan, Japão, Malásia), África Oriental (Tanzânia) e África do Sul.

Patogênese. Esta espécie é altamente patogênica; provoca anemia grave, em decorrência de hemólise, e lesão de órgãos devido ao grande número de formas exoeritrocitárias. Os sintomas relacionados ao sistema nervoso central (SNC) estão associados com formas exoeritrocitárias que causam lesão às células endoteliais dos capilares do cérebro.

Sinais clínicos. As aves acometidas apresentam letargia, depressão, emaciação progressiva e anemia. Aquelas gravemente acometidas apresentam protrusão de abdome em decorrência do aumento do baço e do fígado; pode haver hemorragia ocular. As aves acometidas podem apresentar paralisia ou sintomas relacionados ao SNC. Nas infecções graves, após período de tempo mais curto instala-se coma e a ave morre.

Diagnóstico. Em geral, no esfregaço sanguíneo corado com Giemsa notam-se numerosos merontes e gametócitos nos eritrócitos; ademais, as células infectadas contêm grânulos de pigmentos escuros (hemoglobina digerida). À medida que as amostras de sangue esfriam é possível notar microgametas móveis no plasma, em esfregaço úmido. Esta espécie pode ser diferenciada de *P. gallinaceum* por seus gametócitos mais longos e pela tendência dos estágios de meronte de aderirem firmemente ao núcleo da célula hospedeira.

Patologia. Nota-se aumento de volume do fígado e do baço, que se apresentam marrom-escuro a preto. É possível constatar estágios exoeritrocitários nas células endoteliais e reticuloendoteliais do fígado, do baço e do cérebro.

Epidemiologia. *Plasmodium juxtanucleare* é um parasita de aves selvagens que infecta galinhas-domésticas, caso haja aves selvagens que atuem como reservatórios e mosquitos vetores. A infecção se dissemina por meio de mosquitos culicíneos do gênero *Culex* (*C. sitiens*, *C. annulus*, *C. gelidus* e *C. tritaeniorhynchus*, na Malásia; *C. saltanensis*, no Brasil). Em outros locais de sua distribuição geográfica os vetores naturais são desconhecidos; não foram realizados estudos epidemiológicos detalhados.

Tratamento. As aves ou os lotes acometidos podem ser tratados com 100 mg de primaquina/kg VO, ou pode-se tentar a combinação de sulfonamida-trimetoprima. As sulfonamidas (sulfaclorpirazina, sulfamonometoxina) e a halofuginona, efetivas contra outras espécies de *Plasmodium* de aves, também podem ser efetivas.

Controle. Como os mosquitos propagam malária, a prevenção depende do controle do mosquito. A aspersão de granjas de aves com inseticida residual pode ser efetiva. As aves também podem ser criadas em cercados de tela, nas regiões onde os mosquitos são especialmente prevalentes.

Nota. Espécies estreitamente relacionadas que infectam aves criadas em gaiola, pombos, aves aquáticas, galinha-d'angola, faisão, codorniz e peru incluem *P. vaughani*, *P. rouxi*, *P. nucleophilum*, *P. kempi*, *P. leanucleus* e *P. dissanaikei*.

Plasmodium durae

Sinônimo. *Plasmodium japonicum*.

Nome comum. Malária aviária.

Local de predileção. Sangue.

Filo. Apicomplexa.

Classe. Aconoidasida.

Família. Plasmodiidae.

Subgênero. *Giovannolaia*.

Descrição. As trofozoítas têm forma ameboide. Os merontes maduros raramente deslocam o núcleo da célula hospedeira e contêm 6 a 14 (em média, oito) merozoítas. Os gametócitos são longos, situam-se na extremidade ou no lado da célula hospedeira e, com frequência, deslocam o seu núcleo, embora geralmente não ocorra aumento de tamanho da célula hospedeira. Em geral, os grânulos de pigmento são grandes, redondos e pretos.

Hospedeiros. Perus, francolins (*Fancolinus leucoscepus*, *F. levaillantii levaillantii*).

Distribuição geográfica. África Subsaariana (Quênia, Nigéria, Zimbábue, África do Sul).

Patogênese. *Plasmodium durae* é altamente patogênico aos perus domésticos e, dependendo da cepa e da localização geográfica, mata até 90% dos peruzinhos. Com frequência, as aves adultas desenvolvem hipertensão pulmonar direita como consequência da hipertensão arterial pulmonar hipóxica. O crescimento de merontes exoeritrocitários pode obstruir capilares cerebrais, de modo que as aves infectadas podem manifestar sinais neurológicos e paralisia, antes de morrerem.

Sinais clínicos. Os peruzinhos apresentam alguns sinais clínicos pouco antes de morrerem, quando é possível notar convulsões graves. As aves adultas manifestam letargia e anorexia e podem desenvolver edema de pernas e gangrena do monco (barbela).

Diagnóstico. Os parasitas podem ser identificados em esfregaços sanguíneos finos corados com Giemsa. Os merontes são pequenos e arredondados e os gametócitos são longos e não se curvam ao redor do núcleo do eritrócito, a célula hospedeira.

Patologia. Como mencionada para *P. juxtanucleare*.

Epidemiologia. Os vetores envolvidos na transmissão não são totalmente conhecidos.

Tratamento. Sulfonamidas (sulfaclorpirazina, sulfamonometoxina) e halofuginona podem ser efetivas. A sulfamonometoxina não impede totalmente a morte, quando administrada após o aparecimento de parasitas circulantes, e a sulfaclorpirazina, embora reduza a taxa de mortalidade, não é efetiva na eliminação da parasitemia, sugerindo eficácia contra merontes exoeritrocitários.

Controle. Como mencionado para outras espécies causadoras de malária aviária.

Nota. Espécies estreitamente relacionadas do subgênero *Giovannolaia*, relatada em pato, ganso, peru, francolim, galinha-d'angola, codorniz, perdiz e pombo incluem *P. fallax*, *P. circumflexum*, *P. polare*, *P. lophurae*, *P. gabaldoni*, *P. pinotti*, *P. pediocetti*, *P. formosanum*, *P. anasum* e *P. hegneri*.

Haemoproteus meleagridis

Local de predileção. Sangue.

Filo. Apicomplexa.

Classe. Aconoidasida.

Família. Plasmodiidae.

Descrição. Os macrogametas e os microgametas presentes nos eritrócitos são alongados e se curvam ao redor do núcleo da célula hospedeira (ver Figura 2.29), ocupando cerca de metade a três quartos da célula. Em geral, o núcleo de macrogametócitos é mais compacto, o citoplasma mais denso e os grânulos de melanina são distribuídos mais regularmente, em comparação com o aglomerado polar de microgametócitos.

Hospedeiro. Peru.

Distribuição geográfica. América do Norte.

Patogênese e sinais clínicos. Em geral, o microrganismo não é considerado patogênico ou é apenas discretamente patogênico.

Epidemiologia. Acredita-se que o vetor seja mosquito-pólvora (*Culicoides*) ou hipoboscídeo.

Tratamento e controle. Em geral, não são necessários, embora o controle geral de insetos e as medidas preventivas possam limitar a ocorrência da infecção.

Haemoproteus nettionis

Sinônimos. *Haemoproteus anatis*, *Haemoproteus anseris*, *Haemoproteus hermani*.

Local de predileção. Sangue.

Filo. Apicomplexa.

Classe. Aconoidasida.

Família. Plasmodiidae.

Descrição. Os macrogametas e os microgametas presentes nos eritrócitos são longos e se curvam ao redor do núcleo da célula hospedeira, circundando-o parcialmente e, quase sempre, deslocando-o. Contêm poucos a 30, ou mais, grânulos de pigmento que, em geral, são grosseiros e arredondados e, com frequência, se agrupam nas extremidades das células. Não ocorre aumento de tamanho da célula hospedeira.

Hospedeiros. Patos, gansos, cisnes e patos-selvagens.

Distribuição geográfica. Cosmopolita.

Patogênese e sinais clínicos. Como mencionado para *Haemoproteus meleagridis*.

Diagnóstico. Como mencionado para *Haemoproteus meleagridis*.

Epidemiologia. Os vetores são mosquitos-pólvora (*Culicoides*). Basicamente, o microrganismo é um parasita de aves aquáticas selvagens e pode infectar aves domésticas em áreas endêmicas.

Tratamento e controle. Como mencionados para *Haemoproteus*.

Trypanosoma gallinarum

Local de predileção. Sangue.

Filo. Euglenozoa.

Classe. Kinetoplasta.

Família. Trypanosomatidae.

Descrição. É um microrganismo pleomórfico, com 26 a 29 μm de comprimento, ou mais longo; possui um flagelo livre.

Hospedeiros. Galinhas.

Distribuição geográfica. África.

Trypanosoma avium

Local de predileção. Sangue.

Filo. Euglenozoa.

Classe. Kinetoplasta.

Família. Trypanosomatidae.

Descrição. Como mencionado para *T. gallinarum*.

Patogênese. Os tripanossomos aviários não são considerados patogênicos.

Diagnóstico. Detecta-se o parasita por meio do exame de esfregaços sanguíneos finos ou do exame da camada de leucócitos obtida em tubo de micro-hematócrito, após centrifugação (Figura 13.36).

Epidemiologia. As espécies são transmitidas por diversos artrópodes hematófagos, incluindo pernilongos, simulídeos, hipoboscídeos e ácaros vermelhos. Os tripanossomos persistem na medula óssea durante períodos de condições adversas e reaparecem na primavera.

Tratamento e controle. Não são necessários.

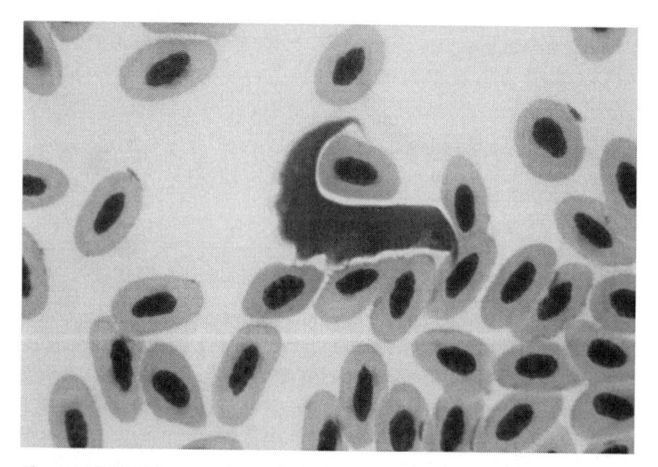

Figura 13.36 Triptomastigota de *Trypanosoma avium*. (Esta figura encontra-se reproduzida em cores no Encarte.)

Aegyptianella pullorum

Locais de predileção. Sangue.

Reino. Bacteria.

Filo. Proteobacteria.

Classe. Alphaproteobacteria.

Ordem. Rickettsiales.

Família. Anaplasmataceae.

Descrição. Corpúsculos semelhantes a *Anaplasma*, de diversos tamanhos, constatados no citoplasma de eritrócitos. Os microrganismos se apresentam como corpúsculos iniciais, seguidos de formas de crescimento e corpúsculos marginais ("anel de sinete"), no citoplasma de eritrócitos. As trofozoítas primitivas, ou corpúsculos iniciais, são verificadas nos eritrócitos; são pequenas (0,5 a 1,0 μm) e redondas ou ovais. Pode haver corpúsculos esféricos de até 4 μm, contendo até 25 pequenos grânulos.

Hospedeiros. Galinhas, perus, gansos, patos.

Distribuição geográfica. África, Ásia, sul da Europa.

Aegyptianella moshkovskii

Local de predileção. Sangue.

Reino. Bacteria.

Filo. Proteobacteria.

Classe. Alphaproteobacteria.

Ordem. Rickettsiales.

Família. Anasplamataceae.

Descrição. Em geral, o microrganismo origina 4 a 6 trofozoítas. As trofozoítas primitivas notadas nos eritrócitos são pequenas (0,2 a 0,6 μm). As formas maduras, maiores, medem 2,1 × 1,4 μm, com formas irregulares ou ovais grandes (0,9 a 5,3 μm).

Hospedeiros. Galinhas, perus, faisões, aves selvagens.

Ciclo evolutivo. O mesmo mencionado para *A. pullorum*.

Distribuição geográfica. África, Índia, Sudeste Asiático, Egito, Rússia e parte dos Estados do leste da CEI (Comunidade dos Estados Independentes).

Patogênese. Ambas as espécies de *Aegyptianella* são patogênicas. A descrição a seguir se aplica às duas espécies. Os parasitas intraeritrocitários causam anemia grave, icterícia e, com frequência, morte. O período de incubação varia de 12 a 15 dias.

Sinais clínicos. Os animais acometidos apresentam penas arrepiadas, anorexia, apatia e diarreia e possível hipertermia. A condição clínica frequentemente é complicada pela ocorrência concomitante de espiroquetose aviária, que também é transmitida por *Argas persicus*.

Diagnóstico. O diagnóstico se baseia na detecção do microrganismo em esfregaço sanguíneo corado em Giemsa. As formas intraeritrocitárias (corpúsculos marginais) e as formas extraeritrocitárias podem ser vistas em leucócitos, como linfócitos e monócitos, bem como no plasma.

Patologia. Durante a necropsia é possível constatar anemia, icterícia, aumento do fígado e do baço, rins amarelo-esverdeados e hemorragias petequiais na serosa.

Epidemiologia. A infecção é transmitida pelo carrapato mole, *Argas persicus*. As aves domésticas nativas raramente manifestam doença aguda, mas grupos de aves recém-introduzidos são especialmente suscetíveis e podem morrer dentro de alguns dias. Com frequência, as aves recuperadas tornam-se carreadoras.

Tratamento. As tetraciclinas (oxitetraciclina e clortetraciclina, na dose de 15 a 30 mg/kg VO) são efetivas e geralmente recomendadas como tratamento.

Controle. Envolve o controle de carrapatos e a desinfecção de locais onde os carrapatos adultos e as ninfas podem ser esconder em fendas e rachaduras. Após a limpeza, esses locais devem ser tratados com um acaricida, como carbarila, cumafós ou malation.

Parasitas do sistema nervoso

Oxyspirura mansoni

Sinônimo. *Oxyspirura parvorum.*

Nome comum. Verme do olho.

Local de predileção. Olho.

Filo. Nematoda.

Classe. Secernentea.

Superfamília. Spiruroidea.

Descrição macroscópica. Estes vermes são delgados, com cutícula lisa e faringe globular. Os machos medem cerca de 10 a 15 mm e as fêmeas, 14 a 20 mm.

Descrição microscópica. A cauda do macho é curvada ventralmente e não possui asas. As espículas são desiguais, sendo a direita mais curta e espessa e a esquerda longa (cerca de 15 vezes o comprimento da espícula direita) e delgada. Na fêmea, a vulva se localiza próximo à cauda. Os ovos, de tamanho médio, são ovoides e embrionados quando eliminados e medem, em média, cerca de 65 × 45 μm.

Hospedeiros definitivos. Galinhas, perus, galinha-d'angola, pavão-d'ásia.

Hospedeiros intermediários. Baratas (*Pycnoscelus surinamensis*), efemérides.

Distribuição geográfica. Muitos países, em especial de regiões tropicais e subtropicais. Não há relato de ocorrência na Europa.

Patogênese. Instala-se na conjuntiva, sob a membrana nictitante, no ducto nasal/lacrimal ou no saco conjuntival. Embora não seja um gênero altamente patogênico, as infecções moderadas podem causar inflamação ocular, com edema da membrana nictitante. As infecções graves podem provocar cegueira ou oclusão das vias nasais.

Sinais clínicos. Pode-se verificar que as aves esfregam os olhos, quando irritados. As aves acometidas desenvolvem oftalmite e o olho se torna inflamado e com secreção aquosa.

Diagnóstico. Obtém-se o diagnóstico definitivo pelo achado do parasita no saco conjuntival. Pode ser necessário instilar anestésico local no olho para a sua remoção. O exame da secreção lacrimal pode revelar ovos ou larvas de primeiro estágio.

Patologia. As infecções graves não tratadas podem causar oftalmia, com erosão do globo ocular.

Tratamento. Tem-se utilizado, com êxito, levamisol ou tetramisol e ivermectina VO ou tópica, no tratamento da infecção. Há relato de remoção do parasita com pequena pinça, após instilação de anestésico local.

Controle. É provável que as tentativas de controlar de espiruroides em aves domésticas não sejam totalmente bem-sucedidas devido a pronta disponibilidade de hospedeiros intermediários. Redução da população de baratas e a restrição de contato com elas são medidas benéficas.

Nota. O gênero *Oxyspirura* em aves é equivalente a *Thelazia* em mamíferos.

Philophthalmus gralli

Nome comum. Trematódeo ocular aviário oriental.

Local de predileção. Saco conjuntival.

Filo. Platyhelminthes.

Classe. Trematoda.

Família. Philophthalmidae.

Descrição macroscópica. Os trematódeos adultos, fusiformes, são muito pequenos (2 a 3 mm de tamanho).

Descrição microscópica. A superfície do corpo é coberta por pequenos espinhos e as duas ventosas situam-se nas regiões oral e subterminal. A faringe está localizada imediatamente posterior à ventosa oral.

Hospedeiros definitivos. Avestruz, galinhas, aves selvagens, humanos.

Hospedeiro intermediário. Caracol de água doce.

Distribuição geográfica. EUA, Indochina, países da Europa e África.

Patogênese. A infecção pode causar congestão e erosão da conjuntiva e conjuntivite com lacrimejamento persistente.

Sinais clínicos. Os trematódeos podem causar lacrimejamento e conjuntivite; pode ser um problema localizado em avestruz criados em cativeiros onde têm acesso a locais de água parada.

Parasitas do sistema reprodutor/urogenital

Prosthogonimus pellucidus

Sinônimos. *Prosthogonimus intercalandus, Prosthogonimus cuneatus.*

Nome comum. Trematódeo de oviduto.

Local de predileção. Cloaca, oviduto e bursa de Fabricius.

Filo. Platyhelminthes.

Classe. Trematoda.

Família. Prosthogonimidae.

Descrição macroscópica. Os vermes adultos, em forma de lágrima, têm coloração laranja-pálida, são semitransparentes quando vivos e medem cerca de 9 a 12 mm de comprimento, sendo mais largo na parte posterior do corpo.

Descrição microscópica. O trematódeo apresenta cutícula espinhosa e duas ventosas. A largura da parte posterior do trematódeo aumenta a partir da região média. Os ovos, arredondados, são marrom-escuros, ovoides e medem 26-32 × 10-15 μm; apresentam um pequeno espinho no polo oposto ao opérculo.

Hospedeiros definitivos. Galinhas, perus, outras aves, gansos e patos.

Hospedeiros intermediários. Hospedeiro 1: caramujos aquáticos, como *Bithynia tentaculata.* Hospedeiro 2: estágio de ninfa de muitas libélulas.

Distribuição geográfica. Cosmopolita.

Patogênese. Considera-se que *Prosthogonimus* seja o mais patogênico dos trematódeos que infectam aves domésticas e patos, na América e na Europa. Em geral, as galinhas são as mais acometidas. Mesmo nas infecções moderadas podem ocasionar inflamação do oviduto, resultando na formação de ovos com uma casca mole ou com ausência de casca. A infestação com grande número de trematódeos pode ser fatal.

Sinais clínicos. As aves infectadas podem apresentar abdome flácido aumentado de tamanho, apatia, secreção viscosa na cloaca e colocar ovos malformados. As penas ao redor da cloaca apresentam sujidades. Às vezes, há interrupção total da postura de ovos.

Diagnóstico. Os ovos de trematódeos podem ser detectados na secreção da cloaca ou, durante a necropsia, na cavidade abdominal.

Patologia. Com frequência, o oviduto apresenta inflamação intensa com secreção espessa branco-amarelada no lúmen. A irritação do oviduto pode provocar reversão da peristalse, resultando na presença de ovo, bactéria e material do parasita na cavidade abdominal, provocando peritonite. Nas aves com infecção crônica a crista e o monco (barbela) podem apresentar cianose. Às vezes, há secreção leitosa esbranquiçada na cloaca.

Epidemiologia. A ocorrência é sazonal, com pico de infecção na primavera e verão, nas regiões de clima temperado.

Tratamento. Administração de 5 mg/kg de albendazol, fembendazol ou flubendazol ou de 5 a 10 mg/kg de praziquantel.

Controle. Redução da população de caramujos e de seus hábitats limita a infecção nos hospedeiros definitivos e, quando possível, deve-se impedir que as aves tenham acesso às margens de lagoas e lagos.

Prosthogonimus macrorchis

Nome comum. Trematódeo de oviduto.

Locais de predileção. Cloaca, oviduto e bursa de Fabricius.

Filo. Platyhelminthes.

Classe. Trematoda.

Família. Prosthogonimidae.

Descrição macroscópica. Os adultos são piriformes, avermelhados, semitransparentes e medem cerca de 7 a 8 mm de comprimento, sendo mais largos na parte posterior.

Descrição microscópica. Os testículos são maiores do que aqueles de *P. pellucidus*. Os ovos medem ao redor de 25 μm e possuem um pequeno espinho no polo oposto ao opérculo.

Hospedeiros definitivos. Galinhas, perus, outras aves e patos.

Hospedeiros intermediários. Os mesmos mencionados para *P. pellucidus*.

Distribuição geográfica. América do Norte.

Prosthogonimus ovatus

Nome comum. Trematódeo de oviduto.

Locais de predileção. Cloaca, oviduto e bursa de Fabricius.

Filo. Platyhelminthes.

Classe. Trematoda.

Família. Prosthogonimidae.

Descrição macroscópica. Os vermes adultos são piriformes, semitransparentes e menores do que *P. pellucidus* e *P. macrorchis*, medindo cerca de 4 a 6 mm de comprimento. A cutícula é coberta com espinhos.

Descrição microscópica. Os pequenos ovos, ovoides, medem cerca de 22-24 × 13 μm e apresentam um pequeno espinho no polo oposto ao opérculo.

Hospedeiros definitivos. Galinhas, perus, outras aves domésticas e gansos.

Hospedeiros intermediários. Os mesmos mencionados para *P. pellucidus*.

Distribuição geográfica. Europa, Ásia, África e América do Sul e América do Norte.

Plagiorchis arcuatus

Sinônimo. *Leptoderma arcuatus*.

Locais de predileção. Oviduto e bursa de Fabricius.

Filo. Platyhelminthes.

Classe. Trematoda.

Família. Plagiorchidae.

Descrição macroscópica. O trematódeo é oval, com cerca de 4 a 5 mm de comprimento e 1 mm de largura; se afina como ponta em ambas as extremidades.

Descrição microscópica. A cutícula possui pequenos espinhos, mais numerosos na região anterior. Os testículos são arredondados ou ovais e situam-se em posição oblíqua, um atrás do outro. O ovário é arredondado e está localizado próximo da extremidade do saco cirro e à direita da ventosa ventral.

Hospedeiros definitivos. Galinhas, perus e outras aves.

Hospedeiros intermediários. Hospedeiros 1: caramujos, especialmente *Lymnaea* e *Physa* spp. Hospedeiros 2: vários crustáceos, moluscos e insetos.

Distribuição geográfica. Países da Europa e Rússia.

Detalhes sobre patogênese, sinais clínicos, diagnóstico, patologia, epidemiologia, tratamento e controle a respeito destas espécies são os mesmos mencionados para *P. pellucidus*.

Eimeria truncata

Local de predileção. Rim.

Filo. Apicomplexa.

Classe. Conoidasida.

Família. Eimeriidae.

Descrição. Os oocistos, ovoides, são lisos e com pequena extremidade estreita truncada, medem 14-27 × 12-22 μm, apresentam micrópilo e tampão micropilar e, às vezes, resíduo. Nas células do epitélio renal os merontes maduros apresentam 13 μm de diâmetro e contêm 20 a 30 merozoítas. Os macrogametas medem 12-18 × 11-15 μm e os microgametócitos, 15-22 × 13-18 μm.

Hospedeiros. Gansos domésticos, gansos acinzentados (*Anser anser*), gansos do Canadá (*Branta canadensis*), gansos de Ross (*Anser rossi*) e patos.

Ciclo evolutivo. Há carência de detalhes do ciclo evolutivo completo. Os merontes e os gametócitos instalam-se nas células epiteliais dos túbulos renais. O período pré-patente é de 5 a 14 dias. O tempo de esporulação varia de 1 a 5 dias.

Distribuição geográfica. Cosmopolita.

Patogênese. *Eimeria truncata*, encontrada nos rins de gansos, pode provocar nefrite aguda, em especial quando gansos domésticos são submetidos à criação intensiva. É altamente patogênico aos gansinhos e pode ocasionar taxa de mortalidade de até 100%, poucos dias após o início dos sinais clínicos. Também, há registro de surtos em gansos em locais de reserva de aves de caça.

Sinais clínicos. Fraqueza marcante, emaciação, polidipsia, incoordenação muscular e morte.

Diagnóstico. Obtém-se o diagnóstico da infecção pela identificação de oocistos nos uratos, de lesões renais características no exame *post mortem* ou em exames histopatológicos.

Patologia. Os rins são muito aumentados e claros; notam-se numerosos nódulos brancos pequenos, estrias e linhas na superfície e em todo o córtex e medula. As células infectadas, por fim, são destruídas e as células adjacentes mostram atrofia por pressão e destruição. Os túbulos acometidos são compactados com uratos, oocistos e gametócitos em vários estágios de crescimento (Figura 13.37) e seu diâmetro pode aumentar até cinco a dez vezes aquele de túbulos normais.

Epidemiologia. *Eimeria truncata* é um parasita esporádico de gansos domésticos e, mais provavelmente, se instala quando os gansos são mantidos aglomerados, em condições insalubres. O contato com gansos selvagens pode iniciar a infecção.

Tratamento. Pouco se sabe sobre o tratamento; todavia, por analogia com outros hospedeiros deve-se tentar o uso de uma sulfonamida.

Controle. A prevenção se baseia em bom manejo, prevenção de superpopulação e de estresse e atenção às medidas de higiene. Sempre que possível, deve-se evitar o contato com gansos selvagens.

Parasitas do sistema locomotor

Sarcocystis hovarthi

Sinônimo. *Sarcocystis gallinarum*.

Filo. Apicomplexa.

Classe. Conoidasida.

Família. Sarcocystiidae.

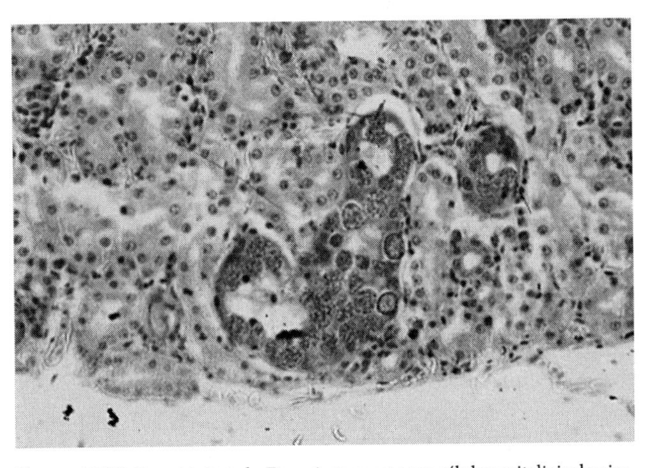

Figura 13.37 Gametócitos de *Eimeria truncata* em células epiteliais do rim. (Esta figura encontra-se reproduzida em cores no Encarte.)

Descrição. Nas galinhas, os cistos teciduais medem 1 a 10 mm de comprimento, possuem paredes estriadas e são vistos nos músculos esqueléticos do peito, da coxa, do pescoço e do esôfago.

Hospedeiros definitivos. Cães.

Hospedeiros intermediários. Galinhas.

Distribuição geográfica. Desconhecida; possivelmente é cosmopolita.

Patogênese. Em geral, a infecção em galinhas é inaparente, mas há relato que o incrimina como causa de distrofia muscular ou miosite grave.

Sinais clínicos. Há relato de fraqueza muscular e incapacidade de permanecer em pé.

Diagnóstico. É difícil o diagnóstico antes da morte da ave e a maior parte dos casos de infecção por *Sarcocystis* é revelada apenas no exame *post mortem*, quando se detectam sarcocistos macroscópicos nos músculos ou por meio de exame microscópico.

Epidemiologia. Pouco se sabe sobre a epidemiologia, mas é óbvio que, onde os cães são mantidos em estreita relação com galinhas ou com seu alimento, é provável que ocorra a transmissão.

Tratamento e controle. Não se indica tratamento. As únicas medidas de controle possíveis são aqueles procedimentos simples de higiene. Cães de fazenda não devem ser mantidos em locais de armazenamento de alimentos, terem acesso a eles, tampouco que defequem em viveiros onde as galinhas são criadas. Também, é importante que os cães não se alimentem de carne de galinha crua ou malcozida.

Toxoplasma gondii

Locais de predileção. Músculo, pulmão, fígado, sistema reprodutor, SNC.

Filo. Apicomplexa.

Classe. Conoidasida.

Família. Sarcocystiidae.

Descrição. Os taquizoítos em crescimento são vistos em vacúolos, em muitos tipos celulares como, por exemplo, fibroblastos, hepatócitos, células reticulares e células do miocárdio. Em qualquer uma das células pode haver 8 a 16 microrganismos, cada um medindo 6,0 a 8,0 μm. Os cistos teciduais medem até 100 μm de diâmetro, são constatados principalmente nos músculos, no fígado, no pulmão e no cérebro e podem conter vários milhares de bradizoítos com formato de lanceta.

Hospedeiros definitivos. Gatos, outros felídeos.

Hospedeiros intermediários. Todos os mamíferos de sangue quente e aves.

Distribuição geográfica. Cosmopolita.

Patogênese e sinais clínicos. Em animais, a maioria das infecções causadas por *Toxoplasma* é discreta e, em consequência, assintomática. Ocasionalmente, há relato de toxoplasmose em aves domésticas; em geral, é discreta e despercebida.

Diagnóstico. Com frequência, é difícil encontrar taquizoítos de *T. gondii* em cortes teciduais; é mais provável que estejam presentes nos cortes de cérebro e placenta. É possível a confirmação por meio de exame imuno-histoquímico, embora possa ser utilizada reação em cadeia da polimerase para identificar o DNA do parasita nos tecidos.

Epidemiologia. O gato tem papel fundamental na epidemiologia de toxoplasmose; a infecção de aves domésticas pode ocorrer por meio de ingestão de alimento contaminado com fezes de gatos ou pela ingestão de bradizoítos e taquizoítos na carne de outro hospedeiro intermediário, como rato.

Tratamento e controle. Os mesmos mencionados para *Sarcocystis hovarthi.*

Parasitas do tegumento

Avioserpens taiwana

Sinônimos. *Filaria taiwana, Oshimaia taiwana, Avioserpens denticulophasma, Petroviprocta vigissi.*

Local de predileção. Tecido subcutâneo.

Filo. Nematoda.

Classe. Secernentea.

Superfamília. Dracunculoidea.

Descrição macroscópica. O macho é desconhecido. A fêmea tem até, aproximadamente, 25 cm de comprimento e 0,8 mm de largura.

Descrição microscópica. A extremidade anterior é arredondada, a boca é circundada por uma borda quitinosa contendo duas papilas laterais proeminentes. Há outras quatro papilas menores atrás da cabeça. O útero é grande e preenchido com larvas. A vagina, a vulva e o ânus são atrofiados e a cauda termina em uma papila cônica.

Hospedeiros definitivos. Patos.

Hospedeiros intermediários. Copépodos (*Cyclops*).

Distribuição geográfica. China, Taiwan.

Patogênese. Os vermes ocasionam tumefações sob a mandíbula que, no início, são moles e móveis e depois de cerca de um mês tornam-se duras e doloridas, podendo atingir o tamanho de uma grande noz. Elas interferem com a deglutição e a respiração e podem provocar morte por inanição ou asfixia. Ocasionalmente, as tumefações são notadas nos "ombros" e nas pernas e comprometem os movimentos da ave. Numerosas microfilárias são vistas no sangue. Por fim, os vermes adultos se rompem e se desintegram e ocorre a cicatrização; no entanto, se os vermes morrem nas tumefações pode ocorrer formação de abscessos. A doença dura cerca de 11 meses.

Sinais clínicos. Notam-se tumefações duras doloridas abaixo da mandíbula e, às vezes, nos "ombros" e nas pernas. As aves que sobrevivem apresentam baixa taxa de crescimento.

Diagnóstico. Detecção de vermes adultos nas tumefações subcutâneas.

Patologia. Não descrita.

Epidemiologia. O verme é encotrado em patos dométicos, na China, em especial na estação seca (janeiro a abril), e em Tawian, onde a doença também pode ocorrer em setembro e outubro. Acomete patos com 3 semanas a 2 meses de idade.

Tratamento. Remoção dos vermes por meio de incisão na parte mais proeminente da tumefação e antissepsia da tumefação são procedimentos efetivos.

Controle. Os patinhos devem receber água livre de *Cyclops* e não se deve permitir o acesso a áreas pantanosas.

Splendidofilaria fallisensis

Sinônimo. *Ornithofilaria fallisensis.*

Local de predileção. Tecido subcutâneo.

Filo. Nematoda.

Classe. Secernentea.

Superfamília. Filarioidea.

Descrição macroscópica. São nematoides transparentes frágeis; os machos medem 9 a 15 mm e as fêmeas, 24 a 40 mm de comprimento.

Descrição microscópica. Os machos apresentam cauda relativamente longa e espículas desiguais.

Hospedeiros definitivos. Patos.

Hospedeiro intermediário. Mosquito-pólvora (*Simulium*).

Distribuição geográfica. América do Norte.

Collyriclum faba

Sinônimo. *Monostoma faba.*

Nome comum. Trematódeo cístico ou cutâneo.

Locais de predileção. Pele, tecido subcutâneo, em especial ao redor do orifício cloacal.

Filo. Platyhelminthes.

Classe. Trematoda.

Família. Collyriclidae.

Descrição macroscópica. Os trematódeos se apresentam em pares, em um cisto tecidual. Os vermes apresentam tegumento espinhoso, são convexos na face dorsal e achatados na face ventral e medem cerca de 4 × 5 mm.

Descrição microscópica. Não possuem ventosa ventral e a ventosa oral é pequena. O ovário é multilobular e a vitelária situa-se na metade anterior do corpo. Os ovos são muito pequenos, medindo cerca de 19-21 × 9-11 μm.

Hospedeiros definitivos. Galinhas, perus e aves selvagens.

Hospedeiros intermediários. Hospedeiro 1: caramujos. Hospedeiros 2: ninfas de libélulas.

Distribuição geográfica. Europa, Ásia, América do Norte e América do Sul.

Patogênese. Comumente são encontrados nos tecidos ao redor da cloaca, mas nas infestações maciças também pode haver trematódeos no tórax, abdome, bico e pescoço. Tais infecções causam anemia e emagrecimento, podendo ser fatais.

Sinais clínicos. As aves jovens podem apresentar dificuldade em se movimentar, inapetência, anemia, emaciação e até mesmo morrer. A presença de cistos pode deformar a pele.

Diagnóstico. Cistos característicos são vistos ao redor da abertura da cloaca e no tórax e abdome. Cada cisto possui um orifício central e um par de trematódeos.

Patologia. Os trematódeos se instalam em cistos subcutâneos duros cinza-esbranquiçados que medem cerca de 3 a 10 mm de diâmetro. Estes cistos apresentam um poro central e contêm um par de trematódeos e, em geral, são preenchidos com líquido escuro e ovos.

Epidemiologia. Apenas aves com acesso a áreas pantanosas, onde há hospedeiro intermediário, se tornam prováveis alvos de infecção.

Tratamento. A remoção cirúrgica dos parasitas é o único tratamento efetivo.

Controle. Deve-se restringir o acesso de aves a áreas pantanosas.

Laminosioptes cysticola

Nome comum. Ácaro subcutâneo, ácaro cístico de aves.

Locais de predileção. Tecido subcutâneo, pulmões, peritônio.

Classe. Arachnida.

Subclasse. Acari.

Ordem. Astigmata (Sarcoptiformes).

Família. Laminosioptidae.

Descrição macroscópica. *Laminosioptes cysticola* é um pequeno ácaro oval com cerca de 250 μm de comprimento.

Descrição microscópica. Os dois pares de pernas posteriores terminam em garras e pedículos sem ventosas, enquanto os dois pares de pernas anteriores terminam em garras (ver Figura 3.98). Este ácaro apresenta corpo longo, liso e com algumas cerdas. O gnatossoma é pequeno e não visível quando visto dorsalmente.

Hospedeiros. Galinhas, perus e pombos; ocasionalmente, aves selvagens.

Distribuição geográfica. Cosmopolita. É abundante na Europa, mas também é encontrado nos EUA, na América do Sul e na Austrália.

Patogênese. Em geral, *Laminosioptes* não está associado com sinais clínicos e apenas é constatado durante a inspeção de carne; as carcaças infectadas são parcialmente condenadas em razão da aparência estética e, em parte, porque a infecção parece um tanto semelhante à tuberculose aviária.

Sinais clínicos. Em geral, os parasitas não são considerados patogênicos, embora haja relatos ocasionais de sintomas neurológicos, inclusive andar em círculo, perda de equilíbrio, asas caídas e morte.

Diagnóstico. Os nódulos podem ser notados em aves vivas mediante o afastamento das penas do tórax e deslizando a pele para frente e para trás com as pontas dos dedos. Com frequência, o exame dos nódulos durante dissecção microscópica possibilita a identificação da espécie do ácaro.

Patologia. A agregação destes pequenos ácaros ovais é vista em nódulos amarelos, com vários milímetros de diâmetro, na fáscia muscular subcutânea e nos tecidos mais profundos nos pulmões, peritônio, músculo e vísceras abdominais. Quase sempre os nódulos subcutâneos são calcificados, mas contêm apenas ácaros mortos, pois o depósito calcário ao redor dos ácaros se forma após a morte do parasita. Em tecidos profundos notam-se ácaros ativos. Os nódulos causados pelos ácaros reduzem o valor da carne destinada ao consumo humano.

Epidemiologia. Estima-se que, aproximadamente, 1% dos pombos urbanos de vida livre seja carreador de *Laminosioptes cysticola.* O modo de transmissão deste ácaro é desconhecido.

Tratamento. A ivermectina pode ser efetiva, mas pode ser necessária eutanásia para a rápida eliminação das aves infectadas.

Controle. Eliminação ou quarentena de aves infectadas reduz a infestação no grupo de aves.

Nota. Há relato de que o ácaro cístico de aves pode causar pneumonia granulomatosa em cães.

ECTOPARASITAS

PIOLHOS

A infestação maciça de piolhos é conhecida como pediculose, uma ocorrência especialmente comum em aves. Em aves, todas as espécies são piolhos-mastigadores e, portanto, são importantes devido ao dano direto que causam pela mastigação da pele ou das penas; todavia, pode ocorrer ingestão de um pouco de sangue quando há lesão da base das penas. Portanto, em geral, a relevância clínica depende da população de piolhos presentes. Quase sempre a transmissão é por meio de contato físico direto.

Descrição. Os piolhos apresentam corpo segmentado, dividido em cabeça, tórax e abdome. Apresentam três pares de pernas articuladas e um par de antenas curtas. Todos os piolhos são achatados em sua face dorsal e não possuem asas. Os órgãos sensoriais são poucos desenvolvidos; os olhos são vestigiais ou ausentes.

Ciclo evolutivo. O ciclo evolutivo geral dos piolhos-das-aves domésticas é relativamente uniforme nas muitas espécies. Durante sua vida de, aproximadamente, 1 mês, as fêmeas colocam 200 a 300 ovos operculados ("lêndeas"). Em geral, elas são esbranquiçadas e aderidas individualmente às penas, onde é possível vê-las a olho nu. Os ovos eclodem em 5 a 7 dias. As ninfas que eclodem dos ovos são semelhantes aos adultos, embora muito menores do que eles. A ninfa sofre três muda ao longo de 2 a 3 semanas, antes de se tornar adulto. Normalmente, os piolhos se alimentam por meio de mordidas na pele ou pela ingestão de produtos das penas. Os piolhos adultos podem viver muitas semanas no hospedeiro, mas permanecem vivos apenas durante cerca de 1 semana fora do hospedeiro. Os piolhos-das-aves podem digerir queratina; eles picam pedaços de penas, quebrando-os, em seus papos, em estruturas semelhantes a cristas e os digerindo pela ação de secreções, auxiliada pela participação de bactérias. Eles ingerem não apenas as bainhas das penas em crescimento, mas também penugens e produtos de descamação cutânea.

Sinais clínicos. Inquietação, penas danificadas, emaciação e desempenho muito reduzido são sintomas de pediculose grave. As aves infectadas não conseguem descansar, param de se alimentar e podem se machucar ao se coçar e retirar penas, condição frequentemente mais grave do que qualquer lesão imediata causada pelos piolhos.

Patogênese. Embora haja diferentes graus de patogenicidade entre as espécies de piolhos-das-aves domésticas, as consequências da pediculose aviária são praticamente as mesmas, variando apenas em sua magnitude. Infestações maciças reduzem o desempenho reprodutivo em machos, a produção de ovos das fêmeas e o ganho de peso em frangos em crescimento. As lesões cutâneas também são locais de infecções bacterianas secundárias. Embora a maioria dos piolhos não seja altamente patogênica a aves adultas, em baixo número, eles podem ser fatais aos pintinhos. Como acontece em outros tipos de pediculose, a condição em aves domésticas frequentemente é, por si só, um sintoma de doença de diversas causas, como outra infecção, má nutrição ou dieta inapropriada, superpopulação e instalações insalubres. Ocasionalmente, os piolhos-mastigadores podem causar anemia grave decorrente de punção de penas pequenas e ingestão do sangue que extravasa.

Diagnóstico. Podem-se detectar piolhos adultos e ovos na pele e nas penas, removendo-os para exame microscópico e identificação.

Patologia. A patologia da infestação por piolhos é muito variável. Nas infestações maciças, a pele torna-se inflamada, eritematosa e, por fim, coberta de escamas e coágulos de sangue, em grande parte do corpo.

Epidemiologia. A infecção ocorre após contato direto com um animal hospedeiro infectado. É possível que ocorra contaminação cruzada entre diferentes espécies de hospedeiros, caso os animais tenham contato físico direto.

Tratamento. Inseticidas tópicos como permetrina, carbarila, malation, cipermetrina ou rotenona podem ser utilizados para matar os piolhos. No entanto, como os inseticidas não são capazes de matar os ovos, há necessidade de duas aplicações, com intervalo de 10 a 14 dias. As aves mantidas em cama profunda ou criadas de forma extensiva podem ser mais facilmente tratadas por meio de pulverização da cama com carbarila, cumafós, malation ou estirofós.

Controle. Monitoramento e aspersão regulares de aves possibilitam o controle da taxa de infestação. Além disso, deve-se evitar contaminação cruzada. Isto se consegue por meio do tratamento de todas as aves da granja e da restrição de contato entre aves selvagens e aves domésticas. As instalações e os ninhos devem ser completamente limpos, a fim de eliminar fontes de reinfestação, como penas carregadas de ovos. Como era de se esperar, a prática de debicar possibilita um aumento nas infestações por impedir que as aves alisem os bicos e façam sua própria limpeza (*grooming*).

Cuclotogaster heterographus

Nome comum. Piolho-da-cabeça.

Locais de predileção. Pele e penas da cabeça e pescoço.

Filo. Insecta.

Ordem. Phthiptera.

Subordem. Ischnocera.

Família. Philopteridae.

Descrição macroscópica. É um piolho cinza de movimentos lentos constatado próximo da pele. *Cuclotogaster heterographus* apresenta corpo arredondado, com grande cabeça delgada, redonda na frente (ver Figura 3.63). Os machos adultos medem, aproximadamente, 2,5 mm e as fêmeas, 2,6 mm de comprimento.

Descrição microscópica. O primeiro segmento das antenas dos machos é longo e espesso e contém uma projeção posterior. No macho, o abdome é longo; nas fêmeas tem formato de barril, com lâminas tergais laterais marrom-escuras. Três longas cerdas se projetam de cada lado da superfície dorsal da cabeça e as antenas de cinco segmentos ficam totalmente expostas. Cada perna tem duas garras tarsais.

Hospedeiros. Frangos, outras aves domésticas.

Distribuição geográfica. Cosmopolita.

Patogênese. Como sugere o nome comum, piolho-da-cabeça, *C. heterographus* se instala principalmente na pele e nas penas da cabeça, embora, ocasionalmente, seja notado no pescoço e em outras partes do corpo. *Cuclotogaster heterographus* se alimenta de restos teciduais, escamas cutâneas e crostas; são capazes de digerir queratina de penas e de sua parte inferior. A infestação por *C. heterographus* tem importância especial em aves jovens. As infestações de aves jovens e de pintinhos podem ser patogênicas e, às vezes, fatais; as aves se tornam fracas e apáticas e podem morrer dentro de 1 mês. Quando as aves se tornam razoavelmente bem empenadas, a infestação de piolhos na cabeça diminui, mas pode aumentar, novamente, quando estas atingem a maturidade.

Goniocotes gallinae

Nome comum. Piolho da penugem.

Local de predileção. Penas.

Classe. Insecta.

Ordem. Phthiraptera.

Subordem. Ischnocera.

Família. Philopteridae.

Descrição macroscópica. O piolho da penugem, *Goniocotes gallinae,* é um dos menores piolhos encontrados em aves domésticas; mede cerca de 0,7 a 1,3 mm de comprimento. Tem um corpo amarelo-pálido quase que circular (ver Figura 3.66).

Descrição microscópica. A cabeça é redonda e possui duas grandes cerdas que se projetam de cada lado de sua superfície dorsal. A antena tem cinco segmentos, completamente expostos e iguais, em ambos os sexos. Há duas garras tarsais em cada perna e poucos pelos no abdome dorsal.

Hospedeiros. Frangos.

Distribuição geográfica. Cosmopolita.

Patogênese. *Goniocotes gallinae* pode se instalar na parte inferior das penas, em qualquer parte do corpo, mas frequentemente são vistos na penugem, na base das penas, sendo os locais preferidos o dorso e a parte posterior do corpo. Em geral, a população destes piolhos é baixa e, assim, causa poucas consequências ao hospedeiro. No entanto, os casos de infestação maciça de *Goniocotes* podem provocar inquietação, dano à plumagem, anemia e desempenho muito reduzido.

Goniodes dissimilis

Nome comum. Piolho marrom de galinhas.

Locais de predileção. Pele e penas do corpo.

Classe. Insecta.

Ordem. Phthiraptera.

Subordem. Ischnocera.

Família. Philopteridae.

Descrição macroscópica. *Goniodes dissimilis* são piolhos grandes marrons; medem cerca de 3 mm de comprimento (ver Figura 3.65).

Descrição microscópica. A cabeça, larga, é côncava na parte posterior, originando cantos angulares marcantes nas margens posteriores. A cabeça possui duas grandes cerdas que se projetam de cada um dos lados da superfície dorsal. As antenas têm cinco segmentos e ficam totalmente expostas. Cada perna contém duas garras tarsais.

Hospedeiros. Galinhas.

Distribuição geográfica. Cosmopolita.

Patogênese. *Goniodes dissimilis* é mais abundante em hábitat de clima temperado. As aves não conseguem descansar, param de se alimentar e podem se machucar ao se coçar e arrancar as penas. Em geral, as aves jovens são mais seriamente acometidas, com perda de peso, debilidade e, às vezes, morte.

Goniodes gigas

Nome comum. Piolho grande de galinhas.

Locais de predileção. Pele e penas do corpo.

Classe. Insecta.

Ordem. Phthiraptera.

Subordem. Ischnocera.

Família. Philopteridae.

Descrição macroscópica. Piolhos marrons muito grandes que se instalam no corpo e nas penas das aves. Os machos medem 3 a 4 mm de comprimento e as fêmeas, 5 mm.

Descrição microscópica. Apresentam cabeça ampla, côncava na parte posterior, originando cantos angulares marcantes nas margens posteriores. A cabeça possui duas grandes cerdas que se projetam de cada um dos lados de sua superfície dorsal. As antenas têm cinco segmentos e ficam totalmente expostas. Cada perna possui duas garras tarsais.

Hospedeiros. Galinhas.

Distribuição geográfica. Cosmopolita, mas *Goniodes gigas* é mais abundante em áreas de clima tropical.

Goniodes meleagridis

Locais de predileção. Pele e penas do corpo.

Classe. Insecta.

Ordem. Phthiraptera.

Subordem. Ischnocera.

Família. Philopteridae.

Descrição macroscópica. São piolhos grandes; os adultos atingem até cerca de 5 mm de comprimento.

Descrição microscópica. Estes piolhos se caracterizam por apresentarem amplas mandíbulas localizadas ventralmente na cabeça, antenas curtas (3 a 5 segmentos) e corpo achatado em sua face dorsal.

Hospedeiros. Perus.

Distribuição geográfica. Cosmopolita.

Patogênese. As aves não conseguem descansar, param de se alimentar e podem se machucar ao se coçar e arrancar as penas, condição frequentemente mais séria do que o dano imediato causado pelos piolhos. Esta espécie de piolho é mais comum em aves adultas, mas as aves jovens infestadas são mais gravemente acometidas, com perda de peso, fraqueza e, às vezes, morte. Estes piolhos podem digerir queratina; mordem pedaços de pena, quebrando-os em estruturas semelhantes a pentes, em seus papos, e digerindo-os pela ação de secreções, auxiliada por ação de bactérias. Eles ingerem não apenas a bainha das penas em crescimento, mas também sua parte inferior e as escamas da pele.

Sinais clínicos. Em geral, as aves jovens são mais gravemente acometidas, com perda de peso, fraqueza e, às vezes, morte. Nas aves adultas poedeiras o comprometimento do peso corporal é discreto e a principal perda se deve à menor produção de ovos.

Epidemiologia. A infecção se instala após o contato direto com um animal hospedeiro infectado. É possível a contaminação cruzada entre as diferentes espécies de hospedeiros, caso haja contato físico entre os animais.

Lipeurus caponis

Nome comum. Piolho da asa.

Locais de predileção. Pele, penas das asas e da cauda.

Classe. Insecta.

Ordem. Phthiraptera.

Subordem. Ischnocera.

Família. Philopteridae.

Descrição macroscópica. *Liperus caponis* é uma espécie de piolho longo e estreito, com cerca de 2,2 mm de comprimento e 0,3 mm de largura (ver Figura 3.64).

Descrição microscópica. A cabeça é longa e arredondada na frente e as antenas têm cinco segmentos totalmente expostos. As pernas são estreitas e contêm duas garras tarsais. Tipicamente, as pernas traseiras têm cerca do dobro do comprimento dos dois primeiros pares de pernas. Há pequenas projeções angulares características na cabeça, em frente da antena. Possui número relativamente pequeno de pelos dorsais no abdome.

Hospedeiros. Galinhas.

Distribuição geográfica. Cosmopolita.

Patogênese. *Lipeurus caponis* é comum nas penas da parte inferior da asa e da cauda de frangos e de outras aves, em todo o mundo. Em animais hígidos, em geral os efeitos patogênicos são discretos e incluem inquietação, irritação e definhamento geral. As aves jovens podem ser suscetíveis a infestações maciças, em especial quando a doença primária ou má nutrição é debilitante.

Menacanthus stramineus

Nome comum. Piolho-do-corpo amarelo ou piolho-do-corpo da galinha.

Local de predileção. Pele.

Classe. Insecta.

Ordem. Phthiraptera.

Subordem. Amblycera.

Família. Menoponidae.

Descrição macroscópica. O piolho-do-corpo da galinha ou piolho-do-corpo amarelo, *Menacanthus stramineus*, é relativamente grande; os machos medem cerca de 2,8 mm de comprimento e as fêmeas, 3,3 mm (ver Figura 3.58).

Descrição microscópica. A cabeça tem formato quase que triangular e a porção ventral da frente da cabeça possui um par de projeções semelhantes a espinhos. Os palpos e a antena, de quatro segmentos, são evidentes. As antenas têm formato de clava e, na maioria das vezes, encontra-se escondida abaixo da cabeça. O abdome achatado é alongado e amplamente arredondado na parte posterior, com duas fileiras dorsais de cerdas em cada um dos segmentos abdominais. Possui três pares de pernas curtas, com duas garras. Os ovos têm filamentos característicos na metade anterior da casca e no opérculo.

Hospedeiros. Galinhas, perus, galinhas-d'angola, pavão da Ásia, faisões, codorniz, aves de gaiola (canário).

Distribuição geográfica. Cosmopolita.

Patogênese. *Menacanthus stramineus* é o piolho-das-aves adultas mais patogênico; ademais, pode causar morte de pintinhos. É uma espécie muito ativa que põe seus ovos em agregados, em especial na região anal. A infestação pode ocasionar irritação intensa, com inflamação cutânea, descamação localizada e coágulos de sangue, em especial na região da cloaca e, em aves jovens, na cabeça e no pescoço. As aves ficam inquietas e não digerem adequadamente o seu alimento; por fim, a infestação pode resultar em perda de peso em galinhas, menor tamanho das ninhadas e morte de aves jovens e pintinhos. A população de piolhos pode ser tão alta quanto 35.000 por ave. Com frequência, as infestações por piolhos são acompanhadas de saúde comprometida por parasitismo interno, doenças infecciosas, má nutrição e higiene deficiente. Embora naturalmente infectado pelo vírus da encefalomielite oriental, o piolho não é considerado um vetor importante.

Epidemiologia. Esta espécie de piolho de galinhas-domésticas é a mais comum e danosa. Encontra-se disseminada e, com frequência, atinge proporção de peste. É mais comumente encontrado no peito, nas coxas e ao redor da cloaca. Nas infestações maciças, os piolhos também podem ser vistos embaixo das asas e em outras partes do corpo, inclusive na cabeça. Após a introdução em um lote, *M. stramineus* se dissemina de uma ave para outra, por meio de contato. É possível notar reação cruzada entre as diferentes espécies de hospedeiros, caso as aves tenham contato físico. Grandes populações são especialmente comuns em galinhas poedeiras mantidas em gaiolas.

Menopon gallinae

Nome comum. Piolho da haste da pena.

Locais de predileção. Pele e penas.

Classe. Insecta.

Ordem. Phthiraptera.

Subordem. Amblycera.

Família. Menoponidae.

Descrição macroscópica. É um piolho amarelo-pálido de movimentos rápidos. É pequeno; os adultos medem, aproximadamente, 2 mm de comprimento.

Descrição microscópica. *Menopon gallinae* tem pequenos palpos e um par de antenas de quatro segmentos, dobrados em sulcos na cabeça (Figura 3.59). Nas fêmeas, o abdome se afina na parte posterior, porém nos machos é arredondado e apresenta escassa cobertura de cerdas de pequeno a médio comprimento, na superfície dorsal.

Hospedeiros. Galinhas, perus, patos.

Distribuição geográfica. Cosmopolita.

Patogênese. Este piolho se alimenta somente nas penas e, embora comum, raramente é um parasita relevante em aves adultas. Em geral, os piolhos da haste da pena não infectam aves jovens, até que estejam bem empenadas; contudo, infestações maciças em aves jovens podem ser fatais. *Menopon gallinae* depende das hastes das penas do corpo da galinha e se alimenta de partes das penas. Basicamente, o piolho se instala nas coxas e no peito. Também, pode infestar perus e patos, especialmente se mantidos em estreita associação com galinhas.

Menopon leucoxanthum

Nome comum. Piolho da haste da pena.

Locais de predileção. Pele e penas.

Classe. Insecta.

Ordem. Phthiraptera.

Subordem. Amblycera.

Família. Menoponidae.

Descrição. Piolhos pequenos de movimentos rápidos; têm preferência pela glândula que lubrifica as penas, inibindo a produção de óleo e deixando as penas úmidas.

Hospedeiros. Patos.

Ciclo evolutivo. A ninfa sofre três mudas ao longo de 2 a 3 semanas, antes de se tornar um adulto reprodutor. Os indivíduos são muito móveis e se movimentam rapidamente.

Distribuição geográfica. Cosmopolita.

Patogênese. Em parte, devido à irritação, as aves se alisam com o bico continuamente, mas sem secreção oleosa as penas não se tornam impermeáveis. Incapazes de repelir água e prejudicada pelo alisamento constante, a plumagem se torna esfiapada e suja, com penas quebradas. A água pode penetrar na pele e quando parte do corpo é acometida, as aves ficam encharcadas e podem morrer em decorrência de pneumonia pós-resfriamento. Ainda que a plumagem prejudicada possa ser substituída pela muda anual, ela logo se degenera, como consequência do alisamento excessivo, devido ao encharcamento inicial.

Sinais clínicos. Plumagem danificada úmida.

Diagnóstico. Piolhos e seus ovos são vistos na pele e nas penas da ave hospedeira.

Patologia. A patologia da infestação por piolhos é muito variável. Nas infestações maciças a pele fica inflamada, eritematosa e, por fim, coberta de escamas e coágulos de sangue.

Epidemiologia. A infecção ocorre após contato direto com um animal hospedeiro infestado. É possível a contaminação cruzada entre as diferentes espécies de hospedeiros, caso os animais tenham contato físico.

Tratamento. Inseticidas de uso tópico como permetrina, carbarila, malation, cipermetrina ou rotenona podem ser utilizados para matar os piolhos. No entanto, como não matam os ovos, são necessárias duas aplicações, em intervalo de 10 dias.

Controle. Embora possam ser utilizados métodos como pulverização de material de ninhos ou disponibilizadas caixas de postura tratadas com inseticidas, a fim de evitar manipulação inapropriada de aves, não há dúvida de que os resultados obtidos com o tratamento individual das aves são melhores.

Grande número de espécies de piolhos estreitamente relacionados pode ser encontrado em patos, gansos e outras aves aquáticas (Tabela 13.6). A importância epidemiológica é que estas espécies de piolhos são as menos específicas de todas. Pode-se encontrar piolhos na pele e nas penas, em todas as partes do corpo. Nos patos, a infestação por piolhos pode danificar as penas, comprometendo a resistência à agua e o isolamento térmico, de modo que as aves podem morrer de frio. Tratamento e controle são os mesmos mencionados para *Menopon leucoxanthum*.

De modo semelhante, muitas espécies de piolhos estreitamente relacionados são constatadas em aves de caça (Tabela 13.7). A especificidade do hospedeiro é desconhecida.

Tabela 13.6 Piolhos de patos, gansos e outras aves selvagens.

Família	Gênero	Principais espécies representativas
Philopteridae	*Anaticola*	*Anaticola anseris, Anaticola crassicornis, Anaticola tadornae, Anaticola thoracicus*
Philopteridae	*Acidoproctus*	*Acidoproctus rostratus*
Philopteridae	*Anatoecus*	*Anatoecus dentatus, Anatoecus brunneiceps, Anatoecus cygni, Anatoecus icterodes*
Philopteridae	*Ornithobius*	*Ornithobius cygni, Ornithobius mathisi, Ornithobius waterstoni*
Menoponidae	*Holomenopon*	*Holomenopon leucoxanthum*
Menoponidae	*Ciconiphilus*	*Ciconiphilus decimfasciatus, Ciconiphilus parvus, Ciconiphilus pectiniventris, Ciconiphilus cygni, Ciconiphilus quadripustulatus*
Menoponidae	*Trinoton*	*Trinoton anserium, Trinoton squalidurn, Trinoton querquedula*

Tabela 13.7 Piolhos de aves de caça.

Família	Gênero	Principais espécies representativas
Philopteridae	*Goniocotes*	*Goniocotes chryocephalus, Goniocotes obscurus, Goniocotes microthorax*
Philopteridae	*Goniodes*	*Goniodes colchici, Goniodes dispar*
Philopteridae	*Lipeurus*	*Liperus maculosus*
Philopteridae	*Cuclotogaster*	*Cuclotogaster heterogrammicus, Cuclotogaster obsuricor*
Philopteridae	*Lagopoecus*	*Lagopoecus colchicus*
Menoponidae	*Amyrsidea*	*Amyrsidea perdicis*
Menoponidae	*Menacanthus*	*Menacanthus stramineus, Menacanthus layali*
Menoponidae	*Menopon*	*Menopon pallens*

ÁCAROS

A infestação por ácaros pode ocasionar dermatite grave que pode causar importantes problemas relacionados ao bem-estar e a perdas econômicas.

Sinais clínicos. Quando se alimentam, os ácaros causam lesões, mais comumente, no peito e nas pernas das aves. Durante sua alimentação, as ninfas e os adultos causam irritação, inquietação e debilidade e, nas infestações maciças pode haver anemia grave, às vezes, fatal. Pintinhos recém-nascidos podem morrer rapidamente em decorrência da atividade dos ácaros. A produção de ovos pode diminuir significativamente.

Diagnóstico. Os ácaros podem ser encontrados em granjas durante o dia, especialmente em frestas ou rachaduras ou onde os poleiros se apoiam em suportes, ou nas próprias aves, durante a noite. Nestes locais, os ácaros podem ser vistos a olho nu, especialmente depois de se alimentarem, quando adquirem coloração avermelhada. Massas de ácaros podem ser encontradas no sistema nasofaringiano de aves mortas.

Patologia. As consequências da infestação por ácaros são muito variáveis, mas podem incluir hiperqueratose, acantose, epidermite, dermatite, pouco crescimento das penas e perda de penas.

Dermanyssus gallinae

Nomes comuns. Ácaro vermelho de aves domésticas, ácaro de poleiro.

Locais de predileção. Pele.

Classe. Arachnida.

Subclasse. Acari.

Ordem. Mesostigmata.

Família. Dermanyssidae.

Descrição. Os adultos são relativamente grandes, medindo 0,75 a 1 mm de comprimento, com pernas longas (ver Figura 3.108). Em geral, o corpo é cinza-esbranquiçado, tornando-se vermelho a preto quando ingurgitado (Figura 13.38). Há um único escudo dorsal que se afina na parte posterior, mas é truncado em sua margem posterior. O escudo anal é relativamente grande e pelo menos tão largo quanto a lâmina genitoventral. Há três cerdas anais. As quelíceras são longas, em forma de estilete.

Hospedeiros. Aves domésticas e selvagens; ocasionalmente, parasitam mamíferos, inclusive humanos.

Distribuição geográfica. Cosmopolita.

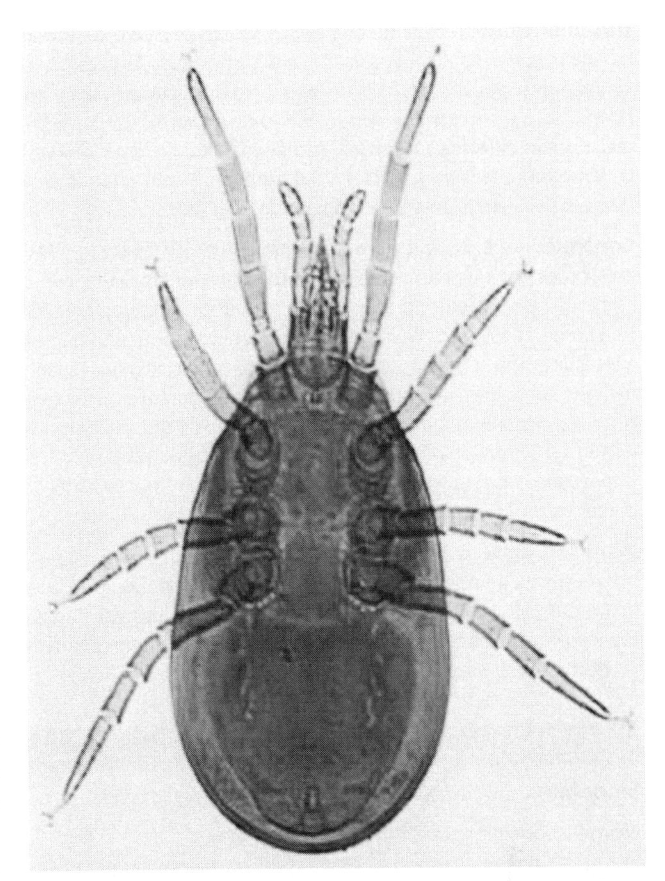

Figura 13.38 *Dermanyssus gallinae*. (Esta figura encontra-se reproduzida em cores no Encarte.)

Patogênese. O ácaro representa um risco especial às aves confinadas em instalações antigas. Causa lesões ao se alimentar, mais provavelmente no peito ou nas pernas das aves. Os ácaros podem provocar irritação e anemia, diretamente, e reduzir a produção de ovos e o ganho de peso. Os pintinhos recém-nascidos podem morrer rapidamente, em consequência da atividade do ácaro. A infestação de pombos é comum. Gatos e cães podem ser infestados em decorrência do contato com aves domésticas; portadores humanos também são importantes. Na Austrália, *Dermanyssus gallinae* é vetor de *Borrelia anserina*, causa de espiroquetose aviária.

Epidemiologia. O ácaro vermelho ou ácaro-de-galinha, *Dermanyssus gallinae,* é um dos ácaros de aves domésticas mais comuns. É um ácaro mesostigmatídeo que se alimenta do sangue de aves, pombos, aves engaioladas e muitas outras aves selvagens. Ocasionalmente, pica mamíferos, inclusive pessoas, caso não haja disponibilidade dos hospedeiros usuais. Em geral, as populações aumentam durante os meses de inverno e diminuem nos meses de verão e a magnitude da infestação aumenta durante o período de procriação do hospedeiro. A presença de ninhos pode estimular rápida reprodução e aumento exponencial no número de ácaros, de modo que no momento da empenação há uma quantidade significativamente maior de ninfas no ninho do que de ácaros adultos. Os ácaros são transmitidos por meio de sua dispersão entre as propriedades (via transporte de engradados, embalagem de ovos ou mesmo por pessoas) ou pelo contato direto entre as aves. *Dermanyssus gallinae* pode ser uma importante peste em lotes de aves domésticas mantidas em piso de celeiro ou em cama profunda, mas é menos importante em instalações que contenham gaiolas. Como *Dermanyssus* pode sobreviver por período de tempo mais longo na ausência de um hospedeiro, uma granja de aves domésticas pode permanecer infestada vários meses após a remoção das aves.

Tratamento. O tratamento das aves é apenas paliativo e deve-se dar atenção aos hábitats dos ácaros nas instalações. As aves, individualmente, podem ser tratadas por meio de aspersão ou pulverização com um acaricida, como peritroide ou carbarila, cumafós, malation ou estirofós. O controle sistêmico mediante repetidos tratamentos com ivermectina (1,8 a 5,4 mg/kg) ou com moxidectina (8 mg/kg) é efetivo em período de tempo mais curto.

Controle. As instalações e os equipamentos devem ser limpos, escaldados com água fervente e tratados com um acaricida, como carbarila ou piretroide sinérgico. Pode-se utilizar dimetoato e fention como aspersão de efeito residual no ambiente, quando não há aves domésticas. Onde os ácaros invadiram os abrigos, sua capacidade de sobreviver nos ninhos, sem alimento, durante vários meses, torna estes locais importantes reservatórios e todos os ninhos devem ser removidos do beiral assim que as aves deixam o local. É importante comprar aves livres de ácaros e utilizar boas práticas de manejo, a fim de impedir o acúmulo de populações de ácaros.

Nota. *Dermanyssus* infecta prontamente outros animais e pode provocar eritema e prurido intenso em gatos que tenham acesso a instalações de aves, construídas com madeira velha. As pessoas podem desenvolver lesões cutâneas quando os ácaros penetram nos ambientes de ninhos de aves selvagens, em beirais dos telhados das casas.

Ornithonyssus sylviarum

Sinônimos. *Lyponyssus sylviarum, Macronyssus sylviarum.*

Nome comum. Ácaro de aves do norte.

Local de predileção. Base das penas, em especial na região da cloaca.

Classe. Arachnida.

Subclasse. Acari.

Ordem. Mesostigmata.

Família. Macronyssidae.

Descrição. Os adultos são relativamente grandes, ovais, medem 0,75 a 1 mm de comprimento e possuem pernas longas que possibilitam rápida movimentação (ver Figura 3.106). Com frequência, o corpo é branco-acinzentado e se torna avermelhado a preto quando ingurgitado. Há um único escudo dorsal amplo em dois terços de seu comprimento que se afina na parte posterior em cerca de metade de sua largura, truncado em sua margem posterior. Tipicamente, a fêmea possui apenas dois pares de cerdas no escudo esternal. O escudo anal é relativamente grande, no mínimo tão largo quanto a lâmina genitoventral. Há três cerdas anais. As quelíceras são longas e se assemelham a estiletes. O corpo possui muitas cerdas longas; contém muito mais cerdas do que *Dermanyssus*.

Hospedeiros. Aves domésticas e aves selvagens.

Distribuição geográfica. Presentes em regiões de clima temperado, em todo o mundo.

Patogênese. *Ornithonyssus sylviarum* é um ectoparasita hematófago. Ocasionalmente, pica mamíferos, inclusive pessoas, quando não há disponibilidade de hospedeiros usuais. Este ácaro é capaz de transmitir bouba aviária, encefalite de St. Louis, doença de Newcastle, clamidiose e encefalomielite equina ocidental. Os vírus que causam encefalite equina ocidental e encefalite de St. Louis foram constatados em *O. sylviarum* isolados de ninhos de aves selvagens na América do Norte e é provável que este ácaro atue como vetor para sua transmissão entre aves hospedeiras. Eles podem picar humanos e provocar prurido.

Sinais clínicos. Ovos brancos ou quase brancos podem ser vistos na região cloacal, nas hastes das penas. As penas podem se tornar emaranhadas e pode ocorrer descamação grave, especialmente ao redor da cloaca. As penas de galinhas infectadas são preto-acinzentadas devido ao grande número de ácaros presentes. Nas infestações maciças, as aves ficam inquietas e perdem peso em decorrência da irritação, a produção de ovos pode diminuir e há possibilidade de anemia grave. Os sintomas comuns, além de debilidade, incluem pele crostosa espessa e penas sujas ao redor da cloaca.

Diagnóstico. Os ácaros são encontrados nas aves ou em seus ninhos e instalações. Embora a morfologia superficial seja semelhante àquela do ácaro comum de galinha, *Dermanyssus gallinae, Ornithonyssus sylviarum* pode ser distinguido pelo seu comportamento, pois está presente em grande número nas aves durante o dia.

Patologia. Ao se alimentar, o ácaro causa prurido, danifica penas e causa fraqueza, anemia e morte. A escoriação decorrente de picada pode resultar em infecção bacteriana secundária.

Epidemiologia. Como *O. sylviarum* é um parasita quase que permanente, a infecção ocorre por meio de contato ou após a introdução de aves em acomodações recentemente desocupadas por lotes de aves infestadas.

Tratamento e controle. Os mesmos mencionados para *D. gallinae.*

Ornithonyssus bursa

Sinônimo. *Lyponyssus bursa.*

Nome comum. Ácaro de ave tropical.

Local de predileção. Pele.

Classe. Arachnida.

Subclasse. Acari.

Ordem. Mesostigmata.

Família. Macronyssidae.

Descrição. Semelhante a *O. sylviarum.* No entanto, a lâmina ventral possui três pares de cerdas, enquanto *O. sylviarum* e *D. gallinae* apresentam apenas dois pares de cerdas na lâmina ventral.

Hospedeiros. Aves domésticas e selvagens.

Distribuição geográfica. Regiões tropicais: sul da África, Índia, China, Austrália, Colúmbia, Panamá e EUA.

Epidemiologia. Acredita-se que em regiões de clima mais quente *O. bursa* substitua o ácaro de aves do norte, *O. sylviarum*.

Para mais detalhes, ver *O. sylviarum*.

Knemidocoptes gallinae

Sinônimos. *Knemidokoptes laevis gallinae, Cnemidocoptes gallinae, Neocnemidocoptes gallinae.*

Nome comum. Ácaro do prurido depenante.

Locais de predileção. Áreas com penas.

Classe. Arachnida.

Subclasse. Acari.

Ordem. Astigmata (Sarcoptiformes).

Família. Knemidocoptidae.

Descrição. Este é o único gênero de ácaro escavador em aves domésticas e, em muitos aspectos, se assemelha a *Sarcoptes*. O corpo circular e as pernas curtas e grossas e a ave hospedeira geralmente são suficientes para o diagnóstico do gênero (ver Figura 3.95). Embora de aparência semelhante a *Knemidocoptes mutans*, eles são tipicamente menores e o padrão de estrias dorsais é contínuo.

Hospedeiros. Galinhas, perus, faisões e gansos.

Distribuição geográfica. Cosmopolita.

Patogênese. As partes do corpo mais comumente infestadas são cabeça, pescoço, dorso, abdome e parte superior das pernas. Os casos graves podem resultar em emaciação e morte.

Sinais clínicos. *Knemidocoptes gallinae* escava hastes das penas; irritação e dor intensa faz com a aves arranquem as penas do corpo. Tal condição é denominada "prurido deplumante". É caracterizada por escoriação intensa e perda de penas em extensas áreas do corpo. As penas caem, se quebram ou são arrancadas pelas aves. Os ácaros podem ser encontrados incrustados nos tecidos da base da haste das penas, provocando descamação, pápulas e espessamento da pele.

Diagnóstico. A perda progressiva de penas e o prurido indicam a presença do parasita. É possível identificar a espécie de ácaro por meio do exame de organismos encontrados nas hastes das penas ou em raspado de pele obtido na margem das lesões.

Patologia. A atividade de escavação do ácaro provoca hiperqueratose, espessamento e enrugamento cutâneo e desprendimento de camadas de queratina. Lesões cutâneas proliferativas podem ser notadas nas pernas, com necrose de dedos em algumas aves.

Epidemiologia. A infestação é especialmente prevalente na primavera e no verão e pode desaparecer no outono. Novos hospedeiros são infectados por contato. A infestação pode permanecer latente por um período de tempo mais longo, com baixa população de ácaros estável, até que ocorra algum fator estressante, como frio ou mudança para uma gaiola estranha, seguido de aumento da população de parasitas.

Tratamento. Pode-se empregar pulverização com acaricida. As aves também podem ser tratadas com ivermectina; para eliminar totalmente os ácaros pode ser necessário duas a três doses, em intervalos de 10 dias. A ivermectina pode ser aplicada na pele atrás do pescoço ou VO ou injetável. No caso de aves individuais, aplicações tópicas repetidas de parafina também podem ser efetivas, caso sejam exequíveis.

Controle. Tratamentos repetidos com acaricidas previnem reinfestação. Todas as instalações devem ser completamente desinfetadas.

Knemidocoptes mutans

Sinônimo. *Cnemidocoptes mutans*.

Nome comum. Ácaro de pernas escamosas.

Locais de predileção. Abaixo das escamas dos pés e das pernas.

Classe. Arachnida.

Subclasse. Acari.

Ordem. Astigmata (Sarcoptiformes).

Família. Knemidocoptidae.

Descrição e ciclo evolutivo. Os detalhes são os mesmos mencionados para *K. gallinae*.

Hospedeiros. Galinhas e perus.

Patogênese. Em aves domésticas, *Knemidocoptes mutans* se instala na pele abaixo das escamas das pernas, fazendo com que estas escamas se soltem e se elevem, propiciando uma aparência escabrosa nas pernas e nos dedos geralmente lisos (Figura 13.39). Claudicação e

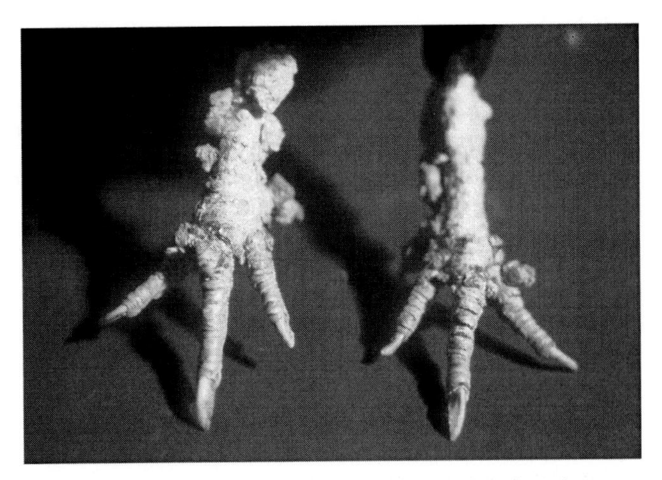

Figura 13.39 Danos às escamas das pernas e dos pés causados pela escavação do ácaro *Knemidocoptes mutans*. (Esta figura encontra-se reproduzida em cores no Encarte.)

deformidade dos pés e unhas podem ser evidentes. Os ácaros alcançam os pés das aves a partir do solo e as lesões se desenvolvem dos dedos para cima.

Sinais clínicos. Escamas elevadas nas pernas e nos pés. A infestação pode ocasionar claudicação e deformação dos pés. Às vezes, o pescoço e a crista podem ser acometidos. À medida que a doença progride ao longo de muitos meses, as aves param de se alimentar e, por fim, morrem.

Diagnóstico. As crostas crescidas nas pernas e nos pés indicam a presença de parasita. O diagnóstico é confirmado pelo achado de ácaros em raspados de pele obtidos das lesões. Com frequência, os ácaros adultos maduros são encontrados sob as crostas.

Patologia. Os parasitas perfuram a pele, abaixo da escama, causando inflamação com exsudato que endurece na superfície, substituindo as escamas.

Epidemiologia. A infecção pode permanecer latente por período de tempo mais longo, com baixa população de acaros estável, até que ocorra algum fator estressante, como frio ou mudança para um novo ambiente e, então, a população aumenta. A parasitose é mais comum em aves com acesso ao solo e, portanto, tende a ser mais prevalente em aves criadas em quintais e em cama profunda do que naquelas mantidas em instalação para produção em gaiolas. Os ácaros são muito contagiosos.

Tratamento. No caso de "perna escamosa", as pernas devem ser colocadas em banho de imersão com solução acaricida. O tratamento deve ser repetido muitas vezes, em intervalos de 10 dias. As aves podem ser tratadas mediante a imersão das pernas em uma solução à base de hexaclorociclo-hexano (0,1%), à base de enxofre (10%) ou à base de fluoreto de sódio (0,5%). O uso de ivermectina, oral ou tópico, também pode ser efetivo.

Controle. As acomodações de aves domésticas devem ser totalmente limpas e deve-se fazer a aspersão dos poleiros e das caixas de ninhos com solução acaricida.

Megninia ginglymura

Nome comum. Ácaro da pena.

Locais de predileção. Base das penas do corpo e das asas. Algumas espécies deste gênero também podem se instalar sob a pele.

Classe. Arachnida.

Subclasse. Acari.

Ordem. Astigmata (Sarcoptiformes).

Família. Analgidae.

Descrição. O macho apresenta o terceiro par de pernas muito maior, bem como grandes lobos posteriores com ventosas copuladoras. A fêmea apresenta todas as pernas de mesmo tamanho.

Hospedeiros. Ampla variedade de aves, inclusive galinhas, perus, pombos e passeriformes.

Sinais clínicos. *Megninia ginglymura* pode fazer com que as aves arrenquem as penas. As aves podem se tornar fracas e irritadas, com penas danificadas.

Patologia. Dermatite exsudativa. Relatos de perdas econômicas causadas por este ácaro são raros, mas há registro de diminuição em até 20% da produção de ovos, na infestação maciça.

Epidemiologia. Mais de 25 espécies da superfamília Analgoidea são encontradas em aves domésticas, em todo o mundo, inclusive *Megninia cubitalis. Menignia columbae* pode ser encontrado em pombos.

Tratamento. A aplicação de acaricida, como piretro, triclorfon, diclorvós, ou de selamectina e ivermectina, oral ou tópica, pode ser efetiva.

Megninia cubitalis

Nome comum. Ácaro da pena.

Locais de predileção. Penas do corpo e das asas.

Classe. Arachnida.

Subclasse. Acari.

Ordem. Astigmata (Sarcoptiformes).

Família. Analgidae.

Descrição. Semelhante a *M. ginglymura*, exceto que as fêmeas apresentam esclerito pregenital em formato de lua crescente, entre apódemas II. Também, os pares laterais posteriores e medianos de cerdas próximas da abertura genital apresentam comprimentos iguais. Nos machos, apódemas I se fundem em formato de "Y" e a ventosa anal é ladeada por um par de escleritos.

Hospedeiros. Ampla variedade de aves, inclusive galinhas, pombos e passeriformes.

Megninia ortari

Nome comum. Ácaro da pena.

Locais de predileção. Penas do corpo e das asas.

Classe. Arachnida.

Subclasse. Acari.

Ordem. Astigmata (Sarcoptiformes).

Família. Analgidae.

Descrição. Na fêmea, o esclerito pregenital ocupa uma posição anterior entre a parte posterior da apódema I. No macho, apódemas I se fundem em forma de "Y", mas não há escleritos ladeando as ventosas anais.

Hospedeiros. Ampla variedade de aves, inclusive galinhas, pombos e passeriformes.

Tabela 13.8 Ácaros de pena e de cálamo de pena de aves domésticas e selvagens.

Família	Gênero	Principais espécies representativas
Dermoglyphidae	*Dermoglyphus*	*Dermoglyphus elongatus, Dermoglyphus passerinus*
Freyanidae	*Freyana*	*Freyana largifolia, Freyana anatina, Freyana canayi*
Epidermoptidae	*Epidermoptes*	*Epidermoptes bilobatus*
Epidermoptidae	*Rivoltasia*	*Rivoltasia bifurcata*
Epidermoptidae	*Microlichus*	*Microlichus avus*
Epidermoptidae	*Promyialges*	*Promyialges macdonaldi, Promyialges pari, Promyialges uncus*
Pterolichidae	*Pterolichus*	*Pterolichus bolus, Pterolichus obtusus*
Pterolichidae	*Sideroferus*	*Sideroferus lunula*
Hypoderidae	*Hypodectes*	*Hypodectes propus*
Trombiculidae	*Neoschongastia*	*Neoschongastia americana, Neoschongastia kallipygos*
Syringophilidae	*Syringophilus*	*Syringophilus bipectinatus*

Há grande número de espécies de ácaros de penas, de folículos e de haste de penas, estreitamente relacionadas, que podem ser encontradas em uma ampla variedade de aves (Tabela 13.8). Os ácaros de cálamo de pena podem ser vistos no interior da haste de penas vivas, enquanto os ácaros de penas se localizam externamente, em geral, na base da pena. Os ácaros de folículo da pena são constatados nos folículos das penas, na pele. Os ácaros causam inquietação e as aves arrancam as penas. É possível tratamento e controle mediante a aplicação de acaricidas, como piretro, triclorfón e diclorvós; selamectina e ivermectina oral ou tópica também podem ser efetivas.

Vários ectoparasitas inespecíficos são encontrados em aves domésticas e mostrados na *checklist* hospedeiro-parasita, no final deste capítulo. Descrições mais detalhadas destes parasitas podem ser obtidas no Capítulo 17.

CHECKLISTS HOSPEDEIRO-PARASITA

Nas *checklists* a seguir, foram utilizadas as abreviaturas:

Helmintos
N: nematódeo; T: trematódeo; C: cestódio; A: acantocéfalo.

Artrópodes
M: mosca; Pi: piolho; Pu: pulga; Ac: ácaro; Mx: maxilópode; Ca: carrapato; Pe: percevejo-de-galinha.

Protozoários
Co: coccídio; Es: esporozoário sanguíneo; Am: ameba; Fl: flagelado; Ci: ciliado.

"Protozoários diversos"
B: blastocisto; Mi: microsporídio; My: micoplasma; P: Pneumocystidomyceto; R: riquétsia.

***Checklist* de parasitas de galinhas**

Seção/sistema do hospedeiro	Helmintos		Artrópodes		Protozoários	
	Parasita	(Super) família	Parasita	Família	Parasita	Família
Digestório						
Faringe					*Trichomonas gallinae*	Trichomonadidae (Fl)
Esôfago	*Gongylonema ingluvicola*	Spiruroidea (N)			*Trichomonas gallinae*	Trichomonadidae (Fl)
	Dispharynx nasuta	Acuarioidea (N)				
	Eucoleus (Capillaria) annulata	Trichuroidea (N)				
	Eucoleus (Capillaria) contorta	Trichuroidea (N)				
Papo	*Gongylonema ingluvicola*	Spiruroidea (N)			*Trichomonas gallinae*	Trichomonadidae (Fl)
	Eucoleus (Capillaria) annulata	Trichuroidea (N)				
	Eucoleus (Capillaria) contorta	Trichuroidea (N)				
Proventrículo	*Gongylonema ingluvicola*	Spiruroidea (N)			*Trichomonas gallinae*	Trichomonadidae (Fl)
	Dispharynx nasuta	Acuarioidea (N)				
	Tetrameres americana	Spiruroidea (N)				
	Tetrameres fissispina	Spiruroidea (N)				
	Tetrameres confusa	Spiruroidea (N)				
	Tetrameres mohtedai	Spiruroidea (N)				
Moela	*Cheilospirura hamulosa*	Acuarioidea (N)				
	Histiocephalus laticaudatus	Spiruroidea (N)				
	Streptocara craussicauda	Acuarioidea (N)				
Intestino delgado	*Capillaria caudinflata*	Trichuroidea (N)			*Eimeria acervulina*	Eimeriidae (Co)
	Capillaria bursata	Trichuroidea (N)			*Eimeria brunetti*	Eimeriidae (Co)
	Capillaria obsignata	Trichuroidea (N)			*Eimeria maxima*	Eimeriidae (Co)
	Ascaridia galli	Ascaridoidea (N)			*Eimeria mitis*	Eimeriidae (Co)
	Hartertia gallinarum	Spiruroidea (N)			*Eimeria necatrix*	Eimeriidae (Co)
	Raillietina echinobothrida	Davaineidae (C)			*Eimeria praecox*	Eimeriidae (Co)
	Raillietina tetragona	Davaineidae (C)			*Cryptosporidium meleagridis*	Cryptosporidiidae (Co)
	Raillietina cesticillus	Davaineidae (C)				
	Davainea proglottina	Davaineidae (C)				
	Cotugnia digonopora	Davaineidae (C)				
	Amoebotaenia sphenoides	Dilepididae (C)				
	Choanotaenia infundibulum	Dilepididae (C)				
	Metroliasthes lucida	Paruterinidae (C)				
	Fimbriaria fasciolaris	Hymenolepididae (C)				
	Hymenolepis carioca	Hymenolepididae (C)				
	Hymenolepis cantaniana	Hymenolepididae (C)				
	Echinoparyphium recurvatum	Echinostomatidae (T)				
	Hypoderaeum conoideum	Echinostomatidae (T)				
	Polymorphus boschadis	Polymorphidae (A)				
Ceco	*Capillaria anatis*	Trichuroidea (N)			*Eimeria tenella*	Eimeriidae (Co)
	Heterakis gallinarum	Ascaridoidea (N)			*Wenyonella gallinae*	Eimeriidae (Co)
	Heterakis isolonche	Ascaridoidea (N)			*Histomonas meleagridis*	Dientamoebidae (Fl)
	Heterakis dispar	Ascaridoidea (N)			*Tetratrichomonas gallinarum*	Trichomonadidae (Fl)
	Heterakis brevispeculum	Ascaridoidea (N)			*Tritrichomonas eberthi*	Trichomonadidae (Fl)
	Trichostrongylus tenuis	Trichostrongyloidea (N)			*Pentatrichomonas gallinarum*	Trichomonadidae (Fl)
	Subulura suctoria	Subuluroidea (N)			*Chilomastix gallinarum*	Retortamonadorididae (Fl)
	Strongyloides avium	Rhabditoidea (N)			*Entamoeba gallinarum*	Entamoebidae (Am)
	Echinostoma revolutum	Echinostomatidae (T)				
	Catatropis verrucosa	Notocotylidae (T)				
	Brachylaemus commutatus	Brachylaemidae (T)				
	Postharmostomum commutatum	Brachylaemidae (T)				
	Notocotylus attenuatus	Notocotylidae (T)				

(Continua)

***Checklist* de parasitas de galinhas** (*Continuação*)

Seção/sistema do hospedeiro	Helmintos		Artrópodes		Protozoários	
	Parasita	(Super) família	Parasita	Família	Parasita	Família
Reto	*Notocotylus attenuatus* *Echinostoma revolutum*	Notocotylidae (T) Echinostomatidae (T)			*Cryptosporidium baileyi*	Cryptosporidiidae (Co)
Bursa cloacal	*Prosthogonimus pellucidus* *Prosthogonimus macrorchis* *Prosthogonimus ovatus* *Plagiorchis arcuatus*	Prosthogonimidae (T) Prosthogonimidae (T) Prosthogonimidae (T) Plagiorchidae (T)			*Cryptosporidium baileyi*	Cryptosporidiidae (Co)
Respiratório						
Narinas						
Traqueia, brônquios	*Syngamus trachea*	Strongyloidea (N)	*Cytodites nudus*	Cytoditidae (A)		
Pulmões						
Sacos aéreos						
Fígado						
					Histomonas meleagridis	Dientamoebidae (Fl)
Pâncreas						
Circulatório						
Sangue					*Leucocytozoon caulleryi* *Leucocytozoon sabrazesi* *Plasmodium gallinaceum* *Plasmodium juxtanucleare* *Trypanosoma avium* *Trypanosoma gallinarum* *Aegyptianella pullorum* *Aegyptianella moshkovskii*	Plasmodiidae (Es) Plasmodiidae (Es) Plasmodiidae (Es) Plasmodiidae (Es) Trypanosomatidae (Fl) Trypanosomatidae (Fl) Anaplasmataceae (R) Anaplasmataceae (R)
Vasos sanguíneos						
Nervoso						
SNC						
Olho	*Oxyspirura mansoni* *Pilophthalmus gralli*	Spiruroidea (N) Philophthalmidae (T)				
Reprodutor/urogenital						
Oviduto	*Plagiorchis arcuatus* *Prosthogonimus pellucidus* *Prosthogonimus macrorchis* *Prosthogonimus ovatus*	Plagiorchidae (T) Prosthogonimidae (T) Prosthogonimidae (T) Prosthogonimidae (T)				
Rins						

Locomotor						
Músculo					*Sarcocystis hovarthi* *Toxoplasma gondii*	Sarcocystiidae (Co) Sarcocystiidae (Co)
Tecido conectivo						
Subcutâneo	*Collyriclum faba* *Dithrydium variable* (estágio metacestódio de *Mesocestoides lineatus*)	Collyriclidae (T) Mesocestoididae (C)	*Laminosioptes cysticola* *Wohlfahrtia magnifica* *Cochliomyia hominivorax*	Laminosioptidae (Ac) Sarcophagidae (M) Calliphoridae (M)		
Tegumentar						
Pele	*Collyriclum faba*	Collyriclidae (T)	*Dermanyssus gallinae* *Ornithonyssus bursa* *Ornithonyssus sylviarum* *Knemidocoptes mutans* *Knemidocoptes gallinae* *Epidermoptes bilobatus* *Rivoltasia bifurcata* *Megninia cubitalis* *Megninia ginglymura* *Megninia ortari* *Pterolichus obtusus* *Neotrombicula autumnalis* *Neoschongastia americana* *Androlaelaps casalis* *Syringophilus bipectinatus* *Dermoglyphus elongatus* *Cuclotogaster heterographus* *Goniocotes gallinae* *Goniodes gigas* *Goniodes dissimilis* *Lipeurus caponis* *Numidilipeurus tropicalis* *Menacanthus stramineus* *Menopon gallinae* *Echidnophaga gallinacea* *Ctenocephalides felis* *Ceratophyllus gallinae* *Ceratophyllus columbae* *Cimex lectularis*	Dermanyssidae (Ac) Macronyssidae (Ac) Macronyssidae (Ac) Knemidocoptidae (Ac) Knemidocoptidae (Ac) Epidermoptidae (Ac) Epidermoptidae (Ac) Analgidae (Ac) Analgidae (Ac) Analgidae (Ac) Pterolichidae (Ac) Trombiculidae (Ac) Trombiculidae (Ac) Laelapidae (Ac) Syringophilidae (Ac) Dermoglyphidae (Ac) Philopteridae (Pi) Philopteridae (Pi) Philopteridae (Pi) Philopteridae (Pi) Philopteridae (Pi) Philopteridae (Pi) Menoponidae (Pi) Menoponidae (Pi) Pulicidae (Pu) Pulicidae (Pu) Ceratophyllidae (Pu) Ceratophyllidae (Pu) Cimicidae (Pe)		

As espécies de moscas e carrapatos listadas a seguir são encontradas em aves domésticas. Descrições mais detalhadas são encontradas no Capítulo 17.

Moscas de importância veterinária em galinhas.

Grupo	Gênero	Espécie	Família
Moscas-pretas	*Simulium*	spp.	Simuliidae (M)
Mosquito-pólvora	*Culicoides*	spp.	Ceratopogonidae (M)
Pernilongos	*Aedes*	spp.	Culicidae (M)
	Anopheles	spp.	
	Culex	spp.	
Muscídeos	*Musca*	*domestica*	Muscidae (M)
	Stomoxys	*calcitrans*	
Flebótomos	*Phlebotomus*	spp.	Psychodidae (M)
Moscas da bicheira e varejeiras	*Chrysomya*	*albiceps* *bezziana* *megacephala*	Calliphoridae (M)
	Cochliomyia	*hominivorax* *macellaria*	
	Cordylobia	*anthropophaga*	
	Wohlfahrtia	*magnifica*	Sarcophagidae (Fl)

Espécies de carrapatos encontrados em galinhas

Gênero	Espécie	Nome comum	Família
Argas	*persicus*	Carrapato de aves	Argasidae
	walkerae		
	reflexus		
Ornithodoros	*moubata*	Carrapato sem olho	Argasidae
	savignyi	Carrapato com olhos	
Haemaphysalis	*cinnabarina*		Ixodidae
	leporispalustris		
Amblyomma	*hebraeum*		Ixodidae
	americanum		
Ixodes	*ricinus*	Carrapato europeu de ovinos, carrapato feijão do castor	Ixodidae
	holocyclus		

***Checklist* de parasitas de perus**

Seção/sistema do hospedeiro	Helmintos		Artrópodes		Protozoários	
	Parasita	(Super) família	Parasita	Família	Parasita	Família
Digestório						
Faringe					*Trichomonas gallinae*	Trichomonadidae (Fl)
Esôfago	*Eucoleus (Capillaria) annulata* *Eucoleus (Capillaria) contorta* *Gongylonema ingluvicola* *Dispharynx nasuta*	Trichuroidea (N) Trichuroidea (N) Spiruroidea (N) Acuarioidea (N)			*Trichomonas gallinae*	Trichomonadidae (Fl)
Papo	*Eucoleus (Capillaria) annulata* *Eucoleus (Capillaria) contorta* *Gongylonema ingluvicola*	Trichuroidea (N) Trichuroidea (N) Spiruroidea (N)			*Trichomonas gallinae*	Trichomonadidae (Fl)
Proventrículo	*Gongylonema ingluvicola* *Dispharynx nasuta* *Tetrameres americana* *Tetrameres fissispina*	Spiruroidea (N) Acuarioidea (N) Spiruroidea (N) Spiruroidea (N)			*Trichomonas gallinae*	Trichomonadidae (Fl)
Moela	*Cheilospirura hamulosa* *Streptocara craussicauda*	Acuarioidea (N) Acuarioidea (N)				
Intestino delgado	*Capillaria obsignata* *Capillaria caudinflata* *Capillaria bursata* *Ascaridia galli* *Ascaridia dissimilis* *Raillietina cesticillus* *Raillietina echinobothrida* *Davainea proglottina* *Choanotaenia infundibulum* *Metroliasthes lucida* *Hymenolepis carioca* *Hymenolepis cantaniana* *Hypoderaeum conoideum*	Trichuroidea (N) Trichuroidea (N) Trichuroidea (N) Ascaridoidea (N) Ascaridoidea (N) Davaineidae (C) Davaineidae (C) Davaineidae (C) Dilepididae (C) Paruterinidae (C) Hymenolepidae (C) Hymenolepidae (C) Echinostomatidae (C)			*Eimeria adenoides* *Eimeria dispersa* *Eimeria gallopavonis* *Eimeria innocua* *Eimeria meleagrimitis* *Eimieria subrotunda* *Cryptosporidium meleagridis* *Spironucleus meleagridis*	Eimeriidae (Co) Eimeriidae (Co) Eimeriidae (Co) Eimeriidae (Co) Eimeriidae (Co) Eimeriidae (Co) Cryptosporidiidae (Co) Hexamitidae (Fl)
Ceco	*Capillaria anatis* *Heterakis gallinarum* *Trichostrongylus tenuis* *Subulura suctoria* *Strongyloides avium* *Brachylaemus commutatus* *Postharmostomum commutatum*	Trichuroidea (N) Ascaridoidea (N) Trichostrongyloidea (N) Subuluroidea (N) Rhabditoidea (N) Brachylaemidae (T) Brachylaemidae (T)			*Eimeria adenoides* *Eimeria gallopavonis* *Histomonas meleagridis* *Tetratrichomonas gallinarum* *Tritrichomonas eberthi* *Pentatrichomonas gallinarum* *Chilomastix gallinarum* *Spironucleus meleagridis* *Entamoeba gallinarum*	Eimeriidae (Co) Eimeriidae (Co) Dientamoebidae (Fl) Trichomonadidae (Fl) Trichomonadidae (Fl) Trichomonadidae (Fl) Trichomonadidae (Fl) Hexamitidae (Fl) Entamoebidae (Am)
Bursa cloacal	*Prosthogonimus pellucidus* *Prosthogonimus macrorchis* *Prosthogonimus ovatus* *Plagiorchis arcuatus*	Prosthogonimidae (T) Prosthogonimidae (T) Prosthogonimidae (T) Plagiorchidae (T)			*Cryptosporidium baileyi*	Cryptosporidiidae (Co)
Respiratório						
Narinas						
Traqueia	*Syngamus trachea*	Strongyloidea (N)	*Cytodites nudus*	Cytoditidae (M)		
Fígado						
					Histomonas meleagridis	Dientamoebidae (Fl)

(Continua)

***Checklist* de parasitas de perus** (*Continuação*)

Seção/sistema do hospedeiro	Helmintos		Artrópodes		Protozoários	
	Parasita	**(Super) família**	**Parasita**	**Família**	**Parasita**	**Família**
Pâncreas						
Circulatório						
Sangue					*Haemoproteus meleagridis* *Leucocytozoon smithi* *Plasmodium durae*	Plasmodiidae (Es) Plasmodiidae (Es) Plasmodiidae (Es)
Vasos sanguíneos					*Aegyptianella pullorum* *Aegyptianella moshkovskii*	Anaplasmataceae (R) Anaplasmataceae (R)
Nervoso						
SNC						
Olho	*Oxyspirura mansoni*	Spiruroidea (N)				
Reprodutor/urogenital						
Oviduto	*Prosthogonimus pellucidus* *Prosthogonimus macrorchis* *Prosthogonimus ovatus* *Plagiorchis arcuatus* *Notocotylus attenuatus*	Prosthogonimidae (T) Prosthogonimidae (T) Prosthogonimidae (T) Plagiorchidae (T) Notocotylidae (T)				
Rins						
Locomotor						
Tecido conectivo						
					Toxoplasma gondii	Sarcocystiidae (Co)
Subcutâneo	*Collyriclum faba* *Dithrydium variable* (estágio metacestódio de *Mesocestoides lineatus*)	Collyriclidae (T) Mesocestoididae (C)	*Laminosioptes cysticola* *Cochliomyia hominivorax* *Wohlfahrtia magnifica*	Laminosioptidae (Ac) Calliphoridae (M) Sarcophagidae (S)		
Tegumentar						
Pele	*Collyriclum faba*	Collyriclidae (T)	*Dermanyssus gallinae* *Ornithonyssus bursa* *Ornithonyssus sylviarum* *Knemidocoptes gallinae* *Knemidocoptes mutans* *Megninia ginglymura* *Androlaelaps casalis* *Freyana chanayi* *Pterolichus obtusus* *Neotrombicula autumnalis* *Neoschongastia americana* *Syringophilus bipectinatus* *Goniodes meleagridis* *Menacanthus stramineus* *Menopon gallinae* *Cuclotogaster heterographus* *Echidnophaga gallinacea* *Ceratophyllus gallinae*	Dermanyssidae (Ac) Macronyssidae (Ac) Macronyssidae (Ac) Knemidokoptidae (Ac) Knemidokoptidae (Ac) Analgidae (Ac) Laelapidae (Ac) Freyanidae (Ac) Pterolichidae (Ac) Trombiculidae (Ac) Trombiculidae (Ac) Syringophilidae (Ac) Philopteridae (Pi) Menoponidae (Pi) Menoponidae (Pi) Philopteridae (Pi) Pulicidae (Pu) Ceratophyllidae (Pu)		

Moscas de importância veterinária em perus

Grupo	Gênero	Espécie	Família
Moscas-pretas	*Simulium*	spp.	Simuliidae (M)
Mosquito-pólvora	*Culicoides*	spp.	Ceratopogonidae (M)
Pernilongos	*Aedes*	spp.	Culicidae (M)
	Anopheles	spp.	
	Culex	spp.	
Muscídeos	*Musca*	*domestica*	Muscidae (M)
	Stomoxys	*calcitrans*	
Feblótomos	*Phlebotomus*	spp.	Psychodidae (M)
Moscas de bicheira e varejeiras	*Chrysomya*	*albiceps* *bezziana* *megacephala*	Calliphoridae (M)
	Cochliomyia	*hominivorax* *macellaria*	
	Cordylobia	*anthropophaga*	
	Wohlfahrtia	*magnifica*	Sarcophagidae (M)

Espécies de carrapatos encontrados em perus

Gênero	Espécie	Nome comum	Família
Argas	*persicus*	Carrapato de aves	Argasidae
	walkerae		
	reflexus		
Ornithodoros	*moubata*	Carrapato sem olho	Argasidae
	savignyi	Carrapato com olhos	
Haemaphysalis	*cinnabarina*		Ixodidae
	leporispalustris		
Amblyomma	*hebraeum*		Ixodidae
	americanum		
Ixodes	*ricinus*	Carrapato europeu de ovinos, carrapato feijão do castor	Ixodidae
	holocyclus		

Checklist de parasitas de patos

Seção/sistema do hospedeiro	Helmintos		Artrópodes		Protozoários	
	Parasita	(Super) família	Parasita	Família	Parasita	Família
Digestório						
Faringe						
Esôfago	*Eucoleus (Capillaria) annulata*	Trichuroidea (N)				
	Eucoleus (Capillaria) contorta	Trichuroidea (N)				
	Echinuria uncinata	Acuarioidea (N)				
	Typhlocoelum cucumerinum	Cyclocoelidae (T)				
	Hystrichis tricolor	Dioctophymatoidea (N)				
	Eustrongyloides papillosus	Dioctophymatoidea (N)				
Papo	*Eucoleus (Capillaria) contorta*	Trichuroidea (N)				
Proventrículo	*Echinuria uncinata*	Acuarioidea (N)				
	Tetrameres americana	Spiruroidea (N)				
	Tetrameres crami	Spiruroidea (N)				
	Tetrameres fissispina	Spiruroidea (N)				
	Hystrichis tricolor	Dioctophymatoidea (N)				
	Eustrongyloides papillosus	Dioctophymatoidea (N)				
Moela	*Amidostomum anseris*	Trichostrongyloidea (N)				
	Amidostomum acutum	Trichostrongyloidea (N)				
	Epomidiostomum uncinatum	Trichostrongyloidea (N)				
	Epomidiostomum orispinum	Trichostrongyloidea (N)				
	Histiocephalus laticaudatus	Spiruroidea (N)				
	Echinuria uncinata	Acuarioidea (N)				
	Steptocara craussicauda	Acuarioidea (N)				
Intestino delgado	*Ascaridia galli*	Ascaridoidea (N)			*Eimeria anatis*	Eimeriidae (Co)
	Porrocaecum crassum	Ascaridoidea (N)			*Tyzzeria perniciosa*	Eimeriidae (Co)
	Contracaecum spiculigerum	Ascaridoidea (N)			*Spironucleus meleagridis*	Hexamitidae (Fl)
	Capillaria bursata	Trichuroidea (N)			*Cryptosporidium meleagridis*	Cryptosporidiidae (Co)
	Polymorphus boschadis	Polymorphidae (A)				
	Filicollis anatis	Polymorphidae (A)				
	Echinoparyphium recurvatum	Echinostomatidae (T)				
	Hypoderaeum conoideum	Echinostomatidae (T)				
	Apatemon gracilis	Strigeidae (T)				
	Parastrigea robusta	Strigeidae (T)				
	Cotylurus cornutus	Strigeidae (T)				
	Hymenolepis lanceolata	Hymenolepididae (C)				
	Fimbriaria fasciolaris	Hymenolepididae (C)				
Ceco	*Heterakis dispar*	Ascaridoidea (N)			*Tetratrichomonas anatis*	Trichomonadidae (Fl)
	Heterakis isolonche	Ascaridoidea (N)			*Cochlosoma anatis*	Trichomonadidae (Fl)
	Heterakis gallinarum	Ascaridoidea (N)			*Entamoeba anatis*	Entamoebidae (Am)
	Heterakis brevispeculum	Ascaridoidea (N)			*Entamoeba gallinarum*	Entamoebidae (Am)
	Trichostrongylus tenuis	Trichostrongyloidea (N)				
	Capillaria anatis	Trichuroidea (N)				
	Subulura suctoria	Subuluroidea (N)				
	Echinostoma revolutum	Echinostomatidae (T)				
	Echinostoma paraulum	Echinostomatidae (T)				
	Notocotylus attenuatus	Notocotylidae (T)				
	Catatropis verrucosa	Notocotylidae (T)				
Cloaca, bursa cloacal, reto	*Prosthogonimus pellucidus*	Prosthogonimidae (T)			*Cryptosporidium baileyi*	Cryptosporidiidae (Co)
	Prosthogonimus macrorchis	Prosthogonimidae (T)				
	Prosthogonimus ovatus	Prosthogonimidae (T)				
	Notocotylus attenuatus	Notocotylidae (T)				

Respiratório				
Narinas	*Hyptiasmus tumidus*	Cyclocoelidae (T)		
Traqueia, brônquios	*Cyathostoma bronchialis* *Typhlocoelum cymbium* *Typhlocoelum cucumerinum*	Strongyloidea (N) Cyclocoelidae (T) Cyclocoelidae (T)		
Pulmões				
Sacos aéreos	*Typhlocoelum cucumerinum*	Cyclocoelidae (T)		
Fígado				
Pâncreas				
Circulatório				
Sangue			*Leucocytozoon simondi* *Haemoproteus nettionis* *Aegyptianella pullorum*	Plasmodiidae (Es) Plasmodiidae (Es) Anaplasmataceae (R)
Vasos sanguíneos	*Bilharziella polonica*	Schistosomatidae (T)		
Nervoso				
SNC				
Olho				
Reprodutor/urogenital				
Oviduto	*Prosthogonimus pellucidus* *Prosthogonimus macrorchis* *Prosthogonimus ovatus*	Prosthogonimidae (T) Prosthogonimidae (T) Prosthogonimidae (T)		
Rins			*Eimeria truncata*	Eimeriidae (Co)
Locomotor				
Tecido conectivo				
			Toxoplasma gondii	Sarcocystiidae (Co)
Subcutâneo	*Avioserpens taiwana* *Collyriclum faba* *Splendidofilaria fallisensis*	Dracunculoidea (N) Collyriclidae (T) Filarioidea (N)		

(Continua)

Checklist de parasitas de patos (*Continuação*)

Seção/sistema do hospedeiro	Helmintos		Artrópodes		Protozoários	
	Parasita	(Super) família	Parasita	Família	Parasita	Família
Tegumentar						
Pele	*Collyriclum faba*	Collyriclidae (T)	*Anaticola anseris*	Philopteridae (Pi)		
			Anaticola crassicornis	Philopteridae (Pi)		
			Anaticola tadornae	Philopteridae (Pi)		
			Anaticola thoracicus	Philopteridae (Pi)		
			Acidoproctus rostratus	Philopteridae (Pi)		
			Anatoecus dentatus	Philopteridae (Pi)		
			Anatoecus brunneiceps	Philopteridae (Pi)		
			Anatoecus cygni	Philopteridae (Pi)		
			Anatoecus icterodes	Philopteridae (Pi)		
			Ornithobius cygni	Philopteridae (Pi)		
			Ornithobius mathisi	Philopteridae (Pi)		
			Ornithobius waterstoni	Philopteridae (Pi)		
			Menopon gallinae	Menoponidae (Pi)		
			Menopon leucoxanthum	Menoponidae (Pi)		
			Holomenopon leucoxanthum	Menoponidae (Pi)		
			Ciconiphilus decimfasciatus	Menoponidae (Pi)		
			Ciconiphilus parvus	Menoponidae (Pi)		
			Ciconiphilus pectinventris	Menoponidae (Pi)		
			Ciconiphilus cygni	Menoponidae (Pi)		
			Ciconiphilus quadripustulatus	Menoponidae (Pi)		
			Trinoton anserium	Menoponidae (Pi)		
			Trinoton squalidum	Menoponidae (Pi)		
			Trinoton querquedula	Menoponidae (Pi)		

***Checklist* de parasitas de gansos**

Seção/sistema do hospedeiro	Helmintos		Artrópodes		Protozoários	
	Parasita	(Super) família	Parasita	Família	Parasita	Família
Digestório						
Faringe						
Esôfago	*Echinuria uncinata*	Acuarioidea (N)				
	Eustrongyloides papillosus	Dioctophymatoidea (N)				
Papo						
Proventrículo	*Echinuria uncinata*	Acuarioidea (N)				
	Tetrameres americana	Spiruroidea (N)				
	Tetrameres fissispina	Spiruroidea (N)				
	Eustrongyloides papillosus	Dioctophymatoidea (N)				
Moela	*Amidostomum anseris*	Trichostrongyloidea (N)				
	Epomidiostomum uncinatum	Trichostrongyloidea (N)				
	Epomidiostomum orispinum	Trichostrongyloidea (N)				
	Epomidiostomum skrjabini	Trichostrongyloidea (N)				
	Echinuria uncinata	Acuarioidea (N)				
	Steptocara craussicauda	Acuarioidea (N)				
Intestino delgado	*Ascaridia galli*	Ascaridoidea (N)			*Eimeria anseris*	Eimeriidae (Co)
	Contracaecum spiculigerum	Ascaridoidea (N)			*Eimeria nocens*	Eimeriidae (Co)
	Capillaria caudinflata	Trichuroidea (N)			*Tyzzeria anseris*	Eimeriidae (Co)
	Polymorphus boschadis	Polymorphidae (A)				
	Filicollis anatis	Polymorphidae (A)				
	Hypoderaeum conoideum	Echinostomatidae (T)				
	Echinoparyphium recurvatum	Echinostomatidae (T)				
	Hymenolepis lanceolata	Hymenolepididae (C)				
	Fimbriaria fasciolaris	Hymenolepididae (C)				
Ceco	*Heterakis gallinarum*	Ascaridoidea (N)			*Tetratrichomonas anseris*	Trichomonadidae (Fl)
	Heterakis dispar	Ascaridoidea (N)			*Entamoeba gallinarum*	Entamoebidae (Am)
	Heterakis brevispeculum	Ascaridoidea (N)				
	Capillaria anatis	Trichuroidea (N)				
	Trichostrongylus tenuis	Trichostrongyloidea (N)				
	Strongyloides avium	Rhabditoidea (N)				
	Echinostoma revolutum	Echinostomatidae (T)				
	Notocotylus attenuatus	Notocotylidae (T)				
	Catatropis verrucosa	Notocotylidae (T)				
Bursa cloacal, reto	*Prosthogonimus ovatus*	Prosthogonimidae (T)				
	Notocotylus attenuatus	Notocotylidae (T)				
Respiratório						
Narinas	*Hyptiasmus tumidus*	Cyclocoelidae (T)				
Traqueia, brônquios	*Cyathostoma bronchialis*	Strongyloidea (N)				
Pulmões						
Sacos aéreos						
Fígado						
Pâncreas						

(Continua)

***Checklist* de parasitas de gansos** (*Continuação*)

Seção/sistema do hospedeiro	Helmintos		Artrópodes		Protozoários	
	Parasita	**(Super) família**	**Parasita**	**Família**	**Parasita**	**Família**
Circulatório						
Sangue					*Leucocytozoon simondi*	Plasmodiidae (Es)
					Haemoproteus nettionis	Plasmodiidae (Es)
					Aegyptianella pullorum	Anaplasmataceae (R)
Vasos sanguíneos						
Nervoso						
SNC						
Olho						
Reprodutor/urogenital						
Oviduto	*Prosthogonimus pellucidus*	Prosthogonimidae (T)				
	Prosthogonimus ovatus	Prosthogonimidae (T)				
Rins					*Eimeria truncata*	Eimeriidae (Co)
Locomotor						
Tecido conectivo						
					Toxoplasma gondii	Sarcocystiidae (Co)
Subcutâneo	*Collyriclum faba*	Collyriclidae (T)				
	Splendidofilaria fallisensis	Filarioidea (N)				
Tegumentar						
Pele	*Collyriclum faba*	Collyriclidae (T)	*Anaticola anseris*	Philopteridae (Pi)		
			Anaticola crassicornis	Philopteridae (Pi)		
			Anaticola tadornae	Philopteridae (Pi)		
			Anaticola thoracicus	Philopteridae (Pi)		
			Acidoproctus rostratus	Philopteridae (Pi)		
			Anatoecus dentatus	Philopteridae (Pi)		
			Anatoecus brunneiceps	Philopteridae (Pi)		
			Anatoecus cygni	Philopteridae (Pi)		
			Anatoecus icterodes	Philopteridae (Pi)		
			Ornithobius cygni	Philopteridae (Pi)		
			Ornithobius mathisi	Philopteridae (Pi)		
			Ornithobius waterstoni	Philopteridae (Pi)		
			Holomenopon leucoxanthum	Menoponidae (Pi)		
			Ciconiphilus decimfasciatus	Menoponidae (Pi)		
			Ciconiphilus parvus	Menoponidae (Pi)		
			Ciconiphilus pectinventris	Menoponidae (Pi)		
			Ciconiphilus cygni	Menoponidae (Pi)		
			Ciconiphilus quadripustulatus	Menoponidae (Pi)		
			Trinoton ansertium	Menoponidae (Pi)		
			Trinoton squalidum	Menoponidae (Pi)		
			Trinoton querquedula	Menoponidae (Pi)		
			Knemidocoptes gallinae	Knemidocoptidae (Ac)		

***Checklist* de parasitas de faisões**

Seção/sistema do hospedeiro	Helmintos		Artrópodes		Protozoários	
	Parasita	(Super) família	Parasita	Família	Parasita	Família
Digestório						
Faringe						
Esôfago	*Eucoleus (Capillaria) perforans*	Trichuroidea (N)				
	Eucoleus (Capillaria) annulata	Trichuroidea (N)				
	Eucoleus (Capillaria) contorta	Trichuroidea (N)				
	Capillaria uropapillata	Trichuroidea (N)				
	Dispharynx nasuta	Acuarioidea (N)				
	Gongylonema ingluvicola	Spiruroidea (N)				
Papo	*Eucoleus (Capillaria) perforans*	Trichuroidea (N)				
	Eucoleus (Capillaria) annulata	Trichuroidea (N)				
	Eucoleus (Capillaria) contorta	Trichuroidea (N)				
	Capillaria uropapillata	Trichuroidea (N)				
	Gongylonema ingluvicola	Spiruroidea (N)				
Proventrículo	*Dispharynx nasuta*	Acuarioidea (N)				
	Gongylonema ingluvicola	Spiruroidea (N)				
Moela						
Intestino delgado	*Ascaridia galli*	Ascaridoidea (N)			*Eimeria colchici*	Eimeriidae (Co)
	Capillaria caudinflata	Trichuroidea (N)			*Eimeria duodenalis*	Eimeriidae (Co)
	Capillaria obsignata	Trichuroidea (N)			*Eimeria megalostoma*	Eimeriidae (Co)
	Capillaria phasianina	Trichuroidea (N)			*Eimeria pacifica*	Eimeriidae (Co)
	Capillaria bursata	Trichuroidea (N)			*Eimeria phasiani*	Eimeriidae (Co)
	Hymenolepis cantaniana	Hymenolepididae (C)			*Spironucleus meleagridis*	Hexamitidae (Fl)
Ceco	*Heterakis gallinarum*	Ascaridoidea (N)			*Tetratrichomonas gallinarum*	Trichomonadidae (Fl)
	Heterakis isolonche	Ascaridoidea (N)			*Spironucleus meleagridis*	Hexamitidae (Fl)
	Capillaria phasianina	Trichuroidea (N)			*Histomonas meleagridis*	Dientamoebidae (Fl)
	Capillaria anatis	Trichuroidea (N)				
	Trichostrongylus tenuis	Trichostrongyloidea (N)				
	Postharmostomum commutatum	Brachylaemidae (T)				
	Brachylaemus commutatus	Brachylaemidae (T)				
	Subulura suctoria	Subuluroidea (N)				
Bursa cloacal, reto						
Respiratório						
Narinas						
Traqueia, brônquios	*Syngamus trachea*	Strongyloidea (N)				
Pulmões						
Sacos aéreos						
Fígado						
					Histomonas meleagridis	Dientamoebidae (Fl)

(Continua)

***Checklist* de parasitas de faisões** *(Continuação)*

Seção/sistema do hospedeiro	Helmintos		Artrópodes		Protozoários	
	Parasita	(Super) família	Parasita	Família	Parasita	Família
Pâncreas						
Circulatório						
Sangue					*Aegyptianella moshkovskii*	Anaplasmataceae (R)
Vasos sanguíneos						
Nervoso						
SNC						
Olho						
Repodutor/urogenital						
Oviduto						
Rins						
Locomotor						
Músculo					*Toxoplasma gondii*	Sarcocystiidae (Co)
Tecido conectivo						
Subcutâneo						
Tegumentar						
Pele	*Dithyridium variable*	Mesocestoididae (C)	*Dermanyssus gallinae* *Menacanthus stramineus* *Amyrsidea perdicis* *Goniocotes chryocephalus* *Gonoides colchici* *Liperus maculosus* *Lagopoecus colchicus* *Knemidocoptes gallinae*	Dermanyssidae (Ac) Menoponidae (Pi) Menoponidae (Pi) Philopteridae (Pi) Philopteridae (Pi) Philopteridae (Pi) Degeeriellidae (Pi) Knemidocoptidae (Ac)		

Checklist de parasitas de perdizes (R: perdiz de pernas vermelhas; G: perdiz-cinza; Ro: perdiz-grega; C: perdiz-chucar)

Seção/sistema do hospedeiro	Helmintos		Artrópodes		Protozoários	
	Parasita	(Super) família	Parasita	Família	Parasita	Família
Digestório						
Faringe						
Esôfago	*Eucoleus (Capillaria) perforans* *Eucoleus (Capillaria) annulata* *Eucoleus (Capillaria) contorta* *Capillaria uropapillata* *Dispharynx nasuta* *Gongylonema ingluvicola*	Trichuroidea (N) Trichuroidea (N) Trichuroidea (N) Trichuroidea (N) Acuarioidea (N) Spiruroidea (N)				
Papo	*Eucoleus (Capillaria) perforans* *Eucoleus (Capillaria) annulata* *Eucoleus (Capillaria) contorta* *Capillaria uropapillata* *Gongylonema ingluvicola*	Trichuroidea (N) Trichuroidea (N) Trichuroidea (N) Trichuroidea (N) Spiruroidea (N)				
Proventrículo	*Dispharynx nasuta* *Gongylonema ingluvicola*	Acuarioidea (N) Spiruroidea (N)				
Moela						
Intestino delgado	*Ascaridia galli* *Capillaria caudinflata* *Capillaria obsignata* *Capillaria phasianina*	Ascaridoidea (N) Trichuroidea (N) Trichuroidea (N) Trichuroidea (N)			*Eimeria caucasica* (Ro) *Eimeria procera* (G) *Eimeria koifoidi* (G, Ro, C) *Eimeria legionensis* (R, Ro) *Spironucleus meleagridis*	Eimeriidae (Co) Eimeriidae (Co) Eimeriidae (Co) Eimeriidae (Co) Hexamitidae (Fl)
Ceco	*Heterakis gallinarum* *Capillaria anatis* *Capillaria phasianina* *Trichostrongylus tenuis* *Subulura suctoria*	Ascaridoidea (N) Trichuroidea (N) Trichuroidea (N) Trichostrongyloidea (N) Subuluroidea (N)			*Tetratrichomonas gallinarum*	Trichomonadidae (Fl)
Reto, bursa cloacal						
Respiratório						
Narinas						
Traqueia, brônquios	*Syngamus trachea*	Strongyloidea (N)				
Pulmões						
Sacos aéreos						
Fígado						
					Histomonas meleagridis	Dientamoebidae (Fl)

(Continua)

***Checklist* de parasitas de perdizes (R: perdiz de pernas vermelhas; G: perdiz cinza; Ro: perdiz rocky; C: perdiz-chucar)** (*Continuação*)

Seção/sistema do hospedeiro	Helmintos		Artrópodes		Protozoários	
	Parasita	(Super) família	Parasita	Família	Parasita	Família
Pâncreas						
Circulatório						
Sangue						
Vasos sanguíneos						
Nervoso						
SNC						
Olho						
Reprodutor/urogenital						
Oviduto						
Rins						
Locomotor						
Músculo					*Toxoplasma gondii*	Sarcocystiidae (Co)
Tecido conectivo						
Subcutâneo						
Tegumentar						
Pele	*Dithyridium variable*	Mesocestoididae (C)	*Dermanyssus gallinae* *Goniocotes microthorax* (G) *Goniocotes obscurus* (R) *Goniodes dispar* *Amyrsidea perdicis* *Menacanthus layali* (R) *Menacanthus stramineus* *Menopon pallens* *Lipeurus maculosus* (G) *Cuclotogaster heterogrammicus* (G) *Cuclotogaster obsuricor* (R) *Lagopoecus colchicus*	Dermanyssidae (Ac) Philopteridae (Pi) Philopteridae (Pi) Philopteridae (Pi) Menoponidae (Pi) Menoponidae (Pi) Menoponidae (Pi) Menoponidae (Pi) Philopteridae (Pi) Philopteridae (Pi) Philopteridae (Pi) Degeeriellidae (Pi)		

***Checklist* de parasitas de codornizes**

Seção/sistema do hospedeiro	Helmintos		Artrópodes		Protozoários	
	Parasita	(Super) família	Parasita	Família	Parasita	Família
Digestório						
Faringe						
Esôfago	*Eucoleus (Capillaria) annulata* *Eucoleus (Capillaria) contorta* *Gongylonema ingluvicola*	Trichuroidea (N) Trichuroidea (N) Spiruroidea (N)				
Papo	*Eucoleus (Capillaria) annulata* *Eucoleus (Capillaria) contorta* *Gongylonema ingluvicola*	Trichuroidea (N) Trichuroidea (N) Spiruroidea (N)				
Proventrículo	*Dispharynx nasuta* *Tetrameres americana* *Tetrameres pattersoni* *Gongylonema ingluvicola*	Acuarioidea (N) Spiruroidea (N) Spiruroidea (N) Spiruroidea (N)				
Moela						
Intestino delgado	*Ascaridia galli* *Hymenolepis cantaniana* *Strongyloides avium*	Ascaridoidea (N) Hymenolepididae (C) Rhabditoidea (N)			*Eimeria bateri* *Eimeria coturnicus* *Eimeria taldykurganica* *Eimeria tsunodai* *Eimeria uzura* *Spironucleus meleagridis*	Eimeriidae (Co) Eimeriidae (Co) Eimeriidae (Co) Eimeriidae (Co) Eimeriidae (Co) Hexamitidae (Fl)
Ceco	*Heterakis gallinarum* *Heterakis isolonche* *Capillaria anatis* *Subulura suctoria* *Strongyloides avium*	Ascaridoidea (N) Ascaridoidea (N) Trichuroidea (N) Subuluroidea (N) Rhabditoidea (N)			*Tetratrichomonas gallinarum*	Trichomonadidae (Fl)
Intestino grosso, Bursa cloacal, reto					*Cryptosporidium baileyi*	Cryptosporidiidae (Co)
Respiratório						
Narinas						
Traqueia, brônquios						
Pulmões						
Sacos aéreos						

(Continua)

***Checklist* de parasitas de codornizes** (*Continuação*)

Seção/sistema do hospedeiro	Helmintos		Artrópodes		Protozoários	
	Parasita	(Super) família	Parasita	Família	Parasita	Família
Fígado						
Pâncreas						
Circulatório						
Sangue						
Vasos sanguíneos						
Nervoso						
SNC						
Olho						
Reprodutor/urogenital						
Oviduto						
Rins						
Locomotor						
Tecido conectivo						
					Toxoplasma gondii	Sarcocystiidae (Co)
Subcutâneo						
Tegumentar						
Pele			*Menacanthus stramineus*	Menoponidae (Pi)		

***Checklist* de parasitas de galinhas-d'angola**

Seção/sistema do hospedeiro	Helmintos		Artrópodes		Protozoários	
	Parasita	**(Super) família**	**Parasita**	**Família**	**Parasita**	**Família**
Digestório						
Faringe						
Esôfago	*Eucoleus (Capillaria) perforans*	Trichuroidea (N)				
Papo	*Eucoleus (Capillaria) perforans*	Trichuroidea (N)				
Proventrículo	*Dispharynx nasuta*	Acuarioidea (N)				
Moela						
Intestino delgado	*Ascaridia galli* *Raillietina tetragona* *Raillietina cesticillus*	Ascaridoidea (N) Davaineidae (C) Davaineidae (C)			*Eimeria grenieri* *Eimeria numidae*	Eimeriidae (Co) Eimeriidae (Co)
Ceco	*Heterakis gallinarum* *Heterakis brevispeculum* *Subulura suctoria* *Postharmostomum commutatum*	Ascaridoidea (N) Ascaridoidea (N) Subuluroidea (N) Brachylaemidae (T)			*Tetratrichomonas gallinarum* *Pentatrichomonas gallinarum* *Entamoeba gallinarum*	Trichomonadidae (Ac) Trichomonadidae (Fl) Entamoebidae (Am)
Bursa cloacal, reto						
Respiratório						
Narinas						
Traqueia, brônquios	*Syngamus trachea*	Strongyloidea (N)				
Pulmões						
Sacos aéreos						
Fígado						
Pâncreas						
Circulatório						
Sangue					*Leucocytozoon caulleryi* *Leucocytozoon sabrazesi* *Plasmodium gallinaceum*	Plasmodiidae (Es) Plasmodiidae (Es) Plasmodiidae (Es)
Vasos sanguíneos						
Nervoso						
SNC						
Olho	*Oxyspirura mansoni*	Spiruroidea (N)				
Reprodutor/urogenital						
Oviduto						
Rins						
Locomotor						
Músculo					*Toxoplasma gondii*	Sarcocystiidae (Co)
Tecido conectivo						
Subcutâneo						
Tegumentar						
Pele			*Menacanthus stramineus* *Lipeurus maculosus*	Menoponidae (Pi) Philopteridae (Pi)		

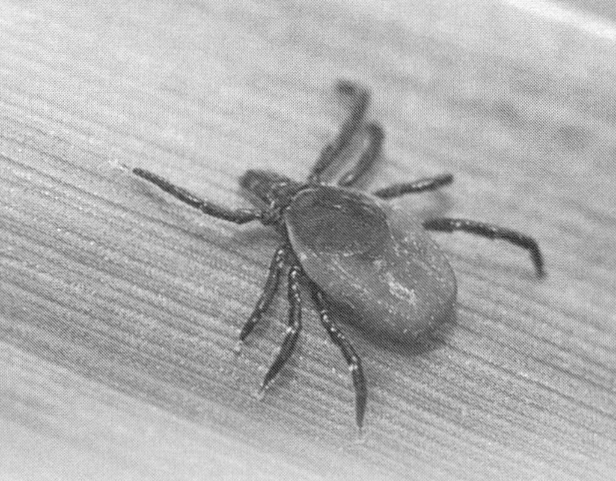

CAPÍTULO 14

Parasitas de Animais Ungulados

CERVÍDEOS

ENDOPARASITAS

■ Parasitas do sistema digestório

Esôfago

Gongylonema pulchrum

Sinônimo. *Gongylonema scutatum.*

Nome comum. Verme do esôfago.

Locais de predileção. Esôfago, rúmen.

Filo. Nematoda.

Classe. Secernentea.

Superfamília. Spiruroidea.

Descrição. Verme longo, delgado e esbranquiçado; os machos medem em torno de 5,0 cm e as fêmeas, até cerca de 14,0 cm de comprimento. Os vermes são facilmente distinguidos em exame microscópico pela presença de fileiras longitudinais de protuberâncias cuticulares na parte anterior do corpo. As abas cervicais assimétricas são proeminentes. O ovo tem casca espessa e possui 2 opérculos. Mede 50-70 μm × 25-37 μm e contém uma larva L_1 quando excretado nas fezes.

Hospedeiros definitivos. Ovinos, caprinos, bovinos, suínos, búfalos, equinos, asininos, cervídeos, camelos, humanos e primatas.

Hospedeiros intermediários. Besouros coprófagos, baratas.

Distribuição geográfica. Provavelmente cosmopolita.

Para mais detalhes, ver Capítulo 9.

Rúmen e retículo

Gongylonema verrucosum

Nome comum. Verme do esôfago e rúmen.

Locais de predileção. Rúmen, retículo e omaso.

Filo. Nematoda.

Classe. Secernentea.

Superfamília. Spiruroidea.

Descrição. Verme longo, delgado e avermelhado quando vivo. Os machos medem ao redor de 3,5 cm e as fêmeas, até cerca de 7,0 a 9,5 cm de comprimento. Os parasitas adultos apresentam aba cervical festonada e protuberâncias cuticulares apenas no lado esquerdo do corpo. As espículas dos machos apresentam comprimento desiguais, sendo a espícula esquerda maior que a direita.

Hospedeiros definitivos. Bovinos, ovinos, caprinos, cervídeos.

Hospedeiros intermediários. Besouros coprófagos e baratas.

Paramphistomum e outros trematódeos do rúmen

Várias espécies de trematódeos do rúmen pertencentes aos gêneros das famílias Paramphistomatidae e Gastrothylacidae são encontradas em cervídeos e são apresentadas, resumidamente, na Tabela 14.1. A taxonomia dos paranfístomos é complexa e ainda não definida; muitas das espécies descritas podem ser sinônimos, sendo diferenciadas principalmente pelo tamanho e pela forma das ventosas. Para mais detalhes sobre estes trematódeos do rúmen, ver Capítulos 1, 8 e 9.

Abomaso

Várias espécies de *Ostertagia* são encontradas no abomaso de diversos cervídeos hospedeiros (Tabela 14.2). As descrições das espécies são apresentadas no Capítulo 1 (Família Ostertaginae). Há poucos estudos específicos sobre a patogênese dos parasitas de abomaso em cervídeos.

Ostertagia ostertagi

Sinônimos. *Ostertagia lyrata, Skrjabinagia lyrata.*

Nome comum. Verme marrom do estômago.

Local de predileção. Abomaso.

Filo. Nematoda.

Classe. Secernentea.

Superfamília. Trichostrongyloidea.

Descrição. Os vermes adultos são pequenos, delgados, marrom-avermelhados e com cavidade bucal curta, não muito proeminente. Os machos medem 6 a 8 mm e as fêmeas, 8 a 11 mm de comprimento.

Hospedeiros. Bovinos, cervídeos e, muito ocasionalmente, caprinos.

Distribuição geográfica. Cosmopolita.

Ostertagia leptospicularis

Sinônimo. *Ostertagia crimensis.*

Espécies morfológicas. *Skrjabinagia kolchida, Ostertagia kolchida, Grosspiculagia podjapolskyi.*

Local de predileção. Abomaso.

Tabela 14.1 Trematódeos de rúmen de cervídeos.

Espécie	Hospedeiros	Local	Hospedeiros intermediários
Paramphistomatidae			
Paramphistomum cervi (sin. *Paramphistomum explanatum*)	Bovinos, ovinos, caprinos, cervídeos, búfalos, antílopes	Rúmen	Caramujos de água doce (*Bulinus* spp., *Planorbis* spp.)
Paramphistomum microbothrium	Bovinos, ovinos, caprinos, cervídeos, búfalos, antílopes	Rúmen	Caramujos de água doce (*Fossaria* spp., *Bulinus* spp.)
Paramphistomum streptocoelium (sin. *Ceylonocotyle streptocoelium*, *Orthocoelium streptocoelium*)	Bovinos, ovinos, caprinos e ruminantes selvagens	Rúmen	Caramujos de água doce (*Glyptanisus* spp.)
Cotylophoron cotylophorum (sin. *Paramphistomum cotylophorum*)	Bovinos, ovinos, caprinos e ruminantes selvagens	Rúmen, retículo	Caramujos de água doce (*Bulinus* spp.)
Calicophoron calicophorum (sin. *Paramphistomum calicophorum*)	Bovinos, ovinos, outros ruminantes	Rúmen, retículo	Caramujos aquáticos
Gastrothylacidae			
Gastrothylax crumenifer	Bovinos, inclusive zebus, búfalos, ovinos, e outros ruminantes	Rúmen, retículo	Caramujos de água doce
Fischoederius elongatus	Bovinos, inclusive zebus, búfalos, ovinos, e outros ruminantes; raramente humanos	Rúmen, duodeno	Caramujos de água doce
Fischoederius cobboldi	Bovinos, inclusive zebus, búfalos, ovinos, e outros ruminantes	Rúmen, duodeno	Caramujos de água doce

Tabela 14.2 *Ostertagia* parasitas de cervídeos.

Espécie	Hospedeiros
Ostertagia ostertagi *Ostertagia* (sin. *Skrjabinagia*) *lyrata*	Bovinos, cervídeos e, ocasionalmente, caprinos
Ostertagia leptospicularis (sin. *Ostertagia crimensis*) espécies morfológicas: *Skrjabinagia* (*Ostertagia*) *kolchida* (sin. *Grosspiculagia podjapolskyi*)	Cervídeos, bovinos, ovinos e caprinos
Spiculopteragia spiculoptera	Cervídeos (veado-vermelho, gamo, corça), bovinos, ovinos, caprinos
Spiculopteragia asymmetrica	Cervídeos (corça, cervo sika, gamo)
Apteragia quadrispiculata	Cervídeo (corça, cervo sika, gamo)
Spiculopteragia (*Apteragia*) *bohmi* espécies morfológicas: *Spiculopteragia* (*Rinadia*) *mathevossiani*	Muflão, cervídeos (gamo, corça)

Filo. Nematoda.

Classe. Secernentea.

Superfamília. Trichostrongyloidea.

Descrição. Os vermes adultos são delgados, marrom-avermelhados e com cavidade bucal curta. Os machos medem 6 a 8 mm e as fêmeas, 8 a 9 mm de comprimento. É diferenciado de outras espécies de *Ostertagia* pelo comprimento do esôfago, que é mais longo do que em outras espécies (0,7 mm em comparação com, aproximadamente, 0,6 mm).

Hospedeiros. Gamo (*Dama dama*), corça (*Capreolus capreolus*), veado-vermelho (*Cervus elaphus*), cervo sika (*Cervus nippon*), Alce (*Alces alces*), Rena (*Rangifer tarandus*), bovinos, ovinos, caprinos, camelos.

Nota. É considerada uma espécie polimórfica, com duas formas masculinas, *Ostertagia leptospicularis* e *Skrjabinagia kolchida*. Para mais detalhes, ver Capítulo 1.

Spiculopteragia spiculoptera

Sinônimos. *Apteragia spiculoptera*, *Rinadia spiculoptera*, *Mazamostrongylus spiculoptera*.

Local de predileção. Abomaso.

Filo. Nematoda

Classe. Secernentea

Superfamília. Trichostrongyloidea

Descrição. As espículas apresentam comprimentos semelhantes, bifurcando-se na parte distal, onde possuem uma cavidade e uma terminação distal como uma expansão em forma de leque (ver Tabela 1.4G). Não apresenta gubernáculo.

Hospedeiro. Veado-vermelho (*Cervus elaphus*).

Spiculopteragia asymmetrica

Sinônimos. *Ostertagia asymmetrica*, *Apteragia asymmetrica*, *Rinadia asymmetrica*, *Mazamostrongylus asymmetrica*.

Local de predileção. Abomaso.

Filo. Nematoda.

Classe. Secernentea.

Superfamília. Trichostrongyloidea.

Descrição. Os machos medem 4,5 a 6 mm. As espículas apresentam partes distais assimétricas e pontiagudas, com ramificação em forma de T próximo à terminação distal da espícula direita. O gubernáculo é pequeno, em forma de barco.

Hospedeiros. Gamo (*Dama dama*), corça (*Capreolus capreolus*).

Apteragia quadrispiculata

Local de predileção. Abomaso.

Filo. Nematoda.

Classe. Secernentea.

Superfamília. Trichostrongyloidea.

Descrição. Os machos adultos medem 6 a 8,5 mm. As espículas contêm 4 ramos distais.

Hospedeiros. Corça (*Capreolus capreolus*), veado-vermelho (*Cervus elaphus*), cervo sika (*Cervus nippon*), gamo (*Dama dama*), alce (*Alces alces*), rena (*Rangifer tarandus*).

Spiculopteragia bohmi

Sinônimos. *Apteragia bohmi, Rinadia bohmi.*

Espécies morfológicas. *Spiculopteragia mathevossiani, Rinadia mathevossiani.*

Local de predileção. Abomaso.

Filo. Nematoda.

Classe. Secernentea.

Superfamília. Trichostrongyloidea.

Descrição. É considerada uma espécie polimórfica, com duas formas masculinas, *Spiculopteragia bohmi* e *Spiculopteragia mathevossiani*. Os machos medem 6 a 7 mm.

- *Spiculopteragia bohmi.* As espículas apresentam o mesmo tamanho, porém são assimétricas. A espícula direita se divide em três ramificações e a espícula esquerda em duas ramificações (ver Tabela 1.4H). Não há gubernáculo
- *Spiculopteragia mathevossiani.* As espículas apresentam o terço distal assimétrico, que termina em três ramificações. Não há gubernáculo.

Hospedeiros. Veado-vermelho (*Cervus elaphus*), corça (*Capreolus capreolus*), cervo sika (*Cervus nippon*), gamo (*Dama dama*), alce (*Alces alces*), rena (*Rangifer tarandus*).

Os cervídeos podem ser infectados por outras espécies de nematódeos do abomaso de bovinos e ovinos (Tabela 14.3). Descrições detalhadas destas espécies de nematódeos podem ser encontradas no Capítulo 1 ou nos Capítulos 8 e 9.

Tabela 14.3 Nematódeos de bovinos e ovinos encontrados no abomaso de cervídeos.

Espécie	Superfamília	Hospedeiros	Distribuição geográfica
Ostertagia ostertagi *Ostertagia lyrata*	Trichostrongyloidea	Bovinos, cervídeos e, ocasionalmente, caprinos	Cosmopolita
Teladorsagia circumcincta	Trichostrongyloidea	Ovinos, caprinos, cervídeos, camelos, lhamas	Cosmopolita
Haemonchus contortus	Trichostrongyloidea	Ovinos, caprinos, bovinos, cervídeos, camelos, lhamas	Cosmopolita
Trichostrongylus axei	Trichostrongyloidea	Bovinos, ovinos, caprinos, cervídeos, equinos, asininos, suínos e, ocasionalmente, humanos	Cosmopolita
Parabronema skrjabini	Spiruroidea	Ovinos, caprinos, bovinos, camelos	Região central e leste da África, Ásia e alguns países do Mediterrâneo, em especial Chipre

Patogênese. Em geral, a infestação de vermes em cervídeos é discreta, com lesões de abomaso semelhantes àquelas notadas na ostertagiose bovina. A doença clínica é desconhecida em cervídeos de vida livre e raramente ocorre em animais de cativeiro.

Tratamento e controle. Benzimidazóis e lactonas macrocíclicas se mostraram efetivos contra nematódeos gastrintestinais de cervídeos. A dose da maioria dos anti-helmínticos para cervídeos é a mesma recomendada para bovinos, ou ainda maior.

Intestinos

Há relato de várias espécies intestinais em cervídeos (Tabela 14.4); no entanto, em geral, têm pouca relevância clínica. A maior parte destas espécies é parasita de bovinos ou ovinos, sendo descritas, com mais detalhes para estes hospedeiros, nos Capítulos 8 e 9.

Uma variedade de protozoários semelhantes àqueles encontrados em ruminantes domésticos é verificada no intestino de cervídeos. De modo semelhante, várias espécies de *Eimeria* foram relatadas em diversas espécies de cervídeos, mas sua importância é desconhecida (Tabela 14.5). As espécies de *Eimeria* relatadas podem ser sinônimos e não se conhece a especificidade das espécies aos hospedeiros devido à carência de estudos sobre transmissão cruzada.

Parasitas do sistema respiratório

Cephenemyia trompe

Nome comum. Berne da garganta de rena.

Local de predileção. Nasofaringe.

Classe. Insecta.

Família. Oestridae.

Descrição macroscópica. Os vermes adultos parecem abelhas, medem 14 a 16 mm de comprimento e o corpo preto brilhante é coberto por longos pelos pretos e amarelados. As larvas em desenvolvimento são brancas, enquanto as larvas completamente desenvolvidas são amarelo-amarronzadas e medem cerca de 25 a 40 mm. Todo o corpo da larva é coberto por faixas de espinhos curtos, em ambos os lados, que se estreitam posteriormente.

Hospedeiros. Renas, cervídeos, alces e caribu.

Distribuição geográfica. Toda a região norte do Holoártico, inclusive Europa e América do Norte.

Patogênese. Embora as larvas, ocasionalmente, causem morte por asfixia, seu efeito geral é a perda da condição corporal. As moscas adultas causam incômodo e o hospedeiro manifesta resposta de fuga; a menor ingestão de alimento resulta em perda condição corporal. No verão, é possível notar ceratite e cegueira em renas, caso a larva se instale no olho.

Sinais clínicos. Há poucos sinais externos indicativos da presença de berne no nariz de cervídeos, embora possa haver um pouco de secreção nasal. Ocasionalmente, as infestações maciças podem causar morte por asfixia. Comportamentos como o ato de bufar e de abaixar e sacudir a cabeça podem indicar a migração de larvas maduras no interior das vias nasais ou a atividade de oviposição da mosca adulta.

Diagnóstico. Às vezes, a larva pode ser encontrada no solo após uma crise intensa de espirros, porém, com frequência, o diagnóstico definitivo apenas pode ser obtido durante a necropsia.

Tabela 14.4 Parasitas intestinais de cervídeos.

Espécie	(Super)família	Hospedeiros	Distribuição geográfica
Intestino delgado			
Trichostrongylus vitrinus	Trichostrongyloidea	Ovinos, caprinos, cervídeos e, ocasionalmente, suínos e humanos	Principalmente em regiões de clima temperado, em todo o mundo
Trichostrongylus longispicularis	Trichostrongyloidea	Bovinos, ovinos, caprinos, cervídeos, camelos, lhamas	Ruminantes, na Austrália; bovinos, na América e partes da Europa
Nematodirus spathiger	Trichostrongyloidea	Ovinos, caprinos e, ocasionalmente, bovinos e outros ruminantes	Cosmopolita, porém mais prevalente em regiões de clima temperado
Nematodirus filicollis	Trichostrongyloidea	Ovinos, caprinos e, ocasionalmente, bovinos e cervídeos	Cosmopolita, porém mais prevalente em regiões de clima temperado
Cooperia curticei	Trichostrongyloidea	Ovinos, caprinos, cervídeos	Cosmopolita
Cooperia onchophora	Trichostrongyloidea	Bovinos, ovinos, caprinos, cervídeos	Cosmopolita
Cooperia punctata	Trichostrongyloidea	Bovinos, cervídeos	Cosmopolita
Cooperia pectinata	Trichostrongyloidea	Bovinos, cervídeos	Cosmopolita
Bunostomum trigonocephalum	Ancylostomatoidea	Ovinos, caprinos, camelos, cervídeos	Cosmopolita
Capillaria bovis (sin. *C. brevipes*)	Trichuroidea	Bovinos, ovinos, caprinos, cervídeos	Cosmopolita
Moniezia benedeni	Anoplocephalidae	Bovinos, veado-vermelho, corça, camelo Hospedeiros intermediários: ácaros de forragem	Cosmopolita
Intestino grosso			
Oesophagostomum venulosum	Strongyloidea	Ovinos, caprinos, cervídeos, camelos	Cosmopolita
Oesophagostomum columbianum	Strongyloidea	Ovinos, caprinos, cervídeos, camelos	Cosmopolita; mais importante em regiões tropicais e subtropicais
Chabertia ovina	Strongyloidea	Ovinos, caprinos e, ocasionalmente, cervídeos, bovinos e outros ruminantes	Cosmopolita, porém mais prevalente em regiões de clima temperado
Trichuris ovis	Trichuroidea	Ovinos, caprinos e, ocasionalmente, bovinos e outros ruminantes	Cosmopolita
Trichuris globulosa	Trichuroidea	Bovinos e, ocasionalmente, ovinos, caprinos, camelos e outros ruminantes	Cosmopolita
Trichuris capreoli	Trichuroidea	Cervídeos	?
Skrjabinema parva	Oxyuroidea	Cervídeos (veados de cauda branca)	América do Norte

Patologia. A bolsa retrofaríngea pode se apresentar aumentada e seu epitélio pode apresentar lesões puntiformes ou erosão e se tornar parcialmente desprendido, necrosado e edematoso, em cervídeos infectados.

Epidemiologia. *Cephenemyia trompe* é considerada um sério problema em renas domésticas criadas na Escandinávia. Na Suécia, estima-se que a perda causada por *C. trompe* e pela mosca-varejeira *Oedemagena tarandi* equivale a cerca de 15% do lucro da produção de renas.

Tratamento. Em geral, o berne de nariz é bem tolerado pelos hospedeiros selvagens e, normalmente, não há necessidade de tratamento.

Outras espécies de moscas de berne de cervídeos são listadas na Tabela 14.6.

Tabela 14.5 *Eimeria* spp. de cervídeos.

Corça (*Capreolus capreolus*)	Veado-vermelho/uaipiti (*Cervus elaphus*)	Rena (*Rangifer tarandus*)
Eimeria capreoli	*Eimeria asymmetrica*	*Eimeria arctica*
Eimeria catubrina	*Eimeria austriaca*	*Eimeria mayeri*
Eimeria panda	*Eimeria cervi*	*Eimeria tarandi*
Eimeria patavina	*Eimeria elaphi*	
Eimeria ponderosa	*Eimeria robusta*	
Eimeria rotunda	*Eimeria sordida*	
Eimeria superba	*Eimeria wapiti*	

Dictyocaulus viviparus

Locais de predileção. Brônquios, traqueia.

Filo. Nematoda.

Classe. Secernentea.

Superfamília. Trichostrongyloidea.

Descrição. Os adultos são vermes filiformes delgados; os machos medem ao redor de 4,0 a 5,5 cm e as fêmeas, 6 a 8 cm de comprimento.

Tabela 14.6 Outras espécies de moscas-do-berne (família Oestridae) em cervídeos.

Gênero	Espécies	Hospedeiro (s)	Região
Pharyngomyia	*picta*	Veado-vermelho (*Cervus elaphus*), cervo sika (*Cervus nippon*), gamo (*Dama dama*), corça (*Capreolus capreolus*)	Europa, Ásia Central
Cephenemyia	*auribarbis*	Veado-vermelho (*Cervus elaphus*), gamo (*Dama dama*), veado-mula, veado de cauda branca (*Odocoileus* spp.),	Europa, América do Norte
	phobifer	Veado-mula (*Odocoileus hemionus*)	América do Norte
	jellisoni	Alce (*Alces alces*), veado-vermelho (*Cervus elaphus*)	América do Norte
	stimulator	Corça (*Capreolus capreolus*)	Eurásia

O anel bucal é triangular. As larvas de primeiro estágio medem 300 a 360 μm e apresentam células intestinais que contêm numerosos grânulos de cromatina (ver Figura 1.36).

Hospedeiros. Bovinos, búfalos, cervídeos (veado-vermelho) e camelos.

Distribuição geográfica. Cosmopolita, mas é especialmente importante em regiões de clima temperado com alta precipitação pluviométrica.

Patogênese. A migração das larvas causa apenas discreta resposta inflamatória nos pulmões. Assim, maior número de vermes imaturos alcança os brônquios pulmonares e as infestações maciças de vermes adultos são bem toleradas.

Sinais clínicos. Diferentemente da infecção por *D. viviparus* em bovinos, tosse não é um sintoma comum em veados-vermelhos. Os sinais clínicos comumente associados com infecção por verme pulmonar incluem perda da condição corporal e pelos sem brilho, bem como inapetência, menor ganho de peso, febre, taquicardia, taquipneia, dispneia e morte, em casos graves.

Diagnóstico. Pode-se obter o diagnóstico presuntivo da infecção com base nos sinais clínicos, quando um cervídeo suscetível jovem manifesta sintomas respiratórios ou inapetência. No exame pós-morte, o diagnóstico é confirmado pela constatação de grande número de vermes pulmonares, de muco nas vias respiratórias dos pulmões e de lesões pneumônicas. É possível detectar infecção por *D. viviparus* mediante a recuperação de larvas de 1º estágio em amostras de fezes, utilizando-se a técnica de Baermann (ver Capítulo 4).

Patologia. As alterações patológicas macroscópicas nos pulmões incluem consolidação da parte dorsal dos lobos diafragmáticos, excesso de muco e vermes pulmonares na traqueia, nos brônquios e nos bronquíolos e aumento de volume dos linfonodos bronquiais. A morte resulta de asfixia devido à obstrução da traqueia e dos brônquios com vermes adultos e muco.

Epidemiologia. A doença clínica é mais prevalente no outono, em cervídeos jovens submetidos a condições de criação intensiva. Em veados-vermelhos, o período pré-patente varia de 20 a 24 dias e as larvas são excretadas por, aproximadamente, 25 dias.

Tratamento. Em geral, anti-helmínticos benzimidazóis e lactonas macrocíclicas são efetivos, em doses maiores.

Controle. A importância e a ocorrência disseminada da infecção por *D. viviparus* em veados-vermelhos criados em fazendas motivaram várias recomendações para o seu controle. A doença clínica é exacerbada por condições de estresse, como má nutrição e transporte, estando frequentemente associada com alta densidade populacional. Estas condições devem ser evitadas, bem como o uso de pastagem utilizada por bovinos. Todo cervídeo introduzido no grupo de animais deve ser tratado em sua chegada e, então, 3 e 6 semanas depois. Tem-se utilizado vacina com vermes pulmonares vivos, como medida preventiva.

Dictyocaulus eckerti

Sinônimo. *Dictyocaulus noerneri.*

Locais de predileção. Brônquios, traqueia.

Filo. Nematoda.

Classe. Secernentea.

Superfamília. Trichostrongyloidea.

Descrição. Semelhante a *D. viviparus*. A abertura bucal é alongada e o anel bucal tem forma de rim.

Hospedeiros. Corça (*Capreolus capreolus*), gamo (*Dama dama*) e diversos outros cervídeos.

Distribuição geográfica. Cosmopolita, mas é especialmente importante em regiões de clima temperado com alta precipitação pluviométrica.

Dictyocaulus capreolus

Locais de predileção. Brônquios, traqueia.

Filo. Nematoda.

Classe. Secernentea.

Superfamília. Trichostrongyloidea.

Descrição. Semelhante a *D. eckerti*. Esta espécie é diferenciada de *D. eckerti* com base na morfologia da cápsula bucal e da bolsa.

Hospedeiro. Corça (*Capreolus capreolus*), alce (*Alces alces*) e diversos outros cervídeos.

Distribuição geográfica. Europa

Varestrongylus sagittatus

Sinônimo. *Bicaulus sagittatus.*

Nome comum. Pequeno verme pulmonar.

Local de predileção. Pulmão.

Filo. Nematoda.

Classe. Secernentea

Superfamília. Metastrongyloidea.

Descrição. Os vermes adultos são pequenos e delgados, com 14 a 34 mm de comprimento.

Hospedeiros definitivos. Veado-vermelho (*Cervus elaphus*), gamo (*Dama dama*).

Hospedeiros intermediários. Lesmas e caramujos.

Distribuição geográfica. Europa.

Patogênese e sinais clínicos. A infecção pode causar edema pulmonar, enfisema e inflamação dos pulmões. Infecção bacteriana secundária pode ocasionar pneumonia, emaciação e morte.

Diagnóstico. Larvas de primeiro estágio de *Varestrongylus* apresentam um espinho dorsal direcionado posteriormente.

Tratamento. Relata-se que o tratamento com fembendazol ou mebendazol, durante 3 a 5 dias, é efetivo.

Varestrongylus capreoli

Sinônimo. *Capreocaulus capreoli.*

Local de predileção. Pulmão.

Filo. Nematoda.

Classe. Secernentea.

Superfamília. Metastrongyloidea.

Hospedeiro definitivo. Corça (*Capreolus capreolus*).

Todas as outras particularidades são semelhantes àquelas de *V. sagittatus*.

Os metastrongilídeos parasitas mencionados a seguir também foram encontrados nos pulmões de diversos cervídeos hospedeiros. O controle é impraticável e, se indicado, raramente é praticado. Para mais detalhes sobre estas espécies, ver Capítulo 9.

Protostrongylus rufescens

Nome comum. Pequeno verme pulmonar.

Local de predileção. Pequenos bronquíolos.

Filo. Nematoda.

Classe. Secernentea.

Superfamília. Metastrongyloidea.

Descrição. Os machos medem até 4,5 cm e as fêmeas, até 6,5 cm de comprimento. No macho, a bolsa é bem desenvolvida, porém pequena e reforçada por duas placas de quitina. O raio dorsal é espesso e tem forma globular, com 6 papilas na face ventral. As espículas tubulares são quase que retas; as terminações distais possuem duas abas membranosas. O gubernáculo apresenta dois prolongamentos em forma de bota e contém diversas saliências arredondadas na parte posterior. Há, também, um télamon. Na fêmea, a vulva situa-se próximo à cauda conoide.

Hospedeiros definitivos. Ovinos, caprinos, cervídeos e pequenos ruminantes selvagens.

Hospedeiros intermediários. Caramujos (*Helicella, Theba, Abida, Zebrina, Arianta*).

Muellerius capillaris

Nome comum. Verme pulmonar nodular.

Local de predileção. Pulmão.

Filo. Nematoda.

Classe. Secernentea.

Superfamília. Metastrongyloidea.

Descrição. Os machos medem até 12 a 14 mm e as fêmeas, 19 a 25 mm de comprimento. A extremidade posterior do macho adulto é espiralada e a bolsa é muito pequena e dobrada para dentro. As espículas, curvadas, apresentam uma região alada proximal e dois ramos serrilhados distais que terminam em pontas. Dois bastões esclerosados representam o gubernáculo.

Hospedeiros definitivos. Ovinos, caprinos, cervídeos e pequenos ruminantes selvagens.

Hospedeiros intermediários. Caramujos (*Helix, Succinea*) e lesmas (*Limax, Agriolimax, Arion*).

Cystocaulus ocreatus

Nome comum. Pequeno verme pulmonar.

Local de predileção. Pulmão.

Filo. Nematoda.

Classe. Secernentea.

Superfamília. Metastrongyloidea.

Descrição. Os vermes machos medem cerca de 4 a 5 cm e as fêmeas, até 9 cm de comprimento. No macho, a bolsa é pequena; as espículas apresentam uma região cilíndrica proximal unida, distintamente, a uma região lanceolada distal. O gubernáculo tem uma estrutura complexa, com a parte posterior contendo duas estruturas pontiagudas em forma de bota. Na fêmea, a vulva é protegida por uma expansão da cutícula em forma de sino.

Hospedeiros definitivos. Ovinos, caprinos, cervídeos e pequenos ruminantes selvagens.

Hospedeiros intermediários. Caramujos (*Helicella, Helix, Theba, Cepaea, Monacha*).

Distribuição geográfica. Cosmopolita.

Echinococcus granulosus

Para mais detalhes, ver seção Parasitas do fígado.

Parasitas do fígado

Fascioloides magna

Nome comum. Grande trematódeo hepático americano.

Locais de predileção. Fígado e ductos biliares.

Filo. Platyhelminthes.

Classe. Trematoda.

Família. Fasciolidae.

Descrição. Os trematódeos são grandes, espessos e medem até 10 cm × 2,5 cm. Eles são ovais e apresentam extremidade posterior arredondada. Não possuem cone anterior e, quando vivos, têm cor de carne (ver Figura 1.72). Em cervídeos, o adulto de *F. magna* é notado em cistos que se comunicam com os ductos biliares.

Descrição microscópica. Os ovos são grandes, operculados, medem 109 a 168 μm × 75 a 96 μm e têm um apêndice protoplasmático no polo oposto ao opérculo.

Hospedeiros definitivos. Cervídeos (em especial, veado de cauda branca), bovinos, ovinos, caprinos, suínos, equinos, lhamas.

Hospedeiros intermediários. Diversos caramujos de água doce: *Fossaria* spp., *Lymnaea* spp., *Stagnicola* spp.

Distribuição geográfica. Encontrada principalmente na América do Norte, no centro, leste e sudoeste da Europa, América do Sul e México.

Patogênese. Em cervídeos (e bovinos) os trematódeos, com frequência, são encapsulados em cistos fibrosos de parede fina, no parênquima hepático, e sua migração limitada resulta em baixa patogenicidade.

Sinais clínicos. Em cervídeos e bovinos os parasitas podem causar lesão hepática ao alcançar o fígado, mas os trematódeos são rapidamente encapsulados pela reação do hospedeiro e os sinais clínicos são mínimos.

Diagnóstico. Baseia-se, principalmente, nos sinais clínicos. Em geral, no exame pós-morte notam-se cistos e grandes trematódeos. O exame de fezes à busca de ovos de trematódeos é um procedimento auxiliar de diagnóstico.

Patologia. Em cervídeos, são vistos cistos fibrosos de parede fina encapsulados no parênquima hepático.

Epidemiologia. Os diversos caramujos, hospedeiros intermediários, tendem a se instalar em água semipermanente estagnada que contém grande quantidade de vegetação morta ou seca, áreas pantanosas ou charcos e córregos. *Fascioloides magna* é nativa na América do Norte; é encontrada no Canadá e na região dos Grandes Lagos, onde o veado de cauda branca e o alce são comumente infectados.

Tratamento. Em bovinos e ovinos, os trematodicidas comumente utilizados, como triclabendazol, clozantel, closulon e albendazol, são efetivos. *F. magna* adulta é suscetível à oxiclozanida.

Controle. A eliminação de caramujos, hospedeiros intermediários, é difícil em razão de seus variados hábitats.

Nota. *Fascioloides magna* é um parasita primariamente de cervídeos (Cervidae) e comumente encontrado em veados de cauda branca e alces (*Alces alces, Alces americanus*).

Fasciola hepatica

Nome comum. Trematódeo de fígado.

Local de predileção. Fígado.

Filo. Platyhelminthes.

Classe. Trematoda.

Família. Fasciolidae.

Descrição. O trematódeo adulto é cinza-amarronzado, em forma de folha (mais largo na parte anterior do que na posterior) e mede cerca de 2,5 a 3,5 cm de comprimento e 1,0 cm de largura (ver Figura 1.70A). A extremidade anterior é cônica e marcada por espáduas distintas no corpo. O tegumento é recoberto com espinhos que se projetam para trás. É possível notar, facilmente, ventosas oral e ventral situadas na altura das espáduas. O ceco possui várias ramificações e se estende, em direção posterior, por uma distância considerável. Os testículos e o ovário são multirramificados. O útero situa-se anteriormente aos testículos. O cirro é bem desenvolvido. Quando o trematódeo imaturo alcança o fígado ele mede 1,0 a 2,0 mm de comprimento e apresenta forma de lanceta.

Hospedeiros definitivos. Ovinos, bovinos, caprinos, equinos, cervídeos, humanos e outros mamíferos.

Hospedeiros intermediários. Caramujos do gênero *Galba* (*Lymnaea*). O mais comum, *Galba* (sin. *Lymnaea*) *truncatula*, é um caramujo anfíbio com ampla distribuição por todo o mundo.

Distribuição geográfica. Cosmopolita.

Fasciola gigantica

Nome comum. Grande trematódeo hepático tropical.

Local de predileção. Fígado.

Filo. Platyhelminthes.

Classe. Trematoda.

Família. Fasciolidae;

Descrição. O trematódeo adulto é maior que *F. hepatica*, seu corpo é mais transparente e pode medir 7,5 cm de comprimento e 1,5 cm de largura (ver Figura 1.70B). Sua forma é mais parecida com folha, a extremidade anterior, cônica, é muito curta e as espáduas características de *F. hepatica* são pouco perceptíveis.

Hospedeiros definitivos. Bovinos, búfalos, ovinos, caprinos, suínos, camelos, cervídeos, humanos.

Hospedeiros intermediários. Caramujos do gênero *Galba* (*Lymnaea*); no sul da Europa é *L. auricularia*, que também é uma importante espécie no sul dos EUA, no Oriente Médio e em Ilhas do Pacífico.

Distribuição geográfica. África, Ásia, Europa, EUA.

Dicrocoelium dendriticum

Sinônimo. *Dicrocoelium lanceolatum*.

Nome comum. Pequeno trematódeo lanceolado.

Local de predileção. Fígado.

Filo. Platyhelminthes.

Classe. Trematoda.

Família. Dicrocoeliidae.

Descrição. Os trematódeos adultos, que medem 6 a 12 mm de comprimento e 1,5 a 2,5 mm de largura, são distintamente lanceolados e semitransparentes/translúcidos, possibilitando a fácil visualização dos órgãos internos (ver Figura 1.74). Apresentam forma quase simétrica e sua cutícula é lisa. A ventosa bucal é menor que a ventosa ventral e situam-se bem próximas. O intestino é simples, consiste em dois ramos e parece um diapasão. Posterior à ventosa ventral situam-se os testículos lobados, um depois do outro, com o ovário posicionado posteriormente. Em geral, o útero é marrom-escuro e enrolado, preenchendo o espaço atrás da glândula genital. O cirro é pequeno. Não há espinhos na cutícula (como acontece em *Fasciola*).

Hospedeiros definitivos. Ovinos, caprinos, bovinos, cervídeos, coelhos e, ocasionalmente, equinos e suínos.

Hospedeiros intermediários. São necessários dois hospedeiros:

- Caramujos terrestres de diversos gêneros, principalmente *Cionella lubrica*, na América do Norte, e *Zebrina detrita*, na Europa. Há relato de cerca de outras 29 espécies que atuam como primeiro hospedeiro intermediário dos gêneros *Abida*, *Theba*, *Helicella* e *Xerophila*.
- Formigas marrons do gênero *Formica*, com frequência *F. fusca*.

Distribuição geográfica. Cosmopolita, exceto na África do Sul e na Austrália. Na Europa, a prevalência é alta, mas nas Ilhas Britânicas a prevalência é baixa, sendo limitado a pequenos focos distribuídos por estas ilhas.

Dicrocoelium hospes

Local de predileção. Fígado.

Filo. Platyhelminthes.

Classe. Trematoda.

Família. Dicrocoeliidae.

Hospedeiros. Bovinos e cervídeos.

Distribuição geográfica. Partes da África.

Nota. Os detalhes são praticamente os mesmos mencionados para *D. dendriticum*.

Stilesia hepatica

Locais de predileção. Ductos biliares.

Filo. Platyhelminthes.

Classe. Cestoda.

Família. Anoplocephalidae.

Descrição. Os cestódios adultos medem 20 a 50 cm de comprimento e 2 a 3 mm de largura. O "pescoço" é estreito e o escólex é grande, com ventosas proeminentes. Os órgãos genitais são individuais e a abertura dos poros se alterna de modo irregular. Há 10 a 12 testículos na lateral do dorso, até o canal ventral. As proglotes são curtas.

Hospedeiros definitivos. Ovinos, cervídeos e outros ruminantes.

Hospedeiro intermediário. É provável que o hospedeiro intermediário seja um ácaro oribatídeo.

Distribuição geográfica. África e Ásia.

Para mais detalhes sobre essas espécies, ver Capítulos 8 e 9.

Taenia hydatigena

Sinônimos. *Taenia marginata, Cysticercus tenuicollis.*

Locais de predileção. Cavidade abdominal, fígado (hospedeiros intermediários); intestino delgado (hospedeiros definitivos).

Filo. Platyhelminthes.

Classe. Cestoda.

Família. Taeniidae.

Descrição. Os metacestódios maduros (*Cysticercus tenuicollis*) medem cerca de 5 a 8 cm de diâmetro e possuem um único escólex invaginado (hidatígero), com colo longo.

Hospedeiros definitivos. Cães, raposas, doninhas, arminhos, gambás, lobos, hienas.

Hospedeiros intermediários. Ovinos, bovinos, cervídeos, suínos, equinos.

Echinococcus granulosus

Nomes comuns. Cestódio anão de cão, hidatidose.

Locais de predileção. Principalmente fígado e pulmões (hospedeiros intermediários); intestino delgado (hospedeiros definitivos).

Filo. Platyhelminthes.

Classe. Cestoda.

Família. Taeniidae.

Descrição. Os cistos hidáticos são grandes vesículas preenchidas com líquido, de 5 a 10 cm de diâmetro; apresentam cutícula espessa concentricamente laminada e uma camada germinativa interna (ver Figuras 9.44 e 9.45).

Hospedeiros definitivos. Cães e diversos canídeos selvagens.

Hospedeiros intermediários. Ruminantes domésticos e selvagens, cervídeos, humanos e primatas, suínos e lagomorfos; equinos e asininos são resistentes.

Distribuição geográfica. Cosmopolita.

Para mais detalhes sobre essas espécies, ver Capítulo 9.

Parasitas do sistema circulatório

Babesia bovis

Sinônimo. *Babesia argentina.*

Local de predileção. Sangue.

Filo. Apicomplexa.

Classe. Aconoidasida.

Família. Babesiidae.

Descrição. *Babesia bovis* é um pequeno microrganismo pleomórfico, tipicamente identificado como um corpúsculo individual, na forma de pequenos corpúsculos arredondados ou de corpúsculos piriformes unidos em pares, em um ângulo obtuso, no centro do eritrócito (hemácia) maduro. As formas redondas medem 1 a 1,5 μm e o tamanho dos corpúsculos piriformes é 1,5 × 2,4 μm. Formas de anel de sinete vacuolizadas são especialmente comuns.

Hospedeiros. Bovinos, búfalos, cervídeos (corças, veados-vermelhos).

Distribuição geográfica. Austrália, África, América do Sul, América Central, Ásia e sul da Europa.

Para mais detalhes, ver Capítulo 8.

Babesia jakimovae

Local de predileção. Sangue.

Filo. Apicomplexa.

Classe. Aconoidasida.

Família. Babesiidae.

Descrição. *Babesia jakimovae* é redonda ou piriforme e mede 2,6 × 1,5 μm.

Hospedeiros. Bovinos, cervídeos (corças, alces, renas).

Distribuição geográfica. Norte da Europa (Sibéria).

Theileria cervi

Sinônimo. *Theileria tarandi.*

Locais de predileção. Sangue, linfonodos.

Filo. Apicomplexa.

Classe. Aconoidasida.

Família. Theileriidae.

Hospedeiros. Gamo, veado-vermelho, cerdo sika, veado de cauda branca, rena.

Nota. Há pouca informação disponível sobre esta espécie.

Anaplasma marginale

Local de predileção. Sangue.

Reino. Bacteria.

Filo. Proteobacteria.

Classe. Alphaproteobacteria.

Ordem. Rickettsiales.

Família. Anaplasmataceae.

Descrição. Em esfregaços sanguíneos corados com Giemsa *A. marginale* é visto como pequeno "corpúsculo de inclusão" redondo vermelho-escuro, com cerca de 0,3 a 1,0 μm, no interior do eritrócito (ver Figura 8.39). Com frequência, há apenas um microrganismo no eritrócito e, tipicamente, se encontra aderido à margem celular; no entanto, essas duas características nem sempre são vistas.

Hospedeiros. Bovinos, ruminantes selvagens.

Distribuição geográfica. África, sul da Europa, Austrália, América do Sul, Ásia, ex-União Soviética e EUA.

Anaplasma centrale

Local de predileção. Sangue.

Reino. Bacteria.

Filo. Proteobacteria.

Classe. Alphaproteobacteria.

Ordem. Rickettsiales.

Família. Anaplasmataceae.

Descrição. Como mencionado para *A. marginale*, exceto que *Anaplasma centrale* é comumente encontrada no centro do eritrócito.

Hospedeiros. Bovinos, cervídeos, ruminantes selvagens e, às vezes, ovinos; pode atuar como reservatório de infecção.

Distribuição geográfica. África, sul da Europa, Austrália, América do Sul, Ásia, ex-União Soviética e EUA.

Para mais detalhes sobre esta espécie, ver Capítulo 8.

Parasitas do sistema nervoso

Elaphostrongylus cervis

Sinônimo. *Elaphostrongylus rangiferi.*

Locais de predileção. Tecido conjuntivo, sistema nervoso central (SNC).

Filo. Nematoda.

Classe. Secernentea.

Superfamília. Metastrongyloidea.

Descrição. Os vermes adultos são longos e delgados. Os machos medem até 40 mm e as fêmeas, até 60 mm de comprimento. As larvas de 1º estágio possuem um espinho dorsal na cauda e medem 395 a 440 μm de comprimento.

Hospedeiros definitivos. Veado-vermelho (*Cervus elaphus*), corça (*Capreolus capreolus*), cervo sika (*Cervus nippon*).

Hospedeiros intermediários. Diversas lesmas e caramujos terrestres e de água doce.

Ciclo evolutivo. As fêmeas depositam os ovos que eclodem no local ou são levados aos pulmões via corrente sanguínea e, então, eclodem. As larvas migram pelos pulmões e alcançam as vias respiratórias e, então, são deglutidas e excretadas nas fezes. As larvas podem sobreviver no ambiente por até 2 anos, antes de infectarem um molusco, hospedeiro intermediário. Os parasitas se desenvolvem de larvas de 2º estágio para larvas de 3º estágio, infectante, no molusco, dentro de 27 a 50 dias e podem manter sua capacidade infectante por até outros 2 anos. Os cervídeos se infectam quando ingerem caramujos contendo estas larvas infectantes. Após a ingestão, as larvas escavam a parede intestinal e migram para o seu sítio tecidual final, ao mesmo tempo que se desenvolvem em vermes adultos. O período pré-patente é de cerca de 112 dias.

Distribuição geográfica. *Elaphostrongylus cervi* é encontrado na maioria dos países do norte e do centro da Europa, bem como na Comunidade dos Estados Independentes (CIS). Também é encontrado na Nova Zelândia.

Patogênese. A gravidade da doença clínica é muito influenciada pelo grau de infecção e pela localização do parasita no corpo. Em geral, infecções brandas são subclínicas. São descritas três síndromes clínicas:

- Doença aguda, caracterizada por paralisia dos membros posteriores e, às vezes, cegueira resultante de lesão no SNC
- Doença crônica, resultante de lesão no tecido conjuntivo
- Pneumonia verminótica, em decorrência da migração larvária.

Ademais, podem ocorrer perdas econômicas em razão da aparência, da depreciação ou da condenação da carcaça.

Sinais clínicos. A maior parte das infecções é inaparente. Os sinais clínicos incluem intolerância ao exercício, incoordenação dos membros posteriores e distúrbios nervosos.

Diagnóstico. O diagnóstico se baseia no achado de larvas infectantes nas fezes, utilizando-se o método de Baermann. As larvas de 1º estágio possuem um espinho dorsal característico na cauda; parecem muito com as larvas do protostrongilídeo *Muellerius* spp., que infesta bovinos.

Patologia. É mais provável que se encontrem lesões de tecido conjuntivo nos músculos do pescoço, das espáduas, dos flancos e do lombo. Estas lesões consistem em manchas esverdeadas nas bainhas faciais e em granulomas crônicos com vermes degenerados encapsulados. É possível notar lesões semelhantes nos linfonodos regionais. É mais provável a detecção de vermes associados a lesões do SNC nos espaços subdural e subaracnóideo. As lesões pulmonares consistem em pneumonia intersticial difusa com enfisema focal e consolidação.

Epidemiologia. Este parasita infecta diversas espécies de cervídeos e, em geral, a prevalência da infecção é alta tanto em cervídeos selvagens quanto naqueles criados em fazenda.

Tratamento e controle. Relata-se que a administração de fembendazol durante 3 dias consecutivos é efetiva. O controle é difícil devido à natureza onipresente dos hospedeiros intermediários.

Parelaphostrongylus tenuis

Sinônimos. *Odocoileostrongylus tenuis, Elaphostrongylus tenuis.*

Nomes comuns. Nematodiose cerebroespinal, verme da meninge, enfermidade do alce, doença do alce.

Locais de predileção. Veias e seios venosos das meninges cranianas, SNC.

Filo. Nematoda

Classe. Secernentea

Superfamília. Metastrongiloidea.

Descrição. Os vermes adultos são longos e filiformes; os machos medem até 40 mm e as fêmeas, até cerca de 90 mm de comprimento. As larvas de 1º estágio possuem um espinho dorsal na cauda e medem cerca de 350 μm.

Hospedeiros definitivos. Veado de cauda branca (*Odocoielus virginianus*) é o principal hospedeiro, porém alce (*Alces alces*), uapiti (*Cervus canadensis*) e outras espécies de cervídeos, lhama, guanaco, alpaca e camelo podem ser infectados. Há raros relatos de infecção causada por *Parelaphostrongylus tenuis* em ovinos e caprinos.

Hospedeiros intermediários. Caramujos e lesmas.

Ciclo evolutivo. Os ovos não embrionados são liberados na corrente sanguínea e alcançam os pulmões, onde se alojam em capilares e completam seu desenvolvimento até L_1 antes de alcançarem os alvéolos, de onde as larvas são expelidas durante a tosse, deglutidas e excretadas nas fezes. Para se desenvolverem precisam penetrar ou ser ingeridas por um caramujo ou uma lesma. No pé do caramujo as larvas se desenvolvem até larvas de 2º estágio e larvas de 3º estágio infectantes. Os cervídeos se infectam quando ingerem acidentalmente caramujos ou lesmas contendo estas larvas infectantes. Após a ingestão, as larvas escavam a parede intestinal e migram até o SNC por meio de nervos espinais e medula espinal, ao mesmo tempo que se desenvolvem em vermes adultos. O período pré-patente é de cerca de 82 a 137 dias.

Patogênese. No veado de cauda branca o parasita provoca discreto efeito clínico, mas em outros cervídeos e camelídeos (e em ovinos e caprinos) pode causar sintomas neurológicos debilitantes; na América do Norte é o agente etiológico da "enfermidade do alce". Lhamas e suas espécies aparentadas são suscetíveis a *P. tenuis*.

Sinais clínicos. Os sinais de infecção são raros em veado de cauda branca. Alce infectado pode manifestar cambaleio, paraparesia, torcicolo, andar em círculos, cegueira, ataxia, paresia, dificuldade para ficar em pé, perda de peso e morte. No veado-vermelho (uapiti) nota-se doença neurológica progressiva e morte.

Diagnóstico. O diagnóstico se baseia no achado de vermes adultos no SNC. *Parelaphostrongylus tenuis* normalmente não se desenvolve até o estágio adulto em hospedeiros atípicos e, neste caso, não se constatam larvas nas fezes.

Epidemiologia. *Parelaphostrongylus tenuis* é um parasita comum de veados de cauda branca, na América do Norte. Alces são infectados quando compartilham a mesma área onde vivem estes veados.

Tratamento e controle. Não praticável. Sempre que possível, nas transferências nacionais e internacionais de cervídeos deve-se adotar manejo rigoroso.

Parasitas do sistema reprodutor/urogenital

Não há relato de parasitas de importância veterinária.

Parasitas do sistema locomotor

Taenia ovis

Sinônimos. *Taenia cervi, Taenia krabbei, Taenia hyenae, Cysticercus ovis, Cysticercus cervis, Cysticercus tarandi, Cysticercus dromedarii, Cysticercus cameli.*

Locais de predileção. Intestino delgado (hospedeiros definitivos), músculo (hospedeiros intermediários).

Filo. Platyhelminthes.

Classe. Cestoda.

Família. Taeniidae.

Descrição. O cisticerco encontra-se no interior de um pequeno cisto que mede cerca de 4 mm, ou menos, de comprimento.

Hospedeiros definitivos. Cães, raposas, carnívoros selvagens.

Hospedeiros intermediários. Ovinos, caprinos (*Cysticercus ovis*); cervídeos (*Cysticercus cervi*); rena (*Cysticercus tarandi*); camelo (*Cysticercus dromedarii, Cysticercus cameli*).

Ciclo evolutivo. Os canídeos selvagens são infectados após a ingestão de cisticerco presente no hospedeiro intermediário. O hospedeiro intermediário é infectado após a ingestão de ovos de tênias, os quais oclodem no intestino.

Distribuição geográfica. Cosmopolita.

Patogênese. Os cisticercos podem ocasionar perdas econômicas em razão da condenação da carcaça durante a inspeção de carne.

Sinais clínicos. Em geral, os hospedeiros intermediários infectados não manifestam sinais clínicos de doença.

Diagnóstico. O diagnóstico se baseia na detecção de cistos no exame pós-morte.

Patologia. No exame macroscópico notam-se cisticercos brancos ovoides, maduros, em músculo, coração, pulmão, fígado e cérebro.

Epidemiologia. Os cervídeos são infectados durante o pastejo de forragens contaminadas com fezes de carnívoros contendo ovos de tênia.

Tratamento e controle. Controle não é praticável.

Nota. A nomenclatura correta do estágio de hospedeiro intermediário é "estágio de metacestódio de *Taenia ovis*", mais do que "*Cysticercus ovis*". Atualmente, considera-se que *Taenia cervi*, encontrada principalmente em veado-vermelho e corça, e *Taenia krabbei*, constatada principalmente em rena, são sinônimos de *T. ovis* e que são uma mesma espécie, presente em diferentes hospedeiros.

Sarcocistose

Há relato de diversas espécies de *Sarcocystis* em cervídeos (Tabela 14.7). A descrição das espécies está além do escopo deste livro. Em bovinos e ovinos as infecções são diagnosticadas apenas durante o exame pós-morte ou no exame histológico, no qual encontram-se sarcocistos no músculo (Figura 14.1).

Tabela 14.7 Espécies de *Sarcocystis* encontradas em cervídeos.

Espécie	Cervídeo(s) hospedeiro(s)	Hospedeiros definitivos	Distribuição
Sarcocystis cervicanis	Veado-vermelho (*Cervus elaphus*)	Cão	Europa
Sarcocystis grueneri	Veado-vermelho (*Cervus elaphus*), rena (*Rangifer tarandus*)	Cão, raposa (*Vulpes vulpes*), coiote (*Canis latrans*)	Eurásia
Sarcocystis wapiti	Veado-vermelho (*Cervus elaphus*), corça (*Capreolus capreolus*)	Cão, coiote (*Canis latrans*)	América do Norte
Sarcocystis sybillensis	Veado-vermelho (*Cervus elaphus*), corça (*Capreolus capreolus*)	Cão	América do Norte
Sarcocystis hofmani	Veado-vermelho (*Cervus elaphus*), corça (*Capreolus capreolus*), gamo (*Dama dama*), cervo sika (*Cervus nippon*)	Cão, cão-guaxinim (*Nyctereutes procyanoides*)	Eurásia
Sarcocystis capreolicanis	Corça (*Capreolus capreolus*)	Cão, raposa (*Vulpes vulpes*)	Europa
Sarcocystis gracilis	Corça (*Capreolus capreolus*)	Cão, raposa (*Vulpes vulpes*)	Eurásia
Sarcocystis rangi	Rena (*Rangifer tarandus*)	Cão	Europa
Sarcocystis tarandivulpis	Rena (*Rangifer tarandus*)	Cão, raposa (*Vulpes vulpes*), cão-guaxinim (*Nyctereutes procyanoides*)	Europa
Sarcocystis tarandi	Rena (*Rangifer tarandus*)	Desconhecido	Europa
Sarcocystis rangiferi	Rena (*Rangifer tarandus*)	Desconhecido	Europa
Sarcocystis alceslatranis	Alce (*Alces alces*)	Cão, coiote (*Canis latrans*)	América do Norte, Europa
Sarcocystis jorrini	Gamo (*Dama dama*)		Europa

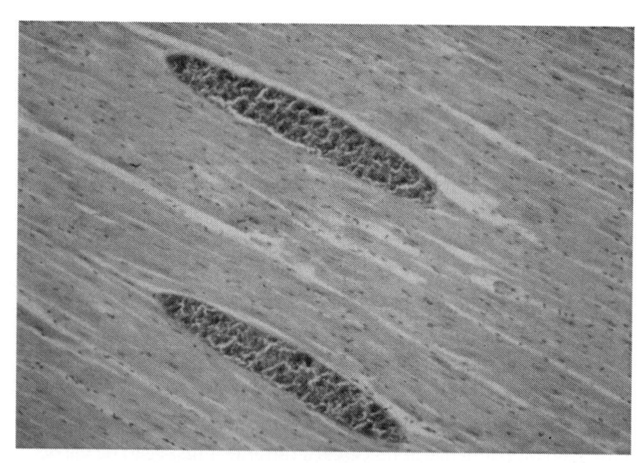

Figura 14.1 Sarcocistos no músculo cardíaco de um veado-vermelho (*Cervus elaphus*). (Esta figura encontra-se reproduzida em cores no Encarte.).

Parasitas do tecido conjuntivo

Elaeophora schneideri

Nomes comuns. Dermatose filariana, "úlcera da cabeça".

Locais de predileção. Vasos sanguíneos.

Filo. Nematoda.

Classe. Secernentea.

Superfamília. Filarioidea.

Descrição. Vermes delgados; os machos medem cerca de 5 a 8 e as fêmeas, até 12 cm de comprimento, com esôfago muito longo. A cauda do macho é espiralada e as espículas são longas, delgadas e desiguais.

Hospedeiros definitivos. Ovinos, caprinos, cervídeos (alce, alce americano, veado-mula).

Hospedeiros intermediários. Moscas tabanídeas.

Distribuição geográfica. Oeste e sul dos EUA.

Patogênese. Acredita-se que os hospedeiros naturais de *E. schneideri* sejam cervídeos, nos quais a infecção é assintomática.

Para mais detalhes, ver Capítulo 9.

Hypoderma diana

Nome comum. Mosca-do-berne.

Local de predileção. Tecido subcutâneo.

Classe. Insecta.

Família. Oestridae.

Descrição dos adultos. As fêmeas adultas de *Hypoderma diana* medem cerca de 15 mm de comprimento e se assemelham a abelhas; o abdome é coberto com pelos amarelo-alaranjados, com uma ampla faixa de pelos pretos em torno do meio. Os adultos não possuem peças bucais funcionais.

Descrição das larvas. As larvas maduras são robustas, às vezes em forma de barril, afinando-se na parte anterior. Quando maduras, medem 25 a 30 mm de comprimento e maioria dos segmentos possuem espinhos curtos. As larvas apresentam coloração branco-sujo quando recém-emergidas do hospedeiro, mas rapidamente tornam-se marrom-escuras. A pupa é quase preta. As larvas são relativamente hospedeiro-específicas e vivem como parasitas subcutâneos de cervídeos.

Hospedeiros. Cervídeos; ocasionalmente, equinos e ovinos.

Distribuição geográfica. Hemisfério norte.

Patogênese. A mosca é mais ativa nos meses de maio e junho, mas não é considerada causa de "irritação" em cervídeos. As larvas maduras se instalam no tecido subcutâneo, ao longo do dorso, e ocorre dano do couro com perfurações lineares.

Sinais clínicos. Exceto a baixa taxa de crescimento notada nas infestações maciças, os hospedeiros não manifestam sintomas até que as larvas surjam no dorso, quando as tumefações podem ser vistas e sentidas. Em geral, a migração das larvas não é clinicamente perceptível, porém infestações maciças podem reduzir a taxa de crescimento. Ocasionalmente, a pressão das larvas na medula espinal pode causar paralisia. Quando as larvas alcançam a pele do dorso do animal desenvolvem-se tumefações grandes, moles e doloridas, com até 3 mm de diâmetro. As larvas se instalam em cistos contendo líquido purulento amarelo.

Diagnóstico. A presença da larva no tecido subcutâneo do dorso de cervídeos possibilita o diagnóstico de mosca-do-berne. Também, no verão encontram-se ovos nos pelos dos animais.

Patologia. Os bernes ocasionam marcante inflamação tecidual. A resposta celular é predominantemente eosinofílica e linfocítica. A presença da larva também induz a formação de uma espessa cavidade revestida por tecido conjuntivo, ao redor da larva, preenchida com células inflamatórias, em especial eosinófilos.

Epidemiologia. *Hypoderma diana* é encontrada em uma ampla variedade de hábitats, por todo o território onde vivem os seus hospedeiros. Encontra-se disseminada por toda a Europa e Ásia, a partir de latitude de 30° a 60° N, vivendo em diferentes áreas ecológicas, como florestas de coníferas decíduas mistas, estepes arborizadas e áreas pantanosas. A mosca adulta é mais ativa nos meses de maio e junho, em especial em dias ensolarados quentes. Os principais fatores que influenciam o voo e a postura de ovos das moscas são o ar ambiente e a luminosidade, por isso são mais ativas no meio do dia. À semelhança do que acontece em outras espécies, o grau e a prevalência de parasitismo é maior em animais mais jovens, possivelmente porque os adultos adquiriram resistência após repetidos contatos com o parasita. Em geral, o grau de parasitismo em cervídeos machos é maior do que em fêmeas e em animais castrados.

Tratamento. À semelhança do mencionado para outras espécies, *H. diana* é muito sensível aos inseticidas organofosforados sistemicamente ativos e às lactonas macrocíclicas ivermectina, doramectina, eprinomectina e moxidectina.

Controle. Em cervídeos criados em fazenda pode-se implantar um programa de controle, com tratamento regular com base na dinâmica das populações locais de *Hypoderma*. É possível dar alguma proteção aos animais mantendo-os em curral, abrigos ou áreas sombreadas, de modo a reduzir o risco de infestação quando as moscas são ativas.

É mais difícil implementar medidas de controle efetivas contra doenças em cervídeos selvagens e semisselvagens. Neste caso, é importante que qualquer tentativa de controle parasitário não contamine o ambiente onde o animal vive. No caso de cervídeos de vida livre que não podem ser capturados, o alimento pode ser suplementado com preparações antiparasitárias de uso oral. No entanto, deve-se ter cuidado na seleção de um alimento apropriado ao produto antiparasitário, pois ele não pode ser livremente distribuído no ambiente porque pode ser ingerido por outros animais; ademais, não é possível controlar o volume consumido.

Nota. Com o sucesso das medidas de controle de bernes em bovinos, é importante considerar que *H. diana*, embora capaz de infectar diversas espécies de cervídeos, não infecte bovinos. Em consequência disso, mesmo em áreas onde (como é comumente o caso) quase todos os cervídeos carreiam larvas infectantes, não há risco de infecção de bovinos.

Hypoderma tarandi

Sinônimo. *Oedemagena tarandi.*

Nome comum. Berne de rena.

Locais de predileção. Tecido conjuntivo subcutâneo.

Classe. Insecta.

Família. Oestridae.

Descrição. Moscas peludas grandes com abdome com pelos vermelho-amarelados. As larvas maduras de 3º estágio medem, aproximadamente, 25 mm de comprimento.

Hospedeiros. Rena, boi-almiscarado, caribu.

Distribuição geográfica. Regiões ao redor do ártico e subárticas da Europa, da Rússia Asiática e da América.

Patogênese. As moscas adultas causam irritação e as larvas recém-eclodidas podem provocar dermatite, com edema local, quando penetram a pele. No entanto, a principal importância deste gênero é econômica, em razão do dano ao couro causado pela larva L_3. Na Suécia, esta perda pode responder por 1/5 do prejuízo total dos rebanhos de renas. Na Rússia, na pele de renas tipicamente infestadas pode-se verificar até 200 perfurações causadas pelo parasita.

Sinais clínicos. Exceto a baixa taxa de crescimento notada nas infestações maciças, os hospedeiros não manifestam sintomas até que que as larvas surjam no dorso, quando as tumefações podem ser vistas e sentidas. Em geral, a migração das larvas não é clinicamente perceptível, porém infestações maciças podem reduzir a taxa de crescimento. Ocasionalmente, a pressão das larvas na medula espinal pode causar paralisia. Quando as larvas alcançam a pele do dorso do animal desenvolvem-se tumefações grandes, moles e doloridas. As larvas se instalam em cistos contendo líquido purulento amarelo. Ataques de moscas-do-berne, depositando ovos, pode causar irritação à rena. Em consequência, os animais podem lesionar a si mesmos.

Diagnóstico. A presença da larva no tecido subcutâneo do dorso de cervídeos possibilita o diagnóstico de mosca-do-berne. Também, no verão podem ser encontrados ovos nos pelos dos animais.

Patologia. Os bernes ocasionam marcante inflamação tecidual. A resposta celular é predominantemente eosinofílica e linfocítica. A presença da larva também induz a formação de uma espessa cavidade revestida por tecido conjuntivo, ao redor da larva, preenchida com células inflamatórias, em especial eosinófilos.

Epidemiologia. Filhotes de gamos e aqueles de 1 ano de idade são mais infestados pelo parasita, o qual ocasiona grandes tumefações edematosas. Estas tumefações podem supurar e atrair moscas-varejeiras que, então, depositam ovos nas feridas.

Tratamento. A administração injetável de ivermectina, doramectina, eprinomectina ou moxidectina, entre os meses de novembro e janeiro, é muito efetiva na eliminação destes parasitas.

Controle. Em geral, nos programas de controle recomenda-se um único tratamento anual no outono, antes que as larvas alcancem o dorso e perfurem o couro do animal.

Nota. A distribuição geográfica é limitada, mas esta parasitose tem importância veterinária local.

Parasitas do tegumento

Besnoitia tarandi

Locais de predileção. Pele, conjuntiva.

Filo. Apicomplexa.

Classe. Conoidasida.

Família. Sarcocystiidae.

Hospedeiro definitivo. Desconhecido.

Hospedeiros intermediários. Rena, caribu.

Distribuição geográfica. Regiões árticas da Europa e da América.

ECTOPARASITAS

Piolhos

Com frequência, nota-se infestação de cervídeos por piolhos. Descrições detalhadas de todas as espécies de piolhos possíveis de serem encontradas em cervídeos, em todo o mundo, está além do escopo deste livro. Algumas das espécies que podem ser mais comumente encontradas estão listadas na Tabela 14.8.

Em geral, o tratamento com inseticidas, como carbarila, cipermetrina, deltametrina, diazinon, lindano e malation, é efetivo no controle de piolhos em cervídeos. É possível utilizar sacos de inseticida em pó ou "esfregadores de dorso" como pontos onde os cervídeos e outros animais ungulados se esfregam e adquirem a dose do produto. Como as populações de piolhos na maioria dos ungulados que vivem em regiões de clima temperado aumentam durante os meses mais frios, o ideal é administrar a elas inseticidas nos meses de outono/inverno.

Tabela 14.8 Piolhos de cervídeos.

Piolhos	Família	Hospedeiro(s)	Região
Solenopotes tarandi	Linognathidae	Rena, caribu (*Rangifer tarandus*)	Eurásia, América do Norte
Solenopotes binipilosus	Linognathidae	Veado de cauda branca, veado de cauda preta, veado-mula (*Odocoileus* spp.)	América do Norte, América Central e América do Sul
Solenopotes burmeisteri	Linognathidae	Alce (*Cervus canadensis*)	Eurásia
Solenopotes burmeisteri	Linognathidae	Veado-vermelho (*Cervus elaphus*), Cervo sika (*Cervus nippon*)	Eurásia
Solenopotes capreoli	Linognathidae	Corça (*Cepreolus capreolus*)	Eurásia
Solenopotes ferrisi	Linognathidae	Veado de cauda preta (*Odocoileus* spp.)	América do Norte
Solenopotes muntiacus	Linognathidae	Muntjac (*Muntiacus reevsi*)	Sul da Ásia
Bovicola forficula	Trichodectidae	Muntjac (*Muntiacus muntjak*)	Ásia
Bovicola longicornis	Trichodectidae	Veado-vermelho (*Cervus elaphus*)	Europa
Bovicola maai	Trichodectidae	Cervo sika (*Cervus nippon*)	Eurásia
Bovicola meyeri	Trichodectidae	Corça (*Capreolus capreolus*)	Eurásia
Bovicola tibialis	Trichodectidae	Gamo (*Dama dama*)	Europa
Tricholipeurus indicus	Philopteridae	Muntjac (*Muntiacus reevsi*)	Ásia

Em geral, as avermectinas são menos efetivas contra piolhos-mastigadores, mas podem ser efetivas contra piolhos-sugadores. Animais destinados à reposição em rebanhos já estabelecidos devem ser mantidos em quarentena e, quando necessário, tratados.

Ácaros

Sarcoptes scabiei

Local de predileção. Pele.

Classe. Arachnida.

Subclasse. Acari.

Ordem. Astgmata (Sarcoptiformes).

Família. Sarcoptidae.

Hospedeiros. Veado-vermelho, corça, alce, rena.

Para mais detalhes, ver Capítulos 3 e 11.

Diversos ectoparasitas não obrigatórios são encontrados em cervídeos e são mostrados em *checklists* de hospedeiro-parasita, no final deste capítulo. No Capítulo 17 há descrições mais detalhadas destes parasitas.

CAMELOS

ENDOPARASITAS

■ Parasitas do sistema digestório

Gongylonema pulchrum

Nome comum. Verme do esôfago.

Locais de predileção. Esôfago, rúmen.

Filo. Nematoda.

Classe. Secernentea.

Superfamília. Spiruroidea.

Descrição. É um verme longo, esbranquiçado e delgado; os machos medem cerca de 5,0 cm e as fêmeas, até 14,0 cm de comprimento. As asas cervicais, assimétricas, são proeminentes e a extremidade anterior apresenta fileiras longitudinais de placas cuticulares. A cauda do macho tem abas assimétricas, com 10 pares de papilas. A espícula esquerda é longa e delgada, enquanto a espícula direita é curta e robusta. O macho possui gubernáculo.

Hospedeiros definitivos. Ovinos, caprinos, bovinos, suínos, búfalos, equinos, asininos, cervídeos, camelos, camelídeos, humanos.

Hospedeiros intermediários. Besouros coprófagos, baratas.

Distribuição geográfica. É provável que seja cosmopolita.

Para mais detalhes, ver Capítulo 9.

Gongylonema verrucosum

Nome comum. Verme de rúmen e esôfago.

Locais de predileção. Rúmen, retículo, omaso.

Filo. Nematoda.

Classe. Secernentea.

Superfamília. Spiruroidea.

Descrição. Vermes longos, delgados e avermelhados, quando vivos; os machos medem cerca de 3,5 cm e as fêmeas, 7,0 a 9,5 cm de comprimento. Os vermes adultos apresentam aba cervical festonada e protuberâncias cuticulares apenas no lado esquerdo do corpo. As espículas dos machos possuem comprimentos desiguais, sendo a espícula esquerda consideravelmente mais longa do que a direita.

Hospedeiros definitivos. Bovinos, ovinos, caprinos, cervídeos, camelos.

Hospedeiros intermediários. Besouros coprófagos, baratas.

Para mais detalhes, ver Capítulo 9.

Há poucas pesquisas sobre helmintos parasitas de camelos e as informações publicadas consistem principalmente em relatos de casos e listas de helmintos relatados. Diversas das espécies relatadas estão associadas a infecções acidentais por espécies de parasitas de ruminantes domésticos e, em geral, sua relevância e patogenicidade não são conhecidas. A espécie mais importante, contra a qual se direciona o tratamento, é o verme de estômago de camelo, *Haemonchus longistipes*. Este nematódeo, sozinho ou em infecções mistas com *Trichostrongylus* spp., pode causar enfermidade debilitante, às vezes, fatal. Há informação limitada disponível sobre a eficácia de anti-helmínticos contra nematódeos gastrintestinais em camelos. Em camelos, há relato de eficácia de benzimidazóis e ivermectina, nas doses recomendadas para bovinos, contra diversas espécies de nematódeos gastrintestinais. Relata-se que a ivermectina é menos efetiva contra *Nematodirus* e *Trichuris* spp.

Tratamentos mensais de animais jovens durante a estação chuvosa podem auxiliar na redução da carga parasitária. A remoção de fezes ao redor de bebedouros, mantendo estes locais secos, também pode reduzir o número de larvas infectantes.

Abomaso

Haemonchus longistipes

Nome comum. Verme do estômago de camelo.

Local de predileção. Abomaso.

Filo. Nematoda.

Classe. Secernentea.

Superfamília. Trichostrongyloidea.

Descrição. Vermes relativamente pequenos; os machos medem 10 a 20 mm e as fêmeas, 18 a 30 mm de comprimento. As fêmeas apresentam uma aba vulvar reduzida semelhante a nó (cf. *H. contortus*, que possui uma aba vulvar linguiforme bem desenvolvida).

Hospedeiros. Camelos e ovinos.

Distribuição geográfica. África, Oriente Médio.

Patogênese e sinais clínicos. *Haemonchus longistipes* é um verme hematófago voraz; causa sintomas semelhantes àqueles de *H. contortus* em ruminantes domésticos. Relata-se que a infecção ocasiona anemia, edema, emaciação e morte.

Epidemiologia. A epidemiologia é semelhante àquela mencionada na hemoncose em ruminantes domésticos. A prevalência deste parasita varia entre as regiões e entre as estações do ano, na mesma região. Relata-se maior taxa de prevalência na estação chuvosa, com sua redução na estação seca.

Camelostrongylus mentulatus

Locais de predileção. Abomaso, intestino delgado.

Filo. Nematoda.

Classe. Secernentea.

Superfamília. Trichostrongyloidea.

Descrição. O tamanho de *Camelostrongylus mentulatus* é parecido com aquele de *Ostertagia ostertagi*. Os machos medem 6,5 a 7,5 mm e as fêmeas, 8 a 10 mm de comprimento. A bolsa possui 2 grandes lobos laterais e as espículas são estreitas, longas, denticuladas e de mesmo comprimento. Os ovos medem 75 a 85 × 40 a 50 μm.

Hospedeiros. Camelos, lhamas, ovinos, caprinos.

Distribuição geográfica. É comum no Oriente Médio e na Austrália; América do Sul.

Patogênese. Em geral, apresenta baixa patogenicidade, sendo considerado de pouca importância.

Patologia. As infecções graves podem causar hiperplasia gástrica e aumento do pH do abomaso, semelhante ao que acontece na infecção causada por *Ostertagia*.

Impalaia tuberculata

Local de predileção. Abomaso.

Filo. Nematoda.

Classe. Secernentea.

Superfamília. Trichostrongyloidea.

Descrição. Os machos medem 7 a 9 mm e as fêmeas, 14 a 18 mm de comprimento. A cutícula cervical é guarnecida com papilas. Os ovos medem cerca de 60 × 32 μm.

Hospedeiros. Ruminantes selvagens, camelos.

Distribuição geográfica. Índia.

Impalaia nudicollis

Local de predileção. Abomaso.

Filo. Nematoda.

Classe. Secernentea.

Superfamília. Trichostrongyloidea.

Descrição. Os machos medem 7,5 a 8,2 mm e as fêmeas, 14,8 a 16,7 mm de comprimento. Os machos possuem longas espículas e um gubernáculo comprido. Os ovos medem, aproximadamente, 60 × 32 μm.

Hospedeiros. Ruminantes selvagens, camelos.

Distribuição geográfica. África, Índia.

Physocephalus sexalatus

Local de predileção. Abomaso.

Filo. Nematoda.

Classe. Secernentea.

Superfamília. Spiruroidea.

Descrição. São vermes delgados pequenos; os machos medem cerca de 10 a 12 mm e as fêmeas, até 22 mm de comprimento. A parede da faringe contém um único suporte espiral. As papilas cervicais situam-se de modo assimétrico. Os ovos são pequenos, em forma de elipse alongada, têm parede espessa e medem cerca de 34 a 39 × 15 a 17 μm; quando excretados, são embrionados.

Hospedeiros definitivos. Suínos, camelos; ocasionalmente, coelhos e lebres.

Hospedeiros intermediários. Besouros coprófagos.

Nota. Relatado em dromedários, no Irã. *Physocephalus sexalatus* pode ser sinônimo de *P. cristatus*, também relatado em camelos.

Outros parasitas de bovinos, ovinos e ruminantes selvagens foram encontrados no abomaso de camelos (Tabela 14.9). Mais detalhes destas espécies podem ser vistos nos Capítulos 8 e 9.

Intestino delgado

Em geral, as espécies de nematódeos e cestódios encontradas no intestino delgado de camelos têm pouca relevância clínica e a seguir são mencionados apenas breves detalhes. Os parasitas de bovinos e ovinos encontrados no intestino delgado estão listados na Tabela 14.10 e aqueles constatados no intestino grosso são mencionados na Tabela 14.11. Detalhes adicionais sobre estes parasitas podem ser vistos nos Capítulos 8 e 9. Uma lista mais detalhada de espécies de parasitas encontradas em camelos é mostrada na *checklist* de parasitas, no final do capítulo.

Nematodirus mauritanicus

Local de predileção. Intestino delgado.

Filo. Nematoda.

Classe. Secernentea.

Superfamília. Trichostrongyloidea.

Descrição. As fêmeas medem 21 a 24 mm e os machos, 13 a 15 mm de comprimento. As espículas do macho se unem em parte de seu comprimento, com as extremidades envolvidas por uma fina membrana lanceolada.

Hospedeiros. Camelos.

Tabela 14.9 Parasitas de bovinos e ovinos encontrados no abomaso de camelos.

Espécie	(Super)família	Hospedeiros	Distribuição geográfica
Teladorsagia circumcincta	Trichostrongyloidea	Bovinos, ovinos, caprinos, cervídeos, camelos, lhamas	Cosmopolita
Ostertagia leptospicularis	Trichostrongyloidea	Cervídeos (corça), bovinos, ovinos, caprinos, camelos	Diversas partes do mundo, em especial Europa e Nova Zelândia
Haemonchus contortus	Trichostrongyloidea	Ovinos, caprinos, cervídeos, camelos, lhamas	Cosmopolita
Marshallagia marshalli	Trichostrongyloidea	Ovinos, caprinos e ruminantes selvagens	Regiões tropicais e subtropicais, incluindo sul da Europa, EUA, América do Sul, Índia e Rússia
Trichostrongylus axei	Trichostrongyloidea	Bovinos, ovinos, caprinos, cervídeos, equinos, asininos, suínos e, ocasionalmente, humanos	Cosmopolita
Parabronema skrjabini	Spiruroidea	Ovinos, caprinos, bovinos, camelos	Centro e leste da África, Ásia e alguns países do Mediterrâneo, em especial Chipre

Tabela 14.10 Parasitas de bovinos e ovinos encontrados no intestino delgado de camelos.

Espécie	(Super)família	Hospedeiros	Distribuição geográfica
Nematódeos			
Trichostrongylus longispicularis	Trichostrongyloidea	Bovinos, ovinos, caprinos, cervídeos, camelos, lhamas	Ruminantes, na Austrália, e bovinos, na América do Sul e partes da Europa
Trichostrongylus vitrinus	Trichostrongyloidea	Ovinos, caprinos, cervídeos, camelos e, ocasionalmente, suínos e humanos	Principalmente em regiões de clima temperado, em todo o mundo
Trichostrongylus colubriformis	Trichostrongyloidea	Ovinos, caprinos, bovinos, camelos e, ocasionalmente, suínos e humanos	Cosmopolita
Trichostrongylus probolorus	Trichostrongyloidea	Ovinos, camelos, humanos	?
Nematodirus spathiger	Trichostrongyloidea	Ovinos, caprinos e, ocasionalmente, bovinos e outros ruminantes	Cosmopolita, porém mais prevalente em regiões de clima temperado
Nematodirus helvetianus	Trichostrongyloidea	Bovinos e, ocasionalmente, ovinos, caprinos e outros ruminantes	
Nematodirus abnormalis	Trichostrongyloidea	Ovinos, caprinos e camelos	Europa, Ásia, América do Norte, Austrália e Rússia
Cooperia oncophora	Trichostrongyloidea	Bovinos, ovinos, caprinos e cervídeos	Cosmopolita
Cooperia surnabada (sin. *Cooperia mcmasteri*)	Trichostrongyloidea	Bovinos, ovinos, camelos	Partes da Europa, América do Norte e Austrália
Bunostomum trigonocephalum	Ancylostomatoidea	Ovinos, caprinos, camelos	Cosmopolita
Strongyloides papillosus	Rhabditoidea	Ovinos, bovinos, outros ruminantes e coelhos	Cosmopolita
Cestódios			
Moniezia benedeni	Anoplocephalidae	Bovinos, veado-vermelho, corça, camelos Hospedeiros intermediários: ácaros de forragem	Cosmopolita
Moniezia expansa	Anoplocephalidae	Ovinos, caprinos e, ocasionalmente, bovinos Hospedeiros intermediários: ácaros de forragem	Cosmopolita
Thysaniezia ovilla (sin. *Thysaniezia giardia*)	Anoplocephalidae	Bovinos, ovinos, caprinos, coelhos e ruminantes selvagens Hospedeiros intermediários: ácaros oribatídeos e piolhos psocídeos	África do Sul
Avitellina centripunctata (sin. *Avitellina woodlandi*)	Anoplocephalidae	Ovinos e outros ruminantes Hospedeiros intermediários: ácaros oribatídeos e piolhos psocídeos	Europa, África e Ásia. Disseminado em camelos, na Ásia e na África
Stilesia globipunctata	Anoplocephalidae	Ovinos, bovinos e outros ruminantes Hospedeiros intermediários: ácaros oribatídeos e piolhos psocídeos	Sul da Europa, Ásia e África

Tabela 14.11 Parasitas de bovinos e ovinos encontrados no intestino grosso de camelos.

Espécie	(Super)família	Hospedeiros	Distribuição geográfica
Oesophagostomum venulosum (sin. *Oesophagostomum virginimembrum*)	Strongyloidea	Ovinos, caprinos, cervídeos, camelos	Cosmopolita
Oesophagostomum columbianum	Strongyloidea	Ovinos, caprinos, cervídeos, camelos	Cosmopolita; mais importante em regiões tropicais e subtropicais
Chabertia ovina	Strongyloidea	Ovinos, caprinos e, ocasionalmente, cervídeos, ovinos e outros ruminantes	Cosmopolita, porém mais prevalente em regiões de clima temperado
Trichuris ovis	Trichuroidea	Ovinos, caprinos e, ocasionalmente, ovinos e outros ruminantes	Cosmopolita
Trichuris globulosa	Trichuroidea	Bovinos; ocasionalmente, ovinos, caprinos, camelos e outros ruminantes	Cosmopolita

Nematodirella dromedarii

Local de predileção. Intestino delgado.

Filo. Nematoda.

Classe. Secernentea.

Superfamília. Trichostrongyloidea.

Descrição. A parte anterior do verme é estreita e semelhante àquela de *Nematodirus*. Os machos medem 10 a 15 mm e as fêmeas, 10 a 30 mm de comprimento. As espículas, muito longas, podem medir até metade do comprimento do corpo; as espículas são do mesmo tamanho (ver Figura 1.35). Os ovos são grandes e medem cerca de 250 × 125 μm.

Hospedeiros. Dromedários.

Ciclo evolutivo. Acredita-se que seja semelhante àquele de *Nematodirus* spp. (não de *N. battus*).

Distribuição geográfica. Possivelmente, é encontrado nas regiões da Ásia e do norte da África, onde vivem os hospedeiros.

Nematodirella cameli

Local de predileção. Intestino delgado.

Filo. Nematoda.

Classe. Secernentea.

Superfamília. Trichostrongyloidea.

Descrição. Os machos medem 16 a 17 mm e as fêmeas, 21 a 25 mm de comprimento. Nos machos, as espículas são assimétricas, delgadas e muito longas, estreitamente unidas umas às outras por todo o comprimento e originando tumefações arredondadas na parte distal, a partir das quais se ramificam como projeções em forma de espinhos nas extremidades distais.

Hospedeiros. Camelos bactrianos, renas, alces.

Distribuição geográfica. Rússia e países da Comunidade dos Estados Independentes (CIS).

Stilesia vittata

Local de predileção. Intestino delgado.

Filo. Platyhelminthes.

Classe. Cestoda.

Família. Anoplocephalidae.

Descrição. O cestódio tem cerca de 18 a 23 cm de comprimento. O escólex mede 0,5 a 0,6 mm; as proglotes maduras contêm 5 a 7 testículos situados lateralmente ao canal ventral.

Hospedeiros. Camelos.

Coccídios

Eimeria bactriani

Sinônimo. *Eimeria nolleri.*

Local de predileção. Intestino delgado.

Filo. Apicomplexa.

Classe. Conoidasida.

Família. Eimeriidae.

Hospedeiro. Camelos (camelos bactrianos, dromedários).

Descrição. Os oocistos são esféricos a elipsoidais, amarelo-amarronzados pálidos, lisos e medem 21-34 × 20-28 μm; possuem um micrópilo, mas sem cápsula micropilar, e um resíduo de oocisto. Os esporocistos são esféricos ou alongados, medem 8 a 9 × 6 a 9 μm, e contêm um resíduo. No intestino delgado, os merontes medem 16 × 10 μm e contêm 20 a 24 merozoítas; os microgametócitos maduros medem 25 × 20 μm.

Ciclo evolutivo. O ciclo evolutivo é típico de coccídio, com estágios endógenos vistos no intestino delgado, embora o número de estágios de merogonia seja desconhecido. O tempo de esporulação varia de 9 a 15 dias.

Distribuição geográfica. Alemanha, Rússia e estados da ex-União Soviética.

Patogênese e sinais clínicos. Não há relato.

Diagnóstico. O diagnóstico se baseia nos sinais clínicos e na detecção de oocistos em amostras de fezes diarreicas.

Epidemiologia. Desconhecida

Tratamento e controle. Pouco se sabe sobre o tratamento, mas por analogia com outros hospedeiros, na suspeita de doença deve-se tentar o uso de uma das sulfonamidas. A prevenção se baseia no emprego de bom manejo, na prevenção de superpopulação e de estresse e em cuidados de higiene, em especial nos bebedouros, que devem ser protegidos de contaminação por fezes.

Nota. Há controvérsia sobre o nome da espécie desse microrganismo. Em alguns textos é referido como *Eimeria nolleri.*

Eimeria cameli

Locais de predileção. Intestino delgado e intestino grosso.

Filo. Apicomplexa.

Classe. Conoidasida.

Família. Eimeriidae.

Hospedeiros. Camelos (bactrianos, dromedários).

Descrição. Os oocistos são grandes, piriformes, medem 80 a 100 × 55 a 94 μm; apresentam parede marrom rugosa, um micrópilo com ou sem cápsula micropilar e não há resíduo de oocisto. Os esporocistos são alongados ou elipsoidais, com ambas as extremidades pontiagudas, medem 30-50 × 14-20 μm, não contêm corpúsculo de Stieda, porém há resíduo. Os esporozoítas apresentam forma de vírgula, situam-se ao longo do corpo, da cabeça à cauda do esporocisto, e têm um glóbulo claro na extremidade larga. No intestino delgado, os merontes gigantes medem até 350 μm e contêm muitos merozoítas.

Ciclo evolutivo. Os merontes gigantes são encontrados no intestino delgado e os gametócitos no íleo e, ocasionalmente, no ceco. O tempo de esporulação varia de 9 a 15 dias.

Distribuição geográfica. Cosmopolita.

Patogênese e sinais clínicos. As infecções podem causar enterite grave, que ocasiona perda de peso progressiva e emaciação. Nas infecções graves nota-se diarreia com fezes aquosas que, às vezes, contêm sangue. Diarreia e infecção bacteriana secundária podem agravar a enfermidade, ocasionando morte de camelos jovens.

Patologia. A presença do parasita pode causar lesões inflamatórias no intestino delgado; merontes gigantes podem ser vistos a olho nu. No exame histopatológico é possível verificar estruturas císticas contendo oocistos, na mucosa.

Epidemiologia. Camelos jovens são muito mais suscetíveis à infecção.

Tratamento e controle. Como mencionado para *E. bactriani.*

Nota. Esta espécie de *Eimeria* é a mais frequentemente encontrada em camelos, no norte da África.

Eimeria dromedarii

Local de predileção. Intestino delgado.

Filo. Apicomplexa.

Classe. Conoidasida.

Família. Eimeriidae.

Hospedeiro. Camelos (bactrianos, dromedários).

Descrição. Os oocistos são ovoides, medem 23-33 × 20-25 μm e possuem parede marrom, com uma cápsula micropilar, mas sem grânulo polar ou resíduo de oocisto (Figura 14.2). Os esporocistos são ovoides ou esféricos, medem 8-11 × 6-9 μm, sem corpúsculo de Stieda ou resíduo. Os esporozoítas apresentam forma de vírgula, com 1 ou 2 glóbulos claros.

Ciclo evolutivo. Os merontes gigantes são encontrados no intestino delgado e os gametócitos no íleo e, ocasionalmente, no ceco. O tempo de esporulação varia de 15 a 17 dias.

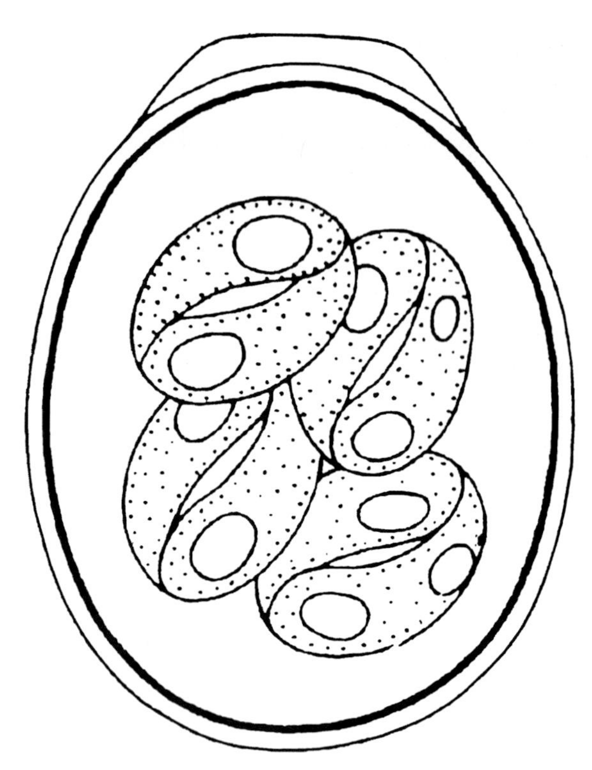

Figura 14.2 Oocisto de *Eimeria dromedarii*.

Distribuição geográfica. Cosmopolita.

Patogênese e sinais clínicos. Como mencionado para *E. cameli*.

Nota. Esta espécie é frequentemente encontrada, quase sempre junto com *E. cameli*.

Eimeria pellerdyi

Local de predileção. Desconhecido.

Filo. Apicomplexa.

Classe. Conoidasida.

Família. Eimeriidae.

Hospedeiros. Camelos (bactrianos).

Descrição. Os oocistos são ovoides ou elipsoidais, lisos, incolores, medem 22-24 × 12-14 μm; não possuem micropilo, grânulo polar, nem resíduo de oocisto. Os esporocistos são ovoides, medem 9-11 × 4-6 μm e apresentam um pequeno corpúsculo de Stieda e um resíduo. Os esporocistos apresentam forma de clava, medem 8-10 × 1-3 μm e contêm um glóbulo claro na extremidade larga.

Ciclo evolutivo. Desconhecido.

Distribuição geográfica. Desconhecida.

Patogênese e sinais clínicos. Desconhecidos.

Eimeria rajasthani

Local de predileção. Desconhecido.

Filo. Apicomplexa.

Classe. Conoidasida.

Família. Eimeriidae.

Hospedeiro. Camelos (dromedários).

Descrição. Os oocistos são elipsoidais, amarelo-esverdeados claros, medem 34-39 × 25-27 μm; possuem cápsula micropilar, mas sem grânulo polar ou resíduo de oocisto. Os esporocistos são ovoides, medem 14-15 × 8-11 μm e apresentam corpúsculo de Stieda e resíduo. Os esporozoítas são alongados, medem 10-14 × 3-4 μm e contêm 2 ou mais glóbulos claros.

Ciclo evolutivo. Desconhecido.

Distribuição geográfica. Desconhecida.

Patogênese e sinais clínicos. Desconhecidos.

Cystisospora orlovi

Sinônimo. *Isospora orlovi*.

Local de predileção. Desconhecido.

Filo. Apicomplexa.

Classe. Conoidasida.

Família. Eimeriidae.

Hospedeiro. Camelo.

Descrição. Os oocistos contêm 2 esporocistos, cada um com 4 esporozoítas. São elipsoidais, ovais, cilíndricos ou em forma de número 8, lisos, medem 27-35 × 15-20 μm, sem grânulo polar, micrópilo ou resíduo. Os esporocistos são elipsoidais, ovoides (15-20 × 13-17 μm) ou esféricos (13 a 15 μm de diâmetro), sem corpúsculo de Stieda, mas com resíduo.

Ciclo evolutivo. Desconhecido.

Distribuição geográfica. Rússia, ex-União Soviética.

Patogênese e sinais clínicos. Desconhecidos.

Nota. Outra espécie, *Isospora cameli*, foi relatada na Índia. Não está claro se estas espécies estão corretas.

Cryptosporidium parvum

Local de predileção. Intestino delgado.

Filo. Apicomplexa.

Classe. Conoidasida.

Família. Cryptosporidiidae.

Descrição. Os oocistos são ovoides ou esferoidais, medem 5,0 × 4,5 μm de tamanho (variação de 4,6-5,4 × 3,8-4,7 μm), com uma proporção comprimento/largura de 1,19.

Para mais detalhes, ver Capítulo 8.

Intestino grosso

Buxtonella sulcata

Local de predileção. Intestino grosso.

Filo. Ciliophora.

Classe. Litostomatea.

Família. Pycnotrichidae.

Descrição. O corpo é ovoide, mede 100 × 72 μm e é uniformemente ciliado, com um sulco encurvado proeminente margeado por 2 saliências, de uma extremidade à outra, com um ciatostomo na extremidade anterior e um macronúcleo oval, em forma de feijão, medindo 28 × 14 μm.

Distribuição geográfica. Cosmopolita.

Entamoeba wenyoni

Local de predileção. Intestino delgado.

Filo. Amoebozoa.

Classe. Archamoebae.

Família. Entamoebidae.

Descrição. As trofozoítas medem 12 × 9 μm, com protoplasma granular. Os cistos são esféricos, com 7 μm de diâmetro e com 8 núcleos.

Hospedeiros. Caprinos, camelos.

Distribuição geográfica. Desconhecida.

Parasitas do sistema respiratório

Cephalopina titillator

Sinônimo. *Cephalopsis titillator.*

Nome comum. Mosca-do-berne nasal de camelo.

Local de predileção. Cavidade nasal.

Classe. Insecta

Família. Oestridae

Descrição dos adultos. A mosca adulta mede 8 a 10 mm de comprimento. É relativamente robusta e tem aparência cinza pulverulenta. A cabeça é grande, alaranjada na parte superior e amarela na parte inferior. Os olhos são amplamente separados, em especial na fêmea. O tórax é vermelho-amarronzado, com contorno preto. O abdome apresenta manchas pretas irregulares e pelos brancos. As pernas são amarelas.

Descrição das larvas. As larvas de 1º estágio medem cerca de 0,7 mm de comprimento e possuem longos espinhos nas bordas laterais dos segmentos. As larvas L_2 têm 15 mm de comprimento e L_3 25 a 35 mm; estas últimas são caracterizadas por lobos polpudos lisos em cada segmento e grandes ganchos bucais.

Hospedeiros. Camelos.

Distribuição geográfica. É encontrada em todas as regiões onde vivem as duas espécies de camelos: África Subsaariana, África, Oriente Médio, Austrália e Ásia.

Patogênese. As larvas causam irritação e lesão na mucosa. Os camelos emitem ruídos como roncos, espirram e ficam inquietos; podem parar de se alimentar, em especial quando larvas maduras emergem nas narinas. Quando há grande número de larvas a respiração do animal e sua capacidade de trabalho podem ser muito prejudicadas. Diferentemente de muitos oestrídeos, *Cephalopina* adulta não assusta os animais, sendo comum ver grande número desta mosca na cabeça e ao redor das narinas dos animais.

Sinais clínicos. Emissão de ruídos como roncos, espirros, *grooming* mais frequentes, secreção nasal, sangramento pelas narinas, tosse e redução da produção de leite e de peso corporal.

Diagnóstico. As moscas adultas podem ser vistas e reconhecidas no hospedeiro. Os ovos também são facilmente identificados no hospedeiro. Na inspeção direta é possível verificar larvas na faringe.

Patologia. Em geral, a fase de larva dura cerca de 11 meses e está associada com inflamação, às vezes purulenta, da mucosa nasofaríngea.

Epidemiologia. Há relato de infestação de até 90% dos camelos dos rebanhos.

Tratamento. Relata-se que lactonas macrocíclicas, rafoxanida, triclorfon e nitroxinila são efetivas contra as larvas de *Cephalopina titillator*.

Controle. A medida de controle mais efetiva deste parasita é a remoção dos ovos do pelame do hospedeiro. Isto requer, quando possível, exame diário do animal, com atenção especial às áreas ao redor das narinas.

Oestrus ovis

Nome comum. Berne do nariz de ovino.

Local de predileção. Condutos nasais.

Classe. Insecta.

Família. Oestridae.

Descrição. Moscas cinza-amarronzadas com cerca de 12 mm de comprimento, com pequenas manchas pretas no abdome e uma cobertura com pelos marrons curtos (ver Figuras 3.44 e 9.41). A cabeça é ampla, com olhos pequenos; a fronte, o escudo e a parte dorsal do tórax possuem pequenas protuberâncias semelhantes a verrugas. Os segmentos das antenas são pequenos e as arestas são desguarnecidas. As peças bucais são reduzidas, como pequenas saliências.

Nos condutos nasais, as larvas maduras medem cerca de 30 mm de comprimento, são amarelo-claras e afiladas na parte anterior. Cada segmento apresenta uma faixa transversal escura na face dorsal (ver Figura 3.45). Possuem grande ganchos bucais pretos, conectados a um esqueleto cefalofaríngeo interno. A superfície ventral contém fileiras de pequenos espinhos.

Hospedeiros. Principalmente ovinos e caprinos, mas também íbex, camelos e humanos.

Para mais detalhes, ver Capítulo 9.

Dictyocaulus filaria

Local de predileção. Pulmão.

Filo. Nematoda.

Classe. Secernentea.

Superfamília. Trichostrongyloidea.

Hospedeiros. Ovinos, caprinos, camelos e alguns ruminantes selvagens.

Descrição. Os vermes são brancos e o intestino é visto como uma faixa escura. Os machos medem cerca de 4 a 8 cm e as fêmeas, 6 a 10 cm de comprimento. Na bolsa, os raios posterolateral e mediolateral se fundem, exceto em suas extremidades. As espículas marrom-escuras são robustas e têm forma de botas. A vulva situa-se imediatamente posterior ao meio do verme.

Distribuição geográfica. Cosmopolita.

Patogênese e sinais clínicos. As infecções graves causam apatia, tosse, dispneia e emagrecimento.

Epidemiologia. *Dictyocaulus filaria* é encontrado no trato respiratório de camelos, na África.

Tratamento e controle. Relata-se que benzimidazóis, levamisol e avermectinas são efetivas contra esta espécie de parasita, em camelos.

Para mais detalhes, ver Capítulo 9.

Dictyocaulus viviparus

Sinônimo. *Dictyocaulus cameli.*

Local de predileção. Pulmões.

Filo. Nematoda.

Classe. Secernentea.

Superfamília. Trichostrongyloidea.

Descrição. Os vermes adultos, delgados, são filiformes; os machos medem cerca de 4,0 a 5,5 cm e as fêmeas, 6 a 8 cm de comprimento. O anel bucal é triangular. São muito parecidos com *D. filaria*, mas os raios posterolateral e mediolateral se fundem totalmente.

Hospedeiros. Bovinos, cervídeos, camelos.

Distribuição geográfica. Cosmopolita.

Patogênese e sinais clínicos. Como mencionados para *D. filaria.*

Para mais detalhes, ver Capítulo 8.

Echinococcus granulosus

Para mais detalhes, ver seção Parasitas do fígado.

Parasitas do fígado

Fasciola hepatica

Nome comum. Trematódeo do fígado.

Local de predileção. Fígado.

Filo. Platyhelminthes.

Classe. Trematoda.

Família. Fasciolidae.

Descrição. Os trematódeos adultos apresentam forma de folha (sendo mais largos na parte anterior do que na posterior), são cinza-amarronzados e medem cerca de 2,5 a 3,5 cm de comprimento e 1,0 cm de largura (ver Figura 1.70A). A extremidade anterior, cônica, é evidenciada por espáduas distintas oriundas do corpo. O tegumento é recoberto por espinhos que se projetam para trás. É possível ver, facilmente, as ventosas bucal e ventral, situadas na região das espáduas. O ceco apresenta várias ramificações e se estende por considerável distância, em sentido posterior. Os testículos e o ovário apresentam múltiplas ramificações. O útero situa-se anteriormente aos testículos. O cirro é bem desenvolvido. Quando alcançam o fígado, os trematódeos imaturos medem 1,0 a 2,0 mm de comprimento e têm forma de lanceta.

Hospedeiros definitivos. Ovinos, bovinos, caprinos, equinos, cervídeos, humanos e outros mamíferos.

Para mais detalhes, ver Capítulo 9.

Fasciola gigantica

Nome comum. Grande trematódeo hepático tropical.

Local de predileção. Fígado.

Filo. Platelminto.

Classe. Platyhelminthes.

Família. Fasciolidae.

Descrição. O trematódeo adulto é maior que *F. hepatica*, seu corpo é mais transparente e pode alcançar 7,5 cm de comprimento e 1,5 cm de largura (ver Figura 1.70B). Sua forma é mais parecida com folha, a extremidade anterior, cônica, é muito curta e as espáduas, características de *F. hepatica*, são poucos perceptíveis. O ceco é mais ramificado do que aquele de *F. hepatica.*

Hospedeiros definitivos. Bovinos, búfalos, ovinos, caprinos, suínos, camelos, cervídeos, humanos.

Para mais detalhes, ver Capítulo 8.

Echinococcus granulosus

Locais de predileção. Principalmente fígado e pulmões (hospedeiros intermediários).

Filo. Platyhelminthes.

Classe. Cestoda.

Família. Taeniidae.

Descrição. Cistos hidáticos são grandes vesículas preenchidas com líquido, medindo 5 a 10 cm de diâmetro, com uma cutícula laminada espessada concentricamente e uma camada germinativa interna (ver Figuras 9.44 e 9.45). A camada germinativa produz inúmeras vesículas pequenas ou cápsulas "filhas", cada uma contendo até 40 escóleces, invaginadas na região do colo e aderidas à parede por meio de pedículos. As cápsulas "filhas" podem se desprender da parede da vesícula e flutuar livremente no líquido vesicular, formando "areia hidática".

Hospedeiros definitivos. Cães e muitos canídeos selvagens.

Hospedeiros intermediários. Ruminantes domésticos e selvagens, humanos e primatas, suínos e lagomorfos.

Para mais detalhes, ver Capítulo 9.

Parasitas do pâncreas

Eurytrema pancreaticum

Sinônimos. *Distoma pancreaticum, Eurytrema ovis.*

Nome comum. Trematódeo do pâncreas.

Locais de predileção. Ductos pancreáticos.

Filo. Platyhelminthes.

Classe. Trematoda.

Família. Dicrocoeliidae.

Descrição. São trematódeos ovais vermelho-amarronzados, em forma de folha, medindo cerca de 8-16 × 5-8,5 mm. O corpo é robusto e os parasitas imaturos possuem espinhos, os quais, com frequência, estão ausentes no trematódeo adulto. A ventosa bucal é maior do que a ventral; a faringe e o esôfago são curtos. Os testículos situam-se horizontalmente, logo após a ventosa ventral. Este parasita possui um saco cirro tubular. O útero ocupa toda a parte posterior do corpo. Os ovos medem cerca de 40-50 × 25-35 μm e são semelhantes àqueles de *Dicrocoelium.*

Hospedeiros definitivos. Bovinos, búfalos, ovinos, caprinos, suínos, camelos e humanos.

Hospedeiros intermediários. São necessários dois hospedeiros intermediários. Hospedeiro 1: Caramujos terrestres, em especial do gênero *Bradybaena.* Hospedeiro 2: Gafanhotos do gênero *Conocephalus* ou grilos de árvores (*Oecanthus*).

Distribuição geográfica. América do Sul, Ásia e Europa.

Parasitas do sistema circulatório

Elaeophora schneideri

Nomes comuns. Dermatose filariana, "úlcera da cabeça".

Locais de predileção. Vasos sanguíneos.

Filo. Nematoda.

Classe. Secernentea.

Superfamília. Filarioidea.

Descrição. Vermes delgados; os machos medem cerca de 5 a 8 cm e as fêmeas com um flagelo anterior e um flagelo *trailing* posterior que emerge do sulco citostomal e, às vezes, até 12 cm de comprimento, com esôfago muito longo. A cauda do macho é espiralada e as espículas são longas, delgadas e desiguais.

Hospedeiros definitivos. Ovinos, caprinos, cervídeos (alce, alce americano, veado-mula), camelos.

Para mais detalhes, ver Capítulo 9.

Dipetalonema evansi

Sinônimo. *Deraiophoronema evansi.*

Nome comum. Filariose subcutânea.

Locais de predileção. Coração, artérias e veias, artérias pulmonares, artérias espermáticas, linfonodos.

Filo. Nematoda.

Classe. Secernentea.

Família. Filarioidea.

Descrição macroscópica. Vermes filarioides relativamente grandes; os machos adultos medem 8 a 11 cm e as fêmeas adultas, 14,5 a 18,5 cm.

Descrição microscópica. As microfilárias não possuem bainhas, medem 200 a 315 μm de comprimento e são encontradas no sangue periférico.

Hospedeiro definitivo. Camelo.

Hospedeiros intermediários. Pernilongos do gênero *Aedes*.

Ciclo evolutivo. O ciclo evolutivo não foi descrito em detalhes, mas considera-se que os pernilongos *Aedes* atuem como hospedeiros intermediários. Depois que se alimentam de sangue, as microfilárias se desenvolvem em larvas infectantes, no hospedeiro intermediário. As larvas são transferidas ao hospedeiro definitivo quando o hospedeiro intermediário faz sua próxima refeição.

Distribuição geográfica. África do Norte, Ásia, leste da Rússia, Austrália.

Patogênese. Infecções brandas são inaparentes. Infecções maciças podem provocar emaciação, aterosclerose e insuficiência cardíaca e orquite parasitária nos vasos espermáticos.

Sinais clínicos. Emaciação, letargia, orquite.

Diagnóstico. Nas artérias, não é possível detectar, clinicamente, os nematódeos filarianos. A identificação das microfilárias no sangue (de preferência em amostras obtidas no início do anoitecer) é facilitada concentrando-se os parasitas, após lise e filtração, seguida de coloração com azul de metileno ou com corante May-Grunwald Giemsa. Como alternativa, pode-se centrifugar a mistura de uma parte de sangue e nove partes de formalina e o sedimento misturado com um corante azul, em esfregaço examinado em microscópico.

Patologia. A presença de parasitas em uma artéria ou veia ocasiona inflamação da parede do vaso, com possibilidade de trombose. A fibrose causa flebite ou arterite granulomatosa e possível oclusão do lúmen vascular. Pode haver aneurisma nos vasos espermáticos.

Epidemiologia. É possível que a infecção seja comum em áreas onde coexistem o parasita e o hospedeiro intermediário. Nos antigos estados da União Soviética, até 80% dos camelos podem apresentar a infecção.

Tratamento. A administração de 0,5 mg de estibofeno/kg IV é efetiva, tanto como procedimento terapêutico quanto profilático, nos períodos de atividade dos mosquitos.

Controle. Os métodos de controle de pernilongos, como o uso de repelentes de insetos, podem limitar a exposição. A administração de estibofeno, de modo profilático, pode auxiliar na restrição da infecção. Pode-se utilizar 200 μg de ivermectina/kg, a fim de eliminar as microfilárias.

Onchocerca armillata

Nome comum. Filariose aórtica.

Local de predileção. Artéria aorta.

Filo. Nematoda.

Classe. Secernentea.

Superfamília. Filarioidea.

Descrição. São vermes delgados esbranquiçados; os machos medem cerca de 7 cm e as fêmeas, até 70 cm de comprimento. As microfilárias não apresentam bainha e medem 346 a 382 μm.

Hospedeiros definitivos. Bovinos; raramente camelos, ovinos, caprinos.

Hospedeiros intermediários. Mosquitos-pólvora (*Culicoides*), mosca-preta (*Simulium*).

Distribuição geográfica. África, Oriente Médio, Índia.

Esquistossomos

Esquistossomos são trematódeos encontrados no sistema circulatório. Os sexos são distintos; a pequena fêmea adulta se mantém de modo permanente em um sulco longitudinal, o canal ginecofórico, no corpo do macho. Este gênero foi dividido em 4 grupos – *haematobium*, *indicum*, *mansoni* e *japonicum* – mas atualmente o gênero foi definido como parafilético, de modo que há possibilidade de revisões.

Grupo Haematobium

Schistosoma bovis

Nome comum. Trematódeo de sangue, bilharziose.

Locais de predileção. Veias porta e mesentérica, veias urogenitais.

Filo. Platyhelminthes.

Classe. Trematoda.

Família. Schistosomatidae.

Descrição. Os machos medem 9 a 22 mm de comprimento e 1 a 2 mm de largura e as fêmeas, 12 a 28 mm de comprimento. Nos machos, as ventosas e o tegumento atrás delas possuem espinhos minúsculos, enquanto a superfície dorsal do tegumento contém pequenos tubérculos cuticulares. As fêmeas, delgadas, ficam permanentemente em um sulco ventral no corpo largo achatado do macho.

Hospedeiros definitivos. Bovinos, ovinos, caprinos, camelos (dromedários).

Hospedeiros intermediários. Caramujos (*Bulinus contortus*, *B. truncates*, *Physopsis africana*, *P. nasuta*).

Distribuição geográfica. África, Oriente Médio, sul da Ásia, sul da Europa.

Schistosoma mattheei

Locais de predileção. Veias porta, mesentéricas e da bexiga.

Filo. Platyhelminthes.

Classe. Trematoda.

Família. Schistosomatidae.

Hospedeiros definitivos. Bovinos, ovinos, caprinos, camelos, roedores, humanos.

Hospedeiros intermediários. Caramujos (*Physopsis* spp.).

Distribuição geográfica. Sul e centro da África, Oriente Médio.

Nota. Acredita-se que seja sinônimo de *S. bovis,* mas diferem em termos morfológicos e patológicos e se restringe ao trato alimentar.

Grupo Indicum

Schistosoma indicum

Locais de predileção. Veias porta, pancreática, hepática e mesentérica.

Filo. Platyhelminthes.

Classe. Trematoda.

Família. Schistosomatidae.

Descrição macroscópica. Os sexos são distintos; os machos medem 5 a 19 mm e as fêmeas, 6 a 22 mm de comprimento. Os ovos são ovais, possuem um espinho terminal e medem 57-140 × 18-72 μm.

Hospedeiros finais. Bovinos, ovinos, caprinos, equinos, asininos, camelos.

Hospedeiros intermediários. Caramujos (*Indoplanorbis*).

Distribuição geográfica. Índia.

Outros esquistossomos

Schistosoma turkestanica

Sinônimo. *Orientobilharzia turkestanicum.*

Locais de predileção. Veias mesentéricas e pequenas veias do pâncreas e do fígado.

Filo. Platyhelminthes.

Classe. Trematoda.

Família. Schistosomatidae.

Descrição. Espécie pequena; o macho mede cerca de 4,2 a 8 mm e as fêmeas, 3,4 a 8 mm de comprimento. O ovário é espiralado, situado na parte anterior do corpo. No macho há cerca de 70 a 80 testículos. Na fêmea, o útero é curto e contém apenas um ovo por vez, o qual mede 72-77 μm × 16-26 μm e apresenta um espinho terminal e um curto apêndice na extremidade oposta.

Hospedeiros definitivos. Bovinos, búfalos, ovinos, caprinos, camelos, equinos, asininos, mulas e gatos.

Hospedeiros intermediários. Caramujos (*Lymnaea euphratica*).

Distribuição geográfica. Ásia, Oriente Médio e partes da Europa.

Tripanossomas

Trypanosoma brucei brucei

Nome comum. Nagana.

Locais de predileção. Sangue. *Trypanosoma brucei brucei* também é encontrado no meio extravascular, como, por exemplo, no miocárdio, no SNC e no sistema reprodutivo.

Filo. Euglenozoa.

Classe. Kinetoplastea.

Família. Trypanosomatidae.

Subgênero. *Trypanozoon.*

Descrição. *Trypanosoma brucei brucei* é pleomórfico e varia desde parasita delgado e longo, com até 42 μm de comprimento (em média, 29 μm), até um microrganismo robusto e curto, com 12 a 26 μm (em média, 18 μm); com frequência, estas duas formas são verificadas na mesma amostra de sangue. A membrana ondulante é proeminente, o cinetoplasto é pequeno e subterminal e a extremidade posterior é pontiaguda. Na forma delgada do parasita o cinetoplasto se encontra até 4 μm da extremidade posterior, o qual geralmente não possui bainha e se afina quase que como uma ponta e tem um flagelo livre bem desenvolvido. Na forma robusta do parasita o flagelo é curto ou ausente e a extremidade posterior é larga e arredondada, com o cinetoplasto quase terminal. As formas intermediárias têm, em média, 23 μm de comprimento, sua extremidade posterior é romba e o flagelo é moderadamente longo (ver Figura 2.6). Em animais de laboratório é possível verificar uma quarta forma, com um núcleo posterior. Em esfregaços sanguíneos não fixados frescos, o microrganismo se movimenta de modo rápido em pequenas áreas do campo microscópico.

Hospedeiros. Bovinos, inclusive zebus, equinos, asininos, ovinos, caprinos, camelos, suínos, cães, gatos e animais de caça selvagens, em especial antílopes.

Distribuição geográfica. Ao redor de 10 milhões de km^2 da África Subsaariana, entre as latitudes 14° N e 29° S.

Tratamento. Os dois medicamentos de uso comum em camelos são aceturato de diminazeno e suramina. Após o tratamento deve-se monitorar o animal porque pode ocorrer reinfecção, seguida de sinais clínicos e parasitemia, dentro de 1 a 2 semanas.

Nota. Antílope é hospedeiro natural e reservatório da infecção para animais domésticos. Equinos, mulas e asininos são muito suscetíveis e a doença é muito grave em ovinos, caprinos, camelos e cães (consulte as seções dos hospedeiros respectivos).

Para mais detalhes, ver Capítulo 8.

Trypanosoma brucei evansi

Sinônimos. *Trypanosoma evansi*, *Trypanosoma equinum.*

Nomes comuns. Surra, el debab, m'bori, murrinha, mal de Caderas, doukane, dioufar, thaga.

Local de predileção. Sangue.

Filo. Euglenozoa.

Classe. Kinetoplastea.

Família. Trypanosomatidae.

Subgênero. *Trypanozoon*

Hospedeiros. Equinos, asininos, camelos, bovinos, inclusive zebus, caprinos, suínos, cães, búfalos, elefantes, capivaras, antas, mangustos, jaguatirica, cervídeos e outros animais selvagens. Muitos animais selvagens e de laboratório são sujeitos à infecção experimental.

Distribuição geográfica. Norte da África, América Central, América do Sul, centro e sul da Rússia, partes da Ásia (Índia, Burma, Malásia, sul da China, Indonésia, Filipinas).

Tratamento e controle. Suramina e quinapiramina (Trypacide®) são os medicamentos de escolha para o tratamento desta parasitose; também conferem um curto período de profilaxia. Para um período maior de proteção há disponibilidade de uma quinapiramina modificada conhecida como Trypacide Pro-Salt®. Infelizmente não é incomum a ocorrência de resistência medicamentosa, ao menos para suramina. Atualmente, em camelos o isometamídio é administrado por via intravenosa, em razão das reações teciduais locais.

Nota. A distribuição original deste parasita coincidiu com aquela de camelos e, com frequência, associada a desertos áridos e áreas de estepes semiáridas.

Para mais detalhes, ver Capítulo 10.

Trypanosoma congolense

Nomes comuns. Nagana, paranagana, febre de Gâmbia, ghindi, gobial.

Local de predileção. Sangue.

Filo. Euglenozoa.

Classe. Kinetoplastea.

Família. Trypanosomatidae.

Subgênero. *Nannomonas.*

Descrição. *Trypanosoma congolense* é pequeno, monomórfico e mede 8 a 20 mm de comprimento. A membrana ondulante não é proeminente, o cinetoplasto, de tamanho médio, é marginal e a extremidade posterior é romba. Não há flagelo livre (ver Figura 2.5). Em esfregaços sanguíneos frescos o microrganismo se movimenta lentamente e, com frequência, se apresenta aderido aos eritrócitos.

Hospedeiros. Bovinos, ovinos, caprinos, equinos, camelos, cães, suínos. Os hospedeiros reservatórios incluem antílopes, girafas, zebras, elefantes e javalis.

Distribuição geográfica. É amplamente distribuído na África tropical, entre as latitudes 15° N e 25° S.

Patogênese. No caso de *Trypanosoma congolense* há muitas cepas que diferem muito quanto à virulência. Os sintomas causados por este parasita são semelhantes àqueles ocasionados por outros tripanossomas, porém o SNC não é acometido.

Tratamento e controle. Isometamídio é o medicamento de escolha, mas deve ser administrado por via intravenosa em razão das reações teciduais locais. Diminazeno é contraindicado para camelos.

Para mais detalhes, ver Capítulo 8.

Trypanosoma vivax vivax

Nomes comuns. Nagana, souma.

Local de predileção. Sangue.

Filo. Euglenozoa.

Classe. Kinetoplastea.

Família. Trypanosomatidae.

Subgênero. *Duttonella.*

Descrição. *Trypanosoma vivax vivax* é monomórfico e mede 20 a 27 μm. A membrana ondulante não é evidente, o grande cinetoplasto é terminal e a extremidade posterior é larga e arredondada. Há um flagelo livre curto (ver Figura 2.4). Em esfregaços sanguíneos frescos *T. vivax* se movimenta rapidamente no campo microscópico.

Hospedeiros. Bovinos, ovinos, caprinos, camelos, equinos, antílopes e girafas são reservatórios do parasita.

Distribuição geográfica. Centro da África, Índias Ocidentais, América Central, América do Sul (Brasil, Venezuela, Bolívia, Colômbia, Guiana, Guiana Francesa), República de Maurício.

Para mais detalhes, ver Capítulo 8.

Theileriose

Theileria camelensis

Locais de predileção. Sangue, linfonodos.

Filo. Apicomplexa.

Classe. Aconoidasida.

Família. Theileriidae.

Descrição. Nos eritrócitos, as formas trofozoítas são predominantemente arredondadas.

Hospedeiros. Camelos.

Ciclo evolutivo. Não relatado, embora provavelmente seja semelhante àquele de *Theileria* spp., em bovinos e ovinos.

Distribuição geográfica. Norte da África.

Patogênese e sinais clínicos. Não patogênica.

Diagnóstico. Presença de formas eritrocitárias em esfregaços sanguíneos.

Patologia. Nenhuma patologia associada.

Epidemiologia. Transmitida por *Hyalomma dromedarii.*

Tratamento e controle. Não há necessidade.

Nota. A importância desta espécie é questionável.

Theileria dromedarii

Locais de predileção. Sangue, linfonodos.

Filo. Apicomplexa.

Classe. Aconoidasida.

Família. Theileriidae.

Descrição. Nos eritrócitos, as formas trofozoítas são predominantemente arredondadas.

Hospedeiros. Camelos.

Riquetsiose

Embora atualmente se considere que *Rickettsia* pertença ao Reino Bacteria, por motivos históricos é incluída nos textos de parasitologia e por esta razão faz-se citação a um gênero e duas espécies de importância.

Anaplasma marginale

Local de predileção. Sangue.

Reino. Bacteria.

Filo. Proteobacteria.

Classe. Alphaproteobacteria.

Ordem. Rickettsiales.

Família. Anaplasmataceae.

Descrição. Em esfregaços sanguíneos corados com Giemsa, *A. marginale* é visto como pequeno "corpúsculo de inclusão" redondo vermelho-escuro, com cerca de 0,3 a 1,0 μm, no interior do eritrócito (ver Figura 8.39). Com frequência, há apenas um microrganismo no eritrócito e, tipicamente, se encontra aderido à margem celular; no entanto, essas duas características nem sempre são vistas.

Hospedeiros. Bovinos, ovinos, caprinos, camelos, ruminantes selvagens.

Distribuição geográfica. África, sul da Europa, Austrália, América do Sul, Ásia, ex-União Soviética e EUA.

Para mais detalhes, consulte o Capítulo 8.

Anaplasma centrale

Local de predileção. Sangue.

Reino. Bacteria.

Filo. Proteobacteria.

Classe. Alphaproteobacteria.

Ordem. Rickettsiales.

Família. Anaplasmataceae.

Descrição. Como mencionada para *A. marginale*, exceto que *Anaplasma centrale* é comumente encontrado no centro do eritrócito.

Hospedeiros. Bovinos, ruminantes selvagens e, às vezes, ovinos; pode atuar como reservatório de infecção.

Distribuição geográfica. África, sul da Europa, Austrália, América do Sul, Ásia, ex-União Soviética e EUA.

Para mais detalhes, ver Capítulo 8.

Parasitas do sistema nervoso

Thelazia rhodesi

Nome comum. Verme do olho de bovino.

Locais de predileção. Olho, saco conjuntival e ducto lacrimal.

Filo. Nematoda.

Classe. Secernentea.

Superfamília. Spiruroidea.

Descrição. Pequenos vermes delgados branco-amarelados, com 1,0 a 2,0 cm de comprimento. Os machos medem 8 a 12 mm e as fêmeas, 12 a 20 mm de comprimento. A cutícula apresenta estrias proeminentes na extremidade anterior. O macho possui cerca de 14 pares de papilas pré-cloacais e 3 pares de papilas pós-cloacais.

Hospedeiros definitivos. Bovinos, búfalos e, ocasionalmente, ovinos, caprinos, camelos.

Hospedeiros intermediários. Moscas muscídeas, em especial *Fannia* spp.

Para mais detalhes, ver Capítulo 8.

Thelazia leesi

Nome comum. Verme do olho.

Local de predileção. Saco conjuntival.

Filo. Nematoda.

Classe. Secernentea.

Superfamília. Spiruroidea.

Hospedeiro definitivo. Camelo.

Hospedeiros intermediários. Moscas muscídeas.

Distribuição geográfica. África, Ásia, Rússia.

Patogênese e sinais clínicos. As infecções graves podem causar irritação e ceratite acompanhada de epífora.

Taenia multiceps

Sinônimos. *Multiceps multiceps, Coenurus cerebralis.*

Nomes comuns. Cenurose, cambaleio.

Locais de predileção. Cérebro e medula espinal (hospedeiros intermediários); intestino delgado (hospedeiros definitivos).

Filo. Platyhelminthes.

Classe. Cestoda.

Família. Taeniidae.

Descrição. Quando maduro, o cisto *Coenurus cerebralis* é facilmente reconhecido como uma grande vesícula transparente preenchida com líquido, medindo até 5 cm de diâmetro, ou mais (Figura 1.88). O cisto contém agregados de várias centenas de protroescóleces em sua parede interna.

Hospedeiros definitivos. Cães, raposas, coiotes, chacais.

Hospedeiros intermediários. Ovinos, bovinos, cervídeos, suínos, equinos, camelos, humanos.

Distribuição geográfica. Cosmopolita.

Para mais detalhes, ver Capítulo 9.

Parasita do sistema locomotor

Taenia ovis

Sinônimos. *Taenia cervi, Taenia krabbei, Taenia hyenai, Cysticercus cervi, Cysticercus tarandi, Cysticercus dromedarii, Cysticercus cameli.*

Locais de predileção. Intestino delgado (hospedeiros definitivos); músculo (hospedeiros intermediários).

Filo. Platyhelminthes.

Classe. Cestoda.

Família. Taeniidae.

Descrição. Cada cisticerco está contido em um pequeno cisto, medindo cerca de 4 mm de comprimento, ou menos.

Hospedeiros definitivos. Cães, raposas, carnívoros selvagens (hienas).

Hospedeiros intermediários. Ovinos, caprinos (*Cysticercus ovis*); cervídeos (*Cysticercus cervi*); renas (*Cysticercus tarandi*); camelos (*Cysticercus dromedarii, Cysticercus cameli*).

Distribuição geográfica. Cosmopolita.

Patogênese e sinais clínicos. Em geral, a infecção é assintomática.

Sarcocistos

Foram relatadas muitas espécies de *Sarcocystis* em camelos. Detalhes gerais adicionais a respeito de nomenclatura, diagnóstico e epidemiologia são apresentados no Capítulo 2.

Sarcocystis cameli

Local de predileção. Músculo.

Filo. Apicomplexa.

Classe. Conoidasida.

Família. Sarcocystiidae.

Descrição. Em camelos, os cistos teciduais são compartimentados, medem até 12 mm de comprimento, apresentam parede estriada e são encontrados nos músculos esofágico, esquelético e cardíaco.

Hospedeiros definitivos. Cães.

Hospedeiros intermediários. Camelos (bactrianos, dromedários).

Distribuição geográfica. Norte da África (Egito, Marrocos, Sudão), Ásia.

Patogênese e sinais clínicos. A importância patogênica é desconhecida. O parasita encontra-se disseminado nas áreas onde é endêmico e nota-se alta prevalência da infecção em camelos, por ocasião do abate. Lesões de miocárdio e emaciação são atribuídas à infecção.

Diagnóstico. É difícil definir o diagnóstico antes da morte do animal; a maior parte dos casos de infecções causadas por sarcocistos é verificada apenas no exame pós-morte quando, no exame macroscópico, se constatam sarcocistos no músculo.

Patologia. Os cistos teciduais podem ser vistos a olho nu, porém é mais provável que sejam detectados no exame histopatológico.

Epidemiologia. Pouco se sabe sobre a epidemiologia, mas considerando a alta prevalência de infecções assintomáticas verificadas em abatedouros, fica claro que nos locais onde os cães são mantidos em estreita associação com camelos ou com seus alimentos, a transmissão é provável.

Tratamento e controle. Em geral, não se indica tratamento. As únicas medidas de controle possíveis são os procedimentos simples de higiene. Os cães não devem ser alimentados com carne de camelo crua ou malcozida.

Sarcocystis ippeni

Local de predileção. Músculo.

Filo. Apicomplexa.

Classe. Conoidasida.

Família. Sarcocystiidae.

Hospedeiro definitivo. Desconhecido.

Hospedeiros intermediários. Camelos (dromedários).

Toxoplasma gondii

Locais de predileção. Músculo, pulmão, fígado, sistema reprodutor, SNC.

Filo. Apicomplexa.

Classe. Conoidasida.

Família. Sarcocystiidae.

Para mais detalhes, ver Capítulo 11.

Parasitas de tecido conjuntivo

Em camelos, há relato de 3 espécies de vermes filarianos que causam nódulos cutâneos de 0,5 a 4 cm de diâmetro, em várias partes do corpo. Os hospedeiros intermediários são diversas espécies de moscas picadoras.

Onchocerca gutturosa

Locais de predileção. Tecido conjuntivo, ligamento da nuca.

Filo. Nematoda.

Classe. Secernentea.

Superfamília. Filarioidea.

Descrição. Vermes esbranquiçados delgados; os machos medem 2 a 6 cm e as fêmeas, até 60 cm de comprimento, ou mais, e se apresentam espiraladas nos tecidos fibrosos. A cutícula possui espessamentos espirais que auxiliam na aderência do parasita.

Hospedeiros definitivos. Bovinos, camelos.

Hospedeiro intermediário. Mosquito borrachudo (*Simulium*).

Onchocerca fasciata

Locais de predileção. Tecido conjuntivo, ligamento da nuca.

Filo. Nematoda.

Classe. Secernentea.

Superfamília. Filarioidea.

Hospedeiro definitivo. Camelo.

Hospedeiro intermediário. Desconhecido.

Distribuição geográfica. África.

ECTOPARASITAS

Microthoracius cameli

Nome comum. Piolho-sugador de camelo.

Local de predileção. Pele.

Classe. Insecta.

Ordem. Phthiraptera.

Família. Microthoraciidae.

Descrição. *Microthoracius cameli* possui cabeça fusiforme alongada muito caraterística, quase tão longa quanto seu abdome, uma tumefação arredondada (Figura 14.3). O corpo todo mede 1 a 2 mm de comprimento.

Hospedeiro. Camelo.

Distribuição geográfica. Cosmopolita, onde vivem seus hospedeiros.

Patogênese. Esses piolhos são hematófagos e infestações maciças podem reduzir significativamente o ganho de peso e a produção de leite.

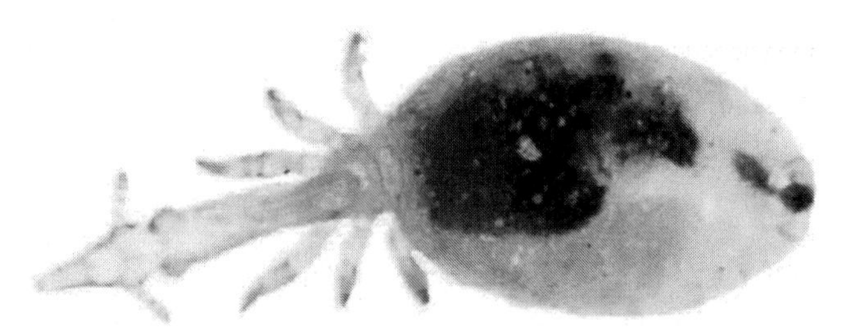

Figura 14.3 *Microthoracius* spp. (Cortesia de K. Floate e R. Spooner, Agriculture and Agri-Food, Canada). (Esta figura encontra-se reproduzida em cores no Encarte.)

Sinais clínicos. Os sinais de infestação são variáveis. Infestações brandas podem não ocasionar sintomas evidentes; contudo, na infestação maciça pelo parasita, em geral, são evidentes sinais de prurido, dermatite e perda de pelos.

Diagnóstico. Os piolhos e seus ovos podem ser vistos na pele do animal hospedeiro, quando partes de pelos são afastadas.

Epidemiologia. A infecção se instala após contato direto com um animal hospedeiro infestado. É possível a ocorrência de contaminação cruzada entre as diferentes espécies de hospedeiros, quando os animais têm contato físico.

Tratamento e controle. Lactonas macrocíclicas, como moxidectina, em um programa terapêutico repetido de 7 a 10 dias, podem ser efetivas.

Nota. A família Microthoraciidae contém 4 espécies do gênero *Microthoracius;* três espécies são parasitas de lhamas. A quarta espécie, *Microthoracius cameli*, é parasita de camelos. O parasita estreitamente relacionado, *Microthoracius mazzai*, é um parasita de alpacas economicamente importante (ver seção sobre Hospedeiro, neste capítulo).

Hyppobosca camelina

Nome comum. Mosca de camelo.

Local de predileção. Pele.

Classe. Insecta.

Ordem. Diptera.

Família. Hippoboscidae.

Descrição. As moscas adultas medem, aproximadamente, 10 mm de comprimento e, em geral, são marrom-avermelhadas pálidas com manchas amarelas no abdome indistintamente segmentado. Apresentam um par de asas, repletas de nervuras que se unem em direção à margem anterior. Tanto as fêmeas quanto os machos, adultos, são hematófagos. Raramente notam-se larvas maduras, medindo cerca de 5 mm de comprimento.

Hospedeiro. Camelo.

Distribuição geográfica. África Subsaariana.

Patogênese. Esta espécie ocasiona, principalmente, irritação e causa incômodo ao animal. Não há evidência de sua participação na transmissão de tripanossomíase em camelos.

Sinais clínicos. Os mosquitos adultos são facilmente vistos quando se alimentam nos animais hospedeiros. É possível verificar irritação nos locais onde os insetos se alimentam.

Diagnóstico. Constatação de mosquitos adultos no animal hospedeiro.

Epidemiologia. No hospedeiro, os mosquitos adultos são mais abundantes nos meses de verão.

Tratamento e controle. O tratamento é mais efetivo quando se faz aplicação tópica de inseticidas, de preferência aqueles com algum efeito repelente e residual, como os piretroides sintéticos permetrina e deltametrina.

Sarcoptes scabiei

Subespécie. *cameli.*

Nomes comuns. Sarna de camelo, jarab.

Local de predileção. Pele.

Classe. Arachnida.

Subclasse. Acari.

Ordem. Astigmata (Sarcoptiformes).

Família. Sarcoptidae.

Descrição. O adulto desta espécie apresenta corpo arredondado, convexo no dorso e achatado no ventre (ver Figura 3.89). As fêmeas adultas medem 0,3 a 0,6 mm de comprimento e 0,25 a 0,4 mm de largura; os machos são menores e, tipicamente, medem até 0,3 mm de comprimento e 0,1 a 0,2 mm de largura. Os dois pares de pernas posteriores não se estendem além da borda do corpo. Tanto em machos quanto em fêmeas os pretarsos dos primeiros dois pares de pernas contêm garras empodiais e pulvilo semelhante à ventosa, no longo pretarso semelhante a pedículo. Este pulvilo auxilia o ácaro a se manter no substrato, à medida que se movimenta. O terceiro e o quarto pares de pernas, nas fêmeas, e o terceiro par de pernas dos machos terminam em longas cerdas; não há pulvilo pediculado. As peças bucais são arredondadas. Estes ácaros não possuem olho ou estigmata. A superfície dorsal do corpo de *S. scabiei* é recoberta com saliências transversais; também, possui uma área central com escamas triangulares. As cerdas dorsais são resistentes e semelhantes a espinhos. O ânus é terminal e apenas ligeiramente dorsal. Há diversas variedades de *S. scabiei* adaptadas ao hospedeiro cujas diferenças morfológicas são sutis.

Hospedeiro. Camelo.

Distribuição geográfica. África, Ásia.

Patogênese e sinais clínicos. A resposta sintomática do hospedeiro inicia-se na cabeça, no pescoço, nas glândulas mamárias, no prepúcio e nos flancos. As lesões iniciais, que surgem como eritema, pápula e prurido intenso com perda de pelos, se tornam avermelhadas e úmidas. As lesões podem se generalizar, com hiperqueratose, no pescoço e nos membros, com prurido intenso, ocasionando perda de apetite, emagrecimento e emaciação.

Epidemiologia. Novos hospedeiros são infectados mediante contato com indivíduos infectados, possivelmente por meio de transferência de larvas, as quais estão comumente expostas na superfície da pele. A transmissão ocorre entre animais adultos e, também, de uma mãe para os filhotes, ao nascimento.

Tratamento e controle. Há relato de que o tratamento com aspersão de produto à base de lindano ou de organofosforado, repetido depois de 1 a 2 semanas, e com 2 doses de avermectina, administradas com intervalo de 2 semanas, é efetivo. É importante tratar todo o rebanho todo, bem como os animais recém-introduzidos.

Nota. Sarna sarcóptica é uma das doenças mais importantes de camelos; também, pode ser transmitida às pessoas.

Chorioptes bovis

Sinônimos. *Chorioptes ovis, Chorioptes equi, Chorioptes caprae, Chorioptes cuniculi.*

Locais de predileção. Pele; em especial pernas, patas, base da cauda e superfície superior posterior do úbere.

Classe. Arachnida.

Subclasse. Acari.

Ordem. Astigmata (Sarcoptiformes).

Família. Psoroptidae.

Descrição. Na fêmea adulta, os tarsos I, II e IV apresentam pré-tarsos pediculados pequenos e o tarso III possui um par de cerdas longas terminais semelhantes a chicotes. O 1º e o 2º pares de pernas são mais fortes que os outros e o 4º par apresenta longos tarsos delgados. No macho, todas as pernas possuem pré-tarsos pediculados curtos e pulvilo. No entanto, o 4º par é muito curto e não se estende além da borda do corpo. O macho de *C. bovis* é caracterizado por apresentar uma cerda 1 (ae) opistossomal longa e cerdas 2 (l4 e d5) espatuladas curtas, em lobos posteriores bem desenvolvidos (ver Figura 3.93). As partes bucais são distintamente arredondadas e os tubérculos abdominais do macho são muito mais truncados do que aqueles de *Psoroptes.*

Hospedeiros. Bovinos, ovinos, equinos, caprinos, camelos, lhamas, coelhos.

Nota. Não relatado em dromedários criados em zoológicos.

Para mais detalhes, ver Capítulo 8.

Hyalomma dromedarii

Nome comum. Carrapato de camelo.

Locais de predileção. Todo o corpo, em especial nas axilas, na região inguinal, na face e nas orelhas.

Classe. Arachnida.

Ordem. Ixodida.

Família. Ixodidae.

Descrição. Em geral, *Hyalomma dromedarii* não apresenta ornamentação, mas suas pernas são listradas; possui olhos e, às vezes, festões. Em geral, o 2º segmento dos palpos é menos da metade do comprimento do 3º segmento e o escudo não tem padrão.

Hospedeiros. Camelos, mas também pode ter importância veterinária em ruminantes e equinos.

Distribuição geográfica. Desde a Índia até a África.

Para mais detalhes, ver Capítulo 17.

Em camelos são encontrados diversos ectoparasitas não obrigatórios, os quais são apresentados nas *checklists* de hospedeiro-parasita, ao final deste capítulo. Também, descrições mais detalhadas destes parasitas podem ser encontradas no Capítulo 17.

LHAMAS, ALPACAS, GUANACOS, VICUNHAS

Muitas espécies de parasitas são particulares de camelídeos como, por exemplo, coccídios e piolhos. No entanto, há vários parasitas para os quais os camelídeos são hospedeiros alternativos ou aberrantes. Parasitas particulares destes hospedeiros são abordados, em detalhes, neste capítulo; outros que são parasitas de bovinos ou ovinos são mencionados ou brevemente descritos e discutidos mais detalhadamente nos capítulos referentes aos seus respectivos hospedeiros.

ENDOPARASITAS

■ Parasitas do sistema digestório

Gongylonema pulchrum

Nome comum. Verme de esôfago.

Locais de predileção. Esôfago, rúmen.

Filo. Nematoda.

Classe. Secernentea.

Superfamília. Spiruroidea.

Descrição. Vermes longos, esbranquiçados e delgados; os machos medem até 5,0 cm e as fêmeas, até cerca de 14,0 cm de comprimento. As abas cervicais, assimétricas, são proeminentes e a extremidade anterior apresenta fileiras longitudinais de placas cuticulares. A cauda do macho possui abas assimétricas com 10 pares de papilas. A espícula esquerda é longa e delgada, enquanto a direita é curta e robusta. O macho possui gubernáculo.

Hospedeiros definitivos. Ovinos, caprinos, bovinos, suínos, búfalos, equinos, asininos, cervídeos, camelos, camelídeos, humanos.

Hospedeiros intermediários. Besouros coprófagos, baratas.

Distribuição geográfica. Possivelmente cosmopolita.

Para mais detalhes, ver seção Cervídeos e Capítulo 9.

Abomaso

As espécies de nematódeos mencionadas a seguir foram encontradas no abomaso de camelídeos, em seu país de origem, o Peru. Sua patogenicidade é desconhecida.

Graphinema aucheniae

Local de predileção. Abomaso.

Filo. Nematoda.

Classe. Secernentea.

Superfamília. Trichostrongyloidea.

Descrição. Os machos medem cerca de 5,5 a 8,0 mm e as fêmeas, 9 a 12 mm de comprimento. Estes vermes apresentam pequena cápsula bucal, esôfago claviforme e papilas cervicais. A bolsa do macho tem raio anteroventral pequeno e raio posteroventral amplamente divergente. O raio dorsal se bifurca próximo à extremidade distal e cada ramo se divide distalmente. As espículas são longas e pontiagudas.

Hospedeiros. Alpacas, lhamas, vicunhas.

Spiculopteragia peruvianus

Local de predileção. Abomaso.

Filo. Nematoda.

Classe. Secernentea.

Superfamília. Trichostrongyloidea.

Descrição. Os machos medem 6,5 a 8,0 mm e as fêmeas, 8,5 a 10 mm de comprimento.

Hospedeiros. Alpacas, lhamas, vicunhas.

Camelostrongylus mentulatus

Locais de predileção. Abomaso, intestino delgado.

Filo. Nematoda.

Classe. Secernentea.

Superfamília. Trichostrongyloidea.

Descrição. O tamanho de *Camelostrongylus mentulatus* é semelhante ao de *Ostertagia ostertagi*. Os machos medem 6,5 a 7,5 mm e as fêmeas, 8 a 10 mm de comprimento. A bolsa possui 2 grandes lobos laterais e as espículas são estreitas, longas, denticuladas e de igual comprimento. Os ovos medem cerca de 75-85 × 40-50 μm.

Hospedeiros. Camelos, lhamas, ovinos, caprinos.

Distribuição geográfica. Comum no Oriente Médio e na Austrália; América do Sul.

Patogênese. Em geral, apresenta baixa patogenicidade, sendo considerado de pouca importância.

Patologia. Infecções maciças podem ocasionar hiperplasia gástrica e aumento do pH do abomaso, semelhante ao que acontece na infecção por *Ostertagia*.

Ademais, várias espécies de nematódeos de bovinos e ovinos foram encontradas em camelídeos criados em fazendas (Tabela 14.12).

Intestino delgado

Em geral, as espécies de parasitas intestinais encontradas em camelídeos têm pouca importância clínica. Muitas das espécies listadas são parasitas de bovinos ou ovinos e são descritas mais detalhadamente nos capítulos referentes a estes hospedeiros.

Lamanema chavezi

Locais de predileção. Intestino delgado, notando-se estágios imaturos no fígado e nos pulmões.

Tabela 14.12 Parasitas de bovinos e ovinos encontrados no abomaso de camelídeos.

Espécie	(Super)família	Hospedeiros	Distribuição geográfica
Teladorsagia circumcincta	Trichostrongyloidea	Bovinos, ovinos, caprinos, cervídeos, camelos, lhamas	Cosmopolita
Ostertagia leptospicularis	Trichostrongyloidea	Cervídeos (corça), bovinos, ovinos, caprinos, camelos	Diversas partes do mundo, em especial Europa e Nova Zelândia
Haemonchus contortus	Trichostrongyloidea	Ovinos, caprinos, bovinos, cervídeos, camelos, lhamas	Cosmopolita
Marshallagia marshalli	Trichostrongyloidea	Ovinos, caprinos, e pequenos ruminantes selvagens	Regiões tropicais e subtropicais, inclusive sul da Europa, EUA, América do Sul, Índia e Rússia
Trichostrongylus axei	Trichostrongyloidea	Bovinos, ovinos, caprinos, cervídeos, equinos, asininos, suínos e, ocasionalmente, humanos	Cosmopolita

Filo. Nematoda.

Classe. Secernentea.

Superfamília. Trichostrongyloidea.

Descrição macroscópica. Vermes pequenos; os machos medem 9 a 11 mm e as fêmeas, 14 a 18 mm de comprimento.

Descrição microscópica. A cápsula bucal é rasa e apresenta dente dorsal e 2 pequenos dentes lateroventrais na base. No macho, os lobos laterais são grandes; o lobo dorsal é pequeno. Há espículas curtas e gubernáculos grandes.

Hospedeiros. Alpaca (*Lama pacus*), vicunha (*Vicugna vicugna*).

Distribuição geográfica. América do Sul.

Sinais clínicos. Infecções graves podem causar insuficiência respiratória e hepática.

Patologia. A penetração e a migração das larvas na parede intestinal podem causar enterite hemorrágica catarral, com locais de necrose. É possível notar áreas de congestão nos pulmões e hemorragias petequiais e necrose no tecido hepático. Estas lesões hepáticas podem calcificar após nova migração de larvas no intestino.

Nematodirus lamae

Local de predileção. Intestino delgado.

Filo. Nematoda.

Classe. Secernentea.

Superfamília. Trichostrongyloidea.

Descrição. Vermes pequenos; os machos medem 10 a 13 mm e as fêmeas, 14 a 20 mm de comprimento. Os machos apresentam lobo dorsal profundamente emarginado, com dois lóbulos distintos; possuem longas espículas com extremidades distais largas que terminam em duas projeções medioventrais bifurcadas distintas.

Hospedeiros. Alpaca (*Lama pacus*), lhama, vicunha (*Vicugna vicugna*).

Distribuição geográfica. América do Sul.

Patogenicidade. Não relatada.

Na Tabela 14.13 há uma lista de parasitas de bovinos ou ovinos encontrados no intestino delgado de camelídeos.

As espécies de *Eimeria* mencionadas a seguir foram encontradas em fezes de alpacas, em seu país nativo, o Peru. Não se conhecem detalhes a respeito de ciclo evolutivo, patogenicidade etc.

Eimeria lamae

Local de predileção. Desconhecido.

Filo. Apicomplexa.

Classe. Aconoidasida.

Família. Eimeriidae.

Descrição. Os oocistos são elipsoidais a ovoides, lisos, azulados a cinza-amarelados, medem 30-40 × 21-30 μm, apresentam micrópilo e cápsula micropilar, com ou sem grânulo polar e sem resíduo de oocisto (Figura 14.4). Os esporocistos, alongados, são ovoides, medem 13-16 × 8-10 μm, com corpúsculo de Stieda e resíduo. Os esporozoítas são longos e contêm 1 a 3 glóbulos claros.

Hospedeiro. Alpaca.

Tabela 14.13 Parasitas de bovinos e ovinos encontrados no intestino delgado de camelídeos.

Espécie	(Super)família	Hospedeiros	Distribuição geográfica
Nematódeos			
Trichostrongylus vitrinus	Trichostrongyloidea	Ovinos, caprinos, cervídeos, lhamas e, ocasionalmente, suínos e humanos	Cosmopolita
Trichostrongylus colubriformis	Trichostrongyloidea	Ovinos, caprinos, bovinos, camelos e, ocasionalmente, suínos e humanos	Cosmopolita
Trichostrongylus longispicularus	Trichostrongyloidea	Bovinos, ovinos, caprinos, cervídeos, camelos, lhamas	Austrália, América e partes da Europa
Nematodirus helvetianus	Trichostrongyloidea	Bovinos, ocasionalmente ovinos, caprinos e outros ruminantes	Cosmopolita
Nematodirus battus	Trichostrongyloidea	Ovinos, caprinos, camelídeos, ocasionalmente, bovinos	Reino Unido, Noruega, Suécia, Países Baixos, Canadá
Cooperia surnabada (sin. *Cooperia mcmasteri*)	Trichostrongyloidea	Bovinos, ovinos, camelos	Partes da Europa, América do Norte, Austrália
Bunostomum trigonocephalum	Ancylostomatoidea	Ovinos, caprinos, camelos	Cosmopolita
Strongyloides papillosus	Rhabditoidea	Ovinos, bovinos, outros ruminantes e coelhos	Cosmopolita
Cestódio			
Moniezia expansa	Anoplocephalidae	Ovinos, caprinos, ocasionalmente bovinos. Hospedeiros intermediários: ácaros de forragem	Cosmopolita

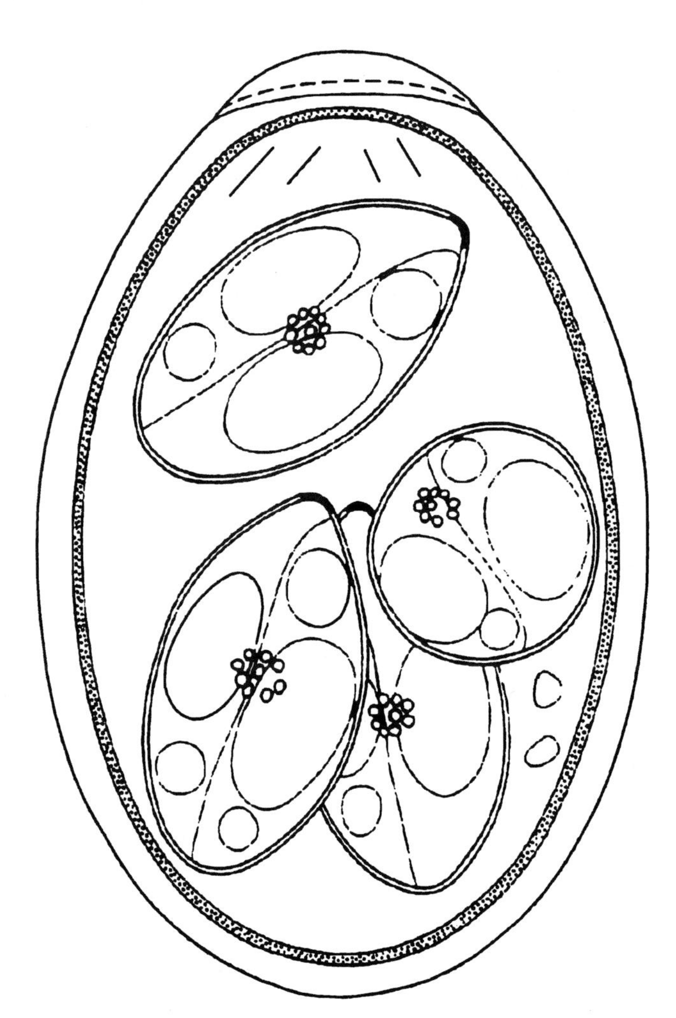

Figura 14.4 Oocisto de *Eimeria lamae*.

Eimeria alpacae

Local de predileção. Desconhecido.

Filo. Apicomplexa.

Classe. Aconoidasida.

Família. Eimeriidae.

Descrição. Os oocistos são elipsoidais e raramente ovoides, cinza-azulados pálidos, lisos, medem 22-26 × 18-21 μm, apresentam micrópilo e cápsula micropilar, com ou sem grânulos polares e sem resíduo de oocisto. Os esporocistos são ovoides, medem 10-13 × 7-8 μm, e apresentam discreto corpúsculo de Stieda e resíduo. Os esporozoítas são longos e se estendem por todo o corpo, da cabeça à cauda, no esporocisto; possuem 1 a 3 grânulos claros.

Hospedeiro. Alpaca.

Eimeria punoensis

Local de predileção. Desconhecido.

Filo. Apicomplexa.

Classe. Aconoidasida.

Família. Eimeriidae.

Descrição. Os oocistos são elipsoidais, lisos, medem 17-22 × 14-19 μm (em média, 19,9 × 16,4 μm), possuem micrópilo, cápsula micropilar e grânulos polares. Os esporocistos são longos, medem 9,2 × 6,1 μm e apresentam um discreto corpúsculo de Stieda e resíduo de esporocisto.

Hospedeiro. Alpaca.

Eimeria macusaniensis

Local de predileção. Desconhecido.

Filo. Apicomplexa.

Classe. Conoidasida.

Família. Eimeriidae.

Descrição. Os oocistos, ovoides, às vezes, piriformes, são marrons e apresentam parede espessa, com 81-107 × 61-80 μm, com micrópilo e cápsula micropilar, porém sem grânulo polar ou resíduo de oocisto. Os esporocistos são longos, ovoides, medem 33-40 × 16-20 μm e apresentam discreto corpúsculo de Stieda e resíduo. Os esporozoítas são longos e possuem um glóbulo claro na extremidade larga e um pequeno glóbulo na extremidade menor.

Hospedeiro. Alpaca.

Cryptosporidium parvum

Para mais detalhes, ver Capítulo 8.

Giardia intestinalis

Sinônimos. *Giardia duodenalis, Giardia lamblia, Lamblia lamblia.*

Local de predileção. Intestino delgado.

Filo. Fornicata.

Classe. Trepomonadea.

Família. Giardiidae.

Descrição. A trofozoíta é piriforme a elipsoidal, com corpo bilateralmente simétrico e mede 12 a 15 μm de comprimento e 5 a 9 μm de largura. A face dorsal é convexa e há um grande disco de sucção na face ventral (ver Figura 2.21). Possui 2 núcleos anteriores, 2 axostilos delgados, 8 flagelos em 4 pernas e um par de corpúsculos medianos escuros. Os corpúsculos medianos são barras encurvadas parecidas com "orelhas de martelo". Os cistos são ovoides, medem 8-12 × 7-10 μm e contêm 4 núcleos.

Hospedeiro. Humanos, bovinos, ovinos, caprinos, suínos, equinos, alpacas, cães, gatos, porquinhos-da-índia, chinchilas.

Distribuição geográfica. Cosmopolita.

Patogênese e sinais clínicos. Em alpacas, as infecções não são consideradas patogênicas.

Para mais detalhes, ver Capítulo 8.

Intestino grosso

A Tabela 14.14 mostra os parasitas de bovinos e ovinos encontrados no intestino grosso de camelídeos.

Tabela 14.14 Parasitas de bovinos e ovinos encontrados no intestino grosso de camelídeos.

Espécie	(Super) família	Hospedeiros	Distribuição geográfica
Oesophagostomum venulosum	Strongyloidea	Ovinos, caprinos, cervídeos, camelos	Cosmopolita
Oesophagostomum columbianum	Strongyloidea	Ovinos, caprinos, cervídeos, camelos	Cosmopolita; mais importante nas regiões tropicais e subtropicais
Chabertia ovina	Strongyloidea	Ovinos, caprinos, ocasionalmente, cervídeos, bovinos e outros ruminantes	Cosmopolita; porém mais prevalente em regiões de clima temperado
Trichuris ovis	Trichuroidea	Ovinos, caprinos, ocasionalmente, bovinos e outros ruminantes	Cosmopolita
Skrjabinema ovis	Oxyuroidea	Ovinos, caprinos, guanacos	Cosmopolita

Parasitas do sistema respiratório

Cephenemyia spp.

Nome comum. Berne de garganta/nasofaringe de cervídeos.

Local de predileção. Nasofaringe.

Classe. Insecta.

Família. Oestridae.

Hospedeiros. Lhama.

Sinais clínicos. Como a lhama é um hospedeiro aberrante, os sinais de infecção podem ser mais marcantes; é possível notar tumefação granulomatosa na cavidade nasal e na nasofaringe, acompanhada de tosse e espirros. A respiração pode ser comprometida.

Para mais detalhes, ver seção Cervídeos.

Dictyocaulus filaria

Local de predileção. Pulmão.

Filo. Nematoda.

Classe. Secernentea.

Superfamília. Trichostrongyloidea.

Descrição. Os vermes são brancos e o intestino é visto como uma faixa escura. Os machos medem cerca de 4 a 8 cm e as fêmeas, 6 a 10 cm de comprimento. Na bolsa, os raios posterolateral e mediolateral se fundem, exceto em suas extremidades. As espículas, marrom-escuras, são robustas e em forma de bota. A vulva situa-se logo após o meio do verme.

Hospedeiros. Ovinos, caprinos, camelídeos e alguns ruminantes selvagens.

Distribuição geográfica. Cosmopolita.

Patogênese e sinais clínicos. As infecções graves causam apatia, tosse, dispneia e perda da condição corporal.

Epidemiologia. *Dictyocaulus filaria* é encontrado no trato respiratório de camelídeos, em muitas regiões do mundo.

Tratamento e controle. Relata-se que benzimidazóis, levamisol e avermectinas são efetivos contra esta espécie de parasita, em camelos.

Para mais detalhes sobre esta espécie, ver Capítulo 9.

Dictyocaulus viviparus

Sinônimo. *Dictyocaulus cameli.*

Local de predileção. Pulmão.

Filo. Nematoda.

Classe. Secernentea.

Superfamília. Trichostrongyloidea.

Descrição. Os adultos, delgados, são filiformes; os machos medem cerca de 4,0 a 5,5 cm e as fêmeas, 6 a 8 cm de comprimento. O anel bucal é triangular. São muito parecidos com *D. filaria*, mas os raios posterolaterial e mediolateral são totalmente fundidos.

Hospedeiros. Bovinos, cervídeos, camelos, camelídeos.

Distribuição geográfica. Cosmopolita.

Patogênese e sinais clínicos. Como mencionados para *D. filaria.*

Para mais detalhes, ver Capítulo 8.

Parasitas do fígado

Fasciola hepatica

Nome comum. Trematódeo do fígado.

Local de predileção. Fígado.

Filo. Platyhelminthes.

Classe. Trematoda.

Família. Fasciolidae.

Descrição. O trematódeo adulto é cinza-amarronzado, em forma de folha (mais largo na parte anterior do que na posterior) e mede cerca de 2,5 a 3,5 cm de comprimento e 1,0 cm de largura (ver Figura 1.70A). A extremidade anterior é cônica e evidenciada por espáduas distintas no corpo. O tegumento é recoberto com espinhos que se projetam para trás. É possível notar, facilmente, as ventosas bucal e ventral, situadas na altura das espáduas. O ceco possui diversas ramificações e se estende por uma distância considerável, em direção posterior. Os testículos e os ovários são multirramificados. O útero situa-se anteriormente aos testículos. O cirro é bem desenvolvido. Quando o trematódeo imaturo alcança o fígado ele mede 1,0 a 2,0 mm de comprimento e apresenta forma de lanceta.

Hospedeiros definitivos. Ovinos, bovinos, caprinos, equinos, cervídeos, lhamas, humanos e outros mamíferos.

Para mais detalhes, ver Capítulo 9.

Fasciola gigantica

Nome comum. Grande trematódeo hepático tropical.

Local de predileção. Fígado.

Filo. Platyhelminthes.

Classe. Trematoda.

Família. Fasciolidae.

Descrição. O trematódeo adulto é maior que *F. hepatica*, seu corpo é mais transparente e pode medir 7,5 cm de comprimento e 1,5 cm de largura. Sua forma é mais parecida com folha, a extremidade anterior, cônica, é muito curta e as espáduas, características de *F. hepatica*, são pouco perceptíveis (ver Figura 1.70B). O ceco é muito mais ramificado do que o de *F. hepatica*.

Hospedeiros definitivos. Bovinos, búfalos, ovinos, caprinos, suínos, camelos, cervídeos, lhamas, humanos.

Para mais detalhes, ver Capítulo 8.

Dicrocoelium dendriticum

Sinônimo. *Dicrocoelium lanceolatum*.

Nome comum. Pequeno trematódeo lanceolado.

Local de predileção. Fígado.

Filo. Platyhelminthes.

Classe. Trematoda.

Família. Dicrocoeliidae.

Descrição. Os trematódeos adultos, que medem 6 a 12 mm de comprimento e 1,5 a 2,5 mm de largura, são distintamente lanceolados e semitransparentes/translúcidos, o que possibilita a fácil visualização dos órgãos internos (ver Figura 1.74). Apresentam forma quase que simétrica e sua cutícula é lisa. A ventosa bucal é menor do que a ventosa ventral e estas situam-se bem próximas. O intestino é simples, consiste em dois ramos e parece um diapasão. Posterior à ventosa ventral situam-se os testículos lobados, um depois do outro, com o ovário posicionado posteriormente. Em geral, o útero é marrom-escuro e enrolado, preenchendo o espaço atrás da glândula genital. O cirro é pequeno. Não há espinhos na cutícula (cf. *Fasciola*).

Hospedeiros definitivos. Ovinos, caprinos, bovinos, cervídeos, lhamas e coelhos; ocasionalmente, equinos e suínos.

Distribuição geográfica. Cosmopolita, exceto na África do Sul e na Austrália.

Para mais detalhes, ver Capítulo 9.

Echinococcus granulosus

Locais de predileção. Principalmente fígado e pulmão (hospedeiros intermediários).

Filo. Platyhelminthes.

Classe. Cestoda.

Família. Taeniidae.

Descrição. Cistos hidáticos são grandes vesículas preenchidas com líquido, medem 5 a 10 cm de diâmetro e apresentam espessa cutícula concentricamente laminada e camada germinativa interna (ver Figuras 9.44 e 9.45). A camada germinativa origina numerosas vesículas pequenas ou cápsulas-filhas, cada uma com até 40 escóleces, invaginadas na região do colo e aderidas à parede por meio de pedículos. Estas cápsulas podem se desprender da parede da vesícula e flutuar livremente no líquido vesicular e originar "areia hidática".

Hospedeiros definitivos. Cães e muitos canídeos selvagens.

Hospedeiros intermediários. Ruminantes domésticos e selvagens, humanos e primatas, suínos, camelídeos e lagomorfos.

Para mais detalhes, ver Capítulo 9.

Parasitas do sistema nervoso

Parelaphostrongylus tenuis

Sinônimos. *Odocoileostrongylus tenuis*, *Elaphostrongylus tenuis*.

Nomes comuns. Nematodiose cerebroespinal, verme de meninge, enfermidade de alce, doença de alce.

Locais de predileção. Veias e seios venosos de meninges cranianas, SNC.

Filo. Nematoda.

Classe. Secernentea.

Superfamília. Metastrongiloydea.

Descrição. Os machos medem cerca de 40 mm e as fêmeas, até 90 mm de comprimento.

Hospedeiros definitivos. Veados de cauda branca (*Odocoileus virginianus*), alces (*Alces alces*), uapitis (*Cervus canadensis*), outras espécies de cervídeos, lhamas, guanacos, alpacas.

Hospedeiro intermediário. Caramujos e lesmas.

Patogênese. O parasita é bem adaptado a seu hospedeiro definitivo normal, porém em um hospedeiro aberrante, como as lhamas, a migração da larva na medula espinal pode ocasionar sintomas neurológicos associados ao seu local de instalação.

Sinais clínicos. Incluem ataxia, andar em círculo, claudicação, paraplegia, hipermetria e cegueira.

Controle. Procedimento de manejo como instalação de cerca para proteger camelídeos criados em fazendas do contato com veado de cauda branca pode ser efetivo. Quando possível, moluscicidas podem ser empregados para reduzir o número de caramujos e lesmas.

Para mais detalhes, ver seção Cervídeos.

Parasitas do sistema reprodutor/urogenital

Não há relato de parasitas de importância veterinária.

Parasitas do sistema locomotor

Toxoplasma gondii

Ver seção Camelos.

Sarcocistose

Várias espécies de *Sarcocystis* foram relatadas em camelídeos (Tabela 14.15). As descrições das espécies estão além do escopo deste livro. Detalhes gerais adicionais a respeito de nomenclatura, diagnóstico e epidemiologia são apresentados no Capítulo 2.

ECTOPARASITAS

Microthoracius mazzai

Nome comum. Piolho de lhama.

Locais de predileção. Pelos, em especial ao redor da face.

Classe. Insecta.

Ordem. Phthiraptera.

Subordem. Anoplura.

Família. Microthoraciidae.

Descrição. *Microthoracius mazzai* tem cabeça fusiforme longa característica, quase mais comprida do que seu abdome em forma de tumefação arredondada (ver Figura 14.3). O corpo todo mede 1 a 2 mm de comprimento.

Hospedeiros. Alpaca, lhamas.

Distribuição geográfica. Cosmopolita, nas regiões onde vivem os hospedeiros.

Patogênese. Estes piolhos são hematófagos e infestações maciças podem reduzir significativamente o ganho de peso e a produção de leite.

Sinais clínicos. Os sinais de infestação são variáveis. Infestações brandas podem não ocasionar sintomas evidentes; contudo, em geral, na infestação maciça são evidentes sinais de prurido, dermatite e perda de pelos. Em animais jovens com alta infestação é possível constatar anemia.

Diagnóstico. Os piolhos podem ser vistos na pele do animal hospedeiro, quando partes de pelos são afastadas. Os ovos (lêndeas) pode ser vistos aderidos às hastes dos pelos.

Tabela 14.15 Espécies de *Sarcocystis* encontradas em camelídeos.

Espécies	Camelídeo(s) hospedeiros(s)	Hospedeiro definitivo	Distribuição
Sarcocystis aucheniae (sin. *Sarcocystis tiopodi*, *Sarcocystis guanicocanis*)	Lhama, guanaco, alpaca	Cão	América do Sul
Sarcocystis lamacenis	Lhama	Desconhecido	América do Sul

Epidemiologia. Em geral, a infecção se instala após contato direto com animal hospedeiro infestado. É possível notar contaminação cruzada entre as diferentes espécies de hospedeiros, quando os animais têm contato físico. O parasita pode ser transferido do ambiente contaminado ou de equipamento de *grooming*, pois os piolhos podem sobreviver curto período de tempo fora do hospedeiro.

Tratamento e controle. Produtos para imersão, pulverização e aspersão à base de cumafós, malation ou permetrina podem ser efetivos, em especial se aplicados após a tosquia. Lactonas macrocíclicas, como ivermectina, doramectina e moxidectina, em um programa terapêutico repetido de 7 a 10 dias, podem ser efetivas.

Psoroptes ovis

Sinônimos. *Psoroptes communis* var. *ovis, Psoroptes cuniculi, Psoroptes cervinus, Psoroptes bovis, Psoroptes equi, Psoroptes aucheniae.*

Nome comum. Ácaro da sarna.

Local de predileção. Pele.

Classe. Arachnida.

Subclasse. Acari.

Ordem. Astigmata (Sarcoptiformes).

Família. Psoroptidae.

Descrição. Ácaros do gênero *Psoroptes* não escavam tecidos, são ovais e medem até 0,75 mm de comprimento (ver Figura 3.92). Todas as pernas se projetam além da borda corporal. As principais características de identificação são as peças bucais pontiagudas e os pré-tarsos (pedicelos) triarticulados contendo ventosas em forma de funil (pulvilos) (ver Figura 3.87). As fêmeas adultas apresentam pré-tarsos articulados e pulvilos no 1º, 2º e 4º pares de pernas, bem como longas cerdas semelhantes a chicotes no 3º par. Por outro lado, os machos adultos são menores e identificados por suas ventosas copulatórias e lobos posteriores pareados, por possuírem pulvilos nos três primeiros pares de pernas e cerdas no 4º par. As pernas das fêmeas adultas têm, praticamente, o mesmo comprimento; nos machos o 4º par é muito curto.

Hospedeiros. Ovinos, bovinos, caprinos, equinos, coelhos, camelídeos.

Distribuição geográfica. Cosmopolita, em especial na Europa e na América do Sul.

Para mais detalhes, ver Capítulo 9.

Chorioptes bovis

Sinônimos. *Chorioptes ovis, Chorioptes equi, Chorioptes caprae, Chorioptes cuniculi.*

Locais de predileção. Pele; em especial pernas, patas, base da cauda e parte posterior superior do úbere.

Classe. Arachnida.

Subclasse. Acari.

Ordem. Astigmata (Sarcoptiformes).

Família. Psoroptidae.

Descrição. Nas fêmeas adultas, os tarsos I, II e IV apresentam pré-tarsos com pedículos curtos e o tarso III possui um par de cerdas longas terminais parecidas com chicotes. O 1º e o 2º pares de pernas são mais fortes do que os demais e o 4º par contém longo tarso delgado. No macho, todas as pernas possuem pré-tarsos com pedículos curtos e pulvilos. No entanto, o 4º par é muito curto e não se estende além da borda do corpo. O macho de *C. bovis* é caracterizado por apresentar cerda 1 (ae) opistossomal muito longa e cerda 2 (l4 e d5) espatulada curta, nos lobos posteriores bem desenvolvidos (ver Figura 3.93). As peças bucais são distintamente mais arredondadas e os tubérculos abdominais do macho são notavelmente mais truncados do que aqueles de *Psoroptes*.

Hospedeiros. Bovinos, ovinos, equinos, caprinos, camelos, lhamas, coelhos

Para mais detalhes, ver Capítulo 8.

Sarcoptes scabiei

Local de predileção. Pele.

Classe. Arachnida.

Subclasse. Acari.

Ordem. Astigmata (Sarcoptiformes).

Família. Sarcoptidae.

Descrição. Adultos desta espécie apresentam corpo arredondado, achatado no ventre e convexo no dorso. As fêmeas adultas medem 0,3 a 0,6 mm de comprimento e 0,25 a 0,4 mm de largura, enquanto os machos são menores, tipicamente com até 0,3 mm de comprimento e 0,1 a 0,2 mm de largura. Os dois pares de pernas posteriores não se estendem além da borda do corpo. Tanto no macho quanto na fêmea, os pré-tarsos dos dois primeiros pares de pernas possuem garras empodiais e um pulvilo parecido com ventosa, em um longo pré-tarso semelhante a pedículo. O pulvilo parecido com ventosa auxilia o ácaro a se aderir ao substrato, quando ele se movimenta. O 3º e o 4º pares de pernas, na fêmea, e o 3º par de pernas, no macho, terminam em longas cerdas e não contêm pulvilo pediculado. As peças bucais são arredondadas. Esses ácaros não possuem olho ou estigmata. A superfície dorsal do corpo de *S. scabiei* é coberta com saliências transversais, mas também apresenta uma área central de escamas triangulares. As cerdas dorsais são fortes e semelhantes a espinhos. O ânus é terminal, apenas ligeiramente dorsal. Há diversas variedades de *S. scabiei* adaptadas ao hospedeiro, cujas diferenças morfológicas são sutis.

Hospedeiros. Lhamas, guanacos, alpacas, vicunhas.

Para mais detalhes, ver Capítulo 11.

Diversos ectoparasitas não obrigatórios são encontrados em camelídeos, os quais são apresentados em *checklists* hospedeiro-parasita, no final deste capítulo. Descrições mais detalhadas deste parasita podem ser encontradas no Capítulo 17.

BÚFALO D'ÁGUA

O búfalo d'água, ou búfalo d'água asiático doméstico (*Bubalus bubalis*), é um búfalo de grande porte que vive no subcontinente indiano. Raças e populações de búfalo foram introduzidas em países da Europa, Oriente Médio, Ásia, América do Norte, América do Sul, China e Austrália.

ENDOPARASITAS

Parasitas do sistema digestório

Gongylonema pulchrum

Nome comum. Verme do esôfago.

Locais de predileção. Esôfago, rúmen.

Filo. Nematoda.

Classe. Secernentea.

Superfamília. Spiruroidea.

Descrição. É um verme longo, esbranquiçado e delgado; os machos medem cerca de 5,0 cm e as fêmeas, até 14,0 cm de comprimento. As abas cervicais, assimétricas, são proeminentes e a extremidade anterior apresenta fileiras longitudinais de placas cuticulares. A cauda do macho tem abas assimétricas, com 10 pares de papilas. A espícula esquerda é longa e delgada, enquanto a espícula direita é curta e robusta. O macho possui gubernáculo.

Hospedeiros definitivos. Ovinos, caprinos, bovinos, suínos, búfalos, equinos, asininos, cervídeos, camelos, camelídeos, humanos e primatas.

Hospedeiros intermediários. Besouros coprófagos, baratas.

Distribuição geográfica. Provavelmente cosmopolita.

Para mais detalhes, ver seção Cervídeos e Capítulo 9.

Rúmen e retículo

Várias espécies de trematódeos de rúmen pertencem a gêneros das famílias Paramphistomatidae e Gastrothylacidae e são encontradas em búfalos; estão resumidas na Tabela 14.16. Para mais detalhes sobre estas espécies de trematódeos de rúmen, ver Capítulos 1, 8 e 9.

Abomaso

Mecistocirrus digitatus

Local de predileção. Abomaso.

Filo. Nematoda.

Classe. Secernentea.

Superfamília. Trichostrongyloidea.

Descrição macroscópica. A olho nu, o verme é indistinguível de *Haemonchus contortus*, embora estreitamente relacionado a *Nematodirus*. O ovário, branco, encontra-se enrolado ao redor do intestino preenchido com sangue avermelhado, o que dá aparência de "poste de barbeiro". Os machos medem até cerca de 30 mm e as fêmeas, 42 mm de comprimento.

Descrição microscópica. O macho é distinguível de *Haemonchus* por apresentar espículas estreitas longas que se fundem na maior parte de seu comprimento e as extremidades são circundadas por um apêndice fusiforme (em *Haemonchus*, as espículas são mais espessas, separadas e farpadas nas extremidades). O raio dorsal é simetricamente localizado na bolsa, enquanto em *Haemonchus* este raio é assimétrico. A fêmea difere de *Haemonchus* por apresentar vulva em forma de fenda, situada mais próxima da extremidade da cauda, e não há aba vulvar. A cutícula contém diversas saliências longitudinais e as papilas cervicais são facilmente vistas. A cápsula bucal, pequena, possui uma lanceta. Os ovos são grandes e de modo diferente de *Nematodirus* tipicamente são do tipo estrongilídeo e medem cerca de 100 μm de comprimento.

Hospedeiros. Bovinos, inclusive zebus, búfalos, ovinos e caprinos; ocasionalmente, suínos e, raramente, humanos.

Distribuição geográfica. Regiões tropicais e subtropicais, em especial América Central e partes da Ásia.

As espécies de nematódeos listadas na Tabela 14.17 foram encontradas no abomaso de búfalo d'água em vários países onde são criados. A sua patogenicidade é desconhecida.

Tabela 14.16 Trematódeos de rúmen encontrados em búfalos.

Espécie	Hospedeiros	Locais	Hospedeiros intermediários
Paramphistomatidae			
Paramphistomum cervi (sin. *Paramphistomum explanatum*)	Bovinos, ovinos, caprinos, cervídeos, búfalos, antílopes	Rúmen	Caramujos de água doce (*Bulinus* spp., *Planorbis* spp.)
Paramphistomum microbothrium	Bovinos, ovinos, caprinos, cervídeos, búfalos, antílopes	Rúmen	Caramujos de água doce (*Fossaria* spp., *Bulinus* spp.)
Cotylophoron cotylophorum (sin. *Paramphistomum cotylophorum*)	Ovinos, caprinos, bovinos e ruminantes selvagens	Rúmen, retículo	Caramujos de água doce (*Bulinus* spp.)
Calicophoron calicophorum (sin. *Paramphistomum calicophorum*)	Bovinos, ovinos e outros ruminantes	Rúmen, retículo	Caramujos aquáticos
Carmyerius gregarius	Bovinos, búfalos	Rúmen	Caramujos aquáticos
Gastrothylacidae			
Gastrothylax crumenifer	Bovinos, inclusive zebus, búfalos, ovinos e outros ruminantes	Rúmen, retículo	Caramujos de água doce
Fischoederius elongatus	Bovinos, inclusive zebus, búfalos, ovinos e outros ruminantes; raramente humanos	Rúmen, duodeno	Caramujos de água doce
Fischoederius cobboldi	Bovinos, inclusive zebus, búfalos, ovinos e outros ruminantes	Rúmen, duodeno	Caramujos de água doce

Tabela 14.17 Parasitas de bovinos encontrados no abomaso de búfalos d'água.

Espécie	Superfamília	Hospedeiros	Distribuição geográfica
Ostertagia ostertagi	Trichostrongyloidea	Bovinos, cervídeos e, ocasionalmente, caprinos	Cosmopolita
Haemonchus contortus	Trichostrongyloidea	Ovinos, caprinos, bovinos, cervídeos, camelos, lhamas	Cosmopolita
Trichostrongylus axei	Trichostrongyloidea	Bovinos, ovinos, caprinos, cervídeos, equinos, asininos, suínos e, ocasionalmente, humanos	Cosmopolita

Intestinos

Toxocara vitulorum

Sinônimo. *Neoascaris vitulorum.*

Local de predileção. Intestino delgado.

Filo. Nematoda.

Classe. Secernentea.

Superfamília. Ascaridoidea.

Descrição macroscópica. É um nematódeo esbranquiçado, muito grande. O macho adulto mede até 25 cm e a fêmea, até 30 cm de comprimento.

Descrição microscópica. A cutícula é menos espessa do que aquela de outros ascarídeos sendo, às vezes, mole e translúcida. O parasita possui três lábios, largos na base e estreitos na parte anterior. O esôfago mede 3 a 4,5 mm de comprimento e apresenta um ventrículo granular posterior. Em geral, a cauda do macho forma um pequeno apêndice como uma ponta. Há cerca de 5 pares de papilas pós-cloacais; o par anterior é largo e duplo. O número de papilas pré-cloacais é variável. A vulva situa-se cerca de 1/8 do comprimento do corpo, a partir da extremidade anterior. O ovo de *T. vitulorum*, de tamanho médio, é subglobular, com uma espessa casca albuminosa finamente "esburacada", quase que incolor, medindo 75-95 × 60-74 μm. O ovo não é segmentado e, com frequência, o conteúdo granular ocupa apenas parte do volume interno.

Hospedeiros. Bovinos, inclusive zebus, búfalos e, raramente, ovinos e caprinos.

Distribuição geográfica. África, Índia, Ásia.

Epidemiologia. A infecção é muito prevalente em bezerros de búfalos d'água com 2 semanas a 3 meses idade e pode ocasionar altas taxas de morbidade e de mortalidade nestes animais, resultando em perda econômica relevante. A infecção pode ser transmitida pelas vias transplacentária e transmamária. A produção máxima de ovos ocorre 30 a 45 dias após a infecção. Após o pico de infecção, ao redor de 4 meses de idade, o início da imunidade resulta em rápida redução no número de ovos nas fezes.

Sinais clínicos. A presença de vermes adultos no intestino delgado de bezerros jovens resulta em redução do crescimento e diarreia.

Tratamento e controle. Os vermes adultos são sensíveis a uma ampla variedade de anti-helmínticos e os bezerros jovens devem ser tratados aos 3 a 6 semanas de idade.

Homalogaster paloniae

Local de predileção. Intestino grosso.

Filo. Platyhelminthes.

Classe. Trematoda.

Família. Gastrodiscidae.

Descrição macroscópica. O corpo é dividido em dois; uma parte anterior larga e uma parte posterior cilíndrica.

Hospedeiros. Búfalos e bovinos.

Hospedeiros intermediários. Caramujos aquáticos.

Distribuição geográfica. Ásia, Australásia.

Patogênese. Em geral, não é considerado patogênico.

Tratamento e controle. Não há necessidade.

Vários helmintos intestinais de bovinos foram encontrados em búfalos d'água (Tabela 14.18). Estes parasitas são relatados, com mais detalhes, no Capítulo 8.

Tabela 14.18 Parasitas de bovinos encontrados no intestino de búfalos d'água.

Espécie	(Super)família	Hospedeiros	Distribuição geográfica
Intestino delgado			
Trichostrongylus longispicularis	Trichostrongyloidea	Bovinos, ovinos, caprinos, cervídeos, camelos, lhamas	Ruminantes, na Austrália; bovinos, na América e partes da Europa
Nematodirus helvetianus	Trichostrongyloidea	Bovinos e, ocasionalmente, ovinos, caprinos e outros ruminantes	Cosmopolita
Cooperia oncophora	Trichostrongyloidea	Bovinos, ovinos, caprinos, cervídeos	Cosmopolita
Bunostomum phlebotomum	Ancylostomatoidea		Cosmopolita
Agriostomum vryburgi	Ancylostomatoidea	Bovinos, inclusive zebus e touros, búfalos	
Strongyloides papillosus	Rhabditoidea	Ovinos, bovinos, outros ruminantes, coelhos	Cosmopolita
Capillaria bovis	Trichuroidea	Bovinos, ovinos, caprinos	Cosmopolita
Moniezia benedeni	Anoplocephalidae	Bovinos, búfalos	Cosmopolita
Avitellina centripunctata	Anoplocephalidae	Ovinos e outros ruminantes	Europa, África e Ásia
Intestino grosso			
Oesophagostomum radiatum	Strongyloidea	Bovinos, búfalos	Cosmopolita
Trichuris discolor	Trichuroidea	Bovinos, búfalos, ocasionalmente, ovinos, caprinos	Europa, Ásia, EUA

Várias espécies de *Eimeria* foram encontradas e parecem específicas de búfalos d'água. Ademais, as espécies relatadas em bovinos também foram encontradas em búfalos d'água, mas sua importância é desconhecida (Tabela 14.19).

Eimeria ankarensis

Local de predileção. Desconhecido.

Filo. Apicomplexa.

Classe. Conoidasida.

Família. Eimeriidae.

Descrição. Os oocistos são ovoides, medem 32-43 × 25-29 μm (em média, 37,5 × 27 μm), com micrópilo e parede espessa marrom-amarelada. Os esporocistos são longos, quase que elipsoidais, com corpúsculo de Stieda e resíduo; os esporozoítas são longos, em formato de vírgula, com 2 glóbulos claros. O período de esporulação é de 3 a 4 dias.

Distribuição geográfica. Turquia.

Tabela 14.19 Coccídios de bovinos encontrados no intestino de búfalos d'água.

Espécies	Local	Distribuição
Eimeria alabamensis	Intestino delgado e intestino grosso	Possivelmente cosmopolita, principalmente na Europa
Eimeria auburnensis	Intestino delgado	Cosmopolita
Eimeria bovis	Intestino delgado e intestino grosso	Cosmopolita
Eimeria brasiliensis	Desconhecido	Cosmopolita
Eimeria bukidnonensis	Intestino delgado e intestino grosso	Cosmopolita
Eimeria canadensis	Desconhecido	Cosmopolita
Eimeria cylindrica	Desconhecido	Cosmopolita
Eimeria ellipsoidalis	Intestino delgado	Cosmopolita
Eimeria subspherica	Desconhecido	Cosmopolita
Eimeria wyomingensis	Desconhecido	Cosmopolita
Eimeria zuernii	Intestino delgado e intestino grosso	Cosmopolita

Eimeria bareillyi

Sinônimo. *Eimeria bubalis.*

Local de predileção. Jejuno.

Filo. Apicomplexa.

Classe. Conoidasida.

Família. Eimeriidae.

Descrição. Os oocistos são piriformes, medem 24-35 × 15-25 μm (em média, 29,5 × 20 μm), com micrópilo e resíduo e com parede marrom lisa. Os esporocistos têm forma de limão, corpúsculo de Stieda e resíduo, com esporozoítas em forma de banana com um glóbulo claro na extremidade maior e, às vezes, 1 ou 2 glóbulos na extremidade menor.

Distribuição geográfica. Ásia, Europa.

Eimeria gokaki

Local de predileção. Desconhecido.

Filo. Apicomplexa.

Classe. Conoidasida.

Família. Eimeriidae.

Descrição. Os oocistos, ovoides, medem 22-31 × 18-25 μm (em média, 26,5 × 21,5 μm); apresentam parede alaranjada e um micrópilo, mas sem resíduo. Os esporocistos são longos.

Distribuição geográfica. Índia.

Eimeria ovoidalis

Local de predileção. Desconhecido.

Filo. Apicomplexa.

Classe. Conoidasida.

Família. Eimeriidae.

Descrição. Os oocistos, ovoides, medem 32-40 × 20-28 μm (em média, 36 × 24 μm); sua parede é alaranjada-rósea, têm micrópilo, mas sem resíduo. Os esporocistos são ovoides e contêm corpúsculo de Stieda e resíduo. O período de esporulação é de 4 a 5 dias.

Distribuição geográfica. Índia.

Eimeria thianethi

Local de predileção. Desconhecido.

Filo. Apicomplexa.

Classe. Conoidasida.

Família. Eimeriidae.

Descrição. Os oocistos, ovoides, medem 34-49 × 20-28 μm (em média, 44 × 26 μm); sua parede é cinza-amarelada e têm micrópilo distinto, mas sem resíduo. Os esporocistos têm forma de limão, com uma extremidade pontiaguda e contêm resíduo.

Distribuição geográfica. Geórgia, Índia.

Cryptosporidium parvum

Local de predileção. Intestino delgado.

Filo. Apicomplexa.

Classe. Conoidasida.

Família. Cryptosporidiidae.

Descrição. Os oocistos maduros são ovoides ou esféricos, medem 5,0 × 4,5 μm de tamanho (em média, 4,6-5,4 × 3,8-4,7 μm) e a proporção comprimento:largura é 1,19.

Hospedeiros. Bovinos, ovinos, caprinos, equinos, cervídeos, humanos.

Distribuição geográfica. Cosmopolita.

Epidemiologia. Os oocistos de *Cryptosporidium* são encontrados nas fezes de búfalos, em todos os países onde são criados.

Parasitas do sistema respiratório

Mammomonogamus laryngeus

Sinônimo. *Syngamus laryngeus.*

Nome comum. Verme da "boca aberta".

Local de predileção. Laringe.

Filo. Nematoda.

Classe. Secernentea.

Superfamília. Strongyloidea.

Descrição macroscópica. Os vermes são avermelhados e medem cerca de 0,5 a 2 cm de comprimento. As fêmeas e os machos se encontram, permanentemente, em cópula. A cápsula bucal não possui coroa cuticular.

Descrição microscópica. Os ovos são elipsoidais, medem 42-45 × 75-85 e não contêm opérculo na extremidade.

Hospedeiros. Bovinos, búfalos, caprinos, ovinos, cervídeos e, raramente, humanos.

Distribuição geográfica. Ásia, África Central, América do Sul e Ilhas do Caribe.

Patogênese e sinais clínicos. Em geral, a infecção é assintomática.

Dictyocaulus viviparus

Locais de predileção. Brônquios, traqueia.

Filo. Nematoda.

Classe. Secernentea.

Superfamília. Trichostrongyloidea.

Descrição. Os vermes adultos, delgados, são filiformes; os machos medem cerca de 4,0 a 5,5 cm e as fêmeas, 6 a 8 cm de comprimento. O anel bucal é triangular. As larvas de 1º estágio medem 300 a 360 μm e apresentam células intestinais que contêm numerosos grânulos de cromatina.

Hospedeiros. Bovinos, búfalos, cervídeos (veado-vermelho) e camelos.

Distribuição geográfica. Cosmopolita, mas é especialmente importante em regiões de clima temperado com alta precipitação pluviométrica.

Parasitas do fígado

Fasciola gigantica

Nome comum. Grande trematódeo hepático tropical.

Local de predileção. Fígado.

Filo. Platyhelminthes.

Classe. Trematoda.

Família. Fasciolidae.

Descrição. O trematódeo adulto é maior que *F. hepatica*, seu corpo é mais transparente e pode medir 7,5 cm de comprimento e 1,5 cm de largura. Sua forma é mais parecida com folha; a extremidade anterior, cônica, é muito curta e as espáduas, características de *F. hepatica*, são pouco perceptíveis (ver Figura 1.70B).

Hospedeiros definitivos. Bovinos, búfalos, ovinos, caprinos, suínos, camelos, cervídeos, humanos.

Hospedeiros intermediários. Caramujos do gênero *Galba* (*Lymnaea*); no sul da Europa são caramujos *L. auricularia*, que também é uma importante espécie no sul dos EUA, no Oriente Médio e nas Ilhas do Pacífico.

Distribuição geográfica. África, Ásia, Europa, EUA.

Epidemiologia. A infecção pode ter sério impacto econômico porque os búfalos d'água são os principais quadrúpedes de trabalho em arrozais, em alguns países; ademais, são importantes na produção de carne e leite. Na Índia e no Paquistão, os bezerros jovens adquirem a infecção no início do inverno e desenvolvem uma enfermidade aguda que ocasiona morte do animal.

Sinais clínicos. Em geral, as infecções por trematódeos em búfalos são crônicas e ocasionam perda de peso e baixo desempenho.

Diagnóstico. Pode-se obter o diagnóstico com base nos sinais clínicos ou na presença de ovos nas fezes.

Fasciola hepatica

Nome comum. Trematódeo hepático.

Local de predileção. Fígado.

Filo. Platyhelminthes.

Classe. Trematoda.

Família. Fasciolidae.

Descrição macroscópica. Ao alcançar o fígado, o trematódeo jovem mede 1,0 a 2,0 mm de comprimento e se assemelha a uma lanceta. Quando se torna totalmente maduro, nos ductos biliares, apresenta forma de folha, coloração cinza-amarronzada e tem cerca de 2,5 a 3,5 cm de comprimento e tem 1,0 cm de largura. A extremidade anterior, cônica, apresenta espáduas distintas no corpo (ver Figura 1.70A).

Descrição microscópica. O tegumento é recoberto com espinhos que se projetam para trás. É possível notar, facilmente, as ventosas bucal e ventral.

Hospedeiros definitivos. Ovinos, bovinos, caprinos, equinos, cervídeos, humanos e outros mamíferos.

Hospedeiros intermediários. Caramujos do gênero *Galba* (*Lymnaea*).

Gigantocotyle explanatum

Sinônimos. *Explanatum explanatum, Paramphistomum explanatum.*

Locais de predileção. Fígado, ductos intra-hepáticos, ductos biliares, vesícula biliar, duodeno.

Filo. Platyhelminthes.

Classe. Trematoda.

Família. Paramphistomatidae.

Descrição macroscópica. São trematódeos cônicos e rosa-pálidos, quando vivos. Os trematódeos adultos medem 8 a 10 mm de comprimento e 4,7 a 5,7 mm de largura.

Descrição microscópica. O corpo se afina na parte anterior e encurvado no sentido ventral, sem papilas tegumentares. O acetábulo é muito grande e o poro genital é bifurcado. Os ovos, ovais, medem 180-200 × 110 a 130 μm, são incolores e apresentam opérculo.

Hospedeiros definitivos. Bovinos, búfalos e outros ruminantes.

Hospedeiros intermediários. Caramujos.

Distribuição geográfica. Subcontinente indiano, Sudeste Asiático, regiões tropicais e subtropicais do Oriente Médio e da África.

Patogênese. Grande número de trematódeos maduros pode causar anfistomose com enterite, condição que, às vezes, pode ser fatal ao hospedeiro, em especial aos búfalos jovens. Os trematódeos podem estimular a proliferação de tecido conjuntivo e hemorragia no local onde se fixam.

Sinais clínicos. Perda geral da condição corporal, diarreia e perda de peso.

Patologia. Notam-se extensa fibrose e hiperplasia de ductos biliares, bem como nódulos granulomatosos multifocais na superfície luminal.

Echinococcus granulosus

Nomes comuns. Tênia anã do cão, hidatidose.

Locais de predileção. Em especial, fígado e pulmão (hospedeiros intermediários); intestino delgado (hospedeiros definitivos).

Filo. Platyhelminthes.

Classe. Cestoda.

Família. Taeniidae.

Descrição macroscópica. Cistos hidáticos são grandes vesículas preenchidas com líquido, medindo 5 a 10 cm de diâmetro, com espessa cutícula concentricamente laminada e camada germinativa interna (ver Figuras 9.44 e 9.45).

Descrição microscópica. A camada germinativa origina numerosas vesículas pequenas ou cápsulas-filhas, cada uma com até 40 escóleces, invaginadas na região do colo e aderidas à parede por meio de pedículos. Estas cápsulas podem se desprender da parede da vesícula e flutuar livremente no líquido vesicular e originar "areia hidática".

Hospedeiros definitivos. Cães e muitos canídeos selvagens.

Hospedeiros intermediários. Bovinos, ovinos, camelos, suínos, búfalos, cervídeos, humanos.

Parasitas do pâncreas

Eurytrema pancreaticum

Sinônimos. *Distoma pancreaticum, Eurytrema ovis.*

Nome comum. Trematódeo do pâncreas.

Locais de predileção. Ductos pancreáticos.

Filo. Platyhelminthes.

Classe. Trematoda.

Família. Dicrocoeliidae.

Descrição. São trematódeos ovais, em forma de folha, marrom-avermelhados e medem cerca de 8-16 × 5-8,5 mm. O corpo é espesso e os trematódeos imaturos possuem espinhos que, com frequência, estão ausentes no parasita adulto. A ventosa bucal é maior do que a ventosa ventral e a faringe e o esôfago são curtos. Os testículos estão posicionados em sentido horizontal, logo atrás da ventosa ventral. Há um saco cirro tubular. O útero ocupa toda a parte posterior do corpo. Os ovos medem ao redor de 40-50 × 25-35 μm e são semelhantes àqueles de *Dicrocoelium*.

Hospedeiros definitivos. Bovinos, búfalos, ovinos, caprinos, suínos, camelos e humanos.

Hospedeiros intermediários. São necessários dois hospedeiros. Hospedeiro 1: caramujos terrestres, em especial do gênero *Bradybaena*. Hospedeiro 2: gafanhotos do gênero *Conocephalus* ou grilo de árvore (*Oecanthus*).

Distribuição geográfica. América do Sul, Ásia e Europa.

Patogênese. Infestações baixas a moderadas podem ocasionar poucas consequências aos hospedeiros. Nas infecções maciças pode ocorrer séria perda de peso.

Epidemiologia. No Sudeste Asiático e no Brasil os búfalos comumente encontram-se infectados por trematódeos pancreáticos.

Parasitas do sistema circulatório

Elaephora poeli

Nome comum. Grande filária da aorta.

Locais de predileção. Vasos sanguíneos.

Filo. Nematoda.

Classe. Secernentea.

Superfamília. Filarioidea.

Descrição macroscópica. São vermes delgados; os machos medem cerca de 4 a 7 cm e as fêmeas, até 30 cm.

Descrição microscópica. Não há lábio e o esôfago é muito longo. A cauda do macho contém 5 a 7 pares de papilas, sendo 2 pares pré-cloacais. As microfilárias medem 340 a 360 μm.

Hospedeiros definitivos. Bovinos, inclusive zebus, e búfalos.

Hospedeiros intermediários. Não conhecidos, possivelmente são as moscas tabanídeas.

Distribuição geográfica. Partes da África, Ásia e Extremo Oriente.

Esquistossomos

Grupo Indicum

Schistosoma nasalis

Sinônimo. *Schistosoma nasalae.*

Nome comum. Doença do ronco.

Locais de predileção. Veias de mucosa nasal.

Filo. Platyhelminthes.

Classe. Trematoda.

Família. Schistosomatidae.

Descrição macroscópica. Os sexos são distintos. O macho, largo e achatado com cerca de 0,6 a 1 cm de comprimento, carrega a fêmea em um sulco de seu corpo, curvado para dentro. Os trematódeos se assemelham muito a *S. spindale.*

Descrição microscópica. Os ovos medem 350-380 × 50-80 μm e apresentam forma de bumerangue, com um espinho terminal.

Hospedeiros definitivos. Bovinos, caprinos, ovinos, búfalos, equinos.

Hospedeiros intermediários. Caramujos (*Lymnaea luteola, L. acuminata, Indoplanorbis exustus*).

Distribuição geográfica. Índia, Paquistão, Sudeste Asiático.

Grupo Indicum

Schistosoma indicum

Locais de predileção. Veias porta, pancreática, hepática e mesentérica.

Filo. Platyhelminthes.

Classe. Trematoda.

Família. Schistosomatidae.

Descrição macroscópica. Os sexos são distintos; os machos medem 5 a 19 mm e as fêmeas, 6 a 22 mm de comprimento.

Descrição microscópica. Os ovos, ovais, possuem um espinho terminal e medem 57-140 × 18-72 μm.

Hospedeiros definitivos. Bovinos, ovinos, caprinos, equinos, asininos, camelos, búfalos.

Hospedeiros intermediários. Caramujos (*Indoplanorbis*).

Distribuição geográfica. Índia.

Schistosoma spindale

Locais de predileção. Veias mesentéricas.

Filo. Platyhelminthes.

Classe. Trematoda.

Família. Schistosomatidae.

Descrição macroscópica. Os sexos são distintos. O macho, largo e achatado com cerca de 16 mm de comprimento, alberga a fêmea em um sulco de seu corpo, encurvado para dentro.

Descrição microscópica. Os ovos, fusiformes, medem 200-300 × 70-90 μm e apresentam um espinho lateral ou terminal. Não possuem opérculo.

Hospedeiros. Bovinos, búfalos, equinos, suínos e, ocasionalmente, cães.

Hospedeiros intermediários. Caramujos (*Planorbis, Indoplanorbis* spp., *Lymnae* spp.).

Distribuição geográfica. Partes da Ásia e Extremo Oriente.

Outros esquistossomos

Schistosoma turkestanica

Sinônimo. *Orientobilharzia turkestanicum.*

Locais de predileção. Veias mesentéricas e pequenas veias do pâncreas e do fígado.

Filo. Platyhelminthes.

Classe. Trematoda.

Família. Schistosomatidae.

Descrição. São espécies pequenas; os machos medem cerca de 4,2 a 8 mm e as fêmeas 3,4 a 8 mm de comprimento. O ovário, enrolado em espiral, situa-se na parte anterior do corpo. No macho há cerca de 70 a 80 testículos. O útero da fêmea é curto e contém apenas um ovo por vez, medindo 72-77 × 16-26 μm, com espinho terminal e um apêndice curto na extremidade oposta.

Hospedeiros definitivos. Bovinos, búfalos, ovinos, caprinos, camelos, equinos, asininos, mulas e gatos.

Hospedeiros intermediários. Caramujos (*Lymnaea euphratica*).

Distribuição geográfica. Ásia, Oriente Médio e regiões da Europa.

Tripanossomas

Trypanosoma brucei evansi

Sinônimos. *Trypanosoma evansi, Trypanosoma equinum.*

Nome comum. Surra, el debab, m'bori, murrinha, *mal de Caderas*, doukane, dioufar, thaga.

Local de predileção. Sangue.

Filo. Euglenozoa.

Classe. Kinetoplastea.

Família. Trypanosomatidae.

Subgênero. *Trypanozoon.*

Hospedeiros. Equinos, asininos, camelos, bovinos, inclusive zebus, caprinos, suínos, cães, búfalos d'água, elefantes, capivaras, antas, mangustos, ocelotes, cervídeos e outros animais selvagens. Muitos animais de laboratórios e animais selvagens podem ser infectados experimentalmente.

Distribuição geográfica. Norte da África, América Central, América do Sul, centro e sul da Rússia, partes da Ásia (Índia, Burma, Malásia, sul da China, Indonésia, Filipinas).

Epidemiologia. Surra é amplamente prevalente no subcontinente indiano e em partes do Sudeste Asiático. Os búfalos podem ser considerados hospedeiros reservatórios, embora possam manifestar sinais clínicos quando estressados ou com doença concomitante. A infecção também se encontra disseminada no norte da África e na América do Sul.

Patogênese. Em búfalos d'água, surra é uma infecção crônica caracterizada por perda de peso, infertilidade e aborto.

Sinais clínicos. Nos búfalos, a doença é caracterizada por aumento dos linfonodos, secreção ocular mucosa, emaciação, fraqueza dos membros posteriores e decúbito.

Tratamento e controle. O tratamento de escolha para búfalos é a administração de 5 mg de sulfato de quinapirimina 10%/kg, por via subcutânea.

Para mais detalhes, ver Capítulo 10.

Trypanosoma theileri

Local de predileção. Sangue.

Filo. Euglenozoa.

Classe. Kinetoplastea.

Família. Trypanosomatidae.

Subgênero. *Megatrypanum.*

Descrição. Grande tripanossomo, com 60 a 70 μm de comprimento, embora possa ter até 120 μm, com extremidade posterior longa e pontiaguda (ver Figuras 2.7 e 8.31). Possui um cinetoplasto de tamanho médio, com membrana ondulante proeminente, e um flagelo livre. Ambas as formas, triptomastigota e epimastigota, podem ser encontradas no sangue.

Hospedeiros. Bovinos, búfalos.

Hospedeiros intermediários. Moscas tabanídeas.

Distribuição geográfica. Cosmopolita.

Patogênese. Em geral, a infecção é assintomática.

Babesiose

Babesia bovis

Sinônimo. *Babesia argentina.*

Local de predileção. Sangue.

Filo. Apicomplexa.

Classe. Aconoidasida.

Família. Babesiidae.

Descrição. *Babesia bovis* é uma pequena babésia pleomórfica, tipicamente detectada como um corpúsculo único, como pequenos corpúsculos arredondados ou como corpúsculos piriformes pareados unidos em um ângulo obtuso no centro do eritrócito maduro. As formas arredondadas medem 1 a 1,5 μm e os corpúsculos piriformes, 1,5 × 2,4 μm de tamanho. A forma de anel de sinete vacuolizada é especialmente comum.

Hospedeiros. Bovinos, búfalos, cervídeos (corça, veado-vermelho).

Distribuição geográfica. Austrália, África, América Central, América do Sul, Ásia e sul da Europa.

Babesia bigemina

Nome comum. Febre do Texas.

Local de predileção. Sangue.

Filo. Apicomplexa.

Classe. Aconoidasida.

Família. Babesiidae.

Descrição. *Babesia bigemina* é uma grande babésia pleomórfica e tipicamente é notada e identificada como corpúsculos piriformes unidos em ângulo agudo, no interior do eritrócito maduro (ver Figura 8.32). As formas arredondadas medem 2 μm e aquelas piriformes alongadas, 4 a 5 μm.

Hospedeiros. Bovinos, búfalos.

Distribuição geográfica. Austrália, África, América Central, América do Norte, América do Sul, Ásia e sul da Europa.

Para mais detalhes sobre estas espécies, ver Capítulo 8.

Babesia orientalis

Nome comum. Babesiose de búfalo.

Local de predileção. Sangue.

Filo. Apicomplexa.

Classe. Aconoidasida.

Família. Babesiidae.

Descrição. *Babesia orientalis* é uma pequena babésia, com aparência semelhante a *B. bovis,* porém menor, medindo 1,3 × 2,2 μm.

Hospedeiros. Búfalos.

Distribuição geográfica. China.

Patogênese. A infecção é caracterizada por febre, icterícia, hemoglobinúria e alta taxa de mortalidade.

Epidemiologia. O parasita é encontrado apenas em búfalos d'água, sendo transmitido pelo carrapato *Rhipicephalus haemophysaloides.*

Theileriose

Theileria parva

Sinônimos. *Theileria parva parva, Theileria parva lawrencei.*

Nomes comuns. Febre da Costa Leste, febre do corredor.

Locais de predileção. Sangue e vasos linfáticos.

Filo. Apicomplexa.

Classe. Aconoidasida.

Família. Theileriidae.

Descrição. Nos eritrócitos, as trofozoítas são vistas, predominantemente, na forma de bastão (1,5-2,0 × 0,1-1,0 μm), mas também nas formas arredondada, oval e de vírgula (ver Figura 8.36). Corpúsculos de Koch são vistos nos linfócitos e nas células endoteliais do baço ou de linfonodos, onde são muito numerosos e têm, em média, 8 μm; contudo, podem medir até 12 μm, ou mais. São descritos dois tipos: macroesquizontes, contendo grânulos de cromatina, com 0,4 a 2,0 μm de diâmetro (ver Figura 8.37); estes novamente se dividem e tornam-se microesquizontes, contendo grânulos de cromatina, com 0,3 a 0,8 μm de diâmetro, e originam merozoítas com 0,7 a 1,0 μm de diâmetro.

Hospedeiros. Bovinos, búfalos.

Distribuição geográfica. Leste e centro da África.

Epidemiologia. É encontrada em algumas regiões da África onde bovinos e búfalos compartilham a mesma pastagem. A infecção é transmitida pelo carrapato *Rhipicephalus appendiculatus*. *Theileria parva lawrencei* é transmitida por búfalos-africanos e seu comportamento é indistinguível daquele de *Theileria parva parva*, após várias passagens em bovinos.

Theileria annulata

Nomes comuns. Theileriose do Mediterrâneo, febre da costa do Mediterrâneo.

Locais de predileção. Sangue e vasos linfáticos.

Filo. Apicomplexa.

Classe. Aconoidasida.

Família. Theileriidae.

Descrição. Nos eritrócitos, as trofozoítas são predominantemente arredondadas (0,5 a 2,7 μm) ou ovais (2 × 0,6 μm), mas também podem ter forma de bastão ou de vírgula (1,2 a 0,5 μm). Por meio de divisão binária podem originar 2 ou 4 células-filhas, estas na forma de cruz. Corpúsculos de Koch são vistos nos linfócitos do baço ou de linfonodos, ou mesmo livres nestes órgãos. Têm, em média, 8 μm; contudo, podem alcançar até 27 μm. Foram descritos dois tipos: macromerontes, contendo grânulos de cromatina, com 0,4 a 1,9 μm de diâmetro; estes sofrem outra divisão e tornam-se micromerontes, contendo grânulos de cromatina, com 0,3 a 0,8 μm de diâmetro, e originam merozoítas, com 0,7 a 1 μm de diâmetro.

Hospedeiros. Bovinos, búfalos domésticos.

Distribuição geográfica. Países do Mediterrâneo (Portugal e Espanha, Península dos Bálcãs), Oriente Médio, subcontinente indiano e China.

Complexo *Theileria orientalis*

Sinônimos. *Theileria mutans, Theileria buffeli, Theileria sergenti.*

Nome comum. Theileriose benigna.

Local de predileção. Sangue.

Filo. Apicomplexa.

Classe. Aconoidasida.

Família. Theileriidae.

Descrição. Nos eritrócitos, as trofozoítas são arredondadas (1 a 2 μm de diâmetro), ovais (1,5 × 0,6 μm), piriformes ou em forma de vírgula (ver Figura 8.38). A divisão binária origina 2 ou 4 células-filhas. Há um número relativamente pequeno de corpúsculos de Kock (8 a 20 μm) nos linfócitos do baço e dos linfonodos, os quais contêm 1 a 80 grânulos de cromatina (com 1 a 2 μm de diâmetro).

Hospedeiros. Bovinos, búfalos.

Distribuição geográfica. Sul da Europa, Oriente Médio, Ásia, Austrália.

Para mais detalhes sobre as espécies de *Theileria*, ver Capítulo 8.

Ehrlichia ruminantium

Sinônimo. *Cowdria ruminantium.*

Nome comum. *Heartwater*, cowdriose, *malkopsiekte* (em africâner).

Local de predileção. Sangue.

Reino. Bacteria.

Filo. Proteobacteria.

Classe. Alphaproteobacteria.

Ordem. Rickettsiales.

Família. Anaplasmataceae.

Descrição. Os microrganismos são vistos como colônias estreitamente unidas, contendo desde menos do que 10 a várias centenas de cocos. O seu tamanho varia de 0,2 μm a mais de 1,5 μm. O diâmetro dos microrganismos individuais de um agregado é mais uniforme, mas os grupos são muito pleomórficos. Os grânulos pequenos tendem a ser cocoides, sendo os maiores parecidos com anéis, ferraduras, bastões e massas irregulares.

Hospedeiros. Bovinos, ovinos, caprinos, búfalos e ruminantes selvagens.

Distribuição geográfica. África Subsaariana, Caribe (Guadalupe, Marie-Galante e Antígua).

■ Parasitas do sistema nervoso

Thelazia rhodesi

Nome comum. Verme do olho de bovino.

Locais de predileção. Olho, saco conjuntival e ducto lacrimal.

Filo. Nematoda.

Classe. Secernentea.

Superfamília. Spiruroidea.

Descrição. Pequenos vermes branco-amarelados delgados, com 1,0 a 2,0 cm de comprimento; os machos medem 8 a 12 mm e as fêmeas, 12 a 20 mm. A cutícula apresenta estrias proeminentes na extremidade anterior. Os machos possuem cerca de 14 pares de papilas pré-cloacais e 3 pares de papilas pós-cloacais.

Hospedeiros definitivos. Bovinos, búfalos e, ocasionalmente, ovinos, caprinos, camelos.

Hospedeiros intermediários. Moscas muscídeas, em especial *Fannia* spp.

Para mais detalhes, ver Capítulo 8.

■ Parasitas do sistema reprodutor/urogenital

Não há relato de parasita de importância veterinária.

■ Parasitas do sistema locomotor

Há dúvida quanto ao número de espécies distintas de *Sarcocystis* encontradas em búfalos d'água porque as pesquisas mostraram que algumas espécies são capazes de se desenvolver em mais de um hospedeiro intermediário. Relata-se semelhança morfológica entre *Sarcocystis sinensis*, encontrado em búfalos, e *S. ominis*, em bovinos; parece que bovinos e búfalos d'água podem atuar como hospedeiros intermediários competentes para estas espécies.

Sarcocystis sinensis

Local de predileção. Músculo.

Filo. Apicomplexa.

Classe. Conoidasida.

Família. Sarcocystiidae.

Descrição. Em búfalos, os sarcocistos medem cerca de 1.250 × 100 μm; a espessura da parede é cerca de 6 μm.

Hospedeiro definitivo. Desconhecido.

Hospedeiros intermediários. Búfalos.

Distribuição geográfica. Desconhecida.

Parasitas do tecido conjuntivo

Parafilaria bovicola

Nomes comuns. "Doença hemorrágica" do verão, nódulos verminóticos.

Locais de predileção. Tecido conjuntivo subcutâneo e intermuscular.

Filo. Nematoda.

Classe. Secernentea.

Superfamília. Filaroidea.

Descrição macroscópica. Vermes brancos delgados medindo 3,0 a 6,0 cm de comprimento. Os machos medem 2 a 3 cm e as fêmeas, 4 a 6 cm.

Descrição microscópica. Na parte anterior há numerosas saliências papilares circulares na cutícula. Na fêmea, a vulva situa-se na parte anterior, próximo à abertura bucal simples. Os pequenos ovos embrionados, com 45 × 30 μm, apresentam casca delgada flexível e são depositados na superfície cutânea, onde eclodem e liberam microfilárias ou larvas L_1, com cerca de 200 μm de comprimento.

Hospedeiros definitivos. Bovinos, búfalos.

Hospedeiros intermediários. Moscas muscídeas; *Musca autumnalis* na Europa.

Distribuição geográfica. África, Ásia, sul da Europa e Suécia.

Setaria labiato-papillosa

Sinônimo. *Setaria cervi.*

Nome comum. Filariose abdominal bovina.

Locais de predileção. Peritônio, cavidade pleural.

Filo. Nematoda.

Classe. Secernentea.

Superfamília. Filarioidea.

Descrição macroscópica. Vermes brancos longos e delgados, medindo até 12,0 cm de comprimento, com extremidade posterior espiralada. O local da infecção e a aparência macroscópica são suficientes para identificar este gênero (ver Figura 8.46). Os machos medem 40 a 60 mm e as fêmeas, 60 a 120 mm de comprimento.

Descrição microscópica. A cauda da fêmea termina em um botão evidente, que se divide e origina várias papilas. As microfilárias apresentam bainha e medem 240 a 260 μm.

Hospedeiros definitivos. Bovinos, búfalos, bisão, iaque e vários cervídeos e antílopes; raramente ovinos.

Hospedeiros intermediários. Pernilongos (*Aedes*, *Culex*).

Distribuição geográfica. Cosmopolita.

Setaria digitatus

Nome comum. Kumri.

Locais de predileção. Peritônio, cavidade pleural.

Filo. Nematoda.

Classe. Secernentea.

Superfamília. Filarioidea.

Descrição macroscópica. Como a mencionada para *S. labiato-papillosa.* O macho mede 40 a 60 mm e a fêmea, 60 a 120 mm de comprimento.

Descrição microscópica. A cauda da fêmea termina em um botão simples.

Hospedeiros definitivos. Bovinos, búfalos.

Hospedeiros intermediários. Pernilongos (*Armigeres*, *Aedes*, *Anopheles*, *Culex*).

Distribuição geográfica. Ásia.

Parasitas do tegumento

Stephanofilaria zaheeri

Local de predileção. Pele.

Filo. Nematoda.

Classe. Secernentea.

Superfamília. Filarioidea.

Hospedeiros definitivos. Bovinos e búfalos.

Hospedeiros intermediários. Moscas muscídeas.

Distribuição geográfica. Índia.

Sinais clínicos. No caso de *S. zaheeri,* pode haver lesões principalmente na cabeça, nos membros e nos tetos de bovinos e búfalos.

ECTOPARASITAS

Haematopinus tuberculatus

Nome comum. Piolho de búfalo.

Classe. Insecta.

Ordem. Phthiraptera.

Subordem. Anoplura.

Família. Haematopinidae.

Descrição. É um piolho grande, medindo cerca de 5,5 mm de comprimento, com pontos oculares proeminentes, porém sem olhos.

Hospedeiros. Bovinos, búfalos.

Patogênese. As populações de piolhos aumentam durante o inverno, quando o pelame do animal é mais longo e mais espesso; todavia, em geral este parasita não é considerado de alta relevância clínica.

Nota. Originalmente, era conhecido por infestar búfalos, mas atualmente constatou-se que infesta bovinos, na África.

Sarcoptes scabiei

Nome comum. Sarna.

Local de predileção. Pele.

Classe. Arachnida.

Subclasse. Acari.

Ordem. Astigmata (Sarcoptiformes).

Família. Sarcoptidae.

Descrição. Os ácaros adultos apresentam corpo arredondado, achatado no ventre e convexo no dorso. As fêmeas adultas medem 0,3 a 0,6 mm de comprimento e 0,25 a 0,4 mm de largura; os machos são menores, tipicamente com até 0,3 mm de comprimento e 0,1 a 0,2 mm de largura. Os dois pares de pernas posteriores não se estendem além da borda do corpo. Tanto em macho quanto na fêmea os pré-tarsos dos 2 primeiros pares de perna apresentam garras empodiais e um pulvilo semelhante à ventosa, oriundo de um longo pré-tarso parecido com pedículo. Este pulvilo auxilia o ácaro a aderir ao substrato quando o parasita se movimenta. O 3º e o 4º pares de pernas, na fêmea, e o 3º par de pernas, no macho, terminam em uma cerda longa e não há pulvilo pediculado. As peças bucais são arredondadas. Estes ácaros não possuem olho ou estigmata. A superfície dorsal do corpo de *S. scabiei* é coberta por saliências transversais, mas também há uma área central de escamas triangulares. As cerdas dorsais são fortes e parecem espinhos. O ânus é terminal, apenas ligeiramente dorsal.

Psoroptes natalensis

Local de predileção. Pele; em especial nos membros, nas patas, na base da cauda e na superfície superior posterior do úbere.

Classe. Arachnida.

Subclasse. Acari.

Ordem. Astigmata (Sarcoptiformes).

Família. Psoroptidae.

Descrição. Muito parecido com *P. ovis*, mas acredita-se que *P. natalensis* possa ser distinguido morfologicamente, com base em seu comprimento e na forma espatulada da quarta cerda opistossomal externa do macho. No entanto, o *status* exato da espécie *P. natalensis* ainda precisa ser confirmado.

Hospedeiros. Em especial búfalos, mas há relato em bovinos.

Para tratamento e patogênese, consulte *P. ovis*.

CHECKLISTS DE HOSPEDEIRO-PARASITA

Nas *checklists* a seguir, foram utilizadas as abreviaturas:

Helmintos

N: nematódeo; T: trematódeo; C: cestódio; A: acantocéfalo.

Artrópodes

M: mosca; Pi: piolho; Pu: pulga; Ac: ácaro; Mx: maxilópode; Ca: carrapato.

Protozoários

Co: coccídio; Es: esporozoário sanguíneo; Am: ameba; Fl: flagelado; Ci: ciliado.

"Protozoários diversos"

B: blastocisto; Mi: microsporídio; My: micoplasma; P: Pneumocystidomyceto; R: riquétsia.

***Checklist* de parasitas de cervídeos**

Seção/sistema do hospedeiro	Helmintos		Artrópodes		Protozoários	
	Parasita	(Super) família	Parasita	Família	Parasita	Família
Digestório						
Esôfago	*Gongylonema pulchrum*	Spiruroidea (N)				
Rúmen/Retículo	*Gongylonema verrucosum*	Spiruroidea (N)				
	Paramphistomum cervi	Paramphistomatidae (T)				
	Paramphistomum microbothrium	Paramphistomatidae (T)				
	Paramphistomum streptocoelium	Paramphistomatidae (T)				
	Cotylophoron cotylophorum	Paramphistomatidae (T)				
	Calicophoron calicophorum	Paramphistomatidae (T)				
	Gastrothylax crumenifer	Gastrothylacidae (T)				
	Fischoederius elongatus	Gastrothylacidae (T)				
	Fischoederius cobboldi	Gastrothylacidae (T)				
Abomaso	*Spiculopteragia spiculoptera*	Trichostrongyloidea (N)				
	Spiculopteragia asymmetrica	Trichostrongyloidea (N)				
	Apteragia quadrispiculata	Trichostrongyloidea (N)				
	Spiculopteragia bohmi	Trichostrongyloidea (N)				
	Ostertagia leptospicularis	Trichostrongyloidea (N)				
	Ostertagia ostertagi	Trichostrongyloidea (N)				
	Teladorsagia circumcincta	Trichostrongyloidea (N)				
	Haemonchus contortus	Trichostrongyloidea (N)				
	Trichostrongylus axei	Trichostrongyloidea (N)				
	Parabronema skrjabini	Spiruroidea (N)				
Intestino delgado	*Trichostrongylus vitrinus*	Trichostrongyloidea (N)			*Eimeria capreoli*	Eimeriidae (Co)
	Trichostrongylus longispicularis	Trichostrongyloidea (N)			*Eimeria catubrina*	Eimeriidae (Co)
	Nematodirus spathiger	Trichostrongyloidea (N)			*Eimeria panda*	Eimeriidae (Co)
	Nematodirus filicollis	Trichostrongyloidea (N)			*Eimeria patavina*	Eimeriidae (Co)
	Cooperia oncophora	Trichostrongyloidea (N)			*Eimeria ponderosa*	Eimeriidae (Co)
	Cooperia curticei	Trichostrongyloidea (N)			*Eimeria rotunda*	Eimeriidae (Co)
	Cooperia pectinata	Trichostrongyloidea (N)			*Eimeria superba*	Eimeriidae (Co)
	Cooperia punctata	Trichostrongyloidea (N)			*Eimeria asymmetrica*	Eimeriidae (Co)
	Bunostomum trigonocephalum	Strongyloidea (N)			*Eimeria austriaca*	Eimeriidae (Co)
	Capillaria bovis	Trichuroidea (N)			*Eimeria cervi*	Eimeriidae (Co)
	Moniezia benedeni	Anoplocephalidae (C)			*Eimeria elaphi*	Eimeriidae (Co)
					Eimeria robusta	Eimeriidae (Co)
					Eimeria sordida	Eimeriidae (Co)
					Eimeria wapiti	Eimeriidae (Co)
					Eimeria arctica	Eimeriidae (Co)
					Eimeria mayeri	Eimeriidae (Co)
					Eimeria tarandi	Eimeriidae (Co)
					Cryptosporidium parvum	Cryptosporidiidae (Co)
					Cryptosporidium ubiquitum	Cryptosporidiidae (Co)
Ceco, cólon	*Chabertia ovina*	Strongyloidea (N)				
	Oesophagostomum columbianum	Strongyloidea (N)				
	Oesophagostomum venulosum	Strongyloidea (N)				
	Skrjabinaema parva	Oxyuroidea (N)				
	Trichuris ovis	Trichuroidea (N)				
	Trichuris globulosa	Trichuroidea (N)				
	Trichuris capreoli	Trichuroidea (N)				

(Continua)

***Checklist* de parasitas de cervídeos** (*Continuação*)

Seção/sistema do hospedeiro	Helmintos		Artrópodes		Protozoários	
	Parasita	(Super) família	Parasita	Família	Parasita	Família
Nasofaringe			*Cephenemyia trompe*	Oestridae (M)		
			Cephenemyia auribarbis	Oestridae (M)		
			Cephenemyia jellisoni	Oestridae (M)		
			Cephenemyia phobifer	Oestridae (M)		
			Cephenemyia stimulator	Oestridae (M)		
			Pharyngomyia picta	Oestridae (M)		
Traqueia, brônquios						
Pulmão	*Dictyocaulus viviparus*	Trichostrongyloidea (N)				
	Dictyocaulus eckerti	Trichostrongyloidea (N)				
	Dictyocaulus capreolus	Trichostrongyloidea (N)				
	Protostrongylus rufescens	Metastrongyloidea (N)				
	Muellerius capillaris	Metastrongyloidea (N)				
	Cystocaulus ocreatus	Metastrongyloidea (N)				
	Varestrongylus sagittatus	Metastrongyloidea (N)				
	Varestrongylus capreoli	Metastrongyloidea (N)				
	Echinococcus granulosus	Taeniidae (C)				
Fígado						
	Fasciola hepatica	Fasciolidae (T)				
	Fasciola gigantica	Fasciolidae (T)				
	Fascioloides magna	Fasciolidae (T)				
	Dicrocoelium dendriticum	Dicrocoeliidae (T)				
	Dicrocoelium hospes	Dicrocoeliidae (T)				
	Stilesia hepatica	Anoplocephalidae (C)				
	Echinococcus granulosus	Taeniidae (C)				
	Cysticercus tenuicollis (metacestódio: *Taenia hydatigena*)	Taeniidae (C)				
Pâncreas						
Circulatório						
Sangue					*Babesia bovis*	Babesiidae (Es)
					Theileria cervi	Theileriidae (Es)
					Anaplasma marginale	Anaplasmataceae (R)
					Anaplasma centrale	Anaplasmataceae (R)
Vasos sanguíneos						
Nervoso						
SNC	*Elaphostrongylus cervi*	Metastrongyloidea (N)				
	Parelaphostrongylus tenuis	Metastrongyloidea (N)				
Olho						

Reprodutor/urogenital						
Locomotor						
Músculo	*Cysticercus ovis* (metacestódio: *Taenia ovis*)	Taeniidae (C)			*Toxoplasma gondii*	Sarcocystiidae (Co)
					Sarcocystis cervicanis	Sarcocystiidae (Co)
					Sarcocystis grueneri	Sarcocystiidae (Co)
					Sarcocystis wapiti	Sarcocystiidae (Co)
					Sarcocystis sybillensis	Sarcocystiidae (Co)
					Sarcocystis hofmani	Sarcocystiidae (Co)
					Sarcocystis capreolicanis	Sarcocystiidae (Co)
					Sarcocystis gracilis	Sarcocystiidae (Co)
					Sarcocystis rangi	Sarcocystiidae (Co)
					Sarcocystis tarandivulpis	Sarcocystiidae (Co)
					Sarcocystis tarandi	Sarcocystiidae (Co)
					Sarcocystis rangiferi	Sarcocystiidae (Co)
					Sarcocystis alceslatranis	Sarcocystiidae (Co)
					Sarcocystis jorrini	Sarcocystiidae (Co)
Tecido conjuntivo						
	Elaeophora schneideri	Filarioidea (N)	*Hypoderma diana*	Oestridae (M)		
			Hypoderma tarandi	Oestridae (M)		
Subcutâneo			*Lucilia* spp.	Calliphoridae (M)		
			Cordylobia anthropophaga	Calliphoridae (M)		
			Cochliomyia hominivorax	Calliphoridae (M)		
			Chrysomya bezziana	Calliphoridae (M)		
			Chrysomya megacephala	Calliphoridae (M)		
			Wohlfahrtia magnifica	Sarcophagidae (M)		
			Wohlfahrtia nuba	Sarcophagidae (M)		
			Sarcophaga dux	Sarcophagidae (M)		
			Dermatobia hominis	Oestridae (M)		
Tegumentar						
Pele			*Bovicola longicornis*	Trichodectidae (Pi)	*Besnoitia tarandi*	Sarcocystiidae (Co)
			Bovicola tibialis	Trichodectidae (Pi)		
			Bovicola meyeri	Trichodectidae (Pi)		
			Bovicola maai	Trichodectidae (Pi)		
			Bovicola forficula	Trichodectidae (Pi)		
			Tricholipeurus indicus	Philopteridae (Pi)		
			Solenopotes burmeisteri	Linognathidae (Pi)		
			Solenopotes capreoli	Linognathidae (Pi)		
			Solenopotes ferrisi	Linognathidae (Pi)		
			Solenopotes muntiacus	Linognathidae (Pi)		
			Solenopotes tarandi	Linognathidae (Pi)		
			Solenopotes binipilosus	Linognathidae (Pi)		
			Sarcoptes scabiei	Sarcoptidae (Ac)		

As espécies de moscas e de carrapatos listadas a seguir são encontradas em cervídeos. Descrições mais detalhadas podem ser obtidas no Capítulo 17.

Moscas de importância veterinária em cervídeos.

Grupo	Gênero	Espécie	Família
Borrachudos Moscas-pretas	*Simulium*	spp.	Simuliidae (M)
Moscas-do-berne	*Cephenemyia*	*trompe*	Oestridae (M)
	Dermatobia	*hominis*	
Moscas-da-carne	*Sarcophaga*	*dux*	Sarcophagidae (M)
	Wohlfahrtia	*magnifica* *nuba*	
Hipoboscídeas	*Lipoptena*	*depressa* *cervi*	Hippoboscidae (M)
Mosquitos-pólvora	*Culicoides*	spp.	Ceratopogonidae (M)
Pernilongos	*Aedes*	spp.	Culicidae (M)
	Anopheles	spp.	
	Culex	spp.	
Muscídeas	*Musca*	spp.	Muscidae (M)
	Stomoxys	*calcitrans*	
Flebotomíneos	*Phlebotomus*	spp.	Psychodidae (M)
Moscas de bicheira e varejeiras	*Chrysomya*	*bezziana* *megacephala* *rufifaces* *albiceps*	Calliphoridae (M)
	Cochliomyia	*hominivorax* *macellaria*	
	Cordylobia	*anthropophaga*	
	Calliphora	spp.	
	Lucilia	spp.	
Tabanídeos	*Chrysops*	spp.	Tabanidae (M)
	Haematopota	spp.	
	Tabanus	spp.	

Espécies de carrapatos encontrados em cervídeos.

Gênero	Espécie	Nome comum	Família
Ornithodoros	*hermsi*	Carrapato da areia	Argasidae (Ca)
	savignyi	Carrapato com olhos ou da areia	
	turicata		
Otobius	*megnini*	Carrapato espinhoso da orelha	Argasidae (Ca)
Amblyomma	*americanum*	Carrapato-estrela solitária	Ixodidae (Ca)
	cajennense	Carrapato Cayenne	
	maculatum	Carrapato da costa do Golfo	
Dermacentor	*andersoni*	Carrapato-madeira das Montanhas Rochosas	Ixodidae (Ca)
	variablilis	Carrapato do cão americano	
	albipictus	Carrapato de alces	
	marginatus	Carrapato de ovinos	
	nitens	Carrapato de equinos tropical	
	reticulatus	Carrapato de pântano	
	silvarum		
	occidentalis	Carrapato da costa do Pacífico	
Haemaphysalis	*punctata*	Carrapato de arbusto	Ixodidae (Ca)
	longicornis	Carrapato de arbusto	
	bispinosa	Carrapato de arbusto	
	concinna	Carrapato de arbusto	
Hyalomma	*anatolicum*	Carrapato de arbusto	Ixodidae (Ca)
	excavatum	Carrapato marrom da orelha	
	marginatum	*Hyalomma* do Mediterrâneo	
	scupense		
Ixodes	*ricinus*	Carrapato-mamona ou de ovino europeu	Ixodidae (Ca)
	holocyclus		
	persulcatus	Carrapato de taiga	
	pacificus	Carrapato de perna preta ocidental	
	rubicundus	Carrapato da paralisia Karoo	
	scapularis		
Rhipicephalus	*bursa*		Ixodidae (Ca)
	capensis	Carrapato marrom do Cabo	
	sanguineus	Carrapato de cão ou de canil marrom	
Rhipicephalus (Boophilus)	*annulatus*	Carrapato da febre bovina do Texas	Ixodidae (Ca)
	microplus	Carrapato de bovino do sul ou pantropical	

Checklist de parasitas de camelos

Seção/sistema do hospedeiro	Helmintos		Artrópodes		Protozoários	
	Parasita	(Super) família	Parasita	Família	Parasita	Família
Digestório						
Esôfago	*Gongylonema pulchrum*	Spiruroidea (N)				
Rúmen/retículo	*Gongylonema pulchrum*	Spiruroidea (N)				
	Gongylonema verrucosum	Spiruroidea (N)				
Abomaso	*Haemonchus longistipes*	Trichostrongyloidea (N)				
	Haemonchus contortus	Trichostrongyloidea (N)				
	Teladorsagia circumcincta	Trichostrongyloidea (N)				
	Ostertagia leptospicularis	Trichostrongyloidea (N)				
	Camelostrongylus mentulatus	Trichostrongyloidea (N)				
	Marshallagia marshalli	Trichostrongyloidea (N)				
	Trichostrongylus axei	Trichostrongyloidea (N)				
	Impalaia nudicollis	Trichostrongyloidea (N)				
	Impalaia tuberculata	Trichostrongyloidea (N)				
	Parabronema skrjabini	Spiruroidea (N)				
	Physocephalus sexalatus	Spiruroidea (N)				
Intestino delgado	*Nematodirus abnormalis*	Trichostrongyloidea (N)			*Eimeria bactriani*	Eimeriidae (Co)
	Nematodirus dromedarii	Trichostrongyloidea (N)			*Eimeria cameli*	Eimeriidae (Co)
	Nematodirus helvetianus	Trichostrongyloidea (N)			*Eimeria dromedarii*	Eimeriidae (Co)
	Nematodirus mauritanicus	Trichostrongyloidea (N)			*Eimeria pellerdyi*	Eimeriidae (Co)
	Nematodirus spathiger	Trichostrongyloidea (N)			*Eimeria rajasthani*	Eimeriidae (Co)
	Nematodirella dromedarii	Trichostrongyloidea (N)			*Cystisospora orlovi*	Eimeriidae (Co)
	Nematodirella cameli	Trichostrongyloidea (N)			*Cryptosporidium parvum*	Cryptosporidiidae (Co)
	Cooperia oncophora	Trichostrongyloidea (N)				
	Cooperia surnabada	Trichostrongyloidea (N)				
	Trichostrongylus colubriformis	Trichostrongyloidea (N)				
	Trichostrongylus longispicularis	Trichostrongyloidea (N)				
	Trichostrongylus probolorus	Trichostrongyloidea (N)				
	Trichostrongylus vitrinus	Trichostrongyloidea (N)				
	Bunostomum trigonocephalum	Strongyloidea (N)				
	Strongyloides papillosus	Rhabditoidea (N)				
	Moniezia benedeni	Anoplocephalidae (C)				
	Moniezia expansa	Anoplocephalidae (C)				
	Thysaniezia giardi	Anoplocephalidae (C)				
	Avitellina centripunctata	Anoplocephalidae (C)				
	Avitellina woodlandi	Anoplocephalidae (C)				
	Stilesia globipunctata	Anoplocephalidae (C)				
	Stilesia vittata	Anoplocephalidae (C)				
	Thysaniezia ovilla	Anoplocephalidae (C)				
Ceco, Cólon	*Chabertia ovina*	Strongyloidea (N)			*Balantidium coli*	Balantiidae (Ci)
	Oesophagostomum columbianum	Strongyloidea (N)			*Buxtonella sulcata*	Pycnotrichidae (Ci)
	Oesophagostomum venulosum	Strongyloidea (N)			*Entamoeba wenyoni*	Entmaoebidae (Am)
	Oesophagostomum virginimembrum	Strongyloidea (N)				
	Trichuris ovis	Trichuroidea (N)				
	Trichuris globulosa	Trichuroidea (N)				
	Trichuris cameli	Trichuroidea (N)				
Respiratório						
Cavidade nasal			*Cephalopina titillator*	Oestridae (M)		
			Oestrus ovis	Oestridae (M)		
Traqueia, brônquios	*Dictyocaulus viviparus*	Trichostrongyloidea (N)				
	Dictyocaulus filaria	Trichostrongyloidea (N)				
Pulmão	*Echinococcus granulosus*	Taeniidae (C)				

(Continua)

***Checklist* de parasitas de camelos** (*Continuação*)

Seção/sistema do hospedeiro	Helmintos		Artrópodes		Protozoários	
	Parasita	(Super) família	Parasita	Família	Parasita	Família
Digestório						
Pâncreas						
	Eurytrema pancreaticum	Dicrocoeliidae (T)				
Circulatório						
Sangue	*Schistosoma bovis* *Schistosoma mattheei* *Schistosoma indicum* *Schistosoma turkestanica*	Schistosomatidae (T) Schistosomatidae (T) Schistosomatidae (T) Schistosomatidae (T)			*Trypanosoma brucei* *Trypanosoma congolense* *Trypanosoma vivax* *Trypanosoma evansi* *Theileria camelensis* *Theileria dromedari* *Anaplasma centrale* *Anaplasma marginale*	Trypanosomatidae (Fl) Trypanosomatidae (Fl) Trypanosomatidae (Fl) Trypanosomatidae (Fl) Theileriidae (Es) Theileriidae (Es) Anaplasmataceae (R) Anaplasmataceae (R)
Vasos sanguíneos	*Elaeophora schneideri* *Dipetalonema evansi* *Onchocerca armillata*	Filaroidea (N) Filarioidea (N) Filarioidea (N)				
Nervoso						
SNC	*Coenurus cerebralis* *(metacestódio: Taenia multiceps)*	Taeniidae (C)				
Olho	*Thelazia rhodesi* *Thelazia leesi*	Spiruroidea (N) Spiruroidea (N)				
Reprodutor/urogenital						
Locomotor						
Músculo	*Cysticercus ovis* *(metacestódio: Taenia ovis)*	Taeniidae (C)			*Sarcocystis cameli* *Sarcocystis ippeni* *Toxoplasma gondii*	Sarcocystiidae (Co) Sarcocystiidae (Co) Sarcocystiidae (Co)
Tecido conjuntivo						
	Onchocerca fasciata *Onchocerca gutturosa*	Filarioidea (N) Filarioidea (N)				
Subcutâneo	*Onchocerca fasciata* *Onchocerca gibsoni* *Onchocerca gutturosa*	Filarioidea (N) Filarioidea (N) Filarioidea (N)	*Lucilia cuprina* *Cordylobia anthropophaga* *Cochliomyia hominivorax* *Chrysomya bezziana* *Chrysomya megacephala* *Wohlfahrtia magnifica* *Wohlfahrtia nuba* *Sarcophaga dux* *Dermatobia hominis*	Calliphoridae (M) Calliphoridae (M) Calliphoridae (M) Calliphoridae (M) Calliphoridae (M) Sarcophagidae (M) Sarcophagidae (M) Sarcophagidae (M) Oestridae (M)		
Tegumentar						
Pele			*Hippobosca camelina* *Sacoptes scabiei* *Chorioptes bovis* *Microthoracius cameli*	Hippoboscidae (M) Sarcoptidae (Ac) Psoroptidae (Ac) Microthoraciidae (Pi)		

As espécies de moscas e de carrapatos listadas a seguintes são encontradas em camelos. Descrições mais detalhadas podem ser obtidas no Capítulo 17.

Moscas de importância veterinária em camelos.

Grupo	Gênero	Espécie	Família
Borrachudos Moscas-pretas	*Simulium*	spp.	Simuliidae (M)
Moscas-do-berne	*Cephalopina*	*titillator*	Oestridae (M)
Moscas-da-carne	*Sarcophaga*	*dux*	Sarcophagidae (M)
	Wohlfahrtia	*magnifica* *nuba*	
Hipoboscídeas	*Hippobosca*	*camelina* *maculata*	Hippoboscidae (M)
Mosquitos-pólvora	*Culicoides*	spp.	Ceratopogonidae (M)
Pernilongos	*Aedes*	spp.	Culicidae (M)
	Anopheles	spp.	
	Culex	spp.	
Muscídeas	*Haematobia*	*irritans*	Muscidae (M)
	Musca	*autumnalis* *domestica*	
	Stomoxys	*calcitrans*	
Flebotomíneos	*Phlebotomus*	spp.	Psychodidae (M)
Moscas-varejeiras e de bicheiras	*Chrysomya*	*bezziana*	Calliphoridae (M)
	Cochliomyia	*hominivorax*	
	Cordylobia	*anthropophaga*	
	Calliphora	spp.	
	Lucilia	spp.	
Tabanídeos	*Chrysops*	spp.	Tabanidae (M)
	Haematopota	spp.	
	Tabanus	spp.	
Moscas-tsé-tsé	*Glossina*	*fusca* *morsitans* *palpalis*	Glossinidae (M)

Espécies de carrapatos encontradas em camelos.

Gênero	Espécie	Nome comum	Família
Ornithodoros	*savignyi*	Carrapato de areia ou com olhos	Argasidae (Ca)
Otobius	*megnini*	Carrapato espinhoso de orelha	Argasidae (Ca)
Amblyomma	*lepidum*		Ixodidae (Ca)
	gemma		
	variegatum	Carrapato multicolorido tropical	
Dermacentor	*marginatus*	Carrapato ornamentado de ovinos	Ixodidae (Ca)
	reticulatus	Carrapato de pântano	
	silvarum		
Haemaphysalis	*punctata*	Carrapato de arbusto	Ixodidae (Ca)
Hyalomma	*anatolicum*	Carrapato *bont-legged*	Ixodidae (Ca)
	dromedarii	Carrapato de camelo	
	detritum	Carrapato *bont-legged*	
	impressum		
	marginatum	Carrapato do Mediterrâneo	
Ixodes	*ricinus*	Carrapato-mamona ou de ovino europeu	Ixodidae (Ca)
	holocyclus	Carrapato da paralisia	
	rubicundus	Carrapato da paralisia Karoo	
Rhipicephalus	*evertsi*	Carrapato de perna vermelha	Ixodidae (Ca)
	bursa		
	pulchellus	Carrapato de zebra	
	sanguineus	Carrapato de cão ou de canil marrom	
Rhipicehalus (*Boophilus*)	*decoloratus*	Carrapato azul	Ixodidae (Ca)

***Checklist* de camelídeos (lhama, alpaca, guanaco, vicunha)**

Seção/sistema do hospedeiro	Helmintos		Artrópodes		Protozoários	
	Parasita	(Super) família	Parasita	Família	Parasita	Família
Digestório						
Esôfago	*Gongylonema pulchrum*	Spiruroidea (N)				
Rúmen/retículo	*Gongylonema pulchrum*	Spiruroidea (N)				
Estômago	*Graphinema aucheniae*	Trichostrongyloidea (N)				
	Spiculopteragia peruvianus	Trichostrongyloidea (N)				
	Camelostrongylus mentulatus	Trichostrongyloidea (N)				
	Teladorsagia circumcincta	Trichostrongyloidea (N)				
	Marshallagia marshalli	Trichostrongyloidea (N)				
	Haemonchus contortus	Trichostrongyloidea (N)				
	Trichostrongylus axei	Trichostrongyloidea (N)				
	Ostertagia leptospicularis	Trichostrongyloidea (N)				
Intestino delgado	*Lamanema chavezi*	Trichostrongyloidea (N)			*Eimeria lamae*	Eimeriidae (Co)
	Nematodirus lamae	Trichostrongyloidea (N)			*Eimeria alpacae*	Eimeriidae (Co)
	Nematodirus helvetianus	Trichostrongyloidea (N)			*Eimeria punoensis*	Eimeriidae (Co)
	Nematodirus battus	Trichostrongyloidea (N)			*Eimeria macusaniensis*	Eimeriidae (Co)
	Trichostrongylus vitrinus	Trichostrongyloidea (N)			*Cryptosporidium parvum*	Cryptosporidiidae (Co)
	Trichostrongylus colubriformis	Trichostrongyloidea (N)			*Giardia intestinalis*	Giardiidae (Fl)
	Trichostrongylus longispicularis	Trichostrongyloidea (N)				
	Cooperia surnabada	Trichostrongyloidea (N)				
	Bunostomum trigonocephalum	Ancylostomatoidea (N)				
	Strongyloides papillosus	Rhabditoidea (N)				
	Moniezia expansa	Anoplocephalidae (C)				
Ceco, cólon	*Oesophagostomum venulosum*	Strongyloidea (N)				
	Oesophagostomum columbianum	Strongyloidea (N)				
	Chabertia ovina	Strongyloidea (N)				
	Trichuris ovis	Trichuroidea (N)				
	Skrjabinema ovis	Oxyuroidea (N)				
Respiratório						
Narinas			*Cephenemyia* spp.	Oestridae (M)		
Traqueia, brônquios	*Dictyocaulus viviparus*	Trichostrongyloidea (N)				
	Dictyocaulus filaria	Trichostrongyloidea (N)				
Pulmão						
Fígado						
	Fasciola hepatica	Fasciolidae (T)				
	Fasciola gigantica	Fasciolidae (T)				
	Fascioloides magna	Fasciolidae (T)				
	Dicrocoelium dendriticum	Dicrocoeliidae (T)				
	Echinococcus granulosus	Taeniidae (C)				

Pâncreas						
Circulatório						
Sangue						
Vasos sanguíneos						
Nervoso						
SNC	*Parelaphostrongylus tenuis*	Metastrongyloidea (N)				
Olho	*Thelazia rhodesi*	Spiruroidea (N)				
Reprodutor/urogenital						
Locomotor						
Músculo					*Toxoplasma gondii* *Sarcocystis aucheniae* *Sarcocystis lamacenis*	Sarcocystiidae (Co) Sarcocystiidae (Co) Sarcocystiidae (Co)
Tecido conjuntivo						
Subcutâneo			*Cochliomyia hominivorax*	Calliphoridae (M)		
Tegumentar						
Pele			*Microthoracius mazzai* *Bovicola breviceps* *Sarcoptes scabiei* *Psoroptes ovis* *Chorioptes bovis*	Microthoraciidae (Pi) Trichodectidae (Pi) Sarcoptidae (Ac) Psoroptidae (Ac) Psoroptidae (Ac)		

Espécies de carrapatos encontrados em camelídeos.

Gênero	Espécie	Nome comum	Família
Otobius	*megnini*	Carrapato espinhoso de orelha	Argasidae (Ca)
Amblyomma	*americanum*	Carrapato-estrela solitária	Ixodidae (Ca)
	cajennense	Carrapato Cayenne	
	hebraeum	Carrapato *bont* sul-africano	
	maculatum	Carrapato da costa do Golfo	
	variegatum		
Dermacentor	*andersoni*	Carrapato-madeira das Montanhas Rochosas	Ixodidae (Ca)
	marginatus	Carrapato de ovinos	
	reticulatus	Carrapato de pântano	
	occidentalis	Carrapato da costa do Pacífico	
	variabilis	Carrapato de cão americano	
Haemaphysalis	*punctata*		Ixodidae (Ca)
	concinna	Carrapato de arbusto	
	bispinosa	Carrapato de arbusto	
	longicornis		
Hyalomma	*dromedarii*	*Hyalomma* de camelos	Ixodidae (Ca)
	marginatum	*Hyalomma* do Mediterrâneo	
Ixodes	*ricinus*	Carrapato mamona ou de ovino europeu	Ixodidae (Ca)
	holocyclus		
	rubicundus	Carrapato da paralisia Karoo	
	scapularis		
Rhipicephalus	*evertsi*	Carrapato vermelho ou da perna vermelha	Ixodidae (Ca)
	sanguineus	Carrapato do cão ou do canil marrom	
	simus	Carrapato lustroso	
Rhipicehalus (Boophilus)	*annulatus*	Carrapato da febre bovina do Texas	Ixodidae (Ca)
	decoloratus	Carrapato azul	
	microplus	Carrapato de bovinos tropical	

***Checklist* de parasitas de búfalos**

Seção/sistema do hospedeiro	Helmintos		Artrópodes		Protozoários	
	Parasita	(Super) família	Parasita	Família	Parasita	Família
Digestório						
Esôfago	*Gongylonema pulchrum*	Spiruroidea (N)				
Rúmen/retículo	*Gongylonema pulchrum*	Spiruroidea (N)				
	Paramphistomum cervi	Paramphistomatidae (T)				
	Paramphistomum microbothrium	Paramphistomatidae (T)				
	Cotylophoron cotylophoron	Paramphistomatidae (T)				
	Calicophoron calicophorum	Paramphistomatidae (T)				
	Carmyerius gregarius	Gastrothylacidae (T)				
	Gastrothylax cruminifer	Gastrothylacidae (T)				
	Fischoederius elongatus	Gastrothylacidae (T)				
	Fischoederius cobboldi	Gastrothylacidae (T)				
Estômago	*Mecistocirrus digitatus*	Trichostrongyloidea (N)				
	Ostertagia ostertagi	Trichostrongyloidea (N)				
	Haemonchus contortus	Trichostrongyloidea (N)				
	Trichostrongylus axei	Trichostrongyloidea (N)				
Intestino delgado	*Toxocara vitulorum*	Ascaridoidea (N)			*Eimeria ankarensis*	Eimeriidae (Co)
	Nematodirus helvetianus	Trichostrongyloidea (N)			*Eimeria bareillyi*	Eimeriidae (Co)
	Cooperia onchophora	Trichostrongyloidea (N)			*Eimeria gokaki*	Eimeriidae (Co)
	Trichostrongylus longispicularis	Trichostrongyloidea (N)			*Eimeria ovoidalis*	Eimeriidae (Co)
	Bunostomum phlebotomum	Ancylostomatoidea (N)			*Eimeria thianethi*	Eimeriidae (Co)
	Agriostomum vryburgi	Ancylostomatoidea (N)			*Eimeria alabamensis*	Eimeriidae (Co)
	Strongyloides papillosus	Rhabditoidea (N)			*Eimeria aubernensis*	Eimeriidae (Co)
	Capillaria bovis	Trichuroidea (N)			*Eimeria bovis*	Eimeriidae (Co)
	Moniezia benedeni	Anoplocephalidae (C)			*Eimeria brasiliensis*	Eimeriidae (Co)
	Avitellina centripunctata	Anoplocephalidae (C)			*Eimeria bukidnonensis*	Eimeriidae (Co)
					Eimeria canadensis	Eimeriidae (Co)
					Eimeria cylindrica	Eimeriidae (Co)
					Eimeria ellipsoidalis	Eimeriidae (Co)
					Eimeria subspherica	Eimeriidae (Co)
					Eimeria wyomingensis	Eimeriidae (Co)
					Eimeria zuernii	Eimeriidae (Co)
					Cryptosporidium parvum	Cryptosporidiidae (Co)
Ceco, Cólon	*Oesophagostomum radiatum*	Strongyloidea (N)			*Eimeria bovis*	Eimeriidae (Co)
	Trichuris discolor	Trichuroidea (N)			*Eimeria zuernii*	Eimeriidae (Co)
	Homalogaster paloniae	Gastrodiscidae (T)				
Respiratório						
Laringe	*Mammomonogamus laryngeus*	Strongyloidea (N)				
Traqueia, brônquios	*Dictyocaulus viviparus*	Trichostrongyloidea (N)				
Pulmão						
Fígado						
	Fasciola gigantica	Fasciolidae (T)				
	Fasciola hepatica	Fasciolidae (T)				
	Gigantocotyle explanatum	Paramphistomatidae (T)				
	Echinococcus granulosus	Taeniidae (C)				
Pâncreas						
	Eurytrema pancreaticum	Dicrocoeliidae (T)				

(Continua)

***Checklist* de parasitas de búfalos** (*Continuação*)

Seção/sistema do hospedeiro	Helmintos		Artrópodes		Protozoários	
	Parasita	**(Super) família**	**Parasita**	**Família**	**Parasita**	**Família**
Sangue					*Trypanosma brucei evansi* *Trypanosoma theileri* *Babesia bovis* *Babesia bigemina* *Babesia orientalis* *Theileria parva* *Theileria annulata* *Theileria buffeli* *Ehrlichia ruminantium*	Trypansomatidae (Fl) Trypansomatidae (Fl) Babesiidae (Es) Babesiidae (Es) Babesiidae (Es) Theileriidae (Es) Theileriidae (Es) Theileriidae (Es) Anaplasmataceae (R)
Vasos sanguíneos	*Elaeophora poeli* *Schistosoma indicum* *Schistosoma nasalis* *Schistosoma spindale* *Schistosoma turkestanica*	Filarioidea (N) Schistosomatidae (T) Schistosomatidae (T) Schistosomatidae (T) Schistosomatidae (T)				
Nervoso						
SNC						
Olho	*Thelazia rhodesi*	Spiruroidea (N)				
Reprodutor/urogenital						
Locomotor						
Músculo					*Sarcocystis sinensis*	Sarcocystiidae (Co)
Tecido conjuntivo						
Subcutâneo	*Parafilaria bovicola* *Setaria labiato-papillosa* *Setaria digitatus*	Filarioidea (N) Filarioidea (N) Filarioidea (N)				
Tegumentar						
Pele	*Stephanofilaria zaheeri*	Filarioidea (N)	*Haematopinus tuberculatus* *Sarcoptes scabiei* *Psoroptes natalensis*	Haematopinidae (Pi) Sarcoptidae (Ac) Psoroptidae (Ac)		

CAPÍTULO 15

Parasitas de Animais de Laboratório

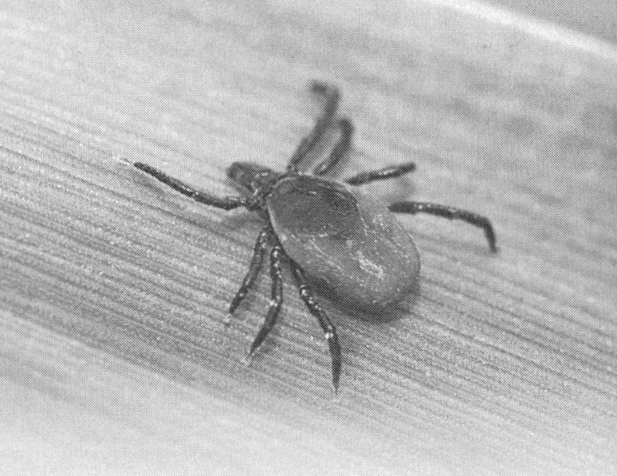

COELHOS

ENDOPARASITAS

■ Parasitas do sistema digestório

Infecções por helmintos raramente acometem coelhos domésticos, a menos que mantidos em condições que os exponham aos estágios infectantes por contato com coelhos selvagens. Portanto, em geral, as espécies mencionadas a seguir, com exceção daquelas do gênero *Passalurus,* são apenas encontradas em coelhos selvagens e, assim, em coelhos domesticados o tratamento para muitos destes parasitas raramente é indicado. Quando há necessidade de tratamento, o uso de fembendazol e mebendazol é efetivo. Também, pode-se fazer o tratamento adicionando flubendazol ao alimento e fornecendo-o durante 10 dias.

Uma lista mais detalhada das espécies de helmintos encontrados em coelhos domesticados e naqueles selvagens está disponibilizada na lista de parasitas, no final deste capítulo.

Graphidium strigosum

Nome comum. Estrôngilo de coelho.

Locais de predileção. Estômago, intestino delgado.

Filo. Nematoda.

Classe. Secernenteae.

Superfamília. Trichostrongyloidea.

Descrição macroscópica. Os adultos são vermes avermelhados, quando vivos; possuem 40 a 60 linhas longitudinais e finas estrias transversais. O macho mede 8 a 16 mm e as fêmeas, 11 a 20 mm de comprimento.

Descrição microscópica. A bursa do macho apresenta grande lobos laterais e um pequeno lobo dorsal. As espículas são longas, delgadas e cada uma termina distalmente em muitas pontas. Os ovos, de tamanho médio, são típicos de tricostrôngilos; são ovoides e medem 98-106 × 50-58 μm (ver Figura 4.8). O ovo contém grande número de blastômeros ou pode conter uma larva L_1. Os ovos são maiores do que aqueles de *Trichostrongylus.*

Hospedeiros. Coelhos, lebres.

Distribuição geográfica. Europa.

Patogênese e sinais clínicos. As infecções brandas causam sintomas discretos, mas as infecções maciças ocasionam destruição da mucosa gástrica, diarreia, anemia, emaciação e, às vezes, se não tratados, morte.

Diagnóstico. Baseia-se na identificação de ovos nas fezes ou de vermes adultos no estômago, no exame pós-morte.

Obeliscoides cuniculi

Local de predileção. Estômago.

Filo. Nematoda.

Classe. Secernentea.

Superfamília. Trichostrongyloidea.

Descrição macroscópica. Os vermes adultos são vermelho-amarronzados; o macho mede 10 a 16 mm e a fêmea, 15 a 18 mm de comprimento.

Descrição microscópica. As espículas do macho são marrons e bifurcadas na extremidade distal. O corpo da fêmea é afilado em 20% do comprimento de sua parte posterior. Os ovos são típicos de tricostrôngilos, ovoides e medem 76-86 × 44-45 μm (ver Figura 4.8).

Hospedeiros. Coelhos, lebres e, ocasionalmente, veados da cauda branca.

Distribuição geográfica. EUA.

Patogênese e sinais clínicos. Semelhante ao mencionado para *G. strigosum.*

Diagnóstico. Baseia-se na identificação de ovos nas fezes ou de vermes adultos no estômago, no exame pós-morte.

Epidemiologia. Em algumas ocasiões o parasita pode sofrer hipobiose.

Trichostrongylus retortaeformis

Local de predileção. Intestino delgado.

Filo. Nematoda.

Classe. Secernentea.

Superfamília. Trichostrongyloidea.

Descrição macroscópica. Os vermes adultos são pequenos, brancos, filiformes e, em geral, menores que 7,0 mm de comprimento; são difíceis de ver a olho nu.

Descrição microscópica. No macho, o raio ventroventral tende a ser desigual dos outros raios; as espículas são robustas, de comprimentos diferentes e terminam em uma extremidade semelhante à farpa (ver Tabela 1.3 H). As fêmeas possuem ovoejetores duplos. Os ovos, de tamanho médio, apresentam-se como uma elipse irregular, com polos diferentes. Uma das paredes laterais pode ser ligeiramente achatada (ver Figura 4.8). Os ovos medem cerca de 85-91 × 46-56 μm. A casca quitinosa fina apresenta superfície lisa e contêm 16 a 32 blastômeros.

Hospedeiros. Coelhos, lebres.

Distribuição geográfica. Cosmopolita.

Patogênese e sinais clínicos. Os parasitas penetram na mucosa e causam descamação; nas infestações maciças, ocorre inflamação intestinal com excesso de exsudato mucoso.

Diagnóstico. Baseia-se nos sinais clínicos, na ocorrência sazonal da doença e, quando possível, nas lesões verificadas no exame pós-morte. A contagem de ovos nas fezes é um procedimento útil, embora seja necessária cultura de fezes para a identificação genérica das larvas.

Trichostrongylus calcaratus

Local de predileção. Intestino delgado.

Filo. Nematoda.

Classe. Secernentea.

Superfamília. Trichostrongyloidea.

Descrição macroscópica. Os adultos são pequenos, brancos e filiformes, geralmente com menos de 7,0 mm de comprimento.

Descrição microscópica. Os vermes machos apresentam um raio dorsal assimétrico e duas espículas curtas, quase do mesmo tamanho.

Hospedeiros. Coelhos, lebres.

Distribuição geográfica. EUA.

Nematodirus leporis

Local de predileção. Intestino delgado.

Filo. Nematoda.

Classe. Secernentea.

Superfamília. Trichostrongyloidea.

Descrição macroscópica. Os vermes-machos medem 8 a 15 mm e as fêmeas, 16 a 20 mm de comprimento.

Descrição microscópica. A bolsa apresenta lobos arredondados, com raios bursais posterolaterais e mediolaterais paralelos; as espículas são longas. Os ovos são grandes (250 × 100 μm).

Hospedeiros. Coelhos, lebres.

Patogênese. Nas infestações maciças os sinais clínicos são evidentes, notando-se diarreia e perda de peso. Durante a necropsia verifica-se grande número de vermes na forma de agregados semelhantes a algodão e, quase sempre, encontram-se entrelaçados com as vilosidades intestinais, provocando atrofia, degeneração e necrose de enterócitos da superfície.

Cestódios

Descrição macroscópica. Cestódios do gênero *Cittotaenia* medem até 80 cm de comprimento e 1 cm de largura.

Descrição microscópica. As proglotes são mais largas do que longas e cada uma contém dois conjuntos de órgãos genitais. Os ovos medem cerca de 64 μm de diâmetro e possuem um aparato piriforme.

Hospedeiros intermediários. Ácaros de forragem, principalmente da família Oribatidae.

Epidemiologia. A infecção pode acometer coelhos domesticados que pastejam em gramíneas contaminadas.

Patogênese e sinais clínicos. As infecções maciças podem provocar distúrbios digestórios, emaciação e, às vezes, morte dos coelhos acometidos.

Diagnóstico. Praticamente se baseia na presença de proglotes maduras nas fezes.

Cittotaenia ctenoides

Local de predileção. Intestino delgado.

Filo. Platyhelminthes.

Classe. Cestoda.

Superfamília. Anoplocephalidae.

Descrição microscópica. Os cestódios podem medir até cerca de 80 cm de comprimento. O escólex mede cerca de 0,5 mm de largura.

Hospedeiro definitivo. Coelho.

Distribuição geográfica. Europa.

Cittotaenia denticulata

Local de predileção. Intestino delgado.

Filo. Platyhelminthes.

Classe. Cestoda.

Superfamília. Anoplocephalidae.

Descrição microscópica. Difere de *C. ctenoides* por apresentar escólex mais largo (0,8 mm) e não possuir pescoço.

Hospedeiro definitivo. Coelho.

Distribuição geográfica. Europa.

Cittotaenia pectinata

Local de predileção. Intestino delgado.

Filo. Platyhelminthes.

Classe. Cestoda.

Superfamília. Anoplocephalidae.

Descrição microscópica. O escólex é menor (0,25 mm) do que aquele de *C. ctenoides* e, também, tem um pescoço curto.

Hospedeiros definitivos. Coelho, lebre.

Distribuição geográfica. Europa, Ásia, América.

Trichuris leporis

Nome comum. Nematoide.

Local de predileção. Intestino grosso.

Filo. Nematoda.

Classe. Secernentea.

Superfamília. Trichuroidea.

Descrição macroscópica. Os machos adultos medem ao redor de 1,9 a 2,1 cm e as fêmeas adultas, 1,7 a 2,1 cm de comprimento.

Hospedeiros definitivos. Coelho, lebre, ratão do banhado.

Oxiúros

Passalurus ambiguus

Nome comum. Oxiúro de coelho.

Locais de predileção. Ceco, cólon.

Filo. Nematoda.

Classe. Secernentea.

Superfamília. Oxyuroidea.

Descrição macroscópica. Os vermes adultos medem 4 a 11 mm de tamanho e são semitransparentes; os machos medem 4 a 5 mm e as fêmeas, 9 a 11 mm.

Descrição microscópica. O esôfago possui um bulbo típico de oxiúro. Os ovos têm casca fina, com paredes ligeiramente achatadas em um dos lados e medem 95-103 × 43 μm.

Hospedeiros. Coelhos, lebres.

Distribuição geográfica. Cosmopolita.

Patogênese. Os coelhos podem abrigar grande número de oxiúros, sem manifestar sinais clínicos. Estes vermes podem ser um problema em colônias de coelhos.

Tratamento e controle. O tratamento, isoladamente, não é muito efetivo em razão do ciclo evolutivo direto e da rapidez de reinfecção. A administração de 50 mg de fembendazol/kg, no alimento, durante 5 dias, é efetiva.

Dermatoxys veligera

Local de predileção. Ceco.

Filo. Nematoda.

Classe. Secernentea.

Superfamília. Oxyuroidea.

Descrição macroscópica. As fêmeas medem 16 a 17 mm e os machos, 8 a 11 mm de comprimento.

Descrição microscópica. Os machos possuem pequenas espículas. Nas fêmeas, a vulva situa-se na parte cranial de seu corpo.

Hospedeiros. Coelho, lebre.

Distribuição geográfica. América do Norte.

Patogênese. Os vermes adultos não aderem à mucosa, mas as larvas de quarto estágio podem causar ulceração na mucosa do ceco.

Coccidiose

Há mais de 30 espécies de coccídios descritos em lagomorfos. As espécies mais comuns em coelhos domésticos são listadas na Tabela 15.1. As espécies intestinais, *Eimeria flavescens* e *Eimeria intestinalis*, são as mais patogênicas e causam destruição das criptas intestinais, resultando em diarreia e emaciação; a doença é mais comum na época do desmame. As infecções causadas por coccídios são comumente constatadas em fazendas de criação comercial de coelhos.

Tabela 15.1 Espécies de *Eimeria* comuns em coelhos.

Espécie	Local de predileção	Período pré-patente (dias)
Eimeria flavescens	Intestinos delgado e grosso	9
Eimeria intestinalis	Intestino delgado	9 a 10
Eimeria exigua	Intestino delgado	7
Eimeria perforans	Intestino delgado	5
Eimeria irresidua	Intestino delgado	9
Eimeria media	Intestino delgado	5 a 6
Eimeria vejdovskyi	Intestino delgado	10
Eimeria coecicola	Intestino grosso	9
Eimeria magna	Intestino delgado	7
Eimeria piriformis	Cólon	9
Eimeria stiedai	Fígado, ductos biliares	18

Diagnóstico. Como acontece em outros hospedeiros, o diagnóstico é melhor definido no exame pós-morte. A identificação das espécies se baseia nas lesões patológicas e em sua localização no intestino. A identificação é possível mediante o isolamento de oocistos nas fezes, após a esporulação. Na prática, a demonstração de muitos oocistos nas fezes é frequentemente utilizada como indício de que os coelhos necessitam tratamento.

Tratamento e controle. Há disponibilidade de muitos coccidiostáticos de uso profilático, inclusive robenidina e clopidol. Sulfonamidas (sulfadimidina ou sulfaquinoxalina) são utilizadas como tratamento, geralmente adicionada na água de beber, em dois períodos de 7 dias, com intervalo de 1 semana, de modo a evitar o risco de reinfecção. O controle de coccidiose em coelhos envolve a limpeza diária de viveiros, gaiolas ou cercados e a disponibilidade de comedouros limpos. No caso de muitas unidades grandes obtém-se o controle mediante a criação em assoalho de tela; como alternativa, pode-se adicionar coccidiostático, como amprólio, clopidol ou robenidina, no alimento.

Eimeria flavescens

Local de predileção. Intestinos delgado e grosso (Figura 15.1).

Filo. Apicomplexa.

Classe. Conoidasida.

Família. Eimeriidae.

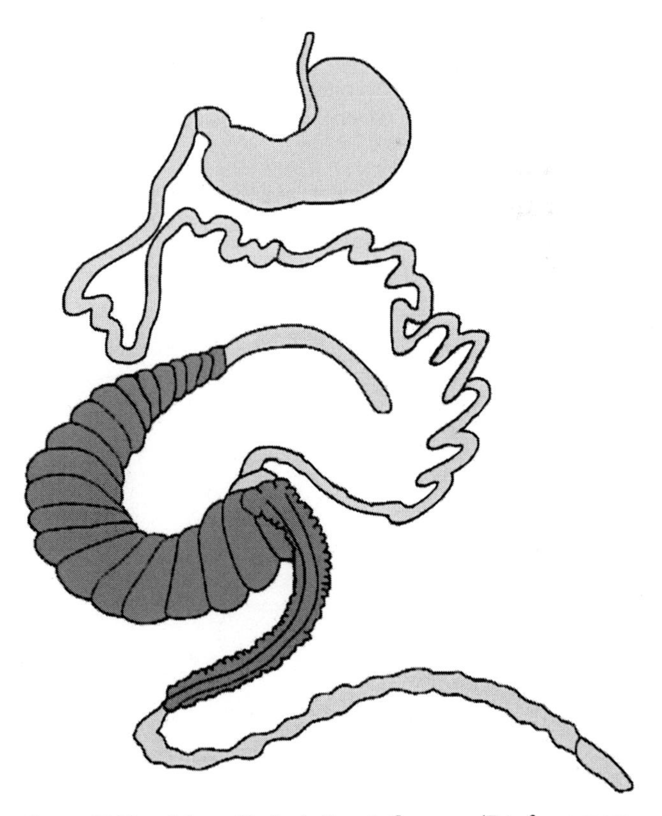

Figura 15.1 Local de predileção de *Eimeria flavescens*. (Esta figura encontra-se reproduzida em cores no Encarte.)

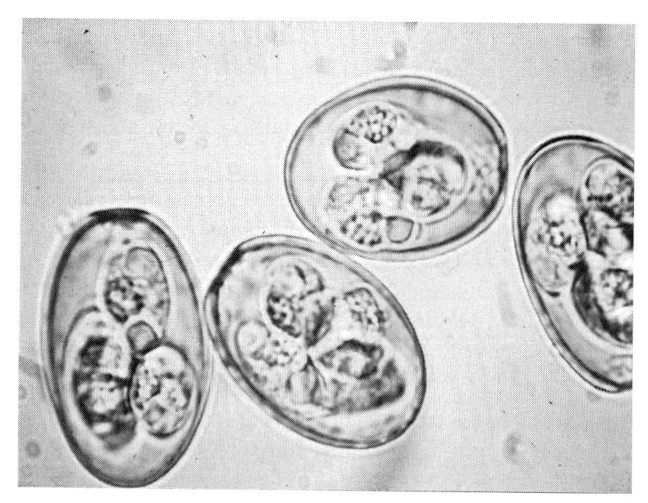

Figura 15.2 Oocistos de *Eimeria flavescens*. (Esta figura encontra-se reproduzida em cores no Encarte.)

Descrição. Os oocistos são ovoides, amarelos, medem 30 × 21 μm (variando de 25-35 × 16-21 μm) e possuem um micrópilo proeminente na extremidade larga. Não contêm grânulo polar nem resíduo de oocisto (Figura 15.2; ver também Figura 4.37).

Ciclo evolutivo. Há quatro estágios de merogonia. Os merontes de primeira geração são vistos nas glândulas da parte inferior do intestino delgado e os merontes de segunda a quinta gerações são constatados no ceco e no cólon. Os merontes de segunda, terceira e quarta gerações situam-se no epitélio superficial e os merontes de quinta geração e os gametócitos são encontrados nas criptas (Figuras 15.3 e 15.4). Os gametócitos e os gametas surgem cerca de 7 dias após a infecção e os oocistos surgem nas fezes ao redor de 9 dias após a infecção. O período de esporulação é de 4 dias.

Distribuição geográfica. Cosmopolita.

Patogênese e sinais clínicos. *Eimeria flavescens* é altamente patogênica aos coelhos jovens; causa altas taxas de morbidade e de mortalidade e representa um importante problema em criações comerciais de coelhos.

Patologia. Ocorre espessamento das paredes do ceco e do cólon, com hemorragias petequiais e perda de epitélio no ceco e no cólon (Figura 15.5).

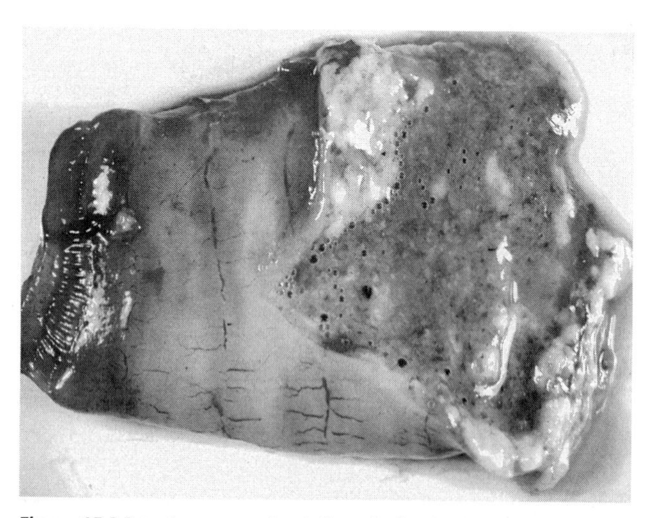

Figura 15.3 Intestino espessado e inflamado devido à presença de *Eimeria flavescens*. (Esta figura encontra-se reproduzida em cores no Encarte.)

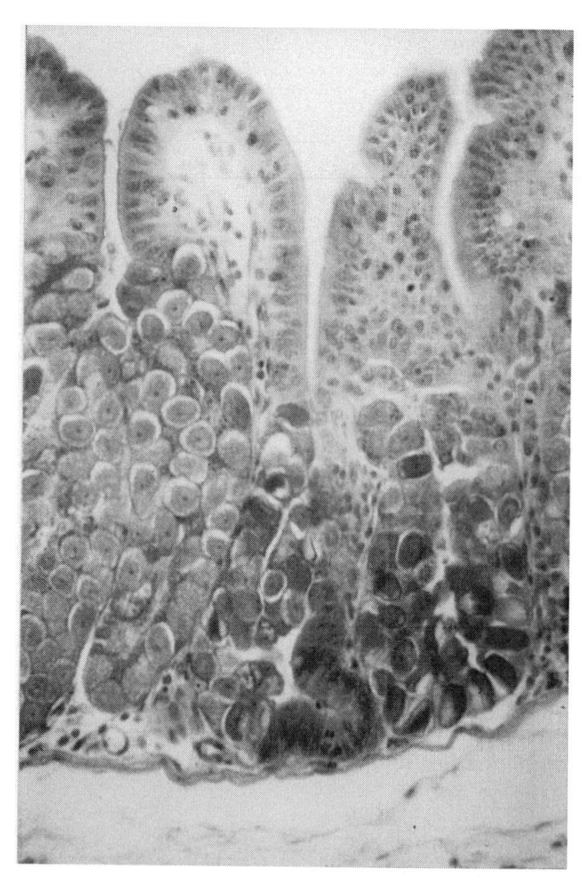

Figura 15.4 Merontes de *Eimeria flavescens* em células epiteliais da cripta do ceco. (Esta figura encontra-se reproduzida em cores no Encarte.)

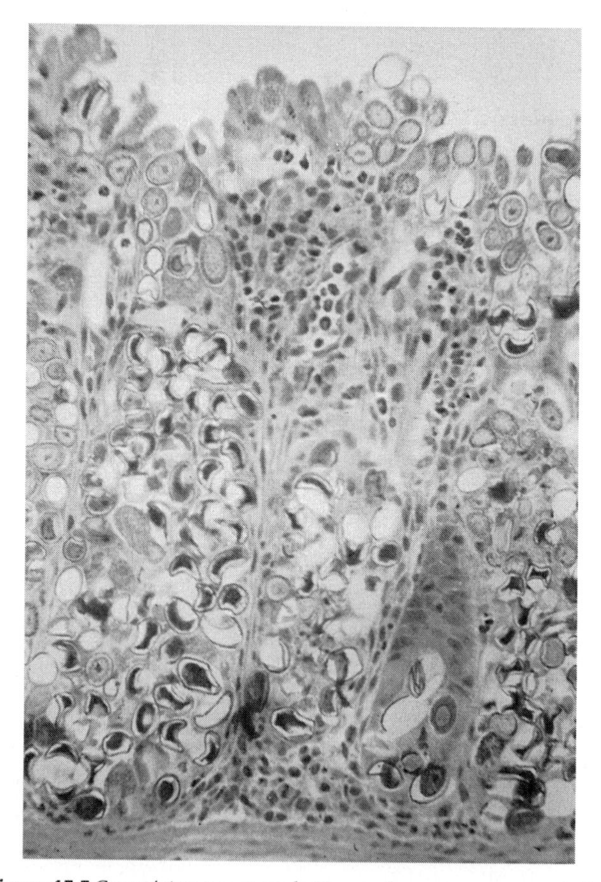

Figura 15.5 Gametócitos e oocistos de *Eimeria flavescens* na mucosa do intestino grosso. (Esta figura encontra-se reproduzida em cores no Encarte.)

Eimeria intestinalis

Local de predileção. Intestino delgado (Figura 15.6).

Filo. Apicomplexa.

Classe. Conoidasida.

Família. Eimeriidae.

Descrição. Os oocistos são piriformes, amarelo-amarronzados, medem 27 × 19 μm (variando de 22-30 × 16-21 μm), com um micrópilo na extremidade estreita e um grande resíduo de oocisto, mas sem grânulo polar (Figura 15.7; ver também Figura 4.37).

Ciclo evolutivo. Há três estágios de merogonia. Os merontes de primeira geração encontram-se na base das vilosidades, na parte inferior do íleo. Parece haver dois tipos de merontes de segunda geração na parte distal das vilosidades, seguidos por merontes de terceira geração no mesmo local das vilosidades. Os gametócitos iniciam o crescimento 8 dias após a infecção e situam-se acima do núcleo da célula hospedeira, nas células epiteliais das vilosidades (Figura 15.8). O período pré-patente é de 9 a 10 dias e o período patente é de 6 a 10 dias. O tempo de esporulação é de 3 dias.

Distribuição geográfica. Cosmopolita.

Patogênese e sinais clínicos. *Eimeria intestinalis* é altamente patogênica e causa diarreia e emaciação.

Patologia. Nota-se edema da parede intestinal, com destruição de criptas no íleo e na parte baixa do jejuno. Focos branco-acinzentados podem se unir e formar uma camada purulenta viscosa no intestino delgado (Figura 15.9).

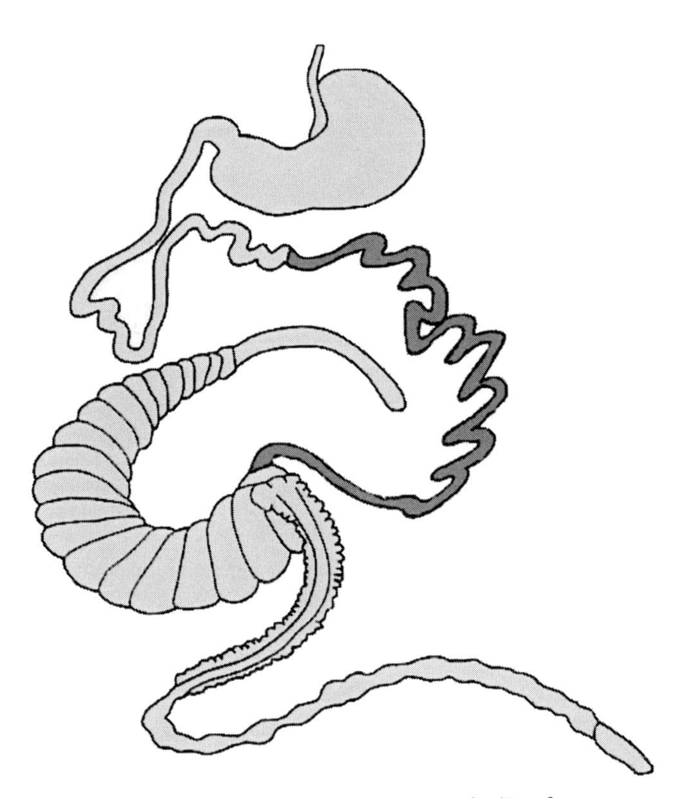

Figura 15.6 Local de predileção de *Eimeria intestinalis*. (Esta figura encontra-se reproduzida em cores no Encarte.)

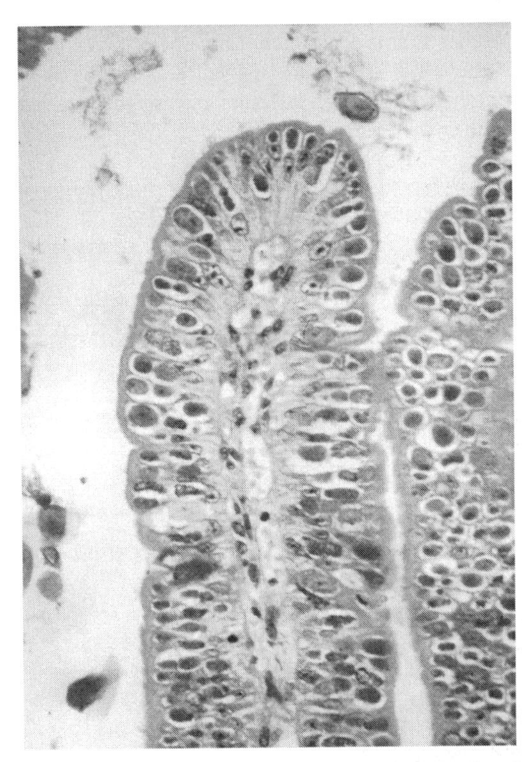

Figura 15.8 Gametócitos de *Eimeria intestinalis* em células epiteliais das vilosidades do intestino delgado. (Esta figura encontra-se reproduzida em cores no Encarte.)

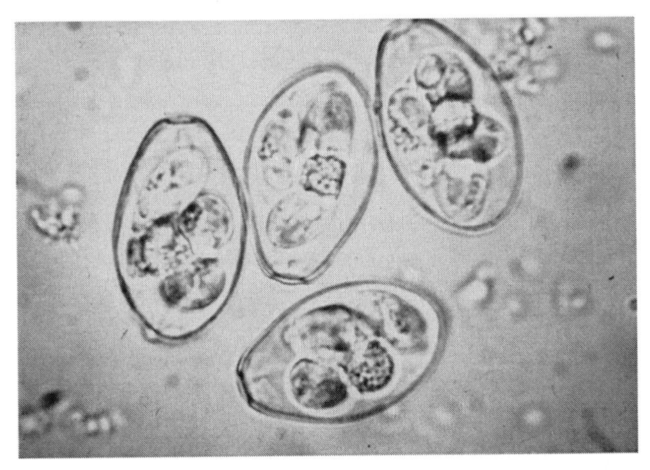

Figura 15.7 Oocistos de *Eimeria intestinalis*. (Esta figura encontra-se reproduzida em cores no Encarte.)

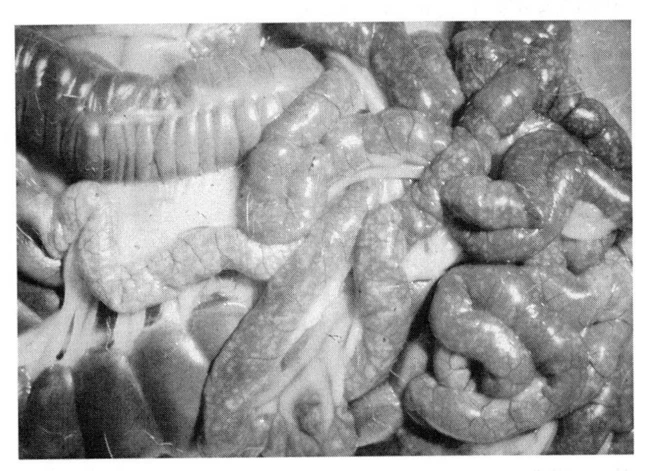

Figura 15.9 Lesões focais associadas com infecção por *Eimeria intestinalis* no intestino delgado. (Esta figura encontra-se reproduzida em cores no Encarte.)

Eimeria exigua

Local de predileção. Intestino delgado (Figura 15.10).

Filo. Apicomplexa.

Classe. Conoidasida.

Família. Eimeriidae.

Descrição. Os oocistos são esféricos ou subesféricos, incolores e sem micrópilo, grânulo polar ou resíduo de oocisto; medem 15 × 14 μm (variando de 10-18 × 11-16 μm).

Ciclo evolutivo. O crescimento do parasita ocorre no íleo e na parte inferior do jejuno, mas detalhes do ciclo evolutivo são desconhecidos. O período patente é de 7 dias. O tempo de esporulação é de 1 dia.

Distribuição geográfica. Desconhecida, possivelmente cosmopolita.

Patogênese e sinais clínicos. Esta espécie não é considerada patogênica ou é discretamente patogênica. Em geral, as infecções são assintomáticas; todavia, infecções graves podem causar ligeira redução do crescimento.

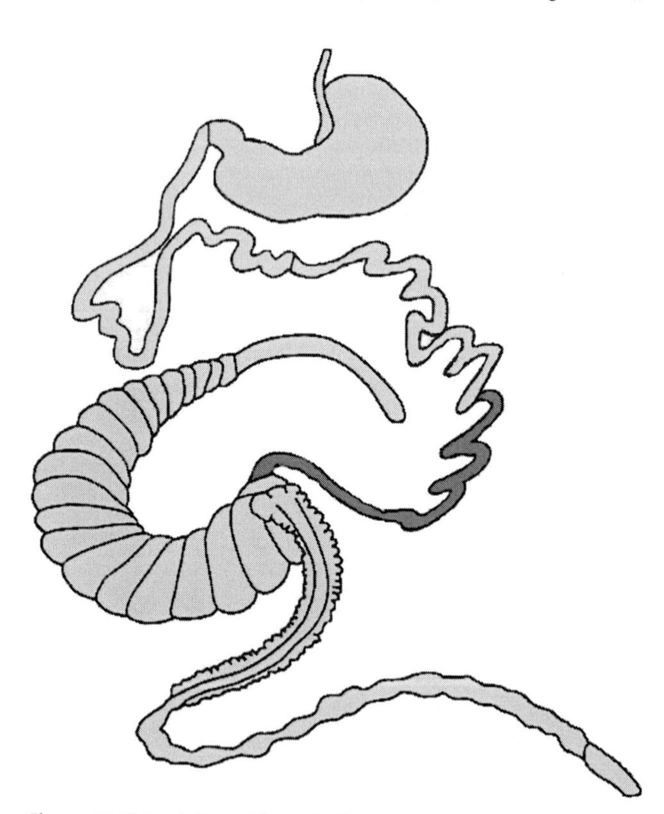

Figura 15.10 Local de predileção de *Eimeria exigua*. (Esta figura encontra-se reproduzida em cores no Encarte.)

Eimeria perforans

Local de predileção. Intestino delgado (Figura 15.11).

Filo. Apicomplexa.

Classe. Conoidasida.

Família. Eimeriidae.

Descrição. Os oocistos são elipsoidais a sub-retangulares e medem 22 × 14 μm (variando de 15-27 × 11-17 μm); são lisos e incolores, com parede uniformemente fina. Há um micrópilo imperceptível e um resíduo de oocisto, mas não há grânulo polar (ver Figura 4.37).

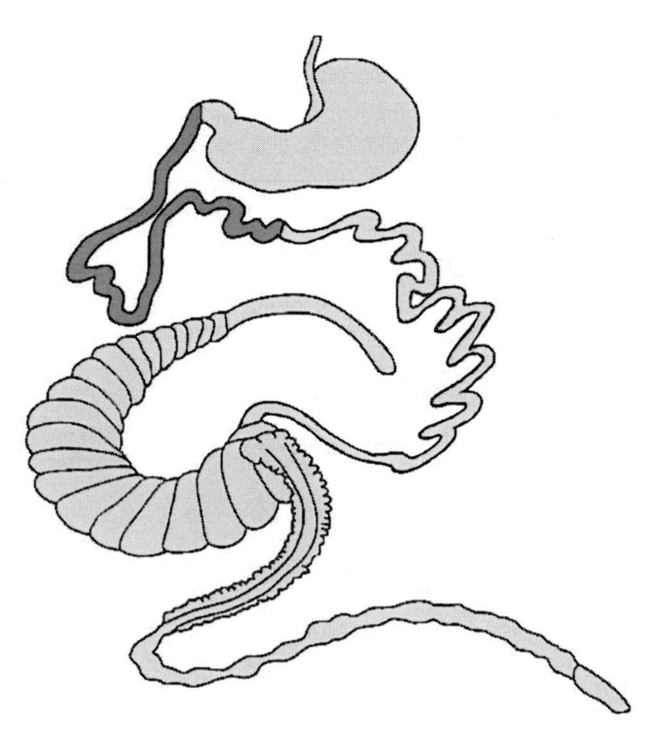

Figura 15.11 Local de predileção de *Eimeria perforans*. (Esta figura encontra-se reproduzida em cores no Encarte.)

Ciclo evolutivo. Os estágios endógenos são encontrados nas células epiteliais das vilosidades e das criptas do intestino delgado, em especial na parte média. Há duas gerações assexuadas, seguidas de gametogonia. O período pré-patente é de 5 dias e o período patente, de 12 a 32 dias. O tempo de esporulação varia de 1,5 a 2 dias.

Distribuição geográfica. Cosmopolita.

Patogênese e sinais clínicos. *Eimeria perforans* é um dos coccídios intestinais menos patogênicos de coelhos, mas nas infestações maciças pode causar sinais discretos a moderados. Em geral, os sintomas são brandos, mas nas infestações maciças é possível notar anorexia, diarreia, fraqueza, perda de peso e retardo de crescimento.

Patologia. O duodeno pode se apresentar aumentado e edematoso, podendo surgir um material branco calcário. O jejuno e o íleo podem conter estrias e pontos brancos; no ceco têm se constatado hemorragias petequiais.

Eimeria irresidua

Local de predileção. Intestino delgado (Figura 15.12).

Filo. Apicomplexa.

Classe. Conoidasida.

Família. Eimeriidae.

Descrição. Os oocistos são ovoides, lisos, amarelos, em forma de barril e com um micrópilo largo; pode haver resíduo, mas não há grânulo polar e medem 39 × 23 μm (variando de 31-44 × 20-27 mm) (Figura 15.13; ver também Figura 4.37).

Ciclo evolutivo. Há quatro estágios de merogonia. Os merontes de primeira geração são encontrados nas criptas, os merontes de segunda geração são vistos na lâmina própria e os gametócitos e merontes de terceira e quarta gerações encontram-se no epitélio de vilosidade do jejuno e, em menor número, no íleo. O período pré-patente é de 9 dias. O tempo de esporulação é de 4 dias.

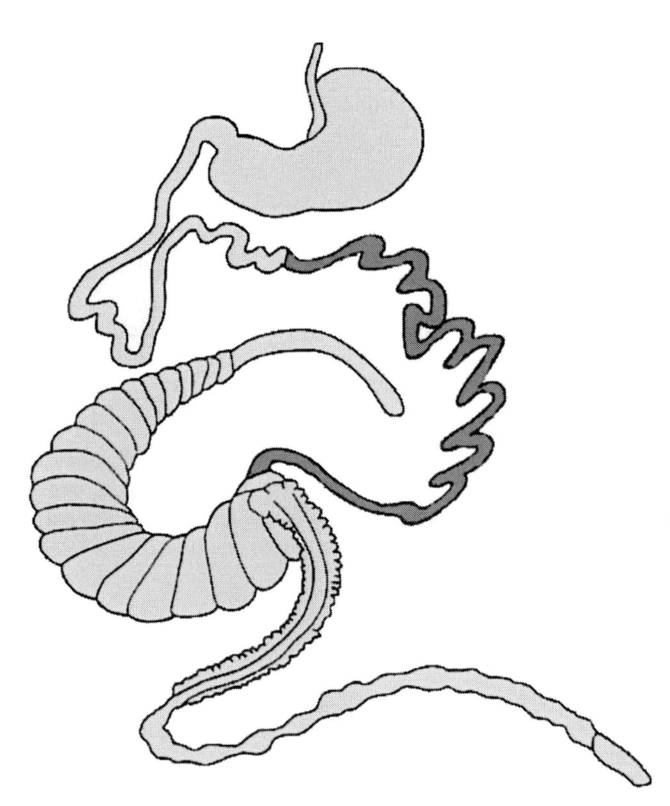

Figura 15.12 Local de predileção de *Eimeria irresidua*. (Esta figura encontra-se reproduzida em cores no Encarte.)

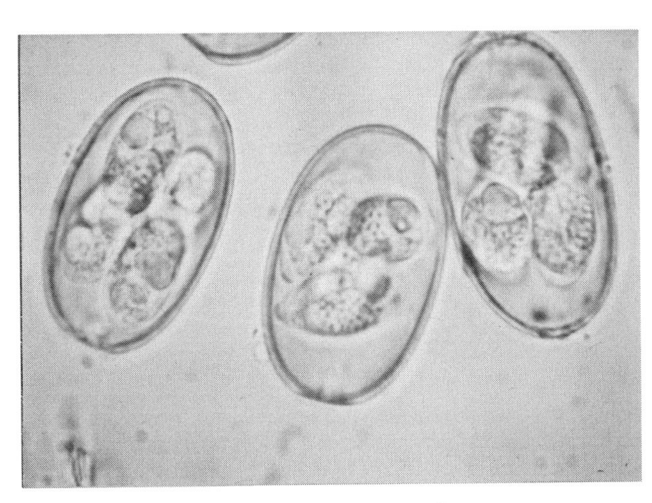

Figura 15.13 Oocistos de *Eimeria irresidua*. (Esta figura encontra-se reproduzida em cores no Encarte.)

Distribuição geográfica. Cosmopolita.

Patogênese e sinais clínicos. O parasita é discretamente patogênico; causa redução no ganho de peso e, às vezes, diarreia. Durante este período ocorre diminuição no consumo de água e de alimento, bem como na excreção fecal. Ocasionalmente provoca morte, dependendo da magnitude da infecção.

Patologia. É possível notar inflamação catarral no intestino delgado. No exame pós-morte pode-se constatar enterite, com espessamento macroscópico do intestino. Pode-se encontrar grande número de merontes e gametócitos no exame de raspado da mucosa. O exame histopatológico revela mucosa congesta e espessada, atrofia de vilosidades, fusão de vilosidades e hiperplasia de cripta, com numerosos estágios parasitários na mucosa (Figura 15.14).

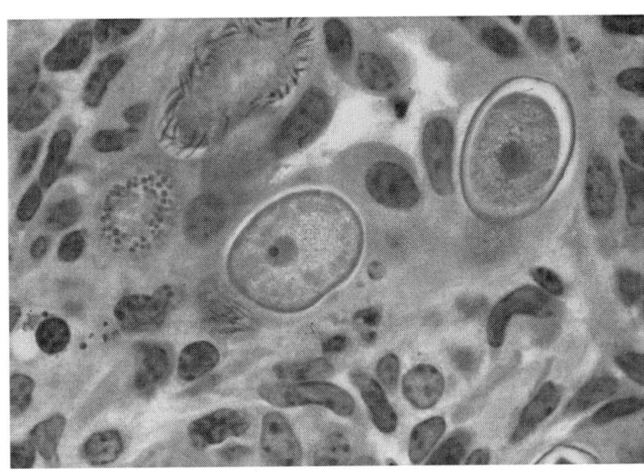

Figura 15.14 Gametócitos de *Eimeria irresidua*. (Esta figura encontra-se reproduzida em cores no Encarte.)

Eimeria media

Local de predileção. Intestino delgado (Figura 15.15).

Filo. Apicomplexa.

Classe. Conoidasida.

Família. Eimeriidae.

Descrição. Os oocistos são lisos, róseos e ovoides ou elipsoidais, medindo 31 × 17 μm (variando de 25-35 × 15-20 μm); possuem micrópilo com uma protuberância em forma de pirâmide. Há um resíduo de oocisto médio a grande, mas não há grânulo polar (ver Figura 4.37).

Ciclo evolutivo. Há dois estágios de merogonia. Os estágios endógenos são vistos acima e abaixo dos núcleos das células hospedeiras do epitélio e da submucosa das vilosidades do intestino delgado, principalmente no jejuno e no íleo. O período pré-patente é de 5 a 6 dias e o período patente, de 15 a 18 dias. O tempo de esporulação é de 2 dias.

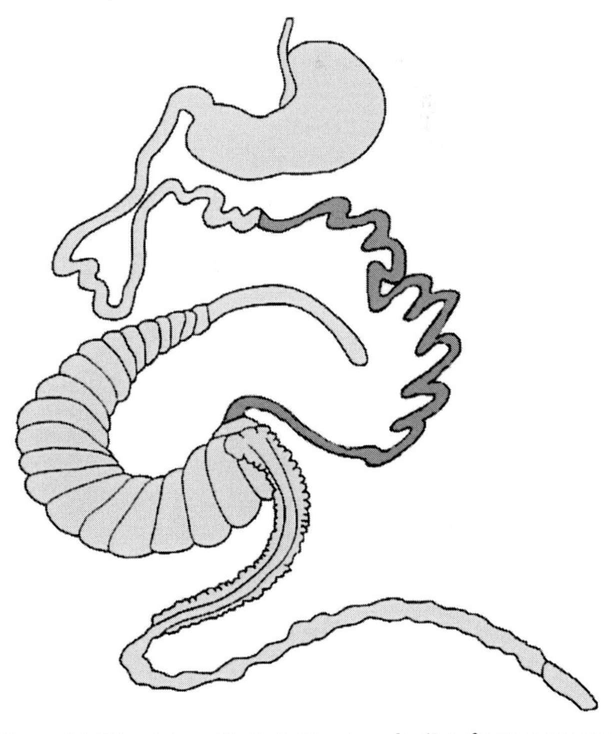

Figura 15.15 Local de predileção de *Eimeria media*. (Esta figura encontra-se reproduzida em cores no Encarte.)

Distribuição geográfica. Cosmopolita.

Patogênese e sinais clínicos. *Eimeria media* é discreta a moderadamente patogênica; causa redução no ganho de peso e, às vezes, diarreia. Durante este período ocorre diminuição no consumo de água e alimento, bem como na excreção fecal.

Patologia. As partes do intestino acometidas, em especial o duodeno, se apresentam edemaciadas com focos acinzentados. Nas infestações maciças as lesões podem se estender até o intestino delgado.

Eimeria vejdovskyi

Local de predileção. Intestino delgado (Figura 15.16).

Filo. Apicomplexa.

Classe. Conoidasida.

Família. Eimeriidae.

Descrição. Os oocistos são alongados ou ovoides e medem 32 × 19 μm (variando de 25-38 × 16-22 μm); apresentam um micrópilo sem protrusão semelhante a colar e há um resíduo de oocisto de tamanho médio.

Ciclo evolutivo. O crescimento ocorre no íleo e na parte inferior do jejuno, mas detalhes sobre o ciclo evolutivo são desconhecidos. O período pré-patente é de 10 dias. O tempo de esporulação é de 2 dias.

Distribuição geográfica. Desconhecida, possivelmente cosmopolita.

Patogênese e sinais clínicos. Esta espécie é considerada apenas discretamente patogênica. Em geral, as infecções são assintomáticas, mas a infestação maciça pode ocasionar alguma redução do crescimento.

Patologia. As lesões ocorrem somente no íleo e na parte distal do jejuno, após alta infestação.

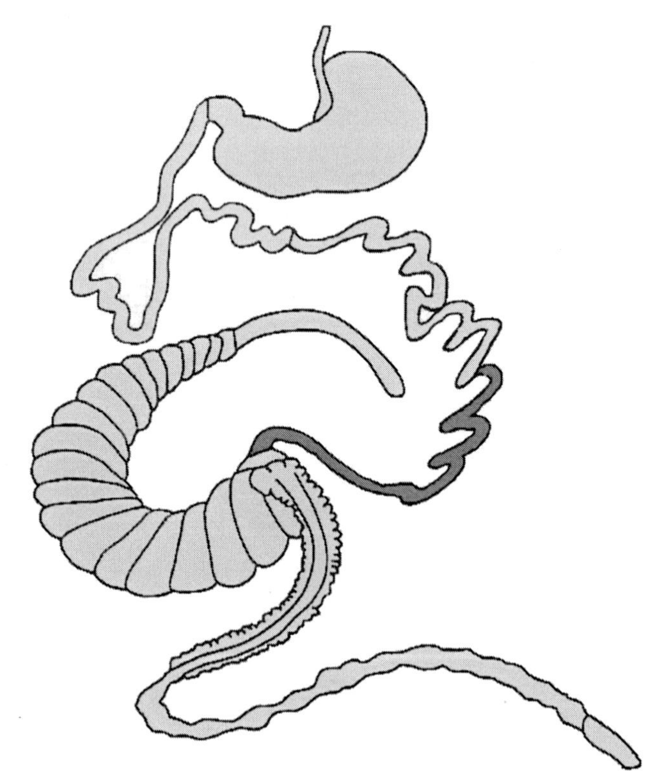

Figura 15.16 Local de predileção de *Eimeria vejdovskyi*. (Esta figura encontra-se reproduzida em cores no Encarte.)

Eimeria coecicola

Local de predileção. Intestino grosso (Figura 15.17).

Filo. Apicomplexa.

Classe. Conoidasida.

Família. Eimeriidae.

Descrição. Os oocistos são elipsoidais e medem 34 × 20 μm (variando de 27-40 × 15-22 μm); apresentam parede lisa, são amarelos a marrom-claros e possuem um micrópilo distinto com uma discreta protrusão semelhante a colar e com resíduo de oocisto, mas sem grânulo polar (Figura 15.18; ver também Figura 4.37).

Ciclo evolutivo. O número de gerações é desconhecido. Os merontes são vistos nas células epiteliais do íleo e os gametócitos nas células epiteliais do processo vermiforme do ceco. Em geral, os gametócitos situam-se abaixo do núcleo da célula hospedeira. O período pré-patente é de 7 a 9 dias. O tempo de esporulação é de 4 dias.

Distribuição geográfica. Cosmopolita.

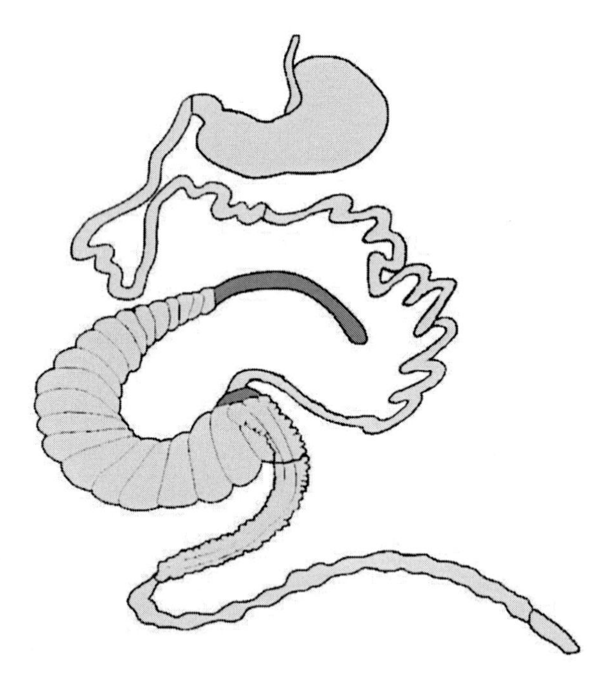

Figura 15.17 Local de predileção de *Eimeria coecicola*. (Esta figura encontra-se reproduzida em cores no Encarte.)

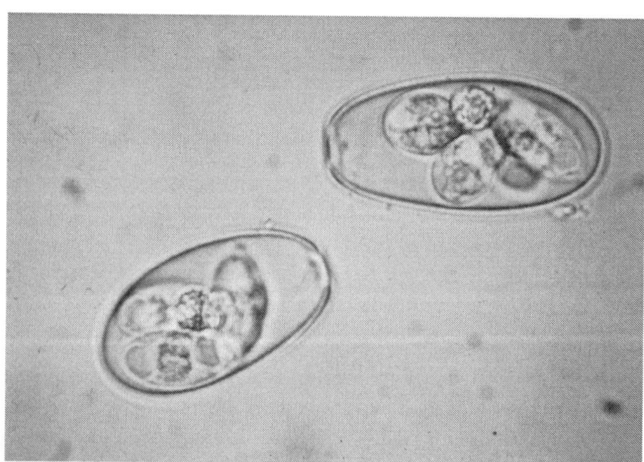

Figura 15.18 Oocistos de *Eimeria coecicola*. (Esta figura encontra-se reproduzida em cores no Encarte.)

Patogênese e sinais clínicos. Esta espécie não é considerada patogênica e a infecção não ocasiona sinais clínicos.

Patologia. Nas infecções maciças as lesões podem ser vistas nas criptas do apêndice vermiforme.

Eimeria magna

Local de predileção. Intestino delgado (Figura 15.19).

Filo. Apicomplexa.

Classe. Conoidasida.

Família. Eimeriidae.

Descrição. Os oocistos são ovoides e medem 36 × 24 μm (variando de 31-42 × 20-28 μm); são amarelo-escuros e truncados na extremidade micropilar, com espessamento marcante em forma de colar ao redor do micrópilo. Há um resíduo de oocisto muito grande, mas sem grânulo polar (Figura 15.20; ver também Figura 4.37).

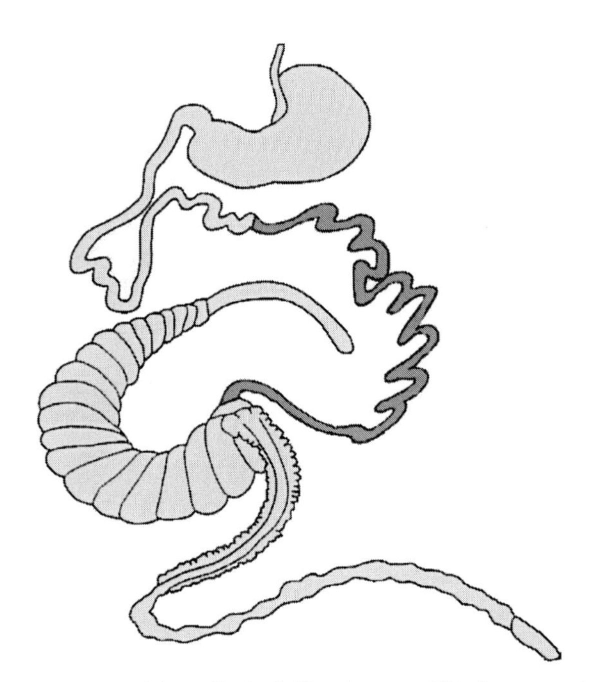

Figura 15.19 Local de predileção de *Eimeria magna*. (Esta figura encontra-se reproduzida em cores no Encarte.)

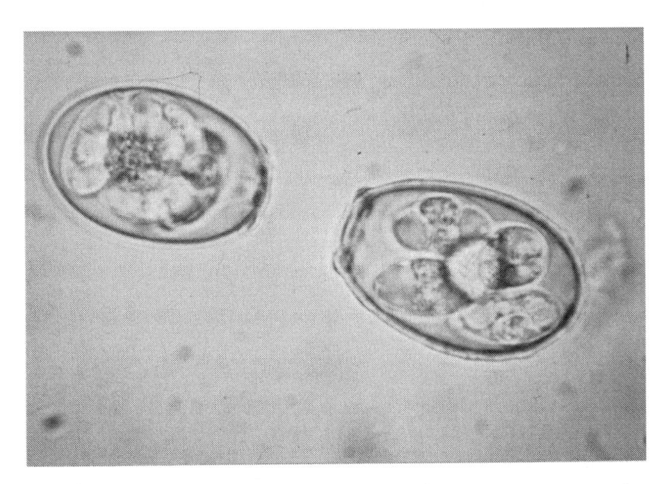

Figura 15.20 Oocistos de *Eimeria magna*. (Esta figura encontra-se reproduzida em cores no Encarte.)

Ciclo evolutivo. Há 2 ou 3 estágios de merogonia. Os merontes se desenvolvem nas células epiteliais das vilosidades a partir da região média do jejuno até a extremidade posterior do íleo. Eles situam-se acima ou abaixo do núcleo da célula hospedeira. O período pré-patente é de 7 dias e o período patente é de 12 a 21 dias. O tempo de esporulação varia de 2 a 3 dias.

Distribuição geográfica. Cosmopolita.

Patogênese e sinais clínicos. *Eimeria magna* é discreta a moderadamente patogênica; causa redução no ganho de peso e, às vezes, diarreia. Durante este período ocorre diminuição no consumo de alimento e água, bem como de excreção fecal. É possível notar a eliminação de grande quantidade de muco nas fezes. Dependendo da magnitude da infestação, o animal pode morrer.

Patologia. Notam-se inflamação e hiperemia na mucosa intestinal. Pode ocorrer desprendimento do epitélio. Pode ser constatado grande número de merontes e gametócitos em raspados de mucosa. O exame histopatológico mostra mucosa congesta e espessada, com atrofia de vilosidades, fusão de vilosidades e hiperplasia de cripta.

Eimeria piriformis

Local de predileção. Cólon (Figura 15.21).

Filo. Apicomplexa.

Classe. Conoidasida.

Família. Eimeriidae.

Descrição. Os oocistos são piriformes, quase sempre assimétricos, com 30 × 18 μm (variando de 25-33 × 16-21 μm), amarelo-amarronzados e micrópilo proeminente, mas sem grânulo polar ou resíduo de oocisto (ver Figura 4.37).

Ciclo evolutivo. Há três gerações de merontes, encontrados no cólon proximal e no cólon distal. O período pré-patente é de 9 dias e o período patente, de 5 a 10 dias. O tempo de esporulação é de 4 dias.

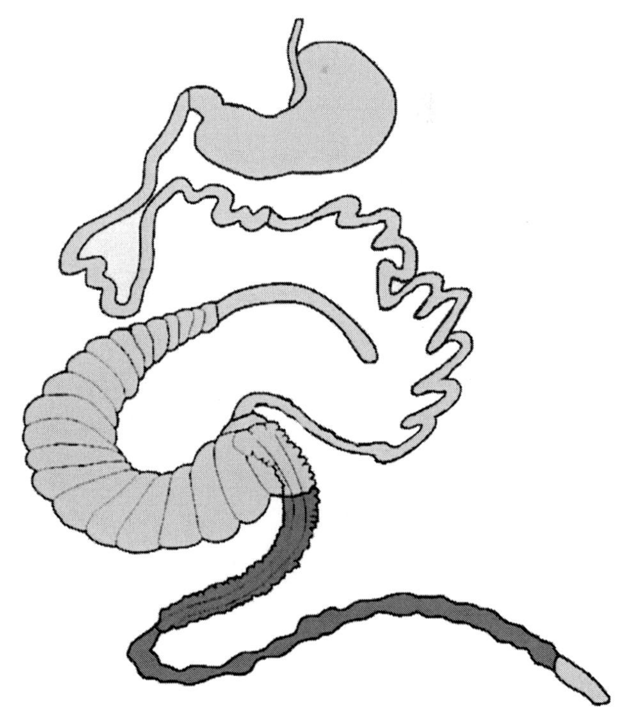

Figura 15.21 Local de predileção de *Eimeria piriformis*. (Esta figura encontra-se reproduzida em cores no Encarte.)

Distribuição geográfica. Cosmopolita.

Patogênese e sinais clínicos. *Eimeria piriformis* é discreta a moderadamente patogênica. A infecção causa anorexia, diarreia, fraqueza, perda de peso e retardo de crescimento; nas infestações maciças pode causar morte.

Patologia. A parede do intestino grosso se apresenta espessada e inflamada; no exame histopatológico nota-se grande número de estágios parasitários endógenos nas células epiteliais da cripta (Figura 15.22).

Outros protozoários

Entamoeba cuniculi

Local de predileção. Ceco.

Filo. Amoebozoa.

Classe. Archamoebae.

Família. Entamoebidae.

Descrição. As trofozoítas têm 20 a 30 μm de diâmetro. Os cistos apresentam 10 a 33 mm de diâmetro e contêm um único núcleo.

Hospedeiro. Coelho.

Distribuição geográfica. Cosmopolita.

Patogênese. Não patogênica.

Retortamonas cuniculi

Sinônimo. *Embadomonas cuniculi.*

Local de predileção. Ceco.

Filo. Fornicata.

Classe. Retortamonadea.

Família. Retortamonadorididae.

Descrição. As trofozoítas são ovoides, medindo 7-13 × 5-10 μm, com um flagelo anterior e um flagelo *trailing* posterior que emerge do sulco citostomal e, às vezes, possuem uma projeção semelhante a cauda. Os cistos são piriformes ou ovoides e medem 5-7 × 3-4 μm.

Hospedeiro. Coelho.

Distribuição geográfica. Cosmopolita.

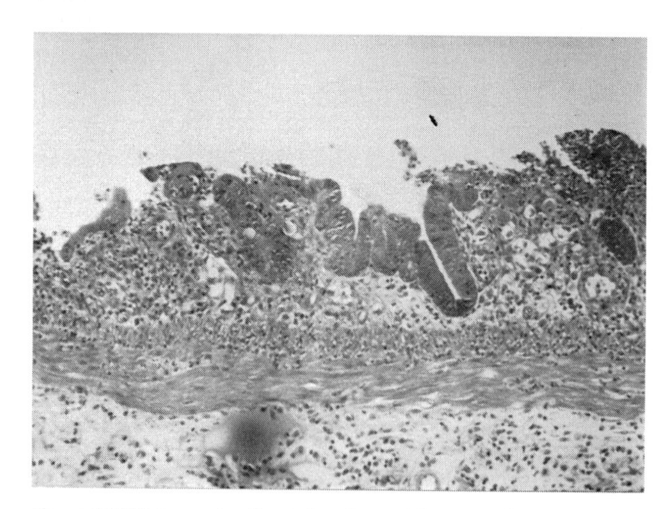

Figura 15.22 Mucosa do cólon infectada com *Eimeria piriformis*. (Esta figura encontra-se reproduzida em cores no Encarte.)

Patogênese. Não patogênica.

Diagnóstico. O diagnóstico se baseia na identificação das trofozoítas características.

Parasitas do sistema respiratório

Vários nematódeos protostrongilídeos são constatados nos pulmões de coelhos selvagens. Estes parasitas são mencionados na lista de parasitas, no final deste capítulo.

Echinococcus granulosus

Para mais detalhes ver Capítulo 9.

Parasitas do fígado

Capillaria hepatica

Sinônimos. *Callodium hepatica, Hepaticola hepatica.*

Local de predileção. Fígado.

Filo. Nematoda.

Classe. Secernentea.

Superfamília. Trichuroidea.

Descrição. São vermes filamentosos muito finos e, em geral, medem 10 a 50 mm de comprimento.

Hospedeiros. Rato, camundongo, esquilo, coelho e mustelídeos criados em fazendas; ocasionalmente, cão, gato e humano.

Para mais informações, consulte a seção Ratos e camundongos.

Fasciola hepatica

Nome comum. Fasciola hepática.

Local de predileção. Fígado.

Filo. Platyhelminthes.

Classe. Trematoda.

Família. Fasciolidae.

Hospedeiros definitivos. Ovinos, bovinos, caprinos, equinos, cervídeos, humanos e outros mamíferos.

Hospedeiros intermediários. Lesmas do gênero *Galba* (*Lymnaea*). A mais comum, *Galba* (sin. *Lymnaea*) *truncatula*, é uma lesma de anfíbio com ampla distribuição no mundo.

Distribuição geográfica. Cosmopolita.

Para mais detalhes ver Capítulo 9.

Taenia serialis

Sinônimo. *Coenurus serialis.*

Locais de predileção. Tecido conjuntivo intramuscular e subcutâneo (hospedeiros intermediários); intestino delgado (hospedeiros definitivos).

Filo. Platyhelminthes.

Classe. Cestoda.

Família. Taeniidae.

Hospedeiros definitivos. Cão, raposa e outros canídeos.

Hospedeiros intermediários. Coelho, lebre e, raramente, roedores, humanos e primatas.

Distribuição geográfica. Cosmopolita.

Para mais detalhes, ver Capítulo 12.

Eimeria stiedai

Locais de predileção. Fígado, ductos biliares (Figura 15.23).

Filo. Apicomplexa.

Classe. Conoidasida.

Família. Eimeriidae.

Ciclo evolutivo. Os esporozoítas emergem dos esporocistos no intestino delgado e migram para o fígado por meio de vasos linfáticos. Ocorre merogonia acima do núcleo da célula hospedeira, nas células epiteliais dos ductos biliares. O número de gerações assexuadas não foi estabelecido, mas parece ser de, no mínimo, seis. No devido momento, algumas merozoítas originam macrogametas e outras produzem microgametócitos. Este último origina grande número de microgametas biflagelados, em forma de vírgula. Estes fertilizam os macrogametas que se instalam na parede do oocisto, rompem a célula hospedeira e chegam ao intestino com a bile, sendo então eliminados nas fezes. O período pré-patente é de 18 dias e o período patente, de 21 a 30 dias. O tempo de esporulação varia de 2 a 3 dias.

Distribuição geográfica. Cosmopolita.

Patogênese e sinais clínicos. Esta espécie, encontrada nos ductos biliares, alcança o fígado por meio da veia porta e, então, se instala no epitélio dos ductos biliares, onde causa colangite grave. Macroscopicamente, o fígado se apresenta aumentado de volume e salpicado com nódulos brancos (Figura 15.24). Alguns dos sintomas verificados se devem ao comprometimento da função hepática. Os casos brandos podem ser assintomáticos. Nas infecções mais graves os animais manifestam inapetência e perda de peso. É possível notar diarreia, icterícia, ascite e poliúria. Os sintomas podem se tornar crônicos ou o animal pode morrer em 21 a 30 dias.

Patologia. O fígado pode se apresentar com tamanho acentuadamente aumentado, podendo ser vistos cordões alongados ou

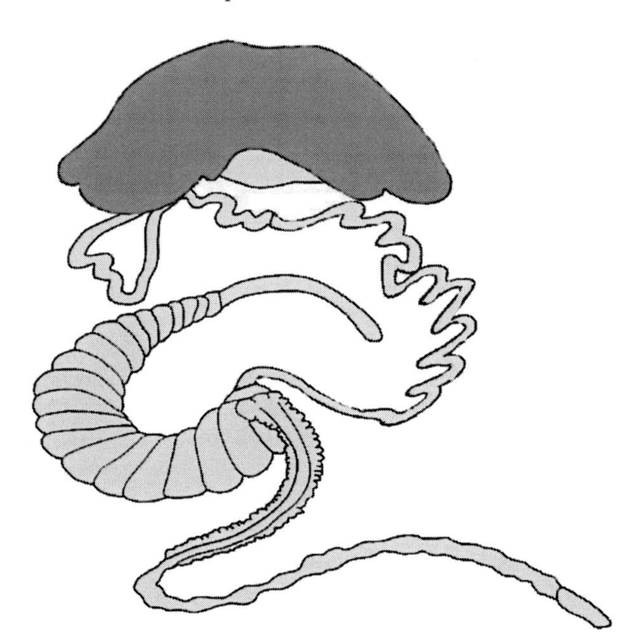

Figura 15.23 Local de predileção de *Eimeria stiedai*. (Esta figura encontra-se reproduzida em cores no Encarte.)

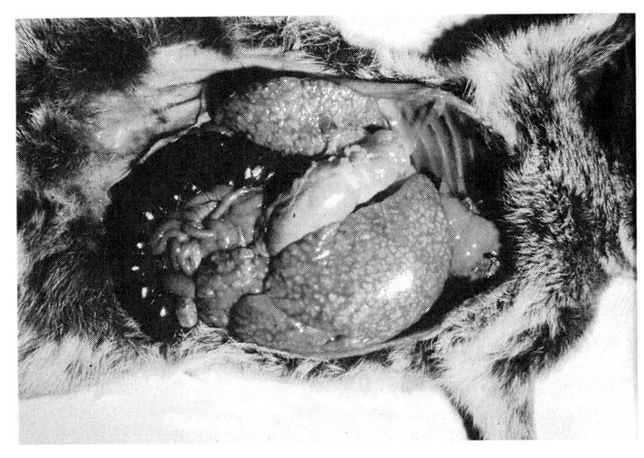

Figura 15.24 Fígado de coelho infectado por *Eimeria stiedai*. (Esta figura encontra-se reproduzida em cores no Encarte.)

nódulos circulares brancos. No início, estes nódulos são nitidamente circunscritos, mas depois se unem. Macroscopicamente, os ductos biliares se apresentam aumentados e preenchidos com parasitas em crescimento. Constata-se marcante hiperplasia das células epiteliais dos ductos biliares e formação de dobras no epitélio. Cada célula contém um ou mais parasitas (Figuras 15.25 e 15.26).

Outros helmintos encontrados no fígado de coelhos selvagens estão mencionados na lista de parasitas, no final do capítulo.

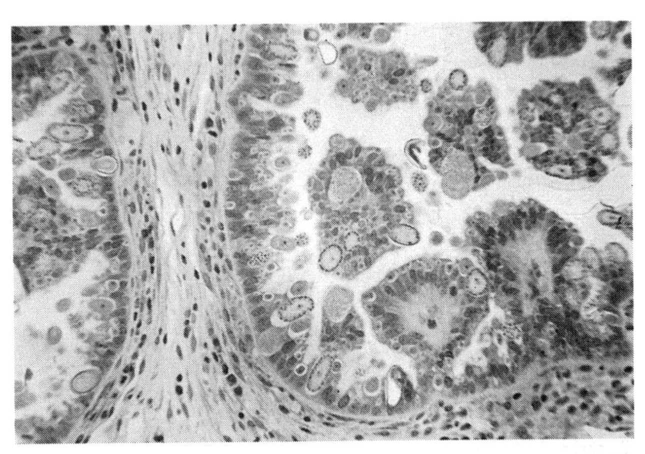

Figura 15.25 Hiperplasia do epitélio de ducto biliar com estágios endógenos de *Eimeria stiedai*. (Esta figura encontra-se reproduzida em cores no Encarte.)

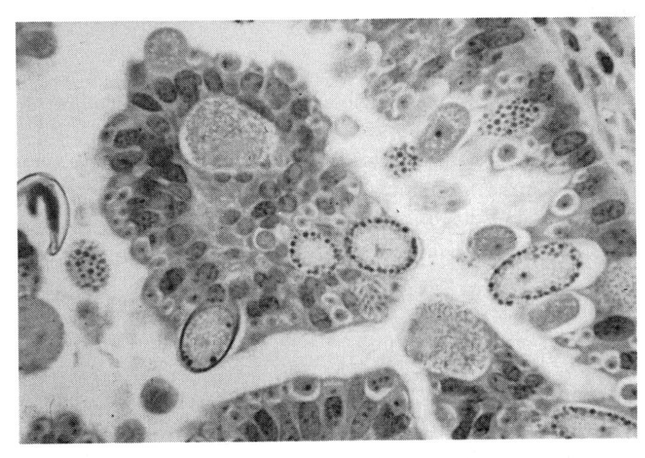

Figura 15.26 Gametócitos de *Eimeria stiedai*. (Esta figura encontra-se reproduzida em cores no Encarte.)

Parasitas do sistema circulatório

Rickettsia conorii

Nomes comuns. Febre botonosa, febre maculosa do Mediterrâneo, tifo do carrapato indiano, tifo do carrapato do leste da África.

Local de predileção. Sangue.

Reino. Bacteria.

Filo. Proteobacteria.

Classe. Alphaproteobacteria.

Ordem. Rickettsiales.

Família. Rickettisiaceae.

Descrição. São microrganismos intracelulares obrigatórios, pequenos, pleomórficos, gram-negativos e cocoides que infectam células endoteliais dos vasos sanguíneos de menor calibre.

Hospedeiros. Roedores, cão, bovinos, ovinos, caprinos e humanos.

Distribuição geográfica. Sul da Europa, África, Índia e região oriental

Para descrição mais detalhadas, ver Capítulo 12.

Hepatozoon cuniculi

Local de predileção. Baço.

Filo. Apicomplexa.

Classe. Conoidasida.

Família. Hepatozoidae.

Descrição. Os merocistos podem ter 4 a 6 mm de diâmetro.

Hospedeiro. Coelho.

Distribuição geográfica. Relatado na Itália.

Patogênese. Desconhecida.

Parasitas do sistema nervoso

Encephalitozoon cuniculi

Sinônimo. *Nosema cuniculi.*

Local de predileção. Sangue.

Reino. Fungii.

Filo. Microsporidia.

Ordem. Microsporida.

Família. Enterocytozoonidae.

Descrição. Os microsporídios são protozoários formadores de esporos intracelulares obrigatórios. As trofozoítas medem 2-2,5 × 0,8-1,2 μm, em cortes teciduais, ou 4 × 2,5 μm em esfregaços. Os esporos têm cerca de 2 mm de comprimento e contêm um filamento polar espiralado, com 4 a 5 anéis.

Hospedeiros. Coelho, cão, raposa-vermelha (*Vulpes vulpes*), raposa-azul (*Alopex lagopus*), raposa-prateada, gato, camundongo, rato, humanos, macacos.

Distribuição geográfica. Cosmopolita.

Patogênese. Em coelhos, a infecção é muito comum e ocasiona a formação de granuloma nos rins, no fígado e no cérebro. A infecção cerebral causa convulsões, tremores, torcicolo, ataxia, incontinência urinária, coma e morte.

Sinais clínicos. Muitos coelhos infectados são assintomáticos, embora haja relato de sinais clínicos como inclinação e rotação da cabeça, incontinência urinária, paresia posterior e uveíte anterior.

Diagnóstico. No animal vivo o diagnóstico é difícil e, em geral, se baseia na identificação de lesões no exame histopatológico e na detecção do microrganismo em preparações coradas com os corantes Giemsa, Gram ou carbol-fucsina de Goodpasture. Há disponibilidade de um teste ELISA sérico.

Patologia. Em coelhos, as lesões microscópicas consistem em granulomas focais e pseudocistos no cérebro e nos rins; ocasionalmente, nota-se nefrite intersticial focal grave.

Epidemiologia. Ocorre infecção transplacentária em coelhos e roedores, mas provavelmente é rara, sendo, na maioria destes animais, adquiridas pela ingestão de esporos. Evidências sugerem que a infecção em coelhos é comum em muitos países.

Tratamento. Relata-se tratamento de coelhos com benzimidazóis (fembendazol, oxfendazol e albendazol). Pode-se administrar 20 mg de fembendazol/kg, por 28 dias, ou 10 a 15 mg de albendazol/kg durante 3 meses. Corticosteroides podem suprimir a formação de granuloma, mas deve ser utilizado com cautela.

Controle. Em coelhos, o controle depende de testes individuais, isolamento e tratamento. A principal fonte de infecção é a ingestão de esporos e de algo contaminado com urina. Portanto, deve-se adotar higiene rigorosa, elevar comedouros e o utilizar bebedouros tipo garrafa, em vez de vasilhas. Os coelhos não devem ser abrigados em gaiolas empilhadas uma sobre a outra, pois é comum a contaminação das gaiolas de baixo.

Nota. Relata-se que *E. cuniculi* atua como zoonose, especialmente em indivíduos imunocomprometidos. Foram identificadas três cepas de *Encephalitozoon*: cepa I ("cepa de coelho"), cepa II ("cepa de roedor") e cepa III ("cepa de cão"). Todas elas foram relatadas em pessoas e, portanto, as infecções de coelhos podem representar um potencial risco zoonótico.

Parasitas do sistema reprodutor/urogenital

Não há relato de parasitas de importância veterinária.

Parasitas do sistema locomotor

Toxoplasma gondii

Local de predileção. Músculo, pulmões, fígado, sistema reprodutor, sistema nervoso central (SNC).

Filo. Apicomplexa.

Classe. Conoidasida.

Família. Sarcocystiidae.

Descrição. Taquizoítos em desenvolvimento são encontrados nos vacúolos de muito tipos celulares como, por exemplo, fibroblastos, hepatócitos, células reticulares e células do miocárdio. Em todas as células pode haver 8 a 16 microrganismos, cada um medindo 6,0 a 8,0 μm. Os cistos teciduais, com até 100 μm de diâmetro, são vistos principalmente no músculo, no fígado, nos pulmões e no cérebro e podem conter vários milhares de bradizoítos em forma de lanceta (ver Figura 9.59).

Hospedeiros intermediários. Quaisquer mamíferos, inclusive humanos, ou aves.

Hospedeiros definitivos. Gatos e outros felídeos.

Para mais informações, ver Capítulo 9.

Sarcocystis cuniculi

Local de predileção. Músculo.

Filo. Apicomplexa.

Classe. Conoidasida.

Família. Sarcocystiidae.

Descrição. Em coelhos, os sarcocistos são alongados, compartimentalizados e com até 5 mm × 5 mm. A parede do cisto apresenta numerosas projeções delgadas de até 11 μm de comprimento, dispostas em uma pilha compacta. Os metrócitos têm 4 a 5 μm de diâmetro.

Hospedeiros definitivos. Gatos.

Hospedeiros intermediários. Coelhos.

Distribuição geográfica. Cosmopolita.

Patogênese e sinais clínicos. Não é patogênico.

Diagnóstico. Obtém-se o diagnóstico por meio de identificação microscópica dos cistos típicos. Às vezes, é possível sua visualização macroscópica.

Epidemiologia. Pouco se sabe sobre a epidemiologia, mas está claro que quando os gatos são capazes de caçar ou pegar coelhos a transmissão é provável. Não se sabe a longevidade doa esporocistos eliminados nas fezes.

Tratamento e controle. Não há necessidade.

Pelecitus scapiceps

Sinônimos. *Dirofilaria scapiceps, Loaina scapiceps.*

Local de predileção. Bainha sinovial da pata.

Filo. Nematoda.

Classe. Secernentea.

Superfamília. Filarioidea.

Descrição. Os vermes-machos medem 11 a 16 mm de comprimento e suas espículas apresentam comprimentos desiguais. As fêmeas medem 25 a 30 mm de comprimento.

Hospedeiros definitivos. Coelhos, lebres.

Hospedeiros intermediários. Muitas espécies de mosquitos.

Distribuição geográfica. América do Norte e outras regiões.

Patogênese e sinais clínicos. Em geral, não é patogênico, embora possam ocorrer tumefação e tenossinovite nos tecidos acometidos.

Diagnóstico. Durante a necropsia os vermes adultos podem ser vistos nos tecidos conjuntivos que circundam o tendão do jarrete e, ocasionalmente, na fáscia intermuscular próximo à articulação do joelho. Podem-se notar microfilárias em esfregaços sanguíneos, desde que o hospedeiro apresente infecção patente.

Tratamento e controle. Em geral, não há necessidade.

ECTOPARASITAS

Ácaros

Psoroptes cuniculi

Sinônimos. *Psoroptes ovis, Psoroptes cervinus, Psoroptes bovis, Psoroptes equi.*

Nome comum. Ácaro do cancro da orelha.

Local de predileção. Orelhas.

Classe. Arachnida.

Subclasse. Acari.

Ordem. Astigmata (Sarcoptiformes).

Família. Psoroptidae.

Descrição. Os ácaros do gênero *Psoroptes* não são escavadores, medem até 0,75 mm de comprimento e são ovais (ver Figura 3.92). Todas as pernas se projetam para além da margem do corpo. Suas características de identificação mais importantes são as peças bucais aguçadas e os pré-tarsos (pedicelos) com três articulações; possuem ventosas em forma de funil (pulvilos). As fêmeas adultas apresentam pré-tarsos articulados e pulvilos no primeiro, no segundo e no quarto pares de pernas, e cerdas longas semelhantes a chicote no terceiro par de pernas. Diferentemente, os machos adultos, menores, identificados por suas ventosas copuladoras e seus lobos posteriores pareados, apresentam pulvilos nos primeiros três pares de pernas e cerdas no quarto par. As pernas das fêmeas adultas praticamente são do mesmo tamanho, enquanto nos machos o quarto par de pernas é muito curto.

Os ácaros *Psoroptes* descritos como *P. cuniculi* são encontrados principalmente em coelhos, nos quais, geralmente, se instalam nas orelhas, provocando sarna auricular (otocaríase psoróptica). *Psoroptes cuniculi* também pode ser visto em orelhas de ovinos e equinos, provocando irritação e agitação da cabeça; também, é incriminado como causa de hematoma em ovinos.

Em *P. cuniculi* adulto, as cerdas externas do opistossoma são, em média, um pouco mais curtas do que aquelas de *P. ovis.* Todavia, a utilidade desta característica é questionável, uma vez que há considerável variação e sobreposição nos comprimentos das cerdas nos dois grupos; ademais, o comprimento médio das cerdas dos ácaros, sabidamente, diminui à medida que persiste a lesão corporal. Parece muito provável que *P. cuniculi* seja, simplesmente, uma população de ácaros adaptados ao hospedeiro da espécie *P. ovis.*

Hospedeiros. Coelhos, caprinos, ovinos e equinos.

Distribuição geográfica. Cosmopolita.

Patogênese. *Psoroptes cuniculi* se instala nas orelhas, onde pode haver uma população de ácaros relativamente pequena; no entanto, ocasionalmente, proliferam e provocam um quadro grave de sarna em que o canal auditivo pode ser totalmente obstruído por restos celulares acinzentados. Caso não tratada, a infecção pode se propagar pelo resto do corpo, na forma de escamas, perda de pelos e escoriações decorrentes de arranhaduras. Os estágios pré-clínicos iniciais podem durar vários meses, durante os quais é difícil detectar a infestação, com poucos sintomas evidentes nos coelhos infestados. Os ácaros não são escavadores e, portanto, são vistos apenas no exsudato, não nos tecidos.

Sinais clínicos. Nos estágios iniciais da infestação, surgem pequenas escamas cutâneas no fundo do canal auditivo. Estas escamas, cinza-amareladas, podem ser relativamente espessas; contêm grande número de parasitas, ovos de ácaros, células cutâneas e sangue. Caso a infecção não seja tratada, as escamas originam crostas; podem crescer até alcançar 10 mm de espessura e, nos casos graves, preencher o pavilhão auricular. O animal pode se coçar e agitar a cabeça e podem-se verificar escamas e perda de pelos nas orelhas. Por fim, os ácaros podem se espalhar pela orelha e pelo resto do corpo.

Diagnóstico. Deve-se obter uma amostra de crosta da área infectada. Quando colocados em uma jarra de vidro ou um copo grande, tipo *beaker*, os ácaros, que se movimentam muito, deixam a crosta e começam a migrar pelos lados da jarra. Em seguida, os ácaros podem ser coletados e examinados em microscópio quanto aos principais aspectos característicos: contorno oval, todas as pernas se projetam além da margem do corpo e pré-tarsos com três articulações.

Patologia. No caso de baixa população de parasitas, notam-se poucas lesões. No entanto, quando a população cresce rapidamente pode haver dermatite eosinofílica erosiva proliferativa crônica.

Epidemiologia. Quando em sua fase pré-clínica no fundo do conduto auditivo, a transmissão é incomum. No entanto, uma vez que a infestação tenha se espalhado é mais provável a transmissão, principalmente por meio de contato físico; contudo, também pode ocorrer em ambiente contaminado.

Tratamento. O tratamento é semelhante ao utilizado para sarna otodécica de gatos e cães. Constatou-se que as preparações inseticidas, como diazinon, aplicadas diariamente durante 4 dias e repetida depois de 10 dias, são efetivas. O tratamento injetável com ivermectina é altamente efetivo. A cama contaminada deve ser queimada e a instalação, rigorosamente desinfetada. A crosta se resolve por si só, sem necessidade de limpeza das orelhas, e se despende em, aproximadamente, 10 dias após a primeira aplicação de medicamento.

Controle. Todos os animais em contato devem ser tratados. Deve-se desinfetar a instalação para prevenir reinfecção. A inspeção regular do animal, com especial atenção às orelhas, auxilia no controle do parasita e reduz as consequências das infestações subsequentes.

Cheyletiella parasitivorax

Nome comum. Ácaro de pelagem de coelho.

Local de predileção. É mais comumente encontrado no dorso, acima da cauda e no pescoço, mas pode se instalar em todo o corpo.

Classe. Arachnida.

Subclasse. Acari.

Ordem. Prostigmata (Trombidiformes).

Família. Cheyletidae.

Descrição. Os adultos medem cerca de 400 mm de comprimento e são ovoides (Figura 15.27; ver também Figura 3.101). Apresentam quelíceras semelhantes a lâminas, utilizadas para perfurar o hospedeiro, e palpos curtos, fortes e em oposição, com garras palpais encurvadas. O fêmur do palpo possui uma longa cerda dorsal serrilhada. O corpo tende a ser ligeiramente alongado, com uma "cintura". As pernas são curtas; não possuem garras tarsais e o empódio é um coxim estreito com pulvilos semelhantes a pente nas extremidades das pernas. Os adultos apresentam grande mobilidade e são capazes de se movimentar rapidamente de um local para outro. Em *C. parasitivorax*, o solenídio, no joelho do primeiro par de pernas, é descrito como globoso.

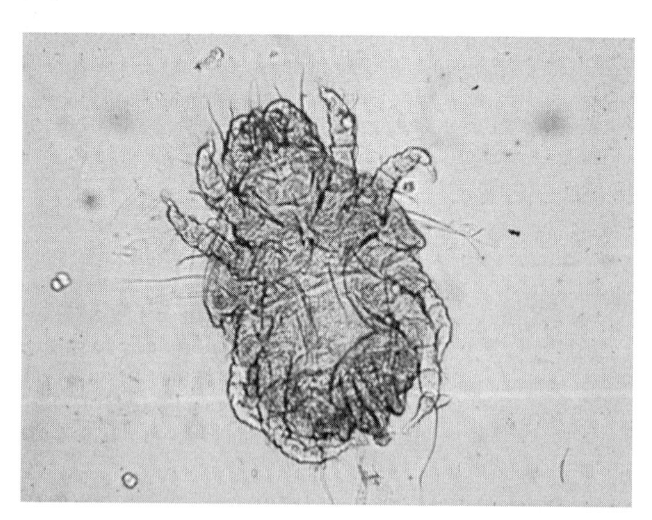

Figura 15.27 *Cheyletiella parasitivorax*. (Esta figura encontra-se reproduzida em cores no Encarte.)

Hospedeiros. Coelhos.

Distribuição geográfica. Cosmopolita, especialmente na América do Norte, Europa, Ásia Austrália e Nova Zelândia.

Patogênese. *Cheyletiella* é relativamente comum em coelhos, mas o ácaro não é muito patogênico quando em baixo número e, com frequência, é encontrado em animais jovens em boas condições físicas. Na dermatite causada por *Cheyletiella*, uma característica é que muitas escamas cutâneas se desprendem na pelagem, conferindo uma aparência empoeirada ou farinácea; a presença de ácaros que se movimentam entre os restos celulares dá à parasitose o nome comum de "caspa móvel". Em geral, há discreta reação cutânea ou prurido. Nos raros casos graves que envolvem grande parte da superfície corporal formam-se crostas. *Cheyletiella parasitivorax* é capaz de transmitir o vírus causador de mixomatose, em coelhos europeus.

Sinais clínicos. A infestação pode resultar em lesões cutâneas semelhantes a eczema e prurido, juntamente com alopecia. Nos casos graves é possível notar exsudato seroso e extensa área de alopecia.

Diagnóstico. Em qualquer caso em que ocorra descamação de pele ou presença de quantidade excessiva de caspas, deve-se incluir a infecção por *Cheyletiella* no diagnóstico diferencial. Separando-se a pelagem ao longo do dorso e, especialmente sobre o sacro, nota-se descamação e, caso seja removida sobre um papel escuro, é possível ver o movimento dos ácaros entre os restos celulares. Não há necessidade de raspado cutâneo porque os ácaros sempre estarão presentes na superfície cutânea ou na pelagem.

Patologia. A patologia da infestação de *Cheyletiella* é pouco compreendida. Em muitos casos nota-se discreta reação cutânea ou prurido. No entanto, nos casos graves os coelhos podem apresentar alopecia, com descamação e hiperemia cutânea e dermatite com hiperqueratose.

Epidemiologia. *Cheyletiella parasitivorax* é um ácaro comum de pelagem de coelhos. É altamente contagioso e pode se disseminar rapidamente nas colônias destes animais. Em geral, a transmissão é por contato direto com animais infestados, embora o parasita possa sobreviver mais de 10 dias fora do hospedeiro e, portanto, a cama e o abrigo podem atuar como fontes de infestação.

Tratamento. O uso tópico de acaricida, como *spray* à base de piretrina e diclorvós, é efetivo contra *Cheyletiella*. Também, o tratamento sistêmico com ivermectina, em três aplicações com intervalos de 7 dias, é efetivo. Além disso, tem-se utilizado, com sucesso, a aplicação *spot-on* de selamectina. O fipronil deve ser aplicado com muito cuidado, pois o seu uso tem sido associado com mortes, em alguns casos.

Controle. Todos os animais em contato devem ser tratados, a cama substituída e as instalações, desinfetadas.

Nota. Dentre todas as infestações por ácaros de animais domésticos esta é uma das mais facilmente transferidas às pessoas. Os ácaros podem aderir à roupa e são facilmente transferidos, mesmo quando o tempo de contato é breve. Verifica-se, com frequência, que, quando se faz um diagnóstico positivo em um animal de estimação, há histórico de exantema cutâneo persistente na família do proprietário. Diferentemente da condição em seu hospedeiro natural, a infestação humana causa irritação grave e prurido intenso. O sintoma inicial é eritema, que pode progredir para erupção vesicular e pustular. Invariavelmente, os casos humanos se resolvem de modo espontâneo quando a fonte de infestação, no animal, é tratada.

Leporacarus gibbus

Sinônimos. *Listrophorus gibbus, Listracarus gibbus.*

Nome comum. Ácaro da pelagem de coelho.

Local de predileção. Pele.

Classe. Arachnida.

Subclasse. Acari.

Ordem. Astigmata (Sarcoptiformes).

Família. Listrophoridae.

Descrição. *Leporacarus gibbus* é um pequeno acaro marrom que não escava tecido, às vezes presente em número baixo a moderado em coelhos domésticos.

Hospedeiros. Coelhos.

Distribuição geográfica. Cosmopolita.

Patogênese e sinais clínicos. *Leporacarus gibbus* pode se manifestar junto com *C. parasitivorax.* Em geral, este ácaro não é considerado patogênico, sendo visto principalmente no dorso e no abdome.

Diagnóstico. Pode-se examinar amostras de pelos arrancados em microscópio de dissecção ou com auxílio de uma lente manual, à procura de ácaros marrons característicos ou de seus ovos.

Tratamento e controle. Os mesmos mencionados para *C. parasitivorax.*

Para ácaros parasitas ocasionais de coelhos, ver Tabela 15.2.

Pulgas

Spilopsyllus cuniculi

Nomes comuns. Pulga de coelho, pulga de coelho europeu.

Local de predileção. Orelhas.

Classe. Insecta.

Ordem. Siphonaptera.

Família. Pulicidae.

Descrição. A pulga de coelho, *S. cuniculi*, apresenta dois ctenídeos, pronotal e genal; este último possui quatro a seis espinhos oblíquos. Os adultos são marrom-escuros e as fêmeas têm, em média, 1 mm de comprimento; os machos são um pouco menores. Ela possui olhos e a fronte, na frente da cabeça, é arredondada com um tubérculo frontal distinto. Há dois espinhos robustos abaixo dos olhos (Figura 15.28; ver também Figura 3.78).

Hospedeiros. Coelhos, lebres, cães, gatos.

Distribuição geográfica. Cosmopolita.

Tabela 15.2 Ácaros parasitas ocasionais de coelhos.

Notoedres cati (ver Capítulo 12)
Chorioptes bovis (ver Capítulo 8)
Sarcoptes scabiei (ver Capítulo 11)
Neotrombicula autumnalis (ver Capítulo 17)
Dermanyssus gallinae (ver Capítulo 13)

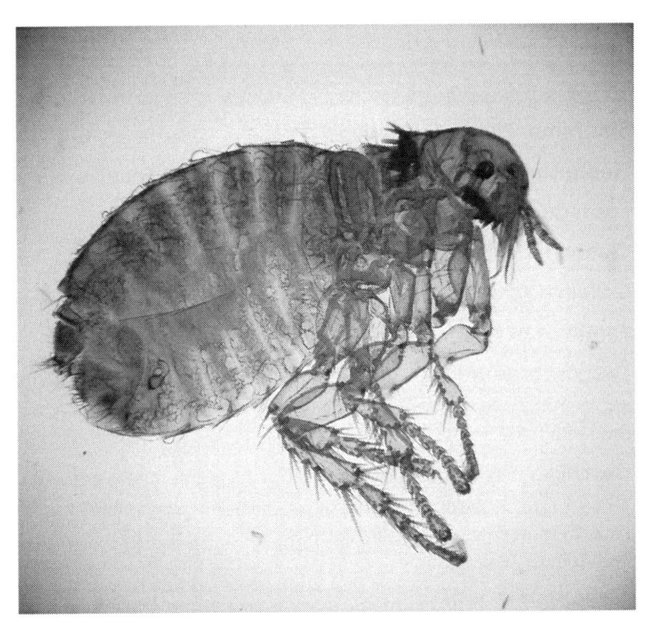

Figura 15.28 *Spilopsylla cuniculi.* (Esta figura encontra-se reproduzida em cores no Encarte.)

Patogênese. Quando os coelhos não estão em fase de acasalamento, a distribuição de *S. cuniculi* está relacionada à temperatura corporal, com as pulgas geralmente se aglomerando nas orelhas. Como neste local se aglomeram em grande número, a intensidade das picadas pode causar irritação e lesão tecidual consideráveis.

A pulga de coelho também pode ser vista em gatos e cães que caçam ou que frequentam os hábitats de coelhos. Nestes hospedeiros, quase sempre são encontradas na face e aderidas na borda do pavilhão auricular.

Spilopsyllus cuniculi é o principal vetor de mixomatose; também, transmite *Trypanosoma nabiasi,* que não é patogênico.

Sinais clínicos. Estas pulgas podem causar muita irritação e lesão tecidual nos locais em que se acumulam nas orelhas.

Diagnóstico. As pulgas podem ser vistas na pele do animal hospedeiro, especialmente ao redor das orelhas. Elas têm hábito mais sedentário do que aquele da maioria das pulgas e permanecem na orelha mesmo quando manipuladas.

Epidemiologia. As pulgas podem sobreviver por até 9 meses em baixa temperatura, sem se alimentar. O principal meio de transmissão é da mãe para suas crias.

Tratamento. Em coelhos, pode-se utilizar imidacloprid, o qual mata as pulgas adultas por contato. Fipronil deve ser utilizado com muito cuidado em coelhos, em razão de seu potencial tóxico.

Controle. Em geral, não há necessidade. Nos casos de repetidas infestações a fonte deve ser identificada e o contato, evitado; todos os animais em contato devem ser tratados, a cama deve ser substituída e a instalação, desinfetada.

A Tabela 15.3 lista as espécies de pulgas que também têm sido encontradas em coelhos. Para mais detalhes consulte, também, os Capítulos 3 e 17.

Tabela 15.3 Pulgas parasitas ocasionais de coelhos.

Ctenocephalides felis (ver Capítulo 12)
Ctenocephalides canis (ver Capítulo 12)
Echidnophaga gallinacae (ver Capítulo 13)

Moscas

Lucilia sericata

Sinônimo. *Phaenicia sericata.*

Nome comum. Mosca-verde, mosca-varejeira de ovinos.

Local de predileção. Ferimentos cutâneos.

Classe. Insecta.

Ordem. Diptera.

Família. Calliphoridae.

Descrição de adultos. A mosca-varejeira *Lucilia sericata* mede até 10 mm de comprimento e se caracteriza por apresentar um brilho metálico esverdeado a bronze.

Descrição das larvas. As larvas são lisas, segmentadas e medem 10 a 14 mm de comprimento. Possuem um par de ganchos bucais na extremidade anterior e na extremidade posterior os peritremas apresentam espiráculos.

Hospedeiros. Principalmente ovinos; no entanto, uma diversidade de outros animais domésticos e selvagens pode ser acometida, inclusive humanos.

Distribuição geográfica. Cosmopolita.

Patogênese. Ataques de moscas-varejeiras aos coelhos domésticos e, às vezes, a outros mamíferos domésticos e aves podem ser comuns, especialmente quando sujos, debilitados por doença clínica ou com ferimentos. O ataque é uma condição muito grave em coelhos e alguns animais podem morrer em poucos dias.

Sinais clínicos. Os animais acometidos apresentam extensa ulceração cutânea, choque, fraqueza, apatia, letargia e anorexia.

Diagnóstico. Baseia-se nos sinais clínicos e na identificação de larvas na lesão.

Patologia. Os animais acometidos manifestam rápido aumento da temperatura corporal e da frequência respiratória. Apresentam lesão tecidual extensa, anemia e toxemia grave.

Epidemiologia. Quase sempre é um problema verificado no verão, em regiões de clima temperado, mas pode ocorrer durante o ano todo em regiões de clima mais quente.

Tratamento. Assim que se define o diagnóstico da parasitose, os coelhos infectados devem ser separados e submetidos à tricotomia nas bordas que circundam a lesão. Quando possível, as larvas devem ser removidas. Há relato de uso de secador de cabelo, em ajuste com baixo ar quente, direcionado para as larvas, como um modo efetivo de fazê-las deixar o hospedeiro. No entanto, em coelhos com infestação maciça pode ser necessário sedação, fluidoterapia intravenosa e analgesia. É possível utilizar ivermectina para matar quaisquer larvas remanescentes que ainda sejam capazes de se alimentar. A menos que controlada em seu estágio inicial, o prognóstico da doença deve ser reservado porque a miíase pode ser muito agressiva aos coelhos, em um tempo relativamente curto.

Controle. Para prevenir os ataques de moscas há disponibilidade de preparações *pour-on* à base de ciromazina, especificamente para coelhos. Possibilitam prevenção por até 8 a 10 semanas. A longo prazo, devem ser adotadas práticas de manejo que previnam diarreia e contaminação dos pelos com fezes ou, quando necessário, controle dos vermes ou da dieta.

Nota. Muitas outras espécies de moscas-varejeiras também podem atacar os coelhos, em várias partes do mundo. O tratamento é o mesmo descrito para *L. sericata.*

Cuterebra

Para mais detalhes, ver seção Ratos e camundongos.

PORQUINHOS-DA-ÍNDIA (COBAIAS)

ENDOPARASITAS

■ Parasitas do sistema digestório

Intestino delgado

Hymenolepis diminuta

Para detalhes, ver seção Ratos e camundongos.

Rodentolepis nana

Para detalhes, ver seção Ratos e camundongos.

Eimeria caviae

Local de predileção. Intestino grosso.

Filo. Apicomplexa.

Classe. Conoidasida.

Família. Eimeriidae.

Descrição. Os oocistos são elipsoidais ou ovoides, lisos, marrons, medem 13-26 × 12-23 μm, não possuem micrópilo ou grânulo polar, mas apresentam resíduo.

Ciclo evolutivo. Após a ingestão dos oocistos, os esporozoítas penetram no epitélio intestinal e se transforma em merontes de primeira geração. Após outras três gerações de merogonia surgem gametócitos nas células epiteliais do intestino grosso e, então, excreção de oocistos nas fezes. O período pré-patente é de cerca de 7 dias e o período patente de, aproximadamente, 4 a 5 dias.

Distribuição geográfica. Cosmopolita.

Patogênese e sinais clínicos. Em geral, *Eimeria caviae* não é patogênica, mas às vezes pode causar diarreia e morte. Os sinais clínicos incluem definhamento e baixo ganho de peso, em animais jovens; as excretas são viscosas e contêm sangue.

Diagnóstico. O diagnóstico se baseia na identificação de oocistos nas fezes, juntamente com a constatação de achados clínicos e patológicos.

Patologia. As lesões notadas no exame pós-morte são vistas na mucosa do cólon e consistem em pequenas placas brancas ou amarelo-pálidas e hemorragias petequiais. Nas infecções graves toda a mucosa pode ser destruída. Também, há relato de hepatomegalia com necrose focal contendo oocistos.

Epidemiologia. Superpopulação e condições sanitárias inapropriadas favorecem a propagação de coccidiose. Locais de criação e centros de recuperação de animais são fontes potenciais de infecção. Quase sempre os porquinhos-da-índia mais velhos são imunes à doença; entretanto, podem contaminar o ambiente com oocistos e ocasionar infecção em animais jovens que ainda não foram expostos ao parasita.

Tratamento. Informações sobre o tratamento de porquinhos-da-índia são escassas; contudo, por analogia com outras espécies hospedeiras, deve-se tentar o uso de sulfonamidas, como sulfametazina.

Controle. Boas condições sanitárias e isolamento de animais doentes são medidas preventivas de coccidiose efetivas. Quando possível, os porquinhos-da-índia devem ser abrigados em gaiolas com piso de tela de arame, a fim de reduzir a ocorrência da infecção. Desinfetantes de uso na rotina não são efetivos contra oocistos de coccídios, mas os produtos à base de amônia são.

Cryptosporidium wrairi

Local de predileção. Intestino delgado.

Filo. Apicomplexa.

Classe. Conoidasida.

Família. Cryptosporidiidae.

Descrição. Os oocistos maduros são ovoides, medem 4,8-5,6 × 4,0-5,0 μm (em média, 5,40 × 4,6 μm), com proporção comprimento:largura de 1,17. Os merontes de primeira geração medem 3,4 a 4,4 μm, quando maduros, e contêm 8 merozoítas; os merontes de segunda geração contêm quatro merozoítas. Os macrogametas em desenvolvimento apresentam 4 a 7,0 μm de tamanho.

Distribuição geográfica. Desconhecida.

Patogênese e sinais clínicos. A infecção foi relatada apenas em porquinhos-da-índia pequenos (pesando 200 a 300 g) e não é acompanhada de diarreia ou de sintomas evidentes de doença. Os sinais clínicos quase sempre são inaparentes.

Diagnóstico. Os oocistos podem ser detectados em esfregaço de fezes corado com Ziehl-Neelsen, no qual os esporozoítas se apresentam como grânulos vermelho-brilhantes. É difícil, se não impossível, a caracterização de *Cryptosporidium* por meio de técnicas convencionais. Foi desenvolvida uma variedade de técnicas moleculares e imunológicas, incluindo imunofluorescência e ELISA. Mais recentemente, foram utilizadas técnicas com base no DNA para a caracterização molecular de espécies de *Cryptosporidium*.

Patologia. É possível notar enterite crônica, dependendo da gravidade da infecção. Em geral, quando somente áreas limitadas do intestino são acometidas as lesões são focais. Há maior número de organismos na parte posterior do íleo, os quais se distribuem por toda a superfície das vilosidades intestinais; contudo, são mais numerosos nas extremidades e ausentes nas criptas.

Epidemiologia. O principal meio de infecção é a transmissão direta de animal para animal, por via fecal-oral.

Tratamento e controle. Não há necessidade.

Giardia intestinalis

Para mais detalhes, ver Capítulo 12.

Intestino grosso

Paraspidodera uncinata

Local de predileção. Intestino grosso.

Filo. Nematoda.

Classe. Secernentea.

Superfamília. Ascaridoidea.

Descrição macroscópica. Os machos medem 16 a 17 mm de comprimento e as fêmeas, 18 a 21 mm.

Descrição microscópica. Os ovos são pequenos, elipsoidais e medem cerca de 43 × 31 μm. A casca é espessa e com superfície lisa e o conteúdo não é segmentado.

Hospedeiros. Porquinhos-da-índia, cutia.

Distribuição geográfica. Cosmopolita.

Patogênese e sinais clínicos. Em geral, não é considerado patogênico, embora as infecções maciças possam causar perda de peso, debilidade e diarreia.

Diagnóstico. O diagnóstico se baseia na identificação de ovos nas fezes ou de vermes adultos no intestino grosso.

Epidemiologia. Este verme, de ceco, é visto naturalmente no ceco e no cólon de porquinhos-da-índia selvagens, na América do Sul, e em porquinhos-da-índia de laboratório, em todo o mundo. A infecção quase sempre está associada a porquinhos-da-índia criados em viveiros externos.

Tratamento e controle. A administração de 3 g de piperazina/ℓ de água de beber, durante 7 dias, é efetiva. É provável que a administração de 200 a 500 μg de ivermectina/kg de peso corporal SC, também seja efetiva. O controle se baseia na adoção de práticas sanitárias e manejo apropriados.

No ceco de porquinhos-da-índia são encontrados muitos protozoários. Nenhum é considerado patogênico. É comum notar *Entamoeba caviae* e *Tritrichomonas caviae* no ceco de porquinhos-da-índia de laboratório.

Entamoeba caviae

Local de predileção. Ceco.

Filo. Amoebozoa.

Classe. Archamoeba.

Família. Entamoebidae.

Descrição. As trofozoítas têm 10 a 20 μm de diâmetro. O núcleo, quando corado, apresenta endossomo central ou excêntrico, com um anel de grânulos periféricos relativamente grosseiros. Os cistos, raros, medem 11 a 17 μm de tamanho e contêm 8 núcleos, quando maduros.

Hospedeiros. Porquinhos-da-índia.

Tritrichomonas caviae

Local de predileção. Ceco.

Filo. Parabasalia.

Classe. Trichomonadea.

Família. Trichomonadidae.

Descrição. O corpo tem 10 a 22 μm de comprimento, com núcleo cilíndrico achatado, três flagelos anteriores e uma membrana ondulante proeminente que se estende por todo o comprimento do corpo (ver Figura 2.12). O axostilo é bem definido, com costa proeminente.

Hospedeiros. Porquinhos-da-índia.

Monocercomonoides caviae

Local de predileção. Ceco.

Filo. Preaxostyla.

Classe. Anaeromonadea.

Família. Polymastigidae.

Descrição. As trofozoítas são ovoides, medem 4 a 8 μm de comprimento e 3 a 7 μm de largura e possuem três cordões (*funises*).

Hospedeiros. Porquinhos-da-índia.

Monocercomonoides wenrichi

Local de predileção. Ceco.

Filo. Preaxostyla.

Classe. Anaeromonadea.

Família. Polymastigidae.

Descrição. As trofozoítas medem 3 a 12 μm de comprimento e 3 a 8 μm de largura e apresentam um único cordão (*funis*) sinuoso espesso.

Hospedeiros. Porquinhos-da-índia.

Monocercomonoides quadrifunilis

Local de predileção. Ceco.

Filo. Preaxostyla.

Classe. Anaeromonadea.

Família. Polymastigidae.

Descrição. As trofozoítas são ovoides, medem 3 a 13 μm de comprimento e 3 a 11 μm de largura e têm quatro *funises*.

Hospedeiros. Porquinhos-da-índia.

Monocercomonoides exilis

Local de predileção. Ceco.

Filo. Preaxostyla.

Classe. Anaeromonadea.

Família. Polymastigidae.

Descrição. As trofozoítas medem 4 a 9 μm de comprimento e 3 a 6 μm de largura e têm um único *funis* curto.

Hospedeiros. Porquinhos-da-índia.

Hexamastix caviae

Sinônimo. *Pentatrichomastix caviae.*

Local de predileção. Ceco.

Filo. Parabasalia.

Classe. Trichomonadea.

Família. Hexamastigidae.

Descrição. As trofozoítas medem 4 a 10 μm de comprimento e 3 a 5 μm de largura.

Hospedeiros. Porquinhos-da-índia.

Hexamastix robustus

Sinônimo. *Pentatrichomastix robustus.*

Local de predileção. Ceco.

Filo. Parabasalia.

Classe. Trichomonadea.

Família. Hexamastigidae.

Descrição. As trofozoítas medem 7 a 14 μm de comprimento e 3 a 8 μm de largura.

Hospedeiros. Porquinhos-da-índia.

Proteromonas brevifilia

Local de predileção. Ceco.

Filo. Parabasalia.

Classe. Prosteromonadida.

Família. Proteromonadidae.

Descrição. As trofozoítas medem 4 a 9 μm de comprimento e 2 a 4 μm de largura.

Hospedeiros. Porquinhos-da-índia.

Chilomitus caviae

Local de predileção. Ceco.

Filo. Parabasalia.

Classe. Trichomonadea.

Família. Monocercomonadidae.

Descrição. As trofozoítas medem 6 a 14 μm de comprimento e 3 a 5 μm de largura.

Hospedeiros. Porquinhos-da-índia.

Chilomitus conexus

Local de predileção. Ceco.

Filo. Parabasalia.

Classe. Trichomonadea.

Família. Monocercomonadidae.

Descrição. As trofozoítas medem 4 a 7 μm de comprimento e 1 a 2 μm de largura.

Hospedeiros. Porquinhos-da-índia.

Caviomonas mobilis

Local de predileção. Ceco.

Filo. Fornicata.

Classe. Trepamondea.

Família. Hexamitidae.

Descrição. As trofozoítas apresentam corpo ovoide ou em forma de cenoura, medem 2 a 7 μm de comprimento e 2 a 3 μm de largura, com extremidade posterior aguçada. Um único flagelo surge do núcleo, na extremidade anterior, e se estende posteriormente ao longo da periferia da superfície corporal.

Hospedeiros. Porquinhos-da-índia, hamster.

Enteromonas caviae

Local de predileção. Ceco.

Filo. Fornicata.

Classe. Trepamondea.

Família. Enteromonadidae.

Descrição. As trofozoítas medem 3 a 5 μm de comprimento e 2 a 4 μm de largura.

Hospedeiros. Porquinhos-da-índia.

Retortamonas caviae

Local de predileção. Ceco.

Filo. Fornicata.

Classe. Retortamonadea.

Família. Retortamonadorididae.

Descrição. As trofozoítas medem 4 a 8 μm de comprimento e 4 μm de largura; os cistos medem 4-6 × 3-4 μm de largura.

Hospedeiros. Porquinhos-da-índia.

■ Parasitas do sistema respiratório

Não há relato de parasitas de importância veterinária.

■ Parasitas do fígado

Não há relato de parasitas de importância veterinária.

■ Parasitas do sistema circulatório

Não há relato de parasitas de importância veterinária.

■ Parasitas do sistema nervoso

Não há relato de parasitas de importância veterinária.

■ Parasitas do sistema reprodutor/urogenital

Klossiella cobayae

Local de predileção. Rim.

Filo. Apicomplexa.

Classe. Conoidasida.

Família. Klossiellidae.

Descrição. O zigoto maduro mede 30 a 40 μm de diâmetro e origina 30 esporocistos, ou mais, cada um contendo cerca de 30 esporozoítas.

Hospedeiros. Porquinhos-da-índia.

Distribuição geográfica. Cosmopolita.

Patogênese e sinais clínicos. Embora, em geral, não seja considerado patogênico, há relato de nefrite crônica a subaguda, com lesões degenerativas.

Diagnóstico. Pode-se detectar esporocistos, no sedimento urinário, ou estágios de trofozoítas nos rins, no exame pós-morte. O sítio e a localização são patognomônicos.

Patologia. Apenas os rins com intensa infestação do parasita apresentam lesões macroscópicas, na forma de minúsculos focos acinzentados na superfície do córtex renal. Microscopicamente, estes focos se apresentam como áreas de necrose, com infiltração perivascular de células inflamatórias, em especial linfócitos, com aumento no número de fibroblastos intersticiais.

Epidemiologia. Os esporocistos são excretados na urina e a infecção se instala após a ingestão de esporocistos esporulados.

Tratamento e controle. Não há necessidade.

■ Parasitas do sistema locomotor

Toxoplasma gondii

Para mais informações, ver seção Coelhos (Parasitas do sistema locomotor).

■ Parasitas do tegumento

Nenhum parasita relatado.

ECTOPARASITAS

Piolhos

Gyropus ovalis

Nome comum. Piolho de porquinho-da-índia.

Local de predileção. Pele, em especial orelhas e pescoço.

Classe. Insecta.

Ordem. Phthiraptera.

Subordem. Amblycera.

Família. Gyropidae.

Descrição. *Gyropus ovalis* é um piolho-mastigador com antena em formato de clave posicionada em sulcos da cabeça. Possui cabeça larga arredondada, com palpos maxilares de quatro segmentos e mandíbulas robustas. O corpo é amarelo-pálido, tem forma oval, 1 a 1,5 mm de comprimento e oito segmentos abdominais (ver Figura 3.61).

Hospedeiros. Porquinhos-da-índia e roedores.

Distribuição geográfica. Cosmopolita.

Patogênese. Esta espécie lesiona partes da pele até alcançar reservatórios de sangue, nos quais se alimenta. A pele subjacente pode se apresentar seca ou oleosa e espessada ou com crostas. Os animais com infecção grave podem apresentar infecção bacteriana secundária e sinais de estresse, inclusive perda de peso. Com frequência, a infestação é acompanhada de condições de saúde debilitada, como parasitismo interno, doença infeciosa, subnutrição e condições sanitárias inapropriadas.

Sinais clínicos. Os sintomas da infestação são variáveis. As infestações brandas podem não ocasionar consequências evidentes, mas nas infecções com carga maior de parasitas, e geral, é evidente a ocorrência de prurido, dermatite, arranhadura e perda de pelos.

Diagnóstico. Os piolhos e seus ovos podem ser vistos na pele do animal hospedeiro, quando se separam os pelos.

Epidemiologia. A infecção ocorre após contato direto com um animal hospedeiro infestado. É possível contaminação cruzada entre diferentes espécies hospedeiras quando há contato físico entre os animais.

Tratamento. Como os piolhos passam toda a vida no animal hospedeiro, o controle é facilmente obtido pelo emprego de inseticidas de uso tópico. O tratamento de *G. ovalis* envolve leve pulverização dos porquinhos-da-índia e de suas camas com carbarila em pó 5%, 1 vez/semana; banho de imersão em solução de cal sulfurada 2,5%, 1 vez/semana, durante 4 a 6 semanas; ou ivermectina. No entanto, como os ovos são muito resistentes à maioria dos inseticidas, recomenda-se a repetição do tratamento com intervalo de 14 dias, a fim de matar as ninfas recém-eclodidas. Imidacloprid é um medicamento muito seguro e efetivo contra piolhos de porquinhos-da-índia; pode ser utilizado em fêmeas prenhes e em animais jovens recém-desmamados. O efeito de uma aplicação dura 30 dias.

Controle. A prevenção da infestação inclui o uso de cama limpa, que deve ser trocada regularmente. A gaiola e outras áreas onde os porquinhos-da-índia perambulam devem ser limpas e bem lavadas com solução de cloro diluída.

Nota. É estreitamente relacionado a um parasita muito semelhante, *Gliricola porcelli*.

Gliricola porcelli

Nome comum. Piolho de porquinho-da-índia.

Local de predileção. Pelagem corporal.

Classe. Insecta.

Ordem. Phthiraptera.

Subordem. Amblycera.

Família. Gyropidae.

Descrição. É muito semelhante a *Gyropus ovalis*. No entanto, *G. porcelli* é um piolho delgado amarelo que, tipicamente, mede 1 a 2 mm de comprimento e 0,3 a 0,4 mm de largura (ver Figura 3.62). A cabeça é mais longa do que larga e arredondada na parte posterior. Os palpos maxilares apresentam dois segmentos. As antenas têm quatro segmentos, sendo os segmentos terminais pediculados e quase sempre ocultos pelas fossas das antenas. Os cinco pares de espiráculos abdominais situam-se na face ventral das placas esclerosadas distintas dos espiráculos. As pernas robustas se modificam para prender os pelos, mas não têm garras tarsais. Um sulco ventral no abdome auxilia na fixação do parasita aos pelos.

Hospedeiros. Porquinhos-da-índia.

Patogênese. A mesma mencionada para *Gyropus ovalis*.

Tratamento e controle. Os mesmos mencionados para *Gyropus ovalis*.

Trimenopon hispidium

Nome comum. Piolho de porquinho-da-índia.

Local de predileção. Pelo.

Classe. Insecta.

Ordem. Phthiraptera.

Subordem. Amblycera.

Família. Trimenoponidae.

Patogênese. Piolhos deste gênero são muito raros e as infestações brandas passam facilmente despercebidas. Infestações maciças ocasionais podem fazer com que o animal se arranhe, em excesso, ocasionando alopecia e tornando a pelagem áspera.

Hospedeiros. Porquinhos-da-índia.

Tratamento e controle. Os mesmos mencionados para *Gyropus ovalis*.

Ácaros

Chirodiscoides caviae

Sinônimo. *Campylochirus caviae*.

Nome comum. Ácaro da pelagem de porquinhos-da-índia.

Local de predileção. Pele.

Classe. Arachnida.

Suclasse. Acari.

Ordem. Astigmata (Sarcoptiformes).

Família. Atopomelidae.

Descrição. As fêmeas de *Chridiscoides caviae* têm, aproximadamente, 500 μm e os machos cerca de 400 μm de comprimento (ver Figura 3.99). O gnatossoma é distintivamente triangular. O escudo propodossomo esternal contém muitas estrias, sendo utilizado para o parasita se prender aos pelos. O corpo é achatado no sentido dorsoventral. Todas as pernas são delgadas e bem desenvolvidas; as pernas I e II são substancialmente modificadas para prender os pelos.

Hospedeiros. Porquinhos-da-índia.

Distribuição geográfica. Cosmopolita.

Patogênese. *Chirodiscoides caviae* é comumente encontrado em porquinhos-da-índia. Provavelmente, as infestações brandas causam poucas lesões e passam facilmente despercebidas. Os ácaros podem causar inflamação, descamação, formação de crostas e dermatite pruriginosa, que ocasiona arranhaduras e alopecia.

Sinais clínicos. Os casos subclínicos podem ser assintomáticos; nos casos clínicos notam-se prurido e alopecia, em geral na parte posterior do tronco do animal.

Diagnóstico. Para a confirmação do diagnóstico deve-se examinar o material obtido por meio de escovação da pelagem; *C. caviae* é encontrado somente na pelagem.

Epidemiologia. Novos hospedeiros são infestados após contato com indivíduos infectados.

Tratamento. O tratamento sistêmico com ivermectina, em três aplicações, com intervalos de 7 dias, pode ser efetivo.

Controle. Todos os animais em contato devem ser tratados e as gaiolas e as instalações devem ser higienizadas.

Trixacarus caviae

Nome comum. Ácaro de porquinho-da-índia.

Locais de predileção. Pele, corpo.

Classe. Arachnida.

Subclasse. Acari.

Ordem. Astigmata (Sarcoptiformes).

Família. Sarcoptidae.

Descrição. *Trixicarus caviae* se assemelha, superficialmente, a *Sarcoptes scabiei*. As estrias dorsais do idiossoma de *T. caviae* são semelhantes àquelas de *S. scabiei* (Tabela 15.4). No entanto, as escamas dorsais, que terminam em estrias, são mais nitidamente aguçadas e as cerdas dorsais são simples e não se assemelham a espinhos. À semelhança de *Notoedres cati*, o ânus se localiza na superfície dorsal. Ademais, *Trixacarus caviae* é menor que *S. scabiei* e seu tamanho é semelhante ao de *N. cati*; as fêmeas medem cerca de 240 μm de comprimento e 230 μm de largura (Figura 15.29; ver também Figura 3.91).

Tabela 15.4 Diferenciação entre as fêmeas adultas de *Trixacarus caviae*, *Sarcoptes scabiei* e *Notoedres cati*.

	Trixacarus caviae	*Sarcoptes scabiei*	*Notoedres cati*
Comprimento (μm)	230 a 240	400 a 430	225 a 250
Posição do ânus	Dorsal	Terminal	Dorsal
Cerdas dorsais	Todas as cerdas dorsais são simples (não se assemelham a espinhos)	Alguns espinhos dorsais robustos	Todas as cerdas dorsais são simples (não se assemelham a espinhos)
Escamas dorsais	Muitas, aguçadas	Muitas, aguçadas	Poucas, redondas

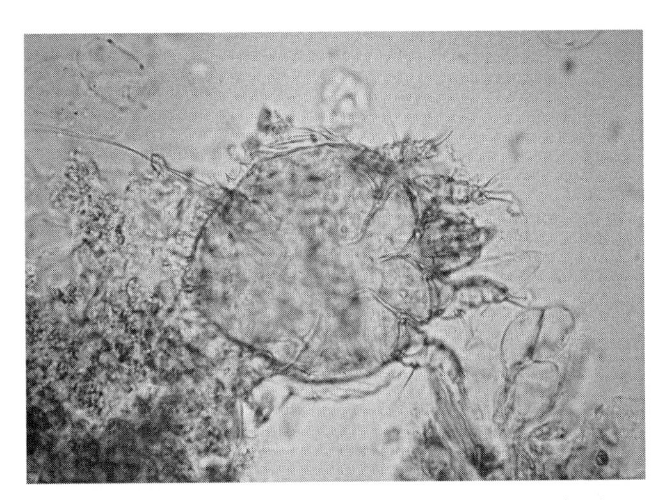

Figura 15.29 *Trixacarus caviae*. (Esta figura encontra-se reproduzida em cores no Encarte.)

Hospedeiros. Porquinhos-da-índia.

Distribuição geográfica. Originário da América do Sul, porém atualmente encontra-se disseminado por todo o mundo.

Patogênese. Estes ácaros escavam tecidos e isto resulta em irritação, inflamação e prurido, fazendo com que o animal se morda, arranhe e esfregue as áreas infestadas, ocasionando alopecia. A infestação se dissemina rapidamente a partir das lesões iniciais, provocando sarna mais generalizada. O animal pode morrer 3 a 4 meses após a infestação. A transmissão ocorre pelo estreito contato físico entre a mães e sua prole.

Sinais clínicos. As infestações causam aos animais irritação, fazendo com que se mordam, arranhem e esfreguem, bem como inquietação geral.

Diagnóstico. A confirmação diagnóstica baseia-se no exame de raspado de pele à busca de ácaros. No entanto, como às vezes é difícil detectar o parasita, um achado negativo não deve impedir nova tentativa diagnóstica do ácaro e início de tratamento.

Patologia. As áreas acometidas apresentam acantose e hiperqueratose marcantes e podem desenvolver infecção bacteriana secundária.

Tratamento. Pode-se realizar duas aplicações de de ivermectina, com intervalo de 7 a 10 dias.

Controle. Toda cama deve ser substituída e os alojamentos e o ambiente onde vivem os porquinhos-da-índia devem ser rigorosamente higienizados.

Ver Capítulo 11 para detalhes adicionais sobre ácaros *Sarcoptes*.

Demodex caviae

Locais de predileção. Folículos pilosos e glândulas sebáceas.

Classe. Arachnida.

Suclasse. Acari.

Ordem. Prostigmata (Trombidiformes).

Família. Demodicidae.

Descrição. Pequenos ácaros de corpo alongado em forma de charuto, com até 0,1 a 0,4 mm de comprimento e 4 pares de pernas robustas que terminam em pequenas garras rombas, nos adultos. Não há cerdas nas pernas e no restante do corpo. As pernas situam-se na parte anterior do corpo e o opistossomo estriado representa, pelo menos, metade do comprimento do corpo.

Hospedeiros. Porquinhos-da-índia.

Psoroptes cuniculi

Sinônimos. *Psoroptes ovis, Psoroptes cervinus, Psoroptes bovis, Psoroptes equi, Psoroptes auchenia*e.

Nome comum. Ácaro do cancro da orelha.

Locais de predileção. Orelhas.

Classe. Arachnida.

Subclasse. Acari.

Ordem. Astigmata (Sarcoptiformes).

Família. Psoroptidae.

Para detalhes, ver seção Coelhos.

Porquinhos-da-índia também podem ser infestados pela pulga de gatos, *Ctenocephalides felis*. Ver Capítulo 17 para mais detalhes.

RATOS E CAMUNDONGOS

ENDOPARASITAS

■ Parasitas do sistema digestório

Intestino delgado

Nippostrongylus brasiliensis

Sinônimos. *Nippostrongylus muris, Heligmosomum muris.*

Local de predileção. Intestino delgado.

Filo. Nematoda.

Classe. Secernentea.

Superfamília. Trichostrongyloidea.

Descrição macroscópica. Os adultos são filiformes e avermelhados; os machos medem cerca de 2,1 a 4,5 mm de comprimento e as fêmeas, 2,5 a 6 mm. Em geral, se parecem com uma espiral compactada.

Descrição microscópica. Os ovos, de tamanho médio, são elipsoidais, com casca fina e superfície lisa; medem ao redor de 52-63 × 28-35 μm. Contêm uma mórula.

Hospedeiros. Ratos, camundongos, hamsters, gerbos, coelhos, chinchilas.

Distribuição geográfica. Cosmopolita.

Patogênese e sinais clínicos. As infecções brandas iniciais provocam inflamação de pele, pulmões e intestinos. As infecções graves causam pneumonia verminótica grave e morte.

Diagnóstico. O diagnóstico depende da identificação dos ovos nas fezes ou de vermes adultos no intestino durante o exame pós-morte.

Epidemiologia. Este parasita é comum em ratos selvagens, mas podem ser um problema nas colônias de animais onde o manejo e as condições sanitárias são inapropriadas.

Tratamento. A administração de 5 g de piperazina/ℓ de água de beber e a aplicação injetável de ivermectina são efetivas.

Controle. Nas colônias de roedores de laboratórios a erradicação depende de higiene rigorosa e bom manejo.

Nematospiriroides dubius

Sinônimo. *Heligmosomoides polygyrus.*

Local de predileção. Intestino delgado.

Filo. Nematoda.

Classe. Secernentea.

Superfamília. Trichostrongyloidea.

Descrição macroscópica. Os adultos são vermes longos avermelhados com cerca de 0,6 a 1,3 cm de comprimento e cauda espiralada.

Descrição microscópica. Os vermes possuem uma vesícula cefálica. Os ovos, de tamanho médio, são ovoides, apresentam casca fina lisa e medem ao redor de 68 × 43 μm; contêm uma mórula.

Hospedeiros. Ratos, camundongos.

Distribuição geográfica. América do Norte, Europa.

Patogênese. As infecções quase sempre são assintomáticas, mas podem originar pequenos cistos na parede intestinal.

Diagnóstico. Identificação de ovos nas fezes ou de vermes adultos no intestino delgado.

Epidemiologia. Em humanos, ocorre autoinfecção interna, mas em roedores, em geral, a infecção requer um hospedeiro intermediário.

Tratamento e controle. Os mesmos mencionados para *N. brasiliensis.*

Nota. *Nematospiroides dubius* é amplamente utilizado como modelo laboratorial para estudos de infecção por nematódeos.

Rodentolepis nana

Sinônimos. *Hymenolepis nana, Hymenolepis fraterna, Vampirolepis nana.*

Nome comum. Tênia anã.

Local de predileção. Intestino delgado.

Filo. Platyhelminthes.

Classe. Cestoda.

Família. Hymenolepididae.

Descrição macroscópica. A tênia é pequena, com 2,5 a 4 cm de comprimento, e apresenta estróbilo tipicamente delgado, com cerca de 200 segmentos.

Descrição microscópica. O escólex tem quatro ventosas e possui um rostelo retrátil com uma única fileira de 20 a 30 ganchos. A genitália é única e os segmentos são mais largos do que longos. Os ovos são pequenos, arredondados ou ovais e medem 44-62 × 30-55 μm. São incolores, a casca é lisa e contém um embrióforo em forma de limão, com opérculos polares projetados que possuem longos filamentos ondulados finos. O embrião tem três pares de pequenos ganchos.

Hospedeiros definitivos. Ratos, camundongos, aves, humanos, primatas.

Hospedeiros intermediários. Besouro de farinha (*Tenebrio*) ou pulgas.

Distribuição geográfica. Cosmopolita; comum em Ásia, África, América do Sul e partes do sul da Europa.

Patogênese e sinais clínicos. Em roedores de laboratórios as infecções são relativamente incomuns e quase sempre assintomáticas, embora infestações maciças possam ocasionar perda de peso, vômito e, às vezes, obstrução intestinal; em humanos, as infecções maciças podem provocar enterite, anorexia e prurido anal.

Diagnóstico. Identificação de ovos nas fezes ou de vermes adultos no intestino delgado.

Epidemiologia. Ocorre autoinfecção interna em humanos, mas a infecção em roedores geralmente requer um hospedeiro intermediário. Em condições higiênicas insatisfatórias os roedores infectados contaminam o alimento com suas fezes, ocasionando infecção em humanos. Além disso, tal ambiente mantém hospedeiros intermediários. A prevalência em humanos é maior em crianças.

Tratamento. Em geral, não é indicado. Relata-se eficácia da niclosamida adicionada ao alimento em pó, na dose de 10 mg para cada 100 mg de peso corporal, por dois períodos de 7 dias, com intervalo de 1 semana; como alternativa, pode-se utilizar 5 a 10 mg de praziquantel/kg, com repetição do tratamento após 10 dias.

Controle. Nas colônias de roedores de laboratório, a erradicação depende de higiene rigorosa e eliminação de hospedeiros intermediários potenciais.

Nota. *Rodentolepis nana* tem importância periférica em veterinária porque é uma tênia comum de humanos e de roedores de laboratório e selvagens. É a única espécie de tênia que não requer hospedeiro intermediário.

Rodentolepis diminuta

Sinônimo. *Hymenolepis diminuta.*

Nome comum. Tênia do rato.

Local de predileção. Intestino delgado.

Filo. Platyhelminthes.

Classe. Cestoda.

Família. Hymenolepididae.

Descrição macroscópica. Tênia pequena, com cerca de 20 a 60 mm de comprimento.

Descrição microscópica. O rostelo não possui ganchos. Os ovos são maiores do que aqueles de *R. nana*; medem ao redor de 60 μm e a membrana externa é mais escura, podendo ser estriada.

Hospedeiros definitivos. Ratos, camundongos; ocasionalmente, cães e humanos.

Hospedeiros intermediários. Larvas, ninfas e adultos de muitas espécies de mariposas, baratas, pulgas, besouros da farinha e milípodos.

Todos os outros detalhes são semelhantes àqueles mencionados para *R. nana,* exceto que *R. diminuta* requer hospedeiro intermediário, enquanto *R. nana* pode completar todo o ciclo evolutivo no trato intestinal do hospedeiro definitivo. Como a infecção por *R. diminuta* depende da ingestão de um inseto infectado é menos provável que ocorra infecção de humanos.

Coccídios

Eimeria nieschulzi

Sinônimo. *Eimeria halli.*

Local de predileção. Intestino delgado.

Filo. Apicomplexa.

Classe. Conoidasida.

Família. Eimeriidae.

Descrição. Os oocistos são elipsoidais ou ovoides, lisos, incolores ou amarelados, medem 16-26 × 13-21 μm, não apresentam micrópilo nem resíduo de oocisto, mas possuem grânulo polar. Os esporocistos são longos, ovoides e apresentam pequeno corpúsculo de Stieda e resíduo. Os esporozoítas possuem um núcleo central com um glóbulo eosinofílico em cada extremidade (Figura 15.30).

Hospedeiros. Ratos (*Rattus norvegicus, Rattus rattus*).

Ciclo evolutivo. A infecção ocorre após a ingestão de oocistos esporulados. Os merontes de primeira geração surgem após 36 h, seguida de outras três gerações de merogonias e gametogonia nas células epiteliais do intestino delgado. O período pré-patente é de 7 dias e o período de patência varia de 4 a 5 dias. O tempo de esporulação é de, aproximadamente, 72 h.

Distribuição geográfica. Cosmopolita.

Patogênese e sinais clínicos. *Eimeria nieschulzi* acomete principalmente animais jovens e causa fraqueza, diarreia e emaciação. Os animais que se recuperam tornam-se imunes, mas a doença pode ocorrer em adultos submetidos a períodos de estresse.

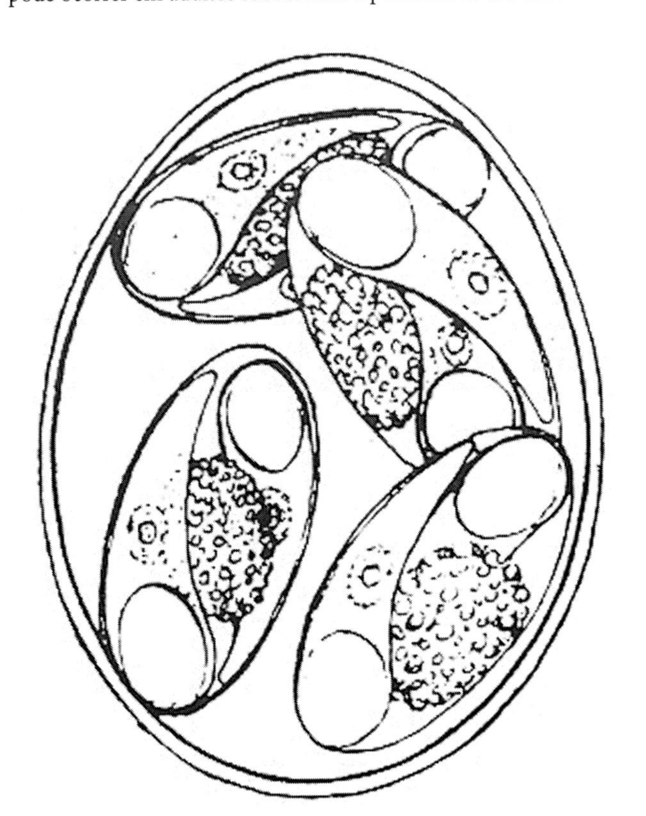

Figura 15.30 Oocisto de *Eimeria nieschulzi*. (Adaptada de Pérard, 1926.)

Diagnóstico. O diagnóstico se baseia na identificação de oocistos nas fezes, juntamente com os achados clínicos e patológicos.

Epidemiologia. Superpopulação e carência de boas práticas de saneamento favorecem a propagação de coccidiose.

Tratamento. Relata-se que nenhum dos anticoccídios disponíveis é efetivo em ratos.

Controle. A infecção quase sempre é autolimitante no indivíduo e na colônia. Condições sanitárias apropriadas e isolamento do animal são medidas efetivas na prevenção de coccidiose. Sempre que possível, os ratos devem ser abrigados em gaiolas com piso de tela de arame, a fim de reduzir a prevalência da infecção. Os desinfetantes utilizados na rotina não são efetivos contra oocistos de coccídios, mas os produtos à base de amônia são.

Eimeria falciformis

Locais de predileção. Intestinos delgado e grosso.

Filo. Apicomplexa.

Classe. Conoidasida.

Família. Eimeriidae.

Descrição. Os oocistos são claramente elipsoidais, lisos, incolores, medem 14-26 × 13-24 μm e não apresentam micrópilo nem resíduo de oocisto. Os esporocistos são longos e possuem corpúsculo de Stieda e resíduo. Os esporozoítas situam-se longitudinalmente no interior do esporocisto (Figura 15.31).

Hospedeiros. Camundongos (*Mus muscularis*).

Ciclo evolutivo. A infecção ocorre após a ingestão de oocistos esporulados. O número de estágios de merogonia não foi determinado. O período pré-patente é de 4 dias.

Distribuição geográfica. Cosmopolita.

Patogênese e sinais clínicos. As infecções brandas causam poucos sintomas, mas as infecções graves provocam anorexia, diarreia e, às vezes, morte.

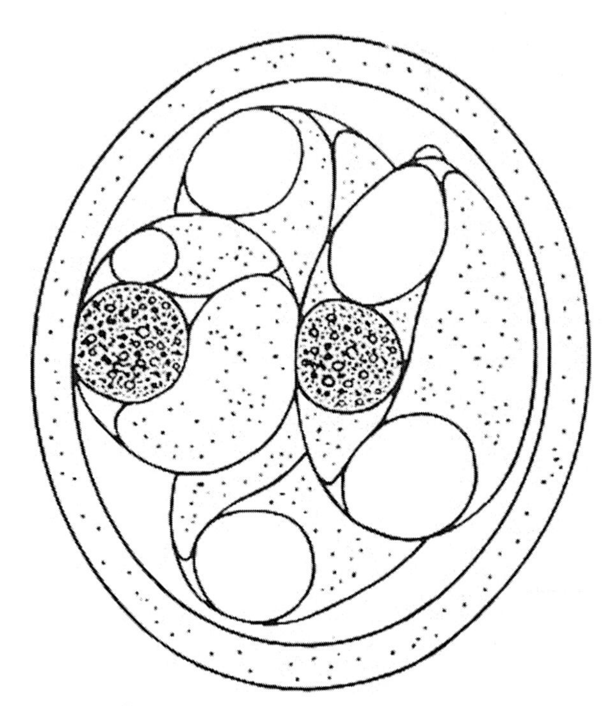

Figura 15.31 Oocistos de *Eimeria falciformis*. (Adaptada de Schneider, 1875.)

Diagnóstico. O diagnóstico se baseia na identificação de oocistos nas fezes, juntamente com os achados clínicos e patológicos.

Patologia. Há relatos de enterite catarral, hemorragia e desprendimento do epitélio.

Epidemiologia. Superpopulação e carência de condições higiênicas apropriadas favorecem a propagação de coccidiose. Instalações de criação e camundongos de laboratório são fontes potenciais de infecção. Em um estudo, constatou-se que 8 de 10 colônias de camundongos de laboratórios convencionais estavam infectados.

Tratamento. Relata-se que nenhum dos anticoccídios disponíveis é efetivo em camundongos.

Controle. O controle depende de medidas efetivas na prevenção de coccidiose, como boa higiene e isolamento do animal. Sempre que possível, os camundongos de laboratórios devem ser abrigados em gaiolas com piso de tela de arame, a fim de reduzir a prevalência da infecção. Os desinfetantes de uso na rotina não são efetivos contra oocistos de coccídios, mas os produtos à base de amônia são. A obtenção de uma nova colônia por meio de cesariana pode eliminar a infecção.

Muitas outras espécies de coccídios são constatadas em ratos e camundongos no mundo todo, mas geralmente não são consideradas patogênicas e, em geral, não há necessidade de medidas de controle.

Eimeria hasei

Local de predileção. Desconhecido.

Filo. Apicomplexa.

Classe. Conoidasida.

Família. Eimeriidae.

Descrição. Os oocistos são ovoides, elipsoidais ou esféricos, medem 16-20 × 12-17 μm, não apresentam micrópilo nem resíduo de oocisto, mas contêm grânulo polar. Os esporocistos medem 9 × 5 μm.

Hospedeiros. Ratos (*Rattus rattus*).

Distribuição geográfica. Rússia.

Eimeria nochti

Local de predileção. Desconhecido.

Filo. Apicomplexa.

Classe. Conoidasida.

Família. Eimeriidae.

Descrição. Os oocistos são ovoides, medem 15-24 × 12-22 μm e não possuem micrópilo, resíduo de oocisto nem grânulo polar.

Hospedeiros. Ratos (*Rattus rattus, Rattus norwegicus*).

Distribuição geográfica. Rússia.

Eimeria ratti

Local de predileção. Desconhecido.

Filo. Apicomplexa.

Classe. Conoidasida.

Família. Eimeriidae.

Descrição. Os oocistos são cilíndricos a ovoides, medem 16-28 × 15-16 μm, não possuem micrópilo nem resíduo de oocisto, mas têm grânulo polar.

Hospedeiros. Ratos (*Rattus rattus*).

Distribuição geográfica. Rússia.

Eimeria musculi

Local de predileção. Desconhecido.

Filo. Apicomplexa.

Classe. Conoidasida.

Família. Eimeriidae.

Descrição. Os oocistos são esféricos, lisos, esverdeados, medem 21 a 26 μm de diâmetro, não possuem micrópilo nem resíduo de oocisto. Os esporocistos são claramente ovoides.

Hospedeiros. Camundongos (*Mus muscularis*).

Distribuição geográfica. Rússia, Cazaquistão.

Eimeria scheuffneri

Local de predileção. Desconhecido.

Filo. Apicomplexa.

Classe. Conoidasida.

Família. Eimeriidae.

Descrição. Os oocistos são elipsoidais, lisos, incolores ou amarelos, medem 18-23 × 13-16 μm, não possuem micrópilo nem resíduo de oocisto. Os esporocistos são ovoides.

Hospedeiros. Camundongos (*Mus muscularis*).

Distribuição geográfica. Rússia.

Eimeria krijgsmanni

Local de predileção. Desconhecido.

Filo. Apicomplexa.

Classe. Conoidasida.

Família. Eimeriidae.

Descrição. Os oocistos são cilíndricos, lisos, incolores, medem 18-26 × 15-16 μm, não possuem micrópilo nem resíduo de oocisto. Os esporocistos são ovoides.

Hospedeiros. Camundongos (*Mus muscularis*).

Distribuição geográfica. Rússia, Cazaquistão.

Eimeria keilini

Local de predileção. Desconhecido.

Filo. Apicomplexa.

Classe. Conoidasida.

Família. Eimeriidae.

Descrição. Os oocistos são elipsoidais, lisos, amarelos, medem 24-32 × 18-21 μm e não possuem micrópilo nem resíduo de oocisto.

Hospedeiros. Camundongos (*Mus muscularis*).

Distribuição geográfica. Rússia.

Eimeria hindlei

Local de predileção. Desconhecido.

Filo. Apicomplexa.

Classe. Conoidasida.

Família. Eimeriidae.

Descrição. Os oocistos são ovoides, lisos, esverdeados, medem 22-27 × 18-21 μm e não possuem micrópilo nem resíduo de oocisto.

Hospedeiros. Camundongos (*Mus muscularis*).

Distribuição geográfica. Rússia.

Cryptosporidium muris

Local de predileção. Intestino delgado.

Filo. Apicomplexa.

Classe. Conoidasida.

Família. Criptosporidiidae.

Descrição. Os oocistos são pequenos, ovoides, medem 7,4 × 5,6 μm e contêm 4 esporozoítas livres (Figura 15.32). As trofozoítas aderidas à superfície de uma célula glandular consistem em pequena quantidade de citoplasma, com um núcleo e quase sempre parecem circundados por uma parede cística (membrana peritrófica). Os merontes de primeira geração em fase de amadurecimento atingem tamanho máximo de 7 × 6 μm e contêm 8 merozoítas. Os microgametócitos medem 5 × 4 μm e contêm 16 microgametas; os macrogametócitos medem 7 × 5 μm.

Hospedeiros. Rato, camundongo, hamster, esquilo, tâmia siberiana, rato-da-madeira (*Apodemus sylvaticus*), rato-do-lameiro (*Clethrionomys glareolus*), lebre-da-patagônia (*Dolichotis patagonum*), damã-do-cabo (*Procavia capensis*), camelo bactriano, cabrito montês, humanos e macacos cinomolgo (*Macaca fascicularis*).

Distribuição geográfica. Cosmopolita.

Patogênese e sinais clínicos. Em roedores, as infecções parecem ocasionar poucos efeitos patogênicos e, em geral, são assintomáticas.

Diagnóstico. Os oocistos podem ser vistos em esfregaço de fezes corado com Ziehl-Neelsen, no qual os esporozoítas aparecem como grânulos vermelho-brilhantes. É difícil, se não impossível, classificar *Cryptosporidium* utilizando-se técnicas convencionais. Foram desenvolvidas diversas técnicas moleculares e imunológicas, inclusive ELISA. Mais recentemente, tem-se utilizado técnicas com base no DNA para a caracterização molecular de espécies de *Cryptosporidum*.

Patologia. Nas infecções maciças pode haver grande número de parasitas nas glândulas gástricas (parte glandular) com merontes e gametócitos desde abaixo do istmo até a base de cada glândula (Figura 15.33). A infecção resulta em espessamento da mucosa glandular, com algumas glândulas distendidas e hipertrofiadas e com glândulas parasitadas revestidas por células não diferenciadas.

Epidemiologia. Parece que a transmissão ocorre, principalmente, por via fecal-oral.

Tratamento e controle. Não há necessidade.

Giardia muris

Local de predileção. Intestino delgado.

Filo. Fornicata.

Classe. Trepomonadea.

Família. Giardiidae.

Descrição. As trofozoítas têm corpo piriforme a elipsoidal, bilateralmente simétrico, medem 7 a 13 μm de comprimento e 5 a 10 μm de largura. A face dorsal é convexa e há um grande disco de sucção na face ventral. Há dois núcleos anteriores, dois axostilos delgados, oito flagelos em quatro pares e um par de pequenos corpúsculos medianos arredondados.

Hospedeiros. Roedores (camundongos, ratos, hamsters).

Distribuição geográfica. Cosmopolita.

Patogênese e sinais clínicos. Em geral, as infecções são assintomáticas, mas há relato de enterite crônica em camundongos jovens.

Diagnóstico. Cistos de *Giardia* podem ser detectados nas fezes por diversos métodos. Os meios tradicionais de identificação envolvem exame direto de esfregaço de fezes e concentração de fezes com acetato de formalina ou sulfato de zinco e subsequente exame microscópico. Em geral, recomenda-se o exame de três amostras de fezes consecutivas porque a excreção dos cistos é intermitente.

Patologia. Não há relato de sintomas. É possível notar atrofia de vilosidades, hipertrofia de cripta e aumento do número de linfócitos intraepiteliais. Pode-se notar trofozoítas entre as vilosidades, aderidas por sua superfície côncava à borda em escova das células epiteliais.

Epidemiologia. Estudos epidemiológicos limitados sugerem que o contato direto entre os animais e a contaminação de fezes são os meios mais prováveis de transmissão, embora a contaminação da água também possa ser possível meio.

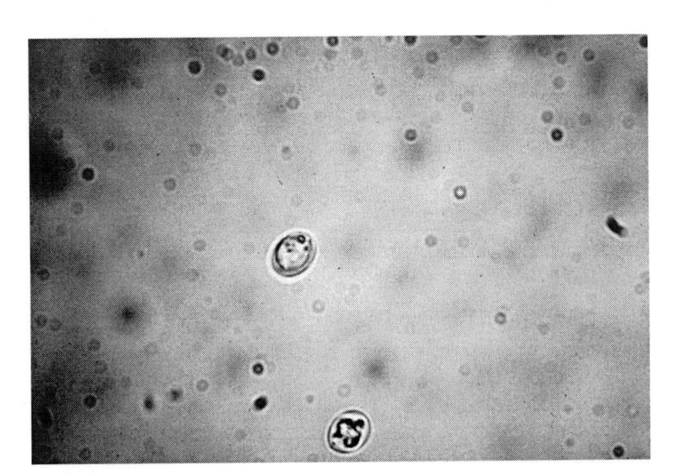

Figura 15.32 Oocistos de *Cryptosporidium muris*. (Esta figura encontra-se reproduzida em cores no Encarte.)

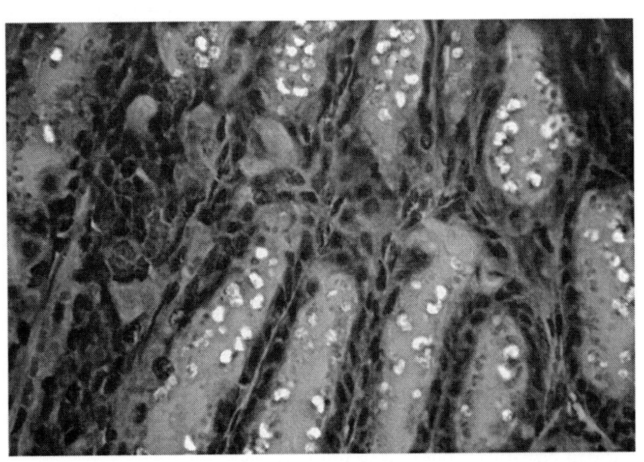

Figura 15.33 *Cryptosporidium muris* na mucosa gástrica de camundongo (contraste de fase). (Esta figura encontra-se reproduzida em cores no Encarte.)

Tratamento e controle. Relata-se que a administração de metronidazol 0,5% na água de beber, durante 10 dias, é efetiva. Como a infecção é transmitida por via fecal-oral, é fundamental a adoção de boas medidas de higiene e prevenção de contaminação de alimentos e água por fezes.

Spironucleus muris

Sinônimos. *Hexamita muris, Octomitus muris, Syndyomita muris.*

Locais de predileção. Intestino delgado, ceco.

Filo. Fornicata.

Classe. Trepamondea.

Família. Hexamitidae.

Descrição. O corpo é piriforme, mede 7-9 × 2-3 μm, contém dois núcleos próximo da extremidade anterior, seis flagelos anteriores e dois posteriores. Não há citóstoma.

Hospedeiros. Camundongo, rato, hamster.

Patogênese e sinais clínicos. A infecção provoca enterite e diarreia em roedores de laboratório. Na infecção crônica notam-se perda de peso e apatia; diarreia é incomum.

Diagnóstico. Identificação de trofozoítas típicas em esfregaço de mucosa ou no exame histopatológico. É possível notar cistos em esfregaço de fezes frescas ou em esfregaço corado com Giemsa.

Patologia. As lesões quase sempre se limitam à parte anterior do intestino delgado, com inflamação do duodeno; as criptas do duodeno são císticas e repletas de trofozoítas de *S. muris*.

Epidemiologia. A infecção é comum em algumas colônias de roedores. É possível que a transmissão ocorra após a ingestão de trofozoítas ou de cistos nas fezes ou por contaminação fecal.

Tratamento e controle. O controle baseia-se, principalmente, no emprego de boas práticas de higiene e de manejo nas colônias de roedores e no descarte de animais com diarreia que não responde ao tratamento ou daqueles com perda de peso crônica.

Intestino grosso

Oxiúros

Patogênese e sinais clínicos. Os oxiúros são parasitas relativamente comuns, mas não são patogênicos no intestino grosso de roedores de laboratório.

Diagnóstico. O diagnóstico se baseia na identificação de oocistos nas fezes.

Epidemiologia. Superpopulação e carência de boas práticas de manejo favorecem a propagação da infecção.

Tratamento. Administração de 4 a 7 g de piperazina/mℓ de água de beber, em três etapas de 7 dias; ou 0,4 mg de ivermectina/kg, por via injetável ou oral, em duas doses, em intervalo de 5 dias; ou adição de fembendazol 0,1% no alimento por 3 a 4 semanas.

Controle. A erradicação é muito difícil e podem ser necessárias repetidas administrações de anti-helmínticos.

Nota. Em humanos, foram relatadas infecções por *Syphacia* spp. em funcionários de laboratório.

Syphacia obvelata

Nome comum. Oxiúro do camundongo.

Locais de predileção. Ceco, cólon.

Filo. Nematoda.

Classe. Secernentea.

Superfamília. Oxyuroidea.

Descrição macroscópica. Pequenos vermes brancos de pontas aguçadas, com até 6 mm de tamanho; os machos têm ao redor de 1,0 a 1,6 mm e as fêmeas, 3,4 a 5 mm.

Descrição microscópica. A boca possui três lábios distintos, sem cápsula bucal. O esôfago é típico de oxiurídeos e tem uma tumefação pré-bulbar e um bulbo globular posterior. Há pequenas asas cervicais. O macho apresenta longa espícula delgada. Os ovos são assimétricos, sendo um dos lados achatados ou, às vezes, ligeiramente côncavos. Apresentam casca fina, contêm uma mórula e são maiores do que aqueles de *Syphacia muris*; medem 118-153 × 33-55 μm (ver Figura 4.9).

Hospedeiros. Camundongos, ratos.

Distribuição geográfica. Cosmopolita.

Aspicularis tetraptera

Nome comum. Oxiúro do camundongo.

Locais de predileção. Ceco, cólon.

Filo. Nematoda.

Classe. Secernentea.

Superfamília. Oxyuroidea.

Descrição macroscópica. Vermes pequenos; os machos medem cerca de 2 a 4 mm e as fêmeas, 3 a 4 mm de comprimento.

Descrição microscópica. Três lábios circundam a boca, mas não há vestíbulo. O bulbo esofágico é oval e o esôfago tem formato de clave. Há asas cervicais amplas, o macho apresenta uma cauda cônica e carece de espícula e de gubernáculo. Os ovos, de tamanho médio, são elipsoides simétricos, com polos aguçados. A casca fina apresenta superfície lisa; contêm uma mórula e, às vezes, um robusto embrião curto e espesso. Os ovos medem 75-98 × 36-48 μm (ver Figura 4.9).

Hospedeiros. Camundongos, ratos.

Distribuição geográfica. Cosmopolita.

Ciclo evolutivo. O ciclo evolutivo difere daquele de *Syphacia* porque os ovos são excretados nas fezes e não são encontrados no períneo. A infecção ocorre após a ingestão de ovos infectados.

Syphacia muris

Nome comum. Oxiúro do rato.

Locais de predileção. Ceco, cólon.

Filo. Nematoda.

Classe. Secernentea.

Superfamília. Oxyuroidea.

Descrição macroscópica. Pequenos vermes brancos de pontas aguçadas com até 4 mm de tamanho; os machos medem cerca de 1,2 a 1,3 mm e as fêmeas, 2,8 a 3,5 mm.

Descrição microscópica. A morfologia dos vermes é semelhante àquela de *Syphacia obvelata*. Os ovos são assimétricos e ovoides, com um lado achatado ou, às vezes, ligeiramente côncavos. Apresentam casca lisa e contêm uma larva e medem 72 a 82 × 25 a 36 μm (ver Figura 4.9).

Hospedeiros. Camundongos, ratos.

Trichuris muris

Nome comum. Tricurídeo.

Local de predileção. Intestino grosso.

Filo. Nematoda.

Classe. Secernentea.

Superfamília. Trichuroidea.

Descrição microscópica. Os ovos têm forma de limão e medem cerca de 67-70 × 31-34 μm e contêm uma mórula. Possuem casca grossa com superfície lisa e dois opérculos polares transparentes que se projetam, muito visíveis.

Hospedeiros. Camundongos, ratos.

Eimeria separata

Locais de predileção. Intestino grosso.

Filo. Apicomplexa.

Classe. Conoidasida.

Família. Eimeriidae.

Descrição. Os oocistos são elipsoidais ou ovoides, lisos, incolores ou amarelos, medem 10-19 × 10-17 μm, não apresentam micrópilo nem resíduo de oocisto, mas têm um a três grânulos polares. Os esporocistos são elipsoidais e contêm pequeno corpúsculo de Stieda e resíduo (Figura 15.34).

Hospedeiros. Ratos (*Rattus norvegicus*).

Distribuição geográfica. América do Norte, Europa, Ásia, África.

Entamoeba muris

Local de predileção. Intestino grosso.

Filo. Amoebozoa.

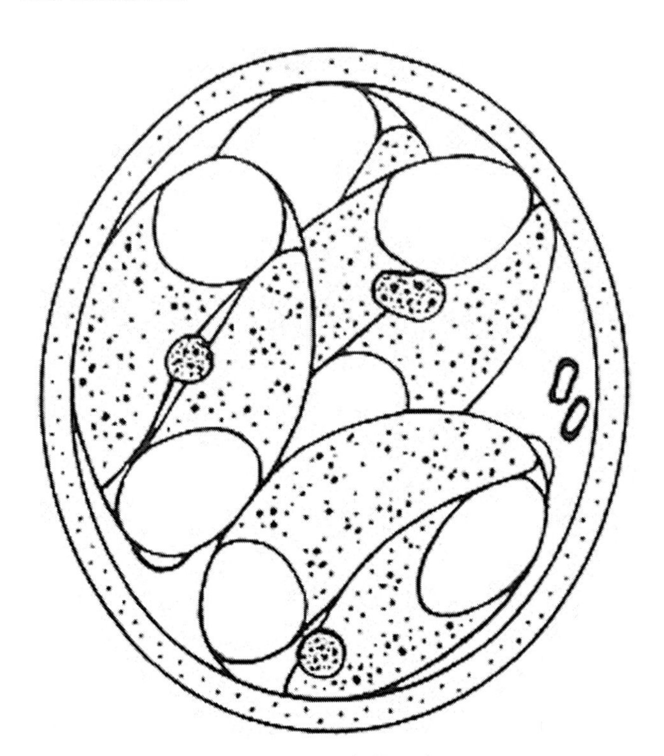

Figura 15.34 Oocisto de *Eimeria separata*.

Classe. Archamoebae.

Família. Entamoebidae.

Descrição. As trofozoítas medem 8 a 30 μm de comprimento. O núcleo, quando corado, apresenta um endossomo central ou excêntrico, com um anel de grânulos periféricos relativamente grosseiros. Os cistos têm 9 a 20 μm de tamanho e contêm 8 núcleos, quando maduros.

Hospedeiros. Rato, camundongo doméstico, hamster dourado, roedores selvagens.

Endolimax nana

Sinônimos. *Amoeba limax, Entamoeba nana, Endolimax intestinalis, Endolimax suis, Endolimax ratti.*

Local de predileção. Intestino grosso.

Filo. Amoebozoa.

Classe. Archamoebae.

Família. Entamoebidae.

Descrição. As trofozoítas medem 6 a 15 μm, com citoplasma vacuolizado granular e núcleo com endossomo irregular composto de grânulos de cromatina. Os cistos maduros são ovais, medem 8 × 1 μm de comprimento e contêm 4 núcleos.

Hospedeiros. Humanos, bugios, macacos, suínos, ratos.

Distribuição geográfica. Cosmopolita.

Patogênese. Não é patogênico.

Nota. *Endolimax nana* é comum em humanos, primatas e suínos.

Tritrichomonas muris

Sinônimo. *Trichomonas criceti.*

Local de predileção. Intestino grosso.

Filo. Parabasalia.

Classe. Trichomonadea.

Família. Trichomonadidae.

Descrição. O corpo é piriforme, tem 12 a 20 μm de comprimento e há três flagelos anteriores que se originam em um blefaroplasto distinto. A membrana ondulante é proeminente e situa-se ao longo do corpo, em pregas semelhantes a cintas ligadas por um filamento marginal espesso, que se estende além do corpo como um flagelo *trailing* livre. A costa é bem desenvolvida e o axostilo se apresenta como uma estrutura tubular espessa, com um alongamento posterior curto.

Hospedeiros. Camundongo, rato, rato-silvestre.

Tritrichomonas minuta

Local de predileção. Intestino grosso.

Filo. Parabasalia.

Classe. Trichomonadea.

Família. Trichomonadidae.

Descrição. O corpo tem 4 a 9 μm de comprimento e possui três flagelos anteriores. A membrana ondulante se estende por quase todo o comprimento do corpo e há um flagelo *trailing* posterior.

Hospedeiros. Rato, camundongo, hamster.

Tritrichomonas wenyoni

Sinônimo. *Trichomitus wenyoni.*

Locais de predileção. Intestino grosso.

Filo. Parabasalia.

Classe. Trichomonadea.

Família. Trichomonadidae.

Descrição. O corpo tem 4 a 16 μm de comprimento e há três flagelos anteriores. A membrana ondulante se estende por todo o comprimento do corpo e possui um longo flagelo *trailing* posterior. O axostilo é largo e hialino.

Hospedeiros. Rato, camundongo, hamster, macaco.

Tetratrichomonas microti

Sinônimo. *Trichomonas microti.*

Local de predileção. Intestino grosso.

Filo. Parabasalia.

Classe. Trichomonadea.

Família. Trichomonadidae.

Descrição. O corpo tem 4 a 9 μm de comprimento e há quatro flagelos anteriores. A membrana ondulante se estende por quase todo o comprimento do corpo e há um flagelo *trailing* posterior (ver Figura 2.15). O axostilo é delgado.

Hospedeiros. Rato, camundongo doméstico, hamster dourado, rato-silvestre (*Microtus pennsylvanicus*), roedores selvagens.

Enteromonas hominis

Sinônimos. *Octomitus hominis, Tricercomonas intestinalis, Enteromonas bengalensis.*

Local de predileção. Ceco.

Filo. Fornicata.

Classe. Trepamondea.

Família. Enteromonadidae.

Descrição. As trofozoítas têm 4 a 10 μm de comprimento e 3 a 6 μm de largura e contêm numerosos vacúolos de alimento.

Hospedeiros. Ratos, *hamster*, humanos, primatas (chimpanzés, símios do gênero *Macaca*).

■ Parasitas do sistema respiratório

Angyostrongylus cantonensis

Sinônimo. *Parastrongylus cantonensis.*

Nome comum. Verme do pulmão do rato.

Local de predileção. Veias pulmonares.

Filo. Nematoda.

Classe. Secernentea.

Superfamília. Metastrongyloidea.

Descrição macroscópica. O corpo é filariforme e se afina em ambas as extremidades. Os machos medem cerca de 18 mm e as fêmeas, 23 mm de comprimento. As fêmeas jovens têm aparência de "bastão de barbeiro" porque os túbulos uterinos brancos se enrolam ao redor do intestino repleto de sangue.

Descrição microscópica. As espículas delgadas têm o mesmo comprimento e são estriadas. Há um gubernáculo. Os ovos liberados nas artérias pulmonares, ovoides, apresentam casca fina, são transparentes e não embrionados.

Hospedeiros definitivos. Ratos, humanos.

Hospedeiros intermediários. Moluscos: caramujos terrestres dos gêneros *Agrolimax, Limax* e *Deroceras.* Crustáceos, como pitus e caranguejos, e anfíbios podem atuar como hospedeiros paratênicos.

Distribuição geográfica. Ásia e ilhas do Pacífico, Austrália, Índia, África, Caribe, partes dos EUA.

Patogênese e sinais clínicos. Em geral, as infecções brandas são assintomáticas. As infestações maciças podem ocasionar movimentos incoordenados e fraqueza. Pode haver líquido sanguinolento nos olhos e secreção sanguinolenta no nariz. A presença de parasitas nos pulmões pode provocar tosse e espirros. Em humanos, os sintomas podem incluir rigidez do pescoço, cefaleia, parestesia, náuseas, vômito e febre.

Diagnóstico. Presença de larvas nas fezes. Foi desenvolvido um teste ELISA para a detecção da infecção em humanos.

Patologia. A migração de larvas é acompanhada de reação eosinofílica. Nos pulmões é possível notar hemorragia intra-alveolar e no cérebro, reações granulomatosas, hemorragias e abscessos. Pode haver consolidação do parênquima pulmonar.

Epidemiologia. Em geral, a taxa de infecção em ratos e nos hospedeiros intermediários é maior durante a estação chuvosa.

Tratamento e controle. Tem-se utilizado mebendazol e albendazol. Em geral, não se recomenda o tratamento de infecção humana com anti-helmíntico. Em pessoas, o controle consiste em educação sanitária, cozimento de lesmas hospedeiras e lavagem vigorosa de vegetais crus e de saladas verdes.

Nota. As pessoas podem ser hospedeiros paratênicos, após ingestão de hospedeiros intermediários infectantes. *Angiostrongylus cantonensis* pode provocar meningite e meningoencefalite, com sintomas discretos a moderados, quase sempre de início abrupto, cefaleia intensa, vômito, febre intermitente moderada; em cerca de 50% dos casos ocorrem tosse, anorexia, mal-estar, constipação intestinal e sonolência e nos casos graves, coma e morte.

■ Parasitas do fígado

Capillaria hepatica

Sinônimos. *Callodium hepatica, Hepaticola hepatica.*

Local de predileção. Fígado.

Filo. Nematoda.

Classe. Secernentea.

Superfamília. Trichuroidea.

Descrição macroscópica. São vermes filamentosos muito finos e, em geral, medem 1 a 5 cm de comprimento.

Descrição microscópica. Os machos apresentam uma única espícula longa fina e, com frequência, possuem uma estrutura semelhante a bolsa, primitiva.

Hospedeiros. Ratos, camundongos, esquilos e mustelídeos de fazenda; ocasionalmente, cães, gatos, humanos, primatas.

Patogênese. Os vermes adultos são encontrados no parênquima hepático, onde provocam hepatite traumática. Os ovos são depositados na forma de aglomerados no parênquima hepático, a partir do qual não têm acesso natural ao exterior. Granulomas se desenvolvem ao redor dos ovos, acompanhados de fibrose. Infestações maciças podem causar hepatite e/ou cirrose e ascite. O fígado pode apresentar aumento de volume e as infecções graves podem ser fatais.

Sinais clínicos. Quase sempre as infecções brandas são assintomáticas. Durante a necropsia é possível verificar que a superfície do fígado apresenta estrias branco-amareladas.

Diagnóstico. A maior parte das infecções é detectada durante a necropsia de rotina. O tecido granulomatoso verificado no parênquima hepático pode ser examinado à busca de ovos ou de fragmentos de vermes, após compressão de um fragmento entre lâminas de microscopia.

Patologia. Os ovos, depositados em aglomerados, ocasionam o desenvolvimento de granuloma localizado, visíveis através da cápsula, como estrias ou manchas amareladas.

Epidemiologia. Embora a prevalência de *C. hepatica* no fígado de roedores seja alta, o parasita carece de especificidade pelo hospedeiro e infecta uma variedade de mamíferos.

Taenia taeniaeformis

Sinônimos. *Hydatigera taeniaeformis, Taenia crassicollis, Cysticercus fasciolaris, Strobilocercus fasciolaris.*

Locais de predileção. Intestino delgado (hospedeiro definitivo); fígado (hospedeiro intermediário).

Filo. Platyhelminthes.

Classe. Cestoda.

Família. Taeniidae.

Descrição microscópica. O estágio de metacestódio consiste em uma pequena vesícula, na qual o escólex não se encontra invaginado, mas está conectado à vesícula por um estróbilo segmentado, de modo que a larva inteira parece uma pequena tênia (um estrobilocerco, ou seja, *Cysticercus fasciolaris*).

Hospedeiros definitivos. Gatos, linces, arminhos, raposas.

Hospedeiros intermediários. Camundongos, ratos, coelhos, esquilos.

Distribuição geográfica. Cosmopolita.

Patologia. O estrobilocerco situa-se em um nódulo do tamanho de uma ervilha, parcialmente incrustado no parênquima hepático.

Epidemiologia. Os roedores são infestados quando ingerem pastagens; as forrageiras são contaminadas com fezes de gatos que abrigam ovos de *T. taeniaeformis*. Pode haver dois ciclos: um ciclo urbano, que envolve gato doméstico e roedores domésticos e do campo; e um ciclo selvático, que ocorre na América do Norte e que envolve linces e roedores selvagens.

Nota. A denominação "estágio de metacestódio de *Taenia taeniaeformis*" para o estágio de hospedeiro intermediário é mais correta do que "*Cysticercus fasciolaris*".

Hepatozoon muris

Sinônimos. *Hepatozoon perniciosum, Leucocytozoon muris, Leucocytozoon ratti.*

Locais de predileção. Fígado, sangue (linfócitos).

Filo. Apicomplexa.

Classe. Conoidasida.

Família. Hepatozoidae.

Descrição. No fígado, os merontes têm 10 a 30 μm de diâmetro. Em esfregaço sanguíneo corado os gametócitos, nos linfócitos, se apresentam como corpúsculos ovais longos e com tamanho 8-12 × 3-6 μm.

Hospedeiros. Ratos.

Distribuição geográfica. França, Israel, Índia, África do Sul.

Patogênese e sinais clínicos. Não é patogênico.

Diagnóstico. O diagnóstico se baseia na detecção de gametócitos em esfregaço sanguíneo.

Patologia. Em ratos com infecção grave há relato de anemia, emaciação, esplenomegalia e degeneração hepática, mas estas alterações podem ter sido ocasionadas por infestação maciça concomitante pelo ácaro vetor.

Epidemiologia. O vetor é o ácaro do rato espinhoso, *Echinolaelaps echidninusi.*

Tratamento e controle. Não há relato de tratamento efetivo. O controle de ácaros impede a transmissão do parasita.

Parasitas do sistema circulatório

Angiostrongylus costaricensis

Locais de predileção. Arteríolas e artérias mesentéricas.

Filo. Nematoda.

Classe. Secernentea.

Superfamília. Metastrongyloidea.

Descrição macroscópica. Os vermes, filiformes, são afinados em ambas as extremidades. Os machos medem cerca de 20 mm e as fêmeas, 30 a 40 mm de comprimento. As espículas têm o mesmo comprimento, são delgadas e estriadas.

Descrição microscópica. As extremidades cefálicas das espículas são rombas e as extremidades caudais são aguçadas. Há um gubernáculo. Os ovos liberados nas arteríolas mesentéricas, ovoides, têm casca fina transparente e não são embrionados. Os ovos embrionados eliminados nas fezes medem ao redor de 90 μm.

Hospedeiros definitivos. Roedores; comum no rato-de-algodão. Também pode infectar humanos.

Hospedeiros intermediários. Moluscos terrestres, como lesmas e caramujos. A lesma *Vaginulus plebeius* é o principal hospedeiro intermediário para infecção do rato-de-algodão e de humanos.

Distribuição geográfica. Principalmente na América Central e na América do Sul, em especial Costa Rica. Há relatos ocasionais da infecção em outras partes do mundo.

Patogênese e sinais clínicos. Em ratos, as infestações maciças com vermes adultos podem provocar obstrução e necrose da parede do intestino e do mesentério e, às vezes, podem ser fatais. Em humanos, a infecção causa anorexia, vômito, diarreia e febre.

Diagnóstico. As larvas L_1 podem ser detectadas nas fezes. Durante a necropsia os vermes adultos podem, frequentemente, ser notados nos vasos mesentéricos.

Patologia. Altas infestações podem ocasionar hemorragia local nas arteríolas. Nos casos em que grande número de ovos foram depositados nos capilares mesentéricos, a superfície serosa pode se apresentar amarelada. Em humanos, os parasitas adultos frequentemente estão presentes nas artérias ileocecocólicas, onde causam espessamento da parede intestinal e resposta inflamatória eosinofílica granulomatosa. A síndrome é denominada angiostrongilíase abdominal.

Epidemiologia. Nas Américas, o rato-de-algodão (*Sigmodon hispidus*) é o hospedeiro definitivo mais comum. É provável que a infecção de pessoas em áreas endêmicas ocorra após a ingestão acidental de lesmas infectadas, presentes em vegetais ou saladas ou de muco infectado que impregna vegetais verdes.

Tratamento. Não se recomenda o tratamento anti-helmíntico em humanos.

Controle. Não é prático em roedores. O controle de lesmas e de roedores e a maior conscientização da população sobre zoonoses devem reduzir a taxa de infecção em humanos. É importante a lavagem vigorosa dos vegetais e de saladas verdes.

Nota. Em roedores selvagens são encontradas outras espécies de *Angiostrongylus*, como *A. mackerrasae* (ratos, na Austrália) e *A. schmidti* (rato-do-arroz, nos EUA).

Parasitas do sistema nervoso

Não há relato de parasitas de importância veterinária.

Parasitas do sistema reprodutor/urogenital

Trichosomoides crassicauda

Nome comum. Nematoide da bexiga.

Local de predileção. Bexiga.

Filo. Nematoda.

Classe. Secernentea.

Superfamília. Trichuroidea.

Descrição. A fêmea tem 10 a 19 mm de comprimento; o macho, que mede 1,5 a 3,5 mm, é um hiperparasita permanente que vive no interior do trato reprodutor da fêmea. O ovo, de tamanho médio, tem forma de limão, com opérculos polares transparentes proeminentes que medem cerca de 60-70 × 30-36 μm. A casca, marrom, é espessa; o ovo contém uma mórula ou uma larva L_1. Os ovos são vistos apenas na urina.

Hospedeiros. Ratos.

Patogênese e sinais clínicos. Em geral, o parasita não é considerado patogênico, embora haja relato de cálculo urinário e neoplasia de bexiga associados com a infecção.

Patologia. As fêmeas se apresentam livres na bexiga ou incrustadas na parede da bexiga. A presença de vermes pode ocasionar lesões granulomatosas nos pulmões e nódulos brancos na parede da bexiga.

Epidemiologia. Em animais de laboratório, a transmissão ocorre dos pais para a prole.

Tratamento e controle. Ratos de laboratório têm sido tratados, com êxito, com ivermectina, administrada por via oral ou subcutânea.

Klossiela muris

Locais de predileção. Rins.

Filo. Apicomplexa.

Classe. Conoidasida.

Família. Klossiellidae.

Descrição. Os esporocistos medem 16 × 13 μm e contêm 25 a 34 esporozoítas.

Hospedeiros. Camundongos.

Distribuição geográfica. Cosmopolita.

Patogênese e sinais clínicos. Em camundongos, parece que a infecção causa poucos efeitos patogênicos e, em geral, é assintomática.

Diagnóstico. Os esporocistos podem ser detectados em sedimento urinário ou os estágios de trofozoíta podem ser vistos nos rins durante o exame pós-morte. O sítio e a localização são patognomônicos.

Patologia. Apenas nos rins com infestação maciça notam-se lesões macroscópicas parecidas com minúsculos focos acinzentados na superfície do córtex renal. Microscopicamente, estes focos são áreas de necrose, com infiltração perivascular de células inflamatórias, especialmente de linfócitos, com aumento no número de fibroblastos intersticiais.

Epidemiologia. Os esporocistos são eliminados na urina e a infecção ocorre após a ingestão de esporocistos esporulados.

Tratamento e controle. Não há necessidade.

Parasitas do sistema lomocotor

Toxoplasma gondii

Para mais detalhes, ver seção Coelhos (Parasitas do sistema locomotor).

ECTOPARASITAS

Piolhos

Polyplax spinulosa

Local de predileção. Pelagem.

Classe. Insecta.

Ordem. Phthiraptera.

Subordem. Anoplura.

Família. Polyplacidae.

Descrição. São piolhos delgados marrom-amarelados, com 0,6 a 1,5 mm de comprimento (ver Figura 3.57). A cabeça possui antena proeminente de cinco segmentos, mas não possuem olhos nem pontos oculares. Há uma placa externa distinta na superfície ventral do tórax. As pernas anteriores são pequenas e as pernas posteriores são grandes, com grandes patas e esporas tibiais. O abdome tem 7 a 13 placas dorsais e cerca de 7 placas laterais em cada lado. A placa torácica ventral é triangular. O ovo é alongado, com um opérculo em forma de cone.

Hospedeiros. Camundongos, ratos.

Distribuição geográfica. Cosmopolita.

Patogênese. Estes piolhos hematófagos comumente são encontrados em ratos e camundongos selvagens, porém raramente são vistos em roedores de laboratório. Causam irritação, inquietação e constantes arranhaduras, especialmente atrás das orelhas. Nas infestações maciças notam-se anemia, definhamento e debilidade.

Sinais clínicos. Prurido, inquietação, debilidade e anemia.

Diagnóstico. Piolhos adultos, ninfas ou ovos podem ser encontrados na pelagem.

Tratamento e controle. Os piolhos podem ser mortos pela maior parte dos organofosforados (p. ex., diazinon, malation metoxiclor) e dos piretroides (p. ex., permetrina). A aplicação tópica de fipronil ou de imidacloprid ou a aplicação sistêmica de ivermectina também pode ser muito efetiva, mas deve-se ter cuidado devido aos efeitos colaterais da ivermectina, relatados em algumas linhagens de camundongos.

Polyplax serrata

Nome comum. Piolho espinhoso do rato.

Local de predileção. Pelagem.

Classe. Insecta.

Ordem. Phthiraptera.

Subordem. Anoplura.

Família. Polyplacidae.

Descrição. Semelhante a *P. spinulosa*. As espécies são diferenciadas com base na forma da placa torácica ventral. Nestas espécies, a placa torácica ventral é pentagonal.

Hospedeiros. Camundongos.

Patogenicidade. *Polyplax serrata* pode ser um vetor de eperitrozoonose murina.

Tratamento e controle. Como mencionado para *P. spinulosa*.

Ácaros

Ornithonyssus bacoti

Sinônimos. *Liponyssus bacoti*, *Macronyssus bacoti*.

Nomes comuns. Ácaro do rato tropical.

Local de predileção. Pele.

Classe. Arachnida.

Ordem. Mesostigmata.

Família. Macronyssidae.

Descrição. Este ácaro de pernas longas e movimentos rápidos apresenta corpo oval, com cerca de 1,0 mm de comprimento. Tanto os machos quanto as fêmeas são hematófagos. Sua cor varia de branco a preto-avermelhado, dependendo da quantidade de sangue ingerido. A aparência e o ciclo evolutivo são semelhantes àqueles do ácaro de aves, *Ornithonyssus sylviarum*. O corpo possui muitas cerdas longas, sendo muito mais peludo do que o do ácaro vermelho de aves, *Dermanyssus gallinae*. A fêmea adulta sobrevive cerca de 70 dias, período no qual se alimenta a cada 2 a 3 dias e deposita ao redor de 100 ovos.

Hospedeiros. Rato, camundongo, hamster e ampla variedade de mamíferos e aves.

Distribuição geográfica. Cosmopolita.

Patogênese. As picadas são doloridas; nas infestações maciças os hospedeiros ficam inquietos e perdem peso em razão da irritação e pode haver anemia grave.

Sinais clínicos. Irritação cutânea e dermatite.

Diagnóstico. É possível notar ovos brancos ou branco-sujos nos pelos. Deve-se coletar os ácaros e identificá-los em microscópio de dissecção.

Patologia. Durante a alimentação do parasita ocorre dermatite papular com prurido intenso, pele crostosa espessada e pelagem manchada.

Epidemiologia. É um parasita comum em todo o mundo, apesar de seu nome. É especialmente comum nas colônias de roedores de laboratório. Sendo um parasita quase que permanente, a infecção ocorre por contato ou por contaminação de instalação recentemente desocupada por grupo com animais infectados.

Tratamento e controle. O tratamento inclui a aplicação tópica de acaricidas, como piretrinas, ou de ivermectina VO ou tópica. Há necessidade de repetição do tratamento para matar ninfas recém-eclodidas.

Myocoptes musculinus

Local de predileção. Pelagem.

Classe. Arachnida.

Ordem. Astigmata (Sarcoptiformes).

Família. Myocoptidae.

Descrição. Este ácaro apresenta corpo mole, bastante estriado, com escudo dorsal distinto e partes bucais e pernas modificadas para prender os pelos (ver Figura 3.96). As fêmeas adultas de *Myocoptes musculinus* são ventralmente alongadas, com cerca de 300 μm de comprimento, e as estrias corporais do propodossoma apresentam projeções semelhantes a espinhos. A abertura genital é uma fenda transversal. A abertura anal é posterior e ventral. As pernas I e II são normais, possuindo pré-tarsos com pedúnculos curtos semelhantes a abas. As pernas III e IV são bastante modificadas para prender os pelos. Os machos são menores do que as fêmeas, com cerca de 190 μm de comprimento, com estrias menos evidentes, e o quarto par de pernas é muito longo, a fim de segurar a fêmea durante a cópula. A parte posterior do macho é bilobada.

Hospedeiros. Camundongos, mas também infesta porquinhos-da-índia.

Distribuição geográfica. Cosmopolita.

Patogênese. Este acaro causa sarna miocóptica em camundongos selvagens e de laboratório. Encontra-se amplamente disseminado, mas geralmente tem pouca importância patogênica. No entanto, pode ser problema em colônias de camundongos de laboratório com superlotação ou em animais mantidos em condições insatisfatórias. Com frequência, as lesões são vistas na cabeça, no pescoço e entre as lâminas da espádua. Nas infestações maciças os camundongos podem se arranhar constantemente, ocasionando autotraumatismo cutâneo e alopecia.

Sinais clínicos. A infestação pode ser assintomática ou o ácaro pode provocar inflamação, descamação, dermatite crostosa e pruriginosa, induzindo arranhaduras e alopecia.

Diagnóstico. Para confirmar o diagnóstico, deve-se examinar raspado de pele ou amostra da pelagem obtida após escovação, verificando-se a presença de ovos e de ácaros.

Patologia. As infestações podem ser assintomáticas, mas é possível que os ácaros causem eritema, inflamação, descamação e dermatite crostosa pruriginosa com alopecia secundária. Nos casos crônicos pode ocorre infecção bacteriana secundária.

Epidemiologia. Novos hospedeiros são infectados pelo contato com indivíduos infectados.

Tratamento. A aplicação de pó à base de piretrina ou de ivermectina VO ou sistêmica, em três doses com intervalos de 7 dias, pode ser efetiva. Há relato de reações adversas à ivermectina em algumas linhagens de camundongos.

Controle. Deve-se tratar todos os animais em contato, bem como higienizar a gaiola ou a instalação.

Leptotrombidium deliense

Nomes comuns. Ácaro do tifo do mato, ácaro da colheita.

Locais de predileção. Pelagem.

Classe. Arachnida.

Ordem. Prostigmata (Trombidiformes).

Família. Trombiculidae.

Hospedeiros. Roedores terrestres.

Distribuição geográfica. Sudeste Asiático e Japão.

Patogênese. Somente as larvas são hematófagas. A infestação provoca prurido, eritema e arranhadura, ainda que possa haver considerável variação individual de sintomas. As larvas desta espécie são vetores do tifo do mato, causado por *Rickettsia tsutsugamushi*.

Nota. Há muitas espécies do gênero *Leptotrombidium* estreitamente relacionadas. Para mais detalhes, ver Capítulo 17.

Myobia musculi

Nome comum. Ácaro da pelagem do camundongo.

Local de predileção. Pelagem.

Classe. Arachnida.

Ordem. Astigmata (Sarcoptiformes).

Família. Myobidae.

Descrição. O ácaro da pelagem do camundongo é um pequeno ácaro translúcido, tipicamente com cerca de 300 μm de comprimento e 190 μm de largura (ver Figura 3.104). O corpo é claramente arredondado na parte posterior, com estrias transversais no tegumento. O gnatossoma é pequeno e simples, com quelíceras semelhantes a estiletes. Entre o segundo, terceiro e quarto pares de pernas há protuberâncias laterais e cada um dos tarsos contém uma garra empodial. O ânus é dorsal e ladeado por um longo par de cerdas.

Distribuição geográfica. Cosmopolita.

Patogênese e sinais clínicos. As infestações brandas são assintomáticas e, assim, passam despercebidas. População maior de ácaros resulta em alopecia, dermatite, prurido e pelagem áspera. O local de infestação preferido é a cabeça e a face inferior do pescoço. *Myobia musculi* é cosmopolita.

Tratamento e controle. Semelhantes aos mencionados para *Myocoptes musculinus*.

Nota. *Radfordia ensifera* e *R. affinis* são espécies de Myobidae com estreita relação, normalmente constatadas em ratos e camundongos, respectivamente. São morfologicamente semelhantes a *M. musculi*, mas podem ser diferenciadas pela presença de duas garras tarsais, em vez de apenas uma (ver Figura 3.105). *Radfordia ensifera* causa prurido intenso e formação de crostas, mais frequentemente notadas nas espáduas, no pescoço e na face.

Também, às vezes é possível notar grande número de outras espécies de ácaros estreitamente relacionadas, em ratos e camundongos (Tabela 15.5); o tratamento e o controle são os mesmos recomendados para *Myocoptes musculinus*. A distinção individual entre gêneros e espécies está além do objetivo deste texto.

Pulgas

Nosopsyllus fasciatus

Nome comum. Pulga-do-rato-do-norte.

Locais de predileção. Pelagem e pele.

Classe. Insecta.

Ordem. Siphonaptera.

Família. Ceratophyllidae.

Descrição. A pulga-do-rato-do-norte possui ctenídeo pronatal com 18 a 20 espinhos (ver Figura 3.72). Não há ctenídeo genal. Há olhos e a cabeça tem uma fileira de três cerdas abaixo dos olhos. O tubérculo frontal, na cabeça de machos e fêmeas, é evidente. Há

Tabela 15.5 Espécies de ácaros encontrados em ratos e camundongos.

Espécies	Família	Detalhes
Psorobia simplex (sin. *Psorergates simplex*)	Psorergatidae	Ácaro de folículo piloso que causa pequenos nódulos intradérmicos brancos. Estreitamente relacionados ao ácaro patogenicamente mais importante, *Psorobia ovis* (ver Capítulo 9)
Demodex musculi, *Demodex ratticola*	Demodicidae	Basicamente, não é patogênico; todavia, às vezes pode causar dermatite folicular (ver *Demodex*, Capítulo 12)
Notoedres muris	Sarcoptidae	Ácaro da orelha do rato. É relativamente raro. Escava a pele e pode originar verrugas semelhantes a crostas, amareladas, nas bordas das orelhas e no nariz (ver *Notoedres cati*, Capítulo 12)
Ornithonyssus sylviarum	Macronyssidae	Ver Capítulo 13
Dermanyssus gallinae	Dermanyssidae	Ver Capítulo 13
Liponyssoides sanguineus	Dermanyssidae	Ácaro de camundongo doméstico. Ácaro hematófago de camundongos e ratos encontrado em todo o mundo. Infesta facilmente as pessoas e pode atuar como vetor de riquetsiose pustular causada por *Rickettsia akari*. Difere de *D. gallinae* por apresentar escudo dérmico posterior mais aguçado
Laelaps nuttalli *Hirstionyssus isabellinus* *Haemogamasus pontiger* *Eulaelaps stabularis*	Laelapidae	Os adultos apresentam um único escudo dorsal; as placas esternais são mais largas do que compridas. Embora capazes de morder, mais comumente se alimentam de fragmentos de tecido cutâneo e de exsudato seroso; infesta áreas da pele já danificadas
Laelaps echidninus		Ácaro do rato-espinhoso. Conhecido vetor de diversos agentes etiológicos de doença, como *Francisella tularensis* e *Hepatozoon muris*
Androlaelaps casalis		Comum em ampla variedade de roedores; este gênero contém diversas espécies (p. ex., *A. rotundus*, *A. frontalis* e *A. sinuosa*). *Androlaelapis casalis* também pode causar dermatite em humanos

três ou quatro cerdas na face interna posterior do fêmur. O corpo é longo, ao redor de 3 a 4 mm de comprimento.

Hospedeiros. Ratos, camundongos, humanos.

Distribuição geográfica. Embora originária da Europa, a pulga-do-rato-do-norte, *Nosopsyllus fasciatus*, foi transportada e atualmente é encontrada em regiões de clima temperado, em todo o mundo.

Patogênese. Os seus principais hospedeiros são os roedores, especialmente, a ratazana, *Rattus norvegicus*. No entanto, também foi encontrado em camundongos domésticos, esquilos (*gophers*) e muitos outros hospedeiros. A pulga-do-rato-do-norte infesta e se alimenta em humanos, embora não se acredite que seja um importante vetor de peste. Sabidamente, é o vetor de *Hymenolepis diminuta*, em regiões da Europa, Austrália e América do Sul.

Sinais clínicos. Os sintomas incluem inquietação e arranhaduras de áreas acometidas. É possível ver as mordidas na pele. Pode causar dermatite alérgica, que deve ser diferenciada de outras condições semelhantes, como sarna sarcóptica.

Diagnóstico. O diagnóstico não é fácil, pois os parasitas adultos podem sair do hospedeiro; ademais, é difícil encontrar ovos e larvas. As picadas destas pulgas são semelhantes àquelas de pernilongos, pulgas e ácaros; causam inflamação e prurido.

Epidemiologia. A pulga *Nosopsyllus fasciatus* não tem especificidade por hospedeiro; pode infestar quaisquer mamíferos ou aves disponíveis para o repasto sanguíneo. Como são capazes de sobreviver fora do hospedeiro, a fonte de transmissão pode ser a cama e as instalações. Esta pulga se movimenta muito no hospedeiro e pode ser especialmente comum em material do ninho do hospedeiro.

Tratamento. Vários inseticidas à base de organofosforados, carbamatos e piretrinas são efetivos. Imidacloprid e fipronil podem ser muito efetivos e matar pulgas adultas, quando em contato.

Controle. Quando esta espécie infesta ratos ou camundongos de estimação, o animal deve ser tratado, todo o material de cama e as excretas devem ser removidos e queimados e a gaiola pulverizada com inseticida. Se houver invasão de outros hospedeiros domésticos ou humanos, a partir de animais selvagens, a fonte deve ser erradicada.

Xenopsylla cheopis

Nome comum. Pulga-do-rato-preto ou oriental.

Local de predileção. Pele.

Classe. Insecta.

Ordem. Siphonaptera.

Família. Pulicidae.

Descrição. *Xenospylla cheopis* se assemelha a *Pulex irritans*, pois não tem ctenídeo genal, tampouco ctenídeo pronotal (ver Figura 3.81). A parte anterior da cabeça é um tanto arredondada. A pulga apresenta cor ligeiramente âmbar. As lacínias maxilares quase alcançam a extremidade da face anterior da coxa. Possui olhos, ainda que só possam ver luz muito brilhante. Logo atrás dos olhos há duas antenas curtas. Os segmentos do tórax parecem relativamente grandes e a crista pleural é notada na mesopleura torácica. Possui uma fileira distinta de cerdas ao longo da borda posterior da cabeça e uma cerda ocular robusta na frente do olho.

Hospedeiros. Ratos, humanos; esta espécie também pode infestar camundongos, coelhos de cauda de algodão e esquilos terrestres.

Distribuição geográfica. Cosmopolita. A distribuição da pulga-do-rato-oriental, *X. cheopis*, basicamente se assemelha àquela de seu hospedeiro primário, o rato-preto, *Rattus rattus*. Apresenta distribuição cosmopolita; é uma das pulgas mais abundantes nos estados do sul dos EUA. É especialmente comum nas áreas urbanas.

Patogênese. As picadas de pulga podem causar irritação dos animais hospedeiros, levando-os a se arranhar e se esfregar. Também, *Xenopsylla cheopis* é um hospedeiro intermediário de helmintos como *Rodentolepis diminuta* e *R. nana*. *Xenopsylla cheopis* é o principal vetor de *Yersinia pestis*, agente etiológico da peste bubônica humana. *Xenopsylla cheopis* adquire *Y. pestis* quando se alimenta em seus hospedeiros usuais. Quando os bacilos se multiplicam em seu intestino o proventrículo é obstruído, de modo que o sangue não pode ser ingerido; a pulga faminta se desloca de hospedeiro para hospedeiro e tenta se alimentar e, em sua perambulação, a infecção pode ser transferida, em sua base endêmica, dos roedores para a população humana. Bactérias excretadas nas fezes também podem penetrar em um hospedeiro por meio de abrasões. Ainda que atualmente rara em humanos, ainda há peste em roedores selvagens ("peste selvagem"), em partes da África, Ásia e América do Sul e nos estados do oeste dos EUA. *Xenopsylla cheopis* também é um vetor do tifo murino (*Rickettsia typhi*). No caso do tifo, a doença é transmitida apenas por riquétsias presentes nas fezes. No entanto, o patógeno pode alcançar o ovário, contaminar os ovos e ocasionar transmissão transovariana.

Sinais clínicos. As pulgas adultas podem ser vistas na pele e na pelagem do animal hospedeiro. Outros sintomas incluem arranhaduras nas áreas acometidas do hospedeiro.

Diagnóstico. Pode-se obter o diagnóstico por meio da identificação da espécie de pulga presente no hospedeiro.

Epidemiologia. As pulgas são capazes de sobreviver fora do hospedeiro por período de tempo mais longo, tornando possível a infecção a partir do ambiente. São incomuns em ratos e camundongos de laboratório ou de estimação, de modo que sua presença pode ser indício de que há contaminação por roedores selvagens.

Patologia. O ato de alimentação da pulga parece não ocasionar lesão nos locais em que a pulga se alimenta, tampouco a alta resposta basofílica no sangue, notada em ratos infectados, interfere nas alimentações subsequentes ou na longevidade das pulgas.

Tratamento. Há disponibilidade de ampla variação de produtos para o tratamento de hospedeiros infestados. Em ratos, pode-se utilizar imidacloprid e fipronil para matar as pulgas adultas, por contato. Reguladores do crescimento, como metopreno ou piriproxifeno, são alternativas a longo prazo efetivas.

Controle. Para o controle ideal, o material do ninho deve ser removido e substituído e a instalação, tratada; ademais, é preciso prevenir a reinfestação do ambiente ou a introdução de novos animais.

Leptopsylla segnis

Nome comum. Pulga-do-camundongo.

Local de predileção. Pelagem.

Classe. Insecta.

Ordem. Siphonaptera.

Família. Leptopsyllidae.

Descrição. Os adultos possuem ctenídeo genal e ctenídeo pronotal; o ctenídeo genal contém apenas 4 espinhos.

Hospedeiros. Camundongos, ratos.

Distribuição geográfica. Europa e costas leste e oeste dos EUA.

Patogênese. As picadas causam irritação, fazendo com que o hospedeiro se arranhe e se esfregue; podem induzir reação alérgica. Esta espécie de pulga foi infectada experimentalmente com agentes etiológicos da peste e do tifo murino, mas geralmente é considerada um vetor irrelevante de doença.

Epidemiologia. É encontrado, em abundância, em regiões de clima temperado; não sobrevive em condições de clima quente e seco.

Tratamento e controle. Como mencionados para *Xenopsylla cheopis.*

Moscas

Cuterebra

Nome comum. Mosca-berneira do Novo Mundo.

Local de predileção. Pele.

Classe. Insecta.

Família. Oestridae.

Subfamília. Cuterebrinae.

Descrição de adultos. Os adultos são moscas grandes (com até 30 mm de comprimento), cobertas por densos pelos curtos e com abdome azul-escuro. Apresentam pequenas peças bucais não funcionais e não se alimentam quando adultas.

Descrição das larvas. As larvas possuem ganchos bucais muito curvados e numerosos espinhos fortes no corpo.

Hospedeiros. Roedores e coelhos; contudo, às vezes podem infestar cães e gatos.

Distribuição geográfica. Novo Mundo.

Patogênese. Espécies do gênero *Cuterebra* são basicamente parasitas de pele de roedores e coelhos, mas ocasionalmente podem infestar cães e gatos. As larvas induzem à formação de nódulos subdérmicos. Não são comumente vistos em colônias de laboratório, mas podem ser encontrados em animais mantidos em ambiente externo.

Sinais clínicos. Os sintomas incluem tumefações e lesões causadas por larvas.

Diagnóstico. A presença de uma tumefação, ou mais, na superfície, com abertura central, indica berne. O diagnóstico específico somente é obtido após extração e identificação da larva.

Patologia. No berne formado ao redor de cada larva desenvolve-se uma fina camada de tecido necrosado e a larva se alimenta destes restos teciduais e de exsudato. Em geral, as espécies de *Cuterebra* têm pouca importância econômica em medicina veterinária. No entanto, há relato de casos fatais ocasionais de infestação em gatos e cães.

Epidemiologia. Sabidamente, há 26 espécies nos EUA e no Canadá. Também, são encontradas no México e em regiões neotropicais; no entanto, a taxonomia deste gênero ainda não está claramente definida. Na maioria das regiões ocorre apenas uma geração por ano; os adultos são ativos na primavera e no verão e permanecem no inverno como pupas no solo.

Tratamento. Em animais de cativeiros infectados, se necessário, pode-se fazer a extração cirúrgica da larva, de modo relativamente fácil. A abertura do cisto deve ser ampliada por meio de incisão e o parasita é extraído. Em seguida, deve-se lavar o ferimento com solução antisséptica e aplicar antibiótico tópico.

Controle. O controle em uma ampla área é impraticável; como manejo a longo prazo, área de conhecida atividade das moscas devem ser evitadas.

PRIMATAS

Há relato de muitos parasitas em todos os principais grupos de primatas não humanos. Alguns destes não são considerados patogênicos ou, pelo menos, seus efeitos prejudiciais no hospedeiro ainda não foram esclarecidos. No entanto, muitos deles são patogênicos e podem propiciar condição apropriada para instalação de infecções secundárias que podem ser fatais, especialmente após imunossupressão e estresse. Em razão de sua estreita relação com humanos, diversas doenças de humanos foram relatadas em espécies de macacos utilizadas para fins experimentais.

Os primatas não humanos são classificados de acordo com a taxonomia atual mais amplamente aceita. Os **prossímios** incluem lêmures e lemuroides; os **macacos do Novo Mundo** incluem espécies das famílias Cebidae, Pitheciidae e Atelidae; os **macacos do Velho Mundo** estão incluídos na superfamília Cercopithecoidea, que tem duas subfamílias, Cercopithecinae e Colobinae; e os **bugios** incluem espécies das famílias Hylobatidae (pequenos bugios) e Pongidae (grandes bugios). Embora haja uma extensa *checklist* de parasitas espécie-específicos de primatas não humanos, está além do objetivo desta seção a inclusão de todos os parasitas de primatas, em detalhes, e se fará referência principalmente aos parasitas mais comumente encontrados em primatas de laboratório e àqueles verificados com mais frequência em grupos de animais de zoológico.

ENDOPARASITAS

■ Parasitas do sistema digestório

Boca

Gongylonema macrogubernaculum

Locais de predileção. Esôfago, língua, cavidade bucal.

Filo. Nematoda.

Classe. Secernentea.

Superfamília. Spiruroidea.

Descrição. Vermes longos, esbranquiçados e delgados; os machos medem até 5,0 cm e as fêmeas, cerca de 14,0 cm de comprimento. São caracterizados pela presença de fileiras longitudinais de protuberâncias cuticulares na parte anterior do corpo.

Hospedeiros. Macacos do Novo Mundo e macacos do Velho Mundo.

Hospedeiros intermediários. Besouros coprófagos, baratas.

Sinais clínicos. Em geral, assintomático.

Diagnóstico. Raspado de língua ou de mucosa bucal e identificação dos ovos.

Patologia. Vermes adultos cavam túneis no epitélio escamoso do esôfago, dos lábios e da cavidade bucal.

Epidemiologia. A infecção depende muito da presença e abundância dos hospedeiros intermediários, besouros estercorários e baratas.

Tratamento. Há relato de eficácia da ivermectina, de anti-helmínticos benzimidazóis (mebendazol, tiabendazol) e de levamisol.

Controle. O controle nem é prático, tampouco necessário.

Trichomonas tenax

Sinônimos. *Tetratrichomonas buccalis, Trichomonas buccalis.*

Local de predileção. Boca.

Filo. Parabasalia.

Classe. Trichomonadea.

Família. Trichomonadidae.

Descrição. O corpo é ovoide, elipsoidal ou piriforme, medindo 4-16 × 2-15 mm, apresenta 4 flagelos anteriores e uma curta membrana ondulante sem flagelo anterior livre. A costa é delgada e contém um filamento acessório. O capítulo do axostilo é dilatado e espatulado e o axostilo, em si, é delgado e se prolonga além do corpo.

Hospedeiro. Símios do gênero *Macaca* (*rhesus*, macaco-caranguejeiro), babuínos, chimpanzés, humanos.

Distribuição geográfica. Cosmopolita.

Nota. Diversos protozoários flagelados são encontrados por todo o intestino de primatas e, com exceção de uma ou duas espécies, geralmente não são consideradas patogênicas. Algumas tricomônas intestinais que infectam primatas não humanos também, sabidamente, infectam pessoas, mas provavelmente não são patogênicas aos humanos.

Entamoeba gingivalis

Sinônimos. *Amoeba gingivalis, Amoeba buccalis, Amoeba dentalis, Entamoeba buccalis, Entamoeba maxillaris, Entamoeba canibuccalis.*

Local de predileção. Boca.

Filo. Amoebozoa.

Classe. Archamoebae.

Família. Entamoebidae.

Descrição. As trofozoítas apresentam tamanho variável (10 a 20 μm de comprimento) e não têm cistos. O núcleo possui um endossomo central e um anel de pequenos grânulos periféricos.

Hospedeiros. Humanos, chimpanzés, *Macaca*, babuínos.

Distribuição geográfica. Cosmopolita.

Nota. Esta espécie é comumente notada na boca de pessoas como um organismo comensal inofensivo que se alimenta de células epiteliais e bactérias.

Estômago

Há relato de muitas espécies de nematódeos do estômago e do intestino superior de macacos e bugios (Tabela 15.6).

Entamoeba histolytica

Para detalhes, ver seção Intestino grosso.

Intestino delgado

Helmintos

Há relato de grande número de helmintos parasitas do intestino de primatas não humanos, mas somente alguns são particulares destes hospedeiros. Os primatas podem, em determinadas circunstâncias, se infectar com helmintos comuns que infectam humanos e podem ser utilizados como modelos experimentais para algumas importantes doenças humanas causadas por helmintos.

Ancylostoma duodenale

Nome comum. Ancilóstomo do Velho Mundo.

Local de predileção. Intestino delgado.

Filo. Nematoda.

Classe. Secernentea.

Superfamília. Ancylostomatoidea.

Descrição. *Ancylostoma duodenale* é um pequeno verme cilíndrico branco-acinzentado. Possui duas placas ventrais na borda anterior da cápsula bucal, cada uma contendo dois grandes dentes fundidos em suas bases. Apresenta um par de pequenos dentes na parte

Tabela 15.6 Espécies de vermes de estômago/esôfago de primatas.

Espécie	Hospedeiros	Local	Distribuição
Superfamília Trichostrongyloidea			
Nochtia nochti	Macacos do Velho Mundo	Estômago	África, Ásia
Superfamília: Spiruroidea			
Gongylonema pulchrum	Ovinos, caprinos, bovinos, inclusive zebus, suínos, búfalos, equinos, asininos, veados, camelídeos, humanos, primatas	Esôfago, estômago	Cosmopolita
Gongylonema macrogubernaculum	Macacos do Velho Mundo e macacos do Novo Mundo	Esôfago, estômago	Desconhecida
Streptopharagus armatus	Macaco *rhesus*, macaco cinomolgo, macaco-japonês, macaco-africano de rabo longo, babuíno, gibão	Estômago	África, Ásia
Streptopharagus pigmentatus	Macaco *rhesus*, macaco cinomolgo, macaco japonês, macaco-africano de rabo longo, babuíno, gibão	Estômago	África, Ásia
Protospirura muricola	Macacos do Velho Mundo e macacos do Novo Mundo	Estômago	África, Ásia, América Central e América do Sul
Physaloptera tumefasciens	*Macaca*	Estômago	Ásia
Physaloptera dilatata	Macacos do Novo Mundo, sagui	Estômago	América Central e América do Sul
Physaloptera caucasica (sin. *Abbreviata caucasica*)	Macaco *rhesus*, babuíno, orangotango	Esôfago, estômago, intestino delgado	África, Ásia
Physaloptera poicilometra (sin. *Abbreviata poicilometra*)	Mangabei, macaco-africano do rabo longo	Estômago	África
Superfamília Subuluroidea			
Subulura distans	Macacos do Velho Mundo (babuíno, mangabei, *Macaca*)	Estômago	África, Ásia

profunda da cápsula bucal. Os machos medem 8 a 11 mm de comprimento e têm uma bolsa copulatória na extremidade posterior. As fêmeas medem 10 a 13 mm de comprimento e a vulva situa-se na extremidade posterior. Os ovos são tipicamente do tipo "estrongilídeo", com polos arredondados rombos ligeiramente diferentes, paredes laterais em forma de barril e fina casca lisa (Figura 15.35).

Hospedeiros. Humanos, primatas (mandril, babuíno, gibão, chimpanzé, gorila e outras espécies de macacos).

Distribuição geográfica. Sul da Europa, norte da África, Índia, China, Sudeste Asiático, partes dos EUA, ilhas do Caribe.

Patogênese. As infecções brandas provocam dor abdominal e inapetência e as infestações maciças causam anemia por deficiência de ferro, edema e "distensão abdominal", dispneia após exercício e fraqueza.

Diagnóstico. O diagnóstico de baseia no achado de ovos nas fezes ou de vermes adultos no intestino, no exame pós-morte.

Tratamento e controle. Relata-se que ivermectina e mebendazol são efetivos. Há necessidade de emprego de medidas higiênicas rigorosas; deve-se manter triagem de rotina e tratamento de colônias de primatas, a fim de assegurar controle adequado.

Necator americanum

Nome comum. Ancilóstomo do Novo Mundo.

Local de predileção. Intestino delgado.

Filo. Nematoda.

Classe. Secernentea.

Superfamília. Ancylostomatoidea.

Descrição. Os machos medem 7 a 9 mm e as fêmeas, cerca de 9 a 11 mm de comprimento. Possuem duas placas cortantes dorsais e duas ventrais, ao redor da borda anterior da cápsula bucal, e um par de dentes subdorsais e outro de dentes subventrais na parte posterior.

Hospedeiros. Humanos, primatas, suínos, cães.

Distribuição geográfica. EUA, Brasil, África, China, Índia, Sudeste Asiático, Ilhas do Pacífico.

Strongyloides stercoralis

Sinônimos. *Strongyloides canis, Strongyloides intestinalis, Anguillula stercoralis.*

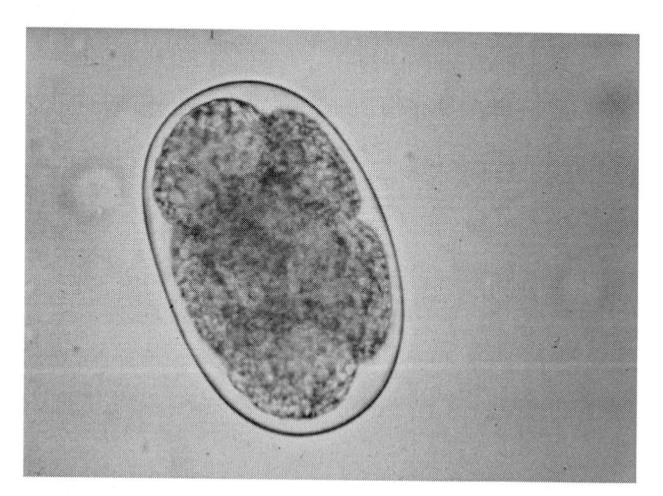

Figura 15.35 Ovo de ancilóstomo. (Esta figura encontra-se reproduzida em cores no Encarte.)

Nome comum. Verme filiforme.

Local de predileção. Intestino delgado.

Filo. Nematoda

Classe. Secernentea.

Superfamília. Rhabditoidea.

Descrição macroscópica. São vermes delgados filiformes com cerca de 2 mm de comprimento. Somente as fêmeas são parasitas.

Descrição microscópica. O longo esôfago pode ocupar até um terço do tamanho do corpo e o útero encontra-se entrelaçado com o intestino, propiciando uma aparência de filamento torcido. Diferentemente de outros parasitas intestinais de tamanho semelhante, a cauda apresenta uma extremidade romba. Os ovos de *Strongyloides* são pequenos, ovais, com casca fina e medem 50-58 × 30-34 μm. A L_1 eclodida é excretada nas fezes.

Hospedeiros. Cães, raposas, gatos, humanos, bugios, macacos.

Distribuição geográfica. Regiões de clima mais quente em todo o mundo, Europa (Portugal, França, Polônia, Ucrânia, Romênia e Hungria).

Patogênese. Há relato de infecção grave em chimpanzé, gibão, orangotango, macaco pata e macaco-barrigudo. Histologicamente, nota-se enterite erosiva e ulcerativa multifocal. A mucosa contém muitos parasitas nos túneis do epitélio ou no lúmen das criptas intestinais. As vilosidades intestinais encontram-se encurtadas, rombas e fundidas. No caso de autoinfecção pode haver enterocolite granulomatosa aguda ou necrosante, juntamente com graus variáveis de obstrução linfática e edema de submucosa e serosa.

Sinais clínicos. Diarreia sanguinolenta, desidratação e, às vezes, morte. Outros sinais clínicos incluem dermatite, urticária, anorexia, depressão, indiferença, fraqueza, vômito e emaciação.

Diagnóstico. Os sinais clínicos especialmente em animais jovens, associados com a constatação de grande número de larvas ou de ovos característicos nas fezes são sugestivos de estrongiloidose.

Patologia. As lesões consistem em enterocolite catarral a hemorrágica ou necrosante e hemorragia multifocal e difusa nos pulmões, com granulomas na superfície pleural. As larvas filariformes também são notadas em muitos tecidos pelo corpo todo, mais comumente no fígado e nos linfonodos.

Epidemiologia. A transmissão ocorre por via oral-fecal ou pela penetração cutânea de larvas infectantes. Uma cepa de *Strongyloides stercoralis* se adaptou aos humanos e geralmente é verificada em regiões de clima quente. Nos primatas, a infecção deve ser considerada um risco potencial de zoonose.

Tratamento. A administração de 200 μg de ivermectina/kg e 0,5 mg de moxidectina/kg é efetiva em primatas. Também, relata-se que os benzimidazóis, como tiabendazol, albendazol e mebendazol, também são efetivos.

Controle. Higiene rigorosa, remoção diária das fezes e manutenção de água e alimentos livres de contaminação são importantes medidas de controle. Deve-se manter as instalações e as camas secas, a fim de reduzir a população de larvas infectantes. Os primatas recém-adquiridos devem ser examinados na chegada e, se infectados, devem ser tratados.

Nota. *Strongyloides stercoralis* pode provocar muitas formas de doenças em humanos:

- A penetração e a migração subcutânea de larvas filariformes (*larva migrans* cutânea) podem provocar dermatite pruriginosa; com frequência, se resolve espontaneamente

- A migração na mucosa do intestino pode provocar uma síndrome intestinal crônica. Os sintomas incluem diarreia esporádica, dor abdominal epigástrica, azia, timpanismo e perda de peso
- Às vezes, pode ocorrer uma forma pulmonar branda que ocasiona tosse discreta
- Ocasionalmente, a infecção disseminada pode causar manifestações neurológicas, como meningite polimicrobiana envolvendo bactérias gram-negativas. Menos frequentemente, *S. stercoralis* foi associado à formação de abscessos cerebral e cerebelar.

Muitas outras espécies de *Strongyloides* são relatadas em primatas e estão resumidas na Tabela 15.7. Algumas destas espécies podem ser sinônimos.

Ascaris lumbricoides

Local de predileção. Intestino delgado.

Filo. Nematoda.

Classe. Secernentea.

Superfamília. Ascaridoidea.

Descrição. Os vermes-machos medem 15 a 31 cm de comprimento, a extremidade posterior é curvada ventralmente e apresentam cauda com ponta romba. As fêmeas medem 20 a 49 cm de comprimento; a vulva situa-se na extremidade anterior e mede cerca de um terço do comprimento do corpo. O ovo é marrom-amarelado, ovoide, com casca espessa e camada externa irregularmente mamilada (Figura 15.36).

Hospedeiros. Humanos, alguns primatas.

Patogênese. Em geral, tem pouca importância clínica, embora haja relato de casos fatais em macacos e bugios, decorrentes de obstrução intestinal quando há grande número de vermes.

Diagnóstico. Os ovos típicos de ascarídeos podem ser detectados nas fezes

Tabela 15.7 Outras espécies de *Strongyloides* relatadas em primatas não humanos.

Espécie	Hospedeiros	Local
Strongyloides fulleborni	Macacos do Velho Mundo (macaco *rhesus*, macaco cinomolgo, babuíno etc.), bugios (chimpanzés)	Intestino delgado
Strongyloides cebus	Macacos do Novo Mundo (macaco-prego, macaco-barrigudo, macaco-aranha, macaco-esquilo, sagui)	Intestino delgado

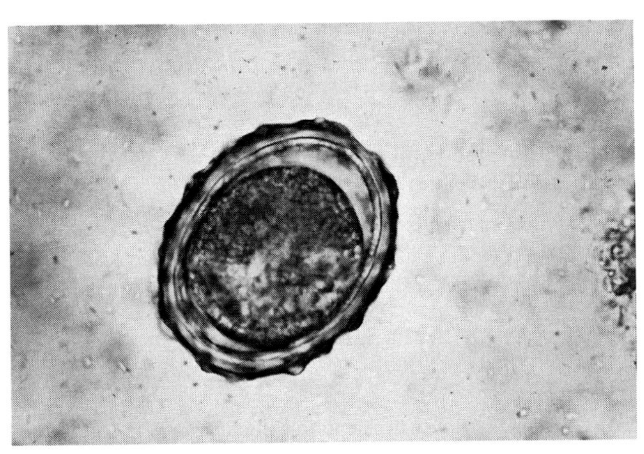

Figura 15.36 Ovo de *Ascaris*. (Esta figura encontra-se reproduzida em cores no Encarte.)

Tratamento e controle. Higiene rigorosa e tratamento com anti-helmínticos. Relata-se que piperazina, mebendazol e pirantel são efetivos.

Nota. *Ascaris lumbricoides* é a espécie de ascarídeo encontrada em humanos. Os ascarídeos isolados de primatas são morfologicamente idênticos a *Ascaris lumbricoides* e, portanto, representam risco potencial de zoonose.

Outras espécies de nematódeos de intestino delgado de primatas estão listadas na Tabela 15.8.

Trematódeos intestinais

Os trematódeos intestinais são encontrados tanto no intestino delgado quanto no intestino grosso de primatas, mas é improvável que ocorra transmissão natural em primatas de laboratório ou naqueles mantidos em cativeiros, devido à ausência de hospedeiro intermediário. Espécies de trematódeos que podem ser encontradas em animais selvagens mantidos em cativeiro estão listadas na Tabela 15.9.

Cestódios

Muitas espécies de cestódios foram relatadas em primatas. O gênero e as espécies de cestódios são mostrados na Tabela 15.10. À semelhança do mencionado para os trematódeos intestinais, a maioria das espécies de cestódios relatadas é encontrada principalmente em primatas selvagens criados em cativeiro, pois requerem um hospedeiro intermediário para completar o ciclo evolutivo.

Rodentolepis nana

Sinônimos. *Hymenolepis nana, Hymenolepis fraterna, Vampirolepis nana.*

Nome comum. Tênia anã.

Local de predileção. Intestino delgado.

Filo. Platyhelminthes.

Classe. Cestoda.

Família. Hymenolepididae.

Tabela 15.8 Outras espécies de nematódeos do intestino delgado de primatas.

Espécie	Superfamília	Hospedeiros
Globocephalus simiae	Ancylostomatoidea	Macacos do Velho Mundo
Angiostrongylus costaricensis	Metastrongyloidea	Ratos, humanos, sagui
Pterygodermatities alphi	Spiruroidea	Lemuroides, tamarins, sagui, gibão
Pterygodermatities nycticebi	Spiruroidea	Lemuroides, tamarins, sagui, gibão
Molineus elegans	Trichostrongyloidea	Macaco-esquilo
Molineus torulosus	Trichostrongyloidea	Macaco-prego, macaco-esquilo e macaco-coruja
Molineus vexillarius	Trichostrongyloidea	Sagui, bugio
Nematodirus weinbergi	Trichostrongyloidea	
Tupaiostrongylus liei	Trichostrongyloidea	Prossímios (musaranhos de árvore)
Tupaiostrongylus major	Trichostrongyloidea	Prossímios (musaranhos de árvore)
Tupaiostrongylus minor	Trichostrongyloidea	Prossímios (musaranhos de árvore)

Tabela 15.9 Trematódeos intestinais de primatas.

	Prossímios	Macacos do Novo Mundo	Macacos do Velho Mundo	Bugios
Família Lecithodendriidae	*Novetrema nycticebi*	*Phaneropsolus orbicularis*	*Phaneropsolus simiae*	*Phaneropsolus longipenis*
	Odeningotrema apidon		*Phaneropsolus aspinosus*	
	Odeningotrema bivesicularis		*Phaneropsolus oviforme*	
	Phaneropsolus bonnie		*Primatotrema macacae*	
	Phaneropsolus lakdivensis		*Primatotrema kellogi*	
	Phaneropsolus longipenis			
	Phaneropsolus perodictici			
	Phaneropsolus oviforme			
Família Paramphistomatidae			*Watsonius watsoni*	
			Watsonius deschieni	
			Watsonius macaci	
			Gastrodiscoides hominis	
			Chiorchis noci	
Família Diplostomidae	*Neodiplostomum tamarini*			
Família Heterophyidae			*Haplorchis pumilo*	
			Haplorchis yokogawi	
			Metagonimus yokogawi	
			Pygidiopsis summa	
Família Echinostomatidae			*Echinostoma aphylactum*	
			Echinostoma ilocanum	
Família Notocotylidae		*Ogmocotyle ailuri*		
		Ogmocotyle indica		
Família Plagiorchiidae		*Plagiorchis multiglandularis*		

Tabela 15.10 Cestódios intestinais de primatas.

	Prossímios	Macacos do Novo Mundo	Macacos do Velho Mundo	Bugios
Família Anoplocephalidae	*Tupaitaenia guentini*	*Bertiella mucronata*	*Bertiella studeri*	*Bertiella studeri*
	Atriotaenia megastoma	*Bertiella fallax*	*Bertiella satyri*	*Bertiella mucronata*
		Bertiella satyri	*Bertiella okabei*	
		Moniezia rugosa	*Matheovataenia cruzsilvai*	
		Atriotaenia megastoma		
		Matheovataenia brasiliensis		
		Paratriotaenia oedipomidatus		
Família Davaineidae	*Raillietina rothlisbergeri*	*Raillietina alouattae*		
		Raillietina demerariensis		
Família Dilepididae			*Choanotaenia infundibulum*	
Família Hymenolepidae	*Rodentolepis diminuta*	*Rodentolepis nana*	*Rodentolepis nana*	*Rodentolepis nana*
		Hymenolepis cebidarum	*Rodentolepis diminuta*	

Descrição macroscópica. O cestódio é pequeno, mede 2,5 a 4 cm de comprimento e apresenta estróbilo tipicamente delgado, com cerca de 200 segmentos.

Descrição microscópica. O escólex possui 4 ventosas e contém um rostelo retrátil com uma única fileira de 20 a 30 ganchos. A genitália é única e os segmentos são mais largos do que longos. Os ovos são pequenos, arredondados a ovais e medem 44-62 × 30-55 μm. São incolores, com casca lisa, e contêm um embrióforo em forma de limão com opérculos polares projetados que possuem longos filamentos finos ondulados. O embrião tem três pares de pequenos ganchos.

Hospedeiros definitivos. Ratos, camundongos, aves, humanos, primatas.

Hospedeiros intermediários. Besouro de farinha (*Tenebrio*) ou pulgas.

Distribuição geográfica. Cosmopolita; comum na Ásia, África, América do Sul e partes do sul da Europa.

Patogênese e sinais clínicos. Em geral, em primatas de laboratório a infecção é assintomática, embora a infestação maciça possa causar enterite catarral e abscessos em linfonodos mesentéricos.

Diagnóstico. Identificação de ovos nas fezes ou de vermes adultos no intestino delgado.

Controle. O controle é difícil porque pode haver vários modos de transmissão da infecção. A erradicação depende de higiene rigorosa, eliminação de potenciais hospedeiros intermediários, triagem de indivíduos recém-chegados e tratamento. Medicamentos efetivos incluem niclosamida e praziquantel.

Nota. *Rodentolepis nana* tem certa importância veterinária porque é um cestódio comum em humanos e animais de laboratório. Esta é a única espécie de cestódio que não requer hospedeiro intermediário.

Acantocéfalos

As espécies de acantacocéfalos relatadas em primatas pertencem ao gênero *Moniliformis* ou *Prosthenorchis*. *Prosthenorchis* spp. encontra-se distribuído por toda América Central e América do Sul e tem sido relatado em diversos macacos do Novo Mundo. *Prothenorchis elegans* é encontrado no ceco e no cólon e *Prosthenorchis spirula* no íleo terminal. O ciclo evolutivo é indireto; besouros e baratas atuam como hospedeiros intermediários. A gravidade dos sinais clínicos é variável e pode resultar em diarreia, anorexia, fraqueza, desidratação e morte.

Protozoários

Em geral, as infecções causadas por coccídios são consideradas de pouca importância em macacos, com poucos relatos de doenças associadas. Há relato de muitas espécies de *Eimeria* e de *Isospora* (*Cystisospora*) em macacos, mas sua importância não é conhecida (Tabela 15.11). As espécies de *Eimeria* relatadas podem ser sinônimos e sua especificidade aos hospedeiros é desconhecida em razão da carência de estudos sobre transmissão cruzada.

Cryptosporidium parvum

Local de predileção. Intestino delgado.

Filo. Apicomplexa.

Classe. Conoidasida.

Família. Cryptosporidiidae.

Descrição. Os oocistos maduros são ovoides ou esferoides, com 5,0 × 4,5 μm (em média, 4,6-5,4 × 3,8-4,7 μm) e proporção comprimento:largura de 1,19.

Hospedeiros. Bovinos, ovinos, caprinos, equinos, veados, humanos, primatas (*Macaca*, macacos).

Distribuição geográfica. Cosmopolita.

Patogênese. Há relato de *Cryptosporidium* em muitas espécies do gênero *Macaca*, macacos e lêmures. No macaco *rhesus* tem sido associado com a síndrome da imunodeficiência adquirida. Nestes animais, os organismos podem ser identificados em diversos locais, inclusive intestino, estômago e ductos biliares e pancreáticos.

Sinais clínicos. A doença clínica foi associada com depressão, desidratação, perda de peso e diarreia intratável.

Tabela 15.11 Espécies de coccídios de primatas.

Prossímios	Macacos do Novo Mundo	Macacos do Velho Mundo	Bugios
Eimeria galago	*Cystisospora aectopitheci*	*Cystisospora papionis*	*Cystisospora* spp.
Eimeria ferruginea	*Cystisospora callimico*		
Eimeria lemuris			
Eimeria modesta			
Eimeria otolicni			
Eimeria pachylepyron			
Eimeria tupaiae			

Diagnóstico. Os oocistos podem ser identificados em esfregaço de fezes corado com Ziehl-Neelsen, no qual os esporozoítas aparecem como grânulos vermelho-brilhantes (ver Figura 2.25), ou por meio de coloração fluorescente com auramina O. A caracterização de *Cryptosporidium* é difícil, se não impossível, quando se empregam técnicas convencionais. Foram desenvolvidas diversas técnicas moleculares e imunológicas, inclusive imunofluorescência e ELISA. Mais recentemente, têm-se utilizado técnicas com base no DNA, para a caracterização molecular de espécies de *Cryptosporidium*.

Patologia. As lesões de intestino delgado consistem em mau desenvolvimento e fusão de vilosidades, hiperplasia do epitélio da superfície, com áreas de necrose focal e regeneração de cripta e trofozoítas aderidas aos enterócitos das vilosidades e das criptas.

Epidemiologia. Diversos mamíferos atuam como hospedeiros de *C. parvum*, mas pouco se sabe sobre a importância de seu envolvimento na transmissão e manutenção da infecção. Em muitos casos em que *Cryptosporidium* é diagnosticado em animais, parece que as infecções quase sempre se originam da mesma espécie de hospedeiro. A via primária da infecção é, principalmente, a via direta, de animal para animal, por transmissão fecal-oral; os macacos infectados devem ser considerados fontes de alto risco de transmissão zoonótica.

Tratamento. Não há tratamento conhecido, embora a espiramicina possa ter algum valor. O controle da infecção é difícil, pois os oocistos são muito resistentes à maior parte dos desinfetantes, exceto formol-salina e amônia. O tratamento sintomático pode envolver o uso de antidiarreico e terapia de reposição de líquido e eletrólitos.

Controle. Boas práticas de higiene e manejo são importantes na prevenção de criptosporidiose. Deve-se ter cuidado na manipulação de macacos neonatos; além de utilizar roupas de proteção, as pessoas devem seguir rigorosas práticas de higiene pessoal.

Tritrichomonas mobilensis

Local de predileção. Intestino grosso.

Filo. Parabasalia.

Classe. Trichomonadea.

Família. Trichomonadidae.

Descrição. As trofozoítas medem 7-10 × 1,3-3 μm e têm formato lanceolado. Possuem três flagelos anteriores e uma membrana ondulante bem desenvolvida que continua como um flagelo *trailing* posterior tão longo quanto o corpo. O núcleo é ovoide e situado na parte anterior do corpo.

Hospedeiros. Macacos do Novo Mundo (comum em macaco-esquilo).

Patogênese. A importância clínica é desconhecida. Os microrganismos penetram no epitélio da mucosa e causam ulceração da mucosa, inflamação multifocal de criptas e necrose epitelial focal.

Giardia intestinalis

Sinônimos. *Giardia duodenalis*, *Giardia lamblia*, *Lamblia lamblia*.

Local de predileção. Intestino delgado.

Filo. Fornicata.

Classe. Trepomonadea.

Família. Giardiidae.

Descrição. As trofozoítas apresentam corpo piriforme a elipsoidal, bilateralmente simétrico, com 12 a 15 μm de comprimento e 5 a 9 μm de largura. A face dorsal é convexa e há um grande disco de sucção na face ventral. Há dois núcleos anteriores, dois axostilos delgados, oito flagelos em quatro pares e um par de corpúsculos medianos escuros (ver Figura 2.21). Os corpúsculos medianos se apresentam como barras curvadas semelhantes a "orelhas" de martelo. Os cistos são ovoides, medem 8-12 × 7-10 μm e contêm quatro núcleos.

Hospedeiros. Humanos, primatas, bovinos, ovinos, caprinos, suínos, equinos, alpacas, cães, gatos, porquinhos-da-índa, chinchilas.

Distribuição geográfica. Cosmopolita.

Patogênese. *Giardia* é comumente encontrada em macacos *rhesus*, macacos cinomolgos, chimpanzés e outros primatas não humanos.

Sinais clínicos. No caso de doença, com frequência os sintomas incluem diarreia pastosa crônica, perda de peso, letargia e falha no desenvolvimento. A diarreia pode ser contínua ou intermitente.

Diagnóstico. Pode-se detectar cistos de *Giardia* nas fezes por diversos métodos. Os métodos tradicionais de identificação envolvem exame direto de esfregaço de fezes ou concentração de fezes pela técnica formalina-etilacetato ou sulfato de zinco e subsequente exame microscópico. Em geral, recomenda-se o exame de três amostras de fezes consecutivas, pois os cistos são excretados de modo intermitente.

Patologia. Pode haver atrofia de vilosidades, hipertrofia de criptas e aumento do número de linfócitos intraepiteliais. É possível notar trofozoítas entre as vilosidades, com sua superfície côncava aderida à borda em escova das células epiteliais.

Epidemiologia. Estudos moleculares revelaram um grau de diversidade genética relevante em isolados de *G. intestinalis*. Isolados de humanos se enquadram em dois grupos importantes (A e B), com ampla variação de hospedeiros em outros mamíferos e alguns nomes de diferentes espécies podem ser apropriados. Outros grupos também podem representar diferentes espécies. Estudos epidemiológicos limitados sugerem que, em isolados de animais, o contato direto entre os animais e a sujidade fecal são os meios mais prováveis de transmissão, embora a contaminação da água também possa ser considerada uma possível via.

Tratamento. Relata-se que o tratamento com quinacrina e metronidazol é efetivo. Quinacrina não é bem tolerada em algumas espécies, como macaco-esquilo.

Controle. Como a infecção é transmitida por via fecal-oral, é fundamental o emprego de boas práticas de higiene e de prevenção da contaminação dos alimentos e da água com fezes.

Cyclospora cayetenensis

Local de predileção. Intestino delgado.

Filo. Apicomplexa.

Classe. Conoidasida.

Família. Eimeriidae.

Descrição. Os oocistos são pequenos, com 8 a 10 μm de diâmetro e, quando esporulados, contêm dois esporocistos, cada um com dois esporozoítas.

Hospedeiro. Humanos, macacos, répteis.

Distribuição geográfica. Desconhecida.

Patogênese. A importância clínica em macacos é desconhecida. O microrganismo foi relatado em chimpanzés e babuínos, mas pode infectar, também, outras espécies de macacos. Em humanos, a infecção pode causar diarreia aquosa grave.

Tratamento. Em humanos, o tratamento com sulfametoxazol-trimetoprima resulta em rápida melhora e deve ser igualmente efetivo em primatas.

Intestino grosso

Enterobius vermicularis

Nome comum. Oxiúro.

Locais de predileção. Ceco, cólon.

Filo. Nematoda.

Classe. Secernentea.

Superfamília. Oxyuroidea.

Descrição. Os adultos são vermes delgados de coloração creme; os machos medem cerca de 2 a 5 mm e as fêmeas, 8 a 13 mm, e apresentam cauda longa.

Hospedeiros. Humanos, bugios (chimpanzés).

Distribuição geográfica. Cosmopolita.

Patogênese. Em geral, as infecções não são danosas, embora haja relato de casos fatais em chimpanzés, caracterizados por colite ulcerativa e peritonite.

Sinais clínicos. Prurido e irritação anal, que podem ocasionar automutilação e inquietação.

Diagnóstico. A infecção causada por oxiúro pode ser diagnosticada pela detecção de vermes adultos que saem do ânus ou pela aplicação de fita adesiva na região anal e subsequente identificação microscópica dos ovos elipsoidais assimétricos típicos.

Tratamento e controle. O controle se baseia em medidas rigorosas de higiene e no tratamento dos animais infectados. Os anti-helmínticos pamoato de pirantel e benzimidazóis são efetivos.

Outras espécies de oxiúros encontradas em primatas estão listadas na Tabela 15.12.

Oesophagostomum spp.

Nome comum. Verme nodular.

Locais de predileção. Ceco, cólon.

Filo. Nematoda.

Classe. Secernentea.

Superfamília. Strongyloidea.

Descrição. Os vermes adultos são robustos e esbranquiçados, com cápsula bucal cilíndrica estreita; medem até 2 cm de comprimento.

Hospedeiros. Primatas (babuínos, *Macaca*, macaco mangabei, macaco-africano de rabo longo, chimpanzé, gorila).

Distribuição geográfica. Disseminado na Ásia e na África.

Patogênese. A presença de larvas ocasiona formação de nódulos lisos elevados na mucosa do intestino grosso, com 2 a 4 mm de diâmetro, os quais podem ser enegrecidos quando associados com hemorragia. Os nódulos mais antigos se tornam caseosos e contêm depósitos mineralizados. No exame histopatológico nota-se que os nódulos são circundados por uma cápsula fibrosa e que contêm células inflamatórias, principalmente neutrófilos, macrófagos, eosinófilos, linfócitos, plasmócitos e, também, células gigantes de corpo estranho.

Tabela 15.12 Outras espécies de oxiúros.

	Prossímios	Macacos do Novo Mundo	Macacos do Velho Mundo	Bugios
Superfamília Oxyuroidea	*Enterobius lemoris*	*Trypanoxyuris trypanuris*	*Enterobius brevicauda*	*Enterobius anthropopitheci*
	Primasubulura otolicini	*Trypanoxyuris atelis*	*Enterobius bipapillata*	*Enterobius buckleyi*
		Trypanoxyuris duplicideus	*Enterobius pitheci*	*Enterobius lerouxi*
		Trypanoxyuris lagothricis	*Enterobius parallela*	*Probstmayria gombensis*
		Trypanoxyuris clementinae	*Enterobius zakari*	*Probstmayria gorillae*
		Trypanoxyuris minutus	*Enterobius chabaudi*	*Probstmayria simiae*
		Trypanoxyuris satanus	*Enterobius inglisi*	
		Trypanoxyuris scleratus	*Enterobius pesteri*	
		Trypanoxyuris brachylelesi	*Enterobius macaci*	
		Trypanoxyuris callithricis	*Enterobius presbytis*	
		Trypanoxyuris callicebi	*Probstmayria natalensis*	
		Trypanoxyuris oedepi		
		Trypanoxyuris goedeli		
		Oxyuronema atelophorum		
		Primasubulura jacchi		

Sinais clínicos. Em geral, a infecção é assintomática, mas os animais gravemente infectados podem manifestar definhamento geral e fraqueza, com por perda de peso e diarreia.

Diagnóstico. Os ovos presentes nas fezes devem ser diferenciados de outros ovos de estrôngilos e pode ser necessária cultura de fezes para identificar as larvas. O diagnóstico pós-morte se baseia na constatação de lesões nodulares típicas.

Tratamento e controle. Para o controle de infecções causadas pelo verme nodular há necessidade de emprego de boas práticas de higiene e tratamento dos animais infectados. Relata-se que os anti-helmínticos benzimidazóis e levamisol são efetivos.

Nota. Há relato de, no mínimo, 11 espécies, sendo as principais *O. apiostomum*, *O. bifurcatum*, *O. aculeatum* e *O. stephanostomum*.

Trichuris trichiura

Nome comum. Tricuro.

Local de predileção. Intestino grosso.

Filo. Nematoda.

Classe. Secernentea.

Superfamília. Trichuroidea.

Descrição. As fêmeas dos vermes medem cerca de 3,5 a 5,0 cm de comprimento e são pouco maiores do que os machos (3,0 a 4,5 cm). As fêmeas apresentam extremidade posterior romba arredondada, enquanto os machos têm extremidade posterior espiralada.

Hospedeiros. Humanos, primatas.

Patogênese. Em geral, as infecções brandas não causam problema sério. Relata-se que as infestações maciças causam anorexia, diarreia com fezes mucoides acinzentadas e, às vezes, morte de primatas.

Diagnóstico. Identificação dos ovos, com opérculos típicos, nas fezes (Figura 15.37).

Tratamento e controle. Há necessidade de higiene pessoal rigorosa de todo o pessoal que cuida dos animais, em razão do risco de transmissão zoonótica. Relata-se que mebendazol, flubendazol e levamisol são efetivos.

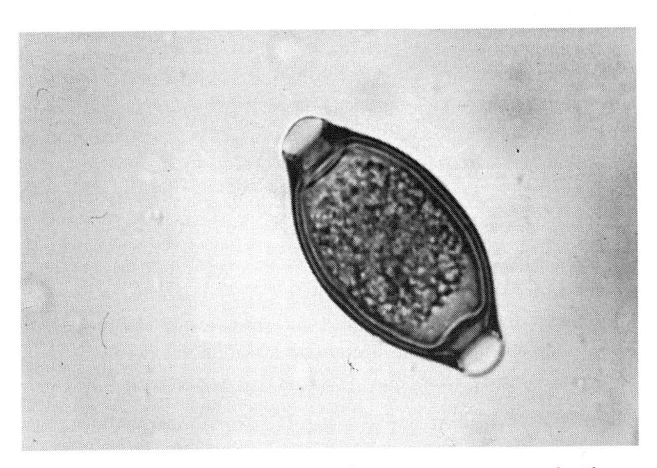

Figura 15.37 Ovo de *Trichuris*. (Esta figura encontra-se reproduzida em cores no Encarte.)

Ternidens deminutus

Locais de predileção. Ceco, cólon.

Filo. Nematoda.

Classe. Secernentea.

Superfamília. Strongyloidea.

Descrição. Os vermes adultos medem 8 a 16 mm de comprimento e apresentam grande cápsula bucal globosa, com três dentes bifurcados, na base.

Hospedeiros. Macacos do Velho Mundo (*Macaca*, macaco-africano de rabo longo, babuíno), bugios (chimpanzés, gorilas), humanos.

Distribuição geográfica. África, Ásia.

Entamoeba histolytica

Sinônimos. *Entamoeba dysenteriae*, *Endamoeba histolytica*, *Amoeba coli*, *Entamoeba pitheci*.

Locais de predileção. Intestino grosso, fígado, pulmões; raramente cérebro, baço e estômago.

Filo. Amoebozoa.

Classe. Archamoebae.

Família. Entamoebidae.

Descrição. Há duas formas de parasitas: trofozoítas grandes, com 20 a 30 μm de diâmetro, e trofozoítas menores, com 12 a 15 μm. O núcleo, quando corado, apresenta endossomo central com um anel de pequenos grânulos periféricos. Os cistos de ambas as formas têm 10 a 12 μm de tamanho e contêm 4 núcleos, quando maduros; com frequência, possuem corpúsculos de cromatina semelhantes a bastão, com células arredondadas.

Hospedeiros. Humanos, bugios, macacos, cães, gatos, suínos, ratos.

Distribuição geográfica. Cosmopolita.

Patogênese. As formas não patogênicas do microrganismo normalmente vivem no lúmen do intestino grosso. As formas patogênicas invadem a mucosa e provocam ulceração e disenteria. A partir daí, podem ser transportadas pelo sistema porta para o fígado e para outros órgãos, onde podem ocasionar grandes abscessos. As trofozoítas semelhantes à ameba secretam enzimas proteolíticas e causam úlceras em forma de cantil típicas na mucosa do intestino grosso. A erosão da mucosa possibilita que os parasitas alcancem a corrente sanguínea, sendo a sequela mais comum a formação de abscessos no fígado. A infecção por *E. histolytica* pode causar problemas consideráveis nas colônias de chimpanzés. Também, constatou-se a infecção em muitas espécies de macacos, em todo o mundo. Os macacos-aranhas são especialmente suscetíveis e quase sempre desenvolvem infecção hepática. Há relato de amebíase gástrica em macacos-narigudos, macacos colobus, macacos de folha prateada e macacos langur.

Sinais clínicos. As infecções podem ser assintomáticas ou causar sinais clínicos discretos a graves; a penetração na mucosa provoca diarreia ou disenteria. Os animais clinicamente acometidos podem apresentar apatia, letargia, fraqueza, desidratação, perda de peso, anorexia, vômito, hemorragia grave ou diarreia catarral.

Diagnóstico. O diagnóstico se baseia na identificação dos parasitas nas fezes ou nas lesões típicas. Estes organismos são comensais comuns não patogênicos do trato digestório de primatas não humanos e sua presença nas fezes de animais não é, necessariamente, um diagnóstico definitivo. Organismos móveis e cistos de *E. histolytica* podem ser detectados em esfregaço de fezes. Trofozoítas e cistos podem ser corados com iodo, tricromo ou hematoxilina férrica. Os microrganismos também podem ser cultivados em vários meios, inclusive meio Boeck e Drbohlav, Dobell e Laidlaw, TYI-S-33 e Robinsons. Os marcadores de isoenzimas podem ser utilizados para diferenciar as duas formas do parasita, mas há controvérsia sobre se os dois tipos são espécies diferentes ou se eles podem se modificar, de um tipo para o outro, em certas condições.

Foram avaliados muitos testes sorológicos para o diagnóstico da infecção causada por *E. histolytica,* inclusive ELISA, teste de aglutinação em látex, teste de fixação do complemento e teste de hemaglutinação indireto. Vários testes de reação em cadeia de polimerase (PCR) também são utilizados para detectar *E. histolytica* em amostras obtidas de casos clínicos. Estes se baseiam na amplificação de sequências do DNA específicas relacionadas à classificação da isoenzima como patogênica/não patogênica e parecem muito sensíveis e específicos.

Patologia. As cepas patogênicas de ameba penetram na mucosa do intestino grosso e se multiplicam para formar pequenas colônias que se distribuem na submucosa e na camada muscular. Na ausência de infecção bacteriana nota-se discreta reação, mas nas infecções complicadas verificam-se hiperemia e inflamação, com predomínio de neutrófilos. A ameba pode alcançar o sistema linfático e os linfonodos mediastínicos e, a partir daí, migrar para o sistema porta até o fígado, onde pode ocasionar a formação de abscessos. Também pode haver formação de abscessos em outros órgãos, inclusive nos pulmões e no cérebro.

Epidemiologia. *Entamoeba histolytica* é, principalmente, um parasita de primatas; humanos são reservatórios para os animais.

Tratamento. Tratamento, quando necessário, se baseia no uso combinado de metronidazol e di-iodoidroxiquina.

Controle. É importante o emprego de medidas de saneamento rigorosas na prevenção de amebíase. As trofozoítas são mortas por desinfetantes comuns, mas os cistos são mais resistentes e pode ser necessária limpeza a vapor. As pessoas infectadas são fontes potenciais de infecção de macacos; assim, há necessidade de triagem de rotina dos manipuladores ou dos técnicos de laboratório. Insetos, como moscas e baratas, atuam como vetores mecânicos e devem ser controlados.

Entamoeba hartmanni

Local de predileção. Intestino grosso.

Filo. Amoebozoa.

Classe. Archamoebae.

Família. Entamoebidae.

Descrição. *Entamoeba hartamanni* se assemelha a pequenas formas de *E. histolytica*, sendo ligeiramente menor, com trofozoítas arredondadas que medem 3 a 10,5 μm e núcleo com 1,5 a 2,5 μm de tamanho. Em geral, a cromatina periférica é mais variável e consiste em discretos grânulos amplamente separados. Os cistos também são menores, medindo 3,8 a 8,0 μm.

Hospedeiros. Humanos, bugios, macacos.

Distribuição geográfica. Cosmopolita.

Nota. Não se conhece a verdadeira prevalência, pois esta espécie frequentemente tem sido considerada como sinônimo de *E. histolytica.*

Muitas outras espécies de ameba são encontradas em macacos e bugios, mas quase sempre são consideradas comensais não patogênicas.

Entamoeba coli

Sinônimos. *Amoeba coli, Endamoeba hominis, Entamoeba cynocephalusae.*

Local de predileção. Intestino grosso.

Filo. Amoebozoa.

Classe. Archamoebae.

Família. Entamoebidae.

Descrição. As trofozoítas medem 15 a 50 μm de diâmetro. O núcleo é grande e excêntrico e apresenta um anel de grânulos periféricos grosseiros, com grânulos de cromatina dispersos. Os cistos medem 10 a 33 μm, apresentam 8 núcleos e contêm grânulos de cromatina semelhantes a estilhaços.

Hospedeiros. Humanos, bugios, macacos, suínos, veados de cauda branca.

Distribuição geográfica. Cosmopolita.

Patogênese. Não é patogênica.

Nota. Esta é a espécie de ameba mais comum em humanos.

Entamoeba chattoni

Sinônimo. *Entamoeba polecki.*

Local de predileção. Intestino grosso.

Filo. Amoebozoa.

Classe. Archamoebae.

Família. Entamoebidae.

Descrição. As trofozoítas de *Entamoeba chattoni* medem 9 a 25 μm de comprimento. O núcleo apresenta um pequeno endossomo central com uma fileira de grânulos periféricos. Os cistos medem 6 a 18 μm e quase sempre são uninucleados.

Hospedeiros. *Macaca* e outras espécies de símios; raramente humanos.

Distribuição geográfica. Desconhecida.

Iodamoeba buetschlii

Sinônimos. *Iodamoeba wenyonii, Iodamoena suis, Entamoeba williamsi, Endolimax williamsi.*

Local de predileção. Intestino grosso.

Filo. Amoebozoa.

Classe. Archamoebae.

Família. Entamoebidae.

Descrição. As trofozoítas medem 4 a 20 μm, apresentam pseudópodos rombos que se formam lentamente. O núcleo é grande e contém um grande endossomo central rico em cromatina, circundado por uma camada de glóbulos. Os cistos têm formas irregulares, variando de 5 a 14 μm, e possuem um único núcleo e um grande corpúsculo de glicogênio.

Hospedeiros. Suínos, humanos, bugios (chimpanzés, gorilas), macacos.

Distribuição geográfica. Cosmopolita.

Patogênese. Não é patogênica.

Endolimax nana

Sinônimos. *Amoeba limax, Entamoeba nana, Endolimax intestinalis, Endolimax suis, Endolimax ratti.*

Local de predileção. Intestino grosso.

Filo. Amoebozoa.

Classe. Archamoebae.

Família. Entamoebidae.

Descrição. As trofozoítas medem 6 a 15 μm, apresentam citoplasma vacuolizado granular e um núcleo que possui um endossomo irregular composto de grânulos de cromatina. Os cistos maduros são ovais, medem 8 a 10 μm de comprimento e contêm 4 núcleos.

Hospedeiros. Humanos, bugios, macacos, suínos, ratos.

Distribuição geográfica. Cosmopolita.

Patogênese. Não é patogênica.

Nota. *Endolimax nana* é comum em humanos, primatas e suínos.

Pentatrichomonas hominis

Sinônimos. *Pentatrichomonas felis, Cercomonas hominis, Monocercomonas hominis, Trichomonas felis, Trichomonas intestinalis.*

Local de predileção. Intestino grosso.

Filo. Parabasalia.

Classe. Trichomonadea.

Família. Trichomonadidae.

Descrição. O corpo é piriforme, tem 8 a 20 μm de comprimento e, em geral, possui 5 flagelos anteriores. Quatro dos flagelos anteriores estão agrupados e o quinto é separado e direcionado posteriormente. Um sexto flagelo situa-se ao longo da membrana ondulante e se estende além do corpo como um flagelo *trailing* livre. A membrana ondulante se estende por todo o comprimento do corpo. O axostilo é espesso e hialino, com uma extremidade nitidamente aguçada. A pelta tem formato de lua crescente.

Hospedeiros. Humanos, macacos, cães, gatos, ratos, camundongos, *hamster*, porquinhos-da-índia.

Distribuição geográfica. Cosmopolita.

Patogênese. *Pentatrichomonas hominis* não é considerado patogênico.

Diagnóstico. Identificação morfológica do microrganismo em preparações de fezes frescas coradas. O organismo também pode ser cultivado em meio de cultura de tricômonas.

Tratamento e controle. Não há necessidade.

Dientamoeba fragilis

Locais de predileção. Ceco, cólon.

Filo. Parabasalia.

Classe. Trichomonadea.

Família. Monocercomonadidae.

Descrição. Apenas há descrição de trofozoítas, que medem 3 a 22 mm de diâmetro e possuem um ou dois núcleos vesiculares conectados por um filamento ou desmose.

Hospedeiros. Humanos, macacos.

Distribuição geográfica. Cosmopolita.

Patogênese. Em geral, não é considerada patogênica, mas em humanos pode causar diarreia e dor abdominal discreta a moderada.

Enteromonas hominis

Sinônimos. *Octomitus hominis, Tricercomonas intestinalis, Enteromonas bengalensis.*

Local de predileção. Ceco.

Filo. Fornicata.

Classe. Trepamondea.

Família. Enteromonadidae.

Descrição. As trofozoítas medem 4 a 10 μm de comprimento e 3 a 6 μm de largura e contêm numerosos vacúolos de alimento.

Hospedeiros. Ratos, *hamster*, humanos, primatas (chimpanzés, *Macaca*).

Retortamonas intestinalis

Sinônimos. *Embadomonas intestinalis, Waskia intestinalis.*

Local de predileção. Intestino grosso.

Filo. Fornicata.

Classe. Retortamonadea.

Família. Retortamonadorididae.

Descrição. A trofozoíta é pequena, mede 4 a 9 μm de comprimento e 4 a 7 μm de largura, tem 2 flagelos anteriores e um cistossomo proeminente. Possui um núcleo relativamente grande, na extremidade anterior, com um pequeno cariossomo compacto.

Hospedeiros. Humanos, chimpanzés, macacos.

Tritrichomonas wenyoni

Sinônimo. *Trichomitus wenyoni.*

Local de predileção. Intestino grosso.

Filo. Parabasalia.

Classe. Trichomonadea.

Família. Trichomonadidae.

Descrição. O corpo mede 4 a 16 μm de comprimento e tem 3 flagelos anteriores. A membrana ondulante se estende ao longo do corpo e apresenta um longo flagelo *trailing* posterior. O axostilo é largo e hialino.

Hospedeiros. Ratos, camundongos, hamster, macacos.

Tritrichomonas mobilensis

Locais de predileção. Intestino grosso.

Filo. Parabasalia.

Classe. Trichomonadea.

Família. Trichomonadidae.

Descrição. As trofozoítas têm forma lanceolada, medem 7 a 10,5 μm de comprimento e possuem 3 flagelos anteriores, com membrana ondulante bem desenvolvida que se estende ao longo do corpo e com um longo flagelo *trailing* posterior. O núcleo é ovoide e está situado na parte anterior.

Hospedeiro. Macaco-esquilo.

Patogênese. A importância clínica desta espécie não foi determinada. Há relato de infecção invasiva em macaco-esquilo que ocasiona necrose epitelial focal associada com resposta inflamatória.

Tratamento. Relata-se que o metronidazol é efetivo.

Chilomastix mesnili

Sinônimos. *Chilomastix suis, Chilomastix hominis, Macrostoma mesnili.*

Locais de predileção. Ceco, cólon.

Filo. Fornicata.

Classe. Retortamonadea.

Família. Retortamonadorididae.

Descrição. As trofozoítas são piriformes, medem 6-24 × 3-10 μm, com um sulco espiral que cruza a metade mediana do corpo e 3 flagelos anteriores. Na parte anterior do corpo há um cistossomo semelhante a fenda, circundando o quarto flagelo. Os cistos têm forma de limão, medem 6 a 10 μm de diâmetro e possuem um núcleo e cistossomo.

Hospedeiros. Humanos, bugios (chimpanzés, orangotango), macacos (*Macaca*), suínos.

Distribuição geográfica. Cosmopolita.

Patogênese. Não é patogênico.

Diagnóstico. Identificação de trofozoítas ou de cistos no conteúdo do intestino grosso ou nas fezes.

Tratamento e controle. Não há necessidade.

Spironucleus pitheci

Sinônimos. *Hexamita pitheci, Octomitus muris.*

Locais de predileção. Ceco, cólon.

Filo. Fornicata.

Classe. Trepamondea.

Família. Hexamitidae.

Descrição. O corpo é piriforme, mede 2,5-6 × 1,5-4 μm, apresenta 2 núcleos próximos da extremidade anterior e 6 flagelos anteriores e 2 posteriores. Não possui cistossomo.

Hospedeiros. Chimpanzés, macacos (*rhesus*).

Balantidium coli

Local de predileção. Intestino grosso.

Filo. Ciliophora.

Classe. Litostomatea.

Família. Balantidiidae.

Descrição. É um microrganismo ativamente móvel, com até 300 μm, cuja película possui fileiras de cílios dispostos longitudinalmente (Figura 15.38). Na extremidade anterior há uma depressão em formato de funil, o peristoma, que se liga ao citóstomo ou boca;

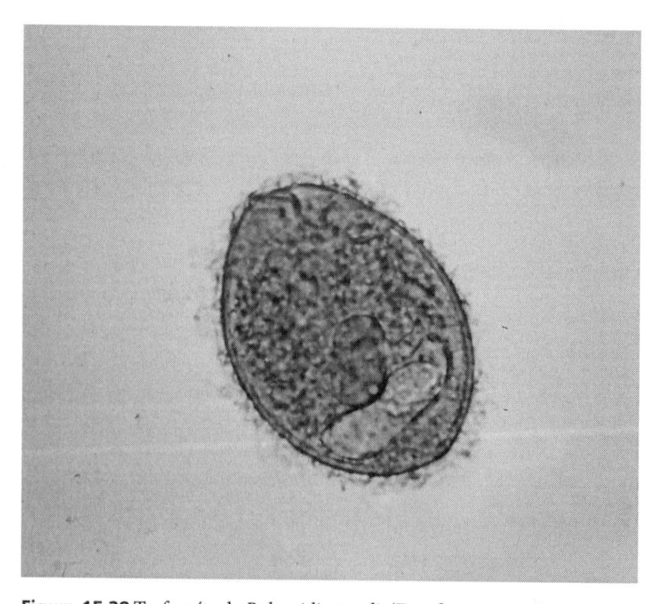

Figura 15.38 Trofozoíta de *Balantidium coli*. (Esta figura encontra-se reproduzida em cores no Encarte.)

a partir daí as partículas de alimento passam para os vacúolos do citoplasma e são digeridas. Internamente, há 2 núcleos – um macronúcleo reniforme e um micronúcleo adjacente – e 2 vacúolos contráteis que regulam a pressão osmótica. Os cistos são esféricos a ovoides, com 40 a 60 μm de diâmetro.

Hospedeiros. Suínos, humanos, camelídeos, bugios, macacos, cães (raramente), ratos.

Distribuição geográfica. Cosmopolita.

Patogênese. Em geral, não é patogênico; é um habitante comum do ceco de primatas não humanos. No entanto, a infecção pode provocar enterocolite ulcerativa grave nos grandes bugios.

Sinais clínicos. Os sintomas em bugios clinicamente acometidos incluem perda de peso, anorexia, fraqueza muscular, letargia, diarreia aquosa, tenesmo e prolapso retal.

Diagnóstico. *Balantidium* é facilmente identificado em exame microscópico de conteúdo intestinal ou em exame histológico de lesões intestinais.

Patologia. Os parasitas são encontrados em grande número no lúmen do intestino grosso; a mucosa do ceco é normal. No entanto, o microrganismo pode ser visto em úlceras de mucosa iniciadas por outras infecções. Ele produz hialuronidase, enzima que pode auxiliar na exacerbação das lesões por destruir a substância fundamental intercelular.

Epidemiologia. *Balantidium coli* é um comensal comum de intestino grosso, na maior parte dos macacos. Às vezes, humanos e bugios podem manifestar doença clínica, em razão da contaminação de suprimentos alimentares ou das mãos, com fezes. A transmissão ocorre após a ingestão de cistos ou de trofozoítas. Os cistos são resistentes às condições ambientais e podem sobreviver durante semanas nas fezes.

Tratamento. Tetraciclinas, metronidazol e di-idoidroxiquina são medicamentos efetivos.

Controle. O emprego de medidas sanitárias rigorosas, de modo a evitar a ingestão de cistos ou de fezes, deve prevenir a infecção em colônias de primatas não humanos.

Peritônio

Diversos vermes filarianos (Filarioidea) comumente parasitam os primatas; são encontrados em tecidos subcutâneos e nas cavidades abdominal e torácica (Tabela 15.13). Os vermes presentes na cavidade abdominal podem provocar peritonite fibrinopurulenta, com aderências fibrinosas associadas. É improvável que ocorra a transmissão destes parasitas nas colônias de primatas e não há necessidade de qualquer medida especial de controle, exceto o controle de possíveis artrópodes vetores.

A forma larvária de muitas espécies de pentastomídeos também é encontrada no peritônio e na cavidade peritoneal de primatas, os quais atuam como hospedeiros intermediários até os estágios adultos vistos em cães ou serpentes, dependendo do gênero.

Linguatula sericata é um parasita de cães; há relato de estágios de ninfa em vísceras de macacos do Velho Mundo e do Novo Mundo. As espécies de *Armillifer* e *Porocephalus* são parasitas de serpentes; os estágios de ninfa são relatados em prossímios, macacos do Velho Mundo e do Novo Mundo e bugios, por toda a África, Ásia e América do Sul.

Parasitas do sistema respiratório

Anatrichosoma cynomolgi

Sinônimos. *Anatrichosoma cutaneum*, *Anatrichosoma rhina*, *Anatrichosoma nacepobi*.

Locais de predileção. Mucosa nasal, narinas, pele.

Filo. Nematoda.

Classe. Secernentea.

Superfamília. Trichuroidea.

Descrição. Os vermes adultos são pequenos e delgados.

Hospedeiros. Primatas do Velho Mundo (*Macaca*, macaco mangabei, langur, babuínos), primatas do Novo Mundo (saguis), bugios (orangotango, gibão), humanos.

Distribuição geográfica. África, Ásia.

Patogênese. As fêmeas migram pelas camadas estratificadas do epitélio escamoso, formando túneis e pústulas ao redor das narinas.

Diagnóstico. Raspado de pele ou de narina revela ovos típicos.

Ácaros nasais (gênero *Rhinophaga*) são encontrados na cavidade nasal e no trato respiratório superior de macacos do Velho Mundo e de bugios (Tabela 15.14). Eles podem causar inflamação e formação de pólipos nasais.

Filaroides spp.

Locais de predileção. Pulmões.

Filo. Nematoda.

Classe. Secernentea.

Família. Metastrongyloidea.

Descrição. Os vermes adultos são muito delgados e frágeis.

Hospedeiros. Macacos do Novo Mundo (saguis, esquilos, macaco-prego e macaco arauatu).

Tabela 15.13 Vermes filarianos da cavidade peritoneal.

	Prossímios	Macacos do Novo Mundo	Macacos do Velho Mundo	Bugios
Família Onchocercidae		*Mansonella barbascalensis*	*Mansonella digitatum*	*Mansonella vanhoofi*
		Mansonella zakii		
		Mansonella nicollei		
		Dipetalonema gracile		
		Dipetalonema caudispina		
		Dipetalonema graciliformis		
		Dipetalonema robini		
		Dipetalonema tenue		

Tabela 15.14 Ácaros nasais de primatas.

Espécie	Hospedeiro	Local
Rhinophaga papinois	Babuínos	Seios maxilares
Rhinophaga elongata	Babuínos	Cavidades nasais
Rhinophaga dinolti	Macaco *rhesus*	Cavidades nasais, pulmões
Rhinophaga cercopitheci	Macaco-africano de rabo longo	Seios frontais, pulmões
Rhinophaga pongicola	Orangotango	Seios maxilares

Patogênese. A infecção ocasiona a formação de números variáveis de pequenos nódulos subpleurais.

Sinais clínicos. Em geral, as infecções são assintomáticas.

Nota. As espécies relatadas incluem *F. barretoi*, *F. gordius* e *F. cebus*. Uma espécie relacionada, *Filariopsis arator*, também é encontrada em primatas do Novo Mundo.

Paragonimus westermani

Nome comum. Trematódeo oriental do pulmão.

Locais de predileção. Pulmões.

Filo. Platyhelminthes.

Classe. Trematoda.

Família. Paragonimidae.

Descrição macroscópica. Os parasitas são redondos e espessos, marrom-avermelhados, medem 7,5-16 × 4-8 mm e são cobertos com espinhos semelhantes a escamas. A ventosa ventral situa-se ligeiramente anterior à parte média do trematódeo.

Descrição microscópica. A diferenciação das espécies se baseia no formato dos espinhos. Em *P. westermani* são grandes e apresentam pontas bífidas. Os ovos são marrom-amarelados, têm opérculo, medem 75-118 × 42-67 μm e a casca é espessa na extremidade oposta ao opérculo (Figura 15.39).

Hospedeiros. Cães, gatos, suínos, caprinos, bovinos, raposas, outros carnívoros, humanos, primatas (macaco cinomolgo).

Distribuição geográfica. Ásia, América do Norte.

Patogênese. Em geral, os parasitas não têm grande importância nos pulmões, mas alguns podem se alojar no cérebro ou em outros órgãos e ocasionar lesão mais grave. Comparativamente, os sintomas pulmonares são raros em gatos e cães e o interesse veterinário é que atua como reservatório potencial de infecção para humanos. As infecções extrapulmonares podem originar *larva migrans* cutânea e formação de abscessos na pele e nas vísceras. O envolvimento do cérebro e da medula espinal pode causar convulsão, paraplegia e, às vezes, morte.

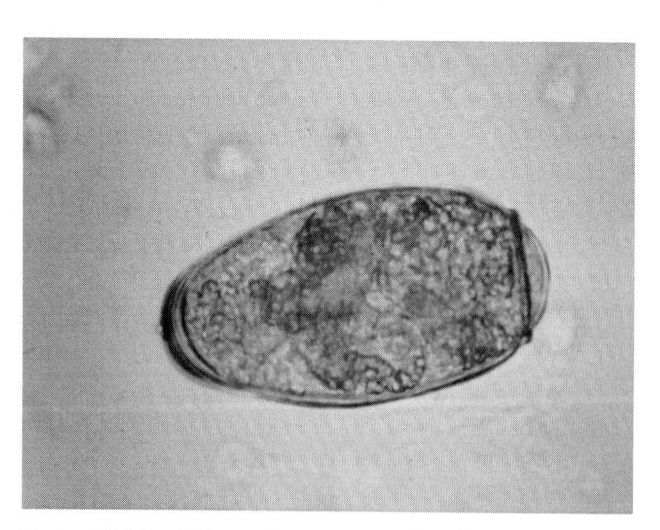

Figura 15.39 Ovo de *Paragonimus westermani*. (Esta figura encontra-se reproduzida em cores no Encarte.)

Sinais clínicos. Nas infecções pulmonares é possível notar tosse; os ovos podem ser vistos em grande número no esputo.

Diagnóstico. O diagnóstico se baseia na detecção de ovos no esputo e nas fezes.

Patogênese. A infecção provoca enfisema focal e formação de cistos (2 a 3 cm de tamanho), que podem ocasionar aderência pleural.

Epidemiologia. Em macaco cinomolgo a infecção está associada com a ingestão de caranguejo ou de lagostim.

Pneumocystis carinii

Locais de predileção. Pulmões.

Filo. Ascomycota.

Classe. Pneumocystidomycetes.

Família. Pneumocystidaceae.

Descrição. Em geral, as trofozoítas são pleomórficas e encontradas em aglomerados. Multiplicam-se de modo assexuado, resultando na formação inicial de um pré-cisto, seguido de um cisto inicial e, por fim, um cisto maduro.

Nota. *Pneumocystis carinii* originariamente foi considerado um protozoário, mas atualmente é identificado como um fungo e, portanto, não é descrito em detalhes.

Pneumonyssus simicola

Nome comum. Ácaro do pulmão.

Locais de predileção. Pulmões.

Classe. Arachnida.

Subclasse. Acari.

Família. Halarachnidae.

Descrição. Os ácaros são ovais e branco-amarelados; os adultos medem cerca de 0,5 mm. As pernas são grandes, com segmentos mais largos do que longos; possuem garras bem desenvolvidas.

Hospedeiros. Macacos do Velho Mundo (macaco *rhesus*, macaco cinomolgo, macaco patas, macaco colobo, macaco-narigudo, macaco das Ilhas Celebes, macaco mangabei, babuínos, macaco langur) e bugios (chimpanzés, gorilas, orangotango).

Distribuição geográfica. África, Ásia.

Patogênese. As infecções resultam em manchas pálidas por todo o parênquima pulmonar e pode haver aderências pleurais. As lesões são moles e pálidas, contêm 1 a 20 ácaros, são circundadas por pigmento marrom a preto e se caracterizam por bronquiolite localizada, pneumonite focal, consolidação alveolar e bronquiolectasia alveolar. O exsudato celular inflamatório apresenta neutrófilos, eosinófilos e macrófagos contendo pigmentos e cristais refráteis.

Sinais clínicos. Em geral, as infecções são assintomáticas; sintomas são incomuns. Há relato de morte de macacos *rhesus* com infestação maciça.

Diagnóstico. É difícil obter o diagnóstico no animal vivo. Lavado traqueobronquial pode revelar larvas de ácaros nos pulmões, mas um resultado negativo no lavado não é conclusivo de ausência de infecção. As lesões macroscópicas são típicas, mas há necessidade de diferenciá-las de tuberculose.

Epidemiologia. *Pneumonyssus simicola* é muito comum em macacos *rhesus* importados.

Tratamento e controle. Não há relato de tratamento efetivo e o controle apenas pode ser conseguido mediante a constituição de colônias livres de ácaros.

Outras espécies de *Pneumonyssus* do trato respiratório de primatas estão listadas na Tabela 15.15.

Parasitas do fígado

Capillaria hepatica

Sinônimos. *Callodium hepatica, Hepaticola hepatica.*

Local de predileção. Fígado.

Filo. Nematoda.

Classe. Secernentea.

Superfamília. Trichuroidea.

Descrição. São vermes filamentosos muito finos que medem 10 a 50 mm de comprimento. A parte anterior destes parasitas é mais delgada do que a posterior.

Hospedeiros. Ratos, camundongo, coelhos e mustelídeos criados em fazendas; ocasionalmente, cães, gatos, humanos e primatas, inclusive macacos do Novo Mundo (macaco-prego, macaco-esquilo, macaco-aranha), macacos do Velho Mundo (macaco *rhesus*) e bugios (chimpanzés).

Patogênese. Os vermes adultos são encontrados no parênquima hepático, onde provocam hepatite traumática. Os ovos são depositados, em aglomerados, no parênquima hepático, a partir do qual não há saída natural para o meio externo. Os granulomas se desenvolvem ao redor dos ovos e são acompanhados de fibrose. Há relato de hepatite fatal em primatas.

Sinais clínicos. Em geral, as infecções brandas são assintomáticas. Durante a necropsia, é possível notar estrias branco-amareladas na superfície do fígado.

Diagnóstico. A maior parte das infecções é detectada no exame pós-morte de rotina. O tecido granulomatoso verificado no parênquima hepático pode ser examinado à busca de ovos ou de fragmentos de vermes, após a compressão de um fragmento entre duas lâminas de microscopia.

Patologia. Os ovos, depositados em aglomerados, ocasionam a formação de de granulomas localizados, vistos através da cápsula como estrias ou manchas amarelas.

Nota. Embora os parasitas possam infectar humanos, o risco zoonótico é baixo.

Tabela 15.15 Espécies de *Pnemonyssus* do trato respiratório de primatas.

Espécie	Hospedeiros	Locais
Pneumonyssus duttoni	Macacos do Velho Mundo	Pulmões
Pneumonyssus longus	Macacos do Velho Mundo, bugios	Pulmões, brônquios e traqueia
Pneumonyssus oudemansi	Macacos do Velho Mundo, bugios	Pulmões, brônquios e traqueia
Pneumonyssus africanus	Macacos do Velho Mundo	Brônquios
Pneumonyssus mossambicensis	Macacos do Velho Mundo	Pulmões
Pneumonyssus congoensis	Macacos do Velho Mundo	Traqueias, pulmões
Pneumonyssus rodhaini	Macacos do Velho Mundo	Pulmões, fossa nasal
Pneumonyssus vitzthumi	Macacos do Velho Mundo	Pulmões, seios maxilar, fossa nasal
Pneumonyssus vocalis	Macacos do Velho Mundo	Laringe, bolsas vocais

Echinococcus granulosus

Nome comum. Tênia anã do cão, hidatidose.

Locais de predileção. Especialmente fígado e pulmões (hospedeiros intermediários); intestino delgado (hospedeiro definitivo).

Filo. Platyhelminthes.

Classe. Cestoda.

Família. Taeniidae.

Descrição macroscópica. Cistos "hidáticos" são grandes vesículas repletas de líquido, com 5 a 10 cm de diametro, e com espessa cutícula concentricamente laminada e camada germinativa interna.

Descrição microscópica. A camada germinativa origina numerosas vesículas pequenas ou cápsulas reprodutivas, cada uma com até 40 escóleces, invaginadas na região do colo e aderidas à parede por meio de pedículos. As cápsulas reprodutivas podem se desprender da parede da vesícula e flutuar livremente no líquido vesicular e originar "areia hidática".

Hospedeiros definitivos. Cães e muitos canídeos selvagens.

Hospedeiros intermediários. Ruminantes domésticos e selvagens, humanos e primatas, suínos e lagomorfos; equinos e asininos são resistentes.

Distribuição geográfica. Cosmopolita.

Patogênese. Relata-se a ocorrência de cisto hidático em muitos macacos do Velho Mundo (macaco-africano de rabo longo, macaco colobus, macaco mangabei, macaco mandril, *Macaca*, macaco das Ilhas Celebes, babuínos), macacos do Novo Mundo (sagui), bugios (chimpanzés, gorilas, orangotango) e prossímios (lêmures). Os cistos podem se formar no abdome, na cavidade torácica, no fígado, nos pulmões ou no tecido subcutâneo.

Sinais clínicos. Em geral, as infecções são assintomáticas, mas podem ocasionar distensão abdominal ou tumefação localizada, dependendo do tamanho e da localização dos cistos.

Diagnóstico. Em geral, o diagnóstico de hidatidose não é definido até que os cistos atinjam um grande tamanho; os sintomas podem ser confundidos com aqueles de um tumor. Para o diagnóstico em bugios deve-se realizar ultrassonografia e radiografia. Os testes sorológicos desenvolvidos para uso em humanos também têm se mostrado úteis.

Nota. Têm-se constatado consideráveis variações fenotípicas e genéticas entre as espécies de *E. granulosus* e várias cepas foram identificadas com base na genotipagem molecular. Informações atuais indicam que "*E. granulosus*" é mais um grupo de muitas, do que de diferentes cepas e genótipos (designados G1-G10), com diferenças fundamentais não apenas na epidemiologia, mas também na patogenicidade aos humanos.

Também, foram relatadas duas outras espécies, *E. multilocularis*, em lêmures, *Macaca*, gorila, gibão e orangotango, e *E. vogeli*, em grandes bugios (gorila, orangotango e chimpanzé).

Trematódeos

Foram relatadas muitas espécies de trematódeos em primatas (Tabela 15.16). Estas espécies de trematódeos, invariavelmente, são encontradas em primatas selvagens criados em cativeiro, pois há necessidade de um hospedeiro intermediário para completar o ciclo evolutivo.

Entamoeba histolytica

Para mais detalhes, ver seção Intestino grosso.

Parasitas do pâncreas

Eurytrema pancreaticum

Sinônimos. *Distoma pancreaticum, Eurytrema ovis.*

Nome comum. Trematódeo do pâncreas.

Locais de predileção. Ductos pancreáticos; raramente ductos biliares.

Filo. Platyhelminthes.

Classe. Trematoda.

Família. Dicrocoeliidae.

Descrição macroscópica. Trematódeos ovais, em formato de folha, marrom-avermelhados e medindo ao redor de 8-16 × 5-8,5 mm.

Descrição microscópica. O corpo é espesso e os trematódeos jovens contêm espinhos, frequentemente ausentes no estágio adulto. A ventosa bucal é maior do que a ventosa ventral e a faringe e o esôfago são curtos. Os testículos situam-se horizontalmente, pouco atrás da ventosa ventral. Possui um saco cirro tubular. O útero ocupa toda a parte posterior do corpo. Os ovos medem cerca de 40-50 × 25-35 μm e são semelhantes àqueles de *Dicrocoelium*.

Hospedeiros definitivos. Bovinos, búfalos, ovinos, caprinos, suínos, camelos, humanos, primatas.

Hospedeiros intermediários. São necessários dois hospedeiros. Hospedeiro 1: caramujos terrestres, especialmente do gênero *Bradybaena*. Hospedeiro 2: gafanhotos do gênero *Conocephalus* ou grilo de árvore (*Oecanthus*).

Distribuição geográfica. América do Sul, Ásia e Europa.

Parasitas do sistema circulatório

Esquistossomos

Esquistossomos são trematódeos do sistema circulatório. Os sexos são diferentes; a pequena fêmea adulta encontra-se permanentemente em um sulco longitudinal, o canal ginecofórico, no corpo do macho. O gênero foi dividido em quatro grupos - *haematobium*, *indicum*, *mansoni* e *japonicum* - mas o gênero atualmente definido é parafilético, de modo que são passíveis de revisões.

Relata-se que muitas espécies de *Schistosoma* infectam primatas não humanos, mas geralmente há poucas consequências em animais de cativeiro e quase sempre são vistos apenas como achados acidentais no exame pós-morte. Os primatas infectados não têm importância direta em saúde pública devido à necessidade de um molusco como hospedeiro intermediário obrigatório.

Grupo *haematobium*

Schistosoma haematobium

Locais de predileção. Veias da bexiga, uretra.

Filo. Platyhelminthes.

Classe. Trematoda.

Família. Schistosomatidae.

Descrição macroscópica. Os vermes-machos adultos medem cerca de 10 mm e as fêmeas, 15 mm de comprimento.

Descrição microscópica. Tanto os machos quanto as fêmeas possuem uma robusta ventosa oral e uma ventosa ventral posterior menor. Os machos possuem um canal ginecofórico onde as fêmeas normalmente se instalam. Os machos têm 5 a 9 testículos, mas não possuem bolsa cirro, cirro ou células de próstata. O poro genital situa-se logo atrás da ventosa ventral. As fêmeas apresentam apenas um ovário, próximo do centro do corpo, e um útero que pode conter 20 a 100 ovos.

Hospedeiros definitivos. Humanos, primatas (macaco mangabei, macaco pata, macaco africano de rabo longo, babuínos).

Hospedeiros intermediários. Caramujos (*Bulinus*).

Distribuição geográfica. África, Oriente Médio.

Schistosoma mattheei

Locais de predileção. Veias portal, mesentérica e da bexiga.

Filo. Platyhelminthes.

Classe. Trematoda.

Família. Schistosomatidae.

Descrição macroscópica. Machos e fêmeas são diferentes; os machos têm 9 a 22 mm de comprimento e 1 a 2 mm de largura; as fêmeas medem 12 a 28 mm de comprimento. As ventosas e parte do corpo do macho, atrás das ventosas, contêm espinhos minúsculos, enquanto a superfície dorsal do macho possui pequenos tubérculos cuticulares.

Descrição microscópica. Em geral, os ovos eliminados nas fezes são fusiformes, mas os ovos menores podem ser ovais. Medem 170-280 × 72-84 μm. Não contêm opérculo.

Hospedeiros definitivos. Bovinos, ovinos, caprinos, camelos, roedores, humanos, primatas (babuínos).

Tabela 15.16 Espécies de trematódeos de primatas.

	Prossímios	Macacos do Novo Mundo	Macacos do Velho Mundo	Bugios
Família Dicrocoelidae		*Athesmia heterolecithodes*	*Brodenia lacinata*	*Eurytrema brumpti*
		Controrchis biliophilus	*Dicrocoelium colobusciola*	*Dicrocoelium lanceolatum*
			Dicrocoelium lanceolatum	*Dicrocoelium macaci*
			Dicrocoelium macaci	*Eurytrema satoi*
			Euparadistomum cercopitheci	
			Eurytrema satoi	

Hospedeiros intermediários. Caramujos (*Bulinus*).

Distribuição geográfica. Sul e centro da África, Oriente Médio.

Grupo *mansoni*

Schistosoma mansoni

Locais de predileção. Veias mesentéricas.

Filo. Platyhelminthes.

Classe. Trematoda.

Família. Schistosomatidae.

Descrição macroscópica. Os machos adultos têm até 10 mm de comprimento e possuem um sulco longitudinal, o canal ginecofórico, que envolve a fêmea, a qual é mais longa (12 a 16 mm) e mais delgada. O tegumento do macho apresenta tubérculos na superfície dorsal, enquanto o tegumento da fêmea é liso. O macho tem 6 a 9 testículos e o poro genital do macho se abre ventralmente, logo depois da ventosa ventral. A fêmea possui um único ovário, na parte anterior do corpo.

Distribuição geográfica. América do Sul, Caribe, África, Oriente Médio.

Brugia spp.

Os vermes filarianos da linfa (*Brugia* spp.) são transportados por muitas espécies de mosquitos e são encontrados no Sudeste Asiático, notadamente na Malásia; causa elefantíase em humanos (Tabela 15.17). A espécie do parasita humano mais importante, *B. malayi,* também infecta macacos e carnívoros domésticos e selvagens. Os parasitas adultos se instalam em linfonodos e nos vasos linfáticos aferentes.

Trypanosoma cruzi cruzi

Sinônimos. *Schizotrypanum cruzi, Trypanosoma lesourdi, Trypanosoma rhesii, Trypanosoma prowazeki, Trypanosoma vickersae.*

Nome comum. Doença de Chagas.

Locais de predileção. Sangue, coração, músculo.

Filo. Euglenozoa.

Classe. Kinetoplastea.

Família. Trypanosomatidae.

Subgênero. *Schizotrypanum.*

Descrição. Os tripanossomos são monomórficos, medem 16 a 20 μm de comprimento, apresentam extremidade posterior aguçada, corpo robusto e curvado e uma estreita membrana ondulante com um flagelo *trailing.* O cinetoplasto é grande e subterminal, fazendo com que o corpo se torne proeminente ao redor dele. Os amastigotas têm 1,5 a 4 μm de diâmetro e são vistos em grupos.

Hospedeiros. Humanos, cães, gatos, primatas do Novo Mundo, animais selvagens.

Hospedeiros intermediários. Barbeiro (chupança ou procotó).

Distribuição geográfica. América do Sul.

Patogênese. As formas triptomastigotas são encontradas no sangue e as formas amastigotas são vistas em pseudocistos, nos músculos esquelético e cardíaco, no sistema reticuloendotelial e em outros tecidos. A infecção causa edema generalizado, anemia, hepatoesplenomegalia e linfadenite.

Sinais clínicos. É possível notar depressão, anorexia e perda de peso.

Diagnóstico. Nos estágios agudos da doença, os triptomastigotas podem ser vistos em esfregaço sanguíneo denso corado com Giemsa. O tamanho e a morfologia facilitam sua distinção de outros tripanossomos de primatas. Testes sorológicos, como fixação de complemento e ELISA, estão disponíveis para humanos e podem ser úteis como testes de triagem para macacos.

Patologia. Miocardite é comumente notada em primatas não humanos; os pseudocistos do parasita causam destruição de fibras miocárdicas.

Epidemiologia. Os barbeiros comumente defecam após se alimentarem e os animais se infectam quando lambem o local da picada dos insetos ou quando ingerem os insetos infectados. Também, pode haver transmissão pela ingestão de animais ou de leite materno infectado, pela contaminação por moscas, pela urina ou pela saliva de animais gravemente infectados.

Tratamento e controle. Não há tratamento efetivo. O controle se baseia na eliminação do inseto vetor. Como a doença é uma zoonose, os manipuladores devem tomar cuidado para evitar exposição ou contaminação de membranas mucosas ou de pele, por secreções infectantes.

Plasmódio

Plasmodium spp. causa malária em humanos e em animais. A malária é uma das mais comuns doenças causadas por hemoprotozoários de primatas, em regiões de clima tropical e semitropical. O parasita da malária que infecta os bugios é diferente daquele que infecta macacos; é homólogo ao parasita da malária humana e morfologicamente indistinguível. Os parasitas são classificados com base no hospedeiro infectado, na sua morfologia e no tipo de febre cíclica que ocasionam (diária: ciclos de 24 h; terçã: ciclos de 48 h; quartã: ciclos de 72 h). As espécies relatadas estão resumidas na Tabela 2.23.

Patogênese. Na maior parte dos primatas a malária geralmente não é fatal. No entanto, pode causar debilidade e doença, a qual pode ser induzida por estresse, doença concomitante ou imunossupressão. A infecção provoca hepatoesplenomegalia e hiperplasia linfoide no baço, no fígado e na medula óssea. A hiperplasia mieloide da medula óssea ocasiona eritropoese e pigmentação malárica (hemozoína) nas células de Kupffer do fígado, nos macrófagos da medula óssea e na polpa vermelha do baço. Há relato de ruptura esplênica, necrose de néfron e hemorragias no cérebro de animais infectados.

Diagnóstico. O diagnóstico depende da identificação morfológica dos microrganismos nos eritrócitos (hemácias), em esfregaço sanguíneo corados com Giemsa. Foram desenvolvidos testes com anticorpos fluorescentes para primatas não humanos, a fim de detectar infecções recentes, ou prévias, de malária.

Tabela 15.17 Vermes filarianos da linfa de primatas.

	Prossímios	Macacos do Novo Mundo	Macacos do Velho Mundo	Bugios
Família Onchocercidae	*Brugia tupaiae*		*Brugia malayi*	
			Brugia pahangi	

Tratamento. Em primatas, a malária pode ser tratada com administração intramuscular de cloroquina, acompanhada de primaquina VO. As duas drogas devem ser administradas separadamente devido ao risco de toxidade quando administradas juntas.

Controle. O controle efetivo dos mosquitos é fundamental para prevenir a transmissão de malária nas colônias de primatas. Os primatas infectados também são fontes de infecção para humanos, desde que haja mosquito vetor; deve-se adotar medidas apropriadas para minimizar os riscos de transmissão desta zoonose.

Parasitas que causam malária em prossímios

Plasmodium hylobati, Plasmodium eylesi, Plasmodium jefferyi, Plasmodium youngi

Local de predileção. Sangue.

Filo. Apicomplexa.

Classe. Aconoidasida.

Família. Plasmodiidae.

Hospedeiros. Gibão.

Distribuição geográfica. Sudeste Asiático.

Patogênese. *Plasmodium hylobati*, *P. eylesi* e *P. youngi* causam malária quartã em gibão e relata-se que estes parasitas são patogênicos e causam febre associada à parasitemia.

Parasitas que causam malária em macacos do Velho Mundo

Plasmodium knowlesi

Local de predileção. Sangue.

Filo. Apicomplexa.

Classe. Aconoidasida.

Família. Plasmodiidae.

Hospedeiros. Macaco cinomolgo, macaco-folha, macaco menestrino, macaco *rhesus*, humanos.

Distribuição geográfica. Sudeste Asiático.

Patogênese. Este parasita, que causa malária do tipo diário, provoca infecção grave em macaco *rhesus*, quase sempre fatal, semelhante à infecção aguda causada por *P. falciparum* em humanos.

Plasmodium cynomolgi

Local de predileção. Sangue.

Filo. Apicomplexa.

Classe. Aconoidasida.

Família. Plasmodiidae.

Hospedeiros. Macaco toque, macaco minestrino, macaco bonnet, macaco-folha, macaco *rhesus*, humano.

Distribuição geográfica. Sudeste Asiático, Índias Orientais, Filipinas.

Patogênese. O parasita que causa malária terçã tem baixa patogenicidade e provoca parasitemia de baixo grau, à semelhança da infecção causada por *P. ovale* em humanos.

Plasmodium gonderi

Local de predileção. Sangue.

Filo. Apicomplexa.

Classe. Aconoidasida.

Família. Plasmodiidae.

Hospedeiros. Macaco mangabei, macaco *drill*.

Distribuição geográfica. Oeste e centro da África.

Patogênese. É um parasita que causa malária terçã e provoca alta parasitemia crônica em macaco *rhesus*; também, pode infectar babuinos, macaco-africano de rabo longo e humanos.

Plasmodium fieldi

Local de predileção. Sangue.

Filo. Apicomplexa.

Classe. Aconoidasida.

Família. Plasmodiidae.

Hospedeiros. Macaco cinomolgo, macaco minestrino.

Distribuição geográfica. Península Malaia.

Patogênese. É um parasita que causa malária terçã e pode provocar grave doença em macaco *rhesus*, frequentemente fatal.

Plasmodium fragile

Local de predileção. Sangue.

Filo. Apicomplexa.

Classe. Aconoidasida.

Família. Plasmodiidae.

Hospedeiros. Macaco toque, macaco *bonnet*.

Distribuição geográfica. Sul da Índia, Sri Lanka.

Patogênese. É um parasita que causa malária terçã e provoca grave doença e morte em macaco *rhesus*.

Plasmodium siminovale

Locais de predileção. Sangue.

Filo. Apicomplexa.

Classe. Aconoidasida.

Família. Plasmodiidae.

Hospedeiros. Macaco toque.

Distribuição geográfica. Sri Lanka.

Patogênese. É um parasita que causa malária terçã, tem baixa patogenicidade e pode provocar anemia grave; assemelha-se à infecção causada por *P. ovale* em humanos.

Plasmodium coatneyi

Local de predileção. Sangue.

Filo. Apicomplexa.

Classe. Aconoidasida.

Família. Plasmodiidae.

Hospedeiros. Macaco cinomolgo.

Distribuição geográfica. Península Malaia, Filipinas.

Patogênese. É um parasita que causa malária terçã, semelhante a *P. knowlsei*, que pode provocar anemia grave em macaco *rhesus*.

Plasmodium inui

Local de predileção. Sangue.

Filo. Apicomplexa.

Classe. Aconoidasida.

Família. Plasmodiidae.

Hospedeiros. Macaco cinomolgo, macaco minestrino, macaco preto das Ilhas Celebes, humanos.

Distribuição geográfica. Sudeste Asiático, se estendendo da Índia até as Filipinas.

Patogênese. É um parasita que causa malária quartã, de baixa patogenicidade e que provoca doença discreta a moderada, não fatal; é semelhante à infecção causada por *P. malariae* em humanos.

Plasmodium shorti

Local de predileção. Sangue.

Filo. Apicomplexa.

Classe. Aconoidasida.

Família. Plasmodiidae.

Hospedeiros. Macaco toque, macaco bonnet.

Distribuição geográfica. Ski Lanka.

Patogênese. É um parasita que causa malária quartã que foi transmitido experimentalmente a humanos.

Parasitas que causam malária em macacos do Novo Mundo

Plasmodium simium

Local de predileção. Sangue.

Filo. Apicomplexa.

Classe. Aconoidasida.

Família. Plasmodiidae.

Hospedeiros. Macaco howler, macaco-aranha, macaco capuchino, macaco-barrigudo, macaco-esquilo, humanos.

Distribuição geográfica. Sul do Brasil.

Patogênese. É um parasita que causa malária terçã, semelhante à infecção causada por *P. vivax* em humanos.

Plasmodium brazilianum

Local de predileção. Sangue.

Filo. Apicomplexa.

Classe. Aconoidasida.

Família. Plasmodiidae.

Hospedeiros. Macaco howler, macaco-aranha, macaco capuchino, macaco-barrigudo, macaco-esquilo, humanos.

Distribuição geográfica. México, América Central e América do Sul.

Patogênese. É um parasita que causa malária quartã; provoca sintomas graves, sendo considerada semelhante à infecção causada por *P. malariae* em humanos.

Nota. É o parasita causador de malária mais comum em macacos do Novo Mundo.

Plasmodium rodhaini

Local de predileção. Sangue.

Filo. Apicomplexa.

Classe. Aconoidasida.

Família. Plasmodiidae.

Hospedeiros. Chimpanzés, gorilas, humanos.

Distribuição geográfica. Oeste e centro da África.

Patogênese. É um parasita que causa malária quartã, considerada semelhante à infecção causada por *P. malariae* em humanos.

Parasitas que causam malária em bugios

Plasmodium pitheci

Local de predileção. Sangue.

Filo. Apicomplexa.

Classe. Aconoidasida.

Família. Plasmodiidae.

Hospedeiro. Orangotango.

Distribuição geográfica. Ilha de Bornéu.

Patogênese. Pouco se sabe a respeito da patogenicidade e da doença causada por esse parasita.

Plasmodium silvaticum

Local de predileção. Sangue.

Filo. Apicomplexa.

Classe. Aconoidasida.

Família. Plasmodiidae.

Hospedeiros. Orangotango.

Distribuição geográfica. Ilha de Bornéu.

Patogênese. Pouco se sabe a respeito da patogenicidade e da doença causada por esse parasite.

Plasmodium reichenowi

Local de predileção. Sangue.

Filo. Apicomplexa.

Classe. Aconoidasida.

Família. Plasmodiidae.

Hospedeiros. Chimpanzés, gorilas, humanos.

Distribuição geográfica. Oeste, centro e leste da África.

Patogênese. É um parasita de baixa patogenicidade que causa malária quartã, semelhante à infecção causada por *P. falciparum* em humanos.

Plasmodium schwetzi

Local de predileção. Sangue.

Filo. Apicomplexa.

Classe. Aconoidasida.

Família. Plasmodiidae.

Hospedeiros. Chimpanzés, gorilas, humanos.

Distribuição geográfica. Oeste da África.

Patogênese. É um parasita de baixa patogenicidade que causa malária terçã, semelhante à infecção por *P. vivax* em humanos. Com frequência, a doença é subclínica.

Hepatocystis kochi

Local de predileção. Sangue.

Filo. Apicomplexa.

Classe. Conoidasida.

Família. Hepatozoidae.

Hospedeiros. Macacos do Velho Mundo, bugios (gibão, orangotango).

Descrição. Este parasita, intraeritrocitário, tem um núcleo não usual que, quando corado com Giemsa, apresenta um grande nucleoplasma oval róseo que ocupa um terço, ou mais, do parasita. O núcleo contém numerosos grânulos de cromatina vermelhos.

Distribuição geográfica. Subcontinente indiano, África (sul do Sahara).

Patogênese e sinais clínicos. Os primatas infectados apresentam numerosos focos branco-acinzentados dispersos na superfície do fígado, em decorrência da presença de merocistos maduros. Histologicamente, os cistos são circundados por neutrófilos. Após a ruptura dos cistos ocorre reação inflamatória granulomatosa, com infiltração de linfócitos e macrófagos. Em razão desta localização, em geral os animais infectados não manifestam doença clínica, febre cíclica e parasitemia.

Diagnóstico. O diagnóstico se baseia na detecção e identificação do parasita em esfregaço sanguíneo ou nos achados de lesões hepáticas típicas no exame pós-morte.

Epidemiologia. A prevalência é alta em primatas que vivem em áreas endêmicas.

Tratamento e controle. Em geral, não há necessidade de tratamento. Um programa de controle efetivo do vetor impede a propagação do parasita nas colônias de primatas.

Outras espécies de *Hepatocystis* de macacos estão listadas na Tabela 15.18.

Tabela 15.18 Outras espécies de *Hepatocystis*.

Espécie	Hospedeiros	Vetores
Hepatocystis semnopitheci	Macacos	Mosquito-pólvora (*Culicoides*)
Hepatocystis taiwanensis	Macacos	Mosquito-pólvora (*Culicoides*)
Hepatocystis bouillezi	Macacos	Mosquito-pólvora (*Culicoides*)
Hepatocystis cercopitheci	Macacos	Mosquito-pólvora (*Culicoides*)
Hepatocystis foleyi	Macacos	Mosquito-pólvora (*Culicoides*)

Babesia pitheci

Local de predileção. Sangue.

Filo. Apicomplexa.

Classe. Aconoidasida.

Família. Babesiidae.

Descrição. Os piroplasmas são piriformes e medem 2 a 6 μm de comprimento. Também há relato de formas arredondadas, ovais e lanceoladas.

Hospedeiros. Macacos do Velho Mundo (macaco mangabei, macaco-africano de rabo longo, *Macaca*, babuínos), macacos do Novo Mundo (saguis).

Distribuição geográfica. Desconhecida.

Patogênese e sinais clínicos. *Babesia pitheci* é considerada de baixa patogenicidade.

Parasitas do sistema nervoso

Taenia multiceps

Sinônimos. *Multiceps multiceps, Coenurus cerebralis.*

Nome comum. Cenurose.

Locais de predileção. SNC, tecido subcutâneo, fígado e outros órgãos (hospedeiros intermediários); intestino delgado (hospedeiros definitivos).

Filo. Platyhelminthes.

Classe. Cestoda.

Família. Taeniidae.

Descrição macroscópica. Quando maduro, o cisto de *Coenurus cerebralis* é facilmente identificado como uma grande vesícula transparente repleta de líquido, com até 5 cm, ou mais, de diâmetro.

Descrição microscópica. O parasita contém aglomerados de muitas centenas de protoescóleces em sua parede interna.

Hospedeiros definitivos. Cães, raposas, coiotes, chacais.

Hospedeiros intermediários. Ovinos, bovinos, veados, suínos, equinos, camelo, humanos, primatas (*Macaca*, macaco-verde, babuínos).

Distribuição geográfica. Cosmopolita.

Patogênese. O parasita demora cerca de 8 meses para amadurecer no SNC e à medida que se desenvolve causa lesão no tecido cerebral, resultando em transtornos neurológicos. Estes cistos podem provocar atrofia por pressão e, em consequência, perfuração do crânio. Quando os cistos se instalam na medula espinal a pressão resultante na medula pode ocasionar paresia dos membros posteriores. Embora possa ocorrer uma forma aguda de cenurose, a doença crônica é a mais frequentemente detectada. A migração de grande número de estágios larvários no cérebro pode, rapidamente, causar disfunção neurológica e morte.

Sinais clínicos. Os sinais clínicos dependem do número de cistos presentes e de sua localização. Quando há envolvimento do SNC é possível notar sintomas neurológicos.

Diagnóstico. Pode-se obter o diagnóstico por meio de radiografia ou com base nos achados de tumefações no tecido subcutâneo. A identificação se baseia na morfologia dos escóleces.

Patologia. O cisto, ou cistos, se instala principalmente em um hemisfério cerebral e, menos frequentemente, no cerebelo e na medula espinal (ver Figura 9.58). O crescimento dos cistos no cérebro ou na caixa craniana provoca atrofia do tecido cerebral adjacente, em razão da pressão. A migração de grande número de estágios imaturos no cérebro de cordeiros pode ocasionar meningoencefalite aguda. Na cenurose aguda, com frequência notam-se trajetos amarelo-pálidos na superfície do cérebro. Eles são constituídos de tecido necrosado, com marcante infiltração celular. Na cenurose crônica pode ocorrer compressão do tecido cerebral pelo cisto em desenvolvimento e o aumento da pressão intracraniana pode resultar em amolecimento local dos ossos do crânio, acima do cisto, ou em outras áreas.

Thelazia callipaeda

Nome comum. Verme-dos-olhos.

Locais de predileção. Olho, saco conjuntival e ducto lacrimal.

Filo. Nematoda.

Classe. Secernentea.

Superfamília. Spiruroidea.

Descrição macroscópica. Pequenos vermes brancos finos com 1,0 a 1,7 cm de comprimento; os machos medem 7 a 11,5 mm e as fêmeas, 7 a 17 mm.

Descrição microscópica. No macho, a espícula esquerda é muito mais longa do que a direita. Na fêmea, a vulva situa-se na região esofágica. Os ovos depositados contêm uma larva completamente desenvolvida.

Hospedeiros definitivos. Cães, gatos, humanos, primatas e, ocasionalmente, ovinos e veados.

Hospedeiros intermediários. Moscas muscídeas, especialmente *Fannia* spp., e drosófilas de frutas dos gêneros *Amiota* e *Phortica*.

Distribuição geográfica. Extremo Oriente.

Patogênese. A penetração na glândula e no ducto lacrimal pode causar inflamação, com oclusão e baixa produção de lágrimas. A irritação mecânica da conjuntiva ocasiona inflamação, enquanto a lesão da córnea provoca opacidade, ceratite e úlcera corneana.

Sinais clínicos. Conjuntivite, lacrimação excessiva.

Diagnóstico. Baseia-se na detecção do parasita no saco conjuntival ou na conjuntiva, após anestesia local, ou no achado de larvas na secreção lacrimal.

Epidemiologia. As infecções causadas por *Thelazia* são sazonais e estão associadas ao período de máxima atividade das moscas.

Tratamento. Remoção cirúrgica com auxílio de uma pinça, seguida de aplicação local de um anestésico ocular. No caso de infecção bacteriana secundária pode-se indicar o uso de colírio à base de antibiótico. Relata-se que a aplicação subcutânea de 0,2 mg de ivermectina/kg é efetiva, assim como é a instilação direta de solução de moxidectina 1%.

Vários patógenos oportunistas que, sabidamente, infectam humanos e outros mamíferos foram encontrados no cérebro de primatas. Sua importância é o fato de serem causas de meningoencefalite humana, especialmente em indivíduos imunossuprimidos ou imunocomprometidos. As infecções com vários destes patógenos foram reproduzidas experimentalmente em macacos.

Acanthamoeba spp.

Locais de predileção. Cérebro, pulmões.

Filo. Amoebozoa.

Classe. Archamoeba.

Família. Acanthamoebidae.

Descrição. É uma ameba relativamente pequena, com núcleo vesicular e um grande endossomo, mas sem citoplasma bem desenvolvido. Os cistos apresentam um único núcleo.

Hospedeiros. Macacos do Velho Mundo, humanos.

Distribuição geográfica. Possivelmente cosmopolita.

Patogênese e sinais clínicos. *Acanthamoeba* é um patógeno oportunista; relata-se que provoca meningoencefalite e ceratite em humanos.

Naegleria fowleri

Locais de predileção. SNC, mucosa nasal.

Filo. Percolozoa.

Classe. Heterolobosea.

Família. Vahlkampfidae.

Descrição. As trofozoítas se caracterizam por apresentar núcleo circundado por um halo. Eles se movimentam por meio de pseudópodos, projeções arrendondadas temporárias repletas de citoplasma granular. Os pseudópodos se formam em diferentes locais da célula, possibilitando que as trofozoítas modifiquem sua direção.

Hospedeiros. Macacos do Velho Mundo, humanos.

Distribuição geográfica. Possivelmente cosmopolita.

Patogênese e sinais clínicos. *Naegleria* é um patógeno oportunista encontrado na água, nas fezes e em água de esgoto; provocam meningoencefalite amébica em humanos.

Tratamento. Não há tratamento efetivo.

Encephalitozoon cuniculi

Sinônimo. *Nosema cuniculi.*

Locais de predileção. Cérebro, rins, coração, pulmões.

Reino. Fungii.

Filo. Microsporidia.

Ordem. Microsporida.

Família. Enterocytozoonidae.

Descrição. Os microsporídios são protozoários intracelulares obrigatórios em forma de esporos. As trofozoítas medem 2-2,5 × 0,8-1,2 μm, em cortes teciduais, ou 4 × 2,5 μm em esfregaços. Os esporos têm cerca de 2 mm de comprimento e contêm um filamento polar espiralado com 4 ou 5 espirais.

Hospedeiros. Coelhos, cães, raposa-vermelha (*Vulpes vulpes*), raposa-azul (*Alopex lagopus*), raposa-prata, gatos, camundongos, ratos, humanos, macacos.

Distribuição geográfica. Possivelmente cosmopolita.

Parasitas do sistema reprodutor/urogenital

Schistosoma haematobium

Para mais detalhes, ver Parasitas do sistema circulatório.

Klossiella spp.

Há relato de uma espécie desconhecida de *Klossiella* nos rins de saguis. Em outros hospedeiros, onde este parasita é mais comumente encontrado, a infecção não é considerada importante.

Parasitas do sistema locomotor

As infecções causadas por *Sarcocystis* foram relatadas no músculo esquelético e, às vezes, no coração e no músculo liso de muitas espécies de primatas. Relata-se que as duas principais espécies em macaco *rhesus* são *Sarcocystis kortei* e *Sarcocystis nesbitti*. Outras espécies não nominadas foram encontradas em macacos do Velho Mundo e do Novo Mundo. Seu ciclo evolutivo e os hospedeiros definitivos também são desconhecidos.

Sarcocystis spp.

Local de predileção. Músculo.

Filo. Apicomplexa.

Classe. Conoidasida.

Família. Sarcocystiidae.

Descrição. Os sarcocistos presentes no músculo são cilíndricos, fusiformes ou irregulares na estrutura e variáveis no tamanho, dependendo do hospedeiro e da espécie; são encontrados nas células musculares.

Diagnóstico. Em geral, a sarcocistose é um achado acidental e o diagnóstico se baseia na identificação de cistos intramusculares típicos.

Patologia. Lesões associadas a infecções de ocorrência natural são raras. A infecção provoca inflamação caracterizada por infiltrado de linfócitos, plasmócitos e eosinófilos, juntamente com degeneração de cistos no interior das fibras musculares.

Nota. As espécies relatadas em macacos do Velho Mundo incluem *S. kortei* e *S. nesbitti*.

Toxoplasma gondii

Para mais detalhes, ver seção Coelhos (Parasitas do sistema locomotor).

Trypanosoma cruzi

Para mais detalhes, ver Parasitas do sistema circulatório.

Parasitas do tegumento

Vermes filarianos do tecido subcutâneo

Muitos vermes filarianos (Filaroidea) comumente parasitam os primatas, sendo encontrados no tecido subcutâneo e nas cavidades abdominal e torácica (Tabela 15.19). Os vermes subcutâneos causam pouca, se alguma, resposta inflamatória, enquanto aqueles presentes em cavidades serosas podem provocar peritonite fibrinopurulenta ou pleurite, com aderência fibrinosa associada. É improvável que ocorra a transmissão destes parasitas nas colônias de primatas e não há necessidade de qualquer medida de controle especial, exceto o controle de possíveis artrópodes vetores.

ECTOPARASITAS

Piolhos

Piolhos-mastigadores (mordedores) (Subordem Ambylocera, Ischnocera = Mallophaga) são raros e de pouca importância em primatas (Tabela 15.20). Diferentemente, há relato de numerosas espécies de piolhos-sugadores (Subordem Anoplura) em ampla variedade de primatas (Tabela 15.21). Muitas espécies de piolhos-sugadores são consideradas intercambiáveis entre bugios, humanos e macacos do Novo Mundo e, desse modo, alguns nomes de espécies utilizados podem ser sinônimos, ou não. Para mais detalhes sobre o gênero dos piolhos, ver Capítulo 3 (Ordem Phthiraptera).

Tabela 15.19 Vermes filarianos de tecido subcutâneo de primatas.

	Prossímios	Macacos do Novo Mundo	Macacos do Velho Mundo	Bugios
Família Onchocercidae	*Dipetalonema petteri*	*Mansonella atelenis*	*Dirofilaria corynoides*	*Dirofilaria immitis (pongoi)*
		Mansonella parvum	*Dirofilaria immitis*	*Mansonella rohdani*
		Mansonella panamensis	*Dirofilaria repens*	*Mansonella streptocerca*
		Mansonella saimiri	*Dirofilaria magnilarvatum*	*Mansonella leopoldi*
		Mansonella columbiensis	*Cercopithifilaria papionis*	*Mansonella gorrillae*
		Dipetalonema tenue	*Cercopithifilaria degraffi*	*Mansonella lopeensis*
			Cercopithifilaria verveti	*Loa loa*
			Cercopithifilaria narokensis	
			Cercopithifilaria eberhardi	
			Loa papionis	

Tabela 15.20 Piolhos-mastigadores parasitas de primatas.

	Prossímios	Macacos do Novo Mundo	Macacos do Velho Mundo	Bugios
Família Trichodectidae	*Trichodectes mjoebergi*	*Trichodectes armatus*	*Trichodectes colobi*	
		Trichodectes semiarmatus	*Eutrichophilus setosus*	
		Cebidicola armatus		
		Cebidicola semiarmatus		
Família Philopteridae	*Trichophilopterus ferresti*			
Família Gyropidae		*Aotiella aotophilus*		

Tabela 15.21 Piolhos hematófagos que parasitam primatas.

	Prossímios	Macacos do Novo Mundo	Macacos do Velho Mundo	Bugios
Família Pedicinidae			*Pedicinus eurigaster*	*Pedicinus schaeffi*
			Pedicinus obtusus	
			Pedicinus patas	
			Pedicinus pictus	
			Pedicinus hamadryas	
			Pedicinus mjobergi	
			Pedicinus schaeffi	
Família Pediculidae		*Pediculus humanus*		*Pediculus humanus*
		Pediculus mjöbergi		*Pediculus schaeffi*
Família Pthiridae				*Pthirus pubis*

Ácaros

Sarcoptes scabiei

Nome comum. Escabiose.

Local de predileção. Pele.

Classe. Arachnida.

Subclasse. Acari.

Ordem. Astigmata (Sarcoptiformes).

Família. Sarcoptidae.

Descrição dos adultos. Os adultos desta espécie apresentam corpo arredondado, com face ventral achatada e face dorsal convexa. As fêmeas adultas medem 0,3 a 0,6 mm de comprimento e 0,25 a 0,4 mm de largura, enquanto os machos, menores, tipicamente medem até 0,3 mm de comprimento e 0,1 a 0,2 mm de largura. Os dois pares posteriores de pernas não se prolongam além da borda do corpo (ver Figura 3.89). Em machos e fêmeas, os pré-tarsos dos primeiros dois pares de pernas contêm garras empodiais e um pulvilo semelhante a ventosa, originado em um longo pré-tarso semelhante a pedículo. O pulvilo, semelhante a ventosa, auxilia o ácaro a aderir ao substrato à medida que se movimenta. O terceiro e o quarto pares de pernas, nas fêmeas, e o terceiro par de perna, nos machos, terminam em uma longa cerda e carecem de um pulvilo pediculado. As partes bucais têm forma arredondada. Estes ácaros não têm olho ou estigmata. A face dorsal do corpo de *S. scabiei* é recoberta com saliências transversais e, também, contém mancha central com escamas triangulares. As cerdas dorsais são fortes e se assemelham a espinhos. O ânus é terminal e apenas ligeiramente dorsal. Há diversas variedades de *S. scabiei* adaptadas ao hospedeiro, cujas morfologias são discretamente diferentes.

Descrição de larvas e ninfas. De modo geral, as larvas hexápodes e as ninfas octópodes se assemelham aos adultos.

Hospedeiros. Todos os mamíferos domésticos, humanos, primatas (macaco cinomolgo, macaco drill, chimpanzés, gorilas, orangotango, gibão).

Distribuição geográfica. Cosmopolita.

Patogênese. O hospedeiro reage principalmente em resposta aos atos de se alimentar e escavar dos ácaros e a seus depósitos de fezes.

Sinais clínicos. Os sintomas incluem prurido intenso, anorexia, emaciação e automutilação, com hemorragia e dermatite bacteriana secundária. É possível notar espessamento cutâneo e alopecia.

Diagnóstico. A confirmação do diagnóstico se baseia no exame de raspado de pele, à busca de ácaros. No entanto, como às vezes é difícil detectar estes parasitas, um resultado negativo não deve impedir nova tentativa para o diagnóstico de sarna e o início do tratamento.

Epidemiologia. A infestação dos primatas é transmitida aos humanos por meio de contato direto; os animais infectados devem ser manipulados com cuidado.

Tratamento e controle. Os animais infectados devem ser tratados com acaricida; relata-se tratamento bem-sucedido com ivermectina.

Outras espécies de ácaros encontrados em primatas estão listadas na Tabela 15.22.

Pulgas

Há pouca informação a respeito de infestação por pulgas em primatas. A maior parte das espécies relatadas é oportunista, sendo os parasitas naturais de outros animais. As espécies de pulgas estão incluídas, com mais detalhes, no Capítulo 17.

Tabela 15.22 Outras espécies de ácaros encontradas em primatas.

	Prossímios	Macacos do Novo Mundo	Macacos do Velho Mundo	Bugios
Família Sarcoptidae			*Sarcoptes pitheci*	
			Prosarcoptes pitheci	
			Pithesarcoptes talapoini	
Família Psoroptidae			*Paracoroptes gordoni*	
Família Psorergatidae			*Psorergates cercopitheci*	
Família Atopomelidae		*Listrocarpus hapeli*		
		Listrocarpus saimirii		
		Listrocarpus lagothrix		

Moscas

Há relatos de infecção de primatas por larvas de berne de muitas espécies de moscas das famílias Cuterebrinae e Calliphoridae. Outros detalhes são mostrados na *checklist*, ao final deste capítulo e no Capítulo 17.

Carrapatos

Relata-se que há muitas espécies de carrapatos ixodídeos em diversas espécies de primatas, em todo o mundo, onde há primatas selvagens. Os carrapatos são importantes vetores de doenças, muitas das quais são zoonoses; a sua importância em primatas depende muito da abundância de carrapatos e da distribuição das espécies. Nos primatas criados em cativeiro, os carrapatos representam um problema menor porque, quando ingurgitados, eles caem e, em condição de cativeiro, é improvável que ocorra reinfestação do hospedeiro.

Em geral, onde há carrapatos, as infestações são assintomáticas; contudo, no caso de carga maciça de parasitas é possível notar irritação e anemia. Como os carrapatos podem ser vetores de zoonoses, os primatas recém-adquiridos devem ser mantidos em quarentena, examinados e tratados, se infestados.

As espécies de carrapatos relatados em primatas são mostradas nas *checklists* ao final deste capítulo e no Capítulo 17.

CHECKLISTS HOSPEDEIRO-PARASITA

Nas *checklists* a seguir, foram utilizadas as abreviaturas:

Helmintos

N: nematódeo; T: trematódeo; C: cestódio; A: acantocéfalo.

Artrópodes

M: mosca; Pi: piolho; Pu: pulga; Ac: ácaro; Mx: maxilópode; Ca: carrapato; Pn: pentostomídeo.

Protozoários

Co: coccídio; Es: esporozoário sanguíneo; Am: ameba; Fl: flagelado; Ci: ciliado.

"Protozoários diversos"

B: blastocisto; Mi: microsporídio; My: micoplasma; P: Pneumocystidomyceto; R: riquétsia.

***Checklist* de parasitas de coelhos**

Seção/sistema do hospedeiro	Helmintos		Artrópodes		Protozoários	
	Parasita	**(Super) família**	**Parasita**	**Família**	**Parasita**	**Família**
Digestório						
Esôfago						
Estômago	*Graphidium strigosum* *Obeliscoides cuniculi*	Trichostrongyloidea (N) Trichostrongyloidea (N)				
Intestino delgado	*Trichostrongylus retortaeformis* *Trichostrongylus colubriformis* *Trichostrongylus vitrinus* *Trichostrongylus calcaratus* *Nematodirus leporis* *Strongyloides papillosus* *Cittotaenia ctenoides* *Cittotaenia denticulata* *Cittotaenia pectinata* *Paranoplocephala cunniculi*	Trichostrongyloidea (N) Trichostrongyloidea (N) Trichostrongyloidea (N) Trichostrongyloidea (N) Trichostrongyloidea (N) Rhabditoidea (N) Anoplocephalidae (C) Anoplocephalidae (C) Anoplocephalidae (C) Anoplocephalidae (C)			*Eimeria flavescens* *Eimeria exigua* *Eimeria intestinalis* *Eimeria irresidua* *Eimeria magna* *Eimeria media* *Eimeria perforans* *Eimeria vejdovskyi*	Eimeriidae (Co) Eimeriidae (Co) Eimeriidae (Co) Eimeriidae (Co) Eimeriidae (Co) Eimeriidae (Co) Eimeriidae (Co) Eimeriidae (Co)
Ceco, cólon	*Passalurus ambiguus* *Passalurus nonannulatus* *Dermatoxys veligera* *Trichuris leporis*	Oxyuroidea (N) Oxyuroidea (N) Oxyuroidea (N) Trichuroidea (N)			*Eimeria piriformis* *Eimeria coecicola* *Eimeria flavescens* *Entamoeba cuniculi* *Retortamonas cuniculi*	Eimeriidae (Co) Eimeriidae (Co) Eimeriidae (Co) Entamoebidae (Fl) Retortamonadorididae (Fl)
Respiratório						
Narinas						
Traqueia, brônquios						
Pulmões	*Protostrongylus tauricus* *Protostrongylus pulmonaris* *Protostrongylus oryctolagi* *Echinococcus granulosus*	Metastrongyloidea (N) Metastrongyloidea (N) Metastrongyloidea (N) Taeniidae (C)			*Eimeria stiedai*	Eimeriidae (Co)
Fígado						
	Capillaria hepatica *Fasciola hepatica* *Echinococcus granulosus* *Cysticercus serialis* (metacestódio: *Taenia serialis*)	Trichuroidea (N) Fasciolidae (T) Taeniidae (C) Taeniidae (C)				
Pâncreas						
Peritônio	*Cysticercus serialis* (metacestódio: *Taenia serialis*)	Taeniidae (C)				
Circulatório						
Sangue						
Vasos sanguíneos					*Rickettsia conorii* *Hepatozoon cuniculi*	Rickettsiaceae (R) Hepatozoidae (Co)
Baço						

(Continua)

***Checklist* de parasitas de coelhos** (*Continuação*)

Seção/sistema do hospedeiro	Helmintos		Artrópodes		Protozoários	
	Parasita	(Super) família	Parasita	Família	Parasita	Família
Nervoso						
SNC					*Encephalitozoon cuniculi*	Enterocytozoonidae (Mi)
Olho						
Orelha			*Psoroptes cuniculi*	Psoroptidae (A)		
Reprodutor/urogenital						
Rins						
Locomotor						
Músculo					*Sarcocystis cuniculi* *Toxoplasma gondii*	Sarcocystiidae (Co) Sarcocystiidae (Co)
Tecido conectivo						
	Pelecitus scapiceps *Coenurus serialis* (metacestódio: *Taenia serialis*)	Filaroidea (N) Taeniidae (C)				
Subcutâneo			*Cordylobia anthropophaga* *Cordylobia rhodaini* *Dermatobia hominis*	Calliphoridae (M) Calliphoridae (M) Oestridae (M)		
Tegumentar						
Pele			*Listrophorus gibbus* *Notoedres cati* *Sarcoptes scabiei* *Chorioptes bovis* *Cheyletiella parasitivorax* *Neotrombicula autumnalis* *Dermanyssus gallinae* *Spilopsyllus cuniculi* *Ctenocephalides felis* *Ctenocephalides canis* *Echidnophaga gallinacea* *Lucilia sericata*	Listrophoridae (Pi) Sarcoptidae (Ac) Sarcoptidae (Ac) Psoroptidae (Ac) Cheyletidae (Ac) Trombiculidae (Ac) Dermanyssidae (Ac) Pulicidae (Pu) Pulicidae (Pu) Pulicidae (Pu) Pulicidae (Pu) Calliphoridae (M)		

***Checklist* de parasitas de porquinhos-da-índia**

Seção/sistema do hospedeiro	Helmintos		Artrópodes		Protozoários	
	Parasita	(Super) família	Parasita	Família	Parasita	Família
Digestório						
Esôfago						
Estômago						
Intestino delgado	*Hymenolepis diminuta* *Rodentolepis nana*	Hymenolepididae (C) Hymenolepididae (C)			*Eimeria caviae* *Cryptosporidium wrairi* *Giardia intestinalis*	Eimeriidae (Co) Cryptosporidiidae (Co) Giardiidae (Fl)
Ceco, Cólon	*Paraspidodera uncinata*	Oxyuroidea (N)			*Entamoeba caviae* *Caviomonas mobilis* *Enteromonas caviae* *Monocercomonoides caviae* *Monocercomonoides quadrifunilis* *Monocercomonoides wenrichi* *Monocercomonoides exilis* *Protomonas brevifilia* *Hexamastix caviae* *Hexamastix robustus* *Chilomitus caviae* *Chilomitus conexus* *Retortamonas caviae* *Tritrichomaonas caviae*	Entamobidae (Am) Hexamitidae (Fl) Enteromonadidae (Fl) Polymastigidae (Fl) Polymastigidae (Fl) Polymastigidae (Fl) Polymastigidae (Fl) Protoeromonadidae (Fl) Hexamastigidae (Fl) Hexamastigidae (Fl) Monocercomonadidae (Fl) Monocercomonadidae (Fl) Retortamonadoridae (Fl) Trichomonadidae (Fl)
Respiratório						
Narinas						
Traqueia, brônquios						
Pulmões						
Fígado						
Pâncreas						
Circulatório						
Sangue						
Vasos sanguíneos						
Nervoso						
SNC						
Olho						
Reprodutor/urogenital						
Rins					*Klossiella cobayae*	Klossiellidae (Co)
Locomotor						
Músculo					*Toxoplasma gondii*	Sarcocystiidae (Co)
Tecido conectivo						
Subcutâneo			*Cuterebra* spp.	Oestridae (M)		
Tegumentar						
Pele			*Trixacarus caviae* *Psoroptes cuniculi* *Demodex caviae* *Chirodiscoides caviae* *Gliricola porcelli* *Gyropus ovalis* *Trimenopon hispidium* *Ctenocephalides felis*	Sarcoptidae (Ac) Psoroptidae (Ac) Demodicidae (Ac) Atopomelidae (Ac) Gyropidae (Pi) Gyropidae (Pi) Trimenoponidae (Pi) Pulicidae (Pu)		

Checklist de parasitas de ratos

Seção/sistema do hospedeiro	Helmintos		Artrópodes		Protozoários	
	Parasita	(Super) família	Parasita	Família	Parasita	Família
Digestório						
Esôfago						
Estômago						
Intestino delgado	*Nematospiroides dubius* *Nippostrongylus brasiliensis* *Rodentolepis diminuta* *Rodentolepis nana*	Trichostrongyloidea (N) Trichostrongyloidea (N) Hymenolepididae (C) Hymenolepididae (C)			*Eimeria nieschulzi* *Eimeria hasei* *Eimeria nochti* *Eimeria ratti* *Cryptosporidium muris* *Giardia muris* *Spironucleus muris*	Eimeriidae (Co) Eimeriidae (Co) Eimeriidae (Co) Eimeriidae (Co) Cryptosporidiidae (Co) Giardiidae (Fl) Hexamitidae (Fl)
Ceco, Cólon	*Aspicularis tetraptera* *Syphacia muris* *Syphacia obvelata* *Trichuris muris*	Oxyuroidea (N) Oxyuroidea (N) Oxyuroidea (N) Trichuroidea (N)			*Eimeria separata* *Tetratrichomonas microti* *Tritrichomonas muris* *Tritrichomonas minuta* *Tritrichomonas wenyoni* *Spironucleus muris* *Enteromonas hominis* *Entamoeba muris* *Endolimax nana*	Eimeriidae (Co) Trichomonadidae (Fl) Trichomonadidae (Fl) Trichomonadidae (Fl) Trichomonadidae (Fl) Hexamatidae (Fl) Enteromonadidae (Fl) Entamobidae (Am) Entamobidae (Am)
Respiratório						
Narinas						
Traqueia, brônquios						
Pulmões	*Angiostrongylus cantonensis*	Metastrongyloidea (N)				
Fígado						
	Capillaria hepatica *Cysticercus fasciolaris* (metacestódio: *Taenia taeniaeformis*)	Trichuroidea (N) Taeniidae (C)			*Hepatozoon muris*	Hepatozoidae (Co)
Pâncreas						
Circulatório						
Sangue	*Angiostrongylus costaricensis*	Metastrongyloidea (N)				
Vasos sanguíneos						
Nervoso						
SNC						
Olho						

Reprodutor/urogenital						
Rins	*Trichosomoides crassicauda*	Trichuroidea (N)				
Locomotor						
Músculo					*Toxoplasma gondii*	Sarcocystiidae (Co)
Tecido conectivo						
Subcutâneo			*Cuterebra* spp.	Oestridae (M)		
Tegumentar						
Pele			*Notoedres muris*	Sarcoptidae (Ac)		
			Demodex ratticola	Demodecidae (Ac)		
			Radfordia ensifera	Myobidae (Ac)		
			Leptotrombidium deliense	Trombiculidae (Ac)		
			Dermanysssus gallinae	Dermanyssidae (Ac)		
			Liponyssoides sanguineus	Dermanyssidae (Ac)		
			Haemogamasus pontiger	Laelapidae (Ac)		
			Androlaelpas casalis	Laelapidae (Ac)		
			Hirstionyssus isabellinus	Laelapidae (Ac)		
			Laelaps echidnina	Laelapidae (Ac)		
			Laelaps nuttali	Laelapidae (Ac)		
			Eulaelaps stabularis	Laelapidae (Ac)		
			Ornithonyssus sylviarum	Macronyssidae (Ac)		
			Ornithonyssus bacoti	Macronyssidae (Ac)		
			Psorobia simplex	Psorergatidae (Ac)		
			Trimenopon jenningsi	Trimenoponidae (Ac)		
			Polyplax spinulosa	Polyplacidae (Pi)		
			Xenopsylla cheopis	Pulicidae (Pu)		
			Nosopsyllus fasciatus	Ceratopyllidae (Pu)		
			Leptopsylla segnis	Leptopsyllidae (Pu)		

Checklist de parasitas de camundongo

Seção/sistema do hospedeiro	Helmintos		Artrópodes		Protozoários	
	Parasita	(Super) família	Parasita	Família	Parasita	Família
Digestório						
Esôfago						
Estômago						
Intestino delgado	*Nematospiroides dubius* *Nippostrongylus brasiliensis* *Rodentolepis diminuta* *Rodentolepis nana*	Trichostrongyloidea (N) Trichostrongyloidea (N) Hymenolepididae (C) Hymenolepididae (C)			*Cryptosporidium muris* *Giardia muris* *Spironucleus muris* *Eimeria falciformis* *Eimeria musculi* *Eimeria scheuffneri* *Eimeria krijgsmanni* *Eimeria keilini* *Eimeria hindlei*	Cryptosporidiidae (Co) Giardiidae (Fl) Hexamitidae (Fl) Eimeriidae (Co) Eimeriidae (Co) Eimeriidae (Co) Eimeriidae (Co) Eimeriidae (Co) Eimeriidae (Co)
Ceco, Cólon	*Aspicularis tetraptera* *Syphacia muris* *Syphacia obvelata* *Trichuris muris*	Oxyuroidea (N) Oxyuroidea (N) Oxyuroidea (N) Trichuroidea (N)			*Tetratrichomonas microti* *Tritrichomonas muris* *Tritrichomonas minuta* *Tritrichomonas wenyoni* *Spironucleus muris* *Entamoeba muris*	Trichomonadidae (Fl) Trichomonadidae (Fl) Trichomonadidae (Fl) Trichomonadidae (Fl) Hexamitidae (Fl) Entamobidae (Am)
Respiratório						
Narinas						
Traqueia, brônquios						
Pulmões						
Fígado						
	Capillaria hepatica *Cysticercus fasciolaris* (metacestódio: *Taenia taeniaeformis*) *Echinococcus granulosus*	Trichuroidea (N) Taeniidae (C) Taeniidae (C)				
Pâncreas						
Circulatório						
Sangue						
Vasos sanguíneos						
Nervoso						
SNC						
Olho						
Reprodutor/urogenital						
Rins					*Klossiella muris*	Klossiellidae (Co)

Locomotor				
Músculo			*Toxoplasma gondii*	Sarcocystiidae (Co)
			Sarcocystis muris	Sarcocystiidae (Co)
Tecido conectivo				
Subcutâneo	*Cuterebra* spp.	Oestridae (Fl)		
Tegumentar				
Pele	*Myobia musculi*	Myobidae (Ac)		
	Myocoptes musculinus	Listrophoridae (Ac)		
	Radfordia affinis	Myobidae (Ac)		
	Demodex musculi	Demodecidae (Ac)		
	Psorogates simplex	Psorogatidae (Ac)		
	Ornithonyssus bacoti	Macronyssidae (Ac)		
	Trichoecius romboutsi	Myocoptidae (Ac)		
	Lipponyssoides sanguineus	Dermanyssidae (Ac)		
	Haemogamasus pontiger	Laelapidae (Ac)		
	Hirstionyssus isabellinus	Laelapidae (Ac)		
	Laelaps echidninus	Laelapidae (Ac)		
	Laelaps nuttali	Laelapidae (Ac)		
	Eulaelaps stabularis	Laelapidae (Ac)		
	Leptotrombidium deliense	Trombiculidae (Ac)		
	Polyplax serrata	Polyplacidae (Pi)		
	Polyplax spinulosa	Polyplacidae (Pi)		
	Xenopsylla cheopis	Pulicidae (Pu)		
	Nosopsyllus fasciatus	Ceratopyllidae (Pu)		
	Leptopsylla segnis	Leptopsyllidae (Pu)		

Checklist de parasitas de primatas

Seção/sistema do hospedeiro	Helmintos		Artrópodes		Protozoários	
	Parasita	(Super) família	Parasita	Família	Parasita	Família
Digestório						
Boca	*Gongylonema macrogubernaculum*	Spiruroidea (N)			*Trichomonas tenax*	Trichomonadidae (Fl)
Esôfago	*Gongylonema macrogubernaculum*	Spiruroidea (N)			*Entameoba gingivalis*	Entamoebidae (Am)
Estômago	*Nochtia nochti*	Trichostrongyloidea (N)			*Entamoeba histolytica*	Entamoebidae (Am)
	Gongylonema pulchrum	Spiruroidea (N)				
	Gongylonema macrogubernaculum	Spiruroidea (N)				
	Streptopharagus armatus	Spiruroidea (N)				
	Streptopharagus pigmentatus	Spiruroidea (N)				
	Protospirura muricola	Spiruroidea (N)				
	Physaloptera tumefasciens	Spiruroidea (N)				
	Physaloptera dilatata	Spiruroidea (N)				
	Physaloptera caucasica	Spiruroidea (N)				
	Physaloptera poicilometra	Spiruroidea (N)				
	Subulura distans	Subuluroidea (N)				
Intestino delgado	*Ancylostoma duodenale*	Ancylostomatoidea (N)			*Eimeria galago*	Eimeriidae (Co)
	Necator americanus	Ancylostomatoidea (N)			*Eimeria ferruginea*	Eimeriidae (Co)
	Strongyloides stercoralis	Rhabditoidea (N)			*Eimeria lemuris*	Eimeriidae (Co)
	Strongyloides fulleborni	Rhabditoidea (N)			*Eimeria modesta*	Eimeriidae (Co)
	Strongyloides cebus	Rhabditoidea (N)			*Eimeria otolicni*	Eimeriidae (Co)
	Ascaris lumbricoides	Ascaridoidea (N)			*Eimeria pachylepyron*	Eimeriidae (Co)
	Globocephalus simiae	Ancylostomatoidea (N)			*Eimeria tupaiae*	Eimeriidae (Co)
	Angiostrongylus costaricensis	Metastrongyloidea (N)			*Isospora aectopitheci*	Eimeriidae (Co)
	Pterygodermatities alphi	Spiruroidea (N)			*Isospora callimico*	Eimeriidae (Co)
	Pterygodermatities nycticebi	Spiruroidea (N)			*Isospora papionis*	Eimeriidae (Co)
	Molineus elegans	Trichostrongyloidea (N)			*Isospora* spp.	Eimeriidae (Co)
	Molineus torulosus	Trichostrongyloidea (N)			*Cyclospora cayetenensis*	Eimeriidae (Co)
	Molineus vexillarius	Trichostrongyloidea (N)			*Cryptosporidium parvum*	Cryptosporidiidae (Co)
	Nematodirus weinbergi	Trichostrongyloidea (N)			*Giardia intestinalis*	Giardiidae (Fl)
	Tupaiostrongylus liei	Trichostrongyloidea (N)			*Tritrichomonas mobilensis*	Trichomonadidae (Fl)
	Tupaiostrongylus major	Trichostrongyloidea (N)			*Spironucleus pitheci*	Hexamitidae (Fl)
	Tupaiostrongylus minor	Trichostrongyloidea (N)			*Balantidium coli*	Balantididae (Ci)
	Novetrema nycticeba	Lecithodendriidae (T)				
	Odeningotrema apidon	Lecithodendriidae (T)				
	Odeningotrema bivesicularis	Lecithodendriidae (T)				
	Phaneropsolus bonnie	Lecithodendriidae (T)				
	Phaneropsolus lakdivensis	Lecithodendriidae (T)				
	Phaneropsolus longipenis	Lecithodendriidae (T)				
	Phaneropsolus perodictici	Lecithodendriidae (T)				
	Phaneropsolus orbicularis	Lecithodendriidae (T)				
	Phaneropsolus simiae	Lecithodendriidae (T)				
	Phaneropsolus aspinosus	Lecithodendriidae (T)				
	Phaneropsolus oviforme	Lecithodendriidae (T)				
	Primatotrema macacae	Lecithodendriidae (T)				
	Primatotrema kellogi	Lecithodendriidae (T)				
	Watsonius watsoni	Paramphistomatidae (T)				
	Watsonius deschieni	Paramphistomatidae (T)				
	Watsonius macaci	Paramphistomatidae (T)				
	Gastrodiscoides hominis	Paramphistomatidae (T)				
	Chiorchis noci	Paramphistomatidae (T)				
	Neodiplostomum tamarini	Diplostomidae (T)				

	Haplorchis pumilo	Heterophyidae (T)		
	Haplorchis yokogawi	Heterophyidae (T)		
	Metagonimus yokogawi	Heterophyidae (T)		
	Pygidiopsis summa	Heterophyidae (T)		
	Echinostoma aphylactum	Echinostomatidae (T)		
	Echinostoma ilocanum	Echinostomatidae (T)		
	Ogmcotyle ailuri	Notocotylidae (T)		
	Ogmcotyle indica	Notocotylidae (T)		
	Plagiorchis multiglandularis	Plagiorchiidae (T)		
	Bertiella mucronata	Anoplocephalidae (C)		
	Bertiella fallax	Anoplocephalidae (C)		
	Bertiella satyri	Anoplocephalidae (C)		
	Bertiella studeri	Anoplocephalidae (C)		
	Bertiella okabei	Anoplocephalidae (C)		
	Moniezia rugosa	Anoplocephalidae (C)		
	Tupaitaenia guentini	Anoplocephalidae (C)		
	Atriotaenia megastoma	Anoplocephalidae (C)		
	Matheovataenia brasiliensis	Anoplocephalidae (C)		
	Matheovataenia cruzsilvai	Anoplocephalidae (C)		
	Paratriotaenia oedipomidatus	Anoplocephalidae (C)		
	Raillietina rothlisbergeri	Davaineidae (C)		
	Raillietina alouattae	Davaineidae (C)		
	Raillietina demerariensis	Davaineidae (C)		
	Choanotaenia infundibulum	Dilepididae (C)		
	Rodentolepis nana	Hymenolepidae (C)		
	Rodentolepis diminuta	Hymenolepidae (C)		
	Hymenolepis cebidarum	Hymenolepidae (C)		
	Prosthenorchis spirula	Oligacanthorhynchidae (A)		
Ceco, Cólon	*Oesophagostomum apiostomum*	Strongyloidea (N)	*Entamoeba histolytica*	Entamoebidae (Am)
	Oesophagostomum bifurcatum	Strongyloidea (N)	*Entamoeba hartmanni*	Entamoebidae (Am)
	Oesophagostomum aculeatum	Strongyloidea (N)	*Entamoeba coli*	Entamoebidae (Am)
	Oesophagostomum stephanostomum	Strongyloidea (N)	*Entamoeba chattoni*	Entamoebidae (Am)
	Ternidens deminutus	Strongyloidea (N)	*Iodamoeba buetschlii*	Entamoebidae (Am)
	Trichuris trichiura	Trichuroidea (N)	*Endolomax nana*	Entamoebidae (Am)
	Prosthenorchis elegans	Oligacanthorhynchidae (A)	*Pentatrichomonas hominis*	Trichomonadidae (Fl)
	Enterobius vermicularis	Oxyuroidea (N)	*Tritritrichomonas wenyoni*	Trichomonadidae (Fl)
	Enterobius lemoris	Oxyuroidea (N)	*Tritrichomonas mobilensis*	Trichomonadidae (Fl)
	Enterobius brevicauda	Oxyuroidea (N)	*Dientamoeba fragilis*	Monocercomonadidae (Fl)
	Enterobius bipapillata	Oxyuroidea (N)	*Enteromonas hominis*	Enteromonadidae (Fl)
	Enterobius pitheci	Oxyuroidea (N)	*Retortamonas intestinalis*	Retortamonadorididae (Fl)
	Enterobius parallela	Oxyuroidea (N)	*Chilomastix mesnili*	Retortamonadorididae (Fl)
	Enterobius zakari	Oxyuroidea (N)	*Spironucleus pitheci*	Hexamitidae (Fl)
	Enterobius chabaudi	Oxyuroidea (N)	*Balantidium coli*	Balantidiidae (Ci)
	Enterobius inglisi	Oxyuroidea (N)		
	Enterobius pesteri	Oxyuroidea (N)		
	Enterobius macaci	Oxyuroidea (N)		
	Enterobius presbytis	Oxyuroidea (N)		
	Enterobius anthropopitheci	Oxyuroidea (N)		
	Enterobius buckleyi	Oxyuroidea (N)		
	Enterobius lerouxi	Oxyuroidea (N)		
	Trypanoxyuris	Oxyuroidea (N)		
	Trypanoxyuris trypanuris	Oxyuroidea (N)		

(Continua)

***Checklist* de parasitas de primatas** (*Continuação*)

Seção/sistema do hospedeiro	Helmintos		Artrópodes		Protozoários	
	Parasita	(Super) família	Parasita	Família	Parasita	Família
	Trypanoxyuris atelis	Oxyuroidea (N)				
	Trypanoxyuris duplicideus	Oxyuroidea (N)				
	Trypanoxyuris lagothricis	Oxyuroidea (N)				
	Trypanoxyuris clementinae	Oxyuroidea (N)				
	Trypanoxyuris minutus	Oxyuroidea (N)				
	Trypanoxyuris satanus	Oxyuroidea (N)				
	Trypanoxyuris scleratus	Oxyuroidea (N)				
	Trypanoxyuris brachylelesi	Oxyuroidea (N)				
	Trypanoxyuris callithricis	Oxyuroidea (N)				
	Trypanoxyuris callicebi	Oxyuroidea (N)				
	Trypanoxyuris oedepi	Oxyuroidea (N)				
	Trypanoxyuris goedeli	Oxyuroidea (N)				
	Oxyuronema atelophorum	Oxyuroidea (N)				
	Primasubulura otolicini	Oxyuroidea (N)				
	Primasubulura jacchi	Oxyuroidea (N)				
	Probstmayria natalensis	Oxyuroidea (N)				
	Probstmayria gombensis	Oxyuroidea (N)				
	Probstmayria gorillae	Oxyuroidea (N)				
	Probstmayria simiae	Oxyuroidea (N)				
Respiratório						
Narinas	*Anatrichosoma cynmologi*	Trichuroidea (N)	*Rhinophaga papinois*	Halarachnidae (Ac)		
			Rhinophaga elongata	Halarachnidae (Ac)		
			Rhinophaga dinolti	Halarachnidae (Ac)		
			Rhinophaga cercopitheci	Halarachnidae (Ac)		
			Rhinophaga pongicola	Halarachnidae (Ac)		
Laringe			*Pneumonyssus vocalis*	Halarachnidae (Ac)		
Traqueia, brônquios			*Pneumonyssus congoensis*	Halarachnidae (Ac)		
			Pneumonyssus longus	Halarachnidae (Ac)		
			Pneumonyssus oudemansi	Halarachnidae (Ac)		
			Pneumonyssus africanus	Halarachnidae (Ac)		
Pulmões	*Filaroides barretoi*	Metastrongyloidea (M)	*Pneumonyssus simicola*	Halarachnidae (Ac)	*Pneumocystis carinii*	Pneumocystidaceae (Pn)
	Filaroides gordius	Metastrongyloidea (M)	*Pneumonyssus duttoni*	Halarachnidae (Ac)		
	Filaroides cebus	Metastrongyloidea (M)	*Pneumonyssus longus*	Halarachnidae (Ac)		
	Filariopsis arator	Metastrongyloidea (M)	*Pneumonyssus oudemansi*	Halarachnidae (Ac)		
	Paragonimus westermani	Paragonimidae (T)	*Pneumonyssus mossambicensis*	Halarachnidae (Ac)		
			Pneumonyssus congoensis	Halarachnidae (Ac)		
			Pneumonyssus rodhaini	Halarachnidae (Ac)		
			Pneumonyssus vitzthumi	Halarachnidae (Ac)		
Fígado						
	Capillaria hepatica	Trichuroidea (N)			*Entamoeba histolytica*	Entamoebidae (Am)
	Echinococcus granulosus	Taeniidae (C)				
	Athesmia heterolecithodes	Dicrocoeliidae (T)				
	Controrchis biliophilus	Dicrocoeliidae (T)				
	Brodenia lacinata	Dicrocoeliidae (T)				
	Dicrocoelium colobusciola	Dicrocoeliidae (T)				
	Dicrocoelium lanceolatum	Dicrocoeliidae (T)				
	Dicrocoelium macaci	Dicrocoeliidae (T)				
	Euparadistomum cercopitheci	Dicrocoeliidae (T)				
	Eurytrema satoi	Dicrocoeliidae (T)				
	Eurytrema brumpti	Dicrocoeliidae (T)				

Pâncreas				
	Eurytrema pancreaticum	Dicrocoeliidae (T)		
Circulatório				
Sangue			*Trypanosoma cruzi*	Trypanosomatidae (Fl)
			Spironucleus eylesi	Hexamitidae (Fl)
			Plasmodium hylobati	Plasmodiidae (Es)
			Plasmodium jefferyi	Plasmodiidae (Es)
			Plasmodium youngi	Plasmodiidae (Es)
			Plasmodium knowlesi	Plasmodiidae (Es)
			Plasmodium cynomolgi	Plasmodiidae (Es)
			Plasmodium gonderi	Plasmodiidae (Es)
			Plasmodium fieldi	Plasmodiidae (Es)
			Plasmodium fragile	Plasmodiidae (Es)
			Plasmodium siminovale	Plasmodiidae (Es)
			Plasmodium coatneyi	Plasmodiidae (Es)
			Plasmodium inui	Plasmodiidae (Es)
			Plasmodium shorti	Plasmodiidae (Es)
			Plasmodium simium	Plasmodiidae (Es)
			Plasmodium brazilianum	Plasmodiidae (Es)
			Plasmodium rodhaini	Plasmodiidae (Es)
			Plasmodium pitheci	Plasmodiidae (Es)
			Plasmodium silvaticum	Plasmodiidae (Es)
			Plasmodium reichenowi	Plasmodiidae (Es)
			Plasmodium schwetzi	Plasmodiidae (Es)
			Hepatocystis kochi	Hepatozoidae (Es)
			Hepatocystis semnopitheci	Hepatozoidae (Es)
			Hepatocystis taiwanensis	Hepatozoidae (Es)
			Hepatocystis bouillezi	Hepatozoidae (Es)
			Hepatocystis cercopitheci	Hepatozoidae (Es)
			Hepatocystis foleyi	Hepatozoidae (Es)
			Babesia pitheci	Babesiidae (Es)
Vasos sanguíneos	*Schistosoma haematobium*	Schistosomatidae (T)		
	Schistosoma mattheei	Schistosomatidae (T)		
	Schistosoma mansoni	Schistosomatidae (T)		
Linfáticos	*Brugia malayi*	Filarioidea (N)		
	Brugia pahangi	Filarioidea (N)		
	Brugia tupaiae	Filarioidea (N)		
Nervoso				
SNC	*Coenurus cerebralis* (metacestódio: *Taenia multiceps*)	Taeniidae (C)	*Naegleria fowleri*	Vahlkampfidae (Am)
			Encephalitozoon cuniculi	Enterocytozoonidae (Mi)
Olho	*Thelazia callipeda*	Spiruroidea (N)	*Acanthamoeba* spp.	Acanthamoebidae (Am)
Reprodutor/urogenital				
	Schistosoma haematobium	Schistosomatidae (T)		
Rins			*Klossiella* spp.	Klossiellidae (Co)

(Continua)

***Checklist* de parasitas de primatas** (*Continuação*)

Seção/sistema do hospedeiro	Helmintos		Artrópodes		Protozoários	
	Parasita	(Super) família	Parasita	Família	Parasita	Família
Locomotor						
Músculo					*Trypanosoma cruzi*	Trypanosomatidae (Fl)
					Sarcocystis kortei	Sarcocystiidae (Co)
					Sarcocystis nesbitti	Sarcocystiidae (Co)
					Toxoplasma gondii	Sarcocystiidae (Co)
Tecido conectivo						
Peritônio	*Mansonella barbascalensis*	Filarioidea (N)	*Linguatula sericata*	Linguatulidae (Pn)		
	Mansonella zakii	Filarioidea (N)				
	Mansonella nicollei	Filarioidea (N)				
	Mansonella digitatum	Filarioidea (N)				
	Mansonella vanhoofi	Filarioidea (N)				
	Dipetalonema gracile	Filarioidea (N)				
	Dipetalonema caudispina	Filarioidea (N)				
	Dipetalonema graciliformis	Filarioidea (N)				
	Dipetalonema robini	Filarioidea (N)				
	Dipetalonema tenue	Filarioidea (N)				
Subcutâneo	*Dirofilaria corynoides*	Filarioidea (N)			*Trypanosoma cruzi*	Trypanosomatidae (Fl)
	Dirofilaria immitis (pongoi)	Filarioidea (N)				
	Dirofilaria repens	Filarioidea (N)				
	Dirofilaria magnilarvatum	Filarioidea (N)				
	Mansonella atelensis	Filarioidea (N)				
	Mansonella parvum	Filarioidea (N)				
	Mansonella panamensis	Filarioidea (N)				
	Mansonella saimiri	Filarioidea (N)				
	Mansonella columbiensis	Filarioidea (N)				
	Mansonella rohdani	Filarioidea (N)				
	Mansonella streptocera	Filarioidea (N)				
	Mansonella leopoldi	Filarioidea (N)				
	Mansonella gorillae	Filarioidea (N)				
	Mansonella lopeensis	Filarioidea (N)				
	Cercopithifilaria papionis	Filarioidea (N)				
	Cercopithifilaria degraffi	Filarioidea (N)				
	Cercopithifilaria verveti	Filarioidea (N)				
	Cercopithifilaria narokensis	Filarioidea (N)				
	Cercopithifilaria eberhardi	Filarioidea (N)				
	Dipetalonema petteri	Filarioidea (N)				
	Dipetalonema tenue	Filarioidea (N)				
	Loa papionis	Filarioidea (N)				
	Loa loa	Filarioidea (N)				

Tegumentar		
Pele	*Trichodectes armatus*	Trichodectidae (Pi)
	Trichodectes semiarmatus	Trichodectidae (Pi)
	Trichodectes colobi	Trichodectidae (Pi)
	Trichodectes mjoebergi	Trichodectidae (Pi)
	Eutrichophilus setosus	Trichodectidae (Pi)
	Cebidicola armatus	Trichodectidae (Pi)
	Cebidicola semiarmatus	Trichodectidae (Pi)
	Trichophilopterus ferresti	Philptertidae (Pi)
	Aotiella aotophilus	Gyropidae (Pi)
	Pedicinus eurigaster	Pedicinidae (Pi)
	Pedicinus obtusus	Pedicinidae (Pi)
	Pedicinus patas	Pedicinidae (Pi)
	Pedicinus pictus	Pedicinidae (Pi)
	Pedicinus hamadryas	Pedicinidae (Pi)
	Pedicinus mjobergi	Pedicinidae (Pi)
	Pedicinus schaeffi	Pedicinidae (Pi)
	Pediculus humanus	Pediculidae (Pi)
	Pthirus pubis	Pthiridae (Pi)
	Sarcoptes scabiei	Sarcoptidae (Ac)
	Sarcoptes pitheci	Sarcoptidae (Ac)
	Prosarcoptes pitheci	Sarcoptidae (Ac)
	Pithesarcoptes talapoini	Sarcoptidae (Ac)
	Paracoroptes gordoni	Psoroptidae (Ac)
	Psorergates cercopitheci	Psorergatidae (Ac)
	Listrocarpus hapeli	Atopomelidae (Ac)
	Listrocarpus saimirii	Atopomelidae (Ac)
	Listrocarpus lagothrix	Atopomelidae (Ac)

Espécies de carrapatos encontrados em primatas

Gênero	Espécie	Hospedeiros	Família
Argas	*reflexus*		Argasidae (Ca)
Ornithodoros	*talaje*		Argasidae (Ca)
Amblyomma	*hebraeum*	Prossímios, macacos do Velho Mundo	Ixodidae (Ca)
	variegatum	Prossímios	
Dermacentor	*auratus*	Macacos do Velho Mundo	Ixodidae (Ca)
Haemaphysalis	*aculeata*	Macacos do Velho Mundo	Ixodidae (Ca)
	bispinosa	Macacos do Velho Mundo	
	cuspidata	Macacos do Velho Mundo	
	hylobatis	Bugios	
	koningsbergeri	Prossímios	
	kysanurensis	Macacos do Velho Mundo	
	leachi	Prossímios	
	lemuris	Prossímios	
	parmata	Macacos do Velho Mundo	
	spinigera	Macacos do Velho Mundo	
	turturis	Macacos do Velho Mundo	
Hyalomma	*truncatum*	Macacos do Velho Mundo	Ixodidae (Ca)
Ixodes	*cavipalpus*	Macacos do Velho Mundo	Ixodidae (Ca)
	ceylonensis	Macacos do Velho Mundo	
	lemuris	Prossímios	
	loricatus	Macacos do Novo Mundo e macacos do Velho Mundo	
	petauristae	Macacos do Velho Mundo	
	rasus	Macacos do Velho Mundo	
	schillingsi	Macacos do Velho Mundo	
Rhipicephalus	*appendiculatus*	Macacos do Velho Mundo	Ixodidae (Ca)
	evertsi	Macacos do Velho Mundo	
	haemaphysaloides	Macacos do Velho Mundo	
	pulchellus	Macacos do Velho Mundo	
	sanguineus	Macacos do Velho Mundo	
	simus	Macacos do Velho Mundo	
Rhipicephalus (*Boophilus*)	*annulatus*	Macacos do Velho Mundo	Ixodidae (Ca)

CAPÍTULO 16

Parasitas de Animais Exóticos

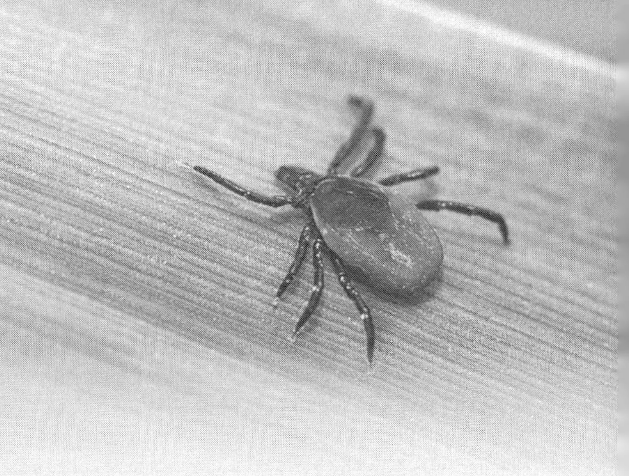

POMBOS

ENDOPARASITAS

■ Parasitas do sistema digestório

Dispharynx nasuta

Para detalhes, ver seção Papo e proventrículo.

Papo e proventrículo

Trichomonas gallinae

Sinônimos. *Cercomonas gallinae, Trichomonas columbae.*

Nomes comuns. Cancro, *frounce, roup.*

Locais de predileção. Faringe, esôfago, papo, proventrículo.

Filo. Parabasalia.

Classe. Trichomonadea.

Família. Trichomonadidae.

Descrição. O corpo é alongado, elipsoide ou piriforme, mede 5-19 por 2-9 μm, com quatro flagelos anteriores que surgem do blefaroplasto. A membrana ondulante não alcança a extremidade posterior do corpo e o flagelo posterior livre está ausente (ver Figura 2.13). Um filamento acessório está presente. O axostilo é delgado, protrai 2 a 8 μm do corpo e sua porção anterior é achatada em um capítulo espatulado. Há uma pelta com formato de crescente anterior ao axostilo e não há anel cromático no seu ponto de emergência. O corpo parabasal tem formato de gancho e apresenta um filamento parabasal e a costa é um bastonete muito fino que corre três quartos do comprimento do corpo.

Hospedeiros. Pombos, perus, galinhas, aves de rapina (gaviões, falcões, águias).

Distribuição geográfica. Cosmopolita.

Patogênese. O pombo doméstico é o principal hospedeiro, mas o parasita foi encontrado em aves de caça que se alimentam de pombos, e estabeleceu-se experimentalmente em uma ampla variedade de outras aves. *Trichomonas gallinae* é extremamente comum em pombos domésticos e, com frequência, causa perdas graves. Infecção prévia leva a graus variados de imunidade, e os pombos adultos que sobreviveram à infecção enquanto filhotes são portadores assintomáticos. A infecção por uma estirpe relativamente inócua produz imunidade contra estirpes virulentas. A injeção de plasma de pombos infectados também confere imunidade.

Em pombos, a tricomoníase é essencialmente uma doença de aves jovens; 80 a 90% dos adultos estão infectados, mas não manifestam sinais da doença. A tricomoníase varia de branda a uma condição rapidamente fatal com a morte em 4 a 18 dias após a infecção (há diferenças de virulência entre as estirpes).

Sinais clínicos. Aves gravemente afetadas perdem peso, ficam encolhidas com penas arrepiadas e podem cair quando forçadas a se movimentarem. Lesões necróticas amarelas estão presentes na boca, esôfago e papo dos filhotes de pombos e um líquido esverdeado que contém um grande número de tricômonas pode ser encontrado na boca. A condição, com frequência, é fatal.

Diagnóstico. Os sinais clínicos são patognomônicos e podem ser confirmados pela identificação das tricômonas móveis características nas amostras coletadas de lesões na boca ou no líquido.

Patologia. As lesões iniciais na faringe, esôfago e papo são pequenos nódulos caseosos de coloração esbranquiçada a amarelada. Eles crescem em tamanho e podem permanecer circunscritos e separados, ou podem coalescer para formar massas espessas, caseosas e necróticas que podem ocluir o lúmen. As lesões circunscritas em formato discoide com frequência são descritas como "botões amarelos". As lesões no fígado, pulmões e outros órgãos são nódulos caseosos sólidos, amarelados, que medem 1 cm ou mais de diâmetro.

Epidemiologia. Em pombos e rolas, a tricomoníase é transmitida dos adultos para os filhotes no 'leite de pombo', que é produzido no papo. Os filhotes se tornam infectados em minutos após eclodirem do ovo. Gaviões e aves de rapina selvagens se tornam infectados comendo aves infectadas.

Tratamento. Carnidazol é usado para o tratamento e profilaxia de tricomoníase em pombos na dose de 10 mg para aves adultas e 5 mg para filhotes. Outros compostos nitroimidazólicos, tais como dimetridazol e metronidazol, também são efetivos, mas sua disponibilidade diminuiu em muitos países por alterações de legislação e preocupação quanto à toxicidade.

Controle. O controle da tricomoníase em pombos depende da eliminação da infecção em aves adultas por terapia medicamentosa.

Nota. *Trichomonas gallinae* parasita a boca, seios, região orbital, faringe, esôfago, papo e mesmo proventrículo, mas não é encontrada além do proventrículo. Com frequência ela ocorre no fígado e, em menor extensão, em outros órgãos incluindo os pulmões, sacos aéreos, coração, pâncreas e, mais raramente, baço, rins, traqueia e medula óssea.

Ornithostrongylus quadriradiatus

Locais de predileção. Papo, proventrículo, intestino delgado.

Filo. Nematoda.

Classe. Secernentea.

Superfamília. Trichostrongyloidea.

Descrição macroscópica. Os vermes adultos, que medem até cerca de 2,5 cm, são hematófagos, apresentam coloração avermelhada e podem ser vistos a olho nu.

Descrição microscópica. A extremidade anterior do verme apresenta uma vesícula ligeiramente inflada, que está presente da região cefálica até a região cervical. A cauda da fêmea é truncada e apresenta um pequeno espinho. Na bolsa do macho, os raios ventrais situam-se muito juntos e o raio dorsal é curto. O télamon assemelha-se a uma pequena barra com dois braços e cobre a extremidade das espículas. As espículas terminam em três projeções pontudas. Os ovos são ovoides e medem 70-75 por 38-40 μm.

Hospedeiros. Pombos, rolas.

Distribuição geográfica. América do Norte, África do Sul, Austrália, Europa.

Patogênese. Os vermes são hematófagos vorazes e enterram-se na mucosa. Em infecções graves, causam enterite catarral.

Sinais clínicos. Causam enterite e anemia, que, em infecções graves, podem resultar em grande mortalidade em pombos domésticos.

Diagnóstico. Identificação dos vermes no exame *post mortem* ou de ovos nas fezes.

Patologia. Enterite hemorrágica com ulceração e necrose podem ocorrer em infecções graves.

Epidemiologia. O parasita pode ser responsável por grandes perdas em estabelecimentos de reprodução.

Tratamento. Os benzimidazóis orais usados para outras espécies de nematódeos devem ser efetivos.

Controle. Os locais nos quais os pombos ou rolas são mantidos devem ser limpos regularmente para evitar o aumento no número de ovos e larvas infectantes.

Nematódeos espirurídeos

Muitas espécies de vermes espirurídeos que pertencem aos gêneros *Tetrameres* e *Dispharynx* são encontrados no proventrículo de pombos. Essas espécies são descritas em detalhes no Capítulo 13.

Tetrameres americana

Sinônimo. *Tropisurus americana.*

Local de predileção. Proventrículo.

Filo. Nematoda.

Classe. Secernentea.

Superfamília. Spiruroidea.

Descrição macroscópica. Os vermes adultos apresentam dimorfismo sexual. Os machos têm coloração branco-pálida, são delgados e medem apenas cerca de 5 a 6 mm de comprimento. As fêmeas têm coloração vermelho-vivo e são quase esféricas, com diâmetro de cerca de 3,5 a 5,0 mm (ver Figura 13.1).

Descrição microscópica. Os machos apresentam cutícula com espinhos e sem cordões; as fêmeas apresentam quatro sulcos longitudinais profundos na superfície. Os ovos são ovais, com casca grossa, medem 42-60 por 24-45 μm e são embrionados quando eliminados nas fezes. Eles são transparentes e apresentam polos espessados.

Hospedeiros definitivos. Galinhas, perus, patos, gansos, tetrazes, codornas, pombos.

Hospedeiros intermediários. Baratas, gafanhotos e besouros.

Distribuição geográfica. África e América do Norte.

Tetrameres fissispina

Sinônimo. *Tropisurus fissispina.*

Local de predileção. Proventrículo.

Filo. Nematoda.

Classe. Secernentea.

Superfamília. Spiruroidea.

Hospedeiros definitivos. Patos, gansos, galinhas, perus, pombos e aves aquáticas selvagens.

Hospedeiros intermediários. Crustáceos aquáticos como *Daphnia* e *Gammarus*; gafanhotos, minhocas.

Distribuição geográfica. Maioria das regiões do mundo.

Dispharynx nasuta

Nome comum. Verme espiral do estômago.

Sinônimos. *Dispharynx spiralis, Acuaria spiralis, Acuaria nasuta.*

Locais de predileção. Esôfago e proventrículo.

Filo. Nematoda.

Classe. Secernentea.

Superfamília. Acurioidea.

Descrição macroscópica. O corpo é delgado e espiralado, principalmente a região posterior do macho. Os machos medem cerca de 8 mm e as fêmeas, 11 mm de comprimento.

Descrição microscópica. A cutícula é ornamentada com quatro cordões ondulados que se recurvam anteriormente e não se fusionam. A espícula esquerda é delgada e a espícula direita é mais curta e de formato oval. Os ovos têm casca grossa, medem 33-40 por 18-25 μm e são embrionados quando eliminados.

Hospedeiros definitivos. Galinhas, perus, pombos, galinhas-d'angola, tetrazes, faisões e outras aves.

Hospedeiros intermediários. Muitos isópodes, tais como tatuzinhos-de-jardim (*Porcellio scaber* e *Armadillidium vulgare*).

Distribuição geográfica. Ásia, África e Américas.

Intestino delgado

Ascaridia columbae

Sinônimo. *Ascaridia maculosa.*

Local de predileção. Intestino delgado.

Filo. Nematoda.

Classe. Secernentea.

Superfamília. Ascaridoidea.

Descrição macroscópica. Os vermes são robustos e intensamente brancos; os machos medem 16 a 17 mm e as fêmeas, 20 a 95 mm de comprimento.

Descrição microscópica. Os ovos são distintamente ovais, com casca lisa, e medem 80-90 por 40-50 μm.

Hospedeiros. Pombos.

Distribuição geográfica. Presumivelmente cosmopolita.

Patogênese. Não é patogênico.

Sinais clínicos. Um grande número de vermes não produz sinais clínicos.

Diagnóstico. Os vermes adultos podem ser encontrados no intestino no exame *post mortem* ou os ovos característicos de ascarídeos podem ser encontrados nas fezes.

Patologia. Não há patologia associada.

Epidemiologia. As aves adultas são portadores assintomáticos, e o reservatório da infecção é o solo, seja como ovos livres ou em hospedeiros de transporte como minhocas. A infecção é mais intensa em filhotes.

Tratamento. Normalmente não é necessário, embora o tratamento com sais de piperazina, levamisol ou um benzimidazol como o fembendazol sejam efetivos. Cápsulas que contêm fembendazol ou cambendazol são efetivas e podem ser administradas por via oral em pombos.

Controle. Higiene estrita e sistemas de alimentação e de fornecimento de água, que irão limitar a contaminação de alimentos e água por fezes, devem ser usados.

Os seguintes helmintos foram relatados no intestino de pombos e foram descritos em detalhes no Capítulo 13.

Capillaria caudinflata

Sinônimo. *Aonchotheca caudinflata.*

Local de predileção. Intestino delgado.

Filo. Nematoda.

Classe. Secernentea.

Superfamília. Trichuroidea.

Descrição macroscópica. São vermes filamentosos muito delgados, o esôfago esticossoma estreito ocupa cerca de um terço a metade do comprimento do corpo. Os machos medem cerca de 6 a 12 mm e as fêmeas, até 25 mm. As fêmeas apresentam um apêndice vulvar característico.

Descrição microscópica. Os machos apresentam uma única espícula longa e delgada, com uma bainha de espícula espinhosa, e com frequência possuem uma estrutura primitiva semelhante a uma bursa.

Hospedeiros definitivos. Galinhas, perus, gansos, pombos e aves selvagens.

Hospedeiros intermediários. Minhocas.

Distribuição geográfica. Cosmopolita.

Tratamento e controle. Cápsulas orais que contêm fembendazol ou cambendazol são efetivas.

Capillaria obsignata

Sinônimos. *Baruscapillaria obsignata, Capillaria columbae.*

Local de predileção. Intestino delgado.

Filo. Nematoda.

Classe. Secernentea.

Superfamília. Trichuroidea.

Descrição macroscópica. Os machos medem cerca de 10 a 12 mm e as fêmeas, até 15 mm.

Descrição microscópica. A cauda dos vermes fêmeas se afunila posteriormente. Os ovos de tamanho médio e formato de barril apresentam tampas bipolares ligeiramente estriadas e casca com padrão reticulado (ver Figura 4.7).

Hospedeiros. Pombos, galinhas, perus e aves selvagens.

Distribuição geográfica. Cosmopolita.

Davainea proglottina

Local de predileção. Intestino delgado, principalmente no duodeno.

Filo. Platyhelminthes.

Classe. Cestoda.

Família. Davaineidae.

Descrição macroscópica. *Davaiena proglottina* é um cestódio muito pequeno, que mede até 1 a 4 mm de comprimento, e normalmente possui apenas 4 a 9 segmentos (ver Figura 13.2).

Descrição microscópica. O rostelo possui 80 a 94 ganchos, dispostos em fileira dupla e as ventosas apresentam algumas fileiras de ganchos pequenos. Cada segmento contém um único conjunto de órgãos reprodutores. Os poros genitais se alternam regularmente.

Hospedeiros definitivos. Galinhas, perus, pombos e outras aves galináceas.

Hospedeiros intermediários. Moluscos gastrópodes tais como *Agriolimax, Arion, Cepaea* e *Limax* e caramujos terrestres.

Distribuição geográfica. Maioria das regiões do mundo.

Raillietina tetragona

Local de predileção. Metade posterior do intestino delgado.

Filo. Platyhelminthes.

Classe. Cestoda.

Família. Davaineidae.

Descrição macroscópica. Um cestódio grande, chegando a cerca de 20 a 25 cm de comprimento.

Descrição microscópica. O escólex é pequeno e o "pescoço" é bastante proeminente. As ventosas ovais são ligeiramente armadas com muitas fileiras de finos pequenos ganchos e o rostelo apresenta uma, ou algumas vezes, duas fileiras de aproximadamente 100 ganchos.

Hospedeiros definitivos. Galinhas, galinhas-d'angola e pombos.

Hospedeiros intermediários. Formigas do gênero *Pheidole* e *Tetramorium* e moscas-domésticas.

Distribuição geográfica. Cosmopolita.

Echinoparyphium recurvatum

Local de predileção. Intestino delgado, principalmente no duodeno.

Filo. Platyhelminthes.

Classe. Trematoda.

Família. Echinostomatidae.

Descrição macroscópica. A fascíola tem cerca de 4 por 0,7 mm e é curvada ventralmente.

Descrição microscópica. Há espinhos anteriores à ventosa ventral e a coroa cefálica contém espinhos.

Hospedeiros definitivos. Patos, gansos, galinhas, pombos e humanos.

Hospedeiros intermediários. Hospedeiro 1: Caramujos tais como *Lymnaea* spp. e *Planorbis* spp. Hospedeiro 2: sapos, girinos e caramujos, tais como *Valvata piscinalis* e *Planorbis albus*, e mariscos.

Distribuição geográfica. Cosmopolita, principalmente na Ásia e norte da África.

Hypoderaeum conoideum

Local de predileção. Intestino delgado posterior.

Filo. Platyhelminthes.

Classe. Trematoda.

Família. Echinostomatidae.

Descrição macroscópica. A fascíola adulta tem um corpo alongado, com 5 a 12 mm de comprimento e afunilando-se posteriormente.

Descrição microscópica. A região anterior do corpo é armada com cerca de 50 pequenos espinhos e apresenta uma grande ventosa ventral.

Hospedeiros definitivos. Galinhas, perus, patos, gansos, cisnes, pombos e outras aves aquáticas.

Hospedeiros intermediários. Como para *E. recurvatum*.

Distribuição geográfica. Cosmopolita.

Eimeria labbeana

Sinônimos. *Eimeria peifferi, Eimeria columbarum.*

Locais de predileção. Intestino delgado.

Filo. Apicomplexa.

Classe. Conoidasida.

Família. Eimeriidae.

Descrição. Os oocistos são subesféricos a esféricos, lisos, incolores ou ligeiramente castanho-amarelados, medem 13-24 por 12-23 μm, sem micrópilo ou resíduo, mas com um grânulo polar. Os esporocistos são alongados, ovoides, com um corpo de Stieda e um resíduo. Os esporozoítas têm formato ligeiramente de crescente, com uma extremidade mais larga que a outra, dispõem-se transversalmente, da cabeça para a cauda no esporocisto, e apresentam um glóbulo transparente em cada extremidade.

Hospedeiros. Pombos (*Columba domestica*), pombos domésticos (*Columba livia*), rola-turca (*Streptopelia decaoto*).

Ciclo evolutivo. Após os oocistos esporulados serem ingeridos, os esporozoítas são liberados e invadem as células epiteliais do intestino. Merontes de primeira geração estão presentes 20 a 48 h após a infecção nas células epiteliais do íleo anterior. Merontes de segunda geração maduros estão presentes 96 h após, e merontes maduros de terceira geração, 144 h após a infecção. Os macrogametas estão nas células epiteliais do íleo. O período pré-patente é de cerca de 5 dias. O tempo de esporulação é de 4 dias ou menos.

Distribuição geográfica. Cosmopolita.

Patogênese. *Eimeria labbeana* é ligeiramente a acentuadamente patogênica, dependendo da estirpe de parasita e da idade da ave. Os adultos são bastante resistentes, embora infecções fatais tenham sido relatadas. As aves tornam-se fracas, emaciadas, comem pouco, mas bebem bastante água e apresentam diarreia esverdeada. As perdas mais intensas ocorrem entre filhotes no ninho. Uma alta porcentagem de filhotes pode morrer, e aqueles que se recuperam, com frequência apresentam-se raquíticos.

Sinais clínicos. Infecções leves normalmente são assintomáticas. Em infecções intensas, as aves estão apáticas, apresentam aparência estufada e manifestam fraqueza, emaciação e diarreia.

Diagnóstico. O diagnóstico se baseia na identificação dos oocistos nas fezes em associação aos sinais clínicos e achados patológicos.

Patologia. Em infecções graves, há inflamação da mucosa intestinal, com o lúmen preenchido por um exsudato hemorrágico.

Epidemiologia. A transmissão é pela via fecal-oral e é mais comum em aves jovens. Fontes de infecção incluem cestas sujas e contaminadas, a ingestão de comida ou água contaminadas, ou a ingestão de água contaminada em poleiros tais como calhas de telhado.

Tratamento. Sulfonamidas administradas na água de beber (p. ex., sulfametoxina 120 g por 2.000 mℓ) são efetivas no tratamento da infecção. Clazurila 2,5 mg administrado como comprimido oral por pombo, independentemente do peso, também é efetivo. Todas as aves no mesmo pombal normalmente são tratadas simultaneamente para evitar reinfecção das aves não tratadas.

Controle. A prevenção se baseia em bom manejo, evitar superlotação e estresse e atenção à higiene.

Wenyonella columbae

Local de predileção. Intestino delgado.

Filo. Apicomplexa.

Classe. Conoidasida.

Família. Eimeriidae.

Descrição. Os oocistos são esféricos ou ligeiramente ovoides, medem 21-27 por 21-26 μm, sem micrópilo, grânulo polar ou resíduo de oocisto.

Hospedeiro. Pombos.

Distribuição geográfica. Índia.

Outra espécie de coccídio foi descrita no intestino delgado de pombos na Índia, embora detalhes do ciclo evolutivo e da patogenicidade ainda não sejam conhecidos. Em *Eimeria columbae*, os oocistos são subesféricos, medem 16 por 14 mm, sem micrópilo, mas com resíduo de oocisto.

Spironucleus columbae

Local de predileção. Intestino delgado.

Filo. Fornicata.

Classe. Trepamondea.

Família. Hexamitidae.

Descrição. As trofozoítas são pequenas e medem 5-9 por 2,5-7 μm.

Hospedeiros. Pombos.

Distribuição geográfica. Cosmopolita.

Patogênese e sinais clínicos. A infecção pode causar enterite em pombos.

Tratamento e controle. Como para *Trichomonas gallinae*.

Cecos/Intestino delgado

Heterakis gallinarum

Sinônimos. *Heterakis papillosa, Heterakis gallinae, Heterakis vesicularis.*

Nome comum. Verme cecal das aves de produção.

Local de predileção. Cecos, raramente intestino grosso e delgado.

Filo. Nematoda.

Classe. Secernentea.

Superfamília. Ascaridoidea.

Descrição macroscópica. Vermes esbranquiçados de até 1,5 cm de comprimento, com caudas alongadas e pontiagudas. Os machos têm até 7 a 13 mm e as fêmeas, 10 a 15 mm de comprimento. O exame macroscópico indica imediatamente o gênero, mas para identificação da espécie o exame microscópico é necessário para determinar o formato do esôfago e o tamanho e formato das espículas.

Descrição microscópica. O esôfago tem um bulbo posterior grande. A identificação do gênero pode ser confirmada pela presença de uma grande ventosa circular pré-cloacal no macho e asas caudais proeminentes suportadas por 12 pares de papilas caudais (ver Figura 1.55).

Hospedeiros. Galinhas, perus, pombos, faisões, perdizes, tetrazes, codornas, galinhas-d'angola, patos e muitas espécies de galináceos selvagens.

Distribuição geográfica. Cosmopolita.

Capillaria anatis

Sinônimos. *Capillaria brevicollis, Capillaria collaris, Capillaria anseris, Capillaria mergi, Thornix anatis.*

Local de predileção. Cecos.

Filo. Nematoda.

Classe. Secernentea.

Superfamília. Trichuroidea.

Descrição macroscópica. Os machos medem cerca de 16 a 24 mm e as fêmeas, 28 a 38 mm.

Hospedeiros. Galinhas, perus, aves galináceas (faisões, perdizes), pombos, patos, gansos.

Distribuição geográfica. Cosmopolita.

Brachylaemus commutatus

Sinônimos. *Harmostomum commutatus, Postharmostomum gallinum.*

Local de predileção. Cecos.

Filo. Platyhelminthes.

Classe. Trematoda.

Família. Brachylaemidae.

Descrição macroscópica. As fascíolas alongadas medem cerca de 4 a 7 mm de comprimento por 1 a 2 mm de largura e apresentam corpo liso.

Hospedeiros definitivos. Galinhas, perus, outras aves domésticas, pombos e faisões.

Hospedeiros intermediários. Caramujos terrestres.

Distribuição geográfica. Sul da Europa, África, partes da Ásia.

Echinostoma revolutum

Locais de predileção. Cecos e reto.

Filo. Platyhelminthes.

Classe. Trematoda.

Família. Echinostomatidae.

Descrição macroscópica. As fascíolas adultas podem medir até 2 cm de comprimento, mas com frequência medem 1,0 a 1,5 cm por 2 mm de largura.

Descrição microscópica. As fascíolas adultas possuem colar cefálico, que é armado com cerca de 37 espinhos, e o tegumento anterior é espinhoso. O ovário é anterior à rede de testículos.

Hospedeiros definitivos. Patos, gansos, pombos, muitas aves domésticas e aquáticas.

Distribuição geográfica. Cosmopolita.

Nota. *Echinostoma revolutum* também pode infectar humanos. *Echinostoma paraulum* ocorre no intestino delgado de patos e pombos e pode causar fraqueza, inapetência e diarreia em pombos.

■ Parasitas do sistema respiratório

Syngamus trachea

Sinônimos. *Syngamus parvis, Syngamus gracilis.*

Nome comum. *Gapeworm.*

Locais de predileção. Traqueia ou pulmões.

Filo. Nematoda.

Classe. Secernentea.

Superfamília. Strongyloidea.

Descrição macroscópica. A fêmea grande e avermelhada mede cerca de 1 a 3 cm, e o macho pequeno e esbranquiçado (até 0,5 cm) estão permanentemente *in copula*, formando um "Y" (ver Figura 1.46).

Descrição microscópica. Os vermes apresentam cápsulas bucais em formato de taça grandes e pouco profundas, que apresentam até 10 dentes na sua base. Não há coroas lamelares. Os raios bursais são curtos e grossos e as duas espículas são longas e de formato simples.

Hospedeiros. Galinhas, perus, aves de caça (faisões, perdizes, galinhas-d'angola), pombos e muitas aves selvagens.

Distribuição geográfica. Cosmopolita.

Para mais detalhes, ver Capítulo 13.

Cytodites nudus

Nome comum. Ácaro dos sacos aéreos.

Locais de predileção. Pulmões, saco aéreos.

Classe. Arachnida.

Subclasse. Acari.

Ordem. Astigmata (Sarcoptiformes).

Família. Cytoditidae.

Descrição macroscópica. O ácaro é oval e mede, aproximadamente, 500 μm de comprimento, com cutícula lisa (ver Figura 3.97).

Descrição microscópica. Não possui quelíceras e os palpos são fusionados para formar um órgão de sucção macio através do qual os líquidos são embebidos. As pernas são robustas e não são modificadas, terminando em um par de ventosas pedunculadas e um par de garras pequenas.

Hospedeiros. Aves, principalmente aves domésticas e canários.

Distribuição geográfica. Cosmopolita.

Patogênese. Infestações pequenas podem não ter efeitos óbvios; grandes infestações podem causar acúmulo de muco na traqueia e brônquios, levando a tosse e dificuldade respiratória, aerossaculite e perda de peso. O equilíbrio pode ser afetado em aves infestadas. Fraqueza, emaciação e morte foram descritas em infecções intensas.

Sinais clínicos. Tosse, dificuldade respiratória, edema pulmonar, perda de peso, perda de equilíbrio ou coordenação.

Diagnóstico. O diagnóstico positivo é possível apenas *post mortem*, quando a necropsia revela pontos brancos na superfície dos sacos aéreos.

Patologia. A morte normalmente é associada a peritonite, enterite, emaciação e complicações respiratórias.

Epidemiologia. Infestações podem ser disseminadas pela tosse.

Tratamento. O tratamento com moxidectina tópica a cada 3 semanas conforme a necessidade pode ser efetivo.

Controle. É importante tratar todas as aves no aviário quando iniciando um programa preventivo.

Laminosioptes cysticola

Para mais detalhes, ver Parasitas do tegumento.

Parasitas do sistema circulatório

Leucocytozoon marchouxi

Sinônimo. *Leucocytozoon turtur.*

Local de predileção. Sangue.

Filo. Apicomplexa.

Classe. Aconoidasida.

Família. Plasmodiidae.

Descrição. Macrogametas são arredondados ou elípticos, coram-se em azul-escuro com Giemsa e apresentam núcleo compacto e avermelhado (Figura 16.1). Essa espécie forma megalomerontes arredondados em quase todos os órgãos internos (Figura 16.2).

Hospedeiros. Pombos e rolas.

Distribuição geográfica. Cosmopolita.

Patogênese e sinais clínicos. Até recentemente, essa espécie era considerada não patogênica em pombos e rolas, mas o parasita mostrou-se patogênico para pombos cor-de-rosa (*Columba mayeri*).

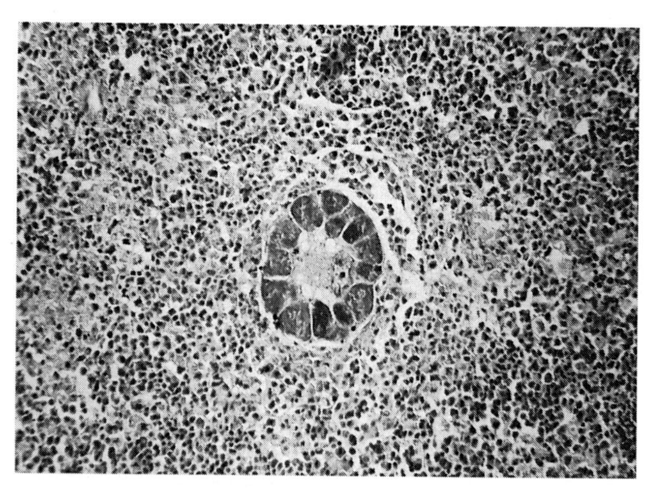

Figura 16.1 Macrogamonte de *Leucocytozoon marchouxi*. (Esta figura encontra-se reproduzida em cores no Encarte.)

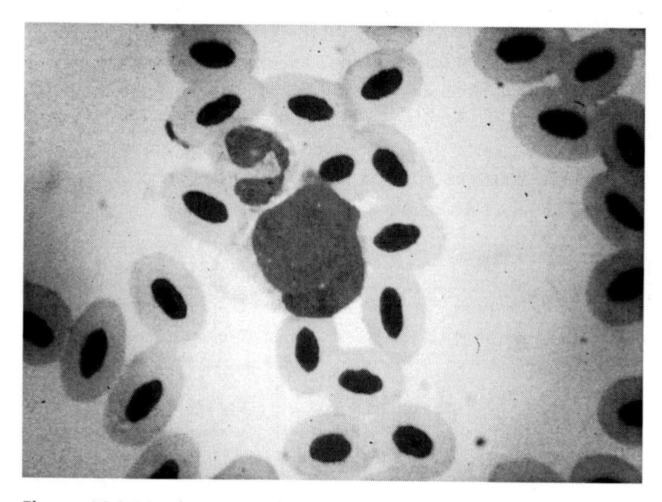

Figura 16.2 Megalomeronte de *Leucocytozoon marchouxi* no baço. (Esta figura encontra-se reproduzida em cores no Encarte.)

Diagnóstico. Demonstração dos gametócitos em esfregaços sanguíneos.

Epidemiologia. Os vetores são membros do gênero *Simulium* (borrachudos).

Tratamento e controle. Normalmente não são necessários, embora o controle geral de insetos ou medidas preventivas possam limitar a infecção.

Haemoproteus columbae

Local de predileção. Sangue.

Filo. Apicomplexa.

Classe. Aconoidasida.

Família. Plasmodiidae.

Descrição. Macrogametas e microgametas presentes nos eritrócitos (hemácias) variam de pequenas formas aneladas a formas de crescente alongadas que se curvam ao redor do núcleo da célula do hospedeiro para formar um cabresto (ver Figura 2.29). Os macrogametas se coram em azul-escuro com corante Giemsa, o núcleo é vermelho a roxo-escuro e compacto, e grânulos de pigmento estão dispersos pelo citoplasma.

Hospedeiros. Pombos domésticos e selvagens, rolas e outras aves selvagens.

Distribuição geográfica. América do Norte.

Patogênese e sinais clínicos. Em geral, é considerado de baixa patogenicidade em aves adultas, mas a forma aguda da infecção foi relatada em filhotes. Os sinais clínicos incluem anorexia e anemia.

Diagnóstico. Demonstração dos gametócitos em esfregaços sanguíneos.

Epidemiologia. Os vetores são moscas hipoboscídeas do gênero *Pseudolynchia*.

Tratamento e controle. Normalmente não são necessários, embora o controle geral de insetos ou medidas preventivas possam limitar a infecção.

Haemoproteus sacharovi

Local de predileção. Sangue.

Filo. Apicomplexa.

Classe. Aconoidasida.

Família. Plasmodiidae.

Descrição. Macrogametas e microgametas estão presentes nos eritrócitos e preenchem completamente a célula do hospedeiro quando maduros, distorcendo e empurrando o núcleo para a periferia da célula. Os grânulos de pigmento são esparsos comparados aos de outras espécies.

Hospedeiros. Pombos domésticos e rolas.

Patogênese. Baixa patogenicidade, embora tenha havido relatos de hepatomegalia em filhotes.

Todos os demais detalhes são essencialmente similares a *H. columbae*, embora o(s) vetor(es) não tenha(m) sido identificado(s).

Parasitas do sistema nervoso

Não há parasitas de importância veterinária.

Parasitas do sistema reprodutor/urogenital

Não há parasitas de importância veterinária.

Parasitas do sistema locomotor

Toxoplasma gondii

Para mais detalhes, ver Capítulo 13.

Parasitas do tegumento

Laminosioptes cysticola

Nomes comuns. Ácaro subcutâneo, ácaro do cisto das aves.

Locais de predileção. Tecido subcutâneo, pulmões, peritônio.

Classe. Arachnida.

Subclasse. Acari.

Ordem. Astigmata (Sarcoptiformes).

Família. Laminosioptidae.

Descrição macroscópica. *Laminosioptes cysticola* é um ácaro pequeno e oval, que mede, aproximadamente, 250 μm de comprimento.

Descrição microscópica. Os dois pares de pernas posteriores terminam em garras e pedicelos com ventosas, enquanto os dois pares de pernas anteriores terminam em garras. Esse ácaro apresenta corpo liso e alongado com poucas cerdas (ver Figura 3.98). O gnatossoma é pequeno e não é visível quando visto de cima.

Hospedeiros. Galinhas, perus e pombos, ocasionalmente aves selvagens.

Distribuição geográfica. Cosmopolita. É abundante na Europa e também é encontrado nos EUA, América do Sul e Austrália.

Patogênese. Os ácaros são encontrados na fáscia muscular subcutânea e nos tecidos mais profundos dos pulmões, peritônio, músculos e vísceras abdominais. *Laminosioptes* normalmente não é associado a sinais clínicos e é descoberto em pombos apenas no exame *post mortem*. Os ácaros ativos ocorrem nos tecidos profundos. Os nódulos criados pelos ácaros podem diminuir o valor da carne para consumo humano.

Sinais clínicos. Os parasitas normalmente não são considerados patogênicos.

Diagnóstico. Os nódulos podem ser vistos em aves vivas partindo-se as penas do peito e deslizando a pele para frente e para trás com as pontas dos dedos. O exame dos nódulos sob um microscópio de dissecção normalmente permite a identificação da espécie do ácaro.

Patologia. Agregados desses pequenos ácaros ovais são encontrados em nódulos amarelos, com muitos milímetros de diâmetro, no tecido subcutâneo ou fáscia muscular nos tecidos profundos dos pulmões, peritônio, músculos e vísceras abdominais. Os nódulos subcutâneos com frequência estão calcificados, mas esses contêm apenas ácaros mortos conforme os depósitos calcáreos são produzidos ao redor dos ácaros após a sua morte.

Epidemiologia. Estima-se que cerca de 1% dos pombos urbanos de vida livre alberguem *L. cysticola*. O modo de transmissão desse ácaro não é conhecido.

Tratamento. Lactonas macrocíclicas podem ser efetivas.

Controle. Destruição ou quarentena de aves infectadas podem ser necessárias para conseguir a diminuição a longo prazo das infestações nos grupos.

Pelecitus clavus

Sinônimo. *Eulimdana clava*.

Locais de predileção. Tecidos subcutâneo e conjuntivo.

Filo. Nematoda.

Classe. Secernentea.

Superfamília. Filarioidea.

Descrição macroscópica. Vermes de tamanho pequeno a médio que se apresentam torcidos em forma helicoidal. Vermes machos têm 6 a 7 mm de comprimento e as fêmeas, 17 a 20 mm de comprimento. As espículas do macho são desiguais no comprimento, sendo a da esquerda maior que a da direita.

Hospedeiros. Pombos e muitas outras aves selvagens.

Hospedeiros intermediários. Desconhecidos.

Distribuição geográfica. Muitas espécies de *Pelecitus* têm distribuição cosmopolita.

Patogênese. Esses parasitas são considerados de baixa patogenicidade para aves.

Epidemiologia. *Pelecitus* spp. pode ser de importância zoonótica em algumas regiões do mundo, infectando os olhos e região periorbital de humanos.

Nota. Outras espécies, *Pelecitus mazzanti*, também é encontrada em pombos.

ECTOPARASITAS

Hypodectes propus

Local de predileção. Tecido subcutâneo.

Classe. Arachnida.

Subclasse. Acari.

Ordem. Astigmata (Sarcoptiformes).

Família. Hypoderidae.

Descrição. A deutoninfa (*hypopus*) presente em cistos subcutâneos é alongada (cerca de 1,5 mm de comprimento) com lados paralelos e pernas muito curtas. Os adultos presentes no ninho têm palpos e gnatossoma diminutos e, na fêmea, quelíceras reduzidas.

Hospedeiros. Pombos e rolas.

Sinais clínicos. A presença do parasita causa prurido, perda de penas e inquietação.

Dermanyssus gallinae

Nomes comuns. Ácaro vermelho das aves domésticas, ácaro do poleiro.

Local de predileção. Pele.

Classe. Arachnida.

Subclasse. Acari.

Ordem. Mesostigmata.

Família. Dermanyssidae.

Descrição. Os adultos são relativamente grandes, com 0,75 a 1 mm de comprimento, com pernas longas (ver Figuras 3.108 e 13.38). O corpo, em geral, apresenta coloração branco-acinzentada, tornando-se vermelho a preto quando ingurgitado. Há um único escudo dorsal, que se afunila posteriormente, mas apresenta margem posterior truncada. O escudo anal é relativamente grande e é pelo menos tão largo quanto a placa genitoventral. Há três cerdas anais. As quelíceras são alongadas e com formato de estilete.

Hospedeiros. Aves de produção domésticas e aves selvagens; ocasionalmente parasitam mamíferos, inclusive humanos.

Ornithonyssus sylviarum

Sinônimo. *Liponyssus sylviarum*.

Nome comum. Ácaro das aves domésticas do norte.

Local de predileção. Base das penas, principalmente na região da cloaca.

Classe. Arachnida.

Subclasse. Acari.

Ordem. Mesostigmata.

Família. Macronyssidae.

Descrição. Os adultos são relativamente grandes, com formato oval e medem 0,75 a 1 mm de comprimento, com pernas longas que permitem movimentação rápida (Figura 3.106). O corpo normalmente tem coloração branco-acinzentada, tornando-se vermelho a preto quando ingurgitado. Um único escudo dorsal apresenta largura relativa a dois terços do seu comprimento, e então afunila-se posteriormente para apresentar metade da sua largura, e é truncado na sua margem posterior. A fêmea, tipicamente, apresenta apenas dois pares de cerdas em seu escudo esternal. O escudo anal é relativamente grande e ao menos tão largo quanto a placa genitoventral. Três cerdas anais estão presentes. As quelíceras são alongadas e com formato de estilete. O corpo apresenta muitas cerdas longas e é muito mais peludo que *Dermanyssus*.

Hospedeiros. Aves de produção domésticas e aves selvagens.

Ornithonyssus bursa

Sinônimo. *Liponyssus bursa*.

Nome comum. Ácaro tropical das aves domésticas.

Local de predileção. Pele.

Classe. Arachnida.

Subclasse. Acari.

Ordem. Mesostigmata.

Família. Macronyssidae.

Descrição. Similar a *O. sylviarum*. Entretanto, a placa ventral apresenta três pares de cerdas, enquanto em *O. sylviarum* e *D. gallinae*, há apenas dois pares de cerdas presentes na placa ventral.

Hospedeiros. Aves de produção domésticas e aves selvagens.

Columbicola columbae

Nome comum. Piolho delgado dos pombos.

Local de predileção. Asas ou região anterior do corpo.

Classe. Insecta.

Ordem. Phthiraptera.

Subordem. Ischnocera.

Família. Philopteridae.

Descrição. Um piolho delgado, de coloração amarelo-pálida que normalmente mede 2 a 3 mm de comprimento (Figura 16.3).

Hospedeiros. Pombos e rolas.

Distribuição geográfica. Provavelmente cosmopolita.

Patogênese. A infecção pode causar prurido brando, e em comum com a maioria das pediculoses, infestações intensas normalmente são vistas apenas em aves doentes e debilitadas, causando lesão nas penas e irritação.

Sinais clínicos. Lesão das penas e irritação.

Diagnóstico. Os piolhos adultos podem ser vistos se movendo ao redor da plumagem ou os ovos podem ser vistos aderidos às penas.

Patologia. Piolhos raramente estão relacionados a patologia significativa.

Epidemiologia. A infecção ocorre após contato direto com um animal hospedeiro infectado. A contaminação cruzada entre diferentes espécies de hospedeiros é possível se os animais tiverem contato físico.

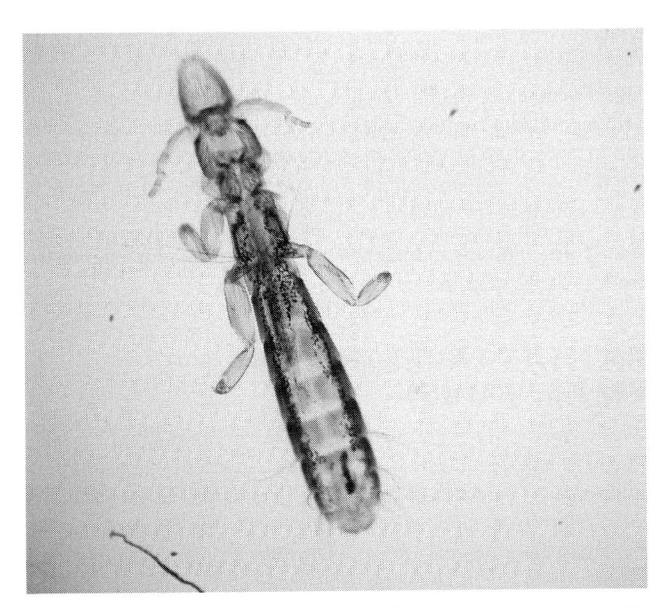

Figura 16.3 *Columbicola columbae.* (Esta figura encontra-se reproduzida em cores no Encarte.)

Tratamento. Compostos inseticidas tópicos, tais como permetrina, carbarila, malation e cipermetrina podem ser usados para matar os piolhos. Entretanto, uma vez que os inseticidas não são capazes de matar os ovos, duas aplicações são necessárias a um intervalo de 10 dias.

Controle. Embora métodos tais como varrer os dejetos ou fornecer caixas de postura tratadas com inseticida sejam usados para evitar a manipulação indevida de aves, os resultados obtidos pelo tratamento de aves individuais são indubitavelmente melhores. A verificação regular e a aspersão de aves irá permitir que as taxas de infestação sejam controladas. Adicionalmente, a contaminação cruzada deve ser evitada. Isso é conseguido por meio do tratamento de qualquer ave no ambiente dos pombos e evitando contato entre aves selvagens e pombos. O abrigo e o ninho devem ser completamente limpos para eliminar as fontes de reinfestação tais como plumas da postura.

Pseudolynchia canariensis

Nome comum. Mosca-piolho dos pombos.

Local de predileção. Pele.

Classe. Insecta.

Ordem. Diptera.

Família. Hippoboscidae.

Descrição. Moscas adultas medem, aproximadamente, 10 mm de comprimento e, em geral, têm coloração castanho-avermelhada pálida com manchas amarelas sobre o abdome indistintamente segmentado. Elas apresentam um par de asas, nas quais as veias distribuem-se muito próximas em direção à borda anterior. Adultos de ambos os sexos são hematófagos. As larvas raramente são vistas e medem cerca de 5 mm de comprimento.

Hospedeiros. Principalmente pombos, mas outras aves domésticas também podem ser infestadas.

Distribuição geográfica. Cosmopolita.

Patogênese. As moscas adultas picam e sugam sangue, resultando em incômodo e perturbação. Aves intensamente infestadas podem apresentar apatia e emaciação e tornam-se suscetíveis a infecções secundárias. As moscas podem atuar como vetores de *Haemoproteus columbae* e *H. sacharovi*.

Sinais clínicos. As moscas adultas são claramente visíveis quando se alimentando no animal hospedeiro. Pode-se verificar irritação nos locais de alimentação.

Diagnóstico. As moscas adultas podem ser encontradas no animal hospedeiro.

Epidemiologia. As moscas adultas são mais abundantes no hospedeiro durante os meses de verão.

Tratamento e controle. Obtém maior sucesso pela aplicação tópica de inseticidas, preferencialmente aqueles com algum efeito repelente e residual, tais como piretroides sintéticos como permetrina e deltametrina.

Ceratophyllus columbae

Nome comum. Pulga dos pombos.

Local de predileção. Pele.

Classe. Insecta.

Ordem. Siphonaptera.

Família. Ceratophyllidae.

Descrição. Adultos de *Ceratophyllus columbae*, tipicamente, medem 2 a 2,5 mm de comprimento, sem fossa antenal. Os olhos estão presentes. Há ctenídeo pronotal, com mais de 24 dentes, enquanto o ctenídeo genal está ausente. Há uma fileira lateral de quatro a seis cerdas na superfície interna do fêmur das pernas posteriores e não há cerdas na seção basal das pernas.

Hospedeiro. Pombos.

Distribuição geográfica. Encontrada predominantemente no Velho Mundo, mas foi introduzida nas Américas.

Patogênese. A atividade de alimentação pode causar irritação, inquietação e, em infestações intensas, anemia. Em aves selvagens, as atividades de reprodução e de alimentação são sincronizadas com a estação de reprodução dos hospedeiros. *C. columbae* adultos também podem se alimentar em humanos e animais de estimação domésticos.

Sinais clínicos. Os sintomas incluem inquietação e coçar as áreas afetadas. As picadas podem ser visíveis na pele. Dermatite alérgica pode ser vista.

Diagnóstico. O diagnóstico não fácil, uma vez que os adultos podem deixar o hospedeiro e os ovos e larvas são difíceis de encontrar. As picadas dessas pulgas são similares às de mosquitos, piolhos e ácaros, com inflamação e prurido.

Epidemiologia. Essas pulgas não são hospedeiro-específicas e podem atacar qualquer mamífero ou ave disponível para se alimentarem. Uma vez que elas são capazes de sobreviver fora do hospedeiro, a transmissão pode ocorrer a partir de camas e de recintos de criação. Essa pulga é altamente móvel sobre o hospedeiro e pode ser especialmente comum em material de ninhos. *Ceratophyllus columbae* se alimenta imediatamente em humanos e animais de estimação domésticos, e com frequência é adquirida ao manusear pombos e aves selvagens. Sabe-se também que ela migra para quartos a partir de ninhos em calhas adjacentes. Quando tais ninhos são removidos, eles devem ser incinerados; do contrário, as pulgas pouco alimentadas podem parasitar animais de estimação domésticos e humanos.

Tratamento. O tratamento tópico das aves afetadas com produtos inseticidas tais como permetrina, carbarila, malation e rotenona é efetivo.

Controle. Se as pulgas conseguirem se estabelecer, medidas drásticas devem ser tomadas para livrar-se delas. Todo o lixo e material dos ninhos devem ser removidos e queimados, e o abrigo deve ser aspergido com um inseticida.

Argas reflexus

Nome comum. Carrapato dos pombos.

Local de predileção. Pele.

Classe. Arachnida.

Subclasse. Acari.

Ordem. Ixodida.

Família. Argasidae.

Descrição. Espécies do gênero *Argas*, em geral, são achatados dorsoventralmente, com margens definidas, que podem ser vistas mesmo quando o carrapato está ingurgitado (ver Figura 3.125). A cutícula é enrugada e coriácea. A maioria das espécies tem hábito noturno e parasita aves, morcegos, répteis ou, ocasionalmente, pequenos mamíferos insetívoros. A maioria das espécies raramente ataca humanos. Espécies desse gênero, em geral, são encontradas em hábitats secos e áridos.

Os adultos de *Argas reflexus* têm entre 6 e 11 mm de comprimento. Eles podem ser distinguidos do carrapato das aves domésticas, *Argas persicus*, por sua margem do corpo, que é composta por sulcos irregulares e pelo hipóstoma, que não apresenta dentes apicais. Ele tem coloração castanho-avermelhada e pernas claras.

Hospedeiros. Aves, principalmente pombos.

Distribuição geográfica. Europa, Rússia, Ásia, norte e oeste da África.

Patogênese. As infestações podem causar irritação, insônia, perda da produtividade de ovos e anemia, que pode se mostrar fatal. Infestações intensas podem remover sangue suficiente para levar seu hospedeiro à morte. Essa espécie transmite *Borrelia anserina*, que causa a espiroquetose das aves domésticas, e *Aegyptianella pullorum*, uma infecção causada por riquétsia. Ele também pode ser vetor do vírus do Nilo Ocidental e do vírus Chenuda, além de vírus do grupo Quaranfil.

Sinais clínicos. Inflamação e áreas elevadas estarão presentes em razão das picadas do carrapato. Larvas podem ser encontradas vivendo nas plumas. Esses carrapatos causam insônia, perda da produtividade de ovos e anemia, que pode se mostrar fatal.

Diagnóstico. Os carrapatos adultos, principalmente as larvas ingurgitadas, podem ser vistos sobre a pele. Ninfas e carrapatos adultos podem ser encontrados em rachaduras na madeira dos recintos. Pontos vermelhos podem ser vistos na pele onde os carrapatos se alimentaram.

Patologia. Reações granulomatosas pequenas podem se formar no local da picada dos carrapatos, consistindo em uma resposta inflamatória celular mista com fibrose.

Epidemiologia. Os ovos de *Argas reflexus* apresentam níveis limitados de tolerência ao frio; temperaturas de inverno de 3°C causam, aproximadamente, 50% de mortalidade. Isso limita sua distribuição na região norte da Europa.

Tratamento. Os carrapatos argasídeos que vivem em pombais e em recintos podem ser controlados pela aplicação de um acaricida em seu ambiente, associado ao tratamento das populações de hospedeiros. O tratamento do ambiente, incluindo os poleiros e pombais, pode ser realizado usando acaricida contendo organofosforados ou piretroides por aspersão ou emulsão. Todos os nichos e fendas na instalação afetada devem ser aspergidos e as caixas de ninhos e poleiros também devem ser pintados com acaricidas. Ao mesmo tempo que as instalações são tratadas, deve-se aplicar um acaricida em pó apropriado nas aves ou, no caso de animais de porte maior, realizar aspersão ou banho. O tratamento deve ser repetido a intervalos mensais.

Controle. Todos os animais novos devem ser tratados antes da introdução em um grupo existente.

RATITAS (AVESTRUZES, EMAS, EMUS)

Avestruzes (*Struthio camelus*) na natureza são confinados principalmente às regiões mais secas da África, mas foram importados para muitos países para criação intensiva. Emus (*Dromaius novaehollandiae*) ocorrem naturalmente na maioria das regiões da Austrália. As subespécies de ema (*Rhea americana*) e do nandu-de-darwin (*Pterocnemia penata*) habitam as planícies abertas das regiões central e sul da América do Sul. Ratitas cativas podem ser infectadas com parasitas específicos para a sua espécie, mas também podem albergar parasitas de outras aves ou mamíferos.

ENDOPARASITAS

■ Parasitas do sistema digestório

Proventrículo e moela

Libyostrongylus

Patogênese. Os vermes jovens penetram profundamente na mucosa das glândulas do proventrículo. Os adultos vivem na superfície do epitélio (Figura 16.4), onde se alimentam de sangue, causando reação inflamatória grave e anemia. Em infecções intensas pode haver compactação do proventrículo.

Sinais clínicos. Os pintos são mais suscetíveis à infecção e tornam-se anêmicos, fracos e emaciados com altas taxas de mortalidade em casos não tratados. Pode haver menor produção de ovos e constipação intestinal. Algumas vezes, os pintos não são capazes de suportar sua cabeça e desenvolvem a aparência de "bastão de hóquei" do pescoço como resultado da fraqueza muscular.

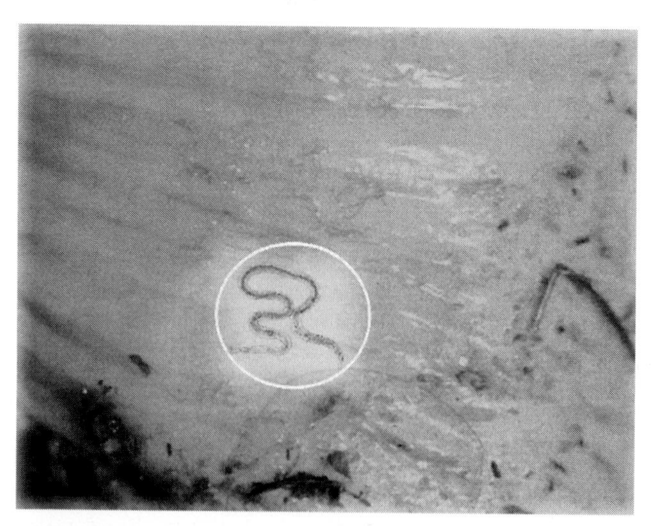

Figura 16.4 *Libyostrongylus douglassi*: superfície mucosa do proventrículo. O detalhe mostra o verme em maior aumento. (Esta figura encontra-se reproduzida em cores no Encarte.)

Diagnóstico. O diagnóstico se baseia em encontrar ovos nas fezes ou pela identificação dos vermes no proventrículo e moela no exame *post mortem*. A cultura de larvas é usada com frequência para diferenciar os ovos das espécies normalmente não patogênicas *Codiostomum struthionis*, que normalmente também estão presentes em avestruzes.

Patologia. Hipertrofia e eritema da mucosa glandular do proventrículo ocorrem com frequência. Pode também haver atrofia muscular e caquexia.

Epidemiologia. Os ovos e as larvas de primeiro estágio podem sobreviver à dissecação por cerca de 30 meses em ambientes áridos e quentes.

Tratamento. Levamisol (30 mg/kg), fembendazol (15 mg/kg), ivermectina oral (200 mg/kg) e ivermectina como injeção subcutânea (300 mg/kg) são efetivos no tratamento de infecção pelo verme-arame em avestruzes jovens.

Controle. Higiene adequada e medidas de manejo, incluindo remoção de fezes com o objetivo de limitar a contaminação do pasto, ajudarão a limitar a exposição a níveis perigosos de larvas infectantes. A rotação de pastagens é útil onde puder ser praticada. A exposição de aves jovens suscetíveis à infecção pode ser diminuída separando os jovens dos adultos. É importante isolar e tratar todas as aves novas para evitar a introdução da infecção em fazendas de avestruzes.

Libyostrongylus douglassi

Nome comum. Verme-arame.

Locais de predileção. Proventrículo e moela.

Filo. Nematoda.

Classe. Secernentea.

Superfamília. Trichostrongyloidea.

Descrição macroscópica. Nematódeos pequenos de coloração amarelo-avermelhada; os machos medem 4 a 6 mm e as fêmeas, 5 a 6 mm de comprimento.

Descrição microscópica. A bolsa do macho é bem desenvolvida; o raio dorsal é longo e se divide em sua metade distal, formando três pequenos ramos de cada lado. Cada espícula termina em um pequeno e um grande espinhos. Os ovos medem 59-74 por 36-44 μm. As larvas de terceiro estágio são caracterizadas por um nodo pequeno na extremidade da cauda e medem cerca de 745 μm de comprimento (Figura 16.5).

Hospedeiros. Avestruzes; *L. douglassi* é o parasita gastrintestinal mais significativo, causando importantes perdas econômicas.

Distribuição geográfica. África, América do Norte e do Sul, Europa.

Libyostrongylus dentatus

Nome comum. Verme-arame.

Locais de predileção. Proventrículo e moela.

Filo. Nematoda.

Classe. Secernentea.

Superfamília. Trichostrongyloidea.

Descrição macroscópica. Os vermes têm coloração vermelho-acastanhada; os machos têm 6 a 8 mm e as fêmeas, 10 a 12 mm de comprimento.

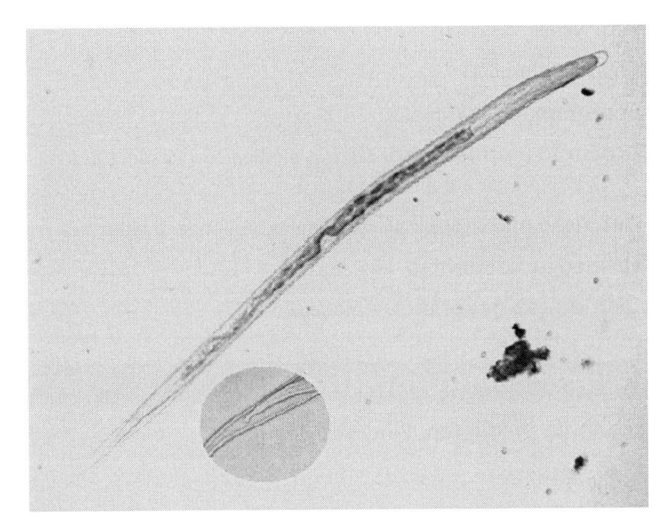

Figura 16.5 L_3 de *Libyostrongylus douglassi*. O detalhe mostra a extremidade da cauda magnificada dentro da terceira cutícula. (Esta figura encontra-se reproduzida em cores no Encarte.)

Descrição microscópica. Há um dente esofágico dorsal proeminente. Há uma grande bolsa; o raio dorsal é longo e bifurcado, se estendendo até um lobo arredondado da membrana da bolsa. Uma espícula com uma projeção dorsal que se origina a dois terços da haste anterior e da haste principal, terminam em um ponto arredondado recoberto por uma bainha hialina.

Hospedeiro. Avestruz.

Distribuição geográfica. África, Américas do Norte e do Sul.

Nematódeos espirurídeos

Muitas espécies de vermes espirurídeos que pertencem ao gênero *Spirura* e *Odontospirura* são encontrados no proventrículo de emas. Essas espécies são essencialmente similares às espécies de vermes espirurídeos encontrados no proventrículo de aves domésticas (ver Capítulo 13). O diagnóstico se baseia na presença de ovos de espirurídeos nas fezes ou na presença de vermes no proventrículo no exame *post mortem*.

Spirura uncinipenis

Sinônimo. *Sicarius uncinipenis*.

Locais de predileção. Proventrículo e moela.

Filo. Nematoda.

Classe. Secernentea.

Superfamília. Spiruroidea.

Descrição macroscópica. Machos medem 15 a 20 mm e as fêmeas, 16 a 26 mm de comprimento.

Descrição microscópica. As espículas são curtas e de comprimento desigual.

Hospedeiro definitivo. Ema.

Distribuição geográfica. América do Sul.

Spirura zschokkei

Sinônimo. *Vaznema zschokkei*.

Local de predileção. Proventrículo.

Filo. Nematoda.

Classe. Secernentea.

Superfamília. Spiruroidea.

Descrição macroscópica. Machos medem 16 a 17 mm e as fêmeas, 17 a 25 mm de comprimento.

Descrição microscópica. As espículas são longas e filiformes.

Hospedeiro definitivo. Ema.

Distribuição geográfica. América do Sul.

Odontospirura cetiopenis

Locais de predileção. Proventrículo e moela.

Filo. Nematoda.

Classe. Secernentea.

Superfamília. Spiruroidea.

Descrição macroscópica. Machos medem 15 a 17 mm e as fêmeas, 20 a 23 mm.

Hospedeiro definitivo. Emas.

Distribuição geográfica. América do Sul.

Intestino delgado

Deletrocephalus dimidiatus

Local de predileção. Intestino delgado.

Filo. Nematoda.

Classe. Secernentea.

Superfamília. Strongyloidea.

Descrição macroscópica. Os vermes adultos são corpulentos e robustos, com cápsula bucal bem desenvolvida. Os vermes-machos medem 9 a 11 mm e as fêmeas, 14 a 16 mm de comprimento.

Descrição microscópica. Os machos apresentam bolsa com espículas longas e finas. Os ovos medem 160 por 70 μm (Figura 16.6). Larvas de terceiro estágio têm cerca de 720 μm de comprimento com cabeça arredondada, 28 a 31 células intestinais e cauda com comprimento curto a médio.

Hospedeiro definitivo. Emas (*Rhea americana*), nandu-de-darwin (*Pterocnemia pennata*).

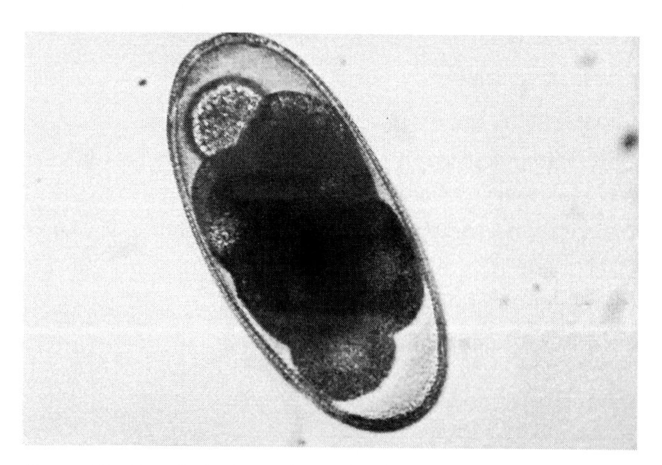

Figura 16.6 Ovo de *Deletrocephalus dimidiatus*. (Esta figura encontra-se reproduzida em cores no Encarte.)

Ciclo evolutivo. Acredita-se que o ciclo evolutivo seja direto, com as aves ingerindo larvas infectantes enquanto pastam.

Distribuição geográfica. América do Sul, América do Norte, Europa.

Patogênese e sinais clínicos. Há poucos relatos da distribuição e patogenicidade desse parasita em emas. O parasita se estabeleceu em emas domesticadas e foi relatado como causa de pintos fracos e diarreicos em casos de infecção intensa.

Diagnóstico. O diagnóstico se baseia no achado de ovos nas fezes ou pela identificação de vermes no intestino no exame *post mortem*.

Tratamento e controle. Há poucas informações acerca do tratamento desse parasita em emas. Benzimidazóis e ivermectina foram usados no tratamento de nematódeos em avestruzes e, portanto, podem ser benéficos. A criação de pintos longe das aves adultas e a limpeza regular dos recintos pode ajudar a limitar a infecção.

Paradeletrocephalus minor

Local de predileção. Intestino delgado.

Filo. Nematoda.

Classe. Secernentea.

Superfamília. Strongyloidea.

Descrição macroscópica. Os vermes adultos apresentam tamanho similar a *Deletrocephalus* spp.

Descrição microscópica. A cápsula bucal contém saliências verticais e não há anéis coronários externos ou internos.

Hospedeiros definitivos. Emas (*Rhea americana*), nandu-de-darwin (*Pterocnemia pennata*).

Distribuição geográfica. América do Sul.

Houttuynia struthionis

Local de predileção. Intestino delgado.

Filo. Platyhelminthes.

Classe. Cestoda.

Família. Davaineidae.

Descrição macroscópica. Estas são tênias brancas, segmentadas, achatadas, longas e grandes (60 a 120 cm de comprimento por 9 mm de largura).

Descrição microscópica. O escólex tem 1 a 2 mm de largura e possui uma fileira dupla de cerca de 160 ganchos grandes e pequenos. Os ovos são contidos dentro de cápsulas parenquimatosas na proglótide grávida. Há cerca de 15 a 25 ovos em cada cápsula. Os poros genitais são unilaterais.

Hospedeiros definitivos. Avestruzes, emas.

Distribuição geográfica. África, América do Sul, avestruzes importadas para os EUA e Europa.

Patogênese. A tênia é vista especialmente em pintos de avestruz, mas também foi relatada em emas, causando menores taxas de crescimento, perda de apetite, emaciação e diarreia.

Sinais clínicos. Os pintos afetados perdem seu apetite e podem morrer.

Diagnóstico. O diagnóstico se baseia em encontrar segmentos da tênia ou ovos nas fezes ou pela identificação dos vermes no intestino delgado no exame *post mortem*.

Tratamento. Praziquantel (7,5 mg/kg VO) ou niclosamida (100 mg/kg VO) são efetivos; também fembendazol (25 mg/kg) ou oxfendazol (5 mg/kg VO).

Controle. Uma vez que o hospedeiro intermediário não é conhecido, medidas de controle específicas não são possíveis. A criação de pintos longe das aves adultas, a limpeza regular dos recintos e o controle de insetos podem ser úteis.

Muitos protozoários tais como *Cryptosporidium* spp., *Giardia* spp., *Spironucleus* spp. e *Trichomonas* spp. podem causar perda de peso, anorexia e diarreia em ratitas.

Intestino grosso

Codiostomum struthionis

Locais de predileção. Intestino grosso e cecos.

Filo. Nematoda.

Classe. Secernentea.

Superfamília. Strongyloidea.

Descrição macroscópica. Esses vermes estrongilídeos brancos medem 13 a 17 mm de comprimento.

Descrição microscópica. A grande cápsula bucal é subglobular, com coroa lamelar externa e coroa lamelar interna, porém sem dentes. A bolsa do macho tem um grande lobo dorsal proeminente. As larvas de terceiro estágio apresentam região cefálica arredondada e a cauda tem extremidade terminal aguda, além da qual há uma bainha longa e filamentosa.

Hospedeiros. Avestruzes e emas.

Distribuição geográfica. África e América do Sul.

Patogênese. A infecção é relatada como prejudicando a absorção de água no intestino. A mucosa intestinal pode estar espessada e conter nódulos. Algumas áreas podem estar hemorrágicas e conter úlceras pequenas.

Sinais clínicos. Pequenas cargas parasitárias, em geral, são consideradas não patogênicas, mas infecções intensas podem causar anemia e baixas taxas de crescimento.

Diagnóstico. Os ovos são idênticos aos de *L. douglassi* e o diagnóstico se baseia na identificação dos vermes adultos nos cecos e cólon ou na morfologia das L_3 após a cultura de larvas.

Tratamento e controle. Como para *Libyostrongylus*.

Trichostrongylus tenuis

Locais de predileção. Intestino delgado e cecos.

Filo. Nematoda.

Classe. Secernentea.

Superfamília. Trichostrongyloidea.

Hospedeiros. Aves de caça (tetrazes, perdizes, faisões), galinhas, patos, gansos, perus, emus.

Distribuição geográfica. América do Norte, Ásia e Europa.

Epidemiologia. Um parasita comum de muitas aves galiniformes e anseriformes.

Para mais detalhes, ver Capítulo 13.

Outros parasitas relatados em intestinos de ratitas estão na lista de referências ao final deste capítulo. Protozoários tais como *Balantidium struthionis* e *Histomonas meleagridis* foram relatados como causa de perda de peso, anorexia e diarreia em ratitas.

Parasitas do sistema respiratório

Paronchocerca struthionis

Locais de predileção. Artérias pulmonares e pulmões.

Filo. Nematoda.

Classe. Secernentea.

Superfamília. Filarioidea.

Descrição macroscópica. Nematódeos longos, sem bolsa, com 3 a 5 cm de comprimento, com extremidades arredondadas cegas.

Descrição microscópica. As espículas dos machos têm comprimentos diferentes; não há gubernáculo. As microfilárias medem 100 a 125 mm de comprimento com extremidade posterior arredondada.

Hospedeiros. Avestruzes, emas.

Distribuição geográfica. África.

Patogenicidade. Não é relatada.

Syngamus trachea

Nome comum. *Gapeworm.*

Local de predileção. Traqueia.

Filo. Nematoda.

Classe. Secernentea.

Superfamília. Strongyloidea.

Descrição macroscópica. As grandes fêmeas são avermelhadas e medem cerca de 1 a 3 cm de comprimento, e os machos pequenos são esbranquiçados (medindo até 0,5 cm) e estão permanentemente *in copula*, formando um "Y". Eles são os únicos parasitas encontrados na traqueia de aves domésticas (ver Figura 1.46).

Descrição microscópica. Os vermes possuem grande cápsula bucal em formato de taça rasa, com até 10 dentes em sua base. Não há coroa lamelar. Os raios da bolsa são curtos e espessos e as espículas são longas e de formato simples.

Hospedeiros. Galinhas, perus, aves de caça (faisões, perdizes, galinhas-d'angola), pombos, avestruzes, emus e emas, e muitas aves selvagens.

Distribuição geográfica. Cosmopolita.

Para mais detalhes, ver Capítulo 13.

Cyathostoma variegatum

Nome comum. *Gapeworm.*

Locais de predileção. Traqueia, brônquios.

Filo. Nematoda.

Classe. Secernentea.

Superfamília. Strongyloidea.

Descrição macroscópica. Os vermes adultos medem cerca de 0,4 a 3 cm de comprimento; os machos medem 4 a 5,8 mm e as fêmeas, 16 a 31 mm.

Descrição microscópica. A cápsula bucal tem formato de taça, com 6 a 7 dentes em sua base. A bolsa do macho é bem desenvolvida, mas os vermes dessa espécie não estão permanentemente *in copula*, o que contrasta com a situação em *Syngamus trachea*. Os ovos medem 74-83 por 49-62 μm.

Hospedeiros. Patos, emus.

Distribuição geográfica. Austrália.

Patogenicidade. Há relatos de que a infecção por esse parasita cause dispneia grave em emus jovens.

Epidemiologia. Muitos hospedeiros paratênicos podem estar envolvidos na transmissão.

Tratamento e controle. Ivermectina provavelmente é efetiva.

Parasitas do sistema circulatório

Leucocytozoon struthionis

Local de predileção. Sangue.

Filo. Apicomplexa.

Classe. Aconoidasida.

Família. Plasmodiidae.

Descrição. Os gamontes são arredondados e estão presentes dentro dos eritrócitos.

Hospedeiro definitivo. Avestruzes.

Hospedeiros intermediários. Borrachudos (*Simulium*).

Distribuição geográfica. África.

Patogênese e sinais clínicos. Acredita-se que seja de baixa patogenicidade, embora tenha sido encontrado em associação a miocardite em pintos de avestruz jovens e pode causar anemia durante o início da parasitemia.

Epidemiologia. Um parasita comum de pintos de avestruz na África do Sul, transmitido por borrachudos da espécie *Simulium*.

Diagnóstico. Identificação de gamontes no sangue ou de megalomerontes nos tecidos.

Tratamento e controle. Não foram relatados.

Plasmodium struthionis

Local de predileção. Sangue.

Filo. Apicomplexa.

Classe. Aconoidasida.

Família. Plasmodiidae.

Patogênese. Relatado em avestruzes como causa de parasitemia baixa, assintomática e crônica.

Nota. A validade dessa espécie está sob questionamento (*nomen dubium*).

Parasitas do sistema nervoso

Philophthalmus gralli

Nome comum. Fascíola de olho de aves oriental.

Local de predileção. Saco conjuntival.

Filo. Platyhelminthes.

Classe. Trematoda.

Família. Philophthalmidae.

Descrição macroscópica. A fascíola adulta é muito pequena (2 a 3 mm de tamanho) e tem formato fusiforme.

Descrição microscópica. A superfície do corpo é recoberta por pequenos espinhos e as duas ventosas se localizam oralmente e subterminalmente. A faringe está localizada imediatamente posterior à ventosa oral.

Hospedeiros definitivos. Avestruzes, galinhas, aves selvagens, humanos.

Hospedeiros intermediários. Caramujos de água doce.

Distribuição geográfica. EUA, Indochina, partes da Europa e África.

Patogenicidade. A infecção pode causar congestão e erosão da conjuntiva e conjuntivite com lacrimejamento persistente.

Sinais clínicos. As fascíolas podem causar lacrimejamento e conjuntivite e podem ser um problema localizado em avestruzes criadas em cativeiro que têm acesso à água parada.

Bayliascaris procyonis

Local de predileção. Cérebro, medula espinal.

Filo. Nematoda.

Classe. Secernentea.

Superfamília. Ascaridoidea.

Descrição macroscópica. Os vermes adultos no hospedeiro definitivo são esbranquiçados e medem 15 a 20 cm de comprimento e 1 cm de largura.

Hospedeiro definitivo. Guaxinins.

Hospedeiros intermediários. Avestruzes, emus, cães, gatos, roedores, lagomorfos.

Distribuição geográfica. América do Norte.

Epidemiologia. *Bayliascaris procyonis* é encontrado abundantemente em seu hospedeiro definitivo, o guaxinim. O parasita pode infectar uma ampla variedade de animais selvagens e domésticos. Muitos animais atuam como hospedeiros intermediários e a infecção resulta da penetração da parede intestinal pelas larvas e subsequente invasão dos tecidos, resultando em doença grave. O guaxinim tem um papel importante no ciclo evolutivo da doença. Os guaxinins são solitários, mas frequentemente defecam em latrinas comunitárias, que são fonte abundante de *B. procyonis*. Os ovos podem permanecer viáveis por anos.

Patogênese. Pode causar lesão no sistema nervoso central em avestruzes e emus.

Sinais clínicos. As aves infectadas apresentam alteração de comportamento como resultado da migração visceral das larvas. Ataxia, fraqueza muscular e decúbito podem ocorrer.

Diagnóstico. O diagnóstico normalmente se baseia na presença de larvas nos tecidos na necropsia.

Nota. *Larva migrans* visceral resultante da infecção por espécies de *Bayliascaris* ocorre em uma variedade de hospedeiros, incluindo muitas aves de produção, coelhos e pequenos mamíferos. As larvas invadem o sistema nervoso central do hospedeiro intermediário e aumentam de tamanho conforme migram, o que as torna altamente patogênicas. *Bayliascaris* spp. também pode infectar humanos e provocar lesão cerebral grave.

Chandlerella quiscali (superfamília Filarioidea; família Onchocercidae) pode infectar emus jovens, com frequência com menos de 1 ano de idade, de forma similar a *Bayliascaris*, causando lesão ao cérebro e medula espinal. Ele pode causar ataxia progressiva. Esse parasita é transmitido por *Culicoides*.

Dicheilonema spicularia (superfamília Filarioidea) pode infectar avestruzes, parasitando o tecido conjuntivo; similarmente, *Dicheilonema rhea*, em emas.

ECTOPARASITAS

Piolhos

Struthiolipeurus struthionis

Nomes comuns. Piolho dos avestruzes, piolho das plumas.

Locais de predileção. Plumas e pele.

Classe. Insecta.

Ordem. Phthiraptera.

Subordem. Ischnocera.

Família. Philopteridae.

Descrição. Piolho de corpo delgado e cabeça grande (Figura 16.7).

Hospedeiro. Avestruzes.

Patogênese e sinais clínicos. Trata-se de um piolho-mastigador que lesiona as plumas, diminuindo o valor, especialmente das plumas brancas. As lesões fazem com que as plumas tenham aparência de "comido por traças".

Diagnóstico. Os piolhos e os ovos podem ser encontrados nas plumas próximo à pele.

Tratamento e controle. O tratamento com piretroides é recomendado; carbarila em pó (5%) também pode ser efetivo.

Muitos outros piolhos também podem ser encontrados em avestruzes, incluindo *Struthiolipeurus nandu*, *Struthiolipeurus stresemanni* e *Struthiolipeurus rheae*. *Meinertzhageniella lata* e *Meinertzhageniella schubarti* foram relatadas em emas, e *Dahlemhornia asymmetrica* em emus.

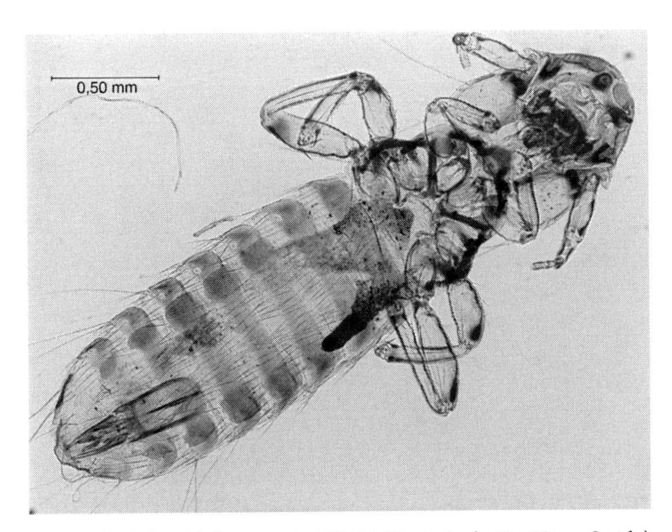

Figura 16.7 *Struthiolipeurus struthionis*. (Cortesia do Dr. Vince Smith.) (Esta figura encontra-se reproduzida em cores no Encarte.)

Ácaros

Gabucinia spp.

Nome comum. Ácaro do cálamo ou das penas.

Locais de predileção. Esses ácaros podem ser encontrados no sulco ventral do cálamo da pena e se alimentam de sangue e conteúdo da haste das penas.

Classe. Arachnida.

Subclasse. Acari.

Ordem. Astigmata (Sarcoptiformes).

Família. Gabuciniidae.

Descrição. Esses ácaros são pálidos e alongados, com, aproximadamente 0,5 μm de comprimento. O idiossoma dorsal parece modelado ou esculpido. Os dois primeiros pares de pernas protraem anteriormente.

Hospedeiro. Avestruzes.

Patogênese e sinais clínicos. Os ácaros do cálamo são muito comuns, mas ocasionalmente tornam-se um problema em avestruzes mantidas sob condições de criação intensivas. Um grande número de ácaros causa lesão grave às penas, provocando cicatrizes na pele e diminuição do valor econômico dos animais infestados.

Diagnóstico. Os ácaros podem ser observados na base das penas como pequenas partículas alongadas semelhantes a poeira.

Tratamento e controle. O tratamento com ivermectina (0,2 mg/kg) a intervalos de 30 dias foi relatado como efetivo.

Nota. Há muitas espécies desse gênero que infestam uma ampla variedade de aves selvagens, mas *Gabucinia sculpturata* e *Gabucinia* (*Pterolichus*) *bicaudatus* são mais comuns e bem descritas em avestruzes.

Muitas espécies de carrapatos foram relatadas como infestando avestruzes em seu hábitat natural. Esses estão resumidos na lista de referência de parasitas ao final deste capítulo.

RÉPTEIS

Os répteis são representados por quatro ordens de animais, incluindo aproximadamente 5.500 espécies. As espécies de répteis que pertencem a Chelonia (jabutis, cágados e tartarugas) e Squamata, divididos nas subordens Sauria (lagartos) e Serpentes (cobras) são cada vez mais mantidos em cativeiro, tanto em zoológicos quanto em coleções particulares, e são mantidos como animais de estimação individuais.

Os répteis na natureza são infectados por uma ampla variedade de parasitas, principalmente dada a extrema variedade de animais presas e seu potencial para atuarem como hospedeiros intermediários para muitas espécies de parasitas. No entanto, em geral, se bem alimentados e não estressados, os animais parasitados podem permanecer comparativamente saudáveis mesmo quando albergando cargas de muitas espécies de parasitas. Os parasitas com ciclo evolutivo heterodoxeno, que requerem dois ou mais hospedeiros, têm maior probabilidade de serem encontrados apenas em animais capturados da natureza.

Infecções parasitárias, com frequência, são encontradas em répteis criados em cativeiro e esta seção se concentra apenas nessas infecções, e não naquelas encontradas em animais de vida livre capturados. Dada a variedade de espécies de répteis mantidos em cativeiro, está além dos objetivos deste livro fornecer descrições detalhadas acerca das espécies de parasitas que podem ser encontrados. Dessa forma, apenas uma visão geral é fornecida com descrições mais detalhadas daquelas espécies de parasitas consideradas de importância.

Não é incomum encontrar "pseudoparasitas", ou seja, parasitas do hospedeiro presa (p. ex., o parasita oxiurídeo *Syphacia* de roedores, visto em fezes de cobras) ou comensais normais da microflora intestinal de animais herbívoros (p. ex. o ciliado *Nyctotherus* em iguanas e jabutis). Por essa razão, é importante conhecer tanto a identidade taxonômica e a dieta de répteis em cativeiro antes de tentar identificar parasitas e instigar um tratamento potencialmente desnecessário.

ENDOPARASITAS

■ Parasitas do sistema digestório

Helmintos

Embora parasitas cestódios, trematódios e acantocéfalos sejam encontrados comumente em répteis selvagens capturados, seu ciclo evolutivo complexo, que pode envolver um ou mais hospedeiros intermediários, significa que eles raramente são encontrados em répteis cativos e, como consequência, essas classes de parasitas não serão discutidas.

Nematódeos

O trato digestório de répteis pode ser infectado por uma ampla variedade de tricostrongilídeos, estrongilídeos, ascarídeos e outras superfamílias de nematódeos. Tanto os estrôngilos quanto tricostrôngilos podem ser encontrados no trato alimentar de répteis, principalmente de cobras.

Kalicephalus spp.

Local de predileção. Intestino delgado.

Filo. Nematoda.

Classe. Secernentea.

Superfamília. Diaphanocephaloidea.

Descrição. Os vermes adultos medem 1 a 5 cm de comprimento.

Hospedeiro. Cobras.

Patogênese e sinais clínicos. *Kalicephalus* causa uma ampla variedade de sinais, incluindo letargia, regurgitação, diarreia, anorexia e debilidade. As larvas podem atuar como *larva migrans* visceral e podem causar problemas respiratórios.

Diagnóstico. Os ovos embrionados ou larvas podem ser encontrados em esfregaços de fezes ou na microscopia no muco oral e esofágico, ou em lavados traqueais.

Patologia. Os vermes adultos enterrados na mucosa esofágica, gástrica e intestinal causam ulceração, normalmente com infecção bacteriana secundária. A formação de restos de tecido necrótico pode causar oclusão do esôfago.

Epidemiologia. A infecção ocorre por ingestão de alimentos ou água contaminados ou por via percutânea. Há baixa especificidade quanto ao hospedeiro e muitas espécies de cobras podem ser infectadas, o que é importante em locais nos quais muitas espécies são mantidas no mesmo recinto.

Tratamento e controle. O tratamento, com frequência, não é bem-sucedido, embora fembendazol (50 a 100 mg/kg) ou oxfendazol (60 mg/kg) possam ser tentados. Ivermectina 200 mg/kg por injeção subcutânea também foi relatada como efetiva, mas deve ser usada com cautela em algumas espécies de répteis. A recuperação pode ser prolongada. Boas práticas de manejo são muito importantes para o controle e prevenção da infecção.

Dentre os Ascaridoidea, alguns gêneros e espécies de vermes parasitam grupos específicos de hospedeiros: *Ophidascaris* e *Polydelphus* são encontrados apenas em cobras; *Angusticaecum* e *Sulcascaris* são encontrados em quelônios. Os efeitos patogênicos dos nematódeos ascarídeos dependem do número de parasitas, disponibilidade de alimentos e da condição de saúde geral do animal infectado. Sinais clínicos tais como regurgitação e obstipação podem ser vistos. A presença de vermes no trato gastrintestinal causa gastrite, ulceração e perfuração da parede do estômago; e nos intestinos, obstrução intestinal, intussuscepção, enterite necrótica levando a celomite e morte. Tais sequelas podem ser vistas após o tratamento com anti-helmínticos em répteis com grandes cargas parasitárias.

O diagnóstico dessas infecções se baseia no exame microscópico de ovos encontrados nas fezes. Os ovos de ascarídeos são redondos com parede grossa e intensamente irregular (Figura 16.8). O controle de nematódeos ascarídeos depende da pesquisa parasitológica de rotina de todos os novos animais e do tratamento de todos os animais infectados com anti-helmínticos. Fembendazol 50 a 100 mg/kg VO ou sonda gástrica, em geral, é relatado como efetivo.

Os parasitas oxiurídeos que pertencem à superfamília Oxyuridoidea são comumente encontrados em répteis e, ao menos 12 gêneros diferentes foram descritos em cobras, lagartos e quelônios. Esses pequenos nematódeos (oxiúros) podem estar presentes em grandes números no intestino grosso, cólon e reto, causando desconforto. Algumas espécies são vivíparas, mas a maioria é ovípara ou ovovivípara e uma característica comum dos seus ovos é um achatamento assimétrico em um lado. O diagnóstico de infecções por oxiurídeos se baseia na identificação dos ovos nas fezes (Figuras 16.9 e 16.10), ou nos adultos recuperados das fezes, ou no exame *post mortem*. O tratamento é como para uma infecção por ascarídeos.

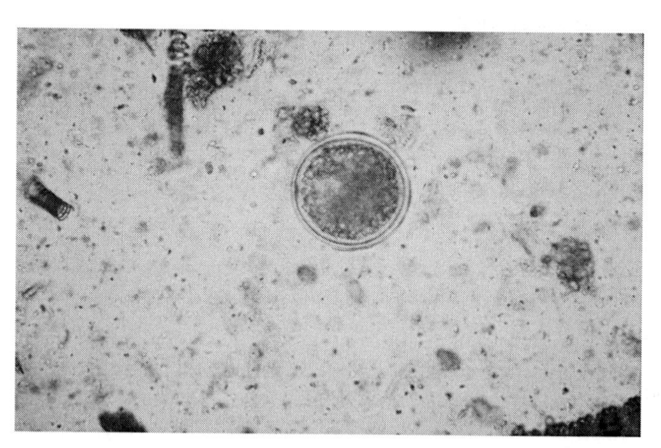

Figura 16.8 Ovos de ascarídeos (*Angusticaecum* spp.) de um jabuti do Mediterrâneo (*Testudo hermanni*). (Esta figura encontra-se reproduzida em cores no Encarte.)

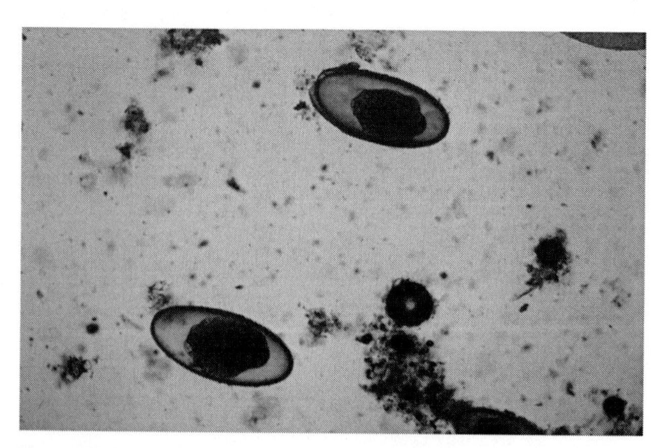

Figura 16.9 Ovos de oxiurídeos (*Tachygonetria* spp.) de um jabuti do Mediterrâneo (*Testudo hermanni*). (Esta figura encontra-se reproduzida em cores no Encarte.)

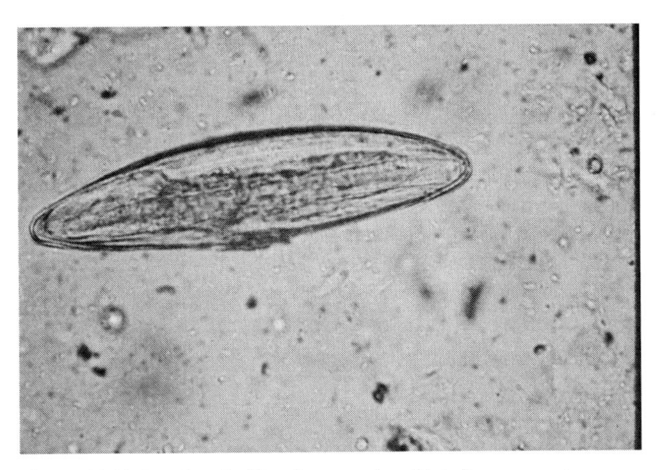

Figura 16.10 Ovo de oxiurídeo de uma cobra. (Esta figura encontra-se reproduzida em cores no Encarte.)

Strongyloides e *Rhabdias* spp., que pertencem à superfamília Rhabditoidea, são vermes delgados e capiliformes. Apenas as fêmeas são parasitas e produzem ovos larvados, ovais e de casca fina. Após eclodirem, as larvas podem se desenvolver por quatro estágios larvais em machos adultos de vida livre ou em vermes fêmeas e isso pode ser seguido por uma sucessão de gerações de vida livre. Em infecções por Strongyloides, há anorexia, perda de peso, diarreia, desidratação e morte. *Rhabdias* são parasitas principalmente do trato respiratório, mas podem ser associados a enterite. O tratamento com fembendazol, assim como de outras espécies de vermes, normalmente é efetivo.

Muitas espécies de *Capillaria* (Trichuroidea) foram relatadas em répteis. Esses são vermes muito finos e filamentosos encontrados principalmente no trato gastrintestinal, mas também infestam outros órgãos tais como o fígado e órgãos reprodutores. A transmissão é direta de um réptil infectado para outro por meio de ovos larvados, que têm formato de barril e tampas bipolares.

Protozoários

Protozoários flagelados são vistos comumente nas fezes de répteis (Figura 16.11). *Spironucleus* (*Hexamita*) foram relatados como causa de doença renal fatal em quelônios aquáticos (cágados). Muitos outros flagelados foram relatados em répteis. Esses incluem *Chilomastix*, *Enteromonas*, *Trichomonas* e *Pentatrichomonas*. *Monocercomonas* foi relatado em lagartos e cobras de muitos gêneros e espécies diferentes, tanto no Velho Mundo quanto no Novo Mundo. O diagnóstico definitivo é feito por meio da identificação de organismos por seu flagelo característico, complemento nuclear e outras características morfológicas. A maioria desses organismos é sensível ao metronidazol oral (100 a 275 mg/kg).

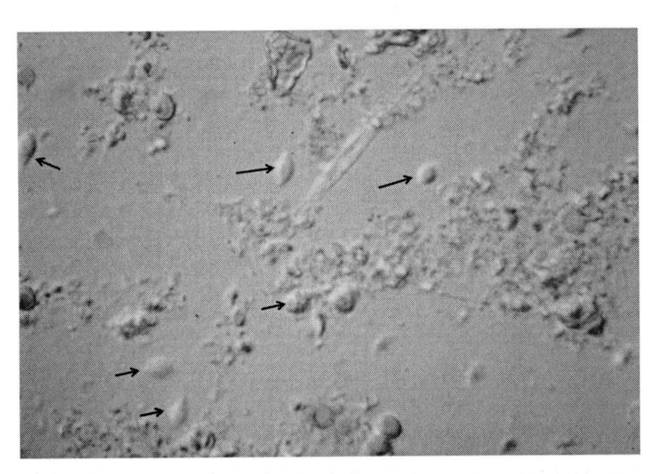

Figura 16.11 Protozoários flagelados (setas) em fezes de cobra (montagem de lâmina em líquido ×400). (Esta figura encontra-se reproduzida em cores no Encarte.)

Muitos outros tipos de protozoários, com frequência, podem estar presentes em répteis clinicamente normais e podem se tornar patogênicos apenas quando o hospedeiro é estressado ou se torna imunologicamente incompetente por uma razão ou outra. Acredita-se que *Nyctotherus* e outros protozoários, tais como *Balantidium* e *Paramecium*, atuem como comensais benéficos necessários por processarem a celulose da dieta e componentes carboidratos complexos (Figura 16.12). A identificação correta, portanto, é essencial, uma vez que eles podem se tornar objetos de tratamento desnecessário (e possivelmente prejudicial). Neonatos de iguanas comuns, por exemplo, adquirem sua microflora intestinal procurando e ingerindo ativamente as fezes frescas de lagartos mais velhos. Quando a microflora normal é substancialmente perturbada ou destruída, o intestino deve ser reinoculado com cultura ou outra fonte de bactérias e organismos protozoários de animais sadios cujos gênero e espécie sejam tão próximos aos do lagarto doente quanto seja possível.

Entamoeba invadens

Local de predileção. Intestino grosso.

Filo. Amoebozoa.

Classe. Archamoebae.

Família. Entamoebidae.

Descrição. As trofozoítas medem 11 a 20 μm e os cistos, aproximadamente, 16 μm.

Patogênese. *Entamoeba invadens* normalmente vive como um simbionte comensal em tartarugas, alguns cágados e crocodilianos que atuam como reservatórios saudáveis do organismo. A contaminação do suprimento de água de cobras e de lagartos com

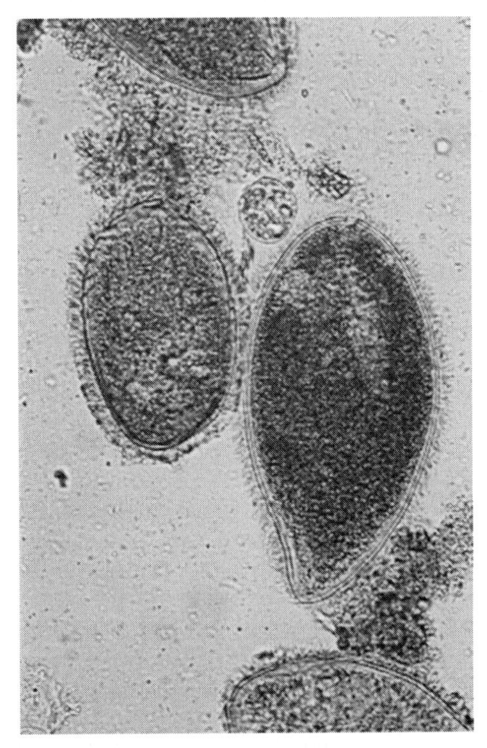

Figura 16.12 Ciliados (*Nyctotherus*) de um iguana. (Esta figura encontra-se reproduzida em cores no Encarte.)

Entamoeba pode, algumas vezes, levar a enterite, hepatite e, ocasionalmente, nefrite. Também foi relatado em casos de meningoencefalite amébica em humanos e em animais.

Sinais clínicos. Há poucos sinais específicos ou patognomônicos atribuíveis à amebíase em répteis. Os sinais clínicos de infecção normalmente são relacionados a regurgitação de alimentos não digeridos, perda de peso, desidratação, letargia e diarreia grave, algumas vezes acompanhada por muco com sangue ou verde tingido de bile e/ou fragmentos de mucosa intestinal. A ruptura de órgãos viscerais ocos foi relatada em alguns casos. Ocasionalmente, prolapso de reto ou de cloaca ocorrem.

Diagnóstico. Um diagnóstico positivo de amebíase depende de encontrar trofozoítas alongadas e uninucleadas e/ou cistos que contenham quatro núcleos nas fezes. Os cistos são mais facilmente detectados se corados com Lugol.

Patologia. Microscopicamente, as lesões características produzidas por *E. invadens* são erosão intestinal grave, inflamação e, com frequência, ulceração. A parede intestinal afetada está espessada, ulcerada e com necrose focal, e, com frequência, uma pseudomembrana fibrinonecrótica é encontrada no lúmen intestinal sobrepondo o foco de inflamação. Tipicamente, o íleo e o cólon são os segmentos intestinais mais gravemente afetados. O fígado apresenta áreas de necrose focal e evidências de degeneração gordurosa. A abscedação pulmonar também foi associada a infecções mais crônicas.

Epidemiologia. Aparentemente, não há qualquer suscetibilidade ou resistência específicas relacionadas ao hospedeiro, embora sua ocorrência seja mais comum em jiboias e pítons cativos. Os cistos podem sobreviver por 7 a 14 dias no ambiente.

Tratamento e controle. O tratamento com metronidazol, 275 mg/kg como dose única oral foi relatado como efetivo. Um tratamento alternativo é de 160 mg/kg VO por 3 dias. O cuidado de suporte médico, que consiste em administração de fluidos e complexos multivitamínicos e aumento da temperatura do ambiente, também deve ser fornecido. Medidas rigorosas de higiene e quarentena são importantes na prevenção da transmissão de cistos de *E. invadens*. Todas as gaiolas e recipientes de água devem ser limpos rotineiramente com desinfetantes.

Répteis e anfíbios podem atuar como hospedeiros naturais de outras amebas. *Acanthamoeba* apresenta pseudópodes alongados e filiformes e um grande cariossoma nuclear. As formas ameboides do gênero *Naegleria* apresentam pseudópodes grandes, mas também podem existir como formas flageladas com dois flagelos e um grande cariossoma nuclear central. Acredita-se que as formas flageladas sejam infectantes tanto para vertebrados quanto para invertebrados. Muitos desses organismos parecem dividir uma relação comensal com seus hospedeiros, mas algumas infecções foram associadas a lesões gástricas, intestinais, hepáticas, cerebrais e renais. Em razão do potencial para infectar humanos, deve-se ter cuidado quando trabalhando com répteis que alberguem esses organismos.

Muitos gêneros de coccídios (Eimeriidae) foram relatados em répteis. Esses incluem *Eimeria, Isospora, Caryospora, Cyclospora, Hoarella, Octosporella, Pythonella, Wenyonella, Dorisiella* e *Tyzzeria*. *Eimeria, Isospora* e *Caryospora* são os gêneros observados com maior frequência em répteis, principalmente lagartos e cobras. *Isospora* também foi relatado em crocodilianos. Apenas *Eimeria* foi encontrada em quelônios. *Wenyonella* foi relatada apenas em cobras. A determinação do número de esporocistos e esporozoítas presentes dentro dos oocistos esporulados é usada para diferenciar os gêneros (ver Tabela 2.2).

Entretanto, é importante estar atento ao fato de que, em algumas espécies de cobras e de lagartos carnívoros, alguns *Isospora* relatados podem, de fato, ser *Toxoplasma* e *Sarcocystis*. Espécies de *Eimeria* relatadas em cobras podem, de forma similar, ser parasitas do hospedeiro presa.

Parasitas do gênero *Cryptosporidium* apresentam importância crescente em répteis. Duas espécies foram relatadas: *C. serpentis* em cobras e lagartos e *C. saurophilum* em lagartos.

Cryptosporidium serpentis

Local de predileção. Estômago.

Filo. Apicomplexa.

Classe. Conoidasida.

Família. Cryptosporidiidae.

Descrição. Os oocistos, eliminados completamente esporulados nas fezes, são ovoides, e medem 5,9 por 5,1 μm, com uma razão comprimento/largura de 1,17.

Hospedeiros. Cobras, lagartos.

Distribuição geográfica. Presumivelmente mundial.

Patogênese. A infecção foi relatada em cobras que pertencem a muitas espécies e gêneros, com os animais infectados apresentando gastrite hipertrófica crônica. Os sinais incluem regurgitação pós-prandial e aumento de volume firme na região média do corpo. A infecção normalmente ocorre em cobras maduras, o curso clínico normalmente é prolongado, e uma vez infectadas, a maioria das cobras assim permanece. *Cryptosporidium serpentis* aparentemente também infecta lagartos e foi encontrado em lagartos-monitores da savana.

Sinais clínicos. Regurgitação pós-prandial, aumento de volume na região média do corpo e perda de peso crônica.

Diagnóstico. Os oocistos podem ser demonstrados usando esfregaços fecais corados com Ziehl-Neelsen nos quais os esporozoítas aparecem como grânulos vermelhos brilhosos. A caracterização da espécie de *Cryptosporidium* é difícil, se não impossível, usando técnicas convencionais. Uma variedade de técnicas moleculares e imunológicas foi desenvolvida que inclui ensaios de imunofluorescência e ensaio imunoabsorvente ligado à enzima (ELISA). Mais recentemente, técnicas baseadas em DNA foram usadas para a caracterização molecular de espécies de *Cryptosporidium*.

Patologia. Edema e espessamento da mucosa gástrica com aumento exagerado das rugas longitudinais normais e com aderência mucosa copiosa. Histologicamente, há hemorragias petequiais e equimóticas na mucosa e necrose focal. Há hipertrofia das células mucosas do colo com excesso de muco no estômago e muco aderido à superfície do epitélio. A lâmina própria está edemaciada com infiltração linfocítica e infiltração heterofílica esparsa. As trofozoítas podem ser vistas na borda em escova da superfície das células epiteliais glandulares. Em alguns animais pode haver substituição de células glandulares por células epiteliais cuboidais ou colunares, hiperplasia epitelial e necrose de mucosa com formação de abscesso e edema.

Epidemiologia. A transmissão parece ser principalmente por via fecal-oral.

Tratamento e controle. Não há tratamento efetivo. Medidas rigorosas de higiene e quarentena de répteis importados ou cativos são necessárias. Animais cronicamente infectados que manifestam perda de peso, emaciação e aumento de volume gástrico devem ser abatidos.

Cryptosporidium saurophilum

Locais de predileção. Intestino, cloaca.

Filo. Apicomplexa.

Classe. Conoidasida.

Família. Cryptosporidiidae.

Descrição. Os oocistos, eliminados completamente esporulados nas fezes, são ovoides, e medem 4,4-5,6 por 4,2-5,2 μm (média de 5,0 × 4,7 μm), com uma razão comprimento/largura de 1,09.

Hospedeiros. Lagartos, cobras.

Distribuição geográfica. Presumivelmente mundial.

Patogênese. Não foram observadas alterações patológicas no intestino e na cloaca de lagartos adultos infectados, mas perda de peso, aumento de volume abdominal e mortalidade ocorreram em algumas colônias de lagartixas-leopardo (*Eublepharis macularius*) jovens.

Sinais clínicos. Perda de peso e aumento de volume abdominal foram relatados.

Diagnóstico. Como para *C. serpentis*.

Patologia. Os *Cryptosporidia* são encontrados na superfície mucosa do intestino inferior e na cloaca de lagartos e são associados a espessamento de mucosa e epitélio hipertrófico e hiperplásico (Figuras 16.13 e 16.14). A infecção por *Cryptosporidium saurophilum* em cobras não é totalmente restrita ao intestino, e também pode infectar o estômago.

Epidemiologia. Como para *C. serpentis*.

Tratamento e controle. Como para *C. serpentis*.

Parasitas do sistema respiratório

Rhabdias spp.

Local de predileção. Pulmões.

Filo. Nematoda.

Classe. Secernentea.

Superfamília. Rhabditoidea.

Hospedeiros. Cobras, répteis escamados.

Patogênese e sinais clínicos. A infecção, com frequência, causa lesões mínimas, mas pode resultar em inflamação, hipoxia e pneumonia e infecção bacteriana secundária da mucosa oral/respiratória

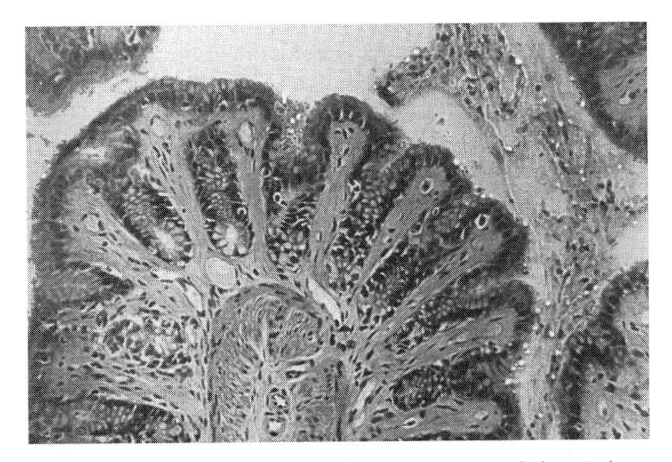

Figura 16.13 *Cryptosporidium saurophilum* no intestino de lagarto (contraste de fase). (Esta figura encontra-se reproduzida em cores no Encarte.)

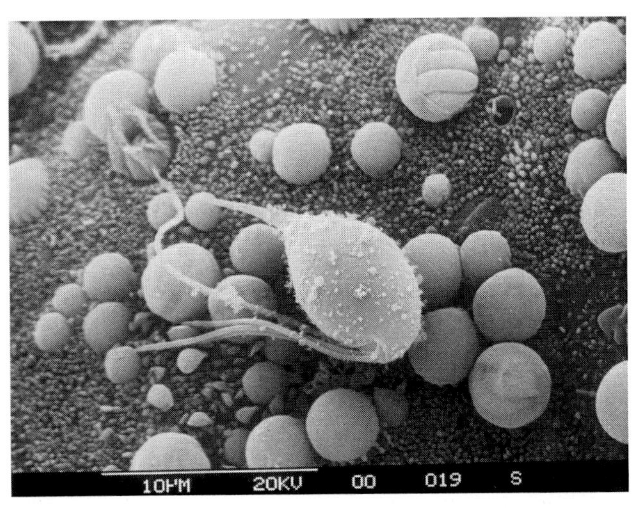

Figura 16.14 Pesquisa por eletromicrografia do intestino de lagartos mostrando muitos estágios de *Cryptosporidium saurophilum* e tricômonas flageladas (em primeiro plano).

com produção de exsudato mucoso. Infecções percutâneas podem causar lesões de pele.

Diagnóstico. As larvas podem ser encontradas em esfregaços de fezes ou no exame microscópico do lavado traqueal.

Tratamento e controle. Levamisol 10 mg/kg na cavidade celomática, repetido após 2 semanas, é efetivo. Ivermectina 200 μg/kg por injeção subcutânea também foi relatado como efetivo.

Parasitas do sistema circulatório

Uma ampla variedade de hemoprotozoários parasitas pode ser encontrada no sangue de répteis. Os principais gêneros encontrados incluem *Haemoproteus*, *Leucocytozoon*, *Plasmodium*, *Trypanosoma*, *Hepatozoon* e *Haemogregarina*. Uma vez que esses parasitas são transmitidos por vetores artrópodes, é improvável que eles sejam encontrados em répteis cativos, a não ser em animais capturados recentemente na natureza.

Parasitas do sistema reprodutor/urogenital

Klossiella boae

Local de predileção. Rins.

Filo. Apicomplexa.

Classe. Conoidasida.

Família. Klossiellidae.

Descrição. Os esporocistos contêm cerca de 30 esporozoítas.

Hospedeiro. Jiboias constritoras.

Distribuição geográfica. Desconhecida.

Patogênese e sinais clínicos. Não foram relatados.

Diagnóstico. Os esporocistos podem ser detectados nos sedimentos urinários ou os estágios de trofozoítas podem ser encontrados nos rins no exame *post mortem*. A localização é patognomônica.

Patologia. As formas vegetativas se desenvolvem nas células do epitélio tubular renal.

Epidemiologia. Os esporocistos são eliminados na urina e a infecção ocorre por meio da ingestão de esporocistos esporulados.

Tratamento e controle. Não são necessários, embora alguns antibióticos sulfonamidas, tais como sulfaquinoxalina ou sulfametoxazol-trimetoprima, possam ser efetivos.

Sarcocystis, *Besnoitia* e *Toxoplasma* são encontrados ocasionalmente em répteis em cortes histológicos de material *post mortem*. Algumas vezes, oocistos de *Sarcocystis* são vistos nas fezes de répteis predadores. O hospedeiro intermediário, com frequência, é um vertebrado superior, como roedores, mas pode incluir outras espécies de répteis.

ECTOPARASITAS

Os répteis podem ser afetados por uma ampla variedade de ectoparasitas na natureza. Tanto carrapatos quanto ácaros são encontrados com frequência em espécimes selvagens capturados na natureza, mas, em geral, são um problema menos importante em répteis criados em cativeiro, com algumas exceções.

Ácaros

Mesostigmata

Um dos ácaros mais comumente encontrados é o ácaro das cobras, *Ophionyssus natricis*, que é descrito em detalhes no texto a seguir. Outras espécies de ácaros mesostigmatídeos encontrados em cobras e, ocasionalmente, em lagartos, incluem *Ophionyssus lacertinus*, *Ophionyssus mabuya* e *Neoliponyssus saurarum*.

Ácaros *Entonyssus*, *Entophionyssus* e *Mabuyonyssus* que pertencem à família Entonyssidae são parasitas da traqueia e pulmões de cobras.

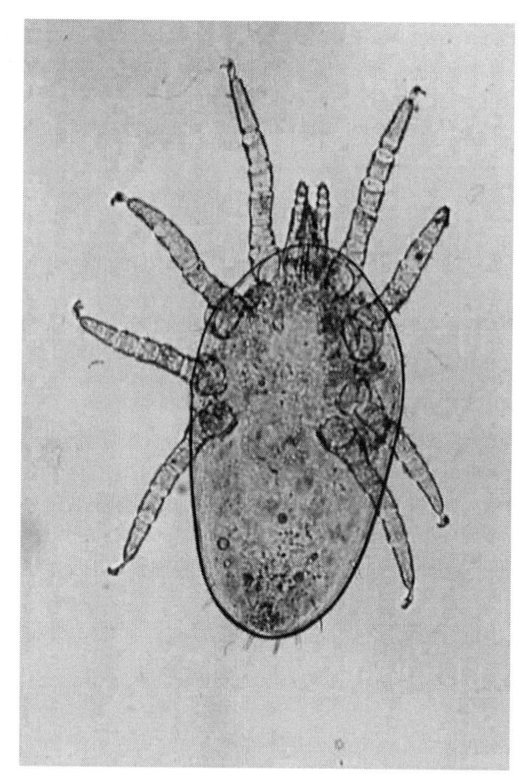

Figura 16.15 *Ophionyssus natricis*. (Esta figura encontra-se reproduzida em cores no Encarte.)

Ophionyssus natricis

Sinônimos. *Ophionyssus serpentium*, *Serpenticola serpentium*.

Nome comum. Ácaro das cobras.

Locais de predileção. Pele, escamas.

Classe. Arachnida.

Subclasse. Acari.

Ordem. Mesostigmata.

Família. Macronyssidae.

Descrição macroscópica. Os adultos medem 0,6 a 1,3 mm de comprimento. As fêmeas que não se alimentaram apresentam coloração castanho-amarelada (Figura 16.15); as fêmeas ingurgitadas têm coloração vermelho-escura, castanha ou preta.

Descrição microscópica. A cutícula apresenta apenas alguns poucos pelos semelhantes a cerdas.

Hospedeiros. Cobras, lagartos.

Distribuição geográfica. Presumivelmente cosmopolita.

Patogênese e sinais clínicos. O número de ácaros em cobras cativas, com frequência, é grande. Os ácaros se alimentam de sangue e são encontrados em muitas localizações, normalmente na borda dos olhos ou abaixo das escamas da região anterior ao pescoço. Infestações intensas são caracterizadas por irritação, apatia, debilidade, anemia e morte.

Diagnóstico. Infestações por ácaros com frequência são diagnosticadas por visualização direta dos ácaros ou das suas fezes sobre a cobra.

Epidemiologia. O ácaro é o ectoparasita mais importante de cobras e lagartos em cativeiro. A fonte de infecção é outra cobra ou equipamentos ou gaiolas contaminadas.

Tratamento e controle. Cobras recém-adquiridas devem ser colocadas em quarentena, inspecionadas e colocadas em gaiolas limpas e esterilizadas. Se a gaiola ou o seu conteúdo se tornarem infestados, limpeza completa e tratamento com acaricidas ou a esterilização com vapor quente são necessários. Os animais infectados podem ser tratados com inseticidas aplicados com moderação sobre a pele, passando um pano aspergido com preparação inseticida em *spray* contra moscas, usado em pequenos animais (p. ex., contendo permetrina). Ivermectina injetável 200 μg/kg também foi relatada como efetiva.

Prostigmata

Ácaros trombiculídeos (família Trombiculidae), apenas durante seus estágios larvais, se alimentam em répteis por 2 a 10 dias antes de caírem, sofrerem muda para protoninfas e então deutoninfas, que se alimentam em insetos e aranhas. Os ácaros adultos se alimentam de restos no ambiente.

A família Pterygosomatidae é uma família de ácaros parasitas especializada em lagartos, que parasita apenas determinadas espécies que incluem agamídeos (Agamidae), lagartixas (Gekonidae), iguanas (Iguanidae) e lagartos-tatu (Zonuridae). *Geckobiella* e *Pimeliaphilus* infestam principalmente lagartixas. *Hirstiella* infesta iguanas e lagartixas; *Ixodiderma* infesta lagartos-tatu; *Scapothrix* e *Zonurobia* infestam lagartos-tatu, com algumas infecções causando dermatite grave.

Cloacarus (família Cloacaridae) são encontrados na mucosa cloacal de cágados aquáticos; membros da família Ophioptidae são encontrados sob as escamas de cobras.

Carrapatos

Ao menos sete gêneros de carrapatos foram encontrados em répteis e incluem *Amblyomma*, *Aponomma*, *Hyalomma*, *Haemaphysalis*, *Ixodes*, *Argas* e *Ornithodorus*. Esses gêneros de carrapatos são descritos em maiores detalhes nos Capítulos 3 e 17.

Hyalomma aegyptium era visto com frequência no norte da Europa em jabutis importados do sul da Europa para comercialização como animais de estimação. Essa prática cessou atualmente e não há evidências de estabelecimento fora da sua área de ocorrência natural. O carrapato da febre recidivante, *Ornithodoros turicata*, nativo dos EUA e México, foi relatado em cágados (*Terrepene* spp.).

Descrições mais detalhadas desses carrapatos são dadas no Capítulo 17.

Insetos

Muitas espécies de moscas são conhecidas por atacarem hospedeiros reptilianos e podem ser responsáveis pela transmissão de doenças na natureza. Mosquitos-palha flebotomíneos são conhecidos por transmitirem *Leishmania* a répteis, e mosquitos transmitem uma ampla variedade de hemoparasitas, vermes filarídeos e arbovírus a répteis.

Miíases foram relatadas em jabutis, com larvas de moscas-varejeiras causando lesões especialmente ao redor da cloaca, após episódios de diarreia ou trauma a essa região. O tratamento é pela limpeza e desbridamento da lesão, seguido por desinfecção e aplicação de inseticida tópico.

CHECKLIST DE HOSPEDEIRO-PARASITA

Nas *checklists* a seguir, foram utilizadas as abreviaturas:

Helmintos

N: nematódeo; T: trematódeo; C: cestódio; A: acantocéfalo.

Artrópodes

M: mosca; Pi: piolho; Pu: pulga; Ac: ácaro; Mx: maxilópode; Ca: carrapato.

Protozoários

Co: coccídio; Es: esporozoário sanguíneo; Am: ameba; Fl: flagelado; Ci: ciliado.

"Protozoários diversos"

B: blastocisto; Mi: microsporídio; My: micoplasma; P: Pneumocystidomyceto; R: riquétsia.

Checklist de parasitas de pombos

Seção/sistema do hospedeiro	Helmintos		Artrópodes		Protozoários	
	Parasita	**(Super)família**	**Parasita**	**Família**	**Parasita**	**Família**
Digestório						
Faringe					*Trichomonas gallinae*	Trichomonadidae (Fl)
Esôfago	*Dispharynx nasuta*	Acuarioidea (N)			*Trichomonas gallinae*	Trichomonadidae (Fl)
Papo	*Ornithostrongylus quadriradiatus* *Capillaria contorta*	Trichostrongyloidea (N) Trichuroidea (N)			*Trichomonas gallinae*	Trichomonadidae (Fl)
Proventrículo	*Ornithostrongylus quadriradiatus* *Tetrameres americana* *Tetrameres fissispina* *Dispharynx nasuta*	Trichostrongyloidea (N) Spiruroidea (N) Spiruroidea (N) Acuarioidea (N)			*Trichomonas gallinae*	Trichomonadidae (Fl)
Moela						
Intestino delgado	*Ornithostrongylus quadriradiatus* *Ascaridia columbae* *Capillaria caudinflata* *Capillaria obsignata* *Davainea proglottina* *Raillietina tetragona* *Echinoparyphium recurvatum* *Hypoderaeum conoideum*	Trichostrongyloidea (N) Ascaridoidea (N) Trichuroidea (N) Trichuroidea (N) Davaineidae (C) Davaineidae (C) Echinostomatidae (T) Echinostomatidae (T)			*Eimeria labbeana* *Wenyonella columbae* *Spironucleus columbae*	Eimeriidae (Co) Eimeriidae (Co) Hexamitidae (Fl)
Intestino grosso, cecos	*Heterakis gallinarum* *Capillaria anatis* *Echinostoma revolutum* *Brachylaemus commutatus*	Ascaridoidea (N) Trichuroidea (N) Echinostomatidae (T) Brachylaemidae (T)				
Respiratório						
Narinas						
Traqueia, brônquios	*Syngamus trachea*	Strongyloidea (N)				
Pulmões			*Laminosioptes cysticola*	Laminosioptidae (Ac)		
Sacos aéreos			*Cytodites nudus*	Cytoditidae (Ac)		
Fígado						
Pâncreas						
Circulatório						
Sangue					*Leucocytozoon marchouxi* *Haemoproteus columbae* *Haemoproteus sacharovi*	Plasmodiidae (Es) Plasmodiidae (Es) Plasmodiidae (Es)
Vasos sanguíneos						
Nervoso						
SNC						
Olho						

Reprodutor/Urogenital						
Oviduto						
Rins						
Locomotor						
Músculo						
Tecido conjuntivo						
					Toxoplasma gondii	Sarcocystiidae (Co)
Subcutâneo	*Pelecitus clavus*	Filarioidea (N)	*Laminosioptes cysticola* *Hypodectes propus*	Laminosioptidae (Ac) Hypoderatidae (Ac)		
Tegumento						
Pele			*Dermanyssus gallinae* *Ornithonyssus sylviarum* *Ornithonyssus bursa* *Pseudolynchia canariensis* *Colombicola columbae* *Ceratophyllus columbae*	Dermanyssidae (Ac) Macronyssidae (Ac) Macronyssidae (Ac) Hippoboscidae (M) Philopteridae (Pi) Ceratophyllidae (Pu)		

Espécies de carrapatos encontrados em pombos

Gênero	Espécie	Nome comum	Família
Argas	*persicus*	Carrapato das aves domésticas	Argasidae (Ca)
Argas	*reflexus*	Carrapato dos pombos	Argasidae (Ca)

***Checklist* de parasitas: avestruzes (Az), emus (E) e emas (Em)**

Seção/sistema do hospedeiro	Helmintos		Artrópodes		Protozoários	
	Parasita	(Super)família	Parasita	Família	Parasita	Família
Digestório						
Faringe						
Esôfago						
Papo						
Proventrículo	*Libyostrongylus douglassi* (Az) *Libyostrongylus dentatus* (Az) *Spirura uncinipenis* (Em) *Spirura zschokkei* (Em) *Odontospirura cetiopenis* (Em)	Trichostrongyloidea (N) Trichostrongyloidea (N) Spiruroidea (N) Spiruroidea (N) Spiruroidea (N)				
Moela	*Odontospirura cetiopenis* (Em) *Libyostrongylus douglassi* (Az) *Libyostrongylus dentatus* (Az)	Spiruroidea (N) Trichostrongyloidea (N) Trichostrongyloidea (N)				
Intestino delgado	*Deletrocephalus dimidiatus* (Em) *Paradeletrocephalus minor* (Em) *Trichostrongylus tenuis* (E) *Houttuynia struthionis* (Az, Em)	Strongyloidea (N) Strongyloidea (N) Trichostrongyloidea (N) Davaineidae (C)			*Eimeria* spp. (Az, Em) *Spironucleus meleagridis* *Cryptosporidium baileyi* (Az) *Retortamonas* spp.	Eimeriidae (Co) Hexamitidae (Fl) Cryptosporidiidae (Co) Retortamonadoridae (Fl)
Cecos	*Trichostrongylus tenuis* (E)	Trichostrongyloidea (N)			*Blastocystis galli* (Az)	Blastocystidae (B)
Intestino grosso Bolsa cloacal Reto	*Codiostomum struthionis* (Az, Em)	Strongyloidea (N)			*Histomonas meleagridis* (Az, Em) *Trichomonas* spp. *Balantidium coli* (Az) *Balantidium struthionis* (Az) *Blastocystis galli* (Az)	Dientamoebidae (Fl) Trichomonadidae (Fl) Balantiidae (Ci) Balantiidae (Ci) Blastocystidae (B)
Respiratório						
Narinas						
Traqueia, brônquios	*Syngamus trachea* (Az, E, Em) *Cyathostoma variegatum* (E)	Strongyloidea (N) Strongyloidea (N)				
Pulmões	*Paronchocerca struthionis* (Az, Em)	Filarioidea (N)				
Sacos aéreos						

(Continua)

***Checklist* de parasitas: avestruzes (Az), emus (E) e emas (Em)** *(Continuação)*

Seção/sistema do hospedeiro	Helmintos		Artrópodes		Protozoários	
	Parasita	(Super)família	Parasita	Família	Parasita	Família
Fígado						
Pâncreas						
Circulatório						
Sangue					*Plasmodium struthionis* (Az) *Plasmodium spp.* (Az, Em) *Leucocytozoon struthionis* (Az)	Plasmodiidae (Es) Plasmodiidae (Es) Plasmodiidae (Es)
Vasos sanguíneos	*Paronchocerca struthionis* (Az, Em)	Filarioidea (N)			*Aegyptianella pullorum* (Az)	Anaplasmataceae (R)
Nervoso						
SNC	*Bayliascaris procyonis* (Az, E) *Chandlerella quiscali* (E)	Ascaridoidea (N) Filarioidea (N)				
Olho	*Philophthalmus gralli* (Az)	Philophthalmidae (T)				
Reprodutor/Urogenital						
Oviduto						
Rins						
Locomotor						
Músculo						
Tecido conjuntivo						
	Dicheilonema spicularia (Az) *Dicheilonema rhea* (Em)	Filarioidea (N) Filarioidea (N)				
Subcutâneo						
Tegumento						
Pele			*Gabucinia sculpturata* *Gabucinia bicaudatus* *Struthiolipeurus struthionis* *Struthiolipeurus nandu* *Struthiolipeurus stresemanni* *Struthiolipeurus rheae* *Meinertzhageniella lata* *Meinertzhageniella schubarti* *Dahlemhornia asymmetrica*	Gabuciniidae (Pi) Gabuciniidae (Pi) Philopteridae (Pi) Philopteridae (Pi) Philopteridae (Pi) Philopteridae (Pi) Philopteridae (Pi) Philopteridae (Pi) Philopteridae (Pi)		

Espécies de carrapatos encontrados em avestruzes

Gênero	Espécie	Nome comum	Família
Argas	*persicus*	Carrapato das aves domésticas	Argasidae (Ca)
	walkerae	Carrapato-das-galinhas	
Otobius	*megnini*	Carrapato espinhoso da orelha	Argasidae (Ca)
Amblyomma	*hebraeum*	Carrapato sul-africano das pernas listradas	Ixodidae (Ca)
	gemma		
	lepidum		
	variegatum		
Haemaphysalis	*punctata*		Ixodidae (Ca)
Hyalomma	*dromedarii*	Carrapato dos camelos	Ixodidae (Ca)
	impeltatum		
	marinatum		
	rufipes		
	truncatum		
Rhipicephalus	*sanguineus*	Carrapato marrom ou carrapato dos canis	Ixodidae (Ca)
	turanicus		

CAPÍTULO 17

Vetores Artrópodes e Ectoparasitas Facultativos

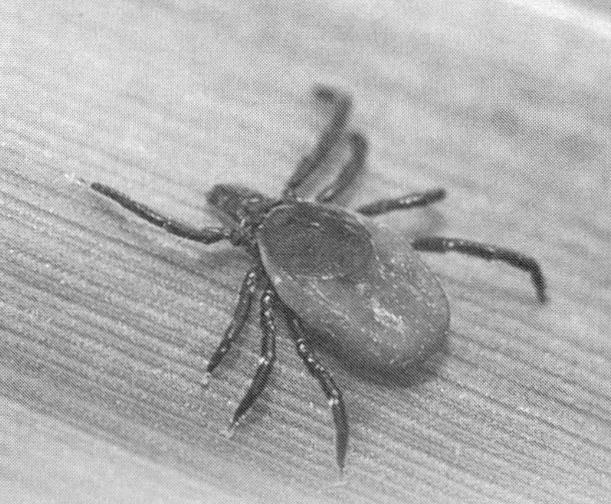

INSETOS

ORDEM HEMIPTERA (INSETOS)

Cimex

Nome comum. Percevejo-de-cama.

Local de predileção. Pele.

Classe. Insecta.

Ordem. Hemiptera.

Família. Cimicidae.

Descrição de adultos. Os percevejos-de-cama apresentam corpos achatados ovais, com asas anteriores reduzidas a coxins hemelitrais; não possuem asas posteriores. Os adultos medem 5 a 7 mm, quando não alimentados; as fêmeas são pouco maiores do que os machos. Em geral, são marrom-avermelhados, embora pareçam mais escuros após o repasto sanguíneo (Figura 17.1). As diferenças morfológicas entre as duas espécies de importância são o protórax mais largo (situado atrás da cabeça) de *Cimex lectularius*, comparativamente a *Cimex hemipterus* e o fato de *Cimex hemipterus* ser ao redor de 25% mais longo do que *C. lectularius*.

A cabeça contém longas antenas de quatro segmentos, dos quais os últimos três são longos e delgados, e um par de olhos complexos bem separados posicionados nas laterais da cabeça; não há ocelo. O lábio possui três segmentos evidentes e encontra-se refletido para trás, sob a cabeça, se estendendo tão longe que alcançam as coxas do 1º par de pernas. O abdome contém 11 segmentos; os segmentos 2-9 são facilmente reconhecidos, dorsalmente. Quando o percevejo-de-cama se ingurgita, o volume do abdome aumenta muito. Possui 7 pares de espiráculos na face ventral, nos segmentos abdominais 2-8.

Descrição das ninfas. As ninfas são menores do que os adultos e não possuem genitália desenvolvida; todavia, também são hematófagas.

Hospedeiros. Os membros da família Cimicidae são ectoparasitas hematófagos temporários de aves e mamíferos.

Patogênese. Embora haja suspeita de que os percevejos-de-cama transmitam diversos microrganismos causadores de doença, na maior parte dos casos não há evidência conclusiva ou os dados experimentais mostraram que esses percevejos são vetores incompetentes. Arranhaduras no local das picadas podem predispor à infecção bacteriana secundária. A principal preocupação é o desconforto causado pelo incômodo da picada que, nas infestações maciças, pode ser relevante.

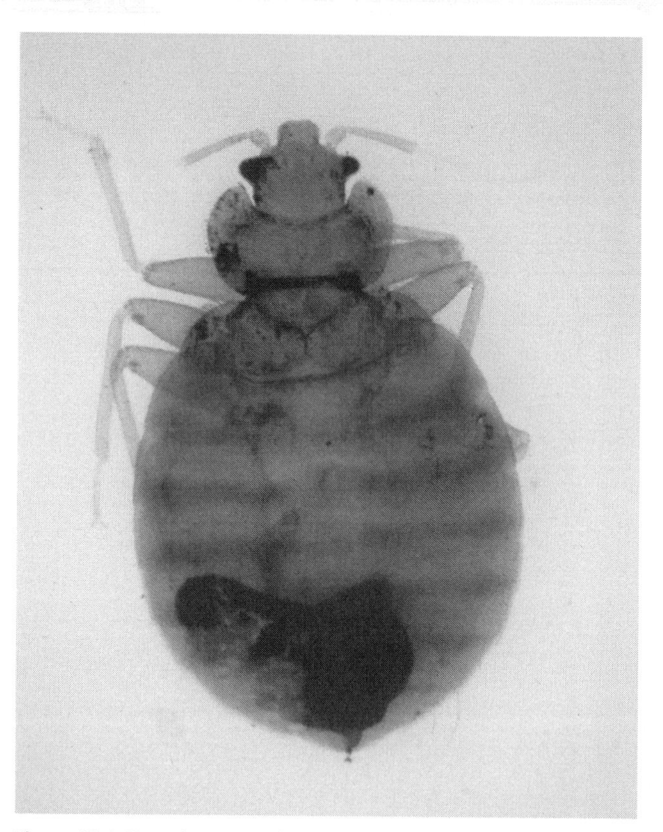

Figura 17.1 *Cimex* (percevejo-de-cama). (Esta figura encontra-se reproduzida em cores no Encarte.)

Distribuição geográfica. As espécies incluídas na família Cimicidae encontram-se amplamente disseminadas no hemisfério norte. Na África Tropical e na América Central não há cimicídeos que se alimentem em aves e na Austrália não há cimicídeos nativos.

Sinais clínicos. A picada causa irritação e inchaço. Em aves domésticas, a infestação maciça pode resultar em hemorragia crônica, com morte de aves jovens.

Diagnóstico. Os percevejos podem ser encontrados em frestas e fendas das instalações ou, raramente, podem ser vistos no hospedeiro.

Patologia. Os percevejos-de-cama são hematófagos obrigatórios e procuram as pessoas para o repasto sanguíneo; entretanto, não vivem em humanos, tampouco escavam sua pele. Eles têm hábito noturno e sua atividade máxima é verificada antes do amanhecer. São negativamente fototáticos, condição que, combinada com a tigmotaxia positiva, possibilita que se escondam em frestas e fendas durante o dia, inclusive sob e no interior de costuras de colchão, estruturas de cama e outros móveis, tábuas de assoalhos, pinturas e carpetes, atrás de rodapés, em várias frestas e rachaduras de paredes e atrás de papel de parede descolado. Os percevejos-de-cama são atraídos pelo calor do corpo e pelo dióxido de carbono (e, talvez, por odores da pele) exalados pelo hospedeiro; surgem principalmente à noite, picando as vítimas durante o sono. É provável que os receptores de temperatura se localizem nos segmentos basais das antenas.

Epidemiologia. Vinte e uma espécies de *Cimex* são parasitas, principalmente de morcegos; uma espécie parasita aves. Os percevejos-de-cama *Cimex lectularius* e *Cimex hemipterus* se alimentam principalmente em humanos. Enquanto *C. lectularius* é uma espécie cosmopolita de regiões de climas temperado e subtropical que se alimenta em pessoas, morcegos, galinhas e outros animais domésticos, *C. hemipterus* é encontrado em regiões de climas tropical e subtropical e se alimenta de pessoas e galinhas, raramente de morcegos. *Leptocimex boueti* é um parasita de morcegos e humanos, encontrado no oeste da África.

Tratamento. Os cães podem ser tratados com formulações à base de inseticidas piretroides de uso *pour-on*, a fim de repelir ou matar os insetos que procuram por hospedeiro.

Controle. Os percevejos-de-cama, outrora disseminados em todo o mundo, têm-se tornado raros em muitos países, em razão do uso doméstico (e comercial) de pesticidas à base de hidrocarbono clorado, como DDT, a partir dos anos 1950. No entanto, mais recentemente, as populações de percevejos se disseminaram de maneira crescente e, novamente, estes insetos se tornaram um problema. Como os percevejos-de-cama apresentam hábitos não bem esclarecidos e os inseticidas não matam os ovos, quase sempre não é possível o controle total apenas com um tratamento inicial. É fundamental que se faça uma avaliação do tratamento após o emprego das medidas de controle; pode ser necessário novo tratamento, cerca de 10 a 12 dias (dependendo da temperatura ambiente) após o tratamento inicial e, em alguns casos, podem ser necessários mais de duas avaliações e tratamentos.

Triatoma e *Rhodnius*

Nomes comuns. Barbeiro, chupança.

Local de predileção. Pele.

Classe. Insecta.

Ordem. Hemiptera.

Família. Reduviidae.

Subfamília. Triatomatinae.

Descrição de adultos. O comprimento dos adultos varia de 10 a 40 mm; a maioria das espécies tem cerca de 20 a 30 mm de comprimento. Em geral, são marrom-escuros a pretos, com padrões de manchas de contraste vermelhas, alaranjadas ou amarelas, ao redor da borda do abdome. O corpo é achatado e longo. As asas anteriores apresentam uma parte basal endurecida e uma parte distal membranosa e sobrepõem totalmente a asa posterior membranosa. As antenas são articuladas, com quatro segmentos. Também, apresentam probóscida perfurante com 3 segmentos, afilada, delgada e curvada para trás, sob o corpo, quando não está em uso.

Descrição das ninfas. As ninfas são menores do que os adultos, não apresentam genitália desenvolvida, tampouco asas; contudo, também são hematófagas.

Hospedeiros. Cães, gatos, bovinos, ovinos, caprinos, humanos e mamíferos selvagens.

Distribuição geográfica. Há mais de cem espécies na América do Sul, na América Central e no sul e centro-oeste dos EUA, predominantemente nas regiões de clima tropical. No entanto, 5 espécies de *Linshcosteus* foram relatadas na Índia, 7 espécies de *Triatoma* foram constatadas no Sudeste Asiático e 1 espécie na África.

Patogênese. Triatomíneos são importantes vetores do protozoário *Trypanosoma cruzi*. Causa doença de Chagas em humanos e doença com lesões semelhantes em cães. Não há relato de doença clínica em gatos, embora estes animais sejam suscetíveis à infecção. À medida que se alimenta, o inseto defeca e o parasita é transmitido pelas fezes, quando coça a ferida, os olhos ou a boca. A infecção também pode ser transmitida pela ingestão de presas ou de insetos infectados.

Sinais clínicos. A picada provoca irritação e tumefação. Infestações maciças em aves domésticas criadas em granjas podem resultar em perda de sangue crônica e morte de aves jovens.

Diagnóstico. Os insetos podem ser encontrados em fendas e frestas das granjas ou, raramente, são vistos no hospedeiro.

Patologia. As lesões que ocorrem no local de alimentação da mosca podem variar consideravelmente entre os hospedeiros. Em geral, os ferimentos causados pelos insetos são pápulas eritematosas ou vergões que circundam a parte central da picada. Os vergões podem persistir por várias semanas. O prurido pode ser intenso, resultando em lesões traumáticas secundárias.

Epidemiologia. Algumas espécies de triatomíneos, inclusive *Triatoma infestans*, vivem em habitações de humanos ou em suas proximidades, bem como em granjas de aves domésticas, onde se escondem em fendas e frestas da instalação. Durante a noite surgem à busca de hospedeiro de sangue quente. O intervalo entre a alimentação e a defecação é crítico na efetividade da transmissão da doença. Os cães infectados atuam como reservatório da infecção para o vetor e, assim, da infecção humana.

Tratamento. Os cães podem ser tratados com formulações à base de inseticidas piretroides de uso *pour-on*, a fim de repelir ou matar os insetos que buscam por hospedeiro.

Controle. Pode-se obter o controle de triatomíneos, a longo prazo, no ambiente doméstico ou nos abrigos de animais mediante a pulverização de habitações com preparações à base de inseticidas piretroides. Em geral, este procedimento é suficiente para eliminar a população de insetos presentes no interior do domicílio, embora haja possibilidade de nova infestação.

Nota. Espécies importantes incluem *Triatoma infestans* e *Rhodnius prolixus*.

ORDEM DIPTERA

FAMÍLIA CERATOPOGONIDAE (MOSQUITO-PÓLVORA)

Culicoides

Nome comum. Mosquito-pólvora.

Local de predileção. Pele.

Classe. Insecta.

Ordem. Diptera.

Subordem. Nematocera.

Família. Ceratopogonidae.

Descrição. Os mosquitos-pólvora *Culicoides* adultos medem 1,5 a 5 mm de comprimento e seu tórax é curvado sobre sua pequena cabeça (ver Figura 3.16A). Em geral, as asas têm um padrão mosqueado e, em repouso, são mantidas como um par de tesouras fechadas sobre o abdome cinza ou preto-amarronzado. As pernas são relativamente curtas, especialmente as anteriores, e notam-se pequenas peças bucais que pendem verticalmente. A probóscida, perfurante e curta, consiste em um labro aguçado, duas maxilas, duas mandíbulas, uma hipofaringe e um lábio carnudo que não penetra a pele durante a alimentação da fêmea adulta. No macho, as longas antenas são emplumadas ou plumosas, enquanto as da fêmea possuem apenas pelos curtos, e são conhecidas como antenas pilosas. Pelos microscópicos recobrem as asas. Os ceratopogonídeos apresentam uma nervura mediana bifurcada (M_1, M_2) e as espécies do gênero *Culicoides*, em geral, têm um padrão distinto de células radiais e asas com uma nervura cruzada r-m (ver Figura 3.16B).

Hospedeiros. Todos os animais domésticos e humanos.

Distribuição geográfica. Cosmopolita.

Patogênese. Em grande número, os mosquitos-pólvora podem ser importantes causas de irritação e desconforto em animais pecuários. Quase sempre, as principais áreas acometidas são cabeça e pescoço. A picada de mosquito-pólvora foi associada com a ocorrência de reação de hipersensibilidade imediata, a qual ocasiona uma doença cutânea acompanhada de prurido intenso, em equinos, descrita como dermatite pruriginosa equina sazonal. Os sintomas incluem prurido, formação de crostas e alopecia de face, orelhas, cernelha, garupa e cauda. As lesões são exacerbadas por automutilação e arranhadura, resultando em hiperpigmentação e espessamento da pele. Esta é uma das doenças cutâneas alérgicas mais comum em equinos, em todo o mundo; é conhecida como "prurido doce", no Reino Unido, e como "prurido de Queensland", na Austrália. No Reino Unido, a doença é um problema especialmente em pôneis nativos. É provável que a tendência em desenvolver reação de hipersensibilidade seja hereditária. Várias espécies estão envolvidas nesta ocorrência: *C. pulicaris*, na Europa; *C. robertsi*, na Austrália, e *C. insignis*, *C. stelifer* e *C. venustus* nos EUA.

Os mosquitos-pólvora atuam como vetores de mais de 50 arbovírus, os quais são transmitidos por uma ampla variedade de seus hospedeiros, inclusive aqueles responsáveis por importantes doenças de animais pecuários, como língua azul, em ovinos; doença do cavalo africano; febre efêmera bovina e, nos EUA, encefalite equina oriental. As espécies de *Culicoides* podem atuar como vetores mecânicos dos nematódeos filarioides *Onchocerca reticulata* e *Onchocerca gibsoni*, em bovinos, *Onchocerca cervicalis*, em equinos, bem como de diversos protozoários (*Haemoproteus*, *Leucocytozoon*), em aves domésticas e outros pássaros.

Sinais clínicos. A reação do animal hospedeiro à picada de mosquito-pólvora consiste, tipicamente, em ardência local ou sensação de queimadura e uma área avermelhada bem delimitada ao redor do local de picada, a qual pode ocasionar prurido por alguns minutos até 2 a 3 dias, fazendo com que o animal hospedeiro esfregue e coce o local.

Diagnóstico. A picada de mosquitos adultos deixa uma área avermelhada característica, com prurido que pode durar vários dias. Podem ser vistos mosquitos no animal hospedeiro.

Epidemiologia. Os mosquitos *Culicoides* adultos têm hábito alimentar crepuscular ou noturno e são especialmente prevalentes em condições de tempo úmido nublado. A atividade de voo pode ser influenciada por temperatura, intensidade da luz, fases da lua, umidade relativa do ar, velocidade do vento e outras condições climáticas. A distância média percorrida pelas fêmeas *Culicoides* é cerca de 2 km; contudo, os machos percorrem distâncias bem menores. Em geral, notam-se *Culicoides* adultos próximo a hábitats das larvas, em pequenos enxames pouco notados. As fêmeas são atraídas pelo odor e calor do corpo do hospedeiro e diferentes espécies podem ter graus variáveis de especificidade ao hospedeiro como, por exemplo, *C. brevitaris* que se alimenta principalmente em bovinos e *C. imicola* que se alimenta em equinos.

Há grande número de espécies de *Culicoides* com variáveis graus de importância como causa de desconforto e como vetores. De particular relevância na Europa e na Ásia são *Culicoides pulicaris*, *Culicoides obsoletus* (um complexo de quatro espécies distintas), *Culicoides impunctatus* e *Culicoides sibirica*. *Culicoides imicola* é encontrado em toda a África e no Sul da Europa, sendo o principal vetor do agente etiológico da doença do cavalo africano e do vírus da língua azul. Na América do Norte há relato de *Culicoides furens* e *Culicoides denningi*, cujas picadas são doloridas, e de *Culicoides variipennis*, principal vetor do vírus da língua azul.

Tratamento. Os mosquitos permanecem tempo limitado em seus hospedeiros e, assim, é difícil o uso controlado de inseticidas, a menos que provoquem morte rápida ou atuem como repelentes. As aplicações de inseticidas piretroides podem propiciar controle local efetivo, porém por curto período de tempo.

Controle. É difícil porque o criadouro quase sempre é extenso e depende da destruição dos locais de procriação por meio de drenagem ou pulverização com inseticidas. Pode-se utilizar repelente ou tela, porém a malha desta última deve ser suficientemente pequena para reduzir o fluxo de ar, de modo que se recomenda o uso de telas impregnadas com inseticidas (originariamente destinadas a impedir a passagem de moscas grandes). No caso de "prurido doce", o tratamento com anti-histamínico pode propiciar alívio imediato e a aplicação regular de piretroides sintéticos pode auxiliar na prevenção de recidiva desta condição. Também, recomenda-se que os animais suscetíveis sejam mantidos confinados nos períodos de atividade máxima das moscas, em geral, no final da tarde e início da manhã.

Nota. Há diversos sorotipos distintos do vírus da língua azul (BTV, do inglês *blue tongue virus*); no momento, 24 deles estão identificados. Este vírus pode infectar ampla variedade de espécies ruminantes, porém, em geral, ocasiona doença grave em algumas raças de ovinos, principalmente nas espécies de lã fina, como Merino e Dorset Horn. Em ovinos, causa febre, enterite, infecção do trato respiratório superior, úlcera na língua e claudicação. O BTV pode causar taxa de mortalidade muito alta, superior a 25%, e taxa de morbidade acima de 75%. Em geral, a doença da língua azul ocorre na África, no Oriente Médio, na Ásia, na Austrália e em partes da América do Norte; surtos importantes foram relatados nos últimos 50 anos, no sul da Europa. Em um destes surtos, entre 1956 e 1960, mais de 180.000 ovinos morreram na Espanha e em Portugal. Nos EUA, estima-se que o prejuízo anual causado pela doença da língua azul à indústria pecuária seja superior a U$100 milhões de dólares.

A doença do cavalo africano, causada por retrovírus (AHSV, do inglês *african horse sickness virus*), é uma das enfermidades mais letais de equinos. Com frequência, ocasiona taxa de mortalidade superior a 90%. Na África, é uma doença enzoótica. Na Espanha e em Portugal, uma série de surtos epizoóticos, desde 1987 até o momento, resultou na morte de mais de 3.000 equinos. *Culicoides imicola* é um dos membros do gênero capaz de transmitir o vírus; encontra-se amplamente disseminado na Espanha, em Portugal e no sul da Grécia.

Encefalite equina oriental é uma doença viral de equinos e humanos relatada apenas no Novo Mundo. É causada por uma espécie do gênero *Alphavirus*, que é membro da família Togaviridae. A doença foi diagnosticada em toda a América do Norte e América do Sul, até o extremo sul da Argentina. Os hospedeiros reservatórios são aves selvagens e o principal culicoide vetor é *Culicoides melanura*.

Febre efêmera bovina, também conhecida como doença de 3 dias, é causada por um arbovírus. É relatada em toda a África, na região Oriental e, ocasionalmente, é responsável por surto epizoótico na Austrália. Acomete bovinos, causando morbidade, mas geralmente não ocasiona morte; contudo, resulta em redução na produção de leite.

FAMÍLIA SIMULIIDAE (MOSQUITOS BORRACHUDOS)

Simulium spp.

Nomes comuns. Borrachudo, mosquito-búfalo.

Locais de predileção. *Simulium* adultos se alimentam em todo o corpo, especialmente na cabeça, no abdome e nas pernas.

Classe. Insecta.

Ordem. Diptera.

Subordem. Nematocera.

Família. Simuliidae.

Descrição. Há relato de mais de 1.700 espécies de borrachudos pelo mundo, embora apenas 10 a 20% deles sejam considerados nocivos para humanos e seus animais. Como os seus nomes comuns indicam (do inglês; *blackflies*, *buffalo gnats*), em geral, estes mosquitos são pretos e possuem tórax curvado. Os adultos medem 1,5 a 5 mm de comprimento, têm corpo relativamente robusto e largas asas incolores com nervuras pouco evidentes que, em repouso, parecem um par de lâminas fechadas de uma tesoura. As asas são curtas e, tipicamente, têm 1,5 a 6,5 mm de comprimento; são largas e apresentam um grande lobo anal e nervuras espessadas na borda anterior da asa (ver Figura 3.17). O primeiro tergito abdominal é modificado de modo a formar uma escama basal proeminente que contém uma franja com finos pelos. Morfologicamente, os mosquitos adultos, machos e fêmeas, são semelhantes; entretanto, podem ser diferenciados pelo fato de que nas fêmeas os olhos são claramente bem separados (dicópticos), enquanto nos machos são muito próximos um do outro (holópticos), com omatídeos tipicamente aumentados na parte superior do olho. Isto possibilita aos machos localizar as fêmeas contra o "fundo azul" do céu. Comparativamente a outros mosquitos estreitamente relacionados, as antenas, embora com 11 segmentos, são relativamente curtas, robustas e destituídas de cerdas. As peças bucais lembram aquelas de culicoides, exceto pela presença de evidentes palpos maxilares segmentados. O corpo é coberto com pelos curtos prateados ou dourados.

Hospedeiros. Vertebrados de sangue quente.

Distribuição geográfica. Cosmopolita, exceto na Nova Zelândia, no Havaí e alguns grupos de ilhas menores.

Patogênese e patologia. Em animais domésticos, especialmente em bovinos, o ataque maciço destes insetos pode ocasionar uma síndrome aguda caracterizada por hemorragias petequiais generalizadas, em especial em áreas de pele fina, juntamente com edema de laringe e de parede abdominal. As picadas de enxames de *Simulium*, doloridas, podem interferir no pastejo e ocasionar perda de produção. Em algumas partes da Europa Central, com frequência, o pastejo dos bovinos é impossível durante a primavera, em razão da atividade destes mosquitos. Os equinos são comumente atacados por estes insetos, que se alimentam no interior das orelhas; quando atacadas, as aves domésticas podem apresentar anemia devido à perda de sangue. Mesmo em número relativamente baixo de mosquitos, as picadas doloridas podem provocar desconforto considerável e baixa produtividade. Alguns animais hospedeiros, quando atacados, podem manifestar reações alérgicas à saliva secretada pelos insetos. Algumas regiões tropicais são consideradas inabitáveis para os animais, em razão da presença de *Simulium*.

Simulium spp. pode transmitir os vírus que causam encefalite equina oriental e estomatite vesicular e o protozoário de aves *Leucocytozoon*. Também, atuam como vetores de helmintos filarioides, como os nematódeos *Onchocerca gutturosa* e *O. dukei*, em bovinos, e *Onchocerca cervicalis*, em equinos. Em bovinos e equinos, a oncocercose ocasiona formação de nódulos contendo vermes adultos, em diversas áreas da pele, especialmente na cernelha de bovinos, resultando em lesão do couro. Em termos clínicos, os simulídeos são especialmente importantes como vetores do nematódeo filarioide *Onchocerca volvulus*, que provoca cegueira do rio em humanos, na África, na América Central e na América do Sul.

Sinais clínicos. Quando em grande número, os simulídeos provocam irritação intensa em animais pecuários e, com frequência, os rebanhos debandam em disparada. Os mosquitos picam todas as partes do corpo; surgem vesículas que se rompem e originam feridas em carne viva. Estes ferimentos cutâneos cicatrizam muito lentamente.

Diagnóstico. O ataque de enxame de mosquitos adultos é característico da maioria das espécies de *Simulium*. Caso estes insetos sejam vistos no animal hospedeiro eles podem ser coletados e identificados.

Epidemiologia. Apenas as fêmeas adultas são hematófagas e as diferentes espécies apresentam preferência por locais e momentos distintos de alimentação. Em geral, se alimentam nas pernas, no abdome, na cabeça e nas orelhas, e a maioria das espécies é ativa, principalmente, durante a manhã e ao anoitecer, em condição de clima quente e tempo nublado. Embora os mosquitos possam ser ativos durante todo o ano, é possível notar grande aumento da população na estação chuvosa, em áreas tropicais. Em regiões de clima temperado e no Ártico o incômodo ocasionado pelas picadas pode ser sazonal, visto que os adultos morrem no outono e surgem novas gerações na primavera e no verão. Os mosquitos adultos são encontrados em enxames próximo a correntes de água bem aeradas e em rios aerados, que são os seus criadouros. Em alguns rios podem surgir quase um bilhão de moscas por quilômetro de leito fluvial, por dia. Os adultos têm grande capacidade de voo e respondem muito bem ao dióxido de carbono e a outros odores exalados pelo animal hospedeiro. Podem voar até 6,6 a 13,3 km em busca de hospedeiro, antes de retornar ao criadouro para iniciar a postura de ovos.

Tratamento. Os mosquitos passam tempo limitado no hospedeiro e o controle com inseticidas é difícil, a menos que estes sejam capazes de matá-los rapidamente ou atuem como repelentes. Aplicações de inseticidas piretroides podem possibilitar controle local efetivo, porém de curta duração.

Controle. O controle de mosquitos borrachudos é extremamente difícil, uma vez que larvas imaturas se instalam em água corrente bem aerada, muitas vezes a certa distância da propriedade ou de abrigos; os mosquitos adultos são capazes de voar por uma distância superior a 5 km. O método de controle mais prático é a aplicação de inseticida nos criadouros, para matar as larvas. Esta técnica foi desenvolvida para controlar espécies de *Simulium* vetores de cegueira do rio, em pessoas da África, e requerem repetidas aplicações de inseticida em córregos selecionados, em intervalos regulares, durante todo o ano. Assim, o inseticida é transportado rio abaixo e mata as larvas ao longo dos cursos de água.

Como alternativa, a retirada de arbusto para eliminar locais de repouso de mosquitos adultos e a aplicação aérea de inseticidas podem ser úteis em regiões onde houver criadouros em redes pluviais formadas por pequenos riachos e córregos. Em equinos, pode-se aplicar inseticida ou repelente tópico; em aves domésticas, recomenda-se a pulverização com inseticida.

Espécies de importância. É provável que o simulídeo mais nocivo em latitudes de clima temperado, no Novo Mundo, seja *Simulium arcticum*, que pode ser um problema sério em animais pecuários no oeste do Canadá. A população do mosquito pode ser alta o suficiente para matar bovinos. Nos EUA, *Simulium venustum* e *Simulium vittatum* podem ser comuns e disseminados em rebanhos pecuários, especialmente nos meses de junho e julho. *Simulium pecuarum*, o mosquito-búfalo do Sul, pode causar prejuízo em rebanhos de bovinos criados no vale do Mississippi, onde, também, pode ser um sério problema em aves domésticas. *Simulium equinum*, *Simulium erythrocephalum* e *Simulium ornatum* podem ocasionar problemas na Europa Ocidental e *Simulium kurenze*, na Rússia. *Simulium colombaschense* é especialmente prejudicial no centro e no sul da Europa, onde pode causar alta taxa de mortalidade em rebanhos pecuários.

FAMÍLIA PSYCHODIDAE (MOSQUITOS-PALHA)

Phlebotomus/Lutzomyia spp.

Nome comum. Flebótomos.

Local de predileção. Pele; os mosquitos-palha picam principalmente as áreas de pele expostas, como orelhas, pálpebras, nariz, patas e cauda.

Classe. Insecta.

Ordem. Diptera.

Subordem. Nematocera.

Família. Psychodidae.

Descrição de adultos. Estes pequenos mosquitos, com até 5,0 mm de comprimento, são caracterizados por aparência peluda, grandes olhos pretos e longas pernas (ver Figura 3.19). As asas, diferentemente daquelas de outros mosquitos picadores, apresentam contornos lanceolados, são cobertas de pelos e se mantêm eretas sobre o corpo, quando o inseto se encontra em repouso. Assim como acontece em muitos outros nematoceros, o tamanho das peças bucais é pequeno a médio, elas pendem para baixo e estão adaptadas para perfuração e sucção. Os palpos maxilares são relativamente evidentes e consistem em 5 segmentos. Em ambos os sexos as antenas são longas, com 16 segmentos, filamentosas e cobertas por finas cerdas.

Larvas. A larva adulta é branco-acinzentada, com cabeça escura. A cabeça possui peças bucais apropriadas para mastigação, utilizadas para se alimentar com matéria orgânica em decomposição. As antenas são pequenas. Os segmentos abdominais contêm pelos e estruturas ventrais semelhantes a pernas (pseudópodos), não segmentadas, utilizadas para locomoção. Uma característica típica da larva de flebotomíneos é a presença de longas cerdas caudais, com um par na larva de primeiro estágio e dois pares nas larvas de segundo, terceiro e quarto estágios.

Hospedeiros. Muitos mamíferos, répteis, aves e humanos.

Distribuição geográfica. Os mosquitos estão amplamente distribuídos nas regiões tropicais e subtropicais e em partes do Mediterrâneo. A maioria das espécies prefere regiões semiáridas e de savana às florestas.

Patogênese. As picadas destes mosquitos são doloridas e provocam irritação e perda de sangue, podendo causar redução no ganho de peso. Além de provocar incômodo pelas picadas em áreas localizadas, estes flebotomíneos são importantes vetores de diversos patógenos. De importância particular é a leishmaniose em humanos e cães, causada pelo protozoário *Leishmania* spp. Nas pessoas, a doença comumente se manifesta como leishmaniose visceral (calazar) ou como infecção cutânea. Cães, gatos, roedores e outros animais selvagens atuam como reservatórios da infecção. Os cães com leishmaniose cutânea apresentam dermatite esfoliativa não pruriginosa, com alopecia e linfadenopatia periférica. A leishmaniose sistêmica causa esplenomegalia, hepatomegalia, linfadenopatia generalizada, claudicação, anorexia, perda de peso e morte. Também, relata-se a doença em gatos. Na América do Norte, os mosquitos-palha flebotomíneos também podem atuar como vetores de estomatite vesicular de bovinos e equinos, causada por um rabdovírus.

Sinais clínicos. As picadas destes mosquitos são doloridas e causam irritação ao hospedeiro, ocasionando o surgimento de vergões em animais com pele delgada. Os mosquitos-palha picam especialmente áreas de pele exposta, como orelhas, pálpebras, nariz, patas e cauda.

Diagnóstico. Os mosquitos podem ser vistos no hospedeiro no período noturno. Durante o dia, podem ser mais frequentemente coletados no campo e, em geral, não são vistos nos animais.

Epidemiologia. Em comum com muitos outros pequenos mosquitos picadores, as fêmeas, somente elas, são hematófagas. Preferem se alimentar à noite e repousar em áreas sombreadas durante o dia. Como sua capacidade de voo é limitada, o problema ocasionado pela picada pode restringir-se a animais mantidos em locais próximos aos criadouros. Há certa sazonalidade na atividade dos mosquitos; a população aumenta durante a estação chuvosa, nas regiões tropicais, embora sejam encontrados nos meses de verão, em regiões de clima temperado. Com frequência, os adultos se acumulam em tocas de roedores ou em outros abrigos, como cavernas, onde o microclima é apropriado.

Tratamento. O método mais efetivo de prevenção de picadas de mosquitos e transmissão de infecção é assegurar que os animais evitem as áreas com grande número destes pernilongos e que sejam mantidos em ambiente fechado quando a atividade destes insetos for maior. Os mosquitos passam pouco tempo em seus hospedeiros; o controle com inseticida é difícil, a menos que eles matem rapidamente estes insetos ou atuem como repelentes. Permetrina e deltametrina são os únicos inseticidas com atividade repelente suficiente e rápida ação, condições que os tornam apropriados para o controle de ataques de mosquito-palha, em cães. Nenhuma droga é apropriada para uso em gatos.

Controle. Há poucos relatos de tentativas, em grande escala, de controle de mosquito-palha flebotomíneo, provavelmente porque a leishmaniose é uma doença que tem merecido pouca atenção; também, porque pouco se sabe, em detalhes, sobre a biologia e a ecologia dos estágios de desenvolvimento destes insetos. No entanto, os adultos são suscetíveis à maioria dos inseticidas e onde foram realizadas campanhas de pulverização para o controle dos vetores do mosquito da malária, ocorreu controle efetivo de *Phlebotomus*. A remoção de vegetação densa pode reduzir a viabilidade do ambiente como criadouro destes mosquitos.

Nota. A grande família Psychodidae, subfamília Phlebotominae, contém um único gênero de importância veterinária no Velho Mundo, *Phlebotomus*, e um único gênero de importância veterinária no Novo Mundo, *Lutzomyia*. Em alguns países, o termo "mosquito-palha" inclui alguns mosquitos-pólvora picadores e mosquitos borrachudos; assim, os flebotomíneos devem ser distinguidos denominando-os como "mosquitos-palha flebotomíneos".

FAMÍLIA CULIDACIDAE (PERNILONGOS)

Os pernilongos da família Culicidae incluem um grupo diverso de mais de 3.000 espécies. São encontrados em todo o mundo, desde os trópicos até o Ártico. Há três gêneros de importância médica e veterinária: *Anopheles*, *Aedes* e *Culex*.

Descrição. Os pernilongos apresentam comprimento variável, de 2 a 10 mm; têm corpo delgado, olhos proeminentes e pernas longas (ver Figura 3.20C). As longas asas estreitas são mantidas cruzadas horizontalmente sobre o abdome, quando em repouso, e contêm escamas que se projetam como uma franja, na borda posterior. As peças bucais consistem em uma probóscida longa evidente que se projeta para a frente, adaptada para perfuração e sucção. Elementos individuais compreendem um longo lábio carnudo em forma de U contendo um par de maxilas, mandíbula e hipofaringe, que possui um ducto salivar que libera anticoagulante nos tecidos do hospedeiro (ver Figura 3.15). O labro constitui o teto da probóscida. Todos os elementos, com exceção do lábio, penetram a pele durante a alimentação da fêmea, formando um tubo através do qual o sangue é sugado. Nos machos, não parasitas, as maxilas e as mandíbulas são pequenas ou ausentes. O comprimento e a morfologia dos palpos maxilares das diferentes espécies são variáveis. Ambos os sexos apresentam longas antenas segmentadas filamentosas, pilosas nas fêmeas e plumosas nos machos.

Distribuição geográfica. Cosmopolita.

Patogênese. As picadas de pernilongo podem provocar desconforto considerável. As populações de pernilongos podem ser muito grandes, especialmente no sul dos EUA; a atividade das fêmeas adultas pode ocasionar incômodo significante e reduzir a produtividade dos rebanhos pecuários. Preferivelmente, as fêmeas se alimentam em grandes mamíferos e são tão persistentes que os animais se afastam de áreas onde há muitos pernilongos. A sensibilidade à picada de pernilongo varia de acordo com o indivíduo; a maior parte dos hospedeiros manifesta apenas reação mínima, com hiperemia, irritação e edema no local da picada. Outros hospedeiros podem exibir grave reação de hipersensibilidade à saliva dos pernilongos e, quando coçam os locais das picadas, pode ocorrer infecção bacteriana secundária.

Epidemiologia. Em regiões de clima temperado nota-se população máxima durante o verão, enquanto em países tropicais há grandes populações durante o ano todo.

Sinais clínicos. A picada de pernilongo pode causar reação inflamatória localizada, com prurido intenso. A sensibilidade à picada de pernilongo varia de acordo com o indivíduo; a maior parte dos hospedeiros manifesta apenas reação mínima, com hiperemia, irritação e edema no local da picada.

Diagnóstico. A picada se apresenta como uma área avermelhada em relevo na pele.

Tratamento. Embora há algum tempo houvesse disponibilidade de piretroides sintéticos como preparação de aspersão de curta duração, atualmente alguns deles estão sendo desenvolvidos como inseticidas residuais. Os inseticidas com ação residual são efetivos contra os estágios adultos, especialmente se aplicados em ambiente fechado. Para este fim, recomendam-se compostos organofosforados e carbamatos.

Controle. As medidas de controle, largamente utilizadas no controle de malária humana, são direcionadas contra o desenvolvimento de larvas ou adultos, ou contra ambos, simultaneamente. As diversas medidas empregadas contra larvas incluem remoção ou redução de criadouros disponíveis, mediante drenagem ou outros meios que fazem com que estes locais sejam inviáveis para o desenvolvimento de larvas. Isto nem sempre é prático, econômico ou aceitável e a exequibilidade destes métodos deve ser, sempre, avaliada localmente. Tem-se tentado o controle biológico como por, por exemplo, introdução de peixes predadores em áreas alagadiças e campos de arroz, mas estes métodos não são apropriados para as espécies de pernilongos que vivem em pequenos acúmulos de água temporários. Atualmente, o isolamento e a multiplicação de patógenos de pernilongos, inclusive de microrganismos, protozoários e nematódeos é, principalmente, um procedimento experimental, como são os métodos genéticos de controle.

É provável que as medidas de controle mais amplamente utilizadas contra as larvas de pernilongos sejam aquelas que envolvem repetidas aplicações de produtos químicos tóxicos, óleo mineral ou inseticidas nos criadouros, mas a aplicação destes produtos deve ser contínua. Como estas medidas podem ocasionar poluição ambiental e, também, acelerar o desenvolvimento de resistência ao inseticida, a única solução permanente é a destruição dos criadouros. Fontes de água podem se tornar impróprias como criadouros após aspersão de pérolas de poliestireno inerte, de modo a cobrir a superfície da água.

Como procedimentos de proteção, há disponibilidade de telas redes e repelentes contra mosquitos.

Aedes spp.

Nome comum. Pernilongo.

Local de predileção. Pele.

Classe. Insecta.

Ordem. Diptera.

Subordem. Nematocera.

Família. Culicidae.

Subfamília. Culicinae.

Descrição. O gênero *Aedes* pertence à subfamília Culicinae. O pernilongo adulto em repouso apresenta corpo angulado, com abdome voltado para a superfície. Em geral, os palpos das fêmeas dos pernilongos culicídeos têm apenas cerca de um quarto do comprimento da probóscida.

Hospedeiros. Ampla variedade de mamíferos (inclusive humanos), répteis e aves.

Distribuição geográfica. Cosmopolita.

Patogênese. Várias espécies podem atuar como vetores da dirofilária de cães, *Dirofilaria immitis*, embora isto ocorra principalmente em regiões tropicais e subtropicais. As espécies de *Aedes* transmitem malária aviária, causada por espécies de *Plasmodium*. Os pernilongos podem atuar como vetores de diversos agentes etiológicos de doenças virais, inclusive arbovírus, como encefalite equina (togavírus), mixomatose de coelhos e anemia infecciosa equina (retrovírus). *Aedes* spp. transmite o agente causador de febre amarela, bem como os nematódeos filarioides humanos *Wuchereria* e *Brugia*.

Espécies de importância. O gênero *Aedes* compreende cerca de 900 espécies. *Aedes sierrensis* é um dos principais carreadores de *Dirofilaria immitis* e ataca mamíferos de todos os tamanhos. Uma espécie agressiva de especial importância é *Aedes vigilex*. *Aedes taeniorhynchus*, *Aedes sollicitans*, *Aedes texans* e *Aedes dorsalis* podem ser importantes vetores do vírus da encefalite equina.

Culex spp.

Nome comum. Pernilongo.

Local de predileção. Pele.

Classe. Insecta.

Ordem. Diptera.

Subordem. Nematocera.

Família. Culicidae.

Subfamília. Culicinae.

Distribuição geográfica. Cosmopolita.

Patogênese. Espécies de *Culex* transmitem *Dirofilaria immitis* e malária aviária, causada por *Plasmodium*. Também atuam como vetores dos parasitas filarioides *Setaria labiato-papillosa*, causa de filariose abdominal ovina, *Setaria equina*, o verme do abdome de equino, e *Setaria congolensis*, em suínos.

Espécies de importância. *Culex tarsalis* é o carreador mais importante do vírus da encefalite equina ocidental e de encefalite equina de St. Louis, na Califórnia e no oeste dos EUA. Com frequência, é encontrado em aves selvagens, os reservatórios naturais da infecção. *Culex pipiens molestus* é um "vetor-ponte" e pode transmitir o vírus do oeste do Nilo aos mamíferos, inclusive humanos.

Anopheles spp.

Nome comum. Pernilongo.

Local de predileção. Pele.

Classe. Insecta.

Ordem. Diptera.

Subordem. Nematocera.

Família. Culicidae.

Subfamília. Anophilinae.

Descrição. Os anofelinos adultos vivos podem ser facilmente distinguidos de pernilongos culicídeos quando em repouso em uma superfície plana. Quando em repouso, os pernilongos anofelinos param com a probóscida, a cabeça, o tórax e o abdome em linha reta, formando um ângulo com a superfície (ver Figura 3.22). Os palpos das fêmeas dos pernilongos anofelinos são tão longos e retos quanto a probóscida. O abdome de *Anopheles* contém pelos, mas não escamas.

Distribuição geográfica. Cosmopolita.

Patogênese. As espécies de *Anopheles* transmitem a dirofilária de cães, *Dirofilaria immitis*. Os pernilongos também são importantes transmissores de arbovírus (transportados por artrópodes), provocando encefalite equina oriental, encefalite equina ocidental e encefalite equina venezuelana, bem como outras doenças causadas por arbovírus, em humanos e animais. O gênero *Anopheles* contém os únicos vetores conhecidos de malária humana; ademais, transmitem os nematódeos filariais humanos, *Wuchereria* e *Brugia*.

FAMÍLIA TABANIDAE (MUTUCAS)

Descrição dos adultos. São moscas picadoras de tamanho médio a grande, com até 25 mm de comprimento e envergadura da asa de até 65 mm. A cabeça é grande e as probóscidas, proeminentes. Em geral, são escuras, mas podem ter diversas riscas ou manchas coloridas no abdome ou no tórax; mesmo os grandes olhos, dicópticos nas fêmeas e holótipos nos machos, podem ser coloridos. A coloração das asas e as antenas curtas, robustas, trissegmentadas e sem aresta, são úteis na diferenciação dos três principais gêneros de Tabanidae (ver Figura 3.26).

As peças bucais, adaptadas para corte/absorção, são curtas e fortes, sempre direcionadas para baixo (ver Figura 3.27). Mais proeminente é o lábio carnudo, com sulco dorsal que abriga outras peças bucais, coletivamente denominado fascículo de picada. O lábio também tem uma expansão terminal na forma de um grande par de labelas, que contém tubos denominados pseudotraqueias, através do qual o sangue ou o fluido do ferimento é aspirado. O fascículo de picada, que ocasiona o ferimento, é constituído de seis elementos: lábio superior afilado, hipofaringe com ducto salivar, maxilas pareadas semelhantes a grosa e largas mandíbulas pontiagudas pareadas. Os machos não apresentam mandíbulas e, portanto, não podem se alimentar de sangue. Em vez disso, eles se alimentam de substâncias doces secretadas por plantas e néctar de flores.

Descrição das larvas. As larvas são fusiformes, de coloração branco-suja e segmentação evidente. A cutícula possui estrias longitudinais distintas. As larvas maduras podem ter 15 a 30 mm de comprimento. Há uma cápsula distinta na cabeça e fortes mandíbulas picadoras. Os segmentos abdominais possuem estruturas não segmentadas semelhantes a pernas (pseudópodos), para locomoção (4 pares em *Tabanus* e 3 pares em *Chrysops*). Em geral, há um sifão respiratório posterior distinto, que pode ser muito longo.

Hospedeiros. Em geral, grandes animais domésticos ou selvagens e humanos são atacados por estas moscas; também, pequenos mamíferos e aves podem ser atacados.

Tabanus spp.

Nome comum. Mosca-de-cavalo.

Local de predileção. Pele.

Classe. Insecta.

Ordem. Diptera.

Subordem. Brachycera.

Família. Tabanidae.

Descrição. As espécies do gênero *Tabanus* apresentam asas transparentes. Também, a presença de antenas curtas trissegmentadas e sem arestas pode ser útil na diferenciação do gênero. Nas espécies do gênero *Tabanus* os dois primeiros segmentos são pequenos e a parte basal do segmento terminal contém uma projeção semelhante a dente e quatro anelações (ver Figura 3.26A).

Distribuição geográfica. Cosmopolita.

Patogênese. As fêmeas adultas localizam suas presas principalmente por meio da visão; suas picadas são profundas e doloridas. Alimentam-se a cada 3 a 4 dias, provocando muito desconforto. A dor causada pelas picadas faz com que o animal pare de se alimentar e, em consequência, as moscas podem se alimentar em uma sucessão de hospedeiros. Portanto, atuam como importantes transmissores mecânicos de uma variedade de patógenos que provocam doenças como carbúnculo hemático ou antraz, pasteurelose, tripanossomíase, anaplasmose e a filariose humana loíase.

Epidemiologia. Estas moscas resistentes podem se propagar por muitos quilômetros, a partir de seus criadouros, e são mais ativas durante os dias ensolarados.

Nota. Na América do Norte, em especial, diversas espécies do gênero *Tabanus* são problemas especialmente importantes. Estas incluem *Tabanus atratus* (mosca-preta de equinos), *Tabanus lineola* e *Tabanus similis*, nos estados do leste. Na região oeste dos EUA, *Tabanus punctifer* e *Tabanus sulcifrons* têm particular importância.

Outras espécies comuns são *Tabanus quinquevittatus* e *Tabanus nigrovittatus*, bem conhecidas na América do Norte como "moscas da cabeça verde".

Chrysops spp.

Nomes comuns. Mosca-de-cavalo, mutuca.

Local de predileção. Os locais preferidos para alimentação incluem a parte inferior do abdome, as pernas, o pescoço e a região da cernelha.

Classe. Insecta.

Ordem. Diptera.

Subordem. Brachycera.

Família. Tabanidae.

Descrição. *Chrysops* apresenta asas listradas escuras que são divergentes quando a mosca se encontra em repouso. A nervura da asa é típica, especialmente a ramificação da quarta nervura longitudinal (ver Figura 3.26D).

Distribuição geográfica. Cosmopolita, principalmente no Holoártico e nas regiões Orientais.

Patogênese. As espécies de *Chrysops* são responsáveis pela transmissão mecânica de várias doenças e patógenos. *Chrysops discalis* é vetor de *Pasteurella tularensis*, na América do Norte. *Chrysops dimidiata*, a mosca da manga, e *Chrysops siacea*, são hospedeiros intermediários do nematódeo filarioide *Loa loa*. Diversas espécies de *Chrysops* também são transmissoras de *Trypanosoma evansi*, o agente causador de surra em equinos e cães; *T. equinum* causa mal das cadeiras em equinos; *T. simiae*, em suínos; *T. vivax* e *T. brucei* causam nagana em equinos, bovinos, ovinos e outros animais ungulados; e *T. gambiense* e *T. rhodesiense* causam tripanossomíase africana em humanos.

Haematopota spp.

Nomes comuns. Mosca-de-cavalo, mutuca.

Local de predileção. Pele.

Classe. Insecta.

Ordem. Diptera.

Subordem. Brachycera.

Família. Tabanidae.

Descrição. *Haematopota* tem asas tipicamente mosqueadas, divergentes quando em repouso. O primeiro segmento da antena de *Haematopota* é grande e o segundo é mais estreito, enquanto o segmento terminal possui 3 anelamentos (ver Figura 3.26B).

Distribuição geográfica. Cosmopolita, embora não haja espécie de *Haematopota* na Austrália. Há 5 espécies de *Haematopota* no Neoártico; *Haematopota americana* é a espécie mais importante em medicina veterinária, na América, e *H. pluvialis* na Europa.

Patogênese. Espécies de *Haematopota* podem se alimentar de vários hospedeiros, em rápida sucessão de animais. Portanto, podem atuar como importantes vetores na transmissão mecânica de patógenos que causam doenças como antraz, pasteurelose, tripanossomíase, anaplamose e loíase, a filariose humana.

Epidemiologia. Estas moscas resistentes podem se propagar por muitos quilômetros, a partir de seus criadouros; são mais ativas em dias quentes ensolarados.

MOSCAS PICADORAS E MOSCAS QUE CAUSAM DESCONFORTO

As moscas adultas podem se alimentar de sangue, suor, secreção cutânea, lágrimas, saliva, urina ou fezes de animais domésticos que as atraem. Podem se alimentar mediante perfuração direta da pele, daí a denominação de moscas picadoras, ou raspando a superfície cutânea, os ferimentos ou os orifícios naturais do corpo, casos nos quais podem ser denominadas moscas não picadoras ou simplesmente moscas que causam desconforto. Estas moscas podem atuar como vetores biológicos e mecânicos de diversos patógenos causadores de doenças. A transmissão mecânica pode ser exacerbada porque a picada de algumas espécies de moscas é extremamente dolorida e, portanto, com frequência são afastadas pelos hospedeiros durante o repasto sanguíneo. Em consequência, as moscas são forçadas a se deslocar de um hospedeiro a outro em um curto período de tempo e, assim, aumenta o risco de transmissão mecânica de doenças.

Hospedeiros. As moscas podem se alimentar em quase todos os vertebrados de sangue quente, mas apresentam importância veterinária particular em bovinos e equinos.

Patogênese. Pouco se sabe sobre a fisiopatologia das lesões cutâneas causadas pela maior parte destas moscas, as quais podem variar consideravelmente quanto às características e à gravidade. No caso de moscas picadoras, em geral os ferimentos se apresentam como pápulas eritematosas ou vergões que circundam o centro da perfuração. As feridas podem apresentar uma crosta de exsudato seco. Pode ocorrer necrose epidérmica ou pústulas espongiformes eosinofílicas intraepiteliais. Os vergões podem persistir por várias semanas.

A saliva injetada durante a alimentação pode ser irritante e alergênica e reações de hipersensibilidade podem contribuir como agravante da lesão local.

Sinais clínicos. A atividade de ambas as espécies de moscas, picadoras e não picadoras, resulta em marcante comportamento defensivo de animais pecuários, descrito como "medo de moscas". É um distúrbio causado pela presença e pelo comportamento das moscas quando tentam se alimentar. As respostas do hospedeiro podem variar desde comportamento de fuga dramático, no qual o próprio animal pode se lesionar, até graus menores ou maiores de contratura da cauda, lambedura, ato de bater as patas e repuxos cutâneos; os animais podem se agrupar ou procurar por abrigos de vegetação suspensa. Todas estas alterações de comportamento resultam em menor tempo despendido com alimentação e baixo desempenho. As moscas podem ser vistas, comumente em grande número, se alimentando ao longo do dorso, nos flancos e na parte ventral do abdome, especialmente em bovinos e equinos. Irritação e perda de sangue podem ocasionar marcante redução no ganho de peso.

Diagnóstico. Maior grau de irritabilidade nos animais hospedeiros e detecção de moscas nos animais. A identificação exata requer exame microscópico de amostras. A identificação das larvas da maioria das espécies é extremamente difícil e, se possível, deve-se coletar adultos ou deve-se manter larvas vivas até que se desenvolvam como adultos para confirmar a identificação, mais facilmente realizada na mosca adulta. A descrição detalhada e a identificação das larvas da maioria das espécies estão além do objetivo deste texto e se houver necessidade de identificação da espécie as amostras devem ser encaminhadas a um especialista em taxonomia.

Tratamento. Brincos, faixas na cauda e cabrestos impregnados com inseticidas, principalmente aqueles que contêm piretroides sintéticos, juntamente com preparações *pour-on*, *spot-on* e de aspersão são amplamente utilizados para reduzir o número de moscas que causam desconforto em bovinos e equinos.

Controle. Há disponibilidade de vários tipos de telas e grades de eletrocussão apropriadas para as instalações, de modo a minimizar o desconforto ocasionado pelas moscas; no entanto, os melhores métodos de controle são aqueles destinados a melhorar as condições sanitárias e a eliminar os criadouros (eliminar a fonte). Por exemplo, nos estábulos e nas fazendas deve-se remover o estrume ou empilhar em grandes montes, nos quais o calor da fermentação mata os estágios de desenvolvimento das moscas, bem como ovos e larvas de helmintos. Além disso, a aplicação de inseticidas na superfície dos montes de estrume pode ser útil.

Há disponibilidade de diversos inseticidas e procedimentos para o controle de moscas adultas. Aspersão de inseticidas nos ambientes, aplicação de inseticidas residuais nas paredes e tetos e uso de tiras e cartões impregnados com inseticidas podem reduzir a população de moscas em ambientes fechados. Os inseticidas também podem ser incluídos em iscas sólidas ou líquidas para moscas, utilizando-se atrativos como xaropes doces ou leveduras hidrolisadas e proteína animal.

Têm sido utilizados sacos contendo inseticida em pó ("esfregadores de dorso") para reduzir o número moscas muscídeas associadas com a ocorrência da síndrome do "medo de moscas"; são sacos grosseiros impregnados com, ou contendo inseticida, que ficam suspensos entre dois postes, em altura que possibilita que os bovinos se esfreguem e, então, o inseticida faz contato com a pele. No entanto, devido às altas taxas de reprodução e de dispersão e às múltiplas gerações anuais, o controle em ampla área da maioria de insetos dípteros que causam miíase é impraticável.

As aparências das moscas adultas *Musca domestica*, *Stomoxys calcitrans* e *Haematobia* (*Lyperosia*) spp. são mostradas na Figura 17.2.

FAMÍLIA MUSCIDAE

Musca autumnalis

Nome comum. Mosca da face.

Locais de predileção. Pele e, especialmente, olhos, nariz e boca.

Classe. Insecta.

Ordem. Diptera.

Subordem. Brachycera.

Família. Muscidae.

Descrição. As fêmeas adultas de *Musca autumnalis* medem 6 a 8 mm de comprimento, os machos adultos têm 5 a 6 mm e a cor varia de cinza-claro a cinza-escuro. Em geral, o tórax é acinzentado e possui 4 estrias longitudinais escuras e uma curva ascendente afilada na quarta nervura da asa longitudinal. O abdome é amarelo-amarronzado, com estria longitudinal mediana preta. Os olhos são avermelhados e o espaço entre eles pode ser utilizado para determinar o sexo da espécie, pois nas fêmeas este espaço é quase o dobro do verificado em machos. As arestas são bilateralmente plumosas, na extremidade. O tamanho e a aparência da mosca da face, *M. autumnalis*, são muito parecidos com aqueles de *M. domestica*, porém o abdome da fêmea é mais escuro e, em machos, os tergitos 2 e 3 são, tipicamente, amarelo-alaranjados ao longo das laterais. Os detalhes da nervura das asas têm importância taxonômica para a diferenciação entre *Musca* e moscas similares pertencentes a outros gêneros, como *Fannia*, *Morellia* e *Muscina*, e para a identificação das diversas espécies de *Musca*, mas isso está além do objetivo deste texto. Os ovos de *M. autumnalis* contêm um corno respiratório terminal.

Hospedeiros. Bovinos.

Distribuição geográfica. Cosmopolita. *Musca autummalis* encontra-se amplamente disseminada por toda a Europa, Ásia Central e partes da África; desde sua introdução nos anos 1950, pode ser encontrada em toda América do Norte.

Patogênese. A mosca da face se alimenta, basicamente, de secreção dos olhos, do nariz e da boca, bem como de ferimentos ocasionados por suas picadas. Com frequência, são as mais numerosas moscas que causam desconforto em bovinos criados em pastagem. Considera-se que estas moscas têm importante participação na transmissão de ceratoconjuntivite infecciosa bovina ("olho róseo" ou doença de New Forest), causada por *Moraxella bovis*; também são hospedeiros intermediários de *Parafilaria bovicola*. As moscas adultas são hospedeiros para o desenvolvimento de *Thelazia* (nematódeo que se instala no saco conjuntival de bovinos e equinos e provoca conjuntivite, ceratite, fotofobia e epífora).

Epidemiologia. No norte da Europa, com frequência *M. autumnalis* é a mais numerosa mosca que causa desconforto aos bovinos criados em pastagem. Em geral, os ovos de *M. autumnalis* são depositados nas fezes de bovinos, os quais, em condições apropriadas, resultam em grande população de moscas, podendo provocar intenso desconforto. Isto pode ocasionar agrupamento dos animais e, assim, interferir no pastejo e contribuir para uma baixa taxa de produção.

Nota. *Musca autumnalis* é uma das mais importantes moscas de rebanhos pecuários, na América do Norte. Sua introdução, a partir da Europa, foi inicialmente detectada em 1951, no estado de Nova

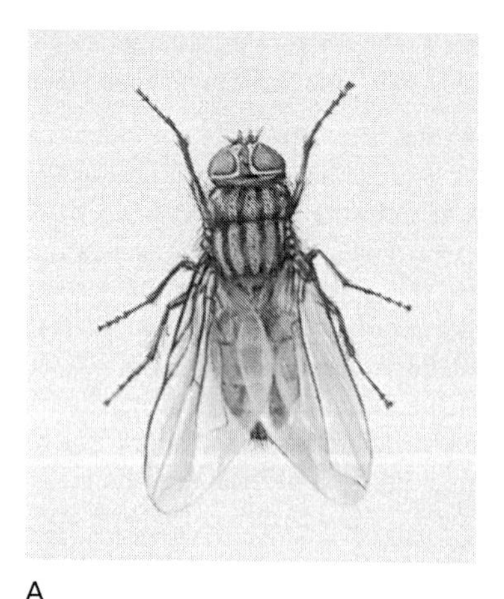
A

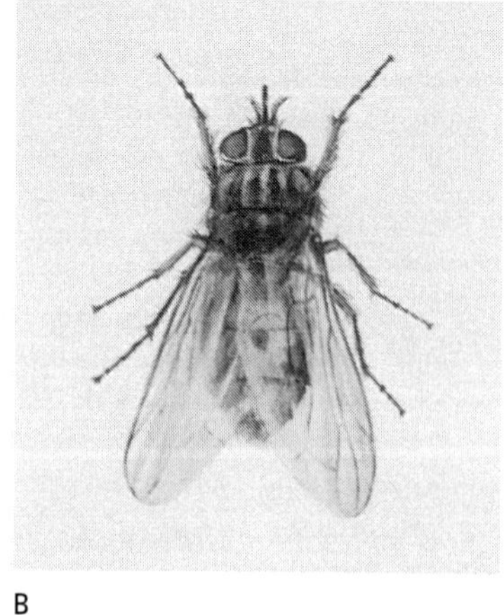
B

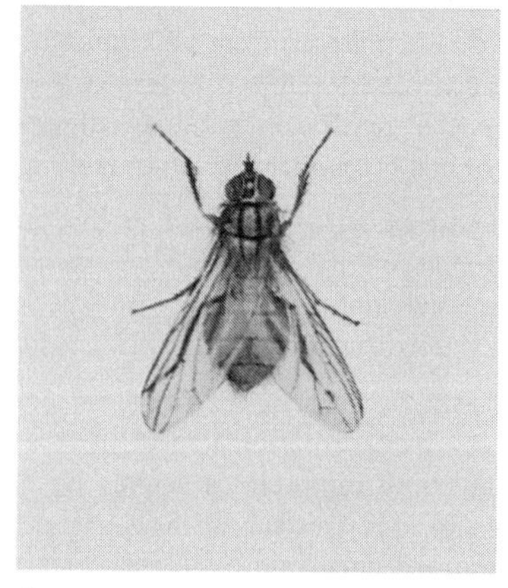
C

Figura 17.2 Moscas adultas: (**A**) *Musca domestica*; (**B**) *Stomoxys calcitrans*; (**C**) *Haematobia* (*Lyperosia*) spp. (Esta figura encontra-se reproduzida em cores no Encarte.)

Escócia, EUA. Daí se propagou para o sul e, em 1959, foram relatados diversos casos de ataques em bovinos. Atualmente, é encontrada em todas as regiões onde se criam bovinos, nos EUA e no Canadá.

Musca domestica

Nome comum. Mosca-doméstica.

Local de predileção. Pele.

Classe. Insecta.

Ordem. Diptera.

Subordem. Brachycera.

Família. Muscidae.

Descrição. As fêmeas adultas de *Musca domestica* medem 6 a 8 mm de comprimento e os machos, 5 a 6 mm; sua cor varia de cinza-claro a cinza-escuro. Em geral, o tórax é acinzentado, com 4 estrias longitudinais escuras, e há uma curva aguda, para cima, na quarta nervura longitudinal da asa (ver Figura 3.28). O abdome é amarelo-amarronzado, com listras longitudinais medianas pretas. Os olhos são avermelhados e o espaço entre eles pode ser útil para determinar o sexo de uma espécie, pois este espaço em fêmeas é quase o dobro do verificado em machos. As arestas são bilateralmente plumosas na extremidade.

Hospedeiros. Embora *Musca domestica*, por si só, não seja um parasita de animais vivos, ela é responsável pela transmissão de diversas doenças e parasitas importantes, especialmente aos humanos e a vários animais domésticos.

Distribuição geográfica. Cosmopolita.

Patogênese. Mosca-doméstica, como o nome sugere, está estreitamente associada a ambientes habitados por animais e humanos. Não ocasionam apenas desconforto; também podem ser responsáveis pela transmissão mecânica de vírus, bactérias, helmintos e protozoários devido ao seu hábito de pousar nas fezes e em matéria orgânica em decomposição. Os patógenos são transportados nos pelos de suas patas e do corpo ou regurgitados, como vômito salivar, durante sua alimentação subsequente. Diversas *Musca* spp. foram incriminadas como causas de propagação de doenças, inclusive de mastite, conjuntivite e antraz. Em humanos, provavelmente são mais importantes na disseminação de *Shigella* e de outras bactérias intestinais. Ovos de muitos helmintos podem ser transportados pelas moscas; ademais, podem atuar como hospedeiros intermediários de vários helmintos, como *Habronema* spp. e *Raillietina* spp. A deposição de larvas de *Habronema* nos ferimentos pode originar lesões cutâneas comumente denominadas "feridas de verão", em equinos. Há estreita associação entre a mosca-doméstica, *Musca domestica*, e as pessoas e os animais pecuários, bem como com suas instalações e restos orgânicos. Embora possa causar desconforto mínimo direto aos animais, seu potencial para transmissão de doenças causadas por vírus, bactérias, protozoários e metazoários é relevante.

Musca sorbens

Nome comum. Mosca de Bazaar.

Local de predileção. Pele.

Classe. Insecta.

Ordem. Diptera.

Subordem. Brachycera.

Família. Muscidae.

Descrição. As moscas adultas possuem duas amplas listras longitudinais no tórax e o primeiro segmento abdominal é preto.

Distribuição geográfica. África, Ilhas do Pacífico e regiões Orientais.

Patogênese. *Musca sorbens* é uma espécie disseminada que, onde ocorre, praticamente substituiu *M. domestica*; é um importante vetor de doença nestas regiões (ver *M. domestica*).

Musca vetustissima

Nome comum. Mosca de arbusto.

Local de predileção. Pele.

Classe. Insecta.

Ordem. Diptera.

Subordem. Brachycera.

Família. Muscidae.

Descrição. As moscas adultas são acinzentadas, com duas listras no tórax dorsal; as nervuras das asas M_{1+2} são curvadas em um ângulo, atingindo R_{4+5}.

Distribuição geográfica. Austrália.

Patogênese. A mosca de arbusto, *Musca vetustissima*, muito estreitamente relacionada a *M. sorbens*, é um importante problema em pessoas e em animais pecuários. Sabe-se que estas moscas transmitem infecção ocular e doenças intestinais, em animais e humanos.

Musca crassirostris

Local de predileção. Pele.

Classe. Insecta.

Ordem. Diptera.

Subordem. Brachycera.

Família. Muscidae.

Descrição. As moscas adultas medem cerca de 5,5 a 7,5 mm de comprimento e sua cor varia de cinza-claro a cinza-escuro. Possuem quatro listras longitudinais escuras distintas no tórax e o abdome, acinzentado, tem várias marcas claras e escuras.

Distribuição geográfica. Países do Mediterrâneo.

Patogênese. *Musca crassirostis* não é parasita obrigatório, mas pode se alimentar de ampla variedade de secreções de origem animal, tendo atração especial por ferimentos. As moscas adultas podem utilizar os dentes prestomais para raspar a pele e obter sangue que, então, é ingerido. Esta espécie pode atuar como vetor mecânico de diversas doenças causadas por vírus, bactérias, protozoários e metazoários (ver *M. domestica*).

Hydrotaea irritans

Nome comum. Mosca da cabeça de ovino.

Locais de predileção. Ferimentos cutâneos.

Classe. Insecta.

Ordem. Diptera.

Subordem. Brachycera.

Família. Muscidae.

Descrição. Em geral, *Hydrotaea irritans* tem tamanho e aparência semelhantes a várias espécies de *Musca*; é caracterizada por apresentar abdome verde-oliva e base das asas amarelo-alaranjado.

O tórax é preto, com manchas cinza. Os adultos medem 4 a 7 mm de comprimento. A identificação das espécies de moscas muscídeas não picadoras requer o auxílio de um especialista.

Hospedeiros. Bovinos, ovinos e equinos.

Distribuição geográfica. Disseminada por todo o norte da Europa; acredita-se que não esteja presente na América do Norte.

Patogênese. *H. irritans* tem atração por animais e se alimenta de lágrimas, saliva, suor e secreção de ferimentos, como aqueles notados após briga entre carneiros. As peças bucais são adaptadas para uma alimentação líquida; todavia, estas moscas possuem pequenos dentes capazes de raspar o local durante a alimentação e causar lesão cutânea. São hematófagas facultativas e ingerem sangue da borda do ferimento, se presente. Raças de ovelhas com chifres, como Swaledale e Scottish Blackface, são as mais suscetíveis ao ataque destes insetos (Figura 17.3). O enxame destas moscas ao redor da cabeça provoca irritação intensa e desconforto, podendo resultar em lesões por automutilação que, então, atraem mais moscas. Os aglomerados de moscas que se alimentam na base dos chifres aumentam o tamanho dos ferimentos e tal condição pode ser confundida com miíase, causada por mosca-varejeira. É comum a instalação de infecção bacteriana secundária nos ferimentos, fato que pode estimular o ataque de moscas-varejeiras. É difícil estimar a perda econômica decorrente da infecção por *H. irritans*, mas acredita-se que seja relevante.

Em bovinos, tem-se notado grande número de *Hydrotaea irritans* na parte ventral do abdome e no úbere; como as bactérias envolvidas na ocorrência de "mastite de verão" (*Corynebacterium pyogenes*, *Streptococcus dysgalactiae* e *Peptococcus indolicus*) foram isoladas nestas moscas, há forte evidência de que possam transmitir a infecção. Além disso, estas moscas foram incriminadas como transmissoras de ceratoconjuntivite infecciosa bovina.

Epidemiologia. Embora comumente conhecida como mosca da cabeça de ovino, esta mosca pode ser a espécie muscídea mais encontrada em equinos e bovinos. A população de *Hydrotaea irritans* é máxima no meio do verão. As moscas adultas preferem ambientes calmos e são encontradas em pastagens permanentes razoavelmente protegidas, nas bordas de áreas arborizadas ou de plantações.

Stomoxys calcitrans

Nome comum. Mosca-de-estábulo.

Locais de predileção. Pele. O local depende do hospedeiro. Em bovinos, preferem as pernas; em cães, as orelhas.

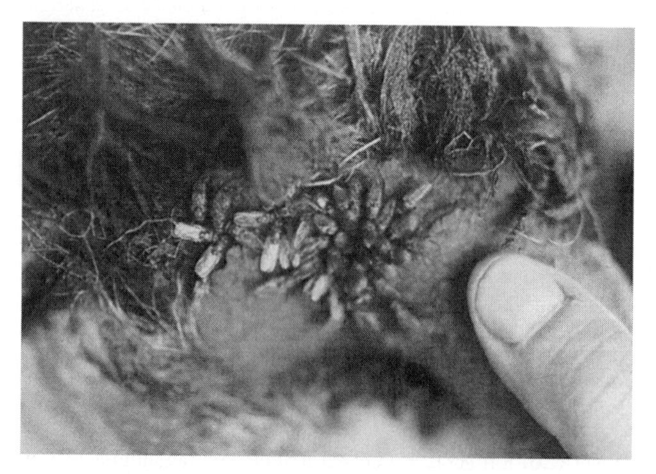

Figura 17.3 Aglomerado de *Hydrotaea irritans* ao redor da base dos chifres de um ovino. (Esta figura encontra-se reproduzida em cores no Encarte.)

Classe. Insecta.

Ordem. Diptera.

Subordem. Brachycera.

Família. Muscidae.

Descrição de adultos. Na superfície, *Stomoxys calcitrans* se parece com a mosca-doméstica, *M. domestica*, com tamanho semelhante (cerca de 7 a 8 mm de comprimento) e cor cinza, com 4 listras escuras longitudinais no tórax. No entanto, seu abdome é mais curto e mais largo do que aquele de *M. domestica*, com 3 manchas escuras no segundo e no terceiro segmentos abdominais. É provável que a maneira mais simples para diferenciar mosca-de-estábulo daquela *M. domestica* e de outros gêneros de moscas muscídeas não picadoras seja o exame da probóscida, a qual, na mosca *Stomoxys*, é evidente e se projeta para a frente (ver Figura 3.29A). Quando se alimenta, a probóscida balança para baixo e a penetração na pele é conseguida mediante a raspagem com dentes finos presentes na extremidade do lábio. A mosca-de-estábulo pode ser distinguida de moscas muscídeas picadoras do gênero *Haematobia* por apresentar maior tamanho e palpos muito mais curtos.

Descrição das larvas. É possível identificar as larvas de *Stomoxys* pelo exame dos espiráculos posteriores, que são relativamente bem separados e cada um possui 3 fendas na forma de S.

Distribuição geográfica. Cosmopolita.

Patogênese. A secreção salivar desta mosca pode provocar reações tóxicas, com imunossupressão, tornando o hospedeiro mais suscetível à doença.

As moscas-de-estábulo podem buscar e tentar se alimentar em vários hospedeiros, em uma rápida sucessão. Portanto, podem atuar como vetores mecânicos importantes na transmissão de patógenos, como tripanossomas. *Trypanossoma evansi* (agente etiológico de surra, em equinos e cães), *T. equinum* (causa mal das cadeiras em equinos, bovinos, ovinos e caprinos), *T. gambiensi* e *T. rhodesiense* (causa tripanossomíase africana humana) e *T. brucei* e *T. vivax* (causa nagana em equinos, bovinos, ovinos e caprinos), todos são mecanicamente transmitidos por *S. calcitrans*. Estas moscas também atuam como vetores do agente etiológico do antraz e de *Dermatophilus congolensis*. *Stomoxys calcitrans* também atua como hospedeiro intermediário do nematódeo *Habronema*.

Epidemiologia. São necessários cerca de 3 min para o repasto sanguíneo, tempo no qual a mosca também pode quase que dobrar de peso. A picada da mosca-de-estábulo é dolorida e, assim, é um sério problema aos animais. Estas moscas, quando em grande número, representam importante causa de desconforto aos bovinos criados em pastagem; em algumas regiões estima-se perda de até 20% na produção de leite e carne. As moscas adultas vivem cerca de 1 mês e são abundantes ao redor de instalações da fazenda e de estábulos, no final do verão e, em áreas de clima temperado, no outono. Praticamente permanecem em locais com luz solar forte e podem picar os animais, principalmente em ambientes externos, embora os acompanhem ao interior do estábulo para se alimentar. Ademais, entram nos abrigos dos animais durante o período de chuvas, no outono. *Stomoxys calcitrans* é uma mosca de voo veloz, mas em geral não percorre grande distância.

Haematobia irritans

Subespécie. *irritans*.

Sinônimo. *Lyperosia irritans*.

Nome comum. Mosca do chifre.

Locais de predileção. Base dos chifres, dorso, espáduas e abdome.

Classe. Insecta.

Ordem. Diptera.

Subordem. Brachycera.

Família. Muscidae.

Descrição. As moscas adultas medem 3 a 4 mm de comprimento e são as menores espécies de muscídeas hematófagas. Em geral, são acinzentadas e, com frequência, possuem várias listras escuras no tórax. Diferentemente de *Musca*, a probóscida se mantém para a frente, e diferente do verificado em *Stomoxys*, os palpos são robustos e tão longos quanto a probóscida (ver Figura 3.29 C). *H. irritans* apresenta palpos cinza-escuros, enquanto *H. stimulans* é amarela. Os ovos medem 1 a 1,5 mm de comprimento. As larvas, cilíndricas, são amarelo-claras e, em geral, medem 7 mm de comprimento e possuem 2 longos espiráculos posteriores em formato de D. A pupária é vermelho-amarronzada opaca, com 3 a 4 mm de comprimento.

Hospedeiros. Principalmente bovinos. Também, ocasionalmente atacam equinos, ovinos e cães.

Distribuição geográfica. Cosmopolita, especialmente na Europa, nos EUA e na Austrália.

Patogênese. As moscas adultas se alimentam de sangue do animal hospedeiro; provocam lesão e irritação devido a constantes perfurações da pele. A perda de sangue ocasionada por moscas do chifre pode ser considerável. Além disso, durante a alimentação estas moscas retiram e reintroduzem suas peças bucais muitas vezes, ocasionando irritação considerável ao hospedeiro. Embora menos importante do que muitas outras moscas muscídeas na transmissão de doenças, *Haematobia* pode transmitir *Stephanofilaria*, o filarioide cutâneo de bovinos.

Epidemiologia. Tempo úmido e quente, com temperatura de 23°C a 27°C e umidade relativa de 65 a 90%, é ideal para a atividade da mosca do chifre. As moscas podem ser mais abundantes em bovinos de pelagem escura; em bovinos bicolores o número de moscas é maior nas partes escuras. Quando a temperatura é superior a 29°C, as moscas migram para a pele sombreada do abdome e do úbere.

Haematobia exigua

Sinônimo. *Haematobia irritans exigua.*

Nome comum. Mosca de búfalo.

Locais de predileção. Pele, cernelha, dorso e flancos; ocasionalmente, abdome, em clima quente.

Classe. Insecta.

Ordem. Diptera.

Subordem. Brachycera.

Família. Muscidae.

Descrição. Ver *Haematobia irritans.*

Hospedeiros. Búfalos e bovinos.

Distribuição geográfica. Cosmopolita, especialmente na Ásia e na Austrália.

Patogênese. A mosca de búfalo tem efeito marcante na saúde e na produtividade de búfalos e bovinos. Pode haver perda de sangue relevante devido ao número de moscas no hospedeiro (com frequência, muitos milhares) e porque tanto os machos quanto as fêmeas se alimentam várias vezes ao dia. As picadas são doloridas e irritantes e podem causar lesões durante a alimentação da mosca. As espécies de *Haematobia* podem transmitir *Stephanofilaria*, o filarioide cutâneo de bovinos.

Nota. A mosca de búfalo (*Haematobia irritans exigua*) e a mosca do chifre (*H. irritans irritans*) antigamente eram consideradas duas espécies distintas. No entanto, acredita-se que, possivelmente, sejam subespécies de *H. irritans.*

Haematobia minuta

Sinônimo. *Lyperosia minuta.*

Locais de predileção. Pele, cernelha, dorso e flancos; ocasionalmente o abdome, em clima quente.

Classe. Insecta.

Ordem. Diptera.

Subordem. Brachycera.

Família. Muscidae.

Descrição. As moscas adultas medem até 4 mm de comprimento. Em geral, são acinzentadas e, com frequência, apresentam várias listras escuras no tórax.

Hospedeiros. Bovinos e búfalos.

Distribuição geográfica. África.

Patogênese. Grande número de moscas provoca irritação intensa; os ferimentos cutâneos que surgem durante a alimentação destes insetos podem atrair outras moscas muscídeas e moscas de miíase. Estas moscas podem ter marcante efeito na saúde e na produtividade de bovinos. Pode ocorrer importante perda de sangue devido ao grande número de moscas no hospedeiro (com frequência, muitos milhares) e também porque tanto os machos quanto as fêmeas se alimentam várias vezes ao longo do dia. As picadas são doloridas e irritantes e podem surgir lesões quando as moscas se alimentam. É difícil avaliar a exata consequência econômica destas moscas, mas seu controle efetivo em bovinos criados em pastagem pode ocasionar importante aumento na produção. Embora menos importante do que muitas outras moscas muscídeas na transmissão de doenças, as espécies de *Haematobia* transmitem *Stephanofilaria*, o filarioide cutâneo de bovinos, e, em algumas regiões, tripanossomíase em camelos.

Haematobia stimulans

Sinônimo. *Haematobosca stimulans.*

Local de predileção. Pele.

Classe. Insecta.

Ordem. Diptera.

Subordem. Brachycera.

Família. Muscidae.

Descrição dos adultos. *Haematobia stimulans* é um pouco menor do que *Stomoxys calcitrans*; mede cerca de 6 mm de comprimento. Em geral, é cinza e, com frequência, apresenta várias listras escuras no tórax. *H. stimulans* tem palpos amarelos, enquanto em *H. irritans* é cinza-escuro. Os ovos são vermelho-amarronzados e não possuem corno terminal.

Descrição das larvas. As larvas, cilíndricas, são amarelo-esbranquiçadas. Medem cerca de 7 mm de comprimento e contêm 2 espiráculos posteriores em formato de D. A pupária é vermelho-amarronzada opaca, com 3 a 4 mm de comprimento.

Hospedeiros. Bovinos.

Distribuição geográfica. Europa.

Patogênese. As picadas são doloridas e irritantes e podem causar lesão quando as moscas se alimentam. Embora menos importantes do que muitas outras moscas muscídeas na transmissão de doenças, as espécies de *Haematobia* transmitem *Stephanofilaria,* o filarioide cutâneo de bovinos.

FAMÍLIA FANNIIDAE

Fannia canicularis

Nome comum. Mosca-doméstica menor.

Locais de predileção. Pele, boca, nariz, olhos.

Classe. Insecta.

Ordem. Diptera.

Subordem. Brachycera.

Família. Fanniidae.

Descrição dos adultos. Em geral, a aparência das espécies de *Fanniia* se assemelha à de moscas-domésticas, porém são mais delgadas e menores, medindo cerca de 4 a 6 mm de comprimento. A quarta nervura longitudinal é reta (não encurvada como na mosca-doméstica; ver Figura 3.30A). *Fannia canicularis* é acinzentada a quase preta, possui três listras longitudinais escuras na parte dorsal do tórax. Os palpos são pretos. As arestas não possuem pelos.

Descrição das larvas. As larvas são facilmente identificadas pela forma achatada e pelas projeções carnudas que se ramificam no corpo (ver Figura 3.30B). O pupário é marrom e com forma semelhante à da larva.

Hospedeiros. Bovinos, aves domésticas.

Distribuição geográfica. Cosmopolita.

Patogênese. As espécies de *Fannia* são de interesse como causadoras de desconforto aos animais pecuários e humanos, especialmente em granjas de galinhas poedeiras criadas em gaiolas, em áreas de confinamento de bovinos e em estábulos leiteiros. Raramente se alimentam diretamente nos animais; no entanto, algumas que o fazem são atraídas por sujidades de fezes, suor ou muco. Embora possa ser apenas um problema menor como causa de desconforto direto aos animais, seu potencial para transmissão de doenças causadas por vírus, bactérias, protozoários e metazoários é relevante, como mencionado para *Musca domestica.*

Epidemiologia. As moscas podem ser vistas se alimentando em fezes de animais, em montes de estrume, em lixos e em outros tipos de matéria orgânica em decomposição e tentando pousar e se alimentar nas secreções líquidas de exsudatos de olhos, nariz e boca. *Fannia canicularis* é a espécie mais cosmopolita, sendo comumente notada se reproduzindo em estrume de animais e nas instalações de animais pecuários confinados.

Diferentemente de *Musca domestica,* os ovos e as larvas da maioria das espécies de *Fannia* são mais suscetíveis à dessecação. Em consequência, são mais abundantes em locais semilíquidos, especialmente em poças de fezes semilíquidas. Os adultos são mais abundantes nos meses mais frios da primavera e no outono, com diminuição da população no meio do verão. Os adultos de *Fannia* são facilmente atraídos para as construções e os machos adultos são as moscas responsáveis pela trajetória dos voos triangulares regulares abaixo do bulbo de lâmpadas ou de feixe de luz solar que penetre pelas janelas das construções.

Fannia scalaris

Nome comum. Mosca de latrina.

Locais de predileção. Boca, nariz, olhos.

Classe. Insecta.

Ordem. Diptera.

Subordem. Brachycera.

Família. Fanniidae.

Descrição dos adultos. A mesma mencionada para *F. canicularis*, exceto que os halteres são amarelos.

Descrição das larvas. A mesma mencionada para *F. canicularis.*

Distribuição geográfica. Cosmopolita.

Patogênese. Esta espécie pode atuar como vetor mecânico de ampla variedade de doenças causadas por vírus, bactérias, protozoários e metazoários (ver *M. domestica*).

Fannia benjamini

Locais de predileção. Boca, nariz, olhos.

Classe. Insecta.

Ordem. Diptera.

Subordem. Brachycera.

Família. Fanniidae.

Descrição dos adultos. A mesma mencionada para *F. canicularis*, exceto que os palpos são amarelos.

Descrição das larvas. A mesma mencionada para *F. canicularis.*

Distribuição geográfica. América do Norte.

Patogênese. Esta espécie pode atuar como vetor mecânico de uma ampla variedade de doenças causadas por vírus, bactérias, protozoários e metazoários (ver *M. domestica*).

FAMÍLIA HIPPOBOSCIDAE

Hippobosca equina

Nomes comuns. Mosca da floresta, mosca-piolho de equino.

Locais de predileção. Pele; períneo e entre os membros pélvicos.

Classe. Insecta.

Ordem. Diptera

Subordem. Brachycera.

Família. Hippoboscidae.

Descrição. As moscas adultas medem, aproximadamente, 10 mm de comprimento e, em geral, são marrom-vermelho pálido, com manchas amarelas no abdome indistintamente segmentado. Possuem um par de asas, cujas nervuras se juntam em direção à borda anterior (ver Figura 3.31). Quase sempre a parte principal da probóscida perfurante encontra-se retraída sob a cabeça, exceto durante a alimentação. As moscas de floresta permanecem em seus hospedeiros por longos períodos e seus locais preferidos de alimentação são o períneo e a área entre os membros pélvicos. Tanto as fêmeas quanto os machos adultos são hematófagos. Raramente notam-se larvas, que medem cerca de 5 mm de comprimento.

Hospedeiros. Principalmente equinos e bovinos; no entanto, aves e outros animais domésticos podem ser atacados.

Distribuição geográfica. Cosmopolita.

Patogênese. Esta espécie causa, principalmente, desconforto e incomoda os animais. Como perfuram a pele para sugar sangue, podem atuar como vetores mecânicos de hemoparasitas, como *Trypanosoma theileri* não patogênico em bovinos e piroplasmose em equinos, bem como febre Q e outros tipos de riquetsioses. Também podem transmitir espécies de *Haemoproteus* às aves.

Epidemiolgia. As moscas adultas são mais abundantes nos hospedeiros nos meses de verão e atacam, mais frequentemente, em dias ensolarados.

Hippobosca camelina

Nome comum. Mosca do camelo.

Classe. Insecta.

Ordem. Diptera.

Subordem. Brachycera.

Família. Hippoboscidae.

Descrição. As moscas adultas medem cerca de 10 mm de comprimento e, em geral, são marrom-avermelhadas pálidas, com manchas amarelas no abdome indistintamente segmentado. Possuem um par de asas, cujas nervuras se juntam em direção à borda anterior. Tanto as fêmeas quanto os machos adultos são hematófagos. Larvas maduras raramente são notadas; medem cerca de 5 mm de comprimento.

Hospedeiros. Camelos.

Distribuição geográfica. Cosmopolita, em associação com camelos.

OUTROS HIPOBOSCÍDEOS COMUNS

Estas espécies causam principalmente desconforto e incômodo; podem ser vetores mecânicos de patógenos como *Trypanosoma.*

Espécie	Nome comum	Hospedeiros	Distribuição geográfica
Hippobosca maculata	Mosca-piolho de equino e bovino	Especialmente equinos e bovinos	Regiões tropicais e subtropicais, especialmente Índia e África
Hippobosca variegata	Mosca-piolho de equino	Equinos e bovinos	África tropical
Hippobosca rufipes	Mosca-piolho de bovino	Bovinos	África
Hippobosca longipennis	Mosca de cão	Cães e carnívoros selvagens	Leste e norte da África; partes da região do Mediterrâneo

Lipoptena spp.

Nome comum. Mosca de veado.

Classe. Insecta.

Ordem. Diptera.

Subordem. Brachycera.

Família. Hippoboscidae.

Descrição. As asas são totalmente desenvolvidas e funcionais em moscas adultas recém-maduras, mas são eliminadas assim que ela se instala no hospedeiro apropriado (Figura 17.4).

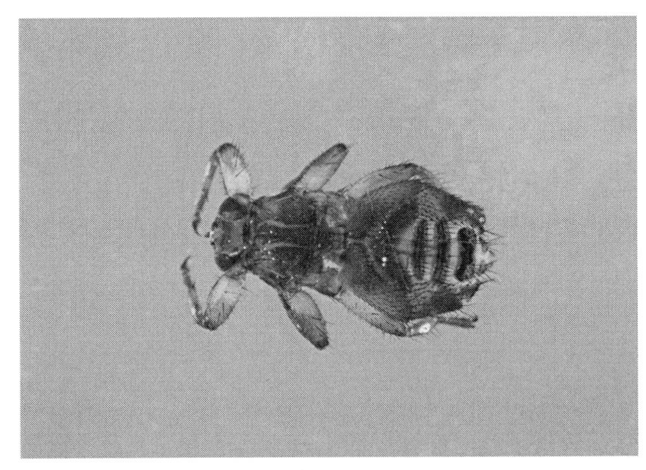

Figura 17.4 Mosca de veado *Lipoptena cervi* (note que já não possui asas). (Esta figura encontra-se reproduzida em cores no Encarte.)

Hospedeiros. Veados, alces.

Distribuição geográfica. Cosmopolita (*L. depressa*, na América do Norte e *L. cervi*, na Europa e na Ásia; contudo, foi introduzida na América do Norte).

Patogênese. Esta espécie causa, principalmente, desconforto e irritação aos animais.

FAMÍLIA GLOSSINIDAE (MOSCA-TSÉ-TSÉ)

Glossina spp.

Nome comum. Mosca-tsé-tsé.

Local de predileção. Pele.

Classe. Insecta.

Ordem. Diptera.

Subordem. Brachycera.

Família. Glossinidae.

Descrição. Em geral, as moscas-tsé-tsé adultas são estreitas, amarelas a marrom-escuras, medem 6 a 15 mm de comprimento e possuem probóscida longa e rígida que se projeta para a frente (ver Figura 3.33A). Há 23 espécies conhecidas. Quando em repouso, as asas se mantêm sobre o abdome, como um par de tesouras fechadas. O tórax é marrom-esverdeado opaco, com listras e manchas não evidentes. O abdome é marrom, com seis segmentos visíveis na face dorsal (Figura 17.5). As moscas-tsé-tsé são facilmente diferenciadas de outras moscas por apresentarem células mediais típicas com formato de machadinho, nas asas. A antena possui um terceiro segmento grande, com aresta que contém 17 a 29 pelos dorsais ramificados.

Nas peças bucais das moscas-tsé-tsé não há maxila, tampouco mandíbula, e a probóscida, longa, é adaptada para perfuração e sucção. A probóscida é constituída de um lábio inferior em forma de U, com labelo semelhante a grosa na parte terminal e um labro superior mais estreito, os quais se unem e formam um canal alimentar. No interior deste canal situa-se a hipofaringe, delgada, que leva saliva e anticoagulante à ferida originada durante a alimentação da mosca. A probóscida se mantém em posição horizontal, entre os longos palpos cuja espessura é a mesma em toda a sua extensão.

As 23 espécies de moscas-tsé-tsé conhecidas podem ser incluídas em três grupos, cada um com diferentes hábitos e necessidades. O grupo *Glossina palpalis* inclui uma espécie ribeirinha que se

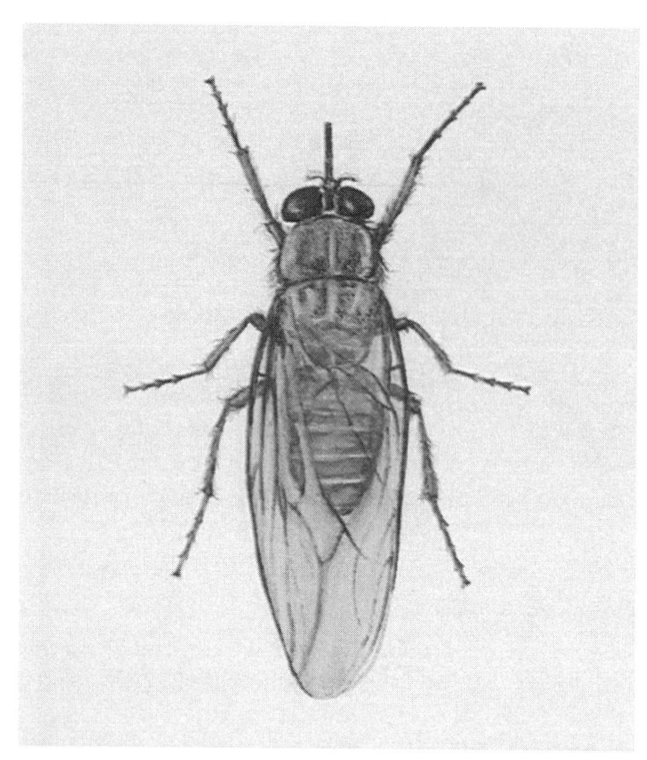

Figura 17.5 *Glossina* spp. (Esta figura encontra-se reproduzida em cores no Encarte.)

alimenta principalmente em répteis e animais ungulados. As moscas do grupo *G. morsitans* habitam savanas e espinheiros secos e quase sempre se alimentam em grandes animais. Os membros do grupo *G. fusca* são encontrados em florestas tropicais, preferindo sombra densa e moitas ribeirinhas.

Hospedeiros. Vários mamíferos, répteis e aves.

Distribuição geográfica. A ocorrência destas moscas se limita a uma faixa da África tropical que se estende do sul do Saara, ao norte (latitude 5º N) até Zimbábue e Moçambique, ao sul (latitude 20-30º S). As várias espécies se limitam a diferentes regiões geográficas, dependendo do hábitat.

Patogênese. Embora as picadas da mosca-tsé-tsé sejam muito doloridas e provoquem irritação intensa, sua principal importância está na transmissão de tripanossomíase em animais e em humanos, conhecida como nagana e doença do sono, respectivamente. As moscas se infectam com tripanossomos durante a alimentação que nelas se multiplicam e se desenvolvem. Em seguida, a mosca se torna fonte de infecção para outros hospedeiros, nas alimentações subsequentes.

Sinais clínicos. Os animais hospedeiros podem arranhar e esfregar nos locais de picadas, comportamento que pode resultar em lesão cutânea significante. Os sintomas de tripanossomíase transmitida por mosca-tsé-tsé incluem hipertermia, anemia, emaciação rápida, edema de partes baixas do abdome e tórax, articulações e genitália, ceratite e secreção nasal. Também pode haver paralisia.

Diagnóstico. Detecção e identificação das moscas adultas que se alimentam no animal hospedeiro. As moscas são mais ativas ao amanhecer e no anoitecer.

Epidemiologia. Os hospedeiros normais das moscas-tsé-tsé são grandes mamíferos selvagens africanos e répteis, os quais manifestam poucos ou nenhum efeito nocivo decorrente da presença de tripanossomos no sangue, a menos que submetidos a condição de estresse, como inanição. Estes animais selvagens atuam como reservatórios da doença. Contudo, quando humanos ou animais domésticos se infectam, os efeitos patogênicos dos tripanossomos podem ser debilitantes ou fatais, a menos que tratados.

Tratamento. Banho de imersão em solução contendo inseticidas piretroides, como deltametrina, pode proteger efetivamente os bovinos contra a picada de mosca-tsé-tsé. Como tratamento da infecção por tripanossoma pode-se utilizar droga tripanocida.

Controle. No passado, as campanhas contra moscas-tsé-tsé, com intuito de controlar tripanossomíase, tanto em humanos quanto em animais, se baseavam principalmente no abate em grande escala de animais de caça que atuavam como reservatório da infecção causada por tripanossomo e como uma fonte de alimento (sangue) para as moscas. Também, era comum o desmatamento de grandes áreas arborizadas, a fim de destruir os hábitats das moscas adultas. Estes métodos foram razoavelmente bem-sucedidos, mas no momento são praticamente inaceitáveis, em razão das implicações ecológicas e econômicas.

Atualmente, a maior parte das medidas de combate às moscas-tsé-tsé se baseia no uso de inseticidas aplicados no solo ou por meio de aeronave. Quando o objetivo é a erradicação total de *Glossina*, utilizam-se formulações à base de inseticidas residuais. Também, é fundamental que a área a ser pulverizada tenha potencial econômico e que o desenvolvimento agrícola da região não seja prejudicado no futuro. É possível a erradicação local de populações de moscas-tsé-tsé devido a sua taxa de reprodução relativamente baixa; no entanto, em razão da inevitável reinvasão de moscas-tsé-tsé oriundas de áreas vizinhas não tratadas, este procedimento não é economicamente vantajoso, a menos que sejam áreas selecionadas da margem de uma faixa onde a população de moscas-tsé-tsé já se encontra sob estresse devido à condição climática relativamente desfavorável. Defensores do uso de pulverização de inseticidas argumentam que, como *Glossina* é muito sensível aos inseticidas utilizados, o sofisticado e seletivo emprego de produtos químicos atuais, geralmente em apenas um momento, não ocasiona consequências relevantes nem permanentes ao ambiente. Na verdade, salientam que, quanto a isso, alterações no uso da terra asseguram controle bem-sucedido muito mais relevante.

Populações de moscas-tsé-tsé foram reduzidas ou erradicadas em alguns locais por meio do uso de armadilhas. Estas armadilhas têm a vantagem de ser baratas, podem ser utilizadas por trabalhadores locais e não causam prejuízo ao ambiente. Basicamente, requerem a exposição de um material, como tecido escuro, que atrai moscas e as conduzem à armadilha que, com frequência, contém um inseticida. Odores químicos voláteis, como acetona octenol, ou urina de bovino, colocados em armadilhas, ou próximo a elas, atraem as moscas e aumentam o número de moscas capturadas. Entretanto, é relativamente difícil montar as armadilhas e mantê-las em áreas de vegetação densamente fechada. Algumas raças de animais pecuários domésticos, como bovinos N'dama, apresentam certa tolerância ao tripanossoma.

Nota. As espécies-chave dos grupos *fusca e palpalis* incluem *G. palpalis, G. austeni, G. fuscipes* e *G. tachinoides*, enquanto as espécies-chave do grupo *morsitans* incluem *G. morsitans* e *G. palidipes*.

FAMÍLIA CALLIPHORIDAE

MOSCAS DE MIÍASE

As aparências das moscas adultas dos gêneros *Calliphora, Lucilia, Phormia e Cochliomyia* são mostradas na Figura 17.6.

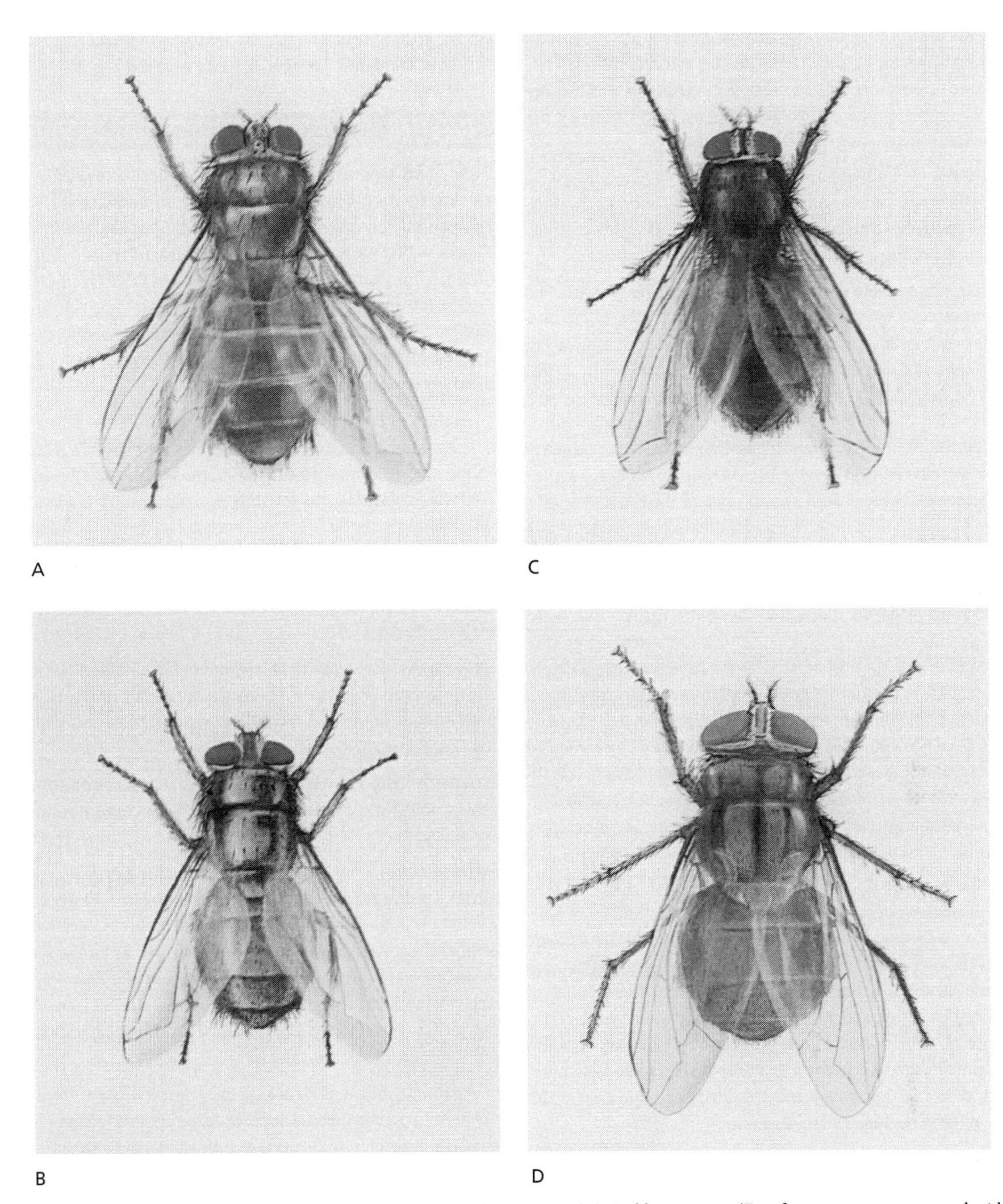

Figura 17.6 Moscas adultas: (**A**) *Calliphora* spp.; (**B**) *Lucilia* spp.; (**C**) *Phormia* spp.; (**D**) *Cochliomyia* spp. (Esta figura encontra-se reproduzida em cores no Encarte.)

Larvas parasitas | Miíase

Miíase é a infestação de órgãos ou tecidos de animais hospedeiros por estágios larvais de moscas dípteras, geralmente denominada bicheira ou bernes. As larvas de moscas se alimentam diretamente no tecido necrosado ou vivo do hospedeiro. Em geral, os hospedeiros são mamíferos, ocasionalmente aves e, menos comumente, anfíbios ou répteis. Todas as moscas consideradas, economicamente, importantes causas de miíase em animais pertencem à superfamília Oestroidea. Nesta superfamília há três famílias principais de moscas causadoras de miíase: Oestridae, Calliphoridae e Sarcophagidae. As moscas da família Oestridae são altamente espécie-específicas e são tratadas nos capítulos respectivos aos seus hospedeiros. As moscas das famílias Calliphoridae e Sarcophagidae são generalistas e, por isso, abordadas neste capítulo.

Descrição. O corpo das espécies de larvas de miíase quase sempre apresentam evidente segmentação; é aguçado na parte anterior e truncado na posterior (ver Figura 3.25). No entanto, esta forma pode ser diferente; larvas de algumas espécies são semelhantes a barril ou, às vezes, achatadas. A cutícula é tipicamente pálida e mole, mas com frequência coberta de espinhos ou escamas dispostas em faixas circulares. Embora não possuam pernas, o corpo de algumas espécies pode ter muitas protuberâncias carnosas que auxiliam na locomoção. A cabeça verdadeira é completamente invaginada no tórax. A boca funcional situa-se na extremidade interna da cavidade pré-oral, a partir da qual ocorre protrusão de um par de ganchos bucais escuros. Os ganchos bucais são parte de uma estrutura complexa denominada esqueleto cefalofaríngeo, no qual os músculos se fixam. Há um par de espiráculos anteriores no segmento protorácico, logo atrás da cabeça, e um par de espiráculos posteriores no 12º segmento. A estrutura dos espiráculos posteriores tem grande importância taxonômica. Em geral, são constituídos de um par de placas espiraculares esclerosadas, com fendas ou poros na superfície que participam da troca gasosa.

Sinais clínicos. Os animais infestados com larvas de moscas podem manifestar apatia e letargia e se separam dos animais do rebanho. Podem parar de se alimentar e perder peso. Durante a inspeção notam-se ferimentos com odor pútrido.

Diagnóstico. Obtém-se o diagnóstico de miíase pela remoção das larvas e identificação em microscópio de dissecção. As larvas possuem um par de ganchos bucais na extremidade anterior, espiráculos no segmento anterior e placas espiraculares na parte posterior. A disposição das peças bucais e dos espiráculos posteriores é útil para diferenciar as espécies. No entanto, a identificação das larvas da maioria das espécies é muito difícil e, quando possível, as amostras de larvas vivas devem ser retidas até o surgimento de moscas adultas, a fim de confirmar a identificação, procedimento mais fácil na mosca adulta. No Capítulo 4 há mais detalhes sobre a identificação das larvas.

Patogênese. Os efeitos patológicos diretos da miíase podem variar consideravelmente, dependendo da espécie de ectoparasita, do número de larvas e do local de infestação. Em muitos casos, a infestação por pequeno número de larvas de moscas pode ter pouco ou nenhum efeito clínico relevante no hospedeiro. No entanto, uma carga de parasitas maior pode ocasionar irritação, desconforto e prurido, resultando em menor consumo de alimento, perda de peso, baixa taxa de fertilidade e perda da condição geral. Por fim, as infestações intensas rapidamente podem causar morte do hospedeiro em decorrência direta de lesão tecidual, hemorragia, infecção bacteriana, desidratação, anafilaxia e toxemia. Miíase causada por várias espécies também é capaz de induzir marcante resposta imunológica no hospedeiro.

Tratamento. No caso de larvas subdérmicas formadoras de bernes pode ser necessária a remoção cirúrgica destas larvas. A aplicação maciça de óleo ou de petrolato no orifício das lesões impede a passagem de ar para as larvas e pode fazer com que elas deixem o hospedeiro. A aplicação de pequeno volume de clorofórmio ou de éter no orifício pode ser útil, antes da remoção das larvas com auxílio de pinça. Cloridrato de lidocaína também pode ser injetado na lesão furuncular para facilitar a extração da larva. Deve-se prescrever antibióticos. É preciso ter muito cuidado durante a extração, de modo a evitar a ruptura da larva *in situ*.

No caso de miíase cutânea, as larvas também devem ser removidas e identificadas e o ferimento deve ser totalmente limpo e desinfetado. Inseticidas tópicos à base de organofosforado ou de piretroide são efetivos contra larvas recém-eclodidas, bem como contra formas imaturas e adultas de moscas. As larvas presentes no interior dos ferimentos devem ser tratadas com larvicida apropriado. Aspersão ou imersão dos animais em inseticida oficialmente aprovado e tratamento de feridas infectadas podem proteger contra novas infestações durante 7 a 10 dias. Os reguladores do crescimento de insetos de uso sistêmico (ciromazina e diciclanil) podem possibilitar proteção profilática de longa duração, muito efetiva. As lactonas macrocíclicas (ivermectina, eprinomectina, moxidectina e doramectina) também podem ser efetivas contra miíase cutânea e são particularmente eficazes contra os tipos de miíase nasofaríngea, subdérmica e gastrintestinal.

Controle. Todo ferimento deve ser apropriadamente tratado, de modo a prevenir infecção. Nas áreas onde a abundância das moscas é sazonal, deve-se evitar marcação com fogo, descorna e colocação de brincos, durante a estação de moscas. Devido à alta taxa reprodutiva, à elevada taxa de dispersão e às múltiplas gerações anuais, o controle das principais moscas dípteras causadoras de miíase em ampla área é impraticável. No entanto, há exceções particulares, subsequentemente destacadas neste capítulo.

Lucilia

Descrição dos adultos. As moscas-varejeiras *Lucilia* medem até 10 mm de comprimento e caracterizam-se por apresentarem um brilho metálico esverdeado a bronzeado (Figura 17.6B; ver também Figura 9.69). As moscas adultas se caracterizam pela presença de uma nervura central à vista, escamas simples e três pares de cerdas dorsocentrais pós-suturais no tórax. A aparência dos machos e das fêmeas é muito semelhante; todavia, podem ser diferenciados pela distância entre os olhos que, nos machos, quase se tocam anteriormente, e nas fêmeas são separados.

As moscas *Lucilia sericata e L. cuprina* adultas podem ser distinguidas da maioria das espécies de *Lucilia* pela presença de uma escama basocostal de coloração branco-cremosa pálida na base da asa, três cerdas acrostíqueas pós-suturais no tórax e uma cerda anterodorsal na tíbia da perna do meio. No entanto, a identificação definitiva das espécies pode ser confirmada utilizando-se apenas algumas características morfológicas discretas, como a cor da face anterior do fêmur, o número de cerdas paraverticais na parte dorsal da cabeça e, de modo mais confiável, a forma da genitália do macho (ver Figura 3.39).

Larvas. As larvas são lisas, segmentadas e medem 10 a 14 mm de comprimento (Figura 17.7). Possuem um par de ganchos bucais na extremidade anterior e, na posterior, peritremas contendo espiráculos (ver Figura 3.40).

Hospedeiros. Principalmente ovinos; todavia, muitos outros animais domésticos e animais selvagens, bem como humanos, podem ser atacados.

Patogênese. Duas espécies, *L. sericata* e *L. cuprina,* são importantes agentes facultativos primários de miíase. Outras espécies de *Lucilia* podem ser invasoras ocasionais ou secundárias de miíase já estabelecida. Após a deposição de ovos na lã, as larvas emergem e se deslocam para baixo da lã, até alcançar a pele. Elas secretam enzimas proteolíticas que digerem e liquefazem os tecidos. As larvas de segundo e de terceiro estágios também podem causar escoriação da pele com seus ganchos bucais.

As infestações resultantes de uma única eclosão de ovos podem ser bem toleradas pelos ovinos, induzem poucos sinais clínicos e sua detecção é difícil sem um exame minucioso. Quando as larvas param de se alimentar e deixam o hospedeiro as lesões provocadas por estas baixas infestações cicatrizam bem e, em geral, sem complicações.

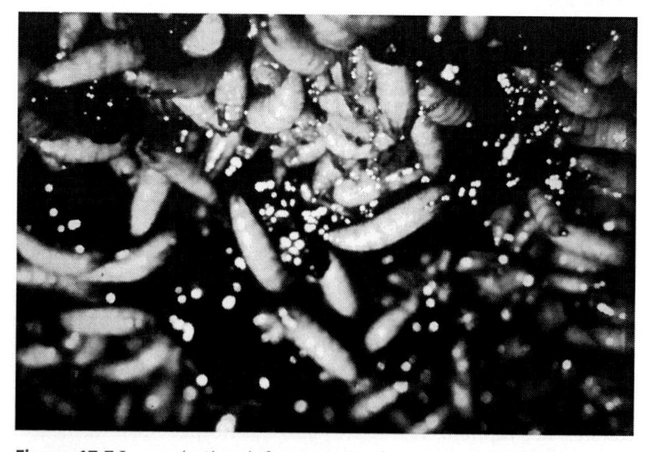

Figura 17.7 Larvas (miíases) da mosca *Lucilia sericata*. (Esta figura encontra-se reproduzida em cores no Encarte.)

No entanto, o odor de uma infestação existente pode atrair mais varejeiras, com postura de ovos adicional; a alta umidade em uma lesão decorrente de ataque ativo também pode aumentar a sobrevivência de ovos e larvas. Em consequência, uma vez infestados, os ovinos se tornam mais sujeitos a miíases múltiplas. No local da lesão inicial é possível notar alopecia e formação de tecido cicatricial subjacente; à medida que ocorre oviposição adicional e maior número de larvas se alimentando sob a lã circundante, a lesão se propaga a partir de suas bordas (ver Figura 9.70). A irritação e o desconforto causados pela expansão da lesão são extremamente debilitantes e a condição corporal dos ovinos pode ser rapidamente prejudicada.

Patologia. Os ovinos infestados por *Lucilia* manifestam brusco aumento de temperatura corporal e frequência respiratória. Os animais se tornam anêmicos e desenvolvem toxemia grave, com acometimento tanto de tecido renal quanto de tecido cardíaco. O ato de alimentação das larvas pode causar extensa lesão tecidual que, juntamente com ação de proteases produzidas pelas larvas, resulta no surgimento de áreas cutâneas inflamadas, com escoriação ou debilitadas. Os animais infestados manifestam letargia, parecem deprimidos e param de se alimentar e, em consequência, perda de peso e anorexia. Se não tratadas, as múltiplas infestações rapidamente ocasionam morte do animal em decorrência de toxemia, em geral, dentro de aproximadamente 2 semanas após a infestação inicial, embora o tempo exato dependa da intensidade da infestação.

Lucilia sericata

Sinônimo. *Phaenicia sericata.*

Nomes comuns. Varejeira ovina, miíase ovina.

Locais de predileção. Pele, ferimentos cutâneos.

Classe. Insecta.

Ordem. Diptera.

Subordem. Brachycera.

Família. Calliphoridae.

Distribuição geográfica. Cosmopolita. É provável que, originalmente, a ocorrência de *Lucilia sericata* tenha sido endêmica no Paleártico. No entanto, como consequência de padrões naturais de transferência e dispersão artificial por humanos e animais pecuários nos últimos séculos, atualmente esta espécie é encontrada por todo o mundo. *Lucilia sericata* é mais comum em locais de clima frio, como na Europa; em áreas de climas quente-temperado e subtropical frequentemente é substituída por *Lucilia cuprina*, uma espécie estreitamente relacionada.

Patogênese. O ataque da mosca-varejeira *L. sericata* é mais comum na região perineal e na base da cauda e está fortemente associada com o acúmulo de fezes na lã ao redor do ânus e na cauda (Figura 17.8). Há poucos relatos que mencionam o envolvimento de dermatite como fator predisponente de ovinos ao ataque de *L. sericata* no norte da Europa. Após o ataque inicial de *L. sericata*, espécies de moscas-varejeiras secundárias também podem invadir o local da infestação. Estas invasoras secundárias incluem outras espécies de *Lucilia*, *Calliphora* spp. e, em algumas regiões, *Chrysomya* spp. A mosca *Lucilia sericata* adulta pode atuar como vetor passivo de *Mycobacterium avium* subespécie *avium*, *M. a. paratuberculosis* e *M. a. hominissuis*.

Epidemiologia. Relata-se que o risco de miíase causada por *L. sericata* se eleva com o aumento do tamanho do rebanho e da população animal e diminui com a elevação da altitude da propriedade.

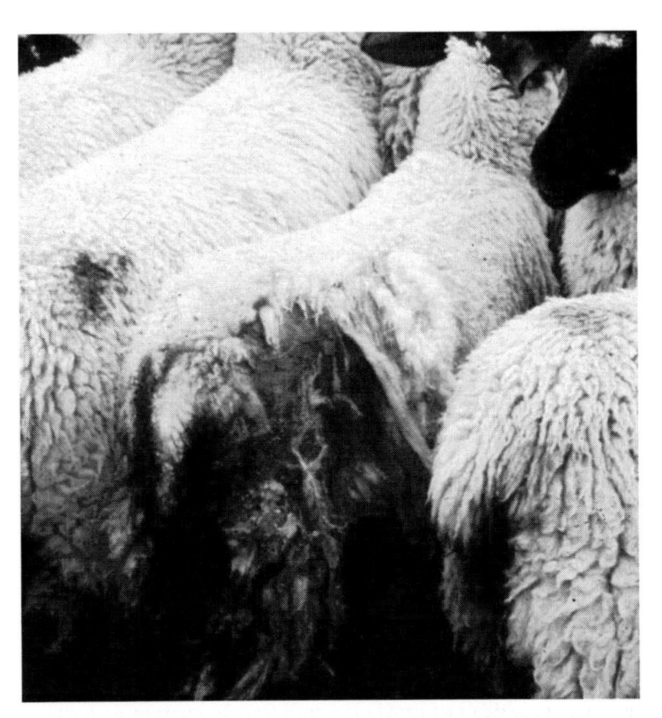

Figura 17.8 Ataque de moscas na nádega devido ao acúmulo de fezes ao redor do ânus e da cauda. (Esta figura encontra-se reproduzida em cores no Encarte.)

No início da primavera os adultos não tosquiados podem ser mais sujeitos ao ataque de moscas. Logo após a tosquia o risco de ataque aos ovinos adultos é consideravelmente menor. No entanto, a suscetibilidade aos ataques em cordeiros aumenta, com risco máximo no final do verão, quando seu velo cresce, e com o aumento das populações de nematódeos nas pastagens. Isto ocasiona diarreia e sujidade com fezes. Em regiões de clima temperado, em condições de verão, pode haver desenvolvimento de até quatro gerações de moscas por ano. Nestas áreas, a geração final sobrevive ao inverno, no solo como larvas, para emergir como adultos na primavera seguinte. O tempo exato de surgimento e desenvolvimento da população depende muito da temperatura. Nos climas mais quentes, o número de gerações anuais é maior; no sul da África e na Austrália tem-se registrado até 9 a 10 gerações. O período de risco é mais longo nos períodos de clima quente úmido.

Nota. *Lucilia sericata* é a principal causa de miíase em ovinos em todo o norte da Europa; inicialmente, no século XV, foi relatada como ectoparasita, na Inglaterra. *Lucilia sericata* chegou à Nova Zelândia há mais de 100 anos e logo se instalou como a principal mosca causadora de miíase no país, ocorrendo em 15% do total de ataques de moscas em ovinos. No entanto, atualmente parece que *L. cuprina* está substituindo *L. sericata* e se tornando a principal causa de ataque de moscas a ovinos, na Nova Zelândia.

Lucilia cuprina

Sinônimos. *Phaenicia cuprina*, *Phaenicia pallescens.*

Nomes comuns. Varejeira ovina verde, miíase de ovino australiano.

Locais de predileção. Ferimentos cutâneos.

Classe. Insecta.

Ordem. Diptera.

Subordem. Brachycera.

Família. Calliphoridae.

Distribuição geográfica. Acredita-se que a distribuição original de *Lucilia cuprina* pode ter sido a região Afrotropical ou Oriental. No entanto, como consequência dos padrões naturais de movimentação e de dispersão artificial por humanos e animais pecuários nos últimos séculos, atualmente esta espécie é encontrada em todo o mundo, embora, em geral, *L. cuprina* ocorra em locais de climas quente-temperado e subtropical. Acredita-se que haja duas subespécies: *L. c. cuprina*, encontrada nas regiões neotropicais, orientais e no sul do Neoártico, e *L. c. dorsalis*, encontrada nas regiões Subsaariana, Afrotropical e Australásia. No entanto, as duas subespécies acasalam facilmente em laboratório e acredita-se que sejam comuns formas intermediárias. Portanto, a divisão em duas subespécies é, certamente, por demais simples para o padrão complexo da variação genética verificada entre as populações de *L. cuprina*.

Patogênese. Na Austrália e na Nova Zelândia, com frequência, o ataque corporal por *L. cuprina* é a principal forma de miíase. A mosca ataca mais comumente as espáduas e o dorso e quase sempre o ataque está associado com a presença de dermatofilose causada pela bactéria *Dermatophilus congolensis*. Na Australásia, o ataque corporal também frequentemente está associado com a presença de podridão do velo ocasionada por bactéria, uma dermatite superficial induzida por umidade e proliferação cutânea da bactéria *Pseudomonas aeruginosa*, resultando em uma faixa do velo emaranhada e manchada. É possível que a dermatofilose e a podridão de lã atuem de modo sinérgico atraindo moscas-varejeiras, com subsequente postura de ovos. No entanto, onde há prevalência de ovinos da raça Merino também pode ocorrer ataque de moscas na região posterior, inclusive na cauda, devido à conformação desta raça e à pele enrugada na região posterior, o que favorece o acúmulo de urina e de fezes.

Após o ataque inicial de *Lucilia cuprina*, diversas espécies secundárias também podem invadir o local da infestação. Com frequência, ampliam a lesão tornando o ataque de moscas mais grave. Estas invasoras secundárias incluem *Calliphora* spp. e *Chrysomya* spp. Suspeita-se que *Lucilia cuprina* propague doenças entre os animais hospedeiros, como gastrenterite e antraz.

Epidemiologia. Em regiões com faixa de variação de temperatura acima daquela preferida pela mosca há relato de 9 a 10 gerações anuais e em algumas destas regiões *L. cuprina* pode ser ativa o ano todo.

Nota. *Lucilia cuprina* está ausente na maioria dos países da Europa; contudo, há relatos de sua presença no sul da Espanha e no norte da África. É provável que *Lucilia cuprina* tenha sido introduzida na Austrália na metade ou no final do século XIX e atualmente é a espécie de miíase ovina dominante no continente australiano e na Tasmânia, constatada em 90 a 99% dos ataques de moscas. No início dos anos 1980 detectou-se *L. cuprina* na Nova Zelândia, mais provavelmente introduzida a partir da Austrália. Atualmente, apesar de sua baixa população, parece que no norte da Nova Zelândia está substituindo *L. sericata* e tornando-se a principal causa de ataque de moscas em ovinos.

Lucilia cuprina também é uma mosca causadora de miíase primária em ovinos no Sul da África. Embora esta espécie seja conhecida na África do Sul desde 1830, há poucos relatos de ataques da mosca em ovinos até as décadas iniciais do século XX, possivelmente devido à introdução de ovinos da raça Merino, mais suscetível, ou a alterações nas práticas de manejo.

Na América do Norte, sabidamente há *L. cuprina*, embora não pareça ser importante causa de miíase ovina.

Calliphora

Descrição. As larvas são lisas, segmentadas e medem 10 a 14 mm de comprimento. Possuem um par de ganchos bucais na extremidade anterior, espiráculos no segmento anterior; na parte posterior há placas espiraculares. O arranjo dos espiráculos posteriores nestas placas são úteis na diferenciação das espécies.

Hospedeiros. Principalmente ovinos; entretanto, quaisquer outros animais podem ser acometidos.

Patogênese. Quando envolvida em miíase, moscas-varejeiras secundárias são atraídas pelo odor da infestação e suas larvas ampliam e aprofundam a lesão. A irritação e o desconforto provocados por estas lesões são extremamente debilitantes e o animal hospedeiro pode, rapidamente, perder a condição corporal. Este último, com frequência, é o primeiro sinal evidente de ataque, pois a lesão ocorre na superfície cutânea e, às vezes, é detectada apenas em exame minucioso.

Epidemiologia. Em geral, as moscas secundárias sucedem um ataque inicial por uma mosca primária, como *Lucilia cuprina*, invadindo o local da infestação. Com frequência, ampliam a lesão, agravando muito o ataque de moscas. Os sinais clínicos, o diagnóstico, a patologia, a epidemiologia, o tratamento e o controle são semelhantes aos mencionados para *Lucilia*.

Calliphora augur

Nomes comuns. Mosca-varejeira marrom menor, varejeira azulada.

Locais de predileção. Ferimentos cutâneos.

Classe. Insecta.

Ordem. Diptera.

Subordem. Brachycera.

Família. Calliphoridae.

Descrição. A mosca *Calliphora augur* adulta é predominantemente marrom ou marrom-amarelada, com manchas azul-metálico na parte média do abdome. O corpo da mosca adulta tem cerca de 11 mm de comprimento.

Descrição das larvas. As larvas são lisas, segmentadas e medem 10 a 14 mm de comprimento.

Distribuição geográfica. Australásia, principalmente no leste da Austrália.

Patogênese. Reproduz-se principalmente em carcaças, mas pousa em ferimentos. Em consequência, *Calliphora augur* é uma importante espécie nativa da Australásia considerada invasora secundária ou terciária em ataques de moscas em ovinos, na Australásia.

Calliphora albifrontalis

Sinônimo. *Calliphora australis*.

Nome comum. Mosca-varejeira marrom da Austrália Ocidental.

Locais de predileção. Ferimentos cutâneos.

Classe. Insecta.

Ordem. Diptera.

Subordem. Brachycera.

Família. Calliphoridae.

Descrição. Nas moscas *Calliphora albifrontalis* o tórax é azul-escuro não metálico, mas o abdome é predominantemente marrom ou marrom-amarelado.

Descrição das larvas. As larvas são lisas, segmentadas e medem 10 a 14 mm de comprimento.

Hospedeiros. Principalmente ovinos, mas diversos outros animais de sangue quente também podem ser atacados pela mosca.

Distribuição geográfica. Australásia.

Patogênese. *Calliphora albifrontalis* é uma importante espécie nativa da Australásia considerada invasora secundária ou terciária em ataques de moscas em ovinos da Australásia. Na Austrália Ocidental, *C. albifrontalis* pode ser responsável por até 10% dos ataques de moscas de espécie única.

Calliphora nociva

Sinônimo. *Calliphora dúbia.*

Nome comum. Mosca-varejeira marrom menor.

Locais de predileção. Ferimentos cutâneos.

Classe. Insecta.

Ordem. Diptera.

Subordem. Brachycera.

Família. Calliphoridae.

Descrição. Mosca *Calliphora nociva* adulta é predominantemente marrom ou marrom-amarelada e se assemelha muito a *C. augur*, exceto pela mancha colorida no abdome, que é azul muito mais brilhante em *C. nociva* do que em *C. augur*. *Calliphora nociva* substitui *C. augur* na Austrália Ocidental.

Descrição das larvas. As larvas são lisas, segmentadas e medem 10 a 14 mm de comprimento.

Hospedeiros. Principalmente ovinos, mas diversos animais podem ser atacados. É importante ressaltar que apenas as larvas são responsáveis pela ocorrência de miíase.

Distribuição geográfica. Australásia, principalmente Austrália Ocidental.

Patogênese. *Calliphora nociva* é uma imporante espécie nativa da Australásia considerada invasora secundária ou terciária em ataques de moscas em ovinos da Australásia.

Calliphora stygia

Sinônimos. *Pollenia stygia, Calliphora laemica.*

Nome comum. Mosca-varejeira peluda dourada do oriente.

Locais de predileção. Ferimentos cutâneos.

Classe. Insecta.

Ordem. Diptera.

Subordem. Brachycera.

Família. Calliphoridae.

Descrição. A mosca *Calliphora stygia* adulta é uma grande varejeira nativa da Australásia; apresenta tórax cinza e abdome mosqueado de amarelo e marrom. É uma das primeiras moscas que pousa na carcaça; também se alimenta de ovinos vivos, na forma de ataque de moscas.

Descrição de larvas. As larvas são lisas, segmentadas e medem 10 a 14 mm de comprimento.

Hospedeiros. Principalmente ovinos, mas quaisquer outros animais podem ser atacados. É importante ressaltar que apenas as larvas são responsáveis pela ocorrência de miíase.

Distribuição geográfica. Australásia.

Patogênese. A mosca *Calliphora stygia* é invasora secundária comum de miíase ovina, presente em ataques de moscas que ocorrem de outubro a maio.

Epidemiologia. *Calliphora stygia* é mais adaptada a clima frio do que outras moscas, sendo verificada em maior número na primavera e no outono; contudo, também pode ser vista em dias ensolarados do inverno. Esta adaptação ao frio dá a ela a vantagem em carcaças em decomposição durante os meses mais frios e, em especial, na primavera vários milhares destas moscas podem se desenvolver nestas carcaças. No verão, a alta temperatura e a competição entre espécies, como *Chrysomya rufifacies*, reduz sua população e *C. stygia* se torna escassa. Na Austrália Ocidental, *C. stygia* é substituída por *Calliphora albifrontalis*, uma mosca muito semelhante.

Calliphora vicina

Sinônimo. *Calliphora erythrocephala.*

Nome comum. Mosca-varejeira azul.

Locais de predileção. Ferimentos cutâneos.

Classe. Insecta.

Ordem. Diptera.

Subordem. Brachycera.

Família. Calliphoridae.

Descrição. As moscas-varejeiras azuis são robustas e caracterizadas por um brilho azul-metálico no corpo (ver Figura 17.6A). As escamas torácicas possuem longos pelos escuros na face superior. *Calliphora vicina* é diferenciada de *C. vomitoria* pela presença de mandíbulas amarelo-alaranjadas com pelos pretos.

Descrição das larvas. As larvas são lisas, segmentadas e medem 10 a 14 mm de comprimento. Os espiráculos posteriores situam-se próximo ao peritrema (ver Figura 3.41).

Hospedeiros. São vistas, predominantemente, em carcaças em decomposição; ocasionalmente podem ser encontradas como invasoras secundárias de miíase.

Distribuição geográfica. Cosmopolita.

Patogênese. Além de atuar como invasora secundária de miíase, também se constatou que *C. vicina* deposita ovos em pequenos mamíferos vivos. Tentativas de induzir ataques de *C. vicina* em ovinos não foram bem-sucedidas e sugeriu-se que esta espécie pode ser fisiologicamente incapaz de infestar ovinos sadios porque a temperatura corporal destes animais é fatalmente alta ou porque as larvas não são capazes de se alimentar em tecidos animais sem a ação prévia da larva de *Lucilia*.

Calliphora vomitoria

Nome comum. Mosca-varejeira azul.

Locais de predileção. Ferimentos cutâneos.

Classe. Insecta.

Ordem. Diptera.

Subordem. Brachycera.

Família. Calliphoridae.

Descrição dos adultos. Semelhante à mencionada para *Calliphora vicina*, porém é diferente por apresentar mandíbulas pretas com pelos predominantemente avermelhados (Figura 17.9).

Descrição das larvas. Ver *Calliphora vicina.*

Hospedeiros. São predominantemente encontrados em carcaças em decomposição; ocasionalmente, podem ser considerados invasoras secundárias de miíase.

Distribuição geográfica. Cosmopolita.

Phormia regina

Nomes comuns. Varejeira negra, mosca-varejeira negra.

Locais de predileção. Ferimentos cutâneos.

Classe. Insecta.

Ordem. Diptera.

Subordem. Brachycera.

Família. Calliphoridae.

Descrição dos adultos. *Phormia regina* é uma mosca-varejeira preta, com brilho azul-esverdeado metálico (Figura 17.6C). A aparência desta espécie é muito semelhante a *Protophormia terraenovae. P. terraenovae* possui espiráculo anterior torácico preto ou marrom-escuro, difícil de distinguir da cor geral do corpo. Em contrapartida, *Phormia regina* possui espiráculo anterior amarelo ou alaranjado que se sobressai claramente contra a cor de fundo escuro do tórax.

Descrição das larvas. As larvas de terceiro estágio de *P. regina* são caracterizadas por tubérculos muito desenvolvidos e razoavelmente pontudos na face posterior do último segmento. Nas larvas de terceiro estágio de *P. regina* os tubérculos da borda superior do último segmento são mais curtos do que aqueles de *P. terraenoave* e seu comprimento corresponde a menos da metade da largura de um espiráculo posterior (ver Figura 3.42B). Não há espinhos dorsais nas bordas posteriores do segmento 10.

Hospedeiros. Principalmente ovinos; no entanto, outros mamíferos e aves podem ser atacados pela mosca.

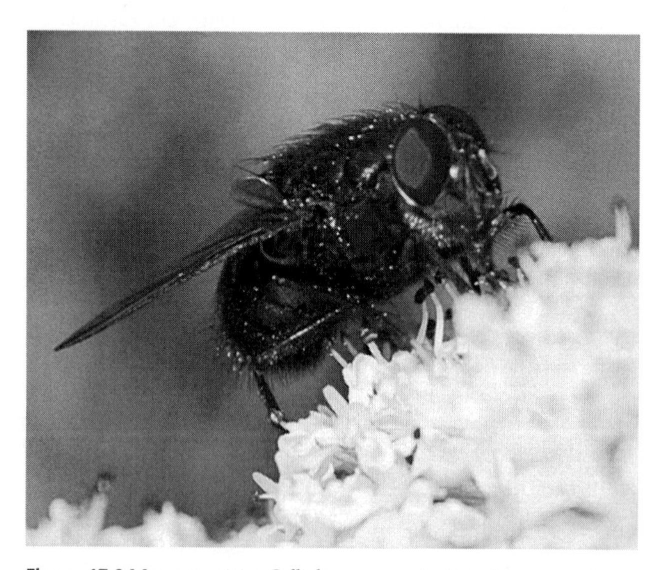

Figura 17.9 Mosca-varejeira *Calliphora vomitoria.* (Esta figura encontra-se reproduzida em cores no Encarte.)

Distribuição geográfica. Norte do Canadá, EUA, Europa, Escandinávia, Rússia.

Protophormia terraenovae

Sinônimo. *Phormia terraenovae.*

Nome comum. Mosca-varejeira.

Locais de predileção. Ferimentos cutâneos.

Classe. Insecta.

Ordem. Diptera.

Subordem. Brachycera.

Família. Calliphoridae.

Descrição dos adultos. *Protophormia terraenovae* é uma mosca-varejeira preta recoberta por um brilho azul-esverdeado metálico. A aparência desta espécie é muito semelhante àquela de *Phormia regina*. Em *P. terraenovae* o espiráculo torácico anterior é preto ou preto-amarronzado, difícil de distinguir da coloração geral do corpo. Em contrapartida, em *Phormia regina* o espiráculo anterior é amarelo ou alaranjado e se sobressai claramente contra o fundo escuro do tórax.

Descrição das larvas. As larvas de terceiro estágio de *P. terraenovae* (como mencionado para *P. regina*) são caracterizadas por apresentarem tubérculos bem desenvolvidos e razoavelmente pontudos na parte posterior do último segmento. Nas larvas de terceiro estágio de *P. terraenovae* os tubérculos da borda superior do último segmento são mais longos do que a metade da largura de um espiráculo posterior (ver Figura 3.42A). As larvas de *P. terraenovae* também possuem espinhos dorsais nas bordas posteriores do segmento 10 (ver Figura 3.42C).

Hospedeiros. Principalmente ovinos; no entanto, também pode ser um sério problema em bovinos e renas.

Distribuição geográfica. Norte do Canadá, EUA, Europa, Escandinávia, Rússia.

Cochliomyia hominivorax

Sinônimo. *Callitroga hominivorax.*

Nome comum. Mosca-do-berne.

Local de predileção. Pele.

Classe. Insecta.

Ordem. Diptera.

Subordem. Brachycera.

Família. Calliphoridae.

Descrição dos adultos. A mosca adulta apresenta forte coloração metálica verde-azulada, face amarelada, alaranjada ou avermelhada e três listras escuras na superfície dorsal do tórax (Figuras 17.6D e 17.10).

Descrição das larvas. As larvas maduras medem 15 mm de comprimento e possuem uma fileira de espinhos ao redor dos segmentos corporais. Os troncos traqueais, oriundos dos espiráculos posteriores, apresentam pigmentação escura que se estende tão longe quanto o 9º ou 10º segmento (ver Figura 3.34A). Esta pigmentação é mais evidente em larvas vivas.

Hospedeiros. Comumente bovinos, suínos e equinos; contudo, podem acometer quaisquer mamíferos, inclusive humanos.

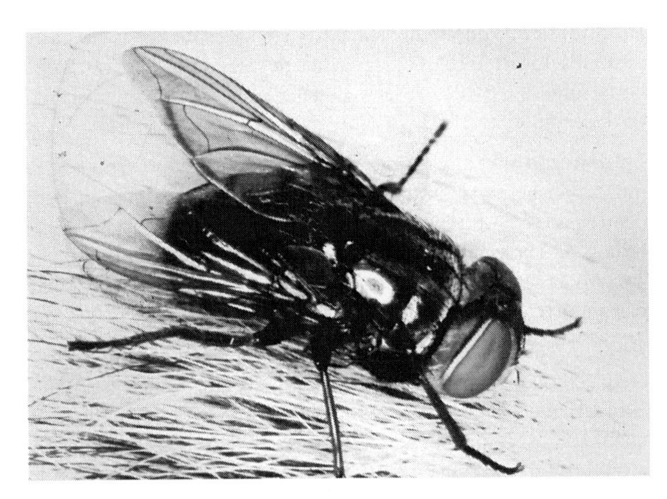

Figura 17.10 Mosca-do-berne *Cochliomyia hominivorax*. (Esta figura encontra-se reproduzida em cores no Encarte.)

Distribuição geográfica. *Cochliomyia hominivorax* é encontrada principalmente em regiões tropicais da América do Sul, da América Central e das ilhas do Caribe. Antigamente se distribuía no norte do México e nos estados do sul da América do Norte, onde atualmente encontra-se erradicada.

Patologia e patogênese. Em bovinos, inicialmente a infestação provoca irritação intermitente e pirexia, seguidas de formação de lesão cavernosa. O tecido apresenta liquefação progressiva, necrose e hemorragia, antes que as larvas deixem o ferimento. Caso não tratadas, as repetidas infestações por *C. hominivorax* e por espécies de moscas secundárias podem ocasionar, rapidamente, morte do hospedeiro dentro de 1 a 2 semanas.

Sinais clínicos. Pode ser difícil ver a larva da mosca-do-berne na superfície do ferimento porque apenas os espiráculos posteriores ficam expostos. Larvas de outras moscas-varejeiras, como *Lucilia*, não se alimentam em posição vertical nem escavam profundamente o ferimento; elas se alimentam de material mais superficial.

Diagnóstico. As larvas da mosca-do-berne apresentam pigmentação traqueal dorsal distinta que se estende desde o 12º segmento somático até o 9º ou 10º segmento.

Epidemiologia. Relata-se que as fêmeas adultas voam até 320 km. A infestação de moscas também pode se propagar pelo transporte de animais e pessoas oriundas de áreas infestadas.

Controle. Em razão do prejuízo econômico decorrente deste problema, iniciou-se um controle em grande escala da mosca-do-berne nos estados do sudeste dos EUA, em 1957-1959. Isto foi conseguido mediante a liberação de grande número de machos de *C. hominivorax* esterilizados por meio de radiação. Os machos esterilizados acasalam com fêmeas selvagens que, assim, se tornam inférteis. Operações de controle subsequentes ampliaram a área de liberação de machos estéreis e em 1980 conseguiu-se o controle efetivo de *C. hominivorax* nos EUA. Apesar da ocorrência de surtos esporádicos, porém relevantes, manteve-se um controle efetivo. Subsequentemente, o programa de erradicação da mosca foi bem-sucedido no México, em Porto Rico e em locais tão distante quanto o Panamá.

Nota. Em 1988, *C. hominivorax* foi detectada em uma área de 10 km ao sul de Trípoli, na Líbia. Esta foi a primeira população desta espécie sabidamente estabelecida fora da Américas. A mosca se propaga rapidamente e infecta cerca de 25.000 m^2. Em 1989, ocorreram cerca de 150 casos de miíase causada por *C. hominivorax*; entretanto, em 1990 foram relatados 12.068 casos confirmados de miíase causada pela mosca-do-berne e verificou-se um número máximo, de quase 3.000 casos, apenas no mês de setembro de 1990. Estima-se que a infestação não relatada pode custar à indústria pecuária da Líbia cerca de U$30 milhões de dólares por ano e do norte da África cerca de U$280 milhões, anualmente. Isto ocasionou a implementação de um importante programa internacional de controle que erradicou, com êxito, as moscas destas áreas, novamente, por meio da liberação de machos estéreis.

Cochliomyia macellaria

Sinônimo. *Callitroga macellaria.*

Nome comum. Mosca-do-berne secundária.

Local de predileção. Pele.

Classe. Insecta.

Ordem. Diptera.

Subordem. Brachycera.

Família. Calliphoridae.

Descrição dos adultos. Esta mosca, azul-esverdeada, apresenta listras longitudinais no tórax e olhos marrom-alaranjados. A aparência das moscas adultas é muito semelhante àquela de *C. hominivorax*, mas possuem diversas manchas brancas no último segmento do abdome.

Descrição das larvas. As larvas podem ser distinguidas daquelas de *C. hominivorax* pela ausência de segmentos traqueais pigmentados oriundos de pequenos espiráculos posteriores (ver Figura 3.34).

Hospedeiros. Comumente bovinos, suínos e equinos; contudo, podem parasitar diversos mamíferos, inclusive humanos.

Distribuição geográfica. Neotropical e Neoártico, do Canadá a Argentina, sendo mais abundante nas partes tropicais desta área de distribuição.

Patogênese. Transmissão mecânica de doenças atribuída a esta espécie inclui botulismo aviário, 12 diferentes tipos de *Salmonella*, inclusive *Salmonella typhimurium*, poliomielite e influenza suína.

Epidemiologia. Com frequência, *Cochliomyia macellaria* é atraída aos ferimentos iniciados por *C. hominivorax*. Em geral, a ocorrência destas duas espécies é concomitante.

Chrysomya bezziana

Nome comum. Mosca-do-berne do Velho Mundo.

Locais de predileção. Ferimentos cutâneos.

Classe. Insecta.

Ordem. Diptera.

Subordem. Brachycera.

Família. Calliphoridae.

Descrição dos adultos. Estas moscas robustas azul-esverdeadas apresentam quatro listras pretas longitudinais no pré-escudo, olhos marrom-alaranjados e face de coloração pálida (Figura 17.11). As moscas apresentam pernas escuras e escamas brancas no tórax. O espiráculo anterior é laranja-escuro ou marrom-escuro. As moscas adultas medem 8 a 10 mm de comprimento.

Descrição das larvas. As larvas de primeiro estágio são branco-cremosas e medem cerca de 1,5 mm de comprimento. As larvas de segundo e de terceiro estágios medem 4 a 9 mm e 18 mm de

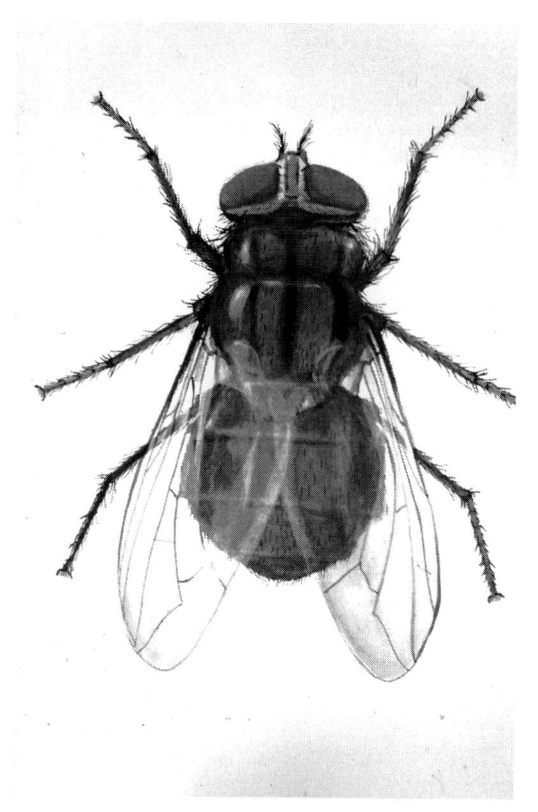

Figura 17.11 Mosca-do-berne do Velho Mundo *Chrysomya bezziana*. (Esta figura encontra-se reproduzida em cores no Encarte.)

comprimento, respectivamente, e têm aparência semelhante; cada segmento possui em seu redor uma ampla faixa de espinhos bem desenvolvidos (ver Figura 3.35).

Hospedeiros. Mamíferos, inclusive bovinos, ovinos, cães e, ocasionalmente, humanos.

Distribuição geográfica. Esta espécie é encontrada principalmente nas regiões tropicais: África e Sul da Ásia, incluindo Índia, Península Árabe, Sudeste Asiático, Indonésia e Ilhas Filipinas e Nova Guiné.

Patogênese. A infestação por *Chrysomya bezziana* provoca irritação intermitente e pirexia, seguida de formação de uma lesão cavernosa. Com frequência, os ferimentos infestados apresentam secreção serossanguinolenta e, às vezes, odor fétido característico. Em alguns casos é possível notar grandes bolsas de larvas com apenas pequenos orifícios na pele. O tecido apresenta liquefação progressiva, necrose e hemorragia, antes que a larva deixe a lesão. Se a infestação não for tratada os animais podem morrer em decorrência de infecção secundária ou de toxicidade, em 1 a 2 semanas.

Sinais clínicos. No primeiro ou no segundo dia é difícil detectar a infestação pela mosca-do-berne. Com frequência, tudo o que é possível ver é um discreto movimento na ferida. À medida que as larvas se alimentam, a lesão gradativamente aumenta e se aprofunda. Os animais infestados pela mosca-do-berne podem manifestar apatia e letargia e se separam dos outros animais do rebanho. Podem parar de se alimentar e emagrecer. À inspeção é possível notar ferimento com odor fétido; no entanto, pode ser difícil ver as larvas na superfície da lesão porque apenas os seus espiráculos posteriores ficam expostos. As larvas de outras moscas-varejeiras, como *Lucilia*, não se alimentam em uma posição vertical, tampouco escavam profundamente a ferida; elas se alimentam de material mais superficial. É especialmente difícil ver a mosca-do-berne na parte interna do nariz, no orifício anal e na abertura vaginal.

Diagnóstico. Pode-se constatar aglomerados de larvas na parte profunda do ferimento. O diagnóstico de infestação pela mosca-do-berne implica remoção da larva e sua identificação em microscópio de dissecção.

Epidemiologia. Em regiões de clima temperado, os ataques de moscas-do-berne se limitam às estações quentes, embora possam ocorrer no meio do inverno. Nos trópicos as infestações são contínuas. As fêmeas das moscas-do-berne são atraídas em todos os animais de sangue quente. Em regiões de clima tropical, a distância que a mosca consegue percorrer varia de 10 a 20 km.

Nota. A condição exata de *Chrysomya bezziana* como um problema clínico e econômico é desconhecida, em especial na África Subsaariana; poucos estudos foram capazes de obter estimativas quantitativas da prevalência de miíase e sua relevância clínica e econômica. A ausência de animais pecuários em grande parte da África Subsaariana devido à presença de tripanossomíase e de seu vetor, a mosca-tsé-tsé, pode limitar muito o seu impacto econômico. No entanto, *C. bezziana* foi acidentalmente introduzida em vários países do Oriente Médio e, assim, acredita-se que sua introdução represente um risco econômico à indústria pecuária, na Austrália.

Chrysomya megacephala

Nome comum. Mosca de latrina oriental.

Local de predileção. Pele.

Classe. Insecta.

Ordem. Diptera.

Subordem. Brachycera.

Família. Calliphoridae.

Descrição dos adultos. As moscas adultas, de tamanho médio, são robustas, azul-esverdeadas com listras longitudinais no tórax e olhos marrom-alaranjados (ver Figura 3.36). *Chrysomya megacephala* pode ser distinguida de *Lucilia* pelas listras largas em seu abdome mais redondo e por suas pernas anteriores pretas. A face tem coloração pálida. O espiráculo anterior do tórax de adultos é escuro.

Descrição das larvas. As larvas têm cerca de 18 mm de comprimento. Possuem peças bucais em forma de gancho e fileiras de pequenos espinhos em cada segmento. Contêm 4 a 6 projeções no espiráculo anterior, com projeções carnudas apenas no último segmento.

Hospedeiros. A infestação de moscas pode ser notada em uma ampla variedade de animais de sangue quente.

Distribuição geográfica. Cosmopolita. *Chrysomya megacephala* é nativa de regiões Orientais e da Australásia. No entanto, esta espécie foi introduzida acidentalmente no Novo Mundo e chegou ao Brasil em 1975. Desde então se dispersou rapidamente pela América Central e América do Norte.

Chrysomya rufifacies

Nome comum. Mosca-do-berne peluda.

Locais de predileção. Ferimentos cutâneos.

Classe. Insecta.

Ordem. Diptera.

Subordem. Brachycera.

Família. Calliphoridae.

Descrição dos adultos. Estas moscas, azul-esverdeadas, apresentam listras longitudinais no tórax e olhos marrom-alaranjados. As bordas posteriores dos segmentos abdominais possuem faixas enegrecidas e o espiráculo anterior é branco ou amarelo-pálido.

Descrição das larvas. As larvas de 3º estágio medem cerca de 18 mm de comprimento. As larvas contêm várias projeções carnudas semelhantes a espinhos na maior parte dos segmentos do corpo, o que dá a esta espécie o nome comum de mosca-do-berne peluda (ver Figura 3.37). Estas projeções são maiores nas faces dorsal e lateral do corpo. As larvas de *Chrysomya rufifacies* podem ser distinguidas das larvas de *C. albiceps* pela presença de pequenos espinhos nas hastes das projeções.

Hospedeiros. A infestação pode ser notada em diversos animais de sangue quente.

Distribuição geográfica. *Chrysomya rufifacies* é uma espécie oriunda de regiões tropicais da Australásia e do Oriente. Esta espécie e *C. albiceps* foram inadvertidamente introduzidas na região Neotropical nos anos de 1970 e 1980 de onde, em uma taxa de dispersão estimada em 1,8 a 3,2 km/dia, rapidamente se espalharam e ser instalaram por toda a América do Norte e América do Sul.

Chrysomya albiceps

Nome comum. Mosca-do-berne peluda.

Locais de predileção. Ferimentos cutâneos.

Classe. Insecta.

Ordem. Diptera.

Subordem. Brachycera.

Família. Calliphoridae.

Descrição de adultos. Estas moscas, azul-esverdeadas, apresentam listras longitudinais no tórax e olhos marrom-alaranjados. As bordas posteriores dos segmentos abdominais contêm faixas enegrecidas e o espiráculo anterior é branco ou amarelo-pálido.

Descrição das larvas. As larvas de *Chrysomya albiceps* podem ser distinguidas das larvas de *C. rufifacies* pela ausência de pequenos espinhos nas hastes das projeções.

Hospedeiros. A infestação pode ser notada em uma variedade de animais de sangue quente.

Distribuição geográfica. *Chryosomya albiceps* é encontrada predominantemente na África e no Mediterrâneo. No entanto, esta espécie e *Chryosomya rufifacies* foram acidentalmente introduzidas em regiões neotropicais, nos anos 1970 e 1980, com taxa de dispersão estimada em 1,8 a 3,2 km/dia; rapidamente se propagaram e se instalaram na maior parte da América do Norte e da América do Sul.

Cordylobia anthropophaga

Nome comum. Mosca tumbu.

Locais de predileção. Pele.

Classe. Insecta.

Ordem. Diptera.

Subordem. Brachycera.

Família. Calliphoridae.

Descrição dos adultos. As moscas adultas, amarelo-amarronzadas, são robustas e medem 8 a 12 mm de comprimento. Apresentam face e pernas amarelas e duas manchas pretas no tórax. As moscas adultas se alimentam de fezes, carcaças e frutas em decomposição e possuem grandes peças bucais totalmente desenvolvidas. A arista da antena contém cerdas, em ambos os lados. As escamas torácicas não possuem cerdas e a nervura principal da asa não tem pelos.

Descrição das larvas. As larvas de 3º estágio medem 12 a 28 mm de comprimento e são densamente, porém não por completo, recobertas com pequenos espinhos unidenticulados direcionados para trás (ver Figura 3.38). Os espiráculos posteriores apresentam três fendas sinuosas e um peritrema ligeiramente esclerosado.

Hospedeiros. Humanos e outros mamíferos. Acredita-se que os hospedeiros principais de *C. anthropophaga* sejam roedores e que as moscas se adaptaram como invasoras secundárias parasitas de muitas outras espécies animais, inclusive humanos. O cão doméstico é um importante hospedeiro.

Distribuição geográfica. África Subsaariana.

Patogênese. As larvas se desenvolvem sob a pele e provocam uma tumefação dolorida de 10 mm de diâmetro, com um pequeno orifício central. No início, a tumefação é pruriginosa e torna-se mais dolorida à medida que a larva cresce. É possível verificar exsudação serosa na lesão.

Cordylobia rodhaini

Nomes comuns. Mosca tumbu, mosca Lund.

Local de predileção. Pele.

Classe. Insecta.

Ordem. Diptera.

Subordem. Brachycera.

Família. Calliphoridae.

Descrição dos adultos. Esta espécie se parece muito com *C. anthropophaga*, porém é maior, medindo 12,5 mm de comprimento. A mosca adulta, amarelo-amarronzada, é robusta, com face e pernas amarelas e duas manchas pretas no tórax. As moscas adultas se alimentam de fezes, carcaças e frutas em decomposição; possuem peças bucais totalmente desenvolvidas. A arista da antena tem cerdas em ambos os lados. As escamas torácicas não têm cerdas e a nervura principal da asa não possui pelos.

Descrição das larvas. As larvas de 3º estágio medem 12 a 28 mm de comprimento e são densamente, mas não por completo, recobertas com pequenos espinhos unidenticulados direcionados para trás. No segmento posterior a larva apresenta um par de placas espiraculares e o arranjo dos espiráculos superiores nestas placas é útil para diferenciar as espécies. Em *C. anthropophaga* os espiráculos posteriores apresentam três fendas sinuosas e peritrema ligeiramente esclerosado.

Hospedeiros. Principalmente antílopes e roedores, mas podem infestar humanos.

Distribuição geográfica. África tropical, especialmente nas áreas de floresta.

Patogênese. Ver *Cordylobia anthropophaga*.

FAMÍLIA SARCOPHAGIDAE

Os membros da família Sarcophagidae, conhecidos como moscas-da-carne, contempla mais de 2.000 espécies e 400 gêneros. A maior parte das espécies de Sarcophagidae não tem importância veterinária, se reproduzindo em excrementos, carcaças e outros materiais orgânicos em decomposição. O principal gênero, que inclui a espécie causadora de miíase em animais, é *Wohlfahrtia*. Ocasionalmente, as moscas do gênero *Sarcophaga* podem infestar ferimentos, sendo a espécie *Sarcophaga haemorrhoidalis* a mais amplamente disseminada.

Wohlfahrtia magnifica

Nomes comuns. Mosca-da-carne, mosca-varejeira.

Locais de predileção. Ferimentos cutâneos.

Classe. Insecta.

Ordem. Diptera.

Subordem. Brachycera.

Família. Sarcophagidae.

Descrição dos adultos. As moscas adultas são grandes, medem 8 a 14 mm de comprimento e têm corpo longo. São acinzentadas e possuem três estrias torácicas longitudinais distintas. O abdome é claramente marcado por manchas pretas (ver Figura 3.43C). As moscas apresentam diversas cerdas recobrindo o corpo e longas pernas pretas. A arista da antena não possui cerdas.

Descrição das larvas. As larvas possuem ganchos bucais bem desenvolvidos.

Hospedeiros. As fêmeas adultas depositam ovos em quaisquer animais de sangue quente. Estes incluem a maioria dos animais pecuários, especialmente ovinos e camelos, bem como aves domésticas; contudo, é possível notar infestação, também, em bovinos, ovinos, equinos, suínos, cães e humanos.

Distribuição geográfica. Norte da África, Mediterrâneo, leste da Europa, Oriente Médio e Rússia.

Patogênese. *Wohlfahrtia magnifica* pode provocar miíase grave, de rápido desenvolvimento, na maior parte dos animais. As moscas depositam larvas nas feridas (especialmente ao redor dos olhos), nos orifícios corporais, em ferimentos ou em carne em decomposição. No início, a infestação provoca irritação intermitente e pirexia, seguida de formação de uma lesão cavernosa. O tecido apresenta liquefação progressiva, necrose e hemorragia, antes que a larva deixe o ferimento. Se não tratadas, repetidas infestações por *W. magnifica* e por espécies de moscas secundárias, rapidamente, podem ocasionar a morte do hospedeiro em 1 a 2 semanas.

Epidemiologia. A prevalência da infestação parece ser alta, especialmente em ovinos do leste da Europa. Relata-se que sujidades fecais representam um importante fator predisponente de miíase causada por *W. magnifica*, na região glútea. Na Bulgária, em um período de 4 anos, relatou-se a ocorrência de miíase causada por *W. magnifica* em 45 rebanhos de ovinos, de um total de 195 rebanhos, acometendo 23 a 41% dos animais, a cada ano. Apenas 0,5 a 1% das vacas e cabras foram acometidas, no mesmo período. Na Romênia, um estudo relatou infestação em 80 a 95% dos ovinos, com taxa de mortalidade de 20%, em cordeiros recém-nascidos.

Wohlfahrtia nuba

Nome comum. Mosca-da-carne.

Locais de predileção. Ferimentos cutâneos.

Classe. Insecta.

Ordem. Diptera.

Subordem. Brachycera.

Família. Sarcophagidae.

Descrição. As moscas adultas são grandes, com 8 a 14 mm de comprimento; apresentam corpo longo, listras pretas longitudinais no tórax e abdome em forma de xadrez cinza e preto. As larvas possuem ganchos bucais bem desenvolvidos.

Hospedeiros. Camelos.

Distribuição geográfica. Principalmente Norte da África e Oriente Próximo.

Patogênese. Quando presente em um ferimento infectado ou como invasoras secundárias de miíase já existente, as larvas ampliam e aprofundam a lesão. A irritação e o desconforto provocados pela lesão são extremamente debilitantes e o animal hospedeiro pode, rapidamente, emagrecer. Caso não tratadas, as repetidas infestações rapidamente podem ocasionar a morte do hospedeiro em 1 a 2 semanas.

Sinais clínicos. Os animais infestados pelas larvas das moscas podem apresentar apatia, letargia e se separam dos outros animais do rebanho ou do grupo. Podem parar de se alimentar e perder peso. Na inspeção constatam-se ferimentos com odor fétido.

Diagnóstico. O diagnóstico de infestação por larvas da mosca-da-carne implica remoção e identificação das larvas em microscópio de dissecção.

Epidemiologia. *Wohlfahrtia nuba* pode ser uma mosca invasora facultativa secundária ocasional de ferimentos, especialmente em camelos, no norte da África e no Oriente Médio.

Tratamento e controle. As larvas devem ser removidas e identificadas e o ferimento totalmente limpo e desinfetado. Os inseticidas organofosforados e os piretroides são efetivos contra larvas recém-eclodidas, formas imaturas e moscas adultas. As larvas presentes no interior das lesões devem ser tratadas com larvicida apropriado. A aspersão ou o uso de banho de imersão dos animais, utilizando-se inseticida aprovado para tal fim, e o tratamento dos ferimentos infestados podem proteger contra novas infestações, por 7 a 10 dias.

Wohlfahrtia vigil

Nome comum. Mosca-da-carne cinza.

Locais de predileção. Ferimentos cutâneos.

Classe. Insecta.

Ordem. Diptera.

Subordem. Brachycera.

Família. Sarcophagidae.

Descrição de adultos. As moscas adultas são grandes; medem 8 a 14 mm de comprimento e apresentam corpo longo, listras pretas longitudinais no tórax e abdome em forma de xadrez cinza e preto.

Descrição das larvas. As larvas possuem ganchos bucais bem desenvolvidos.

Hospedeiros. Martas, raposas, coelhos e outros mamíferos selvagens. Ocasionalmente, é possível notar infestação em cães e gatos.

Distribuição geográfica. América do Sul, América Central e América do Norte.

Patogênese. *Wohlfahrtia vigil* pode provocar miíase grave de rápido desenvolvimento, na maior parte dos animais. Esta miíase é mais furuncular do que cutânea. Os furúnculos são semelhantes àqueles ocasionados por *Dermatobia*, embora os de *W. vigil* possam conter até 5 larvas, com um pequeno orifício que se abre no exterior.

Wohlfahrtia meigeni

Nome comum. Mosca-da-carne.

Locais de predileção. Ferimentos cutâneos.

Classe. Insecta.

Ordem. Diptera.

Subordem. Brachycera.

Família. Sarcophagidae.

Descrição dos adultos. As moscas adultas são grandes; medem 8 a 14 mm de comprimento e apresentam corpo longo, listras pretas longitudinais no tórax e abdome na forma de xadrez cinza e preto.

Descrição das larvas. As larvas possuem ganchos bucais bem desenvolvidos.

Hospedeiros. Vertebrados de sangue quente, especialmente martas e raposas; todavia, também é possível notar infestação em coelhos e cães.

Distribuição geográfica. Paleártico, principalmente no oeste dos EUA.

Patogênese. As moscas depositam as larvas em ferimentos, orifícios corporais ou em miíase já existente. A miíase causada é mais furuncular do que cutânea. Os furúnculos são semelhantes àqueles ocasionados por *Dermatobia*, embora os de *W. meigeni* possam conter até 5 larvas. Esta espécie pode causar taxa de mortalidade relevante em martas e raposas jovens criadas em fazendas produtoras de pele.

Sarcophaga spp.

Nome comum. Mosca-da-carne.

Locais de predileção. Ferimentos cutâneos.

Classe. Insecta.

Ordem. Diptera.

Subordem. Brachycera.

Família. Sarcophagidae.

Descrição dos adultos. As moscas adultas têm coloração preto-acinzentado não metálica; apresentam tamanho médio a grande, com listras evidentes no tórax e abdome com padrão de coloração quadriculado (ver Figura 3.43A).

Hospedeiros. Bovinos, ovinos.

Distribuição geográfica. Cosmopolita.

FAMÍLIA OESTRIDAE

Dermatobia hominis

Nomes comuns. Torsalo, berne, mosca-do-berne humano, ura.

Locais de predileção. Ferimentos cutâneos.

Classe. Insecta.

Ordem. Diptera.

Subordem. Brachycera.

Família. Oestridae.

Descrição dos adultos. A aparência da mosca *Dermatobia* adulta é semelhante àquela de *Calliphora*; o abdome, curto e largo, é azul-metálico brilhante, mas as peças bucais são apenas vestigiais e recobertas por uma aba. A fêmea mede cerca de 12 mm de comprimento. Os adultos possuem cabeça e pernas amarelo-alaranjadas e o tórax possui um escasso revestimento de cerdas curtas. A arista das antenas contém cerdas apenas na parte externa.

Descrição das larvas. As larvas maduras medem até 25 mm de comprimento e são ligeiramente ovais. Possuem duas a três fileiras de espinhos fortes na maior parte dos segmentos. As larvas, especialmente as de 2º estágio, apresentam extremidade posterior estreita. As larvas de 3º estágio são mais ovais, com espiráculos anteriores proeminentes e semelhante a flor (ver Figura 3.51).

Hospedeiros. Humanos, a maior parte dos mamíferos domésticos e selvagens e diversos tipos de aves.

Distribuição geográfica. América Latina, do México ao norte da Argentina, e ilha Trindade.

Patogênese. As larvas são encontradas em tumefações, em várias partes do corpo, as quais podem supurar e provocar dor intensa. Na América Latina esta condição frequentemente é denominada "ura".

Dermatobia é um importante problema em bovinos criados na América do Sul. As lesões são mais numerosas na parte superior do corpo, no pescoço, no dorso, nos flancos e na cauda e, quase sempre, se juntam e formam grandes tumefações, em geral, purulentas. Além de danificar o couro, a dor e o desconforto ocasionados pelas lesões resultam em menor tempo de pastejo, retardo do crescimento e menor produção de carne e leite. Os orifícios de saída formados pelas larvas também podem atrair moscas causadoras de miíase, inclusive a mosca-do-berne.

Em humanos, as larvas são mais comumente encontradas nas extremidades dos membros e no couro cabeludo. Há relato de lesão cerebral fatal em crianças, quando as larvas migraram, através da fontanela, para a cavidade craniana.

Sinais clínicos. Os sintomas incluem tumefações e lesões provocadas pelas larvas. Os animais infectados apresentam baixo ganho de peso e menor produção de leite.

Epidemiologia. Os vetores mais comuns de larvas de *D. hominis* são insetos dos gêneros *Psophora, Culex* e *Stomoxys*. Estes insetos se reproduzem em florestas onde, ambos, animais domésticos e selvagens comumente são parasitados. Em geral, as pessoas se infectam pelo contato com animais domésticos; no entanto, pode ocorrer transmissão sem participação de inseto quando os ovos de *D. hominis* são depositados em roupas úmidas ou roupas para lavar.

ORDEM SIPHONAPTERA (PULGAS)

As pulgas são pequenos insetos hematófagos obrigatórios, sem asas. Mais de 95% das espécies de pulgas são ectoparasitas de mamíferos, enquanto as outras são ectoparasitas de aves. Esta ordem é relativamente pequena, com cerca de 2.500 espécies descritas, quase todas morfologicamente muito parecidas.

Patogênese. Em geral, os ferimentos originados no local de alimentação das pulgas surgem como pápulas eritematosas ou vergões, ao redor do centro do local da picada. Os ferimentos podem desenvolver uma crosta de exsudato seco. Os vergões podem persistir por várias semanas. O prurido pode ser intenso, resultando em lesões traumáticas secundárias.

Sinais clínicos. Os animais hospedeiros arranham e mordem o local da picada e a mordida pode provocar um pequeno vergão proeminente na pele.

Diagnóstico. Quando os sintomas são indicativos de infestação por pulgas, mas não se constatam estes insetos, o hospedeiro deve ser pulverizado com inseticida, colocado sobre uma grande folha plástica ou de papel e penteado ou escovado vigorosamente. O material desprendido após esse procedimento deve ser examinado investigando-se a presença de pulgas ou de suas fezes, que se apresentam como partículas em forma de lua crescente, marrom-escuras ou pretas. Como as pulgas consistem quase que totalmente em sangue, elas apresentam coloração avermelhada difusa, quando colocadas em um tecido úmido.

Outro procedimento é o uso de um aspirador de pó, introduzindo-se uma gaze fina atrás do bocal direcionado ao hospedeiro, ou em seu hábitat; as pulgas ficam retidas na gaze.

Tratamento. No caso de alergia à picada de pulga, com muito desconforto, pode-se utilizar corticosteroide, tópico ou sistêmico, como tratamento paliativo. Como os animais em contato também podem ser infestados por pulgas, sem desenvolver alergia, eles também devem ser tratados.

Para tratamento específico, há inseticidas disponíveis, principalmente na forma de pó, *spray*, xampu ou preparação *spot-on*. Em geral, são compostos à base de organofosforados, piretroides e seus derivados ou carbamatos. O regulador de crescimento de insetos lufenuron, um derivado de benzoilureia, é administrado por via oral, contra pulgas, em cães. Quando ingerido pelas pulgas durante a alimentação, o composto é transferido aos ovos e impede a formação de quitina; assim, inibe o desenvolvimento de larvas de pulgas.

Dentre as gerações mais recentes de ectoparasitas, inclui-se o fipronil, administrado na forma de *spray* ou *spot-on*, para o controle de pulgas e carrapatos em cães e gatos; protege por 2 a 3 meses. Imidacloprid é um inseticida sistêmico neurotóxico quimicamente relacionado à toxina nicotina do tabaco. É muito efetivo para matar pulgas adultas e seu efeito dura 1 mês, após a aplicação. O importante é que não é necessário que as pulgas piquem o animal para receber uma dose letal, pois o medicamento pode ser absorvido pela cutícula do parasita.

Dentre os compostos contra pulgas mais novos e recentemente disponibilizados inclui-se o indoxacarb, um pró-inseticida que requer ativação no inseto-alvo seguida de formação de um metabólito ativo que causa paralisia e morte da pulga. Afoxolaner e fluralaner pertencem a uma nova classe de inseticidas, os isoxazóis, que atuam como agonistas não competitivos no receptor do ácido gama-aminobutírico (GABA), ligando-se aos canais de cloro das células nervosas e musculares dos parasitas-alvo. Administrados por via oral, eles protegem contra pulgas e carrapatos por até 3 meses.

Controle. Para o controle ideal, os adultos que já infestam o animal hospedeiro devem mortos imediatamente e deve-se impedir a reinfestação do ambiente. Há disponibilidade de uma ampla variedade de produtos. Muitos dos novos produtos químicos contra pulgas, com excelente atividade adulticida, e de longa duração, também são ovicidas e/ou larvicidas de contato. Além disso, a combinação com reguladores do crescimento de insetos (inibidores da síntese de quitina, análogos do hormônio juvenil), aplicados diretamente no animal, não apenas aumenta a atividade ovicida e/ou larvicida, como também é liberada efetivamente nos locais onde o hospedeiro dorme, áreas em que é mais provável a infestação, sem necessariamente contaminar o ambiente. Os reguladores do crescimento do inseto não matam pulgas adultas e, por si sós, não são apropriados para o controle de pulgas, a menos que utilizados em ambiente totalmente fechado. No caso de infestação por pulgas em animais domésticos, o uso frequente de aspirador de pó pode auxiliar na redução da população dos insetos no ambiente; as camas de animais domésticos devem ser lavadas com água a alta temperatura.

Ctenocephalides felis

Subespécie. *felis*.

Subespécie. *strongylus*.

Subespécie. *damarensi*.

Subespécie. *orientalis*.

Nome comum. Pulga de gato.

Locais de predileção. Pele.

Classe. Insecta.

Ordem. Siphonaptera.

Família. Pulicidae.

Descrição. As pulgas de gatos são insetos sem asas, marrom-escuros ou pretos, com corpo lateralmente comprimido e superfície brilhante. Tipicamente, as fêmeas medem 2,5 mm de comprimento; os machos são menores, às vezes menores que 1 mm. Os olhos simplesmente são manchas escuras fotossensíveis; as antenas, curtas e semelhantes a clava, situam-se em uma reentrância da cabeça. Na fêmea de *C. f. felis* o comprimento da cabeça corresponde ao dobro da altura, sendo direcionada em sentido anterior. No macho de *C. f. felis* a cabeça é tão longa quanto a largura, mas, também, é ligeiramente alongada no sentido anterior (ver Figura 3.74). O 3º par de pernas é muito mais longo do que os demais e, juntamente com a musculatura interna aperfeiçoada, representa uma adaptação para o salto, a fim de se instalar no hospedeiro. A cabeça contém, em suas bordas posterior (pronotal) ou ventral (genal), fileiras de espinhos escuros denominados ctenídios ou "pentes", os quais são as principais características utilizadas na identificação (ver Figura 3.74). O ctenídio genal contém 7 a 8 espinhos e o ctenídio pronotal, ao redor de 16 espinhos. Todos os dentes do ctenídio genal têm, aproximadamente, o mesmo comprimento. Na borda dorsal da tíbia posterior (metatorácica), em ambos os sexos de *C. f. felis*, há apenas 6 incisuras que contêm cerdas (ver Figura 3.74C). Entre as cerdas pós-mediana e apical longa há um espinho subapical curto.

Hospedeiros. Gatos, cães, humanos.

Distribuição geográfica. Cosmopolita. No entanto, há quatro subespécies distintas de *C. felis*: *C. felis felis*, que se encontra disseminada; *C. f. strongylus*, notada na África; *C. f. damarensis*, no sudoeste da África; e *C. f. orientalis*, na Índia, no Sri Lanka e no sudeste Asiático.

Patogênese. A resposta à picada de pulga é um vergão ligeiramente inflamado proeminente na pele, associado com prurido discreto; ainda que o animal se coce intermitentemente há pouco desconforto. No entanto, após repetidas picadas de pulgas em um período de vários meses, parte dos cães e gatos desenvolvem alergia à picada de pulga que, com frequência, está associada com sinais clínicos intensos (Figura 17.12).

Como a fêmea de *C. c. felis* pode ingerir até 13,6 $\mu\ell$ de sangue por dia, infestações maciças podem causar anemia por deficiência de ferro. A anemia causada por *C. f. felis* é especialmente prevalente em animais jovens; foi relatada em gatos e cães e, muito raramente, em caprinos, bovinos e ovinos.

A alergia à picada de pulga é uma reação de hipersensibilidade aos componentes da saliva da pulga, liberados na pele durante a alimentação. Em áreas de clima temperado a ocorrência da alergia é sazonal, surgindo no verão, quando a atividade da pulga é maior, ainda que em residências com aquecimento central a infestação possa ser contínua. Em regiões mais quentes, como os estados do oeste dos EUA, isto é um problema o ano todo. Como era de se esperar, as áreas mais comumente infestadas em cães e gatos são os

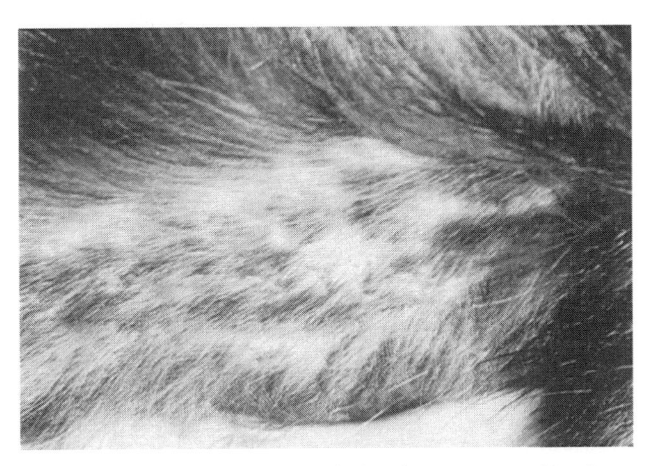

Figura 17.12 Lesões de alergia à picada de pulga em um gato. (Esta figura encontra-se reproduzida em cores no Encarte.)

locais de picadas preferidos das pulgas, ou seja, dorso, abdome ventral e face interna da coxa. No cão, as principais lesões são pápulas crostosas discretas que ocasionam prurido intenso. No entanto, a lesão mais importante é subsequentemente provocada pelo próprio animal, quando coça e morde os locais de picadas, originando áreas de alopecia ou de dermatite úmida ("eczema úmido"). Em cães mais velhos já expostos às pulgas durante muitos anos, a pele pode se tornar espessada, com dobras e sem pelos; nestes animais o prurido é muito menos intenso. No gato, a alergia à picada de pulga causa uma condição comumente conhecida como eczema ou dermatite miliar, facilmente detectada à palpação, durante a qual nota-se que a pele se encontra recoberta por inúmeras pequenas pápulas marrons crostosas que provocam prurido intenso. No gato, há duas manifestações clínicas distintas associadas com a alergia à picada de pulga: dermatite miliar e alopecia simétrica felina.

Dermatite por alergia à picada de pulga é uma das doenças cutâneas mais comum em cães e gatos. A dermatite associada com alergia à picada de pulga é caracterizada por prurido intenso e hiperemia cutânea; o prurido persiste por até 5 dias após a picada. Lambedura, mordedura e arranhadura resultantes podem ocasionar perda de pelos, autotraumatismo e infecção secundária. Outros sintomas incluem inquietação, irritabilidade e perda de peso, ainda que a intensidade da irritação seja muito variável, dependendo do indivíduo acometido.

Todos os cães podem manifestar alergia à pulga; os cães atópicos podem ser predispostos à ocorrência de reatividade. Uma picada pode ser suficiente para provocar reação alérgica. A exposição intermitente à pulga estimula o desenvolvimento de alergia à picada deste inseto, enquanto a exposição contínua parece proteger contra ela, pois o animal entra em contato com as pulgas em uma idade precoce. Ainda que pouco se saiba a respeito dos alergênios responsáveis pela reação alérgica, achados recentes sugerem que diversas proteínas são importantes no desenvolvimento de hipersensibilidade à picada de pulga. Em estudos cujo objetivo era determinar como os antígenos das pulgas reagem com a molécula de IgG ou de IgE de cão constatou-se que pelo menos 15 diferentes componentes das pulgas se ligam à IgE. Não se verificou diferença no padrão de reatividade ou na estrutura do anticorpo entre cães com alergia à pulga e aqueles que não manifestavam alergia, sugerindo que há pouca relação entre as respostas particulares ao anticorpo e a reação alérgica à pulga, em cães. Pode-se observar tanto hipersensibilidade imediata quanto hipersensibilidade retardada e o grau e proporção de cada tipo de sensibilidade expresso pelos indivíduos é variável. Os cães com infestação crônica com *C. f. felis* raramente desenvolvem um estado de tolerância natural, resultando em ausência de sinais clínicos.

Os gatos mantidos em ambiente infestado com pulgas realizam o dobro de *grooming*, comparativamente aos gatos mantidos em ambiente livre de pulgas. Durante um período de *grooming* normal um gato pode ingerir quase 50% de sua população de pulgas residentes em poucos dias; os gatos que usam colar elizabetano, que impede o *grooming*, abrigam população muito maior de pulgas do que aqueles livres para realizar o *grooming*. A remoção de pulgas durante o *grooming* reduz a chance de encontrá-las durante o exame da pele e do pelame. Este é um problema particular no diagnóstico de gatos com baixa população de pulgas, mas com marcante hipersensibilidade à picada de pulgas. Em tais casos, como muitas pulgas desprendidas durante o *grooming* são ingeridas, o exame da boca pode revelar pulgas presas nos espinhos da língua do gato.

As pulgas são vetores de diversos vírus e bactérias e a transmissão de patógenos é exacerbada por seu hábito promíscuo de alimentação. A maioria das espécies de pulgas tem mais um hospedeiro preferencial do que um hospedeiro específico e tenta se alimentar em qualquer animal disponível. Por exemplo, *C. felis* foi constatada em mais de 50 espécies de diferentes hospedeiros. Outros fatores que contribuem para a ação potencial de vetor de *C. felis* incluem transmissão transovariana de alguns patógenos (p. ex., espécies de *Rickettsia*) e transmissão de patógenos, como *Bartonella henselae*, pelas fezes de pulgas adultas.

As pulgas atuam como hospedeiros intermediários do cestódio comum de cães e gatos, *Dipylidium caninum*. Ainda que a pulga adulta possa adquirir infecção filarioide pela ingestão de microfilárias durante o repasto sanguíneo, as peças bucais especializadas não possibilitam a ingestão dos ovos de *Dipylidium* e esta infecção pode apenas ser adquirida pela larva da pulga. Os ovos do cestódio, juntamente com restos de materiais orgânicos, são ingeridos pelas larvas de pulgas. Os ovos do cestódio eclodem no intestino médio das larvas de pulgas e as larvas do verme penetram na parede intestinal e alcançam a hemocele. As larvas do cestódio se desenvolvem no interior da cavidade corporal da pulga, envolvendo os estágios de larva, pupa e pulga adulta; por fim, se encapsulam como cisticercoides infectantes. Após a ingestão da pulga adulta pelo hospedeiro os cisticercoides são liberados e se desenvolvem em cestódios no trato digestório.

Ctenocephalides felis felis também atua como hospedeiro intermediário do nematódeo filarioide subcutâneo patogênico de cães, *Acanthocheilonema reconditum*; as pulgas adultas podem ingerir este parasita durante o repasto sanguíneo.

Epidemiologia. A pulga de gato, *C. f. felis*, é a espécie de pulga mais comumente constatada em gatos e cães domésticos, em toda a América do Norte e no norte da Europa. No entanto, a infestação de pulgas em gatos é significativamente maior do que em cães, talvez devido a sua tendência a perambular, aumentando o contato com outros gatos. As pulgas podem ser encontradas em animais domésticos durante o ano todo, mas no hemisfério norte a população destes insetos tende a aumentar próximo do final da primavera e no início do outono, quando as condições ambientais são favoráveis ao desenvolvimento de larvas. Como *C. felis* é capaz de sobreviver por longo período de tempo no hospedeiro, não há necessidade de contato direto para a transmissão.

Ctenocephalides canis

Nome comum. Pulga do cão.

Local de predileção. Pele.

Classe. Insecta.

Ordem. Siphonaptera.

Família. Pulicidae.

Descrição. A pulga do cão, *C. canis*, é estreitamente relacionada e morfologicamente muito semelhante à pulga do gato, *C. f. felis*, embora não possam acasalar e, portanto, são espécies verdadeiramente distintas. A cabeça da fêmea da pulga do cão é mais arredondada em suas partes superior e anterior do que a da pulga do gato e menos de duas vezes maior (Figura 17.13; ver também Figura 3.77). Assim como *C. f. felis*, a pulga do cão apresenta ctenídios genal e pronotal (Figura 17.14). O ctenídio genal consiste em 7 a 8 espinhos e o ctenídio pronotal em, aproximadamente, 16 espinhos (ver Figura 3.77). No entanto, em fêmeas e machos de *C. canis* o primeiro espinho do ctenídio genal é mais curto do que o restante. Em ambos os sexos de *C. canis*, na borda dorsal da tíbia posterior das pernas (metatorácica) há oito sulcos que contêm cerdas robustas (ver Figura 3.77C).

Hospedeiros. Cães, gatos, ratos, coelhos, raposas e humanos são considerados hospedeiros de *C. canis*.

Distribuição geográfica. Cosmopolita.

Patogênese. Semelhante àquela mencionada para *C. f. felis*.

Epidemiologia. As diferenças de comportamento entre as pulgas do cão e a do gato basicamente parecem envolver a variação de condições ambientais que sua larva é capaz de tolerar. Embora seja mais provável a infestação de cães domésticos do norte da Europa e da América do Norte por pulgas de gatos, os cães de trabalho mantidos em canis, os cães criados na zona rural ou aqueles que vivem em altitudes mais elevadas são mais suscetíveis à infestação por *C. canis*.

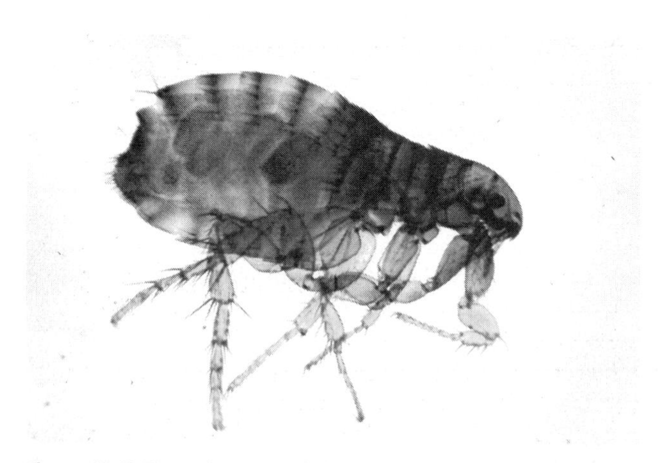

Figura 17.13 Fêmea de *Ctenocephalides canis*. (Esta figura encontra-se reproduzida em cores no Encarte.)

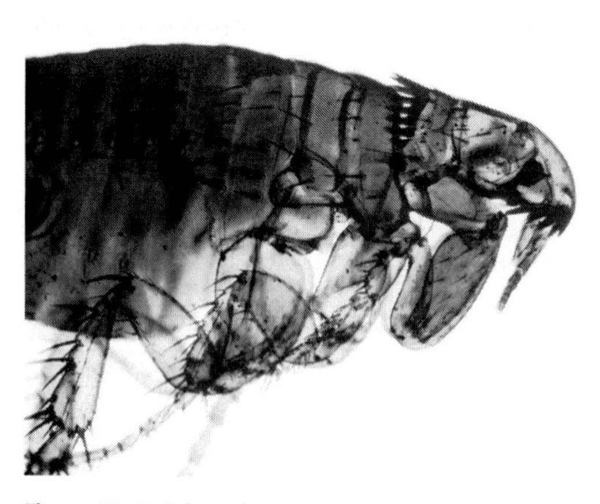

Figura 17.14 Cabeça de *Ctenocephalides canis*, com ctenídios genal e pronotal. (Esta figura encontra-se reproduzida em cores no Encarte.)

Archaeopsylla erinacei

Nome comum. Pulga do ouriço.

Local de predileção. Pele.

Classe. Insecta.

Ordem. Siphonaptera.

Família. Pulicidae.

Descrição. Os adultos são facilmente identificados; medem 2 a 3,5 mm de comprimento e apresentam ctenídio genal com 3 espinhos curtos e ctenídio pronotal com um espinho curto (ver Figura 3.82).

Hospedeiros. Ouriços, cães e gatos.

Distribuição geográfica. Europa e América do Norte.

Epidemiologia. *Archaeopsylla erinacei* é encontrada em ouriços e pode ser transferida a cães e gatos, por contato.

Pulex irritans

Nome comum. Pulga-do-homem.

Local de predileção. Pele.

Classe. Insecta.

Ordem. Siphonaptera.

Família. Pulicidae.

Descrição. *Pulex irritans* não apresenta ctenídios genal nem pronotal (Figura 17.15; ver também Figura 3.80). A borda externa da cabeça é ligeiramente arredondada e possui um par de olhos. Esta espécie pode ser distinguida de *Xenopsylla cheopis* pela presença de uma única cerda ocular abaixo do olho e pela ausência de fileira de cerdas ao longo da borda posterior da cabeça. As metacoxas apresentam uma placa de espinhos curtos em sua face interna. As lacínias maxilares se estendem até cerca da metade inferior da coxa anterior, condição que distingue esta espécie daquela estreitamente relacionada, *Pulex simulans*, encontrada no Havaí (na qual as lacínias se estendem até, pelo menos, três quartos do comprimento da coxa anterior).

Hospedeiros. Humanos e suínos; também pode acometer cães, gatos, ratos e texugos.

Distribuição geográfica. Cosmopolita, mas atualmente é incomum nos EUA e, principalmente, no norte da Europa.

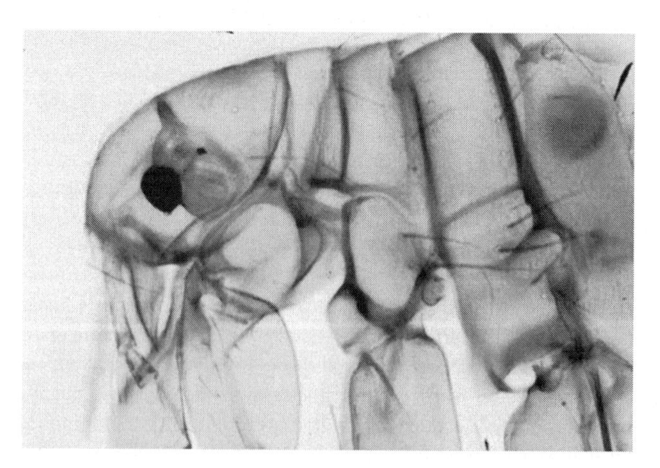

Figura 17.15 Cabeça de *Pulex irritans* sem ctenídios genal e pronatal. (Esta figura encontra-se reproduzida em cores no Encarte.)

Patogênese. As picadas de *Pulex* podem causar dermatite e, às vezes, esta pulga atua como vetor do patógeno *Yersinia pestis*.

Epidemiologia. Embora descrita como pulga de humanos, *P. irritans* pode infestar gatos, cães e muitos outros animais domésticos, embora é provável que seja mais comum em suínos. Ela procria profusamente em chiqueiros e, em geral, é a espécie mais importante nas propriedades. As pessoas que trabalham com suínos infestados também podem ser facilmente infestadas e iniciar infestações em seus domicílios.

Spilopsyllus cuniculi

Nomes comuns. Pulga do coelho, pulga do coelho europeu.

Local de predileção. Orelhas.

Classe. Insecta.

Ordem. Siphonaptera.

Família. Pulicidae.

Descrição. A pulga de coelho, *S. cuniculi*, apresenta ctenídios pronotal e genal, sendo o último composto de quatro a seis espinhos oblíquos (Figura 17.16; ver também Figura 3.78). Os adultos são marrom-escuros. As fêmeas têm, em média, 1 mm de comprimento; os machos são ligeiramente menores. Há olhos e a parte frontal da cabeça é arredondada com tubérculo frontal evidente. Há dois espinhos robustos abaixo do olho.

Hospedeiros. Coelhos, lebres, cães, gatos.

Distribuição geográfica. Cosmopolita.

Patogênese. Quando os coelhos não estão procriando, a distribuição de *S. cuniculi* está relacionada com a temperatura cutânea, com as pulgas geralmente se aglomerando nas orelhas. Como elas aí se agrupam em grande quantidade, a intensidade das picadas pode provocar considerável irritação e lesão tecidual. As pulgas de coelho também podem ser encontradas em gatos e cães que caçam ou frequentam os hábitats de coelhos. Nestes hospedeiros elas comumente são encontradas na face e fixadas na margem da orelha. *Spilopsyllus cuniculi* é o principal vetor de mixomatose e também transmite o *Trypanosoma nabiasi* não patogênico.

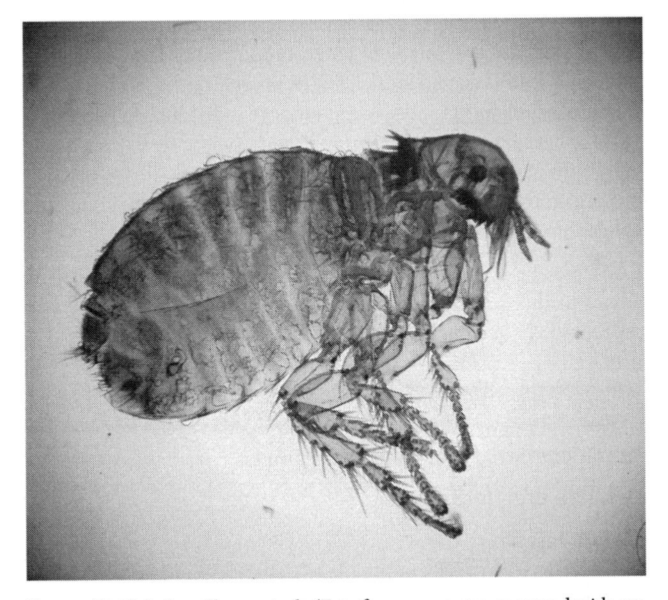

Figura 17.16 *Spilopsyllus cuniculi*. (Esta figura encontra-se reproduzida em cores no Encarte.)

Xenopsylla cheopis

Nome comum. Pulga-do-rato-preto ou oriental.

Local de predileção. Pele.

Filo. Arthropoda.

Classe. Insecta.

Ordem. Siphonaptera.

Família. Pulicidae.

Descrição. *Xenopsylla cheopis* se assemelha a *P. irritans*, nas quais não se constatam os ctenídios genal e pronotal (Figura 3.81). A cabeça é ligeiramente arredondada na parte anterior. A pulga apresenta cor âmbar clara. As lacínias maxilares se estendem até quase a extremidade da coxa anterior. Possui olhos, ainda que possam ver apenas luz muito brilhante. Logo atrás dos olhos há duas antenas pequenas. Os segmentos do tórax parecem relativamente grandes e há uma crista pleural na mesopleura do tórax. Apresenta uma fileira de cerdas evidentes ao longo da borda posterior da cabeça e uma cerda ocular robusta na frente do olho.

Hospedeiros. Ratos e humanos; esta espécie também pode infestar camundongos, coelhos cauda de algodão e esquilos do campo.

Distribuição geográfica. Cosmopolita. A distribuição da pulga-do-rato-oriental, *X. cheopis*, basicamente acompanha aquela de seu hospedeiro principal, o rato-preto, *Rattus rattus*. Tem distribuição cosmopolita, sendo uma das pulgas mais abundante nos estados da região sul dos EUA. É especialmente comum em áreas urbanas.

Patogênese. As picadas de pulga podem provocar irritação ao animal hospedeiro, fazendo com que se arranhe e se esfregue. *Xenopsylla cheopis* também é um hospedeiro intermediário de helmintos como *Rodentolepis diminuta* e *R. nana*. *Xenopsylla cheopis* é o principal vetor de *Yersinia pestis*, causa da peste bubônica em humanos. *Xenopsylla cheopis* adquire *Y. pestis* quando se alimenta em seus hospedeiros usuais. Quando os bacilos se multiplicam em seu intestino o proventrículo se torna obstruído, impedindo a ingestão de sangue; a pulga faminta se desloca de um hospedeiro para o outro, na tentativa de se alimentar e durante sua perambulação a infecção pode ser transferida de sua base endêmica, em roedores, para a população humana. A bactéria excretada nas fezes também pode penetrar no hospedeiro por meio de ferimentos. Ainda que atualmente seja rara em humanos, a peste ainda existe em roedores selvagens ("peste selvagem"), em regiões da África, Ásia, América do Sul e estados da região oeste do EUA. *Xenopsylla cheopis* também é um vetor de tifo murino (*Ricketsia typhi*); no caso de tifo, a doença é transmitida apenas pelas riquétsias presentes nas fezes. No entanto, o patógeno pode invadir o ovário, ocorrendo transmissão transoavariana por meio dos ovos.

Sinais clínicos. As pulgas adultas podem ser notadas na pele e na pelagem do animal hospedeiro. Outros sintomas são arranhadura nas áreas do hospedeiro acometidas.

Diagnóstico. Pode-se obter o diagnóstico mediante a identificação da espécie de pulga no hospedeiro.

Epidemiologia. As pulgas são capazes de sobreviver fora do hospedeiro durante longo período de tempo, tornando possível a infestação do ambiente. São raras em ratos ou camundongos de laboratório ou de estimação; assim, sua presença pode indicar que há contaminação por roedores selvagens.

Patologia. Parece que o ato de alimentação das pulgas não ocasiona lesão nos locais onde estes insetos se alimentam, nem a elevada resposta basofílica no sangue de ratos infestados interfere na alimentação subsequente ou na longevidade das pulgas.

Tratamento. Há disponibilidade de uma ampla variedade de produtos para o tratamento dos hospedeiros infestados. Pode-se utilizar imidacloprid e fipronil em ratos, para matar pulgas adultas por meio de contato. Reguladores do crescimento, como metopreno ou piriproxifeno, são outras alternativas efetivas de longa duração.

Controle. Para o controle ideal deve-se remover e substituir o material de ninho e aplicar o produto antipulgas nas instalações, bem como evitar reinfestação do ambiente e a introdução de novos animais.

Leptopsylla segnis

Nome comum. Pulga do camundongo.

Local de predileção. Pelagem.

Filo. Arthropoda.

Classe. Insecta.

Ordem. Siphonaptera.

Família. Leptopsyllidae.

Descrição. Em adultos há ctenídios genal e pronotal; o ctenídio genal possui apenas 4 espinhos.

Hospedeiros. Camundongos e ratos.

Distribuição geográfica. Europa e costas leste e oeste dos EUA.

Patogenicidade. As picadas causam irritação, fazendo com que o hospedeiro se arranhe e se esfregue; ademais, pode provocar reação alérgica. Esta espécie de pulga foi experimentalmente infectada com o agente causador de peste e de tifo murino; todavia, em geral, é considerada um vetor irrelevante de doença.

Epidemiologia. A pulga é largamente encontrada em regiões de clima temperado e não sobrevive em ambiente quente e seco.

Tratamento e controle. Como mencionados para *Xenopsylla cheopis*.

Echidnophaga gallinacea

Nome comum. Pulga pegajosa.

Local de predileção. Pele.

Classe. Insecta.

Ordem. Siphonaptera.

Família. Pulicidae.

Descrição. A pulga pegajosa, *E. gallinacea*, é um importante inseto escavador, principalmente de aves domésticas. É uma pulga pequena; em geral, as fêmeas medem cerca de 2 mm de comprimento e os machos têm menos de 1 mm. A parte anterior da cabeça (fronte) apresenta ângulo agudo. Não há ctenídio genal ou pronotal (ver Figura 3.79). Na cabeça, atrás da antena, há duas cerdas; geralmente, a fêmea apresenta um lobo occipital bem desenvolvido. Na parte dorsal, os segmentos torácicos são estreitos. Notam-se espiráculos no segundo e no terceiro segmentos abdominais. As peças bucais parecem grandes, se estendendo por todo o comprimento da coxa anterior e se projetando, de modo evidente, a partir da cabeça. As lacínias maxilares são largas e grosseiramente serrilhadas. Na superfície anteroventral de cada coxa posterior há três fileiras de minúsculas cerdas espinhosas.

Hospedeiros. Aves domésticas, mas este inseto também pode infestar gatos, cães, coelhos e humanos.

Distribuição geográfica. Estas pulgas são mais comuns em áreas tropicais, em todo o mundo; todavia, também podem ser encontradas em muitos hábitats subtropicais e de clima temperado.

Patogênese. A escavação pelos insetos adultos e a subsequente emergência de larvas no tecido cutâneo pode resultar em áreas ulceradas e infecção bacteriana secundária. O número de pulgas pegajosas pode ser superior a 100 indivíduos por ave, todas concentradas na cabeça. Como consequência, em aves domésticas a infestação pode reduzir a taxa de crescimento e a produção de ovos. Infestação grave pode causar anemia. A ulceração ocular em decorrência de autotraumatismo pode ocasionar cegueira e inanição. Com frequência, a pele que recobre os nódulos se torna ulcerada e nas infestações maciças as aves jovens podem morrer.

As pulgas pegajosas podem se tornar abundantes em viveiros de aves domésticas e nas instalações adjacentes. São potencialmente capazes de transmitir peste e tifo murino, mas como as fêmeas passam a maior parte da vida aderidas a um único hospedeiro, não são consideradas vetores importantes de doenças.

Sinais clínicos. Os sintomas incluem inquietação e arranhadura dos locais acometidos. É possível notar picadas na pele. Pode-se notar dermatite alérgica, a qual deve ser diferenciada de outras condições semelhantes, como sarna sarcóptica.

Diagnóstico. O diagnóstico não é fácil, pois as pulgas adultas podem sair do hospedeiro; ademais, é difícil encontrar ovos e larvas. Às vezes, as aves domésticas apresentam aglomerados destas pulgas ao redor dos olhos, da crista, da barbela e em outras áreas expostas. Estas pulgas, marrom-escuras, mantêm a cabeça incrustada no corpo do hospedeiro e não é possível sua escovação. Tipicamente, em cães e gatos as pulgas pegajosas se instalam ao redor da borda da orelha externa ou, ocasionalmente, entre os coxins dos dedos.

Epidemiologia. Estas pulgas não apresentam especificidade aos hospedeiros e podem infestar qualquer mamífero ou ave, para o repasto sanguíneo. Como são capazes de sobreviver fora do hospedeiro, sua transmissão pode ocorrer em material de cama ou em abrigos. Importantes principalmente como parasitas de aves, as pulgas pegajosas adultas representam sério problema, em especial em galinhas. No entanto, também podem ser notadas em humanos, ratos, gatos, cães, equinos e insetívoros maiores. Em cães, a infestação pode ser persistente quando os animais são continuamente expostos a uma fonte de infestação; as pulgas são vistas em áreas com poucos pelos, no ventre, no escroto, na pele interdigital e periorbital e ao redor do pavilhão auricular.

Tratamento. As pulgas pegajosas podem ser removidas com pinças, prendendo-as e puxando-as de modo firme. Deve-se aplicar unguento antibiótico no local, a fim de prevenir infecção. Quando o número de pulgas é grande para a remoção individual do inseto, deve-se aplicar um produto apropriado para pulgas de uso aprovado em animais, de acordo com as instruções da bula. Vários inseticidas organofosforados, carbamatos e piretrinas são efetivos, quando aplicados na forma de solução.

Controle. Se as pulgas se instalam em uma granja aviária, deve-se adotar medidas drásticas para sua remoção. Todos os ninhos devem ser retirados e queimados e a granja, pulverizada com inseticida.

Ceratophyllus gallinae

Nome comum. Pulga-de-galinha europeia.

Local de predileção. Pele.

Classe. Insecta.

Ordem. Siphonaptera.

Família. Ceratophyllidae.

Descrição. Tipicamente, *Ceratophyllus gallinae* adultas medem 2 a 2,5 mm de comprimento e não apresentam fosseta de antena. Possuem olhos. Há um ctenídio pronotal, com mais de 24 dentes, e ausência de ctenídio genal (ver Figura 3.73). Na superfície interna do fêmur posterior nota-se uma fileira lateral com 4 a 6 cerdas; não há espinhos na parte basal das pernas.

Hospedeiros. Aves domésticas, aves selvagens, cães, gatos, humanos.

Distribuição geográfica. Encontrada predominantemente no Velho Mundo, mas esta pulga foi introduzida no sudeste do Canadá e no nordeste dos EUA.

Patogênese. *Ceratophyllus gallinae* é a pulga mais comum de aves domésticas. No entanto, não é considerada vetor importante de doença. A sua atividade de alimentação pode causar irritação, inquietação e, no caso de infestação maciça, anemia.

Sinais clínicos. Os sintomas incluem inquietação e arranhadura nas áreas acometidas. As picadas podem ser vistas na pele. É possível notar dermatite alérgica, que deve ser diferenciada de outras condições parecidas, como sarna sarcóptica.

Diagnóstico. O diagnóstico não é fácil, pois os adultos podem sair do hospedeiro; ademais, é difícil encontrar ovos e larvas.

Epidemiologia. Essas pulgas não são hospedeiro-específicas e podem infestar qualquer mamífero ou ave disponível para o repasto sanguíneo. Como são capazes de sobreviver fora do hospedeiro pode ocorrer transmissão a partir de material de cama e do alojamento. Esta pulga é muito móvel no hospedeiro e pode ser especialmente comum em material de ninho deste hospedeiro. Alimenta-se prontamente em humanos e animais domésticos de companhia; com frequência, a infestação ocorre durante o manuseio de aves domésticas e de pássaros selvagens lesionados, trazidos para o domicílio. Também, sabe-se que migram nas instalações, a partir de ninhos sob beirais adjacentes. Quando esses ninhos são removidos devem ser incinerados, caso contrário as pulgas famintas podem infestar animais domésticos de companhia e humanos. Nas aves selvagens há sincronismo entre a reprodução das pulgas e a atividade de alimentação com a estação de acasalamento das aves; em galinhas-domésticas a atividade da pulga pode persistir o ano todo.

Nota. A pulga-de-galinha europeia, *Ceratophyllus gallinae,* é muito comum em aves domésticas; ademais, infesta mais de 75 espécies de aves selvagens e alguns mamíferos. Na Europa, a grande maioria destes hospedeiros é representada por chapins que vivem em tocas, em especial chapins grandes e chapins-azuis. Essa espécie surgiu na Europa e se espalhou pelas criações de aves de todo o mundo. Sua erradicação é difícil porque é capaz de se alimentar em diversas espécies; além disso, tem alta capacidade de adaptação.

Tunga penetrans

Nome comum. Bicho-de-pé.

Local de predileção. Pele.

Classe. Insecta.

Ordem. Siphonaptera.

Família. Pulicidae.

Descrição. *Tunga penetrans* não tem ctenídio, tampouco cerda espiniforme na coxa metatorácica. A cabeça é angular e apresenta um ângulo frontal agudo. O tórax é curto e marrom-avermelhado. Antes do repasto sanguíneo a fêmea mede cerca de 1 mm de comprimento, mas quando grávida o seu comprimento pode aumentar para até 7 mm. O macho é menor, com cerca de 0,5 mm de comprimento, e nunca se fixa ao hospedeiro.

Hospedeiros. Humanos, primatas e suínos. Além disso, os hospedeiros reservatório incluem bovinos, ovinos, equinos, mulas, ratos, camundongos, cães e outros animais selvagens.

Distribuição geográfica. Partes da África, Ásia, América do Norte e América do Sul. O bicho-de-pé é um importante parasita de humanos que vivem em regiões neotropicais e afrotropicais.

Patogênese. Assim que *T. penetrans* se ingurgita com sangue, sua presença causa dor intensa e pode ocasionar inflamação e úlcera localizadas. Tétano e gangrena podem ser decorrências de infecções secundárias. Irritação local intensa e prurido também são indicativos de infestação mais branda.

Tunga penetrans também pode ser um problema relevante em cães, especialmente quando se instala nos espaços interdigitais, sob os coxins e no escroto; contudo, a maior parte das infestações tende a ser localizada. A presença de grande número de *T. penetrans* adultos nas patas pode ser uma condição incapacitante.

A lesão cutânea pode facilitar a entrada de outros patógenos, ocorrendo infecção secundária e ulceração.

Sinais clínicos. A presença da fêmea de *T. penetrans* pode causar prurido intenso, dor e inflamação, com possibilidade de infecção secundária. Este parasita se instala principalmente nos pés das pessoas, provocando irritação intensa. Em suínos, os principais locais de fixação do parasita são as patas e o escroto, mas estes animais toleram a infestação sem sinais de desconforto.

Diagnóstico. A tumefação produzida pela fêmea é facilmente visível e, com frequência, é circundada por ovos. O tamanho do nódulo (em geral no pé, em humanos) aumenta de modo gradativo em poucas semanas, em um paciente que esteve recentemente em uma área endêmica. O diâmetro do nódulo pode variar de 4 a 10 mm. Às vezes, nota-se drenagem de exsudato serossanguinolento por um orifício central.

Epidemiologia. O principal hábitat é o solo quente e seco e a areia de praia, os estábulos e os animais de fazenda. Por meio de contato, as pulgas invadem a pele desprotegida. O local mais comumente envolvido é a pata (pele interdigital e região subungueal). *T. penetrans* tem capacidade de salto limitada.

Tratamento. Tratamentos tópicos relatados em humanos incluem crioterapia ou eletrodessecação dos nódulos. Na pele infestada tem-se utilizado formaldeído, clorofórmio ou diclorodifeniltricloroetano (DDT). Petróleo oclusivo sufoca o organismo. Estes tratamentos não removem o parasita da pele, tampouco resultam em alívio imediato das lesões doloridas. Também pode ser cuidadosamente removido com auxílio de uma agulha ou pinça. O tratamento recomendado é a remoção cirúrgica dos parasitas. Há disponibilidade de diversos métodos de tratamento cirúrgico. *T. penetrans* pode ser removido de sua cavidade utilizando-se instrumentos estéreis, mas isso é mais difícil quando o parasita se encontra ingurgitado. O orifício precisa ser alargado e todo o nódulo deve ser extraído. Pode-se aplicar unguento antimicrobiano, juntamente com terapia antibiótica sistêmica, quando indicado. O tratamento agressivo da infecção secundária e a profilaxia de tétano são procedimentos importantes. Em cães, o banho em pedilúvio contendo solução de triclorfon 0,2% ou de metrifonato tem se mostrado efetivo, bem como a injeção subcutânea de ivermectina (0,2 mg/kg de peso corporal).

Controle. Tungiose pode ser controlada mediante o tratamento de locais infestados com pesticidas (malation e metopreno têm sido utilizados com êxito) e o tratamento de hospedeiros reservatórios infectados.

CARRAPATOS

CARRAPATOS DUROS

Os carrapatos duros pertencem à família Ixodidae; são relativamente grandes, medindo 2 a 20 mm de comprimento, e achatados dorsoventralmente. Possuem uma placa dorsal esclerosada denominada escudo (ver Figura 3.110), que se estende por toda a superfície dorsal do macho, mas que recobre apenas uma pequena área atrás do gnatossoma, em larvas, ninfas ou fêmeas. Outras características que os distinguem são uma série de ranhuras no escudo e no corpo e, em algumas espécies, festões na borda posterior do corpo (ver Figuras 3.110 e 3.112). Os carrapatos "ornamentados" possuem regiões coloridas como esmalte, no corpo (ver Figura 17.24).

Os carrapatos duros são parasitas temporários e a maioria das espécies passa períodos de tempo relativamente curtos nos hospedeiros e pode desenvolver vários ciclos evolutivos complexos, em 1 a 3 hospedeiros, nos quais se fixam durante o ciclo evolutivo. A maioria das espécies apresenta um ciclo evolutivo de três hospedeiros. Um número relativamente pequeno de carrapatos ixodídeos (cerca de 50 espécies) que habitam áreas onde há escassez de hospedeiros e nas quais há longos períodos sazonais de clima desfavorável, desenvolveram estratégias de alimentação em 1 ou 2 hospedeiros.

Sinais clínicos. Não há sinais evidentes de infestação por carrapatos, exceto a presença dos parasitas e as reações locais às picadas. Os carrapatos também são importantes vetores de doenças causadas por protozoários, bactérias, vírus e riquétsias.

Diagnóstico. Os carrapatos adultos, em especial as fêmeas ingurgitadas, são facilmente vistos na pele do hospedeiro, sendo os locais de predileção a face, as orelhas, as axilas e a região inguinal. Em geral, nestas áreas também são notados pequenos nódulos inflamados. Os carrapatos podem ser coletados do hospedeiro ou diretamente do ambiente e faz-se exame microscópico para identificar a espécie em questão.

Patologia. A reação local à picada de carrapato é muito variável; comumente, no local da picada pode-se notar discreta reação granulomatosa representada por resposta celular inflamatória mista com fibrose.

Epidemiologia. A distribuição dos carrapatos em regiões de clima temperado com chuvas frequentes, não sazonal, está estreitamente associada com a disponibilidade de microambiente com alta umidade relativa, como ocorre na camada de macega que se forma sob pastagem grosseira. Por outro lado, em pastagens de regiões tropicais a cobertura de gramínea é descontínua e, com frequência, entremeada com áreas expostas ou desgastadas. Quando há cobertura adequada de gramínea na pastagem geralmente considera-se que a distribuição de carrapatos é determinada, principalmente, pela chuva e, com exceção de *Hyalomma* spp., há necessidade de precipitação pluviométrica média anual acima de 60 cm, para a sobrevivência dos carrapatos, desde que a temperatura seja apropriada para o desenvolvimento em grande parte do ano.

No entanto, estudos recentes mostraram que os principais fatores para a manutenção do microclima necessário, com alta umidade relativa, são mais complexos e dependem da transpiração das folhas da vegetação. Se isso acontece, mantém-se microclima com umidade adequada, apesar do ambiente geral seco. No entanto, quando a taxa de evaporação aumenta além de determinado nível, o estoma das folhas se fecha, a transpiração cessa e o microclima com baixa umidade que se instala rapidamente se torna letal aos carrapatos.

No campo, a estabilidade do microclima depende de fatores como a quantidade de pastagem ou de restos vegetais e a espécie de gramínea. Os vários gêneros de carrapatos têm diferentes limiares de temperatura e umidade, nos quais são ativos e se alimentam; estes limiares determinam sua distribuição. Em geral, os carrapatos são mais ativos durante a estação quente, desde que haja volume de chuva suficiente; no entanto, em algumas espécies os estágios de larvas e ninfas também são ativos em locais de clima mais moderado. Isto interfere na duração e no momento apropriado para instituir um programa de controle.

Tratamento. O controle de carrapatos ixodídeos praticamente se baseia no uso de acaricidas químicos aplicados por meio de imersão total na forma de banho ou por meio de aspersão, *spot-on* ou brinco de liberação lenta. Há disponibilidade de uma ampla variedade de produtos à base de organofosforados (p. ex., malation, clorpirifos, fentionina, diclorvos, citoato, diazinon, propetanfos, fosmet) e de piretroides (p. ex., permetrina, deltametrina) para aplicação por meio de aspersão, imersão, *spot-on* ou banho. Lactonas macrocíclicas ou closantel, administrados por via parenteral, também auxiliam no controle de carrapatos. Quando os animais intensamente parasitados necessitam tratamento individual, pode-ser aplicar formulação especial de acaricida, em suspensão em base oleosa, nas áreas acometidas.

Nos animais de companhia, é possível a aplicação tópica de acaricidas como fipronil (fenilpirazol), imidacloprid (cloronicotinil), selamectina (lactona macrocíclica), amitraz (formamidina), afoxolaner e fluralaner (isoxazolina), organofosforados (p. ex., malation, ronel, clorpirifos, fentionina, diclorvos, citoato, diazinon, propetanfos, fosmet) e carbamatos, para eliminar os carrapatos do hospedeiro. Piretroides (p. ex., permetrina, deltametrina) não devem ser utilizados em gatos.

Controle. O controle a longo prazo de carrapatos de três hospedeiros é realizado no período em que a fêmea adulta necessita para se ingurgitar totalmente, que varia de 4 a 10 dias, dependendo da espécie. Se o animal for tratado com um acaricida de efeito residual de, por exemplo, 3 dias, o período será de pelo menos 7 dias antes que a fêmea reapareça totalmente ingurgitada após o tratamento (ou seja, efeito residual de 3 dias mais um mínimo de 4 dias para a ingurgitação). Portanto, o tratamento semanal durante a estação de ocorrência de carrapatos mata as fêmeas adultas antes que se tornem completamente ingurgitadas, exceto nos casos de infestação muito intensa, quando o intervalo entre tratamentos precisa ser reduzido para 4 ou 5 dias.

Teoricamente, o tratamento semanal também deve controlar o número de larvas e ninfas; entretanto, em várias regiões as infestações máximas de larvas e ninfas ocorrem em estações diferentes daquelas das fêmeas adultas e a duração da estação de tratamento pode ser prolongada.

Como muitos carrapatos se instalam em partes menos acessíveis do corpo, como ânus, vulva, virilha, escroto, úbere e orelha, deve-se ter cuidado para assegurar que o acaricida seja apropriadamente aplicado.

Métodos de controle tradicionais como queima de pastagens de bovinos ainda são utilizados em algumas regiões e, em geral, são empregados durante o período seco, antes das chuvas, quando os carrapatos não são ativos. Este procedimento ainda é benéfico em várias condições de criação extensiva, desde que realizado após a semeadura de gramíneas; a regeneração das pastagens ocorre logo após o início das chuvas. O cultivo da terra e, em algumas áreas, a melhoria da drenagem auxiliam a reduzir a população de carrapatos e podem ser utilizados onde prevalecem sistemas agrícolas mais intensivos. A rotação de pastagens, em que os rebanhos de animais pecuários são transferidos de pastagens por determinado período de tempo, tem sido utilizada em áreas de criação semi-intensiva ou extensiva; todavia, com frequência, tem a desvantagem de que os carrapatos ainda podem sugar sangue de uma ampla variedade de hospedeiros.

Ixodes

Ixodes é o gênero da família Ixodidae mais amplo, com cerca de 250 espécies. São carrapatos pequenos sem ornamentação, sem olhos e sem festões. As peças bucais são longas, maiores nas fêmeas do que nos machos (Figura 17.17). O quarto segmento dos palpos é muito pequeno e possui um quimiorreceptor na sensila. O segundo segmento dos palpos pode ser restrito à base, originando um espaço entre o palpo e as quelíceras (ver Figura 3.114A). Os machos apresentam várias placas ventrais que quase sempre recobrem a superfície ventral. *Ixodes* pode ser distinguido de outros carrapatos ixodídeos pela posição anterior do sulco anal (ver Figura 3.117). Em outros gêneros de Ixodidae não há sulco anal ou ele é posterior ao ânus.

Ixodes ricinus

Nomes comuns. Carrapato de ovino, carrapato-mamona.

Local de predileção. Pele.

Classe. Arachnida.

Ordem. Ixodida.

Família. Ixodidae.

Descrição. A fêmea adulta ingurgitada é cinza-clara, mede até 1 cm de comprimento e tem formato de feijão (ver Figura 17.18; ver também Figura 3.115B). No entanto, quando ingurgitada as pernas não são visíveis quando vistas por cima. O macho adulto de *Ixodes ricinus* mede apenas 2 a 3 mm de comprimento e por realizarem menor repasto sanguíneo, em comparação com as fêmeas, os quatro pares de pernas são facilmente vistos por cima (Figura 17.18).

As ninfas se assemelham aos adultos, mas medem menos que 2 mm de comprimento (Figura 17.19). O comprimento da larva, frequentemente descrita como "carrapato-semente" ou "carrapato-pimenta", é menor que 1 mm de comprimento e, em geral, é marrom-pálida ou amarelada.

Ixodes ricinus, quando comparados com *I. canisuga* e *I. hexagonus*, apresentam tarsos afilados (ver Figura 3.116A) e não encurvados e o ângulo interno posterior da primeira coxa contém um esporão que se sobrepõe à segunda coxa (ver Figura 3.117A).

Hospedeiros. Ovinos, bovinos e caprinos; entretanto, podem se alimentar em todos os mamíferos e aves. Os estágios imaturos também podem se alimentar em lagartos.

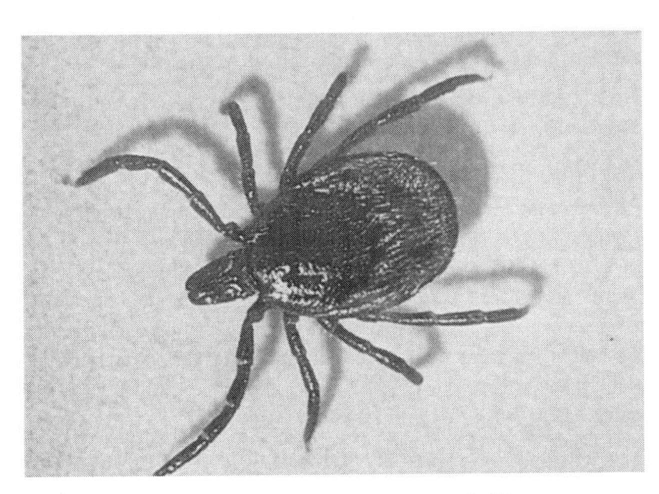

Figura 17.17 Fêmea de *Ixodes ricinus* não ingurgitada. Note que as peças bucais são relativamente longas. (Esta figura encontra-se reproduzida em cores no Encarte.)

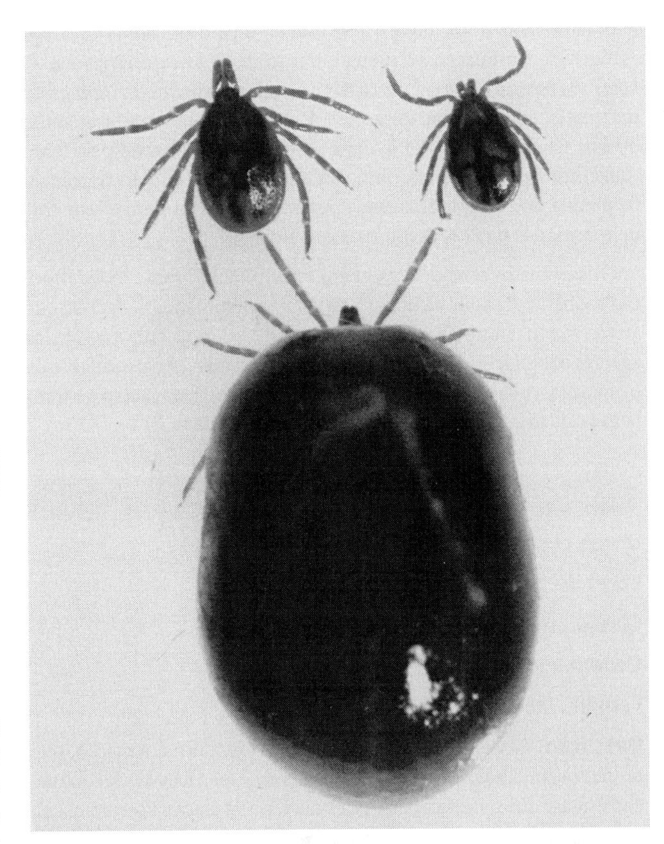

Figura 17.18 *Ixodes ricinus:* fêmea ingurgitada e dois machos (parte superior). (Esta figura encontra-se reproduzida em cores no Encarte.)

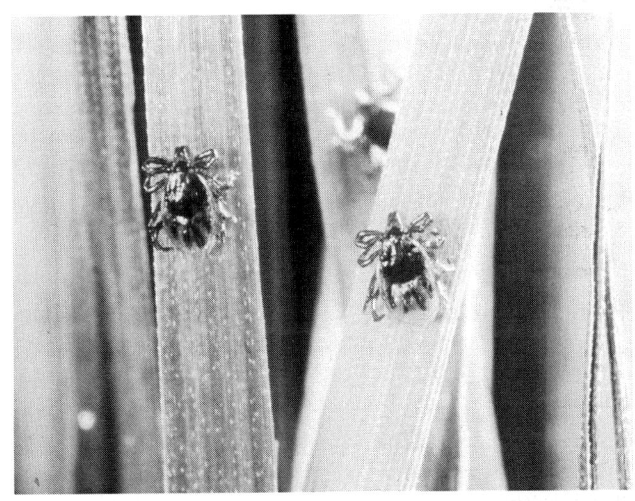

Figura 17.19 Ninfas de *Ixodes ricinus*. (Esta figura encontra-se reproduzida em cores no Encarte.)

Distribuição geográfica. Regiões de clima temperado da Europa, Austrália, África do Sul, Tunísia, Argélia e Ásia. É mais comum em áreas de pastagens grosseiras em locais pantanosos e arborizados. Embora relatada, esta espécie nunca se instalou na América do Norte.

Patogênese. Os carrapatos *Ixodes* são hematófagos e, ocasionalmente, as infestações maciças podem causar anemia. As picadas de carrapatos podem lesionar o hospedeiro no sítio de fixação, provocando lesão local, que pode predispor à infecção bacteriana secundária. As lesões que ocorrem durante a alimentação podem predispor à miíase. Também, no abate o valor do couro ou da lã pode ser menor.

O fator mais importante é que este carrapato transmite diversos patógenos. Na Europa Ocidental, transmite *Babesia divergens* e *B. bovis* aos bovinos, que causam a febre da urina vermelha, e *Anaplasma marginale*, que causa anaplasmose. Em ovinos e bovinos, transmite o vírus da encefalomielite ovina e a riquétsia responsável pela febre transmitida por carrapato. Também está associada com a ocorrência de piemia do carrapato, causada por *Staphylococcus aureus*, em cordeiros criados na Grã-Bretanha e na Noruega.

Os carrapatos ixodídeos também transmitem *Borrelia burgdorferi*, espiroqueta causador da doença de Lyme em humanos. Relata-se que *Ixodes ricinus* causa paralisia do carrapato e que atua como vetor dos agentes etiológicos da encefalite da Tchecoslováquia e da encefalite da primavera-verão da Rússia, e de *Coxiella burnetii*. Este carrapato também pode transmitir febre hemorrágica bucoviniana.

Ixodes canisuga

Nome comum. Carrapato de cão.

Local de predileção. Pele.

Classe. Arachnida.

Ordem. Ixodida.

Família. Ixodidae.

Descrição. *Ixodes canisuga* é um carrapato sem ornamentação, sem festões e sem olhos. Os palpos são longos e a superfície ventral do macho é quase que toda recoberta por uma série de placas. Possui um sulco anal anterior ao ânus. A fêmea ingurgitada é cinza-clara, mede até 10 mm de comprimento e tem forma de feijão, com quatro pares de pernas. Os machos têm apenas 2 a 3 mm de comprimento e os 4 pares de pernas são facilmente vistos. *Ixodes canisuga* pode ser diferenciado de *I. ricinus* pela presença de tarso encurvado (ver Figura 3.116C) e pelo menor tamanho do esporão no ângulo interno posterior da primeira coxa (ver Figura 3.117C). As ninfas se assemelham aos adultos e também possuem 4 pares de pernas; contudo, medem menos que 2,0 mm. As larvas ("carrapatos-pimenta") são menores que 1 mm, em geral são amareladas e apresentam apenas 3 pares de pernas.

Hospedeiros. Mamíferos, inclusive cães, raposas, ovinos, equinos e mulas.

Distribuição geográfica. Por toda a Europa, até a Rússia Oriental.

Patogênese. A infestação pode provocar dermatite, prurido, alopecia e anemia; no entanto, este carrapato não é um importante vetor de doenças. Pode ser um problema particular em cães criados em canil.

Epidemiologia. Esta espécie, às vezes denominada carrapato do cão britânico, é encontrada em diversos hospedeiros. É especialmente considerada como um problema em canil, onde o carrapato é capaz de sobreviver em fendas e rachaduras do piso e de paredes.

Ixodes hexagonous

Nome comum. Carrapato-do-ouriço.

Locais de predileção. Cabeça, orelhas.

Classe. Arachnida.

Ordem. Ixodida.

Família. Ixodidae.

Descrição. Os adultos são vermelho-amarronzados, com pernas que aparentam padrão de coloração relativamente listrado. O escudo é claramente hexagonal (daí o nome "hexágono") e, à semelhança de *I. ricinus*, a coxa do primeiro par de pernas contém um esporão. No entanto, o esporão é menor do que aquele de *I. ricinus* e não se sobrepõe à coxa do segundo par de pernas (ver Figura 3.117B). Quando ingurgitada, a fêmea pode ter até 8 mm de comprimento. Os machos medem cerca de 3,5 a 4 mm de comprimento. Os tarsos são longos (0,8 mm, nas fêmeas, e 0,5 mm nos machos) e encurvados agudamente na parte apical (ver Figura 3.116B).

Hospedeiros. Ouriços; também, outros mamíferos, inclusive cães, gatos, raposas, ovinos, equinos, toupeiras.

Distribuição geográfica. Europa e noroeste da África.

Patogênese. Nos cães e gatos, em geral as fêmeas adultas se instalam atrás das orelhas, nas maxilas, no pescoço e nas virilhas, causando dermatite local e risco de infecção do ferimento. Com frequência, estes carrapatos são incriminados como responsáveis por estas lesões quando os cães são repetidamente infestados com carrapatos, em especial ao redor da cabeça. Também, pode ser um problema mais relevante em locais onde não há *I. ricinus*. *Ixodes hexagonus* é um vetor biológico de *Borrelia* spp. e do agente etiológico da encefalite transmitida por carrapato.

Epidemiologia. O principal hospedeiro é o ouriço europeu e o deslocamento deste hospedeiro para áreas urbanizadas pode aumentar o risco de exposição de pessoas e animais a doenças infecciosas transmitidas por *I. hexagonus*. Os carrapatos são ativos desde o início da primavera até o final do outono, mas é provável que sejam mais ativos nos meses de abril e maio. Esta espécie habita abrigos, como tocas e canis, e pode infestar grande número de animais domésticos, quando expostos ao parasita.

Ixodes holocyclus

Nome comum. Carrapato da paralisia.

Local de predileção. Pele.

Classe. Arachnida.

Ordem. Ixodida.

Família. Ixodidae.

Descrição. A fêmea adulta ingurgitada é cinza-clara, mede até 1 cm de comprimento, tem forma de feijão e apresenta 4 pares de pernas. Os machos têm apenas 2 a 3 mm de comprimento e os 4 pares de pernas são facilmente vistos. Os palpos são longos e a superfície ventral do macho adulto é quase que totalmente recoberta por uma série de placas. Possuem um sulco anal anterior ao ânus. As ninfas se assemelham aos adultos, mas são menores que 2 mm, enquanto as larvas medem menos de 1 mm de comprimento e, em geral, são amareladas.

Hospedeiros. Bovinos, ovinos, caprinos, cães, gatos e outros mamíferos e aves.

Distribuição geográfica. Austrália.

Patogênese. *Ixodes holocyclus* é a principal causa de paralisia do carrapato, na Austrália. Relata-se que a toxina paralisante acomete, pelo menos, 20.000 animais domésticos por ano. Embora, em geral, as infestações por *I. holocyclus* envolvem número relativamente baixo de carrapatos, elas podem matar bovinos, em especial bezerros e pequenos animais domésticos. Cinquenta larvas ou cinco ninfas podem matar um rato de 40 g e um número maior pode causar paralisia em cães e gatos.

Em geral, apenas o estágio adulto acomete bovinos, com surtos mais graves no final do inverno, na primavera e no verão. *Ixodes holocyclus* também é um vetor de *Coxiella burnetii* (causa de febre Q) e *Rickettsia australis* (causa de tifo do carrapato de Queensland).

Epidemiologia. Esta espécie é mais comumente encontrada em vegetação frondosa baixa, pois esta condição protege o carrapato da exposição ao sol e ao vento e mantém elevada a umidade necessária para o seu desenvolvimento.

Ixodes persulcatus

Nome comum. Carrapato de taiga.

Local de predileção. Pele.

Classe. Arachnida.

Ordem. Ixodida.

Família. Ixodidae.

Descrição. Morfologicamente, o carrapato de taiga, *Ixodes persulcatus,* é muito semelhante a *I. ricinus;* é um carrapato marrom-avermelhado, sem ornamentação, sem festões e sem olhos. Os palpos são longos e a superfície ventral do macho é quase que totalmente recoberta por uma série de placas. A fêmea adulta ingurgitada é cinza-clara e tem até 10 mm de comprimento. A principal diferença é que a fêmea adulta de *I. persulcatus* apresenta uma abertura genital reta ou ondulada, mais do que arqueada, como vista em *I. ricinus.*

Hospedeiros. Ovinos, bovinos, caprinos, equinos, cães, outros mamíferos, aves e humanos.

Distribuição geográfica. Apresenta uma distribuição mais oriental do que *Ixodes ricinus,* sendo disseminado por toda a Europa Oriental, Rússia e até em regiões tão distantes como o Japão.

Patogênese. *Ixodes persulcatus* é importante vetor dos agentes etiológicos das doenças humanas, encefalite viral da primavera-verão, na Rússia, e borreliose de Lyme.

Epidemiologia. Os carrapatos de taiga podem ser disseminados por aves migratórias.

Ixodes rubicundus

Nome comum. Carrapato da paralisia de Karoo.

Locais de predileção. Pele, pescoço, tórax e ventre.

Classe. Arachnida.

Ordem. Ixodida.

Família. Ixodidae.

Descrição. Os carrapatos adultos apresentam um pequeno espinho interno na coxa I e uma aba posterior de cutícula ligeiramente esclerosada nas coxas I-III. No macho, a saliência ventral na base do capítulo apresenta um lobo central e dois lobos laterais menores e há dois grandes dentes basais no hipostômio. O escudo da fêmea apresenta uma borda posterior estreitamente arredondada e áreas porosas achatadas ovais.

Hospedeiros. Rebanhos pecuários domésticos e ungulados selvagens.

Distribuição geográfica. Sul da África, especialmente em Karooveld.

Patogênese. *Ixodes rubicundus,* o carrapato da paralisia de Karoo, é parasita de rebanhos de animais domésticos e de ungulados selvagens, na África do Sul, e pode ocasionar sérias perdas. Os carrapatos podem provocar lesão no local de fixação, com lesão local que pode predispor à infecção bacteriana secundária. Os carrapatos adultos produzem uma toxina que provoca paralisia em ovinos e caprinos. Os animais acometidos ficam paralisados e alguns podem manifestar incoordenação e cambaleio. A menos que se removam os carrapatos, o animal permanece paralisado e morre dentro de dias. A maior parte dos animais acometidos se recupera dentro de 24 a 48 h, desde que os carrapatos sejam removidos ou os animais submetidos a banho de imersão.

Ixodes scapularis

Sinônimo. *Ixodes dammini.*

Nomes comuns. Carrapato da espádua, carrapato da perna preta.

Local de predileção. Pele.

Classe. Arachnida.

Ordem. Ixodida.

Família. Ixodidae.

Descrição. As características que identificam esta espécie são as pernas pretas, o escudo negro e o longo capítulo preto.

Hospedeiros. Veados; todos os mamíferos e aves.

Distribuição geográfica. América do Norte, em especial em áreas arborizadas e ao redor delas.

Patogênese. A picada de *Ixodes scapularis* é muito dolorida. Os estágios de ninfas e adultos são os principais vetores de doença de Lyme, na América do Norte. Também estão envolvidos na transmissão de *Francisella tularensis.* Estes carrapatos são os principais vetores de babesiose humana e erhlichiose granulocítica humana e são responsáveis pela transmissão de anaplasmose e piroplasmose.

Epidemiologia. *Ixodes scapularis* requer umidade relativa alta para sobreviver e seu padrão de atividade de alimentação reflete esta necessidade. No caso de alimentação restrita a épocas do ano em que as condições de temperatura e umidade são apropriadas, notam-se períodos de atividade sazonais distintos restritos, geralmente na primavera e no outono. Em razão de sua necessidade de alta umidade, em geral é encontrado em áreas arborizadas decíduas onde vivem pequenos mamíferos e veados.

Ixodes pacificus

Nome comum. Carrapato de perna preta oriental.

Local de predileção. Pele.

Classe. Arachnida.

Ordem. Ixodida.

Família. Ixodidae.

Descrição. Uma espécie muito parecida com *Ixodes scapularis.* Os carrapatos adultos são vermelho-amarronzados e medem cerca de 3 mm. As larvas e as ninfas são menores e mais claras.

Hospedeiros. Roedores, lagartos e grandes mamíferos, como equinos, veados e cães.

Distribuição geográfica. Comumente constatado na região oeste dos EUA e na Colúmbia Britânica.

Patogênese. Sabe-se que é um vetor da doença de Lyme e da riquétsia que causa erhlichiose granulocítica equina.

Epidemiologia. É encontrado em hábitats com floresta, em arbustos no litoral norte, em vegetais altos e em pastagens livres.

Ixodes pilosus

Nome comum. Carrapato de Russet, carrapato de arbusto.

Local de predileção. Pele.

Classe. Arachnida.

Ordem. Ixodida.

Família. Ixodidae.

Hospedeiros. Bovinos, ovinos, caprinos, equinos, cães, gatos e ungulados selvagens.

Ciclo evolutivo. É uma espécie de carrapato de três hospedeiros.

Distribuição geográfica. Maioria das regiões da África do Sul.

Patogênese. A atividade de alimentação deste carrapato provoca perda de sangue, dermatite local e pode resultar em paralisia do carrapato.

Várias outras espécies de *Ixodes* foram relatadas na América do Norte e têm sido constatadas principalmente em cães (Tabela 17.1).

Dermacentor

Os carrapatos do gênero *Dermacentor* apresentam tamanho médio a grande, em geral com padrões de ornamentação. As peças bucais e os palpos são curtos e a base do capítulo é retangular (Figura 3.114C). Possuem festões e olhos. A coxa do 1º par de pernas é segmentada em duas partes, em ambos os sexos. A coxa aumenta de tamanho progressivamente, de I a IV. Os machos carecem de placas ventrais e no macho adulto a coxa do 4º par de pernas é muito maior.

A maior parte das espécies de *Dermacentor* é representada por carrapatos de três hospedeiros, mas há alguns carrapatos de um único hospedeiro. O gênero é pequeno, com cerca de 30 espécies, a maioria das quais é encontrada no Novo Mundo. Muitas das espécies estão diretamente associadas à ocorrência de febre maculosa das Montanhas Rochosas, febre Q, tularemia e febre do carrapato, no estado do Colorado. A secreção salivar de algumas espécies pode causar paralisia do carrapato.

Dermacentor andersoni

Sinônimo. *Dermacentor venustus.*

Nome comum. Carrapato-madeira das Montanhas Rochosas.

Locais de predileção. Todo o corpo, em especial axila, região inguinal, face e orelhas.

Classe. Arachnida.

Ordem. Ixodida.

Família. Ixodidae.

Tabela 17.1 Outras espécies de *Ixodes*.

Espécie	Distribuição	Comentários
Ixodes angustus	Nordeste dos EUA	
Ixodes cookei	EUA, sudeste do Canadá	Infesta bovinos, cães e gatos
Ixodes kingi	Oeste dos EUA	Infesta bovinos, cães e gatos
Ixodes rugosus	Oeste dos EUA	Carrapato rotundo
Ixodes sculptus	Oeste dos EUA	
Ixodes muris	EUA	Carrapato de camundongo
Ixodes texanus	Noroeste dos EUA, Canadá	

Descrição de adultos. *Dermacentor andersoni* é um carrapato com ornamentação, sendo marrom a cor básica e um padrão cinza (ver Figura 3.118). Os machos medem cerca de 2 a 6 mm de comprimento e as fêmeas, ao redor de 3 a 5 mm, quando não ingurgitadas, e 10 a 11 mm, quando ingurgitadas. As pernas têm padrão semelhante ao do corpo. A coxa do 1º par de pernas contém esporões externo e interno bem desenvolvidos.

Hospedeiros. Estágios imaturos: pequenos roedores. Adultos: herbívoros selvagens e domésticos.

Distribuição geográfica. Esta espécie encontra-se amplamente disseminada por todas as regiões do oeste e do centro da América do Norte, desde o México até o norte da Colúmbia Britânica.

Patogênese. Alto grau de infestação pode provocar anemia. *Dermacentor andersoni* pode causar paralisia do carrapato, em especial em bezerros, e pode ser responsável pela transmissão de anaplasmose bovina, causada por *Anaplasma marginale.* Também, transmite o vírus da febre do carrapato do Colorado e a bactéria causadora de tularemia. *Dermacentor andersoni* é o principal vetor de *Rickettsia ricketsii* (causa da febre maculosa das Montanhas Rochosas), no oeste dos EUA.

Epidemiologia. O número de adultos atinge o pico em maio e, em seguida, diminui até julho. Larvas e ninfas surgem depois e, em geral, desaparecem no final do verão. Esta espécie é particularmente comum em gramíneas úmidas e áreas cobertas de arbustos, as quais atraem tanto pequenos mamíferos necessários aos estágios imaturos, e grandes mamíferos herbívoros, necessários para os carrapatos adultos. A infestação acontece quando os animais hospedeiros se esfregam nas vegetações que abrigam as larvas dos carrapatos.

Dermacentor variabilis

Nomes comuns. Carrapato do cão americano, carrapato-madeira.

Local de predileção. Pele.

Classe. Arachnida.

Ordem. Ixodida.

Família. Ixodidae.

Descrição. Estes carrapatos, com ornamentação, são marrom-pálidos e cinza, com olhos e festões (ver Figura 3.119). Os machos adultos medem cerca de 3 a 4 mm de comprimento e as fêmeas adultas, ao redor de 4 mm, quando não ingurgitadas, e 15 mm, quando ingurgitadas. *Dermacentor variabilis* pode ser distinguido pela ausência de um esporão posterodorsal no palpo do segmento II.

Hospedeiros. Cães, equinos, bovinos, humanos. Este carrapato se alimenta em muitas espécies de mamíferos domésticos e selvagens.

Distribuição geográfica. América do Norte.

Patogênese. *Dermacentor variabilis* é um importante parasita de carnívoros selvagens e domésticos. A sua atividade de alimentação pode provocar paralisia do carrapato, em cães. Em bovinos, pode transmitir anaplasmose bovina. Também, é importante vetor de *Rickettsia rickettsii* (causa de febre maculosa das Montanhas Rochosas), nos EUA; ademais, pode transmitir a bactéria que causa tularemia (doença do caçador). Além disso, transmite o vírus da encefalite de St. Louis e vários estudos mostraram que pode carrear a bactéria *Borrelia burgdorferi*, que causa doença de Lyme.

Epidemiologia. Os estágios de larva e ninfa se alimentam em roedores selvagens, especialmente camundongos de campina de cauda curta (*Microtus* spp.), enquanto os hospedeiros preferidos de adultos são os mamíferos maiores, em especial carnívoros selvagens e domésticos.

Dermacentor albipictus

Nome comum. Carrapato do inverno ou carrapato do alce americano.

Local de predileção. Pele.

Classe. Arachnida.

Ordem. Ixodida.

Família. Ixodidae.

Descrição. Os adultos são carrapatos com ornamentação e possuem olhos e festões. A base do capítulo é retangular e os palpos são curtos. Os machos carecem de placas ventrais e a coxa do 4º par de pernas é maior. Nos adultos, de ambos os sexos, a coxa do 1º par de pernas apresenta um esporão maior (bidenteado) e no macho o tamanho da coxa aumenta de I a IV.

Hospedeiros. O alce americano é o hospedeiro preferido, mas os carrapatos também se alimentam em ampla variedade de mamíferos domésticos e selvagens, inclusive equinos, bovinos e humanos.

Distribuição geográfica. Norte dos EUA e Canadá, especialmente em áreas de planalto e locais montanhosos.

Patogênese. *Dermacentor albipictus* pode provocar paralisia do carrapato; é vetor do agente etiológico da anaplasmose e, possivelmente, da febre maculosa das Montanhas Rochosas. Infestações maciças por *D. albipictus* causam queda de pelos e uma condição denominada "alce fantasma", no norte dos EUA. Pode ocorrer infestação maciça em pelame longo de inverno em mamíferos, como equinos, veados, alces e alces americanos, ocasionando debilidade e anemia, especialmente quando há carência de alimentos.

Epidemiologia. Esta espécie de carrapato tem apenas um hospedeiro. Larva, ninfa e adulto se instalam e se desenvolvem em um único hospedeiro. Esta espécie se alimenta apenas no inverno, em geral entre outubro e março/abril (hemisfério norte), em equinos, veados e grandes mamíferos afins. Em condições normais esta espécie de carrapato produz uma geração por ano.

Dermacentor marginatus

Nome comum. Carrapato de ovinos.

Local de predileção. Pele.

Classe. Arachnida.

Ordem. Ixodida.

Família. Ixodidae.

Descrição. A fêmea adulta ingurgitada pode medir até 15 mm de comprimento e a abertura genital apresenta formato de "V" estreito.

Hospedeiros. Os adultos se alimentam basicamente em mamíferos: ovinos, bovinos, veados, cães, humanos, lebres e ouriços. Ninfas e larvas se alimentam em pequenos mamíferos, insetívoros e aves.

Distribuição geográfica. Marrocos, Espanha, Itália, sul da França, Suíça, Alemanha Ocidental, Polônia, Ásia Central e Oriental.

Patogênese. Esta espécie é vetor de ampla variedade de agentes etiológicos de doenças: em cães, *Babesia canis;* em bovinos, *Babesia divergens;* em ovinos, *B. ovis, Theileria ovis* e *Anaplasma ovis;* em equinos, *Babesia caballi, Theileria equi* e encefalomielite infecciosa; também, *Coxiella burnetii* (febre Q), *Francisella tularensis* (tularemia), *Brucella* spp. e *Rickettsia conorii* (febre botonosa).

Dermacentor nitens

Nome comum. Carrapato-de-cavalo tropical.

Locais de predileção. Pele. A orelha é o local preferido para sua fixação; contudo, também pode infestar condutos nasais, cernelha, abdome ventral e região perineal.

Classe. Arachnida.

Ordem. Ixodida.

Família. Ixodidae.

Descrição. Os carrapatos-machos medem 2 a 4 mm de comprimento, não apresentam ornamentação e são marrom-amarelados. As fêmeas medem 2 a 5 mm de comprimento.

Hospedeiros. Equinos, bovinos, humanos, diversos mamíferos domésticos e selvagens. Os equinos são os hospedeiros preferidos desta espécie.

Distribuição geográfica. Sul dos EUA, América Central, América do Sul e Caribe.

Patogênese. Infestações maciças podem ocasionar a supuração nas orelhas, e os ferimentos ocasionados pelas picadas podem predispor o hospedeiro à postura de ovos por moscas-varejeiras. *Dermacentor nitens* é importante vetor de *Babesia caballi,* causa de babesiose equina. É capaz de transmitir este patógeno a sucessivas gerações, por via transovariana; é importante em criações de cavalos de corrida.

Epidemiologia. Esta é uma espécie de carrapato de um hospedeiro; larva, ninfa e adulto se fixam e se desenvolvem em um único hospedeiro. Em condições tropicais favoráveis esta espécie de carrapato pode produzir várias gerações ao longo do ano.

Dermacentor reticulatus

Sinônimo. *Dermacentor pictus.*

Nome comum. Carrapato de brejo, carrapato da campina ou carrapato de vaca ornamentado.

Local de predileção. Pele.

Classe. Arachnida.

Ordem. Ixodida.

Família. Ixodidae.

Descrição. Esta espécie é um carrapato com ornamentação, olhos e festões (ver Figura 3.120). Machos e fêmeas são brancos, salpicados de manchas marrons (Figura 17.20). A base do capítulo é retangular e os palpos são curtos. A fêmea adulta mede 3,8 a 4,2 mm, quando não ingurgitada, e 10 mm, quando ingurgitada. O macho adulto mede cerca de 4,2 a 4,8 mm de comprimento. As ninfas não ingurgitadas medem ao redor de 1,4 a 1,8 mm de comprimento.

Hospedeiros. Ovinos, bovinos, cães, equinos, suínos, humanos. Ninfas e larvas se alimentam em pequenos mamíferos, como insetívoros e, ocasionalmente, em aves.

Distribuição geográfica. Europa (desde o litoral do Atlântico até o Casaquistão) e centro da África.

Patogênese. *Dermacentor reticulatus* é vetor de ampla variedade de patógenos. É especialmente importante como ectoparasita de bovinos e pode ser encontrado ao longo de seu dorso, no início da primavera. Em bovinos, é vetor de *Babesia divergens* (causa doença da urina vermelha), *B. ovis, Theirleria ovis, Coxiella burnetti* (causa

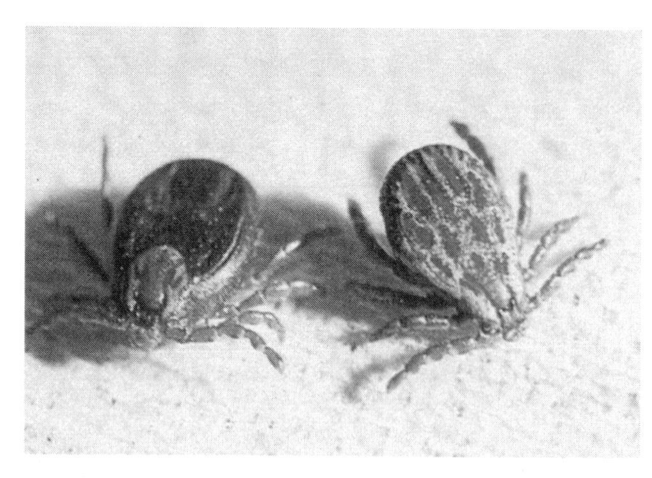

Figura 17.20 Macho e fêmea de *Dermacentor reticulatus*: carrapato com ornamentação e festões. (Esta figura encontra-se reproduzida em cores no Encarte.)

febre Q), *Francisella tularensis* (causa tularemia), *Brucella, Rickettsia conorii* (causa febre botonesa) e *Anaplasma ovis*. Em equinos, é vetor de *Babesia caballi, Theileria equi* e do agente etiológico da encefalomielite infecciosa equina. Em cães, é vetor de *Babesia canis*.

Epidemiologia. *Dermacentor reticulatus* é um carrapato de três hospedeiros e o ciclo evolutivo pode se completar apenas depois de 1 a 2 anos, dependendo das condições ambientais. Esta espécie se alimenta uma vez em cada um dos estágios do ciclo evolutivo, larva, ninfa e adulto; se desprende do hospedeiro, sofre muda e, em seguida, infesta um novo hospedeiro entre os repastos sanguíneos.

Dermacentor silvarum

Locais de predileção. Pele, em todo o corpo, em especial axilas, região inguinal, face e orelhas.

Classe. Arachnida.

Ordem. Ixodida.

Família. Ixodidae.

Hospedeiros. Bovinos, ovinos, equinos, cães, humanos.

Distribuição geográfica. Ásia (região central da Sibéria e nordeste da China até o Japão).

Patogênese. A secreção salivar desta espécie também pode provocar paralisia do carrapato. *Dermacentor silvarum* é vetor do agente etiológico do tifo do carrapato da Sibéria (*Rickettsia sibirica*), bem como de *Babesia bovis, B. caballi, Theileria equi, B. canis, Theileria ovis* e *Anaplasma ovis*.

Epidemiologia. Esta é uma espécie de três hospedeiros, que se alimenta em um hospedeiro diferente em cada um de seus estágios do ciclo evolutivo. As fêmeas adultas e os estágios imaturos passam o inverno no solo. No entanto, alguns machos podem permanecer fixados ao hospedeiro durante o inverno. As larvas e ninfas ficam ativas da primavera ao outono, embora haja um pico geral na atividade do adulto desde o início da primavera até o verão, com um segundo pico menor no outono. O desenvolvimento de *D. silvarum*, desde ovo até a fase adulta, pode demorar até 45 dias, em temperatura de 28°C, e 50 dias, em temperatura de 25°C. O limiar de temperatura para os desenvolvimentos de larva e de ninfa é 8°C e 10°C, respectivamente. O ciclo evolutivo pode ser completado em 1 ano; todavia, em geral, na maioria das vezes, se prolonga por uma ou mais diapausas de verão ou inverno, de 2 a 4 anos.

Dermacentor nutalli

Local de predileção. Pele.

Classe. Arachnida.

Ordem. Ixodida.

Família. Ixodidae.

Distribuição geográfica. Sibéria, norte do Paquistão, China, Mongólia.

Patogênese. *Dermacentor nutalli* é vetor de *Rickettsia sibirica*.

Dermacentor occidentalis

Nome comum. Carrapato da costa do Pacífico.

Local de predileção. Pele.

Classe. Arachnida.

Ordem. Ixodida.

Família. Ixodidae.

Hospedeiros. Bovinos, equinos, outros animais domésticos e mamíferos selvagens.

Distribuição geográfica. Oeste dos EUA (Montanhas Sierra Nevada e costa do Pacífico, desde Oregon até o sul da Califórnia).

Patogênese. *Dermacentor accidentalis* é vetor dos agentes etiológicos de anaplasmose, febre do carrapato do Colorado, febre Q e tularemia; também, pode provocar paralisia do carrapato.

Haemaphysalis

Os carrapatos do gênero *Haemaphysalis* habitam locais úmidos, com vasta vegetação, na Eurásia e na África Tropical. São carrapatos de três hospedeiros; as larvas e as ninfas se alimentam em pequenos mamíferos e aves, enquanto os adultos infestam mamíferos maiores, principalmente animais pecuários. Há cerca de 150 espécies encontradas basicamente no Velho Mundo; há apenas duas espécies relatadas no Novo Mundo.

A maioria das espécies deste gênero é pequena, com peças bucais curtas e capítulo de base rectangular (ver Figura 3.114G). Não há placas ventrais no macho. As placas espiraculares são arredondadas ou ovais, nas fêmeas, e arredondadas ou em formato de vírgula, nos machos. À semelhança de *Ixodes* spp., estes carrapatos carecem de olhos, mas diferem por apresentarem festões e sulco anal posterior.

Haemaphysalis punctata

Local de predileção. Pele.

Classe. Arachnida.

Ordem. Ixodida.

Família. Ixodidae.

Descrição. São pequenos carrapatos sem ornamentação, com festões e sem olhos (Figura 17.21; ver também Figura 3.121). Os palpos e o hipostômio são curtos. Fêmeas e machos adultos medem cerca de 3 mm de comprimento. As fêmeas atingem cerca de 12 mm de comprimento, quando ingurgitadas. No entanto, não há evidência de dimorfismo sexual. A base do capítulo é retangular, sendo o comprimento quase que o dobro da largura. Os palpos sensoriais são curtos e largos; o segundo segmento se estende para além da base do capitulo. O sulco anal situa-se posterior ao ânus. A coxa do

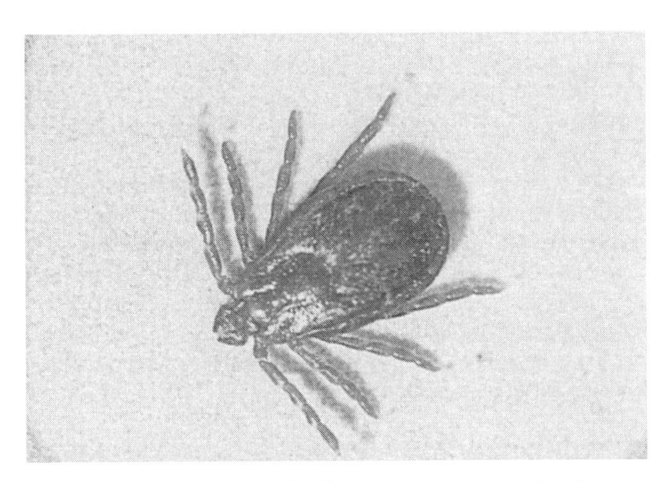

Figura 17.21 Fêmea de *Haemaphysalis punctata*: note as peças bucais curtas. (Esta figura encontra-se reproduzida em cores no Encarte.)

1º par de pernas contém um esporão interno curto rombo, que aumenta e diminui, na coxa do 4º par de pernas. No macho, o esporão pode ser tão longo quanto a coxa.

Hospedeiros. Bovinos, ovinos, caprinos, equinos, veados, lobos, ursos, morcegos, aves, coelhos. Larvas e ninfas também podem ser vistas em aves, ouriços, roedores e répteis como lagartos e serpentes.

Distribuição geográfica. Europa (inclusive sul da Escandinávia e Grã-Bretanha), Ásia central e norte da África.

Patogênese. *Haemaphysalis punctata* é reponsável pela transmissão de *Babesia major, Babesia bigemina, Theileria mutans* (*Theileria buffeli/orientalis*), *Anaplasma marginale* e *A. centrale*, em bovinos. Em ovinos, transmite *Babesia motasi* e *Theirelia ovis* benigna. Também, relata-se que causa paralisia do carrapato. Além de transmitir *Anaplasma* e *Babesia* spp., diferentes populações de *H. punctata* são infectadas pelo vírus da encefalite transmitido por carrapato, vírus Tribec, vírus Bhanja e vírus da febre hemorrágica da Crimeia-Congo.

Epidemiologia. *Haemaphysalis punctata* é um carrapato de três hospedeiros; alimenta-se uma vez em cada um dos estágios do ciclo evolutivo, larva, ninfa e adulto.

Haemaphysalis leachi

Nome comum. Carrapato-amarelo-do-cão.

Locais de predileção. Cabeça e corpo.

Classe. Arachnida.

Ordem. Ixodida.

Família. Ixodidae.

Descrição. Carrapatos longos sem ornamentação, com 11 festões e sem olhos.

Hospedeiros. Cães, carnívoros domésticos e selvagens, pequenos roedores e, ocasionalmente, bovinos.

Distribuição geográfica. África, Austrália e Ásia.

Patogênese. Esta espécie é responsável pela transmissão do agente etiológico da piroplasmose canina (*Babesia canis*), em cães, e da febre por picada de carrapato (*Rickettsia conorii*), bem como de *Coxiella burnetii*.

Epidemiologia. *Haemaphysalis leachi* é um carrapato de três hospedeiros

Haemaphysalis longicornis

Local de predileção. Pele.

Classe. Arachnida.

Ordem. Ixodida.

Família. Ixodidae.

Hospedeiros. Bovinos. Todos os mamíferos e aves.

Distribuição geográfica. Amplamente disseminado no Extremo Oriente e na Australásia.

Patogênese. A principal consequência da infestação é a preocupação com o carrapato. Ele causa redução na produtividade de bovinos e as picadas do carrapato danificam o couro.

Epidemiologia. É uma espécie de carrapato de três hospedeiros. Larvas e ninfas se alimentam principalmente em pequenos mamíferos e aves, enquanto os adultos infestam mamíferos maiores.

Haemaphysalis spinigera

Local de predileção. Pele.

Classe. Arachnida.

Ordem. Ixodida.

Família. Ixodidae.

Hospedeiros. Os adultos se alimentam em macacos, aves e bovinos; as formas imaturas se alimentam em pequenos ruminantes, como musaranhos, e em humanos.

Distribuição geográfica. Florestas tropicais perenes/decíduas do sul e do centro da Índia e do Sri Lanka.

Patogênese. Transmite o vírus da doença da floresta Kyasanur (KFD), que infecta macacos e humanos. O vírus KFD também foi isolado em outras espécies de carrapatos dos gêneros *Haemaphysalis, Dermacentor* e *Ixodes.*

Epidemiologia. Esta espécie é um carrapato de três hospedeiros que se alimenta uma vez em cada um dos estágios do ciclo evolutivo, larva, ninfa e adulto. Depois de cada alimentação ele se desprende do hospedeiro. Larvas e ninfas se alimentam principalmente em pequenos mamíferos e aves, enquanto os adultos infestam mamíferos maiores. Os bovinos podem ser intensamente parasitados por adultos de *H. spinigera* e contribuem para a manutenção da população de carrapatos; no entanto, acredita-se que nem bovinos nem aves tenham papel relevante na manutenção do vírus.

Haemaphysalis bispinosa

Nome comum. Carrapato de arbusto.

Local de predileção. Pele.

Classe. Arachnida.

Ordem. Ixodida.

Família. Ixodidae.

Hospedeiros. Diversos mamíferos; há relato de infestações maciças em ovinos e bovinos.

Distribuição geográfica. Ásia e Australásia; é um problema especialmente na costa leste da Austrália.

Patogênese. Esta espécie pode atuar como vetor de *Babesia motasi* e *B. ovis*, em ovinos e caprinos, *Babesia equi*, em equinos e jumentos, e *Babesia canis* e *Babesia gibsoni*, em cães.

Epidemiologia. É uma espécie de carrapato de três hospedeiros.

Nota. É interessante a sugestão de que este carrapato possa se reproduzir por meio de partenogênese.

Haemaphysalis concinna

Nome comum. Carrapato de arbusto.

Local de predileção. Pele.

Classe. Arachnida.

Ordem. Ixodida.

Família. Ixodidae.

Hospedeiros. Diversos mamíferos; é especialmente importante como parasita de ovinos.

Distribuição geográfica. Europa Ocidental e Central, leste da Rússia até a China.

Patogênese. Esta espécie pode atuar como vetor de bunyavírus, o agente etiológico da febre Bunya.

Epidemiologia. É uma espécie de carrapato de três hospedeiros.

Haemaphysalis cinnabarina

Sinônimo. *Haemaphysalis sanguinolenta.*

Local de predileção. Pele.

Classe. Arachnida.

Ordem. Ixodida.

Família. Ixodidae.

Hospedeiros. Diversos ruminantes.

Distribuição geográfica. África, sul da Europa, leste da Ásia até o Japão.

Patogênese. Anaplasmose, febre Q, babesiose.

Epidemiologia. É uma espécie de carrapato de três hospedeiros.

Haemaphysalis leporispalustris

Nome comum. Carrapato de coelho.

Local de predileção. Pele.

Classe. Arachnida.

Ordem. Ixodida.

Família. Ixodidae.

Hospedeiros. Coelhos, lebre alpina, aves; raramente se alimenta em humanos.

Distribuição geográfica. América do Norte, Canadá.

Patogênese. Esta espécie representa uma preocupação limitada à saúde pública ou veterinária, mas pode atuar como vetor do espiroqueta *Borrelia burgdorferi*, causa da doença de Lyme.

Epidemiologia. É uma espécie de carrapato de três hospedeiros.

Rhipicephalus

Este gênero compreende cerca de 60 espécies, todas originalmente endêmicas no Velho Mudo, a maior parte distribuída por toda África subsaariana. No entanto, várias espécies foram introduzidas em diversos novos hábitats em todo o mundo. Estes carrapatos atuam como vetores de vários patógenos. Infestam diversos mamíferos, mas raramente aves e répteis. A maioria das espécies contém carrapatos de três hospedeiros; contudo, algumas espécies deste gênero são carrapatos de dois hospedeiros.

A base do capítulo é hexagonal (ver Figura 3.114F); no macho, notam-se placas pareadas em cada lado do ânus. Não apresentam ornamentação. Os palpos são curtos e, em geral, possuem olhos e festões. As placas espiraculares têm forma de vírgula. Descrições mais detalhadas de algumas espécies são apresentadas no Capítulo 3; no entanto, a identificação de espécies além daquelas mais importantes não é o escopo deste texto e os leitores interessados devem consultar um especialista em taxonomia.

Rhipicephalus appendiculatus

Nome comum. Carrapato marrom de orelha.

Locais de predileção. Pele; orelhas.

Classe. Arachnida.

Ordem. Ixodida.

Família. Ixodidae.

Descrição. Os machos adultos de *R. appendiculatus* são marrons, vermelho-amarronzados ou muito escuros, com pernas marrom-avermelhadas. O comprimento varia de 1,8 a 4,4 mm. Os pontilhados do escudo são dispersos e de tamanho moderado; encontram-se uniformemente distribuídos no centro, mas alguns, ou nenhum, podem ser constatados além dos sulcos laterais e nos campos laterais. Os sulcos cervicais são moderadamente reticulados ou não reticulados. Os sulcos posteromedianos e paramedianos são estreitos e distintos. Os escudos adanais são longos e com angulação ligeiramente arredondada, mas podem ser um tanto variáveis.

As fêmeas adultas de *R. appendiculatus* também são marrons, marrom-avermelhadas ou muito escuras. Os pontilhados apresentam tamanho pequeno a moderado e são semelhantes àqueles vistos nos machos. O tamanho do escudo é quase igual ao comprimento e largura; sua borda posterior é ligeiramente afilada ou abruptamente arredondada. Os sulcos laterais são curtos e pouco definidos ou ausentes. Os sulcos cervicais são longos e rasos e quase atingem as bordas posterolaterais.

Hospedeiros. Bovinos, equinos, ovinos, caprinos, veados, antílopes, cães, roedores. Esta espécie de carrapato se alimenta em uma ampla variedade de mamíferos e aves.

Distribuição geográfica. África, sul do Saara. É encontrado especialmente em áreas com estação chuvosa substancial e em locais recobertos por arbustos; não é encontrado em regiões de desertos.

Patogênese. Este carrapato é considerado importante problema nas regiões onde é endêmico. Infestações maciças em bovinos podem resultar em sério dano às orelhas e em toxemia (Figura 17.22). O excesso de sangue excretado pelos carrapatos pode atrair moscas, ocasionando miíase secundária. As picadas dos carrapatos podem ser infectadas por bactérias. O líquido salivar e as toxinas salivares dos carrapatos podem induzir reações no hospedeiro, como intoxicação (doença da sudorese e paralisia por carrapato). Infestações maciças podem ocasionar toxemia fatal e perda da resistência a outras infecções, bem como grave lesão nas orelhas, no úbere e na cauda do hospedeiro. *Rhipicephalus appendiculatus* é vetor do agente etiológico da febre da Costa Leste (*Theileria parva*), de *T. lawrencei*, do vírus da doença de ovino de Nairobi, de *Ehrlichia bovis*, de *Hepatozoon canis*, de *Rickettsia conorii* e do vírus Thogoto.

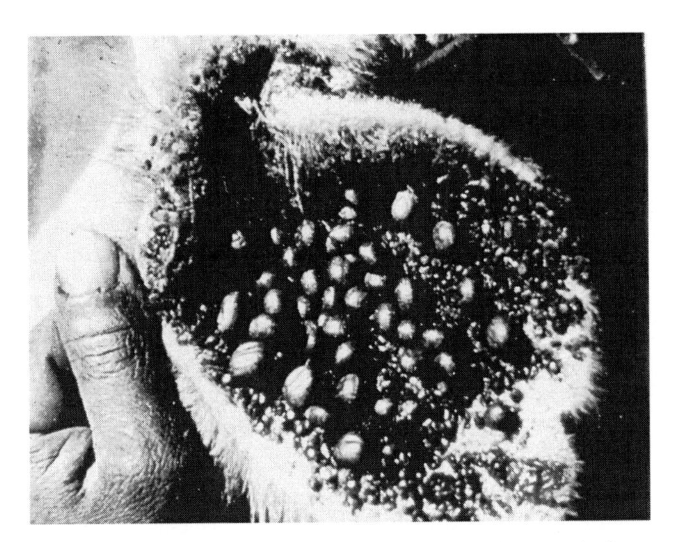

Figura 17.22 Orelha de bovino infestada por *Rhipicephalus appendiculatus*. (Esta figura encontra-se reproduzida em cores no Encarte.)

Epidemiologia. Esta espécie é um carrapato de três hospedeiros e o acasalamento ocorre no hospedeiro. Os adultos e os estágios imaturos se alimentam nas orelhas de bovinos e de outros animais pecuários e a atividade sazonal está estreitamente relacionada à temperatura e aos períodos de chuva. *Rhipicephalus appendiculatus* é mais abundante em áreas sombreadas, recobertas por arbustos e frias ou em savanas arborizadas com, pelo menos, 60 cm de precipitação pluviométrica anual.

Controle. Banho de imersão semanal durante a estação de carrapatos deve matar as fêmeas adultas dos carrapatos antes que ingurgitem, exceto no caso de infestação maciça, quando o intervalo entre os banhos de imersão foi reduzido para 4 ou 5 dias. Estes intervalos entre as imersões também são necessários para bovinos infestados com *R. appendiculatus*, em áreas onde a febre da costa leste é endêmica, de modo que os carrapatos morram antes que os esporozoítas de *T. parva* tenham tempo para se desenvolver até o estágio infectante, nas glândulas salivares do carrapato. Teoricamente, a imersão semanal também deve controlar larvas e ninfas, mas em muitas regiões o pico de infestação por estes estágios dedesenvolvimento ocorre em diferentes estações daquelas de fêmeas adultas e a duração da estação de imersão se estende.

Rhipicephalus bursa

Local de predileção. Pele.

Classe. Arachnida.

Ordem. Ixodida.

Família. Ixodidae.

Hospedeiros. Bovinos, ovinos, equinos, cães. Todos os mamíferos e aves.

Distribuição geográfica. África (sul do Saara), sul da Europa.

Patogênese. *Riphicephalus bursa* é importante vetor de *Babesia bovis, Babesia ovis, Babesia motasi, Theileria equi, Babesia caballi, Theileria ovis, Anaplasma marginale, Anaplasma phagocytophilum, Coxiella burnetti*, do agente etiológico da doença de ovino de Nairobi e do vírus da febre hemorrágica da Crimeia-Congo.

Rhipicephalus capensis

Nome comum. Carrapato marrom do Cabo.

Local de predileção. Pele.

Classe. Arachnida.

Ordem. Ixodida.

Família. Ixodidae.

Hospedeiros. Bovinos, equinos, ovinos, caprinos, veados, antílopes, cães. Esta espécie de carrapato se alimenta em uma ampla variedade de mamíferos e aves.

Distribuição geográfica. África, sul do Saara, savana afrotropical úmida ou ecossistemas com arbustos, com temperatura abaixo de 30°C.

Patogênese. *Ripicephalus capensis* é importante vetor do agente etiológico da febre da costa leste (*Theileria parva*) e de *Anaplasma marginale*.

Rhipicephalus evertsi

Nome comum. Carrapato de pernas vermelhas.

Local de predileção. Pele.

Classe. Arachnida.

Ordem. Ixodida.

Família. Ixodidae.

Descrição. Esta espécie pode ser distinguida de outros membros do gênero por apresentar pernas vermelhas. Possui escudo preto, com diversas covas; nos machos, há uma borda vermelha do opistossoma descoberta.

Hospedeiros. Bovinos, ovinos, caprinos, equinos, cães e outros mamíferos e aves.

Distribuição geográfica. África, sul do Saara.

Patogênese. *Rhipicephalus evertsi* é importante vetor do agente etiológico da febre da costa leste (*Theileria parva*), da doença da urina vermelha (*Babesia bigemina*) e de *Theileria mutans*, em bovinos. Também, transmite *Borrelia* em diversos animais e febre biliar (*Theileria equi*) em equinos.

Epidemiologia. Esta é uma espécie de carrapato de dois hospedeiros. Larvas e ninfas comumente são vistas nas orelhas ou na região inguinal, enquanto os adultos são notados principalmente sob a cauda. As larvas não ingurgitadas podem sobreviver por 7 meses, enquanto os adultos não ingurgitados podem sobreviver por 14 meses.

Rhipicephalus sanguineus

Nomes comuns. Carrapato marrom do cão, carrapato do canil.

Locais de predileção. Em cães, *R. sanguineus* frequentemente é encontrado nas orelhas e entre os dedos. Os estágios imaturos preferem os pelos do pescoço.

Classe. Arachnida.

Ordem. Ixodida.

Família. Ixodidae.

Descrição. Este carrapato é amarelo, avermelhado ou marrom-escuro; os adultos não ingurgitados podem medir 3 a 4,5 mm de comprimento, embora o tamanho seja muito variável, e as fêmeas ingurgitadas podem alcançar 12 mm de comprimento. Os palpos e o hipostômio são curtos e a base do capítulo é dorsalmente hexagonal (ver Figura 3.114F). A coxa do primeiro par de pernas possui dois esporões. As pernas podem ser sucessivamente maiores a partir do par anterior até o par posterior. O tarso do quarto par de pernas possui um gancho tarsal ventral evidente. O sulco anal envolve apenas a metade posterior do ânus e, então, se estende como um sulco mediano. Os machos apresentam placas adanais e escudos acessórios. As larvas, de 6 pernas, são marrom-claras e pequenas, enquanto as ninfas têm 8 pernas e são vermelho-amarronzadas. Trabalho recente sugeriu que *Rhipicephalus sanguineus sensu lato* pode ser um complexo de espécies de tipos morfologicamente similares, porém geneticamente distintos.

Hospedeiros. Cães, outros mamíferos e aves.

Distribuição geográfica. Cosmopolita. Acredita-se que esta espécie tenha se originado na África; contudo, atualmente é considerada a espécie de carrapato mais amplamente disseminada pelo mundo.

Patogênese. *Rhipicephalus sanguineus* parasita principalmente cães; atua como vetor de *Babesia canis* e *Ehrlichia canis* e, também, pode causar paralisia do carrapato em cães. Parece haver pouca dúvida quanto à possibilidade de, também, transmitir diversas infecções causadas por protozoários, vírus e riquétsias, em animais e humanos. Estes incluem *Theileria equi* e *B. caballi*, em equinos; *Anaplasma marginale*, na América do Norte, *Hepatozoon canis*, em cães, *Coxiella burnetii, Rickettsia conorii, R. canis, R. rickettsii, Pasteurella tularensis* e *Borrelia hispanica*, bem como vírus que causam doença de ovino de Nairobi e outras viroses em ovinos criados na África. *Rhipicephalus sanguineus* também é vetor do agente etiológico da febre da costa Leste (*Theileria parva*), em bovinos, de *Babesia perroncitoi* e *Babesia trautmanni*, em suínos; também, transmite febre maculosa das Montanhas Rochosas em algumas regiões dos EUA e do México.

Rhipicephalus pulchellus

Nome comum. Carrapato ornamentado marfim.

Locais de predileção. Orelhas e abdome inferior.

Classe. Arachnida.

Ordem. Ixodida.

Família. Ixodidae.

Descrição. Os carrapatos-machos apresentam um padrão de listras esmaltadas brancas em um fundo marrom-escuro, em todo o seu escudo.

Hospedeiros. Zebras; também infesta animais pecuários e animais de caça.

Ciclo evolutivo. Em geral, os adultos e as formas imaturas infestam o mesmo hospedeiro; no entanto, as formas imaturas também se alimentam em pequenos mamíferos.

Distribuição geográfica. África. Leste do Vale Rift no Sul da Etiópia até a Somália e o nordeste da Tanzânia.

Patogênese. Este carrapato é vetor de *Babesia equi, Theileria* spp., *Trypanosoma theileri, Rickettsia conorii*, vários vírus Bunyaviridae (vírus da febre hemorrágica da Crimeia-Congo, doença de ovino de Nairobi e os vírus kajiado, kismayo e dugbe) e vírus Barur.

Epidemiologia. Encontrado em regiões de savana, com gramíneas, arbustos e árvores escassas, em altitude entre 300 e 1.300 m, com precipitação pluviométrica anual de 250 a 600 mm. Alimenta-se principalmente durante as estações úmidas.

Rhipicephalus simus

Locais de predileção. Orelhas e abdome inferior.

Classe. Arachnida.

Ordem. Ixodida.

Família. Ixodidae.

Descrição. Caracterizado por apresentar um escudo preto-brilhante, praticamente liso, o qual, no macho, possui uma fileira de grandes pontilhados no sulco marginal profundo.

Hospedeiros. Cães, carnívoros selvagens, animais pecuários, animais de caça e humanos. Os estágios imaturos se alimentam em roedores comuns de savana, que vivem em tocas.

Distribuição geográfica. África Central e África do Sul.

Patogênese. Acredita-se que atue como vetor de *Anaplasma marginale, A. centrale, Rickettsia conorii* e *Coxiella burnetii*. Também, pode causar paralisia do carrapato em humanos.

Nota. Nas regiões leste e norte da África, *R. simus* é substituído por *R. praetextatus*, que habita desde a região central da Tanzânia até o Egito; é vetor do vírus Thogoto. No oeste do Nilo estas espécies são substituídas por *R. senegalensis* e *R. muhsamae*.

Rhipicephalus (Boophilus)

Os carrapatos que outrora acreditava-se que pertencessem ao gênero *Boophilus*, atualmente, em geral, são considerados um subgênero de *Rhipicephalus* e a denominação *Rhipicephalus* (*Boophilus*) é utilizada para cinco espécies do subgênero. Com frequência, são conhecidos como "carrapatos azuis" e são importantes vetores de *Babesia* spp. e *Anaplasma marginale*, em bovinos, nos países subtropicais e tropicais.

Os palpos e o hipostômio são curtos. Os machos apresentam escudo adanal ou escudo acessório ventral. A base do capítulo é dorsalmente hexagonal. As peças bucais são curtas e os palpos, comprimidos, são serrilhados nas faces dorsal e lateral (ver Figura 3.114E). Os adultos não ingurgitados podem ter apenas 2 ou 3 mm de comprimento, alcançando comprimento de até 12 mm quando ingurgitados.

Controle. A base de um controle bem-sucedido é a prevenção do desenvolvimento de fêmeas ingurgitadas e, assim, limitando a deposição de grande número de ovos. Como as espécies de *Boophilus* têm um ciclo evolutivo parasitário que requer 20 dias, antes que as fêmeas adultas se tornem totalmente ingurgitadas, um animal submetido a banho de imersão em acaricida que apresenta efeito residual de 3 a 4 dias não deve abrigar fêmeas ingurgitadas durante, pelo menos, 24 dias (ou seja 20 + 4). Portanto, em teoria, o tratamento em intervalos de 21 dias, durante a estação de carrapatos, deve possibilitar bom controle. No entanto, como o estágio de ninfa parece ser menos suscetível à maioria dos acaricidas, com frequência há necessidade de um intervalo de 12 dias entre os tratamentos no início da estação de carrapatos. Avermectina/milbemicina pode ter importância crescente no controle de carrapatos no hospedeiro. Um único tratamento acaricida pode destruir todos os carrapatos de um animal, porém não impede nova infestação. Assim, para obter controle a longo prazo, os bovinos que tiveram contato direto, ou suposto contato, com *Boophilus* devem ser submetidos a banho de imersão em intervalos regulares, ao longo de, no mínimo, 1 ano e a transferência de animais nas propriedades ou nos ranchos infestados deve ser rigorosamente controlada.

Rhipicephalus (Boophilus) annulatus

Nomes comuns. Carrapato azul de bovino, carrapato da febre de bovino do Texas.

Local de predileção. Pele.

Classe. Arachnida.

Ordem. Ixodida.

Família. Ixodidae.

Hospedeiros. Bovinos, equinos, caprinos, ovinos, camelos, cães. Todos os mamíferos e aves.

Distribuição geográfica. América do Sul, América Central, África, México, Comunidade dos Estados Independentes (CIS, antiga Rússia), África, Oriente Médio, Extremo Oriente e Mediterrâneo. Praticamente foi erradicado da América do Norte, mas, às vezes, pode ser encontrado no Texas ou na Califórnia, em uma área de quarentena ao longo da fronteira com o México.

Patogênese. Estes carrapatos são os principais vetores de *Babesia* spp. e *Anaplasma marginale*, em bovinos criados em países subtropicais e tropicais. *Boophilus annulatus* é importante vetor da febre bovina do Texas, causada por *Babesia bigemina* e *B. bovis.* A irritação cutânea induz a esfregação e lambedura, às vezes ocasionando infecções secundárias. Infestações maciças podem provocar anemia.

Epidemiologia. Esta é uma espécie de carrapato de um único hospedeiro. Pode haver 2 a 4 gerações por ano, dependendo das condições climáticas; o ciclo evolutivo completo desta espécie pode demorar 6 semanas.

Rhipicephalus (Boophilus) microplus

Nomes comuns. Carrapato de bovino tropical, carrapato de bovino do sul.

Local de predileção. Pele.

Classe. Arachnida.

Ordem. Ixodida.

Família. Ixodidae.

Descrição. Os carrapatos adultos apresentam corpo retangular, com escudo oval e pernas de coloração creme-pálida. As ninfas apresentam escudo marrom-alaranjado. O corpo é oval e mais largo na frente. O corpo é marrom a cinza-azulado, branco na frente e nos lados.

Hospedeiros. Bovinos, ovinos, caprinos, ungulados selvagens.

Distribuição geográfica. Ásia, Austrália, México, América do Sul, América Central, Índia Ocidental, África do Sul.

Patogênese. *Rhipicephalus* (*Boophilus*) *microplus* encontra-se amplamente disseminado no hemisfério sul e nos estados do sul dos EUA; é considerado um dos exoparasitas mais importantes de bovinos australianos. Esta espécie de carrapato é importante vetor de *Babesia bigemina* e *Borrelia theileri*, na América do Sul, de *Anaplasma marginale*, na Austrália e na América do Sul, e de *Coxiella burnetii*, na Austrália. Todos os estágios do parasita podem transmitir estes microrganismos. Os agentes etiológicos das doenças podem ser transferidos por via transovariana e ser transmitidos à próxima geração de carrapatos. Alguns microrganismos patógenos, como *Babesia* spp., podem permanecer nos carrapatos por até cinco gerações, mesmo quando alimentados em hospedeiros não infectados e não suscetíveis.

Epidemiologia. Esta espécie é um carrapato de um único hospedeiro. Embora presentes o ano todo, as populações atingem o pico no verão.

Rhipicephalus (Boophilus) calcaratus

Nome comum. Carrapato azul.

Local de predileção. Pele.

Classe. Arachnida.

Ordem. Ixodida.

Família. Ixodidae.

Hospedeiros. Bovinos, ovinos, caprinos, ungulados selvagens.

Distribuição geográfica. Ásia, África do Norte.

Patogênese. *Rhipicephalus* (*Boophilus*) *calcaratus* transmite *B. bigemina e B. bovis*, na África do Norte, e *Anaplasma marginale*, no norte do Cáucaso.

Rhipicephalus (Boophilus) decoloratus

Nome comum. Carrapato azul.

Local de predileção. Pele.

Classe. Arachnida.

Ordem. Ixodida.

Família. Ixodidae.

Descrição. As fêmeas ingurgitadas apresentam corpo azul-acinzentado, com pernas amarelo-pálidas.

Hospedeiros. Bovinos, equinos, jumentos, ovinos, caprinos, cães, ungulados selvagens.

Distribuição geográfica. África.

Patogênese. *Rhipicephalus* (*Boophilus*) *decoloratus* é vetor de *B. bigemina, B. bovis* e *Anaplasma marginale*, em bovinos. Também transmite espiroquetose (*Borrelia theileri*) em bovinos, equinos, caprinos e ovinos e *Babesia trautmanni* em suínos, no leste da África.

Hyalomma

Em geral, *Hyaloma* spp. são carrapatos de dois hospedeiros, ainda que algumas espécies possam utilizar três hospedeiros. São mais comumente encontrados nas pernas, no úbere e na cauda ou região perianal. Há cerca de 20 espécies, geralmente encontradas nas planícies semidesertas da Ásia Central, sul da Europa e África do Norte. Excepcionalmente, podem sobreviver em regiões frias e secas. As espécies de *Hyalomma* são carrapatos de tamanho médio ou grande, em geral sem ornamentação, mas com as pernas listradas (dando a eles o nome comum de carrapatos *bont-legged* ["pernas listradas"]). Os palpos e o hipostômio são longos (ver Figura 3.114B); às vezes, há olhos e festões. Os machos apresentam placas ventrais em cada um dos lados do ânus.

Hyalomma anatolicum

Subespécie. *anatolicum.*

Nome comum. Carrapato *bont-legged.*

Local de predileção. Todo o corpo, em especial na axila, na região inguinal, na face e nas orelhas.

Classe. Arachnida.

Ordem. Ixodida.

Família. Ixodidae.

Hospedeiros. Bovinos, equinos; todos os mamíferos e aves.

Distribuição geográfica. Estepes e ambientes semidesérticos da Ásia Central até Bangladesh, Oriente Médio e Oriente Próximo, Arábia, sudeste da Europa e África. Acredita-se que haja 2 subespécies de *Hyalomma anatolicum*: *Hyalomma anatolicum excavatum*, na Europa Central e partes da Ásia, em hábitats apropriados, e *Hyalomma anatolicum anatolicum*, em outros locais. Alguns autores sugerem que devem ser consideradas como espécies distintas.

Patogênese. Este gênero é responsável, principalmente, pela toxicose do carrapato em regiões da África e do subcontinente indiano. A "toxina" produzida pelo carrapato adulto causa doença da sudorese em ruminantes e suínos, caracterizada por hiperemia disseminada nas membranas mucosas e eczema úmido profuso. Esta é uma espécie de carrapato que provoca importantes danos. *Hyalomma anatolicum* transmite *Theileria annulata, T. equi, Babesia caballi, Anaplasma marginale, Trypanosoma theileri* e, pelo menos, cinco arbovírus.

Epidemiologia. Esta espécie é um carrapato de 2 ou 3 hospedeiros. As larvas alcançam um hospedeiro, se alimentam e sofrem mudas. Logo após a muda as ninfas aderem novamente no mesmo hospedeiro. Larvas e ninfas se alimentam em aves e pequenos mamíferos e os adultos em ruminantes e equinos. Quando larvas e ninfas infestam mamíferos menores, aves ou répteis, o ciclo evolutivo pode envolver três hospedeiros.

Nota. Uma espécie estreitamente relacionada, *H. lusitanicum*, substitui *H. anatolicum* desde o centro da Itália até Portugal, Marrocos e Ilhas Canárias. Acredita-se que seja um vetor do agente etiológico de babesiose bovina e babesiose equina.

Hyalomma excavatum

Sinônimo. *Hyalomma anatolicum excavatum*.

Nome comum. Carrapato marrom da orelha.

Locais de predileção. Pele: todo o corpo, em especial nas axilas, na região inguinal, na face e nas orelhas.

Classe. Arachnida.

Ordem. Ixodida.

Família. Ixodidae.

Descrição. Em geral, apresenta pernas listradas; às vezes, possui olhos e festões. Os palpos e o hipostômio são longos. O gnatossoma e as coxas são escuros, avermelhados ou marrom-escuros. Os machos têm escudo adanal. O tamanho do 2º segmento dos palpos é duas vezes menor que o comprimento do terceiro segmento; o escudo não tem um padrão.

Hospedeiros. Esta espécie se alimenta principalmente em roedores que vivem em tocas, especialmente as larvas e as ninfas. No entanto, os adultos também se alimentam em ruminantes e equinos, nos quais esta espécie pode ter importância veterinária.

Distribuição geográfica. África, Ásia Menor e sul da Europa.

Patogênese. *Hyalomma excavatum* é vetor de *Theileria annulata*, que causa theileriose tropical ou febre da costa do Mediterrâneo, em espécies Bovidae, e dos agentes etiológicos de babesiose em bovinos e equinos.

Hyalomma aegyptium

Nome comum. Carrapato de tartaruga terrestre.

Local de predileção. Pele.

Classe. Arachnida.

Ordem. Ixodida.

Família. Ixodidae.

Descrição. São carrapatos grandes, com olhos e longas peças bucais. As fêmeas medem 5,5 a 20 mm; os machos, 3 a 6 mm. A coxa I apresenta um grande esporão divergente, nas fêmeas, e um esporão proeminente pontiagudo, nos machos.

Hospedeiros. Tartarugas terrestres (*Testudo* spp.), lagartos, cães, equinos.

Distribuição geográfica. Sul da Europa e Sudeste Asiático.

Epidemiologia. Esta espécie é um carrapato de dois hospedeiros. *Hyalomma aegyptium* é encontrado principalmente em áreas áridas; abriga-se em tocas de seu hospedeiro, a tartaruga terrestre.

Tratamento e controle. Individualmente, os carrapatos podem ser removidos cuidadosamente com auxílio de pinça.

Hyalomma detritum

Subespécie. *scupense*.

Subespécie. *mauretanicum*.

Sinônimos. *Hyalomma volgense, Hyalomma uralense*.

Nome comum. Carrapato *bont-legged*.

Locais de predileção. Pele: por todo o corpo, em especial na axila, na região inguinal, na face e nas orelhas.

Classe. Arachnida.

Ordem. Ixodida.

Família. Ixodidae.

Hospedeiros. Bovinos, ovinos, caprinos, equinos. Todos os mamíferos e aves.

Distribuição geográfica. África; *H. d. scupense* no sudoeste da Rússia e ex-USSR e sudeste da Europa.

Patogênese. Este gênero é responsável pela toxicose do carrapato em regiões da África do Sul. A "toxina" produzida pelo carrapato adulto causa doença da sudorese em ruminantes e suínos, caracterizada por hiperemia disseminada nas membranas mucosas e eczema úmido profuso.

Epidemiologia. Esta espécie é um carrapato de dois hospedeiros. *H. d. scupense* é carrapato de um único hospedeiro, sendo incomum que passe o inverno no hospedeiro.

Hyalomma dromedarii

Nome comum. Carrapato de camelo.

Locais de predileção. Por todo o corpo, em especial na axila, na região inguinal, na face e nas orelhas.

Classe. Arachnida.

Ordem. Ixodida.

Família. Ixodidae.

Descrição. Em geral, *Hyalomma dromedarii* é um carrapato sem ornamentação, mas com pernas listradas; possui olhos e, às vezes, festões. O tamanho do segundo segmento dos palpos quase sempre é menor do que o dobro do comprimento do terceiro segmento; o escudo não tem um padrão.

Hospedeiros. Camelos, mas também tem importância veterinária em ruminantes e equinos.

Distribuição geográfica. Índia até a África.

Patogênese. As picadas dos carrapatos podem causar lesão no local de fixação, com ferimento local, que pode predispor à infecção bacteriana secundária. Este gênero é responsável, principalmente, pela toxicose do carrapato em regiões da África e do subcontinente indiano. A "toxina" produzida pelo carrapato adulto causa doença da sudorese em ruminantes e suínos, caracterizada por hiperemia disseminada nas membranas mucosas e eczema úmido profuso.

Sinais clínicos. Não há sinais evidentes de infestação de carrapatos, além da presença de parasitas e reações cutâneas locais a suas picadas.

Diagnóstico. Os carrapatos adultos, em especial as fêmeas ingurgitadas, são facilmente vistos na pele. Os locais de predileção são face, orelhas, axilas e região inguinal.

Patologia. Pequenas reações granulomatosas podem se formar no local da picada do carrapato, consistindo em reação inflamatória celular mista e fibrose.

Epidemiologia. Predominantemente, é uma espécie de carrapato de dois hospedeiros.

Nota. Em algumas circunstâncias, relata-se ciclo evolutivo variável de *H. dromedarii*, com três hospedeiros em ovinos e bovinos. Parece que o tipo de hospedeiro, as condições de criação, a densidade populacional e a idade das larvas podem influenciar o ciclo evolutivo nesta espécie.

Hyalomma marginatum

Subespécie. *marginatum*.

Subespécie. *rufipes*.

Subespécie. *turanicum*.

Subespécie. *isaaci*.

Nome comum. Carrapato do Mediterrâneo.

Locais de predileção. Pele: por todo o corpo, em especial na axila, na região inguinal, na face e nas orelhas.

Classe. Arachnida.

Ordem. Ixodida.

Família. Ixodidae.

Descrição. Em geral, *Hyalomma marginatum* adulto não tem ornamentação, mas apresenta pernas listradas (Figura 17.23). Possui olhos e, às vezes, festões. Os palpos e o hipostômio são longos. Os machos têm escudo adanal. O tamanho do segundo segmento dos palpos é menor do que o dobro do comprimento do terceiro segmento; o escudo não tem um padrão.

Hospedeiros. Os adultos parasitam herbívoros selvagens e animais pecuários (em especial equinos e ruminantes). Os estágios imaturos parasitam principalmente pequenos mamíferos selvagens, lagartos e aves.

Distribuição geográfica. África, Ásia Menor e sul da Europa:

- *H. marginatum marginatum* (região do mar Cáspio, no Irã, e Comunidade dos Estados Independentes (CIS) até Portugal e noroeste da África)
- *H. marginatum rufipes* (sul do Saara até África do Sul; também, no vale do Nilo e sul da Arábia)
- *H. marginatum turanicum* (Paquistão, Irã, sul da Comunidade dos Estados Independentes (CIS), Arábia, áreas do nordeste da África)
- *H. marginatum isaaci* (Skri Lanka até o sul do Nepal, Paquistão, norte do Afeganistão).

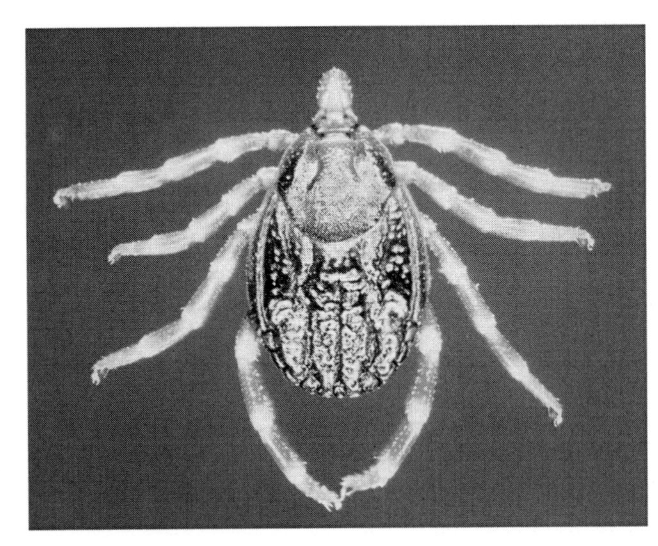

Figura 17.23 *Hyalomma marginatum*. (Esta figura encontra-se reproduzida em cores no Encarte.)

Patogênese. A secreção salivar desta espécie também pode causar paralisia do carrapato. As subespécies de *Hyalomma marginatum* são importantes vetores de doenças: em cães, transmitem *Babesia canis*; em bovinos, *Babesia ovis*, *Rickettsia aeschlimanii* e febre hemorrágica da Crimeia-Congo; e em equinos, *Babesia caballi* e *Theileria equi*.

Hyalomma truncatum

Nome comum. Carrapato *bont-legged*.

Locais de predileção. Pele: por todo o corpo, em especial axila, região inguinal, face e orelhas.

Classe. Arachnida.

Ordem. Ixodida.

Família. Ixodidae.

Hospedeiros. Bovinos, ovinos, caprinos, suínos, equinos e outros mamíferos e aves.

Distribuição geográfica. África.

Patogênese. Esta espécie é responsável pela toxicose do carrapato em regiões do sul da África. A "toxina" produzida pelo carrapato adulto causa doença da sudorese em ruminantes e suínos, caracterizada por hiperemia disseminada nas membranas mucosas e eczema úmido profuso. Esta espécie pode atuar como vetor de *Babesia caballi*, *Theileria equi*, *T. parva*, *T. annulata*, *T. dispar*, *Coxiella burnetii*, *Rickettsia bovis* e *R. conorii*.

Epidemiologia. Esta espécie é um carrapato de dois hospedeiros.

Hyalomma impressum

Nome comum. Carrapato *bont-legged*.

Locais de predileção. Por todo o corpo, em especial axila, região inguinal, face e orelhas.

Classe. Arachnida.

Ordem. Ixodida.

Família. Ixodidae.

Hospedeiros. Os estágios imaturos se alimentam em pequenos mamíferos e aves. Os adultos se alimentam em grandes mamíferos, como bovinos e ovinos.

Distribuição geográfica. Oeste e centro da África.

Patogênese. Sua importância patogênica é pouco conhecida, mas pode atuar como vetor do vírus da febre hemorrágica da Crimeia-Congo.

Amblyomma

Os membros deste gênero são carrapatos grandes e, com frequência, bastante ornamentados, com longas pernas comumente listradas. As fêmeas não ingurgitadas podem ter até 8 mm de comprimento e, quando ingurgitadas, podem alcançar até 20 mm. Apresentam peças bucais longas (ver Figura 3.114D) com as quais podem inflingir uma profunda picada dolorida que pode sofrer infecção secundária. Há cerca de 100 espécies de *Amblyomma,* basicamente distribuídas em regiões tropicais e subtropicais da África, mas uma importante espécie é encontrada em regiões de clima temperado da América do Norte.

Amblyomma americanum

Nome comum. Carrapato-estrela solitária.

Locais de predileção. Orelhas, flancos, cabeça e abdome.

Descrição de adultos. O carrapato-estrela solitária, *Amblyomma americanum,* é assim denominado por apresentar uma única mancha branca no escudo, na fêmea (ver Figura 3.123). É um carrapato grande, em geral ornamentado, e as pernas têm listras coloridas. Possui olhos e festões. A fêmea ingurgitada tem até 10 mm de comprimento, forma de feijão e 4 pares de pernas. É marrom-avermelhada, tornando-se cinza-clara quando ingurgitada. No escudo há dois sulcos cervicais paralelos profundos e uma grande mancha pálida em sua borda posterior. O macho é pequeno, apresenta duas manchas simétricas pálidas próximo da borda posterior do corpo, uma listra pálida em cada um dos lados e uma listra pálida oblíqua curta atrás de cada olho. Os machos medem apenas 2 a 3 mm de comprimento e, devido ao pequeno idiossoma, os 4 pares de pernas são facilmente vistos.

Ninfas e larvas. As ninfas se assemelham aos adultos e também possuem 4 pares de pernas, mas têm tamanho menor que 2 mm; o comprimento das larvas ("carrapatos-pimenta") é menor que 1 mm e, em geral, são amareladas e com apenas 3 pares de pernas.

Hospedeiros. Animais selvagens e domésticos, em especial bovinos e aves. As larvas são mais comumente encontradas em pequenos mamíferos selvagens.

Distribuição geográfica. É amplamente distribuído por toda a região central e no leste dos EUA.

Patogênese. Este carrapato é mais comumente encontrado nas orelhas, nos flancos, na cabeça e no abdome. A infestação de carrapato provaca irritação, é dolorida e reduz o ganho de peso dos bovinos. Cada uma das fêmeas ingere 0,5 a 2,0 mℓ de sangue do hospedeiro; assim, grande número de carrapatos pode causar anemia. A picada pode provocar paralisia do carrapato. *Amblyomma americanum* é importante vetor de *Rickettsia rickettsii* (causa de febre maculosa das Montanhas Rochosas) e de *Francisella tularensis* (causa de tularemia). Também, tem sido incriminado como vetor de *Borrelia burgdorferi* (causa da doença de Lyme) e dos agentes etiológicos de febre Q, ehrlichiose canina e ehrlichiose monocítica humana.

Epidemiologia. Larvas e ninfas se alimentam em roedores, coelhos e aves terrestres. Os adultos se alimentam em mamíferos maiores, como veados, bovinos, equinos e ovinos. Larvas, ninfas e adultos se alimentam ativamente do início da primavera e ao final do verão, em períodos distintos, dependendo da atividade de alimentação de cada estágio. Em geral, produz uma única geração por ano. Esta espécie é particularmente comum em áreas arborizadas, onde os hospedeiros se infectam quando se esfregam em vegetação infestada por carrapatos.

Amblyomma variegatum

Nomes comuns. Carrapato listrado, carrapato listrado tropical ou variegado.

Local de predileção. Pele.

Classe. Arachnida.

Ordem. Ixodida.

Família. Ixodidae.

Descrição. As fêmeas de *A. variegatum* são marrons, com grande mancha pálida no escudo posterior, enquanto os machos são ornamentados com coloração alaranjada brilhante e uma borda marrom-escura no idiossoma (Figura 17.24). Tanto as fêmeas quanto os machos de *A. variegatum* apresentam olhos hemisféricos.

Hospedeiros. Mamíferos, em especial bovinos.

Distribuição geográfica. África.

Patogênese. *Amblyomma variegatum* transmite a importante doença de bovinos, a cowdriose, causada pela riquétsia *Ehrlichia ruminantium.* Também transmite o vírus da doença de ovino de Nairobi e febre Q, causada por *Coxiella burnetii.*

Amblyomma cajennense

Nome comum. Carrapato de Caiena.

Locais de predileção. Pele: superfície inferior do corpo, em especial entre as pernas.

Classe. Arachnida.

Ordem. Ixodida.

Família. Ixodidae

Descrição. Em geral, nos adultos, o escudo é bastante ornamentado, com padrão de treliça, frequentemente com padrões multicoloridos brilhantes iridescentes. Pode apresentar manchas centrais pálidas nos festões.

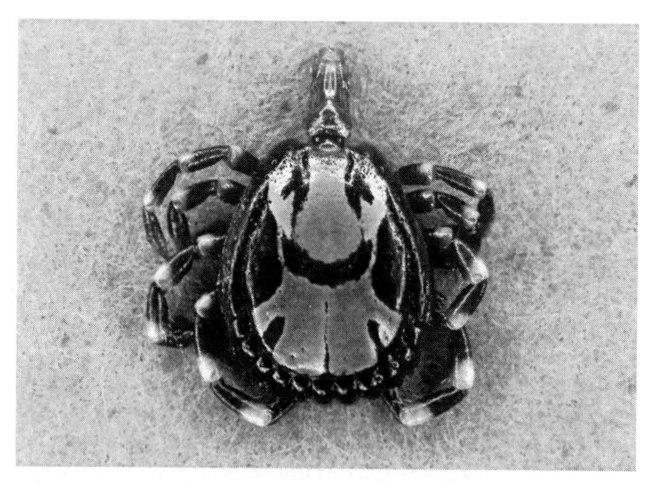

Figura 17.24 Macho de *Amblyomma variegatum* (vista dorsal). (Esta figura encontra-se reproduzida em cores no Encarte.)

Hospedeiros. Todos os mamíferos, em especial equinos.

Distribuição geográfica. América do Sul, América Central, sul dos EUA e Caribe.

Patogênese. *Amblyomma cajennense* é um importante carrapato na América do Sul; suas picadas são doloridas, provavelmente devido às longas peças bucais. Há relato de que, em casos graves, na América do Sul, esta espécie provoque febre e fraqueza em bovinos. Os ferimentos provocados por este carrapato podem originar locais adequados para instalação de miíases causadas por moscas-verejeiras relacionadas a *Cochliomyia* spp. Esta espécie transmite o agente etiológico da febre maculosa, na América do Sul, bem como *Leptospira pomona*.

Amblyomma hebraeum

Nome comum. Carrapato listrado.

Descrição. *Amblyomma hebraeum* é um carrapato com ornamentação rósea a laranja e anéis pálidos nas pernas.

Hospedeiros. Todos os mamíferos e aves.

Distribuição geográfica. Principalmente África.

Patogênese. Este carrapato listrado transmite a importante doença cowdriose, em bovinos, ovinos e caprinos, causada pela riquétsia *Ehrlichia ruminantium*. Também transmite *Rickettsia conorii*, o agente etiológico da febre botonosa.

Amblyomma gemma

Local de predileção. Pele.

Classe. Arachnida.

Ordem. Ixodida.

Família. Ixodidae.

Descrição. É um carrapato ornamentado com ampla ornamentação rósea a laranja, evidente na superfície dorsal. As pernas possuem anéis coloridos pálidos.

Hospedeiros. Mamíferos, em especial bovinos, ovinos e caprinos.

Distribuição geográfica. África, em especial no Quênia.

Patogênese. *Amblyomma gemma* pode ser um vetor do agente etiológico da cowdriose, em bovinos, ovinos e caprinos.

Amblyomma maculatum

Nome comum. Carrapato da costa do Golfo.

Local de predileção. Pele, em especial nas orelhas.

Família. Ixodidae.

Hospedeiros. Todos os mamíferos e aves.

Distribuição geográfica. Sul dos EUA, em regiões de temperatura e umidade elevadas.

Patogênese. Não se sabe se o carrapato da costa do Golfo, *A. maculatum*, transmite doença; no entanto, inflinge picadas graves e tumefações doloridas e foi associado com a ocorrência de paralisia do carrapato. Os ferimentos causados por esta espécie podem ocasionar um local apropriado para instalação de miíase por mosca-varejeira associada com *Cochliomyia* spp.

Na Tabela 17.2 há outras espécies de carrapatos do gênero *Amblyomma*.

CARRAPATOS MOLES (ARGASIDAE)

Os carrapatos moles (Argasidae) apresentam corpo coriáceo e não esclerosado, com superfície texturizada. Como característica, a cutícula dos carrapatos que ainda não se alimentaram pode ser marcada por sulcos ou dobras. Tipicamente, os carrapatos argasídeos apresentam um ciclo evolutivo em múltiplos hospedeiros. A única forma larvária se alimenta uma vez, antes de sofrer muda, para se tornar ninfa de 1º estágio. Ocorrem 2 a 7 estágios de ninfa, cada um dos quais se alimenta e, em seguida, deixa o hospedeiro, antes de sofrer a muda para o estágio seguinte. Os adultos acasalam fora do hospedeiro e se alimentam várias vezes. A fêmea adulta deposita massa de 400 a 500 ovos após cada alimentação. Diferentemente dos carrapatos ixodídeos, que se alimentam lentamente, os carrapatos argasídeos se alimentam em apenas alguns minutos. Os carrapatos moles argasídeos são mais comuns em regiões desérticas ou secas. Em contraste com os carrapatos duros, os carrapatos moles argasídeos tendem a viver em estreita proximidade com seus hospedeiros: em galinheiros, chiqueiros, abrigos de pombos, ninhos de aves e tocas ou esconderijos de animais. Nestes hábitats restritos e protegidos o risco de não encontrarem os hospedeiros é menor, sendo possíveis alimentações mais frequentes.

Sinais clínicos. Os carrapatos adultos, em especial as fêmeas ingurgitadas, são facilmente vistos na pele, comumente sob as asas. Em razão da infestação, a postura de ovos diminui, podendo ser interrompida. No entanto, os carrapatos se alimentam apenas por curto período de tempo. As picadas dos carrapatos ocasionam inflamação e áreas de tumefação.

Diagnóstico. Os parasitas podem ser encontrados no hospedeiro ou em fendas de madeiras e paredes dos abrigos de animais. Pode-se realizar exame microscópico para identificar as espécies envolvidas.

Patologia. Podem formar-se pequenas reações granulomatosas nos locais das picadas dos carrapatos, as quais consistem em uma resposta inflamatória celular mista e fibrose.

Tratamento. Os carrapatos argasídeos presentes em abrigos de animais e ao seu redor, em granjas e em gaiolas podem ser controlados mediante a aplicação de acaricida nestes locais, juntamente

Tabela 17.2 Outras espécies de carrapatos do gênero *Amblyomma*.

Espécie	Hospedeiros	Distribuição geográfica	Patogênese
Amblyomma pomposum	Mamíferos, em especial bovinos, ovinos e caprinos	África, principalmente oeste de Zâmbia, sul de RDC e Angola	As três espécies estão envolvidas na transmissão de cowdriose (causada por *Ehrlichia ruminantium*)
Amblyomma lepidum	Ovinos, caprinos, bovinos	Sudão	
Amblyomma astrion	Búfalos, bovinos	Oeste e centro da África	
Amblyomma sparsum	Répteis, tartarugas terrestres	África Subsaariana	Estas espécies têm importância particular porque são vetores da riquétsia *Ehrlichia ruminantium*, agente etiológico de cowdriose em bovinos, ovinos, caprinos, veados e búfalos. Os carrapatos infectados podem estar presentes em répteis importados, facilitando a transmissão da doença em novos países, como os EUA
Amblyomma marmorium	Carrapatos de tartarugas terrestres	África Subsaariana	

com o tratamento da população de hospedeiros. O tratamento de poleiros e granjas pode ser efetivo quando se utiliza aspersão com acaricida ou emulsão à base de organofosforado e piretroide. Todos os nichos e fendas das construções infestadas devem ser pulverizados e as caixas de ninhos e os poleiros precisam, também, ser pincelados com acaricida. Ao mesmo tempo que se trata o ambiente, as aves devem ser pulverizadas com acaricida apropriado ou, no caso de animais maiores, devem ser submetidos à aspersão ou a banho de imersão. Deve-se repetir o tratamento em intervalos mensais.

Controle. Nas granjas, todas as aves novas devem ser tratadas antes da introdução no lote já existente. O controle de carrapatos argasídeos pode ser facilitado com a eliminação de rachaduras nas paredes e nos poleiros, que servem de abrigo para os estágios de vida livre.

Argas

Em geral, as espécies do gênero *Argas* são achatadas dorsoventralmente, com bordas definidas que podem ser vistas quando o carrapato está ingurgitado. A cutícula é enrugada e coriácea. A maioria das espécies tem hábito noturno e são parasitas de aves, morcegos, répteis e, ocasionalmente, pequenos mamíferos insetívoros. A maioria das espécies raramente ataca humanos. Quase sempre as espécies deste gênero são encontradas em locais áridos secos. Há descrição detalhada apenas de espécies importantes em medicina veterinária.

Argas persicus

Nomes comuns. Carrapato de aves, carrapato-de-galinha, carrapato de adobe, besouro azul.

Local de predileção. Pele.

Classe. Arachnida.

Ordem. Ixodida.

Família. Argasidae.

Descrição. O adulto não ingurgitado é amarelo-pálido a marrom-avermelhado, tornando-se azul-acinzentado quando ingurgitado. A fêmea tem cerca de 8 mm de comprimento e o macho, ao redor de 5 mm. A borda do corpo parece composta de células ou placas quadrangulares irregulares; não há escudo. Diferentemente de carrapatos duros, os 4 segmentos dos pedipalpos apresentam igual comprimento. Os estigmas situam-se nos lados do corpo, acima do 3º e 4º pares de pernas. O tegumento é granular, coriáceo e enrugado. O hipostômio apresenta incisura na extremidade (ver Figura 3.125F) e as peças bucais não são vistas quando o carrapato é visto de cima.

Hospedeiros. Frangos, perus e aves selvagens.

Distribuição geográfica. Cosmopolita, em especial nos trópicos.

Patogênese. Embora seja um problema comum em frangos e perus, em geral não é um problema veterinário relevante, exceto em pequenos lotes de aves mantidas em cativeiro. Picam humanos, especialmente quando vivem nas proximidades de um lote infestado. As infestações podem provocar irritação, sonolência, redução na produção de ovos e anemia, que pode ser fatal. Cada carrapato precisa de quantidade considerável de sangue para sua ingurgitação e, portanto, infestações maciças podem causar perda suficiente de sangue para provocar a morte do hospedeiro. A maioria das espécies é noturna e parasita de aves, morcegos, répteis e, ocasionalmente, pequenos mamíferos insetívoros e raramente infestam humanos.

Estes carrapatos podem transmitir *Borrelia anserina,* agente etiológico de espiroquetose aviária, e *Aegyptianella pullorum,* uma riquétsia patogênica. Os espiroquetas podem ser transmitidos de uma geração de carrapatos para a próxima por meio do ovo e transmitidos ao hospedeiro durante a picada ou por contaminação fecal.

Argas reflexus

Nome comum. Carrapato de pombo.

Local de predileção. Pele.

Classe. Arachnida.

Ordem. Ixodida.

Família. Argasidae.

Descrição. Adulto de *Argas reflexus* mede 6 a 11 mm de comprimento e pode ser distinguido do carrapato de aves, *Argas persicus,* com base em sua borda corporal, que é constituída de sulcos irregulares, e no hipostômio sem incisura apical (ver Figura 3.125E). É marrom-avermelhado, com pernas mais pálidas.

Hospedeiros. Pombos.

Distribuição geográfica. Esta espécie de carrapato é abundante no Oriente Médio e no Oriente Próximo e a partir daí se disseminou pela Europa e na maior parte da Ásia.

Patogênese. Infestações maciças podem provocar morte em decorrência da anemia. Também, o carrapato pode transmitir o agente etiológico da espiroquetose aviária. Ocasionalmente pica humanos, provocando alergias. Sua distribuição no norte da Europa é limitada pela temperatura necessária para seus ovos e pela oviposição nos meses de verão, pois os ovos de *A. reflexus* têm pouca tolerância ao frio. As temperaturas típicas de inverno de 3°C ocasionam, aproximadamente, 50% de morte dos ovos de *A. reflexus*.

Epidemiologia. Esta espécie vive em estreita associação com seu hospedeiro, *Columba livia*.

Argas walkerae

Nome comum. Carrapato-de-galinha.

Local de predileção. Pele, em especial sob as asas.

Classe. Arachnida.

Ordem. Ixodida.

Família. Argasidae.

Hospedeiros. Galinhas.

Distribuição geográfica. Sul da África.

Patogênese. Provoca considerável perda econômica, em especial onde transmite *Aegyptianella pullorum* e *Borrelia anserina*. Além disso, pode secretar uma neurotoxina durante sua alimentação que, com frequência, resulta em paralisia fatal.

Epidemiologia. Esta espécie vive em estreita associação com as aves hospedeiras; não se conhece hospedeiro selvagem.

Ornithodoros

Este gênero inclui 113 espécies, quase todas encontradas em hábitats tropicais e subtropicais, no Velho Mundo e no Novo Mundo. A maioria das espécies de *Ornithodoros* é encontrada na África, comumente em tocas de javali e porco-do-mato, ainda que outras espécies possam ser encontradas na América Central e na América do Sul e em estados da região das Montanhas Rochosas dos EUA. Apresentam hábito noturno e suas peças bucais são bem desenvolvidas. O tegumento

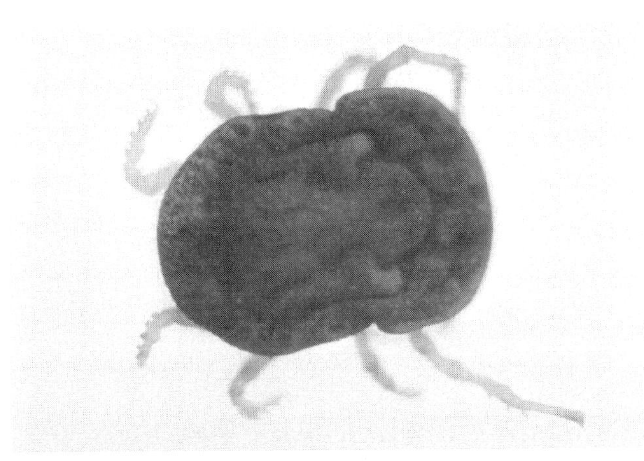

Figura 17.25 Vista dorsal de *Ornithodoros*. (Esta figura encontra-se reproduzida em cores no Encarte.)

apresenta um padrão enrugado, que atravessa de modo contínuo as superfícies dorsal e ventral (Figura 17.25). Não há borda lateral distinta no corpo, o qual se assemelha a um saco. As espécies deste gênero são encontradas basicamente em locais como tocas, grutas, ninhos e covas e, desse modo, normalmente não representam um problema para a maioria dos animais domésticos. Apenas as ninfas e os adultos são parasitas e podem causar irritação considerável; infestações maciças podem ocasionar morte de lotes, em decorrência da perda de sangue.

Várias espécies de *Ornithodoros* inflingem picadas doloridas e podem ser importantes vetores do agente etiológico da febre recidivante. Há descrição detalhada apenas das principais espécies de importância veterinária.

Ornithodoros erraticus

Sinônimo. *Ornithodoros marocanus.*

Nome comum. Carrapato da areia.

Local de predileção. Pele.

Classe. Arachnida.

Ordem. Ixodida

Família. Argasidae.

Hospedeiros. Especialmente pequenos mamíferos, mas também animais pecuários domésticos e humanos.

Distribuição geográfica. Europa, África e Oriente Médio.

Patogênese. *Ornithodoros erraticus* é vetor da riquétsia *Coxiella burnetii*, o agente causador de febre Q em bovinos, ovinos e caprinos. Também, transmite *Borrelia hispânica*, na península hispânica e na África do Norte adjacente, e *B. crocidurae*, na África, no Oriente Próximo e na Ásia Central. Estas são espiroquetas que causam febre recidivante transmitida por carrapato. Esta espécie também atua como reservatório e vetor do vírus da peste suína africana e de *Babesia*.

Ornithodoros hermsi

Nome comum. Carrapato da areia.

Local de predileção. Pele.

Classe. Arachnida.

Ordem. Ixodida.

Família. Argasidae.

Descrição. *Ornithodoros hermsi* é um carrapato de areia mole, pálido, que se apresenta azul-acinzentado quando ingurgitado. A fêmea adulta de *O. hermsi* tipicamente mede 5 a 6 mm de comprimento e 3 a 4 mm de largura. O macho é morfologicamente semelhante, porém ligeiramente menor.

Hospedeiros. A maior parte dos mamíferos, em especial roedores.

Distribuição geográfica. América do Norte (Montanhas Rochosas e costa do Pacífico).

Patogênese. Esta espécie transmite *Borrelia hermsi*, o agente etiológico da febre recidivante transmitida por carrapato, na América; também pode atuar como vetor do vírus da peste suína africana. Os roedores, inclusive camundongos selvagens, esquilos e tâmias, são os principais hospedeiros reservatórios de *B. hermsi*.

Epidemiologia. *Ornithodoros hermsi* é encontrado em áreas rurais, geralmente montanhosas e arborizadas. Vivem em locais frios e escuros, onde os roedores se aninham, como pilhas de madeira no lado externo das construções, embaixo das casas, entre as paredes ou embaixo de tábuas de assoalho, no interior de cabanas. São mais ativos nos meses de verão.

Ornithodoros moubata moubata

Nome comum. Carrapato cego, carrapato da cabana.

Local de predileção. Pele.

Classe. Arachnida.

Ordem. Ixodida.

Família. Argasidae.

Hospedeiros. A maioria dos mamíferos, aves e alguns répteis.

Distribuição geográfica. África e Oriente Médio.

Patogênese. Esta espécie pode ser hospedeiro reservatório do vírus da peste suína africana ou do espiroqueta *Borrelia duttoni*, que causa febre recidivante africana em humanos, e do agente etiológico da febre Q. Pode transmitir *Borrelia anserina* e *Aegyptianella pullorum*, em aves.

Ornithodoros moubata porcinus

Local de predileção. Pele.

Classe. Arachnida.

Ordem. Ixodida.

Família. Argasidae.

Hospedeiros. Javali africano, porco-do-mato, porco-espinho e suínos domésticos.

Distribuição geográfica. África, Madagascar e sul da Europa.

Patogênese. Atua como eservatório e vetor importante do vírus da peste suína africana e de outros vírus de suínos.

Epidemiologia. Este carrapato passa o dia abrigado em tocas de seus hospedeiros naturais (javali africano), ou em fendas e fissuras de pocilgas, saindo à noite para se alimentar.

Nota. A classificação taxonômica de duas ou mais cepas conhecidas de *O. moubata* não está satisfatoriamente definida: *O. moubata moubata*, uma cepa que habita cabanas e que se alimenta em pessoas e frangos, e *O. moubata porcinus*, que vive em tocas e se alimenta em javali africano, tamanduá-bandeira e porco-espinho.

Ornithodoros parkeri

Nome comum. Carrapato de areia.

Local de predileção. Pele.

Classe. Arachnida.

Ordem. Ixodida.

Família. Argasidae.

Hospedeiros. A maioria dos mamíferos, em especial roedores.

Distribuição geográfica. Estados do oeste e costa do Pacífico, na América do Norte.

Patogênese. A picada desta espécie pode provocar reação alérgica ou tóxica grave no hospedeiro, podendo ocorrer exantema cutâneo, febre, náuseas, diarreia, choque e morte. *Ornithodoros parkeri* transmite *Borrelia parkeri,* o agente etiológico da febre recidivante transmitida por carrapato, na América e, também, pode atuar como vetor para o vírus da peste suína africana.

Ornithodoros savignyi

Nome comum. Carrapato de areia.

Local de predileção. Pele.

Classe. Arachnida.

Ordem. Ixodida.

Família. Argasidae.

Hospedeiros. Maioria dos mamíferos, em especial camelos e aves domésticas.

Distribuição geográfica. África, Índia e Oriente Médio.

Patogênese. Pode causar toxicose como uma reação à saliva do carrapato, caracterizada por edema cutâneo, hemorragia e fraqueza, que rapidamente progride para prostração. A toxicose pode suprimir o sistema imune do hospedeiro, possibilitando a reativação de infecções crônicas. No caso de *O. savignyi* esta toxicose é notada em bezerros jovens e em cordeiros, em especial quando há grande população de carrapatos, com múltiplas picadas.

Ornithodoros tholozani

Nome comum. Carrapato de areia.

Local de predileção. Pele.

Classe. Arachnida.

Ordem. Ixodida.

Família. Argasidae.

Hospedeiros. Maioria dos mamíferos, aves e alguns répteis.

Distribuição geográfica. África e Oriente Médio.

Patogênese. Esta espécie transmite *Borrelia persica,* o agente causador de febre recidivante da Pérsia, no nordeste da África e Ásia.

Ornithodoros turicata

Nomes comuns. Carrapato de areia, carrapato da febre recidivante.

Local de predileção. Pele.

Classe. Arachnida.

Ordem. Ixodida.

Família. Argasidae.

Hospedeiros. A maioria dos mamíferos, em especial roedores.

Distribuição geográfica. América do Norte, em especial nas regiões do sul, entre a Flórida e a Califórnia e ao norte até Colorado e Utah.

Patogênese. A picada desta espécie pode provocar grave reação tóxica ou alérgica no hospedeiro, com exantema cutâneo, febre, náuseas, diarreia, choque e morte. Esta espécie transmite *Coxiella burnetii,* o agente etiológico da febre Q, na América, e *Borrelia turicatae,* o agente causador de febre recidivante transmitida por carrapato. Também pode atuar como vetor do vírus da peste suína africana.

Ornithodoros rudis

Local de predileção. Pele.

Classe. Arachnida.

Ordem. Ixodida.

Família. Argasidae.

Hospedeiros. Maioria dos mamíferos, em especial roedores e humanos.

Distribuição geográfica. América Central e América do Sul.

Patogênese. Vetor de *Borrelia* spp., agentes etiológicos da febre recidivante.

Epidemiologia. Este carrapato passa a vida em tocas de seus hospedeiros naturais ou em fendas e fissuras de abrigos de pessoas ou de animais, em ambiente seco. Surge apenas à noite, para se alimentar.

Ornithodoros lahorensis

Local de predileção. Pele.

Classe. Arachnida.

Ordem. Ixodida.

Família. Argasidae.

Hospedeiros. Ovinos selvagens, ovinos e caprinos domésticos.

Distribuição geográfica. Europa Oriental, norte da Índia, sul da antiga USSR, Oriente Médio.

Patogênese. Importante vetor dos agentes etiológicos de piroplasmose, brucelose, febre Q e tularemia. Sua atividade de alimentação também pode causar paralisia, anemia e toxicose.

Epidemiologia. Esta espécie é incomum devido seu contato relativamente prolongado com o hospedeiro, no qual permanence aderida durante o inverno. Grandes populações podem ser notadas em ovinos e caprinos criados em grutas e abrigos infectados durante o inverno.

Otobius

Este pequeno gênero contém apenas duas espécies: *Otobius megnini* e *Otobius lagophilus.*

Otobius megnini

Nome comum. Carrapato espinhoso da orelha.

Local de predileção. Orelhas.

Classe. Arachnida.

Ordem. Ixodida.

Família. Argasidae.

Descrição. O corpo do adulto é arredondado na parte posterior e um pouco mais delgado na parte anterior. O tamanho das fêmeas adultas varia de 5 a 8 mm; os machos são ligeiramente menores. Não possui linha de sutura lateral e o corpo não apresenta borda distinta. As ninfas possuem espinhos (ver Figura 3.126). Nos adultos, o hipostômio é muito pequeno e o tegumento é granular. O corpo é azul-acinzentado, com pernas amarelo-pálidas e peças bucais. As larvas medem 2 a 3 mm de comprimento e a ninfa adulta completamente ingurgitada mede 7 a 10 mm.

Hospedeiros. Comumente infesta animais selvagens e domésticos, inclusive ovinos, bovinos, cães, equinos e, ocasionalmente, humanos.

Distribuição geográfica. América do Norte, América do Sul, Índia e sul da África.

Patogênese. Larvas e ninfas se alimentam no canal auricular externo do hospedeiro, provocando inflamação intensa e exsudato seroso nos canais auriculares. Pode ocorrer infecção bacteriana secundária que pode se estender além do canal auricular. Os hospedeiros infectados podem se arranhar e agitar a cabeça. A arranhadura pode provocar traumatismo cutâneo local e, ocasionalmente, perfuração do tímpano. Isto pode ocasionar infecção, ulceração e, em alguns casos, meningite. Nos equinos, os sinais clínicos podem ser confundidos com sintomas de cólica.

Otobius lagophilus

Nome comum. Carrapato de orelha de coelho.

Local de predileção. Orelhas.

Classe. Arachnida.

Ordem. Ixodida.

Família. Argasidae.

Hospedeiros. Coelhos.

Distribuição geográfica. América do Norte, Canadá.

Patogênese. Larvas e ninfas se alimentam no canal auricular externo do hospedeiro, provocando inflamação intensa e exsudato seroso nos canais auriculares. Os hospedeiros infectados podem se arranhar e agitar a cabeça. A arranhadura pode provocar traumatismo cutâneo local.

ÁCAROS

A maior parte dos ácaros é relativamente espécie-especifica, sendo discutidos nos capítulos dos hospedeiros relevantes.

FAMÍLIA TROMBICULIDAE

Espécies da família Trombiculidae, comumente conhecidas como bicho-de-pé, percevejos vermelhos, ácaros da colheita e ácaros da coceira de arbustos, são particulares porque apenas o estágio larvário é ectoparasita. Acredita-se que os estágios de adulto e de ninfa sejam predadores de ovos e larvas de outros artrópodes. As principais espécies de interesse veterinário são aquelas do gênero *Trombicula.*

Patogênese. Os ácaros são hematófagos e perfuram a pele do hospedeiro para obter sangue. A infestação provoca prurido, eritema e arranhadura, ainda que possa haver considerável variação individual na resposta do hospedeiro. Esta variação pode refletir o desenvolvimento de uma reação de hipersensibilidade aos ácaros, que pode resultar no desenvolvimento de cicatrizes, pápulas e escoriações, seguidas de perda de pelos. Em alguns casos, o prurido pode persistir por muito tempo após a larva ter deixado o hospedeiro; as infestações maciças também podem ocasionar efeitos sistêmicos, como febre.

Sinais clínicos. As infestações podem resultar em prurido, eritema, vergões, pápulas e escoriações, que ocasionam perda de pelos.

Diagnóstico. Pequenos aglomerados de larvas de ácaros alaranjados podem ser notados na superfície da pele. Pode-se realizar exame microscópico para identificar as espécies em questão.

Tratamento. Na maioria dos casos, a dermatite se resolve em poucos dias após a larva deixar a pele, embora possa ser necessário tratamento com acaricida. Pode-se utilizar acaricida tópico, como organosfoforado (p. ex., fosmet, clorpirifós, malation ou diazinon), fipronil ou cal sulfocálcica, dependendo do hospedeiro infestado.

Controle. O tratamento do ambiente com ciflutrina, cialotrina, deltametrina, carbarila e deltametrina pode auxiliar a reduzir o número de ácaros em locais como quintais. No entanto, o controle de uma grande área geralmente não é prático, sendo desnecessário; os problemas devem ser controlados evitando-se locais sabidamente infestados por ácaros.

Trombicula (Neotrombicula) autumnalis

Nome comum. Ácaro da colheita.

Local de predileção. Ácaro da colheita é comumente encontrado na forma de aglomerados nos pés e nas pernas de cães, na área genital e pálpebras de gatos, na face de bovinos e equinos e na cabeça de aves; são oriundos de gramíneas.

Classe. Arachnida.

Subclasse. Acari.

Ordem. Prostigmata (Trombidiformes).

Família. Trombiculidae.

Descrição. As larvas hexápodas são arredondadas, vermelhas a alaranjadas e com cerca de 0,2 mm de comprimento (ver Figura 3.102). O escudo possui um par de sensores e 5 cerdas. *N. autumnalis* tem escudo grosseiramente pentagular e apresenta numerosos pontilhados pequenos. Possui 2 olhos simples em cada um dos lados do escudo. O corpo é recoberto dorsalmente com 25 a 50 cerdas relativamente longas e ciliadas, semelhantes a penas. As quelíceras são ladeadas por palpos robustos de 5 segmentos. O fêmur e o joelho do palpo apresentam uma única cerda. A tíbia do palpo tem três cerdas e uma garra terminal semelhante a um polegar, oposta ao tarso do palpo. A garra do palpo é trifurcada. Os adultos e as ninfas apresentam uma forma evidente da figura de oito. Possuem estigmas que se abrem na base da quelícera e seu corpo é recoberto com cerdas. Os adultos medem cerca de 1 mm de comprimento.

Hospedeiros. Cães, gatos, bovinos, equinos, coelhos e aves.

Distribuição geográfica. Europa.

Epidemiologia. Na Europa, a atividade de *Neotrombicula autumnalis* é mais evidente no final do verão e no outono e as larvas são mais ativas em dias ensolarados secos. Parasitam quase todos os mamíferos domésticos, inclusive humanos e algumas aves que fazem ninhos no solo. *Neotrumbicula autumnalis* pode ser especialmente abundante em pastagens adubadas, mas também pode ser encontrada em áreas de florestas e de capoeira.

Trombicula (Eutrombicula) alfreddugesi

Nome comum. Bicho-de-pé.

Locais de predileção. Comumente face, focinho, coxa e ventre.

Classe. Arachnida.

Subclasse. Acari.

Ordem. Prostigmata (Trombidiformes).

Família. Trombiculidae.

Descrição. As larvas de *E. alfreddugesi,* conhecidas como bicho-de-pé, têm aparência semelhante àquela de *N. autumnalis.* São vermelho-alaranjadas e seu comprimento é de 0,15 mm, quando não ingurgitadas, e de 0,6 mm, quando totalmente ingurgitadas. No entanto, na larva de *E. alfreddugesi* as garras do palpo são bifurcadas, o escudo é quase que retangular e possui 22 cerdas dorsais.

Hospedeiros. Cães, gatos, bovinos, equinos, coelhos e aves.

Distribuição geográfica. *Eutrombicula alfreddugesi* é o mais importante e disseminado dos ácaros trombiculídeos de interesse veterinário no Novo Mundo. É comumente encontrado desde o leste do Canadá até a América do Sul.

Epidemiologia. *Eutrombicula alfreddugesi* é especialmente comum em margens de florestas, capoeiras e pradarias, mas não tem alta especificidade por hábitat. Nas regiões ao Norte, onde habitam, pode ser mais ativo entre os meses de julho e setembro, enquanto em hábitats mais ao sul pode ser ativo o ano todo. *Eutrombicula alfreddugesi* parasita uma ampla variedade de mamíferos e aves.

Eutrombicula splendens

Sinônimo. *Trombicula splendens.*

Nome comum. Bicho-de-pé.

Locais de predileção. Comumente na face, pés ou pernas.

Classe. Arachnida.

Subclasse. Acari.

Ordem. Prostigmata (Trombidiformes).

Família. Trombiculidae.

Descrição. *Eutrombicula splendens* é morfologicamente semelhante e com frequência é encontrado na mesma região onde habita *E. alfreddugesi,* na América do Norte.

Distribuição geográfica. América do Norte; geralmente limitado ao leste, desde Ontário, no Canadá, até os estados do Golfo, embora também possa ser abundante na Flórida e em partes da Geórgia.

Epidemiologia. Em geral, esta espécie é encontrada em hábitats mais úmidos do que aqueles de *E. alfreddugesi,* como pântanos e brejos.

Trombicula (Eutrombicula) sarcina

Nome comum. Ácaro da coceira de arbustos, ácaro da coecira do solo preto.

Locais de predileção. Comumente na face, nos pés ou nas pernas.

Classe. Arachnida.

Subclasse. Acari.

Ordem. Prostigmata (Trombidiformes).

Família. Trombiculidae.

Descrição. As larvas parasitas são pequenas (0,2 mm de comprimento), arredondadas e com numerosas cerdas.

Distribuição geográfica. Australásia.

Epidemiologia. O ácaro da coceira de arbustos, *Eutrombicula sarcina,* é um parasita importante de ovinos em Queensland e Nova Gales do Sul, na Austrália. No entanto, seu principal hospedeiro é o canguru cinza. Este ácaro prefere áreas de savanas e pradarias. Pode ser especialmente abundante nos meses de novembro a fevereiro, após as chuvas de verão. Os principais locais de infestação são as pernas, resultando em irritação intensa.

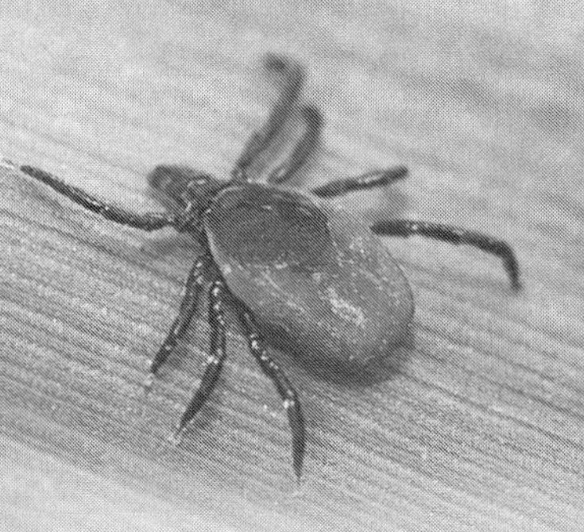

Referências Bibliográficas e Leitura Adicional

Abbott, K.A., Taylor, M.A. & Stubbings, L.A. (2012) *Sustainable Worm Control Strategies for Sheep. A Technical Manual for Veterinary Surgeons and Advisors*, 4th edn. SCOPS (Sustainable Control of Parasites). Available at http://www.scops.org.uk/content/SCOPS-Technical-manual-4th-Edition-June-2012.pdf

Adler, P.H., Cheke, R.A. & Post, R.J. (2010) Evolution, epidemiology, and population genetics of black flies (Diptera: Simuliidae). *Infection Genetics and Evolution*, **10**, 846–865.

Alban, L., Pozio, E., Boes, J. *et al.* (2011) Towards a standardised surveillance for *Trichinella* in the European Union. *Preventive Veterinary Medicine*, **99**, 148–160.

Angulo-Valadez, C.E., Ascencio, F., Jacquiet, P., Dorchies, P. & Cepeda-Palacios, R. (2011) Sheep and goat immune responses to nose bot infestation: a review. *Medical and Veterinary Entomology*, **25**, 117–125.

Arlian, L.G. (2002) Arthropod allergens and human health. *Annual Review of Entomology*, **47**, 395–433.

Arthur, D.R. (1962) *Ticks and Disease*. International Series of Monographs on Pure and Applied Biology, Vol. 9. Pergamon Press, London.

Arthur, D.R. (1963) *British Ticks*. Butterworths, London.

Axtell, R.C. & Arends, J.J. (1990) Ecology and management of arthropod pests of poultry. *Annual Review of Entomology*, **35**, 101–126.

Baker, A.S. (1999) *Mites and Ticks of Domestic Animals. An Identification Guide and Information Source*. Natural History Museum, London.

Baker, E.W., Evans, T.M., Gould, D.J. *et al.* (1956) *A Manual of Parasitic Mites of Medical or Economic Importance*. National Pest Control Association, New York.

Baker, E.W., Camin, J.H., Cunliffe, F. *et al.* (1958) *Guide to the Families of Mites*. Contribution No. 3, Institute of Acarology, University of Maryland.

Baneth, G. (2011) Perspectives on canine and feline hepatozoonosis. *Veterinary Parasitology* **181**, 3–11.

Baron, R.W. & Colwell, D.D. (1991) Mammalian immune responses to myiasis. *Parasitology Today*, **7**, 353–355.

Baylis, M., Parkin, H., Kreppel, K., Carpenter, S., Mellor, P.S. & Mcintyre, K.M. (2010) Evaluation of housing as a means to protect cattle from *Culicoides* biting midges, the vectors of bluetongue virus. *Medical and Veterinary Entomology*, **24**, 38–45.

Black, W.C. & Piesman, J. (1994) Phylogeny of hard- and soft-tick taxa (Acari: Ixodida) based on mitochondrial 16S rDNA sequences. *Proceeding of the National Academy of Sciences USA*, **91**, 10034–10038.

Boatin, B., Molyneux, D.H., Hougard, J.M. *et al.* (1997) Patterns of epidemiology and control of onchocerciasis in West Africa. *Journal of Helminthology*, **71**, 91–101.

Burgess, I. (1994) *Sarcoptes scabiei* and scabies. *Advances in Parasitology*, **33**, 235–293.

Calvete, C., Estrada, R., Miranda, M.A., Borras, D., Calvo, J.H. & Lucientes, J. (2009) Ecological correlates of bluetongue vírus in Spain: predicted spatial occurrence and its relationship with the observed abundance of the potential *Culicoides* spp. vector. *Veterinary Journal*, **182**, 235–243.

Calvete, C., Estrada, R., Miranda, M.A. *et al.* (2010) Protection of livestock against bluetongue virus vector *Culicoides imicola* using insecticide-treated netting in open areas. *Medical and Veterinary Entomology*, **24**, 169–175.

Campbell, W.C. & Rew, R.S. (eds) (1986) *Chemotherapy of Parasitic Diseases*. Plenum Press, New York.

Carpenter, S., Mellor, P.S. & Torr, S.J. (2008) Control techniques for *Culicoides* biting midges and their application in the U.K. and northwestern Palaearctic. *Medical and Veterinary Entomology*, **22**, 175–187.

Carpenter, S., Wilson, A. & Mellor, P.S. (2009) *Culicoides* and the emergence of bluetongue virus in northern Europe. *Trends in Microbiology*, **17**, 172–178.

Castellani, A. & Chalmers, A.J. (1910) *Manual of Tropical Medicine*. Baillière, Tindall & Cox, London.

Chapman, R.F. (1971) *The Insects: Structure and Function*. English Universities Press, London.

Clutton-Brock, J. (1987) *A Natural History of Domesticated Mammals*. Cambridge University Press, Cambridge.

Colebrook, E. & Wall, R. (2004) Ectoparasites of livestock in Europe and the Mediterranean region. *Veterinary Parasitology*, **120**, 251–274.

Colwell, D.D., Hall, M.J.R. & Scholl, P.J. (2006) *Oestrid Flies: Biology, Host–Parasite Relationships, Impact and Management*. CABI Publishing, Wallingford.

Conboy, G. (2009) Helminth parasites of the canine and feline respiratory tract. *Veterinary Clinics of North America Small Animal Practice*, **39**, 1109–1126.

Crawford, S., James, P.J. & Maddocks, S. (2001) Survival away from sheep and alternative methods of transmission of sheep lice (*Bovicola ovis*). *Veterinary Parasitology*, **94**, 205–216.

Dantas-Torres, F. (2008) The brown dog tick, *Rhipicephalus sanguineus* (Latreille, 1806) (Acari: Ixodidae): from taxonomy to control. *Veterinary Parasitology*, **152**, 173–185.

Davies, J.B. (1994) Sixty years of onchocerciasis vector control: a chronological summary with comments on eradication, reinvasion, and insecticide resistance. *Annual Review of Entomology*, **39**, 23–45.

De Waal, D.T. (1992) Equine piroplasmosis: a review. *British Veterinary Journal*, **148**, 6–13.

Dryden, M.W. & Rust, M.K. (1994) The cat flea: biology, ecology and control. *Veterinary Parasitology*, **52**, 1–19.

Dumler, J.S., Barbet, A.F., Bekker, C.P. *et al.* (2001) Reorganization of genera in the families Rickettsiaceae and Anaplasmataceae in the order *Rickettsiales*: unification of some species of *Ehrlichia* with *Anaplasma*, *Cowdria* with *Ehrlichia*, and *Ehrlichia* with *Neorickettsia*, descriptions of five new species combinations and designation of *Ehrlichia equi* and 'HGE agent' as subjective synomyms of *Ehrlichia phagocytophila*. *International Journal of Systematic and Evolutionary Microbiology*, **51**, 2145–2165.

Edwards, F.W., Oldroyd, H. & Smart, J. (1939) *British Blood-Sucking Flies*. British Museum, London.

Edwards, K., Jepson, R.P. & Wood, K.F. (1960) Value of plasma pepsinogen estimation. *British Medical Journal*, **1**, 30.

Estrada-Pena, A., Venzal, J.M. & Sanchez Acedo, C. (2006). The tick *Ixodes ricinus*: distribution and climate preferences in the western Palaearctic. *Medical and Veterinary Entomology*, **20**, 189–197.

Ewald, P.W. (1993) The evolution of virulence. *Scientific American*, **268**, 56–62.

Fain, A. (1994) Adaptation, specificity and host–parasite coevolution in mites (Acari). *International Journal for Parasitology*, **24**, 1273–1283.

Fassi Fehri, M.M. (1987) Diseases of camels. *Scientific and Technical Review. Office International des Epizooties Paris*, **6** (2), 337–354.

Figueiredo, R. & Gil-Azevedo, L.H. (2010). The role of Neotropical blackflies (Diptera: Simuliidae) as vector of the onchocercosis: a short review of the ecology behind the disease. *Oecologia Australis*, **14**, 745–755.

Georgi, J.R. & Georgi, M.E. (1990) *Parasitology for Veterinarians*. W.B. Saunders, Philadelphia.

Grimaldi, D. & Engel, M.S. (2004) *Evolution of the Insects*. Cambridge University Press, Cambridge.

Hall, M.J.R. & Wall, R. (1994) Myiasis of humans and domestic animals. *Advances in Parasitology*, **35**, 258–334.

Harwood, R.F. & James, M.T. (1979) *Entomology in Human and Animal Health*. Macmillan, New York.

Hassan, M.U., Khan, M.N., Abubakar, M., Waheed, H.M., Iqbal, Z. & Hussain, M. (2010) Bovine hypodermosis: a global aspect. *Tropical Animal Health and Production*, **42**, 1615–1625.

Hinkle, N.C., Rust, M.K. & Reierson, D.A. (1997) Biorational approaches to flea (Siphonaptera: Pulicidae) suppression: present and future. *Journal of Agricultural Entomology*, **14**, 309–321.

Hirst, S. (1922) *Mites Injurious to Domestic Animals*. Economic Series No. 13. British Museum (Natural History), London.

Hoogstraal, H. (1985) Argasid and nuttalliellid ticks as parasites and vectors. *Advances in Parasitology*, **24**, 135–238.

Hprak, I.G. (1971) Paramphistomiasis of domestic ruminants. *Advances in Parasitology*, **9**, 33–72.

Jacobs, D.E. (1986) *A Colour Atlas of Equine Parasites*. Baillière Tindall, London.

Jorgensen, R. (1975) Isolation of infective *Dictyocaulus* larvae from herbage. *Veterinary Parasitology*, **1**, 61–67.

Kassai, T. (1999) *Veterinary Helminthology*. Butterworth-Heinemann, Oxford.

Kaufmann, J. (1996). *Parasitic Infections of Domestic Animals: A Diagnostic Manual*. Birkhausse Verlag, Basel.

Keirans, J.E. & Robbins, R.G. (1999) A world checklist of genera, subgenera, and species of ticks (Acari: Ixodida) published from 1973–1997. *Journal of Vector Ecology*, **24**, 115–129.

Kettle, D.S. (1984) *Medical and Veterinary Entomology*. Croom Helm, London.

Kettle, P.R. (1974) The influence of cattle lice (*Damalinia bovis* and *Linognathus vituli*) on weight-gain in beef animals. *New Zealand Veterinary Journal*, **22**, 10–11.

Kim, K.C. & Merritt, R.W. (eds) (1987) *Black Flies. Ecology, Population Management and Annotated World List*. Pennsylvania State University, University Park, PA.

Klomper, J.S.H., Black, W.C., Keirans, J.E. & Oliver, J.H. Jr (1996) Evolution of ticks. *Annual Review of Entomology*, **41**, 141–162.

Klowden, M.J. (2007) *Physiological Systems in Insects*, 2nd edn. Academic Press, Burlington, MD.

Krinsky, W.L. (1976) Animal disease agents transmitted by horse flies and deer flies. *Journal of Medical Entomology*, **13**, 225–275.

Lane, R.P. & Croskey, R.W. (eds) (1993) *Medical Insects and Arachnids*. Chapman & Hall, London.

Levine, N.D. (1985) *Veterinary Protozoology*. Iowa State University Press, Ames, IA.

Lewis, R.E. (1998) Resumé of the Siphonaptera of the world. *Journal of Medical Entomology*, **35**, 377–389.

Lichtenfels, J.R., Kharchenko, V.A. & Dvojnos, G.M. (2008) Illustrated identification keys to strongylid parasites (Strongylidae: Nematoda) of horses, zebras and asses (Equidae). *Veterinary Parasitology*, **156**, 4–161.

Long, P.L. (ed.) (1990) *Coccidiosis of Man and Domestic Animals*. CRC Press, Boca Raton, FL.

Lusat, J., Bornstein, S. & Wall, R. (2011) *Chorioptes* mites: a re-evaluation of species integrity. *Medical and Veterinary Entomology*, **25**, 370–376.

Ministry of Agriculture, Fisheries and Food (1986) *Manual of Veterinary Parasitological Laboratory Techniques*. Reference Book 418. HMSO, London.

Mulen, G. & Durden, L. (2002) *Medical and Veterinary Entomology*. Academic Press, Amsterdam.

Navarro, E., Serrano-Heras, G., Casteano, M.J. & Solera, J. (2015) Real-time PCR detection chemistry. *Clinica Chimica Acta*, **429**, 231–250.

Otranto, D., Colwell, D.D., Traversa, D. & Stevens, J.R. (2003) Species identification of *Hypoderma* affecting domestic and wild ruminants by morphological and molecular characterization. *Medical and Veterinary Entomology*, **17**, 316–325.

Otranto, D., Milillo, P., Capelli, G. & Colwell, D.D. (2005) Species composition of *Gasterophilus* spp. (Diptera, Oestridae) causing equine gastric myiasis in southern Italy: parasite biodiversity and risks for extinction. *Veterinary Parasitology*, **133**, 111–118.

Pegler, K.R. , Evans, L., Stevens, J.R. & Wall, R. (2005) Morphological and molecular comparison of host-derived populations of parasitic *Psoroptes* mites. *Medical and Veterinary Entomology*, **19**, 392–403.

Piesman, J. & Eisen, L. (2008) Prevention of tick-borne diseases. *Annual Review of Entomology*, **53**, 323–343.

Pozio, E. & Murrell, K.D. (2006) Systematics and epidemiology of *Trichinella*. *Advances in Parasitology*, **63**, 367–439.

Reinecke, R.K. (1983) *Veterinary Helminthology*. Butterworth, Durban, Pretoria.

Rogers, D.J. & Randolph, S.E. (2006) Climate change and vector-borne diseases. *Advances in Parasitology*, **62**, 345–381.

Rothschild, M. (1965) Fleas. *Scientific American*, **213** (6), 44–53.

Savory, T.H. (1935) *The Arachnida*. Edward Arnold & Co., London.

Shtakelbergh, A.A. (1956) *Diptera Associated with Man from the Russian Fauna*. Moscow.

Smart, J.A. (1943) *Handbook for the Identification of Insects of Medical Importance*. British Museum (Natural History), London.

Smith, K.G.V. (1989) An introduction to the immature stages of British flies: Diptera larvae, with notes on eggs, puparia and pupae. *Handbooks for the Identification of British Insects*, **10** (14), 1–280.

Snodgrass, R.E. (1935) *Principles of Insect Morphology*. McGraw-Hill, New York.

Soe, A.K. & Pomroy, W.E. (1992) New species of *Eimeria* (Apicomplexa: Eimeriidae) from the domesticated goat *Capra hircus* in New Zealand. *Systematic Parasitology*, **23**, 195–202.

Sonenshine, D.E. (1986) Tick pheromones. *Current Topics in Vector Research*, **2**, 225–263.

Sonenshine, D.E. (1991) *Biology of Ticks*, Vol. 1. Oxford University Press, New York.

Soulsby, E.J.L. (1982) *Helminths, Arthropods and Protozoa of Domesticated Animals*. Baillière Tindall, London.

Stevens, J.R., Wallman, J.F., Otranto, D., Wall, R. & Pape, T. (2006) The evolution of myiasis in humans and other animals in the Old and New Worlds (part II): biological and life-history studies. *Trends in Parasitology*, **22**, 181–188.

Taylor, M.A. (1992) Anthelmintic resistance in helminth parasites of domestic animals. *Agricultural Zoology Reviews*, **5**, 1–50.

Taylor, M.A. (2001) Recent developments in ectoparasiticides. *Veterinary Journal*, **161**, 253–268.

Taylor, M.A. (2010) *Sustainable Worm Control Strategies for Cattle. A Technical Manual for Veterinary Surgeons and Advisors*. COWS (Control of Worms Sustainably). Available at http://www.cattle-parasites.org.uk/guidance/technical-manual.html

Thompson, R.C.A. & Monis, P. (2012) *Giardia*: from genome to proteome. *Advances in Parasitology*, **78**, 57–95.

Thompson, R.C.A., Olsen, M.E., Zhu, G., Enomota, S., Abramamson, M.S. & Hijawi, N.S. (2005) *Cryptosporidium* and cryptosporidiosis. *Advances in Parasitology*, **59**, 78–162.

Toft, J.D. & Eberhard, M.L. (1998) Parasitic diseases. In: *Nonhuman Primates in Biomedical Research* (eds B.T. Bennett, C.R. Abee & R. Henricksen), pp. 111–205. Academic Press, San Diego, CA.

Urech, R., Bright, R.L., Green, P.E. *et al.* (2012) Temporal and spatial trends in adult nuisance fly populations at Australian cattle feedlots. *Australian Journal of Entomology*, **51**, 88–96.

Vercruysse, J. & Rew, R.S. (2002) *Macrocyclic Lactones in Antiparasitic Therapy*. CABI Publishing, Wallingford.

Walker, A. (1994) *Arthropods of Humans and Domestic Animals*. Chapman & Hall, London.

Wall, R. (2007) Psoroptic mange: rising prevalence in UK sheep flocks and prospects for its control. In: *Emerging Pests and Vector-Borne Diseases in Europe* (eds W. Takken & B.G.J. Knols). Ecology and Control of Vector-Borne Diseases Series, Vol. 1, pp. 227–239. Wageningen Academic Publishers, Wageningen.

Wall, R. & Ellse, L. (2011) Climate change and livestock disease: integrated management of blowfly strike in a warmer environment. *Global Change Biology*, **17**, 1770–1777.

Wall, R., Cruickshank, I., Smith, K.E., French, N.P. & Holme, A.S. (2002) Development and validation of a simulation model for blowfly strike of sheep. *Medical and Veterinary Entomology*, **16**, 335–346.

Wigglesworth, V.B. (1972) *The Principles of Insect Physiology*. Chapman & Hall, London.

Williams, J.C., Knox, J.W., Sheehan, D. & Fuselier, R.H. (1977) Efficacy of albendazole against inhibited early 4th stage larvae of *Ostertagia ostertagi*. *Veterinary Record*, **101**, 484.

Wilson, A.J. & Mellor, P.S. (2009) Bluetongue in Europe: past, present and future. *Philosophical Transactions of the Royal Society of London Series B Biological Sciences*, **364**, 2669–2681.

Woldehiwet, Z. & Ristic, M. (1993) *Rickettsial and Chlamydial Diseases of Domestic Animals*. Pergamon Press, Oxford.

Wolff, K., Ruosch, W. & Eckert, J. (1969) Perfusionstechnik zur Gewinnung von *Dicrocoelium dendriticum* aus Schaf- und Rinderlebern. *Zeitschrift für Parasitenkunde*, **33**, 85.

Zinser, H. (1934) *Rats, Lice and History*. Little, Brown, Boston.

Zumpt, F. (1965) *Myiasis in Man and Animals in the Old World*. Butterworth, London.

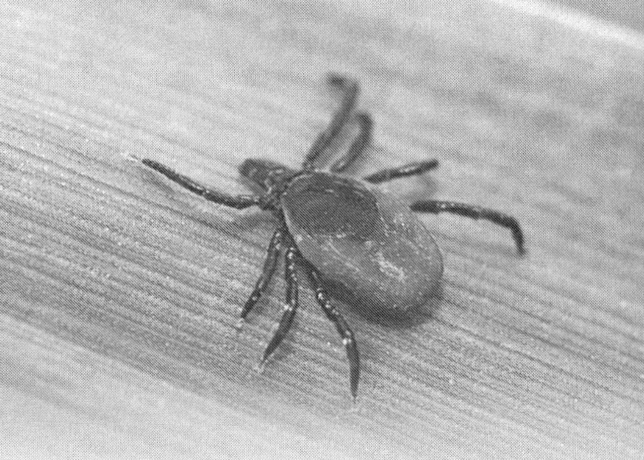

Índice Alfabético

N

W

X

Y

Z

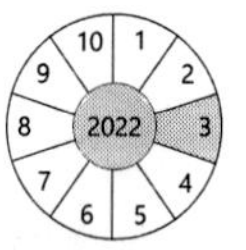
10
1
2
3
4
5
6
7
8
9
2022